À Mon bon ami [...],

Témoignage d'attachement durable.

Beaud

DICTIONNAIRE

DE

MÉDECINE USUELLE

I

A—H

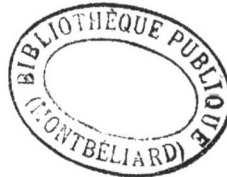

Imprimerie BONAVENTURE et DUCESSOIS, quai des Grands-Augustins, 55.

DICTIONNAIRE

DE

MÉDECINE USUELLE

A L'USAGE DES GENS DU MONDE

DES CHEFS DE FAMILLE ET DE GRANDS ÉTABLISSEMENTS, DES ADMINISTRATEURS,
DES MAGISTRATS ET DES OFFICIERS DE POLICE JUDICIAIRE,
ENFIN POUVANT SERVIR DE DIRECTION A TOUS CEUX QUI SE DÉVOUENT AU SOULAGEMENT DES MALADES

AVEC

UNE INTRODUCTION

SERVANT D'EXPOSÉ POUR LE PLAN DE L'OUVRAGE

ET DE GUIDE POUR SON USAGE

Par une Société de Membres de l'Institut et de l'Académie de Médecine,
de Professeurs, de Médecins, d'Avocats, d'Administrateurs et de Chirurgiens des hôpitaux dont les noms suivent :

Alibert (le baron), Andrieux, Audry, Bally, Beaugrand, Beaude (J.-P.), Blache, Blandin, Bouchardat,
Bourgery, Caffe, Capitaine, Carron du Villards, Chevallier, Cloquet (J.),
Colombat, Comte (A.), Cottereau, Converchel, Cullerier (A.), Dalmas, Delcau, Deslandes,
Devergie (A.), Douné (A.), Dumont, Falret, Fiard, Furnari,
Gerdy, Gilet de Grammont, Gras (Albin), Guersant, Hardy, Larrey (H.),
Lagasquie, Landousy, Lélut, Leroy d'Etiolles, Lesueur,
Magendie, Marc, Marchessaux, Martinet, Martins, Miquel, Olivier
(d'Angers), Orfila, Paillard de Villeneuve,
Pariset, A. Petit (de Maurienne), Plisson, Poiseuille,
Sanson (A.), Royer-Collard, Trébuchet,
Toirac, Velpeau, Vée.

LE DOCTEUR BEAUDE,

Médecin inspecteur des Établissements d'Eaux minérales,
Membre du Conseil de Salubrité du département de la Seine, — CHARGÉ DE LA DIRECTION.

TOME I

Connais-toi toi-même.
Inscription du Temple d'Épidaure.

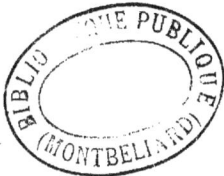

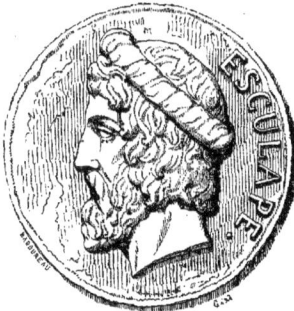

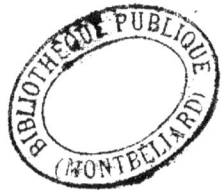

PARIS

DIDIER, LIBRAIRE-ÉDITEUR, QUAI DES AUGUSTINS, 35,

ET CHEZ TOUS LES LIBRAIRES DE LA FRANCE ET DE L'ÉTRANGER.

1849

COLLABORATEURS DU DICTIONNAIRE.

ALIBERT (LE BARON), professeur à la Faculté de médecine de Paris, médecin en chef de l'hôpital St-Louis. (MALADIES DE LA PEAU.)

ANDRIEUX, médecin de l'hospice des Quinze-Vingts. (MALADIES DES YEUX, PHYSIQUE MÉDICALE.)

ANDRY, docteur en médecine. (MÉDECINE.)

BALLY, médecin de l'Hôtel-Dieu, membre de l'Académie de médecine. (MÉDECINE.)

BEAUGRAND, docteur en médecine, ancien interne des hôpitaux de Paris. (MÉDECINE ET CHIRURGIE. MALADIES DE LA PEAU.)

BEAUDE (J. P.), médecin inspecteur des établissements d'eaux minérales, membre du conseil de salubrité. (EAUX MINÉRALES, HYGIÈNE PUBLIQUE, MÉDECINE LÉGALE, etc.)

BLACHE. médecin du comte de Paris, et de l'hôpital des Enfants. (MALADIES DES ENFANTS.)

BLANDIN, professeur à la Faculté de médecine, membre de l'Académie, chirurgien de l'Hôtel-Dieu. (FRACTURE.)

BOUCHARDAT, professeur agrégé à la Faculté de médecine, pharmacien en chef de l'Hôtel-Dieu. (CHIMIE MÉDICALE.)

BOURGERY, docteur en médecine. (ANATOMIE.)

CAFFE, docteur en médecine, ancien chef de clinique à l'Hôtel-Dieu. (CHIRURGIE, MALADIES DES FEMMES.)

CAPITAINE, professeur agrégé à la Faculté de médecine de Paris. (MÉDECINE ET CHIMIE.)

CARRON DU VILLARDS, docteur en médecine et en chirurgie, membre de l'Académie des sciences de Turin. (CATARACTE etc.)

CHEVALLIER, professeur à l'École de pharmacie, membre du conseil de salubrité. (HYGIÈNE PUBLIQUE, HYGIÈNE DES PROFESSIONS.)

CLOQUET (J.), professeur à la Faculté de médecine, chirurgien en chef de la clinique de la Faculté. (ULCÈRES.)

COLOMBAT (DE L'ISÈRE), docteur en médecine, couronné par l'Institut pour les traitements des bégaiements. (BÉGAIEMENT.)

COMTE (A.), ancien interne des hôpitaux, professeur d'histoire naturelle au collége Charlemagne. (HISTOIRE NATURELLE.)

COTTEREAU, docteur en médecine, professeur agrégé à la Faculté de médecine de Paris. (MÉDECINE.)

COUVERCHEL, pharmacien, membre de l'Académie de médecine, auteur de plusieurs ouvrages et mémoires couronnés sur les fruits. (TOUS LES FRUITS.)

CULLERIER, chirurgien de l'Hôpital des Vénériens, membre de l'Académie de médecine. (MALADIES SYPHILITIQUES.)

CULLERIER (A.), docteur en médecine, ancien interne des hôpitaux. (MALADIES SYPHILITIQUES.)

DALMAS, docteur en médecine, professeur agrégé à la Faculté de Paris, médecin des hôpitaux de Paris. (MÉDECINE.)

DELEAU JEUNE, docteur en médecine, auteur de mémoires couronnés sur les maladies de l'oreille. (MALADIES DE L'OREILLE.)

DESLANDES, docteur en médecine, inspecteur des décès de la ville de Paris. (ONANISME.)

DEVERGIE, médecin de l'hôpital St-Louis, agrégé à la Faculté de médecine de Paris. (SYPHILIS.)

DONNÉ, professeur particulier de microscopie, médecin inspecteur des Écoles de médecine. (NOURRICE.)

DUMONT, docteur en médecine, ancien membre de la commission d'Égypte. (CONTAGION.)

FALRET, médecin de la Salpêtrière, membre de l'Académie de médecine, directeur de la maison d'aliénés de Vanvres. (ALIÉNATIONS, MALADIES NERVEUSES.)

FIARD, docteur en médecine, lauréat de l'Académie de médecine, deux fois lauréat de l'Académie des sciences pour des travaux sur le vaccin. (VACCIN.)

FURNARI, docteur en médecine, membre de l'Académie de médecine de Palerme. (MALADIES DES YEUX, MALADIES DES ARTISANS.)

GERDY, professeur à la Faculté de médecine de Paris, chirurgien de l'hôpital de la Charité, membre de l'Académie de médecine. (PHYSIOLOGIE.)

GILET DE GRAMMONT, docteur en médecine, secrétaire-général de la société de Médecine pratique, directeur du *Journal des connaissances usuelles.* (ABEILLES.)

GRAS (ALBIN), docteur en médecine, professeur à l'école préparatoire de médecine de Grenoble. (MÉDECINE ET CHIRURGIE.)

GUERSANT, médecin de l'hôpital des Enfants, membre de l'Académie de médecine. (MALADIES DES ENFANTS.)

HARDY, docteur en médecine, médecin des hôpitaux de Paris (MÉDECINE, PHYSIOLOGIE.)

LARREY (H.), professeur agrégé à la Faculté de Paris, chirurgien major, professeur à l'hôpital du Val-de-Grâce. (HYGIÈNE MILITAIRE.)

LAGASQUIE, docteur en médecine, directeur de l'école auxiliaire de médecine. (MÉDECINE.)

LANDOUSY, professeur à l'école de médecine de Reims, membre de l'Académie de médecine (PHYSIOLOGIE, MÉDECINE.)

LÉLUT, membre de l'Institut, médecin de la prison du dépôt des condamnés, membre du conseil de salubrité. (PRISONS.)

LEROY D'ÉTIOLLES, docteur en médecine, couronné par l'Institut pour ses travaux sur la lithotritie. (MALADIES DES VOIES URINAIRES.)

LESUEUR, professeur agrégé à la Faculté de médecine de Paris, professeur particulier de médecine légale. (EMPOISONNEMENT. MÉDECINE LÉGALE.)

MAGENDIE, membre de l'Académie des Sciences, membre de l'académie de médecine, médecin de l'Hôtel-Dieu. (GRAVELLE.)

MARC, membre du conseil supérieur de santé, directeur des secours aux noyés et asphyxiés. (ASPHYXIES.)

MARCHESSEAUX, docteur en médecine. (ANATOMIE.)

MARTINET, professeur agrégé à la Faculté de médecine de Strasbourg. (ÉPILEPSIE.)

MARTINS, docteur en médecine, professeur agrégé à la Faculté de médecine. (BOTANIQUE MÉDICALE.)

MIQUEL, docteur en médecine, rédacteur en chef du *Bulletin Thérapeutique.* (AUSCULTATION, GOUTTE.)

OLIVIER (d'Angers), membre de l'Académie de médecine et du conseil de salubrité. (OVOLOGIE.)

ORFILA, professeur de chimie à la Faculté de médecine de Paris, membre du conseil de l'instruction publique, membre de l'Académie de médecine. (EXHUMATIONS.)

PAILLARD DE VILLENEUVE, avocat, rédacteur en chef de la *Gazette des Tribunaux.* (RAPPORT.)

PARISET, secrétaire perpétuel de l'Académie de médecine, médecin des aliénés à la Salpêtrière. (PHYSIOLOGIE, PHILOSOPHIE MÉDICALE, PESTE.)

PETIT (A.), de Maurienne, docteur en médecine, membre du conseil de salubrité. (HABITATIONS.)

PLISSON, docteur en médecine. (MÉDECINE, MATIÈRES MÉDICALES.)

POISEUILLE, docteur en médecine, membre de l'Académie de médecine couronné par l'Institut pour le prix de physiologie. (CIRCULATION.)

SANSON (A), professeur agrégé à la Faculté de médecine de Paris. (ANATOMIE, CHIRURGIE.)

ROYER-COLLARD, professeur d'hygiène à la Faculté de médecine de Paris, membre de l'Académie de médecine. (HYGIÈNE.)

TRÉBUCHET, avocat, chef du bureau de la police médicale à la préfecture de police. (HYGIÈNE PUBLIQUE, POLICE MÉDICALE.)

TOIRAC, docteur en médecine, médecin dentiste. (CHIRURGIEN DENTAIRE.)

VELPEAU, membre de l'Institut, professeur à la Faculté de médecine de Paris, chirurgien de l'hôpital de la Charité. (CHIRURGIE, ACCOUCHEMENT.)

VÉE, pharmacien, membre de la Société de pharmacie. (PHARMACIE.)

Avis aux anciens Souscripteurs et aux Relieurs

SUR L'ORDRE DANS LEQUEL LES 116 LIVRAISONS DU DICTIONNAIRE DE MÉDECINE USUELLE DOIVENT ÊTRE CLASSÉES.

Les 116 livraisons ont été publiées en 2 séries : 1° 40 livraisons pour les lettres A-E. 2° 76 livraisons pour les lettres F-Z, le Supplément, l'Introduction et les Tables.

―――――――◦◦◦―――――――

Le tome Ier est composé des matières ci-après :

1° LE TITRE DU TOME Ier au millésime de 1849.   4 pages.

2° LA LISTE DES COLLABORATEURS de l'ouvrage. — L'AVIS AUX SOUSCRIPTEURS et les Abréviations. 2 pages.

3° L'INTRODUCTION nouvelle, paginée de III à LXXVIII, 76 pag.

Nota. Le *Titre*, la *Liste des Collaborateurs*, les *Abréviations*, et l'ancienne *Introduction* de 3 pages publiés autrefois avec la 1re livraison doivent être remplacés par les trois articles ci-dessus qui se trouvent dans les 12 dernières livraisons publiées (65 à 76).

4° LES LETTRES A à E paginées 11 à 646..   636 pages.

5° LES LETTRES F, G, H, paginées 1 à 264..   264 pages.

Observation. Dans l'origine, le tome Ier ne devait contenir que les lettres A à E ; mais l'ouvrage contenant plus de matière que les premiers calculs ne semblaient l'indiquer, il a fallu, pour compléter le tome Ier, y joindre les lettres F, G, H, afin de former 2 volumes égaux.

6° LA TABLE DU TOME Ier, lettres A à H (indiquant aussi les mots des articles des mêmes lettres portés au *Supplément*, qui se trouve à la fin du Tome II). 12 pages.

Nota. Cette *Table* nouvelle se trouve dans les 12 dernières livraisons publiées (65 à 76).—L'ancienne *Table* donnée avec la 40e liv. de la 1re série doit être supprimée.

Le Tome II contient :

1° LE TITRE DU TOME II (1849)........... 4 pages.

(*Voyez* aux 12 dernières livraisons publiées 65 à 76.)

2° LES LETTRES I à Z, paginées de 265 à 992. 728 pages.

3° UN PETIT TITRE du Supplément.

(*Voyez* aux 12 dernières livraisons publiées.)

— LES 1re ET 2e PAGES DU SUPPLÉMENT dont le 1er article est ABCÈS.   4 pages.

Nota. Ces deux pages doivent remplacer les deux mêmes données dans les 61 à 64e livraisons, contenant une faute grave : au lieu du mot *Abcès*, on avait imprimé *Abscès*.

4° La suite du SUPPLÉMENT de A à Z, pag. 3 à 80. 78 pag.

5° LA TABLE DU TOME II, indiquant tous les articles des lettres I à Z (y compris ceux du *Supplément*). 14 pag.

Nota. Cette *Table* du tome II se trouve dans les mêmes livraisons que celle du tome Ier (65 à 76).

Observation. Les tables des 2 vol. offrent l'avantage de donner en une seule nomenclature alphabétique tous les mots du *Dictionnaire* et de son *Supplément*; il est donc essentiel de chercher aux tables les mots que l'on veut lire afin de s'éviter la peine de recourir aux deux nomenclatures alphabétiques.

―――――◦◦◦―――――

ABRÉVIATIONS EMPLOYÉES DANS LE DICTIONNAIRE.

Accouch.—Accouchement.

Adj.—Adjectif.

Anat.—Anatomie.

Anat. path.—Anatomie pathologique.

Band.—Bandage.

Bot.—Botanique.

Chim.—Chimie.

Chir.—Chirurgie.

Hist. nat.—Histoire naturelle.

Hist. nat. méd.—Histoire naturelle médicale.

Hyg.—Hygiène.

Hyg. pub.—Hygiène publique.

Mat. méd.—Matière médicale.

Méd.—Médecine.

Méd. lég.—Médecine légale.

Min.—Minéralogie.

Opérat. chir.—Opération chirurgicale.

Path.—Pathologie.

Path. chir.—Pathologie chirurgicale.

Pharm.—Pharmacie.

Philos. méd.—Philosophie médicale.

Phys.—Physique.

Phys. méd.—Physique médicale.

Physiol.—Physiologie.

Pol. méd.—Police médicale.

S, f.—Substantif féminin.

S. m.—Substantif masculin.

Thérap.—Thérapeutique.

Toxic.—Toxicologie, histoire des poisons.

V.—Voyez.

V. a.—Verbe actif.

V. n.—Verbe neutre.

Zool.—Zoologie.

―――――◦◦◦―――――

ABRÉVIATION DES NOMS D'AUTEURS.

A. CH. . . . . A. CHEVALLIER.

A. CH. et F. . . . . CHEVALLIER et FURNARI.

A. G. . . . . ALBIN GRAS.

A. L. . . . . A. LAGASQUIE.

A. T. . . . . A. TRÉBUCHET.

B. . . . . BOURGERY.

C. V. . . . . CARON DU VILLARDS.

F. E. P. . . . . F. E. PLISSON.

J. B. . . . . J. P. BEAUDE.

M. . . . . MARTINET.

Ms. . . . . MARTINS.

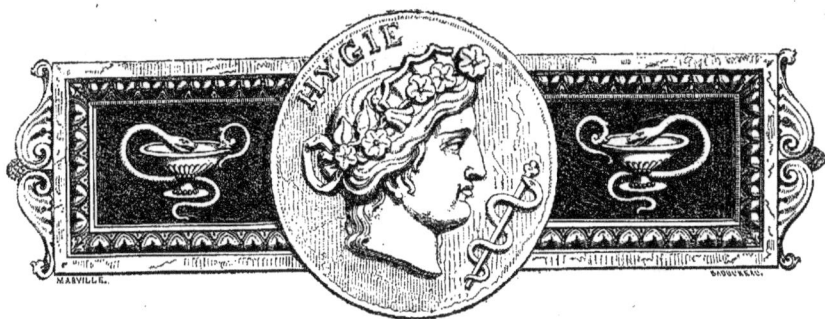

INTRODUCTION.

AVANT-PROPOS.

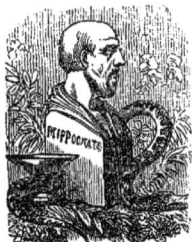

De toutes les connaissances humaines, il en est peu qui intéressent plus généralement que la médecine ; cette science, qui d'abord saisit l'esprit par les merveilles qu'elle nous révèle lorsqu'elle explique les admirables phénomènes de la vie, est encore celle qui nous émeut le plus vivement lorsque nous lui demandons des secours. Et cependant il n'en est pas qui soient moins connues, et nous dirons même qu'il n'en est pas sur lesquelles on ait des idées plus fausses, quoique à cet égard on ne se laisse pas volontiers taxer d'ignorance ; tout le monde parle et raisonne médecine, et rien n'est plus rare que de trouver parmi les gens du monde des notions claires et précises à ce sujet.

Il est facile d'expliquer ces faits lorsqu'on voit qu'il n'existe aucun ouvrage capable de faire comprendre les éléments de cette science à ceux qui n'en font point une étude spéciale. On ne saurait contester de quelle utilité est un semblable livre. Ce besoin est tellement démontré par l'expérience, que les ouvrages les plus mauvais et les plus informes, qui s'annoncent comme devant le satisfaire, s'impriment et se répandent rapidement à plusieurs éditions. Jusqu'à présent ces sortes d'ouvrages ont été généralement mal digérés, mal conçus, et souvent faits dans un seul but, celui de procurer à leur auteur la vente de quelques remèdes secrets. Aussi n'est-ce pas un livre de cette nature que nous offrons au public. Notre pensée n'est pas de vouloir persuader qu'avec un ouvrage sur la médecine on puisse se passer de médecin : la médecine est un art si étendu, qui demande une pratique et une étude si longues, que l'on ne saurait remplacer l'homme éclairé qui se consacre à son exercice ; mais il est des cas nombreux dans lesquels les connaissances que l'on aura puisées dans un traité de la nature de celui que nous publions pourront être appliquées avec fruit.

Cette idée, qui était venue dans la pensée de quelques médecins célèbres, les avait engagés à publier des ouvrages qui pussent servir de conseils et de guides pour les personnes étrangères à l'art de guérir. Ainsi le célèbre Tissot publia un *Avis au Peuple sur sa Santé*, des *Conseils aux gens de Lettres*, et des *Conseils aux gens du Monde*. Ces ouvrages avaient pour but d'éclairer le public sur des matières dans lesquelles il est si sujet à errer. Buchan publia aussi un ouvrage qui eut à la fin du dernier siècle un immense succès : *la Médecine domestique*, en six volumes in-8°, fut un des livres qui se répandirent avec le plus de profusion, et plusieurs éditions attestèrent que cet ouvrage était venu remplir une place dont le vide s'était vraiment fait sentir.

Aujourd'hui, en raison du rapide progrès des sciences, tous ces ouvrages ont vieilli, et ne sont plus au niveau des connaissances; il n'en existe aucun pour les remplacer : car, de tous les livres du même genre qui ont paru jusqu'à ce jour, aucun n'est fait avec assez de méthode et assez d'étendue pour être profitable, aucun n'est assez clair et assez élémentaire pour être compris, enfin aucun n'est fait dans le but d'utilité usuelle et pratique que nous avons donné au Dictionnaire que nous publions.

Ce ne sont pas des faits curieux, des détails pourvus de quelque intérêt, enfin les amusements de la science qui font la matière de nos articles. Notre but est plus sérieux et plus grave : nous voulons populariser les règles d'une bonne et sage conduite dans toutes les conditions de santé où peut se trouver un individu, en même temps que nous voulons faire connaître d'une manière exacte et élémentaire l'admirable mécanisme de l'organisation et des fonctions de l'économie animale.

On comprend qu'il est peu d'ouvrages qui présentent autant d'importance et d'utilité que celui que nous annonçons ; ainsi nous faisons connaître les règles de conduite que nous enseigne l'hygiène, cette partie de la science qui a pour objet de conserver la santé, en enseignant les préceptes à suivre, les écueils qu'il faut éviter. Nous examinons à cette occasion ces maximes répétées d'âge en âge, ces vieux aphorismes qui souvent n'ont d'autre mérite que leur ancienneté, et dont les lumières de la science moderne ont fait justice.

Nous indiquons également quelle est la conduite à tenir dans les divers accidents et les maladies, lorsque l'on ne pourra avoir immédiatement les secours du médecin. Ces cas, qui sont rares dans les villes, sont fréquents dans les campagnes, et c'est là surtout qu'il est important de combattre la routine et les préjugés; car il arrive souvent qu'une maladie, peu grave d'abord, devient dangereuse par les mauvais moyens que l'on emploie avant l'arrivée du médecin, ou par le temps précieux que l'on perd sans l'appeler. Il est d'autant plus important d'être éclairé sur ces objets, qu'il est pour ainsi dire impossible de se défendre de ce sentiment puissant qui nous porte à soulager les souffrances dont nous sommes témoins.

Nous indiquons les soins à donner aux malades, les précautions dont il faut les environner, les moyens les plus convenables de préparer les tisanes et les médicaments les plus usuels, c'est-à-dire ceux qui ordinairement se font dans la maison du malade.

Nous disons aussi quelles sont les meilleures méthodes de pansement qu'il faut mettre en usage, et quels sont les soins dont il faut s'entourer dans ces plaies et dans ces diverses infirmités qui affectent tous les âges et toutes les conditions de la vie. Il est surtout des situations de santé dans lesquelles nos conseils pourront être d'une grande utilité; c'est dans les maladies chroniques, qui souvent dans le début échappent à l'attention des malades, qui ne songent à consulter le médecin que lorsque l'affection a pris un caractère de gravité qui en compromet la guérison. Dans ce cas, le malade pourra, sinon juger de son état, du moins avoir l'attention éveillée sur l'importance des symptômes dont il ne soupçonnait pas le danger.

Les personnes affectées de ces maladies longues, et qui cherchent de tous côtés des secours rapides ou du soulagement, apprendront encore, par la lecture de cet ouvrage et par les saines notions qu'elles y puiseront, à se défier des charlatans, de ces vendeurs de remèdes qui prescrivent leurs secrets comme une panacée propre à guérir toutes les maladies, et qui s'inquiètent bien moins des résultats pernicieux de leurs prétendus médicaments que des avantages financiers qu'ils leur procurent. En l'absence de la loi, c'est à l'opinion éclairée du public à faire justice de cette lèpre médicale qui infecte à-la-fois les villes et les campagnes, qui attire l'or du riche comme le denier du pauvre, et qui ne leur laisse en retour qu'un espoir trompé et souvent une santé plus gravement compromise.

Ce n'est pas seulement à des individus isolés que s'appliquent les préceptes de santé ; nous examinons les diverses professions, les diverses industries ; nous voyons quelles sont les causes d'insalubrité auxquelles elles peuvent donner lieu, nous signalons les maladies qui en sont le plus ordinairement la suite, et nous indiquons les moyens dont la science dispose pour en combattre les fâcheuses influences, ou pour les neutraliser lorsqu'il est impossible de les éloigner. Enfin chaque profession est l'objet d'un article spécial dans lequel il est traité d'une manière exacte de tout ce qui concerne son hygiène et ses maladies.

Dans des articles généraux nous examinons les maladies qui affectent spécialement les diverses classes de personnes, nous indiquons les précautions et les soins hygiéniques convenables pour les éviter, enfin il y a pour chaque condition et chaque âge de la vie d'utiles enseignements et de bonnes règles de conduite.

Les préceptes de salubrité seront aussi appliqués aux grandes réunions d'hommes, aux villes et aux habitations particulières ; nous signalons les abus à éviter et les règles à suivre.

Indépendamment du but d'utilité pratique, le *Dictionnaire de Médecine usuelle* présente, sous le rapport de l'instruction, tout ce qu'il est important que l'on connaisse sur les phénomènes de la vie ; nous décrivons d'une manière rapide les principaux organes, et nous en présentons les fonctions ; c'est surtout dans ces sortes d'articles que nous tâchons d'être d'une lucidité complète, car nous considérons l'étude sommaire de l'organisation humaine comme le complément d'une éducation un peu étendue, et ce fait est tellement rationnel et logique, qu'il nous paraît superflu de le développer plus longuement ici.

Notre travail ne sera pas sans utilité pour les médecins ; ils y trouveront traités d'une manière toute spéciale, et le plus souvent par des hommes dont on ne saurait contester le mérite éminent, des sujets qui déjà leur sont familiers, mais qui, ni dans les traités particuliers, ni dans les dictionnaires, n'ont été envisagés sous cet aspect. Les étudiants en médecine y puisent de saines notions élémentaires qui leur seront utiles pour les initier aux parties plus élevées de la science.

Pour compléter ce travail et le rendre utile sous toutes les formes, nous y avons joint le vocabulaire des mots le plus ordinairement employés en médecine, quoique ces mots ne soient pas de nature à pouvoir entrer dans notre cadre ni donner lieu à des articles développés ; mais comme il est impossible qu'on ne se serve point dans la rédaction des articles des termes scientifiques qui ne peuvent avoir d'équivalent dans le langage ordinaire, il est important que le lecteur en ait immédiatement la définition ; enfin, nous voulons que lorsque le malade entendra un mot sortir de la bouche de son médecin, il puisse en connaître la signification, et que la science perde ce caractère mystérieux qui ne peut profiter qu'à l'ignorance, et non au vrai mérite.

CHAPITRE Iᵉʳ. — NOTIONS PRÉLIMINAIRES.

Dans toute science bien coordonnée, les raisonnements qui la constituent et les faits sur lesquels elle repose doivent s'enchaîner dans un ordre logique, de telle sorte que chaque fait,

chaque raisonnement soit la déduction rigoureuse, la conséquence obligée des faits et des raisonnements qui précèdent, et qu'à leur tour, ceux-là servent eux-mêmes de base à ceux qui
vont suivre. C'est ce qui a lieu dans les sciences mathématiques. Ainsi, dans la géométrie, par
exemple, on vous montre comment le point engendre la ligne, comment celle-ci, se mouvant
parallèlement à elle-même, engendre la surface, qui devient à son tour le générateur du solide;
comment les propriétés constatées dans les rapports des lignes entre elles servent à l'explication
des propriétés des figures qu'elles engendrent : pourra-t-on comprendre la théorie des parallèles
si l'on n'a pas étudié auparavant les propriétés des perpendiculaires, etc.? Une science ainsi faite
ne peut que bien difficilement être décomposée et morcelée en ses divers éléments, l'étude de ses
différentes parties ne peut être faite séparément. On ne pourrait donc apprendre les mathématiques
dans un livre fait suivant le plan des dictionnaires, c'est-à-dire dans lequel les divers articles, au
lieu d'être dans leur ordre d'enchaînement, seraient rangés ou plutôt dispersés suivant l'ordre
alphabétique. En est-il de même pour la médecine? et parce que ses principes sont moins rigoureusement démontrables, parce qu'il y a moins d'unité dans ses différentes parties, est-ce donc
qu'on peut ainsi l'apprendre par fragments, comme si elle se composait de faits isolés et que
rien ne rattache les uns aux autres? Celui qui aurait cette opinion des sciences médicales serait
gravement dans l'erreur. Oui, la médecine a ses bases, l'anatomie et la physiologie; les différentes maladies elles-mêmes se rattachent à certains groupes dont l'histoire générale doit être
connue avant que l'on puisse comprendre l'histoire d'une maladie en particulier. Ainsi on peut,
à la rigueur, lire à part l'article *Angine*, je suppose, ou l'article *Hémoptysie*; mais, pour bien
comprendre le premier, il faut connaître les phénomènes de l'*inflammation*, et en sous-ordre,
les phénomènes des *inflammations des muqueuses*; les détails relatifs à l'hémoptysie ou hémorrhagie des bronches, s'appuient sur les faits relatifs aux *hémorrhagies* en général. Ainsi
dans les ouvrages du genre de celui-ci, il faut donc s'attendre à se voir renvoyé d'un article
à l'autre. Ces indications secondaires sont le fil qui guide le lecteur et lui permet de comprendre
le fait qu'on lui expose à l'aide du complément auquel on le renvoie, et des principes dont on
lui indique la source à un autre article.

Il est cependant un moyen de simplifier et de faciliter ces recherches, de donner à un dictionnaire tous les avantages d'un traité dogmatique : c'est de placer sous forme d'introduction,
en tête de l'ouvrage, un résumé méthodique de la science qui s'y trouve traitée. Un semblable
travail montre le lien commun qui réunit les articles séparés et épars dans le dictionnaire, et
rétablit l'unité, l'harmonie, au milieu de ce désordre plus apparent que réel. C'est, sans plus
de préambule, ce que nous allons nous efforcer de réaliser ici.

La médecine, prise dans sa plus large acception, exige la connaissance de plusieurs autres
sciences dont l'histoire a été donnée dans différents articles de ce dictionnaire, au point de vue
spécial de la pathologie. Ainsi, la base première de toute notion relative à l'homme malade est
une connaissance exacte et approfondie de l'homme sain, tant sous le rapport de la structure,
de la disposition matérielle de ses organes (*anatomie*), que sous celui des fonctions accomplies
par ces mêmes organes (*physiologie*).

Connaissant ainsi ce qui constitue l'homme à l'état de santé, il s'agirait d'apprécier les conditions qui peuvent conserver cet état : c'est l'hygiène, qui s'appuye sur une étude attentive et
minutieuse des causes tant intérieures qu'extérieures qui peuvent modifier les organes dans leur
structure, troubler le jeu des fonctions, en un mot déterminer cet état anormal qu'on appelle
la maladie.

Cette science de l'homme malade, ou pathologie, se divise en deux branches ou sections habituellement séparées dans la pratique. Dans l'une, on s'occupe des maladies le plus ordinaire-

ment intérieures et qui peuvent guérir sans le secours des opérations et des pansements; c'est la *pathologie interne* ou *médecine proprement dite;* la seconde a pour objet les maladies le plus ordinairement extérieures, dont le traitement exige l'intervention soit de la main armée d'instruments divers, soit de pansements, etc., etc. : c'est la *pathologie externe* ou *chirurgie proprement dite.* Dans l'une comme dans l'autre, il faut étudier 1° les causes des maladies : c'est ce que l'on nomme l'*étiologie;* 2° les désordres matériels que ces maladies apportent dans les organes, ou dont elles sont elles-mêmes les conséquences : c'est ce qui constitue l'*anatomie morbide* ou *pathologique,* opposée à l'anatomie normale ou anatomie de l'homme à l'état sain; 3° les symptômes ou phénomènes morbides opposés aux phénomènes normaux dont ils sont la diminution, l'augmentation ou la perversion : c'est la *symptomatologie;* 4° les moyens de différencier les maladies les unes des autres, ou art du *diagnostic;* 5° les signes qui peuvent faire prévoir une issue favorable ou funeste, prochaine ou éloignée, ou *pronostic;* 6° enfin, le mode de traitement approprié à la nature de la maladie : c'est la *thérapeutique,* qui est médicale ou chirurgicale, suivant que les moyens employés consistent seulement dans l'administration des substances douées de certaines propriétés dites médicamenteuses, ou dans les procédés chirurgicaux.

Mais cette thérapeutique médicale, qui emprunte ses ressources aux trois règnes de la nature, exige impérieusement des connaissances de *minéralogie,* de *botanique* et de *zoologie,* et, de plus, des lois chimiques qui président aux compositions et aux décompositions des corps. A la thérapeutique se rattachent encore le régime et quelques autres considérations qui rentrent dans l'hygiène.

Dans tout ce qui précède, le sujet, c'est-à dire l'homme sain ou malade, est considéré en lui-même. Il reste encore une autre science qui règle les rapports avec la société et les lois, c'est la *médecine légale,* qui, appliquant les diverses connaissances que nous venons d'énumérer, éclaire les magistrats dans les questions si graves, et en même temps si délicates, relatives aux empoisonnements, à l'infanticide, au viol, aux assassinats, etc.

Pour suivre dans cette introduction un ordre méthodique qui n'est autre que celui adopté dans les écoles pour l'enseignement de la médecine, nous parlerons d'abord des sciences accessoires, telles que la physique, la chimie, la minéralogie, la botanique, la zoologie; nous poserons ensuite quelques généralités sur l'anatomie et la physiologie, ayant soin de renvoyer aux différents articles dans lesquels on trouvera les détails nécessaires pour l'intelligence de ces différentes questions.

Passant ensuite à l'histoire de la pathologie interne et externe, nous donnerons pour chacune une *classification,* dans lesquelles les affections analogues se trouveront groupées sous des chefs divers. On pourra saisir ainsi d'un seul coup-d'œil l'ensemble de la médecine et de la chirurgie, et on comprendra comment tant de maladies en apparence si diverses se réunissent cependant de manière à former des familles plus ou moins naturelles, comme cela a lieu pour les plantes et les animaux. — A l'occasion de la thérapeutique, nous donnerons aussi une classification des médicaments, rangés d'après leur mode d'action sur l'économie.

CHAPITRE II. — DE LA PHYSIQUE.

La *physique* a pour objet l'étude des actions réciproques des molécules des corps, sans changement dans la composition de ces derniers. Si l'action a lieu à des distances insensibles, si les propriétés des corps qui ont concouru à la production du phénomène sont plus ou moins altérées, l'étude des compositions et des décompositions qui en résultent appartient à la chimie. Ainsi, par exemple, lorsque le feu consume un morceau de bois et le convertit en une nouvelle substance que l'on nomme cendre, et en gaz de diverses sortes qui s'échappent avec la flamme, comme le bois ainsi converti est transformé et se maintient dans son nouvel état, alors même que l'action du feu a cessé de se faire sentir, le phénomène est donc du ressort de la chimie. Mais lorsque cette même chaleur ne fait que dilater une substance, une barre de fer, si vous voulez, comme ici le corps revient à ses premières dimensions lorsque la cause qui l'en avait fait sortir vient à disparaître, comme sa structure intime n'est point altérée, le phénomène est alors de l'ordre purement physique.

On appelle *corps* ou *matière* tout ce qui, occupant une certaine portion de l'espace, est susceptible de produire sur nos organes un certain nombre de sensations déterminées. Mais c'est particulièrement par le toucher que l'on constate l'existence des corps.

L'expérience prouve que tous les corps peuvent être divisés en parties tellement déliées qu'elles échappent à nos sens. C'est ce que nous allons voir tout-à-l'heure : ces particules si fines, si délicates, auxquelles il faut bien s'arrêter en dernière analyse, sont ce que les physiciens et les philosophes ont nommé *molécules* ou *atomes*, et sur lesquelles on a bâti tant de systèmes, depuis Leucippe et Démocrite jusqu'à Descartes et Gassendi et aux atomistes modernes. On distingue dans la nature trois sortes de corps, suivant la mobilité plus ou moins grande et l'union plus ou moins intime des molécules qui les constituent. Ces trois espèces de corps sont : les *solides*, les *liquides* et les *gaz*. Dans les premiers, les molécules sont assez fortement unies pour que le corps conserve sa forme, dans quelque situation qu'on le place, et qu'on ne puisse les séparer, c'est-à-dire rompre le corps sans un effort plus ou moins énergique. Dans les liquides, les molécules roulent, glissent les unes sur les autres, de telle sorte que le corps liquide abandonné à lui-même s'étale et se répand en tous sens, et que les particules constituantes se séparent avec la plus grande facilité. Enfin, dans les gaz, non-seulement les molécules sont mobiles les unes sur les autres, mais encore elles sont animées d'une force d'expansion qui tend incessamment à les éloigner les unes des autres.

Tous les phénomènes que l'on observe dans la nature sont produits par certaines propriétés des corps; parmi ces propriétés il en est deux qui sont *essentielles*, c'est-à-dire, sans lesquelles on ne saurait comprendre l'existence de la matière; ce sont : *l'étendue* et *l'impénétrabilité*. Les corps occupent une certaine portion de l'espace, c'est-à-dire, qu'ils sont étendus. Cette étendue, examinée au point de vue des dimensions, en présente trois : la longueur, la largeur et la hauteur ou épaisseur; leur réunion détermine le *volume*. Deux corps ne peuvent occuper en même temps la même portion de l'espace : c'est cette propriété que l'on désigne sous le nom d'*impénétrabilité*.

Outre ces deux propriétés essentielles, il en est d'autres générales ou communes à tous les corps, mais qui ne sont pas nécessaires, c'est-à-dire sans lesquelles on pourrait très-bien concevoir leur existence. Nous indiquerons les suivantes :

1° *Divisibilité*. Ainsi que nous l'avons dit plus haut, la matière peut se partager en particules excessivement déliées, que l'on nomme atomes. Cette divisibilité de la matière n'est pas infinie dans le sens absolu du mot, quelque loin qu'on la suppose poussée; il faut toujours s'arrêter précisément à l'*atome* (du grec *a* privatif, *temnô*, je divise, c'est-à-dire l'indivisible). Certains phénomènes peuvent donner une idée de l'extrême divisibilité de la matière. Ainsi un centigramme d'indigo communique une teinte bleue assez prononcée à 100,000 grammes d'eau (c'est-à-dire 100 litres). Un morceau de musc très-petit remplit de son odeur, pendant plusieurs années, une chambre assez spacieuse, sans perdre sensiblement de son poids.

2° *Porosité*. On appelle pores les intervalles que laissent entre eux les atomes. Ainsi un corps n'occupe pas en réalité tout l'espace qu'il paraît remplir : puisqu'il y a des vides entre ses parties constituantes : l'espace limité par la surface extérieure d'un corps n'est donc que son volume apparent ; pour avoir le volume réel, il faudrait qu'une compression assez puissante mît en contact parfait toutes les molécules. Il est certains corps dont la porosité est bien évidente, telles sont les éponges, la pierre-ponce, etc. ; mais elle n'existe pas moins pour le fer, l'acier, le diamant même, et la preuve, c'est que tous ces corps augmentent de volume par la chaleur, se *dilatent*, comme on le dit, et se resserrent par le froid ; or, qu'est-ce que la dilatation, si ce n'est l'écartement plus grand des molécules, c'est-à-dire l'augmentation de l'étendue des pores ? Qu'est-ce que le resserrement, si ce n'est le rapprochement des molécules et la diminution de l'étendue des pores, ou espaces intermoléculaires ? La connaissance que nous avons de la porosité explique certains phénomènes qui pourraient faire croire à la *pénétrabilité* de certains corps ; ainsi, versez de l'eau sur de la craie, l'eau disparaît, et le morceau de craie n'augmente pas de volume. A quoi cela tient-il ? Tout simplement à ce que l'eau s'est logée dans les interstices que laissent entre elles les particules de la craie. Mêlez ensemble de l'esprit de vin et de l'eau, le mélange occupera un espace moindre que la somme des deux volumes que l'on a mélangés. Cela dépend de ce que les particules se sont rapprochées plus qu'elles ne l'étaient auparavant.

On appelle *masse* la somme totale des parties matérielles ou des atomes qui la constituent, et *densité* le rapport de la masse au volume. Si, sous un même volume, un corps renferme plus de particules qu'un autre, il sera plus dense. Ainsi un morceau de plomb ou de fer d'un décimètre cube sera beaucoup plus dense qu'un morceau de bois du même volume.

4° et 5° La *dilatabilité* et la *compressibilité* sont les conséquences et les preuves de la porosité. Nous venons de le dire tout-à-l'heure, les corps changent de volume sous l'influence de la température : chauffés, leurs dimensions augmentent ; refroidis, elles diminuent. Cette faculté de grossir et de se rapetisser ainsi constitue la *dilatabilité*. D'un autre côté, pressés par un agent purement mécanique, les corps diminuent de volume, parce que leurs interstices ou pores se resserrent. On a cru pendant longtemps que les liquides étaient incompressibles, mais les expériences d'OErsted ont démontré qu'ils étaient soumis à la loi commune. De tous les corps, les gaz sont ceux qui se laissent le plus facilement comprimer.

6° *Elasticité.* C'est la propriété que possèdent les corps de reprendre leurs dimensions premières, quand on fait cesser la cause qui changeait leur forme ou leur volume. Les gaz sont parfaitement élastiques ; pressez une vessie pleine d'air, elle reprend son état dès qu'on cesse de la presser ; aussi appelle-t-on les gaz *fluides élastiques*. Les liquides étant très-peu compressibles, leur élasticité est difficile à démontrer. Quant aux solides, le caoutchouc peut donner une idée du degré d'élasticité qu'ils peuvent posséder : faites tomber une bille d'ivoire ou de marbre sur un plan très-uni où l'on a passé une couche d'huile, la bille rebondit en laissant sur le plan une empreinte d'autant plus large que le choc a été plus vif, preuve qu'elle ne s'est relevée qu'après s'être aplatie.

7° De l'*inertie.* C'est la persistance des corps inanimés dans leur état de repos ou de mouvement. Lorsqu'un corps est immobile, il ne pourra changer par lui-même cet état pour le mouvement, il faut qu'il soit déplacé par une puissance qui prend le nom de *force*, et dont l'étude constitue la *mécanique* proprement dite ; de même, lorsqu'il se meut, il n'y a pas de raison pour qu'il s'arrête si une autre force ne vient pas résister à l'action de la force motrice, de manière à l'anéantir et à faire rentrer le corps dans l'immobilité.

8° *Mobilité.* C'est la faculté qu'a un corps d'être transporté d'un lieu dans un autre sous l'influence d'une force. Tous les corps sont mobiles. Lorsque les espaces que parcourt un corps en mouvement sont égaux pour des temps égaux, le mouvement est dit *uniforme*. Lorsque les

PREMIÈRE CLASSE. — *Métalloïdes* ou *corps électro-négatifs.*

1. Oxigène *.	6. Sélénium *.	11. Iode*.
2. Hydrogène *.	7. Bore.	12. Fluor.
3. Carbone *.	8. Azote *.	13. Silicium *.
4. Phosphore *.	9. Chlore *,	14· Arsenic *.
5. Soufre *.	10. Biôme *.	

DEUXIÈME CLASSE. — *Métaux* ou *corps électro-positifs.*

On les partage en six sections, suivant leur degré d'affinité pour l'oxigène :

PREMIÈRE SECTION.	16. Fer *.	33. Didyme.
1. Potassium *.	17. Zinc *.	34. Titane *.
2. Sodium *.	18. Cadmium *.	35. Tungstène*.
3. Lithium *.	19. Étain *.	36. Molybdène *.
4. Barium *.		37. Chrôme *.
5. Strontium *.	4e SECTION.	38. Vanadium *.
6. Calcium *.	20. Cobalt *	
2e SECTION.	21. Nickel *	5e SECTION.
7. Magnesium *.	22. Antimoine *.	39. Mercure *.
8. Aluminium *.	23. Plomb *.	40. Osmium *.
9. Glucinium.	24. Bismuth *.	
10. Zirconium *	25. Cuivre *.	6e SECTION.
11. Yttrium *.	26. Tellure.	41. Argent *.
12. Terbium.	27. Uranium *.	42. Or *.
13. Erbium.	28. Tantale.	43. Platine*.
14. Thorium.	29. Niobium.	44. Palladium.
	30. Pelopium.	45. Iridium.
3e SECTION	31. Cerium.	46. Rhodium*.
15. Manganèse *.	32. Lantane,	

1° *La première section*, comprend les métaux qui ont une si grande affinité pour l'oxigène, qu'ils l'absorbent directement à la température ordinaire, et décomposent l'eau instantanément en mettant l'hydrogène en liberté.

2° *Deuxième section.* Métaux dont les oxides sont irréductibles par le carbone, sans action sur l'oxigène, sur l'air et sur l'eau, à la température ordinaire, décomposant l'eau à + 100°.

5° *Troisième section.* Métaux qui ne s'oxident qu'à l'air humide ou à une température élevée, décomposant l'eau à la chaleur rouge; leurs oxides sont réductibles par le carbone.

4° *Quatrième section.* Métaux qui ne décomposent l'eau ni à chaud ni à froid, mais qui absorbent l'oxigène à une chaleur rouge.

5° *Cinquième section.* Métaux qui ne décomposent l'eau ni à chaud ni à froid, absorbent l'oxigène au-dessous de la chaleur rouge ; oxides réductibles par le calorique seul.

6° *Sixième section.* Métaux qui n'absorbent l'oxigène à aucune température. Oxides produits par les réactions chimiques, et facilement réductibles par la chaleur.

Les métaux des deux premières sections formaient avec l'oxigène les composés connus autre-fois sous les noms d'alcalis ou de terres.

L'histoire des principales substances métalloïdes ou métalliques, dont nous venons de donner la liste, a trouvé sa place dans ce dictionnaire. Nous avons marqué d'un astérisque (*) les sub-stances dont il a été parlé; en général, pour les métaux, ce sont les oxides qui ont dû nous occuper.

Nomenclature Chimique.

Il est fort difficile de comprendre les différentes expressions par lesquelles on désigne les divers composés chimiques, si l'on ne possède la langue toute spéciale à cette science, et qui a été introduite par les chimistes français à la fin du siècle dernier.

On appelle généralement *combustibles* tous les corps autres que l'oxigène, parce que la plupart d'entre eux, en se combinant avec celui-ci, peuvent donner lieu aux phénomènes ordinaires de la combustion, c'est-à-dire à un dégagement de calorique et de lumière. Cette remarque, faite par Lavoisier, avait porté les chimistes du temps à donner le nom de *corps brûlés* à ceux qui se trouvaient unis avec l'oxigène.

On donne aujourd'hui le nom d'*oxydes* aux combinaisons non acides de l'oxigène avec les corps. (V. *Oxyde.*) Lorsque le composé est acide il prend le nom d'*oxacide*. Les oxydes, proprement dits, sont électro-positifs, c'est-à-dire qu'ils se portent au pôle négatif de la pile, tandis que les oxacides sont électro-négatifs et se portent au pôle positif. (V. *Acide.*)

L'hydrogène, en se combinant avec certains corps combustibles, donne lieu à des composés également acides, que l'on distingue sous la désignation générique d'hydracide. Ici, on met en avant le nom du corps auquel l'hydrogène est uni, suivi de la désinence *hydrique*, pour indiquer que le composé acide est formé par l'hydrogène : aussi, le composé acide de chlore et d'hydrogène se nomme acide *chlorhydrique*, celui de soufre et d'hydrogène s'appelle *sulfhydrique*, etc.

Les oxacides et les oxydes se combinent pour former une classe particulière de corps composés, connus depuis longtemps sous le nom de *sels*. On désigne ces combinaisons sous des noms qui font connaître immédiatement quel est l'oxacide uni à l'oxyde, et à quel degré d'oxydation est celui-ci. Quand l'acide est en *ique* (cette terminaison indique l'acide le plus puissant, le plus oxigéné), on change cette désinence en *ate*; ainsi pour exprimer l'union de l'acide sulfurique avec l'oxyde de magnésium ou magnésie, on dit *sulfate d'oxyde de magnésium* ou *sulfate de magnésie*. Quand l'oxyde est au premier, au second, etc. degré d'oxydation, on l'exprime en faisant précéder le nom de l'acide terminé en *ate* par le mot *proto* ou *deuto* de l'oxyde; ainsi, le sulfate de protoxyde de fer, s'appelle *proto-sulfate de fer*, etc. Si le nom de l'acide était terminé en *eux*, il changerait, pour les sels, sa désinence en *ite*; ainsi les sels formés par l'acide sulfureux sont des *sulfites*, etc.; pour les *hydracides*, même chose; le composé salin d'acide hydrosulfurique et d'oxyde de cuivre se nomme *hydrosulfate* ou *sulfhydrate de cuivre*.

Le résultat de la combinaison de deux corps métalloïdes, ou d'un corps métalloïde et d'un métal (l'oxigène n'étant point un de ces deux corps), prend le nom de l'un des deux corps que l'on termine en *ure*, dont on fait un nom de genre, dont l'autre détermine l'espèce : ainsi la combinaison de chlore et de soufre se nomme *chlorure de soufre*; une combinaison de soufre et de fer, *sulfure de fer*. Quand un métalloïde et un métal sont unis, on prend toujours le nom du métalloïde pour nom de genre, exemple : l'*iodure de fer*.

La combinaison étant un corps gazeux, on forme son nom de celui des composants, précédé du mot *gaz* et suivi du nom de l'autre composant terminé en *é*; ainsi le produit de la combinaison de l'hydrogène avec le phosphore ou l'arsenic prend le nom de *gaz hydrogène phosphoré*, ou *gaz hydrogène arseniqué*.

La combinaison des métaux entre eux est connue sous le nom d'*alliage*, alliage d'or ou d'argent et de cuivre, etc. Quand l'un des métaux est le mercure, le produit se nomme *amalgame*, et on peut supprimer le mot mercure; ainsi, l'union de ce dernier corps avec l'or se nommera *amalgame d'or*.

Quant aux composés retirés directement des substances organiques, ou obtenus par les réactions chimiques qu'on exerce sur elles, on suit une autre marche pour les dénommer. La plupart des acides organiques empruntent leur nom de la substance végétale qui les fournit le plus ordinairement; ainsi, l'acide de la pomme (*malum*) est dit *acide malique*; celui du citron, *acide citrique*; celui de l'oseille (*oxalis*) *acide oxalique*, etc. Certains principes immédiats des végétaux qui peuvent se combiner avec les acides, comme les acides métalliques, jouer ainsi le rôle de base et former des sels, sont désignés par des noms qui rappellent la substance d'où ils proviennent et terminés en *ine* : ainsi, on a nommé *quinine* la base organique des quinquinas; *strychnine*, celle de la noix vomique (*strychnos*); d'autres fois, c'est à une de ses propriétés que la substance doit son nom : ainsi on a appelé *morphine*, de Morphée, dieu du sommeil, la partie active de l'opium.

Nous laissons de côté la théorie atomique qui explique, d'après les rapports en poids, suivant lesquels les corps s'unissent entre eux, comment les dernières molécules des corps s'unissent pour former les molécules des composés ; ce sont là des considérations qui se rattachent aux généralités de la chimie, et pour lesquelles nous ne pouvons que renvoyer aux traités spéciaux. Il nous reste seulement à noter que la chimie se partage aujourd'hui en deux grandes sections : la *chimie minérale* ou *inorganique*, qui traite des propriétés et des combinaisons des métalloïdes et des métaux ; et la *chimie organique*, qui a pour objet les compositions et décompositions des corps organisés, tels que les végétaux et les animaux. Nous avons noté les métalloïdes et les métaux dont on pourra lire l'histoire dans ce dictionnaire. Il nous reste à indiquer ici les principales substances végétales et animales qui ont été traitées dans différents articles. Nous citerons particulièrement les *acides* acétique, oxalique, tartrique, valérianique, prussique ou cyanhydrique, et leurs composés salins : les *alcaloïdes*, tels que la morphine, la codéine, le narcotine (V. Opium), la strychnine (noix vomique), la vératrine, la brucine, la solanine (V. Morelle), l'émétine (V. Ipécacuanha), l'hydrocaynine (V. Jusquiame), la cinchonine et la quinine (V. Quinquina), etc. Parmi les principes neutres, nous citerons le sucre, le miel, la mauve, l'amidon (V. fécule), les gommes, la salicine, le gentianin, etc., etc. Parmi les principes hydrogénés, nous avons consacré des articles spéciaux aux huiles, aux savons, aux résines, aux baumes, au camphre, etc., etc. Nous avons exposé avec soin les phénomènes de la fermentation et décrit avec détail l'histoire des principaux produits de fermentation, l'alcool, la bière, le cidre, le vin, le vinaigre, les éthers, etc. Relativement à la chimie animale, nous devons renvoyer aux articles albumine, caséum, osmazôme, urée, gélatine, chyle, sang, lymphe, bile, salive, larmes, sperme, urine, lait, beurre, graisse, etc.

Bien que dans cet ouvrage nous n'ayons eu à considérer les substances dont s'occupe la chimie que sous le point de vue de leur application à l'hygiène ou à la médecine proprement dite, nous n'avons pas moins fait connaître leurs principales propriétés et indiqué leurs caractères distinctifs : aussi, sous ce rapport, notre Dictionnaire peut-il offrir un résumé des principaux sujets dont traite la science chimique.

Quant à la *minéralogie*, elle n'a rien à offrir au médecin qui ne rentre dans l'étude de la chimie proprement dite.

CHAPITRE IV. — DE LA BOTANIQUE.

La botanique est la science qui a pour objet la connaissance des végétaux. Nous avons indiqué au mot *Organisme* les différences qui séparent les êtres organisés de ceux qui ne le sont pas et constituent le règne minéral ou inorganique ; puis, les caractères particuliers qui distinguent les animaux des végétaux. Nous n'avons donc pas à y revenir ici. Notons seulement que les végétaux sont les êtres organisés qui croissent et vivent, mais généralement dépourvus de sensations et toujours de la faculté de se mouvoir en totalité. Cependant, sur la limite des deux grands embranchements du règne organique, il est des êtres formant en quelque sorte la transition du végétal à l'animal. Ainsi certains zoophytes (*zoos*, animal ; *phutos*, plante), comme on les appelle, participent de ces deux sortes d'êtres, comme l'indique leur nom ; d'un autre côté, certaines plantes, les sensitives, paraissent ressentir les impressions venues du dehors.

Un grand nombre d'articles ont été consacrés dans ce Dictionnaire aux plantes qui servent à la nourriture de l'homme, ou qui jouent un certain rôle dans le traitement des maladies. Dans la description qui en a été donnée se rencontrent, à chaque pas, des expressions dont nous devons compte à nos lecteurs. Ainsi, il est à tout instant question de racines *pivotantes* ou *tuberculeuses*; de feuilles *verticillées, lancéolées*, etc. ; de *rhizômes*, de tiges *ligneuses* ou *herbacées*, etc. Que signifient ces termes? Nous allons donner ici, d'une manière très-succincte, un résumé d'anatomie et de physiologie végétale qui facilitera l'intelligence des divers articles auxquels nous faisons allusion. Nous poserons également les bases des deux grandes classifications auxquelles nous renvoyons, pour chaque plante en particulier, celle de Linnée, et celle de Jussieu, qui est généralement suivie aujourd'hui, surtout en France.

ARTICLE PREMIER. — STRUCTURE DES VÉGÉTAUX.

Examiné au point de vue de sa configuration et de sa structure, le végétal présente à considérer divers organes, que l'on a divisés en deux classes : les *organes de nutrition* ou de *végétation*, et les *organes de reproduction*. Les premiers, consacrés à la vie de l'individu, sont la racine, la tige, les bourgeons, les feuilles; et les appendices ou organes accessoires, tels que vrilles, poils, stipules, glandes, etc. Les organes de reproduction comprennent la *fleur* avec ses parties constituantes : pédoncule, calice, corolle, pistil, étamine; etc.; et le *fruit* formé lui-même de différentes parties : péricarpe, graine, etc.

§ I. ORGANES DE LA NUTRITION.

I. RACINE. — La racine est la partie du végétal qui, marchant en sens inverse de la tige ou partie saillante, s'enfonce dans le sol en s'y ramifiant de différentes manières pour y puiser les éléments de la nutrition. Presque toutes les plantes sont munies de racines; cependant elles manquent complétement dans certaines plantes inférieures qui vivent dans l'eau, absorbent leur nourriture par toutes leurs autres parties (les conferves, les tremelles); par contre, elle constitue à elle seule la truffe. Certaines plantes dites *parasites* ont leurs racines enfoncées dans l'écorce ou sur les racines des autres végétaux aux dépens desquels elles vivent.

On désigne sous le nom de *collet*, ou nœud vital, la partie qui sépare la racine de la tige; au-dessus du collet est le corps de la racine qui envoie dans le sol une multitude de *radicelles* ou fibrilles plus ou moins déliées que l'on nomme *chevelu* de la racine. Du reste, rien de plus curieux que la manière dont s'étendent les racines pour chercher leur nourriture, suivant les veines de bonne terre, traversant quelquefois des substances très-dures, se repliant, se recourbant de mille manières, se ramifiant là où elles trouvent un aliment qui leur convient, passant outre quand la terre en est mauvaise, etc. Leur durée les a fait distinguer : en *annuelles*, quand elles se développent et meurent dans l'espace d'un an (le blé, le coquelicot); *bisannuelles*, quand elles vivent l'espace de deux ans (la carotte); *vivaces*, quand elles persistent pendant un certain nombre d'années plus ou moins considérable, la tige pouvant mourir tous les ans. Les racines *ligneuses* (de *lignum*, bois) ne diffèrent des précédentes que par leur consistance plus grande; ce sont celles des grands arbres : chêne, orme, etc. Relativement à leur structure, les racines sont : *pivotantes*, quand elles s'enfoncent perpendiculairement dans le sol en ne formant que peu de divisions (la rave); *fibreuses*, quand elles sont formées de longs jets filamenteux simples ou ramifiés (les graminées); *tubéreuses* ou *tubérifères*, quand elles présentent des corps charnus, gros, arrondis et remplis de fécule (la pomme de terre), destinés à fournir au printemps la nourriture de la plante qui va se développer et sortir des *turions*, sortes de petits bourgeons que l'on remarque dans les dépressions de ces tubercules.

On distingue encore des racines *fusiformes*, ou en fuseau (la carotte); *napiformes*, ou en toupie; *noueuses*, présentant des renflements de distance en distance; *articulées*, quand elles offrent des sortes d'articulations plus ou moins rapprochées; *contournées*, etc., etc.

II. TIGE. — C'est la portion du végétal qui, se dirigeant en sens inverse de la racine, cherche sent tantôt immédiatement, tantôt après un trajet plus ou moins long, hors de la branche d'où ce faisceau est sorti, et qui renferment du tissu cellulaire entre leurs nombreuses subdivisions ; la partie du faisceau fibreux qui n'est pas dilatée porte le nom de *pétiole,* c'est la queue de la feuille ; la portion dilatée se nomme *limbe.*

Le *pétiole,* en se divisant dans le limbe, y forme des saillies beaucoup plus apparentes sur les faces inférieures que sur la face supérieure ; ce sont ces saillies que l'on nomme *nervures* ou *côtes,* lesquelles sont, en général, parallèles dans les plantes monocotylédones, et diversement ramifiées dans les dicotylédones. Ordinairement la nervure du milieu, que l'on nomme *côte mé-diane,* et qui partage la feuille en deux parties à-peu-près égales, est plus forte que les laté-rales, qui prennent le nom de *veines,* et leurs dernières ramifications le nom de *veinules.* Quand la feuille n'a pas de pétiole, qu'elle s'épanouit immédiatement à la sortie de la tige ou de la branche, elle est dite *sessile,* c'est-à-dire assise.

Les feuilles présentent une multitude en quelque sorte infinie de différences et de modifications sur lesquelles les botanistes insistent avec beaucoup de soin, parce qu'ils y trouvent des caractè-res distinctifs qui servent au classement des plantes. Nous noterons seulement les principales.

Relativement au lieu de leur origine, les feuilles sont appelées *séminales,* quand elles nais-sent immédiatement du corps cotylédonaire ; *radicales,* quand elles naissent du collet de la racine ; *caulinaires,* quand elles naissent de la tige ; *raméales,* des rameaux ; *florales,* qui accompagnent les fleurs ; dans ce dernier cas, elles prennent le nom de *bractées,* quand leur forme diffère de celle des autres feuilles.

Suivant la manière dont elles sont unies à la tige, les feuilles sessiles sont : *sémi-amplexi-caules,* quand elles embrassent la moitié de la tige ; *amplexicaules,* quand elles l'embrassent complétement ; *engaînantes,* quand leur base forme un étui complet qui environne la tige dans une certaine hauteur ; la gaîne est fendue dans les graminées.

Relativement à leur disposition sur la tige, elles sont : *opposées,* quand elles sont placées par paires sur les deux points opposés de la tige ; *alternes,* quand elles naissent isolées ou placées alternativement à des distances à peu près égales ; *verticillées,* quand elles naissent plus de deux à la même hauteur et forment ainsi comme une couronne à la tige (le laurier-rose), etc.

Quant à la forme, il y a une infinie variété que nous n'essaierons même pas d'énoncer : les noms donnés par les botanistes indiquent suffisamment cette forme d'après l'objet auquel on l'a comparée ; ainsi, les feuilles peuvent être *rondes, ovales, elliptiques, linéaires, filiformes, spatulées, lancéolées, cordiformes, cannelées, sagittées, piquantes,* etc., etc., etc.

Une distinction importante est fondée sur leur état *simple* ou *composé.* Une feuille est dite *simple,* quand le limbe que supporte le pétiole est d'une seule pièce ; elle est composée, si le pétiole se ramifie et supporte un certain nombre de petites feuilles qu'on appelle *folioles.* Les feuilles sont *simplement composées* quand le pétiole est simple et que les folioles sont attachées sur les parties latérales (l'acacia), ou partent en divergeant de son sommet (le marronnier); elles sont *décomposées,* quand le pétiole commun est divisé en pétioles secondaires qui suppor-tent les folioles ; elles sont *sur-décomposées,* quand les pétioles secondaires sont eux-mêmes ramifiés en pétioles de troisième ordre auxquels sont attachées les folioles.

Enfin, sous le rapport de leur durée, les feuilles sont distinguées en *caduques,* qui tombent avant une nouvelle foliation (le marronnier) ; *marcescentes,* qui se sèchent avant de tomber (le chêne); *persistantes,* qui restent sur le végétal pendant plus d'une année (le buis, les arbres verts).

V. ORGANES ACCESSOIRES.—Ils ne sont pas indispensables à la plante et ne se rencontrent pas dans toutes. Nous noterons les suivants :

1° Les *stipules* ou appendices en forme de feuilles ou d'écailles qu'on trouve dans beaucoup de plantes dicotylédones, à la base des feuilles auxquelles elles ont servi de protection quand elles commençaient à se développer ;

2° Les *vrilles*, *cirrhes* ou *mains* sont des filets différemment contournés qui servent à certains végétaux pour s'élever (la vigne) ; ils sont le résultat de l'avortement de pétioles ou de pédoncules floraux. On appelle *griffes* les racines courtes que certaines plantes grimpantes enfoncent dans les corps voisins pour s'élever (le lierre) ; elles prennent le nom de *suçoirs*, quand elles servent à la nourriture du végétal (la cuscute) ;

5° Les *épines* sont des piquants fournis par le tissu ligneux du végétal, et on ne peut les arracher sans déchirement notable (acacia, groseiller à maquereau) : ce sont d'ordinaire des rameaux avortés. Les *aiguillons* ne proviennent que de la partie extérieure des végétaux, c'est-à-dire de l'écorce dont on les détache avec facilité (le rosier) ;

4° Les *poils* sont des organes filiformes, mous, flexibles, plus ou moins déliés ; tantôt ils naissent des glandes dont ils semblent les canaux excréteurs, tantôt ils sont glanduleux à leur sommet. On les voit particulièrement sur les plantes qui vivent dans les lieux secs et arides. Les *glandes* sont de petits corps globuleux, destinés à séparer de la masse des fluides végétaux certains *liquides* particuliers, quelquefois très-irritants (l'ortie).

Les différents organes que nous venons d'examiner, racine, tige, bourgeons et feuilles, servent au développement et à la vie de l'individu végétal ; ceux que nous allons étudier rapidement servent à la propagation de l'espèce.

§ II. ORGANES DE LA REPRODUCTION.

Les organes de la reproduction dans les végétaux sont la fleur, le fruit et les différentes parties qui concourent à leur formation.

1. DE LA FLEUR.—Elle est constituée par la présence des organes sexuels mâle et femelle, séparés ou réunis. Quand ils sont séparés, la fleur est dite *mâle* ou *femelle*, suivant les organes qu'elle présente. Les fleurs sont ordinairement protégées par une double enveloppe ou *périanthe* (du grec *péri*, autour ; *anthos*, fleur), l'une extérieure, appelée *calice*, l'autre intérieure, nommée *corolle*. Quand toutes ces parties sont réunies, la fleur est complète. Quand le périanthe manque complétement, la fleur est *nue*. La fleur qui réunit les organes mâle et femelle se nomme *hermaphrodite*. C'est le cas de l'immense majorité des végétaux. Quand les organes sont séparés dans la fleur, mais réunis sur la même plante, on appelle ces fleurs *monoïques* (une seule maison). Quand les organes mâle et femelle sont sur des individus distincts, elles sont *dioïques* (deux maisons).

La fleur est fixée de différentes manières au végétal. Quand elle est assise sans intermédiaire sur la tige ou les rameaux, elle est dite *sessile ;* mais le plus souvent elle a un support particulier nommé vulgairement *queue*, et en botanique *pédoncule ;* la fleur est dite alors *pédonculée*. Quand le pédoncule est ramifié, chacune de ses divisions prend le nom de *pédicelle*, et la fleur est dite *pédicellée*. Le pédoncule qui part de l'aisselle d'une feuille s'appelle *axillaire*, et *pédoncule radical* s'il part de la racine (le pissenlit) ; quelquefois, lorsqu'il sort d'une touffe de feuilles radicales et qu'il est long et élancé, c'est une *hampe* (la jacinthe).

Les *bractées* sont de petites feuilles différentes des autres ; situées autour d'une fleur, elles forment parfaitement la collerette ou *involucre*. Si les bractées sont des écailles soudées de manière à former un petit godet, c'est la *cupule* (le chêne). Quand l'involucre est près de la fleur et ressemble au calice, on le nomme *calicule*. La *spathe* est un involucre membraneux renfermant une ou plusieurs fleurs qui ne peuvent paraître qu'après avoir déchiré cette enveloppe. Dans les graminées, le périanthe est constitué par les bractées qui prennent différents noms : on appelle *glume*, ou *balle*, les deux écailles de forme très-variée qui sont les plus voisines des organes sexuels. Quand elles se trouvent à la base de l'épillet formé par la réunion de plusieurs fleurs, ces écailles prennent le nom de *lépicène*.

Inflorescence. On appelle ainsi la disposition générale, l'arrangement des fleurs sur la tige ou les organes qui les supportent. Il y a là une nomenclature indispensable à connaître pour l'intelligence des caractères distinctifs des plantes.

Isolées, elles peuvent être axillaires, terminales, suivant qu'elles naissent dans l'aisselle des feuilles, à l'extrémité des rameaux. — Réunies plusieurs ensemble, elles offrent les dispositions suivantes :

1° *Epi.* Fleurs sessiles ou pédonculées disposées sur un axe commun, simple et non ramifié (le blé, le plantain).

2° *Grappe.* Fleurs situées sur un pédoncule ramifié plusieurs fois et irrégulièrement (la vigne, le muguet).

3° *Thyrse.* Fleurs sur un pédoncule commun redressé, à ramifications courtes, l'ensemble forme une pyramide (le lilas, le marronnier).

4° *Panicule.* Axe commun à ramifications plus écartées que dans le thyrse.

5° *Corymbe.* Les pédoncules et les pédicules qui s'en détachent naissent de différents points pe la tige, arrivent tous à-peu-près à la même hauteur (millefeuille).

6° *Cyme.* Les pédoncules partent d'un même point, et les pédicules à des hauteurs différentes, mais arrivent tous à la même hauteur (le sureau).

7° *Ombelle.* Les pédoncules, égaux entre eux, partent d'un même point, s'écartent et se ramifient en pédicelles, qui partent aussi du même point pour arriver tous à la même hauteur (la carotte); l'ensemble des pédoncules forme l'ombelle, chaque groupe de pédicelles une *ombellule*.

8° *Verticille.* Fleurs disposées en anneau autour d'un même point de la tige.

9° *Chaton.* Fleurs unisexuelles disposées en épi sur un axe commun, et reposant sur les écailles (fleurs mâles du noyer, du coudrier).

10° *Spadice.* Même disposition, seulement les fleurs unisexuées sont nues et souvent entourées d'une spathe. Cette inflorescence est particulière aux monocotylédones (l'*arum* ou pied-de-veau).

11° *Tête* ou *capitule.* Fleurs groupées sur un réceptacle formé par le pédoncule très-élargi au sommet (le chardon, la pâquerette, le grand soleil).

12° *Sycone.* Fleurs unisexuées placées dans un réceptacle creux et fermé, qui souvent prend du développement et devient charnu (la figue).

A. *Du calice.* C'est l'enveloppe la plus extérieure de la fleur. Quand il n'y a qu'une enveloppe, elle est constituée par le calice (périanthe simple). Le calice est *monosépale* ou *polysépale*, suivant qu'il est formé d'une seule ou de plusieurs pièces nommées *sépales*. 1° On distingue dans le calice monosépale le *tube* ou la partie inférieure ordinairement allongée et rétrécie; le *limbe*, partie supérieure plus ou moins ouverte et étalée. La *gorge* est la ligne ordinairement déprimée qui sépare le tube du limbe. Le limbe peut être entier ou divisé. Dans ce cas il offre des dentures ou des incisions en nombre variable; il est régulier quand toutes les divisions sont égales, irrégulier quand elles sont inégales. Les botanistes ont donné des noms aux différentes variétés de forme que peut offrir le calice. Ainsi il est tridenté, quadridenté, ou bifide, trifide, etc., suivant le nombre des dents et des divisions du limbe.— Il est *tubuleux* quand le tube est allongé et le limbe peu développé; *urcéolé* quand il est renflé à la base et resserré à la gorge (rosier), *turbiné* ou en toupie (bourgène); *campanulé* ou en cloche, *claviforme* ou en massue, quand le tube est renflé au sommet ; *bilabié*, quand les divisions sont disposées de manière à offrir deux lèvres (la sauge), *éperonné*, quand il offre en arrière un prolongement creux (la capucine).

2° Le calice polysépale est dit bisépale, trisépale, etc., suivant le nombre des divisions dont il est formé.

Le calice est ordinairement vert, mais il présente parfois de belles couleurs, surtout quand il n'y a pas de corolle ; il la supplée alors par la vivacité et l'éclat des teintes qu'il revêt.

B. *De la corolle.* C'est la plus intérieure des deux enveloppes florales. Sa couleur brillante, ses formes variées et agréables, ses émanations parfumées, fixant plus particulièrement l'attention des personnes étrangères à la science, l'ont fait regarder par elles comme la fleur véritable.

De même que le calice, la corolle peut être formée d'une seule pièce ou de plusienrs appelées *pétales,* d'où elle est dite *monopétale, polypétale;* de même encore une corolle monopétale a un *tube,* une *gorge* et un *limbe.* Les pétales de la corolle polypétale offrent à leur base une partie rétrécie, par laquelle ils sont attachés autour de la fleur, c'est l'*onglet;* la partie élargie s'appelle *lame.*

1° Les *corolles monopétales* sont *régulières* ou *irrégulières.—a.*Les premières présentent plusieurs formes différentes, dont voici les principales. La corolle est *campanulée* ou en cloche (liseron); *infundibuliforme* ou en entonnoir (le tabac); *hypocrateriforme* ou en soucoupe (le jasmin); *rotacée* ou étalée en roue (la bourrache); *étoilée,* dont les divisions aiguës et allongées simulent les rayons d'une étoile (le caille-lait); *tubulée* ou en tube (la grande-consoude); *urcéolée* ou en outre (les bruyères). — *b.* La corolle monopétale irrégulière offre aussi plusieurs variétés de formes : elle est *labiée* ou à deux lèvres (la sauge) ; *personnée,* quand les deux lèvres sont rapprochées en forme de museau (le muflier), etc.

2° La corolle polypétale est dipétale, tripétale etc., suivant le nombre des pièces qui la composent.—*a. Régulière;* elle est *rosacée* ou étalée en rosace, les onglets étant très-courts (la rose) ; *caryophyllée* quand les onglets sont très-longs (l'œillet) ; *cruciforme* quand quatre pétales sont en croix (giroflée). — *b. Irrégulière,* elle est *papilionacée* ou en forme de papillon, avec cinq pétales ainsi dénommés, le supérieur relevé et étalé (*étendard* ou *pavillon*), deux réunis inférieurement en *carène* et deux latéraux ou *ailes;* *anomale* de formes variables, qu'on ne peut rapporter à la *papilionacée* (la violette, la capucine, l'aconit, etc.).

Il faut encore noter certaines parties bizarres des corolles, telles que le *capuchon* de l'aconit, l'*éperon* du pied-d'alouette, les *cornets* de l'ancolie, la *couronne* des narcisses, le *labellum* ou pétale inférieur des orchis : on les appelait autrefois *nectaires.*

Par rapport à sa situation à l'égard de l'ovaire, la corolle est *hypogyne* quand elle est insérée au-dessous de l'ovaire ; *périgyne* quand elle est à l'entour ; *épigyne* quand elle est au sommet de l'ovaire, considération très-importante pour caractériser les végétaux.

C. *Organes sexuels.* Ce sont l'*étamine* ou organe mâle, et le *pistil* ou organe femelle.

1° *Étamine.* — Cet organe est constitué par un petit sac (*anthère*) renfermant la poussière fécondante (*pollen*), et supporté par le *filet,* petite colonne filiforme qui manque quelquefois.

Le nombre des étamines est variable; les fleurs sont dites *monandres* (un homme), *diandres* (deux hommes), *triandres,* etc., suivant qu'elles renferment une, deux, trois, etc., étamines. Si une fleur a quatre étamines, dont deux plus petites, elle est appelée *didyname;* s'il y en a six, dont quatre plus grandes, elle est *tétradyname,* etc. Ordinairement chaque étamine répond aux divisions de la corolle, et ainsi elles *alternent* avec les pétales, quand elles sont en nombre égal avec ces mêmes pétales (la bourrache) ; d'autres fois elles sont *opposées* aux pétales. Quand le nombre des étamines est double des pétales, une moitié est *opposée* et l'autre *alterne.*

Quand plusieurs filets sont réunis, le corps qu'ils forment se nomme *androphore* (portehommes), et les étamines sont dites alors *monadelphes* (un seul frère ou une seule famille) quand les filets sont soudés en deux faisceaux distincts, elles sont *diadelphes* (deux frères), etc.

l'anthère est un sac de forme variable, ordinairement à deux loges (*biloculaire*), quelquefois à une seule (*uniloculaire*), quelquefois à quatre. Les deux loges de l'anthère peuvent être soudées immédiatement l'une à l'autre, ou jointes par un corps intermédiaire plus ou moins long, nommé *connectif*.

Parvenue à sa maturité, l'anthère crève et projette au dehors la poussière fécondante ou *pollen*, formée d'une multitude de petits grains jaunes, quelquefois blancs, rouges, etc., vésiculeux, contenant une matière fluide, épaisse et visqueuse (*fovilla*). Dans certains cas, le pollen forme une masse solide, moulée dans les cavités de l'anthère (les orchis), et formée d'utricules polliniques agglomérées.

2° *Pistil.* — Il est placé au centre de la fleur, et présente à considérer : l'*ovaire*, le *style* et le *stigmate*.

a. L'*ovaire*, c'est la partie la plus inférieure et la plus renflée du pistil; il offre intérieurement une ou plusieurs loges qui contiennent les rudiments des graines ou des ovules. L'ovaire est généralement ovoïde, plus ou moins comprimé ou allongé; il est *libre* ou *supère*, lorsqu'il repose sur le calice sans y adhérer; il est *adhérent* ou *infère*, quand il fait corps avec le tube du calice. Quand il ne repose sur aucun support, on le dit *sessile*; soutenu par un petit support, il est dit *pédicellé*.

b. Le *style*, petite colonne filiforme qui surmonte l'ovaire et soutient le stigmate; manque quelquefois : il est simple ou multiple.

c. Le *stigmate* est un organe glanduleux, de forme variable, situé soit immédiatement sur l'ovaire (*sessile*), soit au sommet ou sur les côtés du style; c'est lui qui reçoit l'impression de la substance fécondante (pollen) et la transmet à l'ovaire.

II. Du FRUIT. — L'imprégnation du stigmate par le pollen a pour résultat la fécondation des ovules ou germes contenus dans l'ovaire. Le fruit n'est autre chose que l'ovaire fécondé et plus ou moins développé. Pour les détails relatifs à l'organisation, à la classification et à la maturation des fruits, nous renvoyons à l'excellent article *fruit*, que M. Couverchel, dont les travaux spéciaux sur cette question sont bien connus, a rédigé pour ce Dictionnaire. Il nous reste donc seulement à nous occuper de l'*ovule* fécondé ou graine.

De la *graine* ou *semence*. — Son caractère essentiel est de contenir un corps organisé qui, placé dans des conditions favorables, se développe et devient un être en tout semblable à celui qui lui a donné naissance : ce corps, c'est l'*embryon*. Quant à la graine elle-même, elle présente deux parties : l'enveloppe ou *épisperme*, et l'*amande* qui y est contenue. Le grain est attaché à l'intérieur du fruit par un petit filet nommé *cordon ombilical*, qui transmet à la semence les sucs nourriciers. La partie par laquelle ce cordon s'unit à la graine se nomme *ombilic* ou *hile*. La petite ouverture par laquelle s'introduisent les vaisseaux a été appelée *micropyle* (petite porte). Lorsque le faisceau de vaisseaux parcourt un certain trajet sur la graine avant que d'y pénétrer, c'est le *raphé* ou *vasiducte*. Le point intérieur ou se termine le raphé se nomme la *chalaze*.

L'enveloppe ou *épisperme* est quelquefois simple ou plutôt formée de deux enveloppes soudées; quand elles sont séparées, la plus extérieure est la *testa*, et l'intérieure le *tegmen*.

L'amande est constituée par le *périsperme* et l'*embryon*.

Le *périsperme* est un corps charnu rempli de fécule amylacée, n'adhérant point à l'embryon et chargé de le nourrir : c'est lui qui, dans le blé, fournit la farine. Il manque quelquefois, et alors l'amande est constituée par l'embryon seul.

L'*embryon* est la plante entière en raccourci; c'est lui qui, en se développant, forme un végétal en tout semblable à celui qui l'a produit. Il est formé de quatre parties :

1° La *radicule*, c'est le rudiment de la racine ; c'est elle qui la première, au moment de la germination, s'échappe des enveloppes de la semence : elle est quelquefois enveloppée dans une sorte de poche nommée *coléorhize* (gaîne de la racine) ;

2° La *gemmule* ou *plumule*. C'est le rudiment des parties qui doivent se développer à l'extérieur : elle est formée de plusieurs feuilles plissées diversemen qui, à l'époque de la germination, deviennent les feuilles primordiales. Elle a quelquefois une enveloppe nommée *coléoptile* (gaîne de la plumule) ;

3° La *tigelle*. C'est le rudiment de la tige ; elle est d'ordinaire peu apparente : on l'appelle aussi *mésophyte* (milieu de la plante) ;

4° Le *corps cotylédonaire*. Corps épais, charnu, destiné à nourrir la jeune plante ; il n'est pas charnu quand il y a un périsperme. La présence et le nombre des cotylédons fournissent des caractères fondamentaux pour la classification des plantes, car la structure et les caractères de celles-ci varient suivant que les cotylédons manquent (*plantes acotylédones*), qu'il n'y a qu'un seul cotylédon (*plantes monocotylédones*), ou qu'il y en a deux ou plus de deux (*plantes dicotylédones*).

ARTICLE 2. — CLASSIFICATION DES VÉGÉTAUX.

Après avoir ainsi décrit aussi sommairement que possible les différentes parties dont se composent les végétaux, et indiqué les variétés de structure ou de formes qu'elles peuvent présenter, il nous reste à dire quelques mots des méthodes de classement adoptées pour mettre de l'ordre dans une aussi nombreuse population qui, du temps de Tournefort, renfermait déjà plus de dix mille espèces, et bien augmentées depuis. Deux classifications se partagent le monde savant : ce sont celles de Linnée et de Jussieu. Nous y avons constamment renvoyé dans le courant de ce Dictionnaire. Voyons en quoi elles consistent.

§ I. SYSTÈME SEXUEL DE LINNÉE.

Linnée, un des plus beaux génies dont puissent s'enorgueillir les sciences naturelles, a attaché son nom à un système de classification fondé sur la considération des organes sexuels, dont il venait de constater l'existence et les fonctions par d'ingénieuses expériences.

Linnée partage en deux sections tous les végétaux, suivant qu'ils ont des organes sexuels apparents : ce sont les *phanérogames* (à mariage évident), ou qu'ils en manquent, ce sont les *cryptogames* (à mariage caché) ; les premiers, comme les plus nombreux, sont partagés en 23 classes, groupées elles-mêmes d'après différentes considérations, tirées de la réunion des deux sexes dans la fleur (*hermaphroditisme*), ou de leur dispersion sur le même pied (*monoécie*), ou sur deux pieds différents (*dioécie*), etc.

I. PLANTES PHANÉROGAMES. — 1° *Hermaphrodites.*

A. *Etamines en nombre déterminé.*

1re CLASSE. *Monandrie* (un mâle), végétaux à une seule étamine (le balisier).

2e CLASSE. *Diandrie* (deux mâles), deux étamines (jasmin, lilas, etc.).

3e CLASSE. *Triandrie* (trois mâles), trois étamines (irisées, etc.).

4e CLASSE. *Tétrandrie*, quatre étamines (garance, asperole, scabieuses, etc.).

5e CLASSE. *Pentandrie*, cinq étamines (les borraginées, les solanées, etc.).

6e CLASSE. *Hexandrie*, six étamines (la plupart des liliacées, des asparaginées).

7e CLASSE. *Heptandrie*, sept étamines (le marronnier, le *saururus*).

8e CLASSE. *Octandrie*, huit étamines (les rumex, les bruyères).

9e CLASSE. *Ennéandrie*, neuf étamines (les lauriers, les butomes, etc.).

10e CLASSE. *Décandrie*, dix étamines (les caryophyllées, la rue, etc.).

B. Étamines en nombre non-rigoureusement déterminé.

11ᵉ CLASSE. *Dodécandrie*, de 10 à 20 étamines (résédas, aigremoine).

12ᵉ CLASSE. *Icosandrie*, plus de vingt étamines insérées sur le calice (les rosacées, les myrtes, etc,).

13ᵉ CLASSE. *Polyandrie*, de vingt à cent étamines insérées sous l'ovaire (renoncules, quelques papavéracées).

Dans ces treize premières classes, les caractères des ordres ou divisions secondaires sont tirés du nombre des organes femelles. Chaque classe se divise en neuf ordres, suivant le nombre des pistils. *Monogynie* (une femelle), *digynie* (deux), *trigynie* (trois), *tétragynie* (quatre), *penta-gynie* (cinq), *hexagynie* (six), *heptagynie* (sept), *décagynie* (dix), *polygynie* (beaucoup).

C. Proportions respectives des Etamines.

14ᵉ CLASSE. *Didynamie*, quatre étamines, dont deux constamment plus grandes, insérées sur une corolle monopétale irrégulière (les labiées, les personnées).

Ici les ordres sont fondés sur la disposition des graines. Il y en a deux : 1° *Gymnospermie* (graines nues), quand la graine est à nu au fond du calice ; 2° *angiospermie* (graines envelop-pées), à fruit capsulaire.

15ᵉ CLASSE. *Tédradynamie*, six étamines, dont quatre constamment plus grandes que les deux autres ; corolle polypétale (crucifères).

Deux ordres fondés sur la disposition du fruit qui est : 1° une silique (tétradynamie sili-queuse), 2° une petite silique ou silicule (*tétradyamie siliculeuse*).

D. Étamines soudées par leurs filets.

16ᵉ CLASSE. *Monadelphie* (frères réunis en un), étamines en nombre variable réunies en un seul tube par leurs filets (malvacées).

17ᵉ CLASSE. *Diadelphie* (deux groupes de frères), étamines en nombre variable soudées par leurs filets en deux corps distincts (légumineuses).

18ᵉ CLASSE. *Polyadelphie* (beaucoup de frères), étamines réunies par leurs filets en plusieurs faisceaux (les *hypericum*, l'oranger, etc.).

Dans ces trois classes, les ordres sont établis d'après le nombre des étamines : ainsi les pre-mières classes descendent ici au rang d'ordres.

E. Étamines soudées par les anthères.

19ᵉ CLASSE. *Syngénésie* (génération réunie), cinq étamines soudées par leurs anthères (les synan-thérées). Cette classe est très-nombreuse, Linnée y a établi six ordres fondés sur la disposition et le rapport des organes sexuels dans les fleurs réunies qui composent en grande majorité la 19ᵉ classe. Cette réunion, qu'il nommait polygamie, lui a fourni les ordres suivants : 1° *Poly-gamie égale*, toutes les fleurs hermaphrodites ; 2° *Polygamie superflue*, les fleurs du disque hermaphrodites, celles de la circonférence femelles ; 3° *Polygamie frustranée*, fleurs du disque hermaphrodites et fécondes, celles du bord femelles et stériles ; 4° *Polygamie nécessaire*, fleurs du centre hermaphrodites et stériles, celles du bord femelles et fécondées par le pollen des pre-mières ; 5° *Polygamie séparée*, toutes les fleurs hermaphrodites et contenues chacune dans un calice particulier ; 6° *Polygamie monogamie*, fleurs hermaphrodites, mais isolées les unes des autres (violette, lobélia).

F. Étamines soudées au pistil.

20ᵉ CLASSE. *Gynandrie* (mâles et femelles), étamines soudées en un seul corps avec le pistil (aristolochiées). Dans cette classe, le nombre des étamines a servi à la formation des ordres ; il y a quatre ordres, suivant que le nombre des étamines est de une (*monandrie*), de deux (*diandrie*), de six (*hexandrie*), ou beaucoup (*polyandrie*).

2° Plantes phanérogames unisexuées.

21e CLASSE. *Monoécie*, fleurs mâles et fleurs femelles distinctes, mais réunies sur le même individu (le pin, le chêne, le ricin, etc.).

22e CLASSE. *Dioécie*, fleurs mâles et fleurs femelles sur des individus séparés (le dattier, le chanvre, etc.). Les caractères des ordres dans ces deux classes sont fournis par les caractères des classes précédentes. Ainsi il y a des plantes monoïques, des dioïques, monandres, gynandres, monodelphes, etc.

25e CLASSE. *Polygamie*, fleurs hermaphrodites, fleurs mâles et fleurs femelles réunies sur le même individu ou sur des pieds différents (frêne, pariétaire, etc.).

Trois ordres composent cette classe. Les caractères sont tirés de cette circonstance que tantôt el même individu porte des fleurs unisexuelles et hermaphrodites (monoécie), tantôt les fleurs hermaphrodites sont sur un pied et les unisexuées sur un autre (dioécie), et enfin qu'ailleurs les plantes hermaphrodites sont sur un pied, les fleurs mâles sur un second, et les fleurs femelles sur un troisième (trioécie).

II. PLANTES CRYPTOGAMES OU A ORGANES REPRODUCTEURS CACHÉS.

4e CLASSE. *Cryptogamie.* Cette classe renferme quatre ordres qui sont de véritables familles naturelles, ce sont : 1° les fougères ; 2° les mousses ; 3° les algues ; 4° les champignons.

Ce système plaît par sa grande simplicité ; mais son grave inconvénient est de séparer des plantes analogues, et d'en réunir de très-différentes. Du reste, il est commode pour arriver promptement à la détermination de la classe et de l'ordre auxquels appartiennent les plantes que l'on examine.

§ II. MÉTHODE NATURELLE DE JUSSIEU.

C'est l'illustre Bernard de Jussieu qui, en 1759, ayant été chargé par Louis XIV de l'arrangement du jardin botanique de Trianon, eut l'idée première du classement des plantes par familles naturelles, c'est-à-dire réunies d'après la considération non d'un seul caractère, mais d'un ensemble de traits communs. A Antoine Laurent de Jussieu fut réservée la gloire de perfectionner cette méthode, qui est devenue l'un des plus beaux titres de gloire dont puisse s'enorgueillir la science française.

M. de Jussieu partage tous les végétaux en trois grands embranchements, d'après l'existence ou l'absence de l'embryon : de là les ACOTYLÉDONES (sans cotylédons), les MONOCOTYLÉDONES (plantes à un seul cotylédon), et les DICOTYLÉDONES (plantes à deux cotylédons ou plus). Les caractères secondaires qui servent à l'établissement des classes sont tirés du mode d'insertion des étamines ou de la corolle, par rapport au pistil, c'est-à-dire suivant qu'il y a *hypogynie, perigynie, épigynie* (nous avons expliqué ces mots en parlant de la corolle).

Les *acotylédones* n'ayant pas de fleurs, ne pouvaient se prêter à cette division ; on en a fait la première classe. Les *monocotylédones* formant la deuxième classe, elles ont été partagées en trois sections, suivant le mode d'insertion des étamines que nous venons de rappeler ; et pour que l'on ne perde pas de vue qu'il s'agissait des monocotylédones, on a fait précéder les mots hypogynie, périgynie, etc., du mot mono, et l'on a eu les trois classes suivantes : *monohypogynie, monopérigynie, monoépigynie.*

Les dicotylédones étant excessivement nombreuses, il a fallu multiplier les divisions, et elles furent établies d'après l'absence ou la présence de la corolle et le nombre de ses pièces; d'où sont résultées :

1° Les *dicotylédones apétales*, divisées en trois classes, suivant que l'insertion des étamines est hypogyne, périgyne ou épigyne.

2° Les *dicotylédones monopétales*, partagées en quatre classes, suivant que la corolle qui porte les étamines est hypogyne, périgyne, épigyne à anthères soudées, ou épigyne à anthères libres.

3° Les *dicotylédones polypétales*, divisées en trois classes, toujours d'après leur mode d'insertion.

Enfin une dernière classe a été formée pour les plantes dicotylédones à fleurs unisexuées et placées sur des individus différents (diclines).

Ainsi, partant des acotylédones, et parmi ceux-ci des champignons, végétaux dont l'organisation offre le plus de simplicité, on s'élève jusqu'aux dicotylédones, c'est-à-dire les plus compliquées. Voici le tableau de cette méthode : à l'occasion de chaque classe, nous mentionnerons quelques familles, en faisant remarquer que leurs noms sont tirés tantôt du nom de l'une des principales espèces qui forment la famille (les narcissées, les iridées, etc.), tantôt d'un caractère commun (les labiées, les ombellifères).

PREMIER EMBRANCHEMENT. — ACOTYLÉDONIE.

1re CLASSE. *Acotylédonie* (les algues, les champignons, les mousses, les fougères, etc.).

DEUXIÈME EMBRANCHEMENT. — MONOCOTYLÉDONIE.

2e CLASSE. *Monohypogynie* (nayadées, aroïdées, typhacées).

3e CLASSE. *Monopérigynie* (cypéracées, graminées, palmiers, joncées, colchicacées, iridées, liliacées).

4e CLASSE. *Monoépigynie* (amomées, orchidées, etc.).

TROISIÈME EMBRANCHEMENT. — DICOTYLÉDONIE.

1° *Dicotylédons sans corolle.*

5e CLASSE. *Epistaminie* (aristolochiées).

6e CLASSE. *Péristaminie* (daphnoïdées, polygonées, etc.).

2° *Dicotylédons à corolle monopétale.*

7e CLASSE. *Epistaminie* (amarantacées, plantaginées, etc.).

8e CLASSE. *Hypocorollie* (primulacées, jasminées, verbénacées, labiées, solanées, borraginées, personnées, etc.).

9e CLASSE. *Péricorollie* (campanulacées, diospyrées, etc.).

10e CLASSE. *Epicorollie Synanthérie* (les synanthérées).

11e CLASSE. *Epicorollie Corysanthérie* ou à anthères disjointes (dipsacées, rubiacées, caprifoliacées).

3° *Dicotylédons à corolle polypétale.*

12e CLASSE. *Epipétalie* (ombellifères).

13e CLASSE. *Hypopétalie* (renonculacées, papaveracées, crucifères, rutacées, caryophyllées, etc.)

14e CLASSE. *Péripétalie* (saxifragées, crassulacées, myrthacées, rosacées, légumineuses, térébinthacées, etc.).

4° *Dicotylédons à fleurs unisexuées et diclines.*

15e CLASSE. *Diclinie* (euphorbiacées, cucurbitacées, urticées, amentacées, conifères, etc.).

Telles sont les grandes divisions de la botanique, les divisions secondaires sont les familles et les tribus, les genres et les sous-genres, puis les espèces et les variétés. Pour désigner une plante on se sert toujours de la nomenclature binaire, composée de deux noms, celui du genre et celui de l'espèce. Dans le Dictionnaire, nous avons donné à leurs noms propres les caractères de toutes les principales familles ; les espèces ont été décrites quand elles avaient des usages médicaux ou alimentaires ; nous ne nous étendrons donc pas davantage sur ce chapitre déjà bien long pour une introduction ; nous renvoyons ceux de nos lecteurs qui voudraient avoir des connaissances plus étendues sur la botanique, aux traités spéciaux, et notamment aux éléments de MM. Adrien de Jussieu, publiés en 1845.

CHAPITRE V. — DE LA ZOOLOGIE.

C'est la science des animaux ou êtres organisés doués de la sensibilité et du mouvement. Nous aurions ici à étudier leur structure, leurs principales fonctions et leur classification ; mais ces questions ont été suffisamment traitées aux mots *Animal* et *Organisme* de ce Dictionnaire : nous n'avons donc point à y revenir ici. Pour la classification, il est important d'étudier le règne animal de M. G. Cuvier.

CHAPITRE VI. — ANATOMIE HUMAINE.

L'anatomie est cette branche des sciences naturelles qui nous fait connaître le nombre, la forme, la situation, les rapports, les connexions et la texture de toutes les parties dont l'assemblage constitue un corps organisé, et auxquelles on peut réduire ce dernier par des moyens purement mécaniques. Ainsi envisagée, l'anatomie embrasse tous les êtres organisés végétaux ou animaux, d'où les distributions suivantes : 1° anatomie *végétale* ou *phytotomie* (*phuton*, plante, *temnô*, je divise), dont nous venons de donner un exposé succinct ; 2° anatomie *comparée*, ou anatomie des animaux ou *zootomie* (*zoon*, animal, *temnô*, je divise) ; 3° enfin *l'anatomie humaine* ou *anthropotomie* (*anthropos*, homme), *androtomie* (*andros*, homme, etc.) C'est celle dont nous avons à nous occuper ici.

Les anatomistes modernes, par leurs travaux incessants et leurs réflexions approfondies, ont considérablement agrandi le cercle des faits dont elle se compose et des applications dont elle est susceptible. De là les divisions suivantes qui fondent aujourd'hui autant de branches particulière de l'anatomie et que des travailleurs spéciaux tendent à isoler de plus en plus

1° *Anatomie normale, physiologique* ou *descriptive*, ou simplement *anatomie*. C'est celle qui trace dans un ordre méthodique les caractères extérieurs, la configuration matérielle et les rapports immédiats des organes.

2° *Anatomie générale.* C'est celle qui s'occupe des parties élémentaires ou constituantes de ces mêmes organes et emprunte à l'analyse chimique, au microscope toutes les données nécessaires pour résoudre le problème de leur organisation.

3° *Anatomie du fœtus* ou *de développement, ovologie.* C'est celle qui suit tous les organes dans les différentes phases de leur développement, depuis le moment où l'ovule est fécondé jusqu'à celui où le fœtus arrivé à terme quitte le sein de sa mère.

4° *Anatomie philosophique* ou *transcendentale.* Celle qui s'élève de la connaissance de tous les organes pris séparément et dans leur ensemble aux lois générales de l'organisation.

5° *Anatomie chirurgicale, topographique* ou *des régions.* C'est celle qui s'occupe plus particulièrement de la disposition relative des organes dans une partie déterminée de l'économie, fait connaître les rapports qu'ils y affectent les uns à l'égard des autres, et tire de là des préceptes pour guider la main du chirurgien qui doit pratiquer une opération dans ces mêmes parties.

6° *Anatomie pathologique* ou *morbide*. C'est celle qui étudie les altérations dont les organes peuvent devenir le siége d'une manière accidentelle, dans leur forme, leur volume, leur continuité, leur structure, etc. Elle a pour résultat d'établir les relations qui existent entre ces altérations et les phénomènes observés pendant la vie et qui en sont la manifestation.

ARTICLE PREMIER.—ANATOMIE DESCRIPTIVE.

Nous emprunterons à Bichat les considérations suivantes sur les bases qui doivent présider à l'étude et à la classification des organes dont se compose le corps humain. Nous ne saurions prendre pour guide un esprit plus lucide, un génie plus élevé.

« L'usage ordinaire, dit Bichat, est de diviser l'anatomie en ostéologie, myologie, angéiologie, névrologie et splanchnologie. Mais le moindre coup d'œil jeté sur les organes suffit pour montrer le vide de cette division, qui sépare divers organes qui devraient être unis, et qui en unit plusieurs qui devraient être séparés. Peut-on, par exemple, isoler le cœur d'avec les vaisseaux sanguins, le cerveau d'avec les nerfs? les uns appartiennent cependant à la splanchnologie, les autres à l'angéiologie et à la névrologie. Dans la splanchnologie, les viscères sont examinés par ordre de régions, c'est-à-direà la tête, au cou, à la poitrine et dans l'abdomen. Qu'en résulte-t-il? que la bouche et l'œsophage se trouvent séparés de l'estomac ; que l'organe du toucher ne se trouve point réuni à ceux de l'ouïe, de la vue, etc. A l'époque où les usages des appareils organiques étaient encore un mystère, on pouvait les distribuer par régions ; mais aujourd'hui que nous connaissons le but auquel tend l'action de chacun, aujourd'hui que l'anatomie descriptive n'est que le premier pas dans l'étude des fonctions, ce sont ces fonctions elles-mêmes qui doivent nous servir à diviser les appareils qui les exécutent. Par là, l'élève trouve déjà dans ces divisions anatomiques une introduction à la physiologie ; il s'habitue à considérer, pour ainsi dire, les organes en action, à ne point voir dans ceux qu'il dissèque des corps inertes, isolés, et dont l'étude est aussi fastidieuse pour l'esprit qu'eux-mêmes sont rebutants pour nos sens.

« Plusieurs anatomistes ont bien senti l'importance de ces considérations.Haller, en réunissant toujours la description des organes à l'examen des fonctions, a été nécessairement conduit au mode de division que je viens d'indiquer. Ce mode est celui de Sœmmering dans son *Traité de la Structure du corps humain*. MM. Cuvier et Duméril ont aussi choisi les fonctions pour caractères de la classification des organes animaux. Je suivrai la même marche : elle est la seule qui puisse être adoptée dans l'état actuel des connaissances.

« En prenant les fonctions pour classer les organes, il est évident que les divisions anatomiques doivent varier comme les physiologiques. Or, ces dernières diffèrent, comme on le sait, dans plusieurs auteurs. J'en ai adopté une, dans mes cours de physiologie, qui me paraît avoir quelque avantage, et que j'ai indiquée dans mon ouvrage sur *la Vie et la Mort*. L'uniformité exige que je l'applique à la classification des appareils. — Je divise donc les appareils en trois classes ; 1° ceux de la *vie animale*, qui sont destinés à mettre l'animal en rapport avec les corps extérieurs, à recevoir l'impression de ces corps, à s'en éloigner ou s'en rapprocher, etc.; 2° ceux de la *vie organique*, qui ont spécialement pour usage de composer et de décomposer le corps, de lui enlever les matériaux qui l'ont formé pendant un certain temps, et de lui en fournir de nouveaux ; 3° ceux de la *génération*, qui, purement relatifs à l'espèce, sont pour ainsi dire étrangers à l'individu, que les deux premières classes d'appareils regardent exclusivement.

« Les appareils de la vie animale sont ceux : 1° de la locomotion ; 2° de la voix, double moyen par lequel l'animal communique volontairement avec les corps extérieurs, qui agissent sur lui par les sens externes ; 3° de ces sens externes, qui reçoivent les impressions extérieures ; 4° du sens interne, qui perçoit ces impressions, les réfléchit, les combine, et prend en conséquence des volitions ; 5° de la transmission des sensations et du mouvement, qui établissent des communications entre les sens externes qui reçoivent, et le sens interne qui perçoit les impressions ; entre celui qui prend la volition et les appareils vocal et locomoteur qui exécutent la volition.

« Les appareils de la vie organique sont : 1° celui de la digestion, qui élabore en premier lieu les substances nutritives ; 2° celui de la respiration, qui puise dans l'air des principes nécessaires au sang pour nourrir les organes, et en rejette d'autres ; 3° celui de la circulation, qui porte à tous ces organes les substances nutritives ; 4° celui de l'absorption, qui l'en rapporte, et qui en même temps puise sur diverses surfaces les fluides qui y sont déposés ; 5° celui de la sécrétion, qui rejette au-dehors le résidu nutritif par le moyen de fluides qui auparavant servaient à d'autres usages de l'économie.

« *Les appareils de la génération sont :* 1° celui de l'homme ; 2° celui de la femme; 3° celui qui est le produit de l'union des deux sexes (Bichat, *Discours préliminaire du Traité d'anat. descript.*).

Voici un tableau qui facilitera l'intelligence de cette classification, aujourd'hui généralement adoptée :

I. Appareils de la Vie animale.	1° Locomoteur......	1° des os et de leurs dépendances, cartilages et ligaments. 2° des muscles et de leurs dépendances, tendons et aponévroses.
	2° Vocal............	du larynx et de ses dépendances.
	3° Sensitif externe ..	1° de l'œil. 2° de l'oreille. 3° des fosses nasales. 4° de la langue. 5° de la peau et de ses appendices, poils, ongles, etc.
	4° Sensitif interne ...	1° du cerveau et de ses membranes. 2° de la moelle épinière et de ses membranes.
	5° Conducteur du sentiment et du mouvement.	1° des nerfs cérébraux. 2° des nerfs des ganglions.
II. Appareils de la Vie Organique.	1° Digestif..........	1° de la bouche. 2° du pharynx et de l'œsophage. 3° de l'estomac. 4° des intestins grêles. 5° des gros intestins. 6° du péritoine et de l'épiploon.
	2° Respiratoire......	1° de la trachée-artère. 2° du poumon et des plèvres.
	3° Circulatoire......	1° du cœur et du péricarde. 2° des artères. 3° des veines du système général. 4° des veines du système abdominal.
	4° Absorbants........	Le système absorbant de Bichat, qui comprend les vaisseaux lymphatiques et leurs ganglions, rentre dans le précédent.
	5° Sécrétoire........	1° des voies lacrymales. 2° des voies salivaires et pancréatique. 3° des voies biliaires, du foie et de la rate. 4° des voies urinaires, reins, uretère, vessie, etc.
III. Appareils de la Génération.	1° Masculin.........	1° du testicule, de ses membranes, de son réservoir. 2° de la verge.
	2° Féminin.........	De la vulve et du vagin. De la matrice et de ses dépendances.
	3° Produit de l'union des deux sexes..........	1° des membranes de l'œuf et du placenta. 2° du fœtus.

Une chose importante dans une science purement graphique comme l'anatomie descriptive, c'est la nomenclature. Il serait bien à désirer que les auteurs s'entendissent pour donner le même nom à chaque partie, et, autant que possible, un nom qui exprimât une des manières d'être les plus importantes de cette même partie. C'est ainsi que Chaussier, qui a proposé une nomenclature pour toute l'anatomie, avait assez heureusement modifié celle de la myologie en particulier, en donnant à chaque muscle un nom tiré de ses insertions; mais cette réforme n'a pas été universellement adoptée, et cette nomenclature est presque complétement abandonnée aujourd'hui. Nous verrons qu'il en est de même pour les maladies, et qu'une seule et même affection porte jusqu'à trois et quatre noms différents.

Dans ce Dictionnaire, nous avons adopté la nomenclature des Traités classiques et celle qui est suivie dans les cours. Nous avons eu soin cependant d'indiquer la synonymie d'après le Vocabulaire de Chaussier. Le tableau précédent indique les noms des principales parties dont on trouvera la description succincte au mot qui les désigne; et, quant à celles qui n'y sont point mentionnées ou qui ne le sont que sous le titre général auquel elles se rattachent, nous devons renvoyer aux noms des différentes régions. Ainsi, aux mots *bras, jambe, pied, main*, etc., on trouvera la description et l'indication des différents organes dont ces parties sont composées; les mots *crâne, poitrine, abdomen* ont fourni l'occasion de descriptions semblables.

ARTICLE 2.—ANATOMIE GÉNÉRALE.

Décomposer les organes en leurs éléments anatomiques primordiaux, comme les chimistes décomposent les corps en leurs éléments, tel est le but de l'anatomie générale. Déjà, dans le siècle dernier, plusieurs anatomistes célèbres avaient étudié, au point de vue de leur structure intime, plusieurs organes de l'économie. Tout le monde savant connaît les belles recherches de Bellini, de Malpighi, sur la structure des glandes; celles de Bordeu sur le tissu muqueux ou tissu cellulaire, et surtout celles du grand Haller, sur la composition des principales parties du corps. Mais il était réservé au génie de notre immortel Bichat de systématiser une science que l'on regardait comme toute de détails graphiques, de faire voir que les organes du corps sont formés de tissus divers, ayant chacun leurs propriétés physiques et vitales particulières, leurs sympathies, etc.; en un mot, de fonder ce bel et vaste édifice de l'*anatomie générale*. Cependant, tout en promettant la décomposition des parties constituantes de l'économie en leurs divers éléments, Bichat oublie bientôt sa promesse, et nous décrit comme simples des parties essentiellement composées : telles que les artères, les nerfs, etc. Toujours poursuivi par ses idées physiologiques sur l'importance du rôle que jouent les différents appareils de l'économie animale, il prit ceux-ci pour point de départ de ses recherches, au lieu de partir du simple, c'est-à-dire de l'élément pour arriver au composé, c'est-à-dire à l'organe. Les observateurs modernes ont reconnu l'écueil et l'ont évité. On est descendu dans des détails plus intimes de la structure organique; et là où le scalpel, là où les sens faisaient défaut, on a appelé à son aide les réactifs chimiques et surtout le microscope. L'évolution des organes a été prise à une époque de plus en plus rapprochée de son origine. Une idée féconde, due à Geoffroy-Saint-Hilaire, a été de demander à la structure embryonnaire les secrets de la structure de l'homme fait, et enfin de comparer le développement des germes dans la série des êtres organisés. Ces différentes voies ont été exploitées activement, en Allemagne et en France où grâce aux savantes recherches des Meckel, des Henle, des Schwann, des Bowmann, des Purkinje, des Valentin, des Serres, des Dutrochet, des Mandl, etc., l'anatomie générale, reprise, refondue, a été établie sur de nouvelles bases. Aussi a-t-elle, pour ainsi dire, changé de nom et se fait-elle appeler HISTOLOGIE (du grec *istos*, toile, tissu, et *logos*, discours), ou science des tissus, comme pour montrer qu'elle a surtout pour objet l'examen minutieux et approfondi de la trame organique étudiée dans ses derniers éléments. On s'est efforcé, dans ce Dictionnaire, de se maintenir à la hauteur des travaux modernes. Nous pouvons renvoyer, à cet égard, aux mots *adipeux, cartilage, cellulaire, fibreux, muscles, membranes*, etc., etc., et aux mots *cerveau, glandes* en général, *nerfs, grand sympathique*; aux mots *foie, intestins, peau, poumons, rate* et *reins*.

On a proposé dans ces derniers temps plusieurs classifications des tissus simples de l'économie. Les idées actuelles, qui tendent singulièrement à simplifier l'étude de l'anatomie générale en ramenant tous les tissus à une base commune, la cellule à noyau (voy. *Cellulaire*, t. I, p. 549), doivent nécessairement les modifier d'une manière plus ou moins profonde. Voici cependant une classification proposée par M. Gerdy, en 1852, qui peut servir de guide et de points de repère dans l'étude de cette science. M. Gerdy partage tous les tissus en deux classes, suivant qu'ils sont *généraux*, ou très-circonscrits et *spéciaux*.

1ʳᵉ CLASSE. — *Tissus généraux.*

Ils sont distribués en sept genres distincts

GENRE I. Le *tissu albugineux* ou *gélatineux*.—On peut y rapporter : 1⁰ le *tissu cellulaire* sec et serré du cuir chevelu, sec et lâche de l'aponévrose occipital-frontale, le T.-C. séreux répandu sous la peau et dans l'intervalle des muscles; 2⁰ le T.-C. *membraneux* des vaisseaux, des conduits excréteurs et des muqueuses; 5⁰ l'*adipeux*; 4⁰ l'*interstitiel* ou *muciforme* des organes, tels que le foie, les reins, la rate, la langue, etc. ; 5⁰ le tissu des *membranes séreuses* splanchniques ; 6⁰ le tissu des *membranes synoviales* qui tapissent les articulations; 7⁰ les deux *membranes internes des artères*; 8⁰ la membrane interne des veines et des lymphatiques ; 9⁰ le *tissu ligamenteux* des ligaments, des tendons, des aponévroses, des gaînes, etc.; 10⁰ le tissu jaune des ligaments jaunes et des artères; 11⁰ le tissu du derme.

GENRE II. Le *tissu cartilagineux* : 1⁰ l'épiphysaire; 2⁰ inter-osseux du crâne et de la face; 5⁰ des cartilages sterno-costaux; 4⁰ des paupières, du nez, de l'oreille, du larynx, de la trachée, etc.; 5⁰ *granulé* dés ligaments thyroïdiens; 6⁰ des articulations mobiles et des coulisses tendineuses.

GENRE III. *Tissu ligamento-cartilagineux*, qui paraît formé de ces deux éléments, mais que l'on ne peut séparer, et qui, par conséquent, peut passer pour simple; on le trouve dans les articulations *arthrodiales* (les vertèbres, le pubis) et *diarthrodiales*.

GENRE IV. Le *tissu osseux*, dont M. Gerdy distingue quatre formes : 1⁰ *compacte*, 2⁰ *canaliculé*, 5⁰ *à canalicules entrecoupés*, 4⁰ *réticulé*.

GENRE V. Le *tissu nerveux* : 1⁰ blanc, 2⁰ gris, 5⁰ jaunâtre des grands centres, 4⁰ des nerfs encéphalo-rachidiens, 5⁰ des nerfs ganglionnaires.

GENRE VI. Le *tissu musculeux* : 1⁰ des muscles proprement dits; 2⁰ des organes musculaires, le cœur, les intestins, la vessie, l'utérus, etc.

GENRE VII. Le *tissu épidermeux*, comprenant 1⁰ l'épiderme, 2⁰ les poils, 5⁰ les ongles.

2ᵉ CLASSE. — *Tissus simples spéciaux.*

M. Huguier en compte dix-neuf, qu'il énumère dans l'ordre suivant :

1⁰ Le tissu *du dartos*, enveloppe des testicules; 2⁰ le tissu de l'*utérus* et des *ligaments ronds*; 5⁰ le tissu des *ovaires*; 4⁰ des *testicules*; 5⁰ de la *prostate*; 6⁰ du *thymus*; 7⁰ des *capsules surrénales*; 8⁰ des *reins*; 9⁰ du *foie*; 10⁰ des *glandes salivaires*; 11⁰ de la *glande lacrymale*; 12⁰ de la *rate*; 15⁰ du *corps thyroïde*; 14⁰ de la *cornée transparente*; 15⁰ de l'*iris*; 16⁰ de la *choroïde*; 17⁰ de l'*hyaloïde* et de la membrane de l'humeur aqueuse; 18⁰ du *cristallin*; 19⁰ de l'*émail des dents*.

ARTICLE 5. — ANATOMIE DU FŒTUS, EMBRYOLOGIE OU OVOLOGIE.

Malgré le mérite incontestable des travaux entrepris sur ce sujet par les observateurs du dernier siècle, on peut dire que l'embryologie est une science toute moderne. Dans l'article *Ovologie*, notre savant et regrettable collaborateur Ollivier (d'Angers) a exposé seulement l'évolution du fœtus humain ; mais la science embryologique repose sur une base plus large : elle embrasse l'histoire de l'évolution des germes dans toute la série des êtres organisés. Ce sont les généralités relatives à cette belle et vaste question que nous devons exposer ici.

Deux théories ont pendant longtemps été en présence pour expliquer le mode de développement des êtres : les organes existent-ils dans les germes, ou se forment-ils successivement et de toutes pièces ? A ces deux questions répondent les deux doctrines de la préexistence des germes et de l'épigénèse : 1° L'hypothèse de la *préexistence* suppose que le germe contient en lui tous les éléments de toutes les parties du corps, telles qu'elles doivent se manifester dans la suite, et même dans une exagération de cette théorie, le principe de tous les êtres qui lui devront la naissance : c'est ce que l'on appelait *l'emboîtement des germes*. Dans cette doctrine, tous les êtres vivants, passés, présents et futurs auraient été créés à la fois ; mais, sans pousser aussi loin la conséquence du principe de la préexistence des germes, et se bornant à l'idée de la préexistence des parties futures dans un germe donné, les auteurs qui adoptèrent cette opinion pensaient que tous les rudiments des organes étaient mis en activité de développement par le cœur, organe central et premier agent, premier moteur (*primum faciens*) de la puissance formatrice. Or, on sait aujourd'hui que le cœur n'est pas la première partie apparente dans l'évolution embryonnaire, et que, chez certains animaux inférieurs, les zoophytes, il manque entièrement.

2° La doctrine de l'*épigénèse* généralement adoptée aujourd'hui, remonte à l'Ecole hippocratique. Hippocrate, ou plutôt l'auteur du livre *Sur la nature de l'enfant* (*de Naturâ pueri*), disait que les membres naissent et se détachent du corps, comme les branches sortent de la tige ; seulement, ajoute-t-il, leur organisation est plus parfaite. Dans la doctrine de l'épigénèse, on admet donc que les organes se forment successivement par addition de parties. Suivant les recherches modernes et en particulier celles de M. Serres, on établit que la matière vivante, en s'organisant, se meut de la périphérie au centre, c'est-à-dire que, règle générale, tout organe se dessine d'abord par ses côtés, que tout apparaît d'abord par la superficie, et que ces parties, primitivement isolées, se concentrent en se perfectionnant. C'est ce que M. Serres appelle *loi centripète des formations*. Ainsi, dans le principe, les organisations sont *doubles*, cette *dualité* constitue une des bases de la doctrine des embryologistes modernes.

Avant l'imprégnation, l'œuf est composé de trois parties : 1° d'une membrane qui l'enveloppe extérieurement, c'est le chorion ; 2° de la vésicule prolifère, et 5° d'une masse granuleuse, le vitellus. La vésicule arrive à la surface du vitellus qui l'entoure d'une membrane propre, et présente pour la maintenir dans le point de jonction, une tache jaunâtre appelée *disque prolifère*. La vésicule ayant été en contact avec les animalcules spermatiques est fécondée, elle se rompt alors, et la matière qu'elle contenait s'épanche dans la capsule du disque prolifère que supporte le vitellus. Alors le disque se change en membrane blastodermique (du grec *blastos*, germe, *derma*, peau, membrane), qui ne tarde pas à se transformer en deux sacs germinateurs, lesquels portent avec eux les éléments de l'organisme du futur embryon. L'intervalle qui les sépare est nommé ligne primitive ; ainsi se trouve appliqué, dès l'origine des choses, la loi de *dualité*. Chacun de ces sacs germinateurs ou *blastodermes* est formé de trois feuillets ou couches de nature différente. Le feuillet extérieur ou *séreux* qui entre le premier en action, produit la moe..e épinière, l'encéphale et les organes de la vie de relation ; puis le feuillet moyen ou *couche vasculaire* détermine la formation du système vasculaire, en commençant par les vaisseaux de la périphérie et finissant par le cœur ; enfin, le feuillet interne ou *muqueux* produit les organes dont l'ensemble constitue les appareils digestif et respiratoire. Cette doctrine fondée sur l'observation directe rejette bien loin celle qui attribuait le développement des organes à l'action du cœur, qui alors aurait dû être formé le premier, et elle explique le rôle secondaire qu'il joue chez certains animaux inférieurs, les mollusques par exemple, jusqu'à ce qu'enfin on n'en trouve plus de traces chez les zoophytes et les radiaires. Du reste, les évolutions du blastoderme n'ont pas toujours lieu dans le même ordre. Ainsi l'on a reconnu que chez les mollusques, c'est le feuillet interne ou muqueux qui ouvre la marche et que l'appareil digestif est formé le premier. Chez les animaux inférieurs, l'ordre du développement est donc inverse et centrifuge. Notons, d'ailleurs, que les idées de M. Serre, sur la *loi de formation centripète*, ne sont point admises par tous les embryologistes, et que des dissidences notables existent encore entre eux sur divers points de l'évolution des germes. (V. *Ovologie*.)

ARTICLE 4. — ANATOMIE PHILOSOPHIQUE.

Elle s'appuie sur l'anatomie générale et sur l'embryologie pour expliquer les lois de l'organisme vivant. Nous en avons exposé les principales lois au mot *Organisme*, nous n'avons rien à y ajouter ici.

ARTICLE 5. — ANATOMIE CHIRURGICALE OU DES RÉGIONS.

Nous n'avons pas à insister ici sur l'utilité qu'il y a pour le chirurgien à connaître les rapports exacts, les relations de contiguïté ou de connexité qui unissent les différents organes dont se compose une région donnée. Comment comprendre que l'on ose porter l'instrument tranchant au milieu des tissus vivants, sans savoir d'une manière précise les parties que l'on doit rencontrer et à quelle profondeur et dans quelle direction elles se trouvent, et quels sont leur forme, leur volume, etc. ? Comment aller à la recherche d'une artère cachée au sein des muscles, pour en opérer la ligature, si l'on ne sait pas au juste entre quels faisceaux musculaires elle est située, quelle est sa situation par rapport aux veines, aux nerfs qui l'avoisinent ? Comment pratiquera-t-on l'opération de la hernie étranglée, sans connaître, de la manière la plus minutieuse, l'étendue et la direction de l'anneau qui lui donne passage, les connexions de celui-ci avec les artères environnantes, etc., etc. ?... Une étude attentive des formes extérieures du corps, des relations entre les saillies ou les dépressions périphériques et les organes intérieurs, est ici d'une grande importance, et sert à diriger avec plus de certitude la main de l'opérateur.

Voici un tableau des régions du corps admises par les anatomistes et les chirurgiens. Le corps se divise en deux parties bien distinctes : le *tronc* et les *membres*.

I. LE TRONC se partage lui-même en cinq parties : la *tête*, le *cou*, la *poitrine*, le *ventre* et le *bassin*.

1° *Tête*. Elle se compose du crâne et de la face. — A. Le *crâne* renferme les régions suivantes : frontale, temporo-pariétale, occipito-mastoïdienne. — B. A la *face*, on trouve les régions : nasale, orbitaire, géniale ou des joues, mentale ou du menton, labiale ou des lèvres, buccale ou de la bouche, qui comprend la langue, le palais, les amygdales, le voile du palais, etc.; région pharyngienne ou du pharynx, auriculo-parotidienne, où se trouve l'oreille et le creux parotidien ;

2° *Cou*. On y distingue deux régions principales : 1° *région antérieure*, divisée en région sus-hyoïdienne, entre l'os hyoïde et la mâchoire inférieure ; et région sous-hyoïdienne et sus-claviculaire ; 2° *région postérieure* ou *nuque*.

3° *Poitrine*. On y trouve une région sternale ou antérieure et moyenne, une région mammaire ou antérieure et latérale, une région costale ou latérale, et une région spinale ou postérieure.

4° *Abdomen*. Sa partie antérieure se partage en trois zones : 1° zone supérieure ou *thoraco-gastrique*, qui présente au milieu la région épigastrique, et de chaque côté les régions hypochondriaques droite et gauche ; 2° la zone médiane ou *mésogastrique*, qui comprend au milieu la région ombilicale et de chaque côté les flancs ; 3° la zone inférieure ou *hypogastrique*, qui offre au milieu la région hypogastrique et de chaque côté les régions iliaques : en arrière, on trouve les deux régions lombaires droite et gauche.

5° *Bassin*. Il présente à étudier, en avant : 1° une région antérieure qui comprend les organes génito-urinaires ; en bas et en dessous une région ano-périnéale ; en arrière, une région sacro-coccygienne ; latéralement et en arrière, une région fessière ou de la hanche.

II. Des membres. Ils sont de deux sortes : thoraciques ou pelviens.

1° *Membres thoraciques*. Ils offrent en haut une région *scapulo-humérale* ou de l'*épaule*, et une région axillaire ou de l'aisselle ; le bras lui-même comprend deux régions : l'une antérieure, l'autre postérieure ; la partie moyenne à l'union du bras et de l'avant-bras présente la région *huméro-cubitale*, qui contient le pli du bras en avant et le coude en arrière ; l'avant-bras a, lui aussi, deux régions : l'une antérieure, l'autre postérieure ou dorsale ; de même pour le poignet, de même pour la main et les doigts.

2° *Membres pelviens* ou *abdominaux*. Ils présentent, en haut et en avant, la région ilio-inguinale ou pelvi-crurale ou de l'aine ; puis vient la cuisse elle-même avec ses deux régions antérieure et postérieure ; puis la région fémoro-tibiale, qui présente en avant le genou et en arrière la région poplitée ; ensuite la jambe, à laquelle on reconnaît une région antérieure ou externe, une région interne et une région postérieure ; la région tibio-tarsienne à l'union de la jambe avec le pied comprend : les malléoles, le cou-de-pied et le tendon d'Achille ; le pied renferme deux régions : une dorsale et une plantaire, et enfin les orteils ont également deux faces : une plantaire et une dorsale.

Article 6. Anatomie pathologique ou morbide.

Les considérations que nous avons à émettre sur cette question trouveront mieux leur place à propos de la pathologie, à laquelle l'anatomie morbide appartient exclusivement.

CHAPITRE VII. — PHYSIOLOGIE.

La physiologie est la science qui traite des phénomènes et des propriétés de la vie. Prise dans sa plus grande extension, elle s'occupe de tous les êtres organisés, c'est-à-dire doués de la vie depuis la plante jusqu'à l'homme ; d'où, pour les végétaux, la physiologie végétale ; pour les animaux, la physiologie comparée ; et, pour l'homme en particulier, la physiologie humaine. Cette dernière est la seule dont nous ayons parlé dans ce Dictionnaire. C'est donc à cette dernière seule qu'auront trait les quelques généralités dans lesquelles nous allons entrer ici.

Nous avons parlé des propriétés des corps inertes ; les corps organisés les possèdent toutes ; mais, de plus, il s'y joint la *puissance de produire par eux-mêmes* certains phénomènes particuliers ; c'est là l'opposé de l'inertie. Ainsi, un muscle se contracte, il rapproche ses deux extrémités, il se meut donc spontanément. Cette propriété, la contractilité, est une propriété vitale. Le rein sécrète de l'urine, dont il sépare les matériaux de ceux du sang ; cet acte s'accomplit sous l'influence d'une faculté particulière que présente le rein; cette faculté, c'est encore une propriété vitale. Les différents phénomènes que présentent les corps organisés ne sont donc autre chose que la manifestation des propriétés vitales. Une fois que la force, la puissance, nommée vie, qui animait le corps, a cessé d'agir, toutes ces propriétés disparaissent : la mort est arrivée.

En général, une *fonction* est l'accomplissement d'un acte ou d'un devoir auquel un organe est destiné. En physiologie, ce mot a un sens plus étendu : il exprime *un certain ensemble de phénomènes qui concourent à un but, à un résultat commun.* C'est ce qui va résulter clairement de l'examen rapide auquel nous allons nous livrer.

Des fonctions de l'économie, les unes sont destinées à la conservation de l'individu : ce sont les *fonctions de l'individu ;* les autres ont pour objet la conservation de l'espèce : *fonctions de l'espèce.*

§ I. FONCTIONS DE L'INDIVIDU.

On les partage en deux groupes : dans le premier se rangent les fonctions dites de *relation* qui mettent l'individu en rapport avec les objets du monde extérieur ; dans le second se trouvent les fonctions dites de *nutrition,* qui ont pour objet de réparer les pertes incessamment éprouvées par l'organisme. A ces deux groupes M. Gerdy en a ajouté un troisième, ce sont les fonctions qui font résister les corps vivants aux influences extérieures qui tendent sans cesse à les détruire; il les nomme fonctions de *résistance* ou de *réaction.*

A. *Fonctions de relation.* Elles comprennent : 1⁰ les sensations ; 2⁰ les transmissions sensoriales; 3⁰ l'entendement; 4⁰ l'innervation ; 5⁰ la voix et la parole; 6⁰ la locomotion.

1⁰ *Les sensations* recueillent les impressions venues du dehors à l'aide d'organes spéciaux, qui reconnaissent les propriétés visibles (*la vue*), tangibles (*le tact*), gustatives (*le goût*), odoratives (*l'odorat*), ou sonores (*l'ouïe*) des différents corps de la nature. Elles recueillent aussi certaines impressions qui se développent spontanément : la faim, la soif, le besoin de respirer, ou d'expulser les urines, les matières fécales et qui nécessitent pour y satisfaire certains actes spéciaux.

2⁰ *La transmission sensoriale* est une fonction qui, à l'aide des nerfs, véritables cordons conducteurs, transmet les différentes impressions au cerveau.

3⁰ *L'entendement,* faculté qui juge, apprécie ces différentes sensations et détermine ce qu'il y a à faire pour se rapprocher des corps, des agents qui les excitent ou pour les éviter.

4⁰ *Les incitations nerveuses ou l'innervation* ont pour objet de transmettre aux différents organes les ordres émanés du siége de l'entendement pour l'accomplissement de ce qu'il a décidé relativement aux impressions qu'il a perçues. Ce sont encore les nerfs qui servent à cette nouvelle transmission.

5⁰ *Locomotion.* Par les contractions musculaires et les mouvements qui en sont la suite, l'homme se rapproche des objets qu'il veut saisir, ou bien, au contraire, s'éloigne de ceux qu'i veut éviter: c'est une des fonctions les plus importantes de l'économie. Il suffit de voir l'état dé pendant et misérable dans lequel est plongé un malheureux paralytique pour en être convaincu.

6⁰ *La voix et la parole* ont pour objet de nous mettre en rapport avec nos semblables, avec plus de rapidité et de certitude que ne le peuvent faire les gestes.

B. *Fonctions de nutrition.* Ce sont : 1⁰ la digestion ; 2⁰ la respiration ; 3⁰ l'absorption; 4⁰ la circulation ; 5⁰ la nutrition ; 6⁰ les sécrétions ; 7⁰ la calorification.

1⁰ *Digestion.* L'aliment pris à l'extérieur est broyé avec les dents, réduit en pâte au moyen de la salive, avalé, conduit dans l'estomac où des sucs particuliers le convertissent en chyme;

de là il passe dans les intestins où il est converti en chyle à l'aide de la bile et du suc pancréatique, et d'où il est expulsé par les selles après que la partie nutritive en a été absorbée.

2° *Respiration*. L'air atmosphérique pénètre dans les dernières ramifications bronchiques au moyen de l'acte de l'inspiration, et, après y avoir éprouvé quelques modifications chimiques et avoir converti en sang rouge le sang veineux, il est rejeté à l'extérieur par l'expiration.

3° *L'absorption*. Cette fonction est incessamment en activité; c'est elle qui prend molécule à molécule, sur toute les surfaces, dans les voies digestives, dans les voies respiratoires, à la surface de la peau et dans la profondeur de nos tissus, les gaz, les liquides et les solides soumis à son action.

4° *La circulation* a pour but de charrier par toute l'économie, sous l'influence motrice du cœur, le fluide nourricier vivifié par la respiration. Ce même fluide puisé par l'absorption dans toutes les parties du corps avait été porté au cœur par le système veineux.

5° *La nutrition* répare continuellement les pertes que l'absorption et les sécrétions font éprouver à l'économie. Son travail s'accomplit molécule à molécule au sein de nos organes.

6° *Les sécrétions*. Elles ont pour objet de séparer du sang, ou de former à ses dépens, des fluides qui doivent être versés sur différentes surfaces pour y servir à divers usages, ou qui, désormais inutiles, doivent être rejetés de l'économie comme des débris de l'organisation. Les sécrétions sont donc l'opposé de l'absorption.

7° *La calorification*, qui paraît n'être qu'une dépendance de la respiration, maintient la température du corps à un degré à-peu-près uniforme.

C. *Fonctions de résistance*. M. Gerdy en fait deux genres; les unes, *vitales*, résistent à l'action de la chaleur et des agents physiques ou chimiques qui tendent à dissocier les éléments du corps; les autres, *mécaniques*, agissent en protégeant mécaniquement nos organes contre les puissances matérielles venues du dehors : par elles encore, chaque organe se défend contre les violences qui le froissent ou le choquent.

§ II. FONCTIONS RELATIVES A LA CONSERVATION DE L'ESPÈCE.

Cette fonction comprend la *génération* proprement dite, c'est-à-dire l'acte par lequel l'organe excitateur mâle féconde le germe contenu dans l'appareil générateur de la femme; il faut encore y joindre *la grossesse, l'allaitement* et *l'accroissement de l'individu*.

Ces différentes fonctions se lient et s'*associent* entre elles d'une manière remarquable, ce qui a été très-bien exposé par M. Gerdy dans les paragraphes qui suivent.

« ... Dans cette association, dit-il, les *sens* sont de vigilantes sentinelles, chargées d'observer ce qui se passe à l'extérieur et même à l'intérieur. Ils *transmettent* à *l'entendement* par le moyen des nerfs, leurs messagers, les impressions qu'ils reçoivent. Ces impressions éveillent l'attention; l'intelligence qui les perçoit juge et prend une résolution. Les nerfs, non moins fidèles à sevrir l'entendement que les sens, *transmettent* ses ordres aux organes *moteurs* et vo-caux, toujours soumis aux déterminations de la volonté et de l'instinct. Ceux-ci, et le premier surtout, forment la puissance matérielle de l'économie animale. Si les sens la protègent par leur surveillance, si l'entendement la protége et la gouverne par sa prudence, la locomotion la défend par sa force, dans les dangers, ou la sauve par sa vitesse, et, dans tous les temps, recueille, pour elle dans la nature, les moyens de subsistance et de durée.

« Les organes *digestifs* et *respiratoires* composent une double administration, qui prépare, pour l'économie tout entière et par conséquent pour elle-même, des fluides réparateurs et nutritifs. Une multitude innombrable de capillaires qui échappent à nos sens, et dont la disposition nous est inconnue et ne peut être que soupçonnée, les *recueillent* et les versent dans les vaisseaux lymphatiques et veineux.

« Les vaisseaux lympathiques et les veines, messagers des fonctions nutritives, comme les nerfs le sont des fonctions sensoriales et intellectuelles, *portent au cœur*, ainsi qu'à un centre général, tous les matériaux recueillis sur les voies digestives, dans les voies respiratoires et ailleurs. Mais si le cœur reçoit de tous, il *donne à tous*, en répandant, au moyen des artères, les matériaux de la nutrition. Il est ainsi, en même temps, un centre général de réception et de distribution, et les artères, ses agents, conspirent aux mêmes résultats.

« Cependant la *nutrition*, architecte du corps, répare à chaque instant les outrages que le temps et l'absorption font incessamment à l'édifice de l'économie ; les décombres versés par elle dans le sang, sont emportés par la circulation, et rejetés au-dehors par les organes de *sécrétion*, sortes d'agents qui semblent préposés aux portes de l'économie pour reconnaître les matériaux qui doivent en être rejetés, mais qui concourent souvent encore à d'autres fonctions.

« Les fonctions de *résistance* concourent à la durée de nos organes par la résistance qu'ils opposent aux forces chimiques et mécaniques qui tendent à la détruire.

Quant à la *génération*, elle perpétue cette admirable association dont les maladies troublent seuls l'habituelle harmonie. (Gerdy, *Traité de physiol*. t. I, p. 224.)

Cette dernière phrase nous conduit naturellement à aborder l'importante question de la pathologie, dans laquelle nous allons étudier l'homme malade.

CHAPITRE VIII. — DE LA PATHOLOGIE.

Si la physiologie est la science de l'homme sain, la connaissance des phénomènes de la vie à l'état normal, la pathologie est la science de l'homme malade, la connaissance des phénomènes qui caractérisent cet état de trouble ou d'anomalie dans le jeu des fonctions que l'on appelle *maladie*. Ce nom de *pathologie* (*pathos*, souffrance, *logos*, discours), indique suffisamment l'objet dont traite la science ainsi nommée.

Dans les premiers âges on a commencé, comme le veut la force des choses, par étudier les maladies séparément, une à une, chez les divers individus qui les présentaient; puis, par cette tendance à la généralisation qui est un des caractères de l'esprit humain, on a réuni, par la pensée, ce que ces affections, si diverses cependant dans leurs manifestations, pouvaient avoir de commun ; et une science particulière, la *pathologie générale*, a été créée.

La pathologie spéciale étudie au contraire les maladies une à une, et sa tendance est surtout de les isoler les unes des autres, de les différencier, en un mot, de celles qui pourraient leur ressembler, afin d'éviter toute confusion dans leur examen et dans leur traitement. Bien que la pathologie générale soit le résultat de connaissances approfondies en pathologie spéciale, son étude doit cependant précéder celle-ci : l'élève profitant ici de l'expérience du maître, commence par apprendre les faits de haute généralisation auxquels ce dernier n'est arrivé qu'à la fin de ses études sur l'homme malade, et il se trouve initié tout d'un coup à la langue qu'il doit parler et à la connaissance générale des faits particuliers qu'il doit approfondir à son tour.

Cette marche est celle toute naturelle. Un édifice a été construit pierre par pierre ; chaque colonne, chaque fenêtre a été placée l'une après l'autre : et cependant celui qui vient l'étudier ne l'examine pas tout d'abord dans l'ordre suivant lequel il a été construit ; on examinera d'abord l'ensemble du monument, et ce n'est qu'après en avoir pris un idée générale, avoir calculé ses dimensions, apprécié sa forme, l'aspect de ses différents côtés, que l'on descendra dans les détails les plus intimes de la construction et que l'on remontera aux éléments. Dans l'enseignement il est indispensable de procéder ainsi par synthèse, c'est-à-dire, de descendre de ce qui est général à ce qui l'est moins ; on évite par là des répétitions et des redites incessantes.

ARTICLE PREMIER. — PATHOLOGIE GÉNÉRALE.

C'est elle qui nous fait connaître, avons-nous dit, les caractères généraux des maladies étu-diées sous le rapport de leurs *causes*, de leurs *symptômes*, de leurs *lésions anatomiques*, de leur *pronostic* et de leur *traitement*. Bien que les divers points de l'histoire des maladies aient été tracés dans ce Dictionnaire dans autant d'articles séparés, nous devons donner ici l'ordre méthodique suivant lequel l'étude doit en être faite : ce qui va suivre est donc, en quelque sorte, une table raisonnée des matières de la pathologie générale.

§ I. — NOMENCLATURE.

Rien de plus bizarre, de plus incohérent que la nomenclature médicale : aucune base fixe, aucun principe stable. Tantôt le nom de la maladie est tiré de l'un de ses symptômes : *hydrophobie* (peur de l'eau), par exemple ; ailleurs, de son siége réel ou présumé, la *pleurésie*, l'*hypocondrie* ; ailleurs d'une ressemblance plus ou moins éloignée avec un objet produit de l'art ou de la nature, le *cancer*, le *polype*, la *tympanite*, le *clou*, etc... ailleurs encore de la lésion matérielle d'où l'affection dépend, le *tubercule*, la *mélanose* : d'autres fois elle prend le nom de l'observateur qui l'a le premier fait connaître, *maladie de Pott*, *maladie de Bright*, etc... Plusieurs personnes ont songé à faire admettre une nomenclature uniforme, mais sans grand succès. M. Piorry, qui poursuit cette réforme avec beaucoup de zèle, est cependant parvenu à introduire quelques noms nouveaux, mais à grand'peine. C'est qu'en effet la nomenclature de M. Piorry a pour point de départ le nom de la lésion matérielle, qu'il regarde comme consti-tuant l'essence de la maladie, et que les auteurs sont loin d'être d'accord à cet égard. Cependant on admet en général, pour désigner les inflammations bien caractérisées, le nom latin ou grec de l'organe terminé par la désinence *ite*. Ainsi l'inflammation des méninges s'appelle *méningite*, celle du cerveau (*enképhalos*) *encéphalite* ; celle de l'estomac (*gaster*) *gastrite*, etc., etc... Nonobstant on appelle toujours *pleurésie* l'inflammation de la plèvre, *pneumonie*, celle du poumon. La désinence *rhée* suivant le nom de l'organe ou d'un produit anormal liquide annonce le siége ou la nature d'un écoulement non sanguin. Ainsi on dit *gastrorrhée* pour ex-primer le flux muqueux de l'estomac, *leucorrhée* (*leucos* blanc) pour désigner les écoulements blancs par le vagin chez la femme, *blennorrhée* pour les écoulements muqueux non-aigus par l'urètre chez l'homme. On aurait voulu exprimer les hémorrhagies par la désinence *rhagie* à la suite du nom de l'organe qui présente l'écoulement sanguin : ainsi on aurait appelé *gastror-rhagies* les hémorrhagies de la muqueuse de l'estomac, *pneumorrhagies*, celles de la muqueuse bronchique ; mais ces désignations n'ont pu prévaloir sur les vieux mots *hématémèse* (vomissement de sang) et *hémoptysie* (crachement de sang) ; et d'un autre côté on appelle toujours *blennor-rhagie* l'écoulement muqueux aigu par l'urètre. La nomenclature des douleurs nerveuses, par Chaussier, dans laquelle le nom de l'organe est suivi du mot *algie* (de *algos* douleur), n'a réussi qu'en partie. On dit généralement la névralgie, la gastralgie, les entéralgies ; mais on dit toujours la sciatique, le tic douloureux, etc. Pour opérer une réforme dans la nomenclature il faudrait donc être parfaitement d'accord sur la nature et le siége des maladies, et la science n'est pas assez avancée à cet égard.

§ II. DU SIÉGE DES MALADIES.

Il n'est peut-être pas une seule des parties constituantes du corps humain qui ne puisse devenir le siége d'une altération quelconque. Cependant toutes ne sont pas également aptes à subir les modifications qui les constituent à l'état morbide, et, en général, les parties les plus exposées à devenir malades sont la peau et les muqueuses. Certaines maladies affectent de préférence certains tissus ; ainsi l'hydropisie se montre particulièrement dans les sacs séreux t dans les mailles du tissu cellulaire ; tandis que l'inflammation attaque presque toutes les parties, mais non avec la même fréquence.

§ III. DES CAUSES DES MALADIES.

L'étiologie (du grec *aitia* cause), est l'étude de tout ce qui peut produire ou concourir à la production des maladies. La division des causes en déterminantes, prédisposantes et occasionnelles, étant celle qui est généralement adoptée, nous la suivrons ici.

1° *Causes déterminantes* : ce sont celles qui agissent d'une manière évidente et produisent constamment le même effet ;

2° *Causes prédisposantes* : ce sont les causes dont l'action est souvent incertaine, toujours obscure, qui agissent tantôt en modifiant peu-à-peu la constitution, tantôt en rompant par degrés l'équilibre qui constitue la santé, préparant en un mot le corps à telle ou telle affection ;

3° *Causes occasionnelles* ou *excitantes* : ces dernières agissent instantanément, et ne font que précéder le développement de la maladie sans en déterminer le genre et l'espèce.

Un mot sur les principales causes qui appartiennent à ces trois ordres.

A. *Causes déterminantes* : elles se divisent en *déterminantes ordinaires* et en *spécifiques*.

1° *Causes déterminantes ordinaires* ou *communes*.— On peut les ranger dans les groupes suivants:

a. Choses répandues dans l'air environnant (*circumfusa*), air chargé de gaz impropres à la respiration, comme l'acide carbonique (asphyxie) ou imprégné de vapeurs malfaisantes comme les miasmes des hôpitaux, des prisons (typhus), ou chargé de certaines émanations, celles des marais par exemple (fièvres intermittentes). D'autres fois, l'air agit par sa température trop chaude ou trop froide, ou par le passage trop brusque de l'un à l'autre ; par sa sécheresse extrême ou son humidité: là trouvent leur origine beaucoup de maladies dites *endémiques* et les maladies *infectieuses*. Une lumière trop vive ou la privation de celle-ci peuvent également produire le cécité, etc.

b. Choses appliquées à la surface des corps (*applicata*), les corps piquants, contondants, les caustiques, les corps en ignition, les liquides en ébullition, les topiques irritants, les venins, etc., peuvent altérer de mille façons différentes les tissus de nos organes, les déchirer, les perforer, les détruire, les enflammer, etc., etc.

c. Choses introduites dans nos organes (*ingesta*), aliments indigestes ou de mauvaise qualité, boissons malsaines, trop irritantes, trop chaudes ou trop froides, etc., et enfin toute la classe des poisons.

d. Les matières des évacuations naturelles (*excreta*), les mouvements, les actions musculaires (*gesta*), les perceptions ou actions de l'âme (*percepta*), peuvent produire certaines maladies ; ainsi les rétentions d'urine, la suppression des règles peuvent amener des accidents divers ; les contractions musculaires violentes produisent des luxations, des fractures, des hernies, des ruptures : les passions vives, l'amour, le chagrin, l'ennui, la terreur ou la joie immodérée, peuvent produire divers accidents nerveux, l'hystérie, l'hypochondrie, des convulsions, la folie, la mort. Certaines maladies sont parfois la cause déterminante d'autres maladies. Une ulcération de l'estomac amène la perforation de cet organe ; il en résulte un épanchement de matière dans le péritoine, d'où une péritonite mortelle.

2° *Causes déterminantes spécifiques* : ce sont celles qui développent une série de phénomènes déterminés, se reproduisent en outre dans les corps qu'elles affectent, de manière à pouvoir être transmises aux individus sains : elles occasionnent donc des maladies *contagieuses*, e le principe matériel qui transmet la maladie se nomme principe contagieux ou virus. C'es ainsi que la variole, la rougeole, la scarlatine, la syphilis, la rage, la pustule maligne, etc. sont contagieuses ; du reste, la transmission peut avoir lieu d'une manière immédiate par le contact, par inoculation ou bien à distance, soit par l'air, soit par des objets contaminés. •

B. *Causes prédisposantes* : elles agissent sur de grandes masses ou sur les individus pri isolément. a. *Causes prédisposantes générales*, telles sont les constitutions atmosphériques les *saisons*, les *climats* : certains vents, les localités que l'on *habite* ou *habitations*, le mod d'*alimentation* (V. ces mots), les habitudes hygiéniques, les vêtements (V. ce mot), les affec- tions morales, les institutions politiques, l'état de civilisation plus ou moins avancée son autant de conditions qui prédisposent à un grand nombre de maladies, sans les produire néces- sairement et directement.

Les *causes prédisposantes individuelles* sont : l'*hérédité*, certaines maladies se transmet- tent souvent des parents aux enfants : l'*âge* (V. ce mot), on sait que tous les âges ne sont pas exposés aux mêmes maladies ; le *sexe* (V. *Femme, Homme*), qui prédispose à des affections dif- férentes ; le *tempérament* (V. plus bas l'*Hygiène*), les habitudes supprimées (V. *Menstruation, Transpiration*), la *profession* (V. pour chaque profession en particulier), le genre de vie, l degré de fortune ou de misère, l'état de convalescence ou de maladie antérieure, l'état d grossesse, etc.

C. *Causes occasionnelles* : nous énumérerons seulement les principales. Un air tres-chaud ou très-froid, un courant d'air le corps étant échauffé, l'exposition à la pluie, les boissons trop chaudes ou trop froides, la suppression brusque d'une évacuation habituelle, un vomitif, un purgatif énergique pris mal-à-propos, une émotion vive, etc. Ces causes sont indiquées à l'occasion de presque toute les maladies. C'est qu'en effet elles peuvent les produire presque toutes, et aucune en particulier d'une manière constante.

Considérées par rapport à leurs causes, les maladies sont : 1° *innées* ou *congéniales*, quand, par le fait de l'hérédité ou d'une disposition particulière, l'enfant les apporte en naissant ; 2° *ac- quises*, quand elles surviennent après la naissance ; 3° *sporadiques*, quand elles attaquent les individus isolés ; 4° *endémiques*, celles qui règnent dans une même localité ; 5° *épidémiques*, quand elles frappent à-la-fois un grand nombre d'individus ; 6° *essentielles, primitives* ou *idio- pathiques*, quand elles résultent immédiatement des causes morbifiques ; 7° *symptomatiques* ou *secondaires*, quand elles dépendent d'une autre affection dont elles ne sont à proprement parler que le symptôme, la manifestation.

§ IV. DES SYMPTÔMES DES MALADIES.

SYMPTOMATOLOGIE. — Les symptômes sont les manifestations extérieures par lesquelles se font reconnaître les maladies, soit dans l'ordre matériel (tumeurs, ulcérations, fistules, etc.), soi dans l'ordre phénoménal (désordre dans les fonctions physiologiques). La symptomatologie nous fait donc connaître les troubles survenus dans l'économie à l'occasion d'un état morbide, e on peut l'opposer à la physiologie, qui nous fait connaître les fonctions à l'état normal ; auss beaucoup d'auteurs l'ont-ils appelée *physiologie pathologique*, et l'ordre suivi dans l'étude des phénomènes physiologiques est il précisément celui que l'on suit dans l'étude des altérations fonctionnelles. Disons d'abord que les manifestations morbides sont souvent précédées de diver dérangements dans la santé, dont l'ensemble constitue ce qu'on nomme *prodrômes* ou *inva- sion*. (V. ce mot.)

A. *Fonctions de relation*, 1° *Sensations*. — La sensibilité générale peut être augmentée, d'où la *douleur* et l'infinie variété des modifications qu'elle présente; diminuée, abolie (paralysie) ou pervertie. Les sens de la vue, de l'ouïe, du goût, de l'odorat et du toucher, sont, eux aussi, exaltés, diminués, abolis ou pervertis. L'intelligence exaltée ou pervertie donne lieu au *délire*; diminuée ou abolie, à la *stupeur*, à l'*assoupissement*, au *côma*; les inductions tirées du *sommeil* ou de sa privation *(insomnie)* sont encore très-importantes.

2° *Les fonctions locomotrices* fournissent un assez grand nombre de symptômes importants. L'action musculaire, exaltée ou pervertie, détermine les *tremblements*, les *crampes*, les *soubresauts*, la *carphologie*, les *convulsions*; diminuée, elle donne lieu aux *lassitudes*; abolie, à la *paralysie* des mouvements. A l'appareil locomoteur peuvent se rattacher les inductions tirées de l'examen de l'habitude extérieure du corps, de l'état du corps considéré à sa surface et dans son ensemble, dans les *attitudes*, le *decubitus*, etc., etc.

3° *La voix et la parole* sont souvent altérées dans les maladies. La voix peut être augmentée, comme dans le délire, la folie, ou bien, au contraire, affaiblie (dans les fièvres graves), ou enfin abolie, ce qui constitue l'aphonie; elle subit aussi divers changements dans son timbre; elle devient aiguë, glapissante, sifflante, rauque, enrouée, croupale, etc., etc.; enfin, l'action de parler offre un certain nombre d'altérations, qui sont la *mussitation*, action de parler continuellement, la parole brève, saccadée, entrecoupée, et le *bégaiement*.

B. *Fonctions de nutrition.* — 1° L'étude des désordres subis par les fonctions et *l'appareil digestif* sont du plus haut intérêt en symptomatologie; l'appétit, la soif peuvent être augmentés, diminués, abolis, pervertis. Les dents offrent tantôt des enduits de diverses natures, ailleurs un ébranlement caractéristique du scorbut et des affections mercurielles; la langue est toujours sérieusement examinée sous le rapport de sa forme, de ses mouvements ralentis ou empêchés, de son état d'humidité ou de sécheresse, de sa couleur, des enduits blancs, jaunes, noirs, qui peuvent la couvrir. La déglutition peut être gênée ou empêchée : les douleurs épigastriques, les troubles dans la manière dont les aliments se comportent dans l'estomac, l'état des fonctions intestinales ne sont pas moins importants à connaître : ici se trouvent les douleurs intestinales les bruits divers qu'on observe dans le ventre, les gargouillements, les borborygmes, l'état d'affaissement, de tension, de ballonnement du ventre, reconnus et appréciés par le palper et la percussion; l'état des selles ou évacuations alvines augmentées *(diarrhée)* diminuées *(constipation)*, abolies (étranglement interne), ou perverties de diverses manières.

2° L'examen des altérations éprouvées par l'appareil de la *respiration* a pris, depuis la belle découverte de Laënnec, une place immense dans la symptomatologie. On peut d'abord étudier la respiration sous les différents points de vue de sa fréquence ou de sa rareté, de sa lenteur ou de sa vitesse, suivant qu'elle est grande ou petite, courte, difficile, embarrassée (dyspnée), égale ou inégale; on peut, à distance, entendre le bruit respiratoire et reconnaître qu'il est sifflant, suspirieux, luctueux, ronflant, stertoreux, etc.; mais c'est surtout au moyen de l'*auscultation* que l'on perçoit des modifications des nuances infinies du bruit respiratoire; et, d'un autre côté, la percussion, par les différences de sonorité du thorax, fournit de précieuses lumières sur l'état d'engorgement ou de perméabilité des poumons, ou bien sur la présence ou l'absence et la nature des épanchements pleurétiques. Les organes actifs et passifs de la respiration peuvent encore offrir quelques symptômes, tels que le *rire*, le *bâillement*, l'*éternument*, le *hoquet*, la *toux*, si importante à examiner tant en elle-même que dans son produit, les *crachats.*

3° *La circulation.* Le cœur présente dans les maladies des désordres dont les médecins avaient depuis longtemps apprécié la valeur, mais dont les travaux de Laënnec et de ses successeurs, relativement aux bruits du cœur (voy. *Auscultation*), ont encore doublé l'importance;

f

et d'un autre côté, les idées exagérées que les anciens s'étaient faites sur les notions que peut offrir l'état du pouls dans les maladies ont été réduites à leur juste valeur (voy. *Pouls*); enfin, des idées toutes nouvelles ont surgi de l'examen physique, chimique et microscopique du *sang* (voy. ce mot).

4° La *température* du corps est généralement modifiée dans les maladies : exagérée dans certaines fièvres, dans les maladies inflammatoires, elle est diminuée dans d'autres fièvres, dans le choléra, dans les affections asthéniques, telles que les hydropisies, etc.; enfin le *frisson* marque ordinairement le début des affections graves.

5° Les *exhalations* et les *sécrétions* sont altérées d'une manière notable dans les maladies. Nous avons donné à cet égard les renseignements désirables aux mots *Pus, Salive, Transpiration*, et surtout au mot *Urine*, où l'on trouvera le résumé des recherches chimiques les plus récentes.

C. *Fonctions génératrices.* — Elles fournissent leur contingent de lésions dans les maladies. Chez l'homme, la sécrétion du sperme et la puissance génitale n'est guère augmentée que dans le priapisme et le satyriasis; elle est au contraire diminuée ou abolie pendant le cours de la plupart des maladies. Les écoulements spermatiques sont une affection très-grave qui mérite toute l'attention du praticien (voy. *Sperme*). — Chez la femme, les symptômes fournis par l'appareil génital offrent plus d'importance; on sait quel rôle jouent dans les maladies la *lactation*, l'état des *lochies*, mais surtout de la *menstruation* (voy. ce mot), augmentée, diminuée, supprimée ou pervertie.

§ V. DIAGNOSTIC.

L'appréciation de la valeur des symptômes offerts par un malade, la comparaison de ces symptômes avec ceux des autres maladies, d'où résulte un jugement prononcé, constituent le *diagnostic*. Ce mot a été traité dans ce Dictionnaire avec toute l'étendue qu'il mérite. Notons seulement qu'indépendamment de l'appréciation des symptômes dont nous venons de donner une indication sommaire, le diagnostic tire encore de grandes lumières de la palpation, du toucher, de la percussion, de l'examen à l'aide de divers instruments tels que les speculums, les sondes, cathéters, stylets, etc.

Marche, durée. Les questions relatives à la *marche* et à la *durée* des maladies ont été exposées au mot *Maladies*; nous n'avons pas à y revenir ici.

§ VI. TERMINAISONS.

Les maladies peuvent se terminer 1° par *le retour à la santé* ou *la guérison*, soit d'une manière très-rapide, soit lentement; 2° par *la mort*; 3° par *une autre maladie*, celle-ci étant plus grave ou plus bénigne que la première, et déterminant ainsi un issue funeste ou favorable. Au moment où une maladie tend à se terminer, il se manifeste quelquefois certains phénomènes particuliers, certains troubles plus ou moins graves de l'économie, connus sous le nom de *crises*, et dont les anciens avaient beaucoup exagéré la signification. Ces crises, quelquefois fâcheuses' sont le plus ordinairement favorables L'état dans lequel se trouve le malade après que la maladie a cessé et avant que la santé et les forces soient revenues, se nomme *convalescence*; les soins qu'elle exige méritent de fixer l'attention toute particulière du praticien. C'est alors qu'il faut s'entourer de précautions, afin d'éviter les *rechutes*, les *récidives*.

§ VII. PRONOSTIC DES MALADIES.

C'est le jugement porté à l'avance sur les changements qui peuvent survenir dans le cours d'une maladie et sur sa terminaison favorable ou funeste. Le pronostic repose en partie sur les

mêmes bases que le diagnostic : c'est l'appréciation des signes fournis par le malade mis en
regard de l'âge, du sexe, de la constitution, etc, de celui-ci ; de la gravité de la maladie, considérée en elle-même, des antécédents du malade, des ressources de l'art, etc. Le pronostic doit
toujours être très-réservé, car des circonstances imprévues viennent souvent déranger les prévisions les mieux fondées en apparence.

§ VIII. — DES LÉSIONS APRÈS LA MORT OU ANATOMIE PATHOLOGIQUE.

Cette science est, ou peut le dire, toute nouvelle; elle ne date réellement que de Morgagni ;
mais c'est surtout aux beaux travaux de Bayle, de Laënnec, de Dupuytren, au commencement
de ce siècle, à ceux de nos contemporains Andral, Louis, Bouillaud, Cruveilhier, Rayer, etc.,
qu'elle est redevable du rang élevé qu'elle occupe aujourd'hui, « L'anatomie pathologique, dit
Laënnec, est une science qui a pour but la connaissance des altérations visibles que l'état de
maladie produit dans les organes du corps humain. L'ouverture des cadavres est le moyen
d'acquérir cette connaissance; mais pour qu'elle devienne d'une utilité directe et d'une application immédiate à la médecine pratique, il faut y joindre l'observation des symptômes ou des
altérations de fonctions, qui coïncident avec chaque espèce d'altérations d'organes.

« Etudiée de cette manière, l'anatomie pathologique devient le tableau de la nosologie, et le
guide le plus sûr pour le diagnostic médical.

« En effet, toutes les maladies peuvent être divisées en deux grandes classes : 1° celles qui sont
accompagnées d'une lésion évidente dans un ou plusieurs organes : ce sont celles que l'on désigne sous le nom de maladies organiques ; 2° celles qui ne laissent dans aucune partie du corps
une altération constante et à laquelle on puisse rapporter leur origine : ce sont celles que l'on
appelle communément maladies nerveuses.

« Il est évident que l'anatomie pathologique est le seul moyen de parvenir à une connaissance
exacte des premières : elle n'est pas moins nécessaire pour apprendre à connaître les secondes
par une sorte de méthode abstractive, dont les médecins observateurs apprécient tous les avantages. Ainsi, si l'on est appelé auprès d'un malade attaqué d'une affection de poitrine, dont la
dyspnée soit le principal symptôme, et que l'on ne trouve chez lui aucun des signes qui indiquent une phthisie pulmonaire, une maladie de cœur, un anévrisme des gros vaisseaux, ou
toute autre affection organique des parties contenues dans le thorax, on en pourra conclure que
la maladie est nerveuse.

« L'anatomie pathologique, en éclairant le médecin sur le siége et les causes des maladies,
lui apprend ce qu'il doit espérer ou craindre, l'empêche, dans beaucoup de cas, de se livrer à une
fausse sécurité, ou de redouter et de combattre des êtres de raison : elle devient par cela même
l'une des bases les plus solides de la séméiotique. » (Laennec, *Dict. des Sciences méd.*, article
Anatomie pathologique.)

Diverses classifications ont été proposées pour disposer dans un ordre logique les différentes
altérations dont les solides et les liquides peuvent être le siége; celle de Laënnec est encore la
plus simple ; nous l'adopterons, en lui faisant subir quelques modifications empruntées surtout
à la classification de M. Andral.

I. *Lésions des solides.*

A. *Lésions de nutrition.*—Elles peuvent porter : 1° sur l'arrangement et la répartition des
molécules (vices de conformation); 2° sur leur nombre augmenté (hypertrophie), ou diminué
(atrophie, ulcération); 3° sur leur consistance augmentée (induration) ou diminuée (ramollissement).

B. Lésions de forme et de position : elles comprennent surtout les hernies, les luxations.

C. Lésions de texture 1° Par simple solution de continuité (plaies, fractures); 2° par accumulation ou extravasation d'un liquide naturel, comme dans les hydropisies, les apoplexies, etc.; 3° par l'inflammation et ses suites (suppuration, gangrène); 4° par la formation de produits accidentels, ayant des analogues dans l'état sain (ossification, tissus fibro-cartilagineux, fibreux, graisseux, cellulaire, etc.), ou n'ayant pas d'analogues dans l'état sain (squirrhe, encéphaloïde, mélanose, tubercules, etc.)

D. Corps étrangers, inanimés (calculs) ou animés (hydatides, vers).

II. *Lésions des liquides.*

Les liquides peuvent être altérés dans leur *quantité*, augmentée ou diminuée; dans leurs *propriétés physique* ou *chimique.*

§ IX. — THÉRAPEUTIQUE OU TRAITEMENT.

Toutes les recherches sur les causes, les symptômes, les lésions anatomiques, etc., des maladies ont un but unique: arriver à la guérison de celles-ci, au moyen d'un traitement rationnellement administré. Il est beaucoup de cas dans lesquels, à l'aide de sages conseils, on peut prévenir une maladie; c'est ordinairement l'*hygiène* qui se charge de ce soin. Si lorsque le médecin est appelé la maladie est déjà développée ou sur le point de l'être, il peut, soit arrêter les symptômes dès leur début, soit en diminuer la gravité ou la durée, soit enfin faire tendre la maladie vers une terminaison heureuse. Cependant il est certain cas dans lesquels il ne faut pas avoir recours à la thérapeutique et où l'on doit abandonner la maladie à elle-même. Ces conditions qui réclament telle ou telle médication s'appellent *indications*; celles qui, au contraire, doivent engager le praticien à s'abstenir se nomment *contre-indications.*

On peut agir soit contre la maladie elle-même, soit contre les accidents qui la compliquent; deux méthodes s'offrent pour le traitement des maladies, savoir : le *rationalisme* et l'*empirisme*. Dans la première méthode, connaissant parfaitement la nature et le siége d'une maladie, on sait à l'avance de quelle manière agiront les remèdes que l'on emploie. Ainsi les antiphlogistiques contre les inflammations, les antispasmodiques contre les névroses. Dans l'empirisme on ne consulte que l'expérience, on sait que tel médicament agit dans telles circonstances, et on l'emploie sans savoir comment il agit: ainsi le quinquina contre les affections intermittentes.

Les moyens thérapeutiques sont tout ce que le médecin peut employer pour obtenir la guérison d'une maladie. On les partage en deux classes : 1° les moyens thérapeutiques proprement dits; 2° les moyens hygiéniques; les premiers ne diffèrent des seconds qu'en ce que ceux-ci s'appliquent également à l'homme sain pour conserver sa santé, ou à l'homme malade pour le rétablir, tandis que les premiers sont exclusivement dirigés contre la maladie, et ne s'appliquent qu'à l'homme qui en est atteint ou menacé.

Les moyens thérapeutiques se divisent en externes ou *chirurgicaux* et internes ou *médicaux.*

I. *Moyens chirurgicaux.*

Les moyens que la chirurgie emploie pour arriver à la guérison des maladies sont les *opérations* et les *pansements*. Les détails donnés dans les articles consacrés à ces deux mots suffisent et au-delà à l'intelligence du sujet; nous n'y insisterons donc pas plus longtemps.

II. *Moyens médicaux.*

Ici se rangent les remèdes proprement dits, c'est-à-dire les différentes substances fournies par les règnes organique et inorganique, et qui sont employées à l'intérieur ou à l'extérieur pour le soulagement ou la guérison des maladies. Les divers médicaments usités dans le traitement des maladies et dont la connaissance constitue la *matière médicale*, ont été classés de différentes manières ; nous adoptons la division suivante comme la plus simple et la plus commode. Toutes les substances médicamenteuses sont rangées en huit groupes principaux : 1° les *caustiques* ; 2° les *irritants*, rubéfiants, vésicants ; 3° les *toniques et stimulants* ; 4° les *astringents* ; 5° les *narcotiques* ou *calmants* ; 6° les *évacuants* ; 7° les *antiphlogistiques* (rafraîchissants, émollients); 8° les *anthelmintiques* ou *vermifuges*.

Iʳᵉ CLASSE. *Caustiques* ou *cautérisants*. On appelle ainsi les substances qui, par leur action chimique ou leurs propriétés physiques, désorganisent les tissus avec lesquels elles sont en contact. Tels sont les acides minéraux concentrés ; les alcalis caustiques, tels que l'ammoniaque, la soude, la potasse, la chaux ; certains sels ou composés minéraux, tels que le nitrate d'argent fondu, le chlorure d'antimoine ou beurre d'antimoine, le chlorure de zinc, la pâte arsenicale, etc. ; tel est encore le fer rougi au feu.

IIᵉ CLASSE. *Irritants*, qui déterminent l'inflammation des parties sur lesquelles on les applique sans les détruire. On peut en faire deux genres.

1° *Rubéfiants*. Ils produisent seulement l'irritation, la rougeur des tissus. Les moyens qui produisent ces effets sont les frictions sèches, la flagellation avec les orties, les acides minéraux étendus, le vinaigre, l'alcool, l'ail pilé, la moutarde, le suc d'euphorbe, la poix, la verveine, la clématite, etc.

2° *Vésicants*. Ici l'irritation est poussée au point d'enflammer la peau et de produire le soulèvement de l'épiderme par une sécrétion séreuse ou séro-purulente plus ou moins abondante. Les vésicants sont : les cantharides, l'eau bouillante, l'écorce de garou, le daphné-mesereum, l'ammoniaque, l'acide acétique concentré.

IIIᵉ CLASSE. *Toniques* et *stimulants*. Nous rangeons dans cette classe tous les médicaments qui ont pour effet d'augmenter l'action vitale des organes sans la porter jusqu'à l'inflammation. On peut en faire plusieurs genres assez distincts.

1° *Toniques proprement dits*, ceux qui par leur action générale tendent à augmenter l'action de l'organisme. On y range le fer et ses composés, les eaux minérales qui en contiennent (Forges, Passy, Spa, etc.) ; le quinquina, la quassia amara, le simarouba, le colombo, la gentiane, la petite centaurée, la germandrée, le houblon, la chicorée sauvage, etc.

2° *Stimulants*. Leur action est plus énergique que celle des précédents ; ils ont surtout pour effet d'agir sur le tissu des organes en particulier, d'augmenter l'activité de leurs fonctions et surtout de leurs sécrétions. Ils diffèrent des précédents en ce que leur action plus active, ainsi que nous venons de le dire, est aussi moins durable. On peut établir parmi les stimulants plusieurs divisions assez bien justifiées et commandées dans la pratique.

A. *Stimulants généraux* ou *excitants*. Ce sont en quelque sorte des toniques élevés à une plus haute puissance. On peut y placer les hydrochlorate, sous-carbonate et acétate d'ammoniaque, les arsenites et arseniates, le chlore et les chlorures, les acides nitrique, sulfurique hydrochlorique ; les eaux minérales acidules et gazeuses (de Mont-d'Or, Seltz, etc.). Parmi les stimulants tirés du règne végétal, nous citerons d'abord les vins spiritueux, les alcooliques, les éthers, la cannelle, la cascarille, l'écorce de Winter, la serpentaire de Virginie, les clous de girofle, la muscade, le gingembre, le poivre, le piment, l'anis étoilé, le café, la vanille, le thé, les plantes aromatiques, sauge, romarin, menthe, etc., l'anis, l'angélique, le fenouil, le carvi, le cumin, la coriandre, l'aunée, la camomille romaine, le raifort sauvage, le cochléaria, le cresson de fontaine, le benjoin, le baume de Pérou, le baume de Tolu, le galbanum, la térébenthine, le baume de la Mecque, etc.

B. *Stimulants spéciaux*. On appelle ainsi ceux dont l'action se porte plus spécialement sur un ou plusieurs organes..On en a fait plusieurs espèces.

a. *Stimulants de l'appareil urinaire*, ou DIURÉTIQUES.—Ce sont : l'urée, les carbonate, nitrate et acétate de potasse, les carbonates et acétates de soude, le vin blanc, la scille, la digitale, le colchique, l'asperge, le fraisier, le petit houx, la bardane, la pariétaire, l'ache, le persil, le chardon-Roland, les queues de cerises, l'alkekenge, etc.

b. *Stimulants de la peau*, DIAPHORÉTIQUES OU SUDORIFIQUES.—Ce sont : la bourrache, la bardane, le thé, la canne de Provence, la douce-amère, la scabieuse, le sureau, et en général toutes les boissons aromatiques *chaudes*. —A un degré d'activité plus élevé nous trouverons le sassafras, le gayac, la squine, la salsepareille, l'ammoniaque et ses préparations, le soufre et ses préparations, les eaux minérales sulfureuses.

c. *Stimulants de l'appareil génital.*—On peut les partager en deux sections : 1° médicaments qui provoquent l'éruption des règles, EMMÉNAGOGUES. —Les gommes résines fétides, la rue, la sabine, le safran, les préparations et les eaux minérales ferrugineuses, etc. On peut y joindre l'ergot du seigle, dont l'action sur la matrice est bien connue. 2° Médicaments qui provoquent les désirs vénériens et exaltent la puissance génératrice, APHRODISIAQUES.—Les cantharides, le phosphore à petites doses, la vanille, le musc, et en général tous les stimulants énergiques.

d. *Stimulants de l'appareil salivaire*, SIALAGOGUES.—Racine d'angélique, de gingembre, de pyrèthre, d'impératoire, les clous de girofle, etc.

e. *Stimulants de la muqueuse des fosses nasales*, STERNUTATOIRES.—Tabac, racine de bétoine, d'arnica, les feuilles de ptarmique, etc.

f. *Stimulants de la muqueuse des bronches*, EXPECTORANTS OU BÉCHIQUES.—La scille, les baumes de tolu, du Pérou, le benjoin, les térébenthines, le soufre, le kermès, l'hyssope, le lierre terrestre, le polygala de Virginie, le sulfate de potasse, l'ipécacuanha à petites doses, etc.

g. *Stimulants du système nerveux.*—Phosphore, noix vomique et ses préparations, fève de saint-ignace, bois de couleuvrée, upas-tieuté, fausse angusture, brucine, vin et alcool.

3° RÉSOLUTIFS OU ALTÉRANTS. On appelle ainsi des excitants qui ont pour propriété d'activer l'absorption et de favoriser la résolution des engorgements. Tels sont l'iode, ses nombreuses préparations et les eaux minérales qui en contiennent : le mercure et ses composés, quelques sels d'or, l'hydrochlorate de platine et de soude, le chlorure de barium, l'hydrochlorate de chaux, le soufre, la ciguë, l'ipécacuanha, les purgatifs à petite dose, etc.

IV° CLASSE. *Astringents.*—On appelle ainsi les substances qui ont pour effet de produire un resserrement dans les tissus vivants avec lesquels on les met en rapport : l'effet est ordinairement local. Les substances douées de cette propriété sont : l'acide sulfurique affaibli, l'alun, le sulfate de fer, le sulfate de zinc, les acétates de plomb, le borax, le cachou, le sang-dragon, la noix de galles, le ratania, la gomme kino, la garance, la bistorte, le grenadier, la rose rouge ou de Provins, la tormentille, le fraisier, l'aigremoine, le coing, la ronce, le vinaigre et la plupart des acides végétaux affaiblis; il faut y joindre le froid appliqué sous forme de glace ou d'eau très-froide.

V° CLASSE. *Narcotiques et calmants* ou *antispasmodiques*.—Nous réunissons ces deux ordres de médicaments à cause de leur action sur le système nerveux.

1° ANTISPASMODIQUES OU CALMANTS. Ils ont pour effet de calmer la stimulation nerveuse. On indique comme tels : les éthers, le camphre, l'assa-fœtida, la gomme ammoniaque, le galbanum, l'opoponax, la valériane, les fleurs d'oranger, le tilleul, la pivoine, le musc, le castoréum, la civette, l'ambre gris, le succin, l'huile animale de Dippel, etc.

2º NARCOTIQUES. Leur action est plus énergique, ils servent à diminuer ou même à suspendre, à pervertir les fonctions du sytème nervenx. Nous citerons : l'opium , les têtes de pavot ou de coquelicot, les préparations extraites de l'opium ; la belladone, la mandragore, le datura stramonium, le tabac, la jusquiame, la laitue vireuse, la digitale, la ciguë, l'aconit, le laurier-cerise, l'acide cyanhydrique, le cyanure de potassium ou de zinc.

VIᵉ CLASSE. *Évacuants.* Ce sont, à la rigueur, des excitants de l'appareil digestif qui ont pour résultat de provoquer une sécrétion abondante à la surface de la muqueuse qui tapisse ces appareils; tels sont : les vomitifs et les purgatifs.

1º VOMITIFS OU ÉMÉTIQUES. Nous citerons comme tels : le tartre stibié (émétique), le kermès minéral, les sulfures d'antimoine, l'ipécacuanha, la racine de violette, etc.

2º PURGATIFS. On les divise en trois sections suivant leur degré d'activité.

a. Laxatifs dont l'action est légère, qui produisent un simple relâchement; tels sont : la magnésie , la crème de tartre, le lait, l'huile, le miel, la mélasse, la manne , les pruneaux, le tamarin, la graine de moutarde, la mercuriale, la rose pâle, la fleur de pêcher.

b. Cathartiques. Ils purgent, mais doucement et sans fatigue. On range dans cette classe l'huile de ricin, la rhubarbe, le séné, les sulfates de potasse, de soude, de magnésie, le sulfate de soude, l'émétique en lavage, le calomel, etc.

c. Drastiques. Ce sont des purgatifs violents et ordinairement agissant à faible dose. On regarde comme tels: le nerprun, l'agaric blanc, le jalap, la scammonée, l'aloès, les huiles de croton-tiglium et d'épurge, la gratiole, la coloquinte, l'ellébore, le colchique, la gomme-gutte, etc.

VIIᵉ CLASSE. *Antiphlogistiques.* Ils ont pour effet d'apaiser l'éréthisme, l'irritation des parties enflammées. On en fait deux tribus distinctes :

1º *Rafraîchissants.* Ce sont surtout les acides minéraux et végétaux étendus d'eau, tels que: les acides acétiques, tartariques, sulfuriques, etc. ; les sucs de citron, de groseille, de cerise, de framboise, d'orange ; les solutions de sirop d'orgeat, le petit-lait, l'eau fraîche pure, etc.

2º *Émollients.* Leur titre indique suffisamment leur action, qui est de ramollir, de relâcher les parties irritées et tendues. Les principaux émollients, sont : la gomme arabique, la mauve, la guimauve, le mélilot, la bourrache, le beurre de cacao, la grande consoude, le lin, l'huile de lin, le lait, l'huile d'amandes douces, le sucre, la betterave, le chiendent, l'orge, le riz, le gruau, l'amidon, le son, le sagou, le salep, le tapioka, l'arrow-root, la fécule de pomme de terre, les pruneaux, les raisins secs, les dattes, les figues, les jujubes, les semences de courge, de melon, de concombres, de coings, le lait, le beurre, la graisse, les bouillons de veau, de poulet, de grenouilles, de limaçon, de tortue, la cire, le blanc de baleine, etc.

VIIIᵉ CLASSE. *Anthelmintiques.* Ce sont les substances qui tuent et font expulser les vers.—La mousse de Corse, la fougère mâle, le semen-contra, l'ail, la coraline de Corse, l'écorce de racine de grenadier, l'étain, l'huile de naphte, le pétrole, l'éther sulfurique.

Quelques auteurs forment une classe à part pour les spécifiques. Mais à l'exception du mercure contre la syphilis, des préparations de quinine contre les affections intermittentes, des sulfureux contre les affections dartreuses, quels sont les médicaments réellement spécifiques, c'est-à-dire détruisant d'une manière à-peu-près constante et certaine la maladie à laquelle on les oppose ?...

MODES D'ADMINISTRATION DES MÉDICAMENTS.

On les administre soit à l'intérieur, soit à l'extérieur.

1º *Mode d'administration à l'intérieur*, c'est-à-dire par la bouche. Les médicaments se prennent sous forme de tisanes, d'apozèmes, d'émulsions, de bouillons, de sucs, de potions, de juleps, de loochs, de mixtures, d'eaux distillées, de solutions, de sirops, de teintures alcooliques ou éthérées, d'élixirs, de vins, de vinaigres, de poudres, d'électuaires, de pulpes, de conserves d'extraits, de pilules, de bols, de tablettes, de pâtes, de pastilles.

2° *A l'extérieur* les médications peuvent s'appliquer à toutes les parties indifféremment, ou bien être spéciales à certains organes.

a. Médications externes générales. Ce sont les bains, les fumigations, les fomentations, les lotions, les embrocations, les liniments, les cataplasmes, les cérats, les pommades, les onguents, les emplâtres, les vésicatoires.

b. Médications externes spéciales. Ce sont les lavements, les injections, les gargarismes, les collyres, les suppositoires.

Ces différentes médications, dont la préparation appartient pour l'immense majorité à la *pharmacie* proprement dite, ont été soigneusement décrites dans ce Dictionnaire par des articles spéciaux.

Parmi les considérations qui se rattachent à l'administration des médicaments, nous devons faire observer que les moyens externes s'emploient dans deux intentions différentes, d'abord pour agir sur la partie même où on les applique, les cataplasmes sont dans ce cas, et en second lieu pour agir sur toute l'économie par l'absorption. Dans ce cas, pour faciliter l'absorption du médicament, on l'applique sur la peau dépouillée de son épiderme. C'est ce qu'on appelle l'*endermie* ou *méthode endermique.*

Article II. — PATHOLOGIE SPÉCIALE.

C'est celle qui traite des maladies en particulier; elle est depuis très-longtemps divisée en deux grandes sections, dont les limites ne sont pas nettement accusées. Telle maladie qui paraît appartenir à la médecine par sa nature, le croup, l'angine œdémateuse, par exemple, rentre cependant quelquefois dans le domaine de la chirurgie, à cause de l'opération (la trachéotomie) qu'elle peut réclamer. Aussi les trouve-t-on décrites à-la-fois dans les traités de médecine et de chirurgie. A part ces empiétements, qui, du reste, sont réciproques, la généralité des maladies *médicales* diffère des maladies *chirurgicales* par ces traits distinctifs que les premières sont généralement *internes*, les secondes plus particulièrement *extérieures;* que celles-ci exigent dans leur traitement l'application de la main, et les premières exigent plus habituellement les moyens que nous avons appelés médicaux et dont nous venons de donner la classification sous le titre de *Matière médicale.*

§ I. PATHOLOGIE INTERNE

Les affections qui appartiennent à la médecine proprement dite ont été décrites dans ce Dictionnaire soit au mot qui les exprime, soit à l'occasion de l'organe qui les présente. Cependant ces maladies peuvent se réunir par groupes, suivant leurs analogies, et offrir ainsi des familles assurément moins bien caractérisées que les plantes ou les animaux, mais offrant cependant des traits de ressemblance assez nombreux pour que l'on puisse reconnaître entre elles une véritable consanguinéité. Depuis Félix Plater, beaucoup de classifications ont été proposées pour grouper les maladies, celle de Sauvage, de Vogel, de Sager, de Macbride, de Cullen, mais surtout celle de Pinel, ont joui d'une réputation plus ou moins méritée. Nous n'avons pas l'intention de les reproduire ici; nous rappellerons seulement celle de Pinel, qui sert encore de base aux nosologies modernes avec les modifications que comportent les progrès de la science. Comme l'a fait cet illustre nosologiste, les auteurs modernes, MM. Bouillaud, Raige-Delorme, Grisolles, Hardy et Behier, ont pris pour point de départ la nature et les analogies, sans accepter un point de départ unique. Pinel avait établi les cinq classes suivantes, dans lesquelles il rangeait toutes les maladies connues de son temps : 1° les *fièvres* ; 2° les *inflammations* ; 3° les *hémorra-gies* ; 4° les *névroses* ; 5° les *lésions organiques*, Aujourd'hui ces divisions ne sont pas suffi-santes ; toutefois nous les conserverons en ajoutant quelques classes nouvelles admises par les nosographes les plus récents, et qui nous paraissent fondées dans *l'état actuel de nos connais-snces*, bien entendu et sans préjuger de l'avenir.

Nous ramènerons toute les maladies médicales aux sept classes suivantes, savoir : 1° les *fièvres* ; 2° les *hypérémies* simples ou inflammatoires ; 3° les *hémorragies* ; 4° les *sécrétions morbides* ; 5° les *névroses* ; 6° les *lésions organiques* ; 7° les *affections générales* ou *cachexies*. Nous excluons de ce cadre les empoisonnements et les asphyxies, qui appartiennent à la médecine légale.

CLASSE I. Les *fièvres*, maladies caractérisées par l'accélération de la circulation, l'augmenta-tion de la chaleur, un état de malaise général et des troubles dans différentes fonctions. Nous en ferons quatre genres.

Genre 1er. *Fièvres continues*. Fièvre éphémère, inflammatoire, typhoïde, typhus, fièvre bilieuse des pays chauds, fièvre jaune, peste.

Genre 2e. *Fièvres éruptives*. Vaccine, variole, varioloïde, varicelle, rougeole, scarlatine, suette miliaire.

Genre 3e. *Fièvres d'accès* a. Intermittentes simples, pernicieuses ou anomales ; b. fièvres rémittentes.

Genre 4e. *Fièvre lente* ou *fièvre hectique*.

CLASSE II. *Hypérémies*. Ce sont les maladies caractérisées par un afflux de sang dans une partie déterminée. On peut en faire deux sous-classes : 1° hypérémies simples ou congestions ; 2° hypérémies inflammatoires.

1re Sous-classe. *Hypérémies simples*. L'augmentation dans la proportion du sang a lieu sans douleur et sans réaction fébrile. A générale. Elle constitue la *pléthore*. B locale. Ce sont les congestions proprement dites : congestions cérébrales (coup de sang), rachidienne, pulmo-naire, du foie, de la rate. etc.

2e Sous-classe. *Hypérémies inflammatoires*. INFLAMMATIONS, PHLEGMASIES. Maladies caracté-risées par la rougeur, la tuméfaction, la douleur et la chaleur de la partie affectée ; symptômes auxquels se joint souvent la réaction fébrile. On peut, à l'exemple de Pinel, en faire cinq ordres, suivant la nature des tissus affectés.

Ordre 1er. *Inflammations de la peau* (*dermites*), que nous classerons, d'après la méthode d'Alibert, de la manière suivante :

Genre 1er. Dermatoses *eczémateuses*, dermites proprement dites. — Érythème, érysipèle pemphygus, zona, phlyzacia, rupia, urticaire, furoncle, anthrax.

Genre 2e. Dermatoses *teigneuses*. Achor, porrigo, favus, plique.

Genre 3e. Dermatoses *dartreuses*. Herpes, couperose, mentagre, mélitagre.

Genre 4e. Dermatoses *scabieuses*. Gale, prurigo.

Ordre 11e. *Inflammations des membranes muqueuses* :

Genre 1er. Des voies digestives : glossite, stomatite (simple, aphtheuse, couenneuse, avec muguet), angine (pharyngée, gutturale, pseudo-membraneuse) ; gastrite aiguë ou chronique, entérite et colite, dysenterie.

Genre 2e. Des voies respiratoires coryza, laryngite (simple, striduleuse, croupale, œdéma-teuse, chronique) ; trachéite, bronchite, grippe.

Genre 3e. De la muqueuse oculaire, conjonctive.

Genre 4e. De la muqueuse auditive : otite, interne ou externe.

Genre 5°. De la muqueuse génito-urinaire : pyélite, urétérite, cystite, urétrite.

Ordre III°. *Inflammations des séreuses.* Méningite cérébrale ou rachidienne, méningite tuberculeuse, endo-cardite, péricardite, pleurésie, péritonite.

Ordre IV°. *Inflammations parenchymateuses.* Nous y joignons celles des organes composés, comme les vaisseaux.

Genre 1er. *Inflammations du système nerveux.* Encéphalite, myélite, névrite. On peut y rattacher l'inflammation des tissus intérieurs de l'œil ou ophthalmie proprement dite.

Genre 2°. *Inflammations des organes de l'appareil digestif.* Glossite profonde, amygdalite, parotides, hépatite, pancréatite, splénite.

Genre 3°. *Inflammations des organes respiratoires.* Pneumonie.

Genre 4°. *Inflammations des organes circulatoires.* Cardite, artérite, phlébite, lymphite.

Genre 5°. *Inflammations des organes génito-urinaires.* Néphrite, ovarite, métrite, vaginite, pénitis, orchite.

Genre 6°. *Inflammations des muscles.* Psoitis.

Genre 7°. *Inflammations du tissu cellulaire* des divers organes parenchymateux, phlegmons splanchniques, phlegmons et abcès des médiastins, phlegmons et abcès du tissu cellulaire périnéphrétique, des fosses iliaques et de l'excavation pelvienne.

Ordre V°. *Inflammations du système séro-fibreux des articulations.* Arthrite simple, rhumatisme, goutte.

CLASSE III. *Hémorrhagies.* Maladies caractérisées par l'exhalation du sang hors de ses vaisseaux, soit à la surface, soit dans le tissu des organes. De là deux sortes d'hémorrhagies.

Ordre 1er. *Hémorrhagie à la surface des membranes.* Epistaxis, stomatorrhagie, gastrorrhagie ou hématémèse, entérorrhagie ou hémorrhagie intestinale ou mélæna ; hémorrhoïdes, hématurie, urétrorrhagie, métrorrhagie, hémorrhagies des membranes séreuses, hémorrhagie ou apoplexie des méninges, sueur de sang ou hématidrose.

Ordre II°. *Hémorrhagies interstitielles* ou se faisant au sein des organes. Hémorrhagie ou apoplexie cérébrale, hémorrhagie de la moelle épinière ou hématomyélie, apoplexie pulmonaire, apoplexie du foie, de la rate, des muscles, du cœur, des reins, du placenta; de la peau ou purpura.

CLASSE IV. *Sécrétions anormales* ou *hypercrinies* (*uper*, au-delà ; *crinô*, je sépare, c'est-à-dire super-sécrétion). Sous ce titre, on comprend plusieurs maladies assez diverses d'ailleurs, caractérisées par l'augmentation de la sécrétion d'un fluide naturel ou accidentel, sans lésion appréciable dans le tissu des parties. Nous en ferons deux sous-classes : les sécrétions liquides, les sécrétions gazeuses.

1re Sous-classe. Sécrétions liquides. On peut, à l'imitation des anciens, les partager en deux ordres : 1° les sécrétions séreuses, qui restent renfermées dans les parties où elles ont été sécrétées (*hydropisies*); 2° les diverses sécrétions morbides des organes ayant une issue au-dehors (*flux*).

Ordre 1er. *Hydropisies.* Maladies caractérisées par l'accumulation de la sérosité dans les mailles du tissu cellulaire ou dans les cavités séreuses.

Genre 1er. Infiltrations ou *œdèmes.* Anasarque, œdème proprement dit ; œdème des nouveau-nés ; phlegmasia alba dolens, œdème du cerveau et de la moelle épinière, apoplexie séreuse, œdème des poumons.

Genre 2°. *Épanchement séreux.* Hydrocéphale aiguë ou chronique, hydrorachis avec ou sans spina-bifida, hydrothorax ou hydropisie des plèvres, hydropéricarde ou hydropisie du péricarde, ascite ou hydropisie du péritoine. Il y a quelquefois épanchement séreux retenu dans la muqueuse utérine, ou hydrométrie.

Ordre ii°. *Flux.* Ils diffèrent suivant l'organe qui les fournit.

Genre 1er. Flux des membranes muqueuses intestinales. Gastrorrhée ou flux de l'estomac, diarrhée, choléra asiatique ou sporadique, hydro-entérorrhée.

Genre 2°. Flux des membranes muqueuses respiratoires. Bronchorrhée.

Genre 3°. Flux des membranes muqueuses génito-urinaires. Polyurie, diabétès, catarrhe ésical, leucorrhée ou flueurs blanches.

Genre 4°. Sécrétions propres à quelques organes. Ephidroses ou sueurs abondantes, ptyalisme ou salivation, flux bilieux et ictère, galactirrhée ou flux de lait, spermatorrhée.

2° Sous-classe. *Sécrétions gazeuses* ou *pneumatoses.*

Genre 1er. Infiltrations gazeuses dans les mailles du tissu cellulaire. Emphysème proprement dit, emphysème du poumon.

Genre 2°. Accumulation de gaz dans les cavités fermées ou communiquant à l'extérieur, Pneumatoses intestinales ou vents, et pneumatose péritonéale ou tympanite, pneumo-thorax, tympanite-utérine.

CLASSE V. *Névroses.* Ce sont des maladies apyrétiques à intermittences régulières ou irrégulières, consistant dans des troubles divers du côté de la contractilité et de la myotilité, sans lésion matérielle appréciable.

Ordre i. Névroses caractérisées par *l'exaltation de la sensibilité, névralgies.* Névralgie trifaciale ou tic douloureux, migraine ou hémicrânie, névralgie intercostale, névralgie sciatique ou fémoropoplitée, angine de poitrine, névralgies des poumons, gastralgie, entéralgie ou coliques nerveuses, hépatalgie, néphralgie, hystéralgie, etc.

Ordre ii. Névroses caractérisées par des *troubles divers du mouvement.*

Genre 1er. Mouvements exagérés. Convulsions, spasmes, tétanos, contracture des extrémités, éclampsie des enfants et des femmes enceintes, catalepsie, chorée, spasmes de l'œsophage, de l'urètre, etc.

Genre 2°. Abolition du mouvement. Paralysies, faciale, de la septième paire, de la cinquième paire, des nerfs de l'œil, de l'œsophage, des aliénés, etc.

Ordre iii. Névroses caractérisées par des *troubles de l'intelligence.* Délire, folie ou aliénation mentale, idiotie, extase, hallucinations, hypochondrie.

Ordre iv. *Névroses propres à certains organes.*

Genre 1er. Névroses de l'appareil respiratoire. Aphonie nerveuse, coqueluche, asthme, hoquet.

Genre 2°. Névroses de l'appareil respiratoire. Palpitations nerveuses du cœur, syncope, battements nerveux des artères.

Genre 3°. Névroses propres à l'estomac. Boulimie, malacie et pica, dyspepsie et embarras gastrique, vomissements nerveux.

Genre 4°. Névroses propres aux organes génitaux. Hystérie, priapisme, nymphomanie, anaphrodisie, incontinence d'urine chez les jeunes sujets, dysménorrhées.

CLASSE VI. *Lésions organiques.* Elles consistent dans une altération matérielle des organes, d'où dépendent des phénomènes observés.

Ordre i. *Lésions de nutrition.* Nous reproduisons en partie ici l'ordre adopté pour l'anatomie pathologique.

Genre 1er. Hypertrophies du cerveau, de la moelle, du cœur, du foie, de la rate, etc.; goître, éléphantiasis des Arabes.

Genre 2°. Atrophies des différents organes.

Genre 3°. Ulcération des différents organes.

Genre 4°. *Ramollissement* des différents organes.

Genre 5°. *Induration* des différents organes.

Genre 6°. *Rétrécissement* et *oblitérations* des organes creux ou de leurs orifices : iléus, volvulus.

Genre 7°. *Dilatations ;* des bronches (emphysème vésiculaire), du cœur (anévrismes, insuffisance des valvules, cyanose), anévrismes des artères, varices.

ORDRE II. *Ruptures et perforations* des organes pleins ou creux.

ORDRE III. *Productions accidentelles,* que nous partageons en deux sous-ordres :

SOUS-ORDRE I. *Productions accidentelles ayant des analogues dans l'état sain.*

Genre 1er. *Transformations graisseuses.* Polysarcie.

Genre 2°. *Kystes séreux* des différents organes.

Genre 3°. *Productions cornées* ou épidermatiques. Ichthyose.

Genre 4°. *Polypes* et végétations des différents organes.

Genre 5°. *Productions cartilagineuses et osseuses* du cœur et des vaisseaux.

SOUS-ORDRE II. *Productions accidentelles sans analogues dans l'état sain.*

Genre 1er. *Cancer.* Tissus de natures diverses, squirrhe, encéphaloïde, matières colloïdes, lardacées, etc., susceptibles de s'enflammer, de se ramollir, de s'ulcérer et d'amener l'ensemble des phénomènes connus sous le nom de cachexie cancéreuse.

Genre 2°. *Tubercule.* Matière non organisée, susceptible de se ramollir, d'amener l'ulcération des parties voisines, et la mort par le marasme : plus particulièrement la phthisie pulmonaire, le carreau.

Genre 3°. *Mélanose.*

Genre 4°. Altération granuleuse des reins, albuminurie.

Genre 5°. Quelques maladies particulières de la peau : pian, esthiomène, éléphantiasis des Grecs, bouton d'Alep, etc.

ORDRE IV. *Corps étrangers.* Divisés également en deux sous-ordres :

SOUS-ORDRE I. *Corps étrangers non animés.* Calculs, concrétions pulmonaires, phlébolithes, etc.

SOUS-ORDRE II. *Corps étrangers animés.*

Genre 1er. Acéphalocyste et hydatide.

Genre 2°. Vers vivants dans les tissus, douves, dragonneau, trachina spiralis, strongle.

Genre 3°. Vers intestinaux, ascaride, lombricoïdes, trichocéphale, oxyures, tænia.

Genre 4°. Animaux vivants, sous l'épiderme ou sur la peau : Acarus de la gale, poux, etc.

CLASSE VII. Affections générales ou CACHEXIES. Maladies qui paraissent affecter toute la constitution avec ou sans altérations premières appréciables des liquides.

ORDRE I. *Affections générales qui ne sont pas dues à un virus ou à un poison.*

Genre 1er Pellagre.

Genre 2°. Scorbut.

Genre 3°. Scrofules, rachitis.

Genre 4°. Anémie, chlorose.

Genre 5°. Gangrènes par cause générale (les autres appartiennent à la chirurgie).

ORDRE II. *Affections générales dues à un virus.*

Genre 1er Syphilis : 1° primitive; blennorrhagies, chancres, bubons ; 2° consécutive ou constitutionnelle ; tubercules plats, végétations, syphilides, exostoses, etc.

Genre 2°. Rage ou hydrophobie.

Genre 3°. Morve et farcin.

Ordre III. *Affections générales dues à l'action d'un venin ou d'une substance vénéneuse.*

Genre 1er Coliques de plomb et intoxication saturnine.

Genre 2e. Tremblement et cachexie mercurielles.

Genre 3e. Ivresse et *delirium tremens.*

Genre 4e. Ergotisme gangreneux ou convulsif.

Genre 5e. Effets des morsures des animaux venimeux, insectes, serpents, etc.

Les empoisonnements proprement dits appartiennent à la médecine légale.

§ II. PATHOLOGIE EXTERNE.

Parmi les maladies, plus particulièrement dévolues à la pathologie externe, il en est un certain nombre qui rentrent dans les cadres précédents ; ainsi les inflammations de l'œil sont du domaine de la chirurgie; les inflammations superficielles suivies ou non d'abcès s'y rattachent encore; les gangrènes externes également; les anévrysmes des artères situés assez superficiellement pour que l'on puisse les opérer appartiennent à la chirurgie. Pour classer les affections chirurgicales, il nous faudra donc reprendre quelques-unes des classes précédentes que nous rangerons sous des chefs généraux différents. A l'exemple de Richerand, nous partagerons toutes les maladies chirurgicales en trois grandes sections : les *lésions vitales*, les *lésions physiques* et les *lésions organiques.*

CLASSE Ire. *Lésions vitales.* — Ce sont celles qui sont plus particulièrement caractérisées par un trouble fonctionnel. Nous y rattachons comme *ordres* les maladies suivantes :

Ordre I. *Inflammations.* — *Genre* 1er. Des parties molles, érysipèle, phlegmon, panaris, etc., etc.

Genre 2e. Des parties dures, ostéite ou carie, etc.

Ordre II. *Gangrènes.* — *Genre* 1er. Des parties molles et les différentes formes suivies dans les différents organes, la pourriture d'hôpital, la pustule maligne, l'anthrax.

Genre 2e. Des parties dures, nécrose.

Ordre III. *Névroses.* — *Genre* 1er. Névralgies des différents nerfs extérieurs.

Genre 2e. Névroses des sens, névroses de l'œil (myodepsie, mydriase, berlue, amaurose, etc.) Névroses de l'ouïe, paracousie, surdité.

Genre 3e. Spasme, tétanos.

Ordre IV. *Collection des produits de sécrétion.*

Sous-Ordre I. Collection des produits de sécrétion normale exagérée.

Genre 1er. *Collections séreuses des cavités normales* ou *hydropisies* — Hydrocéphale, hydrophthalmie, hydropisie du sinus maxillaire, grenouillette, hydrothorax, hydropéricarde, ascite, hydrocèle, hydropisie des bourses muqueuses, ganglions.

Genre 2e *Collection séreuse dans les cavités anormales.* —Kystes séreux, hydropisie enkystée des ovaires, hydropisie enkystée des reins, etc.

Genre 3e. *Collection de divers produits de sécrétion.*—Rétention de la bile, rétention d'urines, etc.

Sous-Ordre II. *Liquides anormaux.*

Genre 1er. *Collections de pus.* — Abcès.

Genre 2e. *Collections de sang.* — Hématocèles.

Genre 3e. Kystes mélicériques, athéromateux, etc.

CLASSE II. *Lésions matérielles* ou *physiques.* — Qui consistent dans une modification de l'aspect extérieur, de la configuration, de la situation ou des rapports des organes.

Ordre I. Solutions de continuité.

Sous-Ordre i. *Division des parties molles.*

Genre 1er. Plaies ou solutions de continuité récentes et communiquant avec l'extérieur.

Genre. 2e Contusions, solutions de continuité sous-cutanées.

Genre 3e Ruptures.

Genre 4e. Solutions de continuité congénitales, bec de lièvre, extrophie de la vessie.

Genre 5e. Ulcère et ses variétés.

Genre 6e. Fistule et ses variétés.

Sous-Ordre ii. *Solutions de continuité des parties dures.*

Genre unique. Fractures.

Ordre ii. *Distension, écartement des parties dures*, diastasis, entorses.

Ordre iii. *Déplacements.*

Sous-Ordre i. *Déplacement des parties molles.*

Genre 1er Procidences, relâchements ou *chutes*, de la luette, de la matrice, du rectum, etc., exubérance de certains organes, du clitoris, des nymphes, du prépuce, etc.

Genre 2e. Hernies.

Sous-Ordre ii. *Déplacement des parties dures.*

Genre unique. Luxations.

Ordre iv. *Dilatations.* — Anévrismes, varices, hémorrhoïdes.

Ordre v. *Adhérences* des organes contigus et *imperfections* des différents orifices naturels (paupières, bouche, anus, vulve).

Ordre vi. Rétrécissements et oblitérations des conduits naturels (conduits lacrymaux, œsophage, intestins, rectum, urètre, etc.).

Ordre vii. *Déviations*, du rachis, de la tête (torticolis), de l'œil (strabisme), des pieds, (pied bot).

Ordre viii. *Corps étrangers.*

Genre 1er. Corps étrangers, solides, liquides ou gazeux, venus du dehors et introduits au sein des tissus à la suite des plaies.

Genre 2e. Corps étrangers venus du dehors et introduits dans les cavités et conduits naturels (nez, larynx, urètre, vessie, rectum, vagin).

Genre 3e. Corps étrangers solides formés dans nos parties, calculs et concrétion, esquilles, etc.

Genre 4e. Corps étrangers liquides, provenant de l'économie, infiltration bilieuse, urinaire, purulente.

Genre 5e Corps étrangers animés (hydatides, dragonneau, etc.)

CLASSE III. *Lésions organiques.*—Il s'agit ici des productions accidentelles, et nous reproduirons ici la classification établie plus haut entre les produits.

Ordre i. *Produits ayant des analogues dans l'état sain.*

Genre 1er. Tumeurs graisseuses, lipome.

Genre 2e. Certains polypes muqueux, celluleux, fibreux.

Genre 3e. Tumeurs osseuses, exostoses, et périostoses.

Genre 4. Productions épidermatiques, verrues, cors, cornes, etc.

Ordre ii. *Produits n'ayant pas leurs analogues dans l'état sain.*

Genre 1er. Tissus lardacés, squirrheux, encéphaloïdes, etc., susceptibles de dégénérer en cancer.

Genre 2e. Certains polypes (fongueux, sarcomateux), les végétations ou choux-fleurs.

Genre 3e. Les tumeurs formées de tissu érectile ou *nœvi-materni.*

Genre 4e. Tubercules.

Tel est l'ensemble du tableau pathologique dont toutes les parties ont été décrites dans notre Dictionnaire ; pour avoir la description d'une maladie ou d'un symptôme, il suffit de chercher le mot indiqué dans la classification, ou le nom de l'organe affecté.

CHAPITRE IX. — DE L'HYGIÈNE.

On appelle *hygiène* la science qui nous apprend à conserver la santé. Nous n'avons pas la prétention de refaire ici l'excellent article *Hygiène* inséré dans ce Dictionnaire, et que nous devons à la plume facile et savante de M. le professeur Royer-Collard ; nous rappellerons seulement la distinction établie entre l'*hygiène privée* et l'*hygiène publique*, et sur chacune de ces divisions nous donnerons d'une manière générale des préceptes qui n'ont pu trouver place dans cet ouvrage.

HYGIÈNE PRIVÉE.

C'est celle qui traite des conditions de la santé chez l'homme considéré comme individu; et pour bien connaître les moyens de conserver l'intégrité des fonctions, il faut, avant tout, connaître les circonstances qui peuvent en troubler l'harmonie, c'est-à-dire connaître et apprécier les causes des maladies, afin de pouvoir les éviter. L'hygiène, comme l'a dit M. Gerdy dans une très-savante dissertation sur ce sujet, l'hygiène n'est donc que l'étiologie appliquée. Dans l'examen de ces causes, comme on se place à un point de vue différent de celui d'après lequel on les envisage pour la pathologie, nous n'admettrons pas ici la distinction des causes en prédisposantes, déterminantes ou occasionnelles, mais nous les partagerons en deux groupes bien tranchés, suivant que ces causes viennent du dehors, *causes extérieures*, ou viennent de l'individu, *causes intérieures* ou *individuelles*. C'est en les rangeant sous ces deux chefs, que nous passerons en revue les influences qui peuvent modifier la santé soit en bien, soit en mal, insistant plus particulièrement sur celles qui n'auraient pas reçu dans ce Dictionnaire des développements suffisants, nous bornant à mentionner celles qui ont été l'objet d'un article spécial.

INFLUENCES INDIVIDUELLES.

Elles sont assez nombreuses; nous les partagerons en plusieurs groupes.

§ I. — CAUSES INDIVIDUELLES CONSIDÉRÉES DANS L'ESPÈCE ET LA DURÉE DES INDIVIDUS.

1° *Ages.*—Les considérations générales relatives à la physiologie des âges ont été données dans ce Dictionnaire par l'illustre et regrettable secrétaire de l'Académie de Médecine, le docteur Pariset; l'hygiène spéciale de l'enfance a été exposée par le praticien qu'une voix unanime proclame comme le plus profondément versé dans cette question, feu M. le docteur Guersant; nous n'avons donc rien à y ajouter. L'hygiène de l'homme adulte n'offre rien de particulier à noter : elle se compose de tous les soins dont l'ensemble constitue précisément l'hygiène proprement dite. Un mot seulement sur l'*hygiène des vieillards.*

L'expression si juste des anciens, *tarda senectus*, rend parfaitement cet alanguissement des fonctions chez le vieillard. C'est qu'en effet, ce n'est pas seulement sa démarche qui s'est ralentie, le jeu des organes ne s'exécute plus avec la même activité, les facultés intellectuelles elles-même ont perdu de leur puissance. De là des règles de conduite toutes particulières.

Les fonctions respiratoires et l'hématose proprement dite ne se faisant plus aussi bien, le vieillard a besoin de plus d'air, d'un air plus pur et plus fréquemment renouvelé ; le séjour à la campagne lui sera donc plus avantageux que la résidence dans les villes, et surtout dans les quartiers populeux des villes. La peau est ordinairement sèche, aride ; l'épiderme est rugueux, se détache et se salit facilement ; les bains suivis de frictions douces seront très-utiles, seulement il ne faut pas séjourner trop longtemps dans le bain, de crainte de produire de l'affaiblissement : un quart-d'heure à une demi-heure au plus suffisent. On sait que les vieillards se refroidissent facilement : ils devront donc se couvrir avec beaucoup de soin, surtout pendant la saison froide et aux époques de l'année où les alternatives de température se succèdent brusquement : des vêtements de flanelle appliqués sur la peau rempliraient très-bien ces indications, à moins que ces sujets ne fussent attaqués d'affections dartreuses ou du prurigo, maladie assez commune à un âge avancé. Une circonstance fort importante à noter, c'est qu'il faut bien éviter tout ce qui, dans les vêtements, pourrait comprimer les membres et surtout les membres inférieurs, la circulation, qui est déjà plus difficile, serait promptement entravée et il en résulterait des dilatations variqueuses des veines, des gonflements œdmateux.

La tête doit être couverte, mais cependant jusqu'à un certain point, car, dans la vieillesse comme dans l'enfance, il faut redouter les congestions cérébrales, et l'on sait que dans la dernière période de la vie, les ramollissements cérébraux et les apoplexies sont très-communs. Cette remarque s'applique aux localités dans lesquelles se tiennent les vieillards pendant la saison froide : la température ne doit pas en être trop élevée. On a fait à cet égard une remarque très-importante et très-curieuse tout-à-la-fois, à l'Hospice de la Salpêtrière ; c'est que depuis la suppression d'un chauffoir dans lequel se pressait pendant l'hiver une foule de vieilles femmes, les ramollissements cérébraux sont beaucoup moins fréquents. Il faudra donc préférer généralement, ou du moins autant que possible, le feu de cheminée au poêle et au calorifère. Les pieds surtout devront être tenus bien chaudement dans des bas drapés bien épais, et dans des chaussures fourrées : le refroidissement des pieds cause fréquemment des coliques, des diarrhées, en même temps que le sang ne paraît abandonner les extrémités inférieures que pour se porter vers une autre extrémité et qu'il afflue en plus grande abondance à la tête.

L'appareil digestif n'exige pas une attention moins scrupuleuse. Les dents manquant dans le plus grand nombre des cas, les aliments ne peuvent être suffisamment broyés, et d'ailleurs, les forces digestives sont notablement diminuées : le travail d'assimilation se fait donc avec lenteur et difficulté ; il faut, pour obvier à ces inconvénients, que les repas soient peu abondants et plus répétés, mais cependant d'une manière régulière. Il faut également redouter la surcharge de l'estomac et l'abstinence. Les aliments seront pris parmi les plus réparateurs et en même temps les plus légers : les viandes de bœuf ou de mouton, surtout rôties ou grillées, seront très-convenables ; mais il faut y associer les légumes non venteux, les féculents, les fruits surtout en compotes. On l'a dit depuis longtemps, le vin est le lait des vieillards ; il y a certainement du vrai dans cet axiôme ; les vins généreux, le Bordeaux surtout, sont parfaitement adaptés à l'état de faiblesse dont il s'agit de neutraliser les effets ; les alcooliques devront être proscrits de ce régime. Quant au thé, au café, dont tant de personnes ont l'habitude, leur excès seul serait nuisible ; pris à doses modérées, le premier surtout, il aidera et facilitera la digestion. C'est du reste une chose souvent remarquable, que le peu de nourriture dont certains vieillards se contentent ; ne dépensant pas beaucoup, ils ont besoin d'une quantité beaucoup moindre d'éléments réparateurs. Les évacuations alvines et urinaires devront être surveillées avec le plus grand soin ; les constipations amènent des irritations encéphaliques toujours dangereuses. L'usage modéré des lavements remédiera à ces inconvénients. Il ne faut pas non plus que l'on résiste au besoin d'uriner : la rétention par paralysie de la vessie ne reconnaît souvent pas d'autre cause.

Cette tendance aux affections cérébrales doit engager à proscrire tous les travaux qui exigent une grande contention d'esprit ; les distractions intellectuelles leur seront seule permises. Un exercice modéré est de rigueur, surtout quand le temps est beau et pendant la belle saison. Généralement les vieillards dorment peu ; ils devront cependant se coucher de bonne heure, afin de se reposer. Se lever matin, est un précepte d'hygiène applicable à tous les âges. Un dernier mot : à un âge avancé, le rapprochement des sexes peut être mortel, du moins pour l'homme, et s'il ne le tue pas immédiatement comme on en a des exemples, il abrége singulièrement, pour le vieillard, les jours qu'il lui reste à vivre.

2° *Sexe.* — L'hygiène de l'homme se compose de tous les soins qu'enseigne la science dont nous parlons actuellement. Quand à la femme, les règles particulières à son sexe ont été exposées au mot *Femme, Menstruation, Retour* (Age de), au Supplément.

TEMPÉRAMENT. — Les tempéraments divers, qui fondent pour l'homme une manière particulière de vivre, de sentir et même de penser, doivent nécessairement exiger des soins, des précautions différentes : c'est ce que nous allons examiner ici.

1° *Tempérament musculeux ou athlétique.* Les personnes de ce tempérament sont, par l'excès même de la force de leur constitution, exposées à des affections graves et surtout aux maladies inflammatoires; ils doivent donc user de grands ménagements sous le rapport de la sobriété; cette recommandation est d'autant plus importante, que leur appareil digestif, doué d'une grande activité, les sollicite à des excès d'alimentation. L'usage des viandes noires, du vin, des alcooliques, exagérant encore chez eux la puissance musculaire, doit être proscrit; en revanche, ils peuvent plus fréquemment user du coït que les personnes nerveuses ou lymphatiques. L'exercice pris en plein air et surtout après les repas, est nécessaire pour empêcher les congestions cérébrales et les attaques d'apoplexie auxquelles ils sont exposés. Nous compléterons ces détails à l'occasion du tempérament sanguin, auquel participe toujours plus ou moins le tempérament musculeux.

2° *Tempérament nerveux.* Les règles relatives aux personnes nerveuses se reposent plus particulièrement sur les deux indications suivantes : 1° Éloigner tout ce qui peut exagérer la sensibilité; 2° Mettre en usage tout ce qui peut développer la force corporelle.

Les travaux intellectuels seront surtout dirigés vers les sciences sérieuses et positives, et cela d'une manière modérée : les beaux-arts, la musique particulièrement par les émotions qu'elle excite, sont quelquefois très-dangereux aux personnes de ce tempérament, et peuvent entraîner, chez les jeunes femmes surtout, à des conséquences très-graves. L'exaltation intellectuelle et le dérangement de ces fonctions, d'autres fois l'excitation des sens et l'hystérie, peuvent en être les conséquences. Cependant le délassement, les distractions, les plaisirs sont une des nécessités de ce même tempérament; aussi sera-t-il permis d'en user, mais avec toutes les précautions, toute la réserve que l'on met dans l'administration d'un remède énergique.

Le régime alimentaire sera généralement substantiel, réparateur; mais il faudra en éloigner tous les excitants, tels que le thé, le café, les alcooliques qui exaltent et exagèrent la susceptibilité nerveuse. Les bains froids ou les bains tièdes suivis d'une immersion dans l'eau fraîche, les procédés hydrothérapiques de Preisnitz peuvent être ici très-utiles. L'air pur, mais surtout l'air frais conviennent d'une manière toute spéciale; la chaleur est en général nuisible : l'habitation à la campagne est donc une chose très-avantageuse. Les pertes par les sueurs, mais surtout les pertes de sang, sont très-mauvaises; on sait que les saignées sont en général contre-indiquées chez les personnes nerveuses, sauf le cas de nécessité absolue, et ceux qui ont vécu sous le règne des doctrines de Broussais peuvent se rappeler à quel état d'affaiblissement et d'éréthisme certains individus affectés de maladies nerveuses et soumis au régime antiphlogistique ont été réduits. Les excès de coït sont très-nuisibles pour les hommes surtout, tant à cause de la déperdition de semence, que par les sensations très-vives éprouvées pendant cet acte.

Le meilleur moyen de satisfaire à la seconde indication que nous avons posée en commençant cet article consiste dans les pratiques de la gymnastique, d'exercices répétés, de l'équitation, de la chasse, des promenades à pied et prolongées, des voyages même, les bains de mer, etc. Des constitutions très-délicates ont été fortifiées par ce régime; on a aussi conseillé le jardinage et certains travaux fatigants.

Dans le siècle dernier, un médecin célèbre guérissait toutes les petites maîtresses affectées de vapeurs, en leur imposant comme condition de frotter tous les matins leur appartement.

3° *Tempérament sanguin.* Les sujets qui présentent les attributs du tempérament sanguin doivent s'abstenir de fatigues musculaires considérables ; des veillées prolongées, des contentions d'esprit trop grandes, et surtout des excès de table, les viandes noires, les aliments trop réparateurs, le vin pur, ne leur conviennent pas; un régime végétal rafraîchissant et doux à-la-fois est mieux approprié à leur nature. La facilité avec laquelle les différents organes, mais surtout les poumons et le cerveau, se congestionnent chez eux, doit leur faire éviter tout séjour dans un endroit trop chaud et encombré, comme les salles de spectacle, de bal : aussi se portent-ils mieux dans un air froid et dans les saisons froides que dans les conditions opposées. Le coït exercé d'une manière modérée, loin de les énerver comme il le fait chez les sujets nerveux, est au contraire favorable à l'entretien de leur santé ; mais je le répète ici, la modération est de rigueur, car c'est là un remède dont il est bien difficile de ne pas abuser.

4° *Tempérament bilieux.* C'est à-peu-près le même régime que pour le précédent, seulement ici il faut surtout insister sur les distractions ; il n'est pas besoin de leur recommander la sobriété, les individus bilieux y sont naturellement portés : chez eux les passions de l'ambition, de la vengeance, en un mot, la réalisation de leurs penchants, de leurs désirs les absorbent et leur font mépriser ces plaisirs qui ont tant d'attraits pour les sujets nerveux ou sanguins. Le régime rafraîchissant, les bains tièdes et frais prolongés, quelquefois des purgatifs, mais sans abus ; les distractions consistant dans des travaux intellectuels et alternant avec des travaux corporels, des fatigues musculaires, sont des moyens qu'il convient d'employer.

5° *Tempérament lymphatique.* Le régime doit être surtout fortifiant : les viandes très-nutritives, les vins généreux, les stimulants diffusibles ; le thé, le café, les alcooliques mêmes, pris d'une manière convenable, sont ici particulièrement indiqués. L'air étouffé des villes ne convient généralement à aucune constitution, mais encore moins à des constitutions lymphatiques. On devra donc conseiller l'habitation à la campagne, mais surtout dans des localités chaudes et sèches; la gymnastique et les divers exercices dont nous avons parlé à propos des personnes nerveuses sont ici parfaitement appropriés. Par contre, afin d'exciter les facultés intellectuelles et les sensations habituellement engourdies des sujets lymphatiques, on leur fera étudier les beaux arts, la peinture, la musique ; la tendance qu'ils ont au sommeil sera combattue autant que possible. Bien qu'ils soient en général peu portés vers les plaisirs de l'amour, le sens génital se trouve cependant quelquefois excité chez eux d'une manière fâcheuse, car les excès de coït, mais surtout ceux de la masturbation, entraînent promptement chez eux certaines affections graves, tels que les tubercules, le mal de Pott, les divers accidents de la *scrophule* (v. ce mot).

§ II. — CAUSES PHYSIOLOGIQUES.

De l'intelligence. — Cabanis a publié de belles recherches sur l'influence que le physique peut exercer sur le moral; on aurait aussi beaucoup à dire sur l'action que le moral peut, à son tour, exercer sur le physique : et d'abord un travail intellectuel trop longtemps continué, trop assidu, détermine un certain nombre d'accidents dont il est très-important d'être prévenu. Ce sont d'abord les congestions cérébrales, des migraines, des insomnies et même des méningites, des encéphalites (fièvres cérébrales); la mort par apoplexie semble être particulière aux hommes qui ont beaucoup exercé leur intelligence. C'est ainsi que sont morts

Daubenton, Portal, Cabanis, Corvisart, etc. ; d'autres succombent en quelque sorte épuisés par des excès de travail, telle fut la fin précoce de Pic de la Mirandole, de ce jeune Barattier qui périt à dix-neuf ans, victime d'un amour désordonné pour la science. Les relevés statistiques publiés par les auteurs qui ont écrit sur la folie démontrent qu'une contention de l'esprit trop forte, trop continue, peut amener l'aliénation mentale. D'autres fois ces excès portent sur les sens et en particulier sur le sens de la vue, qui s'affaiblit, s'altère, et peut même être perdue complétement. Les gens de cabinet ont habituellement les digestions difficiles, ils ont souvent des hémorrhoïdes et de la couperose, signes d'un trouble notable dans la circulation.

Que faut-il pour éviter de semblables accidents ? D'abord, modérer son travail, l'interrompre, le changer. L'intelligence se lasse et se fatigue surtout par la continuité de sa tension sur un seul objet. Diverses études que l'on fait alterner reposent les unes des autres. L'exercice est une chose indispensable : c'est surtout après les repas que l'on devra se livrer à la promenade, au grand air, et *en toute saison*. Beaucoup de personnes attachées aux bureaux des grandes administrations ont pris l'excellente habitude de choisir un domicile très-éloigné du lieu de leur travail ; cet éloignement les oblige chaque jour à une double course dont leur santé se trouve bien. Il faut, autant que possible, travailler dans un endroit frais, mais tenir toujours les pieds bien chauds, soit à l'aide d'une chancelière convenablement fourrée, soit à l'aide d'une chaufferette. Les vêtements, et surtout la cravate, ne doivent pas être trop serrés ; le régime alimentaire doit être composé de substances médiocrement nutritives et surtout composées de végétaux, de fruits; le vin pur, et même quelques alcooliques pris à doses très-modérées, peuvent être bons pour stimuler la pensée ; mais, je le répète, ces doses doivent être bien modérées.

On a beaucoup vanté les vertus du café pour éveiller l'intelligence, et non pas sans raison; mais, malgré l'exemple célèbre de Voltaire, bien des gens ont fait abus de cette liqueur qui n'ont pas vécu jusqu'à quatre-vingts ans et n'ont composé ni *Mérope*, ni *Zadig*, ni *la Henriade ;* tout au plus sont-ils parvenus à déterminer chez eux différentes affections nerveuses plus ou moins graves. En général, il faut être bien pénétré de ce précepte, que la puissance nutritive de l'alimentation doit être en rapport avec les pertes déterminées par l'exercice musculaire. Or, quand on ne fatigue pas corporellement, une nourriture substantielle amène la pléthore et tous les accidents qui en sont la suite : congestion au cerveau, apoplexie, etc.

Des passions. — Les passions, portées à leur plus haut degré, peuvent entraîner dans l'organisme les désordres les plus variés et les plus graves, depuis un simple accès de délire jusqu'à la folie, jusqu'à la mort subite. Qui n'a entendu cent et cent fois parler des effets terribles et soudains d'une joie ou d'une douleur extrêmes, d'un accès de fureur? qui ne connaît les suites fâcheuses des passions tristes, telles qu'un amour trahi, la jalousie, l'ambition déçue, le mal du pays? Ici, l'action est plus lente, et l'économie n'est affectée que d'une manière progressive. Il est bien certain que l'on ne peut prévenir les terribles et foudroyantes explosions de bonheur ou de désespoir dont nous parlions au commencement; les circonstances qui les font naître ne peuvent-être ni calculées ni prévues. Mais il n'en est pas de même dans le second cas. Et d'abord, les personnes susceptibles et impressionnables doivent être soumises au régime des tempéraments nerveux (V. plus haut); ensuite on luttera, autant que possible, contre les effets des affections tristes, par les distractions, des occupations de différentes natures ; la satisfaction, si faire se peut, des désirs dont l'insuccès a causé la maladie. A cet égard, une amitié tendre et dévouée en sait à-peu-près autant que le plus savant médecin.

De la locomotion. — De même que les excès de travail intellectuel, les excès de fatigue musculaire pourront entraîner des désordres plus ou moins graves dans la santé.

Un exercice insolite fatigue les muscles qui y ont pris part. La première fois que l'on fait des armes, que l'on se livre aux évolutions du patinage sur la glace, que l'on monte à cheval, on éprouve dans les reins, dans les cuisses, des courbatures très-marquées. Des efforts plus violents, comme pour franchir un fossé, pour soulever un fardeau, peuvent déterminer des accidents plus graves : des ruptures musculaires, des hernies, des fractures même, surtout de la rotule. Des travaux pénibles longtemps continués, ne laissant pas dans leurs intervalles le temps de prendre un repos nécessaire, surtout s'il s'y joint une mauvaise alimentation et l'habitation dans un lieu malsain, ne tardent pas à être suivis d'un ébranlement profond de la constitution : des affections graves, la fièvre typhoïde, par exemple, peuvent en être la suite.

Que dicte ici l'hygiène ? Tout le monde le comprend. Pour les exercices auxquels on est peu accoutumé, l'habitude les rend promptement sans inconvénients, et ils deviennent même bientôt une condition de santé. Tels sont la course, le saut, la natation, l'escrime, qui sont autant de moyens que la gymnastique emploie pour fortifier les constitutions délicates. Il faudra, autant que possible, éviter de se livrer à des efforts violents ; mais, dans ce cas, comme pour les émotions vives, les circonstances commandent : la prudence n'y peut souvent rien. Qu'un homme, voulant éviter un danger, et s'efforçant de franchir un fossé, se rompe un muscle ; que, pour ne pas tomber en arrière, faisant un effort instinctif, il se casse la rotule, il est bien certain que l'hygiène n'a rien à y voir : ce sont là autant de conditions fâcheuses qui viennent grossir la liste déjà si nombreuse des accidents auxquels l'homme est exposé. Toutefois, il faudra bien se garder de ces gageures fanfaronnes, de ces tours de force volontaires et qui se terminent si souvent d'une façon déplorable ; il faut les laisser aux bateleurs de profession, qui, eux-mêmes, ne s'en tirent pas toujours sains et saufs.

Des personnes qui se livrent habituellement à des travaux pénibles doivent, autant que possible, les interrompre de temps en temps pour se reposer; prendre sept à huit heures pour le sommeil : dix à douze heures de travail de peine sont suffisants pour l'homme ; il doit, en outre, se nourrir convenablement : la viande, le vin lui sont nécessaires.

Du repos prolongé. Nous avons vu les inconvénients des fatigues musculaires ; le repos trop absolu a aussi ses inconvénients. Nous les avons énumérés en parlant des dangers d'une contention trop prolongée de l'intelligence.

Des exercices salutaires. — On a exposé ailleurs (**V.** *Gymnastique*) les règles générales qui doivent présider aux exercices réglés dont l'ensemble constitue la gymnastique : il nous reste ici à passer en revue les principaux d'entre eux, en indiquant leur mode d'action sur l'économie.

La course, le saut. Par les secousses qu'ils déterminent dans tout le corps, par l'activité qu'ils impriment aux différentes fonctions, surtout à la calorification et à la circulation, ces exercices sont très-utiles à la santé ; ils font, on peut le dire, partie de l'éducation des enfants : c'est la gymnastique naturelle. On ne saurait trop les recommander et les prescrire aux sujets nerveux, impressionnables, et surtout aux enfants adonnés à la masturbation.

La danse. La danse participe en quelque sorte de la course et du saut. Du reste, on lui a consacré un article spécial. Aux considérations émises par notre collaborateur M. Furnari, sur l'utilité de la danse dans le traitement des maladies mentales, nous ajouterons seulement que les capitaines de vaisseaux chargés de missions lointaines, de voyages de circumnavigation, retirent de grands avantages de la danse et de la musique pour relever le moral des matelots, les maintenir en gaîté et éviter ainsi la tristesse et les maux qu'elle engendre, et surtout le scorbut.

De la chasse. « Dans cet exercice, dit M. Deslandes, dans son excellent Manuel d'hygiène, on trouve la marche, la course et le saut ; il oblige à toutes les attitudes, force souvent à pousser des cris, et ne laisse pas un seul muscle en repos. Renfermé dans de justes bornes, cet exercice est certainement un de ceux qui produisent les meilleurs effets, ce qu'il doit non-seulement à la multiplicité et à la variété des mouvements dont il se compose, mais encore à ce qu'il se fait généralement dans un air vif et pur, ainsi qu'aux émotions nombreuses et généralement agréables dont il est la source. »

L'escrime exige un grand nombre de mouvements : outre la station sur les deux jambes dans une attitude d'abord assez fatigante à maintenir, elle développe surtout les mouvements des muscles du bras et de l'avant-bras, donne à-la-fois de la grâce, de l'adresse et de l'agilité; enfin elle favorise l'ampliation de la poitrine. C'est donc un exercice très-salutaire. Lorsque le côté gauche et surtout le membre supérieur gauche sont plus faibles que les mêmes parties du côté opposé, il sera très-utile d'exercer le côté faible au moyen de l'escrime : on rétablit ainsi l'équilibre.

Les jeux de balle, de ballon, de volant agissent à-peu-près de la même manière que l'escrime et avec non moins d'énergie, à l'exception du volant, qui n'exige pas un grand déploiement de forces et d'attitudes. La balle et le ballon sont les plus utiles : c'est là le jeu de prédilection des écoliers. Les jeux de *palet*, de *boules*, de *quilles*, ne forcent pas à courir, et ont surtout pour effet de donner de la justesse, de la précision dans les mouvements et d'assurer le coup-d'œil.

Le jeu de billard réunit la marche tranquille sur un plan horizontal à l'exercice modéré des membres supérieurs; il peut être recommandé aux personnes faibles, aux convalescents; il contribue aussi à donner de l'adresse dans les mouvements.

La natation est encore un exercice doux, et cependant assez fatigant; il s'ajoute ici une autre influence dont il faut tenir grand compte, celle du milieu dans lequel on prend ces exercices. On connaît les effets des bains (V. ce mot), et surtout des bains froids, sur l'économie : il est donc facile de comprendre combien l'exercice de la natation peut être favorable à l'entretien de la santé chez les sujets débilités, lymphatiques; il convient surtout dans les affections scrofuleuses, chez les sujets très-nerveux, sanguins, etc.

Gymnastique proprement dite. Les exercices de la gymnastique consistent : 1° à se suspendre par les mains à des barres tendues horizontalement, à monter, en s'aidant des membres supérieurs seuls, à des échelles, à des cordes, à des mâts; ces différentes manœuvres ont pour résultat de fortifier les muscles de la poitrine et des membres supérieurs; 2° à marcher sur des cordes tendues, sur des poutres étroites ou vacillantes, à sauter, à courir dans des sacs ou des paniers; ici, l'avantage est pour les membres inférieurs qui sont fortifiés et rendus plus aptes à une démarche assurée sur des plans accidentés; 5° à exercer la force et l'adresse de tous les membres, comme dans la lutte corps à corps. Les mœurs françaises ont banni le pugilat et la boxe, mais en revanche, on commence à admettre un genre d'escrime laissé jusqu'ici à la plus vile populace, que l'on cherche à décorer du nom de boxe française, plus justement flétri de son nom originel, la *savate*.

De la voix et de la parole. La déclamation à haute voix, les cris, quand ils sont prolongés, amènent de l'irritation à la gorge, au larynx, et peuvent même déterminer l'inflammation aiguë ou chronique de ces parties; plus rarement on observe des hémoptysies: c'est ce que peuvent attester les médecins de théâtre et même ceux des théâtres où l'on représente les drames modernes, dans lesquels, comme on sait, les cris, les hurlements, les contorsions ne sont pas épargnés. Il en résulte asssz souvent, par exemple, des enrouements et des laryngites subaiguës, que le repos ne tarde pas à faire disparaître; assez souvent aussi chez les acteurs condamnés à ces violentes manifestations de sentiments furieux que l'école romantique appelle la vérité dans l'art, la voix ne tarde pas à s'altérer, à prendre un timbre rauque et voilé.

L'exercice modéré de la déclamation, de la lecture à haute voix, est très-favorable au developpement des organes respiratoires; le poumon prend plus de force, d'amplitude, la voix devient plus ferme, mieux timbrée, plus souple dans ses inflexions. On assure que des personnes qui avaient la poitrine très-délicate et que l'on regardait comme menacées de phthisie, ont vu leur constitution se modifier de la manière la plus avantageuse, sous l'influence de cette sorte de gymnastique. Les secousses modérées que la lecture imprime à l'abdomen et aux organes qu'il renferme, favorise la digestion : aussi, depuis l'antiquité, la lecture et la déclamation ont-elles été conseillées après les repas ; cependant il faut être bien prévenu qu'après les repas copieux, l'estomac étant distendu, il s'oppose aux mouvements que le diaphragme est obligé de faire dans l'exercice de la parole ; c'est ce que savent très-bien les avocats, les orateurs et les acteurs : aussi sont-ils dans l'habitude de ne faire que de légers repas avant de monter à la tribune ou d'entrer en scène, ou bien de ne prendre leur repas que deux heures au moins avant de se livrer aux exigences de leur profession.

Le *chant* a fait le sujet d'un article d'hygiène spécial, nous n'avons pas à y revenir.

La *digestion* peut fournir quelques considérations importantes au point de vue de l'hygiène ; ainsi il a été question, aux mots *Indigestion* et *Ivresse*, des inconvénients et des dangers qui peuvent résulter d'excès dans le boire ou dans le manger. Quel est le moyen d'éviter ces inconvénients, ces dangers? tout le monde le sait, la *sobriété*. Ce mot renferme tout. Un précepte bien connu et cependant bien peu observé, c'est, dans les repas, de ne jamais aller au-delà de la faim. Il faut encore faire attention à ne pas manger trop vite, surtout lorsque l'on a très faim, etc., etc. Ces conseils ont été largement déduits au mot *Indigestion*. Quant aux dangers d'une mauvaise alimentation et au choix des substances alimentaires, cette question se rattache à l'étude des influences extérieures.

La *respiration*, la *circulation*, la *sécrétion* et les autres fonctions de la vie organique n'étant pas soumises à l'action de la volonté, leurs désordres sont spécialement sous la dépendance des causes intérieures déjà étudiées ou des causes extérieures.

La *génération* offre dans ses excès de graves inconvénients qui ont été suffisamment décrits aux mots *Incontinence* et *Onanisme* ; on pourra voir aussi *Nymphomanie* et *Satyriasis*; cependant cet acte est nécessaire, ainsi que nous l'avons dit, à certains individus de tempéraments sanguin et athlétique ; il en résulte pour eux un certain calme et une certaine sédation d'un éréthisme nerveux qui souvent aigrit leur humeur et agit d'une manière fâcheuse sur leur moral. Cet acte, que Dioclétien appelait la gymnastique de l'amour, est aussi utile à l'équilibre des fonctions, pour quelques individus, que ses excès sont dangereux.

INFLUENCES EXTÉRIEURES.

L'homme étant nécessairement en rapport avec les agents et les corps de la nature, on comprend combien sont grandes et nombreuses les influences exercées sur lui par ces agents et par ces corps. Pour mettre un peu d'ordre dans ce vaste chaos, on a partagé ces modificateurs en trois classes, suivant qu'ils environnent et baignent pour ainsi dire le corps de l'homme (*circum fusa*); qu'ils sont appliquées immédiatement à la surface de son corps (*applicata*), ou qu'ils sont introduits dans les corps par les ouvertures naturelles (*ingesta*). A ces trois groupes se rattachent plus ou moins exactement les conditions qu'il s'agit d'étudier, et, bien que des objections puissent être élevées sur le classement de quelques-unes d'entre elles dans une catégorie plutôt que dans une autre, nous suivrons cet ordre qui est généralement adopté dans les traités d'hygiène, et qui, imparfait sans doute comme toutes les classifications, est cependant très-commode pour l'étude.

1° Choses environnantes. *Circum fusa*. — On appelle ainsi :

L'air avec ses différentes qualités de température, de sécheresse et d'humidité, appréciées dans un article spécial (V. *Air*); l'influence de l'atmosphère chargée de principes nuisibles, donne naissance à l'infection ou à la contagion (V. ce dernier mot et *Miasmes, Inhumations, Pestes, Quarantaines, Typhus*.)

Les agents physiques, tels que la *chaleur* ou le *froid*, l'*électricité*, la *lumière*. (V. ces mots et *Météorologie*.)

Le *son*, dont l'influence sur la santé a été examinée avec soin au mot *Musique*.

Les *saisons* et *climats*. (V. ce dernier mot.)

Le mode d'*habitation*. (V. ce mot et *Hygiène publique*, dans cette Introduction.)

2° Des choses qui peuvent être appliquées immédiatement à la surface du corps, *applicata*.— Ce sont :

Les *vêtements*. Nous n'avons rien à ajouter ici à ce qui a été dit au mot spécial *Vêtement*.

Les *cosmétiques*. Leur action a également été l'objet d'un article.

Les *bains, fumigations, lotions*, etc. (V. ces mots.)

Les *frictions*, le *massage*. (V. ces mots.)

3° Des choses *ingérées, ingesta*.

1° Aliment. — Nous renverrons d'abord au mot *Aliment*, dans lequel notre savant collaborateur M. Royer-Collard a posé les bases qui doivent présider à une bonne alimentation, avec l'indication de ses effets sur le corps humain. — L'alimentation se compose de substances *végétales* ou *animales*, et de *condiments*.

Substances animales. Dans l'article général *Aliment*, l'auteur a fait connaître quel est le mode de nourriture qui convient le mieux à l'homme. Puis au mot *Viande*, nous avons fait voir que les deux modes d'alimentation végétale ou animale étaient nécessaires à l'homme. Dans ce même article nous avons étudié l'action sur l'économie des différentes classes de viandes blanches, brunes ou noires, que fournissent les mammifères et les oiseaux. Les articles *Poisson, Mollusques, Lait, Œufs*, etc., complètent tout ce que la science peut enseigner sur cette belle et vaste question de l'alimentation envisagée chez l'homme.

Substances végétales. Relativement aux substances végétales, nous n'avons, pour les généralités, rien à ajouter à ce qui a de plus été dit dans les articles précédemment cités. A l'occasion de chacun des végétaux qui peuvent entrer dans la nourriture de l'homme, nous avons indiqué son emploi, ses avantages, ses inconvénients. — Voyez pour les *féculents* : farine, fécule, maïs, orge, riz, pain, châtaigne, pommes de terre haricots, lentilles, etc., le sagou, le salep, l'arrow-root, etc., etc.

Parmi les *gommeux* et *mucilagineux*, la bette, l'épinard, la laitue, les asperges, les betteraves, les carottes, les navets, les panais, les choux, les choux-fleurs, le poireau, le ciboule, l'ail, etc., etc.

Les *mucoso-sucrés*, nous offrent les fruits, tels que les abricots, cerises, fraises, groseilles, poires, pommes, oranges, citrons, raisins, melons, etc., etc.

Notre Dictionnaire renferme l'histoire de la plus grande partie des plantes usitées en médecine ou pour l'alimentation; on voit que nous ne pouvons citer ici que les principales substances, la liste de toutes celles dont l'histoire a été donnée serait beaucoup trop longue : on devra donc chercher à son article spécial la substance dont on voudrait connaître l'emploi.

Condiments. Les condiments ou assaisonnements ont été étudiés à part d'une manière générale. Pour les détails, voyez sel, beurre, graisse, sucre, radis, olive, vinaigre, et les nombreux végétaux employés comme tels, ail, cerfeuil, thym, laurier, persil, poivre, girofle, gingembre, muscade, cannelle, piment, champignons, truffes, etc.

2⁰ *Des boissons.* — Les principales sont : l'eau, le cidre, la bière, le lait, le vin, et les liqueurs alcooliques ou fermentées, telles que l'eau-de-vie, le rhum, etc.; on peut y joindre le thé, le café, le chocolat. Ces diverses boissons ont été traitées *in extenso*, dans notre Dictionnaire ou dans son Supplément.

Telle est la matière dont se compose l'hygiène, et en parcourant le tableau que nous venons de tracer, il est facile de voir que son histoire complète est contenue dans notre ouvrage; seulement, comme pour les autres sujets, il faut aller chercher chaque mot à sa place. Et la présente Introduction n'a pas d'autre but que de guider le lecteur dans ses recherches.

Il reste encore à examiner l'influence sur l'économie de quelques habitudes, celle du *tabac*, par exemple ; ce mot a été l'objet d'un travail en quelque sorte spécial, où nous avons cherché à faire connaître ses avantages et ses inconvénients. Quant à l'habitude des liqueurs fortes, nous renverrons au mot *Ivresse.*

HYGIÈNE PUBLIQUE.

L'hygiène publique est cette partie de la médecine qui applique les règles de la santé non plus seulement à l'homme comme individu, mais aux hommes considérés comme agglomération et comme corps de société. On comprend alors que la plupart des prescriptions de l'hygiène publique doivent rentrer dans la classe des influences extérieures dont nous avons traité à la fin du dernier chapitre, comme agissant individuellement sur l'homme. L'hygiène publique a donc spécialement pour but de s'occuper de la salubrité des villes et des campagnes, des armées (hygiène militaire), des flottes et des bâtiments pendant les longues navigations (hygiène navale), des hôpitaux, des prisons. Cette partie de la science traite également des professions et de leurs influences sur la santé des ouvriers soit dans les petits ateliers soit dans les grands établissements industriels, et de l'action des émanations qui s'échappent de certaines fabriques, sur la santé des populations qui les avoisinent.

Il est facile de comprendre, d'après l'énoncé de ces questions, que l'hygiène publique, comme science, ne peut être séparée de l'hygiène privée ; ce sont les mêmes préceptes, les mêmes doctrines, seulement, ainsi que nous l'avons déjà dit, généralisés et étendus ; aussi, la plupart des auteurs modernes qui ont traité spécialement de l'hygiène ont réuni dans leurs ouvrages les préceptes qui s'appliquent à l'individu avec ceux qui sont généraux. En traitant séparément les deux sujets, il eût fallu répéter presque toutes les mêmes divisions, les mêmes chapitres et presque toujours les mêmes considérations générales. Il n'en a pas été de même dans notre Dictionnaire : sa forme nous a permis de diviser les matières de l'hygiène publique en un certain nombre d'articles auxquels nous renverrons le lecteur, puisque chacune des questions soulevées est de nature à donner lieu à des considérations spéciales et à des conclusions particulières.

L'hygiène publique a été cultivée dès la plus haute antiquité. Mais c'est moins dans les écrits des médecins, excepté Hippocrate, qu'il faut en chercher les préceptes, que dans les écrits des législateurs et dans les prescriptions du culte. Chez les Égyptiens, chez les Juifs, dans l'Inde, les préceptes de l'hygiène sont toujours mêlés à la religion. Hippocrate, dans son traité *de l'eau, de l'air et des lieux*, est le premier qui ait séparé ces préceptes des prescriptions religieuses. Mais ce n'est surtout que dans les temps modernes et avec l'étude de l'économie politique et de la statistique, que l'hygiène publique a pris le développement qu'elle a acquis aujourd'hui.

HYGIÈNE DES VILLES.

Cette partie de l'hygiène publique comprend plusieurs divisions, qui toutes sont d'une grande importance pour la santé des habitants. D'abord, il y a à considérer l'assiette de la ville, la situation du lieu sur lequel elle est bâtie, son exposition aux vents régnants, l'élévation du terrain, la nature du sol, le voisinage des cours d'eaux, des lacs, des étangs ou des marais, le voisinage d'une montagne, d'une forêt ou de champs en culture. Toutes ces causes peuvent agir d'une façon plus ou moins directe sur la salubrité, et il est important de constater leur existence, afin de remédier à ceux des inconvénients qu'elles peuvent produire et auxquels il est possible de parer.

Voie publique.—A l'intérieur des villes, il faut constater l'état des rues, comparer leur largeur avec la hauteur des maisons. Ce fait est d'une grande importance; dans les rues étroites et dont les maisons sont fort élevées, l'air circule avec difficulté, le soleil y pénètre rarement, une humidité constante y est entretenue; la difficulté de circulation de l'air et l'absence de lumière jointe à l'humidité rendent les *Habitations* insalubres (v. ce mot) et favorisent le développement de la maladie scrophuleuse, un des fléaux les plus désastreux qui puissent frapper l'habitant des villes. Aussi faut-il des rues larges, bien pavées, des habitations proportionnellement peu élevées et qui permettent la libre circulation de l'air et de la lumière, des places et des promenades couvertes de végétation, car on sait que les plantes exhalent, sous l'influence de la lumière, de l'oxigène, et absorbent l'acide carbonique : les cours vastes et spacieuses dans les habitations, ainsi que les jardins, ajoutent à la salubrité.

Indépendamment de la largeur de la voie publique, son état de propreté et de bon entretien contribue à la santé des habitants : ainsi, il faut un facile écoulement des eaux ménagères et industrielles, absence de toute stagnation d'eaux et d'immondices sur la voie publique, un bon système de pavage, l'entretien régulier des ruisseaux avec une pente proportionnée à leur parcours, des lavages fréquents de ces derniers avec de l'eau vive; des égouts convenables disposés sous les principales rues et multipliés autant que l'indique le besoin.

Égouts (v. *Égoutiers*).—Ils devront être construits en maçonnerie, voûtés, avoir une pente et une hauteur proportionnées, être suffisamment aérés et ventilés par des ouvertures ménagées pour recevoir les eaux; ils seront bâtis en pierres dures reliées par un ciment à la chaux; à Paris, on les construit avec une pierre siliceuse, très-dure, inégale, qui fait facilement corps avec le mortier, et que l'on nomme pierre de meulière. Le radier ou sol des égouts est en béton recouvert de ciment hydraulique. L'eau de fontaine, qui, à Paris, coule abondamment dans les rues à certaines heures, lave les égouts et prévient leur infection. A Londres, les égouts sont lavés par le flux et le reflux de la Tamise qui, deux fois en vingt-quatre heures, les submerge et les abandonne en entraînant toutes les matières qu'ils contiennent.

Eaux publiques. — Elles concourent d'une manière très-efficace à la salubrité des villes, soit dans leur application aux usages domestiques, soit comme moyen de laver la ville et d'y entretenir la propreté. Les Anciens avaient très-bien compris ces questions, ce qui explique les immenses travaux qu'ils avaient entrepris pour amener les eaux dans leurs villes; et les grands aqueducs monumentaux qui nous restent de la période romaine attestent l'importance qu'ils attachaient à la possession des eaux vives pour l'embellissement et la salubrité de leurs cités. Aujourd'hui cette importance n'est pas moins sentie; il est peu de villes qui ne s'imposent des sacrifices considérables pour avoir des eaux saines et en abondance. C'est un des agents de salubrité les plus efficaces, en même temps que, par ses usages domestiques et industriels, il est indispensable au bien-être des habitants. Mais toutes les eaux ne sont point également propres à ces usages; il est certaines conditions de limpidité, de pureté auxquelles elles doivent satis-faire; ainsi on devra prendre des eaux courantes, de sources ou de lacs, et rejeter les eaux stagnantes qui contiennent des matières organiques en décomposition (v. *Eau*). Les eaux de puits ou de source, dans lesquelles existe une quantité trop considérable de sels calcaires, ou autres, devront être également rejetées des usages économiques, mais elles ne présentent aucun inconvénient comme moyen d'arrosage et de lavage de la voie publique. Il n'en serait pas de même des eaux stagnantes ayant séjourné sur des matières organiques en décomposition; celles-ci, même employées au lavage des villes, peuvent présenter de gra-ves inconvénients par les émanations qu'elles répandent et qui le plus ordinairement pro-duisent des fièvres intermittentes (v. *Miasmes*).

L'eau potable doit être claire, limpide, fraîche en été, sans odeur, sans goût désagréable. Elle doit être aérée et avoir une saveur franche; celles qui ont un goût douceâtre et fade le doivent le plus souvent à des matières organiques, à du sulfate de chaux, ou à tous autres sels. L'eau qui contient de l'acide carbonique et des carbonates calcaire ou alcalin, en petites pro-portions, avec de petites quantités d'hydrochlorates, a plus de sapidité et de saveur, et est davantage recherchée par l'homme et les animaux. Les eaux qui proviennent de la fonte des neiges et des glaciers ne doivent être bues qu'après avoir été suffisamment aérées; il en est de même de l'eau de certaines sources qui ne contiennent ni air atmosphérique en proportion suffisante, ni acide carbonique. L'eau des rivières et même des petits cours d'eau qui coulent sur le sable, lorsqu'ils ne contiennent pas de sels calcaires en trop forte proportion, doit être également préférée. Il est bien entendu que nous ne parlons pas ici des eaux qui contiennent des substances étrangères actives en proportions notables : ces eaux sont rangées dans la classe des eaux minérales, et c'est à l'analyse chimique qu'il faut demander compte de leur compo-sition et de leur action présumée sur l'économie.

Les magistrats des villes feront bien de faire soumettre à l'analyse chimique, deux ou trois fois dans un siècle, par exemple, les eaux qui alimentent les fontaines publiques, afin de se rendre compte de leur composition et de s'assurer qu'elles n'ont pas varié dans leurs principes. Ce travail a déjà été plusieurs fois effectué pour les eaux de Paris, d'abord par Parmentier, en 1775; puis par Thénard et Colin, en 1816; en 1827, par Vauquelin et Bouchardat; enfin, il vient d'être fait de nouveau, en 1847, par O. Henry et Boutron, qui ont non-seulement analysé toutes les eaux de Paris, mais encore l'eau de tous les affluents du canal de l'Ourcq, afin de constater l'influence de ces divers cours d'eau sur la pureté des eaux du canal livrées à la consommation des habitants de Paris. Ces derniers travaux sont assez importants pour que nous en mettions les principaux résultats sous les yeux de nos lecteurs. Nous donnons ici le tableau de l'analyse des eaux qui alimentent les bornes-fontaines et les fontaines publiques, ainsi que l'analyse de l'eau de la Seine dans Paris et au-dessous de Paris, et de plus celle de la Marne avant sa jonction avec la Seine. Nous avons pensé que les analyses des affluents du canal de l'Ourcq seraient peu intéressantes pour nos lecteurs, puisque l'analyse des eaux du canal, à son entrée dans Paris, est la résultante de la jonction de ces divers cours d'eaux; leur examen isolé n'a d'importance que pour l'administration, qui, en raison du plus ou moins de pureté de ces eaux, sait quelles sont celles qu'elle doit admettre dans le lit du canal et celles qu'elle doit rejeter.

SUBSTANCES contenues DANS UN LITRE D'EAU.	Eau de la Seine au pont Notre-Dame.	Eau de la Seine à Chaillot.	Eau de la Marne au pont de Charenton.	Eau d'Arcueil.	Eau de Belleville.	Eau des Prés-St-Gervais.	Eau du Puits de Grenelle.	Eau de la Bièvre.	Eau du canal de l'Ourcq.
Gaz.	litre.	litre.	litre.	litre.	quantité indéter-minée.	quantité indéter-minée.	quantité indéter-minée.	litre.	quantité indéter minée.
Acide carbonique libre	0,014	0,013	0,013	0,070				0,020	
Air atmosphérique	0,003	0,003	quantité indéterm.	0,004				quantité indéterm	
Substances fixes.	grammes	grammes	grammes	grammes	grammes	grammes	grammes	grammes	grammes
Bicarbonate de chaux	0,174	0,230	0,301	0,158	0,400	0,032	0,0292	0,303	0,158
— de magnésie	0,062	0,076	0,120	0,060		0,012	0,0002		0,075
— de potasse.	»	»	»	»			0,010		
Sulfate anhydre de chaux. . . .	0,039	0,040	0,022	0,138	1,100	0,430	»	0,116	0,080
— de magnésie. . .	0,017	0,030	0,018	0,072	0,520	0,100	»	0,170	0,095
— de soude. . . .		»	»	»	»	»	»	»	»
— de potasse . . .	»	»	»	»	»	»	0,0320	»	»
Sulfate de strontium	»	»	»	»	»	»	»	»	»
Chlorure de calcium	0,025	0,032	0,020	0,081	0,400	0,600	»	0,181	0,113
— de sodium.							»		
— de magnésium . . .	»	»	»	»	»	»	0,0570	»	»
— de potassium. . .	»	»	»	»	»	»	»	»	»
Sels de potasses	traces.	traces.	traces.	traces.	traces.	traces.	»	»	traces.
Nitrates alcalins	indices.	indices t.-sensibl	»	»	»	»	»	»	»
Silice, alumine, oxide de fer . .	0,014	0,024	0,030	0,018	0,100	0,020	0,0120	0,034	quantité notable.
Matière organique	traces.	traces.	traces.	traces.			traces.	traces.	
Totaux.	0,331	0,432	0,511	0,527	2,520	1,194	0,1494	0,804	0,590

En jetant les yeux sur les résultats de ce tableau, il est facile de se convaincre que toutes les eaux de Paris sont loin d'avoir le même degré de pureté. Ainsi les plus pures sont celles du puits de Grenelle. Elles ne contiennent que 149 milligrammes, environ 3 grains par litre, de matières étrangères. Les eaux de la Seine viennent ensuite, et l'on voit qu'elles sont plus pures au pont Notre-Dame qu'à la sortie de Paris, à Chaillot, où la quantité de substances minérales qu'elles contiennent a augmenté de près d'un tiers, puisque de 331 milligrammes elles se sont élevées à 432. Après, viennent les eaux de la Marne, qui renferment 511 milligrammes, principalement des sels de chaux et de magnésie; mais elles n'arrivent à Paris que mêlées aux eaux de la Seine. Ensuite les eaux d'Arcueil, dans lesquelles il existe 572 milligrammes des mêmes sels, plus une assez notable proportion d'acide carbonique qui explique les incrustations calcaires que forment ces eaux dans les conduits. Les eaux du canal de l'Ourcq viennent après, et contiennent 590 milligrammes de substances minérales, plus une quantité assez considérable de matière organique qui provient principalement de l'Arneuse et du Mory, deux des affluents du canal. Ensuite il faut placer les eaux de la Bièvre, qui ont 804 milligrammes de substances minérales; mais qui, dans Paris, ne servent qu'à des usages industriels et économiques. Les eaux des Prés-Saint-Gervais, et surtout celles de Belleville, qui sont peu abondantes, et qui n'alimentent que quelques bornes-fontaines du quartier Popincourt et du Temple, sont les plus impures. Celles des Prés-Saint-Gervais contiennent 1 gramme 194 milligrammes de substances minérales, et celles de Belleville en contiennent jusqu'à 2 grammes 520 milligrammes. Ces eaux qui, comme on le voit sur le tableau des analyses, contiennent beaucoup de sels de chaux, et notamment du sulfate, sont impropres aux usages domestiques : elles ne cuisent point les légumes, ni ne dissolvent le savon ; aussi lorsque l'on est obligé, dans certaine saison, d'en alimenter quelques fontaines des quartiers que nous avons désignés, a-t-on soin de les mêler d'une grande quantité d'eaux de Seine ou du canal.

Les eaux les plus pures ne sont pas toujours les plus agréables au goût : ainsi l'eau du puits de Grenelle, qui est plus pure que celle de la Seine, est cependant moins sapide et moins agréable. L'eau distillée est fade, désagréable et indigeste, même lorsqu'elle n'a aucun goût d'empyreume. Il est utile, ainsi que nous l'avons déjà dit, que les eaux contiennent quelques substances salines qui leur permettent d'être plus agréables et plus faciles à digérer ; l'air et le gaz acide carbonique les rendent plus légères et plus sapides. L'eau de Sainte-Reine, qui, avant 1789, était réservée pour la table du roi, à cause de son goût agréable et de sa légèreté, a été reconnue depuis, par l'analyse chimique, contenir assez de substances salines pour être classée parmi les eaux minérales. C'est sur la nature des substances qui entrent dans la composition des eaux, plutôt que sur leur quantité, que doit porter l'attention des magistrats des villes. Toutes ne présentent pas, comme on le pense bien, les mêmes résultats; ainsi la présence, en certaine proportion, du carbonate de chaux, de l'hydrochlorate de soude et de l'acide carbonique, n'offre que des avantages, tandis que celle du sulfate et de l'hydroclorate de chaux n'a que des inconvénients. Les carbonates de soude et même de magnésie sont, en petites proportions, sans inconvénient; le premier sel offre même quelques avantages, tandis que les sulfates des mêmes bases et l'hydrochlorate de magnésie, lorsqu'ils sont en même quantité, peuvent rendre l'eau impropre aux usages alimentaires. On voit que c'est surtout par l'analyse chimique qu'il faut se rendre compte des qualités des eaux, et l'on peut à ce sujet consulter l'important travail de Dupasquier sur les eaux de sources et de rivières, celui de Terme, ancien maire de Lyon, sur les eaux potables, et enfin le travail tout récent et si consciencieux de MM. Boutron et O. Henry, que nous avons déjà cités.

Les eaux publiques doivent, comme il est facile de le comprendre, être préservées de toutes altérations; aussi, est-il important de fixer l'attention sur la nature des conduits et des réservoirs destinés à les contenir. Les rigoles en maçonnerie, les conduits en fonte et même en plomb, sont sans inconvénients; cependant, il est mieux d'employer la fonte de fer. Il n'en est pas de même des réservoirs en plomb, on a élevé des doutes sur leur innocuité, surtout lorsque l'eau séjourne longtemps dans leur intérieur. L'eau des citernes, recueillie sur de larges toitures en plomb, a inspiré des craintes sur son usage comme aliment; l'eau recueillie sur des toits recouverts de zinc ou de cuivre, ou contenue dans des vases ou réservoirs de mêmes métaux, même étamés pour le cuivre, doit également être rejetée de l'usage alimentaire.

On ne saurait avoir trop de respect pour la pureté de l'eau; c'est un aliment dont on fait usage en si grande quantité et sous tant de formes, que les plus petites proportions de substances nuisibles doivent avoir, après un certain temps, une action marquée sur la santé. Dans le parcours des villes, il est important de ne jeter dans le cours des rivières, lorsque leurs eaux servent à la boisson des habitants, aucune eau industrielle et ménagère, quel que soit le volume du cours d'eau, mais de les conduire par des égouts en dehors et au-dessous du courant. La comparaison faite entre l'eau de la Seine puisée au pont Notre-Dame et à Chaillot montre l'importance de ces conditions. Dans ce cas, c'est moins encore par les substances minérales qui s'introduisent dans les eaux, qu'elles peuvent devenir moins salubres, que par la proportion notable de matières organiques qui les altèrent.

Lorsque les eaux publiques viennent de sources profondes, on devra avoir soin, avant de les livrer à la consommation, de les faire tomber en cascades, soit dans des châteaux d'eau, soit dans des fontaines publiques, afin de les aérer convenablement; on sait que l'eau des sources est plus légère et plus agréable après avoir coulé quelque temps sur des cailloux, que lorsqu'on la boit immédiatement à sa sortie. On devra également avoir grand soin d'arracher les herbes sur les bords des petites rivières ou des ruisseaux dont les eaux servent à la consommation des habitants; il ne fant point y laisser rouir le chanvre, ni y laisser écouler les ruisseaux des étables, ni aucune eau industrielle et ménagère.

Parmi les cours d'eau, il faut préférer ceux qui coulent rapidement et sur un fond de sable; les eaux qui coulent dans les terrains calcaires sont dures et crues, celles qui coulent dans les terrains tourbeux sont d'un goût marécageux et contiennent des substances organiques qui les rendent complétement impropres à la boisson. Nous devons dire d'une manière générale que lorsque les eaux ne sont pas limpides, qu'elles sont crues et dures, qu'elles ne cuisent pas les légumes et qu'elles dissolvent imparfaitement le savon, lorsqu'elles ont un goût marqué, ou même lorsqu'elles sont seulement fades, elles doivent être rejetées comme boisson et comme servant à l'alimentation. On ne doit faire usage des eaux provenant de la fonte des neiges et des glaces, qui ordinairement sont presque pures, et quelquefois trop pures lorsqu'elles ne contiennent pas en très petites proportions les substances salines que nous avons indiquées, que lorsqu'elles ont eu un assez long parcours, ou lorsqu'elles ont été assez longtemps exposées à l'air pour en être saturées; ces eaux privées d'air sont lourdes, fades, très-froides à cause de leur origine, et causent, dit-on, le goître. (*V.* ce mot et *Eau.*)

On peut remédier aux mauvaises qualités de l'eau par divers moyens; lorsqu'elles ne sont pas limpides on peut les filtrer, soit par le sable, soit à travers des pierres poreuses; mais le procédé que l'on doit préférer est le filtrage par le charbon; par ce moyen on absorbe les matières animales en décomposition que peut contenir l'eau. Le filtrage par le charbon doit être employé pour toutes les eaux qui contiennent des substances organiques, même lorsqu'elles ne sont pas indiquées par l'odeur ni par la saveur de l'eau. Dupasquier cite le cas d'une épidémie qui se manifesta dans une caserne de Perrache, à Lyon, par l'usage de l'eau d'une pompe qui contenait des substances organiques qui n'avaient point été indiquées, même par l'analyse chimique. Dans ce mode de filtration, il faut que le charbon soit souvent renouvelé, car il cesse assez promptement d'absorber les gaz et les matières organiques. A l'établissement de l'eau filtrée des Célestins, à Paris, le charbon ne sert que quelques jours; il est renouvelé et séché, pour être employé de nouveau. Plus le charbon est poreux, plus il absorbe facilement les gaz et les matières organiques, mais il ne peut servir indéfiniment, même avec les précautions que nous venons d'indiquer, à moins qu'on ne le soumette à de nouvelles calcinations.

Le charbon ne dépouille pas complétement les eaux des matières organiques qu'elles contiennent; dans des expériences que je fis en 1840, comme rapporteur d'une commission du conseil de salubrité chargé d'examiner un nouveau système de filtration des eaux publiques, proposé par M. Souchon, et qui consistait à faire passer l'eau à travers de la laine *tontisse* (1), je me livrai à un examen complet des divers systèmes de filtration employés dans les établissements publics qui, à cette époque, distribuaient de l'eau filtrée pour la consommation des habitants de Paris, et je reconnus que l'eau des quatre établissements qui alors étaient en activité avait à peu de chose près la même limpidité; mais après un séjour de quelques jours dans des vases convenablement bouchés, il se manifestait des phénomènes particuliers qui démontraient que l'eau était loin d'avoir la même pureté: un goût d'eau corrompue se manifestait plus promptement dans l'eau qui avait été filtrée sans l'intermédiaire du charbon; mais il se développait également dans celle qui avait subi ce mode de filtration. On sait parfaitement que la filtration au charbon, qui rend potable même de l'eau corrompue, ne la préserve pas d'altérations ultérieures. Un seul des établissements que j'ai cités, celui des Célestins, désigné alors sous le nom de Compagnie royale, donna une eau qui ne subit aucune altération: l'eau était toujours pure,

_____

(1) On donne ce nom à de la laine hachée provenant de la tonte des étoffes dans les fabriques. Ce mode de filtration est très-rapide. Cinq filtres suffisaient pour toute l'eau de la pompe Notre-Dame, qui était alors d'environ 100 pouces de fontainier par 24 heures, ce qui fait, en nombre rond, 20,000 hectolitres.

douce et agréable; six mois après, elle avait encore les mêmes qualités, et aujourd'hui, après huit ans, l'échantillon que j'ai conservé a encore la même pureté et le même goût. Est-ce seulement à un mode plus parfait de filtration qu'il faut attribuer cette persistance dans les qualités de l'eau? je ne le pense pas : je crois plutôt que ce résultat est obtenu par la privation complète de toute matière organique dans ces eaux; car l'examen microscopique nous fit reconnaître dans les autres eaux à peu près le même degré de limpidité; c'était donc dans ces eaux la matière organique dissoute qui se décomposait après quelques jours et qui altérait leur pureté.

Il restait à déterminer quel moyen on peut mettre en usage pour priver cette eau de toute matière organique; les chefs de l'établissement ne nous ont donné aucun renseignement à ce sujet, et ils se sont constamment renfermés dans l'exposé du procédé de filtration dont ils faisaient usage. Mais, nous l'avons déjà dit, la filtration au charbon, même la plus parfaite, n'empêche pas l'eau de se corrompre, et ne la prive donc pas de la matière organique qu'elle contient. Le seul moyen que nous connaissions de débarrasser l'eau de sa matière organique, c'est de précipiter cette dernière par une petite proportion de sulfate d'alumine (alun). Depuis longtemps ce moyen est employé à Paris par quelques porteurs d'eau, qui filtrent l'eau chez eux, dans des cuves de 15 à 20 hectolitres. Les eaux ainsi dépurées n'ont présenté aucun inconvénient pour l'usage alimentaire, en raison de la petite proportion d'alun employée, du résultat obtenu et de la très-petite quantité de sels alumineux qui restent en solution dans l'eau.

Sous le rapport industriel, les eaux dures qui contiennent des sulfates et des hydrochlorates de chaux, et qui, par conséquent, ne dissolvent pas le savon, peuvent acquérir cette propriété par un moyen fort simple, qui consiste à introduire dans ces eaux une certaine quantité de carbonate de soude proportionnée à la quantité des sels calcaires, et, par une action chimique parfaitement connue, il se forme du sulfate et de l'hydrochlorate de soude, il se précipite du carbonate de chaux, et l'eau, alors, acquiert la propriété qu'elle n'avait pas, celle de dissoudre le savon. Nous nous sommes étendus un peu longuement sur les eaux publiques et surtout sur les qualités de l'eau, parce que dans notre Dictionnaire, à l'article spécial sur ce sujet, il n'avait pas été traité avec tout le développement convenable et que demandait son importance.

Habitations. — Soit qu'elles servent à quelques individus, soit qu'on y réunisse beaucoup de personnes, comme dans les casernes, les collèges, les hôpitaux, les prisons, les spectacles, les habitations doivent être soumises à des conditions hygiéniques spéciales et dont il a été parlé d'une manière générale à ce mot. La principale condition de salubrité pour une maison, c'est qu'elle soit exempte d'humidité, et qu'elle permette facilement l'accès de l'air et de la lumière; vient ensuite la propreté. Les maisons devront être généralement construites dans un lieu sec, suffisamment élevé, à l'exposition du levant et du couchant, si la construction a deux façades; dans le climat de Paris, on peut rechercher l'exposition du midi; celle du nord est toujours fâcheuse, surtout pendant l'hiver, pour les pièces où l'on demeure une grande partie de la journée, telles que les chambres à coucher, les cabinets de travail, etc. Les entrées des maisons doivent être larges, fermées de manière à ce que l'air puisse facilement circuler, surtout dans les maisons en commun, où les soins de propreté ne sont pas rigoureux. Les escaliers seront suffisamment vastes et éclairés, les appartements d'une hauteur convenable et proportionnée à leurs dimensions, 3 mètres à 3 mètres 50 centimètres au moins; les fenêtres larges, pouvant s'ouvrir complètement et commençant à 50 centimètres du plancher, pour s'élever presque jusqu'à la hauteur du plafond. Cette disposition est nécessaire pour permettre une bonne ventilation et favoriser l'entrée de la lumière.

Quelle que soit la grandeur des pièces, il est important de proportionner le nombre des individus qui doivent y demeurer à leur dimension, surtout lorsque l'on doit y coucher. La dimension des pièces ne doit pas se mesurer par la surface de leur plancher, mais bien par le cube de vide ou d'air qu'elles contiennent; ainsi de vastes salles peu élevées ou mansardées devront contenir moins de personnes ou de lits que celles d'une moins grande superficie, mais qui sont plus hautes. La quantité d'air nécessaire dans les dortoirs des colléges, les chambres des casernes, dans les prisons, a été évaluée, par une commission spéciale nommée il y a peu d'années par le ministre de a guerre, à 14 mètres cubes par individu. Dans les hôpitaux où il existe des causes toutes spéciales d'insalubrité, et où la pureté de l'air est si nécessaire au rétablissement des malades, il faut au moins 24 mètres cubes d'air par malade; et encore est-il bien entendu que l'on devra renouveler l'air plusieurs fois dans la journée, et surtout le matin, par une ventilation bien entendue.

La *ventilation* est toujours utile et souvent indispensable à la salubrité des habitations; dans les cas ordinaires, celle qui se fait par les cheminées est suffisante, celle qui a lieu par le jeu laissé entre les portes et les fenêtres est trop incomplète. Dans les lieux de grandes réunions, tels que les écoles, les salles de spectacles, les salles de bals, il est important d'organiser un système particulier de ventilation pour renouveler l'air vicié par la respiration et plus encore quelquefois par la combustion des lampes, des bougies ou du gaz servant à l'éclairage. La viciation de l'air est quelquefois si considérable dans ce cas, que des individus éprouvent de l'oppression, des lypothimies, et même des syncopes, par l'effet de l'impureté de l'air, accidents que souvent on attribue à la chaleur. La chaleur, dans ces cas, n'est aussi incommode que parce que l'air est raréfié et vicié; s'il était pur et abondant, elle se supporterait beaucoup mieux, ainsi qu'on l'observe à l'air libre en été : c'est surtout en ouvrant des vasistas dans la partie supérieure des pièces et dans des directions opposées, que l'on peut favoriser le renouvellement de l'air. On évitera une partie des inconvénients que peut présenter cette ventilation dans la saison froide, en garnissant l'ouverture des vasistas et des ventilateurs d'une toile métallique qui rompe et brise le courant d'air; l'air ainsi tamisé forme des courants bien moins directs qui ne sont point de nature à nuire à la santé, en causant des refroidissements partiels.

Dans les *salles de spectacle*, le lustre qui est placé au milieu de la salle est un moyen d'appel très-convenable pour renouveler l'air; l'on peut compléter ce système de ventilation en fermant, par une caisse en bois qui doit s'élever jusqu'à la toiture, la partie située au-dessus du plafond qui est destinée à recevoir le lustre lorsqu'on l'enlève. Des ventilateurs peuvent prendre l'air dans les corridors, et l'introduire dans la salle en passant sous le plancher des loges : ce moyen a été déjà employé avec avantage dans plusieurs salles à Paris. Il faut éviter de prendre l'air dans ce qu'on appelle *les dessous*, espaces situés au-dessous du parquet et de la scène : ces lieux sont ordinairement humides et l'air y contracte une odeur et une altération qui le rend peu propre à la respiration.

Dans les lieux d'assemblées une bonne ventilation peut suppléer à l'insuffisance de l'espace, mais il faut qu'elle soit bien entendue et bien surveillée pour que ses inconvénients ne soient pas aussi nuisibles que pourrait être l'air vicié; car des affections catarrhales et rhumatismales peuvent être occasionnées par des refroidissements déterminés par les courants d'air mal dirigés.

Les *cabinets* et les *fosses d'aisance* (v. *Vidangeurs*), les *eaux ménagères* sont souvent de graves causes d'insalubrité dans les habitations. Les *cabinets d'aisance* lorsqu'ils sont mal ventilés répandent dans les appartements une odeur infecte (gaz hydrogène sulfuré, sulfhydrate d'ammoniaque), qui vicie l'air et qui, à la longue, peut occasionner de graves maladies chez les individus habituellement soumis à cette action. Il en est de même des émanations des *eaux ménagères* putréfiées qui se font par les plombs, les gargouilles, les pierres d'évier, toutes ces causes agissent en diminuant et détruisant l'énergie vitale : elles produisent une véritable intoxication lente qui souvent amène une foule d'affections, et même la fièvre typhoïde. (V. *Miasmes*). Les tuyaux d'évents pour les cabinets d'aisances, les lavages avec le chlorure de soude ou avec l'eau de javelle, une partie pour 100 parties d'eau, pour les pierres d'évier, les plombs et les gargouilles, sont des moyens efficaces pour remédier à ces inconvénients.

Voiries. — On donne ce nom aux dépôts des immondices que l'on enlève dans les villes, et qui exigent des soins particuliers. Il est toujours indispensable de les former loin des habitations et du côté opposé aux vents régnants. A Paris, les voiries qui, dans les temps anciens, avaient été formées aux portes de la ville, se sont trouvées, par suite de l'accroissement de celle-ci, renfermées dans son enceinte; cet état de choses s'est renouvelé bien des fois, et il est plusieurs élévations très-marquées du sol qui n'ont point d'autre origine. Dans ces derniers temps, les voiries étaient situées dans les faubourgs, qui n'ont été compris dans la même enceinte que la ville que peu d'années avant la révolution de 1789. Ces voiries, dont plusieurs existaient encore il n'y a pas 20 ans, étaient de larges fosses entourées de maçonnerie, profondes de deux à trois mètres et dont le sol était pavé; là, l'on accumulait toutes les immondices de la ville, qui étaient ensuite enlevées comme engrais, suivant les besoins de l'agriculture. Aujourd'hui il n'existe plus aucune voirie dans Paris; aux environs de la ville, dans les champs, il y a des dépôts d'immondices, fractionnés, divisés suivant les besoins du sol, pour lequel ces matières sont un excellent engrais que paient les cultivateurs.

La voirie de Montfaucon où l'on dépose encore des matières fécales, qui est située au nordest de Paris, est destinée à disparaître prochainement; les matières sont aujourd'hui envoyées par une conduite souterraine dans la forêt de Bondy, située à plus de 8 kilomètres de Paris. L'on a commencé il y a peu de temps à mettre en activité ce système de transport des matières fécales.

Le bâtiment où se fait cette opération se nomme le *Dépotoire* de la Villette; il est construit près du canal et devant un embranchement de ce dernier. Trois systèmes, formés chacun par neuf larges fosses en maçonnerie, voûtées et enduites de chaux hydraulique, sont destinés à recevoir les matières; chaque système peut contenir de 8 à 900 mètres cubes de matières. Les fosses sont surmontées par des constructions en briques, destinées à recevoir les voitures qui amènent les matières dans de larges tonnes pouvant contenir deux mètres cubes; les cases dans lesquelles entrent ces voitures se ferment presque hermétiquement au moyen de portes à coulisses et roulant sur des galets. La voiture entrée et les portes fermées, on décharge la tonne par un conduit de cuir qui dirige les matières dans un des trois systèmes de fosses que nous avons déjà indiqués. Les matières, qui sont presque toutes liquides, 90 p. 100, sont prises par une pompe foulante mue par une machine à vapeur puissante qui les chasse dans un conduit en fer zincé de plus de 30 centimètres de diamètre. Ce conduit, parfaitement solide, et qui se continue, ainsi que nous l'avons dit, jusqu'à Bondy, contient à lui seul environ 600 mètres cubes de matières. Les matières les plus solides qui ne peuvent être chassées par la pompe, et qui sont arrêtées dans les fosses au moyen de vannes disposées à l'ouverture de chacune d'elles, sont versées dans de larges tonnes parfaitement fermées et expédiées par bateaux à Bondy. Les gaz des fosses et des cases supérieures sont enlevés au moyen d'un ventilateur à rotation qui les porte dans le foyer du fourneau de la chaudière à vapeur, où ils sont brûlés. De cette façon aucune odeur ne peut se répandre au-dehors pendant l'opération, quoique les quantités de matières apportées dans une même nuit soient très-considérables, puisqu'elles ne varient seulement qu'entre les chiffres de 500 à 800 mètres cubes. La description de ce dépotoire construit par M. Mary, ancien ingénieur en chef, directeur des eaux de Paris, nous a paru assez intéressante, le système étant entièrement nouveau, pour que nous en fissions mention ici.

Dans les villes traversées par un cours d'eau, il faut éviter, ainsi que nous l'avons déjà dit, de jeter les immondices dans la rivière, car ces matières finissent par s'accumuler et donnent lieu à de graves inconvénients; elles infectent les cours des rivières, forment dans leur lit des amas de matières organiques qui, sous l'influence des chaleurs de l'été et dans les basses eaux, où elles sont mises à découvert, dégagent et exhalent des miasmes et des gaz infects qui, dans les cours d'eau qui ne sont ni importants ni rapides, peuvent devenir des causes d'épidémie.

Les immondices des villes, ainsi que les produits animaux rejetés dans les tueries, ou par certaines industries telles que les fabricants de colle forte, etc., doivent être désinfectées par l'un des procédés que nous avons indiqués au mot *Vidange*, et enlevées immédiatement hors des villes. La terre végétale calcinée par le feu est un des moyens les moins dispendieux et des plus efficaces de désinfection; la chaux et les marnes calcaires et alumineuses calcinées, ou même seulement séchées, peuvent aussi être employées avec avantage. Il y a aujourd'hui plus de 30 villes importantes en France, où toutes les matières des fosses d'aisance sont désinfectées par un des procédés que nous avons indiqués dans notre article. La vidange, dans ces villes, se fait le jour et sans que personne en éprouve d'incommodité : il est à regretter que ces procédés ne soient pas appliqués à la ville de Paris, lorsque la ville de France la plus considérable après elle, Lyon, en constate chaque jour les bons résultats. Malgré les nombreux perfectionnements apportés à Paris dans cette partie de l'hygiène publique, nous persistons à penser que le seul et définitif perfectionnement qui soit à désirer est la désinfection, et il est à regretter qu'il ne soit pas encore prescrit par les règlements de l'administration.

Tueries. — Dans les villes un peu populeuses, il est important que *les bestiaux* destinés à l'alimentation ne soient point abattus dans des tueries disséminées dans la ville et qui sont autant de causes d'infection, par le sang, les issues et les autres matières animales qui souvent sont rejetées au dehors, et surtout par la difficulté de surveillance pour des établissements isolés. Pour éviter ces inconvénients on a établi dans beaucoup de villes des *abattoirs* (V. ce mot), qui réunissent toutes les conditions de commodité et de salubrité, et qui, soumis d'une manière directe et permanente à l'inspection de l'autorité municipale, ne peuvent devenir des causes d'insalubrité. C'est dans ces établissements, et dans des lieux nommés *triperies* et *fondoirs*, que l'on fait ordinairement la cuisson des issues et la fonte des suifs qui sont toujours des causes graves d'incommodité pour les voisins.

Cimetières. — Ils doivent être éloignés des villes, et la loi a fixé la distance la plus rapprochée ; autant que possible, ils seront placés du côté opposé aux vents régnants, dans des lieux secs, élevés, isolés, pourvus d'une couche épaisse de terre végétale ou de sable, enfin dans un terrain meuble ; ils devront être situés d'une façon convenable pour la décence et la salubrité. (V. *Inhumation*).

HYGIÈNE DES CAMPAGNES.

Les campagnes, dans les conditions ordinaires, sont exposées à bien moins de causes d'insalubrité que les villes ; les habitations rurales sont moins agglomérées, peu élevées, souvent isolées ; elles sont toujours accompagnées de jardins et d'espaces assez vastes qui permettent à l'air et à la lumière de circuler avec facilité : aussi, est-ce à la campagne que le citadin languissant va puiser les forces et la santé. Mais pour qu'il en soit ainsi, il est indispensable que certaines conditions soient remplies : l'assiette des lieux doit avoir été choisie avec discernement ; les terrains humides, le voisinage des marais, les lieux bas et enfermés qui sont difficilement balayés par les vents, et sur lesquels affluent des eaux qui n'ont point un écoulement suffisant ; le voisinage trop immédiat des bois, en raison de leur humidité et du défaut d'une circulation rapide de l'air, sont des circonstances peu favorables à la salubrité des habitations rurales.

La pauvreté des habitants et la mauvaise construction des maisons viennent souvent créer des causes d'insalubrité. Ainsi, la nourriture est grossière, quelquefois insuffisante et le plus ordinairement privée des substances animales qui, si elles ne sont pas indispensables à l'alimentation de l'homme, sont nécessaires au développement de sa force et à l'entretien de sa santé. Les vêtements n'ont pas toujours la propreté désirable, et même ils sont quelquefois insuffisants dans la saison rigoureuse pour préserver de ses intempéries. Les maisons, le plus souvent, sont construites contre toutes les règles de l'hygiène ; le sol en est bas, humide, le plafond peu élevé, les fenêtres étroites et donnant peu d'accès à l'air et à la lumière. Les animaux domestiques partagent les droits au foyer ; quelquefois l'étable est immédiatement voisine des pièces habitées ;

d'autres fois elle est confondue avec l'habitation de la famille ; des amas de fumier ou d'immondices existent près de la maison, des animaux de basse cour entretiennent la malpropreté et l'humidité au dehors. Tel est le tableau peu flatté, mais vrai, d'un grand nombre d'habitations rurales en France et souvent pour des cantons ou des provinces.

Mais, hâtons-nous de le dire, les résultats de cette fâcheuse hygiène sont loin d'être aussi désastreux que l'on devrait le supposer ; cela tient à diverses causes, et surtout à une principale, dominante, à la pureté de l'air. L'*air*, cet aliment incessant de notre existence, qui, quinze à vingt fois par minute, pénètre dans notre poitrine pour revivifier chaque fois une portion notable de notre sang : l'air qui, en contact avec toutes les parties de notre peau, est encore absorbé par cette vaste surface, agit d'une manière puissante par sa pureté ; il combat à lui seul une foule de causes de maladie, il donne une énergie puissante à l'économie ; il supplée tellement à une alimentation grossière et insuffisante, que l'on a constaté que sur les enfants-trouvés envoyés en nourrice et qui, pour la plupart, sont confiés à des femmes de la campagne pauvres et souvent peu soigneuses, la mortalité est cependant moins considérable que pour les enfants élevés dans les villes par leurs parents, où l'aisance est plus grande et les soins plus attentifs. L'habitant de la campagne est généralement peu casanier, les travaux des champs l'obligent à un exercice salutaire dont les bons effets ne sauraient être détruits par une fatigue toujours suivie d'un sommeil calme et profond ; l'hiver, où il reste davantage à la maison, les influences morbides sont modifiées par la rigueur de la saison, qui ne permet pas cette fermentation active de l'été et les émanations qui en sont la suite.

Après l'air, l'*eau* qui est l'aliment le plus général, demande la plus grande attention ; nous renverrons ici à ce que nous avons dit plus haut sur les eaux publiques : ces prescriptions s'appliquent en partie aussi bien aux eaux des communes rurales qu'à celles des villes. Les rivières les ruisseaux, les étangs, les citernes, les sources, les puits demandent un examen et des soins particuliers. Il est important de faire un bon choix pour les eaux qui servent à l'alimentation et d'avoir un grand soin pour leur entretien et leur conservation : la santé des populations entières tient très-souvent à ces causes, et l'on voit fréquemment des villages voisins, situés dans des conditions qui paraissent analogues, où cependant la force et la santé des habitants présente des contrastes frappants : dans les uns, les habitants sont forts, sains, vigoureux, d'une belle nature et d'une stature assez élevée ; dans les autres ils sont petits, pâles, maigres, chétifs, tourmentés par les maladies, souvent les scrofules : d'autres fois, de mauvaises conditions d'exposition et d'aération viennent encore augmenter ces effets funestes. Ainsi que nous l'avons déjà dit, on ne saurait trop prendre de précautions pour la salubrité des eaux, il faut éviter que l'on y mêle des matières organiques et surtout qu'on y fasse rouir le chanvre, ainsi que cela se pratique dans beaucoup de localités.

L'habitant des campagnes est encore exposé à beaucoup de dangers qui, la plupart, sont le produit de son *ignorance* et de sa *crédulité* ; ainsi, il cède facilement sous le rapport de sa santé aux conseils qui lui sont donnés par les personnes les plus inexpérimentées ; il pratique une foule de recettes plus ou moins mauvaises qu'il applique sans aucun discernement, et lorsque avec un instinct étonnant il sait défendre le petit pécule fruit de ses économies, il abandonne sa santé, bien beaucoup plus précieux, aux charlatans et aux empiriques, qu'il préfère trop souvent aux hommes instruits et laborieux qui se sont dévoués au soulagement de ses souffrances.

Si le médecin des villes se plaint quelquefois du peu de lumière et de l'ingratitude de ses malades, le médecin des campagnes peut faire entendre à ce sujet des récriminations bien plus fondées ; combien de fois n'a-t-il pas vu le succès de ses soins compromis par des manœuvres imprudentes, faites à son insu, et que même après leurs fâcheux effets on lui dissimulait avec tout le soin possible, en voulant faire peser sur sa méthode de traitement les mauvais résultats.

Le docteur Munaret, dans un ouvrage très-spirituellement écrit, a tracé ce tableau des tribulations des médecins des campagnes, et il indique le moyen de combattre, dans l'intérêt des malades, ces préjugés si funestes à leur santé.

HYGIÈNE DES PROFESSIONS.

Les diverses professions et les grandes industries peuvent avoir une influence marquée sur la santé de ceux qui les pratiquent, comme de ceux qui, par l'effet du voisinage, sont soumis à leur action ; de là deux manières diverses d'examiner leur influence, soit sur les ouvriers, soit sur les habitants voisins. Il a été traité de l'action des principales professions sur les ouvriers dans les articles spéciaux qui leur ont été consacrés dans le cours du Dictionnaire (v. *Allumettes, Cuivre, Cérusiers, Egoutiers*, etc.). Comme dans chaque profession, les influences varient suivant la nature des circonstances ou des agents auxquels sont soumis les individus qui les pratiquent ; il en résulte nécessairement une série de préceptes qui n'ont rien de général, mais qui doivent varier suivant les espèces : nous n'avons donc rien de particulier à ajouter ici à ce qui a été dit dans les articles spéciaux.

Il n'en est pas de même de l'influence des professions sur leur voisinage ; cette importante question a été l'objet de règlements d'administration publique qui ont donné naissance à la législation des établissements insalubres. Un décret de 1810 a posé les bases de cette organisation. Il a divisé les établissements réputés *dangereux, insalubres et incommodes* en trois classes, suivant le degré de préjudice qu'ils pouvaient causer au voisinage. Ici le législateur s'était moins préoccupé de la santé des individus qui pratiquaient ces industries que de leur influence nuisible sur les alentours. Depuis, l'administration a étendu son action à ce sujet, car aujourd'hui l'on prescrit aux chefs des fabriques et des usines les précautions que l'on juge utiles sous le rapport de la santé de leurs ouvriers.

Dans la classification adoptée par l'autorité, on voit que ce n'est pas la seule question d'insalubrité qui a déterminé le classement, mais également les dangers et l'incommodité que peuvent présenter les établissements. Ainsi les dangers d'explosion, d'incendie, ont déterminé à ranger les fabriques de poudre, les artificiers, les distilleries d'essence de thérébentine, dans la première classe ; comme l'insalubrité y a fait placer les fabriques de céruse, d'acides minéraux, etc , tandis que l'incommodité produite seulement par le bruit des marteaux, par la fumée, a fait ranger les chaudronneries, les forges, dans la troisième classe.

Des conditions diverses sont imposées aux établissements suivant leur nature et suivant les classes auxquelles ils appartiennent. Ainsi les établissements de la première classe doivent être éloignés des habitations à des distances qui varient suivant les causes d'incommodités et les dangers qu'ils présentent. Pour les établissements de la deuxième classe, au terme du décret, l'éloignement des habitations n'est pas rigoureusement nécessaire, mais il importe de n'en permettre la formation qu'après avoir acquis la certitude que les opérations qu'on y pratique ne peuvent incommoder les propriétaires voisins, ni leur causer de dommages. Dans la troisième classe sont placés les établissements qui peuvent être formés sans inconvénient près des habitations, mais qui doivent cependant rester soumis à la surveillance de la police.

Nous ne parlerons pas ici des formalités administratives que nécessite la création des établissements classés. L'un de nos collaborateurs, M. Trébuchet, a publié sur cette jurisprudence un ouvrage fort important, sous le titre de *Code des établissements dangereux, insalubres et incommodes*, auquel nous renvoyons ceux de nos lecteurs qui désireraient avoir des détails plus étendus sur la matière, ainsi que la nomenclature des établissemens rangés dans les trois classes, avec l'indication des inconvénients qu'ils peuvent causer. Le même auteur vient de publier, dans le numéro d'octobre 1848 des *Annales d'hygiène*, un Mémoire sur les établissements insalubres qui pourra être consulté utilement par ceux de nos lecteurs qui voudraient de plus amples développements.

CHAPITRE X.

MÉDECINE LÉGALE.

La médecine légale, que quelques auteurs ont désignée, en la joignant à l'hygiène publique, sous le nom de *médecine politique*, est l'application des connaissances médicales à la législation et à l'administration de la justice. La médecine légale n'est point, à proprement parler, un corps de science ; elle se compose de nombreux emprunts faits à toutes les branches qui composent l'ensemble des sciences médicales, l'anatomie, la physiologie, la pathologie, la toxicologie, la pharmacie, la chimie, la botanique, etc. Les médecins seulement ont réuni sous ce nom et pour les besoins de l'étude, en corps de doctrine, tous les emprunts faits à ces sciences, avec leur application à des cas déterminés comme espèce, suivant les besoins du législateur et du juge. Ainsi qu'on le voit, la médecine légale est subordonnée à l'ensemble des connaissances médicales et aux prescriptions de la justice ; c'est le flambeau qui éclaire le magistrat dans la constation des délits et des crimes, ainsi que dans l'application de la loi. Nous ne reviendrons pas ici sur ce qui est dit dans le Dictionnaire sur la médecine légale, dans les divers articles spéciaux ; et nous nous contenterons de donner la classification adoptée dans les traités sur cette matière ; c'est un fil qui pourra servir de guide à nos lecteurs pour leurs recherches dans les notions qui ont été consignées dans ce livre. Ceux qui voudront des détails plus étendus devront consulter les traités particuliers, et notamment les ouvrages de M. Orfila et de M. Devergie, qui résument d'une manière complète l'ensemble des connaissances sur cette partie de la médecine.

L'opinion du médecin légiste émise en justice fait l'objet d'un *rapport*, lorsqu'elle lui est demandée par le juge ou par un magistrat administratif ; d'une *consultation* ou d'un *mémoire à consulter*, si elle est demandée par la défense, ou enfin d'un simple certificat si la partie ne demande que la simple constatation d'un fait ; ces diverses pièces exigent des formes particulières dont il a été parlé aux mots *Certificats*, *Rapports*. Telle est l'entrée en matière des traités les plus modernes de médecine légale. Viennent ensuite les questions d'*honoraires* dus aux médecins, et de responsabilités médicales ; l'histoire des *âges*, les questions d'identité, les attentats à la pudeur, le *viol* ; les questions relatives au mariage, l'*impuissance*, la *stérilité*; les faits relatifs à la *grossesse*, à l'*accouchement*, à l'*avortement*, à la suppression de *part*, à la viabilité des *fœtus*, à l'*infanticide*. Ensuite se présentent les coups et *blessures* volontaires et involontaires pouvant occasionner la mort ou une incapacité de travail plus ou moins prolongé ; l'homicide, le suicide, l'*asphyxie* par des gaz, par submersion, par *strangulation* ; les *combustions spontanées* ; les questions de *survie* ; les *maladies simulées* ou dissimulées; l'*aliénation mentale*, la *monomanie*, l'*idiotie*, la *démence* : puis l'appréciation de ces états sur la liberté et la criminalité des actes des accusés. Vient après, l'*empoisonnement* avec toutes ses variétés, tant sous le rapport des nombreuses substances toxiques, que sous celui des modes employés pour commettre le crime ; la nature des symptômes et des lésions produites par l'empoisonnement, examinés sur le vivant et sur le cadavre ; la recherche du poison ; les antidotes ou moyens de neutraliser son action ; puis les maladies et les symptômes qui peuvent simuler l'empoisonnement. Les *falsifications* ou sophistications des substances alimentaires, les moyens de les reconnaître et les accidents produits par l'emploi de ces aliments sont aussi compris dans les matières traitées dans la médecine légale.

Enfin, pour terminer le tableau, le médecin légiste traite de la *mort*, de ses caractères, des moyens de reconnaître ses causes, de distinguer la mort réelle de la mort apparente; puis viennent les ouvertures de cadavres ou *autopsies* médico-légales, les altérations cadavériques par l'action de l'air, de l'eau, dans le sein de la terre, après la combustion; les *exhumations* juridiques, les soins et les précautions dont elles doivent être entourées; la persistance des traces de certains poisons dans les restes de l'organisme; les caractères du squelette pour distinguer les sexes, les âges, les dispositions individuelles. Tel est l'ensemble tracé d'une manière rapide des faits qui constituent les connaissances des médecins légistes. On trouvera dans ce Dictionnaire, à leurs mots spéciaux, les principaux articles qui traitent des sujets que nous venons d'indiquer.

CONCLUSION.

Nous terminons cette Introduction par un dernier avis que nous avons déjà indiqué dans notre Avant-propos. C'est que nos lecteurs ne devront pas s'étonner s'ils ne trouvent point dans cet ouvrage tous les détails que leur désir de connaître pourrait leur faire rechercher. Pour atteindre ce but, il eût fallu le faire vingt fois plus volumineux, et encore n'aurions-nous pas tout dit; de plus, les lecteurs eussent perdu dans les détails l'exposé simple, clair et précis des faits que nous voulons leur faire comprendre. Pour bien comprendre les détails, il faut avoir des notions positives, des faits généraux qui composent l'ensemble d'une science, et c'est en partie pour cette cause que les ouvrages spéciaux sont si peu intelligibles pour le commun des lecteurs. Nous avons donc dégagé les faits principaux des faits secondaires qui les entourent et les dissimulent pour ainsi dire; nous les avons mis en saillie dans un langage aussi clair et aussi intelligible qu'il nous a été possible, afin qu'ils puissent être compris de tous. Aussi considérons-nous notre Dictionnaire autant comme un ouvrage élémentaire pouvant préparer à l'étude de la médecine, que comme un livre usuel pouvant répandre de saines et d'utiles notions sur les sciences médicales.

Nous devons ici adresser nos remercîments à ceux de nos confrères qui ont bien voulu donner à notre Dictionnaire l'appui de leur nom et de leur talent; ils ont compris que notre œuvre avait un but utile et vraiment philanthropique; la célébrité de leur nom a popularisé notre livre, et donné de l'autorité à nos préceptes. Tous n'ont pu le voir terminer, et quelques-uns des plus célèbres ou des plus laborieux sont morts en nous laissant le regret de nous voir privé de leurs travaux.

Alibert, dont la plume facile et élégante savait prêter le charme de son style aux parties les plus sèches et les plus arides de la science, et qui, dans son traité de thérapeutique et dans celui des maladies de la peau, a montré que le talent du littérateur n'enlevait rien à la justesse de la pensée et à la précision des descriptions du praticien. *Marc*, connu par ses travaux sur la médecine légale et sur la police médicale, auxquels il consacra ses études, et qui mourut assez tôt pour n'être pas témoin du malheur de l'auguste famille à laquelle il avait dévoué sa vie. *Pariset*, son ami, esprit fin, éclairé, littérateur distingué, qui savait revêtir des formes brillantes de son style les descriptions les plus scientifiques; qui, par sa position de secrétaire perpétuel de l'Académie de médecine ne devant être étranger à aucune des parties des sciences médicales, les saisissait avec son imagination rapide et les reproduisait sous les aspects les plus pittoresques et les plus inattendus, sans leur rien ôter de leur vérité. *Guersent*, la providence des mères de famille, qui les rassurait par sa seule présence, lorsqu'elles tremblaient pour les jours d'un enfant chéri : médecin de l'hôpital des enfants, il consacra tout son temps à l'étude si obscure des maladies des premiers âges de la vie, et les succès qu'il obtint couronnèrent ses laborieux efforts. *Olivier d'Angers,* notre collègue et notre ami, aussi distingué comme médecin légiste que comme physiologiste, anatomiste et pathologiste. Son traité des maladies de la moelle épinière, ses articles nombreux sur divers sujets d'anatomie et de physiologie, ses mémoires sur la médecine légale, lui ont assigné une place honorable parmi les auteurs modernes : homme probe, esprit droit et élevé, il a laissé un vide douloureux et de profonds regrets parmi ses collègues et ses amis. *Dalmas,* enlevé au milieu de sa carrière à ses nombreux amis, et déjà connu par d'importants travaux qui lui promettaient un rang éminent dans la science. *Capitaine,* esprit vif, âme de feu, dévoré de l'amour de la science et de l'humanité, qui ne pouvait garder de mesure ni dans ses études ni dans son dévouement : emporté par ce sentiment auquel se mêlaient les principes de la religion la plus pure, il oubliait même les besoins les plus impérieux de la vie. Épuisé par ses travaux et par son austérité, son corps ne put résister aux élans de son âme, et il succomba au milieu d'un hiver rigoureux, alors qu'il allait prodiguer les secours de son art et de sa fortune aux malheureux. *Miquel,* fondateur du *Bulletin de thérapeutique,* journal qui rendit de nombreux services à la science ; médecin éclairé, il alliait les études pratiques avec la littérature médicale, et lorsqu'il promettait d'être encore longtemps utile, il succomba à une affection du cœur. *Cottereau,* agrégé de la Faculté de médecine, homme laborieux, qui ne commença que tard l'étude de la médecine, en quittant la pharmacie, qu'il exerçait après avoir été reçu à l'École de Paris : déjà il s'était fait connaître par des concours distingués et des travaux honorables, lorsqu'il mourut regrettant sans doute de ne pouvoir achever ce qu'il voulait faire pour la science. Puisse le peu de lignes que nous adressons ici à la mémoire de ces hommes qui furent nos maîtres, nos collègues et nos amis, être un témoignage de nos profonds regrets et de notre bon souvenir.

J. P. BEAUDE.

Paris, le 25 décembre 1848.

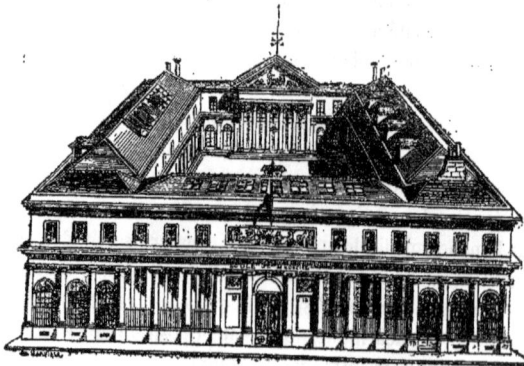

DICTIONNAIRE
DE MÉDECINE USUELLE
A L'USAGE DES GENS DU MONDE

A à H.

DICTIONNAIRE

DE

MÉDECINE USUELLE.

A

ABAISSEUR (*anat.*), subs. et adj. m., se dit d'un muscle destiné à abaisser un organe. Il y a un abaisseur de l'œil, que l'on nomme aussi *droit inférieur;* un abaisseur de l'aile du nez, nommé *myrtiforme,* à cause de sa ressemblance avec une feuille de myrte ; un abaisseur de la lèvre inférieure (*carré du menton*); de l'angle des lèvres (*triangulaire*); de la mâchoire (*digastrique*); quelques auteurs admettent un abaisseur de la lèvre inférieure.

J. B.

ABATTEMENT (*méd.*), s. m., diminution considérable des forces: en médecine, l'abattement est un symptôme que l'on observe presque toujours au début des maladies; il accompagne ordinairement la fièvre qui annonce l'invasion de la maladie : l'abattement s'observe même dans certaines indispositions; il accompagne ordinairement les rhumes, les indigestions, les courbatures, etc. L'abattement prend différents noms, suivant son degré d'intensité : lorsqu'il est le résultat de déperditions sanguines considérables, de sueurs excessives, d'une longue et abondante diarrhée, il prend le nom d'*épuisement. L'affaissement* est un degré plus avancé de ce symptôme : on l'observe surtout après la période d'excitation des maladies aiguës. L'*accablement* est caractérisé par un sentiment de pesanteur dans tout le corps qui se joint à l'abattement qu'éprouve le malade : c'est un symptôme qui s'observe surtout au début des maladies graves. L'*abattement* dans le moral est aussi un symptôme dont l'on tient compte dans les maladies; il accompagne ordinairement l'extrême abattement physique; il le provoque même lorsqu'il n'en est pas le résultat. Indépendamment des affections morales qui peuvent produire cet état : on le voit souvent se manifester dans les maladies longues que l'on nomme chroniques; dans ces cas il conduit quelquefois au désespoir. J. B.

ABATTOIRS (*hyg. publ.*), s. m. On appelle ainsi les lieux destinés à l'abattage des animaux. Cependant le mot *abattoir* n'est généralement applique qu'aux établissements où l'on tue les bestiaux destinés à la nourriture des hommes ; ceux où l'on abat les autres animaux, et notamment les chevaux, sont vulgairement nommés *clos d'écarrissage.* Nous ne traiterons ici que ce qui concerne les abattoirs proprement dits.

Avant la création des abattoirs les bestiaux étaient tués dans l'intérieur des villes où les bouchers possédaient des *tueries* ou *écorcheries* particulières, et l'on comprend les inconvénients graves que devaient offrir de tels usages ; surtout dans une ville comme Paris. Outre le danger de voir les animaux s'échapper, ce qui arrivait fréquemment, des troupeaux de bœufs encombraient la voie publique, des ruisseaux de sang traversaient les rues, et les environs de ces tueries, placées pour la plupart dans des quartiers populeux, étaient rendus inhabitables par l'odeur infecte qui s'en exhalait. En vain et depuis des siècles on avait cherché à détruire ces établissements et à les reléguer hors de la ville; l'habitude et les préjugés opposaient à la sagesse des règlements des obstacles insurmontables; et ce ne fut qu'après l'examen de nombreux projets, où l'on avait discuté avec soin les intérêts du commerce et ceux de l'administration, où l'on s'était occupé de la facilité de l'exploitation et de l'approvisionnement de la ville, que le décret du 10 novembre 1807 ordonna la construction des abattoirs généraux pour le service de la ville de Paris. Mais on ne commença les constructions que longtemps après la promulgation de ce décret, et les abattoirs ne furent ouverts qu'en 1818. Ces établissements, les premiers qui furent construits en France, servirent de modèle à la plupart des abattoirs qui s'élevèrent dans les autres villes.

Les abattoirs doivent être situés aux extrémités des villes, afin de faciliter la perception des droits et d'éviter que le passage des animaux n'entrave la circulation intérieure et ne cause des accidents. Ils doivent être isolés des habitations et recevoir de l'eau en abondance; il faut en outre qu'ils soient placés auprès des égouts ou des rivières pour que les eaux s'y écoulent sans laisser de traces dans les rues; les environs doivent être libres afin de rendre facile la circulation des voitures.

Après ces premières conditions, essentielles quant à l'emplacement, il importe que l'intérieur des abattoirs soit disposé de telle sorte que toutes les opérations s'y pratiquent sans se nuire.

Les cases destinées à l'abattage, et qui sont la partie la plus importante d'un abattoir, doivent être dallées et construites, jusqu'à une certaine hauteur, en pierres de taille dures pour résister aux lavages qui doivent nécessairement s'y faire à chaque instant de la journée. « Il faut de plus, dit M. Parent-Duchâtelet, que, par la position et l'épaisseur du mur, ainsi que par la disposition du toit, il règne dans leur intérieur une fraîcheur continuelle; cette fraîcheur est nécessaire, non-seulement pour la conservation de la viande en été, mais encore pour empêcher les mouches d'y aborder : il est en effet d'observation que ces insectes ne pénètrent jamais dans les boucheries ainsi disposées. Nous tenons ce fait de notre collègue M. Hazard père, qui l'a constaté à Strasbourg, à Zurich, à Schaffouse, à Genève et dans d'autres lieux de la Suisse. Il n'est pas de canevas ou de toile métallique que l'on puisse mettre, sous ce rapport, en parallèle avec une température de quelques degrés inférieure à celle de l'atmosphère environnante. »

Un abreuvoir, et une cour dallée dite *voirie*, où l'on jette les matières que l'on trouve dans les estomacs et dans les intestins des animaux, et qui doit être journellement lavée à grandes eaux, sont encore au nombre des conditions essentielles qu'exige un abattoir. Les fonderies de suif en branche qui en dépendent, et qui ne peuvent d'ailleurs être exploitées dans l'intérieur des villes, doivent y être réunies. En général ces fonderies doivent être établies au premier étage, et au dessous doivent être des caves voûtées pour le dépôt et la manipulation des suifs. La sûreté de l'établissement exige que ces fonderies soient en pierres de taille. A ce sujet nous devons mentionner l'instruction récente du conseil de salubrité de la ville de Paris, sur les moyens à prendre pour rendre les fondoirs salubres.

Les échaudoirs, c'est-à-dire les parties de l'établissement où sont échaudées, lavées et préparées toutes les issues d'animaux qui entrent dans le commerce des tripiers, méritent aussi une grande attention. Les eaux de lavage qui entraînent beaucoup de matières animales, extrêmement, faciles à s'altérer, se putréfient promptement et d'un autre côté les vapeurs qui en sortent répandent une odeur fade et nauséeuse. Il est donc important que ces opérations soient défendues dans l'intérieur des villes et reléguées dans les abattoirs, où elles n'offrent aucun inconvénient, attendu la disposition des localités et la masse d'eau que l'on peut employer.

Telles sont les conditions générales que doivent présenter les abattoirs. Elles varient nécessaire-

ment un peu, suivant l'importance de l'établissement et surtout des localités; mais, on ne saurait trop le répéter, de l'eau en abondance, et la proximité d'un égout ou d'une rivière sont les deux conditions principales pour la formation de ces établissements.

Il existe cinq abattoirs pour le service de la ville de Paris. On y abat année moyenne 73,000 bœufs, 15,000 vaches, 74,000 veaux et 365,000 moutons. Pour avoir la consommation totale de Paris, il faut ajouter à ce chiffre la viande que les boucheries de la banlieue apportent sur les marchés, et qui représente environ 4,000 bœufs et vaches, 25,000 veaux et 16,000 moutons. La quantité d'eau que l'on consomme est d'environ 97,350 mètres cubes par an. La surface totale renfermée dans l'enceinte de ces cinq établissements est de 156,500 mètres carrés, et la surface des constructions de 43,100 mètres. L'achat du terrain et les constructions ont coûté à la ville de Paris 2,200,000 francs, et lui rapporte près d'un million par an.

Les abattoirs offrent des avantages immenses pour la sûreté et la salubrité des villes et pour la bonne qualité des viandes mises en vente, car la surveillance continuelle qu'y exerce l'administration ne permet pas d'y abattre et de livrer à la consommation des bestiaux morts ou atteints de maladies. A Paris, ces bestiaux servent tous à la nourriture des animaux du Jardin-des-Plantes. Malheureusement les abattoirs n'existent encore que dans un petit nombre de localités. C'est cependant un des objets de haute administration qui ne saurait trop fixer l'attention des magistrats chargés de maintenir la salubrité des villes et de veiller à la sûreté des citoyens.

AD. TRÉBUCHET,

chef du bureau de la police médicale et de la
salubrité à la préfecture de police.

ABCÈS (*chir.*), s. m. *abscessus*. Du verbe *abscedere* se séparer, s'écarter. Par le mot abcès l'on désigne toute collection de pus dans un point quelconque de nos organes; on réserve le nom d'épanchement à l'amas d'un liquide anormal, quelle qu'en soit la nature, déposé dans une de nos cavités, et mis en contact avec nos viscères.

Les abcès se forment par l'écartement successif des lames de tissu cellulaire entre lesquelles le pus se rassemble. Les abcès, quels que soient leur caractère, leur siége, etc., sont toujours le résultat d'une inflammation qui présente les plus grandes variétés dans sa cause, sa marche, son activité, etc. Le pus est sécrété par les tissus enflammés qui prennent dans le sang les matériaux de ce travail contre nature.

On trouve des abcès dans toutes les régions du corps, depuis les tissus les plus simples, le tissu cellulaire, jusque dans les glandes, les parenchymes, dans la pulpe cérébrale elle-même. Le plus souvent un abcès est unique, mais quelquefois ils se succèdent à l'infini. Leur volume est tantôt très-circonscrit, comme dans quelques abcès sous-cutanés; tantôt l'abcès produit une vaste collection, qui se place entre les muscles, les écarte, déplace les vaisseaux, déforme le creux de l'aisselle, le pli de l'aine ; enfin ils ne sont quelquefois circonscrits que par des parois osseuses.

On a distingué les abcès en aigus ou chauds, en froids ou chroniques, en abcès symptomatiques ou critiques, en essentiels ou idiopathiques, etc. ; mais il est plus important d'apprécier la nature de la cause de l'abcès, l'intensité de l'inflammation et surtout le siége de l'abcès, et de bien constater l'espèce d'organe qui avoisine le pus.

Dans toute espèce d'abcès il se présente toujours trois périodes assez distinctes. Dans la première période, celle d'accroissement, le pus sécrété écarte les cellules, se porte vers un centre commun, s'agglomère et forme un foyer plus ou moins circonscrit. La période d'état commence lorsque la collection de pus s'achève et que l'abcès approche de sa maturité; il forme alors une tumeur plus ou moins élevée, qui, pressée alternativement sur deux points de sa surface, fait sentir l'ondulation du liquide. C'est le phénomène caractéristique d'un abcès parvenu à sa maturité. La troisième période est celle de terminaison, le plus ordinairement hâtée par l'ouverture artificielle de l'abcès.

Le diagnostic d'un abcès n'est pas toujours facile à établir; voici quelques-uns des signes qui peuvent aider à cette connaissance : quand une inflammation affecte des parties très-celluleuses, qu'elle est très-intense, que ses progrès sont rapides, qu'elle s'accompagne de douleurs pulsatives, il est à craindre qu'une suppuration abondante ne se forme. Cette terminaison est rendue probable par la diminution de la douleur locale, qui est remplacée par un sentiment de pesanteur, de tension incommode ; par l'augmentation de volume de la partie affectée, qui donne des pulsations isochrones aux battements du pouls; par des frissons qui parcourent le dos, les lombes, les membres inférieurs; enfin, en palpant méthodiquement la région affectée, on imprime au liquide un mouvement remarquable connu sous le nom de fluctuation, véritables ondulations qui vont frapper et soulever la main ou les doigts restés immobiles. Ce dernier signe est le plus concluant, mais pour l'obtenir, il faut une main bien exercée; c'est même un des points de diagnostic chirurgical des plus difficiles. Il existe en effet un très-grand nombre de causes d'obscurité, lorsque la poche purulente est très-distendue: sa dureté, sa résistance, ne permettent aucun ballottement. Il en est de même lorsque le foyer de pus est profondément situé au-dessous de parties nombreuses. Le pus disséminé entre les mailles celluleuses, non réuni en foyer, se déplace, fuit sous les doigts, et donne la sensation d'un œdème, d'un empâtement.

Quelques maladies semblent se prêter d'une manière toute spéciale à la formation des abcès; dans le cas de suppression d'une sécrétion purulente, par une médecine intempestive, ou par une opération de chirurgie; dans le cas de suppression trop brusque de toute autre évacuation habituelle : c'est ainsi que les nourrices sont exposées aux abcès des mamelles à la suite de l'allaitement prolongé, qui serait subitement interrompu.

Les abcès sont d'autant plus graves qu'ils sont moins superficiels, qu'ils atteignent des parties plus importantes à la vie. Les amas de pus dans les poumons, les plèvres, le foie, compromettent plus immédiatement la vie que ceux des membres. Le danger des abcès est aussi en rapport avec leur volume. En général plus un abcès se rapproche des surfaces externes, moins il est dangereux. Les inconvénients de l'abcès sont d'autant moins grands qu'on aura pu pratiquer plus tôt leur ouverture.

Le traitement consiste à délivrer la partie du pus qu'elle renferme, à favoriser le rapprochement des parois de la poche et leur adhérence : divers moyens se présentent pour remplir ces indications. On peut favoriser la résorption du pus; ce mode de guérison est évidemment le plus heureux : il met à l'abri des suppurations, des incisions, des cicatrices, etc. Dans ce but, on a conseillé des purgatifs, des diurétiques; on a fait des applications astringentes, des frictions stimulantes ; on a fait administrer des douches salines, sulfureuses, conjointement avec des dérivatifs intérieurs. Mais il est une foule de circonstances qui doivent faire renoncer à ces moyens, qui seraient alors non-seulement inutiles, mais dangereux ; et dont un praticien instruit est dans tous les cas le juge compétent indispensable, soit pour l'admission de ces moyens, soit pour le rejet.

La méthode de traitement la plus simple, comme aussi la plus rationnelle, consiste à combattre la formation de pus, en s'adressant à l'inflammation qui en est la cause. Toutes les fois qu'on peut atteindre cet élément, les applications émollientes, les saignées locales seront faites; si le sujet est robuste, et que la chaleur, la rougeur, la tension et la douleur soient assez prononcées, la saignée générale est indiquée. Le pus une fois formé, il faut avoir recours, dans la majorité des cas, à des opérations chirurgicales qui toutes peuvent être ramenées à l'incision, à la ponction du foyer purulent et encore à l'ouverture de ses parois par la cautérisation avec le fer rouge ou la potasse caustique.

Jusqu'à ce que le médecin ait porté son jugement sur la nature de l'abcès et sur le traitement plus spécial qui doit lui être opposé, on devra toujours soumettre au repos absolu la partie malade, favoriser sa position déclive en formant un plan incliné vers le tronc, de manière que le sang et les liquides tendent à s'éloigner du point enflammé, que l'on maintiendra recouvert de cataplasmes émolliens, ou de compresses trempées dans une décoction mucilagineuse. On se gardera bien de l'usage nuisible et suranné de tous les onguents et emplâtres de composition et de substances plus ou moins hétérogènes, dits maturatifs, dont l'inconvénient le plus léger est de retarder la guérison.

Après ces considérations sur les abcès en général, il ne resterait plus qu'à traiter des abcès en particulier dans chaque région, ce qui fait partie des maladies de chacune d'elles, et sera indiqué en son lieu.

CAFFE,

Docteur en médecine, chef de clinique à l'Hôtel-Dieu de Paris.

ABDOMEN *(anat.),* s. m. du mot latin *abdere,* ca-cher; vulgairèment *ventre, bas-ventre.* On désigne ainsi la partie inférieure du tronc, celle qui est sé-parée de la poitrine par une cloison assez mince, charnue, qu'on nomme *diaphragme ;* c'est la plus volumineuse des trois grandes cavités du corps; elle renferme les principaux organes de la diges-tion, ceux de la sécrétion de l'urine, ainsi que les organes internes de la génération. Son développe-ment n'est pas le même à toutes les époques et dans toutes les circonstances de la vie. Chez l'en-fant renfermé dans le sein de sa mère, c'est lui qui se forme en premier lieu ; aussi les monstres n'en sont-ils jamais privés, quoique la tête, la poitrine ou les membres puissent leur manquer. Cette prédominance se remarque encore pen-dant l'enfance ; le ventre est alors, comme on a pu l'observer, volumineux et proéminent par rapport au reste du corps ; ce développement est dû en partie au grand volume du foie et à l'étroitesse du bassin *(V. ce mot),* qui ne permet pas aux vis-cères de s'y loger. En grandissant, cette saillie diminue et la taille de l'adulte devient svelte. Plus tard, vers l'âge mûr, la capacité de l'abdomen aug-mente de nouveau par l'accumulation au-dessous de la peau et autour des viscères d'une quantité de graisse quelquefois énorme. Cet embonpoint du ventre se remarque surtout chez les gourmands et chez les femmes qui ont traversé sans accidents l'époque orageuse de l'âge critique. On a signalé le plus grand développement de cette partie du corps comme un des caractères particuliers des races colorées.

L'homme a l'abdomen moins volumineux que la femme; son bassin est plus petit et la dis-tance de la dernière côte à la hanche moins grande que chez cette dernière. Dans l'hydropisie et pendant la grossesse, le ventre se laisse dis-tendre d'une manière remarquable ; après l'ac-couchement il ne revient pas à son volume primitif; ses parois sont plus lâches, et par suite de la dis-tension qu'elles ont éprouvée la peau, surtout celle de sa partie inférieure, présente une foule de petites rides blanches, luisantes, entre-croisées, qu'on nomme *éraillures.* Né le premier, l'abdomen, avec les organes qui y sont contenus, semble mourir le dernier; l'on voit en effet les intestins retirés du ventre d'un animal s'agiter et se con-tracter long-temps après la mort de celui-ci. Sa surface antérieure a été divisée par les médecins en neuf parties ou régions qu'il n'est pas sans in-térêt de connaître, à cause de leur rapport avec les viscères internes. Elles ont été déterminées au moyen de huit lignes fictives dont nous allons in-diquer la position. Quatre de ces lignes sont hori-zontales et par conséquent parallèles : la première passe par le creux de l'estomac, la seconde par les deux côtes correspondantes, qu'on peut sentir au point le plus bas de la poitrine, la troisième par le point le plus saillant en avant de chacun des os de la hanche, la quatrième immédiatement au-dessus du pubis et de la racine de la verge chez l'homme ; ces lignes sont coupées à angle droit par quatre autres lignes verticales, dont

deux sont abaissées de chacun des mamelons, et deux autres menées de chaque côté du tronc.

Neuf cases ou régions sont ainsi circonscrites, trois au milieu et trois de chaque côté. Les régions du milieu sont de haut en bas : 1° l'*épigastre ;* il correspond à l'estomac, au pylore, orifice par lequel sortent de l'estomac les aliments digérés, et plus bas au colon transverse, intestin placé en travers, et qui est souvent le siége de la douleur dans la colique ; 2° la région *ombilicale* ou du nom-bril en rapport avec l'intestin appelé *grêle ;* c'est celui où les parties nutritives des aliments sont absorbées; 3° l'hypogastre ; derrière lui est en-core placé l'intestin grêle, et de plus la vessie ou la matrice lorsque ces organes sont distendus l'un par l'urine, l'autre par le produit de la concep-tion. Par côté et à droite, les trois régions sont de haut en bas : 1° l'*hypocondre droit,* auquel répond le foie organe chargé de sécréter la bile ; 2° le *flanc droit ;* derrière lui se trouve le colon ascendant; on appelle colon l'intestin où passe le résidu des aliments privés de leurs parties nutritives; 3° la région *iliaque droite ;* elle est en rapport avec le cæcum, portion d'intestin intermédiaire au colon et à l'intestin grêle. Par côté et à gauche, les régions ont le même nom; l'*hypocondre gauche* répond à une portion de l'estomac et à la rate, organe dont l'usage n'est pas bien connu; le *flanc gauche* est en rapport avec le colon descendant, la région *iliaque gauche* avec l'S du colon, ainsi nommé à cause de sa forme, et le commencement du rectum, dernière portion du tube digestif où s'accumulent les ma-tières fécales avant leur expulsion. Lorsque celles-ci sont en grande quantité, on peut quelquefois dans cette région chez les individus maigres les sentir avec la main, à travers la peau et les muscles.

Les parois de l'abdomen sont formées *en haut* par le diaphragme, voile musculeux dont nous avons déjà parlé, *en arrière* par l'épine du dos et de chaque côté par un faisceau épais de muscles étendus de haut en bas, contribuant à la rectitude du tronc; *en bas* par le bassin et les muscles qui en tapissent le fond; *par côtés* et *en avant* les parois de l'abdo-men sont molles et extensibles pour se prêter aux changements de volume qu'amènent la grossesse, l'ingestion des aliments, les mouvements de la respiration, etc. Les couches qui les consti-tuent sont : la peau, elle y est moins épaisse qu'au dos ; on sait que près du pubis elle est gar-nie de poils; au milieu elle présente le nombril ou *ombilic ;* ce n'est autre chose que la cicatrice du cordon ombilical de l'enfant; l'enfoncement qui s'y trouve est d'autant plus marqué que le sujet a plus d'embonpoint; pendant la grossesse ou dans le cas d'hydropisie, le nombril fait au contraire une saillie. Au-dessous de la peau se trouve une couche musculeuse très-forte et très-résistante, surtout à cause des différences dans la direction des fibres charnues. Les muscles qui la composent sont au nombre de cinq de chaque côté, savoir : le muscle droit, le pyramidal, le grand oblique, le petit oblique et le transverse; ils s'attachent à de fortes aponévroses, ces dernières se réunissent sur la ligne médiane en formant une sorte de corde tendineuse nommée *ligne blanche*. A la partie inférieure du ventre et tout près du pli de l'aîne, se trouvent deux ouvertures naturelles cachées sous la peau; il est bon de les connaître parce que fréquemment elles sont le siége de hernies; l'une s'appelle *anneau inguinal*; elle est située un peu au-dessus du pli de l'aîne, près du pubis; et formée par l'écartement des fibres de l'aponévrose du muscle grand oblique. Dans l'état naturel, elle est traversée par le cordon du testicule chez l'homme, et par le ligament rond de la matrice chez la femme. L'autre ouverture, appelée *anneau crural*, est située un peu au-dessous du pli de l'aîne, et en dehors de l'anneau inguinal. Elle est formée en partie par l'*arcade crurale;* on appelle de ce nom une espèce de corde tendineuse, qu'on sent le long du pli de l'aîne, et qui est formée par le bord replié de l'aponévrose du grand oblique. L'anneau crural est plus grand chez la femme que chez l'homme; dans l'état naturel, il livre passage à l'artère et à la veine fémorale.

Les maladies de l'abdomen sont fréquentes et souvent dangereuses en raison des organes importants qu'elles peuvent affecter. Considérées dans leur ensemble, elles présentent quelques caractères généraux; ainsi lorsqu'elles sont aiguës, c'est-à-dire accompagnées de fièvres, le pouls est souvent petit et fréquent; il est dit alors *abdominal*. La douleur qui les accompagne est tantôt vive et tellement intense, que les traits de la face se contractent et sont grippés, comme dans l'inflammation du péritoine, tantôt elle est sourde, profonde, comme dans certaines affections du foie; on connaît le caractère de celle qui accompagne les coliques; enfin cette douleur est intermittente et d'une nature particulière dans les tranchées qui précèdent l'accouchement. Dans ces maladies le ventre est tantôt tuméfié et distendu, tantôt dur et aplati, comme dans la colique de plomb. Les caractères généraux que nous venons d'indiquer ont surtout rapport aux maladies des organes que contient la cavité abdominale. Les maladies des parois de l'abdomen sont ordinairement moins graves; ce sont des tumeurs, des phlegmons, des abcès, l'œdème, l'accumulation de la graisse qui donne au ventre un embonpoint excessif c'est la *polysarcie (V. ce mot)* ; différentes affections de la peau comme l'érysipèle, le zona, enfin les plaies et les contusions, etc. Les maladies qui affectent les organes contenues dans le ventre, sont les inflammations du *péritoine* ou de l'enveloppe externe recouvrant les intestins *(péritonite)*, l'inflammation du *foie (hépatite)*, de la *rate (splénite)*, de l'*estomac (gastrite)*, de l'*intestin grêle (entérite)*, du *colon (colite)*, du *rein (néphrite)*, de la *vessie (cystite)*, de la *matrice (métrite). (V. ces mots)*. Les divers épanchements dans l'abdomen *(V. hydropisie, (épanchement)*; des tumeurs de diverses natures, des kystes, des abcès et différentes autres affections telles que la dyssenterie, la colique des peintres, la présence de corps étrangers, d'une pierre par exemple, etc. Enfin ces affections peuvent intéresser à la fois la cavité de l'abdomen, ainsi que ses parois, telles sont les plaies péné-

trantes simples ou avec lésions de divers organes, les hernies, les anus contre nature, etc. (*V. ces divers mots.*)

J. P. BEAUDE,
Inspecteur des établissements d'eaux minérales.

ABDOMINAL *(anat.)* adj. se dit des organes qui appartiennent à l'abdomen. Les envelopes du ventre se nomment les par rois abdominales, tous les organes qui sont renfermés dans le ventre, sont les viscères abdominaux, les membres inférieurs, ont aussi reçu le nom de membres abdominaux. L'on nomme hernie abdominale, celle qui se forme par la rupture ou par l'écartement des parois du ventre. (*V. hernies.*)   **J. B.**

ABDUCTEUR *(anat.)* s. m., de la particule disjonctive *ab*, et de *ducere* conduire; nom que l'on donne aux muscles qui ont pour fonction d'imprimer un mouvement d'éloignement de l'axe du corps à un membre ou à un organe. Il existe des abducteurs de la cuisse, des abducteurs du pouce, du gros orteil, un abducteur de l'œil, de l'oreille, de l'aile du nez, etc.   **J. B.**

ABDUCTION *(anat.)* s. f., mouvement qui écarte un organe de l'axe du corps, ou une partie d'un membre de l'axe propre du membre lui-même; les mouvements qui écartent les bras et les jambes sont des mouvements d'abduction, ainsi que ceux qui éloignent le pouce des autres doigts, et les doigts les uns des autres.   **J. B.**

ABEILLE *(chir.)*, s. f. *piqûres*. Le genre abeille est classé parmi les insectes héminoptères, division dans laquelle on a rangé les diverses espèces d'abeilles qui se rencontrent fréquemment dans la campagne. Presque tous ces insectes sont armés d'un aiguillon caché, mobile, très-acéré, terminé par de petites dents en forme de scie, visibles au microscope; cet aiguillon est creusé dans son milieu d'une rainure qui facilite l'écoulement d'une substance âcre, acide, qui se trouve renfermée dans une poche située à la base de l'aiguillon et à la partie inférieure de l'abdomen de l'insecte. Lorsque l'abeille pique, la poche est pressée par les muscles qui servent d'attache au dard, alors le venin s'écoule par le canal de l'aiguillon jusque dans la plaie produite par cette arme.

Nous ne parlerons ici que des accidents occasionnés par la piqûre des insectes de ce genre; que la lésion soit produite par le *frélon*, le *bourdon velu*, la *guêpe* ou l'*abeille mellifère*, etc. Nous devons dire cependant que parmi les abeilles domestiques ou mellifères, il existe trois espèces d'êtres différents, dont deux seulement sont armées d'aiguillon; premièrement, les *faux bourdons* ou *mâles*, qui sont sans armes; les abeilles *ouvrières* ou *neutres*, qui ont un aiguillon, et la *reine* ou *mère abeille*, armée également d'un aiguillon, dont elle ne fait que très-rarement usage, à moins que ce ne soit pour combattre une rivale.

Parmi ces insectes, les uns produisent des piqûres plus ou moins graves, selon la sensibilité des êtres piqués. Le venin de l'abeille est si subtil, pour ces insectes mêmes, qu'aussitôt qu'une abeille en pique une autre, celle-ci est à l'instant même saisie d'un tremblement convulsif; ses membres se raidissent; l'abeille se recourbe sur elle-même, et meurt au bout de quelques secondes.

Les femmes, les enfants, les personnes nerveuses, d'un tempérament sec et irritable, doivent éviter avec soin les piqûres d'abeilles, car elles agissent avec force sur de telles constitutions.

On doit aussi se garantir avec plus de soin des piqûres des guêpes, et surtout des frelons. Ces espèces d'abeilles, beaucoup plus fortes et plus grosses que les autres, portent un aiguillon très-dangereux, et qui verse dans la plaie, en plus grande quantité, un venin qui cause toujours des accidents très-graves; nous avons vu un panaris survenir au pouce d'un robuste campagnard après une seule piqûre; une jeune fille de la campagne qui avait été piquée à la nuque par un frelon, éprouva des convulsions inquiétantes avec] délire, qui ne furent calmées que par une médication énergique. Quelques auteurs citent des exemples où de simples piqûres d'abeilles ont produit les accidents les plus déplorables : un jeune enfant mourut d'un érysipèle à la face, déterminé par la piqûre d'une seule abeille; un jeune homme, en buvant du vin doux, avala par distraction une guêpe qui était au fond du verre; il fut piqué dans l'intérieur de la gorge, et quelques efforts qu'on fit il succomba d'asphyxie, le gonflement causé par la piqûre ayant intercepté le passage de l'air. Il n'est pas non plus sans exemple que de jeunes nègres, piqués dans les pays chauds, ne meurent du tétanos : un médecin de l'île de France nous en a cité deux exemples. Nous pourrions sans doute rapporter d'autres faits; mais heureusement que la piqûre de l'abeille est le plus fréquemment un accident léger; et si, après cette piqûre, il se développe des symptômes consécutifs de maladies dangereuses, il faut croire qu'il y avait déjà dans la personne piquée des causes prédisposantes, et que la piqûre n'a été que la cause occasionnelle ou déterminante.

Comme tous les animaux qui portent du venin, celui de l'abeille est plus actif lorsqu'elle est vivement irritée; il faut donc éviter de tourmenter les insectes qui souvent vous poursuivent avec acharnement; en les approchant, il faut faire peu de mouvements brusques, rester tranquille auprès des ruches ou des nids de frelons ou de guêpes : on peut ainsi observer les mœurs de ces insectes sans courir le moindre danger, et bientôt les insectes eux-mêmes s'accoutument à la présence de l'observateur, et ne s'inquiètent plus de le voir.

Le venin de l'abeille est acide; il a une odeur vive, pénétrante, *sui generis*, qui se reconnaît aisément; cette odeur même se développe avant que l'abeille ait piqué. Si vous saisissez une abeille de manière à ne pas être piqué, vous voyez bientôt son aiguillon sortir, et immédiatement il se présente à l'extrémité libre de cette arme une petite goutte d'un liquide diaphane, incolore; porté sur la langue, il produit l'effet d'un acide végétal concentré, y cause un sentiment de brûlure acre qui se dissipe en peu de temps, sans produire d'autres phénomènes; il rougit le papier de tournesol.

Les moyens qu'on doit employer pour guérir les piqûres d'abeilles sont simples et d'une facile exécution; il faut laisser de côté tous les remèdes préconisés dans les campagnes; lorsqu'une abeille pique, elle se lance avec force sur celui qu'elle veut frapper; aussi elle en est cruellement punie, car elle laisse dans la plaie son dard et après lui une partie des organes abdominaux, ce qui occasionne promptement sa mort.

Aussitôt qu'on est piqué par une abeille, on voit se former sur la plaie un petit bourrelet circulaire d'un blanc mat, de quelques lignes de diamètre, avec un point de dépression au centre déterminé par la blessure ou la présence de l'aiguillon; bientôt le gonflement augmente, il y a rougeur, tension vive avec des élancements aigus dans toute la partie. Quelquefois cette enflure devient considérable, surtout si la piqûre est située aux environs des yeux. Après quelques heures, l'enflure n'augmente plus, la partie est engourdie; enfin, dans les vingt-quatre ou trente-six heures, tous ces accidents se dissipent graduellement, ne laissant qu'un peu de raideur dans la partie.

Avant de retirer le dard qui est resté dans la plaie, on doit toucher avec un pinceau à deux ou trois reprises l'endroit piqué avec de l'alcali volatil; celui-ci s'introduit par le canal de l'aiguillon jusqu'au fond de la blessure, où il détruit l'action du venin; si on enlève le dard avant d'agir ainsi que nous venons de l'indiquer, le tissu, irrité par la présence de l'aiguillon et du venin, se contracte sur lui; alors les moyens qu'on emploie sont presque sans effet, le venin restant renfermé dans la blessure. L'alcali volatil peut être remplacé par toutes les solutions alcalines; de l'eau de savon, de l'eau de chaux, une solution de soude ou de potasse, de l'eau salée, seront aussi employés avec succès : la nature du venin qui est acide, ainsi que nous l'avons déjà dit, est dénaturée par son contact avec un alcali; mais, nous le répétons, il faut, pour en tirer un effet utile, l'employer avant de sortir l'aiguillon de la plaie.

Lorsque l'aiguillon est sorti, on place sur la piqûre un linge trempé d'eau salée froide, d'eau de chaux, et on évite de frotter, quelque envie qu'on en éprouve; car plus on touche l'endroit piqué, plus le gonflement augmente.

Les *guêpes*, les *frelons* ne laissent point leur aiguillon dans la plaie qu'ils font; ils peuvent même, s'ils sont retenus par un obstacle quelconque, lancer dans la peau leur venin à plusieurs reprises, ce qu'il faut éviter avec le plus grand soin; les mêmes moyens seront employés avec plus de persévérance, mais malheureusement ils seront moins efficaces. Il faut laisser sur la plaie des compresses d'eau et d'alcali volatil, d'eau de chaux ou d'eau salée, qu'on renouvelle d'instant en instant. Pour tempérer l'inflammation quelquefois très-vive qui se développe après de telles blessures, on fait usage des cataplasmes de mie de pain et de lait, des cataplasmes de laitue cuite, de pommes cuites, ou même de lait caillé : la fraîcheur de cette dernière substance cause toujours une utile sensation de bien-être. Si d'autres accidents surviennent, il faut avoir recours aux soins du médecin ou les combattre comme ceux déterminés par une inflammation violente.

GILET DE GRAMMONT,
Docteur en médecine, secrétaire-général de la
société de Médecine pratique.

ABERRATION (méd.), s. f., d'aberrare, s'égarer, s'écarter, dérangement dans le rapport des organes ou dans l'exercice de leurs fonctions. L'on d t qu'il y a aberration des sens, lorsque leurs perceptions sont vicieuses, ce symptôme s'observe dans beaucoup de maladies, surtout pour le sens du goût. Il y a aberration des fluides, lorsque le sang, la bile, l'urine, s'engage dans des vaisseaux autres que ceux qui leur donnent ordinairement passage. La jaunisse nous offre un de ces exemples; puisque des auteurs l'attribuent au passage de la bile dans les vaisseaux sanguins. **J. B.**

ABLATION (chir.) s. f., de auffere supin ablatum, ôter, enlever, action de retrancher un membre, une partie du corps, ou une tumeur. On dit l'ablation d'un membre, du poignet, de la lèvre. Ce mot s'emploie également, soit que le retranchement ait lieu par une opération chirurgicale ou par un accident. L'opération du cancer des mamelles se fait quelquefois par l'ablation du sein. **J. B.**

ABLUTION, (V. Lotions.)

ABORTIF, (mat. méd.) s. m. et adj., de aboriri, naître avant le temps. Sortes de médicaments qui peuvent produire l'avortement. On donne aussi ce nom aux manœuvres qui sont employées dans le même but. Abortif se dit aussi d'un fœtus qui naît avant d'avoir acquis le degré de développement nécessaire pour vivre. **J. B.**

ABOUTIR, (Path.) v. n. Se dit d'une tumeur ou d'un abcès dont la suppuration est près de se faire jour, soit au dehors, soit dans une cavité intérieure; ce mot est peu employé en médecine. Les gens du monde doivent se garder généralement, d'appliquer sur les abcès les emplâtres d'oseille, de saindoux, d'onguent de la mère, etc., qui ont pour but d'accélérer la suppuration; ces moyens ont souvent le grave inconvénient d'augmenter le volume des abcès, sans hâter le moment de leur ouverture, c'est au médecin seul à juger quand il est convenable d'exciter le travail inflammatoire dans une tumeur indolente. **J. B.**

ABREUVOIR (hyg. pub.), s. m. On a donné le nom d'abreuvoir à diverses localités: ainsi on l'a appliqué aux endroits d'un fleuve, d'une rivière, d'un ruisseau, d'une mare, dans lesquels les habitants des campagnes mènent boire leurs chevaux et les autres animaux domestiques.

L'eau étant la seule boisson des animaux, sa pureté est, sinon indispensable, du moins à rechercher, puisqu'il est démontré que la mauvaise qualité de l'eau est reconnue par les animaux eux-mêmes et qu'elle peut, dans divers cas, donner lieu à des maladies et même à des épizooties qui souvent causent la ruine des fermiers.

L'eau qui sert de boisson aux animaux peut être plus ou moins pure, selon qu'elle provient de sources plus ou moins abondantes, selon la nature du sol qu'elle parcourt, selon qu'elle est plus ou moins renouvelée; l'eau des fleuves, des rivières, des ruisseaux, se trouve ordinairement dans des conditions convenables; celle qui provient des petites sources et qui est recueillie dans des bassins établis exprès est souvent dans des conditions défavorables, parce qu'elle n'est pas renouvelée assez souvent.

Depuis le XVIᵉ siècle, diverses ordonnances ont été rendues sur les abreuvoirs; mais ces ordonnances, qui sont celles de 1662, de 1672, de 1700, de 1732, de 1787, enfin de 1809 et de 1823, portent particulièrement sur les moyens de prévenir les accidents, sur l'étendue des abreuvoirs, sur leurs dégradations, les réparations à y faire, sur l'entretien du pavé, enfin sur la police à maintenir et les peines à infliger aux contrevenants; mais ces ordonnances n'ont point, comme une loi de Valentinien II, eu pour but l'hygiène; en effet cet empereur prescrivit aux tribuns, sous des peines mêmes afflictives, d'empêcher qu'on jetât des ordures, qu'on abreuvât et lavât les chevaux dans les fleuves et rivières, sur les rives desquels les légions campaient, établissant les abreuvoirs au-dessous et à une certaine distance du camp. Ces mesures hygiéniques s'appliquaient également aux villes situées sur les bords de rivières.

Il est de la plus haute importance que l'eau des abreuvoirs ne soit point salie; car c'est une des conditions qui rend promptement, surtout en été, les eaux infectes surtout celles qui sont stagnantes ou qui ont un courant peu rapide; les règles à suivre pour conserver la pureté de l'eau sont de la plus haute importance, elles méritent de fixer les regards de l'administration, comme elles ont fixé l'attention des savants. Elles consistent, pour les eaux courantes à défendre: 1° de salir les eaux en amenant sur les abords des matières végétales ou animales en putréfaction; 2° d'y laisser couler des eaux provenant des manufactures, des fabriques de gaz, des teintureries, des buanderies, etc.; 3° d'y conduire les eaux sales, provenant des ruisseaux des fermes ou des communes.

Pour les eaux dormantes:

1° De ne laisser entrer dans les abreuvoirs aucun animal et particulièrement les canards, les oies et les cochons; ces animaux y laissent leurs excréments, et salissent l'eau qui lors des chaleurs devient putride;

2° De ne pas planter les abords des abreuvoirs de frênes; ces arbres étant recherchés par les cantharides, quelques-uns de ces insectes tombent dans l'eau, sont avalés par les bestiaux auxquels ils causent des inflammations graves des organes digestifs et urinaires;

3° De ne pas y laisser couler les immondices liquides des maisons environnantes, les eaux de fumier, etc.;

4° De détourner les ruisseaux qui pourraient y conduire des eaux sales;

5° De ne pas permettre aux animaux de remuer

les eaux en se promenant ou en se débattant dans les abreuvoirs ; leurs pieds mettent alors en mouvement les substances terreuses qui, prises par les bestiaux avec leur breuvage, deviennent la cause, dit-on, de maladies calculeuses ;

6º De ne pas, sous quelque prétexte que ce soit, laisser rouir ou tremper dans les eaux des abreuvoirs, le chanvre, le lin, etc.; de n'y pas laisser savonner ;

7º De nettoyer les abreuvoirs toutes les fois qu'il en est besoin.

L'eau étant, dans divers cas, chargée de sels calcaires ou de matières végéto-animales, il en résulte, dans le premier cas, qu'elle peut être nuisible aux animaux en raison de la présence de ces sels; dans le second, parce qu'elle peut se putréfier dans les chaleurs de l'été. Nous croyons devoir indiquer ici les précautions qui doivent être prises dans ces deux cas, surtout lorsqu'on ne peut pas se procurer d'autres eaux.

Ces précautions consistent, lorsque l'eau est trop chargée de sels calcaires, comme cela arrive pour quelques eaux de puits, à les traiter par le sous-carbonate de soude dissous dans l'eau; la proportion de ce sel à ajouter d'après l'un de nos plus savants chimistes, M. Lassaigne, est de 9 onces 7 gros de sous-carbonate de soude cristallisé pour 100 litres d'eau. On laisse déposer le précipité blanc, le carbonate de chaux qui s'est formé, on tire l'eau à clair et on la donne aux bestiaux.

Si les eaux sont putréfiées, on les met en contact avec du charbon en poudre : pour cela on place de l'eau dans un tonneau, on y ajoute de la poudre de charbon qu'on a eu le soin de mouiller d'avance avec une petite quantité d'eau; on remue, puis au bout de deux ou trois heures de contact, on tire l'eau par une cannelle placée au bas du tonneau, et sous laquelle on met un petit sac ou un morceau de toile serrée et mouillée, qui retiendra le charbon en poudre s'il était entraîné par l'eau; la présence de ce charbon n'aurait cependant aucun inconvénient. On peut encore filtrer l'eau à travers diverses couches de sable et de charbon, qu'on dispose dans un tonneau qui doit avoir un double fond destiné à recueillir l'eau qui traverse ces diverses couches de charbon, qui la débarrassent des matières végétales ou animales qui avaient subi un commencement de fermentation putride.

La construction des abreuvoirs, comme les ordonnances qui les régissent, méritent de fixer l'attention; en effet, dans l'intérêt de la salubrité et de l'hygiène, il faudrait : 1º que les abreuvoirs fussent placés assez loin des habitations pour que les animaux domestiques qui aiment l'eau n'en fissent pas leur séjour habituel ; 2º qu'ils soient disposés de manière à recevoir les eaux pluviales et à en déverser l'excédant ; 3º il faudrait qu'ils fussent assez profonds à l'une de leurs extrémités pour qu'on pût y conserver long-temps, à défaut de pluie, une très-grande quantité d'eau; 4º il serait nécessaire que le fond fût pavé, afin qu'on pût bien le nettoyer; 5º il serait convenable qu'ils fussent entourés de haies très-fortes ou de mu-

railles, et défendus par des portes, qu'on ouvrirait lorsqu'on voudrait faire boire le bétail. Ils devraient être isolés des plantations, afin qu'on n'y pût jeter aucune matière étrangère.

On pourrait, pour rendre l'eau des abreuvoirs plus salubre, jeter chaque année dans ces abreuvoirs un ou deux sacs de poussier de charbon, qui empêcherait l'eau de se putréfier. Ce poussier de charbon, lors du curage, contribuerait à enrichir l'engrais qu'on retirerait des abreuvoirs.

A. CHEVALLIER,
professeur adjoint à l'école de pharmacie, membre du conseil de salubrité.

ABRÉVIATION, *(mat. méd.)* s. f. On donne ce nom à des signes qui sont employés dans l'art de formuler, pour indiquer des poids, des quantités ou certains mode de préparation. Voici quelques uns de ceux qui sont le plus ordinairement employés par les médecins :

♃	*Prenez.*
āā	*De chaque.*
F. S. A. . . .	*Faites selon l'art.*
M	*Mélez.*
Q. S.	*Quantité suffisante.*
P.	*Pincée.*
P. É.	*Parties égales.*
M	*Manipule ou Poignée.*
Nº	*Numéro ou Nombre.*
℔	*Livre.*
℥	*Once.*
ʒ	*Gros.*
℈	*Scrupule (24 grains).*
Gutt.	*Gouttes.*
Gr.	*Grains.*
ß	*Moitié.*

Bien que ces indications ne soient pas de nature à être employées par des personnes étrangères à la médecine, nous avons cru devoir les donner, afin de prévenir des accidents qui souvent ont eu lieu à la suite d'erreurs faites dans l'emploi de ces indications; aussi les médecins qui prescrivent des substances actives, ont-ils soin le plus ordinairement d'indiquer les quantités en toutes lettres. J. B.

ABRICOT, *(bot.)* s. f. Fruit de l'abricotier, *arméniaca vulgaris*, ou *prunus arménica* de Linnée. Ce fruit qui est originaire d'Asie, ainsi que l'indique son nom botanique, est accusé à tort d'être fiévreux, ce n'est que lorsque l'on en mange en trop grande quantité, et surtout avant la parfaite maturité qu'il peut occasionner quelques indispositions, qui souvent ne sont que des indigestions. Les amandes doivent leur amertume et leur odeur à un acide particulier, nommé acide prussique ou hydro-cyanique; cet acide, qui est un poison, existe en trop petite quantités dans ces amandes, pour occasionner des accidents sérieux; cependant j'ai vus des enfants éprouver des vomissements pour en avoir mangé quelques-unes. Les moyens de remédier aux accidents qui sont la suite de l'ingestion de ces amandes, consiste à favoriser le vomissement par des boissons tièdes dans le commencement, et ensuite, lorsque les amandes auront été rendues, à donner une petite boisson gommeuse et sucrée. (V. *Fruits*.)   **J. B.**

ABSINTHE, *(bot.)* s. f. Plante très amère et très aromatique, du genre *armoise*; il y a une plante du même genre que l'on nomme petite absinthe. (V. le mot *Armoise*, où sont traitées toutes les plantes de cette famille qui sont employées en médecine.)

ABSORBANT, *(mat. méd.)* s. m. On donne ce nom à des médicaments qui ont pour action d'absorber les sucs acides qui sont développés dans l'estomac, et qui par leurs rapports, donnent des aigreurs ou la sensation d'un fer brûlant; ces médicaments sont des substances terreuses, tels que la magnésie, la poudre de coquille, de nacre de perle, les yeux d'écrevisses qui sont des carbonates de chaux. Dans les empoisonnements par les acides, on emploie aussi ces substances pour neutraliser l'action du poison; l'eau de savon est aussi mise en usage dans le même but et à la même action; pour les employer en poudre, on les délaie dans un peu d'eau sucrée que l'on fait boire au malade. M. Guersant les a fait mâcher mêlées dans de petits sachets avec de la poudre de quinquina, pour remédier à la destruction de la couronne des dents, qui souvent a lieu par l'acidité de la salive. Dans tous ces cas, le médicament agit d'une manière chimique, en neutralisant l'acide par la saturation et en formant avec lui un sel qui est incapable de nuire. (V. *Acide*, *Aigreurs*, etc.)   **J. B.**

ABSORBANTS (**VAISSEAUX**), *(anat.)* s. m. plur. Les organes de l'absorption comprennent les vaisseaux lymphatiques, chylifères et les veines.

Les vaisseaux lymphatiques, ainsi nommés par Bartholin, lors de leur découverte au milieu du dix-septième siècle, pour les distinguer des chylifères, déjà connus, sont des canaux déliés, aplatis, transparents, qui offrent, de distance en distance, des étranglements produits par les valvules de leur intérieur. Leurs parois sont formées de deux membranes.

On peut considérer l'ensemble des vaisseaux lymphatiques et chylifères comme un seul système, dès-lors que, semblables pour la texture, ils ont même terminaison et même but, l'absorption des liquides blancs. Les uns naissent des surfaces libres des organes et de l'intimité des tissus où ils pompent la lymphe : ce sont les vaisseaux lymphatiques. A partir de ces points d'origine, on les voit former des faisceaux superficiels et profonds, couvrir les surfaces libres par un vaste réseau d'enveloppe, ou s'engager dans les profondeurs, le long des troncs vasculaires sanguins; enfin, ils se jettent dans un réservoir qui leur est commun avec les chylifères, et que l'on nomme *canal thoracique*.

Les vaisseaux chylifères qu'on peut facilement apercevoir sur un animal tué pendant la digestion, ont leur origine à la surface des intestins, où ils absorbent le chyle pour le verser, après plus ou

moins de détours, dans le système veineux. Sur le trajet de tous ces vaisseaux se rencontrent les *ganglions lymphatiques*, dont la texture et l'usage ne sont pas bien connus. Sans qu'on puisse non plus en assigner la cause, leur couleur offre les nuances du blanc jaunâtre au rouge foncé, selon leur situation. Très abondants à la base du poumon, au cou, aux plis des membres, à l'aine et au jarret pour la jambe; à l'aisselle et à l'articulation du bras; il n'en existe pas au cerveau, à la moëlle épinière et dans l'œil.

Le canal thoracique, tronc principal du système lymphatique, placé au devant de la portion dorsale du rachis, offre en bas un renflement formé par l'abord d'un grand nombre de vaisseaux; c'est le *réservoir de Péquet*. En haut, ce canal se débouche, par plusieurs orifices, dans la veine sous clavière gauche. Les vaisseaux lymphatiques du côté droit et supérieur du corps forment par leur réunion, un tronc secondaire nommé *grande veine lymphatique droite*.

Les veines sanguines partagent, avec les vaisseaux lymphatiques, la faculté absorbante. Ce fait, anciennement connu et nié par les anatomistes de la fin du siècle dernier, a été mis de nouveau hors de doute par les nombreuses expériences de M. Magendie.

BOURGERY,

docteur en médecine,

auteur d'un grand ouvrage d'anatomie, dessiné par M. Jacob.

ABSORPTION, *(Physiol.)* s. f. qui vient du verbe latin *absorbere*, composé de la préposition *ab*, et de *sorbere*, boire par attraction, s'imbiber.

L'absorption serait donc l'action de *s'imbiber*. Avant tout, quelle idée se faire d'une action de cette nature?

Une vérité physique, qui, dans une infinité de cas, serait démentie par les yeux, c'est que, sans cesse balancées entre des forces d'attraction et de répulsion, les molécules des corps, même les plus denses, ne sont point continues; qu'elles ne se touchent réellement pas, et qu'elles laissent entre elles des espaces libres, des vides, dont la correspondance et la continuité constituent ce qu'on appelle des pores. Ces pores, ces vides, ces interstices libres, se rencontrent partout, et partout en si grande quantité, que, même dans les corps les plus solides, il y a toujours, disent les philosophes, plus de vide que de plein.

Cela posé, si vous prenez deux corps tellement disposés, que les molécules de l'un aient beaucoup de fixité dans leur situation, un métal, une pierre, un fragment de bois, etc., tandis que les molécules de l'autre, peu cohérentes entre elles, n'aient aucune fixité dans leur situation réciproque, de l'eau, par exemple, de l'huile, de l'alcool, du mercure, etc.; si vous rapprochez convenablement ces deux corps, les molécules du second seront attirées par le premier, qui les fera couler entre les siennes, dans les vides, dans les pores qui les séparent. Telle est l'absorption de l'huile par le papier, de l'eau par une éponge, etc. Ici, malgré les apparences, l'action est réciproque; l'eau attire l'éponge, comme l'éponge attire l'eau; mais l'eau marche seule pour aller à l'éponge, parce que les molécules de l'éponge étant plus fixes, celles de l'eau sont plus mobiles. C'est par la même force que l'acide carbonique, l'acide muriatique (hydro-chlorique), sont attirés, absorbés par l'eau; que le gaz hydrogène l'est indéfiniment par le charbon. Deux liquides qui se mêlent et se pénètrent, l'acide sulfurique et l'eau, ne font peut-être que s'absorber mutuellement. Il en est de même de l'or qui se dissout par le mercure. Je m'en tiens ici aux phénomènes sensibles, sans chercher la part qu'y peut prendre l'électricité. Je noterai seulement deux choses : la première, qu'après l'absorption d'un corps par un autre, le volume et surtout le poids du corps absorbant sont proportionnellement augmentés; réflexion que nous appliquerons plus tard à nos organes; la seconde, que la force d'absorption est d'une énergie variable, et qu'elle est quelquefois prodigieuse. En voici un exemple. Pour détacher un bloc de pierre qui fait partie d'un rocher très-dur, on pratique avec le ciseau, sur la circonférence de ce rocher, une entaille, dans la profondeur de laquelle on fait entrer à coups de maillet une suite de coins d'un bois tendre et séché au feu; tendre, c'est-à-dire, poreux; séché, parce que, privé d'eau, il attirera l'eau, il l'absorbera avec d'autant plus de force; c'est une sorte de soif qu'on lui a donnée. Cela fait, on jette de l'eau sur les coins, on les arrose; ces coins altérés attirent l'eau, ils se dilatent, ils se gonflent, et, malgré le poids et la résistance de la pierre, ils la soulèvent et la font éclater. C'est par cet artifice que l'on détache des meules en France, et que l'ancienne Égypte avait détaché ses grands obélisques de granit. Celui que Sixte-Quint fit redresser à Rome, en 1586, ne céda à la traction des cordes que parce que l'eau qu'elles avaient absorbée avait augmenté leur diamètre aux dépens de leur longueur; elles étaient devenues plus grosses, plus courtes et plus fortes.

Telle est donc l'idée générale qu'il faut se faire de l'absorption. Tout se réduit dans cette action à l'introduction spontanée, à l'intus-susception d'une substance dans une autre; phénomène tellement répandu, qu'on le rencontre à chaque pas dans la nature; car, dans cette foule de corps qui diversifient la surface de la terre, peut-être n'en est-il pas un seul qui, au milieu de tous les autres, ne leur emprunte quelque chose de leur propre substance, et ne leur transmette quelque chose de la sienne; comme si, par ces échanges mutuels et par ces courants opposés, les corps tendaient à se dépouiller de leurs formes et de leurs propriétés personnelles, pour revêtir des formes et des propriétés communes. Quoi qu'il en soit, c'est par des emprunts de cette nature, c'est par l'absorption, que les êtres du règne organique, les végétaux, les animaux, croissent et se développent; avec cette circonstance merveilleuse, que les matériaux de composition qu'ils puisent hors d'eux-mêmes, après les avoir séparés du monde extérieur, ils les unissent, les associent, les combinent, pour en pétrir leur propre substance, et les pénétrer de l'espèce de vie dont ils sont animés. Par l'absorption, les êtres organisés font donc à la fois deux choses; ils s'incorporent et ils s'assimilent; et comme ce

n'est pas seulement hors d'eux-mêmes qu'ils saisissent des matériaux étrangers pour les soumettre à cette double action, mais qu'encore à chaque instant il s'en forme d'analogues dans leur intérieur, il s'ensuit que les êtres organisés, les végétaux, les animaux, et surtout l'homme, absorbent et élaborent de partout, sans cesse, par des agents très-divers, et avec une variété presque infinie. Or, c'est l'ensemble de ces actes si variés qui constitue en nous la fonction particulière désignée sous le nom d'absorption.

Il suit encore de ce qui vient d'être dit, que, considérée dans la chaîne, ou plutôt dans l'entrelacement de nos fonctions, l'absorption serait la fonction la plus étendue, et j'ajoute la plus vivace : on verra pourquoi. Subordonnée comme toutes les autres à la sensibilité, elle se rattache à la digestion dont elle est une suite nécessaire, au moins par un de ses principaux actes; elle constituerait en partie la respiration, laquelle n'est qu'un ensemble de sécrétions et d'excrétions simultanées; elle aurait avec la circulation les mêmes rapports qu'avec la digestion; elle en serait également une suite nécessaire dans la nutrition et les sécrétions, lesquelles ne sont en réalité que des actes d'absorption; tandis que, d'une autre part, elle rapporte à la circulation des matériaux qui ne vivent plus, mais qui ont déjà vécu, et qui, revivifiés par la respiration, vont rentrer dans la circulation qui va les mouvoir et les distribuer de nouveau. Or, il suffit de rappeler que ces matériaux se composent des débris de tous nos organes, et sont même puisés en partie dans les produits récré et excrémentitiels, la sérosité, la synovie, la graisse, la moelle, etc.; l'urine, la bile, le lait, la semence, etc., pour faire comprendre la justesse de notre proposition précédente, savoir, que l'absorption s'exerce dans tous les points superficiels, moyens et profonds de notre économie. D'un autre côté, l'homme, habituellement plongé dans un milieu qui est l'air atmosphérique, peut l'être accidentellement dans d'autres milieux, tels que l'eau, certains gaz, etc.; il peut se trouver en contact avec des corps plus ou moins consistants, avec des substances plus ou moins volatiles; et, dans tous ces cas, l'homme absorbe, il attire continuellement à lui, soit des principes constituants de ces milieux, soit des matières très-divisées qui y sont suspendues, soit des molécules plus ou moins atténuées de ces mêmes corps. En un mot, l'homme absorbe sans cesse par le plus superficiel de tous ses instruments, qui est la peau. L'absorption est donc tout ensemble intérieure, extérieure, générale et locale, ou, pour mieux dire, elle est universelle, comme l'établit Hippocrate. Elle sert tout à la fois, ou successivement, ou par alternatives, à composer, à façonner, à décomposer nos organes; elle agit dans la pleine masse des os longs, dans celle des os les plus minces, même dans le cal solide des fractures, pour y creuser des cellules et des cavités médullaires; et de même qu'elle emporte des tumeurs accidentelles ou temporaires, le thymus, le goitre, les exostoses, etc.; elle fait disparaître avec le temps, ou à des époques prématurées, des parties indispensables, soit à la vie de l'espèce, soit à la vie de l'individu, l'utérus, les mamelles, et même des circonvolutions cérébrales. Enfin, de tous les agents que la nature met en jeu dans la conduite et l'accomplissement des maladies, peut-être n'en est-il point dont l'industrie serve mieux ses desseins que les agents de l'absorption. Ce sont eux, en effet, qui, déplaçant pour le renouveler, tout le matériel de l'organisation, la régénèrent en entier, pour ainsi dire, et la préparent à un état de consistance et d'énergie quelquefois supérieur aux états précédents.

En indiquant ainsi les rapports de l'absorption avec les autres fonctions de l'économie, j'ai presque indiqué la nature et la marche des actes qui lui sont affectés ; et pour rendre l'intelligence de ces actes aussi complète qu'elle doit l'être dans ce dictionnaire, il ne reste qu'à reprendre l'un après l'autre ces rapports et ces actes pour les présenter avec les développements nécessaires. Commençons par les rapports de l'absorption avec la digestion.

Le jeu de nos mouvements intérieurs et l'instable composition de nos propres organes sont pour nous deux sources de pertes continuelles et rapides. Ces pertes se font de partout ; d'où l'on comprend que l'aliment, et surtout l'aliment solide qui doit les réparer, doit aussi pénétrer partout ; première raison pour que l'aliment soit très-divisé. En voici une seconde. L'aliment solide que nous prenons hors de nous-mêmes n'est presque jamais parfaitement homogène. Capable de nous nourrir par quelques-unes de ses parties, il ne l'est pas du tout par d'autres ; et nous ne pouvons nous emparer des premières, pour nous les approprier, que lorsqu'elles sont séparées d'avec les secondes. Or cette séparation ne peut s'effectuer que lorsque l'aliment a été divisé, broyé, échauffé, liquéfié, fondu : brisé, moulu par les dents, échauffé de notre propre chaleur, liquéfié, fondu par son mélange avec les sucs digestifs, par sa dissolution dans la salive et l'humide vapeur qui baigne l'intérieur de l'estomac. L'aliment forme alors une pâte homogène connue sous le nom de chyme (voyez ce mot). Dans cet état, le chyme est versé peu à peu par l'estomac dans le canal des intestins ; et, presque à l'entrée de ce canal, s'ouvrent deux conduits dont le contact du chyme éveille la contractilité ; il en fait jaillir deux liquides, le suc pancréatique et la bile (voyez *Foie, Bile, Pancréas*, etc.), qui, se répandant sur le chyme, le pénètrent, en rompent la cohérence, et le décomposent en petits pelotons séparés, inégaux, mous. Ces pelotons, pressés doucement et dans tous les sens par les ondulations intestinales, laissent suinter hors d'eux-mêmes, à mesure qu'ils descendent, une sorte de rosée ; et, tandis que la partie grossière et inerte de ces pelotons se précipite dans la profondeur des intestins, où elle forme les résidus de la digestion dont elle est le dernier terme, (Voyez *Digestion.*) les gouttelettes du liquide qui en a été exprimé, rencontrant dans ce long trajet, et sur presque tous les points de la surface intérieure des premiers intestins, de petites bouches, de petits suçoirs, ou de petites saillies spongieuses, s'engagent dans ces orifices, qui les aspirent, les pompent, les absorbent, et les font entrer dans cette multitude de petits canaux très-déliés dont ils sont l'origine, et qui ont reçu le nom de vaisseaux lactés, c'est-à-dire de vaisseaux remplis de lait ; car, soit qu'avant de s'introduire dans ces petits canaux, ce liquide, appelé chyle, (voyez ce mot) ait un aspect lactescent, soit qu'il prenne cette apparence par des élaborations ultérieures, il est certain que ces vaisseaux, une fois gonflés par le chyle, ressemblent à de petits filets, à de petits ruisseaux de lait. Sans avoir la composition du lait, le chyle en a donc la couleur, comme il a la saveur du sucre, sans en avoir la composition. Il faut reconnaître toutefois qu'à la longue, notre substance n'est dans sa totalité que du chyle transformé, et qu'ainsi le chyle doit contenir en lui-même les éléments essentiels de toutes nos parties.

La description des vaisseaux lactés ou chylifères sera placée ailleurs (voyez vaisseaux lactés, etc.). On y verra quelle en est la délicatesse, le nombre primitif, la structure, les valvules ou soupapes, les communications mutuelles ou anastomoses, les réseaux fins et variés, la réunion deux à deux, trois à trois, etc., la réduction en vaisseaux plus volumineux, la marche entre les feuillets du mésentère jusqu'aux glandes mésentériques, la disposition de ces glandes, les rapports de toutes ces parties avec les veines, avec les artères, avec la colonne vertébrale, etc.; puis la marche ultérieure de ces vaisseaux pour former par quelques troncs encore assez nombreux les racines du canal thoracique (voyez ce mot). Ce canal remonte de la cavité de l'abdomen dans celle de la poitrine, et va s'ouvrir dans une veine (quelquefois dans deux veines homonymes, les sous-clavières, l'une à droite, l'autre à gauche). Il y verse le chyle qu'il a reçu, et le mêle ainsi avec le sang veineux que la circulation générale ramène à la cavité droite du cœur, et que cette cavité projette de nouveau dans les poumons. (voyez *Circulation, Respiration.*)

Tel est l'acte qui, par ses deux extrémités, pour ainsi dire, rattache l'absorption d'une part à la digestion, de l'autre à la circulation ; mais la première partie de cet acte est-elle l'œuvre exclusive des vaisseaux lactés ? En d'autres termes, n'est-il de chyle absorbé que celui que prennent ces vaisseaux ? Il est probable que de faibles parties de ce liquide sont absorbées par les simples porosités dont nos organes sont percés comme tous les corps de la nature ; il est probable que les porosités, tantôt plus, tantôt moins dilatées, de ces vaisseaux eux-mêmes en laissent échapper des atomes ; il est probable que les porosités du réseau capillaire d'où naissent les veines mésentériques, et qui s'épanouissent à la surface intérieure des intestins, en attirent également les parcelles les plus ténues, de la même façon que les parties contiguës au foie attirent la bile dont elles sont colorées. D'un autre côté, les vaisseaux chylifères peuvent être soumis à des compressions ; les glandes mésentériques obstruées, peuvent refuser passage au chyle ; et dans ces deux cas, le chyle retenu dans les vaisseaux peut en écarter les mailles, et s'épancher dans le tissu cellulaire qui les unit aux parties voisines, et spécialement aux veines mésentériques. Touchées par le chyle, ces veines le prendront et l'emporteront avec le sang qui les traverse. Voilà, sans doute, comment un liquide laiteux, un véritable chyle s'est rencontré quelquefois dans les veines du mésentère, et même dans des veines beaucoup plus éloignées. Il faut toujours se souvenir que dans l'économie des animaux, et surtout dans celle de l'homme, bien que la marche des phénomènes soit tracée par la disposition mécanique des organes, rien cependant ne se fait avec une précision, avec une rigueur mathématique et absolue. Deux organes voisins se transmettent toujours quelque chose, ou d'eux-mêmes, ou de leurs produits, comme s'ils étaient fêlés. Il est des hommes qui sentent la bile de partout. Auraient-ils cette odeur, si la bile, quittant en partie ses réservoirs, ne se répandait universellement par l'absorption et la circulation?

Est-il vrai, d'un autre côté, que, mus par une sensibilité instinctive et toute merveilleuse, les orifices originels des vaisseaux lactés ne s'ouvrent qu'aux parties du chyle qui sont propres à nourrir, tandis que pour les parties inertes, et à plus forte raison pour les parties dangereuses que l'aliment peut renfermer, ils se ferment, et les laissent marcher vers l'issue inférieure des intestins, avec les résidus purement excrétionnels? S'il en était ainsi, le poison qui accompagne quelquefois les aliments, serait toujours exclu de l'économie, et n'aurait aucune action sur nous. Or, cela est démenti par l'expérience de chaque jour. Outre les variétés infinies que le chyle présente dans son intime composition, suivant la nature des aliments, ce liquide peut encore entraîner au milieu de ces molécules nutritives des molécules qui ne le sont pas. Tel est le principe colorant de la garance qui, porté de l'estomac des animaux, jusque dans la cavité gauche du cœur, à travers les vaisseaux chylifères, les veines, la cavité droite du cœur et les poumons, court avec le sang artériel jusque dans le tissu des os, qu'il pénètre et qu'il teint de sa couleur, parce qu'il y est absorbé. Tels sont encore certains principes aromatiques, qui se manifestent si rapidement dans le lait des nourrices, et dont s'imprègnent l'haleine et même la chair des animaux. Je connais un homme qui fait un grand usage du café, et qui peu d'heures après en avoir pris, rend une urine parfumée de café.

Mais ce point de physiologie sera traité avec plus d'étendue à l'article nutrition (v. ce mot). Du reste, je suis loin de méconnaître dans les vaisseaux chylifères cette espèce d'instinct qui les détermine dans leur action, et qui leur est commune avec tous les organes; mais cet instinct a ses limites: il ne saurait aller jusqu'à rompre les liens d'affinité qui attachent l'une à l'autre les molécules matérielles dont le chyle est composé. Dans les animaux qui n'ont qu'une seule espèce de nourriture; on conçoit que la composition du chyle étant plus uniforme, l'action des vaisseaux lactés sera aussi moins variable; et que la sensibilité de ces vaisseaux rejettera tout élément dangereux ou même étranger; mais émoussée par les habitudes de la

domesticité, et dans les cas où l'absorption se précipite, cette sensibilité se laissera surprendre: elle admettra des atomes de poison, et la vie de l'animal en sera détériorée, si même elle n'est détruite. Au sommet des Pyrénées et des Alpes, et dans les prairies sous-alpines, où abondent le napel et l'hellébore, les bestiaux ne touchent point à ces plantes; mais dans les pâturages humides, une vache affamée prendra avec les herbes tendres et salutaires la renoncule des prés, et elle s'empoisonnera. Linnée a vu périr de cette façon des troupeaux entiers. Dira-t-on, comme l'a fait Cullen, que les douleurs et la mort ne sont dans ces animaux qu'un effet sympathique de l'affection de l'estomac? mais dans un animal qui meurt de poison, que ce poison ait été porté dans ses chairs, instillé dans les veines, ou jeté dans son estomac, peu importe: les effets en seront également funestes; ils ne varieront qu'en violence et en rapidité; et si l'absorption est prouvée pour les deux premiers cas, elle le sera tout aussi nettement pour le dernier. Veut-on un fait plus décisif? On fit prendre à une vache malade, une triple dose de camphre; et après sa mort, ce camphre se retrouva en petits grains dans le tissu même de ses muscles. Ici, de deux choses l'une; ou le camphre a suivi le trajet des vaisseaux chylifères, et ces vaisseaux admettent avec le chyle des matériaux étrangers; ou le camphre a marché par d'autres voies, et les vaisseaux chylifères ne sont plus les agents exclusifs de l'absorption. J'enveloppe dans le même dilemme le fait suivant que rapporte Lower: Un jeune homme exténué par une hémorrhagie nasale excessive et continuelle, ne prenait que du bouillon pour toute nourriture, et ce bouillon finit par sortir presque pur, avec son odeur et sa couleur, par les vaisseaux d'où le sang s'échappait. Serait-ce donc par l'action sympathique de l'estomac, que l'ergot du seigle atteint les pieds, les dessèche, et les fait tomber sans douleur! que d'imperceptibles parcelles de mercure engagées dans la masse des aliments, font disparaître à la surface de la peau de larges ulcères syphilitiques? Non: ce mercure va partout, jusque dans le lait des nourrices, où Cantù l'a retrouvé; jusque dans l'enfant, pour qui ce lait est tout ensemble un aliment et un remède. Je m'arrête sur ce point, lequel recevra de nouvelles lumières, aux articles *sang*, *nutrition*, *poisons*, etc., (V. ces mots.)

Après avoir parlé des parties nutritives séparées des aliments solides par la digestion, il serait superflu de nous arrêter aux aliments liquides, aux boissons diverses, le lait, l'eau, le vin, le cidre, la bière, l'alcool, etc., sur lesquelles subsistent les mêmes difficultés. L'eau pure mêlée au chyle, est sans doute absorbée par les vaisseaux lactés; il est très probable qu'il en est autrement pour les autres liquides, et pour l'eau elle-même lorsqu'elle est chargée de certains sels. Il paraît que cette espèce d'aliment est plus directement absorbée, soit par les radicules des veines, puisque, les retrouvant dans le sang, on ne les trouve point dans le chyle; soit par des voies insolites et encore peu connues, puisqu'on en retrouve quelques éléments dans le lait, ou l'urine, avant de les retrouver dans le sang. Du reste, ce n'est pas seulement dans la partie supérieure du canal digestif, ou dans les intestins grêles, que se passent des phénomènes d'absorption. Si les matières fécales se dessèchent et se durcissent dans les gros intestins, c'est que les parties qui les humectaient en ont été enlevées. L'absorption les a reversées dans le sang d'où elles étaient venues. De l'eau, du lait, pur ou coupé, du bouillon, de l'huile, des décoctions émollientes, du quinquina, de l'opium, etc., ces aliments, ces médicaments, portés dans la dernière partie de ce long canal, dans le rectum, y sont pris, y sont absorbés, soit par les veines, soit par les vaisseaux dont je parlerai tout à l'heure; et une fois dispersées dans toute l'économie par la circulation, ces substances diverses développent sur nous l'action qui leur est propre; car, quelque part que se place un médicament, la modification qu'il imprime aux organes est, au dégré pris, toujours identique.

Du reste, les vaisseaux lactés et le canal thoracique ne reçoivent le chyle et ne le transportent dans la veine sous-clavière, que de loin en loin, après chaque digestion; et les digestions sont quelquefois séparées par des intervalles, non-seulement de quelques heures, mais encore de plusieurs jours, dans les jeûnes volontaires ou forcés, à la guerre, pendant les voyages, etc. Dans ces longs intervalles, ces vaisseaux et ce canal ne restent pas oisifs. Un autre liquide les remplit, et ce liquide, que le chyle y rencontre à son arrivée, quel est-il? C'est ici que je dois entrer dans l'exposition de l'absorption générale, et sans m'arrêter aux actes qui assimileraient à cette fonction; et la respiration, et la nutrition, et les sécrétions, je passe aux actes qui constituent spécialement l'absorption proprement dite, derniers actes dont l'absorption du chyle n'est en quelque façon qu'un épisode, en même temps qu'elle en est l'image.

On a vu précédemment que nos mouvements intérieurs, ces mouvements qui nous animent et nous composent sans cesse, nous décomposent aussi sans cesse. Dans un instant donné, cette décomposition, d'ailleurs plus ou moins rapide, n'est jamais que partielle; car si dans un instant elle était totale, le fil de la vie serait rompu, et le serait pour toujours. Il faut donc concevoir qu'à chaque instant de notre vie, même dans nos organes les plus solides et les plus résistants, os, ligaments, cartilages, muscles, viscères, etc., des particules d'eux-mêmes se détachent, et que baignées par cette exhalation aqueuse qui se dégage, sous forme de vapeurs, de tous les lieux où se distribuent des vaisseaux sanguins (et il y en a partout), ces particules, atténuées, s'y liquéfient et s'y dissolvent; bref, il n'est pas une seconde, pas une tierce, où nos parties les plus fixes ne se fondent, ne se résolvent dans une sorte de pluie intérieure, laquelle est, pour ainsi dire, le dernier terme de leur existence. Cette pluie, ces détritus liquéfiées de nos organes, que deviennent-ils? Les uns, trouvant des issues libres, sont rejetés au dehors par la peau, par

les poumons par les autres voies excrétionnelles; les autres, emprisonnés dans des cavités closes, et dans la profondeur, dans les interstices de nos organes, sont pris, sont emportés comme le chyle lui-même; car, partout où se forme, partout où se présente une gouttelette de cette pluie intérieure de dissolution, partout aussi s'ouvre une petite bouche qui l'aspire, qui l'absorbe, comme l'abeille absorbe le suc des fleurs. Cette bouche imperceptible est la terminaison, ou si l'on veut, l'origine d'un très-petit canal, qui, se réunissant avec des canaux voisins, forme un canal d'un diamètre plus fort; d'autres canaux de même espèce s'unissent ainsi deux à deux, trois à trois, quatre à quatre, à mesure qu'ils s'avancent dans la direction qui leur est assignée, jusqu'à ce qu'enfin, de ces réunions successives qui se font dans toutes les régions superficielles ou profondes de l'économie, résulte l'ensemble coordonné de ce qu'on appelle vaisseaux lymphatiques, ou vaisseaux absorbants (voy. *Vaisseaux lymphatiques*): vaisseaux transparents, allongés, cylindriques, tellement nombreux d'abord, et tellement entrecroisés entre eux qu'ils embrassent dans leurs mailles la pleine substance des organes; semés de loin en loin de petits resserrements qui correspondent à autant de valvules intérieures; se roulant, se pelotonnant sur eux-mêmes, surtout dans les lieux où la peau est lâche et le tissu cellulaire abondant (voy. *Tissu cellulaire*) au pli des aines, au creux des aisselles, etc.; formant par ces entrelacements ce qu'on appelle des glandes, ou plutôt des ganglions, sorte de nœuds gordiens inextricables ou de labyrinthes d'où ces vaisseaux ressortent en moindre nombre mais avec plus de volume, et vont se plonger dans la cavité de l'abdomen, et dans celle de la poitrine, pour y former le long de la colonne vertébrale un réservoir commun, et finalement, ce même canal thoracique qui se dégorge encore une fois dans la veine où dans les deux veines sous-clavières, et où nous avons vu que se rendent les vaisseaux chylifères; car ces derniers vaisseaux ne diffèrent en rien des vaisseaux lymphatiques; ils ont la même organisation et ne sont qu'une partie du même système.

Ces vaisseaux ont reçu le nom de lymphatiques à cause du liquide singulier qu'ils contiennent. Ce liquide est appelé lymphe, et la lymphe est un véritable sang blanc, dont les propriétés physiques, la composition chimique, les quantités variables, etc., seront exposées plus loin. (Voy. *Lymphe*.) On vient d'en indiquer l'origine; elle est formée des débris fondus de tous nos organes, soit que les vaisseaux lymphatiques prennent ces débris sur place, soit qu'en marchant à côté des veines ils les reçoivent d'elles par des pores intermédiaires, soit qu'il y ait ici une action mixte. J'ajoute qu'à ces débris se joignent des parcelles de graisse, de synovie, de sérosité, de bile, de lait, de salive, de mucosité, d'urine, de semence, etc., dernier liquide dont la présence dans le sang imprime au système sensitif une si grande énergie, surtout dans les animaux; et aux solides une odeur et un tour de composition que l'on ne retrouve plus dans les eunuques: exemple unique, peut-être, de changements qui ne semblent pas proportionnés à leur cause. (Voy. *Eunuques.*)

Quoi qu'il en soit, il est visible que la lymphe est originellement composée de matériaux très-divers Cette diversité, qui les rend comme étrangers l'un à l'autre, ils la perdent à mesure qu'engagés dans le long et sinueux trajet des vaisseaux lymphatiques, retenus par les valvules, pressés par des ondulations latérales, promenés, et en quelque sorte pétris dans les détours des ganglions, ils se touchent, se mêlent, se pénètrent, et finissent par se convertir en un liquide parfaitement homogène, c'est-à-dire en *lymphe* ; de la même façon que les aliments, quelle que soit leur diversité, deviennent homogènes dans le chyme. Parvenue à cet état d'intime mélange, la lymphe, accidentellement accrue par le chyle, arrive dans le sang, s'y répand peu à peu, y apporte des qualités amies, et se prête plus facilement, dans les poumons, au travail ultérieur de l'hématose. On comprend qu'une élaboration si nécessaire veut un certain temps. Au contraire, si elle ne se fait pas, si elle n'est qu'ébauchée, si la lymphe parcourt d'un trait ses vaisseaux, si les éléments qu'elle charrie sont restés hétérogènes, ces éléments, jetés brusquement dans le sang avec leurs qualités primitives, résisteront à l'hématose et le sang perdra sa composition normale ; il sera détérioré, il fera ressentir au système nerveux des impressions inaccoutumées, et la vie suivra nécessairement d'autres lois. Voilà une des principales sources de ces altérations intérieures, de ces empoisonnements spontanés, marqués si nettement par Arétée de Capadoce. Ces altérations, ces empoisonnements offrent, on le conçoit, des variétés infinies ; surtout, lorsqu'aux matériaux que je viens d'indiquer, l'absorption associe les matériaux qu'elle emprunte à certains produits morbifiques accidentels, aux parcelles de pus, d'ichor, etc., ou des parcelles de bile, de salive, de lait que la cholère a dépravés ; ou enfin les matériaux dangereux qu'elle puise dans le monde extérieur, par les poumons ou la peau ; variétés qui, se combinant avec toutes les conditions individuelles d'âge, de tempérament, de régime et de sexe, introduisent dans la nature et la marche des maladies, autant de variétés correspondantes. Il en résulte des états si complexes que, faute de pouvoir en déterminer les espèces, la médecine est dans la nécessité de s'en tenir, sur ce point, à des vues générales, et de livrer le plus souvent la conduite des maladies aux seules forces de la nature. Dans d'autres articles de ce dictionnaire (voy. *pathologie, maladies, crises,* etc.) on verra quelles sont en effet, dans les maladies, les ressources merveilleuses que cet art, appelé nature, sait se ménager par l'absorption, soit pour épurer l'économie par une décomposition rapide, soit pour la reconstituer par de nouvelles acquisitions.

J'ai parlé tout à l'heure de l'absorption qui se fait par les poumons, et de celle qui se fait par la peau. De ces deux modes particuliers, le premier se rattache à la respiration (v. ce mot) ; le second a été contesté et même nié par quelques physiologistes. Ils supposent que la lame cornée qui recouvre la peau, ou l'épiderme, la rend inacces-

sible à l'action de tous les corps. Mais cet épiderme, aussi peu sensible d'ailleurs que les corps qui nous environnent, a comme eux ses pores ; il ralentira l'absorption, mais ne l'anéantira pas. De l'air atmosphérique, tenu en contact sur la peau, s'y altère, comme il est altéré dans les poumons. Nous respirons par la peau. Une jambe étant plongée dans un bain de gaz hydrogène sulfuré, on serait empoisonné. Vous sortez d'un bain ordinaire avec plus de poids que vous n'y êtes entré : vous avez bu par la peau. En pleine mer, sous un ciel ardent, vous êtes brûlé de soif ; faute d'eau douce, des linges trempés dans l'eau de mer et appliqués sur la peau, tempèrent et éteignent la soif. Qu'une personne très-maigre prenne des bains gélatineux, elle prendra peu à peu de l'embonpoint : elle se nourrira par la peau. Le quinquina, mis sur la peau, supprime les accès fébriles. A la suite d'un vésicatoire appliqué sur l'épiderme, la vessie s'irrite et s'enflamme : c'est que le principe âcre et soluble des cantharides a été absorbé ; qu'il l'ait été par les veines, qu'il l'ait été par les vaisseaux lymphatiques, qu'importe ? le poison a pénétré, comme l'aliment a pénétré dans d'autres cas. Jusqu'où va la divisibilité de la matière, et l'activité de l'absorption ? Un médecin oublie dans une poche de son vêtement un petit paquet de sublimé corrosif, et peu s'en faut qu'il ne meure. Lorsque, dans les temps de peste, on portait au cou, pour se préserver, un petit sachet d'arsenic, à quels accidents on se livrait par cette folle idée ! Enlevez l'épiderme ; faites sur la peau les mêmes applications, vous obtiendrez les mêmes effets, mais, je le répète, avec plus de violence et de rapidité. Il en est de même, jusqu'à un certain point, pour les essais anologues que l'on tenterait sous la peau, dans le tissu cellulaire qui l'unit aux parties plus profondes. Ainsi donc, la peau absorbe : c'est un fait incontestable ; c'est par la peau que sont reçus le plus souvent les principes des maladies transmissibles ; et il serait superflu d'indiquer ici le parti que le médecin peut tirer de cette faculté pour produire à l'intérieur des changements ou des actions très-diverses, en appliquant sur la peau des substances calmantes et sédatives ; ou stimulantes, émétiques, diurétiques, purgatives, toniques, etc.

Il suit de tout ce qui précède que l'absorption est une des fonctions les plus générales de l'économie. Jusqu'ici toutefois les actes qui lui sont propres paraissent assujettis à une marche régulière ; et cette régularité est nécessitée par la disposition des organes qui absorbent, soit vaisseaux veineux, soit vaisseaux lymphatiques, soit les uns et les autres tout ensemble. Mais il est un autre mode d'absorption qui ne suivrait aucune règle, au moins apparente : absorption en vertu de laquelle se forment, dans les profondeurs de l'organisation, et par des sympathies encore peu connues, des courants en sens divers et même opposés, ainsi qu'on l'observe dans les métastases, et dans les congestions critiques, etc. (V. *oreillons, métastases, abcès critiques, kystes accidentels,* etc.) C'est ce genre d'absorption qui survit même à la circulation générale, etc. Dans des pestiférés, en effet, après la mort pleinement consommée, on a vu s'élever ou s'évanouir [des bubons volumineux. Dans le premier cas, l'absorption en apportait les matériaux; dans le second, elle les remportait; et il est probable que ces mouvements irréguliers et posthumes en quelque sorte, introduisent de singuliers changements dans l'état pathologique de nos organes, avant que l'ouverture ne les ait mis à découvert.

D'un autre côté, je n'ai parlé jusqu'ici que de l'absorption qui décompose; celle qui compose et constitue la nutrition proprement dite; il en sera question plus tard. (V. *nutrition.*) Ce qu'il importe de constater ici, c'est que pour maintenir l'économie dans un juste équilibre, il est nécessaire que ces deux absorptions soient proportionnées l'une à l'autre, par la sobriété et par le travail. L'excès de celle-ci sur celle-là, ou de celle-là sur celle-ci, est incompatible avec la vie. C'est là une des parties principales de l'hygiène. (V. ce mot.) Tels sont les heureux fruits d'une nourriture modérée, qu'elle suffit à la guérison de maladies opiniâtres, ainsi que les voyageurs l'ont observé chez plusieurs peuples du Liban. Les jeûnes que leur impose la religion font disparaître des fièvres rebelles à tous les médicaments; et ce qui peut guérir les maladies peut à plus forte raison les prévenir. C'était là un des principaux secrets de la médecine chez les Égyptiens.

Enfin, pour dernière considération, je ferai remarquer que, toutes choses égales d'ailleurs, l'absorption se fait dans l'homme avec d'autant plus de facilité, de rapidité, d'énergie, que l'homme trouve en lui-même plus de place pour recevoir de nouveaux éléments de composition. Voilà pourquoi l'absorption est plus rapide dans l'enfance qu'à tout autre âge; puis, après des jeûnes prolongés, après d'abondantes déperditions par la peau ou par d'autres voies. Voilà pourquoi, lorsqu'il s'agit d'assurer l'effet d'une substance médicamenteuse qui doit pénétrer fort avant dans l'organisation, il est nécessaire de lui en ouvrir les portes, en quelque façon, et de lui préparer des vides, par la diète, par les délayants, les purgatifs, les saignées; évacuations préliminaires que je suppose faites dans de justes limites; car, si elles sont excessives, l'absorption prendra une marche trop précipitée; et ces évacuations, spécialement celles que produit la saignée, seront dangereuses et peut-être mortelles, comme le sont les pertes trop brusques dans les animaux qu'on a surmenés.   E. PARISET,

Secrétaire perpétuel de l'Académie royale de médecine.

ABSTERGENT, *(mat. méd.)* s. m. de *abstergere,* nettoyer. On nommait ainsi des médicaments qui avaient pour effet d'enlever les matières visqueuses et putrides qui recouvraient certaines plaies et ulcères. (V. *Désertif.*) On les employait aussi à l'intérieur, dans un but analogue.   J. B.

ABSTINENCE, *(hyg.)* s. f. de *abstinere* s'abstenir. C'est le défaut d'alimentation que l'on désigne par cette expression, quand on n'indique pas de quoi l'on s'abstient. La mesure et la durée de cette

sorte de privation et les dispositions des individus qui la subissent, en rendent les effets fort variables : utiles ou nuisibles, salutaires ou mortels. Dans les habitudes sociales, les personnes aisées mangent plus que suffisamment, plus que sanitairement. Un changement dans ces habitudes, une abstinence modérée, la privation de mets succulents, la diète au bouillon], à l'eau sucrée, etc., constituent autant de degrés d'*abstinence incomplète.* Sur des individus dont les conditions seront les mêmes, ces degrés différents d'abstinence agiront inégalement; le même degré d'abstinence sera aussi suivi d'effets variables si ce sont les dispositions de la personne qui diffèrent.

Le degré dernier d'abstinence ou la privation *absolue* d'aliments solides et de boissons, amènera des résultats qui ne seront pas moins dissemblables, les circonstances dans lesquelles se trouve la personne inalimentée étant déterminées; mais il y a une immense différence entre les effets de l'abstinence absolue et le dernier degré de l'abstinence incomplète. La plus légère, la plus impalpable alimentation, suffit dans certains cas à entretenir la vie, pendant un long temps, mais il faut une grande foi pour croire que l'abstinence absolue ait pu prolonger l'existence pendant des laps de temps considérables. Nombre de ces incroyables faits seront cités plus loin.

Là durée de l'abstinence a des effets fort divers; les alternatives d'abstinence et d'alimentation, surtout avec excès, ont aussi des suites particulières.

Les dispositions des personnes soumises à l'action de l'abstinence dépendent de l'âge, de la constitution, du tempérament, du sexe, des habitudes, de l'état de repos ou de mouvement, de l'influence actuelle d'une atmosphère froide ou chaude, humide ou sèche, de l'état de santé ou de maladie.

Les exemples d'abstinence absolue extraordinaires par leur durée ne sont pas rares dans les auteurs, non seulement ceux qui ont écrit sur la médecine, mais ceux qui s'occupent d'histoire et de littérature. Quelques-uns de ces faits paraissent appuyés sur les témoignages les moins contestables d'authenticité. De graves auteurs les citent et y croient. On admettra facilement que des hommes adultes aient supporté l'abstinence absolue plusieurs jours; mais que des individus de l'espèce humaine, aient vécu non pas une quinzaine, non pas un mois, mais des mois, des années, dix années sans boire ni manger, c'est difficile à admettre.

Les Arabes, suivant Thévenot, restent jusqu'à cinq jours sans rien prendre. Les jeûnes des Indiens, au dire des voyageurs, sont de neufs jours. Sous des éboulements, Chaussier rapporte que des ouvriers vécurent privés d'aliments pendant quatorze jours. Un homme a été trouvé vivant au seizième jour de son ensevelissement sous des ruines. D'après Richter, il faudrait ajouter foi à un jeûne de quarante jours, supporté par esprit de mortification.

Voilà qui déjà commence à être singulièrement douteux; mais ce qui cesse d'être croyable, c'est qu'une jeune fille même mélancolique ait, comme le rapporte Stalpart, vécu *plusieurs mois* sans boire ni manger ; c'est qu'une nommée Marguerite Lauwer, citée par Kœnig, ait pu vivre ainsi pendant *quatre mois* ; c'est que Marie Jenfels soit parvenue sous ce régime, à *treize mois* ; Apollonie Schreyer à TROIS ANS de jeûne ; une fille de Brunsvick à QUATRE ANS et d'autres à SIX, SEPT, DIX. Il n'y a au reste que le premier mois qui coute à croire et à passer ; les autres suivent et lui ressemblent.

La physiologie comparée semblerait, au premier aperçu, rendre ces faits moins extraordinaires. Les tortues et des animaux bien plus rapprochés de l'homme, des mammifères, supportent des jeûnes très longs ; c'est une habitude annuelle des animaux *hybernans ;* mais il faut se défier de ces comparaisons et des déductions qui en résultent ; il n'y aurait pas de motifs, si l'on perdait un moment de mémoire la cruelle expérience de la guillotine ou de la hache, pour qu'on ne crût à la possibilité de décapiter un homme, sans lui ôter immédiatement la vie, par la raison que les tortues et autres reptiles supportent fort bien cette opération.

Mais quels sont les effets physiologiques résultants de l'abstinence absolue ? Si l'on suppose l'individu bien portant, adulte, d'une énergie morale rien qu'ordinaire, dans des conditions habituelles de vie ; la faim, la soif, et un premier sentiment de faiblesse ne tarderont pas à s'emparer du patient ; bientôt une douleur épigastrique, des tiraillements d'estomac, une inaptitude plus grande à mouvoir, des tremblements, de la brusquerie et peu de durée dans les contractions musculaires, de l'obtusion des sens, du refroidissement, de la rareté dans les excrétions, la concentration des urines, puis de la tristesse, du délire, de la fureur, de la férocité, par accès rapides ; enfin un abattement de plus en plus croissant, le marasme, une excessive fétidité des excrétions, la petitesse et l'affaiblissement du pouls, le ralentissement de la respiration, le refroidissement, la mort. Lisez la description des cruelles expériences de M. Colard de Marigny sur des chiens ; consultez une relation plus attristante encore, puisque des hommes ont été les malheureux sujets de l'expérience faite par les événements, de la *Méduse*, et vous connaîtrez les horribles effets de la mort par inanition. On a fait l'examen des corps des animaux et des hommes morts de faim.

Le cadavre rappelle les traits de l'horrible maigreur qui a précédé la mort. On ne rencontre plus dans aucune des régions ordinairement pourvues de graisse, ces dépôts de substances alimentaires assimilées. Ainsi des animaux hybernants à la fin de leur léthargie annuelle, les intestins sont revenus sur eux-mêmes. Leurs parois participent à l'amincissement général ; les vaisseaux sont vides et contractés ; tout le fluide nutritif a été consommé ; la vésicule du foie est énormément distendue de bile demeurée sans emploi. Les muscles ont perdu considérablement de leur volume. Tous les tissus animaux sont pâles. L'urine est privée d'urée, substance spéciale qui la caractérise.

Tous ces signes sont pour ainsi dire négatifs d'une autre cause de mort, et il faudrait, en justice, des circonstances toutes particulières pour assurer que la faim a été le moyen de l'homicide.

L'abstinence *incomplète* se rapproche beaucoup dans ses effets de l'abstinence absolue ; mais la plus insaisissable alimentation suffit à prolonger considérablement la durée de la résistance. Il ne répugne pas à la raison de croire qu'une demoiselle noble, réduite au dernier état d'indigence, n'ait vécu que de jus de citron pendant soixante-dix-huit jours, pour ne pas avouer sa pauvreté ; que de l'eau de pluie ait suffi pendant soixante-douze jours à une femme renfermée dans une grotte ; et même qu'une autre femme ait pu exister pendant cinquante ans en ne prenant que du petit lait.

Les effets physiologiques de l'abstinence incomplète sont moins nettement dessinés que ceux de l'abstinence absolue, parce que, pendant le cours de l'action propre d'une alimentation insuffisante, il survient des accidents qu'il faut attribuer à d'autres causes destructrices, devenues plus efficaces sur une économie mal nourrie.

Les fatigues physiques, les inquiétudes morales, l'action du froid, d'une chaleur excessive, de l'humidité, du sec, en général de tout ce qui peut s'éloigner des conditions ordinairement favorables, l'intempérance par accès et surtout l'usage dangereux des boissons spiritueuses, l'influence délétère des miasmes, toutes ces causes de destruction réunies, ont un effet d'autant plus intense qu'elles agissent sur des individus plus débilités par l'insuffisance de l'alimentation et condamnés à une abstinence plus incomplète. Des maladies très meurtrières en sont les conséquences. Ce sont là les causes les plus générales de l'abréviation du terme de la vie moyenne. Sous le régime de répartition qui règle les forces sociales dans notre état de civilisation actuelle, les subsistances ne suffisent pas à la population ; il *faut* que des membres de la société française, et de toutes les sociétés humaines, ou du moins de presque toutes, manquent d'une partie du nécessaire.

Les effets de l'abstinence soit complète, soit incomplète, varient alors avec l'*âge*. Toutes les autres conditions étant les mêmes, les enfants résistent moins que les adultes, et ceux-ci moins que les vieillards.

Avec la *constitution*. Les constitutions résistantes, c'est-à-dire bien équilibrées, chez lesquelles les divers excès n'ont, à certains degrés, qu'une influence modérée, qui se prêtent, dans certaines limites, à des emprunts sur la santé, si l'on peut se servir de cette expression, résistent aussi mieux que les autres aux effets de la faim.

Avec le *tempérament*. Les tempéraments lymphatiques et nerveux ont besoin de moins de réparations que les autres, car fréquemment ils dépensent peu ; l'abstraction morale, dont est susceptible le tempérament nerveux, suspend aussi pendant de longs laps de temps, le besoin de nutrition. L'embonpoint qui accompagne le tempérament lymphatique et le tempérament sanguin, leur fournit une ressource pour la disette.

Avec le *sexe*. Ce sont surtout des femmes qui sont citées comme ayant supporté de longs jeûnes.

Avec les *habitudes*. Ce mot comprend tous les genres d'exercices auxquels se livrent d'une manière répétée ou continue nos organes. Les personnes habituées à beaucoup manger et à se nourrir de choses succulentes, supportent moins la privation d'aliments que les autres.

Les hommes qui travaillent avec excès, qui marchent long-temps, qui s'exercent à toutes les espèces de gymnastiques, supporteront également moins l'abstinence, s'ils continuent à se livrer aux mêmes efforts. Les déperditions sanguines, spermatiques, sudorales nécessitent également une alimentation plus substantielle ; ce sont les travaux contemplatifs qui coûtent le moins à la substance. La respiration d'un air vif et pur excite le besoin de nutrition.

Avec l'état de *repos* ou de *mouvement*. Les mêmes individus, s'ils exercent leurs muscles par des mouvements, ou s'ils conservent le repos, sentiront les atteintes rapides ou lentes de l'inanition.

Avec les *conditions atmosphériques*. Dans le froid, dans les pays du nord, il faut plus de réparations, surtout avec le mouvement qui coûte plus que sous l'influence du chaud.

Des exemples de longues abstinences bien supportées pendant le froid présentent en même temps la coïncidence d'un repos absolu : tel est l'exemple de ces femmes qui ont supporté trente-huit jours d'abstinence, enfermées dans une étable à Bergomoletto en Piémont, sous un éboulement de neige. Il en fut ainsi dans un cas rapporté par Chaussier ; les ouvriers dont il parle restèrent quatorze jours dans une carrière froide. Le froid où le chaud seraient indifférents dans l'état de repos. Dans l'état de mouvement, le froid exige plus. Quant à l'humidité, elle épuise moins que la sécheresse ; le brouillard *nourrit*, dit le peuple.

Avec l'*état de santé et de maladie*. On sait que l'état fébrile rend l'alimentation fréquemment impossible, et soutient. Dans les affections du tube digestif, lorsque ces organes sont rendus incapables de fonctionner, il semble évident, à la longue durée du malade que les autres parties de l'économie demandent moins. C'est, au reste, la respiration qui semble dépenser le plus ; moins de sang s'élabore par le poumon, dans un temps donné, moins le canal digestif demande, moins aussi les muscles sont énergiques ; il y a, au reste, réciprocité : ainsi, moins les muscles agissent, moins les poumons respirent et transforment de sang noir et froid en sang rouge et chaud. Dans un grand nombre de maladies qui dépendent de l'afflux des forces et des éléments de la vie vers une partie, l'abstinence est salutaire. Doués d'une force d'absorption d'autant plus énergique qu'ils sont moins remplis, les vaisseaux absorbants, parmi lesquels il faut comprendre les veines, puisent dans toute l'économie, et aussi dans les parties malades, les matériaux qu'ils doivent livrer à la consommation de la respiration des excrétions et de la nutrition elle-même ; ils diminuent donc l'afflux morbide. On s'explique ainsi l'utilité de l'abstinence. De là l'utilité de l'abstinence, plus ou moins complète dans l'état plétho-

rique, et dans les circonstances qui l'augmentent comme le printemps et les climats chauds, lorsque l'on passe de l'action au repos, etc., etc.

C'est surtout dans les affections mentales, et dans ce qui s'en rapproche le plus, les profondes préoccupations de l'esprit et les émotions fortes, que les jeûnes les plus longs ont pu être supportés le plus facilement. L'esprit de mortification, l'extase mystique, la volonté d'échapper à un supplice infamant, la manie du suicide, la mélancolie, fournissent de fréquents exemples des plus étonnantes abstinences.

Ces différences dans l'état moral des abstinents modifieront les symptômes ; ainsi la fureur ne caractérisera pas les effets de la faim dans ces derniers cas.

L'abstinence utile, préservatrice de la mort, dans certaines maladies, est, dans un bien plus grand nombre de cas, une cause fréquente de maladies et de souffrances. On ne sait pas assez qu'il meurt à Paris un certain nombre d'individus de froid et de faim ; que beaucoup d'autres, imparfaitement alimentés, sous la nécessité du travail, abandonnés à des goûts dépravés, suite de la misère elle-même, qui entraîne après elle l'intempérance, l'ignorance, le défaut d'économie et de prévoyance, sont promptement arrêtés dans une carrière de vie, à laquelle le don d'une excellente constitution semblait devoir promettre un long cours. La charité, la philanthropie, la voix de la justice et de de l'humanité, la civilisation enfin qui comprend l'industrie, seront-elles un jour assez puissantes pour détruire de tels maux ? Est-il un régime social possible sous lequel on puisse se promettre l'anéantissement des funestes et cruels effets de l'abstinence, la grande faux du genre humain ?

Dans le cas, au reste, où l'on serait appelé à remédier à des effets individuels de l'abstinence prolongée, ce ne serait qu'avec la plus grande précaution qu'on devrait rendre des aliments. Il conviendrait d'habituer doucement les organes désaccoutumés à supporter les nouvelles substances alimentaires introduites. Celles-ci devraient, d'abord être légères, liquides, de facile digestion ; de l'eau sucrée, du bouillon coupé, des consommés, du jus de viande, du potage farineux, enfin de la viande elle-même et du pain ; peu de spiritueux ; le tout en petite quantité et fréquemment. C'est une convalescence. Il faudrait d'autant plus de précautions que l'abstinence aurait été plus longue, que l'individu serait plus faible. On reviendrait plus vite à l'usage des aliments chez un enfant que chez un vieillard. Il ne s'agit pas que de vouloir, et c'est déjà beaucoup, il faut encore *savoir* exercer l'humanité. 　SANSON-ALPHONSE,

Professeur-agrégé à la Faculté de médecine.

ABUS des plaisirs vénériens. (V. *Plaisirs vénériens*.) — **ABUS** de soi-même. (V. *Masturbation*.) — **ABUS** des liqueurs. (V. *Liqueurs alcooliques*, etc.)

ACACIA *(bot.)*, s. m. de *a*, priv. et de *kakon*, mal, sans mal. Genre de plantes de la famille des Légumineuses, tribu des Mimosées. Prévenons d'abord le lecteur que l'arbre si commun sur nos promenades, et auquel on donne vulgairement le nom d'acacia, n'appartient pas au genre acacia des botanistes, mais au genre robinia. Pour indiquer la confusion qui existe ici, ils lui ont donné le nom de *Robinia pseudo-acacia*, ou robinier faux-acacia.

Les végétaux qui composent ce genre sont tous des arbres des pays chauds, souvent épineux, à feuilles simples ou composées, dont les fleurs, presque toujours jaunes, sont disposées en tête ou en épis serrés. Plusieurs d'entre eux donnent des produits importants à la médecine.

Ces arbres ont été transportés alternativement dans le genre acacia et dans le genre mimosa, qui sont très-voisins, et ne diffèrent l'un de l'autre que par un caractère tiré de la gousse, qui est à plusieurs loges dans le mimosa, à une seule dans les acacias. Voici les principaux d'entre eux.

Acacia vrai (*Acacia vera*), vulgairement gommier rouge. Cet arbre, qui vient en Égypte et au Sénégal, donne une espèce de gomme, mais qui ne se trouve pas dans le commerce à cause de l'infériorité de sa qualité.

Acacia du Nil (*A. Nilotica*, nées d'Esenb.) Autrefois, lorsqu'on tirait toute la gomme arabique de l'Égypte, elle était fournie principalement par cet arbre. Maintenant qu'elle vient en grande partie du Sénégal, on la récolte sur un petit acacia dont nous allons parler bientôt.

Acacia d'Arabie (*Acacia arabica*, Roxb.). Cette espèce habite l'Égypte, le Sénégal et l'Inde; elle fournit une gomme rougeâtre, un peu amère, qui ne saurait être employée en médecine, et qu'on réserve pour les usages industriels.

Acacia d'Adanson (*A. Adansonii*). Cet arbre porte des gousses propres au tannage des cuirs lorsqu'elles sont encore vertes, mais qui, à leur maturité, perdent complètement cette propriété.

Acacia vereck. De tous les acacias, c'est le plus important; car il fournit la véritable gomme arabique. MM. Guillemin et Perrotet l'ont fait connaître les premiers dans leur Flore de Sénégambie. Le nom spécifique *vereck* lui est donné dans le pays. C'est un petit arbre de quinze à vingt pieds de haut, hérissé d'épines, et qui forme des forêts dans le pays de Cayor, et le long de la rive droite du Sénégal, près du désert de Sahara. Dans ce pays, il tombe des pluies presque continuelles de juillet jusqu'en octobre. Ces pluies ramollissent l'écorce des acacias. Dans cet état, leur écorce est rapidement desséchée par des vents chauds qui soufflent de l'est; elle se fend alors, et la gomme s'écoule par ces fentes. En décembre, les Maures viennent en faire la récolte. Cette récolte dure vingt jours, pendant lesquels ces nègres se nourrissent exclusivement de gomme. La récolte terminée, ils apportent la gomme à des marchés appelés Escales, où elle est vendue aux Européens. La quantité de gomme, exportée de notre colonie du Sénégal, varie. Du temps d'Adanson, elle était de 30,000 quintaux. En 1817, elle s'éleva à 613,504 kilogrammes. Lorsque les rosées amenées par les vents d'ouest sont très-fortes, alors il se fait quelquefois en mars une seconde récolte, toujours moins abondante que celle de décembre.

Acacia au Cachou (*Acacia catechu*. Wild.). Cet arbre est originaire des pays montueux du Bengale et de la côte de Coromandel. C'est lui qui, suivant la plupart des auteurs, fournit la substance connue sous le nom de cachou, ou *terra japonica*. On l'obtient par l'expression des gousses de l'arbre, ou la décoction du cœur du bois; et en faisant évaporer le liquide au soleil, il reste la substance d'un brun rougeâtre qu'on nomme cachou. (V. ce mot.)

Les propriétés des acacias peuvent se résumer de la manière suivante : Gomme tantôt pure, tantôt légèrement amère, contenue dans le tronc et les branches; principe astringent dans les gousses encore vertes.

MARTINS,
Docteur en médecine, ancien aide naturaliste à la Faculté de Médecine,

ACANTHE. *Acanthus*. C'est le nom d'un genre de plantes qui forme le type de la famille des acanthacées, et renferme deux espèces, l'acanthe molle (*Acanthus mollis*), et l'acanthe épineuse (*A. spinosus*), qui croissent dans le midi de la France, et sur tout le littoral de la Méditerranée. Les Grecs et les Romains cultivaient l'acanthe comme plante d'ornement; et la touffe de feuilles élégantes qui s'élève de son pied pour se recourber gracieusement en dehors, a inspiré aux architectes grecs l'idée du chapiteau corinthien. Les deux espèces renferment un suc mucilagineux et visqueux. Autrefois on les employait comme adoucissantes et légèrement astringentes dans la diarrhée, les crachements de sang, etc. Maintenant elles ne sont plus employées que dans les provinces, où elles croissent naturellement. Ainsi, dans le midi de la France, elles remplissent les usages auxquels nous employons chez nous la grande consoude (*Symphytum officinale*). Les Orientaux même en font une espèce de panacée universelle, comme M. d'Urville a pu s'en convaincre à Trébisonde (*Relation de la campagne hydrographique de la Chevrette*, page 27). En Arabie, suivant Forskahl, on mange comme légume les feuilles de l'*Acanthus edulis*, qui sont savoureuses et agréables. Ms.

ACARUS SCABIEI, (zool.) s. m. du grec *a* privatif et *carès* divisible, indivisible sans doute à cause de la petitesse de ces insectes; c'est la *mitte* ou *ciron* de la gale de l'homme. On désigne ainsi un très petit insecte, presque microscopique, dont la présence sous l'épiderme occasionne l'incommode et dégoûtante affection connue sous le nom de gale. L'existence de cet insecte, généralement connue pendant le 15e siècle, fut ensuite contestée en partie par suite des fausses théories qui envahirent la médecine, en partie parce qu'on avait confondu sous le nom de gale plusieurs affections différentes; et même, dans ces derniers temps, trompés par les fausses indications, de certains auteurs, plusieurs célèbres médecins de Paris, l'avaient cherché inutilement, et la plupart le rangeaient au nombre des animaux fabuleux, quoique l'on fût loin de douter de son existence dans certains pays, tels que l'Écosse, le midi de l'Espagne, la Corse, etc.; ce fut même un médecin de ce pays, qui le fit voir pour la première fois en août 1834, au cours clinique que M. Alibert, fait à l'hôpital Saint-

Louis. On reconnut que cet insecte ne se tient pas dans les vésicules mêmes de la gale, mais en dehors et à l'extrémité d'une espèce de sillon, nommé *cuniculus*, qu'il s'est creusé sous l'épiderme. En soulevant celle-ci avec la pointe d'une épingle, on peut en extraire facilement l'acarus; si on le place alors sur l'ongle, il est d'abord immobile, mais bientôt il agite ses pattes, et il ne tarde pas à marcher, à courir avec agilité. Examiné à l'œil nu, il se présente sous forme d'un point blanc, arrondi, ayant au plus un demi-millimètre de longueur. Quelquefois on peut apercevoir la teinte brune rougeâtre des pates et de la tête de cet animalcule. Si on l'étudie au microscope, on voit qu'il diffère beaucoup de la mitte du fromage, avec laquelle on pourrait le confondre; son corps est plus arrondi; il est comme comprimé sur les deux faces, imitant la tortue; il est en outre blanc, grisâtre, demi-transparent, marqué de plusieurs pièces hérissé sur le dos d'une foule de petits poils ou papilles; une enveloppe dure, cornée, l'entoure et le protège comme une carapace; écrasé entre les deux ongles, il fait entendre un petit craquement. A la partie postérieure on trouve un anus ou oviducte par ou sortent les excréments et les œufs; souvent même ces œufs se voient dans le corps de l'insecte, à travers les parois qui sont transparentes. Les pates sont au nombre de huit; elles ont une couleur rouge foncée, et sont garnies de poils; les pattes antérieures, au nombre de quatre, sont rangées de chaque côté de la tête; les quatre postérieures sont beaucoup plus courtes et cachées sous le ventre; elles sont toutes formées de quatre pièces articulées et mues par plusieurs muscles. Les quatre pattes antérieures présentent, en outre, à leur extrémité, un appareil particulier, que M. Raspail a appelé *ambulacrum;* c'est une petite tige mince et fragile que surmonte une espèce de ventouse en forme de cône, et sur lequel l'insecte s'appuie en marchant. Sa tête est également rouge; à sa partie supérieure elle présente quatre tubercules terminées par des poils asez longs. Elle est formée essentiellement, d'après MM. Leroi et Vaudenhecke, de deux corps bombés, qu'il appelle *mâchoires,* celles-ci, comme des espèces d'*élytres,* ou d'étui, embrassent entre elles deux mandibules qui servent à diviser la nourriture de l'insecte; ces diverses pièces sont mises en mouvement par des muscles. La figure la plus exacte, comme aspect général, qui ait été publiée jusqu'à ce jour, est celle qu'a donnée le journal des *Connaissances médicales* en 1834; elle a été dessinée à la chambre claire, adaptée au microscope horizontal de M. Charles Chevallier. M. Vandenhecke vient de publier un mémoire dans lequel les détails sont reproduits avec assez d'exactitude.

Les naturalistes ont placé l'insecte de la gale dans la classe des arachnides, ordre des acariens; Latreille avait créé pour lui un nouveau genre, sous le nom de sarcopte. (Pour plus de détails, V. le mot *gale.)*   J. P. BEAUDE.

ACCABLEMENT, s. m. (V. *Abattement.)*

ACCÉLÉRATEUR, *(anat.)* adj. pris substantiv. Nom d'un muscle nommé aussi bulbo-carverneux, et qui a pour fonction de comprimer la bulbe de l'urètre, et d'accélérer l'écoulement de l'urine et de la liqueur spermatique.   J. B.

ACCÈS, *(path.)* s. m. de *accedere,* venir vers. On nomme ainsi une série de phénomènes maladifs qui apparaissent, se dissipent, pour se reproduire de nouveau; dans les fièvres intermittentes l'accès a trois périodes ou stades : un de frisson, un de chaleur et l'autre de sueur; ils se succèdent par intervalles, et constituent l'accès. Lorsque les trois stades se succèdent on dit que l'accès est complet, il est incomplet s'il en manque une ou deux. Le temps qui sépare un accès d'un autre peut varier de longueur depuis un certain nombre d'heures, jusqu'à plusieurs jours; cet intervalle se nomme apyrexie ou intermission. La longueur des accès varie beaucoup également, mais rarement ils durent plus de vingt-quatre heures. On a donné aussi le nom d'accès au retour de certains symptômes de plusieurs maladies; ainsi, on dit accès de goutte, d'épilepsie, d'hystérie; cependant des auteurs pensent qu'il est plus convenable d'employer pour ces maladies le mot d'attaque, et de réserver le mot accès pour les fièvres. Les fièvres intermittentes ont été aussi nommées *fièvres d'accès.*   J. B.

ACCIDENT, *(path.)* s. m. de *accidere,* survenir. On désigne sous ce nom dans le langage vulgaire, tout événement subit, fâcheux et imprévu; en médecine, on entend par accident tous les symptômes qui se manifestent dans une affection sans qu'ils soient une suite nécessaire de cette même affection; ainsi, l'hémorrhagie qui suit une opération ou un accouchement est un accident; il en est de même des inflammations qui peuvent survenir dans ces cas; les symptômes nerveux qui ont lieu dans certaines maladies sont aussi des accidents. Les anciens médecins désignaient les accidents des maladies par des noms particuliers, suivant la nature de la cause qui avait présidé à leur développement, mais ces noms ne sont plus en usage.   J. B.

ACCLIMATEMENT, *(hyg.)* s. m. On désigne par ce nom l'action de s'habituer à un climat, de ne plus éprouver de grave dérangement par son action; enfin, de se mettre dans des conditions analogues, sous le rapport de son influence, à celle où se trouvent les natifs du pays. Le changement ne peut avoir lieu que par une modification profonde qui se fait dans l'organisation; elle est lente, progressive, et souvent demande un assez long temps pour être complète; elle est plus ou moins rapide, suivant la température. L'acclimatement a lieu d'après les mêmes principes pour tous les corps vivants, qui tous sont soumis aux mêmes lois. (Pour connaître son action sur l'homme voy. *Climat.)*   J. B.

ACCOMPAGNEMENT, *(chir.)* s. m. On appelle de ce nom une humeur blanchâtre, visqueuse, qui entoure le cristallin dans la cataracte, ainsi que la membrane cristalline lorsqu'elle est devenue opaque; souvent, après l'opération, on est obligé

d'introduire une aiguille pour déplacer ces corps, qui empêchent la vision, et que l'on nomme les accompagnements de la cataracte.　J. B.

ACCOUCHEMENT, *(Physiol.)*, s. m. fonction qui consiste dans l'expulsion du fœtus hors de la matrice où il s'est développé pendant tout le temps de la grossesse.

Cette partie importante de la médecine se compose de connaissances empruntées à toutes les autres branches de l'art de guérir, et c'est de l'enchaînement de cet emprunt que l'on a pu former une spécialité dont quelques hommes seulement ont voulu se partager la pratique et dont les préceptes sont fondés sur l'anatomie, sur l'étude des fonctions de la vie, non moins que sur la connaissance des maladies, connaissances qui sont exclusives au médecin qui doit les posséder dans leur ensemble à un haut degré, ce qui fait dire à M. le professeur Velpeau, qu'en accouchement, comme partout ailleurs, la sage-femme devrait se borner à remplir les fonctions de garde-malade instruite et prudente. L'histoire invoquée à l'appui de l'abandon fait aux sages-femmes de l'exercice des accouchements, ne peut soutenir une critique sérieuse.

L'accouchement naturel, c'est-à-dire exempt de toute opération, est très fréquent en présence d'un praticien qui sait temporiser et calculer les efforts de la nature. Les relevés des registres de l'hospice de la maternité de Paris ne donnent plus qu'un seul accouchement artificiel, c'est-à-dire celui dans lequel il a fallu employer les secours de l'art, sur quatre-vingt-deux naturels.

En général, l'accouchement a lieu vers la fin du neuvième mois, mais cette époque ne saurait être rigoureuse; la nature n'a point de règles fixes qui nous soient connues; des causes légères peuvent décider le travail avant terme; les femmes sont d'ailleurs sujettes à erreur dans leurs calculs sur l'époque de leur fécondation ou de la suppression des menstrues, qui continuent à paraître chez quelques-unes d'elles plusieurs mois après leur fécondation. Cependant la loi reconnaît comme légitime l'enfant posthume né dix mois après la mort du mari. On appelle accouchement prématuré celui qui a lieu entre le sixième et le neuvième mois; l'enfant est viable. On donne le nom d'avortement à l'expulsion du fœtus non viable et qui est âgé de moins de six mois.

Les causes qui produisent l'accouchement sont de plusieurs genres; quelques-unes sont déterminantes chez certaines femmes, un exercice plus actif que de coutume; une marche portée jusqu'à la fatigue, les secousses même modérées comme celles de la voiture, excitent assez vivement la contractilité de l'utérus dans les dernières semaines de la grossesse, pour rendre imminent le travail de l'accouchement; le repos, la position horizontale, la privation des rapports conjugaux, suffisent ordinairement pour suspendre un travail qu'il est beaucoup mieux de ne voir s'effectuer que lorsque le fœtus a acquis toute sa maturité.

Les causes efficientes ou immédiates de l'ac-

couchement furent pendant des siècles attribuées aux efforts faits par le fœtus pour ouvrir sa prison de plus en plus étroite. Les exemples très-multipliés d'enfants nés après la mort de leur mère entretenaient cette idée sur les efforts violents du fœtus, et l'on ne tenait pas compte des exemples plus nombreux encore de fœtus morts dans le ventre de leur mère et dont l'accouchement, toutes choses égales d'ailleurs, n'était en rien plus laborieux. C'est au dix-huitième siècle qu'il était réservé d'établir, par des preuves irréfragables, que la cause réelle de l'accouchement était l'action de la matrice, aidée de la contraction du diaphragme et des muscles abdominaux, je ne rejette pas cependant, d'une manière absolue, l'opinion dont je me suis convaincu dans beaucoup de cas, que la vigueur et la bonne santé du fœtus sont une des conditions nécessaires pour la promptitude et la facilité d'un accouchement; la bonne santé de la matrice est en rapport avec celle du fœtus; en effet, les mouvements de celui-ci excitent le développement des contractions de l'utérus pendant le travail. Lorsque le fœtus est mort, l'utérus a perdu son énergie, il ne reçoit plus assez de sang; de plus il est en contact avec des matières prêtes à se décomposer rapidement, arrivées à l'air libre.

La main appliquée sur l'abdomen, pendant une douleur, sent évidemment le resserrement de cet organe, ce qui est encore bien plus marqué quand l'accoucheur, pour une cause quelconque, est obligé de porter la main dans l'intérieur de la matrice; la main, le poignet et l'avant-bras de l'homme le plus vigoureux, sont quelquefois engourdis au point de se trouver pendant plusieurs minutes inhabiles à tout mouvement. On a même vu des accouchements avoir lieu chez des femmes dont la matrice était pendante entre les cuisses et dont les contractions seules expulsaient le fœtus. La matrice s'est encore débarrassée naturellement de son produit, lorsque la femme était dans un état d'évanouissement, de léthargie et même après la mort réelle, ce qui était dû à la contractilité de la matrice, propriété qui se conserve encore quelque temps après la mort, ainsi que cela se remarque pour les autres muscles creux.

L'expulsion du fœtus étant donc due principalement à l'action de la matrice, on ne peut tirer que des inductions très-imparfaites de la taille, de l'embonpoint et même de la constitution de la femme, relativement à la facilité et à la promptitude de l'accouchement; aussi les femmes grandes et fortes n'ont pas des accouchements moins laborieux; les femmes sanguines ont souvent plus à redouter que les lymphatiques. La condition essentielle est une régulière conformation du bassin et des parties molles de ces régions.

Les phénomènes généraux de l'accouchement se rattachent à la mère et à l'enfant, et se partagent en plusieurs périodes : dans la première période, l'utérus qui s'était élevé jusque dans l'épigastre, descend au-dessous de cette région; les viscères abdominaux et surtout l'estomac sont plus libres; le diaphragme moins refoulé vers la poitrine rend la respiration plus facile, la femme est plus agile et plus gaie, mais elle éprouve de la pesanteur sur la vessie et le rectum ; les contractions de la matrice donnent lieu à des douleurs rares, légères, connues sous le nom de mouches; le vagin et les organes génitaux externes s'humectent de mucosités plus ou moins abondantes. Cette première période est suivie de celle qui prépare réellement l'expulsion du fœtus et dure, dans la majorité des cas, depuis une demi-heure jusqu'à six ou huit heures. Le pouls bat avec plus de force, la chaleur et la rougeur de la peau augmentent fréquemment, un frisson et de la sueur accompagnent les efforts, les sens sont plus exquis et la susceptibilité morale plus grande. Des douleurs très-vives avec sentiments de crampes se propagent de l'ombilic vers le bassin, les douleurs sont des plus capricieuses pour leur fréquence, leur durée, leur violence; ordinairement une très-forte précède une moins intense; dans quelques cas deux ou trois douleurs suffisent, tandis que d'autres fois elles se succèdent par centaines. Les douleurs de reins qui occupent la région lombo-sacrée, épuisent la malade, la fatiguent inutilement et n'activent en rien les progrès du travail.

L'amincissement et la dilatation du col de l'utérus se font graduellement, de manière à former un cercle qui égale en diamètre la circonférence du petit bassin. Le col de l'utérus dilaté met à nu une portion des membranes qui enveloppent le fœtus et l'amnios, ce qui constitue la *poche des eaux* qui a une forme ordinairement hémisphérique. Le plus souvent, lorsque le col est entièrement effacé, la rupture des membranes ou de la poche des eaux s'effectue; il vaut mieux que cette circonstance se produise vers la fin du travail pour éviter un accouchement à sec, comme on l'appelle et qui est toujours plus pénible en l'absence de la poche des eaux qui dilate mécaniquement l'orifice utérin et par sa rupture enduit les passages d'une viscosité propre à les assouplir.

C'est pendant la durée d'une contraction de la matrice que la poche s'ouvre la rupture est brusque, l'écoulement des eaux est accompagné d'un bruit qui effraie quelquefois la femme. Les dernières portions d'eaux s'échappent quelquefois avec les dernières parties de l'enfant.

Le moment où le fœtus traverse l'orifice utérin, est marqué par des douleurs plus vives dues à la distension exagérée. Les douleurs deviennent encore plus violentes, la femme est entraînée à des efforts vigoureux, la vulve s'entrouvre, les grandes lèvres s'effacent, les nymphes sont allongées et poussées en avant avec les autres parties. Les déchirements sont fréquents à la fourchette, surtout dans un premier accouchement. La tête ayant une fois franchi la vulve, laisse un court intervalle de repos, suivi d'une nouvelle douleur par l'expulsion du reste du corps.

Après la sortie de l'enfant, la femme jouit d'un repos complet, qu'interrompent quelquefois des mouvements spasmodiques, un frisson, ou quelques faiblesses de peu d'importance. Environ une demi-heure après se manifestent de nouvelles crampes utérines, suivies de l'expulsion du placenta

ou délivres, des membranes et de quelques caillots. Si le travail a été rapide, les douleurs pour la délivrance sont plus fortes, parce que le placenta n'a pas été complètement détaché. La délivrance opérée, quelques tranchées utérines se prolongent encore pendant deux ou trois jours, et la matrice n'est bien revenue à son volume ordinaire, dans l'état de vacuité que deux mois après. Les parois du ventre conservent toujours une certaine laxité et des vergetures ou éraillures blanches indélébiles sur la peau qui recouvre la moitié inférieure de l'abdomen.

Les lochies ou vidanges sont des matières liquides qui s'écoulent hors des organes génitaux pendant toute la durée des suites de couches, quinze jours environ. C'est d'abord du sang pur et sans odeur; vers le troisième jour il devient séreux; et vers le sixième il est fétide, jaunâtre; il va en diminuant, et ne cesse quelquefois qu'à la première réapparition des règles.

Les phénomènes de l'accouchement qui sont particuliers à l'enfant, regardent surtout les positions variées dans lesquelles il peut se présenter à l'accoucheur. Ces positions sont bien moins nombreuses que les auteurs les ont supposées; ils ont en effet décrit toutes celles que leur imagination a pu créer. La nature de cet ouvrage m'empêche d'aborder ce sujet; il me suffit d'affirmer que les dix-neuf vingtièmes des enfants se présentent par la tête. (*Pour les soins à donner à l'enfant, voyez le mot délivrance.*)

J'arrive aux détails des soins réclamés par la femme, pendant le travail de l'enfantement, et quoique l'accouchement soit une fonction naturelle qui se termine le plus souvent de la manière la plus heureuse, sans l'intervention de l'art, la présence d'un médecin est toujours utile; il inspire la confiance et le courage, il éloigne toute crainte sur l'avenir, il sait prévoir les accidents, les reconnaître quand ils arrivent, et y porter les remèdes convenables. Plus son instruction et son expérience seront étendues, mieux il sera le juste appréciateur des ressources de la nature. Il s'assurera si la femme est réellement en travail au moyen du doigt porté sur le col de la matrice, il distinguera la nature des douleurs qui sont *vraies ou fausses*, c'est-à-dire, qui ont leur siége dans la matrice ou dans les organes voisins. Souvent il existe des coliques intestinales nerveuses ou inflammatoires, que les femmes confondent avec les douleurs de l'accouchement, des bains, le repos, quelques boissons ou lavements calmants suffisent pour faire disparaître ces symptômes illusoires d'un accouchement prochain, et qui n'a lieu souvent que plusieurs semaines après. L'accoucheur détermine en outre, aussitôt qu'il le peut, la position qu'affecte le fœtus ; éclairé par cette circonstance réunie aux autres, il en déduit son pronostic sur la durée probable du travail et sa facilité. Les éléments de ce problème à résoudre, sont la constitution de la femme, l'état de ses forces, la grandeur et la forme particulière du bassin, l'état de l'orifice de la matrice qui est mou ou dur, mince ou épais, plus ou moins dilaté, celui de la poche des eaux qui est entière ou rompue, celui d'humidité ou de sécheresse des parties génitales, le volume présumé de l'enfant, sa position, l'intensité, la distance des contractions utérines et leurs effets, enfin le mode et le nombre des accouchements précédents.

L'air respiré par la femme doit être pur et d'une température modérée, il ne doit contenir aucune odeur bonne ou mauvaise; dans ce dernier cas, il rendrait le malaise plus grand encore, et dans le premier il exciterait la sensibilité déjà exaltée. Une température trop élevée augmenterait l'agitation, la chaleur, la sueur, la congestion vers le cerveau, favoriserait les hémorrhagies, toutes dispositions qui existent déjà par le fait des contractions utérines. D'autre part, l'impression du froid peut avoir les suites les plus fâcheuses, lorsque la femme, après une douleur très-vive, tombe dans un affaiblissement qui la laisse sans défense contre les agents extérieurs, et c'est alors que surviennent ces engorgements connus sous le nom de *laiteux*, ces douleurs vagues articulaires attribuées au lait répandu. L'habillement de la femme devra l'exempter de toute gêne, et ne pas nuire à la liberté de la respiration et de la circulation.

A moins que le travail soit très lent, il ne faudra pas permettre de prendre de la nourriture, et dans le cas contraire, elle sera très-légère : un seul potage au bouillon. L'on devra consulter l'état de l'estomac et la disposition plus ou moins prononcée aux vomissements. Le choix des boissons est aussi très essentiel; les boissons chaudes et sucrées déplaisent et n'apaisent pas la soif; le vin étendu d'eau s'aigrit et augmente la disposition aux vomissements; le vin, les boissons alcooliques et la glace ont tous les inconvénients reprochés aux excès de température. L'eau aromatisée par les fleurs de tilleul, les feuilles d'orangers, et quelque peu sucrée, donne en général la boisson la plus agréable. Je crois superflu d'insister pour la proscription du vin chaud bouilli avec la cannelle et le sucre, dont les femmes du peuple font un usage dans beaucoup de pays. Dans un cas de faiblesse chez la femme, quelques bouillons, consommés, un verre de vin d'Alicante, sont ce qu'il conviendrait le mieux d'employer.

Il faut surveiller les évacuations de la femme en travail; la constipation est une incommodité fréquente; il faut vider l'intestin par des lavements ordinaires. Si la vessie contenait des urines accumulées, la pression exercée contre elle par la tête de l'enfant ferait courir les plus grands risques, en même temps que les muscles du ventre n'agiraient plus sur la matrice; dans cette hypothèse, il est quelquefois indispensable de faire sonder la femme.

Les passions de l'ame exercent l'influence la plus manifeste sur le travail de l'accouchement, et disposent singulièrement à une foule d'accidents nerveux. Il ne faut entourer la femme que des personnes qui lui sont strictement indispensables, et surtout ne jamais tolérer la présence de personnes qui lui seraient désagréables. L'accoucheur la garde, et une ou deux personnes suffisent. Un plus grand nombre contribue à vicier l'air; leurs discours, l'expression de leur physionomie, qui ré-

fléchit la tristesse, l'inquiétude qu'elles sentent véritablement, ou qu'elles feignent de ressentir pour preuve de leur amitié, toutes ces personnes ne sauraient être que nuisibles.

Dans un accouchement naturel et régulier, la situation de la femme, pendant le travail, ne peut avoir aucune influence sur le travail lui-même. Cette position varie suivant les usages des peuples. Les Françaises accouchent sur un petit lit exprès appelé *lit de misère*, *lit de travail*; elles sont couchées sur le dos. Les Anglaises sont couchées sur le bord de leur lit ordinaire, étendues sur le côté, les cuisses fléchies et les genoux écartés par un coussin. En Allemagne, elles accouchent sur des chaises plus ou moins modifiées. Autrefois on plaçait la femme sur les genoux du mari, ou de toute autre personne vigoureuse. Dans quelques provinces, les femmes accouchent debout, le corps penché en avant, et les coudes appuyés sur un corps solide. Le lit de l'accouchée doit être assez peu élevé pour qu'elle puisse y monter commodément, et assez peu large pour qu'on puisse circuler tout autour. On se sert ordinairement d'un lit de sangle, sur lequel on étend des matelas qu'on dispose diversement. En général, le plus superficiel est étendu dans toute sa longueur, et l'autre est plié en double.

On attache vers la partie inférieure du lit une barre solide, pour que la femme puisse arcbouter ses pieds pendant les efforts auxquels elle se livre. Cette précaution, bonne, peut être remplacée par les mains d'aides qui, suivant le besoin, prêtent un point d'appui convenable aux pieds et aux genoux. Le lit doit être suffisamment garni de linges pour recevoir les liquides qui sortent de la vulve. La femme ne sera placée sur le lit que lorsque l'orifice de l'utérus sera dilaté. Jusque-là il faudra laisser la femme changer d'attitude à son gré, et lui permettre de garder celle qui lui convient. L'expérience de chacun lui a appris combien il est pénible de conserver la même position quand l'on souffre, et quelle sorte de soulagement l'on éprouve en changeant de place. L'espoir seul, incessamment déçu, de trouver une position meilleure, devrait autoriser ce changement de place.

Une fois que les douleurs expulsatrices sont arrivées, il faut que la malade se place sur son lit, que, pendant la douleur, elle y soit couchée sur le dos, les épaules et la tête modérément élevés par des coussins, les cuisses fléchies sur le bassin, et les jambes sur les cuisses, les genoux médiocrement écartés. L'élévation des épaules et de la tête facilite la respiration. La disposition des membres inférieurs laisse la vulve à découvert pour la libre sortie du fœtus, et met les muscles dans le relâchement.

Les accidents qui peuvent se présenter dans un accouchement laborieux, difficile, réclament toujours l'intervention de l'homme de l'art, et les règles de la conduite qu'il doit tenir alors de doivent pas trouver place dans notre dictionnaire. Les soins qui regardent le nouveau né feront partie d'un article spécial.

Je reviens donc aux soins à donner à la mère; on doit la laisser sur le lit de misère sur lequel elle vient d'accoucher, jusqu'à ce que la matrice se soit dégorgée. Tant que le sang coule liquide et comme par flots, on ne doit pas changer de lit; il y aurait danger à lui permettre de se tenir sur les pieds, et encore plus à la laisser marcher pour s'y rendre. Avant de transporter la femme dans le lit qu'elle doit occuper pendant les couches, il est nécessaire de le bassiner pendant la saison rigoureuse. La sensation de froid imprimée sur toute la peau peut suffire pour suspendre les lochies et provoquer la fièvre puerpérale. Cependant si la femme avait éprouvé une hémorrhagie, on se dispenserait de chauffer le lit, qui doit toujours être garni d'alèzes; on emploie communément un drap plié en quatre et fixé par des épingles vers ses quatre angles. Il faut aussi changer le linge de la femme, et enlever tout ce qui a été mouillé, soit par les sueurs, soit par les eaux et le sang qui se sont écoulés de la matrice. Il est utile de bassiner les parties génitales avec une décoction adoucissante et relâchante, comme l'eau de guimauve, d'orge, le lait dans lequel on fait bouillir une poignée de cerfeuil.

L'usage qui consiste à bassiner les parties génitales avec des décoctions astringentes ou spiritueuses pour les resserrer et leur rendre leur fermeté antérieure, est des plus dangereux; il en est de même des lotions aromatiques, des compresses de flanelle trempées dans du vin chaud, etc.; elles tendent à augmenter l'engorgement et l'irritation qui existent déjà, et qu'il faut calmer par des émolliens. Lorsque l'écoulement des vidanges a cessé, on peut permettre sans danger, mais sans utilité, seulement pour satisfaire l'imagination de la femme; on peut, dis-je, permettre d'appliquer, pendant quelques jours, des astringents sur les seins et le bas-ventre, l'eau de myrte, l'eau de forge, le vinaigre, dans lequel on fait bouillir des balaustes, etc.

L'habillement et la garniture des nouvelles accouchées doivent être subordonnés au climat, à la saison. L'habitante des villes doit être garantie avec plus de soin de l'impression de l'air extérieur que celle de la campagne, qui est forte et robuste, et qui est habituée aux vicissitudes de l'atmosphère. Une chemise courte et fendue par devant dans toute sa longueur, offre la facilité de garnir la poitrine et l'abdomen, d'y appliquer des compresses, d'y pratiquer des frictions lorsqu'elles sont indiquées. Par-dessus cette chemise, on mettra une camisole à longues manches, faite d'une étoffe de coton, qui s'imprègne beaucoup moins des exhalaisons que les étoffes en laine. La tête doit être couverte à peu près comme dans l'état de santé.

L'usage de garnir les mamelles avec une serviette molette, est une sage précaution qui favorise la sécrétion nouvelle. Un linge appelé chauffoir garnit la vulve, sans la boucher trop exactement; dans les premiers temps on renouvelle ces linges toutes les demi-heures. L'accouchée est placée dans une position légèrement déclive; elle doit tenir ses bras dans le lit, alonger ses bras et ses jambes, évitant qu'elles se touchent tout-à-fait. On couvre la femme selon la saison; une douce moiteur lui est utile, tandis que toute sueur arti-

ficielle lui est nuisible. Il est imprudent de se couper les cheveux quelques jours avant d'accoucher, ou à la suite des couches; il suffit d'avoir mis la tête dans un bon état de propreté.

Le bandage appliqué autour du ventre d'une nouvelle accouchée, peut avoir de grands avantages, pourvu que l'on ne s'en serve que pour soutenir le ressort des muscles du ventre, et non pour faire disparaître les vergetures, qui sont indélébiles. Ce bandage sera médiocrement serré, il ne doit être que contentif, et il est contre-indiqué, quand il y a quelques symptômes inflammatoires. Une ceinture élastique, comprimant plus légèrement, est de beaucoup préférable à tous les bandages.

On doit toujours proscrire le bandage des seins, puisque, sans aucun avantage, il est dangereux en ce qu'il écrase les seins, les déforme, provoque leur engorgement et gêne la respiration.

Dans l'été, tous les matins, on renouvellera l'air de la chambre de l'accouchée, ayant soin de fermer les rideaux du lit, pour que le courant d'air ne porte pas directement sur elle. Il faut veiller à ce que la chambre de l'accouchée soit tenue très-proprement et sans odeur; on enlèvera sur-le-champ les urines, les excréments, le linge sale.

Le degré de température le plus convenable pour une accouchée ou un malade, est lorsque le thermomètre de Réaumur marque de 14 à 15 ou 16 degrés au-dessus de zéro.

Je signale ici une imprudence commandée par un préjugé religieux, et qui veut que la première sortie de l'accouchée soit pour aller à l'église; ces lieux sont froids et humides; la femme qui y reste immobile y contracte très-souvent des rhumatismes. Une religion mieux éclairée dicte au contraire que les premières sorties doivent se faire en plein air, par un beau jour, à l'heure la plus favorable de la journée. Les suites de couches sont d'autant moins dangereuses que le climat est plus chaud. Au rapport des voyageurs, il périt à peine une femme accouchée sur mille.

Il est extrêmement important que la femme goûte les douceurs du repos dans le moment de calme qui succède à des fatigues si fortes. On portera l'enfant dans une autre chambre, on interdira toute visite. Les Romains et les Athéniens avaient soin d'éloigner toute espèce de bruit dans le moment des couches; ils suspendaient une couronne aux portes des maisons où il y avait une femme en couches, pour avertir de respecter cet asile.

Dès que la femme est dans son lit, il faut lui permettre de dormir plusieurs heures; pendant les premiers jours elle ne fera aucun exercice, mais elle doit se lever le lendemain de sa fièvre de lait, pendant une heure environ, pour que l'on fasse son lit; il faut renouveler les draps et les aérer; mais elle ne pourra marcher avec prudence avant le neuvième ou dixième jour, après l'accouchement le plus heureux.

On doit blâmer fortement l'habitude qui consiste à présenter à la malade des rôties au sucre, des liqueurs alcooliques, du café, ou autres substances échauffantes. Tous ces aliments stimulants peuvent occasionner des pertes, des inflammations, exalter la sensibilité. On peut donner à la nouvelle accouchée une tasse de bouillon gras, ou encore du vin vieux étendu de beaucoup d'eau.

Les aliments doivent être doux et faciles à digérer; il faut toutes les précautions de la convalescence; le régime sera moins sévère pour la femme qui nourrit. C'est au médecin à régler le régime, le choix et la préparation des aliments. C'est à lui d'éclairer la classe du peuple des campagnes, principalement, qui, dans leurs *repas de baptême*, forcent l'accouchée à recevoir des visites nombreuses; et si le repas a lieu dans sa chambre l'inconvénient est encore plus grand, d'autant plus que cette réunion coïncide avec l'époque de la fièvre de lait.

La tisane de la femme peut être faite avec les décoctions d'orge, de chiendent, de réglisse; cette dernière racine effilée, doit être traitée par simple infusion; les sirops de capillaire, de groseille, etc., étendus d'eau ordinaire, étancheront aussi la soif. Les boissons faites avec la canne de Provence n'ont aucune vertu et dégoûtent les femmes.

Les passions vives de l'âme, telles que la peur, la joie, le chagrin, etc., sont les causes les plus fréquentes d'accidents. Il faut rigoureusement éviter les visites importunes des femmes que l'étiquette invite, ces félicitations mensongères qu'une mode absurde a établies parmi nous. Une coutume religieusement exécutée dans la ville de Harlem, pour éviter les révolutions qui pourraient survenir aux femmes dans l'état de couches, défend l'entrée de leurs maisons aux agents de justice et aux créanciers.

On cachera soigneusement à la mère les défauts que son enfant peut apporter en venant au monde; lorsque l'enfant est mort, il faut différer autant que possible d'en instruire la mère, et lorsqu'on ne peut plus taire cette perte, la sensibilité inspire à l'accoucheur et à l'époux les ménagements et l'adresse dont ils doivent user pour affaiblir un semblable malheur. Si la femme est forcée de se séparer de son enfant, le moment du départ est toujours un sujet de pleurs; on devra la distraire par la présence d'une amie.

Des rapports conjugaux ne peuvent s'établir pendant les six premières semaines; celle qui use trop tôt de ses droits court les risques de voir les lochies continuer pendant deux mois, conséquence de l'excitation portée sur ces organes.

Les purgations conseillées par les accoucheurs, pour prévenir ou guérir les maladies que l'on attribuait à l'*humeur laiteuse*, sont plutôt faites pour produire des maladies; de tous les moyens vantés comme anti-laiteux, il n'en est aucun qui soit spécifique. Il faut se contenter de maintenir la peau dans un état de souplesse qui favorise la transpiration insensible. Il est imprudent de purger pendant les évacuations des couches, à moins qu'il ne se présente d'indications particulières; dans la plupart des cas, des lavements suffiront. Il est une autre sécrétion, suite de couches, qui s'opère vers les mamelles, au troisième ou quatrième jour après l'accouchement. Les détails de ce phénomène, qui au début constitue ce que l'on nomme la fièvre de lait, se trouvent au mot allaitement. (V. ce mot.)

CAFFE,
Chef de clinique à l'Hôtel-Dieu de Paris.

ACCOUCHEMENTS, (*pol. méd.*) s. m. Nous ne parlerons des accouchements, qu'en ce qui concerne les obligations qu'ils imposent aux médecins dans l'intérêt de la société. C'est le seul point de vue sous lequel la spécialité de notre sujet nous permette de les envisager. D'ailleurs, excepté les circonstances d'où résultent ces obligations et l'article 33 de la loi du 19 ventose an XI sur l'exercice de la médecine, défendant aux sages-femmes d'employer les instruments dans les cas d'accouchements laborieux, sans appeler un docteur, un médecin, ou un chirurgien accoucheur, la loi ne s'est pas occupée des accouchements. Les devoirs qu'ils créent pour ceux qui en sont chargés, rentrent dans les grandes questions de responsabilité médicale, que nous traiterons plus tard.

Les médecins, les officiers de santé et les sages-femmes qui ont fait un accouchement, doivent déclarer la naissance de l'enfant à l'officier de l'état-civil, lorsque le père de l'enfant n'est pas présent. Cette déclaration doit être faite dans les trois jours de l'accouchement. (Art. 55 et 56 du Code civil.) Cette obligation est de rigueur, et la peine d'un emprisonnement de six jours à six mois et d'une amende de 16 à 300 francs, est prononcée contre son infraction, par l'art. 346 du Code pénal.

Toutefois, il faut remarquer que, lorsque la femme accouche hors de son domicile, les médecins, chirurgiens, etc., qui l'ont assistée, ne sont pas tenus de faire la déclaration prescrite ci-dessus. Elle n'est alors imposée qu'à la personne chez laquelle a eu lieu l'accouchement.

Dans le cas prévu par l'article 56, si l'enfant est mort en naissant, ou n'est pas né viable, le médecin doit néanmoins en faire la déclaration à la mairie. L'ordre public exige que tout accouchement soit constaté d'une manière authentique, et qu'on n'en fasse pas disparaître les traces, en détruisant, par exemple, le fœtus, comme cela a lieu quelquefois. Si, d'un autre côté, le médecin désire le conserver dans l'intérêt de la science, il doit en obtenir l'autorisation de l'autorité municipale. Nous avons donné au développement de ces questions, tout le soin qu'elles comportent dans son livre sur la jurisprudence de la médecine et de la chirurgie. Quelques jugements prononcés depuis peu par les tribunaux sont venus corroborer notre opinion, qui s'appuyait d'ailleurs sur les termes du décret du 14 juillet 1806; et aujourd'hui, il n'est pas douteux que les accoucheurs ne doivent déclarer, dans les cas prévus, les enfants qui ne sont pas même nés viables. S'il est utile de leur rappeler ce devoir, il est également important que les officiers de l'état-civil ne le perdent pas de vue.

Lorsqu'une femme meurt enceinte ou pendant le travail de l'accouchement, et que la mort est bien constatée, il est essentiel, toutes les fois que cela est possible, que l'on pratique l'opération césarienne pour retirer l'enfant. Dans une foule de cas où cette opération a eu lieu, on n'a eu qu'à se féliciter de l'avoir faite, et depuis longtemps, ce précepte est admis dans l'art des accouchements.

Nous terminerons en émettant un vœu que nous avons déjà bien des fois exprimé; nous voudrions que l'accoucheur remît à la famille, pour être représenté à la mairie, un bulletin indiquant le sexe de l'enfant; ou, mieux encore, qu'un médecin nommé à cet effet par la ville, fût chargé de constater les naissances, comme cela a lieu pour les décès. La déclaration serait faite ensuite à la mairie; mais on ne serait pas obligé d'y porter l'enfant; on éviterait ainsi des inconvénients graves pour la santé des nouveau-nés, et, en second lieu, on préviendrait des erreurs qui sont encore assez communes, dans les déclarations du sexe.

Nous livrons ces observations à toute l'attention des médecins et des autorités municipales. (Pour les crimes, suite de l'accouchement, V. *Infanticide. Avortement.*)   Ad. Trébuchet.

ACCROISSEMENT (*physiol.*), s. m. On entend par ce mot, le développement et l'accroissement de volume; cet accroissement a lieu de plusieurs manières, suivant la nature des corps; dans les corps bruts, il se fait par *juxta position*, c'est-à-dire, par l'application de nouvelles couches sur les anciennes. Dans les corps vivants, l'accroissement a lieu par la nutrition, ou par l'élaboration dans le sein même de l'individu, des matériaux susceptibles de lui être assimilés; c'est ainsi que vivent et s'accroissent les animaux et les plantes. Dans ces deux dernières classes de corps, l'accroissement a lieu dans le premier âge de la vie, c'est-à-dire, à l'état embryonnaire, par un mode particulier qui n'existe que pendant peu de temps; ce mode est celui de l'*intus-susception*, ou de pénétration. Dans les premiers jours de l'existence de l'embryon il ne s'accroît que par l'agrégation des liquides qui entrent dans son intérieur, à travers les intervalles que laissent les molécules qui le composent; cet état dure jusqu'à ce que le système circulatoire soit organisé; une fois que les vaisseaux exercent leurs fonctions, la nutrition du fœtus se fait comme elle doit avoir lieu pendant le reste de la vie. L'accroissement varie suivant les âges; il n'est pas toujours progressif, mais a lieu souvent d'une manière brusque. Ainsi, c'est du troisième au quatrième mois que le fœtus acquiert son plus grand développement. A la naissance, les nouvelles conditions dans lesquelles en trouve l'enfant, influent aussi d'une manière notable sur son développement. L'accroissement est plus rapide dans les premières années, puis il est moins considérable ensuite; enfin, c'est vers l'époque de la puberté qu'il a lieu avec le plus de vigueur. L'accroissement en longueur ne dure ordinairement que jusqu'à l'âge de vingt à vingt-cinq ans, le terme varie suivant les individus, suivant les climats et même suivant les races humaines; passé cette époque, le corps acquiert encore du volume, mais c'est en force et en épaisseur.

Les organes varient aussi dans leur mode d'accroissement; il en est qui prennent dès le commencement de la vie un volume considérable, ainsi le foie chez les fœtus; il est d'autres organes qui disparaissent à certaine époque de la vie, ainsi le thymus qui est assez gros avant la naissance, et qui disparaît progressivement chez l'enfant; d'autres organes semblent ne révéler leur existence que plus tard et lorsque seulement les individus paraissent aptes à remplir les fonctions auxquelles ils sont destinés; ainsi les mamelles ne se développent chez la jeune fille que lorsqu'elle commence à devenir pubère et qu'elle peut être appelée à remplir les fonctions de la maternité; il en est de même des organes génitaux chez les jeunes garçons qui augmentent de volume, et dont la vitalité s'accroît à l'époque de la puberté. On voit qu'il existe dans le grand ensemble des fonctions qui constituent la vie, un ordre admirable, une liaison intime entre l'organe et la fonction, et une action réciproque de l'un sur l'autre; ces belles lois qui non-seulement régissent l'existence des individus, mais encore celle des espèces seront développées d'une manière complète au mot *organisme*.

L'accroissement en épaisseur chez l'homme cesse ordinairement dans nos climats vers l'âge de quarante ans; aussi les phrénologistes, et Gall spécialement, ont-ils remarqué que la tête augmentait de volume jusqu'à cette époque, et par conséquent le cerveau. Passé quarante ans, le volume plus considérable que peut acquérir un individu n'est dû qu'à la graisse qui vient se déposer dans le tissu cellulaire qui sépare les organes et qui augmente les dimensions du corps sans accroître le volume des organes mêmes. (V. les mots *âge, croissance, organisme.*)
         J.-P. Beaude.

ACÉPHALE (*anat. path.*), s. m. du grec *a* privatif et de *képhalé* tête; on désigne ainsi les fœtus qui naissent privés de la tête ou seulement d'une partie de cet organe; cette différence a fait diviser les acéphales en complets et incomplets. Avant que l'anatomie pathologique eût expliqué la formation de ces monstruosités, on considérait les acéphales comme des êtres en dehors de l'humanité; de là, ces fables de femmes accouchées d'enfants à tête de singe, de chien, de cochon, etc., suivant que la forme de la tête de l'acéphale rappelait plus ou moins celle d'un de ces animaux. Il est des acéphales qui non-seulement sont privés de la tête, mais encore du col et de la portion supérieure du tronc. Cependant on a remarqué que jamais les acéphales n'étaient privés de l'abdomen, ce qui s'explique, attendu que c'est la portion de l'embryon qui se développe la première. On conçoit que chez des êtres aussi incomplets, les fonctions nécessaires à l'existence ne puissent s'exécuter, aussi meurent-ils ordinairement peu d'heures après être sortis du sein de leur mère; plus souvent même, ils ne donnent aucun signe de vie au moment de leur naissance. Les acéphales sont ordinairement des jumeaux, des tri et des quadrijumeaux; rarement ils sont seuls. Les auteurs ont donné divers motifs pour expliquer cette maladie du fœtus; Morgagni et Haller l'attribuaient à une hydropisie du cerveau qui détruisait sa substance, Gall et Supurzheim à une organisation primitivement défectueuse; aujourd'hui les naturalistes l'attribuent à un arrêt de développement des organes. On conçoit qu'il peut exister pour les fœtus d'animaux, ce que l'on voit souvent dans les graines des végétaux, où la même enveloppe contient des graines régulièrement développées et d'autres qui sont avortées. On doit à M. Geoffroy Saint-Hilaire des travaux qui ont jeté un grand jour sur les causes et les diverses natures de ces monstruosités.

J. B.

ACÉPHALOCYSTE (*zool.*), s. f. de *a* privatif, de *képhalé*, tête, et de *cystis*, vessie; vessie sans tête. Dans la nature, tout se touche, tout s'enchaîne; les êtres passent les uns aux autres par des transitions insensibles; depuis les derniers des animaux jusqu'à l'homme, on trouve tous les intermédiaires, et nulle part la chaîne n'est interrompue. Il y a plus: non-seulement les êtres d'une même classe forment ainsi des séries continues, mais il existe des passages d'un règne à l'autre. Les eaux de nos rivières et de nos étangs nourrissent des productions ambiguës, problématiques, que l'on ne peut rapporter ni au règne animal, ni au règne végétal; et le naturaliste embarrassé, placé sur la limite de ces deux règnes, les fait passer alternativement de l'un à l'autre, ou même en fait un règne intermédiaire. Il en est de même de la pathologie et de la zoologie; il existe un point où le médecin et le naturaliste se rencontrent; le premier croit avoir sous les yeux l'effet d'une maladie, une dégénérescence de nos tissus, une altération pathologique; le naturaliste, au contraire, croit trouver un être, un animal d'une structure infiniment simple et qui s'est développé dans le sein d'un autre animal plus parfait. Ces considérations étaient nécessaires pour faire comprendre l'embarras où nous sommes de donner une définition du mot acephalocyste. Suivant les uns, ce sont des vers vésiculaires, suivant d'autres, des kystes, c'est-à-dire, des poches développées accidentellement et remplies de liquide. Quoi qu'il en soit de la nature de ces productions, nous allons les décrire telles qu'elles se présentent dans le corps humain, en laissant indécise et sans solution la grande question de leur animalité. Qui sait! peut-être n'y a-t-il pas de limites bien tranchées entre un travail morbide et la création d'un être nouveau, peut-être (et ces idées ont été soutenues en Allemagne) toutes les modifications de nos tissus ne sont-elles que des tendances organisatrices, des efforts de la nature, pour former des êtres ou des organes nouveaux. Qui peut dire que l'art ne connaîtra pas plus tard que des altérations morbides ne sont que le résultat du travail des tissus pour s'élever à un état d'organisation plus parfait.

Les acéphalocystes ou hydatides se présentent sous la forme de vésicules sphériques ou ovoïdes, dont le volume varie depuis celui d'un grain de chénevis jusqu'à celui de la tête d'un enfant. Les parois de ces vessies sont minces et assez égales, excepté dans quelques circonstances que nous exposerons plus bas. Leur tissu est homogène, fragile, sans fibres, plus ou moins transparent dans les vessies d'un petit volume, presque toujours opaque dans celles qui sont grosses. Ordinairement incolore, il offre assez souvent une légère teinte grise verdâtre, et surtout d'un blanc laiteux. Les vessies les plus volumineuses ont quelquefois leurs parois jaunâtres et tachetées à l'extérieur de petits points noirâtres. Cette teinte, de même que plusieurs autres couleurs accidentelles, que la membrane des acéphalocystes présente assez souvent, paraît évidemment due à la couleur du liquide dans lequel les vers ont vécu. La consistance de ce tissu est analogue et ordinairement égale à celle du blanc d'œuf durci. Quelquefois cependant cette consistance est un peu moindre, et alors on peut à peine soulever l'acéphalocyste avec les doigts sans la rompre. Soumises au microscope, ces parois ne présentent autre chose qu'un tissu homogène dans lequel on ne distingue aucun organe. Lorsque les acéphalocystes sont un peu volumineuses, et que leurs parois ont une certaine épaisseur, on peut facilement diviser ces parois en deux ou plusieurs lames, comme on le ferait d'un blanc d'œuf cuit.

La cavité des acéphalocystes est remplie par un liquide qui, le plus souvent, est parfaitement limpide, et a toutes les propriétés de l'eau pure. Quelquefois même cette eau contient un peu d'albumine, et même d'autres matières dont nous parlerons plus bas. Telle est la structure des acéphalocystes; à leur surface elles présentent souvent des *corps oviformes*, blancs, opaques, semblables à des blancs d'œuf cuit. Leur grosseur varie depuis celle d'un grain de millet jusqu'à celle d'un pois vert. Ces corps sont placés les uns contre les autres dans les parois de la vésicule dont on aperçoit la demi-transparence dans les petits intervalles qu'ils laissent entre eux. Quelquefois il y en a deux ou plusieurs couches appliquées l'une sur l'autre. Dans ce cas, ceux qui sont situés le plus près de la face interne sont ordinairement les plus gros et font une saillie assez considérable dans la cavité de la vessie; on peut les détacher facilement de ses parois, et l'on voit alors à la place qu'ils ont quittée une petite fosse hémisphérique et lisse; les corps oviformes les plus petits sont parfaitement pleins; ceux qui sont les plus volumineux offrent dans leur centre une cavité très-petite, à la vérité, vu l'épaisseur de ces parois, mais la proportion se rétablit à mesure que le corps oviforme se développe, car plus il est volumineux, plus sa cavité est grande relativement à l'épaisseur de ses parois. Cette observation conduisit Laennec, à qui nous empruntons tous ces détails, à penser que ces corps ne sont autre chose que des acéphalocystes naissantes. Il paraît certain que lorsqu'ils sont suffisamment développés, ces vers naissants se détachent des parois de leur mère, tombent dans sa cavité intérieure, et y prennent ensuite de l'accroissement. Laennec a rencontré plusieurs fois des acéphalocystes qui en contenaient d'autres très-volumineuses; ces dernières en contenaient elles-mêmes de nouvelles qui étaient aussi assez considérables. Il est à présumer que lorsque les nouveaux vers ont acquis un certain volume, ils finissent par faire éclater leur mère en la distendant outre mesure; car presque toujours on trouve les plus grosses acéphalocystes rompues. Ce mode de reproduction, qui rappelle celui des plantes, est aussi celui des hydres ou polypes, qui se régénèrent ainsi par de petits boutons naissant sur leurs parois, et qui, lorsque leur développement est parfait, se séparent de l'individu qui leur a donné naissance. Les acephalocystes paraissent jouir d'un second mode de reproduction analogue au précédent, mais qui en diffère en ce que la nouvelle acéphalocyste se forme en dehors de l'ancienne, et non pas en dedans, comme dans le cas précédent. Ce sont des corps parfaitement transparents, formés par un tissu homogène semblable à celui du ver ; les uns sont alongés, les autres cuboïdes, d'autres très-aplatis ; quelques-uns sont unis par continuité de substance à ceux qui les environnent ; leur grosseur varie beaucoup ; quelques-uns sont à peine visibles, d'autres ont le volume d'un grain de chénevis ; les plus petits sont absolument pleins ; les plus gros se rapprochent plus ou moins de la forme arrondie ; ces derniers sont creux, car quand on les pique avec une aiguille, il en sort une gouttelette de liquide. Il est extrêmement probable que ces corps sont des acéphalocystes naissantes qui se détachent de la surface extérieure de leur mère lorsqu'elles sont arrivées à un certain développement.

On voit, par tous ces détails, que l'acéphalocyste est l'un des plus simples de tous les animaux. Quand il n'est pas dans son état de reproduction, il se présente sous l'aspect d'une simple vessie membraneuse de consistance d'albumine à demi concrète et dans laquelle l'œil ne peut pas apercevoir, même à l'aide du microscope, aucun organe distinct. C'est cette simplicité d'organisation qui a fait douter que les acéphalocystes fussent de véritables animaux ; on a dit que c'étaient de simples kystes, c'est-à-dire, des membranes renfermant un liquide qu'elles ont sécrété par leur face interne. Ces kystes sont communs dans l'économie ; ils se développent souvent à la tête, dans les cheveux, au devant des genoux ou dans d'autres parties du corps; mais ont objecté les partisans de l'animalité des acéphalocystes : comment expliquer leur reproduction ? Elle s'explique , en supposant que le même agent morbide qui a favorisé le développement du premier kyste, a déterminé la formation de nouvelles tumeurs qui se; sont développées à l'intérieur ou à l'extérieur de la première. On ajoute, que le mouvement est un des caractères principaux de l'animalité, et que les mouvements de ces vésicules n'ont été encore observés qu'une fois par M. Percy. L'argument le plus fort en faveur de l'animalité de ces productions, c'est leur analogie avec d'autres vers, les *cysticerques*, autre genre d'hydatides dont la nature n'est pas douteuse. Aussi s'accorde-t-on à ranger les acéphalocystes parmi les vers intestinaux vésiculaires ou entozoaires vésiculaires.

Les acéphalocystes habitent diverses parties du corps de l'homme et des autres grands animaux , et leur présence finit toujours par devenir la cause d'accidents graves et souvent mortels. On les trouve principalement dans le foie , le poumon , les reins, la matrice , le cerveau, et enfin dans les muscles. Elles sont ordinairement réunies en grand nombre dans une même poche, dans une même kyste. On en trouve alors de toutes les grandeurs , depuis les plus volumineuses , qui, comme nous l'avons dit, sont ordinairement rompues, jusqu'aux plus pe-

tites. Ces vers nagent dans un liquide qui , quelquefois est semblable à de l'eau pure , mais qui souvent aussi est jaunâtre , bourbeux , puriforme, plus ou moins épais. Il est rare qu'un kyste ne renferme qu'une seule acéphalocyste ; lorsque cela à lieu, le ver est ordinairement fort gros et en contient plusieurs autres dans la cavité intérieure.

Les kystes qui servent de demeure aux acéphalocystes en se développant dans le corps de l'homme , troublent des fonctions plus ou moins importantes. Les effets fâcheux qu'ils produisent , varient singulièrement non-seulement dans chaque organe, mais encore dans le même organe. En général , ces kystes paraissent agir sur les organes de l'homme à la manière des corps étrangers, c'est-à-dire , en comprimant et en refoulant les parties au milieu desquelles ils se développent. Aussi leurs signes sont-ils extrêmement difficiles à distinguer de ceux de plusieurs autres affections, et notamment de ceux des tumeurs enkystées ordinaires, qui ne contiennent que de la sérosité ou qu'une matière albumineuse dont l'aspect varie.

Il arrive assez souvent que les kystes qui renferment ces vers se rompent, et s'ouvrent spontanément dans une des cavités du corps. C'est ainsi qu'on a vu des acéphalocystes du poumon être crachés par des malades , celles du foie être rendues par le vomissement, ou les selles ; on a même vu quelquefois ces dernières sorties par un abcès formé dans les parois abdominales. Les acéphalocystes situés dans la cavité de la matrice en sont expulsées par les contradictions de ce viscère, c'est-à-dire , par un mécanisme absolument semblable à celui de l'accouchement. La rupture de ces kystes a ordinairement des résultats très-heureux , et l'art a quelquefois imité les procédés de la nature en les incisant. Ces vers peuvent aussi périr spontanément ,'et alors le kyste se resserre, ses parois se soudent, et une cicatrice remplace la cavité qui existait auparavant. Il serait à désirer que l'art possédât un médicament qui, pris à l'intérieur ou administré en frictions, déterminât la mort des acéphalocystes, car les kystes qui les renferment ne sont pas toujours accessibles à l'instrument tranchant ; on a proposé successivement , le sel commun , l'huile empyreumatique, et le calomel ou mercure doux (protochlorure de mercure); mais l'expérience n'a pas encore décidé de la valeur de ces médicaments contre les vers vésiculaires.   MARTINS.

ACERBE (*mat. méd.*), adj., du latin *acer*, âcre, saveur que produisent certains végétaux amère et astringents; elle est ordinairement déterminée par la présence du tannin et de l'acide gallique.
                                    J. B.

ACÉTATE (*chim.*), s. m., d'*acetum*, vinaigre. On désigne sous le nom d'acétate , des sels qui sont formés par l'acide acétique et une base ; les acétates sont solubles dans l'eau, et dans l'alcohol , ils sont décomposés par le feu, à l'exception de l'acétate d'ammoniaque ; l'acide sulfurique les décompose tous et se dégage de l'acide acétique qui est très-reconnaissable à son odeur. Les acétates sont employés en médecine et dans les arts; les acétates que l'on emploie en médecine, sont ceux d'*ammoniaque*, de *chaux*, de *cuivre* et d'*ammoniaque*, de *morphine*, de *potasse* et de *soude*, etc. (V. *ces mots.*)   J. B.

ACÉTIQUE, acide (*chim.*), s. m. C'est l'acide qui est contenu dans le vinaigre; et c'est du nom latin du vinaigre *acetum*, qu'est dérivé celui de cet acide, qui est un des plus répandus dans la nature; on le rencontre dans la sève de plusieurs végétaux, libre ou combiné; on le prépare de différentes manières, que nous allons rapidement passer en revue.

Lorsqu'on distille du bon vinaigre blanc ordinaire, dans un alambic bien étamé, on obtient un produit liquide, blanc, transparent, d'une odeur agréable, connu sous le nom de *vinaigre distillé*, qui contient de l'acide acétique étendu d'eau, de l'éther acétique et de l'alcohol.

On obtient l'acide acétique en décomposant, suivant les procédés convenables, l'acétate de cuivre, que l'on nomme aussi verdet, ou cristaux de Vénus.

Cet acide est très-fort, il a une odeur très-pénétrante, suave, qui le fait rechercher pour exciter vivement l'odorat et combattre les syncopes, il est connu sous le nom de *vinaigre radical*. On le met ordinairement dans de petits flacons remplis de sulfate de potasse concassé; ce mélange est improprement connu sous le nom de *sel de vinaigre* ou *sel d'Angleterre*.

Si l'on veut obtenir l'acide acétique, plus pur, ou exempt de l'esprit pyro-acétique, qui se forme dans la première préparation, on décompose l'acétate de plomb ou de soude par l'acide sulfurique.

Par la distillation du bois, on obtient, outre le charbon, les gaz, l'esprit de bois et le goudron, un liquide acide qui contient beaucoup d'acide acétique; pour le débarrasser des matières empyreumatiques avec lesquelles il est combiné, on sature ce liquide avec de la chaux; on obtient de l'acétate de chaux, qu'on transforme en acétate de soude, par double décomposition avec le sulfate de soude; on purifie et on décompose par l'acide sulfurique l'acétate de soude, et l'on obtient ainsi le *vinaigre de bois concentré*, ou acide pyro-acétique, qui, étendu de dix fois son poids d'eau, constitue une liqueur acide qui se rapproche, pour son acidité, du vinaigre de vin, mais qui n'en a ni le goût ni la propriété, et qui, dans certaines circonstances, peut cependant le remplacer avec avantage, particulièrement comme cosmétique.

Propriétés chimiques de l'acide acétique pur. Il est liquide à dix degrés au-dessus de zéro, et à une température inférieure; dans un grand état de concentration, il peut être obtenu cristallisé; sa densité est plus considérable que celle de l'eau; son odeur particulière et sa volatilité ne permettent pas de le confondre qu'avec l'acide formique, mais les caractères de plusieurs sels sont différents. Combiné avec les bases, il forme des sels connus sous le nom d'acétates.

De l'action de l'acide acétique sur l'économie animale. L'acide acétique concentré est un poison énergique qui peut occasionner une mort prompte chez l'homme et chez les animaux, lorsqu'il est introduit dans l'estomac. Le vinaigre ordinaire, à la dose de 12 onces, détermine les mêmes accidents et la mort chez les chiens de moyenne taille dans l'espace de douze à quinze heures; il agit probablement de même chez l'homme à une dose plus forte. L'on cite des individus qui ont pris un verre de vinaigre sans éprouver d'accidents; cela dépend ou de la faiblesse du vinaigre, ou de la présence d'aliments dans l'estomac.

Appliqué sur la peau, l'acide acétique en détermine la rubéfaction, et produit même le soulèvement de l'épiderme; on profite quelquefois de cette propriété pour l'employer à la formation de vésicatoires. Nous avons parlé de l'emploi qu'on en fait pour ranimer les personnes tombées en syncope; il faut agir avec précaution, car il peut enflammer la membrane pituitaire.

L'acide acétique étendu d'eau, tel qu'il se trouve dans le vinaigre, constitue un acide fréquemment employé (voyez le mot *Acide*). Le vinaigre sert à confectionner un sirop rafraîchissant, très agréable, qu'on aromatise avec des framboises, connu sous le nom de sirop de vinaigre framboisé; il forme, avec le miel, des sirops particuliers, connus sous le nom d'*oximels*.

Le vinaigre est l'excipient des vinaigres médicinaux, dont le plus employé est le vinaigre antiseptique; il sert à la confection des acétates. Ses usages dans l'économie domestique sont très-nombreux, et il n'est pas nécessaire de les rappeler ici.

BOUCHARDAT,
Professeur agrégé à la Faculté de médecine,
Pharmacien en chef, de l'Hôtel-Dieu.

ACHE (*bot.*), s. f. (persil ou céleri des marais), plante de la famille des ombellifères qui est d'une saveur aromatique un peu âcre et amère. (V. *céleri*.)

ACHILLE (TENDON D') (*anat.*) s. m. On désigne sous le nom de tendon d'Achille, le tendon commun des muscles jumeaux et soléaire qui forment la saillie du mollet; ce tendon, qui s'implante à la partie postérieure du calcanéum, forme cette saillie que l'on voit derrière le bas de la jambe et le pied. Des auteurs disent qu'il a reçu ce nom à cause de sa force; d'autres l'attribuent à ce que Thétis tenait son fils Achille par cette partie lorsqu'elle le plongea dans le Styx.

ACHILLE (Rupture du tendon d'). (*Chir.*) Cette rupture a souvent lieu à la suite de saut soit vertical, soit en voulant franchir un ruisseau, souvent même en voulant s'élever sur la pointe des pieds; elle est, comme on le voit, toujours déterminée par une contraction violente du mollet. Un bruit analogue à celui d'une noix cassée sous le talon, ou simplement au craquement du parquet, une douleur plus ou moins forte, quelquefois très-légère, la presque impossibilité de se tenir debout et de marcher, sont les symptômes que l'on observe. Dans ce cas, un enfoncement assez marqué existe à l'endroit où a eu lieu la rupture, il est produit par l'écartement des extrémités du tendon. Le repos, le séjour au lit, l'extension du pied, la flexion de la jambe, l'application d'un bandage roulé sur la jambe afin de comprimer les muscles du mollet, et de rapprocher l'extrémité supérieure du tendon de l'inférieure, sont les moyens que l'on emploie pour le traitement; on fait usage ordinairement de bandages et d'appareils particuliers qui ont été proposés par divers auteurs; le traitement est assez long, et le malade est souvent très-longtemps avant de recouvrer le libre exercice du pied. Dans le cas d'un semblable accident les soins à prendre en attendant le médecin consistent à coucher le malade sur un plan horizontal, sur un lit, à mettre la jambe dans une demi-flexion, le pied étant étendu, et à appliquer quelques compresses d'eau fraiche sur le lieu de la rupture, si la douleur était vive.

Le tendon d'Achille peut aussi être divisé par une plaie. Les soins dans ce cas diffèrent peu de ceux que nous venons d'indiquer. La plus indispensable condition est de maintenir le malade dans le repos. Pour les soins spéciaux dans ce cas, voy. *Plaies.*   **J. B.**

ACHILLÉE (*bot.*), s. m. (*Achillœa*), nom d'un genre de plante très-nombreux en espèces, appartenant à la famille des composées. Plusieurs espèces ont été employées autrefois en médecine.

LA MILLEFEUILLE (*Achillœa millefolium*), plante fort commune sur le bord des chemins, où elle frappe les regards, par le bouquet de fleurs blanches qui la termine, par ses feuilles finement découpées, et l'odorat, par son parfum aromatique. On lui croyait autrefois des propriétés cicatrisantes, et on ne manquait pas de l'appliquer sur les plaies récentes; de là le nom d'herbe au charpentier, qui lui est resté dans quelques provinces. On sait maintenant que nulle plante n'a la propriété de cicatriser les plaies plus vite que cela n'aurait lieu si on les abandonnait à elles-mêmes; elles ne peuvent agir qu'en les préservant du contact de l'air atmosphérique. La millefeuille entre dans la composition de quelques eaux aromatiques, et en particulier de l'eau vulnéraire. En Dalécarlie on l'emploie en guise de houblon dans la bière, ce qui rend cette boisson très-enivrante.

GENEPI (*Achillœ moschata*, *A. nana*, *A. atrata*). Ces trois espèces viennent dans les Hautes-Alpes; elles sont très-aromatiques, et connues en Savoie sous le nom de Genepi. Dans l'Engadine, une des vallées les plus élevées de la Suisse, on en fait une essence distillée, connue sous le nom d'*Esprit d'Iva*, qui est fort estimée en Italie pour son odeur musquée.

HERBE A ÉTERNUER (*A. ptarmica*). Cette plante vient le long des ruisseaux de presque toute l'Europe. Sa saveur est âcre; ses feuilles, réduites en poudre et introduites dans le nez, excitent la membrane qui le tapisse à l'intérieur plus que le tabac le plus fort; mâchées, elles provoquent la salivation; ce n'est qu'en Angleterre qu'on met des jeunes feuilles d'*A. ptarmica* sur la salade, pour en relever le goût.   **Ms.**

ACHORES (*path.*), s. m. pl., petites pustules qui existent à la tête et qui constituent une des variétés de la teigne. (V. ce mot.)

ACIDE (*chim.*), s. m., du grec *acis*, génitif *acidos*. On donne, en général, le nom d'acide à tout corps composé doué d'une saveur aigre ou caustique, rougissant la couleur bleue du tournesol, et se combinant avec la plupart des bases salifiables pour former des composés particuliers nommés sels.

Ces caractères conviennent au plus grand nombre des acides, mais ils ne s'appliquent point à tous d'une manière absolue; ainsi les acides faibles et les acides très-peu solubles dans l'eau n'ont pas toujours cette saveur aigre, mais ils rougissent le tournesol; les plus faibles de tous, l'acide silicique ou silice, par exemple, sont dépourvus de cette dernière propriété; on leur conserve cependant le nom d'acide, parce qu'ils sont susceptibles de se combiner avec les bases salifiables pour produire des sels.

Classification des acides. Lors de la réforme de la chimie phlogistique, on pensait que l'oxigène faisait partie constituante de tous les acides, ce qui avait fait donner à ce corps le nom de principe acidifiant. On donnait le nom de radical au corps qui, combiné avec l'oxigène, déterminait la nature de l'acide. On a bientôt découvert qu'il existait des acides dans la composition desquels il n'entrait point d'oxigène; et comme on avait trouvé de l'hydrogène dans la plupart de ces acides, on crut que ce dernier corps était aussi un principe acidifiant, et on divisa d'après cette idée les acides en deux grandes classes; les acides ayant pour principe acidifiant l'oxigène, on leur donna le nom d'*oxacides*; les acides ayant pour principe acidifiant l'hydrogène, on en leur assigna le nom d'*hydracides*. Mais une étude plus approfondie montra que dans les hydracides, le corps qui jouait le rôle de l'oxigène n'était pas l'hydrogène, mais le corps avec lequel il était combiné. L'analogie força ensuite à considérer comme acides des corps qui ne contenaient ni oxigène ni hydrogène. On voit par là combien les idées primitivement adoptées étaient ou incomplètes ou erronées.

On distinguait autrefois les acides en minéraux, végétaux et animaux, suivant qu'ils étaient fournis par des matières appartenant à l'un ou à l'autre de ces trois règnes. Cette classification, qui n'avait rien de philosophique, a été abandonnée. Voici les grandes divisions qui sont généralement adoptées aujourd'hui : *oxacides*, *hydracides*, *acides divers*, qui ne contiennent ni oxigène ni hydrogène. Nous n'entrerons pas à ce sujet dans des détails plus étendus, qui sont plus spécialement du ressort de la chimie.

Nomenclature des acides. Lorsqu'on veut désigner une combinaison binaire de l'oxigène qui est acide, on emploie d'abord le nom générique d'oxacide, ou, par abréviation, simplement le nom d'acide. Ce nom spécifique est formé par le nom du corps simple qui est uni à l'oxigène. Ce nom est ordinairement latinisé. En terminant ce mot par les désinences *ique* ou *eux*, ou le faisant précéder par la proposition *hypo*, on indique les diverses proportions suivant lesquelles ce corps simple est uni à l'oxigène. On est convenu que la terminaison *ique* indique plus d'oxigène que la terminaison *eux*, et enfin que la proposition *hypo* exprime toujours une proportion d'oxigène plus faible que le mot spécifique terminé en *ique* ou en *eux*. La nomenclature des acides binaires non oxigénés se forme d'après d'autres principes qui sont basés sur les propriétés électro-chimiques des corps, et pour lesquels nous renvoyons aux traités spéciaux, ainsi que pour d'autres détails qui ne peuvent entrer dans cet article.

Propriétés chimiques des acides. Les acides peuvent être solides, comme les acides borique et citrique; liquides, comme les acides nitrique ou sulfurique; gazeux, comme les acides carbonique et hydro-chlorique. Leur saveur est en général suivant leur degré de concentration aigre ou caustique; leur odeur est ou nulle ou très-variable. La plupart sont blancs ou incolores; quelques-uns sont diversement colorés. Les acides sont presque tous solubles dans l'eau, et la plupart sont inaltérables à l'air; quelques-uns en absorbent l'oxigène, d'autres y répandent des vapeurs blanches, ce qui dépend de leur grande affinité pour l'eau qu'ils enlèvent à l'air. La plupart des acides rougissent la couleur bleue du tournesol à la température ordinaire, quelques-uns à la température de l'ébullition. Ce changement de couleur tient à ce que le tournesol est composé d'une matière rouge qui devient bleue par sa combinaison avec un alcali, la potasse, par exemple; or, l'acide s'empare de l'alcali et met la couleur rouge à nu. Le caractère fourni par le tournesol est tellement facile à constater, que la teinture, ou le papier coloré par le tournesol, sont regardés par les chimistes comme le réactif des acides, et réciproquement ils emploient le tournesol rougi par un acide pour constater la présence des bases salifiables. Les acides rougissent ou jaunissent l'hématine, mais, nous le répétons, le caractère le plus général des acides, c'est de former des sels par leur combinaison avec les bases.

État. Les acides se trouvent souvent dans la nature tantôt libres, tantôt combinés; quelques-uns de ces acides naturels peuvent être obtenus par l'art, tels sont les acides acétique, sulfurique, etc. Il en est qui sont constamment le produit de l'art, tels sont les acides hyposulfureux, mucique, etc. Les acides organiques existent ordinairement à l'état de liberté dans la chair des fruits, dans les feuilles qui tombent tous les ans; on ne les rencontre pas communément dans les graines ou dans les racines.

De l'action des acides sur l'économie animale. Les acides peuvent, suivant leur nature et leur état de concentration, être regardés, ou comme des poisons ou comme des médicaments, nous allons successivement les considérer sous ces deux points de vue; nous n'examinerons dans cet article général que leurs propriétés communes d'acides; plusieurs d'entre eux, tels que les acides hydrocyanique, hydrosulfurique, etc., ont une action toute spéciale que nous indiquerons dans des articles particuliers.

Des effets des acides comme poisons. Les acides corrosifs introduits dans l'estomac agissent avec beaucoup d'énergie; quand ils sont concentrés, ils déterminent la mort par l'inflammation et la corrosion du tube digestif et par l'irritation sympathique du système nerveux. Étendus, il est probable qu'ils peuvent être absorbés dans certaines circonstances et occasioner la mort par leur action directe sur le sang qui est coagulé. Injectés dans les veines, ils coagulent le sang et causent une mort instantanée. Appliqués sur la peau, ils donnent lieu à tous les phénomènes de la brûlure.

On remarque les symptômes suivants, lorsque les acides ont été introduits dans l'estomac: saveur acide, âcre et brûlante, douleur aiguë à la gorge, qui se propage rapidement à l'estomac et aux intestins. La matière des vomissements produit dans la bouche une sensation d'amertume, bouillonne ordinairement sur le carreau, et rougit la teinture de tournesol; l'intérieur de la bouche et des lèvres est souvent brûlé, épaissi et parsemé de taches blanches, noires, jaunes ou bleues.

Contrepoisons. S'il n'y a pas long-temps que l'acide a été avalé, il faudra immédiatement administrer en abondance, une boisson composée d'eau sucrée, dans laquelle on aura délayé une once de magnésie calcinée, par litre. A défaut de magnésie, il faudra administrer une once de savon dissous dans un litre d'eau. Si on n'a pu se procurer de savon, on pourra employer avec succès, la craie délayée dans de l'eau, et même à défaut d'autre chose, une lessive de cendres assez légère pour ne point attaquer la membrane muqueuse; l'essentiel est d'agir promptement. S'il y a long-temps que le poison a été avalé, s'il y a eu des vomissements et des selles abondantes, et qu'on présume qu'il ne reste plus d'acide dans les voies digestives, il faudra s'occuper de l'inflammation développée et la combattre par les antiphlogistiques.

Des propriétés et de l'emploi en médecine des acides étendus ou acidules. On distingue deux grandes classes d'acidules, les minéraux et les végétaux, les premiers sont les acides sulfurique, hydrochlorique ou nitrique, dissous dans l'eau à la dose de 5 à 25 gouttes pour une livre d'eau, ou les mêmes acides alcoolisés à la dose de demi-gros à un gros; c'est à cette même classe d'agents, qu'appartiennent les eaux acidules gazeuses, comme les eaux de seltz, les eaux gazeuses, etc. Les acidules végétaux sont beaucoup plus nombreux; les acides tartrique, malique, citrique, oxalique, pectique, associés à la gomme, aux sucres, à l'amidon, constituent une foule d'acidules naturels, qui se trouvent dans un grand nombre de plantes, qui se rencontrent sous toutes les latitudes. Les citrons, les oranges, les grenades, les groseilles, les cerises, les framboises, les raisins, etc., parmi les fruits; l'oseille, les oxalis, parmi les feuilles, fournissent les acidules naturels les plus employés.

Les sucs acidules purs, lorsqu'ils sont appliqués sur les membranes muqueuses, produisent une sorte d'astriction, accompagnée d'une sensation de fraîcheur, qui est bientôt remplacée par une sensation vive et piquante. Le sang des vaisseaux capillaires est d'abord refoulé, mais à ce premier effet, succède bientôt une réaction caractérisée par un peu de chaleur et par un afflux plus considérable de sang.

Les acidules convenablement étendus d'eau et sucrés forment des boissons très-agréables, connues généralement sous le nom de limonades; elles produisent une sensation agréable de fraîcheur dans le tube digestif, elles apaisent la soif, elles diminuent la chaleur et l'accélération du pouls; ce qui les a fait considérer comme tempérantes et rafraîchissantes.

L'usage continu des boissons acidules, en titillant légèrement l'appareil gastro-intestinal, réveille l'appétit et détermine souvent des évacuations plus fréquentes en agissant à la manière des laxatifs doux. L'usage trop longuement continué des boissons acidules, affaiblit la sensibilité de l'appareil gastro-intestinal, s'oppose à la nutrition et peut occasionner l'amaigrissement.

Les boissons acidules ne conviennent pas à tous les tempéraments; chez certaines personnes qui ont l'estomac irritable, elles déterminent souvent une douleur épigastrique légère, avec un sentiment d'astriction qui se communique souvent au système nerveux et cause une sorte d'agacement général. Lorsque les organes de la respiration sont ou irritables ou déjà malades, les acidules augmentent le plus souvent l'enrouement et les douleurs de poitrine, et causent quelquefois une extinction de voix. Cet effet a souvent lieu très-promptement et au moment où ils sont à peine introduits dans l'estomac.

On ne connaît pas encore bien le mode d'élimination des boissons acides, tout ce que l'on sait de positif, c'est qu'on ne retrouve pas dans les urines les acides que l'on a pris. Si on a affaire à un acide organique, il est probable qu'il a subi une assimilation particulière, car lorsqu'on mange une certaine quantité de fruits, contenant un acide végétal saturé en partie par un alcali, on retrouve dans les urines l'alcali combiné non plus avec l'acide organique, mais avec l'acide carbonique.

BOUCHARDAT,
Professeur agrégé à la faculté de médecine,
Pharmacien en chef de l'Hôtel-Dieu.

ACIDES MINÉRAUX (*maladies des ouvriers qui fabriquent les*). (*Path.*) Si l'on en croit les auteurs qui ont écrit sur les maladies des ouvriers, les fabriques où l'on prépare les acides minéraux, tels que l'*acide sulfurique*, l'*acide nitrique*, l'*acide hydrochlorique*, etc., en laissant dégager une partie de ces acides à l'état de vapeurs, deviennent des causes déterminantes de certains phénomènes et de certaines maladies, qui ont été observés : 1° chez les ouvriers qui travaillent dans ces établissements; 2° chez les personnes qui habitent le voisinage de ces fabriques : ainsi ces ouvriers éprouveraient *de la gêne dans la respiration*, ils seraient sujets *à la toux*, *aux crachements de sang*, *à des maux de tête*, *à des coliques*, *à la diarrhée*. Les voisins seraient exposés à des affections analogues, mais moins intenses; enfin, il en résulterait pour leurs propriétés des dommages, puisque les vapeurs qui sortent de ces fabriques, di-

sent les auteurs, ont une action délétère sur les plantes, sur les arbustes, qui se flétrissent et *deviennent comme calcinés*, action qui est d'autant plus marquée que le temps est plus chaud et plus sec.

Les moyens préservatifs qui ont été indiqués sont les cheminées d'appel, les appareils de condensation; enfin, dans les maladies, l'administration de l'eau de gomme et du lait.

Sans vouloir critiquer ici les personnes qui, dans un but de philanthropie, ont écrit sur les maladies des ouvriers qui fabriquent les acides minéraux, nous ferons observer que ces auteurs ont dû faire leurs observations sur un bien petit nombre de manufactures, puisque, si l'on remonte aux ouvrages qui font connaître l'établissement des fabriques en France, on voit que la fabrication de l'acide sulfurique en grand n'a guère que trente années d'existence, et que les fabriques où l'on fait maintenant des masses immenses de cet acide sont très-peu nombreuses; il en est de même pour l'acide hydrochlorique. Mais, sans discuter sur ce qui a été dit, nous avons pensé qu'il serait utile, dans l'intérêt de la vérité et pour les progrès de la science, de prendre, pour l'étude des maladies des ouvriers, une marche contraire à celle suivie jusqu'à présent, marche qui consiste à visiter les fabriques, à interroger les ouvriers, à consulter les registres des hôpitaux et des bureaux de charité, à faire au besoin des expériences, enfin à négliger les documents imprimés pour consulter les chefs de fabriques et recevoir leurs conseils et leurs avis. Qu'il nous soit permis ici de témoigner notre reconnaissance à MM. Cartier, Dizé et Payen, qui ont bien voulu nous éclairer de leurs lumières et de leur expérience sur ce qui concerne les ouvriers qui s'occupent de la fabrication des acides minéraux, fabrication que l'un de nous a étudiée spécialement, puisqu'à une époque il était chargé de la direction d'une des grandes fabriques de France.

Voici le résultat de nos recherches : les ouvriers qui travaillent à la fabrication des acides minéraux se trouvant toujours environnés d'une atmosphère chargée d'exhalations gazeuses acides qui irritent les voies aériennes, le premier phénomène qu'ils éprouvent lors de leur entrée dans les fabriques et qu'ils y travaillent pour la première fois, consiste en une toux sèche connue sous le nom de *toux de la gorge*; mais si la constitution des ouvriers est trop faible, et qu'ils soient disposés aux affections de poitrine, alors cette toux, quelques jours après le commencement de l'apprentissage, devient fatigante, pénible et quelquefois convulsive; dans ces derniers cas, elle est accompagnée de douleurs de tête et de gêne dans la respiration. Si les ouvriers ne cessent immédiatement leur travail, ces symptômes sont bientôt suivis d'une expulsion de crachats, d'abord aqueux, et ensuite sanguinolents, accompagnés de douleurs profondes dans les bronches et dans toutes les cavités de la poitrine.

Les effets de ces exhalations acides sur la santé des ouvriers, outre qu'ils varient selon la constitution des individus, varient aussi selon la nature des gaz, leur degré de condensation et la méthode suivie; ainsi les acides sulfurique et sulfureux irritent la membrane pituitaire et provoquent la toux; les acides nitreux et nitrique, particulièrement le premier, occasionent l'oppression dans la respiration; les vapeurs d'acide hydrochlorique sont mieux supportées par les ouvriers; cependant quelquefois elles produisent une espèce d'astriction pénible dans les fosses nasales et dans l'œsophage. Ces derniers inconvénients n'ont pas de suites; ils ne suspendent même pas le travail des ouvriers. Les vapeurs du chlore produisent des crachements de sang quand elles sont abondantes.

Malgré tout l'intérêt qu'a le fabricant à condenser les gaz, quels que soient les moyens que l'on emploie, une certaine quantité de ces gaz se répand dans l'air. Dans plusieurs fabriques, on emploie des tuyaux de communication pour réunir les gaz de plusieurs chaudières et les conduire dans un foyer commun; alors les vapeurs acides se répandent moins facilement dans l'atmosphère. Dans d'autres fabriques, des chambres de plomb de trente à quarante mille pieds cubes de capacité sont disposées à recevoir et à condenser les vapeurs de l'acide sulfureux, qui ensuite doit être converti en acide sulfurique, à l'aide de l'acide hyponitreux et de la vapeur d'eau.

L'acide nitrique et l'acide hydrochlorique, préparés dans des cylindres de fonte, sont condensés dans des appareils de Woulf sans pression. Le chlore est condensé dans des appareils clos, au moyen de la chaux délitée, avec laquelle il se combine et forme du chlorure de chaux.

Jusque dans ces derniers temps on faisait usage de grandes cornues en verre pour la concentration de l'acide sulfurique, mais aujourd'hui on a substitué à ces cornues des vases en platine, et la santé des ouvriers est moins en danger; la plupart des maladies ne sont même qu'à des accidents; ainsi, par exemple, dans une fabrique de soude près Paris, un cylindre où l'on décomposait de l'hydrochlorate de soude par l'acide sulfurique, s'étant *détamponné* au moment où les ouvriers prenaient leur repas, l'un d'eux, qui voulut réparer le dégât, respira le gaz acide en plus grande abondance que ses compagnons, et mourut subitement dans la nuit.

M. Cartier nous a communiqué l'observation suivante. La rectification de l'acide nitrique a lieu généralement dans un espace clos. Une cornue s'étant cassée, un ouvrier nouvellement employé voulut y remédier, mais il perdit connaissance en peu de temps. Ayant été transporté à l'hôpital, les saignées et quelques jours de traitement suffirent pour le rétablir complétement.

Anciennement on croyait que dans les temps chauds et secs les émanations de ces fabriques étaient plus délétères qu'à l'ordinaire. Plusieurs fabricants que nous avons consultés sur ce sujet nous ont assuré ne pas avoir remarqué de différence bien tranchée dans l'action des vapeurs acides sur les ouvriers pendant l'hiver ou l'été. M. Dizé, qui a fabriqué les acides à la Glacière, à Saint-Denis et en Belgique, et qui a passé une partie de sa vie dans des fabriques d'acides, nous a dit qu'il préférait cependant l'hiver à l'été, parce qu'il avait remarqué que, dans l'hiver, l'atmosphère est chargée d'humidité qui affaiblit l'action des vapeurs acides qui sont pour ainsi dire dissoutes par l'eau qui est dans cette atmosphère.

Un des moyens les plus efficaces pour préserver les ouvriers de l'action des vapeurs acides, et pour combattre les accidents qu'elles occasionent, consiste dans l'emploi de l'ammoniaque liquide. On a soin de répandre cet alcali dans l'atelier pour saturer les acides, et si les ouvriers se trouvent incommodés des vapeurs ammoniacales, on leur place un linge imprégné d'alcali très-étendu d'eau, qui couvre la bouche et le nez. Cette eau doit être assez faible pour ne pas déterminer de rubéfaction. On peut aussi leur faire encore respirer, mais avec précaution, un petit flacon contenant de cet alcali pur.

Dans quelques fabriques, on leur distribue quelquefois du lait; on le fait surtout pour les ouvriers qui sont chargés du travail des *chambres à chlore*.

Quand les ouvriers commencent à éprouver les symptômes que nous avons exposés plus haut, et que l'affection est limitée aux parties supérieures des voies aériennes, on doit commencer à faire usage de tisanes adoucissantes et de gargarismes avec de l'eau de mauve dans laquelle on a mis quelques gouttes de laudanum. On leur fait prendre des bains de pieds sinapisés tous les soirs, et on exige qu'ils s'abstiennent de travailler. Mais si l'affection a son siége dans les parties inférieures des bronches ou dans les poumons, et qu'il y ait de la fièvre et de la gêne dans la respiration, etc., alors, outre les moyens que nous venons d'indiquer, il faut recourir aux saignées et aux vésicatoires, et, s'il n'y a pas d'expectoration après que l'état aigu a cessé, on doit faire usage de légers expectorans; et l'on finira par soumettre les malades à une médication dont le kermès fera partie.

Les ouvriers qui travaillent à la fabrication des acides minéraux sont généralement pâles; ils ne sont jamais sujets aux affections de la peau; et l'on a vu des ouvriers affectés de dartres rongeantes guérir radicalement après quelque temps de travail dans ces fabriques.

L'hygiène publique et la médecine peuvent tirer un grand parti de la fabrication des acides minéraux. L'expérience de plusieurs années a prouvé que ces fabriques ont une influence sanitaire bien marquée dans les lieux jadis atteints de miasmes résultant du voisinage des marais et d'autres causes qui occasionent des fièvres intermittentes dans le printemps et dans l'automne.

C'est, selon M. Dizé, grâce à la présence de la fabrication des acides minéraux, et à l'emploi du chlore dans le blanchissage, que le hameau de la Glacière fut débarrassé d'une épidémie annuelle de fièvres intermittentes qui y avaient été observées; c'est, toujours selon le même auteur, pour la même cause, que la maison de Seine, l'île Saint-Denis et La Briche, devinrent des situations saines, d'insalubres qu'elles étaient avant l'établissement de la fabrication des acides sulfurique et hydrochlorique.

Quant à l'action délétère de ces vapeurs sur la

végétation des plantes qui environnent les ateliers, cette action a été, dit-on, notamment remarquée dans le voisinage des fabriques où l'on prépare les acides sulfurique et hydrochlorique; cependant, au dire d'autres fabricants qui émettent une opinion contraire, lorsque le travail se fait mal, il y a production de gaz sulfureux, et la masse des gaz est alors moins délétère.

Le gaz sulfureux a été reconnu, par suite d'observations, impropre à la végétation. Cependant il faut avouer que tout ce qu'ont dit les auteurs sur ce sujet est exagéré. En effet, nous avons vu des jardins magnifiques autour des ateliers, et les plantes de toute espèce qui y croissaient n'étaient ni flétries ni calcinées. On peut citer la fabrique de *Deville, près Rouen,* où des jardins de la plus grande beauté se trouvaient à côté de quatre énormes chambres dans lesquelles la fabrication de l'acide sulfurique était pratiquée jour et nuit.

A. CHEVALLIER,   FURNARI,
Membre du Conseil de salubrité,   Docteur en médecine,
Professeur adjoint à l'École   membre de l'académie royale de
de pharmacie.   médecine de Palerme.

ACIDULE (*mat. méd.*), adj. On désigne sous ce nom les boissons qui sont composées avec un acide très-étendu ou affaibli. (V. *Acide.*) On donne aussi ce nom à certains médicaments, tels que le tamarin, la crème de tartre, qui ont une saveur aigrelette. Certains fruits, tels que les groseilles, les cerises, les oranges, les citrons, ont reçu le nom de fruits acidules. (V. *Fruits.*)   J. B.

ACIER (*mat. méd.*), s. m., carbure de fer, ou composé de carbone et de fer. On emploie quelquefois en médecine la limaille d'acier de préférence à celle de fer, qui souvent contient du cuivre. On fait avec l'acier, l'acide nitrique, l'alcool et la graisse, une pommade excitante connue sous le nom de baume d'acier. (V. *Fer.*)   J. B.

ACNÉE (*path.*), s. f., maladie cutanée caractérisée par des pustules qui se développent sur la peau du visage, des épaules et de la poitrine. Lorsqu'elle existe au visage, on la nomme *couperose.* (V. ce mot.)

ACONIT (*bot.*) (*aconitum*), s. m. de *Aconè*, ville de Bithynie, genre de la famille des renonculacées. La fleur se compose d'une enveloppe formée de cinq pièces principales; la supérieure, arrondie en casque, en renferme deux autres dont la forme rappelle celle d'un marteau. Les étamines sont nombreuses, le fruit capsulaire. Toutes les espèces d'aconit sont vénéneuses ou suspectes; leurs propriétés étaient déjà connues des anciens. Virgile dit, en faisant l'éloge de l'Italie : qu'elle ne nourrit ni tigres ni serpents,

> *.... nec miseros fallunt aconita legentes*

Ni le poison qui trompe une imprudente main.

et Ovide :

> *Lurida terribiles miscent aconita n ov ercæ*

La marâtre féconde en noires trahisons
Du terrible aconit exprime les poisons.

On connaît en tout vingt-deux espèces d'aconit qui appartiennent toutes aux pays froids ou aux montagnes élevées des pays tempérés. En France il existe cinq espèces qui habitent le Jura, les Pyrénées et les montagnes de l'Auvergne; les deux plus remarquables par leurs propriétés malfaisantes, sont l'*aconitum lycoctonum* et l'*a. napellus.*

ACONIT TUE-LOUP(*A. lycoctonum*). Cette plante a reçu ce nom parce que les propriétés vénéneuses de sa racine sont si énergiques, dit-on, qu'il suffit de la hacher et de la mêler avec de la viande pour donner la mort aux loups qui mangeraient de ce mélange.

ACONIT NAPEL (*A. napellus*). Il s'élève à deux ou trois pieds, et se termine par une grappe de grandes fleurs bleues fort belles; aussi a-t-il été introduit dans les jardins, où sa présence n'est pas sans danger pour les jeunes enfants, quoique la culture, comme nous le verrons tout à l'heure, modifie singulièrement ses propriétés délétères. Toutes les parties de cette plante sont vénéneuses. Haller raconte que des bergers ayant mangé du miel que des abeilles avaient recueilli sur des fleurs d'aconit napel, furent tous empoisonnés. À premier abord, l'énoncé de ce fait éveille l'incrédulité; on ne manque pas d'objecter que les abeilles ne recueillent jamais leur miel sur une seule espèce de plantes; mais il faut savoir que lorsque l'aconit napel se rencontre dans les Hautes-Alpes il couvre exclusivement de grandes surfaces de terrain; c'est ce qui a lieu sur la Gemmi, par exemple, où dans l'espace d'une lieue environ on ne voit que l'aconit. On conçoit alors que le miel d'une ruche a pu être recueilli sur des fleurs d'aconit uniquement. Les feuilles n'ont pas des propriétés moins énergiques : appliquées sur la peau, elles déterminent la vésication, et l'on lit dans les transactions philosophiques de 1734 que des feuilles d'aconit, mangées sur la salade par méprise, produisirent les effets suivants : les yeux fixes, les mâchoires immobiles, le pouls misérable, le corps froid, la respiration précipitée; un vomitif et des cordiaux rétablirent le sujet. La racine est encore plus vénéneuse. Quatre individus ayant bu d'une espèce d'élixir où on avait mis de la racine d'aconit en place de livèche (*ligusticum levisticum*), trois en moururent au bout de deux ou trois heures, un seul fut sauvé par le vomitif et les adoucissants.

Mais de tous les aconits, le plus dangereux est celui qui vient dans les montagnes du Népaule, où il est connu des Indiens sous le nom de *bikh*. M. Wallich l'a décrit et figuré dans son magnifique ouvrage sur les plantes rares de l'Inde, sous le nom d'*aconitum ferox.* Les Gorkaleses le regardent comme le meilleur défenseur de leurs montagnes. Ils avouèrent au docteur Hamilton que si l'on voulait envahir leur pays, ils empoisonneraient toutes leurs sources, et détruiraient ainsi l'armée qui voudrait s'emparer de leur territoire. MM. Pereira et Hamilton s'accordent à représenter l'*aconitum ferox* comme un poison des plus redoutables qui existent; il est également mortel, ingéré dans l'estomac ou appliqué sur une plaie. L'extrait aqueux ou alcoolique des feuilles est la préparation la plus redoutable de toutes; un grain d'extrait alcoolique appliqué sur une plaie faite à un animal a suffi pour le tuer en dix minutes.

La médecine, qui souvent a trouvé des remèdes salutaires dans les poisons les plus énergiques, a mis en usage quelques-uns de nos aconits d'Europe, et en particulier l'aconit napel. Stoerck a publié, en 1762, ses premières observations sur les effets de cette plante dans le rhumatisme articulaire, les névralgies, etc.; depuis on a démontré que toutes les propriétés de ce végétal étaient dues à un principe que les chimistes ont appelé *aconitine*, et c'est lui que l'on emploie de préférence. Cependant l'extrait est aussi fort en usage. Depuis, Stoerck Murray, Royer-Collard, Chapp, MM. Récamier et Fouquier, Colin et Rosenstein ont expérimenté sur l'aconit; ils ont confirmé les essais de Stoerck, constaté de plus son action diurétique; et son utilité dans les cas de syphilis ancienne, pour apaiser les cruelles douleurs qui accompagnent cette maladie. Cependant il existe encore des praticiens qui nient les propriétés de cet extrait; cela vient de ce qu'eux-mêmes, ou le pharmacien auquel ils ont recours, n'ont pas assez approfondi l'étude de l'histoire naturelle. Notre observation s'applique non-seulement à l'aconit, mais à toutes les autres plantes médicinales; leurs propriétés, quelles qu'elles soient, varient suivant une foule de circonstances auxquelles les pharmaciens, et même les médecins, ne prêtent pas la plus légère attention, et qui expliquent de la manière la plus satisfaisante les contradictions qui existent entre les thérapeutistes, sur l'action et l'inertie d'un médicament; ainsi, tandis que l'un proclame l'aconit un calmant, un diurétique et un sudorifique puissant, l'autre lui dénie toutes ces propriétés; mais ici on peut élever une foule de questions qui ne sont pas résolues, s'enquérir d'une foule de précautions dont aucune n'a été prise. L'aconit employé était-il à l'état sauvage ou à l'état cultivé? au sommet ou au pied d'une montagne? en fleurs, en boutons ou en graine? croissait-il dans un lieu sec ou humide, ombragé ou exposé au soleil? Chacune de ces circonstances modifie les propriétés de la plante, et il est peu surprenant que les résultats aient varié puisque l'agent employé n'était semblable qu'en apparence.

Ainsi, l'aconit pris à l'état sauvage dans les Alpes est une plante des plus actives; cultivée dans un jardin, provenant de graines qui elles-mêmes ont mûri entre quatre murs, c'est un végétal presque inerte. L'aconitine a été expérimentée tout récemment (1835) par un médecin de Londres, le docteur Turnbull.

Il emploie l'aconitine tirée des racines. Appliquée à l'extérieur, elle produit de la chaleur et du fourmillement d'abord, puis un sentiment de pesanteur ou de constriction; un centième de grain de l'alcaloïde|très-pur suffit pour cet effet, qui persiste souvent pendant toute la journée; l'aconitine n'agit pas sur la circulation capillaire, jamais la peau ne rougit sous son influence.

Chez un homme souffrant cruellement d'une névralgie au doigt, qui avait résisté à tous les moyens les plus énergiques, tels que la strychnine, l'arsenic, l'acide hydrocyanique, l'aconitine a eu un plein succès à l'hôpital de Saint-Thomas. Le docteur Roots obtint un résultat semblable chez une femme affectée de sciatique.

Telles sont les propriétés médicales de l'aconit; dans un cas d'empoisonnement par cette plante, il faudrait recourir de suite aux vomitifs (2-4 grains d'émétique), puis faire usage d'adoucissants, tels que le lait, l'eau avec le sirop de gomme, des émulsions d'amande douce, etc.   **MARTINS.**

ACOUSTIQUE (*anat.*), adj., du grec *acoustikos*, qui appartient à l'ouïe. On désigne sous ce nom un conduit qui est destiné à recevoir les sons, un nerf qui est destiné à les transmettre au cerveau. On nomme aussi en physique *acoustique* la partie de cette science qui traite de la théorie des sons. (V. *Oreille, Audition*.)   J. B.

ACRE (*mat. méd.*), adj., du grec *akros*, sommet, ou de *akis*, pointe. Sorte de saveur qui donne un sentiment de brûlure et de chaleur dans la gorge. On a désigné sous ce nom un certain ordre de poisons. Les médecins entendent sous le nom de chaleur *âcre* celle qui, au doigt, donne un sentiment de sécheresse et de picottement. Les anciens médecins admettaient l'âcreté des humeurs. J. B.

ACRIMONIE (*path.*), s. f. Les médecins humoristes se servaient de ce mot pour désigner ce qu'ils appelaient l'âcreté des humeurs, et ils attribuaient à cette cause un grand nombre de maladies; aujourd'hui, ce mot n'est presque plus en usage, et bien que les larmes, le lait, l'urine, le pus, et d'autres humeurs soient souvent assez âcres pour enflammer la peau, on ne désigne plus par ce mot cette qualité des humeurs qui, dans dans l'ancienne médecine, jouait un rôle si important.   J. B.

ACROMION (*anat.*), s. m., du grec *acros*, sommet, et de *omos*, épaule; prolongement osseux qui termine l'omoplate supérieurement, et qui s'articule avec la clavicule. On a donné le nom d'artère et de veine *acromiales* à deux vaisseaux qui se distribuent aux muscles qui avoisinent cette éminence osseuse.   J. B.

ACTUEL (*chir.*), adj. On donne le nom de *cautère actuel* au fer rougi au feu que l'on emploie pour détruire des tumeurs, arrêter des hémorrhagies, ou activer le travail de résorption dans certaines tumeurs indolentes. Cette désignation sert à distinguer ce mode de cautérisation de celui qui a lieu par les agents chimiques que l'on a nommés *cautères potentiels*. (V. *Cautérisation, cautère*.) J. B.

ACUPUNCTURE (*thérap.*), s. f., de *acus*, aiguille, et de *punctura*, piqûre. On désigne sous ce nom une petite opération qui consiste à enfoncer une aiguille longue et mince dans une partie malade dans le but de procurer un soulagement. C'est à la médecine des Chinois et des Japonais qu'est emprunté ce moyen. Un médecin hollandais, Ten-Rhyne, publia à Londres, en 1683, un mémoire sur cet objet, et le premier il fit connaître l'usage fréquent que les peuples que nous venons de citer font de cet agent thérapeutique, non-seulement ils l'emploient dans presque tous les cas de maladies, mais ils en font encore usage comme moyen préservatif. Les instruments dont ils se servent sont des aiguilles d'or et d'argent, quelquefois d'acier, disent des auteurs plus modernes; ces aiguilles sont ordinairement fixées à un manche d'ivoire, contourné en forme de vis; leur longueur est de cinq à six pouces. L'opérateur est un homme privilégié qui n'acquiert le droit de faire cette opération qu'après de nombreux essais et un long exercice sur une espèce de statue de bois, percée d'un grand nombre de trous aux endroits où l'on pratique ordinairement l'acupuncture, car chaque maladie et chaque indisposition ont un lieu d'élection particulier, dans lequel il est plus convenable d'introduire l'aiguille. Cette introduction se fait au moyen d'un petit marteau d'ivoire ou de corne, dans l'intérieur duquel est une petite masse de plomb; un ou deux coups de ce marteau font pénétrer l'aiguille à travers la peau, lorsque cette enveloppe est traversée, l'opérateur continue à faire pénétrer l'aiguille en lui imprimant avec les doigts un mouvement de rotation. La durée du séjour de l'aiguille dans les tissus est très-courte; ils ne la laissent souvent que le temps de deux ou trois inspirations.

Quoique, depuis le mémoire de Ten-Rhyne, Kæmpfer et Vicq d'Azir se soient occupés, au commencement et à la fin du siècle dernier de ce singulier mode de traitement, ce n'est cependant que depuis quelques années que l'attention des médecins s'est fixée sur l'acupuncture; c'est à M. Berlioz, Bretonneau de Tours et Jules Cloquet que l'on doit les recherches qui furent faites dans ces derniers temps. M. Jules Cloquet surtout, pendant les années 1824, 1825 et 1826, se livra, à l'hôpital Saint-Louis, à une longue expérimentation sur ce moyen curatif: c'est surtout dans les affections rhumatismales, dans les névralgies, dans les inflammations anciennes, enfin dans les douleurs nerveuses et dont la cause n'était pas bien déterminée, que fut employée l'acupuncture. Cette opération se pratique ordinairement au moyen d'une aiguille d'acier non trempée, de peur qu'elle ne se rompe dans les parties où elle est enfoncée; elle est longue de trois à cinq pouces et terminée par une tête en cire à cacheter ou en acier; on tend la peau et l'on fait pénétrer l'aiguille, en lui imprimant seulement un mouvement de rotation. L'aiguille séjourne dans les tissus, depuis quelques minutes jusqu'à plusieurs heures; quelquefois on l'a laissée depuis vingt-quatre jusqu'à soixante heures. L'introduction n'est pas très-douloureuse; le séjour de l'aiguille cause diverses sensations, suivant les individus qui sont soumis à cette opération: quelquefois il détermine une douleur assez vive, d'autrefois la sensation de petites étincelles ou d'un fluide qui s'échappe; souvent le malade n'accuse aucune sensation spéciale. On a reconnu que l'aiguille devenait pendant son séjour le siége d'un courant électrique, et ce courant a même été assez fort pour faire dévier d'une manière notable un galvanomètre. L'aiguille retirée est ordinaire-

ment oxidée à sa pointe et dans divers points de son étendue; cette oxidation est d'autant plus forte, que le séjour a été plus prolongé; elle ne se fait point remarquer lorsque l'on a employé des aiguilles d'or et de platine.

L'on comprend qu'il est important, lorsque l'on pratique cette opération, d'éviter les grosses artères et les gros nerfs, les organes importants, tels que le cœur, l'utérus, etc. Cependant les dangers de la lésion de ces organes sont moins graves que l'on pourrait se l'imaginer. On a traversé sur des animaux, avec des aiguilles très-fines, les organes les plus importants, le cœur, les grosses artères, sans qu'il en soit résulté d'accidents. M. Velpeau a traversé le cerveau de plusieurs jeunes chiens, dans diverses directions; quelques-uns n'ont rien éprouvé; un ou deux seulement sont morts à la suite de ces piqûres. M. Bretonneau de Tours avait fait antérieurement des expériences analogues sur les grosses artères, et les résultats avaient été sans danger. Sur l'homme j'ai vu, avec des aiguilles fines et longues de plus de six pouces, traverser l'estomac, le foie, les intestins, les poumons, sans qu'il en soit résulté d'inconvénients, et que le malade ait manifesté une douleur plus vive.

L'incertitude de l'efficacité de cette opération, comme moyen curatif, fait qu'on l'a presque abandonnée aujourd'hui; cependant il est des cas dans lesquels le médecin pourrait y avoir recours avec avantage, surtout lorsque les autres moyens ont été employés sans succès. On a proposé un mode particulier d'acupuncture, qui consiste à mettre l'aiguille, lorsqu'elle est entrée dans les tissus, en contact avec un courant électrique, de manière à exciter plus directement les filets nerveux. Ce procédé que l'on a nommé *électro-puncture*, et que l'on a employé contre la paralysie et les rhumatismes anciens, est, ainsi que l'acupuncture, presque entièrement abandonné aujourd'hui.

J.-P. BEAUDE.

ADDUCTEUR (*anat.*), s. m. de *adducere*, amener, conduire vers. On donne ce nom aux muscles qui rapprochent une partie ou un membre de l'axe du corps. Il y a un *adducteur de l'œil*; trois *adducteurs de la cuisse*, qui ont reçu les noms de *petit, moyen et grand adducteur*; un *adducteur du pouce*, un du *petit doigt*, un autre du *gros orteil*. L'ADDUCTION est le mouvement qui est déterminé par ces muscles; il est l'opposé de l'*abduction*, qui est la faculté d'éloigner. Lorsqu'il s'agit d'un doigt ou d'un orteil, l'adduction s'entend du mouvement qui rapproche cet organe de l'axe du membre. On a remarqué que les muscles *adducteurs* sont beaucoup plus puissants que les *abducteurs*.   J. B.

ADÉNITE (*path.*), s. f., du grec *adèn*, glande. On désigne sous ce nom l'inflammation d'une glande. (V. *Glandes, maladies des.*)

ADÉNOLOGIE (*anat.*), s. f., de *adèn*, glande, et de *logos*, discours. L'on donne ce nom à la partie de l'anatomie qui traite des glandes.

ADÉNO-MÉNINGÉE, fièvre (*méd.*), adj. Nom donné par Pinel à la fièvre muqueuse. Le même auteur avait donné le nom de fièvre *adéno-nerveuse* à la peste du Levant. (V. ces mots.)

ADEPTE, s. m., de *adeptus*, participe du verbe *adipiscor*, trouver. Autrefois les alchimistes désignaient sous ce nom ceux d'entre eux qu'ils regardaient comme ayant trouvé la pierre philosophale, qui avait la propriété de guérir toutes les maladies et de changer tous les métaux en or. Tous les alchimistes n'étaient pas adeptes; il y avait, disaient-ils, toujours douze adeptes, qui étaient remplacés par d'autres, lorsqu'il plaisait à quelqu'un d'entre eux, non de mourir, mais de se transporter dans quelque autre monde où il pût faire usage de son or; car, dans celui-ci il ne pouvait leur être utile à rien. Ces fables sont tombées avec l'alchimie, que l'on peut mettre au nombre des grandes folies humaines, quoiqu'elle ait servi à préparer les bases de la chimie moderne.   J. B.

ADHÉRENCE (path.), s. f., de *adhærere*, adhérer. On désigne sous ce nom la réunion de deux parties qui ne doivent être que contiguës; ainsi, lorsqu'à la suite d'une brûlure ou d'une plaie, plusieurs doigts se réunissent entre eux, on dit qu'il y a adhérence. Ce mot s'emploie aussi pour les viscères du ventre et de la poitrine, qui ne sont séparés que par des membranes séreuses, qui se réunissent souvent dans les inflammations. Il y a souvent adhérence des poumons aux parois de la poitrine, adhérence des intestins entre eux, et des organes du ventre avec d'autres organes voisins. Il y a des adhérences naturelles que l'on nomme aussi congéniales, parce qu'elles ont lieu avant la naissance; ainsi, l'ouverture des paupières, de la bouche, de l'anus est souvent fermée par l'adhérence des parties qui les forment; les doigts sont aussi souvent adhérents entre eux. Il est facile de remédier à ces inconvénients par une opération.   J. B.

ADHÉSION (chir.), se dit de la réunion d'un organe séparé dans sa continuité par une blessure; ainsi, une plaie commence à se cicatriser quand il y a adhésion de ses bords. Pour qu'une fracture puisse se consolider, il faut qu'il y ait d'abord adhésion des deux bouts de l'os fracturé. On dit de l'inflammation qui favorise cette réunion, que c'est une inflammation adhésive. On nomme adhésifs les emplâtres qui servent à réunir les plaies. (V. *Plaies*.)   J. B.

ADIPEUX, (Tissu), (anat.) s. m., On donne le nom de tissu adipeux ou cellulo-graisseux à une substance molle, d'un blanc jaunâtre, disposée en flocons, formés eux-mêmes par l'agglomération de masses plus petites. C'est une variété du tissu cellulaire avec lequel on l'a généralement confondu; Béclard en a fait un tissu distinct.

Quelques anatomistes ont figuré sa texture vésiculaire; ils ont admis que la forme arrondie était constituée par de véritables vésicules, et ils pensent qu'elle n'est point le résultat de la présence de la graisse. Des expériences semblent venir à l'appui de cette opinion, mais l'observation directe ne démontre rien à cet égard, et il est certain que les vésicules disparaissent d'une partie, quand le fluide graisseux a cessé d'y exister.

La graisse, cette substance blanche et semifluide qui remplit les lamelles adipeuses, est composée de deux principes immédiats, l'élaïne et la stéarine. La prédominance de l'un ou de l'autre de ces éléments inégalement fusibles, influe autant que la température sur sa liquidité et ses autres propriétés physiques. On en trouve dans tous les liquides animaux. Le beurre est la matière grasse du lait.

Le tissu adipeux forme, sous la peau, une vaste couche qu'on désigne sous le nom de pannicule graisseux. On le rencontre surtout aux endroits du corps exposés aux chocs et aux pressions extérieures. Pour cette raison, il est très-abondant à la plante des pieds, à la paume des mains et aux fesses, où son rôle est tout-à-fait mécanique. On a avancé qu'il avait aussi pour effet de protéger du froid, comme couche isolante qui s'oppose au rayonnement du calorique intérieur. Il abonde à la face, au cou, et dans les endroits que nous avons cités.

Le tissu adipeux s'insinue dans les espaces intermusculaires, entre les feuillets du mésentère et de l'épiploon, autour des reins et sous la membrane d'enveloppe du cœur qu'il entoure à sa base. Il offre au système vasculaire une sorte de canevas où les vaisseaux peuvent se ramifier et décroître de volume; par ce moyen, ils entrent dans les organes et plus divisés et plus ténus. En même temps que les rameaux artériels le traversent, en diminuant de volume, le sang veineux exhale la graisse que les vaisseaux absorbants doivent résorber.

Transporté dans le torrent circulatoire, ce fluide y tient la place des sucs nourriciers en l'absence de ceux de l'estomac, et il peut être considéré, sous ce point de vue, comme un aliment en réserve. Ce qui se passe chez les animaux hybernants vient à l'appui de cette manière de voir. Assoupis continuellement, pendant l'hiver, ils sont très-maigres à l'époque de leur réveil.

La graisse n'existe jamais aux paupières, à l'intérieur du crâne, sous les muqueuses et dans le parenchyme de quelques organes, le poumon et les parties génitales, entre autres. Sa présence dans ces organes aurait compromis d'importantes fonctions, et la nature qui a tout disposé pour la conservation de son œuvre semble avoir pris soin d'éloigner tout ce qui aurait pu nuire à leur exercice. L'exhalation et l'absorption de la graisse peuvent être bien rapides. Sa proportion chez les divers individus varie par rapport à l'âge et au sexe. L'enfant et la femme en sont en général plus pourvus que l'homme adulte et surtout le vieillard. Les tempéraments influent aussi sur sa quantité plus facile, toutes choses étant égales, à diminuer qu'à augmenter. Les violents chagrins, les maladies, les sueurs, et en général toutes les évacuations, produisent assez promptement le premier effet. Les causes qui entraînent l'obésité sont le repos du corps et l'inaction des facultés intellectuelles. Certains aliments, les saignées habituelles, la castration en même temps que l'affaiblissement produit à la longue par les excès, amènent souvent le même résultat.

Le tissu adipeux des os, qu'on a appelé moelle, par comparaison à la moelle des arbres, est très-vasculaire, filamenteux et d'une excessive ténuité. Il est sécrété par une membrane très-mince qui recouvre l'os à l'intérieur; on ignore quels sont ses usages. Il abonde en raison directe de l'âge. Dans les cavités des os longs des oiseaux, la moelle est remplacée par de l'air.   BOURGERY.

                      Docteur en médecine.

ADIPOCIRE (*mat. méd.*), s. f. On a donné, d'après Fourcroy, le nom d'*adipocire* à des substances de nature différente, qui avaient été réunies dans un seul groupe; ces substances sont, 1° *le blanc de baleine*, qui est formé de *cétine*, et d'une huile liquide qu'on sépare de la cétine par expression; le blanc de baleine se retire d'une cavité particulière de la tête de plusieurs espèces de cachalots. L'espèce qui fournit l'ambre gris, le *physétère, macro cephalus*, en fournit en plus grande quantité. 2° Le *gras des cadavres*, qui peut être considéré comme un savon, et qui est le résultat de la décomposition lente des matières animales enfouies dans des lieux humides, ce savon est composé d'acides margarique et oléique, d'une matière colorante; enfin, de petites quantités de potasse de chaux et d'ammoniaque. 3° *La matière cristalline des calculs biliaires*, qui maintenant est connue sous le nom de *cholesterine*. Le blanc de baleine s'emploie en médecine pour la préparation de quelques pommades. Il sert aussi aux parfumeurs pour la préparation de certains cosmétiques, et il a sur l'huile et la graisse avec lesquelles on le mélange, l'avantage de retarder l'époque où elle devient rance. Depuis quelque temps on fait un grand usage dans le commerce de l'adipocire, pour la confection des bougies dites diaphanes.   A. CH.

ADJUVANT (*mat. méd.*) adj., pris subst., de *adjuvare*, aider. On donne ce nom aux médicaments qui entrent dans une préparation pharmaceutique pour seconder l'action de celui qui en fait la base. Ce dernier doit être le plus énergique.

ADOLESCENCE (*physiol.*), s. f., de *adolescere*, croître, grandir. L'adolescence est cette partie de la vie qui est comprise entre les premiers signes de la puberté et l'époque où le corps a acquis son développement. Cet âge commence pour les femmes, à onze ou douze ans, et se termine à vingt ou vingt-un ans; pour les hommes, il commence à quatorze ou quinze ans, et se termine à vingt-quatre ou vingt-cinq ans. (Pour les détails, voy. *Ages*.)   J. B.

ADOUCISSANT (*mat. méd.*), adj., médicaments qui ont pour action de calmer l'irritation ou la sensibilité des organes. Ces médicaments ont de l'analogie avec les rafraîchissants et les antiphlogistiques. Ce sont des matières mucilagineuses, muqueuses et souvent huileuses, que l'on administre, soit à l'intérieur, dans l'intention de calmer l'excitation, et que l'on applique à l'extérieur pour diminuer la sensibilité des parties enflammées. On donne aussi ce nom à certains aliments. Les *aliments adoucissants* sont le lait, la gélatine,

les farineux; certains fruits, comme les concombres; certains légumes herbacés, comme les épinards, la laitue, etc. Les adoucissants conviennent aux tempéraments nerveux, irritables, dans les maladies nerveuses et inflammatoires, dans presque toutes les maladies anciennes; on doit surtout en faire usage dans les saisons sèches et chaudes. Ils conviennent peu aux individus qui font un grand usage de leurs forces musculaires, ils sont beaucoup plus utiles aux personnes qui se livrent à l'étude et aux travaux de cabinet. Les femmes sèches et nerveuses, ou celles qui ont un tempérament sanguin très-prononcé, doivent faire usage de ces aliments.   J. B.

ADRAGANTHE (*pharm.*), s. m., de *tragos*, bouc, et *acantha*, épine, espèce de gomme d'un blanc mat tirant sur le jaune, d'un aspect corné en morceaux rubanés, souvent tortillés sur eux-mêmes. Cette gomme est fournie par plusieurs arbrisseaux qui appartiennent tous au genre *astragalus*. Ce sont l'*astragalus creticus*, *A. verus*, *A. gummifer*, *A. aristatus*. Tous les botanistes qui ont visité l'Orient, tels que Tournefort, La Billardière, Sibtorph, Olivier et Siéber, ont chacun prétendu qu'une seule espèce d'astragale fournissait la gomme adraganthe, et chacun d'eux a nommé une de celles dont nous venons de parler, mais il est probable que la gomme adraganthe comme la gomme arabique (Voy. *Acacia*) est produite par différentes espèces. La manière dont cette gomme exsude de l'écorce des arbrisseaux qui la fournissent, explique à la fois sa forme et une particularité dont nous parlerons tout à l'heure. Lorsque l'écorce des astragales a été mouillée par la pluie ou la rosée, et qu'elle se dessèche rapidement sans l'influence du vent ou du soleil, alors la gomme s'en échappe; mais desséchée rapidement elle se roule, se tortille sur elle-même comme une plume que l'on jette dans le feu. En s'échappant de l'écorce qui la retient, la gomme entraîne avec elle le tissu cellulaire, dans les mailles duquel elle était contenue; ce tissu cellulaire a été désigné par quelques chimistes sous le nom d'*adraganthine*; c'est lui qui donne à cette gomme la propriété de se boursoufler prodigieusement dans l'eau. L'adraganthine forme les 43 centièmes du poids total de la gomme. Aussi ne faut-il pas oublier qu'un grain de gomme adraganthe, donne à une quantité de liquide autant de densité que 25 grains de gomme arabique, et que 100 grains suffisent pour faire un mucilage avec une livre d'eau.

La gomme adraganthe est employée pour donner plus de consistance aux potions, plus de liant aux pilules, aux tablettes; dans les arts on s'en sert pour lustrer la soie, la gaze, les vélins et d'autres étoffes.   Ms.

ADULTE (*physiol.*), adj. pris quelquefois subst. L'âge adulte est celui qui succède à l'adolescence, c'est celui où le développement de l'homme est complet. Il commence à vingt-un ans chez la femme, et à vingt-cinq ans chez l'homme; il n'est remplacé que par la vieillesse. Cette longue période constitue la virilité, que M. Hallé a divisée en virilité commençante, virilité confirmée et virilité décroissante. La première période dure jusqu'à trente-cinq ans; la seconde, jusqu'à quarante-cinq ou cinquante; la troisième jusqu'à soixante. La première et la deuxième de ces périodes arrivent plus tôt chez la femme. (Pour les modifications qu'elles apportent dans l'économie, voy. *Ages.*)

J. B.

ADULTÉRATION. On a donné le nom d'adultération ou de sophistication à l'action de dénaturer un médicament par le mélange frauduleux d'une substance de peu de valeur, ou d'un médicament de qualité inférieure.

La falsification des drogues simples et composées a été mise en pratique de tout temps et dans toutes les contrées; mais elle a reçu en France une extension qui peut s'expliquer par les circonstances où s'est trouvé le pays pendant la guerre continentale; en effet, à cette époque, la difficulté qu'il y avait de se procurer des denrées exotiques, nos ports étant fermés aux navires étrangers, excita vivement l'activité d'hommes cupides, activité qui, en raison du besoin, fut malheureusement tolérée; et bientôt on vit l'une de nos plus grandes villes de commerce (Marseille) transformée en un véritable laboratoire de sophistiquerie; les *résines*, les *gommes résines*, les *baumes*, les *mannes*, le *castoreum*, l'*opium*, le *musc*, etc., etc., n'étaient plus que des mélanges plus ou moins habilement confectionnés, mélanges qui, s'ils n'avaient pas directement une action funeste sur l'économie animale, offraient, du moins, le danger de voir la maladie faire des progrès, puisque les médicaments que le médecin administrait n'avaient pas de propriétés.

On devait penser que les événements politiques, en rendant au commerce toute sa liberté, en rétablissant toutes nos communications avec les diverses puissances, feraient cesser ces fraudes; mais les sophistiqueries ont survécu au système qui les avait favorisées; elles ont au contraire pris une extension considérable, d'autant plus funeste que, parmi les falsificateurs, il est un grand nombre qui ont profité des découvertes faites en chimie, et qu'ils s'en sont servis pour rendre la fraude plus difficile à reconnaître.

L'adultération des drogues simples et celles des substances médicamentales, sur laquelle on n'a pas assez fixé l'attention de l'autorité, devrait être réprimée avec la plus grande sévérité, car l'action de frauder les médicaments peut causer de grands désastres, et même déterminer la mort. En effet, le praticien qui ordonne un médicament compte sur son action; si le médicament est adultéré, non-seulement il n'en obtient pas le résultat qu'il devait en attendre, mais encore il peut produire un effet tout contraire et il peut même causer la mort du malade.

Les sophisticateurs n'ont-ils jamais été arrêtés dans leurs travaux illicites par la pensée, qu'en faisant leurs mélanges, ils peuvent devenir homicides?

C'est cependant ce qui peut arriver à l'homme qui substitue à la farine de moutarde, destinée à être employée comme révulsif, soit un mélange de farine de moutarde avec la poudre préparée

avec le tourteau de colza ou de graine de navette, soit la poudre de ce tourteau, et nous avons eu la preuve que cette fraude, qui mériterait une sévère punition, a été pratiquée à Paris.

Les adultérations qui se pratiquent sur les divers médicaments étant très-nombreuses, et ne pouvant être le sujet d'un article dont l'étendue serait considérable, ces adultérations et les moyens de les reconnaître seront signalés à chacun des médicaments qui sont sujets à être sophistiqués. MM. Bussy et Boutron Charlard ont publié sur ces fraudes un vol. in-8° intitulé : *Traité des moyens de reconnaître la falsification des drogues simples et composées.* Paris, 1829.

Quelques personnes confondent l'*altération* avec la *falsification;* nous ferons remarquer ici que l'on ne doit donner le nom d'*altération* qu'à la détérioration spontanée ou accidentelle des médicaments, et non à celle qui est le résultat de la fraude et de la mauvaise foi.

Nous terminerons cet article en émettant le désir qu'une loi sévère soit rendue, et qu'elle sévisse contre tous ceux qui peuvent porter atteinte à la santé publique, en altérant les boissons, les aliments et les drogues.   **A. CHEVALLIER.**

ADUSTION (*chir.*), s. f. de *adultio.* Brûlure ou cautérisation d'une partie par le feu.

ADYNAMIE (*méd.*), s. m., du grec *a* priv. et de *dynamis*, force, privation des forces. On désigne sous le nom d'adynamie une série de phénomènes qui souvent vient compliquer d'autres maladies. L'état adynamique, qui est toujours un symptôme grave et fâcheux, est caractérisé par l'abattement profond de la physionomie, la flaccidité des chairs, la difficulté ou l'impossibilité des mouvements, l'obscurcissement des sensations, des affections morales et des fonctions intellectuelles, la faiblesse des pulsations du cœur et des artères, les hémorrhagies passives ou par défaut d'énergie, des tissus, la distension du canal intestinal par le développement du gaz dans les intestins, le relâchement des sphynctères, la paralysie de la vessie, la fétidité des matières évacuées, l'apparition de taches gangreneuses à la peau, et la prompte putréfaction des cadavres des individus qui succombent à cette affection. Tout ce cortège de symptômes n'est pas toujours nécessaire pour caractériser l'état adynamique ; cependant, lorsque la maladie parcourt ses divers périodes, ils se produisent ordinairement d'une manière successive, suivant leur ordre de gravité. Ces symptômes sont ceux que les anciens médecins assignaient à la putridité; de là, le nom de *fièvre putride*, donné à cette maladie, que Pinel a désignée sous le nom de *fièvre adynamique.* (V. ce mot.)

L'on combat l'état adynamique dans son début, au moyen de boissons acidulées, de limonades vineuse et alcoolique, souvent des vésicatoires, quelquefois une saignée au début, si l'individu est jeune et vigoureux; d'autres fois, de légers purgatifs, lorsqu'il y a embarras des intestins. Dans la deuxième période on emploie les toniques, l'acétate d'ammoniaque, le camphre, le musc, les préparations de quinquina, l'augusture, le simarouba;

enfin, l'on proportionne l'énergie de ces moyens au degré plus ou moins avancé de la maladie ; cette médication, qui était employée par les anciens médecins, est souvent remplacée par les boissons délayantes, les dérivatifs et quelquefois les évacuations sanguines lorsque l'on croit que l'état adynamique est produit par une inflammation de l'un des organes intérieurs.(V.*Fièvre putride, Typhus.*)   J. B.

AÉRER. (*hyg.*) v. a. Action de renouveler l'air d'une habitation. (V. *Ventilation.*)

AÉRIEN. (*anat.*), adj. On donne le nom de conduits aériens, au larynx, à la trachée-artère et aux bronches, qui servent à introduire l'air dans les poumons ; l'ensemble des organes qui servent au passage de l'air a reçu le nom de voies aériennes.
                                                    J. B.

AÉROPHOBIE. (*méd.*),s.f. du latin *aer*, air, et du grec *phobos*, horreur. C'est une maladie caractérisée par l'horreur de l'air ; l'aérophobie est plutôt un symptôme qu'une maladie spéciale. On l'observe souvent dans la rage, l'hystérie et quelques affections nerveuses. (V. ces mots.)   J. B.

AFFAIBLISSEMENT, (*path.*) s. m., l'affaiblissement est un symptôme qui ne peut être confondu avec la faiblesse qui est un état permanent et qui peut être naturelle à l'individu ou à l'organe affecté ; l'affaiblissement se manifeste ordinairement au début des maladies graves; il succède constamment aux maladies aiguës; c'est un état de décroissance, mais qui n'est pas permanent. Souvent il s'étend à quelques fonctions, sans attaquer les autres ; il peut y avoir affaiblissement de la vue, de l'ouïe, des facultés morales, des forces physiques, etc. J. B.

AFFECTION. (*physiol. path.*), s. f. de *afficere;* manière d'être. Ce mot s'emploie soit pour désigner un état moral, soit comme synonyme de maladie; on dit les affections de l'âme, pour désigner les impressions et les diverses sensations perçues ; ces affections de l'âme ont une action plus ou moins directe dans les maladies ; elles contribuent à améliorer ou à aggraver l'état du malade, suivant qu'elles sont gaies ou tristes. Lorsque l'on emploie ce mot comme synonyme de maladie, on dit une affection [scrofuleuse, une affection de poitrine, une affection récente, ancienne, grave, légère, etc. (V. *Passions.*)   J. B.

AFFINEURS (MALADIES DES) (*path*). Les ouvriers qui s'occupent à traiter l'or et l'argent par l'acide sulfurique portent le nom d'*affineurs;* ces ouvriers, qui se trouvent toujours en contact avec des vapeurs d'acide sulfureux, sont exposés à peu près aux mêmes accidents que les ouvriers qui travaillent à la fabrication de l'acide sulfurique; ainsi, les mêmes précautions leur sont applicables; nous ne nous occuperons ici que de quelques observations que nous avons faites, ou qui nous ont été communiquées, et qui regardent particulièrement les ouvriers affineurs.

1º Ces observations portent sur la remarque faite par M. Lebel, que les dents incisives des ouvriers qui travaillent à l'affinage sont altérées, sans

doute par l'inspiration des vapeurs acides. M. Lebel, qui a long-temps pratiqué l'affinage, nous a dit avoir remarqué que chez ses ouvriers les dents incisives étaient comme dissoutes par le contact prolongé des vapeurs acides; et il nous a offert un exemple de ce fait très-remarquable dans sa personne. Des recherches que nous avons faites nous ont démontré que les dents de quelques ouvriers affineurs avaient une teinte grisâtre, et que l'émail était attaqué ; nous n'avons cependant pu avoir de renseignements sur ce sujet dans un des grands ateliers d'affinage, par la raison que les ouvriers, qui y étaient employés, étaient tous normands, et avaient une mauvaise denture.

2º On a remarqué que les ouvriers affineurs sont atteints de coliques, si l'appareil condensateur ne fonctionne pas bien; ces coliques ont surtout été remarquées lorsque les métaux que l'on travaille contiennent du plomb ou de l'étain ;on peut guérir en peu de temps les ouvriers atteints de ces coliques, avec trois à quatre verres d'eau chargée d'hydrogène sulfuré. *V. Colique de plomb.*

3º On a encore observé que les affineurs sont quelquefois exposés à être brûlés par l'acide sulfurique bouillant, et que, dans ce cas, l'application d'une eau de savon est très-utile ; l'alcali contenu dans cette eau de savon saturant l'acide, met la brûlure dans une meilleure voie de guérison; nous avons aussi obtenu des guérisons très-promptes par l'emploi d'un lait préparé avec la craie (carbonate de chaux).

Les recherches que nous avons faites sur les ouvriers qui travaillent à l'affinage nous ont encore appris 1º que leur vieillesse n'est pas anticipée; 2º que ces ouvriers sont sobres; on les choisit ainsi dans l'intérêt des affineurs, qui ont chez eux des matières précieuses ; 3º que leur physionomie n'offre rien de particulier.

Les ateliers où l'on pratique l'affinage ont été signalés comme pouvant être nuisibles pour le voisinage, en ce qu'ils causent des dommages et sur les animaux et sur la végétation ; mais ces idées ne sont pas basées sur l'expérience ; en effet, nous avons vu à Belleville des jardins magnifiques entourant l'atelier d'affinage de M. Lebel. Néanmoins, on doit exiger des affineurs, dans l'intérêt général, et pour que les voisins ne soient pas incommodés, qu'ils condensent leurs vapeurs dans des appareils appropriés à cet effet; on pourrait se servir de petites chambres de plomb, où l'acide sulfureux qui y arriverait serait, à l'aide de l'acide hypo-azotique *(acide nitreux)*, converti en acide sulfurique. Les appareils employés maintenant condensent le gaz acide sulfureux à l'aide de l'eau, qui n'absorbe bien le gaz que lorsqu'elle marque déjà quatre et cinq degrés, absorption qui se continue avec facilité jusqu'à ce que le liquide acide marque 15º.

Plusieurs chefs d'ateliers d'affineurs nous ayant assuré que leurs ouvriers n'avaient pas été attaqués du choléra, nous recherchâmes dans le tableau statistique du choléra de Paris si des ouvriers affineurs étaient morts de cette maladie, et nous constatons qu'en effet il n'y avait aucun décès d'ouvriers de cette profession. En parlant des fabriques d'acides minéraux, nous avons fait remarquer que les vapeurs d'acides sulfureux, nitreux, sulfuriques, etc., exercent une action très-marquée sur les miasmes qui produisent les fièvres intermittentes ; ne pourrait-on pas en dire autant pour le choléra ?

M. le docteur Billerey, de Grenoble, dans des travaux intéressants *sur l'infection miasmatique* et *sur la contagion du choléra*, a cherché à démontrer que les moyens les plus efficaces pour détruire la contagion miasmatique consistent à dégager convenablement des gaz nitriques et hydrochloriques dans les appartements hermétiquement fermés, et occupés par les malades ; à soumettre à la même opération les meubles et les hardes qui les ont touchés, ou qui ont servi à leur usage.

Ce médecin a constaté les mêmes résultats pour le typhus et pour les affections varioleuses ; et il a appliqué au choléra les idées émises en 1773 par Guyton de Morveau ; en 1774 par Vicq-d'Azir ; en 1775 par Demontigny ; idées adoptées en France par l'Académie des sciences en 1780, et en Angleterre, par Smyth, dans les hôpitaux de Winchester, de Sheerness, et sur divers vaisseaux anglais, de 1780 à 1785 ; enfin, dans l'armée d'Italie en 1799 ; en Espagne en 1800, et dans la même année à Gênes, par le professeur Mojon, lorsqu'une fièvre épidémique se déclara dans cette ville.

Nous ne terminerons pas cet article sans signaler un fait très-intéressant qui a été observé dans les ateliers d'affinage, c'est-à-dire que l'inspiration de l'acide sulfureux avait eu une influence utile sur l'état maladif d'un ouvrier qui, atteint d'une maladie de poitrine bien constatée, avait trouvé du soulagement dans un de ces ateliers. Un fait analogue avait déjà été observé chez un homme qui travaillait à la fabrication des allumettes, et qui était exposé à la vapeur du soufre. A une époque où la médecine cherche à s'éclairer, les observations que nous venons d'indiquer méritent de fixer l'attention des praticiens, surtout quand il s'agit d'une affection qui se montre rebelle à tous les moyens de l'art.

S. FURNARI.
Docteur en médecine, membre de l'Académie royale de médecine de Palerme.

A. CHEVALLIER,
Professeur adjoint à l'école de pharmacie de Paris, membre du Conseil de salubrité.

AFFUSION, (*thérap.*), s. f., *affusio*, de *affundere*, répandre ; mode d'application de l'eau froide qui consiste à verser ce liquide par nappe sur toute la surface du corps, ou seulement sur une de ses parties, la tête ordinairement, au moyen d'un vase à large ouverture et de la capacité de plusieurs litres.

Bien que l'usage des affusions remonte à la plus haute antiquité, puisqu'il en est parlé dans les ouvrages d'Hippocrate, ce n'est cependant que vers la fin du siècle passé que ce genre de traitement a plus particulièrement fixé l'attention des médecins, comme ce n'est que depuis les trente dernières années que leur mode d'action plus convenablement étudié a permis de préciser les cas où l'on peut y avoir recours. C'est dans les maladies nerveuses, telles que la danse Saint-Guy, l'hystérie, la catalepsie, etc. ; dans les troubles profonds de la sensibilité, dans les fièvres de mauvais caractère,

les pestes, le choléra, et surtout dans la nombreuse série des maladies du cerveau, que les affusions sont d'un puissant secours. L'art possède peu de moyens aussi efficaces ; il n'en a pas de plus héroïques : je dirai même que chez quelques personnes, aucun traitement ne peut remplacer cet agent thérapeutique. Pour ma part, depuis près de vingt ans que j'emploie les affusions, je leur dois une multitude de guérisons inespérées : on peut consulter mon *Traité de l'Arachnitis cérébrale*, publié en 1821, et mes recherches sur les maladies des nerfs.

Un avantage immense des affusions, c'est de ne *rien* introduire dans le corps, de n'en *rien* retirer, ce qu'on ne peut dire de la plupart des autres traitements qui consistent toujours soit à faire prendre des substances plus ou moins étrangères et préjudiciables à notre organisation, soit à nous priver des liquides qui sont le plus indispensables à l'entretien de la vie, comme le sang, la bile, etc. Les affusions ne donnent lieu qu'à une soustraction momentanée de calorique ; à une répartition vicieuse de la sensibilité et de la chaleur animales elles en substituent une autre et plus régulière et plus convenable ; elles rétablissent l'harmonie dans la circulation locale ou générale, et rendant une nouvelle énergie aux fonctions vitales, elles favorisent le retour à la santé ; enfin, comme le corps, dans ce genre de traitement, n'a été privé d'aucun de ses éléments matériels, les forces se rétablissent avec beaucoup de rapidité.

On peut aisément se faire une idée de la manière d'agir des affusions, en se rappelant ce qui a lieu lorsque, dans l'hiver, on se frotte le corps avec de la neige : la peau devient chaude, une énergie toute nouvelle se développe, et l'on résiste puissamment à l'action rigoureuse du froid.

Mais, si d'une part, les affusions sont précieuses dans une foule de circonstances graves, d'un autre côté leur emploi n'est pas toujours sans danger, pour peu qu'elles ne soient pas administrées avec l'opportunité et les précautions convenables ; c'est pourquoi l'on ne doit jamais en faire usage que d'après les conseils et sous la surveillance expresse du médecin.

Voici de quelle manière se donnent les affusions : on dispose deux baquets d'eau à la température de 14° à 20° R., au moyen d'un thermomètre à bain, et on les place de chaque côté d'une baignoire vide dans laquelle on fait asseoir le malade nu. Si c'est un enfant en bas âge que l'on affuse, on le fait suspendre dans un drap au-dessus de la baignoire par des aides intelligents, qui ne se laissent effrayer ni par ses mouvements ni par ses cris ; si c'est un adulte, il faut que ces aides soient assez vigoureux pour s'opposer à ses efforts dans le cas où il essaierait de s'échapper ; puis à l'aide d'une casserole légère, de 10 à 12 pouces de diamètre, l'on prend de l'eau dans l'un des baquets, on la projette d'abord sur le front, sur la face, et ensuite sur le sommet de la tête que l'on incline en avant avec la main gauche, afin que le liquide puisse se répandre sur toute la surface postérieure du corps. L'on continue de la sorte, de trois à six minutes, ne mettant que quatre à cinq secondes d'intervalle entre chaque affusion. L'opération terminée, l'on enveloppe le malade dans un drap sec et chaud, on l'essuie rapidement, et on le transporte dans son lit, se contentant de couvrir la tête avec une serviette non chauffée.

Lorsque c'est une femme que l'on affuse, on a la précaution de relever ses cheveux et de les attacher, afin de pouvoir les écarter de la tête et les garantir de l'eau froide. Lorsque le malade, par quelque susceptibilité particulière, ne peut supporter le contact du froid sur une partie quelconque du corps, comme la poitrine, par exemple, on place sur cette partie une étoffe de laine ployée en plusieurs doubles, que l'on recouvre ensuite d'un morceau de taffetas gommé; enfin, si l'application de l'eau froide est suivie d'accidents, on fait entrer le malade dans un bain tiède, jusqu'au col, et l'on se contente de simples affusions sur la tête.

Quant aux signes qui font reconnaître que les affusions sont ou bien, ou mal supportées, quant aux modifications à apporter dans leur administration, selon la maladie, l'âge, le sexe et la force du malade, quant au degré précis de température que doit avoir l'eau, au nombre des affusions, et à l'instant le plus favorable pour les prendre, tous ces détails se lient trop essentiellement à la science pratique de la médecine, pour entrer dans un ouvrage de la nature de celui-ci; seulement nous dirons que si à la suite de l'emploi des affusions, quelques accidents survenaient, telles qu'une syncope, une rigidité permanente de tout le corps, un refroidissement général trop prolongé, il faudrait, en attendant l'arrivée du médecin, pratiquer des frictions, d'abord sur la poitrine et le ventre, puis sur les membres, avec des flanelles chaudes impregnées d'eau-de-vie camphrée, de liqueurs spiritueuses, d'eau de Cologne, par exemple, et appliquer des sinapismes aux cuisses.

En général, il convient toujours, après l'usage des affusions, de s'assurer de l'état des organes renfermés dans la poitrine. C'est le moyen d'éviter les inflammations auxquelles ce mode d'application de l'eau donne quelquefois lieu.

Les affusions froides sont d'un usage habituel en Russie; on les prend en pleine santé en sortant d'un bain de vapeurs. Sowarow, en Italie, nu devant sa tente, se faisait répandre sur le corps quelques sceaux d'eau glacée, afin de s'endurcir à l'action du froid, quoiqu'il fût d'ailleurs maigre, petit et débile.

L. Martinet,
Professeur agrégé, Ancien chef de clinique de
la Faculté de Paris, à l'Hôtel-Dieu.

AFFLUX, (path.), s. m., du verbe affluere, affluer. On désigne sous ce nom un concours de liquides vers une partie; il se dit de l'accumulation du sang et des autres humeurs vers un point primitivement irrité. L'afflux des liquides est un des syptômes de l'inflammation. J. B.

AGACEMENT. (path.) s. m., du grec akazéin agacer. Sorte d'irritation particulière qui est intermédiaire entre la douleur et la titillation. On donne ce nom à certains phénomènes nerveux qui font supporter avec peine toutes les sensations extérieures : ont dit vulgairement, dans ce cas, que l'on a les nerfs agacés.

AGACEMENT DES DENTS se dit de l'action de substances acerbes ou acides sur ces organes, qui rendent douloureuse l'action de mordre ou de mâcher. L'on a conseillé, pour remédier à l'agacement des dents, de mâcher des tiges de pourpier, de frotter les dents et les gencives avec du marc de café, d'appliquer un linge chaud sur ces parties, enfin, et surtout lorsque l'agacement est occasioné par des acides, de frotter les dents avec du carbonate de chaux; on peut, dans ce cas, frotter les dents avec une poudre faite avec du quinquina, du carbonate de chaux et un peu de sucre; on a aussi conseillé, dans le même but, de mâcher du fromage, qui agit par son principe alcalin et qui neutralise l'acide qui attaquait l'émail des dents. J. B.

AGARIC de chêne, (chir. méd.), s. m., boletus igniarius, champignon dont on fait usage pour arrêter de légers écoulements sanguins. Pour le bien préparer, on enlève l'enveloppe extérieure, on coupe par tranches la substance intérieure, on la bat avec un maillet en la mouillant de temps en temps, puis à sec, jusqu'à ce qu'on l'ait rendue douce, moelleuse et privée de toute callosité.

A l'époque où l'on crut avoir découvert l'agaric comme puissant moyen hémostatique, on s'en servit pour arrêter le sang à la suite d'opérations assez graves, tels que des amputations de membre; des hémorrhagies funestes répondirent à cet enthousiasme et l'agaric tomba dans l'oubli.

L'on sait aujourd'hui que l'agaric, n'agit qu'en absorbant la partie la plus séreuse du sang, l'humidité de la plaie et en se collant aux tissus, mais il faut toujours ajouter une compression assez forte et quelque temps continuée.

Lorsque le sang coule en nappe, qu'il sort de vaisseaux très-peu volumineux, qu'une ligature ne pourrait saisir, ce qui a lieu dans le cas d'opérations pratiquées sur la peau seulement, ou sur des tissus spongieux tout à fait capillaires, ou encore par la morsure des sangsues, dans ces différentes circonstances, on a recours à l'usage de l'amadou, et voici la manière de s'en servir : il faut absterger et dessécher parfaitement la plaie, avec un linge fin ou une boulette de charpie, que l'on maintiendra fixée d'une main sur le point qui fournit le sang, jusqu'à ce que le morceau d'agaric tenu de l'autre main, soit prêt à le remplacer; aussitôt des boulettes de charpies et des compresses épaisses seront appliquées sur l'agaric et assujéties par un bandage convenablement serré; sans ces précautions minutieusement prises, le sang pénétrerait bientôt l'amadou, le détacherait des tissus et continuerait de couler.

L'**AGARIC DE MÉLÈZE**, l'agaric blanc, boletus purgans, se réduit facilement en poudre; il contient une résine particulière, un extrait amer et une matière fongueuse. Cet agaric est très-dangereux, il agit comme purgatif et comme émétique; on l'a quelquefois employé contre les sueurs qui consomment les phthisiques. Caffe.

AGE (*physiol.*), s. m. On entend, par ce mot, les diverses périodes qui partagent tout le cours de la vie humaine. Ces périodes sont marquées, dans les deux sexes, par des changements d'organisation qui pour l'un et pour l'autre font varier la dimension des parties, les formes extérieures, les forces, les aptitudes, les actions. Tous ces changements se réduiraient en général à deux changements principaux. Le premier comprendrait toute cette suite d'évolutions qui parcourt l'économie pour parvenir à son entier développement : le second, toutes les séries des dégradations qui en caractérisent le déclin, et la ramènent au néant d'où elle était sortie ; je parle ici de ce que l'homme a de matériel, c'est-à-dire, d'accessoire et de momentané ; car ce qui est proprement lui, ce qui constitue sa personne, est un principe d'une tout autre nature, et sur lequel nous essaierons de proposer plus loin quelques vues.

Notre vie se partagerait donc en deux grandes périodes, ou deux âges : le premier, consistant dans un mouvement d'expansion graduel et soutenu qui, à partir de la naissance, se prolongerait jusqu'à la quarante-neuvième année, et composerait ainsi ce qu'on appelle la grande semaine de la vie ; le second, marqué par un mouvement de resserrement progressif, qui, à partir de ce dernier terme, se prolongerait jusqu'au terme final, où s'arrêtent et s'éteignent le sentiment et le mouvement. Quelle durée embrasse cette seconde moitié de la vie humaine ? et quelle serait conséquemment la durée totale de cette vie ? Question de statistique qui sera résolue à l'article *longénité.* (V. ce mot.).

Du reste, en reprenant ces deux moitiés, il est visible qu'indépendamment des différences qui les distinguent l'une de l'autre, chacune d'elles présente encore des différences manifestes, qui permettent de les sous-diviser en périodes successives de grandeur inégale, et toutefois assez nettement limitées. Ainsi, la première comprendra l'enfance, la puberté, la jeunesse, l'âge viril ou l'âge mur. La seconde comprendra le déclin, la vieillesse, la caducité, la décrépitude ; et si à la mort, qui en est le terme inévitable, succèdent des phénomènes de décomposition, qui seraient plutôt du domaine de la chimie que de celui de la médecine, en revanche, en remontant au-delà de la naissance, on rencontre une période de composition qui se passe dans le sein de la mère, et forme pour le nouvel être un âge antérieur à tous les autres ; mais comme tous les autres, cet âge a ses phases et ses évolutions ; il a ses passions, ses habitudes, ses accidents, ses maladies, ainsi que Chaussier l'a fait voir ; et l'on ne peut douter que ces désordres primordiaux n'en préparent d'ultérieurs dans tout le reste de l'existence. Quelque importante que soit cette matière, j'abandonne le soin de la traiter à des mains plus habiles et plus exercées (V. *Ovologie, Fœtus,* etc.), et je me renferme en ce moment dans la considération des âges, dans les rapports qu'ils ont entre eux, et dans les inductions pratiques qui pourront naître dans cette double source.

Pour désigner le premier âge de la vie, nous n'avons dans notre langue que le mot *enfance,* et

d'après l'étymologie, ce mot n'indiquerait que l'époque de ce premier âge où l'homme ne parle pas encore. Les latins n'entendaient par enfance que les sept premières années : les sept autres jusqu'à quatorze ans, appartenaient à une période qu'ils appelaient *pueritia.* On ne fait en français aucune différence entre *infans* et *puer* : mais cette différence n'en est pas moins réelle, et à ce compte, l'enfance se partage naturellement en deux périodes égales, de sept ans chacunes ; et l'étude des maladies propres à ces deux moitiés conduit encore, ainsi qu'on le verra bientôt, à de nouvelles sous-divisions.

On sait que l'acte qui met au monde un enfant, le fait passer d'un milieu dans un autre. Ce passage est brusque, et ces milieux n'ont presque rien d'analogue ; ni la consistance, ni la composition, ni la température, ni l'impression qu'ils portent sur la sensibilité du nouvel être ; ce qui va contre la prétendue loi des transitions insensibles. Quoi qu'il en soit, le nouveau milieu, l'air, par son action sur la peau, et sur les nerfs de l'odorat, met en jeu le mécanisme de la respiration. La poitrine se dilate, les poumons s'ouvrent, l'air se précipite pour en développer les vésicules, et le premier échange se consomme entre ce fluide et le sang qui va circuler désormais. Telle est la première aspiration, après quoi la poitrine se resserre, les poumons se replient sur eux-mêmes, et l'air est chassé au dehors. Telle est la première expiration, à laquelle succède une aspiration nouvelle ; ainsi de suite pour tout le reste de la vie : car l'air étant pour la vie l'aliment par excellence, la respiration ayant une fois commencé, elle ne s'arrête plus qu'à la mort. Comment expliquer la spontanéité d'un tel acte, lequel est fondé sur la plus sublime physique ? Il faut ici admirer et se taire, comme pour l'acte spontané de l'accouchement ; comme pour l'acte spontané de la succion chez l'enfant qui vient de naître ; comme pour tous les actes de la vie, dont il est impossible de rapporter l'origine à aucune impulsion mécanique.

Du reste, ainsi dilatés par l'action de l'air, les poumons perdent leur couleur foncée et leur densité primitives. Vivifié par l'air, le sang qui les gorgeait se meut, et comme de nouvelles voies s'ouvrent devant lui, il abandonne quelques-unes de celles qu'il avait pratiquées jusque-là. Des veines, des artères qu'il parcourait s'oblitèrent et se changent en ligaments, au foie, entre l'artère pulmonaire et l'aorte, près de l'anneau ombilical, etc. L'ouverture qui faisait communiquer entre elles les deux oreillettes du cœur, se ferme par degrés, et la cloison qui les sépare est complète. Des valvules, des glandes s'effacent, ou ne laissent après elles que de légers vestiges : le thymus, la glande thyroïde, les glandes surrénales, etc. Je ne parle point de l'ouraque, ni de la membrane pupillaire, ni de la descente plus ou moins tardive des deux testicules, ou d'un seul dans le scrotum, ni de la forme singulière qu'affecte le cœcum, etc. ; je dirai seulement que, tandis que l'air, par les alternatives d'entrée et de sortie, divise, dessèche, entraîne par le larynx et la bouche les mucosités visqueuses qui tapissaient les voies respiratoires, les intestins sollicités par l'action du premier lait que l'enfant suce de sa mère, se délivrent du liquide appelé *méconium*, qui en remplit le canal; liquide d'un brun verdâtre, déposé dans cette cavité par les sucs même du fœtus, et teint par la première bile qu'ait sécrétée le foie; car lorsque le foie manque, l'intérieur des intestins ne contient plus, au lieu de méconium, qu'une mucosité sans couleur. Je n'insiste sur ces détails que pour montrer l'origine de quelques-unes des maladies qui menacent l'enfant nouveau-né, telles que l'asphyxie (V. ce mot); l'éclampsie, laquelle peut être produite par la rétention du méconium; les terreurs, les insomnies, les toux, les vomissements, les aphtes, les inflammations ombilicales, etc. Voyez sur ce point la courte statistique consignée par Hippocrate dans le vingtquatrième aphorisme de la troisième section. Enfin l'on comprend que si le séjour prolongé du méconium peut être dangereux, celui du liquide urinaire ne le serait pas moins. Il importe donc que ce liquide soit excrété dès le premier jour. Il est, à cet égard, des moyens que l'art possède et qui ne sont pas de mon sujet. Quant à la couche blanchâtre et tenace que laissent sur l'enfant les eaux de l'amnios, c'est une sorte d'épiderme temporaire qu'il serait peut-être à propos de respecter. On a soin toutefois de l'enlever par des lotions faites avec des liqueurs tièdes : or, cette douce température est certainement la plus favorable à l'enfant; car, quoi qu'on ait dit sur l'effet tonique du froid, quoiqu'il existe dans le Nord des contrées où les femmes accouchent sur des l ts de neige, d'où elles ne retirent leurs enfants que lorsqu'ils sont presque asphyxiés; quoiqu'on ait des exemples multipliés d'immersions subites, faites impunément d'un milieu très-chaud dans un milieu très-froid, cependant il faut toujours se souvenir que le froid est l'ennemi des nerfs; qu'il blesse cruellement les êtres délicats et mobiles, qu'il les jette dans les convulsions, ou les y prépare pour l'avenir; que ces extrêmes ne sont supportables que pour des organisations naturellement vigoureuses; et qu'avant d'oser les convertir en préceptes, il serait nécessaire avant tout d'établir par des chiffres quels en sont, dans la majorité des cas, les résultats définitifs. Si l'homme est devenu le maître de la terre, ce n'est point par sa force, c'est par sa souplesse; et en agissant sur les organes, à l'époque où ils sont encore si tendres et si ductiles, gardez-vous d'ôter trop à la seconde pour donner trop à la première.

On voit, par ce qui précède, que l'organisation, ébauchée dans le sein de la mère, se continue après la naissance, pour ne s'achever qu'à une période ou à un âge beaucoup plus avancé. Non seulement de nouvelles fonctions s'établissent, la respiration, la digestion, les excrétions, l'exercice de cette portion de la sensibilité qui est affectée aux sens extérieurs, le goût la vue, l'odorat, l'ouïe et même le toucher qui a déjà reçu des impressions, mais encore des fonctions préexistantes, la circulation, la nutrition, quelques sécrétions, et même la locomotion et la sensibilité prennent de nouveaux développements, se portent sur un plus grand nombre d'objets, se prêtent à un plus grand nombre d'actes; et comme ces progrès sont presque simultanés, ou qu'ils semblent se susciter presqu'immédiatement les uns par les autres; qu'il nous soit permis de nous restreindre, sur ce point, à quelques vues générales.

L'enfant vient au monde avec un ensemble d'organes rares, mous, flexibles, abreuvés de liquides; ou plutôt il ne serait, à vrai dire, qu'une masse organisée de liqueurs, lesquelles ont pris dans quelques systèmes, un commencement de consistance. Le système osseux qui sert lui-même d'étui aux grands centres nerveux, et de soutien à tout le reste, ce système participe encore à la mollesse du cartilage, qui en est la trame originelle. Les os plats sont encore cartilagineux sur leurs bords, comme on le voit aux fontanelles; les extrémités des os longs ne sont point soudées avec le corps, et forment ce qu'on appelle des épiphyses. La chair proprement dite, celle des muscles, est peu colorée; le tissu cellulaire qui les environne paraît gonflé, et de là vient la forme arrondie de tous les membres; cependant cette masse est animée, dilatée, soutenue par un cerveau proportionnellement très-volumineux, ou ce qui est la même chose, par une sensibilité très-expansive et très-mobile; d'où l'on voit que, blessée par une impression pénible intérieure ou extérieure, et spécialement par celle du froid, cette sensibilité ramenant vivement sur eux-mêmes les tissus qu'elle tenait épanouis, les liquides y sont emprisonnés, comprimés, j'ajoute altérés; car telle est l'instable composition des liquides animaux, que les moindres variations de température et de pression, ce qui est peut-être la même chose, en changent subitement les conditions intérieures, comme on peut l'observer pour l'albumine. Tel est probablement le principe de certaines affections convulsives ou autres, et spécialement de cet endurcissement du tissu cellulaire si familier à la première enfance.

Cet état de mollesse primitive est le résultat nécessaire des matériaux de composition que la mère transmet au fœtus pendant toute la durée de la grossesse, matériaux dont la nature n'est pas encore nettement déterminée. Désormais, c'est un sang oxygéné, c'est un sang renouvelé, alimenté par l'absorption et la digestion, que les nutritions, que les sécrétions vont mettre en œuvre pour composer les solides, et préparer les liqueurs animales; et, quelqu'impénétrable que soit la nature des changements qui vont s'opérer, il est certain que toutes les parties de l'organisation prennent insensiblement plus de consistance et de fermeté; que la force d'expansion qui les pénètre à l'intérieur, les dilate, les ouvre de plus en plus aux molécules nutritives qui s'y déposent : et qu'enfin cette force augmente ainsi leur volume dans tous les sens; mais dans de telles proportions, que les formes devenant plus élégantes et plus décidées, n'en sont que mieux appropriées au rôle qui leur est départi. Ce mouvement soutenu qui déploie les organes du centre à la circonférence, serait trop précipité par un excès de chaleur; mais il serait trop contraint par le froid et par la compression; et cette remarque suffira pour faire comprendre avec quel discernement il faut concilier, autour de l'enfant qui croît, deux choses nécessaires à cet accroissement; je veux dire une douce température, laquelle exige une extrême propreté; et la liberté dont les membres de l'enfant doivent jouir pour se mouvoir à leur aise.

D'un autre côté, les sucs digestifs, la salive, la bile, le suc pancréatique, ont encore très-peu d'énergie. Ils ne peuvent agir que sur des aliments d'une assimilation si facile, que pour être complète, elle ne demande qu'un faible travail. La nature a pourvu à cette nécessité en donnant à la mère deux organes où se filtre le seul aliment que l'enfant puisse digérer dans les premières heures de sa vie. Cet aliment est le lait; liquide d'abord, séreux et purgatif, pour provoquer l'évacuation du méconium; puis devenant consistant pour devenir nutritif. On a déterminé par l'analyse quelle est la composition du lait; mais il faut l'avouer, cette analyse est encore très-imparfaite. De tous les liquides animaux, le lait est peut-être le plus instable dans son intime composition. Il n'en est point qui contracte plus rapidement les qualités, même les plus fugaces, de l'aliment dont se nourrit la mère; et s'il est vrai, comme l'attestent quelques observateurs dignes de foi, s'il est vrai que ce lait reçoit et transmet, jusqu'aux principes des qualités morales, on comprendra, d'une part, quelle est la faiblesse des investigations chimiques; de l'autre, quels soins délicats et minutieux exige l'allaitement (V. ce mot), et avec quel scrupule la mère, ou la femme qu'on lui substitue, et que je suppose digne de suppléer une mère, doit veiller sur tous les détails de son régime et de sa conduite. Que sera-ce si, faute de lait, on fait prendre à l'enfant une nourriture visqueuse, rebelle aux forces digestives, saburrale, stationnaire, qui par un séjour prolongé dans l'estomac et les intestins se détériorera de plus en plus, et où l'absorption puisera des éléments dangereux qu'elle versera dans la circulation? De quelques ténèbres que soit enveloppée la première origine des maladies, peut-être est-il permis de croire qu'indépendamment des vices héréditaires, et des principes morbifiques qui s'insinuent chez les enfants par d'autres voies, par celle des poumons, par exemple, la plupart des affections vermineuses, cutanées, spasmodiques, éruptives qui les affligent, n'ont pas d'autres sources que celles que je viens d'indiquer.

Dans le sein de sa mère l'enfant dormait; il dort beaucoup encore après sa naissance; mais ce sommeil est souvent interrompu par la faim et par la douleur. Ces deux souffrances lui arrachent des cris, et ces cris, tout en fortifiant par l'exercice les agens de la respiration, font porter sur les intestins une pression brusque qui détermine quelquefois des hernies, sorte de déplacement qui peut être lié soit à la marche du testicule, soit à des aptitudes de famille. (V. *Hernies*). Il importe donc d'accourir aux cris de l'enfant, pour le délivrer de ce qui le gêne et l'irrite : car, s'il est nécessaire de nous endurcir de bonne heure contre les maux physiques, il ne faut pas oublier qu'il est des organisations qu'une irritation répétée détériore pour toujours: déplorable condition de notre nature,

d'avoir à redouter également et l'action et l'absence de la douleur.

Quelle sera la durée de l'allaitement, soit que l'enfant ne prenne que le lait de sa mère ou de sa nourrice; soit qu'on y associe ou qu'on y substitue le lait de vache, de chèvres, de brebis, etc., ou quelque préparation artificielle, telle que la décoction de blé, si vantée par Percy etc.? à quelle époque est-il permis d'y joindre quelques aliments plus solides? Questions auxquelles on ne peut donner aucune réponse absolue, ou plutôt auxquelles la nature semble répondre elle-même par l'acte qui va développer de nouveaux organes; je veux parler de la dentition, (V. ce mot). C'est au septième, c'est au huitième mois, c'est quelquefois à la fin de la première année que les huit incisives percent en devant les deux mâchoires : plus tard, à des distances diverses, à cette même fois de la première année ou dans le courant de la seconde, sortent les canines et les seize dents appelées molaires. Les incisives, les canines et les quatre premières molaires tombent naturellement dans la cinquième, sixième ou septième année, chassées de leurs alvéoles par d'autres germes qui croissent pour les remplacer; ces seconds germes manquent aux autres molaires. Cette chute et ce renouvellement se consomment quelquefois beaucoup plus tard; et finalement le nombre primitif des dents s'élève de vingt-huit à trente-deux, par l'éruption de quatre autres dents, appelées de sagesse, lesquelles se montrent aux deux extrémités de chaque mâchoire, à une époque plus ou moins avancée de la vie, de quinze à vingt-huit ans et au-delà. Du reste, toutes ces périodes de dentition successives sont très-variables. J'ai vu un enfant venir au monde avec toutes ses dents; il était phthisique, et n'a vécu que peu d'années. La première dentition est quelquefois différée jusqu'à l'âge de douze ans, et l'apparition de la seconde jusqu'à la puberté. On a vu des incisives paraître à vingt et un ans et se renouveler à quatre-vingt-quatre ans : exemple manifeste cette fois de cette irrégularité qui frappe si souvent dans la marche des mouvements vitaux.

Ce qu'il importe de constater ici, c'est qu'à quelque époque qu'il se passe, ou qu'il se renouvelle, le travail de la dentition est plein de dangers. S'il a été funeste à un homme de quatre-vingt-seize ans qui a succombé à l'issue violente de quatre dents nouvelles, à plus forte raison sera-t-il menaçant, lorsqu'il s'allume pour la première fois dans une organisation tendre et mal affermie contre la douleur. Il est en effet marqué, dit Hippocrate, (*Aph.*, 25, sect. III,) « par le prurit et l'ir-» ritation des gencives, les fièvres, les convulsions » les diarrhées, surtout à la sortie des dents cani-» nes, et chez les enfants qui ont beaucoup d'em-» bonpoint, et une constipation habituelle. » Cet aphorisme, adopté par Celse, n'a été commenté par les plus grands médecins que parce qu'ils en ont senti la justesse. Toutefois, il est quelques-uns de ces accidents qui semblent s'exclure, ou tenir lieu de l'autre. Les mouvements fébriles ne sauraient co-exister avec les mouvements convulsifs, comme l'ont dit Hippocrate et Morgagni; et ces derniers mouvements alternent avec la diarrhée. Aussi est-il de règle, pendant la dentition, de tenir le ventre des enfants dans une grande liberté; et comme cet effort de dentition se soutient quelquefois pendant très-long-temps, et qu'une des lois de notre nature est de tourner en habitude ses moindres actes, il s'ensuit que ces accidents se reproduisent de loin en loin, depuis le septième ou huitième mois jusqu'à la troisième et quatrième année. De là vient que pendant ce premier demi-septenaire, la vie de l'enfant est si chancelante et si incertaine. A l'égard de la pléthore dans les enfants, cet état rend, on le sait, la dentition plus difficile et plus périlleuse, et l'on sait aussi que le moyen le plus direct d'y remédier est de dégorger les vaisseaux du cerveau.

Après cette période si pleine d'écueils, la vie de l'enfant paraît plus assurée, et il marche avec plus d'énergie dans ses développements ultérieurs.Pour être conduits comme il convient, ces développements, soit physiques, soit intellectuels et moraux, demandent un art merveilleux, qui sache les proportionner, les approprier l'un à l'autre, et concilier ainsi pour l'avenir les deux qualités qui forment le noble caractère de notre espèce; je veux dire, l'intelligence et la force. Cet art est celui de l'éducation. Ici rien n'est indifférent, et s'il m'est interdit de toucher à cette partie de l'éducation qui se rapporte à la culture de l'esprit, je dois rappeler du moins que cette culture elle-même est subordonnée à celle des sens, et par une connexité nécessaire à la régularité de toutes les fonctions; d'où l'on voit que l'éducation doit emprunter à chaque instant les secours de l'hygiène et de la médecine, et qu'à proprement parler ces trois moyens d'action sont inséparables, et se confondent dans un but commun, qui est le perfectionnement de l'homme. Une dernière vue que je dois proposer sur le premier âge de la vie, c'est qu'à cet âge la force nerveuse et la force digestive sont pour ainsi dire en sens inverse. La première est très-énergique, et cette énergie est probablement en raison du volume prédominant de l'encéphale. Cet organe, plus mou d'ailleurs et plus perméable, ainsi que toutes les parties qui l'environnent, doit donc recevoir proportionnellement une plus grande quantité de sang artériel, contenir une plus grande quantité d'humeurs, s'ouvrir plus facilement aux congestions sanguines ou séreuses; et comme il est en même temps plus accessible aux impressions, on conçoit que par la plus légère irritation prochaine ou éloignée, il peut devenir un grand centre de fluxions inflammatoires, et en ressentir ultérieurement toutes les suites, les adhérences, les épanchements, les compressions, etc. Or, si dans son état normal, c'est-à-dire, si dans la plénitude de sa force l'encéphale provoque, soutient, régularise tous les mouvements de l'économie, ceux de la respiration, de la circulation, de la nutrition, de la digestion, de la locomotion, etc.; si ces mouvements allument dans l'intérieur des organes une température qui les épanouit et les défend contre le froid; en revanche on conçoit que dans un état de gêne, et d'offense, l'encéphale ne produise plus ces mouvements qu'avec tumulte et confusion.

Maintenant combinez dans votre esprit ces causes si variées de perturbation avec les causes analogues, qui résultent des écarts de régime, de l'excès et de la mauvaise qualité de certains aliments,et par suite d'une digestion, d'une nutrition, d'une assimilation également imparfaites : joignez-y tant d'erreurs contre les lois de l'hygiène; erreurs que, soit éventualité, soit étourderie, on n'épargne pas toujours à l'enfant, ou que l'enfant ne sait pas s'épargner, et vous comprendrez comment au nombre des affections du premier âge, Hippocrate, Stahl, et les plus habiles observateurs ont fait entrer les douleurs, les ardeurs, les chaleurs de la tête, le suintement des oreilles, l'ophthalmie, les inflammations de la bouche et des tonsilles, l'asthme, les déviations des vertèbres ou la gibbosité, les oreillons, les écrouelles, la strangurie, le calcul, les lombrics, les ascarides, etc.; puis les fièvres de long cours, les hémorrhagies nasales, dernières maladies qui semblent marquer la transition de l'enfance à la puberté. Une remarque importante c'est que les longues fièvres à cet âge sont presque un gage de longévité. En second lieu, les hémorrhagies nasales, la salivation, les diarrhées, les éruptions à la peau, dont les familles s'effraient si facilement, tous ces actes spontanés d'une nature conservatrice sont comme autant de préservatifs contre les maladies convulsives, et spécialement contre l'épilepsie. Il faudrait donc, selon les occurrences, ou favoriser ces derniers accidents, ou ne les combattre que pour les modérer; et ce n'est jamais qu'avec une extrême réserve, avec beaucoup de lenteur et presque uniquement lorsque les pertes qu'ils entraînent minent la constitution générale, qu'il faudrait s'appliquer à les supprimer.

Il ne sera point ici question de quelques maladies qui, bien que propres à tous les âges, semblent néanmoins l'être plus encore à l'enfance; la rougeole, la variole, la scarlatine, etc., (V. ces mots), ni du développement graduel de la taille, ni de la durée variable des maladies, etc., durée qui paraît en général se prolonger beaucoup plus que dans les autres âges, puisque, d'après l'autorité d'Hippocrate, elles persistent les unes quarante jours, les autres sept mois; celles-ci sept ans, celles-là jusqu'à la puberté. Serait-ce que, partagée entre le long travail de l'accroissement et le travail nécessaire à la conduite des maladies, la nature dans l'enfant liant ces deux travaux l'un à l'autre, les soutient avec peine et achève lentement les guérisons? N'est-ce point par une raison semblable que la consolidation des fractures chez les femmes grosses est quelquefois si retardée?

Nous voici à une nouvelle époque importante, à un nouvel âge, à la puberté, qui ouvre la jeunesse. Ici s'arrêtent ou peuvent s'arrêter les maladies de l'enfance, celles qui tiennent proprement aux conditions de l'économie dans le premier âge. La puberté, la jeunesse sont donc comme le terme critique de ces maladies primitives; c'est qu'en effet la constitution change. Un nouveau jour s'allume, les solides, les liquides prennent simultanément un nouveau tour de composition. Les premiers dé-

viennent plus compactes ; les seconds plus plastiques ; mais ces nouvelles conditions ouvrent elles-
mêmes la porte à de nouvelles maladies, lesquelles
auront de nouveaux théâtres ; parce qu'originellement concentrées vers la tête, les forces vitales
vont se concentrer sur la poitrine et le bassin,
non pour y façonner, mais pour y faire prendre à
des organes, déjà ébauchés, des développements
qui les rendent complets, et les approprient de
plus en plus aux fonctions qui leur sont réservées.
Jusque-là les deux sexes, distingués seulement
par des caractères, à la vérité, essentiels, mais locaux et bornés, étaient confondus par tous les
autres. Des deux parts la taille s'élève, les membres prennent plus de volume : la poitrine, les
poumons, le cœur, les vaisseaux, plus de capacité ;
le bassin plus d'ampleur, surtout chez la femme. Les
formes extérieures achèvent de se dessiner. Mais
du côté de l'homme, chez qui le tissu cellulaire
est plus serré, et en apparence moins abondant,
ces formes ont des reliefs, des saillies qui résultent
du renflement des chairs contractées, et qui annoncent la vigueur de tout le système musculaire ;
tandis que du côté de la femme les tissus conservant toujours une partie de leur mollesse et de
leur humidité primitives, les formes sont plus
douces, plus arrondies, et sont un témoignage
permanent de faiblesse originelle. Ces caractères
opposés de faiblesse et de force se retrouvent partout : regard, physionomie, attitude, mouvement,
parole, geste, action ; ici, énergie, fermeté, audace, dureté, commandement ; là, timidité, pudeur, hésitation, tendresse, pitié, soumission.
Mais ce qui achève de distinguer les sexes, ce
sont les modifications que subissent des deux parts
les organes génitaux ; puis, d'un côté, la formation
complète des mamelles et l'éruption des règles ;
et de l'autre, l'éruption de la barbe, et l'émission
de la liqueur séminale ; j'ajoute les mutations qui
se font remarquer dans la voix. Le larynx lié à la
trachée participe comme elle à l'ampleur que
prennent les poumons et la cavité qui les renferme. Ces parties marchent insensiblement vers
le dernier terme de leur extension ; et, tant que
dure cette espèce de progrès, la voix chancelle
incertaine, rauque, inégale ; ce n'est qu'après que
l'organe a pris toutes ses dimensions que la voix
devenue plus sonore et plus ferme prend elle-
même le timbre presque invariable qu'elle gardera
toute la vie. Je dois rappeler ici qu'entre les organes génitaux, les mamelles et l'organe de la voix,
la nature a établi la sympathie la plus étroite et la
plus rebelle à toute explication mécanique. Par
quelle impulsion mécanique en effet les mamelles
sont-elles engagées dans le travail de la génération ? et par quel contre-coup la castration mutile-
t-elle le larynx, et tarit-elle la source d'où se nourrit la barbe ?

L'époque précise de la puberté varie selon les
climats, selon les tempéraments, selon la qualité
et la quantité de la nourriture, selon le genre et le
degré de l'exercice ou du travail, etc., et le contraire. A cet égard, pour la France, les limites
sont entre douze, quatorze, seize, et même
dix-huit ans. C'est encore à cet âge qu'outre

l'augmentation des parties dans tous les sens, la
taille ou l'accroissement en hauteur est surtout
manifeste. Il est des sujets qui grandissent brusquement de plusieurs pouces ; d'autres qui croissent d'une manière démesurée, soit par un jet
spontané, soit par l'effet de quelques maladies ; et
ce n'est presque jamais sans danger pour les formes
extérieures.(V.Déviation), ou pour la santé générale.
Du reste, ce grand effort de croissance qui conduit
à la puberté s'achève quelquefois sans trouble ;
mais souvent aussi toute l'économie souffre. L'intelligence enchaînée est comme frappée de stupeur ; une mélancolie vague s'empare de l'ame ;
l'âme soupire après un bien qu'elle ne connaît pas,
et cette mélancolie vaporeuse va quelquefois jusqu'à l'aliénation. Des engourdissements douloureux sont ressentis dans les membres, dans les
articulations ; des tumeurs de nature équivoque
se montrent aux aines ; tumeurs qui effraient,
mais qui, livrées à elles-mêmes, ne sont pas persistantes. C'est ici qu'il faut recourir aux bains généraux ou locaux, aux frictions, à des aliments
appropriés, à des enveloppes extérieures, ou à
des vêtements qui défendent, comme il convient,
contre les impressions du dehors, etc.; car ce sont
là des accidents fugaces que pourrait aggraver une
médecine trop inquiète et trop active. Je ne m'arrêterai point à ceux qui résultent d'une menstruation irrégulière, trop difficile, trop rare, trop
abondante (V. Menstruation), ou de l'usage prématuré illicite de certains organes (V. Masturbation, etc.), ni à ces opérations cruelles de castration,
d'infibulation, de suture, (V. ces mots) qu'une
barbarie insensée pratique encore sur une grande
partie du globe, etc. Je dirai seulement que par la
puberté la nature ayant achevé son ouvrage, les
rôles des deux sexes sont désormais tracés avec
netteté par les organes principaux qui les caractérisent, et qui vont décider tout ensemble et de
leurs actions et de leurs maladies.

Né pour le mouvement, par la solidité de ses organes, la chaleur et la rapidité de son sang, la vivacité de ses appétits, le feu de ses passions, l'homme,
protecteur de sa famille, se livre au dehors à des
exercices dont la violence accrue, ainsi que le danger, par l'ardeur et l'inégalité de la température,
précipite l'action du cœur et des vaisseaux, et ouvre la porte aux hémorrhagies diverses, à l'épistaxis, à l'hémoptysie, et par suite à la phthisie
des poumons : de là aussi les palpitations, les anévrismes, que je rencontrais à chaque pas dans le
Liban ; de là les fièvres aiguës, les inflammations
des cavités supérieures ; les phrénésies, les pleurésies vraies ou fausses ; de là les affections rhumatismales locales, universelles ; et même les maladies convulsives, les épilepsies, qui survivent
à l'enfance, et franchissant la puberté, se continuent dans la jeunesse, aigries, irritées par les
excès presque inséparables de cet âge. Tels sont
les maux attachés à la vie trop active de cette
époque, c'est-à-dire de seize ou dix-huit ans
à vingt-huit, ou de vingt-un à trente-cinq ; car ici
les termes sont trop variables pour être posés avec
rigueur. Souvent, au lieu de cette vie de tumulte,
certains sujets passionnés pour l'étude, ou con-

traints par la nécessité, croupissent dans une vie sédentaire qui les plonge dans l'hypocondrie; ou bien ils deviennent avant le temps hémorrhoïdaires; ou bien par des travaux intellectuels immodérés, ils allument dans leurs cerveaux les fièvres les plus dangereuses; ou bien enfin dans ce même âge, et par des excès de tout genre, ils se détruisent au point d'anticiper sur les âges subséquents, et d'en emprunter des maladies étrangères, pour ainsi dire, au leur: l'impuissance sénile, une goutte vague, l'hépatite, etc., dernières maladies qui sont aussi quelquefois le fruit d'un triste héritage.

On le voit: à quelques exceptions près, dans cette période de vingt années qui comprend la puberté et la jeunesse, les forces vitales semblent, comme nous l'avons dit, se concentrer plus sensiblement sur la poitrine, sur les poumons, sur le cœur, sur les vaisseaux artériels, et, par leurs aberrations et leurs excès, produire des maladies générales ou locales de nature inflammatoire : dénomination tirée de l'espèce de chaleur qui les accompagne, et peu significative sur tout le reste. Cet âge terminé, un autre âge succède, ou plutôt deux autres âges, où les forces semblent se diriger vers les cavités inférieures, moins pour les fortifier en apparence, que pour les ouvrir aux maladies. Le premier de cet âge est l'âge viril, âge au début duquel l'homme, n'ayant plus rien à acquérir, n'a plus qu'à exercer et à perdre. Cet âge embrasse deux à trois septenaires, et s'étend ainsi de trente-cinq à quarante-neuf ou à cinquante-six ans; après quoi vient le second âge ou la vieillesse; car désormais je négligerai des sous-divisions qui deviennent inutiles, ou qui servent seulement à faire comprendre que le passage d'un âge à l'autre n'est jamais brusque, et que, la transition se faisant toujours par degrés insensibles, chaque âge, excepté les extrêmes, participe toujours, par son commencement et sa fin, aux affections de l'âge qui précède et de l'âge qui suit. Combinez cette donnée avec les différences originales d'organisation ou de tempérament, qui font que, toutes choses égales d'ailleurs, tel sujet prolonge indéfiniment sa jeunesse, à côté de tel autre qui vieillit avant le temps, et vous saisirez la raison de ces transpositions singulières qui donnent quelquefois au jeune homme la maladie du vieillard, et au vieillard la maladie du jeune homme; d'où vient cet axiome en médecine : que ce n'est pas l'âge, mais la maladie, qu'il convient de traiter avant tout.

Je reprends. Après les pleurésies, les péripneumonies, les phrénésies, les léthargies, maladies de la jeunesse qui se prolongent plus ou moins dans l'âge mûr, viennent, suivant Hippocrate, (aph. 30, sect. III) « les fièvres ardentes, les diarrhées chro- » niques, les choléra, les dyssenteries, les liente- » ries, les hémorroïdes; » j'y joindrai les néphrites, le calcul, l'hydropisie, des fièvres hectiques, les érysipèles, des préludes de goutte aux genoux, aux pieds.

Enfin, pour clore cette triste nomenclature, « la » vieillesse amène (aph. 30, sect. III) les dyspnées, » les toux catarrhales, les stranguries, les dysu-

» ries, les douleurs articulaires, les néphrites, les » vertiges, les apoplexies, les cachexies, les dé- » mangeaisons de tout le corps, les insomnies, » l'humidité du ventre, des yeux et du nez, les obs- » curcissements de la vue, les glaucomes, les du- » retés de l'ouïe. »

Il faut encore inscrire sur cette liste, et les paralysies, qui succèdent comme un effet nécessaire aux apoplexies, et le catarrhe suffoquant, qui serait une apoplexie des poumons, et l'atrophie, ou le marasme général, et finalement la mort, laquelle est l'inévitable effet des altérations intérieures que le temps seul imprime à toutes les parties de notre économie; car si, dans le cours de l'âge mûr, les solides se relâchent, si le cœur perd de son énergie, si les liquides, mus avec moins de rapidité, tendent à la stagnation, si le système veineux devient prédominant, si le sang, moins oxygéné, retient une plus grande quantité de carbone et d'hydrogène, si les sucs adipeux surabondent, etc.; en revanche, dans la vieillesse consommée, toutes les parties se retirent, se resserrent, se durcissent; la peau, qui se retire et se flétrit; les cartilages, les membranes, les chairs, les viscères, qui prennent ainsi plus de sécheresse et de friabilité; par conséquent, les mouvements languissent, la circulation du sang et de la lymphe est plus lente et plus difficile; la transpiration dimi‑nue, les sécrétions s'altèrent, la digestion est paresseuse et pénible, les sucs nourriciers sont plus rares, et la nutrition, les déposant en moindre quantité dans des tissus plus résistants, le feu de la vie s'éteint par degrés insensibles, et s'évanouit pour toujours. A quelle époque se consommera cette catastrophe qui clôt tout dans ce monde? On estime que la durée totale de la vie se règle sur celle que prend l'accroissement. A ce compte, l'existence de l'homme, comparée à celle des animaux, serait de quatre-vingt-dix à cent ans. On suppose dans ce calcul que les forces de la vie n'éprouvent aucune perturbation, et cette supposition n'est admissible que pour un assez petit nombre d'hommes. (Voyez *Vitalité*.)

Je ne veux point terminer cet article sans revenir un moment en arrière. On a vu qu'à la puberté les deux sexes se séparent naturellement l'un de l'autre par les caractères qui leur sont propres. Tant que persiste le flux menstruel, cette séparation persiste elle-même; elle ne cesse qu'avec ce flux, à l'âge du retour, c'est-à-dire, en général, à l'âge de quarante-cinq à cinquante ans, quelquefois plus tôt, quelquefois plus tard. A cette époque, les deux sexes se réunissent de nouveau pour subir à peu près les mêmes vicissitudes et la même destinée. Seulement les femmes, ne perdant jamais leurs conditions primitives de mollesse et de flexibilité, il s'ensuit qu'elles arrivent plus lentement à ce dessèchement général, à ce marasme dont nous avons parlé, et qu'ainsi leur vieillesse dépasse de beaucoup en durée la vieillesse des hommes. Du reste, pendant cette longue période de trente ou de trente-cinq ans, c'est-à-dire depuis quinze ans jusqu'à quarante-cinq ou cinquante, la faiblesse et la sensibilité des femmes, les accidents qui augmentent, dérangent, suppriment l'écoulement qui leur est familier, les rudes épreuves du mariage, de la grossesse, de l'accouchement, de l'allaitement, etc., toute cette suite d'actes liés à leur organisation, les livre à une infinité de maladies très-diverses, et pour la plupart très-dangereuses ; mais ces affections sont plus dépendantes du sexe même que de l'âge, et il n'en sera pas question ici. On comprend toutefois qu'elles peuvent aggraver les maladies des âges, et qu'à leur tour elles en peuvent être aggravées.

« En général, les vieillards ont moins de mala-
» dies que les jeunes gens ; mais toutes leurs ma-
» ladies, devenues chroniques, ne finissent qu'a-
» vec leur vie. » (HIPP, *Aph.* 39, sect. II.)

« Les enrouements et les coryzas des vieillards
» n'arrivent jamais à une coction parfaite. » (*Ibid.,
Aph.* 40.)

« La jeunesse est plus exposée aux maladies ai-
» guës, et la vieillesse aux maladies chroniques. »
(CELSE, lib. 2, cap. I.)

« Ceux qui, jeunes, ont eu le ventre très-libre,
» l'ont très-serré en vieillissant ; et ceux qui l'ont
» eu très-serré dans la jeunesse, l'ont plus libre
» dans l'âge avancé. » (HIPP., *Aph.* 20.)

« Ceux qui ont le ventre humide, tant qu'ils sont
» jeunes, guérissent plus facilement que ceux qui
» ont le ventre serré ; mais dans la vieillesse, com-
» me leur ventre se resserre, ils guérissent plus
» difficilement. » (*Ibid., Aph.* 53, sect. II.)

« Les enfants épileptiques guérissent par les
» changements, surtout par ceux de l'âge....., du
» climat et du genre de vie. » (*Ibid., Aph.* 45.)

E. PARISET,
Secrétaire perpétuel de l'Académie royale de médecine.

AGITATION, *(path.)* s. f., mouvement continuel et fatigant du corps, accompagné de malaise qui s'observe ordinairement au début des maladies ou à la suite d'une légère indisposition. L'agitation est souvent déterminée par une mauvaise digestion, par des liqueurs alcoholiques, par du café. L'agitation morale détermine souvent l'agitation physique. Au commencement des maladies, l'agitation est un symptôme qui se présente constamment et qui n'a pas de gravité ; il en acquiert cependant lorsque ce symptôme se prolonge ou se manifeste au milieu d'une affection qui suivait un cours régulier.
J. B.

AGLUTINATIF, *(mat. méd.)* adj., nom que l'on donne à certains emplâtres, qui ont pour but d'adhérer à la peau ; ainsi l'emplâtre diachylum, celui d'André de la Croix ; on s'en sert pour réunir des plaies, pour maintenir des pièces de pansement ; ces emplâtres se taillent ordinairement en bandelettes pour être appliquées avec plus de facilité.
J. B.

AGNUS-CASTUS *(bot.),* s. m. *(Vitex agnus-castus),* en français Gatillier. Cet arbrisseau élégant, que l'on cultive fréquemment dans les jardins, appartient à la famille des *Verbenacées.* Il croît spontanément dans tous les pays qui forment le bassin de la Méditerranée. Son nom lui vient de ce que les anciens lui attribuaient des propriétés calmantes.

Ainsi, aux fêtes de Cérès les femmes grecques couchaient sur des sacs remplis de son feuillage pour chasser les idées impures. Cette opinion existait aussi dans le moyen-âge, et dans les couvents on prescrivait un sirop préparé avec ses fruits ; mais l'effet qu'il produisait était tout le contraire de celui qu'on en attendait, car l'âcreté de ces fruits, leur saveur chaude, prouvent qu'ils sont stimulants, et leur ont mérité dans nos provinces méridionales, où ils remplacent souvent le poivre, le nom de *poivre sauvage, petit poivre, poivre de moine.* Le gatillier n'est plus employé en médecine, c'est uniquement un arbrisseau d'ornement.
Ms.

AGONIE, *(path.)* s. f., l'agonie constitue-t-elle un état distinct intermédiaire entre la vie et la mort, comme la convalescence entre la maladie et la santé ; ou bien n'est-elle que le plus haut degré d'affections qui vont presque inévitablement avoir une issue fatale ? n'importe : puisqu'elle a ses caractères propres, elle est susceptible d'une description séparée. A moins que ce ne soit avec la rapidité de la fulguration, comme dans l'apoplexie foudroyante, la rupture du cœur et des gros vaisseaux, certains empoisonnements, etc. De quelque manière que la vie s'éteigne, ses dernières nuances forment un groupe sinistre de symptômes, sensiblement variables, selon des circonstances qui seront bientôt mentionnées, mais reconnaissables à une apparence commune qui caractérise l'agonie. Dans ce moment de douleur et de désespoir, l'organisme a épuisé sa puissance de réaction, la lutte est sur le point de cesser entre les causes morbifiques qui attaquent et l'organisation qui se défend, et la nature médicatrice est dans une déroute complète.

Les variétés de l'agonie reposent sur l'état aigu ou chronique ou l'espèce de maladie qui touche funestement à sa fin. Les âges et les tempéraments apportent aussi quelques différences. Relatons d'abord les symptômes communs aux agonisants, les variétés viendront ensuite. A l'affaiblissement ou au désordre des facultés mentales, a succédé leur anéantissement. Plus de manifestation de conception et d'associations d'idées ; le balbutiement qu'on observe quelquefois, n'est qu'un acte automatique. Les sens ne paraissent plus percevoir d'impressions. Interpelés, les agonisants ne répondent pas, leurs yeux entr'ouverts et tournés en haut, sont insensibles à la lumière et ne distinguent plus les formes et les couleurs. Les qualités odorantes, savoureuses et tactiles des corps, ne sont pas mieux ressenties. Cependant ces symptômes seuls ne dénotent pas l'agonie, car on les observe dans la syncope, l'épilepsie, la catalepsie, l'hystérie et d'autres affections comateuses ou léthargiques, sans qu'ils soient un indice de mort prochaine. Mais si à ceux-là viennent se joindre, l'exiguité, l'extrême fréquence ou la lenteur et les interruptions du pouls, une respiration laborieuse, inégale, entrecoupée, râlante avec expiration d'air froid ; si la chaleur naturelle baisse graduellement ; si une sueur froide se déclare, tandis que le visage a pâli et revêtu une expression sinistre, la mort frappe à la porte, et l'agonie qui la précède est arrivée.

Dans les maladies chroniques, d'autres traits tirés surtout du visage dessinent l'agonisant avec non moins d'exactitude. On observe communément alors la *face hippocratique* considérée comme une sentence de mort, à peu près sans appel, depuis que le père de la médecine lui a donné cette désespérante signification, après en avoir tracé ce tableau qui fait vraiment image : le nez est effilé ; les yeux caves ; les tempes serrées ; les oreilles froides, retirées, renversées ; la peau du front dure, tendue, desséchée ; le visage d'une pâleur terreuse, inclinant sur le vert, ou bien livide, plombée, noir... Il est rare que dans les maladies aiguës, le visage des agonisants offre une altération si affreuse ; cependant le choléra asiatique nous a présenté de remarquables exceptions à cet égard, en quelques heures la face était manifestement hippocratique ou cadavéreuse, et pourtant tout espoir n'était pas perdu. Nous devons rappeler, à ce propos, cet autre aphorisme d'Hippocrate que, dans les affections aiguës, aucun pronostic de vie ou de mort n'est certain. Conséquemment, les signes mêmes de l'agonie ne doivent point dissiper une dernière lueur d'espérance.

Enfin, avons-nous dit, l'espèce de maladie imprimé à l'agonie des nuances particulières. Nous ne développerons pas cet aperçu, en examinant successivement les derniers instants qui accompagnent les affections mortelles de chaque organe, nous nous bornerons à quelques traits principaux. Ainsi que Bichat l'a si ingénieusement démontré, il est en nous trois grandes fonctions auxquelles se lie immédiatement l'existence : l'innervation ou influence nerveuse cérébro-spinale, la respiration et la circulation. Aucune de ces trois fonctions ne peut être interrompue sans enrayer les autres et sans que la vie cesse très prochainement. Dans l'agonie, suite de lésions cérébrales, la perte d'intelligence, de sensibilité et de mouvement est plus prompte, plus complète et plus continue chez les agonisants dont les organes respiratoires ont le plus souffert ; la respiration, surtout, se montre embarrassée, bruyante, stertoreuse, plus fréquente que quand le cerveau est primitivement opprimé. Ceux-là peuvent conserver très tard les facultés sensitives et mentales. Enfin quand l'appareil circulatoire est principalement affecté, c'est de ce côté que se manifeste aux derniers instants le trouble le plus notable. Le pouls est de bonne heure extrêmement désordonné, les palpitations du cœur sont déréglées, tumultueuses, intermittentes et molles ; avec cela l'expression d'une profonde anxiété et d'une suffocation imminente ; coloration du visage, violette, livide, parfois pourtant très pâle... Du reste ces trois fonctions, sources premières de la vie, forment un cercle d'influences qu'on peut sans doute isoler par la pensée, mais qui sont inséparables dans le jeu de l'organisation, et la mort ne survient que parce que les trois organes principaux sont successivement ou simultanément lésés. Le cerveau, le cœur, les poumons, sont trois foyers de vitalité dans une dépendance étroite et réciproque.

Quelle est la conduite à tenir auprès des agonisants ? Nous avons déjà dit que l'agonie laissait bien peu d'espoir, faisant remarquer, toutefois, que dans les maladies aiguës son pronostic était moins terrible. Quoi qu'il en soit, tout le temps qu'un soufle divin anime encore l'organisation défaillante, l'humanité commande de ne négliger aucun soin ; on entretient une atmosphère pure et tempérée autour de l'agonisant ; on réchauffe les parties qui se refroidissent, et en même temps on le débarrasse de tout vêtement superflu qui gênerait, par son poids, les mouvements respiratoires ; on appuie bien ses épaules sur des coussins, en redressant sa tête et la renversant un peu en arrière dans le but de diminuer les difficultés de la respiration. Si quelque humeur remplit la bouche ou obstrue les narines, on l'enlève lestement. On a soin de tenir un linge ou une alèze sous les ouvertures naturelles qui sont souvent salies d'excréments. Quelque douteux qu'il soit que l'agonisant puisse entendre, voir et comprendre, il convient néanmoins d'éloigner de lui les accents de douleur, les scènes de désespoir. On lui témoigne plus convenablement de l'intérêt, en prenant et réchauffant ses mains, ses pieds, en pratiquant quelques frictions sur les régions du cœur et de l'estomac ; lorsqu'il peut encore avaler, on lui donne assez communément quelques cuillerées d'une potion cordiale ; on lui fait flairer de temps en temps des alcohols aromatiques, de l'éther.... Mais pourquoi, diront peut-être quelques-uns, prolonger le supplice d'un agonisant ? pareille exclamation n'échappera certainement pas à quiconque aura assisté dans ses derniers moments une personne qui lui fut chère. D'ailleurs, il ne s'agit pas ici seulement de ce que le cœur nous invite à faire, c'est l'expérience qui nous apprend que des agonisants ont été rappelés à la vie, et, quelques rares que soient ces heureuses exceptions, (surtout dans les maladies chroniques), il convient de se conduire toujours comme si ce bonheur inespéré était possible dans la circonstance présente.

A. LAGASQUIE,
Docteur en Médecine,
Membre de la commission d'Égypte.

AIDE, *(chir.)* s. m., personne chargée d'aider le chirurgien dans une opération ou dans un pansement ; toutes les personnes ne sont pas propres à remplir ces fonctions. Il faut ordinairement que ce soient des gens de l'art capables eux-mêmes de pratiquer l'opération à laquelle ils prêtent leur assistance. Les qualités que l'on doit exiger des aides, varient avec la nature des opérations auxquelles on les emploie ; s'il s'agit de réduire une luxation, il faut qu'ils soient forts, et il n'est pas nécessaire dans ce cas qu'ils aient beaucoup d'instruction et d'adresse ; ces deux qualités sont indispensables, au contraire, lorsqu'il s'agit d'aider dans des opérations sanglantes, dans des amputations, où il faut appliquer des ligatures sur des artères, comprimer certains troncs artériels ; il faut, dans ces cas, que le chirurgien soit bien sûr de ses aides, qu'il les choisisse instruits, fermes, intelligents et ayant du sang-froid. On voit que toutes les personnes ne sont pas propres à remplir ces fonctions, même parmi les médecins. Cependant, il est des cas urgents dans lesquels le chirurgien n'a pas le choix de ses aides, il est quelquefois même obligé de les prendre parmi les personnes étrangères à l'art; c'est à lui de faire un choix parmi les personnes les plus instruites et les plus adroites; les hommes devront toujours être préférés aux femmes, lorsqu'il s'agira d'opérations sanglantes ou de celles qui causent de vives douleurs au malade et qui lui arrachent des cris. Les aides, de leurs côtés, devront exécuter à la lettre et passivement, ce que leur ordonnera le chirurgien; faire plus dans de semblables circonstances, serait souvent se mettre dans le cas de compromettre gravement le succès de l'opération et la situation du malade; il est surtout important qu'ils se sentent la fermeté de résister au spectacle sanglant d'une opération chirurgicale, car s'ils préjugeaient trop de leurs forces, ils pourraient placer l'opérateur dans le plus grand embarras, en ne lui étant d'aucun secours, et souvent en réclamant pour eux-mêmes les soins des personnes présentes à l'opération. J'ai été plusieurs fois dans le cas d'observer les graves inconvénients qu'il y avait à admettre dans les opérations l'assistance de personnes sur lesquelles la vue du sang et les cris du malade pouvaient déterminer des syncopes ou des accidents nerveux. C'est au médecin à régler d'une manière sage et éclairée le choix de ses aides et des assistants.

J. P. BEAUDE.

AIGE ou **AIGLE**, *(chir.)* s. f., du grec *aix*, *aigos*, chèvre, sorte de petite tumeur blanche, située au devant de l'œil et ainsi nommée parce que l'on croit que les chèvres y sont sujettes, ou parce que l'on dit qu'elle fait tourner l'œil comme les chèvres; cette tumeur ou cette tache, qui est située au-devant de la pupille, gêne et empêche la vision, (V. Taies.) Maitre-Jean a donné ce nom à un amas d'humeur blanchâtre situé entre la membrane qui tapisse l'œil à l'extérieur, qui est la conjonctive, et la membrane blanchâtre et dense qui est au-dessous et que l'on nomme la sclérotique.

J. B.

AIGREMOINE. *(bot.)* s. f. *Agrimonia eupatorium*, plante de la famille des rosacées, *Juss.* Cette plante, qui est très-commune sur le bord des chemins et à la lisière des bois, est vivace, sa tige est haute d'un pied à deux pieds, elle est velue, les fleurs sont jaunes, disposées en épi; les parties de cette plante, que l'on emploie en médecine, sont les feuilles et la racine. Les feuilles sont légèrement aromatiques; mais cette odeur se dissipe en partie par la dessiccation; on emploie ces feuilles en infusion et en décoction. La racine s'emploie en décoction; on prépare avec les feuilles, lorsqu'elles sont fraîches, des cataplasmes qui sont légèrement résolutifs. C'est surtout en gargarisme et dans les inflammations de l'arrière-bouche et des amygdales, que l'on emploie cette plante : on l'a recommandée aussi dans les affections chroniques des organes du ventre; dans les maladies de la vessie et des voies urinaires; enfin, elle a été aussi indiquée comme avantageuse pour laver les engelures. On parlait aujourd'hui douter des nombreuses vertus que l'on accordait à cette plante, et elle peut être avantageusement remplacée par d'autres, dont l'action est analogue. La poudre de la racine a été employée, à la dose d'un à deux gros, dans les diarrhées chroniques.

J. B.

AIGREURS. *(méd.)*, s. f. pl. (*acer stomachus* de Pline). C'est ce qu'on nomme encore *goût aigre*, *rapports acides*, *mauvaise bouche*, etc. Cette affection consiste dans une régurgitation de liquides plus ou moins aigres, qui remontent de l'estomac dans le pharynx et jusque dans la cavité buccale, où ils provoquent une sensation désagréable et quelquefois extrêmement incommode.

Le père de la médecine parle de ces matières aigres en plusieurs endroits de ses ouvrages. Il a laissé, à leur sujet, un aphorisme qui, à notre avis, offre bien quelque singularité, mais qui est assez propre à servir de fiche de consolation aux personnes qui éprouvent habituellement de ces sortes de régurgitations; c'est pourquoi nous le rapporterons : « Ceux qui ont des rapports acides ne deviennent presque jamais pleurétiques. » (HIPP. Aph. 33, sect. VI.)

Les aigreurs d'estomac se manifestent dans une foule de circonstances, et il est peu d'individus qui n'en aient éprouvé dans un temps ou dans un autre. Et, en effet, il suffit d'être affecté d'une perte d'appétit, d'une digestion quelque peu laborieuse, d'une vive contrariété, de chagrins, de tristesse, d'abattement, et en général de quelques dérangements insolites dans la santé, pour en ressentir bientôt les atteintes. Elles sont très communes, surtout chez les gros mangeurs et aussi chez les gens mal nourris. Les convalescents, les enfants, les jeunes filles, les femmes enceintes, délicates, ou mal réglées, les personnes sédentaires, certains ouvriers, tels que les amidonniers, les brasseurs, les teinturiers, etc., y sont également fort sujets.

Cette altération des sucs gastriques reconnaît pour cause efficiente, dans la plupart des cas, soit la mauvaise nature des aliments, leur insuffisance ou leur trop grande quantité, soit une digestion troublée, incomplète, difficile, soit quelque autre souffrance de l'estomac ou des organes voisins, par exemple : les irritations du foie, celles de la rate, du pancréas ou des intestins grêles. Mais les maladies de l'estomac sont l'oligotrophie, un état de phlogose, le pyrosis ou *fer chaud*, que beaucoup font synonyme, mais à tort, du mot arabe *soda*; certaines variétés de ce qu'on a appelé *embarras gastrique*, le squirrhe et le cancer de cette poche membraneuse, ses spasmes, etc., sont d'ordinaire les conditions les plus propres à donner naissance à ces matières acescentes ou acides. On les observe fréquemment aussi dans l'hypochondrie, l'hystérie, la chlorose et une multitude d'autres affections. Les sucs acides, ces rapports aigres, ne sont donc le plus souvent qu'un symptôme de maladie, et non une maladie eux-mêmes, puisque nous venons de voir qu'ils peuvent se former dans un grand nombre de circonstances diverses, et qu'ils peuvent dépendre de lésions extrêmement variées.

C'est à la sagacité du médecin à démêler à laquelle de ces causes est due cette disposition maladive, et à y remédier convenablement.

Nous pourrions, nous devrions peut-être terminer ici cet article; mais le fréquent usage qu'on fait de la magnésie et de son carbonate, nous oblige d'en dire quelques mots.

Jusqu'à la fin du dernier siècle, la classe de médicaments connus sous le nom d'*absorbants*, était encombrée d'une quantité considérable de substances, telles que les coquilles d'œufs, de limaçons, d'huîtres, l'os de sèche, les concrétions, pierres ou yeux d'écrevisses, la nacre de perles, les coraux, etc., que les progrès de la chimie nous ont démontré n'être rien autre chose que des sels calcaires, incrustants des tissus organiques dont l'art du pharmacien les dépouillait par la calcination. A ces terres calcaires, on a généralement substitué aujourd'hui, dans la pratique de la médecine, la magnésie, le savon, la chaux, et la craie, qui n'est, comme chacun sait, qu'une des nombreuses variétés minéralogiques du carbonate de chaux.

La magnésie pure, la magnésie décarbonatée, c'est-à-dire, privée d'acide carbonique, est de tous les neutralisants anti-acides, celui qu'il semble le plus convenable d'employer, toutes les fois qu'on croit devoir combattre directement le phénomène morbide des acescences gastriques et intestinales. Quoique infiniment peu soluble dans l'eau, la magnésie s'administre le plus communément dans quelques onces d'un véhicule aqueux, qu'on peut édulcorer et aromatiser au goût du malade. Comme elle ne se dissout pas sensiblement, il faut agiter le liquide avant de boire, et même en ajouter de rechef dans le vase, après avoir bu une première fois, afin d'entraîner les portions du médicament qui ont pu s'attacher à ses parois, et boire de nouveau. On prescrit encore cette substance en petites tablettes ou pastilles, dont on peut consommer quatre ou cinq par jour. Mais dans tout ceci, il importe de ne pas perdre de vue que l'emploi que l'on fait de la magnésie contre les aigreurs, n'est, pour l'ordinaire, qu'un remède palliatif, qu'un secours du moment, en attendant qu'on ait pu remonter plus haut à la cause même du mal, et l'attaquer dans sa source.

F. E. PLISSON,
Docteur en médecine.

AIGUES. (*Maladies*) (*patho.*) adj. On donne le nom de maladies aiguës aux affections dont le début est prompt, la marche rapide; ce sont ordinairement des fièvres et des inflammations. Au début elles sont ordinairement accompagnées de frissons suivis de chaleur; cet accès peut être suivi momentanément d'un état d'apyrexie qui est presque celui de la santé; alors la maladie est ce que l'on appelle intermittente. Presque toutes les maladies qui affectent l'espèce humaine peuvent être observées à l'état aigu, même celles dont la marche est ordinairement la plus lente, telle que la phthisie pulmonaire, certaines affections cancéreuses. Lorsqu'une maladie aiguë se prolonge au-delà d'un certain temps, qui varie suivant la nature des affections, on dit alors que la maladie

passe à l'état chronique. Il ne peut rien être établi de certain sur l'époque à laquelle une maladie aiguë prend le caractère chronique; dans certaines inflammations cette époque varie du trentième au quarantième jour. Il arrive souvent qu'une affection chronique passe à l'état aigu; cette transmutation est ordinairement déterminée par de nouvelles causes d'irritation, qui ont lieu chez le sujet malade. Ce nouvel état de la maladie est, pour quelques affections, une cause de guérison; le plus souvent il est une circonstance fâcheuse, surtout pour les maladies organiques des viscères importants; car la constitution du malade, épuisée par une affection longue, ne peut résister avec toute l'énergie convenable, aux nouvelles causes de perturbation amenées par l'état aigu.

J. B.

AIGUILLE (*chir*), s. f. Sous ce nom l'on désigne en chirurgie un instrument long, grêle, plus ou moins pointu, et dont l'usage est fréquent en chirurgie. Il serait important de suivre les idées de M. Roux, et de ne donner le nom d'aiguilles qu'aux instruments percés d'un chas, et qui peuvent amener après eux un fil quelconque, ou un ruban de fil. En effet, l'aiguille à cataracte, et celle à acupuncture ne sont point de véritables aiguilles, mais bien des corps pointus, acérés et à manche, espèce d'épingles dans le genre de celles employées usuellement dans la toilette et dans les arts. Nous traiterons de ces divers instruments en parlant des opérations où ils sont employés. Nous réserverons cependant le nom d'aiguilles aux instruments destinés à pénétrer dans les parties molles, à les traverser, à les réunir au besoin; telles sont les aiguilles à suture, à ligature, soit qu'elles aient un chas, ou que leur extrémité non piquante en soit privée. Les unes sont droites et cylindriques, les autres recourbées et aplaties; dans quelques cas, on en met en usage qui sont cannelées; d'autrefois, leur pointe est en forme de croissant. Elles peuvent être en argent, en or, ou en acier; quelques-unes, celles surtout qui sont destinées à demeurer long-temps dans les tissus, doivent être en métal non oxidable. Leur force, leur épaisseur, leur courbure, varie selon l'usage auquel elles sont destinées. Il y en a qui ont plusieurs pouces de longueur, tandis que d'autres ont à peine quelques lignes, comme celles du professeur Diffenbach, pour la suture du voile du palais.

Dans la plupart des cas on emploie les aiguilles seules, et on les fait agir avec les mains; dans d'autres circonstances, il est nécessaire de se servir d'instruments accessoires, tels que les pinces, les porte-aiguilles, que nous décrirons, ainsi que les diverses espèces d'aiguilles, en traitant des opérations où elles sont employées.—Voir *Acupuncture, Bec de lièvre, Cataracte, Ligature, Séton, Suture* et *Vaccination*.

C. du V.

AIGUILLON. (*zool.*) s. m. C'est une arme propre aux insectes *hyménoptères*, et qui est située à la partie postérieure de l'abdomen. (V. *Abeilles.*)

AIL. (*bot.*) s. m. (*Allium*), genre de la famille des liliacées, contenant plusieurs espèces usitées soit en médecine, soit dans l'économie domestique.

Ce genre se caractérise très bien par ses fleurs, disposées en ombelle et environnées, avant leur épanouissement, par deux spathes membraneuses.

L'AIL COMMUN. (*Allium sativum.*) Cette plante est originaire du midi de l'Europe. Son bulbe se compose de plusieurs petites bulbes partielles que l'on désigne très à tort sous le nom de *gousses* d'ail; le mot de gousses étant appliqué exclusivement à un genre de fruit particulier à la famille des légumineuses. Les bulbes renferment une huile volatile très âcre, dans laquelle résident les propriétés stimulantes de l'ail; la chaleur fait évaporer cette huile; elle est au contraire extraite par l'esprit de vin et le vinaigre très concentré. L'ail jouissait déjà chez les anciens d'une grande réputation: les Egyptiens l'avaient mis au nombre de leurs dieux, les Romains en faisaient prendre à leurs soldats, pour les animer au combat; et Virgile parle, dans ses églogues, d'un mélange formé de serpolet et d'ail, qu'on servait aux moissonneurs accablés par la chaleur du jour. Encore aujourd'hui on le donne aux coqs et aux chevaux, pour augmenter leur ardeur pour les combats ou pour la course. Les propriétés stimulantes de l'ail sont incontestables: c'est à ce titre qu'il entre comme condiment dans nos ragoûts; mais il est un aliment proprement dit pour les peuples méridionaux, et en particulier pour les Espagnols, dont le repas se compose souvent d'un morceau de pain frotté avec de l'ail; celui dont ils se servent, est, grâce à l'influence du climat, plus gros et moins âcre que le nôtre. Les estomacs vigoureux peuvent seuls supporter l'ail en certaine quantité. Chez les personnes dont l'estomac est faible, il trouble la digestion et occasione des renvois fétides; du reste, une cuisson prolongée diminue singulièrement son âcreté, en faisant évaporer l'huile volatile dont nous avons parlé. En médecine, les usages de l'ail sont très variés. Appliqué sur la peau, il agit à l'instar des vésicatoires, et détermine d'abord la rubéfaction puis la vésication; cette action est accompagnée d'un mouvement fébrile; et souvent, par supercherie, des individus se sont introduits des gousses d'ail dans le rectum, pour déterminer un léger accès de fièvre et simuler ainsi une maladie réelle. L'odeur de l'ail se retrouve dans l'urine, dans la sueur, soit qu'il ait été introduit en lavement, par la bouche ou par la peau. L'ail a eu, dès la plus haute antiquité, la réputation d'être un préservatif des maladies pestilentielles; mais sans prétendre le nier totalement, on peut se demander si ces idées reposent sur des faits bien observés; on ne saurait dire la même chose des propriétés vermifuges de l'ail; elles sont très réelles, surtout contre les vers dits ascarides, lombricoïdes, ou vers ronds. On peut donner l'ail cru à manger aux enfants affectés de ces vers, ou bien mêlé à du beurre, ou mieux encore infusé dans du lait chaud, à la dose de deux ou trois gousses.

L'OIGNON. (*Allium cœpa.*) Les propriétés des bulbes de l'oignon se rapprochent beaucoup de celles de l'ail commun, quoiqu'elles soient bien moins énergiques. Deux mille ans avant Jésus-Christ, il servait d'aliment en Égypte, et il paraît que dans aucun pays il n'acquiert une saveur aussi agréable, puisque dans le désert il excitait les regrets du peuple d'Israël. Déjà, dans le midi de la France, en Espagne et en Italie, il est si doux, qu'on peut le manger cru. La culture a produit des variétés à l'infini: quelques-unes tellement grosses, qu'un seul bulbe pèse jusqu'à deux ou trois livres. L'oignon est un assaisonnement très usité; on le mange frit, en purée, etc. Il ne convient pas aux estomacs délicats. Quoique l'huile volatile de l'oignon fasse pleurer les yeux et y détermine un picotement plus douloureux que celle contenue dans les gousses d'ail, cependant son action est moins énergique, et l'action plus forte qu'il exerce sur les yeux tient seulement à ce que l'huile se volatilise plus facilement, de manière qu'en dépouillant un oignon de sa tunique, il est impossible de ne pas pleurer. La propriété de l'oignon, qui a le plus attiré l'attention des médecins, est celle qu'il a d'augmenter la quantité des urines, ce qui l'a fait employer dans les hydropisies et non sans succès, suivant Murray.

LE POIREAU. (*Allium porrum.*) C'est non-seulement le bulbe, mais toute la tige de cette plante, qui sert d'aliment ou plutôt d'assaisonnement dans les potages et avec les viandes. Dans les cas de constipation, on donne quelquefois en lavement la décoction des feuilles de poireau et surtout de leur partie inférieure, qui est blanche; deux poireaux suffisent pour un lavement.

LA CIVETTE. (*Allium schœnoprasum.*) Ses feuilles coupées menu servent d'assaisonnement dans les salades, les sauces, etc. C'est le plus doux des aulx employés.

LA ROCAMBOLE. (*Allium scorodoprasum*), ou oignon d'Egypte. On mange les bulbiles qui se développent au milieu des fleurs et ont une saveur presque sucrée.

Nous avons réuni à dessein, dans cet article, comme nous le ferons toujours, les plantes qui appartiennent au même genre naturel, quoiqu'elles aient des noms qui dans l'ordre alphabétique devraient les faire éloigner les unes des autres; afin de rapprocher des êtres semblables en réalité et que le caprice des langues avait séparés. Le lecteur pourra remarquer aussi que les propriétés des plantes d'un même groupe étant analogues, on évite en les réunissant des répétitions oiseuses à l'écrivain et des efforts de mémoire au lecteur, dont le travail est facilité par l'association des idées.   MARTINS.

AIMANT, (*phys. méd.*), *magnes* des latins, du nom d'une ville de Lydie appelée Magnésie, aux environs de laquelle cette substance était fort commune.

L'aimant naturel est d'une texture compacte et granuleuse, d'une couleur gris d'acier, un peu plus foncé et tirant sur le noir, quand il est réduit en poudre. Il existe de nombreuses mines d'aimant à la surface du globe; on le distingue des autres métaux par la propriété qu'il possède seul, d'attirer le fer et de communiquer à l'acier sa vertu magnétique par le contact ou le frottement, ce qui produit les aimants artificiels.

Quand un aimant est librement suspendu, il oscille pendant quelque temps et s'arrête dans une position fixe, en dirigeant une de ses extrémités à peu près vers le nord, et l'autre vers le sud. C'est cette propriété qui a permis de créer la boussole, et de connaitre en pleine mer, la direction que suit un bâtiment.

Tout aimant présente deux pôles, l'un austral et l'autre boréal. Le pôle austral attire le pôle boréal d'un autre aimant, et repousse son pôle austral avec une énergie inversement proportionnelle au carré de la distance.

Pour expliquer ces phénomènes, on avait supposé l'existence de deux fluides magnétiques : mais des découvertes récentes ont prouvé que tous les phénomènes que présentent les aimants, sont dûs à l'action des courants électriques terrestres, sur les courants électriques des aimants naturels ou artificiels, et l'on est parvenu à aimanter l'acier, en le plaçant dans la sphère d'action d'un courant électrique, et à produire un courant électrique dans un fil métallique en l'enroulant autour d'un aimant.

Les Égyptiens et les Grecs frappés des propriétés physiques de l'aimant, l'employaient en médecine sous forme d'emplâtre ou de poudre auxquels ils attribuaient des propriétés merveilleuses. Ces préparations sont complétement abandonnées de nos jours, parce que l'expérience a prouvé leur inutilité. Il n'en est pas de même des plaques aimantées, qui par les courants électriques qu'elles déterminent au travers des organes, dans le voisinage desquels elles sont appliquées, apportent un soulagement très réel dans un grand nombre de maladies nerveuses. Mais pour qu'elles produisent des résultats avantageux, il faut disposer les plaques de telle sorte, que leurs pôles soient exactement opposés, et connaître assez bien l'anatomie pour les placer de la manière la plus convenable.

Quant aux bagues aimantées que quelques personnes portent aux doigts pour prévenir la migraine, elles ne peuvent produire aucun effet curatif, et n'ont d'action que sur l'imagination des malades.

ANDRIEUX,
Docteur en médecine, Médecin de l'hospice des Quinze-Vingts.

AINE. (*anat.*) s. f. On donne le nom d'aine ou région inguinale à l'ensemble des parties formant l'angle rentrant situé à l'union de la paroi abdominale antérieure et du membre inférieur. Le pli de l'aine établit donc une ligne de démarcation entre l'abdomen et la cuisse. Sa direction est oblique; il s'étend depuis l'épine antérieure et supérieure de l'os des hanches en dehors, jusqu'à celle du pubis en dedans, et décrit un trajet convexe en bas, plus long chez la femme par l'évasement plus considérable de son bassin. Sa profondeur diminue dans l'extension; elle augmente dans la flexion du membre sur le tronc, et par la distension de l'abdomen pendant la grossesse, dans l'hydropisie et chez les individus très gras.

Là peau de l'aine roulante, douce au toucher, blanche, en partie couverte de poils dans l'âge adulte, contient des follicules sébacées; chez l'enfant nouveau-né, ils secrètent une humeur épaisse, blanchâtre, souvent très abondante, et qui disparaît avec l'âge pour faire place à un suintement d'une odeur assez prononcée. En dirigeant le doigt de dedans en dehors on sent, à travers l'épaisseur de la peau, d'abord, l'anneau inguinal, puis les bandelettes aponévrotiques du ligament de Poupart; enfin, l'arcade crurale, au-dessous de laquelle est circonscrit un enfoncement triangulaire rempli par les vaisseaux et nerfs cruraux et des ganglions lymphatiques très développés. Ces diverses parties sont sous-jacentes à un tissu celluleux très lâche qu'on nomme *fascia superficialis*.

Si l'on considère maintenant le squelette de cette région, on rencontre, de dehors en dedans, les épines iliaques antérieures, dont la supérieure, très proéminente, est renforcée par l'attache du muscle couturier, borne du côté de la hanche la région inguinale : l'inférieure reçoit les fibres d'insertion du muscle droit antérieur de la cuisse; une échancrure sur laquelle glisse la masse commune des muscles psoas et iliaque, l'éminence ilio-pectiné, une surface concave et triangulaire, et l'épine du pubis à laquelle s'insère les piliers de l'anneau inguinal, et en bas le premier adducteur.

Ces os constituent la portion inférieure de *l'arcade crurale*, qui complète en haut l'aponévrose du muscle grand-oblique, ou *ligament de Poupart*, tendue entre les épines iliaque et pubienne. Au lieu de se continuer sur le membre inférieur, l'aponévrose abdominale forme, au niveau de l'arcade, un repli contourné en bas et en arrière, passe sous le bord déclive des muscles petit-oblique et transverse, et parvenue à la face postérieure du transverse, se confond avec la portion ascendante du *fascia transversalis*.

Ainsi se trouve limitée une gouttière, dont la moitié externe donne attache aux fibres inférieures des muscles petit-oblique et transverse, et dont l'autre moitié forme le *canal inguinal*. Son trajet, long d'un pouce et demi environ, traverse obliquement la paroi inférieure de l'abdomen, se termine par deux orifices, et livre passage au cordon testiculaire, remplacé chez la femme par le ligament rond de l'utérus.

Au bord inférieur de l'arcade fémorale viennent s'implanter les fibres de l'aponévrose de même nom; il en part aussi un dédoublement fibreux (ligament de Gimbernat) triangulaire, qui se prolonge jusqu'à l'épine du pubis, et sépare l'arcade en deux parties à peu près égales.

Entre le rebord falciforme du ligament de Gimbernat et l'aponévrose des muscles psoas et iliaque, se trouve l'anneau crural. Un tissu cellulo-fibreux assez dense, entoure à leur passage, et accompagne, après leur sortie de l'anneau crural, les vaisseaux iliaques externes qui deviennent fémoraux. Dans les hernies crurales, les viscères sortant par l'anneau, produisent un canal accidentel, dont l'orifice inférieur est formé par le trou qui donne passage à la veine saphène.

Les hernies crurales sont plus fréquentes chez la femme que chez l'homme; c'est le contraire pour les hernies inguinales.

Les nerfs de l'aine viennent des dernières paires spinales. On rencontre à cette région les vaisseaux cruraux, épigastriques, génitaux et spermatiques, des ganglions lymphatiques très développés qui s'engorgent facilement. Ils sont le siége le plus commun des bubons, tandis que des anévrismes ou des varices peuvent affecter les premiers. La peau s'excorie quelquefois, par le frottement surtout, quand elle forme une sorte de bourrelet chez les sujets amaigris après un embonpoint considérable, BOURGERY.

AINE. *(Maladies de l')*. Elles sont nombreuses : comme leur gravité est variable, et que le mode de traitement est différent pour chacune d'elles, il est très important de savoir bien les distinguer. Cette distinction n'est pas toujours facile, et on voit fréquemment des médecins distingués hésiter sur leur nature.

Ces maladies se présentent presque toujours sous forme de tumeur ; nous allons les passer rapidement en revue, en indiquant succinctement leurs principaux caractères.

On observe à la région de l'aine des *hernies* formées par les divers viscères de l'abdomen ; c'est le plus souvent une portion de l'intestin et de l'épiploon, qui a franchi l'anneau crural ou inguinal et se montre au dehors sous forme d'une tumeur molle, élastique, quelquefois pâteuse, pouvant survenir peu à peu, ou subitement, à la suite d'un effort ; cette tumeur rentre parfois dans l'abdomen, quand le malade est couché, et lorsqu'on le presse d'une certaine manière (V. *Taxis*) ; elle fait entendre alors un bruit de gargouillement particulier ; quelquefois des adhérences rendent impossible la rentrée dans le ventre, du viscère hernié ; le plus souvent la saillie qu'elle forme augmente par la toux et les efforts (V. *Hernies*). Les ganglions ou glandes lymphatiques de l'aine peuvent s'engorger et s'enflammer ; lorsque cette affection est due à une cause vénérienne, la tumeur porte le nom de *bubon*; on lui donne aussi la même dénomination, lorsqu'elle est la suite de la peste. Le bubon vénérien est le plus souvent précédé de chancres et de pustules aux parties génitales ; on sent d'abord une glande mobile légèrement engorgée et douloureuse ; elle augmente bientôt de volume, devient adhérente ; la douleur, avec sensation de battement, devient très vive ; la peau rougit ; et le ganglion, après avoir acquis un volume quelquefois considérable, se ramollit peu à peu, de manière à former un abcès. (V. *Bubon*). Il est une variété d'engorgements des ganglions de l'aine, qu'il importe de connaître, parce que fréquemment des médecins peu éclairés les ont pris pour des bubons, et ont fait tomber ainsi d'injustes soupçons sur des personnes innocentes. Il n'est pas rare, en effet, de voir une ou plusieurs glandes d'un côté de l'aine s'enflammer, grossir et devenir douloureuses à la suite de blessures, d'écorchures, de plaies aux pieds et à la jambe, du même côté, surtout chez les sujets malpropres, lorsque ces blessures ou plaies sont négligées et irritées, ou bien encore à la suite de longues marches. Heureusement ces engorgements des glandes

lymphatiques se terminent rarement par la suppuration ; le plus souvent elles se résolvent peu à peu. On facilite cette heureuse terminaison en gardant le repos au lit, et par l'application de quelques sangsues, si la tumeur est douloureuse et enflammée ; si au contraire elle était indolente et qu'elle fît peu de progrès, on aurait recours à l'application d'un empletre fondant.

Des abcès peuvent aussi se montrer à la région de l'aine ; souvent ils succèdent à des bubons ; d'autrefois ils sont formés par une collection de pus provenant d'une vertèbre cariée ; ils portent alors le nom d'*abcès par congestion*; (V. *Carie*.) Ces abcès ont pour caractère spécial, outre les caractères généraux des abcès, que leur volume peut diminuer par la pression, le pus étant alors refoulé, et refluant vers le lieu d'où il vient. L'artère *crurale* et quelques artères voisines peuvent éprouver l'altération qui constitue l'*anévrisme*. Il en résulte une tumeur offrant des battements et pouvant aussi diminuer par la pression. Dans la luxation du fémur, en haut et en avant, la tête de cet os fait une saillie dure et arrondie au pli de l'aine. Enfin, il est des tumeurs qui sont moins fréquemment observées ; elles sont dues au testicule qui s'arrête à l'anneau inguinal, lorsque cet organe sort de l'abdomen pour descendre dans les bourses ; phénomène observé dans l'enfance, plus rarement chez l'adulte, attendu que la descente du testicule a lieu chez le fœtus ordinairement avant la naissance ou bien e une hydrocèle enkystée du cordon ; à des hydatides, à des kystes, à une accumulation de graisse, etc.

J. P. BEAUDE.

AIR. (*phys., méd.*) s. m. L'air atmosphérique est un fluide transparent, invisible, sans odeur, sans saveur, qui tourne avec la terre dans les scissures de laquelle il pénètre et forme autour d'elle une couche d'intensité décroissante, dont la hauteur, déterminée par les réfractions atmosphériques, est de quinze ou seize lieues. Il est parfaitement élastique, comme le prouvent les phénomènes de la transmission du son ; enfin il est pesant. Cette dernière propriété, que l'on a ignorée pendant tant de siècles, fut démontrée par Galilée, et mise hors de doute par la découverte du baromètre. Sachant qu'une colonne d'air fait équilibre par son poids à une colonne d'eau de même base, et de dix mètres quatre décimètres (32 pouces de hauteur), on a calculé que la pression que l'air exerce sur le corps d'un homme de moyenne stature, est de seize mille kilogrammes (32,000 livres). Nous supportons sans nous en apercevoir ce poids énorme parce que les liquides et les gaz qui entrent dans la composition de notre corps lui font équilibre par leur force élastique. Cette pression atmosphérique n'est pas toujours la même ; la colonne barométrique qui la mesure se tient habituellement à 0 m, 76ᶜ de hauteur à Paris ; mais elle peut y descendre jusqu'à 0 m, 70, ou s'élever jusqu'à 0ᵐᵉ, 79. Les causes imparfaitement connues qui font augmenter ou diminuer le poids de l'atmosphère, ont une très-grande influence sur l'état du temps ; car il pleut presque toujours quand le baromètre est très-bas, tandis qu'il fait ordinairement beau quand il s'élève. L'air atmosphérique, regardé par les anciens comme un élément, est composé de 0, 21 d'oxygène, de 0, 79 d'azote, et d'un atome d'acide carbonique en volume. Les proportions de ces principes sont absolument les mêmes dans l'air pris à la surface de la terre, ou aux plus grandes hauteurs auxquelles l'homme a pu s'élever.

L'oxygène de l'air servant à entretenir la respiration des hommes et des animaux, et formant à chaque instant un grand nombre de combinaisons avec les corps de la nature, on pourrait croire que les proportions d'oxygène et d'azote éprouveraient des variations; elles sont pourtant restées les mêmes depuis la première analyse de l'air, faite il y a près de quarante ans. Les animaux périssent promptement dans tous les fluides aériformes, même dans l'oxygène; l'air est le seul gaz qui puisse servir à la respiration. (V. ce mot.)

Indépendamment des propriétés physiques et chimiques qui le constituent, l'air possède d'autres propriétés, comme la température, son état hygrométrique et son état électrique qui ont sur l'homme une très-grande influence.

L'air, indépendamment du calorique latent qui le maintient à l'état de gaz, contient toujours une quantité variable de calorique libre, le seul qui ait une action sur le thermomètre et constitue la température atmosphérique. Ce calorique provient du soleil, mais les rayons de cet astre n'échauffent pas l'air directement : ils portent leur action sur la surface de la terre qui échauffe à son tour les couches les plus voisines de l'atmosphère, et la température est d'autant plus élevée, dans les diverses régions de notre globe, qu'elles reçoivent plus perpendiculairement les rayons du soleil. Ainsi la plus grande chaleur est à l'équateur. Viennent ensuite les zones tempérées qui reçoivent obliquement les rayons lumineux, et les zones glaciales dont ils ne font que raser la surface. Mais la terre n'est pas immobile dans l'espace, son mouvement elliptique l'approchant et l'éloignant alternativement du soleil, le degré de chaleur n'est pas constant dans le même endroit. Une cause encore plus puissante des variations de température de l'air, est que la terre dans son mouvement annuel présente alternativement au soleil une portion de son hémisphère boréal, puis la portion correspondante de son hémisphère austral. Les rayons du soleil frappent alors perpendiculairement sur les régions différentes du globe, et donnent naissance aux différentes saisons.

Comme le mouvement de la terre est régulier, tous les pays situés sous la même latitude auraient la même température, si sa surface présentait partout les mêmes caractères physiques; mais il n'en est pas ainsi, car les sables de l'Arabie s'échauffent fort vite et communiquent à l'air une température très-élevée, tandis que la mer absorbe dans ses profondeurs des quantités énormes de calorique avant que sa surface s'échauffe, et puisse par conséquent augmenter la température de l'air qui repose sur elle. Les terrains n'ont pas non plus la même capacité pour le calorique. Leur élévation plus ou moins grande au-dessus du niveau de la

mer, et les chaînes de montagnes qui les abritent des vents froids ou des vents chauds, ont sur leur température une puissante influence. Ces causes font varier pour chaque lieu la température dans les différentes saisons; mais il en est une autre qui la fait changer à chaque instant; c'est la rotation de la terre qui fait que le jour elle présente aux rayons solaires les différents points de sa surface qu'ils échauffent, tandis que la nuit elle rayonne vers l'espace, perd beaucoup de sa chaleur, et refroidit l'air qui la touche. C'est pour cette raison que le moment le plus froid de la journée est celui qui précède le lever du soleil.

A Paris, l'intervalle du plus grand froid au plus grand degré de chaleur est de 43 ou 44 degrés Réaumur. Dans les années communes il n'est guère que de 29 ou 30 degrés, c'est-à-dire, de 6 ou 7 degrés de froid à 23 ou 24 degrés de chaleur.

La différence de température du jour à la nuit est de 1 à 6 ou 7 degrés; elle est aussi faible que possible quand le ciel est couvert, parce que les nuages renvoient à la terre le calorique qu'elle rayonnait vers l'espace et s'opposent à son refroidissement.

Toutes ces variations de température n'affectent que la surface de la terre, et ne pénètrent pas à une certaine profondeur. Ainsi, à Paris, la température des caves de l'Observatoire est de 11°, 59 et ne varie pas d'un dixième de degré dans toute l'année.

Quand la température de l'air est à 14 degrés de chaleur au thermomètre de Réaumur, elle ne fait sur nos organes aucune impression. L'air n'est ni froid ni chaud, si la chaleur vient à diminuer, elle exerce sur les fibres vivantes une impression pénible qui est déjà très-forte quand le thermomètre marque zéro, et qui devient violente quand il s'abaisse beaucoup au-dessous. Quand le froid est modéré, la chaleur augmente manifestement dans les divers organes, les fonctions se font avec plus de régularité, les mouvements sont plus forts; mais ils sont moins libres et moins précis; la sensibilité seule est engourdie.

L'action de l'air sec et froid n'est fortifiante que pour les personnes qui se nourrissent bien, qui font usage d'aliments substantiels et se vêtissent chaudement; car chez les individus mal nourris, mal vêtus, il produit cet état de langueur et de faiblesse que nous observons en hiver chez les indigents. Quand le froid est excessif et que l'on n'est pas suffisamment vêtu, les membres grelottent, les articulations se raidissent, le sang s'arrête dans les vaisseaux sous-cutanés, la peau devient violette et insensible, le mouvement cesse, à la circonférence l'engourdissement devient universel, et l'homme meurt. (V. Congélation.)

Au contraire, si le calorique libre de l'atmosphère est assez abondant pour que la température soit de plus de 14 degrés, il stimule nos organes, accélère leurs mouvements, et rend l'homme plus irritable et plus sensible. Quand la chaleur et la sécheresse de l'air deviennent excessives, les végétaux se dessèchent, les animaux sont affectés de maladies convulsives et spasmodiques, et la nature languissante ne présente plus que des déserts stériles et inhabitables,

L'air contient toujours une certaine quantité de vapeur d'eau qui constitue son état hygrométrique. Cette vapeur d'eau est fournie par les mers, les eaux stagnantes et courantes, mais l'air ne l'absorbe pas toujours avec la même facilité; il en retient d'autant plus que sa température est plus élevée. Il contient donc pour chaque degré du thermomètre une quantité déterminée d'eau, dont il paralyse l'action sur nos organes, il est alors sec pour nous. S'il survient un abaissement dans la température de l'air, une portion de la vapeur d'eau qu'il dissolvait se précipite, et passe à l'état de gouttelettes qui tombent et constituent la pluie, ou à l'état de vapeur vésiculaire qui reste suspendue dans l'air, sous la forme de nuages ou de brouillard.

L'air, chargé d'une certaine quantité d'eau, peut être sec ou humide, suivant sa température, puisque ce n'est pas la quantité d'eau qu'il contient qui constitue son humidité, mais l'excédant de cette quantité, sur celle qu'il a la faculté de dissoudre. L'humidité fait disparaître la propriété tonique que nous avons reconnue à l'air froid, et donne naissance aux affections catarrhales, rhumatismales, aux engorgements des viscères et aux hydropisies.

L'air chaud et humide ralentit aussi l'exercice général des fonctions de la vie, il favorise cependant puissamment la végétation. Sous son influence les épidémies sévissent avec fureur, car il produit la putréfaction des matières végétales et animales, dont son humidité dissout aisément les émanations meurtrières. Si l'on en excepte celui qui est froid et humide, l'action prolongée des diverses modifications de l'air ne produit pas des altérations aussi graves dans le corps humain que leurs vicissitudes qui, lorsqu'elles sont brusques, déterminent les maladies les plus graves, parce que l'organisation n'a pas eu le temps de proportionner ses moyens d'échauffement ou de refroidissement aux influences extérieures. Car si le froid succède au chaud, il surprend le corps dans le travail propre à résister à la chaleur, c'est-à-dire, versant à profusion les liquides perspiratoires pour se débarrasser du calorique.

L'air agit aussi par l'électricité qu'il contient, (V. ce mot.) Les nuages suspendus dans l'air sont des corps conducteurs, isolés, qui peuvent être électrisés par un grand nombre de causes différentes. Quand un nuage fortement électrisé, s'approche de la terre il décompose, par influence, les électricités naturelles des corps qui l'environnent, attire à lui le fluide opposé à celui dont il est chargé, et repousse dans le sol le fluide de même nature. Une explosion vient-elle à se faire, l'électricité du nuage s'élancera nécessairement sur celui des corps conducteurs qui se trouve le plus voisin, et il sera foudroyé. C'est l'observation de ce fait qui a suggéré à Franklin l'importante découverte des paratonnerres. On conçoit que l'homme placé au milieu de ces influences doive en ressentir les effets. S'il se trouve dans la sphère d'action d'un nuage électrisé, il éprouve un accablement extrême avec sentiment d'oppression et de gêne dans la respiration, un état d'anxiété pénible, des dou-

leurs vagues dans les articulations, aux cicatrices d'anciennes blessures. Ces effets sont beaucoup plus sensibles chez les personnes nerveuses.

Si l'homme se trouve sur le passage du fluide au moment de la décharge foudroyante, il peut en recevoir une commotion si violente que la vie s'anéantisse à l'instant,   ANDRIEUX.

AISSELLE. (anat.), s. f. du latin axilla. On appelle ainsi l'enfoncement qui se trouve au-dessous de l'épaule, entre le bras et le côté de la poitrine; on lui donne aussi le nom de creux de l'aisselle, il est limité par deux saillies qu'on sent au-dessous de la peau; l'une en avant est formée par une portion du muscle grand pectoral, l'autre en arrière est due aux muscles grand dorsal et grand rond. La peau de l'aisselle est fine; elle est revêtue, comme on le sait, de poils, qui apparaissent à l'époque de la puberté; un grand nombre de petites glandes dites sébacées sécrètent une matière particulière, dont l'odeur pénétrante est connue; dans quelques circonstances cette matière acquiert la propriété d'attaquer et de colorer même les tissus qui y sont appliqués. On a constaté dernièrement que la sueur des aisselles n'était pas acide, comme celle du reste du corps; loin de rougir la teinture de tournesol, elle ramenait au bleu celle qui avait été rougie préalablement. D'après M. Gerdy, la peau est retenue au fond de l'aisselle par une espèce de bride particulière, qui s'attache à une des apophyses de l'omoplate, dite coracoïde. Au-dessus de la peau on remarque une légère couche de tissu cellulaire, puis vient ensuite une aponévrose, sorte de membrane blanche et fibreuse, recouverte elle-même par une grande quantité de tissu cellulaire, qui pénètre assez avant dans les diverses parties de l'épaule et même jusqu'au cou. On sait que les abcès ont plus souvent leur siège dans le tissu cellulaire; lorsqu'il survient de ces abcès dans le creux de l'aisselle, il est très-important de savoir si le mal a son siège dans le tissu cellulaire, situé immédiatement sous la peau, ou dans celui qui est fixé plus profondément au-dessus de l'aponévrose; dans ce dernier cas la maladie est plus grave; le pus se fait difficilement jour au dehors, et il faut presque toujours l'intervention du secours de l'art. Au fond de l'aisselle et au milieu du tissu cellulaire dont nous parlons, se trouvent l'artère, la veine axillaire, et le plexus brachial, ainsi que de nombreux ganglions lymphatiques. Les nerfs sont en dehors, la veine en dedans, et l'artère au milieu; la présence de ces divers organes rend très-dangereuses les blessures de cette région. Outre le muscle grand pectoral et les muscles grand rond et grand dorsal, qui limitent cette cavité en avant et en arrière, comme nous l'avons dit, on voit en dedans et du côté de la poitrine le grand dentelé, et au dehors, du côté du bras la partie supérieure du muscle biceps et le coraco-brachial. Le fond de l'aisselle se trouve plus particulièrement en rapport avec les muscles petit pectoral, et sous-scapulaire.

AISSELLE (Maladies de l'). Nous avons dit un mot des abcès qui surviennent à l'aisselle. Cette région peut en outre être le siége de diverses tumeurs sanguines, emphysémateuses, squirrheuses; dans quelques cas on a observé l'anévrysme de l'artère axillaire. Les ganglions de l'aisselle peuvent aussi s'engorger et s'enflammer en produisant des tumeurs semblables aux bubons de l'aine. Il en résulte fréquemment des abcès, qui ne sont pas sans danger.

De toutes ces affections, une seule doit être traitée en cet endroit avec détail : nous voulons parler des abcès de l'aisselle et des phlegmons qui les précèdent le plus souvent; comme nous l'avons dit, ils peuvent être *superficiels* et se développer dans le tissu cellulaire sous-cutané: ils commencent alors le plus souvent par des espèces de furoncles ou de clous uniques quelquefois multiples; ceux-ci surviennent pendant le courant d'autres maladies, et semblent en être la *terminaison critique;* d'autres fois ils sont le produit de la malpropreté, du frottement des vêtements, de la gale, etc. Jamais ils ne sont la suite des piqûres envenimées aux mains ou aux bras. La marche de cette affection est très-simple; le petit phlegmon furonculeux suppure, la peau s'ouvre, ou est ouverte par le chirurgien, et laisse couler le pus. Pour le traitement on se contente de raser l'aisselle, d'appliquer des cataplasmes émollients, et d'ouvrir l'abcès, lorsqu'il est mûr. Les abcès sous-cutanés ne se présentent pas pourtant toujours sous la forme de gros clous; ils sont d'autres fois plus étendus, et occupent toute l'épaisseur du tissu cellulaire qui est sous la peau; ils peuvent alors s'accompagner de fièvre et ils réclament un traitement plus énergique.

Les abcès *profonds* de l'aisselle peuvent être la suite de la carie d'os voisins, ou de phlegmons survenus par des causes extérieures; mais le plus souvent ils sont occasionnés par l'inflammation des ganglions lymphatiques. (V. *Ganglions.*) Celleci est amenée par une ulcération du sein, ou même de l'épaule, par une piqûre, une écorchure de la main ou du bras avec un instrument envenimé. Cela s'observe assez fréquemment chez les élèves en médecine qui se piquent en disséquant des cadavres putréfiés. Enfin les scrofules, la syphilis, le charbon, la peste, peuvent aussi déterminer la suppuration des ganglions. Le pus, emprisonné par l'aponévrose, ne peut se faire jour directement par le creux de l'aisselle, il s'accumule et il s'échappe enfin par divers points, en remontant même quelquefois jusqu'au cou. On sent toute la gravité de pareils abcès; souvent ils se font jour par la poitrine et occasionnent une mort prompte. On doit leur opposer un traitement antiphlogistique énergique, des sangsues et des saignées. Dès que le pus s'est rassemblé et que l'abcès est bien formé, on doit l'ouvrir avec toutes les précautions que nécessitent le voisinage des vaisseaux et des nerfs importants qui sont dans cette région.

J. P. BEAUDE.

AIX-LA-CHAPELLE (*Eaux minérales d'*). Cette ville est capitale de la province du Bas-Rhin, dans le grand duché du Bas-Rhin, qui aujourd'hui appartient à la Prusse. Les eaux d'Aix-la-Chapelle furent connues du temps d'Adrien, époque où l'on croit que la ville fut fondée. Charlemagne fit reconstruire la ville, qui avait été détruite par Attila, et il fit réparer les bains dont quelques auteurs lui attribuent à tort la fondation.

Les eaux d'Aix-la-Chapelle sont chaudes, alcalines et sulfureuses; elles ont une odeur sulfureuse pénétrante, et un goût hépathique; on l'a comparé à celui d'un bouillon faible et un peu salé; ces eaux sont transparentes tant qu'elles conservent leur chaleur; lorsqu'elles refroidissent, elles deviennent troubles et laiteuses et présentent à leur surface une pellicule grasse qui est sans doute la barégine observée dans les eaux des Pyrénées, par M. Delonchamps. Les sources sont au nombre de huit, que l'on distingue, d'après leur position, en supérieures, qui sont plus fortes et plus chaudes, et en inférieures, qui le sont moins : la température de ces sources varie de 35 à 49 degrés Réaumur. Il y existe un bain de vapeur dont la température est de 48 degrés.

Ces eaux contiennent plusieurs gaz qui sont : l'azote, l'acide carbonique et l'hydrogène sulfuré; les sels sont le carbonate, le muriate et le sulfate de soude, les carbonates de chaux et de magnésie et de la silice.

Les eaux d'Aix-la-Chapelle sont vivement excitantes, elles irritent la peau et le système nerveux. Il est convenable de ne les employer qu'avec circonspection, surtout chez les personnes sanguines et pléthoriques, attendu qu'elles peuvent, lorsqu'elles sont administrées avec peu de prudence, déterminer des congestions vers le cerveau ou les organes de la poitrine. On devra également en surveiller l'usage chez les personnes nerveuses et d'un tempérament sec et irritable ; c'est au malade à se faire diriger dans l'emploi de ces moyens par un médecin sage et éclairé. Ces eaux sont employées en bains, demi-bains, douches, lavements, bains de vapeurs, et en boissons, dont on modifie l'usage suivant qu'il est convenable. La saison des eaux (l'on désigne ainsi le temps pendant lequel il est convenable de les employer afin de juger de leur efficacité) est de trois à quatre semaines; les époques où elles commençaient étaient autrefois la mi-mai et la mi-août. Les maladies contre lesquelles on prescrit ces eaux, sont les paralysies, les rhumatismes chroniques, les affections goutteuses, les anciennes maladies de la peau, les affections syphilitiques invétérées, les maladies de la vessie et des voies urinaires, les engorgements et les affections chroniques des organes abdominaux.

AIX EN PROVENCE (*Eaux minérales d'*). Aix est une ville du département des Bouches du Rhône, chef-lieu d'arrondissement et de canton; elle est une ancienne colonie romaine. On la croit fondée par le consul Sextius Calvinus; aussi reçut-elle, à cause de ses eaux thermales, le nom d'*Aquæ Sextiæ.* Cette ville est située dans une plaine et au bas de plusieurs collines parmi lesquelles est un volcan éteint ; la source est placée dehors la ville, et les eaux se rendent dans un établissement situé sur l'un des boulevarts. Les eaux d'Aix sont chaudes et ont une température de 27 à 28 degrés Réaumur. Elles sont limpides, inodores, un peu onctueuses et presque sans saveur; l'analyse chimique a démontré qu'elles contenaient fort peu de principes minéralisateurs, car on n'a trouvé par pinte d'eau qu'un grain et demi de carbonate de magnésie, un grain de carbonate de chaux, et un demi-grain de sulfate de chaux.

On ordonne ces eaux dans les douleurs rhumatismales, les maladies de la peau, les fleurs blanches. On les avait aussi vantées comme propres à combattre la stérilité, et convenables pour entretenir la fraîcheur du teint. Nous croyons qu'il est inutile de prévenir nos lectrices qu'elles doivent fort peu compter sur ces dernières qualités des eaux d'Aix. Les désappointements nombreux qu'elles ont dû occasionner, expliquent facilement pourquoi ces eaux sont aussi peu fréquentées.

Aix en Savoie (*Eaux minérales d'*). Aix est une petite ville située à trois lieues de Chambéry, dans les états sardes; ses eaux thermales étaient connues du temps des Romains, et l'on attribue la réparation de ses bains au proconsul Domitius, qui vivait vers la fin du IVe siècle, sous l'empire de Gratien. Les eaux d'Aix sont thermales et sulfureuses; elles ne renferment que peu de matières salines, environ trois grains par pinte. Elles coulent de deux sources qui sortent d'un rocher calcaire qui sert d'enceinte à la ville. L'eau de ces sources est liquide, un peu onctueuse au toucher; elle a une odeur fortement prononcée d'hydrogène sulfuré qui se dissipe lorsqu'elle est exposée à l'air; le goût est douçâtre et terreux; lorsqu'on les boit encore tièdes, elles laissent dans l'arrière-bouche un goût fortement prononcé d'hydrogène sulfuré. Leur température est de 36 degrés Réaumur. Quoique les qualités et les propriétés des eaux des deux sources soient à peu près semblables, on leur a donné des noms qui pourraient faire penser que leur composition est fort différente ; l'une a été nommée source *de soufre*, et l'autre source *d'alun ;* il n'existe cependant aucune trace d'alumine dans cette dernière, qui diffère de la source de soufre, en ce qu'elle contient moins de sulfate de magnésie, plus de sulfate de chaux , plus d'hydrogène sulfuré et du chlorure de calcium, qui n'existe pas dans la première.

Ces eaux contiennent des sulfates de soude, de magnésie et de chaux; de l'hydrochlorate de magnésie; du carbonate de chaux et du carbonate de fer, en petite proportion. Les gaz qu'elles laissent dégager sont de l'azote, de l'acide carbonique et de l'hydrogène sulfuré; comme toutes les eaux sulfureuses thermales, elles laissent déposer de la barégine.

On emploie les eaux d'Aix en boisson et bains : en boisson , on les coupe souvent avec du lait de vache, du lait d'ânesse ou de chèvre ; c'est dans les affections de poitrine, telles que l'asthme, les catarrhes chroniques et la phthisie commençante, que l'on ordonne cette boisson. On les administre en bains et en boissons dans les paralysies incomplètes, les tumeurs blanches, les maladies des articulations, les rhumatismes, les anciennes blessures et les vieux ulcères. On en suspend l'emploi toutes les fois qu'il se manifeste une affection aiguë, ou lorsque l'individu est trop pléthorique et disposé aux congestions sanguines. Le temps

où l'on prend ces eaux dure depuis le mois de mai jusqu'au mois de septembre. Dans ces derniers temps, le gouvernement sarde a fait construire pour les bains un bel et grand établissement.

J. P. BEAUDE ,
Inspecteur des établissements d'eaux minérales.

ALBINOS (*zool.*), s. m., de l'espagnol *albino*, blanc. L'usage impose un grand nombre de dénominations particulières aux produits des mélanges des principales races humaines ; c'est ainsi qu'on appelle *mulâtre*, le produit d'un blanc européen avec une négresse ; *métis-mestices* ou *mest-indiens*, le produit d'un blanc avec une indienne ; *zambi* , *labos, caribocos* ou *cafusos*, le produit d'un nègre avec une américaine, etc., etc. ; et l'on voit les générations qui succèdent à ces mélanges, former des variétés permanentes et recevoir aussi des dénominations spéciales. Il n'en est point ainsi des *albinos* de l'Afrique, des *cagots* des Pyrénées et des *crétins* du Valais : ce ne sont pas des races, mais de simples variétés accidentelles qui doivent être considérées comme des affections maladives.

La singularité des *albinos* consiste en ce que ces individus, nés de parents de couleur cuivrée ou noire, au lieu d'avoir la peau fortement colorée, ne présentent sur toute la surface de leur corps qu'une teinte pâle, d'un blanc mat et fade comparable au lait, au papier, au linge ou à la cire blanchie. Leurs cheveux, leurs sourcils, leurs cils et les poils peu abondants qui composent leur barbe, offrent aussi une teinte blanchâtre, soit qu'ils les aient soyeux et fins, soit que, suivant leur race, ils les aient plats ou crépus. Leurs yeux larmoyants et très-sensibles à la lumière, ont l'iris ordinairement rose ou rouge ; leur prunelle est d'un rouge de feu, ce qui fait ressembler les yeux de ces individus à ceux des perdrix ou des lapins blancs. Les *albinos* ne peuvent supporter une lumière constante ; l'iris a une transparence trop grande ; le pigmentum noirâtre, matière qui enduit une des membranes de l'œil, lui manque ; cette membrane laisse passer les rayons lumineux les plus excentriques ; ceux-ci, après avoir frappé la rétine, se réfléchissent sur les parois internes du globe oculaire, dont la choroïde est rosée ; et, réfléchis à leur tour, sous mille angles variés, ils jettent une confusion inextricable dans la peinture des images au fond de l'œil. Aussi, voit-on ces albinos préférer l'obscurité au grand jour, et ne s'écarter que rarement des cavernes où ils demeurent ; circonstance qui leur a valu le nom d'hommes nocturnes. La stature des *albinos* est peu élevée ; leur constitution est ordinairement grêle ; ils vivent dans un état de misère et de malpropreté déplorables, et sont l'objet d'une répugnance et même d'une animosité générales. Leur caractère moral et leurs facultés intellectuelles sont extrêmement faibles ; ceux qui habitent parmi les nègres sont en butte à leurs mauvais traitements ; et attrapés par eux, ils sont vendus comme objet de curiosité. On a vu pourtant des albinos doués d'une assez grande intelligence ; tel était l'allemand Sachs, qui publia un essai d'histoire naturelle sur sa propre personne et sur sa sœur, qui était dans le même état que lui.

De tous les animaux, l'homme n'est pas le seul exposé à l'albinisme : une infinité d'autres offrent cette altération pendant toute leur vie, ou pendant une période plus ou moins longue de leur existence; tels sont les chameaux, les furets, les chats, les souris, les moites, les lièvres, les lapins, les écureuils, les singes, les cochons d'Inde, les taupes, les rhinocéros, les bufles, les éléphants, les corbeaux, les merles, les perdrix, les poules, les paons, les canards, les alouettes, les ortolants, etc. Dans toutes ces espèces d'animaux, l'albinisme est devenu, par la succession des produits, une seconde nature, et cette déviation organique, qui tient à la non-secrétion du pigmentum de la peau, de l'iris et de la choroïde, est transmissible par voie d'hérédité, comme tous les autres états organiques, et ne peut être modifiée ou détruite que par le croisement successif des races, ainsi que l'ont démontré les belles expériences de Bacwel.

Les albinos sont donc congénitalement affectés d'une maladie incurable. Maintenant, peu importe que cette maladie soit, ou la lèpre blanche dont a parlé Moïse, *leprosus quasi nix*, ou une cachexie, suivant Blumenbach ; les malheureux qui sont atteints de l'albinisme, n'ont rien à attendre des ressources de l'art de guérir, et le médecin doit se borner à exprimer le vœu qu'une philanthropie plus éclairée s'occupe de les affranchir de l'oppression qui pèse sur eux, et qui les rend l'objet de toutes les dérisions et de toutes les mortifications possibles de la part des hommes qui vivent avec eux.

Les albinos qu'on trouve, surtout vers le détroit de Panama, aux îles Moluques, aux bouches du Gange, à l'isthme de Darien, au Brésil, à Sumatra, à Bali, à Renboine, à Manille, à la Nouvelle Guinée, dans l'île des Amis et dans celle de la Société, ne sont pourtant pas rares en Europe ; et on en a vu en Danemarck, en Angleterre, en Irlande, en Suisse, en Italie, en Hongrie et en France.

Les hommes de notre époque ont pu en voir à Paris ; il en existe un parmi les idiots de Bicêtre, et Béclard en présenta deux en 1820, à la faculté de médecine.

A. COMTE,
Professeur d'histoire naturelle au collège Charlemagne.

ALBUGINÉ (*anat.*), adj., de *albus*, blanc; nom donné par les anatomistes à une membrane blanche et fibreuse qui enveloppe l'œil et le testicule. La tunique *albuginée* de l'œil a reçu aussi le nom de sclérotique ; la tunique propre du testicule, ou dernière membrane qui enveloppe cet organe, est la tunique *albuginée* du testicule ; Chaussier a donné aussi le nom de fibres *albuginées*, aux fibres blanches des tendons, des ligaments et des aponévroses ; on a nommé humeur *albuginée*, l'humeur aqueuse de l'œil.   J. B.

ALBUGO (*chir.*), s. m., de *albus*, blanc ; on désigne sous ce nom une tache blanche sur la cornée

transparente de l'œil et qui est produite par un épanchement d'un liquide opaque entre les lames de la cornée, ou par la cicatrice résultant de cet épanchement. Lorsque la tache existe à la partie superficielle de la cornée, on lui donne le nom de *leucoma* ; ainsi, l'albugo diffère du leucoma en ce qu'il est plus profond et plus grave. Pour les causes qui peuvent produire ces accidents, et pour les moyens à employer afin d'y remédier (V. *Taies*).   J. B.

ALBUMINE (*chim. et physiol.*), s. f., de *albus*, blanc. On nomme ainsi un principe qui existe dans les animaux, à l'état liquide ou concret; c'est lui qui constitue la plus grande partie du blanc d'œuf, qui est désigné en latin sous le nom d'*albumen*, d'où l'albumine tire son nom. L'albumine existe dans presque tous les liquides animaux et végétaux ; mais surtout dans le sang, le chyle, la synovie, la sérosité exhalée par les membranes séreuses. Dans certaines maladies, la sécrétion de l'albumine augmente, et cette humeur se coagule pour former des fausses membranes ; c'est ce qui a lieu dans la pleurésie, la péritonite, le croup, etc.

L'albumine liquide est incolore, transparente, sans odeur, susceptible de mousser par l'agitation; enfin, on en saisit tous les caractères en examinant le blanc d'œuf, qui, comme nous l'avons dit, est de l'albumine presque pure. L'albumine se coagule par la chaleur, l'alcool et les acides phosphoriques et acétiques ; une fois coagulée, l'albumine ne peut se dissoudre de nouveau dans l'eau; tandis que l'albumine séchée à une douce température ne perd pas cette propriété. Le blanc d'œuf cuit offre tous les caractères de l'albumine coagulée. Cette substance jouit d'une propriété chimique qui la rend fort précieuse en médecine ; c'est que les sels de cuivre et de mercure forment avec elle un précipité insoluble, aussi l'emploie-t-on avec avantage dans les empoisonnements par ces corps. L'albumine, en décomposant dans l'estomac les préparations de cuivre et de mercure qui ont servi à l'empoisonnement, en forme une substance nouvelle, qui est tout-à-fait sans action sur les membranes de l'estomac. Les poisons que peut décomposer l'albumine, et qui se rencontrent le plus fréquemment sont : le vert-de-gris, le vitriol bleu ou le sublimé corrosif. Pour administrer ce contre-poison, on étend le blanc de plusieurs œufs de deux fois leur poids d'eau, on mélange par l'agitation et on administre par petites portions; il faut continuer malgré le vomissement. Le contre-poison agit avec d'autant plus d'efficacité qu'il est administré plus près de l'instant où le poison a été pris.   J. P. BEAUDE.

ALCALI ou **ALKALI**. (*chim.*), s. m. dérivé de *kali*, mot arabe employé pour désigner une plante marine, le *salsola soda*, qui fournit un des principaux alcali, la soude. On distinguait autrefois trois espèces d'alcali, l'alcali végétal ou la potasse; l'alcali minéral ou la soude; l'alcali volatil ou l'ammoniaque. Maintenant on donne le nom d'alcali à toute substance composée qui verdit le sirop de violettes, rougit la couleur jaune de curcuma, ramène au bleu le papier de tournesol rougi par un acide, et qui en se combinant avec les acides, forme des sels.

On distingue les alcalis en deux ordres; les alcalis inorganiques et les alcalis organiques.

1° *Alcalis inorganiques*. Les principaux sont la potasse, la soude, le baryte, la chaux, et l'ammoniaque. Les premiers sont composés d'un métal et d'oxygène, le dernier est formé d'azote et d'hydrogène. Les alcalis en solution concentrée, particulièrement les deux premiers et le dernier, constituent des poisons caustiques très énergiques; ils détruisent très-promptement les tissus organiques; ils sont employés comme caustiques; *ex.*: la pierre à cautère et l'ammoniaque. Les contrepoisons des alcalis inorganiques sont les acides étendus, et aucun n'est plus convenable que l'eau vinaigrée.

2° *Alcalis organiques* ou *alcalis végétaux*, *bases salifiables organiques*. Ils ont tous cela de commun, qu'outre le carbone, l'hydrogène et l'oxygène, ils renferment de l'azote; les principaux alcalis sont la morphine, la codéine, la strychnine, la brucine, la quinine, la cinchonine; et ce fut Sertuerner qui, en 1816, découvrit dans l'opium une matière ayant des propriétés alcalines. Cette découverte dirigea de ce côté l'attention des chimistes. Pelletier et Caventou découvrirent les principaux alcalis végétaux. Plusieurs alcalis végétaux cristallisent avec des formes déterminées; plusieurs sont fusibles, quelques-uns volatils. Ils sont ordinairement très-peu solubles dans l'eau, mais beaucoup plus solubles dans l'alcool. Ils s'unissent aux acides pour former des sels. L'infusion de noix de galle précipite presque tous les alcalis végétaux. Tous les alcalis végétaux ont une saveur très-intense, souvent amère; ils jouissent en général de propriétés médicales très-énergiques qui représentent les propriétés du végétal qui les a fournis. Plusieurs peuvent être considérés comme les plus violents poisons. On étudiera dans des articles spéciaux, les principaux alcalis végétaux. Bouchardat.

ALCALIN (*chim.*), adj., se dit d'une substance qui contient un alcali non saturé par un acide. On dit un liquide alcalin, une humeur alcaline; pour indiquer que la propriété alcaline est celle qui domine. J.B.

ALCALOIDES (*chim.*), s. m., de *Alcali*, et du grec *éidos*, ressemblance; qui ressemble à l'alcali. On désigne sous ce nom les alcalis végétaux découverts depuis quelques années, tels que la quinine, la morphine, la strychnine. Comme on a contesté à ces principes le nom d'alcali, qu'on leur avait donné d'abord, on est convenu de les nommer alcaloïdes, afin de les distinguer des alcalis minéraux. Les alcaloïdes, ou alcalis organiques sont considérés par les chimistes comme les principes actifs des plantes dont on les extrait; ils présentent de grands avantages en médecine, en ce sens qu'on peut administrer sous un plus petit volume des doses plus considérables de médicaments, puisque ces substances équivalent souvent à quarante ou soixante fois leur poids du médicament à l'état naturel; ces substances possèdent presque toutes les propriétés

chimiques des alcalis, et forment des sels avec les acides; il est même à remarquer que c'est à l'état de sel qu'elles ont souvent le plus d'action, et cette action est toujours en raison de la solubilité plus ou moins grande du sel formé; ainsi le sulfate de quinine a plus d'action que la quinine pure; l'acétate et l'hydrochlorate de morphine ont plus d'énergie que la base qui sert à les former parce que ces sels sont très-solubles.

Depuis que la chimie est parvenue à isoler le principe actif de plusieurs végétaux, les recherches des chimistes se sont dirigées sur toutes les substances organiques, douées de quelque énergie, afin d'en extraire un alcaloïde. On a réussi pour quelques-uns; ainsi on a trouvé dans l'ipécacuanha un principe actif qui déterminait le vomissement, et on l'a nommé *émétique;* il en a été de même pour plusieurs autres végétaux; mais à côté de ces découvertes réelles il y a eu beaucoup d'erreurs, et si chaque jour apporte, pour ainsi dire, la révélation d'une nouvelle substance active douée d'un nom nouveau, chaque jour aussi vient renverser quelques-unes de ces prétendues découvertes.

Nous n'examinerons point ici le mode de préparation et les propriétés chimiques des alcaloïdes; ces connaissances spéciales sont du ressort de la chimie. (V. *Alcali.*) Quant au mode d'action de ces substances qui sont ordinairement employées en médecine, voyez les mots *Morphine*, *Quinine*, *Salicine*, *strichnine*. J. P. Beaude.

ALCOHOL, ou *Alkool*, *alcool*. Mot arabe qui signifie ce qui est très-subtil, très-divisé. L'alcool est un des produits de la décomposition du sucre, sous l'influence de la fermentation alcoolique. On obtient l'eau-de-vie et l'alcool par la distillation du vin et de plusieurs autres liqueurs fermentées. Les vins du Midi, riches en alcool, donnent les meilleures qualités d'eau-de-vie; on les connaît sous le nom d'eau-de-vie de Cognac ou de Montpellier. On distille aussi le marc de raisin; mais quand on opère à feu nu, on obtient un produit chargé de goût d'empyreume. Il vaut mieux distiller les vinasses que l'on obtient en épuisant le marc avec de l'eau; l'eau-de-vie qu'on obtient en faisant fermenter la mélasse brune après l'avoir étendue d'eau, reçoit le nom de *taffia;* le *rum* est une espèce d'eau-de-vie plus forte, que l'on obtient par la fermentation de sirops provenant du raffinage du sucre. On appelle *rack*, une eau-de-vie préparée avec le riz et les fruits de *l'areca cathecu*. On appelle *slevovitza*, l'eau-de-vie obtenue en distillant le produit de la fermentation des prunes; *kirch*, l'eau-de-vie qu'on obtient en distillant le produit de la fermentation des cerises noires. Toutes les céréales peuvent s'employer pour fabriquer *l'eau-de-vie de grains;* le froment en fournit le plus, mais on emploie ordinairement le seigle et l'orge. A sept parties de grain broyé, on ajoute une partie de malt. On fabrique l'eau-de-vie de *pomme de terre*, en ajoutant un septième de malt aux pommes de terres cuites et écrasées; puis on y mélange de la levure en quantité convenable pour exciter une bonne fermentation. Chacune de ces eaux-de-vie a une saveur différente, qu'elles doivent à la présence des huiles volatiles contenues dans les matériaux qui servent à leur préparation. L'appareil dont on se sert pour distiller les liqueurs fermentées et obtenir les différentes eaux-de-vie, se nomme *alambic*.

Pour préparer l'alcool pur, il faut débarrasser l'eau-de-vie de l'eau et de l'huile essentielle qu'elle contient. Il est très-difficile de débarrasser complétement l'eau-de-vie de cette huile qui lui communique ordinairement une saveur désagréable. Voici le meilleur moyen : On la distille de nouveau, en mettant dans la cucurbite le quart du volume d'eau avec du charbon poreux et léger. On recueille séparément la première moitié du liquide ; la dernière moitié a besoin d'une nouvelle rectification.

Pour préparer l'alcool rectifié, on distille l'eau-de-vie privée d'huile volatile, et on recueille séparément le premier tiers du liquide distillé, dont la densité doit être de 0,9 ; on distille ce nouveau tiers, et on obtient un produit de 0,833 de densité ; c'est l'alcool rectifié. Pour obtenir l'alcool anhydre, on mêle l'alcool de 0,833 avec un poids égal au sien, de chlorure de calcium fondu et concassé, et on distille la dissolution limpide dans un appareil distillatoire convenable, on recueille la moitié du volume de l'alcool employé. Si l'on a bien exécuté l'opération en tous ses points, l'alcool ainsi obtenu est anhydre, et sa densité est de 0,7947, à la température de 15 degrés.

Propriétés de l'alcool anhydre. C'est un liquide incolore très-fluide, d'une odeur particulière pénétrante ; il bout à 78°, 41. L'alcool a beaucoup d'affinité pour l'eau ; si l'on mêle de l'alcool avec de l'eau à l'état liquide, il se dégage de la chaleur ; il se produit une contraction qui augmente dans une proportion constante avec la quantité d'eau, jusqu'à ce que le mélange se trouve composé de 100 parties d'alcool en poids, et de 116,23 d'eau. Plusieurs procédés ont été indiqués pour déterminer la quantité d'alcool anhydre contenu dans les eaux-de-vie du commerce ; on emploie ordinairement dans le commerce un instrument connu sous le nom d'aréomètre ou pèse liqueur de Cartier ; il marque 40° dans l'eau distillée, 28° dans l'esprit de vin, contenant 78 pour cent d'alcool. Mais l'instrument le plus parfait pour arriver à cette détermination, c'est l'alcoomètre centésimal de M. Gay-Lussac. L'alcool pur est formé de six atomes d'hydrogène, de deux atomes de carbone et d'un atome d'oxygène.

Action de l'alcool sur l'économie animale. L'alcool anhydre appliqué sur la peau, détermine une excitation assez vive des vaisseaux capillaires. Il y a rougeur et chaleur, si on laisse séjourner dans la bouche une certaine quantité d'alcool anhydre ; un sentiment d'ardeur se fait sentir dans tous les points de cette cavité ; on y éprouve une cuisson vive qui se change promptement en une sensation de brûlure ; cette première action paraît tenir à ce qu'il enlève avec beaucoup d'activité l'eau propre aux tissus vivants ; et cette action peut quelquefois être assez vive pour éteindre la vie dans ces parties. Après l'effet primitif, la sécrétion muqueuse est considérablement augmentée. Si l'alcool pur est introduit dans l'estomac à la dose de deux gros à une demi-once, cet organe devient immédiatement le siége d'une inflammation assez vive ; une sensation brûlante s'y fait sentir, une vive excitation se manifeste, qui se propage rapidement aux autres organes, et particulièrement au cerveau, ou plutôt au cervelet, suivant M. Flourens. Lorsque la quantité d'alcool ingérée est plus considérable, l'inflammation est plus vive et plus durable ; l'excitation cérébrale est plus grave, le délire et une sorte de coma apoplectique se déclarent, et la mort peut même être la suite de l'abus de l'alcool pur, particulièrement chez les personnes qui n'ont pas l'habitude des liqueurs très-alcooliques. L'alcool étendu et convenablement mitigé, pris en trop grande quantité, cause une série de phénomènes fort remarquables, connus sous le nom d'*ivresse*. (V. ce mot.)

L'usage trop fréquent de l'alcool étendu, ou eau-de-vie, est presque toujours nuisible ; il détermine et entretient un état de phlogose habituelle de l'estomac, source fréquente d'irritations chroniques et de lésions organiques des plus graves. (V. *Alcooliques.*)

Usage de l'alcool. En médecine, on emploie l'alcool pur pour faire des frictions excitantes, qui conviennent dans une foule de circonstances. On l'emploie en lotions comme réfrigérant, pour prévenir le développement de l'inflammation, au début des brûlures et des entorses. On compose une boisson agréable, tonique, avec deux onces d'alcool pour un litre de limonade. Pendant l'été, de l'eau légèrement alcoolisée convient beaucoup mieux que l'eau pure aux personnes employées aux travaux de la campagne. La combustion de l'alcool est souvent mise à profit par la médecine, pour les bains de vapeur, les ventouses, etc.

L'alcool forme la base de deux classes de médicaments fort importants, les alcoolats et les teintures alcooliques. (V, ces mots.)

BOUCHARDAT.

ALCOOLATS (*pharm.*), s. m. plur. Les pharmaciens désignent sous ce nom les composés préparés par la distillation et dans lesquels l'alcool sert de véhicule aux substances volatiles extraites des végétaux. Ces médicaments étaient autrefois désignés sous le nom d'eau spiritueuse, d'esprit, de teinture. Lorsque la préparation se fait par simple macération, ou par dissolution, ce qui a lieu sans distillation, le produit reçoit le nom d'*alcoolé*. Ces mots sont empruntés à une nouvelle nomenclature qui a été appliquée à la pharmacie.

J. B.

ALCOOLIQUES, (*Liqueurs*) (*hyg.*) Nous considérons ici les alcooliques comme boissons et comme médicaments. Nous signalerons le bien et le mal qu'ils peuvent produire, suivant l'usage ou l'abus qu'on en fait. A ne juger leurs effets qu'en masse, nul doute que les liqueurs spiritueuses n'aient été plus pernicieuses que favorables à l'humanité ; et que celui qui apprit à les distiller ne soit devenu l'innocent auteur d'une foule de misérés. Mais cessons de poursuivre sans ménagement d'attrayants abus avec lesquels, faute de ne pouvoir les détruire, il faut nécessairement transiger. Pour condamner les alcooliques en dernier ressort, n'invoquons même pas la simple et sage nature, qui est en procès, pour tant d'autres choses, avec les artifices et les raffinements d'une civilisation avancée. Un fait bien constant, c'est que le goût des liqueurs fermentées et de l'alcool qui en constitue l'essence, est répandu sur toute la terre; et que, si l'alambic ou les appareils distillatoires venaient à se perdre, tous les peuples du globe se cotiseraient pour assurer une large récompense à qui les retrouverait. La séduction des boissons spiritueuses dérive de deux sortes d'impressions; les unes ont lieu immédiatement sur le sens du goût, les autres proviennent de la modification, principalement nerveuse ou cérébrale, qui accompagne leur absorption. C'est par l'attrait, plutôt que par le besoin, qu'elles se sont imposées à l'espèce humaine. Cependant, il est des cas où elles rendent d'incontestables services; nous aurons soin de les signaler.

Les *effets physiologiques* des liqueurs nous font pressentir quel doit être leur usage en santé, et leur emploi dans les maladies; ils se résument d'ailleurs dans un état d'excitation communément agréable. Parvenus dans l'estomac, après avoir flatté l'odorat et le goût, les alcooliques développent dans ce viscère une sensation aimable de chaleur qui se communique bientôt aux autres organes. Le cœur redouble ses battements, la respiration s'accélère, la peau s'échauffe, le teint s'anime; le cerveau, qui est l'aboutissant principal de cette enivrante stimulation, ne tarde pas à manifester plus d'aisance et de vivacité dans ses nobles fonctions d'instrument de l'âme; les sentiments sont plus ardents, plus gais, plus expansifs; l'intelligence plus féconde et plus heureuse. Ce n'est certainement pas parce qu'on a seulement mangé, que la conversation est plus vive, plus variée, plus spirituelle au dessert, qu'elle ne l'était dans le salon, avant de se mettre à table. En même temps, un besoin d'agir, de se mouvoir, agite chaque convive qui ne s'est pas borné à boire de l'eau..... Toutefois, ce surcroît de sensibilité, d'intelligence, de mobilité, qui ajoute considérablement au sentiment ordinaire de l'existence, s'évapore comme l'aiguillon volatil qui l'a provoqué, et souvent un affaissement lui succède..... Nous ne décrirons pas plus longuement cet état physique et moral qui suit l'ingestion des liqueurs alcooliques, et que chacun est sensé connaître par expérience sur soi-même, ou par l'observation d'autrui. Mais nous devions clairement établir : 1° que les phénomènes de l'excitation naissent immédiatement des boissons spiritueuses; 2° que cette stimulation est passagère et laisse fréquemment l'énergie vitale au-dessous du point où elle l'avait trouvée. Ces deux principes nous serviront de règle et de mesure pour apprécier l'usage des spiritueux.

Il est sage de ne recourir aux stimulants artificiels, que lorsque les naturels sont en défaut. Semblables au courant d'air rapide qui avive et consume la matière ignée, les excitants font plus vivement sentir l'existence, et ils en abrègent la durée. Les boissons alcooliques ne sont point faites pour la jeunesse, les tempéraments sanguins, athlétiques, nerveux et bilieux. Moins ils en prennent, mieux ils s'en trouvent. Les tempéraments froids, à fibres humides et molles, pituiteux, lymphatiques, en retireront quelques bons effets, surtout en combinant leur emploi avec les toniques; car ceux-ci fortifient les mouvements de l'organisation, tandis que les excitants ne font que leur imprimer de la vitesse..... De l'avis même de Platon, qui s'est montré si sévère envers l'enfance, la jeunesse et les hommes publics, en leur en interdisant l'usage, les alcooliques conviennent à la vieillesse. Ils sont moins malsains, si même ils ne sont salutaires, par les temps humides et froids. Leur stimulation sur le cerveau, facilite les travaux d'esprit. Ils rendent plus apte à faire une course rapide..... La tyrannie de l'habitude entre pour beaucoup dans l'usage des spiritueux. Qu'il soit lymphatique ou sanguin, celui qui a commis la faute d'habituer son estomac à se digérer qu'avec l'aide des alcooliques, ne peut s'en passer désormais sans courir le risque d'une indigestion, à moins qu'il n'ait la précaution d'en diminuer insensiblement la dose journalière.. C'est surtout après des repas copieux, qu'on est avide de ces auxiliaires digestifs, qu'un estomac bien élevé sait rendre inutiles. Sans doute l'art délicat du distillateur pouvait prospérer sans les raffinements de la cuisine ; mais en conspirant ensemble pour la sensualité et contre la santé des hommes, ils ont plus sûrement réussi.

Les liqueurs fortes ou sucrées, les teintures et les élixirs ont des propriétés identiques émanées de leur base commune, l'alcool, et des propriétés accessoires, particulières, attachées aux ingrédiens qui entrent dans leur composition. L'eau-de-vie, le kirch, le rhum, passent pour être meilleurs ou moins malfaisants que les alcools sucrés et aromatiques. Cela provient peut-être de ce que ces dernières liqueurs sont plus séduisantes, et que leur principe spiritueux, atténué par le sucre, est quelquefois moins étendu d'eau. L'anisette convient mieux aux personnes tourmentées de vents : le curaçao, les teintures édulcorées d'angélique, d'absynthe, sont plus toniques ; les élixirs de Garus, de moka, plus fortifiants; celui d'aloës, tonique et laxatif; la genevrette, plus diurétique, etc., etc. Rarement, dans notre opinion peu favorable de leurs effets, nous avons occasion de prescrire des liqueurs de table; de sorte qu'on voudra bien nous excuser si nous en offrons un catalogue moins complet que le prospectus d'un liquoriste.

Rappelons maintenant les effets pernicieux des alcooliques. Leur action est diamétralement opposée à celle de l'eau. Celle-ci dissout la masse alimentaire, sans aiguillonner l'estomac; ceux-là ne font que stimuler ce viscère, car ils retardent d'ailleurs la dissolution chimeuse des aliments. Cependant ils passent pour digestifs; et il est constant que, pour ceux qui en ont l'habitude, les digestions deviennent difficiles sans leur secours,

L'estomac a perdu peu à peu sa contractilité naturelle. Il n'est pas rare non plus de le trouver enflammé, ulcéré, désorganisé chez les buveurs, et principalement chez ceux qui prennent à jeun des liqueurs fortes. L'influence pernicieuse des liqueurs spiritueuses n'est ni moins fréquente ni moins sensible sur le cerveau et sur tout le système nerveux. Sans parler de l'ivresse, sorte d'empoisonnement qui mérite un article séparé (V. *Ivresse*), nous citerons, parmi les accidents communs des alcooliques, les maux de tête, les congestions cérébrales, l'apoplexie, la paralysie, le tremblement nerveux, l'hébétude, l'abrutissement, la stupidité; l'hydropisie, le rhumatisme, la goutte, etc.

Envisageons enfin les spiritueux comme remèdes ou moyens curatifs ; c'est, sans contredit, le point de vue qui leur est le plus franchement favorable. Nous ne possédons pas de substances capables de ranimer les mouvements du cœur, de rappeler la chaleur et les sens, de dissiper un état accidentel d'abattement et de défaillance avec autant d'efficacité et de promptitude que les alcools et les éthers. De là, probablement, le surnom d'eau-de-vie, malgré les démentis fréquents qu'elle donne à son baptême populaire. Quoi qu'il en soit, il n'est point douteux que la matière médicale subirait une perte très-réelle si on en retranchait les alcools et les éthers. Ils sont extrêmement utiles dans les défaillances, les syncopes, certaines prostrations de forces sans inflammations bien marquées; dans les coliques spasmodiques, venteuses, non inflammatoires; dans divers autres spasmes, douleurs nerveuses, et mouvements convulsifs. Ils entrent presque toujours dans la composition des potions cordiales qui raniment les forces, activent la circulation, augmentent la chaleur, provoquent la transpiration et la plupart des sécrétions. L'alcool entre aussi dans quantité de préparations pour usage externe, contre les contusions, les brûlures légères, les éruptions superficielles, etc.

Les spiritueux, à dose un peu forte, sans néanmoins déterminer l'ivresse, étourdissent sur les peines, disposent à la gaîté; peut-on les proposer pour remèdes de l'âme? Pourquoi pas: seulement de la prudence, de la circonspection. Il faut observer soigneusement les effets produits pendant et après leur action, sous peine d'insister aveuglément sur un moyen qui pourrait avoir des conséquences graves. L'homme qui est en proie à des chagrins a le cerveau tourmenté, malade ou disposé à le devenir. Ces considérations doivent être présentes à l'ami ou au médecin qui veulent expérimenter les spiritueux contre les peines de l'âme. Mais, si sous cette influence étourdissante, hilarante, à laquelle on a soin d'ajouter des promenades assidues, des distractions de tout genre, l'état moral paraît s'améliorer, on insiste avec précaution sur une méthode curative qui n'a pas d'ordinaire l'inconvénient de rebuter et qui compte des succès comme tant d'autres, notamment contre l'hypochondrie et la mélancolie. Toutefois, le vin, dont il sera traité séparément, nous paraîtrait, en pareil cas, de beaucoup préférable aux simples alcooliques. A. LAGASQUIE.

T. I.

ALCYON, (*nids d'*) (*math. méd.*). Il existe à la Cochinchine une espèce d'hirondelle de rivage (*hirundo esculenta*) qui fait son nid avec des matières gélatineuses; ces hirondelles ont reçu le nom d'alcyons. Autrefois on croyait leurs nids faits avec du frai de poisson, et on leur supposait des qualités aphrodisiaques; aujourd'hui l'on sait que c'est d'une plante marine, une *algue*, que cette hirondelle tire la substance qui forme son nid et qu'elle regorge après l'avoir avalée. Les nids d'alcyons sont un aliment gélatineux dont il se fait une grande consommation en Chine; cet aliment est de bonne nature, il est adoucissant et analeptique; on le recommande dans la convalescence de certaines maladies. La pêche de ces nids est un important objet de commerce dans les mers de la Cochinchine et de l'archipel indien; plusieurs bâtiments y sont employés; le prix de ces substances est assez élevé. J. B.

ALÈSE, s. f. petit drap que l'on ploie en plusieurs doubles et qui sert à garnir le lit pour le garantir de l'écoulement du pus, du sang, des lochies; autrefois on faisait les alèses d'un seul lé de toile, et l'on prétend que le nom en est dérivé. J. B.

ALEXITÈRE, (*mat. méd.*), adj. du grec *alexasthaï*, secourir. Les anciens désignaient sous ce nom tous les remèdes en général; plus tard ce nom fut appliqué plus spécialement aux antidotes contre les poisons. Il existait une eau alexitère, des trochisques alexitères. J. B.

ALGIDE, (*path.*), adj. *algidus*, de *algere*, avoir froid; symptômes qui s'observent dans certaines fièvres intermittentes qui sont accompagnées d'un froid glacial pendant tout l'accès. Ces fièvres ont reçu le nom de fièvres *algides*, et sont une des espèces de fièvres intermittentes pernicieuses. Elles sont extrêmement graves et font souvent succomber le malade au deuxième ou troisième accès. (V. *Fièvres pernicieuses*). J. B.

ALGALIE, (*chir.*), s. f. mot d'origine arabe, et qui sert à désigner une sonde creuse destinée à évacuer la vessie. (V. *Sonde*).

ALGUES, ou *Hydrophytes*. (*bot.*) s. f. plur. Les naturalistes désignent sous ce nom une classe très-nombreuse de végétaux qui tous habitent les eaux douces ou les eaux salées; nous ne parlerons que de ces derniers, que Lamouroux désignait sous le nom de Thalassiophytes, et qui seuls présentent quelque intérêt comme aliment ou comme médicament. Ces plantes sont tantôt vertes et étendues en membranes à la surface des rochers (Ulvacées); tantôt en lanières simples ou ramifiées et adhérentes au fond de la mer, au moyen de pédicules. Leur longueur est quelque fois très-considérable; ainsi le *Chorda filum*, si commun dans la mer du nord, atteint souvent quarante pieds, et le *Macrocystis pyrifera* jusqu'à quinze cents pieds; elles flottent soutenues à la surface de l'eau par des vésicules remplies d'air, et forment dans certains parages ces prairies marines qui effrayèrent Christophe Colomb, et à travers lesquelles un bateau a de la peine à se frayer un passage. Ces végétaux ont tous une couleur violacée, que nous expliquerons tout à l'heure : ils rentrent dans la

10

famille des Fucacées, et sont vulgairement désignés sous les noms de varecs ou de goemons. Les anciens regardaient les algues comme les plus inutiles des plantes: *projectá vilior algá*; plus vile que l'algue que la mer rejette, dit un poëte latin en parlant d'une chose sans valeur. Cependant, plusieurs espèces d'algues sont d'une grande utilité; les varecs sont recueillis pour nourrir les bestiaux pendant l'hiver, dans beaucoup de contrées; associés à d'autres substances, on les emploie comme engrais pour fumer les terres. Souvent ils contiennent de la fécule et du sucre, et il en est qui peuvent servir d'aliment; tels sont le *Durvillea utilis*, sur toute la côte occidentale de l'Amérique du sud; le *Laminaria saccharina* en Islande. C'est d'une algue, le *Sphærococcus tenax*, que les Chinois retirent le vernis admirable qui recouvre leur papier et leurs étoffes de soie; et c'est en se nourissant du *Codium bursa*, que l'hirondelle appelée *Hirundo esculenta* fabrique ces nids imprégnés de gélatine, qui sont tellement recherchés par le peuple industrieux que nous venons de citer, qu'ils font l'objet d'un commerce considérable. En médecine, une seule algue est usitée en nature, savoir le *Gigartina helminthocorton*, faussement appelée mousse de Corse, à cause de son apparence. C'est un vermifuge excellent que l'on emploie, soit en poudre, soit en infusion, pour les enfans affectés de vers intestinaux. Le *Fucus vesiculosus* de nos côtes, contient de l'hydriodate de potasse, que l'on décompose pour obtenir l'iode; ces deux substances, dont l'emploi est si général en médecine, comme fondantes, existent dans toutes les fucacées; mais surtout, suivant M. Ecklon, dans le *Laminaria buccinalis* du Cap de Bonne-Espérance, dont la tige creuse est quelquefois assez grosse pour qu'on puisse en fabriquer des cornemuses. L'iode se retrouve aussi dans les éponges, et c'est de là que vient la propriété que possèdent toutes ces substances de faire disparaître le goitre, et en général de diminuer le volume des organes glanduleux. La couleur violette des algues a de tout temps excité l'étonnement des botanistes; elle n'est pas, comme la couleur verte, le résultat de l'action de la lumière; car on a observé que des algues retirées d'une profondeur de cinq ou six cents pieds de la mer étaient aussi colorées que celles qui poussaient sur le rivage. C'est qu'il est très-probable que cette couleur violette est un résultat de l'action de l'iode sur la fécule, par laquelle cette dernière prend une teinte bleue; explication ingénieuse due à M. Raspail, et qui fait voir pourquoi cette coloration violette est indépendante de l'action de la lumière et de l'air.

MARTINS.

ALIÉNATION MENTALE, (*path.*), mot adopté par Pinel, pour désigner tous les genres d'aberrations des facultés intellectuelles. (V. *Folie.*)

ALIÉNATION MENTALE, (*pol. méd.*). On a beaucoup écrit sur l'aliénation mentale, mais on s'est plus occupé des questions médico-légales de monomanie que de celles qui se présentent chaque jour dans le cours ordinaire de la vie, et qui intéressent plus particulièrement les familles. Nous voulons parler de la séquestration des aliénés, et des mesures auxquelles elle donne lieu.

En droit, l'aliénation mentale ne peut être constatée que par un jugement; c'est-à-dire qu'il faut un jugement pour priver l'individu, atteint de cette maladie, des droits civils et politiques, qu'il ne pourrait exercer sans danger pour lui et pour sa famille. C'est l'objet de l'article 489 du Code civil, portant, que le majeur qui est dans un état habituel d'imbécillité, de démence ou de fureur, doit être interdit, même lorsque cet état présente des intervalles lucides. L'article 490 ajoute, que tout parent est recevable à provoquer l'interdiction de son parent, et qu'il en est de même d'un époux à l'égard de l'autre époux. Dans le cas de fureur, si l'interdiction n'est provoquée ni par l'époux, ni par les parents, elle doit l'être par le procureur du roi, qui, s'il y a imbécillité ou démence, peut aussi la provoquer contre un individu qui n'a ni époux, ni épouse, ni parents connus.

Telles sont les principales dispositions de la loi, qui a voulu prendre sous sa tutelle les fous comme les mineurs, protéger leurs biens et leurs personnes. Nous ne parlons pas des cas de crimes ou de délits, pour lesquels l'article 64 du Code pénal a posé des exceptions que nous examinerons au mot *monomanie*.

Ainsi, en ne consultant que le texte de la loi, et surtout l'article 1124 du Code civil, d'après lequel on n'est incapable de contracter qu'autant qu'on a été interdit, l'aliéné peut exercer tous ses droits civils et politiques tant que l'interdiction n'a pas été prononcée. Mais, et surtout lorsqu'il s'agit de donations entre vifs ou de testaments, les tribunaux peuvent toujours annuler ces actes, lorsqu'il est prouvé que le contractant n'avait pas sa raison quand ils ont été faits; on peut invoquer dans ces différentes circonstances les articles 901 et 504 du Code civil.

Il résulte de ce qui précède, que l'*interdiction seule*, d'après l'état actuel de notre législation, peut priver l'aliéné de l'exercice de ses droits. Il semble donc qu'à plus forte raison la séquestration ne peut être ordonnée qu'après cette formalité.

Cependant il n'en est rien; chaque jour des aliénés non interdits sont reçus dans des maisons de fous. Bien plus, là où il n'existe pas de maisons de santé ou d'hospices, l'autorité municipale chargée, par la loi du 24 août 1790, d'empêcher les accidents que peuvent occasionner les fous, les fait renfermer dans une maison de détention, où ces malheureux restent pendant un temps plus ou moins long. Certes, il est à croire que l'autorité met en pareil cas toute la prudence, toute l'humanité désirables; mais la mesure n'en est pas, en elle-même, moins dangereuse, moins digne de toute la sollicitude du gouvernement et des corps médicaux.

Toutefois, des formalités utiles et bien entendues sont exigées dans un grand nombre de localités. Ainsi, dans le département de la Seine, les maisons de santé où l'on reçoit des fous, sont inspectées fréquemment par des médecins nommés *ad hoc* par le préfet de police; on n'est reçu à Charenton que sur la réquisition du maire du domicile du malade ; à Bicêtre et à la Salpêtrière, les aliénés y sont envoyés après avoir été examinés par le bureau central des hospices. En outre, tous les mois un relevé des admissions dans les établissements, soit publics, soit particuliers, est envoyé au procureur-général, qui peut ordonner une enquête, s'il a lieu de soupçonner quelque atteinte à la liberté individuelle.

Dans les autres parties de la France, ces formalités varient suivant chaque département; mais très-souvent elles manquent d'unité, et les magistrats qui ont à statuer, en ces différentes circonstances, n'ont aucune règle certaine, aucune ligne fixe, invariable; enfin, nous ne voyons pas que des mesures suffisantes soient prises contre l'erreur, l'intérêt, les suggestions des familles, et qu'il existe des garanties assez fortes, assez légales, sur la détention préventive des aliénés non interdits et sur la gestion de leurs biens.

Sans doute, en envisageant l'aliénation mentale comme une maladie ordinaire, on ne peut refuser aux familles le droit de faire entrer un aliéné dans une maison de santé pour l'y faire traiter; mais malheureusement, le caractère particulier à l'aliénation mentale fait que les maisons où sont reçus les fous ne ressemblent en rien aux autres maisons de santé : ce sont, il faut bien le reconnaître, de véritables lieux de séquestration, et il en doit être ainsi. Quels que soient les soins qu'on y prodigue aux malades, quelque effort que l'on fasse pour les entourer de tout ce qui peut flatter et récréer leur imagination, ces maisons n'en sont pas moins des espèces de prisons, où ceux qui y sont traités sont privés de la liberté, de l'administration de leur fortune; et, si l'on pense maintenant qu'on peut parvenir à y renfermer, par suite de spéculations criminelles, des individus jouissant de la plénitude de leur raison, on sera effrayé des conséquences que peut offrir le défaut de formalités légales et préliminaires à l'admission dans ces maisons.

On objectera que le caractère des médecins qui dirigent ces établissements est généralement propre à faire disparaître toutes les craintes que l'on pourrait concevoir à cet égard; nous répondrons que, lorsqu'il s'agit de principes, on ne peut raisonner sur des exceptions personnelles, et que si des motifs puissants, pris dans l'intérêt des familles, et même des malades, s'opposent à ce que l'interdiction soit prononcée avant la séquestration des aliénés, il est au moins à désirer qu'un réglement d'administration publique prescrive des formalités uniformes pour toute la France, et régularise les actes intermédiaires entre l'invasion de la folie et l'interdiction.

Ce réglement est des plus urgents; car il y a en France plus de quinze mille individus qui sont ainsi privés de leur liberté, de leurs droits civils et politiques, sans que leur état, tout-à-fait en dehors du droit commun, soit régulièrement établi. A Paris seulement il y a au moins deux cents maisons de santé, qui reçoivent plus de deux mille aliénés, et les jugements d'interdic-

tion ne s'élèvent guère au-delà de trente par an.

La séquestration des aliénés est une question d'autant plus importante que les maladies mentales sont devenues, depuis quelques années, beaucoup plus fréquentes qu'autrefois.

Déjà les intéressants mémoires de MM. les docteurs Esquirol et Ferrus ont posé les premières bases de réglements sur cette matière. Il appartenait à ces hommes qui ont tant fait pour les aliénés, de signaler à l'attention publique et à la sollicitude du gouvernement, toutes les mesures qui peuvent contribuer à l'amélioration du sort de ces malheureux, et prévenir en outre de nombreux abus.   Ad. Trébuchet.

ALIMENT. (*hyg.*) s. m., de *alere, alo*, nourrir, ce qui nourrit. On appelle ainsi toute substance qui, introduite dans le corps vivant, s'assimile à la substance propre des organes, et renouvelle leur composition. Il ne faut point entendre cette définition d'une manière absolue ; car il est des aliments reconnus tels par l'expérience universelle et qui, dans un grand nombre de cas particuliers, échappent à l'action digestive et sont rejetés au dehors sous une forme plus ou moins semblable à leur forme primitive. Ils n'en restent pas moins des aliments, puisqu'ils contiennent en eux-mêmes des propriétés nutritives.

Cette distinction, qui semble au premier coup d'œil purement grammaticale, est pourtant de la plus haute importance, car elle nous conduit immédiatement à une considération générale qui domine toutes les questions relatives à l'étude médicale et hygiénique des aliments, c'est-à-dire, qu'il n'existe dans la nature aucun aliment qui, dans toutes les circonstances, chez tous les individus et dans toutes les conditions organiques d'un même individu, doive nécessairement être assimilé à sa substance. L'organisation propre à chacun, la différence des âges, l'état de santé ou de maladie, influent tellement sur l'exercice des fonctions digestives, qu'un aliment sain et nourrissant par lui-même devient accidentellement indigeste et même nuisible ; de là l'impossibilité d'établir une limite parfaitement déterminée entre les aliments, les médicaments et les poisons. Le lait, par exemple, présente toutes les qualités propres à l'alimentation ; la nature le donne à l'enfant comme la nourriture par excellence ; et dans plusieurs cas où les autres aliments ne peuvent être digérés, il offre encore à l'homme malade ou convalescent une ressource des plus précieuses ; cependant, il n'est pas rare de rencontrer des hommes chez lesquels le lait agit constamment à la manière des purgatifs, et quelquefois même produit des symptômes véritables d'empoisonnement. D'une autre part, il est incontestable qu'un grand nombre de médicaments et de poisons contiennent dans leur substance des parties nutritives. Enfin, la quantité relative des aliments modifie encore, comme chacun sait, l'action qu'ils exercent sur l'économie animale. Toutefois, les exceptions que nous venons de rappeler, et qu'il importe de ne jamais oublier, ne changent rien aux caractères généraux qui distinguent entre eux les aliments, les médicaments et les poisons.

On admet ordinairement que tous les aliments appartiennent exclusivement au règne organique. Quelques auteurs ont contesté la vérité de cette proposition, et ont représenté que l'eau, le sel de cuisine et diverses boissons sont empruntés au règne inorganique, et servent aussi à l'alimentation. Cette dernière opinion me paraît préférable à la première ; je dirai plus, elle est la seule raisonnable, si l'on veut examiner dans leur nature chimique les matériaux qui servent à la nutrition du corps. Qu'est-ce qu'une substance organique, sinon un composé de substances inorganiques ? Qu'est-ce que l'albumine, la fibrine, la gélatine, l'osmazôme, le gluten, etc., sinon des combinaisons d'oxygène, d'hydrogène, de carbone et d'azote ? Quel est l'aliment végétal ou animal qui ne contient tous ces éléments ou quelques-uns d'entre eux, seuls, ou à l'état de sels, d'acides, etc.? Si l'on objecte que la propriété nutritive n'appartient, en réalité, à ces éléments qu'autant qu'ils sont associés entre eux, dans des proportions définies, sous la forme de principes immédiats, soit végétaux, soit animaux, n'est-il pas facile de répondre que la digestion des matières alimentaires ne s'opère que par le fait de leur dissociation, et que personne n'est en droit d'affirmer, par conséquent, comme on l'a fait dans la plupart des traités d'hygiène ou de physiologie, que les principes immédiats des végétaux et des animaux fournissent à l'assimilation des matériaux tout préparés et analogues déjà à la substance des organes ? Il me paraît beaucoup plus probable que tous les aliments, quels qu'ils soient, sont réduits par l'acte de la digestion, à l'état de substances simples et élémentaires, pour être ensuite reconstitués sous une forme nouvelle, dans le chyle d'abord, puis dans le sang, et enfin dans la trame la plus intime de chaque partie du corps. Ce qui nourrit, d'après cette manière de voir, ce n'est donc pas l'albumine, la fibrine, le gluten ou tel autre corps de même genre, ce sont les éléments constitutifs de ces mêmes corps; de telle sorte que la nutrition par les aliments, commencée à la partie supérieure du tube digestif, continuée dans l'estomac, le duodénum, les vaisseaux sanguins et les poumons, terminée, en dernier lieu, dans le tissu même des organes, consiste en résumé, dans un double travail de décomposition et de recomposition. L'une et l'autre sont également indispensables à la vie en général, et à la nutrition en particulier. Il résulte de ces faits que la propriété nutritive des aliments ne tient pas à leur origine végétale ou animale, et qu'elle ne réside ni dans l'albumine, ni dans la fibrine, ni dans aucun autre des principes immédiats exclusivement cités comme nutritifs, mais dans les éléments inorganiques dont ceux-ci sont formés. Plus une substance est composée, plus elle est nutritive ; cela veut dire qu'elle est plus organisée; car il n'existe au fond, selon moi, d'autre différence entre les corps organisés et les corps inorganiques, que celle de leur plus ou moins grande composition ; et les corps organisés contenant toujours un plus grand nombre de parties

assimilables, il s'ensuit que les substances qui contiennent en plus grande quantité de l'hydrogène, de l'oxygène, de l'azote, etc., possèdent, par conséquent, à un plus haut degré la propriété nutritive.

Voilà, si je ne me trompe, dans quel point de vue il faut se placer, pour comprendre l'action immédiate des aliments sur l'organisme et pour étudier, dans chacun d'eux, les propriétés nutritives qu'ils peuvent recéler dans leur substance. Dès-lors, il devient facile d'établir entre eux des distinctions, sinon définitives, du moins suffisantes en raison de l'état actuel de nos connaissances chimiques et physiologiques. Ainsi, l'on pourra les diviser d'abord en deux grandes classes: 1º Ceux qui contiennent de l'azote ; 2º ceux qui n'en contiennent pas.

Dans la première classe se rangeront principalement les aliments tirés du règne animal, auxquels s'ajouteront quelques substances végétales ; dans la seconde trouveront naturellement leur place la plupart des substances empruntées au règne végétal, et quelques-unes tirées des animaux. Déjà, comme on voit, la distinction des aliments végétaux ou animaux, n'a plus de valeur sous ce rapport purement chimique.

Je vais faire connaître d'abord les substances non azotées, qu'on doit considérer principalement comme nutritives.

J'indiquerai, en premier lieu, *le sucre* et toutes ses espèces, telles qu'on les extrait des tiges, des racines et des fruits de différentes plantes, ainsi que du miel des abeilles, ou bien encore de l'amidon, lorsqu'on le convertit en sucre par des procédés chimiques. *La mannite* se rencontre dans le suc des carottes, de l'oignon, du céleri, de l'asperge, etc. Sa saveur est douce, et ne ressemble point à celle de la manne, qui en contient à la vérité une très-grande quantité, mais qui contient en même temps quelques principes étrangers, dont on la sépare facilement. *L'asparagine* existe surtout dans les asperges, mais on la trouve aussi dans la racine de la guimauve, dans celle de la consoude, et il est probable qu'on la trouvera dans beaucoup d'autres végétaux. La racine de réglisse renferme une matière extrêmement sucrée, et qu'on désigne sous le nom de *sucre de réglisse*, bien qu'elle ne ressemble à aucune autre matière connue. *L'amidon* ou *fécule amylacée*, qui fait la base de la nourriture des animaux et de l'homme, est répandu dans toutes les plantes, notamment dans la pomme de terre, dans toutes les céréales, dans les racines charnues, dans les tubercules. *Le sagou* n'est que de l'amidon, renfermé dans le centre du palmier ; *la cassave* n'est aussi qu'une fécule amylacée, provenant de la racine du manioc. *Le lichen*, espèce d'amidon, en diffère sous quelques rapports. *L'inuline*, analogue aussi à l'amidon, et nutritive comme lui, est donnée non-seulement par la racine de l'aunée, mais aussi par l'angélique, les artichauts, etc. *La gomme* vient des racines de la mauve, de la guimauve, de l'oignon, de la graine de lin et autres parties des végétaux. Celle que l'on nomme particulièrement *gomme arabique* est recueillie sur un arbre de la famille des acacias, qui croît en Afrique. *Le salep* a été considéré longtemps, mais à tort, comme une espèce de fécule amylacée; il ressemble beaucoup plus aux matières gommeuses, et est fourni par une espèce d'orchis.

Parmi les substances non azotées, il faut encore classer les huiles et les matières grasses en général, c'est-à-dire celles qui, contenant avec des matières inflammables de l'hydrogène en excès, ne présentent jamais d'azote, bien qu'elles soient tirées des animaux plus souvent encore que des végétaux, et quelquefois même n'ont point d'oxygène dans leur substance. Le *beurre de cacao*, le *beurre de muscade*, ne sont que des huiles concrètes, c'est-à-dire des mélanges de stéarine et d'oléine, dans lesquels domine la stéarine, ce qui leur donne la consistance qui les distingue. Les Indiens se nourrissent, comme on sait, du *lait de l'arbre de la vache*; le suc de cet arbre est, en effet, une sorte de lait, et l'on en sépare une matière qui paraît avoir la plus grande analogie avec la cire ordinaire. Le lait des animaux contient des substances azotées et des substances non azotées; le *sucre de lait* n'a point d'azote; il ne fermente point comme le sucre ordinaire. La *butyrine* est une espèce d'huile, qui existe dans le beurre, mêlée de stéarine, d'oléine, de glycérine, etc.

Telles sont les principales substances qui appartiennent à la première classe, celle des aliments privés d'azote. Il est incontestable que toutes les substances que je viens d'indiquer sont nutritives; mais il est également démontré, surtout par les belles expériences de M. Magendie, qu'elles ne fournissent aux animaux, quand ils s'en nourrissent exclusivement, qu'une alimentation insuffisante et par suite nuisible. Nous verrons tout à l'heure jusqu'à quel point cette observation est vraie aussi pour toutes les autres substances employées seules et isolément.

Celles qui sont azotées sont empruntées au règne végétal et au règne animal.

Le *gluten* est la partie la plus essentielle à la nutrition que l'on ait rencontrée dans les végétaux; c'est lui qui donne à toutes les céréales, et particulièrement au froment, la propriété nutritive qui n'existait qu'à un moindre degré dans l'amidon. Le pain, qui renferme de l'amidon et du gluten, est d'autant plus nourrissant qu'il renferme plus de gluten. (V. *Pain.*) Dans l'orge, le seigle, les pois, il se trouve à un état particulier, qui diffère un peu du précédent. La qualité des farines est relative à la proportion de gluten qui s'y trouve; de là, la supériorité de certains blés sur certains autres. Le gluten des légumineuses a reçu le nom de *légumine.* M. Braconnot l'a distingué du gluten ordinaire des céréales. *L'albumine* appartient aux végétaux et aux animaux; elle est également utile à la nutrition; le blanc des œufs n'est autre chose que de l'albumine. L'albumine végétale a été nommée *gliadine.*

Dans les parties molles ou solides des animaux, dans la chair musculaire, la peau, les cartilages et les os, se rencontre *la gélatine*, substance très-nourrissante, quoique d'une saveur très-faible. Elle forme la base principale du bouillon; elle est plus ou moins mêlée d'une autre substance dont je parlerai tout à l'heure, de *l'osmazôme.* Elle est extraite des os, ou bien au moyen d'un acide qui la sépare de la partie terreuse, ou bien à l'aide de la vapeur.

On trouve *la fibrine* dans le chyle, le sang, et surtout dans la chair musculaire. La viande doit sa saveur de bouillon à une substance particulière contenue dans l'extrait aqueux de viande, et que M. Berzélius a appelée *zomidine*, laquelle est mêlée à diverses autres substances, dont les unes, solubles dans l'alcool, et les autres, solubles seulement dans l'eau, constituent le mélange que M. Thénard avait décrit sous la dénomination d'*osmazôme.* Ce mélange n'est plus considéré comme une substance à part. La *matière caséeuse*, ou *caséum*, se trouve dans le lait des animaux; de même que l'albumine et la fibrine, elle peut y exister sous deux états, celui de coagulation et celui de non-coagulation. Séchée à l'état de coagulation et plus ou moins mêlée avec du beurre, elle forme le fromage; celui-ci présente différents caractères, selon que le lait a été plus ou moins écrémé et, par conséquent, dépouillé d'une grande partie de son beurre, selon aussi qu'il est conservé plus ou moins longtemps. M. Braconnot a donné le nom d'*aposépédine* à une matière qui se forme pendant la putréfaction du fromage, et que le docteur Proust avait nommée *oxyde caséique.* Cette matière est sans odeur; sa saveur est faiblement amère, rappelle un peu celle de la viande rôtie, et croque sous la dent. Après que le fromage a été séparé du lait, il reste une liqueur jaune, qui est le *petit lait*, lequel donne le sucre de lait, dont nous avons déjà parlé.

Je termine ici l'exposition des diverses sortes de substances alimentaires.

J'ai dit plus haut que les substances non azotées n'offraient, quand on les emploie seules, qu'une nourriture insuffisante. On peut dire la même chose de presque toutes les substances azotées. Il est contraire à l'usage, ainsi qu'aux règles d'une bonne hygiène, de se nourrir d'une seule espèce d'aliments et, à plus forte raison, d'une seule espèce de substances alimentaires. M. Magendie a prouvé, par des expériences élevées, pour la première fois, à la rigueur scientifique, que les aliments doivent être variés. De là, l'habitude universelle de mêler ensemble les divers aliments; de là, la distinction indiquée par les auteurs, entre les aliments *simples* et les aliments *composés.* La nature nous offre d'elle-même des aliments composés, car elle nous fournit, non point de la gélatine, de l'albumine ou de la fibrine, non point de l'amidon, de la légumine ou du gluten, mais de la viande, des œufs, du froment, du lait, etc. Chacun de ces mélanges contient diverses sortes d'aliments; on peut donc dire que l'homme ne se nourrit en général, que d'aliments composés. L'art vient encore ici au secours de la nature. Ainsi, lorsque l'on fait de la soupe, on combine ensemble de la viande, des légumes et du pain; c'est-à-dire qu'on animalise les légumes et le pain au moyen d'une préparation particulière. Ce n'est pas tout, on mesure les effets nutritifs que l'on veut produire, en ajoutant plus ou moins de telle substance à telle autre; en donnant, par exemple, de la gélatine dans des proportions graduées, pour en faire, soit le bouillon proprement dit, soit le consommé, soit la gelée. On choisit de préférence, selon les cas, la chair de bœuf, celle de volaille, celle de poisson, parce qu'elles ne contiennent point au même degré la propriété nutritive.

L'action des aliments sur la nutrition dépendant, comme je viens de l'établir, du nombre et des proportions diverses des matériaux qu'ils contiennent, il s'ensuit qu'ils doivent varier selon les âges, et les conditions différentes de chaque individu. Pour bien comprendre cette action des aliments, il faudrait faire une série innombrable d'expériences, dans lesquelles on tiendrait compte des circonstances propres à chaque homme. C'est dire d'avance qu'un tel travail est impossible dans l'état actuel de la science, et probablement le sera toujours. Il n'est qu'un seul cas dans lequel on puisse faire des observations à peu près justes, c'est dans la première période de la vie de l'enfant, parce qu'alors l'aliment est unique, et que son action, par conséquent, est isolée encore de toute autre action semblable ou de même nature. Il est évident que le lait doit fournir à lui seul tous les matériaux nutritifs destinés à l'accroissement des organes et à l'entretien de la vie. Comment le système osseux, par exemple, dont la solidification continuelle est due à l'accumulation non interrompue du phosphate de chaux dans la gélatine des os, pourrait-il acquérir la force et la résistance qui le caractérisent, si le lait ne contenait point, dans sa matière caséeuse, une quantité considérable de phosphate calcaire? Pour arriver donc à une évaluation quelconque des résultats de l'alimentation, il faudrait commencer l'étude de ce phénomène par son véritable commencement; c'est-à-dire qu'il faudrait prendre l'enfant à sa naissance, observer les effets de l'aliment, et poursuivre cette observation pas à pas, jour par jour, minute par minute; il faudrait enfin calculer les variations qu'apportent et l'idiosyncrasie de chacun, et les circonstances environnantes, et mille autres détails qui changent à chaque instant les conditions de la vie humaine. On conçoit, je le répète, que ce travail est impossible jusqu'à nouvel ordre.

Et cependant, il faut, en attendant, que le monde vive; pour qu'il vive, il faut qu'il se nourrisse, et se nourrisse convenablement. Quelles règles donc observera-t-on dans le choix des aliments? La science, nous le voyons, ne peut répondre à cette question que d'une manière générale et approximative; mais l'observation journalière que chacun exerce, et sur les autres, et sur soi-même, supplée ici, jusqu'à un certain point, à l'insuffisance de la science. J'ai fait remarquer plus haut que la nature nous offre presque toujours les aliments sous une forme composée. Dans certains cas, il sera bon de conserver, et dans d'autres cas, de détruire les combinaisons naturelles des matières alimentaires. Enfin, dans la plupart des circonstances, il sera indispensable d'associer ensemble des substances hétérogènes, afin de modifier, ou bien leur saveur,

ou bien leur action sur les organes digestifs, ou bien leurs propriétés nutritives. C'est toujours en raison de cette triple influence que doit être réglé le mode d'alimentation propre à tout individu; et sous ce point de vue, la quantité absolue et la quantité proportionnelle des aliments doivent être prises en considération, non moins que leurs qualités. Ainsi les aliments acides, tels que les fruits, et surtout les fruits verts, le vinaigre, le citron, etc., irritent l'estomac, et contiennent à peine quelques particules nutritives; il faut donc s'abstenir d'en faire habituellement usage; mais ils peuvent être combinés en petite quantité avec d'autres aliments, et particulièrement avec les chairs fortement colorées des animaux, lesquelles ont une certaine tendance à la fermentation putride. De même, les chairs blanchâtres des jeunes animaux, les substances farineuses et légumineuses, ont besoin d'être relevées par des substances aromatiques. De tous les mélanges alimentaires, le plus fréquemment usité et le plus indispensable, c'est celui qui résulte de l'association des sels avec les divers aliments. Les sels le plus ordinairement employés sont: l'hydrochlorate de soude, le nitrate de potasse, etc., etc. Le véritable but de la préparation des aliments, c'est de faciliter l'action digestive, en excitant l'estomac et les intestins, et il importe, par conséquent, de n'exciter ces organes que dans une certaine mesure, et de veiller à ce qu'ils ne deviennent point le siége d'une irritation locale, qui réagirait bientôt sur l'économie tout entière. N'oublions jamais que les aliments les plus sains peuvent être assimilés, selon leur mode de préparation, soit aux médicaments, soit même aux poisons. Combien donc l'état particulier de chaque individu, son âge, ses habitudes, ses appétits, les lieux qu'il habite, le climat sous lequel il vit, ne doivent-ils pas fixer l'attention du médecin, et déterminer le régime alimentaire qu'il convient de prescrire! Vouloir tracer des règles absolues en pareille matière, ce serait risquer d'induire gravement en erreur ceux qui s'en rapporteraient à des assertions nécessairement vagues et incertaines. Disons-le donc franchement, le monde n'en sait guère moins à cet égard que les savants, et l'assurance des convictions qu'on rencontre quelquefois chez les médecins en pareille matière, est presque toujours en raison directe de l'ignorance de ceux qui en parlent. Chacun, dans son régime, doit se consulter soi-même, au lieu de consulter les livres et les dictionnaires; ce qui ne veut pas dire que chacun doit se conduire par soi-même; mais les règles n'étant nullement invariables, une direction spéciale est nécessaire à chacun, pourvu qu'elle soit donnée en parfaite connaissance de cause, par un médecin attentif, instruit et intelligent.

Pour traiter plus complétement des aliments, de leur préparation et de leur usage, il faudrait beaucoup plus d'espace que n'en comporte la nature de cet ouvrage. Nous nous bornerons à renvoyer les lecteurs à quelques autres articles. (V. *assaisonnement*, *régime*, etc.) Deux surtout sont indispensables: dans l'un, (V. *boissons*) il sera traité des boissons, espèce particulière d'aliments tout-à-fait différente des aliments proprement dits; dans l'autre, (V. *Falsification*) on verra par quels procédés les aliments peuvent être altérés, et devenir plus ou moins nuisibles, et comment on peut reconnaître les aliments falsifiés. Enfin, un dernier article devra indiquer les moyens à l'aide desquels l'hygiène publique doit pourvoir, autant que le permet l'état actuel de la société, à l'alimentation de cette population toujours croissante, dont les besoins augmentent avec le nombre. Quels remèdes apporter au paupérisme? sujet immense, qui a tant occupé, depuis quelques années, les économistes et les hommes qui méditent sur l'état social. C'est à l'hygiène de résoudre une si grande difficulté; aucune autre question, peut-être, ne mérite à un tel degré notre attention et notre intérêt.

Hipp. Royer-Collard ,
professeur agrégé à la faculté de médecine de Paris, chef de la division des sciences et des lettres au ministère de l'instruction publique.

ALIMENTAIRE, (*hyg.*), adj. tout ce qui dépend des aliments; on a donné le nom de conduit alimentaire à la série d'organes creux qui reçoivent les aliments, et qui s'étend de la bouche à l'anus; les aliments, après avoir été mâchés, et lorsqu'ils sont disposés en masse sur la base de la langue pour être avalés, ont reçu le nom de bol alimentaire. Pour désigner tous les aliments contenus dans l'estomac pendant la digestion, on leur donne le nom de masse alimentaire. J. B.

ALIPTIQUE, (*hyg.*), s. f., du grec *aléipéine*, oindre; partie de l'ancienne médecine qui traite des onctions comme moyen d'entretenir la santé. On sait que les anciens, comme moyen hygiénique, faisaient un grand usage d'onctions.

ALISMA. (*bot.*) s. m. genre de la famille naturelle des Alismacées, créé par Ventenat, et qui joue parmi les Monocotylédones, le rôle que les Renonculacées occupent dans la division des Dicotylédones. L'une des espèces de ce genre, le plantain d'eau (*Alisma plantago*), est très-commune dans les mares, les fossés humides de la France et de tout le nord de l'Europe. Les Kalmouks mangent les tubercules des racines qui renferment , suivant Neljubin, de la fécule, de la gomme et de l'albumine. Cette plante était totalement inusitée en médecine, lorsque le bruit se répandit en Europe, pendant l'année 1817, qu'en Russie elle était employée avec le plus grand succès contre la rage. Les papiers publics accueillirent cette nouvelle et la répandirent dans le monde entier; mais malgré le témoignage de Martius, de Burdach, de Moser, l'humanité doit renoncer à l'espoir de posséder un remède contre la rage dans le plantain d'eau, qui s'est trouvé sans efficacité chaque fois que l'on a négligé les autres moyens réellement actifs, tels que la cautérisation, etc. Ms.

ALKEKENGE. (*bot.*) s. m. nom d'origine arabe; en français, *coqueret*, parce que le calice forme une coque au fruit. (*Physalis alkekengi.*)

Cette plante, de la famille des Solanées, vient dans les vignes et les lieux sablonneux de presque toute la France; ses fruits sont des baies rouges; le calice qui les entoure est renflé comme une vessie; et de vert qu'il était d'abord, finit lui-même par se colorer en rouge comme le fruit. En Allemagne et en Espagne , on le sert sur les tables, au dessert. Le suc de ces baies a été employé par les médecins comme diurétique et légèrement laxatif; la dose est d'une once. Il entre dans le sirop de chicorée, celui d'althæa, de Fernel, et sert aussi à colorer le beurre en jaune. Cette plante est remarquable en ce que son fruit n'est nullement dangereux , quoiqu'elle appartienne à une famille où ils sont souvent vénéneux, témoin ceux de la belladone , de la jusquiame , de la pomme épineuse. (Voyez *Solanées*.) Ms.

ALKERMÈS, (*mat., méd.*), s. m. sorte d'électuaire, dans lequel entrait un grand nombre de substances, et entre autres des graines de kermès, d'où lui vient son nom. Cet électuaire ou confection est très-excitant, et n'est presque plus en usage.

J. B.

ALLAITEMENT. s. m. *lactatus*; mode d'alimentation propre à l'enfant pendant les premiers mois qui suivent sa naissance. Cette fonction est le complément de la maternité; les mères valides qui refusent de la remplir exposent leur santé en même temps que celle de leurs enfans. Chez toutes les femmes les mamelles sécrètent un fluide destiné à nourrir leurs enfans; quand il ne sert pas à ce but, il s'opère souvent un de ces principaux phénomènes pathologiques suivans : le lait peut continuer d'affluer dans les seins, s'y agglomérer, produire des cordes noueuses par la distention des vaisseaux, donner lieu à des abcès longs et douloureux; si la femme est prédisposée par son tempérament aux squirrhes, aux cancers, il peut persister à la suite de ces engorgements une petite tumeur dure qui deviendra le germe actif de ces maladies à l'époque de la cessation des règles. Dans le cas au contraire où le sang cesse d'aborder vers les mamelles par le défaut de stimulant naturel, la matière qui doit former le lait est obligée de refluer dans la masse générale , où elle produit souvent des affections chroniques dangereuses , connues autrefois sous le nom de lait répandu; cependant il est nécessaire de dire que le lait ne joue pas un rôle direct dans la production des maladies auxquelles sont sujettes les nouvelles accouchées, quoique ces mêmes maladies puissent être prévenues en partie, par l'allaitement maternel. L'irritation que la succion produit vers les mamelles devient un préservatif de l'irritation qui aurait pu s'établir vers un autre organe. On est ainsi dispensé de recourir à l'emploi des purgatifs et des différents moyens qui ont été conseillés pour suppléer à l'action des mamelles et qui ne sont jamais non plus d'une innocuité absolue.

La femme qui nourrit sera probablement exempte de la fièvre de lait , et si elle survient elle sera plus modérée.

Les femmes qui refusent d'allaiter leurs enfants sont plus exposées aux engorgements, aux ulcères, aux cancers de matrice et principalement à des fleurs blanches intarissables. En effet, lorsque la femme n'allaite pas, la matrice devient de nouveau un centre de fluxion où les humeurs se dirigent; ne pouvant se reposer du travail qu'elle a eu à supporter pendant neuf mois, elle est encore surchargée de fluides qui l'affaiblissent.

Chez la femme qui ne nourrit pas, la sensibilité est plus grande, la transpiration est plus abondante, la susceptibilité à toutes les impressions extérieures est plus active; de là ces dépôts, ces rhumatismes qui les privent de l'usage de quelques-uns de leurs membres.

Les avantages de l'allaitement maternel sont inappréciables : les vidanges sont moins abondantes et cessent dès le quatrième jour; les couches, plus heureuses, assujettissent à moins de précautions.

Arrivées à l'âge de quarante-cinq à cinquante ans, ces nourrices mères perdent ordinairement leurs règles sans s'en apercevoir, parce que la matrice jouit encore de sa force et de sa vigueur. Le relevé des tables de maternité fournit un chiffre beaucoup plus fort pour les femmes qui succombent pendant les couches et aux suites de couches, lorsqu'elles n'allaitent pas, que lorsqu'elles s'acquittent de ce devoir sacré.

Les considérations de morale qui doivent obliger la mère à nourrir son enfant sont bien plus puissantes que toutes celles que j'ai pu énumérer jusqu'à présent. Le spectacle d'une famille naissante attache l'époux à la mère, il réveille, soutient l'amour conjugal, le rend solide et constant. Une mère ne doit jamais voir son fils aimer une autre femme plus qu'elle-même : « là où j'ai trouvé les soins d'une mère » dit Rousseau, ne dois-je pas aussi trouver l'attachement d'un fils? *Quæ lactat, mater magis, quam quæ genuit?*

Une nourrice ne peut fournir un lait approprié à la constitution, aux besoins de l'enfant : le premier lait, connu sous le nom de *colostrum*, par sa qualité purgative, débarrasse l'estomac et les intestins du nouveau-né; d'autre part, le lait subit des changements à mesure que l'enfant croît, il devient plus consistant en raison de ses forces augmentées.

L'enfant est sujet à des maladies qui exigent que la nourrice s'astreigne à un régime convenable; il est peu raisonnable d'espérer pareils sacrifices d'une nourrice mercenaire; d'ailleurs il est encore des nourrices malsaines, qui cachent une foule d'infirmités et qui communiquent à un nourrisson fort et vigoureux le germe de maladies auxquelles il succombera plus tard. Quelques nourrices continuent d'allaiter malgré leur état de grossesse, et remplacent, par des bouillies mal faites, un lait insuffisant.

L'enfant nouveau-né a autant besoin des soins de sa mère que de sa mamelle. Quelle autre qu'une mère sera douée d'une affection assez tendre pour veiller nuit et jour à tous ses besoins? Entre les bras de sa mère l'enfant n'a point à craindre ni l'insensibilité, ni la négligence.

La nourrice mercenaire abandonne souvent son nourrisson pour se livrer aux travaux du ménage ou de la campagne; pendant tout ce temps l'enfant croupit dans ses excréments qui excorient sa peau fine et délicate; les cris qu'il pousse dans cet état

l'exposent aux hernies, aux convulsions qui peuvent encore être dues à ce qu'on lui présente un sein tout dégoûtant de sueur. L'enfant un peu plus grand a encore besoin de surveillance pour le préserver des coups, des chutes, etc. L'allaitement maternel est en un mot le plus sûr moyen de fournir des hommes robustes et d'améliorer leurs mœurs. Mais étendre avec J.-J. Rousseau, la nécessité de l'allaitement maternel à toutes les femmes indistinctement, c'est donner dans une erreur contre laquelle doit s'élever avec force celui qui a fait de la médecine le sujet de ses méditations. L'assertion de Rousseau qui prétend que l'enfant ne peut avoir un nouveau mal à craindre du sang dont il est formé, est des plus dangereuses; un lait fourni par une mère malade peut augmenter le mal primitif, malgré les utopies de philosophes plus versés dans les études spéculatives que dans l'observation des faits; il est souvent impossible à l'accouchée de remplir le devoir auquel la plupart des femmes se sentent naturellement portées; souvent aussi ce serait à leur préjudice et à celui de l'enfant qu'on le leur permettrait. Le défaut de sécrétion du lait, l'absence du mamelon, mais qui s'observe rarement des deux côtés à la fois, la faiblesse de constitution de la mère, l'existence de quelque maladie chronique, une disposition à la phthisie, etc., telles sont au moins des contre-indications formelles. Une femme qui n'a pas de lait parce qu'elle s'est mariée trop jeune ou trop avancée en âge, ne doit pas nourrir. Chez la femme qui est très-jeune, l'accroissement n'est pas achevé, et ce serait aux dépens de ce dernier que s'effectuerait la sécrétion du lait. La femme avancée en âge a les sources de la sécrétion taries. Lorsqu'il n'existe qu'une seule mamelle, mais qui fournit assez de lait, l'allaitement peut encore avoir lieu.

Il resterait à envisager l'impossibilité de l'allaitement maternel sous un autre rapport; en effet, des causes morales s'opposent à cet allaitement. L'exaltation des passions peut altérer le lait comme le vice des humeurs. Un bon caractère, des passions douces, sont aussi essentiels à une nourrice qu'une bonne santé. Sans admettre avec le docteur Robert, dans sa *Mégalantropogénésie*, que l'esprit et la stupidité des nourrices, leurs vices et leurs vertus, se communiquent à leurs nourrissons, on ne peut nier que les passions violentes, un accès de colère, ne donnent instantanément au lait des qualités délétères. Les enfants allaités par des femmes colériques sont sujets aux convulsions et aux diarrhées bilieuses. La haine, la jalousie portent également le trouble dans la sécrétion du lait en nuisant à là régularité des fonctions. Le chagrin à son tour relâche le ton des organes, rend les digestions mauvaises et diminue la quantité du lait, par l'état de langueur qu'il introduit dans toute l'économie. MM. Deyeux et Parmentier ont expérimenté à la suite d'affections morales vives, le sein ne fournit plus qu'un fluide séreux, fade, jaunâtre, au lieu d'un liquide blanc, doux et sucré.

Les anciens ne doutèrent jamais de l'influence du moral de la nourrice sur celui de l'enfant, ce que rappellent les paroles que Virgile met dans la bouche de Didon, outrée de l'ingratitude d'Énée.

C'est surtout dans les grandes villes que se manifestent les causes morales et physiques qui proscrivent l'allaitement maternel, entaché de vices qui feraient bientôt périr les enfants, ou les rendraient souffrants pour le reste de leur vie.

Dans quelques-uns de ces cas une femme faible qui nourrit, ne tarde pas à se sentir épuisée, à souffrir de la poitrine, du dos, du creux de l'estomac. Un excessif amaigrissement force bientôt à suspendre l'allaitement ; tous les phénomènes qui n'appartiennent pas à la phthisie, se dissipent quand la cause qui l'entretenait a disparu. Les autres obstacles à l'allaitement se déduisent des vices héréditaires ou contagieux, tels que les scrophules, le rachitis, la syphilis, dont les effets, transmis à l'enfant pendant la grossesse et au moment de l'accouchement, ne peuvent être que confirmés par l'allaitement maternel, tandis que les mêmes maladies peuvent être diminuées ou même détruites par le lait d'une nourrice saine et vigoureuse. Dans quelques-uns de ces cas l'allaitement artificiel devient indispensable, soit temporairement, pendant la durée d'une fièvre, de passions violentes, d'abcès aux mamelles, de crevasse aux seins, etc.: soit encore d'une manière permanente, par suite de la faiblesse de l'enfant, de l'existence d'une maladie contagieuse, d'un vice de conformation, comme le bec de lièvre, etc. Malgré les immenses perfectionnements apportés dans ces derniers temps par madame Lebreton, et par M. Darbo fils, l'allaitement artificiel est, dans ses résultats, le moins heureux de tous. Le lait des animaux dont on se sert alors n'est pas, comme celui de la femme, en rapport avec les organes du nouveau-né, qui ne s'y accoutume que difficilement. Quand on le coupe et qu'on le mélange avec la décoction d'orge, etc., il perd son arôme, sa chaleur naturelle, en un mot sa vie, et n'est plus qu'un aliment préparé par l'art; par conséquent il est privé de beaucoup de chances de succès.

Sécrétion du lait. Chez quelques femmes les mamelles commencent à sécréter du lait pendant la grossesse, mais ce n'est que quelques jours après l'accouchement que cet organe jouit de toute son activité. Le stimulant de cette sécrétion vient de l'utérus qui exerce de si grandes sympathies sur les mamelles. La bouche de l'enfant est le stimulant matériel qui doit agir sur les organes de la mère, pour que la lactation continue de s'exercer pendant un temps convenable. Un certain nombre de faits prouvent d'une manière incontestable qu'une irritation des mamelles, résultat de la grossesse et quoiqu'elle n'ait pas été précédée de la grossesse et de l'accouchement, suffit pour déterminer la sécrétion du lait. Ce phénomène n'est pas une preuve absolue de la perte de la virginité. Tout le monde connaît l'histoire de cette vierge romaine qui allaita son père, condamné à mourir de faim dans un cachot. Mon vénérable professeur Chaussier, rappo.tait dans ses cours de physiologie, avoir connu une jeune demoiselle, dont il ne pouvait douter de la sagesse, qui, pour apaiser les cris d'un enfant confié à sa garde, lui présenta le sein

et qui finit ainsi par avoir du lait pour le nourrir. La succion des mamelles chez certains hommes peut encor donner lieu à la sécrétion du lait. Un marin ayant perdu sa femme qui allaitait son enfant, lui présenta le sein pour l'apaiser, et au bout de trois jours il lui vint assez de lait pour le nourrir. Un fait analogue est cité dans le voyage de M. de Humboldt. Malgré toutes les divergentes opinions des physiologistes, je pense que les matériaux du lait sont fournis par le sang et non point exclusivement par la lymphe.

Puisque la sécrétion du lait ne s'établit pas le troisième et le quatrième jour seulement, après la parturition, on doit en conclure qu'on peut présenter le sein au nouveau né presque aussitôt après sa naissance. Mais la faim se fait rarement sentir dans les premiers instants ; dix à douze heures peuvent s'écouler sans inconvénient, même avec avantage, pendant lesquelles on donne seulement de l'eau sucrée ; l'enfant a le temps de se débarrasser des glaires que contient sa bouche et du méconium qui distend le gros intestin.

L'action de téter ne se fait point par aspiration mais par succion; ce sont les lèvres et les joues qui font un corps de pompe dont la langue est le piston. La respiration se continue par les narines, tandis que la succion se fait par la bouche ; des obstacles de plus d'un genre, du côté de la mère ou de l'enfant, peuvent empêcher le phénomène de s'accomplir avec régularité. Le mamelon est quelquefois aplati, déformé, atrophié et non susceptible d'érection, ou bien imparfaitement perforé par suite de la compression exercée sur lui, dès l'enfance, par les vêtements. D'autres fois les seins sont tellement gonflés, que le mamelon ne fait plus saillie ; on remédie à cette tension produite par la réplétion du lait, en faisant opérer la succion par un adulte ou à l'aide d'une pipe de verre accommodée à cet usage, ou d'une ventouse munie d'une pompe aspirante. Dans le cas de privation de tous ces moyens, on peut y suppléer par une simple fiole en verre, qu'on chauffe d'abord en la remplissant d'eau bouillante, et qu'on laisse refroidir, après l'avoir vidée et en avoir appliqué le goulot sur le mamelon. A mesure que l'air se raréfie dans l'intérieur du vase, le mamelon y est attiré et s'allonge ainsi jusqu'à prendre les dimensions convenables que lui conservera le nourrisson.

Le mamelon, quoique perforé, est tellement déformé chez certaines femmes, ou bien l'enfant est si faible, qu'il faut nécessairement employer un moyen pour favoriser l'allaitement. C'est encore à cela que l'on a recours, quand des gerçures, une inflammation commençante rendent cette fonction trop douloureuse pour la mère. On place alors sur le milieu du sein un mamelon artificiel, consistant en un petit entonnoir très-évasé, de bois ou de métal, terminé par une papille en gomme élastique pure, percée de trous, ou mieux en liège ou en pis de vache préparé ; inventions que se disputent madame Lebreton et M. Darbo, conséquence d'une immoralité fiscale; un gouvernement ne devrait jamais accorder un brevet pour exploiter des découvertes qui intéressent la santé publique; un dédommagement est dû à leurs auteurs; jamais un privilége qui impose forcément le pauvre comme le riche.

Quelques enfants ont un dégoût prononcé pour le *colostrum*; il faut alors en débarrasser les mamelles, par les moyens mécaniques indiqués, et nourrir l'enfant avec l'eau sucrée, pendant un jour ou deux.

L'embarras des fosses nasales, l'enchifrenement, produit par le coryza, arrête la respiration et force l'enfant de se détacher du sein pour respirer par la bouche; c'est à cette maladie incidente que l'on a donc affaire (V. *Coryza*).

Une dernière circonstance, à laquelle les mères et les nourrices sont trop souvent disposées à faire jouer un rôle en lui attribuant les difficultés de la nutrition, c'est le prolongement du frein ou filet de la langue jusqu'à la pointe. On reconnaîtra cette disposition congéniale en cherchant à passer le petit doigt au-dessous de cet organe; on sentira qu'il est fixé dans toute sa longueur au plancher de la bouche et que sa pointe est tellement gênée qu'elle semble presque bifurquée. Il reste une opération à pratiquer qui consiste dans la section du filet en évitant la division des artères canines. Je puis affirmer que, sur vingt enfants qui me sont présentés à la consultation de l'Hôtel-Dieu, comme ayant le filet, à peine existe-t-il chez un seul de manière à nécessiter l'opération.

Les anciens préconisaient une foule de remèdes connus sous le nom de *lactigène* (qui engendre le lait). Toutes ces substances sont tombées dans un juste discrédit; pour le praticien instruit, il n'y a point de lactigènes absolus et qui conviennent à toutes les femmes, ils varient suivant le tempérament et suivant les causes qui diminuent la sécrétion du lait.

Il est difficile de fixer le nombre des repas de l'enfant à la mamelle; ils doivent être en rapport avec la force de la mère et de l'enfant, avec l'abondance et la qualité du lait, etc. Comme terme moyen approximatif, un repas toutes les deux heures; à un âge plus avancé, toutes les trois heures; pendant la nuit les repas doivent être plus éloignés que pendant le jour. Les mamelles se remplissant en même temps, il vaut mieux les vider en même temps. Ce n'est que vers le quatrième mois qu'il faut ajouter quelque aliment au lait naturel.

Il est encore une autre question insoluble d'une manière précise; à quel âge convient-il de cesser l'allaitement? Il n'est pas d'enfant qu'on doive allaiter au-delà de dix-huit mois. Ce terme écoulé, le lait favorise le développement d'un tempérament lymphatique et le rachitisme en particulier, etc. (V. *Nourrice. Sevrage.*)   Caffe.

ALLANTOIDE, (*anat.*), s. f. sorte de vésicule allongée, située entre le chorion et l'amnios du cordon ombilical du fœtus, et qui communique avec la vessie par un conduit que l'on nomme l'*ouraque*. Cette vésicule se rencontre facilement chez certains quadrupèdes; elle est plus difficile à observer chez l'homme. (V. *Ovologie, OEuf humain.*)
J. B.

ALLIAIRE. (*bot.*) s. m. (*Alliaria officinalis.*) Cette plante, de la famille des Crucifères, croît dans les taillis et les haies fourrées de toute la France; ses feuilles, qui sont en forme de cœur, exhalent lorsqu'on les frotte, une odeur d'ail; de là, le nom qui a été donné à cette plante. Ses usages sont trèsbornés; elle est, ainsi que toutes les Crucifères, antiscorbutique, et on a quelquefois appliqué ses feuilles sur des ulcères de mauvaise nature. Pour les usages culinaires, elles peuvent remplacer le cordium et même l'ail. Toutes ses propriétés disparaissent par la dessiccation.   Ms.

ALLUMETTES (*Fabricans d'*). (*hyg.*) Les ouvriers qui fabriquent les allumettes soufrées ont été signalés comme étant exposés à avoir des ophthalmies qui résulteraient de l'action de l'acide sulfureux sur les yeux; mais nos recherches nous ont fait connaître que les individus qui soufrent les allumettes, ne présentent pas ce phénomène. En rappelant nos souvenirs, nous avons vu que dans un dispensaire où l'on traite les maladies des yeux, il ne s'est présenté aucun malade affecté d'ophthalmie résultant des vapeurs du soufre. Ils sont exposés aux mêmes inconvéniens que les ouvriers qui travaillent à la fabrication de l'acide sulfureux et sulfurique; ils doivent suivre le même genre de médication.

Pour éviter que l'ouvrier soit en contact avec la vapeur, il est convenable de ne soufrer des allumettes qu'en plaçant le vase contenant le soufre fondu sous une cheminée qui ait un bon tirage.

Si les ouvriers qui préparent les allumettes soufrées ne sont pas exposés à de graves inconvéniens, il n'en est pas de même de ceux qui se livrent à la fabrication des allumettes dites *oxigénées*, qui s'obtiennent en imprégnant l'extrémité de petites bougies ou de petits morceaux de bois, de pâtes composées de chlorate de potasse, mêlée à du soufre, à du sulfure d'arsenic, à du sulfure d'antimoine, etc. Si ces personnes n'ont pas l'habitude de préparer ces allumettes, elles peuvent, en préparant les poudres, donner lieu, par la percussion, à des explosions qui peuvent avoir des suites très-graves. Pour éviter ces chances d'accidents, on doit agir de la manière suivante : On pulvérise séparément dans un mortier le chlorate de potasse, lavant le mortier après avoir pulvérisé ce corps. On pulvérise ensuite le corps combustible, le sulfure d'antimoine, par exemple, qu'on doit mêler au chlorate; lorsque les poudres sont faites, on prend trois parties de chlorate, une partie de sulfure, on les mêle sur un porphyre ou sur un marbre, avec une carte ou une barbe de plume; on en fait une pâte avec une petite quantité d'eau tenant en dissolution un mucilage de gomme adragante, et on en imprègne l'extrémité des allumettes, que l'on fait sécher; on colore quelquefois ces pâtes en rouge avec du cinabre, en bleu avec de l'indigo, etc.; mais cette coloration est un objet de luxe, et non d'utilité.   A. Chevallier, et S. Furnari.

ALOÈS, (*mat. méd.*) s. m., (*aloë, sive succus aloës*), suc extracto-résineux de l'*aloë perfoliata* et de plusieurs autres espèces du genre *aloë*. Héxandrie monogynie. L. Famille des liliacées.

L'aloès, qui occupe un des premiers rangs parmi les plantes grasses, est originaire d'Afrique, d'où il a été transporté dans les Deux-Indes et dans le midi de l'Europe. Il s'y est parfaitement acclimaté et y croît sans culture.

Courbés sous le joug de la plus exécrable tyrannie, les esclaves des premiers colons du cap de Bonne-Espérance, s'étaient unanimement imposé la loi de garder le plus profond silence sur tout ce qui pouvait contribuer à la santé ou à la fortune de leurs oppresseurs; aussi le nom et les propriétés de ce précieux végétal furent-ils long-temps ignorés de ces derniers; un jour cependant, cet utile secret leur fut dévoilé par un nègre de la famille Dewittt. Ce nègre, nommé *Gorée*, qui était né sur une autre côte d'Afrique, connaissait, pour l'avoir apprise dans son pays, la manière de se procurer cette substance, et aussi quelles étaient ses vertus. « Si ce furent les bons procédés du maître, dit le voyageur auquel nous empruntons ces détails, qui firent parler l'esclave, ou l'espoir d'être récompensé, c'est ce qu'on n'a pu m'apprendre avec certitude. » (ANDRÉ SPARMANN. *Voyage au cap de Bonne-Espérance et autour du Monde, avec le capitaine Cook*, etc... tom. III, pag. 253.)

Dans les prescriptions des médecins et dans les habitudes pharmaceutiques, le mot *aloès*, sans autre désignation, n'est jamais employé pour dénommer la plante elle-même, mais bien pour indiquer le suc qu'on en extrait, et qui rend de si grands services dans la pratique de notre art. Quelques étymologistes ont prétendu que les expressions *aloë*, *aloès*, dérivées du grec *aloë*, venaient de *als, alos (sel, mer)*, à cause de la saveur de ce produit et de l'habitation du végétal; mais c'est une erreur grave, car il est de toute évidence que ce terme n'est qu'une imitation du nom arabe *alloëh*, qui sert à désigner cet arbrisseau et le suc qu'il fournit. Quoi qu'il en soit, on distingue communément dans le commerce, trois sortes principales d'aloès, savoir : *l'aloès socotrin* et sa variété *l'aloès lucide, l'aloès hépatique* et *l'aloès caballin.* Mais avant d'indiquer les caractères auxquels on les reconnaît, il convient de dire quelques mots sur la manière dont on les obtient.

Les procédés, qu'on suit à l'île de Socotra, sont ainsi rapportés par André Duncan, dans le *Nouveau Dispensaire d'Édimbourg*, tom. Ier, pag. 169 : « Il (l'aloès) se prépare en juillet, en arrachant les feuilles de la plante, d'où on extrait le suc, qu'on fait ensuite bouillir en l'écumant. On le conserve dans des peaux, et on le fait sécher au soleil du mois d'août. Suivant d'autres, on coupe les feuilles à ras de la tige, et on les suspend. Le suc, qui en dégoutte, sans aucune expression, est ensuite desséché au soleil. » Ce dernier moyen est peut-être le plus parfait; et il est fàcheux qu'il ne soit point universellement adopté. Les méthodes en usage au cap de Bonne-Espérance, à la Barbade, à la Jamaïque, en Espagne, etc., etc., sont beaucoup moins rationnelles, comme on le verra tout à l'heure : ce qu'elles ont de défectueux surtout, c'est qu'elles prescrivent de pressurer les feuilles, pour en faire sortir plus de suc, et de les faire bouillir ensuite. Il nous suffira, pour démon-

trer les vices de ce mode de préparation, de rappeler l'observation du célèbre Fabio Colonna, que Murray s'est gratuitement appropriée. Il paraitrait, d'après les expériences de Colonna, que la feuille entière de la plante ne participe pas aux propriétés du suc qu'on en extrait; ce qui provient de ce que ce suc amer est renfermé dans des vaisseaux particuliers, qui sont placés parallèlement et en long sous l'épiderme, tandis que la pulpe de l'intérieur de la feuille est entièrement mucilagineuse et inerte. Ce qu'il faut conclure de ce fait, c'est que si quelques-unes de ces opérations commencent assez bien, toutes finissent fort mal.

Nous avons dit qu'il existait, dans les maisons de drogueries, trois principales espèces d'aloès :

1° L'ALOÈS SUCCOTRIN et mieux SOCOTRIN, *aloësuccotrina et rectius socotrina*, ainsi appelé parce qu'il nous venait de l'île de Socotra, et non pas, d'après Goulin, parce que celui qui était jadis transporté en Grèce, ressemblait à une figue, *sucóton*. Il est en morceaux brillants, demi-transparents, très-fragiles, etc... De brun foncé qu'il est en masse, il prend une belle couleur d'or, réduit en poudre. Il a une odeur assez agréable et comme aromatique. Sa saveur est tellement amère, qu'il est presque partout usité de la citer, comme parangon, pour caractériser le dernier degré de l'amertume. C'est d'elle dont on veut parler, quand on dit *amer comme chicotin*, c'est-à-dire : *amer comme aloès socotrin*, et par corruption *sicotin*, puis *chicotin*. C'est encore dans le sens symbolique, qu'on dit de la volupté, qu'elle renferme plus d'aloès que de miel : *plus aloès quam mellis habet.*

2° L'ALOÈS HÉPATIQUE OU DE LA BARBADE, *aloë hepatica seu Barbadensis*, se reconnaît à sa couleur rouge obscur, à son opacité, à son odeur nauséabonde, etc. Il est aussi très amer. L'épithète d'*hépatique*, employée pour caractériser cette sorte d'aloès, lui a été donnée, à cause de la similitude de sa couleur avec celle du foie, et nullement parce qu'on l'a cru propre à guérir les maladies de cet organe. Il suffit de se rappeler pour cela, que, durant des siècles, l'aspect, la couleur, les formes extérieures d'une substance, étaient considérées comme des indices certains de ses vertus. Le foie est rouge brunâtre, ce suc aloètique l'est aussi; il n'en a pas fallu davantage alors pour conclure qu'il était propre au traitement des affections de ce viscère : telles étaient pourtant les bases puériles sur lesquelles étaient appuyées les considérations thérapeutiques les plus importantes, dans ces temps de ridicule crédulité.

3° L'ALOÈS CABALLIN, *aloë caballina*, est le plus impur de ces sucs médicinaux. Opaque, presque noire, remplie de sordidités de tout genre, d'une odeur repoussante, cette drogue, qui ne devrait plus figurer dans aucune officine, n'a jamais été employée que dans la médecine vétérinaire, comme l'indique son nom.

Les deux premières espèces entrent dans une prodigieuse quantité de compositions pharmaceutiques, dont il serait aussi superflu que fastidieux de faire ici l'énumération.

Les doses auxquelles on prescrit ce médicament varient selon que le médecin désire lui faire manifester telle ou telle propriété qu'il lui connaît. C'est ainsi qu'il en conseille quelques grains seulement, tous les jours, pour soutenir les forces de l'estomac et assurer les digestions : on dit, dans ce cas, qu'il agit comme stomachique. Le vin aloètique et surtout la teinture sont fréquemment employés dans cette intention. Mais veut-on qu'il porte son action plus loin dans le tube digestif, et par exemple, lui faire produire des garde-robes ? on en donne alors des quantités un peu plus considérables, jamais néanmoins très élevées, car elles ne manqueraient pas de causer de très-vives coliques, et sûrement aussi d'autres accidents plus redoutables.

Il y a, au sujet de l'action purgative de cette substance, une remarque fort importante à faire ressortir; c'est que les phénomènes par lesquels elle s'annonce, n'ont communément lieu que dix à douze heures après son administration; d'où l'on a conclu, et c'est Cullen, je crois, qui le premier a émis cette assertion, que l'aloès traversait les longs circuits du canal intestinal, en quelque façon comme le ferait une matière inerte, ou du moins peu irritante, et qu'il ne commençait à exercer son action cathartique ou drastique que sur sa portion inférieure exclusivement. Cette explication, généralement reçue des médecins de nos jours, a été fortement contredite, il y a quelques années, par M. Wedekind, dont les expériences sembleraient établir que ce suc médicamenteux est d'abord absorbé et porté dans le torrent circulatoire, sécrété ensuite en grande partie par le foie, dont il augmente l'activité, puis enfin rejeté du corps par suite d'un effet purgatif qui n'est plus que secondaire. Nous n'essaierons pas de discuter ici cette opinion; on comprendra parfaitement que la valeur de cette théorie ne saurait être examinée dans un livre de la nature de celui-ci. Nous ne nous y arrêterons donc pas davantage. Mais toujours est-il que, quel que soit ce mode d'action, primitif ou secondaire, de l'aloès, cet agent pharmacologique fait naître une irritation fluxionnaire sur l'intestin rectum, produit l'engorgement des vaisseaux hémorrhoïdaux, et peut déterminer l'écoulement du sang qui les remplit. Ce produit offre aussi un emménagogue efficace, pourvu que le système utérin pèche par trop de relâchement. Son amertume en fait un bon tonique pris à petite dose, et on l'utilise ainsi à l'intérieur, et même à l'extérieur, dans les collyres contre les ophthalmies chroniques, en poudre ou en lotion sur les vieux ulcères, etc.; c'est sans doute à cette qualité amère et à l'énergie drastique dont il est doué, qu'il doit sa vertu anthelmintique.

On ordonne cette substance dans les débilités de l'estomac, les mauvaises digestions, l'hypocondrie, l'ictère, la constipation, contre les vers intestinaux, spécialement contre les ascarides qui habitent d'ordinaire le rectum, etc. Son influence révulsive et dérivative à l'égard de la tête et du thorax l'a fait recommander dans les douleurs vagues de ces parties, dans les étourdissements, les tintements d'oreilles, les étouffements, la toux humide, et dans beaucoup d'autres affections

exemptes de fièvre et pour lesquelles on est journellement consulté.

Au reste, ce qui pourrait peut-être attester le mieux la haute puissance médicinale de l'aloès, c'est qu'il fait partie d'un grand nombre de préparations qui ont joui de la plus magnifique réputation, et auxquelles il a fait donner les noms les plus pompeux : telles sont, entre autres, la teinture sacrée et l'électuaire *hiera picra*, les élixirs de propriété et de longue vie, les grains de santé et les pilules angéliques, bénites, gourmandes ou de Francfort, à l'occasion desquelles on a fait, à ce que nous croyons, cette espèce d'aphorisme : *qui vult vivere annos Noë, sumat pilulas de aloë.*

F. E. PLISSON.

ALOPÉCIE (*méd.*), s. f. Le mot alopécie, chute des cheveux, vient du grec *alopex*, qui signifie renard, parce que cet animal est, dit-on, sujet dans sa vieillesse à une maladie de la peau qui fait tomber ses poils.

On emploie assez généralement les termes de alopécie et de calvitie pour exprimer la même idée; mais l'alopécie est une maladie, tandis que la calvitie ne doit s'entendre que de la chute des cheveux, par suite des effets de l'âge. Cette dernière arrive sans altération morbide du cuir chevelu. La vie cesse peu à peu dans le bulbe pileux; sa cavité diminue et le cheveu tombe. Seulement, la calvitie n'arrive pas toujours à la même époque; mais il en est de la chute des cheveux comme de leur changement de couleur : chez certains individus ils blanchissent de très-bonne heure, de vingt-cinq à trente ans, tandis que chez d'autres ils conservent leur couleur première jusqu'à cinquante ans et plus, sans qu'il soit souvent possible d'en assigner la cause. Il faut donc distinguer ce qui est un symptôme de maladie pouvant être modifié par le secours de l'art, d'avec le résultat des progrès de l'âge, pour lequel le charlatanisme exploite trop souvent la crédulité publique.

On voit chez quelques enfants les cheveux, les sourcils et les cils ne se développer que plusieurs mois ou plusieurs années même après la naissance, mais ensuite pousser aussi beaux et aussi épais que si le retard n'avait point eu lieu. Cela ne constitue pas une maladie; mais il existe quelques exemples d'alopécie congéniale, ou mieux, de non développement du système pileux. Il y a plusieurs années il en fut observé un cas très-curieux à l'hôpital de la charité : c'était un homme de trente ans, dont le crâne n'était recouvert que d'un léger duvet blanchâtre semblable à celui qu'on voit chez les enfants ; au menton, au pubis, sur les parties génitales, il n'y avait que quelques poils rares : sur les bords des paupières dépourvues de cils, on voyait une rangée de points noirs qui semblaient être leurs bulbes. Le père de cet homme présentait la même anomalie; sa mère et ses sœurs avaient au contraire de très-beaux cheveux.

L'alopécie accidentelle est bien plus souvent locale que générale, et se fait voir particulièrement au cuir chevelu. Les exemples de chute des poils de la figure, du pubis ou des membres, sont très-rares. Un affaiblissement général, une commotion, un stimulant très-puissant de toute l'économie, peuvent la produire. Il peut arriver qu'elle n'affecte qu'un seul côté du corps ; on en cite des exemples.

L'alopécie locale dépend tantôt d'une altération des follicules pileux seulement ; tantôt de celle de tout le cuir chevelu ; celle-ci est sans contredit la plus fréquente.

Les causes de l'alopécie agissent soit d'une manière immédiate, comme les affections cutanées du cuir chevelu, la malpropreté, qui peut occasionner ces maladies, l'application de substances irritantes chez les personnes qui se font teindre les cheveux ; soit d'une manière éloignée, comme les maladies aiguës, et alors elle a lieu à la convalescence ; les maladies chroniques, les couches, surtout quand elles ont été laborieuses, l'abus des plaisirs de l'amour, un état d'épuisement et de faiblesse extrême, les maux de tête habituels, les travaux de cabinet, les émotions morales vives et enfin l'impression sur toute l'économie d'une maladie générale particulière, le scorbut, la syphilis.

Les affections dartreuses produisent l'alopécie d'une manière bien variable et qu'il est très-important de distinguer, soit pour ne pas trop s'alarmer quand elle a lieu, soit pour ne pas rester dans une sécurité trop grande. Ainsi, dans une véritable teigne, les bulbes affectés dès le commencement de la maladie, sont détruits en grande partie ; la peau reste lisse et luisante dans les endroits où les cheveux manquent, et ils ne repoussent jamais, ou bien ils présentent un aspect lanugineux, comme ceux des nègres, et ils sont secs et cassants. Dans les autres éruptions de la tête, si les croûtes restent long-temps, les cheveux tombent plus ou moins abondamment ; mais cette alopécie, bien différente de la précédente, n'est que momentanée, et elle cesse quand l'irruption est guérie. Ici les follicules ne sont qu'enflammés et non pas détruits.

Quelques auteurs ont admis une variété d'alopécie sous le nom de *porrigo decalvan*, dans laquelle il se formerait de petites pustules à la racine des cheveux, ce qui les ferait tomber. Il est probable que cette espèce doit se rattacher à celles que nous venons d'examiner, car peu de praticiens ont eu occasion de l'observer. On voit bien quelquefois la chute des cheveux coïncider avec les plaques décolorées de la peau dans le *vitiligo* ; mais ici il n'y a aucune altération visible à leur racine.

Les autres causes de l'alopécie agissent directement sur le follicule pileux. Dans la plupart des cas on n'observe aucune altération de la peau. On ne sait pas positivement ce qui se passe alors ; il est assez rationnel de croire que c'est en affaiblissant la vie dans le bulbe, que les causes éloignées déterminent la chute des cheveux.

L'alopécie est quelquefois, avons-nous dit, produite par la syphilis. Assez rare de nos jours, elle était très-fréquente autrefois, au dire des auteurs qui ont écrit sur cette affection. Comme les autres variétés, elle dépend tantôt d'une altération primitive du bulbe ; telle est celle que l'on observe pendant ou à la suite de ces céphalées vénériennes souvent si cruelles, ou celles que l'on voit chez les

individus épuisés par la maladie. Le plus souvent elle accompagne les syphilides, et principalement la syphilide squammeuse. Dans ce cas, le diagnostic est facile ; mais quand la peau est intacte, pour reconnaître la nature de l'alopécie, il faut examiner avec soin les circonstances antécédentes. La présence d'un symptôme syphilitique quelconque sur une partie du corps, sera d'un grand secours pour la déterminer.

Quelques auteurs, probablement à cause de l'obscurité du diagnostic, ont révoqué en doute l'existence de l'alopécie vénérienne et l'ont attribuée au mercure pris pour combattre la maladie. Il est possible que l'abus de ce médicament ait amené la chute des cheveux dans beaucoup de cas, mais il est certain aussi qu'on la voit chez des individus qui ayant eu des symptômes primitifs de syphilis, n'ont jamais fait usage de mercure. D'un autre côté les gens qui par état manient et par conséquent absorbent beaucoup ce métal, ne deviennent pas plus promptement chauves que d'autres.

L'alopécie, quelle que soit sa nature, est une affection fâcheuse, toutes les fois que les bulbes des poils sont détruits, parce que ceux-ci ne repoussent plus ; mais elle cesse d'être grave, quand ils ne sont que légèrement altérés primitivement ou consécutivement, surtout si l'on met promptement en usage une médication bien entendue.

Le traitement de l'alopécie est aussi variable que les causes qui l'ont produite ; et la première condition pour qu'il réussisse, c'est que le malade ne soit pas trop âgé, car alors rien ne pourrait prévenir la calvitie.

Toutes les fois que la faiblesse générale est la cause de l'alopécie, comme dans les maladies aiguës ou chroniques, c'est en rétablissant la santé, en rendant les forces par des moyens convenables, qu'on arrêtera la chute des cheveux, et que l'on favorisera leur reproduction. Dans tous les cas, on agit localement en faisant raser la tête un certain nombre de fois et à mesure que les cheveux repoussent. Par ce moyen on retient dans les bulbes les sucs nourriciers destinés aux cheveux malades, et qui seraient indubitablement tombés ; et l'on donne plus de force et de vie à de petites villosités qui prennent alors la consistance des cheveux et se développent comme eux. Si la peau est sèche, écailleuse, on a recours aux cataplasmes de farine de lin, aux fomentations avec les décoctions émollientes, aux embrocations avec l'huile d'amandes douces. Si au contraire elle est flasque, pâteuse, on la fera laver plusieurs fois par jour avec des décoctions toniques de quinquina, de feuilles de noyer, de petite centaurée, le vin aromatique plus ou moins concentré. J'ai employé dans un cas, avec succès, les douches de vapeur. La peau est-elle écailleuse et se recouvre-t-elle de pellicules furfuracées, les ablutions avec l'eau de savon sont souvent utiles.

Si la chute des cheveux est produite par une maladie constitutionnelle, elle ne s'arrêtera que lorsqu'on aura employé contre cette affection les remèdes généraux.

Tout traitement local dès le principe, serait inutile dans l'alopécie vénérienne par exemple, tant que la diathèse syphilitique existera. C'est dans cette espèce, plus que dans aucune autre, qu'un traitement interne est indispensable dès l'abord. (V. *Syphilis.*)

L'alopécie dépend-elle d'une maladie de la peau, c'est en agissant contre elle par les moyens qui seront indiqués, qu'on la préviendra, ou du moins qu'on l'arrêtera.

Lorsque les cheveux ont été rasés plusieurs fois, il est bon d'y appliquer de temps à autre quelque corps gras. Il ne faut avoir qu'une faible confiance dans la plupart des pommades indiquées comme trichogènes par excellence, telles que celles de graisse d'ours, de cerf, de lapin ou de serpent; elles ne possèdent pas plus de vertus que d'autres substances grasses qui sont tout aussi bonnes.

Il est une précaution à prendre tant que la tête est rasée: c'est de la couvrir constamment avec une coiffure artificielle; outre la chaleur qu'elle entretient, et qui favorise la pousse des cheveux, elle contribue aussi à éviter les inflammations des yeux, des oreilles, ou les maux de dents qui pourraient résulter de l'impression trop vive de l'air, sur la peau dénudée du crâne.

AUG. CULLERIER.
Docteur en médecine, ancien interne des hôpitaux.

ALPHOS (*méd.*), s. m. (du grec *alphos* , blanc), les anciens désignaient sous ce nom une variété de la lèpre, caractérisée par des taches blanches de la peau. Ils en distinguaient trois espèces qu'ils indiquaient sous le nom d'*alphos*, de *leucé*, dans laquelle les taches étaient plus blanches que dans l'alphos proprement dit, ou d'*alphos mélas*, où ces mêmes taches étaient fauves, ou tirant sur le noir. Aujourd'hui ces maladies sont considérées , par M. Alibert, comme appartenant à la lèpre squameuse. (V. ce mot.) J. B.

ALTÉRANTS (*mat. méd.*), adj., pris subst. On a donné ce nom à des médicaments qui agissent sans produire d'évacuations et d'une manière insensible, pour modifier l'état des solides et des liquides; ce sont principalement des substances stimulantes et purgatives que l'on administrait pour produire cet effet; le mercure, l'aloès, la digitale, etc., étaient principalement employés dans ce but, à des doses très-petites. On les emploie quelquefois encore dans les engorgements chroniques des viscères du bas ventre.

J. B.

ALUMINE (*chim.*), s. f. , de *alumen, alun.* Guyton de Morveau a donné ce nom à une terre retirée de l'alun; c'est l'oxide d'un métal particulier, *l'aluminium.* Il forme la base de plusieurs pierres précieuses, rubis, saphir, corindon. On l'extrait de l'alun, en précipitant par l'ammoniaque une solution de ce sel, lavant et séchant le précipité; c'est une poudre blanche, douce au toucher, qui happe à la langue, qui forme avec l'eau une gelée, sans s'y dissoudre. On a employé l'alumine à la dose de huit à dix grains, avec un grand succès, dans le cas de diarrhée et de dysenterie.

Sels à base d'alumine. Leurs dissolutions sont précipitées par les alcalis; mais le précipité se dissout dans un excès d'eau de potasse ou de soude; une dissolution saturée de potasse, y produit un dépôt d'alun. Ils jouissent presque tous de la réaction acide; ils ont une grande tendance à former des sels doubles cristallisés; les sels simples cristallisent difficilement, ou sont insolubles. Ils ont tous une saveur aigrelette astringente particulière. Nous n'étudierons en détail qu'un sel à base d'alumine, l'alun.

Sulfate d'alumine et de potasse, ou d'ammoniaque, alun. Ce sel était connu dès le temps d'Hippocrate. En Italie on fabrique l'alun connu sous le nom d'alun de Rome, à l'aide de la pierre d'alun qu'on soumet à une douce calcination. On l'expose ensuite à l'air, on lessive, on évapore et on fait cristalliser. L'alun cristallisé en octaèdre, se dissout dans 18 parties d'eau froide; il contient quarante-cinq et demie d'eau de cristallisation, qu'il peut perdre par la calcination; il est alors connu sous le nom d'*alun calciné.* Les usages de l'alun dans la teinture sont très-nombreux.

Emploi interne de l'alun. On pensait que l'alun administré à haute dose, agissait à la manière des poisons corrosifs. Ce fait paraît douteux; mais il est certain qu'alors il peut occasionner des angoisses d'estomac. On l'administre communément depuis la dose de dix grains, jusqu'à celle de deux à trois gros par jour, dans une boisson appropriée. C'est un astringent puissant; il a été vanté contre les hémorrhagies passives, les flux muqueux par atonie. On l'emploie contre le scorbut les rhumatismes, etc. M. Kapeler l'emploie avec succès pour combattre la colique de plomb.

Emploi externe. Hippocrate recommandait l'alun contre les excroissances fongueuses, les ulcères, etc. On l'a employé en solution, pour arrêter les hémorrhagies utérines rebelles. On l'a employé en poudre comme styptique et insufflé dans l'arrière-gorge, dans l'angine cancéreuse.

On emploie l'alun calciné, réduit en poudre, comme léger cautérétique et dessiccatif, sur les chairs baveuses, les conduits fistuleux ; on l'emploie aussi comme hémostatique.

BOUCHARDAT.

ALUN. Voyez *Alumine.*

ALVÉOLE (*anat.*), s. m., du latin *alveolus,* petite loge, c'est le nom qu'on donne aux cavités osseuses, dans lesquelles les racines des dents sont comme enchâssées. Ces cavités sont profondes et coniques, leur nombre est égal à celui des dents; leur forme et leur volume varient au reste suivant l'espèce de dent qui y est plantée; l'alvéole de la dent *canine,* qu'on nomme aussi *dent de l'œil* à la mâchoire supérieure, est le plus profond de tous. Ceux des molaires présentent des cloisons qui séparent de petites cavités destinées à chacune des racines secondaires de la dent ; le fond de ces petites cavités, ainsi que celui des alvéoles des autres dents, est percé d'une petite ouverture qui livre passage à un nerf et aux vaisseaux nourriciers de la dent. La série des alvéoles forme ce qu'on appelle les *arcades dentaires supérieures et inférieures;* celles-ci sont recouvertes, en dehors et en dedans, par la membrane muqueuse de la bouche, qui forme les gencives; cette membrane envoie un prolongement dans l'intérieur des alvéoles. Lorsqu'une seconde dent (V. *Dent*) tombe ou est arrachée, on a observé que la cavité alvéolaire s'effaçait et s'oblitérait en peu de temps; ainsi les alvéoles ont entièrement disparu chez le vieillard privé de dents, et les mâchoires offrent un bord tranchant formé par le rapprochement des lames osseuses qui, en avant et en arrière, constituent les parois des alvéoles. Nous renvoyons, pour les maladies des alvéoles, aux articles *dent* et *bouche*. Nous remarquerons cependant ici que, lorsqu'on arrache une dent, il arrive assez souvent, et sans qu'on puisse accuser le dentiste d'inhabileté, qu'un petit fragment de l'alvéole reste adhérent à la dent arrachée; cet accident que l'opérateur a soin de dissimuler adroitement en détachant le petit fragment, est sans danger, et n'empêche nullement la cicatrisation de la petite plaie, résultat de l'opération.   J. B.

AMADOU (*mat., méd.*), s. m., substance que l'on emploie pour arrêter les hémorrhagies des petits vaisseaux et des piqûres de sangsues. (V. *Agaric*). Nous croyons devoir consigner ici un procédé qui réussit infailliblement pour arrêter les petites hémorrhagies qui ont lieu quelquefois après les piqûres de sangsues; on sait que chez les enfants et chez les femmes il est souvent fort difficile d'arrêter, même avec le l'amadou, l'écoulement du sang, et cependant cet écoulement, surtout chez de jeunes enfants, lorsqu'il est trop prolongé, peut devenir funeste. Voici le moyen que l'on emploie, après avoir essuyé la piqûre on applique sur elle un petit morceau d'amadou, puis un plus grand, et enfin un troisième assez large; on presse ensuite modérément sur l'amadou avec la partie convexe d'une cuillère d'argent que l'on a fait assez chauffer pour qu'il soit impossible d'y appliquer la main sans un très-vif sentiment de brûlure, la chaleur de la cuillère coagule le sang qui sort de la piqûre, y fait adhérer l'amadou et bouche ainsi la petite plaie; il est important d'appliquer la cuillère à plusieurs fois et de ne pas la laisser trop long-temps pour ne pas brûler le malade. Ce moyen m'a constamment réussi depuis près de douze ans que je l'emploie, excepté dans un ou deux cas. Lorsqu'on n'obtient pas de résultats favorables dès la première fois, c'est souvent au peu de chaleur de la cuillère que l'on doit cet insuccès; il faut alors mettre du nouvel amadou et recommencer l'opération que nous avons indiqué.
                J. B.

AMAIGRISSEMENT (*Path.*), s. m. on désigne par ce mot la maigreur acquise. L'amaigrissement suppose qu'un état différent a précédé, et que les causes qui le déterminent n'ont pas toujours agi. Sous quelle influence ces causes se sont-elles éveillées? La solution de cette question peut conduire le médecin à reconnaitre ces causes. Il peut découvrir dans cette recherche les premières atteintes de maladies graves, dont l'action profonde ne se révèle que par l'amaigrissement. A ce degré de maladie le médecin peut, dans quelques circon-

stances, donner des conseils préservateurs. L'amaigrissement présente au reste des différences très-remarquables. Des personnes fort grasses, *amaigries*, peuvent pour cela n'être pas *maigres*. Sous certains régimes ou sous l'influence de quelques maladies, la maigreur peut devenir excessive. Récemment encore des bateléurs trainaient à leur suite, à Paris, un malheureux nommé à bon titre l'*homme squelette*. Ce pauvre diable, dont les os amincis se dessinaient à travers une peau sèche et terreuse, comme si nulle autre partie molle ne les avait revêtus, pouvait à peine articuler de lentes et sourdes réponses aux questions que lui adressaient les curieux accourus à ce hideux et affligeant spectacle. Ces exemples d'amaigrissements, qui ont frappé toute l'économie, sont les plus manifestes aux yeux de tout le monde; mais il est des amaigrissements partiels qui ne sont pas sans importance pour le médecin. Dans la phthisie pulmonaire l'amaigrissement se porte avec préférence sur la poitrine et sur la face. Dans quelques circonstances douteuses des atteintes de cette maladie, cet amaigrissement partiel, donnant aux physionomie particulière aux phthisiques, est devenu un signe avant-coureur, que le médecin n'a pas négligé pour indiquer les moyens qui ont réussi, dans certains cas, à suspendre les progrès ultérieurs de cette funeste maladie. Les habitudes vicieuses des enfants se traduisent, aux yeux de tous les observateurs, par l'amaigrissement des orbites. Très-prononcé, l'amaigrissement partiel est une véritable atrophie. (V. ce mot.)

Tous les composants de l'économie ne sont pas également atteints dans l'amaigrissement. Lorsqu'on dit d'une personne qu'elle maigrit, l'élément constitutif qui présente les premiers caractères de l'amaigrissement, est, après les liquides blancs, le tissu adipeux ou la graisse.

La graisse est une sorte de dépôt de matière moins assimilée que les autres substances constituantes du corps, et toute prête à être reprise aux premières demandes de l'organisme. Ce n'est donc pas seulement parce que les personnes humides et grasses possèdent plus, qu'elles peuvent perdre plus facilement; mais c'est parce que les substances qui concourent à leur donner du volume sont d'une nature plus décomposable. Un même volume, dû à des muscles, diminuera beaucoup moins vite sous l'action des causes qui réduisent l'embonpoint. Aussi les premiers effets de l'amaigrissement sont-ils de produire les saillies musculaires osseuses et même vasculaires, en présentant plus enfoncés les sillons qui les séparent. Certaines régions, variables au reste suivant l'âge, les races, les sexes et les individus, sont plus particulièrement le siége de la graisse. C'est conséquemment sur leur volume que portent plus directement les effets de l'amaigrissement. Une cause générale d'amaigrissement survenant, le ventre, ordinairement développé chez les hommes qui ont passé trente-six ans, supporte la réduction la plus ostensible.

Il serait sans intérêt de citer d'autres exemples. Lorsque l'amaigrissement détruit les accumulations, les couches, l'imbibition graisseuses, si l'on peut se servir de cette expression, le tissu sur lequel portera l'émaciation est le tissu musculaire; les os résistent les derniers, quoiqu'ils éprouvent aussi de la diminution. Le mécanisme par lequel s'opère l'amaigrissement est l'*absorption.* (V. ce mot.) Nos organes, assujettis à un mouvement continuel de composition et de décomposition, sont incessamment décomposés par l'action des organes absorbants. C'est dans la sur-activité comparative de leurs fonctions que réside la cause prochaine de l'amaigrissement. Aussi peut-il être défini physiologiquement le résultat d'une surabondance d'action de l'absorption qui décompose le produit de la composition.

Les prédispositions et le mode d'action des causes de l'amaigrissement peuvent se déduire de la théorie, dont la définition de ce phénomène est l'expression. Si l'absorption qui décompose est, par une cause quelconque, très-active, et que l'acte de composition ne soit pas augmenté dans une égale proportion, l'amaigrissement en sera le produit. C'est le cas d'une sueur trop abondante, d'une hémorrhagie, d'une perte spermatique et d'un travail forcé, etc.; toutes ces causes activent l'absorption qui s'exerce dans toutes les parties, à l'aide des racines innombrables du système circulatoire.

Dans le cas où cette puissance d'absorption n'a été augmentée par aucune cause, l'absence des éléments fournis habituellement au sang par l'alimentation conduira aux mêmes effets. Plus les systèmes lymphatiques et veineux sont en général vides, plus ils tendent à absorber; si donc les aliments ont manqué, ces systèmes seront vides, et ils puiseront dans toute l'économie de quoi réparer leurs pertes. Ainsi agit l'abstinence, ainsi agissent toutes les maladies qui empêchent l'introduction des produits élaborés par la digestion, comme une gastrite, et toute affection qui nuit à la série des fonctions dont le but final est de mêler au sang des éléments réparateurs.

Si d'une part de nouveaux aliments ne peuvent être introduits; si d'autre part l'absorption est plus avide, la maigreur marchera plus rapidement encore. Ainsi agit la fièvre; c'était le cas du choléra. Dans cette redoutable maladie, les organes digestifs étaient incapables de remplir leurs fonctions, et des pertes énormes étaient éprouvées par suite des abondantes excrétions qui étaient rejetées par les selles et par les vomissements. Ce sont les maladies chroniques qui conduisent aux plus grands degrés d'amaigrissement. Leurs progrès lents font insensiblement supporter à l'économie des pertes beaucoup plus considérables.

Enfin une loi de l'économie établit une sorte de dépendance mutuelle des organes sous le rapport de leur nutrition respective. Il existe, comme l'a dit M. Geoffroy Saint-Hilaire, un *balancement entre les organes*, et particulièrement entre certains d'entre eux; de là vient que dans la phthisie pulmonaire la poitrine s'amaigrit de préférence.

Sur les considérations précédentes il est facile à priori de déterminer les constitutions et les tempéraments chez lesquels l'amaigrissement devra survenir le plus rapidement. Il est évident que les tempéraments lymphatiques, les constitutions

humides et molles, sous l'action de causes amaigrissantes, seront bien plus vite émaciés : les femmes conséquemment et les enfants, où l'absorption est plus rapide, les tissus plus mous et plus graisseux, etc.

Les climats chauds et secs diminuent l'acte de composition, comme la fièvre, en produisant des sueurs et autres pertes considérables, et en suspendant l'acte de composition. On y est plus maigre que dans les pays tempérés et froids; on maigrit également en été. Une cause d'amaigrissement est le travail des muscles et de l'intelligence.

Parmi les aliments, les farineux et le lait engraissent, tandis que les viandes trop épicées maigrissent. Le vin peu alcoolique mêlé d'eau n'est pas contraire à l'embonpoint; le café et les acides excitent l'amaigrissement. Il suffit de ces données pour comprendre les préceptes généraux qui se rattachent à l'amaigrissement, soit dans l'intention de le produire, soit dans celle de l'arrêter.

L'amaigrissement est suivi de conséquences quelquefois très-graves, indépendamment du désagrément qu'il a de faire naître des rides au visage, surtout lorsqu'il est rapide, ce qui n'est nullement indifférent pour les femmes; parmi les accidents graves dont il peut être la source, il faut citer les hernies, dont il facilite la production, en laissant plus libres les ouvertures par lesquelles les viscères sortent, et peut-être en diminuant la force de résistance des parois qui s'opposent à la formation de ces maladies. Dans certaines maladies, comme dans les fistules, l'état de maigreur est quelquefois un obstacle insurmontable au rapprochement de leur parois, conséquemment à leur cure, etc. Ces exemples assez nombreux conduisent à la nécessité de combattre l'amaigrissement dans la crainte de sa suite, et indépendamment de l'importance de ces causes, on sent que les moyens de le combattre doivent être très-variées, et se rapportent à chaque cause particulière.

SANSON-ALPHONSE.

AMANDES, s. f. plur. (*amygdalæ*, Pline), graines de l'*amygdalus communis*. Icosandrie monogynie. L. Famille des rosacées.

L'amandier est originaire de l'Asie et du nord de l'Afrique. Il s'est parfaitement naturalisé dans les contrées méridionales et tempérées de l'Europe. L'apparition de ses fleurs, qui a lieu dès la fin de février et au commencement de mars, est l'heureux présage du printemps.

Le fruit de cet arbre est un drupe velouté, verdâtre, ovale, allongé, comprimé, etc., dont le noyau renferme une amande oblongue, blanche, tendre, oléagineuse, et d'une saveur douce ou amère, selon la variété de l'amandier dont elle provient. On voit même quelquefois les deux espèces d'amandes se former naturellement sur le même arbre.

Les propriétés de ces graines étant très-différentes, sous de certains rapports, nous diviserons cet article en deux sections :

1° AMANDES DOUCES, *amygdalæ dulces.* Ce sont celles que l'on sert sur nos tables, et dont on fait toutes sortes de friandises : gâteaux, biscuits, massepains, macarons, dragées, pralines, nougat, etc. En pharmacie elles sont employées à préparer l'*émulsion* ou *lait d'amandes*, qui est très-usité, tantôt seul, tantôt comme véhicule d'autres médicaments. C'est un liquide émollient, rafraîchissant, adoucissant, tempérant, qui convient dans les maladies inflammatoires et pour calmer l'ardeur de la fièvre. Le sirop d'amandes, qu'on ne devrait plus appeler *sirop d'orgeat*, puisque, depuis longtemps, on a rejeté l'orge de sa préparation, ne possède pas d'autres propriétés que l'émulsion : chacun sait qu'en mettant dans un verre d'eau une cuillerée de ce sirop, on a extemporanément un verre de lait d'amandes. Le *looch blanc*, dont ces graines sont aussi la base, est, en outre, un peu nourrissant, à raison de la gomme adraganthe, qui lui donne la consistance qu'on lui connaît. Ajoutons qu'on est dans l'usage de faire entrer dans la confection de ces médicaments, afin de les rendre plus agréables, une certaine proportion d'amandes amères. L'huile qu'on retire des amandes douces forme, d'après M. Boullay, plus de la moitié de leur poids. On l'administre rarement pure, si ce n'est dans quelques cas d'empoisonnement ; le plus souvent on la mêle avec une égale quantité de sirop, dit *de chicorée*, pour évacuer les tout petits enfants, ou avec des sirops de guimauve, de capillaire, de coquelicot, comme béchique.

2° AMANDES AMÈRES, *amygddalœ amarœ*. L'odeur si remarquable qu'exhalent ces amandes et leur amertume prononcée, les font jouir des propriétés médicinales qui les distinguent totalement des précédentes, dont elles sont la seule naturelle. On attribue les effets qu'elles produisent à une huile volatile d'un blanc jaunâtre, plus pesante que l'eau, très-âcre et très-amère, ainsi qu'à un peu d'acide cyan-hydrique (prussique), qu'elles contiennent, et dont les premières sont tout-à-fait exemptes. Ces principes, qui donnent à l'eau distillée de ces graines, une activité si manifestement délétère, ne se retrouvent pas dans leur huile fixe, qui est aussi douce, sans la moindre amertume et pas autrement odorante, du moins sensiblement, que celle qu'on extrait des amandes douces elles-mêmes. On a prétendu, sans doute d'après Plutarque, qui en rapporte un exemple piquant, que les amandes amères avaient la singulière propriété de préserver de l'ivresse et de la dissiper rapidement si déjà elle avait lieu : « Entre ceulx qui estoyent familiers de Drusus, fils de l'empereur Tibère, il y avoit un médecin qui défioit tout le monde à boire ; mais estant espié de prez, on trouva que devant boire, à tous coups, il prenoit cinq ou six amandes amères, afin qu'il ne s'enyvrast point ; ce qu'ayant esté observé, et luy estant deffendu de le faire, il ne pust pas depuis tant soit peu durer ni résister. » (PLUTARQUE, traduction d'Amyot, tome XII.) Pour nous, nous ne croyons pas du tout à cette vertu désenivrante, car des observateurs plus attentifs, et qui certes méritent plus de confiance, ont précisément fait la remarque contraire.

Quelques médecins allemands regardent les

amandes amères comme un excellent médicament fébrifuge.   F. E. PLISSON.

AMAUROSE, (*méd.*) s. f., du grec *amauros*, obscure, goutte sereine, *suffusio nigra*, cataracte noire, on désigne ainsi une diminution très-prononcée de la vue, occasionnée par une maladie de la rétine, du nerf optique et de ses annexes. Cette maladie affecte quelquefois un seul œil, rarement les deux au même moment, et avec le même degré d'intensité. Dans le plus grand nombre des cas, elle commence par un œil, et l'autre ne se prend que peu à peu, et long-temps après. L'amaurose apparaît quelquefois spontanément ; mais dans le plus grand nombre des cas, elle est précédée de symptômes précurseurs. Ceux-ci se révèlent souvent par une exaltation de la sensibilité de la faculté visuelle, exaltation qui se manifeste lorsque les individus se trouvent en face de corps brillants ou fortement éclairés. D'autres personnes perçoivent les objets les plus sombres entourés de corps brillants, émaillés, ce qui produit une série d'images ou fantômes.

Il est des malades chez lesquels la maladie débute par une diminution réelle dans les fonctions du nerf optique : alors ils recherchent la lumière, et se plaisent à fréquenter les lieux fortement éclairés ; et quand ils examinent le soleil, ils sont tourmentés par la vue de mouches volantes. Plusieurs individus ne voient les objets qu'à moitié, et se nomment *hémiopiques*. D'autres enfin, voient et aperçoivent double ou *diplopie*, des transfigurations instantanées dans les corps, et sont en proie à une métamorphosie continuelle. Nous nous réservons de traiter l'*amblyopie*, l'*héméralopie* et la *nyctalopie*, dans les articles qui les concernent. Les divers symptômes que nous venons d'énumérer se manifestent quelquefois en masse ; pendant long-temps ils restent stationnaires et peuvent s'aggraver ou disparaître spontanément. La vision peut rester incomplète, se suspendre tout-à-fait, ou se borner à la perception des corps sans distinction des formes et des couleurs. Pour peu que cet état augmente, la cécité est complète.

Pendant que la vue se perd ainsi, l'œil affecté ne présente pas des modifications remarquables, car, dans un grand nombre de circonstances, la pupille n'a pas changé de forme, et sa dilatation anormale ou *mydriase* n'est point, comme on l'a cru fort long-temps, un symptôme caractéristique. Bien loin de là, il existe un plus grand nombre d'amauroses avec contraction de la pupille *myosis*, qu'avec dilatation. Ce que nous venons de dire de la dilatation de la pupille,'s'applique à sa mobilité ; car on rencontre à chaque instant des iris d'amaurotiques aussi mobiles que ceux des yeux sains. Quand on examine les yeux séparément, ils ne présentent pas toujours les mêmes phénomènes que lorsque l'examen est porté sur les deux yeux. Les humeurs de l'œil sont presque toujours transparentes, et ce n'est en général que dans des cas fort graves, et chez les phthisiques et les scorbutiques, que l'on voit des décolorations partielles. A ces symptômes généraux, il en faut joindre d'autres particuliers, tels que la vision d'étincelles, la chute de la paupière supérieure, le strabisme et les douleurs lancinantes et pongitives dans l'œil. Lorsque la maladie est ancienne ou avancée, tout l'organe oculaire est affecté d'une langueur, d'une torpeur qui donne à la vue un état d'hébétitude caractéristique.

Les causes de l'amaurose doivent être distinguées en prédisposantes et en efficientes. La prédisposition regarde tout le monde, car tous les âges, tous les sexes y sont sujets ; mais il est des tempéraments qui y sont plus exposés, tels que les nerveux, les pléthoriques. Les congestions sanguines vers le cerveau, les maladies abdominales, celles de la vessie, les pertes, les hémorrhagies habituelles supprimées, les fièvres nerveuses, typhoïdes, exanthématiques, doivent être considérées comme des causes prédisposantes à l'amaurose. Enfin, la plupart des névroses exaltent singulièrement cette prédisposition fatale, telle que l'hypocondrie, l'hystérie, l'hémicranie, etc.

Quand aux causes efficientes, elles consistent dans les lésions mécaniques sur l'organe lui-même, sur ses enveloppes charnues ou osseuses, ou sur les nerfs qui s'y distribuent : telles que les blessures du nerf optique, de la rétine, des nerfs de la cinquième et troisième paires, dans leur origine, leur trajet ou leur épanouissement.

Il faut placer dans la même catégorie les compressions exercées sur le nerf optique, par des tumeurs, des exostoses, des anévrysmes ou des hydatides.

L'afflux du sang vers les centres nerveux, dans les vaisseaux intérieurs de l'œil, produit souvent une compression qui peut produire l'amaurose.

L'usage immodéré des boissons excitantes, les passions violentes, les poisons narcotiques, les vins frelatés avec le plomb, occasionnent souvent cette affection.

Il faut considérer aussi comme cause efficiente de goutte sereine, les choses qui peuvent altérer les fonctions du nerf optique : ainsi, l'exposition prolongée des yeux à la lumière éclatante du soleil ou des gaz, l'usage immodéré des instruments à grossissement ; l'habitation dans les lieux obscurs, ou dans les ateliers servant à la préparation des sels métalliques.

De plus, l'irritation des premières voies, les saburres gastriques, la présence des diverses espèces de vers parasites dans les intestins. On doit ajouter à ces causes les répercussions des maladies de la peau, les affections rhumatismales goutteuses, syphilitiques. La grossesse, la phthisie, le scorbut, produisent quelquefois des amauroses particulières, et qui ressemblent à celles qui succèdent soit aux maladies de la moelle épinière, soit aux inervations générales, telles que celles produites par la masturbation, les excès vénériens.

Ce nombre prodigieux de causes morbifiques n'influe point de la même manière, ni sur les mêmes parties de l'organisme, pour abolir les fonctions visuelles. Les unes agissent sur le cerveau lui-même, et rendent de plusieurs manières la vision impossible ; d'autres exercent leur influence malfaisante sur la rétine, le nerf optique et ses annexes, soit en procédant d'une manière sourde et lente, soit en provoquant des congestions sanguines qui peuvent non-seulement comprimer la rétine, mais encore amener sur elle ou le nerf optique un travail inflammatoire qui peut les faire dégénérer.

Enfin, il est des causes qui donnent lieu à l'amaurose, en agissant sur le ganglion ophtalmique et sur les nerfs ciliaires, au moyen de leurs relations avec le grand sympathique ; et qui proviennent de phénomènes produits dans l'abdomen ; d'autres se transmettent par le nerf frontal blessé, mis à nu, et comprimé par une tumeur sous les sourcils, ou par des cicatrices vicieuses. Il faut placer dans la même série, l'amaurose qui succède aux blessures de la face ou à l'extraction des dents.

D'après tout ce que nous venons de dire, il est facile de voir que l'amaurose est susceptible de divisions et de subdivisions ; nous nous bornerons ici à indiquer les principales : ce sont l'amaurose simple, la compliquée, l'amaurose sympathique, l'amaurose traumatique, ou suite de violence ; enfin, celle qui est due à une cause organique.

Sous le nom d'amaurose simple, l'on entend celle qui est séparée de toute autre complication générale ou locale. La compliquée, au contraire, est celle qui existe en même temps qu'une autre maladie de l'œil ou de l'organisme.

L'amaurose sympathique est celle qui n'est que le résultat des lésions des organes plus ou moins étrangers à l'œil, et avec lesquels il n'est qu'en relation sympathique.

L'amaurose traumatique est le résultat de violences exercées sur l'œil, ses annexes, ses enveloppes et ses membranes.

L'organique, enfin, est celle due à un changement dans les formes et la nature des organes constituant l'appareil oculaire. On pourrait ajouter à toutes ces divisions celles qui ont trait à l'intensité de l'affection, à l'étendue de l'abolition de la vision, à la nature des symptômes ; mais les formes et le but de ce dictionnaire repoussent des classifications purement scolastiques. Pour nous conformer au but dans lequel ce travail est dirigé, nous dirons que l'amaurose peut être complète ou incomplète, monocle ou binocle, partielle ou générale, intermittente ou continue.

Le pronostic de cette affection est en général désavantageux, car rien n'est plus incertain que son siège, sa nature et ses rapports avec les objets extérieurs ; choses qui seraient si nécessaires pour diriger un traitement rationnel. Rien n'est donc plus incertain que la guérison ; et c'est avec raison qu'on la nomme le désespoir des médecins et l'opprobre de l'art.

Lorsque la maladie tient à une cause organique, à une affection du cerveau, ou du nerf grand sympathique, il est fort difficile de rétablir la vision.

Le pronostic est plus favorable, lorsque la maladie est due à des congestions récentes, à des exanthèmes et des écoulements supprimés. Mais s'il s'agit d'une affection profonde ou ancienne des centres nerveux, le pronostic devient plus fâcheux, car il est plus facile de combattre l'éréthisme oculaire, que de réveiller les fonctions d'un organe épuisé.

D'un autre côté, le pronostic doit aussi se baser sur les causes qui ont produit l'amaurose, sur ses complications , ou sur les prédispositions générales acquises ou héréditaires. Il en est de même de l'ancienneté de la maladie, de l'état général de la constitution du sujet.

L'amaurose est donc dans tous cas une affection grave qui mérite toute l'attention des personnes qui en sont atteintes, et réclame au plus tôt la présence de l'homme de l'art. C'est dans l'examen attentif des causes et des symptômes de la maladie, que le médecin doit chercher les inspirations thérapeutiques convenables.

Ainsi, si l'amaurotique a été atteint de blessures au front, aux sourcils, à l'orbite, aux paupières, il faut les panser convenablement , et surtout chercher à obtenir des cicatrices régulières. Si l'on arrive trop tard, et que celles-ci soient difformes et tiraillent le rebord sourcilier, il faut se décider à les inciser, pour détruire les brides anormales ; souvent même est-il nécessaire de couper le nerf sus-orbitaire près du trou du même nom. Ces opérations font souvent disparaître l'état amaurotique. Dans les amauroses traumatiques , le professeur Beer, de Vienne, employait avec un succès étonnant les irrigations continuelles d'eau froide.

Lorsque la maladie est due à l'ingestion ou à l'absorbtion de substances minérales ou narcotiques, on doit d'abord chercher à neutraliser leurs effets par les remèdes convenables ; ensuite traiter les accidents qu'ils ont produits. Un bon régime, des remèdes émollients, sont convenables au début. J'ai souvent traité avec succès des amauroses résultant de l'action des préparations de plomb, ou amauroses saturnines, avec les eaux minérales hydro-sulfurées, naturelles ou factices. Quelques praticiens emploient encore la méthode évacuante, dite traitement de la Charité.

Lorsque l'amaurose est due à une congestion sanguine , à une hémorrhagie supprimée, il faut avoir recours aux saignées générales. Les anciens médecins préféraient dans ce cas les saignées révulsives aux pieds. Après les évacuations sanguines générales, on peut, dans quelques circonstances, employer des sangsues placées derrière les oreilles, et les ventouses scarifiées à la nuque. Si l'on attribue la maladie à la suppression des hémorrhoïdes, il est convenable de poser quelques sangsues au siège, pour rappeler ou suppléer le flux supprimé. On doit alors associer à ce traitement les purgatifs aloétiques, dont l'action est très-énergique sur la partie inférieure du rectum. L'on combat avec avantage les embarras des premières voies par les émétiques, lorsqu'ils sont dus à un état saburral, et par des anthelmentiques variés, lorsque l'on soupçonne la présence de vers dans le tube digestif.

Toutes les fois que la maladie est due à la suppression d'une sécrétion, d'un exanthème, il faut chercher à le rappeler par les moyens appropriés : les bains locaux, généraux, ceux de vapeurs, les douches, le massage et les frictions.

. Quand l'éréthisme oculaire est très-prononcé, il faut, immédiatement après les évacuations sanguines, surtout si elles sont abondantes, adminis-

trer les médicaments calmants, narcotiques ou nervins ; car la perte du sang exalte quelquefois les symptômes nerveux d'une manière fatigante. Ainsi, l'opium, la jusquiame , la belladonne , la pulsatille , sont les médicaments que l'on préfère, et que l'on emploie à l'intérieur et à l'extérieur.

Toutes les fois que l'on a affaire à une amaurose suite de faiblesse, il faut administrer les stimulants ; mais dans tous les cas, il faut procéder avec précaution , car ils dépassent souvent le but que l'on se propose. Les médicaments que l'on préfère sont le camphre, le musc, l'arnica, la valériane et les diverses huiles éthérées. Les oculistes allemands recommandent, comme très-profitable, l'application externe de sachets remplis de camphre et de plantes aromatiques. Il faut moins compter sur les collyres, à moins qu'ils ne soient composés de substances irritantes, telles que le baume de Fioraventi, l'alcoolat de cannelle et de citron, succiné ou ammoniaté.

La révulsion sur les parties rapprochées de l'œil a une très-grande action dans les amauroses chroniques ; ainsi, les vésicatoires sur le cuir chevelu, le front, les sourcils, produisent souvent des guérisons inespérées, surtout lorsqu'on leur associe la méthode endermique et les remèdes actifs, tels que la strychnine, la morphine ou la vératrine, d'après la méthode de Schortt. La cautérisation avec le fer rouge, le moxa ou l'amoniaque liquide, ne doivent être employés que dans les cas rebelles. De nos jours on a vanté avec raison la cautérisation de la partie inférieure du segment de la cornée transparente, avec un crayon de nitrate d'argent ; mais cette médication ne peut convenir que dans l'amaurose avec faiblesse et mydriase ; dans l'état d'éréthisme, elle deviendrait funeste.

Habilement maniés , l'électricité, le galvanisme et la galvano-puncture ont produit d'heureux résultats. Lorsque l'amaurose est compliquée d'une maladie spéciale, il faut traiter la spécificité par des moyens convenables. La même doctrine se rattache aux maladies non spécifiques qui accompagnent l'affection oculaire.

Les moyens les plus rationnels échouent souvent ; et alors les malades s'impatientent et recourent aux médications empiriques, dont quelques résultats avantageux ne peuvent contrebalancer les dangers.

Quelle que soit l'espèce d'amaurose que l'on ait à traiter, il faut se rappeler que c'est de toutes les maladies de l'œil, la plus rebelle, la plus variable ; et que ce n'est qu'avec de la persévérance et du temps, que l'on peut espérer de voir la vue s'améliorer ou se guérir.

CARRON DU VILLARDS,
Fondateur et Chirurgien du dispensaire
ophthalmique de Paris.

AMBIANT (*hyg.*), adj. , de *ambire*, envelopper. Ce mot s'ajoute toujours à celui d'air, et l'on dit air ambiant, pour indiquer l'air dans lequel un corps est plongé. Ainsi nous sommes toujours en contact avec l'air ambiant ; l'air ambiant d'un hôpital est ordinairement malsain, il est important tous les matins de renouveler l'air ambiant des appartements.   **J. B.**

AMBIDEXTRE (*chir.*), adj., de *ambo*, deux, et de *dextra*, droite. Ce mot indique celui qui se sert des deux mains avec une égale facilité. Une des premières conditions, pour un bon chirurgien, est d'être ambidextre, car il est une foule de cas où, dans les opérations, il faut pouvoir se servir, avec habileté, de la main gauche. Hippocrate a dit à tort, dans un de ses aphorismes, qu'une femme n'est jamais ambidextre; l'expérience a prouvé qu'il s'était trompé. **J. B.**

AMBLYOPIE (du grec *amblys*, émoussé, et *ops, opos*, œil). Hippocrate, et avec lui un grand nombre de médecins de la haute antiquité nomment ainsi l'affaiblissement de la vue, chez les vieillards surtout. Les oculistes modernes désignent ordinairement sous ce nom les phénomènes d'obscurcissements de la vue qui précèdent ou accompagnent les diverses espèces d'amaurose.

L'amblyopie est un symptôme très-fatigant chez les hommes qui ont beaucoup voyagé dans les pays montagneux recouverts de neige. Cet état heureusement n'est que passager, sans cela il pourrait dégénérer en deux affections bien diverses. La nyctalopie, amblyopie diurne ou méridienne; maladie pendant laquelle les malades voient très-mal pendant le jour, et bien ou passablement pendant la nuit : l'héméralopie, amblyopie crépusculaire ou nocturne, qui est tout l'opposé de la nyctalopie. Nous traiterons de ces affections en temps et lieux. (V. *Amaurose, Nyctalopie, Héméralopie*.) **C. du V.**

AMBRE GRIS (*mat. méd.*, s. m.) *ambarum cineraceum seu griseum.* Bass. lat.). Cette substance, très-recherchée des parfumeurs, à cause de la délicatesse et de la suavité de son odeur, paraît être une concrétion excrémentitielle, qui, dans certains cas maladifs, prend naissance dans les intestins du cachalot macrocéphale, qui n'est pas le *physeter macrocephalus* de Linnée, avec lequel on l'a confondu; mais bien le *catodon macrocephalus*, suivant Lacépède. La dénomination japonaise *kusura no fu* (excrément de baleine) donnée à l'ambre gris, indique, comme on voit, parfaitement son origine probable. Nous omettons à dessein de parler des autres hypothèses qu'on a faites à ce sujet, parce qu'aucune d'elles n'offre, aux esprits exacts et judicieux, la plus légère apparence de réalité.

On trouve l'ambre gris en masses plus ou moins volumineuses, irrégulièrement arrondies, flottantes à la surface des eaux de la mer, ou rejetées sur le rivage par le mouvement des vagues. Elles se montrent dans des parages très-différens les uns des autres; mais pour l'ordinaire entre les tropiques ou à peu de distance de ces cercles; c'est ainsi qu'on en rencontre fréquemment dans la mer de Chine, aux îles du Japon, aux Philippines, aux Moluques et dans le voisinage de celles de la Sonde dans les golfes du Bengale et d'Oman, sur la côte orientale de l'Afrique, à Madagascar, etc. On découvre aussi de ces sortes de matières dans les mers du Nouveau-Monde, particulièrement dans le canal de Bahama, dans le golfe de la Floride, dans celui de Honduras, sur plusieurs points des eaux qui baignent les côtes du Brésil, ainsi

que dans le grand Océan, aux environs du Mexique et aux îles Gallapagos.

Ainsi que nous l'apprend son nom, cette substance solide et même cassante à la température ordinaire, opaque, plus légère que l'eau, est d'une couleur grise, mais non uniforme, parsemée de taches et de stries noirâtres, brunes, jaunâtres, etc. Son parfum, agréable aux uns, désagréable et même insupportable pour quelques autres, s'exalte par le frottement, par la chaleur et par le mélange de ce corps avec le musc et avec les autres substances odoriférantes auxquelles on l'unit si souvent. Cette production est à peu de chose près sans saveur appréciable. Il est digne de remarque que les espèces de boules qu'elle forme renferment presque toujours des mâchoires brisées (si improprement appelées *becs*) de sèche, mollusque céphalopode dont les cachalots font leur nourriture principale; ce qui achève de démontrer la formation et la véritable origine de cette précieuse matière. La plupart de ces masses ne pèsent pas communément plus d'une à deux livres, souvent moins; mais on en cite de dix, de vingt, de trente, livres, et même de beaucoup plus; et, pour rapporter de suite l'exemple le plus prodigieux dont il ait été fait mention à notre connaissance, nous dirons que « en 1755, la compagnie des Indes de France en exposa, à la vente de Lorient, une grosse masse pesant deux cent vingt-cinq livres, qui fut vendue 52,000 liv. » (*Encyclopédie méthodique (médecine*), tome II, p. 114.)

La cupidité parvient très-souvent à falsifier l'ambre avec diverses résines; de la poix, du storax, du bdellium, du mastic, de la cire, etc.; mais ce n'est jamais que d'une manière si grossière et si imparfaite qu'il est aisé de découvrir la fraude, pour ainsi dire, à la première vue, et dans tous les cas par beaucoup de moyens connus de toutes les personnes qui font ce genre de commerce, et qui ne peuvent être trompées que lorsqu'elles veulent bien l'être.

En grande renommée dans tout l'Orient, où elle jouit de la réputation de faire atteindre, sans infirmités, à une vieillesse très-avancée, cette substance passe encore pour posséder l'heureux pouvoir de chasser la tristesse, d'inspirer la gaieté, de raviver la mémoire, de rendre la vue et l'ouïe plus subtiles, de donner plus d'activité aux facultés intellectuelles, d'inviter enfin et de disposer aux voluptés du harem. Mais que d'exagérations dans toutes ces louanges! et combien ne faut-il pas rabattre de ces merveilleuses vertus! Le moyen, en effet, de croire à ces rares prodiges, à ces miraculeux dons; et, par exemple, à la longue carrière de cet apothicaire, qui, au rapport de Linnée, a vécu cent soixante ans avec le secours de cette divine panacée? Sans contredit, la puissance excitante de l'ambre gris ne saurait être révoquée en doute, non plus que l'action que cette substance paraît exercer sur les nerfs en général et sur ceux de l'appareil reproducteur en particulier; mais ces propriétés y sont assez médiocres, et l'art de guérir, que nous sachions, n'en a pas retiré encore de biens grands avantages. On conçoit néanmoins que ce médicament puisse quelquefois servir à relever les forces languissantes ou abattues, à modifier d'une manière profitable certains états morbides, à remédier à quelques affections de la classe des névroses, à calmer des spasmes, des agitations nerveuses, etc.; tel est à peu près tout ce qu'il est raisonnable d'en attendre : toutefois on le retrouve aussi comme ingrédient principal dans nombre de poudres, d'électuaires, de teintures, d'essences que l'on a décorés du titre d'*aphrodisiaques*, et que nous nous abstiendrons de désigner par les noms ambitieux qu'ils portent; car toutes ces inventions du charlatanisme, ou sont inutiles (et c'est leur moindre défaut), ou ne peuvent qu'altérer la santé de ceux qui auraient la faiblesse d'en faire usage. En résumé, nous pensons que la médecine pourrait très-bien se passer de cette substance, toujours coûteuse, et en abandonner l'emploi, sans appauvrir le moins du monde ses ressources thérapeutiques, aux parfumeurs et aux confiseurs, en possesion par la nature même de leurs métiers, de satisfaire aux exigeances du luxe et de la sensualité.   F. E. PLISSON.

AMBRE JAUNE. *Voyez* SUCCIN.

AMBRETTE (*mat. méd.*), s. f. On donne ce nom aux graines de l'*hibiscus abelmoschus*, ou *hibiscus* à graine de musc; c'est une plante du genre ketmie, qui croît en Asie et dans l'Amérique méridionale, dont les semences ont une odeur ambrée, et qui servent dans le Levant pour la préparation de la poudre de Chypre, que l'on emploie comme parfum. On dit aussi qu'en Égypte, les Arabes le mêlent à leur café pour lui communiquer une saveur plus agréable.   J. B.

AMBULANCE (*chir. milit.*), s. f. Dérivé de *ambulare*, marcher. On désigne ainsi l'ensemble du personnel et du matériel d'un hôpital mobile attaché à un corps d'armée ou à une division de l'armée. Cette définition d'ensemble est quelquefois restreinte au local où se trouve établie l'ambulance, non-seulement en campagne, mais aussi dans les villes, lors des révolutions sanglantes ou des grandes épidémies. C'est surtout comme question de chirurgie militaire que nous devons faire connaitre l'histoire et l'organisation des ambulances.

Apporter de prompts secours aux malades et aux blessés trop éloignés des hôpitaux sédentaires, les préserver ainsi des fatigues et des dangers de la mort, affermir le courage des combattants, enlever du terrain les hommes inutiles à l'action, et y ramener bientôt ceux dont les blessures légères ne réclament que le secours du moment, et dont l'éloignement prolongé peut affaiblir, démoraliser les troupes et les exposer aux chances d'une défaite, en tombant eux-mêmes au pouvoir de l'ennemi; telle est la noble mission des ambulances militaires; et cette mission n'a pu s'accomplir régulièrement qu'après bien des siècles.

La guerre a, dès son origine, perfectionné ses moyens d'attaque et de défense, mais ses moyens de secours; et cependant, les héros qui, aux temps antiques, se faisaient chirurgiens, Machaon et Podalyre, comme Chiron leur père, et

Achille, lui-même, et tant d'autres qui savaient extraire les javelots, étancher le sang, panser les plaies, consacraient ensuite leurs chars à transporter les blessés hors du combat. Ne serait-ce pas là l'idée première, la plus belle de la formation des ambulances ? Les boucliers des Spartiates, les lances croisées des Athéniens, servaient aussi au transport des blessés; les Celtes les emportaient sur la croupe de leurs chevaux, les Francs sur leurs pavois, comme un trophée; et les Romains dans leurs bras, comme un dépôt précieux. Des soldats choisis plus tard dans les cohortes furent chargés de l'enlèvement des blessés, pour lesquels on avait dressé des tentes, sous la surveillance du préfet du camp.

Il faut tout de suite arriver au règne de Louis XIII, pour trouver la première institution des hôpitaux militaires fixes et des *hôpitaux ambulants*, les seuls qui nous intéressent ici. Mais, cette institution, faite sans discernement, n'avait aucune utilité, parce que les hôpitaux ambulants étaient toujours relégués très-loin du champ de bataille, et séparés des troupes actives par cet immense attirail du matériel de l'armée, que les Romains désignaient sous le nom de *impedimenta*. Il en fut ainsi jusque vers la fin du siècle dernier, lorsqu'une circonstance malheureuse vint démontrer la nécessité d'une réforme. C'était à l'armée du Rhin, où Percy et Larrey, ces deux hommes qui honorent le plus notre chirurgie militaire, eurent la douleur de voir périr plusieurs blessés, par la lenteur et le retard des moyens de transport. Chacun d'eux conçut, dès-lors, le projet d'organiser des ambulances actives.

Percy avait imaginé un charriot léger à quatre roues, étroit et long, à-peu-près comme le caisson d'artillerie, connu sous le nom de *wurst*. Dans l'intérieur se trouvaient les instruments et les appareils de pansement. Les chirurgiens étaient assis sur le recouvrement de cette voiture d'ambulance, et leur chef les précédait à cheval. C'était sans doute un moyen de transport prompt et léger, mais il exposait les chirurgiens à beaucoup de gêne et de fatigue, et ne pouvait secourir les hommes hors d'état de se soutenir sur leurs jambes. Percy, lui-même, en comprenait si bien les inconvénients, qu'il avait proposé l'adjonction d'un corps de soldats *brancardiers* ou infirmiers de champ de bataille. Le fourniment complet de deux de ces hommes servait à dresser le brancard d'un blessé fantassin; mais ne faisant point partie des corps de cavalerie, dont ils ne pouvaient suivre les mouvements, ces soldats infirmiers devenaient alors à peu près inutiles.

Bien auparavant, dès 1792, M. Larrey avait conçu un plan d'ambulances légères, qui furent approuvées tout d'abord par le général en chef Custines, accueillies par l'assentiment de l'armée, imitées ensuite par les puissances étrangères, et surveillées toujours par Napoléon. Ces ambulances, que M. Larrey nomme *ambulances volantes*, représentaient à l'armée d'Italie une légion de trois cent quarante hommes. Tous les chirurgiens sont à cheval et portent avec l'uniforme une giberne contenant les instruments essentiels pour les opérations;

les principales pièces d'appareil se trouvent dans leurs valises et à l'arçon de la selle. Les voitures d'ambulances, attelées de deux chevaux, sont à deux ou à quatre roues, et peuvent admettre deux ou quatre hommes couchés dans l'intérieur. Le plancher de la caisse est formé d'un cadre mobile qui peut servir de brancard ou de table, quand la saison ne permet pas de panser les blessés sur le terrain. Les voitures à deux roues servent dans les pays plats, et celles à quatre roues dans les pays montueux. Leur forme est à peu près celle des fourgons, et leur nombre est proportionné aux besoins de l'armée. Que l'on se figure maintenant les *ambulances volantes* avec leurs chirurgiens pour officiers, parcourant un champ de bataille sous le feu de l'ennemi, pour enlever les blessés après leur avoir donné les premiers secours, et les transporter ensuite aux ambulances de réserve, rivalisant enfin de vitesse avec l'artillerie volante, pour conserver au lieu de détruire, et l'on appréciera bien la valeur des services qu'elles ont déjà rendus à l'humanité.

L'organisation des ambulances peut se diviser en deux classes : La première comprenant les *ambulances des premiers secours*, ou *ambulances volantes*, *ambulances légères*, *ambulances d'avant-garde* ; et pour un siège, *ambulance de tranchée*. La seconde classe s'appliquerait aux *hôpitaux d'ambulances* ou aux *ambulances d'attente ou de réserve*, aux *ambulances du quartier général*. On dit aussi les *ambulances de 1re, de 2e lignes*, ou *de la 1re, de la 2e division*, etc.

Un conseil d'administration préside au service des ambulances, et des réglements ou des ordres du jour en prescrivent la formation immédiate.

Le choix des localités, pour l'établissement d'un hôpital d'ambulance, est très-essentiel à déterminer. L'emplacement doit être, autant que possible, assez abrité, vaste, et à peu près hors de la portée du boulet. Une maison isolée, une ferme, une grange, une église, un couvent, tout est bien alors. Mais il faut pourvoir ce local de tout le matériel nécessaire : caisses d'instruments, d'appareils et de médicaments, demi-fournitures de lit, approvisionnements de vivres, etc. Il faut utiliser aussi tout ce qui se trouve sous la main, et se débarrasser du superflu. L'entrée de l'ambulance doit être assez large, toujours libre, et la communication facile avec l'armée active et la réserve. La discipline d'ordre, de soins, d'économie et de propreté, assure le service d'un hôpital d'ambulance.

C'est alors que les ambulances légères se mettent en marche ; et pendant que les soldats infirmiers relèvent les blessés transportables, les aident à se soutenir et les placent sur leurs brancards ou dans leurs voitures, pendant qu'ils emportent aussi les morts, pour aider ensuite à les ensevelir, les chirurgiens de l'ambulance aidés, s'il le faut, par les chirurgiens de régiments, sont là, sur le terrain, tout prêts à secourir les blessés

Que de zèle, d'activité, de dévouement, pour accomplir cette mission ! Et il faut encore certaines qualités instinctives : l'adresse qui soulage les souffrances, au lieu de les aggraver ; le soin de ménager les parties lésées, au lieu de leur imprimer

des secousses pénibles ; et ce sentiment d'humanité, qui sait inspirer le courage et la confiance, en même temps qu'il peut dominer par ses propres ressources les circonstances les plus difficiles, et suppléer aux privations de toute espèce.

Une fois qu'ils ont reçu les premiers secours sur le terrain, les blessés sont transportés à l'hôpital d'ambulance, avec les précautions qu'exigent leur état, la nature de leurs blessures et les parties lésées, l'embarras de la place et des chemins, la direction du feu de l'ennemi, etc. Aussitôt que l'ambulance volante est arrivée à l'ambulance générale, il faut, avant tout, s'assurer qu'il y a place pour les nouveaux blessés, ou en faire par le départ des plus valides ; car on sait la funeste influence de l'encombrement.

Le placement s'effectue ensuite selon les conditions particulières et la gravité des blessures. L'évacuation se fait enfin, des hôpitaux d'ambulance sur les hôpitaux sédentaires, et à des distances fort éloignées quelquefois, par les mêmes moyens de transport ; lorsqu'il y a un nombre trop considérable de blessés, on réunit aux voitures d'ambulances, tout ce qui peut servir à cet effet, et on en forme un ou plusieurs convois, accompagnés par des détachements de l'armée. L'empereur a souvent donné ainsi ses équipages pour transporter les blessés, comme il avait sacrifié ses chevaux pour les nourrir.

Mais en toute circonstance que ce soit, il importe de prévenir les accidents des blessures par une escorte d'officiers de santé dont le nombre est proportionné à celui des blessés.

Quant aux opérations chirurgicales pratiquées aux ambulances, ce serait une question importante à développer, mais dont nous ne donnerons ici qu'un aperçu, parce qu'elle trouvera mieux sa place à l'article *Chirurgie militaire*.

Arrêter les hémorrhagies, débrider certaines plaies, extraire les corps étrangers mobiles ; exciser les lambeaux de membres en partie détachés ; appliquer enfin des bandages et des appareils provisoires, à cela se borne ordinairement la chirurgie des ambulances de premiers secours.

Les opérations plus graves et définitives, certains cas de trépan, les amputations immédiates des membres, les résections osseuses, les profondes incisions et les contr'ouvertures, les sutures délicates, l'application des appareils inamovibles, pour les fractures et tous les pansements difficiles, telle est la tâche réservée à la chirurgie de l'ambulance générale.

C'est aux chirurgiens des hôpitaux à en surveiller les suites, à maintenir ou à renouveler les appareils de pansement, et à pratiquer aussi certaines opérations devenues nécessaires, telles que des amputations consécutives, etc.

Chaque chirurgien, du reste, selon son grade et son expérience, participe plus ou moins à tous les genres d'opérations ; et les blessés, sûrs de trouver tant de secours et de ne pas être abandonnés sur le champ de bataille, ont ainsi les chances les plus favorables de guérison.

Ce que j'ai dit, je l'ai vu aux ambulances du

siége d'Anvers, et je l'ai appris surtout de la longue expérience de mon père.

HIPPOLYTE LARREY,
Professeur agrégé à la faculté de Médecine, Chirurgien aide-major à l'hôpital du Val-de-Grâce.

AMBULANT (*path.*), adj. se dit d'une maladie qui quitte promptement une partie pour s'étendre à d'autres parties du corps; on dit un érysipèle ambulant, un rhumatisme ambulant, une dartre ambulante, pour indiquer la facilité avec laquelle certaines de ces affections se déplacent.   **J. B.**

AME, s. f. du mot latin *anima*. On raconte d'un sauvage, qu'ayant trouvé la montre d'un Européen il la prit pour un animal, la jeta saisi d'effroi contre terre, et la mit en pièces. L'action était absurde, le raisonnement ne l'était pas. C'est celui que nous faisons toutes les fois que nous voyons un objet se mouvoir par sa propre force, et sans impulsion étrangère. Sur la seule apparence de ces mouvements spontanés, nous déclarons que l'être qui les produit est un être vivant, qu'il est animé ou ce qui revient au même, qu'il est mu par un ressort, par une force intérieure que nous appelons *âme*. Quelle est la nature de cette force? est-elle matérielle? ou plus généralement est-ce une substance? Est-ce une qualité? Question sur laquelle se sont partagés les médecins et les philosophes, et qui, présentée avec cette simplicité, se prêterait à plusieurs solutions : ce qui serait, en réalité, ne se prêter à aucune, et laisser dans le doute. Pour en sortir, il faut aller plus loin, et ne puiser nos considérations que dans notre propre nature et dans notre expérience personnelle : car quelle que soit l'analogie qui rapproche de nous les classes les plus élevées des animaux, nous avons toujours, de ce qui se passe dans notre intérieur, une conscience plus nette et plus sûre que de tout ce qui peut les affecter. Cette conscience même est pour nous l'unique fondement de toute certitude. Que l'homme donc, que cet être si directement intéressé dans le problème, soit notre point de départ, et notre terme de comparaison.

A ne considérer ses mouvements que dans un temps donné, on pourrait se persuader, qu'à l'égal de quelques machines ingénieuses, ses membres cèdent à des impulsions, à des pressions dont le jeu nous est caché, mais qui ne diffèrent pas de celles qui font tourner, les uns sur les autres, les rouages d'une pendule, ou les roues d'une voiture à vapeur. On pourrait encore supposer que les contractions des cordes musculaires qui remuent en sens opposés les léviers osseux sur les articulations, ne sont que des effets électriques. A ce compte, la machine humaine et les machines artificielles seraient des constructions similaires : avec cette différence toutefois, que la puissance motrice venant à s'épuiser des deux parts, les machines artificielles n'auraient, en elles-mêmes, aucun moyen de la rétablir, ou d'y suppléer : tandis que la machine humaine porte partout avec elle un principe de conservation qui l'avertit de ses pertes, et lui suggère les ressources propres à les réparer. Quel est ce principe? C'est celui qui donne à cette merveilleuse machine la faculté de sentir et de penser;

et par le sentiment de la pensée, la faculté de varier ses mouvements, et de les accommoder aux éventualités du monde extérieur. Ces mouvements sont donc rallentis, suspendus, précipités, diversifiés selon les rencontres et les nécessités : et ces mutations, d'où dépendent-elles? d'impressions, de sensations, de souvenirs, de jugements, de volontés, c'est-à-dire, d'actions d'une telle nature qu'il est impossible de les assimiler à celles dont la matière est l'instrument. Prenez en effet une matière quelle qu'elle soit, ramenez-la, si elle est composée, à ses éléments les plus simples; aux atomes qui se sont unis pour la constituer. Donnez à ces atomes toutes les figures et tous les arrangements imaginables; épuisez sur ce point toutes les combinaisons, et concevez, s'il se peut, qu'il résulte jamais de tout cela l'ombre même d'une aptitude à sentir; l'ébauche la plus fugitive d'une sensation! Folie! Chimère! il y a plus; et ici se manifeste une différence capitale, ou plutôt une solution de continuité absolue entre le principe sentant, et tous les principes matériels, ou tous les atomes que l'on voudra supposer. Ce n'est pas en effet à la perception d'une seule impression que notre sensibilité est restreinte. Elle en reçoit des milliers qu'elle convertit en sensations, et qu'elle ne confond pas. Or, ne pas les confondre, c'est les distinguer, c'est en sentir les rapports; et la comparaison, d'où naît une perception de rapports, ne peut appartenir qu'à un être simple, à une substance qui n'a pas de parties, qui n'est pas composée. Cette idée de simplicité, d'unité, de non-composition exclut toute idée de composition ou de matière : elle ne saurait même se concilier avec l'idée de l'atome le plus isolé et le plus pur. Il suit de là que le principe sentant n'est pas matériel; s'il n'est pas matériel, il n'est pas divisible, il n'est pas destructible : car toute destruction n'étant, pour la matière elle-même, qu'une séparation de parties, comment admettre une séparation de parties dans un être qui n'en a pas.

Ce principe de sentiment, d'intelligence et de mouvement qui nous anime, ou ce qui est la même chose, notre âme, est donc immortelle; et si cette conclusion résulte comme induction nécessaire d'un des actes les plus familiers de notre esprit, d'une perception de rapports ou d'un jugement, à plus forte raison résultera-t-elle de ces magnifiques perfections d'ensemble, de ces merveilleuses suites d'idées qui brillaient comme des lumières divines dans la tête des hommes qui ont illustré notre espèce : un Homère et un Virgile; un Aristote et un Newton; un Démosthène et un Bossuet; un Socrate et un Fénelon; un Hippocrate et un Sthal. Entre les nobles conceptions de ces sublimes génies, et les propriétés qui caractérisent la matière, qu'y a-t-il de commun? et comment établir jamais une transition entre des termes si opposés? syllogisme et matière, deux choses incompatibles.

On a dit que l'intelligence était le produit de l'organisation; mais l'organisation elle-même, ne serait-elle pas le produit de l'intelligence? De ces deux propositions, quelle est la plus probable? Si on en croit la géologie, et comment n'y pas croire? la race humaine serait d'assez nouvelle date sur le globe. Or, comment s'expliquer l'apparition du premier homme? Pour le former, il a fallu de deux choses l'une : ou que ses molécules constitutives se fussent concertées, pour se faire, celles-ci os ou muscles, celles-là nerfs ou vaisseaux, etc.; ou qu'une force intelligente les ait réunies ou coordonnées. De ces deux suppositions, quelle est encore la plus probable? Pour moi, je me déclare sans hésiter pour la seconde; et, bien que ma raison n'y comprenne rien du tout, il est démontré pour moi, qu'une force extra-matérielle et souveraine a créé l'homme, comme le dit Moïse, et l'a créé, non pas enfant, mais tout développé, et muni de toutes les forces de l'esprit et du corps. Sans cela, comment se serait-il conservé? Ce que je dis de l'homme, je l'entends de tous les animaux et de tous les êtres organisés; de sorte que pour moi c'est une vérité incompréhensible, mais incontestable, qu'originellement c'est l'intelligence qui a ordonné, c'est la matière qui a obéi. Ce premier miracle subsiste encore, et subsistera toujours. Jetez-vous dans mille et mille arguties, pour échapper à ce fait, pour le commenter, le diminuer, l'anéantir; vous ne l'anéantirez pas. Il vous enlace, il vous subjugue; il vous apprend qu'au-delà de la matière il est des forces qui la mettent en œuvre, et de qui elle tient probablement toutes ses propriétés.

D'un autre côté, cette force qui nous est propre, cette âme qui est notre personne, qui est *nous*, plus encore que nos organes, ce principe qui nous meut n'est pas seulement destiné par le créateur à prendre connaissance du monde qui nous environne, et à y puiser, par l'intermédiaire des sens et du cerveau, les éléments de notre intelligence proprement dite. Notre âme reçoit encore de notre intérieur une multitude prodigieuse d'impulsions variées qui la tiennent en éveil sur la situation de nos organes, afin qu'elle en assure l'intégrité, et qu'elle les fasse concourir à la conservation du tout, soit en maintenant la régularité des fonctions pendant la santé, soit en imprimant à ces fonctions un nouvel ordre, pendant la maladie. Or, dans ces deux états, surtout dans le second, dans les fractures, les hernies, etc., dans les maladies générales d'un caractère grave, etc., et surtout encore dans ces états complexes qui semblent tenir des deux autres, dans la grossesse, l'accouchement, l'allaitement, etc., le principe qui nous anime, ou plus brièvement notre âme, en disposant la série de ses actes conservateurs, y porte une prévoyance, un savoir et des combinaisons infiniment supérieures aux calculs les plus élevés de notre intelligence réfléchie. Malgré les distances de temps et d'organes, malgré la disparité des fonctions, tout se correspond à merveille dans les événements qu'elle prépare et qu'elle enchaîne; et dans l'art d'approprier les moyens et les fins, elle montre une justesse qui suppose qu'elle a une vive conscience des uns et des autres; qu'elle agit ainsi d'après des vues d'ensemble où tout se provoque, se limite et se soutient; et qui ne peuvent être conçues, je le répète, que

par un être simple, et, tranchons le mot, par un être tout spirituel.

Notre âme a donc une double intelligence qui lui permet de pourvoir aux éventualités du dedans comme à celles du dehors : et, si des deux parts, elle commet des erreurs et des fautes, ces erreurs reposant sur de faux jugements, ou sur des rapports mal saisis, la perception de ces rapports, loin de détruire la simplicité de l'âme, servirait au contraire à la confirmer. J'ai dit que l'âme est un être simple; je n'ai pas dit qu'elle fût un être infaillible. Elle est simple, parce qu'elle rapproche des termes et qu'elle en saisit les rapports. Elle serait infaillible, si ses rapports étaient toujours vrais ou réels.

Je n'ai point voulu faire de cet article un article de théologie. J'en ai écarté les citations et les autorités. Je n'ai insisté que sur des arguments qui m'ont toujours paru sans réplique. Lieux communs de philosophie, dira-t-on; je le sais. Mais cette remarque sera tout au plus une assez futile épigramme; elle ne sera jamais une réfutation. Je n'ai fait que reproduire les sentiments des premiers philosophes théistes : ceux d'Hippocrate, d'Aristote, de Galien; ceux qu'ont adoptés leurs plus habiles commentateurs; ceux que Virgile a consacrés dans quelques vers de son vi^e livre, etc. Dans toutes les questions de cette nature, c'est la vérité qui importe, non la nouveauté. J'écarterai avec le même soin une foule de questions subsidiaires. Quelle est la nature de l'âme? on l'ignore, comme on ignore la nature de la matière. Placés entre ces deux termes, nous sommes réduits à nier de l'un ce que nous affirmons de l'autre, et réciproquement, de la même façon que placés entre le corps A et le corps B, dont il s'agit de déterminer la nature, nous déclarons seulement que celui-ci n'est pas celui-là : et voilà tout; ce qui est presque ne rien dire. En second lieu, où était l'âme, avant qu'elle s'unît à des organes? Comment cette union s'est-elle opérée? par quel intermédiaire? à quelle époque? et quand elle cessera, quel sera le partage de l'âme? que devient-elle dans le sommeil, les léthargies, les asphyxies? Pourquoi semble-t-elle croître et décliner avec l'organisation? Est-ce l'organisation qui la contient? Est-ce elle qui embrasse et contient l'organisation, comme le pensait Aristote? Les animaux, les végétaux ne diffèrent de nous et ne s'éloignent les uns des autres que par des nuances insensibles, ont-ils chacun leur âme? etc., etc. Problèmes insolubles, il est vrai; mais qu'en conclure contre les solides vérités que j'ai rappelées tout à l'heure sur la spiritualité et l'immortalité de notre âme?

E. PARISET,
Secrétaire perpétuel de l'Académie royale de médecine.

AMÉNORRHÉE (*méd.*), s. f., du grec *a* privatif, de *mèn*, *ménos*, mois, et de *réo*, je coule. On désigne ainsi la suppression du flux menstruel; cette suppression constitue une cause de maladie qu'il est toujours important de faire cesser. (V. *Menstruation.*)

J. B.

AMERS, (*mat. méd. thérap.*), s. m. plur. (*amara*). Ici ce mot est pris substantivement, et sert à désigner la réunion ou collection de certains agens pharmacologiques remarquables par la saveur qu'indique cette dénomination. La cause qui détermine ce mode de sensation sur l'organe du goût, est inhérente à un grand nombre de substances ; et s'il est manifeste qu'il n'est personne qui ne sache fort bien ce qu'on entend par le mot *amertume*, il est non moins constant aussi que tout le monde ignore à quel principe il faut rapporter la faculté qu'ont ces corps d'exciter cette sensation. La chimie, en effet, malgré ses immenses et rapides progrès, n'a pu encore nous apprendre si ce principe était simple ou composé, unique ou multiple, identique ou non ; ce qui évidemment ne paraît pas possible de décider dans l'état actuel de nos connaissances : nous pouvons même ajouter que nous ne sommes pas plus avancés à l'égard de la plupart des autres sortes de sapidités. Nous éviterons donc de nous livrer aux oiseuses discussions que ce sujet a fait naître, et dont l'intelligence des faits n'a pas retiré le plus léger avantage jusqu'à ce jour.

Entre tous les corps de la nature, ceux parmi lesquels on rencontre le plus rarement la saveur amère, et en général tous les genres de saveurs, appartiennent sans contredit au règne minéral. Mais on a été plus loin, et l'on a prétendu qu'il n'existait pas de substances de cet ordre, qui fussent douées d'amertume. On a eu tort, ce nous semble, et il nous serait facile de le prouver, si c'en était ici le lieu : qu'il nous suffise de citer les sulfates de potasse et de soude et tous les sels de magnésie. C'est dans les végétaux surtout, et beaucoup de familles sont dans ce cas, qu'on voit les principes de cette espèce de saveur, le plus universellement et le plus amplement répandus, et cela dans presque toutes leurs parties : racines, feuilles, fleurs, sucs, etc.; tandis que dans les animaux, il n'y a guères (sauf assez peu d'exceptions) que quelques fluides sécrétés, et spécialement la bile et les organes qui la contiennent, qui possèdent une amertume bien caractérisée. Il est vrai qu'un certain degré de carbonisation peut aussi développer la saveur amère dans la plupart des substances animales, de même que le fait la torréfaction pour beaucoup de plantes.

Il résulte des considérations qui précèdent, qu'il doit y avoir, et qu'il y a en effet, de très-grandes variétés dans les matières qu'on réunit communément sous le titre d'*amers*; de même que dans la manière dont elles affectent l'organe du goût, et également dans leurs différents modes d'action sur le corps vivant, soit à l'état sain, soit à l'état morbide. De là la nécessité de les partager en plusieurs groupes : *Amers purs, A. acerbes, A. aromatiques, A. nauséeux, A. fétides, A. vireux, A. salés, A. âcres.* Nous n'entrerons dans aucun détail sur chacun de ces groupes, qui forment autant de classes distinctes de médicaments. Tout ce qu'il est essentiel de savoir pour le moment, c'est que l'usage n'a consacré, sous l'appellation générale d'*amers*, qu'une partie seulement de ces substances, et que ce sont celles qui sont inodores ou tout au plus faiblement aromatiques, qui donnent une saveur franche ou peu mélangée, et qui sont de nature en-

tièrement extractive. Réunies au nombre de quatre, cinq ou six dans les pharmacopées et dans les officines, où elles prennent le nom d'*espèces amères*, ces plantes servent à préparer des tisanes, des apozèmes, des clystères, des lotions, etc.

Considérée comme cause et comme base d'actions médicamenteuses, la saveur amère a donné naissance à un très-vieux proverbe, qui témoigne les bons effets de ces sortes de toniques : *ce qui est amer à la bouche est doux au cœur*, c'est-à-dire à l'estomac, que le langage populaire traduit par *cœur*, comme s'ils voulaient exprimer que les amers donnent de la force, du courage, de l'énergie. Il importe de ne pas perdre de vue que c'est dans le principe de la saveur de ces substances que réside leur puissance active; d'où il résulte (et l'expérience journalière ne cesse de confirmer ce précepte), qu'il ne faut point édulcorer les bo ssons que l'on prépare avec ces médicaments, si l'on désire leur conserver toute leur efficacité.

Les circonstances dans lesquelles on emploie habituellement les amers proprement dits, *amara pura, sincera, exquisita*, sont extrêmement nombreuses et variées. On les conseille particulièrement aux sujets faibles, lymphatiques, blafards, de complexion molle et humide, aux femmes délicates, à celles qui relèvent de couches ou qui ont long-temps nourri, aux enfants gorgés de sucs blancs, aux vieillards cacochymes, dans les longues convalescences, etc. Ils fournissent à la médecine des agens thérapeutiques précieux contre les fièvres périodiques et contre une multitude d'autres maladies. C'est ainsi qu'on les prescrit fréquemment, et avec un avantage évident, contre les flatuosités, les vieux catarrhes, les flueurs blanches, les anciennes gonorrhées, les syphilis dégénérées. Tous les écrivains les préconisent dans les affections scorbutiques, dans les maladies scrophuleuses, le rachitis, les œdèmes, les leucophlegmasies, les hydropisies. On vante encore, et avec raison, leur utilité dans l'aménorrhée, la chlorose, certains ictères, et aussi dans les maladies chroniques de la peau, les dartres et les gales invétérées, les ulcères sordides, etc. Les éloges que les amers ont reçus dans le traitement de la goutte, sont certainement exagérés; mais la vogue dont a joui la fameuse poudre du duc de Portland, qui en est entièrement composée, atteste au moins qu'ils ne sont pas sans effet contre cette cruelle maladie, qu'il serait sans doute bien permis aux pauvres patiens de regarder comme l'*opprobre des médecins*, si les insuccès du traitement ne résultaient pas si souvent de leur indocilité et de leur intempérance. Qui ne sait enfin, et c'est par là que nous terminerons l'histoire sommaire de ces intéressants médicaments, que leurs propriétés vermifuges ont été reconnues et célébrées dès les temps les plus reculés.   F. E. PLISSON.

AMIANTE (*hist. nat.*), s. f. On désigne sous ce nom une substance minérale, fibreuse, flexible, disposée en longs filaments, susceptibles d'être employés à la confection d'un tissu; elle est de nature siliceuse et magnésienne, incombustible et inaltaquable par les acides. On la rencontre principalement dans les rochers des Alpes et des Pyrénées. Les qualités de l'amiante la rendent précieuse pour certains usages; les anciens en faisaient de larges pièces d'étoffe dans laquelle ils enveloppaient les corps qui, dans les cérémonies funèbres, devaient être brûlés par le bûcher; cette précaution avait pour but d'empêcher que les cendres du mort, qui devaient être renfermés dans un urne, ne fussent mêlés à celles des parfums et des matières combustibles employées pour brûler les corps. Dans ces des derniers temps, M. Aldini a proposé d'en faire des vêtements pour les pompiers, qui, souvent dans les incendies, sont brûlés par la combustion de leurs vêtements. Autrefois on employait l'amiante en médecine pour faire des frictions dans la paralysie et la gale; ce moyen, qui devait être tout-à-fait sans bon résultat, est aujourd'hui complétement abandonné. Dans les arts économiques cette substance est employé pour faire des mèches de lampe, qui sont incombustibles, et pour retenir l'acide sulfurique que l'on met dans les briquets, improprement nommés phosphoriques.

J. B.

AMIDON. V. *Fécule.*

AMIDONNIERS (*maladies des*), (*path.*) Les amidonniers sont les industriels qui préparent l'amidon, la matière amilacée qui se trouve soit dans les semences des céréales, soit dans les *issues* qui proviennent de la mouture de ces céréales, et particulièrement du blé.

L'amidon se prépare en mettant, soit les blés avariés moulus, ou seulement crevés ou écrasés, soit les issues, en contact avec de l'eau dans laquelle on a mis un ferment, laissant ensuite en contact plus ou moins long-temps selon la température de la saison. On conçoit que la fermentation qui se développe dans ce mélange d'eau, de froment et de substances végétales et végéto-animales, et particulièrement de gluten, passe et arrive à la fermentation putride qui s'opère avec production, par toutes ses phases, d'une odeur infecte, doit donner lieu à des émanations fétides et insalubres; aussi a-t-on rangé les fabriques d'amidon, *en raison de l'odeur qu'elles répandent*, dans la première classe des établissements insalubres et incommodes, *établissements qui ne peuvent être formés dans le voisinage des maisons particulières, et pour lesquels il est nécessaire de se pourvoir d'une autorisation du roi, accordée en conseil-d'état,*

Parmi les auteurs qui se sont occupés des maladies des amidoniers, on doit citer Cadet de Gassicourt, qui a dit que ces ouvriers étaient sujets: 1° A des douleurs de tête; 2° à de l'oppression et à de la difficulté de respirer; 3° à des fièvres adynamiques et ataxiques. Ce savant attribuait ces maladies à l'action des substances fétides, acides qui s'exhalaient des eaux sures, et il a conseillé aux amidonniers; 1° de travailler dans les lieux vastes et aérés; 2° de prendre dans les maladies, résultant de leur profession, de l'huile d'amande douce, des émulsions préparées avec les semences du melon, de la tisanne d'orge. D'autres auteurs

ayaient indiqué l'emploi, par ces ouvriers, d'une espèce d'entonnoir de carton ou de papier, placé autour du cou en sorte que l'extrémité la plus large fût tournée vers la tête, de manière *à briser la direction de la vapeur.* Tourtelle proposait de faire dégager de l'ammoniaque dans les ateliers afin de neutraliser la vapeur acide qui s'exhale des eaux sures.

Les visites que nous avons été à même de faire dans les fabriques où l'on travaille l'amidon, nous ont mis à même de remarquer que les ouvriers qui y travaillaient étaient peu affectés par l'odeur des eaux sures; mais qu'il n'en était pas de même des personnes qui n'avaient point l'habitude de ressentir ces odeurs; dans ce dernier cas, ces personnes, au bout d'un séjour plus ou moins prolongé dans ces ateliers, se sentaient prises de douleurs de tête; douleurs qui ordinairement n'ont pas de suite, et qui se dissipent après leur sortie des fabriques.

Fidèles au principe que nous avons adopté de visiter les fabriques, afin de recueillir, dans l'atelier même, des observations, nous avons eu recours, pour obtenir des renseignements exacts, à M. Boissel, maire du douzième arrondissement, qui a bien voulu nous mettre en relation avec des fabricants d'amidon. Ces fabricants et des ouvriers que nous avons consultés disent:

1° Que les ouvriers commencent à travailler dès l'âge de dix-huit ans, qu'ils n'éprouvent aucune indisposition particulière lorsqu'ils se livrent pour la première fois à la fabrication de l'amidon;

2° Que la vie des ouvriers amidonniers paraît être moins longue que celle d'autres ouvriers, puisque le terme moyen de leur existence s'élève de quarante-cinq à cinquante ans;

3° Que les affections auxquelles il sont sujets sont le coryza, les affections de poitrine, et particulièrement l'asthme *sec*, nerveux, ou convulsif, accompagné d'une expectoration muqueuse, plus ou moins abondante; il commmence par une constriction, un resserrement de la poitrine qui menace de suffocation; sa durée est moins longue que l'asthme *humide*, mais il revient plus souvent et ses symptômes sont plus violents;

4° Que ces ouvriers sont sujets, dans la mauvaise saison, à la toux et au catarrhe chronique;

5° Que presque tous ces ouvriers sont dans un état d'aphonie plus ou moins incomplète; mais qu'on n'a appliqué aucun traitement spécial à ces affections, pour lesquelles ils sont soignés par les méthodes ordinaires; saignées, lait d'amandes douces, sirop diacode;

6° Que ces affections étaient plus sensibles lorsqu'on fabriquait l'amidon en poudre;

7° Les moyens les plus simples qui ont été mis en usage pour empêcher la poudre d'amidon de pénétrer dans l'appareil respiratoire, consistent à s'attacher sur la figure un mouchoir qui, par sa large surface, couvre la bouche et les fosses nasales; on conçoit qu'il faut avoir le soin de ne pas attacher ce mouchoir de manière à avoir la respiration gênée. On ne se sert pas de l'entonnoir de carton qui avait été indiqué dans divers ouvrages;

8° Que le moyen à mettre en usage, pour rendre

moins odorantes les eaux sures des amidonniers, consisté à les renouveler souvent et à leur procurer un bon écoulement à l'aide de ruisseaux pavés. Dans ce cas, ces eaux sont moins insalubres et pour les ouvriers et pour le voisinage ;

9° Que les ouvriers amidonniers boivent beaucoup et surtout des liqueurs fortes (de l'eau-de-vie, etc.);

10° Enfin, que ces ouvriers qui travaillent douze heures par jour, succombent ordinairement à des maladies de poitrine.

Nous avons remarqué que, dans l'état actuel, les fabriques d'amidon sont beaucoup mieux tenues qu'elles ne l'étaient précédemment; mais ce qui tournera au profit de l'hygiène publique, ce sont les nouvelles découvertes que l'on a faites et qui se rattachent à la fabrication de l'amidon. Ces découvertes; qui ne sont pas encore répandues, consistent dans la fabrication de l'amidon, par deux nouveaux procédés.

L'un de ces procédés qui est pratiqué à Gravelle, commune de Charenton St. Maurice (Seine) consiste à introduire dans des sacs d'une toile peu serrée du blé grossièrement moulu et qui a acquis du volume par son séjour dans l'eau, à placer ces sacs dans une auge circulaire et à faire passer continuellement sur ces sacs, sur lesquels il tombe en même temps une certaine quantité d'eau, des cylindres cannelés mus par un manège et imprimant à la matière contenue dans les sacs une certaine pression. Par le contact de l'eau, et à l'aide de la pression opérée par les cylindres, l'amidon est entraîné avec une certaine portion de gluten très-divisée, et à l'état *spirneux*, il est reçu dans des réservoirs qui sont destinés à le recueillir; il reste dans les sacs du son et une partie du gluten; une autre partie du gluten sort par les mailles de la toile formant les sacs, et il peut être recueilli au dehors. Ce gluten, ainsi que les résidus, peut être employé à la nourriture des animaux domestiques.

L'amidon résultant de cette opération est ensuite lavé et converti en *masses* ou *pains*, et livré à la consommation.

Les eaux qui proviennent du travail que nous venons d'indiquer n'ont pas besoin de séjourner sur l'amidon; elles n'offrent donc pas les inconvénients des eaux sures des amidonniers, et elles ne peuvent nuire à la salubrité; il ne s'agit pour cela que de les conduire soit dans des ruisseaux, soit dans des égouts.

L'autre procédé qui est mis en activité à Vervins, département de l'Aisne, est une application du procédé que les chimistes mettent en pratique pour séparer le gluten des farines; il consiste à réduire en pâte la farine et à faire tomber sur cette pâte, qui est placée sur une toile métallique n° 120, de l'eau très-divisée, remuant la pâte pour que l'amidon s'en sépare, en laissant pour résidu le gluten. Dans dix heures de travail, deux femmes lavent et extraient l'amidon qui se trouve dans sept cents kilogrammes de pâte, préparée avec environ cinq cents kilogrammes de farine; elles obtiennent le gluten pur et une plus grande quantité d'amidon en effet. On sait que par l'ancien procédé on n'obtenait au plus que quarante-cinq d'a-

midon pour cent de farine employée. Dans le procédé en usage à Vervins, et qui est dû à M. Martin; on obtient 1° cinquante-cinq pour cent d'amidon fin; 2° dix pour cent d'amidon inférieur, connu sous le nom de gros noir, ce qui donne une différence de vingt pour cent.

M. Martin a en outre trouvé le moyen de n'avoir aucun résidu; ce qui fait cesser toute cause d'insalubrité; en effet, il a 1° approprié le gluten extrait des farines de manière à pouvoir le transporter pour le faire servir à la nourriture, des animaux soit à d'autres usages; 2° il fait fermenter les eaux de lavage de manière à les convertir en une boisson agréable; ou à en tirer de l'alcool.

Il nous semble que les procédés suivis à Vervins, procédés pour lesquels l'auteur ne veut pas prendre de brevet d'invention, se propageront bientôt partout, et que la fabrication de l'amidon, qui était une profession entraînant avec elle de l'incommodité et de l'insalubrité, sera débarrassée de ses inconvénients et pourra être établie en tous lieux.
A. CHEVALLIER, et S. FURNARI.

AMMONIAQUE (*chim.*) *s. f. Alcali volatil, alcali volatil fluor.* L'ammoniaque se trouve à l'état de combinaison avec les acides chlorhydrique et phosphorique dans l'urine, et avec les acides acétique et carbonique, dans les matières animales putréfiées; il se forme constamment par la décomposition de ces matières par le feu. On prépare facilement l'ammoniaque en chauffant graduellement dans une cornue munie d'un récipient approprié, un mélange de parties égales de chaux et de sel ammoniac pulvérisés. L'ammoniaque est composée de cinquante volumes d'azote et cent cinquante volumes d'hydrogène.

Propriétés de l'ammoniaque à l'état gazeux. L'ammoniaque est toujours à l'état de gaz à la température ordinaire, et sous la simple pression de l'atmosphère, sa densité est de 0,591; c'est un gaz alcalin, transparent, incolore, d'une odeur extrêmement forte et pénétrante. Sa saveur est âcre et extrêmement caustique. On emploie souvent les vapeurs ammoniacales comme stimulant les membranes oculaires et nasales; mais il faut l'employer ainsi avec une grande circonspection. On rapporte plusieurs accidents graves survenus par l'emploi inconsidéré des vapeurs ammoniacales. Ce moyen a été d'une grande efficacité pour combattre l'asphyxie par le gaz acide carbonique.

Ammoniaque liquide. C'est le nom qu'on donne à l'eau saturée de gaz ammoniac, c'est-à-dire en ayant absorbé environ le tiers de son poids; sa densité est alors de 0,895. L'ammoniaque liquide est incolore, d'une saveur très-caustique, d'une odeur insupportable; elle verdit le sirop de violette; elle forme, avec les acides, de nombreuses combinaisons salines; elle peut également dissoudre plusieurs oxides métalliques. Avec les oxides d'or et d'argent, elle forme des poudres fulminantes; avec le deutoxide de cuivre, elle forme une très-belle dissolution bleue: c'est un des réactifs les plus usités de la chimie.

Action de l'ammoniaque, sur l'économie animale. Appliquée sur la peau, elle peut, suivant la durée du contact, la dose et le degré de concentration, produire ou la rubéfaction, ou la vésication, ou la cautérisation. Portée dans l'estomac ou injectée dans les veines, elle produit la mort, soit par son action sur le système nerveux, et particulièrement sur la moelle vertébrale, soit en produisant une inflammation locale que suit bientôt l'irritation sympathique du cerveau. L'eau vinaigrée est le meilleur contre-poison de l'ammoniaque.

Emploi externe de l'ammoniaque. On s'en sert pour faire des vésicatoires extemporaires. La préparation ammoniacale qui remplit le mieux cet objet, est la *pommade ammoniacale de Gondret*, formée de deux parties d'ammoniaque très-concentrée unie par une vive agitation dans un flacon bouché à l'émeri avec un mélange d'une partie d'axonge et d'une partie de suif fondus à une douce chaleur. C'est un puissant résolutif qui produit une vésication par un contact peu prolongé, mais qui est surtout employé pour cautériser le cuir chevelu, dans l'amaurose. L'ammoniaque fait la base des *liniments volatiles* usités contre les engorgements indolents et les douleurs rhumatismales chroniques.

Emploi interne de l'ammoniaque. On administre l'ammoniaque comme stimulant interne diffusible. On ne la donne que par gouttes dans une potion appropriée; son effet est rapide, mais peu durable; elle absorbe instantanément le gaz acide carbonique qui quelquefois distend l'estomac. On avait considéré l'ammoniaque comme antispasmodique, incisive, fondante, diurétique; mais sa propriété secondaire la mieux constatée, c'est d'être un puissant sudorifique : on le donne dans ce but à la dose de six à huit gouttes, par chaque verre d'une tisane sudorifique. Cette propriété rend ce médicament précieux dans une foule de circonstances. On l'emploie surtout avec succès contre la météorisation produite chez les herbivores, par l'usage des plantes fraîches, contre la morsure des insectes et des autres animaux venimeux, particulièrement la vipère. (Voyez ce mot.) Douze gouttes d'ammoniaque concentrée dans un verre d'eau sucrée, combattent l'ivresse avec une grande efficacité.

Sels ammoniacaux. Tous les sels à base d'ammoniaque, triturés avec de la potasse, laissent dégager du gaz ammoniac ; ils sont solubles dans l'eau, se volatilisent ou se décomposent, lorsqu'on les soumet à l'action du calorique : il en est trois qui doivent nous arrêter : ce sont le carbonate, l'acétate et le chlorhydrate (hydrochlorate).

Acétate d'ammoniaque, esprit de Mindérérus. On le prépare en saturant de l'acide acétique avec de l'ammoniaque liquide ; c'est un liquide incolore, qui marque 5° au pèse-sel, sa saveur est fraîche, son odeur presque nulle.

On a considéré ce médicament comme diaphorétique, diurétique, tonique, etc. Ses propriétés stimulantes sont incontestables, mais elles sont peu redoutables, puisque Cullen dit en avoir vu prendre huit onces sans inconvénients. On dit l'avoir substitué avec avantage à l'ammoniaque pure, dans le cas d'ivresse, qu'il dissipe, assure-t-on, en quelques minutes, trente gouttes pour un verre d'eau sucrée ; mais c'est particulièrement comme diaphorétique, qu'on l'emploie aujourd'hui.

Carbonate d'ammoniaque, sel de corne de cerf, sel volatil de l'urine, etc. Il existe trois carbonates d'ammoniaque : c'est le sel bi-carbonate, qu'on emploie en médecine ; on le prépare en mêlant une partie de sel ammoniac avec deux parties de craie en poudre, et distillant le mélange sec dans une cornue de verre munie d'un récipient tubé. Ce sel réagit comme l'ammoniaque, il a la même saveur, la même odeur et la même propriété médicale à un degré plus faible ; sous forme sèche, il renferme quinze trois quarts pour cent d'eau ; il est formé de volumes égaux des deux gaz.

Renfermé dans de petits flacons, on le vend sous le nom de *sel volatil d'Angleterre*, et on le fait respirer dans les cas de syncope. Introduit dans les voies digestives, il offre à haute dose tous les dangers de l'ammoniaque.

Chlorhydrate ou hydrochlorate d'ammoniaque, sel ammoniac. Ce sel, très - anciennement connu, est ainsi appelé du pays d'Ammon, en Libye, dont on le tirait. On le tirait autrefois d'Egypte, par sublimation de la suie provenant de la combustion de la fiente des chameaux.

On le prépare aujourd'hui très-en grand en Europe, en distillant des os et des lainages dans des cylindres de fonte : le liquide, outre les matières pyrogénées, contient de l'acétate et du carbonate d'ammoniaque ; on le transforme en sulfate d'ammoniaque, en leur faisant traverser un lit de sulfate de chaux ; on obtient le sel ammoniac en chauffant le sulfate cristallin avec du sel marin. Le meilleur sel ammoniac est celui qui a été sublimé ; il se présente sous forme de pains demi-transparents, très-tenaces, souvent colorés par de l'huile empyreumatique ; sa saveur est âcre et piquante ; il cristallise en octaèdre, mais plus souvent il présente une cristallisation dite en plumes ; il se dissout dans 2,72 d'eau froide, il est soluble dans l'alcool, il est formé de volumes égaux de gaz ammoniac et d'acide chlorhydrique.

Propriétés médicales. Le sel ammoniac est stimulant comme les autres sels ammoniacaux ; il est plus actif que l'acétate ; introduit à haute dose dans les voies digestives, il peut causer l'empoisonnement ; pour l'usage intérieur, on le prescrit à la dose de trente à quarante grains par jour, dans une tisane appropriée ; son action stimulante l'a fait employer comme fondant ; uni avec des amers ou des anti-scorbutiques, il entre dans le vin de ce nom. Il diminue la plasticité du sang ; d'après cela on l'a vanté dans les phlegmasies ; on le dit encore diurétique, antiputride, et on lui attribue une action spéciale sur le système lymphatique.

On l'emploie plus fréquemment à l'extérieur qu'à l'intérieur, dissous dans l'eau, 1 ou 2 gros par livre d'eau. On l'a employé comme gargarisme dans l'angine pituiteuse ; il entre dans des collyres excitants ; on l'applique comme résolutif sur les seins ou les testicules engorgés, sur les chairs contuses, sur les membres fracturés, etc.

BOUCHARDAT.

AMMONIAQUE (*gomme*), (*mat.*, *méd.*), s. f. (*gummi ammoniacum*). Ce n'est point une simple gomme comme on l'a cru, mais bien une gomme-résine dont l'origine, long-temps méconnue, est désormais parfaitement établie. On est certain en effet, d'après les preuves qu'en a données M. Fontanier, et auxquelles il serait difficile de se refuser, que cette gomme-résine découle d'un végétal du genre *Ferula*, que MM. Mérat et Delens proposent d'appeler *ferula ammonifera*, ainsi que l'a déjà fait Lemery. Pentandrie digynie. L. Famille des ombellifères.

Cette substance, dont Hippocrate, Dioscoride, Pline, etc., parlent dans leurs écrits, nous est long-temps arrivée de la Lybie, contrée où l'on sait que Jupiter-Ammon (*ammos*, sable) avait un temple; ce qui lui a sûrement valu le nom qu'elle porte. Elle nous vient également des Indes orientales, et particulièrement de la Perse. Il y en a deux variétés ou sortes dans le commerce.

La première, et la plus estimée (ammoniacum amygdaloïde, *Thrauston* de Pline est en petits fragments arrondis, en larmes, de texture opaque, blanchâtres ou même blanches, intérieurement jaunes pâles, à l'extérieur, mais devenant plus foncées avec le temps; odeur désagréable, nauséeuse et comme alliacée; saveur âcre et amère, mais peu marquée.

La deuxième (ammoniacum en sorte, *Phyrama* de Pline) se présente sous formes d'agrégats ou masses d'un volume variable, de couleur jaune, fauve, roussâtre, quelquefois noirâtre, lorsqu'elle est très-impure. On y rencontre des graines entières ou brisées, des parties ligneuses, de la terre, du sable, etc. Son odeur est plus forte et plus nauséabonde que dans la première variété.

La gomme-résine ammoniaque contient près de quatre fois autant de matière résineuse que de substance gommeuse : d'où l'on voit combien est impropre la première qualification qu'on lui avait donnée. Elle entre dans la composition de plusieurs emplâtres et dans un assez grand nombre de préparations pharmaceutiques, pour la plupart abandonnées.

Employée dès la plus haute antiquité au soulagement des maux de l'humanité, cette gomme-résine est douée d'une propriété stimulante assez puissante, et dont l'activité mal appliquée a dû être funeste dans une foule de circonstances pour lesquelles on l'avait recommandée. Mais les médecins de notre siècle savent fort bien (ce que les anciens semblent avoir ignoré) que c'est à cette faculté primitive et immédiate, à cette faculté mère, si je puis m'exprimer ainsi, qu'il faut rapporter les qualités incisives, expectorantes, emménagogues, résolutives, fondantes, etc., que les auteurs accordent généralement à cette substance, et dont ils se sont plu à faire tant de récits. Quant à sa vertu anti-hystérique qu'ils ont pareillement vantée, elle est due, selon toute apparence, à l'odeur ingrate et légèrement fétide qu'exhale ce corps.

Les réflexions qui précèdent feront aisément comprendre quel genre de service ce suc concret a pu rendre dans la toux muqueuse, les catarrhes pituiteux, l'asthme humide, qu'il calme souvent, dans l'aménorrhée et la leucorrhée, où son efficacité est fréquemment en défaut; dans les empâtements des viscères abdominaux, les ulcérations internes, etc., contre lesquelles on l'a, bien à tort, préconisé. Son utilité serait plus réelle contre les spasmes de l'utérus, si nous n'avions dans les autres gommes-résines fétides, particulièrement dans l'assa-fœtida, des moyens beaucoup plus sûrs. Il n'en est pas de même de son usage à l'extérieur : c'est un topique qu'il ne faut pas dédaigner pour le traitement des tumeurs froides, indolentes, et qui ont besoin d'être médiocrement excitées.

En tout état de choses, et quel que soit le but qu'on se propose d'atteindre par l'emploi de cette substance, il la faudrait proscrire s'il existait de la chaleur, de la fièvre ou de la phlogose, car elle ne manquerait pas d'accroître l'irritation et d'augmenter le mal que l'on voulait guérir.

F. E. PLISSON.

AMNÉSIE (*méd.*), s. f. du grec *a* privatif, et *mnésis* mémoire. On désigne sous ce nom la perte de la mémoire. Cette maladie, qui est le plus souvent un symptôme d'une autre affection, est produite par un assez grand nombre de causes, et présente une grande variété dans sa nature et dans son développement.

Les causes qui la produisent le plus ordinairement sont des congestions cérébrales, des attaques d'apoplexie, des ramollissements de la substance du cerveau, des tumeurs développées dans l'intérieur de cet organe ou dans l'épaisseur des membranes qui l'enveloppent. Des coups, des chutes sur la tête peuvent aussi produire la perte de la mémoire; on l'a vu être la suite d'affections morales tristes, de maladies graves, telles que le typhus, le choléra, et de certains empoisonnements par des substances narcotiques.

La perte de la mémoire peut être complète ou seulement partielle; elle peut ne durer qu'un temps assez court ou être définitive. On a vu des exemples fort curieux de ces diverses physionomies de la maladie; on cite des personnes qui, à la suite d'une des causes que nous avons indiquées, ont cessé de se rappeler une certaine nature de mots: les unes c'étaient les substantifs; les autres ne se rappelaient que quelques lettres de l'alphabet; d'autres oubliaient complètement la terminaison de certains mots; ils les commençaient d'une manière régulière et les terminaient de la façon la plus bizarre; on en a vu qui avaient complétement oublié les prénoms, et qui mettaient tous les verbes à l'infinitif; chez certains malades la faculté d'écrire le mot était aussi complètement perdue que celle de le prononcer; d'autres au contraire écrivaient parfaitement le nom des objets qu'on leur désignait, mais ils ne pouvaient prononcer les mots qu'ils avaient eux-mêmes écrits, la faculté de trouver des sons pour les exprimer étant complètement suspendue.

Cette perte de la mémoire ne s'applique pas seulement au langage, elle a lieu également pour toutes les autres facultés; ainsi on a vu certains malades perdre la mémoire des dates; des nombres; on cité des musiciens qui, affectés d'amnésie; avaient perdu la faculté de reproduire une certaine nature de son; des peintres qui, dans leurs tableaux, ne pouvaient plus trouver certains tons de couleur, quoiqu'ils eussent sur leur palette toutes les nuances propres à les former. Souvent cette perte de la mémoire s'applique aux formes des objets. Ainsi *Thucydide* dit que, pendant la peste d'Athènes, ceux qui avaient été affectés de la maladie ne reconnaissaient plus leurs parents et leurs amis; le même phénomène s'est reproduit, de 1812 à 1814, sur ceux de nos soldats qui avaient été affectés du typhus à Wilna et à Mayence. Cette perte de mémoire se manifeste souvent d'une manière bizarre; on voit le malade ne plus reconnaître les objets dont il a fait le plus continuel usage; tels que son chapeau et ses lunettes, lorsqu'il les a placés à côté d'objets analogues.

Relativement au temps, le malade perd quelquefois le souvenir des événements les plus récents, d'autres fois ce sont ceux d'une seule époque de sa vie; ou bien ses souvenirs ne remontent qu'à une date déterminée. On doit être étonné de cette grande variété que présente cette maladie, d'une de nos facultés; aussi les médecins et les physiologistes ont-ils vu dans cette multitude d'altérations, la preuve de la multiplicité des mémoires; aujourd'hui on admet généralement que chaque sens et chaque faculté a sa mémoire spéciale; c'est au surplus ce qui sera développé lorsque l'on traitera ce mot.

Le traitement que l'on dirige contre cette affection varie suivant la nature de la cause que l'on suppose l'avoir produite, et c'est presque toujours au médecin à en faire l'application; la cause est presque toujours assez grave pour que la perte de la mémoire ne soit regardée que comme un symptôme secondaire, qui doit disparaître lorsque la maladie principale sera guérie. Parmi ces affections il en est beaucoup qui sont incurables, ce sont surtout celles qui ont été la suite de l'épilepsie, d'une lésion organique du cerveau, d'une attaque d'apoplexie, ou d'une fracture du crâne, lorsqu'elles ont résisté à un traitement assez long et bien dirigé. L'amnésie, que l'on observe à la suite des maladies aiguës ou des affections nerveuses, disparaît assez facilement après la convalescence et lorsque la santé se consolide; il en est souvent de même de celles qui s'observent à la suite de l'abus des plaisirs de l'amour, ou des excès de la masturbation; cependant il peut arriver que cette maladie, dans ces derniers cas, laisse une grave altération dans l'intelligence. Celle qui se manifeste à la suite de l'aliénation mentale présente aussi des chances de guérison; mais généralement ces chances sont toujours, toutes choses égales d'ailleurs, en raison de la jeunesse et de la force de l'individu qui a été attaqué par la maladie.

Lorsque l'affection qui a causé la perte de la mémoire est guérie, on voit quelquefois cette dernière persister; alors on essaie par des procédés mnémotechniques à rappeler la faculté perdue, et l'on a vu des individus être obligés d'é-

tudier les premiers éléments d'une langue qu'ils parlaient depuis leur enfance, ou d'une science qu'ils avaient possédés à un degré éminent; souvent ces moyens ont été couronnés de succès, et les malades, après de premiers et pénibles efforts, ont recouvré l'intégrité des connaissances qu'ils avaient avant leur affection.

J. P. BEAUDE.

AMNIOS (*anat.*), s. m. C'est une membrane qui sert d'enveloppe au fœtus lorsqu'il est encore contenu dans la matrice; cette membrane est la plus interne, elle contient un liquide que l'on a nommé eau de l'amnios et qui est sécrété par la membrane elle-même, qui participe de la nature des membranes séreuses; cette membrane qui recouvre le placenta et la face interne du chorion, qui forme la première enveloppe de l'œuf humain, se prolonge sur le cordon ombilical et s'arrête à l'ombilic du fœtus où elle s'unit à la peau. (V. *Fœtus, Œuf humain.*)   J. B.

AMORCES FULMINANTES (*Ouvriers qui préparent les*). La fabrication des amorces fulminantes et des poudres qui servent à les préparer, expose à de très-grands dangers les personnes qui fabriquent ces poudres et ces amorces. Nous traiterons des moyens d'éviter ces dangers, dans l'article *Poudres fulminantes*.   F. ET CH.

AMPHITHÉÂTRE (*hyg.*), s. m. Ce mot ne présente d'intérêt sous le rapport de l'hygiène et de la police médicale, que considéré comme lieu où l'on se livre à des préparations anatomiques ou à des ouvertures de corps. (V. *Dissection, salles de*)

AMPOULE (*path.*), s. f. *cloche, phlyctène.* On donne ce nom à de petits amas de sérosités qui ont lieu à la surface de la peau, entre le derme et l'épiderme qu'elles soulèvent; le nom d'ampoule a été surtout réservé pour celles de ces petites tumeurs qui se manifestent à la paume des mains ou aux pieds. Leurs causes sont dues aux contusions sur ces parties, par suite de compressions fortes et long-temps continuées, par des travaux pénibles exécutés avec les mains en tenant un corps dur; la pression trop forte de la chaussure, ou une marche forcée déterminent aussi ces petits accidents; souvent ils sont la suite d'une contusion forte et subite; dans ce dernier cas, la couleur opaline que présente la sérosité est mêlée à une couleur violacée produite par le sang épanché. On guérit ces petites indispositions en perçant l'épiderme pour faire écouler le liquide et en enveloppant la main d'une liqueur résolutive, composée avec une partie d'extrait de saturne sur cent à cent-vingt parties d'eau. Il est assez important de ne pas enlever l'épiderme qui protége la peau et qui empêche qu'elle ne soit irritée par l'air et par les corps extérieurs, jusqu'à ce qu'un nouvel épiderme soit sécrété. On prévient les ampoules des pieds, lorsque l'on a de longues marches à faire, en les enduisant d'un corps gras.

Pour les autres phlyctènes qui pourraient être observées, voyez *Erysipèle, Pemphigus, Bulle*, etc.

J. B.

AMPUTATION (*chir.*), s. f., vient du verbe latin *amputare*, retrancher, enlever. En chirurgie on entend par là toute opération qui consiste à séparer pour toujours, au moyen de l'instrument tranchant, un organe ou une partie d'organe saillant du reste du corps. Aussi peut-on dire amputation du sein, de la mâchoire, de la langue, des amygdales, du col de l'utérus, des organes génitaux de l'homme, etc. C'est un titre cependant qu'on a généralement réservé pour l'ablation d'une portion plus ou moins étendue de toute l'épaisseur d'un membre.

Dernière ressource, moyen extrême de la chirurgie, l'amputation ne doit être pratiquée qu'en désespoir de cause. Déjà grave par elle-même, elle a encore comme conséquence nécessaire la mutilation du sujet. En présence des cas qui semblent la réclamer, l'homme de l'art ne doit point oublier que le but de la chirurgie est de conserver, non de détruire; mais les malades ont besoin de savoir à leur tour, qu'il vaut mieux sacrifier une partie que de perdre le tout, et vivre avec trois membres, que de mourir avec quatre.

La fâcheuse nécessité d'amputer les parties malades a dû être sentie de tout temps. La première idée s'en perd d'ailleurs dans l'histoire la plus reculée. Il paraît qu'on ne s'y décidait autrefois que très-rarement. Connaissant mal la circulation du sang, les anciens ne savaient point se mettre en garde contre les hémorrhagies, et, comme l'amputation entraîne toujours la division de quelques vaisseaux importants, ils devaient être continuellement arrêtés par la crainte de la mort dès qu'il s'agissait de retrancher une partie vivante du corps. D'un autre côté, avant la découverte de la poudre à canon, les guerres des peuples, moins meurtrières de leur nature, devaient rendre l'amputation moins fréquemment nécessaire qu'elle ne l'est devenue depuis.

Les anciens avaient senti de bonne heure le besoin de diviser les tissus au-dessus des parties mortifiées; mais, toujours épouvantés par l'hémorrhagie, ils étaient parvenus à faire de l'amputation une opération si redoutable, que beaucoup d'entre eux préféraient abandonner le malade à une mort certaine. Les uns commençaient par lier les vaisseaux en traversant toute l'épaisseur du membre avec un fil, ou bien par étrangler le membre lui-même tout entier et l'asperger d'eau froide. L'opération étant terminée, ils brûlaient la surface du moignon avec un fer rouge. D'autres faisaient l'incision des parties molles avec un couteau rougi à blanc, et cautérisaient ensuite avec de l'huile bouillante. Mais à partir du seizième siècle, la pratique chirurgicale a complétement changé de face sur ce point, et, depuis lors, l'amputation des membres est devenue beaucoup moins dangereuse.

Les *cas qui réclament l'amputation* méritent une attention toute particulière, et ils deviendront de moins en moins nombreux, à mesure que la médecine fera des progrès, que l'art de bien traiter les maladies se répandra davantage.

Pour justifier une amputation il ne suffit pas que le mal qui la réclame ne puisse guérir d'une autre manière, il faut encore qu'on puisse l'enlever en totalité, et qu'il y ait des chances raisonnables de sauver la vie du sujet. Lorsque c'est pour une affection *cancéreuse* qu'on opère, il importe de s'assurer qu'il n'en existe aucun germe dans les viscères. Si donc les ganglions dégénérés se remarquent à la racine des membres, si la teinte de la peau, l'état de la respiration, des digestions, si le moindre symptôme indique que le mal ne soit pas borné à l'extérieur, l'amputation serait inutile, ne ferait que hâter le développement de lésions analogues à celle qu'on se propose d'enlever. Il en est de même chez les sujets affectés de pulmonie ou d'une lésion organique du cœur, du foie, de l'estomac, des organes génito-urinaires, d'un *épuisement profond*, d'ulcérations nombreuses et anciennes des intestins.

La prudence ne permet point d'amputer un membre affecté de carie *scrophuleuse* ou syphilitique, si d'autres organes sont déjà le siége de gonflement, de douleurs, et des premiers symptômes de maladies semblables.

Pour ce qui est des scrophules, cependant, on a dès long-temps remarqué que l'ablation d'une partie importante du corps était souvent suivie d'un changement avantageux à la constitution du malade; que la faiblesse est souvent remplacée, après la guérison, par les apparences de la force et de la santé la plus florissante. C'est d'ailleurs un effet facile à comprendre; une suppuration abondante, des douleurs longues, une articulation désorganisée, forment une cause perpétuelle de maladie qui tend continuellement à détériorer les fonctions, et ne peut manquer d'entretenir dans l'économie un trouble assez considérable pour entraver les développements des ressources naturelles de l'organisme. Cette cause naturelle de souffrances et de dangers étant enlevée, il est tout simple que la santé se rétablisse ensuite.

Il est bon de remarquer aussi que la *faiblesse* où se trouvent les malades, ne contr'indique pas toujours l'opération. Ce n'est pas chez les sujets les plus forts, les mieux constitués que les amputations réussissent le mieux; un certain degré d'épuisement, déterminé par de longues douleurs, la diarrhée elle-même, quand aucune lésion interne ne l'entretient, sont, en général, plutôt une condition avantageuse que nuisible; il semble, dans le premier cas, que l'organisme, jouissant de toute son intégrité, se révolte contre la mutilation dont il vient d'être l'objet; tandis que, dans le second, l'affection contre laquelle il avait épuisé ses ressources étant enlevée, il n'ait plus qu'à s'occuper de faire disparaître les désordres secondaires qu'il n'avait pu prévenir.

Les *soins*, soit physiques, soit moraux, qu'on doit prodiguer au malade, les préparations qu'il convient de lui faire subir avant une amputation, sont les mêmes que pour toute opération grave, que pour les opérations que réclament les anévrismes, par exemple, et ils varient selon une infinité de circonstances.

Tous les temps, toutes les saisons, toutes les heures du jour ou de la nuit peuvent être adoptés pour la pratique des amputations, ainsi que pour toutes les opérations d'urgence. Cependant on préfère généralement le matin, quand il est permis de temporiser, et cela, par la raison qu'il est plus facile de surveiller le malade pendant le reste de la journée, que si on l'avait opéré à l'entrée de la nuit.

Les *instruments* nécessaires pour pratiquer les amputations les plus compliquées, sont un tourniquet, un garot, une pelote à manches ou autres objets propres à suspendre momentanément le cours du sang dans le membre; des couteaux de diverses longueurs, un bistouri droit, un bistouri convexe, une scie avec des lames de rechange, des pinces à disséquer, des ciseaux courbes ou droits, des tenailles incisives, des érignes, des aiguilles à suture, un ténaculum; pour le pansement on a besoin de fils cirés simples, doubles, triples, quatruples, dont on forme des ligatures de longueur et de grosseur différente, des bandelettes agglutinatives, de la charpie brute, en boulette et en plumasseaux, des compresses longuettes, carrées, et d'autres formes encore; des bandes de toile et quelquefois de laine : il faut avoir en outre de l'agaric, des éponges, de l'eau tiède et de l'eau froide dans des vases différents, un peu de vin, de vinaigre, d'eau de Cologne, une lumière, du feu dans un réchaud et quelques cautères, en supposant qu'il soit utile d'en faire usage.

On a cherché long-temps les moyens de *pratiquer les amputations sans causer de douleurs*, mais malheureusement tous ces moyens sont dangereux, s'ils ne sont inutiles; ce n'est que par son adresse, ses connaissances, ou le choix bien entendu des instruments que le chirurgien doit prétendre à diminuer ou à rendre moins longues les douleurs qu'entraine l'ablation des membres. Il est vrai cependant qu'un bistouri chauffé à la température naturelle du corps, fait moins souffrir les malades pendant la division des tissus vivants, qu'un instrument froid.

Les *aides* doivent avoir un rôle distinct et bien déterminé d'avance : l'un est chargé de comprimer l'artère; on choisit en général pour cet objet le plus fort, le plus grand ou celui qui possède le plus de sang-froid et de connaissances; un second embrasse le membre du côté de sa racine, pour relever les chairs; le troisième soutient et embrasse la partie qu'on veut enlever; un quatrième est chargé de présenter les instruments à mesure qu'ils deviennent nécessaires: d'autres s'emparent des diverses parties du corps dont les mouvements pourraient nuire pendant l'opération.

Avant de porter le couteau sur les tissus vivants, il faut s'être mis en garde contre l'*hémorrhagie*. Long-temps on a eu recours, pour atteindre ce but, à la *compression circulaire* du membre. Peu à peu le lien circulaire s'est perfectionné entre les mains des chirurgiens français. On commença d'abord par le séparer du trajet de l'artère, à l'aide d'une compresse plus ou moins volumineuse, puis on le transforma en véritable *garot*, au moyen d'un petit bâtonnet qui devait augmenter ou diminuer à volonté la compression du vaisseau pendant l'opération. Ce garot est encore en usage au-

jourd'hui; mais, pour empêcher la peau d'être pincée, et pour diminuer autant que possible la compression dans les points de la circonférence du membre qui ne correspondent pas à l'artère, on applique au préalable, sur cette dernière, une compresse pliée en plusieurs doubles, une bande roulée, ou toute autre pelote solide, tandis qu'une plaque de corne, légèrement concave, est appliquée au-dessous de la partie du lien qui doit être tordu à l'opposite du membre.

Le *tourniquet* a rendu l'emploi du garot beaucoup plus rare. Une fois appliqué on peut l'abandonner à lui-même, tandis que le garot a besoin d'être surveillé ou maintenu jusqu'à la fin de l'opération.

Lorsqu'on ne peut disposer que d'un petit nombre d'aides, ou quand ces aides ne sont pas assez instruits pour mériter la plus entière confiance, dans les campagnes, par exemple, et quelques fois aux armées, lorsqu'une circonstance imprévue vient à nécessiter l'amputation d'un membre, le garot, pouvant être fabriqué sur-le-champ et partout, forme une ressource précieuse. Le tourniquet, si on peut se le procurer, aura plus d'avantages encore; mais dans tout autre cas, c'est sur la *main d'un aide* qu'il faut compter; seulement, lorsque l'artère se trouve située dans une excavation profonde, il est bon de se servir d'une sorte de *cachet de bureau* garni d'une pelote; de cette manière la douleur qu'on fait éprouver au malade est moins vive, la rétraction des muscles n'est aucunement gênée, l'opérateur agit librement, et peut s'approcher de la racine des membres, autant que la nature du mal l'exige.

Il y a deux manières générales de traiter les plaies après l'amputation; tantôt on en rapproche les lèvres le plus exactement possible et on tâche de les maintenir dans le contact le plus parfait; tantôt au contraire, on les laisse écartées, on place entre elles des corps étrangers et différentes pièces de pansement. Dans le premier cas, on cherche à obtenir ce qu'on appelle la *réunion immédiate* ou par *par première intention;* dans le second, on favorise la suppuration, et la guérison, la cicatrisation ne s'obtient que *médiatement*, ou par *seconde intention*, par *réunion médiate*.

Le malade reporté dans son lit, doit y être placé à l'aise; un cerceau est chargé de soutenir le poids des couvertures, de les empêcher de porter sur le moignon, qui, d'autre part, repose mollement sur un coussin ou un drap plié en fanon.

On tient habituellement le moignon dans la demi flexion afin que les muscles en soient relâchés, et, selon quelques personnes, aussi pour diminuer la tendance des fluides à se porter vers la plaie.

Une cuillerée ou deux de vin pur peuvent être utiles pour diminuer la torpeur ou l'abattement momentané, ordinairement produit par l'opération. Le reste du jour on donne par cuillerée une potion calmante, légèrement anti-spasmodique, de l'infusion de tilleul, de violette, de coquelicot, édulcorée avec quelque sirop, par tisane.

Excepté les sujets affaiblis par de longues souffrances, la diète la plus rigoureuse est de rigueur. Il est tout au plus permis d'accorder quelques bouillons coupés, jusqu'à ce que la réaction générale se soit opérée. Le régime des amputés est d'ailleurs le même que pour les maladies aiguës et toutes les opérations majeures. Lorsque le malade est robuste, sanguin, que l'opération a été pratiquée pour une lésion récente, qu'il ne s'est pas écoulé une grande quantité de sang, le refoulement des fluides étant à craindre, on a beaucoup parlé de l'importance d'en diminuer la masse pour prévenir les inflammations internes et les dangers de la réaction générale.

Le *premier pansement* ne doit avoir lieu, dans les cas ordinaires, qu'au bout de soixante-douze heures, de quatre jours même. Les malades le redoutent beaucoup en général. Autrefois il avait effectivement quelque chose de redoutable pour eux : aucunes précautions n'étaient prises pour prévenir les adhérences de la charpie ou des compresses avec le fond ou les bords de la solution de continuité, quoiqu'on eût recours à ce pansement le lendemain ou le second jour de l'opération, avant que la suppuration fût établie par conséquent ; on comprend donc, qu'aujourd'hui encore, les gens du monde en soient presque aussi effrayés que de l'amputation elle-même. Sous ce rapport, il faut le dire, les malades sont agréablement trompés ; les linges ou les bandelettes enduits de cérat rendent toujours très-facile la séparation des autres pièces de l'appareil. Au bout de trois ou quatre jours, les humidités, le suintement naturel de la plaie, ont de leur côté détruit les adhérences qui auraient pu susciter quelques tiraillements, et le premier pansement ne doit pas entraîner plus de douleurs que les suivants.

Il est de règle de nettoyer le moignon, le troisième, le quatrième ou le cinquième jour, comme dans le cas précédent, et de renouveler ensuite chaque jour le pansement.

Les *ligatures* ne tombent ordinairement qu'à partir du huitième ou du dixième jour. Il serait dangereux de chercher à les faire tomber plus tôt. Mais aussi, dès qu'elles tardent davantage, il n'y a pas d'inconvénient à les tirer doucement, chaque fois qu'on renouvelle l'appareil.

Les *accidents* auxquels l'amputation des membres peut donner lieu sont graves et nombreux. Les uns surviennent au moment même de l'opération, et les autres plus ou moins longtemps après.

Hémorrhagies. Chez les sujets affaiblis, la perte du sang est de nature à faire naître immédiatement les dangers les plus inquiétants. Elle a quelquefois lieu avant qu'on ait pu lier les vaisseaux, soit parce que le tourniquet s'est relâché ou déplacé, soit parce que l'aide exécute mal la compression, soit aussi parce qu'on éprouve des difficultés inaccoutumées à saisir les artères. Du reste, il faut bien se garder de ranger parmi les hémorrhagies le suintement qui manque rarement d'imbiber, de tacher l'appareil, l'alèse et quelquefois même toute l'épaisseur des coussins dès le premier ou le second jour. Quand même ce serait du sang pur, et non de la sérosité sanguinolente, on ne doit nullement s'en effrayer alors, à moins que le malade n'ait ressenti quelque affaiblissement. Règle générale, tant que la force du

pouls se maintient, que la pâleur du visage n'augmente pas, les ablutions froides et le tourniquet suffisent, si on croit devoir tenter quelque chose.

Conicité du moignon. Suite presque inévitable de l'amputation autrefois, la conicité du moignon est devenue très-rare aujourd'hui. Quelle qu'en soit la cause, la saillie de l'os, après les amputations, est toujours un inconvénient fâcheux ; quand elle est légère néanmoins et sans dénudation, quand elle est simple, il ne faut pas y toucher. La nature perfectionnera son ouvrage, finira par déplacer la cicatrice en ramenant la peau sur le sommet de l'os ; s'il retrouve de l'embonpoint, le malade voit d'ailleurs assez souvent cette conicité disparaître en partie, et ne pas s'opposer à l'emploi des moyens qui ont pour but de suppléer au membre ; lorsqu'elle est plus considérable, il n'y a que l'exfoliation naturelle ou la résection qui puisse en débarrasser l'amputé.

L'exfoliation extrêmement lente à s'effectuer, puisqu'il lui faut trente, quarante, soixante jours, et quelquefois même jusqu'à trois ou quatre mois pour se compléter, ne doit être abandonnée à la nature que dans un petit nombre de cas ; le fer rouge, les caustiques, le nitrate de mercure, par exemple, ne la hâtent presqu'en aucune manière ; il vaut mieux se contenter d'efforts légers, renouvelés à chaque instant sur l'escarre, aussitôt qu'elle devient mobile, à moins qu'on ne se décide à en faire la résection.

La résection est une opération simple, mais souvent dangereuse et même mortelle. Il faut la pratiquer assez haut pour ne pas être obligé d'y revenir, pour ne pas craindre une seconde conicité.

La *pourriture d'hôpital*, suite assez fréquente des amputations, est une des complications les plus fâcheuses qui puissent survenir ; dès qu'elle s'est emparée du moignon, qu'elle envahit les téguments, les muscles à une certaine distance, que l'os se dénude, et que les topiques ou les caustiques ont été vainement essayés, l'amputation au dessus de l'articulation voisine, ou, si la chose n'est pas possible, simplement au-dessus des limites du mal, est une dernière ressource à lui opposer.

A la suite de la réunion primitive surtout, l'*inflammation* s'empare quelquefois du périoste qui suppure et se durcit. L'os alors se dénude et ne tarde pas à se nécroser.

Le *gonflement* inflammatoire du *moignon* se présente tantôt sous la forme d'un érysipèle, tantôt avec les caractères d'un phlegmon. Dans le premier cas, si la peau seule est affectée, les bandelettes emplastiques en sont souvent la cause ; soit parce qu'on les a trop serrées, soit parce qu'elles renferment une trop forte proportion de matières irritantes ; alors il suffit ordinairement de les enlever et d'envelopper, pendant quelques jours, la surface enflammée de cataplasmes émollients. Dans le second cas, l'accident est beaucoup plus grave et mérite la plus sérieuse attention. La phlegmasie se porte rapidement au loin ; les muscles, la peau sont bientôt disséqués par le pus ; les tissus sous-cutanés, les traînées cellulaires plus profondes, vont quelquefois jusqu'à se mortifier, et ne tardent pas à se détacher par lambeaux; une fièvre ataxique ou adynamique survient et met le malade dans le plus imminent péril. La réunion après la suppuration est rarement suivie d'accidents pareils. Dès que ces symptômes s'annoncent, ils doivent être combattus avec énergie. On les calme quelquefois en mettant à nu toute la surface de la plaie, pour la panser à plat, ou bien en couvrant le moignon de sangsues, puis de cataplasmes; mais quand ces moyens restent sans succès, ou quand il est trop tard pour en faire l'application, je ne connais rien de plus efficace que les incisions profondes et multipliées. En supposant que le mal redevienne local, après avoir fait naître de nombreux phénomènes généraux, il en résulte souvent une dénudation de l'os, des trajets fistuleux, une conicité du moignon qu'on ne peut guérir que par une seconde amputation.

Phlébite. Souvent les veines elles-mêmes s'enflamment, soit seules, soit avec les parties environnantes. Ici comme partout ailleurs la phlébite est excessivement dangereuse. Les symptômes d'adynamie, de putridité, d'ataxie, qu'elle ne tarde pas à faire naître, sont presque toujours suivis de la mort; en sorte que c'est un des accidents les plus redoutables qui puissent se manifester après les amputations. Les dangers qu'elle entraîne, attribués jusqu'à ces derniers temps à la propagation de l'inflammation vers le cœur, dépendent d'une tout autre cause. Le mélange du pus avec le sang, son transport dans les organes, en donnent une explication beaucoup plus satisfaisante, ainsi que je crois l'avoir formellement exprimé, le premier, en 1824, 1825, 1826 et surtout en 1827. La résorption purulente est un autre accident dont les dangers sont exactement semblables.

Cystite. On est souvent obligé de sonder les opérés, principalement après l'amputation des membres abdominaux, et ceci tient quelquefois à l'inflammation de la vessie.

Après l'ablation d'un membre, le moignon, qui avait d'abord maigri, devient ensuite le siége d'une nutrition plus active, augmente de volume et finit, au bout d'un temps variable, par se mettre, sous ce rapport, sur la même ligne à peu près que le point correspondant de l'autre membre.

Les amputés prennent fréquemment d'ailleurs un embonpoint remarquable. Ils acquièrent un surcroît réel d'énergie dans les organes de la digestion, de la circulation, de la reproduction. Les fluides vivifiants, obligés de circuler dans un cercle plus étroit, augmentent l'activité de toutes les fonctions, de même que l'intensité d'une lumière devient de plus en plus vive à mesure qu'on resserre l'espace qu'elle éclaire. Ils tendent à revêtir les caractères du tempérament sanguin.

Les efforts salutaires de la nature, pour remédier au trop plein de l'économie, en pareil cas, se manifestent selon l'âge et le sexe, par des épistaxis, des hémorrhagies, des menstrues plus abondantes, la fréquence des selles, une transpiration et des sécrétions plus copieuses. Aussi est-il bon de saigner de temps en temps les sujets qui ont subi l'amputation d'un membre, ou de retrancher au moins le quart de leur nourriture pendant la première année, et qu'ils s'abstiennent des exercices violents.

Les précautions dont on entoure un amputé avant, pendant et après l'opération, sont d'ailleurs le meilleur moyen d'en prévenir les suites fâcheuses. Je vais donc les résumer ici en peu de mots.

Avant l'opération il faut avoir égard à l'âge, au sexe, au moral, à l'état général de la santé. Chez un enfant, les ménagements préalables n'ont pas besoin d'être portés aussi loin. Comme les amputations réussissent bien chez eux, comme les meilleures raisons possibles n'ont que peu de prise sur leur intelligence, on ne doit pas craindre d'employer la force pour les maintenir. A moins d'urgence on ne doit pas amputer les femmes aux approches des règles, ni pendant la grossesse. Leur sensibilité naturelle exige qu'on les encourage avec plus de soin encore que les hommes. Le tout est de les décider; car il est à remarquer qu'une fois la détermination prise elles supportent généralement avec une grande résolution l'opération la plus grave et la plus douloureuse.

Un adulte qui jouit de sa raison ne doit jamais être amputé de force. Il faut qu'il y consente de son plein gré. Le premier rôle du chirurgien est de lui en montrer l'utilité, et non de la lui imposer par violence. Aux malades calmes et résignés on peut dire le jour et l'heure de l'opération; il vaut quelquefois mieux les prendre en quelque sorte à l'improviste, quand ils sont pusillanimes ou très-impressionables. On cache soigneusement, à ces derniers, tout ce que l'opération peut avoir d'inquiétant. Il est permis de parler aux autres de la douleur, de quelques-uns des accidents qui pourraient survenir, s'ils ne se soumettaient pas strictement aux prescriptions qui vont leur être faites. Dans tous les cas le mieux est de les entretenir le moins possible de pareils objets. Aucune conversation relative à des malades qui auraient eu à se repentir d'opérations semblables, ne doit être tenue près d'eux.

Si la maladie est ancienne et douloureuse, le régime ne sera que légèrement modifié la veille de l'opération. Dans le cas contraire on diminue par degrés la quantité des aliments, de manière à ne donner que des potages les deux derniers jours. Si le ventre était resserré, on administrerait un léger purgatif ou quelques lavements laxatifs. Les vésicatoires, les cautères de précaution ne sont utiles que lorsqu'il s'agit d'enlever une maladie très-ancienne, ou de tarir une longue suppuration; à moins qu'il n'y ait de la fièvre la saignée est inutile, attendu que l'opération peut exposer le malade à perdre beaucoup de sang par elle-même.

Pendant l'opération il ne doit y avoir dans la chambre que des figures calmes. Les personnes susceptibles de se trouver mal, ou dont la mobilité des traits pourrait trahir les craintes en seront exclues, de même que toutes celles qui, par imprudence, ou autrement, seraient de caractère à tenir des propos inconsidérés, à chuchoter autour du lit de douleur. Il convient au surplus que le lieu où se pratique l'opération soit bien aéré, bien éclairé et suffisamment large pour que l'air y circule librement. Une température d'environ quinze degrés est ce qu'il y a de mieux en pareil cas. Du reste, il ne faut pas que des courants d'air puissent tomber sur le malade, dont les yeux seront couverts en outre d'une pièce de linge flottant.

Le malade qu'on ampute doit exhaler librement ses plaintes et ne pas se contraindre. Il en est qu'on doit engager à crier, comme il en est d'autres dont il importe de modérer l'agitation. Je n'aime point ces malades qui *mangent* leurs douleurs pendant qu'on les ampute. Toute chose égale d'ailleurs, l'excès contraire est d'un moins mauvais augure.

Après l'opération, si le malade est très-affaibli, on peut lui donner une cuillerée de vin sucré ou d'eau rougie; l'eau-de-vie, le vinaigre, l'eau de Cologne ne lui seront mis sous le nez que s'il menace de se trouver mal. Alors il est bon de lui tenir la tête basse et d'attendre quelques minutes avant de le changer de lit.

Quand il est convenablement nettoyé on lui passe une chemise, après quoi on le place dans le lit du coucher. Pour cela une personne forte le prend, du côté sain, par dessous les épaules d'une main, et par dessous les jarrets de l'autre, de manière à ne lui imprimer aucune secousse, aucun ébranlement. Une alèze pliée en quatre et un coussin mollet garnissent le nouveau lit, vis à vis du moignon, et le malade doit être placé sur le dos, la tête modérément élevée.

Là on doit le laisser tranquille, éviter de le faire parler, et rester près de lui pour surveiller les suites de l'opération. Le moignon est quelquefois tourmenté de soubresauts, contre lesquels il faut se tenir en garde. Une bride en linge, fixée par ses extrémités aux bords du coussin ou du matelas, après avoir croisé la partie, suffit dans certains cas pour les arrêter; autrement un aide ou la garde doit les modérer chaque fois en comprimant la racine du moignon avec une certaine force au moyen de la main. Une cuillerée de potion calmante ou anti-spasmodique sera donnée d'heure en heure, si le malade est agité ou ne s'endort pas. On ne lui offrira de la tisane qu'en petite quantité, pour apaiser sa soif, et non à titre de médicament. En général il est inutile de faire chauffer ses boissons.

L'appareil se teint naturellement en rouge au bout de quelques heures, ou du moins avant la fin du second jour. Les gens du monde auraient tort de s'en effrayer; c'est l'effet d'un suintement presque inévitable. On ne s'en occuperait que s'il survenait trop vite et de manière à traverser bientôt les coussins et matelas. Alors l'hémorrhagie serait évidente et nécessiterait qu'on avertît sans retard le chirurgien. En attendant une compression assez forte devrait être exercée, vers la racine du membre, sur le trajet de l'artère. Les malades qu'on ampute pour des lésions anciennes, se trouvant ainsi débarrassés d'une cause perpétuelle de souffrance, sont généralement plus à leur aise le lendemain que la veille de l'opération. Le dévoiement, dont quelques-uns pouvaient être affectés, se suspend d'ordinaire pour trois, quatre ou cinq jours. Il est rare qu'on soit obligé de les saigner. On peut leur accorder, dès le premier jour, un léger potage. Chez les autres, une saignée le soir, s'il y a de la fièvre, et une autre le lendemain peuvent être fort utiles. A ceux-là on ne permet que des bouillons ou de très-faibles soupes jusqu'au premier pansement.

Pour les gardes-robes et les urines il faut avoir un vase plat et un urinal qui puissent être glissés sous le malade sans le déplacer. Au bout de cinq à six jours, si tout va bien, on diminue un peu la sévérité du régime. On passe par degrés, des potages aux œufs à la coque, aux viandes blanches, aux poissons légers, et de là aux côtelettes, etc., à l'eau rougie, puis au vin pur.

Tant que les fils ne sont pas tombés, les mouvements du moignon sont à craindre. Après on aide le malade à se pencher, à se tourner tantôt dans un sens, tantôt dans un autre. Son linge doit être changé toutes les fois qu'il commence à se salir. Aussitôt que la plaie est en pleine voie de cicatrisation, il est bon de placer chaque jour l'amputé, une heure ou deux, sur un fauteuil à roulettes. On l'accoutume ainsi à pouvoir se lever et marcher sans inconvénient plus tôt que si on n'avait pas pris cette précaution.

Les premières fois que le malade sort de son lit il tend à se trouver mal. Cela n'a rien d'inquiétant, et dépend de la position verticale qu'il reprend après l'avoir abandonnée plusieurs semaines. Enfin quand la cicatrice est faite, il faut encore tenir le moignon enveloppé pendant quelque temps, et le prémunir contre l'action des corps extérieurs. Il est temps alors de songer aux machines capables de remplacer en partie le membre perdu s'il en est susceptible.

J'oubliais de dire que beaucoup d'amputés croient, pendant longtemps, éprouver des douleurs dans la partie dont ils ont été privés par l'opération, et que ces douleurs, tout-à-fait nerveuses ou imaginaires, ne doivent les tourmenter en aucune façon.   VELPEAU.

Professeur à la faculté de médecine de Paris,
Chirurgien de l'hôpital de la Charité.

AMULETTE (*Hist. de la méd.*), s. m. (*Amuletum.* Pline). Ce mot est dérivé d'*amoliri*, détourner de, éloigner, écarter. C'est ainsi qu'on appelait encore les amulettes : *praebia* (Festus Pompeius), *proebia* (Varron), du verbe *prohibere*, défendre, préserver, garantir; et aussi *proba, proebra, servatoria, amolimenta,* bass. lat. Chez les Grecs, ils étaient connus sous les noms d'*apotropéa,* de *phylactéria,* d'*amyntéria,* d'*alexitéria,* d'*alexipharmaca,* parce qu'ils croyaient que la vertu de ces remèdes les mettaient à l'abri, non-seulement des maladies provenant de causes naturelles, mais encore des charmes, des maléfices ou des enchantements que d'autres pouvaient leur donner. Ils les nommaient également *périapta* et *périommata,* d'un verbe grec qui signifie *attacher autour de quelque chose,* parce qu'en effet on les portait sur le corps, particulièrement sur la tête, au cou, aux bras, aux doigts, sur la poitrine, etc. C'était, comme on voit, des moyens propres à se garantir de toute espèce de maux, *mala amoliri dicebantur.*

L'origine des amulettes se perd dans la nuit des temps, et il n'est pas douteux que la ridicule et puérile confiance qu'ils inspirent n'ait saisi la pauvre humanité dès son antique berceau : et il devait en être ainsi, s'il est vrai, comme on l'a dit, que *l'homme soit tout de feu pour le mensonge et de glace pour la vérité.* Si absurdes que soient ces vieilles croyances populaires, elles se sont perpétuées jusqu'à nous à travers les siècles, et passeront pour la plupart, selon toute apparence, d'âges en âges jusqu'à nos derniers descendants. Sans aucun doute, elles se modifieront, comme elles l'ont déjà fait; elles changeront d'objets et de formes; mais qu'il est affligeant, qu'il est honteux même, pour la raison humaine, si fière et si humble tout à la fois, d'être contrainte de s'avouer que jamais peut-être ces déplorables erreurs ne cesseront d'infecter l'esprit crédule des nations! Quoi qu'il en puisse être, les voyageurs ont trouvé ces funestes et imbéciles coutumes établies dans toutes les contrées du globe, chez les peuples les plus policés, comme parmi les plus abruties des tribus sauvages. Le musulman, en adoration devant l'anneau de Mahomet, se moque des grigris du pauvre nègre. Chez nous, des hommes instruits en beaucoup de choses, excepté en physique, se déclarent ouvertement les adeptes de Mesmer; et tels autres, qui plaisantent à bon droit du magnétisme animal, vantent avec conviction (nous le croyons du moins) les prodiges de l'homœopathie. Triste espèce que la nôtre! partout, et toujours, de misérables et avilissantes superstitions! partout, et toujours, des niais, des dupes, des jongleurs, des devins, banquistes, charlatans!

Mais entrons un peu plus en matière, et examinons ceux des amulettes ou préservatifs qui ont été en plus grand renom. En général, ils consistaient, comme encore aujourd'hui, en des substances diverses, des simulacres, des images, des écrits, qui passaient pour posséder des propriétés merveilleuses, soit par la nature même des matières qui les composaient, soit par l'influence secrète des singulières cérémonies auxquelles on se livrait en les confectionnant. Les superstitions indiennes, égyptiennes, juives, grecques, latines, mahométanes, etc. dotèrent presque tous les corps de la nature de quelquesunes de ces vertus occultes, et en attribuèrent même aussi à de simples paroles, comme nous aurons bientôt occasion de le rapporter.

Parmi les substances naturelles qui servaient le plus habituellement d'amulettes, il faut d'abord citer la plante *moly*, dont parle Homère, et qui était très-célèbre contre les enchantements; la racine *barath*, avec laquelle les Hébreux chassaient le diable du corps des possédés; le gui de chêne des druides, qu'il fallait cueillir avec une faucille d'or, le mastic, le succin, les coraux, les pierres précieuses, certains fossiles, et nombre d'autres matières dans lesquelles des nations entières ne faisaient aucune difficulté de placer leurs plus chères espérances: aussi la très-longue liste de ces substances s'est-elle incessamment accrue

avec la suite des temps, et sans qu'on puisse assigner ni prévoir quel en sera le terme, tant la crainte des souffrances et les frayeurs de la mort ont de puissance pour égarer l'esprit pusillanime de l'universalité des hommes.

Or, telle est la faiblesse de l'intelligence commune, que bien souvent les plus étranges analogies, les rapports les plus insignifiants entre les différents êtres et l'homme, ont suffi à celui-ci pour lui faire découvrir les plus étonnantes propriétés là où il est clair qu'il n'y en avait pas le moindre vestige, la plus petite apparence. Au lieu de chercher, par la voie de l'expérimentation et de l'observation attentive, la raison des choses qu'il désirait apprendre, il préféra inventer ce qu'il n'avait pas la patience d'étudier, et que cependant il souhaitait trouver. C'est ainsi, par exemple, que tous les corps rouges (le corail, la résine sang-dragon, la cire à cacheter, le drap d'écarlate, le fil cramoisi, etc.) devinrent aptes à prévenir les hémorrhagies; les couleurs jaunes à dissiper l'excès de bile, et ainsi des autres. Il en faut dire autant des dents de loup, de chien, de renard, qui sont fort aiguës, et avec lesquelles on fait encore des colliers pour aider à la pousse des dents des jeunes enfants; et de même aussi des bouchons de liége coupés que l'on suspend au cou des femelles de nos animaux domestiques, dans l'intention de faire passer leur lait, que le liége est censé absorber. Veut-on que nous mentionnions encore les os de pendu, de taupe, de crapaud, de carpe; la poudre de vipère, les sachets d'Arnoud, le sel de cuisine, le mercure renfermé dans une petite cassolette de fer, et tant d'autres misères qui ont joui et jouissent toujours, au moins dans certaines localités, d'une vogue soutenue et populaire?

Mais que dis-je, *populaire?* que dis-je, *dans certaines localités?* A Paris, à Paris même, au centre de ce foyer de lumières et de civilisation, au sein d'un des plus savants corps de l'Europe, à l'Institut en un mot, un membre de cette illustre compagnie, M. A. D., de l'Académie ou classe des inscriptions et belles-lettres, frère d'un de nos plus célèbres auteurs dramatiques, et lui-même littérateur très-distingué, affirme s'être guéri d'hémorrhoïdes opiniâtres et excessivement douloureuses, en portant cinq marrons d'Inde dans sa poche (V. le *Dictionnaire des Sciences médicales*, t. 20, p. 632-633). Boyle aussi a prétendu que la poudre de crâne humain, appliquée sur sa peau jusqu'à ce qu'elle fût échauffée, l'avait débarrassé d'un saignement de nez auquel il était fort sujet, et qui avait résisté à beaucoup d'autres remèdes. Vanhelmont et Zwelfer, hommes supérieurs aux connaissances de leur siècle en quelques points, croyaient également aux propriétés anti-pestilentielles des trochisques de crapauds. Ce dernier avançait même que ces trochisques l'avaient préservé, lui, ses amis et ses domestiques, de cette redoutable maladie, et qu'ils avaient soulagé et même guéri de véritables pestiférés.

Que peut-on opposer à de si graves témoignages en faveur des amulettes? Rien autre chose que cette déplorable et humiliante considération, qu'il n'est pas rare de voir des hommes d'un mérite incontestable, du plus grand génie même, partager avec les dernières classes du peuple les préjugés les plus absurdes et les plus grossières erreurs! Mais poursuivons l'examen des autres sortes d'amulettes.

Les simulacres des Anciens étaient de petites figures en métal, en bois, en ivoire, qu'on portait avec soi dans différentes vues. Les athlètes en avaient pour se rendre invincibles, et se préserver des charmes que leurs adversaires voudraient leur faire éprouver; c'est ce qui avait fait nommer les amulettes de cette espèce *præfiscini*, de *præ* et de *fascinatio*, c'est-à-dire *qui va au-devant de la fascination, qui la prévient*. Les femmes en mettaient à leur cou pour avoir des enfants mâles; et, dans ce cas, nous ferons observer que ces figurines offraient l'expression naturelle du sexe pour lequel elles faisaient des vœux. On ne regardait pas cette pratique comme malhonnête, ni hardie, ni obscène; car c'était un usage accrédité; et les temples des dieux en étaient remplis, tout comme on fait actuellement, dans les pays catholiques, pour les *ex-voto* consacrés aux madones et aux saints, pour tous ces bras, ces jambes, ces yeux, ces nez, ces bouches, ces seins, etc. en plâtre ou en cire, que la piété et la reconnaissance des fidèles viennent y déposer, soit avant, soit après la réussite. Les vêtements et tous les objets de toilette des enfants *voués au blanc* ne sont pareillement, dans le fait, que de purs amulettes, qui ont du moins le mérite de témoigner en faveur, non de l'esprit éclairé, mais de la tendre sollicitude des mères de ces enfants. Il en est de même des images de saint Janvier à Naples, de saint Nicolas chez les Russes, des médailles à l'ange gardien, des bagues de Saint-Hubert, des effigies de la Vierge et des chapelets que les chrétiens ont empruntés à l'islamisme.

Mais, après avoir fait tout ce qu'il a jugé nécessaire de faire pour s'assurer personnellement la bienveillance et l'assistance des élus du Seigneur, l'homme a cru pouvoir mettre aussi sous leur puissante protection tout ce qui lui appartenait, et jusqu'aux animaux eux-mêmes. Dès lors, il chargea saint Martin, saint Georges et saint Éloi de la santé de ses chevaux; saint Luc et saint Joseph, de la prospérité du bétail à cornes; saint Antoine, des pourceaux; sainte Geneviève, des bêtes à laine; et tel ou tel autre, des ânes, des mulets, des oiseaux de basse-cour, des abeilles, etc. Enfin, on poussa le délire jusqu'à composer pour eux des prières dont les formules nous ont été conservées dans les Rituels du temps. Voici une de ces prières, pour garantir les faucons des serres et du bec des aigles qui en détruisaient beaucoup à l'époque où les nobles châtelains se livraient, avec tant d'ardeur, à la chasse à l'oiseau. Ces oraisons, par lesquelles on invoquait toute la hiérarchie céleste dans un but que la religion mieux entendue blâme et désavoue avec raison, étaient bariolées de croix, ainsi que cela s'est pratiqué durant tout le moyen âge, non-seulement pour les prières, mais aussi pour

les ordonnances des médecins, les plaidoyers des avocats, les actes des notaires ou tabellions, les livres des marchands, et généralement tous les écrits publics ou privés. Il y en avait en tête et entre chaque membre de phrase, comme on le voit ici :

† † †

† *Adjuro vos, aquilarum genus* †, *per Deum verum* †, *per Deum vivum* †, *per Deum sanctum* †, *per beatam Virginem Mariam* †, *per novem ordines angelorum* †, *per sanctos prophetas* †, *per duodecim apostolos* †, *per sanctas virgines et viduas* †, *in quorum honorem et virtutem vobis præcipio, ut fugiatis, exeatis et recedatis, et avibus nostris ne noceatis.* † *In nomine Patris*, etc.

C'est-à-dire :

Je vous conjure, ô race des aigles, par le Dieu vrai, le Dieu vivant, le Dieu saint, par la bienheureuse vierge Marie, par les neuf ordres des anges, par les saints prophètes, par les douze apôtres, par les vierges et les veuves saintes, et je vous ordonne, au nom de leur gloire et de leurs mérites, de fuir, de vous éloigner, de vous retirer, et de ne faire aucun mal à nos oiseaux. Au nom du père, etc.

Un curé, homme de sens et d'instruction, mais qui était forcé de se prêter à la sotte crédulité de ses paroissiens qu'il ne pouvait désabuser, et qui voulaient absolument faire exorciser leurs bestiaux, leur récitait des vers d'Horace et de Virgile, plus harmonieux que ceux des hymnes et que la prose des psaumes. L'amulette produisait le même effet, et les confiants villageois se retiraient satisfaits et reconnaissants. Est-il besoin d'ajouter que, de nos jours, les hommes vraiment pieux de tous les pays civilisés repoussent d'un accord unanime ces profanations sacrilèges, qui, il le faut espérer, ne se renouvelleront plus?

Un ordre d'amulettes, que les Orientaux désignent plus spécialement par le nom de *talismans*, et qui ne sont pas moins irrationnels, fantasques et superstitieux que les précédents, se compose d'images symboliques, d'emblèmes, de signes, de lettres, de caractères gravés, tantôt sur de petites plaques métalliques, tantôt sur des pierres dures, d'autres fois dessinés ou écrits sur du parchemin et autres matières convenables. Ces sortes d'amulettes représentent en général des figures d'animaux imaginaires, des espèces de monstres, des Chimères; ou bien des emblèmes célestes, des constellations, des signes du zodiaque; ou bien encore des caractères d'écriture, isolés ou formant des mots, qui ont un sens ou qui n'en ont aucun; mais, par une bizarrerie qu'on ne sait trop comment expliquer, il est arrivé que les mots qui ont été le plus recherchés et estimés sont précisément ceux qui ne signifiaient rien, et qui, par conséquent, étaient incompréhensibles, comme, par exemple, le terme *abrasac*, ou *abrasax*, ou *abraxas*, qui, au rapport de l'Égyptien Basilide, avait le pouvoir de chasser les mouches et les autres insectes d'un cercle au milieu duquel il était tracé.

Entre tous les mots ayant une signification connue et arrêtée, on a dû nécessairement en appeler souvent au nom même de la Divinité, que l'on n'a pas craint de souiller et de prostituer en l'inscrivant sur une multitude d'objets employés à un usage aussi reprochable qu'insensé. Chez les Israélites, c'était le nom de *Jéhovah;* chez les Grecs le tétragramme *Théos* (il n'y a que quatre lettres en grec θεὸς), et *Allah* parmi les mahométans. Ces derniers, à l'instar des Juifs, qui portaient aux bras et sur le front de petites bandelettes de peau ou de parchemin sur lesquelles étaient écrits les commandements de Dieu ou des passages de la Bible, ont encore eu recours aux sentences et aux *sura* du Coran, qu'ils regardent comme d'infaillibles préservatifs contre toutes espèces de maléfices et sortiléges. Ils lèvent les bras au ciel, les portent à leur tête, les croisent sur la poitrine, gesticulent, s'agitent, se démènent pour éloigner d'eux l'esprit malin, de la même manière que, dans nos petites villes, de vieilles femmes, incapables de comprendre la sainteté de la religion qu'elles croient professer, se signent et courent s'asperger d'eau bénite quand elles viennent à entendre une parole irrévérencieuse, un terme grossier ou quelques jurons de la place publique.

Nous avons parlé, il n'y a qu'un instant, du mot *abrasac*, *abrasax* ou *abraxas*; mais le plus curieux amulette de ce genre est sans contredit *abracadabra*, auquel nous consacrerons un paragraphe particulier. Il devait être écrit sur autant de lignes qu'il a de lettres, et conséquemment répété autant de fois, mais avec la précaution de supprimer la dernière lettre de chaque ligne, afin que le tout formât une manière de triangle dont la base fût en haut, ainsi que le montre la figure ci-dessous.

```
ABRACADABRA
 ABRACADABR
  ABRACADAB
   ABRACADA
    ABRACAD
     ABRACA
      ABRAC
       ABRA
        ABR
         AB
          A
```

Il fallait porter cette inscription pendue au cou avec un fil de lin. Serenus Samonicus, qui vivait dans le deuxième siècle, et qui était sectateur de l'hérétique Basilide, soutient que ce baroque amulette préservait et guérissait de la fièvre hemitritée (demi-tierce) et de plusieurs autres maladies. Il a laissé un ouvrage de médecine en vers hexamètres, comme on les faisait dans ce temps-là (*De Medicinâ parvo pretio parabili*), dans lequel il indique parfaitement la disposition et l'usage de ce barbare assemblage de caractères :

« Inscribes chartæ quod dicitur ABRACADABRA,
» Sæpius et subter repetes, sed detrahe summam,
» Ut magis atque magis desint elementa figuris
» Singula quæ semper rapies et cætera figes,
» Donec in angustum redigatur littera conum;
» His lino nexis collum redimire memento:
» Talia languentis conducent vincula collo,
» Lethalesque abigent (miranda potentia!) morbos. »

C'est-à-dire :

Écrivez sur du papier le mot ABRACADABRA. Retracez-le plusieurs fois au-dessous de lui-même, en supprimant toujours la dernière lettre et successivement jusqu'à ce que les caractères de cette figure aient disparu l'un après l'autre. A chaque retranchement écrivez ce qui reste, de façon à former un cône a'gu terminé par une seule lettre : puis avec un fil de lin attachez ce mot autour du cou. Ces sortes de colliers seront salutaires aux malades et par leur admirable vertu feront évanouir les maladies mortelles.

En donnant cette traduction, que nous nous sommes efforcés de rendre le plus possible littérale, nous sentons le besoin de réclamer l'indulgence du lecteur, qui, nous l'espérons, voudra bien nous tenir compte des difficultés qu'on éprouve toutes les fois qu'on cherche, sans cesser de rester fidèle au texte, à rendre en français de bon aloi du latin demi barbare.

Les Juifs ont attribué le même pouvoir à l'expression *abracalan*, qui ne signifie rien, pas plus que la première et beaucoup d'autres; cependant, à en croire le savant Selden (*De diis syriis*), il paraîtrait qu'elles seraient, l'une et l'autre, l'imitation du nom d'une idole des Syriens. Au surplus, et quelle que soit l'opinion qu'on se fasse au sujet de ces paroles magiques, qu'elles aient ou non une signification, ce qui doit peu nous importer, on ne saurait douter que les Anciens n'eussent la foi la plus aveugle en leur vertu prétendue, et ne s'en servissent pour charmer les souffrances des malades. On appelait tous ces mots *épaoidai* en grec, et *incantamenta* ou *carmina* en latin, d'où sont dérivées les expressions françaises *enchantements* et *charmes*.   F. E. PLISSON.

AMYGDALES. (*syn. tonsilles*) Si on abaisse la base de la langue d'un individu qui se prête à cette exploration, il est facile de voir de chaque côté de l'isthme du gosier, deux petits corps faisant saillie, arrondis, d'une couleur légèrement rosée, percés de trous à leur surface, recouverts par la muqueuse buccale, et qui remplissent, en totalité ou en partie, l'intervalle des piliers du voile du palais. Ce sont les amygdales.

Leur volume congénial est très-variable; elles disparaissent presque entièrement chez quelques personnes; chez quelques autres leur grosseur rend difficile l'introduction des aliments et de l'air. Des follicules muqueux, réunis en groupes, constituent ces organes qu'on est tenté de confondre, au premier abord, avec les glandes proprement dites, mais qui s'en distinguent par l'absence de conduits excréteurs ramifiés.

Les nerfs des amygdales naissent de ceux de la langue et du palais; le sang leur est apporté par des branches de l'artère carotide externe, leurs veines se débouchent dans le plexus pharyngien et ils envoient des vaisseaux lymphatiques aux ganglions du cou.

Les amygdales secrètent un *mucus* dont la quantité est augmentée par la pression des muscles du pharynx, au moment de la déglutition. Ce fluide favorise le passage des aliments préalablement enduits de salive. Il se concrète quelquefois sous forme d'une enveloppe blanchâtre ou de grumeaux dont la fétidité est insupportable. Tantôt on l'a pris pour du pus, tantôt pour des tubercules pulmonaires.

Les amygdales sont le siège du mal de gorge,

appelé *angine tonsillaire :* elles sont alors rouges et tuméfiées. L'engorgement des ganglions lymphatiques du cou ne tarde pas à suivre cette inflammation, la déglutition est impossible et quelquefois la suffocation imminente.

BOURGERY.

MALADIES DES AMYGDALES. A la suite d'inflammations répétées, les amygdales peuvent acquérir un volume assez considérable pour gêner la déglutition; cette altération, étrangère à la dégénérescence cancéreuse, est une véritable hypertrophie (Voyez ce mot). La glande devient alors dure et engorgée; le plus souvent les médicaments sont insuffisants pour guérir cette affection; et il faut avoir recours à l'*excision* ou *extirpation* de l'amygdale, opération sans danger, et plus effrayante que douloureuse. On la pratique de la manière suivante : après avoir placé des petits coins en liége de chaque côté entre la partie postérieure des arcades dentaires, de manière à ce que le sujet, surtout s'il est indocile, ne puisse fermer la bouche, le chirurgien fait déprimer la langue par un aide, et accroche la glande engorgée avec une érigne double, ou la pince-érigne de Museux; il l'attire en avant et l'excise promptement avec un bistouri boutonné; l'écoulement de sang est en général peu considérable, et quelques gargarismes d'eau froide l'arrêtent facilement.

J. B.

AMYGDALITE (*Path.*), s. f. C'est l'inflammation des amygdales. (V. *Angine.*)

ANALEPTIQUES (*Mat. méd.*), adj., pris substantivement, du grec *analeptika*, mot qui désignait la même nature de médicament. On entend par analeptiques, des médicaments qui ont pour but de soutenir et de relever les forces; c'est surtout dans les convalescences et dans les maladies chroniques, qui ont eu pour résultat de déranger les organes digestifs, que l'on emploie ces sortes de médicaments. Généralement, on divise ces substances en deux classes. Les uns sont empruntés à la pharmacie; ce sont des vins toniques et amers, des eaux minérales gazeuses, ferrugineuses et sulfureuses, des préparations stimulantes, des teintures aromatiques, des élixirs, comme l'élixir de Garus, de longue-vie, etc. La deuxième classe des analeptiques contient ceux qui, véritablement, méritent ce nom; ce sont plutôt des aliments que des médicaments, et ils doivent être employés préférablement aux premiers; ils le sont surtout avec moins de danger. On range dans cette classe toutes les fécules alimentaires, les substances gélatineuses, les bouillons des diverses viandes, enfin tous les aliments facilement altérables par les organes digestifs, et qui contiennent une grande proportion de principes nutritifs. Parmi les fécules, l'arrow-root, le tapioka, le salep, le sagou, la fécule de pomme de terre, le manioc; parmi les substances gélatineuses, les gelées de viandes, les nids d'hirondelles ou d'alcyon; les divers bouillons, ceux de tortues, de grenouilles, d'écrevisses, de colimaçons, qui ne sont que des gelées plus étendues d'eau. Le lait, les œufs, et même certaines viandes blanches, le vin de Bor-

deaux, peuvent être aussi considérés comme des analeptiques. Enfin, l'on voit que cette classe de médicaments peut renfermer toutes les substances que le médecin croit propres à ranimer la vigueur d'un convalescent, ou à entretenir le reste de forces d'un sujet épuisé par une maladie longue, et rebelle aux moyens employés pour en obtenir la guérison.

J. B.

ANANAS, *bromélies* (bot.), s. m., fruit du *bromélia ananas.* L.; famille des broméliacées. J. Bien qu'on ne sache pas précisément à laquelle des deux Indes on doit ce beau fruit, cependant les qualités qu'il acquiert, sous l'influence d'une haute température, ne laissent pas de doute sur son origine intertropicale. Placé au premier rang des fruits connus, à cause du parfum qu'il exhale, et de la suavité de son goût, qui semble participer à la fois de la pêche, de la fraise et de la pomme reinette, l'ananas n'est pas moins remarquable par l'aspect séduisant qu'il présente lorsqu'encore fixé à la plante et surmonté de sa riche aigrette ou *couronne*, il semble surgir du large faisceau de feuilles carénées ou dentelées qui l'entoure et le protége. Ce fruit, pour atteindre son maximum de suavité, doit être cueilli lorsque l'arôme qui le distingue commence à se développer; puis suspendu, soit dans une serre chaude, soit simplement au soleil, si la saison le permet. Cet isolement a pour effet de lui faire perdre une partie de l'eau de végétation qui y surabonde, et de favoriser, par cette soustraction, la réaction des principes, et conséquemment la maturation. Ces principes sont, dans la première période de l'existence du fruit, de l'eau, du mucus végétal ou *géline*, des acides malique, citrique et tartrique; puis enfin, dans la seconde, les mêmes acides et du sucre que l'expérience nous a démontré être en partie cristallisable et identique avec celui de canne.

On prépare avec le suc exprimé d'ananas une sorte de limonade dont l'usage est heureusement indiqué contre les fièvres putrides ou ataxiques; coupé par tranches et saupoudré de sucre, ce fruit constitue dans cet état un aliment diététique très-convenable après les maladies graves et notamment les inflammations des voies digestives; il figure enfin sur nos tables en une sorte de salade, dans laquelle on substitue à l'eau-de-vie le vin blanc, et notamment celui de Champagne. Le suc d'ananas fermenté forme, dans les contrées où ce fruit est assez commun pour être mis à profit sous ce rapport, une boisson alcoolique très-suave et partant très-estimée.

Les principales variétés d'ananas sont l'ananas à feuilles panachées; l'ananas à fruit blanc; l'ananas à fruit jaune; l'ananas à fruit rouge; l'ananas sans épines, l'ananas à gros fruit violet, et l'ananas de Montferrat. Il en existe un assez grand nombre d'autres; mais, comme elles ne doivent qu'à la culture, les nuances qui les distinguent, nous nous dispensons de les signaler.

COUVERCHEL.
Membre de l'académie royale de médecine.

ANASARQUE (*méd.*), s. f. Hydropisie qui occupe

tout le tissu cellulaire du corps, et principalement celui qui est sous la peau. (V. Œdème.)

ANASTOMOSE (*anat.*), s. f., du grec *ana*, avec, ensemble, et de *stoma*, bouche ; communication, abouchement. On a donné le nom d'anastomose à la réunion de deux vaisseaux qui viennent s'ouvrir l'un dans l'autre. Les anastomoses ont lieu entre les diverses artères, les veines et les vaisseaux lymphatiques ; on a même, par extension, donné ce nom à la réunion qui a lieu par des rameaux de communication de diverses branches de nerfs. Les anastomoses n'ont pas seulement lieu entre des vaisseaux de même ordre, elles se remarquent souvent entre des vaisseaux d'ordre différent ; ainsi elles sont fréquentes entre les veines et les artères ; mais ces réunions ne se voient pas dans les gros troncs, ou dans les principales branches, elles n'ont lieu que dans les dernières ramifications qui constituent le réseau sanguin que l'on remarque dans toutes les parties de l'animal, qui contribue à sa coloration et que l'on nomme système capillaire. C'est surtout là que les anastomoses sont nombreuses, car elles forment ce réseau dont nous venons de parler. Les anastomoses sont plus fréquentes dans les rameaux veineux que dans les artères, même entre les rameaux et les branches d'un certain volume. Les anatomistes ont donné différents noms aux anastomoses, suivant le mode de communication établi entre les vaisseaux et l'angle sous lequel ils se réunissaient. Les anastomoses ont pour but de faciliter la circulation, en permettant qu'elle continue par les branches collatérales, lorsqu'elle est empêchée dans les troncs principaux. C'est ainsi qu'à la suite de la ligature d'une artère, ou de la compression d'un de ces vaisseaux par une tumeur, on voit la circulation continuer dans les organes où ils se rendaient ; parce que le sang passe dans les branches anastomotiques, qui, par suite de ce résultat, prennent un volume et un diamètre plus considérables. (V. *Artères*, *Veines*, *Nerfs*, *Vaisseaux*, *Capillaire*.)   **J. B.**

ANATOMIE, s. f., du grec *anatomé*, de *anatémnô*, je dissèque. L'on entend généralement par ce mot l'étude des parties solides qui forment le corps humain ; cependant ce mot s'emploie également pour désigner l'étude de l'organisation de tous les corps vivants. Aussi lui a-t-on donné différents noms ; on l'a nommé anatomie végétale, lorsqu'elle a pour but l'étude des organes des plantes ; zootomie ou anatomie comparée, lorsqu'elle est appliquée aux animaux.

L'anatomie humaine se divise en plusieurs parties, suivant la nature des organes qu'elle a pour but de décrire ; ainsi l'*ostéologie* est la partie qui traite du squelette ; la *syndesmologie*, celle qui traite des ligaments ; la *myologie* a pour but l'étude des muscles ; la *névrologie* celle des nerfs ; l'*angiologie* celle des vaisseaux artériels, veineux et lymphatiques ; l'*adénologie*, l'étude des glandes ; la *splanchnologie*, l'étude des viscères contenus dans les grandes cavités du corps humain. Quoique les principales divisions que nous venons d'indiquer soient admises par tous les auteurs, il existe

cependant quelques variétés, dans leur nombre, que quelques-uns ont augmenté et que d'autres ont restreint.

L'anatomie a encore été envisagée de diverses manières par les médecins et les naturalistes ; lorsqu'elle a pour but l'étude de l'organisation des tissus généraux, sans acception d'organe, on lui a donné le nom d'*anatomie générale* : science créée par l'illustre Bichat, et continuée par Blécard et les anatomistes modernes. L'examen des organes malades, qui a lieu par l'ouverture des corps immédiatement après la mort, a constitué une autre science de création récente que l'on nomme *anatomie pathologique ;* Dupuytren est un de ceux qui ont le plus contribué à la fonder, et même il créa par testament une chaire pour son enseignement dans la Faculté de Paris. Enfin, l'anatomie reçoit le nom d'*anatomie chirurgicale*, lorsqu'elle a pour but l'étude des organes, appliquée aux opérations chirurgicales.

L'anatomie fut peu connue dans l'antiquité ; les obstacles, apportés aux dissections des cadavres humains, en fut la principale cause. Aristote, qui avait le plus de connaissances anatomiques pour son époque, ne paraît avoir étudié cette science que sur les animaux, et surtout sur les singes. L'école d'Alexandrie, sous les Ptolémée, se distingua cependant par l'étude de l'anatomie humaine ; et ce fut le seul lieu où l'on se livra d'une manière suivie à des dissections humaines. Aussi les découvertes faites par Hérophile et Erasistrate, les hommes les plus distingués de cette école, sont-elles demeurées jusqu'à nos jours. L'anatomie en était restée au point où l'avaient laissée les Grecs et plutôt encore embrouillée par les idées de Galien, lorsqu'au seizième siècle les travaux de Vésale, Falloppe, Eustachi, lui donnèrent un lustre nouveau ; ces hommes établirent la science sur les fondements où elle est aujourd'hui ; et les travaux de leurs successeurs n'ont fait que développer les bases et les principes qui avaient été posés par eux.   **J. P. BEAUDE.**

ANCHILOPS (*chir.*), s. m. On désigne ainsi une petite tumeur située vers le grand angle de l'œil, ou devant ou à côté du sac lacrymal, et que l'on confond quelquefois avec une tumeur lacrymale. Ces deux affections sont fort différentes, car la première est loin de présenter l'importance de la seconde ; une petite ulcération succède souvent à la tumeur formée par l'anchilops, et elle guérit assez facilement.   **J. B.**

ANCOLIE (*bot.*), s. f. (*Aquilegia.*) Genre de la famille des Renonculacées. Une seule espèce, l'ancolie vulgaire (*Aquilegia vulgaris*), qui croît spontanément dans nos bois, mérite d'être mentionnée ici. Cette plante participe aux propriétés âcres qui sont un des caractères de la famille à laquelle elle appartient ; ses graines surtout sont vénéneuses, et on les a bannies du domaine de la thérapeutique, dans lequel des médecins trop hardis l'avaient autrefois introduite. On cultive cette plante dans nos jardins, et on la reconnaîtra aisément à ses belles fleurs, d'un vert violet, panachées et entourées de cornets recourbés ; lorsqu'elle double, alors la fleur tout entière paraît formée de cornets emboîtés les uns dans les autres.

Ms.

Anconé (*anat.*), adj. pris subst., du grec *ancón*, coude. On donnait autrefois ce nom à tous les muscles qui s'attachent à l'olécrâne qui est la saillie osseuse formée par l'extrémité du cubitus, et le point le plus saillant du coude. Aujourd'hui, le muscle aconné est celui que l'on nommait autrefois le petit anconé; il est profond, s'étend de la partie inférieure de l'humérus jusqu'au tiers supérieur du cubitus; il est aplati, triangulaire, plus large en haut qu'en bas, et a pour fonction de contribuer à étendre l'avant-bras sur le bras.

J. B.

Andromanie (*méd.*), s. f., du grec *andros*, homme, et de *mania*, fureur. Passion pour les hommes, fureurs utérines. (*V. nymphomanie.*)

Anémie (*méd.*), s. f., du grec *a*, privatif, et de *aïma*, sang. On a donné ce nom à une maladie dans laquelle on pense qu'il y a diminution dans la masse du sang, et dans laquelle sa consistance paraît altérée. Cette maladie, qui est opposée à la pléthore, est souvent un symptôme d'une autre affection; rarement elle existe d'une manière primitive et essentielle; c'est surtout à la suite des maladies longues, et principalement dans les engorgements des organes contenus dans le ventre, que l'on voit se manifester ce symptôme qui a été observé d'une manière essentielle chez les ouvriers qui travaillent dans les mines, et surtout dans celles de houille. On a attribué le développement de cette maladie au défaut de renouvellement de l'air, à la soustraction de l'action de la lumière, et surtout à la présence de l'acide carbonique et de l'hydrogène sulfuré dans certaines galeries des mines. Dans ces cas, la maladie débute par des coliques et une difficulté assez grande dans la respiration; des palpitations, et le ballonnement du ventre se joignent à ces symptômes; d'autres fois, on observe de la faiblesse, des douleurs, des tintements d'oreille et des palpitations; la peau acquiert bientôt une coloration d'un blanc jaune analogue à celle que prend la cire blanche en vieillissant; les traces des veines disparaissent de la peau, et l'on n'observe plus aucune trace de vaisseaux sanguins, même dans les parties qui en sont le plus douées, comme les lèvres, les yeux, la langue. Tous ces organes sont pâles et jaunes, et participent à la décoloration générale. Dans cet état, le malade ne peut se livrer à aucun exercice; il est abattu; la marche et le mouvement même légers suffisent pour lui donner de l'essoufflement, qui souvent va jusqu'à la suffocation. L'ouverture des corps des individus qui ont succombé à cette affection, a montré les veines et les artères vides de sang, et ne contenant qu'un liquide séreux, peu abondant et sans couleur. Les moyens qui ont le plus réussi dans cette affection, qui a tant d'analogie avec les pâles couleurs, quoique cette dernière maladie soit moins grave, consistent dans l'emploi des préparations ferrugineuses, aux-

quelles on peut joindre les toniques, les amers et les analeptiques; mais il est à remarquer que ces derniers médicaments n'ont aucun succès lorsque l'on n'emploie pas les préparations ferrugineuses, qui seules sont efficaces dans cette affection.

J.-P. Beaude.

Anémomètre (*phys. méd.*), s. m. du grec *anémos*, vent, et de *métron*, mesure, instrument dont on se sert en météorologie pour mesurer l'intensité et la direction du vent. **J. B.**

Anémone. (*bot.*), s. f. du grec *anémos*, vent; en latin, *anemona*. Genre de la famille des renonculacées, remarquable par l'absence de corolle et par la présence d'un involucre qui n'enveloppe le plus souvent qu'une seule fleur. Les anémones, qui toutes sont remarquables par leur élégance, et qui sont cultivées dans les jardins, renferment toutes un principe âcre, que Heyer nomme *anémonine*, Schwarts, *acide anémonique*, et que Vauquelin a retrouvé dans les renonculacées en général, tandis que les premiers ne l'avaient signalé que dans quelques espèces d'anémone. Les plus remarquables sont les deux suivantes:

La Syvrie, (*Anemona nemorosa*). Les jolies clochettes blanches qui forment les fleurs de cette plante apparaissent dans les bois au premier printemps, et lorsque les arbres sont encore dépouillés de leurs feuilles; elle est très-rare, et a quelquefois causé la mort des bestiaux.

La Pulsatille ou Coquelourde (*A. pulsatilla*). Cette espèce fleurit aussi de bonne heure. On la trouve sur les collines sèches, et dans les bois sablonneux et découverts; sa fleur est violette; ses graines munies de longues queues soyeuses lui donnent, lorsqu'elle a fleuri, l'aspect d'un goupillon. Cette plante est vénéneuse; deux onces du suc de l'herbe fraîche ont suffi, entre les mains de M. Orfila, pour tuer un chien. Appliquée sur la peau, elle la fait rougir, puis détermine la formation d'une cloche comme les mouches cantharides. Stoerck a employé l'eau distillée de la pulsative contre la goutte sereine et les maladies de la peau, etc. Le docteur de Ramno a préconisé l'extrait à la dose d'un demi-grain dans la coqueluche des enfants. Ces médicaments sont aujourd'hui peu employés. **Martins.**

Anencéphalie, absence de l'encéphale. (Voy. *acéphales.*)

Aneth (*bot.*), s. m. *anethum*, genre de la famille des ombellifères. Une seule espèce, l'*anethum graveolens*, qui croît naturellement près d'Astranas, en Égypte, et dans le midi de l'Europe, était autrefois employée en médecine; ses graines, ou, pour parler plus correctement, ses fruits renferment une huile volatile d'un jaune paille, qu'on donnait jadis à la dose de quelques gouttes dans une potion pour arrêter le hoquet. En Angleterre, selon Cullen, les nourrices n'ont point d'autre remède contre les coliques des très-jeunes enfants.

Ms.

Anévrisme (*chir.*), s. m. On donne le nom d'anévrisme à toute tumeur contre nature formée par du sang,et se continuant avec l'intérieur d'une artère. Si l'artère est simplement dilatée,sans être rompue ou divisée, on dit qu'il existe un *anévrisme vrai.* Dans le cas contraire, c'est-à-dire quand l'artère est réellement déchirée ou perforée, la tumeur prend le nom d'*anévrisme faux.* Si la perforation s'est opérée sans violence extérieure, l'*anévrisme* est appelé *spontané.* C'est un *anévrisme accidentel* lorsqu'une blessure en a été le point de départ. Ici, l'*anévrisme* est *faux primitif,* s'il survient aussitôt après la blessure, ou si le sang s'infiltre au lieu de se rassembler en dépôt autour de l'artère. Il est *faux circonscrit* ou *consécutif* quand il se montre plus tard, et sous la forme d'une tumeur bien limitée, d'une espèce de kyste. Quelquefois aussi l'artère blessée s'ouvre par le côté dans une veine, et cela constitue l'*anévrisme variqueux* si les deux vaisseaux restent accollés; ou une *varice anévrismale,* quand un sac plein de sang s'établit entre la veine et l'artère sans cesser de communiquer avec l'une et avec l'autre. Enfin un derniergenre d'anévrisme est celuiqu'onpeut désigner par le terme de *varice artérielle,* parce qu'alors l'artère est dilatée, flexueuse, bosselée, comme pliée en zig-zag à la manière des veines variqueuses.

Les anévrismes vrais sont trop rares pour que j'en parle ici. Les autres se développent par un mécanisme facile à concevoir. Dans l'anévrisme spontané, par exemple, l'artère malade, altérée d'une manière quelconque sur l'un de ses points, se rompt incomplétement par l'effort du sang; et une poche, dont le volume augmente par degrés, ne tarde pas à se former sur la perforation. Lorsque, dans l'anévrisme accidentel, résultant d'une piqûre de canif, de bistouri, d'épée, de pointe de couteau, de lancette, le sang s'échappe et s'infiltre entre les muscles ou sous la peau, c'est que la direction de la plaie, ou quelque autre obstacle, l'empêche d'être lancé au-dehors, et l'on a l'anévrisme diffus ou par infiltration. S'il devient circonscrit ou consécutif, c'est que la membrane qui entoure l'artère a pu se cicatriser au point de suspendre l'hémorrhagie, mais de manière à être soulevée plus tard, comme dans l'anévrisme spontané. Enfin l'anévrisme variqueux tient à ce que le côté de la veine opposé à l'artère s'étant cicatrisé, force le sang qui s'échappe de celle-ci par la blessure à circuler dans celle-là. C'est une cloison qui, se trouvant percée entre deux canaux, permet aux fluides qui les traversent de passer de l'un dans l'autre.

Des anévrismes peuvent se rencontrer dans toutes les parties du corps où il existe quelques artères d'un certain calibre; à l'intérieur du crâne, de la poitrine, du ventre, ils prennent le nom d'*anévrismes internes.* Ceux de la surface de ces cavités, comme ceux de la face, du cou et des membres, sont des *anévrismes externes;* on traitera ailleurs des *anévrismes du cœur.* Les plus communs sont les anévrismes du jarret, de l'aine, et surtout ceux du pli du bras. Ici, leur cause ordinaire est la saignée; sur les autres régions ils dépendent presque toujours d'une blessure accidentelle ou d'une maladie antérieure de l'artère.

Les tumeurs anévrismales offrent un volume très-variable, depuis celui d'une noisette jusqu'à celui d'une tête d'homme; leur grosseur moyenne cependant égale à peu près celle d'un œuf. Elles sont ordinairement accompagnées de battements qui correspondent à ceux du pouls ou du cœur, et d'un certain mouvement de dilatation ou d'expansion; en appliquant l'oreille dessus on y entend aussi assez souvent un bruit de soufflet ou de forge qui estun des caractères principaux de l'anévrisme variqueux. En général, ces sortes de tumeurs ne sont point douloureuses, ni rouges. La peau qui les recouvre prend plutôt une teinte tirant sur le livide. Leur consistance est plus grande que celle des abcès.En les comprimant avec lenteur et d'une manière égale on en diminue parfois sensiblement le volume, parce que le sang qui les forme rentre alors en partie dans l'artère. On pourrait même les faire disparaître ainsi tout-à-fait pour quelques instants, si le sang ne s'était pas concrété en partie à leur intérieur sous forme de couche concentrique, étant emboîtées l'une dans l'autre. La compression de l'artère au-dessus, arrête les battements et les bruits, tandis qu'au-dessous elle les augmente.

Toutefois, ces signes, et beaucoup d'autres moins importants que je pourrais indiquer, ne sont pas toujours assez tranchés, et se rencontrent dans d'autres tumeurs avec des différences trop difficiles à saisir pour que, dans certains cas, le chirurgien le plus exercé ne soit pas fort embarrassé quand il s'agit de déterminer si telle tumeur qu'on luimontre est ou n'estpas un anévrisme.On voitd'après cela combien il serait imprudent aux gens du monde de se prononcer légèrement dans de pareilles questions; et quel doit être le tort des tribunaux qui n'ont pas craint de prononcer des condamnations sur le témoignage de personnes nécessairement incompétentes, puisqu'elles étaient tout-à-fait étrangères aux études anatomiques et chirurgicales.

Lorsque, par suite d'une blessure, on voit un sang rutilant jaillir avec force et *par saccade,* sans que l'hémorrhagie puisse être arrêtée autrement que par la compression de l'artère au-dessus, ou une forte pression longtemps continuée sur la plaie elle-même, il est permis, s'il survient bientôt après une tumeur dans le point blessé, de soupçonner un anévrisme. Tout cela du reste peut encore tromper. Chez certains sujets, le sang des veines rougit si vite par son contact avec l'air extérieur, les veines elles-mêmes sont tellement ébranlées par les pulsations artérielles, les communications entre les veines profondes et les veines superficielles sont si nombreuses et si larges, qu'il est aisé de s'y méprendre et d'attribuer à une blessure d'artère ce qui appartient à une piqûre de veine. J'ai vu entre autres un malade dont toutes les veines de la main etdubrasbattaient absolument comme les artères, et pourtant cet homme était tellement affaibli qu'il a succombé quelques jours après.

Les anévrismes forment une maladie dangereuse et souvent mortelle, quand on les abandonne à eux-mêmes. Un peu plus tôt, un peu plus tard, les enveloppes de la tumeur, successivement amincies par la distension ou par l'ulcération, finissent par se rompre. Le sang alors s'infiltre dans l'épaisseur du membre, de manière à y faire naître, soit de vastes suppurations, soit même la gangrène. Si la peau se trouve comprise dans la perforation, une hémorrhagie, quelquefois foudroyante et rapidement mortelle, quelquefois modérée d'abord, puis de plus en plus redoutable, ne tarde pas à faire périr le malade. Cette malheureuse terminaison est la même pour tous les anévrismes, soit internes, soit externes, à l'exception toutefois de l'anévrisme variqueux et de la varice artérielle.

L'anévrisme variqueux, en effet, est compatible avec une longue existence, et, dans la plupart des cas, il constitue plutôt une infirmité qu'une maladie inquiétante. J'ai vu un homme qui en porte un depuis 25 ans au tiers supérieur de la cuisse droite, et qui s'en doute à peine. La varice artérielle, étant accompagnée d'un épaississement des parois de l'artère, n'expose point aux ruptures, ni, par conséquent, aux hémorrhagies brusques dont je parlais tout à l'heure; mais à la longue elle prend une telle extension qu'elle désorganise les tissus et fait naître des pertes de sang qui, pour être moins abondantes de prime-abord, n'en finissent pas moins par épuiser et faire mourir les sujets.

Ce n'est pas à dire pour cela que les anévrismes ne guérissent jamais sans l'intervention du chirurgien; au contraire, la nature en triomphe même de plusieurs manières. 1o Un caillot peut s'arrêter dans l'ouverture de l'artère et s'y concréter au point de la fermer à la manière d'un clou ou d'un bouchon.

2o Les plaques de sang solidifiées peuvent se multiplier dans la tumeur jusqu'à la remplir en entier, et empêcher le sang liquide de s'y introduire.

3o La tumeur peut, en grossissant, presser assez l'artère par sa partie supérieure pour en amener l'oblitération.

4o D'autres fois la circulation est tellement embarrassée au-dessous, que des caillots finissent par se former dans l'artère jusqu'au-dessus de la blessure.

5o La gangrène elle-même, arrêtant toute circulation dans la tumeur, a quelquefois déterminé la guérison des anévrismes.

6o Enfin, quand la tumeur vient à s'enflammer, l'inflammation peut se propager jusque dans l'artère, et y causer un dépôt capable de la boucher.

Oui, toutes ces choses peuvent arriver, mais à titre d'exceptions rares, très-rares, d'exceptions sur lesquelles il serait on ne peut plus imprudent de compter; encore faut-il ajouter qu'alors les dangers sont et plus grands, et plus nombreux qu'à la suite des méthodes de traitement employées par l'art.

L'anévrisme, ne guérissant jamais seul que par suite d'un hasard dangereux, et conduisant à peu près inévitablement les malades au tombeau quand on l'abandonne à lui-même, réclame donc impérieusement les secours de la chirurgie. En se rappelant que c'est une maladie qui peut se terminer instantanément par la mort, les malades n'hésiteront point à s'en faire traiter le plus tôt possible.

Pour guérir un anévrisme, il faut fermer l'artère qui lui apporte le sang. Les anciens, qui croyaient que les plaies, que les *trous* des artères pouvaient se cicatriser sans empêcher la circulation de se maintenir dans le vaisseau blessé, s'étaient trompés. Il est reconnu aujourd'hui que ces sortes d'ouvertures d'un côté du canal ne se recollent, ne se bouchent que par l'oblitération du canal lui-même, et que, par conséquent, on ne doit pas chercher à en obtenir autrement la fermeture. J'ai observé quelques faits néanmoins qui tendraient à rendre cette proposition moins absolue. Chez un malade dont l'artère avait été ouverte pendant une saignée, la tumeur finit par disparaître sans que la circulation eût cessé dans le vaisseau blessé. Un jeune homme, chez lequel un canif avait traversé une des veines et l'artère du pli du bras, a vu la tumeur et tous les autres caractères de l'anévrisme se dissiper de la même manière. Peut-être la plaie de l'artère est-elle fermée par un simple caillot solide dans ces deux cas, et n'est-ce là qu'une guérison temporaire; mais peut-être aussi la question générale a-t-elle besoin d'être encore examinée.

Les moyens proposés pour la cure de l'anévrisme sont nombreux et variés. En établissant, à l'aide de bandages bien appliqués, une compression suffisante pour empêcher le sang de passer sur un point ou sur plusieurs points, à quelque intervalle l'un de l'autre, au-dessus de la tumeur, on est parvenu à guérir quelques malades. La compression sur la tumeur elle-même, à l'aide de compresses graduées, ou sur toute la longueur des membres, au moyen d'un bandage roulé, semble avoir également réussi dans certains cas. De la glace ou des liquides très-froids tenus en permanence sur la tumeur, seuls, ou en même temps que la compression, ont aussi été employés avec succès; mais de pareilles médications ne suffisent que rarement, et ne doivent inspirer que peu de sécurité.

En essayant de coaguler le sang dans la tumeur ou dans le tronc de l'artère à l'aide de courants électriques, ou bien en laissant, comme je l'ai fait sur des animaux, des aiguilles pendant quelques jours dans ces parties, on échouerait moins souvent sans doute; mais c'est une manière de traiter les anévrismes qui n'a pas encore reçu la sanction de l'expérience, et qui ne serait peut-être pas sans danger.

Au total, il n'y a guère que l'*opération* qui soit digne de toute confiance ici.

Aujourd'hui l'opération de l'anévrisme s'entend uniquement de la ligature de l'artère blessée. Les caustiques, le feu, ne sont plus employés par personne; l'écrasement, le rebroussement, imaginés dans ces derniers temps, seraient, à la fois, plus difficiles, plus dangereux et moins sûrs que la ligature. Il en est de même de la *compression directe* ou *immédiate* de l'artère préalablement mise à nu.

Pour étrangler l'artère, on se sert de fils de chanvre, de soie, de plomb, de peau de daim, de fils ronds et simples, ou de rubans plus ou moins larges. Les chirurgiens qui préfèrent les fils simples, ayant le projet de rompre les tuniques moyenne et interne de l'artère, ne placent rien entre la ligature et le vaisseau ; les autres, voulant éviter cette rupture, nouent ordinairement leur ruban sur un petit coussin de linge, de diachylon, de liége ou de toute autre substance. Ceci a moins d'importance qu'on ne le croit encore généralement.

Du reste, l'opération de l'anévrisme se fait de trois manières ou par trois méthodes différentes.

L'ancienne méthode consiste à ouvrir largement la tumeur qu'on vide, et au fond de laquelle on va chercher l'artère pour la soulever et la lier au-dessus et au-dessous de la perforation qui la faisait communiquer avec l'anévrisme ; alors il faut que le mal soit situé de manière qu'une compression exacte puisse être établie entre elle et le cœur pendant tout le cours de l'opération ; autrement, en effet, le malade pourrait mourir entre les mains du chirurgien.

Les deux autres méthodes laissent la tumeur intacte.

L'une, appelée méthode d'Anel, consiste à découvrir et à lier l'artère au-dessus de la région malade sans toucher à l'anévrisme. Dans l'autre, connue sous le nom de méthode de Brasdor, c'est au-dessous de la tumeur qu'on va chercher l'artère. Pour appliquer la première, il faut qu'une certaine étendue de l'artère soit libre entre l'anévrisme et l'aorte. On a proposé la seconde pour les cas dans lesquels il n'est pas permis de placer le lien entre le mal et la racine du vaisseau affecté. Par l'une on arrête la circulation au-dessus de l'anévrisme qui se durcit dès-lors en se transformant bientôt en dépôt, de manière à s'effacer ensuite par degrés ; par l'autre, on force le sang à stagner, à se concréter dans la tumeur qui, de cette façon, finit quelquefois par amener l'oblitération de l'artère jusqu'aux artères collatérales voisines. Toutes choses égales d'ailleurs, le succès est moins sûr cependant par la méthode de Brasdor que par la méthode d'Anel, et par celle-ci que par la méthode ancienne, qui entraîne tant d'inconvénients d'un autre côté qu'elle n'est presque plus mise en usage maintenant.

Aussitôt après l'opération, le sang cesse de pénétrer dans le membre au-dessous de l'anévrisme par l'artère étranglée ; de là les craintes de gangrène, dont étaient tourmentés les anciens et que conservent encore les gens du monde, quand il s'agit d'une opération de ce genre. Mais on sait à présent qu'une foule de petites branches qui naissent de la partie supérieure du vaisseau et s'anastomosent avec des branches semblables de la partie inférieure, permettent à la circulation de se rétablir presque immédiatement. Cette circulation, par les voies collatérales, occasionne un travail toutefois qui n'est pas absolument dépourvu de danger. Tantôt il en résulte en effet un abaissement de température manifeste au-dessous de la ligature ; et, dans quelques cas, aussi une véritable mortification que rien ne peut empêcher. D'autres fois, l'embarras de la circulation capillaire du vaisseau détermine, au contraire,

une augmentation réelle de chaleur, avec ou sans engorgement des mêmes parties. Aussi le chirurgien est-il obligé, tantôt d'entourer le membre de sachets remplis de son ou de sable chaud et de le préserver de toute pression, tantôt, au contraire, de le couvrir de sangsues ou de pratiquer quelques saignées générales, de l'entourer d'un bandage roulé, ou de tenir des topiques, soit émollients, soit répercussifs, sur toute sa longueur.

Le calme de l'esprit, la tranquillité du corps, l'immobilité de la partie, sont encore plus nécessaires après l'opération de l'anévrisme qu'après les amputations. La sévérité du régime doit être aussi plus grande. Il importe de n'exercer aucune traction sur les fils avant le douzième ou le quinzième jour, et d'en surveiller la chute avec un soin extrême. Une fois les ligatures tombées la plaie ne tarde pas à se fermer. A partir de là, le malade n'a plus à s'occuper que de sa convalescence ; mais le membre reste longtemps encore sujet à de l'engorgement et ne reprend que peu à peu son embonpoint et sa force primitive.

Les battements cessent par degrés, et quelquefois brusquement, dans la tumeur qui s'affaisse et se durcit insensiblement pour disparaître à la longue. Sur certains sujets, ces battements renaissent incomplétement au bout de quelques jours, mais pour se dissiper bientôt définitivement. Quand, au lieu de se durcir et de se résoudre, la tumeur s'échauffe et s'enflamme, il faut l'ouvrir largement et la traiter en tout comme un abcès. Si la gangrène venait à s'emparer de toute l'épaisseur du membre, l'amputation serait une dernière ressource à proposer.

L'accident le plus redoutable, si ce n'est le plus fréquent ici, est l'hémorrhagie ; il importe donc d'être toujours en mesure d'y remédier. La compression en est le seul remède en attendant le chirurgien. C'est toujours au-dessus de la ligature, du côté du tronc, qu'il faut établir cette compression ; l'aorte elle-même devrait être comprimée, s'il s'agissait d'un anévrisme du pli de l'aine ou de la fosse iliaque. On s'y prend d'ailleurs de la même manière que pour les *amputations*. (V. ce mot.) S'il n'était pas possible de réussir autrement, et le danger pressant, on risquerait de porter le doigt dans le fond de la plaie et de fermer directement l'artère. Au demeurant, l'anévrisme et les opérations qu'il réclame sont de nature à faire sentir, plus qu'aucun autre point de chirurgie, combien des notions exactes d'anatomie seraient utiles jusque dans les classes les plus étrangères à la médecine.

VELPEAU.
Professeur à la Faculté de médecine de Paris, chirurgien à l'hôpital de la Charité.

ANÉVRISME DU CŒUR. V. cœur (*maladies du*).

ANFRACTUOSITÉ (*anat.*), s. m. On désigne sous ce nom les enfoncements sinueux qui s'observent à la surface du cerveau, et qui séparent ses circonvolutions. (V. *cerveau.*)

ANGÉLIQUE (*bot.*), s. f. *archangelica officinàlis*, plante de la famille des ombellifères. Elle habite le bord des ruisseaux du nord de l'Europe, de la Suède, de la Laponie et des contrées montagneuses des pays tempérés, tels que la France et l'Allemagne. On trouve dans les pharmacies la racine d'angélique, dont l'odeur et le goût sont très-aromatiques ; elle renferme une huile essentielle et une résine amère ; ses propriétés sont excitantes, et autrefois elle était très-employée dans les fièvres dites asthéniques, alors qu'on était persuadé qu'il fallait réveiller les forces défaillantes du malade. Ses graines ont les mêmes propriétés, mais à un moindre degré. La tige et la partie inférieure des feuilles de cette plante sont charnues, succulentes, d'un goût fort agréable ; aussi dans certaines contrées, en Laponie, par exemple, où la terre est si avare de plantes alimentaires, les habitants mangent-ils les tiges d'angélique avec du pain et du beurre. Chez nous, les confiseurs se sont emparés de l'angélique ; ils fendent les tiges en deux et les laissent confire dans le sucre, il en résulte une des préparations les plus saines et les plus agréables. En effet, le goût aromatique de la plante se marie heureusement avec celui du sucre, et la consistance charnue de la tige ôte à ce bonbon la sécheresse et la dureté qui rendent l'usage des dragées et des pralines nuisible, en ce qu'elles déterminent quelquefois un mal de gorge et une toux passagères ; aussi ne craignons-nous pas d'affirmer que, parmi toutes les friandises, celle-ci présente le moins d'inconvénient ; cependant elle partage les propriétés de toutes les préparations dans lesquelles le sucre entre en grande quantité, et son usage immodéré provoque d'abord l'irritation, puis, chez les individus qui y sont prédisposés, l'inflammation du canal intestinal. MARTINS.

ANGINE (méd.), s. f. de angere, suffoquer. On appelle angine l'inflammation qui a son siége dans la membrane muqueuse qui revêt l'arrière-bouche, le pharynx, le larynx, et la trachée-artère. Elle prend aussi le nom de la partie qu'elle affecte, aussi la désigne-t-on par les mots angine pharyngée, laryngée, trachéale, suivant qu'elle affecte le pharynx, le larynx, ou la trachée. L'inflammation des amygdales est connue sous le nom d'angine tonsillaire ; bien qu'ici l'inflammation ne se borne pas à la muqueuse, et qu'elle envahisse le corps même de ces organes.

Les mêmes causes peuvent produire ces différentes espèces ; elles sont quelquefois épidémiques, surtout au printemps et à l'automne ; elles affectent de préférence les jeunes gens, quoiqu'on la voie dans l'enfance et la vieillesse ; tous les tempéraments y sont exposés. C'est presque toujours l'action du froid sur une partie quelconque du corps qui les produit. Quelquefois elles dépendent d'une action morbifique locale, telle que l'impression de substances âcres ou caustiques, d'un liquide très-froid ou très-chaud, de vapeurs irritantes sur les muqueuses de la gorge ; on les voit souvent accompagner des maladies générales ou contagieuses, la rougeole ou la scarlatine ; elles se manifestent chez les femmes au moment de l'apparition des règles ; enfin, dans beaucoup de cas, la cause réelle déterminante nous fuit, et nous sommes réduits aux conjectures.

La plus fréquente de ces angines, l'angine guttu-

rale, occupe la membrane muqueuse de l'isthme du gosier, des amygdales, du voile du palais et de ses piliers. Voici les symptômes auxquels on la reconnaît : le malade éprouve de la gêne dans l'action d'avaler, le timbre de la voix est un peu altéré, la membrane muqueuse est rouge, sèche et luisante, l'intérieur de la gorge est gonflé, on voit la luette augmentée de volume, allongée et occasionnant un besoin continuel d'avaler, et quelquefois des nausées en chatouillant la base de la langue ; le malade souvent ne peut pas boire sans que le liquide soit rejeté par les narines. Au bout de quelques jours la muqueuse perd sa sécheresse, elle se couvre de mucosités épaisses. Dans quelques cas on y voit çà et là des plaques blanchâtres ou grisâtres, la membrane du nez est prise aussi le plus souvent ; les malades alors dorment la bouche ouverte ; aussi au réveil la gorge est sèche et ils rejettent avec effort et douleur de grosses masses de mucosités sanguinolentes, desséchées, fortement adhérentes.

Quelquefois les malades éprouvent en même temps de la douleur dans l'une ou l'autre oreille, une surdité qui dure plus ou moins longtemps ; ces phénomènes dépendent de ce que l'inflammation se propage par la trompe d'Eustache.

Si la maladie n'est pas enrayée par les moyens convenables, il peut arriver qu'un abcès se forme dans l'épaisseur du voile du palais ou dans les piliers. On le reconnaît à un gonflement considérable d'un des côtés de la gorge, à une douleur lancinante qui s'y fait sentir et quand il est bien formé à la fluctuation.

Si l'inflammation est située plus bas, l'angine prend le nom de pharyngée, les symptômes sont les mêmes à peu près ; on peut apercevoir au fond de la gorge la partie supérieure du pharynx rouge et tuméfiée. Ici la voix n'est pas altérée, la déglutition, quoique difficile, n'est plus aussi douloureuse ; il y a une petite toux gutturale fatigante avec envie fréquente de cracher.

Dans l'inflammation de la partie inférieure du pharynx le malade accuse la douleur en avalant ; plus bas que dans le cas précédent, la pression sur les parties latérales du cou est douloureuse ; l'inspection de la gorge n'apprend rien, la voix n'est nullement altérée. Dans ces trois espèces d'angines la respiration est rarement gênée, à moins qu'il n'y ait un gonflement énorme de la membrane muqueuse.

En même temps que ces symptômes se font sentir à la gorge, le malade éprouve du malaise, des pesanteurs de tête, de l'insomnie, de la soif ; le pouls se développe, il y a de la fièvre, qui, dans les cas les plus graves et chez les individus nerveux, peut aller jusqu'au délire.

Cette affection a ordinairement une marche rapide, elle dure de six à douze jours. Quand il y a formation d'abcès, sa durée est plus longue, soit qu'il s'ouvre naturellement, soit qu'on donne issue au pus. Quand l'inflammation est légère elle se termine souvent par résolution, rarement elle passe à l'état chronique. Quand il n'y a pas formation d'abcès elle ne laisse aucune trace.

La première indication du traitement de l'angine consiste à éloigner toutes les causes propres à l'aggraver; ainsi, lorsque l'irritation est légère, qu'il n'y a qu'un peu de difficulté à avaler, sans altération de la voix, sans fièvre, il suffit de tenir le cou plus couvert, plus chaud, d'éviter l'impression du froid et de l'humidité; de modérer le régime, pour que la maladie disparaisse en peu de jours. Mais quand elle est plus intense, qu'elle s'accompagne de malaise et de fièvre, ces moyens seraient insuffisants. Alors le malade sera confiné dans sa chambre, ayant soin que l'air qu'il respire ne soit ni trop chaud ni trop froid. Il devra s'abstenir de parler, et éviter autant que possible tout effort inutile de déglutition et d'expuition. On conseille en même temps l'usage des boissons adoucissantes et mucilagineuses, les infusions d'orge, de violettes, de guimauve, la décoction de graine de lin, sucrées avec du miel ou un sirop quelconque; les pédiluves chauds, rendus excitants par l'addition de la cendre, du sel, de la farine de moutarde.

Si ces moyens ne suffisent pas pour arrêter la marche de la maladie, ou que dès le début elle soit très-intense, on a recours à une application de sangsues au cou, le plus près possible de la partie malade; leur nombre varie suivant l'âge et la force du sujet. Chez les individus vigoureux et pléthoriques quand les sangsues ne produisent pas d'amélioration on fait avec avantage une saignée du bras. Souvent même on se trouve bien d'avoir débuté par elle. On aide l'effet des évacuations sanguines par la diète, par les applications chaudes sur le cou de cataplasmes de farine de lin, de mie de pain, de compresses imbibées d'un liquide émollient, de vessies remplies de lait chaud; par l'application sur les jambes ou les cuisses de cataplasmes irritants, de sinapismes; par l'usage de laxatifs à l'intérieur, l'eau de veau, de poulet, des purgatifs doux, l'eau de sedlitz, l'huile de ricin.

Les gargarismes que l'on conseille généralement dans tous les cas d'angine, sont loin d'être toujours utiles. Ils ne le sont que lorsque l'inflammation commence, qu'elle est bornée à la muqueuse. Ils deviennent nuisibles quand les parties sous-muqueuses, sont pires, en exigeant les contractions musculaires, alors douloureuses.

Les applications locales autour du cou, ne conviennent pas non plus toujours. Ce n'est que quand la maladie est grave, qu'il faut y recourir; souvent l'humidité qu'ils entretiennent, le froid qu'éprouvent nécessairement les malades quand on les change, rend leur action fâcheuse.

Les vomitifs sont le plus ordinairement avantageux dans l'angine; ils conviennent surtout dans la dernière période de la maladie, quand il y a tendance à la terminaison par abcès; ou bien tout à fait dès le début; dans ce dernier cas, ils empêchent l'inflammation de se développer.

Au surplus, il ne faut pas croire que tous les moyens que nous venons d'énumérer puissent être employés d'une manière banale; il faut en outre interroger les autres organes, voir s'ils participent ou non à la maladie, s'ils n'en sont pas influencés d'une manière quelconque. Ainsi, par exemple,

les émissions sanguines ne conviendraient pas à un individu affecté d'angine, chez lequel il y aurait en même temps des signes manifestes d'embarras gastrique; et les laxatifs ou les purgatifs auraient peu d'action sur une angine développée chez un sujet dont le cœur et les gros vaisseaux participent à l'inflammation gutturale.

Il arrive quelquefois que l'angine passe à l'état chronique, ou qu'elle l'est dès l'abord: c'est en insistant sur la plupart des remèdes indiqués, et en recourant aux médicaments locaux astringents et résolutifs, qu'on parvient à la guérir. Quelquefois elle dépend d'une maladie générale et ne se guérit qu'avec elle; nous avons vu ces angines chroniques pendant ou à la suite de maladies vénériennes consécutives. Quelquefois aussi ce n'est pas la maladie qui détermine l'affection gutturale, mais bien le traitement, surtout un traitement mercuriel inconsidéré.

L'angine tonsillaire est aussi fréquente que l'autre; elle occupe une seule amygdale ou les deux à la fois. Ses causes sont les mêmes que celles de l'angine gutturale; ses symptômes n'ont de plus que le gonflement d'une ou de deux tonsilles ou amygdales, porté quelquefois à tel point qu'elles ne laissent plus aucun espace entre elles. La déglutition est toujours douloureuse, souvent impossible; le passage même de l'air est gêné, il peut y avoir une suffocation momentanée. La voix est voilée et nasillarde. Elle peut, comme l'angine gutturale, se terminer par résolution ou par suppuration; alors l'abcès se trouve dans l'amygdale même, et il s'ouvre seul dans un effort de toux, de déglutition ou de vomissement, ou bien on est obligé de l'ouvrir.

L'inflammation des amygdales, dans certains cas rares, se termine par la gangrène, et elles sont en tièrement détruites. Une des terminaisons les plus fréquentes, est l'induration; elle a lieu après une seule amygdalite aiguë, qu'il y ait abcès ou non, ou bien après des inflammations successives, qui chaque fois augmentent l'engorgement. Les individus qui ont ainsi les amygdales endurcies, sont très-sujets aux angines, et leur ablation est souvent le seul moyen de les prévenir et d'empêcher la raucité de la voix, qu'elles occasionnent presque toujours.

Le traitement de l'angine tonsillaire est le même que celui de l'angine gutturale; seulement il doit être plus énergique, parce que la difficulté de respirer est bien plus considérable et plus prompte dans ce cas. La saignée du bras doit presque toujours être préférée aux sangsues. On a proposé de les appliquer directement sur les amygdales; mais ce moyen, outre qu'il est très-difficile à mettre en pratique, ne présente pas d'avantages bien marqués.

Si les secours de l'art les plus puissants avaient été mis infructueusement en usage, pour une angine qui donnerait lieu à une suffocation imminente, il ne faudrait pas hésiter à pratiquer l'opération de la *bronchotomie* (voy. ce mot), seule ressource pour sauver le malade.

L'angine laryngée et l'angine trachéale reconnaissent les mêmes causes que l'angine gutturale;

de plus elles peuvent être occasionnées par les cris, les chants forcés, la déclamation, l'usage des instruments à vent. Le changement dans la voix, l'enrouement, est presque toujours le premier symptôme, la douleur vient après ; le malade tousse, il lui semble qu'il a besoin de rejeter des mucosités arrêtées dans le larynx. Si l'inflammation reste bornée à cet organe, la voix est rauque, puis aiguë, quelquefois entièrement supprimée ; si elle occupe la trachée-artère, la voix n'est pas aussi altérée, l'aspiration est moins difficile, mais il y a toujours de l'oppression. La déglutition reste libre ; si l'on examine l'intérieur de la gorge, on voit toutes les parties à l'état ordinaire ; la toux qui est fréquente est tantôt rauque comme la voix, tantôt aiguë et sifflante ; puis elle redevient humide, et, après chaque accès, il y a expuition de mucosités blanchâtres et écumeuses. Les symptômes généraux indiqués pour les autres angines, accompagnent aussi celle des voies aériennes. Cette maladie en général marche vite ; elle peut ne durer que quelques jours ; quelquefois elle est tellement intense et fait des progrès si rapides, qu'en vingt-quatre heures elle peut occasionner la mort et alors c'est presque toujours par suffocation ; mais, hâtons-nous de le dire, ces cas sont rares.

Le diagnostic de l'angine laryngée est en général facile ; cependant elle pourrait être confondue avec le croup, qui à la vérité n'est qu'une forme particulière de cette angine ; ou bien avec la présence d'un corps étranger dans les voies aériennes : dans ce cas, il faut avoir égard aux circonstances antécédentes, pour éviter les erreurs.

Le traitement de l'angine gutturale et tonsillaire est applicable en tous points à celle-ci ; il doit être d'autant plus énergique, que l'imminence de la suffocation est ici plus grande que dans les autres.

On a recours à la saignée du bras, à l'application de sangsues en grand nombre sur le larynx ou dans les environs, et l'on revient plus ou moins souvent à ces évacuations sanguines, suivant l'indication.

Ce serait nous répéter inutilement, que de rappeler les autres moyens déjà indiqués ici ; les vomitifs sont utiles surtout quand des mucosités en grande quantité sont amassées dans la trachée-artère, et qu'elles ne peuvent être expulsées.

Enfin, dans l'angine laryngienne et trachéale, lorsque le malade ne peut plus respirer, il faut aussi ouvrir une nouvelle route à l'air, pour qu'il pénètre dans la poitrine. Mais, si l'opportunité de cette opération est généralement admise, l'époque de la maladie à laquelle elle doit être faite, n'est pas aussi bien arrêtée ; et il faut un certain tact pour ne pas la faire trop tôt, ce qui augmenterait l'inflammation, qui peut-être aurait disparu sans cela, et pour ne pas attendre trop tard, cas dans lequel elle ne pourrait plus rendre aux poumons l'énergie que le manque d'air leur a fait perdre.

Dans quelques cas très-rares, l'inflammation occupe à la fois la muqueuse du pharynx, du larynx et de la trachée ; elle s'étend à l'isthme du gosier, aux parties molles du cou ; cette angine générale occasionne des symptômes très-graves, la saillie des veines de la face et du cou, la tuméfaction de la figure, des yeux qui sont rouges et injectés. La respiration est sifflante, saccadée, le malade est obligé de garder une position verticale, il est tourmenté par une soif brûlante qu'il ne peut apaiser, puisque la déglutition est impossible ; presque tout le corps est couvert d'une sueur froide, le pouls est petit, concentré. Cet état ne peut se prolonger long-temps ; ou bien l'énergie du traitement fait disparaître la maladie, ou bien elle persiste, augmente, et le malade meurt, quoi qu'on puisse faire.

Angine couenneuse. Les angines dont nous venons de parler sont généralement des maladies simples dont presque toujours on obtient la guérison ; mais il n'en est point ainsi de celle qu'il nous reste à examiner. On a cru pendant longtemps que l'angine couenneuse était de nature gangréneuse ; on est d'accord aujourd'hui que ce que l'on prenait pour ulcères gangréneux n'est autre chose que des plaques de fausses membranes grisâtres, circonscrites et accompagnées de fétidité très-grande de l'haleine.

Cette angine règne presque toujours épidémiquement ; elle envahit quelquefois tous les individus dans un endroit circonscrit, une seule maison, une pension, une famille, sans se répandre au dehors. Rarement la voit-on chez un seul sujet isolément. Un grand nombre d'observations tend à prouver qu'elle est contagieuse. Elle se développe sous tous les climats et en toute saison ; elle peut affecter tous les âges, mais elle est bien plus fréquente chez les enfants et les jeunes gens. Elle débute d'une manière assez obscure, comme un simple mal de gorge, de la chaleur au cou, un peu de gêne de la déglutition, quelquefois par de la sécheresse dans le nez ; puis le malade se plaint de torticolis, il y a de la douleur en avalant. L'inspection de la gorge fait voir la muqueuse un peu injectée, souvent d'un rouge très-vif. Bientôt les amygdales, le pharynx, le voile du palais et les piliers se couvrent successivement ou simultanément de plaques de fausses membranes blanches ou grises ; alors la déglutition est très-gênée, les boissons sont rejetées par les narines, les malades toussent et rendent des lambeaux considérables, quelquefois des cylindres entiers de fausses membranes. A ces symptômes se joignent une agitation extrême, de l'anxiété, de la suffocation ; et quand la fausse membrane s'étend au larynx, on voit tous les accidents du croup. (Voyez ce mot.)

Quand l'angine couenneuse n'affecte qu'un individu isolément, il est rare que ces symptômes si graves se fassent voir ; elle reste alors bornée à l'isthme du gosier au pharynx ; mais quand elle est épidémique, ce sont eux qui rendent la maladie si dangereuse.

Lorsqu'elle doit se terminer par la guérison, on voit le fond de la gorge s'humecter d'un liquide écumeux, les plaques membraneuses se détachent peu à peu et sont rejetées par la toux ou le vomissement. Dans quelques cas elles restent adhérentes, puis elles diminuent d'épaisseur et disparaissent comme si elles étaient usées.

L'angine couënneuse ne suit pas toujours la même marche; chez les individus vigoureux, la fièvre qui l'accompagne est en général très-forte; chez les gens faibles et délicats, chez les enfants, toute la gorge est souvent couverte de fausses membranes, sans qu'il y ait eu le moindre syptôme général, sans qu'à peine la douleur et la gêne de la déglutition se soient fait sentir.

L'angine couënneuse se présente quelquefois sous une forme tout-à-fait particulière, qui est connue sous le nom d'angine pultacée ou caséiforme ; au début, la membrane muqueuse de la gorge est très-rouge ; au bout de quelques jours, quelquefois même dès le lendemain, elle se couvre de flocons de matière blanchâtre, ayant l'aspect de petits morceaux de fromage, grise ou jaunâtre. Ces flocons, tout-à-fait différents des plaques membraneuses, sont plus épais, se prennent parfois en masse et peuvent facilement être enlevés avec le doigt. Ils se renouvellent avec la plus grande facilité, et s'étendent souvent fort loin dans l'œsophage. Ils peuvent être pris pour des ulcérations; mais quand on les enlève, on trouve au-dessous la membrane muqueuse parfaitement intacte. Du reste, cette forme d'angine présente beaucoup moins de gravité que l'autre ; elle cède très-bien, dans la plupart des cas, aux moyens mis en usage pour combattre l'inflammation, aux gargarismes émollients et acidulés.

Le traitement de l'angine couënneuse consiste à avoir recours d'abord aux antiphlogistiques à une ou plusieurs applications de sangsues ou de ventouses scarifiées, à la saignée du bras, si le sujet est robuste. On devra s'en abstenir chez les enfants faibles et même chez les adultes déjà affaiblis par une maladie antécédente : la plupart des médecins conseillent ensuite l'usage des vomitifs, comme moyen d'expulser les fausses membranes. Le calomel a été employé avec succès, surtout quand les fausses membranes s'étendent dans les voies aériennes ; on le donne à petites doses, immédiatement après avoir tiré du sang. On a recours en même temps aux dérivatifs, aux sinapismes, aux vésicatoires aux membres inférieurs.

Quand les fausses membranes sont bien formées, il faut agir localement ; le topique le plus généralement employé est le miel rosat, dans lequel on ajoute un tiers d'acide hydrochlorique. On touche les parties malades et surtout la base des fausses membranes, avec un pinceau ou une éponge enduits de ce mélange. Si l'inflammation est vive, il faut être circonspect sur ces applications ; si au contraire la muqueuse est blanche, décolorée, il faut y revenir plusieurs fois. On a dans quelques cas remplacé avantageusement ce moyen par l'insufflation de l'alun réduit en poudre, ou par une légère cautérisation avec le nitrate d'argent.

Lorsque la suffocation menace les jours du malade, l'opération de la bronchotomie est indiquée ici d'une manière aussi pressante au moins que dans les autres espèces d'angine.

Tous ces moyens, au surplus, ne peuvent pas être employés d'une manière inconsidérée et par tout le monde ; il faut toujours qu'ils soient dirigés par un médecin éclairé.　　A. CULLERIER.

ANGINE DE POITRINE (méd.), s. f. On a donné ce nom à une affection nerveuse qui a son siége dans la poitrine; aussi le nom d'angine, qu'on lui a improprement donné, lui est-il contesté par plusieurs auteurs, qui ont décrit cette maladie sous le nom de sternalgie, de syncope angineuse, d'asthme convulsif, de sténocardie, etc. Cependant les auteurs qui ont le plus récemment traité de cette affection, s'accordent à la regarder comme le résultat d'une lésion organique du cœur ; car on a souvent observé sur les individus qui avaient succombé à cette maladie, des ossifications, soit des valvules du cœur, soit de l'orifice des gros vaisseaux ; les artères propres du cœur ont été vues souvent ossifiées, ou en partie oblitérées, par suite de l'épaississement de leurs parois, et l'on a même attribué l'angine de poitrine à cette altération spéciale. D'autres médecins ont vu, dans cette affection, une névralgie du cœur, ou l'action du vice goutteux et rhumatismal, suivant que ces diverses causes paraissaient avoir eu plus ou moins d'action dans la production de la maladie.

L'angine de poitrine se manifeste toujours par accès, entre lesquels existe une intermittence plus ou moins longue; souvent, après un premier accès, le malade est plusieurs mois sans en ressentir ; d'autres fois, au contraire, ces accès se suivent avec une certaine rapidité. Les premières atteintes de la maladie sont souvent ressenties au milieu des apparences de la santé. C'est pendant la marche, à la suite d'un exercice violent, ou en gravissant une côte, montant un escalier, que se présentent les premiers symptômes ; une douleur vive, une constriction douloureuse au travers de la poitrine, et surtout du côté gauche, annonce l'apparition de l'accès ; le malade est obligé de s'arrêter par la crainte de la suffocation ou de la syncope. La douleur est quelquefois sourde, obtuse; d'autres fois elle est vive et déchirante ; elle cesse assez promptement par le repos, et laisse au malade la conscience d'une affection grave et profonde, qui aurait pu se terminer par la mort, si elle s'était prolongée davantage.

Lorsque les accès se sont multipliés, il se joint ordinairement d'autres symptômes à ceux que nous avons indiqués; ainsi la santé n'est plus aussi parfaite pendant les intermittences, les douleurs sont vives pendant les accès, les menaces de suffocation sont plus grandes, la douleur, qui avait plus spécialement son siége dans le côté gauche, se propage dans le bras du même côté, dans celui du côté opposé, et même dans le col et les mâchoires; les accès eux-mêmes sont beaucoup plus fréquents, et sont provoqués par les causes les plus légères, tels que des mouvements un peu vifs, un accès de toux, un éternuement. Les accès arrivent, le plus souvent, sans que le malade en soit averti; d'autres fois ils sont précédés de bâillements, d'inquiétude générale, de vents, ou d'un sentiment de chaleur dans la poitrine, et ces symptômes annoncent, d'une manière certaine, le retour des accidens. La durée de la maladie est extrêmement variable, et il est impossible de fixer des données certaines à cet égard; quelquefois elle est longue, les accès sont nombreux, et apparaissent à des intervalles très-éloignés; d'autres fois ils se succèdent rapidement, et semblent hâter l'issue funeste de la maladie, qui presque toujours a lieu pendant un accès, et souvent même à son début; la colère, une émotion forte, un exercice violent, enfin toutes les causes, qui provoquent les accès peuvent déterminer cette fâcheuse terminaison.

Le traitement doit être basé sur les causes présumées de la maladie, et il est entièrement du ressort des médecins; pendant les accès, il conviendra d'employer, lorsqu'ils seront longs, les dérivatifs, au moyen des synapismes, soit sur les membres inférieurs, soit sur les bras, entre les épaules, ou même sur les parois de la poitrine; les pédiluves et les manuluves (bains de mains) synapisés, ou aiguisés avec la cendre, le vinaigre, l'acide hydrochlorique; les boissons froides, ou légèrement aromatiques; les eaux distillées de fleurs d'oranger, de menthe, de tilleul; le sirop d'éther, l'acétate d'ammoniaque. On a conseillé de continuer l'action de ces moyens joints aux calmants, aux toniques, pour éloigner les accès; mais cette médication a présenté peu de succès. Le traitement hygiénique consiste à éloigner toutes les causes qui pourraient tendre à porter le sang vers le cœur; ainsi il faut soustraire le malade à toutes les émotions tendres ou pénibles, lui faire habiter la campagne, lui faire prendre un exercice modéré, éviter les lieux de réunion, les spectacles, les discussions, les contentions d'esprit, les lectures susceptibles de lui procurer des émotions vives. Les promenades en voiture, les bains et les demi-bains, les légères évacuations sanguines, par les ventouses ou les sangsues, sont les moyens qui peuvent le plus éloigner la terminaison funeste qui, nous devons le dire, n'est malheureusement que trop fréquente dans cette affection.

Avant de terminer, hâtons-nous de dire que l'angine de poitrine est heureusement fort rare, et que les personnes du monde qui liraient cet article doivent se prémunir contre la pensée qu'elles peuvent être atteintes d'une semblable affection, par cela seul qu'elles auraient pu ressentir des douleurs analogues à celles que nous avons décrites; le médecin seul peut juger du caractère d'une pareille maladie, et ce serait se rendre victime de craintes tout-à-fait chimériques, que de s'en rapporter à son propre jugement, qui est toujours faux lorsqu'il s'agit d'apprécier un fait de cette nature.

J.-P. BEAUDE.

ANGIOLOGIE (anat.), s. f., du grec *angéion*, vaisseaux, et de *logos*, discours. Partie de l'anatomie qui traite des vaisseaux sanguins et lymphatiques.

ANGIOTÉNIQUE (méd.) ou ANGÉIOTÉNIQUE, s. f. Nom donné par Pinel à la fièvre inflammatoire, parce qu'il la croyait le résultat de l'irritation des vaisseaux sanguins déterminée par leur plénitude. (V. *fièvre inflammatoire*.)

ANGLE FACIAL (physiol.), s. m. Il est une foule d'impressions qui sont perçues sans netteté et dont

T. 1.

le souvenir reste conséquemment infidèle. Ce vague, qui laisse le champ libre au sentiment et à l'imagination, aux dépens du jugement, ne déplaît point au poète ou à l'artiste; le savant, au contraire, cherche à préciser ses sensations, à les régulariser par l'analyse et les termes de comparaison, afin de leur donner des bases fixes. Telle est la tendance aux notions positives, appliquée à la chose du monde la plus fugace, la plus variée, à la physionomie humaine, qui conduisit le célèbre Hollandais Camper à imaginer une mesure mathématique de la conformation de la partie antérieure de la tête, sous le nom d'angle facial. On appelle ainsi l'angle formé par deux lignes, dont l'une, plus ou moins rapprochée de la perpendiculaire, effleurant le front entre les deux sourcils, vient joindre une autre ligne, à peu près horizontale, qui, de la base du nez, se prolonge vers le conduit auditif. La jonction de ces deux lignes, au-dessus de la lèvre supérieure, à la crête nasale, a lieu sous un angle de divers degrés dont nous allons signaler quelques inductions relativement aux facultés intellectuelles et à la physionomie. La coïncidence et par suite la corrélation de l'intelligence avec le développement de la partie antérieure et supérieure de la tête, reposent sur des observations si nombreuses, si constantes, qu'elles ne sont plus contestées. Or la dépression ou la saillie du front modifieront nécessairement la direction de la ligne tangente, qui s'abaisse sur la ligne horizontale tirée du conduit auditif à la base du nez. De cette déviation dans la ligne descendante ou faciale, résultera un angle variable suivant les individus, mais déterminé pour chacun, qui donnera la mesure du développement de son front et approximativement de son intelligence. Prenons de larges exemples dans les quatre grandes classes d'animaux vertébrés. Les poissons et les reptiles dont la tête forme un angle très-aigu, n'ont point de face proprement dite, et sont moins intelligents que les oiseaux sur lesquels la partie antérieure du crâne commence à se bomber. Les manifestations intellectuelles des mammifères sont d'autant plus remarquables que la proéminence de leur front est plus marquée, et cette saillie, avons-nous dit, en repoussant la ligne verticale, élargit de plus en plus l'angle facial. Il est de cinquante-cinq à soixante degrés chez les singes, qui ont la conformation de la tête la plus heureuse. Chez les nègres, il s'élargit encore de dix à vingt degrés de plus. Les idiots humains ont, à peu près sans exception, l'angle facial plus étroit ou plus défectueux que le commun des nègres, leur front fuit en arrière, leurs facultés mentales sont rapetissées comme les lobes antérieurs de leur cerveau. Chez les hommes blancs de l'un et de l'autre hémisphère, l'angle facial qui est plus avantageux a communément quatre-vingts degrés. A quatre-vingt-cinq, quatre-vingt-dix, la conformation frontale est plus belle encore; à cent, c'est le type parfait, la beauté idéale. Tel est le front élevé, vertical, brillant d'intelligence, de grâce et de majesté de l'Apollon du Belvédère. Tel est le type du beau idéal sous lequel le génie des peintres et des sculpteurs de l'antique Grèce

16

se complut à représenter la divinité. Dans ces admirables têtes, le front, la bouche, le menton sont compris dans la même ligne verticale que dépasse à peine la pointe du nez.

Jusqu'ici nous n'avons considéré l'angle facial que comme mesure du développement du front, et comme indice des facultés intellectuelles qui d'ordinaire y correspondent : car la phrénologie de ce siècle n'a fait, en ce point, que corroborer une observation déjà établie. Mais il suffit d'y réfléchir un instant pour comprendre quelle variété d'expression doit en tirer la physionomie, puisqu'à proportion que cet angle se rétrécit, nous voyons le front se déprimer, les mâchoires faire saillie, et le visage se rapprocher graduellement de celui du nègre, de l'idiot, du singe, et d'animaux encore inférieurs. Aussi Camper semble-t-il s'être particulièrement attaché au point de vue physiognomonique, ainsi que l'annonce son œuvre posthume, traduite du hollandais, et intitulée : *Dissertation sur les variétés naturelles qui caractérisent la physionomie des hommes des divers climats et des différens âges.* Il nous semble cependant que l'angle facial n'en représente qu'une base essentielle, et que la conformation naturelle ou l'expression acquise des parties molles qui ne se moulent pas exactement sur le système osseux, comme les yeux, le nez, les lèvres, les joues, le menton, varient la physionomie d'une manière extrêmement notable. Cette dernière observation n'avait pas échappé à Aristote, et Lavater surtout en a fait son profit.

A. LAGASQUIE.

ANGOISSE (path.), s. f., angor, anxiété extrême, accompagnée d'une constriction douloureuse à l'estomac, avec palpitation et oppression. Ce symptôme est fréquent dans les affections nerveuses, et il n'a pas dans ce cas la gravité qu'il présente dans les autres maladies. J. B.

ANGULAIRE (anat.), adj., de *angulus*, angle. C'est le nom d'un muscle qui s'étend du sommet des apophyses transverses des quatre premières vertèbres du cou, à l'angle supérieur et interne de l'omoplate; ce muscle, qui est aplati et triangulaire, occupe la partie postérieure et latérale du cou, à la rotation et la flexion latérale duquel il contribue. Il déprime le moignon de l'épaule, en élevant l'angle postérieur de l'omoplate, à laquelle il fait exécuter un mouvement de rotation.

Les dents canines ont aussi reçu le nom d'*angulaires*, à cause de leur forme. Il existe à la face, des artères, des veines et un nerf *angulaires*. Les angles antérieurs du coronal, ou os frontal, ont été nommés apophyses *angulaires*.

J. B.

ANGUSTURE (mat. méd.), s. f. (*Cortex angusturæ*). Il n'y a pas encore un demi-siècle que l'écorce d'angusture fut apportée d'Amérique en Europe. On ne sut pas d'abord de quel végétal elle provenait : les uns l'attribuaient au *Magnolia glauca*; les autres, et notamment Miller, au *Brucea dysenterica*. Le célèbre Humboldt donna à l'arbre qui la fournit, le nom de *Cusparia febrifuga*, et M. De-

candolle celui de *Galipea cusparia*. Wildenow, à son tour, la dédia au savant botaniste français Bonpland, sous le titre de *Bonplandia trifoliata*, dénomination qui paraît, enfin, généralement adoptée aujourd'hui. C'est un très-grand arbre (Décandrie monogynie L., famille des Magnoliacées), qui forme d'épaisses forêts sur les bords de l'Orénoque et sur la côte de Paria, entre la Trinité et Curaçao.

L'écorce d'angusture vraie (car il y en a une fausse, dont nous parlerons plus bas) est un peu bombée, et offre le plus ordinairement une couleur gris-jaunâtre sur sa face convexe, et jaunefauve, plus ou moins rougeâtre, à la face concave, qui se divise facilement en feuillets. La teinte de sa cassure est beaucoup plus brune et d'un aspect résinoïde. C'est une écorce mince, légère, fragile, sans odeur sensible, mais douée d'une saveur très-amère. Elle est, çà et là, recouverte de divers lichens, et d'une sorte de production spongieuse blanchâtre. L'ensemble de ces caractères peut éprouver des modifications variées, dépendantes de l'âge de l'arbre dont provient l'écorce qu'on examine, de ses différentes expositions, et de la nature des terrains dans lesquels il pousse.

L'angusture a reçu de magnifiques éloges comme fébrifuge et anti-dyssentérique. On conçoit très-bien qu'elle puisse se montrer utile contre les fièvres intermittentes, car tous les amers forts sont dans ce cas; mais c'est une erreur grave de croire, ainsi que quelques-uns l'ont avancé, qu'il faille la préférer au quinquina. Il est plus difficile d'ajouter foi à son efficacité dans la dyssenterie, à moins que ce ne soit tout-à-fait à la fin, ou, pour mieux dire, lorsque le malade entre en convalescence, seule époque de cette affection où l'administration des toniques puisse avoir quelques avantages réels : données plus tôt, les préparations de cette écorce ne manqueraient pas d'avoir de fâcheux résultats. On l'a également préconisée pour le traitement de plusieurs autres maladies, contre lesquelles elle n'a rien de spécifique, et qu'on combat tout aussi bien avec nos amers indigènes.

Il est de la plus haute importance de ne pas confondre l'angusture vraie avec la fausse, qui s'y trouve souvent mêlée, et qu'on désigne vulgairement sous le nom de *pseudo-angustura seu ferruginea*. On la reconnaîtra toujours aux caractères suivants : elle est en morceaux assez gros, roulés, durs, compactes, pesants, et bien plus épais que ceux de la véritable. Son épiderme, dépourvu de lichens, est communément couleur de rouille, ce qui lui a fait donner l'épithète de *ferrugineuse*. Elle est grisâtre intérieurement. Son amertume, qui est excessive, surpasse de beaucoup celle de l'angusture vraie.

C'est à la brucine, alcaloïde du genre de la strychnine, mais un peu moins violent, que la fausse angusture doit ses propriétés toxiques. Cette substance, en effet, cause la mort, à la manière des strychnos, auxquels il paraît qu'appartient l'arbre qui procure l'écorce en question. Mais, comme la cupidité mercantile ne cesse encore aujourd'hui de mélanger dans les caisses la fausse et la véritable angusture ; plusieurs gouvernements ont défendu, sous les peines les plus rigoureuses, l'introduction dans leurs états de toutes espèces d'angusture, quelle que soit la qualification qu'il plaise aux commerçants de leur donner.

F.-E. PLISSON.

ANHÉLATION (*path.*), s. f., de *anhelatio*, essoufflement, respiration courte, fréquente, avec un mouvement très-prononcé des parois de la poitrine ; c'est l'état dans lequel on se trouve après une course vive et rapide. Ce symptôme se manifeste dans un grand nombre de maladies, telles que l'asthme, l'anévrisme du cœur, l'hydropisie de poitrine, le croup, etc.   J. B.

ANIMAL (*zool.*), s. m., d'*anima*, âme ; souffle, air, vie ; parce que les animaux respirent pour vivre, caractère qui ne leur est pas propre, puisque les végétaux ont également une respiration. Cette expression, employée substantivement par abréviation, l'est aussi, mais avec plus de justesse, comme adjectif ; par exemple, dans ces locutions : *organisme animal, économie animale, esprits animaux, substances animales*, etc. C'est pour un *être animal* que l'on dit un animal, en supprimant le mot *être*.

L'animal est un être organisé, sensible et mouvant. Rien ne paraît, au premier aperçu, plus tranché qu'une pareille définition, et cependant il est très-difficile d'assigner des démarcations précises aux deux coupes des êtres qui jouissent de l'organisation, et conséquemment qui existent par des *organismes*. Cette difficulté est assez grande pour que les naturalistes soient dans un grand embarras et dans une complète discordance d'opinions relativement au classement de certaines *espèces*. Chez plusieurs d'entre elles les caractères de l'organisation végétale et ceux de l'animalité sont assez incertains pour qu'un doute très-légitime soit possible. L'expression de *zoophyte*, qui signifie *animal-plante*, traduit cette difficulté. On a essayé à s'en tirer en créant des classes intermédiaires aux végétaux et aux animaux ; mais ces êtres de transition forment eux-mêmes une chaîne liée insensiblement par chacun de ses bouts aux deux règnes.

C'est, au reste, bien moins dans la réalité que dans l'application qu'existe la confusion, et la difficulté de cette application n'a lieu que dans des cas déterminés. Il faut s'en prendre bien plus à l'imperfection de nos moyens de recherches qu'au défaut de différences. Un microscope plus puissant encore, ou tout autre instrument qui agrandisse la portée de nos sens, et ce qui nous paraît obscur, incertain, confus, sera clair, précis, tranché, si la difficulté n'est pas elle-même reculée.

En choisissant les premiers exemples qui aient attiré l'attention des hommes, on est frappé de différences telles, entre un être végétal et un être animal, qu'au premier coup d'œil il semble presque difficile de trouver des similitudes, et même des analogies.

Y a-t-il autre chose que des diversités et des oppositions, et peut-on rencontrer des rapports entre ce quadrupède bondissant, terrible, agresseur, et cet arbre séculaire, impassible, monumental ? Il existe pourtant de telles ressemblances qu'en procédant par voie de comparaison et de voisinage, on arrive à ne plus trouver de traits définitifs, tant les caractères ont perdu d'évidence et de précision.

Les facultés de se mouvoir à volonté et de sentir sont les traits spéciaux de la condition animale ; tant qu'elles sont appréciables, l'animalité est caractérisée. Ce n'est, au reste, que la faculté de mouvoir qui nous prouve qu'un animal jouisse de la sensibilité. Nous la concluons par une analogie empruntée à nous-mêmes ; qui ne nous mouvons en général que déterminés par une impulsion procédant de nos sensations. Par une induction tirée du même retour sur nos propres facultés, nous refusons la sensibilité à ce qui ne peut se mouvoir pour éviter la douleur, ou chercher ce qui est agréable.

De sentir et de mouvoir, résulteront pour les animaux, en raison de l'énergie même de ces facultés, toutes les conditions modificatrices qui spécialisent ces êtres. Sentir, c'est penser, raisonner, désirer, savoir, se déterminer. Ces facultés impriment en effet aux propriétés que les animaux partagent avec toute la matière organisée, des conditions particulières. Les autres corps organisés sont les végétaux, qui, comme les animaux, jouissent de la propriété d'attirer vers eux des molécules étrangères, de les assimiler à leur propre nature, et de les rejeter après une élaboration ; or, les fonctions par lesquelles les animaux exercent cette propriété de l'organisation, sont modifiées puissamment par les facultés de sentir et de mouvoir. Libre de se mouvoir, et pourvu de sens, l'animal peut se transporter vers les substances qui doivent entrer temporairement dans sa composition ; il les peut choisir. Ses aliments lui seront plus appropriés ; il pourra poursuivre une proie, et combattre pour l'obtenir, ou pourvoir à sa propre conservation devant un ennemi plus armé que lui-même. Dans cette nécessité de locomotion, le besoin continuel de réparation lui rendait indispensable d'emporter sa provision ; il a dû posséder ces moyens. Les facultés de sentir et de mouvoir à volonté, développées dans une mesure considérable, lui permirent de chercher un autre individu dans l'union duquel il pût trouver à propager sa race. Suivant que les objets nécessaires à la conservation de l'individu ou de l'espèce ont pu se rencontrer dans l'atmosphère, sur le sol, ou dans l'eau, l'animal a vécu dans ces divers milieux et a dû leur être approprié.

La myotilité et la sensibilité sont donc les facultés essentielles à l'animal. Tout son organisme est modifié pour accomplir ces actes ou ceux auxquels ces facultés sont liées. La modification est d'autant plus profonde que ces facultés sont plus intenses. La *forme animale*, ou l'organisation de l'animal en reçoit donc une empreinte caractéristique.

C'est cette forme dont les diversités très-multipliées, transmises à travers les siècles avec une certaine régularité, constituent les caractères des espèces. Tel est le nombre immense de celles-ci, et d'ailleurs des différences qui les distinguent, qu'une classification entre elles est aussi difficile à établir qu'elle est indispensable pour qu'il soit possible de les connaître. Sur l'appréciation combinée des ressemblances qui les rapprochent, et des dissemblances qui les tranchent, durent être fondées les règles de leurs classements.

Une idée générale, plutôt acquise par un pressentiment que par une série d'observations, suppose qu'un certain degré de ressemblance unit les êtres compris sous un même nom, et désignés par l'attribut commun, *animal*. La comparaison seule, ressortant de l'analyse, pouvait établir la formule destinée à exprimer ce rapprochement.

Les conditions extérieures de l'animal furent les plus faciles à saisir et les premières employées pour établir des caractères. Quelques-unes de ces conditions permirent de reconnaître une liaison entre elles et les mœurs de l'animal; elles sont d'ailleurs particulièrement liées à ses mouvements et à sa sensibilité. Certains principes étant admis, on comprit à quelle fin telle configuration avait lieu; et de la configuration on put rigoureusement conclure les mœurs. Que sont, en effet, les mœurs d'un animal si ce n'est l'usage de ses parties, de ses organes, la jouissance des facultés dont est douée son organisation? La manière d'être d'une partie, quelquefois fort petite, a suffi pour conduire à des données fort étendues sur celles qui s'y trouvaient nécessairement associées, et sur les usages auxquels un animal ainsi recomplété par la pensée, les devait utiliser. L'extérieur permit même, jusqu'à un certain point, de lire dans l'intérieur, et les débris présents de ressusciter le tout englouti par les siècles. Les bases des classifications zoologiques furent donc d'abord empruntées à l'extérieur, c'est-à-dire aux caractères en rapport avec les sensations et les mouvements; elles s'enrichirent de l'étude des mœurs et furent enfin confirmées par l'anatomie.

La manière de sentir les mêmes faits, et aussi la connaissance des faits différents, ont conduit les auteurs qui ont écrit sur ces matières, à différer singulièrement, non-seulement sur les idées générales, mais aussi sur les appréciations partielles qui devaient diriger dans le groupement des animaux.

Un plan général a été considéré comme ayant présidé à la création animale. Tous les animaux n'ont été que des accidents variés d'un même type. (Lamark, Geoffroy-St-Hilaire.)

Le plus grand nombre des auteurs, en procédant, soit des animaux les plus composés aux plus simples, soit d'une manière inverse, ont tracé une *échelle animale*. Avec plus de faits encore, il est devenu difficile, sous le rapport de la complication, d'admettre une seule série; il a fallu faire marcher de front plusieurs groupes. Cuvier, notre zoologiste législateur, admet quatre types ou embranchements; il appelle à les caractériser tout l'ensemble de l'*organisme animal*. Cette méthode d'ensemble est la méthode naturelle, introduite dans la classification des végétaux, par Bernard de Jussieu.

Les différences présentées par les animaux, sous le rapport des facultés qui leur sont propres, ne sont pas dès lors seulement admises. On y appelle les modifications qui tiennent aux fonctions qui les rapprochent des végétaux; c'est-à-dire, aux fonctions organiques, ou du moins à celles qui paraissent une condition nécessaire d'existence pour tout ce qui a vie et *organisation*; et, comme nos connaissances sur les détails des fonctions sont moins étendues que sur les dispositions matérielles saisissables par l'anatomie dans l'être organisé, c'est sur les différences de l'organisation, et même sur celles qui n'expliquent pas toujours des modifications dans les fonctions, qu'ont été établis les caractères.

Les quatre embranchements admis par Cuvier sont les suivants :

1er embranchement. *Animaux vertébrés*. Ils sont caractérisés par un cerveau et un tronc principal du système nerveux, renfermés dans une enveloppe osseuse qui se compose du *crâne* et des *vertèbres*. Aux côtés de cette colonne mitoyenne s'attachent les côtes et les os des membres qui forment la charpente du corps; les muscles recouvrent les os qu'ils font agir, et les viscères, autres que le cerveau, sont renfermés dans le tronc. Ils ont tous le sang rouge; un cœur musculeux, une bouche à deux mâchoires horizontales, des organes distincts de la vue, de l'ouïe, de l'odorat et du goût, placés dans les cavités de la face; jamais plus de quatre membres; des sexes toujours séparés, et une distribution, à peu près la même, des masses médullaires et des principales branches du système nerveux.

2me Embranchement. *Mollusques*. Point de squelette, ou du moins quelques traces à peine visibles dans une première classe de cartilages qui en rappellent la forme; cerveau placé en travers sur l'œsophage, et l'entourant d'un collier, donnant des filets qui se répandent dans le corps et y produisent des ganglions épars. Des quatre sens on ne distingue plus que les organes du goût et celui de la vue; encore le dernier manque-t-il souvent. Une seule famille a l'ouïe. Système complet de circulation, des organes particuliers pour la respiration, digestion et sécrétion aussi compliquées que dans les vertébrés. Les muscles sont seulement attachés à la peau qui forme une enveloppe molle, contractile en divers sens, dans laquelle s'engendrent, en beaucoup d'espèces, des plaques pierreuses appelées coquilles dont la position et la production sont analogues à celles du corps muqueux.

3me Embranchement. *Articulés*. Subdivisés en insectes, proprement dits, arachnides, crustacés, annélides. Leur système nerveux consiste en deux cordons régnant le long du ventre, renflés d'espace en espace en ganglions. Le premier de ces nœuds ou ganglions est nommé cerveau; il n'est pas plus grand que les autres. L'enveloppe de leur corps est divisée par des plis transverses en un certain nombre d'anneaux dont les téguments sont tantôt durs, tantôt mous, mais où les muscles sont toujours attachés à l'intérieur. Dans certains d'entre eux il part du tronc des membres articulés; mais souvent il en est dépourvu. La circulation et la respiration y varient beaucoup. Il est une classe qui a le sang rouge; la circulation, en des vaisseaux fermés, passe à l'imbibition. La respiration s'y opère, chez certains d'entre eux, par une pénétration de l'air dans tout le corps au moyen de trachées. Les organes du goût et de la vue sont plus distincts que dans les mollusques; une seule famille semble jouir de l'ouïe. Quand ils ont des mâchoires, elles sont latérales.

4me Embranchement. *Zoophytes* ou *Rayonnés*. Disposition des organes du mouvement autour d'un centre, homogènes comme les plantes simples; ni système nerveux bien distinct, ni sens. Leurs corps a d'ordinaire des formes rayonnées; ils manquent de cœur et de circulation complète; le plus souvent sans apparence de viscères. Leur respiration, quand ils ont quelque chose d'approchant, se fait par des moyens différents des autres animaux.

Ces quatre embranchements se subdivisent eux-mêmes.

Subdivision du premier embranchement : *mammifères, oiseaux, reptiles, poissons.*

Subdivision du deuxième embranchement : *céphalopodes, ptéropodes, gastéropodes, acéphales, brachiopodes, cyrrhopodes.*

Subdivision du troisième embranchement : *annélides*, ou vers à sang rouge, *crustacés, arachnides, insectes.*

Subdivision du quatrième embranchement (*radiaires, échinodermes et mollasses*) : *échinodermes, intestinaux, acalèphes, polypes, infusoires.*

Si différente sous le rapport de la forme, la matière animale l'est très-peu sous celui de la composition; elle paraît essentiellement constituée par quatre éléments auxquels se joignent accidentellement d'autres composants. Ces quatre éléments sont l'oxygène, l'hydrogène, l'azote et le carbone. Les plus légères altérations de formes plutôt encore que de proportions, dans les composés qu'ils concourent à constituer, donnent lieu à des apparences assez distinctes dans les résultats, pour que des désignations particulières aient été imposées aux produits de ces jeux d'arrangements, et pour qu'ils aient été considérés comme des éléments organiques propres aux animaux, et méritant d'être classés à part : tels sont l'albumine, la gélatine, la fibrine, le mucus; puis, plus accidentellement, l'osmazome, produit composé lui-même (Voyez *Aliment*). Les matières qui semblent jointes moins nécessaires aux éléments, oxygène, azote, hydrogène, carbone; sont le phosphore, le calcium, le sodium, le potassium, le chlore, le soufre, la magnésie, la silice, le fer, la manganèse, entrant dans des combinaisons salines. (V. *Organisme.*)

L'alimentation de l'homme tire sa plus grande ressource de la matière animale; cette alimentation convient à sa nature, bien qu'il puisse et qu'il doive aussi manger des végétaux. Les animaux l'aident aussi dans son action sur le règne végétal qui lui fournit ses autres aliments. Il en est qui lui préparent des aliments par le fait de leur seule industrie, telles sont les abeilles. Une grande partie des vêtements qui le défendent contre le froid et l'humidité sont des dépouilles des animaux. Ils en est encore qui l'aident à saisir les autres espèces; quelques-uns lui fournissent des poisons et des médicaments.

SANSON ALPHONSE.

ANIMALCULE (zool.), s. m. On appelle ainsi des animaux très-petits, qui ne peuvent être aperçus distinctement qu'à l'aide du microscope; la plupart d'entre eux vivent dans des liquides, de là le nom d'*infusoires* qu'on leur donne également; parmi les diverses théories proposées pour expliquer la cause des maladies, se trouve celle où l'on admet que de petits animalcules peuvent s'engendrer spontanément dans le sang ou s'introduire du dehors dans l'économie, et occasionner, par leur présence, la plupart des maladies qui affligent l'espèce humaine; par exemple, la peste, la syphilis, etc. Des médecins distingués, et le grand Linnée lui-même, ont partagé cette opinion; récemment même, on a soutenu que le choléra était apporté par des myriades de petits insectes; il est inutile de faire remarquer que ces explications sont des hypothèses dénuées de preuves, et qu'on n'a jamais vu ces prétendus animalcules. On ne connaît, jusqu'à présent, qu'une seule maladie qui doive son origine à la présence d'un petit insecte; c'est la gale. (V. le mot *acarus*.) M. Owen, savant anatomiste anglais, a découvert récemment une espèce d'entozoaire microscopique dans les muscles de plusieurs cadavres. Ces animalcules étaient enveloppés dans une poche d'un quart de ligne de long; leur forme était celle d'un petit ver roulé en spirale; à une des extrémités, on apercevait une bouche transversale : M. Owen leur a donné le nom de *trichina spiralis*. Depuis Leeuwenhoeck, on sait que, dans le sperme de l'homme et dans celui des animaux, il existe une quantité prodigieuse de petits animalcules, dont la forme approche de celle du têtard; on ne peut les voir qu'avec le secours du microscope. Dans une des théories modernes de la génération, on fait jouer un grand rôle à ces animalcules. (Voy. *sperme, génération.*)   J.-P. BEAUDE.

ANIMALISATION (phisiol.), s. f. Transformation des alimens en la propre substance de celui qui s'en nourrit. (V. *digestion, nutrition.*)   J. B.

ANIMAUX NUISIBLES (hyg.), s. m. La police, chargée de veiller au bien-être des habitants, a constamment défendu d'élever dans l'intérieur des villes les animaux dont le séjour était susceptible de compromettre la salubrité.

Paris, dont la nombreuse population exige des soins particuliers pour y maintenir l'ordre et la propreté, a des lois de police positives à cet égard. Déjà, du temps de saint Louis, une ordonnance de 1191 défendit d'élever des porcs dans la ville; Charles V étendit cette défense aux pigeons par un édit de 1368, et enfin une ordonnance du prévôt de Paris, rendue en 1502, proscrivit les oies et les lapins, sous peine d'amende.

Cette défense d'élever des oies fut surtout motivée par la consommation prodigieuse qui s'en faisait alors, et qui avait fait donner aux rôtisseurs le nom d'*oyers*. Mais, plus tard, une sentence du prévôt de Paris, du 18 juin 1523, ayant accordé aux *poulaillers* établis dans les faubourgs de Paris la permission de nourrir telle quantité d'oisons que bon leur semblerait, on ne tarda pas à recueillir les fruits de cette tolérance; les nourrisseurs en élevèrent des quantités incroyables et se rapprochèrent successivement du centre de la ville; de sorte que, dit un auteur, Paris devint *un vaste et infect poulailler.*

Les immondices de ces animaux, jointes à celles des rues, dont on n'avait pas tout le soin possible, répandaient partout l'infection et occasionnaient des maladies contagieuses. Aussi, dans le but de détruire ces graves inconvéniens, François Ier rendit, en novembre 1539, un édit défendant à *toutes personnes de tenir, faire tenir, ni nourrir en quelque lieu que ce soit, en la ville et faubourgs de Paris, aucuns pourceaux, truies, oisons, pigeons*, etc., sous peine de confiscation et de punition corporelle.

Cet édit fut renouvelé depuis par de fréquentes ordonnances; et aujourd'hui, l'ordonnance de police, en date du 3 décembre 1829, rendue pour Paris seulement, a reproduit une partie de ces dispositions. Des réglemens analogues existent dans quelques autres villes de France.

Les travaux et les recherches auxquels se sont livrés les commissions sanitaires, lors de l'invasion du choléra, ont prouvé quelle influence fâcheuse pouvait exercer sur la salubrité la conservation de ces animaux dans des localités mal disposées, et surtout dans l'intérieur des maisons. On ne saurait donc trop insister sur le maintien et l'exécution des réglemens dont nous venons de parler; ils doivent figurer au premier rang parmi les actes de l'autorité qui intéressent la santé publique.

A. TREBUCHET.

ANIMISME (*philos. méd.*), s. m. Il existe en médecine deux systèmes différens pour expliquer les phénomènes de la vie; dans le premier, l'on admet que les lois ordinaires de la physique, de la chimie et de la mécanique, suffisent pour rendre raison des effets de l'organisme, et du jeu merveilleux des fonctions vitales; cette opinion, qui a été celle de quelques philosophes de l'antiquité, de Démocrite, d'Épicure, de Lucrèce, a été soutenue, dans ces derniers temps, par Reil, Sœmmering, Cabanis, etc., et récemment encore par le chef célèbre de l'école physiologique moderne. Dans le second système, au contraire, on fait intervenir un principe, une puissance particulière, une *âme* (V. ce mot) indépendante de la matière, mais pouvant lui donner des lois, et résister à certaines actions physiques et chimiques; présidant, en un mot, à l'organisation des animaux et de l'homme. Cette théorie constitue l'*animisme*, qu'on a encore appelé *vitalisme, spiritualisme,* suivant qu'on a établi certaines nuances. Elle a eu

de tout temps de nombreux partisans, à la tête desquels il faut placer, dans les siècles anciens, Pythagore, Platon, Hippocrate, Galien, etc., et dans les temps modernes, une foule de médecins et de philosophes, Van-Helmont, Stahl, Sydenham, Mead, Sauvages, Barthès, etc. Dans cette doctrine, la *nature* ou le principe organisateur réagit sans cesse contre les agents extérieurs, contre le froid, le chaud, l'humidité, etc.; il résiste à l'action chimique, qui tend à produire la putréfaction; il veille à tout; c'est lui qui, dans les blessures, amène la cicatrisation; quelquefois il provoque une fièvre salutaire, pour rejeter au dehors un principe nuisible; toute maladie n'est même qu'une lutte entre l'*agent morbide* et le principe conservateur. Tantôt le mal l'emporte et la mort survient; d'autres fois la nature redouble d'efforts, provoque une crise salutaire, et le malade guérit. Il est bon d'avertir ici que beaucoup de médecins, tout en admettant une âme pour la vie intellectuelle, refusent à la vie organique, au jeu des organes indépendants de la volonté, le principe conservateur et immatériel dont nous avons parlé.

J.-P. BEAUDE.

ANIS (*bot.*), s. m. On désigne sous ce nom le fruit d'une plante de la famille des ombellifères, le *pimpinella anisum*, qui est originaire des contrées méridionales de l'Europe et de l'Orient. Elle fait partie de l'agriculture de certaines contrées; ainsi on la cultive à Malte, près d'Alicante en Espagne, dans les provinces de l'empire russe qui avoisinent la Mer noire, autour d'Albi, en Provence et même en Touraine. Ces petits fruits ont une saveur chaude, aromatique, et possèdent les propriétés excitantes qui en sont la conséquence. En Allemagne et en Italie, ils entrent dans la composition du pain et de la plupart des pâtisseries. En France, on fait avec l'anis de petites dragées, et les médecins les prescrivent sous forme de poudre ou d'infusion; il convient surtout lorsque des gaz sont accumulés dans les intestins, et qu'ils occasionnent, en les distendant, de vives douleurs, que l'on a désignées sous le nom de coliques venteuses. L'anis en provoquant la contraction des intestins favorise l'expulsion des vents. Ce n'est qu'avec réserve qu'on doit faire usage de ce médicament sans l'avis du médecin; car si les coliques étaient dues à un état inflammatoire, l'usage de l'anis aurait les plus graves inconvéniens. Deux huiles, que renferme la graine, l'une volatile et contenue dans l'enveloppe (péricarpe), l'autre fixe, sont les principes actifs de l'anis.

ANIS ÉTOILÉ (*badiane*), s. m. Ce fruit n'a d'autre analogie avec l'anis indigène qu'une certaine conformité d'odeur et de saveur. Il est formé par un certain nombre de petites coques disposées autour d'un point central, ce qui l'a fait comparer à une étoile. C'est l'*ilicium anisatum*, arbre de la famille des magnoliacées, qui vient en Chine et au Japon. L'anisette de Bordeaux ne doit le parfum et le goût qui la font rechercher qu'à la badiane.

MARTINS.

ANKYLOBLÉPHARON (*chir.*), s. m. du grec *ankilé*, resserrement, et de *blépharon*, paupière. On donne ce nom à l'union, contre nature, des bords libres des paupières, ou à l'adhérence des paupières avec le globe de l'œil. (V. *maladies des paupières.*)

                       J. B.

ANKYLOGLOSSE (*chir.*), s. m. Mot qui désigne l'adhérence des bords et de l'extrémité de la langue avec les gencives, ou bien l'étroitesse du frein ou filet.   J. B.

ANKYLOSE (*chir.*), s. f., de *ankilé*, lien, moyen d'inscrire, ou de *ankylos*, coude. Adhérence des surfaces opposées d'une articulation mobile, d'où résulte l'immobilité. Le même effet ou l'immobilité est produit par la sécheresse de la synoviale et par la rigidité des parties qui environnent l'articulation : ce sont là les *fausses* ankyloses.

L'ankylose est le produit d'un travail inflammatoire qui a envahi la surface interne de la cavité articulaire, détruit le cartilage, et soudé les os entre eux, ou du moins lié leurs extrémités respectives à l'aide de prolongements ligamenteux, celluleux ou fibro-celluleux. On a trouvé soudés, de manière à ne permettre aucune distinction, des parties opposées ; cette union s'est présentée accompagnée d'une transformation des os en une espèce d'ivoire. La fausse ankylose dépend d'un obstacle au mouvement provenant des parties accessoires de l'articulation, de l'engorgement des ligaments et des capsules, de la sécheresse de la surface interne de la synoviale, du développement d'une exostose qui, par son volume, s'oppose au mouvement, de la contraction permanente et de la ride des muscles.

L'inflammation qui survient dans les articulations est elle-même produite par beaucoup de causes. Les tumeurs blanches, quels que soient leurs premiers points de développement, les fractures, les luxations elles-mêmes, l'hydrarthrose, l'inflammation simple de la synoviale à la suite d'un coup, d'une plaie ; les affections rhumatismales, les dépôts goutteux, toutes ces causes produisent très-souvent l'ankylose vraie et fausse. Une cause d'ankylose vraie ou fausse est encore produite par l'immobilité continue des muscles, quelles que soient d'ailleurs ses causes propres : la rigidité des muscles, une longue persistance dans la même position, comme à la suite des fractures ou des luxations, des plaies, des brûlures ; ainsi que l'affection tuberculeuse, rhumatismale, goutteuse, comme causes générales. Les solutions de continuité sont aussi, soit directement, soit indirectement, des causes de l'ankylose. Le fanatisme même en peut être la cause éloignée : les fakirs, dit-on, obtiennent la faveur d'une ankylose par suite de la persévérance qu'ils ont mise à conserver une même position ; ce qui peut être fort admirable à leurs yeux, mais assurément bien puéril aux nôtres, qui n'apprécions que ce qui est utile à l'humanité.

Les signes de l'ankylose se bornent à l'impossibilité de faire opérer des mouvements dans l'articulation ; mais il est difficile, dans quelques circonstances, de décider si elle est vraie ou fausse. La rigidité musculaire peut être portée à tel point que, dans un cas, un enfant a pu être soulevé par le membre ankylosé (il s'agissait d'une ankylose de l'articulation coxo-fémorale), sans qu'il fût produit aucun gonflement dans l'articulation ; et ce même enfant, ayant été distrait par quelques préoccupations, laissa mouvoir son membre à volonté. A la suite des brûlures, des luxations, des fractures, qui n'ont pas pénétré dans l'articulation, on peut espérer longtemps que cette dernière n'a pas contracté d'adhérence, et l'on peut tenter les moyens de s'en assurer, en tâchant de produire des mouvements par une action persévérante et continue, plutôt que par une secousse.

Dans les cas de tumeurs blanches, l'ankylose est plus probable ; mais souvent, lorsque la suppuration s'est établie, il faut la désirer. Il n'est d'ailleurs d'aucune importance de s'en assurer, ou non, tant qu'il y a engorgement des parties molles ; il serait en outre, dans ces cas, impossible et peut-être même dangereux d'y mettre obstacle : on n'a que la ressource de lui donner la disposition la plus favorable. Dans les cas de fracture pénétrant l'articulation, de plaies ou de brûlures, on peut imprimer, de temps à autre, des mouvements qui s'opposent à l'adhésion des surfaces articulaires : tant qu'ils sont possibles, on est averti que l'ankylose n'est pas formée. Au reste, quand l'ankylose est vraie, l'articulation est sèche ; quand, au contraire, elle est fausse, c'est dans les parties environnantes que se trouvent les signes de maladie.

Par elle-même, l'ankylose n'a rien de grave, c'est une inflammation terminée : elle peut le devenir par la gêne qu'elle produit au malade, et qui peut indirectement réagir, de la manière la plus fâcheuse, sur son existence. Quelques individus lui ont préféré les risques et les douleurs de l'opération.

Tant que l'ankylose n'est pas produite, excepté dans les cas où elle est le résultat de la suppuration d'une tumeur blanche, et conséquemment de l'inflammation, avec carie de l'extrémité des os, il faut tâcher de calmer l'inflammation de l'articulation par tous les moyens appropriés, et imprimer à l'articulation des mouvements de temps à autre, pour empêcher l'adhésion des surfaces articulaires. Il faut, dans le cas où on la craint, ou lorsqu'on la désire, donner au membre la disposition la plus favorable à ses usages ; la demi-flexion, par exemple, pour le coude, l'extension pour la jambe, etc.

L'ankylose vraie est réputée incurable. Cependant une opération hardie, ayant pour but d'établir une articulation artificielle, a été tentée et a réussi pour l'articulation de la cuisse avec le bassin. La fausse ankylose se traite par les moyens diversifiés qui sont en rapport avec les causes indiquées ; telles que les engorgements chroniques des ligaments, les brides à la suite de brûlures, etc.

               SANSON ALPHONSE.

ANNEAU INGUINAL (*anat.*), s. m. Ouverture située dans l'aine, sous la peau, et qui souvent donne passage aux organes qui forment les hernies.

ANNEAU CRURAL. Ouverture analogue située sous l'arcade crurale. (V. *aine.*)   J. B.)

ANNULAIRE (*anat.*), adj. On se sert de cette expression en anatomie pour désigner des organes ou des portions d'organes qui ont la forme d'un anneau. Ainsi il existe un ligament *annulaire* du radius, des ligaments *annulaires* du carpe et du tarse, une protubérance *annulaire* au cerveau; le muscle sphincter de l'anus a aussi été nommé muscle *annulaire*; le cartilage cricoïde du larynx a reçu le nom de cartilage *annulaire*. On nomme doigt *annulaire* le quatrième doigt de la main, parce que c'est celui où l'on place le plus ordinairement les anneaux.   J. B.

ANODINS, et plus exactement *Anodyns* (*thérap.*), adj. pl. (*anodina et rectius anodyna*, Celse). La signification de ce mot est assez bien indiquée par son étymologie (*a*, privatif, et *odyné*, douleur). C'est un synonyme de calmants ou parégoriques (*parégoréo*, j'adoucis, je calme); mais on se tromperait fort si l'on supposait que les substances et agents que les médecins emploient pour faire cesser la douleur et même pour la dissiper entièrement, puissent constituer une classe spéciale et déterminée de médicaments, comme sembleraient le faire croire les expressions : *remèdes anodyns*. Ces agents sont trop disparates et trop différents les uns des autres, pour qu'il soit logique de les réunir sous le même titre.

Dans nombre de circonstances, en effet (*dans les affections douloureuses sans fièvre*), on se sert des narcotiques et surtout des préparations opiacées, afin d'enchaîner la douleur et de procurer un peu de repos; tandis que dans d'autres, non moins nombreuses (*telles que les inflammations aiguës en général*), c'est aux substances aqueuses, mucilagineuses, huileuses, gommeuses, gélatineuses, qu'on préfère avoir recours, avec beaucoup de raison, pour atteindre au même but. La saignée, les sangsues, les bains, les lavements, les cataplasmes ordinaires, sont aussi d'excellents moyens d'apporter du soulagement aux souffrances des malades en proie à des affections inflammatoires. Il n'est pas jusqu'à l'instrument tranchant, quelque paradoxal que cela paraisse au premier abord, qui ne puisse être regardé comme un puissant anodyn, puisqu'un coup de bistouri, en donnant issue au pus d'un abcès chaud, met fin, presque sur-le-champ, à des douleurs devenues quelquefois intolérables. La science des médicaments ne peut donc que gagner à rejeter tout-à-fait cette expression, d'ailleurs un peu vieillie et même surannée.

F.-E. PLISSON.

ANOMAL (*path.*), adj., du grec *a*, privatif, et de *omalos*, égal, régulier; irrégulier. On emploie ce mot pour désigner une maladie dont la marche est insolite et en dehors les faits ordinairement observés; on donne également le nom d'affection anomale à une maladie dont le caractère ne rentre dans aucun des cadres pathologiques indiqués jusqu'alors. Ainsi une épidémie nouvelle et non encore observée est considérée comme une maladie *anomale*; les maladies nerveuses sont sujettes à de grandes anomalies.   J. B.

ANOMOCÉPHALE (*zool.*), du grec *a*, privatif, no-

mos, règle, et *képhalé*, tête. C'est le nom sous lequel M. Geoffroy-Saint-Hilaire comprend toutes les difformités de la tête. (V. *Monstruosité*.)

ANOREXIE (*méd.*), s. f. (*anorexia*). D'après l'étymologie de ce mot tiré du grec (*a*, privatif, et *orexis*, appétit), il est clair qu'il faut entendre par *anorexie*, la perte ou la privation de l'appétit.

Les causes de l'anorexie ou de l'inappétence (car la signification de ces deux expressions est absolument identique) sont nombreuses et variées. Les individus faibles, délicats, malingres, comme, par exemple, les femmes nerveuses, qui mènent une vie sédentaire et oisive, les hommes mélancoliques, les vieillards, y sont très-sujets. Beaucoup d'autres personnes ont pu constater sur elles-mêmes que les travaux excessifs de l'esprit, les profondes méditations, l'application attentive et prolongée, toutes les passions énergiques, gaies ou tristes, leur ont fréquemment fait perdre l'appétit; et l'on sait également qu'une nouvelle inattendue nous en prive souvent tout à coup. L'usage des boissons tièdes, fades, abondantes; celui des remèdes dans lesquels entrent l'opium et ses préparations, ne tardent pas non plus à éteindre en nous le sentiment de la faim. Les Turcs et la plupart des peuples mahométans, qui ont habituellement recours à cette substance, pour se procurer d'indicibles extases, passent des jours entiers, et quelquefois même plusieurs, sans penser à manger. Il est encore à la connaissance de tout le monde que la vue ou seulement le souvenir d'un objet qui nous a causé une vive et profonde répugnance, suffisent bien souvent pour nous faire éprouver sur-le-champ, et au moment même où nous allions nous mettre à table avec plaisir, l'aversion la plus prononcée pour toutes espèces de mets, pour ceux mêmes qui flattaient le plus notre sensualité l'instant d'auparavant.

Il est aisé de se convaincre, pour peu qu'on ait quelque habitude d'observer, que le défaut ou manque d'appétit n'est le plus communément qu'un symptôme de maladie, et non une maladie par lui-même. Il accompagne d'ordinaire toutes les fièvres, et, en général, toutes les affections aiguës un peu intenses. Lorsqu'il survient dans le cours d'une maladie chronique, il est dû, la plupart du temps, à un dérangement des premières voies, à une mauvaise digestion, à un embarras gastrique ou intestinal, aux progrès de l'affaiblissement du malade, à un redoublement de symptômes, ou à un nouvel accident, enfin à une surexcitation insolite.

Voici quelques-unes des précieuses remarques du vieillard de Cos à cet égard :

« Tous ceux qui, au début d'une maladie, prennent volontiers de la nourriture, mais sans qu'elle leur profite, n'en désirent plus, pour l'ordinaire, vers la fin. Ceux, au contraire, qui l'avaient en dégoût dans les commencements, mais qui, plus tard, se sentent de l'appétit, se rétablissent mieux.» (HIPP. *Aphor.*, sect. II, aph. 32.)

« L'inappétence, un sentiment de morsure à l'orifice supérieur de l'estomac, des vertiges ténébreux, l'amertume de la bouche, chez un sujet sans fièvre, indiquent le besoin d'un vomitif. » (*Ibid.*, sect. IV, aph. 17.)

« Lorsque, dans les longues dysenteries, l'appétit se perd tout à fait, c'est un signe de mauvais augure ; mais s'il survient de la fièvre, c'est plus fâcheux encore. » (*Ibid.*, sect. VI, aph. 3.)

« L'absence de l'appétit et les déjections sans mélange, dans une maladie chronique, sont un mauvais signe. » (*Ibid.*, sect. VII., aph. 6.)

F.-E. PLISSON.

ANORMAL, adj., de *ab*, hors, et de *norma*, règle ; ce qui est hors des règles ordinaires. Ce mot est souvent employé comme synonyme d'anomal ; mais ce dernier ne s'applique seulement qu'aux maladies, tandis que le mot anormal s'emploie pour toutes les irrégularités, soit dans l'ordre physique, soit dans l'ordre moral.

J. B.

ANOSMIE (*méd.*), s. f., du grec *a*, priv., et de *osmé*, odeur. On emploie quelquefois ce mot pour désigner la diminution ou la perte complète de l'odorat. Il est peu usité. (Voy. *Odorat, Ozenne.*)

J. B.

ANSE (*anat. chir.*) Nom que l'on donne aux portions recourbées de quelques organes longs. Ainsi on dit une anse d'intestin, une anse nerveuse. Pour désigner la réunion de deux vaisseaux en arcade, on dit une anse anastomotique. En chirurgie, on dit aussi une anse de fil, pour indiquer une portion de fil recourbée et destinée à faire une ligature ou à maintenir un organe. J. B.

ANTÉRIEUR (*anat.*), adj. Se dit d'une partie qui est située devant une autre, ou de la portion d'un organe qui est située en avant. Ainsi on dit les muscles antérieurs de la cuisse, pour désigner ceux qui sont en avant ; la face antérieure, le bord antérieur d'un organe, pour désigner la partie de cet organe qui est en rapport avec le devant du corps. Ce mot est d'un usage très-fréquent, et il existe un grand nombre de parties auxquelles il s'applique comme épithète. J. B.

ANTÉVERSION (*path.*), s. f. Déplacement de la matrice, dans lequel le fond de cet organe regarde le devant du bassin ou le pubis, et l'orifice regarde la partie postérieure ou le sacrum. (Voy. *Matrices (Maladies de la).*)

ANTHÉLIX (*anat.*), s. m. Portion de cartilage qui forme la conque ou pavillon de l'oreille, et qui est située au-devant de l'hélix. (V. *Oreille.*)

ATHELMINTIQUE (*mat. méd.*), adj. Remède employé pour détruire ou chasser les vers qui se développent dans les intestins. (V. *Vers.*)

ANTHRAX (*chir.*), s. m., du mot grec *anthrax*, qui signifie charbon. Les auteurs ont donné le nom d'anthrax à deux maladies très-différentes ; l'une est l'anthrax malin, ou charbon proprement dit, tumeur inflammatoire, essentiellement gangréneuse, qui est le plus souvent le résultat de l'application d'un virus contagieux ; l'autre, bien moins dangereuse, porte le nom d'*antrax benin ;* c'est une tumeur qui se rapproche pour sa nature

du clou ou furoncle : elle est seulement beaucoup plus volumineuse.

ANTHRAX MALIN OU CHARBON. Nous traiterons à part de la *pustule maligne*, qui doit, comme l'anthrax, son origine à l'application d'un principe contagieux, mais qui en diffère sous plusieurs rapports, et du *charbon pestilentiel*, pour lequel nous renvoyons au mot *Peste.*

Le charbon peut survenir spontanément, et pendant les grandes chaleurs de l'été, chez de pauvres habitants de la campagne qui se nourrissent d'aliments malsains, et qui boivent des eaux corrompues ; plus souvent il est contracté par la contagion. Plusieurs animaux domestiques herbivores, les mulets, les bœufs, les moutons, etc., sont en effet très-sujets aux affections charbonneuses, et il suffit du contact de la chair et du sang, des poils même de ces animaux, pour que la maladie se propage ; les mouches, qui, après avoir sucé des animaux atteints du charbon, piquent ensuite la peau de l'homme, peuvent aussi transmettre le mal. On l'a vu se déclarer chez des individus qui avaient mangé de la chair d'animaux infectés ; les professions qui y sont le plus exposées sont celles de vétérinaires, de bouchers, de pâtres, d'équarrisseurs, de tanneurs, de cardeurs de matelas, et en général toutes celles dans lesquelles les ouvriers manient les dépouilles récentes d'animaux. C'est une maladie très-dangereuse, et qui serait inévitablement mortelle, si on n'y portait remède. Elle commence par une ou plusieurs tumeurs, en général peu saillantes, mais très-dures et très-douloureuses, d'un rouge sombre et livide, surtout au centre. On aperçoit à la circonférence un cercle rouge et luisant ; de petites vésicules, pleines d'un liquide roussâtre, précèdent et accompagnent ces tumeurs, qui sont promptement frappées de gangrène, et prennent alors la teinte noire qui leur a valu le nom de charbon. Elles se montrent en général aux points où a été inoculé le principe contagieux. Les symptômes généraux de cette affection sont les suivants : Avant le développement de la tumeur, le malade est en général abattu et éprouve un état de malaise et quelquefois d'anxiété particulier ; une douleur intense se fait ensuite sentir dans la partie atteinte de charbon ; une fièvre vive s'allume avec de la chaleur, de la soif, des sueurs ; cet état inflammatoire peut persister plus ou moins de temps, ou bien être remplacé par un état opposé ; le pouls, quoique fréquent, devient petit, misérable ; le malade est faible, sans énergie, il éprouve des défaillances, des angoisses, quelquefois des hoquets, des soubresauts de tendons, des convulsions même. La décomposition des traits de la face annonce un péril imminent ; cet état s'observe surtout lorsque la gangrène, après avoir envahi la tumeur charbonneuse, s'étend sur les parties voisines ; il est bientôt suivi de la mort.

On a confondu assez long-temps le charbon et la pustule maligne ; ce sont deux maladies de nature gangréneuse, mais qui ne laissent pas d'avoir des caractères assez distincts. La pustule maligne est toujours le résultat de l'inoculation ; le charbon peut, au contraire, se déclarer spontanément. Cette dernière affection est précédée de fièvre et d'un état particulier d'abattement; la pustule maligne, à son début, est une maladie purement locale, et la fièvre ne survient que consécutivement; elle s'accompagne presque toujours d'un gonflement du tissu cellulaire voisin, et la peau tendue est plus pâle que dans l'état normal; le charbon, au contraire, se présente toujours sous forme d'une tumeur rouge, dure, livide, bien circonscrite, dont le centre est d'un noir charbonné.

La marche du charbon est très-rapide; on doit donc se hâter d'appeler le médecin. Le seul remède sûr est d'extirper le mal, soit au moyen du fer, soit au moyen des caustiques. *Fournier* veut qu'on enlève avec le bistouri tout ce qui est gangréné et durci; on se contente le plus souvent de pratiquer une incision en croix sur la tumeur, et de la cautériser avec le beurre d'antimoine, avec le nitrate acide de mercure, ou avec un fer rougi à blanc; plus tard, on panse la plaie avec un emplâtre suppuratif. Si la gangrène se manifestait de nouveau, il faudrait revenir à la cautérisation. Pour le traitement interne, on se conduit différemment, suivant que les symptômes généraux sont purement inflammatoires ou sont caractérisés par un état de faiblesse particulier et par la petitesse du pouls. Dans le premier cas, on pratique d'abord une saignée, et quelques heures après on prescrit un vomitif; le malade fait en même temps usage d'une tisane rafraîchissante et rendue légèrement laxative par de la décoction de tamarin ou la manne; dans le second cas, on a recours aux cordiaux et aux excitants, aux infusions chaudes de plantes aromatiques, et surtout au quinquina. En même temps qu'on soutient les forces, on administre un vomitif. Si la fièvre était modérée, sans qu'il y eût une grande prostration des forces, on s'abstiendrait des saignées et des excitants; les vomitifs et les légers purgatifs seraient employés. (Voy. *Pustules malignes* et *Peste*.)

Anthrax benin. Cette affection ne diffère du furoncle ou clou qu'en ce qu'elle est le résultat de l'inflammation de plusieurs des prolongements rapprochés que le tissu cellulaire envoie à travers la peau, pour accompagner les nerfs et les vaisseaux destinés à ce dernier organe, tandis que l'inflammation d'un seul de ces prolongements occasionne le furoncle; aussi voit-on quelquefois de nombreux clous précéder ou accompagner l'anthrax benin. Les causes de la maladie sont souvent obscures ou inconnues; ce seraient le froid humide, la malpropreté, des applications irritantes, l'usage d'aliments malsains et indigestes, l'abus des salaison. L'anthrax s'observe plus fréquemment chez les hommes que chez les femmes, dans l'âge adulte et la vieillesse que durant l'enfance. Il est quelquefois consécutif à la gale, la petite-vérole, la rougeole; d'autres fois il se lie à un état maladif du foie, de la matrice, et souvent à cet ensemble de symptômes qui caractérisent ce qu'on appelle *l'embarras gastrique* (v. *ce mot*); la bouche est alors amère, et la langue couverte d'un enduit blanchâtre ou jaunâtre; on observe la perte de l'appétit, des envies de vomir, etc. La tumeur à son dé-

but est peu saillante; mais ses progrès sont rapides, et en une semaine elle peut acquérir de grandes dimensions; elle se présente sous forme d'une tumeur inflammatoire dure, arrondie, d'un rouge foncé, avec chaleur âcre et vive douleur; ses dimensions sont souvent celles d'un œuf, mais elles peuvent acquérir jusqu'à neuf à dix pouces de diamètre; l'anthrax se développe le plus souvent au dos, aux fesses, sur les épaules, à la face même. Au bout d'un certain temps, les prolongements cellulaires enflammés et emprisonnés dans la tumeur, causes immédiates de la maladie, sont étranglés et frappés de gangrène; l'anthrax se ramollit alors peu à peu à son sommet, la teinte violacée augmente, et la peau s'ulcérant bientôt, laisse échapper un pus mal lié et des flocons de tissu cellulaire gangrénés qui exhalent une odeur fétide; les jours suivants, la plaie continue à suppurer, des escarres cellulaires s'échappent encore, mais la fièvre et la douleur diminuent; peu à peu l'ulcère prend un meilleur aspect, des bourgeons charnus se montrent et font place à une cicatrice en général difforme et déprimée. L'anthrax est rarement mortel, quoique l'on cite des cas où il a eu une issue fatale. Par son volume et la place qu'il occupe, il gêne parfois la respiration et la déglutition; cette circonstance peut exiger l'intervention active d'un chirurgien.

Il faut en général remédier aux causes ou les éloigner; s'il existe de *l'embarras gastrique*, il sera utile de faire vomir le malade et de le purger légèrement. Lorsque l'anthrax est dû à une cause externe, on a quelquefois réussi à faire avorter la tumeur en la couvrant de sangsues; le plus souvent ce moyen, ainsi que les applications émollientes, est insuffisant, et le mal continue sa marche et ses progrès. En effet, l'étranglement des prolongements cellulaires, ainsi que des rameaux vasculaires et nerveux, persiste toujours; lorsqu'on veut abréger la durée du mal et calmer les douleurs souvent très-aiguës, que le malade éprouve, il n'est qu'un seul remède héroïque; c'est d'inciser en croix l'anthrax dans toute sa profondeur. Cette incision est douloureuse, il est vrai, mais elle épargne de longues souffrances à venir, et, douleurs pour douleurs, la balance est grandement à l'avantage du malade opéré. D'ailleurs il faut se rappeler que l'anthrax volumineux est quelquefois mortel. Après l'incision, on comprime la tumeur pour exprimer le pus, qui y est souvent infiltré, et on la couvre pendant quelque temps de cataplasmes émollients. On surveille ensuite la cicatrisation de la plaie. Pour le traitement général, le malade sera tenu à une diète légère; il devra faire usage de bains et de lavements émollients. Si la douleur était très-vive, au point d'occasionner la perte du sommeil, on administrerait avec prudence quelques préparations opiacées.

J.-P. Beaude.

Anthropologie, s. f., du grec *anthropos*, homme, et *logos*, discours. Quelques auteurs ont désigné, par ce mot, l'histoire naturelle de l'homme; d'autres l'ont accepté comme désignant seulement la science qui traite de son intelligence ; mais il convient mieux d'admettre avec Burdach, physiologiste allemand, que ce mot comprend l'ensemble des connaissances anatomiques, chimiques, physiologiques et psycologiques qui se rapportent à l'homme, et qui constituent toute son histoire physique et morale.   **J. B.**

ANTROPOMÉTRIE (*anat.*), s. f., du grec *anthropos*, homme, et de *métron*, mesure. Nom donné par Béclard à la connaissance de la mesure, et des proportions relatives des divers parties et des organes extérieurs du corps dans toutes les races humaines.   **J. B.**

ANTI-ACIDE, adj. (V. *Absorbants*, *Alcali*.)

ANTI-APHRODISIAQUES (*mat. méd.*), adj. et subst. Médicaments opposés aux aphrodisiaques, et qui ont pour objet d'amortir les désirs vénériens. On croyait autrefois que le camphre et le nénuphar jouissaient de cette propriété ; les meilleurs médicaments pour remplir ce but sont les adoucissants, le régime, enfin tous les moyens qui ont pour but de diminuer l'excitation et l'énergie des propriétés vitales. (V. *Aphrodisiaques*.)   **J. B.**

ANTI-APOPLECTIQUE. (V. *Apoplexie*.)

ANTI ARTHRITIQUE, remède contre la goutte. (V. *Goutte*.)

ANTI-DARTREUX. (V. *Dartres*.)

ANTI-ÉMÉTIQUE. Remèdes opposés aux émétiques, et propres à calmer les vomissements. (V. *Vomissements*.)

ANTIDOTES (*thérap.*), s. f., du grec *anti*, contre, et de *didonaï*, donner. On se sert de ce mot pour désigner les contre-poisons ; on l'employait autrefois pour tous les remèdes pris à l'intérieur. (V. *Contre-Poison*.)

ANTI-ÉPILEPTIQUE. (V. *Epilepsie*.)

ANTI-FÉBRILE, opposé à la fièvre. (V. *Fébrifuge*.)

ANTILAITEUX (*thérap.*), adj. et subst. On donnait autrefois ce nom à des médicaments que l'on croyait propres à empêcher la sécrétion du lait et à guérir les maladies causées par la rétrocession de ce liquide, que l'on nommait lait répandu, maladie laiteuse. La plupart des médicaments qui ont paru jouir de cette propriété ne la possèdent pas d'une manière spécifique ; ainsi la pervenche, la canne de Provence, la menthe, l'alaterne, ne jouissent d'aucune action spécifique sur les glandes mammaires, et, de tous les moyens propres à diminuer la sécrétion du lait, ce sont certainement les moins énergiques ou, pour mieux dire, les plus nuls. Les purgatifs, qui déterminent des évacuations, les sudorifiques qui provoquent des sueurs, les diurétiques qui augmentent la sécrétion de l'urine, ont certainement une action plus puissante en diminuant la quantité des liquides contenus dans le sang, et en provoquant une dérivation puissante vers les intestins, la peau ou les voies urinaires. Ces moyens, qui sont toujours d'une activité assez grande, ne doivent pas être employés sans les conseils du médecin. On a conseillé aussi, dans

le même but, certaines applications de sachets, contenant des substances alcalines sur les seins ; ces moyens qui, en excitant l'action des vaisseaux absorbants et en stimulant vivement les mamelles, peuvent diminuer ou supprimer la sécrétion du lait, sont quelquefois suivis d'accidents, et souvent ils déterminent de ces abcès des mamelles dont les suites sont très-douloureuses et la guérison très-longue. (V. *Allaitement*, *Lait*.)   **J. B.**

ANTIMOINE (*chim.*), s. m., *régule d'antimoine*. Ce métal a été décrit, pour la première fois, à la fin du quinzième siècle, par Basile Valentin. L'époque de sa découverte n'est pas bien connue ; il paraît cependant que quelques-uns de ses composés étaient connus des anciens, entre autres le sulfure d'antimoine, dont les femmes se servaient pour se teindre les sourcils. En Égypte, les femmes se peignent le bord des paupières avec une poudre qui n'est autre chose que du sulfure d'antimoine.

Ce métal est blanc bleuâtre, cassant, d'une structure lamelleuse ou grenue, selon son plus ou moins grand degré de pureté. Il est fusible à la chaleur rouge ; et lorsqu'il est fondu, si on le projette d'une certaine hauteur sur le sol, il se divise en petits globules qui brûlent avec beaucoup d'éclat, et l'on voit paraître des vapeurs blanches d'oxyde d'antimoine.

L'antimoine métallique n'est pas employé en médecine. Autrefois cependant on l'administrait en pilules, que l'on rendait telles qu'on les avait prises. Elles étaient connues sous le nom de pilules perpétuelles, et étaient légèrement purgatives et même vomitives.

Les composés que ce métal forme avec certains autres corps sont employés en médecine ; quelques-uns sont vénéneux s'ils sont administrés sans précaution. Ainsi tel composé, qui peut être administré à haute dose chez un individu malade, pourrait donner lieu à des accidents graves s'il était introduit dans l'estomac d'un individu bien portant. Je citerai pour exemple l'*émétique*.

Les composés dont nous nous occuperons sont le sulfure d'antimoine, le kermès, l'oxyde blanc d'antimoine, le beurre d'antimoine, et surtout l'*émétique*, qui, non-seulement est administré d'après les ordonnances des médecins, mais encore par des médicamenteurs complétement étrangers à l'art de guérir.

Sulfure d'antimoine. C'est un corps solide, pulvérulent ou cristallisé en aiguilles, d'un gris bleuâtre. Il renferme toujours de l'arsenic, excepté celui que l'on trouve dans le département de l'Allier. Les médecins l'emploient dans la préparation de la tisane de feltz. Il sert aussi à préparer le *soufre doré d'antimoine*, le *crocus metallorum*, le *chlorure d'antimoine liquide* (*beurre d'antimoine*), le *kermès*, la *poudre d'algaroth* (*oxychlorure d'antimoine*).

Le *kermès* oxysulfure d'antimoine hydraté, (*hydrosulfure*, *sulfure rouge d'antimoine*) est une poudre d'un rouge brun, veloutée. Il est employé en médecine dans certaines affections de poitrine, comme expectorant, à la dose de deux ou trois grains, dans un julep qui se prend par cuillerées. On peut l'employer comme émétique, à la dose de huit à dix grains, dans du sirop d'ipécacuanha. Cette potion doit être prise par cuillerée de quart d'heure en quart d'heure, jusqu'à ce que le vomissement survienne.

Le soufre doré, espèce de kermès, peut être employé dans des circonstances analogues. Il paraît que l'emploi de ces deux préparations a été suivi de succès dans le traitement de la plique polonaise. Elles ne doivent être administrées qu'à des doses fractionnées, car prises en excès elles donneraient lieu à l'empoisonnement.

Les diverses espèces d'oxydes d'antimoine (*poudre d'algaroth*, *mercure de vie*, *mercure de mort*, *antimoine diaphorétique*, etc.) sont souvent employées dans les affections de poitrine, dans certaines maladies cutanées, avec plus ou moins de succès.

Beurre d'antimoine (*chlorure d'antimoine*). C'est un corps solide qui devient liquide s'il est exposé à l'air. Il est parmi nos caustiques un des plus énergiques. Il est très-vénéneux, et détruit toutes les parties avec lesquelles il est mis en contact. On s'en sert pour cautériser les plaies faites par la morsure des animaux vénimeux, ou enragés. Quand on veut l'appliquer, on trempe un petit tampon fait avec quelques brins de charpie dans ce beurre d'antimoine, et on l'introduit dans la plaie après l'avoir incisée, si elle est trop étroite. On doit l'appliquer avec beaucoup de précautions si la blessure est voisine d'un gros vaisseau ou d'un nerf dont la destruction, par le caustique, pourrait donner lieu à des accidents graves.

L'Émétique (tartre stibié, tartrate antimonié de potasse) est un sel double dont on ne peut mettre en doute l'efficacité dans un grand nombre de cas. A la dose d'un ou deux grains, il est employé pour provoquer le vomissement. Son action doit être favorisée alors par l'introduction d'eau tiède dans l'estomac, afin de rendre moins pénibles les efforts que fait le malade pour vomir. On l'emploie aussi à des doses plus considérables, depuis dix, douze, quinze à vingt grains et plus, suivant la méthode dite Rasorienne. Mais cette dose ne peut être administrée qu'à des individus malades; sans cela elle agirait comme poison énergique. On emploie aussi l'émétique uni à l'axonge pour exciter la peau : et il peut être considéré, dans ce cas, comme vésicant. On le reconnaîtra facilement aux caractères suivants:

S'il est en poudre, en le mettant sur des charbons ardents, il répandra l'odeur du sucre qui brûle, et il restera des petits points brillants d'antimoine métallique. S'il est dissous dans l'eau et traité par l'acide hydro-sulfurique, il donne un précipité jaune orangé qui, chauffé avec du charbon, fournit de l'antimoine. L'infusion de noix de galle, la décoction de quinquina, donnent, avec cette dissolution, des précipités d'un blanc sale plus ou moins jaunâtre. L'émétique administré à haute dose, chez l'homme sain, agit comme poison, en flamme le canal digestif, peut être absorbé, et réagir, dans ce cas, sur les poumons dans une plus ou moins grande étendue.

Traitement de l'empoisonnement par l'émétique. Lorsqu'on est appelé auprès d'un individu empoisonné par l'émétique, la première chose à faire est de favoriser les vomissements en administrant une grande quantité d'eau tiède, qui a en outre la propriété de dissoudre l'émétique s'il a été donné en poudre, et de faciliter ainsi son expulsion.

On pourra encore favoriser le vomissement par la titillation de la luette, ou en donnant de l'huile d'olive, dont on fait boire un ou deux verres.

Si, malgré ces moyens, les vomissements n'ont pas lieu promptement, il faut avoir recours à l'emploi d'une forte décoction de quinquina. Mais si des vomissements fréquents ont lieu, il faut cesser l'emploi de cette décoction, qui augmenterait l'inflammation que le poison a pu produire. Les décoctions d'écorces et de racines astringentes, de thé, de noix de galle, coupées avec du lait, doivent être considérées également comme contrepoison de l'émétique.

Souvent cet empoisonnement est suivi d'inflammations plus ou moins vives de l'œsophage, de l'estomac ou des poumons. Dans ce cas on doit employer les antiphlogistiques, les saignées du bras, l'application de sangsues.

Dans tous les cas où les préparations antimoniales, administrées à fortes doses, donneraient lieu à des symptômes d'empoisonnement, il faudra faciliter le vomissement, et employer les décoctions de racines ou d'écorces astringentes.

LESUEUR,
Professeur agrégé à la faculté de médecine.

ANTI-PÉRISTATIQUE (*path.*), adj. On désigne par ce mot un mouvement de contraction des intestins, opposé à celui qui existe à l'état normal que l'on nomme péristaltique, et par lequel les matières contenues dans les cavités intestinales sont successivement portées de la bouche vers l'anus ; c'est par un mouvement anti-péristatique que le vomissement est déterminé, et, dans ce cas, les contractions intestinales ont lieu en sens inverse, c'est-à-dire de l'anus vers la bouche. Le mouvement anti-péristatique peut avoir lieu dans tout le canal intestinal, d'autres fois dans une seule portion de ce canal, et c'est ce qui arrive le plus ordinairement dans le vomissement, où les matières alimentaires, en partie digérées, sont repoussées de l'estomac vers la bouche. (V. *Vomissement.*) J. B.

ANTIPHLOGISTIQUES (*mat. méd.*), adj. et s., du grec *anti*, contre, et *phlogos*, inflammation. Médicaments et autres moyens thérapeutiques destinés à combattre la phlogose ou inflammation ; on l'emploie encore comme adjectif, et l'on dit traitement antiphlogistique. Cette dénomination ne comprend pas les médicaments dits *contre-stimulants*, quoique ces derniers soient destinés aussi à diminuer l'inflammation. Les antiphlogistiques proprement dits comprennent l'emploi des émissions sanguines, soit au moyen de la lancette, soit au moyen des sangsues, des ventouses scarifiées, du bdellomètre, etc.; l'usage de tisanes gommeuses amylacées et mucilagineuses, de boissons acidulés, de cataplasmes émollients, avec la farine de graine de lin, la mie de pain, la fécule de pomme de terre, etc., les fomentations, les lotions, les lavements avec l'eau de mauve ou de guimauve; les bains tièdes et surtout l'abstinence plus ou moins complète des aliments. Quoiqu'à une certaine époque on ait abusé de cette médication, en voulant guérir toutes les maladies avec des sangsues et de l'eau de gomme, il n'en est pas moins vrai qu'elle rend de grands services dans le traitement d'une foule d'affections, et qu'elle est un des moyens de guérisons sur lesquels le médecin doit le plus compter.   J. B.

ANTI-PSORIQUES. Remèdes contre la gale. (V. *Gale.*)

ANTISCORBUTIQUES (*thérap.*), adj. et subst. Les anti-scorbutiques appartiennent presque tous à une même famille de plantes, les *Crucifères*. Ces médicaments sont non-seulement employés dans les affections scorbutiques, mais aussi dans les maladies scrofuleuses, et dans toutes celles où il est besoin de relever l'énergie de la constitution d'un sujet épuisé par des causes débilitantes extérieures; cependant on n'en peut faire usage avec avantage que lorsque les organes digestifs ont conservé leur état d'intégrité, car toutes ces substances sont plus ou moins stimulantes, et n'agissent qu'en excitant vivement la membrane interne de l'estomac; les amères et les acides jouissent aussi, à un certain degré, des propriétés antiscorbutiques. Dans ces derniers temps, on a découvert qu'un des moyens les plus avantageux de préserver les équipages des bâtiments qui tiennent longtemps la mer des atteintes du scorbut, étaient les pommes de terre employées en aliment, soit cuites, soit crues. M. Roussel de Vouzèmes, qui a publié des observations à ce sujet, a cité beaucoup d'exemples de vaisseaux employés à la pêche de la baleine qui se sont préservés du scorbut par l'usage de cet aliment, et d'autres qui ont fait cesser le scorbut, qui s'était manifesté dans l'équipage, soit en se procurant des pommes de terre dans les relâches, ou par les bâtiments qu'ils rencontraient en mer.

Une des préparations anti-scorbutiques, que l'on emploie le plus ordinairement, est le vin anti-scorbutique; voici comme il se prépare : on met digérer pendant trente-six heures, dans une pinte de vin blanc; racine fraîche de *raifort*, coupée menue, une once; feuille fraîche de *cochléaria*, de *trèfle d'eau*, et graine de *moutarde* contuse, de chaque une demi-once; hydrochlorate d'*ammoniaque*, deux gros; filtrez après la digestion, et ajoutez ensuite : alcool de *cochléaria*, une demi-once. La dose de ce vin varie d'une à plusieurs onces par jour, suivant l'âge et la constitution des individus. (V. *Scorbut.*)
     J.-P. BEAUDE.

ANTI-SCROFULEUX. (V. *Scrofules.*)

ANTISEPTIQUES (*thérap.*), adj. pl. (*antiseptica*). Remèdes contre la putridité.

Ce que nous avons déjà eu occasion de faire remarquer dans l'un de nos articles précédents (voy.

Anodins), nous le pourrions répéter encore au sujet des *antiseptiques* (*anti*, contre, et *sépô*, je pourris), savoir, que rien n'est plus irrationnel que de réunir, sous une même appellation, des médicaments si différents d'origine, de nature chimique, et de mode d'action sur les corps vivants. Les substances auxquelles on a recours pour s'opposer à la putridité, sont si diverses, en effet, qu'il est de toute impossibilité de leur trouver la moindre analogie, sous quelque rapport qu'on les considère. Ainsi quels rapprochements pourrait-on établir entre des poudres absorbantes, des liquides aqueux, vineux, alcooliques, des plantes fades, acerbes, aromatiques, des matières de toutes sortes d'odeurs et de saveurs, des baumes, des gommes, des résines, des chlorures alcalins, des acides des sels, des liqueurs inertes, insipides, amères, âcres, styptiques, etc.; quels rapprochements, disons-nous, est-il possible de faire entre des agents pharmacologiques aussi variés et aussi hétérogènes?

Ce serait, certes, une très-grande erreur d'attacher quelque valeur à la qualification d'*antiseptiques*, donnée à une certaine classe de médicaments; car tous le sont, selon l'usage qu'en sait faire un praticien habile. Les causes et les caractères de la putridité, ses espèces nombreuses et leurs traitements, sont si multipliés et si dissemblables, que les moyens, qui réussissent dans un cas, ne manqueraient pas d'en aggraver un autre. Rayons donc définitivement du langage médical, déjà si encombré, cette expression éminemment vicieuse : nous le pouvons faire avec d'autant plus d'assurance, que les médecins les plus systématiques, quelle que soit d'ailleurs la théorie qui les préoccupe à l'égard de la putridité et du mode d'action des médicaments en général, s'accordent tous à reconnaître la nécessité de combattre cet épiphénomène morbide; et ajoutons que tous le font, à peu de chose près, de la même manière; de sorte qu'on voit très-fréquemment les idées théoriques les plus opposées se réconcilier au lit du malade, lorsqu'il s'agit du *quid illi facere?*   F.-E. PLISSON.

ANTISPASMODIQUES (*thérap.*), adj. pl. (*antispasmodica*). Ce sont des médicaments qu'on croit propres à calmer les spasmes, ainsi que l'indique le nom qu'ils portent, formé de *anti*, contre, et de *spasmos*, spasmes.

Les agents pharmacologiques dont il s'agit, et dont nous ne devons dire que quelques mots, appartiennent aux trois règnes de la nature. Ils n'offrent entre eux que des rapprochements assez éloignés, même en restreignant de beaucoup l'étendue de l'acception donnée au titre de *antispasmodiques*, classe de médicaments dans laquelle on pourrait, à la rigueur, faire entrer toutes les substances usitées en médecine; d'où il résulte qu'il existe une multitude de moyens susceptibles de combattre les affections spasmodiques, mais point du tout de remèdes antispasmodiques, proprement dits, c'est-à-dire constants, assurés et uniformes dans leur mode d'action. Toutefois on est dans l'habitude de grouper, sous cette commune qualification, un certain nombre de corps, dont les plus employés sont :

Le protoxide de zinc (*fleurs de zinc, pompholix*, NIHIL ALBUM, SANA PHILOSOPHICA, etc.), le sulfate de cuivre (*vitriol de Chypre, couperose bleue*), le sulfate tri-basique de cuivre et d'ammoniaque (*cuivre ammoniacal* des pharmacies), l'acétate neutre de cuivre (*verdet cristallisé, cristaux de Vénus*), l'acétate bi-basique de cuivre (*verdet ordinaire, vert-de-gris*), l'acétate de cuivre et d'ammoniaque, l'azotate basique de Bismuth (*sous-nitrate de Bismuth, blanc de fard, magistère de Bismuth*), l'azotate neutre d'argent fondu (*nitrate d'argent, pierre infernale*), l'azotate acide d'argent (*sur-nitrate d'argent, cristaux de lune*); et parmi les substances végétales minéralisées : le pétrole (*huile de Cabian, huile de pierre*, et non pas *huile de pétrole*), le succin (*electrum, karabé, ambre jaune*) et ses préparations. Viennent ensuite le camphre et les éthers, particulièrement l'éther hydrique (*éther sulfurique* ou simplement *éther*); et les éthers chlorhydrique, azoteux, acétique, citrique ; et puis, les gommes résines fétides : assa-fœtida, sagapénum, ammoniacum, galbanum, opopanax, etc.; la racine de valériane sauvage, les feuilles et fleurs d'oranger, les capitules de camomille, les fleurs de tilleul, les feuilles de Botrys, celles d'ambroisie ou thé du Mexique, les sommités de caille-lait blanc, etc. ; enfin le musc, le castoréum, l'ambre gris, l'huile pyrozoonique ou animale de Dippel, et plusieurs substances animales brûlées, telles que plumes, crins, laine, soie, corne, etc.

Maintenant, il est essentiel de noter qu'aucune des substances réputées antispasmodiques, dont nous venons de donner la liste sommaire, ne saurait convenir que dans les cas de convulsions, de spasmes, de douleurs nerveuses, d'agitations, de mouvemens désordonnés, etc., tout à fait exempts d'inflammation et de fièvre, et qu'au contraire, il les faudrait proscrire, sous peine de voir le mal s'aggraver, dans lés circonstances opposées. Une autre observation, qui est également de la plus haute importance pratique, c'est que les antispasmodiques d'une odeur agréable (*antispasmodica fragrantia*) sont communément sans puissance contre les accès d'hystérie, les vapeurs et autres névroses de l'utérus, affections dont on ne se rend pas bien maître, ainsi que le fait remarquer le judicieux Desbois-De-Rochefort, qu'avec les odeurs fétides (*antispasmodica lurcina*), qui paraissent être les véritables remèdes antihystériques. F.-E. PLISSON.

ANTISYPHILITIQUES, ANTIVÉNÉRIENS. (V. *Syphilis.*)

ANTI-VERMINEUX, vermifuges. (V. *Vers.*)

ANUS, (anat.) s. m., en latin *anus, podex*, orifice de l'extrémité inférieure du tube digestif; il termine le rectum ; c'est une sorte d'anneau extensible, très contractile, qui a surtout pour but d'empêcher la sortie des matières fécales, qui sans cela s'échapperaient involontairement ; les parties et les divers tissus qui le constituent sont de dehors en dedans, la peau qui se confond in-sensiblement avec celle des parties voisines et avec la muqueuse de l'intestin, elle est en général brune, humectée par un fluide onctueux et garnie de poils, mais ordinairement chez l'homme seulement ; elles présentent en outre, une foule de plis rayonnés, destinés à faciliter l'ampliation de l'anus lors du passage des matières fécales ; au-dessous de la peau se trouve du tissu cellulaire, qui recouvre lui-même le muscle nommé *sphincter de l'anus*; ce muscle, que quelques auteurs ont considéré comme double, est la partie la plus essentielle de l'ouverture anale ; c'est sa faculté contractile soumise en partie à l'empire de la volonté, qui empêche aux excréments de s'échapper involontairement ; sa forme est celle d'un anneau un peu ovalaire, le grand axe étant dirigé d'avant en arrière ; les fibres musculaires s'attachent en arrière au coccyx par un tissu cellulaire résistant se se confondent en avant avec les muscles transverses du périnée et bulbo-caverneux. Les artères de l'anus sont assez petites ; elles portent le nom d'artères *hémorrhoïdales inférieures*. Les veines sont nombreuses ; elles font parties de cet ensemble de veines qui se rendent au foie en formant ce qu'on appelle le système de la veineporte; aussi lorsqu'on veut combattre, par une émission sanguine, l'inflammation de l'un des organes contenus dans l'intérieur de l'abdomen, c'est à l'anus qu'on applique les sangsues; ces veines se réunissent un grand nombre de fois entre elles et forment un lacis nommé *plexus hémorrhoïdal*; elles se dilatent et s'engorgent facilement, en formant des tumeurs hémorrhoïdales. (Voyez. *Hémorrhoïdes*).

Les maladies de l'anus sont nombreuses, quelquefois graves; on remarque que souvent elles agissent d'une manière fâcheuse sur le moral des malades; nous allons en énumérer les principales, en renvoyant le lecteur, pour l'histoire de chacune d'elles, aux articles spéciaux qui leur seront consacrés dans ce dictionnaire ; ce sont les fistules, les fissures, les rhagades et autres excroissances syphilitiques, la chute de l'anus, des vers, etc. (Voyez les mots *Fistules, Fissures, Rhagades, Excroissances, Chute de l'anus, Vers.*)

ANUS CONTRE NATURE OU ANORMAL (*chir.*): il peut arriver par une cause quelconque qu'un des intestins soit ouvert et communique au dehors par une ouverture, qui livre ensuite passage d'une manière permanente à des matières stercorales plus ou moins chyleuses. Cette ouverture anormale, qui constitue une dégoûtante infirmité, porte le nom d'*anus contre nature;* elle est parfois un vice de conformation que l'enfant apporte en naissant, mais elle est plus souvent accidentelle. C'est surtout à la suite de blessure au ventre et lorsqu'un intestin a été coupé en tout ou en partie, qu'on la voit survenir; fréquemment le malade succombe alors à une péritonite, par suite de l'épanchement des matières dans l'abdomen; mais d'autres fois des adhérences s'établissent entre l'intestin lésé et les bords de la plaie du ventre, les matières peuvent alors s'écouler en dehors et le malade rachète sa vie aux dépens d'un anus contre nature. Cette affection peut encore avoir pour origine une hernie étranglée dans laquelle la portion d'intestin déplacée aura été frappée de gangrène, les matières se sont alors fait jour au dehors en ulcérant la partie abdominale et déterminant la formation d'un abcès.

Les autres causes sont, des abcès survenus dans les parois d'un intestin, certaines opérations faites dans le but de sauver la vie du malade, l'étranglement d'une portion d'intestin par la ligature du cordon ombilical chez le nouveau né, lorsqu'il y a hernie congéniale à travers le nombril et qu'une sage-femme ignorante ne s'en aperçoit pas, etc. Les matières qui s'échappent par l'anus anormal se rapprochent plus ou moins de la nature du chyle ou de celle des excréments, suivant que la portion ouverte d'intestin appartient à la partie supérieure ou inférieure du tube digestif; l'intervalle de temps qui s'écoulera entre l'ingestion des aliments et leur issue variera aussi suivant cette circonstance. Il est facile de concecevoir que moins la partie d'intestin parcourue par les aliments est grande, moins la partie nutritive de ceux-ci est absorbée, et plus la nutrition doit être incomplète, surtout si l'intestin est ouvert largement et si la plus grande partie ou la totalité des matières s'écoule au dehors. Aussi, lors que le trajet fistuleux commence vers la portion supérieure du tube digestif, voit-on l'amaigrissement survenir rapidement; les malades mangent beaucoup et ne peuvent néanmoins réparer leur force; ils succombent dans le marasme si on ne les guérit point. Lorsque au contraire l'ouverture anormale occupe une partie de l'intestin plus voisine de l'anus, le malade est moins affecté et on cite des cas où des individus ont pu garder pendant dix ans des anus contre nature, sans voir leur santé sensiblement altérée. Cette affection est néanmoins si incommode, si dégoûtante, elle entraîne tant d'accidents, se compliquant d'abcès, d'érysipèle, etc., qu'on doit toujours en tenter la guérison; pour le traitement après avoir remédié aux accidents inflammatoires, on aura recours à la compression à l'aide d'un tampon de charpie introduit par l'ouverture extérieure d'après le procédé de Desault, ou bien, suivant les circonstances, on se servira de l'*entérotome* de Dupuytren, pour détruire l'*éperon* ou saillie qui empêche les matières de passer du bout supérieur de l'intestin dans le bout inférieur. Nous n'entrerons pas dans de plus long détails sur le traitement, qui ne doit être confié en entier qu'à un habile chirurgien. Lorsque la maladie est incurable ou que la cure n'est pas tentée, on se borne aux soins de propreté, à l'emploi d'un appareil composé d'une plaque en ivoire, qui s'applique sur l'ouverture extérieure; cette plaque est percée à son centre d'un trou auquel on adapte un tube en gomme élastique muni d'une soupape très mobile; les matières s'écoulent par ce tube et sont reçues dans une boîte d'argent ou d'étain, qu'on peut visser et dévisser à volonté, afin de la vider; l'appareil en entier est fixé au tronc au moyen de rubans et de courroies.

J. P. BEAUDE.

ANUS (abcès de la marge de l'). Voyez *Fistules.*

ANXIÉTÉ (*path.*), s. f., *anxietas.* C'est un état très-pénible, qui consiste dans un malaise général, avec un sentiment de resserrement dans la région de l'épigastre ; un besoin continuel de changer de place accompagne constamment cet état. L'anxiété, qui est un état de souffrance moins violent que l'angoisse, se manifeste comme symptôme souvent au début des maladies; quelquefois il peut être produit par un état moral.

J. B.

AORTE (*anat.*), s. f., du grec *aorté*, vaisseau en général; c'est le nom que porte, depuis Aristote, l'artère principale du corps humain; elle occupe toute la longueur du tronc et part immédiatement du cœur; elle naît du ventricule gauche de ce dernier organe ; ses fibres ne se continuent pourtant pas avec celles du cœur; la membrane interne est seule commune ; immédiatement après sa naissance l'aorte se dirige en haut et au devant de la colonne vertébrale, en formant ce qu'on appelle l'*aorte ascendante.* Au niveau de la quatrième ou troisième vertèbre dorsale, elle commence à se recourber de droite à gauche et de devant en arrière, jusqu'à la hauteur de la deuxième vertèbre du dos; elle se dirige alors en bas en continuant la courbe, et forme ainsi une espèce d'anse, qui porte le nom de *crosse de l'aorte;* elle continue ensuite à descendre, placée au devant et un peu à gauche de la colonne vertébrale; parvenu au diaphragme, elle traverse ce muscle par une ouverture particulière, quitte ainsi la poitrine pour pénétrer dans l'abdomen en occupant toujours la même position au devant de la colonne; au niveau de la quatrième ou cinquième vertèbre des lombes, elle se termine en se bifurquant; à partir de la fin de la crosse, cette partie de l'aorte porte le nom de *descendante,* et se distingue en aorte *pectorale* et aorte *abdominale.* Dans tout ce trajet elle donne naissance à une foule de branches artérielles: les principales sont, les artères coronaires ou cardiaques, le tronc brachiocéphalique, la carotide et la sous clavière gauche, les diaphragmatiques, la cœliaque, les mésentériques, les rénales, etc., les deux artères terminales prennent le nom d'iliaques primitives.

L'aorte surtout à sa crosse est fréquemment le siége d'anévrisme. Les autres affections de cette artère sont plus rares; nous citerons les ulcérations, l'hypertrophie, les dégénérations, etc. Les plaies de l'aorte sont constamment mortelles.

J.-B.

AORTIQUE (*anat.*), adj. Se dit des organes qui appartiennent à l'aorte. Il y a des valvules aortiques, un sinus aortique, un ventricule aortique.

AORTITE. Inflammation de l'aorte. V. *Artérite.*

APÉRITIFS (*thérap.*), adj. pl. (*aperitiva, aperientia,* du verbe *aperire,* ouvrir). On attribuait autrefois à ces remèdes la propriété de dissocier, de diviser, d'atténuer, de délayer les molécules des fluides épaissis, du sang, de la lymphe, de la bile et des autres humeurs ; et, dans ce cas, ces agents médicinaux prenaient les qualifications spéciales d'*incisifs,* d'*atténuants, délayants,* etc., ou bien de faire plus encore, c'est-à-dire de dilater les conduits engorgés, d'ouvrir les pores resserrés, de déboucher les émonctoires, de forcer les obstacles qui pouvaient s'opposer à la circulation des liquides; en deux mots, de lever les obstructions et embarras de tous genres, et alors on les appelait *résolutifs, fondants, désopilants, désobstruants.*

On ne s'attend pas, sans doute, à ce que nous rapportions ici l'immense catalogue des médicaments dits apéritifs; ce serait d'autant plus inutile, que la théorie sur laquelle on avait fondé cette classe d'agents pharmacologiques est depuis longtemps complétement abandonnée par tous les bons esprits. Les propriétés dont on les croyait doués étaient tout à fait illusoires dans le sens absolu qu'on leur prêtait; car il est certain que les substances qu'on prescrivait dans ces intentions n'avaient pas d'autres vertus que celles que manifestent presque tous les toniques, excitants, diurétiques et cathartiques ordinaires, administrés à doses fractionnées, toujours très-faibles et longtemps continuées. C'était une médication mixte dont on peut se faire une idée assez juste par l'ensemble des moyens curatifs qu'on recommande en général aux personnes qui fréquentent les eaux minérales. (*Voyez* ce mot.)

F.-E. PLISSON.

APHONIE (*path.*), s. f., de *a* privatif et de *phoné* voix, privation de la voix; ce mot est employé communément d'une manière très-peu précise, pour toute espèce d'affaiblissement ou d'extinction de la voix. La perte de la voix varie selon la nature, la cause, le siége et le degré d'intensité de l'organe affecté.

Quelquefois la voix est rauque, voilée ou gênée pour tous les sons aigus et non pour ceux qui sont graves; d'autres fois ce ne sont que telles ou telles lettres, voyelles ou consonnes, ou tels mots que les malades ne peuvent prononcer; enfin la voix peut manquer complétement, et les malades se trouvent dans l'impossibilité de produire des sons.

L'aphonie est le plus souvent le phénomène symptomatique d'une autre maladie, et la plupart des auteurs qui ont écrit sur l'aphonie ne la regardent que sur ce point de vue; mais nous ne faisons ici qu'exposer d'une manière générale les différentes espèces d'aphonie symptomatique, pour nous occuper ensuite de l'aphonie idiopathique, qui est très-commune, et qui attaque particulièrement tous ceux qui se livrent à l'exercice du chant et de la déclamation.

Les causes de l'*aphonie symptomatique* sont très-nombreuses; elle précède ou accompagne les affections soporeuses et convulsives; elle a souvent lieu dans les fièvres malignes et autres fièvres continues, ainsi que dans les fièvres intermittentes. Portal rapporte des exemples d'aphonie survenue dans les esquinancies inflammatoires et dans d'autres inflammations des poumons, du péricarde, du cœur, sans qu'après la mort on ait reconnu aucune altération dans les organes de la voix. L'aphonie, devance, accompagne l'apoplexie, la paralysie, l'épilepsie ou succède à ces affections; elle précède

ou accompagne la phthisie pulmonaire; dans la phthisie laryngée, elle est incomplète. On a reconnu des aphonies par cause de coups, contusions, plaies sur la tête, sur la colonne vertébrale, sur la poitrine et sur le cou. En outre, la piqûre des nerfs, l'engorgement de la glande thyroïde, l'œdème de la glose, les maladies éruptives pendant, avant ou après l'éruption; la colique saturnine, la présence des vers dans le canal intestinal et dans les voies aériennes, les pertes excessives, la suppression des règles, la grossesse, les dilatations variqueuses des veines du cou, peuvent aussi éteindre la voix et produire une aphonie plus ou moins complète.

L'aphonie est une suite fréquente de l'abus du vin et d'autres liqueurs spiritueuses; dans cette circonstance, elle se dissipe ordinairement avec l'ivresse; cette espèce d'aphonie provient d'un dessèchement des membranes et des ligaments internes et externes du larynx, ainsi que de l'épaississement des sucs synoviaux et muqueux.

Les passions très-vives, la colère, la frayeur et la joie produisent quelquefois subitement l'extinction de la voix. Notre honorable collaborateur, M. Blache, rapporte le fait suivant : une dame, à laquelle il avait donné des soins, avec M. Chomel, fut privée de la voix pendant plusieurs années, par suite d'un excès de joie succédant immédiatement à une vive inquiétude : cette aphonie résista à tous les moyens de l'art, et disparut au moment où l'on s'y attendait le moins, après une violente émotion. Vandermont parle d'une femme qui, surprenant son mari en flagrant délit d'adultère, perdit la voix tout à coup.

Enfin, les abus vénériens et les affections syphilitiques, qui sont si souvent accompagnés de laryngite chronique, peuvent aussi être la cause de l'aphonie; il en est de même de l'onanisme. Nous avons vu, dans une maison d'aliénés, un petit garçon, âgé de neuf ans, affecté d'épilepsie, et complétement aphone; il avait commencé ses funestes manœuvres depuis l'âge de cinq ans. La camisole de force fit disparaître l'aphonie au bout de six mois; mais les accès épileptiques durèrent plusieurs années. A l'article *Voix*, nous exposerons l'influence réciproque des organes de la génération sur la voix, et nous nous rendrons compte de ce phénomène.

Le prognostic, ainsi que le traitement de l'aphonie symptomatique, est très-varié, parce qu'il n'est que celui des nombreuses affections qui le produisent. Lorsque l'aphonie survient à la suite de la catalepsie, de l'hystérie, etc., elle n'est que convulsive, et cesse sans aucun danger en peu de temps. L'aphonie, causée par la frayeur, n'est pas ordinairement de longue durée; celle occasionnée par des vers ou d'autres matières nuisibles contenues dans les premières voies a été guérie facilement à l'aide des vomitifs; celle qui survient pendant la grossesse et l'aménorrhée disparaît à l'époque de l'accouchement et au retour des règles. L'aphonie que l'on observe dans les fièvres ataxiques continues est presque toujours suivie de mort, particulièrement quand elle est accompagnée d'autres mauvais signes; on peut en dire autant pour les fièvres adynamiques. L'aphonie qui n'est que le résultat de cris violents et prolongés, celle qui accompagne l'angine laryngée, le faux croup, ou même un simple rhume, disparaît souvent avec la maladie principale.

Aphonie idiopathique. Cette espèce d'aphonie affecte particulièrement les chanteurs, les orateurs et les comédiens. Il faut, pour la perfection de la voix, que toutes les parties qui servent à son usage, jouissent de leur action la plus libre et la plus harmonieuse, soit dans le larynx où elle se forme, soit dans les fosses nasales, gutturales et buccales où elle se perfectionne; et comme ces parties sont composées de cartilages articulés entre eux par des ligaments et des capsules qui sont lubrifiés par un véritable suc synovial provenant des glandes et des cryptes; qu'elles sont formées de membranes, de nerfs, de muscles, et de vaisseaux sanguins et lymphatiques; chacune de ces parties pouvant alors être affectée seule ou conjointement à d'autres, il en résulte qu'elles peuvent être très-diversement altérées.

L'aphonie idiopathique peut être la suite de *lésions de l'arrière-bouche*, ou d'inflammations aiguës et chroniques, simples ou pseudo-membraneuses, de la *membrane muqueuse qui tapisse les voies aériennes.* Les lésions principales de l'arrière-bouche qui peuvent produire l'aphonie, sont : 1º le prolongement organique de la luette; 2º le gonflement des amygdales.

Le voile du palais et les autres parties qui aboutissent à cet organe, servent, dans le mécanisme de la voix, à modifier, d'une manière toute spéciale, les sons laryngiens, et concourent à la formation du timbre et du mordant de la voix. Le prolongement organique de la luette excite une envie continuelle d'avaler, nuit à la modulation des sons, empêche entièrement le chant, surtout dans les cordes hautes, et il rend même plus ou moins difficile la parole et le débit oratoire; dans cette circonstance, le moyen le plus prompt et le plus efficace, est l'excision de la luette.

M. Bennati, dans un travail présenté à l'académie des sciences, proposa la cautérisation de la luette, et, pour éviter d'introduire plusieurs fois le caustique dans la bouche, il inventa un *porte-caustique double*, qui a pour but de cautériser la luette simultanément en avant, en arrière, en bas et latéralement. Cet instrument se compose d'un cylindre métallique qui en forme la principale pièce; à l'une des extrémités, on adapte une sorte de cuiller destinée à recevoir le nitrate d'argent qui se couvre, ou se découvre à volonté, au moyen d'une lame mobile. M. Bennati pense que l'effet le plus remarquable de la cautérisation de la luette, est d'exciter son muscle propre (palato-staphylin), et qu'ainsi la voix, chez les chanteurs et les orateurs, gagne sous le rapport du timbre et de la sonoréité.

L'augmentation de volume des amygdales resserre plus ou moins l'isthme du gosier, et produit une voix rauque et voilée, et quelquefois l'aphonie complète. Si cette augmentation est accidentelle, comme cela peut avoir lieu après un rhume, il est rare qu'elle ne cède pas en très-peu de jours au traitement antiphlogistique et sudorifique; mais lorsqu'elle résulte d'un vice scrofuleux, alors il faut recourir à l'extirpation. Cependant il y a des malades qui, effrayés de cette opération chirurgicale, ne veulent pas s'y soumettre; dans ce cas il faut recourir, dès le commencement de la maladie, aux gargarismes d'eau iodurée et aux bains d'eau salée, et cautériser plusieurs fois avec le nitrate d'argent les inégalités, plus ou moins saillantes, des amygdales, qui empêchent de donner au tuyau vocal la forme nécessaire pour la modulation des sons.

Parmi les phlegmasies de la membrane muqueuse qui tapisse les voies aériennes, la plus fréquente est l'*aphonie catarrhale.* Dans cette espèce d'aphonie, il y a un gonflement plus ou moins inflammatoire de la membrane muqueuse, une congestion de matières glaireuses, glutineuses et albumineuses, quelquefois si condensées, qu'il en résulte des concrétions qui ont la consistance de fausses membranes, plus ou moins épaisses et compactes, comme dans le croup, mais moins considérables par leur volume, ce qui fait qu'elles peuvent gêner l'action des organes vocaux sans nuire, en aucune manière, à la respiration, comme fait le croup, et c'est pour cette raison, au dire de Portal, que ce dernier est presque toujours mortel.

Dans l'aphonie catarrhale aiguë, lorsqu'il y a rougeur et gonflement de la membrane muqueuse des voies aériennes, il faut d'abord faire usage de tisanes rafraîchissantes, de fomentations et cataplasmes émollients; et si les phénomènes inflammatoires sont très-intenses, il devient nécessaire de recourir aux saignées générales ou locales, aux bains de pieds dans l'eau chargée d'acide hydro-chlorique, et aux vésicatoires volants sur les parties antérieures et latérales du cou. Dans un cas d'aphonie complète, suite d'un rhume, nous avons employé, avec beaucoup de succès, les cendres chaudes placées autour du cou. Pour gargariser les parties malades, nous employons souvent une tisane d'orge et de figues, avec quelques gouttes de laudanum; ce gargarisme, très-ancien et très-vulgaire, est celui qui réussit le mieux. Dans un pays de province, il y a quelques années, nous vîmes un médecin très-habile, partisan de la doctrine de Rasori, guérir une aphonie catarrhale, aiguë, très-intense, à l'aide de l'émétique, administré à très-fortes doses, et il nous assura avoir recueilli trois autres observations du même genre.

Dans l'aphonie catarrhale chronique, toutes les fois qu'il y a un relâchement de la membrane muqueuse, joint à l'atonie des organes modificateurs de la voix, il faut recourir à une médication révulsive et astringente, plus ou moins énergique. Notre ami et collègue, le docteur Fossati, dans ces aphonies catharrales chroniques, emploie avec succès les gargarismes de moutarde, ou il fait manger aux malades de la moutarde très-forte, préparée à la manière anglaise, sur les légumes ou la viande; en 1829, madame de Sp...., et en 1830 M. Cholet, de l'Opéra-Comique, en firent usage, et se guérirent en peu de temps. Cette méthode offre le double avantage d'exciter localement la plupart des parties qui sont le siége de l'aphonie, et d'établir une espèce de révulsion dans la membrane muqueuse du tube intestinal. Presque tous les astringents et surtout le sulfate de zinc, l'alun, le sous-acétate de plomb, etc., ont une action très-énergique sur l'état d'aphonie de l'arrière-bouche et du commencement de la membrane muqueuse laryngo-pharyngienne.

M. le docteur Trousseau guérit en cinq jours une aphonie qui existait depuis trois mois, en pratiquant la cautérisation de la membrane muqueuse du larynx. Le caustique dont ce praticien se servit, fut une solution concentrée de nitrate d'argent, portée, à l'aide d'une éponge convenablement fixée sur une tige en baleine, jusqu'à l'entrée du larynx (*Bulletin général de thérapeutique.*) Cette méthode cesse de paraître téméraire et dangereuse, lorsque l'on réfléchit aux modifications importantes qu'exerce le nitrate d'argent sur toutes les membranes muqueuses. M. Bennati, en 1831, publia des observations d'aphonies chroniques guéries à l'aide de gargarismes, dans lesquels il faisait entrer l'alun à fortes doses, ou à l'aide de l'insufflation de cette même substance en poudre, plusieurs fois par jour, selon le procédé de M. Bretonneau. Tout en reconnaissant les avantages de cette méthode dans les cas d'atonie des organes modificateurs de la voix, nous ne pouvons pas nous dispenser d'en signaler les inconvénients.

Dans le mois de décembre 1835, nous vîmes une dame de Milan, affectée d'une aphonie complète, suite d'une suppression de règles; le rétablissement de la menstruation fit disparaître en quelque sorte l'état d'aphonie. Mais la voix resta rauque et voilée; il y avait un léger gonflement de la membrane muqueuse qui tapisse l'isthme du gosier; la couleur de cette membrane était pâle; le voile du palais un peu déprimé. Cette dame, ayant entendu dire que la méthode de M. Bennati rendait la voix plus forte et plus sonore, montra le désir de se soumettre à cette espèce de traitement; elle fit usage, d'abord, d'un gargarisme composé d'alun, de décoction d'orge et de sirop diacode, quatre fois par jour, et la guérison ne se fit pas attendre; mais au bout de dix jours, sans aucune cause connue, la voix devint une autre fois voilée. Nous employâmes le gargarisme précédent, mais sans aucun succès; nous procédâmes à l'insufflation de la poudre d'alun, selon la méthode de M. Bretonneau. Il y avait amélioration immédiatement après le traitement; mais, quelques jours après, la malade revenait à son premier état. La dose de l'alun fut portée jusqu'à seize gros; nous fîmes disparaître l'état d'aphonie, en passant, sur les parties malades, une barbe d'une plume imbibée dans une solution de miel rosat et d'acide sulfurique.

Une maîtresse de pension, que M. Bennati lui-même avait guérie d'une aphonie chronique, à l'aide de l'insufflation et des gargarismes d'alun, présenta les mêmes phénomènes, trente-six jours après la guérison : cette rechute fut très-opiniâtre, et nous n'obtînmes la guérison qu'à l'aide d'une

solution très-peu concentrée de nitrate d'argent fondu. Nous avouons que ces faits ne sont pas suffisants pour détruire un grand nombre d'observations de M. Bennati, et prouver les dangers et l'inutilité de l'usage répété des astringents alumineux; mais notre objection est plutôt basée sur la pathologie. On sait généralement que l'emploi inconsidéré des substances astringentes et répercussives sur les membranes muqueuses rendent, à la longue, ces membranes épaisses, et comme calleuses, et qu'il faut employer, de jour en jour, de nouveaux excitants, pour rendre ces membranes un peu sensibles à l'action des médicaments. On peut citer, comme exemple, le canal nasal, l'urètre, et la membrane muqueuse des paupières; or les mêmes phénomènes doivent avoir lieu dans la membrane muqueuse qui tapisse les organes modificateurs de la voix. Nous ne voulons pas exclure pour cela toute espèce de gargarisme astringent, mais nous voulons combattre l'usage répété et les doses très-fortes que l'on emploie. Du reste, nous préférons toucher une seule fois les parties de l'arrière-bouche avec une solution plus ou moins concentrée de nitrate d'argent fondu, au lieu de les gargariser un grand nombre de fois avec les astringents; la guérison ainsi est plus prompte, et on ne craint pas une rechute.

Dans quelques cas d'aphonie catarrhale chronique, nous avons vu disparaître cette affection à l'aide d'une douche de vapeurs, appliquée sur la région antérieure du cou, à l'aide d'un petit appareil portatif auquel nous avons adapté un tuyau qui se termine par une espèce de surface concave, ayant un grand nombre de trous, et qui s'adapte parfaitement à la surface de la partie convexe à laquelle on l'applique, quand l'aphonie est très-ancienne, en rapprochant de la peau le jet de vapeur, on peut produire une espèce d'escarification, sans cependant faire éprouver aux malades de bien vives douleurs : ce moyen vaut mieux que les vésicatoires volants. Ces douches déterminent une puissante dérivation au dehors, et, répétées plusieurs fois, la résolution des engorgements des parties sous-jacentes.

Les praticiens, dans ces derniers temps, ont guéri l'aphonie chronique à l'aide du séton et des sinapismes devant le cou, ainsi que l'huile de croton-tiglium, employée en frictions sur les parties latérales du cou.

Quant à l'aphonie considérée sous le rapport *juridique*, la médecine légale ne possède pas encore de signes certains pour constater si elle est réelle ou simulée. On rencontre souvent de grands criminels qui, pour se soustraire aux inquisitions de la justice, feignent un état d'aphonie complète; dans ces cas, il n'y a d'autres moyens que de les surprendre pendant leur sommeil pour leur faire pousser des cris violents, et s'assurer si l'aphonie est réelle ou simulée; mais ces moyens ne sont pas très-puissants pour des hommes déjà rusés et qui sont toujours dans un état d'alerte.

Dans les grandes villes, les médecins sont souvent appelés par les directeurs des théâtres, pour constater l'état d'aphonie des artistes, qu'on croit toujours simulée. Il est bon de savoir que chez la plupárt des chanteurs et des comédiens, la membrane muqueuse de l'arrière-bouche, ainsi que l'isthme du gosier, le voile du palais, et les amygdales sont ordinairement très-rouges; et présentent un état d'irritation chronique qui peut exister sans aphonie, et *vice versa*. On peut rencontrer des cas d'aphonie ayant leur siége dans le larynx, sans que les organes modificateurs de la voix soient altérés. L'année dernière, M. le docteur Fossati et moi, nous fûmes consultés pour constater l'état d'aphonie de madame F. Lo....; cette dame, à six heures et demie du soir, était bien portante; à huit heures, quand elle devait jouer son rôle, elle devint complétement aphone. Nous n'observâmes aucun phénomène hystérique et convulsif; or il est presque impossible de voir une aphonie catarrhale complète se déclarer en une heure et demie; là malade avait la membrane de l'arrière-bouche rouge et très-irritée; mais, comme nous venons de le dire, ces signes ne sont pas suffisants: ainsi, dans ces doutes, nous conclûmes que l'*aphonie pouvait être simulée*. Du reste, dans des cas pareils, comme il ne s'agit pas de grands criminels, et que le médecin n'est pas un maître de conscience, il doit s'en rapporter à la loyauté et à la bonne foi des artistes, et avoir plutôt des égards pour leur santé que pour les intérêts financiers de l'administration.

S. Fubnari.

APHRODISIAQUES (*mat. méd.*), adj. pl. (*aphrodisiaca*). On comprendra aisément, et sur-le-champ, de quel genre de propriétés sont pourvus les médicaments dont il va être question, si l'on veut bien faire attention que l'expression, qui sert à les caractériser, est dérivée du grec *aphros*, écume, d'où l'on sait qu'Aphrodite (*aphrodité*), déesse de la volupté, la même que Vénus, tire son nom et son origine.

Le vœu de la nature et l'institution du mariage ayant évidemment pour but final la reproduction de l'espèce, les médecins ont dû s'occuper de bonne heure des moyens de remédier aux divers empêchements, obstacles ou accidents qui peuvent s'opposer à l'accomplissement de cette importante fonction. Mais déjà, dès la plus haute antiquité, l'attrait du plaisir, d'une part, et, de l'autre, la honte attachée à l'impuissance et à la stérilité, avaient fait rechercher, avec ardeur, tous les expédients qu'on a supposés capables de faire atteindre à ce double résultat. Il est vrai que le feu de ses passions, bien plus, sans doute, que le désir de se voir renaître dans ses enfants, poussa l'homme voluptueux de ces siècles reculés, comme encore aujourd'hui, à toutes sortes d'extravagances qu'il ne serait peut-être pas sans intérêt de rappeler, pour éclairer l'histoire des égarements du cœur humain, si les turpitudes de l'âge d'or rêvé par les poètes, si le cynisme du bon vieux temps, comme on l'appelle, si les désordres et les vices qui infestent nos grandes villes, nous permettaient d'aborder, avec quelque liberté, ces impudiques peintures.

Les trois règnes, qui se partagent toutes les substances de notre globe, ont été mis à contribution pour en obtenir des remèdes aphrodisiaques. Les minéraux pourtant n'en contiennent réellement aucun de cette nature, pas même parmi les pierres précieuses dont plusieurs ont, bien à tort, été gratifiées de cette propriété. Qu'il nous suffise de citer l'émeraude, qu'on employait fréquemment à cet usage du temps du célèbre curé de Meudon, qui, comme on sait, était aussi médecin : « Esméraugde, est confortative du membre naturel, suivant Orphée, *de Lapidibus*. Jean de Renou, *de materia medica*, prétend, au contraire, qu'elle détruit la concupiscence charnelle. Autant l'un que l'autre.» OEuvres de F. Rabelais, tom. III, aux *erotica verba*, art. *Esméraugde*.)

On a cru être plus heureux dans les essais qu'on a faits de substances organiques; mais c'est à peine si, dans la multitude de celles que les auteurs ont le plus vantées comme aphrodisiaques, il s'en trouve quelques-unes qui soient vraiment douées de la propriété d'agir de cette manière sur nos organes. Nous en exceptons toutefois les aliments échauffants et très-nutritifs, qui, en même temps qu'ils réparent les forces, incitent, stimulent, ébranlent, plus ou moins puissamment, tous les systèmes de l'économie et, par suite, celui de la génération. On range, dans cette catégorie, les viandes fumées, salées ou rôties, le gibier, le poisson, les œufs, les truffes, le salep, le sagou, le tapioka, l'arrow-root, et généralement toutes les fécules. Joignez-y le cacao, qui justifie si bien, lorsqu'il a été converti en chocolat, la qualification de *Theobroma* (mets des dieux) que lui a donnée Linnée. Nous ne ferons que nommer également le céleri, l'ail, la roquette, la moutarde, le poivre, la cannelle, le girofle, la muscade, le macis, la vanille, et le ginseng ou ninseng, si célèbre chez les Chinois, et que la cupidité des Hollandais vendait jadis, à toute l'Europe, au poids de l'or. Indiquons encore les graines de chanvre, et surtout le pollen de ses fleurs, qui ont aussi joui d'une immense réputation sous ce rapport.

Indépendamment des matières que nous venons de passer en revue, il en est d'autres encore, telles que le musc, la civette, l'ambre gris, qui ont été préconisées au-delà de toute mesure, quoique leur vertu aphrodisiaque ne soit peut-être pas mieux démontrée, du moins comme propriété spéciale et élective. Mais en est-il de même des cantharides et du phosphore ? C'est ce que nous allons examiner en peu de mots.

Nul doute que ce ne soit à l'irritation que l'appareil génito-urinaire ressent de l'activité des cantharides, qu'il ne faille rapporter les effets aphrodisiaques qu'elles peuvent quelquefois produire, lorsqu'on est assez heureux pour échapper aux mille périls qu'elles font courir bien plus sûrement. Qui n'a entendu parler, en effet, des accidents affreux, des morts violentes, des horribles empoisonnements dont la poudre, la teinture, et les autres préparations de ces insectes ont été cause ? Nous en pourrions raconter d'innombrables exemples; mais ils seront mieux placés à l'article : *Cantharides* (V. ce mot), où l'on ne manquera pas , sans doute , de signaler les plus mémorables d'entre ceux qui ont été bien observés. Aussi de quelle prudence excessive ne faut-il pas user dans l'emploi de ce redoutable agent pharmacologique pour éviter de semblables malheurs? Personne n'ignore aujourd'hui que ce sont ces dangereux coléoptères qui forment la base des breuvages et des filtres amoureux, des diablotins d'Italie, des pastilles dites *à la Richelieu*, des dragées et autres sucreries que les courtisanes sont dans l'habitude d'offrir aux infortunés qui s'exposent à leurs fatales séductions, à leurs caresses mortelles. A peine ces pernicieux bonbons sont-ils avalés, que bientôt de funestes signes apparaissent, puis de plus alarmants , et enfin les plus formidables de tous, pour peu que la dose de ces présents envenimés soit trop élevée. C'est ainsi qu'on les a vu enflammer la prostate, déterminer d'épouvantables priapismes, faire uriner le sang, susciter d'horribles convulsions , jeter dans un délire furieux, et frapper de mort, au milieu de ces scènes de douleurs, le téméraire qui les avait acceptés comme un gage assuré de jouissances ineffables!

Quelque terrible que soit l'administration inconsidérée des cantharides à l'intérieur, celle du phosphore est peut-être plus périlleuse encore, soit qu'on le fasse dissoudre dans l'éther, soit qu'on le prenne sous forme pilulaire. Ce corps, si extraordinaire sous tant de rapports, fournit à la Matière Médicale le plus énergique et le plus incendiaire de tous ses agents, soit dit ici sans figure ou avec figure, comme on voudra, attendu que personne , bien certainement, ne s'avisera jamais de contester qu'il ne le soit au suprême degré dans l'une et dans l'autre de ces acceptions. D'après ce qu'on savait des propriétés chimiques du phosphore, il est presque incroyable qu'on ait osé le donner à l'intérieur; c'est cependant ce qui est arrivé dans plusieurs contrées de l'Europe, particulièrement en Allemagne , en France et en Angleterre. Le professeur Alphonse Leroy, si connu par ses étranges paradoxes, n'a pas craint de se soumettre à la dévorante activité de cette substance, et a pu constater, dans les courageuses expériences qu'il a tentées sur lui-même, la prodigieuse puissance qu'elle exerçait sur tous les systèmes du corps vivant, et spécialement sur l'appareil reproducteur. Il ressentit , dit-il, ses forces musculaires doublées, et *une irritation vénérienne insupportable.* Hâtons-nous d'ajouter qu'il ne tarda point à se repentir de son aventureuse audace; car, très-peu de temps après s'être ingéré le poison, il fut en proie aux plus atroces douleurs, et à chaque instant sur le point de perdre la vie.

A présent, que nous nous sommes suffisamment étendus au sujet des corps matériels en possession réelle ou apparente de la faculté de ranimer les feux amortis de l'amour, il serait peut-être bon que nous nous entretinssions encore de quelques autres moyens qui, il est vrai, ne nous inspirent plus, à nous incrédules du dix-neuvième siècle, que dédain et pitié, mais qui n'ont pas moins été fort goûtés et appréciés de nos respec-

tables aïeux. Nous voulons parler de l'*Art de dénouer l'aiguillette*, dont tout le secret consiste à savoir appliquer un remède purement imaginaire à une maladie également imaginaire. Voici , à cette occasion, une petite histoire très-gaiement contée par Montaigne :

« Un comte de très-bon lieu, de qui i'estois fort privé, se mariant avecques une belle dame , qui avoit esté poursuyvie de tel qui assistoit à la feste, mettoit en grande peine ses amis , et nommément une vieille dame sa parente, qui présidoit à ses nopces , et les faisoit chez elle, craintive de ces sorcelleries : ce qu'elle me feit entendre. Je la priay de s'en reposer sur moy. J'avoy, de fortune, en mes coffres certaine petite pièce d'or ou platte, où estoient gravées quelques figures célestes, contre le coup du soleil, et pour oster la douleur de teste, la longeant à poinct sur la cousture du test; et pour l'y tenir, elle estoit cousue à un ruban propre à rattacher soubs le menton : resverie germaine à celle de quoy nous parlons. Jacques Peletier, vivant chez moy, m'avoit faict ce présent singulier. J'advisay d'en tirer quelque usage, et dis au comte qu'il pourroit courre fortune comme les autres, y ayant là des hommes pour luy en vouloir prester une; mais que hardiment il s'allast coucher; que ie lui ferois un tour d'amy, et n'espargnerois à son besoing un miracle qui estoit en ma puissance, pourveu que sur son honneur il me promeist de le tenir très-fidèlement secret : seulement, comme sur la nuict on iroit lui porter le resveillon, s'il luy estoit mal allé, il me faist un tel signe. Il avoit eu l'ame et les aureilles si battues, qu'il se trouva lié du trouble de son imagination, et me feit son signe à l'heure susdicte. Je luy dis lors à l'aureille, qu'il se levast, soubs couleur de nous chasser, et prinst en se iouant la robbe de nuict que i'avoy sur moy (nous estions de taille fort voisine), et s'en vestist tant qu'il auroit exécuté mon ordonnance, qui feust, quand nous serions sortis, qu'il se retirast à tumber de l'eaue; dist trois fois telles parolles, et feist tels mouvements qu'à chacune de ces trois fois il ceignist le ruban que ie luy mettois en main, et couchant bien soigneusement la medaille qui y estoit attachée , sur ses roignons, la figure en telle posture : cela faict, ayant, à la dernière fois, bien estreinct ce ruban pour qu'il ne se peust ny desnouer ny mouvoir de sa place, qu'en toute asseurance il s'en retournast à son prix faict, et n'oubliast de reiecter ma robbe sur son lict, en manière qu'elle les abriast touts deux. Ces singeries sont le principal de l'effect; nostre pensée ne se pouvant desmesler que moyens si estranges ne viennent de quelque abstruse science : leur inanité leur donne poids et révérence. Somme, il fut certain que mes characteres se trouvèrent plus vénéries que solaires, plus en action qu'en prohibition. » Puis, notre auteur ajoute : « Ce feut une humeur prompte et curieuse qui me convia à tel effect esloingné de ma nature. Je suis l'ennemy des actions subtiles et feinctes ; et hay la finesse, en mes mains , non-seulement recreative, mais aussi proufitable : si l'action n'est vicieuse, la route l'est. » (Essais de MICHEL

DE Montaigne, tom. 1er, liv. Ier, chap. xx, p. 128. Edit. de Lefèvre, 6 vol. in-12. Paris, 1818.)

Nous avons pensé être agréable aux personnes qui n'auraient pas lu les *Essais*, en transcrivant cette plaisante histoire, dont, au reste, les exemples ne sont pas rares dans les anciennes chroniques. Et bien qu'il arrive que nos forces puissent quelquefois nous abandonner en présence des Grâces, et défaillir au moment où nous en aurions le plus de besoin, ainsi qu'on vient de voir, il n'en faut pas moins conclure, en thèse générale, que le meilleur et le plus sûr des aphrodisiaques est encore la société d'une femme belle, aimable et tendre.

Si la faiblesse et l'impuissance des organes génitaux étaient la conséquence d'une vie déréglée et du libertinage, nous eussions très-certainement passé sous silence tout ce qui concerne les remèdes aphrodisiaques, quoique l'esquisse que nous en avons donnée soit aussi peu attrayante qu'elle est fidèle d'ailleurs; mais, comme une foule de causes peuvent diminuer ou même anéantir, chez les gens les plus sages et les plus vertueux, l'aptitude à goûter les plaisirs physiques de l'amour, la science et la philosophie doivent mettre toutes leurs ressources au service des malheureux privés de la plus délicieuse des jouissances, et, avec elle, de la faculté de reproduire son semblable, obligation que la nature a imposée à tout être organisé, dans l'intérêt évident de la perpétuité de l'espèce.   F.-E. Plisson.

APHTHES (*méd.*), s. m. p. En latin *aphthœ*, en grec *aphtai*, de *aptó*, je brûle. La plupart des auteurs confondant, sous cette dénomination, presque toutes les formes que peut présenter l'inflammatino de la bouche, l'ont appliquée, tantôt à des ulcérations, tantôt à une rougeur, tantôt à des exsudations de diverse nature, tantôt enfin à la gangrène elle-même de cette partie. Suivant nous, et d'accord avec les pathologistes modernes, le mot aphthe doit être exclusivement réservé à une éruption vésiculo-pustuleuse dont le siège le plus ordinaire est la membrane muqueuse qui revêt intérieurement la bouche. (Nous décrirons aux mots *Stomatite*, *Muguet*, etc., les affections improprement désignées sous le nom d'aphtes.)

Au début, cette maladie se présente sous la forme de petites élevures rouges, offrant à leur sommet un point blanc ou gris de perle. Dès le second ou troisième jour, ces espèces de pustules se rompent en laissant échapper le liquide qu'elles renferment, et elles sont remplacées par autant de petites ulcérations arrondies, grisâtres, superficielles, en général fort douloureuses, et dont la durée varie de quelques jours à une ou plusieurs semaines.

La face interne des lèvres et des joues, la langue sur ses deux faces, à sa pointe et sur ses bords, les gencives et la voûte palatine, sont, avec le voile du palais, les parties sur lesquelles on a le plus souvent occasion d'observer cette éruption. Très-rarement en France, mais assez communément en Hollande et dans certains pays froids et humides où elle règne quelquefois d'une manière épidémique, les fosses nasales, le pharynx, la trachée-artère, l'œsophage et le reste du canal digestif en sont aussi le siége.

Les aphthes se manifestent indistinctement dans toutes les saisons. Ils affectent particulièrement les enfants qui ne sont plus à la mamelle, les jeunes gens et les adultes. Chez ces derniers, l'éruption est en général fort bénigne, et n'occupe guère que la langue, les joues ou la face interne des lèvres, qu'elle rend très-sensibles au plus léger contact; presque toujours elle est de courte durée et se dissipe spontanément ou guérit facilement par l'emploi des moyens que nous exposerons plus bas. Quelquefois cependant, elle est précédée et accompagnée d'un peu de fièvre, et coexiste alors le plus souvent, soit avec un embarras gastrique ou intestinal, soit avec une légère irritation des voies digestives.

Chez les enfants, les aphthes débutent assez fréquemment par un dérangement notable dans la santé, un malaise général, des frissons passagers, et une accélération variable de la circulation. Une sensation de chaleur, et même de brûlure, dans la bouche, une rougeur partielle, annoncent alors plus clairement le genre de maladie qui commence, et bientôt on aperçoit les aphthes qui, dans l'espace de quelques jours, envahissent les parties que nous avons dit en être le siége le plus ordinaire. La perte incomplète du goût et de l'appétit, la soif, la salivation, et la douleur que le moindre contact provoque ou exaspère, sont les symptômes les plus constants de cette affection, quand elle est très-étendue.

D'autres fois, au contraire, les aphthes sont isolés, peu nombreux, et, bien qu'ils soient accompagnés d'une assez grave douleur, ils ne donnent lieu à aucune réaction fébrile, et disparaissent en peu de jours, sans apporter de trouble appréciable dans la santé générale.

Le traitement des aphthes se compose d'applications locales et de moyens généraux; il est d'ailleurs subordonné à l'intensité de l'éruption, et aux maladies qui peuvent la compliquer. Dans les cas, heureusement les plus nombreux, et chez les adultes surtout, il est rare que le médecin soit consulté, cette légère affection se dissipant d'elle-même, sans aucun traitement ou sous l'influence de quelques lotions émollientes et acidules. Mais, dans l'enfance, et lorsque les aphthes sont plus opiniâtres, quand il y a beaucoup de douleur et qu'il existe de la fièvre, on doit leur opposer des remèdes plus actifs. On insiste alors sur les gargarismes et les collutoires adoucissants et calmants, tels que les décoctions de racine de guimauve, de laitue, de pavot, le lait coupé, le petit lait, l'émulsion d'amandes, dont on seconde l'effet par des bains de pieds plus ou moins irritants; des lavements laxatifs, des boissons délayantes ou aigrelettes, peu ou point sucrées; et l'abstinence des aliments solides pour éviter tout effort de mastication. Lorsque l'inflammation paraît très-vive, et que le sommeil est agité, les bains tièdes m'ont paru surtout utiles. Dès que l'irritation locale est apaisée, il faut se hâter de substituer aux topiques adoucissants les astringents et les toniques. Une décoction de quinquina acidulée avec l'alun, le borax, ou le sulfate de cuivre; et mieux encore, quelques légers attouchements sur les petites ulcérations, pratiqués à l'aide d'un crayon de nitrate d'argent, sont alors les moyens dont l'expérience a démontré l'efficacité. S'il existait des signes évidents d'embarras gastrique ou intestinal, il faudrait sans doute administrer un purgatif doux; mais, dans ce cas, comme aussi, lorsque cette affection vient à se compliquer de symptômes plus graves, c'est au médecin seul qu'il appartient de juger des remèdes à mettre en usage. **G. Blache.**

Docteur en médecine, médecin du bureau central d'admission des hôpitaux.

Aponévroses (anat.), s. f. On appelle ainsi des lames de tissu fibreux servant à l'insertion, à la contention des muscles, à l'inflexion des tendons, à la protection et aux passages des nerfs et vaisseaux. La texture des aponévroses tient le milieu entre le tissu cellulaire et les tendons. Les couches d'un tissu cellulaire très-serré, sans graisse, ressemblent beaucoup aux lames du tissu aponévrotique lâche et léger. Les tendons et les ligaments peuvent être considérés à la rigueur comme des aponévroses très-grosses. L'aponévrose, dans son état moyen, se présente sous la condition d'une lame formée de fibres blanches, resplendissantes, nacrées, offrant, dans certaines d'entre elles, deux plans entrecroisés, une *trame*, et jouissant de la flexibilité, de l'inextensibilité, de la résistance, de l'insensibilité.

On rencontre des aponévroses de *contention*, près des muscles, remplissant un usage bien distinct, et susceptibles de déplacement lorsqu'ils se contractent. L'une des faces correspond au muscle que l'aponévrose de contention maintient, sans adhérence séparée, dans quelques points du tissu musculaire pour certains muscles, par un coussinet de graisse; par leur autre face, les lames aponévrotiques sont ou mobiles sur les tissus voisins auxquels elles ne tiennent que par des liens celluleux fort lâches, ou elles sont adhérentes par des prolongements fibreux courts, embrassant des intervalles qui contiennent fréquemment de la graisse.

Elles se présentent sous la forme de gaîne, d'enveloppe, ou de simples lames, résistant par un seul côté; les os ou d'autres parties formant l'autre paroi de la gaîne.

L'ensemble des aponévroses de contention constitue un système de cloisons qui divisent le corps humain en un grand nombre de loges, contenant des organes à part, et où se passent des phénomènes de vitalité que les barrières aponévrotiques isolent dans un certain degré.

Confondues en certain point, les couches aponévrotiques qui se multiplient dans des directions données, embrassent de nouveaux espaces, qui s'ouvrent pour recevoir d'autres parties.

Il en est qui forment des demi-gouttières, d'autres des anneaux.

Les aponévroses d'insertion sont fréquemment aussi aponévroses de contention. Dans l'orga-

nisme, on rencontre ainsi souvent simplicité de moyens et multiplicité d'effets; ce qui n'exclut pas non plus unité d'usage et pluralité d'organes.

Il est des aponévroses d'enveloppe qui ont elles-mêmes des muscles tenseurs.

La forme de celles-ci tend à devenir celles des tendons, c'est-à-dire à devenir fascicules, bien qu'on les rencontre aussi épanouies. D'un point commun, elles divergent dans quelques parties, comme autant de lames rayonnantes. Les muscles s'y joignent, soit à leurs surfaces, soit à leurs extremités.

Celles qui protègent les vaisseaux et les nerfs, sont des arcades, des trous, qui ordinairement ne sont qu'un point d'une aponévrose plus considérable, qui sert d'ailleurs à envelopper où à fournir insertion aux muscles.

C'est avec les os, ou mieux le périoste, qui n'est qu'une gaîne fibro-vasculaire, la fibre musculaire, le tissu cellulaire, le tissu dermoïde de la peau, que les aponévroses se terminent.

Quelques aponévroses méritent, par leur importance, d'être décrites à part; tel est le *fascia superficialis*, qui existe dans les régions où la peau jouit d'une grande mobilité, et dans celles où existe une couche de vaisseaux et de nerfs sous-cutanés, et qui, enfin, se continue avec les aponévroses d'enveloppe, avec les gaînes cellulo-fibreuses, qui sont particulières à chaque muscle, et enfin avec le tissu cellulaire sous-cutané.

A l'abdomen, ce *fascia superficialis* prend le nom d'*aponévrose sous-cutanée abdominale*. Au-dessous de l'ombilic, il se divise en deux lames, dont l'une se fixe à l'arcade crurale, et même en passant au-dessous de l'aponévrose superficielle de la cuisse, pour se confondre à peu de distance avec elle; l'autre se prolonge, superficiellement à celle-ci, sur le membre abdominal; en dedans, elle descend sur les bourses, qu'elle enveloppe, et se perd au périnée.

Les membres supérieurs et inférieurs sont entourés d'une gaîne aponévrotique qui, agissant comme une sorte de sangle, augmente la force des muscles qu'elle embrasse. De l'intérieur de cette gaîne partent plusieurs cloisons servant à séparer un ou plusieurs muscles, ou bien, des nerfs, des artères. Les aponévroses étant peu extensibles résistent aux gonflements des muscles et autres organes qu'elles enveloppent, lorsque ceux-ci viennent à s'enflammer. Il en résulte une sorte d'étranglement qui peut aller jusqu'à produire la gangrène; de là la nécessité de débrider certaines plaies, surtout celles produites par des armes à feu. Ce débridement consiste à inciser avec un bistouri l'aponévrose qui s'oppose au gonflement, suite naturelle de l'inflammation. Pour la description des principales aponévroses, voyez leur nom particulier.

Sanson-Alphonse.

Aponévrotique (anat.), adj. Se dit d'un tissu fibreux qui présente de l'analogie avec les aponévroses.

Apophyse (anat.), s. f. du grec apo, de, et de phyô, je nais; je nais de. On donne le nom d'apophyse à des éminences osseuses, qui forment des saillies ou des prolongements des os, et qui servent ordinairement à l'attache des muscles ou à l'articulation des os. Dans l'enfance, ces apophyses ne sont pas continues avec le corps de l'os; elles se développent par des points d'ossification séparés, et ne sont joints à l'os que par un tissu cartilagineux; à cette époque de la vie, ces éminences ont reçu le nom d'épiphyse (*je nais sur*). Les apophyses sont nombreuses, surtout dans les os longs des membres qu'elles terminent ordinairement. Une des apophyses les plus saillantes du corps, est celle qui forme cette pointe que l'on observe au coude; elle est formée par l'extrémité supérieure du cubitus, et a reçue le nom d'apophyse olécrane. (V. *Os.*)   **J. B.**

APOPLECTIQUE (*path.*), adj., qui a rapport à l'apoplexie. On dit d'un individu qui a le col court, qui est replet, qui a un tempérament sanguin, et qui est disposé aux congestions cérébrales, qu'il a une constitution apoplectique. (V. *Apoplexie.*)   **J. B**

APOPLEXIE (*méd.*), du grec *apoplettéin* ou *apoplesséin*, frapper, maladie du cerveau caractérisée par une perte subite, complète ou incomplète du mouvement, du sentiment, et, dans la plupart des cas, de l'intelligence. Cette maladie reconnaît pour cause matérielle un afflux trop considérable du sang dans les vaisseaux du cerveau (*coup de sang*), ou une déchirure partielle des fibres de cet organe, suivie d'un épanchement sanguin (*hémorrhagie*). Dans le premier cas, les accidens sont la suite de la compression du cerveau, compression résultant de la présence d'une plus grande abondance de sang dans les vaisseaux d'ailleurs intacts; dans le second, ils dépendent de la lésion des fibres cérébrales, jointe à la compression que le liquide épanché exerce sur les parties voisines. L'apoplexie survient-elle par le fait d'un coup de sang, on peut s'en rendre maitre; quel que graves que soient les symptômes, le malade peut encore recouvrer la santé. Est-elle au contraire la conséquence d'une hémorrhagie, la paralysie, à laquelle elle donne lieu, durera toujours un certain temps; et si les désordres matériels sont considérables, ou portent sur des parties essentielles à l'entretien de la vie, la mort pourra avoir lieu au bout de peu de jours, en quelques heures, mais point aussi subitement que dans les ruptures des gros vaisseaux.

Du moins si, dans cette maladie, qui éclate avec la rapidité de l'éclair, il existait quelques indices qui pussent mettre sur la voie de son apparition prochaine, il deviendrait possible, par suite des progrès de l'art, de diminuer sensiblement le nombre des victimes qu'elle fait chaque jour; mais, malheureusement, à cet égard, l'apoplexie échappe aux investigations les plus rigoureuses, et les phénomènes désignés sous le nom de préludes ou prodrômes, la conformation du corps appelée constitution apoplectique, ne sont que de faibles données, des élémens bien vagues, pour se mettre en garde contre l'invasion de cette ter-

rible affection. Cependant, comme l'expérience des médecins modernes n'a pas été sans jeter quelque jour sur ce sujet, nous allons dire en quoi consistent ces conditions physiques, ces prédispositions, tout en avertissant qu'elles ne sont que d'une valeur secondaire, l'apoplexie survenant le plus ordinairement sans être précédée d'aucun symptôme, et frappant assez indistinctement les personnes qui présentent ou ne présentent pas les attributs qu'on a coutume de regarder comme prédisposant à cette maladie.

Parlons d'abord de la constitution dite apoplectique: une tête forte, un col court et volumineux, une poitrine large, un cœur très-développé, une taille au-dessous de la médiocre, un grand embonpoint, la figure habituellement colorée, devenant pourpré au moindre effort et pour peu que l'on se baisse; les veines du col saillantes: tels sont les caractères propres à cette constitution, bien que tous les jours cependant nous voyions périr d'apoplexie des sujets grêles, pâles et à taille élevée. Qu'on n'ajoute donc pas trop de foi à cette expression exagérée de constitution apoplectique; que les personnes qui en offrent les apparences ne s'alarment point, ne se regardent pas comme vouées à une mort certaine; la nature a pris soin de leur conservation, leur cerveau peut résister à des congestions répétées; il n'y a point d'apoplexie, il n'y a point d'hémorrhagie sans une disposition toute spéciale que rien ne traduit au dehors; mais, en revanche, que celles qui sont dans les conditions opposées n'aient point une confiance aveugle dans leur constitution *anti-apoplectique*, et ne négligent point pour cela les règles de l'hygiène: les infractions pourraient leur coûter cher, surtout si une disposition innée existait chez elles, comme on le voit dans l'observation suivante, heureusement rare. Une dame, qui n'était encore âgée que de quarante-huit ans lorsque je lui donnai des soins, fut atteinte, pour la troisième fois, d'une apoplexie, à laquelle cependant elle survécut. Elle avait vu mourir de la même affection son père, sa mère, un oncle, deux de ses tantes maternelles, et deux frères. Bien que j'aie perdu de vue cette malade, je ne doute guère que sa fâcheuse prédisposition ne lui ait été fatale.

Ce que nous avons dit de la constitution apoplectique, il faut en grande partie le répéter à l'occasion des causes. En effet, l'apoplexie frappe journellement des personnes qui ne se sont exposées à aucune des causes qui, chez d'autres, ont paru déterminer l'explosion de cette maladie. Mais comme la connaissance de ces causes peut, dans certains cas, nous aider à combattre et à atténuer leur influence, nous allons dire en quoi elles consistent.

L'apoplexie est très-rare dans l'enfance; on ne l'observe guère avant vingt ans. Sa plus grande fréquence est vers cinquante ans, et particulièrement de soixante à soixante-dix ans. Le tableau ci-joint, emprunté à l'un de nos meilleurs ouvrages sur l'apoplexie, portera la conviction dans l'esprit de chacun, sur l'influence qu'exerce l'âge avancé sur le développement de cette maladie:

Âge.	Nombre de malades.
20 à 30 ans.	2
30 à 40.	10
40 à 50.	7
50 à 60.	13
60 à 70.	24
70 à 80.	12
80 à 90.	1

Il est inutile de remarquer, que c'est à l'hémorrhagie que dispose spécialement l'âge avancé, cet âge favorisant plus que tout autre les conditions matérielles et vitales qui préparent la rupture des fibres du cerveau, c'est-à-dire la diminution de cohésion des vaisseaux capillaires, l'ossification des parois artérielles de l'encéphale, et le travail morbide qui se fait souvent dans la substance cérébrale avant que n'éclate l'attaque d'apoplexie. En effet, quelque nombreuses que soient les congestions de sang vers la tête chez les enfants et les jeunes gens, on n'observe pas chez eux comme chez l'homme de soixante à soixante-dix ans, ces épanchements subits qui font le principal danger de l'apoplexie. Mais reprenons l'examen des causes de cette maladie.

Le sexe masculin paraît, toutes choses égales d'ailleurs, plus sujet à l'apoplexie que le sexe féminin; c'est ce que semblent établir les documents statistiques présentés à l'Académie des sciences, il y a peu d'années, par M. Falret: d'après un relevé portant sur deux mille deux cent quatre-vingt-dix-sept apoplectiques observés à Paris depuis 1794 jusqu'en 1823, on comptait mille six cent soixante-dix hommes, et seulement six cent vingt-sept femmes.

Tout ce qui favorise les congestions de sang vers la tête dispose à l'apoplexie, comme toute congestion violente rend une attaque d'autant plus imminente, que l'on y est déjà plus prédisposé par sa constitution, par son âge, par la maladie du cœur désignée sous le nom d'hypertrophie, par quelque affection chronique du cerveau ou de ses membranes, par une ou plusieurs attaques antérieures d'apoplexie, par l'existence de cette même hémorrhagie chez ses père et mère; et ces causes agiront avec d'autant plus de force qu'elles agiront plus brusquement, sans transition graduée, sans que l'habitude en ait tempéré l'influence. Des émotions morales violentes et répétées, un accès de colère, le passage subit d'une température froide ou chaude à une température opposée, le séjour dans des lieux trop échauffés où un grand nombre de personnes se trouvent réunies, comme les salles de spectacles, les cours d'assises, etc., l'exposition à un soleil trop ardent et la tête découverte, des excès de travaux intellectuels, l'usage d'un bain trop chaud, d'un bain de vapeur, ou même d'un bain froid lorsque la digestion n'est point encore terminée, certaines positions dans lesquelles la tête reste long-temps penchée en bas; des exercices forcés, comme l'action de courir, de tourner, de valser; des cris prolongés, les plaisirs de l'amour chez les personnes avancées en âge et immédiatement après le repas, la constriction de la poitrine, des membres, du col, soit par des vêtements trop serrés, soit de tout autre manière; l'abus des boissons alcoolisées ou des substances narcotiques, certaines asphyxies, une indigestion, le passage d'une vie active à une vie oisive, des privations à la bonne chère; enfin la suppression d'un flux sanguin périodique (règles, hémorrhoïdes, épistaxis), ou d'une saignée, d'une application de sangsues dont on a contracté le besoin; telles sont les circonstances qui facilitent le développement de l'apoplexie. Bien entendu que l'action de ces causes se fera moins ou même nullement sentir chez une foule de personnes peu ou point disposées à l'apoplexie. Ce ne sont donc point ces dernières, mais bien les autres qu'ici nous avons en vue, lorsque nous énumérons les causes qui, plus tard, nous serviront de base pour indiquer les précautions à prendre pour se préserver de cette maladie.

Bien que l'apoplexie, en général, éclate tout à coup sans symptômes précurseurs, ainsi que nous l'avons dit plus haut, il arrive quelquefois, cependant, qu'elle est précédée de phénomènes indiquant une congestion du cerveau, qui, sans se rapporter plus directement à l'apoplexie qu'à toute autre maladie de cerveau, sont cependant, pour un œil exercé, l'indice de la souffrance de cet organe. Mais comme il faut beaucoup d'habitude pour ce genre d'exploration, et comme des connaissances spéciales sont nécessaires pour interroger convenablement l'encéphale, je ne puis mieux faire que de renvoyer le lecteur à ce que j'ai écrit à ce sujet dans mon Manuel de clinique. Les prodromes les plus ordinaires de l'apoplexie consistent en pesanteur de tête, en vertiges, étourdissements, bourdonnements ou sifflements d'oreille, éblouissements, apparition de corpuscules rouges devant les yeux, vue double, battements incommodes des artères des tempes ou du col, écoulement de sang par le nez, bien qu'on n'y soit point sujet, rougeurs instantanées ou permanentes de la face, ecchymoses subites de la conjonctive, des paupières, etc., engourdissements ou difficultés des mouvements dans les extrémités des membres, les pieds, les mains, embarras de la langue, gêne de la prononciation, assoupissement invincible; enfin, nombre de phénomènes variés se rapportant aux troubles de l'intelligence, de la sensibilité ou de la motilité.

Voici à quels signes on peut reconnaître une apoplexie: tantôt à la suite d'un ou de plusieurs des phénomènes dont il vient d'être parlé; tantôt, et c'est ce qui est beaucoup plus commun, sans qu'aucun de ces phénomènes ait existé, un sujet présentant ou ne présentant pas une des prédispositions énoncées plus haut, s'étant trouvé exposé ou n'ayant point été exposé à l'une des causes que nous avons fait connaître, est frappé subitement, et souvent au moment où la santé semble la plus parfaite, d'une paralysie qui peut porter sur le bras et la jambe du même côté du corps, ou sur l'un de ces membres isolément. Si c'est le membre inférieur d'un côté qui est paralysé, la jambe fléchissant sous le poids du corps qu'elle ne peut plus supporter, le malade tombe de ce même côté. Enfin cette attaque de paralysie s'accompagne, en général, d'une perte complète ou incomplète de l'intelligence ou des sens, qui peut être durable, ou momentanée seulement. Lorsqu'on observe avec quelque attention le malade, on s'aperçoit que la peau qui recouvre les parties paralysées a totalement ou incomplétement perdu sa sensibilité, ce qu'il est facile de constater en touchant les membres et en les pinçant. Lorsqu'on soulève la tête, le bras, la jambe du même côté, et qu'on les abandonne ensuite à eux-mêmes, on les voit retomber comme des masses inertes; si l'on palpe ou si l'on plie les membres, on les trouve dans un état de flaccidité inaccoutumée; examine-t-on la figure, qui tantôt est rouge, tuméfiée, violacée, tantôt pâle, affaissée, on remarque que la bouche est presque toujours contournée; la commissure des lèvres du côté paralysé est alors pendante, abaissée, et la commissure opposée tirée en haut et en dehors, effet qui devient bien plus remarquable lorsque le malade, n'étant pas entièrement privé de connaissance, fait des efforts pour parler, ou que n'ayant plus l'usage de ses sens, on le force à crier en le pinçant du côté sain. La pointe de la langue est dirigée du côté paralysé, l'aile du nez correspondant à ce même côté est plus ou moins accolée contre la cloison ; la paupière supérieure est abaissée sur le globe de l'œil; la joue, toujours du côté paralysé, est dans un état de relâchement, et l'aspiration de l'air se faisant sans le concours du muscle buccinateur, celui du côté sain agissant seul, le malade semble fumer; enfin la tête est penchée du côté sain par suite du défaut d'action des muscles du cou du côté opposé, qui sont paralysés.

Si l'attaque d'apoplexie est très-forte, le malade ne répond à aucune espèce de stimulation; il reste plongé dans un assoupissement dont rien ne peut le tirer, *carus*; si elle l'est moins, il peut accuser une douleur de tête, en général du côté opposé à la paralysie, comprendre une partie des questions qui lui sont adressées, et chercher à y répondre soit par quelques paroles plus ou moins péniblement articulées, soit par des gestes faits avec la main restée libre, l'intelligence étant plutôt affaiblie dans l'apoplexie que désordonnée, comme on l'observe au contraire dans quelques autres maladies du cerveau. Lorsque l'attaque est violente, les deux côtés du corps sont simultanément paralysés; la respiration, profondément altérée, devient lente, difficile, bruyante, stertoreuse; et si l'on s'obstine à faire boire le malade, sans prendre les précautions convenables, sans avoir le soin de renverser la tête en arrière, et se servir d'une cuillère, le liquide tombe dans le larynx et peut même entraîner la suffocation. Quant à l'état du pouls, il change peu: il reste en partie ce qu'il est en santé; il est seulement plus lent et plus plein. Il devient insensible si la mort est imminente. Enfin, chez quelques personnes, il se fait au moment de l'attaque une évacuation involontaire des urines et des garde-robes; ou bien des nausées, des vomissements ont lieu, ce qui donne souvent le change et fait croire à une indigestion. L'apoplexie ne se présente pas toujours avec un appareil de symptômes aussi graves; elle peut

n'être suivie que d'une simple paralysie de la bouche, de la langue, d'une paupière, d'un bras, ou ne s'exprimer que par de la difficulté ou une impossibilité de parler; ces divers phénomènes existent seuls ou se trouvent liés avec d'autres troubles cérébraux. Mais, nous le répétons, les symptômes les plus ordinaires de l'apoplexie sont la paralysie d'un seul côté, paralysie qui peut même être très-rigoureusement limitée à la moitié géométrique du corps, comme nous l'avons observé chez un homme dont nous avons ailleurs rapporté l'histoire (*Clinique de l'Hôtel-Dieu de Paris*, 1827). Chez ce malade, une ligne partant du sommet de la tête, et se dirigeant le long du front et de la face, passant sur le milieu de la langue, au devant de la poitrine et du ventre, puis se contournant vers la partie inférieure et postérieure du tronc pour aboutir à son point de départ, partageait le corps en deux moitiés égales, et avec une précision telle, qu'à moins d'une ligne de distance, c'est-à-dire d'un poil à l'autre, sur la ligne médiane, la sensibilité de toute l'étendue de la peau était entièrement différente de ce qu'elle était du côté opposé. J'ai cité ce fait parce qu'il est peut-être unique dans la science.

Enfin la paralysie peut frapper en même temps les quatre membres, et épargner cependant l'intelligence. Dans ce cas, le cerveau est resté intact, et l'hémorrhagie s'est faite dans la moelle épinière.

Un caractère tout-à-fait spécial de l'apoplexie, c'est que dans cette maladie la paralysie acquiert immédiatement son plus haut degré d'intensité; après l'attaque, la paralysie suit une marche décroissante, puis se dissipe complétement en quelques heures, ou en très-peu de jours s'il n'y a eu que congestion, tandis qu'elle se prolonge, au contraire, un temps plus ou moins long, mais sans augmenter, s'il existe une hémorrhagie. Lorsqu'il survient une nouvelle paralysie, c'est qu'un nouvel épanchement de sang s'est opéré.

On voit, d'après ce que nous venons de dire, qu'une violente attaque d'apoplexie, accompagnée de paralysie des deux côtés du corps et de perte complète de connaissance, toute terrible, tout effrayante qu'elle paraisse, peut cependant être suivie d'un danger moins réel qu'une paralysie complète d'un seul côté; c'est que l'une, dépendant quelquefois d'un coup de sang, pourra céder à un traitement bien dirigé; tandis que l'autre, reconnaissant pour cause une hémorrhagie, aura toujours une durée nécessairement longue et une issue souvent douteuse.

L'apoplexie doit-elle avoir une terminaison funeste, l'assoupissement augmente, l'insensibilité devient générale, la respiration s'embarrasse de plus en plus, et le malade s'éteint sans recouvrer sa connaissance. La congestion est-elle trop faible pour tuer le sujet, ou bien a-t-elle été combattue à temps opportun, la paralysie se dissipe, et la connaissance se rétablit assez promptement. Le peu d'étendue de l'hémorrhagie est-elle compatible avec le retour à la santé, les phénomènes dont nous avons offert le tableau perdent successivement de leur intensité, l'apoplectique recouvre l'usage de la parole, l'intelligence reprend son activité ; mais souvent aussi ces diverses fonctions ne s'exécutent plus que très-imparfaitement, les membres paralysés restent impotens, l'intelligence est réduite à l'instinct de la brute, la parole n'est plus qu'un bredouillement à peine intelligible, ou les facultés, ces plus belles prérogatives de l'homme, n'offrent plus qu'une foule d'anomalies souvent aussi curieuses que bizarres. Nous ne pouvons nous refuser à rapporter une de ces singularités de langage, unique peut-être dans les fastes de l'art, et que j'ai fait connaître il y a quelques années. Un homme d'affaires, âgé de cinquante-quatre ans, est frappé d'apoplexie après un souper copieux. La bouche et les membres inférieurs d'un côté du corps sont paralysés ; une saignée pratiquée à l'instant même arrête les accidents ; la santé ne tarde pas à se rétablir. Cependant, quelques mois après cette première attaque, une nouvelle paralysie de la langue a lieu ; plusieurs applications de sangsues sont faites ; le malade recouvre l'usage de la parole ; mais il a perdu la faculté de désigner les choses par leur nom : il appelle un encrier, un *cheval*, une plume un *drap*, une main une *tasse*, etc.; cependant lorsqu'on l'engage à écrire les noms de ces divers objets, il les écrit parfaitement ; seulement il lui est impossible ensuite de les lire, il les estropie ou en dit d'autres ; et cette anomalie du langage ne tient pas à l'impossibilité de prononcer ces mêmes mots, car un instant plus tard la langue se délie pour ainsi dire, et le malade les articule très-distinctement, sauf qu'il les applique à des objets différents. Je lui demandais s'il souffrait de la tête, il me répondit : *les douleurs ordonnent un l'avantage*. Lui ayant fait écrire sa réponse, il écrivit très-correctement : Je ne souffre pas de la tête. (*Revue Médicale*, 1825. Tom. II.)

Actuellement que j'ai fait savoir en quoi consiste l'apoplexie et à quels signes on peut la reconnaître, je vais tracer, en peu de mots, les changements successifs qui s'opèrent dans la partie où siége l'hémorrhagie, opération merveilleuse de la nature, et qui fera comprendre mieux que de longues paroles le besoin de ne rien faire qui puisse contrarier ce travail curatif ; d'où la nécessité de se soumettre patiemment aux ordonnances du médecin, et surtout de se prémunir contre ces mille et mille traitements réputés *anti-apoplectiques* prônés par l'ignorance, et dont le moindre inconvénient est de retarder la guérison, quand ils n'entraînent pas des dangers irremédiables.

Peu de temps après que le sang s'est épanché, que le liquide soit réuni dans un seul foyer, ou qu'il occupe plusieurs cavités dans le cerveau, un caillot se forme, c'est-à-dire que la partie solide du sang se sépare de la partie séreuse ; la présence de ce corps étranger appelant un nouvel afflux d'humeurs dans les parties voisines, celles-ci, jointes à la sérosité du sang, délaient, dissolvent le caillot, et le réduisent, avec le temps, à un volume bien moindre de ce qu'il était primitivement ; elles finissent même par l'amener à une espèce de petit noyau fibreux, dont la présence n'excite plus aucune espèce d'irritation tant que dure ce tra-

vail, qui pour son accomplissement exige des mois, des années ; les parois de cette cavité apoplectique se resserrent et prennent de la densité à mesure que d'une autre part s'opère l'absorption de la sérosité et des débris du cerveau et du caillot ; enfin une cicatrice linéaire ou un petit kyste renfermant une sérosité roussâtre et les restes du caillot, succède à la déchirure qui avait existé ; c'est ainsi que se trouvent réduites à presque rien des altérations matérielles qui d'abord avaient paru au-dessus des ressources de l'art.

Traitement. Ce dont il faut bien se pénétrer, c'est que, dans l'apoplexie, le succès du traitement dépend en grande partie de la rapidité avec laquelle les premiers secours sont administrés ; lors donc qu'une personne sera frappée de paralysie, que celle-ci porte sur un ou plusieurs membres, et qu'elle s'accompagne ou non d'une perte de connaissance ; il faut, après avoir placé le malade sur son séant et la tête élevée, le dépouiller promptement de ses vêtements, et pratiquer une saignée de trois à quatre palettes au bras de préférence, et du côté non paralysé, la saignée du bras étant toujours plus facile et plus expéditive. S'il n'existe encore qu'une congestion, la saignée pourra la dissiper ; si l'hémorrhagie est effectuée, elle en arrêtera les progrès. En tout cas, elle aura toujours l'avantage de désemplir les poumons, et de donner du jeu à la respiration, précaution d'autant plus urgente, que c'est par la suspension de cette fonction que périssent généralement les apoplectiques. L'état de pâleur de la figure, la faiblesse du pouls, ne sont point des raisons pour ne pas tirer du sang ; on ne se dispenserait de cette opération que si la main ou mieux l'oreille appliquée sur la région du cœur ne pouvait sentir les battements de cet organe ; et dans ce cas, on chercherait à ranimer la circulation par des frictions sur la poitrine, avec de l'eau de Cologne ou toute autre liqueur spiritueuse, ou bien en introduisant dans sa bouche une cuillerée à café d'eau de mélisse pure, ou d'eau avec quelques gouttes d'ammoniaque, etc.; mais dès que les battements du cœur reparaîtraient, on pratiquerait la saignée. Si le malade ne reprend pas connaissance après la saignée, on peut, en attendant le médecin, placer une vingtaine de sangsues aux côtés du cou, puis recouvrir la tête avec des compresses trempées dans de l'eau vinaigrée très-froide, en ayant soin de renouveler constamment ces compresses dès qu'elles se réchauffent. L'attaque d'apoplexie qui se déclare après un repas copieux, et qui alors reconnaît pour cause ordinaire une indigestion, réclame également le secours de la saignée immédiate. C'est un préjugé dangereux de croire que la plénitude de l'estomac s'oppose à cette opération ; au contraire, le vomissement n'en sera que plus facile et s'accompagnera de moins d'efforts, circonstance capitale, car ces efforts augmentent la congestion du cerveau. Si la paralysie se borne à un simple embarras de la langue, à la déviation de la bouche, à l'engourdissement d'un membre, à de la pesanteur de tête, ou à tout autre accident semblable, on pourra ne faire usage que de bains de pieds, appliquer des compresses froides sur le front, et mander promptement le médecin.

Tout ce que je viens de dire, je l'espère, suffira pour faire sentir à chacun l'indispensable nécessité de saigner promptement dans l'apoplexie, aucun dérivatif n'étant assez puissant pour détourner le sang qui fait irruption vers le cerveau; les bains de pieds, les sinapismes, les lavements purgatifs, précieux plus tard, sont alors suffisants et nuisibles même par le temps qu'ils font perdre; tout délai peut entraîner la mort comme on peut s'en convaincre par le fait suivant : Un homme de lettres, âgé de quarante-six ans, de petite taille, replet, menant une vie sédentaire, fut pris, en parlant en public, d'une violente douleur de tête, laquelle cessa bientôt; cependant il n'interrompit pas son discours : à peine eut-il terminé, qu'il se trouva mal; des vomissements survinrent, et la douleur de tête reparut. De retour chez lui, c'est-à-dire une heure après l'attaque, ce malade fut saigné, mais il était trop tard ; il succomba le lendemain matin. Un épanchement sanguin existait à la surface du cerveau.

Quant au traitement préservatif, il doit nécessairement découler de la connaissance des différentes causes qui favorisent l'apparition de l'apoplexie, causes que nous avons étudiées plus haut. Ainsi, les personnes qui, vu leur constitution, auraient sujet de craindre une attaque de paralysie; celles, qui, arrivées à l'âge de cinquante ans, auraient déjà offert quelques-uns des phénomènes que nous avons désignés sous le nom de préludes, et à plus forte raison celles qui seraient nées de parents apoplectiques ou auraient elles-mêmes déjà eu des atteintes d'apoplexie, ces personnes, disons-nous, devront se soumettre aux précautions suivantes : Elles vivront sobrement, ne feront usage ni de vin pur, ni de liqueurs spiritueuses, etc., et éviteront de souper, comme de surcharger leur estomac ; elles se mettront en garde contre toutes les émotions subites et violentes de l'âme, l'impatience, la colère; elles s'abstiendront, après le repas, de tout travail intellectuel, de toute lecture prolongée, et même pour peu qu'elles éprouvent un peu de pesanteur de tête, elles discontinueront leurs occupations; elles auront la précaution de ne point s'exposer à un soleil ardent, ni de rester dans des appartements ou autres lieux trop échauffés, et où un grand nombre d'individus sont réunis, comme dans les théâtres; elles habiteront, de préférence, des localités plutôt fraîches que chaudes; elles ne feront point usage des bains de vapeur, des bains froids, et prendront leurs bains tièdes; les vêtements seront larges, surtout au cou, et sans être trop chauds; ces personnes se coucheront la tête haute, et sur un oreiller de crin; elles se priveront, surtout lorsqu'elles seront avancées en âge, des plaisirs de l'amour, et notamment après le repas; elles ne se livreront à aucun exercice forcé, course, valse, etc.; mais elles feront avec avantage, chaque jour, de petites promenades à pied ou en voiture; le ventre sera maintenu libre, à l'aide de quelques boissons légèrement laxatives, comme le bouillon de veau, le bouillon aux herbes, ou simplement par des lavements; car la constipation favorise les conges-

tions vers la tête. Si le malade a contracté l'habitude d'une saignée, ou s'il est sujet à un écoulement sanguin périodique, il devra respecter ces sujétions qui pour lui sont les garanties de sa santé. Une saignée de précaution pourrait devenir utile, s'il se développait accidentellement un état pléthorique, ou s'il existait une hypertrophie du ventricule gauche du cœur; mais ce sera le cas de consulter le médecin : celui-ci seul pourra décider si cette opération est urgente, ou s'il faut se contenter de diminuer le régime alimentaire. Enfin, on se rappellera, dans l'exécution de ces diverses règles d'hygiène, qu'il faut toujours avoir égard aux habitudes existantes. Mais nous ne pouvons trop le répéter aux personnes que nous désirons éclairer, on chercherait en vain contre l'apoplexie, des préservatifs dans des traitements variés, quand on néglige les règles d'une sage hygiène. « Tous les autres secours de la médecine sont trompeurs; un seul est efficace dans tous les temps et dans toutes les circonstances. On le trouvera dans un régime sagement ordonné, et dans le calme heureux et raisonné de l'âme, que ne troublent ni la crainte de la mort, ni les succès, ni les revers. » (Lancisi.) Terminons en relevant un préjugé assez ordinaire chez les apoplectiques: fréquemment on voit ces malades se rendre aux eaux thermales de Bourbonne ou autres semblables, par ce motif qu'ils sont affectés de paralysie; mais il faut bien faire attention que ces eaux, si précieuses dans les paralysies suites de rhumatismes ou de blessures, peuvent devenir fort dangereuses dans les paralysies résultant de l'apoplexie, car elles favorisent singulièrement les congestions cérébrales.

L. MARTINET,
Professeur agrégé, ancien chef de clinique de la Faculté de Paris, à l'Hôtel-Dieu.

APOSTÈME (*path.*), s. m., du grec *apostema*, dérivé de *aphistèmi*, abcéder. Nom donné par les anciens aux abcès, ainsi qu'aux tumeurs qui paraissaient en avoir le caractère ; il n'est pas employé.
                     J. B.

APOTHICAIRE. V. *Pharmacien.*

APOZÈME (*pharm.*), s. m., du grec *apozéin*, bouillir. On donne ce nom à un médicament liquide préparé par la décoction ou l'infusion de substances ordinairement végétales. On prépare des apozèmes purgatifs, amers, fébrifuges, etc. La plupart des tisanes sont des apozèmes. (V. *Tisane.*)

APPAREIL (*chir.*), s. m. Assemblage méthodique des objets nécessaires à un pansement ou à une opération quelconque; on désigne encore sous le même nom les pièces appliquées d'un pansement; c'est dans ce sens que l'on dit : *lever* ou *poser le premier appareil.* Par extension on nomme aussi appareil, dans les hôpitaux, la boîte ou le plateau à compartiments qui renferme les compresses, bandes, charpie, fils cirés, bandelettes agglutinatives, etc., servant aux pansements. Pris dans le premier sens, l'appareil destiné à une opération peut être préparé longtemps d'avance, ou quelques instants seulement avant d'agir. Il serait à désirer que les médecins eussent toujours chez eux tout prêts les appareils propres à la fracture des os de la jambe, de la cuisse ou du bras; en effet, dans ces accidents qui sont si fréquents, on est souvent long-temps à fabriquer et à réunir les bandelettes, attelles et autres pièces nécessaires. Avant de pratiquer une opération sanglante, le chirurgien doit lui-même disposer ses instruments et ses pièces à pansement; tous les accidents qui pourraient survenir pendant qu'il opère doivent être présents à sa mémoire, afin qu'il n'oublie rien de ce qui est nécessaire; une précaution qu'il ne doit pas négliger, c'est de faire rougir à blanc un petit fer à cautériser, dit cautère en roseau, très-utile quelquefois pour arrêter une hémorrhagie inquiétante.— APPAREIL (*physiol.*), en physiologie on entend par ce mot l'assemblage de plusieurs organes concourant à un même but; ainsi, on appelle appareil digestif l'ensemble des organes, tels que la bouche, les amygdales, l'œsophage, l'estomac, le foie, les divers intestins, etc., qui concourent à la digestion et à l'absorption de la partie nutritive des aliments; les organes chargés des diverses fonctions de la vie sont eux-mêmes composés de *tissus.* (Voyez les mots *Organe* et *Tissus.*)

J. B.

APPENDICE (*anat.*), s. m., de *appendere* pendre, tenir. On désigne sous ce nom un prolongement mince d'un organe qui est libre dans toute son étendue excepté dans le point où il adhère à ce même organe : les appendices sont aux organes ce que les apophyses sont aux os. Il existe divers appendices, celui que l'on a nommé *xiphoïde* forme un prolongement cartilagineux qui termine le sternum en bas, c'est ce que les bonnes femmes appellent le *bréchet* de l'estomac. L'appendice *vermiculaire* du cœcum est un petit prolongement du cœcum dont les fonctions paraissent sans importance : souvent il a déterminé des étranglements internes en embrassant des anses intestinales. Il existe aussi à la surface des gros intestins de petits prolongements qui ont reçu le nom d'appendices *intestinaux.* **J. B.**

APPÉTENCE (*physiol.*), s. f., de *appetere* désirer. C'est le sentiment qui fait désirer les substances propres à l'alimentation; l'appétence est le premier degré de l'appétit, c'est un besoin vague et moins vif que l'appétit; c'est celui que ressent d'abord un convalescent à la suite d'une longue maladie; c'est ordinairement un fort bon symptôme que de voir le malade avoir de l'appétence pour les aliments. (V. *Appétit.*)

Dans certaines maladies ou dans l'état de grossesse, on voit quelquefois ce sentiment perverti et se diriger sur les objets les plus étrangers et les moins propres à l'alimentation. **J. B.**

APPÉTIT (*physiol.*), s. m. L'appétit ou le désir d'ingérer des aliments commence avec l'existence, et persévère toute la vie, comme le plus impérieux des instincts; soumis à une décomposition incessante, le corps avait un indispensable besoin de réparation; de là le désir instinctif de substances nourrissantes et restaurantes. Si manger eût été seulement une œuvre d'expérience et de raison, bien souvent on eût oublié qu'il fallait se nourrir pour vivre. Mais quel est le siége de l'instinct qui nous fait appéter les aliments? Tout porte à croire qu'il est dans l'estomac qui sollicite le cerveau et appelle le concours de la volonté. Sans doute, en pareil cas, l'estomac n'est que l'écho d'un besoin de tout l'organisme; mais c'est dans la région même qu'il occupe que se manifeste un sentiment d'impatience, de malaise, qui peut aller jusques à la plus vive souffrance, et que l'introduction de substances alimentaires fait cesser en quelques instants. La mesure des aliments est naturellement donnée par la seule satisfaction de l'appétit lui-même; mais que de fois les raffinements, les artifices de la cuisine donnent le change pour les véritables sollicitations de l'instinct! On mange avec plaisir encore et non plus avec appétit, le sens du goût est flatté, l'estomac ne désire plus et laisse faire. Il est constant que les hommes, même habituellement sobres, prennent plus d'aliments que d'ordinaire, quand ils assistent à un repas recherché; ils le savent fort bien et plusieurs le redoutent. Cependant, pour les estomacs sains, ces épreuves, moyennant quelque modération dans la fréquence et la dose, ne sont pas redoutables; et du reste chacun doit posséder sa propre expérience à cet égard. Pour les personnes habituées à tenir ou fréquenter bonne table il est un talent particulier qu'un gastronome célèbre a qualifié en ces termes : *manger avec esprit.* Ces mangeurs spirituels qui n'apportent point de distraction à table, savent s'arrêter avant la satiété, le dégoût. Ils font un choix restreint avec discernement, ou goûtent discrètement de toutes les bonnes choses, et se ménagent ainsi la jouissance avec la faculté de faire deux bons repas en un jour. Ceux-là ne connaissent point les indigestions; car, selon eux, il y a à s'indigérer moins de malheur que de sottise. Mais laissons ces idolâtres et ces favoris de Comus pour nous occuper des mangeurs plus vulgaires et de l'appétit sous d'autres points de vue.

La bouche est la principale cause de nos maux; la cuisine a tué plus de monde que l'épée, a-t-on dit fort anciennement, et répété d'âge en âge. Il y a de l'exagération peut-être, mais c'est certainement une vérité. L'instinct qui veille au développement et à la recomposition de notre corps, celui par conséquent qui se lie le plus étroitement à notre existence, l'appétit, a été provoqué, abusé, perverti par l'art culinaire. Nous ne parlerons pas de nouveau du luxe, de la recherche, de la variété des aliments dont la séduction est toujours à craindre pour les tempéraments faibles, les sujets valétudinaires, et même les personnes voraces. Mais l'habile préparation d'un seul aliment, le mélange de deux ou trois qui ne devraient jamais se trouver ensemble, ont causé bien des indigestions, fourni un chyle mal élaboré, et préparé de longue main des maladies nombreuses. Plus l'alimentation s'éloigne de la simplicité naturelle, plus il est difficile de distinguer l'appétit de la sensualité. Et cependant quelle différence de satisfaire l'un ou l'autre! Dans le premier cas le point d'arrêt est marqué, et, sauf quelques exceptions, comme dans certaines maladies, au début des convalescences, après avoir souffert de la faim, on peut aller jusque là; dans le second, presque toujours on le dépasse, et l'on risque d'en être puni tôt ou tard. Chez celui-ci la diète devient nécessaire; il faut émétiser, purger, saigner celui-là; cet autre a la goutte, etc., etc. L'appétit simplement, sobrement satisfait, n'expose pas à ces misères. Toutefois, comme il est difficile de répudier les attraits de l'art culinaire, qu'on ait du moins le soin de ne pas se gorger, de ne pas aller plus loin, sitôt qu'il se manifeste un sentiment de dégoût et de plénitude.

L'appétit varie suivant plusieurs circonstances que nous allons sommairement indiquer : il est plus vif, plus répété dans l'âge où le corps grandit et se fortifie. Les enfants et les jeunes gens sont ceux qui supportent le plus péniblement l'abstinence. On mange plus quand le temps est frais ou froid et sec que quand il est chaud et humide; les habitants du Nord sont plus voraces que ceux du Midi. Il faut plus d'aliments aux hommes qu'aux femmes; les sujets vigoureux, livrés à des exercices rudes, en consomment davantage. Il est toujours bon que l'appétit soit ainsi en rapport avec l'âge, les saisons, les climats, les sexes, les tempéraments, les occupations. Cette harmonie suppose une régularité précieuse dans les fonctions de nutrition. Il est des circonstances au contraire dans lesquelles l'appétit est réellement maladif; tel est le cas des personnes maigres et voraces, qu'elles aient ou non des vers, des névroses de la digestion, comme la boulimie, le pica, des irritations fallacieuses de l'estomac, des diarrhées consomptives, etc.

L'appétence des aliments est très-significative en santé, et mérite une grande attention dans les maladies. Lorsque l'appétit augmente ou se perd sans cause appréciable, il a besoin d'être surveillé, tandis que sa régularité est l'indice d'une santé parfaite. Le désir d'aliments est communément un bon signe dans les maladies, il vaut mieux avoir à le contrarier qu'à l'attendre. Il manque ordinairement dans les affections fébriles aiguës. Dans celles qui sont chroniques il demande une attentive appréciation. Certainement l'opinion populaire, qu'on ne peut vivre sans aliments, a fait grand nombre de victimes; mais les médecins qui ont exagéré le principe opposé, en abusant de la diète, ont fait beaucoup de mal aussi. L'instinct des malades ne doit pas être traité légèrement; leurs appétences et leurs dégoûts méritent d'être pris en considération. Il est très-vrai qu'on observe parfois de l'anarchie entre les sensations instinctives et les betoins réels, que des aliments désirés se montrent bientôt nuisibles; mais la règle ne doit pas être sacrifiée aux exceptions, et il faut y regarder de bien près avant de refuser toutes les substances nourrissantes au malade qui éprouve franchement de l'appétit.

Indépendamment des maladies il est plusieurs causes qui diminuent l'appétit; le défaut d'exercice, la contention d'esprit, les peines de l'âme, les passions en général, une alimentation démesurée, trop fréquente, trop uniforme. Conséquemment on remédie à cela par la gymnastique, les distractions, un peu de diète aidée de boissons acidules ou amères, plus d'ordre dans les repas, plus de variété dans les aliments. Trop de sommeil aussi ôte l'appétit, d'où le proverbe: Qui dort dîne... Pour d'autres développements. Voyez *Aliments*, *Digestion*, *Condiments*, etc. A. LAGASQUIE.

APPLICATA (*hyg.*), mot latin dont on se sert en hygiène pour désigner les choses appliquées à la surface du corps; comme les cosmétiques, les bains, les vêtements, etc. Les applicata constituent une des six divisions de l'hygiène. (V. ces divers mots.)   J. B.

APRE, adj., de *asper* rude. On entend par saveur âpre celle qui est d'une astringence très-prononcée à laquelle se mêle quelque chose de la saveur acide. En anatomie, la ligne *âpre* du fémur est une saillie longitudinale située derrière cet os et qui donne attache à divers muscles dont la plupart servent à fléchir la cuisse. J. B.

APYREXIE (*path.*), s. f., d'*apyrexia* qui a la même signification. C'est le temps qui sépare les accès d'une fièvre intermittente. On dit que l'apirexie est complète lorsque le malade entre les accès ne présente aucun symptôme de fièvre, dans le cas opposé l'apirexie est incomplète. L'apirexie est plus ou moins longue suivant le type des fièvres, elle peut varier depuis quelques heures jusqu'à deux ou trois jours, suivant la longueur de l'accès, et suivant que la fièvre est quotidienne, tierce, quarte, etc. (V. *Fièvres intermittentes*.)   J. B.

ARACHNITIS (*méd.*), s. f. C'est l'inflammation de l'arachnoïde, une des membranes qui enveloppent le cerveau. (V. *Fièvre cérébrale*.)

ARACHNOIDE (*anat.*), du grec *arachnè*, toile d'araignée, et de *éidos*, forme, qui ressemble à une toile d'araignée. On appelle ainsi, à cause de son extrême ténuité, une des trois membranes qui enveloppent le cerveau. L'arachnoïde, placée entre la pie-mère et la dure-mère, appartient à la classe des membranes séreuses; comme toutes celles-ci, elle est mince, polie, continuellement humectée de sérosité et composée de deux feuillets qui sont contigus. L'un extérieur adhère à la dure-mère et la tapisse dans une grande partie de son trajet, l'autre intérieur est en rapport avec la pie-mère; elle ne pénètre pourtant pas comme celle-ci dans les anfractuosités cérébrales, mais elle vient tapisser l'intérieur des ventricules du cerveau, en formant la toile choroïdienne. L'arachnoïde enveloppe de même le prolongement du cerveau, connu sous le nom de moelle épinière, en présentant deux feuillets. On n'a pas encore découvert de vaisseaux rouges dans cette membrane; cependant son inflammation n'est pas rare; et presque toujours elle s'accompagne d'une phlegmasie des deux autres membranes du cerveau, elle porte alors le nom de *méningite*, et constitue cette affection si redoutable chez les enfants, que l'on connaît dans le monde sous le nom de *fièvre* *cérébrale.* Dans une autre maladie de cette membrane la sécrétion ordinaire de la sérosité est augmentée, et il en résulte une accumulation de liquide, formant une hydropisie, connue sous le nom *d'hydrocéphale.* (V. ces divers mots.) **B. J.**

ARAIGNÉE (*zool.*), s. f., *aranea*, genre d'insectes très-connus, qui appartient à la famille des *arachnides*, embranchement du règne animal, que beaucoup de naturalistes séparent des insectes proprement dits, et qui renferme, parmi les animaux utiles à connaître sous le point de vue médical, l'acarus et le scorpion. Les araignées ont pour caractère distinctif d'avoir huit pattes, une tête réunie au corselet, six à huit yeux lisses et un abdomen distinct ; leur forme hideuse inspire en général le dégoût, et même quelques femmes ont une telle aversion pour ces insectes, qu'elles se trouvent mal à leur seul aspect. L'astronome Lalande ne partageait pourtant pas cette répugnance, lui qui avait contracté l'habitude d'en saisir et d'en avaler de temps en temps : on a vu des jeunes filles chlorotiques avoir aussi ce goût bizarre. L'étude de ces animaux est des plus intéressantes ; on connaît leur industrieuse adresse, l'art avec lequel ils tendent des pièges à divers insectes. Une espèce des pays chauds, qu'on nomme *oviculaire*, attaque même de très-petits oiseaux ; leur voracité est telle que souvent ils s'attaquent entre eux, et que quelquefois, après l'accouplement, la femelle, qui est toujours plus forte que le mâle, le dévore si celui-ci ne se hâte de fuir. Il existe un grand nombre d'espèces d'araignées ; on en compte près de deux cents seulement aux environs de Paris ; la plupart habitent les bois, quelques-unes sont aquatiques.

Il n'est pas très-rare qu'on soit piqué par des araignées ; mais il résulte de l'observation de tous les médecins qu'au moins, dans nos climats, cette blessure est à peu près sans danger ; Clerck, Lebon, Degeer, se sont fait pincer exprès par plusieurs espèces, et n'ont éprouvé qu'une légère douleur pareille à celle qui suit la piqûre du cousin ; lorsque cette piqûre a été suivie d'accidents, on doit plutôt les attribuer à la frayeur et au saisissement de la personne atteinte, qu'à la blessure elle-même. Nous parlerons plus loin des fables et du merveilleux auxquels a donné lieu une araignée de la Calabre, qu'on nomme la tarentule.

L'araignée domestique (*a. domestica*), la privée (*a. civilis*), la soyeuse (*a. murina*), qui habitent communément nos maisons, ne paraissent pas dangereuses ; il en est de même de cette espèce dont les longues pattes ressemblent à celles du faucheux, et qui se tient surtout aux plafonds de nos appartements, où sa transparence empêche de l'apercevoir ; c'est l'araignée phalangiste (*a. phalangroides*).

On devrait peut-être plutôt se méfier de l'araignée atroce (*a. atrox*), qui a pour caractère : abdomen noir avec une tache quadrangulaire noire bordée de jaune ; elle habite dans les trous des murailles ; dans les fentes des fenêtres et des boiseries où elle se construit un nid cylindrique. On a remarqué qu'il suffisait qu'elle eût saisi un insecte pour que celui-ci mourût, lors même qu'elle l'avait abandonné.

L'araignée lucifuge (*a. lucifuga*) ; elle se tient dans les caves. L'araignée perfide (*a. perfida*) ; elle est brune, munie de grandes mandibules d'un bleu brillant métallique ; on la trouve dans les lieux humides.

L'araignée tarentule ; elle est aussi brune, velue, grosse comme un gland, d'après Baglivi ; on voit sur l'abdomen des lignes dorsales formées de taches triangulaires. Cette espèce est fameuse par les fables auxquelles elle a donné lieu ; on prétendait que les individus qui en avaient été mordus étaient frappés peu après d'une maladie nerveuse, dont le caractère le plus saillant était un désir insatiable de la danse. Cette affection se trouve même désignée dans quelques livres sous le nom de *tarentisme.* Pour guérir la maladie il n'était qu'un seul moyen, c'était l'emploi de la musique ; il y avait même pour cette cure un air consacré que Haffenreffer nous a transmis dans un de ses ouvrages. Au bruit de la musique le malade se livrait avec fureur à la danse, jusqu'à ce qu'il tombât épuisé de fatigue et couvert de sueurs ; il était alors guéri. Les rapports unanimes des voyageurs nous ont appris que cet effet merveilleux n'était qu'un conte populaire, auquel personne, même dans le pays, n'ajoutait foi. Il paraîtrait même que ce qui aurait donné lieu à cette fable, serait qu'on aurait confondu le tarentisme avec la *tarentelle*, nom que l'on donne à une danse usitée à Naples. Beaucoup de remèdes ont été préconisés contre les morsures d'araignée ; on a vanté l'application d'une feuille de sauge fraîche, le suc de figuier (d'après Senert), le vinaigre faible, etc. ; le moyen le plus efficace, si l'endroit de la blessure venait à s'enfler et à être le siége de vives douleurs, serait d'y instiller une goutte d'alcali volatil ; c'est au reste le remède qu'on emploie contre la plupart des morsures faites par des animaux venimeux ; s'il se développait de l'inflammation on la traiterait par des moyens appropriés, tels que les fomentations émollientes, les bains locaux, les cataplasmes, etc.

On a attribué des propriétés fébrifuges à la toile d'araignée ; dernièrement un praticien a même proposé sérieusement de l'administrer contre les maladies du cœur ; l'action de cette substance est nulle, ou si elle agit, ce n'est que par la répugnance extrême qu'elle excite parfois ; la toile d'araignée n'a qu'une seule application utile, c'est l'usage qu'on en fait pour arrêter de légères hémorragies, suites, par exemple, de piqûres de sangsues ; mais son action est alors purement mécanique. **J.-P. BEAUDE.**

ARBRE DE VIE (*anat.*). On a donné ce nom au centre médullaire du cervelet qui présente des ramifications arborescentes. (V. *Cervelet.*)

ARBRE DE VIE (*bot.*). V. *Tuya.*

ARCADE (*anat.*), s. f. Nom donné en anatomie à divers organes qui présentent cette forme ; on a nommé *arcades* alvéolaires et dentaires la portion des deux mâchoires où sont implantées les dents; la portion osseuse du frontal qui est au-dessus des yeux, a reçu le nom d'*arcade* orbitaire. Sur les côtés de la face sont les *arcades* zygomatiques; vers le pli de l'aine est l'*arcade* crurale. (V. ces mots.) Les artères forment aussi des arcades anastomotiques. (V. *Anastomose.*) **J. B.**

ARCANE (*thérap.*), s. m., de *arca*, coffre, cassette. Sous ce nom on désignait des médicaments dont la préparation était tenue secrète, et dont les anciens alchimistes faisaient un grand mystère; plusieurs médicaments qui ont reçu le nom d'*arcanum* sont tombés dans un juste oubli, aujourd'hui que leur composition n'est plus un secret. **J. B.**

ARCHÉE (*physiol.*), s. m., du grec *archè* principe, autorité, puissance. Ce mot adopté par Paracelse et Van Helmond a été employé pour désigner le principe, l'agent intérieur de nos mouvements et de nos actions; il présidait à toutes les fonctions et les dirigeait; il pénétrait la matière, la pétrissait; enfin, suivant ces auteurs, c'est un être actif, intelligent, qui existe en nous et à qui tout est soumis, matière et intelligence. Indépendamment de cet être dominateur général, Van Helmond admettait qu'il y avait une archée pour chaque organe laquelle existait d'une manière indépendante, quoique soumise à l'archée principale. Cette manière d'expliquer les phénomènes de la vie est aujourd'hui abandonnée, elle n'a pu résister à la philosophie moderne éclairée par les sciences naturelles. **J. B.**

ARCHIATRE, s. m., du grec *archè*, puissance, et de *iatros*, médecin. Nom que l'on donnait dans l'empire grec au premier médecin de l'empereur; en France ce nom était donné au premier médecin des rois; ce mot n'est presque plus usité. **J. B.**

ARDENT (*path.*), adj., de *ardere*, brûler. On a donné le nom de mal des ardents à une épidémie d'érysipèle ou de charbon pestilentiel qui ravagea la France dans le 12ᵐᵉ et le 14ᵐᵉ siècle. On donnait autrefois le nom de fièvre ardente à une fièvre bilieuse, inflammatoire très-intense; aujourd'hui ce mot ne s'emploie plus que comme adjectif; on dit des yeux *ardents* pour indiquer des yeux rouges et injectés, une urine *ardente* pour celle qui est d'un rouge très-foncé; ce mot s'emploie aussi pour caractériser la rougeur d'une inflammation; on dit un rouge *ardent*. **J. B.**

ARDEUR (*path.*), s. f. Sentiment d'une chaleur vive dans une partie. On dit ardeur d'estomac pour indiquer un sentiment douloureux de cuisson et de chaleur dans cette partie. (V. *Aigreur.*) Ardeur du visage pour la coloration et la chaleur de cette portion du corps; l'ardeur de l'urine est la sensation brûlante occasionnée par ce liquide lors de son émission. **J. B.**

ARÉNATION (*thérap.*), s. f. Opération qui consiste à couvrir le corps ou une de ses parties de sable chaud. (V. *Bain de sable.*)

ARÉOLE (*anat. et path.*), *areola*, diminutif d'*area*, aire. Nom que l'on donne aux interstices que laissent entre eux dans nos organes, les fibres, les vaisseaux et les nerfs qui les constituent; c'est dans l'intervalle formée par ces aréoles que s'épanchent les sucs propres aux organes; le phosphate de chaux, qui donne aux os leur solidité, s'épanche dans les aréoles formées par les vaisseaux qui entrent dans leur structure. On donne aussi le nom d'aréole au cercle rouge ou brunâtre qui entoure le mamelon; la coloration rouge qui entoure les boutons de quelques éruptions de la peau telles que la variole, la vaccine, etc., a reçu le nom d'aréole. **J. B.**

ARGENT (*chim.*), s. m. (*Diane.*) Ce métal se trouve à l'état natif, surtout au Mexique, au Pérou. On en trouve aussi en Espagne, en France. Il est cristallisé ou en masses; on le trouve aussi uni au soufre, au sulfure de plomb, etc.

L'argent est solide, blanc, très-brillant; il pèse dix fois et demie autant que l'eau. Il peut être tiré en fils très-fins; on peut aussi, en le passant au laminoir, en faire des feuilles très-minces.

Si on le met en contact avec de l'acide nitrique (eau forte), il se dissout et il se dégage des vapeurs d'une couleur jaune-orangé qui pourraient donner lieu à des accidents, si elles étaient respirées en grande quantité. On a donné à cette dissolution d'argent dans l'eau forte le nom de *nitrate d'argent*. Lorsqu'il a été fondu et coulé en petits cylindres, il est appelé *nitrate d'argent fondu* ou *pierre infernale*.

Cette préparation d'argent est la seule que les médecins emploient. Mais il faut prendre beaucoup de précautions si on l'administre à l'intérieur, car c'est un poison très-énergique. En pilules, on l'administre à la dose d'un huitième d'un quart d'un demi-grain par jour, et on va en augmentant petit à petit jusqu'à deux, trois, quatre grains et plus. Le médecin seul peut diriger son emploi.

Mais c'est surtout comme caustique qu'il est employé quelquefois en dissolution dans l'eau, mais le plus ordinairement solide, fondu et coulé en cylindres.

La *pierre infernale* est employée pour ronger les chairs fongueuses, diriger et favoriser la cicatrisation des plaies. On l'emploie aussi pour cautériser les piqûres faites par un instrument enduit de liquides putréfiés. On peut l'administrer en injection; mais, dans ce cas, le médecin seul l'emploie.

Le *nitrate d'argent* peut être cristallisé; alors, il est sous forme de lames minces, transparentes; il peut se trouver en cylindres noirâtres (pierre infernale). Si on le met sur les charbons ardents, il fournit des vapeurs jaunes qui se dégagent et de l'argent métallique qui reste sur le charbon.

S'il est dissous dans l'eau, il tache la peau en violet; en y versant du chromate de potasse, il donne un précipité rouge de chromate d'argent. Le mercure en sépare de l'argent cristallisé (arbre de Diane); si on y verse une dissolution de sel commun (*chlorure de sodium*), on obtient un précipité blanc caillebotté qui n'a pas d'action sur l'économie animale.

Le nitrate d'argent, introduit dans l'estomac, l'enflamme, l'ulcère, et peut même le perforer.

Dans le cas où il y aurait empoisonnement par cette préparation d'argent, il faudrait de suite administrer au malade une dissolution de sel gris; à l'instant même le nitrate d'argent serait transformé en chlorure d'argent qui n'est pas vénéneux, et on fera vomir en titillant la luette, etc. (V. *Émétique.*) L'inflammation qui reste doit être combattue par les antiphlogistiques. Dans cet empoisonnement, comme dans tous ceux qui sont le résultat de l'introduction dans l'estomac d'un poison irritant, il ne faut pas administrer pour favoriser le vomissement des substances qui pourraient augmenter l'inflammation.

LESUEUR,
Professeur agrégé à la faculté de médecine de Paris.

ARIDITÉ (*path.*), s. f. Sentiment de sécheresse à la peau, qui offre en même temps quelque chose de rude. Cet état s'observe dans plusieurs formes de dartres sèches; beaucoup de personnes, dans les temps très-humides, éprouvent aussi une sensation particulière de sécheresse à la peau, phénomène dû à la suppression de la transpiration ordinaire, par suite de l'état hygrométrique de l'air qui s'oppose à l'évaporation de la sueur. On observe encore la sécheresse habituelle de la peau, surtout aux mains, sans qu'il soit possible de la rapporter à aucune de ces causes; elle paraîtrait due, dans quelques cas, à l'habitude de manier des poudres, d'autre part; mais cette cause n'est pas unique; l'on a observé cette affection, chez des personnes du monde qui ne se livraient à aucun travail manuel. On combat, au reste, avantageusement cette incommodité après en avoir éloigné les causes, par des douches de vapeurs locales et par l'application réitérée, soir et matin, d'une légère couche de beurre de cacao bien frais.   J. B.

ARISTOLOCHE (*bot.*), s. f., de *aristos*, bien, et *lochesia*, couches. Ce genre de plantes fait partie de la famille des Aristolochiées; la plupart sont grimpantes et remarquables par la grandeur de leurs feuilles et les formes singulières de leurs fleurs. Quelques espèces étaient employées autrefois et le sont encore.

L'ARISTOLOCHE CLÉMATITE (*Aristolochia clematitis*). Cette espèce qui n'est pas grimpante croît dans les haies, sur les terrains glaiseux, au bord des rivières; sa racine est amère et tonique; elle a été employée contre la goutte, et faisait partie de la célèbre poudre de Portland, qui a eu pendant longtemps une grande réputation contre cette maladie. Le célèbre médecin écossais Cullen ne partagea pas l'engouement de ses contemporains pour la poudre anti-goutteuse; mais il assure avoir constaté souvent que la racine d'aristoloche donnée à très-petites doses provoquait l'apparition des règles. Cette dose doit être de 12 à 24 grains seulement, car M. Orfila a vu des chiens succomber après avoir pris d'abord cinq, puis neuf gros de racine d'aristoloche.

L'ARISTOLOCHE LONGUE (*A. longa*) et L'ARISTOLOCHE RONDE (*A. rotunda*) croissent toutes les deux dans le midi de la France. Elles ne diffèrent que par la forme de leurs racines, dont les propriétés sont identiques; elles contiennent d'abord une grande quantité de fécule, puis un principe âcre et purgatif dont l'action se rapproche de celles de l'aloès; autrefois on administrait ces racines contre l'asthme et la goutte à la dose de deux gros en plusieurs prises; elles entraient aussi dans la composition de la thériaque, de l'orviétan et d'autres mélanges ridicules dont le temps et Molière ont fait justice.

LA SERPENTAIRE DE VIRGINIE (*Aristolochia serpentaria*), la forme de cette racine et son odeur aromatique les différencient au premier coup d'œil de toutes celles dont nous venons de parler. Dans toute l'Amérique du nord les habitants sont persuadés qu'elle guérit de la morsure des serpents venimeux. L'unanimité des opinions sur ce sujet, entre des peuples très-éloignés les uns des autres, mérite l'attention; et en effet, si l'on réfléchit qu'elle est excitante, diaphorétique, diurétique et purgative, on comprendra facilement qu'elle réunit presque toutes les conditions que l'on recherche dans les médicaments destinés à neutraliser l'influence du poison des serpents. C'est contre le scorbut, la gangrène, les hémorrhagies par les muqueuses que l'on met en usage la serpentaire de Virginie.   MARTINS.

ARMOISE (*bot.*), s. f. (*Artemisia*) (du grec *Artemisia*, Diane, patrone des vierges). Ce genre de la famille des Synanthérées, est très-riche en espèces médicales; nous allons les passer successivement en revue, puis donner quelques généralités sur les propriétés des armoises en général.

ARMOISE VULGAIRE (*Artemisia vulgaris*). Cette plante croît dans toute l'Europe, le long des chemins, près des villages et au milieu des décombres; sa tige, qui est rougeâtre, s'élève à trois ou quatre pieds, et ses feuilles profondément découpées sont cotonneuses en dessous. La racine donnée en poudre, à la dose d'un gros, a été vantée contre l'hystérie et l'épilepsie par Burdach et d'autres médecins allemands; on cite aussi un cas de succès dans une maladie analogue, la danse de St-Guy. Les feuilles de l'armoise ont été regardées dès la plus haute antiquité comme propres à favoriser l'écoulement des règles; on les prescrit à la dose d'une once en infusion, ou en poudre à celle de deux à quatre gros. Les Japonais, qui font un si fréquent usage du moxa dans toutes les maladies, les fabriquent avec les feuilles d'une armoise (*A. chinensis*) réduite en petits fragments; or, comme cette armoise se rapproche de ne peut plus de notre armoise commune, on a eu l'idée d'employer celle-ci à la confection des moxas qui ont certainement l'avantage sur les autres de brûler lentement et d'une manière très-égale; le seul inconvénient qu'on puisse leur reprocher, c'est qu'il est impossible d'animer la flamme lorsque la combustion est trop lente, sans disperser de tous côtés les éléments dont se compose le moxa.

ARMOISE ESTRAGON (*A. dracunculus*). Son nom lui vient de sa racine, qui, étant recourbée sur elle-même, rappelle la queue d'un dragon. Elle sert à aromatiser le vinaigre, la moutarde, et à relever le goût des viandes fades. Cette plante est originaire de la Tartarie et de la Sibérie, ses propriétés sont antiscorbutiques comme celles des crucifères.

ARMOISE AURONE, vulgairement *Citronelle* (*A. abrotanum*). C'est dans les lieux secs et stériles de l'Europe méridionale que l'on trouve cet arbrisseau, que son odeur forte, pénétrante et analogue à celle du citron, a fait admettre dans les jardins; rarement il est employé en médecine; on pourrait en faire usage à défaut d'absinthe; car les vertus de ces deux espèces sont les mêmes.

GENEPI DES ALPES. On vend sous ce nom des paquets de plantes vulnéraires aromatiques et excitantes fort usitées en Allemagne et en Suisse, parmi lesquelles on trouve quatre espèces d'armoises, qui sont *A. rupestris; A. vallesiaca; A. picata et A. glacialis.* (Voy. *Achillée.*)

ARMOISE ABSINTHE *(A. absinthium).* Toutes les propriétés des genres *Artemisia* semblent pour ainsi dire se concentrer dans cette espèce qui est indigène. Elle contient deux principes amers et une huile étherée fort aromatique. De là ses propriétés toniques et stimulantes; aussi favorise-t-elle singulièrement la digestion, soit qu'on la prenne sous forme d'infusion, de vin, ou de liqueur; cette dernière préparation est la plus agréable et la plus usitée de toutes; mais c'est uniquement après le repas qu'on doit en faire usage, lorsque l'estomac chargé d'aliments éprouve quelque peine à les digérer. L'absinthe a été employée aussi contre les fièvres intermittentes à cause de ses propriétés amères, et contre les vers intestinaux à cause de son huile étherée; et l'on comprend très-bien qu'elle ait pu avoir de l'efficacité dans ces deux maladies; mais nous possédons dans le quinquina un amer préférable à l'absinthe, et dans d'autres espèces d'armoises, des vermifuges plus sûrs; elle doit donc être abandonnée sous ces deux points de vue.

ARMOISE PETITE ABSINTHE *(A. pontica)* : elle se plaît sur les bords de la mer; on l'a quelquefois désignée sous le nom d'*absinthe marine;* ses effets sont les mêmes que ceux de l'absinthe ordinaire.

SEMEN CONTRA *(A. contra ; A. glomerata).* On voit étiquetés des noms de *semen contra* dans les pharmacies, sur des bocaux dans lesquels on trouve une poussière grisâtre, d'origine évidemment végétale; un examen superficiel avait fait prendre cette substance pour des graines, et comme elles étaient employées contre les vers, on avait d'abord étiqueté les bocaux *semen contra vermes*, graine contre les vers, puis on a mis tout simplement *semen contra.* L'examen plus rapide fait voir que cette substance n'est pas formée de graines; mais ce sont des petites fleurs, des petites feuilles, des petits boutons, des petits rameaux brisés et confondus pêle-mêle. La manière dont on récolte ce produit sert à expliquer sa nature; on étend de grandes toiles sous les arbrisseaux qui les fournissent, puis on les secoue fortement, alors toutes les parties peu adhérentes tombent; on les recueille avec mille précautions superstitieuses qu'il est

inutile de raconter. Le *semen contra* nous vient de l'Afrique et de la Perse, c'est un des médicaments les plus précieux contre les vers et surtout contre les ascarides lombricoïdes si communs chez les enfants. On peut le leur donner soit en poudre, soit en infusion. La première forme est la meilleure parce que l'on incorpore la poudre à des confitures, du résiné, du pain d'épices, et le petit malade l'avale sans en avoir la conscience. Les doses sont d'un demi-gros à deux gros.

Toutes les espèces d'armoises sont amères et aromatiques, et c'est à la prédominance de l'un ou de l'autre de ces éléments qu'elles doivent leurs propriétés; si c'est le principe amer qui domine, alors elles sont toniques comme l'absinthe, la citronelle, et l'absinthe marine; lorsque les deux principes se balancent à peu près comme dans l'estragon, nous avons une plante antiscorbutique. Enfin dans les armoises des Alpes et celles des *semen contra*, nous trouvons en proportion très-notable, l'huile éthérée, qui donne à ces plantes des propriétés vermifuges d'autant plus énergiques que leur amertume favorise encore l'action anthelminthique.   MARTINS.

ARNICA *(bot.)*, s. f., genre de la famille des Synanthérées dont une espèce, l'*Arnica montana*, vient dans les montagnes de l'Auvergne, des Vosges, de la Savoie, où elle est connue sous le nom de *Quinquina des pauvres, tabac de Savoyard, tabac des Vosges.* Cette plante a des propriétés actives; prise à une dose trop forte elle cause de l'anxiété, des nausées, des vertiges, des tremblements et même des convulsions. Elle a été employée dans les fièvres typhoïdes, dans les cas où le malade est sans connaissance; ensuite on a cru qu'elle convenait dans tous les cas où, à la suite d'un coup, d'une chute, de commotions de la tête, le blessé est plongé dans le coma; c'est de là que lui vient le nom de *Panacea lapsorum*, qu'elle porte dans le nord de l'Europe. Les médecins allemands, mais surtout les homéopathes, qui ont une grande affection pour les médicaments dont l'action est mal connue, sont les seuls qui fassent un fréquent usage de l'*Arnica.*   Ms.

AROMATES et **AROMATIQUES** *(mat. méd.)*, s. et adj. *(aromatica).* Il est évident que cette expression dérive du nom grec *aróma*, parfum, composé lui-même des mots *ari*, fort, et *odmé*, odeur.

Les aromates sont des substances d'une odeur suave ou pénétrante, mais généralement agréable. On n'en trouve point de semblables dans les matières du règne inorganique, qui pour la plupart sont sans odeur. Quant à celles qui n'en sont pas tout-à-fait dépourvues, ou qui en laissent exhaler de très-manifestes, il est certain que la sensation qui en résulte pour l'odorat est toujours plus ou moins forte et déplaisante.

Les odeurs aromatiques abondent, au contraire, dans les végétaux, particulièrement dans la famille des plantes labiées : sauge, romarin, menthe, mélisse, marjolaine, lavande, etc.; dans celle des ombellifères : angélique, impératoire, cerfeuil et surtout sa variété musquée, anis, coriandre, etc.; des composées (ordre des corymbifères) : absinthe, estragon, pyrèthre, aya-pana, génépi ou absinthe des Alpes, cresson de Para, etc.; des laurinées : camphre, cannelle, cassa lignea ou cannelle de Malabar, sassafras, etc.; des myristicées : muscade et son arille ou macis; des myrtinées : girofle; des orchidées : vanille. Il y a encore beaucoup d'autres familles naturelles riches en aromates, par exemple, les plantes urticées: poivre, contrayerva, etc.; les drimyrrhizées: gingembre, cardamone, galanga, zédoaire; les magnoliacées : badiane ou anis étoilé, écorce de Winter; les hespéridées : oranger, citronnier; les méliacées : cannelle blanche ou fausse écorce de Winter; les aristoloches : serpentaire de Virginie, etc.; les euphorbiacées : cascarille ; les conifères: genièvre, oliban ou encens mâle; les térébenthacées : baume de la Mecque ou de Judée, résine élémi, mastic, myrrhe, etc.; les légumineuses : baumes de Tolu et du Pérou, lotier odorant ou faux baume du Pérou, mélilot ordinaire, etc.; les ébénacées : benjoin, storax ; les joncées : acore vrai ou roseau aromatique.

Le règne animal ne fournit qu'un petit nombre de parfums : les plus remarquables, et les plus estimés sont le musc et l'ambre gris.

On sent bien que nous ne pouvons parler ici que des propriétés générales des aromates. Toutes ces substances appartiennent à la grande classe des excitants, dont elles forment une partie essentielle. Les auteurs gratifient ces agents pharmacologiques d'une multitude de qualités merveilleuses, comme de favoriser les digestions, de chasser les vents, d'aider à l'expectoration, d'épurer le sang, de faire couler les règles, de provoquer la transpiration, d'augmenter la sécrétion du lait, de la salive, de la bile, du suc pancréatique, de l'urine, et en un mot, celle de tous les liquides qui ne doivent point demeurer dans le corps. Ils vantent également leur action sur l'appareil sensitif, dont ces matières odoriférantes stimulent et accroissent la puissance ; c'est ainsi, disent-ils, que les médicaments aromatiques sont aptes à rendre la vue plus subtile, l'ouïe plus fine, le goût et l'odorat plus exquis, le tact plus parfait. Ce sont encore, suivant eux, des agents susceptibles de faciliter les opérations de l'esprit, en éveillant les idées, éloignant le sommeil, ranimant la mémoire, donnant plus d'étendue aux pensées, développant et enflammant l'imagination, et par suite l'audace et le courage. On les a aussi crus capables de dissiper la mélancolie, de faire naître la gaieté, de disposer à la bienveillance, à l'amitié, au rapprochement des sexes, et à tous les sentiments affectueux. Tous les pharmacologistes en font encore d'excellents moyens de remédier aux désordres nerveux, tels que spasmes, agitations anomales, convulsions, etc. Enfin, et pour en finir, nous ajouterons, que leurs vertus aléxitères, c'est-à-dire propres à neutraliser les effets des venins, ont été exaltées par dessus toutes les autres.

On sait que ce sont des aromates que sont tirés tous les condiments et épices, qui servent à assaisoner les mets qu'on sert sur nos tables.

F.-E. PLISSON.

ARQUEBUSADE (EAU D') (*thérap.*). Nom que l'on donnait à l'eau vulnéraire spiritueuse, que l'on croyait d'une grande efficacité dans les plaies d'armes à feu.

ARRÊTE-BŒUF ou BUGRANE (*bot.*), s. f. (*Ononis spinosa*). Cette plante, de la famille des Légumineuses, est commune dans les champs, où ses branches rougeâtres étalées sur le sol, ses fleurs d'un rose clair veiné de blanc et ses épines, la font remarquer même des plus inattentifs; sa racine est longue, traçante et d'une consistance ferme; lorsque le soc vient à la heurter elle suspend un moment la marche de l'attelage, de là le nom d'arrête-bœuf qu'on lui a donné. Quant au mot *Ononis*, il vient du grec *onos*, âne; parce que cet animal est le seul auquel son palais endurci permette de la manger. En médecine, on employait autrefois la racine, qui est amère et diurétique, mais elle a été abandonnée avec raison pour des remèdes plus efficaces. Ses épines blessent souvent cruellement les pieds des moissonneurs.

Ms.

ARRIÈRE-BOUCHE. V. *Bouche.*

ARRIÈRE-FAIX (*physiol.*), s. m., nom que l'on donne dans l'accouchement à ce qui reste de l'œuf humain dans l'utérus après la sortie de l'enfant; l'arrière-faix se compose du placenta, des membranes et d'une partie du cordon ombilical. (V. *Délivrance.*)

ARROCHE (*bot.*) s. m. (*Atriplex hortensis*), plante de la famille des atriplicées; elle est originaire de l'Inde. C'est un aliment sain, adoucissant, et dont les propriétés médicinales sont nulles.

ARROW-ROOT (*mat. méd.*), s. m. On appelle ainsi la fécule que l'on retire de la racine de quelques plantes appartenant à la famille des Amomées, le *Maranta indica* et *arundinacea* en fournissent surtout; elle s'extrait par le procédé ordinaire, au moyen de lavage; elle ressemble assez à la fécule de pomme de terre, avec laquelle on la falsifie souvent, et elle en diffère, d'après M. Guibourt, en ce que examinés au microscope, les grains sont plus petits, plus translucides que ceux de la pomme de terre. D'après Pfaff, dix grains d'amidon ordinaire bouillis avec une once d'eau, donnent une masse gélatineuse, tandis que la même quantité d'arrow-root, ne fournit qu'un liquide mucilagineux. On l'emploie sous forme de bouillie, de potage, et comme adoucissant dans le cas d'irritation des intestins. Il convient surtout aux convalescents. J. B.

ARSÉNIATE (*chim.*), s. m., nom que l'on a donné aux sels formés d'acide arsénique et d'une base : les arséniates qui existent dans la nature sont ceux de fer, de cuivre, de nickel et de cobalt, les autres sont le produit d'opérations chimiques. Les arséniates sont fusibles et se décomposent lorsqu'on les met sur des charbons ardents; il se dégage alors de l'arsenic que l'on reconnaît aux vapeurs blanches et à son odeur d'ail ; les arséniates de soude et de potasse sont solubles dans l'eau, et ces deux sels sont les seuls arséniates que l'on emploie en médecine. C'est principalement contre les maladies de la peau que l'on fait usage de ces préparations ; l'arséniate neutre de soude a été employé comme fébrifuge, dans les fièvres intermittentes ; c'est surtout pendant la guerre continentale, et lorsque l'on était privé de quinquina, qu'on l'a administré ; on en a retiré de bons effets ; on doit cependant toujours préférer les préparations de quinquina à ce médicament, dont l'emploi n'est pas sans danger. (Voy. *Arsenic.*)   J.-B.

ARSENIC (*chim.*), s. m. Ce métal se rencontre à l'état natif, uni avec le soufre, avec le cobalt et d'autres métaux, avec l'oxygène (acide arsénieux) dans certains sels appelés arséniates. Il pèse cinq fois autant que l'eau, et si on le chauffe il se volatilise sans fondre, à 180° au-dessus de zéro, thermomètre centigrade ; il est solide, gris d'acier, et doué de l'éclat métallique s'il a été préparé depuis peu. Si on le met sur les charbons ardents il répand des vapeurs qui ont l'odeur de l'ail. Il sera donc bien facile de reconnaître ce métal, qui peut-être n'est pas vénéneux s'il est bien pur; mais comme il peut donner lieu à l'empoisonnement quand il a été exposé à l'air, et qu'il peut être attaqué lorsqu'il est dans l'estomac, on doit lorsqu'on en possède, le cacher soigneusement, et y mettre une étiquette qui l'indique comme dangereux.

Les composés qu'il forme avec certains corps, sont très-vénéneux. Nous nous occuperons dans cet article *de l'acide arsénieux, de la poudre aux mouches, des sulfures d'arsenic, jaune et rouge, de la poudre de rousselot, de l'acide arsénique, des arséniates et des arsénites.*

Acide arsénieux (oxyde blanc d'arsenic, arsenic blanc, mort aux rats) : il est en masses ou en poudre blanche qui ressemble assez à celle du sucre. S'il est en masses il est blanc, opaque à l'extérieur, souvent vitreux et transparent à l'intérieur. En tous cas sa cassure est comme celle de l'émail ; il a une saveur âcre un peu styptique, mais qui ne se fait pas sentir de suite parce que ce corps n'est pas très-soluble.

Si on le chauffe dans un creuset de terre, il se volatilise, répand des vapeurs blanches inodores, mais très-dangereuses à respirer. Si on le place sur les charbons ardents, les vapeurs qu'il répand ont une odeur alliacée.

Lorsqu'il est dissous dans l'eau il fournit un liquide transparent qui jaunit d'abord, quand on y verse de l'acide hydrosulfurique, et qui plus tard donne des flocons jaunes qui tombent au fond du vase dans lequel on fait l'expérience. Ces flocons paraissent de suite, si on verse dans le liquide jaune quelques gouttes d'acide hydrochlorique (muriatique). Le liquide qui est devenu jaune, par l'addition de l'acide hydrosulfurique , est décoloré par l'alcali volatil (ammoniaque liquide). Les flocons jaunes se dissolvent dans ce même liquide sans le colorer. Si on verse dans la dissolution de l'acide arsénieux *du sulfate de cuivre ammoniacal,* on obtient un précipité vert, appelé *vert de schéele* (arsénite de cuivre). Cet arsénite mis sur des charbons ardents laisse dégager une odeur alliacée.

Cet acide arsénieux est un des poisons les plus énergiques, qu'on l'introduise dans l'estomac, ou bien qu'on l'applique sur une plaie; aussi la mort ou des accidents très-graves sont survenus dans certains cas où l'on s'était servi, comme caustique, de préparations aséniales.

Les symptômes que l'on remarque chez les individus empoisonnés par l'acide arsénieux sont les suivants : douleur et constriction à la gorge, saveur désagréable, douleur à l'estomac, dans le ventre, vomissements, anxiété considérable. Il survient souvent un anéantissement complet, qui ne disparait que pour faire place à des douleurs atroces, etc. Le pouls devient lent, la peau se refroidit, se couvre d'une sueur gluante, et la mort survient si le malade n'est promptement secouru.

Traitement de cet empoisonnement: Pendant longtemps le contre-poison de l'acide arsénieux est resté inconnu, et les personnes appelées auprès du malade, se bornaient à faire vomir, à donner des boissons adoucissantes, comme le lait, l'eau de graine de lin, l'eau de guimauve, boissons utiles il est vrai, mais dont l'emploi était trop souvent sans succès.

Maintenant, grâce aux expériences de M. Bunsen de *Gottingue,* qui ont été répétées par M. Orfila, Soubeiran, Miquel, Chevalier et nous, on a enfin un antidote pour ce poison, qui certes est fréquemment employé. Ce contre-poison est le tritoxide de fer hydraté en gelée (le tritoxyde de fer sec ne doit pas être employé). Ce tritoxyde de fer hydraté fournit, avec l'acide arsénieux, un composé qui n'a pas d'action sur l'économie animale.

On l'administre par petites cuillerées à la dose de quatre, cinq ou six gros à la fois, de manière à en donner environ une once, une once et demie par heure. On voit bientôt les vomissements et les douleurs cesser ; et le malade se rétablit avec facilité, s'il a été secouru promptement.

Il est évident que la quantité de tritoxyde de fer devra être d'autant plus considérable, qu'il y aura eu plus de poison avalé. Du reste , comme cet antidote n'a pas de saveur désagréable, et qu'il est facile à administrer, il vaut mieux en donner plus que moins, et comme on ignore quelle est la dose à laquelle la substance vénéneuse a été prise, il faut se laisser guider par la marche de la maladie. Si on craint qu'une partie de l'acide arsénieux soit descendue dans les intestins, on fera bien d'administrer l'oxyde de fer en lavements. L'acide arsénieux étant absorbable, il est évident qu'il faut se hâter d'agir. Cependant on doit l'employer quel que soit le temps écoulé , depuis l'introduction du poison; quoique cet antidote se prépare promptement, il serait à désirer qu'il y en ait toujours du préparé chez les pharmaciens. S'il y a des accidents inflammatoires consécutifs ils seront combattus par les moyens convenables, les sangsues, les saignées, les cataplasmes, les bains, etc.

Dans les observations citées récemment dans un *Journal de Médecine*, des enfants qui auraient été empoisonnés par l'arsenic ont été promptement guéris. La dose de poison était de vingt-cinq ou trente grains, et il a été administré de quatre à six onces d'oxyde de fer hydraté dans l'espace de quelques heures. Il ne sera pas déplacé d'indiquer ici le moyen qu'on peut employer pour se procurer le tritoxyde de fer hydraté. M. Majesté l'a préparé, pour le cas dont je viens de parler, dans un ballon de verre très-grand. Il prit huit onces de limaille de fer pour quatre onces d'acide nitrique mêlé à quatre onces d'acide hydrochlorique, on a chauffé doucement jusqu'à solution complète; alors on a ajouté seize onces d'eau distillée, et on a précipité par l'ammoniaque, on a lavé le précipité. Par ce moyen on a obtenu environ douze onces de tritoxyde de fer hydraté.

Sulfures jaune d'arsenic. Ces sulfures sont tous les trois vénéneux; celui que l'on trouve dans la nature est celui qui agit avec le moins d'énergie. Il est formé par des lames brillantes, translucides dorées. Celui qui est le résultat de l'acide hydrosulfurique sur la dissolution d'acide arsénieux agit avec plus de force, il est pulvérulent.

Le sulfure jaune que l'on obtient en échauffant le soufre et l'acide arsénieux, contient une grande quantité de cet acide (*oxyde blanc d'arsenic*); aussi est-il beaucoup plus vénéneux, et fournit-il, lorsqu'il est traité par l'eau bouillante, beaucoup plus d'acide arsénieux.

Sulfure rouge d'arsenic (réalgar). Il est rouge lorsqu'il est en morceaux; sa poudre a une teinte légèrement orangée, il est vénéneux, mais il n'est pas très-énergique. En Chine, on en fait des vases dans lesquels on laisse séjourner du vinaigre qui devient purgatif.

Ces sulfures seront facilement reconnus, et la propriété qu'ils ont de fournir de l'arsenic métallique, quand on les traite par de la potasse et du charbon; tous les trois, soumis à l'action de l'eau bouillante fournissent de l'acide arsénieux en dissolution.

Oxyde noir et poudre aux mouches. Ces deux substances sont le plus souvent en poudres, ou bien pelotonnées, d'un gris plus ou moins noirâtre, et sont considérées comme de l'arsenic plus ou moins oxydé. Si on les met sur des charbons ardents, elles répandent des vapeurs qui ont l'odeur de l'ail. Le sulfate de cuivre ammoniacal les change en poudre verte.

Elles sont vénéneuses, mais moins que l'acide arsénieux.

Poudre de Rousselot, pâte arsénicale du frère Côme. Ces composés arséniaux sont employés comme caustiques; mais comme ils renferment de l'acide arsénieux, ils peuvent être absorbés par la surface des plaies, et donner lieu à des accidents très-graves, et même à la mort.

On les reconnaîtra aux caractères suivants: couleur rouge, donnant une dissolution d'acide arsénieux si on les fait chauffer avec de l'eau. Cette dissolution évaporée fournit de l'acide arsénieux solide. (*V. Acide arsénieux.*)

Acide arsénique. Il est solide, blanc, très-acide, d'une saveur aigre et métallique; exposé à l'air il attire l'humidité, et devient liquide; mis sur les charbons il boursoufle, et finit par donner des vapeurs qui ont une odeur alliacée. Chauffé avec du charbon et de la potasse, dans un tube de verre, il fournit de l'arsenic (métal).

Sa dissolution précipite l'acétate de cuivre en blanc bleuâtre, le nitrate d'argent en précipite de l'arséniate d'argent, *rouge brique*. Si on la fait chauffer avec de l'acide hydrosulfurique, elle donne un précipité jaune. Ces précipités chauffés avec du charbon et de la potasse fournissent de l'arsenic (métal).

Arséniates, arsénites, traités par le charbon, ils sont décomposés comme les autres préparations arsénicales. *Les arséniates,* dissous, fournissent des précipités contenant l'acide arsénique; les *arsénites* dissous se comportent comme l'acide arsénieux, ainsi l'acide hydrosulfurique y produit un précipité jaune si on ajoute une goutte d'acide hydrochlorique.

La teinture minérale de Fowler, qui renferme de l'acide arsénieux uni à la potasse, et qu'on a employée dans le traitement des fièvres et d'autres maladies, est très-vénéneuse; aussi les médecins ne l'emploient qu'à de très-petites doses.

Arsénite de cuivre (vert de schéele), cette matière verte, pulvérulente, ou en forme de petits pains, répand l'odeur d'ail, si elle est mise sur les charbons ardents; si on la fait bouillir avec de l'eau de potasse elle donne de l'arsénite de potasse et de l'oxyde de cuivre. Le caractère le meilleur pour la distinguer est de réduire l'arsenic.

Cette préparation arsénicale a été souvent, et est quelquefois encore employée pour colorer les bonbons en vert. Aussi, comme cet arsénite est très-vénéneux, l'autorité veille-t-elle avec le plus grand soin à ce qu'il n'entre pas dans la coloration des bonbons. Dans le cas où l'on craindrait que leur malfaisance fût due à cet arsénite; pour s'en assurer, on détachera de la surface de plusieurs bonbons la matière colorante verte avec de l'eau en frottant légèrement, l'arsénite de cuivre se déposerait. Alors en le mettant sur des charbons rouges, on sentirait l'odeur d'ail, ou bien on le transformerait par la potasse en arsénite de potasse, qui serait reconnu à ses caractères.

Je le répète, toutes les préparations arsénicales sont vénéneuses, aussi les médecins ne les administrent qu'à de très-faibles doses.

Dans tous les cas d'empoisonnements, par leur introduction dans l'estomac, on doit employer le tritoxyde de fer hydraté. (*V. Acide arsénieux.*)

LESUEUR,
Professeur agrégé à la Faculté de médecine de Paris.

ARTÈRE (*anat.*), s. f., vaisseau conducteur du sang que le cœur pousse vers toutes les parties. L'une des conditions de l'existence des actes de composition et de décomposition, dont toute partie vivante est incessamment le siége, dans l'animal doué d'une organisation quelque peu compliquée, est l'abord du sang, mu avec une certaine rapidité. La force contractile du cœur pourvoit au besoin d'impulsion nécessaire, et la disposition des tubes artériels à la répartition générale du sang dans toute l'économie. Deux cavités contractiles, les deux ventricules du cœur, impriment par le mouvement alternatif dont chacune est animée, une force projective à chacune des deux colonnes de sang qui s'échappent du cœur. C'est à ces cavités que les premiers tubes distributeurs font suite. L'un est inséré au ventricule droit ; il se partage, après un court trajet, en deux branches dont l'une ouvre passage au sang vers l'un des poumons, et l'autre vers le poumon opposé.

Du ventricule gauche, un tronc également unique se divise aussi à peu de distance ; et ses divisions, elles-mêmes subdivisées, distribuent par une infinité de vaisseaux le sang dans toute l'économie animale.

Du ventricule droit aux poumons, il existe un premier arbre artériel ; du ventricule gauche à toutes les parties du corps, et aux poumons eux-mêmes, un second arbre artériel.

Le tronc du premier est nommé *artère pulmonaire ;*

Le tronc du second, *artère aorte.*

Les tubes d'un volume notable, qui appartiennent à ces deux souches, sont doués de parois élastiques prêtant à la force qui les dilate, mais revenant sur elles-mêmes après cette dilatation. A l'état de mort, la section transversale de ces ordres de vaisseaux en laisse la bouche béante, ou du moins, il y a peu d'affaissement. Si l'on exerce une traction dans le sens de la longueur du vaisseau, il cède encore dans une proportion considérable, pour revenir sur lui-même ; il se rétracte pendant la vie surtout. Une ligature faite avec un fil fin y imprime un cercle durable. Mais la continuité de toute l'épaisseur du tube n'en est pas altérée. Une piqûre très-étroite, pénétrante, est parfaitement bouchée. Une section longitudinale tend à devenir ronde ; une piqûre transversale peu considérable est alternativement intervertie par le sang et refermée par la réapplication de ses bords ; plus considérable, elle tend à devenir ronde par écartement des bords, surtout lorsqu'elle comprend les trois quarts de la circonférence de l'artère.

Les parois des tubes artériels absorbent par imbibition ; elles sont peu sensibles lorsqu'on les met à nu sur un animal vivant. L'inflammation leur fait perdre leurs propriétés élastiques ainsi que les acides faibles. Sous l'action inflammatoire, elles versent un produit remarquable ; c'est de la lymphe coagulée, qui peut établir rapidement des adhérences à la surface interne du vaisseau, si on oblitère sa cavité. Par suite de diverses alternatives de nutrition, les parois artérielles peuvent être fort lâches, et conséquemment les fonctions du vaisseau très déviées.

L'organisation des tubes artériels est compliquée. Il y a trois tuniques : une externe, celluleuse, résistant à la traction dans tous les sens, susceptible de conserver une dilatation considérable, lorsqu'elle a été long-temps détendue.

Une seconde, plus profonde et propre aux tubes artériels, est fibreuse, d'un blanc jaune, formé de fibres d'une obliquité presque transversale, prêtant, dans le sens transversal, jusqu'à une limite déterminée et se brisant au-delà une fois facilité, se resserrant d'elle-même après une dilatation, prêtant moins dans le sens longitudinal de l'artère ; c'est celle-ci qui se brise surtout lorsqu'une ligature très-serrée a été jetée autour d'une ar-

tère. C'est elle qui produit surtout l'écartement d'une section longitudinale du vaisseau ; elle concourt avec la tunique celluleuse à l'écartement transversal ; elle a peu de sensibilité. La troisième est la plus interne ; elle est concentrique à la précédente ; elle est mince, transparente ; c'est une sorte d'épiderme perméable sans résistance propre. Elle se brise dans le cas d'une ligature très-serrée.

Cette organisation est plus marquée dans les ramifications de l'arbre *aortique* que dans celle de l'arbre *pulmonaire.* La tunique moyenne est surtout plus prononcée, ses parois sont pourvus de vaisseaux plus petits. Les divisions du grand symphique se répandent dans leur épaisseur. La forme du tube artériel est cylindrique ; quoiqu'il diminue après avoir fourni des branches, il ne devient pas conique. Dans les petites artères, la tunique moyenne semble relativement plus énergique. Les divisions se séparent des vaisseaux qui les fournissent, sous toute espèce d'angles. Les divisions deviennent capillaires et communiquent avec les radicules veineuses, les interstices intimes des tissus, les radicules lymphatiques et celles des différents canaux excréteurs. Les branches ou rameaux s'anostomosent entre eux ; la distribution des divisions de l'un et de l'autre arbre artériel, étudiée à partir du tronc principal jusqu'aux ramifications les plus extrêmes, a fait admettre des désignations pour déterminer et spécifier chacun des vaisseaux principaux. En général, ces désignations ont été empruntées au nom de la région ou de l'organe dans lesquels se rend l'artère. Quelques noms ont été tirés des attributions affectées au vaisseau ; l'*artère, carotide* par exemple. Le chirurgien avait le soin de spécifier les artères un peu considérable ; le physiologiste n'avait soin que de constater la présence constante de ces vaisseaux ainsi que leur capacité relative. C'est donc surtout le chirurgien qui les a déterminés, et c'est principalement leur situation qu'il lui importait de connaître, c'est à cette situation qu'il a surtout attaché son attention ; c'est d'elle qu'il a tiré les dénominations qu'il leur a imposées.

De l'artère pulmonaire. L'arbre pulmonaire est bien plus restreint que l'arbre aortique. Son premier tronc, l'artère pulmonaire, apparaît couvert par les fibres charnus du ventricule droit à la base de celui-ci, à gauche au devant la base du ventricule gauche et du point où le tronc aortique s'isole lui-même de cette cavité musculaire. Sa membrane interne est continue à celle qui tapisse le ventricule ; elle fait à l'entrée trois replis sémilunaires ou *valvules,* que l'on a nommés sygmoïdes ; elles ouvrent leur cavité du côté de l'artère et s'abaissent du côté du ventricule, de manière à faire obstacle au sang qui retourne du vaisseau vers le cœur. La tunique moyenne est festonnée, elle a son adhérence au cœur, et ne se prolonge que de quelque lignes dans la profondeur des fibres charnus. La tunique celluleuse ou externe est commune avec cette dernière.

De ce point d'origine, le tronc de l'arbre pulmonaire est dirigé à gauche, accolé au côté antérieur et au côté gauche de l'aorte, s'enfonce et se divise en deux branches déjà indiquées. De ces deux dernières, la droite est la plus longue, la gauche est la plus courte ; elles se portent un peu obliquement dans le vaisseau de chaque poumon, là elle se partagent d'abord en autant de tubes principaux qu'il y a de lobes dans chaque poumon, trois à droite, deux à gauche, puis accolés à un vaisseau aérien et à une branche veineuse, ces rameaux se subdivisent jusqu'à la capillarité.

L'arbre aortique est bien autrement développé ; le tronc ou l'artère aorte s'isole de la base du ventricule gauche du cœur ; il fournit des branches qui se subdivisent elles-mêmes un grand nombre de fois, se rendent à toutes les parties du corps, en formant le tissu capillaire ; outre l'aorte (voyez ce mot), il existe des branches artérielles importantes que nous décrirons à leurs places dans ce Dictionnaire. (Voyez les mots *carotides*, *sous-clavière*, *brachiale*, *radiale*, *cubitale*, *cœliaque*, *colique*, *crurale*, *poplitée*, *tibiales*, *noms des principales artères*.)   SANSON-ALPHONSE.

ARTÈRES (maladies des) (*path.*). Ces maladies ne sont pas très-rares ; elle peuvent être produites par une cause externe ou interne ; nous examinerons successivement:

1° *Les plaies des artères ;* elles sont occasionnées par un instrument tranchant ou piquant, ou bien elles sont le résultat d'une forte contusion, d'une dilacération, suite, par exemple, de l'allongement extrême du vaisseau ou même de l'arrachement d'un membre. Les conséquences de la blessure ne sont pas les mêmes dans ces deux cas : dans le premier, si les trois tuniques de l'artère ont été ouvertes un peu largement par l'instrument vulnérant, et si le vaisseau est d'un volume un peu considérable, un sang d'une couleur rouge vermeille s'échappera par saccades correspondantes à chaque battement du cœur ; et le blessé, s'il n'est pas secouru, périra le plus ordinairement par l'effet de l'hémorrhagie. La plupart des morts sur le champ de bataille ont lieu ainsi. (Voyez pour plus de détails le mot *hémorrhagie*.) Si l'artère n'avait été que piquée, le sang s'échapperait peu à peu. Ce liquide pourrait alors former une tumeur connue sous le nom d'*anévrisme faux consécutif.* Une tumeur anévrismale peut se former pareillement, lorsque deux des tuniques ont été divisées seulement.(Voyez *Anévrisme.*) Dans le second cas, la solution de continuité de l'artère ayant été accompagnée de tiraillement, il est rare qu'il y ait une hémorrhagie ; cette circonstance s'explique par la résistance inégale et la rupture successive des tuniques interne et moyenne, qui, venant à se froncer, intercepte le cours du sang. On voit assez souvent une balle couper une artère en travers sans qu'il en résulte d'hémorrhagie.

2° *L'inflammation des artères* ou *artérite.* Cette maladie est encore aujourd'hui peu connue. On croyait autrefois que la rougeur de la tunique interne d'une artère observée après la mort, était un signe de l'inflammation de ce vaisseau, et comme cette coloration s'observe assez souvent, on avait voulu par là expliquer la fièvre, qui n'aurait été autre

chose que l'inflammation d'une partie du système artériel ; mais une observation plus attentive a appris que cette rougeur n'était qu'un effet cadavérique, dû à ce que le tissu de l'artère s'imbibait de sang après la mort. La vraie artérite est une maladie rare, ses causes sont souvent obscures ; elle peut être le résultat d'une blessure, de l'abus des boissons alcooliques, ou d'inflammations diverses ayant brusquement disparu, etc. Lorsqu'une artère est enflammée, ses parois rougissent, augmentent d'épaisseur et perdent leur élasticité. Leur friabilité est cause qu'elles se coupent lorsqu'on veut y appliquer une ligature ; de là le précepte de ne jamais lier une artère malade. Bientôt il y a secrétion d'une matière particulière qui peut s'organiser et obstruer le calibre du vaisseau ; cette propriété est précieuse ; car c'est sur elle que repose en partie l'application des ligatures et l'oblitération des artères. Lorsque l'inflammation est violente, il peut y avoir aussi formation de pus ; un autre phénomène remarquable est la coagulation du sang dans l'artère enflammée. Lorsque l'artérite est la suite d'une blessure, ou de l'application d'une ligature, elle est en général peu grave ; il ne se manifeste pas de symptômes généraux ; et les symptômes locaux sont assez obscurs. Lorsque au contraire, elle est le résultat d'une cause interne, et qu'elle a envahi une artère un peu considérable, l'artère principale d'un membre par exemple ; les symptômes sont plus intenses, il se manifeste de la fièvre, le vaisseau malade est le siège d'une vive douleur qui augmente par le toucher, il est tuméfié et paraît comme une corde tendue ; si la maladie continue à faire des progrès, son résultat sera, comme nous l'avons vu, l'oblitération du vaisseau, et si l'artère malade appartient à un membre, celui-ci, ne recevant plus de sang, sera frappé de gangrène ; la mort pourra même survenir plus tard. Quelquefois la circulation peut encore continuer par le moyen d'artères voisines, dans ce cas le membre diminue de volume et s'atropie seulement.

L'artérite étant une maladie rare, son traitement n'est pas bien connu ; on a indiqué cependant l'emploi des saignées, l'application des sangsues sur le lieu malade, ainsi que les autres moyens antiphlogistiques. Parmi les artères dont on a mentionné l'inflammation, nous devons citer l'aorte, surtout à son origine près du cœur. Dans cette maladie, qu'on a nommée *aortite*, on observe des phénomènes particuliers, qui néanmoins ressemblent beaucoup à ceux qu'on remarque dans les maladies du cœur ; tels sont, une vive douleur dans la région de l'organe malade, des palpitations, une tendance à se trouver mal, etc., en sorte que, dans l'état actuel de la science, on ne peut bien distinguer l'aortite qu'après la mort ; on trouve alors souvent, à la face interne de l'aorte, des plaques osseuses et des ulcérations, outre les altérations communes à l'inflammation des artères en général, et dont nous avons déjà parlé.

3° *L'ossification des artères* est une maladie fréquente chez les vieillards. D'après Bichat, sur dix personnes âgées de plus de soixante ans, sept en sont affectées. Ces concrétions osseuses se développent ordinairement par plaques, entre la tunique interne et moyenne, et peuvent envahir tous les points de l'arbre artériel; on les observe surtout dans l'aorte. L'ossification des artères du cerveau est une cause prédisposante de l'apoplexie. Le traitement des ossifications des artères n'est par connu; on a cependant proposé l'emploi d'une limonade préparée avec l'acide hydrochlorique, dans le but de dissoudre le phosphate calcaire qui forme ces concrétions. Mais on doit dire que l'action d'un pareil moyen est très-incertaine, et que surtout son usage n'est pas sans inconvénients.

    4o Rétrécissement et oblitération des artères. Le rétrécissement est souvent produit par l'épaississement des parois du vaisseau malade, ainsi que par le dépôt de concrétions osseuses. Cette même altération peut amener l'oblitération du vaisseau; oblitération qui peut reconnaître pour cause une inflammation de l'artère, l'application d'une ligature, la compression, etc. Le traitement de ces affections est au-dessus des ressources de l'art, et ordinairement la nature, en développant les artères collatérales, pourvoit à l'entretien de la circulation. Cependant chez les vieillards, l'oblitération d'une artère a souvent donné lieu à la gangrène des membres auxquels elle se distribuait.

    5o Ulcération et rupture des artères. Les ulcérations artérielles sont rares; elles sont produites par des pustules, ou des plaques osseuses qui ulcèrent la membrane interne de l'artère; d'autres fois elles surviennent spontanément sous l'influence du vice rhumatismal, de la syphilis, etc.; elles se terminent fréquemment par la rupture de l'artère, qui peut être occasionnée aussi par un coup, une chute ou une violence extérieure quelconque; mais il faut pour cela que l'artère soit déjà malade et que l'inflammation, par exemple, lui ait fait perdre son élasticité. Lorsque l'artère est située dans une des grandes cavités du corps, et que son volume est un peu considérable, sa rupture est promptement suivie de la mort, qui est même le plus souvent subite; c'est presque toujours par la rupture de la poche anévrismale que les personnes atteintes d'anévrisme succombent si promptement. (Pour les autres maladies des artères, voyez *Anévrisme, Hémorrhagie.*)

                         J.-P. BEAUDE.

    ARTÉRIEL (*anat.*), adj. Se dit des choses qui ont rapport aux artères; on dit les tuniques *artérielles,* pour indiquer les enveloppes qui forment les parois des artères : sang *artériel,* pour indiquer le sang qui est dans les artères, et qui est plus rouge et plus chaud que le sang veineux. Le canal *artériel* est un vaisseau qui, chez le fœtus, fait communiquer l'artère pulmonaire avec l'artère aorte, et qui, par conséquent, réunit les cavités droites du cœur avec les cavités gauche; ce fait qui modifie la circulation chez le fœtus et qui la rend analogue à celle des animaux qui ont un cœur à un seul ventricule, disparaît à la naissance; alors le canal artériel s'oblitère progressivement et forme ce que l'on nomme le ligament *artériel.* (Voy. *Circulation.*)   J. B.

    ARTÉRIOTOMIE (*chir.*), s. f.; du grec *temno,* je coupe, et *artéria,* artère; opération dans laquelle on ouvre une artère pour pratiquer une saignée; la *phlébotomie* consiste, au contraire, à inciser une veine pour en retirer du sang; c'est ce dernier moyen que l'on emploie le plus ordinairement. La blessure d'une artère donne lieu à un écoulement de sang qui s'arrête difficilement, et qui ne peut se cicatriser que par l'oblitération du vaisseau lui-même; ces circonstances ne permettent guère de pratiquer l'artériotomie que sur une seule artère; c'est celle dont on sent les battements à la tempe, et qui porte le nom d'*artère temporale,* sur laquelle on fait ordinairement cette opération; son petit volume et sa situation au devant des os du crâne, qui présentent ainsi un point d'appui pour la compression, font qu'on peut se rendre facilement maître du sang lorsqu'on en a retiré la quantité voulue. Pour pratiquer l'artériotomie, le chirurgien, après s'être assuré par les battements de la position de l'artère, fait sur la peau une incision de trois à quatre lignes avec un bistouri, de manière à couper l'artère en travers; lorsque le malade a perdu assez de sang, on place sur la petite plaie une compresse plissée en forme de pyramide, et on pratique une compression suffisante au moyen de tours de bandes dirigées autour de la tête; si cette compression était insuffisante on recourrait au bandage dit *nœud d'emballeur.* (Voyez ce mot.)

                         J. B.

    ARTÉRITE (*path.*), s. f., inflammation d'une artère. Voyez *Artères* (maladies des).

    ARTHRALGIE (*path.*), s. f., du grec *arthon,* articulation, et de *algos,* douleur. On désigne sous ce nom les douleurs des articulations.   J. B.

    ARTHRITE OU **ARTHRITIS** (*path.*), s. f., nom que quelques auteurs donnent à la goutte; on désigne aussi sous ce nom les inflammations des articulations. (Voyez *Goutte, Rhumatisme.*)   J. B.

    ARTHRITIQUE (*path.*), adj., qui a rapport aux articulations; on dit douleur arthritique, pour indiquer les douleurs qui sont occasionnées par la goutte.   J. B.

    ARTHRODIE (*anat.*), s. f., du grec *arthron,* articulation. Les anatomistes donnent le nom d'arthrodie aux articulations qui se font par des surfaces planes ou presque planes; l'articulation de la mâchoire inférieure, et celle des os du carpe ou du poignet sont des arthrodies.

                         J. B.

    ARTICHAUT (*bot.*), s. m. (*Cynara scolymus*), plante de la famille des Synanthérées, tribu des carduacées; c'est la fleur de la plante qui sert d'aliment lorsqu'elle n'est pas encore épanouie; ou, pour parler plus exactement, ce sont les enveloppes et le support des fleurs que nous mangeons. En effet, les feuilles d'artichauts ont des bractées, qui, comme le disent les botanistes, forment l'involucre; au lieu d'être sèches et coriaces, comme dans toutes les autres plantes, les bractées de l'artichaut sont épaisses, charnues à leur bord, et cette partie est mangeable. Les feuilles enlevées, on trouve le foin, qui est formé par la réunion d'une multitude de petites fleurs hérissées de poils qui sont implantées sur un disque concave appelé fond de l'artichaud (réceptacle des botanistes); ce réceptacle est charnu, épais comme la base des bractées, et se mange comme elles. L'artichaud bouilli dans l'eau, et assaisonné ensuite d'une sauce au beurre, est un aliment sain, de facile digestion, qui convient à tous les estomacs, même à la suite de maladies graves. Mais il n'est pas d'aliment plus malsain, plus indigeste, plus dépourvu d'éléments nutritifs que ces petits artichauds avortés que l'on mange crus, avec du vinaigre, de l'huile et du poivre ; et malheureusement ce sont les personnes dont l'estomac aurait le plus besoin de ménagement qui sont les plus portées vers ces mets détestables.   **Ms.**

ARTICLE (*anat.*). On emploie quelquefois ce mot pour désigner les articulations mobiles. On dit aussi pratiquer une amputation dans l'*article*, lorsque l'ablation d'un membre a lieu dans une articulation, et qu'il est inutile de couper l'os dans sa continuité. (Voyez *Amputation.*)   **J. B.**

ARTICULAIRE (*anat.*), adj., qui a rapport aux articulations; il y a des *vaisseaux* et des *nerfs articulaires*. Ce sont ceux qui se rendent aux articulations ou qui rampent autour; les capsules *articulaires* sont des ligaments larges qui enveloppent certaines articulations. Il y a aussi des ligaments *inter-articulaires* dans quelques articulations, et des apophyses *articulaires* aux vertèbres. **J. B.**

ARTICULATION (*anat.*), s. f.; c'est le mode d'union des os entre eux. Lorsque l'ossification a posé les limites d'un os, d'autres tissus, que le tissus osseux, unissent cette pièce à celles qui sont voisines. Cette jonction est opérée sous des conditions très-différentes. Il en résulte la possibilité ou l'impossibilité, aux pièces osseuses, de mouvoir les unes sur les autres ; et dans les cas où le mouvement est possible, les limites du déplacement produit présentent de nombreuses variétés. Sur ces variétés et les dispositions matérielles qui les imposent, sont fondées les classifications des articulations.

Les dispositions matérielles d'une articulation comprennent les dispositions de forme et d'étendue des surfaces par lesquelles les os correspondent, et les parties qui se prolongent d'un os à l'autre pour les unir. Quant aux mouvements que ces dispositions permettent, ce sont leur direction, leur étendue et le mode suivant lesquels ils s'opposent, qui établissent entre eux des différences.

Les surfaces de correspondances des os sont, dans certaines articulations, adhérentes entre elles; dans certains autres, elles sont entièrement libres d'adhérences.

Les moyens d'adhésions entre les points correspondants sont, ou des tissus fibreux très-courts, ou des membranes fibreuses, ou des faisceaux de tissus fibro-cartilagineux.

Les surfaces correspondantes, libres d'adhérences, sont constamment en contact, soit immédiatement, soit médiatement. Dans ce dernier cas il existe une lame intermédiaire, fixée directement à ses bords, et qui est lisse à ses surfaces de contact. Les plans osseux, non adhérents, glissent les uns sur les autres, ou sur ces lames intermédiaires; pour que ce glissement soit possible, ils sont revêtues de cartilage, de synovie. Secrétés par une membrane, propre les tissus qui empêchent que ces plans ne s'abandonnent inforés sur les côtés des surfaces correspondantes, sont ou des faisceaux de fibres blanches, ou des membranes d'un semblable tissu ; les premiers sont des ligaments, les seconds moyens d'union sont des capsules ; la forme des surfaces en contact contribue aussi, dans certain sens, à mettre obstacle au déplacement.

Sur ces diverses données les articulations ont été divisées en 1° mobiles ou *diarthroses ;* 2° immobiles ou *synarthroses;* 3° mixtes ou *amphiarthroses*, qui offrent une continuité réelle des surfaces correspondantes par des ligaments intermédiaires, et qui offrent quelques mouvements dus aux propriétés d'élasticité ou de mollesse des parties qui servent à les unir.

Les divisions secondaires des diarthroses sont : l'*énarthrose*, lorsqu'une tête est reçue dans une cavité, comme la tête du fémur dans la cavité cotyloïde (articulations *coxo-fémorales, scapulo-humérales*), celle du grand os au carpe ; l'*arthrodie* ou *diarthrose* plat, quand les surfaces articulaires sont planes ou à peu près planes ; exemples, les surfaces articulaires, par lesquelles les apophyses latérales et articulaires des vertèbres s'articulent entre elles ou avec les côtes ; le *ginglyme*, articulation qui ne permet de mouvements que dans un seul sens ; il se subdivise en *ginglyme angulaire* ou *charnière*, lorsque ces mouvements ont lieu en deux sens opposés, comme celui de la flexion et celui de l'extension. Il est parfait au coude, imparfait au genou ; en *ginglyme latéral*, lorsque la rotation est le seul mouvement possible qui est simple ou double ; simple, lorsque les deux ne touchent que par un point, doubles lorsqu'ils se touchent par deux. Un exemple du ginglyme simple est l'articulation de l'apophyse odontoïde avec l'atlas; on en trouve un double dans l'articulation des os de l'avant-bras entre eux. Les synarthroses ou immobiles sont divisées en *sutures*, lorsque les surfaces articulaires sont armées de pointes et creusées d'enfoncements par lesquels elles s'engrènent; 2° en *harmonie*, lorsqu'il n'y a pas juxta-position. Les os du crâne présentent ces deux ordres d'articulation; 3° en *gonphose*, lorsqu'il y a *implantation* des surfaces, les dents que les alvéoles renferment; 4° en *schindylése*, lorsqu'une lame osseuse est reçue dans la rainure d'un autre os, comme le bord extérieur du palatin dans l'ouverture du tissu maxillaire.

Les *amphiarthroses* ou *symphyses* se trouvent dans les articulations du corps des vertèbres, du pubis entre eux, des os des îles avec le bassin. (Voyez les noms particuliers de chaque articulation.)

                                        SANSON-ALPHONSE,

ARTICULATIONS (MALADIES DES) (*path.*). Ces maladies sont surtout remarquables par les dangers qu'elles entraînent, et souvent par un caractère de chronicité particulier ; elles sont assez nombreuses ; nous ne traiterons ici que des plaies des articulations, de leur inflammation simple, de la présence de corps étrangers dans ces mêmes articulations, et de leur hydropisie ou hydrarthrose, les tumeurs blanches, les entorses, les luxations, le rhumatisme, la goutte, seront l'objet d'articles spéciaux.

1° *Plaies des articulations.* Leur distinction en plaies *pénétrantes,* c'est-à-dire, telles que les surfaces articulaires de l'os ou les capsules synoviales puissent avoir le contact de l'air ; et plaies *non pénétrantes,* dans lesquelles les enveloppes extérieures sont seulement blessées, est des plus importantes. Les premières en effet sont loin d'être aussi graves que les secondes ; elles ne présentent même pas d'indications particulières, si ce n'est les soins que l'on doit donner pour prévenir une cicatrice vicieuse, qui serait gênante pour les mouvements que la partie doit exécuter. Au contraire, les plaies pénétrantes des jointures sont dangereuses, et plus d'une fois elles ont entraîné la mort ; la cause de ce danger est surtout due à la pénétration de l'air dans la cavité articulaire. Cet air agit en irritant les synoviales, et en viciant plus tard le pus et les autres sécrétions morbides, qui acquièrent alors des propriétés nuisibles. Le devoir du chirurgien, dans ces sortes de plaies, doit être de réunir au plus tôt les bords de la solution de continuité pour prévenir ce contact fâcheux ; lorsque la blessure a été faite par un instrument piquant, telle qu'un stylet, une alène, une baïonnette même, l'ouverture étant peu considérable, on peut espérer qu'elle se réunira ; de nombreux exemples prouvent en effet que ces sortes de plaies ont pu se guérir en quatre ou cinq jours et sans accidents ; lorsque l'articulation a été largement ouverte par un instrument tranchant, le danger est plus grave ; la réunion immédiate est plus difficile ; quelquefois cependant elle s'obtient, et le malade guérit sans accident ; mais trop souvent il n'en est pas ainsi ; la plaie ne se réunit pas, ou bien se rouvre après s'être d'abord fermée ; la cavité articulaire s'enflamme, se gonfle et devient le siége de douleur, souvent d'une acuité extrême ; la peau est tendue et luisante, mais elle n'est pas rouge. Il s'établit une suppuration roussâtre très-fluide qui baigne les surfaces articulaires des os et détermine l'ulcération des cartilages, et plus tard la carie des os ; la maladie se prolonge, des abcès se succèdent et se produisent même par sympathie dans d'autres articulations. L'économie entière ne reste pas étrangère à cette altération, la fièvre s'allume avec tous les symptômes qui lui servent de cortège ; le malade s'affaiblit à la longue, la suppuration l'épuise, et il succombe dans le marasme : quelquefois cependant il résiste au mal, et grâce aux secours de l'art, ou aux efforts de la nature, la quantité de pus diminue peu à peu, les douleurs se calment, et la santé revient après un temps très-long. Dans les petites articulations, entourées de coulisses et de membranes synovia-

les, telles que celles des doigts et des orteils, les symptômes sont en apparence moins graves, et la maladie marche avec plus de lenteur ; mais il faut encore s'en défieron : la voit parfois s'étendre par les gaines des tendons et envahir le membre entier en donnant lieu à des abcès successifs. Lorsque les plaies pénétrantes des articulations sont le résultat de déchirures ou de l'action d'instrument contondant, les divers accidents que nous venons d'énumérer sont alors presque inévitables ; ils peuvent se compliquer encore de tétanos, de convulsions, etc. Il faut encore remarquer que, dans les cas les plus favorables de plaies pénétrantes des jointures, à partir du troisième ou quatrième jour de la blessure, il survient presque toujours quelques symptômes inflammatoires, lors même que la plaie est réunie ; ces symptômes, il est vrai, se dissipent rapidement.

On reconnaîtra qu'une plaie faite à une jointure est pénétrante à l'inspection de la blessure, à la forme de l'instrument vulnérant, à sa direction, et surtout à l'écoulement d'un liquide limpide et visqueux comme du blanc d'œuf, qu'on appelle *synovie,* et qui est destiné à lubréfier l'intérieur de l'articulation. On doit toujours s'abstenir de sonder la plaie avec un stylet, manœuvre qui pourrait augmenter l'irritation.

Traitement. Les plaies des articulations pouvant être très-graves, les malades ne doivent jamais les négliger ; il importe surtout qu'ils appellent de très-bonne heure le chirurgien ; lorsque la plaie pénétrante est simple, on la réunira immédiatement ; l'articulation sera condamnée pendant huit jours au moins, et dans les cas les plus favorables, à un repos absolu ; en même temps le blessé sera soumis à une diète convenable et à un traitement antiphlogistique plus ou moins énergique, suivant les indications. Lorsque les désordres de l'articulation sont très-graves, qu'il s'agit par exemple de coups de feu, de plaies par instrument contondant, on doit s'abstenir de réunir ; cette précaution serait inutile et dangereuse même ; l'inflammation et la suppuration sont inévitables ; on doit se borner à en modérer la violence ; c'est donc encore aux antiphlogistiques qu'il faut avoir recours. Il paraît aussi que les irrigations continuelles avec de l'eau froide ont produit, dans beaucoup de cas, des effets merveilleux. Si dans le cours de la maladie, et par l'effet de la suppuration, le malade s'affaiblissait, s'il survenait une fièvre lente, il faudrait recourir alors aux légers astringents, aux toniques et aux fortifiants.

2° *Inflammation simple des articulations.* Il n'est question ici que de l'inflammation des jointures par une cause externe, telles que des coups, une chute, une plaie, etc. L'inflammation rhumatismale, ou rhumatisme articulaire aigu, sera traitée à part ; en parlant des plaies des jointures, nous avons indiqué la plupart des symptômes de l'inflammation articulaire. Ces symptômes sont surtout caractérisés par la rougeur, le gonflement et la douleur de la partie lésée ; portés au plus haut degré, ils s'accompagnent de fièvre et d'une réaction générale ; le mouvement de l'articulation est absolument impossible ; la mort même peut survenir. Quelquefois aussi l'inflammation a une marche lente et chronique dont il faut se défier.

La maladie peut se terminer par la résolution. Dans ce cas la rougeur, le gonflement et la douleur disparaissent peu à peu; ou par la suppuration, la capsule articulaire se remplit alors de pus, celui-ci, quand il n'existe pas de plaie qui permette son écoulement, se fait jour directement en dehors, en formant d'abord un abcès sous la peau, ou bien il fuse entre les muscles et l'inflammation se propage; rarement ce pus est absorbé. Un des caractères de l'inflammation des jointures est l'atrocité de la douleur, lorsque la cavité articulaire est ouverte, ou qu'elle est distendue par le pus. Quelquefois la maladie, sans se résoudre, ni se terminer par la suppuration, passe à l'état chronique; le gonflement persiste, il augmente même, et peu à peu l'affection prend les caractères d'une tumeur blanche (voyez ce mot); mais presque toujours alors il existait une prédisposition scrophuleuse, et l'inflammation articulaire n'a fait que la réveiller et en localiser l'effet. Le traitement de l'inflammation des jointures est entièrement antiphlogistique; on appliquera un bon nombre de sangsues à la fois, ou successivement sur l'articulation malade, qu'on enveloppera ensuite d'un large cataplasme émollient; une saignée serait pratiquée s'il survenait quelques symptômes fébriles; mais par-dessus tout, ce qui est essentiel et ce que pourtant on n'obtient pas toujours facilement du malade, c'est le repos absolu et longtemps prolongé de la partie malade.

3° *Corps étrangers dans les articulations.* Ils peuvent être venus du dehors; tels seraient une balle, la pointe d'un instrument tranchant, etc. Comme ils ajoutent à l'irritation, on doit se hâter de les extraire; d'autres fois ces corps se forment d'eux mêmes dans l'intérieur de l'articulation; ils se présentent alors sous forme de petits corps durs arrondis ou aplatis, le plus souvent de nature cartilagineuse; leur nombre et leur volume varient beaucoup. Ils sont en général libres d'adhérences. La cause de ces concrétions n'est pas bien connue; le chirurgien Monro les regardait comme des fragments de cartilages détachés; selon d'autres, ces petits corps, produits hors de la cavité articulaire, y auraient été engagés peu à peu, et auraient fini par perdre leur adhérence primitive; quoi qu'il en soit, la présence de ces concrétions occasionne quelquefois d'assez vives douleurs ou gêne les mouvements; il est en général facile de les sentir avec le doigt; rarement en effet ils sont accompagnés d'engorgement ou d'une plus grande sécrétion de synovie. Ils surviennent tantôt sans causes connues, tantôt à la suite de chute, ou de coups sur une articulation. Deux moyens de traitement ont été proposés pour remédier à l'incommodité qu'ils occasionnent; dans le premier, on tâche d'amener le corps étranger dans un petit coin de l'articulation, où par sa présence il ne puisse gêner aucun mouvement, et on le maintient dans cette place au moyen d'une compression plus ou moins longtemps prolongée; on se sert dans ce but de bandages particuliers; au bout d'un certain temps le petit corps disparaît ou cesse d'être mo-

bile; cette opération échoue néanmoins souvent. Dans le second moyen de traitement, on extrait le corps étranger par une incision faite à l'articulation; cette opération n'est pas sans danger, et dans beaucoup de circonstances elle a été suivie de la mort; ce qui n'étonnera pas, si on se rappelle ce que nous avons dit de la gravité des plaies des articulations; nous devons ajouter cependant qu'entre les mains de quelques praticiens cette opération a été presque sans danger; la guérison même de la petite plaie a été très-prompte; en résumé, voilà, selon M. Velpeau, la règle que la prudence doit prescrire en pareil cas : tant que le corps cartilagineux ne cause qu'une gêne légère, il faut engager la personne à le supporter; s'il trouble réellement les fonctions de la jointure, la compression est indiquée; lorsqu'il résiste aux bandages, on doit songer à l'extraire par une incision, à moins que, par la position de ce corps ou par d'autres circonstances, l'opération ne soit contre-indiquée.

4° *Hydropisie de l'articulation* ou *hydrarthrose* (du grec *udor,* eau, et *arthron,* articulation). Cette affection n'est pas rare, elle est caractérisée essentiellement par une accumulation de liquide dans l'intérieur de la cavité articulaire. Ce liquide est sécrété par les membranes synoviales. Parmi les articulations, le genou en est surtout fréquemment atteint; viennent ensuite le coude et le coude-pied. Les caractères de cette maladie sont les suivants: l'articulation affectée se gonfle, sans pourtant être bien douloureuse; si on appuie légèrement les doigts sur les points où la saillie est plus prononcée, on éprouve la sensation d'un liquide situé au-dessous; en un mot, on sent la fluctuation; au genou et par suite de la disposition anatomique, on aperçoit, sur les côtés de la rotule, deux de ces saillies formées par l'accumulation du liquide. L'hydrarthrose abandonnée à elle-même peut se guérir peu à peu, ou bien passer à l'état chronique, et occasionner plus tard de graves désordres; on a vu des tumeurs blanches, des ulcérations et des abcès en être la suite. De nombreuses causes peuvent la produire; tantôt elle survient après de longues marches, c'est alors le genou ou le coude-pied qui en est le siége; tantôt elle est due à des coups, des chutes et d'autres violences extérieures; elle succède parfois au rhumastisme articulaire aigu; les autres causes sont : le vice goutteux rhumatismal, la syphilis, quelquefois même l'usage du baume de Copahu; dans quelques circonstances, chez les sujets lymphatiques, surtout ceux qui habitent des lieux humides, on voit la maladie survenir peu à peu et s'emparer d'une jointure, presque à l'insu de l'individu affecté. Le mal est alors plus difficile à guérir; pour le traitement on suit la règle suivante : lorsque l'affection est à son début, et qu'elle se présente avec des caractères inflammatoires, on a recours aux antiphlogistiques, aux sangsues, aux cataplasmes et au repos; plus tard, lorsqu'elle tend à passer à l'état chronique, on emploie les diurétiques, les vésicatoires, les frictions sèches ou avec l'onguent napolitain, les fumigations aromatiques et surtout la compression au moyen de bandes roulées. Ce dernier moyen joint à l'immobilité absolue de la jointure a amené de nombreuses guérisons. La ponction de la tumeur pour en évacuer le liquide est une opération dangereuse qui doit être en général rejetée.

J.-P. BEAUDE.

ARUM (bot.), s. m. Genre de la famille des Aroïdées, dont la plupart des espèces sont exotiques. Parmi celles-ci, deux ont des racines composées presque uniquement de fécule, et qui servent d'aliment dans les pays chauds. L'une d'elles, l'*Arum esculentum*, prospère dans toutes les régions tropicales, et s'avance au nord jusqu'aux îles Canaries; ses racines sont devenues énormes par la culture, les feuilles se mangent aussi cuites comme nos épinards. L'autre, l'*arum sagittæfolium*, est appelé chou caraïbe; il est cultivé dans toutes les Antilles et dans l'Amérique septentrionale, et on mange ses racines comme celles du précédent. Il est fort remarquable que la plupart des autres espèces, telles que l'*arum seguinum*, et notre *arum vulgare*, sont vénéneuses; mais ce principe vénéneux est tellement volatil, que la chaleur la plus faible suffit pour le faire disparaître. Cependant, Bulliard rapporte l'exemple d'enfants morts pour avoir mangé des feuilles de pied-de-veau (*arum vulgare*), qu'ils avaient prises pour des feuilles d'oseille. Leur âcreté est telle, qu'appliquées sur la peau, elles font lever rapidement des ampoules. La racine contient beaucoup de fécule; le principe âcre serait détruit en faisant bouillir ou chauffer cette racine, et il est des pays où le pied-de-veau est si commun, qu'on pourrait y recourir dans des temps de disette.   Ms.

ARYTHÉNOIDE (anat.) adj. pris subst. Nom que l'on a donné à deux petits cartilages du larynx. Ces deux cartilages, qui sont situés à la partie postérieure et supérieure du larynx, concourent à former la glotte. (V. *Larynx*, *Voix*.)   J. B.

ASCARIDE (zool.) s. m. Nom d'un genre de vers qui se développent dans les intestins. Ce genre a été divisé en plusieurs espèces. (V. *Vers*.)

ASCITE (path.)s. f. C'est l'hydropisie abdominale, ou un épanchement de sérosité qui a lieu dans la cavité du péritoine. Pour les causes et le traitement de cette maladie, voy. *Hydropisie*.)   J. B.

ASPARAGINE (chim.|) s. f. C'est un principe que l'on retire de l'asperge, l'on a cru qu'il était la partie active du végétal : des expériences ont prouvé son peu d'action comme médicament. Il n'est pas employé en médecine.   J. B.

ASPERGE (bot.) s. f. (*Asparagus*) (du grec *asparagos*; les Grecs appelaient ainsi toutes les jeunes pousses des plantes). Genre de la famille des asparaginées. Deux espèces sont employése en médecine.

L'ASPERGE OFFICINALE (*asparagus officinalis*). Elle est sauvage dans plusieurs contrées sablonneuses de la France ; sa racine était autrefois comptée au nombre des substances diurétiques, on la donnait en infusion à la dose d'une once par pinte d'eau ; abandonnée maintenant en médecine, quoique ses propriétés soient incontestables, l'as-

perge est devenue une plante alimentaire avant tout, ce sont les jeunes pousses ou turions que l'on récolte au moment où ils sortent de terre ; ils sont d'un tissu tendre, abreuvé de sucs aqueux; la partie inférieure de la plante, qui est blanche, un goût amer qui la fait négliger; l'on se contente de manger la partie terminale qui est verte. Les asperges, ainsi mangées, sont non-seulement un aliment sain et de facile digestion, mais elles excitent encore une influence bien marquée sur les urines dont la quantité est accrue, et dont l'odeur, devenue très-fétide, annonce un changement dans leurs principes constituants. Les asperges conviennent au plus haut degré aux personnes menacées ou affectées de goutte, d'hydropisie, d'asthme, de palpitations, d'étouffement, de gonflement des jambes, de maladies de cœur et d'anévrysmes.

L'*ASPERGE AMÈRE* (*asparagus amarus*) vient dans les contrées méridionales ; c'est elle qui sert à la fabrication du sirop de pointes d'asperges, dont M. Broussais a enrichi la thérapeutique : suivant ce célèbre professeur, ce sirop aurait tous les avantages de la digitale, sans avoir aucun de ses inconvénients; il le prescrit comme calmant, dans toutes les maladies du cœur, soit qu'elles dépendent d'un changement de volume de cet organe, ou de l'accélération de ses mouvements sous l'influence du système nerveux. Son action, quoique peu prononcée, est cependant incontestable, et c'est un de ces médicaments dont on peut augmenter les doses sans avoir à craindre le moindre danger. Ce sirop convient aussi dans le cas de toux, de catarrhes, d'excitation du système nerveux, et de chlorose.   MARTINS.

ASPHALTE (mat. méd.) s. m., du grec *asphalizein*, fortifier. C'est le nom que l'on a donné au bitume de Judée, que l'on recueille à la surface de la mer Asphaltique ou mer Morte; ce bitume est inflammable, solide, noir, vitreux, se casse facilement. On l'emploie dans la préparation de quelques onguents et emplâtres; on en retire par la distillation une huile volatile qui est employée par les médecins allemands comme antispasmodique.   J. B.

ASPHYXIE (path.), s. f. du grec *a* privatif et *sphyxis*, pouls; sans pouls. Etat de mort apparente, produit par la suspension primitive de la respiration. Une des conditions les plus indispensables à l'entretien de la vie chez l'homme est l'introduction dans l'intérieur de la poitrine d'une certaine quantité d'air, destiné à régénérer et à revivifier le sang ; c'est ce qui constitue l'acte de la respiration (V. ce mot); si par une cause quelconque un autre gaz est substitué à l'air atmosphérique, ou bien si ce dernier ne peut pénétrer dans la poitrine jusqu'aux poumons, l'asphyxie survient et la mort est imminente. On conçoit que cette suspension de la respiration peut arriver de plusieurs manières différentes, et qu'il existe divers genres d'asphyxie; comme tous néanmoins présentent quelques symptômes communs, nous allons en donner une description empruntée surtout à un physiologiste moderne. La première sensation qu'éprouve le malheureux privé d'air est un sentiment d'angoisse très-prononcé; bientôt ce sentiment est porté à l'extrême, et pendant tout le temps qu'il est éprouvé l'individu fait des soupirs, des bâillements et cherche à dilater sa poitrine. Ensuite, surtout si la respiration a continué de se faire un peu et que l'asphyxie soit graduelle, à ce sentiment d'angoisse s'ajoutent des vertiges, des lourdeurs de tête; la face devient violette, bleue, ainsi que les lèvres et souvent toute la surface de la peau. En troisième lieu, après une ou deux minutes, même plus si l'individu a pu respirer incomplétement, il y a perte de connaissance, les mouvements cessent, c'est alors qu'il y a mort apparente; il ne reste plus en effet de vie sensible que la circulation du sang; celle-ci s'arrête bientôt; la chaleur du corps pourtant persiste assez longtemps chez l'asphyxié; mais ce n'est plus qu'un cadavre; à l'ouverture du corps on trouve en général les poumons, les veines et les cavités droites du cœur gorgés d'un sang noir, qui a perdu la propriété de se coaguler; nous remarquerons néanmoins que ces derniers phénomènes ne sont pas toujours constants. On a beaucoup exagéré le temps qu'un homme pouvait rester sans respirer, et on a même parlé de plongeurs qui avaient pu demeurer sous l'eau pendant plus d'un quart d'heure; ces faits ne sont pas d'accord avec les observations et les expériences modernes, et il paraît prouvé que trois minutes de suspension *complète* de la respiration suffisent pour donner la mort; il est vrai que beaucoup de noyés ont pu être rappelés à la vie après un séjour bien plus prolongé sous l'eau; mais on ne doit pas oublier que la plupart d'entre eux, par suite de leurs efforts, viennent de temps en temps à la surface du liquide, où ils peuvent faire quelques inspirations; l'asphyxie se fait alors d'une manière lente et incomplète.

Les divisions purement classiques des espèces d'asphyxie devant être rejetées d'un ouvrage de cette nature, nous les distinguerons d'après leurs causes et leur fréquence en :

1° Asphyxie par la vapeur du charbon, des fours à chaux, des cuves contenant des matières végétales en fermentation, etc.;

2° Asphyxie par air ou gaz méphitique des fosses d'aisances, des égouts, etc.;

3° Asphyxie par submersion, ou des noyés;

4° Asphyxie par strangulation, ou des pendus;

5° Asphyxie par la foudre;

6° Asphyxie par le froid;

7° Asphyxie des nouveaux-nés.

Nous traiterons à part et aux articles *congélation, froid, électricité, foudre,* de l'asphyxie par le froid et par la foudre.

1° *Asphyxie par la vapeur du charbon, des fours à chaux, des cuves contenant des matières végétales en fermentation,* etc. Ce genre d'asphyxie est le plus fréquent après celui par submersion; il est dû surtout à l'action délétère de l'acide carbonique, résultat de la combustion du charbon, de la décomposition des calcaires dans la fabrication de la chaux, et de la fermentation alcoolique du vin, du cidre, etc.; il peut avoir été choisi comme moyen de suicide, ou être le résultat de l'ignorance ou de l'imprudence; beaucoup de personnes, en effet, croient à tort que le charbon une fois allumé ou bien la braise ne présentent aucun danger; c'est une erreur que beaucoup d'individus ont payée de leur vie; les symptômes particuliers de l'asphyxie par l'acide carbonique ne sont pas toujours constants; ceux qu'on observe le plus souvent sont d'abord un sentiment de pesanteur à la tête; le malade ne peut la soutenir, il éprouve bientôt une violente céphalalgie avec un sentiment de faiblesse et d'angoisse; il lui semble qu'on presse avec force sur ses tempes; à ces premiers symptômes succèdent des tintements d'oreilles, le trouble de la vue, des tournoiements de tête; les forces diminuent rapidement, en même temps qu'une propension invincible porte l'asphyxié à se livrer à un sommeil précurseur de la mort. Pendant tout ce temps le cœur bat avec rapidité et violence, la peau est souvent couverte de sueur; mais bientôt tout mouvement cesse, l'intelligence s'éteint, la respiration devient de plus en plus gênée et s'arrête ainsi que la circulation du sang; l'asphyxié paraît mort. En cet état, la chaleur du corps persiste longtemps, la face est rouge, quelquefois pâle; les membres conservent leur mollesse et leur flexibilité; rarement ils sont raides et contournés; dans quelques cas enfin les urines et les excréments sont rendus involontairement.

Pour prévenir l'asphyxie par l'acide carbonique, il faut éviter de s'exposer aux vapeurs du charbon, des liquides en fermentation et des substances capables de laisser dégager de l'acide carbonique en grande quantité; n'allumer de la braise dans un appartement qu'en la plaçant sous une cheminée à bon tirage; et si l'on éprouvait le mal de tête et le malaise précurseur de l'asphyxie, se hâter d'ouvrir les portes et fenêtres pour respirer un air frais; on ne doit descendre dans les caves et entrer dans les lieux où existent des liquides en fermentation, qu'après s'être assuré qu'une chandelle ne s'y éteint pas après avoir brûlé dix à quinze minutes ; on sait néanmoins qu'un homme peut encore vivre quelque temps dans un air qui ne permet pas aux chandelles de brûler.

Traitement et secours. Après avoir retiré l'individu asphyxié du lieu dont l'air est vicié, on doit le placer dans un endroit frais et aéré, à l'air libre, même sans craindre le froid; on le déshabillera; et après l'avoir assis sur une chaise ou un fauteuil on tâchera de rétablir la respiration en comprimant légèrement et d'une manière alternative la poitrine et le ventre afin d'imiter le jeu de la respiration; après trois ou quatre tentatives de ce genre, on aura recours aux affusions d'eau froide. Celles-ci se pratiquent en emplissant un verre d'eau la plus froide possible, et le projetant brusquement sur le visage de l'asphyxié; on recommence cette manœuvre plusieurs fois, et toutes les huit ou dix minutes on renouvelle la compression alternative de la poitrine et du ventre; lorsque la respiration se rétablit, et que le malade éprouve des frissons et du tremblement, on cesse les affusions d'eau froide, et on réchauffe le malade en le plaçant dans un lit bassiné, et en l'entourant de linge chaud; on peut aussi se servir, dans le même but, de vessies ou de bouteilles pleines d'eau très-chaude. On lui fera prendre pour boisson de la limonade ou de l'eau vinaigrée (une cuillerée à bouche par verre d'eau), ou selon les circonstances et l'état de faiblesse, on administrera quelques cuillerées d'un vin généreux; il sera important d'appeler le plus tôt possible un homme de l'art, auquel le traitement devra être confié. Les secours indiqués ci-dessus doivent être administrés avec promptitude et continués longtemps; on les a vus, en effet, n'être efficaces qu'après cinq ou six heures de tentatives.

2° *Asphyxie par air ou gaz méphitique des fosses d'aisances, des égouts,* etc. Ces gaz sont composés principalement d'acide hydro-sulfurique (hydrogène sulfuré), d'azote et d'ammoniaque; vulgairement ils portent le nom de *plomb.* Les symptômes auxquels ce genre d'asphyxie donne lieu varient d'intensité suivant la quantité de gaz hydrogène sulfuré existant dans l'air vicié, la durée de l'empoisonnement, le tempérament, etc.; tantôt on n'observe que du malaise, une respiration gênée et irrégulière, des envies de vomir, et quelquefois de légères convulsions; tantôt l'individu a la sensation d'un poids qui lui comprimerait fortement la tête et la poitrine; et il tombe rapidement sans connaissance; le corps est alors souvent froid; les yeux sont ternes, les contractions du cœur tumultueuses et fréquentes, la respiration courte, irrégulière, et très-gênée. D'autres fois il existe de l'agitation, de violents mouvements convulsifs; le malade pousse des cris, des gémissements. Ce genre d'asphyxie est très-souvent mortel, et la convalescence est en général fort longue.

Pour prévenir tous ces accidents, il faut prendre un certain nombre de précautions indiquées avec détail dans un ouvrage que je viens de publier, intitulé *Nouvelles recherches sur les secours à donner aux noyés et aux asphyxiés, Paris* 1835. Ces précautions consistent, toutes les fois que l'on veut procéder au curage d'une fosse d'aisance ou d'un égout, ou même réparer ceux-ci lorsqu'ils sont vides :

1° A introduire une chandelle allumée dans le lieu suspect, et à s'assurer si elle continue à brûler pendant 10 à 15 minutes. Il faut remarquer, à ce sujet, qu'il y a quelquefois une explosion produite par la combustion du gaz hydrogène sulfuré, et que, lors même que la chandelle continue à brûler sans s'éteindre, on ne doit pas conclure qu'il soit toujours possible de descendre impunément.

2° A percer avec une perche la croûte qui se forme au-dessus des matières fécales, et à brasser celles-ci à fond après qu'on aura procédé pendant une demi-heure à la ventilation, dont il sera parlé plus bas.

3° A ne permettre à aucun ouvrier de descendre sans être muni d'un bridage, afin qu'on puisse le retirer facilement, s'il venait à être incommodé.

4° A procéder à la ventilation. Pour cela le meilleur moyen consiste à suspendre un réchaud allumé à l'ouverture du lieu infecté; on surmonte ce réchaud d'un long tuyau en tôle, afin de favo-

riser le tirage; l'appareil de *Wuettig* (voyez l'ouvrage cité) serait encore préférable, si l'on pouvait se le procurer.

Les autres moyens de désinfection proposés sont l'emploi du chlorure de chaux pour neutraliser les gaz délétères, l'introduction d'un réchaud dans l'intérieur de la fosse ou de l'égout, afin de détruire par la combustion ces mêmes gaz.

Traitement et secours. On devra, comme dans les cas de l'asphyxie précédente, se hâter de retirer l'individu du lieu infecté, l'exposer au grand air; il est prudent, avant de s'occuper des secours, d'asperger son corps et ses vêtements avec de l'eau chlorurée, afin de se garantir des émanations dangereuses; on pratiquera ensuite les affusions d'eau froide dont nous avons parlé plus haut, et l'on fera respirer avec prudence un mélange dégageant du chlore; si le malade avait avalé du liquide contenu dans la fosse, on devrait se hâter de provoquer le vomissement avec une plume ou au moyen de l'émétique, dès que le malade pourra avaler; on se conduira ensuite comme dans les cas d'asphyxie par la vapeur du charbon (v. plus haut). Lorsqu'il y a à la fois asphyxie et submersion dans le liquide des fosses d'aisances, le cas est des plus graves; on aura alors recours seulement aux frictions, à l'application de la chaleur; on pourra tenter encore quelques affusions d'eau froide, mais sur la face seulement.

3° *Asphyxie par submersion, ou des noyés.* C'est le genre d'asphyxie le plus fréquent. Lorsqu'un individu se noie, il s'agite en général violemment et parvient ainsi à gagner de temps en temps la surface où il respire; il retombe ensuite, saisit tous les corps qui se présentent à sa main, gratte même le fond de l'eau; mais peu à peu ses forces s'affaiblissent, et il éprouve les symptômes généraux de l'asphyxie; celle-ci a lieu, en général, d'une manière lente, et l'angoisse du noyé peut se prolonger assez longtemps; d'autres fois l'individu perd connaissance en tombant dans l'eau, soit par suite de la frayeur, soit par l'impression de l'eau froide, soit frappé d'une attaque d'apoplexie; la mort est alors plus prompte et exempte de douleur. L'aspect du cadavre n'est pas le même dans tous ces cas. Les signes particuliers les plus constants de la mort par submersion, sont une face en général pâle, quelquefois violacée; une bave écumeuse à la bouche, dans le fond de la gorge et dans les bronches; enfin la présence d'une quantité d'eau variable, souvent considérable, dans l'estomac. Les bronches en contiennent même le plus souvent une quantité plus ou moins appréciable.

Les moyens de prévenir l'asphyxie des noyés consistent surtout en des mesures de police bien ordonnées; la sollicitude de l'administration doit veiller à ce que les secours à donner soient complets, prompts et sûrs; il existe pour cela, dans la capitale, des boîtes et armoires de secours; le zèle des personnes qui retirent les noyés est en outre stimulé par des récompenses. L'instinct admirable des chiens de Terre-Neuve, qui consiste à sauver les personnes en danger de se noyer, m'avait fait penser, il y a quelques années, à les utiliser pour le service des secours de la ville de Paris; les premiers essais n'ont pas été satisfaisants; je crois toutefois qu'il n'eût peut-être pas été impossible, avec le temps et de la persévérance, d'arriver à un résultat plus heureux, si des circonstances, qu'il me serait pénible de détailler, n'eussent fait échouer complétement mes efforts.

Traitement et Secours. Après qu'un noyé a été retiré de l'eau, une des premières choses qui frappe est l'abaissement considérable de la température du corps; ce froid est dû surtout à l'eau répandue sur le corps et sur les vêtements, laquelle se volatilise en enlevant une grande quantité de calorique. Une indication urgente est donc de réchauffer le noyé; mais avant, et sur le lieu même, on devra tenter quelques essais pour rétablir la respiration. « Pour cela on comprimera doucement et par intervalles le bas-ventre de bas en haut, et l'on en fera, en même temps, autant pour chaque côté de la poitrine, afin de faire exercer à ces parties les mouvements qu'elles exécutent lorsqu'on respire. « (Instruction du Conseil de salubrité, 30 avril 1835.) Pendant ces essais, qui ne devront pas durer plus d'une minute, on tiendra la tête un peu plus bas que le corps, durant l'espace de quelques secondes, et cela dans le but de mieux faire sortir l'eau; mais, dans aucun cas, on ne devra suspendre le noyé par les pieds, ni le rouler dans un tonneau, comme une affligeante routine le faisait pratiquer autrefois.

« Si le noyé est trop éloigné du lieu où les secours devront lui être administrés, pour que le transport puisse être effectué en moins de cinq à six minutes, et si la température est au-dessous de zéro, s'il gèle, il convient d'ôter les vêtements du noyé en s'aidant de ciseaux, afin de procéder plus vite; d'essuyer le corps, de l'envelopper dans une ou plusieurs couvertures de laine, ou encore de l'entourer de foin, en laissant toujours la tête libre, et de le porter ainsi au lieu où l'on devra continuer les secours. » (Instruction citée.) Arrivé à ce lieu, le noyé sera déshabillé, si déjà il ne l'a pas été; on le réchauffera par les moyens indiqués, la bassinoire, les fers à repasser, etc.; on l'enveloppera d'une couverture en laine, et, en même temps, on recommencera les essais de pression alternative de la poitrine et du ventre pour rétablir la respiration; la tête et la poitrine seront maintenues un peu élevées. « Tout en employant les moyens nécessaires pour réchauffer le noyé, et pour rétablir la respiration, on le frictionnera avec des frottoirs de laine sur les cuisses, les bras, et, de temps à autre, de chaque côté de l'épine du dos; on brossera doucement, mais longtemps, la plante des pieds, ainsi que le creux des mains. On pourra aussi frotter, avec les frottoirs en laine, le creux de l'estomac, les flancs, le ventre et les reins, dans les intervalles de temps où l'on n'y promènera pas (à travers des linges) la bassinoire ou les fers à repasser. Si le malade donne quelques signes de vie, il faut continuer les frictions ainsi que l'emploi de la chaleur, mais bien se garder d'entreprendre quelque chose qui puisse gêner même légèrement la respiration; si le noyé fait quelques efforts pour respirer, il faut discontinuer pendant quelque temps toute ma-

nœuvre qui pourrait comprimer la poitrine ou le bas-ventre. Si pendant les efforts, plus ou moins pénibles, que fait le noyé pour respirer l'air ou pour le faire sortir, on s'aperçoit qu'il a des envies de vomir, il faut introduire au fond de la bouche d'une plume et la chatouiller, à peu près comme on le pratique, lorsque, pour se faire vomir, on introduit un doigt, le plus avant possible, au fond du palais. Dans aucun cas, il ne faut introduire le moindre liquide dans la bouche du noyé, à moins qu'il n'ait repris ses sens, et qu'il puisse facilement avaler. Si alors le médecin n'est pas encore arrivé, on peut faire prendre au malade une cuillerée d'eau-de-vie camphrée ou d'eau de mélisse spiritueuse étendue de moitié d'eau, etc. » (Instruction citée.) Les émissions sanguines ne devront être pratiquées que d'après l'avis exprès du médecin. Nous n'avons pas parlé de deux autres moyens de secours, parce qu'ils exigent des instruments particuliers qui ne sont pas entre les mains de tout le monde; le premier de ces moyens doit être employé immédiatement après l'accident; il consiste à aspirer avec une *seringue à air* l'eau, l'écume et les mucosités qui peuvent se trouver dans les voies aériennes; dans le second moyen, qu'on ne doit mettre en usage qu'après une demi-heure de tentatives inutiles, la fumée d'un mélange d'espèces aromatiques sèches est introduite dans le fondement du noyé, au moyen de l'appareil dit *machine fumigatoire*. Je renvoie, pour plus de détails, à mon ouvrage déjà cité.

4o Asphyxie par strangulation, ou des pendus. L'asphyxie par strangulation comprend, non-seulement la simple constriction du cou par un lien circulaire, comme dans le supplice du garrot usité en Espagne, mais encore la suspension ou pendaison. Il n'est pas nécessaire pour que l'asphyxie par suspension ait lieu, que la totalité du corps soit élevée au-dessus du sol; j'ai prouvé, à l'occasion d'un suicide célèbre, que la pendaison pouvait s'accomplir lors même que les pieds touchaient terre; bien plus, il n'est pas très-rare de voir dans les hôpitaux et prisons de Paris des individus couchés se suicider par strangulation sans que le tronc ait quitté le sol.

La mort dans la strangulation n'est pas toujours le résultat de la suffocation; elle est souvent due à une attaque d'apoplexie, par suite de la compression des veines du cou; et, même dans quelques cas de pendaison, surtout avec traction sur le corps ou sur le lien, elle peut être le résultat d'une lésion de la moelle épinière.

Symptômes. La perte de connaissance survient en général assez promptement; la vue se trouble et des flammes bleuâtres apparaissent devant les yeux; la mort survient ensuite dans un espace de temps variable. Lorsqu'elle est le résultat de l'apoplexie, la face est rouge, tirant sur le bleu, les veines du cou et de la face sont gonflées, la langue est tuméfiée et livide, les yeux sont rouges et proéminents. Dans le cas d'asphyxie simple, la face est plus généralement pâle; il existe de l'écume, souvent sanguinolente, au gosier et dans la bouche. Quand il y a asphyxie et apoplexie, les signes indiqués ci-dessus sont plus variables ; on observe en outre que les doigts sont fortement contractés, comme pour serrer un objet renfermé dans la main.

Traitement et secours. On ne doit s'occuper des moyens de rappeler la chaleur que dans le cas seulement où le corps du pendu serait resté assez longtemps exposé au froid. Il faut de suite songer à rétablir la respiration. Au reste, nous ne pouvons mieux faire que de donner ici un extrait de l'instruction adoptée par le Conseil de salubrité de la ville de Paris, sur les secours à donner aux noyés et asphyxiés.

« 1° La première opération à pratiquer, c'est de détacher, ou, pour aller plus vite, de couper le lien qui entoure le cou, et s'il y a suspension (pendaison), de descendre le corps en le soutenant, de manière qu'il n'éprouve aucune secousse ; *tout cela sans délai et sans attendre l'arrivée de l'officier public.* Défaire les jarretières, la cravate, les cordons de jupes, le corset, la ceinture de culotte, en un mot toute pièce de vêtement qui pourrait gêner la circulation.

» 2° On placera le corps, toujours sans lui faire éprouver de secousses, selon que les circonstances le permettront, sur un lit, sur un matelas, sur de la paille, etc., de manière cependant qu'il y soit commodément, et que la tête, ainsi que la poitrine, soient plus élevées que le reste du corps.

» 3° Si le corps est dans une chambre, on doit veiller à ce qu'elle ne soit ni trop chaude ni trop froide et à ce qu'elle soit aérée.

» 4° Il est instant d'appeler le plus tôt possible un homme de l'art, parce que la question de savoir s'il faut ou s'il ne faut pas faire une saignée, reposant en grande partie sur des connaissances anatomiques, relatives à la direction de la corde ou du lien, il n'y a que le médecin qui puisse bien apprécier les circonstances que présente cette direction.

» 5° Dans aucuns cas la saignée ne doit être pratiquée si la face est pâle.

» 6° Dans le cas où, après l'enlèvement du lien, les veines du cou sont gonflées, la face est d'un rouge tirant sur le violet, si l'empreinte produite par le lien est noirâtre, et si l'homme de l'art tarde d'arriver, on peut mettre derrière les oreilles, ainsi qu'à chaque tempe, six à huit sangsues.

» 7° La quantité de sang à tirer devra être proportionnée au degré de bouffissure de la face, à l'âge, à la constitution de l'asphyxie. Il est rare qu'on soit obligé d'extraire plus de deux palettes de sang.

» 8° Si la suspension ou la strangulation a eu lieu depuis peu de minutes, il suffit quelquefois, pour rappeler la vie, de faire des affusions d'eau froide sur la face, d'appliquer sur le front et sur la tête des linges trempés dans de l'eau froide, de faire en même temps des frictions aux extrémités inférieures.

» 9° Dans tous les cas, il faut, dès le commencement, exercer sur la poitrine et le bas-ventre des compressions intermittentes, comme pour les noyés, afin de provoquer la respiration.

» 10° On ne négligera pas non plus de frictionner l'asphyxié avec des flanelles, des brosses, surtout à la plante des pieds et dans le creux des mains.

» 11° Les lavements ne peuvent être utiles que lorsque le malade a commencé à donner des signes non équivoques de vie.

» 12° Dès qu'il peut avaler on lui fait prendre, par petites quantités, du thé où de l'eau tiède mêlée à un peu de vinaigre ou de vin.

» 13° Si, après avoir été complétement rappelé à la vie, il éprouve des étourdissements, de la stupeur, les applications d'eau froide sur la tête deviennent utiles.

» 14° En général, il doit être traité, après le rétablissement de la vie, avec la même précaution que les autres asphyxiés. »

5° *Asphyxie des nouveaux-nés.* Ce genre d'asphyxie et l'apoplexie contribuent surtout à l'étrange mortalité des enfants qui naissent, mortalité qui est près d'un quart des naissances dans la première année. Ces deux états morbides s'observent donc assez fréquemment à la naissance, et il importe de ne pas les confondre, les premiers secours à administrer différant essentiellement pour chacun d'eux. L'apoplexie du nouveau-né est due, tantôt à la constriction qu'exerce le cordon ombilical entortillé autour du cou de l'enfant, tantôt à un accouchement laborieux, pendant lequel la tête a été fortement comprimée ; l'enfant ne donne alors aucun signe de vie, il ne pousse aucun cri ; sa face est gonflée, violette, quelquefois noirâtre ; dans quelques circonstances sa tête présente une tumeur molle et fluctuante. Dans l'asphyxie, au contraire, l'enfant est exsangue, pâle ou légèrement violet ; il paraît aussi dans un état de mort apparente, ne poussant aucun cri et ne cherchant pas à happer l'air, comme le font les enfants qui naissent ; les chairs sont flasques et on ne sent pas, ou presque pas, les battements du cœur et ceux du cordon ombilical. Cet état peut dépendre de la faiblesse de l'enfant, d'hémorrhagies abondantes qu'a éprouvées la mère avant l'accouchement, de la compression du cordon ; aussi l'observe-t-on assez souvent lorsque l'enfant sort par les pieds.

Traitement. Il faut se garder de couper le cordon ombilical, à moins qu'il n'y ait absence complète de pulsations, et que le délivre ou *placenta* n'ait commencé à se détacher, ou bien encore qu'il n'y ait une hémorrhagie inquiétante ; s'il y avait apoplexie, il conviendrait, au contraire, de couper promptement le cordon, et de le laisser saigner quelque temps. Ceci fait, soit qu'il s'agisse d'une apoplexie ou d'une asphyxie, après avoir entouré l'enfant de linges chauds, on s'assurera si la bouche et les narines ne contiennent pas des mucosités, qui empêchent le passage de l'air ; si elles existaient, on introduirait dans la bouche, ainsi que le prescrit M. *Orfila*, le doigt, les barbes d'une plume, ou un pinceau trempé dans de l'eau salée, qu'on appliquerait légèrement, en le tournant dans le même sens, pour détacher tout ce qui s'oppose à l'entrée de l'air dans les poumons. On devrait en même temps frotter la région du cœur avec des linges imbibés de vin chaud, frictionner la plante des pieds avec une brosse douce, presser doucement le cordon; mais le moyen le plus efficace, suivant les auteurs, est l'insufflation de l'air par la bouche; pour l'exécuter, on peut se servir d'un soufflet ordinaire communiquant avec une des narines, ou bien d'un tuyau de plume qu'on introduit dans la bouche de l'enfant, en ayant soin de la fermer exactement, ainsi que les narines; on souffle ensuite doucement, par saccades, et de manière à imiter la respiration, soit avec la bouche, soit au moyen d'une vessie pleine d'air; l'air qu'on insuffle doit avoir été aspiré par la bouche sans avoir passé par les poumons. On peut appliquer aussi la bouche contre celle de l'enfant; mais il n'appartient qu'à un homme de l'art de se servir du *tube laryngien* de Chaussier. Dans toutes ces tentatives, il est un précepte important, c'est celui de les interrompre aussitôt que l'enfant commence à happer l'air.

Nous croyons devoir encore rappeler ici que dans tous les cas de mort apparente, quelle qu'en soit la cause, il est urgent de réclamer, le plus tôt possible, les secours d'un homme de l'art; lui seul, en s'aidant des connaissances anatomiques et physiologiques, peut bien apprécier l'état du malade, et connaître le point où, d'utiles qu'ils étaient, les moyens de secours *deviennent nuisibles*.

MARC,
Médecin du roi, membre du conseil supérieur de santé, directeur des secours aux noyés et asphyxiés.

ASSA FŒTIDA ou *asa fœtida* (mat. méd.), s. f. Gomme-résine obtenue par l'évaporation spontanée du suc laiteux qui découle d'incisions transversales faites au collet de la racine d'une plante de la famille des ombellifères, qui croît en Perse, et dont le nom botanique est *ferula assa fœtida*

L'assa fœtida se trouve dans le commerce, sous la forme de masses brunes, anguleuses, formées par la réunion de masses plus petites ou larmes, qui présentent dans leur cassure une forme amygdaloïde, une couleur d'un blanc sale et une apparence translucide: cette couleur, après quelques heures d'exposition à l'air, passe au rose violacé, puis au brun.

Cette substance a une saveur âcre, une odeur alliacée extrêmement forte et désagréable, qui lui a valu le nom latin de *stercus diaboli*. Il paraît cependant qu'elle a été employée comme condiment chez quelques nations, ce qui peut se concevoir lorsqu'on remarque que l'ail est employé chez nous au même usage, quoiqu'il n'affecte guère moins péniblement l'odorat de quelques personnes.

L'assa fœtida est formée de résine dans la proportion de quarante-sept pour cent, de dix-neuf de gomme, et ensuite d'huile volatile, de sel, d'extractif et de quelques autres substances. Elle est cassante, et se réduit assez facilement en poudre à une basse température; la chaleur la ramollit, et elle peut être alors malaxée entre les doigts.

Elle est incomplétement soluble dans l'eau, mais en la triturant avec précaution dans ce liquide, elle s'y divise aisément; l'huile et la résine qu'elle contient forment alors une émulsion permanente par l'intermède des parties gommeuses qu'elle contient; il est donc à peu près inutile d'y ajouter un jaune d'œuf, comme on en a l'habitude, pour la retenir en suspension.

L'assa fœtida est fréquemment employée par les médecins, qui la considèrent comme un puissant moyen antispasmodique, surtout pour combattre, chez les femmes, les accidents connus sous le nom d'hystérie. Son odeur et sa saveur sont si repoussantes, qu'on la prescrit rarement à l'intérieur dans des potions; mais on la donne seule ou unie à d'autres substances sous forme de pilules qu'on argente ordinairement; son usage, longtemps continué de cette manière, communique à l'haleine des malades une fétidité remarquable. Le mode le plus ordinaire de l'administrer consiste à *la suspendre* dans des lavements.

Introduite dans l'estomac, on en donne quelques grains seulement. Dans les lavements, la dose est quelquefois portée jusqu'à un et deux gros.

Elle s'emploie aussi en applications extérieures étendue sous forme d'écusson, soit seule, ramollie et malaxée; soit incorporée dans un emplâtre approprié.

On prépare avec l'assa fœtida des teintures alcooliques et éthérées; elle entre dans les mixtures dites fétides, antispasmodiques et antihystériques des pharmacopées étrangères, et dans un très-grand nombre de formules de pilules composées, dans lesquelles elle est ordinairement associée aux autres gommes-résines, à la valériane, au castoréum et au camphre.

VÉE,
Membre de la société de pharmacie.

ASSIMILATION (*physiol.*) s. f. Fonction qui existe chez tous les animaux et les végétaux, et qui a pour résultat de transformer en leur propre substance les matières alimentaires. (V. *Nutrition*, *Digestion*.)　　J. B.

ASSOUPISSEMENT (*méd.*), s. m. *sopor*. État intermédiaire entre la veille et le sommeil, pendant lequel l'action des sens est suspendue ou ne s'exerce que d'une manière incomplète. L'assoupissement, dans l'état de santé, est le premier degré du sommeil, il le précède, mais ne peut le remplacer, car il n'est pas, ou n'est que très-peu réparateur. L'assoupissement est souvent l'indice de la part que prend le cerveau au travail de la digestion, comme on l'observe chez beaucoup de personnes après le repas. Dans l'état de maladie, c'est un symptôme généralement grave et propre aux affections cérébrales; dans ce dernier cas on le désigne par le nom de *coma*, et lorsqu'il est très-profond par le mot de *carus*.

L'assoupissement qui survient après le repas, principalement chez les personnes replètes, exige un léger sacrifice dans la quantité et la qualité des aliments, ceux-ci doivent alors être choisis dans la classe des végétaux non féculents, ou parmi les substances animales de facile digestion, telles que le poulet, le veau rôti, les poissons de rivière, etc., en ayant le soin de consulter la convenance de l'estomac. Il est toujours mieux de diminuer la quantité des aliments, que de chercher à en rendrc la digestion plus facile au moyen d'assaisonnements que l'art culinaire ne sait que trop bien varier. Ces assaisonnements ont le grand inconvénient de surexciter l'estomac, et à la longue d'affaiblir la puissance digestive. Rien ne s'opposera avec autant d'avantage à l'assoupissement dont il est ici question, qu'un verre d'eau froide après le repas, le passage à un air frais, une petite promenade, un exercice modéré, et surtout la précaution de bien mâcher ; chez quelques personnes le café à l'eau, même en petite quantité, produit le même résultat.

L'assoupissement, ou pour mieux dire l'accablement avec besoin de sommeil qui se fait sentir au milieu du jour, dans les contrées méridionales, et qui résulte de l'action d'une température très-élevée, est un avis que nous donne la nature pour rafraîchir nos sens ; le sommeil devient alors un auxiliaire puissant ; il nous met à même de lutter contre la chaleur accablante du jour. Ce besoin de repos doit donc être écouté. C'est une règle d'hygiène de faire la sieste sous un ciel brûlant ; c'est aussi un moyen de s'y acclimater plus facilement.

Quand à l'assoupissement, considéré comme signe de maladie du cerveau, nous renvoyons aux mots *Apoplexie*, *Fièvre cérébrale*.

L. MARTINET.

ASTHME (*méd.*), s. m., en latin et en grec *asthma*, vient du *aó*, je respire. Quelle que soit la cause qui le prépare, le détermine ou l'entretient, l'asthme est essentiellement caractérisé par des phénomènes spasmodiques, ou convulsifs, qui indiquent sa place la mieux marquée dans la classe des affections nerveuses. Sa spécialité, dans cet ordre d'affections, est d'occuper cette partie du système nerveux qui vivifie les organes respiratoires ; c'est, comme on a dit, une névrose de la respiration ; non pas qu'on n'observe fréquemment chez les asthmatiques des lésions autres que celles de l'appareil des nerfs ; mais, par le seul fait qu'on les remarque souvent sans qu'il y ait asthme, il n'est plus permis de les présenter pour caractère essentiel d'une maladie qui ne coïncide que par accident, et n'a pas besoin d'elles pour exister.

L'asthme est une affection presque toujours chronique, reconnaissable à une gêne habituelle dans la respiration, avec redoublements violents, convulsifs, qui semblent menacer de suffocation ; et tout cela communément sans fièvre. La marche de cette maladie est rémittente, et offre parfois de véritables intermissions. Dans l'intervalle des exacerbations ou des paroxysmes, les asthmatiques vaquent à leurs affaires ou se livrent au plaisir, à peu près comme les autres hommes non malades ; ils paraissent tout au plus affectés d'un rhume habituel, plus incommode que dangereux. Dans les accès, au contraire, leur situation est extrêmement pénible, et serait fort alarmante si l'on n'était rassuré par l'expérience des antécédents, auxquels il ne faut pourtant pas toujours s'en remettre pour le pronostic. C'est ordinairement dans la nuit que se déclarent les paroxysmes. La respiration, habituellement malaisée, devient plus difficile, la poitrine semble chargée d'un poids ou

pressée par une constriction circulaire, et c'est en vain que le malade commande à ses muscles respirateurs d'en opérer la dilatation ; ils se contractent, se relâchent, frémissent, indépendants de la volonté dont ils ont secoué le joug. Bientôt la poitrine devient immobile, et le jeu interne du diaphragme prête seul, en quelque sorte, quelque secours à la respiration, qui est sifflante, ronflante, inégale, entrecoupée, mêlée de toux, et extrêmement embarrassée. Au milieu des anxiétés, des vives angoisses qui retracent une imminence d'asphyxie, de suffocation, l'asthmatique, pour qui le décubitus horizontal, ou faiblement incliné, n'était pas supportable, s'est hâté de se placer sur son séant ; sa figure tour à tour pâle ou injectée, l'abattement de ses traits, la saillie de ses yeux, la sueur qui mouille son visage et sa poitrine, l'agitation impatiente de ses membres ou de tout son corps, annoncent un profond malaise. Enfin la toux fatigante et stérile commence à s'humecter, et l'expectoration, qui marque le déclin de l'accès, soulage beaucoup le malade, qui bientôt respire et parle plus facilement, et se livre à l'espoir d'un prochain repos, après une crise alarmante pour des assistants inexpérimentés, pour lui profondément pénible, et non exempte de dangers. Ces redoublements d'une intensité variable, selon la constitution des individus, la durée et les complications de la maladie, durent communément de deux à quatre heures, et se reproduisent à des intervalles plus ou moins éloignés. Il est des sujets pour lesquels ces retours sont quotidiens, hebdomadaires, mensuels, annuels, vagues, ou régulièrement périodiques. L'accès est tantôt unique, d'autres fois composé d'un certain nombre de paroxysmes, à distance de quelques heures, et séparés par un état de calme très-imparfait.

L'asthme est une maladie commune aux deux sexes, qu'on observe dans tous les âges, et tous les pays ; mais il est plus fréquent chez l'homme, dans la vieillesse et l'âge mûr, et dans les climats froids et humides. Nous avons dit que sa marche chronique était rémittente ou intermittente. On compte parmi les circonstances qui rapprochent les accès, l'intempérance de toute espèce, les transitions fortes et les excès de température, une atmosphère brumeuse ou chargée d'électricité, l'air échauffé et altéré dans les nombreuses réunions, l'exercice forcé du corps ou de la voix, les émotions, et plus particulièrement celles qui sont tristes. Les accès sont plus fréquents l'hiver que dans toute autre saison. Quant aux causes qui prédisposent ou donnent naissance à la maladie, elles sont généralement vagues, obscures, mal déterminées, et leur mode d'action mal conçu. Nous pensons néanmoins que la recherche et la découverte de ces causes doit être comme la pierre angulaire du traitement, et que l'on ne saurait, auprès de chaque asthmatique, se livrer à cette investigation avec trop de soin et de persévérance. C'est surtout au début de l'affection, avant qu'elle ait pris droit de domicile, ou que, par ses complications, elle se soit mise au-dessus des ressources de l'art, qu'il importe de l'approfondir, de peser avec attention les circonstances commémo

22

ratives, et de bien analyser les symptômes présents. C'est une méthode bien étroite et bien malheureuse de philosopher en médecine, que de considérer les maladies internes, en général, comme les lésions anatomiques ou chirurgicales, qu'il suffit de traiter pour ce qu'elles sont présentement, sans nécessité de remonter aux causes déterminantes, attendu qu'elles ont cessé d'agir. Dans l'asthme, au contraire, c'est souvent la même influence qui l'a déterminé, qui lui donne de la persévérance, par sa continuité d'action; et c'est en vain qu'alors on adressera la médication au système nerveux ou à d'autres altérations organiques; on ne fera que pallier des symptômes, en laissant subsister la cause du mal. Expliquons-nous par des exemples. Cet homme, qui avait des hémorrhoïdes, un cautère, une dartre, les a fait disparaître par un traitement inconsidéré, et il a été pris, peu de temps après, d'un asthme, dont cette suppression est la cause. D'où fera-t-on dériver l'indication curative en pareil cas? Ne sera-ce pas d'une circonstance commémorative, et nullement des apparences actuelles de l'organisation qui n'apprennent rien du tout? Cet autre est devenu asthmatique, parce que sa profession, qu'il continue, exige de sa part de grands efforts de la respiration, de la voix, parce qu'il vit au milieu d'une atmosphère raréfiée, chargée de vapeurs et de poussière. Allez donc conseiller la saignée ou les anti-spasmodiques à celui-là, le spécifique ne découle certes pas de l'état anatomique de l'individu, mais bien de la circonstance hygiénique de sa profession; il faudrait avant tout qu'il l'abandonnât. Mêmes remarques pourraient être faites relativement à d'autres causes qui produisent l'asthme, quand elles rencontrent une prédisposition particulière, dont il faut bien admettre l'existence, quoiqu'elle n'ait pas été encore caractérisée d'une manière satisfaisante. Et pourtant c'est cette prédisposition mise en jeu qui constitue la spécificité de l'asthme, car les causes provocatrices ou occasionnelles, dont nous recommandons l'étude scrupuleuse, ne déterminent point cette maladie par une action directe, ou en vertu d'une corrélation préétablie; mais seulement par hasard, par accident, parce que l'organisation y était disposée. Voilà pourquoi nous n'en relaterons pas le catalogue qui comprendrait la vague énumération de tous les usages insalubres et de tous les principes maladifs que peut recéler l'organisation; c'est au médecin à les rechercher attentivement dans chaque cas particulier.

Autant que l'analyse physiologique rigoureuse, à défaut d'altérations cadavériques spéciales, qui manquent le plus souvent, peut fonder une opinion à cet égard, l'asthme a son siége à l'origine ou dans le trajet des nerfs qui, du cerveau et de la moelle épinière, vont se distribuer aux muscles de la poitrine et aux poumons. Ensuite cette modification nerveuse, maladive et spéciale, peut être précédée ou compliquée d'une foule d'autres lésions parfaitement appréciables sur le cadavre comme sur le vivant. Ainsi, par exemple, il est très-commun que l'asthme coexiste avec un catarrhe pulmonaire chronique, un anévrisme du cœur ou des

gros vaisseaux, des lésions pulmonaires de plusieurs genres, etc. Il serait trop long d'exposer les variétés symptomatiques de l'asthme, qui correspondent à ces altérations organiques diverses, envisagées tour à tour comme causes immédiates ou seulement comme complications de la maladie qui nous occupe. Disons toutefois qu'il serait très-imprudent de ne pas leur accorder une attention suffisante soit pour asseoir le pronostic, soit pour baser le traitement. Du reste, il n'est pas besoin d'admettre, ainsi que quelques auteurs l'ont fait, autant d'espèces d'asthmes que de prédominances, de symptômes incidentels.

L'asthme essentiel ou nerveux se distingue de la dyspnée simple, en ce que celle-ci est liée ordinairement à la faiblesse générale, ou à une mauvaise conformation des voies aériennes, ou à quelque maladie de poitrine, sans accès spasmodique suffocants. Ces paroxismes caractéristiques de l'asthme manquent aussi dans le catarrhe pulmonaire chronique, qui est en outre accompagné d'une toux plus fréquente et d'une plus abondante expectoration. Dans les redoublements qu'offrent les anévrismes du cœur, ses battements sont étendus et violents, et l'on n'observe pas de spasmes aussi prononcés des muscles respiratoires. Enfin cette particularité de l'asthme d'exister sans fièvre, le distingue de toutes les inflammations aiguës et chroniques de la poitrine. Nous n'avons pas besoin de dire que lorsqu'il est compliqué avec ces diverses affections anciennes ou récentes, il doit nécessairement présenter une combinaison des symptômes des unes et des autres. La coqueluche nous paraît avoir, avec l'asthme, quelques analogies qu'il ne nous souvient pas d'avoir vu analysées comparativement, et d'où jailliraient peut-être d'intéressants aperçus théoriques et pratiques. Toutefois on ne les confondra pas en songeant que la coqueluche est presque exclusive à l'enfance, tandis que l'asthme est à peine connu des enfants; car celui qu'on a dit leur être spécial est très-sujet à controverse en ce qui concerne, non point la nature spasmodique bien évidente, mais son point de départ, etc.

Le pronostic de l'asthme se fonde sur la considération de plusieurs circonstances qui ont besoin d'être appréciées. D'abord le tempérament et l'âge. Si le sujet est naturellement bien constitué, jeune, très-valide dans l'intervalle des accès; si ceux-ci sont éloignés et modérés, les chances de viabilité, de longévité sont rassurantes. Le contraire motivera un tout autre pronostic. L'asthme est notamment redoutable aux poitrines délicates, aux constitutions faibles, chaque accès n'est pas pour eux une simple épreuve souffrante, mais une maladie qui en prépare d'autres. Les paroxismes sont quelquefois mortels en amenant des engorgements pulmonaires, l'asphyxie ou des congestions cérébrales. Il est rare aussi que les poumons, le cœur, les gros vaisseaux ne finissent pas par être affectés profondément de ces crises qui troublent si violemment chaque fois les organes respiratoires et circulatoires; de là, la fréquence des maladies consécutives de ces appareils. Lorsqu'on en a constaté l'existence, le pronostic de l'asthme devient plus complexe et plus sérieux, les affections incidentes qui l'ont compliqué sont plus inquiétantes qu'il ne l'était lui-même. La transmission héréditaire est d'un fâcheux augure, relativement aux chances de guérison. Du reste, elle est généralement difficile lorsque l'asthme est invétéré; mais les ressources sont nombreuses pour éloigner les accès, pour en diminuer la violence, en abréger la durée et prévenir de fatales terminaisons. L'asthme dont on découvre la cause, et qui n'est pas gravement compliqué, compte beaucoup de probabilités de guérison.

Le traitement comprend les soins à donner pendant l'accès et dans les intervalles. On peut comparer l'accès à une maladie aiguë, entée sur une affection chronique, et comme tel, il ne saurait persévérer toujours le même, il aurait une marche et une terminaison spontanées. Conséquemment, s'il est modéré, le mieux est d'attendre sa solution naturelle en se bornant à placer l'asthmatique dans un lit bien dégagé, sur son séant, la tête haute, les épaules bien fixées, le cou et la poitrine libres de compression; au milieu d'une atmosphère tempérée, pure, dans une chambre spacieuse, bien éclairée, sans encombre, en même temps repos de l'esprit et du corps, diète tant que dure les symptômes de l'accès; pour boisson, on servira de l'eau sucrée gommée ou mucilagineuse. Mais lorsque les accès sont violents, qu'ils menacent de suffocation, aux soins que nous avons indiqués il devient nécessaire d'en ajouter d'autres; parfois même il faut agir avec beaucoup de promptitude et d'énergie; la présence du médecin est alors nécessaire, lui seul, appréciant toutes les circonstances, peut prescrire et graduer une potion anti-spasmodique avec la confiance de ne pas se méprendre sur l'indication, et de ne pas ordonner des stimulants lorsque des évacuations sanguines seraient de nécessité première. En attendant son arrivée il sera utile de faire prendre un bain de pied, de pratiquer des lotions chaudes ou piquantes ou des frictions sur les extrémités inférieures. Si le corps n'était pas libre, un lavement laxatif remédiera à la constipation. Communément les asthmatiques, dans le paroxysme, se trouvent bien des petites doses réitérées d'eau fraîche, sucrée et agréablement aromatisée à la fleur d'oranger, au baume de Tolu], ou bien acidulée à la framboise, l'orange, le vinaigre, etc. Il en est qui sont sensiblement soulagés par la vapeur de l'encens qu'on fait brûler dans la chambre, un peu d'éther qu'on laisse volatiliser, ou quelque autre arome qui se dégage du musc, des fleurs, etc. Au déclin de l'accès on sert avantageusement des expectorants doux, comme de l'eau de gomme, ou des infusions légères d'hysope, de lierre terrestre, avec le simple oximel. On ne se hâte point d'offrir des aliments au malade, et l'on commence par les plus légers à plus petite dose.

C'est dans l'intervalle des accès qu'il faut attaquer l'asthme par l'hygiène surtout, et par des agents thérapeutiques qui la secondent. L'asthmatique fera à son médecin l'histoire de sa maladie, en insistant sur l'origine; c'est-à-dire sur les circonstances saillantes qui ont précédé ou coïncidé.

Ensuite il en exposera la marche en faisant ressortir toutes les influences qui se font sentir en bien ou en mal, et il terminera par le rapport de son genre de vie habituel. Du reste, le médecin saura bien adresser les questions à cet égard, et nous ne donnons ces conseils aux gens du monde qu'afin qu'ils aient recueilli et ordonné plus convenablement leurs souvenirs, pour être mieux préparés à répondre; car cet interrogatoire peut jeter le plus grand jour sur la cause de la maladie, et fournir les bases du traitement le plus rationnel et le plus efficace. Ce traitement varie trop selon une foule de circonstances, pour être exposé ici, et nous passons de suite à l'hygiène des asthmatiques, qui est un autre point non moins essentiel. Ils s'épargneraient bien des douleurs s'ils avaient le courage d'adopter invariablement une vie régulière et sobre. Régler les heures de repas, ne pas manger d'aliments suspects, éviter la satiété, et plus particulièrement le soir, se tenir en garde contre l'intempérance des boissons et des femmes, se préserver des fortes émotions, des passions, des contentions démesurées de la pensée comme des sentiments, se préserver, par des vêtements appropriés, contre les variations et les excès de température, attendre, s'il se peut, pour sortir, dans la saison froide et brumeuse, que le soleil soit élevé à l'horison, et rentrer de bonne heure. Après avoir dit ce qu'il convenait d'éviter disons, en peu de mots, ce qu'il convient de faire.

La vie des asthmatiques est trop longue pour ne se composer que de calculs d'hygiène et de privations, et nous ne leur proposons pas les anachorètes pour modèles, Non-seulement la plupart des agréments de l'existence leur sont permis, de plus ils leur seront salutaires, les sensations, les émotions agréables, non démesurées, sont d'excellents anti-spasmodiques. En recommandant la sobriété nous n'avons pas prétendu interdire les plaisirs de la table; les aliments pourront être très-variés, il ne faudra se défier que de leur dose, et surtout des assaisonnements. Plus de réserve est nécessaire dans l'usage des boissons fermentées, et plus particulièrement des liqueurs alcooliques qui, favorables à quelques sujets pituiteux, nuiraient certainement au grand nombre. Il faut aussi du ménagement pour les infusions aromatiques, telles que le thé, le café dont on use si familièrement aujourd'hui après les repas; elles ne procureraient qu'un bien-être momentané, et aggraveraient l'état maladif des personnes nerveuses. Celles qui sont lymphatiques auront besoin à cet égard de moins de circonspection. Nous conseillons fortement l'exercice à l'air libre, proportionné aux forces, paisible, journalier (quand le temps froid et humide, trop chaud, ou les vents impétueux ne s'y opposent pas) à pied, à cheval, en voiture, en bateau; l'air pur, le régime sain, l'existence calme de la campagne conviennent au plus grand nombre.   A. LAGASQUIE.

ASTRAGALE (anat.), s. m. Du grec *astragalos*, qui signifie talon; c'est un des os qui entre dans la composition du pied; il fait partie du tarse; sa figure, très-irrégulière, a été comparée à celle d'un cube; il se trouve comme enchâssé entre les deux malléoles ou chevilles du pied. Sa face supérieure présente une large facette articulaire en forme de poulie, qui s'articule avec le tibia; ces deux os, en glissant l'un sur l'autre, permettent le mouvement dans lequel le pied est étendu ou fléchi sur la jambe; mouvement qui se produit à chaque pas pendant la marche. Outre le tibia et le péroné, l'astragale est encore en rapport avec le calcanéum, le scaphoïde et le cuboïde; on conçoit que cet os étant enchâssé aussi solidement doit rarement éprouver de déplacement. On a cependant constaté des cas de luxation de cet os, cas qui sont fort graves.   J. B.

ASTRICTION (*thérap.*), s. f. C'est l'action d'une matière astringente sur l'économie vivante. (V. *Astringents.*)

ASTRINGENTS (*mat. méd.*), adj. pl. (*astringentia*, du verbe *astringere*, resserrer), médicaments propres à augmenter la contraction fibrillaire des tissus, à remédier à leur laxité, et à s'opposer à l'excès de leurs sécrétions ou exhalations. Ce sont, en général, des substances inodores, d'une saveur âpre ou acerbe, et suffisamment uniformes dans leur nature intime et dans leurs effets physiologiques, pour constituer une classe distincte d'agents pharmacologiques. Employés à l'extérieur, ils reçoivent la qualification spéciale de *styptiques*.

Le règne minéral fournit de très-puissants astringents, tels que les acides sulfurique ou vitriolique, chlorhydrique ou muriatique, azotique ou nitrique, etc., étendus d'eau; le fer et ses nombreux composés; plusieurs préparations de zinc, de cuivre, de plomb, etc.; l'alun ou sulfate acide d'alumine et de potasse ou d'ammoniaque, et divers autres produits de la nature ou de l'art chimique.

Parmi les végétaux, il faut citer en première ligne, les acides tannique, gallique, acétique, tartrique, citrique, etc., et toutes les productions qui en renferment une quantité un peu notable. C'est surtout au premier de ces acides (qui n'est autre chose que le tannin), qu'une multitude de matières végétales doivent leurs propriétés astrictives. Les principales et les plus employées, sont: la noix de galle, le tan (écorce de chêne réduite en poudre), les écorces de saule, de marronnier d'Inde, de sumac, de tamarisc, de codaga pâle qualifiée d'*écorce au dévoiement*, les écorces et fleurs de grenadier, etc.; le bois de Campêche, le cachou ou terre du Japon, le sang-dragon, le kino, improprement appelé *gomme kino*, l'acacia vrai ou acacia d'Égypte, l'acacia-nostras, le suc d'hypociste, la résine d'eucalyptus, etc.; les racines de tormentille, de bistorte, de ratanhia, d'aya-pana, de fraisier, de garance, etc. Les feuilles de thé, d'orties, de ronces, d'aigremoine, d'argentine et de quintefeuille, de millefeuille, de salicaire, de plantain, d'euphraise, etc.; les pétales de roses rouges, dites de Provins, les cynorrhodons, les coings, etc., etc.

Nous ne connaissons pas d'astringents dans le règne animal; du moins qui soient usités.

On prescrit les substances que nous venons d'é-

numérer dans le relâchement des membranes muqueuses, par exemple: contre les ophthalmies chroniques, les catarrhes humides, les diarrhées atoniques, les leucorrhées, les blennorrhées et tous les écoulements blancs, sans douleur, ni chaleur, contre les prolapsus ou chutes du rectum et du vagin, etc. Si l'on juge à propos de s'en servir contre l'angine ou mal de gorge, il faut que l'inflammation soit très-légère et ne fasse que débuter, ou bien qu'elle tire vers sa fin. Dans les aphthes et dans l'angine couënneuse, il est urgent, au contraire, de faire de hardies applications des plus forts astringents et même des cathétériques, comme l'azotate neutre d'argent fondu ou pierre infernale.

Lorsqu'on les conseille pour arrêter des hémorrhagies, il convient d'y mettre beaucoup de prudence et de ménagement, dans la crainte que cette médication active n'empire l'état du malade, au lieu de le soulager; il importe donc, avant d'y avoir recours, de bien s'assurer que l'évacuation sanguine ne dépend pas ou ne dépend plus de la suractivité vitale de l'organe, non plus que de l'irritation des vaisseaux qui versent le liquide; sans quoi, nous le répétons, l'administration de ce genre de médicaments pourrait devenir très-nuisible et même funeste. Il est essentiel aussi de se convaincre par les circonstances qui ont précédé, et par l'examen attentif du malade, que l'on n'a point affaire à une hémorrhagie utile, salutaire, et qu'il serait dangereux de supprimer; auquel cas il est indispensable, non-seulement de s'abstenir de rien faire qui puisse diminuer ou arrêter l'écoulement critique, mais encore de le favoriser. Ainsi, et pour toutes ces raisons, le médecin devra être extrêmement circonspect dans l'emploi des astringents contre l'hémoptysie, l'hématémèse et le mœléna, l'hématurie, les hémorroïdes. On trouve plus d'occasions de les appliquer avec succès dans la ménorrhagie ou perte utérine; mais encore est-il nécessaire d'y apporter le plus grand discernement. Il est rare, au contraire, ainsi que nous venons de le faire pressentir il n'y a qu'un instant, qu'on en doive faire usage contre les hémorrhagies du poumon, de l'estomac, des voies urinaires, et des vaisseaux hémorrhoïdaires. Ce n'est que dans la dernière période de la dysenterie et lorsque la douleur a entièrement cessé, qu'on peut s'en permettre quelquefois l'emploi. Il n'y a en un mot que les hémorrhagies passives, que les flux véritablement asthéniques, qui puissent être combattus avantageusement par les remèdes de la classe des astringents.

Nombre de praticiens ont préconisé ces substances dans les faiblesses de l'estomac, et contre les fièvres intermittentes; mais comme dans ce dernier cas on est forcé de les donner à hautes doses, il arrive souvent qu'elles occasionnent de la cardialgie, des vomissements même, et d'autres accidents. On y remédie en les associant aux amers, aux aromatiques, aux opiacés.

Les astringents et leurs préparations pharmaceutiques sont encore recommandés et usités en applications externes, sur les membres infiltrés, les œdèmes, les varices, les hernies des jeunes enfants, les coups, les brûlures superficielles, les engelures, les engorgements mous, les bouffissures locales, et une multitude d'autres états maladifs, que le cadre de cet ouvrage ne nous permet pas d'énumérer plus longuement.

F. E. PLISSON.

ATAXIE (*path.*), s. f., du grec *a* privatif, et de *taxis*, ordre, désordre, irrégularité. Ce mot est employé pour caractériser le désordre qui accompagne l'irrégularité des symptômes dans les affections nerveuses : cet état d'ataxie se développe aussi à la suite des inflammations aiguës ou chroniques du cerveau ou des membranes qui l'enveloppent. Les principaux symptômes sont une perversion complète, ou l'abolition des fonctions des organes, des sens ; des mouvements convulsifs ou bien la paralysie des muscles, des membres et des diverses parties du corps ; enfin tous les désordres nerveux qui se manifestent dans l'état maladif peuvent compliquer l'état ataxique. Une chose importante à noter dans ces affections, c'est que les symptômes que l'on observe ne sont pas toujours en rapport avec la nature de la lésion des parties malades. Le siége de l'affection ataxique est presque toujours dans le cerveau, soit que la maladie affecte directement cet organe, soit que les symptômes ne se trouvent que le résultat d'un effet sympathique de la lésion d'un autre organe ; en général cet état est grave, et il est une très-fâcheuse complication lorsqu'il se manifeste pendant le cours d'une autre affection. J. B.

ATAXIQUE (*path.*), adj., qui a rapport à l'ataxie. Pinel a donné le nom de fièvre *ataxique* à la maladie désignée autrefois sous le nom de fièvre maligne ; c'est une fièvre ou une phlegmasie dans laquelle se manifestent les symptômes que nous avons signalés au mot *ataxie*. Les fièvres typhoïdes présentent souvent ce caractère. (V. *Fièvre*.) J. B.

ATHÉROME (*chir.*), s. m. C'est une tumeur qui a été classée par les chirurgiens dans le genre des loupes ; elle est formée par un kyste ou sac fermé qui se développe sous la peau et qui contient un liquide trouble et blanchâtre. Ces sortes de tumeurs se développent ordinairement à la tête et sous le cuir chevelu. (V. *Loupes*.) J. B.

ATHLÉTIQUE (*physiol.*), adj. Nom donné au tempérament qui est principalement caractérisé par la prédominance du système musculaire et par l'extrême force de ces organes. L'Hercule peut être considéré comme un type imaginaire de ce tempérament. (V. *Tempérament*.) J. B.

ATLAS (*anat.*), s. m. On a donné ce nom à la première vertèbre du cou, parce qu'elle supporte la tête comme le géant Atlas supportait le ciel, suivant les mythologistes. Cette vertèbre, qui présente peu de rapports avec celles qui forment le cou, ressemble à un anneau élargi sur ses deux côtés pour former une surface articulaire oblongue et concave, qui s'articule avec deux surfaces analogues qui sont à la partie inférieure de l'occipital. Ces deux surfaces sont les seuls

points qui unissent la colonne vertébrale avec la tête, et l'articulation est consolidée par des ligaments très-forts qui partent de l'apophyse odontoïde de l'axis, qui est la deuxième vertèbre du cou ; cette apophyse est une espèce d'axe ou de pivot qui passe par le centre de l'atlas qui est largement percé, et qui reçoit la tête à peu près comme la tige d'un bilboquet en reçoit la boule. Le centre de l'atlas, qui est loin d'être rempli par cette apophyse, donne passage à la naissance de la moelle épinière qui remplit la cavité de la colonne vertébrale. L'articulation de la tête, indépendamment des moyens d'union que nous venons d'indiquer, est consolidée par les muscles nombreux et puissants qui forment le cou. J. B.

ATMOSPHÈRE (*phys.*), s. f. C'est le nom que l'on donne à la couche d'air qui environne la terre. (V. *Air*, *Climat*.)

ATONIE (*path.*), s. f., du grec *a* priv., et *tonos*, ton, force. Défaut de force, faiblesse des organes ; on se sert principalement de ce mot pour désigner le défaut d'énergie vitale dans un organe : c'est un état de langueur dans les fonctions de la partie affectée. On a nommé certains ulcères des jambes, qui ont lieu chez les vieillards et les personnes faibles, ulcères *atoniques*. J. B.

ATRABILE (*physiol.*), s. f., (de *atra*, noire, et de *bilis*, humeur). Les anciens entendaient par ce mot une humeur noire et épaisse, qu'ils supposaient sécrétée par le pancréas ou par les capsules surrénales : cette humeur n'existe point, et tout ce qui a été dit de l'atrabile ne peut que s'appliquer à la bile qui, dans certaines maladies des organes du ventre, prend une couleur plus foncée, et acquiert souvent des propriétés très-irritantes. Les anciens supposaient que cette humeur avait une grande action dans la production de l'hypocondrie et de la mélancolie. On la regardait comme la cause des affections tristes ; de là le nom *atrabilaires* que l'on a donné aux individus affectés de ces maladies, qui ordinairement ne sont que des symptômes d'une affection profonde et chronique d'un des organes contenus dans l'abdomen. On avait fait aussi une constitution et un tempérament atrabilaires de cette disposition individuelle. (Voy. *Tempérament*.) J. B.

ATROPHIE (*path.*), s. f., de *a* privatif, et de *trophé*, nourriture ; privation de nutrition. L'atrophie, qui est le même état que le marasme, est l'effet le plus prononcé de l'action qui décompose incessamment les parties vivantes, à l'exception de la disparition complète de celles-ci.

Lorsque l'absorption interstitielle a produit tout l'amaigrissement possible, et qu'elle continue d'agir, elle *atrophie*. Les liquides et la graisse intermédiaires ayant disparu, le tissu propre étant atteint, l'atrophie commence. A ce point de contact il est difficile d'établir une distinction bien tranchée entre l'amaigrissement et l'atrophie ; mais si cette action continue, le tissu propre de l'organe est diminué dans une proportion notable ; il est altéré dans ses qualités et dans sa masse. Ces caractères sont ceux de l'atrophie. L'effet de la décomposition porté plus loin met à nu la trame celluleuse commune, qui devient alors la seule trace subsistante de l'organe; enfin plus loin encore l'action décomposante fait disparaître tout vestige.

Sous quelles influences survient-elle et quels en sont les effets?

Dans les êtres d'une organisation quelque peu compliquée, et en particulier dans l'homme à l'état de développement déjà avancé, trois conditions sont nécessaires pour qu'un organe parcoure l'accroissement auquel l'appelle sa destination normale : 1° l'abord du sang dans des proportions, à un état de composition et durant un temps donnés; 2° l'influence nerveuse; 3° l'action du modificateur qui met en jeu les fonctions de l'organe. Si l'on interroge les diverses conditions qui empêchent l'abord du sang, comme l'obstruction ou la dérivation des canaux conducteurs des liquides, par exemple à la suite de ligatures de plaies, de compressions des vaisseaux qui l'amènent, ou même de solutions de continuité des canaux qui l'emportent et qui dès-lors ne lui permettent pas le séjour suffisant, enfin par l'effet d'un foyer d'attraction voisin; celles qui en altèrent la composition, comme les affections de poitrine, les maladies des voies et organes digestifs qui charient les matériaux nutritifs depuis le tube digestif jusqu'aux veines (il s'agit ici des glandes et des vaisseaux du mésentère) : si l'on recherche les effets des maladies qui atteignent les facultés dévolues au système nerveux, l'apoplexie, les inflammations et autres affections de l'axe cérébrospinal, la compression des nerfs, leur solution de continuité, etc.; si enfin on étudie les résultats du défaut d'excitation d'un organe par l'absence d'exercice, comme lorsque l'œil a été trop longtemps privé de lumière, les bras condamnés à l'inaction, etc., on trouvera toutes les causes d'atrophie; on pouvait les concevoir par le raisonnement, on les peut vérifier par l'observation. Les effets de l'atrophie sont aussi variés que sont multipliées les fonctions dont se compose la vie. L'effet de l'atrophie est d'autant plus général que l'atrophie atteint des parties dont les fonctions sont d'une importance plus grande pour l'ensemble... Ce qu'elle produit constamment c'est l'inaptitude plus ou moins complète de l'organe, et cette inaptitude est toujours à un haut degré.

En se basant sur la connaissance que la physiologie fournit relativement au rôle dont chaque ressort organique est chargé dans l'accomplissement de l'acte complexe de la vie, on peut concevoir l'atrophie privant l'économie de chacune de ses facultés une à une ou plusieurs à plusieurs, jusqu'à l'anéantissement total.

Dans les évolutions que subissent les organismes compliqués, aux diverses périodes de leur existence qu'on appelle des âges, l'atrophie fait rétrograder l'accroissement de certaines parties dont la vie n'a plus d'utilité à tirer, tandis que la nutrition, dans son mouvement ascendant, développe les autres, celles qui sont nécessaires à l'existence ultérieure. Aussi, le thymus, plus loin encore en

deçà de l'époque de la naissance, en remontant dans la vie utérine, les membranes de l'œuf, etc., s'atrophient avec l'âge. Lorsque les insectes éprouvent leurs métamorphoses, il y a aussi là des effets d'atrophie; l'atrophie devient un moyen d'équilibre. Dans d'autres cas, l'atrophie détruit le rapport d'action qui devrait exister normalement; le strabisme est le résultat du défaut d'équilibre entre les muscles antagonistes de l'œil; l'un peut être atrophié, l'autre ayant son volume normal, ou bien encore, l'un est hypertrophié, tandis que l'autre a son développement ordinaire. Sous des influences excitantes, quelques organes prédominent dans certaines circonstances, et par un effet contraire d'autres s'atrophient. C'est sans doute ainsi que l'éducation peut faire avorter certaines dispositions, et développer d'autres facultés.

Lorsque des causes excitantes ont augmenté le volume d'une partie, et qu'elle est devenue un foyer plus actif d'attraction, la thérapeuthique en faisant usage d'un semblable procédé, en opposant force d'attraction à force d'attraction, par l'emploi d'un exutoire, neutralise la tendance première.

Dans d'autres cas, c'est à l'une des causes d'atrophie que la médecine a recours; ainsi, lorsqu'on place un certain nombre de sangsues au voisinage d'une partie enflammée, il est évident que l'on ne permet pas au sang qui aborde dans la partie, d'y exister en assez grande quantité, et d'y séjourner assez longtemps pour que les effets de sa présence puissent être produits sur la partie.

En diminuant la masse de la substance, l'atrophie diminue aussi ordinairement le volume. Les organes creux se soustraient dans quelques circonstances à l'évidence de ce résultat. Par exemple, le cœur prend fréquemment plus de capacité, tout en perdant réellement de la matière qui en compose les parois. C'est alors qu'existe l'anévrisme passif. Dans les artères, l'atrophie se manifeste par l'amincissement des parois, mais aussi par la disparition du tube artériel, ou sa substitution par un cordon fibreux ou celluleux.

Les cas d'atrophie anormale sont pour le physiologiste une source féconde d'observations intéressantes. L'un des raisonnements dont on use, en effet, le plus ordinairement en physiologie est celui-ci : un organe étant l'instrument d'une fonction, la fonction manquera si l'organe manque. Or, l'atrophie, en présentant ces cas d'absence ou de réduction d'organe, sert à vérifier les présomptions acquises sur les usages des parties.

Cette sorte de raisonnement est surtout employée pour le sujet si intéressant de la localisaion des facultés intellectuelles et morales. Là, l'observation peut seule conduire; point d'application à tirer des sciences accessoires.

L'atrophie et l'hypertrophie sont surtout le champ d'observation où se discutent ces hautes et importantes questions.

L'atrophie, tantôt à craindre, tantôt à désirer, devra s'obtenir ou se fuire suivant les besoins. En produisant artificiellement celles des causes qui sont à la disposition des médecins, ou combattant ces mêmes causes ou leurs effets, on obtiendra des résultats opposés.

Pour diminuer certaines tumeurs, l'art, en mettant en usage la compression de la tumeur, ou la compression et même la ligature de l'artère, a réellement recours à un moyen atrophiant.

Pour arrêter, au contraire, les effets du marasme produit par des pertes ou des écoulements, on a fait usage des moyens qui arrêtent ces flux extraordinaires. Le médecin praticien usera de l'action de l'art sur la cause et les effets de l'atrophie souvent avec puissance et succès ; mais souvent aussi sans résultat heureux. Il y a dans trop de circonstances force supérieure.

SANSON ALPHONSE.

ATTAQUE (*path.*), s. f. On l'emploie en termes de médecine pour indiquer l'invasion brusque de quelques maladies ou de certains symptômes ; ainsi on dit une attaque d'hystérie , d'épilepsie , de goutte , d'apoplexie. (V. ces mots.) On a donné aussi le nom d'*attaque de nerfs* à des phénomènes spasmodiques qui se manifestent souvent chez les personnes douées d'un tempérament irritable et d'une grande susceptibilité nerveuse. Les femmes , surtout celles qui sont entourées de toutes les jouissances du luxe et soumises à l'excitation des plaisirs, sont plus souvent affectées de cette maladie. (V. *Spasmes.*)   J. B.

ATTELLE (*chir.*), s. f. On donne ce nom à des lames de bois longues et étroites qui servent à maintenir un membre fracturé dans sa position naturelle. Les attelles dont on se sert pour maintenir les fractures ne sont pas toutes en bois; on en emploie en fer blanc et en carton, suivant les endroits où elles sont placées et les fonctions qu'elles doivent remplir. C'est au chirurgien à distinguer les cas dans lesquels il est convenable de modifier la forme et le nombre des attelles, ainsi que la matière avec laquelle elles doivent être faites.   J. B.

ATTITUDE (*physiol.*), s.f. Ce mot désigne, en général, toutes les positions que peut prendre le corps de l'homme : parmi celles-ci, les unes sont habituelles, d'autres ne sont qu'accidentelles ; la fatigue qui les accompagne ne permettent pas de les garder long-temps.

Comme condition indispensable à toute espèce d'attitude , il faut qu'il y ait équilibre , c'est-à-dire que la verticale qui passe par le centre de gravité du corps tombe perpendiculairement sur un des points de la *base de sustentation ;* ce dernier nom est celui que l'on donne au plan circonscrit, qui sert à soutenir le corps ; ainsi, par exemple, dans la station *debout*, la base de sustentation est l'espace occupé et embrassé par les deux pieds; dans la station *debout sur un seul pied*, cette base n'est plus que l'espace occupé par le pied qui sert d'appui. Toutes les fois que la verticale , menée du centre de gravité tombe en dehors de cet espace , il y a tendance à la chute , quels que soient d'ailleurs les efforts que l'on fasse. Il est aussi facile de concevoir que plus la base de sustentation sera large, plus l'équilibre sera ferme et stable. On peut distinguer les attitudes en *actives* ou *passives*, suivant qu'elles exigent ou non des ef-

forts et le concours des muscles pour leur maintien. Une attitude tout-à-fait passive est celle du *coucher*, ou du *decubitus;* le corps est alors dans un repos parfait : c'est aussi l'attitude que l'on choisit pour se livrer au sommeil ; il n'est besoin, en effet, d'aucun effort pour garder l'équilibre ; les membres prennent une demi-flexion qui met les muscles dans un état complet de relâchement. Cette dernière circonstance tient à ce que les puissances musculaires qui fléchissent l'emportent un peu en force sur celles qui servent à l'extension.

L'attitude debout ou la *station* exige au contraire de grands et continuels efforts , ce qui la rend très-fatigante ; comme on le sait , elle est particulière à l'homme et le caractérise ; les ours , les singes , et d'autres animaux peuvent bien se tenir quelque temps sur deux pieds , mais ils quittent bientôt cette position fatigante pour eux, et étrangère à leur organisation ; chez l'homme , tout est disposé pour que cette attitude soit habituelle : ses pieds présentent une large surface; il est vrai que son centre de gravité est disposé de telle sorte, que le tronc tend à tomber en avant, en faisant fléchir les articulations des membres inférieurs ; mais la nature y a pourvu en disposant au mollet et aux fesses des muscles puissants qui s'opposent à toute flexion; aussi ces deux saillies ne sont elles bien prononcées que dans l'espèce humaine. D'autres considérations tirées de la forme de la face, de la direction des yeux, etc., ne permettent pas de douter que la station bipède ne soit entrée primitivement dans le plan de l'organisation de l'homme. Des philosophes n'en ont pas moins soutenu sérieusement que celui-ci avait d'abord marché en s'appuyant sur les quatre membres , et que plus tard en se perfectionnant, et par suite de la civilisation , il était parvenu à ne se soutenir que sur deux pieds ; mais, comme le remarque Haller, on n'a jamais eu d'exemple de peuples sauvages ou non , qui aient gardé habituellement la station quadrupède.

L'attitude assis semble tenir le milieu entre la station et la position horizontale ; les jambes et les cuisses ne se fatiguent pas, mais des efforts sont nécessaires pour maintenir le tronc et la tête dans la rectitude ; lorsque l'on repose sur un siége à large dossier la fatigue diminue beaucoup : et celle qu'on éprouve tient surtout à la pression qu'exerce encore la partie supérieure du tronc sur les parties inférieures.

L'attitude à genoux est très-gênante ; l'équilibre y est de plus très-instable ; la base de sustentation se termine au devant des genoux, et, pour peu que le corps se penche en avant , la verticale du centre de gravité sort de la base , et la chute est inévitable.

Considérées sous le rapport de leur influence sur la santé , les attitudes présentent encore de l'intérêt : dans la station , le sang , par son propre poids , tend à se porter dans les membres inférieurs et à y séjourner ; de là , les varices , les ulcères aux jambes , si communs chez les individus que leur profession oblige à se tenir long-temps debout ; tels sont les imprimeurs, les serruriers, etc.; une des conditions indispensables pour la guérison est alors la position horizontale; les personnes affaiblies ou atteintes d'affections du cœur ont très-souvent les pieds enflés le soir; le matin, au lever, l'enflure a disparu.

Relativement à l'éducation physique des jeunes enfants, il faut prendre certaines précautions concernant la station; ainsi il faut se garder de les faire marcher trop tôt, surtout s'ils ont quelques dispositions aux scrofules et au rachitisme; leur colonne vertébrale, trop faible, peut se dévier et former une gibbosité; sous la même influence, on voit les os des jambes et des cuisses s'infléchir et se courber et constituer ce que l'on appèle les genoux cagneux.

L'attitude *assis* prédispose les gens de cabinet aux hémorrhoïdes; on attribue la fréquence des hernies, observées autrefois dans les couvents, à la position à genoux que gardaient long-temps les moines. Dans l'attitude horizontale, le sang cesse d'avoir de la tendance à se porter aux extrémités inférieures, il ne remonte plus au cerveau contre son propre poids; il en résulte que les vieillards qui restent trop longtemps au lit, sont plus exposés aux attaques d'apoplexie; cette même remarque explique pourquoi l'on doit coucher horizontalement et la tête très-basse, les personnes qui se trouvent mal pendant la saignée; car l'on facilite ainsi l'abord du sang au cerveau, dont les fonctions étaient troublées par suite de la soustraction du liquide destiné à le stimuler et à y entretenir la vie.   J.-P. BEAUDE.

AUDITIF (anat.), adj., qui a rapport à l'audition. On distingue deux conduits auditifs, l'un externe et l'autre interne, des trous, des nerfs et des vaisseaux auditifs. (V. *Audition*.)   J. B.

AUDITION (physiol.), s. f., de *auditio, audire*, entendre. C'est l'impression que le bruit et les sons produisent sur notre oreille.

De l'organe de l'ouïe. Obligé d'en donner une description fort courte, je me servirai d'expressions métaphoriques qui, j'en ai l'espérance, me rendront plus intelligible.

L'oreille se compose successivement, de dehors en dedans, de trois séries de pièces ou appartements distincts : 1° de l'oreille externe qui sert de pièce d'entrée à l'édifice; 2° de l'oreille moyenne qui en fait le second appartement; 3° de l'oreille interne ou labyrinthe qui en forme le troisième appartement et le plus reculé.

L'oreille externe comprend le pavillon de l'oreille et son conduit. Le pavillon est l'oreille proprement dite de la langue vulgaire. C'est une sorte de cornet très-imparfait, légèrement concave en dehors quand il n'est pas aplati par nos coiffures, libre quasi par toute sa circonférence et tenant à la tête par un pédicule assez large. Sa surface tournée en dehors est irrégulière et offre plusieurs éminences et plusieurs enfoncements : L'*hélix*, repli qui borde l'oreille et est accompagné d'un sillon; l'*anthélix*, saillie demi-circulaire qui est entourée par l'hélix et qui circonscrit lui-même la cavité profonde de la conque; le *tragus*, petite éminence triangulaire qui, formant en avant

la circonférence de la conque, semble s'avancer dans sa cavité; l'*antitragus*, éminence opposée qui, se portant vers la précédente, resserre l'ouverture de la conque; l'ouverture du conduit auriculaire qui occupe le fond de la conque et en dedans du tragus par lequel elle semble protégée; enfin le lobule qui termine l'oreille en bas, et permet d'y suspendre des objets de parure. Le conduit auditif ou auriculaire pénètre à un pouce environ de profondeur en se courbant légèrement en arc et finit à la membrane du tympan qui en forme le fond.

Le pavillon est formé d'une peau mince, très-adhérente, qui est garnie de poils au tragus et à l'antitragus; d'un cartilage élastique de la même forme à peu près que le pavillon, et qui est fixé à la tête de plusieurs manières; par des adhérences à l'occipito-frontal, seul capable de lui imprimer des mouvements sensibles, chez l'homme; et par cinq petits muscles répandus sur plusieurs points du cartilage et qui paraissent plus propres à lui imprimer une certaine tension qu'à le mouvoir.

Le deuxième appartement, l'oreille majeure, qui est au-delà de la longue galerie d'entrée qui forme le conduit auriculaire, se compose de plusieurs pièces; la caisse et les cellules mastoïdiennes et la trompe d'Eustache. La caisse est ainsi appelée parce qu'elle est fermée par une membrane tendue comme la peau qui ferme la caisse d'un tambour. C'est un petit espace arrondi qui ressemble assez bien à la cavité d'une boîte de montre et qui est placé au fond du conduit auriculaire comme la montre qu'on applique à plat sur l'oreille pour en écouter le mouvement. Supposez que le verre en soit tourné en dehors, et il représentera la membrane du tympan qui est tournée en dehors et ferme la caisse au fond du conduit auriculaire. La paroi externe de la caisse est formée, dans presque toute son étendue, par cette membrane; l'interne est tout entière osseuse, excepté aux endroits où elle est percée par les deux ouvertures appelées fenêtre ovale et fenêtre ronde. Ces deux ouvertures communiquent dans le troisième appartement, mais elles sont fermées aussi, la première par un petit os connu sous le nom d'étrier, la seconde par une membrane particulière. La circonférence de la caisse présente en avant un canal pour le muscle du marteau, un second pour la trompe d'Eustache, ainsi appelée parce que son orifice, ouvert dans la gorge, est évasé comme celui d'une trompette. Elle offre en arrière une ouverture qui conduit aux cellules mastoïdiennes.

La caisse est tapissée par une membrane très-mince qui se prolonge dans la gorge par la trompe d'Eustache, et dans les cellules mastoïdiennes par leur ouverture. Dans l'état sain elle est remplie par de l'air et elle renferme une chaîne d'osselets formant un levier coudé analogue au mouvement d'une sonnette. Le levier a une branche verticale appliquée contre la moitié supérieure du disque de la membrane du tympan et une branche horizontale qui traverse la cavité de la caisse de dehors au dedans. Ces osselets sont fixés sous la caisse et les uns aux autres par la membrane muqueuse et de petits ligaments presque impercepbles. Le petit muscle du marteau porte en dedans l'extrémité inférieure de l'osselet de ce nom et le centre de la membrane du tympan à laquelle il adhère.

Le labyrinthe, troisième appartement plus reculé encore que l'oreille, moyenne se compose de trois pièces différentes situées l'une devant l'autre. L'antérieure est *le limaçon*, la postérieure l'ensemble des *canaux demi-circulaires*, l'intermédiaire est appelée *vestibule*, parce que les autres s'y ouvrent comme les portes de plusieurs pièces dans un vestibule.

Le limaçon ressemble très-bien à la coquille d'un limaçon dont la cavité intérieure serait partagée par une cloison ou lame spirale en deux rampes ou galeries intérieures, également spirales, communiquant l'une avec l'autre au sommet et en dedans de la coquille, tandis qu'à la base au contraire l'une des rampes aboutit au vestibule et se nomme rampe vestibulaire, l'autre à la fenêtre ronde de la caisse du tympan fermée par une membrane et se nomme rampe tympanique.

Le vestibule est une petite cavité irrégulièrement arrondie où débouchent la rampe vestibulaire du limaçon, les canaux demi-circulaires et la fenêtre ovale. Ces canaux toujours au nombre de trois, dans les animaux où on les observe, s'ouvrant dans la partie postérieure du vestibule, s'en éloignent en arrière, puis reviennent s'y ouvrir encore après avoir décrit un demi-cercle.

Le labyrinthe renferme un périoste très-fin chez l'adulte, le labyrinthe membraneux, la périlymphe, les otoconies, et les extrémités du nerf auditif.

Le périoste tapisse tout le labyrinthe ; la périlymphe est un liquide aqueux au sein duquel flotte suspendu le labyrinthe membraneux. Celui-ci se compose de deux petites poches situées dans le vestibule et des tubes semi-circulaires avec une ampoule à l'une de leurs extrémités. Ce petit appareil membraneux est rempli d'une liqueur transparente, c'est l'endolymphe. Les deux poches vestibulaires renferment en outre deux petits amas de poudre blanche (otoconies de M. Breschet), qui sont d'un grand intérêt scientifique parce que ce sont les analogues de pierres beaucoup plus considérables que l'on trouve dans le labyrinthe membraneux des poissons. Les extrémités du nerf auditif pénètrent dans le labyrinthe pour s'épanouir dans le limaçon et sur les sacs vestibulaires où ils se terminent surtout dans les points correspondants aux otoconies.

Causes de l'audition. Du bruit et des sons. Le bruit et les sons naissent d'un choc plus ou moins vif et violent sur un corps solide, liquide ou gazeux.

Ils naissent encore d'un ébranlement causé par le frottement, par l'extension mécanique d'une corde tendue que l'on pince, par la flexion d'une verge élastique, qu'on abandonne à elle-même. Ils sont alors produits par ces ébranlements qui tirent momentanément les particules des corps de leur position habituelle, c'est-à-dire de leur repos ou de leur immobilité respective, à laquelle ces particules reviennent ensuite par une succession d'oscillations isochrones de moins en moins étendues qui les rapprochent et les éloignent alternativement les uns des autres. Le bruit en particulier est produit par des vibrations que l'oreille sent, mais que l'esprit ne peut comparer et apprécier, tandis que le son l'est par des vibrations que l'oreille sent et que l'esprit compare et apprécie. Le bruit et le son varient d'ailleurs dans leur intensité, leur timbre et leur ton. L'intensité dépend de l'amplitude, de l'étendue, de l'énergie des vibrations des corps sonores ; il est d'autant plus faible que le corps qui propage le son à notre oreille est moins dense ; le timbre des quantités particulières de ces corps que l'on ne peut préciser ; et le ton du nombre des vibrations dans un temps donné. En général un son de moins de 32 vibrations par seconde est insensible à l'oreille humaine, et le plus grave de tous ceux qu'elle peut saisir. Au contraire les sons les plus aigus qu'elle puisse distinguer se composent de plus de douze mille vibrations par seconde.

Les vibrations déterminées dans l'air par le choc de l'explosion d'une arme à feu, par exemple, se communiquent à l'air environnant et y causent des dilatations et des condensations ou des ondulations alternatives qui se passent d'abord dans les couches les plus voisines du foyer de l'explosion. De ces couches elles se propagent au loin en rayonnant dans toute la masse de l'air et s'éteignent par degrés en se divisant et en diminuant d'intensité. On pense que ces ondulations excentriques se propagent dans l'air à la circonférence de leur foyer d'origine comme les ondes formées sur la surface de l'eau par la chute d'une pierre, se propagent à la circonférence en formant des cercles de plus en plus étendus jusqu'à ce qu'elles finissent par s'éteindre et disparaître. Quelle que soit, au reste, la manière dont se propage cet ébranlement, c'est en venant frapper notre oreille qu'il y produit l'impression du son ou l'audition.

Ces vibrations sont si sensibles dans une corde tendue, dans une tige élastique, dans une grosse cloche qui résonnent, qu'elles impriment à la main qui les touche un frémissement particulier, repoussent et font sautiller les corps légers qu'on applique à la surface de ces corps : lorsqu'on répand du sable sur un plan solide horizontal en vibration, ses grains sautillent, se déplacent et affectent des figures déterminées.

Il ne faut pas prendre pour les mouvements moléculaires dont nous parlons, les mouvements si visibles qui sont produits par les oscillations qui fléchissent alternativement et tout entières, en sens inverse, une verge élastique ou un corde tendue. Celles-ci sont des oscillations consistantes dont nous ne pouvons parler dans cet article. Aussi, rarement sont-elles assez rapides pour donner un son sensible à notre oreille.

Les membres de l'académie des sciences prouvèrent en 1738, par des expériences, que le son se propage avec une vitesse de 527 mètres, 18 c. par seconde dans l'air tranquille, à 6° R., que le temps soit couvert ou serein, clair ou brumeux ; mais les vents changent diversement le résultat, suivant qu'ils sont favorables ou contraires à la propagation du son. En s'éloignant de son origine, il s'affaiblit à l'air libre en raison directe du carré de la distance. Il résulte au contraire des expériences de M. Biot qu'il ne s'affaiblit pas sensiblement quand il se propage dans une colonne d'air renfermée dans une suite de tuyaux comme les aquéducs.

Le son se propageant en rayonnant, et par conséquent en ligne droite, venant à rencontrer un plan quelconque se réfléchit en faisant un angle égal à celui d'incidence sans que sa vitesse et son intensité en soient altérées, et il en résulte un écho. Mais nous ne distinguons l'écho que si le son direct et le son réfléchi parviennent séparément et distinctement à notre oreille.

Le son ne se réfléchit pas seulement à la surface des corps qu'il rencontre dans sa marche à travers l'atmosphère, il les met aussi en vibration comme ils l'y mettent lui même et, cette communication des vibrations sonores aux corps qu'elles atteignent est beaucoup plus importante encore à connaître que les propriétés précédentes pour l'intelligence de l'audition.

Phénomène de l'audition. L'audition est, comme toutes les sensations, une impression aperçue par l'entendement dans l'organe qui la reçoit. Il n'est pas étonnant que nous distinguions parfaitement l'organe qui l'éprouve, quand l'oreille est frappée par l'explosion épouvantable d'une énorme pièce de canon tirée à nos côtés, car alors la membrane du tympan, si appropriée par son organisation à participer aux vibrations sonores qui la frappent, se déchire parfois, comme une feuille de papier, sous l'influence de l'ébranlement vibratoire qu'elle éprouve, et le sang jaillit aussitôt des oreilles. Mais nous distingons encore par la seule sensation de l'audition, l'organe où elle se passe, lors-même que nous pouvons à peine l'entendre. Aussi, le sauvage le plus barbare, le rustre le plus ignorant, tendent l'oreille du côté par où viennent les bruits légers qu'ils veulent saisir, par cela même qu'ils ont senti et sentent aussi bien que le physiologiste le plus distingué, que l'oreille est l'organe où ils éprouvent la sensation de l'audition.

Les bruits faibles et légers ne produisent que des sensations auditives indifférentes; les bruits forts et violents en causent de pénibles. Les sons excessivement aigus, comme ceux que produit un bouchon de verre poli lorsqu'on le tourne sur son axe dans l'ouverture d'un vase de même matière; les cris aigus et répétés d'une scie sciant une pierre dure, sont toujours désagréables et même insupportables pour les petites-maîtresses et les femmes nerveuses. Les sons criards de certains instruments à anche, les cris analogues de certains oiseaux, sont encore désagréables. Les sons doux et flûtés, la bonne musique, donnent au contraire des sensations délicieuses. Des femmes voluptueuses, des hommes efféminés qui leur ressemblent, éprouvent, même sous l'influence de certains morceaux de musique mal exécutés la volupté la plus vive. La musique est d'ailleurs le principe d'une multitude infinie de sensations excessivement variées, dont il est plus aisé au musicien de vous donner l'idée, qu'il n'est

facile au physiologiste de la décrire, et qu'on apprend mieux à connaître à l'opéra que dans un livre. L'impression des sons sur l'oreille ne dure pas plus long-temps que leur action. Elle est instantanée quand les sons ne durent eux-mêmes qu'un moment.

L'audition est un phénomène très-composé. Aussi c'est en faisant abstraction des phénomènes qui précèdent la sensation auditive et en parlant de cette sensation seulement, que nous avons défini l'audition, la sensation produite sur l'oreille par le bruit et les sons. En effet, l'audition résulte toujours de l'action des vibrations sonores de l'air, d'un corps solide, ou d'un liquide sur la tête ou une partie de la tête comme le pavillon de l'oreille et son conduit; 2o de la propagation de ces vibrations, de proche en proche, jusqu'au labyrinthe membraneux qu'elles ébranlent et où elles produisent l'impression du bruit et du son. Mais il y en a plusieurs modes.

Des différents modes de l'audition. —Audition aérienne. Le phénomène de l'audition aérienne se compose ordinairement en réalité : 1o de l'action des vibrations sonores sur le pavillon de l'oreille et sur l'air contenu dans le conduit auriculaire ; 2o de la transmission de ces vibrations à la membrane du tympan et à la paroi externe de la caisse par l'air et les parois du conduit auriculaire ; 3o de leur transmission par la paroi externe de la caisse aux parois de sa circonférence, à l'air, et aux osselets qu'elle renferme ; 4o de leur transmission par l'intermédiaire de ces parties, à la paroi interne de la caisse, à la trompe d'Eustache, aux cellules mastoïdiennes et à l'air qu'elles contiennent et par les osselets à la membrane de la fenêtre ovale ; 5o de leur transmission par la paroi interne de la caisse et la platine de l'osselet que l'on nomme étrier à la périlymphe; 6o de leur transmission par la périlymphe qui baigne le labyrinthe membraneux et les nerfs auditifs à cet organe membraneux et aux nerfs qui s'y épanouissent. Ajoutez enfin 7o que les vibrations sonores agissent aussi sur les os du crâne, peut-être même sur ceux de tout le corps dans les bruits très-violents qui se propagent de proche en proche, par la continuité des parties jusqu'au labyrinthe et aux nerfs auditifs, où elles causent aussi la sensation du son.

1o Les ondulations sonores de l'air parvenues au pavillon de l'oreille frappent tous les points de sa surface et y excitent probablement un ébranlement vibratoire, comme elles en excitent dans les lames minces, rigides ou flexibles. On ne sait pas si les petits muscles du pavillon en augmentent alors la tension. Quoi qu'en ait dit Boerhave la plupart des rayons sonores qui arrivent à la surface du pavillon ne convergent pas par réflexion dans le conduit auditif. Il suffit de jeter un coup d'œil sur la surface du pavillon pour voir que cela n'est possible que pour une partie des rayons qui tombent dans la conque. Aussi le pavillon sert-il si peu à entendre, que l'audition n'est pas sensiblement altérée par son ablation. Les ondulations aériennes qui frappent sur la surface du tragus ne peuvent point parvenir à l'orifice du conduit auriculaire, parce que le tragus couvre cette ouverture. Celles au contraire qui sont dirigées de dehors en dedans et d'arrière en avant peuvent passer derrière le tragus sans le toucher et pénétrer directement dans le conduit.

2º Parvenus à son orifice les rayons sonores se propagent jusqu'à la membrane du tympan; mais comme le conduit est courbé,et comme ils se propagent en ligne droite, ils ne peuvent y parvenir qu'en se refléchissant le long de la courbure. Quelques personnes en ont conclu que cette courbure est destinée à protéger la membrane du tympan contre l'action trop directe du bruit et des sons.

Les expériences de M. Savart portent à croire que les vibrations qui frappent le pavillon se propagent aussi, par l'intermédiaire de son cartilage, aux portions cartilagineuses et osseuses du conduit auriculaire, et par là à la membrane du tympan et à la portion osseuse de la paroi externe de la caisse. Aussi lui paraît-il probable que le pavillon et le conduit auditif ont pour usage de présenter une large surface aux ondulations aériennes, d'entrer en vibration sous leur influence et de contribuer à augmenter les excursions des parties de la membrane du tympan avec laquelle le conduit auditif a un contact immédiat.

Quoi qu'il en soit, il paraît impossible de douter des vibrations de cette membrane, car M. Savart annonce les avoir déterminées sur le cadavre, en approchant un disque en vibration très-près de la membrane et parallélement à sa surface mise à nu. Il dit aussi s'être assuré, qu'en tendant le muscle interne du marteau comme on tend la membrane tympanique elle-même, il devient plus difficile d'y produire des vibrations, et il est conduit à penser que les usages de ce petit muscle sont de préserver l'organe de l'ouïe contre les trop fortes impressions des sons. Comme d'ailleurs la membrane du tympan chez l'homme est très-peu étendue (4 lignes de diamètre environ chez l'enfant naissant comme chez l'adulte, d'après mes observations), il paraît impossible que les sons perceptibles se trouvent jamais à l'unisson avec ceux que la membrane pourrait rendre si on l'ébranlait directement. On a donc commis une grave erreur, lorsqu'on a prétendu que le muscle du marteau la tendait ou la relâchait, pour la mettre à l'unisson avec les sons qui frappent notre oreille. Comment concevoir d'ailleurs qu'elle puisse être à l'unisson avec chacun des sons que nous entendons à la fois? n'est-il pas beaucoup plus probable que sa tension varie pour augmenter ou diminuer l'amplitude de ces excursions et par conséquent l'intensité de ses vibrations?

3º La paroi externe de la caisse, vibrant dans sa portion osseuse et dans sa membrane qu'elle enchâsse comme l'est un verre de montre par le couvercle, transmet ses ébranlements à l'air et aux osselets. Que l'air de la caisse partage ces trémoussements, c'est ce qui ne peut-être mis en doute quand on songe à la vibratilité de l'air et à l'étendue des points de contact avec la paroi externe de la caisse et particulièrement avec la membrane du tympan! Quant à la propagation des vibrations aux osselets, ce phénomène ne me paraît pas moins certain. Si l'on fixe une verge de bois ou une lame mince à la surface d'une membrane tendue sur une petite caisse, de manière que la verge se prolonge du centre à la circonférence de la membrane et même au-delà, on pourra voir en approchant de cet appareil, comme l'a fait M. Savart, un corps en vibration, que la membrane produit avec du sable répandu sur sa surface des figures très-régulières; que la verge vibre aussi, lors-même qu'elle a des dimensions assez considérables.

Cette expérience prouve, par analogie, que les vibrations de la membrane du tympan se propagent aux osselets; mais il suffit que les vibrations aient été démontrées dans cette membrane pour que l'on ne puisse en douter.

4º L'air de la caisse ébranlé doit communiquer les vibrations à la partie interne de la cavité, à la membrane de sa fenêtre ronde, à l'étrier et par cet osselet à la membrane de la fenêtre ovale, à la trompe d'Eustache, aux cellules mastoïdiennes, à celle du rocher et à l'air qu'elles renferment. M. Essert prétend que la trompe est destinée à permettre le déplacement de l'air ébranlé, et que son occlusion s'y opposant, devient la cause de la surdité. Mais l'air ne vibre-t-il pas dans la caisse d'une tonne parfaitement close lorsqu'on en frappe les parois ?

Les osselets de leur côté forment une sorte de tige osseuse, solide, qui transmet à la membrane de la fenêtre ovale, avec plus de force et de rapidité, les ébranlements qu'elle éprouve. Ils sont disposés et agissent malgré leurs articulations, comme une pièce de bois qui, traversant un appartement, unirait ses deux portes opposées et permettrait aux coups frappés à l'une de retentir directement à l'autre dans un appartement plus profond ou plus reculé.

5º La paroi interne de la caisse et les membranes de ses fenêtres ronde et ovale, ébranlées, doivent à leur tour agiter la périlymphe qui remplit le labyrinthe, l'appartement le plus reculé de l'organe de l'ouïe.

6º La périlymphe agitée doit à son tour entrer en vibration à la manière des liquides, et ébranler immédiatement les extrémités du nerf auditif à nu dans le limaçon et médiatement les extrémités du même nerf dans le vestibule, par l'intermédiaire du labyrinthe membraneux où elles s'épanouissent, se terminent et reçoivent ainsi médiatement ou immédiatement l'impression du son.

7º Les ondulations sonores n'agissent pas seulement sur le pavillon pour se propager par l'air et les parois du conduit auriculaire à la paroi externe de la caisse ; puis par les parois de sa circonférence, l'air et les osselets qu'elle renferme à la paroi interne, et puis par cette paroi au labyrinthe où s'épanouissent les extrémités du nerf auditif; ces ondulations agissent encore sur les parties molles et sur les os de la tête, qui communiquent à leur tour au temporal et à l'organe de l'ouïe, renfermé dans son intérieur, les ébranlements qu'ils reçoivent. Ces vibrations se propagent ainsi avec d'autant plus de succès par les os de la tête, qu'ils sont plus minces et rendus plus caverneux par les cellules dont ils sont creusés, ou par les sinus qu'ils présentent chez certains animaux. Cette communication se fait aussi d'autant mieux par ces os, qu'ils sont plus rapprochés de l'oreille. Il est même probable que tous les os du corps participent à ces ébranlements vibratoires quand nous sommes frappés par un bruit très-fort et très-violent, comme celui de l'explosion d'une pièce d'artillerie placée près de nous.

La transmission des ondulations aériennes par le crâne est démontrée par un fait bien connu. Lorsqu'on se bouche les oreilles par l'introduction forcée d'un doigt dans le conduit auriculaire qu'il dilate et pousse vers le tympan, le son ne peut plus se propager par ce canal hermétiquement oblitéré, l'oreille externe se trouve momentanément incapable ou certainement moins capable de servir à l'audition que les parois du crâne, et cependant on entend encore un orateur parlant à voix haute. L'audition, par l'intermédiaire d'un corps solide, va d'ailleurs nous offrir des preuves irrécusables de la propriété conductrice du son que possèdent les parties osseuses de la tête.

Audition par les corps solides. Ce mode d'audition résulte : 1e de l'action d'un solide sonore appliqué sur les différents points de la tête ; 2o de la transmission des vibrations par les os de la tête, de proche en proche jusqu'au labyrinthe, et aux divisions terminales du nerf auditif. Lorsqu'on approche très-près de l'oreille un corps qui résonne, une montre, par exemple, on entend très-bien le bruit de son mouvement, mais on l'entend bien mieux encore lorsqu'elle touche l'oreille et qu'on la presse contre la surface du pavillon. On pourrait croire que l'extrême différence d'intensité que l'on remarque alors est exclusivement due à la différence des distances de la montre au tympan, et au nerf auditif. Mais je me suis assuré par l'expérience, qu'une différence de distance d'une à quelques lignes, quand la montre ne touche pas l'oreille, ne peut être reconnue par un auditeur, qui, ayant les yeux fermés, ne voit pas si l'on rapproche ou si l'on éloigne la montre de son oreille. N'est-il pas évident, au contraire, que la différence est due au contact de la montre avec l'organe ; à ce que l'audition se fait alors, par le contact du corps vibrant avec l'oreille ? Les faits qui vont suivre le démontreront d'une manière plus manifeste encore. L'audition par l'intermédiaire des corps solides est plus ou moins distincte suivant les points d'application de ces corps. Si l'on s'introduit avec force un doigt dans les oreilles, qu'on les ferme hermétiquement, et qu'on se fasse appliquer la montre entre les dents, sur la tempe, contre la crête temporale de l'os du front, sur la portion écailleuse du temporal, sur le zygoma, ou plus loin encore de l'oreille, sur le front, sur le côté de l'occipital, derrière l'apophyse mastoïde ou sur le pariétal au-dessus du temporal, on entend distinctement le bruit du mouvement de la montre, et de moins en moins distinctement, à mesure qu'on l'applique successivement dans chacun des points que je viens d'indiquer,

et dans l'ordre que j'ai suivi dans leur désignation. Cet ordre est en général, en raison de l'éloignement de l'oreille ; mais il suit encore une autre raison, car on a dû remarquer qu'on entend mieux le mouvement de la montre appliquée entre les dents, qui sont très-éloignées de l'oreille ; qu'on l'entend mieux par la tempe, même en avant, point qui est encore assez loin de l'oreille, que par l'écaille du temporal, que sur l'apophyse mastoïde, qui en sont plus rapprochées, que par le côté de l'occipital, derrière l'apophyse mastoïde ou le zygoma, qui est immédiatement au-dessous de la tempe et continu au temporal et aux parois du conduit auditif. Je soupçonne qu'on entend mieux par les dents, parce que la montre les touche à nu et que la transmission s'opère directement par les os qui, comme tous les corps solides, transmettent le son avec force et rapidité. Si pour s'en assurer on serre la montre entre les dents garnies des lèvres repliées, par un mouvement facile à exécuter, sur le bord libre des dents, on n'entend plus le bruit de la montre, mais si une lèvre se dégageant un peu, permet à la montre de toucher seulement une des dents, par exemple, le sommet pointu de l'une des canines, on l'entend aussitôt avec étonnement, comme si l'on recouvrait l'usage de l'ouïe.

Je soupçonne qu'on entend par la tempe mieux que par l'écaille du temporal, parce que la montre s'applique à la tempe par une large surface et à nu sur la peau ; mieux que par l'apophyse mastoïde et le zygoma, parce que la montre ne s'y applique encore que par une surface peu étendue ; mieux que par la partie latérale de l'occipital, parce que les cheveux y absorbent le son et en transmettent mal les vibrations ; comme font pour la chaleur et l'électricité les mauvais conducteurs des phénomènes de ces propriétés. Enfin, je pense que nous entendons très-mal les mouvements de la montre par le sommet et le derrière de la tête, quand l'âge ne nous a pas dépouillés de notre chevelure, parce que ces points sont plus éloignés de l'oreille, couverts de cheveux et d'une convexité peu favorable à l'exacte application de la surface d'une montre toujours un peu convexe.

Pour m'assurer de la justesse de ces présomptions, faire disparaître la plupart de ces causes d'erreurs qui me cachaient la vérité que je cherchais et que le raisonnement me faisait soupçonner ; en un mot, pour déterminer plus exactement l'influence respective des différents points du crâne dans l'audition, par le contact des corps solides avec le crâne, je me suis borné à appliquer sur ces différents points le bouton que présente la queue de la montre. En pressant sur ce bouton, je l'appliquais par une surface sensiblement égale, et comme j'écartais d'abord les cheveux, ils ne nuisaient pas sensiblement non plus à la propagation du son. Dans ces expériences j'obtins des résultats bien différents des premiers, et qui étaient à peu près exactement ceux dont le raisonnement m'avait donné la prévision. J'entendis assez distinctement et à peu près également les mouvements de la montre quand son bouton était appliqué le long des bords et de la surface de l'apophyse mastoïde, quand il portait sur l'écaille du temporal, entre l'oreille et les cheveux. J'entendais moins bien quand il portait sur le zygoma et sur l'apophyse mastoïde, sur le temporal à la naissance ou dans l'intervalle des cheveux écartés, et à peine ou point du tout quand je l'appliquais sur la tempe ou sur le front. Pour bien distinguer ces différences, il faut prolonger pendant un certain temps l'aplication du bouton, parce qu'il y a des moments ou l'on n'entent pas du tout, ou avec si peu de netteté que c'est à peu près comme si l'on n'entendait pas.

Il résulte de ces expériences, comme conséquences définitives et générales, que l'audition par l'intermédiaire des corps solides et sonores appliqués à la tête, est d'autant plus distincte que ces corps sont plus immédiatement appliqués sur les os, que, surtout, ils en sont séparés par moins de cheveux, qu'ils sont appliqués plus près de l'oreille, sur une plus grande étendue et probablement, que ces os sont plus minces ou plus caverneux.

Audition par l'intermédiaire des liquides. Lorsque nous avons la tête plongée dans l'eau d'un fleuve, nous entendons les bruits qui s'y passent, mais nous les entendons bien moins distinctement et de moins loin que dans l'air. Les liquides sont en un mot de moins bons conducteurs que l'air, et à plus forte raison que les corps solides. Cependant l'audition doit se faire alors par un mécanisme analogue à celui de l'audition, par l'intermédiaire de l'air, et des solides appliqués à l'oreille et sur la tête.

De l'audition des sons forts et aigus. Ces sons causent une sensation pénible et nous portent à nous boucher les oreilles. Probablement, ils déterminent dans le tympan des changements propres à les affaiblir, par exemple, par la tension de la membrane du tympan par le muscle interne du marteau. C'est du moins ce que pense M. Savart, comme nous l'avons déjà dit, parce que la tension mécanique de cette membrane, opérée en tirant en dedans le muscle du marteau, diminue l'intensité de ses vibrations.

De l'audition des sons faibles. Nous ne savons s'il se passe quelque chose de particulier quand le bruit ou les sons qui frappent notre oreille sont faibles et légers; si les muscles du tragus et de l'antitragus écartent ses éminences afin de favoriser la propagation des ondulations sonores dans le conduit auditif, et par suite l'audition; si le muscle du marteau ne s'abstient pas d'agir, afin de laisser à la membrane du tympan toute sa vibratilité. Si nous sommes dans le doute sur ces faits, nous ne le sommes pas sur l'action de l'instinct ou de la volonté quand nous exécutons attentivement des bruits ou des sons légers ou fugitifs.

De l'adition attentive. Entendre avec attention, c'est écouter. L'audition dans ce cas se complique comme toute les sensations analogues d'un acte d'attention et de volonté refléchie ou irréfléchie et instinctive et de mouvements particuliers. Si, les sons étant faibles, nous cherchons à les entendre, nous inclinons la tête, nous tendons l'oreille du côté d'où nous viennent les bruits qui nous frap-

pent et que nous cherchons à connaître. Nous agrandissons même parfois, alors, le pavillon de l'oreille en le portant en avant avec la paume de la main. Nous entendons mieux alors, parce que les rayons convergent en plus grand nombre à l'orifice du conduit auriculaire, et surtout parce que l'intelligence attentive apprécie mieux les impressions reçues par l'oreille. En effet, l'attention ne rend point l'oreille plus sensible, ainsi qu'on l'enseigne, mais elle donne au jugement plus d'exactitude et de précision. Et si des sons peu intenses, mais néanmoins faciles à entendre, nous échappent quand nous sommes inattentifs, ce n'est point parce qu'ils sont trop faibles, mais parce que nous ne les écoutons pas. En voulez-vous la preuve, rappelez-vous ce qui arrive, quand, attentifs à écouter un orateur à voix faible, vous entendez parler en même temps un orateur dont la voix forte est plus élevée. Si votre attention est tout entière captivée par le premier, la parole du second résonne à vos oreilles, comme un bourdonnement importun et confus auquel vous ne comprenez rien et dont vous ne sauriez rendre aucun compte. Mais si de temps en temps votre attention se reporte sur ses paroles, vous perdez, à chaque fois, le fil du discours du premier, et il peut arriver, par l'attention que vous leur prêtez alternativement, que vous finissiez par perdre entièrement l'enchaînement des idées des deux orateurs, surtout s'il s'agit de raisonnements serrés et concis dont on ne peut rien laisser échapper.

Cette influence de l'attention explique une difficulté qui a bien embarrassé les physiologistes : pourquoi entendant à la fois par des oreilles d'une délicatesse inégale, les deux impressions que l'intelligence en reçoit ne lui donnent qu'une idée, une seule perception. C'est qu'alors l'esprit, voulant connaître la même sensation, le même bruit, les mêmes paroles, par l'une et l'autre oreille, il écoute irrésistiblement et exclusivement, si je peux parler ainsi, l'oreille la plus délicate, parce qu'elle lui transmet une sensation plus vive, plus claire et plus parfaite.

De l'audition répétée des sons faibles, forts et aigus. Je ne connais aucun fait qui prouve que l'audition habituelle des sons bas ait rendu l'ouïe plus délicate et plus fine; mais il est certain que l'habitude d'entendre des sons forts, le bruit du moulin pour les meuniers, du canon pour les artilleurs, des sons aigus et criards pour les scieurs de pierre, etc., rend l'oreille moins susceptible et les sons moins fatigans et même très-faciles à supporter, tandis qu'au contraire, pour ceux qui n'y sont point accoutumés, ils sont pénibles et parfois insupportables.

De l'ouïe fausse. L'ouïe fausse n'est point un mode de l'audition, c'est un mode de l'intelligence qui manque de jugement pour apprécier les propriétés musicales des sons, la justesse ou l'exactitude de leur accord et de leur mesure. En un mot, c'est une intelligence plus ou moins sourde aux propriétés de la musique, bien que l'ouïe puisse être d'une grande finesse et même d'une délicatesse extraordinaire.

Usage de l'audition. Elle ne sert pas seulement à

nous apprendre de loin, par la notion qu'elle nous donne du bruit de la marche des cris de la voix, l'approche d'un ennemi à éviter, ou d'une proie à saisir, d'amis à rechercher ou de malheureux à secourir; elle forme une sorte de chaîne qui nous unit à la voix et à la parole de nos semblables, et qui nous met rapidement en communication avec leurs pensées les plus intimes et leurs émotions les plus fugitives. Par elle, nous saisissons les idées les plus légères, les sentiments les plus profonds comme par la vue nous lisons parfois sur la physionomie, les émotions les plus secrètes. Et cette communication est si précieuse et si favorable au penchant de l'homme pour la société de ses semblables, que sous ce rapport elle l'emporte de beaucoup sur celle de la vue et rend dans la société les sourds beaucoup plus tristes que les aveugles, à moins qu'ils ne puissent par des gestes conventionnels, converser avec les personnes qui les entourent et rétablir par cet artifice la chaîne qui unit les intelligences les unes aux autres.
GERDY,
Professeur à la Faculté de médecine de Paris,
chirurgien de l'hôpital de Saint-Louis.

AUNÉE (*bot.*) ou *enula campana.* V. *Inula helenium.*

AURA (*physiol. et path.*), s. f., mot latin qui signifie vapeur. On a employé ce mot en médecine pour désigner une partie subtile que l'on supposait émaner de certains fluides du corps; ainsi des physiologistes ont pensé que la portion active et fécondante de la semence était un principe volatil, vaporeux qu'ils ont nommé *aura seminalis.* Quelques-uns ont donné à l'odeur qui se dégage du sang le nom d'*aura sanguinis*, et ils croyaient que cette vapeur jouait un grand rôle dans les phénomènes de la vie. Van-Helmont, qui regardait le principe vital comme un gaz ou une vapeur subtile, lui avait donné le nom d'*aura vitalis.* Enfin dans certaines maladies nerveuses et convulsives, telle que l'hystérie et l'épilepsie, souvent les accès sont précédés du sentiment d'une vapeur qui paraît partir d'un membre et remonter vers la gorge et la tête: cette sensation, qui précède et annonce les accès, a reçu le nom d'*aura epileptica* ou *hysterica.* On a vu quelquefois cet *aura* partir de l'extrémité d'un membre, comme le bout d'un doigt ou d'un orteil; d'autrefois cette sensation part d'une articulation, ou d'une des parties du ventre ou de la poitrine. (V. *Hystérie, Epilepsie.*)
J. B.

AURICULAIRE ou **ORICULAIRE** (*anat.*), adj., se dit de certaines parties qui ont rapport à l'oreille; il y a des muscles, des nerfs et des vaisseaux *auriculaires.* (V. *Audition.*)

AURICULE ou **ORICULE** (*anat.*), s. f. C'est le nom que l'on a donné au pavillon de l'oreille. Voyez sa description au mot *Audition.*

AURICULO - VENTRICULAIRE (*anat.*), adj. On donne ce nom aux ouvertures qui font communiquer les oreillettes du cœur avec les ventricules. Les valvules qui servent à fermer momentanément ces ouvertures ont aussi reçu le nom de valvules *auriculo-ventriculaires.* (V. *Cœur.*)

AUSCULTATION (*path.*), s. f. Vient du mot latin, *auscultare*, écouter. Ce nom a été donné, en médecine, à l'emploi de l'ouïe, pour reconnaître les différentes maladies de la poitrine.

L'auscultation peut être immédiate ou médiate; elle est immédiate lorsqu'on applique directement l'oreille nue sur les parois thoraciques; elle est médiate quand on se sert, pour percevoir les phénomènes, d'un instrument appelé *stéthoscope.* Cet instrument consiste en un cylindre de bois de 8 à 12 pouces de longueur et de 15 à 18 lignes de diamètre; ce cylindre est percé dans toute son étendue d'un trou rond de 9 lignes de circonférence; il est creusé en entonnoir à l'extrémité, qui doit être appliquée sur la poitrine, et cette cavité peut être remplie à volonté par un cône du même bois nommé embout. L'embout est laissé à l'instrument pour l'examen de la voix et de quelques affections du cœur, il en est retiré pour l'examen de la respiration.

L'auscultation est la plus importante découverte médicale de notre siècle. Honneur immortel au génie qui en a doté la science! Grâce à Laennec, la connaissance des maladies de la poitrine a acquis une certitude presque mathématique; en présence de si prodigieux résultats on ne peut concevoir qu'il ait suffi de trois années d'investigations et de recherches, pour la création d'un moyen de diagnostic aussi parfait.

La nature de cet ouvrage nous interdit de donner à cet article tous les développements scientifiques intéressants dont il est susceptible; nous tâcherons, néanmoins, de le rendre aussi complet que possible.

Aujourd'hui tout médecin instruit doit, au moyen de l'auscultation, facilement reconnaître et apprécier dans toutes leurs périodes, les diverses affections des poumons, des plèvres et du cœur. Voyons d'abord pour le poumon.

La respiration, la voix, la toux, ont des caractères normaux. Lorsqu'on applique l'oreille sur la poitrine d'un individu bien portant, qu'on le fait respirer, qu'on le fait parler ou tousser, on perçoit les bruits propres à chacune de ces actions. Il est d'autant plus important de bien se pénétrer de ces caractères, que c'est dans les modifications qu'ils présentent qu'on trouvera les signes de telle ou telle maladie.

Les poumons sont des organes cellulleux expansibles, composés presque uniquement de deux ordres de vaisseaux se divisant à l'infini, les uns portant de l'air, les autres contenant du sang, et réunis entre eux par un tissu cellulaire dense, de sorte que les poumons constituent une espèce d'éponge imprégnée sans cesse d'air et de sang. Les vaisseaux aérifères sont les bronches, qui d'abord assez amples pour contenir l'extrémité du petit doigt, vont ensuite en se divisant à l'extrême et finissent par ce qu'on nomme vésicules pulmonaires.

Le stéthoscope appliqué sur le trajet des grosses bronches fait percevoir le bruit du passage de l'air dans ces tubes; ce bruit est très-différent de celui que l'on perçoit lorsqu'on met l'oreille sur une autre partie du poumon; ici l'on entend un bruit léger résultant de la pénétration de l'air dans le tissu de l'organe et de son expulsion, tandis que sur le trajet des bronches on entend l'air passer, avec une certaine force, dans le tube et donner lieu à un bruit de souffle. Cette dernière respiration s'appelle *respiration bronchique*, l'autre *respiration vésiculaire*. La respiration bronchique peut se rencontrer dans les points où, dans l'état sain, l'on trouve la respiration normale ou vésiculaire ; cela a lieu lorsqu'à la suite d'une inflammation, le poumon augmente de densité, s'endurcit, s'hépatise. Alors le passage de l'air dans les tuyaux bronchiques est transmis, par continuité, d'une manière plus bruyante, et le murmure respiratoire qui s'opère dans les vésicules pulmonaires n'a pas lieu. Le même phénomène se passe, lorsqu'un épanchement dans la plèvre comprime le poumon et empêche l'air de pénéter ailleurs que dans les grosses bronches. Ainsi, lorsque dans un point des poumons où l'on devrait entendre la respiration vésiculaire, on entend la respiration bronchique, ou tubaire, c'est un signe que cette partie du poumon est imperméable à l'air, et en général, qu'il existe une pneumonie ou une pleurésie, etc., maladies que les autres signes existants servent à différencier.

La respiration peut aussi être plus forte que dans l'état sain ; elle prend alors le nom de respiration *puérile*. Ce phénomène s'observe lorsqu'un poumon, par une cause quelconque, est imperméable ; dans ce cas, celui du côté opposé augmente, pour ainsi dire, ses fonctions pour suppléer à celui-là : c'est, par conséquent, dans le poumon sain qu'a lieu la respiration puérile.

Tant que les bronches sont libres, la respiration faible ou forte, vésiculaire, trachéale ou bronchique, est toujours pure ; mais aussitôt qu'une sécrétion quelconque s'opère dans les tuyaux aérifères ou que tout autre état pathologique des poumons survient, l'on perçoit pendant la respiration des bruits appelés *râles*.

Pour plus de simplicité et plus de clarté, ne pouvant point faire ici l'histoire complète des râles, nous nous bornerons à caractériser ceux qui indiquent les affections les plus communes, et nous les diviserons en râles du catarrhe, râles de la pulmonie, et râles dépendants de la désorganisation du poumon. Quelque fautive que soit peut-être scientifiquement cette division, elle aura l'avantage de rendre plus palpables les phénomènes de l'auscultation, et de faire comprendre les déductions que le médecin en tire pour le diagnostic.

Les râles du catarrhe sont le râle sibilant, le râle sonore, le râle muqueux. Le râle sibilant, le râle sonore, existent le plus souvent ensemble et marquent la période d'irritation des bronches ; la membrane muqueuse des tuyaux aérifères est, à cette époque, gonflée, de sorte que l'air ne pénètre qu'avec un certain bruit de sifflement (râle sibilant) ou de ronflement qui va quelquefois jusqu'à imiter le roucoulement de la tourterelle (râle sonore). Mais lorsque les sécrétions commencent, que les crachats s'accumulent dans les bronches, alors l'air en traversant ces liquides, plus ou moins

épais, donne lieu au râle dit muqueux. Ces râles peuvent exister isolément où se trouver réunis, mais ils ne constituent que le catarrhe ; néanmoins, les râles sibilant et sonore s'observent dans l'asthme.

Un seul *râle* existe pour la *pneunomie*, mais il est caractéristique et ne s'observe que dans cette maladie, c'est le *râle crépitant*. Les râles sibilant, sonore, muqueux, ne se passent que dans les bronches, la substance du poumon y est étrangère ; celui-ci a lieu dans les vésicules aériennes, et est occasionné par l'exhalation de sang et de lymphe plastique qui s'opère dans ces mêmes vésicules, dans le premier degré de la pneumonie. Laënnec pour donner une idée de ce râle le comparait au bruit que produit le sel qu'on fait décrépiter dans une bassine ; on s'en fera une idée plus exacte en froissant fortement une mèche de ses cheveux entre deux doigts. Le râle crépitant est plus ou moins fin, plus ou moins sec, suivant que l'air a à pénétrer un liquide plus ou moins plastique ; ainsi il existe dans l'œdème du poumon, un râle nommé *sous-crépitant*, qui a beaucoup d'anologie avec le premier, mais qui cependant en diffère ; une oreille médiocrement exercée reconnaît facilement que dans ce cas, l'air traverse un liquide plus ténu et ayant moins de plasticité que le sang.

Le râle sous-crépitant se rencontre aussi dans l'apoplexie pulmonaire.

Quand nous avons parlé des râles dépendants des désorganisations pulmonaires, nous avons entendu ranger dans cette classe, *le bruit de craquement* dépendant du premier ramollissement des tubercules, et *le râle caverneux*. L'oreille appliquée sur un point où les tubercules commencent à se ramollir, perçoit de grosses bulles d'air qui, avec un bruit sec, viennent agiter des matières à moitié liquides, il y a là un véritable craquement ; lorsque les masses tuberculeuses sont complétement ramollies et que déjà une partie a été expectorée, l'air pénètre au milieu de la matière, et donne lieu à un gros râle muqueux, abondant, circonscrit, ayant un caractère particulier ; c'est le râle caverneux.

Les phénomènes fournis par la voix sont : la bronchophonie, la pectoriloquie et l'égophonie ; les deux premiers se rapportent à des affections du parenchyme des poumons, le dernier est le signe d'une affection de la plèvre.

Si l'on applique le stéthoscope chez un individu bien portant, sur le trajet des grosses bronches, on aura par l'action de la parole une résonnance de la voix nommée bronchophonie, qui n'existera pas dans toute autre partie de la poitrine. Si donc on perçoit ce retentissement de la voix dans un endroit où il n'a pas lieu dans l'état sain, l'on aura dans ce point de la bronchophonie ; ce sera l'indice qu'il y a là ou une masse de tubercules crus, où un travail pathologique qui a hépatisé le poumon, ou un épanchement qui comprime cet organe ; circonstances propres à transmettre à l'oreille la résonnance de la voix dans les bronches.

La bronchophonie n'a rien de net, de parfaitement articulé ; le son est à peu près confus ; il n'en est pas de même de la pectoriloquie. Lorsqu'elle est parfaite, la voix au-dessous du stétoscope est nettement articulée et semble sortir directement par le point de la poitrine où l'instrument est appliqué en traversant toute l'étendue du trou central jusqu'à l'oreille. On peut en avoir une idée satisfaisante en appliquant le cylindre, muni de l'embout, sur le larynx du premier sujet venu et en le faisant parler. La pectoriloquie est le signe certain d'une caverne pulmonaire ; suivant que l'excavation est grande ou petite, vuide ou pleine, la pectoriloquie est parfaite, imparfaite ou douteuse.

L'égophonie est une résonnance de la voix aigre, tremblotante, nasillarde, comparable à la voix du polichinelle, c'est comme une espèce de pectoriloquie chevrottante ; elle est l'indice d'un épanchement médiocre dans l'une des plèvres ; lorsque l'épanchement devient très considérable, elle disparait, et elle reparait lorsqu'il diminue de nouveau ; on la trouve à l'angle de l'omoplate ou à son bord interne ou externe.

Les phénomènes fournis par la toux se bornent à la toux caverneuse et au gargouillement ; l'un et l'autre de ces signes indiquent une excavation pulmonaire : l'air en pénétrant largement et avec force, dans ces cas, dans la caverne, agite la matière puriforme qu'elle contient, et amène un véritable gargouillement caractéristique ; la toux donne aussi dans ces circonstances un son particulier qui lui a fait donner le nom de caverneuse.

Il est un phénomène curieux dont nous ne disons qu'un mot, et qui est fourni à la fois par la respiration et par la voix, c'est la *résonnance et le tintement métalliques.* Dans ces cas la voix retentit sous le stéthoscope, et résonne comme si le malade parlait dans une citerne ; à la fin de la phrase on dirait un écho. Dans quelques cas, par la parole, ou seulement par le moindre mouvement, on entend, en appliquant l'oreille sur la poitrine du malade, un bruit analogue à celui que produit une goutte d'eau tombant dans une carafe aux trois quarts vide. Ces phénomènes font connaître une communication fistuleuse de la cavité de la plèvre avec les bronches et un épanchement d'une certaine quantité de liquide et d'air dans cette cavité.

Il nous est impossible d'entrer dans des détails suffisants pour faire apprécier, au moyen du stéthoscope, les diverses affections du cœur, nous nous bornerons à en dire quelques mots. Lorsqu'il y a dilatation d'une des cavités, le son que détermine la contraction de l'oreillette ou du ventricule affecté est beaucoup plus éclatant, et les battements s'entendent dans un plus grand espace de la poitrine. Lorsqu'au contraire il y a hypertrophie, il y a peu de son, mais une impulsion plus ou moins forte dans la contraction de l'organe, c'est-à-dire, que l'oreille appliquée sur le cylindre est repoussée par les battements.

On observe dans les contractions du cœur quelques bruits particuliers qui sont les signes de certains états pathologiques ; ce sont : 1° le bruit de soufflet ; 2° le bruit de râpe, de lime ou de scie ; 3° le bruit de cuir. Le bruit de soufflet est l'indice

d'un état de spasme de l'orifice aortique ; le bruit de râpe, de lime ou de scie, sont des signes certains du rétrécissement des orifices du cœur, par des ossifications, végétations, etc. ; l'on peut apprécier par le lieu où l'on entend ce bruit, quel est l'orifice affecté.

Si ce court aperçu peut donner une idée du moyen immense de diagnostic, appelé *auscultation,* notre intention est remplie. Quant à préciser les nuances, à déterminer d'une manière complète tous les cas où elle est utile, nous n'avons pu les faire ; ainsi dans la grossesse, par son aide, l'on peut distinguer le bruit de la circulation placentaire et les battements du cœur du fœtus. Ainsi dans les fractures douteuses, l'on peut, avec le stéthoscope, percevoir la crépitation des fragments, etc.

Nous le répétons, l'auscultation est une précieuse découverte, et tout médecin doit nécessairement la connaître aujourd'hui.

MIQUEL

Rédacteur en chef des *Bulletins de Thérapeutique,* ancien chef de clinique à l'hôpital de la Charité.

AUSTÈRE *(mat. méd.),* adj., saveur austère, c'est une saveur acerbe très-prononcée. **J. B.**

AUTOPSIE *(anat. path.) , s. f.* (du grec, *autos ,* soi-même, et *opsis,* vue) ; ce mot, dont l'étymologie est à peu près insignifiante, sert à désigner l'ouverture et l'examen d'un cadavre, fait surtout dans le but de découvrir la cause de la mort. Tantôt l'autorité provoque cette mesure pour s'assurer si un décès est le résultat d'un accident, d'un suicide ou d'un crime ; d'autres fois, c'est dans l'intérêt de l'art et des familles qu'on procède à une ouverture. Chez les anciens, un respect superstitieux pour la dépouille des morts empêcha presque constamment les médecins d'interroger les organes malades sur le cadavre ; ce ne fut guères qu'au seizième siècle, à l'époque de Vésale, que les autopsies commencèrent à devenir fréquentes ; de nos jours, elles ont été de plus en plus multipliées, surtout dans les hôpitaux de Paris, où elles ont puissamment contribué au progrès qu'a fait dans ces derniers temps l'art de guérir ; l'ouverture d'un cadavre éclaireit bien des doutes, et révèle bien des faits, qui intéressent non-seulement le médecin, mais souvent encore la famille du défunt ; l'observation, en effet, a appris que les dispositions maladives de nos organes sont très-fréquemment héréditaires, et que la même affection qui a occasioné la mort chez le père, la détermine plus d'une fois aussi chez le fils ; pour ne citer ici qu'un exemple célèbre , on sait que la même maladie a dévoré une partie de la famille de Napoléon. D'après ces considérations, nul doute que la connaissance du siège du mal, et des altérations qu'il a produites sur nos organes, ne soit d'une grande utilité pour combattre plus tard une affection analogue. C'est donc un préjugé nuisible que celui qui fait repousser une autopsie jugée utile par le médein, pour ne voir dans cette opération qu'un objet de vaine curiosité ; en vain alléguerait-on le respect dû aux morts, mais quel outrage fait-on à un cadavre destiné aux vers, en lui demandant des secrets utiles aux vivants, utile même aux personnes qui lui étaient chères ? ajoutons cependant ici, que le préjugé dont nous parlons se perd de plus en plus ; et que depuis long-temps, par exemple, l'usage veut que l'on fasse l'autopsie des rois et des princes. Il est inutile de décrire ici la manière de pratiquer une ouverture de cadavre, cette opération ne pouvant être faite que par un médecin. Celui-ci ouvre successivement chacune des grandes cavités du corps, et après avoir détaché les organes pour les examiner, les remet en place ; la peau à laquelle il n'a fait, autant que possible qu'une seule incision, est ensuite recousue avec soin. Les objets nécessaires à l'opérateur, outre les instruments tranchants, sont, plusieurs éponges, des baquets plein d'eau tiède et froide, des linges, une bouteille d'un chlorure de soude ou de chaux, du fil, et une grosse aiguille.

J. P. BEAUDE.

AUTOPSIE (*pol. méd.*) Les autopsies sont généralement faites dans les deux circonstances suivantes : 1º Par autorité de justice quand il y a lieu de constater un crime ; 2º sur la demande des familles qui désirent connaître la maladie à laquelle a succombé l'un de leurs membres.

Les autopsies judiciaires sont faites par des hommes de l'art, commis à cet effet, et en présence de magistrats qui en constatent les résultats. Ces autopsies se rattachent toutes à des questions de médecine légale que nous n'avons point à examiner ici.

Les autopsies réclamées par les familles sont faites par tel médecin qu'elles jugent convenable d'appeler. Elles ont lieu le plus souvent avant l'inhumation ; dans ce cas, il importe qu'elles n'aient pas lieu avant la constatation régulière du décès ; et, surtout, avant l'expiration de vingt-quatre heures, temps jugé nécessaire pour que la mort soit certaine. La famille et le médecin qui feraient cette opération avant l'expiration de ce délai, s'exposeraient à des poursuites sérieuses. Il est utile que le maire de la commune soit prévenu de cette opération, afin de le mettre à même de prendre les mesures qui peuvent être nécessaires suivant les circonstances.

Si l'autopsie est réclamée après l'inhumation, elle doit être autorisée formellement par l'autorité municipale qui, ayant la police des cimetières, ne peut permettre qu'on en enlève les corps sans des motifs impérieux. Il importe, en outre, qu'elle prescrive les précautions à prendre dans l'intérêt de la salubrité. Il y a donc ici à obtenir deux autorisations : l'une pour l'exhumation, et l'autre pour l'autopsie. Dans tous les cas, une autopsie ne peut être faite, que sur la demande expresse du plus proche parent du défunt, et en cas de non-consentement de sa part, elle ne peut être autorisée. Il ne serait fait exception à cette règle que dans le cas où il y aurait soupçon de crime, ou, encore, si les symptômes de la maladie faisaient présumer que le malade a succombé à un mal contagieux ou épidémique. L'intérêt gé-

néral exigerait alors que l'autopsie fut faite d'office à la réquisition de l'autorité, dans le but de reconnaître le véritable caractère de la maladie, et de prendre ensuite les mesures nécessaires pour en empêcher la propagation.

AD. TRÉBUCHET.

AVANT-BRAS (*anat.*), s. m., en latin, *antibrachium*, portion du membre supérieur, comprise entre le bras et la main. Sa forme n'est pas parfaitement cylindrique, elle ressemble plutôt à un cône aplati. On lui distingue une face antérieure et une face postérieure correspondant, la première, à la paume, et la seconde au dos de la main.

Tandis qu'un seul os, *l'humérus*, entre dans la composition du bras, deux os forment au contraire la charpente de l'avant-bras, non-seulement chez l'homme, mais encore chez presque tous les mammifères, du moins l'un de ces os étant à l'état rudimentaire, le premier situé en dehors, c'est-à-dire du côté du pouce, porte le nom de *radius* ou os du rayon, d'après l'usage que nous lui verrons plus bas ; l'autre, nommé *cubitus* ou os du coude, correspond à la partie interne de l'avant-bras : entre eux et dans le sens de leur longueur existe une membrane assez résistante, qui porte le nom de *ligament interosseux*; ainsi disposés, ces deux os présentent un plan antérieur à surface un peu concave, et un plan postérieur légèrement convexe. Considérés par rapport l'un à l'autre, on remarque que le radius est plus large en bas vers le poignet, qu'en haut à la jointure du coude ; tandis que le cubitus présente une disposition inverse. Il résulte de la disposition anatomique du radius et de ses connexions, avec l'os du bras et le cubitus, qu'il peut tourner un peu sur son axe à sa partie supérieure et exécuter pareillement un mouvement de rotation limitée en bas autour du cubitus ; quand ce double mouvement a eu lieu, le bras et la main qui est attachée au radius sont en *pronation;* l'extrémité inférieure du radius est alors placée au devant du cubitus ; c'est de là que vient le nom de rayon (*radius*), que l'on donne au premier de ces os. L'extrémité supérieure du cubitus, qui est la plus large, s'articule avec l'humérus en présentant deux éminences ou *apophyses*, l'une en avant porte le nom d'apophyse *coronoïde;* l'autre postérieure s'appelle *olécrane :* cette dernière n'est autre que la saillie pointue que forme le coude en arrière. (V. *Radius* et *Cubitus.*)

Des muscles nombreux, au nombre de vingt, recouvrent ces os ; ils servent en partie aux mouvements de pronation et de supination : ce sont les muscles *rond pronateur, carré pronateur, grand* et *petit supinateur;* en partie à la flexion et à l'extension de la main et des doigts. Les muscles destinés à cet usage sont : le *grand palmaire,* le *petit palmaire,* le *cubital antérieur,* le *fléchisseur superficiel* et le *fléchisseur profond des doigts,* le *grand fléchisseur du pouce,* l'*extenseur commun des doigts,* l'*extenseur du petit doigt,* le *cubital postérieur,* le *grand adducteur du pouce,* le *petit extenseur du pouce,* le *grand extenseur du pouce,* l'*ex-*

tenseur propre de l'index, le *premier* et le *second radial;* enfin un seul muscle sert dans cette région à l'extension de l'avant-bras sur le bras : c'est l'*anconé.* Les muscles fléchisseurs sont placés à la face antérieure de l'avant-bras, et forment dans leur ensemble deux couches, l'une superficielle et l'autre profonde; la même disposition existe pour les muscles extenseurs, qui se trouvent surtout à la face postérieure; les espèces de cordes tendineuses que l'on sent un peu au-dessus du poignet et que beaucoup de gens du monde appellent improprement *nerfs*, ne sont autre chose que les tendons des muscles fléchisseurs des doigts.

Deux artères principales se distribuent au bras; elles proviennent de l'artère brachiale qui se partage en deux à peu près au niveau du pli du coude; ces branches sont situées à la partie antérieure de l'avant-bras, et descendent jusqu'à la main, entre les deux couches de muscles dont nous avons parlé; la branche interne porte le nom d'*artère cubitale*, et suit assez exactement la direction du cubitus; l'autre branche, nommée *artère radiale*, côtoie le côté interne de l'avant-bras; en bas elle n'est recouverte que par la peau, et c'est sur elle que les médecins tâtent le pouls ; il est inutile de dire que ces artères fournissent des rameaux nombreux qui se distribuent aux muscles et aux autres parties de l'avant-bras; les veines sont en plus grand nombre que les artères; outre deux veines *radiales*, et deux veines *cubitales* qui suivent exactement le trajet des artères de ce nom, on distingue encore trois branches plus superficiellement placées, la basilique en dedans, la céphalique en dehors; la médiane, qui se divise bientôt à un pouce environ au-dessous du pli du bras, en deux rameaux qui vont joindre en remontant, l'un sous le nom de médiane basilique, la veine basilique; l'autre sous le nom de veine médiane céphalique, la veine céphalique. Il est utile de connaître ces veines pour pratiquer la saignée du bras; il faut surtout se rappeler que l'artère brachiale est souvent très-rapprochée de la veine basilique, et qu'en piquant la veine, on a quelquefois blessé l'artère, accident assez grave.

Les principaux nerfs que l'on rencontre à l'avant-bras sont : le nerf *radial* en dehors; le *cubital* en dedans et le *médian* au milieu. Ces branches nerveuses se dirigent presque en ligne droite du bras à la main, placées entre les deux couches musculaires que nous avons signalées à la partie antérieure de l'avant-bras; plusieurs aponévroses embrassent et séparent les divers muscles énumérés; enfin la peau de cette région ne présente rien de particulier.

AVANT-BRAS (maladie de l'), (*path.*). Un très-petit nombre de ces maladies sont spéciales et méritent d'être traitées à part. Nous renverrons donc pour les autres, aux articles généraux : (V. *Amputation, blessure*, etc.). Nous dirons cependant qu'on doit ouvrir de bonne heure les abcès de l'avant-bras, le pus ayant de la tendance à s'étendre sous la peau et à fuser même le long

des nombreux tendons de cette région, lorsqu'il provient d'un panaris. Nous ajouterons que l'amputation de l'avant-bras ne se fait pas en un lieu déterminé, comme cela se pratique pour la jambe; lorsque la nécessité oblige de sacrifier le membre, on doit amputer le plus bas possible.

Fracture de l'avant-bras. Ces fractures peuvent intéresser les deux os de l'avant-bras, ou bien un seul, le plus souvent le radius. On dit alors que la fracture est *composée* dans le premier cas, ou bien *simple* dans le second; le plus fréquemment, elle a son siége à la partie moyenne et inférieure de l'avant-bras, rarement en haut. La cause qui la produit peut être directe, c'est un coup, une chute; ou bien elle peut agir par contre-coups, ainsi il arrive assez souvent que le radius se casse par l'effet d'une chute sur la paume de la main. Lorsqu'un seul os est fracturé, il existe ordinairement peu de déplacement, l'os intact servant alors d'attelle à l'autre; néanmoins une légère déformation, la crépitation, le renversement de la main en dedans ou en dehors, suivant que la fracture a son siége sur le radius ou sur le cubitus, et les autres signes généraux des fractures rendent en général le *diagnostic* assez facile. Le déplacement est plus sensible et la déformation plus marquée lorsque les deux os se sont fracturés; l'action de certains muscles tend alors à rapprocher entre eux les fragments, en diminuant aussi l'espace dit *interosseux;* la réduction de ces fractures se fait à la manière ordinaire; cependant lorsqu'on a affaire à une fracture du radius ou à une fracture complète de l'avant-bras, on doit, en pratiquant l'extension, renverser la main en dedans du côté du cubitus; mais si ce dernier os était seul fracturé, ce renversement devrait se faire en dehors.

Après la réduction, on applique un même appareil pour toutes les fractures de l'avant-bras; il est assez simple : des compresses graduées en forme de pyramides sont placées sur les deux faces de l'avant-bras; sur ces compresses destinées à maintenir écartés les deux os, qui tendent à se rapprocher, on place une attelle en avant et en arrière; ensuite on assujettit le tout avec une bande longue de quatre ou cinq aunes. La fracture de l'apophyse *olécrane* du cubitus n'est pas très-rare, elle présente quelques caractères particuliers : ainsi le fragment supérieur entraîné par le muscle triceps brachial, remonte en haut, le long du bras, et se trouve souvent fort distant de l'inférieur l'extension et des bandages unissants particuliers, remédient à cet accident qui n'est pas sans danger. (V. pour plus de détails le mot *Fracture.*)

Luxation de l'avant-bras sur le bras. C'est presque toujours en arrière que les os de l'avant-bras se luxent sur l'humérus; ce déplacement est souvent l'effet d'une chute violente sur la paume de la main, l'avant-bras étant étendu sur le bras; il ne peut guère avoir lieu sans être accompagné de graves déchirements des ligaments et quelquefois d'autres parties molles; le radius et le cubitus remontent alors derrière l'humérus, et l'avant-bras reste plus ou moins fléchi; ce membre est d'ailleurs manifestement raccourci; la réduction de la luxation, qui n'est pas en général difficile, se fait d'après les règles ordinaires. (V. le mot *Luxation*.) Nous ne parlerons pas ici des autres espèces de luxations des os de l'avant-bras, elles sont trop rares pour qu'il en soit fait mention dans un ouvrage de la nature de celui-ci.

Plaies des artères. Il n'est pas très-rare de voir l'artère radiale ouverte par suite d'un accident quelconque, cette artère, en effet, qui sert au médecin, comme on l'a dit, à reconnaître le pouls, est très-superficiellement placé à la partie inférieure de l'avant-bras. Comme son calibre est assez considérable, l'hémorrhagie qui résulte de sa blessure serait le plus souvent mortelle si l'on n'y portait remède. Il n'est qu'une manière sûre d'arrêter le sang, c'est de comprimer l'artère un peu au-dessus de la blessure; si dans ce lieu on ne sentait pas de battements, et que le vaisseau fût recouvert de trop de parties molles, il faudrait comprimer alors l'artère brachiale à la partie interne et supérieure du bras. (V. *Bras*.) Ce que nous venons de dire pour l'artère radiale, s'applique aussi à l'artère cubitale. (V. pour plus de détails, les mots *Hémorrhagie* et *Compression*.)

J. P. BÉAUDE.

AVOINE (bot.), s. f. (*avena* L.) Cette plante, originaire de la Sicile, où elle croît naturellement, est incontestablement l'une des plus intéressantes de la famille des Graminées, elle était connue des Romains, mais seulement comme plante fourragère; c'est aux Gaulois, et surtout aux Germains, qu'on doit l'usage alimentaire de la semence ou fruit. Ces peuples courageux et sobres furent les premiers qui imaginèrent de réduire le grain en farine, et d'en préparer, avec l'eau et le sel, une sorte de brouet ou bouillie, qui dans leurs excursions guerrières formait la base de leur frugale nourriture. La farine d'avoine, bien que peu propre à la panification, attendu l'absence totale ou presque totale de gluten, n'en fait pas moins, encore de nos jours, la nourriture presque exclusive des habitants des montagnes et des contrées qui, par leur aridité, sont, pour ainsi dire, réfractaires à la culture des autres graminées, telles que le froment, le seigle et l'orge. Le pain d'avoine est compacte, noir, d'une saveur amère, d'une digestion difficile, il s'altère assez promptement.

Pour rendre l'usage de l'avoine plus approprié à la nourriture de l'homme, on a imaginé de séparer, par une mouture grossière et pour ainsi dire superficielle, le péricarpe et les balles qui enveloppent le grain; c'est ordinairement la variété connue sous le nom d'*avoine nue* qu'on choisit de préférence, parce que le grain n'y est enveloppé que très-faiblement par les valves de la glume, et qu'elles l'abandonnent d'ailleurs facilement. Le grain ainsi dépouillé prend le nom de *gruau*. Dans certains pays, et notamment en Irlande, en Écosse et en Russie, où le gruau d'avoine forme la nourriture principale des habitants, on fait précéder la mouture d'une sorte de coction ou demi-coction du grain, soit à l'eau, soit à la vapeur seulement; elle a pour objet (après toute-

fois une dessiccation préalable) de donner à la fécule amylacée qui le compose une sorte de contexture cornée, qui, bien qu'elle augmente sa résistante à l'action de la meule, facilite néanmoins son assimilation. Ce qu'il y a de certain, c'est qu'autant le pain d'avoine est lourd et indigeste, autant le gruau est léger et nourrissant; aussi le fait-on entrer, de préférence à la farine de froment, dans certains mets d'office très-délicats, tels que les crêmes, les biscuits, etc.

La décoction de gruau forme une tisane rafraîchissante très-heureusement indiquée dans les fièvres inflammatoires, dans les inflammations de poitrine et les flux sanguins; on l'associe, dans ces derniers cas, avec beaucoup de succès au lait de vache ou même d'ânesse. On préparait autrefois une sorte de limonade ou mieux d'oxicrat en laissant aigrir de la farine d'avoine dans l'eau; mais l'usage de cette boisson, à laquelle on attribuait des propriétés stimulantes et antiseptiques, est tombé en désuétude.

La farine d'avoine est résolutive; on l'applique, avec succès, sous forme de cataplasme, pour ramollir certaines tumeurs et les amener à maturité.

On peut, dans la fabrication de la bière, remplacer l'orge par l'avoine; mais cette dernière renfermant dans sa composition un principe amer, assez abondant pour assurer la conservation de cette liqueur alcoolique, on doit diminuer la proportion habituelle de houblon. Cette substitution qui s'effectue par nécessité, dans certaines contrées septentrionales, est loin d'ajouter aux qualités de cette boisson; il faut même y être habitué pour que son usage ne répugne pas.

Le péricarpe et les balles d'avoine contiennent un principe aromatique, qui rappelle d'une manière exacte l'odeur de la vanille. Ce principe, signalé d'abord, par Parmentier, a été isolé et caractérisé depuis par M. Journet; nous nous sommes assuré qu'il était assez abondant dans le péricarpe, pour déterminer l'espèce d'appétence qu'ont certains animaux et surtout les chevaux, pour cette graminée alimentaire. On doit, en conséquence, pour la conservation du grain, éviter tout ce qui peut tendre à le faire dissiper. C'est ainsi qu'autant que possible le battage ne doit être effectué que suivant les besoins, et qu'on doit garantir le grain du contact de l'humidité. Le principe aromatique étant soluble dans l'eau, on ne saurait trop s'élever contre l'usage frauduleux qui consiste à mouiller ou à faire tremper le grain, pour augmenter son poids et pour lui donner une plus belle apparence; ou, comme on le dit vulgairement, *plus de main*. En effet, l'avoine ainsi macérée ne contient pas seulement moins de principe nutritif sous un même volume, mais elle perd, en outre, avec le principe aromatique, sa propriété stimulante, d'où il résulte que, dans cet état, son usage tend à énerver plutôt qu'à augmenter l'énergie musculaire des animaux qui s'en nourrissent.

Les principales variétés d'avoines cultivées, sont l'*avoine blanche*, l'*avoine jaune*, l'*avoine grise*, l'*avoine noire*, l'*avoine brune*, et l'*avoine rousse*. Ces variétés sont plus ou moins hâtives, et se subdivisent conséquemment en avoines automnales et printanières. COUVERCHEL.

AVORTEMENT (*path.*), s. m. V. *Fausses-couches.*

AVORTEMENT (*pol. méd.*) Nous n'avons rien à ajouter aux dispositions de la loi concernant les avortements volontaires. Elles sont formelles, et voici ce que porte à ce sujet l'article 317 du Code pénal: « Quiconque, par aliments, breuvages, médicaments, violences, ou par tout autre moyen, aura procuré l'avortement d'une femme enceinte, soit qu'elle y ait consenti ou non, sera puni de la réclusion. »

» La même peine sera prononcée contre la femme qui se sera procuré l'avortement à elle-même, ou qui aura consenti à faire usage des moyens à elle indiqués ou administrés à cet effet, si l'avortement s'en est suivi. »

» Les médecins, chirurgiens et autres officiers de santé, ainsi que les pharmaciens qui auront indiqué ou administré ces remèdes, seront condamnés à la peine des travaux forcés à temps, dans le cas où l'avortement aurait eu lieu. »
A. T.

AVORTON (*anat.*), s. m. C'est le fruit de l'avortement; on donne ce nom au fœtus né à une époque éloignée du terme; ce mot ne s'emploie jamais pour désigner l'enfant né viable, quoique le terme de la gestation ne soit pas encore arrivé; on ne doit donc considérer comme des avortons que les enfants nés avant le septième mois. J. B.

AVULSION ou EVULSION (*path.*), s. f., *avulsio*, d'*avellere*, arracher : ce mot est synonyme d'arrachement; cependant on ne l'emploie ordinairement que pour désigner l'opération qui consiste à extraire les dents; on dit l'avulsion d'une dent pour en désigner l'arrachement. (V. *Dents.*)
J. B.

AX (Eaux minérales d') (*Thérap.*) Ax est une petite ville du département de l'Arriège, à trois lieues de Tarascon : ses eaux minérales qui sont sulfureuses, et qui ont beaucoup d'analogie avec les eaux des Pyrénées, sortent d'un sol granitique. Les sources sont assez nombreuses et leur température varie entre 20 et 73 degrés centigrades; Les matières qui entrent dans leur composition sont du sulfate de chaux, du sulfate de magnésie, du muriate de soude, de l'hydro-sulfate et du carbonate de soude; plus cette matière glaireuse que contiennent toutes les eaux des Pyrénées et que l'on a nommée barégine.

Ces eaux étaient connues du temps des Romains, car le nom de la ville *Aquæ Tarbellicæ*, ou *Aquæ Augustæ*, suivant quelques auteurs, indique que l'on y avait constaté la présence de sources thermales. En 1200 il fut établi une léproserie dans cette ville, dans le lieu même où sont les sources les plus sulfureuses, et cette léproserie a servi de fondement à l'hôpital qui existe aujourd'hui. Les propriétés médicinales des eaux d'Ax sont semblables à toutes celles des Pyrénées; elles sont

stimulantes, fortifiantes et résolutives, on les emploie dans les affections chroniques de la peau et des viscères du ventre, dans les maladies des articulations et les anciennes affections rhumatismales, dans la paralysie et les affections nerveuses, etc.; on les donne en boisson, soit simple soit coupée avec du lait; on les donne aussi en bains qui sont ou liquides ou seulement de vapeur. Ax possède un bel établissement thermal. J. B.

AXILLAIRE (*anat.*), adj., de *axilla*, aisselle, qui appartient à l'aisselle. Il y a des vaisseaux, un nerf et des glandes *axillaires*; l'artère *axillaire* est très-volumineuse, elle est située dans le creux de l'aisselle, elle naît de l'artère sous-clavière, et se continue sous le nom d'artère brachiale; elle est peu étendue et elle donne quelques branches qui se distribuent à l'épaule et aux parois de la poitrine : ces branches sont les artères *acromiales, thoraciques, scapulaires* et *circonflexes;* la position de l'artère axillaire permet qu'elle soit assez souvent lésée dans les blessures qui ont lieu dans la région supérieure et antérieure de la poitrine et dans l'aisselle. Ces blessures sont souvent extrêmement graves, car le volume de l'artère et la difficulté de sa compression ne permettent pas souvent d'arrêter immédiatement une hémorrhagie qui peut être mortelle. Les doigts ou une pelotte appliquée sous l'aisselle en pressant en haut sont un moyen de comprimer l'artère et d'arrêter l'hémorrhagie; mais ce moyen, pour être appliqué avec sûreté, demande à être employé par un médecin. (V. *Hémorrhagie.*)

La veine *axillaire* est appliquée à l'artère et suit le même trajet. Le nerf *axillaire* vient du plexus brachial, et se distribue aux muscles de l'épaule et du bras.

Les glandes *axillaires* sont des ganglions lymphatiques comme il en existe au voisinage de toutes les articulations. Ce sont de petits corps ronds que l'on sent rouler sous la peau dans le creux de l'aisselle: ce sont eux qui s'engorgent et se gonflent lorsqu'une inflammation se manifeste dans le bras ou dans la main. Souvent une coupure, une piqûre à la main suffisent pour enflammer ces glandes. L'absorption de quelques matières virulentes détermine également le gonflement de ces glandes, qui souvent donnent lieu à des abcès dont il a été parlé au mot *Aisselle.*
J. B.

AXIS (*anat.*), s. m. Mot latin dérivé du mot grec *axón*, axe, essieu. C'est le nom de la seconde vertèbre des côtes, parce qu'elle forme une sorte d'axe ou de pivot sur lequel se meut la tête. Cet axe ou pivot est l'apophyse odontoïde qui est situé à la partie supérieure du corps de la vertèbre, et qui, ainsi que nous l'avons dit au mot *Atlas* sert à l'articulation de la tête. La structure de la deuxième vertèbre du cou présente quelque différence de conformation avec les autres vertèbres cervicales : ces détails ne présentent d'intérêt que pour les anatomistes. J. B.

AXONGE, (*mat. méd.*) s. f. Matière grasse retirée des membranes intérieures de certains animaux, et principalement de celles du porc. *Sus scrofa.* L.

L'axonge de porc, la seule actuellement usitée en médecine, est très-blanche, d'une consistance molle, mais qui l'est d'autant moins, cependant, qu'elle est plus récente et a été mieux préparée; son odeur est faible, sa saveur douce et agréable. On l'obtient des parties graisseuses qui se trouvent sous les côtes du porc et enveloppent les reins et une partie des intestins; on les coupe par tranches minces, après en avoir enlevé les plus fortes membranes; on les malaxe dans l'eau, pour les priver, par ce lavage, d'un peu de sang qu'elles retiennent et qui altérerait la blancheur du produit; on les met dans une bassine étamée, sur un feu doux, après les avoir égouttées, et on chauffe en remuant continuellement jusqu'à ce que la masse fondue soit devenue claire et transparente; on coule alors à travers un linge serré. Lorsque l'axonge est refroidie, on la gratte pour la séparer du dépôt qui se forme au fond des vases où elle a été coulée, on la liquéfie de nouveau au bain-marie, et on remue de temps en temps, pendant le refroidissement, pour troubler la cristallisation qui s'opère alors, et éviter par ce moyen la formation de fissures qui laisseraient pénétrer l'air dans la masse et nuiraient à sa conservation. Ainsi préparée et placée dans un lieu sec et frais, l'axonge peut être gardée assez long-temps sans altération. Il n'en est pas de même de celle qu'on trouve dans le commerce dont la couleur est souvent brunie par l'action d'une chaleur peu ménagée, et qu'on blanchit ensuite, en interposant de l'air par une vive agitation, ou dans laquelle on mélange de l'eau pour en augmenter le poids. Cette dernière fraude est facile à reconnaître; en faisant liquéfier l'axonge soupçonnée, l'eau se sépare et gagne le fond du vase dans lequel on opère.

L'axonge, comme toutes les matières grasses, est insoluble dans l'eau; elle est soluble en très-petite proportion dans l'alcool froid, et un peu plus dans l'alcool bouillant; l'éther en dissout une grande proportion. Elle est formée, en presque totalité, de deux substances différentes; l'une solide à la température ordinaire, possédant une consistance et un aspect analogue à ceux du suif, a reçu pour cette raison le nom de *stéarine;* l'autre ne se fige qu'à quelques degrés au-dessous de zéro, c'est l'*oléine.* On parvient à la séparer de la stéarine, au moyen de l'alcool bouillant, qui en dissout une plus grande quantité; mais le moyen le plus simple et le plus économique de le faire a été indiqué par M. Braconnot; il consiste à soumettre l'axonge à une pression forte et graduée, entre plusieurs feuilles de papier non collé. L'oléine s'imbibe dans le papier, et en répétant cette opération plusieurs fois, on obtient la stéarine à peu près pure; l'oléine est ensuite retirée du papier par des lavages à l'alcool.

L'axonge est rarement employée seule pour l'usage médical; quelquefois, cependant, on en couvre légèrement la surface des cataplasmes, lorsqu'on veut défendre la peau du malade du contact trop immédiat de l'humidité; mais elle forme la base d'une foule de médicaments composés pour l'usage extérieur, soit qu'elle serve d'excipient à de simples mélanges d'extraits, de solutions salines, de poudres végétales ou minérales, pour former des *pommades;* soit que, combinée aux huiles fixes ou volatiles, à la cire, aux résines, aux parties actives des cantharides, ou de certains végétaux, elle constitue des *onguents.* Elle est aussi une des notables parties constituantes des *emplâtres*, médicaments solides, dans lesquels ses éléments chimiques sont presque toujours profondément modifiés, et entrent dans des combinaisons salines, connues sous le nom de *savons métalliques.* Des réactions chimiques, plus ou moins compliquées, ont lieu aussi dans les mélanges d'axonge et d'acide nitrique, d'axonge et de deuto-nitrate de mercure appelée *pommade oxigénée* et *onguent citrin.* VÉE, pharmacien.

AZOTE *(chim.)*, s. m., du grec, de *a* privatif et de *zaô* vie, qui prive de la vie, qui est impropre à la vie. C'est un corps simple, gazeux, qui est un des éléments de l'air.

L'azote ne se reconnaît, pour ainsi dire, qu'à ses propriétés négatives. Ainsi il est incolore, sans action sur l'eau de chaux et la teinture de tournesol, insoluble dans l'eau; un de ses caractères distinctifs, c'est qu'il éteint les corps en combustion. Il entre dans la composition de l'air dans la proportion de 79, et l'oxigène pour 21; il paraît être le véhicule dans lequel est dissous l'oxigène afin qu'il ait moins d'action sur nos organes; car ce dernier gaz, quoique servant à entretenir la vie, ne pourrait être respiré à l'état de pureté. L'azote respiré seul détermine l'asphyxie et la mort, non par ses qualités malfaisantes, comme l'acide carbonique et l'hydrogène sulfuré, qui sont de vrais poisons gazeux, mais seulement par absence du principe propre à revivifier le sang. Comme combinaison chimique, l'azote avec l'oxigène forme divers acides, *acide nitrique* et *acide nitreux;* il entre dans la composition de l'ammoniaque, enfin il est un des éléments les plus abondants qui entre dans la composition des animaux qu'il sert à caractériser; car on dit souvent, une matière azotée pour désigner une substance qui a quelques rapports avec les matières fournies par les animaux. Il n'existe que très-peu de végétaux qui possèdent de l'azote, et ce corps y est en très-petite proportion. J, B.

AZIGOS *(anat.)*, s. f., du grec *a* priv. et *zygos* pair, impaire. On désigne sous ce nom une veine qui sert à faire communiquer la veine cave inférieure avec la supérieure; elle est impaire et se trouve située partie dans le ventre et la poitrine. Cette veine est appliquée à la colonne vertébrale et au côté droit de l'artère aorte; elle a pour fonction, d'établir une communication entre les deux principales veines qui rapportent le sang de toutes les parties du corps aux cavités droites du cœur, et d'empêcher ainsi la stase du sang veineux dans les organes, si une cause quelconque venait à gêner le cours du sang dans l'une des deux veines caves. (V. *Circulation.*) Il existe une veine nommée petite *azigos* qui est voisine de celle que nous venons d'indiquer. J. B.

B

BADE ou **BADEN** (Eaux minérales de). Il existe plusieurs villes de ce nom qui possèdent des eaux minérales, ainsi que l'indique leur nom qui vient du latin *balnea*, les bains.

BADE OU BADEN en Suisse, est une petite ville à quatre lieues de Zurich. Les bains sont à peu de distance de la ville sur les deux rives du Limmatz. Les sources sont très-nombreuses et fort abondantes. La plupart des principales habitations des villes font venir des eaux de ces sources au moyen de conduits; d'autres ont des sources même. La température de ces eaux est si élevée que l'on est obligé de les laisser refroidir avant de les employer pour les bains.

Cette eau est claire, transparente, onctueuse au toucher, sa saveur est fade, nauséabonde, son odeur est sulfureuse. Les principes fixes qui entrent dans sa composition sont de 9 et un 6me pour 100 parties d'eau. Ils sont formés de muriates de soude et de magnésie, de sulfate de chaux et de magnésie et de carbonate de chaux, de magnésie et de manganèse. De plus ces eaux contiennent de l'hydrogène sulfuré et de cette matière glaireuse que l'on trouve dans toutes les eaux sulfureuses et que l'on a nommée glairine ou baréquine. Un chimiste allemand, qui a fait récemment l'analyse de ces eaux, y a trouvé, outre les substances que nous avons indiquées, des muriates de manganèse, du carbonate de fer et de l'acide carbonique.

Les eaux de Bade sont recommandées dans une foule d'affections; ainsi on les emploie, comme toutes les eaux thermales, dans les affections chroniques goutteuses, rhumatismales, les paralysies, les tumeurs blanches et les maladies des articulations. Celles-ci ont été recommandées spécialement dans les maladies vénériennes invétérées et surtout celles dans lesquelles on a fait un trop grand usage du mercure. On les emploie aussi contre les maladies de l'utérus, contre l'irrégularité des menstrues et la stérilité. Enfin, comme toutes les eaux sulfureuses, on en fait usage contre les affections dartreuses anciennes. On a remarqué que ces eaux jouissaient d'une vertu spéciale pour guérir les affections causées par les émanations métalliques telles que celles du mercure et du plomb; mais cette qualité qu'on ne saurait contester est commune à toutes les eaux sulfureuses.

Ces eaux s'emploient en boisson, en bains, en douches et en affusions. En boisson on n'en prend jamais plus de six verres. Les bains se prolongent de une à trois heures. On en fait moins usage en douches et en affusions.

Les thermes de Bade ou Baden sont connus dès la plus haute antiquité, ils remontent au commencement de l'invasion romaine; Tacite parle de leurs eaux comme étant d'un usage fréquent et salutaire. En 1420, lorsque l'on fit des fouilles et que l'on ouvrit de nouveau la principale source de la ville, on y trouva des statues de marbre et d'albâtre, des statuettes de divers métaux des Romains, d'Auguste, de Vespasien et de Décius; enfin les environs de la ville sont riches en débris enfouis sous le sol, qui attestent le séjour prolongé de l'ancienne civilisation romaine.

BADE OU BADEN (Eaux minérales de), en Souabe. Bade est une ville du grand-duché de Bade, à 8 lieues nord-est de Strasbourg. Les anciens nommaient cette ville *Thermæ inferiores*, pour la distinguer de celle dont nous venons de parler, et qui était dans le pays des Helvétiens. Bade était autrefois capitale d'un margraviat de ce nom dans le cercle de Souabe. La température des eaux de Bade varie entre 43 et 54 degrés; elles sont salines et contiennent du chlorure de sodium, ou muriate de soude, 20 grains par pinte, du muriate de magnésie et de chaux, du sulfate et du carbonate de chaux, du fer et de l'acide carbonique en petites proportions. Ces eaux sont surtout employées sous forme de bains, de douches et d'affusions; en boisson on prend de huit à dix verres par jour; souvent on y mêle quelques sels légèrement purgatifs. On emploie les eaux de Bade dans les maladies goutteuses, dans les engorgements du foie, dans les fleurs blanches, les asthmes, les crampes de poitrine, etc. Un médecin allemand, Kolreuter, dit que la respiration de la vapeur de l'eau dans les cabinets où l'on prend les bains, a souvent suffi pour donner de très-bons résultats, surtout dans les affections de poitrine.

BADE OU BADEN (Eaux minérales de), en Autriche.

Baden est une petite ville à 4 lieues de Vienne, très-renommée pour ses eaux minérales. La température de ses sources est de 27 à 48 degrés centigrades. Ces sources sont nombreuses et abondantes. Les eaux sont un peu laiteuses ; leur odeur est hépatique, leur saveur est salée, acidule et désagréable ; elles contiennent du muriate de magnésie, du sulfate de soude, de magnésie et de chaux ; du carbonate de magnésie et de chaux, de la silice, de l'hydrogène sulfuré et de l'acide carbonique.

La ville de Bade contenait autrefois neuf bains, qui étaient le bain du Duc, celui de Notre-Dame, de St.-Jean, les deux bains des Juifs, celui des Gueux, de Sainte-Croix et de Sower ; on y distingue maintenant les bains de Marie-Thérèse, et l'établissement de bienfaisance fondé par les dames nobles.

Ces eaux, qui sont sulfureuses, sont employées en bains et en boissons ; en bains elles déterminent des sueurs abondantes et souvent une éruption qui a reçu le nom de *psydracia thermalis*. On prend les eaux de Bade dans les douleurs rhumatismales anciennes, dans les paralysies ; surtout celles qui ont été déterminées par l'action des préparations de plomb, dans les catarrhes chroniques, dans les affections scrofuleuses, et dans les anciennes maladies de la peau. Comme ces eaux sont très-actives, on doit se garder d'en faire usage chez les sujets trop irritables, pléthoriques ou disposés à quelque inflammation.

J. P. BEAUDE.
Inspecteur des établissements d'eaux minérales.

BADIANE, (mat. méd.), s. f. (Anis étoilé, *anisum stellatum*; Anis de Chine, *Anisum sinense*). On désigne ainsi les fruits de l'*Illicium anisatum*. Polyandrie polygynie L., famille des magnoliacées.

L'arbre auquel Linnée a donné ce nom est très-répandu dans l'Inde, surtout en Chine, au Japon, aux îles Philippines, et dans la Tartarie. Il est en grande vénération parmi les peuples de ces contrées, qui entourent leurs idoles de ses rameaux et brûlent son bois au pied de leurs autels. Toutes les parties de ce grand et bel arbre, et surtout ses fruits, dont les Orientaux font un très-fréquent usage comme masticatoire, laissent exhaler une odeur aromatique due à qui plaît infiniment et qui est très-recherchée des liquoristes pour la fabrication de la liqueur appelée *badiane des Indes*, et pour celle de l'anisette de Bordeaux, du ratafia de Boulogne, etc. Ces fruits sont composés de capsules brunâtres, épaisses, dures, ligneuses, renfermant chacune une espèce de noyau oblong, lisse, fragile, dont l'amande est blanchâtre et huileuse. Réunies en manière de rayons en un centre commun, ces capsules affectent la forme d'une étoile qui, d'ordinaire, est très-régulière dans ses proportions.

La badiane ou anis étoilé jouit d'une force excitante, qui est tout-à-fait analogue à celle de notre anis. Comme lui, cette substance donne à la matière médicale un très-bon stomachique, pourvu que l'estomac ne soit ni échauffé, ni irrité. C'est également un utile carminatif pour les cas où le tube digestif pèche par défaut de toni-

cité. Son action, concentrée sur le cerveau, la rend propre à faciliter les travaux intellectuels, à récréer les esprits, etc. On indique l'infusion théïforme de badiane, comme un excellent moyen de se préserver des rhumes, des toux et autres affections catarrhales, qu'occasionnent si souvent les temps de pluie ou de brouillard, et en général, les saisons froides et humides.

F. E. PLISSON.

BADIGEONNEURS (maladies des) (*path.*). Les badigeonneurs sont les ouvriers qui travaillent à la corde nouée, soit pour le blanchissage des façades des maisons, soit pour les réparations des voûtes des églises, ou pour exécuter des travaux de récrépissement sur la hauteur des bâtiments et des édifices. Les badigeonneurs, à cause de la manière dangereuse et pénible avec laquelle ils sont obligés d'exercer leur métier, sont sujets à des affections très-graves, que nous croyons convenable de signaler ici, quoique les auteurs n'aient rien dit à ce sujet. Voici le résultat de nos recherches. Ces ouvriers, pendant leur travail, restant souvent à cheval sur une corde ; la compression continuelle que cette corde exerce sur le périnée et sur les testicules, produit, dans le commencement du travail, l'engorgement de ces parties, le rétrécissement du canal de l'urètre et une grande dilatation des bourses ; après quelques mois de travail, les ouvriers se plaignent d'un poids considérable des testicules et de la difficulté d'uriner.

Une des maladies les plus graves à laquelle les badigeonneurs sont sujets, sont les hernies *inguinales*, et surtout les deux espèces nommées *bubonocèle*, et *oschéocèle;* cette dernière, qui s'appelle aussi *scrotale*, parce qu'elle descend jusqu'au fond des bourses, est la plus fréquente à cause de la position dans laquelle se trouvent ces ouvriers pendant le travail ; ainsi les efforts qu'ils font se communiquant, vers leurs points d'appui, aux aines et aux parties inférieures du bas ventre, fatiguent les anneaux inguinaux ; les intestins grêles et les épiploons qui correspondent à ces ouvertures se trouvant toujours refoulés en bas à cause de la masse des autres viscères abdominaux qui pèsent continuellement sur les premiers, produisent les deux espèces de hernie que nous venons d'indiquer.

Aussitôt que la hernie se manifeste, il faut en faire la réduction (voir *Hernie*) ; et prévenir ainsi l'étranglement qui ne tarde pas à arriver, si ces ouvriers continuent à se livrer au travail; après la réduction de la hernie, nous ne saurions trop leur recommander l'usage des bandages convenables ; c'est le seul moyen d'éviter les suites fâcheuses de cette affection et d'être moins gênés pendant le travail.

On rencontre souvent, chez les badigeonneurs, une dilatation très-considérable des vaisseaux lymphatiques, et cette dilatation est quelquefois si grande qu'elle peut faire croire à l'existence d'une hernie inguinale épiplocèle ; mais il suffit de faire tousser le malade et d'appliquer la main sur l'anneau inguinal, pour s'assurer qu'aucune impulsion n'est transmise de l'intérieur à l'extérieur.

Pour prévenir l'engorgement des testicules, la dilatation extraordinaire des bourses, et le rétrécissement du canal de l'urètre, il faudrait faire usage d'un coussinet qui, s'appliquant parfaitement sur ces parties, puisse les garantir de la compression immédiate de la corde nouée ; pour diminuer la gêne que cause le poids considérable des testicules, il est nécessaire de porter un suspensoir, et si l'engorgement de ces organes n'est pas trop ancien, il faut appliquer sur les parties un cataplasme chaud, de mie de pain, arrosé de sous-acétate de plomb, que l'on renouvellera deux fois par jour. Enfin, les badigeonneurs sont exposés à des chutes d'un lieu très-élevé.

Nous ne finirons pas cet article sans signaler un genre de perfectionnement qui, dans ces derniers temps, a été apporté au badigeonnage. L'influence que les machines exercent depuis quelque temps sur le bien-être, l'aisance et la santé des ouvriers est une chose incontestable. Des grands entrepreneurs, ayant leurs ateliers entre la barrière Pigale et celle des Martyrs, viennent de confectionner un échafand mobile suppléant à la corde à nœuds et pouvant se manœuvrer avec une facilité telle que l'ouvrier qui est dessus peut, seul, se diriger à droite, à gauche, du bas en haut et du haut en bas du bâtiment, sans perte de temps et sans danger. Ces échafauds se placent de manière à ne point gêner la voie publique ; pour les fixer on n'a besoin de faire aucun trou dans les façades, d'y planter ni clous, ni chevillettes. Les planchers volants de ces machines se composent de feuilles de parquet qui, s'adaptant par un ajustage, ne laissent échapper ni gravois, ni poussière ; le service des boutiques n'est point interrompu et les marchandises n'éprouvent aucune avarie. Une machine facile à mouvoir permet de monter cet échafaud à une hauteur quelconque ; un homme seul peut la faire fonctionner à volonté. On peut louer cette machine à un prix très-modéré et il est à désirer que les entrepreneurs fassent usage de ce nouveau système d'échafaudage et abandonnent l'ancienne méthode, qui compromet la sûreté publique, ainsi que l'existence et la santé des ouvriers.

A. Chevalier et S. Furnari.

BAGNÈRES DE BIGORRE (Eaux minérales de). Bagnères est une ville du département des Hautes-Pyrénées située à l'entrée de la vallée de l'Adour, à 178 lieues de Paris, au sud-est de Tarbes et près de Baréges. Les Romains avaient fait construire des thermes dans ce lieu qu'ils nommaient *Vicus Aquensis*. Bagnères est située sur le revers des montagnes, à une hauteur de près de 600 mètres au-dessus du niveau de la mer, la température y est douce et le site des plus pittoresques, la végétation est riche et vigoureuse. Dans la plaine les eaux sourdent à travers une couche sablonneuse en plusieurs endroits, et il suffit partout de percer verticalement le sol pour obtenir une source minérale ; c'est ce qui a fait penser qu'il existait sous le terrain une large nappe d'eau minérale analogue à celles que nous perçons pour obtenir nos puits artésiens.

Il existe à Bagnères un assez grand nombre de sources qui donnent des eaux de divers natures, suivant qu'elles sortent directement du tuf ou terrain primitif, ou qu'elles sortent des couches de graviers dont nous avons parlé. On a constaté à Bagnères trois espèces d'eaux-minérales, les unes sont salines, les autres ferrugineuses et les dernières sulfureuses, comme toutes celles qui sourdent des terrains granitiques des Pyrénées.

Les sources salines sont les plus nombreuses, et elles contiennent surtout des sels de magnésie et de chaux. Voici la composition de celle des thermes de Marie-Thérèse, qui sont l'un des plus beaux établissements qui aient été faits dans ces derniers temps. La température de ces sources varie entre 33 et 39 degrés centigrades, elles contiennent du muriate de magnésie et de soude, du sulfate de magnésie de chaux et de soude, du carbonate de chaux et de magnésie, une matière résineuse et extractive de la silice et de l'acide carbonique. Les eaux ferrugineuses contiennent les mêmes principes, plus du carbonate de fer et une matière végéto-animale. Il n'existe que deux sources sulfureuses à Bagnères, ce sont celles de *Labassère* et d'*Aranou*, elles sont tout à fait comparables à celles de Baréges, Cauterets, Saint-Sauveur, etc. Nous n'en parlerons point ici, renvoyant pour ce que l'on en pourrait dire aux articles qui seront traités à ces mots.

Les eaux de Bagnères varient dans leurs propriétés suivant leur nature, les eaux simplement salines sont les plus employées : prises en boisson, elles donnent lieu à une légère purgation après un usage de trois à quatre jours. Les eaux purgatives sont celles de la source de *Lasserre* et de la *Reine ;* ces eaux sont aussi employées en bains et en douches ; elles le sont même à l'exclusion des eaux ferrugineuses et sulfureuses qui ont une température bien moins élevée, on croit aussi que les eaux sulfureuses de Bagnères ont une action moins grande que celle de Baréges et de Cauterets.

Rappeler les propriétés des eaux de Bagnères c'est indiquer la plupart des cas dans lesquels on emploie les eaux thermales ; ainsi on les recommande dans presque toutes les maladies chroniques, dans les affections anciennes et les engorgements des viscères du ventre ; dans les dérangements des fonctions digestives, dans les maladies des voies urinaires, dans les pâles couleurs, l'aménorrhée, les rhumatismes et les paralysies. On leur a cru aussi une action marquée pour guérir l'impuissance ; mais nous ne leur croyons pas à cet égard une vertu spéciale, elles agissent comme pourraient le faire tout stimulant extérieur et intérieur pour éveiller une faculté qui n'est ordinairement anéantie avant les autres que par les excès auxquels on s'est livré : le repos et le régime des eaux sont dans ces circonstances les moyens qui ont souvent le plus d'action.

On recommande de boire les eaux à la source, car elles sont un peu gazeuses ; deux à six verres à jeun sont les doses entre lesquelles on varie ; souvent on ajoute quelques gros de sulfate de soude et de magnésie pour rendre l'action des eaux plus purgative; mais on ne devra faire usage de ces moyens qu'avec l'avis du médecin des eaux, il en est de même pour la nature des eaux qu'il faut prendre et pour les sources auxquelles il faut boire ou se baigner; ces choses ne sont pas indifférentes, surtout lorsque les sources présentent, comme à Bagnères, une composition et des propriétés différentes. La saison commence le 15 mai et finit le 15 octobre.

Bagnères de Luchon (eaux minérales de). Bagnères de Luchon est une petite ville du département de la Haute-Garonne; sa population est d'environ 1,500 habitants. Elle est située dans la vallée de Luchon. Les débris d'inscriptions romaines que l'on a trouvés dans ces lieux attestent que les Romains y avaient des thermes. Aujourd'hui huit sources servent à alimenter l'établissement thermal de Bagnères et les établissements particuliers. La température de ces sources varie depuis 22 degrés centigrades jusqu'à 58 degrés, presque toutes sourdent d'un terrain granitique; quelques-unes sortent du terrain de transport qui recouvre les anciennes piscines des Romains, et sur lequel on a bâti le nouvel établissement thermal; ces eaux sont sulfureuses, et les matières qui entrent dans leur composition sont: de l'hydro-sulfate de soude, du carbonate de soude, du sulfate et de l'hydrochlorate de la même base, mais en très-faible proportion; de l'acide carbonique et un peu de silice.

Les eaux de Luchon présentent un phénomène remarquable que nous croyons devoir d'autant plus indiquer qu'il n'a pas encore été expliqué. Les bains sont ordinairement composés de l'eau de plusieurs sources. Lorsque l'on en compose un avec l'eau de la source de la *Grotte Supérieure* et de la *Reine*, d'une part, et de l'autre avec celles des sources *froide* et *blanche*, ce bain, qui est toujours transparent et limpide dans les circonstances ordinaires, devient trouble et de couleur laiteuse si le temps est orageux; il redevient limpide si on ajoute de l'eau de la *Grotte Supérieure*. Les physiciens et les chimistes ont essayé de donner quelques explications de ce phénomène; mais aucune jusqu'à ce jour n'a paru satisfaisante.

Ces eaux se prennent en boisson et en bain; on laisse ordinairement refroidir l'eau des sources dont la température est trop élevée avant de la boire, ou on la coupe avec l'eau d'une autre source plus froide; quelquefois on y mêle des tisanes, du lait ou du petit lait. M. Léon Marchant, qui a écrit sur les eaux minérales des Pyrénées, dit cependant avoir vu un buveur boire un verre de l'eau de la source de la *Grotte*, dont la température est de près de 58 degrés centigrades, sans qu'il en fût incommodé. La dose d'eaux minérales que prennent les buveurs dans une journée est de deux à trois verres. Les bains doivent être pris au nombre de trente à quarante pour que l'on puisse espérer une guérison. La saison des eaux, c'est-à-dire l'époque où il est le plus convenable de les prendre, est depuis la fin de mai jusqu'au 15 ou 20 octobre. Passé cette époque, les eaux perdent sou-

vent de leur activité à cause des pluies qui viennent s'y mêler, et d'ailleurs leur action médicatrice n'est plus aussi convenablement favorisée par l'action de la température que l'on trouve l'été dans ces pays de montagnes, qui l'hiver prennent un aspect si différent et qui ont un effet si opposé pour la santé.

L'action des eaux de Bagnères de Luchon est très-énergique. Tous les sujets ne doivent pas s'exposer à les prendre avant d'avoir consulté un médecin éclairé; elles stimulent fortement l'estomac, la peau et les voies urinaires, elles déterminent des sueurs abondantes, des éruptions; elles occasionnent souvent la constipation et une stimulation spéciale des organes génitaux chez les deux sexes. Les personnes apoplectiques, irritables et disposées aux inflammations doivent s'en abstenir. Elles conviennent surtout dans les anciennes maladies de la peau, dans les affections goutteuses et rhumatismales chroniques, dans les engorgements lymphatiques, les scrofules, les suppressions du flux menstruel ou hémorrhoïdal; dans les affections syphilitiques rebelles, les vieux ulcères, les engorgements du tissu cellulaire sous-cutané, l'éléphantiasis, la lèpre.

J. P. Beaude.

Bagnoles (Eaux minérales de). Bagnoles est un bourg du département de l'Orne, à 50 lieues de Paris et 7 lieues d'Alençon; sa situation est des plus pittoresques; la source, dont la température est de 26 dégrés centigrades, sort d'une montagne; elle est reçue dans un bassin d'où elle est dirigée par des conduits pour le service de l'établissement thermal. L'eau de Bagnoles est chaude, claire; sa saveur est acidule et légèrement sulfurée. Mais les principes sulfureux y sont en très-petite proportion et n'ont été seulement qu'indiqués par l'analyse. Elle est onctueuse et douce au toucher; à sa sortie de la source, il s'en dégage un mélange gazeux composé d'acide carbonique et d'azote. Cette eau contient du muriate de soude ou sel marin en très-forte proportion, du sulfate de chaux, du muriate de chaux et du muriate de magnésie; mais ces derniers sels en très-faibles parties.

Les eaux de Bagnoles sont toniques, elles sont employées avec succès par les personnes qui ont les fonctions de l'estomac dérangées par suite de maladies, d'excès de travail ou d'une autre nature; elles sont utiles dans les suppressions de règles et dans la chlorose; on a aussi remarqué qu'elles avaient quelques succès dans les rhumatismes et la paralysie. Indépendamment de la source dont nous venons de parler, Bagnoles possède une source ferrugineuse et acidule froide.

Bagnoles (Eaux minérales de). Bagnoles, département de la Lozère est un village à trois lieues de Mende et à 150 de Paris. Les sources, dont la température est de 45 degrés centigrades, sortent par plusieurs filets d'une roche de nature schisteuse. Les thermes de Bagnoles paraissent remonter à une assez haute antiquité, car le bassin qui reçoit les eaux et l'aqueduc qui les conduit à l'établissement de bains, sont de constructions romaines. Cet établissement est formé de trois salles où sont des piscines publiques; il y a seulement huit baignoires particulières, plus des douches et des étuves.

Les sources sont abondantes et fournissent en 24 heures 172 mètres cubes; l'eau est chaude, de couleur opaline, elle répand une odeur sulfureuse que l'on dit ne se développer que quelque temps après sa sortie de la source; car à la source même cette odeur ne se fait point remarquer; elles sont onctueuses au toucher et d'une saveur désagréable; cette saveur disparaît en partie par le refroidissement. Soumises à l'analyse, ces eaux ont donné pour résultat du gaz hydrogène sulfuré, du sulfate de chaux, du muriate de magnésie, un peu de fer et une assez grande quantité de matières animalisées que l'on croit combinées avec du carbonate de soude, et qui se déposent dans l'aqueduc voûté, dont nous avons parlé, sous forme de concrétions diversement colorées. Il existe quelque incertitude sur la composition intime de ces eaux, et il serait peut-être important qu'elles fussent de nouveau soumises à l'analyse.

Les eaux de Bagnoles sont employées en boisson, bains, douches, et bains de vapeurs. Les eaux que l'on prend en boisson sont un filet détourné de la source principale, qui est conduit à une fontaine particulière; les cas dans lesquels on les prescrits, sont ceux de rhumatisme chronique, de paralysie, d'affections catarrhales anciennes, d'engorgements lymphatiques et d'affections scrofuleuses.

La saison des eaux commence le 1er juillet et se termine au 1er septembre; la température de Bagnoles est généralement froide, et c'est sans doute une des causes du peu de temps que dure la saison des eaux.

J. P. Beaude.

BAGUENAUDIER (bot.), s. m., colutea arborescens, L., diadelphie décandrie Lin., famille des légumineuses Jus. Arbrisseau de dix à douze pieds de haut, qui croît naturellement dans les buissons des provinces méridionales; il est assez commun dans les jardins des environs de Paris, où on le cultive comme plante d'agrément. Tout le monde connaît sa fleur jaune à laquelle succède une gousse en forme de vessie, lorsque l'on presse celle-ci entre les doigts, l'air qui s'y trouve contenu rompt l'enveloppe et s'en échappe avec bruit. On s'est souvent servi des feuilles ou plutôt, suivant le langage des botanistes, des folioles de cet arbrisseau, pour les mélanger avec le séné qui coûte plus cher; cette fraude s'explique ce qu'on sent que les feuilles du baguenaudier jouissent des mêmes propriétés purgatives que le séné, et renferment le même principe actif, la *cathartine* seulement, en quantité moindre. Aussi Boerhaave avait-il appelé cette plante *séné d'Europe*.

On peut préparer un bon apozème purgatif à prendre par verrées dans le courant de la journée, en faisant infuser à chaud deux onces de feuilles du baguenaudier dans un litre d'eau. Il sera convenable d'y ajouter quelques fleurs de camomille, plus une quantité convenable de sucre ou de miel.

J. B.

BAILLEMENT (physiol.), s. m., de *balare*, béler; inspiration longue, graduelle, indépendante jusqu'à un certain point de la volonté, s'accompagnant d'un écartement considérable des mâchoires, et suivie enfin d'une expiration plus ou moins bruyante. Ce phénomène a lieu toutes les fois que, par un trouble de la circulation ou de la respiration, le sang vient à s'accumuler dans les poumons, de manière à ne pouvoir être suffisamment revivifié par l'air inspiré naturellement; le même phénomène se trouve aussi lié au besoin instinctif qui nous porte à avoir des pandiculations après le repos au après une diminution de mouvement. Par le bâillement, l'air se trouve porté jusque dans les dernières ramifications des bronches, et remédie aussi au trouble de la circulation et au léger sentiment de malaise qui en résultait. Comment se fait-il qu'à l'occasion d'un embarras de la respiration, les muscles de la mâchoire et du diaphragme se contractent presque à l'insu de la volonté; on n'en sait rien. Il se passe là un phénomène nerveux inexplicable, comme tout ce qui tient aux sympathies.

Le bâillement reconnaît pour cause prochaine le trouble nerveux qu'éprouve la respiration, par suite de l'ennui ou de passions tristes qui serrent le cœur comme on le dit; par la faim et par diverses affections nerveuses. Les femmes qui ont des attaques de nerfs bâillent souvent au commencement et à la fin de l'accès. Les modifications qu'éprouve la respiration, en passant du sommeil à la veille et réciproquement, excitent le bâillement quand on s'éveille ou qu'on est sur le point de s'endormir. Les animaux bâillent dans le vide de la machine pneumatique à cause de la soustraction de l'air; enfin on sait que l'imitation et le souvenir peuvent aussi provoquer le bâillement, surtout chez les femmes et les enfants. La fatigue et le frisson de la fièvre produisent le même effet. Pour s'empêcher de bâiller, il faut, d'après Galien, retenir quelque temps sa respiration; selon Haller il faut faire une grande inspiration. On ne connaît guère de cas où le bâillement ait constitué une véritable maladie; cependant, par suite du grand écartement des mâchoires, il a occasionné quelquefois la luxation de l'os maxillaire inférieur; certaines personnes ne peuvent même bâiller sans se luxer aussitôt la mâchoire; elles restent alors la bouche ouverte jusqu'à ce que l'on remette l'os maxillaire à sa place. Ce sortes d'accidents ont sans doute donné lieu à ce vieux proverbe : *bâiller à se démettre les mâchoires*.

J. B.

BAIN (hyg. et thérap.), s. m. L'immersion de quelque durée constitue le *bain;* ce mot est ici employé dans son acception la plus générale. Prendre un bain, c'est se plonger, pendant un temps plus long que ce qu'on appelle *l'instant*, dans un milieu quelconque. Pour apprécier convenablement l'utilité du bain, il faut tenir compte de chacun de ses effets. La variété des effets du bain dépend :

1º Des conditions physiques du milieu ;
2º Des conditions chimiques de ce même milieu ;
3º Du mode d'administration du bain ;
4º Des dispositions de l'individu auquel le bain est administré.

Conditions physiques du milieu. Elles consistent dans l'état de cohésion et dans la température de la matière du bain.

État de cohésion : La matière composante d'un bain peut être à l'état de gaz ou de vapeur, à l'état liquide, et à l'état solide, réduit en poussière ou fragments ; on fait usage de bains sous ces diverses formes. L'énumération en sera donnée plus loin.

Température : La température du milieu dans lequel on administre communément le bain est très-variable. Les extrêmes de cette échelle sont la glace fondante et 60 degrés centigrades. Deux circonstances font varier le degré de chaleur que l'on peut supporter dans le bain. La première est l'état de cohésion ; la seconde est la facilité avec laquelle la substance, qui forme le milieu, abandonne le calorique. Ayant spécialement ici égard à la première, l'on peut concevoir comment un même degré de chaleur étant acquis par la matière dans laquelle on prend le bain, le corps de l'individu sera pénétré d'une plus grande somme de ce principe à la fois, si cette matière est liquide ou solide, soit à l'état de fragments, soit à celui de poussière, que si cette matière est gazeuse, aériforme, aussi peu dense que l'air. Il y a, dans le premier cas, contact d'une bien plus grande quantité de molécules de la matière du bain qui exhalent leur chaleur ; la personne reçoit donc à la fois bien plus de rayons calorifiques, puisqu'ils lui viennent d'un plus grand nombre de points, et quoique cette chaleur lui soit communiquée au même degré. C'est ainsi qu'un brasier de charbons ardents n'est pas à une température plus élevée qu'un seul charbon, et chauffe cependant bien plus rapidement et plus complètement.

L'état de vapeur, lorsque celle-ci n'est pas éloignée du point où elle est près de reprendre l'état liquide, est moins supportable encore que le gaz sec, une même densité étant donnée, parce qu'une certaine partie de cette vapeur tend à se convertir en liquide et abandonne, conséquemment, une quantité considérable de chaleur. Quant à la seconde circonstance ci-dessus indiquée comme pouvant avoir de l'influence sur la somme de chaleur communiquée en un temps et dans un espace donnés, c'est-à-dire la propriété qu'ont certains corps d'abandonner ou de conduire plus ou moins facilement le calorique, on sait que les physiciens ont rangé les différents corps de la nature suivant une échelle de succession qui établit, sous le rapport de cette propriété, une différence très-remarquable entre les points extrêmes.

L'usage, conduit plutôt par l'expérience que par les considérations théoriques, a renfermé les limites de température du bain donné dans une matière solide, en poussière ou en fragments, entre 0 ou la température de la glace fondante

et celle de 45 degrés centigrades. Les mêmes règles s'observent pour les bains liquides.

Quant à la vapeur, elle ne s'administre que dans un milieu composé ; elle y est mélangée, avec l'air au moins, et l'on n'a pas l'habitude d'élever la température du mélange au-dessus de 45 degrés ; elle ne s'emploie pas non plus, ordinairement, que ce milieu ne soit à 30 degrés.

Les gaz permettent une latitude beaucoup plus grande. Le thermomètre s'élève quelquefois jusqu'à 60º. Il est rare qu'à *dessein* on ait recours à un bain gazeux au-dessous de 25 à 30 degrés. Plus loin il sera établi la température à laquelle on administre chaque bain en raison de sa nature et des autres circonstances auxquelles il importe de faire attention, c'est-à-dire des *conditions chimiques* proprement dites.

Conditions chimiques des divers milieux dans lesquels on prend les bains. Les conditions chimiques sont très-variables ; sur elles repose la nature différente de chaque milieu. Elles offrent à considérer la *base* de ce milieu proprement dite, et les substances *mélangées accessoirement*, comme dans les aliments on ajoute les assaisonnements.

Nature ou composition de la base du milieu. L'AIR est sans contredit la substance dans laquelle nous sommes le plus communément plongés. LE BAIN D'AIR est le plus commun. C'est par exception que nous nous y soustrayons ; et cependant l'usage n'a pas consacré le nom de bain à cette immersion continuelle dans l'air pur et à la température atmosphérique. Il faut, ou une température très-élevée ; dans un lieu circonscrit, ou une addition spéciale pour que le nom de bain lui soit donné ; telle est celle de l'eau en vapeur et de diverses autres substances, comme le soufre, le cinabre, etc. On fait, dans l'usage ordinaire, habituellement abstraction du bain d'air non mélangé. Dans le cas où l'on ne se conformerait pas rigoureusement à cet usage, on pourrait définir le bain, une immersion dans tout ce qui n'est pas l'atmosphère.

Bain d'air : Les bains d'air chaud se prennent dans les étuves chauffées à 45 degrés, et ce sont les bains russes ; la température y est même quelquefois portée au-delà de ce degré, suivant les habitudes ou les dispositions individuelles. Les substances le plus communément ajoutées à l'air sont la vapeur d'eau, celle de soufre, de cinabre, déjà indiquée, celle de genièvre, des huiles essentielles variées, enfin des substances aromatiques dégageant leur arome par l'action de la chaleur. La quantité de soufre et de cinabre, etc., employée pour un bain à vapeur, dans les cas ordinaires, est habituellement une demi-once.

L'eau est après l'air la base la plus ordinaire des milieux dans lesquels nous prenons des bains. Prendre un bain dans le sens vulgaire, mais restreint, de cette expression, c'est se plonger dans l'eau. On prend le BAIN D'EAU à diverses *températures*. Il est réputé *froid*, de zéro, température de la glace fondante, à 10 ou 12 degrés au-dessus, thermomètre centigrade. Il est réputé *tiède*, de 12, 15 degrés à 25 degrés. Il est *chaud* de 25 à 35 degrés. On le supporte peu au-dessus. La sensibilité relative des individus, sur laquelle nous reviendrons plus loin, ne donne pas à ces limites une règle bien fixe. Tel trouve froid, et avec raison, le bain qui lui donne la sensation du refroidissement, quand un autre trouvera ce même bain tiède; il en est ainsi du bain tiède et chaud, comme il sera dit plus bas.

Substances accessoires. On ajoute au bain d'eau beaucoup de substances additionnelles. La nature en prend elle-même soin. En filtrant à travers les couches des diverses substances minérales qui forment la croûte du globe terrestre, l'eau des sources se charge de principes solubles. L'eau de la mer est combinée avec plusieurs sels et autres substances étrangères; un sel surtout, le muriate de soude, s'y rencontre en proportion considérable. Ces eaux mélangées ont été, indépendamment de leurs rapports ou de leurs dissemblances de composition, rangées en deux ordres. Celles dont la température est au-dessous, ou ne s'élève pas au-dessus de la température moyenne de l'atmosphère, sont appelées tout simplement *eaux froides.* Celles qui sont au-dessus de cette même température ont reçu le nom d'*eaux thermales.*

La composition des eaux naturelles minérales a donné lieu à des divisions plus nombreuses. On en a établi cinq genres.

1º Eaux salines,
2º Eaux gazeuses ou acidules,
3º Eaux ferrugineuses,
4º Eaux sulfureuses,
5º Eaux iodées.

L'analyse chimique ayant fait connaître les substances combinées à l'eau dans les eaux minérales naturelles, on les a imitées. L'art a même singulièrement multiplié des eaux mélangées ou chargées de principes additionnels. (V. *Eaux-minérales.*)

La médecine a varié la composition des bains en raison des médicaments qu'elle s'est proposé d'y introduire. On a donné des bains tout-à-fait artificiels : tels sont les bains de mauve, d'eau de lin, de quinquina, de gélatine, de deuto-chlorure de mercure, d'espèces aromatiques, d'eau de Cologne, etc.

Bain de quinquina. Faites bouillir, pendant une demi-heure, deux portions de quinquina rouge dans cinq parties d'eau commune; passez avec forte expression, et versez-le décocté dans 70 pintes d'eau (quantité ordinairement employée pour un bain).

Bain émollient. Faites bouillir trois à quatre livres d'espèces émollientes dans dix livres d'eau pendant un quart d'heure, exprimez et versez dans une quantité suffisante d'eau, etc.

Bain aromatique. Dans six à huit livres d'eau bouillante, faites infuser pendant une heure deux à trois livres d'espèces aromatiques; passez avec expression, et versez dans quantité suffisante d'eau chaude. On peut ajouter à ce bain trois à quatre onces d'essence de savon.

Bain gélatineux. Faites dissoudre une à deux livres de colle de Flandre dans six à huit livres d'eau chaude, passez à travers un linge, si cela est nécessaire, et versez le soluté dans quantité suffisante d'eau chaude.

Bain anti-syphilitique. Dans une livre d'eau distillée, faites dissoudre depuis un jusqu'à huit gros de dento-chlorure de mercure, et versez ce soluté dans une baignoire de bois contenant la quantité d'eau nécessaire.

Toutes les proportions indiquées sont relatives à un bain dans lequel on plongerait la presque totalité du corps; on emploiera des proportions relatives si le bain n'était qu'un bain de siége.

Les bains de pieds les plus usités sont les suivants :

Bain de pied sinapisé. Dans une quantité d'eau chaude suffisante pour recouvrir les malléoles, mettez deux à quatre onces de farine de moutarde.

Bain de pied alcalin. Dans une quantité suffisante d'eau chaude, délayez une poignée ou deux de cendres végétales provenant de bois non flotté, ou une demi-once à une once de sous-carbonate de potasse.

Bain de pied révulsif. Dans une quantité suffisante chaude, versez une once à une once et demie d'eau hydrochlorique.

Mêmes proportions pour les bains de main.

L'eau se trouve encore mêlée en grande quantité à certain bain de substance molle, comme les bains de *boue* d'eaux minérales ; telles sont celles de Saint-Amand. D'autres liquides naturels ou artificiels, d'autres substances molles sont encore employés : tels sont, parmi les liquides, le *lait* et l'*huile*, et parmi les substances molles, le *marc de raisin* pris chaud, encore à la température que lui a communiquée la fermentation; celui de *marc d'olives*, celui de *tripes*, qui n'est qu'un bain gélatineux fort chargé; celui de *sang*, celui de fumier, etc.

Enfin viennent les bains de substances solides : tel est le bain de neige et le bain de sable ; l'un et l'autre pris aux extrêmes de la température qu'on est dans l'habitude d'employer.

Mode d'administration. L'intention éclairée du praticien a eu moins de part encore aux différences multipliées suivant lesquelles sont administrés les bains que la coutume guidée par le sensualisme. L'antiquité, et ce que nous appelons encore l'incivilisation, ont plus souvent mieux fait sous ce rapport que l'Europe moderne et instruite. Egyptiens, Grecs, Romains de l'antiquité, Orientaux, Juifs, Persans, Turcs modernes, peuples soumis à l'islamisme, Indous, Chinois, observent des coutumes que nous jugerons plus loin, mais qui sont assurément beaucoup plus progressives que celles en usage parmi nous, et indiquent que les bains constituent une habitude beaucoup plus journalière chez eux que dans nos contrées. Ces diverses pratiques se touchent en quelques points, et se distinguent dans d'autres. Les différences reposent : 1º Sur les *diverses températures* auxquelles se prennent les bains, et particulièrement sur *l'ordre nécessaire* que ces peuples ont adopté pour passer du bain d'une température à une autre; 2º sur des pratiques accessoires.

Les Romains ont porté le luxe des bains à un haut degré ; ils imitèrent les Grecs, sur lesquels ils renchérirent. De vastes édifices dont il reste partout des vestiges étaient consacrés à l'usage des bains devenus une première nécessité. Au centre de ceux de ces édifices, qui réunissaient l'ensemble des conditions que le luxe y avait introduites, on rencontrait un vaste bassin : c'était le réservoir général (aquarium). Autour de ce bassin régnait une galerie ; on s'y promenait. Près de ce réservoir, une salle particulière (vasarium), renfermait trois grands vases d'airain (milliaria), recevant, par les canaux, les eaux du premier grand bassin, et contenait, l'un de l'eau froide, le second de l'eau tiède, l'autre de l'eau chaude. Ces trois sortes d'eaux différentes par leur température, s'écoulaient séparément, chacune vers une salle particulière de bain ; les salles servant aux bains chauds étaient : 1º La salle où affluait l'eau chaude (calidæ lavationis) ; 2º L'étuve sèche (calidarium laconicum, imitation des Lacédémoniens) ; 3º L'étuve humide (tepidarium). La salle des trois vases et celles des bains chauds étaient toujours construites sur un four (hypocaustum) voûté, d'où s'échappaient de nombreux tuyaux aboutissant aux étuves sèches et humides, et que des hommes (fornacatores) alimentaient incessamment avec du bois et des plantes sèches.

Les étuves étaient circulaires et voûtées, ouvertes par en haut ; un grand bouclier d'airain, baissé ou remonté à volonté, laissait ou empêchait d'entrer le jour et l'air. Des bancs circulaires, rangés en amphithéâtre, recevaient les baigneurs. On pouvait laisser échapper ou retenir à volonté la vapeur dans l'étuve humide.

Dans la salle des bains chauds proprement dits, un premier bassin (latrum), où l'on pouvait tenir plusieurs personnes, servait à se laver. Au-dessous de ce bain, il y en avait un autre plus grand ; un banc servait à s'y asseoir ; on se baignait dans ce second réservoir pendant un temps plus long. De cette salle, on se rendait aux étuves, et de celles-ci, soit qu'on eût pris ou non le bain tiède, dans une salle où l'on respirait un air frais (frigidarium). En sortant de cette salle fraîche on s'essuyait la sueur et on venait se baigner ordinairement dans un bassin d'eau froide (piscina) assez spacieux pour pouvoir y nager. Près de ce même grand bassin était construit un plus petit réservoir (baptisterium), où l'on se lavait d'abord à l'eau fraiche pour s'habituer à la température froide. Les Romains riches ajoutaient à cela d'autres pratiques, des onctions exercées par des hommes habitués (unctuarii), et l'on rentrait dans le vestiaire (apodyterium). Néron fit descendre la neige et remonter la mer dans ses bains. Pour deux centimes, à Rome, on prenait des bains où tout était surveillé par les édiles, qui, au temps de la république, savaient y maintenir la décence la plus stricte.

Quelque chose de beaucoup plus grossier existe chez les Finlandais et les Russes ; ils ont une étuve sèche : c'est une salle en bois, chauffée par un brasier au milieu ; on verse de l'eau sur des cailloux rougis au feu ; elle devient étuve humide, et la chaleur y monte ordinairement à 50 degrés. Sur la fin du bain, on se fait fouetter avec des verges de couleur ; on est essuyé, puis lavé à l'eau tiède et à l'eau froide dont on reçoit plusieurs seaux sur la tête ; quelques-uns, dit-on, se plongent soit dans un étang, soit dans la neige.

Les Turcs se servent de l'étuve sèche, des onctions odoriférantes ; ils font aussi usage de bains tièdes.

C'est particulièrement par les pratiques du massage que les bains indiens se distinguent des autres bains orientaux. On y prend aussi plus de précaution pour passer insensiblement d'une température plus chaude à celle de l'étuve humide, dans lesquelles les Indiens mollement étendus, se font masser, épiler, frotter, se lavant eux-mêmes successivement à l'eau tiède, froide, et se parfumant. Nous venons de faire mention de massage, de l'épilation ; les Romains ajoutaient encore à cette pratique le râclement de la peau avec un couteau (strgil). Ajoutons à l'énumération de ces pratiques la plus essentielle et la plus commune chez nous, la natation.

Le bain d'eau courante est celui que l'on prend le plus habituellement dans nos contrées ; la coutume du bain de mer s'établit de plus en plus chez les riches. Les bains d'eaux minérales semblent prendre rang dans nos habitudes. Le bain d'eau tiède dans une baignoire devient une nécessité. L'étuve sèche et humide est d'une pratique assez commune ; on a d'abord réuni plusieurs personnes dans une même salle, où, après avoir considérablement élevé la température de l'air sec, on répandait ensuite la vapeur humide. On a substitué à cette coutume malsaine, celle de boîtes dans lesquelles la tête est sèche au dehors.

Le bain de vapeur se donne maintenant partout ; dans le lit même, sous les couvertures ; il suffit de faire pénétrer par un tuyau la vapeur dégagée par le plus simple moyen, la lampe à l'esprit de vin, par exemple. Toute espèce de bains se porte dans Paris à domicile ; l'on peut conséquemment se coucher immédiatement sur un lit sec, dans du linge chaud. Si le défaut de moyens pécuniaires ne permet pas d'employer les appareils récemment inventés, on peut y suppléer facilement : il suffit, à l'aide de plusieurs couvertures, ou avec une chemise de tafetas ciré ou de toile imperméable, d'entourer le corps et de l'exposer à un courant de vapeur toujours si facile à produire ; il ne faut que de l'eau bouillante, dont la vapeur soit conduite dans la capacité qui renferme le corps, la tête étant en dehors.

Pour les vapeurs sulfureuses et autres, il est indispensable qu'un capuchon bien serré autour de la tête la prenne bien et laisse la respiration libre. Une boîte de bois, hermétiquement fermée, peut suffire à renfermer le corps ; il faut seulement qu'une ouverture pratiquée en coulisse à la partie inférieure, permette d'introduire une plaque métallique rouge, sur laquelle on embrâse le soufre, ou qu'un orifice introduise la vapeur. Le même appareil peut servir pour le cinabre, le chlore et la vapeur d'eau. Chacun peut inventer des appareils de ce genre, qui n'ont besoin que d'être clos et de laisser la tête libre.

Tous les bains peuvent être pris partiellement; on ne saurait sans danger comprendre la tête dans ceux de soufre.

Il nous reste encore pour pouvoir, avec connaissance de cause, établir des préceptes relatifs à l'emploi des bains, à tenir compte des dispositions variées dans lesquelles peuvent être les individus qui prennent les bains. Nous apprécierons ensuite les effets de ces pratiques sur l'économie humaine dans toutes ces circonstances; de là découleront les corollaires qui établissent les préceptes qui règlent l'emploi des bains, sous toutes leurs formes. N'oublions pas ici, qu'un auxiliaire qui, quelquefois devient agent principal, est mis en usage par les riches pour augmenter les effets de certains bains aux sources naturelles d'eaux minérales; tels sont les exercices, la promenade, le séjour au sein des campagnes bien situées, loin de l'atmosphère et des coutumes de la ville. Heureusement un tel luxe n'est pas indispensable. Déjà l'art porté à son dernier degré, a doté Paris de bains où tous les rafinement de l'Orient, et toutes les ressources de la nature imitée, viennent se confondre: c'est ce qu'on trouve à Tivoli surtout, aux Néothermes, aux bains moscovites, etc.

Dispositions individuelles. L'économie animale se présente sous des états si divers à l'action des agents qui l'entourent, que le même modificateur produit des effets fort opposés, suivant qu'il est mis en usage dans une disposition donnée, ou dans une condition physiologique qui en diffère. Ainsi, l'âge adulte, l'enfance, la vieillesse, le sexe, la constitution modifiée par l'habitude et par l'accident, le tempérament, la santé et la maladie, seront impressionnés à des degrés très-variés, sous des formes très-dissemblables, par la même influence. Ce qui est vrai en général l'est pour le bain; et c'est sur l'appréciation de ces circonstances qu'est fondée l'application rationnelle de ce moyen d'action.

Admettons un adulte, d'une constitution suffisamment résistante, d'un tempérament équilibré, sans habitude particulière, homme ou femme, actuellement dispos, la femme hors de l'époque des règles, l'un et l'autre, à trois heures au moins de l'époque de leur repas. Ce type servira de point de comparaison pour déterminer les effets produits par les diverses espèces de bains: il sera ensuite facile de faire l'application des données acquises aux autres conditions de l'organisme. Nous étudierons d'abord l'action commune des diverses espèces de bains qui se donnent à la température chaude; c'est-à-dire les effets du calorique aux différents degrés dont on a fait usage. Commençons par le bain d'eau simple, puis viendra l'étude du bain d'étuve humide et sèche, et enfin des bains dans la cendre ou les corps solides, en poussière ou en fragments.

Effets du bain d'eau simple tiède. A un degré de température modérée, de 25° à 30°, l'immersion de tout le corps, à l'exception de la tête, est suivie de la sensation d'une chaleur douce et agréable, qui pénètre toute l'économie d'un état de calme, d'une sorte de délassement, et quelquefois des atteintes de sommeil. Les battements du cœur sont ralentis, la peau est nettoyée, gonflée, imbibée, trempée. La quantité d'eau absorbée peut égaler plusieurs livres. Après une heure ordinairement, une sorte d'inquiétude décide à en sortir. A la suite de ce bain, il y a relâchement et calme général, les fonctions sont plus faciles. La répétition abusive de ces bains diminue la vigueur musculaire, donne à la peau de la mollesse, facilite la transpiration ordinaire ou la sueur, sous les efforts les plus légers. La transpiration qui succède au bain modérément chaud, est due à trois causes: 1° A la pléthore de l'économie, qui dépend de la présence d'une quantité plus grande d'eau dans le sang; 2° à la dilatation que les liquides ont éprouvée sous l'action du calorique dont l'action a pénétré dans une certaine proportion; 3° à l'état plus relâché de la peau. Le calme est dû à l'action éminemment émolliente de l'eau, mêlée au sang; la facilité première des mouvements à la souplesse acquise par la peau; enfin, l'affaiblissement qui suit l'abus des bains, à l'action moins excitante du sang, et à la diminution de la rigidité musculaire. Les produits des sécrétions mêlés de plus de liquides doivent se verser avec facilité.

Dans les cas donc où existent l'irritation inflammatoire, l'état spasmodique, la difficulté à l'absorption, la sécheresse de la peau, son état de malpropreté, l'état de concentration et d'animalisation trop prononcées des produits sécrétés, ou même des qualités irritantes dans le sang; le bain à cette température convient comme moyen thérapeutique et comme moyen hygiénique. Dans les cas où le bain froid, dont les effets seront examinés plus loin, est dangereux, impraticable, ou n'est pas au contraire positivement prescrit, le bain tiède convient généralement. Pour les enfants très-jeunes et les vieillards, l'eau tiède est préférable à l'eau froide. Il faut aussi prescrire le bain tiède à un certain nombre de femmes délicates, chez lesquelles l'impression du froid produit des effets très-violents.

Les personnes, au contraire, chez lesquelles la turgescence des liquides, comme les individus disposés aux hémorrhagies internes, à l'apoplexie, à l'hémopthisie, etc; celles qui sont sous l'action ou la menace d'une maladie du cœur, doivent s'en abstenir; il doit être de peu de durée chez les gens faibles. Les femmes enceintes qui craignent l'avortement ne doivent pas en faire usage. Il est utile aux autres; mais sans abus. On doit prendre le bain d'eau tiède à jeun; le changement qu'il apporte dans l'économie, peut suffire à produire une indigestion, si cet acte est en pleine activité.

On doit ne pas s'y laisser refroidir; l'eau doit toujours être homogène; l'épaule et le cou ne doivent pas être à découvert. Quand on en sort, il faut s'essuyer rapidement et avec du linge sec, si ce n'est chaud.

Passons aux effets des *bains très-chauds* chez un individu placé dans les conditions précédemment indiquées. Au moment de l'immersion, il y a une sensation de chaleur piquante et incommode, des resserrements spasmodiques de la peau, aux-quels succèdent la rougeur de cette membrane, son gonflement, conséquemment, tous les carac-tères de l'excitation et presque de l'irritation : la peau se gonfle, il s'établit à l'intérieur une turges-cence générale, les ouvertures des cavités sont rouges, les yeux sont injectés, le cœur bat avec rapidité et violence; surexcitée par un sang plus chaud, plus dilaté, la respiration est oppressée, courte; la sueur coule abondamment de la face et du front. En se pratiquant une saignée, M. Londe, auteur d'une excellente hygiène, a pu supporter le bain jusqu'à 38° 1/2; mais il est tombé en défail-lance en sortant de ce bain, lors du refroidisse-ment et du retrait de sang diminué par la saignée, la sueur et le froid.

Ce bain est conséquemment dangereux dans les cas indiqués précédemment où la turgescence est à craindre. Il est débilitant pour l'ensemble de l'économie; et si quelque inflammation a pro-duit des lésions matérielles quelque peu profon-des, ses effets seront de les augmenter dans le lieu où elles existent. Il pourra activer les affections chroniques; ce n'est jamais qu'un moyen théra-peutique. Là où une abondante sueur peut être utile on le peut employer; il est surtout mis en usage pour combattre les inflammations chroni-ques de la peau, les affections rhumatismales, les engorgements blancs.

L'effet de l'*étuve humide* se rapproche de celui du bain tiède et du bain chaud, suivant le degré d'élévation de la température. Elle a l'a-vantage d'agir plus progressivement, et moins énergiquement, bien que le thermomètre s'y élève à des degrés supérieurs à ceux auxquels on peut supporter communément le bain d'eau chaude. Il est rare que le bain d'eau chaude puisse être enduré au delà de 35 à 40 degrés : c'est de 40° à 50 degrés que les mêmes personnes subis-sent la température de l'étuve humide.

La sueur est un des effets les plus marqués : l'é-tuve humide est préférable, pour les mêmes cas, aux bains d'eau chaude pure où l'on ne désire pas produire l'absorption. L'usage de placer la tête en dehors est utile et presque de rigueur. On voit qu'elle peut donner la chaleur du bain tiède seule-ment, et à volonté celle du bain très-chaud.

L'*étuve sèche* détermine la sueur plus difficile-ment; la température, pour produire les mêmes effets, doit être élevée beaucoup plus haut; chez les individus mous, lymphatiques, froids; dans les engorgements chroniques qu'il est utile d'ex-citer, cette action est efficace et préférable, elle est plus irritante localement.

C'est une action semblable que produisent les *bains de poussière et de sable*, mais avec bien plus d'énergie sous une même température. On est, au reste, maître de mesurer la température au degré que l'on désire produire.

Lors du refroidissement, tous ces effets de cha-leur, s'ils n'ont pas occasionné quelque irritation locale durable, qui entretienne un mouvement inflammatoire, sont seulement suivis de débilité, c'est-à-dire de moins de puissance contractile de la part des muscles, et d'énergie d'action de la

part des autres parties, quoiqu'il y ait une sorte d'agilité et de légèreté qui souvent n'est pas sans bien-être. Quelques personnes ont de la tendance pour le sommeil.

Plaçons nous à l'extrême de cette température, c'est-à-dire à zéro où à quelques degrés au-dessus, le *bain froid* produira chez l'adulte, supposé dans les conditions qui nous ont servi de base de com-paraison, d'abord : la sensation du refroidisse-ment, spasme et retrait de la peau, pâleur de cette membrane, décoloration des ouvertures, des muqueuses, refoulement des liquides à l'in-térieur, suspension de l'exhalation, affaissement des veines superficielles, frémissement convulsif, respiration irrégulière, un peu précipitée. Le pouls d'abord plus fréquent se ralentit ensuite, et devient moins sensible; le besoin d'uriner se fait sentir.

A ce premier effet il en succède un second op-posé, qui se manifeste surtout si l'on sort de l'eau, pour passer dans une température plus douce, mais qui a lieu en restant dans l'eau, plus vite, si l'on s'y livre au mouvement, plus lente-ment, si l'on ne se meut pas. Le sang revient à la peau, la chaleur ressentie est moins vive, la transpiration augmente, la respiration a repris sa liberté, le pouls augmente de fréquence et de force : ces phénomènes sont ce qu'on appelle une *réaction*.

Un bain froid prolongé peut produire le cla-quement des mâchoires, l'engourdissement des membres, le grippement et le cavement des traits, une diminution notable dans le volume des doigts, de la douleur à l'épigastre, la constriction de la poitrine. Les phénomènes de réaction sont plus longs à venir. Le bain *très-froid*, mais rapide, pro-duit la réaction presque immédiatement et plus vive. Il faut que le bain froid soit continué long-temps et souvent répété pour donner lieu à des lésions graves, vers les organes antérieurs chez un individu; disposé comme cela a été supposé.

A la suite de ce bain l'on est habituellement plus dispos, plus fort, plus énergique. Le bain frais débilite moins que le bain tiède; mais il détermine une réaction moins prononcée que le bain très-froid, et ne manque pas toutefois aussi d'en déter-miner une légère. Pour supporter sans accident le bain très-froid, long-temps continué, il faut une constitution bien équilibrée et vigoureuse. Les enfants, les vieillards, les femmes et les gens affaiblis, peuvent être atteints d'affections graves à la suite de l'usage de ces bains, parmi lesquelles les maladies de poitrine et les rhuma-tismes sont les plus fréquents.

L'immersion passagère dans l'eau froide a fré-quemment diminué d'une manière très-remar-quable la susceptibilité nerveuse, qui rend souvent si insupportable et si douloureuse l'existence de quelques personnes, chez lesquelles la pâleur, la maigreur et des indispositions variées, caractéri-sent un état maladif que l'on nomme *vapeurs*, et qui cède à l'appel répété de la circulation capillaire vers la peau et à l'activité nouvelle imprimée à toute la vie nutritive. Dans certaines maladies, l'immersion rapide a ramené une réaction ines-pérée. Le bain frais est utile en été, et surtout dans les climats chauds. Il laisse à sa suite une sensation de fraîcheur qui dure quelques heures, et peut prévenir les effets de la turgescence hémorrhagique ou congestive, à laquelle l'influence continuelle de la chaleur peut quelquefois prédisposer. L'effet du bain froid est souvent d'arrêter les écoulements de sang. Conséquemment il est utile quand ceux-ci sont nuisibles, et réciproquement nuisible quand ceux-ci sont utiles. Il est inutile d'insister sur les accidents qui résultent de l'action du froid sur les règles. Si la sueur n'est pas déterminée par une action lente et profonde, il faut s'abstenir des bains froids pendant sa durée, il faut attendre qu'elle soit tombée, surtout si l'action du bain froid doit être continue.

La succession de l'*immersion* ou de l'*affusion* froide à l'impression de la chaleur communiquée par le bain de vapeur, suivant les usages russes, etc., combine les deux effets; l'expansion des liquides et des solides est brusquement diminuée, sans qu'il y ait eu de grandes déperditions; la circulation profonde est tout entière mise en mouvement sous ces influences opposées. L'action du froid redonne à la myotilité une sorte d'énergie qui, si elle n'est pas précisément fortifiante, procure aux muscles une facilité d'agir et de soutenir un effort plus complet que le bain de vapeur simple; un sentiment de bien-être, de légèreté, d'activité, en est le résultat. On en sort acclimaté aux rigueurs de l'hiver, et précautionné contre les ardeurs de l'été.

Dans l'action de l'*étuve humide* non suivie de celle du bain froid, et en général dans les bains d'où l'on est sorti avec la sensation de chaleur, la peau conserve une sorte de susceptibilité aux influences atmosphériques. Le bain froid, aguerrit contre l'hiver, mais il ride et durcit la peau. Dans la distribution de la température, on doit constamment éviter de chauffer la tête, et porter au contraire la chaleur sur les pieds.

Les *bains partiels* produisent sur la région soumise à leur action des effets en rapport avec les résultats dont ils sont suivis, quand le même moyen est appliqué à tout le corps. Tel est le bain de siége. On fait fréquemment usage de l'action que détermine un bain local sur une partie pour produire une notable modification dans quelque autre région que celle sur laquelle agit le bain partiel par des liens physiologiques dont l'anatomie trouve, en certaines circonstances, difficilement l'explication.

Le *bain de pieds* chaud débarrasse la tête, la poitrine, aide la menstruation. Le bain de pieds froid agit dans un sens tout-à-fait contraire. La réaction s'établit, rarement, lorsqu'un accident est produit. L'emploi d'un *maniluve* froid arrête fréquemment l'hémorrhagie nasale et l'hémoptysie.

A l'action de la température, sont joints des auxiliaires empruntés à des effets mécaniques et à des actions chimico-vitales.

La *pression* de l'eau et sa *percussion*, lorsque le milieu où l'on prend le bain est agité, n'est pas sans quelque effet analogue à ceux de la friction et du massage. Ces diverses pratiques semblent particulièrement agir sur la circulation capillaire, et sur la contractilité des muscles. Il y a au reste, dans tous ces moyens pratiques, une sorte de volupté que recherchent surtout les riches oisifs. Les vieillards rhumatiques, gagnent quelque souplesse par leur usage.

Les auxiliaires *chimiques* sont les sels généralement astringents, qui par conséquent augmentent l'action déjà astringente du froid, quand les bains sont pris à cette température. L'eau de mer est dans cette catégorie : quand on s'y baigne en y nageant, on a tous les effets réunis d'un bain tonique.

Parmi les *eaux minérales*, celles qui sont alcalines sont fréquemment absorbées; il en peut résulter de grands changemens dans les sécrétions, et une action plus énergique des reins. Ces eaux dissolvent quelquefois certains produits intérieurs; le sang en peut être modifié. Certains catarrhes en ont été heureusement soulagés. La goutte sous l'influence de leur action a retardé et cessé ses accès.

La propriété particulière du *soufre* a permis d'en faire usage, en employant la combinaison où il se trouve dans les eaux minérales, pour combattre surtout les maladies de la peau. On sait que c'est contre les engorgements blancs qu'ont été mises en usage les eaux *iodurées*. Toutes les eaux minérales, et même l'eau de la mer, se peuvent prendre chaudes, c'est-à-dire thermales. Des promenades délicieuses, des sites pittoresques, des réunions brillantes, le ciel pur de l'été, l'éloignement de l'air et des tracasseries des villes, ajoutent singulièrement aux bienfaits et à la vertu des eaux minérales, pour les gens à peu près bien portants. (V. *Eaux minérales*.)

Quant aux bains *médicamenteux*, ils sont très-variés; la peau, par sa puissance d'absoption, peut suppléer utilement au tube digestif malade ou fatigué; on a donc eu recours aux bains pour administrer certains médicaments solubles par cette voie. Le quinquina, le mercure, on été opposés aux maladies dans lesquelles l'expérience prouve qu'ils ont une réelle action.

Quant aux bains *nutritifs*, de lait, de gélatine, d'huile, ils sont surtout émolliens. On a cependant soutenu que quelques malades auxquels les voies digestives refusaient leurs fonctions, par une longue immersion dans du bouillon, etc. Quelques autres ont été tonifiés par du vin, du marc de raisin. Le fumier même a guéri un tétanique.

Les moyens irritants, comme la moutarde, ont surtout été utilisés dans les *bains de pieds*. Le bain de pieds a quelquefois aussi une action d'une grande énergie : plusieurs bains de pieds répétés, chacun de cinq minutes, jusqu'à la cheville, interrompus pendant un quart d'heure, donnés très-chauds et très-synapisés, ont fréquemment produit des effets révulsifs surprenants sur la tête et la poitrine ; les bains *alcalins* réussissent quelquefois à diminuer la difficulté de rejeter les crachats trop épais.

Les bains sont des moyens thérapeutiques puissants. Ils sont aussi des agents hygiéniques d'une utilité presque continue; leur usage doit donc être généralisé; mais leur action doit être étudiée pour que l'emploi en soit toujours favorable. Ce moyen serait sans utilité et même nuisible, employé inopportunément. Un vœu qu'il est naturel d'exprimer, c'est que l'usage en soit accessible, sous toutes les formes, aux pauvres comme aux riches. Il ne serait pas mal d'être Romains sur ce point : ce n'est pas trop exiger de notre siècle.

SANSON-ALPHONSE.

BAINS (Eaux minérales de). Bains est une petite ville du département des Vosges, à 4 lieues d'Épinal, située dans un vallon agréable; sa population est de deux mille habitants. Ses sources thermales sont assez nombreuses, on en compte jusqu'à dix; leur température varie entre 32 et 50 degrés centigrades; les eaux sont incolores, et ont une légère odeur sulfureuse qu'elles perdent par le refroidissement; leur saveur est fade et légèrement salée. Elles contiennent peu de principes minéralisateurs; ces principes sont du muriate de soude, de chaux et de magnésie, du sulfate de chaux, et quelques traces de silice. Ces eaux ont de l'analogie avec celles de Plombières, quoiqu'elles soient considérées comme moins actives. On les emploie en boissons, douches, bains liquides et de vapeur; on leur attribue aussi des propriétés laxatives. C'est principalement dans les maladies de poitrine, les affections du bas-ventre et surtout celles du foie, que ces eaux sont prescrites; on les ordonne aussi dans la convalescence des maladies longues et graves, dans les fièvres intermittentes, dans les rhumatismes aigus et chroniques, dans les affections des reins et de la vessie, dans les fleurs blanches, et dans les affections de l'utérus; on prend les eaux en boisson à la plus haute température que l'on puisse supporter, et ce degré varie suivant les individus. Souvent on les coupe avec quelque tisane, ou bien on les associe aux eaux de Bussang et de Contrexeville. Quelques personnes prolongent les bains pendant deux et trois heures et s'en retirent de bons effets. La saison des eaux commence le 15 juin et finit le 15 septembre.   J. B.

BALANITE (chir.), s. f., du grec *balanos* gland. On désigne ainsi l'inflammation du gland et de la face interne du prépuce, car il est rare que ces deux parties ne soient pas malades ensemble.

La balanite s'observe à tout âge, mais elle est plus fréquente chez les jeunes gens qu'y prédisposent le phymosis, ou même la largeur trop grande du prépuce. Les causes de cette maladie sont : le séjour prolongé de la matière sébacée de la couronne du gland, surtout quand elle est mêlée à l'urine, et c'est ce qui arrive souvent quand le gland ne peut être découvert naturellement; le séjour des matières âcres, irritantes venues du dehors, comme, par exemple, celles provenant des fleurs blanches ou du sang menstruel, quand on néglige les soins de propreté après le coït, les froissements répétés de la verge par l'acte du coït ou par la masturbation. Il n'est pas rare de la voir se développer chez des sujets très-soigneux de leur personne; alors elle peut dépendre d'un coït

avec une femme malade, sans toutefois que cela puisse être rapporté à la syphilis, mais seulement à une sécrétion vicieuse et surabondante du vagin ou de la matrice. Enfin chez quelques individus sujets aux éruptions vésiculeuses, on voit la balanite exister en même temps ou alterner avec ces éruptions.

La balanite s'annonce par de la chaleur, un sentiment de picotement et de cuisson à l'extrémité de la verge; celle-ci est tuméfiée, et la pression exercée sur la couronne du gland, même à travers le prépuce, est douloureuse. Bientôt il se fait un écoulement de matière muqueuse purulente jaunâtre, ce qui a fait donner à la maladie le nom trivial de chaude-pisse bâtarde; le gland mis à découvert est enduit de pus, il est rouge, et si l'inflammation dure depuis quelque temps, on y voit de légères excoriations; quelquefois l'inflammation est tellement intense qu'elle produit un engorgement passager des aines.

La balanite est une maladie le plus ordinairement de courte durée, qui se guérit facilement; rarement elle passe à l'état chronique, ou elle l'est dès le début, à moins qu'elle ne tienne à quelque vice de la constitution. Il existe aussi une espèce de balanite sans inflammation franche, et c'est la plus fâcheuse : elle consiste dans une altération de sécrétion des follicules du gland; une espèce de sérosité épaisse baigne cet organe, et pour peu que le sujet s'échauffe, et à plus forte raison s'il fait quelque excès, il survient une violente inflammation avec douleur et écoulement purulent, puis les accidents se calment pour éclater de nouveau au premier écart de régime.

Dans cette espèce de balanite, et toutes les fois que la maladie dure longtemps, la membrane muqueuse s'épaissit, il se forme des adhérences entre le gland et le prépuce, celui-ci présente parfois une dureté considérable.

La balanite est une maladie toujours facile à reconnaître; on pourrait la confondre avec la blennorrhagie si l'on ne faisait pas attention que le pus s'écoule entre le gland et le prépuce, et lorsqu'une très-petite quantité semble sortir du canal de l'urètre, c'est qu'il y a été introduit momentanément et n'en est pas sécrété. Peut-être pourrait-on au premier abord prendre les légères excoriations du gland pour des ulcérations vénériennes; mais cette erreur cesserait promptement par un examen attentif. Il est souvent moins facile de dire de quelle cause dépend la maladie. Quant à la nature syphilitique, que l'on a toujours une grande tendance à supposer, on ne peut y croire que lorsqu'il y a en même temps d'autres symptômes. Il y a bien une considération qui pourrait faire penser que la balanite est vénérienne, c'est lorsqu'on voit souvent des végétations chez les personnes sujettes à cette maladie; mais cela ne prouve rien d'une manière absolue, car on voit des végétations survenir sans aucun symptôme syphilitique antécédent, et même chez de jeunes garçons qui n'ont jamais eu commerce avec les femmes.

Le traitement de la balanite est des plus simples; il consiste dans l'emploi des bains locaux de la verge dans une décoction de racines de guimauve et de têtes de pavots répétés plusieurs fois le jour, des injections de même nature entre le gland et le prépuce quand il a phymosis ; l'application sur les mêmes parties de charpie imbibée de cette décoction ; quelques bains généraux, l'abstinence de tout excitant, et parfois l'usage d'une boisson tempérante ou même d'un léger purgatif. Quand l'écoulement diminue , que l'irritation tend à passer à l'état chronique , on remplace la guimauve par l'extrait de saturne en bains et en applications locales. Quand la maladie se prolonge, on peut cautériser légèrement à plusieurs reprises le prépuce avec du nitrate d'argent. Enfin dans quelques cas rares , il n'y a d'autres moyens de débarrasser les malades que de pratiquer la circoncision. Souvent il ne suffit pas de fendre le prépuce, car chez les gens qui ont habituellement le gland couvert, la maladie persiste si on ne l'enlève en entier.

AUG. CULLERIER.

BALARUC (Eaux minérales de). Balaruc est un bourg du département de l'Hérault, à quatre lieues de Montpellier, et près de Cette. Il est situé dans une plaine ; ses eaux sont thermales et acidules-salines ; leur température est de 60 degrés centigrades : cependant quelques observateurs ne l'ont trouvée que de 42 degrés. Cette différence est attribuée au voisinage d'un étang , qui, lorsque ses eaux sont abondantes, les mêle à celles de la source, et il en résulte non-seulement un abaissement dans leur température , mais encore dans leur composition. Cette eau est limpide, d'un goût salé et un peu amer : elle est onctueuse au toucher, seulement à sa source , car lorsqu'on la laisse refroidir il se forme à sa surface une pellicule qui est produite par la matière organique qu'elle contient. L'analyse de l'eau de Balaruc a fait reconnaître que les principes minéralisateurs qui entraient dans sa composition étaient du gaz acide carbonique et du gaz azote, du chlorure de soude, de magnésie et de chaux, du carbonate de chaux, de magnésie et de fer, du sulfate de chaux. Ces proportions varient suivant les sources, qui sont au nombre de quatre.

On emploie les eaux de Balaruc en boissons, en bains, en douches et en bains de vapeurs ; elles ont une assez grande réputation, qu'elles doivent au voisinage de Montpellier, qui pendant longtemps attira les malades des divers points de la France et de l'Italie. La proportion dans laquelle on ordonne de boire les eaux est vraiment extraordinaire. Ainsi on prescrit au malade quatre litres et demi d'eau, qu'il doit prendre en trois temps séparés par la distance d'une demi-heure. Il est présumable que le médecin qui est chargé de cette prescription ; car on doit trouver peu de malades qui puissent la supporter, et encore dans ces cas, l'effet doit être plus fâcheux qu'utile. Il en est de même des bains, que l'on dit n'être efficaces que lorsqu'on les prend à la température de la source ; mais cette température ne peut être supportée que par peu de personnes , qui ne peuvent même y rester que six à huit minutes : aussi le nombre des bains pour un traitement ne doit-

il être que de six ou huit, et en quinze ou vingt jours on a jugé l'effet des eaux.

Les eaux de Balaruc, qui sont très-excitantes , surtout en raison de la manière dont on les administre, produisent ordinairement un effet purgatif assez marqué ; elles sont toniques et apéritives. On les emploie dans les affections spasmodiques, dans les paralysies, dans les maladies chroniques des organes digestifs, et dans les engorgements des autres organes du ventre, dans les fleurs blanches, les chloroses, les scrofules, les rhumatismes chroniques et les maladies de la peau. L'usage de ces eaux doit être surveillé avec un grand soin , car la disposition aux inflammations, une grande irritabilité ou une propension à l'état apoplectique , doivent en faire cesser l'usage. La manière dont on les administre, tout en augmentant leur énergie, empêche souvent que l'on puisse en continuer l'emploi ; il faut, dans tous les cas, en référer aux conseils d'un médecin éclairé.

J.-P. BEAUDE.

BALAUSTE (Mat. méd.), s. f. Balaustia, fleurs desséchées et non épanouies du grenadier. (V. ce mot.) Cette substance est astringente et fait partie de certains cosmétiques à l'usage des femmes.
J. B.

BALAYEURS (maladies des) (path.). Les balayeurs sont ceux qui dans les grandes villes sont chargés par l'administration, ou par les fermiers du nettoiement, du balayage de diverses parties des rues , places, ruisseaux, qui peuvent être salies par de la boue plus ou moins épaisse, boue qui est en général formée par les débris de substances végétales et animales. Les boues et les eaux des ruisseaux , selon les rues , les établissements qui y sont exploités, la nature de la population , l'abondance ou l'absence de l'eau , sont quelquefois peu odorantes ; d'autres fois elles répandent des odeurs infectes qui sont nuisibles non-seulement à la salubrité , mais encore à la santé des personnes chargées du balayage de ces rues, dont quelques-unes ne devraient point s'attendre à exercer un métier qui les expose en général à toutes les intempéries des saisons.

La profession de balayeur n'est pas connue dans les petites villes, où chacun est chargé de nettoyer devant son logement ; il en a été de même à Paris pendant un certain temps , et les recherches que nous avons faites sur les premiers usages, démontrent que depuis 1184 jusqu'à 1506 chacun était obligé non-seulement de balayer devant sa maison, mais encore de faire porter à ses frais hors de la ville les boues et les immondices, de façon que les habitants d'une rue étaient forcés de louer un tombereau en commun pour le service de nettoiement.

Plus tard la propreté des halles et marchés ayant été négligée de manière à causer une insalubrité telle que « les voisins ne pouvaient supporter l'infection, ni les marchands y étaler leurs denrées pour les vendre, » les habitants de la place Maubert furent les premiers qui portèrent leurs plaintes à ce sujet ; par suite de ces plaintes le prévôt de Paris, en 1734, fit un règlement par lequel il ordonna que cette place serait nettoyée, et il imposa une taxe sur chaque propriétaire et locataire des maisons qui étaient dans le marché, et sur les marchands qui y apportaient leurs denrées; un tarif fut fait, et le prévôt ayant fait choix des personnes, il leur abandonna la perception des droits payés, à la charge par eux de nettoyer la place et de l'entretenir en bon état. (*Livre vert ancien du Châtelet,* p. 158 et 203.)

On trouve aussi des détails sur l'établissement des balayeurs-placiers dans les diverses halles et marchés en 1595, 1597, 1620 et 1641; on voit par les règlements généraux des 3 décembre 1638, 30 avril 1663 et 8 juillet 1688,—qu'à cette époque celui qui avait le titre de placier-balayeur pouvait être considéré comme un entrepreneur du nettoiement, puisqu'il est dit que « *les devoirs des placiers consistaient à faire balayer les places où se tiennent les marchés, à faire enlever les boues et les immondices pour les faire porter dans les voiries hors la ville.* » Ceci expliquerait le don de l'office de placiers-balayeurs de la halle aux herbes, grains, fruits et boissons, fait par Henri IV à Guillaume Laujenic, qui avait été un de ses soldats.

Le nombre des balayeurs, qui fut d'abord peu considérable, dut s'augmenter successivement à Paris, surtout à certaines époques où le nombre des balayeurs fut surélevé dans le but de sauver de la misère des gens qui étaient sans travail. Jusqu'à l'année 1830, les balayeurs furent au compte de l'administration; mais depuis cette époque ils n'appartiennent qu'à des entreprises particulières. Le nombre de ces ouvriers dans ce moment est immense, parce que les rues sont plus nombreuses (1,800 rues, ruelles et passages), et qu'on tient davantage à la propreté.

Les auteurs se sont peu occupés des balayeurs et des maladies qui les affligent. Cependant Patissier rapporte, d'après Baillon, l'observation d'un balayeur qui, par suite de sa profession, fut atteint d'une ophthalmie chronique; le même auteur dit que Desbois, de Rochefort, a soigné à l'hôpital de la Charité un balayeur qui fut frappé d'asphyxie en *déboulant* un tas de neige près d'un égout; cet homme fut rappelé à la vie, mais, trois semaines après son accident, il éprouva une maladie qui se termina par la gangrène des viscères du bas-ventre et par la mort. Les renseignements donnés par les philanthropes qui se sont occupés des maladies des ouvriers ne disant presque rien, nous avons dû avoir recours aux personnes qui dirigent les ouvriers balayeurs, et ce sont surtout MM. Moutillard et Vincent, qui nous aidèrent dans nos recherches.

Les balayeurs, après les chiffonniers, sont considérés comme une des classes les plus pauvres et les plus sales de la société. Quand on commença à établir le balayage des rues, ces ouvriers gagnaient 90 centimes par jour; mais on leur fournissait les outils; aujourd'hui ils ont un franc, sans outils; ils commencent de grand matin à boire de l'eau-de-vie, et après leur travail ils s'en vont à la barrière pour boire, dépensant ordinairement 60 centimes par jour pour leur boisson; de leur paie il ne leur reste donc que 40 centimes

pour se loger, se nourrir et s'habiller; ainsi la boisson d'un côté, la mauvaise nourriture de l'autre, les rendent toujours faibles, et sont des causes prédisposantes aux affections auxquelles ces ouvriers sont sujets.

Les gaz qui s'exhalent, pendant le balayage, de certains endroits, et surtout des ruisseaux en été, frappent quelquefois les balayeurs d'une affection qu'ils appellent *mal de nerfs,* et que nous nous sommes assurés être une espèce d'*épilepsie idiopathique nerveuse;* cette maladie éclate le plus souvent par des mouvements convulsifs; le malade tombe; le front se crispe; les sourcils s'abaissent et se rapprochent; les yeux tantôt deviennent convulsifs, tantôt paraissent sortir des orbites; la langue quelquefois sort de la bouche.

D'autres fois ces ouvriers ne sont frappés que d'un commencement d'accès et l'affection se borne à une espèce de vertige, à un étourdissement, mais toujours avec perte de sentiment et avec une raideur extrême des membres supérieurs et inférieurs. Cette espèce d'épilepsie ne dépendant d'aucun vice de conformation, ni d'une lésion organique du cerveau, il suffit d'un traitement antispasmodique ordinaire pour obtenir la guérison; mais ces ouvriers ne changeant pas leur régime et se trouvant toujours exposés aux mêmes causes pendant le balayage, il s'ensuit une rechute inévitable. Pour éviter cette rechute et prévenir de nouveaux accès, toutes les fois qu'il s'agit de balayer un endroit malsain et que l'inspecteur croit que les ouvriers pourraient se trouver en danger, nous lui conseillons de les *forcer* à inspirer de temps en temps la vapeur qui se dégage de nouëts formés avec du linge dans lequel on a mis du chlorure de chaux, ou bien encore, d'inspirer de l'ammoniaque faible; ce dernier moyen est très-économique, et les praticiens l'emploient souvent pour prévenir les accès d'épilepsie; ce n'est pas sans raison que nous sommes servis de l'expression *forcer;* car il y a des ouvriers, et les balayeurs sont de ce nombre, qui se laisseraient mourir plutôt que de prendre la plus minime précaution pendant leur travail, soit manque d'instruction, soit par préjugé, soit encore par un entêtement naturel. Il est impossible de leur faire apprécier les services immenses qu'ont rendus aux arts insalubres l'hygiène et la thérapeutique. Si par exemple vous conseillez à un vidangeur de ne pas boire trop de vin avant de commencer la vidange et d'inspirer un peu de chlore pendant son travail, il vous répondra qu'on ne doit jamais descendre dans une fosse sans avoir bu un litre de vin, et que le chlore est très-nuisible; tandis que l'hydrogène sulfuré qui se dégage des matières fécales est plus supportable et pour lui moins nuisible.

Plusieurs inspecteurs du balayage nous ont assuré qu'il n'est pas rare de voir des balayeurs de rues être frappés d'apoplexie, mais heureusement cette espèce d'apoplexie n'est pas toujours mortelle.

Comme dans l'hiver ces ouvriers sont obligés de travailler toute la journée, le brouillard et l'humidité déterminent chez eux des ophthalmies catarrhalés aiguës, qui se terminent ordinairement par une inflammation chronique de la conjonctive ou des paupières. En outre, quand dans cette même saison ils sont obligés de casser les glaces, ils sont sujets à des affections traumatiques des yeux. Il y en a même qui, en 1829, ont perdu la vue; dans cette même année, un grand nombre de ces ouvriers fut affecté d'engelures, et de gonflements des pieds et des jambes. Pendant l'hiver leurs mains sont pleines d'ampoules et d'écorchures. Quand ils s'enivrent, ils restent trois ou quatre jours sans travailler, et cela augmente nécessairement leur faiblesse et leur misère.

Malgré leur mauvaise conduite et les travaux pénibles auxquels ces ouvriers se livrent, ils vivent long-temps; on en a même connu qui étaient depuis vingt ans dans le service.

Il y a autant d'hommes que de femmes qui balaient les rues. Quant aux femmes, il n'y a que le rebut des classes ouvrières; on a même vu des filles publiques qui, à la fin de *leur carrière*, se sont adonnées au balayage des rues.

L'état de balayeur est considéré comme un état de paresseux, non pas en lui-même, car il est des plus pénibles, mais parce que ceux qui s'y livrent n'ont pas su gagner leur vie avec leur métier ordinaire. On doit cependant faire exception pour ce qui a été observé en 1829 : dans cette année on vit des graveurs, des copistes et des orfévres, se présenter pour faire partie des ateliers chargés de balayer les rues. Il n'y a que ceux que le malheur a mis dans cet état qui sont sobres; parmi les autres, selon le dire des inspecteurs du balayage, il en est qui sont méchants, insolents et crapuleux; ils le sont même davantage à présent qu'ils ne se trouvent plus sous la surveillance immédiate de la police.

A. Chevallier et S. Furnari.

BALBUTIEMENT (*path.*), (*balbuties, hœsitatio linguœ*), est un vice de la parole qui consiste à prononcer les mots avec hésitation, interruption et peu distinctement, mais à voix basse, avec calme et sans précipitation ni secousses convulsives, comme dans le bégaiement.

Cette espèce d'hésitation est presque toujours symptomatique d'autres affections, tandis que le bégaiement et le bredouillement ne le sont jamais. Le balbutiement enfantin, celui que l'on remarque chez presque tous les idiots, chez les apoplectiques, chez les personnes dans l'état d'ivresse ou de narcotisme, enfin, chez tous ceux qui ont une lésion quelconque de l'encéphale, nous permettent de regarder la torpeur et l'inertie relative du cerveau, comme la cause la plus fréquente de cette affection.

Les impressions reçues lentement sont communiquées de même. L'imperfection des idées entraîne l'imperfection de la parole; ceux dont l'intelligence est bornée, doivent nécessairement hésiter pour rendre leurs pensées qui manquent de suite et de liaison. Ce qui milite encore en faveur de cette opinion, c'est que les personnes qui ordinairement parlent très-facilement et avec beaucoup d'esprit, balbutient toujours et sont quelquefois dans l'impossibilité de dire un seul mot, si le respect, la timidité, la suprise ou la peur, viennent arrêter momentanément l'activité de leur cerveau. D'après ce que nous venons de dire, il est facile de voir que pour combattre le balbutiement on devra traiter les affections dont il est la conséquence; nous ajouterons que le balbutiement enfantin se guérit avec le temps, et disparaît entièrement lorsque l'intelligence s'est accrue et que l'appareil vocal est plus développé. (V. *bégaiement*, *bredouillement*.)

COLOMBAT de l'Isère.
Docteur en médecine, fondateur du Gymnase orthophonique pour le traitement du bégaiement.

BANDAGES (*chir.*), s. m. On donne ce nom à des appareils ordinairement composés de bandes et de compresses auxquelles on joint souvent quelques pièces comme des attelles, des plaques métalliques, etc., qui sont destinées soit à contenir et rapprocher des parties divisées, soit à les maintenir dans leur position normale lorsqu'elles en sont sorties momentanément. L'application des bandages est, comme on le voit, entièrement du ressort de la chirurgie, et leur application exige une habitude et une habileté qu'il ne serait pas facile de faire acquérir aux personnes qui sont étrangères à l'art de guérir. Il existe aussi des moyens mécaniques, des appareils composés de ressorts, de courroies, de vis qui ont reçu le nom de bandages; ces bandages s'emploient soit pour la contention d'une fracture : tel est le bandage inventé par M. Boyer pour la fracture de la cuisse; soit pour remédier à une infirmité : tels sont les bandages herniaires et quelques appareils pour remédier à la déviation d'un membre ou de la taille; mais ces derniers bandages reçoivent plus ordinairement le nom d'appareils.

Le bandage le plus simple, le *bandage de corps*, consiste en une serviette pliée ordinairement en trois dans sa longueur et qui est destinée à envelopper le tronc : ce bandage s'applique soit autour de la poitrine, soit autour du ventre, suivant le lieu où il est nécessaire de maintenir quelques pièces de pansement; le milieu de la serviette doit correspondre à la partie postérieure du tronc, et les deux extrémités sont ramenées en avant et fixées l'une à l'autre au moyen de quelques épingles. Il est important que ce bandage ne soit pas trop fortement serré, car il pourrait gêner la respiration, ou causer par sa compression quelques douleurs au malade. Lorsqu'on le place sur la poitrine, comme la serviette tend toujours à descendre, il est important de la fixer au moyen d'une bande ployée en deux et qui, passant sur chaque épaule, se fixe au bandage en avant et en arrière en forme de bretelles et sert ainsi à le maintenir : cette bande se nomme scapulaire. Le bandage de corps s'emploie dans la fracture des côtes, dans les plaies de la poitrine et du ventre, ou toutes les fois qu'il est nécessaire de maintenir quelques compresses ou cataplasmes sur ces diverses parties.

Le bandage en T est aussi d'une grande simplicité et souvent fort utile : il est employé pour maintenir des objets de pansement soit à l'anus, soit au périnée; il est beaucoup moins gênant que les serviettes que l'on applique dans le même but, et qui sont fort incommodes en raison de leur volume, surtout chez les hommes. La barre supérieure du T est formée par une bande assez longue pour envelopper le ventre au-dessus des hanches et être nouée; la barre inférieure ou verticale est formée par une bande pliée en deux et fixée à l'endroit de ce pli au milieu de la ligne supérieure, de manière à imiter un T dont le jambage vertical serait double: lorsque l'on a noué la bande supérieure autour du ventre et appliqué les pièces de pansement au périnée ou à l'anus, on ramène les deux extrémités de la bande qui pend en arrière de chaque côté, vers les plis de l'aine en passant sous les cuisses, et on les fixe en devant à la bande qui fait le tour du corps. Ce bandage, qui est très-commode, est comme on le voit d'une composition et d'une application facile; il est quelquefois employé pour des plaies de tête, et l'on met souvent plusieurs bandes verticales, qui font des T doubles ou triples; mais il est quelquefois sujet à se déplacer.

Dans les plaies de tête on emploie plusieurs bandages; les plus usités sont: le *grand-couvre-chef*, qui s'applique d'une manière analogue à celle qui sert à mettre les mouchoirs dont on se couvre la tête; mais ce bandage ne doit point faire de plis irréguliers; il est assez solide, mais difficile à appliquer pour ne point être gênant. Le *bandage de Galien*, que l'on applique dans les mêmes cas, est très-simple; il consiste en une pièce de toile assez large pour aller des sourcils à la nuque, assez longue pour que les extrémités puissent se croiser sous le menton en passant sur le sommet de la tête: on la fend de chaque côté de manière à en faire trois chefs égaux, en laissant au milieu une largeur de deux travers de doigt pour tenir ces pièces unies; puis on le pose sur la tête, en repliant sur la partie du milieu la portion antérieure et postérieure du bandage. Les deux chefs du milieu sont fixés sous le menton, les deux chefs du derrière de la tête sont ramenés sur le front, et ceux du devant sur le derrière de la tête où ils sont fixés avec des épingles.

La *fronde du menton* est un bandage extrêmement solide et qui est employé pour maintenir des pièces de pansement sur le menton; il se fait ainsi : on prend une bande de toile longue de trois quarts d'aune et large de cinq pouces, on plie ce linge en deux suivant sa largeur et on le fend par les deux extrémités jusqu'à deux travers de doigt du milieu; pour l'appliquer on pose le milieu sur le menton, puis on ramène les deux chefs supérieurs derrière la tête, où ils s'entre-croisent pour venir se nouer sur le front; les chefs de la portion de la bande repliés sous le menton sont ramenés sur le sommet de la tête, où ils sont également noués.

Les *bandages pour les yeux* sont faciles à appliquer. Une bande ou une pièce de linge placée obliquement sur l'œil et ramenée par les deux extrémités à un bonnet ou à une bande qui fait le tour de la tête où on les fixe, forme un bandage assez convenable pour maintenir quelques compresses ou des cataplasmes sur un œil malade.

Les *bandages roulés* autour des membres sont d'une application plus difficile. Lorsque l'on se borne à les appliquer sur une des parties du bras, de l'avant-bras, de la cuisse, de la jambe, leur application est assez aisée; seulement il faut avoir soin de ne pas trop serrer la bande, de commencer toujours par la partie inférieure et de recouvrir toujours aux deux tiers chaque tour de bande par le tour supérieur. L'application de ces bandages est moins facile à la cuisse et à la jambe qu'au bras et à l'avant-bras, à cause de l'inégalité de volume qui existe dans la continuité du membre inférieur. Lorsque l'on veut appliquer ces bandages sur une assez grande étendue d'un membre, il faut alors commencer le bandage par la main si c'est pour le bras ou l'avant-bras, ou par le pied si c'est pour la jambe ou la cuisse; cette précaution a pour but d'empêcher l'engorgement et la stase du sang veineux dans la portion du membre qui se trouverait comprise entre le bandage et son extrémité; ces derniers bandages demandent une assez grande habitude pour être appliqués convenablement, et il est important de ne confier ce soin qu'au médecin.

Les autres bandages n'étant point de nature à être employés par les personnes étrangères à l'art, nous ne les décrirons pas ici; il en sera seulement question lorsque l'on parlera des maladies pour lesquelles on les emploie. Quant aux bandages destinés à contenir les hernies, voyez ce qu'il en est dit au mot *hernie*.

J.-P. Beaude.

BANDE (*chir.*), s. f. On donne ordinairement ce nom à une pièce de toile étroite et longue; les bandes varient en largeur et en longueur suivant les lieux auxquels on les destine. Lorsqu'on les destine à être appliquées autour du tronc, elles peuvent être larges de deux pouces et demi à trois pouces et longues de dix à quinze aunes; pour les membres, leur largeur n'est ordinairement que de deux pouces et leur longueur varie suivant l'étendue du membre où l'on veut les appliquer. Une bande pour couvrir le pied, la jambe et la cuisse, peut avoir de dix à douze aunes; pour la main et le bras, six aunes: elles peuvent varier en longueur suivant le volume du membre et les pièces de pansement qu'il faut contenir; pour les doigts, elles n'ont que six à huit lignes de long.

Les bandes doivent être faites avec du linge ni trop vieux ni trop neuf, il faut même qu'il soit un peu gros; le linge trop fin, tel que la batiste, ne saurait convenir; les draps qui sont faits avec la toile nommée ordinairement cretonne présentent les meilleurs matériaux pour faire les bandes. Ils ont de plus l'avantage d'éviter les coutures nombreuses qui doivent toujours être proscrites dans ces pièces de pansement. Les lés destinés à faire les bandes ne doivent pas être déchirés, mais coupés avec soin; il est utile aussi d'en retrancher les ourlets et les lisières qui gênent l'application de la bande et causent de la douleur par leur épaisseur. Il n'est pas indispensable que les bandes

BAR

soient faites de linge de fil; les bandes de coton peuvent être employées, quoiqu'elles aient le grave inconvénient de présenter moins de solidité que les premières.   J. B.

BANDELETTES (*chir.*), s. f. On donne ce nom aux bandes étroites destinées à panser les doigts; cependant on en fait plutôt usage pour désigner des bandes étroites enduites d'un emplâtre agglutinatif destiné à réunir des plaies. Dans ce cas, on les nomme bandelettes agglutinatives, et l'emplâtre de diachylum, ou celui d'André de Lacroix, sont ceux dont on fait le plus souvent usage.   J. B.

BARBOTAN (Eaux minérales de). C'est un village du département du Gers, à quatre lieues de Mézin et à huit lieues de Condom, qui possède des eaux et des boues minérales. Ces eaux, dont la température est de 30 à 36 degrés centigrades, sont hydro-sulfureuses, et ont quelque réputation dans le pays. Les boues ont dans le fond des bassins 35 degrés centigrades de température; elles sont sulfureuses comme les eaux, et contiennent du fer dans une proportion assez faible. Il se trouve aussi à Barbotan des eaux ferrugineuses froides qui ne sont employées qu'en boisson. On fait usage des bains et des boues dans les affections goutteuses et rhumatismales, dans les paralysies, les maladies de la peau, les affections des organes urinaires, dans les maladies chroniques du ventre, etc.; elles sont contre-indiquées dans tous les cas que nous avons déjà signalés en parlant des autres eaux sulfureuses. La saison où elles sont administrées dure depuis le mois de juin jusqu'au mois de septembre. On ne fait usage des boues que dans les jours chauds de l'été.   J. B.

BARBE (V. *Système pileux.*)

BARDANE (*bot.*), s. f., *arctium lappa.* L. Herbe aux teigneux, glouteron. Syngénésie polygamie égale L. Famille des synanthérées, tribu des cynarocéphales (flosculeuses) Juss. Les botanistes modernes qui semblent prendre plaisir à multiplier les espèces, en ont fait jusqu'à trois des variétés de la bardane, qui croissent aux environs de Paris. (*Lappa major, minor, et tomentosa.*) Tout le monde a dû remarquer cette plante bisannuelle qui croît dans les lieux stériles au milieu des décombres, et dont la fleur globuleuse rouge est formée d'écailles imbriquées et terminées par une épine crochue : placées sur les vêtements, ces fleurs y adhèrent avec facilité. On emploie en médecine la racine de cette plante dans les maladies de la peau, la goutte et les rhumatismes; on en fait bouillir deux onces dans un litre d'eau. La tisane ainsi obtenue doit être bue tiède. Elle possède des propriétés sudorifiques et diurétiques dues en partie au nitrate de potasse que contient la plante. Les racines de bardane peuvent servir d'aliment comme celles des scorsonères auxquelles elles ressemblent pour la couleur de l'écorce; on peut employer de même les jeunes pousses, lorsqu'elles commencent à sortir de terre; leur goût est analogue à celui de l'artichaut.   J. B.

BARÉGES (Eaux minérales de). Baréges, qui n'a d'autre importance que par ses sources qui attirent annuellement les étrangers, est un village du département des Hautes-Pyrénées; il est situé dans la vallée du Bastan; sa distance de Paris est de 210 lieues, sa hauteur au-dessus du niveau de la mer de 1282 mètres. Sa situation est agreste et sauvage : placé à l'extrémité d'un ravin formé par un torrent, le Bastan, Baréges est menacé sans cesse par des avalanches, par les inondations ou par l'ensablement du torrent qui mine le terrain, détache les rochers et provoque des éboulements qui tôt ou tard finiront par engloutir le village et les sources. Ces diverses conditions, jointes à l'ouverture de la gorge du ravin qui est tourné vers le sud-ouest contribuent à rendre le climat et le séjour de Baréges fort désagréable, et il serait très-peu fréquenté si ce n'était la haute efficacité de ses eaux, qui sont les plus actives des Pyrénées : aussi n'est-ce que pendant deux ou trois mois de l'année, de juillet à septembre, que dure la saison des eaux et que le lieu même est habitable pour des malades.

L'établissement de Baréges n'est pas très-ancien; il n'a pas la gloire de ces thermes romains dont les ruines monumentales, les inscriptions et les débris d'autels votifs nous révèlent l'antiquité. Baréges était une petite source seulement connue des gens du pays, lorsqu'en 1744 le duc du Maine, accompagné de madame de Maintenon, fut envoyé aux Pyrénées pour prendre les eaux de Bagnères. Le duc du Maine était disposé à une affection scrofuleuse et avait un pied-bot; après un certain temps de l'usage des eaux, comme on ne voyait aucun changement dans la santé du prince, on se disposait à quitter Bagnères, lorsque les gens du pays indiquèrent une petite source peu éloignée, et située dans un lieu très-sauvage au milieu des montagnes : l'on fut à cette source, et en peu de temps l'état du duc du Maine devint très-satisfaisant. Depuis cette époque, Baréges n'a cessé d'être fréquenté par un grand nombre de malades, malgré la rudesse de son climat et le peu de luxe de son établissement, qui cependant a été notablement amélioré depuis peu de temps. On y vient de tous les points de l'Europe et même de l'Amérique. Le gouvernement y a fondé un hôpital militaire qui peut recevoir quatre à cinq cents malades.

Les sources de Baréges sortent du terrain primitif qui est un calcaire saccharoïde feuilleté qui laisse échapper l'eau par les crevasses dont il est fendillé; quelques-unes de ces sources sont recueillies sur le terrain d'alluvion, qui recouvre ce terrain primitif et qui est formé par les débris que roule le Bastan. La température des eaux varie suivant les sources entre 24 et 37 degrés R. L'eau est claire, limpide, d'une odeur sulfureuse; onctueuse au toucher et même savonneuse, elle contient, suivant le professeur Anglada, de l'hydrosulfate de soude, du carbonate de soude, du sulfate, et de l'hydrochlorate de soude; plus en petite proportion du carbonate et du sulfate de chaux, et du carbonate de magnésie, tandis que les premiers sels entrent dans la composition de ces eaux en proportions assez notables. Il faut encore ajouter aux matières que nous venons d'indiquer, la glairine que l'on trouve dans toutes les eaux sulfureuses des Pyrénées, et qui existe en si grande quantité dans les eaux de Baréges, que M. Longchamps qui a fait une étude toute spéciale de cette substance, lui a donné le nom de barégine. La silice s'y trouve aussi à la dose d'un grain par litre d'eau.

Les sources sont au nombre de six, et varient, ainsi que nous l'avons dit, par leur température. La source de *l'Entrée* a 33 degrés R. Celle du *Fond* 30°. Celle de *Polard* 31°. La *Chapelle* 24° R. La *Douche* 35°. La *tempérée* 25°. Elles alimentent dix-sept baignoires, deux douches et deux piscines. La quantité d'eau que produisent les sources en 24 heures est de 180,000 litres ; 6 à 700 étrangers et 4 à 500 militaires forment le nombre des personnes qui viennent prendre les eaux dans une année.

Les eaux de Baréges ont été employées dans une foule d'affections; on les prend en bains, en douches et en boissons. Administrées à l'intérieur, elles produisent une stimulation assez marquée, l'accélération du pouls, de la sueur, quelquefois elles provoquent même l'insomnie; chez beaucoup de personnes leur emploi est signalé par de légères purgations : le célèbre Borden a signalé cette propriété, et il considérait ces eaux comme étant relâchantes. A l'extérieur les eaux de Baréges agissent comme presque toutes les eaux sulfureuses et alcalines; cependant on doit dire que l'efficacité de celles-ci est mieux constatée, ce qui tient certainement à l'énergie plus grande qu'elles possèdent. Depuis les travaux des trois Borden, il existe un assez grand nombre de documents recueillis sur l'effet de ces eaux, et il est peu de maladies chroniques dans lesquelles on n'ait essayé leur action; mais c'est principalement dans les affections chroniques des viscères du bas-ventre, dans les paralysies, dans les rhumatismes, la goutte, les syphilis invétérée, ou dans l'épuisement produit par un long traitement de cette affection, que ces eaux conviennent spécialement; on les emploie également dans les convalescences qui sont le résultat de fièvres longues ou de maladies graves, après la guérison de blessures profondes qui ont exigé un traitement douloureux et prolongé qui a épuisé le malade. Elles déterminent aussi la guérison des blessures anciennes, des vieux ulcères qui ont résisté à tout autre traitement; elles guérissent la rétraction des muscles, des tendons, des ligaments, les maladies des articulations; on en fait un grand usage, et avec succès, dans les affections scrofuleuses, dans les maladies de la peau déjà anciennes, dans les affections des reins, de la vessie et surtout dans la maladie calculeuse. Quelques femmes en ont retiré de bons effets dans les engorgements chroniques du col et du corps de l'utérus, dans la suppression des fleurs blanches; cependant elles ne doivent prendre ces eaux que sous la surveillance d'un guide éclairé, et les médecins des eaux sont toujours ceux que l'on consultera avec le plus de fruit ; car la grande activité des eaux de Baréges les a quelquefois rendues d'un usage dangereux. La saison commence le premier juin et finit le premier octobre.   J. P. BEAUDE.

BARYTE (*chim. et mat. méd.*), s. f. Protoxide de baryum ; du grec *barus*, pesant, à cause de sa pesanteur spécifique qui est très-considérable. Cet oxide est solide, gris, caustique, rougissant fortement la teinture de curcuma, comme les autres alcalis; il se dissout dans cinquante parties d'eau froide avec dégagement de chaleur, et se combine alors avec une portion du liquide en formant un *hydrate*. Ses propriétés se rapprochent en général de celles de la chaux, mais il en diffère surtout par sa plus grande solubilité dans l'eau, où il peut cristalliser, par la faculté qu'il possède d'absorber l'oxigène à la chaleur rouge naissant en formant un deutoxide, et surtout par l'extrême insolubilité de sa combinaison avec l'acide sulfurique. Le précipité de sulfate de baryte est sensible en effet dans plus de 3,000 parties d'eau, et il ne se dissout pas non plus dans l'acide nitrique. La baryte se rencontre dans la nature à l'état de carbonate et de sulfate; pour la préparer, on traite par l'acide nitrique le carbonate naturel, ou bien le sulfure de baryum obtenu en chauffant au rouge blanc un mélange de charbon et de sulfate de baryte. Quand on s'est ainsi procuré du nitrate de baryte, on décompose celui-ci à l'aide de la chaleur, et il reste de la baryte pure.

Il parait qu'à la dose de vingt grains la baryte et la plupart de ses sels sont vénéneux, même ceux que l'eau ne dissout pas; cependant le sulfate, et surtout celui qui se trouve dans la nature, est bien moins dangereux, puisque M. Orfila en a souvent fait prendre à des chiens jusqu'à deux onces sans qu'ils aient éprouvé la moindre incommodité. Il résulte de cette dernière observation, que le meilleur contre-poison à administrer dans le cas d'empoisonnement par des préparations de baryte, serait un sulfate soluble comme celui de potasse, de soude, de magnésie, etc.; il y aurait alors dans l'estomac double décomposition et formation de sulfate de baryte.

En médecine le chlorhydrate (hydrochlorate) de baryte a été employé contre les engorgements des glandes, le rachitisme, le carreau, et en général contre les affections scrophuleuses. M. Baudelocque, qui a préconisé ce médicament, fait frictionner les glandes engorgées avec une pommade composée d'un gros d'hydrochlorate de baryte et d'une once d'axonge, en même temps qu'il fait prendre à l'intérieur une ou deux cuillerées à bouche d'une solution aqueuse d'un grain par once du même sel. Peut-être pourrait-on substituer avec avantage à cette préparation l'hydriodate de baryte, sel également soluble qui agirait à la fois et par l'acide et par la base. Quoi qu'il en soit, on n'est pas encore bien d'accord sur l'efficacité des préparations de baryte.

          J. P. BEAUDE.

BASILAIRE (*anat.*), adj., de *basilaris*, qui appartient à la base. On a donné ce nom à diverses parties qui étaient considérées comme servant de base à d'autres; on a nommé l'angle inférieur de l'occipital apophyse *basilaire*, parce qu'il formait la partie inférieure et comme la base de la tête; une

artère voisine a reçu le nom d'artère *basilaire.*
(V. *Occipital.*)　　　　　　　　　　J. B.

BASILIC (*bot.*), s. m., *ocimum basilicum*, L. didynamie gymnospermie L.; famille des labiées Jus.
Plante annuelle, originaire des Indes et de Perse;
ses fleurs blanches forment de longs épis; elle est
cultivée dans les jardins, et quoique son odeur pénétrante et sa saveur aromatique annoncent des propriétés assez énergiques, elle est aujourd'hui peu
usitée en médecine. On employait autrefois son
infusion comme stimulant dans certains catarrhes.
Desséchée et réduite en poudre, elle est au nombre des plantes qui peuvent suppléer le tabac. On
a donné aussi le nom de basilic sauvage au *clinopo-
dium vulgare,* plante assez commune, qui jouit des
mêmes propriétés que la précédente et qui est
aussi peu usitée que celle-ci.　　　　　J. B.

BASILICUM OU **BASILICON** (*pharm.*), s. m., du grec
basilikos, royal. C'est le nom que l'on a donné à
un onguent parce qu'on le croyait doué de très-
grande vertu. L'onguent basilicum est composé de
cire jaune, de cire grasse, de poix, de chaque une
livre et demie, et d'huile neuf onces. Cet onguent
s'emploie pour exciter la suppuration. Il est peu
en usage aujourd'hui.　　　　　　　J. B.

BASSIN (*anat.*), s. m., en latin *pelvis,* grande cavité
osseuse irrégulière ouverte en haut et en bas, et
qui termine le tronc inférieurement; elle loge en
partie la vessie, la matrice, le rectum ainsi que
d'autres organes, et livre passage à l'enfant lors
de l'accouchement. Quatre os entrent dans sa composition, l'un en arrière porte le nom de *sacrum;*
il est recourbé et présente une forme pyramidale; sa base qui regarde en haut soutient la colonne vertébrae; son sommet tourné en bas est
contigu au *coccyx,* autre petit os du bassin situé
au-dessus de l'anus. Le sacrum est enchâssé comme
un coin entre les deux *os des îles* ou *os iliaques;* ces
derniers, plus larges, sont situés par côté et forment
la saillie des hanches. Dans l'enfance chacun d'eux
est formé de trois pièces qui se soudent plus tard,
et dont on conserve néanmoins les noms et les divisions chez le sujet adulte. L'une de ces pièces,
qui porte le nom de *pubis,* est située en avant et à
la partie inférieure du ventre; les deux pubis réunis forment alors cette saillie osseuse en forme
d'arcade au-dessous de laquelle se trouvent les
parties génitales externes. La seconde portion de
l'os iliaque, *ilium,* forme spécialement le contour
et la saillie de la hanche; enfin la troisième pièce,
l'*ischion,* est cette saillie osseuse qui supporte le
corps de chaque côté, lorsqu'on est assis. Au point
de réunion de ces trois pièces se trouve une cavité dite *cotyloïde,* de forme à peu près hémisphérique, regardant à la fois en dehors, en avant
et en bas; son diamètre est de deux pouces; elle
loge la tête du fémur ou extrémité supérieure de
l'os de la cuisse. La surface extérieure du bassin
est recouverte en arrière par trois paires de muscles appelés *fessiers,* qui forment la saillie de
même nom. En avant, où elle est plus étroite, cette
surface présente la jonction des deux pubis, et

de chaque côté une face inclinée percée d'un trou
dit *sous-pubien,* et recouverte par les muscles adducteurs de la cuisse. Considéré dans son intérieur
et lorsqu'on a enlevé les parois de l'abdomen, le
bassin nous offre en haut une portion évasée et
limitée latéralement par la saillie des hanches;
plus bas et au niveau du pubis une autre partie rétrécie nommé *petit bassin* ou *excavation pelvienne.*
Cette excavation, que doit franchir l'enfant,
communique en haut avec la partie évasée du
bassin, en présentant un pourtour ou orifice supérieur nommé *détroit supérieur, entrée de l'excavation du bassin,* et s'ouvre en bas par un autre
orifice très-irrégulier, formé par l'écartement des
pubis et le coccyx en arrière, correspondant aux
parties génitales de la femme; ce second orifice
s'appelle *détroit inférieur.* Pendant le travail de l'accouchement, l'enfant, contenu d'abord dans la
partie évasée du bassin, traverse le détroit supérieur, s'engage dans le petit bassin, et paraît enfin
au jour en franchissant le détroit inférieur : il parcourt ainsi une sorte de canal osseux à axe d'a-
bord vertical, mais dirigé ensuite un peu en
avant. Ces définitions sont importantes à connaître pour comprendre le mécanisme de l'accouchement. Pour que celui-ci soit possible, il faut que
la tête de l'enfant, qui est la partie la plus volumineuse du corps, présente des diamètres moindres que ceux du canal osseux qu'il doit parcourir;
c'est aussi ce qui a lieu le plus ordinairement;
mais d'autres fois, chez certaines femmes rachitiques, ou bien par suite de tumeurs osseuses, les diamètres du canal sont rétrécis, et l'accouchement
ne peut s'effectuer sans recourir à des opérations
souvent sanglantes et dangereuses. De là vient
l'importance que les médecins ont attachée à bien
connaître les diamètres des détroits supérieur et
inférieur. Sans entrer ici dans des détails qui nous
entraîneraient trop loin, nous dirons que dans les
cas ordinaires, le plus grand diamètre de la tête de
l'enfant lorsqu'il s'engage, étant de quatre pouces
un quart, le plus grand diamètre des détroits supérieur et inférieur au moment de l'accouchement
sont de quatre pouces et demi pour le premier détroit, et de cinq pour le second. Lorsque ces diamètres chez la femme n'atteignent pas trois pouces, il faut souvent recourir à une opération. Les
médecins sont plus d'une fois consultés pour décider si une jeune personne peut devenir mère sans
danger. Pour résoudre cette question, les hommes
de l'art examinent si le sujet présente des traces
de rachitisme, ils s'informent à quelle époque les
déformations osseuses, si elles existent, ont eu
lieu; ils doivent se rappeler que beaucoup, la plupart même des jeunes filles seulement bossues sans
déformation des membres, ont le bassin bien conformé. Cet examen ne suffit pas, et ils ont recours
à la mensuration directe; un compas d'épaisseur,
nommé *pelvimètre,* leur donne la distance 1° du
point le plus saillant de la jonction des pubis à la
première saillie que présente le sacrum en arrière
et en haut; 2° de la partie la plus évasée d'une hanche à l'autre. Chez une femme bien conformée,
le premier espace doit être de sept pouces environ;
le second doit en avoir dix. Lorsque le toucher

est praticable il donne des résultats encore plus exacts. Quant aux tumeurs osseuses qui peuvent se développer dans l'intérieur du bassin, leur diagnostic est difficile, souvent impossible, à moins qu'elles ne se trahissent par quelques signes extérieurs : heureusement leur existence est rare.

J. P. BEAUDE.

BAS-VENTRE. (V. *Abdomen.*)

BAUMES *(pharm. et mat. méd.)*, s. m. p. On distingue généralement les baumes en baumes naturels et baumes pharmaceutiques. Sous le nom de baumes naturels, les anciens désignaient toutes les résines et térébenthines liquides; aujourd'hui on ne donne plus le nom de baumes qu'aux résines liquides ou solides qui contiennent de l'acide benzoïque'; ces diverses baumes sont :

Le BAUME DU PÉROU , *balsamum péruvianum* , il provient d'un arbre du Pérou et du Brésil le *myroxylum peruiferum* L. de la famille des légumineuses J., on le trouve dans le commerce sous trois états : 1º le baume du Pérou *blanc ;* il est liquide ou mou, d'un jaune pâle, il découle par incisions de la plante elle-même, il se pétrit facilement, il est d'une odeur très suave, et d'une saveur faible. 2º Le baume du Pérou, *brun* ou *roux ;* il est solide, sec, d'une couleur rouge brunâtre, translucide, d'une saveur presque nulle et d'une odeur suave; on croit que ce baume et le précédent, sont extraits de la même manière et que ce dernier n'est plus foncé que parcequ'il a été plus exposé au contact de l'air; ce sont les deux variétés du baume du Pérou les plus estimées, on les désigne dans le commerce sous le nom de baume en coque par ce qu'elles sont en petites masses enveloppées de feuilles sèches; elles sont rares aujourd'hui. 3º Le baume du Pérou *noir* est liquide, d'une consistance sirupeuse, d'un brun rougeâtre foncé, d'une odeur forte et très-agréable, d'une saveur amère et âcre ; il est soluble dans l'alcool, et lorsqu'il a séjourné quelque temps dans un vase il dépose de petits cristaux sur les parois qui sont de l'acide benzoïque.

Ce médicament était autrefois employé comme stomachique, aujourd'hui on en fait très-peu usage; il est employé comme substance balsamique avec le benjoin et le baume de Tolu; on l'employait aussi pour obtenir la cicatrisation des plaies, mais on a reconnu l'inutilité et même les inconvénients de ce moyen qui est tout-à-fait abandonné.

BAUME de TOLU. On retire cette substance du *myrospermum toluiferum* A. Rich. famille des légumineuses J., c'est un grand arbre qui croît dans les environs de Tolu, dans l'Amérique méridionale. On donne à ce baume les noms de baume de Carthagène, de baume Saint-Thomas; il est solide, sec et cassant; sa couleur est d'un fauve clair, demi-transparente, son odeur est très-suave et rappelle celle du citron; sa saveur est douce et assez agréable; il se dissout en totalité dans l'éther et l'alcool. Lorsqu'on le jette sur du charbon, il brûle en répandant une fumée blanche d'une odeur aromatique. Il s'extrait de l'arbre par des incisions que l'on pratique à

l'écorce, et il en découle comme toutes les térébenthines et les baumes. Le mode d'action de cette substance est tout-à-fait analogue à celle du baume du Pérou; on l'emploie en tablettes, et en sirop dans les affections catarrhales pour faciliter l'expectoration et calmer la toux, on l'emploie aussi dans ce même but en le faisant respirer en vapeur avec de l'éther : pour cela on place dans un flacon à deux tubulures, une once de baume de Tolu, et deux onces d'éther sulfurique, et l'on fait respirer cette vapeur au malade. Les phthisiques et les personnes affectées de catarrhes chroniques ont obtenu souvent un grand soulagement par ce moyen. M. Alibert indique le baume de tolu comme propre à favoriser la transpiration.

BAUME de COPAHU. Cette substance est une térébenthine. (V. *Copahu.*)

Les baumes pharmaceutiques, c'est-à-dire, ceux qui sont le résultat du mélange de diverses substances, étant très-nombreux, nous renvoyons pour leur description à leurs noms propres.

J. P. BEAUDE.

BATTEURS D'ÉTAIN (Maladies des) (*Path.*). Les accidents auxquels sont sujets les ouvriers qui travaillent le plomb , ayant fixé notre attention, nous avons cru devoir faire des recherches sur l'état de santé des ouvriers qui battent l'étain pour l'amener en feuilles. Nous devons en partie les renseignements que nous transmettons ici , à M. Lejeune , qui possède une fabrique, qui depuis près de 400 ans n'est pas sortie de la même famille , exemple très-rare dans l'industrie française.

La fabrication de l'étain laminé, se pratique à Paris dans six fabriques qui occupent entre elles de 40 à 50 ouvriers. Ces ouvriers ne travaillent qu'au laminage et au battage de l'étain , les maîtres se réservent le travail primitif, la fonte. Le battage de l'étain se pratiquait en 1780, dans la fabrique Lejeune , au faubourg Saint-Antoine et les soldats aux gardes-suisses allaient, hors le temps de leur service, travailler à ce battage.

On n'a jamais observé que les ouvriers en travaillant sur l'étain pur, eussent éprouvé la moindre colique, ni que les ouvriers battant de l'alliage de plomb et d'étain fussent plus affectés, mais on a remarqué que les maîtres faisant la fonte de cet alliage avaient éprouvé de légers malaises qui n'avaient pas persisté.

Quelques ouvriers batteurs d'étain ont des hernies, mais on ne peut pas attribuer ces maladies à ce travail, mais plutôt au manque de précaution de quelques-uns de ces ouvriers.

Les batteurs d'étain pur peuvent vivre longtemps ; M. Lejeune a entendu dire à son père qu'il avait eu des ouvriers qui avaient atteint leur quatre-vingtième année ; il a gardé dans sa fabrique jusqu'en 1835, deux ouvriers qui y travaillaient, l'un depuis soixante ans, et l'autre depuis cinquante-neuf; le premier de ces ouvriers vit encore dans ce moment.

M. Lejeune a mis un bon ordre dans sa fabrique, et jamais ses ouvriers ne font *le lundi* : cette règle adoptée a dû augmenter la longévité de ces ouvriers, et les soustraire à une foule de maladies auxquelles sont sujets tous les ouvriers qui se livrent à la débauche et particulièrement à l'usage immodéré des liqueurs spiritueuses, dans la soirée du dimanche et dans la journée du lundi, dépensant en trente-six heures l'argent péniblement gagné pendant les cinq autres jours de la semaine.

Les fabricants d'étain en feuilles font assez souvent le départ des grattures des glaces qui sont un amalgame d'étain et de mercure: ce départ s'opère à l'aide d'une cornue en fonte composée de deux pièces l'une formant la panse de la cornue, l'autre la partie supérieure et le bec. On introduit ce mélange, on lute les points de jonction de la cornue et on distille.

Cette opération bien faite, ne donne pas lieu à des accidents; mais, si l'ouvrier est maladroit, elle peut donner lieu 1º à l'absorption de l'eau qui entre dans la cornue et peut être la suite de dangers nombreux; 2º à la non condensation du métal, ce qui expose l'ouvrier au contact des vapeurs mercurielles et aux accidents qui peuvent en résulter.

Voulant établir la différence qu'il y avait entre les ouvriers qui préparaient le *plomb en feuilles*, anciennement employé pour envelopper le tabac, et les ouvriers qui travaillaient *l'étain en feuilles*, nous nous sommes présentés dans différentes fabriques de plomb laminé, et les fabricants nous ont assuré, que les ouvriers en plomb, qui ne prennent pas la précaution de se laver les mains avant de prendre leurs repas, s'exposent à des coliques qui commencent avec un léger mouvement de torsion, des nausées, et quelquefois un sentiment de froid dans toute la région du bas ventre. Dans cette circonstance les boissons mucilagineuses abondantes sont très-indiquées; mais si les douleurs sont insupportables, il faut d'abord provoquer les vomissements pour déterminer la sortie des matières qui se trouvent dans l'estomac et administrer ensuite des eaux minérales hydrosulfureuses naturelles ou factices préparées pour boisson.

Enfin nous avons observé que chez quelques-uns des ouvriers qui travaillent depuis long temps à l'étain laminé, la sclérotique, au lieu de présenter une couleur d'un blanc nacré comme à l'état naturel, est brunâtre et terne; sans que la fonction visuelle soit affectée; mais si cette couleur se propage jusqu'à la cornée, ce qui arrive après de longues années de ce genre de travail, alors cette dernière membrane se couvre de taches grisâtres comme des espèces de taies et qui dérangent la vision. Ces taies étant très-légères et ne tenant qu'à une simple décoloration des lames superficielles de la cornée, on peut les faire facilement disparaitre en mettant dans les yeux plusieurs fois dans la journée quelques gouttes d'huile de foie de morue, ou de l'huile de noix très-ancienne et rancie.

A. CHEVALLIER et S. FURNARI.

BEC DE LIÈVRE (*Chir.*), s. m., *labium leporinum*, division non suppurante de l'une des lèvres. Le nom de cette affection est tiré de la ressemblance qui existe entre la lèvre supérieure de l'homme et celle des mammifères rongeurs, les lapins en particulier, chez lesquels cette disposition est normale.

Le bec de lièvre est plus fréquent à la lèvre supérieure qu'à l'inférieure, il est rarement sur la ligne de l'axe du corps, il est plus souvent à gauche qu'à droite.

Le bec de lièvre offre de grandes variétés : la lèvre peut seulement être divisée, ou bien encore l'os maxillaire supérieur, la voûte palatine et le voile du palais prennent part à cette solution de continuité. Le bec de lièvre est tantôt congénital ou de naissance, tantôt accidentel; dans les deux cas il peut présenter des différences d'étendue.

Le bec de lièvre peut être simple ou compliqué; le bec de lièvre simple consiste dans la division des parties molles seulement; mais il peut être compliqué de lésions locales de divers genres; il peut être double ; la division peut envahir le lobe du nez ou l'une des ailes ; la voûte palatine peut être divisée dans une partie, ou dans toute son étendue; des dents peuvent être disposées irrégulièrement; il peut se rencontrer un tubercule qui serve de point d'appui et soulève la partie divisée, etc. Quelquefois on a rencontré l'absence de la voûte palatine et de l'os vomer. En juin 1833, à l'hôpital Sous-Conflans, le docteur Mégrat a réclamé mon avis pour un cas de ce genre, chez un enfant qui venait de naître.

Lorsque le bec de lièvre est congénital, les bords en sont rouges, arrondis, muqueux; ils ressemblent beaucoup au bord d'une lèvre bien conformée ; un espace triangulaire les sépare l'une de l'autre. Le nez est toujours plus ou moins aplati, parce que les ailes sont tirées en sens opposé, et latéralement et encore parce que, dans les becs de lièvre compliqués la cloison des fosses nasales s'affaisse intérieurement.

Le bec de lièvre congénital dépend d'un dérangement complet dans la formation des lèvres; il est difficile d'apprécier les causes de cette perturbation ; les anciens auteurs croyaient que l'imagination de la mère frappée pendant la grossesse par la vue , le souvenir d'un lapin ou d'un autre animal de la famille des rongeurs, était capable de produire de semblables phénomènes. Cette manière de voir ne saurait aujourd'hui trouver de défenseurs, elle est tombée dans le domaine des croyances vulgaires. Les anatomistes ont démontré que ce vice de conformation consiste dans un arrêt de développement de la lèvre, qui est constitué dans les premiers temps de la vie intra-utérine par plusieurs parties séparées, et qui plus tard ne devrait en former qu'une seule pour arriver à l'état régulier, tandis que cette division persistera toujours dans l'espèce des rongeurs.

Le bec de lièvre donne lieu à une difformité d'autant plus grande qu'il est plus prononcé; il laisse à la bouche une expression hideuse lorsque les os maxillaires et les dents incisives font en avant une saillie très-marquée; le lobe du nez semble effacé et comme rentré. La difformité augmente encore pendant le rire et la prononciation; dans les cas de division du voile du palais, la voix est sourde, nasonnée, la prononciation est difficile et les enfants apprennent à parler beaucoup plus tard. Lorsque la voûte du palais est largement ouverte, la déglutition est laborieuse, les aliments passent dans les cavités nasales, et même cette fonction, et par suite la nutrition sont tout-à-fait impossibles.

Le bec de lièvre ne peut disparaître et guérir qu'au moyen de l'opération.

Les chirurgiens sont peu d'accord sur l'époque à laquelle il convient d'opérer le bec de lièvre ; les uns veulent que l'on opère seulement après la quatrième année, 1° pour que les cris et les mouvements désordonnés de l'enfant soient mieux maîtrisés ; 2° pour éviter les convulsions si funestes dans le premier âge ; 3° pour que la douleur, provoquée sur un individu plus fort, soit mieux supportée ; 4° pour avoir moins à redouter une hémorrhagie plus facile à suspendre et moins dangereuse chez un enfant de plus de quatre ans ; 5° parvenus à ce dernier âge, les tissus offrent aussi une résistance plus grande et ne se laissent pas déchirer aussi facilement par les aiguilles nécessaires à l'opération. Des praticiens du plus grand mérite ont quelquefois adopté une opinion et suivi une conduite toute différente.

Voici cependant quelques règles qu'il serait utile de se rappeler : 1° il faut opérer immédiatement après la naissance lorsque le bec de lièvre empêche la succion du mamelon et par conséquent l'alimentation de l'enfant ; 2° il faut encore opérer de bonne heure, lorsqu'il existe comme complication une division de la voûte palatine, on augmente ainsi les chances de rapprochement du tissu osseux ; 3° dans les becs de lièvre simples, on peut retarder l'opération jusqu'à l'âge de quatre ou cinq ans ; les enfants se prêtent alors plus facilement à l'opération et la difformité disparaît assez tôt.

Lorsqu'on se dispose à pratiquer cette opération, il n'est besoin d'aucun préparatif, tels que bandelettes, emplâtres, bandages, etc., propre à habituer les bords de la plaie au rapprochement qu'ils doivent bientôt subir. Il faut encore se dispenser de faire avaler de l'opium ou de priver de sommeil l'enfant que l'on va opérer, sous le prétexte qu'il sera plus insensible à la douleur et que le sommeil succédera plus promptement à l'opération.

L'opération du bec de lièvre se compose de deux temps principaux, l'avivement des bords de la solution de continuité et la réunion de ces bords avivés, ce qui est du ressort de la médecine opératoire, qui n'emploie aujourd'hui, pour obtenir ce double résultat, que l'instrument tranchant et des aiguilles fixées par la suture entortillée.

Après l'opération, le malade doit garder le silence et le repos absolu au moins jusqu'au premier pansement, on doit le priver de tout aliment solide ; des tisanes rafraîchissantes et quelques bouillons seront seuls introduits dans l'estomac au moyen d'un biberon. On devra prévenir les maux de tête par des pédiluves irritants. La conduite du chirurgien doit varier suivant les différentes complications du bec de lièvre. Lorsque le bec de lièvre est accidentel, c'est-à-dire lorsqu'il résulte d'une plaie faite aux lèvres, on doit se hâter de

la réunir en posant un appareil approprié pour prévenir toute difformité.   P. CAFFE.

Chef de clinique à l'Hôtel-Dieu.

BÉCHIQUES (mat. méd.), s. m. p., du grec Béchikos, qui a rapport à la toux. On donne ce nom à des médicaments qui ont pour objet de calmer la toux. Ces médicaments sont de diverses natures, on les a classés, d'après leurs diverses propriétés, en adoucissants, en vulnéraires et astringents ; mais ce sont principalement les béchiques adoucissants ou émollients que l'on veut principalement indiquer, lorsque l'on se sert de ce mot d'une manière générale. On les a aussi désignés sous le nom de médicaments pectoraux. Les substances que l'on range dans cette classe sont : la racine de réglisse, de tussilage, de guimauve, de grande consoude ; les fleurs de mauve, de guimauve, de violette, de bouillon blanc, de tussilage, etc. ; les amandes, les figues, les raisins secs, les dates, les jujubes, les pignons doux, l'orge, le gruau, la gomme arabique, la gomme adraganthe, l'amidon, le miel, le sucre, l'huile d'olive et d'amande douce, plus un assez grand nombre d'autres médicaments que nous ne croyons pas devoir énumérer ici : toutes ces substances ont la propriété de relâcher les tissus, de calmer l'irritation, et la toux qui en est la conséquence. Ces médicaments se prennent en infusion et en décoction dans une assez grande quantité d'eau, et les tisanes qu'ils servent à préparer doivent toujours être prises chaudes ou tièdes. On fait aussi des sirops, des tablettes, des pâtes et des conserves avec ces différentes substances, leur action est souvent très-avantageuse dans les rhumes et les affections catarrhales chroniques.

Les autres médicaments béchiques, dits vulnéraires et astringents, sont moins employés, ils ont été désignés aussi sous le nom d'incisifs et d'expectorants ; ils ont pour but de favoriser l'expectoration en stimulant d'une manière générale, ils favorisent la transpiration et la sueur ; et d'après leurs propriétés, il n'est convenable de les employer que vers la fin des affections catarrhales. Les substances qui fournissent ces médicaments sont quelques racines, telles que celles de fougères, d'orties, de fraisier, de scille et d'iris, les feuilles de capillaires, les baumes de Tolu, du Pérou, des gommes résines. On range, spécialement dans les béchiques astringents, quelques substances minérales, tels que le kermès, le soufre et quelques eaux minérales hydro-sulfureuses.

J. B.

BÉGAIEMENT (path.), s. m., est un vice de la parole qui consiste à répéter par saccades et secousses convulsives un plus ou moins grand nombre de fois et avec plus ou moins de difficulté certaines syllabes et certains sons qui entrent dans la composition du langage articulé. Cette infirmité étant compatible avec la santé, a été, pour cette raison regardée jusqu'à nos jours, comme n'étant pas du domaine de la médecine, et comme devant être mise au nombre des affections incurables. Le bégaiement est cependant très-susceptible de guérison dans un très-grand nombre de cas ; il ne pourra même rester aucun doute à cet égard, lorsqu'on saura que, depuis 1827, nous avons traité avec un succès complet quatre cent vingt-neuf bègues, sur à peu près cinq cents qui ont été soumis par nous à l'application de notre méthode curative.

Avant d'exposer les moyens divers que constitue notre gymnastique vocale, nous allons indiquer, en peu de mots, les deux principales espèces de bégaiement que nous avons admises dans notre traité d'orthophonie. La première, nous ayant paru avoir quelque analogie avec la danse de *St. Guy* ou *chorée*, a reçu de nous le nom de *labio-choréique;* elle consiste dans une espèce de *chorée* des lèvres et dans la succession plus ou moins rapide des mouvements convulsifs exécutés par la langue, les lèvres et la mâchoire inférieure, etc. Ce genre de bégaiement, qui donne naissance aux répétitions désagréables, *bbb, ttt. mmm.* offre quatre variétés que nous ferons connaitre après avoir parlé de la deuxième espèce de bégaiement.

Cette seconde espèce, que nous avons appelée *gutturo-tétanique,* est caractérisée par une sorte de raideur tétanique de *tous les muscles de la respiration,* principalement de ceux du larynx et du pharynx. Ce genre de bégaiement, qui se fait surtout remarquer sur les lettres gutturales C,G,K, Q, et sur les sons vocaux A, E, I, O, U, AN, IN, ON, OU, est toujours accompagnée d'efforts pénibles pour articuler, et se distingue, *surtout* par quelques intervalles de silence, par l'immobilité de la langue, par le resserrement de la glotte et une espèce de suffocation momentanée, occasionnée par la constriction des muscles du larynx et le rapprochement des lèvres de la glotte. Ce qui distingue *le plus* le bégaiement *gutturo-tétanique* du bégaiement *labio-choréique,* c'est que les personnes affectées de ce dernier genre d'hésitation, sont vives, nerveuses et *parlent ordinairement très-vite,* et sans paraitre faire aucun effort pour articuler, quoiqu'elles soient souvent arrêtées par les répétitions *bbb, qqq, ttt.* Dans l'espèce *gutturo-tétanique,* les bègues *parlent lentement,* sans avoir l'air de se presser, mais en faisant constamment des efforts plus ou moins grands pour articuler les syllabes rebelles.

La première espèce de bégaiement, dite *labio-choréique,* offre quatre variétés qui sont : 1º le bégaiement avec *bredouillement;* 2º le bégaiement *difforme)* 3º le *sourd* ou *bégaiement des femmes;* 4º le bégaiement *lingual.*

La seconde espèce, *gutturo-tétanique,* présente six variétés : 1º le bégaiement *muet;* 2º l'*intermittent;* 3º le *choréiforme;* 4º le *canin;* 5º l'*épileptiforme!* 6º le *bégaiement avec balbutiement.* Enfin il y a encore une autre variété qui est assez fréquente, c'est celle qui comprend le bégaiement *mixte,* caractérisée par la réunion d'une ou plusieurs variétés dont nous regrettons de ne pouvoir donner ici les caractères principaux, ainsi que nous l'avons fait dans notre ouvrage.

Causes du bégaiement. Selon nous le bégaiement est une modification particulière des contractions des muscles de l'appareil vocal; c'est une affection essentiellement nerveuse, qui est le résultat d'un manque d'harmonie entre l'innervation et la myotilité, ou pour parler plus clairement; entre l'influx nerveux qui suit la pensée et les mouvements musculaires, au moyen desquels on peut l'exprimer par la parole. De ce manque de rapport et d'harmonie d'action qui doit exister pour que les mouvements soient réguliers, entre l'excitation nerveuse et les contractions musculaires, résulte un désordre qui augmente toujours avec les efforts que l'on fait pour articuler, et donne naissance à l'état tétanique et convulsif qui constitue le bégaiement. Mais, si, par une idée accessoire ou par un rhytme quelconque, on régularise ou on modifie l'excitation et l'irradiation cérébrale, ou si, plaçant les organes de la parole dans des conditions plus favorables, on leur imprime de nouveaux mouvements plus lents et plus réguliers, en leur faisant prendre une position tout à fait contraire à celle qu'ils occupent pendant le bégaiement ; alors l'harmonie entre l'innervation et la contractilité se rétablit, l'ordre renait, le spasme cesse et l'hésitation disparait. C'est sur cette opinion et surtout sur l'expérience et l'observation de plus de cinq cents faits, que se trouve fondée la méthode curative que nous allons faire connaitre, après avoir ajouté quelques mots pour réfuter les opinions émises par différents auteurs sur les causes du bégaiement.

Selon les uns, cette infirmité serait le résultat d'un vice organique ; s'il en était ainsi, le bégaiement n'aurait pas d'intermittence, l'obstacle serait permanent et s'opposerait à ce que les bègues, comme ils le font presque toujours, pussent, sans hésitation , chanter , déclamer , parler seuls , jouer la comédie, imiter le langage d'une autre personne, et enfin jurer avec tant d'énergie et de facilité. Pourquoi seraient-ils embarrassés quelquefois pour prononcer des mots, qui d'ordinaire ne les arrêtent pas, tandis qu'il leur arrive souvent d'articuler facilement certaines syllabes qu'ils sont accoutumés à trouver rebelles. Que deviennent les prétendus vices organiques ? Par quelle raison sont-ils mobiles ? quelle est la cause de leurs caprices ? Comment se fait-il que tous ces obstacles matériels exercent moins leur empire chez les vieillards, chez les femmes, chez les enfants, et que l'affection dont ils sont la cause éprouve une foule de modifications suivant la température, l'âge, le sexe, l'éducation, les affections morales, la timidité, la confiance, la colère, la peur, et enfin la présence ou l'absence d'une ou de plusieurs personnes, et un grand nombre d'autres circonstances, telles que de lire des vers, de répéter des phrases après un autre , de parler sous le masque, les yeux fermés ou ouverts, dans les ténèbres ou en plein jour.

Nous sommes loin de contester l'existence assez fréquente des lésions organiques; mais ces lésions ne donnent jamais naissance au bégaiement proprement dit, quoiqu'elles puissent se rencontrer avec lui ; cette complication s'oppose seulement quelquefois à l'application facile de notre gymnastique vocale, et exige des moyens mécaniques qui rendent la cure plus difficile, plus longue et quelquefois impossible.

Selon quelques auteurs, entre autres *Sauvage* et

M. Itard, le bégaiement serait le résultat d'une faiblesse des puissances motrices de la langue et du larynx. Mais comment faire cadrer cette dernière opinion, la plus généralement admise, avec l'extrême facilité qu'ont les personnes qui bégaient de faire tous les mouvements possibles de leur langue, et de leurs lèvres, et d'articuler, sans hésitation en chantant, les mots les plus difficiles? D'ailleurs il en est à cet égard comme à l'égard des vices organiques. Si les muscles étaient réellement faibles, cette faiblesse serait permanente et s'opposerait constamment à la facile expression des idées. Un dernier argument que nous croyons sans réplique, c'est que si c'était la faiblesse des organes de la parole qui fût la cause du bégaiement, les enfants et les femmes bégaieraient plus que les hommes, et les progrès de l'âge, dont l'effet constant est d'affaiblir l'énergie musculaire, ne produiraient pas la guérison spontanée de cette affection chez les vieillards qui en étaient affligés pendant leur jeunesse.

Mais, nous dira-t-on, comment se fait-il que le chant, la déclamation, etc., fassent presque toujours disparaître le bégaiement, de même que cette infirmité est momentanément augmentée ou diminuée par diverses circonstances et certaines affections morales? Nous pouvons répondre, à ces objections, que l'excitation cérébrale étant modifiée, et la contractilité musculaire ralentie et régularisée par une mesure poétique ou musicale, il en résulte nécessairement plus d'ordre et plus d'harmonie dans le jeu des organes de la parole; le rhythme ou l'idée de placer la langue et de faire agir les organes de la parole d'après certaines règles, deviennent des idées accessoires qui font que les idées principales sont émises plus régulièrement et avec plus de précision, et que les bègues se trouvent moins sous l'influence de la réaction des affections morales sur le cerveau et le système nerveux en général. Du reste, que cette explication soit bonne ou mauvaise, peu importe, le point essentiel est que les moyens thérapeutiques qu'elle nous a suggérés soient efficaces. Plus de quatre cents cures ne laissent aucun doute à cet égard; ce résultat vaut bien la plus belle et la plus claire des explications.

Traitement du bégaiement. La méthode curative que nous avons imaginée constitue une espèce de gymnastique *pectorale, gutturale, linguale* et *labiale*, qui consiste à remplir la poitrine d'air, en faisant une forte inspiration, et à retirer la langue dans le pharynx, en portant autant que possible la pointe renversée de cet organe vers le voile du palais, un peu avant la base de la luette. On doit en même temps écarter transversalement les lèvres de manière à éloigner leur commissure, comme si l'on voulait rire. Aussitôt qu'à l'aide de ces diverses actions combinées, la syllabe rebelle sera prononcée, la langue et tous les autres organes de l'articulation reprendront leur position naturelle; mais on devra aussitôt parler en mesure, il faudra la marquer avec le pied ou en rapprochant le pouce de l'index. La mesure qu'on battra d'abord sur chaque syllabe, deviendra plus tard à deux, trois, quatre, six ou huit temps; c'est-à-dire qu'on la marquera sur la deuxième, troisième, quatrième, sixième et huitième syllabe, de telle sorte qu'en soumettant les mots et les phrases à un rhythme musical, les mouvements de la langue, des lèvres et de tout l'appareil vocal deviendront tout à fait réguliers. C'est surtout sur le rhythme que les bègues devront insister, et apporter plus spécialement leur attention. Ils auront toujours soin de parler lentement, et de conserver les inflexions naturelles de la voix, afin d'éviter la monotonie d'un langage mesuré et toujours sur le même ton. Pour avoir plus de détails et pour faciliter l'intelligence de cette gymnastique vocale, on fera bien d'avoir recours aux exercices notés de notre traité sur le bégaiement.

Tous ces moyens modérateurs et régulateurs, dont nous faisons faire simultanément l'application, agissent physiquement et moralement; en effet ils agissent physiquement sur tous les muscles de la respiration, sur les poumons, sur le larynx, sur la langue, sur les lèvres; enfin, sur tout l'appareil vocal. L'inspiration a pour but de faire cesser les contractions spasmodiques des cordes vocales, en ouvrant la glotte en même temps qu'elle sert à distendre la poitrine par une grande quantité d'air, de manière à ce que ce fluide ne s'échappe des poumons que pendant une expiration lente qui doit avoir lieu graduellement et seulement pour fournir la *matière* du son vocal. D'après les recherches anatomiques que nous avons faites, nous nous sommes assuré qu'en plaçant la langue, comme nous venons de l'indiquer, le larynx descend le plus possible, ce qui fait cesser le resserrement de la glotte et laisse les cordes vocales dans leur plus grand relâchement. Cette position de la langue est si favorable, qu'elle met les bègues, qui hésitent sur les lettres *gutturales, dentales* et *palatales*, dans l'impossibilité de bégayer, même le voulant bien, parce que le bégaiement qui se fait le plus souvent remarquer sur ces lettres, ne peut avoir lieu lorsque l'organe phonateur est placé comme nous le conseillons; au contraire cette infirmité, imitée ou naturelle, se manifeste que lorsque la langue est en bas, et l'observation nous prouve que pour contrefaire les personnes qui bégaient, nous plaçons instinctivement le sommet de cet organe derrière les dents incisives de la mâchoire inférieure. La tension des lèvres, comme nous le conseillons, a pour but de faire cesser l'espèce de tremblement convulsif qui a lieu, lorsque, pour articuler les lettres *labiales*, les lèvres forment une espèce de sphincter curviligne qui imite assez bien ce qu'on appelle vulgairement un *cul de poule.*

Enfin notre gymnastique vocale agit moralement, en ce sens que la mesure qui exerce son heureuse influence sur tous nos organes, en rendant plus réguliers tous leurs mouvements, fixe l'attention des bègues, et devient par cela même, une idée accessoire qui, jointe à l'idée principale qui fait le sujet du discours, doit nécessairement ralentir l'émission de cette dernière et mettre l'influx nerveux qui suit la pensée, plus en harmonie d'action avec la mobilité relative de tous les organes vocaux.

Dans certains cas assez nombreux, la méthode générale que nous venons d'indiquer ne suffit pas, alors, nous avons recours à une foule de moyens artificiels, qu'il est impossible, et surtout inutile, de faire connaître dans cet article; par exemple pour faire articuler les syllabes *ba, pa, tra*, nous faisons dire *ebva, pfa, tera*. D'autrefois nous faisons séparer la première syllabe des mots; dans certains cas nous la faisons syncoper; dans d'autres, on doit chanter toutes les syllabes de manière à ce que le son de chacune d'elles change et passe alternativement d'une note à l'autre, à peu près comme dans une cadence faite lentement; enfin, dans certaines espèces de bégaiement, principalement dans celles où la langue sort de la cavité buccale, ou même lorsque cet organe ne peut être porté vers le palais, nous employons un de nos *refoule-langue*, ou tout simplement une tige de bois dur ou d'ivoire, placée transversalement dans la bouche d'un côté à l'autre des dents molaires. Nous avons également une espèce de *bride-langue* qui relève cet organe, écarte les commissures des lèvres, et s'oppose à ce que l'air s'échappe trop facilement des fosses nasales. Cet instrument est celui qui remplit le mieux toutes les indications, surtout dans les cas où les bègues, avant de parler, chassent brusquement l'air par le nez.

Lorsque, par la démonstration et surtout par l'imitation, nous sommes parvenus à bien faire comprendre notre méthode générale, ainsi que l'articulation artificielle des sons qui offrent le plus de difficulté, alors nous en faisons faire l'application sur des exercices simples et faciles, pour passer plus tard à d'autres plus difficiles qui sont gravés dans notre ouvrage; enfin nous faisons répéter et surtout improviser des anecdotes devant un petit comité, pour arriver à le faire devant une nombreuse société. Il faut, et c'est de la plus haute importance, pour ne pas craindre une récidive, que les bègues, lors même qu'ils se croiraient très-sûrs, mettent en pratique et le plus souvent possible, les moyens qui constituent notre méthode générale, c'est-à-dire, la mesure, l'inspiration, la position de la langue et des lèvres. La nouvelle habitude de parler qu'ils auront contractée les portera à bientôt à en faire instinctivement l'emploi. Alors, l'irrégularité des mouvements, des organes vocaux et les grimaces qui en sont le résultat, feront place à un langage facile qui avait été long-temps perverti par une habitude vicieuse.

Avant de faire l'application de notre méthode, nous explorons d'abord la cavité buccale, afin de nous assurer si elle n'est point le siége de quelques lésions. Nous engageons les bègues à tirer la langue et à la faire saillir les plus possible hors de la bouche; enfin, pour avoir la certitude que cet organe exécute avec facilité tous les mouvements dont il est susceptible, nous le faisons porter en haut, en bas, à droite et à gauche. Si, dans cet examen préliminaire, nous remarquons que le filet s'oppose à ce que notre gymnastique vocale soit convenablement mise en pratique, alors nous en faisons la section ou plutôt l'*extirpation*, d'après un procédé que nous ferons connaître à l'article *filet*. (Voy. ce mot.) Après avoir décidé, par l'examen attentif des organes, du genre de bégaiement que nous avons à combattre, nous commençons par les exercices qui doivent varier selon l'espèce d'hésitation, et même selon les facultés intellectuelles des personnes.

Comme il s'agit de détruire une habitude, qui ordinairement est très-ancienne, il ne faut jamais perdre de vue les moyens curatifs et les appliquer constamment, soit que l'on se trouve chez soi avec des parents ou d'autres personnes avec lesquelles on est dans l'intimité; soit enfin que l'on ait à parler dans un cercle nombreux, et devant des auditeurs qui inspirent de la contrainte et du respect.

Un bègue aurait tort de se croire guéri, si, après quelques jours d'exercice, il pouvait s'exprimer sans bégayer. Lorsqu'il en est ainsi, ce qui du reste arrive le plus souvent, il ne cesse pas encore d'être bègue, mais seulement il cesse momentanément de bégayer, ce qui est bien différent. Il faut donc continuer plusieurs mois l'emploi des principes qu'on lui a donnés : ce n'est même qu'après un certain temps qu'il cessera tout à fait d'être bègue, et que, sans y penser, il s'exprimera avec facilité, ayant contracté l'habitude de parler selon notre méthode, dont seulement alors, il fera en quelque sorte machinalement l'application.

Tels sont, en peu de mots, les moyens curatifs que nous mettons en pratique pour la cure du bégaiement; leur efficacité a été mise hors de doute, non-seulement par un grand nombre de faits authentiques, mais encore par les suffrages de l'académie de médecine et par l'honorable distinction que nous a accordée l'académie des sciences, en nous décernant un prix de 5,000 francs, le 18 novembre 1833. COLOMBAT, de l'Isère,

Docteur en médecine, Fondateur du gymnase orthophonique pour le traitement du bégaiement.

BELLADONE (*Bot., Toxicol., Mat. méd.*), s. f. (*Belladona.*) Disons tout de suite que cette plante est un poison si dangereux qu'elle a été nommée par quelques auteurs *Solanum furiosum, seu lethale*, et par Dioscoride *Struchnos manicos;* d'où est venue l'expression de *strychnomanie* employée pour désigner l'espèce de délire produit par la belladone. C'est l'*Atropa belladona* des botanistes modernes. Pentandrie monogynie L. Famille naturelle des solanées.

La belladone est une plante vivace, indigène de l'Europe, qui croît dans les lieux incultes, le long des vieux murs et des décombres, sur le bord des chemins, sur la lisière des bois montueux, etc... Elle a le port triste comme la plupart des végétaux pernicieux. Sa racine est épaisse, longue, rameuse, fauve à l'extérieur, blanchâtre intérieurement. Dès la deuxième année elle laisse exhaler une odeur vireuse très-désagréable, qui est comme le témoignage de sa puissance pharmacologique et délétère. La tige, qui s'élève de cette racine, est herbacée, rameuse, cylindrique, tomenteuse, de couleur vert rougeâtre, et haute de trois à quatre pieds. Les feuilles qu'elle pousse sont géminées, larges, molles, de forme ovale, entières, souvent inégales, d'un vert sombre et supportées par un court pétiole. Les fleurs, qui ne paraissent qu'à la fin de juin, en juillet et dans le commencement d'août, terminent un pédoncule pubescent qui sort de l'aisselle des feuilles. Elles sont solitaires, pendantes, et d'une teinte pourpre obscur. Il leur succède des fruits arrondis, pulpeux, d'abord verts, puis rouges et ensuite presque noirs : ce sont les baies de la belladone. Ces baies, dont la saveur est douceâtre, offrent une certaine ressemblance avec les cerises et les guignes : beaucoup d'enfants et même des personnes plus âgées y sont trompées et ne tardent pas à devenir les victimes de leur funeste méprise.

Les observations d'empoisonnements par ces fruits sont extrêmement multipliées, et chaque année en fournit de nouveaux exemples. Buchanan rapporte (*Rerum Scoticarum Historiæ libri viginti. Edinburgi.* 1582) que les Danois ayant envahi l'Écosse sous la conduite de leur roi Swénon, les habitants de cette contrée, durant une trève, mêlèrent du suc de ces baies à la boisson de leurs ennemis. Ceux-ci étant bientôt tombés dans un sommeil léthargique, les Écossais fondirent sur eux et en firent un grand carnage. Annibal, comme nous le verrons plus bas, avait usé du même stratagème, en se servant de la mandragore. En 1773, quatorze enfants de l'hospice de la Pitié s'empoisonnèrent avec les baies d'un pied de belladone du Jardin des Plantes de Paris. (Voy. l'*Hist. des plant. ven.* de Bulliard, p. 201.) Parmi le grand nombre des autres faits de ce genre que nous pourrions encore citer, nous nous bornerons à celui observé par M. E. Gauthier de Claubry, à Pyrna, près Dresde, où plus de cent cinquante soldats Français furent atteints d'empoisonnement par la même cause. Ce médecin a consigné ce fait remarquable dans le *Journal général de Médecine*, etc., tom. XLVIII, p. 355.

La gravité des accidents qui se manifestent dans ces circonstances, leur fréquence et la rapidité des progrès qu'ils font, sont tellement effrayants qu'il est de la dernière importance de leur donner la plus grande publicité possible, et d'indiquer en même temps les secours les plus utiles qu'il convient de donner, en attendant l'arrivée du médecin.

Symptômes. Peu de temps après avoir mangé une certaine quantité de fruits de la belladone ou sucé leur jus, on éprouve une sécheresse extraordinaire dans la gorge, une soif qui va toujours croissant, du malaise, des anxiétés, des douleurs d'estomac et d'intestins, des nausées, des envies de vomir, une oppression extrême, des défaillances. La figure, d'abord pâle, s'anime et se gonfle ; les yeux paraissent hagards, les pupilles sont dilatées, la vue se trouble, l'ouïe devient confuse. Il y a des éblouissements, des vertiges, une véritable ivresse, des gémissements, plus souvent des éclats de rire entremêlés de cris, puis des grincements de dents, de la difficulté à avaler, etc. Le délire a un caractère qui mérite de fixer l'attention ; c'est qu'il est infiniment rare de le voir tourner à la fureur ; il reste ordinairement gai. Dans cet état, le malade ne peut plus se tenir debout ; il s'agite violemment, est pris de convulsions, de soubresauts des tendons, de raideurs tétaniques. Son cœur bat avec force, son pouls est convulsif, sa respiration est courte et entrecoupée. Un frissonnement général se fait ressentir dans tout le corps, les extrémités se refroidissent considérablement, la peau se couvre de sueurs également froides et de taches gangréneuses dont l'apparition est bientôt suivie de la mort du sujet.

Cette plante, si fatale à l'homme, est recherchée par divers animaux ; les cochons mangent impunément sa racine ; les moutons et les lapins broutent ses feuilles sans danger ; les limaçons les rongent avec avidité et sécurité. Les chiens et les oiseaux, au contraire, sont empoisonnés comme l'homme, par toutes les parties de ce végétal.

Secours. L'indication première et plus urgente à remplir dans l'empoisonnement par la belladone, est de se hâter de faire vomir le malade. A cet effet, on administre quatre, cinq ou même six grains de tartrate antimonié de potasse (émétique) dans une verrée d'eau tiède. On cherche ensuite à provoquer et favoriser l'action du médicament par l'introduction des doigts dans la gorge ou bien en titillant l'intérieur de cette cavité avec les barbes d'une plume ou à l'aide de tout autre corps étranger propre à faire parvenir à ce but, et qu'on peut aisément trouver sous sa main. Si, au bout d'un quart d'heure le vomissement n'a pas lieu, on donne alors de la même manière que ci-dessus vingt-quatre grains de sulfate de zinc (couperose blanche) en deux fois, et à un quart d'heure d'intervalle si la première moitié n'a pas déterminé l'évacuation désirée ; puis on renouvelle les tentatives de chatouillement dans le gosier, ainsi qu'il a été dit tout à l'heure. Si enfin l'administration de ces substances demeure sans résultat, on prescrit trois ou quatre grains de sulfate de bioxide de cuivre (couperose bleue) pareillement dissous dans un verre d'eau, toujours pour obtenir que le poison soit rejeté par la bouche.

Lorsqu'on a été assez heureux pour exciter les vomissements (ce qui est souvent difficile à cause du narcotisme cérébral et de la stupéfaction de l'estomac), et qu'on n'a d'ailleurs aucune raison de penser que la matière toxique ait passé dans les intestins, il convient de recourir à un autre ordre de moyens que nous exposerons dans un instant. Mais dans le cas où le malade n'a pas pu vomir, il faut lui donner un purgatif, par exemple une médecine noire des pharmacies, un peu forte. Il est bon aussi de mettre en usage les clystères de même nature, dans lesquels on fait entrer trois à quatre onces de vin émétique trouble.

Quand enfin on est parvenu à faire évacuer le malade, soit par haut, soit par bas, soit par ces deux voies à la fois, on lui fait prendre alternativement, de cinq en cinq minutes, tantôt une tasse d'infusion très-chargée de la meilleure qualité de café que l'on puisse se procurer, tantôt de la limonade ou de l'eau acidulée avec du vinaigre. Il est tout-à-fait essentiel d'avertir que les boissons acidules, en ce moment fort utiles pour achever de dissiper les accidents, ne feraient qu'augmenter les symptômes de l'empoisonnement si l'on s'en servait avant l'évacuation complète de la substance vénéneuse.

On est encore fréquemment dans la nécessité de saigner le malade, afin d'accélérer le dégorgement des vaisseaux du cerveau, et de lui apposer des sangsues aux tempes et derrière les oreilles dans la même intention. Ces dernières suffisent communément pour les jeunes sujets, tandis qu'on est souvent obligé d'y joindre l'emploi de la lancette lorsqu'il s'agit d'un adulte. Nous devons dire aussi que les doses que nous avons indiquées des émétiques, des purgatifs, etc., sont celles qui conviennent à une grande personne empoisonnée par la belladone ; mais que si c'était un enfant de huit, dix ou douze ans, comme il arrive d'ordinaire, il serait indispensable de réduire ces doses au quart ou au tiers, suivant la force du petit malade.

En dernier lieu, et dès que l'individu qui a été atteint est hors de danger sous le rapport de l'empoisonnement, il reste à s'occuper de remédier à l'irritation du ventre et aux autres suites de l'accident. On y réussit assez généralement au moyen des boissons adoucissantes, des émulsions, du lait coupé, des bouillons rafraîchissants, des lavements à l'eau d'amidon, de son, de graines de lin, etc., ainsi que par des applications émollientes sur l'abdomen.

Les effets si redoutables auxquels donne lieu la funeste activité de la belladone, sont dus à un principe immédiat qu'on retrouve dans toutes ses parties (racines, feuilles, fruits, etc.) et qui a reçu le nom d'*atropine (atropinum)*. Cet alcaloïde ou base salifiable organique s'unit facilement aux acides sulfurique (vitriolique), azotique (nitrique), chlorhydrique (muriatique) et acétique (acide du vinaigre), et forme avec eux de sels solubles qui sont en ne peut plus délétères : c'est la raison pour laquelle nous avons recommandé plus haut de se bien garder d'administrer les boissons acidulées avant que les vomissements ou les garde-robes aient entièrement chassé hors du corps la matière du poison.

Les développements dans lesquels nous avons dû nécessairement entrer au sujet, non-seulement des caractères extérieurs de cette plante, afin de mettre chacun à même de la reconnaître, mais encore touchant la succession des phénomènes si variés du genre d'empoisonnement qu'elle détermine et la nature des secours les mieux appropriés à ces fâcheuses circonstances, ces détails, disons-nous, nous obligent actuellement à être très-bref sur tout ce qui concerne les applications thérapeutiques qu'une main savante et habile peut faire de ce puissant narcotique.

Beaucoup de médecins, à la tête desquels il faut placer Hufeland, Muchstbech, Wagner, Velseu, Berndt, Wesener, Beake, Ibrélisle, Maïsier, Martini et nombre d'autres qu'il serait par trop fastidieux de tous nommer, affirment qu'administrée dans les temps d'épidémies de scarlatine, la poudre de belladone possède la singulière propriété de préserver les enfants de cette maladie. Ils pensent, et particulièrement Muchstbech de Demming, que cette substance agit, dans cette occur-

rence, à peu près comme la vaccine contre la variole (petite vérole), avec cette seule différence que l'extinction produite par l'inoculation du virus-vaccin est radicale et définitive, tandis que celle opérée par la belladone n'est vraisemblablement que temporaire. Les éloges outrés que ce médicament a reçus dans une multitude d'autres affections morbides, doivent être évidemment considérablement restreints, si l'on veut ne pas sortir des bornes de la vérité : il est certain, par exemple, que sa propriété calmante ne saurait être mise à profit pour apaiser la toux qui tient à la phlogose des organes respiratoires; mais il est non moins incontestable aussi que l'exercice de cette action pharmacologique a été suivie de nombreux succès dans plusieurs cas, surtout contre la coqueluche et les autres toux convulsives. Schaeffer, Wetzler, Hufeland, Méglin, Pieper, Raisin et notre noble collaborateur le docteur Marc, soutiennent, avec juste raison, cette opinion en faveur de laquelle nous pourrions aussi apporter le faible tribut de notre expérience particulière. Lorsqu'une affection de la classe si intéressante et si variée des névroses résiste aux méthodes ordinaires de traitement, les praticiens implorent fréquemment, quoique souvent en vain, l'énergique puissance de ce végétal : c'est ainsi qu'une foule d'écrivains ont été amenés à le préconiser dans la mélancolie, la manie, l'épilepsie, l'hydrophobie, la danse de saint-Guy, l'hémiplégie, le tic douloureux du visage, etc. Les avantages de son administration ne sont guère mieux constatés dans les maladies cancéreuses, les squirrhes, les scrofules, les syphilis anciennes et dégénérées, etc. Les oculistes ont quelquefois recours à la vertu stupéfiante de la belladone, en topique sur l'œil, pour préparer cet organe à l'opération de la cataracte par extraction. Ces applications donnent lieu à la dilatation de la pupille qui, dès lors, laisse passer le crystallin avec plus de facilité. Feu M. le professeur Chaussier l'a également conseillée, et souvent employée pour favoriser la dilatation du col de l'utérus (la matrice), quand les contractions spasmodiques de cette partie du viscère s'opposaient à l'expulsion du fœtus ; enfin, l'on a employé avec succès la pulpe de ses racines en cataplasmes pour calmer les vives douleurs que causent souvent les névralgies faciales.

Ajoutons, pour terminer ce qui est relatif à cette plante, que les femmes employaient jadis en Italie son eau distillée pour entretenir la blancheur et l'éclat de leur teint; pratique qui lui a sûrement fait donner le nom qu'elle porte de *Bella Donna*. L'idée gracieuse de la beauté, à laquelle la désignation de l'espèce fait manifestement allusion, reçoit ici un lugubre désenchantement de l'association de ce mot avec celui du genre. On ne peut douter, en effet, que l'expression *Atropa* ne soit formée d'*Atropos*, celle des Parques qui tranche le fil de nos jours. *Atropos Belle Dame !* Quelle singulière qualification ! quelle dérision amère, à moins toutefois qu'on ait prétendu y attacher un sens moral (*incertum*) !

LA BELLADONE SANS TIGE OU MANDRAGORE (*Mandragora*. Pline, Celse, etc.), est une plante vivace du même genre que la précédente et qui s'en rapproche sous beaucoup de rapports, ce qui fait qu'il nous paraît plus convenable et plus rationnel d'en parler immédiatement, plutôt que de la rejeter bien loin à son rang dans l'ordre alphabétique. Nous aurons soin, au surplus, qu'un renvoi, qu'une annotation placée *ad hoc*, indique au lecteur qui irait chercher cette espèce végétale à la lettre M, que c'est dans cet article : *Belladone*, qu'il en est traité.

La mandragore (*Atropa mandragora* de Linnée) ne se plaît pas dans les régions un peu froides de l'Europe; elle refuse de croître sur notre sol où elle ne vit qu'à grand'peine, aussi est-elle rare dans nos jardins même les mieux cultivés. Elle pousse, au contraire, spontanément en Grèce, en Sicile, en Italie, en Espagne, etc. On l'y rencontre d'ordinaire sur la rive des fleuves, dans les terrains humides et sombres, à l'entrée des tanières, des grottes, des cavernes. Son nom même rappelle les lieux qu'elle préfère et où elle prospère: on le fait dériver, en effet, du grec *mandra*, étable, tanière, repaire, caverne, et de *geras*, ornement, gloire, honneur. C'est probablement là la raison qui l'a fait nommer *Mandegloire* par quelques auteurs, et dans la suite *Main de Gloire* par les devins et les imbéciles, par les fripons et leurs dupes. Entre les autres interprétations qu'on a cherchées à la dénomination de cette plante, nous ne pouvons passer sous silence celle qui la fait provenir du mot susdit *mandra*, étable, repaire, etc., et d'*agauros*, nuisible; comme qui dirait *nuisible aux étables*, c'est-à-dire *aux animaux*. Nous ne voyons aucun motif d'adopter l'une de ces étymologies de préférence à l'autre : le lecteur choisira, les admettra, ou les rejettera toutes deux, si bon lui semble.

La racine de mandragore est longue, épaisse, charnue, fort grosse, assez semblable à celle de la betterave blanche. Elle est de couleur jaunâtre en dehors, blanchâtre en dedans. On la trouve souvent bifurquée, et alors on a cru voir dans cette conformation les cuisses d'un homme; de là les titres d'*anthropomorphon* en grec, et de *semihomo* en latin, dont l'imagination superstitieuse des anciens l'a décorée. C'est à Pythagore qu'elle doit la première de ces qualifications, et à Columelle la *deuxième*. On a voulu aller plus loin, et tâcher de lui donner des formes humaines plus complètes. Pour cela, on pratique de chaque côté de l'extrémité supérieure de cette racine, près du collet, deux légères incisions par lesquelles, suivant Blankaart, se développent les bras. On figure également la tête et la chevelure en coupant les feuilles à leur naissance et semant à la place qu'elles occupaient, quelques grains d'orge ou de millet. Matthiole raconte que la préparation des racines de mandragore est devenue depuis long-temps une sorte de profession en Italie, où l'on en fabrique aussi de fausses avec la racine de bryone, que l'on façonne pareillement en figure d'homme, de manière à satisfaire aux conditions qu'exigent les esprits faibles et crédules pour qui ces amulettes ont la réputation de procurer la fécondité, de rendre heureux, de faire découvrir des tré-

sors, de mettre en fuite les sorciers, de ramollir l'ivoire au point de le rendre mou comme de la cire, en un mot d'être la source des plus étonnantes merveilles, des prodiges les plus inouïs.

Empruntons à MM. Loiseleur-Deslongchamps et Marquis le passage suivant de l'excellent article qu'ils ont inséré dans le *Dictionnaire des Sciences Médicales*, tome XXX, p. 426 : « Les cérémonies bizarres avec lesquelles la mandragore devait être arrachée ajoutaient à la haute opinion qu'on avait de sa puissance. Un cercle magique devait trois fois être tracé autour d'elle avec la pointe d'une épée : un des assistants devait danser en prononçant des paroles obscènes. Théophraste et Pline n'ont pas craint de décrire sérieusement ces pratiques ridicules, sans lesquelles celui qui entreprenait de déraciner la mandragore courait les plus grands dangers. D'autres, pour éviter ce péril, ont prescrit de la faire tirer de terre par un chien, qu'on y attachait; ce qui est évidemment imité de ce que l'historien Josèphe (*De bello jud. L. VII, c*, 25) raconte de la plante barath, qui avait la vertu de chasser les esprits malfaisants (Voy. le mot : *Amulette* du présent dictionnaire), et dont il débite une foule de choses incroyables. La forme humaine que l'on voulait absolument trouver dans la racine de mandragore, ne pouvait sûrement conduire à rien de plus extraordinaire qu'à lui supposer de la sensibilité; mais l'esprit humain ne s'arrête guère en fait d'extravagances. On en vint jusqu'à prétendre que la mandragore faisait entendre des cris plaintifs quand on l'arrachait, et on recommanda à ceux qui tentaient cette périlleuse opération de se boucher exactement les oreilles pour n'être pas attendris. » L'usage qu'en faisait, dit-on, la magicienne Circé dans ses philtres, la fait quelquefois désigner sous le nom de *circea*.

Mais reprenons la description de cette plante, peut-être trop longuement interrompue. Les feuilles qu'elle développe sortent immédiatement du collet de la racine : elles sont grandes, ovales, pointues, ondulées en leurs bords, glabres, vertes, et arrangées en un large faisceau, dont le milieu est occupé par les pédoncules floraux qui sont très-courts. On compose avec ces feuilles, cuites dans du lait, des cataplasmes qu'on applique sur les engorgements froids, sur les tumeurs indolentes, sur les indurations scrofuleuses, écrouelleuses, squirrheuses, etc. On use aussi de la pulpe des racines pour le même emploi.

Ses fruits sont des baies sphéroïdes de la grosseur d'une petite pomme, et de couleur jaune quand ils sont parvenus à leur parfaite maturité. Il serait fort dangereux d'en manger plusieurs, peut-être même un seul, quoi qu'en dise le professeur Hernandez; car ils sont narcotiques comme la racine et les feuilles. La plupart des traducteurs, glossateurs, commentateurs de la Bible ont avancé que cette espèce de pomme était le *dudaïm* de Rachel : c'est une erreur. Il est plus vraisemblable que c'était le petit melon odorant de Perse, (*cucumis dudaïm*. L.)

Ce que les vieux herboristes appellent *mandragore mâle* est une variété à fruit tout-à-fait rond, et *mandragore femelle*, celle dont le fruit est allongé, pisiforme. Chacune de ces variétés avait, comme on pense bien, son usage particulier dans la magie, selon que c'était un homme ou une femme qui voulaient s'en servir.

Les symptômes de l'empoisonnement par la mandragore ne diffèrent pas sensiblement de ceux qu'occasionne la belladone, si ce n'est qu'ils paraissent avoir moins d'intensité; d'autres assurent qu'ils sont plus violents. Le traitement est identiquement le même. « Annibal, au rapport de Frontin dans ses stratagèmes militaires, envoyé par les Carthaginois contre des Africains révoltés, se servit adroitement de la mandragore pour les vaincre. Feignant de se retirer après un léger combat, il laissa derrière lui quelques tonneaux de vin où il avait fait infuser des racines de mandragore. Les barbares, qui le burent avec avidité, ne tardèrent pas à en éprouver les funestes effets, et Annibal, revenu sur ses pas, tailla facilement en pièces des ennemis plongés dans une profonde stupeur. »

Ainsi donc, les peuples anciens ne connaissaient pas seulement les propriétés réelles de cette plante, qu'ils savaient au besoin mettre à profit, quelquefois même dans un intérêt horrible, ils lui en ont encore attribué une foule d'autres qui sont purement imaginaires comme on a pu le voir. Hippocrate, Dioscoride, Pline, Celse, Galien la prescrivaient pour provoquer le sommeil, pour calmer et enchaîner la douleur. Ils en recommandaient l'emploi avant de pratiquer les grandes opérations chirurgicales, à dessein d'atténuer les souffrances du patient en le rendant moins sensible à l'action des instruments. C'est sans doute à cause du narcotisme dans lequel ce médicament plongeait les malades que l'on disait proverbialement dans ce temps, des hommes lourds, pesants, engourdis, apathiques, insouciants de leurs propres affaires, qu'ils avaient pris de la mandragore ou qu'ils s'étaient endormis sur cette plante : *Languidi et in suis negotiis torpidi mandragoram ingessisse vel sub mandragorâ dormitasse dicebantur.*

Malgré l'immense renommée dont ce végétal a joui dès l'antiquité la plus reculée, il est à peu près complètement délaissé des médecins de nos jours, du moins quant à son administration intérieure, et cela avec d'autant plus de raison que « ce qu'il a de médicamenteux et d'utile, comme le fait observer Bernard Peyrilhe, se retrouve dans les narcotiques qui croissent spontanément autour de nous. » Son application à l'extérieur est la seule manière de l'employer qui ait été conservée.

Une troisième plante du genre *atropa*, mais que nous ne voulons qu'indiquer en passant, est un arbuste des Antilles nommé *atropa arborescens* par Linnée. Il est si délétère que M. Descourtilz eut la langue enflée et perdit l'usage de la parole pour en avoir seulement goûté. (*Flor. méd. des Ant.* T. III, p. 119.) F. E. PLISSON.

BENOITE (*Bot.*, *Mat. méd.*), s. f. (*Caryophillata*). On la connaît encore sous les noms plus vulgaires de *Galiote*, *Gariot*, *Récise*, *Herbe de St. Benoit*, etc. Les botanistes l'appellent *Geum urbanum*. Icosandrie polygynie, L., famille des rosacées.

Théis fait dériver la dénomination générique *Geum*, du grec *Génêin*, donner du goût; mais d'autres étymologistes prétendent que ce mot est formé de *géa*, terre; comme si, à part les plantes qui poussent dans l'eau, toutes les autres ne vivaient pas à la surface de la terre. Quant à l'épithète *urbanum* qui sert à caractériser cette espèce, nous ne voyons pas qu'elle ait pu lui être justement donnée à raison des lieux où on la rencontre le plus ordinairement; car, si on la trouve parfois dans le voisinage des villes, au pied des murs, sur le bord des chemins, etc., elle est tout aussi commune au milieu des terrains couverts, dans les bois et sur leur lisière, le long des haies, à de très-grandes distances de toute habitation. C'est une plante vivace, petite, herbacée, à fleurs jaunes terminales à cinq pétales. Ces fleurs paraissent au mois de juin.

Simplement fibreuse lorsqu'elle est jaune, la racine de benoîte prend en vieillissant la forme d'une sorte de moignon conoïde, long d'un pouce et demi environ, deux tiers moins gros dans sa plus grande épaisseur, et garni de chevelu abondant et fauve. Récoltée au printemps, cette racine, qui est la seule partie usitée en médecine, exhale une odeur très-marquée de girofle, qu'elle perd bientôt par la dessiccation; de là l'expression de *caryophillata*, caryophillée, de *caryophillum*, clou de girofle ou gérofle. Sa saveur est un peu amère, austère, âpre. La haute opinion que l'on avait des vertus de ce végétal l'a fait décorer, dans le moyen-âge, du titre de *herba benedicta*, herbe bénie ou bénite.

On a beaucoup trop vanté les propriétés de la benoîte contre les fièvres intermittentes : on a même avancé que sa puissance fébrifuge était supérieure ou au moins égale à celle du quinquina; mais bien qu'on soit considérablement revenu aujourd'hui de la confiance qu'avaient inspirée les éloges exagérés de Buchhave, de Weber, de Lœfler, de Koch et de quelques autres, c'est encore là le principal emploi qu'elle reçoit dans la pratique. Le succès qu'on lui attribue ont au reste été fort contestés par Cullen, Ackermann, Brandelins, Anjou, Chaumet, Broussais, et nombre d'observateurs habiles, qui n'ont vu dans l'administration de cette racine qu'une action d'une assez mince efficacité. C'est aussi notre avis personnel. On assure (et cela se conçoit aisément) que la benoîte s'est montrée très-avantageuse sur la fin des dyssenteries et dans le traitement des diarrhées atoniques, des leucorrhées, etc. Il paraît qu'on s'en est bien trouvé également dans les hémorrhagies passives, les pertes de semence et, en général, contre tous les flux par débilité.

Les principes chimiques de la racine du *Geum urbanum* la rendent propre au tannage des cuirs. Elle communique à la laine une belle couleur mordorée qui, dit-on, est très-solide. Si l'on fait usage de la plante entière, on obtient alors une teinte noisette extrêmement agréable. Ses feuilles, quand elles sont tendres, peuvent être mangées en salade; plus âgées, elles peuvent être substituées au houblon dans la fabrication de la bière. Enfin, elles fournissent un excellent fourrage aux chevaux, aux bœufs, aux cochons, et surtout aux moutons, qui, suivant l'auteur de la *Flore du Dictionnaire des Sciences médicales*, en sont très-friands.

La Benoîte rivulaire ou aquatique (*Geum rivale*, L.) croit dans le nord de l'Europe et de l'Amérique, sur les hautes montagnes, etc. Sa racine, qui est tout-à-fait inodore, a joui d'une immense réputation aux Etats-Unis, où on lui donnait pareillement la préférence sur l'écorce du Pérou. C'était bien à tort sans doute, puisqu'il est manifeste qu'elle est encore plus faible que la précédente, la benoîte vulgaire de nos pays.

Nous passons sous silence le *Geum canadense*, le *Geum coccineum*, et les autres espèces, avec lesquelles on a fait trop peu d'essais pour en pouvoir parler utilement.

F. E. PLISSON.

BERLUE (*Path.*), s. f. On distingue sous ce nom une affection du sens de la vue qui transmet l'image d'objets imaginaires. Cette affection dépend souvent d'une légère opacité dans les parties transparentes de l'œil ; d'autres fois elle est le résultat d'une congestion des vaisseaux sanguins qui entrent dans la composition de l'œil. Ce symptôme, qui s'observe souvent au début des amauroses ou chez des personnes menacées de congestion cérébrale est souvent caractérisé par la perception d'images analogues à celles d'insectes voltigeant dans l'air, de toiles d'araignées, ou de points brillants, qui paraissent appliqués sur les objets que l'on observe. Cette affection disparaît souvent d'elle-même et ne dure que quelques jours, d'autrefois elle persiste, et l'on doit dans ce cas, après en avoir recherché la cause, lui opposer un traitement convenable. Ces symptômes quelquefois sont purement nerveux et ne cèdent qu'à une série de moyens employés pour combattre la disposition générale du sujet. J. B.

BÉRIBÉRI (*Path.*), s. m. C'est le nom donné par nos pathologistes, à une maladie qui est commune dans l'Inde et qui est caractérisée par une faiblesse et un tremblement général, avec engourdissement douloureux des parties. Les malades qui ne peuvent se mouvoir avec facilité et qui imitent en marchant le mouvement de la brebis, ont fait donner à cette affection le nom de *beribéri* qui est en indien, dit Bontius, le nom de la brebis. On croit que cette maladie est un rhumatisme qui affecte les muscles de la partie postérieure du tronc ; on emploie pour la combattre les sudorifiques et les frictions stimulantes.

J. B.

BÉTHEL (*hyg.*), s. m. C'est le nom que l'on donne dans l'Inde à un mélange que M. Lesson dans son voyage autour du monde, dit être composée de la feuille et quelquefois du fruit de deux espèces de poivriers (*piper bethel*, L. et *piper siriboa*, L.), de feuilles de tabac, de chaux vive environ le quart du poids du mélange, et de la noix d'un palmier nommé *arec* (*areca catechu*, L.) qui forme la moitié du poids du béthel. Ce mélange est très-astringent, il donne à la salive une couleur rouge, il noircit les dents, les corrode, et communique à la membrane interne de la bouche une couleur rouge vineuse. Le béthel qui est en usage dans toute la région intertropicale de l'Inde, est considérée comme un des plus puissants préservatifs que puissent employer les peuples de ces contrées pour combattre les dyssenteries et les fièvres graves, dont ils sont souvent menacés. J. B.

BETTE, s. f. (Bot.), *beta*, L. Genre de plante de la pentandrie digynie et de la famille des atriplicées. Nous ne parlerons ici que de la bette ordinaire (*beta vulgaris*, L.), espèce herbacée et bisannuelle, commune en Europe, où la culture en a développé plusieurs variétés. Parmi celles-ci on doit remarquer la *poirée*, appelée *blette* dans certains pays ; ses feuilles sont employées comme aliments, elles sont assez fades et contiennent peu de principes nutritifs ; on les considère comme rafraîchissantes. Le principe émollient qu'elles renferment les fait servir de topiques dans le pansement des vésicatoires et de la gourme chez les enfants. On doit avoir alors la précaution d'écraser les côtes ou nervures des feuilles. Une autre variété, la *carde poirée*, est aussi employée comme aliment ; mais on ne se sert que de la cote ou nervure médiane, qui est très-développée. Une troisième variété a tout à coup acquis dans ces derniers temps une grande importance ; nous voulons parler de la *betterave ;* tout le monde connaît sa racine grosse et charnue, qui renferme environ dix pour cent de sucre, quoique dans les arts, on n'en retire que cinq et demi à six pour cent ; ce sucre est entièrement identique au sucre de canne (*arundo saccharifera*), et rivalise comme on le sait avec celui-ci pour l'approvisionnement de la France.

J. B.

BEURRE (*hyg.*), s. m. Le beurre est un mélange de diverses substances grasses, stéarine, oléine, butyrine et acide butyrique, qui se trouvent en suspension dans une liqueur blanche nommée lait, liqueur qui est sécrétée par les glandes mammaires des femelles des mammifères. C'est du lait de la vache qu'on retire ordinairement le beurre ; mais son odeur, sa saveur, sa couleur, sa consistance varient à l'infini ; ces variations tiennent non-seulement à la constitution et à l'état de santé de l'animal, mais encore à la nature des aliments dont il est nourri.

L'extraction du beurre comprend trois opérations, l'*écrémage du lait*, *le battage de la crême et le nélaitage*. L'écrémage, qui se fait douze heures après que la traite est faite en été, et au bout de vingt-quatre heures en hiver, consiste à placer le lait dans un lieu où la température est élevée de dix à douze degrés, à le laisser en repos ; la crême monte et on la sépare ensuite, soit par décantation, soit en l'enlevant de dessus la surface du liquide.

La crême étant séparée, on la met dans une vase de bois nommé barate, et l'on bat promptement, et sans interruption jusqu'à ce que le beurre soit fait ; le but qu'on se propose en battant la crême est d'agglomérer les globules de matière butyreuses en une seule masse qui est le beurre.

Lorsqu'on opère le battage, on doit avoir égard à la température. En été, on place la barate dans l'eau fraîche pour abaisser la température du liquide; en hiver, au contraire, on la place dans un bain d'eau chaude afin de tâcher d'obtenir une température de quatorze à quinze degrés centigrades au plus, température qui paraît être la plus convenable au succès de l'opération.

Le battage étant terminé et la masse butyreuse étant rassemblée, on se mouille les mains, et lorsqu'elles sont bien mouillées, on enlève le beurre, on le lave et on le malaxe dans de l'eau claire chauffée de 12 à 15 degrés centigrades, continuant le lavage et la malaxation, jusqu'à ce que le beurre lavé dans l'eau ne trouble plus ce liquide. Le beurre ainsi lavé est ensuite mis en motte ou moulé.

Nous avons dit que le beurre pouvait varier, pour la couleur; le beurre obtenu l'hiver est ordinairement plus blanc que celui obtenu dans les autres saisons. L'habitude que l'on a de voir au beurre une couleur jaune, a donné lieu à l'emploi, dans divers lieux, de matières colorantes destinées à donner au beurre cette couleur jaune. A cet effet, on prépare avec la fleur de souci et le sel marin, ou avec le suc de carottes et l'eau des liquides qui, mêlés à la crème avant le battage, colorent la matière butyreuse en jaune.

Le beurre à la température ordinaire est solide, sa couleur varie du blanc jaunâtre au jaune; sa saveur est douce et agréable; exposé à l'action de la chaleur, il est fusible à la température de 36° centigrades; si on entretient la fusion, il y a séparation d'une petite quantité d'eau et de caséum que le beurre retenait, et le liquide, le beurre fondu, qui était trouble devient transparent; séparé de l'eau et du caséum, le beurre ainsi teinté est connu sous le nom de *beurre fondu;* il a perdu une partie de sa saveur particulière; mais il est plus facile à conserver, surtout si on le prive du contact de l'air.

Si on laisse le beurre exposé à l'air, il absorbe de l'oxigène, devient acide et acquiert une odeur et une saveur désagréables connues sous le nom de *rance.* Souvent cette altération ne permet plus de l'employer.

Le beurre étant sujet à devenir rance par son exposition à l'air, on a employé divers procédés dans le but de le conserver. Le premier de ces moyens consiste à le mêler avec du sel; le second, qui est dû au docteur Anderson, consiste à le mêler avec du sucre et du nitre. On pratique le premier de ces moyens de la manière suivante: on prend du beurre bien lavé, seize livres, du sel de quatre à huit onces, selon que le beurre doit être consommé sur les lieux ou voyager; on fait sécher le sel, on le concasse, on le mélange avec le beurre, on introduit ensuite ce beurre salé dans un pot bien net, en ayant soin de le bien tasser pour qu'il n'y ait pas d'interstices; on met au-dessous du beurre une couche de sel de l'épaisseur d'un pouce, et si au bout de quelques jours on aperçoit des fissures on les ferme en pressant le beurre. Lorsque le pot contenant le beurre est arrivé à sa destination, on le recouvre de saumure (*eau saturée de sel*).

Le procédé du docteur Anderson consiste à mêler à chaque livre de beurre une once de mélange fait avec une partie de sucre et deux parties de nitre. Conservant le mélange dans des pots, le beurre ainsi conservé a, dit-on, un goût plus agréable que celui conservé avec le sel.

Le beurre frais est employé dans l'usage médical; on s'en sert comme adoucissant et comme émollient; on le met en usage pour recouvrir les plaies qui résultent de l'apposition des emplâtres vésicants; on l'étend sur les brûlures; il faut dans ces deux cas le beurre employé soit le plus récent possible.

Le beurre entre dans la pommade de Jadelot, dans l'onguent antipsorique de Wright, et dans diverses pommades antiophthalmiques. Depuis quelques années seulement on a employé le beurre à la fabrication des bougies, des acides gras; des beurres rancis ont été achetés et saponifiés par la chaux, puis changés en acides gras qui, après avoir été purifiés, ont été convertis en bougies.

A. Chevallier,
Professeur adjoint à l'école de pharmacie, membre
du Conseil de salubrité.

Biceps (*Anat.*), s. m. de *bis* et de *caput* qui a deux têtes. On a donné ce nom à deux muscles situés l'un au bras et l'autre à la cuisse: de ces muscles l'un a reçu le nom de *biceps brachial* et l'autre celui de *biceps fémoral.* Le premier est situé au devant du bras et forme cette saillie que l'on voit si fortement prononcée lorsque le bras est fléchi: ce muscle s'attache en bas au radius, supérieurement il est divisé en deux parties, l'une plus longue située en dehors qui se fixe à la cavité articulaire de l'omoplate, l'autre plus courte s'attache à l'apophyse coracoïde du même os. Ce muscle fléchit le bras et l'avant-bras et détermine la rotation du membre en dedans.

Le muscle *biceps crural* ou *fémoral* est situé à la partie postérieure de la cuisse, il est allongé et aplati, divisé en deux portions supérieurement, une longue et l'autre courte, la première portion est fixée à une partie du bassin nommé tubérosité de l'ischion; la courte portion s'attache à la face postérieure de l'os de la cuisse ou fémur dans une partie nommée la ligne âpre. L'extrémité inférieure du biceps s'attache en dehors de la partie supérieure de la jambe à la tête du péroné. Ce muscle fléchit la jambe sur la cuisse.   J. B.

Bière (*hyg.*), s. f. On a donné ce nom à une liqueur fermentée, préparée avec les graines céréales et le houblon. Cette boisson qui portait le nom de cervoise, *cerevisia,* est mentionnée dans Pline et dans Mathiole; les Égyptiens, selon eux, en faisaient usage et la nommaient *zythum* ; elle a été aussi préparée très-anciennement en Espagne, et dans les Gaules avant qu'on n'eût planté des vignes dans ces pays.

La bière, qui a ses défenseurs et ses détracteurs, s'obtient de la manière suivante : On fait tremper l'orge afin de la pénétrer d'eau et de la disposer à la germination; lorsqu'elle est trempée on l'étend sur un plancher de manière à ce qu'elle forme une couche de 10 à 12 pouces de hauteur, on la laisse fermenter, remuant de temps en temps, pour qu'elle ne prenne pas un *goût d'échauffé;* au bout de quelques jours le germe du grain paraît, la matière sucrée, contenue dans les semences, se développe; on arrête alors la fermentation à l'aide de la chaleur; à cet effet, on dessèche l'orge germée dans une étuve où la température est portée à 60°; lorsque l'orge est desséchée, on la sépare des germes devenus collants, en se servant d'un crible en fer; le produit ainsi desséché se nomme *malt-drêche;* on réduit la drêche en poudre grossière, on la met dans une grande cuve à double fond, dont la partie inférieure doit rester vide et on fait arriver par le fond de la cuve de l'eau chauffée à 80°, qui doit être en assez grande quantité pour que le malt (la drêche) en soit couverte; on remue fortement, à l'aide de *fourquets* en fer, pour faire immerger la drêche; on laisse le tout couvert d'eau pendant une demi-heure; au bout de cet espace de temps on brasse fortement, et quand on a brassé, on recouvre la surface du mélange avec de la poudre de malt pour former un chapeau destiné à concentrer la chaleur; on ferme la cuve en ayant soin de mettre sur les jointures des morceaux de drap de laine fermant toutes les issues, et on laisse en repos pendant deux heures. Cet espace de temps étant écoulé, on ouvre un robinet placé entre les deux fonds; on sépare les premières portions de liquide qui passent et qui sont troubles, on les jette de nouveau sur le malt; on tire ensuite tout le liquide qui a acquis une saveur sucrée, et qu'on appelle *premiers métiers,* on les porte dans une chaudière à *bière double;* on verse ensuite sur le malt une nouvelle quantité d'eau à 100 degrés centigrades; on laisse en contact pendant deux heures, puis l'on tire le liquide comme nous l'avons déjà dit. Ces liqueurs sont appelées *seconds métiers;* on recharge une troisième fois avec de l'eau bouillante, et si les marcs n'étaient pas épuisés il faudrait faire quelques lavages; l'eau troisième, dite *troisièmes métiers,* et les produits des lavages peuvent servir à la fabrication de la petite bière.

Lorsque l'eau des *premiers métiers* est portée dans la cuve, on y ajoute du houblon dans la proportion d'une livre par cent litres d'eau; on élève la température rapidement en attendant que les *seconds métiers* soient obtenus. On continue ensuite l'ébullition pendant trois heures environ, en ayant soin que l'eau qui passe à l'état de vapeur retombe dans la chaudière; cette eau contient des principes aromatiques qu'il est bon de conserver dans la bière.

Lorsque la bière est cuite, on la coule dans des bacs pour qu'elle refroidisse le plus promptement possible; lorsqu'elle est refroidie on la porte dans une grande cuve, on y ajoute de la levure en plus ou moins grande quantité, selon le degré de température, la force du mout, puis du caramel destiné à donner de la couleur à la liqueur, si elle n'est pas assez colorée; on brasse le tout pour avoir un mélange homogène, enfin, on abandonne à la fermentation, qui s'opère en donnant lieu à de l'écume qui recouvre le liquide, et à un dégagement très-abondant d'acide car-

bonique. On enlève l'écume qui se trouve en très-grande quantité et on la conserve; ce produit lavé et pressé fournit *la levure* de bière, employée à Paris, par les boulangers, pour développer la fermentation panaire.

La fermentation achevée, on tire la bière et on la place dans des barils nommés *quarts;* la fermentation se renouvelle après l'introduction dans ces barils; elle dure quelques jours, puis elle s'apaise; on livre alors la bière aux consommateurs, qui les collent pour l'éclaircir, et qui la tirent en bouteilles.

Le but que se propose le fabricant de bière, *le brasseur,* en ajoutant aux métiers du houblon, est de maintenir la fermentation alcoolique dans ces liquides et de les empêcher de passer à la fermentation acide. Ce phénomène a été observé toutes les fois que ces liquides n'étaient pas additionnés d'une certaine quantité du principe, existant dans le houblon, principe qui a été désigné sous le nom de *Lupuline.*

La bière ne se conservant pas bien, du moins en France, dans les tonneaux, on la met en bouteilles, et on la boit plus ou moins promptement, selon sa force; la petite bière passe assez promptement, à l'aigre; la double-bière résiste davantage.

La bière, suivant les divers lieux où elle est fabriquée, diffère par sa saveur, son odeur, sa couleur; on lui donne aussi différents noms en Angleterre, on connaît *l'aile, le porter.* A Bruxelles, *le faro,* etc., etc.

La bière est quelquefois préparée avec des matières amères autres que le houblon; on s'est servi de la gentiane, du buis, de la feuille de menyanthe, du houblon de mauvaise qualité, enfin de strychnine; toutes ces modifications, qui ont pour but d'obtenir à meilleur marché un produit amer analogue à celui contenu dans le houblon, doivent être prohibées, parce qu'elles peuvent fournir une boisson capable de déterminer, chez les consommateurs, l'altération de la santé et donner lieu à des accidents qui peuvent avoir plus ou moins de gravité; de semblables falsifications doivent être sévèrement prohibées et assimilées à la falsification des vins. En effet, le brasseur qui se permettrait, et particulièrement celui qui ferait l'emploi de la strychnine, serait plus répréhensible que le marchand de vin qui fait usage de la litharge pour adoucir ses vins.

La bière a été employée à la préparation de médicaments qu'on appelle *bières médicinales;* on obtient ces produits par trois procédés différents; 1° en mêlant des substances médicamenteuses aux métiers, avant la fabrication de la bière; 2° en ajoutant ces substances à la bière, après la fabrication; 3° en ajoutant à la bière, des teintures alcooliques; le second de ces moyens est celui qui est préféré, par la raison qu'en employant le premier, on peut dénaturer, par la fermentation, les substances médicinales; et qu'en employant le troisième, on ajoute de l'alcool à la bière.

Bière antiscorbutique, bière sapinette.

On prend feuilles de cochlearia. . . . 1 once.

Racine de raifort sauvage. . . . 2 onces.
Bourgeons de sapins secs. . . . 1 once.
Bière nouvellement brassée. . . 4 livres.

On contuse les feuilles de cochléaria, on coupe en rouelles les racines ; on divise les bourgeons de sapins ; on met toutes ces substances en contact avec la bière, on laisse macérer en vase clos pendant quatre jours, on filtre et on conserve dans des bouteilles bien bouchées.

Formule donnée par Parmentier.

Bourgeons de sapin, et à leur défaut, feuilles du même arbre. . . . . 1 once.
Racine de raifort sauvage. . . . 4 gros.
Bière. . , ... 4 livres.

Parmentier a suprimé les feuilles de cochléaria à cause de l'eau qu'elles contiennent et qui affaiblit le médicament ; on pouvait cependant obvier à cet inconvénient en ajoutant à la première formule 4 gros d'alcool à 36 degrés par litre de bière ; la bière anti-scorbutique se donne à la dose de 8 onces en deux doses, l'une le matin, l'autre le soir.

Bière de quinquina.

Écorce de quinquina gris concassé 1 once.
Bière double . . . . 2 livres.

On met le quinquina en contact avec la bière, on laisse macérer pendant quatre jours, on passe avec expression, puis on filtre. La bière, ainsi préparée, se donne comme tonique à la dose de 4 à 8 onces en deux fois.

La bière de quinquina a été employée avec succès à l'extérieur, pour le pansement des ulcères atoniques. A. CHEVALLIER.

BILE (*Physiol.*), s. f. On donne ce nom à un liquide sécrété par le foie et qui est répandu en partie dans les intestins pour favoriser la digestion, et en partie dans une poche située derrière le foie et qui lui est jointe, que l'on nomme la vésicule biliaire.

La bile existe chez tous les animaux vertébrés et y remplit sans doute les mêmes fonctions : c'est un liquide d'une couleur jaune verdâtre, d'une odeur peu prononcée, d'une saveur amère, et qui est faiblement alcaline ; jointe en toute proportion avec l'eau et l'alcool, la bile s'y mêle très-bien et elle est précipitée de ces liquides par l'acétate de plomb. L'analyse de la bile a fait reconnaître qu'elle était composée d'eau, d'albumine, d'une résine jaune qui lui est propre, de soude, d'hydrochlorate de soude, de phosphate de chaux et de soude, plus une susbstance particulière à laquelle M. Thénard a donné le nom de *picromel* ; cependant cette dernière substance, qui existe constamment dans la bile de bœuf, n'est pas toujours rencontrée, dit M. Chevreul, dans la bile de l'homme. L'on a divisé la bile, suivant qu'elle existe dans la vésicule biliaire ou dans l'intestin duodénum, en bile cystique ou bile de la vésicule, et en bile hépatique ou bile qui vient directement du foie ; M. Chevreul a trouvé dans la bile cystique une substance qui ne se rencontre pas dans la bile hépatique, c'est la *cholesterine*, matière décrite par Fourcroy sous le nom d'adipocire, dont il a été parlé à ce mot et qui forme

ordinairement la base des petites concrétions pierreuses que l'on trouve dans la vésicule, auxquelles on a donné le nom de calculs biliaires ; ces sortes de pierres se rencontrent surtout chez les vieillards, et elles sont souvent fort nombreuses.

La bile a pour fonction de servir à la digestion (v. ce mot) ; versée dans le duodénum par le canal cholédoque, elle se mêle aux aliments déjà digérés par l'estomac, et aide à leur conversion en chyle, qui est l'état dans lequel ils doivent être absorbés pour se mêler au sang ; l'excès de ce liquide ou son absence contribue à vicier la digestion.

La bile est un des liquides les plus irritants de l'économie ; épanchée dans le péritoine à la suite de plaies du foie ou de la vésicule biliaire, elle donne lieu à des péritonites qui sont presque constamment mortelles. Dans certaines maladies on a vu la bile changer d'état, devenir ou noire, très-épaisse, ou d'une fluidité et d'une décoloration très-marquées. On l'a vue dans certaines fièvres de mauvais caractères contracter même des propriétés délétères. Mascagni cite le fait d'un jeune garçon qui étant mort dans un accès de fièvre intermittente pernicieuse, avait la bile d'une couleur violette et tellement altérée, qu'il suffit d'en inoculer quelques parcelles pour tuer des oiseaux ; d'autres oiseaux qui mangèrent du pain qui avait été trempé dans cette bile moururent sur-le-champ. Pendant la peste de Marseille, on injecta de la bile de pestiférés dans les veines de plusieurs chiens ; quelques-uns moururent, d'autres contractèrent la maladie pestilentielle par ce moyen, quoiqu'il eût été impossible de la leur communiquer d'une autre manière.

On a regardé la bile comme la cause d'une foule de maladies ; cette opinion était surtout fort en crédit du temps des médecins humoristes : ainsi on admettait une foule d'affections bilieuses, des fièvres (v. ce mot), des pleurésies, des péripneumonies, etc., que l'on regardait comme produites par la bile. Dans le monde et encore aujourd'hui on fait jouer un très-grand rôle à la bile dans presque toutes les maladies : sans doute que dans beaucoup de circonstances la bile ne doit pas être sans avoir une action très-active comme cause de maladies, mais il est aujourd'hui bien difficile de déterminer quels sont les cas dans lesquels ces faits doivent être pris en considération, et surtout quelle nature de désordre ils peuvent produire dans l'économie animale. (Voy. *Embarras gastrique et intestinal.*) J. P. BEAUDE.

BILIEUX (*Physiol. et Pathol.*), adj., qui abonde en bile. On se sert de cette désignation pour indiquer un état ou une manière d'être des organes, que l'on croit le résultat d'une trop grande abondance de bile ; ainsi l'on dit des personnes qui ont le teint jaune, et qui sont irritables, qu'elles ont le tempérament bilieux. (V. *tempérament.*) Les indispositions auxquelles on est sujet l'été, et qui sont le premier degré d'un embarras gastrique, ont été désignées sous le nom d'état bilieux ; des inflammations dans des conditions données ont reçu le nom de phlegmasies bilieuses, quoique le plus souvent la bile soit étrangère à leurs productions.   J. B.

BILIAIRE (*anat.*), adj. On a donné le nom d'appareil biliaire ou de voie biliaire aux organes qui servent à la sécrétion de la bile. Les voies biliaires se composent du foie qui sécrète la bile, du canal hépatique qui conduit la bile du foie dans le canal cholédoque, du canal cystique, qui va de la vésicule biliaire au canal cholédoque, et de ce dernier canal, qui conduit la bile du foie et de la vésicule dans l'intestin duodénum. La bile se rend du foie dans la vésicule en passant du canal hépatique dans le canal cystique. Les inflammations et surtout les blessures des voies biliaires, sont très-dangereuses. (V. *Digestion.*)   Ϝ. B.

BISCUIT (*hyg. et thérap.*), s. m. On donne ordinairement ce nom à des patisseries faites avec des blancs d'œufs battus, du sucre, de la farine, que l'on aromatise avec de la vanille et de la fleur d'oranger. Ces biscuits sont spongieux et d'une digestion difficile; c'est avec réserve que l'on doit les donner aux enfants, surtout après le repas. Cet aliment convient aussi très-peu aux convalescents; les échaudés sont, parmi les patisseries, celles qui se digèrent avec le plus de facilité. On prépare comme médicaments des biscuits purgatifs avec le *jalap*, et des biscuits vermifuges avec le *semen contra*. Ces sortes de patisseries sont surtout destinés aux enfants qui refusent de prendre les médicaments sous d'autres formes.

Le *biscuit de mer*, qui est l'aliment que l'on emploie à bord des vaisseaux pour remplacer le pain, est fait avec de la farine de froment complètement dépouillée de son, plus la quantité d'eau nécessaire pour en faire une pâte ferme; l'eau doit être employée à la température de 55 degrés cent. On laisse peu lever cette pâte et ensuite ou la coupe par morceaux, que l'on pique pour favoriser la cuisson et empêcher le biscuit de lever au four; après la cuisson le biscuit est mis pendant un mois ou six semaines dans une étuve sous le four où on le laisse sécher. Le biscuit est plus nourrissant qu'un égal volume de pain, ce qui s'explique par le peu d'humidité qu'il contient; mais il est d'une digestion plus difficile et détermine souvent la constipation. Il est aussi sujet à s'altérer par la moisissure ou par les insectes qui le piquent et le dévorent en grande partie. L'étimologie de ce mot vient de *bis coctus*, deux fois cuit, parce que les Romains préparaient le biscuit en mettant sécher au four des tranches de pain coupées assez minces. C'est de cette manière que l'on prépare encore aujourd'hui les *biscotes* qui sont un aliment très-bon pour les enfants et les convalescents.   J. B.

BISMUTH (*chim. et thérap.*), s. m. Ce métal, connu aussi sous le nom d'*étain de glace*, est blanc avec des reflets rougeâtres, d'autant plus prononcés que le métal est plus pur; sa densité est de 9,83 à 9,88; il se fond à 247° centigrades, se volatilise avec peine, et cristallise en cubes avec une rare facilité lorsqu'il ne contient pas d'arse-

nic; ce dernier corps, uni à un peu de soufre et d'argent, se rencontre en effet dans le bismuth du commerce, et on doit l'en séparer avec soin au moyen du nitre afin d'obtenir un métal pur qui puisse servir aux usages de la médecine. Le bismuth se ternit au contact de l'air humide; il est difficilement attaqué par les acides sulfurique et chlorhydrique; l'acide nitrique le dissout au contraire avec facilité en formant un nitrate soluble. Chauffé au rouge blanc, ce métal brûle avec une légère flamme bleue, et dépose, sous forme d'une poudre jaune, fusible, de l'oxide de bismuth qu'on peut obtenir aussi en décomposant le nitrate par voie humide.

Les sels solubles de bismuth ont pour caractère commun d'être décomposés par l'addition d'une certaine quantité d'eau en sous-sels insolubles et en sels acides solubles. C'est ce qui a lieu par exemple pour le nitrate de bismuth.

Le sous-nitrate obtenu ainsi, est la seule préparation du bismuth employée en médecine; il est connu sous le nom de *magistère de bismuth*. Ce sel bien pur est d'un beau blanc; quoique insoluble, il ne laisse pas d'avoir des propriétés irritantes, car M. Orfila a empoisonné des chiens avec une dose de deux gros et demi. Le lait serait un bon remède à administrer dans un cas d'empoisonnement de ce genre.

En médecine le sous-nitrate de bismuth est employé avec succès surtout pour combattre certaines affections nerveuses de l'estomac connues sous le nom de *cardialgie*, de *crampes de l'estomac*, de *pyrosis*, etc. Sous l'influence de ce médicament on a souvent vu les douleurs se calmer comme par enchantement; on l'administre en poudre ou sous forme de pilules à la dose de 6 à 12 *grains* pour les jeunes enfants, et de 18 à 24 et progressivement jusqu'à 48 grains pour les grandes personnes. Le sous-nitrate de bismuth porte encore le nom de *blanc de fard*, et sert aux femmes qui veulent se farder. On a peut-être exagéré les inconvénients de ce cosmétique; le moyen de le rendre moins irritant serait de le priver d'une petite quantité de nitrate d'argent qu'il contient souvent, et qui peut lui donner la propriété de noircir à l'air; il noircit aussi par l'action de l'hydrogène sulfuré.

Le bismuth est employé dans les arts à faire l'alliage fusible de *Darcet* qui est formé d'une partie d'étain, une partie de plomb et deux parties de bismuth; cet alliage fond à 95° centigrades; et sert à quelques dentistes pour plomber les dents; ils l'allient dans ce but avec un peu de mercure. Uni avec quatre parties de ce dernier métal, le bismuth constitue l'amalgame destiné à étamer l'intérieur des globes de verre.

Le bismuth du commerce nous vient des mines de la Saxe, de la Bohême et de la Transylvanie, où il se trouve à l'état natif; on le trouve plus rarement dans la nature à l'état de sulfate ou d'oxide.   J. P. BEAUDE.

BISTORTE (*Bot. Mat. méd.*), s. f. *Bistorta.* La double courbure de la racine de cette plante, *bis torta*, en rend l'étymologie évidente. C'est le *Po-*

lygonum bistorta des botanistes. Octandrie trigynie L. Famille des polygonées.

Ce végétal croît dans les pâturages des montagnes, dans les prairies élevées d'une grande partie de l'Europe, spécialement de la France, de l'Angleterre, de la Suisse, de l'Allemagne, de la Russie. Il fleurit en juin et juillet. Sa racine, qui se présente sous la forme d'une espèce de corne d'abondance, est de la grosseur du doigt et longue de quelques pouces, très-sensiblement comprimée, brune en dehors, rougeâtre en dedans, contournée et comme coudée deux fois et quelquefois trois sur elle-même, marquée d'intersections annulaires rapprochées, d'où s'échappent des fibrilles déliées et nombreuses. Sa saveur est fortement acerbe, son odeur presque nulle. Les droguistes distinguent deux variétés de cette racine, suivant qu'elle est plus ou moins tordue : celle-ci est la grande bistorte, l'autre n'a pas reçu de dénomination particulière. Comme la seule partie dont on fasse usage en médecine est la racine, nous nous dispenserons de pousser plus loin la description de cette plante.

Il y a peu de végétaux indigènes qui recèlent le pouvoir astringent à un degré plus éminent; c'est, en effet, un des meilleurs médicaments de ce genre que nous possédions et qui rend de très-grands services dans une foule de circonstances, dans le détail desquels il est inutile que nous entrions ici, préférant, pour éviter d'oiseuses redites, renvoyer le lecteur à notre article : *Astringents*, où nous les avons suffisamment examinées.

La racine de bistorte peut aussi s'employer comme substance tinctoriale. Les tanneurs qui s'en servent pour la fabrication des cuirs, assurent qu'elle équivaut au double de son poids de tan. Par des lotions répétées, on parvient à lui enlever presque toute son acerbité et à utiliser la fécule qu'elle contient, ainsi que *J. P. Falk* rapporte que cela se pratique dans le Nord, en la mélangeant en proportion assez considérable avec de la farine de froment. Le pain, qui en résulte, toujours d'après ce savant infortuné, est agréable au goût et de bonne qualité. Tous les bestiaux, à l'exception du cheval, broutent cette plante avec plaisir. Ses feuilles, jeunes et tendres, peuvent être mangées à la manière des épinards. Les graines données aux volailles les engraissent promptement.

F. E. PLISSON.

BISTOURI (*Chir.*), s. m. Ainsi nommé de la ville de *Pistori*, où l'on fabriquait d'excellents instruments de ce genre. Les bistouris sont de petits couteaux qui peuvent se replier sur le manche et qui sont fort usités dans les opérations chirurgicales, où ils servent à faire toutes les petites incisions; lorsqu'il faut agir sur de plus larges surfaces comme dans les amputations de membres on fait usage de longs couteaux immobiles sur leur manches. Les lames des bistouris doivent être trempées à un degré convenable, et de manière à offrir à la fois beaucoup de résistance et beaucoup d'élasticité; leur longueur est en général de trois pouces, leur largeur varie. On donne différentes for-

mes à leur bord tranchant suivant les indications; ainsi ce bord peut être droit, convexe et concave. Dans quelques circonstances où il est nécessaire de couper sans piquer, la pointe de l'instrument est émoussée à dessein, et ce bistouri porte le nom de boutonné. Louis XIV, ayant été opéré de la fistule à l'anus, par un bistouri particulier, celui-ci a retenu le nom de royal; sa lame est courbe, étroite et terminée par un stylet boutonné. Les bistouris se placent dans cette plusieurs positions différentes, qu'il serait trop long d'indiquer ici. On peut souvent reconnaître l'adresse d'un chirurgien à la manière dont il tient cet instrument. Le précepte le plus important, précepte commun du reste à l'usage de tous les instruments tranchants est de s'en servir en agissant plutôt en sciant qu'en pressant.   **J. B.**

BLENNORRHAGIE (*path.*), s. f. du grec *blenna*, mucus et de *réo*, je coule. Suivant l'opinion que l'on s'est formée de la nature des écoulements qui ont lieu par le canal de l'urètre ou par la vulve, on a donné à la maladie différents noms, ainsi le mot de gonorrhée leur a été appliqué quand on croyait qu'ils étaient produits par la semence; celui de blennorrhagie, qui lui a été substitué au commencement de ce siècle, ne vaut guère mieux puisque ce n'est pas toujours du mucus qui produit l'écoulement. Sans doute il serait plus rationnel et plus philosophique dans cette maladie comme dans beaucoup d'autres, d'avoir égard plus à l'altération organique première qu'à ses effets, or cette altération c'est une inflammation dont l'écoulement n'est que le produit, aussi les noms d'uréthrite, de vaginité paraissent-ils plus convenables; mais nous devons peut-être nous conformer à l'habitude et appeler blennorrhagie tout écoulement qui s'accompagne le plus ordinairement de douleur et des signes de l'inflammation.

Blennorrhagie chez l'homme. Ses causes sont nombreuses, ce sont : les contusions sur un point quelconque du trajet du canal de l'urètre et principalement au périnée; son froissement souvent répété par la masturbation, ou le coït quoique avec une femme très-saine; l'introduction dans le canal de corps étrangers, bougies ou sondes; l'injection de substances irritantes âcres ou caustiques. Le coït avec une femme ayant les fleurs blanches, surtout avant le flux menstruel, pendant son cours ou dès qu'il vient de cesser. Le coït avec une femme atteinte d'écoulement vaginal anormal, dépendant d'une inflammation ou d'une ulcération. En outre, la blennorrhagie peut être sympathique du travail de la dentition chez les enfants, de la présence de vers dans les intestins, des hémorrhoïdes, des calculs dans la vessie. Elle peut être le produit d'une affection dartreuse, rarement du rhumatisme plus rarement encore d'une syphilis constitutionnelle.

C'est quelquefois immédiatement après le contact des organes, mais le plus ordinairement au bout de trois, six, et même huit jours que commencent à se manifester les premiers signes de l'inflammation uréthrale.

Le malade éprouve, soit à l'extrémité seulement

du canal, soit dans toute son étendue, une chaleur qui d'abord n'a rien de pénible, qui parfois amène des désirs vénériens et des érections. Cette période est courte ; du chatouillement puis de la cuisson à l'extrémité de la verge lui succèdent, surtout pendant l'émission de l'urine. Bientôt l'ouverture de l'urèthre se tuméfie, les deux lèvres peuvent à peine s'écarter, elles sont le siége d'une vive rougeur, quelquefois même elles paraissent excoriées et le canal laisse suinter une humeur séreuse qui tache le linge en blanc ou en jaune. La douleur n'est plus bornée au gland, elle s'étend à tout le canal dont l'extrémité est dure et très-sensible à la pression. L'urine en passant sur la membrane muqueuse enflammée y détermine une sensation des plus pénibles. C'est cette sensation de chaleur si vive qui a fait donner à la maladie le nom expressif de chaudepisse.

La tuméfaction de la membrane muqueuse du canal, l'inflammation qui souvent s'étend au col de la vessie, forment un obstacle au cours de l'urine ; aussi le malade est-il obligé à des efforts pour l'expulser.

Les douleurs ne se bornent pas toujours à la verge, elles s'étendent quelquefois, mais sans gonflement, aux aines, aux cordons spermatiques et aux testicules ; souvent aussi les ganglions inguinaux ou le tissu cellulaire qui les environne s'enflamment et se tuméfient légèrement pendant quelques jours.

C'est principalement au moment où l'urine commence à couler que les douleurs se font sentir, puis à la fin, lorsque le malade fait effort pour rendre les dernières gouttes ; l'éjaculation est encore plus sensible.

Les érections sont horriblement douloureuses, leur fréquence la nuit, surtout lorsque la chaleur du lit est extrême, force souvent les malades à se lever. Dans tous les cas où l'inflammation est le plus intense, l'urèthre ne pouvant pas s'étendre comme les corps caverneux, se courbe pendant l'érection du pénis : c'est cette plus grande violence de l'inflammation que l'on a nommée chaudepisse cordée. Cet état est alors si douloureux que l'on a vu des malades appliquer la verge sur une table et frapper dessus avec force pour disent-ils casser la corde. Ils occasionnent ainsi la rupture du canal ou son éraillement, ce qui donne lieu à une hémorrhagie qui souvent les soulage momentanément, mais dont les suites peuvent être graves. A mesure que l'inflammation marche, l'écoulement augmente ; de séreux et blanchâtre qu'il était il devient jaune ou verdâtre et prend plus de consistance ; ce n'est plus alors du mucus c'est du véritable pus. Quelquefois il est teint par des stries de sang ; dans quelques cas même il sort du sang en assez grande abondance. Cette hémorrhagie, loin d'être fâcheuse, calme au contraire les douleurs et abrége même la durée de la maladie.

Dans le plus grand nombre de cas, la blennorrhagie quoique portée à ce degré ne présente que des phénomènes locaux. Dans quelques circonstances cependant elle s'accompagne de symptômes généraux surtout chez les gens pléthoriques et nerveux.

T. I.

La période croissante de la blennorrhagie est ordinairement d'une huitaine de jours, puis elle reste stationnaire à peu près la même temps, et ensuite diminue d'intensité. Les envies d'uriner sont moins fréquentes, le passage de l'urine moins pénible, les érections plus rares et moins douloureuses.

L'écoulement reste tout aussi abondant pendant quinze jours ou trois semaines, il est jaune ou verdâtre, puis ensuite il diminue, il reprend le caractère du mucus, il est plus tenace et file entre les doigts. Après un mois ou cinq semaines, quand il n'est pas survenu de complications, les douleurs disparaissent en urinant et dans les érections ; il ne reste qu'un peu de chaleur et de chatouillement. Alors l'écoulement dans un petit nombre de cas s'arrête, ou bien, ce qui est le plus ordinaire, il continue pendant des mois et des années si on ne le traite pas convenablement.

Mais il s'en faut beaucoup que la blennorrhagie suive toujours la marche que nous venons d'indiquer; peu de maladies au contraire présentent autant de variétés, ce qui peut tenir à l'âge du sujet, à sa constitution, comme aussi à la cause déterminante et à la plus ou moins grande étendue de l'inflammation.

L'écoulement quelquefois se fait voir sans qu'il y ait la moindre douleur dans le canal, mais ce n'est pas le cas le plus ordinaire. L'époque de son apparition est très-variable. Les symptômes de l'uréthrite peuvent exister pendant longtemps sans qu'il se manifeste aucun suintement par le canal ; c'est à cette variété qu'on a donné le nom bien impropre de blennorrhagie sèche. C'est donc une erreur de fixer le début de la maladie à l'apparition de l'écoulement, l'étendue plus ou moins grande de la surface enflammée doit nécessairement faire varier les symptômes de l'uréthrite. Ainsi la douleur peut n'être pas très-vive quoique l'écoulement soit très-abondant, celui-ci peut à peine tacher le linge quoique le malade accuse une peine très-grande pendant les érections ou l'émission des urines.

La durée de la blennorrhagie n'est pas moins variable : quelquefois en quinze jours elle a parcouru toutes ses périodes et cessé complètement; d'autres fois, malgré les soins les mieux dirigés, il faut plusieurs mois pour la guérir.

Le diagnostic de l'uréthrite est facile, rarement peut-on confondre l'écoulement blennorrhagique avec celui qui serait occasionné par une maladie des reins, des uretères ou de la vessie : il faut quelquefois une grande attention pour la distinguer de certaines affections graves de la prostate. Mais s'il est facile de dire qu'un écoulement est le produit de l'inflammation de la muqueuse uréthrale, il s'en faut beaucoup que l'on puisse aussi sûrement dire quelle est la nature de cet écoulement.

Lorsque la blennorrhagie reconnaît une autre cause que le rapprochement des sexes, les circonstances antécédentes éclairent le diagnostic ; mais quand elle est le résultat du coït et qu'elle existe seule, il est impossible d'affirmer qu'elle est ou qu'elle n'est pas syphilitique. On a donné comme signes différentiels l'intensité plus grande

29

de l'inflammation, sa durée plus longue, la couleur du pus, l'apparition des bubons, de l'orchite, de l'ophthalmie, des douleurs articulaires, l'incubation plus longue de la maladie. Mais on sait aujourd'hui que tous ces phénomènes ne peuvent jamais faire distinguer la blennorrhagie qui restera maladie simple d'avec celle qui sera accompagnée ou suivie de symptômes de vérole ; car c'est un fait hors de doute qu'il puisse y avoir des symptômes syphilitiques consécutifs à une blennorrhagie. Sans entrer ici dans une discussion sur la pluralité des virus, discussion que ne comporte pas la nature de cet ouvrage, qu'il nous suffise de dire que, d'après l'observation et surtout d'après des expériences renouvelées avec succès dans ces derniers temps, on est porté à admettre que quand la blennorrhagie a produit une maladie générale consécutive, ou que pendant sa durée elle a donné lieu par contagion à un chancre, c'est que, outre l'inflammation catarrhale, l'urèthre était aussi le siége d'un véritable chancre ; mais ces cas sont on ne peut plus rares.

Le traitement de la blennorrhagie doit être celui de toutes les inflammations c'est-à-dire, antiphlogistique, il doit nécessairement varier suivant le plus ou moins d'intensité de la maladie et suivant qu'elle est aiguë ou chronique. Dans le premier cas, a-t-on affaire à un individu jeune, vigoureux, il faut dès le début faire appliquer des sangsues au périnée ou dans les aines. On conseille aussi de les appliquer sur la verge elle-même, en suivant le trajet du canal de l'urèthre, ou bien à son orifice, mais quoique dans quelque cas cela réussisse très-bien, dans d'autres il en résulte de l'œdème à toute la verge. Il ne faut pas craindre de répéter ces saignées locales plusieurs fois, on peut même quand il y a des symptômes généraux recourir avec avantage à la saignée du bras.

On prescrit en même temps les boissons émollientes telles que les décoctions d'orge, de graine de lin, de chiendent, de pépins de coings, le petit-lait, les sirops d'orgeat, de groseille, de capillaire, ou tout autre liquide rafraîchissant qu'on peut laisser au choix du malade. Ce n'est point pour le faire uriner souvent que l'on conseille ces tisanes, mais bien pour rendre l'urine plus aqueuse, moins âcre et par conséquent moins douloureuse au passage. Les bains entiers prolongés, les bains locaux dans une décoction émolliente rendue un peu narcotique par les têtes de pavots ou même le laudanum. Quelques médecins veulent que l'on entoure la verge de cataplasmes émollients et anodins. Le bien-être que les malades en retirent n'est pas toujours certain et souvent la chaleur qu'ils entretiennent dans tout l'organe y fait affluer le sang davantage.

Quand l'uréthrite est fort intense, on a recours avec avantage à des pilules de camphre et d'opium qui souvent ont pour résultat de diminuer les érections.

Le régime doit toujours être sévère, se composer de mets de facile digestion, les viandes blanches, les légumes herbacés. Le malade, dans les premiers temps du moins, ne devra faire qu'un exercice très-modéré, il évitera les longues mar-ches, les efforts et il devra porter habituellement un suspensoir.

On continue ces divers moyens pendant trois semaines ou un mois, jusqu'à ce que le malade n'accuse plus de douleurs, alors on dit communément qu'il faut couper la chaudepisse. On tarit l'écoulement qui résulte de l'inflammation chronique du canal en agissant contre elle de diverses manières: d'une manière médiate, le plus ordinairement au moyen de médicaments pris à l'intérieur, ou bien en agissant directement sur la muqueuse uréthrale elle-même.

De tous les médicaments préconisés contre la blennorrhagie, il n'en est aucun qui jouisse d'une plus grande réputation que le baume de copahu; il est certain que c'est celui qui réussit en général le mieux. On l'administre de différentes manières, tantôt seul dans un liquide quelconque, tantôt uni à la gomme, à la magnésie; on peut en porter la dose depuis quelques gouttes jusqu'à plusieurs gros par jour.

Quelques praticiens ne craignent pas de donner le copahu ou toute autre substance qui doit amener le même résultat à toutes les périodes de l'uréthrite, même pendant sa plus grande activité ou bien pendant qu'elle s'accompagne d'accidents inflammatoires, l'orchite par exemple. Il est rare qu'alors ce médicament réussisse : ce n'est guère que quand on l'administre au début même de la blennorrhagie quand le malade s'aperçoit de l'écoulement et alors qu'il n'y a qu'une très-légère douleur. Mais lorsque celle-ci est devenue intense il n'est plus capable d'empêcher la maladie de marcher.

Le copahu est rarement bien supporté par les malades, il est d'une digestion difficile, il occasionne des rapports, des nausées et détermine parfois une diarrhée trop abondante; on est obligé d'en cesser l'usage ou bien de l'administrer en lavements à la dose d'une à deux onces; mais de cette manière-là il réussit bien moins souvent. Les capsules gélatineuses dans lesquelles on l'enferme maintenant en cachant le goût nauséabond aux malades, il est peut-être un peu mieux supporté.

Le poivre cubèbe est employé dans le même but que le copahu, mais son action est différente. Ce médicament est astringent : on en donne un demi-gros, un gros ou deux par jour et même quelquefois plus. On peut le délayer dans l'eau ou en former une espèce de pâte. Mais la meilleure manière d'administrer le cubèbe, c'est de le mêler au copahu. On fait aussi avec ces deux substances, auxquelles on ajoute d'autres astringents, le cachou, le sang-dragon, le ratanhia, un opiat que l'on peut aromatiser pour le rendre moins désagréable et qu'on fait prendre aux malades dans du pain à chanter à des doses variées, ou en pilules. Il arrive souvent qu'après quelques jours de l'usage de ces médicaments, l'écoulement uréthral cesse. Il n'en faut pas moins les continuer plusieurs jours encore, sans quoi on s'exposerait à le voir reparaître.

Beaucoup d'autres médicaments sont préconisés contre la blennorrhagie, ce sont presque toujours des purgatifs, des astringents ou des fondants tels que les pilules de Béloste, la conserve de roses, l'iode, etc.

Quand la blennorrhagie dure depuis plusieurs mois, qu'elle ne consiste plus qu'en un suintement habituel sans douleur aucune, et que les médicaments indiqués n'ont pas réussi, on peut agir sur le canal de l'urèthre même au moyen des injections astringentes repétées plusieurs fois par jour. Elles se font avec une décoction de roses rouges, avec la teinture de cachou, avec le vin, les dissolutions salines de sous-acétate de plomb, de sulfate de zinc, de nitrate d'argent. On a reproché aux injections de déterminer quelquefois l'inflammation de la vessie. Cet inconvénient, bien rare d'ailleurs, peut être évité en ayant soin de faire exercer une compression sur le périnée pendant qu'on fait l'injection. On a prétendu qu'elles pouvaient déterminer les rétrécissements du canal de l'urèthre : cette crainte n'est pas fondée ; car on voit trop souvent les rétrécissements survenir chez des individus qui n'ont jamais fait d'injections, pour ne pas se convaincre qu'ils sont toujours le résultat de l'inflammation plutôt que des remèdes qu'on lui a opposés.

On a conseillé et tous les jours on emploie avec succès l'introduction dans le canal de bougies en cire ; elles agissent de la même manière que les injections ; mais, comme ces dernières, elles peuvent augmenter momentanément l'écoulement, ce dont il faut prévenir les malades. Elles ont aussi l'inconvénient de donner quelquefois lieu à l'inflammation du testicule.

Enfin, une dernière médication locale plus énergique, mais qui donne souvent de très-bons résultats, c'est une cautérisation légère, assez étendue du canal de l'urèthre, il suffit quelquefois de promener superficiellement le nitrate d'argent dans plusieurs points de sa surface une ou plusieurs fois pour tarir des écoulements qui duraient depuis fort longtemps.

On a aussi conseillé d'appliquer des vésicatoires au périnée, sur les bourses, à la partie interne des cuisses, mais il est rare de trouver des malades qui consentent à se soumettre à ce moyen.

Quelquefois des écoulements qui ont résisté à des médications très-énergiques, guérissent très-bien sous l'influence des toniques à l'intérieur, des bains froids, des bains de mer et des bains sulfureux ou alcalins.

Les complications qui peuvent survenir dans le cours de la blennorrhagie telle que la cystite, l'inflammation de la prostate ou des testicules, l'ophthalmie, seront décrites à chacun de ces mots.

La blennorrhagie, avons-nous dit, au commencement de cet article peut être symptomatique d'une affection vermineuse ou rhumatismale ; il est bien entendu que dans ce cas c'est à combattre la maladie première que doivent tendre les efforts du médecin, de même que quand la blennorrhagie complique une maladie de l'estomac ou des intestins. Souvent ce n'est que quand la santé s'améliore que la blennorrhagie se guérit.

Quand la maladie est chronique dès le début, ou bien si elle revient à l'état aigu, même après le coït ou le moindre excès, il faut chercher s'il n'y a pas dans le canal quelque point ulcéré ou s'il n'est pas le siége de rétrécissements : dans ces cas, il faudrait guérir radicalement ces affections pour éviter le retour de ces blennorrhagies successives qu'on a pu nommer chaudepisses à répétition.

Blennorrhagie chez la femme. Elle est caractérisée par un écoulement abondant de matière muqueuse et purulente sécrétée par la membrane muqueuse enflammée de la vulve, du vagin ou du canal de l'urèthre. Les mêmes causes que chez l'homme, mais de plus ici l'état de grossesse, la première menstruation, l'abus de lavements trop chauds ou irritants, mais comme chez l'homme surtout aussi le coït, donnent lieu à la blennorrhagie. Ses symptômes sont : une cuisson pénible aux parties génitales, une tuméfaction extrême de toutes ces parties qui empêche la malade de marcher ou de s'asseoir, une douleur vive pendant l'émission des urines, une rougeur qui souvent ne se borne pas à la vulve, mais qui s'étend à la partie interne des cuisses souvent mouillées par la matière de l'écoulement.

Quand on examine les parties, on ne peut quelquefois pas écarter les lèvres tant elles sont enflammées ; il n'est même pas très-rare de voir les grandes lèvres être le siége d'un abcès.

Quand les parties extérieures de la génération ne sont pas aussi tuméfiées et qu'on peut examiner l'intérieur du vagin avec ou même sans le spéculum, on voit quelquefois le pus être fourni non seulement par la vulve ou vagin, mais aussi par le canal de l'urèthre, et je fais cette remarque parce que quelques médecins pensent encore que l'urèthre est toujours étranger à la blennorrhagie, chez la femme. Il peut y avoir vaginite simple, et on possède quelques exemples d'inflammation du canal de l'urèthre sans que le vagin soit malade. Si l'on peut introduire le spéculum, on voit que le col de la matrice participe à l'inflammation dans quelques cas seulement. Souvent aussi une femme qui présente une blennorrhagie très-abondante n'éprouve pas de douleurs en urinant et n'accuse qu'un peu de pesanteur dans le fond du vagin : le spéculum fait voir, dans ce cas, une inflammation plus ou moins vive de la partie supérieure du vagin ou du col de la matrice, le reste des parties génitales paraissant sain.

Quelquefois une blennorrhagie très-intense s'accompagne de symptômes généraux ; mais dans la plupart des cas, il n'y a que des accidents locaux. On voit ici comme chez les hommes des engorgements passagers des ganglions des aines ; mais il est bien rare qu'il en résulte de véritables bubons. Les accidents qui peuvent compliquer les blennorrhagies chez les femmes sont outre l'ophthalmie, ce qui est chez elle une complication peu fréquente, l'inflammation de la matrice, des ovaires ou du bas-ventre, de larges excoriations et parfois même des escarrhes gangréneuses des grandes ou des petites lèvres, de la vulve, par suite de la violence de l'inflammation.

Quant au diagnostic, il est en général facile puisqu'on peut voir la rougeur de la membrane muqueuse. Il a surtout été rendu facile depuis qu'on s'est servi généralement du spéculum pour examiner les parties génitales dans les affections vénériennes. On reconnaît très-bien, au moyen de cet instrument, les diverses ulcérations du col de la matrice, ulcérations qui produisent souvent des écoulements très-abondants, confondus pendant longtemps sous le nom général de blennorrhagie et dont l'histoire devra être faite à l'article chancre.

Le traitement de la blennorrhagie qui nous occupe repose sur les mêmes bases que celui employé chez l'homme. Boissons rafraîchissantes, saignées locales ou générales, bains longtemps prolongés, injections émollientes et anodines dans le vagin, régime doux tant que dure l'inflammation : quelquefois sous l'influence de ces seuls moyens la maladie arrive à la guérison; mais le plus ordinairement, quand l'irritation cesse, il reste un écoulement abondant contre lequel les émollients échouent. Quand la blennorrhagie existe dès le principe sans douleur, cette maladie est alors très-difficile à diagnostiquer, parce qu'on peut croire avoir affaire à des fleurs blanches abondantes; et souvent, en effet, ce n'est que leur exagération, pour ainsi dire, sous l'influence d'une cause irritante; les remèdes émollients ne conviennent plus. Le plus ordinairement on est forcé de recourir aux injections toniques et astringentes comme chez l'homme. Mais ici elles ont une action bien plus efficace et c'est même le seul moyen sur lequel on peut compter. On peut également ici faire usage de la cautérisation superficielle dans une certaine étendue du vagin. Les moyens généraux indiqués pour l'autre sexe peuvent aussi être mis en usage avec succès.

Quant au copahu et au cubèbe, ils ont ici une bien faible action, ils réussissent rarement, mais dans quelques cas cependant on en a obtenu de de bons résultats.

Il arrive quelquefois que, soit par négligence, soit même lorsque le traitement a été bien fait, l'écoulement ne se guérit jamais complétement, et que des femmes qui n'avaient point eu de fleurs blanches jusqu'à une première blennorrhagie en ont été atteintes par suite de cette maladie.

Nous n'avons dû dans cet article envisager la blennorrhagie que comme affection aiguë renvoyant à l'article syphilis ce qui a rapport au traitement spécifique.

AUGUSTE CULLERIER,
Docteur en médecine, ancien interne des hôpitaux.

BLENNORRHAGIQUE (*path.*), adj. Se dit des phénomènes qui appartiennent à la blennorrhagie. (V. ce mot.)

BLENNORRHÉE (*path.*), s. f. On désigne sous ce nom un écoulement muqueux qui succède ordinairement à la blennorrhagie, mais qui souvent se manifeste primitivement. Dans cette maladie, le mucus est moins consistant et moins coloré que dans la blennorrhagie. Rarement il y a de la douleur dans les organes malades; l'émission de l'urine, qui quelquefois est gênée, n'est presque jamais douloureuse. Cette affection, qui n'est qu'un degré moins avancé de la blennorrhagie ou

une dégénération de cette maladie, est souvent fort difficile et fort longue à guérir. (V. *Blennorrhagie.*)

J. B.

BLÉPHARITE (*path.*), s. f. C'est le nom que l'on donne à l'inflammation des paupières. (V. *Paupières.*)

BLESSURES (*Chir.*) s. f. (V. *Plaies.*)

BLESSURES (*Méd. Lég.*) C'est une des questions les plus graves en médecine légale que d'éclairer les juges sur un cas de blessures. Non que le médecin soit embarrassé pour déterminer la nature d'une lésion et ses conséquences probables; mais le caractère de notre législation sur cette matière crée souvent des embarras au médecin légiste, qu'il lui est difficile d'éviter, et les éléments de la question sont si composés que pour que le jugement soit équitable, le médecin doit entrer dans une foule de considérations, dont les conséquences sont quelquefois le doute. Ainsi la disproportion énorme qui existe entre la pénalité applicable à une blessure qui a occasionné une incapacité de travail de plus de 20 jours (*de 5 à 10 ans de réclusion*), et celle qui n'a pas entraîné cette incapacité de (*6 jours à 2 ans d'emprisonment*), doivent rendre le médecin excessivement circonspect dans l'appréciation des circonstances qui ont accompagné la blessure; il doit rechercher si des imprudences du malade, une mauvaise méthode dans le traitement, ou bien des maladies antérieures qui sont venus se compliquer avec l'affection nouvelle, ne sont pas la cause de la prolongation de la maladie. Il en est de même pour les blessures qui auraient pu déterminer la mort de l'individu frappé, sans qu'elles soient cependant de nature à amener un résultat aussi fâcheux.

C'est surtout dans la constatation des blessures et dans l'appréciation de leurs résultats probables que le médecin a besoin de s'entourer de toutes les connaissances de l'art et de tous les enseignements de l'expérience. Nous n'avons pas la prétention dans un simple article, destiné aux personnes étrangères à la médecine, de tracer même quelques-unes des règles qui doivent guider le médecin dans cette partie si délicate de l'exercice de sa profession : c'est dans les ouvrages de médecine légale, où les règles importantes sont développées avec détail, qu'il puisera les préceptes qui doivent le guider, préceptes même qu'il ne peut mettre en usage avec fruit, s'il n'a pas fait de bonnes études en anatomie et en pathologie.

Mais, à part ces vastes considérations, qui à elles seules peuvent faire la matière d'un volume, il est quelques renseignements que le médecin peut donner aux magistrats chargés de constater un délit de la nature de ceux que nous venons d'indiquer, et nous allons tâcher d'en signaler ici quelques-uns des plus importants.

Le premier devoir d'un magistrat, lorsqu'il a constaté l'existence d'une blessure, est de faire immédiatement appeler le médecin, non-seulement dans le but louable et naturel de donner des secours au blessé, mais encore dans l'intérêt même de la justice; car une blessure peut souvent perdre quelques-uns de ses caractères primitifs par l'inflammation qui en est la suite et surtout par les moyens de pansement que des personnes inexpérimentées auraient pu mettre en usage. Le médecin pourra ainsi avec plus de facilité constater immédiatement les rapports qui existent entre la blessure et les causes que l'on dira l'avoir produite, car le devoir du magistrat aura été de s'informer de la nature de l'arme avec laquelle on aura dit que le blessé a été frappé, de la saisir, afin que le médecin puisse établir les rapports qui existent entre la plaie et l'instrument vulnérant.

Il sera également important de s'enquérir du temps que l'on dit s'être écoulé depuis que la blessure a été faite, de la manière dont le coup aura été porté, de la position dans laquelle se tenait le blessé à l'instant où il a été frappé : toutes ces circonstances sont indispensables pour éclairer le médecin; elles servent à lui faire apprécier et la nature de la blessure, et le rapport qui peut exister entre l'inspection de celle-ci et la plainte du blessé. Il faudra également s'informer quelle a été la conduite du blessé après avoir été frappé s'il a pu exécuter telle ou telle fonction, comme marcher, courir, continuer la rixe. Ces faits servent beaucoup à faire apprécier le caractère d'une lésion, et éclairent le médecin sur la véritable importance des blessures que le plaignant voudrait exagérer ou même simuler.

Ces cas de blessures simulées sont beaucoup plus fréquents que l'on pourrait le supposer, et il est souvent facile de tromper les personnes peu habiles à reconnaître ces fraudes. Quelquefois c'est une personne qui se plaint de sévices et qui présente de larges taches noires et violacées, qu'elle dit être produites par des contusions, et qui lorsqu'on les examine avec soin ne sont que le résultat de l'application d'un corps coloré sur la peau; d'autrefois un individu vient se plaindre d'une tentative d'assassinat; il montre des blessures; mais lorsque le médecin est appelé, il constate, bientôt qu'elles ne peuvent avoir été faites avec les armes, ni dans les circonstances que le plaignant indique, et souvent même il est à remarquer qu'elles n'intéressent tout au plus que la peau. On sent de quelle importance sont tous ces faits; car si le magistrat s'en laissait imposer dans ces divers cas, il s'exposerait à laisser planer des soupçons sur des personnes injustement calomniées.

Nous rapporterons ici un cas curieux pour lequel nous avons été appelé, et qui montre combien les personnes même les plus éclairées peuvent s'en laisser imposer. Un sieur B. . . . médecin, qui plus tard comparut devant la Cour d'assises du Jura accusé de plusieurs empoisonnements sur des personnes de sa famille, était dans l'été de 1832 à Paris pour étudier, disait-il, le choléra. Un matin, il est rencontré renversé et sanglant au pied d'un arbre du bois de Boulogne; il fut conduit chez le maire d'une commune voisine, M. D...., connu par sa haute position commerciale et par ses fonctions politiques. Le nommé B. se dit victime d'une tentative d'assassinat, et conte ainsi son événement: Je suis sorti ce matin de l'Hôtel-Dieu profondément affecté par le spectacle des cholériques que j'y avais observés; je me suis dirigé vers le bois de Boulogne, afin de dissiper cet état par la promenade et la distraction dans le bois. J'ai été accosté par deux individus, qui après m'avoir mal parlé du gouvernement, m'ont proposé d'entrer dans une conspiration, qui avait pour but d'attenter à la vie du roi : j'ai refusé ; alors ils ont voulu exiger de moi le serment que je ne révélerais pas leur complot; loin de m'engager, je leur ai déclaré que, comme bon citoyen, je me ferais un devoir de dénoncer leurs coupables desseins; alors ils se sont jetés sur moi. Dans la lutte, le portefeuille de l'un d'eux est tombé par terre; je m'en suis emparé et j'ai été au même instant frappé d'un coup de poignard qui m'a percé la poitrine. A l'appui de son récit, il montrait deux blessures à sa poitrine, sa chemise et son pantalon pleins de sang, un petit pistolet de poche chargé, qui avait été trouvé près de lui et un mauvais portefeuille rouge qu'il disait être celui qu'avaient laissé tomber les conspirateurs; ce portefeuille contenait une lettre qui avait rapport à la prétendue conspiration, et deux paquets d'une poudre blanche qu'il disait présumer être du poison.

Le maire M. D., encore sous l'impression des événements politiques dont le mois de juin venait d'être le théâtre, et rassuré par la qualité de la personne qui portait cette plainte, crut ce récit; il prodigua au sieur B. . . . toute espèce de marques d'intérêts, et il poussa l'attention jusqu'à faire mettre les chevaux à sa voiture pour faire reconduire le malade à son hôtel. Il rendit immédiatement compte de ce fait au préfet de police. Le lendemain, le sieur B... fut mandé à la préfecture de police; mais là on avait été peu crédule; des soupçons s'étaient élevés sur la véracité du narrateur, et des médecins furent mandés pour examiner l'état de sa blessure. Je suis désigné avec mon confrère M.B. de L.; nous examinons les plaies, et nous voyons deux petites ouvertures qui existaient à la peau sur le côté droit de la poitrine : le sieur B.... nous dit qu'elles avaient été faites d'un seul coup et avec un poignard mince et étroit ; nous reconnûmes bientôt que ces deux ouvertures qui étaient séparées par un intervalle de dix-huit lignes, avaient été faites séparément. Que la peau n'avait été que légèrement incisée, que ces deux ouvertures n'avaient jamais communiqué entre elles, et que le sang qui tachait la chemise du sieur B... était trop abondant pour avoir été seulement fourni par ces deux petites incisions, enfin que relativement au fait de la blessure, le récit était complétement controuvé. Le sieur B. s'appuya de sa qualité de médecin pour combattre nos conclusions; il voulut une contre-expertise et désigna M. Dupuytren: ce célèbre chirurgien vint; il ne voulut point connaître notre opinion, il examina les plaies, se fit lire notre rapport et il signa immédiatement en déclarant qu'il partageait complétement notre avis; il nous cita même un cas semblable, arrivé sous le consulat, dans le parc de Saint-Cloud. Le sieur B... fut immédiatement renvoyé dans son département, où bientôt il devait paraître sur les bancs de la cour d'assises.

J. P. BEAUDE,

Médecin inspecteur des établissements d'eaux minérales, membre du conseil de salubrité.

BLÉSITÉ (*path.*), s. f. Vice de prononciation qui consiste à substituer une consonne douce à une plus dure, comme le *Z* à l'*S*, le *D* au *T*, l'*S* au *G*, et qui font dire un *zenou* pour un genou, un *sien* pour un chien, etc.   J. B.

BLEUE (MALADIE). (V. *Cyanose*.)

BOISSON (*hyg.*), s. f. Le mot boisson comprend tout liquide qu'on introduit dans les voies digestives, soit pour calmer la sensation de la soif, et réparer les parties fluides de notre corps; soit pour favoriser la dissolution des aliments solides et leur absorption.

On pourrait distinguer cinq grandes divisions dans les boissons proprement dites; 1° l'eau; 2° les boissons aqueuses qui contiennent des sels ou des acides en dissolution, telles que les eaux minérales naturelles et factices; 3° les infusions, les mélanges et les décoctions dans l'eau; 4° les boissons dont le principe actif est l'alcool; 5° les boissons alimentaires. Comme chaque boisson aura dans ce dictionnaire un article spécial, nous ne les considérons ici que d'une manière générale sur quelques points de vue hygiéniques et thérapeutiques.

1re Classe. — *Eau, ou boissons aqueuses simples.* Les hommes dans leur état naturel ne connaissaient d'autre boisson que l'eau; le vin et les autres liqueurs ne sont que des produits industriels créés par la civilisation. L'eau est la plus simple et la plus essentielle de toutes les boissons. Il faut, pour que l'eau potable ne soit pas nuisible à notre économie, qu'elle réunisse les trois conditions suivantes: 1° elle doit contenir de l'air atmosphérique en dissolution ; 2° elle ne doit contenir que la moindre proportion possible de sulfate de chaux ; 3° l'eau potable ne doit pas contenir de matières végétales ou animales putrides; ces substances en dissolution dans l'eau la rendent délétère, et son usage produit les fièvres intermittentes, les engorgements des viscères abdominaux, la décoloration de la peau, les pâles couleurs, etc.

Les eaux pluviales, qu'on est obligé en certains pays de conserver, pour les besoins, dans des citernes, s'y altèrent assez promptement et occasionnent souvent des maladies contagieuses, et il est bien important pour ces contrées d'avoir recours à des moyens capables de rendre ces eaux salubres ou de les empêcher de se détériorer.

L'eau de rivière dont le cours est rapide et qui coule sur un lit de sable ou de roc, réunit les conditions qui signalent l'eau potable de bonne qualité; elle est plus pure et contient beaucoup plus d'air que celle qui coule lentement et sur des substances organiques, parce que ces substances absorbent l'air et altèrent les qualités de l'eau en se corrompant, et s'y dissolvant en partie.

La boisson aqueuse simple, quand elle est pure, et qu'elle réunit toutes les conditions que nous venons d'indiquer, a la propriété d'étancher la soif en humectant les organes salivaires et ceux de la déglutition, de délayer les aliments, de réparer les pertes de la transpiration et les liquides épuisés par toutes les voies d'évacuation.

Les effets des boissons aqueuses sur notre économie varient selon leur degré de température et les conditions dans lesquelles se trouvent ceux qui en font usage. L'eau fraîche calme la soif et fait éprouver une sensation agréable; mais si elle est trop glacée, une sensation de froid insupportable se fait sentir dans l'arrière-bouche, et son introduction dans l'estomac produit un sentiment excessif de froid; si la boisson a été abondante elle détermine des coliques et des tremblements. Si le sujet est sain et vigoureux ces sensations pénibles se dissipent promptement; mais si le sujet est faible, la réaction est incomplète. Si ces boissons glacées sont ingérées au moment où le corps se trouve en transpiration, les résultats peuvent être très-funestes. Dans les pays méridionaux on voit souvent des individus frappés d'apoplexie après avoir pris des glaces pendant qu'ils étaient échauffés et couverts de sueur.

Les boissons aqueuses chaudes, quoique privées d'air, fades et très-désagréables à prendre, sont néanmoins appelées à remplir des indications thérapeutiques. L'eau chauffée à une température élevée, sert pour certaines personnes comme digestif, et pour d'autres elle est un des meilleurs sudorifiques que l'on connaisse.

2e Classe. — *Boissons simples qui contiennent des sels ou des acides en dissolution.* Les eaux minérales, naturelles et artificielles sont comprises dans cette classe. Dans tous les pays d'Europe, et surtout en France, en Allemagne et en Italie, beaucoup de personnes en bonne santé, ou pour la plus minime indisposition, au lieu de boire le vin avec de l'eau simple, ils le mêlent avec des eaux minérales naturelles, et le plus souvent factices.

Les boissons d'eaux minérales sont très-salutaires, et les médecins peuvent en tirer un grand parti surtout pour la guérison des maladies chroniques. L'action de ces boissons sur notre économie varie selon la nature des eaux et leur température, et selon l'âge et la constitution de ceux qui en font usage. Les eaux minérales les plus employées comme boisson, sont les *hydro-sulfureuses thermales et froides*, les *ferrugineuses-acidules*, les *minérales-salines*, et les *acidules simples*. Ces dernières sont employées plutôt comme une boisson de luxe ; elles ne contiennent aucun sel en dissolution. (V. *Eaux minérales.*)

3e Classe.— *Infusions, décoctions et mélanges dans l'eau.* Cette classe est la plus nombreuse; les grains, les fruits, les racines, la sève des diverses plantes, toutes ces substances, traitées par l'eau isolément, ou mélangées entre elles en nombre et proportions diverses, produisent une quantité innombrable de boissons différentes : les principales sont les eaux aromatiques, les eaux distillées, l'eau sucrée, les sirops étendus d'eau, tels que les sirops de vinaigre, d'orgeat et de groseille; les émulsions, les jus d'herbes, le café, le thé, le chocolat, etc. La plupart de ces boissons sont des objets de luxe, mais plusieurs entre elles sont devenues des objets de première nécessité; il y en a qui peuvent remplir des indications thérapeutiques, leur action sur notre corps est très-variée; pour leur préparation, voir chacun de ces mots.

4e Classe. — *Boissons dont le principe actif est l'alcool.* Cette classe renferme le vin, le cidre, la bière, le poiré, les ratafias, l'eau-de-vie, le kirsch, etc.

Chaque peuple, en raison de ses besoins, de son climat et des produits de son sol, fait usage de plusieurs boissons spiritueuses et fermentées dont la préparation est propre à chaque pays. Ainsi la bière, le cidre et le poiré pour les peuples du Nord; les liqueurs enivrantes pour les Orientaux, telles que le *chosaf* des Turcs, et le *coconar* des Perses; en outre l'*arack* des Arabes, qui est un produit de la distillation du riz fermenté. Le *kirsch-wasser* préparé avec des prunes; le *marasquin*, et l'*amarène* qu'on fait en Italie avec des petites cerises acides qu'on nomme *marasca*, et *amarena*; le *cachiri* qu'on retire à Cayenne de la racine de *manioc* en poudre qui a le goût de poiré; cette liqueur est enivrante, et, prise avec modération, jouit des propriétés diurétiques; le *ouicou*, qui se prépare en Amérique avec le *manioc*, les patates, les bananes, et la canne à sucre, et qui remplace le vin avec avantage; le *yolatole* et le *chicoha*, que les Indiens composent avec l'épi de maïs, et qui enivrent plus promptement que le vin; le *sokki*, boisson fermentée que les Japonais font avec le riz; la *sapinette*, que l'on prépare avec les sommités et les branches du sapin noir; le *lipet*, ou vin de miel de Pologne, qui jouit des mêmes propriétés que le vin blanc de Champagne; enfin le *zambu* des Siciliens, qui est un véritable alcoolé d'anis, préparé avec les semences de fenouil et de l'alcool. Aux environs du mont Etna et dans les parties méridionales de la Sicile, les habitants, pendant l'été, sont souvent si échauffés, qu'il n'y a pas de boissons suffisantes pour étancher leur soif; les gens riches font usage de glaces et de limonades glacées; mais dans les classes pauvres on se sert de *zambu*, qu'on mélange avec de l'eau glacée; dans ce mélange, l'alcool s'empare de l'eau, et une portion d'huile essentielle d'anis, en se précipitant, blanchit la liqueur qui devient très-agréable et fait perdre à l'eau glacée sa saveur fade et insipide. Cette boisson a tous les avantages des liqueurs spiritueuses sans en avoir les inconvénients; elle agit sur la muqueuse de la bouche et sur les organes salivaires, sollicite une action modérée de salive, étanche la soif et modère les sueurs successives.

Les liqueurs spiritueuses et fermentées ont presque toutes des effets communs qui dépendent de l'alcool qu'elles contiennent en plus ou moins grande proportion. Prises en quantité modérée, elles sont toniques, donnent de la gaîté, aident et accélèrent la digestion; en quantité plus forte, elles étourdissent, et cet effet est suivi de faiblesse et de somnolence; si la digestion n'est pas

accomplie, elle finit par être troublée par des aigreurs et des rapports désagréables. Enfin, l'excès de ces liqueurs, après avoir étourdi, fait perdre la raison, cause une véritable fureur; la marche ne se fait plus avec des mouvements réguliers, et les facultés intellectuelles sont abruties : l'action de l'estomac étant suspendue, il s'en suit un vomissement de matières crues d'une odeur aigre, le dégoût des aliments, et le désordre dans toutes ses fonctions.

L'ensemble de ces phénomènes ne se présente ordinairement que dans la populace, qui, étant blasée, ne trouve plus de goût au vin, et elle a recours à l'eau-de-vie qui est la cause de son ivresse. (V. *Alcooliques.*)

5e Classe. — *Boissons alimentaires.* Il y a des boissons qui peuvent aussi être considérées comme aliments; en effet les substances nutritives tenues en dissolution dans un liquide, sont plus facilement digérées, puisqu'elles se présentent dans un grand état de division et de mobilité, circonstances qui rendent l'assimilation très-facile sans qu'il y ait besoin d'une très-grande énergie des organes digestifs : ces boissons alimentaires quelquefois peuvent seules suffire à la nutrition et sont d'un grand secours dans les affections chroniques quand les voies digestives sont dans un état d'épuisement et de faiblesse.

Ces espèces de boissons sont souvent employées dans des maisons d'aliénés toutes les fois que les malades refusent les aliments pour se laisser mourir de faim. (V. *Bouillons, Lait,* etc.)

S. FURNARI,
Docteur en médecine, membre de l'Académie de médecine de Palerme.

BOL (*pharm.*), s. m., du grec *bôlos*, morceau, bouchée. On donne ce nom à un composé de médicaments qui est ordinairement un mélange de poudre, d'extraits de sirops, etc., auquel on donne la forme et le volume d'une petite olive, qui est destiné à être avalé en une seule fois. Le bol est plus volumineux et plus mou que la pilule; il est d'une consistance plus solide que l'électuaire.

On donne aussi le nom de *bol alimentaire* à la masse que forment les aliments après avoir été broyés par la mastication. Ils sont réunis par la langue et placés sur la base de cet organe, pour ensuite être avalés; ce qui constitue la déglutition. (V. *Digestion.*)

BOL D'ARMÉNIE (*mat. méd.*) C'est une argile rouge et ferrugineuse qu'on trouve spécialement en Arménie et aussi dans diverses contrées de l'Europe, telles que la Sicile, la Toscane et même la France. Cette substance se trouve en masses terreuses, à cassures conchoïdes, d'un rouge plus ou moins brun, grasses au toucher, et se délayant facilement dans l'eau; elle est composée de silice, d'alumine, de carbonate de chaux et de magnésie et d'oxide de fer. Ce médicament, qui est tonique et astringent, était employé autrefois dans les diarrhées et les hémorragies; il est inusité aujourd'hui.   J. B.

BOLET (*bot.*), s. m. (V. *Champignons*).

BONBONS, (*hyg.*) s. m. pl. Ce sont des sucreries préparées de diverses manières, et que les confiseurs aromatisent ordinairement avec différentes huiles ou des eaux distillées, telles que celles de rose, de menthe, de citron, d'orange, etc.

Les bonbons simples, c'est-à-dire, ceux qui ne sont faits que de sucre, ne présentent aucun inconvénient; il n'en est pas de même de ceux qui sont fortement aromatisés: les principes excitans qu'ils peuvent contenir déterminent quelquefois des irritations de l'estomac ou des intestins; souvent aussi de véritables indigestions sont la suite d'une ingestion considérable de sucreries préparées avec des amandes, des pistaches ou des fruits confits dans le sucre. Mais les plus graves accidents que peuvent occasionner les bonbons, sont certainement dus aux substances colorantes qui sont quelquefois employées pour peindre ceux dans lesquels le sucre est cristallisé, et que l'on nomme, à cause de leur aspect, bonbons candis. La couche de couleur est toujours placée dans ces sucreries sous une couche superficielle de sucre, de manière que ce n'est qu'après avoir enlevé cette première couche que l'on peut juger de la qualité de la matière colorante.

Les substances minérales que l'on emploie pour cette coloration sont le chromate de plomb qui donne une belle couleur jaune opaque, le minium qui donne une couleur rouge, l'arbonate de plomb qui donne une couleur blanche et que les confiseurs désignent souvent sous le nom de blanc d'argent, l'arsénite de cuivre qui donne une belle couleur verte; toutes ces substances, qui sont vénéneuses, ont souvent donné lieu à des empoisonnements qui, dans quelques cas, ont été mortels.

Il arrive quelquefois que les sucreries ne sont pas coloriées, mais qu'elles sont enveloppées dans des papiers teints et recouverts par l'une des substances que nous venons d'indiquer; dans cette circonstance, quoiqu'il y ait moins de danger, on ne doit pas cependant le considérer comme éloigné; car il peut se faire, et cela même s'est remarqué plusieurs fois, que le bonbon venant à se briser, la liqueur sucrée qu'il renferme se répandant et se séchant sur le papier, les enfants, dans le but de la recueillir, mettent ce papier dans leur bouche, et l'on a vu des accidents assez graves déterminés par ce mode d'empoisonnement. La quantité de substances colorantes qui sont sur ces papiers, est même assez abondante; car nous avons recueilli près de deux grains d'arsenic métallique d'un de ces carrés de papier vert enveloppant un bonbon que nous avions fait brûler dans un tube.

La gomme-gutte a aussi été employée pour la coloration des bonbons, et son action purgative n'est pas sans danger chez ces enfants qui sont souvent disposés aux irritations intestinales. Le minium oxide de plomb, et le sulfate de mercure, cinabre, sont surtout employés pour colorer les pralines grillées; mais ce n'est que pour celles qui sont communes et de bas prix qu'on mettait en usage ce procédé. Les pastillages qui représentent des fruits, des légumes, etc., qui sont faits avec un mélange de sucre et d'amidon, sont souvent colorés avec des substances minérales, l'on doit empêcher les enfants de manger ces sortes de pâtes qui ne tentent la gourmandise que par leur goût sucré.

Les plaintes nombreuses et les graves accidents qui avaient été signalés par suite de l'usage de certaines sucreries colorées ont éveillé l'attention de l'autorité, et depuis plus de six ans une ordonnance de police a été rendue à Paris; elle prescrit aux confiseurs de ne point faire usage de substances minérales excepté le bleu de Prusse qui est sans danger, et elle indique les substances colorantes dont ils peuvent faire usage.

Des visites annuelles sont également faites par des membres du conseil de salubrité chez tous les fabricants et débitants de bonbons; nous avons depuis plusieurs années été chargé de cette surveillance, et nous avons remarqué tout le bien qu'elle a produit. Lors des premières visites, presque tous les fabricants, dans le but de donner plus d'éclat à leurs bonbons, faisaient usage de substances minérales; aujourd'hui au contraire ces infractions sont rares et elles n'ont lieu lorsqu'elles se rencontrent, que dans les mauvaises fabriques. Nous pensons que ce serait rendre un service à la santé publique que d'engager les maires des grandes villes à faire procéder annuellement à la visite des confiseurs; déjà cette mesure a été employée à Rouen avec beaucoup de succès.

S'il arrivait qu'un enfant ou une autre personne fût indisposée pour avoir mangé une trop grande quantité de bonbons, ou bien des bonbons de mauvaise nature, on devrait s'empresser de provoquer le vomissement par de l'eau tiède ou par l'émétique; après le vomissement on donnerait une boisson mucilagineuse et tiède, si l'on supposait les bonbons colorés par une substance malfaisante. Un thé léger ou une infusion légère de camomille serait suffisante dans le cas ou ce ne serait qu'une indigestion.

J. P. BEAUDE.

BONNES (Eaux-minérales). Bonnes est un petit village de quatorze ou quinze maisons, situé dans la vallée d'Ossan, département des Basses-Pyrénées, à 800 mètres au-dessus de la mer. Sa position à l'extrémité d'un vallon et dans une excavation triangulaire formée par la montagne, lui donne un aspect très-pittoresque; il est défendu de tous les côtés excepté vers le nord, de l'action, des vents par de hautes montagnes calcaires et taillées à pic. Le vent du nord qui souffle seul, dans le vallon, rend l'air vif et pur et surtout tempère les chaleurs de l'été; aussi est-on obligé de se couvrir avec soin et de ne point prolonger la saison des eaux au-delà de la fin de septembre.

Les sources de Bonnes sortent d'un terrain calcaire qui recouvre le terrain granitique qui forme la base de la vallée; elles sont au nombre de trois. La source *vieille* se divise en deux courants: l'un fournit l'eau des bains, et sa température est de 26° 1/2 R.; l'autre se rend à la buvette et sa température est de 25°. Cette source est peu abondante et le courant qui est destiné pour les bains peut à peine en fournir 50. La source d'*ortechg* sort du marbre primitif, sa température est moins élevée que celle de la source vieille ; elle est située sur le bord du Gave. La source de la Montaye , dont la température n'est que de 11°, et dont M. Léon Marchant a parlé l'un des premiers. L'eau de ces sources est limpide, pétillante, et contient des flocons blanchâtres qui sont sans doute de la barégine. Elle est douce au toucher, savonneuse, son odeur est sulfureuse, mais peu prononcée, sa saveur est légèrement vineuse, quelque personnes même s'y habituent et finissent par la trouver agréable. Cette eau s'altère facilement à l'air et par la chaleur.

La meilleure analyse que l'on ai eue jusqu'à ce jour des Eaux-Bonnes est due à M. Henri fils, mais elle ne saurait être complétement satisfaisante, car elle a été faite loin de la source, et sur des bouteilles envoyées à Paris. M. Henri a reconnu l'existence du gaz azote, de l'acide carbonique, de l'hydrogène sulfuré, des hydrochlorates de soude, de magnésie et de potasse, des sulfates de chaux et de magnésie, du carbonate de chaux, de la silice, de l'oxyde de fer, de la barégine, des traces de soufre. Il est probable que les gaz que cette eau contient à la source, et surtout l'acide carbonique , sont dans une proportion assez notable.

Les Eaux-Bonnes, sans remonter à une antiquité reculée , sont cependant connues depuis longtemps, car l'ancienne cour de Navarre les fréquentait souvent. On dit qu'après la bataille de Pavie, on y envoya les soldats béarnais qui avaient été blessés, et que les bons effets qu'ils retirèrent de ces eaux leur fit donner le nom d'eaux d'*arquebusade*. Henri IV, dans sa jeunesse , se plaisait aux Eaux de Bonnes.

Aujourd'hui le village peut contenir 120 à 140 chambres, qui sont souvent insuffisantes pour loger les personnes qui fréquentent les eaux et qui sont au nombre de 500 par année ; ce nombre se trouve réparti dans un espace de trois à quatre mois, car la saison commence au premier juin et finit au premier octobre. Souvent dès le mois de septembre il n'y a plus personne à Bonnes et les buveurs sont allés à Bagnères jouir des plaisirs de cet endroit, le plus agréable des établissements thermaux des Pyrénées.

Les Eaux-Bonnes se prennent rarement en bain ; leur température n'est pas assez élevée et l'on est obligé de faire chauffer l'eau, ce qui l'altère et la décompose toujours. La quantité d'eau que l'on boit est assez considérable: cinq, six et même huit verres, suivant les personnes: on doit toujours séparer ces prises par quelque tours de promenade ; par ce moyen on peut facilement boire une plus grande quantité de liquide. Souvent on coupe les eaux avec quelque tisane amères ou aromatiques, ou bien avec du lait , des boissons mucilagineuses , etc. La réputation de ces eaux, qui contiennent presque tous les principes des eaux de Baréges, mais en bien moins grande proportion, est principalement due à Théophile Bordeu, qui en vanta les propriétés et qui les signala même avec une espèce d'exagération; il les regardait comme propres à guérir toutes les maladies.

Aujourd'hui c'est principalement dans les affections de poitrine, telles que la pleurésie et la pneumonie, les catarrhes; et même la phthisie chronique ; dans l'épuisement causé par les maladies longues, que l'on prescrit le régime de ces eaux. On les emploie aussi dans les engorgements chroniques des viscères du bas-ventre , chez les femmes épuisées par des affections nerveuses. Les Eaux-Bonnes sont même employées comme remplaçant avec avantage les eaux de Baréges, pour les sujets qu'une trop grande susceptibilité nerveuse ou une trop grande faiblesse empêche de supporter l'activité de ces dernières eaux. Quoique les thermes de Bonnes soient loin de produire tous les miracles que leur attribuait Bordeu, on doit cependant dire avec justice qu'ils jouissent d'une efficacité réelle et spéciale; leurs eaux sont surtout, en raison de leur bénignité, utiles dans les affections que nous avons signalées.

J. P. BEAUDE ,
Médecin-inspecteur des établissements d'eaux minérales.

BORAX (*chim.*), s. m. On a donné ce nom au sous-borate de soude du commerce; on le trouve dans les eaux de plusieurs lacs de l'Inde, au Pérou, dans l'île de Ceylan, dans la Transylvanie: ce sel se recueillait sur le bord des lacs où on le trouvait cristallisé par l'action de l'évaporation des eaux; aujourd'hui presque tout le borax se prépare de toutes pièces avec l'acide borique que l'on trouve dans les eaux des *Lagoni* de Toscane, et la soude du commerce. Ce sel, qui est employé en métallurgie comme fondant, n'est pas peu usité en médecine; on en fait usage dans quelques gargarismes et collutoires que l'on emploie pour combattre les angines chroniques , les aphtes et les ulcérations chroniques de la muqueuse de la bouche.   J. B.

BORBORYGMES (*physiol.*), s. m. pl., du grec *Borborygmos*, murmure, bruit sourd. On donne ce nom au bruit que font les intestins lorsqu'un gaze se déplace dans leur cavité. Chez quelques personnes nerveuses ce bruit à souvent lieu dans l'état de santé et sous l'influence d'une émotion morale ; dans l'état de maladie il se manifeste souvent dans les affections du ventre et il précède ordinairement les évacuation alvines.   J. B.

BORGNE (*anat.*), adj., qui n'a qu'un œil. On se sert souvent de ce mot en anatomie pour indiquer un conduit qui n'a qu'une ouverture. En pathologie on dit aussi une fistule borgne, interne ou externe, pour désigner un conduit fistuleux qui n'est ouvert qu'en dedans et en dehors.   J. B.

BOSSE (*path.*), s. f. On donne ce nom à la saillie formée par la déviation de la colonne vertébrale. (V. *Gibbosité*, *Orthopédie*.) On donne aussi le nom de bosse aux épanchements sanguins qui se forment sous les téguments qui recouvrent le crâne, à la suite d'une contusion. (V. *Contusion*.)
    J. B.

BOUCHE (*Anat.*), s. f. Du latin *bucca*, en grec *stoma*; première cavité du canal digestif renfermant la langue, les dents, etc.; dans le langage vulgaire ce mot désigne seulement l'orifice de cette cavité. Considérée dans son ensemble, la bouche présente une forme à peu près ovalaire et allongée d'avant en arrière; son diamètre verticalvarie beaucoup, suivant que les mâchoires sont plus ou moins écartées.

Si on l'examine lorsqu'elle est largement ouverte, on voit d'abord que son intérieur est tapissé d'une membrane rouge et molle qui se continue aux lèvres avec la peau; cette membrane, qui porte le nom de *muqueuse buccale*, renferme dans son intérieur une grande quantité de petites glandes qui sécrètent une matière muqueuse (*follicules mucipares*); elle est recouverte d'une espèce d'épiderme très-fin nommé *épithélium.* En allant ensuite d'avant en arrière on aperçoit les lèvres (*labia*), sortes de voiles mobiles composés de dix-neuf muscles, d'où leur vient leur extrême mobilité en tous sens. Elles renferment en outre des vaisseaux sanguins en assez grand nombre pour donner lieu à une légère hémorrhagie dans le cas de blessure. Des deux lèvres, la supérieure est un peu plus saillante que l'inférieure; elle offre en même temps au milieu une gouttière verticale qui semble se continuer avec la cloison du nez. Les deux lèvres se réunissent de chaque côté en formant un angle aigu qu'on appelle leur comissure.

En haut se présente le palais (*palatum*), sorte de voûte parabolique formant la partie supérieure de la cavité buccale; sur son milieu et d'avant en arrière règne une ligne enfoncée qu'on peut sentir en appliquant le bout de la langue; le palais n'est pas le juge du goût comme semblent l'indiquer les expressions usitées généralement; telles que celles-ci : *aliments qui flattent le palais;* on peut s'en assurer en promenant sur cette voûte un petit pinceau trempé dans de l'eau sucrée; on ne percevra alors nulle sensation de saveur : Les os maxillaires supérieurs et palatins en constituent la partie osseuse. On y remarque encore, ainsi qu'à la machoire inférieure, l'arcade alvéolaire où sont implantées les *dents* (V. ce mot où nous renvoyons pour les détails), nous dirons seulement ici, que ces petits os sont au nombre de seize à chaque machoire, savoir en allant d'avant en arrière quatre dents *incisives*, deux *canines*, quatre *petites*, et six *grosses molaires*. La membrane muqueuse qui recouvre les arcades alvéolaires porte le nom de *gencives ;* elle revêt quelque caractère particulier; ainsi elle est plus ferme, elle reçoit une plus grande quantité de vaisseaux sanguins, et ne renferme aucun follicule dans son épaisseur; elle se prolonge dans les alvéoles des dents qu'elle tapisse, et de là envoie un prolongement dans la petite cavité centrale que présente chaque dent; cette circonstance explique pourquoi on peut calmer certaines douleurs de dents en appliquant comme révulsifs des substances irritantes sur les gencives.

Les parties latérales de la bouche sont formées par les *joues* (*genæ*), dont la disposition est trop connue pour qu'il soit nécessaire d'en parler; lles sont molles, extensibles et, indépendamment

de la peau à l'extérieur et de la muqueuse à l'intérieur, elles sont formées des muscles *buccinateur, masséter, grand et petit zygomatique* et d'une portion du *peaucier.* Le petit conduit dit de *stenon*, chargé de porter la salive de la glande parotide dans la bouche, les traverse de chaque côté dans leur épaisseur, et s'ouvre obliquement au dedans de la bouche par un orifice situé au niveau de la seconde petite dent molaire supérieure à trois lignes environ de la réunion de la joue avec les gencives correspondantes.

En examinant la bouche lorsqu'elle est grandement ouverte, on aperçoit dans son fond le *voile du palais*, sorte de cloison très-mobile, molle, appendue à l'extrémité de la voûte du palais. Ce voile est surtout remarquable par le petit appendice conique qu'il présente à son milieu, qu'on connaît sous le nom de *luette* (*uvula*), et par la faculté qu'il possède de se lever et de s'abaisser instinctivement. Son bord inférieur a la forme d'une arcade à double cintre et se termine de chaque côté par deux prolongements qu'on nomme *piliers du voile du palais;* l'un, antérieur, se continue avec la langue; l'autre, postérieur, avec l'arrière-bouche. Entre eux se trouve la glande nommée *amygdale*. (V. ce mot.) Le voile du palais est formé par la membrane muqueuse buccale repliée sur elle-même et comprenant neuf petits muscles dans son épaisseur. Son feuillet antérieur est moins rouge et contient plus de follicules que le postérieur. Le voile du palais a des usages importants dans la déglutition, comme on le verra; il sert en outre à séparer la bouche de l'arrière-bouche ou *pharynx.*

Cette dernière cavité est située derrière les fosses nasales, la boucle et le larynx, et on peut à la vue en apercevoir le fond, surtout lorsque le voile du palais est relevé : ce fond correspond à la colonne vertébrale.

Le pharynx a une forme très-irrégulière: c'est un espèce de sac ou de canal, ayant quelque ressemblance à un entonnoir dont la petite ouverture correspondrait en bas avec l'*œsophage* (conduit servant au passage des aliments dans l'estomac). Il est intéressant de connaître les diverses communications de l'arrière-bouche : en haut cette cavité cummunique avec l'ouverture postérieure des narines; il résulte de cette disposition que les aliments, au moment où ils sont avalés, pourraient sortir par le nez si le voile du palais en se relevant en arrière ne faisait l'office de soupape pour empêcher ce reflux ; en bas et en avant s'ouvre aussi le *larynx*, organe destiné à la production de la voix et au passage de l'air dans les poumons; les aliments pourraient s'introduire de même dans cette ouverture si une espèce de soupape nommée *épiglotte*, ainsi qu'un mouvement particulier du larynx ne s'y opposait d'une manière efficace (V. *déglutition.*) Lorsque par accident une parcelle d'aliment ou quelque gouttes de liquide viennent à s'y introduire, on est pris de toux avec suffocation; on dit alors qu'on a avalé de travers; enfin le pharynx communique encore, comme nous l'avons vu, en bas avec l'œsophage et en avant avec la bouche. La membrane muqueuse qui la tapisse est d'un rouge très-prononcé et présente surtout à sa partie supérieure un assez grand nombre de follicules: dix muscles, savoir, six *constricteurs*, deux *stylo-pharyngiens* et deux *pharyngo-staphylins*, forment la partie charnue de l'organe et lui permettent d'exécuter les divers mouvements nécessaires à la déglutition.

Pour ne pas scinder la description anatomique des parties qui se rencontrent dans la bouche nous parlerons ici de la langue.

Cet organe a pour usage principal de nous donner la sensation des saveurs; il concourt en outre à la prononciation, à l'action de mâcher, d'avaler, de cracher, etc. Il occupe à la fois la bouche et le pharynx; tout le monde connaît sa forme pyramidale, ses faces aplaties, sa pointe, etc. Son extrême mobilité lui permet de se porter dans tous les sens; et grâce aux muscles dont il est composé, il peut s'allonger et se raccourcir à volonté. Les anatomistes ont distingué dans la langue une face supérieure, une face inférieure, deux bords latéraux, une pointe ou sommet, et une base.

La face supérieure, recouverte par la membrane muqueuse comme le reste de l'organe, est plate; elle est divisée en deux parties égales de chaque côté, par un petit sillon qui se prolonge jusque dans la partie la plus reculée, point où il se termine par un petit enfoncement nommé *trou borgne de la langue*. En examinant cette face de la langue on voit qu'elle n'est pas unie et lisse; elle offre en effet, outre des gerçures qui existent souvent d'espace en espace, une foule de petites éminences qu'on a nommé *papilles*; on peut en distinguer de trois espèces : 1° des papilles *coniques :* ce sont les plus nombreuses de toutes; elles ont la forme de petits cônes plus gros en arrière qu'en avant; on les aperçoit du reste très-facilement, les nerfs qu'elles reçoivent viennent du lingual; elles paraissent être le siège principal du goût; 2° Des papilles *fungiformes* (en forme de champignons), leur tête arrondie et aplatie est soutenue par une portion plus rétrécie, de manière à imiter une tête de clou; ces papilles, moins nombreuses que les précédentes, sont irrégulièrement disséminées près des bords de la pointe de la langue. On ignore leur véritable nature ; 3° Des papilles *lenticulaires* ou *folliculeuses*. Celles-ci, au nombre de neuf à quinze, sont disposées sur deux lignes qui se réunissent en forme de V au trou borgne. Chez quelques personnes elles sont très-saillantes, et on peut les apercevoir assez facilement en faisant tirer le plus possible la langue en dehors de la bouche; elles sont formées par des follicules dont les orifices excréteurs sont très-visibles; les filets nerveux qui les animent viennent surtout des nerfs glosso-pharyngiens.

La face inférieure de la langue est libre, comme on peut le voir, dans son tiers antérieur et sur ses côtés; mais dans le reste de son étendue, elle est adhérente, et tient à l'os hyoïde par le muscle *hyoglosse* et à la machoire inférieure) derrière le menton, au moyen du génio-glosse. Dans sa partie libre cette face de la langue est lisse et présente au milieu un repli triangulaire de la muqueuse qui porte le nom de *filet* ou *frein* de la langue ; on peut le voir très-facilement en élevant la pointe de la langue vers la voûte du palais; c'est ce même filet qui, gênant chez les enfants la succion ou la prononciation lorsqu'il est trop développé, exige une petite opération, qui a pour but de le couper. De chaque côté du frein existent deux petits replis frangés et à leur base deux veines assez grosses, faciles à reconnaître à leur couleur bleuâtre ; on les nomme veines *ranines;* en opérant la section du filet chez le nouveau-né on a vu ces veines être blessées et déterminer une hémorrhagie mortelle celle-ci étant entretenue par la succion continuelle du sang par l'enfant.

Les bords de la langue sont arrondis, épais en arrière, mince en avant. La pointe de cet organe, d'une largeur variable, est libre et arrondie; sa base tient à l'os hyoïde, espèce de demi-cercle osseux, que l'on sent au-dessus de cette saillie connue sous le nom de *pomme d'Adam* (larynx) ; elle s'amincit au moment où elle se fixe sur cet os.

Quatre paires de muscles, les *stylo-glosses*, les *hyoglosses*, les *génio-glosses* et les *linguaux*, servent à exécuter les mouvements si variés de la langue. Cet organe reçoit ses artères de la *linguale*. Trois nerfs s'y distribuent avec des attributions différentes, le nerf grand hypo-glosse préside aux mouvements de la langue, le glosso-pharyngien aux diverses sécrétions; enfin le nerf lingual qui provient de la cinquième paire est le nerf sensitif.

Telles sont les différentes parties qui composent la bouche; il serait trop long d'énumérer ici les diverses branches nerveuses et artérielles qui s'y distribuent; nous dirons seulement que ces dernières naissent de l'artère carotide externe.

BOUCHE. (*séméiotique.*) L'examen de la bouche fournit aux médecins plusieurs signes importants pour reconnaître les maladies; nous allons en indiquer rapidement quelques uns: le tétanos, affection presque toujours mortelle, débute par un serrement des machoires, qui ne permet pas au malade d'ouvrir la bouche. Au contraire dans la luxation de la mâchoire inférieure, la bouche est ouverte sans qu'on puisse la fermer. Elle est déviée dans l'apoplexie. — La quantité de salive secrétée est augmentée lorsque le malade a fait pendant quelque temps usage de préparation mercurielles, ou pendant les accès d'hydrophobie. — L'haleine peut acquérir une fétidité due soit à des ulcères de la bouche soit à d'autres maladies des gencives, des dents, de la gorge et des poumons. — La rougeur anormale de la muqueuse, de la bouche annonce un état d'inflammation de cet organe; il faut pourtant se rappeler que dans la scarlatine, il existe une rougeur framboisée très-intense, qui peut n'être nullement en rapport avec le peu d'intensité des symptômes inflammatoires. — L'existence d'aphtes chez les jeunes enfants, sans qu'il y ait de la fièvre ni de graves dérangements dans la santé tient souvent à la mauvaise qualité de la nourriture ou à d'autres oublis des préceptes de l'hygiène. — Le grincement des dents chez les enfants est quelquefois habituel et sans danger, d'autrefois il présage des convulsions. — Dans la gastrite et les inflammations intestinales, la langue est très-rouge, surtout à sa pointe; il existe de la soif en même temps; — elle est chargée d'un enduit jaunâtre ou blanchâtre, et la bouche est *amère*, dans cet état particulier du tube digestif connu sous le nom d'embarras gastrique et intestinal, état qui exige souvent l'emploi des vomitifs et des purgatifs. — Dans les fièvres de mauvaise nature, la langue est sèche, noirâtre, fendillée, et comme rôtie; — etc.

BOUCHE (maladie de la). Plusieurs de ces maladie ont été ou seront décrites à part. Nous renvoyons donc le lecteur aux mots *Angine* (inflammation du pharynx) *Aphtes, bec de lièvre, dents* (*maladie des*), *grenouillette, luette* (*maladie de la*), *Filet* (*section du*), etc., nous réservant de parler ici des affections communes à plusieurs parties de la bouche, ce qui comprendra les plaies et ulcérations et enfin la stomatite ou l'inflammation de la bouche.

Les plaies de la bouche présentent peu d'indications particulières. Lorsqu'elles ont quelque étendue, l'extrème mobilité des parties et l'importance que l'on doit attacher à ce que la réunion soit exacte font que dans ce but l'on a très-souvent recours à la suture (V. ce mot); le malade doit donc se soumettre à cette petite opération quoiqu'elle soit un peu douloureuse. Il est aussi nécessaire qu'il évite tout mouvement de mastication; il faut en conséquence qu'il ne prenne que des aliments liquides pendant plusieurs jours.

Les ulcérations de la bouche sont assez fréquentes : comme les causes qui les produisent sont variées et que ces causes, ainsi que les ulcérations qui en sont la suite, varient aussi sous le rapport de la gravité et des conséquences, il n'est pas sans intérêt de connaître les caractères qui servent à en distinguer les différentes espèces. Ces ulcérations peuvent être occasionnées par une simple inflammation locale, par la maladie vénérienne, par l'usage du mercure, et par le vice scorbutique. Nous ne parlons pas ici des aphtes, petites ulcérations superficielles se présentant sous la forme de points blanchâtres arrondis, répandus çà et là, et de la grosseur d'un grain de millet ou de chanvre. (V. ce mot.)

L'ulcère *simple* le plus commun de tous reconnaît pour cause l'application de substances irritantes, l'usage d'aliments stimulants, ou bien une cause mécanique, très-souvent le frottement d'une dent qui avance trop; d'autrefois le mal survient sans qu'on puisse en assigner la cause; ces ulcérations sont en général bénignes et superficielles, elles ont peu d'étendue et se dissipent assez facilement par l'usage de gargarismes émollients auxquels on associe quelques substances astringentes telles que le miel rosat, l'eau de Rabel, etc.; elles sont quelquefois plus tenaces lorsque la cause qui les a produites persiste toujours; c'est à éloigner celles-ci, que l'on doit alors s'attacher; ainsi l'on fera limer ou arracher une dent, qui entretiendrait une ulcération dans la bouche.

Toutes les fois qu'après avoir éloigné la cause irritante le mal persiste, on doit s'en défier, et examiner s'il ne rentre pas dans la classe des ulcérations dont il nous reste à parler.

Les ulcères *vénériens* ou *chancres* de la bouche ont leur siége le plus fréquent sur les lèvres, la langue, le voile du palais, à la gorge et au fond de la bouche; ordinairement les parties voisines participent peu à l'inflammation : leur caractère, en général, est d'être arrondis, d'avoir des bords durs, et comme coupés à pic, tandis que le fond de l'ulcération présente une couleur blanchâtre; ils sont le plus souvent en petit nombre, un ou deux, à moins qu'ils ne se développent sur la langue; ils sont alors plus nombreux, mais très-exactement ronds, petits et développés sur des espèces de tubercules aplatis. Les ulcères vénériens sont *primitifs* ou *consécutifs*, c'est-à-dire qu'ils sont le résultat de l'application directe d'un liquide *virulent*, de la salive ou du mucus sur une partie de la bouche, ou bien qu'ils se développent plus ou moins de temps après que la maladie vénérienne a été contractée par une autre partie du corps. Les ulcères vénériens primitifs ont presque toujours leur siége sur les lèvres, surtout sur l'inférieure; il est inutile de dire pourquoi : six à dix jours et plus après le contact impur, le malade éprouve une légère démangeaison ou cuisson, et bientôt apparaît une petite ulcération blanchâtre, qui tend à s'étendre en largeur et en profondeur avec les caractères que nous avons indiqués; d'autre fois, et plus souvent peut-être, le mal est précédé d'une petite tumeur assez dure, arrondie, accompagnée ou non de douleur, et d'engorgement des glandes du cou; au bout d'un certain temps, le sommet de la tumeur s'ulcère et le mal fait des progrès, mais toujours plus en largeur qu'en profondeur. Cette forme a quelquefois été prise par quelques médecins pour un cancer de la lèvre.

Les ulcères vénériens consécutifs sont beaucoup plus fréquents que les ulcères primitifs; leur siége le plus ordinaire est à la gorge, surtout au voile du palais, à la luette, aux amygdales. Ils succèdent souvent aux chancres des parties génitales, aux blennorrhagies négligées, ou à d'autres, symptômes de la syphilis plutôt palliés que guéris, et cela tantôt immédiatemet, tantôt au bout de plusieurs mois, sans qu'il y ait rien de constant à cet égard; on a vu même le virus syphilitique ne se réveiller et n'exercer ses ravages qu'après un an ou deux. Les ulcères de la gorge s'annoncent par une douleur sourde ou par un léger sentiment de gène dans le gosier; à l'examen, quelques-unes des parties du pharynx paraissent seulement rouges et enflées, mais bientôt des ulcérations se montrent arrondies, taillées à pic, à fond grisâtre, etc., avec tous les caractères indiqués comme appartenant à la syphilis. Nous devons cependant remarquer, pour éviter des erreurs préjudiciables, que les ulcères simples des amygdales ressemblent souvent, pour la forme, aux ulcères syphilitiques; ils en diffèrent par l'inflammation plus prononcée, et par la profondeur de l'ulcère qui est aussi plus douloureux. La circonstance commémorative d'une infection antérieure, l'amélioration du mal par l'usage des remèdes mercuriaux, peuvent aussi éclairer le diagnostic.

Abondonnées à elle-même les ulcérations de la gorge ont quelquefois une marche assez lente; d'autres fois leurs progrès sont terribles, elles rongent, trouent, et détruisent en quelquesjours le voile du palais, la luette, l'épiglotte même; il en résulte l'altération de la voix, la gêne de la déglutition et d'autres infirmités telles, qu'on a vu des malheureux se donner la mort plutôt que de les supporter. Pour guérir cette affection, le malade aura recours à l'emploi d'un traitement anti-syphilitique dirigé par un médecin éclairé. Il se rappellera que la simple cautérisation par la pierre infernale peut bien guérir momentanément des ulcères, mais qu'on doit s'attendre fréquemment à une récidive tant qu'on n'aura pas subi un traitement complet dont le mercure et les sudorifiques doivent être la base. (V. *Syphilis.*)

Les ulcérations *mercurielles*, presque toujours accompagnées ou précédées de salivation; sont dues à l'usage intérieur des préparations mercurielles; elles sont superficielles, larges et blanches; toutes les parties de la bouche sont tuméfiées, mais surtout les gencives, qui sont recouvertes ainsi que les dents d'un enduit fétide particulier qui communique à l'haleine une odeur insupportable: ces ulcérations, qui sont quelquefois très-nombreuses, se manifestent principalement en arrière des dents molaires; on leur oppose des gargarismes chlorurés, adoucissants ou légèrement astringents,

Les ulcérations *scorbutiques* ont très-souvent leur siège sur les gencives, qui sont violacées, engorgées et qui saignent au moindre contact; ces ulcérations assez rares, excepté à bord des bâtiments, ont pour caractère d'être superficielles, livides et irrégulières. Chez les vieillards et même chez les adultes, diverses maladies des dents s'accompagnent d'ulcérations aux gencives qui se rapprochent des ulcères scorbutiques; ainsi, l'haleine est fétide et les gencives tuméfiées saignent au moindre contact; le mal siège à la base des dents; l'arrachement de celles-ci est alors le meilleur traitement à opposer. (V. *Scorbut.*)

Stomatite ou inflammation de la membrane muqueuse de la bouche. Cette inflammation, comme celle des autres membranes muqueuses, peut revêtir divers caractères particuliers; les symptômes sont tantôt *franchement* inflammatoires, et alors la maladie tout-à-fait locale, non précédée de fièvre, reconnaît presque toujours pour cause l'action d'un corps irritant, telle par exemple que l'ingestion d'aliments trop chauds, âcres ou rances; et chez certaines personnes l'usage de fromage, des noix vieilles, des saumures, des épices, etc. Dans ces cas, la membrane muqueuse de la bouche est rouge et douloureuse; elle peut présenter çà et là de petites élevures rouges aussi très-sensibles au moindre frottement; au palais, ces saillies sont plus larges, leur surface est inégale, aplatie et ridée; sur la langue, les papilles se gonflent, rougissent et deviennent douloureuses: mais toutefois l'inflammation est trop peu intense pour se compliquer de fièvre. Cette maladie cède facilement à l'usage de quelques gargarismes émollients et légèrement astringents.

Dans d'autres circonstances, la stomatite sur-

vient spontanément et se trouve presque toujours liée à une cause interne; tantôt alors il se produit une éruption caractérisée par de petites taches blanches, arrondies, disséminées çà et là, affection qui a été décrite sous le nom d'aphthes. (V. ce mot.) Tantôt aux symptômes inflammatoires se joint l'exsudation d'une matière blanchâtre albumineuse, tout-à-fait analogue à celle qui est sécrétée dans le croup et l'angine couenneuse: cette substance forme par place un enduit à la membrane muqueuse. Mais cette inflammation revêt alors un caractère de spécificité particulier; ainsi elle est contagieuse, elle est précédée de fièvre et accompagné de symptômes particuliers graves, de gangrène même; enfin elle n'attaque guères que les enfants; on la connaît sous le nom de *millet*, de *blanchet* ou de *muguet*. Nous en traiterons à part comme nous l'avons fait pour l'angine et le croup. (V. le mot *Muguet.*)

J. P. BEAUDE.

BOUCHERS (Maladies des) (*Path. et Hyg. pub.*) En tous temps et chez toutes les nations, les individus chargés de tuer les bestiaux, et de vendre les chairs au peuple, ont fixé l'attention de l'administration et de la police médicale.

L'emploi des bouchers en France date de l'occupation de la Gaule par les Romains, et les lois et les règlements pour les bouchers étaient à peu près semblables à ceux de Rome. Les bouchers, pendant la domination de ces grands peuples, formaient un corps composé d'un certain nombre de familles, chargées du soin d'acheter les bestiaux, d'en fournir la ville et de les vendre en détail; ces familles étaient réunies en un corps dans lequel les étrangers n'étaient point admis. Les enfants succédaient à leurs pères, et les collatéraux à leurs parents; les mâles seuls avaient droit aux biens qu'elles possédaient en commun, et, par une espèce de substitution, les familles qui ne laissaient aucun hoir en ligne masculine, n'avaient plus de part à la société; leurs biens étaient dévolus aux autres *jure crescendi*. Ces familles choisissaient entre elles un chef à vie sous le titre de *maître des bouchers*, un greffier et un procureur d'office; ce petit tribunal était subordonné au prévôt de Paris; il décidait en première instance des contestations particulières et faisait les affaires de la communauté. Ce privilége, confirmé par Henri II, en 1550, ne fut aboli qu'en 1673. Les bouchers depuis cette époque ont été tantôt réunis en corps, tantôt séparés, à mesure des changements que dans différentes époques ont subis les *boucheries*, les *tueries* et les *abattoirs*.

Quand les tueries étaient dans la ville, et que chaque boucher avait la sienne, comme cela se pratique encore dans la plupart des petites villes d'Europe, les bouchers étaient exposés à une foule de maladies et leur voisinage, surtout dans l'été, était infecté par les émanations des excréments des animaux tués, et par celles des substances animales et particulièrement du sang, qui entraient en putréfaction. Les plaintes répétées des habitants voisins des bouchers forcèrent l'autorité de transporter les tueries d'abord au bord de l'eau et dans nos derniers temps près des barrières.

L'atmosphère des abattoirs ne semble pas être contraire à la santé. M. Thackrah prétend que l'atmosphère des abattoirs, mélangé de substances étrangères est moins susceptible de ces variations, qui produisent les épidémies. Cette circonstance, jointe au mode de vivre suivi par les bouchers, ainsi qu'à leurs habitudes, les rend, dit-il, moins susceptibles d'être attaqués du choléra et de la dyssenterie, que les personnes des autres professions; ils sont aussi moins sujets aux autres maladies contagieuses. Sur 250 malades admis à la maison de santé de la ville de Leeds dans le cours d'une année, il n'y a eu qu'un boucher et encore sa maladie n'était pas le typhus, mais une simple fièvre; cette assertion est corroborée par les observations du docteur Jweedie à l'hopital des fiévreux de Londres. — *The effects of arts, trades and professions, and ofcivic states* etc.

Dans les fortes chaleurs d'été, les bouchers sont sujets à contracter une maladie que l'on appelle vulgairement *charbon*, surtout quand ils sont en contact avec la viande d'animaux morts d'épizootie; dans ces circonstances les saignées, la diète, les boissons rafraîchissantes, et tous ce qui peut prévenir l'état de pléthore, est bien indiqué.

Les bouchers maîtres et ouvriers, les garçons d'abattoirs, les écorcheurs, etc., sont parmi les artisans ceux qui jouissent d'une santé la plus parfaite. L'absorption des molécules nutritives qui se dégagent des viandes et des peaux des animaux que l'on écorche augmentent les éléments de la nutrition et sont la cause de l'extérieur fleuri, du teint rose, et de l'embonpoint dont jouissent les bouchers, leurs femmes et toute leur famille.

Les médecins peuvent souvent tirer parti des observations hygiéniques faites sur les bouchers, pour obtenir la guérison de leurs malades. Notre ami et confrère, le professeur Mojon nous a rapporté l'observation suivante : Le fils aîné d'un prince italien à la suite des abus d'onanisme, était dans un état complet de marasme ; le pouls était petit ; une maigreur extrême avait tellement flétri et desséché les membres que leur mouvement était difficile ; la voix était aphone ; les voies digestives était si faibles, qu'elle ne pouvaient pas supporter la présence des aliments les plus légers ; on attendait la mort d'un moment à l'autre. Le professeur Mojon eut l'heureuse idée de faire écorcher tous les jours un animal en présence du malade, et de l'envelopper dans la peau encore chaude de cet animal; au bout de quelque temps le malade commença à reprendre ses forces, la maigreur disparut, et il ne prit aucun autre aliment jusqu'à la guérison complète de sa maladie.

C'est ici le cas de dire que notre corps est comme une éponge; et d'appliquer la théorie de *l'endosmose*, et de *l'exosmose* de M. Dutrochet.

C'est une idée généralement connue, même chez le vulgaire, que les bouchers ne sont pas sujets à la phthisie pulmonaire : nous avons fait de minutieuses recherches sur ce sujet, et nous sommes convaincus de la vérité de cette asser-

tion, sans cependant pouvoir nous rendre raison de ce phénomène. Que l'état de boucher soit un moyen prophylactique contre la phthisie, et que les gens affectés d'une faiblesse extrême aillent chercher leur guérison chez les bouchers dans une atmosphère chargée de principes nutritifs, cela est tout naturel; mais comment expliquer la guérison de la phthisie tuberculeuse, surtout dans les cas où les malades ne trouvent de soulagement que dans les saignées répétées plusieurs fois, et dans un régime débilitant et révulsif? Malgré tout ce que nous venons de dire, on nous assure que l'on envoie souvent des personnes attaquées de phthisie chez les bouchers et près des abattoirs, et que la guérison de ces malades ne se fait point attendre. C'est à la suite de cette observation que le docteur A. Spilsbury fut conduit à entreprendre les expériences curieuses que nous allons rapporter ici.

M. Spilsbury prétend avoir obtenu depuis quinze mois des effets remarquables en recommandant à des malades, atteints de phthisie pulmonaire, de se frotter tous les jours pendant une demi-heure la poitrine, le dos, et les côtes avec autant de lard qu'il peut s'en absorber pendant ce temps. Les effets qu'il prétend avoir obtenus de ce traitement sont la stimulation des fonctions nutritives, l'augmentation rapide des forces du malade, la modération de l'action du cœur, le soulagement des douleurs de la poitrine et la diminution de la dyspnée. Les effets s'en faisaient déjà remarquer au bout de quinze ou vingt jours, et même plutôt.

Sur quatre cas très-prononcés de phthisie, deux malades qui en étaient atteint depuis neuf mois, et qui présentaient en même temps les signes les plus évidents de dyspepsie ont été complètement guéris. Un troisième cas de tubercules avec affection catarrhale reste encore douteux. Un quatrième cas d'affection tuberculeuse compliquée, avec dilatation des cavités du cœur, et qui date de deux ans, présente une amélioration très-marquée. Dans le troisième cas cité, la malade fut pesée le 15 octobre; vêtements compris, elle avait le poids de quatre-vingt-trois livres. Elle commença alors l'usage des frictions lardacées et fut pesée de nouveau le 10 novembre, elle avait gagné sept livres; cette augmentation du poids s'est maintenue jusqu'au 21 novembre : le matin elle pesait de quatre-vingt-sept à quatre-vingt-huit livres, et la nuit invariablement quatre-vingt-dix livres. Un autre médecin a imité l'exemple de M. Spilsbury, et a également employé les onctions dans un cas désespéré qui date de 19 mois. La toux et l'expectoration ont presque disparu; la facilité de respirer et les forces sont revenues. (*Gazette des Hôpitaux*, 1836.)

En admettant que ces faits soient exacts, est-ce la quantité du lard absorbé qui a produit la guérison, ou plutôt l'action mécanique des frictions très-fortes sur la poitrine, sur le dos et sur les côtes, qui a déplacé l'irritation qui avait son siège dans les poumons?

Les bouchers travaillent depuis l'âge de 14 ans jusqu'à 50 : ils sont moins sujets aux inquiétudes causées par les affaires commerciales, la viande étant une substance de première nécessité, sa consommation est assurée.

Malgré toutes les circonstances favorables où se trouvent placés les bouchers, la longévité n'est pas plus grande chez eux que dans les autres professions dans lesquelles les ouvriers sont pauvres et toujours exposés au gaz délétères; ainsi nous avons connu un égouttier et un vidangeur qui travaillaient à l'âge de 80 ans.

Les bouchers sont sobres; ils boivent très-peu en comparaison des ouvriers des autres états. L'habitude d'avoir les mains dans le sang ne les rend pas cruels, comme quelques théoriciens l'ont prétendu, et comme les lois anglaises le supposent.

S. FURNARI et CHEVALLIER.

BOUE MINÉRALE (*thérap.*) On donne ce nom a des terres imprégnées des matières que contiennent certaines eaux minérales, et qui sont dans un état de demi-liquéfaction. Ces boues sont ordinairement produites par une source minérale qui vient se mêler à un terrain tourbeux, formé en grande partie de débris de végétaux; l'eau entre dans la composition des boues minérales pour au moins moitié de leur poids, et elles ne renferment point d'autres principes actifs que ceux qui existent dans les eaux minérales qui servent à les délayer. Beaucoup de sources thermales ont des boues minérales dans leur voisinage; de ce nombre sont: Saint-Amand, Bagnères-de-Luchon, Bagnols, Barbotan, Baréges, Bourbonne, Cauterets, Dax, Néris, Nîmes, Ussat, etc.

On remarque généralement que ces boues ont une action plus vive et plus marquée que les eaux minérales qui leur communiquent leurs propriétés. Cette différence tient certainement à ce que la plupart des principes actifs des eaux minérales se concentrent par l'évaporation dans ces vastes bourbiers; car chaque portion de l'eau qui se perd par l'évaporation laisse dans la masse bourbeuse les principes non volatils dont elle était chargée. Les boues, comme on le voit, peuvent être considérées comme renfermant d'une manière plus énergique une partie des principes contenus dans les eaux minérales. L'expérience vient confirmer ces faits; car on remarque que les bains de boues minérales ont une action beaucoup plus vive que celle des eaux, et souvent leur emploi est suivi d'éruptions qui ont lieu à la peau: c'est même sur cette énergie, beaucoup plus grande, qu'est basée leur efficacité.

Toutes les boues minérales dont on fait usage sont thermales; la chaleur qu'elles doivent à l'eau minérale, qui les détrempe, est un des plus puissants éléments de leur action; elle ajoute à leur activité, et l'on comprend que l'on ne peut faire usage de celles qui ne sont pas thermalisées; car, indépendamment des difficultés que l'on rencontrerait pour faire chauffer des portions de ces boues, la chaleur artificielle déterminerait sans doute quelques changements dans leur composition, tels que le dégagement des gaz et de nouvelles réactions dans les principes qui les constituent.

Les cas dans lesquels on emploie les boues minérales sont surtout ceux dans lesquels les eaux ont échoué; c'est dans les anciennes paralysies, dans les rhumatismes chroniques, dans les engorgements squirrheux, dans les tumeurs blanches, les maladies des articulations, les contractures des membres, les douleurs qui persistent dans les membres après des blessures ou des fractures guéries. On les a essayées aussi dans les affections scrophuleuses. Au reste, on doit être très-circonspect dans la prescription des boues minérales; on ne doit les indiquer qu'avec réserve aux personnes qui sont douées d'un tempérament nerveux et irritables, et surtout aux femmes et aux enfants. Souvent on associe à leur emploi l'usage des eaux minérales en boissons et en douches.

Parmi les boues minérales, celles qui jouissent du plus de célébrité sont celles de Saint-Amand; l'antiquité et la réputation de ces boues ne nous permettent pas de les passer sous silence.

SAINT-AMAND est une petite ville du département du Nord, à trois lieues de Valenciennes et à six lieues de Lille. Des autels, des statues de bronze et des bas-reliefs, qui ont été trouvés dans la ville et près des bains, ne permettent pas de douter que ce lieu n'ait été fréquenté, à cause de ses thermes, par les Romains. Saint-Amand possède plusieurs sources minérales dont les eaux sont peu employées aujourd'hui.

Les boues sont situées sous un grand bâtiment, en forme de hangar; leur température est de 25°. centigrades, la température de l'air étant à 21°. Elles sont épaisses, noires, douces au toucher, onctueuses, et elles exhalent une odeur sulfureuse, mêlée à une odeur marécageuse; leur profondeur est assez considérable. On a trouvé qu'il entrait dans la composition de ces boues de l'acide carbonique, de l'hydrogène sulfuré, de l'eau, 55 parties pour 100, une matière extractive et végéto-animale, du carbonate de chaux et de magnésie, du fer, du soufre et de la silice. Ces boues sont employées dans les cas dont nous avons déjà parlé; on les administre en plongeant la partie malade dans la masse bourbeuse, et en l'y laissant séjourner un temps plus ou moins long. La température peu élevée de ces boues ne permet pas de les prendre en toute saison, car ce n'est seulement que pendant les chaleurs de l'été que leur température s'élève jusqu'à 25°. A toute autre époque de l'année, elles sont trop froides pour que l'on puisse y plonger les malades. La saison des eaux à Saint-Amand dure pendant les mois de juin, juillet et août.

J.-P. BEAUDE,
Inspecteur des établissements d'eaux minérales.

BOUGIE (*Chir.,*), s. f. *Cnadclula, cereolus*, etc. Tige lisse, flexible, cylindrique ou conique, arrondie à son extrémité la plus mince, destinée à combattre plusieurs maladies de l'urèthre et notamment les rétrécissements de ce canal, dans lequel on l'introduit à cet effet.

Sa longueur est en général de 10 à 12 pouces; son volume est plus variable, et on en distingue, comme on le fait pour les sondes, les diverses dimensions par des numéros : la bougie n° 1 a une ligne de diamètre, la bougie n° 2, une ligne un quart, la bougie n° 3 une ligne et demie, et ainsi de suite de quart de ligne en quart de ligne. Il n'est peut-être pas inutile d'avertir ici, que les sondes diffèrent des bougies, en ce que ces dernières sont pleines et ne présentent pas comme les premières un canal à leur centre (V. *Sonde*).

On a employé un grand nombre d'espèces de bougies : parmi celles qui sont le plus en usage aujourd'hui, nous citerons : 1° *Les bougies de corde à boyau.* Ce sont tout simplement les cordes de grosseur différentes, qui servent à nos instruments de musique. Il faut avoir soin seulement d'en amincir et d'en arrondir une des extrémités avec un canif, une lime douce ou de la pierre-ponce. Elles ont pour avantage d'être sous la main, de ne jamais nuire et de pouvoir être introduites par le malade lui-même. Aussi rendent-elles de grands services dans les cas de rétrécissement de l'urètre.

2° Les *bougies ordinaires* sont improprement nommées *bougies, de gomme élastique* puisque très-rarement cette dernière substance entre dans leur composition. Elles ont été inventées en France en 1779 par un orfévre nommé Bernard. On les prépare en étendant sur un cordonnet de fil ou de soie tressée, en forme de cylindre creux, plusieurs couches d'une espèce de vernis, formé avec de l'huile de lin épaissie au feu et rendue siccative au moyen de la litharge ; on y ajoute quelquefois un tiers de succin et d'essence de térébenthine ; on les polit ensuite : bien préparées, ces bougies sont très-solides et très-souples, on les emploie généralement. Quelques médecins pensent qu'il est utile de terminer par un petit renflement en olive l'extrémité qui doit pénétrer dans le canal, mais l'expérience n'a pas encore prononcé sur cette modification.

3° Les *bougies emplastiques*, *bougies à la Daran* ; elles sont destinées à exercer une action médicamenteuse sur l'urètre ; on les fabrique ordinairement avec des bandelettes de toiles, qu'on roule convenablement, et qu'on enduit d'un mélange de l'emplâtre de diachylon vieux, avec un quart de cire et une certaine quantité d'huile d'olive , on ajoute à ce mélange une faible portion de mercure ou de minium. Elles sont peu usitées aujourd'hui.

On emploie encore quelquefois les *bougies à ventre*, les *bougies coniques* et les *bougies armées* ; nous renvoyons pour plus de détails aux mots *Rétrécissement* et *Urètre.*

J. P. BEAUDE.

BOUILLON (hyg. et mat. méd.), s. m., *sorbitio.* On appelle ainsi un liquide que l'on prépare en faisant bouillir des substances animales ou végétales dans de l'eau, et les assaisonnant convenablement. Suivant les indications ces liquides sont alimentaires ou médicinaux ; il n'est personne qui ne connaisse le bouillon alimentaire par excellence, le bouillon de bœuf. Toutes les ménagères savent très-bien que pour qu'il soit bon, il est nécessaire de le préparer à petit feu de ma-

nière à ce que l'ébullition ne soit pas sensible ; il est vrai qu'elles ne se rendent guère compte de ce qui se passe alors, et qu'elles ignorent que l'albumine, au lieu d'être coagulé brusquement, ce qui arriverait si le liquide était porté rapidement à l'ébullition , se dissout au contraire peu à peu, et se rassemble lentement à la surface en formant l'écume. On ajoute ordinairement au bouillon quelques légumes, le plus souvent des carottes, des navets ou de l'oignon brûlé ; ces substances fournissent peu de matières nutritives , elles agissent surtout en cédant un principe aromatique qui n'est pas sans influence sur la bonne saveur, et la facile digestion du bouillon. Cet aliment, convenablement préparé, est en effet sain et nourrissant ; il se digère en général bien, mais il faut pour cela qu'il contienne très-peu de graisse les substances grasses et huileuses étant réfractaires à l'action de l'estomac. Les diverses qualités du bouillon font qu'on le donne volontiers aux malades et aux convalescents ; mais on ne doit pas oublier que, précisément à cause de ses qualités nutritives, il est nuisible dans certains cas et nourrit plutôt la fièvre que le malade. On ne doit donc pas, comme on le fait trop souvent, l'administrer sans le conseil du médecin lorsque celui-ci a prescrit une diète rigoureuse.

Pour compléter ce que nous avons à dire sur le bouillon, nous devons ajouter que, dans ces derniers temps, M. Darcet a voulu le préparer en substituant à la viande la gélatine des os. Nous sommes forcé d'avouer que le succès n'a pas tout-à-fait couronné les vues du philanthrope éclairé, qui possède au reste tant de titres assurés à la reconnaissance publique. Cependant lorsque ce bouillon est préparé avec quatre parties d'os et une cinquième de viande, il est d'assez bonne qualité et peut-être employé avec avantage. Cette proportion est maintenant indiquée par M. Darcet, et des résultats avantageux ont été obtenus par ce moyen dans des établissements publics et dans quelques villes pour la nourriture de la classe indigente.

Les bouillons médicinaux sont ceux qui, possédant quelques propriétés particulières, sont spécialement destinés aux malades. Nous allons en parcourir et énumérer les principaux. Depuis un temps immémorial, on est dans l'usage de favoriser l'action des purgatifs en faisant prendre après l'ingestion du médicament plusieurs tasses de *bouillon aux herbes*, qu'on prépare en se procurant des feuilles fraîches d'oseille, de poirée et de cerfeuil , une poignée de chaque, et les plaçant dans deux litre d'eau bouillante ; on peut y ajouter un peu de sel et de beurre ; après un quart d'heure d'infusion on tire à clair et on donne au malade.

Le *bouillon de veau* se prépare avec quatre onces de chairs de veau pour un demi-litre d'eau ; on coupe la chair en petites parties, et, après l'avoir lavée, si elle est sanguinolente, on la fait bouillir dans un vase fermé à très-petit feu et pendant à peu près deux heures. Le liquide est ensuite passé et conservé.

On prépare de même les *bouillons de poulet, de*

grenouille et de tortue, qui sont, comme le premier, légèrement relâchants et rafraîchissants ; pour ce dernier bouillon on coupe la tête de la tortue, et, après avoir séparé la carapace du plastron, au moyen d'un ciseau qu'on introduit au point de l'insertion sur les côtés, on détache les chairs en rejetant les intestins.

Pour composer le bouillon dit *pectoral*, prenez un demi-poulet maigre, une poignée de raisins secs, une douzaine ou deux d'amandes douces concassées, une cuillerée de salep, huit dattes et huit jujubes, une pincée de cerfeuil pour un litre d'eau, et faites bouillir convenablement.

Quelques médecins emploient encore contre la phthisie pulmonaire le *bouillon de colimaçons* ou *escargots*. Pour sa préparation on fait cuire à un feu très-doux vingt colimaçons de vigne dans un litre d'eau pendant 2 ou 3 heures. D'après le Codex on peut y ajouter deux écrevisses. On tue les colimaçons en les plongeant dans l'eau bouillante, et on les retire ensuite des coquilles ; on ne les emploie qu'après leur avoir enlevé les intestins et les avoir lavés à l'eau bouillante pour séparer l'humeur gluante dont ils sont imprégnés. On peut couper ce bouillon avec du lait ou avec une légère infusion aromatique, avec celle du lierre terrestre par exemple.

On prépare le *bouillon d'écrevisses* en pilant six de ces crustacés et les faisant bouillir à un feu très-doux dans un demi-litre d'eau.

J. P. Beaude.

BOUILLON-BLANC (*Mat. méd.*), s. m. (*verbascum*, altéré, dit-on, de *Barbascum*, barbu, à cause des poils dont presque toutes les parties de cette plante sont couvertes). Elle est aussi connue sous les dénominations de *Molène*, de *Bon-homme*, d'*Hrebe de Saint-Fiacre*, et l'était sous celui de *Verbace*, du temps de F. Rabelais. Dans le langage botanique, on l'appelle *Verbascum Thapsus*. L. Pentandrie monogynie, naguère de la famille des solanées, mais rangée depuis dans celle des scrophularinées.

Cette plante bisannuelle est, selon toute apparence, originaire des pays chauds, où elle s'élève jusqu'à la hauteur de huit, neuf et même dix pieds, tandis que dans nos climats froids et humides il est bien rare qu'elle atteigne à la moitié de cette grandeur. Elle croît dans toute l'Europe, et on en peut être plus commune en France, particulièrement aux environs de Paris. On l'y voit partout ; sur les terrains incultes, au bord des chemins, le long des haies, auprès des décombres, dans tous les endroits pierreux, sablonneux, etc.

Une description détaillée du bouillon-blanc, nous paraît ici superflue, et, en effet, il fleurit tout l'été, et nous ne saurions faire la moindre promenade à la campagne sans qu'à chaque pas il s'offre à nos yeux. Nous nous bornerons donc à rappeler que sa tige grosse, droite et ferme, est revêtue d'un duvet grisâtre serré, dense et comme cotonneux ; que les feuilles qu'elle porte sont décurrentes, blanchâtres, épaisses, lanugineuses ; que ses fleurs jaunes, disposées en un long épi sur la partie supérieure de la tige, lui donnent quel-

que ressemblance avec le thyrse, entouré de pampre et de lierre, que les Bacchantes avaient coutume d'agiter dans leurs mains ; enfin, que l'odeur et la saveur de ce végétal sont extrêmement faibles.

Employé depuis un temps immémorial dans l'intérieur des familles, le bouillon-blanc est devenu un de ces remèdes domestiques, dont les qualités, en quelque sorte négatives font qu'on peut les administrer sans inconvénient en toutes occasions. C'est ainsi qu'on donne l'infusion édulcorée des fleurs de bouillon-blanc dans les ardeurs de poitrine, contre la toux, le rhume, l'hémoptysie (crachement de sang), le mal de cœur (irritation gastrique), les tranchées, la colique, la dysenterie, les douleurs hémorroïdales, la dysurie, etc.; ses feuilles servent à préparer des cataplasmes adoucissants, qu'on applique sur les abcès, les furoncles (clous), les érysipèles, les brûlures, les hémorroïdes enflammées, etc. On en fait également usage en bains, lotions, fomentations, lavements, injections vaginales, etc.

Long-temps on a cru que cette plante était légèrement narcotique : on a même avancé que ses semences jetées dans un étang en étourdissaient promptement le poisson, au point de se laisser prendre avec la plus grande facilité. Nous pensons, nous, que ces opinions tenaient plus à la famille où était placé le genre *verbascum* qu'à des vertus réelles et bien observées. Quant au sentiment de ceux qui accordent à cette plante des propriétés anti-goutteuses et anti-scrophuleuses spéciales, c'est une manière de voir toute gratuite et si en opposition avec la palpable inertie de ce végétal, que c'est à peine si nous devrions prendre le soin de relever cette absurdité.

L'espèce *molène*, dont nous venons de nous entretenir est chez nous l'espèce officinale ; mais dans d'autres contrées on lui préfère bien souvent d'autres espèces ou leurs variétés qui sont très-nombreuses; car il est digne de remarque qu'aucun genre en botanique ne donne plus fréquemment naissance à des hybrides que le genre *verbascum*. C'est ainsi que la molène noire, la molène lychnite ou petit bouillon-blanc, le *V. phlomoides* (*phlomos* ou *phlonos* des anciens Grecs), le *V. Pulverulentum*, le *V. Sinuatum*, etc., sont tous plus ou moins recherchés, suivant les localités. Ajoutons, pour terminer, qu'il est faux que la blattaire, ou herbe aux mites (*V. Blattaria*. L.), jouisse de la propriété insectifuge qu'on lui attribue généralement, car, loin de chasser les blattes, mites, pucerons, teignes, elle les attire au contraire et favorise leur multiplication.

F. E. Plisson.

BOULANGERS (Maladies des), (*path., hyg. pub.*) La profession de boulanger est une des plus importantes, puisque, dans l'état actuel de nos mœurs, elle est absolument nécessaire, ceux qui l'exercent s'occupant de la préparation de l'aliment le plus nécessaire, de celui dont les hommes ne peuvent se passer.

La préparation du pain a dû subir de nombreuses modifications, et il y a loin du pain préparé avec de la farine délayée dans [de l'eau et cuite, soit sur des briques chauffées, soit sur des grils, soit dans des poêles, au pain que l'on mange aujourd'hui, surtout dans les grandes villes.

Si on consulte l'histoire, on voit que ce sont les Hébreux qui eurent les premiers fours. L'art de convertir la farine en pain passa des Orientaux chez les autres nations voisines; et en Béotie, on éleva des statues à *Mégalarte* et à *Megalomaze*, qui avaient introduit ce mode d'alimentation, si utile à l'humanité.

L'art du boulanger passa ensuite, mais beaucoup plus tard, en Italie; cependant on trouve qu'en 365 de la fondation de Rome, le pain y était connu, qu'on en faisait usage, et que cet état fut d'abord exercé par des femmes, puis par des esclaves.

De l'Italie, cet art se répandit dans toutes les autres parties de l'Europe, et l'on peut démontrer qu'en France, l'art du boulanger s'élève à l'origine de la monarchie. En effet, on voit que, sous Dagobert II, il fut rendu des ordonnances sur les gens exerçant cette profession, et qui étaient nommés *pistores*. Plus tard, ils furent nommés *talmeliers*; mais les boulangers de cette époque préparaient la farine, la vendaient et ne faisaient du pain que pour ceux qui ne savaient ou qui ne voulaient pas avoir la peine de faire le pain chez eux. La profession de boulanger, d'abord très-restreinte, se répandit ensuite, de façon qu'à présent, il n'est pas en France de commune un peu considérable qui n'ait sa boulangerie.

Les affections auxquelles les boulangers sont sujets sont très-nombreuses : la température au milieu de laquelle les ouvriers se trouvent placés, la nécessité de dormir le jour et de travailler la nuit, la séparation de la farine d'avec le son, au moyen des bluteaux; le transport et les secousses des sacs, et les particules de farine qu'ils sont obligés d'avaler avec l'air qu'ils respirent, le pétrissage de la pâte, etc., sont les causes principales des maladies auxquelles les boulangers sont sujets.

Pour avoir des renseignements exacts sur l'hygiène et les maladies des boulangers, nous nous sommes adressés à M. Maurel, inspecteur de la boulangerie, qui a eu l'extrême complaisance de consulter les maîtres et ouvriers, les plus anciens dans le métier, pour répondre aux questions que nous lui avions adressées.

Les maladies les plus fréquentes qui affectent les boulangers sont les affections de poitrine : cette région se trouve assez souvent affectée par l'imprudence de ces ouvriers qui, ayant chaud, sortent de leur *fournaise* sans prendre la précaution de se vêtir, boivent de l'eau de puits, qu'ils ont sous la main, et vont souvent au cabaret en cet état de nudité. La péripneumonie est moins fréquente chez eux que la pleurésie, et surtout cette espèce de pleurésie que les auteurs désignent sous le nom de *sèche*, parce qu'il n'y a pas d'expectoration; la douleur est superficielle, mais très-vive; il y a de la fièvre et une toux très-sèche. Si les ouvriers se soignent régulièrement, cette affection n'est pas d'une très-longue durée; mais s'ils s'exposent une seconde fois aux mêmes causes sans être guéris, l'affection passe à l'état chronique, et alors elle se termine le plus souvent par un épanchement séreux ou purulent qui simule tantôt l'hydrothorax, tantôt la phthisie pulmonaire. Dans cette circonstance, les saignées générales et locales et les irritants dérivatifs, sous toutes les formes et dans toutes les parties du corps, ne doivent pas être négligés, si l'on ne veut pas s'attendre aux suites le plus souvent funestes de cette affection.

Les boulangers sont affectés d'une toux chronique qui n'est pas le résultat d'une maladie de la poitrine, mais de la poussière de farine qui s'introduit dans les organes de l'arrière-bouche; une portion de cette farine se mêlant avec la salive, forme une espèce de pâte qui s'attache au gosier, tandis que l'autre portion descend avec l'air dans les voies aériennes. Pour se préserver de cet inconvénient, les boulangers, comme les amidonniers, ont l'habitude de s'attacher un mouchoir à la figure : M. Patissier ne croit pas ce moyen suffisant pour empêcher la farine de s'introduire dans la bouche, et il conseille aux boulangers de se laver souvent le visage avec de l'eau tiède, de se gargariser la bouche avec l'oxicrat, de faire usage d'oximel, de se purger de temps en temps, ou de provoquer les vomissements quand ils éprouvent de la difficulté à respirer; nous croyons que l'on pourrait employer à la fois l'un et l'autre moyen.

L'on attribue aussi la toux des boulangers à l'humidité d'une grande partie des travaux de caves; à la fumée de l'huile des lampes, dont on se sert dans les fournils obscurs et dans *les dessus de four*, où l'air qu'on y aspire est étouffant et très-mal sain.

Dans la boulangerie, l'ouvrier qui est chargé d'enfourner, a les yeux toujours incommodés par la vue continuelle des flammes et le reflet de la chaleur du four; aujourd'hui, les maux d'yeux devraient être plus communs par suite de la nouvelle invention d'un morceau de fonte que l'on appelle *barette*, qui, en tombant sur la bouche du four, la rétrécit, et, par ce moyen, force *le gindre* (le premier ouvrier) à porter sa tête plus près du four pour pouvoir regarder dans l'intérieur; ce perfectionnement, à l'aide duquel on économise la chaleur du four, et qui donne une plus belle couleur au pain, gêne considérablement la vue de l'ouvrier.

Malgré toutes les conditions fâcheuses dans lesquelles se trouvent les boulangers pour contracter les maladies des yeux, et malgré tout ce qu'en disent les auteurs qui ont écrit sur les maladies des artisans, les observations que nous avons recueillies prouvent le contraire; en effet, au dispensaire ophthalmique de Paris, sur treize cents malades appartenant à plusieurs métiers, nous n'avons pas remarqué un seul boulanger. En outre, pendant que M. Sanson faisait à l'Hôtel-Dieu le service des ophthalmiques, nous n'avons pas vu de boulangers affectés de ces maladies. M. le docteur Carron du Villard, qui s'occupe spécialement de maladies des yeux, nous a confirmé dans cette opinion ; il n'a observé que quelques cas très-rares d'amaurose chez quelques vieux boulangers.

Les ouvriers qui pétrissent la pâte, en raison des efforts qu'ils font sur les jambes pour pétrir, ont les membres inférieurs variqueux et souvent ulcérés. Quand les ouvriers se mettent trop jeunes au pétrin, leurs jambes se déjettent, et ces ouvriers deviennent bancals par les efforts qu'ils font, en s'appuyant contre le pétrin, pour s'aider à soulever de fortes masses de pâte pour la fraser (*battre*).

On a prétendu que les boulangers étaient sujets à des maladies de cœur ; mais nous avons observé que ce qu'on appelle maladies de cœur, ce n'est qu'une simple indisposition produite par la chaleur excessive des fours, et que cette indisposition se termine souvent par des vomissements ; enfin, qu'elle n'a jamais de suites fâcheuses.

M. Patissier prétend que les boulangers ont tous les mains d'une grosseur prodigieuse et souvent douloureuses et enflées, il attribue ce phénomène à l'absorption de la pâte qu'ils manient, et surtout à l'exercice continuel des mains et des bras ; cette particularité n'est pas générale, et nous croyons que l'on a pris un accident passager pour une affection principale. Ce que nous avons pu constater, c'est que ces ouvriers ont des varices sur les mains, que les tendons des muscles sont très-apparents, et qu'ils sont sujets à une espèce de foulure, à laquelle ils donnent le nom de *rossignol*. Cet accident, déjà observé dans les mêmes cas chez les ouvriers imprimeurs (les pressiers), ne cause aucune douleur, et se manifeste lorsqu'ils sont pendant quelque temps sans travail ; mais dès qu'ils reprennent l'ouvrage, ce mal disparaît.

Il n'est pas exact de dire que l'odeur et la fumée du pain chaud causent souvent une perte d'appétit aux ouvriers qui cuisent le pain.

Les ouvriers boulangers sont presque tous pâles, maigres et d'une très-faible santé, et tout cela par défaut de sommeil, par le travail forcé des nuits, et toujours dans un air étouffant et malsain ; enfin, par les excès auxquels ils se livrent dans la journée, qu'ils devraient consacrer au repos.

Les maladies vénériennes sont très - fréquentes chez les boulangers, ainsi que les rhumatismes : cette dernière affection est produite par la suppression de la transpiration, et Ramazzini conseille à ceux qui en sont atteints d'habiter une chambre chaude, de boire des infusions de bourrache ou de sureau, et de recourir aux saignées si ces moyens sont insuffisants et si le rhumatisme est très-intense.

M. Thacrab dit que dans un rapport de l'Institut de Hambourg, on voit que la fièvre rhumatismale attaqua un sixième des boulangers et seulement un quatorzième des ébénistes et un quinzième des tailleurs.

Les femmes de boulangers sont sujettes aux maladies inflammatoires, aux affections de la gorge et de la poitrine, auxquelles elles succombent ordinairement. Nous avons reconnu que la cause de ces affections était due à la poussière des pains, et à celle plus insupportable encore de la braise,

qui est d'une ténuité et d'une volatilité extraordinaire.

Les ouvriers boulangers ne sont pas sobres ; ils ne suivent aucun régime, se nourrissent mal, bien qu'ils aient des bonnes journées, parce qu'il faut qu'ils économisent pour gagner l'argent perdu, se livrant pour la plupart à la boisson ; jouant toujours au billard et aux cartes, s'adonnant aux filles publiques et à tous les excès ; ils ne songent pas même à se vêtir, n'ayant généralement sur le corps que leur simple *cotte de travail*, encore elle est souvent à leurs maîtres, tout leur habillement consiste en de mauvaises savates qu'ils ont aux pieds.

Cadet-Gassicourt dit que si l'on consulte les registres de la police, des tribunaux et des prisons, on reconnaît bientôt qu'il se commet beaucoup moins d'actes de violence parmi les bouchers, qui sont toujours habitués à égorger des animaux, que parmi les boulangers, auxquels on n'est point porté à supposer des inclinations vicieuses. On prétend qu'ils sont vindicatifs ; mais les maîtres boulangers nous ont assuré le contraire ; il est possible qu'il y ait eu changement dans leurs mœurs depuis l'époque à laquelle Cadet-Gassicourt a écrit.

Les ouvriers boulangers peuvent travailler depuis l'âge de seize ans ; l'ouvrier *pétrisseur* (aide), travaille jusqu'à quarante-cinq ans, et le brigadier ou *fourneur* peut supporter le travail du four jusqu'à cinquante-cinq ans. Ces époques passées, ils ne peuvent plus trouver à travailler chez les maîtres boulangers, et finissent la plupart par tomber dans la misère, parce qu'ils n'ont pas pu se créer une existence assurée pour le temps du repos forcé.

Le premier garçon boulanger gagne 4 francs par jour, le second 3 fr. 75 cent., le troisième 2 fr. 75 cent. : ils ont, en outre, deux livres de pain par jour ; la nuit ils en mangent à volonté, et reçoivent 20 à 25 centimes pour le vin pendant le travail ; sauf quelques exceptions, tout l'argent gagné est aussitôt dépensé que reçu.

Nous terminerons cet article en indiquant quelques conseils hygiéniques dans le but de préserver les boulangers des affections auxquelles ils sont sujets ; ces conseils nous ont été suggérés par M. l'inspecteur de la boulangerie et par les maîtres boulangers eux-mêmes.

1o Il faudrait que l'ouvrier boulanger se vêtit, se nourrit mieux qu'il ne le fait ; 2o qu'il fût moins intempérant ; 3o qu'il changeât son genre de vie dissolue ; 4o il faudrait songer à l'assainissement des fournils, des caves et du dessus des fours.

Anciennement les ouvriers boulangers étaient nourris dans leurs boutiques ; ils s'en trouvaient mieux ; ils étaient plus robustes et moins maladifs, parce qu'ils avaient une nourriture réglée et saine ; ils étaient tenus à se rendre aux heures du repas et ne sortaient presque point. Cette coutume n'existe plus, les maîtres ne s'en soucient pas, et les ouvriers aiment mieux être libres.

Quant à l'assainissement des fournils, on a remarqué que le défaut d'air est très-nuisible à la santé des ouvriers, surtout dans les travaux de cave, d'autant plus que ces hommes prennent leurs repas sur des lits qui y sont établis. Pour rendre ces endroits plus salubres et aérés, on pourrait faire des fenêtres ouvrantes pour les dessus des fours, et des soupiraux plus grands pour les travaux des caves. Il est à regretter qu'une amélioration bien utile ne puisse avoir lieu, celle de prohiber les fournils et caves, pour n'avoir que des rez-de-chaussée. Cette amélioration emporterait celle des dessus de fours, encore aussi malsains, et, par leurs constructions, si peu éloignées des plafonds, que les travailleurs peuvent à peine se tenir debout. Cette réforme est presque impossible, par la raison que le boulanger serait forcé de chercher des locaux spéciaux à leur profession; cela augmenterait le prix de leurs loyers, déjà trop élevé, parce que les propriétaires leur font payer l'*incommodo* de leur industrie. On pourrait cependant recommander à ces industriels de ménager les constructions de leurs fours, de manière à ce que les *dessus de ces fours* fussent plus éloignés des plafonds et plus aérés.

S. Furnari et A. Chevallier.

BOULE DE MARS, *ou* **BOULE DE NANCY,** médicament fort usité dans la médecine populaire, et dont la base et la partie active est le tartrate de fer. Différents modes ont été indiqués pour sa préparation; le meilleur de tous est celui donné par MM. Henry et Guibourt, comme employé à Nancy, ville où ces boules paraissent avoir été préparées pour la première fois, et d'où les tirent encore les personnes qui tiennent à la forme et au nom primitifs.

Le procédé dont nous venons de parler consiste à traiter à trois reprises la limaille de fer par une forte décoction d'espèces vulnéraires et une certaine quantité de tartre rouge. La première fois, on dessèche immédiatement le mélange et on le pulvérise; la seconde fois, on évapore en consistance de pâte; on laisse la réaction s'opérer pendant un mois; la masse se dessèche et se solidifie, alors on la pulvérise encore; enfin, la troisième fois, lorsqu'elle est parvenue à une consistance convenable, on la divise par parties, du poids d'environ deux onces, qu'on arrondit en forme de boules, auxquelles on fixe un petit cordon. Celles qui sont fabriquées à Nancy même sont aplaties et paraissent avoir été pressées dans un moule qui leur a laissé l'empreinte d'une croix et de quelques lettres ou signes particuliers.

Dans cette opération, le fer s'est combiné à l'acide du tartre en s'oxydant aux dépens de l'eau, dont l'hydrogène se dégage en grande quantité; l'extrait de plantes vulnéraires, privé de la plupart de ses propriétés par une longue ébullition, qui en dissipe toutes les parties aromatiques, sert ici à donner à la masse un liant qui permet de la mouler et de la conserver plus facilement; d'ailleurs, ses principes astringents réagissent sur le fer et communiquent ainsi à la préparation une belle couleur noire.

La manière ordinaire de faire usage de ces boules consiste à les suspendre dans l'eau au moyen du cordon qui y a été fixé à cet effet; on l'y laisse jusqu'à ce que la liqueur soit suffisamment colorée. Elle prend alors le nom d'*eau de boule*, et

s'emploie en applications extérieures sur les contusions et les foulures, soit seule, soit mêlée avec partie égale d'eau-de-vie; à l'intérieur, elle est donnée contre l'aménorrhée, la chlorose et les autres affections qui nécessitent ordinairement l'emploi des préparations ferrugineuses; mais, nous l'avons dit en commençant, c'est surtout un remède populaire, et presque toujours appliqué d'une manière absolument empirique. On sait d'ailleurs tout ce que l'eau de boule, telle qu'on la prépare le plus souvent, offre d'irrégulier et d'incertain relativement aux proportions des matières actives en dissolution; il arrive même que lorsque la boule a été plongée plusieurs fois dans l'eau, elle ne lui fournit plus rien; il faut alors pour en faire usage de nouveau gratter les parties insolubles qui forment croûte à sa surface et défendent l'intérieur de l'action du liquide. Le mode le plus rationnel à suivre serait de pulvériser les boules et d'en dissoudre chaque fois dans l'eau un poids déterminé; mais, quoique ce médicament jouisse de propriétés actives, les médecins lui préfèrent généralement les autres préparations de fer, dont les proportions et le dosage sont plus connus et plus certains.

Ces boules portent aussi sur le *Prospectus* des charlatans le nom de *Boules d'acier* et *Boules vulnéraires.*

Vée,

Pharmacien, Membre de la Société de pharmacie.

BOULIMIE (*path.*), s. m. du grec *bou*, particule augmentative et *limos*, faim, ou bien de *bous, bœuf,* et *limos*, faim, faim de bœuf; on dit aussi *faim canine;* besoin impérieux de prendre une quantité d'aliments beaucoup plus grande qu'à l'ordinaire. Cette affection reconnaît différentes causes; tantôt elle est liée à un état nerveux particulier de l'estomac; on voit alors le malade se gorger d'aliments, qu'il est bientôt contraint de rejeter par le vomissement; d'autres fois elle n'est que le symptôme d'une autre maladie, et on l'observe surtout chez quelques femmes hystériques, chez des jeunes filles chlorotiques, pendant certaines fièvres d'accès, chez quelques aliénés, etc. Elle caractérise quelquefois la présence du ténia ou ver solitaire dans le tube digestif. On a vu aussi des femmes enceintes avoir une voracité extraordinaire au commencement de leur grossesse. Après la mort de gros mangeurs, on n'est pas rare de trouver leur estomac d'une amplitude démesurée; d'autres fois on ne rencontre pas de vésicule du fiel, en sorte que la bile devait être versée continuellement dans l'intestin duodénum. Dans quelques circonstances, et surtout par l'impression du froid sur la peau, des personnes ont été prises tout à coup d'un accès de boulimie qui les portait à dévorer tout ce qui se trouvait sous leur main.

La boulimie est en général une maladie rare; elle s'accompagne fréquemment d'une maigreur excessive, due à la mauvaise digestion ou à la rapidité avec laquelle les aliments, à peine introduits, franchissent toute la longueur du tube intestinal. La gravité de la boulimie varie suivant les causes qui l'ont produite : c'est aussi d'après celles-ci qu'il faut se baser pour établir un traitement rationnel. Ainsi on combattra la maladie par des antispasmodiques chez les femmes hystériques, on tâchera de faire évacuer le ténia, si ce vers était la cause de la voracité, etc. Mais quand la boulimie est due à un vice de conformation de l'estomac ou de ses annexes, elle est incurable.

                         J. B.

BOURBILLON (*chir.*), s. m. On donne ce nom à un corps blanchâtre, qui est formé par une portion de tissu cellulaire gangrené, et que l'on rencontre dans le centre des clous ou furoncles, ainsi que dans les anthrax. On sait que les clous ne guérissent que lorsque le bourbillon est sorti, aussi doit-on se hâter de provoquer sa sortie. (V. *Furoncle.*) J. B.

BOURBON-L'ARCHAMBAULT (Eaux minérales de) Bourbon-l'Archambault est une petite ville du département de l'Allier, de deux mille huit cents habitants, à sept lieues de Moulins et à soixante-cinq de Paris. Elle est située dans une position agréable, et on y arrive par de belles routes. Le sol est calcaire, argileux, mélangé de silex. Des mines de fer et de charbon existent dans les environs. On pense que l'eau de Bourbon-l'Archambault provient d'une source unique qui se divise ensuite en diverses branches ; sa température prise au grand puits est de 51° centigrade; cette eau se rend dans un grand bassin découvert qui est sur la place, là sa température n'est plus que de 49°, la température de l'air étant de 19°.

L'eau est claire, limpide, elle laisse dégager en bouillonnant une assez grande quantité de gaz qui est de l'acide carbonique mêlé d'un peu d'hydrogène sulfuré, elle est douce et onctueuse au toucher, exposée à l'air elle présente à sa surface un dépôt onctueux qui est formé par la barégine; son odeur est hydro-sulfurique et sa saveur acidule et hépatique. Elle forme dans les puits un dépôt qui est composé de sulfate de chaux, d'une matière verdâtre, que l'on a prise pour des conferves, et qui n'est sans doute que la barégine de M. Lonchamps. Cet auteur dit que les eaux de Bourbon-l'Archambault ne contiennent que de l'acide carbonique libre, du sel marin, du sulfate de soude, un peu de carbonate de chaux et de la silice; mais M. Faye, médecin inspecteur des eaux, y a rencontré des muriates de chaux, de magnésie et de soude, du sulfate de soude, du sulfate de magnésie, du sulfate de chaux, du carbonate de fer, de la silice, un savon le végétal, du gaz acide carbonique trois volumes et demi, et de l'hydrogène sulfuré un demi-volume. On voit par cette analyse que ces eaux doivent être considérées comme sulfureuses acidules.

Bourbon-l'Archambault avait des thermes du temps des Romains, et on y a trouvé les restes de grandes et belles constructions. Aujourd'hui il y a un hôpital pour les pauvres qui fut fondé en 1650; l'établissement thermal renferme maintenant seize cabinets de bains avec douches. La source produit deux mille quatre cents mètres cubes d'eau en vingt-quatre heures, ce qui peut permettre de donner dans cet espace de temps cinq à six mille

bains ou douches. On a découvert aussi une autre source que l'on a nommée source de *Jonas* du nom d'un Suisse qui la découvrit en creusant dans le sable. La température de cette source est froide ; elle contient de l'acide carbonique et les mêmes sels que l'eau de l'autre source, moins les sels de magnésie et l'hydrogène sulfuré : c'est une eau saline acidule froide. Les eaux se prennent en bains, douches, lotions et en boisson. La saison commence le 15 mai et finit le 1er octobre. On peut recevoir dans la ville environ trois cents étrangers, le nombre des personnes qui fréquentent les eaux est d'environ cinq cents par année.

Les eaux de Bourbon-l'Archambault ont une action très-marquée sur l'économie, surtout en raison de leur haute température. Prises en boissons elles ont une action stimulante très-prononcée, elles activent la transpiration, et la sécrétion de l'urine; elles déterminent quelquefois la constipation, et l'on est obligé de les mêler avec les eaux de la source de Jonas pour rendre au ventre sa liberté. On emploie ces eaux dans la paralysie, lorsque la période aiguë est passée, dans les affections goutteuses et rhumatismales, dans les engorgements du foie et de la rate, qui sont le résultat d'anciennes fièvres intermittentes, dans les contractures et l'atrophie des membres, dans les affections glanduleuses, rachitiques, dans les anciens catarrhes de la vessie, dans les maladies des articulations, dans les écoulements vaginaux anciens, les affections chroniques de l'utérus ; on les emploie aussi dans les affections de la peau. On doit surtout ne faire usage de ces eaux que lorsque la période aiguë des maladies est passée, car leur activité, qui est fort grande, tendrait à réveiller l'état inflammatoire.

On coupe quelquefois ces eaux avec d'autres eaux minérales telles que celles de Saint-Pardoux, qui sont ferrugineuses et qui se trouvent à trois lieues de Bourbon, d'autrefois on y ajoute des sels purgatifs; on fait aussi usage dans les repas et dans la journée de l'eau de Jonas, que l'on coupe avec d'autres boissons. Il y a aussi à Bourbon des boues minérales qui jouissent d'une assez grande activité, et que l'on emploie surtout comme résolutives dans les engorgements indolents.

BOURBON-LANCY (Eaux minérales de) Bourbon-Lancy est une petite ville du département de Saône-et-Loire sur la route de Moulins à Autun, à quatre-vingts lieues de Paris. La ville est dans une situation agréable, les communications sont faciles, et la vie à bon marché. Les eaux sortent par plusieurs ouvertures rapprochées les unes des autres, ce qui a permis de penser qu'elles provenaient sans doute d'une source unique. La température varie à ces diverses ouvertures ; elle est de 57 degrés centigrades à la source du *Lymbe*, de 60° à celle du *Dense*, de 40° au *Bain-Royal*, et de 42° à la fontaine *Saint-Léger*. Ces eaux contiennent du sel marin, des sulfates de soude et de chaux, un peu d'oxide de fer et de la magnésie.

Les sources produisent environ trois cent mètres cubes d'eau en vingt-quatre heures, et l'on peut donner jusqu'à six cents bains par jour. L'établissement renferme huit cabinets de bains, plusieurs appareils de douches et deux piscines. Les eaux se prennent en bains, douches et boisson. La saison commence le 15 mai et finit le 15 octobre. Ces eaux s'emploient dans la plupart des cas que nous avons énumérés pour Bourbon-l'Archambault; on doit cependant se rappeler qu'elles ont moins d'activité et qu'elles doivent être préférées aux premières chez les personnes faibles et irritables : comme elles ne contiennent pas de principe sulfureux, il est probable qu'elles auraient peu d'efficacité dans les anciennes maladies de la peau. J.-P. BEAUDE.

BOURBONNE-LES-BAINS (Eaux minérales de). Bourbonne-les-Bains est une petite ville du département de la Marne à huit lieues de Langres et à soixante-dix lieues de Paris; elle est située sur une hauteur à deux cent quatre-vingts mètres au-dessus du niveau de la mer; la ville qui est agréable renferme environ huit cents maisons et trois mille cinq cents habitants. On pourrait dans la saison des eaux recevoir jusqu'à mille deux cents étrangers à la fois. Le pays est riche, et la vie y est excellente et à bon marché. De très-belles promenades sont jointes à la ville, et sa situation élevée y rend les variations atmosphériques assez communes : la température pendant la saison des bains y est ordinairement de vingt degrés.

Bourbonne possède des thermes depuis la plus haute antiquité : on y a trouvé des débris de constructions romaines et, entre autres, un conduit en ciment romain à plus de quarante et un pieds au-dessous du sol qui contenait de l'eau à une température de soixante degrés. En 1732, Louis XV fit construire un hôpital militaire qui depuis a reçu une assez grande extension; il existe aussi un hôpital civil.

Les sources de Bourbonne sont au nombre de trois, et leur température varie entre 52° et 37 degrés C.; deux des sources, celle du *Grand-Puisard* et celle de *la Fontaine*, donnent réunies 81 m. cubes. L'eau est limpide, incolore, sa saveur est salée; c'est une des eaux minérales les plus chargées de sels, car elle marque deux degrés à l'aréomètre de Baumé : elle contient, d'après l'analyse faite par MM. Desfosses et Roumier, en 1827, du bromure et du cholure de potassium, des chlorures de calcium et de sodium (muriates de chaux et de soude), du sulfate de chaux et du chlorure de magnésium, des traces d'une matière extractive, du gaz oxigène, de l'azote et de l'acide carbonique. M. Lonchamps nie l'existence de l'acide carbonique dans ces eaux.

L'établissement thermal est moderne et bien construit; il renferme trente-deux cabinets de bains, seize douches, deux bains de vapeur et deux piscines; la saison des eaux commence le 1er mai et finit le 1er octobre : ces eaux sont employées en bains, en douches et en boisson. La dose, en boisson, est d'un demi-litre à deux litres que l'on prend à jeun. Les malades supportent d'abord difficilement la chaleur des eaux; mais ils finissent par s'y habituer. Les bains doivent être pris à diverses

températures; ordinairement on les fait précéder par l'eau prise en boisson; il faut, à cet égard, suivre les conseils du médecin chargé de l'inspection des eaux. Il existe aussi à Bourbonne des *boues minérales* qui sont sulfureuses et ammoniacales, elles doivent ces deux propriétés à la décomposition des matières organiques avec lesquelles elles sont mêlées. Analysées par Vauquelin, ces boues ont donné pour résultats : une matière organique abondante, de la silice, du fer oxidé, de la chaux, de la magnésie et de l'alumine.

Les eaux de Bourbonne sont stimulantes et purgatives, quelquefois cependant elles déterminent la constipation, comme toutes les eaux thermales, elles sont employées dans le traitement d'un grand nombre de maladies, dans les rhumatismes, la paralysie, les engorgements du foie et de la rate, dans l'hydropisie, dans les fièvres quartes rebelles, dans les catharres chroniques. On les emploie surtout dans les anciennes plaies d'armes à feu dont la guérison est incomplète, dans les fistules et dans beaucoup d'autres affections chirurgicales, telles que les rétractions des membres, les engorgements des articulations, les fractures, les luxations; dans les anciennes éruptions de la peau; quelques médecins les ont ordonnées dans les affections nerveuses. Mais on doit se garder de les prescrire dans les maladies fébriles, dans les irritations gastriques, dans les phthisies pulmonaires, dans les congestions cérébrales et dans les affections du cœur.

J.-P. BEAUDE.

BOURDONNEMENT (*path.*), s. m. Perception illusoire par l'oreille d'un bruit semblable à celui que font entendre en volant certains insectes, et particulièrement les *bourdons*. Nous comprendrons aussi, comme ayant la même signification, les sensations désignées sous les noms de *sifflement*, *tintement*, *tintouin*, etc. Il n'est pas rare de les observer dans l'état de santé; elles ne durent le plus souvent que quelques secondes, et sont alors sans danger. D'autrefois elles sont plus intenses, et deviennent les symptômes d'une maladie sérieuse; elles peuvent être occasionnées par une inflammation de l'oreille, par la pléthore, par une accumulation de la matière cérumineuse, ou par la présence d'un corps étranger quelconque, d'un insecte, par exemple, dans le conduit auditif, par un rétrécissement de ce même conduit, quelle qu'en soit la cause, par l'engorgement ou l'occlusion du canal qui fait communiquer avec la bouche la cavité du tympan, et qui est connue sous le nom de *trompe d'Eustache.* Le bourdonnement est encore lié à une modification particulière du nerf auditif; tel est l'ébranlement produit par une violente détonation, ou même par une forte commotion morale, le commencement d'un syncope ou d'une attaque de nerfs; enfin il paraît être un des symptômes constants de l'agonie. Dans quelques circonstances cette sensation a une persistance et une netteté remarquables qui lui donnent tous les caractères d'une véritable hallucination. (V. ce mot.) Le bourdonnement persistant d'une manière incommode se combat d'après la cause qui l'a produit; s'il étoit lié par exemple à un état de pléthore générale, on aurait recours à la saignée ou à une application de sangsues à l'anus. Localement, on peut aussi employer des injections émollientes rendues narcotiques par l'addition d'une petite quantité d'opium. **J. B.**

BOURGEONS CHARNUS (*chir.*), s. m. p. On donne ce nom à des granulations rougeâtres, coniques, charnues en apparence, qui se développent à la surface des plaies et des ulcères en suppuration: ces bourgeons, qui sont formés par le développement des tissus cellulaires et des vaisseaux capillaires, précèdent la cicatrisation et sont même indispensables à sa production; souvent ils acquièrent un développement trop considérable, et l'on est obligé de les réprimer par le caustique. (V. *Cicatrices.*)

BOURRACHE (*bot. et mat. méd.*), s. f. (*Borago* ou *Borrago*, modification ou altération évidentes de *Corrago, Corago, cor ago*, je réjouis le cœur : « *Dicit borrago ; gaudia cordis ago.* ») Cette plante, que le peuple appelle quelquefois *Bouroche*, est connue dans les officines et en botanique sous le nom de *Borago officinalis.* L. Pentandrie monogynie. Famille naturelle des boraginées.

Originaire du Levant, et jadis transportée d'Alep en Europe, la bourrache s'est tellement bien naturalisée et répandue chez nous, qu'on la peut en quelque sorte considérer comme plante indigène. Elle se sème d'elle-même, et notre territoire lui convient si bien, qu'elle y est même devenue sauvage dans plusieurs provinces. On la cultive aussi dans nos jardins pour la longue durée et l'agrément de ses fleurs, dont les cuisinières se plaisent, en les mêlant à celles de la capucine, à enjoliver les salades. Ces fleurs, d'abord de couleur purpurine dans les jeunes, passent successivement au plus bel azur. Il y a une variété qui se distingue des autres par des fleurs entièrement blanches; et l'on voit parfois sur le même pied des fleurs roses et des fleurs blanches, ou des roses et des bleues. C'est du sommet de la tige et de ses rameaux que naissent ces jolies fleurs attachées à un long pédoncule incliné vers le sol. La plante entière, dont la tige est rameuse, cylindrique, épaisse, charnue, creuse, hérissée de poils courts, rudes et piquants, est haute d'un pied et demi à deux pieds. Sa racine, d'à peu près la grosseur du doigt, est tendre, blanchâtre, longue, pivotante, garnie de fibres. Toutes les parties de la bourrache contiennent un suc mucilagineux et nitré très-abondant, mais qui l'est beaucoup moins dans la fleur.

Les infusions, le suc, l'extrait, etc., que l'on prépare avec les feuilles et les fleurs de ce végétal, sont usités en médecine depuis si long-temps, et dans un si grand nombre de circonstances, qu'ils ont fait de la bourrache un remède populaire qu'on prend, sans consulter, à la première indisposition. On en fait surtout usage, sous forme de boisson aqueuse, pour rappeler la transpiration supprimée, quand on est pris de courbature, de douleurs rhumatismales, d'un accès de goutte, et aussi contre la toux, le rhume,

la douleur de côté (point pleurétique), la fluxion de poitrine (péripneumonie), les irritations des voies urinaires, la gravelle, etc., etc. On s'en sert également dans les premières périodes des fièvres dites éruptives, comme la variole (petite vérole), la rougeole, la scarlatine (fièvre rouge), l'érysipèle, la miliaire, l'urticaire, en un mot dans toutes les éruptions cutanées aiguës. L'extrait et le suc dépuré ont été recommandés contre les dartres, la gale, et la plupart des maladies chroniques de la peau, ainsi que dans celles des viscères abdominaux, par exemple, pour le traitement de l'hypocondrie et de la mélancolie; mais ces états morbides présentent des lésions si différentes, et par conséquent des indications si diverses, qu'il faut toute la sagacité d'un praticien exercé pour en démêler toutes les nuances et bien saisir le cas où ces préparations peuvent être avantageuses. Quant à l'eau distillée de cette plante, elle est complètement inerte. Elle a encore un autre inconvénient, c'est qu'elle se gâte en quelques jours, à moins qu'elle n'ait été confectionnée qu'à l'aide des fleurs seulement.

F. E. PLISSON.

BOURSE (*anat.*), s. f. Deux applications très-différentes ont été faites de cette expression ; ainsi les couches successives des enveloppes des testicules sont apelées bourses; et l'on désigne également par le mot bourse de petites poches très-lisses à leur intérieur et que l'on rencontre revêtant les deux faces contiguës de deux parties destinées à glisser l'une sur l'autre.

Les bourses, ou les enveloppes des testicules, sont constituées par plusieurs membranes qui s'emboîtent de l'extérieur vers ces organes.

La première de ces enveloppes est la peau, qui se nomme aussi *scrotum.* Cette peau se continue en haut et en devant avec celle du pénis et du devant du pubis ; en arrière avec celle du périnée; sur les côtés avec celle de la partie interne et supérieure des cuisses. Le scrotum présente, sur la ligne médiane, un raphé ou trait indiquant le point par lequel les deux moitiés du corps se confondent. Cette peau est plus brune que celle du reste du corps ; on y voit des rugosités, des rides, des aspérités, celles-ci formées par les follicules qui la pénètrent. Elle porte des poils peu serrés, mais médiocrement longs. La saillie et le rapprochement des rugosités ou rides du scrotum, et l'état de cette enveloppe sont généralement des indices de vigueur. Le raphé que l'on remarque sur le milieu est plus enfoncé que les moitiés latérales, qui le dépassent de chaque côté. Celle de droite est ordinairement plus remontée que celle de gauche. Chacune de ces moitiés est semblable à l'autre ; on peut le reconnaître à travers le testicule, et c'est parce que le testicule droit descend moins bas que le gauche, que la moitié droite du scrotum est plus relevée que celle du côté opposé. L'enfoncement qui partage en deux le scrotum est l'indice d'une cloison qui divise plus profondément en deux côtés, l'un droit et l'autre gauche, la profondeur des bourses pour loger un testicule dans chaque moitié.

Au-dessus du scrotum on trouve une *couche cel-luleuse;* le tissu qui la forme est lamelleux, sans graisse. Sous cette couche on trouve un *feuillet comme aponévrotique* qui se continue avec le feuil-let fibreux sous-cutané du tronc et des cuisses. Au-dessus de celui-ci on rencontre une nouvelle *couche de tissu cellulaires.*

La couche celluleuse est doublée, de chaque côté de la ligne médiane, par une tunique fibreuse blanche, douée de la propriété de se rétracter quoique non musculaire; ce sont les *dartos.* Cha-cun des dartos est, de chaque côté, la première tunique qui devienne spéciale pour un testicule. Les dartos s'attachent chacun à la paroi abdomi-nale, en dedans du pilier interne de l'anneau; ils se perdent sur la partie interne des cuisses et vers le périnée; puis ils se fixent au pubis, à l'ischion, et se terminent en s'adossant pour for-mer une cloison mitoyenne sur la face inférieure du pénis. Les dartos sont pénétrés à leur côté interne par les diverses enveloppes qui s'étendent de l'anneau, dans leur cavité pour envelopper plus ou moins médiatement le testicule.

Sous le dartos est un *prolongement aponévrotique du contour de l'anneau inguinal.* Puis vient une *couche celluleuse.* Sous celle-ci sort de l'anneau une membrane musculeuse, expansion du petit oblique, qui décrit des arcs à convexité supé-rieure et se fixe aux enveloppes sous-jacentes qu'elle revêt incomplètement. C'est le muscle *crémaster* dont la fonction est de relever les en-veloppes des testicules et de les tirer vers l'anneau.

Concentriquement au crémaster, on rencontre une couche *celluleuse* qui se confond avec la pré-cédente au point où le crémaster cesse d'être interposé entre elles. Dans celle-ci est contenu un *prolongement aponévrotique* qui provient du fas-cia transversalis, conséquemment de l'abdomen, et traverse l'anneau profond, prend la forme d'un tube dans le canal inguinal et qui, au-delà de l'anneau cutané, se développe et forme une tu-nique fibreuse destinée encore au testicule. Sous cette tunique existe la *lame celluleuse* intermé-diaire. Puis vient une enveloppe d'un tissu inter-médiaire pour la résistance au tissu cellulaire serré, et au tissu aponévrotique: c'est *la tunique propre du cordon.* Sous celle-ci existe le tissu *cel-lulaire* qui unit entre eux les vaisseaux testicu-laires. Ces deux dernières couches s'arrêtent aux testicules.

Plus bas, séparée seulement du prolongement formé par le fascia transversalis par la lame cel-lulaire sous-jacente à celui-ci, une membrane séreuse, la *tunique vaginale,* recouvre d'une part la couche précédente et se continue d'autre part sur la tunique albuginée des testicules, renfermant une capacité, dont les faces opposées sont con-tiguës et qui, lubréfiée par une vapeur séreuse, permet le glissement des testicules dans la cavité de ces enveloppes. Enfin la substance testiculaire est elle-même enveloppée d'une membrane pro-pre, blanche, résistante, qu'on nomme albuginée.

Les bourses sont, dans l'embryon de trois mois, encore indistinctes; à quatre mois de conception, le scrotum est clos, mais vide. Ce n'est qu'à huit mois que le testicule franchit l'anneau et en-traîne avec lui la tunique vaginale, dépendance du péritoine qui l'accompagne, et qui se sépare de cette membrane vers l'époque de la naissance pour former une enveloppe à part, par l'obli-tération et la transformation celluleuse du ca-nal péritonéal qui se prolonge avec elle et avec le cordon dans les bourses. C'est seulement au neuvième mois que le testicule a pris sa place dans son enveloppe extérieure.

Des vaisseaux, artères, veines, lymphatiques, et des nerfs se distribuent aux bourses, c'est-à-dire aux enveloppes. Ces derniers ont des rapports de connexion avec les téguments de la cuisse, de l'abdomen et du bassin. Il en est autrement du testicule dont les vaisseaux et les nerfs sont con-tinus aux troncs renfermés dans la profondeur du ventre et de la cavité pelvienne.

BOURSES (maladies des). (*Path.*) Rappelons une vérité établie par bien des faits dans la science: *les tissus différents et superposés tendent en général à être malades isolément,* plutôt qu'à communiquer leurs affections aux tissus voisins, dans certaines limites du moins. La maladie est souvent presque aussi habile que le scalpel pour isoler les parties autrement organisées. La structure des bourses consistant en un grand nombre de poches dispo-sées concentriquement est favorable à mettre au jour cette loi pathologique.

C'est ainsi que le scrotum a ses maladies dis-tinctes de celles du tissu aponévrotique sous-jacent. Telle est la présence de certains insectes, tels sont l'érysipèle, les dartres, l'éléphantiasis des Grecs, celui des Arabes, qui jette déjà des racines plus profondes, et le cancer des ramoneurs.

C'est dans le tissu cellulaire qu'ont d'abord lieu le phlegmon et les infiltrations; dans le muscle crémaster a lieu le spasme de la colique néphré-tique, etc.

Les progrès de certaines maladies atteignent bien aussi les tissus sous-jacents, mais c'est lors-que déjà la peau et le tissu cellulaire, immédiate-ment recouverts par cette membrane, ont déjà subi de notables altérations.

La totalité des enveloppes est fréquemment tout entière lésée, désorganisée, mortifiée sans que le testicule y participe. On a pu enlever des tumeurs du poids de soixante livres formées par le scrotum et les premières couches sous-jacen-tes, sans qu'il fût nécessaire de toucher aux tes-ticules parfaitement sains au milieu de cette dégénération générale. Fréquemment les infiltra-tions d'urine ont pour résultat la gangrène de la totalité des bourses. Lorsque les escarres se déta-chent, il est presque merveilleux d'apercevoir, au fond de toutes ces chairs en dissolution, la cou-leur blanche, nacrée, pure de la tunique propre du testicule, suspendue et préservée cette mor-tification effrayante par le cordon de ses vais-seaux et de ses nerfs.

Outre cette ligne de démarcation existant entre le testicule et ses enveloppes, les dartos en éta-blissent une autre moins tranchée pourtant, entre les affections qui se manifestent d'un côté et celles du côté opposé. L'une des maladies les plus ordinaires des bourses est l'infiltration ou l'épanchement séreux, c'est-à-dire l'hydropisie ou l'œdème.

Si l'infiltration a lieu au-dessous du scrotum, ou sous l'enveloppe aponévrotique générale, elle se répandra des deux côtés; mais si elle a lieu en dedans des dartos, elle pourra n'affecter qu'un côté, dans le cas où la cause n'est pas générale. L'épanchement dans la tunique vaginale, ou l'hydrocèle proprement dite est presque constamment simple. Enfin les maladies du testicule lui-même sont ordinairement bornées à un seul. L'inflammation phlegmoneuse de cet organe, celle qui se prolonge, contre le cours du sperme, de l'urèthre, par le canal déférant jusques à l'épididyme et même au testicule (la chaudepisse tombée dans les bourses), les sarcocèles scrofuleux, squirrheux, cancéreux, etc., toutes ces maladies n'affectent généralement qu'un testicule. Il y a une raison pour laquelle la gonorrhée tombée dans les bourses atteint assez souvent encore les deux testicules, c'est que le point de départ de l'affection est presque commun; c'est sur les côtés du vérumontanum que s'ouvrent les orifices des canaux déférents, qui, à travers le bassin, le canal inguinal et les enveloppes testiculaires, livrent passage à la sécrétion du testicule.

Pour le phlegmon sous-cutané, il peut aussi facilement, comme l'infiltration séreuse, se porter aux deux moitiés.

L'urine, en frappant de mort tout ce qu'elle touche, mais cependant en respectant davantage les aponévroses, rencontrera dans celles-ci une barrière incomplète qui déviera le cours de ses ravages, sans les limiter entièrement, à moins que l'action délétère de son contact ne soit amortie.

La délimitation est tout-à-fait tranchée si l'on remonte avec le cordon testiculaire, à moins que l'affection ne dépende d'une disposition partagée par toute l'économie. C'est ainsi que les varices du cordon, ou le varicocèle, l'hydrocèle de la tunique du cordon, les phlegmons, les abcès froids et les hernies auxquelles le canal inguinal donne issue, sont généralement des maladies bornées à un seul côté.

Les hernies inguinales descendent quelquefois dans les bourses, soit logées dans le tissu cellulaire sous-jacent au prolongement fibreux qui provient du fascia transversalis, soit pénétrant dans la cavité même de la tunique vaginale, lorsque celle-ci n'est pas encore séparée du péritoine. Ces dernières sont des hernies inguinales, externes, congéniales; comme, lorsqu'il existe une hydrocèle, avec la même disposition, c'est-à-dire la conservation du canal péritonéal; on appelle cette espèce hydrocèle congéniale. Voyez au reste, *Syphilis, Erysipèle, Dartres, Phlegmon, Hydrocèle, Varices, Varicocèle, Hernies, Rétentions d'urine, Testicule, Sarcocèle.*

Les plaies des bourses n'ont rien de grave, si elles n'atteignent pas le testicule.

SANSON-ALPHONSE,
Professeur agrégé à la Faculté de médecine de Paris.

BOUTON(*path.*), s. m. Dans le monde on donne en général ce nom à toutes les *élevures* qui surviennent à la surface de la peau, qu'elles soient pleines et solides ou remplies de liquide, cependant on désigne plus particulièrement par là ces petites saillies coniques qu'on remarque si souvent dans l'état de santé sur le visage, le dos et la poitrine des jeunes gens et qui appartiennent à l'*acné* ou *varus*, (V. ces mots.) Les médecins ont rejeté l'expression de bouton, comme ayant un sens trop vague, et ont adopté différents noms pour désigner les diverses éruptions de la peau. Ils ont nommé *papules* et *tubercules* les élevures pleines et solides, *vésicules* celles qui contenaient un liquide clair, *pustules* celles qui renfermaient du pus, etc. (V. ces mots.)

On nomme *bouton de feu* un instrument en fer dont l'extrémité en forme de bouton, sert à cautériser après avoir été chauffé au rouge. (V. *Cautères.*)

J. B.

BOUTON D'ALEP (*path.*), s. m., *pyrophlictis endemica.* Cette maladie qui est aussi connue sous les noms de *pustule d'Alep, pustule de Bagdad, pustule de Bassora*, excite singulièrement la curiosité. Il n'est pas de voyageur dans les contrées où elle est endémique qui ne s'étonne de ses phénomènes, et qui n'en tienne note dans ses relations. On cherche depuis long temps à s'éclairer sur cette affection singulière, dont les accidents sont inexplicables, et qui parait néanmoins prendre son rang dans le groupe des dermatozes eczémateuses, à côté de la *pustule maligne*, ou pustule dite *de Bourgogne*, si bien décrite par Thomassin, Enaux et Chaussier, ou la pustule *de Hongrie*, dont on doit l'histoire à M. Schraud. Le célèbre John Russel est du reste le médecin qui s'est le plus occupé du *bouton d'Alep*.

Non seulement j'ai eu occasion d'observer par moi-même la pustule dont il s'agit sur deux individus qui avaient séjourné longtemps sur les rives du Tigre et de l'Euphrate; mais un de mes studieux élèves, qui pratique notre art en Syrie, m'a communiqué des faits dont j'ai déjà publié les résultats, du moins en partie, dans ma *Monographie des dermatoses.* J'ai, en outre, donné naguère mes soins à un jeune étranger qu'on élève dans l'un des Collèges de Paris, pour la cicatrice indélébile de la plus bizarre des éruptions. Cette cicatrice a beaucoup d'étendue; elle a, pour ainsi dire, labouré une grande portion du tégument. Cet élève a trois sœurs stigmatisées comme lui, mais dans d'autres partie de la peau. Il a de plus un jeune frère chez lequel la pustule était encore en pleine vigueur le jour où il me fut présenté.

M. le docteur Guilhou de Cahors, digne compagnon de voyage de notre honorable collègue M. Pariset, a soutenu récemment une fort bonne thèse sur cette dermatose déjà décrite par moi sous le nom de *pyrophlictis endemica.* Les détails fournis par ce jeune observateur offrent le plus grand intérêt, et je saisis avec empressement cette occasion pour rendre une éclatante justice à son excellent travail.

Il est donc constant que dans les pays d'*Alep*, de *Bagdad*, de *Bassora*, etc., des individus sans nombre se trouvent atteints de cette espèce d'éruption; dans tous les lieux publics, dans les marchés, sur les grandes routes, on ne cesse de rencontrer des personnes plus ou moins défigurées par ce mal formidable; les femmes surtout qui portent ces disgracieuses cicatrices ont grand soin de les dissimuler à l'aide de leur longue chevelure, qu'elles font descendre des deux côtés de leurs joues.

La pustule d'Alep attaque les étrangers aussi bien que les indigènes; personne n'est à l'abri de ses sinistres atteintes; hommes, femmes, enfants, les pauvres dans leurs chaumières, les riches dans leurs palais, tout le monde paie ce fatal tribut. On dirait qu'il suffit d'avoir respiré l'air de ces funestes contrées pour en contracter le germe et pour devenir désormais susceptible de la voir éclore sur soi partout où l'on va, souvent même, après un long espace de temps. Quelquefois des hommes ne font que traverser ce pays; après peu de jours, ils partent, et de retour dans leurs foyers, ils aperçoivent le point rudimentaire de la fatale pustule. Je connaissais déjà l'histoire d'un ancien consul dans le Levant, qui, ayant obtenu sa retraite depuis plus de vingt ans, vivait tranquillement à Paris, sans avoir jamais rien ressenti dans le pays qu'il avait jadis habité. Il fut fort surpris de voir arriver dans sa vieillesse la pustule qui suivit régulièrement ses périodes. On peut rapprocher de ce fait curieux les deux cas que cite M. le docteur Guilhou. « Un voyageur anglais, dit-il, qui n'avait fait que passer par Alep, éprouva, un certain nombre d'années après, à Londres où il faisait sa résidence, une éruption cutanée, dont lui-même et les plus habiles médecins ignoraient la nature. Rebelle à tous les traitements, l'ulcère donnait beaucoup d'inquiétude au malade, lorsqu'on réclama les soins du docteur Russel, alors octogénaire, qui reconnut le bouton tant observé par lui, en prédit la marche, la durée et la terminaison; ce que l'événement justifia. M. Guilhou fait aussi mention d'un négociant français, qui, ayant habité plus de vingt ans Alep, en fut atteint à Marseille longtemps après son retour de Syrie.

Toutes les parties de la peau sont du domaine de cette pustule, mais plus le siége qu'elle occupe est charnu et humide, plus elle acquiert d'étendue. Lorsqu'elle attaque l'œil, il est rare que le malade puisse conserver cet organe; heureusement qu'elle se borne d'ordinaire au sourcil. Elle marque fortement le nez, sans prolonger ses ravages et sans intéresser les os. Le bouton d'Alep est surtout d'un tourment insupportable, quand il se place sur les lèvres du patient, parce qu'il l'empêche de rire et de manger.

On croirait avoir recueilli assez de faits pour démontrer qu'en général les étrangers sont attaqués dans les membres, tandis que les naturels du pays le sont toujours au visage. On a voulu en donner une preuve récente en citant l'évêque que nous avons à Bagdad, et qui vient d'en être atteint au petit doigt, précisément à celui où les prélats portent l'anneau épiscopal. Malgré cet exemple, on peut dire qu'une assertion aussi vague est journellement démentie par l'observation. Nous avons vu arriver à Paris toute une famille française, dont trois filles et deux garçons, lesquels avaient éprouvé le bouton à la face. On connaît pareillement l'épouse d'un ancien envoyé, qui a été attaquée au bout du nez. C'est certainement une distinction bizarre que celle qui a été faite dans ce pays des boutons *mâles* et des boutons *femelles*. Tout se réduit à dire que la pustule d'Alep est tantôt unique, tantôt multiple. On dit qu'elle est mâle quand le pus qui en résulte ne s'échappe que par une seule ulcération; mais on est aussi convenu de l'appeler pustule *femelle*, si son évacuation s'effectue par plusieurs points, et si on voit s'établir sur le tégument comme un assemblage de plusieurs pustules. Dans le deuxième cas, le bouton d'Alep offre parfois l'aspect du furoncle guépier (*furunculus vespajus*), souvent entourés de petits furuncules secondaires, qu'on pourrait appeler ses *satellites*.

Le bouton d'Alep met d'ordinaire un an pour parcourir ses périodes; parfois il dépasse ce terme. Il attaque souvent les enfants; mais on assure qu'il ne se montre jamais chez ceux qui sont encore à la mamelle. Au surplus, la pustule est plus grave dans l'âge adulte que dans les premiers temps de la vie. On a voulu établir une différence entre la pustule d'*Alep* et la pustule de *Bagdad*; cette différence n'existe pas, à moins qu'elle ne se prenne d'une plus grande activité dans l'inflammation qui caractérise cette dernière; encore faut-il que ce résultat se confirme par un plus grand nombre d'observations.

Voici, du reste, la marche de cette endémie: elle commence ordinairement par un point rosé, qui s'élève et devient plus rouge à mesure qu'il fait des progrès. Après quelques jours d'inertie et d'indolence, ce point devient un peu douloureux à la pression. Bientôt commence une suppuration qui, s'effectuant à l'air libre, donne lieu à la formation d'une croûte humide, semblable à une coquille par ses bords, et laissant jaillir par ses crevasses une humeur encore assez limpide, mais qui tache le linge d'un jaune insensiblement caractérisé. Vers le sixième mois, toute cette croûte tombe d'elle-même et découvre une plaie purulente autant que fétide; elle se recompose assez rapidement sous la même forme, et laisse toujours échapper, par les bords seulement, la sécrétion périodique de l'ulcère, qui alors a acquis toute sa force. On peut compter jusqu'à cinq ou six chutes de croûtes, qui s'opèrent à peu près de trois semaines en trois semaines. Le pus n'est jaune que quand l'inflammation est très-active; dans le cas contraire, il est grisâtre. Il faut quelquefois plus d'une demi-année pour accomplir cette période; ensuite le bouton décline graduellement jusqu'à une entière guérison qu'aucun moyen thérapeutique ne saurait hâter.

La pustule ayant terminé sa révolution, la peau se nettoie; mais elle demeure déprimée et rouge, puis elle pâlit et reprend sa couleur normale. Parlerons-nous de la cicatrice? Le tégument, tel que je l'ai vu, était couvert de rugosités et traversé de quelques lignes proéminentes qui faisaient paraître la peau comme *gauffrée*. Quelques personnes expérimentées auraient pu prendre ces altérations physiques comme le résultat d'une brûlure, à l'exception que, dans ce dernier cas, la peau conserve une sensibilité plus vive.

Voilà la description abrégée de la pustule d'Alep. Mais lorsqu'elle se complique d'un vice scrophuleux déjà existant dans l'économie, lorsqu'elle sévit sur des sujets atteints d'une faiblesse radicale du système lymphatique, elle prolonge sa durée; elle forme ce qu'on appelle un ulcère mixte. Ce n'est plus l'allure accoutumée d'une phlegmasie plus ou moins ardente dans la propre substance de l'appareil tégumentaire, c'est une inflammation très-lente, comme je l'ai particulièrement observé chez l'un des enfants mentionnés plus haut, et qui ont séjourné plusieurs années dans une maison d'éducation à Paris.

La pustule d'Alep a une sorte de ressemblance avec les exanthèmes; elle ne récidive guère; elle ne se montre qu'une fois comme la variole. Elle présente néanmoins cette différence, que, selon la juste remarque de John Russell, elle ne produit jamais par le moyen du contact une maladie semblable à elle-même. Elle n'est donc pas contagieuse.

Je n'en sais pas davantage sur cette phlegmasie spécifique, qui se maintient depuis si longtemps dans les mêmes lieux et par des circonstances physiques qu'on n'a point encore bien appréciées. Les habitants s'accordent assez pour la rapporter à la qualité pernicieuse des eaux dont on fait usage. M. le docteur Guilhou a publié les considérations les plus intéressantes sur cette étiologie; il a recueilli avec beaucoup de soin toutes les probabilités qui militent en sa faveur. L'examen particulier qu'il a fait du cours sinueux qu'affecte la petite rivière du *Coiq* et des eaux bourbeuses qu'elle charrie explique très-bien, ce nous semble, pourquoi la maladie se montre en certains lieux et ne paraît jamais dans d'autres. Il sera peut-être utile qu'on fasse un jour des recherches nouvelles sur ce singulier principe, qui donne lieu au développement du *bouton d'Alep* ou de *Bagdad.*

Il y a un rapprochement à faire entre la pustule dont nous traitons et la pustule maligne de nos contrées européennes; l'une et l'autre peuvent attaquer certains animaux domestiques. M. Guilhou affirme que les chiens sont susceptibles de la contracter. Il serait curieux de confirmer si, par ses rapports d'organisation avec l'homme, le singe, comme nous l'avons entendu dire, pourrait avoir le même sort.

On éprouve le plus grand embarras quand il s'agit de déterminer le traitement qui convient à la pustule d'Alep. A cet égard, rien n'est encore découvert. Les médecins expérimentateurs ont mis à contribution toutes les méthodes; mais la nature, interrogée par divers procédés, est restée muette sur ce point comme sur beaucoup d'autres. On observe que la cicatrice est plus régulière, lorsqu'on s'abstient de la couvrir d'emplâtres et autres remèdes conseillés par un aveugle empirisme. Mon élève vit à Bassora une jeune dame qui, pour avoir fait usage d'un topique pré-

conisé dans son pays, perdit le plus beau visage du monde.

Il est donc constaté de nos jours que, quel que soit le genre de médication que l'on emploie, la pustule marche, et qu'elle met d'ordinaire l'espace d'un an pour accomplir sa révolution. Naguère le vice-roi de Bagdad promit une grande récompense à un médecin anglais, s'il parvenait à guérir une des plus belles femmes de son sérail, qui s'en trouvait atteinte, et à laquelle il était tendrement attaché; celui-ci fit mille tentatives, épuisa toutes ses recettes et n'eut pas le moindre succès. Dans une matière aussi obscure, je me borne à l'exposition des faits qui sont parvenus à ma connaissance. Cependant, je dois dire que l'application du nitrate d'argent, réitérée plusieurs fois, a parfaitement réussi chez un élève du collège Henri IV, qui a été longtemps confié à mes soins.   Baron ALIBERT,

Professeur à la faculté de médecine de Paris,
médecin en chef de l'hôpital Saint-Louis.

BOYAU (*anat.*), s. m. (V. *Intestins.*)

BRACHIAL (*anat.*), adj. de *brachium*, bras, qui appartient au bras : plusieurs des parties qui entrent dans la composition du bras ont reçu ce nom. Ainsi on a nommé *aponévrose brachiale* une extension fibreuse du tendon du grand dorsal et grand pectoral, et qui enveloppe ensuite le bras jusqu'à sa partie inférieure. Il existe un muscle *brachial antérieur*, qui s'attache à la partie antérieure et inférieure de l'humérus et à l'apophyse coronoïde du cubitus; il fléchit l'avant-bras sur le bras; un muscle *brachial postérieur*, qui a reçu le nom de *triceps brachial*; une *artère* et des *veines brachiales*, et un plexus *brachial*, etc. (V. *Bras.*)
                                        J. B.

BRACHIO-CÉPHALIQUE (*anat.*), adj., qui appartient au bras et à la tête : c'est le nom donné par Chaussier à l'artère inominée qui naît de l'aorte. (V. *Aorte.*)

BRAS (*anat*), s. m., *brachium.* Ce mot, qui désigne souvent, dans le langage vulgaire, la totalité du membre supérieur, a un sens plus restreint pour l'anatomiste; le bras, pour lui, est la partie comprise entre l'épaule et l'avant-bras. Ainsi envisagée, cette portion a une forme à peu près cylindrique; sa longueur, qui chez le fœtus est moindre que celle de l'avant-bras, dépasse plus tard celle-ci d'un cinquième environ. Un seul os, qu'on nomme l'*humérus*, en constitue la partie centrale; il est long, cylindrique, et présente deux extrémités, l'une supérieure qui s'articule avec l'omoplate et qui contribue à former l'épaule; l'autre inférieure qui s'articule avec les deux os de l'avant-bras, cette dernière articulation forme le coude. Divers muscles entourent cet os et s'insèrent sur lui; mais quatre seulement appartiennent en propre au bras : ce sont les muscles *triceps-brachial* en arrière, *coraco-brachial* en dedans, *brachial antérieur* et *biceps* en avant. Ce dernier muscle est celui qui forme cette saillie si prononcée qui est située un peu en dedans et en avant du bras, à partir de son pli.

Outre ces quatre muscles, il en est d'autres qui appartiennent à l'épaule, et qui recouvrent la partie supérieure de l'humérus seulement; nous ne citerons que le *deltoïde*, muscle triangulaire, comme son nom l'indique, qui, après avoir embrassé l'épaule et contribué au relief qu'elle forme, se termine en pointe et vient s'insérer sur l'os du bras, en formant une dépression que l'on peut facilement sentir à travers la peau. Cette dépression, située à la partie moyenne et en dehors du bras, est utile à connaître : c'est sur la peau qui la recouvre que les médecins placent de préférence les vésicatoires et les cautères; c'est aussi le lieu qu'ils choisissent pour vacciner. La raison de ce choix est dans l'abondance du tissu cellulaire placé au-dessous de la peau, ce qui permet d'entretenir une longue suppuration, et aussi dans l'absence de tout mouvement et de toute contraction musculaire en ce point.

L'artère principale du bras fait suite à l'artère axillaire, et porte le nom d'*artère humérale* ou *brachiale*. Située d'abord tout-à-fait en dedans du bras, au-dessous du creux de l'aisselle, elle descend vers l'avant-bras, en se dirigeant un peu en avant et en suivant le trajet d'une ligne qui s'étendrait obliquement du milieu du creux de l'aisselle à la partie moyenne du pli du coude; elle est ainsi appliquée le long du bord interne du biceps. On peut même souvent sentir ses battements au bras, en appliquant le doigt sur le côté interne de la saillie, que nous avons dite formée par le biceps; mais il est un point où l'on sent toujours les battements de l'artère et dont la connaissance est très-utile, même aux gens du monde, puisque, comme nous le verrons plus bas, elle peut dans quelques circonstances leur permettre de sauver la vie à un de leurs semblables.

Ce point est situé en dedans du bras, et à environ deux pouces au-dessous du creux de l'aisselle; en y appliquant le pouce, on sent un léger enfoncement et les battements de l'artère placée immédiatement au-devant de l'os, que l'on reconnaît à sa surface dure et arrondie. Cette position de l'artère au-devant d'une surface osseuse permet d'y exercer une compression efficace, et d'arrêter ainsi une hémorrhagie inquiétante qui résulterait de la blessure de quelques-unes des artères situées au-dessous. Cette compression peut s'opérer, soit avec le pouce, soit avec un simple nœud fait à un mouchoir, dont les bouts sont ensuite ramenés et attachés autour du bras; on serre en plaçant un petit bâton dans l'anse formée par les bouts réunis du mouchoir, et tordant, comme on le pratique dans le supplice du garot en Espagne. On doit placer une compresse épaisse ou une lame d'ivoire ou de corne au-dessous du petit bâton, pour ne pas froisser et léser la peau en tordant. (V. *Hémorrhagie*.) La condition essentielle pour réussir est que la puissance qui comprime soit dirigée bien perpendiculaire à la surface de l'os, et que l'artère soit entièrement comprise entre les deux, de manière à ce que son calibre puisse s'effacer complétement. Les branches que fournit au bras l'artère humérale sont peu nombreuses et portent le nom de *collatérales*. Cette même artère

présente quelquefois une anomalie que le médecin doit connaître; sa bifurcation en artères *radiale* et *cubitale*, au lieu de s'effectuer au pli du coude, comme à l'ordinaire, s'accomplit à une hauteur variable du trajet de l'artère sur le bras. On doit être prévenu de cette anomalie, et ne jamais saigner une veine au pli du coude, sans s'être assuré préalablement par le tact s'il n'existe pas quelques branches artérielles au-dessous. Parmi les veines du bras, deux accompagnent l'artère brachiale et sont placées au-devant d'elle; les autres, *la basilique* et *la céphalique*, sont isolées.

Les nerfs, au nombre de cinq, présentent quelques considérations. Le *radial* et le *musculocutané* sont destinés surtout aux muscles; le *cutané interne* suit le trajet de la veine basilique, et peut être lésé lorsqu'on saigne celle-ci. Le *médian* accompagne l'artère brachiale; le *cubital* descend le long de la partie interne du bras et passe au coude, entre deux éminences osseuses nommées l'épitrochlée et l'olécrâne. Aussi la compression exercée entre ces deux saillies est-elle très-douloureuse; de là encore la douleur et l'engourdissement que l'on éprouve souvent après un léger choc au coude.

Les aponévroses, qui entourent le bras et qui séparent les muscles, sont assez lâches; enfin, la peau de cette région, très-mince en avant, plus épaisse en arrière, n'offre rien de remarquable.

BRAS (Maladies du). *Fractures.* — L'os du bras peut être fracturé à ses extrémités, ou bien dans sa partie moyenne. Cette distinction est importante à établir sous le rapport du traitement et du pronostic. Ces fractures peuvent encore être simples ou compliquées d'accidents, elles sont le plus souvent le résultat d'un choc direct, d'un coup, d'une chute, plus rarement elles ont lieu par contre-coup. La fracture simple de la partie moyenne de l'humérus est une maladie peu grave; la consolidation, lorsqu'un appareil convenable est appliqué, s'opère en 40 à 45 jours, sans accidents. Il est en général assez facile de la reconnaître; dans cette fracture, le plus souvent les fragments sont déplacés, et le membre est par conséquent déformé; la douleur en un point fixe la crépitation, l'impossibilité de se servir du bras, et les autres signes des fractures rendent souvent *le prognostic* clair même pour les personnes étrangères à la médecine. Pour réduire cette fracture, un aide doit maintenir l'épaule immobile, pendant qu'un autre aide se sert de l'avant-bras demi fléchi pour tirer sur l'humérus; le chirurgien met alors en rapport les fragments déplacés; on emploie ensuite un appareil assez simple; après avoir entouré préalablement le bras, l'avant-bras et la main, d'une bande roulée, on place trois attelles sur les faces antérieures, postérieures et externes du bras, et on les maintient par des tours de bandes convenablement serrés. Ces moyens ne peuvent être employés que par le médecin, et l'on doit condamner le malade et le membre au repos, en attendant l'arrivée de l'homme de l'art. Le séjour au lit n'est nécessaire que pendant quelque jours; le malade peut ensuite marcher en ayant soin de porter son bras en écharpe. Si la fracture de la partie moyenne de l'humérus était compliquée de plaies et d'autres accidents traumatiques, le séjour au lit serait de rigueur; on appliquerait le bandage de Scultet, et on panserait convenablement suivant les indications.

La fracture de l'extrémité inférieure de l'humérus est plus grave et plus difficile à reconnaître: d'un côté la proximité de l'articulation du coude, rend l'ankylose et l'inflammation de la jointure imminentes, de l'autre le gonflement peut masquer la fracture et faire croire à l'existence d'une luxation du coude. Pour le traitement il est indiqué de tenir l'avant-bras fléchi, parce que si l'articulation venait à s'ankyloser, le membre pourrait rendre dans cette position de plus nombreux services que s'il était étendu; on maintient les fragments réunis en plaçant en avant et en arrière de la jointure et depuis l'épaule jusqu'au poignet une lame de fort carton mouillé, sur les bords duquel on a eu soin de faire de petites incisions, afin qu'il se moule exactement sur le membre; une bande préalablement roulée de la main à l'épaule, au-dessous des cartons vient ensuite recouvrir ceux-ci et en prévient le déplacement.

On nomme fracture du *col de l'humérus* la fracture de l'extrémité supérieure de cet os, que l'on distingue du sillon qui a reçu le nom de col *anatomique*, et qui est le rétrécissement qui soutient la tête de l'humérus. Le col *chirurgical* est l'espace compris entre les tubérosités en haut et l'insertion en bas des muscles grand pectoral, grand rond et grand dorsal. Ces derniers muscles forment la saillie qui limite en avant et en arrière le creux de l'aisselle. La fracture du col anatomique dans laquelle le fragment inférieur se porte en dehors peut se compliquer d'accidents graves et souvent même elle ne se consolide pas; dans la fracture du col chirurgical le fragment inférieur de l'os se porte au contraire en dedans et s'enfonce dans l'aisselle; le coude reste alors très-écarté du tronc. Malgré ces signes, l'épaisseur des parties molles rend quelquefois le diagnostic difficile et fait confondre cette fracture avec une luxation du bras. Nous donnerons plus bas les caractères de cette dernière maladie. On traite les fractures du col de l'humérus au moyen de l'appareil ordinaire auquel on joint un coussin conique qu'on place dans le creux de l'aisselle, comme dans les cas de fracture de la clavicule. La guérison demande ordinairement de cinquante à soixante jours. (Voyez pour les détails généraux le mot *Fracture.*)

Luxation de l'humérus.— Affection dans laquelle la tête de l'humérus abandonne la cavité articulaire de l'*omoplate* et se porte en divers sens. C'est ce qu'on désigne encore dans le monde sous le nom d'épaule ou de bras démis. Cet accident n'est pas rare et doit sa fréquence au peu de solidité de cette articulation, d'ailleurs si mobile, ainsi qu'à la forme plate et peu concave de la cavité glénoïde de l'omoplate. Sans nous arrêter aux discussions chirurgicales soulevées dans ces derniers temps à l'occasion de ces luxations, nous ne parlerons ici avec détails que de la plus fréquente de toutes,

de la luxation *en bas*; dans celle-ci la tête de l'humérus, après avoir quitté la cavité glénoïde, vient se placer au bas de celle-ci, sur la côte de l'omoplate; on nomme ainsi le bord externe de cet os. Cet accident reconnaît le plus souvent pour cause une chute sur la paume de la main, le bras étant étendu, et écarté du corps sur le côté; certains efforts, une violence directe, peuvent dans quelques circonstances produire ce déplacement qu'on reconnaîtra aux signes suivants: le coude est écarté du corps et ne peut y être ramené; le bras affecté paraît plus long que l'autre; et ne peut être ni tourné ni soulevé par le malade. Si on examine l'épaule et qu'on la compare au côté opposé, on voit que la première est déformée, et qu'elle n'est plus arrondie en haut; on sent une saillie osseuse formée par l'*acromion* et au-dessous à la place de la tête de l'humérus on remarque une dépression; l'épaule interrompant brusquement sa courbure en ce point paraît comme taillée à pic. En portant la main sous l'aisselle, on y sent une tumeur dure, arrondie, située assez haut dans cette cavité et qui n'est que la tête de l'humérus elle-même. Un grand nombre de procédés ont été vantés pour réduire cette luxation. Nous ferons mention des deux seulement qui sont restés dans la science; l'un remis en usage dernièrement par M. Malgaigne consiste à élever le bras en l'éloignant du tronc et lui faisant décrire un arc de cercle jusqu'à ce qu'il soit devenu presque vertical; en même temps qu'on élève le bras on doit tirer fortement sur lui; on élude ainsi la résistance qu'oppose aux tractions le muscle deltoïde. Un bruit particulier annonce qu'on a réussi. Ce procédé est peu douloureux et n'exige pas de grands efforts; mais il ne réussit pas toujours; il faut alors avoir recours au procédé ordinaire. Pour exécuter celui-ci on place une pelotte de charpie sous l'aisselle du côté malade et par-dessus on applique la partie moyenne d'un drap plié en cravate; les extrémités du drap sont ramenées de manière à embrasser le tronc et sont fixées à un anneau ou à un autre corps solide; on place au poignet du malade une serviette pliée convenablement pour faciliter les tractions par un plus ou moins grand nombre d'aides. Le chirurgien placé commodément ordonne aux aides de tirer sur le bras; le tronc embrassé par l'anse du drap résiste; et lorsque la tête de l'humérus commence à se dégager, le chirurgien place sous la petite pelotte son avant-bras gauche et s'efforce avec celui-ci de soulever de bas en haut l'humérus luxé, en même temps qu'il prescrit aux aides de ramener le bras en bas et en dedans et que lui-même maintient immobile, avec son bras droit, le coude du malade. Un bruit particulier et la cessation de la difformité indique que l'os a repris sa place.

Cette réduction n'est pas toujours sans difficulté surtout si le malade est fort et vigoureux, les muscles qui se contractent involontairement résistent avec énergie aux efforts des tractions, et on a vu la peau se déchirer, sans que la tête de l'humérus ait cédé. Le chirurgien doit dans ce cas tâcher d'affaiblir le sujet par des bains et des saignées; il doit s'efforcer également de détourner son attention pendant l'opération. On a vu Dupuytren, dans un cas de ce genre, apostropher tout à coup un malade en lui adressant un reproche grave; l'individu resta interdit et la réduction s'opéra à l'instant même; par un motif analogue, on réussit facilement chez un homme ivre.

Il est urgent, de ne pas trop attendre pour réduire une luxation du bras. Après quelques semaines l'opération présente de grandes difficultés et souvent même ne peut réussir; les suites sont alors moins graves qu'on pourrait le croire; la douleur diminue insensiblement, le bras reprend peu à peu la plupart de ses mouvements; la déformation et un peu de gêne persistent seulement. Après la réduction, le malade doit porter son bras en écharpe, et s'abstenir de mouvements pendant trois semaines ou un mois, *s'il ne veut pas rester exposé à une récidive.* Dans la luxation de l'humérus, la tête de cet os peut se porter non-seulement en bas, mais encore en dedans, entre le mucle sous-scapulaire et la fosse de ce nom ou bien en dehors, dans la fosse sous-épineuse. La première espèce porte le nom de luxation en *avant* ou en *dedans*, la seconde de luxation en *arrière* ou en *dehors.* Enfin, après ces premiers déplacements la tête de l'humérus peut encore consécutivement changer de place; elle peut aussi remonter jusqu'au-dessous de la clavicule. Nous ne traiterons pas de ces divers déplacements rares au reste, et dont les détails nous entraîneraient trop loin; on peut d'ailleurs leur appliquer sauf quelque modification ce que nous avons dit de la luxation en bas.

Les autres maladies du bras, ne présentant rien de spécial, sont renvoyées aux articles généraux.

J. P. BEAUDE.

BRASSEURS, CERVOISIERS (maladies des) (*path. et hyg. pub.*) On a donné le nom de *cervoisiers* puis celui de *brasseurs* aux industriels qui s'occupèrent de la préparation de la bière ou cervoise, boisson très-anciennement connue, qui était usitée chez les Egyptiens, qui la nommaient zythum; l'usage de la bière se répandit ensuite en Espagne, en France et dans les pays du nord.

La profession de brasseur est une des plus anciennes de Paris qui ait été érigée en corps de jurande; les premiers statuts signés de Boileau, prévôt de Paris, datent de 1268.

Dans les premiers statuts, ces brasseurs portent le nom de cervoisiers, et ils ont pour but l'hygiène publique, puisqu'il leur est défendu de faire la bière avec autre chose que de l'orge, du seigle, de l'avoine et du houblon, et d'y faire entrer du poivre long, des baies de laurier, de la résine, etc.

Ces statuts furent modifiés :

1° En 1489 par suite des abus qui se glissaient dans la fabrication de la bière ;

2° En 1515; puis sous le règne de Louis XIII.

Les derniers statuts qui datent de 1630 établissent que des jurés nommés par élection visiteraient les brasseries pour examiner les produits fabriqués; ils indiquaient aussi le mode d'examen à subir pour être déclaré apte à exercer la profession.

La profession de brasseur, maintenant délivrée de toutes les entraves prescrites par ces statuts, est pratiquée par tous ceux qui veulent l'exercer, à la seule condition de se conformer à une ordonnance de police en date du 7 septembre 1813, qui dit qu'il ne peut être établi à Paris de nouvelles braseries sans une permission du préfet de police.

Les recherches faites par divers auteurs, sur les maladies qui affligent les brasseurs, ont porté ces savants à établir:

1° Que les ouvriers sont souvent atteints d'ivresse par le transversement de la bière ;

2° Que les brasseurs acquièrent de l'embonpoint, deviennent lourds et languissants, sujets aux vertiges et perdent l'appétit;

3° Que leurs facultés s'anéantissent et qu'ils perdent de bonne heure l'activité d'esprit et d'imagination ;

4° Qu'ils sont menacés d'asphyxie par l'action de l'acide carbonique qui se dégage des cuves.

Cette dernière affection est plus fréquente chez les brasseurs, elle affecte aussi les fouleurs de vendanges, les fabricants de bière et de cidre. Le premier sentiment qu'éprouvent les ouvriers frappés de cet accident est, selon M. Patissier, celui d'un engourdissement des bras et des jambes, d'un resserrement de la poitrine et du gosier, d'un étourdissement bientôt suivi de perte de connaissance et de suspension dans la respiration, puis dans la circulation, et même de leur cessation complète.

Zocatus Lusitanus, rapporte qu'un courtisan, retiré à sa maison de campagne, étant entré par hasard dans une cave, fut frappé comme d'un coup de foudre par la vapeur du vin nouveau, tomba sur-le-champ et expira au bout de quelques heures.

Morgagni rapporte qu'à Vérone, en 1724, dix personnes furent asphyxiées pour être entrées les unes après les autres dans un cellier rempli d'exhalaisons fournies par le raisin en fermentation. Il ne faut cependant pas croire que le gaz acide carbonique dans la plupart de ces circonstances, provient de la fermentation ; MM. Lenormand, Chevallier et Lecanu, ont vu à Paris une cave ou l'acide carbonique était produit par des champignons qui végétaient sur les murs de cette cave où l'on ne pouvait librement respirer, et où les lumières s'éteignaient spontanément. On trouve aussi dans divers lieux et particulièrement en Auvergne, des caves et des celliers, où il y a dégagement d'acide carbonique sans qu'il y ait des liqueurs en fermentation. Quoi qu'il en soit, l'espèce d'asphyxie qui affecte ceux qui se trouvent en contact de ce gaz est le résultat du peu d'énergie dans la conversion du sang veineux en sang artériel; et comme on a proposé de faire inspirer le gaz acide carbonique dans certains cas d'irritation pulmonaire où il serait utile de ralentir la conversion du sang veineux en sang artériel, on pourrait dans les asphyxies des brasseurs faire inspirer du gaz oxigène pour accélérer cette conversion ; mais à cause de la difficulté que l'on peut éprouver dans les fabriques pour se procurer l'oxigène on doit, aux ouvriers atteints d'asphyxie, insuffler de l'air dans les poumons au moyen d'une sonde de gomme élastique ou d'une canule introduite par la bouche ou le nez, exposer les malades à l'air libre, leur jeter sur le visage de l'eau fraîche mêlée à du vinaigre et faire sur la poitrine de douces frictions.

Pour prévenir les accès d'asphyxie, il faut conseiller aux ouvriers de sortir de temps en temps des cuves pour aller respirer l'air extérieur et de ne jamais visiter seuls des celliers peu aérés.

Aujourd'hui, les brasseries sont si bien organisées que ces accidents funestes sont moins fréquents; ces établissements, en effet, sont disposés de manière à avoir des courants d'air qui emportent presque tout l'acide carbonique qui se dégage des cuves.

Outre les affections dont nous venons de parler, nos recherches nous ont démontré que les brasseurs sont sujets à une espèce d'apoplexie que nous désignons sous le nom de coup-de-sang, ou simple congestion de l'encéphale. Depuis les idées de Wepfer et Pechlin et les travaux tout récents de MM. Brichetau, Lallemand, Cruvelhier et Rochoux, aucun médecin au courant de la sience ne confond plus cette simple affection avec l'hémorrhagie du cerveau.

Les brasseurs, les fabricants de bière et de cidre, les fouleurs de vendanges, les vignerons et tous ceux qui se trouvent dans une atmosphère chargée d'acide carbonique, sont sujets au coup-de-sang qui est plus ou moins intense en raison de la demeure dans les cuves, de l'époque de la fermentation, de l'âge et de la constitution des ouvriers.

Le coup-de-sang commence par des vertiges et par la perte de connaissance; la face est d'un rouge brun, le pouls est plein et très-fort; après ces premiers accès les malades se plaignent de douleurs de tête accompagnées d'obscurcissement de la vue, de gêne dans l'articulation des mots, d'hémiplégie et quelquefois de paralysie dans tous les membres. La terminaison du coup-de-sang est rarement funeste, malgré les grandes ressemblances qu'à son début il offre avec l'apoplexie. Sur un grand nombre de brasseurs attaqués de coup-de-sang, nous n'avons pas pu connaître un seul cas de terminaison mortelle. Cette observation vient à l'appui des idées de M. Rochoux : quand il n'existe aucun désordre dans l'organisme, quand il n'y a ni hypertrophie du cœur, ni ramollisement, ni aucune autre altération de la substance cérébrale, et qu'il ne s'agit que d'une simple congestion, ou engorgement des vaisseaux du cerveau; par la suite de la compression de cet organe il s'établit un collapsus général sous l'influence duquel l'engorgement des vaisseaux ne tarde pas à se dissiper; le cerveau revient bientôt à ses fonctions et exerce sans obstacle son action sur les autres organes.

Voici selon nous la cause du coup-de-sang chez les brasseurs; l'acide carbonique est antiphlogistique; chez les sujets qui sont sous l'influence de ce gaz la circulation dans la tête se fait avec lenteur, et par conséquent le retour du sang au cœur éprouve des difficultés; et nous avons remarqué que le coup-de-sang chez les brasseurs présente quelque analogie avec l'apoplexie des vieillards.

Le traitement du coup-de-sang est à peu près celui de l'apoplexie; on pratiquera une ou plusieurs saignées, selon l'intensité de l'affection; on fera usage de lavements purgatifs un peu drastiques, de frictions sur la tête et d'une tisane délayante donnée abondamment.

Les ouvriers brasseurs sont généralement sobres; ils boivent de la bière à discrétion et sont nourris dans les brasseries, ou aux frais de l'établissement; la plupart de ces ouvriers sont aisés. Plusieurs fabricants de bière prétendent que les brasseurs sont gras, lourds et ont de l'embonpoint à cause de leur bonne nourriture et de leur régime; nous sommes persuadés que la bonne nourriture et le régime sont pour beaucoup dans cela, mais nous sommes aussi convaincus que les gaz qui se dégagent pendant le travail ainsi que le métier en lui-même ont beaucoup d'influence sur les qualités morales et physiques des brasseurs, et nous pensons avec Bichat, que le sang chargé d'acide carbonique, et par conséquent plus veineux qu'artériel, qui se porte au cerveau, exerce sur les organes une action stupéfiante, ralentit l'activité de l'esprit et de l'imagination parce qu'il n'a pas la qualité vivifiante du sang artériel.

S. Furnari et A. Chevallier.

BRAYER (*chir. et thérap.*). C'est le nom d'un bandage destiné à contenir les hernies. (V. *Hernie.*)

BREDOUILLEMENT (*path.*), s. m. (*sermonis tumultus*), est un vice de la parole, qui consiste à prononcer confusément les mots, et avec tant de rapidité qu'ils sont coupés et articulés à demi. Cette affection, qui ne s'observe presque jamais chez les vieillards, ne prend son vrai caractère chez les enfants qu'à l'âge où leur langue est déliée et à l'époque où chez eux l'articulation des mots est ordinairement nette et facile. En remontant à l'origine du bredouillement, on remarquera presque constamment que le jeune sujet chez lequel il se manifeste joint à la vivacité d'esprit qui le distingue une espèce de négligence à prononcer les mots, qui tient d'une part à la paresse naturelle à tous les enfants pour tout ce qui exige la précision et le travail, et de l'autre à ce que ces derniers sont à cet égard gâtés par le tendre empressement de leurs parents à épier toutes leurs paroles. L'extrême attention qu'on apporte à tout ce qu'ils disent, jointe à la manie qu'on a de deviner ce qu'ils veulent en voyant bouger leurs lèvres, et même d'altérer la prononciation des mots, sous prétexte de la leur rendre plus facile, font que la plupart d'entre eux se dispensent de bien articuler et conservent un parler confus qui les rend presque inintelligibles.

Cette affection, à laquelle on porte ordinairement trop peu d'attention et qu'on abandonne presque toujours à elle-même, devient un vice habituel de la parole, qui quelquefois peut durer toute la vie. Il est donc de la plus grande importance de combattre de bonne heure cette infirmité qui pourra, dans un grand nombre de cas, cesser entièrement, si l'on a le soin d'accorder quelque attention à la prononciation des mots qui devra être toujours lente et surtout mesurée. On préviendra le bredouillement chez les enfants en les faisant lire à haute voix et déclamer de telle façon qne toutes leurs syllabes soient mesurées par un rhythme musical comme nous l'indiquons pour le bégaiement. (Voy. ce mot.)

Les parents devront aussi recommander aux maîtres de forcer les enfants d'articuler distinctement lorsqu'ils récitent, et de leur défendre d'étudier autrement qu'à voix basse les leçons qu'ils sont obligés d'apprendre par cœur. Tous ces moyens seront encore plus efficaces, si on y joint l'étude des langues étrangères, et si on exige des jeunes bredouilleurs qu'ils s'exercent souvent dans une de ces langues. On les empêcherait ainsi de contracter et de conserver ces vices si fréquents de la prononciation qui ne sont presque toujours que le résultat de l'imitation ou d'une mauvaise habitude qu'on a laissé prendre.

Le bredouillement, quoique moins pénible que le bégaiement, est toujours plus long et plus difficile à guérir que ce dernier vice de la parole ; les bègues ayant plus de peine à s'exprimer que les bredouilleurs, qui le plus souvent ne se doutent pas de parler mal, font par cette raison avec plus de persévérance l'application des moyens curatifs qu'on leur a indiqués, et, appréciant mieux les avantages de parler distinctement, sont capables de faire des efforts plus soutenus et par conséquent plus efficaces. Voyez pour la gymnastique vocale et l'application de la mesure, l'article bégaiement.

COLOMBAT (de l'Isère),

Docteur en médecine, fondateur du Gymnase orthophonique, pour le traitement du bégaiement.

BRONCHES (anat.), s. f. p., *bronchiœ*. Pendant une inspiration l'air pour parvenir de la bouche dans les poumons, traverse d'abord le *larynx*, puis un tube nommé *trachée-artère*, et enfin les diverses subdivisions de ce tube jusqu'aux vésicules pulmonaires. Ces subdivisions portent le nom de *bronches*. Lorsque la trachée-artère est parvenue dans la poitrine au niveau de la deuxième ou troisième vertèbre, elle se partage d'abord en deux rameaux secondaires ; savoir : la bronche gauche qui est embrassée par l'aorte, et la bronche droite qui est un peu plus large, plus courte, plus horizontale et plus antérieure que la droite. Ces deux rameaux se subdivisent ensuite en pénétrant dans les poumons en des bronches de plus en plus ténues, qui se terminent enfin, d'après l'opinion de la plupart des anatomistes, par de petites vésicules arrondies formant autant de culs-de-sacs : c'est dans ces derniers points que se passent les phénomènes de la révivification du sang (V. *Respiration*.) Les bronches sont formées essentiellement dans leur partie interne d'une membrane muqueuse, mince et rougeâtre, qui présente à sa face libre les orifices excréteurs d'un grand nombre de follicules muqueux sécrétant plus ou moins abondamment le fluide assez épais que l'on rejette par la toux. Les bronches sont entourées en outre d'un grand nombre de ganglions lymphatiques, qui sont rougeâtres chez les enfants et qui, par les progrès de l'âge,

acquièrent une couleur noire, sans qu'on sache est la cause de cette coloration.

BRONCHES (Maladie des). Ces maladies sont l'inflammation de la membrane muqueuse qui tapisse les bronches à l'intérieur et que l'on a nommée *bronchite*, ou *catarrhe pulmonaire ;* cette affection peut être aiguë ou chronique, et constitue deux variétés distinctes d'une même maladie. Cette membrane est aussi le siége d'une maladie bien funeste sourtout dans l'enfance, c'est le *croup* ; il est le résultat de la production de fausses membranes ou d'un endroit plastique qui oblitère les ramifications des bronches, et qui, empêchant l'air de pénétrer dans les cellules des poumons, détermine la mort par suffocation. La rupture des dernières ramifications des bronches produit les hémorrhagies qui ont lieu par la bronche quel'on a nommée *hémophtysie*, et dans laquelle le sang est rouge, vermeil et écumeux. L'on observe aussi quelquefois la carie du cartilage des bronches dans la *phthisie laryngée*. Nous renverrons pour toutes ces maladies aux articles spéciaux qui leur sont consacrés dans ce dictionnaire.

Nous dirons un mot de la *dilatation des bronches*, qui s'observe souvent chez des individus affectés depuis un certain temps de catarrhe chronique. Cette affection coïncide tantôt avec l'atrophie, tantôt avec l'hypertrophie des parois bronchiques. Bornée à un point des bronches, cette dilatation donne au stéthoscope les mêmes signes que fournissent les cavernes du poumon dans la phthisie pulmonaire. Il est donc bien essentiel, afin de ne pas commettre une erreur très-grave, que le praticien ne s'en tienne pas à ces signes seulement pour établir le diagnostic d'une de ces affections. (V. *Phthisie*.) Pour remédier à la dilatation des bronches, il est nécessaire de combattre la cause même, qui est le catarrhe ; les infusions toniques et aromatiques telles que celles du *teucrium chamœdrys*, de l'hysope, de la sauge, du lierre terrestre, etc., sont quelquefois employées avec avantage. J. P. BÉAUDE.

BRONCHITE (path.), s. f. (V. *Catarrhe pulmonaire*.)

BRONCHOTOMIE (chir.), s. f., du grec *bronchos*, qui ne signifie pas seulement bronche, mais qui sert à indiquer toute la longueur du conduit aérien, et de *temno*, je coupe. Opération chirurgicale dans laquelle on ouvre une portion du larynx ou de la trachée-artère, ou ces deux parties à la fois : dans le premier cas, l'opération porte plus particulièrement le nom de *laryngotomie*, dans le second celui de *trachéotomie*, et dans le troisième elle prend le nom de *trachéo-laryngotomie*. Le but qu'on se propose, en la pratiquant, est de permettre à l'air de pénétrer dans les poumons par une ouverture artificielle lorsqu'un obstacle, situé au gosier, en empêche l'accès, comme, par exemple, le gonflement inflammatoire produit par une angine ou une esquinancie, la tuméfaction de la langue, l'œdème de la glotte, la présence d'un corps étranger arrêté sur l'épiglotte, etc. Dès que la suffocation est imminente, on doit se hâter d'opérer. Il faudrait avoir recours à la même opération lors même que le corps étranger aurait pénétré jusque dans les bronches. Le larynx , en effet, qui offre une partie rétrécie très-sensible et très-contractile s'oppose souvent à ce que ce corps étranger soit rejeté par la toux, et ce n'est qu'en pratiquant une ouverture artificielle au-dessous de cet organe qu'on peut espérer de retirer le corps étranger, ou de le voir s'échapper à la suite d'un effort de toux. La science possède un assez grand nombre d'observations d'enfants qui, en jouant avec des haricots ou d'autres substances, les avaient laissés s'engloutir dans le tube aérien, et qui sont morts après un temps plus ou moins long, ou n'ont dû la vie qu'à la bronchotomie.

Que dirons-nous de l'emploi de cette opération dans le croup? C'est que son moindre inconvénient est d'être inutile. Le bon sens indique, en effet, de n'avoir recours à ce moyen souvent mortel par lui-même que dans les cas graves et presque désespérés ; or l'expérience a appris qu'alors la bronchotomie n'a fait qu'accélérer la mort. Si, après avoir été employée dans des circonstances moins dangereuses, quelques malades n'ont pas succombé, il est probable que, sans l'opération, ils eussent guéri plus sûrement. Nous ne saurions trop prémunir le public contre le charlatanisme de certains groupeurs de chiffres qui font sonner bien haut la liste de quelques malades échappés à la mort, en ayant soin, comme dans les bulletins de batailles , de dissimuler le nombre bien plus considérable de ceux qui ont succombé.

Lorsqu'il s'agit seulement, dans l'opération de la bronchotomie, de donner accès à l'air dans le poumon, ou de retirer un corps étranger engagé dans un des ventricules du larynx, c'est à la laryngotomie qu'on a recours. On incise la peau et le tissu cellulaire jusqu'à la membrane qui unit le cartilage thyroïde au cartilage cricoïde (membrane crico-thyroïdienne); on plonge alors le bistouri dans cette membrane, et, s'armant ensuite d'un bistouri boutonné ou de ciseaux mousses et forts, on divise le cartilage thyroïde exactement sur la ligne médiane. On peut se borner, dans quelques circonstances, à inciser seulement la membrane crico-thyroïdienne ; mais le plus souvent l'ouverture obtenue ainsi est insuffisante pour livrer passage à l'air.

Lorsqu'on veut retirer un corps étranger engagé dans la trachée-artère ou dans les bronches, c'est à la trachéo-laryngotomie qu'on a recours, et plus souvent encore à la trachéotomie ; dans cette première opération, aujourd'hui peu employée, on incise la membrane crico-thyroïdienne, le cartilage cricoïde et les trois ou quatre premiers anneaux de la trachée. En pratiquant la trachéotomie, on n'ouvre que la trachée dans l'étendue de quatre ou cinq anneaux ; le sang qui s'écoule des veines thyroïdiennes rend souvent l'opération pénible et laborieuse.

Toutes ces incisions sont faites de haut en bas, et doivent avoir une étendue convenable pour permettre d'y placer soit une canule métallique, soit une pince à ressort, afin de tenir écartés pendant un temps plus ou moins long les bords de la plaie.   J. P. Beaude.

BRUCINE (*chim.*), s. f. On a donné ce nom à une substance que l'on retire de la *la fausse augusture* ou *brucea anti-dyssenterica*; cette substance est blanche, cristallisée en prisme; elle a une couleur nacrée; sa saveur est amère, âcre et légèrement styptique, elle se dissout dans l'eau et l'alcool ; combinée avec les acides, elles forme des sels.

La brucine possède à un très-haut degré les propriétés de l'écorce dont elle est tirée , son action sur l'économie est très-vive, mais moins que celle de la strychnine; la proportion entre l'énergie de ces deux substances est comme un à dix; quatre grains de brucine ont suffi pour tuer un lapin; c'est comme on le voit un poison assez violent et dont l'action est analogue à celle de la strychnine ; on l'a conseillé comme médicament dans les cas où l'on administre cette dernière substance ; ce sont ordinairement les cas de paralysie. Il faudrait en la prescrivant tenir compte des proportions que nous avons indiquées pour son action.   J. B.

BRULURE (*path.*), s. f., maladie fréquente et accidentelle, qui frappe plus souvent l'enfance vive et imprévoyante; funeste quelquefois, toujours à redouter, puisqu'elle peut laisser de flétrissantes marques , résultat ordinaire de conseils erronés , de pratiques absurdes, employées au détriment de moyens simples , d'un facile et salutaire emploi.

La brûlure est produite par le contact d'un corps en combustion , ou chargé à un degré plus ou moins élevé de calorique libre, avec un être vivant ; cependant quelques substances étrangères à ces conditions produisent des accidents analogues aux brûlures ; ainsi les acides minéraux concentrés, les alcalis caustiques, divers oxydes, développent, par leur séjour sur les corps animaux vivants , des accidents semblables à ceux qui accompagnent certaines brûlures. La foudre aussi détermine quelquefois des phénomènes analogues.

Le calorique spécifique accumulé dans un corps agit sur les êtres vivants par un brusque abandon de ce calorique, en raison de la conductibilité du corps échauffé, et par les lois de l'équilibre ; la texture délicate de l'être organisé, ne pouvant résister à cet échange rapide, est promptement altérée. Les physiciens allèguent, pour prouver la vérité de leur opinion, que le froid à trente-deux degrés qui détermine la congélation du mercure produit une sensation et des accidents analogues à la brûlure ; mais cette fois, c'est le calorique qui, en partant du corps vivant pour arriver à un corps inerte, s'amasse instantanément et développe localement tous les phénomènes et sensations de la brûlure.

Le calorique rayonnant brûle également, et si une partie du corps reste longtemps exposée à son action, elle peut en être vivement atteinte.

Tous les corps ne brûlent pas non plus aussi fortement les uns que les autres; les liquides qui bouillent à une faible température, tels que l'alcool, l'éther et les flammes produites par la conflagration des poudres, produisent des brûlures étendues, mais peu profondes.

L'eau brûle moins que le bouillon, celui-ci

moins que l'huile, celle-là moins que la résine en fusion; les dissolutions salines, qui demandent plus de calorique pour s'échauffer, brûlent davantage. Citons pour exemple les lessives, les solutions d'alun, de sel marin, etc. La vapeur d'eau comprimée à un degré élevé, si son contact est prolongé, produit de graves brûlures, ainsi que cela est journellement prouvé depuis l'emploi des machines à vapeur.

Les corps solides brûlent en raison du degré de chaleur auquel ils sont élevés, de leur densité et de leur faculté de conduire le calorique, et la lésion est en raison de la durée du contact, avec le vivant, du corps brûlant et de son degré de température.

Le phosphore, le soufre, les résines enflammées, produisent des brûlures encore plus profondes que les métaux; car leur contact avec l'air développe la combustion et augmente d'instant en instant la somme du calorique.

Toutes les parties du corps ne sont pas aussi sensibles à l'action du feu les unes que les autres; celles qui ont un épiderme épais y sont moins sensibles. Le contact gradué ou habituel du corps avec la chaleur amène à la supporter à un degré étonnant. Les forgerons, les verriers, les tuiliers, les potiers, les fondeurs de cristaux, sont habitués à manier des corps qui brûleraient vivement d'autres individus. Nous avons vu fréquemment des forgerons passer pieds nus sur des barres de fonte encore rouges, sans en être incommodés.

D'autres, par spéculation, s'accoutument graduellement, sans doute, à supporter un degré de température fort élevé. On se souvient d'avoir vu dans un jardin public, à Paris, un Espagnol qui restait dans un four où on pouvait faire cuire un poulet; enfin des jongleurs, en se frottant les mains avec des dissolutions d'alun, peuvent manier impunément, aux yeux de la foule ébahie, des métaux fortement chauffés.

L'exposition fréquente d'une partie du corps à l'action de la chaleur modifie l'épiderme d'abord et le derme après; le premier se racornit, change de couleur, se marbre, ainsi qu'on peut le voir aux jambes des vieillards, qui n'ont souvent des ulcères rebelles aux jambes qu'à la suite de la fâcheuse habitude qu'ils contractent de se rôtir devant le feu; l'épiderme s'écaille, il s'épaissit et se fendille, tandis que les vaisseaux superficiels de la peau, gonflés outre mesure, cessent leur action.

Divers degrés de la brûlure. Les pathologistes ont divisé la brûlure en plusieurs degrés; les Anglais Heister et Callisen ont admis quatre degrés; notre savant chirurgien Boyer en admettait trois, tandis que l'illustre et à jamais regretté Dupuytren la distinguait par les six degrés suivants:

1° Inflammation superficielle de la peau, sans cloches ou phlyctènes;

2° Inflammation plus prononcée et plus profonde, avec phlyctènes;

3° Destruction de l'épiderme, tissu papillaire atteint, en partie détruit, escarre;

4° Tissu papillaire anéanti, le derme détruit, peau profondément altérée, escarres profondes;

5° Tissus superficiels atteints et carbonisés, couches secondaires frappées et plus ou moins carbonisées;

6° Enfin, un membre ou partie du corps détruit, les os attaqués et en partie carbonisés.

Cette division admise permet au médecin d'arriver plus promptement à juger la gravité du mal et à y apporter remède.

Le premier degré peut exister seul, et presque toujours concurremment avec tous les autres, ce qu'il est facile de comprendre. Il n'est jamais dangereux, à moins qu'il ne soit étendu sur une grande surface; il se manifeste par une rougeur vive, qui blanchit sous la pression du doigt, par un gonflement analogue à celui de l'érysipèle. Il y a des battements locaux; la douleur est vive, cuisante, irritante, intolérable, dans une grande brûlure. Quelquefois elle est suivie de fièvre, délire et convulsions. L'insolation produit une brûlure analogue, suivie parfois de graves résultats: elle est connue vulgairement sous le nom de coup de soleil.

Après quelques heures ou quelques jours, si on a négligé les moyens curatifs, la douleur a cessé; l'épiderme de la partie brûlée est sec, ferme, brunâtre; il s'enlève par écailles, après s'être fendillé; le tact semble affaibli. L'épiderme, après un coup de soleil, s'enlève sous forme de pellicule farineuse et blanchâtre.

Au second degré, les phlyctènes sont développées, la rougeur est plus foncée, l'élévation plus prononcée, la douleur plus profonde, la sensibilité locale plus exaltée, et si la brûlure est étendue, tous les symptômes sont plus graves, et suivis d'autres fois d'accidents plus ou moins violents.

Lorsqu'aux deux premiers se joint le troisième degré, si le tissu papillaire est atteint dans une vaste étendue, les douleurs sont vives, profondes; des accidents consécutifs se développent rapidement. Les inflammations, les suppurations consécutives, et enfin les douleurs trop fortes peuvent amener des syncopes, l'affaiblissement du pouls, des sueurs froides et la mort.

On conçoit aisément que la progression dans la gravité de la brûlure est en raison de son étendue et du degré auquel elle est arrivée, et que surtout elle détermine des accidents analogues à la profondeur et à l'étendue du mal, accidents qui sont aussi variés que la gravité de la brûlure, et la sensibilité de l'individu. Dans tous les cas, dans les derniers degrés de la brûlure, on doit redouter les suites, autant par les inflammations qui se développent consécutivement dans les grandes cavités, que parce qu'elles sont suivies d'une abondante et fétide suppuration, ou par la crainte d'une escarre gangréneuse qui laisse à nu de très-larges surfaces des vaisseaux et des nerfs profonds, enfin, par la crainte de la résorption d'un pus fétide et en contact avec une plus grande masse d'air. Il faut donc asseoir son jugement selon l'étendue du mal, selon sa profondeur, et surtout il faut, selon la sensibilité et l'état physique du patient, appeler promptement à son secours les soins d'un homme éclairé.

Dans les brûlures étendues, il ne faut pas se

tranquilliser sur l'absence de la douleur; car une brûlure au dernier degré n'est pas celle qui fait le plus souffrir; l'application du moxa, du fer rouge, sont douloureuses d'abord, mais une fois le derme carbonisé, la sensibilité est peu exaltée, et dans les fortes brûlures, les parties les plus éloignées de la complète destruction sont les plus douloureuses.

Le diagnostic de la brûlure est donc toujours relatif à son étendue, à l'état présent du malade, influencé par ses habitudes et sa sensibilité. Une brûlure légère au premier degré n'est pas un mal; mais si elle occupe une grande surface sur le tronc ou les membres, elle peut réagir sympathiquement sur les autres organes avec une vivacité extrême; les brûlures du second degré étendues sont encore plus à redouter; l'inflammation secondaire est plus douloureuse, et les phlyctènes s'agrandissent beaucoup du jour au lendemain et s'emplissent d'un liquide de couleur citrine; lorsqu'elles s'affaissent, l'épiderme s'enlève, et quelquefois on aperçoit, lorsqu'elles sont déchirées, sur la peau une couche grisâtre ou des bourgeons charnus; la suppuration s'établit, et peut, si la plaie est étendue, affaiblir beaucoup le malade. C'est aussi, en général, un mauvais signe lorsque le liquide qui s'écoule des phlyctènes est noirâtre, gris, sanguinolent ou fétide.

Lorsque les phlyctènes sont très-nombreuses, on remarque autour de la brûlure des parties jaunes, noirâtres, insensibles; ce sont des escarres, et, selon leur étendue et le degré de la brûlure, on les voit plus ou moins nombreuses. Le travail éliminatoire se fait dans l'espace de sept à onze jours, et pendant tout ce temps l'inflammation augmente, ce qui a propagé l'opinion populaire que les brûlures augmentaient pendant neuf jours.

Au dernier degré de la brûlure, si elle est considérable, les malades peuvent succomber promptement; d'autres fois, ils ne meurent qu'au moment où les escarres tombent, ou à la chute, ou par suite des développements gangréneux, ou par les suppurations prolongées consécutives.

Quelquefois les malades succombent également lorsqu'ils semblent guéris. Le professeur Delpech, de Montpellier, dont la mort prématurée a été si tragique, en a cité un grand nombre d'exemples, et il croyait qu'on pouvait attribuer à la perturbation des fonctions de la peau la mort des malades, et c'est dans l'idée d'atténuer cette cause, qu'il semble avoir combattue avec succès, qu'il administrait les diaphorétiques.

Après une brûlure considérable, la fièvre se développe avec rapidité et violence; le pouls est dur, serré; les convulsions et le délire peuvent survenir en peu d'instants: d'autres fois, il y a une telle perturbation, que le pouls reste petit, concentré, avec somnolence, sueurs générales froides, suivies d'une mort prompte: d'autres fois, la sympathie des organes essentiels à la vie est si prononcée qu'ils sont affectés d'inflammations qui tuent promptement les malades; dans les pays chauds, on a vu le tétanos se développer à la suite de la brûlure des mains ou des pieds. Les personnes adonnées à la boisson, les individus

scrofuleux, les personnes sujettes aux inflammations, sont plus que d'autres exposées à des suites dangereuses.

Traitement. Le traitement de la brûlure dans le premier moment doit avoir pour but de prévenir l'inflammation ou de l'arrêter de suite, de calmer les douleurs et de combattre avec promptitude le développement de tout accident ultérieur.

On doit enlever avec ménagement les vêtements qui couvrent encore la partie brûlée, en ayant soin de les couper doucement, afin d'éviter d'enlever l'épiderme des phlyctènes. Il ne faut pas soulever brusquement les parties brûlées saillantes ou raccornies.

Les premiers remèdes à employer sont ou calmants ou répercussifs; ils ont été proposés en grand nombre, si on ajoute foi à tous ceux qui ont été vantés; mais, en général, leur action sédative ou répercussive est assez précaire, les pulpes et gelées de fruits acides, la pomme de terre, la carotte râpée, sont sédatifs et répercussifs; l'argile avec le vinaigre, l'eau alcoolisée, l'eau d'alun, l'encre elle-même, agissent plutôt comme répercussifs; les nombreuses embrocations huileuses, conseillées en pareil cas, n'ont aucun effet, que de mettre la brûlure à l'abri du contact de l'air.

La brûlure détermine sur la partie frappée une inflammation qui croît sans cesse par l'affluence des fluides qui augmente la douleur locale par cet afflux, qu'il faut détourner en calmant la douleur, en l'arrêtant dans sa marche ou en la repoussant, s'il est possible.

De l'eau froide. Le remède le meilleur et le plus facile à trouver, c'est l'eau froide sortant du puits. Aucune brûlure, quelque grave qu'elle soit, quelque étendue qu'elle soit, ne se trouvera mal d'avoir été ainsi traitée. Depuis la brûlure du premier degré, jusqu'à celle du sixième, l'emploi du froid est avantageux. Si on peut immédiatement plonger la partie malade dans l'eau froide, et qu'on renouvelle l'eau à mesure qu'elle s'échauffe, on verra la douleur s'affaiblir par degré, et si on prolonge ce moyen pendant plusieurs heures, la plupart du temps l'inflammation consécutive est anéantie. Une jeune femme de notre famille avait eu le bras et la main brûlés par la chute d'une cafetière d'eau bouillante. Pendant notre absence, on avait posé sur le mal divers topiques; les phyctènes étaient nombreuses, la douleur excessive. A mon arrivée, je fais plonger le bras et la main dans l'eau froide. Au bout de quelques heures, elle s'endormit, son bras restant dans l'eau, et lorsqu'elle s'éveilla, toute douleur avait disparu, et cette grave brûlure fut guérie comme par enchantement.

Une jeune dame anglaise, en toilette de bal, s'approche du feu, la robe s'enflamme; elle court, elle appelle au secours; mais le feu fait d'horribles progrès; toutes les extrémités et le tronc furent horriblement brûlés. Aucun topique ne la soulageait; un demi-bain d'eau froide put seul calmer la douleur et faire cesser le délire.

Un enfant souffle le feu avec sa bouche, une étincelle lui saute dans l'œil; en peu d'instants, l'œil est gonflé. La mère est au désespoir, je lui conseille l'eau froide pour son enfant, et cette bonne mère a la constance de faire tenir l'œil plongé pendant sept heures dans un verre d'eau froide, sans cesse renouvelée ; l'enfant fut guéri promptement. Nous pourrions citer bien d'autres cas de guérisons semblables obtenues par l'emploi du même moyen avec une grande persévérance.

Dans les brûlures très-graves, l'emploi du froid calme la douleur, arrête les progrès de l'inflammation et en prévient toujours les suites si redoutables. On peut citer de nombreux et satisfaisants exemples de la bonté de ce moyen. M. Lacrelle, chirurgien-major au Val-de-Grâce, a arrêté l'inflammation consécutive d'une grave brûlure, en appliquant de prime-abord, sur la partie malade, des vessies remplies de glace ; et, comme pour prouver l'efficacité du moyen, les parties qui n'avaient pas subi l'action du froid furent les seules enflammées et longues à se cicatriser.

L'eau froide doit être employée avec persévérance et souvent renouvelée. Si la partie ne peut être plongée dans l'eau, il faut la couvrir de compresses, sans cesse mouillées d'eau à la glace, jusqu'à complète disparition de douleur.

Nous conseillons donc, avant tout moyen, l'emploi de l'eau froide sous toute forme, avec persévérance, même dans les cas les plus graves. Si cependant la sensibilité ou une disposition spéciale rendait l'emploi de ce moyen inapplicable, il faut recourir alors aux autres remèdes ; tels que la pomme de terre râpée, etc. ; recouvrir la partie malade du duvet de *la massette d'eau typha*, c'est le roseau ou *latifolia*, de coton, d'embrocations opiacées d'eau de Goulard.

Roseau. L'emploi du duvet de roseau, que nous avons le premier rappelé à l'attention des médecins, dans le *Journal des Connaissances usuelles et pratiques* dès 1830, est un remède ancien et vulgaire très-avantageux dans les brûlures ; remède qui surtout prévient les longues suppurations. Le duvet de la massette d'eau doit être employé en petites couches sur toutes les parties malades. Avant de l'appliquer, on crève les phlyctènes à leur partie la plus déclive, et lorsqu'elles sont vidées, on les couvre de ce duvet, qui est abandonné jusqu'à ce qu'il tombe naturellement. On est étonné de voir des brûlures graves guérir sans suppuration par l'emploi de ce moyen. Si quelques parties sont ulcérées, il faut les couvrir du même duvet avant d'essayer d'autres moyens, et si la suppuration continue, on doit se servir, pour panser la plaie, d'une pommade composée à partie égale de cérat saturné et de fécule de pomme de terre bien mélangés dans un mortier de marbre. Cette pommade, peu connue, arrête promptement la suppuration.

Le coton, conseillé déjà dans l'antiquité contre la brûlure, a été de nouveau préconisé dans ces derniers temps, par le docteur Anderson, qui l'a employé avec succès à l'hôpital de Glascow, en Angleterre ; le coton est posé sur le mal par petites cardes plates. Quelques chirurgiens, en France, ont employé ce moyen, mais avec moins de succès que le médecin anglais, et nous pouvons dire, pour notre part, que jamais il n'a réussi entre nos

mains, avec quelque fréquence que nous l'ayons essayé ; il augmentait toujours la douleur. Cependant M. Anderson assure que l'emploi du coton empêche les cicatrices difformes et profondes qui sont si souvent la suite des brûlures.

Le fils de notre illustre Darcet, qui marche dignement sur les traces de son père, assistant à la fonte de la statue du roi Stanislas dans une fonderie de Paris, le métal s'élança au-dehors du moule en gerbe de feu, et brûla plusieurs personnes, entre autres le jeune savant, à la figure, aux bras et aux jambes. L'emploi immédiat du roseau produisit un effet merveilleux, et il fut guéri sans aucune marque, bien qu'il ait été gravement atteint.

La compression a été préconisée par M. Bretonneau, de Tours, pour modérer la douleur et empêcher l'inflammation. M. le professeur Velpeau a également cité un grand nombre d'observations en faveur de ce moyen, et il est de fait qu'en comprimant fortement avec des bandes en toiles roulées autour du mal, on a calmé momentanément la douleur.

Chlorure d'oxide de sodium. La dissolution de chlorure de sodium, que M. le professeur Lisfranc, dont la haute réputation est si justement méritée, emploie avec succès en compresses et lotions, prévient les longues suppurations, arrête la fétidité du pus altéré ou vicié par l'air ; le même moyen semble aussi calmer la brûlure au premier degré. Elle doit être étendue d'eau à la dose de deux onces de liqueur de Labarraque par litre d'eau.

Nous n'avons pas parlé des sédatifs qui doivent s'employer à l'intérieur pour calmer le malade et de ceux qui sont appliqués extérieurement ; ce sont des lotions légèrement opiacées ; car, à notre avis, le meilleur moyen de calmer est de faire disparaître la douleur, et le remède souverain, c'est le froid.

Lorsque l'inflammation marche, il faut la traiter par des émollients locaux, par des saignées générales et locales, par la diète ; mais toujours il faut éviter de prolonger la suppuration et panser avec la pommade suivante et des compresses de duvet de roseau si la douleur est vive.

Cérat de Goulard ou opiacé. . une once.
Fécule de pomme de terre. . . demi-once.

Triturez bien dans un mortier de marbre, et faites une pommade homogène, qu'on étend sur des compresses fenêtrées de linge fin ; on renouvellera deux fois par jour le pansement.

En suivant ce mode de traitement, on évite les cicatrices difformes ; mais si une partie importante est gravement compromise, il faut la tenir pendant la cicatrisation dans la position la plus convenable, afin d'éviter les cicatrices non bridées, si fâcheuses par leurs suites.

Si les doigts sont dénudés, il faut leur donner pendant qu'ils se cicatrisent, dès les premiers moments, la position la plus convenable et la moins embarrassante.

On doit éviter de tirer les escarres trop vivement ; les parties tendineuses qui s'exfolient s'enlèvent avec soin à l'aide des ciseaux.

Lorsque des escarres profondes se forment, que la gangrène se développe, on doit employer des médicaments convenables pour arrêter les progrès du mal. Si des foyers purulents se font jour à travers la peau, si les muscles se dénudent, et si le pus fuse dans leurs interstices, il n'y a souvent d'autres moyens de sauver le malade que de recourir à l'amputation, qui ne doit être pratiquée qu'après que toute inflammation a cessé, et encore cette fâcheuse ressource n'est-elle pas toujours suivie du succès.

En résumé, la brûlure est une maladie grave et fréquente ; on doit à l'instant recourir à l'emploi des moyens les plus simples pour la combattre. Dans tous les cas imminents, les conseils d'un homme éclairé sont urgents. Avant de terminer cet article, il est bon de rappeler un moyen populaire que nous avons vu employer généralement, avec un grand succès, en Angleterre, dans les usines à fer : c'est un mélange à parties égales d'eau de chaux et d'huile d'olive battues ensemble et étendues sur la brûlure par les forgerons, qui le connaissent sous le nom d'huile de Caron. Cette espèce d'onguent fait cicatriser assez promptement les plus graves brûlures que se font les ouvriers, qui, du reste, paraissent attacher une grande confiance à ce remède, qui est placé, dans les ateliers, à la disposition de tous ceux qui sont exposés aux brûlures, si fréquentes dans ces usines.

La série des remèdes que nous venons de conseiller est peu nombreuse. Nous avons voulu qu'elle fût aussi simple que d'un commode emploi : c'est aux mères de famille à suivre nos conseils, qui, nous en sommes assurés, leur seront profitables ; l'eau est à la portée de tous. Une provision de massettes d'eau [est chose facile à faire ; la pommade conseillée est simple à préparer, et mérite la confiance de ceux qui liront cet article, car c'est après de nombreuses tentatives la meilleure que nous ayons trouvée.

Gillet de Grandmont.

Docteur en médecine, ex-secrétaire-général de la Société de médecine pratique, directeur du *Journal des Connaissances usuelles*.

BRYONE (*bot.* et *mat. méd.*), s. f. *Bryonia*, du grec *bryein*, végéter, pousser, croître abondamment. C'est, comme on voit, à cause de sa prodigieuse force de végétation que cette plante a été ainsi nommée. On l'appelle également *couleuvrée*, parce qu'elle rampe et s'entortille à la manière des serpents. La similitude de son port et l'analogie de son feuillage avec celui de la vigne sauvage l'a aussi fait désigner par l'expression de *vigne blanche* (*ampelos leuké*. Dioscoride.) Quant à son titre de *navet du diable*, elle le doit à la forme de sa racine et à son goût détestable. Enfin, elle est encore connue dans plusieurs localités sous le nom de *brioine*, corruption manifeste du mot *bryonia*. C'est le *bryonia alba* de Linnée, dont le *bryonia dioica* de Willdenow ne paraît être qu'une variété. Linnée et la plupart des botanistes rangent la bryone dans la monoécie syngénésie ; d'autres, au nombre desquels il faut compter MM. Mérat et De Lens, la placent dans la dioécie gynandrie, famille des cucurbitacées.

Herbacée grimpante, vivace, extrêmement commune, dans presque tous les climats cette plante croît le long des haies, autour des buissons, auxquels elle s'attache par ses vrilles, et parcourt ainsi jusqu'à plusieurs mètres d'étendue. Sa racine, qui est la seule partie employée en médecine, est charnue, succulente, fusiforme, souvent bifurquée, de la grosseur du bras, de la cuisse, et quelquefois plus, marquée de stries circulaires, superficielles, de couleur blanc-jaunâtre à l'extérieur, grisâtre intérieurement. Elle exhale, lorsqu'elle est fraîche, une odeur vireuse, qu'elle perd en très-grande partie par la dessiccation. Sa saveur est âcre, amère, nauséeuse. C'est en automne qu'il convient de la récolter. Nos paysans, qui en font un fréquent usage pour se purger, la font infuser dans du vin, du cidre, de la boisson, etc. D'autres fois, par exemple au printemps, ils ont recours à un autre expédient : ils creusent le sommet de cette racine et prennent une cuillerée du suc, qui ne tarde pas à se rassembler dans la cavité qu'ils ont faite : c'est là ce qu'ils appellent l'*Eau de Bryone*, dont l'action est si violente qu'il n'est point du tout rare qu'ils soient très-dangereusement incommodés. En Allemagne, en Suède et dans plusieurs autres contrées, ils remplissent de bière ce trou ou gobelet, et boivent le lendemain le liquide, qui est devenu émétique et purgatif. Les bateleurs, magiciens, devins, jongleurs, banquistes, en un mot, l'innombrable horde des fripons qui exploitent de tous côtés la crédulité du peuple, se servent de cette racine, desséchée dans du sable chaud et diversement configurée, pour imiter les mandragores, à l'aide desquelles ils amusent les sots et leur soutirent de l'argent. (*V.* notre article *Belladone*, § 2 ; *B. sans tige*, ou *Mandragore*.) Les pousses de la bryone ne paraissent pas participer des propriétés délétères de la racine ; ce qui s'observe, au reste, dans la plupart des plantes grimpantes. Darwin, qui en a mangé, affirme qu'elles sont aussi bonnes que les asperges, et c'est ce que nous avait déjà appris Dioscoride. Nous verrons tout à l'heure que, dans la racine même, tout n'est pas poison, et qu'on en peut retirer une fécule abondante très-propre à servir d'aliment. L'analyse chimique démontre, en effet, dans la racine de bryone, deux substances principales savoir la *bryonine*, qui est rougeâtre et d'une excessive amertume, et la *fécule amylacée*, qui, lorsqu'elle est pure, ressemble à toutes les autres fécules. Citons, à cet égard, celle qu'on extrait de l'arum ; et surtout celle du manioc, dont des peuples entiers font leur nourriture.

Dans des accidents auxquels la bryone, administrée à doses trop élevées, pourrait donner lieu, il faudrait d'abord s'efforcer de faire vomir le malade avec des corps gras, huileux, mucilagineux, et par l'introduction des doigts ou des barbes d'une plume dans le gosier, et traiter ensuite l'inflammation gastro-intestinale qu'aurait développée cette substance, par les sangsues, les bains, les cataplasmes, les boissons adoucissantes et les autres moyens dits antiphlogistiques.

Malgré les éloges que cet agent pharmacologique a reçus des anciens qui l'employaient souvent, et de quelques modernes qui le regardent comme un des meilleurs succédanés indigènes du jalap, du séné, du méchoacan et même de l'ipécacuanha, il faut néanmoins reconnaître qu'il est fort délaissé de nos jours, sans doute à cause de son infidélité. Fraîche, cette racine est tellement énergique, qu'il est difficile d'en régler l'activité et d'en gouverner la médication. A l'état sec, il est vrai, elle a beaucoup perdu de sa puissance, mais si diversement et si irrégulièrement, que le praticien ne peut plus guère savoir au juste sur quoi compter. Ces motifs ne sont-ils pas plus que suffisants pour mériter à ce médicament l'abandon dans lequel il est généralement tombé? Quoi qu'il en soit, c'est un très-violent purgatif, qu'on a quelquefois utilisé comme hydragogue, emménagogue, anthelmintique, etc. On a eu, dit-on, à s'en louer dans certains cas de manie et d'épilepsie, dans l'asthme humide, la goutte, les rhumatismes chroniques, les hydropisies, les vers, les vieux ulcères, etc. On s'est aussi servi de la racine de bryone, en application externe, pour ses effets résolutifs, détersifs, vésicants.

Les espèces du genre *bryonia*, dont on fait plus particulièrement usage dans quelques autres régions du globe, sont : Au cap de Bonne-Espérance, le *B. africana*, et dans les Indes, le *B. callosa*, le *B. cordifolia*, le *B. epigœa*, le *B. grandis*, le *B. rostrata*, le *B. scabra*.

F.-E. PLISSON.

BUANDIÈRES, BLANCHISSEUSES, LAVANDIÈRES (Maladies des) *(path. et hyg. pub.)*. On a donné ce noms divers à des ouvriers et plus particulièrement à des ouvrières qui s'occupent du blanchissage du linge.

Les recherches que nous avons faites ne nous ont pas démontré que ces ouvrières aient été réunies en corps de métiers, on voit seulement qu'autrefois à Paris elles habitaient des rues où elles se réunissaient. Aussi on trouve encore dans la capitale des traces de leur séjour dans la rue des *Lavandières-Sainte-Opportune* et dans la rue des *Lavandières de la place Maubert;* cette dernière, dès le treizième siècle, était désignée par le nom de *ruella lotricum.*

Les blanchisseuses, qui sont en petit nombre dans les petites villes, forment une population nombreuse dans les grandes. Dans la capitale et dans les environs, cette branche d'industrie fournit du travail à un très-grand nombre d'individus.

La profession de blanchisseur s'exerce nonseulement pour Paris dans l'enceinte même de la ville, mais encore dans les communes rurales, et particulièrement dans celles de Saint-Denis, Courbevoye, Neuilly, Clichy, Gentilly, Vanvres, Clamart, Auteuil, Boulogne, etc. Dans quelquesunes de ces communes on compte de 5 à 600 ouvriers blanchisseurs ou blanchisseuses.

La localité où cette profession est exercée peut avoir une grande influence sur l'hygiène publique, et cela en raison de la pureté de l'eau: cette influence a été comprise par l'administration; car nos recherches nous ont appris que les premiers bateaux à lessive mis sur la Seine en 1623 furent, dès 1667, le sujet d'une ordonnance de La Reynie, dans laquelle il est défendu, sous peine du fouet, *aux lavandières de laver leur linge dans le petit bras de la rivière de Seine, le long de la place Maubert, le pont de l'Hôtel-Dieu, la rue de la Bûcherie, Petit-Pont, pont Saint-Marcel et Pont-Neuf, depuis les fêtes de Pâques jusqu'au jour Saint Martin inclusivement* (11 novembre), *à cause de l'infection et de l'impureté des eaux qui y croupissent.*

Cette ordonnance dit en outre que le linge, à ces époques, doit être lavé dans le courant de la Seine où les eaux sont plus pures.

Cette ordonnance est d'une extrême sagesse, car d'observations et d'expériences faites, il résulte pour nous la conviction que le linge lavé dans une solution quelconque qui a de l'odeur, conserve une portion de cette odeur long-temps même après le blanchissage, de façon que si on lave du linge dans une eau croupie ou marécageuse, le linge conservera une odeur de croupi ou de marécage, et sera, selon nos idées, nuisible à la santé.

Les ouvriers de l'un et l'autre sexe qui blanchissent soit le linge sale, soit les étoffes pour les fabriques des teintures, sont sujets à des affections qui varient selon les localités où l'on fait le blanchissage, la qualité de l'eau, la saison et les substances que l'on emploie soit pour le lavage principal, soit pour les lessives, etc.; nous allons nous occuper d'abord du lavage à l'eau simple, et nous passerons ensuite au blanchissage au chlore et aux chlorures.

Les auteurs qui ont écrit sur les maladies des artisans disent que les blanchisseuses sont sujettes aux rhumes, aux hydropisies, aux paralysies et aux affections rhumatismales. Voici le résultat de nos recherches sur les affections principales auxquelles le linge lavé les buandières ou blanchisseuses sont sujettes le plus souvent.

Varices. Les varices qui affectent particulièrement les blanchisseuses sont celles des membres supérieurs; les efforts continuels qu'elles font avec leurs bras mettent un obstacle au retour du sang dans les cavités droites du cœur; les veines superficielles des bras et des poignets se dilatent insensiblement, et vers l'âge adulte elles commencent à ressentir une espèce de pesanteur et d'engourdissement de ces membres. Dans la vieillesse quelquefois les veines dilatées se réunissent en tumeurs, et les membres deviennent gonflés et œdémateux. Une légère compression méthodique et permanente peut retarder le progrès de la dilatation variqueuse des veines, mais alors les malades doivent s'abstenir du travail; si elles continuent à travailler aussitôt que la compression cesse d'avoir lieu, les varices reparaissent; la nouvelle méthode de l'application des pincettes sur les vaisseaux variqueux pour en obtenir l'oblitération ne nous paraît pas applicable chez ces ouvrières.

Les varices des jambes sont plus fréquentes chez les repasseuses que chez les blanchisseuses.

Les blanchisseuses, vivant toujours dans les lieux humides, ayant les pieds et les mains sans cesse mouillés, deviennent en peu de temps languissantes et souvent hydropiques. L'hydropisie la plus fréquente chez elles est l'anasarque, ou hydropisie générale; elle attaque les blanchisseuses à l'âge de trente ans; cette espèce d'anasarque *asthénique* commence presque toujours par les extrémités inférieures, d'où elle s'étend peu à peu à toute l'économie; l'anasarque chronique est presque toujours mortelle. M. le docteur Giraud, dans l'espace de vingt ans de pratique, a connu quarante blanchisseuses attaquées d'hydropisie; quinze ont succombé à l'âge de 30 , 40 , 45 et 50 ans. Malgré cette assertion qui, selon nous, est l'expresion de la vérité, M. le docteur Lombard, qui exerce depuis dix-huit ans la médecine à Vanvres, et dont la clientèle se compose pour les quatre cinquièmes de blanchisseuses, dit n'avoir jamais soigné un blanchisseuse hydropique.

Les maîtres blanchisseurs, pendant l'hiver, ont l'habitude de tendre des cordes dans leurs *salles à repasser* pour y sécher le linge à l'aide de poêles énormes recouverts de plaques en fonte, qui servent en même temps à chauffer les fers; ces salles sont remplies d'un brouillard épais et d'une chaleur humide qui font éprouver de la gène dans la respiration. Ces vapeurs chaudes et humides, ainsi que les changements brusques de température pendant le travail prédisposent les blanchisseuses aux affections rhumatismales et surtout au rhumatisme articulaire aigu; la durée de cette affection chez elles n'est pas très-longue, mais les accès aigus reparaissent ordinairement sous l'influence du froid et de l'humidité; cette affection, pendant la jeunesse des blanchisseuses, se termine toujours favorablement; mais chez les femmes d'un âge avancé elle donne lieu à des atrophies, à des ankiloses et aux paralysies partielles auxquelles sont sujettes les blanchisseuses pendant leur vieillesse.

Les blanchisseuses commencent à travailler à l'âge de 12 ans; elles sont réglées de bonne heure, mais à mesure qu'elle avancent la menstruation est dérangée; à l'époque des règles elles ont souvent la fièvre et des maux de tête; elles ont l'habitude de faire usage des boules de Nancy; on pourrait leur conseiller de ne pas laver à l'eau froide à l'époque critique et surtout pendant l'écoulement menstruel. A l'âge de 35 à 40 ans leurs règles disparaissent. Les blanchisseuses peuvent travailler jusqu'à l'âge de 50 ans; elles vivent rarement au-delà de 60 ans. Les blanchisseuses plus jeunes gagnent 1 fr. 50 cent. par jour, et les plus âgées gagnent 1 fr. 65 cent.

La conduite des blanchisseuses est très-déréglée, elles ont presque toutes un *parler* très-libre et dissolu; elles font usage de liqueurs fortes; elles aiment la danse, le spectacle et les plaisirs de l'amour; il y en a même qui se livrent à la débauche.

Les blanchisseuses qui travaillent dans les endroits de la rivière où l'eau est très-sale, sont quelquefois affectées de fièvres intermittentes. M. Hallé a remarqué que les blanchisseuses qui habitent les alentours de la rivière des Gobelins, respirant chaque jour les exhalations de l'eau stagnante, sont sujettes aux fièvres intermittentes

et aux maux de gorge gangréneux. Les blanchisseuses de province, qui lavent leur linge dans des endroits où l'eau se renouvelle chaque jour, sont rarement affectées de fièvres intermittentes.

La lessive bouillante expose les blanchisseuses à des accidents très-graves, surtout quand on se sert de chaux mêlée aux cendres. M. Patisser prétend que les vapeurs lixivielles peuvent causer l'asphyxie; et à l'appui de son opinion, il rapporte l'observation suivante recueillie par M. Aupepin: Le 11 novembre 1819 on avait coulé pendant toute la journée la lessive dans une petite buanderie, la chaudière était chauffée avec du bois, et les vapeurs n'avaient pour issue qu'un tuyau en poterie. Le nommé Boisenté, âgé de 47 ans, ayant alimenté lui-même le feu jusqu'à minuit, ferma exactement la porte ainsi que la fenêtre et se coucha avec son fils un moment établie dans le même endroit. Le lendemain matin, cet homme ne s'étant pas levé à son heure accoutumée, les voisins cherchèrent mais vainement à l'éveiller. La porte fut enfoncée, et l'on trouva les deux individus dans un état complet d'asphyxie. Appelé de suite, M. Aupepin les fit retirer de la buanderie et exposer au grand air; des frictions répétées sur tout le corps et une saignée du bras les rappelèrent à la vie; le soir ils avaient recouvré complétement leur connaissance; ils n'éprouvèrent aucune suite fâcheuse de cet accident.

Aujourd'hui on n'emploie plus de chaux pour la lessive, et nous avons observé que les inconvénients dont nous venons de parler sont très-rares.

Les lessives à présent sont faites avec la soude obtenue par l'hydrochlorate de soude, ou avec les cendres et une dissolution de potasse du commerce: ce dernier mélange occasionne aux blanchisseuses des crevasses et des excoriations aux doigts; quelquefois ces affections sont tellement intenses qu'elles sont accompagnées d'inflammation et de fièvre, souvent même les mains deviennent calleuses et les doigts demi-fléchis, de façon qu'on a de la peine à s'en servir.

Les linges des hôpitaux et surtout les bandes et les chemises des individus affectés de maladies vénériennes, dartreuses, etc., pendant le lavage exhalent des odeurs fétides qui sont très-insalubres pour la santé des blanchisseuses et la salubrité du voisinage. En Angleterre et dans quelques pays d'Allemagne, on se sert de machines particulières pour laver le linge des malades; cette invention a le double avantage de laver le linge en très-peu de temps et d'être très-utile à la salubrité publique. On pourrait en France suppléer à ce perfectionnement en faisant tremper une première fois le linge des hôpitaux dans de l'eau qui contient une petite quantité de chlorure de chaux.

L'ophthalmie catarrhale chronique affecte les blanchisseuses pendant l'hiver, cette maladie a son siége particulièrement dans l'intérieur des paupières et dans les glandes de Meïbomius; elle est quelquefois opiniâtre aux médicaments topiques les plus énergiques, et pour en obtenir la guérison il faut recourir à la pommade de Guthrie, composée de nitrate d'argent, d'extrait de saturne et de laudanum de Sydenham; la dose de ces substances doit varier selon le degré d'intensité de la maladie et la sensibilité des malades ; pour s'en servir il faut prendre gros comme un petit pois de cette poudre, la mélanger avec un peu de beurre non salé et la passer entre les paupières avec la barbe d'une plume ; après quelques jours de ce traitement la guérison ne se fait pas attendre.

Ramazzini conseille aux blanchisseuses de porter les vêtements secs et de quitter ceux qui sont mouillés aussitôt que leur ouvrage est fini ; de se frictionner le corps ; de détourner la face des vapeurs de la lessive chaude et d'oindre souvent leurs mains avec l'onguent rosat ou le beurre.

Blanchissage au chlore. Le chlore (acide muriatique oxigéné) a été recommandé en 1794 pour le blanchiment des toiles, fils et autres tissus ; les premières expériences furent faites par Berthollet, et l'opération a pris ensuite le nom de *blanchissage Berthollien.* Aujourd'hui on exécute ce travail de la manière suivante : on fait dégorger les toiles, on rince à l'eau chaude s'il s'en trouve à disposition, comme cela arrive lorsqu'on emploie une machine à vapeur ; on passe dans une lessive neuve, on rince au foulon, on étend sur le pré pendant six à huit jours et on passe au chlorure de chaux pendant deux heures au moins, et douze heures si on en a le temps.

On rince les toiles, on les savonne, on les passe au foulon, on les lessive, on les rince, puis on les fait tremper dans un deuxième bain de chlorure de chaux comme la première fois ; au sortir de ce bain on les rince, puis on les plonge dans le bain acide composé d'environ quatre-vingt-dix-neuf parties d'eau et une partie d'acide hydrochlorique. Si on les plongeait dans le bain d'acide sans les rincer préalablement, le blanc n'en serait que plus beau, mais il se ferait un dégagement de chlore qui pourrait nuire à la santé des travailleurs.

Le chlore dissous dans l'eau peut légèrement incommoder les ouvriers ; ils ressentent un picotement d'yeux, un peu de toux, mais sans accidents graves ; les chlorures présentent moins d'inconvénients. Un excès de chlore fatigue les ouvriers faibles, un peu affectés de la poitrine, et les force à quitter le travail.

Les recherches que nous avons faites nous ont démontré que le linge humide lavé par le chlore ou par les eaux chargées de chlorure, n'est nullement nuisible à la santé ; dans les premiers jours le linge exhale une légère odeur de chlore qui disparaît promptement. Pour empêcher les inconvénients auxquels sont sujettes les personnes qui travaillent pour le blanchissage au chlore, il faut : 1° choisir les ouvriers qui ne sont pas sujets aux affections de poitrine ; 2° les placer dans des ateliers très-vastes ; 3° établir des courants d'air ; 4° faire boire du lait tous les matins aux ouvriers qui y travaillent comme on le pratique dans les ateliers de M. Payer.

S. FURNARI et A. CHEVALLIER.

BUBON *(chir.),* s. m., en latin *bubo,* en grec *boubón,* même signification.

On désigne sous le nom de bubon une tumeur for-

mée par les ganglions lymphatiques enflammés, tumeur qui se manifeste principalement à l'aine, mais qui se voit quelquefois aussi au cou ou à l'aisselle et en général partout où il se trouve des ganglions sous-cutanés, par suite de phlegmasies développées sur le trajet des vaisseaux lymphatiques qui se rendent à ces ganglions. Bubon vient du grec *boubón,* qui veut dire aine ; or comme l'engorgement ganglionnaire peut se développer ailleurs, on voit que ce nom est impropre. Aussi dans ces derniers temps lui a-t-on substitué celui d'*adénite,* inflammation d'une glande, qui ne vaut guère mieux. La présence des bubons entraîne avec elle l'idée de syphilis ; cependant on en voit dans d'autres maladies ; la peste par exemple. D'un autre côté il peut y avoir infection vénérienne sans bubon. Les ganglions lymphatiques de l'aine, du cou, de l'aisselle, peuvent s'enflammer sans l'influence des mêmes causes ; ce que nous disons des premiers peut en général s'appliquer aux autres.

Les bubons inguinaux plus fréquents à gauche qu'à droite se distinguent en superficiels et en profonds, suivant qu'ils sont situés devant ou derrière l'aponévrose crurale. La cause immédiate des bubons est l'absorption de la sécrétion d'une surface ulcérée ou enflammée qui se trouve en communication avec les ganglions. Mais on voit quelquefois le bubon survenir sans symptôme local antécédent, c'est ce qu'on nomme bubon d'emblée. Tout le monde n'est pas d'accord sur la possibilité du bubon d'emblée ; quelques-uns le nient positivement. Il est de fait qu'un examen attentif des parties génitales nous a fait souvent découvrir des ulcérations ou des cicatrices là où l'on avait affirmé qu'il n'existait absolument rien ; mais aussi nous avons été obligé quelquefois de regarder le bubon inguinal comme complètement primitif.

Les bubons ont été observés par quelques auteurs comme symptômes consécutifs chez des gens qui n'avaient pas vu de femmes depuis fort longtemps, mais chez lesquels il y avait eu maladie vénérienne antérieure. Ces cas sont bien rares. Il existe bien à la vérité des engorgements ganglionnaires avec des symptômes constitutionnels, mais alors, s'il n'y a pas d'ulcérations pour les expliquer, il y a presque toujours des affections cutanées qui peuvent bien leur donner naissance.

Dans le plus grand nombre des cas, les bubons reconnaissent pour causes une ou plusieurs ulcérations aux parties sexuelles, ou une vive inflammation de leur membrane muqueuse ; mais il n'est pas nécessaire qu'une ulcération ait un caractère particulier pour produire un bubon. Toute solution de continuité, toute irritation peuvent lui donner lieu. Ainsi on voit les glandes de l'aisselle s'engorger par suite d'une piqûre aux doigts, celles de l'aine par suite de l'irritation produite par un cor ou seulement par suite d'une chaussure trop serrée.

Les bubons occupent presque toujours le même côté que l'ulcère qui les produit. Quelquefois un seul ulcère détermine un bubon à chaque aine. C'est rarement au début d'une ulcération syphilitique que le bubon se fait voir ; elle est alors trop enflammée pour que le pus qu'elle sécrète soit absorbé : ce n'est quelquefois que lorsque la cicatrisation commence.

Les bubons sont plus fréquents chez les hommes que chez les femmes. C'est au genre de vie plus actif chez les premiers que cette différence doit être attribuée, ainsi qu'à la présence bien plus rare des chancres à la vulve qu'à la verge.

On a distingué les bubons en inflammatoires et en indolents. Dans le premier cas voici ce qui arrive: qu'il y ait ou non des symptômes vénériens aux parties génitales , que ces symptômes soient à l'état aigu ou qu'ils touchent à leur guérison, le malade, sans causes appréciables, ou bien après un excès, une marche forcée , éprouve de la gêne dans une des aines; s'il y porte la main , il sent une ou plusieurs petites tumeurs roulant sous la peau, douloureuses à la pression, parce que le tissu cellulaire les unit entre elles; peu à peu elles augmentent de volume, deviennent plus sensibles et perdent de leur mobilité. Bientôt toute la région inguinale participe à cet excès de sensibilité; les mouvements de la cuisse sont pénibles et douloureux ; les malades sont obligés pour marcher d'écarter fortement les jambes.

Lorsque plusieurs ganglions ont été pris isolément, ils ne forment plus alors qu'une seule tumeur, qui augmente chaque jour de volume, devient rouge, dure, rénitante. A ces accidents locaux ne tardent pas quelquefois à se mêler des symptômes généraux : fièvre, douleurs de tête , envies de vomir. C'est surtout quand l'inflammation occupe les ganglions situés profondément, que les symptômes généraux sont plus intenses , parce qu'ici l'étranglement est plus considérable.

Le bubon indolent suit une marche beaucoup plus lente, il ne présente presque aucune sensibilité. La tumeur a quelquefois déjà acquis un certain volume quand le malade s'en apperçoit. Il n'y a pas de changement de couleur à la peau; les ganglions ne s'agglomèrent que très-tard; les mouvemens de la cuisse ne sont pas pénibles ; il n'y a pas de symptômes généraux. Quelquefois les bubons, qui dans le principe étaient indolents , passent à l'état aigu sans cause appréciable : le contraire se voit aussi assez souvent.

Les bubons peuvent se terminer par résolution soit spontanément à mesure que les symptômes primitifs se guérissent, soit par le secours de l'art lorsque les antiphlogistiques et surtout le repos sont employés à temps.

Dans certains cas, malgré le traitement le mieux entendu , le mieux suivi , on ne peut faire avorter la tumeur , elle suit son cours et arrive à la suppuration. Cette terminaison est d'ailleurs la plus fréquente, elle s'annonce par des élance- ments dans la tumeur, par de la fièvre, des frissons; mais souvent le malade n'a pas conscience de ces phénomènes: alors la tumeur pâlit ou au moins sa rougeur diminue , les douleurs lancinantes se calment, et l'on sent la fluctuation. La peau s'amincit et finit par se crever si l'art ne vient pas au secours de la nature. Quand l'engorgement est très-profond, la fluctuation est souvent obscure, la présence du pus se devine pour ainsi dire par la cessation des accidents inflammatoires. Dans ce cas , si l'on craint de donner issue au pus, il peut opérer des décollements considérables, quelquefois même des fusées lointaines.

Lorsque la collection purulente est ouverte, si le décollement n'est pas très-considérable, la guérison ne tarde pas à se faire, et, au bout d'un certain temps, il ne reste dans l'aine qu'une cicatrice plus ou moins visible. Mais quand une certaine étendue de peau est décollée, il arrive souvent que l'ouverture de l'abcès se change en un ulcère large, profond, dont les bords se renversent, se couvrent d'une couenne grisâtre. Souvent aussi il s'organise une espèce de membrane muqueuse comme celle des trajets fistuleux. Ces accidents- là tiennent presque toujours à une lésion profonde de la constitution.

La terminaison par induration n'est pas rare , elle a lieu tout aussi souvent quand le bubon a été à l'état aigu que lorsque sa marche a été chronique dès l'abord. Dans le premier cas les signes d'inflammation disparaissent dans la tumeur, qui devient indolente, quoique conservant le même volume. Dans le second le ganglion augmente peu à peu mais sans causer la moindre douleur , et il reste ainsi gros, fixe ou roulant sous la peau pendant fort longtemps. Si, par des manœuvres inconsidérées, des applications trop stimulantes, des marches forcées, ou par un accident quelconque, on irrite cette tumeur, elle s'enflamme et s'abcède; d'autres fois, après être restée stationnaire pendant fort longtemps , elle finit par disparaître.

La dernière terminaison des bubons , celle par gangrène est fort rare. On voit souvent la mortification de la peau, du tissu cellulaire ou même de quelques ganglions de l'aine , mais c'est lorsque déjà l'abcès a été ouvert.

Le diagnostic des bubons est en général très- facile, surtout lorsqu'ils sont symphatiques d'une affection des organes génitaux , ou des parties environnantes. Dans le cas de bubons d'emblée on pourrait croire à ces engorgements ganglionnaires que l'on voit quelquefois chez les jeunes gens pendant la croissance, ou chez certains individus qui se livrent à des travaux pénibles, ou bien à l'effet des scrophules, mais alors les circonstances antécédentes et les phénomènes concomitants peuvent éclairer le diagnostic.

La région de l'aine est très-souvent le siége de tumeurs dont la nature est tout-à-fait différente de celles que nous venons d'examiner. Tels sont les anévrismes, les varices, les hernies, les abcès par congestion, les hydrocèles, les testicules retenus à l'anneau, les kystes, les tumeurs graisseuses. Nous ne pouvons pas, dans un article comme celui-ci, faire le diagnostic différentiel de chacune de ces tumeurs; qu'il nous suffise de dire que si des erreurs graves ont été commises par des chirurgiens du plus grand mérite , on ne peut pas être étonné de voir souvent la cupidité et l'ignorance faire tourner à leur profit la difficulté du diagnostic des tumeurs inguinales.

Le traitement des bubons est variable, suivant qu'ils sont inflammatoires ou indolents; mais dans les deux cas lorsque les malades éprouvent les premiers embarras dans les aines , il arrive souvent que le séjour au lit et l'application de cataplasmes émollients suffisent pour prévenir la maladie; mais si, malgré ces précautions, l'inflammation marche avec rapidité, c'est à la combattre que doivent tendre les efforts du médecin, car le temps n'est plus où l'on croyait nécessaire de faire suppurer les bubons dans l'idée que le virus s'écoulait avec le pus.

Les applications de sangsues sur la tumeur ou mieux à sa base quand elle est superficielle, une saignée générale quand elle est profonde, le séjour au lit, les applications locales émollientes ou même rendues narcotiques si la douleur est extrême; les bains généraux, les boissons rafraichissantes et légèrement laxatives; et surtout un régime sévère seront employés tout d'abord. Il est rare qu'une seule application de sangsues soit suffisante pour prévenir la formation d'un abcès, aussi on y revient suivant l'état des forces du malade. Quelque praticiens disent avoir retiré de bons effets après la chute des sangsues de l'application sur la tumeur de la glace pilée, maintenue en place pendant vingt-quatre ou quarante-huit heures; ce puissant résolutif doit être employé avec la plus grande réserve, car il est difficile de saisir l'instant favorable à son application.

Quand les bubons sont indolents on combat avec avantage l'inflammation lente dont ils sont le siége, par des applications de sangsues en petit nombre mais souvent répétées.

Quand, malgré le traitement la tumeur s'abcède, il faut donner issue au pus par une ponction faite au milieu de la fluctuation avec une lancette ou un bistouri, quand toute la tumeur n'est pas ramollie; cela vaut mieux qu'une large incision qui donnerait lieu à une cicatrice plus visible.

Autrefois on employait presque toujours la pierre à cautère pour ouvrir les bubons suppurés; aujourd'hui on n'a plus recours à cette pratique que pour les cas dans lesquels la peau est décollée dans une grande étendue et quand elle a perdu sa vitalité, qu'elle est d'un rouge livide ou noirâtre, ou bien chez les sujets affaiblis chez lesquels le pus s'est formé lentement. Dans ce cas le caustique a l'avantage de détruire des portions de peau qui s'opposeraient à la cicatrisation et d'exciter dans les parties environnantes, le plus souvent engorgées, un travail de résolution que n'amèneraient pas d'autres fondants même les plus énergiques.

Quand un bubon a été ouvert, il en résulte une plaie qui doit être pansée simplement jusqu'à parfaite guérison; mais celle-ci n'a pas toujours lieu facilement. Quelquefois il se forme des fistules, des décollements, contre lesquels on est obligé d'avoir recours à la compression, aux injections irritantes, aux trochisques de minium, et parfois à l'excision ou à la potasse caustique.

Depuis quelques années, on a recours, pour combattre les bubons, à un traitement tout-à-fait différent de celui que nous venons de décrire; je veux parler du vésicatoire. Voici comment on procède : On applique sur le centre de la tumeur un vésicatoire de la largeur d'une pièce de 20 sols. Lorsque la phlyctène est formée, on l'enlève, et l'on place sur le derme, mis à nu, un plumasseau de charpie trempée dans une dissolution de deutochlorure de mercure, vingt grains pour une once d'eau. Au bout de deux ou trois heures, il s'est formé une escarre superficielle; alors on recouvre la tumeur d'un cataplasme émollient que l'on continue pendant quelque temps. On voit alors, quelquefois très-promptement, d'autres fois au bout de quelques jours, la tumeur diminuer de volume et se résoudre. Dans quelques cas, on a recours à plusieurs applications successives.

Cette méthode de traitement ne réussit pas seulement pour les bubons chroniques et indolents; elle est employée avec les mêmes avantages pour les bubons récents, alors que la tumeur est chaude et douloureuse, et même lorsque déjà le pus est réuni en foyer. J'ai également recours au vésicatoire sur les trajets fistuleux anciens qui ont résisté aux autres moyens.

Quand on applique le vésicatoire sans y ajouter le plumasseau escarrotique, il n'en résulte pas de grands changements dans la tumeur; aussi a-t-on pu être porté à croire que le sublimé était l'agent principal de la guérison; mais je l'ai remplacé par une dissolution de sulfate de cuivre, deux gros pour une once d'eau, et j'ai obtenu exactement les mêmes résultats. Il est probable que toute substance aussi active, et j'en ai essayé plusieurs, agirait de même. La méthode de traiter les bubons par le vésicatoire, qui est due à un chirurgien militaire distingué, M. Malapert, quoique donnant souvent de bons résultats, n'est pas cependant exempte d'inconvéniens; ainsi elle laisse presque toujours après elle des cicatrices larges, blanches, très-longues à disparaître, et même souvent indélébiles.

Nous n'avons dû nous occuper ici que du traitement local du bubon, renvoyant à l'article *Syphilis* ce qu'il y a à dire du traitement général.

CULLERIER,

Chirurgien en chef de l'hôpital des Vénériens,
Membre de l'Académie de médecine.

BUCCAL (*anat.*), adj., qui appartient à la bouche. On dit dans ce sens *cavité buccale* comme synonyme de bouche. Les glandes *buccales* ou *molaires* sont de petits follicules situés dans l'épaisseur de la membrane muqueuse qui tapisse les joues en dedans de la bouche, et destinés à sécréter un mucus particulier. On connaît aussi une artère *buccale*, venant de la *maxillaire interne*, et un nerf *buccal* fourni par le nerf *maxillaire inférieur*.

J. B.

BUGLOSSE (*bot.*), s. f. *Anchusa officinalis*, L. Pentendrie monogynie, famille des borraginées J. La buglosse est une plante annuelle qui a le port de la bourrache et qui par ses caractères physiques se rapproche de cette plante; ses propriétés sont aussi très-analogues à celles de la bourrache, et l'on peut indistinctement les employer l'une pour l'autre; elles sont mucilagineuses et adoucissantes; les propriétés sudorifiques que l'on leur attribue sont très-faibles et tiennent en grande partie à la chaleur du liquide dans lequel on les prépare; car ces propriétés cessent de se manifester si l'on prend la tisane froide. La racine d'une plante du genre buglosse , *l'anchusa tinctoria*, sert à colorer en rouge diverses liqueurs ou préparations pharmaceutiques; on la désigne ordinairement sous le nom *d'orcanette*.   J. B.

BUGRANE OU **ARRÊTE-BOEUF** (*bot.*), s. f. *Ononis arvensis* L. C'est un petit arbrisseau de la famille des légumineuses J., de la diadelphie décandrie L. On le trouve en abondance dans les terrains secs et crayeux de toute l'Europe; la tige est haute d'un à deux pieds, rameuse et ornée de piquants; ses fleurs sont violettes; sa racine, qui est la partie dont on fait usage, est de la grosseur du doigt, longue quelquefois de cinq à six pieds, très-tenace et si enfoncée dans le sol, qu'on prétend qu'une touffe de cette plante peut arrêter une charrue; de là lui est venu son nom *d'arrête-bœuf*. Cette racine est brune en dehors, blanche à l'intérieur, son odeur et sa saveur n'ont rien de bien remarquable. On prétend que cette plante est apéritive et diurétique, Galien est le premier qui l'ait désignée pour ces propriétés; quoique sa vertu soit peu marquée, on l'emploie encore aujourd'hui dans les hydropisies et les maladies du foie; sa dose est d'une demi-once à une once pour une pinte d'eau; elle fait partie des cinq racines apéritives.   J. B.

BUIS (*bot.*) s. m. *Buxus simpervirens* L. Famille des euphorbiacées J. Monoécie tétrandrie L. Tout le monde connaît cet arbrisseau que l'on rencontre dans les jardins; cette plante est originaire du nord de l'Asie et du midi de l'Europe où elle est arborescente; ses feuilles, lorsqu'on les frotte dans les mains, répandent une odeur vireuse; on a essayé de les employer comme purgatif, et on les a ordonnées à la dose d'une once à une once et demie en décoction dans l'eau; la saveur extrêmement désagréable de cette boisson fait que les malades répugnent à la prendre. Le bois et la racine de buis sont employés comme sudorifiques, et ils paraissent jouir des mêmes propriétés que le gayac; la dose à laquelle on les emploie est de une once à une once et demie, réduite en poudre au moyen de la râpe, l'on fait bouillir dans deux livres d'eau jusqu'à réduction d'un tiers. Les feuilles du buis sont aussi employées comme propres à remplacer le houblon dans la fabrication de la bière; mais leurs propriétés purgatives doivent empêcher de les mettre en usage; c'est une fraude qu'il appartient à l'autorité de réprimer.   J. B.

BULLE (*path.*), s. f., *ampoule*, petite tumeur superficielle, du volume d'un pois à celui d'un œuf, formée par un liquide clair ou légèrement trouble, qui soulève l'épiderme; elle diffère de la *vésicule* par son volume qui est plus considérable et de la *phlyctène* par la forme plus exactement arrondie de sa base. L'ampoule qui résulte de l'action d'un vésicatoire sur la peau peut au reste donner une idée de la bulle. On l'observe principalement dans la maladie connue sous le nom de *pemphigus*.
          J. B.

BUSSANG (eaux minérales de). Bussang est un village situé dans le département des Vosges à dix lieues de Plombières, à huit lieues de Remiremont et sept ou huit lieues de Bourbonne-les-Bains. L'eau qui jaillit de cinq sources différentes est froide, très-claire et pétillante; elle a un goût piquant et fait sauter le bouchon comme le vin de Champagne; sous ce rapport elle se rapproche de l'eau de Seltz, à laquelle elle ressemble d'ailleurs pour la composition; en effet l'analyse y a indiqué la présence d'une grande quantité d'acide carbonique, accompagnée de carbonate de sulfate et de muriate de chaux, de carbonate de soude, de sulfate de magnésie et d'oxide de fer en moindre quantité. On ne se rend pas à Bussang pour prendre les eaux, on les transporte le plus souvent à Plombières et à Bourbonne où les baigneurs en font un grand usage. Il en existe également plusieurs dépôts à Paris.

Ces eaux ne sont employées qu'en boisson ; on les conseille dans certaines affections chroniques de l'estomac avec difficulté dans les digestions, dans les cas de fleurs blanches, d'engorgements des viscères du bas-ventre, etc. Mais on les a surtout vantées contre la gravelle et les affections calculeuses des reins et de la vessie. On les prend à la dose de trois à quatre verres qu'on augmente graduellement. Leur saveur n'étant pas désagréable, on peut s'en servir comme de boisson habituelle pendant le repas et les mêler même avec du vin, qui acquiert alors un goût piquant qui plaît à beaucoup de personnes.   J. B.

BENJOIN. Ce mot ayant échappé à l'imprimerie lors de la mise en page, nous avons été forcés, pour ne pas rester incomplets, de le transporter ici à la fin de la lettre B.

BENJOIN, (*mat. méd.*) s. m. (*Benzoë seu Balsamum benzoës*. On lui a aussi donné les noms de *Belzoë*, *Belzoïm*, *Belzoinum*, *Benzoinum*, *Asa vel Assa dulcis*). Suc résineux qui découle par incisions du styrax-benzoin de Dryander. Décandrie monogynie. L. Famille des ébénacées.

Cet arbre croît aux Indes orientales , particulièrement à Sumatra, à Java et dans le royaume de Siam. On le trouve également, d'après Mutis, aux environs de Santa-Fé-de-Bogota, et dans plusieurs autres lieux de la Colombie (Amérique méridionale). Il paraît que l'on pourrait encore se procurer le produit balsamique, que l'on retire de cet arbre, de quelques autres espèces végétales; mais, comme on n'en obtiendrait qu'une très-petite quantité comparativement à celle que fournit le styrax benzoin, il est arrivé que ce dernier est le seul qui soit véritablement exploité dans ce but, puisqu'il est le seul qui jusqu'à présent ait pu l'être avec profit.

On connaît deux qualités de cette substance dans le commerce :

1° BENJOIN AMYGDALOÏDE (*Benzoë amygdaloïdes*). Il est en masses solides, irrégulières, rougeâtres, au milieu desquelles on distingue des parties blanches, sous forme de larmes ovoïdes ou d'amandes en morceaux; d'où lui est venu l'épithète *d'amygdaloïde*. Sa cassure est brillante. C'est l'espèce la plus estimée.

2° BENJOIN EN SORTE OU COMMUN (*Benzoë communis*). Cette variété du benjoin des officines est d'une couleur brun rougeâtre, plus foncée que la précédente. On n'y remarque point d'agrégats lacrymiformes ; ce qui fait que sa cassure, quand il ne renferme pas trop d'impuretés, est d'une teinte à peu près uniforme.

Le benjoin laisse exhaler une odeur on ne peut plus suave. Sa saveur, d'abord douceâtre et nullement désagréable, finit par devenir chaude, irritante, âcre.

Placé au premier rang parmi les baumes naturels, ce suc concret est un des plus délicieux parfums dont on puisse faire usage. Mêlé avec du charbon, on s'en sert pour fabriquer des trochisques ou clous fumants, qu'on fait brûler dans les appartements. Dissous dans l'alcool et versé par gouttes dans un verre d'eau, il constitue le cosmétique appelé *lait virginal*. C'est lui qui forme la base des fameuses *pastilles du sérail*, dont on a fait dans un temps des colliers et autres bijoux. Le benjoin entre dans la composition de plusieurs médicaments qu'on a décorés de titres ridiculement ambitieux, tels sont : *le baume anti-apoplectique*, *l'eau générale*, *l'emplâtre stomacal*, *les tablettes anti-asthmatiques*, *béchiques*, etc.

Maintenant, si nous jetons un coup d'œil rapide sur la nature des propriétés actives de cette substance médicinale, il nous sera aisé de constater que le benjoin, et son acide jadis désigné par l'expression figurée de FLEURS DE BENJOIN, *Flores benzoës*, possèdent une force excitante très-énergique, qui est la source réelle, et peut-être unique, des différentes vertus curatives qu'on a attribuées à ces matières. C'est ainsi qu'on qualifie cette force d'incisive, d'expectorante, lorsqu'elle agit sur les organes de la respiration et qu'elle les aide à se débarrasser des mucosités qui les surchargent.

Si, au lieu des poumons, ce sont les exhalants cutanés qui ressentent davantage sa puissance, on dit alors qu'elle est diaphorétique ou sudorifique. Mais il n'est pas également facile de déterminer, avec certitude, le caractère de l'action antispasmodique, que la plupart des auteurs s'accordent à reconnaître à ces agents pharmacologiques. Et, en effet, cette action est-elle dépendante de la propriété stimulante générale, ou bien est-elle une faculté qui lui soit spéciale et inhérente ? C'est ce que l'état présent de la science ne permet pas de décider.

Les substances, dont nous traitons, ont été beaucoup plus usitées dans le pratique médicale de nos devanciers, qu'elles ne le sont de nos jours actuels. Schwilgué a plusieurs fois administré le baume benjoin à l'approche des accès de fièvre intermittente tierce ; mais, comme nous avons à notre disposition une foule de moyens bien préférables pour triompher du phénomène de la périodicité, l'exemple donné par ce médecin n'a guère eu d'imitateurs. Le sirop et la teinture qu'on prépare avec cette matière, ont été et sont encore employés, quoique moins fréquemment qu'autrefois. On a aussi conseillé de faire respirer la vapeur balsamique, qui s'élève quand on projette une pincée de poudre de benjoin sur des charbons incandescents, dans les toux pituiteuses, dans les catarrhes chroniques, dans l'asthme humide, les phthisies muqueuses, etc. ; et l'on a tellement exagéré son efficacité contre ces maladies, que l'on s'est cru en droit de lui imposer le nom si emphatique de *baume du poumon!* On imprègne souvent encore de cette fumée des morceaux de flanelle, avec lesquels on recommande de faire des frictions sur les tumeurs indolentes et sur tous les endroits du corps qui ont besoin d'être stimulés.

F. E. PLISSON.

C

CABARET (*bot. et mat. méd.*), s. m. ou *azaret, nard sauvage*, *oreille d'homme;* (*azarum europæum*) décandrie, monogynie L. famille des aristoloches J. Petite plante herbacée, vivace, à feuilles réniformes, à fleurs solitaires et axillaires; elle croît dans les lieux ombragés de la France.

On emploie en médecine sa feuille et sa racine; cette dernière consiste en une petite souche horizontale, d'un blanc grisâtre, d'où partent des fibrilles rameuses et ténues. Ce médicament indigène très-précieux et qui n'est peut-être pas assez employé, peut très-bien remplacer l'ipécacuanha; la poudre de sa racine ou de ses feuilles provoque en effet le vomissement à la dose de trente à quarante grains pris dans un ou deux verres d'eau tiède. On peut préparer aussi une potion à la fois purgative et vomitive, en faisant macérer pendant douze heures dans un verre d'eau ou de vin blanc, six feuilles fraîches de cabaret ou un demi-gros de la racine concassée; on édulcore convenablement avec du sucre ou du miel et on prend la boisson en une seule dose.

Cette plante a une autre propriété encore plus connue, c'est celle de provoquer l'éternument; aussi sa poudre entre-t-elle dans la plupart des mélanges proposés pour remplacer le tabac.

J. B.

CACAO (*bot. et mat. méd.*), s. m. (*Amygdala theobroma sive semen cacao*). Ce sont les semences, en forme d'amandes, renfermées dans le fruit du cacaoyer ou cacaotier, *Theobroma cacao.* Polyadelphie pentandrie L. Famille des Byttnériacées, démembrée de celle des malvacées de Jussieu.

Le nom mexicain de cet arbre, dont nous n'avons retenu que la première partie, est *Cacaoquahuitl.* Quant à l'épithète de *Theobroma* qui lui a été si justement donnée par Linnée, elle est formée de deux mots grecs: *Theos*, Dieu, et *bróma*, nourriture. Sucrée et aromatisée, cette graine précieuse est, en effet, sous le double rapport de la saveur et des qualités nourrissantes, le véritable aliment des dieux. « On a cherché, dit le spirituel auteur de la *Physiologie du Goût*, 2ᵉ édit., p. 241, une cause à cette qualification emphatique : les uns l'attribuent à ce que ce savant aimait passionnément le chocolat; les autres à l'envie qu'il avait de plaire à son confesseur; d'autres enfin à sa galanterie, en ce que c'est une reine qui en avait la première introduit l'usage.

Le cacoyer croit de préférence dans les terrains humides, dans les vallées chaudes et profondes des deux Amériques, sous la zône torride, particulièrement dans les régions méridionales du Mexique, dans le Guatimala, dans la Colombie, dans la partie septentrionale du Pérou, dans les Guyanes, au nord du Brésil et aux Antilles, où il est devenu l'objet d'une culture très-étendue. Ce n'est que dans la seconde moitié du dix-septième siècle que nos colons commencèrent à prendre soin de cet arbre, que d'Acosta cultiva le premier, en 1664, à la Guadeloupe. Un illustre et savant voyageur fait observer, à ce sujet, que plus la culture d'un pays augmente, que plus les forêts diminuent, que plus le climat et le sol deviennent secs, moins aussi les plantations de cacao réussissent, ce qui fait qu'elles sont devenues moins nombreuses dans la province de Caracas, tandis qu'elles augmentent rapidement dans les régions plus orientales de la Nueva-Barcelona et de Cumana, et surtout dans la contrée boisée et humide, située entre Curiaco et le golfe Triste. (V. les *Tableaux de la Nature*, de M. Humboldt.)

Délicat, élégant, droit, gros comme la cuisse, de texture lâche et poreuse, le cacaoyer est susceptible d'atteindre jusqu'à trente et quarante pieds d'élévation, quoi qu'en aient dit certains écrivains qui ne lui donnent que cinq à six pieds de haut, et qui sûrement n'avaient vu que ceux de nos serres-chaudes. L'écorce, qui recouvre le tronc, est rugueuse, brunâtre, plus ou moins foncée. Ses grandes et belles feuilles, d'abord de couleur rouge-pâle, puis d'un magnifique vert; ses jolies petites fleurs, rapprochées en faisceaux ou bouquets de cinq à six et d'un rouge plus prononcé que celui des feuilles naissantes, sont, ainsi que les fruits qui leur succèdent, d'un aspect extrêmement agréable. Ces fruits entiers ont une forme allongée et cylindrique, à peu près comme notre concombre, mais avec des extrémités plus coniques; ils sont tuberculeux et relevés d'une dixaine de côtes peu saillantes. La teinte verte, qu'ils présentent dans les premiers temps de leur développement, change avec les progrès de la maturité; ils prennent alors, selon la variété de l'arbre qui les porte, tantôt une couleur rouge plus ou moins intense, tantôt une jaune, tachetée de rouge, tantôt une nuance jaune parfaitement uniforme comme on le remarque en particulier sur les cacaoyers de Saint-Domingue. L'intérieur de ces fruits, dont les parois, épaisses de trois à quatre lignes, finissent par devenir ligneuses, est divisé en cinq loges remplies d'une pulpe blanchâtre et aigrelette, au milieu de laquelle se trouvent empilées, sur cinq rangs, vingt à quarante graines ovoïdes, violacées, polies, luisantes à l'extérieur, très-brunes intérieurement. Ces graines sont précisément ce que nous désignons sous la dénomination usuelle de *cacao*. Le P. Labat assure qu'un cacaoyer en plein rapport donne jusqu'à cent cinquante livres de semences (*Nouv. Voyag.* T. VI, p. 408). Desséchées et privées de leur germe, ces graines n'éprouvent plus aucune altération : aussi servaient-elles de petite monnaie chez les anciens Mexicains.

On connaît dans le commerce plusieurs sortes de cacao; les deux principales sont :

1º Le *cacao caraque*, ou plutôt de *Caracas* ou *Caraccas* (Colombie). Il est de la grosseur d'une fève de marais et recouvert d'un épiderme de couleur brun grisâtre terne. Cette enveloppe se sépare facilement de l'amande qui est un peu friable et de saveur amarescente. Il n'est pas rare qu'il sente quelque peu le moisi, parce qu'on est dans l'habitude, avant de le mettre dans la circulation, de l'enfouir sous terre durant un mois et quelquefois plus, afin d'adoucir son acrimonie naturelle. C'est le cacao le plus estimé en France et en Espagne. Les marchands le distinguent en *gros* et en *petit caraque*.

2º Le *cacao des îles* (Antilles). Ce cacao est réniforme, plus petit, plus aplati et plus amer que le caraque. Sa couleur aussi tire davantage sur le rouge, soit extérieurement, soit intérieurement; son épiderme ou cuticule est comme papyracé et beaucoup moins chagriné que dans l'espèce précédente. Ce cacao contient plus de matière grasse que l'autre; son amertume est agréable, quoique mêlé d'un petit goût légèrement âcre. C'est l'espèce la moins chère et la plus recherchée en Allemagne et dans le nord de l'Europe. De même que pour le caraque, on trouve dans les boutiques du *gros* et du *petit cacao des îles*.

Les autres variétés du commerce sont : les cacaos de Nicaragua (Guatimala), de Guayaquil (Colombie), de Strabroek, de Berbice, de Paramaribo, autrement dit *Surinam*; de Cayenne (Guyane), de Maranham et mieux *Maranhao* (Brésil) et non *Maragnan*, comme disent ceux qui le vendent. Toutes ces espèces, comme on le voit, sont ainsi nommées des lieux d'où elles nous sont envoyées.

On prescrit quelquefois le cacao simplement concassé, en décoction sucrée dans du lait ou de l'eau d'orge, aux sujets qui ont l'estomac délicat, la poitrine échauffée, aux jeunes enfants, aux femmes nerveuses, irritables. Cette boisson, aro-matisée avec une cuillerée à café d'eau de fleur d'oranger, est assez agréable et convient également aux personnes qui relèvent de maladie. On emploie encore de la même manière les épluchures ou enveloppes, que le grillage détache de ces semences.

Les pharmaciens, les droguistes ou les chocolatiers retirent du cacao, pour les besoins de la médecine, une huile concrète qu'on a improprement appelée *beurre de cacao*. Cette huile est fréquemment sophistiquée dans le commerce. La fraude la plus ordinaire est celle qui consiste à la mélanger avec une certaine quantité de suif ou de moëlle de bœuf; mais cette adultération se reconnaît aisément, d'abord, à ce que ce beurre falsifié contracte assez promptement une odeur rance que n'a pas celui qui est pur; sa saveur aussi indique qu'une substance étrangère y a été introduite. On peut encore, par une dissolution dans l'éther, déceler cette cupidité mercantile. Le beurre de cacao, beaucoup plus employé autrefois qu'il ne l'est actuellement, peut s'administrer en émulsion ou sous forme de crème, de pilules, de bols, de tablettes, etc. On le fait entrer pareillement dans les liniments émollients, et dans les pommades analogues; mais l'usage s'en est fort restreint depuis le commencement de ce siècle. L'on s'en sert le plus souvent pour préparer des suppositoires qui sont très-propres à calmer les douleurs que causent les hémorrhoïdes, et c'est à peu près à ce seul objet que se borne à présent son emploi comme médicament. C'est un cosmétique parfaitement innocent et dont nous conseillons volontiers l'usage aux femmes qui ont le teint sec, aride, boutonné, qui sont sujettes à des éruptions âcres, à des gerçures aux lèvres, aux mamelles, etc. C'est, sans contredit, le meilleur des adoucissants auquel elles puissent avoir recours pour se rendre la peau unie, douce, souple et polie, sans qu'il y paraisse rien de gras ni de luisant, comme le font la plupart des pommades proposées à cet effet.

Personne n'ignore que c'est avec les graines du cacaoyer cultivé que l'on prépare le chocolat, dont on fait partout aujourd'hui une si grande consommation (V. ce mot).

F. E. PLISSON.

CACHEXIES (*path.*), s. f. Du grec *cacos* mauvais et de *exis* disposition, habitude du corps. On désigne sous ce nom un état dans lequel on suppose que la santé est profondément altérée par une cause spéciale; les médecins humoristes surtout admettaient un assez grand nombre de *cachexies* et ils les avaient groupées sous le nom générique d'affections cachectiques; on se sert encore quelquefois de ce mot pour désigner une affection générale qui a occasionné de graves désordres, ainsi on dit une cachexie *vénérienne, scorbutique, scrofuleuse, cancéreuse.* Souvent ce mot est remplacé par celui de diathèse qui a une signification analogue.

J. B.

CACHOU (*mat. méd.*), s. m., extrait préparé avec le bois et les gousses fraîches du *mimosa catechu*, plante des Indes orientales. Assez longtemps on a cru que cette substance était une terre, qu'on connaissait sous le nom de *terra japonica*, terre du Japon ; plus tard, Linnée a aussi commis un erreur en avançant que le cachou provenait d'un espèce de palmier, qu'il avait appelé *areca catechu*. On trouve actuellement dans le commerce trois espèces de cachou : 1° celui du *Bengale* terne et rougeâtre, sous forme de pains pesant trois à quatre onces ; 2° celui de *Bombay*, brun et plat, ayant la forme de pains très-aplatis et du poids de deux à trois onces ; 3° le *cachou en masses*, qui est en fragments irréguliers, provenant de masses d'un poids plus considérable. Les deux dernières espèces sont plus estimées que la première.

Le cachou est solide, cassant, soluble dans l'eau, surtout dans l'eau chaude ; il a une saveur astringente particulière suivie d'un arrière-goût sucré, qui rend cette substance moins désagréable à prendre que les autres astringents. Il renferme une très-grande quantité de cette espèce de tannin qui jouit de la propriété de précipiter en vert les sels de peroxide de fer. Ses propriétés médicales sont d'être astringent et légèrement tonique. On l'emploie avec succès dans les diarrhées anciennes et non inflammatoire, dans les hémorrhagies par faiblesse, dans certains écoulements muqueux, etc. Son usage en gargarisme ou sous forme de tablettes, pour remédier au relâchement des gencives et à certaines ulcérations de la muqueuse buccale est très-fréquent. Voici la formule de quelques-unes de ses préparations.

La décoction usitée dans les diarrhées et les hémorrhagies ou flux de sang chroniques, se prépare en faisant dissoudre à chaud un à deux gros de cachou dans un litre d'eau ; on édulcore avec une once ou deux de sirop de coing.

On conserve, dans les pharmacies, une teinture de cachou simple ou composée *(teinture japonaise)* qu'on emploie avec succès, en l'étendant d'eau, pour raffermir les gencives qui sont molles, gonflées et saignantes au moindre contact. Cette teinture dont la composition est connue doit être préférée pour la toilette aux préparations secrètes que vendent les parfumeurs, et dont le moindre inconvénient est souvent de n'être pas utiles. On emploie dans les mêmes affections des gencives et surtout afin de remédier à la fétidité de l'haleine les tablettes ou pastilles de cachou (cachou une partie ; sucre quatre parties) : pour qu'elles remplissent ce dernier but, il est nécessaire d'y ajouter une certaine quantité de poudre de vanille et une teinture odorante quelconque, celle d'ambre par exemple.

J. P. BEAUDE.

CACOCHYMIE (*path.*), s. f. Du grec *cacos*, mauvais, et de *chimos*, suc, humeur, dépravation des humeurs. Les anciens médecins humoristes désignaient sous ce nom un état dans lequel ils supposaient que les humeurs étaient altérées, ils avaient même admis diverses cacochymies suivant la nature des humeurs qu'ils supposaient altérées ; ainsi il y avait des cacochymies *bilieuse*, pituiteuse, atrabilaire, sanguine, etc. Aujourd'hui on rejette cette désignation et la cacochymie est classée avec la cachexie, qu'elle était supposée amener d'après

les idées des anciens. On désignait sous le nom de *cacochymes* les individus chez lesquels on supposait que les humeurs étaient profondément viciées.

J. B.

CADAVRE (*physiol. et méd. lég.*), s. m. On désigne sous ce nom le corps d'un animal privé de vie ; mais cette qualification s'applique spécialement au corps humain. Nous ne nous étendrons pas sur les signes qui caractérisent la mort, et sur ceux qui font distinguer la mort apparente de la mort réelle ; ce sujet sera traité à l'article *Mort* : ici nous considérons la mort comme étant constante, et nous allons examiner les phénomènes que présente le cadavre après que la dernière étincelle de vie a cessé de l'animer.

Le phénomène que l'on observe d'abord c'est un relâchement complet de tous les tissus ; les muscles sont mous et flasques, les membres sont flexibles et se laissent facilement déplacer, la peau est molle et comme amincie, les yeux sont secs et pulvérulents, quelquefois ce dernier phénomène précède la mort dans quelques genres de maladie.

Tant que le corps conserve sa chaleur, les membres conservent leur souplesse ; mais bientôt, avec le refroidissement, se manifeste une grande rigidité dans toutes les parties, les articulations deviennent immobiles, les muscles sont durs, la peau devient ferme, les parties graisseuses contractent de la dureté. On a pensé que cet état était, en partie, le résultat de la coagulation des liquides, qui s'opère par la soustraction de la chaleur ; cependant, comme cette rigidité s'est souvent observée avant le refroidissement, et qu'on l'a remarquée notamment sur les cadavres des individus qui avaient succombé au choléra ; il en résulte que cette dernière explication ne saurait être admise d'une manière absolue, et que l'on doit rechercher cette cause dans un reste de force tonique, dont sont encore douées les parties, même après la mort. Cette rigidité est quelquefois si considérable, que l'on ne peut ployer les membres sans de grands efforts, et souvent même elle a permis de soulever un cadavre d'une seule pièce, comme on pourrait le faire pour une statue de bois.

Le relâchement succède ordinairement à cette rigidité qui dure plus ou moins longtemps, suivant les sujets et la cause de la mort ; elle est toujours d'autant plus longue que l'individu a été durant sa vie plus fort ou moins épuisé par la maladie ; on a remarqué que cet état se prolongeait pendant trois et quatre jours chez les individus qui avaient succombé à une mort violente, lorsqu'ils étaient dans de parfaites conditions de santé. Le relâchement que nous signalons est un des premiers indices que le cadavre abandonné aux lois physiques va subir la décomposition ; car telle est la puissance des forces vitales qu'elles peuvent tenir réunis et assimilés des corps entièrement hétérogènes, et qui n'ont aucun point de contact par l'affinité. Aussi après la mort les forces physiques reprennent leur empire et la décomposition cadavérique n'a pour objet que de replacer tous les éléments qui forment un corps organisé dans la condition où ils doivent se trouver sous l'action des lois physiques.

Comme nous l'avons dit, le premier effet de cette décomposition est le ramollissement de tous les tissus, excepté des os. Les liquides s'infiltrent et transsudent à travers les organes qui les contenaient si rigoureusement pendant la vie, des gaz se développent dans l'intérieur des cavités et surtout dans celle de l'abdomen ; des taches violacées se manifestent dans de nouvelles parties, elles sont analogues aux vergetures violettes que l'on observe sur les cadavres environ vingt-quatre heures après la mort et qui sont déterminées ordinairement par la position qu'avait le corps au moment du dernier soupir. Bientôt la peau de l'abdomen gonflée prend une couleur verdâtre qui se communique aux autres parties. Les gaz qui finissent par se développer dans toute l'épaisseur des tissus distendent la peau, tout le corps paraît ballonné et acquiert un volume considérable qui ne diminue que lorsque les tégumens ramollis et déchirés donnent passage aux gaz, qui, après s'être dégagés, laissent les parties s'affaisser et se décomposer lentement jusqu'à ce qu'il ne reste plus que le squelette réuni par les ligaments ; car de tous les tissus mous, ce sont ceux qui résistent le plus long-temps.

A ce tableau de la décomposition des corps vivants, nous joindrons quelques considérations médico-légales qui se trouvent naturellement rattachées à la question. Nous ne parlerons point des ouvertures de cadavres dont il a été traité au mot *Autopsie ;* mais nous dirons quelles sont les précautions dont il faut s'environner, lorsqu'on a à constater un crime.

Il est important, lorsque l'on s'est assuré que le corps d'une personne que l'on suppose victime d'un homicide est privé de vie, de ne point le déplacer ni de déranger aucun des objets qui l'entourent ou qui sont dans le lieu où se trouve le cadavre, ces objets pouvant jeter d'importantes lumières pour éclairer sur la nature du fait et souvent faire distinguer un assassinat d'un suicide ; le magistrat devra être immédiatement mandé et son devoir l'obligera à se faire accompagner d'un docteur en médecine. Si l'on suppose que l'individu a été victime d'un empoisonnement, il sera important de recueillir les matières vomies, d'examiner les vases qui sont dans le lieu où a été trouvé le corps, de mettre dans des bouteilles scellées du cachet du magistrat les liquides que l'on peut supposer contenir le poison, d'enfermer également dans des flacons les matières provenant des vomissements et les autres substances que l'on pourrait croire empoisonnées. Si l'on est obligé de transporter le corps pour procéder à l'ouverture, il sera important de le porter avec précaution, de boucher les ouvertures de la bouche, du nez et de l'anus afin d'empêcher que les matières contenues dans le canal intestinal ne puissent se perdre au dehors et avec elles la preuve du crime ; puisque c'est par la présence des substances contenues dans ces matières que l'on peut constater l'empoisonnement.

S'il s'agit d'un assassinat, il faudra s'assurer de la nature des blessures, examiner quels sont autour du corps de la victime les instruments qui ont pu servir au crime, constater le désordre des vêtements et celui qui peut exister parmi les meubles et les objets qui sont dans le lieu où est trouvé le corps ; il faut dépouiller ce dernier complétement, afin de reconnaître toutes les blessures et les traces de violence, car il ne suffit pas seulement de constater l'état des blessures qui ont pu donner la mort, les moindres lésions souvent mettent sur la trace d'importantes vérités ; les taches de sang, leur forme, la quantité de sang répandu sont également des choses qu'il est important de noter. Enfin, il est important, dans ces cas comme dans ceux d'empoisonnement, de procéder à l'ouverture du corps, et s'il ne peut être fait dans le lieu même, il sera également indispensable que le transport ait lieu sans secousse et avec toutes les précautions possibles, afin d'éviter que les lésions produites par le crime soient dénaturées.

Le magistrat et le médecin ne doivent pas s'arrêter dans leurs investigations à la cause la plus apparente de la mort ; car souvent elle n'a lieu que pour masquer la cause réelle, ainsi le corps d'un individu empoisonné peut avoir été suspendu par le cou après sa mort, afin de laisser croire à un suicide par suspension, ce que l'absence de violences extérieures permettrait de supposer ; mais dans ces cas, le médecin saura distinguer la suspension qui a eu lieu après la mort, de celle qui aurait eu lieu pendant la vie : d'autres fois, l'assassinat vient hâter la fin d'une victime que le poison tue trop lentement ; constater la première intention du coupable est souvent d'une très-grande utilité ; on se souvient que le malheureux *Ramus* dont les membres furent trouvés épars dans divers endroits, avait été empoisonné avant d'avoir été dépecé, et cependant cette première circonstance avait échappé aux magistrats et aux experts, elle ne fut révélée que par l'assassin.

Lorsque par l'état de décomposition très-avancée du cadavre, l'odeur ne permettra pas aux magistrats et aux experts de se livrer aux recherches qu'ils doivent faire, alors on pourra employer avec avantage les chlorures désinfectans, tels que les chlorures de soude ou de chaux ; par ce moyen, dont l'on doit l'application dans ces cas à M. Orfila, on peut en toute sécurité procéder aux ouvertures des corps, quel que soit l'état de putréfaction ; et l'on peut même en pratiquant des exhumations, constater des crimes plus d'une année après la mort des victimes.   J. P. BEAUDE.

CADUC (mal), (*path.*), s. m. V. *épilepsie.*

CAFÉ (*bot.*), s. m. Fruit du cafeyer ou cafier d'Arabie *coffœa arabica*, famille des rubiacées.

L'arbre qui produit le café est originaire de la Haute-Éthiopie ; on ignore à quelle époque les Arabes l'importèrent dans leur pays et notamment dans cette partie qui forme la province d'Hyémen, et qui a reçu, en raison de sa prodigieuse fécondité, le nom d'Arabie Heureuse. C'est principalement sur les bords de la mer Rouge et aux environs de la ville de Moka que le cafier a le mieux prospéré; aussi cette contrée est-elle encore en possession de fournir au commerce le café le plus estimé.

L'usage du café existait chez les Orientaux depuis plus d'un siècle, lorsqu'en 1669, Soliman Aga, qui résidait en France en qualité d'agent diplomatique, fit connaître cette délicieuse boisson; son usage devint bientôt général, et on s'empressa de propager sa culture. Les Hollandais, qui exerçaient alors le monopole du commerce, s'empressèrent de transporter cette plante à Batavia, et de Batavia à Amsterdam où elle réussit parfaitement; l'un de ces pieds, envoyé à Louis XIV par les magistrats de cette ville, fut placé au Jardin-des-Plantes de Paris et servit de souche à plusieurs autres individus. Cette facilité de culture fit concevoir l'espoir de multiplier le cafier aux colonies, et par cela même d'affranchir la France du monopole exercé sur cette substance. Plusieurs plants furent à cet effet confiés à M. Declieux pour les transporter à la Martinique, mais le passage fut long et pénible, et la sécheresse eût fait échouer ce projet, si ce citoyen généreux et éclairé n'eût, pour conserver le précieux dépôt dont il était chargé, poussé le zèle au point de se priver d'une partie de la portion d'eau, à laquelle il avait droit, pour arroser le seul plant qui fût resté.

Le cafier s'offre sous la forme d'un petit arbre branchu ou arbrisseau toujours vert, de l'aspect le plus gracieux. Son volume varie cependant suivant le climat qui le produit: c'est ainsi qu'en Arabie il s'élève souvent jusqu'à quarante pieds, tandis que dans nos colonies il en atteint tout au plus dix-huit ou vingt. Les fleurs, généralement au nombre de quatre ou cinq, et réunies en groupe, s'échappent de l'aisselle des feuilles, elles sont blanches et rappellent celles du jasmin; les feuilles sont entières, oblongues-aiguës, et assez semblables à celles du laurier; la racine est pivotante, fibreuse et de couleur rougeâtre. Le fruit est une baie cératiforme, pulpeuse, de couleur d'abord verte, puis rouge, puis enfin brun foncé; il renferme deux semences étroitement unies, planes, sillonnées du côté où elles se touchent et convexes de l'autre: ces semences ou graines sont lisses, de nature cornée, très-résistantes, vertes lorsqu'elles sont récentes et d'un gris nacré ou jaunâtre lorsqu'elles sont sèches.

On nomme café en coque ou cerise de cafier, le fruit entier, et café mondé ou gragé, celui qui est dépouillé de la coque et de la pellicule mince qui enveloppe la pulpe. La matière charnue, bien qu'elle offre beaucoup d'analogie avec celle de la cerise, est cependant moins innocente; son usage immodéré donne souvent lieu à des accidents graves et notamment à la dyssenterie. Cette pulpe, généralement rejetée comme inutile, contient cependant une quantité assez notable de principe sucré pour qu'on ait proposé d'en extraire par la fermentation et la distillation une liqueur alcoolique qui pourrait trouver d'utiles applications dans les usages économique, médical et industriel. Cette observation, que l'on doit à M. de Tussac, mise à profit dans les pays favorisés de la culture

du cafier, y créerait une industrie assez importante pour mériter de fixer l'attention des propriétaires des cafeteries ou mieux caféyeries.

La fécondité du cafier est telle, qu'il fleurit et fructifie trois fois dans l'année; chaque pied peut, suivant la nature plus ou moins favorable du sol et du climat, fournir de une à quatre livres de graines ou café. La première récolte qui est aussi la plus abondante s'effectue en mai: on place à cet effet sous chaque arbre des nattes ou des draps, et on secoue les branches de manière à provoquer la chute des fruits mûrs. En Arabie, où la culture est généralement plus soignée, la cueillette s'effectue à la main; les fruits sont portés ensuite sur une aire unie, et là étendus pour opérer un commencement de dessiccation qui s'achève dans des espèces d'étuves; on passe ensuite au cylindre pour séparer la pulpe desséchée des graines, on vanne et on pile pour détacher la membrane parcheminée qui enveloppe la semence. On emploie toutefois dans certaines contrées un moyen plus expéditif pour opérer la séparation des graines de la pulpe; il consiste à passer à un moulin nommé *grage*, et formé de deux cylindres horizontaux, le fruit mûr et frais; on plonge ensuite dans l'eau le mélange de pulpe et de semence, on brasse pour séparer complétement la matière mucilagineuse qui adhère à la graine, on sépare cette dernière au moyen d'un crible et on procède immédiatement à la dessiccation. Pendant cette dernière opération, la pellicule parcheminée qui enveloppe la semence s'étant en partie détachée, on facilite la séparation complète au moyen du pilage et du vannage, et on l'enferme immédiatement dans des sacs ou barriques que l'on conserve, jusqu'à l'exportation, dans des magasins secs et aérés.

Le café est devenu un objet de commerce de la plus haute importance. La consommation annuelle pour l'Europe seulement était naguère encore d'environ cinquante millions de livres pesant. Il est à remarquer que bien que les succédanés de cette fève exotique soient loin d'offrir la même suavité, cependant la fabrication des cafés indigènes et notamment du café chicorée a opéré sur son importation une diminution assez sensible pour que la consommation ne soit plus que de trente-cinq à quarante millions.

On distingue dans le commerce cinq variétés principales de café, qui sont:

1° Le *café moka*. Son grain d'une odeur suave et d'une couleur jaune doré, rappelle et simule un léger commencement de torréfaction; il est petit, arrondi, et doit ce dernier caractère à ce que l'une des graines jumelles avortant généralement, rien ne s'oppose au développement de l'autre, qui s'étend alors dans la partie qui devait être comprimée. Cette variété la plus estimée à juste titre est cependant rarement employée seule; elle est livrée au commerce en balles de jonc, recouvertes d'un tissu d'écorce d'arbre et liées de cordes de jonc;

2° Le *café de Cayenne*. Son grain est vert obscur nacré, sa forme est large, aplatie; son odeur est peu agréable, mais elle devient plus suave par la torréfaction. Cette variété est encore assez peu répandue dans le commerce, quoique estimée; on la propage maintenant avec succès dans l'Amérique du sud;

3º *Café Bourbon.* Son grain de couleur jaune verdâtre est de grosseur médiocre, peu allongé et bien nourri; il est plus spécialement cultivé dans les îles de France et de Mascaraigne; il a, comme on l'a vu plus haut, la même origine que le café Moka, et a malgré le changement de climat conservé une grande partie de ses qualités ; il est livré au commerce dans des balles doubles formées de feuilles nattées d'une espèce de palmier;

4º Le *café Martinique.* Son grain est de moyenne grosseur, de couleur verdâtre, comme tous les cafés des Antilles; sa saveur est amère et astringente; associé aux cafés Bourbon ou Moka, qui ont généralement plus d'arôme et moins de saveur, il forme une boisson suave et savoureuse, très-appréciée des gourmets.

La 5ᵉ variété est le *café d'Haïti* ou *Saint-Domingue;* son grain est long, plat et bien nourri, de couleur vert clair; sa saveur et son odeur sont peu agréables; aussi est-il rangé parmi les cafés les plus ordinaires; il est livré au commerce dans des futailles ou des sacs de toile de chanvre. On distingue encore les cafés *Java, Sumatra, Guadeloupe, Havane, Demerari, Jamaïque,* du *Brésil, Dominique,* des *Barbades, Marie-Galande, Caraque, Surinam, Porto-Rico* et enfin le café *Manille;* mais ils n'offrent pas de différences bien tranchées et peuvent être regardés comme des sous-variétés de celles qui précèdent.

La connaissance des propriétés du café ayant été fournie par le hasard, ou du moins cette assertion ayant acquis quelque crédit, nous rapporterons, sans y ajouter une foi bien vive, l'anecdote suivante, qui a servi, dit-on, à la constater : des Arabes remarquèrent que les chèvres qui broutaient ces fruits étaient plus vives et plus entreprenantes que celles qui étaient privées de ce genre de nourriture. Le mollach Chadely, l'un d'eux, fut le premier qui fit l'application de cette observation sur lui-même; il s'aperçut en effet que l'usage de ce fruit et notamment des graines lui permettait de se tenir éveillé pendant ses prières nocturnes; ses derviches voulurent imiter son exemple, et ils propagèrent ainsi l'usage du café. Ce qu'il y a de certain et ce qui tendrait à donner une sorte de crédit à cette anecdote, c'est que les Arabes qui, comme on sait, portent jusqu'à la passion l'attachement pour leurs chevaux, emploient le café pour stimuler leur ardeur et pour ranimer leurs forces épuisées.

L'action stimulante du café, surtout sur les personnes qui n'en font pas un usage habituel, est incontestable : l'espèce d'excitation qu'il produit avait, même dès son importation en Europe, fixé l'attention des législateurs; ils ne virent pas sans crainte la délirante ivresse produite sur les politiques par l'usage de cette boisson qualifiée, avec plus d'esprit que de raison, de *liqueur intellectuelle.* Berchoux, dans son poëme de la *Gastronomie,* a très-plaisamment rappelé cette circonstance.

Nous laissons aux économistes politiques à apprécier cette question d'*hygiène morale;* il ne serait certainement pas sans intérêt de savoir s'il y a quelque rapport entre la multiplication presque prodigieuse des cafés dans les grandes villes, et la tendance, devenue presque générale, chez les citadins, à s'occuper des affaires publiques; toujours est-il qu'on ne peut nier l'influence des boissons et des aliments sur les habitudes.

L'usage du café est trop généralement répandu pour que nous croyions devoir entrer dans de longs détails sur les moyens de le préparer, soit à l'eau, soit au lait; nous ferons seulement remarquer que la torréfaction, de quelque manière qu'elle soit effectuée, ne doit pas dépasser certaines limites. Lorsque le café a acquis extérieurement une teinte blonde ou marron et qu'une sorte d'exsudation huileuse se manifeste à sa surface il convient de l'éloigner du feu; par un trop long contact on s'exposerait à opérer la décomposition de la substance grasse à laquelle il doit son arôme, et surtout du mucilage albumineux qui, comme l'a savamment démontré M. Robiquet dans une analyse récente qu'il a faite de cette substance, joue un si grand rôle dans sa composition. Lorsque le grillage a été bien conduit, la réduction ne doit pas dépasser deux onces et demie par livre, ou vingt pour cent; dans le cas contraire, la perte de poids est plus considérable, attendu la carbonisation d'une partie de la substance, et il y a en outre développement de principe amer et manifestation d'odeur empyreumatique.

Pour obtenir une boisson qui possède toute la suavité du café, il convient surtout d'éviter la déperdition de son arôme; on doit, en conséquence, autant que possible, effectuer la torréfaction ou grillage, la mouture ou mieux le pilage, l'infusion ou la macération, successivement et presque instantanément. On doit éviter, pour la dernière opération, l'usage des vases en ferblanc, attendu que le café grillé (et non pas brûlé, comme on le dit et comme on le fait trop souvent), contenant une proportion assez notable de tannin, celui-ci s'unit au fer et communique à la liqueur une odeur et une saveur d'encre qui échappe au vulgaire et que les amateurs savent très-bien distinguer.

Les Turcs n'emploient pas comme nous le moulin pour réduire le café en poudre, ils le pilent dans des mortiers de bois et avec des pilons de même nature; lorsque ces instruments ont longtemps servi à cet usage et qu'ils sont imprégnés des principes huileux odorants, on en fait beaucoup de cas et ils sont vendus fort cher. L'usage de réduire ainsi le café en poudre ayant été mis en pratique par quelques notabilités gastronomes, et la question des supériorité étant contestée, voici ce que dit le grave et spirituel auteur de la *Physiologie du Goût* : « Il m'appartenait de vérifier si en résultat il y avait quelque différence, et laquelle des deux méthodes était préférable ; en conséquence, j'ai torréfié avec soin une livre de moka, je l'ai séparée en deux portions égales, dont l'une a été moulue et l'autre pilée ; j'ai fait du café avec l'une et avec l'autre des poudres, j'en ai pris de chacune pareil poids et j'y ai versé pareil poids d'eau bouillante, agissant en tout avec une égalité parfaite; j'ai goûté ce café et l'ai fait goûter par les plus gros bonnets; l'opinion unanime a été que celui pilé était évidemment supérieur à celui moulu. »

Le principe aromatique du café s'exhalant très-facilement et étant d'ailleurs altérable à une chaleur au-dessus de 50 à 55 degrés, on doit abandonner l'usage, encore trop général en France, de le préparer par ébullition; l'infusion en vase clos doit être préférée, et mieux encore (lorsqu'il s'agit d'ajouter le café au lait ou à la crème) la macération à froid, opérée de la veille au lendemain, ou du matin au soir; on introduit à cet effet le café pilé ou moulu dans un long tube de verre, et on verse l'eau froide, qui se charge de tous les principes en traversant cette sorte de *filtre-presse*.

On nomme café à la sultane l'infusion aqueuse des semences ou fèves non torréfiées; on attribue à cette boisson une action diurétique fort contestable, attendu son peu de sapidité. Les Arabes font usage de la pulpe desséchée en infusion théiforme. L'arôme du café est souvent mis à profit pour aromatiser et rendre plus savoureux certains mets d'office.

Le café n'est pas seulement une boisson agréable, c'est en outre un agent thérapeutique assez puissant, il est stimulant, tonique et jouit de la singulière propriété, lorsqu'il est pris assez abondamment, de neutraliser, pour ainsi dire, l'appétit, ou du moins de le dissimuler. C'est vraisemblablement à cette propriété qu'il doit la dénomination arabe de *kawa*, qui signifie dégoût. On a, dans ces derniers temps, administré le café avec succès comme succédané du quinquina et notamment dans les fièvres typhoïdes; enfin, on l'a préconisé comme antidote de l'opium. Il résulte des observations du célèbre auteur de la *Toxicologie générale*, que si l'on ne doit pas regarder l'infusion et la décoction du café comme des contre-poisons de l'opium, parce qu'elles n'ont pas la propriété de le décomposer dans l'estomac, ou du moins, parce qu'elles ne le transforment pas en une substance qui soit sans action nuisible sur l'économie animale; cependant l'infusion du café, bien préparée et administrée à plusieurs reprises, diminue sensiblement les accidents et souvent les fait cesser.

COUVERCHEL.
Membre de l'Académie royale de médecine.

CAILLE-LAIT ou **GAILLET** (bot.), s. m. *Galium verum* L. C'est une plante de la famille des rubiacées J. Tétrandrie Monogynie L. Sa racine est vivace, ses tiges sont grêles et quadrangulaires, ses feuilles sont linéaires, ses fleurs sont petites, jaunes et disposées en panicules à la partie supérieure des tiges. Cette plante est fort commune dans tous les lieux stériles de la France et elle fleurit tout l'été: ses fleurs ont une odeur aromatique très-prononcée, leur saveur est un peu astringente; ce sont les parties que l'on emploie en médecine, elles ont été autrefois conseillées dans les maladies de la peau, celles des mamelles, la jaunisse, et surtout l'épilepsie, elles faisaient aussi partie des

anti-laiteux. Aujourd'hui cette plante est complétement abandonnée en raison de son peu d'action. On croyait, et de là lui est venu son nom, qu'elle avait la propriété de cailler le lait; mais des expériences faites à ce sujet ont démontré qu'elle n'avait point cette action. Il paraît que les fermières du canton de *Chester* en Écosse la mêlent au lait pour donner à leur fromage la belle couleur jaune qu'il présente.

J. B.

CAL (*chir.*), s. m. Lorsqu'après la fracture d'un os les fragments déplacés sont mis en rapport, et maintenus ainsi pendant un temps suffisamment long, la nature intervient et opère la soudure de ces fragments, en suivant une marche que nous indiquerons. La cicatrice qui en résulte porte le nom de *cal;* pendant longtemps le mécanisme de cette réunion a été peu connu, et c'est aux travaux récents de Dupuytren et de MM. Breschet et Villermé que l'on doit les idées acquises sur ce point de la science. En supposant les fragments de l'os fracturé bien maintenus en rapport par un appareil convenable, et le sujet de l'âge adulte, exempt d'ailleurs des maladies chroniques qui retardent la consolidation des fractures, on peut partager la marche de la formation du cal en cinq périodes:

La première période, ou période inflammatoire, s'étend du moment de l'accident au dixième jour environ. Dans cet intervalle une légère inflammation se développe; la moelle, la membrane médullaire, le périoste, le tissu cellulaire et les autres tissus ambiants rougissent, s'engorgent en formant une tumeur qui entoure le lieu de la fracture; de nombreux vaisseaux remarquables par leur couleur rouge et leur ténuité pénètrent ces divers tissus épaissis et confondus. En même temps une matière onctueuse, filante comme du blanc d'œuf, quelquefois cependant gélatineuse ou tomenteuse s'épanche entre les fragments, et paraît destinée à jouer un rôle important dans la formation du cal définitif.

La seconde période ou période de réunion cartilagineuse s'étend du dixième jour au vingt-cinquième environ. Alors la tuméfaction diminue, les organes environnants sont distincts de la tumeur dite *tumeur du cal*, qui persiste autour du lieu de la fracture et qui paraît formé surtout par le périoste épaissi et adhérent à l'os. Cette tumeur de nature cartilagineuse, c'est-à-dire d'un tissu flexible et élastique quoique assez résistant, enveloppe les deux fragments de l'os et les maintient en place; un cylindre également cartilagineux, formé aux dépens de la membrane médullaire engorgée, occupe l'intérieur du canal de la moelle et passe d'un fragment à l'autre. En sorte que l'os au point de sa fracture se trouve compris entre deux espèces de viroles cartilagineuses, l'une externe due au périoste gonflé et soudé, l'autre interne, formée par la membrane médullaire engorgée et réunie, le cylindre qui constitue ordinairement la virole interne est quelquefois plein et forme alors une espèce de bouchon. A la fin de cette période le membre est encore flexible jusqu'à un certain point au niveau de la fracture, mais les fragments ne se déplacent pas ordinairement.

La troisième période ou période d'ossification du cal provisoire s'étend du vingt-cinquième jour au quarantième. Durant ce temps, les deux viroles ou la virole externe et le bouchon dont nous avons parlé s'ossifient; la virole externe est en même temps recouverte d'un périoste distinct; mais les deux fragments de l'os ne sont pas encore soudés entre eux, et le cal porte le nom de *cal provisoire*. Après que cette période s'est écoulée, l'os est ordinairement assez consolidé pour permettre de supprimer les appareils contentifs.

La quatrième période, période d'union des fragments, s'étend environ du quarantième jour au cinquième ou sixième mois. Dans cet intervalle les fragments se réunissent et le *cal définitif* est ainsi formé.

La cinquième période, ou période de disparition du *cal provisoire* s'étend du cinquième ou sixième mois au dixième mois environ. Pendant ce temps les deux viroles ou la virole et le bouchon, qui formaient le cal provisoire, s'effacent et disparaissent peu à peu. Le membre enfin revient complétement à son état primitif.

On sent que la longueur des époques indiquées n'est qu'une moyenne, très-variable suivant l'âge, le tempérament, l'état de santé, l'os fracturé et le lieu de la fracture.

La marche du cal n'est plus la même lorsque les fragments ne sont pas mis en rapport, ou qu'il existe des esquilles, des plaies. Dans ces cas, lorsqu'il y a consolidation, ce qui n'a pas toujours lieu, il se forme des espèces de jetées osseuses qui vont d'un fragment à l'autre, ou bien, s'il y a plaie, le tissu des fragments se ramollit, se couvre de bourgeons vasculaires et, après un temps toujours très-long, il y a réunion comme dans les plaies ordinaires qui suppurent. (V. *Fractures.*)

J. P. BEAUDE.

CALCANÉUM (*anat.*), s. m. de *calx* talon; os court faisant partie du tarse; il s'articule à sa partie antérieure avec l'astragale et le cuboïde; en arrière, il forme la saillie du talon et donne attache, par sa face postérieure, à ce fort tendon que l'on sent en arrière et au bas de la jambe, et que l'on connaît sous le nom de tendon d'Achille. (V. *Pied.*) J. B.

CALCUL (*path.*), s. m. *Calculus.* On donne ce nom à des concrétions qui se forment au milieu de nos humeurs; ces concrétions ont aussi reçu le nom de *pierres.* On trouve des calculs dans un grand nombre de nos parties; celles où on les remarque le plus souvent sont les voies urinaires, surtout chez l'homme. Les calculs urinaires existent dans les reins, dans les uretères, mais dans la vessie le plus ordinairement: quelquefois ils sont engagés dans l'urètre. Les causes de cette affection, qui est le plus souvent héréditaire, sont encore assez obscures; cependant on a remarqué que les vieillards y sont plus sujets que les jeunes gens, les hommes que les femmes; les personnes goutteuses en sont assez souvent affectées, elles ou leur descendance. Le noyau de ces pierres est ordinairement de l'acide urique qui se concrète dans les reins, et quelque-fois il se forme un sable fin qui constitue la maladie connue sous le nom de *gravelle.* (V. ce mot.) Il suffit qu'un ou plusieurs de ces graviers restent dans la vessie, pour qu'il se forme autour de lui des couches successives et concentriques qui sont produites par les sels que contient l'urine: les calculs qui ont acquis ainsi un certain volume finissent, en irritant la vessie, par causer des accidents qui obligent à avoir recours à l'opération de la *taille* ou de la *lithotritie.* (V. ces mots.)

Il se forme aussi mais bien moins souvent des calculs dans les voies biliaires, et ces calculs ont reçu le nom de calculs biliaires. Ils se produisent aussi dans les articulations (V. *Goutte*), dans la glande pinéale, au cerveau, dans les poumons, les glandes salivaires, les mamelles, les intestins, la prostate, les voies lacrymales, les vésicules séminales, etc., etc. La plupart de ces diverses concrétions, dont il sera parlé en traitant de chaque organe, ne sont point susceptibles de traitements particuliers, et il est souvent même fort difficile de reconnaître leur existence sur le vivant. Il n'en est pas de même des calculs de la vessie, le diagnostic de ceux-ci est ordinairement assez facile et il existe un assez grand nombre de méthodes pour leur traitement. J. B.

CALCULEUX (*path.*), adj.; qui est sujet aux calculs. Ce mot ne s'applique ordinairement qu'aux individus affectés de calculs de la vessie.

CALENTURE (*méd.*), s. f., de *calentura* qui en espagnol veut dire fièvre. On désigne sous ce nom une maladie qui se manifeste sous les tropiques chez les marins exposés à une chaleur très-vive à bord des vaisseaux; elle s'observe ordinairement par une température de plus de 30 degrés centigrades: les individus qui en sont affectés sont pris d'un délire furieux qui les pousse à se jeter à la mer; lorsqu'on les retient, ils poussent des cris affreux et sont souvent pris de convulsions. On a remarqué que cette maladie affecte plutôt les jeunes marins que ceux qui sont plus âgés. La sensation d'un feu dévorant à l'intérieur du corps, et quelquefois une illusion qui leur fait prendre la mer pour une prairie émaillée de fleurs ou pour des bosquets couverts de verdure, sont les causes qui les poussent à se jeter à l'eau où ils se noient infailliblement. Il paraît cependant que ce désir de submersion est plutôt instinctif qu'il n'est le résultat d'illusions, car ce n'est que rarement que l'on a observé ces dernières; tandis que dans tous les cas de *calenture* qui ont été remarqués, on a vu que c'était pour éteindre un feu dévorant, qu'ils sentaient à l'intérieur, que les matelots voulaient se précipiter dans l'eau. C'est toujours, comme nous l'avons dit, par une chaleur étouffante augmentée par le calme plat ou par une mauvaise disposition des localités à bord des vaisseaux, que l'on voit se manifester cette affection qui est souvent épidémique. M. Beisser, médecin de la marine, rapporte qu'en janvier 1829, pendant la station du *Duquesne* à Rio-Janeiro, il se manifesta, par une température de trente-quatre degrés, une épidémie de calenture parmi l'équipage qui était de plus de six cents hommes. Le premier jour il y eut vingt malades et près de cent en furent affectés jusqu'au mois de mars, époque où cessa la maladie.

Le traitement que l'on emploie contre cette affection, que des médecins ont regardée comme une inflammation des membranes du cerveau, consiste dans des saignées qui doivent être fort abondantes, surtout dans le début; il ne faut pas tirer moins de trente à quarante onces de sang : on emploie également les boissons délayantes et tout le régime antiphlogistique. Les dérivatifs offrent aussi quelques avantages.

Ordinairement il suffit d'un refroidissement subit de la température ou de quelques coups de vent pour faire cesser rapidement cette épidémie, qui ne se manifeste, ainsi que nous l'avons déjà dit, que par les grandes chaleurs. Les moyens préservatifs doivent être une bonne ventilation dans le bâtiment, un espace nécessaire pour loger l'équipage, et surtout, pendant le jour, une tente sur le pont afin de préserver la partie de l'équipage qui est de service de l'ardeur trop vive du soleil.

J. P. BEAUDE.

CALLOSITÉS (*path.*), s. f. On donne ce nom aux durillons qui s'observent aux pieds ou aux mains, et qui sont le résultat, ou de chaussures mal faites et trop étroites, ou des travaux rudes auxquels se livre l'individu qui en est atteint. Ces durillons sont formés par la superposition des lames de l'épiderme qui acquiert une épaisseur considérable et une consistance analogue à celle de la corne. Aux mains ces durillons ont pour effet de diminuer d'une manière très-notable la faculté du tact. Le seul traitement à opposer à cet inconvénient consiste à faire cesser la cause qui lui a donné lieu. Quelquefois on les enlève avec l'instrument tranchant, ou on les diminue avec la pierre ponce.

On a donné aussi le nom de *callosités* à l'épaississement des bords de certaines plaies ou de trajets fistuleux anciens. On est nécessairement obligé de détruire ces indurations par le caustique ou l'instrument tranchant, lorsque l'on veut obtenir la cicatrisation de ces plaies. On nomme aussi *ulcères calleux* les ulcérations qui présentent une sorte d'épaississement de leurs bords. J. B.

CALMANT (*mat. méd.*), adj. On donne le nom de calmant à tous les remèdes qui ont pour objet de diminuer la douleur, ce mot se rapport est synonyme de *sédatif*. Les calmants, comme on le voit par cette définition, peuvent être de plusieurs natures : ils peuvent être *antiphlogistiques*, *narco-tiques*, *antispasmodiques*, etc. Voyez ces divers mots.

J. B.

CALOMEL ou **CALOMELAS** (*chim.*), s. m., du grec *kalos*, bon et de *mélas*, noir; on le nomme aussi *mercure doux*; c'est le proto-chlorure de mercure. (V. *Mercure.*)

CALORIQUE (*Phys.*), s. m. (V. *Chaleur.*)

CALORIFICATION (*Physiol.*). (V. *Chaleur animale.*)

CALUS (*path.*), s. m. On donne ce nom aux productions épidermoïques qui s'observent aux mains

et aux pieds (V. *Callosités*). On donne aussi vulgairement le nom de *calus* à la cicatrice difforme qui réunit les deux fragments d'un os divisé et mal contenu pendant le traitement, ou à la substance qui sert à la réunion d'un tendon divisé. (V. *Cal.*)

J. B.

CALVITIE (*physiol.*), s. f. *calvities*, *calvitium*; état de la personne qui a perdu ses cheveux en tout ou en partie par suite des progrès de l'âge; lorsque la perte des cheveux est occasionnée par un accident ou une maladie, cette chute prématurée porte le nom *d'alopécie* (V. ce mot). La calvitie est incurable. On sait qu'elle commence sur les tempes, au front, ou à la partie la plus élevée de la tête (au *sinciput*). J. B.

CAMARÈS. Eaux minérales. (V. *Sylvanès.*)

CAMBO (*Eaux minérales de*). Cambo est un bourg du département des Basses-Pyrénées, de l'arrondissement de Bayonne dont il est à trois lieues : il est situé sur les bords de la rive et il a 1,300 habitants. Il y a deux sources d'eaux minérales à Cambo; l'une est à 18 degrés R. et l'autre à 10 degrés : la source dont la température est à 18 est sulfureuse, on l'emploie en boisson et en bains; mais il faut faire chauffer l'eau lorsqu'on l'administre en bains, et cette opération lui fait perdre de ses propriétés. La source froide est ferrugineuse et ne se prend qu'en boisson. Les propriétés de l'eau sulfureuse de Cambo sont analogues à celles des eaux de Bonnes, quoique celles-ci aient sur elles une grande supériorité. Le nombre des personnes qui vont prendre les eaux à Cambo est d'environ 400 par année. J. B.

CAMOMILLE (*bot.*), s. f. Nom vulgaire donné à plusieurs plantes qui se ressemblent beaucoup, tant sous le rapport des caractères botaniques que sous celui des propriétés médicales. Elles appartiennent toutes à la famille des synanthérées, tribu des corymbifères; la plus usitée et la plus commune de toutes est la camomille romaine (*anthemis nobilis* L.). C'est une plante vivace qui n'est pas rare en France, où on la rencontre souvent dans les allées humides des bois; elle est pourtant peu employée à l'état sauvage, et l'on préfère la variété cultivée à fleurs blanches et doubles, variété qui est si commune dans nos jardins. Tout le monde connaît l'odeur forte et pénétrante, sans être pourtant désagréable, qu'exhalent la plante et surtout les fleurs; leur saveur est en outre amère.

La camomille doit surtout ses propriétés médicales, qui sont assez énergiques, à une huile volatile d'une belle couleur bleue: cette plante est stimulante, irritante même, en même temps qu'antispasmodique. Ce sont les fleurs qu'on emploie le plus souvent, sous forme d'infusion. On prépare aussi un vin de camomille; et l'huile volatile fait partie d'un liniment que l'on emploie en friction sur le ventre dans certains cas de colique. Une douzaine de fleurs suffisent pour une infusion d'une pinte. Comme on se sert fréquemment de ce médicament sans consulter le médecin, il est essentiel de se rappeler que c'est un excitant énergique, dont il faut éviter l'emploi toutes les fois qu'il existe de la soif, de la fièvre ou une inflammation quelconque. Administrée en infusion, il peut favoriser l'écoulement des règles, lorsque leur suppression dépend d'un état de faiblesse et d'atonie. On s'en sert aussi pour combattre certaines coliques venteuses; il détermine les contractions de l'intestin et par suite l'expulsion des gaz. Le même motif fait qu'on l'emploie pour modérer les coliques qu'occasionnent la plupart des purgatifs drastiques. Plusieurs médecins sont dans l'habitude, lorsqu'ils ont donné l'ipécacuanha à un malade, de lui faire prendre quelques tasses d'infusion de camomille pour favoriser le vomissement. Nous ne parlons pas ici des propriétés anti-périodiques et anthelmintiques qu'on a attribuées à la camomille: ces propriétés sont contestables, et nous possédons d'ailleurs pour le même effet des médicaments plus sûrs et plus énergiques.

Les autres espèces de camomille que l'on emploie quelquefois sont la *maroute* (*Anthemis cotula* L.), la *camomille des teinturiers* (*Anthemis tinctoria* L.) et la *camomille commune* (*Matricaria camomilla* L.). On a dû remarquer cette dernière espèce, qu'il n'est pas rare en effet de rencontrer dans les lieux cultivés un peu humides. Ces différentes plantes jouissent à peu près des mêmes propriétés que la *camomille romaine* et peuvent la remplacer au besoin.   J. P. BEAUDE.

CAMPHRE (*mat. méd.*), s. m. Substance blanche concrète, d'un aspect cristallin, plus légère que l'eau, d'une odeur forte, d'une saveur âcre et amère. On la classe ordinairement parmi les huiles volatiles dont il possède une partie des propriétés chimiques.

Le camphre est produit par un assez grand nombre de végétaux; il se rencontre dans la famille des labiées dont les propriétés aromatiques sont si connues; mais il est abondant surtout dans une espèce de laurier, *laurus camphora*, qui croît au Japon, et dont on extrait tout celui qui est versé dans le commerce. Cette extraction se fait sur le lieu même où croît le végétal par des moyens fort grossiers; le camphre ainsi obtenu est en grains impurs, humides et salis par de l'huile empyreumatique. On le purifie en Europe par une nouvelle sublimation qui a lieu dans des matras à fonds plats posés sur le sable échauffé par le moyen d'une galère qui a un foyer particulier pour chacun des nombreux matras qu'elle supporte : cette opération demande beaucoup d'habitude et d'adresse pour ne rien perdre du produit par une trop prompte volatilisation et lui donner le blancheur, la fermeté et la transparence requises ; longtemps les Hollandais ont été en possession exclusive de cette fabrication qui s'opère maintenant avec succès dans les environs de Paris.

Le camphre ainsi purifié offre les caractères physiques que nous avons indiqués plus haut; il est très-volatil, même à la température ordinaire; il s'évapore à l'air libre sans laisser de résidu, différant en cela des autres huiles volatiles que le contact prolongé de l'air altère et résinifie. Le camphre, au surplus, paraît moins être précisément une huile volatile, qu'un des matériaux immédiats de ces mêmes huiles, ou le résultat de la réaction sur elles de quelques agents extérieurs. Il est, comme le dit M. Guibourt, à certaines huiles volatiles, ce que la stéarine est aux matières grasses fixes, et on lui a donné en conséquence, ainsi qu'à quelques autres substances analogues, le nom de *stéaroptène*.

Il entre en fusion à 175° et bout à 204; il s'allume avec facilité par le contact d'un corps enflammé, et la combustion se prolonge pendant quelque temps lors même qu'il est projeté sur l'eau; sa flamme est blanche et laisse déposer beaucoup de matières charbonneuses; le carbone entre en effet pour près de huit dixièmes dans sa composition; ses autres éléments sont l'hydrogène et l'oxygène.

Le camphre très-divisé se dissout dans l'eau en fort petite quantité, à peu près dans la proportion de vingt-sept grains par livre; il est très-soluble dans l'alcool, l'éther, les corps gras et les huiles essentielles; les acides le dissolvent aussi. La solution dans l'acide nitrique porte le nom d'*huile de camphre*; à l'aide de la chaleur une réaction s'opère, l'acide nitrique cède au camphre une certaine proportion d'oxygène, sans lui enlever ni hydrogène ni carbone, et le transforme en *acide camphorique*.

On obtenait autrefois une autre espèce d'huile de camphre, en le distillant à feu nu, mélangé avec une certaine quantité d'argile; ce produit, résultat d'une réaction opérée par le calorique sur les éléments du camphre, ne doit pas être confondu avec le précédent dont il diffère totalement.

La pulvérisation du camphre ne peut s'opérer lorsqu'il est seul, à cause d'une espèce d'élasticité qu'il possède et qui empêche de le diviser convenablement; on facilite ordinairement cette opération par l'addition de quelques gouttes d'alcool, mais il vaut mieux lui substituer l'éther qui s'évapore de suite en totalité et laisse la poudre de camphre sèche et pure.

Le camphre a une double action stimulante ou sédative selon les doses et le mode d'application. On profite pour son emploi à l'extérieur de sa solubilité dans l'alcool et les huiles fixes, et on l'introduit ainsi dans des liniments ou embrocations dont ces liquides forment la base. Il entre aussi dans des emplâtres solides; mais il ne doit y être uni qu'au moment d'en faire usage, car le camphre ne se conserve guère dans les emplâtres officinaux. On le mêle souvent aux cantharides pour modifier ou neutraliser l'action spéciale de ces dernières sur les organes génito-urinaires; on l'associe au quinquina pour le pansement des ulcères et plaies gangréneuses.

A l'intérieur on le donne à faible dose; il entre dans un grand nombre de formules de pilules; on l'y associe ordinairement au nitre, à l'extrait d'opium et à divers médicaments antispasmodiques. On le suspend dans des lavements à l'aide du jaune d'œuf, on se sert du même moyen pour le donner en potion, mais il est préférable alors de le dissoudre dans l'huile d'amandes douces qu'on fait émulsionner ensuite au moyen de la gomme arabique. On ne peut guère se confier aux autres moyens donnés pour le diviser ou le suspendre, toujours il se sépare, vient nager à la surface du liquide et se trouve perdu ou inégalement partagé.

Le camphre à haute dose peut causer des accidents graves, il agit comme excitant, sur le cerveau et le système nerveux, et tue promptement par asphyxie en rendant impossible les mouvements des organes de la respiration au milieu des spasmes violents qu'il occasionne. Lorsqu'il est pris en dissolution ou ingéré en fragment, il produit une inflammation locale sur les parties des vaisseaux digestifs avec lesquelles il se trouve en contact, et la mort ne survient qu'au bout de plusieurs jours. Les moyens indiqués par M. le professeur Orfila pour combattre ces empoisonnements, sont : les vomitifs d'abord, l'insufflation de l'air dans les poumons, s'il y a asphyxie, et l'administration par cuillerées, à dix minutes d'intervalle, d'une potion faite avec deux onces d'eau, demi-once de sucre, deux gros d'éther et deux gros d'essence de térébenthine.

Le camphre est très-employé dans l'économie domestique pour la conservation des fourrures et des étoffes de laine dont il paraît que son odeur éloigne les insectes. Il passait pour un antiseptique presque universel avant que les chlorures fussent venus le remplacer en partie; aussi entre-t-il dans une foule de recettes, de sachets préservatifs et d'amulettes contre la contagion. Il est certain que l'action spéciale et fort active qu'il exerce sur le système nerveux ont pu le rendre utile dans quelques circonstances dont le nombre a été probablement beaucoup exagéré.

On obtient un *camphre artificiel* en faisant passer un courant de gaz acide hydrochlorique sur de l'essence de térébenthine placée dans un mélange réfrigérant, il se forme une masse cristalline qui jouit de l'odeur et de quelques autres propriétés du camphre; elle résulte de la combinaison de l'acide hydrochlorique avec une partie des éléments de l'huile essentielle.

VÉE,
Pharmacien, Membre de la Société de Pharmacie.

CANAL (*anat.*), s. m. C'est un conduit ou une cavité qui donne passage à un liquide ou à un organe. Ainsi on dit le *canal digestif* pour indiquer la succession des organes qui donnent passage aux aliments depuis la bouche jusqu'à l'anus. On nomme canal *rachidien* le conduit formé par la réunion du trou des vertèbres, et qui contient la moelle épinière. Les os longs ont un canal *médullaire* qui contient la moelle. Voyez pour les différents organes qui ont ce nom générique, le nom spécial sous lequel ils sont désignés. J. B.

CANCER (*path.*), s. m., du mot latin *cancer*, qui a signifié *crabe, cancre*. Dans le principe on ne voulut désigner par ces mots qu'une tumeur du sein, environnée de grosses veines, imitant, jusqu'à un certain point, les pattes d'un *crabe*. Plus tard cette même dénomination fut appliquée à d'autres maladies internes et externes qui avaient une ressemblance avec celle des mamelles, pour laquelle elle fut d'abord créée. Aujourd'hui cette expression générique de cancer s'applique à des maladies qui offrent de grandes variétés, mais qui ont entre elles des caractères communs.

Les opinions émises jusqu'ici sur la nature du cancer sont plus curieuses qu'utiles.

Hippocrate avait placé la cause de cette maladie dans les humeurs altérées; il avait remarqué que les femmes tristes et mélancoliques, dont les règles fluent difficilement, étaient plus fréquemment affectées de cancer vers l'âge de 45 à 50 ans. Galien, Celse, Arétée et la plupart des anciens partagèrent et développèrent cette opinion.

Ambroise Paré attribuait cette maladie à une humeur maligne et rongeante: la nature de la douleur avait contribué à lui faire naître cette idée. De nos jours on a regardé les altérations de la lymphe comme causes du cancer. Crawfort admet dans le cancer un gaz analogue au gaz hydrogène sulfuré, qui s'unit à l'ammoniaque; il compare la production du cancer à une putréfaction véritable. Enfin quelques auteurs anglais ont cru voir dans le cancer la formation de vers hydatides, et les fongosités cancéreuses ne seraient que les appendices de l'animal. Cette théorie de la production du cancer est due à l'imagination, et les observateurs rigoureux n'ont jamais pu constater des vers hydatides comme cause du cancer; à la vérité, il n'est pas rare de rencontrer dans le voisinage des tumeurs squirrheuses, cancéreuses, des poches contenant des liquides variés: le plus souvent une matière visqueuse, ressemblant à de la gélatine demi-coagulée. Je me dispense de rappeler toutes les théories émises sur la nature du cancer, chacune d'elles reflète l'époque de leur conception, le degré auquel étaient parvenues les sciences, et aussi l'esprit particulier de leur inventeur. Pour diminuer cette incertitude, depuis plusieurs années, j'ai disséqué un grand nombre de cancers dans tous les tissus, j'ai assisté à l'examen de ces sortes de tumeurs, fait par nos plus savants professeurs, et j'ai pu vérifier qu'aucun organe n'est à l'abri du cancer; toutefois la structure d'un tissu, sa fonction, son siége influent sur la fréquence relative du cancer. Quand une cause excitante quelconque agit avec continuité sur un tissu organique et d'une manière spéciale, la vitalité augmente dans cette partie; il s'y fait une exhalation de fluides albumineux, et alors un noyau d'engorgement persiste: c'est ce que l'on observe dans les glandes et particulièrement au sein après un coup, une contusion, une compression, etc. La difficulté de la résorption de cet engorgement tient à la plasticité des liquides déposés qui tendent à modifier les autres tissus et à oblitérer les vaisseaux. Cet engorgement peut rester stationnaire pendant un temps très-long. Une cause accidentelle interne ou externe, le plus souvent la dernière, augmente l'activité de l'organe malade qui passe par les divers états d'induration, de squirrhe, de carcinome, d'encéphaloïde, etc.

Le premier degré de la maladie est la période d'induration ou de squirrhe. La sensibilité y est peu marquée et la pression n'y détermine que très-peu de douleurs. Lorsque la tumeur a son siége sur le trajet de parties nerveuses, la sensibilité est de beaucoup augmentée. Dans les glandes mammaires principalement, ces engorgements squirrheux peuvent rester stationnaires jusqu'à l'époque de la cessation des règles; les sympathies qui unissent la matrice aux mamelles donnent alors lieu à de notables changements. Le squirrhe est une matière d'un blanc tantôt parfait, tantôt un peu bleuâtre ou grisâtre, légèrement transparente; d'une consistance telle qu'elle crie ordinairement sous le scalpel qui l'incise, elle a la résistance de la couenne de lard, avec laquelle le squirrhe a été justement comparé. Dans sa période de ramollissement, le squirrhe acquiert graduellement la consistance et l'aspect d'une gelée, d'un sirop, dont la transparence est troublée par un peu de sang; il offre alors des variétés qui sont des espèces particulières et qui ont reçu des noms différents; d'encéphaloïde, de cérébriforme, de fungus, etc.

Lorsque la formation de la matière cancéreuse ou cérébriforme est accompagnée ou suivie d'une ulcération, les chirurgiens donnent à la maladie le nom d'ulcère cancéreux.

Les dispositions individuelles qui donnent naissance au cancer, sont inconnues; on peut seulement apprécier l'influence de certaines conditions. Les femmes sont plus souvent victimes des affections cancéreuses, elles sont exclusivement exposées au cancer de la matrice. D'un autre côté les hommes sont affectés de cancer à la verge et aux testicules.

Le cancer est très-rare avant la vingtième année, le plus grand nombre a lieu entre trente-six et cinquante, surtout chez les femmes à l'époque de la cessation des menstrues.

L'influence d'une profession quelconque sur la production du cancer est loin d'être démontrée; les filles publiques sont peut-être moins fréquemment atteintes de cancer que les femmes qui ont vécu dans l'abstinence complète de rapports de sexe; c'est au moins ce que donnent quelques relevés faits à l'hospice de la Vieillesse (femmes). Une vie sédentaire, menée dans un climat humide, dans une habitation malsaine, une alimentation de mauvaise qualité ou insuffisante à réparer les pertes, des travaux excessifs, sont toutes des causes qui détériorent l'économie. Cette maladie est aussi rare chez les habitants des campagnes qu'elle est commune dans les grandes cités. Les émotions tristes, les chagrins prolongés, sont regardés par les malades comme le point de départ de cette affection.

Le tempérament lymphatique est plus exposé au cancer que les autres espèces de tempérament; pendant la marche de la maladie sa prédominance s'accroît encore.

Pendant long-temps l'on crut à la contagion du cancer. Ces craintes étaient mal fondées, beaucoup de médecins ont impunément tenté l'inoculation sur eux-mêmes, moi-même je me suis blessé plusieurs fois en disséquant des cancers, ou en pratiquant l'extirpation de ces tumeurs sur le vivant; je n'ai jamais éprouvé d'accident consécutif. Des femmes atteintes de cancer de l'utérus ont pu continuer de se livrer à l'acte vénérien, sans suite fâcheuse pour les hommes avec lesquels elles cohabitaient.

De nombreuses observations tendraient à prouver que l'hérédité n'a aucune influence comme cause prédisposante au cancer, et que cette cruelle maladie serait toujours acquise par l'individu. Pour moi, je ne partage pas cette opinion, et je me crois autorisé, d'après mes observations particulières, conformes à celles de beaucoup de praticiens, à admettre l'hérédité comme cause prédisposante du cancer. Les plus sceptiques seront au moins forcés de reconnaître que l'on hérite de telle ou telle organisation, de telle ou telle prédominance de système qui favorisera plus tard et dans un âge donné, le développement du cancer.

Aux exemples qui paraissent venir à l'appui de l'hérédité des affections cancéreuses, on peut en ajouter un célèbre recueilli sur la personne de Napoléon, qui mourut, ainsi que son père, d'un cancer de l'estomac. Mais peut-être dira-t-on que l'illustre captif de Sainte-Hélène ne serait pas moins mort d'un cancer de l'estomac, quand bien même son père ne lui aurait pas légué ce trop funeste héritage.

Les caractères anatomiques du cancer, ses symptômes, sa marche, etc., varient suivant les tissus qu'il affecte, suivant les organes sur lesquels il porte ses ravages, ce qui doit trouver sa place lors de la description du cancer dans chaque organe en particulier.

Sans vouloir expliquer la nature du cancer, on ne peut s'empêcher d'admettre que l'inflammation chronique intervient dans la plupart, et qu'une nutrition irrégulière dans un organe donne lieu à des productions anormales, morbides, qui, quoique variables dans leurs caractères anatomiques, tendent vers une terminaison commune, en produisant dans toute l'économie un trouble général en rapport avec l'affection locale.

La cachexie cancéreuse, c'est-à-dire la détérioration de toute la constitution par l'action du cancer est un point important, et a souvent dicté le parti à prendre dans le traitement des cancers. Cependant cette cachexie n'est pas toujours en rapport avec la gravité de la maladie locale: il arrive souvent de voir des femmes dont le col de la matrice, une partie du vagin sont détruits et réduits en putrilage par de vastes cancers, sans que l'état général trahisse de semblables désordres; d'autres fois les espérances du chirurgien sont tout-à-fait trompées, lorsqu'il croyait à une guérison certaine, après l'extirpation d'une tumeur cancéreuse peu volumineuse. Aussi quelques praticiens sont-ils allés jusqu'à dire que le cancer confirmé était inguérissable. En réduisant cette exagération, il reste démontré que les chances de succès, après l'opération d'un cancer, sont en raison directe du peu de désordres arrivés dans l'économie par suite de l'existence d'abord locale du cancer; je sais bien que l'opinion de plusieurs auteurs, entre autres du baron Boyer, est que le cancer doit toujours être une maladie nécessairement mortelle; elle résulterait suivant eux d'un vice cancéreux général qui ne se montrerait local que secondairement.

L'opération ne préviendrait donc jamais de cruelles récidives qui séviraient avec d'autant plus de violence, et devraient par conséquent faire proscrire toute amputation d'organe cancéreux. Mais les faits multipliés de guérison après l'ablation de tumeurs cancéreuses, ne permettent pas d'admettre ces opinions dans toute leur rigueur, l'absence de succès est bien plutôt due à ce que le mal n'avait pas été enlevé par l'instrument jusque dans ses racines, ou à ce que l'on avait opéré beaucoup trop tard. Le professeur Boyer lui-même contredisait ses idées; très fréquemment il opérait les cancers.

Il est naturel de penser que le traitement du cancer a dû subir toutes les influences des idées que l'on s'était formées aux différentes époques sur la nature même du cancer. Les théories impriment toujours leur cachet à la thérapeutique. Lorsque l'on crut que le cancer pouvait toujours être ramené à une phlegmasie; on prodigua les antiphlogistiques. Pendant que dominait au contraire l'opinion d'un *virus* cancéreux, l'on chercha un spécifique susceptible de neutraliser le virus; de là une foule de moyens empiriques.

Dans l'état actuel de la science, un sage praticien distingue les affections cancéreuses, qui sont encore du ressort de la médecine, de celles qui déjà font partie du domaine de la médecine opératoire; dans le premier cas, l'on a pour but de résoudre l'engorgement squirrheux, de calmer les douleurs qui en naissent et enfin de combattre la cachexie cancéreuse, et l'on fait usage des différentes substances fondantes résolutives, le savon médicinal, le mercure, la ciguë, certaines eaux minérales, etc. Les antiphlogistiques sont d'abord mis en usage; les douleurs sont calmées par les narcotiques variés. Pour prévenir ou combattre l'infection du sang par l'absorption du poison cancéreux, sans doute, il faut atteindre la cause locale; mais il faut aussi s'aider du régime alimentaire qui doit être choisi parmi les substances féculentes, albumineuses et qui doit être plutôt végétal qu'animal, proscrire toute nourriture stimulante, surtout lorsque le cancer a pour siège l'estomac.

L'impuissance de la médecine dans des cas de cancer a fait invoquer les moyens chirurgicaux, pour détruire la maladie par l'application de caustiques ou par l'instrument tranchant. Une troisième méthode importée récemment d'Angleterre en France, consiste dans la compression, qui n'est possible que dans un certain nombre de cancers et qui doit être exercée différemment suivant la position des parties cancéreuses, et toujours avant un commencement de dégénérescence.

L'application des caustiques doit être faite avec une très-grande prudence; il faut redouter l'absorption des substances employées qui ont quelquefois déterminé la mort en quelques heures; il faut craindre la douleur causée par le caustique et qui dans certain cas devient atroce. Peut-être aussi doit-on complétement rejeter ce mode de traitement du cancer.

L'amputation de la région sur laquelle siège le cancer est sans contredit le moyen le plus efficace que nous possédions. Quelques audacieux praticiens de nos jours surtout, ont osé exécuter l'extirpation d'organes regardés comme inaccessibles au fer du chirurgien, c'est ainsi qu'ils ont pratiqué l'ablation de toute une mâchoire, l'extirpation de la totalité de la matrice, l'incision du rectum à la hauteur de plusieurs pouces. L'art applaudit à de semblables tentatives qui l'honorent et l'enrichissent quelquefois, tandis qu'il repousse avec honte toute opération dans laquelle le chirurgien ne pourrait atteindre au-delà des limites du mal, parce qu'il n'aurait pas prévu tous les obstacles.

J'ai déjà dit que tous nos tissus, tous nos organes pouvaient devenir le siége de cette affreuse maladie. Les bornes de cet ouvrage m'empêchent d'en poursuivre la description dans ses différents siéges, de faire voir les troubles qu'elle produit dans chaque fonction en particulier. Cependant je ne puis me dispenser d'aborder les détails des deux espèces de cancer qui ont toujours excité le plus vif intérêt, soit parce qu'ils sont plus communs, soit parce qu'ils affectent cette précieuse moitié de l'espèce humaine, seule digne d'un véritable culte. Je veux parler du cancer des mamelles et du cancer de la matrice.

Cancer des glandes mammaires : les hommes en sont rarement atteints, c'est le contraire pour les femmes. Chez elles, ces glandes remplissent un rôle important : elles sont souvent excitées, elles sont plus exposées aux contusions, aux violences extérieures. Cette maladie est plus fréquente vers l'âge de trente à quarante ans. Son début est obscur, insidieux. Un coup, même léger, un engorgement laiteux, une pression trop continuée, donnent lieu à une tumeur peu volumineuse, indolente, arrondie, non adhérente. Après une durée indéterminée, cette tumeur s'accroit, elle devient inégale, bosselée. La peau prend un aspect luisant et tendu; les veines qui rampent au-dessous de la peau se dessinent par des lignes bleuâtres, saillantes. Des douleurs sourdes se font d'abord sentir, puis elles deviennent lancinantes, enlèvent le repos, troublent la santé; la malade surmonte sa répugnance, réclame des conseils et souvent en trop grand nombre; chaque consultation nécessite de nouvelles pressions, augmente les inquiétudes. Heureux encore si parmi ces conseils il ne s'en trouve aucun capable de faire dégénérer un engorgement glandulaire simple, facile à résoudre par un traitement approprié, en une affection au-dessus des ressources de l'art. Avec les douleurs lancinantes commencent les soupçons sur la nature de l'affection; il n'est pas rare de voir des femmes qui depuis nombre d'années portaient au sein des indurations roulantes, circonscrites, indolentes, tout à coup vers l'âge critique éprouver ces douleurs lancinantes, voir ces engorgements, jusque-là restés stationnaires, augmenter rapidement et revêtir bientôt tous les caractères du cancer confirmé.

Cette tumeur a tantôt son siége dans le tissu qui entoure la glande elle-même, tantôt dans cette glande, d'autrefois enfin, mais plus rarement, dans la peau du sein même, qui présente des tubercules isolés, arrondis qui se développent, se rencontrent et donnent à la peau une couleur livide. Cette dernière forme de la maladie est la plus tenace, la plus dangereuse; les deux premières formes ne tardent pas à se confondre par les progrès du mal.

L'époque du ramollissement de la tumeur du sein, de sa désorganisation, varie suivant sa composition et suivant les sujets. Mais on est convenu de n'appeler du nom de cancer proprement dit, que la tumeur du sein qui déjà est ulcérée à sa surface et qui laisse écouler un liquide roux noirâtre, d'une fétidité repoussante et qui irrite, ulcère toutes les parties qu'il touche. La maladie n'est déjà plus locale, la peau de tout le corps prend une teinte jaune pâle; elle s'infiltre et le corps offre l'aspect de la cire. La malade éprouve de fréquents accès de fièvre, avec des alternations de dévoiement et de constipation. Des douleurs se font sentir derrière le sternum, elles sont accompagnées de toux sèche.

A mesure que la constitution se détériore, le cancer marche avec plus de fureur; il envahit tous les tissus voisins, les glandes de l'aisselle, le bras et l'avant-bras correspondant s'engorgent et restent incapables de mouvement. Les bords de l'ulcère se renversent, les anfractuosités profondes se remplissent d'une suppuration fétide, grisâtre; la plaie est d'un aspect horrible. L'ulcère qui corrode, détruit les vaisseaux, cause des hémorragies répétées et souvent mortelles. D'autrefois ces malheureuses victimes, ne peuvent plus supporter la nourriture, succombent enfin à une suppuration abondante, à des sueurs excessives, à un complet épuisement.

Dans le traitement du cancer des mamelles, la théorie et l'expérience s'accordent pour ne pas porter un jugement précipité sur l'incurabilité des tumeurs du sein, lors même qu'elles sont déjà inégales, bosselées, douloureuses; mais il faut insister avec la plus grande persévérance sur tous les moyens reconnus efficaces dans l'engorgement inflammatoire de ces organes; malheureusement il est rare que les malades se soumettent avec patience et résignation aux soins convenables; il est rare encore que le médecin exige assez de suite dans l'emploi des moyens rationnels, tels que le repos, la diète, une nourriture appropriée, des applications émollientes, narcotiques, des bains, etc.; des saignées locales répétées aussi souvent que la force du sujet peut le permettre. On doit insister sur le traitement dérivatif intestinal, qui ne peut amener à sa suite aucun inconvénient. Enfin arrive le traitement chirurgical dont la description ne saurait faire partie de cet ouvrage.

Cancer de la matrice. Cette affection est à la fois commune et grave; les fonctions de cet organe, les rapports sympathiques qui l'unissent à presque tout le reste de l'économie, rendent compte de la fréquence de ces lésions, tandis que sa situation profonde et le voisinage des parties qui l'entourent expliquent leur gravité.

Cette maladie est très-rare dans les deux périodes extrêmes de la vie. Son époque d'élection est de trente à cinquante ans. Cependant je l'ai déjà rencontrée avant l'âge de vingt-six ans. Le tempérament lymphatique et nerveux, si commun chez les femmes en est une cause prédisposante. Le

genre de vie a une influence très-marquée sur la production de cette maladie. Les femmes des grandes villes y sont bien plus exposées que celles des campagnes. Des médecins du plus grand mérite, Dionis, Van-Swieten, le baron Richerand, pensent que le célibat est une condition favorable au cancer de matrice; ils citent des exemples de cette maladie, observés dans des maisons religieuses; mais rien ne vient mettre hors de doute la chasteté dans ces cas particuliers. J'ai déjà dit que les plaisirs vénériens ne pouvaient être une cause de ces sortes de maladies, et si les excès de coït ont quelque valeur dans leur production, il faut l'attribuer aux manœuvres mises en usage, même par les femmes de la haute société.

Les causes plus directes du cancer de l'utérus consistent dans une sensibilité anormale de cet organe, dans son inflammation aiguë ou chronique, dans une menstruation irrégulière sous les différents rapports de son abondance, de sa durée, de sa périodicité, dans des contusions portées immédiatement sur le col de la matrice, par le choc d'un organe mâle disproportionné, les jouissances vénériennes trop précoces, des accouchements laborieux, la présence d'un pessaire, des pertes blanches abondantes et trop prolongées, enfin par-dessus tout et bien plus particulièrement, les tentatives criminelles d'avortement. La majeure partie des femmes affectées de cancer avaient été réglées de très-bonne heure.

Les femmes menacées du cancer de la matrice, se plaignent d'une irrégularité remarquable dans leurs menstrues : elles sont beaucoup plus abondantes; à peine laissent-elles quelques jours de libre. Pendant l'intervalle la malade est tourmentée par un écoulement fétide, de peu de consistance; souvent opaque albumineux, ordinairement roussâtre; une pesanteur incommode se fait sentir au bas-ventre, dans les aines et surtout au niveau des reins. La santé générale paraît conservée, mais après quatre ou cinq mois de cet état, la femme éprouve une ardeur incommode au niveau du col de la matrice, d'autres fois un fourmillement le long des reins; les rapports de sexe sont douloureux, dans quelques cas suivis de gouttes de sang. Des douleurs lancinantes se propagent dans les aines, les fesses, les cuisses; elles augmentent pendant l'émission des urines, des matières fécales et pendant la pression sur le bas-ventre.

La deuxième période du cancer de la matrice est celle de la suppuration et tous les désordres qu'elle entraine après elle. L'embonpoint a disparu; l'attitude exprime la faiblesse, la peau est jaune sale; elle a perdu son élasticité et semble se détacher des chairs qui sont molles, blafardes. Une légère bouffissure de la face, sa pâleur, la couleur terne des cheveux et la tristesse du regard, composent une expression de physionomie trop pénible pour qu'on puisse jamais l'oublier. La nourriture est sans goût pour la malade; elle est prise alternativement de vomissement, de dévoiement et de constipation; la peau est sèche pendant le jour, elle se couvre d'un sueur visqueuse pendant la nuit, ce qui ajoute encore aux angoisses de l'insomnie qu'entraîne la violence des douleurs. Le pouls est misérable, les forces sont anéanties, et la malade ne peut plus quitter le lit. Le pus qui découle du vagin est mêlé de sang noir et de débris, il baigne les parties environnantes, les excorie, il exhale une odeur repoussante. L'ulcère dévore les parois du vagin, de la vessie, du rectum et ne forme plus de toutes ces parties qu'un vaste cloaque d'où s'échappent au milieu d'horribles douleurs, les urines, les matières fécales et le putrilage. Enfin la mort vient mettre un terme à tant de ravages, lorsqu'une hémorrhagie foudroyante ne l'a pas subitement produite.

La durée du cancer de la matrice varie à l'infini: tantôt il reste squirrheux, indolent pendant plusieurs années, tandis que d'autrefois son ulcération produira les résultats les plus graves dans l'espace de quelques mois.

Le cancer de la matrice ne commence pas toujours par son col qui peut rester en apparence à l'état sain, lorsque le corps de la matrice est entièrement squirrheux. Il est très-difficile d'abord de reconnaître cette maladie: le corps de la matrice peut acquérir un volume considérable pendant cette variété du cancer. Les exemples sont assez nombreux de femmes chez lesquelles le mal n'a pu être reconnu que lorsqu'il était déjà très-avancé et au-dessus des ressources de l'art.

Jusqu'à présent le traitement appliqué dès le début est celui dont on a pu retirer le plus d'avantages. Toutes les fois qu'une femme, surtout de moyen-âge, éprouve une irrégularité de menstruation, des irritations aiguës et passagères de la matrice, le toucher doit être pratiqué; rien ne saurait dispenser de cette exploration immédiate: faire autrement c'est traiter en aveugle des lésions dont il importe de connaître parfaitement les dispositions, c'est compromettre sa réputation, l'honneur de l'art et avant tout la santé et même la vie de la femme qui réclame un salutaire conseil.

Dans les cas de simple congestion de l'organe utérin, on emploiera tous les moyens susceptibles de diminuer cette congestion. D'abord la saignée du bras si la force de la malade le permet, des saignées locales par des sangsues appliquées aux aines, aux lombes, et plus particulièrement sur le col même de la matrice au moyen du spéculum. On adjoindra les bains de siége, mieux encore les bains entiers, les injections chargées de principes médicamenteux; les injections ne doivent jamais être poussées avec force, elles produiraient une contusion sur une partie qu'elles doivent seulement baigner. Les décoctions de plantes narcotiques sont préférables, les capsules de pavots, la jusquiame, la morelle, la belladone, la ciguë, etc. Les ressources tirées de l'hygiène sont, dans le traitement de cette maladie, d'une indispensable nécessité: on se soumettra à un régime doux, léger, les viandes blanches, les végétaux frais, les fruits mûrs de la saison, les boissons aqueuses; du lait sera bu quotidiennement si les voies digestives le permettent; il faut un exercice modéré, et l'exposition continuelle à un air pur et sec de température douce et uniforme; on bannira toute idée triste, toute agitation intellectuelle.

Tous ces moyens secondent l'emploi des médicaments et leur donnent seuls une efficacité constante.

L'endurcissement et l'ulcération du col de la matrice ne s'opposent pas à l'application des sangsues sur le col lui-même. Les cataplasmes émollients poussés dans le vagin et laissés en contact pendant plusieurs heures sont des plus efficaces. Il est bien entendu que l'on devra éloigner les rapprochements conjugaux.

Lorsque ces moyens n'ont pas donné tout le résultat désiré, la femme devra se résigner à supporter la cautérisation des surfaces malades, ce qui est exempt de tout effroi: la cautérisation ne cause presque pas de douleurs; un petit nombre d'applications du caustique à dix ou douze jours d'intervalle, suffit souvent pour amener une guérison complète. A chaque cautérisation on injectera à grande eau pour laver les parties et emporter les débris de la substance cautérisante; puis on retire le spéculum et la malade est plongée dans un bain entier tiède.

La cautérisation ne saurait réussir lorsqu'elle n'atteint qu'une portion de l'étendue du mal, lorsque l'ulcère repose sur une base dure, large, fort-épaisse. Dans ces cas, où la cautérisation est plus nuisible qu'utile, on est forcé de recourir à l'instrument tranchant, et l'on pratique alors la resection du col cancéreux au-delà des liens qui le retiennent. Ce qui réclame des procédés opératoires en dehors du plan de ce dictionnaire. Les inventeurs n'ont pas manqué à cette partie de la chirurgie. Depuis une vingtaine d'années quelques-uns d'eux ont déjà pratiqué nombre de fois l'ablation totale de la matrice, en France, en Allemagne, en Angleterre. Une seule malade paraît avoir survécu, les autres ont toujours succombé peu d'heures après l'opération. Dans un des grands hôpitaux de Paris, j'ai été témoin d'une opération de ce genre, mon esprit en conserve un horrible souvenir. Cette opération doit donc être rejetée de la pratique d'un art dont le but est toujours de soulager et de conserver.   P. CAFFE,

Docteur en médecine, Chef de clinique à l'Hôtel-Dieu de Paris.

CANICULE, s. f. (hyg.), Depuis qu'on a substitué notre calendrier aux signes du zodiaque, qui indiquèrent longtemps la succession des mois et la révolution de l'année, l'almanach a sevré ave de dénominations dérivées de circonstances astronomiques. Le mot canicule a cependant survécu à la réforme, et le peuple l'emploie tous les jours sans se douter qu'il tire son origine de la constellation du grand chien qui paraît à l'horizon au lever du soleil, du 24 juillet au 23 août. Les jours compris dans cet intervalle, et qu'on nomme, à cause de cela, caniculaires, sont ordinairement les plus chauds de l'année, et c'est ce phénomène de chaleur qu'exprimait le nom de thermidor donné au mois correspondant à la canicule, dans l'almanach républicain. Avons-nous besoin de dire que toutes les pratiques conseillées ou défendues, tous les biens et les maux signalés dans l'époque de la canicule, ne sont choses rationnelles et respectables qu'autant qu'elles se lient à des états atmosphériques ordinaires dans le mois d'août, et que la constellation du grand chien reste sans doute fort innocente de ce qui se passe alors ici-bas ?—V. *Air, Saisons.* A. L.

CANITIE (*path.*) s. m. de *canus* blanc. On emploie ce mot pour désigner la coloration blanche des cheveux.

Les auteurs ont admis plusieurs espèces de canities : la canitie *congéniale* est celle qui se manifeste à la naissance, et il en a été traité au mot *Albinos;* la canitie *sénile* qui est celle qu'amènent les progrès de l'âge, et la canitie *accidentelle* est celle que l'on voit se manifester subitement à la suite d'une maladie ou d'un grand chagrin.

Quoiqu'il n'existe, à proprement parler, aucun âge positif pour déterminer l'époque à laquelle les cheveux commencent à blanchir, on a cependant remarqué que c'était vers trente-cinq à quarante ans que ce phénomène se manifestait, bien qu'il fût avancé ou reculé de beaucoup dans quelques cas exceptionnels qui sont cependant assez fréquents; car on voit des jeunes gens avoir les cheveux très-gris, tandis que des vieillards les conservent sans altération jusqu'à un âge assez avancé. La couleur des cheveux influe d'une manière assez marquée sur l'époque où commence à se développer la canitie ; ainsi les cheveux noirs blanchissent beaucoup plus promptement que les blonds, et c'est surtout les personnes qui ont les cheveux de cette couleur, que l'on voit arriver à une âge assez avancé sans qu'ils aient acquis ce caractère de la vieillesse.

Les maladies, les chagrins profonds, les fortes contentions d'esprit, les travaux de cabinet et les excès dans les plaisirs de l'amour, avancent souvent de beaucoup l'époque où devrait naturellement arriver cette décoloration des cheveux. Certaines maladies de la peau, la teigne, les dartres, déterminent aussi le changement de couleur des cheveux ou des poils des parties qui ont été affectées; ce phénomène est causé par l'altération profonde des bulbes qui sert à la nutrition des cheveux et des poils. Des accidents graves, une émotion violente causée par la peur, un chagrin profond et rapide, ont quelquefois dans un court espace de temps, une nuit, quelques heures même, déterminé le blanchiment des cheveux, ou d'une partie de la barbe; ces faits, qui ont été révoqués en doute par quelques auteurs, à cause de la difficulté que présente leur explication, n'en sont pas moins réels et doivent prendre place dans la science. Dans ces diverses circonstances, c'est souvent une petite portion des cheveux ou des poils qui blanchissent, et nous avons vu de ces cas où une mèche seulement présentait cette altération, tandis que le reste conservait sa couleur naturelle.

Bien qu'il soit constant que la barbe blanchit plus tard que les cheveux, il est cependant à remarquer que chez les personnes qui se la coupent très-souvent, elle blanchit beaucoup plus tôt; M. Lagnau qui a consigné cette remarque dans son article du *Dictionnaire de Médecine*, dit qu'il a vu des personnes qui, ayant l'habitude de porter des

favoris et des moustaches, conservaient la barbe très-noire dans ces parties, tandis qu'elle était très-grise dans les portions du visage où elles se la coupaient tous les jours; ce médecin attribue cette altération à l'épuisement du bulbe produit par la végétation plus active qu'acquiert la barbe ainsi rasée quotidiennement. Ce n'est pas seulement pendant la vie que l'on a vu les cheveux changer ainsi de couleur, on les a vu blanchir immédiatement après la mort, et ce fait observé par des personnes dignes de foi, n'est pas plus difficile à admettre que la végétation de la barbe que l'on voit si souvent se manifester sur les cadavres.

Les charlatans et quelquefois les médecins ont conseillé divers remèdes pour empêcher les cheveux de blanchir; mais parmi ces moyens nous n'en connaissons aucun qui soit doué de quelque efficacité; car la cause de la canitie réside dans le bulbe et est déterminée par la suppression de la sécrétion d'une huile animale colorée qui, introduite dans les cheveux, leur donne les diverses nuances que l'on observe : or, dans l'état de la science, nous ne connaissons aucun moyen de ranimer cette sécrétion. Dans l'impossibilité d'arrêter la cause de la maladie, on a cherché à en dissimuler les effets : de là sont nés tous les cosmétiques employés à teindre et colorer les cheveux; ainsi les peignes de plomb, que l'on passe souvent dans les cheveux afin de les foncer en couleur, la pommade mélainocome qui, étant un mélange de graisse et de noir de fumée, présente tous les inconvénients de sa facile adhérence au linge, aux coiffures et aux objets qui sont en contact avec les cheveux. Le moyen le plus employé pour teindre les cheveux est un mélange de chaux une partie, et d'oxide de plomb deux parties : on en fait une pâte que l'on applique sur la tête après avoir dégraissé les cheveux avec un jaune d'œuf; on enveloppe cette partie avec du papier brouillard et après quelques heures, une nuit par exemple, on enlève cette préparation par un lavage convenable. La solution de nitrate d'argent a aussi été employée pour teindre les cheveux; mais on doit se garder de faire usage de cette préparation qui n'est pas sans danger. Les cheveux teints par le procédé que nous avons indiqué, l'oxide de plomb, sont noirs, avec un reflet roux, rudes au toucher; cette opération, qui doit être renouvelée souvent, n'est pas sans altérer les cheveux d'une manière notable ; il vaut mieux conserver, lorsqu'on en a le courage, porter sa chevelure grise; on prévient ainsi les maux de tête et les inconvénients qui sont souvent le résultat des moyens que nous avons indiqués.

J. P. BEAUDE.

CANNE (*mat. méd.*), s. f. On désigne généralement sous ce nom la canne de Provence qui est le roseau à quenouilles (*Arundo donax*). On coupe par tranches les tiges charnues de ces jeunes roseaux et on les fait sécher: c'est dans cet état qu'on les livre au commerce. Les rondelles de ces jeunes cannes sont jaunes et légères. Ce médicament, qui jouit d'une réputation populaire, est souvent employé après l'accouchement comme anti-laiteux : il jouit de propriétés légèrement sudorifiques qu'il doit à la présence d'une résine que M. Chevallier en a extraite et qui a une odeur analogue à celle de la vanille. Quoique très-populaire, ce médicament a peu d'action et ne mérite pas la réputation dont il jouit.   **J. B.**

CANNELLE et non pas *canelle* (*Mat. méd.*) s. f. (*cinnamomum seu cannella officinarum*). Faisons tout d'abord remarquer que l'étymologie grammaticale de ce nom exige qu'il soit écrit avec deux N. Cette expression, en effet, vient de l'italien *cannella*, petit tuyau, petite flûte. Tous ses congénères, tels que canne (roseau, bâton pour s'appuyer), cannette ou cannelle (robinet), cannelade, cannelas, canneler, cannelure, à l'exception peut-être de *canule* qui en français ne prend qu'un N, s'orthographient toujours avec deux. Mais il est dans l'histoire de ce parfum une difficulté plus ardue et qui exerce depuis longtemps la patience et la sagacité d'un assez grand nombre d'érudits et d'antiquaires d'un certain genre; nous voulons parler de la question de savoir si les anciens ont précisément connu notre cannelle, et si le cinnamome, dont il est si souvent traité dans leurs écrits, est *la véritable cannelle* de nos jours. Ce qui parait de moins douteux à cet égard, c'est que le *Kin-namon* des Hébreux, mentionné en beaucoup d'endroits des livres saints et notamment dans l'Exode, ch. XXV, v. 6, dans les Psaumes, ps. XLIV, v. 8, dans le cantique des cantiques, ch. IV. v. 14, et ailleurs, n'avait que des rapports éloignés avec le *Kinnamomon* des Grecs est le *cinnamomum* des Latins. Ce point admis et supposé résolu, on s'est ensuite demandé si la substance végétale aromatique à laquelle les Grecs et les Romains donnaient le nom de *cannelle*, était bien l'écorce de l'arbre (Laurier-cannelier) qui nous fournit celle que nous connaissons actuellement. On conçoit que ce n'est pas dans un ouvrage de la nature de celui-ci, qu'il convient d'exposer et de discuter les opinions pour et contre des savants qui se sont occupés de ce sujet, nous nous bornerons à dire que, d'après nos propres recherches, il ne nous semble pas probable que la cannelle des anciens et la nôtre fussent indentiquement la même, attendu que Théophraste (*Lib.* IX, c. 5.). Dioscoride (*Lib.* I, c. 12), Galien (Liv. I, des *Antidotes*), Pline (*Lib.* XII, c. 19). Avicenne (*Lib.* II, c. 128). Olaus-Celsius (II. p. 358), etc, en distinguaient plusieurs espèces, et jusqu'à cinq ou six; d'où nous sommes en droit d'inférer que c'était un titre collectif et non une dénomination particulière et spécifique. Pour nous autres modernes, la cannelle est la seconde écorce ou plutôt l'écorce dépouillée d'épiderme du *Laurus-cinnamomum.* L. Ennéandrie Monogynie. Famille naturelle des Laurinées J.

La Chine, l'Archipel Indien, les deux grandes presqu'îles de l'Inde et les îles qui les avoisinent, en un mot l'Inde tout entière paraît être la partie native des canneliers; mais c'est dans l'antique Taprobane, aujourd'hui île de Ceylan, que les Hollandais, après s'en être rendus maîtres, s'efforcèrent de concentrer la culture de l'espèce dont nous nous occupons en ce moment. Ils y limitè-

rent même le terrain destiné à ces plantations qu'ils resserrèrent dans un espace d'environ quatorze lieues, situé sur le bord de la mer entre Négambo et Gallières, et auquel les habitants de l'île ont donné le nom de *champ de cannelle.* Noncontents d'avoir enlevé aux Portugais cette île célèbre et si fertile en toutes sortes d'aromates, les Hollandais, voulant s'approprier exclusivement le commerce de cette précieuse écorce, renouvelèrent leurs hostilités contre les Portugais qu'ils chassèrent pareillement du royaume de Cochin sur la côte de Malabar, dans le but avoué de leur ravir l'exploitation de la *cannelle sauvage* ou *grise,* dite *portugaise,* qui croit abondamment dans cette contrée. La première chose qu'ils firent après cette conquête, fut d'arracher partout les pieds de cet arbre, de même qu'ils avaient fait à Ceylan pour tous les canneliers qui poussent *en dehors du champ* qui leur est uniquement consacré; car ils avaient appris, par une assez longue expérience, quelle était la quantité de cannelle réclamée par les besoins du commerce, et étaient d'ailleurs persuadés qu'ils n'en vendraient pas davantage lors même qu'ils la donneraient à meilleur marché. On estime que ce qu'ils en apportaient en Europe pouvait bien s'élever jusqu'à six cent mille livres par an, et qu'ils en débitaient à peu près autant dans les Indes. Mais ce lucratif négoce, dont ils furent en possession durant un siècle et demi, leur échappa en 1796, époque à laquelle l'île de Ceylan tomba au pouvoir des Anglais, dont la cupidité mercantile, comme chacun sait, n'est pas moins jalouse et sordide que celle de leurs avares prédécesseurs dans cette riche colonie. Toutefois ce trafic perd chaque année de plus en plus de son caractère exclusif; et il est heureux, pour les autres nations, qu'elles soient enfin parvenues à transporter dans quelques-unes des régions chaudes des autres parties du globe, des fruits de ce joli et intéressant végétal; à l'aide desquels elles se sont procuré des individus qui y ont parfaitement réussi. Personne n'ignore en effet que nos planteurs du Nouveau-Monde versent aujourd'hui dans la circulation une certaine quantité de cannelle, qui ne le cède presque en rien à celle de Ceylan, et que leurs succès toujours croissants leur en promettent pour l'avenir de très-abondantes récoltes. Il existe actuellement des canneliers en plein rapport à Cayenne, à la Guadeloupe, à la Jamaïque, et dans plusieurs autres localités de l'Amérique équatoriale. On assure aussi que le pacha actuel d'Egypte en a commencé la culture aux environs du Caire; et que ces plants, importés de nos colonies des Antilles y prospèrent parfaitement.

Notre intention présente ne peut pas être, on le sent bien, de tracer ici la description botanique du cannellier, non plus que d'entrer dans les détails de la manière dont on le dépouille de son écorce; nous nous en tiendrons seulement, pour le premier point, à rappeler que cet arbre élégant, dont la racine est grosse, fibreuse, dure, partagée en plusieurs branches, le feuillage à nervures et toujours vert, la fleur jaunâtre, etc., atteint communément jusqu'à dix-huit à vingt pieds d'élévation, et quinze à dix-huit pouces d'épaisseur. Nous ajouterons en outre que son écorce extérieure ou épidermoïque est, ainsi que celle des branches et rameaux qui sont en grand nombre, verte d'abord, puis grisâtre, et enfin rougeâtre, et que c'est l'écorce fauve immédiatement placée audessous de cet épiderme, qui constitue ce que nous appelons usuellement *cannelle*. Et qu'il nous suffise d'indiquer, pour ce qui regarde la méthode, suivie dans l'exploitation de cette écorce odorante, qu'on l'enlève avec une sorte de serpette des branches âgées de trois à cinq ans, au printemps et en automne, dans le temps qu'une sève abondante qui circule entre le bois et l'écorce, permet d'en détacher celle-ci avec plus de facilité. Cette première opération étant faite, on sépare, de l'écorce qu'on veut conserver, la petite écorce raboteuse épidermoïque dont nous avons déjà parlé. L'autre est coupée en morceaux assez longs, et exposée au soleil où elle se dessèche en se roulant d'ellemême en petits tuyaux; ce qui, comme nous l'avons dit en commençant cet article, lui a fait donner le nom qu'elle porte. Quant aux branches mises à nu, il est matériellement faux qu'elles puissent se revêtir d'une nouvelle écorce, ainsi que l'ont avancé certains auteurs qui n'ont pas craint de se mettre en opposition avec tous les faits connus de physiologie végétale et d'affirmer qu'elle en pouvait être détachée de nouveau après trois à cinq autres années. Nous regrettons vivement d'avoir à relever une semblable erreur dans des écrivains recommandables à tous autres égards et particulièrement dans le savant F. P. Chaumeton, qui l'a aussi reproduite dans la *Flore médicale*, ouvrage où brille d'ailleurs une si vaste érudition, un si beau talent de rédaction, et en général un si judicieux discernement.

Il y a dans le commerce trois sortes principales de cannelle:

1° *Cannelle de Ceylan* : On en distingue trois qualités, selon qu'elle provient des rameaux (*C. fine*), des grosses branches (*C. moyenne*) ou du tronc (*C. grossière*). — La première ou fine, que les cultivateurs de Ceylan nomment *rasse coronde*, est extrêmement mince et légère, unie, un peu flexible quoique fragile; sous forme de tuyaux cylindriques très-allongés et emboîtés les uns dans les autres au nombre de dix à douze. Elle est de couleur fauve claire; son odeur est on ne peut plus suave, et sa saveur, d'abord douceâtre et comme sucrée, finit par devenir chaude et piquante, sans néanmoins cesser d'être agréable. Cette qualité est la plus estimée de toutes. — La moyenne qualité est un peu plus épaisse, moins bien roulée, plus foncée en couleur, d'une odeur et d'une saveur qui plaisent beaucoup moins. C'est celle que l'on désigne à Ceylan sous le nom de *cahatte coronde*. — Tous ces défauts sont encore plus marqués dans la cannelle grossière ou de troisième qualité, qui est, dit-on, le *sewel coronde* de Ceylan ou *cannelle matte* de nos droguistes.

2° *Cannelle de Cayenne* : C'est, après celle de Ceylan, l'espèce la plus recherchée, et avec raison, car elle en diffère infiniment peu, peut-être même pas du tout, du moins quant à sa bonté. Elle ne

s'en distingue réellement que parce qu'elle est, en général, un peu plus épaisse, de couleur plus pâle, tirant sur le blond et en tubes plus volumineux. Du reste, elle en a l'odeur et la saveur, et jouit des mêmes propriétés.

3° *Cannelle de Chine* : Elle est en fragments courts et épais, de couleur rouge-brun, d'une odeur qui rappelle celle de la punaise, et d'une saveur piquante assez intense, chaude et même âcre, avec un arrière-goût persistant. Elle est en touts points tout-à-fait inférieure aux précédentes pour les usages médicinaux et culinaires; mais, lorsqu'il s'agit de faire servir les écorces de cannelle à l'extraction de l'huile volatile ou essentielle qu'elles renferment, c'est presque toujours à cette sorte qn'on donne la préférence, parce qu'elle en fournit davantage, bien que moins suave et plus colorée.

On sophistique souvent la canelle avec des écorces qui lui ressemblent plus ou moins, mais qui en altèrent singulièrement les qualités; d'autres la mélangent avec des écorces de véritable cannelle, mais après en avoir retiré par la distillation l'huile odorante et parfumée qui fait toute sa force. La première de ces fraudes se reconnaît aisément à la vue, et la seconde au goût. Mais comme il ne serait pas possible, dans l'achat de la cannelle, de goûter tous les bâtons les uns après les autres, le meilleur moyen pour n'être pas trompé, c'est de la prendre chez d'honnêtes négociants, qui méprisent les gains illicites. C'est l'un des ingrédients de la thériaque, du diascordium, de l'électuaire hiera-picra, de l'orviétan, de l'opiat de Salomon, du mithridate, du philonium romanum, du diaphénix, de la confection Alkermès, du baume anti-apoplectique, de l'élixir stomachique, du laudanum liquide, de l'eau générale, de beaucoup de poudres dentifrices et d'une multitude d'autres compositions officinales.

La cannelle est un des plus agréables et des plus utiles stimulants que possède la médecine; mais combien n'en a-t-on pas abusé, et combien n'en abuse-t-on pas encore tous les jours? Que fait-on, en effet, dans nos campagnes et même au sein de nos villes, lorsqu'au début d'une pleurésie ou d'une pleuro-pneumonie (sueur rentrée, comme dit le peuple), on se hâte de faire boire de grands verres de vin chaud dans lequel on a fait infuser force cannelle et qu'on a bien sucrés? Réponse : On multiplie les chances funestes de la maladie. Car s'il est vrai que, dans cette occurence, on obtienne quelquefois la disparution presque subite des premiers phénomènes de l'affection morbide, à la suite d'une sueur abondante et soutenue, à combien de dangers bien plus certains n'expose-t-on pas le sujet soumis à ce traitement incendiaire ? *On a joué sa vie à quitte ou double*, attendu que pour une chance très-éventuelle de prompte guérison, bien plus souvent la maladie fait de rapides progrès dont il n'est pas toujours possible ensuite de se rendre maître. Est-ce là, nous le demandons à tout homme qui n'est pas complétement dépourvu d'intelligence, est-ce là, disons-nous, une conduite que la saine raison puisse autoriser, encore moins approuver? Et pourtant, malgré les conseils de tout ce qu'il y a de médecins éclairés dans le monde, on voit tous les jours cette déplorable coutume renouvelée et mise en pratique au grand préjudice des infortunés qui y ont recours! Il est encore un autre ordre de maladies, les exanthèmes aigus cutanés, tels que la variole (petite vérole), la rougeole, la scarlatine, etc., dans lesquels les commères et une foule de soi-disant guérisseurs qui ignorent jusqu'aux premiers éléments de la science de l'homme, et qui ne possèdent pas même ceux du plus grossier sens commun, appliquent encore aujourd'hui cette périlleuse médication. L'aggravation de tous les symptômes et la mort en sont bien fréquemment la triste conséquence; avouons néanmoins (tant la vérité nous est chère), que même dans ces cas, la puissance de résistance vitale, la vigueur du tempérament et la nature bénigne de la maladie triomphent quelquefois de cette fatale méthode de traitement, que l'ignorence populaire se plaît tant à propager.

Mais voyons ce que peut la cannelle dans les mains d'un habile praticien, et quelles sont les services qu'il pourra retirer de la propriété stimulante dont cette écorce jouit à un haut degré. Avec son secours, et suivant les circonstances qu'il est seul en état d'apprécier, il lui fera manifester des vertus cordiales, dans les débilités générales, les syncopes, les défaillances, etc..; des effets stomachiques, dans les langueurs et les faiblesses d'estomac; une action astringente contre les dévoiements atoniques, la leucorrhée constitutionnelle et les autres flux par relâchement des membranes muqueuses. Il saura également mettre en jeu la puissance diaphorétique de cette substance, quand il aura à combattre quelques suppressions perspiratoires de la peau, dont il pourra provoquer le retour sans craindre d'accroître d'autres accidents plus importants, par exemple une irritation intérieure, la phlogose ou l'inflammation décidée d'un viscère, d'une membrane, d'un tissu ou de quelque autre partie en proie à une phlegmasie menaçante. Il la prescrira comme emménagogue, quand il se sera assuré que la rétention des menstrues est évidemment due à un défaut de tonicité de l'utérus. Il en usera pareillement pour exciter les contractions de cet organe, durant l'accouchement, si la lenteur du travail est causée par l'inertie de ce muscle creux. En l'associant au quinquina, il avivera les propriétés fébrifuges de cette précieuse écorce que l'estomac supportera alors avec plus de facilité. Enfin, il obtiendra de l'excellent agent pharmacologique dont il est ici question, et de ses diverses préparations, tout ce qu'il est possible d'en obtenir, et en fera constamment tourner les effets à l'avantage du malade qui, se défiant justement de l'impéritie des médicastres d'antichambre, s'en sera remis à ses lumières et à son expérience.

Indépendamment de son emploi thérapeutique, la cannelle est aussi très-usitée à titre de condiment : elle sert à aromatiser le chocolat (Voy. ce mot), les crèmes, les fruits cuits ou confits, les liqueurs de table, et toutes sortes de mets. En Europe, ce n'est jamais que de la deuxième écorce

du cannellier ou *cannelle* dont nous puissions faire usage, puisqu'on ne nous apporte qu'elle seule Mais aux Indes, toutes les parties de cet arbre si utile, sa racine, son tronc, ses branches, ses feuilles, ses fleurs et ses fruits, sont mis à profit. C'est ainsi qu'on en extrait une essence on ne peut plus odoriférante, du camphre qui est excessivement blanc et réservé pour les princes du pays, une espèce de suif ou de cire, dont le roi de Candy (dans le Mogolistan) fait fabriquer des bougies et des flambeaux parfumés pour son usage et celui de sa cour. On en retire encore divers autres produits, dans lesquels les naturels ont la plus grande confiance et qu'ils considèrent comme éminemment propres à leur redonner des forces et à les soulager de leurs infirmités.

F. E. Plisson.

CANTHARIDE (mat. méd.), s. f. *cantharis vesicatoria, meloe vesicatorius*; insecte coléoptère, section des hétéromères, famille des trochélides. Noms tirés de sa structure qui présente quatre ailes dont les deux supérieures nommées *élytres*, opaques et plus solides, s'appliquent exactement sur le corps de l'animal et recouvrent entièrement les ailes inférieures qui, plus larges, transparentes, et flexibles, viennent se replier et s'abriter sous l'espèce d'étui qu'elles leur offrent. Les formes organiques qui déterminent encore la place qu'occupent les cantharides dans la classification adoptée sont : six pattes avec cinq articles aux tarses antérieurs et quatre aux deux derniers; une tête en cœur, pourvue de mandibules et de mâchoires, séparée du corselet par une espèce de col; des antennes noires, flexibles, filiformes, beaucoup moins longues que le corps de l'animal; le corselet est fort court, l'abdomen au contraire est allongé, presque cylindrique et donne à l'ensemble de l'animal une forme svelte et étroite. Les cantharides sont d'une belle couleur verte à reflets dorés brillants; leur odeur est forte et très désagréable. Prises intérieurement elles sont un affreux poison; appliquées sur la peau, elles l'irritent et y déterminent un accumulation de sérosité qui soulève l'épiderme et forme *vésicatoire*. La plupart des espèces de cette famille jouissent des mêmes propriétés; mais celle-ci est presque seule employée pour l'usage médical, tant à raison de l'énergie de son action, que de l'abondance et de la facilité de sa récolte; en effet, vers le milieu de l'été dans nos climats, des essaims de cantharides, dont la présence se trahit par l'odeur qui leur est propre, viennent s'abattre sur les frênes, les lilas, les troènes; on profite du moment où elles sont engourdies par le sommeil et la fraîcheur de la nuit, on secoue les arbres sur lesquels elles reposent, et on les fait tomber sur des toiles qu'on dispose à terre à cet effet; on les fait mourir ensuite en les exposant enfermées dans des nouets à la vapeur du vinaigre bouillant, puis on les sèche à l'étuve. Cette récolte demande quelques précautions à cause de l'excive âcreté de ces animaux, et on ne doit la faire que les mains couvertes de gants et la figure d'un masque.

Les cantharides se conservent difficilement intactes; elles sont bientôt rongées par les larves de différents insectes. Le camphre qu'on emploie quelquefois ne les en préserve qu'en partie. On a proposé de les conserver dans des bouteilles en suivant le procédé d'Appert. Ce moyen peut être sûr , mais il est inapplicable dans la pratique, à cause du grand volume qu'occupent les cantharides relativement à leur poids. Nous croyons que le mieux est de mettre un peu de mercure dans le fond du verre où on les conserve.

On doit à M. Robiquet une excellente analyse des principes chimiques des cantharides ; il y a trouvé :

Une matière noire soluble dans l'eau, insoluble dans l'alcool ;

Une matière jaune visqueuse soluble dans l'eau et dans l'alcool ;

Une huile verte soluble dans l'alcool ;

De l'osmazome, du phosphate de chaux, de magnésie et les débris du squelette ou résidu inerte nommé chitine.

Aucune de ces substances n'est vésicante, cette propriété réside tout entière dans une substance blanche, cristallisable, volatile , soluble dans l'éther et dans les corps gras , insoluble dans l'eau quand elle est isolée des autres corps qui l'accompagnent, soluble dans l'alcool chaud qui la laisse déposer par le refroidissement. Cette substance a reçu de M. Robiquet le nom de *cantharidine*.

Nous avons dit quelle action irritante les cantharides exerçaient sur les parties du corps qui en recevaient l'impression ; mais outre cette action locale elles en exercent une autre toute spéciale par absorption , sur les organes génito-urinaires qu'elle excite fortement. Cette propriété est trop bien connue du vulgaire qui regarde les cantharides comme un aphrodisiaque puissant ; mais presque toujours l'attente de ceux qui les emploient comme telles se trouve déçue, car ou la dose donnée est trop faible et elles ne produisent aucun effet, ou, lorsqu'elles agissent elles causent une tension et une irritation si douloureuses qu'elles changent en maux cuisants les plaisirs qu'on en attendait, et il n'est arrivé que trop souvent de voir la mort suivre l'ingestion de ce philtre dangereux.

Les médecins emploient aussi quelquefois les cantharides à l'intérieur; on en prépare un extrait par l'intermède de l'alcool, ou on les donne en poudre , soit dans des pilules, soit dans un véhicule approprié. Elles ont été administrées comme emménagogues ou comme diurétiques dans des cas d'hydropisie , et nous avons vu prescrire aussi l'extrait des cantharides dans une intention opposée , pour prévenir l'écoulement involontaire des urines chez des adolescents ; mais c'est un médicament périlleux dont les médecins font rarement usage.

Les symptômes de l'empoisonnement par les cantharides sont, outre les traces d'inflammation locale qu'elles développent dans l'estomac où les autres parties du corps avec lesquelles elles se sont trouvées en contact, une irritation très vive de la vessie qui rend l'émission des urines rare, difficile et sanguinolente , un priapisme opiniâtre et douloureux. Ces accidents doivent être combattus par un abondant usage de boissons mucilagineuses très légèrement nitrées et camphrées, des bains tièdes; des applications émollientes ou des applications d'huile camphrée.

Mais si les préparations de cantharides ne s'administrent intérieurement que rarement et toujours en hésitant , elles sont, à l'extérieur, un des agents thérapeutiques les plus utiles et les plus employés : tantôt on dissout leurs parties actives dans l'alcool, dans l'éther acétique, dans les huiles qu'on emploie sous forme de liniment pour exciter à la peau de légères rubéfactions ; tantôt on les réduit en poudre et on les incorpore dans des masses emplastiques formées de graisse, de cire, et de résine , ou bien on se contente d'en saupoudrer fortement la surface d'écussons formés de ces mêmes substances ou de toute autre pâte glutineuse capable de les retenir; elles servent alors, comme nous l'avons dit, à irriter la peau et à y former des vésicatoires qu'on sèche ensuite immédiatement si on n'a voulu qu'obtenir une révulsion momentanée, ou sur lesquels on détermine une suppuration plus ou moins longue, en y appliquant des *pommades épispastiques*, dont ces cantharides forment encore presque toujours la base.

Les préparations épispastiques obtenues des cantharides, pour entretenir la suppuration des exutoires sont préparés par différents moyens.

Elles contiennent souvent les cantharides elles-mêmes incorporées dans un excipient graisseux , ces pommades sont toujours fort irritantes, et l'extrême division des cantharides est une condition essentielle de leur bonne préparation.

Le plus souvent leur corps gras contiennent seulement les principes actifs des cantharides qu'elles ont dissous par une infusion prolongée à la chaleur du bain-marie ou de l'étuve.

On emploie aussi l'intermédiaire de l'eau qu'on fait agir simultanément avec la graisse. La cantharidine isolée n'est pas soluble dans ce véhicule mais elle s'y dissout bien, entraînée par la matière jaune visqueuse que nous avons signalée plus haut; la graisse ayant plus d'affinité pour la cantharidine l'enlève ensuite à l'eau ; on évite par cette manipulation la perte d'une partie du corps graisseux, qui autrement resterait engagée dans le marc formé par les cantharides.

Enfin on peut encore étendre et faire sécher une ou plusieurs couches de teintures alcooliques ou éthérées de cantharides sur des toiles ou taffetas préparées, et ces cartes de sparadraps servent ensuite, selon leur degré d'activité, ou à former des vésicatoires ou seulement à les entretenir.

Nous terminerons cet article en disant quelque mots des inconvénients que peut éprouver l'opérateur pendant la préparation des médicaments dans lesquels on fait entrer les cantharides.

Leur pulvérisation est chose fort dangereuse ; on conçoit en effet que réduites en poudre fine, si elles se répandent dans l'air, elles doivent s'introduire dans les voies digestives ou respiratoires de ceux qui s'y trouveront exposés et causer l'empoisonnement par l'inflammation qu'elles détermineront dans les diverses parties sur lesquelles elles se seront arrêtées.

Nous savons, par une expérience journalière, qu'on peut sans inconvénient manier les diverses préparations de cantharides, respirer l'odeur forte qu'elles répandent autour d'elles, et même rester longtemps au milieu de la vapeur que produit l'eau en ébullition sur ces insectes. Rien de fâcheux n'est ressenti tant que la température ne dépasse pas cent et quelques degrés; mais si la préparation a éprouvé une chaleur plus forte, si quelques portions de graisse cantharidine tombent par mégarde dans le foyer et s'y brûlent, ou si en préparant l'extrait de cantharide on n'emploie pas le bain-marie pour l'évaporation, et que la chaleur ne soit pas suffisamment ménagée, l'opérateur ressent d'abord aux yeux un picotement léger et qui n'a rien de très-incommode; mais au bout de quelques heures les paupières deviennent gonflées et larmoyantes, elles recouvrent entièrement le globe de l'œil dans lequel la vue est troublée ou presque éteinte, et les plus atroces douleurs se font sentir; cependant il ne s'injecte pas de sang, presque aucun symptôme d'inflammation n'apparaît, le système nerveux semble seul atteint. L'irritation va toujours croissant pendant dix ou douze heures au bout desquelles elle s'arrête et commence à diminuer d'intensité, pour ne se terminer qu'au bout de deux à huit jours, selon la gravité du cas; il nous a semblé que ni les émissions sanguines, ni les bains et les autres moyens employés pour combattre ces accidents, n'en ont sensiblement changé la marche; au reste, les malades ne ressentaient rien du côté de la vessie ni d'aucun autre organe, et quelque effrayante et douloureuse que fût cette affection au début, sur cinq à six fois qu'elle s'est présentée sur des personnes travaillant dans notre laboratoire, nous ne lui avons jamais vu avoir de terminaison fâcheuse : nous avons cru devoir la signaler ici à ceux qui pourraient s'y trouver exposés, parce qu'il est facile d'en éviter les atteintes en prenant quelques précautions.

VÉE,
Pharmacien, membre de la société de pharmacie.

CANULE (chir.), s. f. De canna, roseau. C'est un tube plus ou moins long, raide ou flexible, droit ou courbe, percé à ses deux extrémités, et qui a pour objet de conduire un liquide. Il y a des canules de diverses formes et en divers métaux; il y en a aussi en ivoire, en bois, en gomme élastique; ces dernières sont très-avantageuses lorsqu'on s'en sert pour administrer des lavements ou pour faire des injections; leur flexibilité empêche que leur introduction qui est plus facile, ne puisse être douloureuse et que l'on ne puisse blesser par leur action les parties qui doivent les recevoir; on ne saurait trop recommander leur usage.   J. B.

CAOUTCHOUC (hist. nat.), s. m. Gomme élastique; suc concret de plusieurs plantes de l'Amérique méridionale et des Indes occidentales. Il se trouve dans le commerce sous forme de petites bouteilles, que les naturels du pays préparent en appliquant plusieurs couches du suc laiteux des plantes sur des espèces de moules pyriformes en terre. Depuis quelques années on commence aussi à importer le

T. I.

suc lui-même en nature. Tout le monde connaît les propriétés physiques et surtout l'extrême élasticité du caoutchouc. Cette substance qui résiste à l'action d'un grand nombre d'agents, se dissout pourtant dans l'éther bien privé d'alcool et surtout dans l'huile empyreumatique provenant de la distillation du goudron de houille. Elle n'est employée en médecine que pour la fabrication de certains instruments de chirurgie. La plupart des instruments dit en gomme élastique, tels que sondes, canules, etc., ne sont que des tissus de fils recouverts d'un vernis composé d'huile de lin et d'un mucilage.   J. B.

CAPELINE (chir.), s. f. De caput, tête. C'est un bandage destiné à envelopper la tête, et qui se fait avec une seule bande de toile. Ce bandage a été aussi nommé bonnet d'Hippocrate. Par extension on a appliqué ce bandage aux moignons des membres amputés et à la clavicule; on lui donne dans ces cas l'épithète du lieu où on l'applique. La capeline se fait avec une bande roulée à deux globes, un des chefs de la bande sert à décrire des arcs de cercle sur le sommet de la tête, et qui sont placés les uns à côté des autres se recouvrant en partie, tandis que l'autre chef sert à fixer ceux-ci par des tours circulaires autour de la tête, en passant horizontalement du front vers l'occiput. Le mode d'application se modifie suivant les autres parties où l'on fait usage du bandage.   J. B.

CAPILLAIRE (bot. et mat. méd.), s. m. Nom collectif donné à plusieurs fougères employées en médecine comme plantes pectorales. Ces espèces comprennent le capillaire du Canada (Adianthum pedatum L.), venant de la contrée dont il porte le nom; le capillaire de Montpellier (Adianthum capillus Veneris L.), plante très-commune dans les lieux humides et au bord des sources dans le midi de la France; le capillaire noir (Asplenium adianthum nigrum L.), qui se rencontre dans toute la France. Cette dernière espèce est peu aromatique et à peine usitée.

Le capillaire est un léger excitant que l'on utilise principalement dans les rhumes un peu anciens : c'est sous forme d'infusion chaude qu'on doit l'employer. Il faut environ une demi-once de capillaire par pinte d'eau. Sucrée convenablement cette boisson a un goût assez agréable; on peut aussi se servir du sirop de capillaire étendu d'une quantité plus ou moins grande d'eau chaude.

CAPILLAIRE (anat.), adj. De capillus, cheveu. Qui a la ténuité du cheveu. On se sert de ce mot pour désigner dans les sciences des corps longs, minces et ténus; en botanique, on dit des feuilles et des racines capillaires, pour indiquer qu'elles sont longues et fines. En physique, on nomme tubes capillaires, des tuyaux minces, dont la cavité est extrêmement petite. Une loi spéciale préside à la circulation des liquides dans leur cavité. En anatomie, on nomme vaisseaux capillaires les extrémités des vaisseaux sanguins; ils servent d'intermédiaires entre les artères et les veines, et c'est dans cet ordre de vaisseaux que se passe le travail de la nutrition et celui de toutes les sécrétions. L'importance de ces vaisseaux, qui, par leur ensemble, forment un système que l'on a nommé *système capillaire*, est, comme on le voit, extrêmement grande dans l'économie animale, puisque c'est dans leur intérieur que se passe tous les grands phénomènes de la vitalité ; voyez pour les détails le mot *Circulation*.   **J. B.**

CAPSULE (*anat.*), s. f. *Capsula*, de *capsa*, boîte. On donne ce nom à diverses membranes qui servent à envelopper des organes ou à les tapisser intérieurement ; ainsi on nomme *capsules articulaires* certains ligaments circulaires qui enveloppent des articulations à mouvements orbiculaires, telles que celles de la cuisse et de l'épaule. On donne le nom de *capsule synoviale* à la membrane séreuse qui est à l'extérieur des articulations douées de mouvement, et qui a pour objet de sécréter le liquide synovial qui favorise le glissement des surfaces articulaires. On a nommé *capsule de Glisson*, une membrane celluleuse qui enveloppe le foie et les ramifications de la veine-porte, qui pénètrent dans cet organe. On désigne sous le nom de *capsules surrénales* ou atrabilaires, de petits corps triangulaires qui sont situés sur les reins et dont on ignore encore les fonctions.   **J. B.**

CAPVERN (*Eaux minérales de*). C'est un village du département des Hautes-Pyrénées, arrondissement de Bagnères-de-Bigorre ; il est situé sur la grand'route de Toulouse à Bagnères, à une lieue et demie de Lannemezan qui est chef-lieu du canton. Il possède une source d'eau minérale dont la température est de vingt-quatre degrés centigrades ; cette eau contient des sulfates de chaux et de magnésie, du muriate de magnésie, des carbonates de magnésie et de chaux, et de l'acide carbonique. M. de Lonchamps dit qu'il existe du carbonate de fer, mais il ne cite aucune analyse à l'appui de cette opinion. Cette eau est surtout employée en boisson : lorsqu'on l'administre en bains et en douches, il est nécessaire de la faire chauffer. C'est principalement dans les affections gastriques, dans les hémorroïdes, et pour rétablir la régularité du flux menstruel que l'on administre l'eau de Capvern.

La source produit deux cent cinquante mètres cubes en vingt-quatre heures, qui servent à alimenter quatorze baignoires. Le nombre des malades qui fréquentent cet établissement est d'environ cent cinquante par année. La saison commence le 15 juin et finit le 1er octobre.   **J. B.**

CARATE (*méd.*), s. f. (*pannus carateus*). Maladie cutanée appartenant au groupe des dermatoses dyschromateuses. C'est une maladie des pays chauds, particulièrement des pays qui avoisinent les Cordilières. On l'a fréquemment observée dans le royaume de la Nouvelle-Grenade. MM. Zéa, Bonpland, Daste et Roulin, ont bien voulu me communiquer le résultat de ce qu'ils avaient vu et observé dans leurs voyages. J'ai montré moi-même à mes élèves cette singulière altération sur un individu arrivé de Santa-Fé-de-Bogota. J'ai été pareillement consulté par un chirurgien arrivant de Colombie, qui se trouvait atteint de la même espèce d'affection. C'est ce qui m'a déterminé à prendre des renseignements sur sa nature et sur ses symptômes.

La carate est une maladie de l'organe pigmentaire, qui attaque principalement les nègres, les mulâtres, les personnes issues des blancs avec les Indiens. Cette altération de couleur est si commune, que, dans certains villages, on rencontre à peine quelques individus qui en soient exempts. On dit qu'elle atteint principalement ceux qui habitent le long des rivières et qui se livrent à l'occupation de la pêche.

La carate se manifeste par des taches qui viennent indifféremment sur tout le corps, principalement sur les parties charnues, et qui se trouvent être d'une couleur de rose, comme les joues, les seins chez les femmes, les bras, les avant-bras, etc. Ces taches ont diverses teintes et nuances : elles sont tantôt d'une couleur de café, tantôt d'un blanc mat, tantôt d'un rouge cramoisi, tantôt d'un bleu livide, au point qu'on croirait que certains individus ont été frappés et contusionnés sur le visage ; mais, souvent aussi, les taches qui se manifestent présentent, par le mélange et le contraste de leurs couleurs, un aspect marbré.

Cette maladie forme des teintes et des maculations plus ou moins bizarres, selon la nature et la constitution particulières des sujets qui en sont affligés. On dit vulgairement, parmi les gens du peuple, que la carate *noircit les blancs*, et *blanchit les noirs*. La maladie attaque du reste toutes les conditions, et ceux qui en sont atteints dans les hauts rangs de la société ont quelque peine à se montrer. M. Daste a connu un commandant d'arrondissement fort riche, et qui habitait une petite ville très-chaude, au pied des Cordilières ; il était si honteux d'être *caraté*, qu'il n'allait jamais à Santa-Fé-de-Bogota, et n'osait accepter la moindre invitation. Il y avait aussi une dame française qui se présenta au médecin du lieu, avec des taches de lait très-prononcées, au cou et aux bras. Elle était d'ailleurs très-belle, et attribuait l'indisposition qui lui était survenue à un voyage qu'elle avait fait près d'une rivière où il y avait beaucoup de *caratés*. Rien ne prouve pourtant que cette maladie soit contagieuse, et c'est à tort qu'on prétend dans le pays que la tache pourrait se communiquer, si on avalait dans une boisson quelconque la poussière épidermatique d'un individu atteint de ce mal. Ce récit fabuleux ne mérite pas le moindre crédit.

J'ai fait mention plus haut d'un homme venu en France avec tous les symptômes de cette bizarre affection, et nous avons pu recueillir de sa bouche tous les détails qui le concernent. Cet individu, chirurgien de profession, avait séjourné longtemps près du fleuve de la Madeleine. Il avait passé tout d'un coup d'une atmosphère humide à une atmosphère très-chaude ; il s'aperçut un jour qu'il lui était venu sur le visage de petits points blancs, comme il arrive à une personne violemment frappée par le froid. On eût pris d'abord ces taches pour des dartres farineuses, d'autant qu'elles causaient de légères démangeaisons ; elles se multiplièrent considérablement sur les endroits découverts, et y formèrent des plaques de diverses teintes, qui laissaient dans leurs intervalles des emplacements intègres. Les taches étaient jaunes, rouges et blanches, ce qui donnait à la peau l'aspect le plus désagréable. Le malade était honteux de se voir ainsi marqueté et défiguré. Il est aujourd'hui de retour dans l'Amérique méridionale.

Les causes de la carate sont difficiles à déterminer. Il doit certainement survenir des altérations plus ou moins notables dans la texture du réseau muqueux, altérations qui donnent lieu à ces vices si extraordinaires de coloration. M. Roulin, qui a beaucoup observé la *carate* dans son voyage en Colombie, prétend que les taches bleues tiennent à un épanchement de sang veineux. Les causes extérieures qui agissent en pareille circonstance sont difficiles à déterminer.

On s'est beaucoup inquiété des moyens curatifs qui conviennent au *pannus carateus*. Si l'on en croit les médecins qui pratiquent l'art sur les lieux, c'est une éruption fort rebelle et dont on conserve toujours les empreintes, alors même qu'on parvient à les guérir. On rencontre même des vieillards qui la conservent jusqu'à la mort. M. Daste fait usage, pour arrêter ses ravages, des préparations mercurielles. Il m'a assuré que certains praticiens avaient employé le sublimé corrosif à l'intérieur avec le plus grand succès. A Santa-Fé-de-Bogota, il s'en fait, dit-on, un grand débit pour le traitement des individus *caratés*. Mais il faut convenir que cette affection est encore livrée à l'aveugle empirisme. M. Zéa prétendait qu'il n'était pas possible de s'en rendre maître quand elle avait fait certains progrès; il est donc essentiel de la combattre aussitôt qu'elle se manifeste. Il est à désirer que notre célèbre voyageur, M. Bonpland, soit bientôt rendu aux vœux de la France. Lui seul pourra fournir des documents précieux à ce sujet. Bᴼᴺ ALIBERT,

Professeur à la Faculté de médecine de Paris, Médecin en chef de l'hôpital de St-Louis.

CARBONATES (*chim.*), s. m. On donne le nom de carbonates à des sels qui sont formés avec l'acide carbonique et une base salifiable. Ces sels, dont quelques-uns sont solubles dans l'eau et les autres insolubles, sont tous décomposés par le feu à la chaleur rouge; l'acide se dégage et la base reste à l'état d'oxyde : le carbonate d'ammoniaque qui est volatil est le seul qui ne se décompose pas. Les carbonates sont aussi décomposés par l'action d'un acide plus puissant, tels que les acides sulfurique, nitrique ou hydrochlorique; lorsque l'on verse ces acides sur les carbonates, il se fait une effervescence produite par le dégagement du gaz acide carbonique. C'est par ce procédé, et en versant de l'acide sulfurique sur la craie, qui est un carbonate de chaux, que l'on prépare l'acide carbonique qui entre dans la composition de l'eau de seltz artificielle. Il existe aussi des carbonates qui contiennent une plus grande proportion d'acide carbonique que les carbonates simples : ces carbonates ont reçu les noms de *bicarbonate* pour ceux qui contiennent le double d'acide, et de *sesqui-carbonate* pour ceux qui n'en contiennent que moitié en plus. Les bicarbonates sont ceux de potasse de soude et d'ammoniaque; ce sont aussi les carbonates qui à l'état simple sont solubles dans l'eau.

Les carbonates sont employés en médecine; celui de potasse forme la base de la potion antiémétique de Rivière; ceux de soude, d'ammoniaque, de chaux, de magnésie, de fer et de plomb entrent dans diverses préparations dont nous parlerons à chacun de ces mots.   J. B.

CARBONE (*chim.*), s. m. C'est un corps simple très-répandu dans la nature et qui forme la base de beaucoup d'autres corps. Le diamant est du carbone cristalisé et à l'état parfait de pureté. La matière noire qui provient de la décomposition des huiles ou des résines par le feu et qui se forme surtout lorsque l'on place une plaque immédiatement au-dessus d'une lampe en combustion est du carbone sensiblement pur. Le charbon de bois, le charbon de terre, le charbon animal, la plombagine contiennent de fortes proportions de carbone. Le carbone se combine avec différents gaz tels que l'hydrogène et l'oxigène, combiné avec ce dernier corps, il forme l'oxide de carbone et l'acide carbonique qui sont ordinairement le produit de la combustion du charbon à l'air libre et les phénomènes d'asphyxie qui en sont la suite. (V. *Charbon*).   J. B.

CARBONIQUE (acide) (*chim.*), s. m. Air fixe, acide méphitique, acide crayeux. L'acide carbonique est un corps gazeux formé d'un volume de gaz d'oxigène et d'un volume de vapeur de carbone condensé en un seul; il existe à l'état libre en petite proportion dans l'air atmosphérique; on le trouve en plus grandes proportions dans certaines localités et entre autres dans la grotte du chien à Pouzzole, où il se dégage d'un terrain volcanique : il existe aussi mêlé à quelques eaux minérales; il se dégage des matières végétales en fermentation et en combustion; il forme un grand nombre de combinaisons, enfin c'est un des corps les plus répandus dans la nature.

Ce gaz est incolore, transparent, d'une odeur un peu piquante et d'une saveur aigrelette, que l'on peut facilement apprécier en buvant de l'eau de seltz: c'est lui qui produit l'effervescence que l'on observe dans le vin de Champagne, dans la bière et le cidre lorsqu'on débouche les bouteilles qui les contiennent. L'acide carbonique est plus pesant que l'air; il ne peut favoriser la combustion et éteint immédiatement les bougies et les charbons allumés; sa solubilité dans l'eau est mise à profit pour préparer des eaux minérales et des limonades gazeuses; nous ne nous étendrons pas ici sur ses autres propriétés chimiques et physiques qui sont plus spécialement du ressort de la science. Il entre dans la composition d'un grand nombre de corps où il est produit par leur décomposition; il forme avec les oxides métalliques et avec l'ammoniaque des sels dont il a été parlé au mot *carbonate*. Dans ces derniers temps, on est parvenu à obtenir l'acide carbonique à l'état liquide : cette importante découverte est due à M. Thillorier, qui, au moyen d'une forte compression et d'un abaissement notable de la température, est parvenu à condenser ce corps au point de le liquéfier : dans cet état l'acide carbonique jouit de propriétés nouvelles parmi lesquelles sa tendance à retourner à l'état de gaz est celle qui est la plus marquée; on s'est même fondé sur la force énorme qu'il développe par sa tension pour poser les bases nouvelles d'un système de machines à vapeur qui seraient beaucoup plus puissantes et moins massives que celles employées jusqu'à ce jour. Laissant vaporiser ce liquide mêlé à la vapeur d'éther, M. Thillorier a obtenu les plus grands et les plus prompts abaissemens de température observée jusqu'à ce jour. Du reste les propriétés de l'acide carbonique liquide fourniront encore d'importants sujets d'étude.

L'acide carbonique n'est guère employé en médecine que pour la préparation des eaux minérales factices, le soda-water et la limonade gazeuse; encore ces dernières sont-elles plutôt un objet comestible que médicamenteux; mêlé simplement à l'eau au moyen d'appareils convenables, il constitue l'eau gazeuse acidule que l'on sert sur les tables sous le nom d'eau de seltz. (V. Eau minérale). On a aussi proposé de faire inspirer ce gaz comme propre à arrêter les progrès de la phthisie pulmonaire en ralentissant la conversion du sang veineux en sang artériel; mais ce moyen paraît doué de peu d'efficacité. A l'extérieur on a tenté d'en faire usage pour stimuler les plaies gangréneuses ou de mauvaise nature, et les résultats n'ont pas été satisfaisants. Cet acide n'est plus employé qu'à l'intérieur, et il fait aussi la base de la potion anti-émétique de Rivière.

La préparation de l'acide carbonique est très-simple : on l'obtient en versant de l'acide sulfurique sur de la craie réduite en bouillie et mise dans une cornue de plomb; le carbonate de chaux se trouve transformé en sulfate et l'acide carbonique se dégage. On emploie aussi quelquefois l'acide muriatique que l'on verse sur des fragments de marbre blanc qui est du carbonate de chaux presque pur; mais ce dernier procédé est plus incommode que le précédent et est presque entièrement abandonné aujourd'hui pour fabriquer l'acide carbonique en grand.

L'acide carbonique n'agit pas seulement sur l'économie animale, comme déterminant l'asphixie par défaut d'oxigène, il agit comme poison, car de petites proportions mêlées à l'air ont suffi pour déterminer des accidents; M. Collard de Martigny, qui s'est livré à des recherches importantes sur ce sujet, a constaté ces faits d'une manière positive; il a reconnu que ce poison agit principalement et primitivement sur les nerfs et sur le cerveau, et qu'il ne détermine pas une asphyxie passive comme l'hydrogène et l'azote. (V. Asphyxie.)

J. P. BEAUDE.

CARCINOME (path.), s. m. Voyez CANCER.

CARDAMOME (mat. méd.), s. m. On désigne ordi-nairement sous ce nom le fruit de l'amomum cardamomum, de la famille des cannées; mais plusieurs autres espèces d'amomum produisent aussi des fruits qui ont reçu le nom de cardamome, et on en distingue de trois espèces, qui sont. Le petit, le moyen et le grand cardamome ; ce fruit est triangulaire, aminci en pointe à ses deux extrémités, de couleur fauve ; le grand cardamome est long d'un pouce et demi environ, et est strié longitudinalement; le péricarpe, qui est à trois loges, contient un assez grand nombre de graines. Le moyen cardamome est de la grosseur d'une cerise et globuleux; ses graines sont de couleur rougeâtre. Le petit est de la même forme que le grand et est tout au plus le quart de son volume, sa saveur est très-aromatique et très-piquante, et il est employé de préférence aux deux autres espèces. Ce médicament, qui est tonique et stimulant, est aujourd'hui peu employé. J. B.

CARDEURS (Maladies des), (hygièn. pub., path.) La laine, le coton et plusieurs autres substances filamenteuses avant d'être soumises à la filature, réclament plusieurs opérations préliminaires dont une des plus importantes est le cardage.

Le métier de cardeur est très-ancien; la communauté de ces ouvriers avait des statuts aussi anciens que ceux des drapiers qui se trouvent inscrits au troisième feuillet du registre en parchemin des ordonnances et statuts, appelé le petit cahier, qui était déposé dans la chambre du procureur du roi au Châtelet. Ces statuts ont été confirmés par lettres-patentes de Louis XI, du 24 juin 1467, et depuis confirmés et augmentés par autres lettres-patentes de Louis XIV, du mois de septembre 1688, registrées en parlement le 22 juin 1691.

A cette époque on ne pouvait être reçu maître cardeur à Paris, sans avoir fait trois années d'apprentissage et servi les maîtres en qualité de compagnon trois autres années. Trois maîtres jurés étaient à la tête de cette communauté pour veiller à la conservation des priviléges, maintenir les statuts et réformer les abus.

Aujourd'hui dans les grandes villes d'Europe, l'opération du cardage se fait en grand à l'aide de nouvelles machines à carder; mais dans les petits pays de province, on se sert encore de cardes à main et de drousettes ou cardes à bancs, et cette opération est confiée le plus souvent aux femmes. Les nouvelles machines à carder outre qu'elles préservent les ouvriers des affections dont nous parlerons plus bas, présentent des avantages immenses pour la célérité, l'économie et la perfection du travail.

§ Les ouvriers cardeurs à cause de la poussière qu'ils sont obligés d'avaler pendant le cardage, sont sujets à la gêne dans la respiration, à la toux et à l'asthme. L'impression des molécules de poussière que les ouvriers sont obligés d'avaler pendant le travail peut être plus ou moins vive, plus ou moins fâcheuse, suivant leur composition chimique et suivant l'irritabilité et la constitution des individus.

Nous avons observé que l'affection la plus fréquente chez les cardeurs est l'asthme; ceux de ces ouvriers qui sont faibles, nerveux, et qui ont une poitrine mal conformée, après quelques années de travail, commencent à éprouver un sentiment de compression et de resserrement de la poitrine, et pendant la nuit, ils ont de la difficulté à prendre une position horizontale, et ils éprouvent un besoin impérieux de prendre une position verticale et de respirer un air libre et frais.

Chez les cardeurs asthmatiques, s'ils ne s'abstiennent pas du travail, les accès deviennent plus intenses; la difficulté de respirer augmente progressivement; la voix devient aphone, et il se manifeste des spasmes et des mouvements convulsifs dans les muscles dilatateurs des parois thorachiques, dans ceux de l'abdomen et même dans le diaphragme; l'aspiration est lente, tardive et le plus souvent ronflante, ou sifflante, et la suffocation, surtout pendant la nuit, paraît imminente.

Nous avons remarqué que l'asthme chez les cardeurs est toujours la suite d'une toux chronique et d'un catharre pulmonaire très-opiniâtre; cette observation vient à l'appui des idées de Laënnec qui regarde le catarrhe pulmonaire chronique comme la cause la plus ordinaire de l'asthme. Les suites du catarrhe pulmonaire, c'est-à-dire, l'épaississement de la membrane muqueuse, le rétrécissement des canaux qu'elle tapisse, déterminent souvent et paraissent constituer ce qu'on a particulièrement appelé l'*asthme humide*, dont le caractère principal est le soulagement remarquable qu'éprouve le malade dès qu'il s'établit une expectoration abondante de matières visqueuses et nacrées.

Traitement. Les moyens de guérison que l'on doit indiquer aux cardeurs attaqués d'asthme, doivent être appropriés à la constitution du sujet et à la nature de la maladie; si le malade est faible et que l'état nerveux soit très-prononcé, il faut recourir aux antispasmodiques, tels que le musc, les potions éthérés, l'opium, etc. Nous avons vu un cas d'asthme convulsif, suite de l'abus des plaisirs vénériens disparaître sous l'usage de l'acide prussique médicinal.

Si l'ouvrier est jeune et robuste, la saignée est le moyen le plus ordinairement certain d'obtenir une diminution sensible des accidents dont il est menacé pendant l'accès.

On doit aussi conseiller au malade la position verticale, les boissons froides et légèrement acidulées, l'exposition à l'air frais dans le commencement de l'accès. Vers la fin de l'accès on doit favoriser l'expectoration avec de l'oxymel scillitique, les préparations antimoniales, le sirop de Dessessart, et le sulfure de potasse.

Dans l'intervalle des attaques, le malade doit s'abstenir de toutes liqueurs fermentées; de thé et de café.

S. FURNARI et A. CHEVALLIER.

CARDIA (*anat.*), s. m. C'est l'orifice supérieur ou œsophagien de l'estomac. (Voyez ce mot.)

CARDIALGIE, GASTRALGIE (*path.*), s. f., signifient simplement douleur d'estomac. Bornés à leur acception étymologique, ces mots ne repré-

sentent donc qu'un symptôme qui pourrait dépendre de causes ou lésions organiques très-variées; mais ce symptôme est parfois si prédominant, si digne d'une attention spéciale, qu'il donne à lui seul le nom et le caractère à une maladie. On a consacré la dénomination de cardialgie ou de gastralgie, à une souffrance d'estomac purement nerveuse, c'est-à-dire sans lésion appréciable de ce viscère, sans inflammation (V. *Gastrite*), sans désorganisation (V. *Cancer*); il n'y a de modifié que la sensibilité et la contractilité organiques, le tissu de l'organe conservant les apparences de l'état sain.

Quand on considère l'abondance et les différentes sources des nerfs (du cerveau, de la moëlle épinière, du grand sympathique), qui vivifient l'estomac, il est aisé de concevoir le haut degré d'impressionnabilité de ce viscère, et l'on comprend pourquoi des médecins et des philosophes en ont fait le siége et le centre d'une foule d'affections et de passions. En effet, l'estomac souffre dans la plupart des maladies, et les fortes émotions, quoique du domaine cérébral, ont un retentissement très-marqué dans la région épigastrique. L'important, pour le sujet qui nous occupe, est de ne pas confondre les douleurs nerveuses de l'estomac avec celles qu'occasionnent l'inflammation et d'autres lésions graves de texture. Voici les symptômes principaux de la cardialgie, d'après le tableau comparatif avec la gastrite, qu'en a tracé M. le docteur Jolly, dans le *Dictionnaire de Médecine* et de *Chirurgie pratiques* : Douleur vive, aiguë, déchirante, intermittente, diminuant par la pression, moins vive après le repas, se manifestant plus souvent le matin; langue quelquefois décolorée, large, nette; appétit souvent exagéré, dépravé; désir des aliments de haut goût et de boissons alcooliques; saveur métallique, acide; bâillements fréquents; vomissements muqueux; soif ordinaire; constipation fréquente; battements exagérés de l'épigastre; fièvre ordinairement nulle; amaigrissement peu sensible et lent; physionomie peu altérée; caractère irascible, craintif, morose; etc. Si maintenant nous mettions en rapport ce tableau de la gastralgie avec celui de la gastrite, nous trouverions une opposition en tout point : douleur sourde, continuelle, augmentant par la pression et après le repas; langue rouge ou sale; bouche sèche, pâteuse, amère; dégoût des aliments, soif, fièvre, etc. (V. *Gastrite*.) Il est plus difficile de distinguer la gastralgie du squirrhe et du cancer de l'estomac. Cependant dans celui-ci les douleurs sont plus continues et particulièrement lancinantes; les vomissements plus opiniâtres, les mouvements de fièvre communs, etc., enfin, le toucher fournit le signe caractéristique, en découvrant une tumeur dure qui n'existe point dans la cardialgie.

Le tempérament nerveux, le sexe féminin, la période de la vie sexuelle, l'hérédité, la vie sédentaire, prédisposent à la gastralgie. Ses causes occasionnelles sont : les travaux intellectuels, les affections morales concentrées, le défaut d'alimentation, un régime débilitant, principalement végétal; l'épuisement onaniaque, vénérien, les hémorragies abondantes, les époques de menstruation, la grossesse, la leucorrhée et la chlorose, les fortes intempéries atmosphériques, et particulièrement les temps orageux, etc.

Pour traiter efficacement la gastralgie, il importe beaucoup d'en déterminer la cause spéciale et de commencer par y soustraire le sujet souffrant, sans cela tout le reste serait insuffisant ou inutile. Il faut donc rechercher s'il n'y a aucune circonstance appréciable qui ait pu occasionner cette maladie, s'il n'y a aucun usage, aucune habitude nouvellement introduite ou supprimée dans l'existence. Dans tous les cas, on a à traiter une affection nerveuse, et voici ce qui convient le plus généralement : un régime doux, suffisamment substantiel, végétal et animal, graduellement augmenté selon l'appétit et les forces digestives. Les acides sont particulièrement nuisibles, et il faut beaucoup de circonspection dans l'usage des épices en général. Les préférences qu'ont les malades pour certains aliments, ne doivent être trop légèrement ni rejetées, ni satisfaites; il est parfois utile d'attendre, pour prononcer, la manière dont elles sont accueillies par l'estomac. Quant aux boissons ordinaires, l'eau rougie, et même un peu de vin pur conviennent au grand nombre. Les infusions aromatiques légères de café, de thé, de camomille, de tilleul, favorisent la digestion dans les occasions accidentelles où elle se montre plus difficile. L'usage, même sobre, des liqueurs, est au moins très-suspect, quoique ses bons effets soient parfois rapides et manifestes. Du reste, il ne faut jamais oublier qu'à côté des règles générales se trouve toujours l'expérience de chacun, et que, malades comme en santé, les organisations ont leurs particularités, leurs habitudes, leurs caprices.

La gymnastique, nuisible dans la gastrite, est éminemment favorable dans la gastralgie, surtout lorsque c'est l'air des champs qu'on peut aller respirer à pied, à cheval, en voiture. L'exercice est efficacement secondé par des frictions à l'épigastre et sur tout le corps, avec une brosse fine ou un gant de flanelle, par les bains tièdes ou frais, suivant la température atmosphérique, à laquelle on a soin aussi de proportionner les vêtements. Il convient d'éviter les contentions d'esprit, et les émotions plus encore.

L'hygiène est l'objet essentiel dans la cardialgie, maladie ordinairement lente, chronique, intermittente, plus rebelle que dangereuse. Mais la matière médicale offre aussi des ressources qui ne sont pas à dédaigner; seulement nous pensons qu'il n'appartient qu'au médecin de décider, dans chaque cas spécial, l'usage qu'on en doit faire, soit pour dissiper les souffrances aiguës, soit pour les prévenir dans les intervalles, quand on a bien saisi l'indication, on a retiré d'excellents effets des préparations opiacées ingérées, ou en friction à l'épigastre, des éthers, des substances aromatiques et anti-spasmodiques, des ferrugineux, des amers, notamment du quinquina et du sulfate de quinine, des absorbants alcalins, de l'électricité, etc.

L'affection nerveuse dont nous venons d'offrir un simple aperçu, et dont on a souvent méconnu la nature, a paru assez importante à M. le docteur Barras pour qu'il lui consacrât un long traité spécial dont le mérite a été justement apprécié.

A. LAGASQUIE.

CARDIAQUE (anat.), adj., du grec cardia, cœur; se dit de ce qui a rapport au cœur ou au cardia qui est l'orifice œsophagien de l'estomac. Il y a des vaisseaux et des nerfs cardiaques; au cœur, les artères cardiaques ou coronaires sont au nombre de deux : une antérieure gauche et l'autre postérieure droite; elles naissent de l'aorte immédiatement au dessus des valvules; les veines sont au nombre de quatre : deux antérieures et deux postérieures, elles s'ouvrent dans l'oreillette droite par un seul orifice garni d'une valvule. Les vaisseaux lymphatiques suivent le même trajet que les vaisseaux sanguins; les nerfs sont au nombre de trois et viennent des ganglions cervicaux; la réunion de ces nerfs derrière l'aorte forme le plexus cardiaque. Les vaisseaux et les nerfs qui entourent l'orifice œsophagien de l'estomac ont aussi reçu le nom de vaisseaux et nerfs cardiaques. (V. Cœur. Estomac.)

J. B.

CARDINALE BLEUE (bot.). (V. Lobélie syphilitique.)

CARDITE (path.), s. f. Inflammation du cœur. Cette maladie est rare comme toutes les phlegmasies du tissu musculaire; elle coïncide d'ailleurs assez souvent avec l'inflammation du feuillet séreux qui enveloppe le cœur, affection connue sous le nom de péricardite.

La maladie qui nous occupe est tantôt bornée au tissu propre du cœur, tantôt elle envahit plus spécialement la membrane interne et constitue cette variété sur laquelle M. Bouillaud a, dans ces derniers temps, appelé l'attention des praticiens, et qu'il a nommée endocardite; selon lui, elle accompagnerait très-fréquemment les affections rhumatismales aiguës. Les causes de la cardite sont : l'inflammation du péricarde, l'introduction dans l'économie de certains poisons irritants, tels que l'arsenic; les chagrins, les refroidissements subits, et de plus toutes les causes qui peuvent produire le rhumatisme articulaire. A l'état aigu, les symptômes de la maladie se confondent avec ceux de la péricardite : ce sont des douleurs vives dans la région du cœur, ou bien un sentiment de malaise et d'étouffement insupportable. Le malade est inquiet et agité par la crainte; à chaque instant il est menacé de syncope; le cœur bat avec précipitation, violence et souvent inégalité; la face contractée et quelquefois violette, exprime l'anxiété et l'angoisse. Portés à ce point, ces symptômes sont promptements suivis de la mort; souvent ils sont moins intenses et alors la maladie est plus obscure; elle peut passer même à l'état chronique et devenir la cause, suivant quelques auteurs, de ces altérations diverses connues sous le nom de lésions organiques du cœur.

Après la mort des sujets atteints de cardite, on trouve le tissu du cœur injecté, légèrement épaissi, rouge et friable; à une période plus avancée, il existe des ulcérations; quelquefois il se forme du pus.

Pour traiter cette affection, on doit promptement avoir recours à un traitement antiphlogistique, à des saignées, des sangsues, au repos, à la diète. (V. *Cœur. Maladies du*).   J. B.

CORDON (*bot.*). Voyez BETTE.

CARIE (*path.*), s. f. La carie est une affection des os, caractérisée par l'inflammation avec suppuration et destruction de leur tissu. Elle a été pendant longtemps confondue avec d'autres maladies du tissu osseux, telles que la nécrose, l'érosion, la dégénérescence cancéreuse, les tubercules des os, mais elle a des caractères auxquels il est difficile de la méconnaître.

Les causes de la carie sont locales ou générales; les premières sont toutes celles qui produisent l'inflammation, qui constitue le premier degré de la carie : les plaies, les fractures, les contusions, les pressions prolongées des os, l'inflammation aiguë et surtout chronique des parties molles environnantes. Les causes générales qui prédisposent à la carie et qui peuvent même la produire sans qu'il y ait action directe, sont la constitution scrophuleuse, qui a une influence si fâcheuse sur les os chez les enfants, la cachexie scorbutique. La syphilis, bien qu'on ait dit, avec juste raison, qu'elle produit de préférence la nécrose, est aussi quelquefois, et je devrais dire assez souvent, cause de carie. Pour quelques auteurs, l'action du mercure et pour quelques autres, ceux qui peut-être n'ont pas osé attaquer directement ce métal, la combinaison du mercure et de la vérole agissant ensemble peuvent produire cette maladie. On a admis aussi les caries rhumatismale, goutteuse, mais elles sont fort rares. Celle produite par l'affaiblissement générale, par l'épuisement, est moins rare; on la voit après les maladies aiguës longues, et après les maladies chroniques, à la suite des excès du coït et surtout de la masturbation. La carie affecte bien plus la partie spongieuse des os que la partie compacte, aussi les os courts tels que les vertèbres, les os du carpe et du tarse, le sacrum, etc., en sont-ils plus souvent atteints. Tantôt la maladie débute par le centre de l'os, tantôt par sa circonférence ; dans ce cas, elle peut être la suite d'une altération des parties environnantes.

Les phénomènes de la carie suivent en général une marche lente, et leur diagnostic est pendant longtemps obscur; ils sont variables suivant que la maladie commence ou qu'elle est confirmée : dans le premier cas, on observe tous les signes de l'inflammation. La partie voisine de l'os malade est douloureuse, tuméfiée surtout si l'os est superficiellement placé ; quelquefois toute la continuité d'un os participe au gonflement; dans quelques cas, il n'y a qu'une étendue assez circonscrite, après un temps plus ou moins long, et il l'est d'autant plus que l'os est recouvert d'une plus grande épaisseur de parties molles. La peau devient rouge violacée, on sent de là fluctuation dans la tumeur, celle-ci ne tarde pas à s'ouvrir et elle donne issue à un pus de mauvaise nature, grisâtre ou noirâtre contenant des lambeaux de tissu cellulaire et quelquefois de petites parcelles osseuses, et d'une odeur repoussante.

Quand l'abcès est ainsi ouvert, les parties molles qui étaient tuméfiés s'affaissent, mais l'ouverture ne se ferme pas, elle forme alors l'orifice d'un trajet fistuleux qui s'étend jusqu'à l'os malade, et qui est entretenu par la sortie continuelle de la matière ichoreuse de la carie. Cette ouverture présente des bords boursouflés, fongueux, saignant facilement. Il n'est pas rare de voir l'abcès s'ouvrir sur plusieurs points, et ensuite plusieurs trajets fistuleux aboutissant à la carie. Si l'on introduit par ces orifices un stylet, il s'enfonce dans l'os et fait éprouver la sensation d'une multitude de petites fractures, il produit de la douleur et donne lieu à un écoulement de sang plus ou moins abondant. Quelquefois le stylet pénètre dans l'os comme il le ferait dans une substance molle, ce qui est occasionné par la transformation fongueuse ou lardacée de la substance osseuse.

Lorsque la carie occupe les surfaces articulaires, on sent très-bien une certaine crépitation en faisant mouvoir les extrémités osseuses l'une sur l'autre. Cette crépitation de frottement et celle donnée par le stylet, ont pour ainsi dire le signe le plus positif de la carie confirmée.

Ce que nous venons de dire des phénomènes de la carie, ne peut guère s'appliquer qu'à celle des os superficiellement placés; car il s'en faut beaucoup qu'ils soient aussi évidents dans la carie des os du bassin ou des vertèbres, ou il n'y a pendant longtemps que des signes rationnels et où l'abcès qui résulte de la maladie de l'os se fait voir dans un endroit toujours assez éloigné.

La carie est une maladie grave et qui tend toujours à faire des progrès, aussi son prognostic est-il très-fâcheux ; dans quelques cas, elle est bornée à une certaine étendue d'un os, elle n'augmente pas; mais les accidents qu'elle produit sont fort graves; la suppuration fatigue le malade, et quand elle est abondante et surtout quand elle se détériore, qu'elle devient fétide, la constitution s'altère, il survient une faiblesse très-grande que ne tarde pas augmenter une diarrhée colliquative, et après quelque temps de marasme le malade meurt. Ces graves accidents et cette terminaison fatale peuvent arriver alors même qu'il n'y a que la partie la plus superficielle d'un os qui est cariée, tandis que dans quelques cas il y a un ramollissement d'un ou de plusieurs os sans abcès.

Quelquefois la carie peut cesser de faire des progrès, elle peut même guérir, ou bien elle se termine par la nécrose ; alors la portion nécrosée sort en masse ou en fragment avec le pus, la suppuration se tarit. Lorsque toute la partie malade est sortie, les fongosités des trajets fistuleux s'affaissent, leur orifice se ferme et tout rentre dans l'ordre sans laisser de traces quelquefois, le plus souvent laissant voir les enfoncements produits par la perte de substance ; en pouvant troubler certaines fonctions, comme par exemple l'altération de la voix lorsqu'il y a communication entre la bouche et les fosses nasales à la suite d'une carie de la voûte palatine.

Quand ce sont des surfaces articulaires qui sont le siège de la carie, il y a un mode particulier de guérison, c'est l'ankylose, la soudure des extrémités de deux os.

Au surplus, pour établir le prognostic de la carie, il faut toujours avoir égard à l'âge et à la force du malade, à la cause de l'altération osseuse, à son étendue et à son ancienneté. Ainsi par exemple quand elle dépend des scrophules et qu'elle survient chez un enfant, on peut espérer la guérir par l'emploi de moyens propres à combattre le vice de la constitution; on peut même compter quelquefois sur la révolution de l'âge de puberté. Si la carie est de nature vénérienne, il est certain que les médicaments spéciaux ou spécifiques en triompheront dans un grand nombre de cas.

Le traitement de la carie est variable selon le degré de la maladie, mais il présente toujours trois indications bien manifestes ; ainsi on devra combattre la cause du mal, quand elle tient à une altération générale de l'économie, par les médicaments appropriés, les anti-vénériens, les antiscrophuleux. On ne négligera même pas l'usage de quelques substances, dont l'action pour être inconnue n'en est pas moins quelquefois efficace; ainsi les préparations d'iode, l'eau de chaux, la ciguë et en général tous les fondants. Ensuite on agira directement sur le mal par le repos le plus absolu, les saignées locales, les applications émollientes et narcotiques, les bains, et, quand la période inflammatoire sera passée, on aura recours aux révulsifs, les vésicatoires, le cautère, le moxa, la cautérisation légère avec le fer rouge, les eaux thermales en bains et en douches. Si l'os est à découvert, les applications directes sont utiles, ce sont les décoctions de quinquina, d'écorce de chêne, de sabine, quelquefois ces mêmes substances en poudre.

On peut imiter ce que fait la nature en changeant la carie en nécrose, au moyen du fer rouge, ou bien lorsque l'on pense que la séparation de la partie malade se fera trop longtemps attendre, et que les accidents généraux font des progrès, on l'enlève avec la gouge et le maillet. Enfin quand tous ces moyens échouent, qu'il n'y a pas possibilité de faire cette ablation, il faut en venir à l'opération extrême, c'est-à-dire l'amputation. On verra à l'article des tumeurs blanches ce que peut la chirurgie pour éviter, dans quelques cas, cette fâcheuse extrémité au moyen des résections.

Toutes ces manœuvres peuvent s'appliquer aux caries des os superficiellement placés; mais on conçoit qu'elles seraient dangereuses appliquées aux surfaces articulaires, inutiles ou impossibles aux os profonds, tels que ceux de la colonne vertébrale et du bassin, cas dans lesquels le trajet fistuleux que parcourt la suppuration est toujours très-étendu.

La dernière indication dans le traitement de la carie est variable suivant que celle-ci est superficielle ou profonde. Dans le premier cas, on doit ouvrir les abcès de bonne heure, dans le double but d'éviter les décollements trop grands de la peau et les progrès de l'altération osseuse en l'attaquant plus directement par les moyens que nous avons énumérés. Si la maladie est profonde, que le pus ait parcouru une grande distance, qu'il forme

ce qu'on appelle un abcès par congestion, la conduite à tenir est tout-à-fait différente. En effet, l'ouverture de l'abcès n'est point pressée ici, puisqu'il n'y a pas à agir sur l'os, ce n'est que lorsqu'il est très-volumineux qu'il faut donner issue au pus. Mais tous les chirurgiens ne sont pas d'accord sur la manière dont il faut ouvrir ces sortes d'abcès. Ainsi, les uns, ceux qui pensent que la pénétration de l'air dans le foyer purulent est la cause de la viciation du pus, veulent qu'on les ouvre, ou par des ponctions sucessives que l'on fait cicatriser par première intention, ou par le moyen du fer rouge; d'autres, convaincus que le contact de l'air avec l'intérieur des abcès n'a pas d'inconvénient, pensent qu'il est préférable de les ouvrir par de larges incisions. Ces deux manières de faire, soutenues par de grandes autorités, comptent peut-être le même nombre de succès et de revers; aussi est-il très-difficile de se prononcer pour l'une ou pour l'autre.   A. CULLERIER.

CARMINATIFS (thérap.), s. m. p., de carminare, nettoyer. On donne ce nom à des médicaments qui ont pour résultat de déterminer l'expulsion des gaz contenus dans les intestins : ces médicaments sont des substances toniques et stimulantes, telles que la mélisse, la sauge, les graines d'anis, de fenouil, de coriandre, de carvi, et les eaux distillées de ces mêmes substances. On prépare un alcool carminatif qui entre dans les potions et qui agit suivant les propriétés que nous avons indiquées.   J. B.

CARNOSITÉ (path.), s. f., de caro, chair. C'est une excroissance de chair, fongueuse ou celluleuse, que certains chirurgiens supposent se développer dans le canal de l'urètre, à la suite de certains écoulements : ces carnosités ont été niées par plusieurs médecins qui ne voient dans leur prétendue existence que des rétrécissements du canal. (V. ce mot.) Cullerier, par analogie, admettait l'existence de carnosités vénériennes à la surface des membranes muqueuses de l'anus, de la vulve et du gland.   J. B.

CARONCULE (anat.), s. f., caruncula, diminutif de caro, chair; on donne ce nom à de petites éminences charnues, qui sont liées à d'autres organes; la caroncule lacrymale est cette petite élévation rougeâtre, de la grosseur d'un grain d'orge, que l'on remarque dans le grand angle de l'œil; elle est formée par la réunion de plusieurs follicules muqueux qui sont recouverts par la conjonctive et même situés dans son épaisseur; on crut pendant longtemps que cet organe sécrétait les larmes, mais elles viennent d'une glande située plus profondément, nommé glande lacrymale. La caroncule lacrymale sécrète un mucus blanchâtre qui s'applique même sur l'extrémité du doigt lorsqu'on la comprime.

Les caroncules myrtiformes sont de petits tubercules rougeâtres, plus ou moins fermes, de forme et de nombre indéterminés, qui sont situés à l'entrée du vagin, et que l'on regarde comme les débris de la membrane de l'hymen, laquelle est ordinairement considérée comme le signe de la virginité : ces caroncules ne sont, suivant quelques auteurs, que les restes de cette membrane, tandis que d'autres pensent qu'elles existent indépendamment d'elle. Le *verumontanum* qui est situé dans l'urètre a reçu aussi le nom de *caroncule de l'urètre.* (V. ces mots.)   J. B.

CARONCULE LACRYMALE (Maladie de la), s. f. De même que toutes les parties de l'œil recouvertes par la membrane muqueuse, la caroncule lacrymale est sujette à des inflammations primitives ou secondaires qui se décèlent par de la chaleur, de la rougeur, de la douleur, et une augmentation marquée dans le volume de cette partie : cet état est accompagné d'une sécrétion muqueuse qui se concrète au grand angle de l'œil. Cette maladie se termine ordinairement par la résolution. Quand elle passe à l'état chronique, et qu'elle s'y maintient longtemps, il n'est pas rare de voir la caroncule passer à l'état squirrheux, condition susceptible de dégénérer en cancer : mais comme l'extirpation est très-facile, et sans danger, il faut se hâter d'y avoir recours, aussitôt que la nature du mal est reconnue.

Souvent il surgit des poils sur la caroncule, cette croissance commune aux chevaux devient chez l'homme une condition pathologique, qui nécessite l'extraction du corps étranger dont la présence seule occasionne souvent des ophthalmies graves et rebelles.   C. DU V.

CAROTIDES (artères), *anat.*, s. f. p. Du grec *karos, carus*, assoupissement, parce que les anciens les regardaient comme le siége de l'assoupissement. On nomme ainsi les deux artères principales qui traversent le cou pour se rendre à la tête. On distingue l'artère *carotide primitive* qui tire son origine à droite du tronc brachio-céphalique, et à gauche de l'aorte même ; ces deux vaisseaux sont situés à la partie antérieure et latérale du cou, séparés l'un de l'autre par la trachée-artère et le larynx ; de chaque côté de cette saillie on peut sentir leur battement avec le doigt. Arrivée au niveau de la partie supérieure du larynx sans avoir fournis de branches, les carotides primitives se partagent chacune en deux branches : l'une, l'artère *carotide externe*, destinée surtout au cou et à la face, fournit six branches, savoir : en devant les artères *thyroïdienne, supérieure, linguale* et *labiale* ; en arrière, l'*occipitale* et l'*auriculaire postérieure* ; en dedans, la *pharyngienne inférieure* ; elle se termine derrière le col du condyle de la mâchoire inférieure en se partageant en deux branches, savoir : les artères *temporale* et *maxillaire interne*. La seconde division de la carotide primitive est la *carotide interne*, qui se rend, sans fournir de branches, dans l'intérieur du crâne où elle pénètre par le canal carotidien ; elle fournit les branches connues sous le nom d'artères *ophthalmique, cérébrales antérieure* et *moyenne, communicante de Willis, choroïdienne*, et d'autres moins importantes. Ces branches communiquent avec d'autres provenant de l'artère vertébrale, et forment à la base du crâne une sorte de réseau connu sous le nom de *polygone de Willis.*   J. B.

T. I.

CAROTIDES (maladies des). *Blessures.* — Les blessures des carotides sont le plus souvent des accidents mortels ; on les observe quelquefois dans les plaies que certains individus se font à la gorge dans le but de se suicider. Il s'écoule alors avec impétuosité et par saccade un jet de sang d'un rouge vif. Lorsque le vaisseau est largement ouvert, la mort est presque instantanée, à moins qu'une syncope salutaire ne vienne suspendre quelques instants le cours du sang ; dans ce cas, ou lorsque la blessure est moins considérable, il n'est qu'un seul moyen de salut, c'est de porter rapidement le doigt dans la plaie, et de comprimer l'artère blessée, jusqu'à l'arrivée du médecin, qui devra en pratiquer la ligature ; nous ne parlerons pas de cette dernière opération, qui est tout entière du ressort de l'homme de l'art.

Anévrysmes des carotides. Ils peuvent être le résultat de blessures ou naître spontanément ; dans ce dernier cas, qui est le plus fréquent, la tumeur anévrysmale se développe le plus souvent sur le trajet de l'artère carotide primitive ; elle gêne bientôt par son volume la déglutition et le passage de l'air dans les poumons ; cette maladie, comme les autres anévrysmes, guérit très-rarement sans le secours de l'art ; au bout d'un certain temps la poche se rompt, et le malade succombe aussitôt. Elle se reconnaît, au reste, aux caractères généraux indiqués au mot *anévrysme*. Le seul traitement sur lequel on puisse compter, est la ligature de la carotide ; on doit la pratiquer sur le tronc de l'artère sans toucher à la poche anévrysmale. Quoique cette opération soit grave et souvent mortelle, elle ne laisse pas de compter quelques succès.

       J. P. BEAUDE.

CAROTTE (*bot.*), s. f., *daucus carota*, L. Pentandrie Digynie, L. ; ombellifères, J. Cette plante existe dans la nature sous deux états : sauvage, elle se rencontre dans tous les prés ; on peut la reconnaître à une petite fleur rouge et stérile, située au centre de l'ombelle. Sa racine est alors dure, coriace et rameuse. Cultivée, la plante se modifie, et sa racine devenue pivotante et charnue, acquiert cette saveur douce et légèrement aromatique qu'on lui connaît. C'est, au reste, un aliment salubre et très-employé. En médecine, cette racine a été fort vantée contre le cancer et la jaunisse ; mais ses propriétés paraîtront plus que douteuses, quand on saura qu'elle n'a été employée contre ces maladies qu'à cause de sa couleur jaune, à une époque où l'on croyait que, par une attention particulière de la Providence, chaque plante portait sur elle un signe qui indiquait la maladie qu'elle pouvait guérir. Ses qualités réelles sont d'être émolliente ; comme telle, elle doit faire partie de la nourriture des personnes auxquelles on prescrit un régime doux et rafraîchissant. On applique aussi avec quelque avantage la pulpe de carotte crue sur les gerçures qui surviennent dans diverses parties, et notamment au mamelon des nourrices.   J. B.

CARRÉ (*anat.*), s. m. On a donné ce nom à plusieurs muscles à cause de leur forme. Le *carré de la cuisse* est situé à la partie postérieure du bassin, il est mince et s'étend du grand trochanter à la tubérosité sciatique ; il porte la cuisse en dehors. Le *carré des lombes* est situé en arrière et en bas du tronc, sur les côtés de la colonne vertébrale, il s'étend du bassin à la partie inférieure de la poitrine ; il est aplati, épais, assez puissant ; il s'attache en bas à la crête. iliaque, en haut à la dernière côte et en dedans aux vertèbres lombaires ; il contribue à fléchir le corps de côté et sert à la respiration. Le *carré du menton* est placé en bas de la face et forme une partie de la masse charnue du menton, ce muscle sert à élever la lèvre inférieure et à la renverser. *Carré du pied* (V. *Pédieux*). *Carré pronateur* (V. *Pronateur*).

J. B.

CARPHOLOGIE (*path.*), s. f. Du grec *carphos*, flocon, et de *légo*, je ramasse. C'est un phénomène qui s'observe dans le dernier période de gravité des maladies aiguës, et qui fait que le malade paraît ramasser le duvet de son lit, en agitant ses mains et ses doigts sur les draps et la couverture : ce symptôme est de la dernière gravité et précède ordinairement l'agonie.

J. B.

CARREAU (*méd.*), en latin *tabes mesenterica*, s. m. Sous le nom métaphorique de *carreau*, le vulgaire désigne ordinairement une affection caractérisée par la tuméfaction du ventre, contrastant avec l'amaigrissement de la face et des membres, et les médecins confondent en général deux maladies bien distinctes, quoique souvent réunies, l'une la péritonite tuberculeuse, l'autre la tuberculisation des glandes du mésentère. Par un énoncé rapide des principales lésions cadavériques du carreau, nous allons prouver qu'on a eu tort d'en faire une maladie à part, puisqu'il n'est le plus ordinairement qu'un symptôme. Les glandes du mésentère sont transformées en tubercules, avec ou sans trace d'inflammation ; tubercules durs comme des marrons crus dans la première période, ramollis plus ou moins dans la seconde. Le péritoine qui les recouvre est quelquefois enflammé, plus souvent on le trouve parfaitement sain ; il en est de même de la membrane muqueuse qui tapisse intérieurement l'intestin. Si d'un autre côté, on fait attention que sur un nombre donné d'enfants soumis à la longue expérience de M. Guersant, les cinq sixièmes avaient également dans le poumon des tubercules plus ou moins avancés, on sera amené à conclure que le carreau, n'est à proprement parler qu'une complication de la phthisie pulmonaire. Un temps viendra sans doute où on lui assignera dans la nosologie la place qui lui est due ; on le renverra au chapitre des tubercules, et sans en faire une maladie spéciale. Au lieu de se déposer dans les poumons, la matière tuberculeuse prend ici une autre route, et par une cause qui nous est inconnue, se fixe plutôt sur les glandes de l'abdomen. Les exemples de cette préférence d'une même affection sur des organes différents, suivant tel ou tel âge, ne sont pas rares en pathologie ; ainsi, pour ne citer qu'un exemple, le vice rhumatismal se porte surtout dans le jeune

âge et chez l'adulte sur les grandes articulations ou sur le péricarde ; chez les vieillards, au contraire, il attaque en général plutôt les petites jointures. Mais en attendant qu'on ait rayé de nos livres de médecine les mots de carreau avec toutes ses synonymies de *tabes infantum, atrophia infantilis, phthisie mésentérique, étisie rachialgique, scrophules ou écrouelles mésentériques, chartre, physconie, entéromésentérite*, etc., force nous est de décrire ce que les auteurs à une époque où l'anatomie pathologique n'était point suffisamment cultivée, ont entendu par l'expression de *carreau*.

Causes. Quelles sont les causes sous l'influence desquelles le carreau naît et se développe ? comme pour les scrophules, comme pour la phthisie pulmonaire, il faut nécessairement admettre un inconnu, une prédisposition cachée qui jette dans l'économie le germe morbide que féconderont plus tard les causes occasionnelles, mais sans laquelle, celles-ci eussent eu peu de pouvoir. Ainsi une alimentation insuffisante ou de mauvaise qualité, l'allaitement d'une nourrice scrofuleuse ou poitrinaire, l'action prolongée du froid et de l'humidité, d'un air malsain ou qui n'est pas renouvelé ; des indigestions fréquentes, des irritations répétées du conduit alimentaire, la répercussion d'une dartre ancienne ou d'un écoulement habituel, toutes ces causes accidentelles seules frapperaient presque en vain sur une constitution solide, sur un tempérament non prédisposé aux tubercules ; mais soumettez à ces influences pernicieuses un corps débile et chétif, livrez-leur l'économie faible et chancelante d'un enfant et vous les verrez, amener pour résultat final, la formation de tubercules soit dans le ventre, soit dans les organes de la respiration. Et la preuve qu'il faut reconnaître, pour le développement de ces produits morbides, une prédisposition qui nous échappe, une loi impénétrable jusqu'ici à tous nos moyens d'observation, c'est que le carreau se montre quelquefois dans des circonstances tout-à-fait opposées, c'est qu'il sévit parfois et sur l'enfant du riche habitué aux délicatesses de la table, et qu'environnent toutes les recherches du luxe, et sur l'enfant du pauvre que nourrit un pain grossier et qui végète dans la misère. Si le carreau est plus fréquent depuis la première dentition, jusqu'à l'âge de douze et quinze ans, c'est qu'à cette période de la vie, les affections tuberculeuses sont plus communes. Sans doute on peut le considérer comme une maladie de l'enfance ; il n'est pas cependant très-rare d'en observer des cas chez les adultes et même chez les vieillards, comme chez le fœtus de six à sept mois ou chez les nouveaux-nés. Les filles y sont plus exposées que les garçons ; la proportion donnée approximativement par M. Guersant est de sept à huit pour cent, tandis que chez ceux-ci elle n'est que de cinq à six pour cent.

Symptômes. Le carreau est quelquefois accompagné de symptômes inflammatoires du côté des organes de la digestion ; quelquefois il est tout-à-fait sans douleur, et dans les deux cas, à cette première période, il est impossible d'établir un diagnostic certain. Si en effet il existe un trouble des fonctions digestives, la maladie se confondra avec l'inflammation intestinale; d'autre part, il est prouvé par des faits que l'existence de tumeurs dans les glandes du mésentère, peut s'accorder avec toutes les apparences de la santé. Ingrassias cite l'exemple d'un nègre robuste et bien portant, qui fut pendu et dans le ventre duquel on trouva *soixante et dix écrouelles*, outre presque autant de tumeurs attachées à la tunique externe des intestins. Bayle rapporte l'observation d'une petite fille de cinq ans, qui paraissait jouir de la santé la plus florissante, lorsqu'elle tomba dans le feu et mourut cinq heures après. Le mésentère contenait douze tubercules en partie suppurés, de différent volume, depuis la grosseur d'un pois jusqu'à celle d'une petite noix. Avant que des tumeurs marronnées se soient développées dans l'abdomen, et avant qu'il soit possible d'en constater l'existence par le palper, aucune conclusion positive et rigoureuse ne doit être donnée sur la nature de la maladie. Baumes qui a fait un assez mauvais mémoire sur le carreau, bien qu'il ait été couronné par la société royale de Médecine de Paris, Baumes et les auteurs qui l'ont copié à l'envi, sans presque se donner la peine d'observer, assignent pour caractères à cette affection, l'intumescence du ventre, l'amaigrissement de la face, les vomissements glaireux, l'urine lactescente, les alternatives de diarrhée et de constipation, la décoloration de la caroncule lacrymale, la couleur argileuse des matières fécales, etc., etc. Prenons tous ces prétendus signes les uns après les autres; quels sont ceux qu'il faut regarder comme probants? Les troubles de la digestion, le dévoiement, les vomissements? Mais n'accompagnent-ils pas chez l'enfant non-seulement les inflammations des organes digestifs, mais encore certaines affections de poitrine et de tête? Ne sont-ils pas quelquefois sympathiques du travail de la digestion? La couleur des matières fécales? Mais dans l'inflammation intestinale, leur nature est extrêmement variable, et quelquefois elles présentent successivement toutes sortes de variétés. L'odeur acide de la transpiration, la pâleur de la caroncule lacrymale et autres signes insignifiants, n'ont jamais existé que dans l'imagination des auteurs. Oui sans doute, l'intumescence du ventre, la pâleur de la face, sa bouffissure, l'amaigrissement des membres, quand ils sont accompagnés de tumeurs appréciables au toucher, annoncent l'existence du carreau; mais hors de ce dernier signe tout est incertitude. Les gens du monde qui se laissent frapper par les traits extérieurs et matériels des maladies, ne manquent pas de voir le carreau dans tous les ventres un peu gros. Combien de fois cependant le gonflement de ces parois abdominales n'annonce-t-il pas une autre maladie ou même un état normal? Si la digestion chez l'enfant, vient à se faire mal, une grande quantité de gaz remplit les intestins et produit cette tuméfaction. Chez les individus rachitiques et faibles, le foie a un volume considérable et comme il refoule le paquet intestinal, le même effet est produit; de même qu'il l'est naturellement chez la plupart des enfants jusqu'à l'âge de trois ou quatre ans, par suite de la longueur

du tube digestif proportionnellement plus étendue que chez l'adulte, et surtout à cause du développement de l'intestin colon qui remonte alors jusqu'au creux de l'estomac. Enfin cette intumescence du ventre est si peu un symptôme constant de carreau, qu'elle manque dans beaucoup de cas, où il existe manifestement des tubercules dans le mésentère; M. Guersant ne l'a jamais rencontrée chez l'adulte, à moins de complication, d'épanchement ou d'inflammation du péritoine.

Puisque les symptômes du carreau peuvent se confondre avec ceux de plusieurs maladies, c'est plutôt par des signes négatifs et en procédant par voie d'exclusion que l'on parviendra à démêler l'affection véritable, et le diagnostic précis est de la plus haute importance, puisqu'il y a peu de chance de la guérir, quand la deuxième période est prononcée. Nous ne pouvons faire mieux que de répéter ce que dit à ce sujet M. Guersant, l'homme le plus compétent dans cette matière : « Quand le malade affecté de carreau au premier degré est d'âge à exprimer ce qu'il éprouve, il se plaint presque continuellement de douleurs dont il rapporte le siège au milieu du ventre, mais qui ne sont jamais aiguës et analogues aux coliques, lorsqu'il n'y a pas de complication d'entérite. La douleur augmente lorsqu'on exerce une pression un peu forte, d'arrière en avant, vers les vertèbres lombaires. Cette douleur n'est point superficielle, elle n'est pas accompagnée d'une tension remarquable du ventre, de vomissements et de matité, comme dans la péritonite chronique, ou d'une diarrhée de matières grises et jaunâtres avec altération particulière des traits de la face, comme dans les ulcères intestinaux. Ces douleurs persistent souvent très-longtemps et quelquefois même plusieurs années, sans offrir d'autres caractères plus remarquables. Elles reviennent plus particulièrement au printemps et en automne, époque auxquelles les affections tuberculeuses s'exaspèrent presque toujours. Elles se dissipent ordinairement pendant les chaleurs de l'été. Quant aux matières fécales, elles sont plus ou moins liquides et diversement coloriées, mais jamais glaireuses et sanguinolentes comme dans la dissenterie.» Les caractères de l'inflammation chronique de l'intestin ressemblent assez à ceux-ci, à quelques légères différences près qui peuvent les faire distinguer. Les plus petits écarts de régime, dans l'entérite chronique, déterminent presque toujours de la diarrhée et un peu plus de douleur abdominale à la pression, tandis que les courses, les sauts, les hoquets ne produisent point cet effet. Dans les tubercules mésentériques inflammatoires au contraire, les secousses violentes imprimées au ventre augmentent la douleur, tandis que la distension des intestins par les aliments, ne l'aggrave pas d'une manière remarquable. Peut-être même le mésentère est-il moins douloureux au toucher, lorsque le canal intestinal est plein?

Les symptômes généraux du carreau inflammatoire au premier degré sont: la fièvre, la toux, l'amaigrissement, et ils dépendent bien plutôt de maladies coïncidentes, de la phthisie pulmonaire par exemple. Il en est absolument de même de ceux de la seconde période. Ce sont les symptômes précédents un peu exagérés et auxquels il faut ajouter la bouffissure des membres inférieurs, les épanchements dans le ventre et dans les autres cavités, qui n'ont rien non plus de spécial. Pour nous résumer : vague et incertitude pour les signes du carreau au premier degré. — *Deuxième degré*, tumeurs que l'on sent à travers les parois du ventre, dures, arrondies, bosselées, placées profondément vers la partie moyenne et qu'on pourrait confondre seulement avec des matières fécales endurcies et pelotonnées. Mais ces matières, qu'on nomme scybales, ne causent jamais de douleur, et elles occupent ordinairement la fosse iliaque gauche ou la région hypogastrique, tandis que les tubercules siégent plutôt dans les régions iléo-cœcale ou droite et ombilicale.

Traitement. Comme il n'y a d'espoir fondé de guérison que si l'on oppose des agents thérapeutiques au carreau dès son début, et que plus la matière tuberculeuse a séjourné dans le ventre, moins il est facile de l'expulser de l'économie, le traitement préservatif mérite toute l'attention du praticien. Il faudra d'abord soustraire l'enfant aux causes dont l'influence peut, dès la naissance faire naître ou développer les tubercules en général : puis, si malgré ces précautions on suppose l'imminence ou l'existence du carreau, il faudra combattre cette disposition funeste par les fortifiants à l'extérieur comme à l'intérieur. Il faudra transporter le malade à la campagne ou dans un pays plus chaud, le placer dans une chambre suffisamment aérée, bien éclairée et d'une étendue proportionnée au nombre de personnes qui s'y trouvent; l'habituer aux exercices du corps, aux courses, aux promenades en plein air, l'accoutumer peu à peu et par gradation à se jouer des variations de l'atmosphère, au lieu de l'entourer de ces milliers de petits soins malentendus, louables mais pernicieuses exagérations d'une tendresse aveugle. Il faudra lui donner un régime tonique, des viandes rôties, du bouillon gras, du vin généreux pris en quantité raisonnable et coupé avec de l'eau simple ou avec quelque infusion amère, lui couvrir la peau de flanelle, etc.; enfin, combiner sagement les ressources de l'hygiène et de la thérapeutique. On devra, de même que pour la phthisie pulmonaire (V. ce mot), se garder d'un système débilitant et antiphlogistique, à part les cas de complications et les périodes inflammatoires bien évidentes. Il s'agit moins de s'attacher à un mal local, que de surveiller au contraire l'état général, et de fortifier l'économie pour que cette cause dont les effets menacent incessamment, cause qui est disséminée et réside partout, soit partout combattue et non pas attaquée sur un seul point. Faire qu'un sang appauvri en quelque sorte, devienne plus riche, raffermir une constitution faible et débile, tel est le but qu'il ne faut jamais perdre de vue : et ce sont les toniques, les ferrugineux, un air pur et de bons aliments qui seuls peuvent y atteindre.

Lors même que l'on aurait reconnu qu'il existe des tumeurs dans le mésentère, il faut si le carreau est indolent, tenter contre lui les moyens résolutifs qui réussissent pour dissiper les autres affections strumeuses. Ceux qui ont été le plus vantés sont l'iode sous ses différentes formes, le mercure en frictions, les bains sulfureux et surtout les bains de mer. Mais quand le carreau est arrivé à sa dernière période, quand il s'y mêle de la fièvre hectique, un dévoiement continuel, faut-il se borner au traitement palliatif? Les stimulants seraient tout aussi nuisibles que les débilitants, et les autres agents thérapeutiques offrent, alors il faut l'avouer, de bien faibles ressources; est-il plus sage ou de s'abstenir ou de tenter un dernier effort? C'est ce qu'un médecin sage et habile peut seul décider.

G. BLACHE,
Médecin du bureau central d'admission.

CARRIERS (Maladies des), (*hyg. pub.*, *path.*). On a donné le nom de *carrier* à l'ouvrier qui travaille à l'extraction de la pierre qui se trouve dans le sein de la terre, déposée en couches plus ou moins épaisses, plus ou moins étendues et formées de pierres plus ou moins dures, et de nature différente selon les localités.

L'ouvrier carrier est exposé à une foule de maladies ou d'accidents. Il peut être blessé et même tué par la chute soit des pierres, soit d'une partie de la carrière elle-même, soit par des éclats de pierre lorsqu'on fait usage de la mine. Son séjour dans des lieux humides, mal aérés, privés de lumière, peut donner lieu à diverses maladies, des rhumatismes articulaires chroniques, des maux d'oreille, la surdité, des catarrhes chroniques, des coliques, des céphalalgies plus ou moins intenses, de la gêne dans la respiration, des fièvres typhoïdes, enfin l'asphyxie.

La privation de la lumière détermine chez la plupart des ouvriers carriers de la pâleur; chez quelques-uns on a remarqué de la bouffissure, chez d'autres, quoique jeunes, on a vu que la vieillesse était anticipée, et qu'atteints de cachexie et d'hydropisie, ils succombent avant le temps.

On doit recommander aux ouvriers carriers la plus grande prudence, car la plupart des accidents dont ils sont les victimes, provient de la négligence.

Le maître carrier doit fréquemment surveiller ses ouvriers, et exiger d'eux : 1° qu'ils prennent toutes les précautions possibles pour que les pierres lors de l'extraction ne puissent terrasser lorsqu'elles sont détachés des blocs; 2° qu'ils étaient d'une manière solide et sûre les parties ou l'extraction a été faite; 3° qu'ils soient convenablement abrités, lorsqu'on fait jouer la mine; 4° qu'ils l'avertissent s'ils remarquaient dans la carrière l'éruption ou le développement d'un gaz susceptible de rendre moins brillante la flamme des lampes ou chandelles qu'ils emploient, et dans ce cas de se retirer au dehors, pour se soustraire à l'action de ce gaz.

On avait conseillé aux ouvriers carriers de ne descendre pour travailler: 1° qu'après s'être muni d'un sachet contenant deux gousses d'ail pilées avec un peu de camphre, et d'attacher ce sachet à leur cou; 2° de se frotter le visage avec de l'eau-de-vie camphrée ou avec du vinaigre.

Il est bon, ce me semble, de faire justice ici de ces conseils, et de demander ce qu'on a prétendu obtenir en faisant porter à ces ouvriers une semblable préparation. En bonne hygiène, il faut pouvoir se rendre compte de l'action des substances qu'on emploie, et se demander ce que peut faire l'ail, le camphre, le vinaigre, contre l'azote, contre l'acide carbonique. Les seuls moyens rationnels de combattre l'acide carbonique, sont l'emploi de la chaux, de l'ammoniaque; le moyen de combattre la présence de l'azote, c'est la ventilation : aussi il faudrait que dans les carrières, comme dans les mines, il y eût des puits d'aérage par lesquels on pourrait déterminer un courant d'air, qui rendrait ces carrières plus saines en déplaçant le gaz azote, et moins humides par suite de la ventilation.

On doit recommander aux ouvriers carriers :
1º de ne pas descendre dans les carrières lorqu'ils ont chaud, de peur de déterminer la suppression de la transpiration, et s'ils étaient forcés de le faire, de se couvrir le plus possible ;

2º De remonter de la carrière pendant les saisons chaudes, aux heures du déjeuner et du dîner et de prendre leurs repas en s'exposant à l'air libre, en évitant cependant de se placer dans un courant d'air qui peut être nuisible ;

3º De ne pas faire d'excès pendant quelques jours de la semaine, mais de se nourrir autant que possible d'une manière uniforme, ne mangeant pas, ne buvant pas avec excès pendant un ou deux jours, pour être ensuite forcés de vivre avec parcimonie pendant les autres.

S. Furnari et A. Chevallier.

CARTIERS (Maladies des). (*hyg. pub.*, *path.*), Cadet de Gassicourt, en traitant des maladies des artisans, dit que le cartier, l'ouvrier qui fabrique les cartes à jouer, est exposé aux fièvres adynamiques, à l'hydropisie, aux maladies de la peau.

Des recherches que nous avons faites, il est résulté que les ouvriers qui travaillent à la fabrication des cartes ne sont point sujets aux maladies qui leur ont été attribuées; quelques-uns d'eux éprouvent, selon leur dire: 1º une céphalalgie assez intense, lorsque le carton employé a de l'odeur, ce qui arrive quelquefois ; 2º des maux de gorge, qu'ils attribuent à l'emploi des couleurs et surtout du vermillon.

Les démarches que nous avons faites, pour obtenir quelques renseignements sur les ouvriers cartiers, nous ont fait connaître que les ouvriers qui travaillent à la fabrication des cartons, pour les cartes *dites de porcelaine*, les *cartes glacées*, qui sont recouvertes d'une couche de carbonate de plomb, fixée à l'aide d'un encollage, sont quelquefois sujets à des coliques de plomb. Ce qui s'explique par la nature de l'enduit qu'ils emploient pour faire ces cartes.

On doit conseiller aux cartiers : 1º de travailler dans un lieu aéré ; 2º de se laver les mains aux heures des repas et avant de manger : cette recommandation doit être faite particulièrement aux ouvriers qui appliquent le *blanc de plomb* ou le *blanc d'argent* sur du carton, pour faire les *cartes glacées*.   S. Furnari et A. Chevallier.

CARTILAGE (*anat.*) s. m., du latin *cartilago*, en grec *chondros;* partie du corps blanche, nacrée, élastique, et flexible, tenant le milieu pour la dureté entre les os et les divers organes de l'économie : c'est elle qu'on désigne à Paris sous le nom de *croquant* dans la viande de boucherie. On peut en distinguer trois espèces: 1º les *cartilages de revêtement* ou *d'encroutement* ou bien *cartilages articulaires ;* on les observe surtout aux extrémités des os, dont ils revêtent les surfaces formant les jointures. Leur aspect est en général celui d'une couche unie, plus épaisse au centre qu'aux bords; 2º les cartilages proprement dits: parmi ceux-ci nous citerons ceux du larynx, ceux qui s'étendent des côtes au sternum et qu'on nomme *cartilages costaux*, etc.; 3º les *fibro-cartilages ;* ils sont membraneux et présentent une flexibilité plus grande que celle des précédents. Les cartilages des paupières, *des narines, de l'épiglotte*, etc., appartiennent à cette classe.

Les cartilages sont tous revêtus, à l'exception des *articulaires*, d'une membrane particulière analogue au périoste des os, qu'on nomme *périchondre ;* c'est dans elle seule que paraît résider la vitalité, dont sont privées leurs couches plus profondes; par les progrès de l'âge, ils s'ossifient plus ou moins, à l'exception de ceux des paupières et des narines; enfin par une ébullition prolongée ils donnent de la gélatine. Dans le fœtus la plupart des os sont à l'état de cartilages ; quelques-uns de ces organes conservent cet état pendant la première enfance, soit dans leur totalité, soit dans quelques-unes de leurs parties, ainsi les apophyses et les épiphyses des os ne s'ossifient qu'après le corps de ces organes; les cartilages peuvent donc être considérés comme formant le premier rudiment des os, puisque les os sont des cartilages dans lesquels s'est déposé le phosphate calcaire qui leur procure leur solidité. Ce qui se démontre par l'examen de ces organes aux diverses époques de la vie.

Cartilages (maladies des). Elles offrent peu d'intérêt; par suite du défaut de vitalité les plaies de ces parties ne présentent que peu de changement après un temps très-long, et la réunion se fait au moyen du périchondre qui s'enflamme et s'organise; on a aussi observé des fractures de cartilages, et leur soudure se faisait également par le même mécanisme. Une virole osseuse dans certains cas environne le point fracturé : j'ai observé ce fait dans une fracture d'un des cartilages costaux.

Une des affections, la plus remarquable parmi celles de ces parties, est leur ossification morbide, ossification qui a lieu aussi naturellement par les progrès de l'âge ; une fois ossifié, leur tissu peut se nécroser comme celui des os ordinaires.

Néanmoins l'inflammation, ou un de ces vices qui infestent toute l'économie, peuvent modifier la vitalité des cartilages et les rendre susceptibles, comme les os, de *carie;* ils pourraient même être le siége de douleurs, d'après quelques chirurgiens distingués. C'est surtout dans l'affection connue sous le nom de *phthisie laryngée,* qu'on a observé la carie des cartilages du larynx et de la trachée. D'après M. Cruveilhier, la maladie débuterait le plus souvent par l'inflammation du tissu cellulaire sous-muqueux ; elle gagnerait ensuite le périchondre et le tissu cartilagineux. Les cartilages sont aussi altérés et ramollis dans les tumeurs blanches; dans la goutte, ils deviennent le siége de concrétions particulières formées de phosphate de chaux, qui déforment et empêchent le mouvement des articulations; enfin, les progrès de l'âge déterminent souvent l'usure des cartilages qui recouvrent les surfaces articulaires. (V. *Phtisie laryngée, Tumeur blanche, Goutte*, etc.)   **J. P. BEAUDE.**

CARTHAME (*bot.*), s. m. *Carthamus tinctorius* L., safran bâtard. C'est une plante annuelle, qui est cultivée à cause de ses fleurs rougeâtres; elle est originaire d'Égypte et de la famille des synanthérées, tribu des carduacées; les fleurs fournissent deux principes colorants : l'un est jaune et soluble dans l'eau, et l'autre, de nature résineuse et seulement soluble dans l'alcool, sert à donner à la soie et à la laine de belles couleurs roses, rouges, cerise et ponceau; ces fleurs servent aussi à préparer le rouge de toilette ou *fard*. On sépare le principe colorant au moyen du sucre de citron, et on le fait dissoudre dans une solution alcaline; le principe colorant de cette plante a été isolé et a reçu le nom de *carthamite*. Les fruits qui sont âcres et désagréables ont une propriété légèrement purgative, très-employée autrefois; on n'en fait plus usage aujourd'hui que pour engraisser la volaille; on les nomme aussi *graines* des perroquets.   **J. B.**

CARUS (*path.*), s. m. (V. *Coma.*)

CARVI (*bot.*), s. m., *carum corvi* L. C'est une plante bisannuelle, de la famille des ombellifères J. On la trouve dans les prés de diverses contrées de l'Europe. La racine et les semences sont employées: la première, lorsqu'elle a été améliorée par la culture, se rapproche du panais, et on en a fait usage dans quelques contrées du nord de l'Europe; les semences sont brunâtres, d'une odeur forte et aromatique, analogues à celles du cumin ; elles sont stimulantes. Prises en infusion à la dose de deux gros dans une pinte d'eau, elles provoquent la sueur, excitent la contractilité intestinale, favorisent l'expulsion des vents; les peuples du Nord les mêlent au pain et à divers aliments, pour faciliter la digestion; cet usage est aussi suivi par les peuples du nord de l'Afrique et d'Alger, qui souvent remplacent cette graine par le cumin.   **J. B.**

CASCARILLE (*mat. méd.*), s. f., *cascarilla*, d'un mot espagnol signifiant *petite écorce*. On l'appelle aussi quelquefois *quinquina aromatique, cortex eleutheranus*. Cette substance est l'écorce du *croton cascarilla* L., petit arbrisseau de l'Amérique méridionale (Monœcie Monadelphie L., famille des euphorbiacées J.) ou selon d'autres du *clutia eluteria* L. Elle nous vient d'Eleuthera, une des îles Lucayes, de la Virginie, du Pérou, etc., sous forme de petites plaques roulées, couvertes d'un épiderme blanchâtre, et d'une couleur brune en dedans. Sa saveur est amère et aromatique, son odeur est peu marquée, mais elle se développe lorsqu'on la brûle; elle offre alors un parfum très-agréable ;

aussi quelques fumeurs sont-ils dans l'habitude d'en mêler au tabac. Cette substance doit ses propriétés à une huile volatile et à une résine particulière; elle fournit à la médecine un excitant et un tonique à la fois; on l'associe souvent au quinquina; on l'emploie encore pour stimuler un estomac paresseux, et combattre certaines diarrhées chroniques. On l'administre en poudre à la dose de vingt grains environs. On fait aussi entrer quelquefois dans une potion deux à quatre gros d'eau distillée de cascarille.   **J. B.**

CASÉUM (*chim.*) s. m. Substance blanche, molle, sans saveur, faisant partie du lait, où elle se trouve presque entièrement dissoute ; c'est elle qui après avoir été coagulée, et séparée de la crème ainsi que du petit lait, constitue le fromage blanc ordinaire. Elle existe comme l'albumine sous deux états, l'un de caséum soluble, et l'autre de caséum insoluble. La première variété s'obtient en traitant le lait écumé par de l'acide sulfurique, lavant le *sulfate de caséum* qui se précipite et le mettant en contact avec du carbonate de baryte ou de chaux qui s'empare de l'acide sulfurique, et laisse libre le caséum qui est alors soluble dans l'eau. Il est précipité de sa dissolution par les acides, (excepté le caséum du lait de femme) : la chaux, la baryte, la strontiane, l'acétate de plomb et d'autres sels métalliques, l'infusion de noix de galle, l'alcool, etc. La coagulation spontanée du lait pendant les chaleurs de l'été est due à la formation d'une certaine quantité d'acide lactique. Le même effet est produit en plongeant dans le lait de la présure, ou la membrane muqueuse de l'estomac des veaux; mais le caséum ainsi obtenu cesse de jouir de la propriété de se dissoudre dans l'eau, quoiqu'il ne soit combiné avec aucun acide; il constitue alors la seconde variété de caséum, qui est pourtant soluble dans la soude, la potasse et surtout l'ammoniaque.

Le caséum est un aliment sain, nourrissant, mais peu stimulant. Soumis à l'action de l'air, il s'altère peu à peu et devient comme on le sait, la base essentielle des fromages. Enfin, on a proposé il y a une vingtaine d'années, d'employer le lait caillé et écrémé pour la peinture en détrempe. (V. *Lait*.)   **J. B.**

CASSE (*mat. méd.*), s. f. On nomme ainsi le fruit et souvent la pulpe du fruit du canéficier, *cassia fistula* L., arbre élevé, originaire de l'Arabie, de l'Égypte, de la Perse et des Indes orientales, et cultivé maintenant en Amérique (Décandrie Monogynie L., famille des Légumineuses J.) Le fruit qu'il nous envoie a la forme d'un cylindre long de plus d'un pied et de la grosseur du pouce. L'extérieur est de couleur noire; l'intérieur est partagé par des cloisons horizontales en un grand nombre de loges, dont chacune renferme une graine aplatie, plongée au milieu d'une matière brune, pulpeuse, et d'une saveur légèrement acide et sucrée: cette dernière substance est la seule partie de la plante qui soit employée en médecine. Dans ce but on la sépare exactement des graines, en la faisant passer à travers un tamis de crin; elle porte alors le nom de *casse mondée*. Elle peut se dissoudre dans l'eau et constitue un médicament légèrement purgatif, d'un goût assez agréable. Après avoir été autrefois bien vantée, cette substance est pourtant peu employée de nos jours, ce qui tient surtout à l'incertitude qu'offre son action; très-souvent en effet elle est digérée, et elle cesse alors d'agir comme laxatif. On peut d'ailleurs la remplacer par d'autres médicaments moins chers et plus certains. Lorsqu'on l'administre, c'est ordinairement à la dose de deux onces de pulpes qu'on fait dissoudre dans un demi-litre d'eau ou de petit-lait; le malade doit prendre cette boisson dans l'espace d'une à deux heures. On emploie encore à la dose de deux à trois onces, une sorte de confiture ou conserve faite avec la pulpe et du sucre; cette préparation porte dans les officines le nom de *casse cuite*.   J. B.

CASTERA VERDUZAN (Eaux minérales de). C'est un petit village du département du Gers, situé entre Auch et Condom, à égale distance de ces deux villes, au fond d'un vallon sur le bord de l'Alloue; il y a deux sources d'eaux minérales, une sulfureuse et l'autre ferrugineuse; ces sources étaient perdues dans un terrain marécageux; il y a près de soixante ans que l'on fit des constructions pour les enclore et le village ne paraît être guère plus ancien. La source sulfureuse qui jaillit à vingt-deux pieds de profondeur est limpide, exhale une odeur d'hydrogène sulfuré, et est d'une odeur nauseuse; sa température est de dix-neuf degrés et demi R. L'analyse qui en a été faite d'une manière assez incomplète, a donné pour résultats de l'hydrogène sulfuré, du gaz acide carbonique, des muriates de chaux et de soude, des sulfates de chaux et de soude, des carbonates de chaux et des traces de sous-carbonate de soude, plus, de la matière animale.

La source ferrugineuse est moins abondante; son eau est limpide, sans couleur et sans odeur, d'une saveur styptique et fraîche; immédiatement après sa sortie, elle laisse dégager des bulles d'acide carbonique qui sont en petite quantité; sa température est de dix-neuf degrés R. L'analyse a démontré qu'elle contenait de l'acide carbonique, des muriates de chaux et de soude, des sulfates de chaux et de soude, du carbonate de chaux et de l'oxide de fer. Ces résultats ont été obtenus ainsi que les précédents sur un résidu obtenu par l'évaporation de vingt litres d'eau; l'eau sulfureuse a donné pour résidu cinq grammes, six décigrammes, et l'eau ferrugineuse vingt-sept grammes. M. Manas qui s'était livré à ce travail, avait constaté la présence de la magnésie; les résidus obtenus par l'évaporation des eaux avaient été examinés par Vauquelin.

Ces eaux sont administrées en bains, en douches et en boissons; comme leur température est peu élevée, on est obligé de la faire chauffer, et cette opération peut nuire à leur action. Vingt-huit baignoires sont disposées dans l'établissement : six servent pour l'eau ferrugineuse, et vingt-deux pour l'eau sulfureuse; l'eau ferrugineuse est plus souvent administrée en boisson qu'en bains, le contraire a lieu pour l'eau sulfureuse. On prescrit ces eaux dans les rhumatismes chroniques, dans les engorgements lymphatiques, dans les maladies de la peau, les gastralgies, la gravelle, etc. La source ferrugineuse est spécialement employée dans les dérangements menstruels, les tremblements nerveux, les pâles couleurs, etc. Le nombre des personnes qui fréquentent cet établissement est d'environ 1200 par année; elles sont surtout fournies par les départements voisins.

                    J. P. BEAUDE.

CASTORÉUM (*mat. méd.*), s. m., du grec *castor*. Le castoréum provient du castor (*castor fiber*); il se trouve chez les mâles et les femelles dans deux bourses accolées à la manière des deux poches d'une besace; dans les mâles elles sont situés derrière le prépuce, dans les femelles au bord supérieur de l'orifice du vagin. Le castoréum est onctueux, presque fluide dans l'animal vivant; mais dans le commerce, on ne le trouve le plus souvent qu'en petite masse desséchée, d'un brun noirâtre à l'extérieur, d'un brun jaunâtre à l'intérieur, et à cassure résineuse. Sa saveur est âcre et amère; son odeur très forte et même fétide, surtout quand il conserve une certaine mollesse.

Le castoréum, selon l'analyse faite par Brandes, est formé de *castorine*, d'albumine, d'huile volatile, de mucus d'osmazome, de carbonate d'ammoniaque, d'acide benzoïque, et de divers sels, de soude, de potasse et de chaux. La castorine que l'on extrait du castoreum est solide, cristallisant en aiguilles fines, quadrilatères, incolores; elle conserve une faible odeur de castoréum, elle possède une saveur particulière ayant quelque chose de métallique; elle fond dans l'eau bouillante et distille avec elle; exposée en vase clos à l'action du feu, elle se volatilise; elle est plus soluble dans l'éther que dans l'alcool. On obtient la castorine en traitant le castoréum par l'alcool bouillant; après que la castorine s'est déposée, on la purifie par des lavages à l'alcool froid.

Le castoréum est antispasmodique, il excite le système vasculaire à sang rouge; les anciens en faisaient un grand usage, mais aujourd'hui les praticiens l'ordonnent rarement. Les médecins italiens et anglais l'emploient avec beaucoup de succès dans l'hystérie et dans les convulsions; on peut aussi en faire usage dans les hypochondries et dans les névroses. On s'en sert en poudre, ou en pilules, mais généralement on en fait une teinture alcoolique, pour la faire entrer dans les potions antispasmodiques. Le castoréum fait partie d'un grand nombre de préparations pharmaceutiques, telles que les pilules de Fuller, les pilules de cynoglosse et la thériaque.   J. B.

CASTRATION (*physiol. et méd. lég.*) L'on entend sous ce nom une opération qui consiste dans l'ablation des deux testicules; cependant par extension, on a aussi donné ce nom à l'ablation d'un seul de ces organes, et même, en médecine légale, ce mot peut s'entendre de l'ablation d'une des parties de la génération essentielle à l'accomplissement de cet acte. En chirurgie, la castration est rarement complète : ce n'est ordinairement qu'à la suite d'accidents, de plaies ou d'arrachement complet des testicules que l'on voit de ces exemples. On cite le cas d'un individu qui eût la verge et les deux testicules emportées par un boulet de canon et qui guérit. La jalousie, la vengeance, la mélancolie, le fanatisme, ou quelquefois un amour dédaigné, ont souvent armé des mains coupables ou porté des malheureux à se mutiler eux-mêmes. Qui ne connait la vengeance du chanoine Fulbert contre Abeilard, l'exaltation mystique qui porta Origène à cette mutilation, croyant ainsi acquérir un plus grand degré de pureté et de perfection. Cet exemple eut même des imitateurs et forma une secte de chrétiens hérétiques connus sous le nom de Valériens, qui, non-seulement pratiquaient sur eux cette opération, mais qui croyaient devoir encore, par esprit de fanatisme traiter ainsi de gré, ou de force tous ceux qui tombaient entre leurs mains.

En Italie la castration était pratiquée dans un but d'art et de luxe sur de jeunes enfants destinés aux chapelles et aux théâtres; car cette opération laissait à leur voix la douceur et la suavité des voix de femmes, avec une étendue et un développement plus parfait. Le pape Clément XIV défendit cette mutilation qui devait être très-commune, puisque l'on dit qu'il existait certains opérateurs dont c'était l'unique profession, qui l'annonçaient par une enseigne placée sur leur boutique. En Orient, la castration est pratiquée pour faire les eunuques destinés à garder les femmes enfermées dans les sérails; mais tous ces eunuques ne sont pas complétement privés des attributs de leur sexe; les uns n'ont subi que l'ablation d'un seul testicule et sont peu propres aux fonctions auxquelles ils sont destinés, puisque la conservation d'un seul de ces organes leur laisse tous les caractères de la virilité; les autres sont privés des deux testicules, et complétement privés de la faculté de se reproduire. Enfin, il en est (ce sont les eunuques noirs), chez lesquels on a enlevé tous les organes génitaux extérieurs, et qui sont même obligés d'uriner avec une canule. Cet usage de la castration paraît avoir été connu dès la plus haute antiquité, et c'est à l'Orient que l'on en doit l'invention. Diodore de Sicile dit qu'en Égypte on punissait par cette mutilation les individus coupables de viols. La polygamie, aussi ancienne en Asie que la civilisation, est la cause qui a donné naissance à cette classe d'hommes destinés à assurer la tranquillité et la sûreté des plaisirs du maître; car l'on trouve des eunuques à la cour des anciens monarques perses et assyriens. L'Égypte les avait sans doute empruntés à l'Asie. Rome, luxueuse et amollie sous les empereurs, eut aussi ses eunuques, dont Juvénal dit que les dames romaines savaient si habilement profiter. Enfin, il n'est pas jusqu'à Brantome qui dit avoir vu en Italie ce vieil usage encore conservé par les femmes de son temps.

La castration ne fut pas seulement pratiquée dans les divers buts que nous venons d'indiquer; il n'y a pas un demi-siècle que des opérateurs ignorants, malgré les édits royaux qui le leur défendaient, parcouraient les campagnes, et proposaient cette opération pour guérir la hernie, et ils allaient même jusqu'à la pratiquer sur les deux organes pour prévenir disaient-ils cette maladie. Il est inutile de dire que cette mutilation qui ne remédiait à rien, ne faisait qu'ajouter une infirmité de plus à celle déjà existante. Un rapport sur ce sujet fait au nom de l'ancienne société de médecine par Vicq-d'Azyr, réveilla l'attention de l'administration qui, aidée du clergé, put faire cesser ces manœuvres qui menaçaient de devenir une calamité; car l'évêque de Saint-Papoul, ayant fait le relevé des enfants qui avaient subi cette opération, dit qu'ils s'élevaient à plus de cinq cents dans son diocèse.

En chirurgie, la castration n'est employée que pour enlever un testicule devenu cancéreux et qui par sa présence menace la vie du malade. (V. *Sarcèle*.) Dans les plaies où le testicule a été lésé et mis à nu, le devoir du chirurgien est de faire ses efforts pour conserver l'organe, et l'on a vu souvent les testicules presque arrachés, divisés et pendant hors des bourses, être conservé de manière à permettre de se livrer encore d'une manière efficace à la fonction de la génération.

Sous le rapport de la médecine légale, on ne doit pas prononcer qu'il y a castration toutes les fois qu'on ne trouve pas cet organe dans les bourses; ainsi, il arrive souvent que, chez certains individus, un ou même les deux testicules, restent dans dans l'abdomen, tels qu'ils sont placés chez le fœtus pendant une partie du temps de la grossesse; car ce n'est qu'au sixième mois que ces organes descendent dans les bourses; cette époque est souvent retardée, et l'on a vu quelquefois les testicules apparaître vers l'anneau inguinal, pour descendre dans les bourses à une époque assez avancée de la vie; d'autrefois, ils sont restés constamment dans l'abdomen. Il faut donc constater s'il n'y a pas de cicatrices aux bourses qui présentent les traces d'une opération, ou bien, s'il ne reste pas dans le scrotum les rudiments des testicules; car on a vu pratiquer la castration, chez les jeunes enfants, en écrasant les testicules entre les doigts. Guy de Chauliac dans sa chirurgie indique lui-même ce procédé pour les adultes, et il prescrit d'écraser l'organe entre deux pierres. La castration, comme nous l'avons dit, ne s'entend pas seulement, en justice et comme crime, de l'ablation de tous les organes, il suffit qu'il y ait mutilation de l'une des parties servant à la génération, pour que la loi prononce la peine des travaux forcés à temps; et la mort, si la victime a succombé dans les quarante jours qui ont suivi le crime.

Lorsque la castration a eu lieu dans l'enfance, il est des modifications importantes que subit toute l'économie et dont nous devons parler ici : le premier effet a pour résultat d'empêcher le développement de ce qui reste des organes génitaux; ainsi, le pénis reste petit et est peu propre à l'érection; les poils n'apparaissent pas au pubis, aux aisselles, à la poitrine; la barbe manque complétement; le larynx reste petit, ce qui donne aux castrats le timbre de *soprano* qu'acquiert leur voix; le cervelet qui, d'après la doctrine de Gall, préside à la fonction de la génération, ne se développe point et reste petit : cette remarque a été faite comparativement sur les bœufs, les moutons et tous les animaux domestiques que l'on soumet à la castration. En grandissant, l'individu revêt un bizarre assemblage des formes de la femme, qui viennent modifier ses formes masculines primitives : ainsi, le tissu cellulaire devient plus abondant et plus fourni de graisse, les membres s'arrondissent, les muscles et les os font peu de saillies, les mamelles se développent plus que chez le mâle, moins que chez la femme, le visage est arrondi, sans poils, la peau est douce et lisse; le squelette participe même à ces modifications : les os restent plus petits, moins rugueux et moins contournés par l'action musculaire, le bassin s'évase comme chez la femme, les clavicules sont petites; enfin, l'on dit que la protubérance qui correspond à l'amour maternel prend un développement plus marqué, et l'on explique ainsi l'amour que les eunuques portent aux enfants. Cette observation, qui se remarque chez ces neutres accidentels de l'espèce humaine est constante dans les espèces où les neutres font partie de l'ordre naturel; ainsi, dans les abeilles, on sait que ce sont les neutres qui ont soin de la progéniture. Tous les phénomènes que nous venons d'indiquer s'observent d'autant plus que les individus ont été soumis à la castration plus jeunes; lorsque cette opération n'a lieu qu'à une époque plus avancée de la vie, il y a bien toujours privation de la faculté de la reproduction, mais le sujet peut encore être apte aux actes qui l'accompagnent.

La castration qui a souvent lieu chez les femelles d'animaux, n'a jamais été mise en usage chez la femme; elle consiste dans l'extirpation des ovaires qui sont situés dans l'abdomen: cette opération aurait pour résultat de les rendre infécondes; quelquefois les ovaires ont été enlevés accidentellement, lorsqu'ils se trouvaient compris dans une hernie. On cite cependant l'exemple d'un châtreur de porcs, qui enleva les ovaires à sa fille qui était extrêmement adonnée aux plaisirs de l'amour, il voulait par cette opération calmer, disait-il, sa fureur de libertinage. Les femmes chez lesquelles les ovaires ont été ainsi enlevés perdent, dit-on, une partie des attributs de leur sexe; il se passe chez elles des phénomènes analogues, mais opposés dans leurs effets, à ceux qui ont lieu chez l'homme eunuque; leurs formes féminines disparaissent, leurs seins se flétrissent, leur visage se couvre de barbe, leur peau brunit, leur voix devient plus rauque; enfin, comme l'homme prend une partie des caractères du sexe féminin, elles prennent une partie des caractères du sexe mâle; on dit même qu'elles contractent du goût pour les personnes de leur sexe. Ces phénomènes curieux qui se passent chez l'homme et la femme par une cause semblable, méritent d'exciter les méditations des physiologistes, et montrent quel rôle important joue la présence des organes de la génération, comme réaction générale sur l'organisation, dans le développement des deux sexes à l'époque de la puberté.

J. P. BEAUDE.

CATALEPSIE (*méd.*), s. f. Maladie nerveuse, singulière et rare, dont le siège évident est dans le cerveau et la moelle épinière quoiqu'on ignore d'ailleurs quelle est la modification organique à laquelle l'état cataleptique répond. De même que l'épilepsie, la catalepsie est intermittente, mais ses accès, qui peuvent durer depuis quelques minutes jusqu'à plusieurs heures et au-delà d'une journée, ont ordinairement lieu à des intervalles plus irréguliers et plus courts. Leur invasion est tantôt annoncée par des signes précurseurs, tantôt soudaine; dans tous les cas on reconnaît l'existence de l'attaque cataleptique aux symptômes suivants : Qu'il soit seul ou en compagnie, couché ou assis et même quelquefois debout, le sujet qui vient d'être pris conserve son attitude, mais il a perdu l'usage de ses mouvements et de sa sensibilité; son intelligence étant également nulle ou incomplète, on le dirait pétrifié, transformé en une statue de cire. S'il examinait quelque objet, son regard comme son corps est resté fixe et immobile, et sa tête, ses membres offrent cette particularité remarquable et caractéristique qu'ils conservent la position qu'ils avaient ou qu'on leur donne. En même temps se manifestent, s'ils n'ont précédé, les symptômes d'une congestion cérébrale : ordinairement le teint s'anime, les artères des tempes et du cou battent avec force, la respiration et la circulation sont irrégulières, mais conservées. Peu à peu l'accès se dissipe, la sensibilité renaît, les mouvements se raniment, l'entendement revient, et il ne reste de ce singulier état spasmodique et comateux qu'un malaise plus ou moins pénible sans souvenir de ce qui vient de se passer.

La catalepsie se distingue de l'épilepsie et de l'hystérie par plusieurs signes et notamment par l'absence de convulsions, de la syncope, par la persévérance de la circulation; de l'apoplexie, avec laquelle on ne pourrait dans tous les cas la confondre qu'une première fois, par la faculté qu'a le corps de conserver l'attitude qu'il avait avant l'attaque et les membres la situation dans laquelle on les place; de l'asphyxie par les antécédents et ces derniers symptômes. L'extase est peut-être l'état qui ressemble le plus à la catalepsie, à cause de l'expression fixe du visage, de l'immobilité du corps, et de la suspension momentanée des sens externes; mais les circonstances qui ont précédé, les transports, l'enthousiasme, le ravissement des facultés sensitives et mentales qui absorbent le sujet extatique, n'ont rien de commun avec la catalepsie dans laquelle l'existence morale est suspendue. Des accès de catalepsie prolongés en ont imposé pour l'état de mort, et l'on a enterré vivants de malheureux cataleptiques. En l'absence de la circulation, de la respiration et de la chaleur normale, il faudrait considérer bien attentivement l'aspect des yeux et de la physionomie, s'assurer si les membres ne conservent pas des positions insolites. Dans tous les cas la prudence commande de différer l'inhumation des sujets qui paraissent avoir succombé à une attaque de catalepsie.

Nous avons dit que cette maladie avait une marche intermittente. Les accès peuvent se reproduire tous les jours et plusieurs fois dans la même journée; quelquefois ils sontséparés par l'intervalle d'une semaine et au-delà. Leur durée ordinaire n'excède pas quelques minutes, mais on en voit se prolonger des heures et des journées. Il n'est pas rare de les voir précédés de gêne dans les mouvements, de raideurs musculaires, de somnolence, d'embarras d'esprit, de changement d'humeur, de malaise physique et moral, avec un air de fixité, de stupeur remarquable; les mêmes symptômes s'observent immédiatement après l'accès. Assez souvent dans les intervalles, l'état des cataleptiques semble naturel. Cependant à la longue (et la marche de cette maladie est plutôt chronique qu'aiguë) le cerveau témoigne des atteintes plus ou moins pernicieuses qu'il éprouve dans chaque accès. Les facultés intellectuelles déclinent, le caractère change, l'aliénation mentale peut survenir. Le corps devient paresseux comme l'esprit; le sommeil, les digestions, la nutrition se troublent. L'accès lui-même n'est pas toujours sans danger imminent puisqu'on en a vu de mortels. Du reste la catalepsie n'est pas constamment un mal isolé, unique ; parfois elle se complique avec l'hystérie, le somnambulisme, la mélancolie; elle précède suit ou accompagne ces diverses affections et participe conséquemment à leur pronostic.

La constitution nerveuse et mélancolique, l'enfance et le sexe féminin, prédisposent à la catalepsie. Les causes déterminantes spéciales sont principalement morales, la contention d'esprit, la méditation, la contemplation, l'extase, les chagrins, la consternation, les émotions de surprise, de frayeur, d'excessive joie, etc. Les causes occasionnelles physiques qu'on lui a assignées, comme des évacuations habituelles supprimées, des éruptions chroniques rentrées, les vers intestinaux, etc. peuvent sans doute déterminer accidentellement la catalepsie, mais n'ont point de relation physiologique ou directe avec elle. Quant à la lésion ou modification organique que l'analyse des phénomènes morbides nous fait présumer dans le cerveau, l'ouverture des cataleptiques a infirmé toutes les hypothèses et ne leur a substitué que des notions négatives peu propres à satisfaire les esprits curieux. Les anciens médecins faisaient dépendre la catalepsie de congestions humorales variées dans la tête. Hoffmann l'attribuait à une congélation passagère du fluide nerveux. Cullen l'a considérée comme une sorte d'apoplexie,Frank comme une convulsion tonique, etc. Les plus circonspects cherchent et attendent. Les cataleptiques figurent dans cette classe des convulsionnaires sur lesquels les préjugés et les superstitions populaires se sont exercés de tout temps: c'étaient aussi des possédés. A diverses époques, le magnétisme a voulu également faire son profit de ces sujets extraordinaires et rares.

L'accès cataleptique est un état aigu qui se termine de lui-même et n'a pas ordinairement de durée. Il est donc inutile d'accabler ces malades de soins superflus. Après les avoir couchés, desserré leurs vêtements, dégagé leur cou, suffisamment couvert leur corps et leurs pieds, élevé leur tête, donné accès à un air pur et tempéré, à une lumière douce et même un peu vive, on reste paisiblement auprès d'eux sans agitation, sans alarme, car il en est qui voient et entendent ce qui se passe à leurs côtés. Si l'accès se prolonge, l'incertitude de son issue et l'ignorance des soins actifs qu'il réclame doivent faire recourir au médecin; lui seul peut prescrire et pratiquer une saignée, ordonner une potion anti-spasmodique et d'autres moyens énergiques commandés par la nature variée des symptômes et l'intensité du mal. En attendant son arrivée, on réchauffe les parties qui se refroidissent, on pratique des frictions sur les extrémités inférieures, on peut mettre des cataplasmes chauds simples ou sinapisés aux pieds, administrer un lavement émollient ou laxatif, faire flairer légèrement l'éther, l'ammoniaque, les alcools et les vinaigres aromatiques. Ces petits moyens (moins l'olfaction), conviennent aussi à l'accès lorsqu'il existe de l'embarras et de la douleur dans la tête. Quant à l'hygiène à observer dans l'intervalle des attaques, elle consiste surtout à éviter les causes morales que nous avons signalées; de plus les abus vénériens, les excès alcooliques, les aliments indigestes ou pris en trop grande quantité ; à exercer le corps avec persévérance, et l'esprit sans fatigue, avec calme, agrément et variété ; à tenir le ventre libre, ne point dormir dans le jour sur les repas etc. Nous ne dirons rien de la saignée, des sangsues aux tempes, des bains froids, et des topiques à la même température sur la tête, des anti-spasmodiques variés, des purgatifs, de l'électricité et d'autres moyens actifs, salutaires dans l'occurrence, mais qui sont loin de l'être dans tous les cas de catalepsie, et dont le médecin doit seul décider la convenance et l'opportunité. A. LAGASQUIE.

Docteur en médecine, membre de la commission d'Égypte.

CATAPLASMES (pharm.), s. m., médicaments d'une consistance molle ou pâteuse, destinés à être appliqués extérieurement; ils sont ordinairement formés de matières végétales, telles que différentes poudres, farines ou pulpes amenées en consistance de bouillie épaisse soit par simple mélange à froid, soit par coction dans un liquide aqueux et plus rarement dans le vin ou le vinaigre : quoiqu'on y ajoute quelquefois des corps gras comme accessoires utiles, ils diffèrent essentiellement des emplâtres et des onguents, soit par la consistance qui les éloigne des premiers, soit parce que ces deux espèces de médicaments ont constamment pour base, à une seule exception près, des graisses, des huiles ou des matières résineuses.

Les cataplasmes presque toujours destinés à être appliqués immédiatement ou médiatement sur des parties enflammées, sont ordinairement émollients et relâchants ; mais il en est aussi de toniques et d'irritants, de ce nombre sont les cataplasmes de farine de moutarde appelés sinapismes et dont il sera traité séparément sous ce nom. Nous allons parler des différentes autres espèces de cataplasmes et indiquer les règles générales de leur préparation.

Cataplasmes de pulpes végétales. Les pulpes peuvent être crues ou cuites : dans le premier cas on se contente de râper les fruits ou racines charnues qui servent à les faire. C'est ainsi qu'on prépare les cataplasmes de farine de pomme de terre, remède populaire contre la brûlure. La coction des plantes, en partie de plantes destinées à préparer des pulpes cuites, se fait à courte eau ou à la vapeur; on les force ensuite à passer au travers d'un tamis de crin ou d'un diaphragme en fer blanc percé de trous, et si elles sont trop molles on les ramène par l'évaporation en consistance de cataplasmes. C'est ainsi qu'on prépare les cataplasmes de plantes émollientes fraîches, de pommes, d'oignons ordinaires, de bulbes de lys, etc.

Cataplasmes de mie de pain. On prend de la mie de pain rassis qu'on émiette à la main et qu'on délaie avec deux ou trois fois son poids d'eau ou de lait; on fait cuire sur le feu en agitant continuellement jusqu'à ce que le cataplasme ait acquis la consistance convenable. Lorsqu'on emploie le lait, il arrive presque toujours que l'acide contenu dans le pain le fait cailler : ces cataplasmes sont d'ailleurs fort sujets à s'aigrir; M. Soubeiran a proposé de prévenir cet inconvénient en dissolvant dans le lait quelques grains de bicarbonate de potasse ou de soude. Ces cataplasmes sont légèrement excitants et résolutifs.

Cataplasmes de farines et poudres végétales. De tous les cataplasmes émollients, les meilleurs et les plus fréquemment employés sont ceux préparés avec la farine ou poudre de graine de lin : elle doit être délayée à froid dans quatre à cinq fois son poids d'eau et chauffée en l'agitant avec une spatule; le mucilage abondant que contient la graine de lin ne tarde pas à se développer et à donner au mélange de la viscosité et de la consistance, il retient l'eau fortement, il ne sèche et ne s'aigrit que difficilement, ce qui le rend précieux pour l'usage auquel on le destine. On se sert souvent de décoction de guimauve au lieu d'eau simple pour faire ces cataplasmes, mais cette addition est tout-à-fait inutile, la graine de lin fournissant elle-même assez de mucilage; on peut les rendre calmants en délayant la farine dans une forte décoction de têtes de pavots ou de plantes narcotiques telle que la morelle ou la jusquiame.

On peut également faire des cataplasmes avec la poudre de ces végétaux dans un liquide approprié : c'est ordinairement une décoction des plantes elles-mêmes ou d'autres de propriétés analogues.

On prépare aussi des cataplasmes avec la fécule de pomme de terre, les diverses farines des céréales et en particulier la farine de riz, les poudres des fenugrec, d'orobe, etc., qui forment les farines dites *résolutives*. Le mode à employer pour les faire est fort simple et toujours semblable à celui que nous avons déjà décrit pour les cataplasmes de farine de graine de lin.

Si on avait à faire un cataplasme avec des poudres aromatiques, il faudrait éviter l'emploi d'une chaleur trop élevée qui dissiperait leurs parties les plus actives; il faudrait les humecter avec l'eau ou tout autre liquide prescrit et les tenir pendant quelque temps à la chaleur du bain-marie, ou bien les délayer dans un cataplasme très-clair de farine de graine de lin ou d'amidon qui leur donnerait de suite la consistance convenable.

Outre les différentes substances qui forment le corps des cataplasmes, on y ajoute souvent des médicaments plus actifs auxquels ils servent alors d'excipient; ceux qui sont le plus fréquemment employés de cette manière sont le laudanum liquide, l'extrait de saturne, le baume tranquille, le safran, le camphre, le quinquina, différents extraits, des onguents, etc. Ces médicaments, s'ils sont solides, doivent être préalablement réduits en poudre fine, dissous ou ramollis dans un liquide approprié; en général, ces substances actives ne sont point incorporées dans le cataplasme, mais seulement répandues à leur surface. Cette méthode est préférée parce qu'elle exige une moindre quantité du médicament ajouté; cependant il est certain que lorsqu'on les mêle au cataplasme en proportion suffisante, ils produisent des effets plus réguliers et plus sûrs. Les médicaments volatils, tels que le camphre, ne s'ajoutent au cataplasme que lorsqu'il est presque refroidi.

On enduit quelquefois la surface du cataplasme d'un corps gras dans la seule intention d'empêcher l'humidité d'exercer sur l'épiderme une action trop relâchante, et de le rendre moins sensible à l'action de l'air lorsqu'on vient à enlever le cataplasme. Ce procédé a l'inconvénient de ne pas permettre à la peau d'être aussi facilement pénétrée par le liquide que contient le cataplasme, et il tend par conséquent à diminuer l'action de ce dernier.

Pour faire l'application d'un cataplasme, il faut prendre un morceau de toile un peu plus grand que l'étendue qu'il doit occuper; on le verse, on l'étend et on replie autour les bords du linge, de manière à l'encadrer et à l'empêcher de couler; on répand alors dessus, s'il y a lieu, les poudres ou liquides qui doivent y être ajoutés, et on le pose sur la partie malade disposée de manière à présenter sa surface le plus horizontalement possible. On a souvent l'habitude d'enfermer les cataplasmes entre deux linges, mais on en diminue alors l'efficacité. Cependant, il y a quelquefois nécessité de le faire lorsqu'on doit les appliquer sur certains organes comme les yeux ou les oreilles, ou sur des plaies dans lesquelles on ne peut pas les laisser pénétrer; il faut alors n'interposer qu'un tissu extrêmement fin comme une gaze ou une mousseline.

La détermination de la température à laquelle on pose les cataplasmes est une chose fort importante et en général trop négligée, elle doit être réglée chaque fois par le médecin selon l'effet qu'il a l'intention de produire. En général on les pose froids dans certains cas de brûlure. Appliqués directement sur les parties irritées ou enflammées, ils doivent être tièdes et à peine à la température de l'organe malade. On les pose très-chauds lorsqu'on veut au contraire déterminer une irritation de la peau, en gonfler les vaisseaux capillaires et produire ainsi le dégorgement des tissus subjacents, tels sont les cataplasmes posés sur l'abdomen pour calmer des coliques causées par l'état inflammatoire des intestins, etc.

Vée.

Pharmacien, Membre de la Société de Pharmacie.

CATARACTE (*path.*), s. f. *Xarapaxsa hypochyma, catacta; suffusio, gutta nigra.* Privés de connaissances anatomiques précises, les anciens attribuaient la cataracte à un épanchement de liquide devenu opaque, qui s'opposait ainsi à l'entrée des rayons lumineux dans l'œil. C'est aux anatomistes et aux chirurgiens français que l'on doit la connaissance du véritable siège de la cataracte qui est toujours placé dans le cristallin ou ses annexes; car les exsudations plastiques et les épanchements anormaux ne constituent que de fausses cataractes.

L'opacité du cristallin arrive à toutes les époques de la vie, le vieillard centenaire, l'homme dans la force de l'âge y sont sujets et l'enfant au sortir du sein de sa mère en est malheureusement trop souvent frappé; mais il est raisonnable d'avouer que les vieillards y sont plus disposés.

Si l'on a des données certaines sur le siège de la maladie et sur l'époque où elle est le plus fréquente; il s'en faut bien que l'on puisse reconnaître la cause prochaine qui l'a produite. Le plus souvent elle paraît consister dans une inflammation aiguë, lente ou chronique des enveloppes du cristallin; d'autres fois il faut l'attribuer à un vice de nutrition ainsi qu'on l'observe dans les autres tissus des vieillards. Dans d'autres circonstances elle est due à l'exubérance du système lymphatiques chez les enfants, ou à l'ébranlement et à la dilacération de l'appareil nourricier de la lentille. Son existence se lie ainsi très-fréquemment à celle des affections rhumatismales, goutteuses, syphilitiques et scrofuleuses.

La cataracte reconnaît aussi pour cause l'hérédité, circonstance que l'on observe également chez les animaux. L'exposition de l'œil à une vive lumière à un feu violent, à la vapeur des acides, devient une cause d'opacité du cristallin à laquelle il faut ajouter la répercussion des fièvres éruptives, l'inflammation du cerveau et les accidents traumatiques.

Les premiers symptômes qui annoncent l'apparition de la cataracte sont un léger trouble de la vue qui paraît comme enveloppée d'un réseau nébuleux; ce n'est que plus tard que l'on commence à reconnaître une altération dans la couleur du cristallin ou de ses annexes.

A mesure que le mal fait des progrès les facultés visuelles diminuent, surtout au grand soleil, au point qu'il n'est pas rare de voir des malades complétement aveugles pendant qu'ils sont exposés à une vive lumière, voir à se conduire parfaitement lorsqu'ils sont dans un endroit un peu sombre. Les malades n'arrivent en général à la cécité complète que par gradation. Ce n'est qu'à la suite de maladies violentes, de blessures ou de causes chimiques qu'elle se développe promptement.

Il n'est pas difficile de diagnostiquer une cataracte, quand la maladie est déjà avancée; mais lorsque le trouble est léger, il est aisé de la con-

fondre, soit avec une amaurose commençante, soit avec l'ambliopie amaurotique. Mais après un sérieux examen et surtout en aidant son œil de puissances microscopiques, il est facile de s'apercevoir que le cristallin n'a pas sa transparence accoutumée, comme nous l'avons dit, le malade voit mieux à la tombée de la nuit, ou lorsque l'on a dilaté sa pupille avec de l'extrait de belladone, ce qui n'arrive point lorsque l'on rencontre une amaurose. Enfin l'opacité est située immédiatement derrière la pupille, tandis que s'il s'agit d'une affection amaurotique, c'est ordinairement dans les profondeurs de l'œil que l'on observe le commencement d'opacité. Chez les amaurotiques, la diminution de la vision a toujours commencé par être accompagnée d'étincelles de commotions nerveuses de l'œil et bien souvent d'un strabisme particulier qui existe simultanément avec une dilatation de la pupille ou avec une coarctation très-évidente : malheureusement ces deux maladies peuvent exister ensemble.

Si nous suivions les oculistes allemands dans le spiritualisme absurde qui a présidé à leur classification de la cataracte, nous pourrions certainement en admettre cinquante formes ou variétés, tandis qu'il n'y en a évidemment qu'un petit nombre. Ainsi nous n'admettons que les formes suivantes : La cataracte capsulaire antérieure ou postérieure; celle de l'humeur, de Morgagni. La cataracte lenticulaire, dure, molle, caséeuse ou laiteuse; partielle, centrale, complète, simple ou mixte, c'est-à-dire accompagnée de diaphanéité ou d'opacité des capsules. Les cataractes branlantes, pyramidales, trabéculaires, siliqueuses arborisées, dentritiques, ne sont que des variétés accidentelles analogues à celle du plumage dans les oiseaux de la même famille. Celles que l'on nomme purulente, grumeuse, cystique, ne sont que de fausses cataractes.

Ce que j'ai dit de leur classification s'applique en même temps à leur coloration; ainsi il y en a des grises, des blanches, des bleuâtres, diversement colorées en jaune ou en brun, elles sont d'une teinte égale, pointillée, damasquinées ou striées. Enfin, il y en a de noires, ce qui est fort rare, mais que l'on ne peut révoquer en doute après les observations de Wenzel, Scarpa, Riobé et les faits recueillis par mon savant ami Alphonse Robert. Ce qui a été dit de leur coloration, se rattache à leur consistance, ainsi il y en a de dures, de molles, de pierreuses, de caséeuses, de laiteuses et de gélatineuses.

La cataracte congéniale est presque toujours laiteuse ou gélatineuse: Dans la première enfance, les capsules sont saines et contiennent un liquide blanc qui s'épanche aussitôt que la capsule est rare. D'après mes observations et celles de Saunders, le liquide des cataractes congéniales s'absorbe et dès deux feuillets s'unissent; alors le malade peut voir pour se conduire, pour distinguer les couleurs, mais non pour lire et écrire. Comme nous le verrons plus tard Saunders a basé sur ce phénomène son procédé opératoire pour les enfants cataractés de naissance.

La cataracte peut exister simultanément avec

le glaucòme, l'amaurose, la déformation de l'iris, les taches de la cornée, et les maladies de l'humeur aqueuse. C'est au praticien à faire le diagnostic différentiel, en prenant en considération les divers symptômes donnés à l'article consacré à chacune de ces maladies. (V. *Amaurose, Glaucôme, Iritis,* etc.)

Cet examen est important parce que c'est sur lui que se fonde le prognostic. La cataracte est toujours une maladie grave, puisque lorsqu'elle est devenue complète, elle nécessite une opération qui, quoique pratiquée par un homme trèshabile, a eu souvent des chances d'insuccès. Car, il faut malheureusement le reconnaître, les médicaments internes et externes ne produisent aucun effet curatif, et l'on doit se défier des prétendues cures que l'on dit avoir été obtenus par ces moyens.

Les chances de l'opération seront d'autant plus favorables, que la cataracte sera exempte de complication, que le malade jouira d'une constitution de bonne nature, nullement entachée de spécificité quelconque.

Il y a un grand nombre de procédés pour opérer la cataracte, mais tous ont pour but de déplacer, d'extraire, ou de broyer le cristallin, et ses annexes devenus opaques, et par ce moyen de rendre le champ de la pupille libre et perméable aux rayons lumineux. Il n'entre point dans le but de cet ouvrage d'examiner les divisions dont les procédés que nous venons d'indiquer sont susceptibles. Nous nous bornerons à indiquer les trois principaux, qui sont : l'abaissement, l'extraction et la kératonyxis. L'abaissement est la méthode la plus ancienne, l'extraction date de moins loin, et la kératonyxis est toute récente.

Avant de pratiquer une opération de cataracte il faut préparer le malade par un régime sévère, des bains généraux et des boissons délayantes. Quelques jours auparavant il importe d'obtenir une dilatation artificielle de la pupille par l'instillation d'une solution d'extrait de belladone, afin de reconnaître si l'iris n'a contracté aucune adhérence avec la cataracte ou ses annexes, ce qui doit faire modifier le procédé opératoire. Quand on a assis son diagnostic, on laisse reposer son malade, et la veille de l'opération, on réitère l'instillation belladonée, afin d'agrandir l'espace pupillaire et rendre l'opération plus facile quel que soit le procédé employé. J'ai dit quel que soit le procédé mis en pratique ; car dans mon ouvrage sur les causes qui font échouer l'opération de la cataracte, je me suis fortement élevé contre la plus grande hérésie chirurgicale du siècle, qui consiste à appliquer une méthode unique aux formes si variées de la cataracte.

Il reste maintenant à examiner si quand un seul œil est malade, il faut y pratiquer une opération : cette question a été diversement résolue, par la négative et par l'affirmative : je crois qu'il y a erreur de chaque côté, et qu'il faut spécifier les cas où il faut pratiquer l'opération et ceux où elle doit être rejetée. Voilà les règles que mon expérience et celles de l'illustre Scarpa mon maître me permettent d'établir. Si la cataracte est fixée sur un seul œil, chez un nouveau-né, un enfant en bas âge, il faut l'opérer : 1º parce que chez les enfants les succès sont si certains que sur soixante opérations de cataracte congéniale, Saunders a réussi cinquante-huit fois ; 2º parce que la cataracte de naissance entraîne dans l'œil frappé un mouvement rotatoire qui se transmet à l'œil sain. Pour un adulte les chances sont encore très-favorables, et j'ai vu que lorsque dans l'âge avancé la cataracte venait envahir l'autre œil, l'opération échouait presque toujours dans ses résultats sur l'œil depuis long-temps cataracté ; chez un vieillard, si un œil est complétement sain, il faut ne pas opérer : mais si l'œil opposé commence à se prendre, il faut opérer l'œil entièrement pris, parce que Bowen et moi nous avons observé que l'opération de l'œil plus malade enrayait tout-à-fait la marche de l'œil légèrement entrepris.

Il y a longtemps qu'on se demande si l'on doit opérer les deux yeux à la fois. Cette question est loin d'être résolue ; cependant les plus grands chirurgiens se prononcent pour l'opération pratiquée successivement et à de longs intervalles. En effet, Scarpa, Dubois, Dupuytren, Panizza, Monteggia, Rossi, Géri, Riberi, Gensoul, Samuel, Cooper, Maunoir, Saunders, Travers, Assalini et Lusardi, soutiennent qu'il est plus convenable d'opérer un seul œil à la fois, et Marc-Antoine Petit, qui a obtenu des succès vraiment remarquables, disait : « J'ai peu souvent opéré les deux yeux dans la » même saison, et je crois utile de mettre un in-» tervalle un peu long entre le traitement de l'un » et celui de l'autre. » La vérité de ce principe est pour moi incontestable ; et en comparant les faits que j'ai observés à la clinique ophthalmique de Pavie, dans la pratique de M. Maunoir, dans celle de Lusardi et dans la mienne, à ceux que j'ai puisés dans les écrits et la pratique de Wenzel, Demours, Forleuza, Delpech, Ware, Dalmas et Volpi, je demeure convaincu que l'avantage est immense du côté des chirurgiens qui n'opèrent qu'un seul œil à la fois.

Quant au choix du procédé, l'abaissement est indiqué : 1º Chez les individus faibles, atteints d'affections rhumatismales, goutteuses, herpétiques, scrofuleuses, syphilitiques ou autres. Il en sera de même pour les sujets nerveux pusillanimes, hystériques, affectés de gibbosité de la colonne vertébrale, ou de maladies des gros vaisseaux, ce qui rend le décubitus sur le dos impossible ; 2º Lorsque les yeux son trop saillants, hydrophthalmiques ou lorsqu'ils sont profondément enfoncés dans l'orbite ; 3º Lorsque les cataractes sont molles, caséeuses, les sujets jeunes, ou atteints de conjonctivite chronique, d'étroitesse des paupières, ou d'excessive mobilité des organes.

Pour pratiquer l'abaissement : Le malade est assis sur une chaise un peu élevée et placée dans un jour convenable ; sa tête est fixée contre la poitrine d'un aide, qui d'une main soutient le menton et de l'autre relève la paupière supérieure avec le doigt indicateur ou avec un crochet de Pellier ou de Caffe : l'inférieure est abaissée par l'opérateur avec la main opposée à celle qui opère. Celle-ci armée d'une aiguille de Scarpa, la plonge dans la sclérotique à une ligne environ de son union à la cornée diaphane, un peu plus bas que son diamètre transversal, lieu d'élection jugé convenable par Scarpa et la plupart de ses élèves. Nous n'entrerons pas dans des détails plus étendus qui sont tout-à-fait du ressort de l'homme de l'art, et qui ne sauraient entrer dans cet ouvrage.

L'œil opéré est immédiatement recouvert de plumaceaux imbibés d'eau froide que l'on renouvelle de temps en temps, et on place le malade dans un lit à tête un peu élevée et dans une chambre rendue aussi obscure que possible.

On pratiquera avec fruit l'opération par extraction chez les hommes forts, vigoureux, dociles, lorsque l'on soupçonne la présence d'un cristallin noir, pierreux, ou contenant une parcelle métallique. Il en sera de même lorsque l'on craindra que la cataracte grumeleuse ne dégénère dans l'œil, ou lorsqu'elle est siliqueuse, ce qui rend son abaissement trop laborieux; on recourra également à l'extraction lorsque le lieu d'élection pour l'introduction de l'aiguille est le siége de pannus ou d'autres tumeurs.

Pour pratiquer l'extraction de la cataracte, on se sert de couteaux de diverses espèces, ceux de Wenzel et de Beer sont les préférés. Le malade est placé sur une chaise comme pour l'abaissement: il est des opérateurs qui préfèrent opérer les malades sur un lit, et je suis de ce nombre.

Les paupières étant relevées par un aide qui se gardera de presser sur l'œil, l'opérateur saisit le couteau comme une plume à écrire, et prenant avec le doigt annulaire un point d'appui sur la tempe, il enfonce perpendiculairement l'instrument dans la cornée à une ligne de son insertion à la sclérotique, jusqu'à ce que la pointe soit arrivée dans la chambre antérieure. Le reste de l'incision et de l'opération se pratiquent suivant des procédés qui ne sauraient trouver leur place ici. Aussitôt l'opération terminée, l'on prend les mêmes précautions que pour l'abaissement.

La kératonyxis n'est autre chose qu'un abaissement ou un broiement antéro-postérieur: elle se pratique comme eux, seulement il ne faut point, comme le font quelques opérateurs allemands, percer la cornée au centre, quelque fine que soit l'aiguille employée.

Ce procédé, d'après les expériences de Dupuytren, n'a aucun avantage sur l'abaissement proprement dit; on le réserve pour opérer la cataracte congéniale dans les premières années de la vie.

Je ne terminerai point sans dire qu'il faut opérer les enfants en bas âge, non-seulement dans l'intérêt de leur vue, mais dans celui de leur éducation. A l'exemple de Saunders, je préfère l'âge de dix-huit mois à deux ans, et sur douze opérations j'ai obtenu onze succès complets.

Les accidents consécutifs à l'opération, sont: l'ophthalmie interne et externe, l'iritis, les névralgies, les ophtharrhagies; leur traitement sera indiqué à ces mots. Ces malades ne doivent être exposés que peu à peu à la lumière, à mesure que l'œil opéré s'y accoutume. Pour plus amples renseignements, voir mes recherches pratiques sur les causes qui font échouer l'opération de la cata-

racte. A l'article *Lunettes* nous parlerons de celles nécessaires au cataracté.

CARRON DU VILLARDS,

Chirurgien, fondateur du dispensaire ophthalmique de Paris.

CATARRHAL (*méd.*), adj., qui appartient au catarrhe; on dit une *affection catarrhale*, une *fièvre catarrhale*, une *épidémie catarrhale*, pour désigner que ces diverses maladies sont caractérisées par des inflammations des membranes muqueuses.

CATARRHE (*méd.*), s. m., *catarrhus*; du grec *kata*, en bas, et *réô*, je coule. On désigne par cette dénomination générique tous les écoulements de fluides fournis par les membranes muqueuses. On peut admettre autant d'espèces de catarrhe qu'il y a de membranes muqueuses distinctes; mais, en général, on donne plus particulièrement ce nom à deux maladies, l'une des organes de la respiration, l'autre de la vessie: ce sont les seuls dont nous croyons devoir nous occuper ici.

CATARRHE PULMONAIRE. Cette maladie, appelée encore *fausse péripneumonie, pneumonie catarrhale, bronchite*, consiste dans l'inflammation plus ou moins profonde de la membrane muqueuse qui revêt les ramifications bronchiques; elle peut être aiguë ou chronique.

Catarrhe pulmonaire aigu. Les causes de cette affection sont variables; ainsi, elle peut être déterminée par l'inspiration d'un air très-froid ou très-chaud, et par celle de vapeurs irritantes; par des contusions, des plaies, des cris, des exercices forcés de la voix, et spécialement par l'impression de l'air humide et froid, sur le cou, la tête ou les pieds. Quelquefois les symptômes sont très-légers; par exemple: un peu de toux et l'expectoration de crachats peu abondants, sans aucun dérangement dans les autres fonctions; c'est l'affection légère à laquelle on donne vulgairement, dans le monde, le nom de *rhume*. D'autres fois le mal offre une intensité très-grande, et alors, on observe de l'oppression; la toux revient par quintes et s'accompagne de douleur et de chaleur plus ou moins vive derrière le sternum; il y a céphalalgie très-forte, sensibilité ou même douleur à l'épigastre, souvent nausées et vomissements; expectoration d'un mucus, d'abord clair, écumeux, en petite quantité, et ne se détachant qu'avec difficulté, puis épais, visqueux, jaunâtre ou vert, abondant et rendu facilement. La poitrine percutée fait entendre un son clair; à l'auscultation, on entend un râle sibilant, sonore ou grave, tant que le catarrhe est sec, puis devenant muqueux et s'accompagnant fréquemment d'une sorte de frémissement appréciable, même à la main. Enfin, un appareil fébrile plus ou moins prononcé se joint à tous les symptômes que nous venons d'énumérer. Le catarrhe pulmonaire aigu persiste ordinairement pendant une ou même plusieurs semaines; néanmoins, il est rare qu'il se termine d'une manière funeste: il passe assez souvent à l'état chronique. Les malades doivent être placés dans une chambre dont la température soit douce et égale; on leur prescrit le repos, le silence, la diète, le lit, les boissons adoucissantes et les potions gommeuses : on tire du sang et on recourt aux applications vésicantes, si l'inflammation est intense. Des quintes répétées, avec expectoration peu abondante, indiquent l'opportunité des préparations narcotiques, nommément de la belladone ou de la jusquiame, soit en poudre, soit en extrait. Vers le déclin de la maladie, si le catarrhe montre quelque tendance à la chronicité, on substitue aux boissons usitées jusques là des tisanes légèrement aromatiques, comme celles de lierre terrestre, d'hysope, etc., et on en seconde l'effet par l'emploi de légers révulsifs sur le tube digestif, spécialement de la manne, de la pulpe de casse, etc.

Catarrhe pulmonaire chronique. Cette maladie, qui est le plus ordinairement consécutive à la précédente, se rencontre surtout chez les vieillards. Elle est caractérisée par une toux fréquente et grasse, par une expectoration, tantôt forte, tantôt laborieuse, abondante, surtout le matin, de crachats incolores et transparent, ou opaques et de couleur blanche ou verdâtres; enfin, chez quelques sujets, par un état fébrile avec amaigrissement progressif. Presque toujours subordonné aux variations atmosphériques, ce catarrhe diminue ou disparaît même pendant l'été, pour recommencer avec plus ou moins de force au retour de la mauvaise saison; on le voit quelquefois céder d'une manière définitive sous l'influence d'une autre maladie; du reste, il n'offre guère de gravité que dans le cas où il détermine du dépérissement. Son traitement consiste dans l'éloignement de toutes les causes qui peuvent augmenter les accidents, puis dans l'usage des boissons légèrement amères et aromatiques, comme les infusés de véronique, de sauge, d'hysope, de lierre terrestre, d'aunée, de quinquina, la décocté de lichen d'Islande, etc. On joint à ces moyens les eaux minérales sulfureuses (Barèges, Bonnes, Enghien, etc.), l'inspiration de vapeurs stimulantes (chlore, benjoin, goudron, etc.), les frictions sèches, l'usage de vêtements de laine, les révulsifs sur la peau et sur les organes de la digestion. Parfois il est indispensable de faire changer de climat.

CATARRHE VÉSICAL. Cette maladie, que l'on nomme encore *cystite*, peut exister à l'état aigu ou chronique.

Catarrhe vésical aigu. Il peut être occasionné par des coups, une chute, des plaies, la présence d'un ou plusieurs calculs, des boissons alcooliques chaudes, l'usage des diurétiques âcres, l'emploi à l'extérieur, et surtout à l'intérieur, des préparations de cantharides, une nourriture composée exclusivement de substances très-azotées, la répercussion d'un exanthème, la suppression brusque de la transpiration. Il est caractérisé par une douleur et une chaleur vives et continues à la région hypogastrique, un sentiment de pesanteur et de tension au périnée, des érections fréquentes et douloureuses, l'émission très-difficile et souvent après des efforts réitérés d'une urine claire d'abord, puis foncée et laissant déposer beaucoup de mucosités. En outre, il y a de la fiè-

vre, et parfois des sueurs urineuses. La durée de cette maladie est ordinairement de vingt à quarante jours. Son traitement consiste dans l'usage des antiphlogistiques employés avec plus ou moins d'énergie, suivant l'intensité du mal. Vers le déclin, on cherche à prévenir le passage à l'état chronique, à l'aide des moyens indiqués pour la cystirrhée. (Voyez ci-dessous.)

Catarrhe vésical chronique ou *cystirrhée.* Cette affection, que l'on observe surtout dans les saisons froides et humides, se montre de préférence chez les vieillards, les personnes sédentaires ou qui ont l'habitude de retenir longtemps leur urine, les sujets dartreux, rhumatisants ou calculeux; elle peut encore être due à la rétrocession d'une autre maladie, ou être la suite du catarrhe vésical aigu. Elle est indiquée par la pesanteur et la gêne que le malade éprouve à la région périnéale, par la fréquence du besoin d'uriner, besoin qu'on ne peut satisfaire ou qu'on ne satisfait du moins qu'avec peine. L'urine excrétée est blanchâtre ou rougeâtre, trouble, presque toujours ammoniacale ; elle laisse déposer en se refroidissant un mucus glaireux et collant, qui se rassemble au fond du vase et forme souvent le tiers et même la moitié du liquide rendu. Lorsque la maladie dure depuis long-temps, les sujets sont ordinairement amaigris et offrent une teinte jaunâtre de la peau. Le catarrhe vésical chronique a une durée illimitée ; il se termine presque toujours d'une manière funeste, à moins qu'il ne date de très-loin.

Le traitement consiste d'abord dans l'éloignement des causes connues ou présumées de la maladie, par exemple l'extraction des corps étrangers dans la vessie, le rappel d'anciennes hémorrhagies, de vieux écoulements, d'affections rhumatismales ou dartreuses, etc. On prescrit les boissons diaphorétiques et les bains chauds, la flanelle sur la peau, l'établissement d'un cautère, des injections astringentes dans la vessie, l'administration à l'intérieur de la térébenthine ou de son huile essentielle à petites doses. A tout cela, il est indispensable de joindre, avec la plus grande persévérance, certaines précautions hygiéniques ; telles sont un régime diététique, adoucissant, une continence absolue, le soin de se garantir les pieds de l'impression du froid humide, l'emploi journalier des frictions, l'habitation dans un pays méridional bien sec, enfin l'abstinence de tout exercice violent, comme l'équitation, la marche forcée, les voyages dans une voiture mal suspendue, etc. Chez les vieillards, on peut cependant montrer un peu moins de sévérité sous le rapport du régime alimentaire, et leur permettre par exemple un usage très-modéré du vin.

P.-L. COTTEREAU.
Professeur agrégé à la faculté de médecine de Paris.

CATHARTIQUE (*mat. méd.*), s. m. C'est un nom générique que l'on donne quelquefois aux purgatifs; souvent on désigne sous le nom de cathartique des purgatifs plus actifs que les laxatifs et les minoratifs, mais cependant moins forts que les drastiques. J. B.

CATHÉTER (*chir.*), s. m. C'est un instrument destiné à être introduit dans la vessie, en suivant le trajet du canal de l'urètre ; autrefois on désignait sous ce nom toutes les sondes ; mais, dans ces derniers temps, le nom de cathéter a été spécialement réservé à un instrument en acier, cannelé sur sa convexité et qui est introduit dans la vessie, lorsque l'on pratique l'opération de la taille, ou lorsque l'on veut reconnaître la présence d'un calcul (V. *Cathétérisme*). Les autres instruments que l'on introduit dans le canal sont des sondes et des bougies. (V. ces mots.) J. B.

CATHÉTÉRISME (*chir.*), s. m., *cathétérismus*, du grec *kathiénai*, introduire. On désigne par ce mot une opération de chirurgie qui consiste à faire pénétrer une sonde dans la vessie en suivant les voies naturelles. En pratiquant le cathétérisme, on a pour but ordinairement, ou de donner issue à l'urine retenue par une cause quelconque, ou bien de reconnaître la présence, dans la vessie, de calculs urinaires, de tumeurs, etc. Dans le premier cas le cathétérisme est appelé évacuateur, on le nomme explorateur dans le second.

La conformation des organes urinaires dans les deux sexes amène des différences dans la forme des sondes et dans la manière de les introduire. La sonde de femme, beaucoup moins longue est presque droite ; cette forme, seule usitée jusqu'à ces dernières années, convient à merveille pour vider la vessie : mais pour explorer cet organe il vaut mieux faire usage d'une sonde courbée à la manière de la sonde exploratrice de l'homme. La position de l'utérus donnant plus d'élévation au centre de la paroi postérieure de la vessie, rejette la pierre dans l'une des parties latérales où la sonde courbe l'atteint mieux que ne peut le faire la sonde de femme presque droite.

Le cathétérisme se fait avec des sondes métalliques, des sondes de gomme, des bougies de cire de corde de boyau, etc. La manière de faire pénétrer ces divers instruments varie suivant leur nature et leur forme. Les sondes métalliques sont tantôt droites, tantôt courbes. Le cathétérisme rectiligne, tiré dernièrement de l'oubli par un habile chirurgien français, a exercé une heureuse influence sur la découverte de la lithotripsie ; c'est d'après cette connaissance que j'ai fait exécuter le premier appareil au moyen duquel le broiement de la pierre est devenu possible ; cependant, comme depuis quelques années cette opération, ainsi que nous aurons occasion de le dire, se pratique avec des instruments courbes, les sondes droites ont beaucoup perdu de leur importance et ne trouvent que peu d'applications.

Pour conduire sûrement une sonde métallique il faut une main exercée et prudente, il faut ne jamais employer la force pour vaincre les résistances que l'on rencontre ; les règles d'après lesquelles doivent être introduites ces sondes, bien que simples, ne peuvent être enseignées qu'aux yeux, mais ne peuvent se décrire. Les personnes étrangères à l'art de guérir ne devront donc s'aventurer à pratiquer cette opération sur elles-mêmes ou sur d'autres qu'après s'y être exercé en présence et sous la direction d'un médecin. Il en est de même des sondes en gomme, rendues inflexibles par un mandrin de fer.

Il est une espèce de sonde que l'on peut mettre sans danger entre les mains des malades, et dont l'usage commence à se répandre ; elles sont courbes dans leur tissu et conservent cette courbure sans mandrin. Le malade n'a pas besoin d'abaisser l'extrémité ni de faire aucune manœuvre, il n'a d'autre soin à prendre que de pousser doucement la sonde en la tenant parallèlement à l'abdomen et tirant fortement la verge en haut ; le bec suit la partie supérieure de l'urètre sur laquelle il n'existe aucun relief ni obstacle naturel ; j'ai indiqué ce mode de cathétérisme à plus de cent malades qui avaient des rétentions d'urines, causées par des affections de la prostate, et je n'en ai pas trouvé quatre auxquels il ait fallu plus d'une leçon pour apprendre à se sonder.

Lorsque l'urètre n'est rétréci sur aucun point de sa longueur, des sondes de deux ou trois lignes pénètrent plus facilement que d'autres sondes beaucoup plus petites, qui peuvent être arrêtées par les replis de la muqueuse ; mais s'il arrive que le diamètre du canal soit considérablement diminué par un rétrécissement, alors les sondes ne pénètrent plus et l'on ne peut franchir la coarctation qu'avec des bougies extrêmement fines, faites en gomme, en cire ou en corde à boyau. Quelquefois même le passage est impossible : si la rétention d'urine est complète, alors il devient nécessaire de pratiquer le *cathétérisme forcé*, opération grave et délicate qu'un chirurgien doit seul entreprendre, et que les malades éviteront par l'un des traitements que nous indiquerons plus tard en parlant de la rétention d'urine.

La rétention complète d'urine, la diminution croissante du jet de ce liquide, ne sont pas les seules raisons qui doivent déterminer à recourir au cathétérisme ; nous avons dit en commençant cet article que cette opération a pour objet non-seulement de vider la vessie, mais encore d'explorer sa cavité pour y reconnaître la présence de pierres ; or, il importe d'acquérir cette notion de bonne heure ; car lorsque les calculs sont petits et qu'ils n'ont pas encore enflammé la vessie, l'opération du broiement est facile, point douloureuse et sans danger ; plus tard au contraire, quand la pierre est devenue grosse et la vessie malade, la lithotripsie est grave et douloureuse. Lors donc que l'on ressent de la douleur au bout du gland en urinant, lorsque la marche, l'équitation sont pénibles et font uriner le sang ; lorsque le jet de l'urine s'interrompt brusquement pour reprendre un instant après, lorsque ces symptômes persistent pendant un mois ou deux il est probable que la vessie contient une pierre dont il importe de constater la présence avec la sonde. Si le chirurgien n'a rien rencontré et que ces symptômes persistent, il faut de nouveau se soumettre au cathétérisme, car il n'est pas très-rare qu'une pierre d'un petit volume échappe à une première exploration, surtout si elle est faite avec une sonde à grande courbure. LEROY D'ÉTIOLLE.

Docteur en médecine.

CATHOLICUM OU **CATHOLICON** (*pharm.*), s. m., du grec *katholicos* catholique, universel. C'est un électuaire purgatif, dont la rhubarbe et le séné font la base; on l'administre à la dose d'une demi-once à deux onces; il était autrefois très-employé sous le nom de *catholicum double;* il n'est presque plus usité aujourd'hui.   **J. B.**

CAUSES (*path. gén.*), s. f. On a quelquefois défini la philosophie, la science des causes, et il est certain que la sagesse sans les lumières ne saurait constituer le philosophie dans la plus belle acception du mot. Quoi qu'il en soit, la recherche des lois, des principes qui produisent ou coordonnent les phénomènes physiques ou moraux, représente le côté philosophique des diverses branches des connaissances humaines, et la médecine a sa philosophie. L'étude des causes des maladies, les seules dont nous ayons à nous occuper, est de la plus haute importance pour le médecin, et elle intéresse tout le monde. Elle apprend à prévenir les maladies, ou à les traiter plus sûrement dès l'instant qu'elles sont produites. Rousseau a sans doute émis un paradoxe lorsqu'il a dit que, parvenu à la maturité de l'âge, chaque homme devrait avoir acquis une expérience suffisante pour veiller seul à la conservation et au rétablissement de sa santé; mais il est certain que chacun pourrait retirer de l'observation personnelle, à cet égard, un bénéfice considérable. On pense bien que nous ne pouvons entrer ici dans l'énumération des influences extérieures qui troublent la santé, ni des modifications organiques qui préparent et entretiennent les maladies. Pour cela il faudrait, d'une part, passer en revue tous les sujets de l'hygiène, et de l'autre, les conditions d'âge, de sexe, de tempérament, d'anatomie pathologique; tous autant d'objets qui sont traités séparément dans ce dictionnaire. Nous nous bornerons donc aux divisions principales ou à la classification des causes morbides. Il en est qui préparent les maladies; elles sont pour la plupart dans l'organisation elle-même: on les nomme *prédisposantes*; d'autres, presque toutes extérieures, font éclater la prédisposition et produisent la maladie, et l'on appelle celles-là *déterminantes* ou *occasionnelles*. Prenons un exemple : cet homme a le cœur volumineux, le sang abondant, le cou court, cette complexion est la cause prédisposante à l'apoplexie; que, maintenant, dans un accès de colère, il soit foudroyé, l'émotion sera la cause occasionnelle. Sans la prédisposition, les influences maladives sont impuissantes, mais les signes qui la révèlent sont souvent cachés. Ce ne serait pas une mince difficulté que d'annoncer *à priori* quelle serait la part de chacun de quatre imprudents qui, couchés en sueur sur de la terre humide, devraient se relever l'un avec un rhumatisme, l'autre avec un catarrhe pulmonaire, le troisième avec une diarrhée, le quatrième en santé parfaite. L'examen préalable de l'organisation de chacun aiderait sans doute à la solution du problème, mais avant l'épreuve le résultat resterait souvent incertain.

Il est un troisième ordre de causes qui regarde en quelque sorte exclusivement le médecin, parce qu'il est nécessaire de posséder en anatomie et en physiologie des notions étendues et exactes, ce sont les causes *prochaines*, l'essence des maladies, leur nature intime, l'altération spéciale des solides ou des fluides. Il ne s'agit plus de savoir quelle est l'influence prédisposante ou occasionnelle qui a troublé la santé, mais de préciser les nouveaux rapports qui sont survenus dans l'économie du corps malade. Voilà la base fondamentale des systèmes de médecine qui se sont succédé et la pierre d'achoppement de toutes les sectes médicales, passées, présentes et futures. Nous ne pensons pas qu'il soit utile ou à propos de relater ici, même sommairement, tout ce que la médecine a subi d'hypothèses, de disputes, de révolutions, touchant la question si difficile et si importante des causes prochaines des maladies. On sait du reste que les deux camps principaux avaient pour banière l'humorisme ou le solidisme.

Tels sont les trois ordres de causes (prédisposantes, déterminantes, prochaines,) qu'il faut avoir nettement dans l'esprit, parce que, dans l'étude des maladies, cette triple distinction se représente sans cesse. Après cela nous faisons grâce au lecteur de toutes les subtilités et superfluités dont la scolastique a embrouillé et surchargé la science. Nous ne définirons pas les causes formelles, matérielles, dispositives, efficientes, continentes, positives, négatives, primitives, incidentes, conjointes, excitantes, débilitantes, externes et internes, physiques, chimiques, spécifiques, etc., toutes autant de qualifications intelligibles par le mot qui les exprime, ou n'exprimant que des frivolités.

Nous avons dit en commençant que l'étiologie, ou l'observation, des causes, de l'origine, de la nature des maladies, servait de fondement à la philosophie médicale. En effet, quel sujet plus vaste et plus intéressant que de considérer l'homme dans ses rapports avec les agents physiques, chimiques et moraux qui favorisent ou menacent son existence, et d'étudier ensuite comment ses organes ou ses fluides sont modifiés par leur action! Mais ces belles considérations sont exposées séparément dans divers articles, d'hygiène, de physiologie et de pathologie.   **A. LAGASQUIE.**

Docteur en Médecine, membre de la Commission d'Égypte.

CAUSTIQUE (*thérap.*), s. m. et adj., du grec *causticos* de *caio* je brûle. On donne ce nom à des substances qui agissent en vertu d'une action chimique pour détruire les tissus vivants; ces caustiques sont très-nombreux et de diverses natures. La *causticité* est la propriété qu'a un corps d'être caustique; on dit, d'une manière générale, les *caustiques*, pour désigner tous les corps qui jouissent de cette propriété. C'est souvent au moyen de caustiques que l'on détruit, dans le début, certaines tumeurs cancéreuses. L'action d'appliquer les caustiques se nomme *cautérisation*. (V. ce mot.)

CAUSUS (*méd.*), s. m., mot latin sous lequel on désigne une fièvre ardente et très-violente. (Voyez *Fièvre.*)

CAUTÈRE (*chir.*), s. m., du grec *cautérione* de *caió*, je brûle. Ce mot à deux significations :

1º Il sert à désigner certains agents qu'on emploie pour brûler et désorganiser une portion plus ou moins grande de la peau ou d'un autre tissu ; parmi ceux-ci, on distingue : le *cautère actuel*, instrument en fer, de forme et de dimension diverses, destiné à être appliqué sur une partie du corps, après avoir été préalablement chauffé au rouge, et les *cautères potentiels* ou substances *cautiques*, qui agissent chimiquement pour détruire nos tissus, tels sont *l'hydrate de potasse* ou *pierres à cautères*, le *beurre d'antimoine*, le *chlorure de zinc*, etc. (V. *Cautérisation*.)

2º Dans sa seconde signification, le mot cautère désigne un petit ulcère cutané (*fonticulus*), produit artificiellement, et entretenu pendant un temps plus ou moins long dans un but de guérison, au moyen d'un corps étranger inerte ou actif. Les cautères sont établis dans des lieux dits d'*indication* ou d'*élection*, suivant qu'on les place tout près du siége même du mal, ou bien que, voulant les entretenir longtemps, on choisit pour les établir certains points du corps, où leur présence gêne le moins possible, tout en fournissant une abondante suppuration. Ces lieux d'*élection* sont *au bras ;* en dehors et vers le milieu, à la dépression qui existe au-dessus de l'insertion du muscle deltoïde (V. *Bras*). *A la cuisse ;* dans l'enfoncement que l'on sent en dedans et immédiatement au-dessus du genou, un peu en devant du tendon du muscle grand adducteur. *A la jambe* au point correspondant immédiatement au-dessous et en dedans du genou à l'expansion aponévrotique connue sous le nom de *patte d'oie*. Les lieux d'*indication* varient d'après le siége du mal : c'est ainsi, par exemple, que dans certaines affections de la colonne vertébrale, on pose les cautères au dos ou aux reins et de chaque côté des apophyses épineuses des vertèbres ; cependant on doit en général éviter de les placer sur un os peu couvert de parties charnues ou sur le trajet d'un nerf, d'un vaisseau et d'un tendon.

Le procédé le plus suivi, celui qui paraît préférable pour ouvrir un cautère, est le suivant : on applique, sur le point déterminé, un petit emplâtre de diachylum gommé, au centre duquel on pratique un petit trou arrondi d'un peu plus d'une ligne de diamètre ; on place dans cette ouverture un petit fragment de potasse caustique, ou *pierre à cautères* des pharmaciens, du volume environ d'un grain de blé, et on recouvre le tout d'un second emplâtre de diachylum non troué et plus large que le premier ; par-dessus on place une compresse qu'on assujettit au moyen d'une bande ; le malade éprouve d'abord une sensation de chaleur, puis de douleur en général supportable, et, le lendemain, ou même bien auparavant, la cautérisation est achevée ; en levant l'appareil on trouve une sorte de croûte ou escarre noire et arrondie, dont il faut attendre la chute, afin de pouvoir placer dans la petite plaie restante un pois d'iris ou d'orange destiné à entretenir la suppuration. Le plus souvent pour hâter la chute de l'escarre, on l'incise en croix dans toute son

épaisseur et on place le pois au centre ; cette incision n'est pas douloureuse ; dans quelques circonstances les médecins font mettre deux à trois pois dans la plaie.

On peut encore ouvrir un cautère en plaçant un vésicatoire de la largeur d'une pièce de cinq francs, et, quand la suppuration est établie, en plaçant, au centre de la surface ulcérée, un pois que l'on fixe en serrant un peu, au moyen d'un morceau de diachylum, d'une compresse et d'une bande ; ce procédé, qui est douloureux, n'est guère employé. D'autres fois on fait une incision à la peau avec un bistouri, et on place dans l'ouverture une petite boulette de charpie que l'on remplace par un pois, au bout de deux à trois jours. Ce procédé est effrayant pour le malade et d'ailleurs la plaie a une singulière tendance à se fermer ; enfin, on a proposé de remplacer la pierre à cautère par d'autres caustiques. Le fer rouge n'est plus employé ; mais, depuis quelque temps, on se sert d'un caustique dit de *Vienne*, formé d'un mélange de six parties de chaux vive, sur cinq parties de potasse caustique ; cette substance, qui est réduite en une poudre sèche très-fine, est conservée dans un flacon bouché à l'émeri. Pour l'employer, on en met sur une soucoupe une certaine quantité, qu'on humecte d'un peu d'esprit-de-vin, ou d'eau de Cologne, de manière à en former une pâte ; on applique ensuite celle-ci au moyen d'une spatule, ou du manche d'une cuillère à café, exactement sur la petite surface qu'on veut cautériser ; au bout de cinq à six minutes, toute l'épaisseur de la peau est détruite et convertie en escarre ; la pâte caustique est alors enlevée, et on lave la place avec un peu d'eau vinaigrée ; la douleur est, dit-on, très-peu vive. Ce procédé est expéditif ; le temps apprendra s'il n'est pas exempt d'inconvénients.

Les pansements consécutifs des cautères, pansements qui doivent se faire au moins une fois par jour et souvent deux fois en été, quand la suppuration est abondante, consistent à enlever le pois de la veille, qui s'est gonflé, et à le remplacer par un autre, en ayant soin auparavant de nettoyer exactement, avec de l'eau tiède, les bords de la plaie ; c'est le meilleur moyen de prévenir la mauvaise odeur ; on place ensuite par-dessus un petit emplâtre de diachylum, ou une feuille de poirée ou mieux de lierre ; enfin, une compresse, une bande, ou bien, suivant la place du cautère, un bracelet qu'on trouve chez tous les bandagistes, complètent tout l'appareil de pansement.

Les pois employés sont des pois ronds, naturels, ou bien ils sont faits avec de la racine d'iris ; on se sert aussi de très-petites oranges non encore développées, que l'on fait sécher, et que l'on prépare convenablement. Ces différents corps, surtout les pois naturels, se gonflent par l'humidité, et favorisent ainsi la suppuration. Très-souvent ils sont percés à leur centre d'un trou, comme les grains d'un chapelet ; on peut y passer une anse de fil qu'on y laisse et sur laquelle il suffit de tirer pour enlever le pois, lorsqu'on panse le cautère. On emploie souvent des petites boules coupées en deux, et, par conséquent, hémisphériques, pour le pansement des cautères du dos, afin de rendre le coucher sur le dos moins douloureux. Enfin, depuis quelque temps, on fabrique à Paris des pois artificiels, dans la composition desquels on fait entrer des subtances irritantes ou calmantes suivant les indications. Cette invention n'est pas sans quelque avantage; les personnes, en effet, qui portent des cautères depuis longtemps éprouvent quelquefois divers accidents dont nous devons dire un mot.

Les parties voisines de la plaie peuvent rougir, se couvrir d'une éruption de très-petits boutons, et devenir surtout le siége d'une vive démangeaison; il faut alors supprimer les emplâtres de diachylum, si l'on s'en sert pour le pansement, et avoir recours à des lotions d'eau blanche, à des onctions de cérat saturné, et, plus tard, à des cataplasmes émollients, si l'éruption persiste. On a vu quelquefois un cautère devenir le point de départ d'un érysipèle; il faut alors supprimer le pois et se hâter de consulter un médecin. La plaie peut être trop ou trop peu enflammée. Dans le premier cas elle est très-rouge; elle devient le siége de vives douleurs, et fournit un peu de sang en même temps qu'un pus clair, mal lié et très-âcre; il faut alors substituer au pois qui se gonfle des boules en cire, ou bien des pois artificiels calmants et non dilatables; si l'inflammation était trop intense, on supprimerait momentanément les pois, et la plaie serait couverte d'un cataplasme émollient. Lorsque l'inflammation n'est pas assez vive, la suppuration est presque nulle et la plaie est blafarde; cela s'observe principalement sur les personnes maigres, chez lesquelles le tissu cellulaire qui est, pour ainsi dire, la source de la suppuration, a disparu dans les parties voisines du cautère; on a recours alors à des pois artificiels irritants, et aux pois d'orange, ou bien l'on enduit les pois ordinaires de pommade épispastique, de pommade de garou, ou d'onguent de la mère. Ces moyens sont parfois insuffisants, et l'on est obligé de fermer le cautère pour en ouvrir un autre ailleurs. Très-souvent les cautères se couvrent d'excroissances fongueuses; les chairs dépassent le niveau de la plaie; il faut, dans ce cas, les réprimer en les touchant avec un petit fragment de pierre infernale, ou en les saupoudrant d'alun calciné. Une chose remarquable c'est qu'avec le temps les cautères changent de place; ils ont de la tendance à descendre; cet effet est dû à la pesanteur du pois, dont l'action continue se fait apercevoir à la longue; quoiqu'à priori on eût pu la croire nulle; l'effet n'a lieu du reste qu'après plusieurs années; l'on est quelquefois obligé de fermer le cautère ainsi déplacé pour en ouvrir un autre ailleurs. Rien de plus simple que de fermer un cautère, il suffit de supprimer le pois et de panser la plaie avec du cérat simple, en ayant soin de toucher de temps en temps, avec de la pierre infernale, les bourgeons vasculaires qui dépassent le niveau de la peau.

La place que doit occuper le cautère doit varier suivant la nature de la maladie; lorsqu'il doit être posé sur un des lieux d'élection, on doit, en général, préférer le bras gauche, à moins qu'il n'y ait des indications spéciales pour choisir la jambe ou la cuisse : il est vrai que dans ces derniers points le malade peut se panser lui-même très-facilement, mais la difficulté de maintenir l'appareil par un bandage qui ne glisse pas, et les douleurs qui accompagnent souvent la marche et la moindre fatigue, compensent ce léger avantage. D'ailleurs, en général, les cautères de la jambe et de la cuisse suppurent moins que ceux du bras, et souvent même ils ne rendent que du sang ou de la sérosité sanguinolente.

On a beaucoup abusé des cautères en s'en servant indistinctement dans toutes les affections chroniques; ils sont plus nuisibles qu'utiles dans les maladies nerveuses; et leur action est tout-à-fait nulle pour guérir les maladies organiques, les hydropisies, les tumeurs enkistées, etc. Les cas où ils peuvent être de quelque utilité sont la *phthisie commençante*, surtout lorsqu'elle coïncide avec la suppression d'une fistule, d'une plaie ou d'un écoulement habituel; certains vieux *catarrhes* du poumon et de la vessie; des *ophthalmies* chroniques et rebelles, liées à un vice dartreux ou scrofuleux, quelques maladies de la peau, de l'utérus etc. Comme alors les cautères doivent être entretenus longtemps, on les place, en général, dans un des lieux d'élection. Les médecins les emploient encore avantageusement dans le traitement de plusieurs maladies chroniques des os et du périoste, tels sont : les *tumeurs blanches*, le *mal vertébral de Pott*. Ils les placent alors tout près du siége du mal et les suppriment après la guérison de la maladie. Ceux qu'on a placés dans les lieux d'élection sont souvent constamment conservés, et servent alors de remède prophylactique ou palliatif de la maladie qui a déterminé leur application. Mais nous devons nous élever ici contre les craintes superstitieuses de quelques personnes qui ont voué une sorte de culte à leur cautère et ne croiraient pouvoir s'en séparer, sans être menacées d'une foule de maladies : cette idée, reste des anciennes théories humorales qui ont régné en médecine, doit être rejetée. A cet égard, voici la règle à suivre : le cautère doit être maintenu jusqu'à ce que la cause pour laquelle on l'avait placé soit détruite; si cette cause était un de ces vices qui modifient la constitution, il faut que celle-ci soit suffisamment modifiée; lorsque les choses en sont là, on peut les supprimer sans crainte, surtout si l'on a affaire à un jeune sujet; quelques précautions néanmoins doivent accompagner cette suppression; on doit, en même temps qu'on cesse de mettre le pois, établir un vésicatoire qui suppure bien; il sera aussi utile de se purger une ou deux fois avec une bouteille d'eau de Sedlitz; on pourra également exciter l'action de la peau au moyen de quelques bains tièdes. Ajoutons ici, avec un chirurgien distingué, le vénérable Boyer, qu'il importe d'autant plus de supprimer un cautère lorsque la maladie qui l'a nécessité est guérie, que si on le conserve trop longtemps, il se tourne, pour ainsi dire, en habitude et qu'alors la suppression peut en être dangereuse; dans tous les cas on ne doit rien faire sans prendre conseil d'un médecin prudent et éclairé. Quel est le mode d'action des cautères? Les médecins les considèrent, en général, comme de puissants révulsifs, c'est-à-dire comme excitant une irritation locale qui fait disparaître et absorbe, pour ainsi dire, l'inflammation principale; cette manière d'agir leur est commune avec les vésicatoires; mais il est probable qu'ils ont, en outre, une action particulière; on peut les considérer comme de nouveaux organes sécréteurs, qui agissent aussi par l'évacuation purulente qu'ils entretiennent; les diverses sécrétions sont en effet solidaires et se lient les unes aux autres. On a remarqué, en outre, qu'un cautère est dans un rapport assez constant avec l'état de la santé de la personne qui le porte; lorsque toutes les fonctions s'exécutent bien, la suppuration est abondante, épaisse, sans mauvaise odeur; le malade ne sent pas de douleur. Survient-il de la fièvre ou d'autres accidents, le pus s'altère, il peut diminuer, devenir clair, sanguinolent, fétide, etc.; souvent cet effet se produit par une simple affection morale.

En résumé, le cautère est un puissant moyen thérapeutique, mais qui ne convient que dans certaines maladies, et dont il ne faut pas abuser; on doit le supprimer dès que la cause de la maladie est entièrement dissipée, parce que le conserver serait chose inutile, et, d'ailleurs, l'habitude affaiblissant toute action thérapeutique, on se priverait plus tard d'une ressource précieuse, si l'affection chronique reparaissait.

J. P. BEAUDE.

CAUTERETS (Eaux minérales de). Cauterets est un village du département des Hautes-Pyrénées, arrondissement et canton d'Argelès; il est à 200 lieues de Paris: sa population est de 1,000 habitants, et son élévation au-dessus du niveau de la mer, de 990 mètres. Il est situé dans une vallée riante et agreste, ouverte au nord, et dont la direction est perpendiculaire à celle de la chaîne des Pyrénées; le Gave ou torrent qui coule dans cette vallée est rapide et bruyant. La route de l'établissement thermal est creusée dans les flancs de la montagne, et se trouve suspendue au-dessus du torrent dont elle suit la direction; à l'extrémité de la vallée se trouvent situés le village et les sources qui sont abrités des vents du sud par les hautes montagnes qui les dominent; les vents du nord qui entrent avec facilité dans cette gorge, sont cependant un peu déviés de leur direction par un mouvement de la montagne qui, en avant du village, s'avance comme pour le protéger.

Les sources thermales, qui sortent toutes de la roche granitique, sont nombreuses à Cauterets: il en existe onze dont la température varie de 26 à 45 degrés Réaumur; sur ce nombre neuf sont sulfureuses et deux seulement salines. La proportion diverse des principes qui entrent dans ces différentes sources permet de varier avec facilité le traitement des malades qui sont soumis à l'action des eaux, et cet avantage qui se ren-

contre dans quelques localités des Pyrénées, n'est nulle part aussi marqué qu'à Cauterets.

Les sources sulfureuses sont: la Raillère, qui se compose de trois sources: sa température à la buvette est de 32° R., et elle produit 93 mètres cube dans les vingt-quatre heures; le Petit-Saint-Sauveur: sa température est de 26°; le Pré est à 39° à l'endroit même d'où sort la source; Mahourat, 40°; on dit que sa température s'élève quelquefois jusqu'à 44°; le Bois est à 35° et produit 19 mètres cubes d'eau en vingt-quatre heures; la source des Œufs est la plus chaude: on lui a donné ce nom parce que les œufs durcissent étant plongés dans son eau; sa température est de 45°; la Pause est à 36°; les Espagnols: cette source est à 40°, elle donne 117 mètres cubes en vingt-quatre heures; César, c'est la source la plus élevée et l'une des plus chaudes, elle est à 41°. C'est à cette source que l'on puise l'eau qui est destinée à être envoyée au loin; on a remarqué que c'est celle qui s'altère le moins facilement; on attribue cette cause à sa haute température, qui fait qu'elle doit être moins mélangée d'air que celles qui sont moins chaudes. Toutes ces eaux ont à peu près la même composition; elles ne diffèrent que par la quantité de chaque principe; elles contiennent du sulfure de sodium qui dans l'eau est à l'état d'hydro-sulfate, du carbonate de soude, du sulfate de soude, du chlorure de sodium, de la chaux, de la magnésie, de la silice, et cette matière végéto-animale qui a reçu le nom de glairine ou de barégine; plus de l'azote qui se dégage lorsque l'eau sort de la source; on n'a point trouvé d'hydrogène sulfuré à l'état libre. La quantité de matière saline contenue dans un litre d'eau, est assez peu considérable comparée à celle des autres sources des Pyrénées, car ces eaux n'ont donné par l'évaporation que de deux à cinq grains de résidu par litre de liquide. La proportion de l'hydro-sulfate de soude, qui est certainement le sel le plus actif de ces eaux, varie de trois grains un tiers à un demi-grain; c'est dans les eaux des sources de César et des Espagnols qu'elle est plus grande; elle est la plus faible dans celles du Bois et du Pré.

Les sources seulement salines ou sulfureuses dégénérées, comme les appellent certains auteurs, sont celles de Bruzaud et de Rieumiset; la première est située dans le village même de Cauterets, et était autrefois désignée sous le nom de Canarie; sa température qui dans l'établissement thermal est de 52°, se trouve être de 37° à la source; elle perd cinq degrés dans le trajet qu'elle fait. Sa composition est la même que celle de l'eau des autres sources, moins l'hydro-sulfate de soude dont elle ne contient aucune trace; elle renferme par opposition une quantité beaucoup plus considérable de sulfate de soude. La source de Rieumiset est analogue à la précédente; elle ne contient pas d'hydro-sulfate de soude, et le sulfate de soude y est aussi en moins grande proportion: sa température est de 24° R.

Les eaux de Cauterets sont employées en bains en douches et en boissons; on varie leur application suivant les indications: ordinairement on commence par la source de la Raillère, qui est une des moins chargées, et l'on finit par celles des Espagnols et de César, qui sont les plus chargées de principes sulfureux; la grande variété de compositions des eaux permet, comme nous l'avons dit, de varier l'action des moyens thérapeutiques. C'est principalement dans les maladies de poitrine, dans la pneumonie chronique, dans les phthisies commençantes, qu'on les prescrit. Bordeu, Camus et plusieurs auteurs disent en avoir retiré de très-bons effets dans ces affections; on cite même des cas de phthisies caractérisées qui ont cédé à l'action de ces eaux. On les emploie également, et avec un grand succès, dans les gastralgies ou affections de l'estomac, qui simulent les gastrites chroniques. Comme toutes les eaux sulfureuses de la chaîne des Pyrénées, elles peuvent être administrées dans les affections rhumatismales, les paralysies, les affections chirurgicales anciennes, telles que plaies, fractures, tumeurs blanches; dans les maladies de la peau, dans les engorgements du tissu cellulaire, dans les affections lymphatiques et scrofuleuses. Il est cependant important de noter que ces maladies sont traitées en moins grand nombre à Cauterets qu'à Baréges et, cependant elles y guérissent avec le même succès.

L'eau de Cauterets se boit pure ou coupée avec du lait ou certaines tisanes ; on a remarqué que souvent l'eau des sources non sulfureuses de Bruzaud et Rieumiset restaient dans l'estomac sans pouvoir passer, et qu'elles y occasionnaient la sensation d'un poids; on fait boire dans ce cas un verre de l'eau sulfureuse de Mahourat ou d'une autre source assez active, et la première passe alors avec une grande facilité. Les bains doivent être pris dans des baignoires couvertes, car on a remarqué que l'eau s'altérait par le contact de l'air atmosphérique, et que le gaz hydrogène sulfuré, qui ne se dégage point à la source, se développe avec abondance lorsque l'eau est conduite dans les établissements thermaux, et surtout lorsqu'elle a été quelque temps en contact avec l'air. La durée du bain est de trois quarts d'heure à une heure au plus. L'action des eaux détermine des sueurs plus abondantes, une sécrétion plus copieuse de l'urine, quelquefois du dévoiement; mais on a remarqué qu'elle n'augmentait pas les crachats, même dans les affections pulmonaires. Le docteur Labat a appliqué avec succès, sur des dartres et sur quelques anciennes affections de la peau, la matière boueuse que l'on trouve dans les sources. Ce moyen, qui est d'un emploi facile, devrait être plus souvent mis en usage.

Cauterets, qui n'avait que quelques mauvaises cabanes vers la moitié du dernier siècle, est aujourd'hui un bourg de quelque importance, remarquable surtout par l'élégance des constructions; plusieurs établissements sont construits avec le marbre que l'on trouve près de la route ; des promenades agréables et agrestes entourent le village; enfin, on y trouve toutes les commodités de la vie. Le mouvement des étrangers, dans la saison des eaux, y est d'environ quinze à dix-huit cents, et on calcule qu'il peut y être versé près de cinq cent mille francs; Cauterets cepen-

dant, sous le rapport de ses établissements thermaux, pourrait recevoir de grandes améliorations, et l'on ne cesse de solliciter l'autorité à ce sujet; il faut espérer que ces réclamations seront écoutées, et que l'on comprendra l'importance de ces précieuses sources. La saison commence le 1er juin et finit le 1er octobre; mais les quinze premiers et les quinze derniers jours sont souvent troublés par l'inconstance de la température; il est prudent de n'y aller que du 15 juin au 15 septembre.

J. P. BEAUDE.
Médecin-Inspecteur des établissements d'eaux minérales.

CAUTÉRISATION (*ch r.*), s. f. On appelle ainsi l'emploi chirurgical du feu ou de substances caustiques pour modifier et désorganiser plus ou moins profondément un des tissus vivants de l'économie. La cautérisation a différents degrés; tantôt elle ne fait qu'irriter sans détruire le tissu et pour ne parler ici que de la peau, elle peut y déterminer un afflux de sang seulement, une simple rougeur: il y a alors *rubéfaction*; tantôt l'action irritante est plus forte, et, outre la rubéfaction, il y a production de *phlyctènes*, espèce de cloches pleines de sérosités comme dans les vésicatoires et certaines brûlures : cet état constitue la *vésication*; enfin d'autrefois l'agent caustique a produit une désorganisation plus ou moins complète de la peau et même des tissus situés au-dessous; c'est la *cautérisation proprement dite;* la partie désorganisée et privée de vie a une teinte grisâtre ou noirâtre et porte le nom d'*escarre:* elle forme une croûte insensible, mais bientôt l'inflammation se déclare autour d'elle, et, au bout de six, dix ou quinze jours, elle se détache entraînée par la suppuration.

Plusieurs agents sont employés pour la cautérisation; les principaux sont: 1o Le *feu;* le calorique est transmis tantôt au moyen de moxas (V. ce mot), ou bien de l'eau bouillante qu'on emploie quelquefois dans les cas graves pour produire un vésicatoire instantané; un marteau chauffé dans l'eau bouillante est quelquefois mis en usage dans ce but; lorsqu'on le laisse quelque temps sur la peau il peut la désorganiser complètement. Tantôt c'est au moyen d'un fer rouge qui porte plus spécialement le nom de *cautère actuel.* Ce fer a différentes formes et différents volumes suivant le but qu'on se propose. L'extrémité cautérisante peut être *cydrique* ou en *roseau; conique* ou en forme de petit cône; *olivaire* ou en forme d'olive; *cultelaire* ou en forme de rondache; *annulaire* ou en forme d'anneau. La cautérisation elle-même prend le nom de *transcurrente,* quand on promène légèrement sur la peau le bord du cautère cultelaire rougi préalablement. Elle est *objective* quand on présente à quelque distance seulement de la partie malade le fer rouge ou un charbon ardent. Il est une remarque à faire sur la cautérisation par le feu, c'est que plus la chaleur est intense, et plus le corps chargé du calorique est bon conducteur de ce fluide, moins la douleur du malade est vive; on souffre plus quand on est touché par un fer chauffé au rouge obscur que lorsque la chaleur a été poussée au rouge blanc. 2o L'*ammoniaque liquide;* cet alcali forme en le mêlant avec l'axonge, une pommade dite de *Gondret*: appliquée sur la peau, elle peut, suivant la dose et la durée de l'application, déterminer la rubéfaction, la vésication et même la cautérisation: pour produire ce dernier effet, il suffit d'en placer sur la peau une couche de moins d'une ligne d'épaisseur et d'attendre un quart d'heure au plus. 3º La *potasse caustique*; elle sert à former les cautères, à ouvrir les bubons ramollis; nous avons indiqué au mot *cautère* la manière de s'en servir. 4º Le *nitrate d'argent fondu* ou *pierre infernale*; cet agent est très-souvent employé pour réprimer les bourgeons charnus qui s'élèvent trop dans une plaie, pour modifier, en changeant le mode d'irritation, la surface de certains chancres ou ulcères. M. le professeur Alibert l'emploie fréquemment pour cautériser légèrement les parties de la peau couvertes de la dartre squammeuse humide (dartre vive). Ce caustique a l'avantage de ne jamais déterminer de cicatrice; on sait qu'il laisse sur la peau une tache noire qui disparaît au bout de huit à dix jours. 5º Le *beurre* d'*antimoine*, le *nitrate acide de mercure*, divers *acides minéraux, nitrique, sulfurique*, etc. Ces substances sont liquides et détruisent profondément les tissus; nous renvoyons, au reste, à chacun de ces mots pour plus de détails; voyez aussi les mots *Zinc* (Chlorure de), *Arsenic*, etc. Cette dernière substance fait la base de la *pâte de Rousselot*, dont on se sert pour détruire de petites tumeurs cancéreuses.

Ces différents caustiques ne sont pas employés indifféremment; ils ont chacun une manière d'agir particulière qui règle leur application dans telle et telle circonstance. En parlant des maladies qui exigent leur emploi, nous aurons soin d'indiquer les caustiques qui conviennent; nous dirons seulement ici, d'une manière générale, que leurs effets principaux sont de déterminer de la douleur, de l'inflammation et l'afflux des liquides vers la partie cautérisée. Tantôt on les emploie comme révulsifs, surtout dans le traitement des affections chroniques, tantôt ils servent seulement à irriter ou détruire certains tissus indolents, dangereux ou dégénérés. Dans quelques cas la cautérisation est employée pour arrêter une hémorragie; elle agit alors en déterminant la formation d'une petite escarre sur le vaisseau qui fournit le sang. Lorsque l'on se sert, pour cautériser, d'agents chimiques qui peuvent agir comme poison, comme par exemple l'arsenic, il faut avoir égard à la propriété absorbante des tissus et se tenir en garde contre les symptômes d'empoisonnement qui pourraient survenir et qu'on a plus d'une fois observés.   J. P. BEAUDE.

CAVALIERS (Maladies des). V. *Militaires*.

CAVERNEUX *(anat.)* adj. Qui renferme de petites cavités, de petites cavernes; il y a un *sinus caverneux* à la dure-mère qui est une des enveloppes du cerveau; on nomme *corps caverneux* deux organes formés d'un lascis veineux qui servent à l'érection de la verge. (Voyez *Pénis*.)   J. B.

CAVES (veines) *(anat.)*, s. f. On sait que le sang, après avoir été porté dans toutes les parties du corps, au moyen des artères, revient au cœur par les veines; celles-ci, d'abord très-petites se réunissent en formant des branches de plus en plus volumineuses, et constituent enfin deux gros troncs, qu'on a nommés *veine cave supérieure* et *veine cave inférieure*. La première reçoit les veines qui viennent de la tête, de la poitrine et des membres supérieurs; la seconde rapporte le sang veineux du ventre, du bassin et des membres inférieurs; toutes les deux aboutissent à l'oreillette droite du cœur.

Comme une cause accidentelle quelconque pouvait suspendre ou gêner le cours du sang dans une de ces veines et produire une congestion bientôt mortelle, la nature, par une prévoyance admirable, a paré à cet accident en établissant une communication entre ces deux vaisseaux au moyen de la veine *azygos*. (V. ce mot.)

La veine *cave supérieure* ou *descendante*, est formée par la réunion des deux veines sous-clavières; elle commence derrière le cartilage de la première côte, un peu au-dessus de la crosse de l'aorte; de là elle descend obliquement à gauche et en avant jusqu'à la base du péricarde; elle s'y engage et s'ouvre dans l'oreillette droite du cœur à la partie supérieure. Les veines qu'elle reçoit avant de pénétrer dans le péricarde sont: les *veines azygos, mammaire interne* et *thyroïdiennes inférieures droites*; enfin plusieurs branches veineuses, venant du côté droit, du thymus, du médiastin, du péricarde et du diaphragme.

La veine cave inférieure est formée par la réunion des deux veines iliaques primitives; elle commence au-devant du corps de la quatrième ou de la cinquième vertèbre des lombes un peu au-dessous du point où l'aorte se bifurque; elle monte ensuite verticalement couchée sur la partie latérale droite des vertèbres lombaires, jusqu'au-dessous du foie; elle se loge alors dans une échancrure que présente cet organe à sa face inférieure; de là, après avoir franchi une ouverture que présente l'aponévrose centrale du diaphragme, elle pénètre dans le péricarde et vient s'ouvrir à la partie inférieure et postérieure de l'oreillette droite du cœur. Dans son trajet, elle reçoit les veines *sacrée, moyenne, lombaire, spermatique droite, rénales, capsulaire* ou *surrénale droite, hépatiques* et *diaphragmatiques inférieures*.

VEINES CAVES (Maladies des). Ces affections sont rares et obscures; nous renvoyons pour traiter de l'inflammation de ces vaisseaux au mot *phlébite*. Nous dirons seulement ici un mot de leur *oblitération* et de leur rétrécissement, surtout pour ce qui regarde la veine cave inférieure. Cet accident peut être occasionné par l'inflammation et par la présence de tumeurs voisines; il en résulte l'œdème de plusieurs parties du corps, et la mort serait toujours prompte si la nature ne remédiait pas à l'arrêt de la circulation au moyen d'anastomoses diverses.

Souvent même, dans les simples cas d'hydropisie, où la veine cave inférieure se trouve plus ou moins comprimée, on voit les veines de la peau du ventre devenir apparentes et se dessiner sous forme de cordons bleus très-dilatés ; elles contribuent à établir la liberté de la circulation veineuse en remontant vers la poitrine et s'abouchant avec les veines de cette région qui se rendent dans la veine cave supérieure.   **J. P. BAUDE**

CÉCITÉ *(path.)*, s. f. *cœcitas*. C'est la privation de la faculté de voir ; ce résultat peut dépendre de beaucoup de causes. (Voyez *Amaurose, Cataracte, OEil, maladie de)*.   **J. B.**

CÉLERI *(Bot.)*, s. m. (*Apium graveolens*). Famille des ombellifères. Cette plante est originaire du midi de la France, mais on la trouve çà et là vers le nord dans des terres riches en sel marin. Dans les pays chauds, à l'état sauvage, elle est très-aromatique, mais la culture a modifié ses propriétés et diminué la quantité d'arome. On mange le bas des feuilles et les tiges du céleri, ainsi que la racine développée par la culture et connue sous le nom de céleri-rave. Cette plante est légèrement excitante et diurétique, mais ses propriétés sont loin d'être aussi énergiques qu'on l'avait cru ; le céleri cultivé surtout peut être mangé impunément par les personnes les plus impressionnables. L'odeur fortement vireuse et aromatique qu'il dégage lorsqu'on le recueille à l'état sauvage, indique des propriétés plus énergiques, mais la médecine moderne n'en fait plus usage et on l'a remplacé par d'autres ombellifères qui sont encore plus excitantes, telles que le fenouil, l'anis, etc. M. Ringeis, pharmacien à Munich, a obtenu de la plante fraîche un suc tout à fait analogue à la manne qui s'écoule du frêne à fleurs : cette découverte pourrait être utilisée avec avantage.   **Ms.**

CELLULAIRE ou **CELLULEUX** (Tissu), adj. m., (*anat.* et *path.*) C'est le canevas général de tout organisme. La première trace de l'être organisé, que des évolutions successives doivent amener à un état complexe de composition, est une goutte d'un liquide ayant en lui tendance à devenir *cellulosité*. La cellulosité est le premier indice et le caractère le plus général de la condition organique de la matière. Le plus simple des végétaux et des animaux n'est qu'une cellulosité animée. Dans les organismes où la diversité et la multiplicité des organes sont le plus prononcées, tout peut se réduire par la pensée et par l'analyse à une trame celluleuse dans l'épaisseur de laquelle se sont formés des dépôts des matières diverses, comme de la substance fibrineuse, nerveuse, osseuse, et de configurations très-variées : celles affectées par les muscles, les organes nerveux, les os, etc. Les canaux dans lesquels circulent le sang, la lymphe et les produits sécrétés, ne sont que des lacunes de cette cellulosité qui, condensée et pénétrée de substance fibro-cartilagineuse, en forme les parois. Les cavités séreuses sont des cellules de grande dimension entre les organes. Le tissu cellulaire apparaît simple et pur pour leur servir de lien aux instruments de l'organisme ; il forme autour de chacun d'entre eux une sorte d'atmosphère qui les isole dans certaines limites, et les unit, sous un autre rap-

port, avec les parties voisines. Ses prolongements s'interposent entre les lames, les fibres et les molécules propres de chaque espèce de parties. Le tissu adipeux où la graisse y forme des dépôts plus accidentels que les autres substances. La forme propre au tissu dit cellulaire ou celluleux est loin d'être bien connue ; on diffère d'opinion quant à sa disposition intime. Entre les organes de l'organisme que leurs caractères physiques permettent le mieux de déterminer, tels que les muscles, ils se présentent sous l'aspect de couches, de lames ou de polyèdres, de couleur blanche. Si l'on essaie à le distendre, il prête dans une certaine proportion, perd en même temps de l'intensité de sa couleur et devient transparent ; en continuant cette distension, on voit qu'il se forme de lamelles ou de filaments. La colle molle qui unirait deux corps produirait aussi de semblables lames ou filaments, si l'on essayait lentement à désunir les corps qu'elle tiendrait adhérents. Une insufflation d'air et une infiltration de liquide parcourent les espaces celluleux avec facilité. En le supposant perméable comme une éponge, on s'explique ces résultats ; il n'est pas besoin pour les comprendre, de supposer qu'il soit formé de cellules. Aussi des auteurs graves lui ont-ils contesté sa conformation celluleuse, et conséquemment lui ont-ils imposé d'autres dénominations, telles que celles de tissu muqueux, glutineux, etc.

Des recherches, qui datent déjà de quelques années, sur le tissu cellulaire végétal, et plus récentes sur le tissu cellulaire animal, tendent à n'y voir que la réunion de vésicules primitives, traces premières de toute organisation, et possédant en elles, sous l'influence de la vie, la propriété de s'accroître par le développement, au-dedans de leur cavité, de plus petites vésicules, qui donnent elle-même naissance, suivant la même loi, à de nouvelles vésicules plus petites encore. On ne lui connaît ni vaisseau, ni nerf ; il en est seulement traversé. Il est formé de gélatine et d'eau ; la dessiccation lui fait perdre une partie de ses propriétés physiques et il en est donné de nouvelles ; dans cet état il est hygrométrique ; de nouveau pénétré d'eau, il revient à son premier état ; il se crispe à la chaleur et il brûle en laissant peu de cendre ; il faut qu'il bouille longtemps pour se dissoudre ; sa putréfaction n'a lieu qu'après plusieurs mois de macération ; il se convertit alors en putrilage et en quelques autres produits.

La connaissance des propriétés organiques de ce tissu recèle le secret de la vie. Quelle est la nature, quel est l'agent, quelles sont les lois des forces qui transforment la matière en apparence amorphe, constituant le premier germe de l'embryon, en une première cellulosité ou vésiculosité, dont le développement successif se limite, se dispose, se moule, pour représenter un être aussi compliqué que l'homme ?

La propriété d'établir des courants dans les liquides, surprise par les ingénieuses observations de M. Dutrochet, sur les lames celluleuses, et qu'il a rapportée à des actions électriques ; les plus récentes découvertes de M. Becquerel sur les forces qui président à la composition et à la décomposition des corps vivants, et l'identité des puissances chimiques avec la cause des mouvements déterminées par l'électricité, semblent conduire sur la voie; mais qu'il faudra encore du temps pour soulever ce coin du voile, si jamais il nous est donné d'atteindre là, et qu'il restera encore de choses ignorées, en supposant saisi cet anneau de la chaîne des mystères qui ne rendent invariable que notre incertitude!

Le tissu cellulaire se produit de toute pièce entre les bords d'une plaie. La résorption du sang est remplacée par l'épanchement d'une lymphe plastique, dont la transformation ultérieure produit la cellulosité. Après l'inflammation d'une membrane séreuse, il se forme des couches plastiques, nommées fausses membranes, qui par suite deviennent des lames celluleuses.

La nutrition des divers tissus de l'organisme s'opère à travers les cribles, la porosité, les mailles du tissu cellulaire. Serait-ce la puissance dynamique dont seraient animés les contours de ces porosités plus ou moins larges et diversement configurées, qui déterminerait le choix de telle ou telle molécule pour la composition de chaque tissu spécial?

Quelques auteurs ont considéré le tissu cellulaire comme le siège unique de l'inflammation: ce seraient les modifications éprouvées par ce tissu, sous l'action de causes irritantes, qui le rendraient apte à produire la lymphe plastique et le pus; comme sous certaines influences modificatrices, il laisse couler le sang, dans le scorbut, par exemple; et sous d'autres, il sécrète la matière squirrheuse, la matière encéphaloïde, la substance osseuse, etc., dont on le trouve quelquefois pénétré.

La connaissance des grands espaces que le tissu cellulaire simple ou graisseux remplit entre les divers organes de l'économie et des voies que la perméabilité de ce tissu établit entre les différentes régions du corps humain, par les cordons celluleux qui entourent les vaisseaux et les nerfs, est précieuse aux chirurgiens. C'est dans cette spongiosité celluleuse qu'il peut porter l'instrument tranchant pour apposer une ligature sur un vaisseau, par exemple, en ne lésant que le tissu le plus réparable de tous, le tissu cellulaire.

De la colonne vertébrale aux régions les plus éloignées de cet axe central, des cylindres celluleux, servant spécialement d'enveloppe aux canaux nerveux et sanguins, établissent une continuité non interrompue. Les saillies des organes et la nature de leur tissu resserrent ces traînées celluleuses, qui se dilatent de nouveau dans les vides que le défaut d'application des parties autres que le tissu cellulaire laisserait entre elles. Les os d'une part et les lames aponévrotiques d'autre part, divisent le corps humain et subdivisent chacune de ses régions en un certain nombre de loges. De la colonne vertébrale aux régions qui l'avoisinent, de chacune de ces régions à celles qui y sont continues, les voies celluleuses, limitées par les organes limitrophes, livrent passage aux liquides, pus, eau, urine, etc., qui par suite de la déclivité, d'une part, et en raison de la force qui

les pousse, d'autre part, tendent à s'épancher. Ainsi s'expliquent les longs trajets des abcès par congestion, des infiltrations d'urine, du sang épanché hors d'une artère, etc.

Ce court exposé prouve que, sous le rapport physiologique et conséquemment médical, comme sous le rapport chirurgical, nulle étude n'est peut-être d'une utilité plus profitable que celle du tissu cellulaire. Il est toutefois remarquable que ce n'est que dans le dix-huitième siècle, et surtout depuis Haller, qu'il a été trouvé digne d'être mentionné.

SANSON-ALPHONSE.
Professeur agrégé à la Faculté de médecine de Paris.

CENTAURÉE (Bot.), s. f. C'est encore ici un de ces noms qui ont été appliqués aux végétaux les plus divers, suivant les caprices du langage; ainsi l'on a donné le nom de centaurée précisément à des plantes qui ne font pas partie du genre Centaurea des botanistes, et l'on a confondu les véritables centaurées avec les chardons (voyez ce mot). Nous ne traiterons donc ici ni de la centaurée jaune (Chlora perfoliata) qui est une gentianée, ni de la centaurée bleue (Scutellaria gabriculata), qui fait partie des cabiées, ni même de la petite centaurée (Erythræa centaurium). Ces deux premières plantes n'étant pas médicinales ne trouvent pas place dans ce dictionnaire; la troisième sera traitée au mot GENTIANE.

Les centaurées employées en médecine sont :

La centaurée chausse trappe ou chardon étoilé (Centaurea calcitrapa) les feuilles de cette plante, qui sont amères, s'employaient autrefois en infusions dans les cas de fièvres intermittentes. Elles sont hors d'usage aujourd'hui.

Chardon bénit (Centaurea benedicta). Autrefois aussi on prenait, en guise de thé, de l'infusion de feuilles de cette plante qui rappelle beaucoup celle de camomille, sauf qu'elle la surpasse encore en amertume.

Bluet (Centaurea cyanus). Cette plante, si remarquable dans les blés par la beauté de ses fleurs bleues, est peu employée aujourd'hui. Cependant on prépare avec ses fleurs une eau distillée, légèrement astringente, qui sert de collyre dans les ophthalmies chroniques. Ms.

CÉPHALALGIE (méd.), s. f. Douleur de tête, de Céphalé tête et de algos douleur. La plupart des maladies, pour ne pas dire toutes, s'accompagnent de céphalalgie; aussi n'est-il pas de douleur plus commune; et l'on conçoit qu'il n'en peut être autrement, lorsqu'on sait qu'entre le cerveau, siège le plus ordinaire de la céphalalgie, et nos divers organes, il existe une connexion si intime, une solidarité telle que le moindre trouble de l'un d'eux ne peut survenir sans que le cerveau n'y prenne une part plus ou moins active. Toutes les fois que la douleur de tête dépend de la souffrance de quelque partie éloignée, la céphalalgie est dite sympathique; dans ce cas elle se dissipe par la cessation de la cause qui l'a provoquée. Mais si cette douleur est l'effet direct d'une maladie ayant son siège dans le cerveau ou dans ses membranes, la céphalalgie n'est plus alors qu'un symptôme de cette même maladie, et, en général, elle dure autant qu'elle. (V. *apoplexie, épilepsie, fièvre cérébrale,* etc.) La céphalalgie ne s'accompagne-t-elle, au contraire, d'aucune autre affection, constitue-t-elle à elle seule tout le mal, on la désigne sous le nom d'*essentielle,* de *migraine,* d'*hémicrânie,* de *céphalée;* c'est la seule dont nous parlerons dans cet article.

Comme l'étude attentive des causes de la céphalalgie peut mettre sur la voie des précautions à prendre pour s'en préserver, nous allons faire connaître avec quelques détails les diverses conditions qui favorisent le développement de cette affection. En tête de ces causes nous placerons toutes celles qui tendent à faire du cerveau un centre habituel ou accidentel de fluxion sanguine, à y établir une congestion : tel est le voisinage de quelque inflammation, soit de l'œil, des fosses nasales, du conduit auditif, soit des gencives, des téguments de la face, du cuir chevelu; nous en dirons autant des contusions du crâne, de son exposition à un soleil ardent, de l'usage des bains trop chauds, du bain froid pris inconsidérément, à plus forte raison chez les personnes où il a plus particulièrement pour effet de refouler le sang dans les viscères et notamment dans le cerveau; cette cause de céphalalgie accidentelle est assez commune. Le même effet, la congestion cérébrale, résulte encore de la compression ou de la constriction exercée sur les gros vaisseaux par des tumeurs développées dans leur voisinage, par des ligatures, par des vêtemens trop étroits; ou elle reconnaît pour cause l'existence d'un rétrécissement des orifices du cœur; des positions vicieuses, comme de tenir la tête penchée en bas; un sommeil trop prolongé, un travail intellectuel forcé, l'usage des boissons alcooliques, ou des narcotiques; l'inspiration de certains gaz délétères, de la vapeur de la braise et du charbon, par exemple : la diminution ou la suppression de quelque flux sanguin, soit naturel, soit accidentel (menstrues, hémorroïdes, épistaxis, etc.), sont autant de circonstances qui, en déterminant un abord trop considérable de sang vers le cerveau, peuvent donner lieu à la céphalalgie. Mais, outre les causes qui se rapportent au trouble de la circulation sanguine, il en est qui ne semblent agir qu'en surexcitant le cerveau, en exagérant sa sensibilité : telles sont les affections morales tristes, l'attention poussée jusqu'à la fatigue, les émanations d'odeurs trop pénétrantes, du musc, du seringat, de l'œillet, etc., ou même de quelque odeur douce mais antipathique, comme la violette; tels sont aussi l'examen à l'œil nu ou à l'aide d'instruments d'optique de corps très-petits, l'action d'une lumière trop vive, l'excitation de l'ouïe par des sons aigus ou trop bruyants, le réveil en sursaut alors que le sommeil n'a pas encore rafraîchi les sens : ces dispositions tout individuelles, que rien n'explique, semblent quelquefois ne devoir leur origine qu'à des dispositions semblables existant chez les père et mère. Pour compléter le tableau des causes de la céphalalgie, nous citerons encore l'influence de l'électricité atmosphérique et des vents, les orages, les ouragans, le séjour dans certaines localités, l'influence de certaine saison,

comme le printemps; l'action d'un froid rigoureux, les chaleurs accablantes d'un été brûlant; la cessation de douleurs accidentelles, rhumatismales, névralgiques ou goutteuses; la suppression d'un vésicatoire ou d'un cautère anciennement établi, le défaut de précaution qui porte les femmes nouvellement accouchées à se découvrir trop tôt la tête, et les autres personnes à se faire couper les cheveux lorsqu'elles ont l'habitude de les porter longs; la diminution d'une sueur locale, des pieds, des aisselles, de la tête, ou de la transpiration générale; la sécheresse accidentelle de la pituaire, la disparition de quelque affection chronique de la peau, de quelque écoulement des oreilles ou de toute autre partie du corps; enfin, une indigestion ou la seule plénitude de l'estomac, la présence de substances délétères dans ce viscère, l'existence de vers dans le tube digestif, le séjour des fèces dans le gros intestin, circonstance qui, pour quelques personnes, fait des lavements un besoin indispensable et journalier; l'omission de quelque habitude, telle que la promenade après le repas; l'usage, au contraire, de certaines choses auxquelles on n'est point accoutumé, comme du vin et autres boissons alcooliques; l'action de fumer, l'état de grossesse, l'existence des fleurs blanches, de la menstruation, ou des hémorroïdes, etc.

Les parties qui sont le siége le plus ordinaire de la céphalalgie sont le front, le sommet de la tête, les tempes, l'occiput et le fond des orbites. Tantôt la douleur est bornée à un seul côté, comme dans l'hémicrânie; tantôt elle est circonscrite et n'occupe qu'un point très-resserré, comme dans le clou hystérique; chez les uns elle se fait sentir dans toute l'étendue de la tête, chez d'autres elle suit un trajet circulaire et forme une espèce de bandeau.

La douleur offre des variétés nombreuses : elle peut être tensive, térébrante, lancinante, déchirante, pulsative, donner la sensation d'un poids considérable qui pèse sur la tête, d'une distension extrême du cerveau, lequel paraît faire effort pour écarter les os du crâne, d'un frottement continuel assez semblable au bruit d'une râpe, de battements plus ou moins forts se faisant entendre dans l'intérieur du crâne, etc., etc.

Pour peu que la céphalalgie soit intense, la douleur n'existe pas seule, d'autres phénomènes viennent s'y joindre : ce sont le plus ordinairement l'injection des conjonctives, la pesanteur et la tuméfaction des paupières, la rougeur de la face; mais quelquefois, au contraire, sa pâleur, une sensibilité anormale des téguments du crâne qui n'est que secondaire et bien distincte de la céphalalgie, une augmentation de volume des artères temporales, et de leurs pulsations, une susceptibilité, une irritabilité remarquable des organes de la vue, de l'ouïe et même de l'odorat; la diminution ou la perte complète de l'appétit, des envies de vomir, quelquefois des vomissements et des douleurs d'estomac. Le moindre mouvement, la moindre contention d'esprit, le moindre travail intellectuel augmentent ces accidents. Tant que ces divers phénomènes n'existent qu'irrégulièrement, qu'accidentellement ; tant qu'ils sont de courte durée, ou d'une intensité médiocre, le mot céphalalgie est celui qui est le plus généralement usité pour exprimer cet état; celui de céphalée s'applique tant à la douleur de tête devenue habituelle, continue, en un mot passée à l'état chronique; mais si les circonstances opposées existent, si la céphalalgie reparaît par accès non fébriles, réguliers, plus ou moins rapprochés, toutes les semaines, tous les mois, par exemple; si les accès se prolongent pendant une demi-journée, vingt-quatre, quarante-huit heures; si intimement liés à la constitution, ils se répètent de la sorte pendant des années, sans être provoqués par aucune cause occasionnelle, qu'il existe ou n'existe pas de maladies semblables chez les parents ascendants du malade, alors la maladie prend le nom de migraine.

Toute périodique que puisse être la migraine, on ne la confondra cependant pas avec la fièvre intermittente céphalalgique, en ce qu'elle ne prend pas, comme elle, naissance dans des lieux où règnent les fièvres d'accès, en ce qu'elle ne sévit pas de préférence durant certaines saisons, l'automne et le printemps; en ce qu'elle n'entraîne pas à sa suite des engorgements de la rate, ne cède ni à l'emploi de la quinine, ni au changement de localités; enfin à ce qu'elle se prolonge beaucoup plus longtemps, une suite d'années, ce qui n'arrive pas dans les fièvres intermittentes. La migraine comme la céphalalgie s'accompagne quelquefois, chez quelques personnes, de brisements de membres, de bourdonnements, de sifflements d'oreilles, d'éblouissements, de vertiges, de tendence à défaillir, motif nouveau pour rapporter la douleur de tête au cerveau, la souffrance des os, du périoste, des nerfs, des muscles, des vaisseaux, du tissu cellulaire et du cuir chevelu ayant des caractères tout à fait différents. (V. Carie du crâne, Rhumatismes, Névralgies, Phlegmon, Erysipèle.)

Lorsque les maux de tête sont violents et règnent depuis longtemps, ils ont pour effet assez ordinaire de blanchir les cheveux ou d'en amener la chute, et de dépraver les fonctions digestives. Lorsqu'ils se dissipent brusquement après avoir duré un certain temps, on les voit quelquefois remplacés par des affections organiques ou nerveuses du cerveau. Tissot rapporte le cas d'une épilepsie qui succéda à une migraine chez un jeune garçon. Depuis que je m'occupe d'une manière spéciale des maladies des nerfs et du cerveau, j'ai trouvé de nouveaux exemples de ces épilepsies, et je les réunis actuellement dans un ouvrage sur le traitement de cette dernière affection. Aussi ne pouvons-nous trop recommander aux personnes sujettes aux céphalalgies anciennes de toujours consulter leur médecin lorsqu'elles veulent essayer quelque traitement nouveau, et mieux de ne se laisser diriger que par les conseils d'un homme de l'art, une instruction profonde et une grande habitude étant indispensables pour distinguer la douleur de tête essentielle de celle qui dépend de la dégénérescence ou de l'inflammation chronique du cerveau, d'un rhumatism

fixé sur les nerfs et le cuir chevelu, ou de toute autre lésion.

Pour peu que l'on soit disposé aux maux de tête, et à plus forte raison si cette disposition est héréditaire, il faut s'appliquer à éviter tout ce qui peut favoriser le développement de la céphalalgie, c'est-à-dire combattre dès son principe toute inflammation qui survient dans le voisinage de la tête, ophthalmie, corysa, otite, érysipèle de la face, etc.; éviter l'action d'un soleil brûlant sur cette partie du corps, particulièrement au printemps; ne point faire usage de bains trop chauds, ni de bains froids, surtout lorsqu'on sait qu'ils donnent mal à la tête; avoir la précaution de ne pas porter de vêtements étroits, un corset, une cravate trop serrés; ne se livrer qu'avec modération aux travaux de l'esprit et aux exercices physiques, s'abstenir des boissons spiritueuses, s'éloigner des lieux trop échauffés et à plus forte raison de ceux où il se dégage des gaz délétères, comme la vapeur de la braise, du charbon, ou toute odeur susceptible de provoquer la céphalalgie et entretenir dans de justes limites les différents flux sanguins, les émonctoires accidentels, ou les affections chroniques de la peau auxquelles on peut être sujet, et s'aider des conseils de l'homme de l'art dès que ces fonctions, qu'on peut appeler secondaires, viennent à se supprimer ou se déranger. Les personnes dont il s'agit ici ne doivent point appliquer avec trop de contention et longtemps leur œil sur des corps d'un trop petit volume, surtout à l'aide de fortes loupes ou de microscopes; elles doivent fuir une lumière trop vive, le bruit, les émotions morales, en un mot, tout ce qui peut réveiller leur susceptibilité céphalalgique. Une autre précaution que nous devons mentionner, c'est de ne pas se découvrir trop tôt la tête lorsqu'on vient d'être malade, et encore moins après un accouchement récent; à plus forte raison ne doit-on pas se faire couper les cheveux dans les mêmes circonstances. J'ai plusieurs fois vu des maux de tête violents céder à l'usage d'un bonnet, d'une perruque, une calotte de flanelle ou de taffetas gommé. J'en ai vu aussi se dissiper par la seule attention de rester la tête nue : un moine tonsuré ayant laissé croître ses cheveux fut pris d'une migraine qui résista à de nombreux traitements; s'étant fait raser il ne tarda pas à être guéri. Les sujets qui transpirent beaucoup, qui ont quelques sueurs locales, des pieds, des aisselles, de la tête, ou qui sont affectés de rhumatismes, auront soin de porter la flanelle sur la peau et ne devront rien faire pour supprimer ces légères infirmités. Enfin nous ne pouvons trop recommander une grande sobriété, l'emploi d'un verre d'eau froide le matin à jeun et le soir en se couchant, des lavements journaliers frais, un exercice modéré, la promenade après les repas, et la précaution de ne pas cesser brusquement l'usage du café lorsqu'on en a contracté l'habitude. J'ai guéri, l'année dernière, d'une céphalée opiniâtre, par l'emploi de ce seul moyen, un magistrat qui m'avait été adressé par un confrère de la province.

Quant au traitement curatif il doit varier selon les circonstances dans lesquelles se trouve le malade. On aura recours aux émissions sanguines, si la céphalalgie dépend de la suppression de quelque écoulement sanguin, d'une saignée habituelle, ou si elle tient à un état pléthorique, comme dans le cas de grossesse. Une application de trois ou quatre sangsues dans l'intérieur des narines nous a souvent été utile, lorsque la céphalalgie coïncidait avec la cessation d'un épistaxis habituel. Dans les circonstances moins graves les bains de pieds sinapisés, les frictions stimulantes sur les membres, les applications d'eau froide et d'éther sur le front ou les tempes, le repos au lit, le silence, l'obscurité, la diète absolue, quelques tasses d'une infusion de feuilles d'oranger, de tilleul, de camomille, suffisent pour dissiper la douleur de tête, qui n'est qu'accidentelle : chez quelques personnes on la fait encore cesser en prenant une petite quantité de café à l'eau, en faisant une promenade au grand air, ou en se livrant à un léger repos. Lorsque la céphalalgie est la suite de l'inspiration des vapeurs de charbon, c'est par la saignée, les bains frais et les infusions de thé, de valériane, de mélisse, etc., par les légers purgatifs, la manne, l'eau de sedlitz, l'huile de ricin, qu'on doit la combattre. Lorsqu'elle provient d'excès de travaux intellectuels, c'est par la distraction, la promenade, le séjour à la campagne, que l'on s'en rendra maître. Si elle se lie à la diminution des menstrues, à la leucorrhée, à des habitudes pernicieuses, l'usage des ferrugineux, du quinquina, des amers, du vin dit *vermout*, dont on trouvera la formule usitée à Florence, dans mon Traité de Thérapeutique; des bains frais, un exercice modéré, la continence, sont les moyens auxiliaires qui doivent en outre être prescrits.

Si la migraine ou la céphalalgie coïncident avec un état saburral de l'estomac, ce sont, au contraire, les évacuants des premières voies qui doivent avoir la préférence. Dans ces cas je prescris avec avantage un huitième de grain de tartre stibié mêlé à quatre grains de rhubarbe, et autant de magnésie, à prendre tous les matins pendant une semaine; j'y joins, une demi-heure après, une tasse d'infusion de pissenlit dans laquelle on fait dissoudre un gros de sel d'Epsom. Il y a peu de temps que j'avais encore sous les yeux le mémoire à consulter d'un malade qui a été guéri d'une migraine par ce traitement. Enfin, lorsque la maladie qui nous occupe existe chez des sujets ayant des vers, il faut d'abord commencer par les expulser; car, dans cette douleur comme dans toutes les autres, c'est à la cause qu'il faut remonter avant tout, cette marche étant le moyen le plus sûr pour s'épargner de nombreux essais ou des tentatives infructueuses.

Nous terminerons cet article par quelques conseils sur ce qu'il convient de faire lorsqu'on n'a pas pu prévenir un accès de migraine. Dès que le mal de tête commence à se faire sentir, le malade se retirera dans un lieu obscur, éloigné de tout bruit, se couchera et prendra quelques tasses d'une infusion de capillaire ou de toute autre boisson semblable; dans beaucoup de cas on parviendra à faciliter le sommeil en faisant usage d'une pilule composée d'un demi-grain d'extrait d'opium ou de jusquiame et d'un grain de quinine. Chez quelques personnes supportant mal les narcotiques, on obtient le même calme avec six ou huit grains de poudre de colombo ou de valériane, auxquels on joint également un grain de quinine; pendant toute la journée on s'abstient d'aliments, on ne fait aucun mouvement, et lorsque l'accès est terminé on prend un bain tiède, à moins de circonstances individuelles opposées.

L. MARTINET,

Professeur agrégé, ancien chef de clinique à l'Hôtel-Dieu de Paris.

CÉPHALOTOMIE (*accouch.*), s. f. C'est une opération qui consiste à ouvrir le crâne du fœtus afin d'en extraire le cerveau lorsqu'il est encore dans l'utérus et que le volume de la tête paraît un obstacle insurmontable à l'accouchement; cette opération, sur laquelle les accoucheurs doivent être extrêmement réservés, ne se pratique ordinairement que sur des fœtus morts, ou lorsque la mère est dans un extrême danger. Le médecin, dans ce dernier cas, fera toujours bien de s'aider de l'avis et des lumières de quelques-uns de ses confrères. M. Beaudelocque neveu a récemment inventé un instrument qu'il a nommé céphalotrice, qui donne un résultat analogue à cette opération et dont l'application est assez simple.

J. B.

CÉPHALÉE (*méd.*), s. f. du grec *céphalé*, tête. C'est une douleur de tête extrêmement violente et intolérable : quelquefois elle n'a lieu que d'un seul côté de la tête ou dans une partie spéciale; elle est aussi intermittente, et alors on la traite par le sulfate de quinine. Cette douleur est souvent purement nerveuse; d'autrefois elle peut être déterminée par une maladie du cerveau ou de l'une de ses enveloppes. Les exostoses à la partie intime du crâne déterminent des accidents semblables; cette douleur peut aussi être produite par une affection syphilitique sans qu'il y ait une lésion organique des os. (V. *céphalalgie*.)

J. B.

CÉPHALIQUE (*anat.*), adj. Se dit des organes qui ont rapport à la tête : on a donné le nom d'artères *céphaliques* aux artères carotides. Une des veines du bras a reçu le nom de veine *céphalique* parce que les anciens croyaient qu'elle était en communication plus directe avec la tête; ils pratiquaient la saignée à cette veine dans les céphalalgies. (Voyez *bras*.)

J. B.

CÉPHALITE (*méd.*), s. f. C'est le nom que l'on donne à l'inflammation du cerveau. Voyez *Cérébrale* (*fièvre*).

CÉRAT (*pharm.*), s. m., du grec *kéros* cire. On donne ce nom à un médicament externe demi-liquide, composé de cire et d'huile, qui diffère des pommades par l'absence de graisse, et des onguents par l'absence des résines. Il existe diverses espèces de cérat : on appelle *cérat simple*, *cérat de Galien* celui qui se prépare avec quatre parties de cire blanche, seize d'huile d'amandes douces et douze d'eau pure ou d'eau distillée de roses. Pour préparer ce cérat on fait fondre la cire et l'huile à un feu doux, et l'on incorpore l'eau goutte à goutte en agitant toujours; si l'on ajoutait l'eau en plus grande quantité, elle se séparerait du liquide sous forme de goutelettes; l'été il est important d'augmenter la proportion de la cire, afin de ne point rendre le cérat trop liquide. On prépare aussi le cérat avec la cire jaune : celui-ci est plus aromatique, et est employé de préférence dans certains cas.

Les *cérats composés* sont formés de cérat simple, auquel on ajoute des substances actives : ainsi pour le *cérat de Saturne* ou *cérat de Goulard*, c'est le sous-acétate de plomb que l'on ajoute au cérat simple, dans la proportion d'un gros pour une livre, suivant le Codex; cette quantité est cependant trop minime, et quelques pharmaciens l'ont augmentée jusqu'à deux onces. La dose acceptée aujourd'hui est d'une à deux onces par livre, ou d'un demi-gros à un gros, pour une once de cérat simple.

Le *cérat soufré* se prépare de la même manière, en substituant le soufre, sublimé et lavé à l'acétate de plomb. Le *cérat ammoniacal* ou de *Réchoux*, qui est excessivement irritant, se prépare par l'addition d'un gros de carbonate d'ammoniaque à une once de cérat. Pour le *cérat de quinquina*, on ajoute un gros extrait alcoolique de quinquina à une once de cérat. Le *cérat opiacé* se compose de cérat simple, une once, et d'extrait aqueux d'opium, quatre grains.

La pommade pour les lèvres, qui est aussi un cérat, se prépare avec : cire blanche, deux onces; huile d'amandes douces, quatre onces; écorce de racines d'orcanettes concassées, deux gros; et l'on fait fondre à un feu doux. On prépare aussi un cérat au *beurre de cacao*, avec : beurre de cacao et huile d'amandes douces, de chaque, partie égale. Plusieurs autres médicaments, connus sous le nom de pommade, ne sont que des cérats, d'après la définition que nous en avons donnée plus haut; ainsi l'onguent mercuriel, etc.

Le cérat simple s'emploie pour les pansements des plaies et des vésicatoires : il est adoucissant et relâchant; le cérat jaune est moins adoucissant que le blanc, en raison de la matière résineuse que contient la cire jaune. Les cérats composés s'emploient dans différents cas que nous ne saurions indiquer ici, et qui seront signalés dans les divers articles où il sera parlé des maladies dans lesquels ils sont mis en usage.

J. P. BEAUDE.

CÉRATOTOME (*chir.*), s. m. Nom donné à un instrument qui sert à inciser la cornée transparente de l'œil.

CÉRÉBRALE (fièvre) (*méd.*), s. f. Nom sous lequel on désigne l'inflammation aiguë du cerveau ou de ses membranes, accompagnée de fièvre. La connaissance exacte des deux maladies que le mot fièvre cérébrale représente, c'est-à-dire l'*encéphalite* et la *méningite*, est une des plus belles acquisitions de la médecine actuelle, une de celles qui honorent le plus notre époque. C'est de 1820

que datent les immenses progrès que fit cette partie de la pathologie, et c'est aux recherches de MM. Rostan, Lallemand, Martinet et Parent Duchâtelet que la science en est redevable. Non-seulement l'inflammation du cerveau, avant les travaux de ces médecins, était confondue avec celle de ses membranes, ou avec d'autres maladies appartenant à différents organes, mais encore l'encéphalite et la méningite, journellement méconnues, en prenant le nom de *fièvre nerveuse*, de *fièvre ataxique*, de *fièvre adynamique*, avaient à subir toutes les conséquences d'une pareille dénomination, c'est-à-dire des traitements qui étaient loin d'être toujours d'accord avec le but que se propose l'art de guérir. Le mot de fièvre cérébrale, du moins, a sur ces derniers l'avantage de faire connaître l'organe malade, bien qu'il ait encore le défaut de ne pas préciser suffisamment et la nature de la maladie et les parties du cerveau qui sont affectées : c'est pourquoi, dans cet article, afin de suppléer à l'insuffisance du mot *fièvre cérébrale*, nous décrirons séparément l'encéphalite et la méningite, maladies qu'il est bien essentiel de distinguer l'une de l'autre.

Encéphalite. A tous les âges de la vie, pendant l'enfance comme pendant la vieillesse, l'on peut voir se développer l'encéphalite; mais c'est particulièrement de cinquante à quatre-vingts ans, de vingt à quarante, et pendant les sept premières années de notre existence, que cette maladie se montre le plus commune. Toutes les causes qui déterminent l'afflux du sang vers le cerveau la produisent de préférence : c'est ainsi que la constitution *apoplectique* (V. *Apoplexie*), l'hypertrophie du ventricule gauche du cœur, la difficulté habituelle de respirer, l'asphyxie, les travaux immodérés de l'esprit, les veilles prolongées, l'abus des boissons alcooliques, l'usage de certaines substances narcotiques, telles que l'opium, la noix vomique, etc., favorisent son apparition. Mais quelque active que soit la puissance de ces causes, aucune ne dispose autant le cerveau à s'enflammer que l'exposition prolongée de la tête au soleil, l'état de congestion habituel ou accidentel de la pie-mère, la méningite, la présence dans la substance du cerveau d'un caillot sanguin ou de tout autre corps étranger, tels que tubercule, squirrhe, hydatide, fausse membrane, fongus, etc., la carie des os du crâne, surtout du rocher, l'inflammation du conduit auditif interne, celle d'une partie plus ou moins éloignée du système nerveux, l'érysipèle de la face, la coïncidence de l'inflammation de la membrane muqueuse du tube digestif, enfin, par-dessus tout, les violences extérieures exercées sur la tête.

Tous les symptômes de l'inflammation du cerveau se rapportent à des modifications accidentelles survenant dans les fonctions cérébrales, c'est-à-dire dans les facultés intellectuelles, la sensibilité et la motilité. Mais, comme toutes les maladies de l'encéphale, apoplexie, méningite, hydrocéphale, etc., ne peuvent s'exprimer que par des phénomènes appartenant également aux troubles de l'intelligence, de la sensibilité et de la motilité, il en résulte que le diagnostic de l'encéphalite est très-difficile, et ne peut être déduit que d'une analyse rigoureuse des symptômes existants. Aussi, pour bien saisir les phénomènes propres à cette inflammation, faut-il l'étudier à trois époques de son existence, époques distinctes, caractérisées chacune par un ordre de symptômes particuliers.

Dans la première période, le cerveau souffre, mais les phénomènes par lesquels il exprime sa souffrance n'ont encore rien de bien précis, de bien caractéristique : généraux beaucoup plus que locaux, ces phénomènes n'indiquent point quel est le siége rigoureux du mal, quelle est la partie affectée ; si c'est la substance cérébrale, ou les deux méninges (*pie-mère, arachnoïde*) ; si le trouble a son point de départ dans l'encéphale, ou s'il n'est que sympathique, c'est-à-dire sous la dépendance de la maladie d'un autre organe.

Dans la deuxième période, un point donné du cerveau devient le siége d'un travail morbide qui, ne consistant encore qu'en une simple irritation, se traduit à l'extérieur par des phénomènes également d'irritation, appréciables dans les organes de la sensibilité et de la locomotion.

Enfin, dans la troisième période, la maladie ayant amené la désorganisation d'une partie de la substance cérébrale, aux signes d'irritation dont nous venons de parler, viennent se joindre des phénomènes de collapsus, indice que la portion de substance affectée a perdu la faculté de remplir ses fonctions. Entrons actuellement dans quelques développements sur ces trois modes de souffrance du cerveau.

Dans la première période de l'encéphalite, le malade éprouve des obscurcissements de la vue, des illusions d'optique, des éblouissements, une exaltation de la sensibilité de l'œil ; l'une des pupilles ou toutes les deux sont resserrées ; tantôt il existe des bourdonnements d'oreille, une irritabilité anormale de l'ouïe ; tantôt des vertiges, une augmentation d'énergie, d'activité des facultés intellectuelles, ou, tout au contraire, une diminution notable de ces mêmes facultés ; chez les uns on observe de la stupeur, de l'apathie, une tendance au repos, au sommeil ; chez d'autres un changement dans le caractère, une gaieté, une irascibilité, une morosité inaccoutumée ; bientôt un commencement de trouble survient dans une région du système locomoteur, la langue se meut avec plus ou moins de difficulté, les mâchoires se serrent, ou bien un engourdissement, des fourmillements se font sentir dans un membre ou dans tout un côté du corps. Chez quelques personnes des vomissements ont lieu, mais ils ont cela de particulier, qu'ils ne coïncident pas avec les signes d'une inflammation de l'estomac. Enfin, parmi les symptômes propres à la première période de l'encéphalite, se trouve la céphalalgie, le plus constant de ces symptômes, celui qui peut jeter le plus de jour sur son existence : cette douleur de tête occupe un point fixe et ne cesse pas, alors même que les symptômes énoncés plus haut n'auraient existé que passagèrement. D'ordinaire ces différents phénomènes ne se trouvent pas

réunis. A ce premier degré de l'encéphalite, surtout lorsque sa marche est lente, il n'y a point de fièvre ; on ne s'aperçoit guère de changement survenu dans l'état du malade, l'œil du médecin peut seul en découvrir. Cependant il ne tarde guère à se développer d'autres accidents tout à fait caractéristiques, tout à fait distincts de l'inflammation de la substance cérébrale, et qui apparaissent au bout de quelques heures, de quelques jours, et, dans certains cas, beaucoup plus tard. Ces nouveaux symptômes appartiennent ou à un état d'irritation, ou à un état de collapsus ; ils occupent de préférence la face et les membres, tandis que d'une autre part l'intelligence et les sens offrent un trouble proportionné : selon que l'un de ces deux états, *stimulation* ou *collapsus*, (*excitation ou abattement*) existe, la céphalite est à sa deuxième ou à sa troisième période.

La marche de la maladie est-elle lente, les membres supérieurs ou inférieurs et particulièrement les premiers sont pris d'une faiblesse musculaire qui va croissant ; des fourmillements, des engourdissements, des tremblements, des soubresauts des tendons ont lieu, ou des douleurs passagères plus ou moins aiguës se font sentir dans les muscles, plus rarement dans les gros troncs nerveux : ces symptômes s'observent plus particulièrement d'un seul côté du corps, du côté opposé à celui qui est le siége de la céphalalgie ; enfin, ces divers phénomènes acquièrent un haut degré d'intensité, et le malade offre l'état suivant, lequel peut aussi exister de prime abord, alors même que l'encéphalite a une marche tout à fait aiguë : des contractions musculaires se développent d'un côté du corps, soit tout à coup, soit d'une manière graduée ; elles portent ou sur les membres et la face, ou seulement sur l'une de ces parties ; et, comme ces contractions affectent de préférence les muscles fléchisseurs, il en résulte que les membres sont plutôt demi-fléchis et raides, que dans un état d'extension. Les mouvements cessent dans les parties ainsi contractées, et s'ils reparaissent ils constituent alors des convulsions, c'est-à-dire des mouvements involontaires, lesquels peuvent revenir sous forme d'accès. A la suite de chacun de ces accès spasmodiques, qui s'accompagnent presque toujours d'une perte de connaissance, les muscles convulsés restent contractés ou tombent dans un état de flaccidité plus ou moins marqué, selon le degré où se trouve l'altération du cerveau ; et, si le malade recouvre l'intelligence, cette faculté ainsi que la sensibilité générale restent plus ou moins affaiblies ; mais la céphalalgie, dans ces cas, se fait de nouveau sentir. Ces attaques de convulsions avec abolition des sens se rapprochent beaucoup des attaques épileptiques, et souvent ont été confondues avec elles. Les anciens ouvrages sont pleins de méprises de ce genre ; j'en rapporte plusieurs dans le travail que je prépare sur l'épilepsie. J'ai dû mentionner ce fait pour éviter les conséquences graves auxquelles une semblable erreur pourrait donner lieu. Je renvoie, du reste, à l'article *Épilepsie*, où je m'étendrai davantage sur les moyens de distinguer ces deux espèces de convulsions.

Toutes les régions du système locomoteur dans l'encéphalite ne sont pas simultanément stimulées, et stimulées au même degré : ainsi, telle partie du corps n'en est qu'à la période du spasme, que telle autre en est à celle du collapsus; c'est que, dans le premier cas, la portion de cerveau affectée n'est encore le siége que d'une turgescence sanguine, tandis que dans le second la désorganisation est achevée. La paralysie avec contraction musculaire, qui caractérise la seconde période de l'inflammation du cerveau, s'accompagne presque constamment d'une diminution des facultés intellectuelles, ou même d'une perte totale de l'intelligence, que cet état ait eu lieu tout à coup et en même temps que la paralysie, ou qu'il soit survenu graduellement comme cette dernière. Lorsqu'au contraire la lésion du cerveau est circonscrite à un très-petit espace, que l'inflammation a son siége dans une région d'un intérêt secondaire pour l'exercice des facultés mentales, la raison peut subsister, et les phénomènes cérébraux se bornent à des symptômes de paralysie locale; dans ce cas, l'intelligence n'est qu'affaiblie, la parole est lente, la prononciation est difficile, la mémoire incertaine ; mais d'ordinaire l'appareil locomoteur est paralysé dans une plus grande étendue : si l'on examine la face on observe que les paupières sont fermées spasmodiquement, que le globe de l'œil est entraîné d'un côté ou de l'autre par la contraction de celui de ses muscles propres qui est paralysé, ou bien qu'il est le siége d'une rotation continuelle; que la pupille du même côté, également contractée, est rétrécie, et présente souvent à sa circonférence des oscillations continuelles, qui ne sont autres que de véritables spasmes de son bord libre, complétement indépendantes de l'influence de la lumière; la commissure des lèvres est tirée du côté où la paralysie existe, tant que le malade reste immobile et ne cherche point à parler; la base de la langue est dirigée du côté correspondant à la paralysie, tandis que sa pointe se porte du côté opposé ; enfin la tête est entraînée du côté paralysé. Quant aux membres supérieurs ou inférieurs, ils sont d'un seul côté ordinairement, et du côté opposé à celui où a existé la céphalalgie, dans un état de rigidité paralytique, tendus ou fléchis, immobiles ou agités de mouvements spasmodiques; tant que dure cette seconde période, le malade accuse de la céphalalgie, si la connaissance n'est pas complétement perdue; le pouls est en général fréquent; dans quelques cas il est lent; il y a de la constipation, et quelquefois des vomissements : ce n'est que plus tard que la respiration s'embarrasse.

Cependant l'intelligence diminue de plus en plus et finit par s'anéantir complétement; avec cette absence de toute perception, la céphalalgie cesse naturellement. Les muscles, qui précédemment étaient contractés, deviennent flasques; à la paralysie avec rigidité succède la paralysie avec résolution, c'est-à-dire un état dans lequel les muscles ont perdu leur faculté contractile, les membres retombent comme une masse inerte, lorsqu'on les abandonne à leur propre poids après

les avoir soulevés. La sensibilité s'éteint dans toutes les parties affectées, le pouls prend de la fréquence, un assoupissement plus ou moins prolongé a lieu, et le malade succombe. Mais lorsque l'encéphalite n'occupe qu'un point du cerveau peu étendu, ou que la partie altérée n'influe que médiocrement sur l'entretien de la vie, les symptômes de cette troisième période se bornent à une paralysie avec résolution des muscles, et à la perte de la sensibilité de ce côté, l'intelligence se conservant intacte. On voit, d'après ce que nous venons de dire, que le caractère distinctif de la troisième période de l'encéphalite se tire des changements qui s'opèrent entre l'état de rigidité ou de convulsion des muscles et leur état de flaccidité, c'est-à-dire d'un état dans lequel l'influence du cerveau ne se fait plus sentir. Nous avons vu naguère quel était l'aspect de la face lors de la deuxième période; disons actuellement un mot de ce qui se passe durant la troisième, bien entendu toujours du côté où existe la paralysie : la paupière supérieure est pendante, elle retombe si on la soulève, tandis que précédemment les deux paupières étaient contractées, la pupille est dilatée, et ne se resserre plus sous l'influence de la lumière ; la commissure des lèvres, au lieu d'être *tirée*, est *pendante*, immobile; si le malade parle ou crie, la bouche se dévie alors du côté sain, par l'action des muscles de ce même côté restés libres; l'aile du nez est aplatie, adossée à la cloison ; la joue, n'opposant plus aucune résistance à l'air qui sort de la bouche pendant l'expiration, se trouve poussée en dehors, et donne lieu au phénomène désigné sous le nom de *fumer la pipe;* enfin la tête est entraînée du côté non paralysé, par les muscles de ce côté, ce qui est l'opposé de ce qui existait naguère. Quant aux membres, ils sont dans un état de flaccidité complète du côté où s'observait auparavant la rigidité paralytique. Ces différents phénomènes sont d'autant plus marqués que l'altération du cerveau est elle-même plus avancée, et que l'état comateux est moindre ; car, dans le cas où la perte des facultés intellectuelles est complète, et où il existe un assoupissement profond, on a beaucoup de peine à constater le degré exact de la paralysie. Enfin, nous devons ajouter que souvent, pendant le cours de la troisième période, une partie du corps, qui jusque-là n'avait offert aucun symptôme, devient le siége de spasmes ou de contractures : c'est un signe qu'une nouvelle inflammation du cerveau vient de se propager à d'autres régions, mais qu'elle n'y existe encore qu'au second degré.

Si actuellement nous jetons un coup d'œil sur les altérations que présente le cerveau enflammé, afin de connaître la cause matérielle des graves désordres que nous venons d'étudier, nous voyons que la substance cérébrale, après s'être laissée pénétrer outre mesure par le sang, éprouve une diminution de cohésion telle qu'elle se réduit à un état de bouillie rougeâtre ou blanchâtre, résultat d'une infiltration sanguine, séreuse et purulente, qui s'est faite dans ses molécules : c'est dans cette altération, si rapide à s'effectuer, vu l'état de mollesse naturelle du cerveau, qu'est le danger extrême de l'encéphalite; aussi est-ce à prévenir une si fâcheuse conséquence que doivent tendre les efforts de l'art, et ce but ne pourra être atteint que quand la maladie aura été reconnue dès son principe, dès l'apparition de ses premiers symptômes : c'est pour y parvenir que nous sommes entrés dans les développements que l'on vient de lire, et pour que les gens du monde, en garde contre les dangers d'une aussi redoutable maladie, puissent en appeler avec le plus de promptitude possible au médecin. Nous ne parlerons du traitement qu'après avoir décrit la méningite : les moyens à employer pour combattre ces deux maladies offrant très-peu de différence.

Méningite. Les signes auxquels on peut reconnaître cette maladie, qui consiste dans l'inflammation de deux membranes qui recouvrent le cerveau, l'arachnoïde et la pie-mère, sont les suivants : tantôt, après l'existence de phénomènes appartenant à la congestion cérébrale, tels que vertiges, pesanteurs de tête, erreurs de vision, bourdonnements, tintements d'oreilles, défaillances brusques; tantôt sans que nul de ces phénomènes n'ait existé, le malade se plaint d'une douleur de tête continue et qui en peu de temps acquiert une grande intensité; bien que la nature de cette douleur soit très-variable, on observe cependant qu'elle est, en général, aiguë, lancinante, gravative ou pulsative, tandis que plus rarement elle est sourde et obtuse. Son siége ordinaire est le sommet de la tête, le front, les tempes, moins souvent l'occiput; dans quelques cas, elle est bornée à un seul côté, dans d'autres, elle occupe le crâne tout entier. Chez certaines personnes la céphalalgie est mobile, passe d'un point à un autre; chez d'autres elle est fixe; le moindre mouvement l'exaspère, surtout lorsque le malade se baisse; le bruit, une vive lumière, le travail intellectuel l'augmentent. Ce symptôme prendra une plus grande valeur s'il a existé antérieurement, ou s'il existe encore de petits vomissements, surtout après que le malade a bu, et sans qu'il soit possible de constater une lésion directe de l'estomac ou de quelques-uns des organes avec lesquels il a coutume d'être sympathiquement lié, comme l'utérus, les reins, etc.

La céphalalgie pourra également faire craindre l'existence d'une méningite, si elle est survenue à la suite d'une contusion, de l'exposition au soleil, d'une cautérisation du cuir chevelu; si la disparition d'un érysipèle de la tête coexiste avec cette inflammation, ou enfin si elle s'accompagne de quelque carie du crâne, se développe chez des sujets qui font un abus des boissons alcooliques, ou survient après la suppression de quelque écoulement sanguin, purulent, habituel : les probabilités d'une phlegmasie des méninges deviendront plus grandes s'il existe en même temps de la fièvre, et surtout si la prononciation s'embarrasse, si la parole est brusque et saccadée, si les yeux sont vifs, mobiles, hagards, brillants ou fixes, mornes; si la conjonctive s'injecte, si l'irritabilité

des sens est très-prononcée, tandis que la sensibilité générale, au contraire, a notablement diminué; enfin, si à ces symptômes se joint un état d'agitation et un trouble des facultés intellectuelles, on peut être certain qu'il existe une méningite ; ce dernier phénomène, le délire, est le signe qui a le plus de valeur; dans certaines circonstances il devient même tout à fait caractéristique ; en général, lorsqu'il est continu, la douleur de tête cesse d'être perçue; mais s'il se dissipe pendant un certain temps, celle-ci ne tarde pas à reparaître. Le désordre de l'intelligence est d'ordinaire en raison de la réaction fébrile et de la force du malade; seulement il se présente sous des formes très-variées : ainsi, il est furieux ou calme; général, c'est-à-dire portant sur l'ensemble des idées, ou partiel, se concentrant sur quelques-unes; complet, offrant une incohérence extrême de la même idée, ou incomplet, permettant encore d'entrevoir quelques liaisons entre elles. Souvent le caractère change totalement : le malade est tour à tour irascible, furieux, taciturne ; il vocifère, parle continuellement seul, rêvasse, est incapable de répondre juste à quelque question qu'on lui adresse, ou n'est susceptible de recouvrer momentanément sa raison que quand on l'interroge brusquement, et que l'on cherche un sujet qui puisse exciter son attention. On apprécie le degré du désordre mental, en se reportant sur ce qu'est l'intelligence dans l'état de santé. L'appareil musculaire, à cette époque de la méningite, n'offre encore qu'un trouble médiocre, mais qui mérite un examen sévère; il n'existe point de convulsion, comme trop d'auteurs l'ont assuré, mais seulement des mouvements désordonnés, soumis encore à la volonté; celui qui délire est agité de mouvements irréguliers en apparence, mais qui de fait ont un but : ils tendent à le faire sortir du lit ou à accomplir tout autre acte; seulement ces mouvements, par leur incohérence, leur rapidité, peuvent induire en erreur un observateur peu attentif : le symptôme caractéristique de la méningite est donc le délire succédant à la céphalalgie, et entraînant à sa suite cette agitation musculaire qui fait le pendant du désordre de l'intelligence; mais ce symptôme n'indique qu'une des espèces d'inflammation des méninges; il caractérise seulement celle qui a son siége aux surfaces supérieures et latérales du cerveau; car lorsque la méningite existe à la base de cet organe, le délire ne s'observe pas. Ce que nous venons de dire jusqu'ici ne s'applique qu'à la première et à la seconde période de la méningite; dans celle-ci le cerveau stimulé agissait encore dans le cercle de ses attributs, seulement les fonctions étaient exagérées : le malade délirait au lieu de raisonner juste, le jeu intellectuel était encore évident; et ce que nous disons de la pensée, il faut le dire du mouvement et de la sensibilité générale; mais, par le fait de cette surexcitation, le cerveau tombe dans un état d'inertie, et les trois grandes facultés auxquelles il préside, l'intelligence, la mobilité et la sensibilité, se trouvent réduites à une nullité plus ou moins complète; d'où l'assoupissement avec ou sans rêvasseries, la stupeur, l'affaissement, et le collapsus musculaire, qui appartient à toutes les agonies, et, bien différent de la paralysie, remplaçant le délire et l'agitation.

Si au lieu d'occuper les deux hémisphères la méningite n'en occupe qu'un seul, la céphalalgie, pendant le cours de la première période, est localisée à ce même côté, et pour peu que la surface enflammée ait une certaine étendue, le délire a lieu; tandis que si l'inflammation est circonscrite à un petit espace, les symptômes se rapportent davantage à ceux qui sont propres aux lésions locales de la substance du cerveau: c'est à la suite des contusions du crâne que l'on observe le plus souvent ces méningites circonscrites.

Lorsque la méningite a son siége à la base du cerveau ou dans les ventricules (*Hydrocéphale aiguë*),ses symptômes diffèrent notamment de ceux que nous venons d'étudier. Très-commune chez les enfants en bas âge, assez rare chez l'adulte, l'inflammation de la base s'annonce encore par de la céphalalgie pendant le cours de la première et une partie de la seconde période : c'est cette douleur, chez les enfants, qui leur fait porter presque continuellement les mains à la tête, et qui leur fait pousser des cris aigus pendant qu'ils sont assoupis. Le vomissement se rencontre beaucoup plus souvent que dans la méningite des hémisphères; un état de somnolence presque continuel et progressif, interrompu, chez les enfants seulement, par des accès de convulsions survenant brusquement, des deux côtés du corps, à la face et aux membres, remplace le délire et succède à la céphalalgie; les différents spasmes de la bouche, du globe de l'œil, des paupières, des bras, ne s'observent guère chez l'adulte; chez lui, c'est l'assoupissement qui domine; quant à la dilatation des pupilles, elle existe chez l'adulte comme chez l'enfant. Enfin, à mesure que l'épanchement qui résulte de l'inflammation des méninges de la base fait des progrès, le coma devient de plus en plus profond, l'insensibilité plus grande; c'est donc encore comme dans l'encéphalite, à prévenir les effets matériels de l'inflammation, qu'il faut s'attacher, le salut du malade dépendant entièrement de la promptitude avec laquelle on se sera opposé à ces mêmes effets. Abordons actuellement le traitement.

Tant que les symptômes cérébraux n'indiquent encore qu'une simple congestion, que la céphalalgie par sa coïncidence avec la fièvre ou avec un trouble léger des fonctions sensoriales et intellectuelles, est le seul signe qui fait soupçonner l'existence de la céphalite ou de la méningite, le traitement de l'une et de l'autre de ces inflammations,étant alors le même, consiste dans l'emploi de la saignée ou dans l'application de sangsues au cou, aux tempes, derrière les oreilles, à la nuque, à l'intérieur des narines; application que l'on pourra faire suivre de l'usage des ventouses. On se réglera, pour la quantité de sang à tirer, d'après l'intensité des symptômes cérébraux et de la fièvre comme d'après l'âge et la force du malade. On devra surtout, dans l'emploi de ces moyens, tenir compte des résutats favorables ou défavorables que l'on en obtiendra. Concurremment avec les émissions sanguines, on aura recours aux réfrigérants sur la tête et aux pédiluves chauds et irritants ; puis, par des bains frais secondés des affusions froides (V. *Affusions*), on s'opposera aux redoublements de la fièvre et à l'augmentation des accidents cérébraux. Pour boisson, on choisira les décoctions de chiendent, d'orge, l'hydromel, le petit-lait, etc.; et s'il existe de la constipation, on donnera de préférence des tisanes laxatives, comme l'eau de veau, le bouillon aux herbes, la limonade avec addition de deux à quatre gros de sel d'Epsom, ou d'une à deux onces de sirop tartareux, par pinte; ou bien on les remplacera par les décoctions de pruneaux de casse, de tamarins, si les premières s'accomodaient mal avec la susceptibilité de l'estomac. Lorsque l'inflammation du cerveau et des méninges se développe pendant des épidémies bilieuses ou saburrales, un ou deux grains d'émétique dans une pinte des tisanes ci-dessus mentionnées, une bouteille d'eau de sedlitz débarrassent les voies digestives des matières muqueuses et bilieuses qui y sont accumulées, et rendent l'action des émissions sanguines plus efficace. S'il existe une complication de vers, ce qui s'observe surtout chez les enfants, il suffit de l'administration d'une demi-once ou d'une once d'huile de ricin, pour expulser ces entozoaires, et réduire la maladie cérébrale à son état de simplicité; enfin, s'il y a coïncidence de première dentition, il peut devenir utile, pour peu que les gencives soient douloureuses, de dégorger ces parties au moyen de quelques scarifications. Tel est le traitement qu'il convient d'employer pendant tout le cours de la première période. Cependant, si, malgré cette médication, la maladie faisait des progrès, il faudrait recourir de nouveau aux soustractions sanguines, répéter les saignées générales et locales, appliquer des vésicatoires aux membres inférieurs, promener des sinapismes sur les pieds, les mollets, les genoux, les cuisses; recourir d'une manière suivie aux affusions, c'est-à-dire les administrer trois et quatre fois par jour, et avec toutes les précautions que comporte ce genre de traitement, pratiquer des frictions avec l'onguent mercuriel vers les angles des mâchoires, enfin recouvrir la tête d'une calotte de vésicatoire, ou, si l'état de l'estomac et des intestins ne s'y oppose pas, tenter une forte révulsion sur le tube digestif au moyen des purgatifs drastiques. Mais si l'art se montre encore une fois impuissant pour arrêter les progrès du mal, il ne faut guère alors espérer en triompher, car l'encéphalite et la méningite sont presque constamment au-dessus des ressources du médecin, lorsquelles sont parvenues à leur troisième période, c'est-à-dire au degré où la flaccidité des muscles et l'insensibilité de la peau font place aux contractions et aux convulsions, où le collapsus et l'assoupissement succèdent au délire et à l'agitation générale. Nous pourrions terminer cet article par quelques exemples de guérison de la méningite, que nous emprunterons au traité de l'inflammation de l'arachnoïde, que nous présentâmes à l'Institut en 1820. Mais nous ne citerons que le fait suivant qui est un exemple de méningite de la base, il donnera une idée de la forme particulière qu'affecte cette inflammation chez les enfants : un garçon de 8 ans est pris de vomissements au milieu de la nuit; à huit heures du matin il commence à s'assoupir, puis de nouveaux vomissements reparaissent; les pupilles se dilatent, le pouls prend de la fréquence, des violentes convulsions des membres et de la face ont lieu par instants; bientôt il y a abolition complète des sens. On pratique une saignée; le soir on administre un bain avec affusion, qui est suivi de soulagement; la nuit et les jours suivants, on réitère les affusions avec le même avantage; le quatrième jour les pupilles cessent d'être dilatées, le petit malade recouvre la connaissance; seulement la tendance à l'assoupissement persiste, ainsi que la rougeur partielle du visage. Les bains avec affusions sont continués, et le cinquième jour les accidents cérébraux se dissipent graduellement; la santé ne tarde pas à s'établir. Pour les symptômes qui dans cette maladie sont particuliers aux enfants, voyez *Hydrocéphale aigu*, *Convulsion*.

L. MARTINET.

Professeur agrégé, ancien chef de clinique à l'Hôtel-Dieu de Paris.

CÉRÉBRIFORME (*path.*), adj. Se dit d'une matière qui a l'apparence de la substance du cerveau; certains cancers donnent pour produit de leur dégénérescence une matière cérébriforme.   J. B.

CÉRÉBRITÉ (*path.*), s. f. C'est l'inflammation du cerveau; ce mot n'est pas usité.(V. *Cérébrale, fièvre*).

CERF (Corne de). V. *Corne de cerf.*

CERFEUIL (*bot.*), s. m. (*Scandix cerefolium.*) Famille des Ombellifères. Comme aliment cette plante est peu employée et seulement comme assaisonnement : mais elle possède des propriétés utiles, son suc est rafraîchissant et entre dans la composition de tous les jus d'herbes; quelques-uns lui attribuent même des propriétés diurétiques. On fait plus souvent usage du cerfeuil à l'extérieur en application qu'à l'intérieur. Ainsi les personnes qui éprouvent de la chaleur dans le voisinage de l'anus et des organes génitaux, sentiment si incommode surtout chez les femmes, l'apaiseront en appliquant sur ces parties du cerfeuil trempé dans l'eau, ou bien des cataplasmes de cerfeuil cuit. L'usage de ces cataplasmes dans les glandes engorgées, est d'un effet beaucoup moins certain. Quant à l'emploi de cette plante à l'intérieur pour guérir les affections de la peau, on doit le regarder comme inutile; il faut des modificateurs beaucoup plus puissants pris dans l'hygiène et dans la matière médicale pour venir à bout de ces affections rebelles.   Ms.

CERISE (*bot.*), s. f. Fruit du cerisier, *cerasus*, L., famille des Rosacées J. C'est une drupe charnue, arrondie, divisée d'un côté par un sillon longitudinal plus prononcé à la base qu'au sommet; la pellicule, ou peau qui la revêt, est plus ou moins

rouge à l'époque de la maturité; la pulpe est molle, demi-transparente, elle environne un noyau généralement rond, muni d'une arète latérale qui correspond au sillon tracé sur la peau; l'amende qu'il renferme est blanche, résistante, légèrement amère, surtout lorsque la pellicule n'en a pas été séparée.

Ce fruit doit son nom à la petite ville de *Cerasunte*, de la province de Pont en Italie; elle fut importée à Rome par Lucullus, vainqueur de Mithridate.

Les Romains, dignes appréciateurs de tous les genres de conquêtes, en connurent bientôt huit espèces : une rouge, une noire, une tellement molle qu'on pouvait à peine la transporter, une autre ferme et résistante qui se rapprochait de notre bigarreau, une assez petite et d'une saveur amère analogue à la merise, une dernière, enfin, qu'on appelait cerise naine. Si l'on en croit Pline, cette variété, lorsqu'on en faisait un usage immodéré, causait des vertiges et enivrait à l'égal du vin. Nous sommes, sous ce rapport, beaucoup plus riches que les Romains, car on ne compte maintenant pas moins de cinquante à soixante, tant espèces que variétés. Les progrès presque journaliers que fait l'horticulture permettent de croire que ce nombre augmentera encore.

On divise les cerises en deux classes principales : la première comprend celles dont la forme est en cœur, exemple : merises, guignes, bigarreaux; la deuxième, celles dont la forme est ronde, et plus généralement connues sous le nom de griottes, elle comprend : la cerise franche ou commune, celle hâtive, celle tardive, celle de Montmorency ordinaire et gros-Gobet, la cerise de Hollande, de Goulard, le chery-Duke, le may-Duke ou royale hâtive des environs de Paris, et les griotiers marasquins, du nord, etc., etc.

La cerise est sans contredit un des meilleurs fruits connus, tant par les ressources qu'elle offre à l'alimentation, qu'à cause de ses propriétés diététiques : c'est sous ce dernier rapport qu'il nous importe de considérer ce fruit, devenu pour ainsi dire, indigène en France. Mais les cerises, et notamment celles dites griottes, bien que généralement laxatives et rafraîchissantes, sont cependant plus nourrissantes que les autres espèces du même genre; cette différence est vraisemblablement due à la proportion généralement plus considérable de principe sucré; on met souvent à profit cette propriété en prescrivant leur usage, lorsque, après des maladies graves, on veut substanter les convalescents et néanmoins tenir, comme on dit vulgairement, le ventre libre.

Le suc exprimé de cerises, étendu d'eau et désigné dans le régime diététique sous le nom d'*eau de cerises*, forme également une boisson qui, dans certains cas, remplace avec avantage la limonade.

On prépare en outre, en plaçant des cerises écrasées dans des circonstances favorables au développement de la fermentation et activant celle-ci par l'addition d'une matière sucrée, du miel par exemple, une boisson alcoolique, ou vin assez estimé et dont l'usage est très-approprié dans les pays chauds. Cette boisson fournit par la distillation une liqueur ou ratafia connu sous le nom de marasquin; elle est, dans ce dernier cas, préparée de préférence avec l'espèce de cerise dite *marasca*, très-commune aux environs de Trieste et de Zara. Cette circonstance et les soins qu'on y apporte à sa fabrication ont mis ces pays en possession de fournir au commerce la plus grande partie du marasquin qui se débite en Europe.

On conserve les cerises de diverses manières : mais le moyen le plus simple consiste à en opérer la presque complète dessiccation en les plaçant d'abord sur des claies, puis les exposant soit à l'étuve, soit sur un four : cette opération, en rapprochant les principes, fait acquérir au fruit une saveur douce-aigrelette très-agréable; elles prennent dans cet état le nom de *cerisettes* et sont vendues dans le commerce en petits bouquets ou paquets. Elles s'associent parfaitement avec les pruneaux et relèvent leur saveur fade et nauséeuse.

Un autre mode de conservation, beaucoup plus commun, consiste à plonger les cerises préalablement privées de leur pédoncule ou queue, dans un sirop de sucre bouillant, puis à rapprocher convenablement sur le feu pour convertir en confiture ou en marmelade; cette conserve, très-agréable et très-saine, est d'une heureuse indication lorsqu'il s'agit d'entretenir, dans un état normal, les fonctions des voies digestives chez les enfants et chez les vieillards; dans la saison principalement où l'alimentation s'effectue, en grande partie, sans le concours des végétaux et notamment des fruits.

On prépare en outre, avec le suc des cerises, un sirop rafraichissant moins acidule que celui de groseilles et qui peut conséquemment, dans beaucoup de cas, le remplacer avec avantage. Nous ne ferons mention que pour mémoire de la conservation des cerises au moyen de l'eau-de-vie, attendu d'abord que cette préparation n'offre aucune ressource à la thérapeutique, et qu'ensuite les propriétés du fruit y sont complétement dénaturées.

Les pédoncules ou queues de cerises séchées et infusées dans l'eau forment une boisson ou tisane apéritive et tempérante, que l'on administre avec assez de succès contre les inflammations des voies urinaires.

Les autres espèces de cerises, celles qui forment, comme on l'a vu plus haut, la première classe (*merises, guignes et bigarreaux*), sont en général beaucoup moins agréables et moins saines que les griottes; elles peuvent, lorsqu'on en fait un usage immodéré, donner lieu à certains troubles dans les voies digestives : c'est ainsi que l'on remarque chez les enfants, qui en général en sont assez friands, la manifestation de vers intestinaux et souvent même l'indigestion avec de graves symptômes.

La merise, bien qu'en général peu recherchée en France, et rarement présentée sur nos tables attendu surtout sa saveur amère, n'en est pas moins l'objet d'un commerce fort intéressant pour plusieurs contrées de la Suisse et de la Savoie.

Très-commune dans les forêts, elle formait autrefois la nourriture presque exclusive des bûcherons et des charbonniers qui les exploitent; ils préparaient, avec ce fruit sec bouilli dans l'eau, du beurre et du pain, une sorte de soupe que leur extrême frugalité pouvait leur rendre supportable, mais qui exigeait néanmoins le concours d'estomacs robustes pour être convertie en matière assimilable. Maintenant ils en effectuent la récolte pour la vendre aux fabricants de kirschewasser; les plus intelligents fabriquent eux-mêmes cette liqueur alcoolique; mais les procédés qu'ils emploient laissent néanmoins beaucoup à désirer; non-seulement ils opèrent dans des vases non étamés et souvent fort malpropres, mais ils négligent en outre d'enlever une partie des noyaux; précaution fort importante cependant pour éviter la présence, dans la liqueur, d'une proportion trop considérable d'acide prussique (hydrocyanique). Ces circonstances rendent son usage quelquefois fort dangereux.

COUVERCHEL,
Membre de l'Académie de médecine et de la société de pharmacie.

CÉROËNE (*pharm.*), s. m. On dit aussi *cirouêne* ou *cirouène*; du grec *céros* et *oinos*, vin : on donne ce nom à divers topiques et emplâtres *irritants, résolutifs*, etc., et dont la composition varie : le plus connu a été inventé par les religieuses Miramiones; sa composition est la suivante : résine de pin, une livre; cire jaune, six onces; suif, deux onces; poix et terre bolaire, de chaque, cinq onces; oliban et minium en poudre, une once; ce topique, qu'on regarde comme fondant et résolutif, ne doit mériter qu'une médiocre confiance.

J. B.

CERTIFICAT (*méd. lég.*), s. m. Ce n'est pas seulement sous le rapport de la thérapeutique que le médecin joue parmi nous un rôle dont on ne peut nier l'importance. En possession d'un art qui touche à presque toutes les sciences, il est un grand nombre de situations où son intervention nous devient nécessaire. Il suffit pour s'en convaincre de consulter les nombreux ouvrages de médecine légale, qui traitent cette matière : on y voit que le médecin est en quelque sorte un homme public; qu'en dehors de l'exercice habituel de sa profession, il est revêtu d'un ministère d'autant plus important que sa décision influe de la manière la plus positive sur le jugement des tribunaux appelés à prononcer sur la vie ou sur la fortune des citoyens. Nous ne traiterons pas ici ces questions; elles trouveront leur place quand nous parlerons des rapports médico-légaux. Nous n'examinerons en ce moment que ce qui concerne les *certificats*, objet moins grave, mais qui cependant, dans certains cas, ne laisse pas que d'avoir une importance réelle. En effet, nous retrouvons ces certificats à chaque instant de la vie, et au milieu de l'accomplissement de ces nombreux devoirs que la société nous impose. La loi elle-même les prescrit pour une foule de cas, et si elle se tait quelquefois, nous n'en sommes pas moins forcés de recourir aux médecins afin de pouvoir, au moyen de leurs certificats, jouir des bénéfices qu'elle nous accorde.

Cependant les certificats ne sont entourés d'aucune des solennités exigées pour les rapports en justice; ils ne sont pas faits sous la foi du serment; la présence du magistrat n'est pas nécessaire; ils sont entièrement laissés à la conscience du médecin qui les délivre; aussi sont-ils, pour la plupart du temps, beaucoup plus officieux qu'authentiques, et délivrés bien plus encore dans l'intérêt seul des personnes qui les réclament que dans l'intérêt général de la société. Mais ils n'en exigent pas moins, de celui qui les délivre, la même véracité, la même bonne foi, que s'il s'agissait d'un rapport; et nos lois criminelles ont prononcé des peines sévères contre les malversations dont ils peuvent être l'objet, ainsi que nous le verrons à la fin de cet article.

Les certificats doivent tous, sans exception, être rédigés avec clarté, avec précision; ne laisser aucun doute sur le fait qu'ils sont destinés à constater, et sur l'âge, le sexe, la demeure et la profession des personnes qu'ils concernent. Un certificat incomplet et obscur peut être la source de nombreuses difficultés, car il arrive souvent qu'on ne s'en sert que bien des années après qu'il a été délivré : un certificat de vaccine, par exemple. Or, si le médecin qui a rédigé le certificat n'existe plus et que la cause pour laquelle il a été fait ait elle-même disparu, toute rectification devient impossible; on ne saurait donc trop appeler à cet égard l'attention des médecins et des personnes qui leur demandent des certificats. Ajoutons qu'il est nécessaire qu'ils soient faits sur papier timbré, et que la signature du médecin soit légalisée par les autorités compétentes.

Les certificats se délivrent principalement pour justifier des infirmités graves qui exemptent de la tutelle (art. 434 du Cod. civ.); pour constater qu'un juré est, par suite de maladie, dans l'impossibilité de se rendre aux assises (art. 397, Cod. d'inst. crim.); ou qu'un témoin ne peut, pour les mêmes causes, comparaître sur la citation qui lui a été donnée (art. 83, Cod. d'inst. crim.); pour la radiation, des contrôles de la garde nationale, des personnes atteintes d'une infirmité les met hors d'état de faire le service (art. 29 loi du 22 mars 1831); pour la constatation d'infirmités qui rendent impropre au service militaire (loi du 21 avril 1832.). Ils se donnent aussi dans une foule de circonstances où il est nécessaire de faire constater, d'une manière régulière, une maladie ou une infirmité soit chronique, soit passagère : ainsi, il est nécessaire de se pourvoir d'un certificat de médecin, pour éviter de présenter aux mairies les enfants nouveau-nés auxquels ce transport pourrait occasionner des accidents graves; pour s'exempter d'un service momentané de la garde nationale, une garde, par exemple; pour constater l'état de santé d'un enfant qu'on veut faire entrer dans un collège ou autre établissement d'instruction publique; pour obtenir une retraite avant l'âge et le temps de service fixés par les règlements, etc., etc.

Comme on le voit, ces actes se multiplient suivant nos intérêts, nos besoins, et il n'est personne qui n'y ait eu plus d'une fois recours. Mais plus ils sont facilement admis, plus ils ont de crédit auprès des autorités qui les réclament, plus les peines sont sévères quand ils sont entachés de faux, et qu'ils ont été délivrés ou par complaisance ou par suite de concussion. Nous renvoyons à cet égard aux art. 159, 160, 162 du Code pénal, 86 du Code d'instruction criminelle, et aux lois sur le recrutement.

Les peines prononcées en pareils cas sont fort sévères, et impriment à jamais une juste flétrissure sur l'homme de l'art qui a oublié à ce point la hauteur de son ministère. Nous aurons encore occasion de dire quelques mots des certificats, en parlant des rapports de médecine légale.

AD. TRÉBUCHET,
Avocat, Chef du bureau de la police médicale à la préfecture de police.

CÉRUMEN (*physiol.*), s. m. On donne ce nom à une humeur épaisse, jaunâtre, analogue à la cire et qui est sécrétée dans le conduit de l'oreille (*Conduit auditif externe*). Cette humeur qui est composée, d'après Vauquelin, de mucus, d'une matière résineuse semblable à celle qui est dans la bile, d'une matière colorante jaune, de soude et de phosphate de chaux, est sécrétée par des follicules de la peau qui tapissent le conduit auditif et qui existent à toutes les ouvertures naturelles du corps où elles sécrètent des humeurs qui varient nature pour chaque partie. Le *cérumen* lubréfie de l'intérieur du conduit auditif, en entretient la souplesse et en défend l'entrée contre les insectes et les corps étrangers qui viennent de l'extérieur; son accumulation détermine souvent une surdité qui cède à l'extraction de cette matière au moyen d'une petite curette : il faut avant avoir soin de la ramollir en instillant dans l'oreille, avant l'opération, quelques gouttes d'huile d'amandes douces (V. *Oreille, maladie de l'*).
J. B.

CÉRUSIERS (Maladies des), (*path. et hyg. pub.*) Le plomb, pouvant s'introduire dans notre corps par l'absorption cutanée, par la voie de la respiration et par les voies digestives, produit des affections très-graves, qui ont fixé l'attention de plusieurs praticiens, et qu'un de nous, dans ces derniers temps, a traité d'une manière spéciale.

Le procédé de la fabrication de la céruse ayant été introduit en France, en 1791, par Chaillot de Paris, cette industrie fut bientôt naturalisée par les soins de manufacturiers habiles, MM. Frizou, Rideau, Lescure, Bréchet, etc., et l'un de nos plus habiles chimistes ayant donné des conseils et fait connaître de nouveaux procédés de préparation, la céruse fabriquée en France fut bientôt reconnue égale et même supérieure en qualité à celle qui nous était apportée de l'étranger; mais en même temps que nos richesses industrielles s'augmentaient, la maladie connue sous le nom de colique de plomb, se déclara dans les ateliers où l'on fabriquait la céruse; et l'apparition de cette maladie, qui devenait plus fréquente, puisque les manufactures augmentaient, fut signalée à l'administration. La quantité des malades étant considérable, on s'en effraya, d'autant plus qu'en France on n'avait pas été, comme à l'étranger, dans la position d'observer un aussi grand nombre de cas de cette maladie, puisqu'on n'y fabriquait pas le blanc de plomb.

Les ouvriers qui tombaient malades par suite de leur travail dans les manufactures de céruse, se faisant soigner dans les hôpitaux, l'administration des hôpitaux et hospices civils fit connaître au préfet de police, le 25 août 1822 : 1º Qu'un ouvrier cérusier avait succombé à l'hôpital Beaujon, au milieu d'un délire furieux et frénétique, accompagné de douleurs très-vives; 2º Que le même hôpital recevait un grand nombre d'ouvriers atteints de la colique de plomb; 3º Que les ouvriers malades se plaignaient que dans les manufactures où ils travaillaient on ne prenait aucune mesure pour les préserver des suites funestes de leur travail.

Dans la même année, l'administration des hospices fit connaître au préfet l'entrée journalière, à l'hôpital de la Charité, de malades atteints de coliques de plomb et l'établissement de nouvelles fabriques de céruse; elle réclamait des moyens préservatifs contre la maladie.

Le préfet fit visiter les fabriques; divers rapports lui furent adressés sur ce sujet et transmis au ministre de l'intérieur. Enfin une ordonnance du roi fut rendue le 5 novembre 1823, et inscrite au *Bulletin des Lois* sous le numéro 636 : cette ordonnance interdisait la vente de la céruse en pains dans toute l'étendue du royaume; elle établissait dans les considérants, que la santé des ouvriers était gravement compromise *par la mise* en pains de cette substance et par son emballage sous la même forme.

L'exportation de la céruse en pains et trochiquée, fut aussi défendue par une autre ordonnance portant la même date.

L'ordonnance du 5 novembre fut mal interprétée, et, comme elle établissait que la céruse ne pourrait être préparée et vendue qu'en poudre, il en résulta de nouveaux dangers; en effet ce procédé qui eût été convenable pour les fabriques dans lesquelles on obtient du carbonate de plomb par double décomposition, n'étant pas applicable aux fabriques dans lesquelles on se sert du procédé hollandais, il fallait pour remplir le but de l'ordonnance, que les céruses obtenues en masses, ou pains, fussent de nouveau réduites en poudre, ce qui exigeait une double manipulation, et augmentait les cas de maladie.

Des réclamations des fabricants du département du Nord, et celles des préfets des Ardennes, du Loiret et de la Seine, furent prises en considération; elles donnèrent lieu au retrait de l'ordonnance du 5 novembre, et le 10 août 1835, une nouvelle ordonnance abrogea les deux premières, comme ayant prescrit des usages et des procédés qui n'étaient pas utiles et convenables dans toutes les manufactures. L'ordonnance du 10 août portait qu'une instruction sur les meilleurs procédés, et contenant des détails sur les procédés les plus convenables pour éviter les accidents qui accompagnent la fabrication de la céruse, serait publiée par les soins du ministre de l'intérieur.

Le ministre des affaires étrangères, sur l'invitation du ministre de l'intérieur, écrivit aux consuls généraux de France, en Angleterre et en Hollande, de prendre dans ces pays des renseignements précis sur les moyens employés pour préserver de la colique de plomb les ouvriers qui travaillent dans les fabriques de céruse, et sur la méthode en usage dans les hôpitaux pour le traitement de cette maladie; nous ne connaissons pas encore le résultat de ces enquêtes; voici ce que nous ont appris les recherches que nous avons faites sur les maladies de ces ouvriers.

L'affection la plus fréquente chez les ouvriers qui fabriquent la céruse, est la *colique de plomb*, *colique saturnine ou métallique*; les phénomènes particuliers à cette maladie, sont : la constipation, la dureté du pouls, et le trouble des facultés intellectuelles; la constipation souvent précède l'invasion de la maladie; les malades éprouvent un sentiment de pesanteur à l'épigastre; et quelquefois il n'y a pas de fièvre dans le commencement; les ouvriers ont un air abattu, la face ridée, pâle et jaune, les yeux creux; ils deviennent tristes, ne mangent plus; les lèvres sont tremblantes et froides, le tour du nez et de la bouche acquièrent une teinte jaunâtre; les membres supérieurs et inférieurs sont engourdis. Dans la seconde période, les intestins sont très-douloureux, et comme s'ils étaient tordus ou serrés avec une corde; il se manifeste des vomissements et des convulsions très-fortes du diaphragme et des muscles abdominaux; ces vomissements quelquefois sont si forts que l'on doit craindre l'*iléus*. (Colique de *miserere*.)

La terminaison de cette maladie est très-variée; lorsque les précautions convenables sont prises, la maladie offre peu de dangers, surtout si l'ouvrier cesse de travailler à la céruse; la maladie peut devenir plus grave après une troisième ou quatrième attaque, et occasionner des douleurs aiguës dans les membres et par suite la paralysie et une incapacité de travail. Une première ou une seconde maladie, lorsqu'elles sont bien traitées, ne laissent aucune suite dangereuse; il y a des ouvriers, selon M. Renauldin, qui ont la colique saturnine jusqu'à six fois; dans ce cas, elle devient assez souvent mortelle, si surtout elle réagit sur le cerveau, en produisant des accès épileptiformes, qui emportent rapidement les malades malgré les soins les plus actifs; d'autres fois, les nombreuses récidives de la maladie portent leur action délétère sur les membres tant supérieurs qu'inférieurs, lesquels deviennent engourdis ou frappés d'une paralysie soit complète, soit incomplète, fort difficile à guérir et le plus souvent incurable.

M. Janquerel Desplanches nous a donné les détails suivants sur le même sujet. La colique de plomb, simple par elle-même, ne fait courir aucun danger aux ouvriers, et leur prompte guérison est assurée, si on a recours au traitement convenable; mais les émanations saturnines produisent quelquefois, en même temps que la colique, des phénomènes nerveux, qui, malgré l'emploi d'un traitement approprié entraînent la perte des malades. Ces accidents sont du délire, des convulsions accompagnées de douleurs plus ou moins intenses, des attaques d'épilepsie ou tétaniques, une espèce de suffocation; enfin la paralysie. En faisant l'addition de 3,569 malades attaqués de coliques de plomb, sur lesquels on trouve des détails dans Desbois, Burette, Gardanne et Mérat, on voit que la mort n'en a frappé que 95; la mortalité a donc été d'un peu moins *d'un sur trente*, et cette mortalité est due aux complications ou aux accidents nerveux qui se sont développés chez des individus attaqués de la colique de plomb.

Les ouvriers qui fabriquent la céruse peuvent travailler depuis l'âge de sept ans, jusqu'à l'âge de soixante ans; on serait porté à croire que la durée de leur vie devrait être très-courte, mais les auteurs ne sont pas d'accord à ce sujet; il y en a qui croient que leur vieillesse est anticipée (Janquerel Desplanches) et d'autres qui pensent que ces ouvriers meurent prématurément (Renauldin); enfin M. Stelle de Strasbourg a vu de ces ouvriers qui avaient 75 ans.

Les différentes opérations qui paraissent particulièrement donner lieu à la colique saturnine, sont : 1° la séparation des couches du plomb oxidé et carbonaté, de celui qui ne l'est pas; 2° la refonte du *petit plomb;* 3° la mise en poudre de la céruse; 4° l'introduction et le tassement de la céruse dans des barils; 5° le blutage de la céruse.

Les précautions que l'on doit prendre pour préserver les ouvriers de la colique de plomb sont les suivantes : Dans les manufactures, on doit varier le travail des ouvriers, afin que le même ouvrier ne reste pas trop longtemps chargé d'une opération dangereuse. On a établi dans quelques fabriques, pour la fonte du *petit plomb*, une cheminée d'aérage très-élevée et un ventilateur assez actif pour expulser à l'instant même, de la fonderie, les émanations nuisibles qui pourraient y exister ou s'y développer. Dans d'autres fabriques, on a enfermé les blutoirs et les moulins dans des bâtis en bois, formant des cloisons qui séparent cette partie de l'atelier des autres parties de la fabrique. On a exigé lors de l'embarillage que le tonneau, lorsqu'on le remuait, fût recouvert d'une peau de mouton.

M. d'Arcet avait demandé qu'on supprimât le battage du plomb retiré des couches pour séparer les écailles du métal; il voulait qu'on séparât la partie oxidée et carbonatée, en faisant passer les feuilles entre un cylindre cannelé, qui détacherait cette partie : ce cylindre entouré d'un bâtis en bois laisserait peu échapper de poussière de céruse.

Nous ne parlons pas des différents procédés pour préparer la céruse, convaincus que nous sommes que la cessation des maladies qui affectent les ouvriers qui la fabriquent, ne tient pas aux changements dans les procédés, mais aux précautions que l'on doit prendre pendant le travail, et que nous allons indiquer : 1° éviter le contact des vapeurs des sels de plomb; 2° éviter de respirer l'air chargé des poussières de ces sels; 3° se laver les mains avant les repas (V. *Batteurs d'étain*); 4° faire prendre souvent aux ouvriers du lait, du beurre, des purgatifs, et quelques boissons aqueuses aiguisées légèrement d'acide sulfurique, ou d'hydrogène sulfuré; l'eau de Barége, et l'eau d'Enghien rempliraient le même but; 5° recommander aux ouvriers la sobriété, et l'usage modéré des liqueurs spiritueuses.

On a remarqué que la température et les saisons avaient quelque influence sur le développement de la colique de plomb. Dans l'année 1833, on a reçu à l'hôpital de la Charité, pendant le mois de janvier, quinze individus attaqués de la colique de plomb; quatre de ces individus travaillaient à la céruse; en juillet de la même année, quarante-cinq individus atteints de colique de plomb, furent reçus dans le même hôpital; vingt-trois de ces malades travaillaient dans des fabriques de blanc de plomb. A Lille, chez M. Théodore Lefèbre, on a reconnu qu'en général, à l'époque des fortes chaleurs et lors des grands froids, la maladie sévissait davantage qu'en d'autres temps. A Strasbourg, on a remarqué qu'en hiver et par un temps humide, les coliques étaient plus fréquentes.

Traitement. Le traitement empirique dit *de la Charité*, est celui qui a eu le plus de vogue; viennent ensuite la méthode antiphlogistique, le traitement par l'alun, le traitement par l'acide sulfurique étendu d'eau, prescrit par le docteur Gendrin, et qui est réclamé par M. Foucat, pharmacien à Haubourdin; le traitement de M. Ranque; le traitement de M. Rayer, par les laxatifs et les purgatifs; le traitement fondé sur les lois de l'affinité chimique; le traitement par l'huile de croton tiglium; enfin le traitement par l'hydrogène sulfuré et les hydrosulfates.

Ces traitements peuvent tous offrir de grands avantages, mais il faut les appliquer aux tempéraments des malades, à la nature et à la période de la maladie; ainsi les purgatifs drastiques qui seraient très-indiqués dans l'état chronique de cette maladie, et quand les intestins se trouvent dans un état d'inertie, ont donné des résultats fâcheux pendant la période inflammatoire, qu'on doit combattre avec les décoctions et les cataplasmes émollients, les saignées et les boissons huileuses et mucilagineuses.

Le traitement auquel nous donnons la préférence est l'hydrogène sulfuré et les hydrosulfates: ce traitement est simple et très-économique; les malades qui s'y soumettent sont moins exposés à la récidive, et leur guérison est plus prompte. Outre les guérisons nombreuses que nous avons obtenues par ce moyen, une observation, que nous devons au hasard, nous a forcé à préférer ce traitement aux autres.

L'année dernière en faisant des recherches sur les maladies des vidangeurs, et sur l'hygiène des fosses d'aisances, nous avons connu un ouvrier qui, ayant travaillé longtemps dans une fabrique de plomb laminé, était toujours sujet à la colique de plomb, et, par suite, était devenu presque phthisique. L'établissement où il travaillait ayant fait de mauvaises affaires, cet ouvrier ne sachant que faire, entra chez le sieur Roux entrepreneur de vidanges, pour y travailler comme simple ouvrier; bientôt les digestions commencèrent à se faire facilement; et depuis un nombre d'années qu'il est vidangeur, toutes les affections qui existaient chez lui disparurent.

S. FURNARI,   A. CHEVALLIER,

Docteur en médecine, membre   Membre du Conseil de salubrité, de l'académie de médecine   Professeur à l'école de pharde Palerme.   macie.

CERVEAU et **CERVELET** (*anat.*), s. m. Portions supérieures de l'encéphale. Le *cerveau* est l'une des masses centrales; dans les animaux qui comme l'homme se tiennent debout, le cerveau est situé en haut; il est au contraire en avant dans ceux de ces êtres qui marchent horizontalement. C'est à cette partie de la matière qui forme le corps que sont attribuées les perceptions, les fonctions de l'entendement, les penchants et les déterminations de la volonté. Il est l'organe essentiel et caractéristique de l'humanité. L'organisme humain est ordonné pour l'entretenir et s'assujettir à ses actes. L'homme par son cerveau pourvu des moyens de vivre et d'agir. Cet organe perd de cette prédominance relative, dans les animaux inférieurs à l'homme, coïncide avec la simplification de l'organisation ou voie des parties du cerveau, chez certains mollusques. Les insectes n'ont plus de cerveau, quoiqu'il y ait encore là des perceptions, des instincts et des déterminations. Le *cervelet* est en arrière du cerveau; la *protubérance* est recouverte par ces deux organes et les unit avec la *moelle* qui se prolonge dans le canal vertébral. Les portions de cet ensemble du système nerveux constituent, dans la tête, *l'encéphale;* et la partie qui se continue dans le canal des vertèbres, est ce qu'on appelle la *moelle* ou le *prolongement rachidien.* L'ensemble est nommé axe *cérébro-spinal* ou *céphalo-rachidien.* A ces parties centrales viennent aboutir et disparaître des cordons nerveux; les uns sont des conducteurs du sentiment; ils sont des moyens de communication dirigés de la périphérie vers le centre. D'autres excitent les organes de la nutrition et des sécrétions. C'est sur les parties latérales de la moelle que l'on voit s'isoler tous les rayons nerveux; ceux qui se séparent de l'encéphale sont, à l'exception d'un seul, continus avec la protubérance et ses prolongements. Ils occupent le centre de la région inférieure et postérieure de la masse encéphalique. Dans le rachis, la réunion des cordons nerveux, avec une certaine portion de substance pulpeuse, paraît constituer le cordon de substance nerveuse qui l'occupe en grande partie; cette première partie de l'axe nerveux central est la *moelle.*

Le cerveau qui constitue la portion la plus considérable de l'encéphale, a la forme d'un ovoïde comprimé sur ses côtés. Sa partie supérieure est divisée par une scissure profonde en deux moitiés égales qu'on nomme *hémisphère;* sa face inférieure présente aussi, de chaque côté de la ligne médiane, trois saillies ou lobes, savoir : deux antérieurs, deux moyens et deux postérieurs. On observe en outre à la surface du cerveau des éminences arrondies sur leurs bords, flexueuses, et séparées entre elles par des enfoncements correspondants; ces saillies, que tout le monde a pu observer sur des cerveaux d'animaux, portent le nom de *circonvolutions* et jouent un rôle assez important dans le système phrénologique de Gall. A l'intérieur, le cerveau présente des espèces de cavités sous le nom de ventricules; ces cavités, à cause du rapprochement de leurs parois, n'existent pas à proprement parler, elles ne sont que possibles; les deux plus considérables d'entre elles, les ventricules latéraux, sont séparées par une cloison assez mince, des portions de forme variable auxquelles on a donné le nom de *voûte à trois piliers,* de *couches optiques,* de *corps striés,* etc.; elles concourent à leur servir de parois. Tout près des couches optiques se trouve un petit corps grisâtre, du volume d'un petit pois chiche, uni au cerveau seulement par deux prolongements grêles, et que les anatomistes appellent *glande pinéale;* ce corps n'a d'importance que parce que Descartes y avait placé le siége de l'âme. On doit remarquer que les divers ventricules communiquent non-seulement entre eux, mais avec divers points de la surface extérieure de l'encéphale.

Le cervelet n'a que le quart du volume du cerveau, et se trouve aussi divisé en deux hémisphères ou lobes par une rainure particulière.

La protubérance annulaire est un petit corps de forme quadrilatère, situé au milieu de la base du crâne entre le cervelet et le cerveau, à chacun desquels il est uni au moyen de deux prolongements. La moelle épinière ou prolongement rachidien est la suite de la protubérance; elle complète le système cérébro-spinal, et se présente sous la forme d'un long cordon à peu près cylindrique, situé dans le canal vertébral et en partie dans le crâne où son extrémité supérieure présente un renflement particulier connu sous le nom de *bulbe rachidien;* son extrémité inférieure qui s'étend jusqu'au niveau de la première ou deuxième vertèbre des lombes, se termine par un faisceau nerveux, vulgairement appelé *queue de cheval.* Trois membranes, la dure-mère, l'arachnoïde et la pie-mère enveloppent et protègent l'ensemble de ces différents organes.

Composition. Deux substances remarquables par la différence de leur couleur entrent dans la composition de l'encéphale. L'une offre une teinte d'un blanc mat; l'autre est d'un gris mêlé de jaunâtre, dont les nuances sont plus ou moins tirant vers le noir. La première de ces substances est désignée sous le nom de substance *blanche, médullaire, fibreuse.* On appelle la seconde substance *grise, corticale, globuleuse.* L'aspect de la substance blanche donne l'idée d'une sorte de fasciculation dans sa texture. En la soumettant à la coction prolongée, on y fait apparaître des lignes ou saillies extérieures, qui représentent des fibres et des lames. Cet aspect fibreux tiendrait-il à ce que les lames seraient examinées par le profil? Elle est centrale quant à sa position dans le cerveau et le cervelet, elle est extérieure au contraire dans les pédoncules, la protubérance et la moelle; elle est plus consistante que la substance grise et elle forme un tout continu avec les nerfs.

Gall a remarqué que ses faisceaux semblent naître ou recevoir des renforts de la substance grise. Il la voit s'épanouir dans le cerveau et dans le cervelet, et se réfléchir par des fibres convergentes qui prennent origine des couches de la substance grise pour constituer les *commissures transversales* ou faisceaux de communication des hémisphères entre eux.

La substance *grise* a l'aspect globuleux quand on l'examine au microscope; il est vrai de dire que les deux substances cérébrales offrent l'une et l'autre des globules, mais ils sont disposés en ligne dans la substance blanche, et comme disséminés d'une manière éparse dans la substance grise, laquelle est répandue en plusieurs masses isolées dans l'encéphale. Cette substance cendrée existe en lames dans les couches optiques, les corps striés, les tubercules mammillaires. On la retrouve encore dans la protubérance et la moelle.

La composition chimique est surtout de l'albumine et de l'eau, et du phosphore comme élément plus spécial. La substance nerveuse de l'axe cérébro-spinal est partout en contact avec une lame membraneuse, qui ne paraît être qu'une trame destinée à soutenir une ramification très-fixe de vaisseaux qui, lorsqu'ils sont injectés, semblent pleuvoir à la surface de la matière nerveuse. Cette membrane est la *pie-mère*; elle prend une consistance remarquable sur la moelle. Superficiellement à celle-ci existe une autre membrane, qui consiste en une couche mince diaphane perspirable. Elle est appliquée immédiatement sur la pie-mère dans les points saillants de l'encéphale; elle est au contraire séparée de celle-ci au niveau des enfoncements, comme entre les circonvolutions dans lesquelles elle ne s'enfonce pas, mais sur lesquelles elle s'étend, en franchissant, comme un pont, les sillons ou les fentes et le fond des scissures dont la pie-mère tapisse les profondeurs. Cette membrane nommée *arachnoïde*, bouche la grande fente cérébrale qui fait communiquer les ventricules à la surface du cerveau. Un autre feuillet de cette membrane se réfléchit au niveau des vertèbres lombaires, sur la surface interne d'une membrane fibreuse plus extérieure, adhérente aux os, nommée *dure-mère*. Ces deux feuillets, appliqués l'un à l'autre dans toute l'étendue de l'encéphale, se correspondent par des surfaces lisses, que baigne une vapeur séreuse et qui permettent à l'axe cérébro-spinal de légers mouvements dans la cavité crano-rachidienne.

Les diverses parties dont est formé l'encéphale se présentent dans le rapport de poids suivant. La moelle est égale à la vingtième partie du cerveau; le cervelet, y compris la protubérance et le bulbe rachidien, est le septième du cerveau. Le cerveau pèse de deux à trois livres.

Tels sont les principaux traits relatifs aux masses nerveuses qui constituent dans l'homme adulte l'axe cérébro-spinal. Ces masses, parties constituantes de la substance matérielle du corps, sont entretenues dans leur exercice et leur volume par l'abord du sang artériel; il en revient une quantité proportionnelle de sang veineux;

la quantité de sang abondant à l'encéphale est très-considérable. De nombreuses artères l'introduisent par la base de ces viscères : c'est par la superficie que les veines reçoivent le sang veineux. Les artères se partagent en un nombre prodigieux de capillaires; ce n'est qu'à un état de division extrême que la substance cérébrale reçoit le sang. Il y a des lymphatiques, du tissu cellulaire dans la substance nerveuse. Les nerfs des sens naissent surtout des parties contenues dans le crâne. Le nerf olfactif forme en particulier un renflement très-petit près de son lieu d'isolement. On a suivi les nerfs qui se séparent du cerveau, à l'exception du premier jusque dans la protubérance et la moelle. La moelle donne naissance à tous les autres nerfs du corps.

Les rapports anatomiques établis par la voie des nerfs entre l'encéphale et le reste de l'économie portent assez naturellement à penser que cette partie exerce une grande influence sur l'ensemble de l'organisme. De la disposition fibrillaire on pouvait conclure que quelque chose était transmis par ses lignes fibreuses, soit une substance émise, soit un mouvement, une oscillation, un choc; mais que l'esprit humain a dû être étonné de sa propre découverte, quand il n'a pas pu se refuser à admettre que ce qui était transmis par les voies nerveuses était l'excitation de la faculté de sentir, ou les déterminations de la volonté! Un sentiment si profond sépare dans notre esprit la sensibilité, la pensée, l'âme, la volonté de ce que nous concevons sous le nom de matière!

Cependant il existe une indépendance étroite entre ces deux sujets si disparates de nos réflexions, et cette dépendance est établie dans la substance cérébrale, par l'état d'équilibre, d'arrangement, d'organisation enfin qui la caractérise.

En général la substance blanche, prolongement des nerfs, a été considérée comme conductrice; et la substance grise, comme active. On y place la pensée, la conscience et les penchants, l'âme intellectuelle, morale et instinctive. On a distribué à chaque partie du cerveau et du cervelet son rôle intellectuel et moral; les circonvolutions ont été chiffrées, dénommées, cadastrées, par une analogie dont les règles sont empruntées aux lois physiologiques des autres parties de l'économie et généralement d'autant plus volumineuses que leurs fonctions sont plus actives. On a donc essayé de déterminer pour le volume de circonvolution, la puissance de la faculté dont on l'avait considérée comme le signe. Ici s'élève une grande question qui devra être traitée à l'article *phrénologie*.

Les émotions morales agissent aussi avec non moins de puissance sur les fonctions nutritives, circulation, digestion, que sur les mouvements soumis à la volonté; ainsi est établie une nouvelle corrélation entre des actes moraux, et des actes purement physiques et matériels.

L'encéphale n'a pas la même activité à toutes les époques de la vie; aussi son développement n'est-il que progressif. C'est la moelle parmi les diverses portions qui forment l'encéphale dont les premiers vestiges apparaissent dans l'organisme humain. Après l'apparition successive de la moelle et des corps restiformes, on voit deux lamelles annoncer le cervelet. Au quatrième mois il forme une sorte de couronne autour des tubercules quadri-jumeaux. Les hémisphères cérébelleux et les fibres transversales et inférieures de la protubérance se forment en même temps. Quant au cerveau, il est postérieur sous le rapport de la formation aux autres parties de l'encéphale. Les hémisphères ont été rencontrés vers le deuxième mois de la vie utérine formant une membrane très-tenue. Les lamelles du cervelet s'annoncent au sixième mois et les circonvolutions du cerveau à sept mois; ce n'est qu'à cette époque qu'il recouvre le cervelet complétement.

Au moment de la naissance, l'enfant dont la tête est relativement si volumineuse est bien loin encore de l'entier développement de ses facultés. Les substances cérébrales et les circonvolutions elles-mêmes sont loin d'être aussi nettement tranchées qu'elles doivent le devenir.

L'imperfection simultanée des actes intellectuels, moraux et instinctifs, et des conditions matérielles sous lesquelles se présentent les diverses parties de l'encéphale, temporaire dans le fœtus humain, se montre d'une manière permanente dans les animaux auxquels il est refusé d'atteindre aux perfectionnements propres à l'esprit humain.

L'homme, sous le rapport du développement des hémisphères, du cervelet et du cerveau, occupe le premier rang; les quadrumanes et les dauphins viennent ensuite. Déjà chez les carnassiers le cervelet n'est plus recouvert par les lobules postérieurs du cerveau, qui manquent en partie. Les circonvolutions sont proportionnellement aussi considérables mais non aussi nombreuses. Ce sont les rongeurs qui présentent parmi les mammifères le cerveau le plus simple. On voit chez les oiseaux disparaître les hémisphères latéraux du cervelet ainsi que les fibres transversales de la protubérance; il n'y a ni lobules ni circonvolutions aux hémisphères cérébraux. On voit dans les reptiles et les poissons l'encéphale tendre à l'uniformité, à l'allongement, au rapprochement avec la conformation de la moelle, comme on l'a vu dans le fœtus humain. Quelques parties, les tubercules quadrijumeaux, par exemple, augmentent au contraire en raison directe de la diminution des hémisphères cérébraux et cérébelleux. On admet plus de cerveau dans les insectes. Ce sont des renflements successifs unis par des nerfs, comme si les organes réunis dans l'encéphale humain fussent dissociés et reportés à chaque partie qu'ils doivent animer. La substance nerveuse devient indistincte dans les derniers animaux. Ainsi progressivement décroît et disparaît la disposition compliquée de l'encéphale humain, en même temps que les facultés qui le distinguent et lui assignent une prédominance si exceptionnelle.

D'autres conditions viennent révéler encore cette sorte de dépendance de la matière et de l'esprit. La compression du cerveau par la main lorsqu'une blessure a ouvert le crâne produit un sommeil une suppression irrésistible des facultés, l'oubli, de penser, de vouloir; ainsi agissent, l'apoplexie qui comprime par l'épanchement du sang qui la constitue, le fragment enfoncé d'une fracture, une balle, etc. L'inflammation des membranes du cerveau, celle du cerveau lui-même altèrent, pervertissent et abolissent les actes moraux, intellectuels, instinctifs.

Comme les autres organes, le cerveau se nourrit par l'abord du sang; comme les autres il s'enflamme, s'altère, se durcit, se ramollit, est le siége de dépôt de pus, de tubercule, de cancer, de matières osseuses, cartilagineuses, etc.; et ces altérations donnent lieu à des troubles divers dans les facultés psychologiques.

Elles s'altèrent encore sans qu'aucune lésion matérielle l'indique, pour nos sens du moins, et à l'état de connaissances où nous en sommes. La folie, l'hystérie, l'épilepsie, l'hypocondrie, sont des maladies de l'encéphale; on ne rencontre pas constamment des lésions anatomiques sur les personnes qui y succombent.

Le sang altéré par l'alcool contenu dans les boissons prises en trop grande quantité dans les excès de table, prive le cerveau de l'action normale de ses facultés. Dans l'espèce humaine, qui ne saurait supporter son prodigieux accroissement sans les liens sociaux, la plus essentielle des facultés est la puissance morale, aussi tout y est-il ordonné pour cette existence spirituelle. A la disposition inconnue, inconcevable, insaisissable d'une partie de notre organisme est dévolue l'attribution de manifester cette puissance. Comme pour les autres organes, quelques exercices dirigés d'après certaines lois permettant de donner à l'organe de notre pensée une énergie plus prononcée, une portée plus étendue, une action plus soutenue. Ici le physiologiste intervient, le médecin s'asseoit parmi les législateurs, après avoir éclairé le philosophe; l'éducation morale repose sur des lois presque physiques, la gymnastique de l'esprit reconnaît des préceptes et des expériences analogues à ceux qui modifient le reste du corps; l'esprit s'est matérialisé dans son instrument; dans le cerveau siége la force de l'homme social. On est loin d'avoir atteint le but dans cette voie de progrès; mais on y marche, et il appartient au physiologiste de tracer ce plan, lui que ses investigations ont porté à éclairer la route.

SANSON-ALPHONSE,
Professeur agrégé à la Faculté de médecine.

CERVEAU (maladie du). Siége de la sensibilité et de l'intelligence, l'organe encéphalique ne pouvait manquer d'être exposé à une foule d'affections; parmi celles-ci, les unes ont été ou seront le sujet d'articles à part, et nous renvoyons pour elles le lecteur aux mots *apoplexie, calenture, céphalalgie, cérébrale* (fièvre), *convulsion, folie hydrocéphale, paralysie, plaies du cerveau,* etc.

D'autres vont nous occuper ici, et nous examinerons successivement, 1° le *ramollissement cérébral,* 2° les *abcès,* les *diverses tumeurs* et les *corps étrangers,* 3° l'*atrophie,* 4° l'*hypertrophie,* 5° enfin la *commotion*, la *contusion* et la *compression du cerveau.*

Le *ramollissement* cérébral a été considéré à tort comme une *encéphalite* ou inflammation du cerveau, puisqu'il n'est pas toujours le résultat de l'inflammation; M. Cruvellhier l'a nommé *apoplexie séreuse.* Quoi qu'il en soit, on désigne ainsi *la perte de la consistance normale des centres nerveux, réduits souvent en pulpe molle.* La partie ramollie peut être décolorée, et la substance grise du cerveau devenir blanche, ou bien il peut y avoir congestion de sang et coloration en rouge; enfin quelquefois il existe un infiltration de pus. Ce ramollissement, dont les causes sont peu connues, est le plus souvent partiel; il est rarement général; son siège le plus fréquent est dans le voisinage des ventricules. Une foule de symptômes variés peuvent être la suite de cette affection; ainsi on a observé la paralysie du côté opposé au siége du mal, la céphalalgie, des convulsions, des accès épileptiques, le délire, etc.; mais le signe le plus certain, celui que les médecins nomment *pathognomonique*, est la *contracture des membres* : on voit alors, par exemple, l'avant-bras fléchi sur le bras, et on ne peut l'étendre sans occasionner de vives douleurs. Dans quelques circonstances, il y a perte subite de connaissance, comme dans l'apoplexie; ainsi le début de la maladie peut être brusque ou lent. On a remarqué, dans un cas de ramollissement du cervelet, que le malade avait un penchant invincible à se porter en avant.

La maladie qui nous occupe est grave et presque toujours mortelle; son traitement est le même que celui de l'apoplexie : c'est aux révulsifs et aux saignées qu'il faut avoir recours, surtout s'il y avait congestion.

Plusieurs altérations du cerveau sont caractérisées par la présence de nouvelles molécules chimiques étrangères à la pulpe nerveuse, leur accumulation forme ce qu'on appelle des *produits accidentels; des corps étrangers* peuvent aussi venir du dehors. On rencontre souvent 1° *du pus;* celui-ci peut être infiltré ou former un abcès, être en contact immédiat avec la substance cérébrale ou bien être contenu dans une poche appelée kyste: ce pus est tantôt formé localement, d'autrefois son apparition est consécutive à de grandes opérations ou à une métrite; dans ces cas, il paraît qu'il y a eu résorption purulente et transport du pus dans divers organes. 2° *Des tubercules;* ils sont surtout fréquents chez les enfants, et beaucoup de ceux qui succombent à une fièvre cérébrale en présentent après la mort. Ces productions accidentelles s'observent principalement au-dessous et quelquefois au-dessus des ventricules; leur présence ne se trahit dans quelques cas que par une céphalalgie continuelle ou intermittente. Les enfants scrofuleux, ceux qui toussent depuis long-temps, et qui sont en même temps en proie à des maux de tête continuels, s'exaspérant avec des convulsions de temps en temps, ont très-probablement des tubercules dans le cerveau: cette affection détermine la mort tôt ou tard avec divers symptômes que nous décrirons plus bas. (V. *Tubercules, Hydrocéphale.*)

Des *tumeurs cancéreuses;* ces tumeurs, considérées dans les centres nerveux, n'offrent rien de spécial; elles sont caractérisés par des douleurs *lancinantes particulières*, semblables à celles que produiraient plusieurs aiguilles que l'on enfoncerait rapidement dans le crâne; elles occupent ordinairement une assez grande étendue, et coïncident souvent avec de semblables productions développées dans d'autres organes. On a vu aussi le cerveau être le siége de diverses tumeurs fibreuses, graisseuses, cartilagineuses et osseuses. 4° *Des entozoaires;* on a surtout rencontré des acéphalocystes et des cysticerques : ces hydatides sont néanmoins rares dans le cerveau de l'homme, elles sont plus fréquentes chez le mouton où la présence du *cœnure cérébral* détermine souvent la maladie appelée par les vétérinaires *tournis.* 5° *Des corps étrangers* venus du dehors; ils varient nécessairement pour le volume , la forme, la nature, etc.; ils compliquent toujours d'une manière extrêmement grave les plaies de tête.

Tous ces produits accidentels et ces corps étrangers s'accompagnent de symptômes presque semblables. Lorsque leur apparition est rapide et que leur volume est suffisant pour comprimer notamment le cerveau, il se manifeste une paralysie dans toute la moitié du corps opposé au côté du cerveau où se trouve le mal; il peut y avoir en même temps perte de l'intelligence, des mouvements convulsifs, et la mort peut survenir rapidement. D'autrefois le cerveau s'enflamme autour de la tumeur, et le malade succombe à une phlegmasie de cet organe. Lorsque la tumeur est d'un petit volume et qu'elle s'est formée lentement, elle s'enveloppe quelquefois d'un kyste, et les symptômes de la compression du cerveau sont moins marqués; souvent alors elle n'occasionne que quelques maux de tête; d'autrefois elle s'accompagne de diverses lésions très-variées de l'intelligence , du mouvement et de la sensibilité : nous citerons parmi celles-ci l'épilepsie , la folie, des convulsions, la perte ou l'affaiblissement de divers sens, de vives douleurs de tête , etc.; enfin, dans d'autres circonstances, sa présence détermine un épanchement de sérosité, ou une inflammation du cerveau, qui entraîne promptement la mort du malade. Ces diverses tumeurs, lorsqu'elles ont acquis un certain volume , sont donc des maladies graves, et il n'y a guère que celles qui sont formées par un liquide tel que le pus, dont on puisse espérer une résorption assez rapide pour que le malade ne succombe pas. (Pour plus de détail , relativement aux *Corps étrangers* , nous renvoyons aux mots *Plaies*, *Crâne* (fracture du), et *Trépan;* pour certains épanchements rapides de sérosité , voyez *Hydrocéphale.*)

L'*atrophie* d'une portion du cerveau a été plus d'une fois constatée sur le cadavre; elle est presque toujours congéniale, et le crâne cesse souvent alors d'avoir une forme symétrique. A un haut degré, elle coïncide avec un état d'idiotisme et d'imbécillité; à un degré moindre, le sujet a une intelligence bornée, et, suivant la partie du cerveau lésée, il peut être plus ou moins privé de la mémoire, de la faculté d'entendre, de voir, etc. :

cette affection, dont les causes sont inconnues, est constamment incurable.

L'*hypertrophie*, qui est l'augmentation de volume, et l'*endurcissement* du cervau ont été aussi constatés dans quelques points de cet organe : cette lésion a coïncidé, dans plusieurs cas, avec un état d'idiotisme, probablement à cause de la compression et de l'altération de la pulpe cérébrale. Chez quelques hommes remarquables, au contraire, par leur intelligence, on a constaté que les circonvolutions cérébrales étaient très-développées, et que le cerveau pesait beaucoup plus que chez les hommes ordinaires.

La *compression*, la *contusion* et la *commotion cérébrale*. Lorsqu'un individu fait une chute sur la tête, ou qu'il reçoit un coup sur cette partie, qu'il y ait ou non fracture des os du crâne, ils se manifeste souvent des symptômes particuliers qu'il est important de connaître : ainsi il peut y avoir *compression du cerveau*, soit par une portion d'os enfoncé, soit à cause de la rupture d'un vaisseau qui a déterminé par suite un épanchement de sang à la surface du cerveau; les signes de cet accident sont alors : la paralysie de toute la moitié du corps opposée au côté de la tête qui a été blessé, et, si la compression est considérable, la perte de connaissance, une respiration bruyante, et un pouls petit et concentré, souvent très-lent. On reconnaît la paralysie à ce que la bouche du malade est attirée du côté de la blessure, et à ce que les membres paralysés, étant soulevés, retombent comme des masses inertes, enfin à ce que le malade ne cherche pas à les retirer instinctivement lorsqu'on vient à les pincer. Le plus souvent, lorsque le médecin, au moyen du trépan ou autrement, n'enlève pas le corps qui comprime le cerveau, les accidents augmentent et le malade meurt.

Lorsqu'un corps d'un petit volume frappe la tête en un point, souvent il n'y a pas fracture, le cerveau peut n'éprouver qu'une *contusion* : si celle-ci est très-étendue, comme après une chute d'un lieu élevé, la mort est immédiate; mais, quand le malade n'a reçu qu'un violent coup de bâton, par exemple, il peut se faire qu'il n'y ait d'abord aucun accident, ou seulement un peu de douleur au point frappé; alors, trois à quatre jours après, les accidents d'une inflammation cérébrale se déclarent, et le malade succombe très souvent. En général, les coups sur la tête sont dangereux, et beaucoup d'individus ont payé de leur vie le mépris des avis de médecins qui, dans ce cas, leur conseillaient une saignée et un régime convenable. On voit que l'absence de vives douleurs, immédiatement après l'accident, ne doit pas rassurer le blessé.

Lorsque le corps vulnérant a une étendue plus considérable, et qu'il est mu avec une certaine vitesse, le cerveau peut n'éprouver qu'un ébranlement plus ou moins violent, qu'on nomme *commotion*. Cet état présente plusieurs degrés d'intensité : tantôt le blessé n'éprouve qu'un léger étourdissement; il ne tombe pas et revient promptement à lui; d'autres fois il a la sensation de bluettes lumineuses; il rend involontairement ses urines et ses matières fécales. Le coup peut être

assez violent pour déterminer une mort immédiate; le malade tombe alors et ne se relève plus Lorsque la mort n'a pas suivi la chute de l'individu atteint, on le trouve alors pâle, froid, immobile, respirant à peine, ayant un pouls petit, concentré et lent, plongé dans un état de stupeur et d'engourdissement, rarement agité, et poussant des plaintes et des gémissements; au bout de quelques temps, la chaleur revient à la peau qui se colore, et le malade paraît plongé dans un sommeil profond et tranquille; si on s'efforce de l'éveiller, il ouvre quelquefois les yeux, balbutie quelques mots d'impatience et retombe bientôt dans le sommeil: cet état se dissipe peu à peu et au bout d'un temps variable; cependant le malade conserve long-temps un air de stupeur et d'étonnement particulier, et quelquefois il ne recouvre qu'imparfaitement l'usage de plusieurs de ses sens. Souvent même il n'est pas aussi heureux, et quelques jours après l'accident, les symptômes d'une vive inflammation cérébrale se déclarent et il succombe rapidement.

Rarement la commotion, la contusion, et la compression du cerveau existent ainsi d'une manière isolée; le plus souvent ces états se compliquent les uns les autres : on conçoit que leurs symptômes propres doivent se combiner entre eux. Il appartient alors à la sagacité du médecin de savoir les démêler et les distinguer. Quant au traitement à suivre immédiatement après l'accident, on ne devra jamais avoir recours à des vulnéraires et à des liqueurs excitantes, comme on le fait trop souvent dans les cas de contusion et de compression du cerveau; on aggrave alors le mal, en rendant plus imminente l'inflammation de cet organe. Ces moyens excitants ne doivent être employés que dans les cas de commotion cérébrale; lorsque le malade est pâle, froid, immobile, avec un pouls petit, lent, concentré, lorsque l'on craint qu'une syncope ne le fasse périr; il faut préférer, même dans ce cas, les excitants extérieurs. On fera flairer au malade du vinaigre, de l'éther, de l'eau de Cologne; on le frictionnera avec de l'eau-de-vie camphrée après l'avoir réchauffé; on pourra aussi lui appliquer, avant l'arrivée du médecin, un sinapisme sur la région du cœur. Lorsque le pouls s'élève et que la face se colore, le médecin doit avoir recours à des saignées et à un traitement antiphlogistique pour prévenir le développement de l'inflammation du cerveau. Il doit agir de même dans le cas de contusion et de compression, en ayant égard, pour ce dernier accident, aux indications chirurgicales particulières. (V. *Trépan* et *Crâne* (fracture du.)
                    J. P. BEAUDE.

CERVELET (*anat.*), s. m. Organe situé dans la cavité du crâne en arrière et sous le cerveau. Les phrénologistes le regardent comme présidant aux fonctions de la génération. (V. *Cerveau.*)

CERVELLE (*anat.*), s. f. Voyez *Cerveau.*

CERVICAL (*anat.*), adj. Se dit des organes qui ont rapport au cou et surtout à sa partie postérieure. Il y a des artères et des veines *cervicales* : les premiers sont au nombre de trois et se distribuent aux muscles du cou ; les veines sont de même nombre et suivent la même direction que les artères. Il y a des ganglions nerveux et des ganglions lymphatiques que l'on nomme *ganglions cervicaux*. Les *nerfs cervicaux* sont au nombre de huit, et naissent de chaque côté du commencement de la moelle épinière par deux racines. L'anastomose des branches antérieures des trois premiers nerfs cervicaux forme un plexus que l'on a nommé *cervical*. Il y a aussi deux ligaments *cervicaux* : un *antérieur*, situé en avant de la colonne cérébrale et qui contribue à fixer la tête à cette partie ; un *postérieur*, qui s'étend de la partie postérieure de l'occipital à l'apophyse épineuse de la septième vertèbre du cou : ce ligament est beaucoup plus marqué chez les quadrupèdes que chez l'homme ; il sert à maintenir la tête en arrière.

J. B.

CÉSARIENNE (Opération), (*chir.*), s. f., de *cædere* couper. (Les Romains appelaient *cæsares*, ceux qui étaient venus au monde par cette opération, et telle a été l'origine du nom donné au vainqueur des Gaules.) On nomme opération césarienne, l'incision du ventre et de la matrice faite dans le but d'extraire de cette dernière l'enfant et le délivre.

Elle ne fut d'abord pratiquée que sur la femme morte ; en 1500 seulement, un châtreur de cochons, en Turgovie, obtint des magistrats la permission d'opérer ainsi sa femme, qui ne pouvait accoucher autrement au dire des sages-femmes ; il réussit et sauva la mère et l'enfant. Depuis, cette opération a été vantée outre mesure par les uns, et proscrite entièrement par les autres. Anciennement, l'incision se pratiquait sur un des côtés du bas-ventre ; aujourd'hui, on opère généralement sur la ligne médiane. Après avoir placé la malade sur le bord de son lit, ou sur une table convenablement garnie, et avoir eu soin de vider la vessie de l'urine, qui pourrait y être contenue, on pratique sur la peau du ventre une première incision qui doit commencer à un pouce au-dessus du nombril, et qui se termine à un pouce et demi au-dessus de la symphyse pubienne ; on arrive ensuite avec précaution et en incisant couches par couches les divers tissus jusqu'à la matrice, qu'on ouvre en pratiquant une plaie parallèle à celle du ventre ; puis l'opérateur fait une boutonnière à la poche des eaux, et divise cette poche au moyen d'un bistouri boutonné, en se servant de l'index comme conducteur ; l'extraction du fœtus et de ses annexes présente alors peu de difficultés. Après l'opération on réunit ordinairement la plaie au moyen de la suture enchevillée, mais on doit toujours en laisser libre l'angle inférieur, et y placer une mèche de linge effilée, pour faciliter l'écoulement des liquides au-dehors.

Cette opération, où le péritoine est nécessairement intéressé, est des plus graves ; plus de neuf fois sur dix peut-être elle est mortelle pour la mère, quoiqu'elle soit innocente pour l'enfant. Le plus souvent néanmoins celui-ci succombe par suite de diverses circonstances et surtout à cause de la longueur du travail ; on ne se décide en effet à cette terrible opération qu'à la dernière extré-

mité. On la pratique lorsque, par suite d'une grossesse extra-utérine, d'une monstruosité ou d'un vice de conformation du bassin (voyez ce mot), l'enfant ne peut franchir l'espèce de canal osseux qu'il doit parcourir ; elle est en général indiquée, lorsque le détroit supérieur a moins de deux pouces et demi d'étendue, l'enfant ayant son volume ordinaire. Il est inutile d'ajouter qu'il faudrait s'en abstenir si la mère refusait de s'y soumettre, ou si par l'absence des battements du cordon, on était sûr de la mort de l'enfant. La science possède aujourd'hui le moyen de broyer la tête du fœtus dans la matrice et de l'extraire facilement sans augmenter les dangers de l'accouchement. Nous pensons même, vu l'extrême danger de l'opération césarienne, et convaincu d'ailleurs que le salut de la mère doit être toujours préféré à celui de l'enfant, que, dans le doute de l'existence du fœtus, on doit porter dans la matrice l'instrument broyeur toutes les fois qu'on peut introduire celui-ci. Il est bien entendu qu'avant de se décider à cette mutilation, il faut que l'accoucheur ait l'entière certitude que l'enfant ne peut venir au monde par les voies naturelles.

L'opération césarienne doit encore être pratiquée sur les femmes enceintes de plus de six mois qui viennent à succomber ; on a alors pour but de sauver l'enfant ou au moins de lui donner le baptême ; le chirurgien doit agir au moment où il a la certitude de la mort de la mère ; la prudence lui fait même alors un devoir d'opérer avec les mêmes précautions que si la femme était vivante.

On a aussi nommé *opération césarienne vaginale* celle qui consiste à inciser la matrice dans sa partie inférieure à travers le vagin ; elle est rarement pratiquée ; son but est de remédier pendant l'accouchement à l'occlusion du col de la matrice, à son déplacement et à son induration.

J. P. BEAUDE.

CÉVADILLE *(bot.)*, s. f. (*Veratrum sabadilla*). Famille des Colchicacées. Cette plante est originaire des forêts humides du Mexique, ses fruits sont des capsules à trois coques, jaunâtres, allongées et ressemblant grossièrement à des grains d'orge ; de là leur nom, parce que *cévadille* veut dire petit orge en espagnol. Ces coques contiennent un principe très-actif appelé *vératrine*, découvert par M. Pelletier. Il a été expérimenté dernièrement par un médecin anglais, le docteur Turnbull, et nous avons donné une analyse de son travail dans le journal des *Connaissances médicales et pharmacologiques*, janvier 1836. Il l'administre à l'intérieur, dans les cas de goutte et de rhumatisme, soit à l'état de tartrate, de sulfate ou d'acétate de vératrine. Mais c'est surtout dans les névralgies, qu'appliquée sous forme de pommade, la vératrine donne les meilleurs résultats : il faut pour cela l'étendre sur une large surface et mettre 10 grains pour une once d'axonge. L'auteur rapporte treize observations de tics douloureux et d'autres névralgies où l'on voit que les frictions ont d'abord éloigné les accès, puis diminué leur intensité et les ont enfin fait cesser complétement.

Quant aux capsules elles-mêmes, Schmucker

les a employés avec succès contre le tænia. Brœmser a été jusqu'à un gros, en commençant par cinq grains; mais c'est un médicament dangereux que les médecins ont abandonné comme vermifuge depuis que l'on connaît les propriétés de l'huile de fougère et de l'écorce de la racine de grenadier. En Provence, les paysans saupoudrent la tête de leurs enfants avec la poudre de cévadille lorsqu'ils ont des poux, cette pratique est on ne peut plus condamnable. Il est rare en effet que ces enfants ne soient pas teigneux, et alors la poudre, absorbée par la peau, peut donner lieu aux plus graves accidents. Dans la médecine moderne, on n'emploie que la vératrine pure ou combinée avec un acide végétal.   Ms.

CHALEUR (*phys.*), s. f. Les corps naturels peuvent, dans certaines circonstances, exciter en nous, soit au contact, soit, à de grandes distances, une sensation particulière que nous nommons *chaleur*. Nous jugeons facilement que ce n'est pas la matière du charbon allumé qui vient, sous forme invisible, nous toucher et nous réchauffer, ni la matière pondérable du soleil qui vient sur la terre pour produire sur nos organes l'impression de la chaleur. Il y a donc un agent qui est distinct de la substance propre des corps, qui franchit les plus grandes distances, qui établit une communication entre eux et nous, et qui est la cause de la chaleur: cet agent est le calorique.

Le calorique est un fluide extrêmement subtil dont les molécules sont douées d'un pouvoir répulsif indéfini. En pénétrant dans les corps, il augmente leur volume avec une régularité telle, que le degré de la dilatation peut faire connaître exactement le degré de la chaleur, et c'est sur ce principe que sont fondés les thermomètres. Quand la proportion de chaleur devient considérable, elle fait passer les corps solides à l'état liquide ou à l'état gazeux; c'est ainsi qu'elle fond le fer, la glace et vaporise l'eau en lui communiquant cette force élastique dont l'industrie a su tirer de si merveilleux effets.

Si le calorique n'existait pas, la cohésion n'étant plus modifiée par lui, toutes les molécules des corps se toucheraient, il n'y aurait plus ni gaz, ni vapeurs, ni liquides, et le globe terrestre serait un roc aride sans végétation et sans vie.

Tous les corps en changeant d'état, c'est-à-dire en passant de l'état solide à l'état liquide ou à l'état gazeux, absorbent une certaine proportion de chaleur, qui devient sans action sur le thermomètre, et qu'on appelle *calorique latent*; mais cette chaleur se retrouve quand le corps revient à son premier état.

Le calorique se propage dans les corps et il se propage à distance; dans les corps, il se répand de proche en proche avec plus ou moins de facilité, suivant leur nature, c'est ce qu'on nomme leur *conductibilité*. A distance, le calorique se propage par rayonnement, à peu près comme la lumière; traversant le vide avec une grande vitesse et passant dans certains corps sans s'y arrêter et sans les échauffer; c'est ce qu'on nomme le calorique rayonnant.

Le calorique peut être accumulé dans les corps, mais il ne peut pas y être retenu et enfermé, comme l'air ou l'eau sont enfermés dans des vases. Aucune substance n'est impénétrable au calorique: c'est un fluide *incoercible*, *impondérable*, qui est sans cesse en mouvement pour se communiquer de proche en proche dans les corps contigus, ou pour se répandre dans l'espace, sous forme rayonnante. Cela est vrai, même pour le globe que nous habitons; à chaque instant il perd, en rayonnant vers l'espace, une partie de sa chaleur, et pour maintenir à sa surface cette température moyenne, qui est une condition nécessaire des phénomènes de la végétation et des fonctions de la vie, il faut que cette perte de calorique soit réparée. Elle l'est en effet: 1° par les parties centrales de la terre qui sont encore en ignition, et dont la chaleur en se dissipant peu à peu contribue, mais dans une faible proportion, aux températures de la surface; 2° par la chaleur solaire dont l'action vivifiante se fait énergiquement sentir; 3° enfin par les actions mécaniques et chimique qui s'exercent à chaque instant.

Un agent si universel et si puissant doit avoir sur les corps organisés une influence considérable. Ses efforts diffèrent suivant le mode d'intensité et la durée de son application.

Une chaleur douce, humide et uniforme, est un des meilleurs émollients que l'on connaisse. Plus intense, la chaleur présente une action excitante, qui fait passer d'une manière plus ou moins rapide les parties sur lesquelles elle agit par tous les degrés de la congestion et de l'inflammation; enfin lorsqu'elle est extrême elle désorganise nos tissus (*V. Brûlure*), et peut même amener la mort quand elle agit sur une grande partie de l'économie.

L'usage interne de la chaleur est assez fréquent mais il est une température que les boissons ne peuvent guère dépasser sans devenir nuisibles. C'est surtout à l'extérieur qu'on emploie le calorique, tantôt en plaçant les malades dans une atmosphère fortement échauffée soit sèche, soit humide (*V. Fumigations*), tantôt en les plongeant dans des liquides plus ou moins échauffés (*V. Bain*), tantôt, enfin, en exposant certaines parties du corps à l'action d'un foyer plus ou moins éloigné. Si l'addition d'une nouvelle quantité de calorique exerce sur le corps humain une action évidemment excitante, sa soustraction plus ou moins considérable n'a pas des effets moins remarquables: elle produit en nous la sensation du froid; sources de phénomènes fort différents qu'on peut nuancer à volonté en ayant égard aux tissus sur lesquels on opère, à l'énergie avec laquelle la réaction se fait, enfin à l'intensité et à la durée de l'application.

Il y a un grand nombre de moyens de soustraire du calorique aux corps vivants; ainsi on emploie le mouvement de l'air (*V. Ventilation*), l'eau liquide ou solidifiée (*V. Glace*), certains mélanges chimiques qui produisent instantanément une température plus basse que la glace, ou la vaporisation prompte de liquides volatils comme l'alcool et l'éther.

L'impression d'un froid modéré, comme celui

que produit l'air mis en mouvement ou l'eau à la température de l'atmosphère, est peu sensible et ne produit pas de réaction : c'est un moyen calmant ; mais quand la peau est dans un état d'excitation et de transpiration abondante, comme le froid est relativement plus vif, il commence à stimuler nos organes.

Plus intense, à la température de la glace fondante, le froid est excitant lorsqu'il agit instantanément ; lorsque au contraire il agit sans interruption pendant un certain temps, il détermine une sédation remarquable ; mais au moment où il cesse d'agir, il y a toujours une réaction proportionnelle à l'intensité et à la durée de son application.

Enfin le froid violent que l'on éprouve dans les pays septentrionaux agit comme la chaleur extrême ; il désorganise comme elle les parties vivantes.

L'action générale d'un froid sec et modéré est pour un individu sain stimulante et tonique, elle accélère la circulation, la digestion et la respiration ; mais lorsque l'action du froid se prolonge et que l'humidité se joint à lui, ses efforts débilitants ne tardent pas à se manifester ; alors survient la pâleur, puis la teinte violacée de la peau, les différents degrés de frissons, et enfin l'asphyxie, qui peut amener la mort, si l'individu n'est pas promptement secouru.

Les variations brusques de température ont sur le corps humain un effet plus énergique encore, et sont la cause d'un très-grand nombre de maladies.   ANDRIEUX,
Médecin de l'hospice des Quinze-Vingts.

CHALEUR ANIMALE (*physiol.*), s. f. Il est facile de s'apercevoir qu'une grande partie des animaux possèdent en eux une chaleur propre, indépendante de celle que peuvent leur fournir les corps ambiants. On a divisé les animaux sous ce rapport en deux classes : *animaux à sang chaud*, et *animaux à sang froid*. Les mammifères et les oiseaux qui rentrent dans la première classe, ont une température qui dépasse constamment d'un grand nombre de degrés la température moyenne de nos climats ; ainsi la chaleur de la peau de l'homme est de 36° centigr. environ (29° Réaumur) ; celle du chien et du lapin de 39° centigr., du bœuf de 37° centigr.; etc. Les oiseaux ont une chaleur supérieure en général de quelques degrés à celles des mammifères ; celle des pigeons est de 43° centigr., chez les petites espèces elle va jusqu'à 44° centigr., elle augmente de plusieurs degrés chez la poule pendant l'incubation. Cette température varie du reste dans les différentes parties du corps, suivant leur situation et suivant que la peau est couverte ou exposé à l'air. Le sang artériel, dont la température est de 32° R., est constamment plus chaud que le sang veineux d'un degré environ ; la chaleur des divers viscères en général est constamment d'autant plus grande qu'ils sont plus près du cœur ; la peau qui couvre la région précordiale est d'un degré plus chaude que la peau des autres points de la poitrine ; cependant de toute la surface du corps, le creux de l'aisselle est le lieu où le thermomètre monte le plus. Les enfants nou-

veau-nés et les vieillards ont une température moyenne moindre que celle des adultes, et elle n'est que de 35° centigr. d'après M. Despretz. La chaleur de l'homme diminue un peu pendant le sommeil, l'on a pu facilement constater que l'on est dans cet état plus sensible au froid ; le jeûne produit le même effet.

Exposé à l'action du froid, le corps de l'homme et des animaux réagit et résiste à la soustraction du calorique dans certaines limites : cette propriété de réagir contre le froid existe à un faible degré chez les petits des animaux qui naissent avec les paupières fermées, tels sont les chats ; elle est plus active chez le fœtus humain ; dans l'adulte elle est plus prononcée en hiver qu'en été à cause de l'habitude ; aussi est-on très-sensible aux premiers froids de l'automne. De même que l'homme et les animaux peuvent résister au froid, ils peuvent aussi résister à une température qui dépasse celle de leur sang. Ainsi des individus ont pu supporter dans une étuve sèche la température de l'eau bouillante. Il se produit alors à la surface du corps une transpiration abondante ; celle-ci, pour passer à l'état de vapeur, enlève une grande quantité de calorique et empêche ainsi l'équilibre de ce fluide de s'établir ; cela est si vrai, que le même individu qui résiste à une température élevée dans une étuve sèche, succomberait promptement si on le plaçait dans un bain de vapeur élevé à la même température ; la vapeur d'eau empêchant alors l'évaporation de la sueur.

Quelques états morbides ont de l'influence sur la chaleur animale : un membre paralysé est souvent plus froid que l'autre. On sait qu'un des symptômes du choléra était un refroidissement considérable de la peau, et même de la bouche et de la langue ; on a prétendu d'un autre côté que pendant le frisson qui se déclare au commencement d'un accès de fièvre intermittente, il n'y avait pas abaissement de température. L'augmentation de chaleur est comptée au nombre des symptômes de l'inflammation ; cependant, lorsqu'on applique le thermomètre sur une partie très-enflammée, on note souvent à peine une légère augmentation de chaleur, laquelle dans tous les cas ne dépasse jamais celle du sang. La main perçoit pourtant un sensation chaude très-prononcée, et l'eau froide que l'on verse sur la partie malade, s'échauffe plus vite que dans l'état de santé. Cela tient non-seulement à ce que la température s'est légèrement accrue, mais encore à une augmentation dans la faculté que possède la partie de résister au froid. Quand la main refroidie est appliqué sur un point enflammé du corps, elle soustrait du calorique à ce point ; mais la faculté de résistance au froid y étant accrue, le calorique soustrait est à l'instant même remplacé, et l'équilibre s'établit rapidement entre la main et la partie malade. Sur une partie saine au contraire, cet équilibre s'établit plus lentement. De là deux sensations différentes, d'après lesquelles nous jugeons qu'une des parties est plus chaude que l'autre, quoique en réalité leur température puisse être à peu près égale.

Avant les travaux de la chimie moderne, l'on avait proposé de nombreuses théories, plus ou moins dénuées de fondement, pour expliquer la cause et les sources de la chaleur animale; Black et Lavoisier ont les premiers résolu le problème d'une manière satisfaisante, et quoique l'on ait fait quelques objections portant sur les détails des explications données par ces auteurs, le fond n'en est pas moins vrai et rigoureux. Voici en peu de mots leur théorie : Dans l'acte de la respiration, l'oxygène de l'air aspiré est en partie absorbé; en même temps, de l'acide carbonique et de la vapeur d'eau sont exhalés. La quantité dégagée de ces deux dernières substances correspond, et au-delà, à la quantité d'oxygène qui a disparu; et il n'est pas douteux qu'elles ne soient le résultat de la combinaison de l'oxygène avec le carbone et l'hydrogène du sang; il se fait donc une véritable combustion qui doit être nécessairement accompagnée de développement de calorique; ce dernier est par conséquent la source principale, sinon unique de la chaleur animale; il paraîtrait seulement que la combinaison n'aurait pas lieu instantanément dans le poumon (autrement cet organe serait brûlé); mais elle se ferait peu à peu pendant le cours de la circulation du sang dans les divers vaisseaux (V. *Respiration*). L'opinion de ceux qui placent la source du calorique dans une influence particulière du système nerveux n'est pas appuyée de preuves suffisantes, et ne saurait renverser d'ailleurs des faits bien constatés.   J. P. BEAUDE.

CHAMBRE (*anat.*) On a donné ce nom aux cavités de l'œil remplies par les liquides qu'il contient; la chambre antérieure contient l'humeur aqueuse, et la chambre postérieure l'humeur vitrée. (V. *OEil.*)   J. B.

CHAMPIGNONS (*bot.*), s. m. *fungi* Cryptogamie. L'organisation des champignons ne diffère pas seulement de celle des autres végétaux par l'absence d'organes sexuels apparents et par leur mode de développement : ces sortes de plantes offrent encore dans le groupe nombreux qu'elles forment dans la classe des cryptogames des différences très-grandes: c'est ainsi que, bien qu'elles soient en général formées d'une racine et d'une tige ou stype, ces organes ne jouent cependant pas le rôle que leur constitution apparente semblerait indiquer. Les *racines*, par exemple, ne paraissent pas destinées à servir de support à la plante; elles puisent en outre les principes nutritifs bien plus dans l'air que dans le sol. *La tige* dont l'organisation est de nature cellulaire, contrairement à celle des végétaux phanérogames ou à organes sexuels apparents, joue un rôle si peu important qu'elle manque dans certaines espèces; le chapeau enfin, qui vient remplacer les branches et les feuilles, prend quelquefois un développement si considérable, et des formes si bizarres, qu'il semble à lui seul former toute la plante. Ces diverses parties, et notamment les deux dernières, paraissent remplir les mêmes fonctions et jouir des mêmes propriétés; leur texture est spongieuse et formée d'un tissu cellulaire assez lâche, dans certaines espèces, et tubéreux ou

ligneux dans d'autres; leur surface se nuance aussi des mêmes couleurs, circonstance qui établit un indice presque certain d'analogie de composition et de propriétés. Aussi fait-on indifféremment et simultanément usage, soit dans l'économie domestique, soit dans les arts, de la tige ou *stipe* et du chapeau ou pavillon. Ce qui prouve d'une manière incontestable que toutes les parties des champignons ont des fonctions communes, c'est que ces végétaux ne croissent pas seulement à la surface du sol, mais bien aussi, à la manière des substances minérales, dans l'intérieur de la terre; la truffe, par exemple. Souvent ils croissent sur d'autres végétaux, quelquefois à la surface de certains animaux, et enfin, comme l'a démontré tout récemment M. Audouin, en cherchant la cause de la *muscardine*, dans l'intestin même du ver à soie.

Indépendamment de la racine, de la tige et du chapeau, on remarque encore dans les champignons d'autres organes, qui sont pour ainsi dire accessoires; ils sont au nombre de cinq, savoir : le *volva* ou bourse, le *tégument* ou voile, la *membrane séminifère*, les *capsules* et les *sporules*. Le volva est une membrane qui enveloppe le champignon, avant son entier accroissement et qui se déchire pour laisser passer le chapeau et la tige, il n'est pas indispensable au développement, car un assez grand nombre d'espèces en sont dépourvues. Il laisse des traces au sommet et à la base du style. Celles qui occupent cette dernière partie, surtout lorsqu'elles enveloppent complétement la base, forment un indice presque infaillible de mauvaise qualité. Le tégument est formé d'une membrane très-mince, qui, partant du sommet du pédicule ou stype et quelquefois de sa base, enveloppe le chapeau en tout ou en partie; cette membrane, très-altérable d'ailleurs, ne se remarque que sur certaines espèces, et notamment sur les agarics et les bolets. La membrane séminifère est formée d'une réunion presque innombrable de petites capsules, elle recouvre souvent tout le champignon, mais quelquefois cependant ou le chapeau ou le stype seulement. Sa contexture varie suivant les espèces; elle est tantôt mince, lamelleuse et couverte d'aspérités; tantôt elle est épaisse, peu résistante, de couleur foncée et très-altérable ; elle se transforme, en effet, assez promptement en une matière visqueuse d'une odeur fétide. Les capsules sont de petits sacs allongés, membraneux d'une telle ténuité qu'on ne peut les distinguer qu'à l'aide du microscope; elles renferment les séminules ou sporules. On ignore comment s'en opère l'ouverture; on croit cependant qu'elle s'effectue plutôt par suite de la décomposition de la membrane qui en forme la substance, que par l'acte végétatif. Les sporules sont de petites graines ou semences qui échappent à l'examen et qu'on a plutôt soupçonnées jusqu'ici qu'aperçues.

Quelques philosophes de l'antiquité, ayant remarqué que le développement de ces végétaux s'effectuait plus rapidement sous l'influence des orages, attribuèrent leur formation à l'union de la terre et du ciel et leur donnèrent conséquemment la dénomination un peu ambitieuse de *fils des dieux*. Sans partager cette opinion dans toute sa rigueur, admettant d'ailleurs le fait de l'accroissement plus rapide sous cette influence, il nous serait difficile, maintenant surtout que l'on connaît l'influence de l'électricité sur les végétaux, de ne pas admettre son concours, surtout lorsqu'on considère qu'ils sont le produit d'une sorte de fermentation. Le mode de propagation de ces végétaux n'est pas non plus bien constaté, cependant on croit généralement que les sporules, lorsqu'elles sont placées dans des circonstances favorables, laissent, par une sorte de germination, échapper des filaments très-déliés qui, s'anastomosant entre eux, forment ce qu'on connaît vulgairement sous le nom de *blanc de champignon*. Cette théorie qui, comme on le voit, est basée sur la réunion de plusieurs sporules ou graines pour former un seul individu, a fait rejeter par quelques auteurs, et Linnée le premier, les champignons du règne végétal et les a fait ranger parmi les polypiers, qui, comme on sait, sont formés par la réunion en groupe d'animaux de même espèce. Cette analogie n'est pas la seule qu'offrent ces produits naturels, car non-seulement ces végétaux exercent sur l'air la même influence que les animaux (c'est-à-dire qu'ils en absorbent l'oxygène et exhalent de l'acide carbonique); mais ils fournissent en outre à l'analyse les mêmes principes. Quoi qu'il en soit, les champignons ont été réintégrés par les auteurs modernes dans le règne végétal. Si leur mode de développement n'est pas bien connu, il n'en est pas de même des conditions qu'il exige : les plus favorables sont, après l'emploi d'une terre appropriée, la présence de la chaleur (et peut-être comme on l'a vu plus haut, le concours de l'électricité), l'influence de l'humidité et l'absence presque totale de la lumière.

Les champignons sont bien certainement, de tous les végétaux, ceux sur lesquels l'influence du climat se fait le mieux remarquer. Il n'est pas rare, en effet, d'en voir qui, réputés dangereux dans certains pays, sont innocents dans d'autres. Ce fait, qu'on ne saurait révoquer en doute, est vraisemblablement dû aussi à une sorte de prédisposition constitutionnelle chez les individus qui s'en nourrissent; car on remarque que les paysans russes, qui sont fort peu difficiles sur le choix de cet aliment, et que la misère oblige à en faire dans certaines saisons un usage presque exclusif, en sont rarement incommodés. Une circonstance fort importante, et qui tend en outre à confirmer cette assertion, c'est que, bien que l'analyse des champignons vénéneux ait été faite avec l'investigation la plus rigoureuse par les chimistes les plus habiles, ils n'y ont rencontré aucune substance dont l'action sur l'économie soit de nature à produire les accidents graves qui résultent quelquefois de leur usage. Il est bon de remarquer aussi que certains animaux s'en nourrissent sans éprouver de trouble dans leurs fonctions: cette sorte d'anomalie est vraisemblablement due à cette circonstance que, dans les climats septentrionaux, les principes végétaux perdent en énergie

ce que les animaux gagnent en force, par l'influence d'une basse température; le contraire se faisant remarquer, et d'une manière non moins sensible, dans les contrées méridionales, on peut en conclure, suivant nous, que dans le premier cas l'inertie des principes est favorisée par la force de constitution des individus, tandis que dans l'autre, l'action délétère est d'autant plus puissante que leur constitution est plus faible et plus débile; aussi voyons-nous les habitants des villes plus sensibles à leur action que ceux de la campagne, les enfants et les vieillards plus que les adultes. Nous n'entreprendrons pas de rappeler tous les accidents qui sont résultés de l'usage des champignons vénéneux; la nombreuse liste des victimes, bien qu'elle comprenne des papes, des empereurs et des rois, offrirait peu d'intérêt, à moins cependant qu'on ne l'explore pour déterminer lequel de l'intempérance ou de la misère exerce dans ce cas l'influence la plus funeste. L'action délétère des champignons n'est donc pas toujours due à la présence d'un principe vénéneux; en effet les uns sont d'une contexture tellement coriace qu'ils résistent à l'action des sucs digestifs; d'autres sont d'une nature cotonneuse ou spongieuse et se gonflent dans l'estomac; le plus souvent enfin les accidents sont dus à ce qu'ils ont éprouvé un commencement d'altération qui modifie leurs principes et en change la nature.

Les champignons vénéneux manifestent rarement leur action aussitôt après avoir été ingérés. Cette circonstance prouve d'une manière incontestable qu'elle s'exerce plutôt sur le canal intestinal que sur les premières voies; celles-ci ne sont cependant pas toujours exemptes de trouble, mais rarement ils persistent. Les premiers symptômes qui caractérisent le désordre dans les fonctions sont: une sorte de pesanteur à l'estomac, des nausées, le vomissement, une sorte de suffocation suivie d'un sentiment de défaillance, souvent une sorte de constriction à la gorge accompagnée d'un pressant besoin de boire. Ces premiers symptômes peuvent disparaître par de prompts secours, dans le cas contraire ils sont suivis d'une vive oppression, de gonflement et de ténesem, de douleurs d'entrailles et de déjections alvines offrant des traces de sang; enfin, lorsque les secours n'ont pas été assez prompts ou que l'action délétère est trop puissante, ces accidents sont suivis de vertiges et de délire, le pouls faiblit et disparaît presque entièrement, les extrémités se refroidissent et le malade succombe, soit dans de violentes angoisses et dans des convulsions, soit plongé dans une profonde et souvent éternelle léthargie. Ces symptômes varient toutefois suivant la nature des champignons ingérés, la quantité introduite dans les voies digestives, et surtout l'âge et la constitution de l'individu.

L'usage des champignons étant très-répandu, et les accidents qui résultent de leur emploi pouvant conséquemment s'offrir et s'offrant en effet plutôt dans les campagnes que dans les villes, et partant là où les secours médicaux sont moins faciles et moins prompts, nous croyons ne pouvoir mieux faire que d'indiquer le mode curatif suivant, proposé par le conseil de salubrité de Paris.

« Le premier objet dans tous les cas, disent les auteurs de cette instruction, doit être de procurer la sortie des champignons vénéneux, ainsi on doit employer un vomitif, tel que le tartrate de potasse antimonié (émétique) ; mais pour rendre ce remède efficace, il faut le donner à une dose suffisante, l'associer à quelque sel propre à exciter l'action de l'estomac. On fera en conséquence dissoudre dans un demi-kilogramme (une livre ou une chopine) d'eau chaude, deux à trois décigrammes (quatre ou cinq grains) d'émétique, avec douze ou seize grammes (deux ou trois gros) de sulfate de soude (sel de Glauber) ; et on fera boire cette solution par verrées tièdes, plus ou moins rapprochées, en augmentant les doses jusqu'à ce qu'elles aient décidé des évacuations.

» Dans les premiers instants, le vomissement suffit quelquefois pour entraîner tous les champignons et faire cesser les accidents ; mais si les secours convenables ont été différés, si les accidents ne sont survenus que plusieurs heures après le repas, on doit présumer qu'une partie des champignons vénéneux a passé dans l'intestin, et alors il est nécessaire d'avoir recours aux purgatifs, aux lavements, avec la casse, le séné et quelque sel neutre ; pour déterminer des évacuations promptes et abondantes, on emploiera, dans ce cas avec succès, comme purgatif une mixtion faite avec l'huile de ricin, le sirop de fleurs de pêcher, que l'on aromatisera avec quelques gouttes d'éther alcoolisé (gouttes d'Hoffman), et que l'on fera prendre par cuillerées plus ou moins rapprochées.

» Après ces évacuations qui sont d'une indispensable nécessité il faut, pour remédier aux douleurs, à l'irritation produite par le poison, avoir recours à l'usage des mucilagineux et des adoucissants que l'on associe aux fortifiants. Ainsi on prescrira aux malades l'eau de riz gommée, une légère infusion de fleurs de sureau, coupée avec le lait, et à laquelle on ajoutera de l'eau de fleurs d'oranger, de l'eau de menthe simple et un sirop adoucissant. On emploiera aussi avec avantage les émulsions, les potions huileuses, aromatiques, avec une certaine quantité d'éther sulfurique ; dans quelques cas, on sera obligé d'avoir recours aux toniques, aux potions camphrées, et lorsqu'il y aura tension douloureuse du ventre, il faudra employer les fomentations émollientes, quelquefois même les bains et les saignées ; mais l'usage de ces moyens ne peut être déterminé que par le médecin, qui les modifiera suivant les circonstances particulières ; car l'efficacité du traitement consiste essentiellement non pas dans des spécifiques ou antidotes, avec lesquels on abuse si souvent le public, mais dans l'application faite à propos de remèdes simples et généralement bien connus. »

On n'a malheureusement aucun indice certain pour reconnaître les champignons vénéneux, de ceux qui sont innocents ; cependant ceux qui réunissent les conditions suivantes peuvent être considérés comme présentant les préventions les plus favorables. *Aspect général* : surface sèche, organisation simple, couleur franche rouge vineux, violet ou couleur de chair ; absence de volva et du collier ; propension plus grande à sécher qu'à mollir ; *consistance* : ferme, chair ni fibreuse ni trop aqueuse ; *odeur* : suave et franche, rappelant celles de la rose demi-sèche ou de la farine récente ; *saveur* : analogue à celles de la noisette ou de l'amande amère, ni fade, ni âcre, ni acerbe, et surtout ni astringente, ni stiptique. Le champignon de couche réunissant toutes ces conditions lorsqu'il est récent, et pouvant conséquemment servir de type pour reconnaître ceux qui sont de bonne qualité, nous allons faire connaître ses caractères. Champignon de couche ou agaric comestible *agaricus esculentus*. L.

D'abord globuleux, il s'allonge bientôt et les parties qui le composent, par suite du déchirement du voile ou volva, ne tardent pas à se développer complétement. Le chapeau, d'abord convexe, s'affaisse au centre et offre une sorte de dépression d'autant plus prononcée, que le champignon est plus près d'atteindre son complet développement. Sa surface externe est lisse et glabre, de couleur blanc fauve ou grisâtre ; les feuillets qui divisent la face interne sont très-nombreux d'abord de couleur rose pâle, ensuite bruns, puis enfin noirs : cette dernière couleur est déjà un indice d'altération ; le stype ou pédicule est long de un à deux pouces, et orné d'une sorte d'anneau à sa partie supérieure ; il est plein, charnu, continu avec le chapeau qui semble n'en être qu'une expansion ; l'un et l'autre sont recouverts d'une pellicule mince, qui se détache assez facilement et qu'on est dans l'usage de rejeter. Le jus du champignon comestible est limpide, d'une saveur douce et légèrement aromatique.

Les principales variétés de champignon comestibles, sont : le champignon de cave *hypophillum cryptaccum* ; le champignon de couche marron *hypophillum letigerum* ; la boule de neige ou champignon de bruyère *hypophillum globosum*. Ce dernier est, comme son nom l'indique suffisamment, d'une blancheur éclatante ; ses lamelles sont rosées, son volva assez persistant laisse souvent des traces, soit après le stype, soit après le chapeau. Cette variété atteint généralement un volume assez considérable. Tous ces champignons sont alimentaires ; on doit bien se garder de les confondre avec l'espèce connue sous les noms de champignons bulbeux, d'oronge, ciguë blanche, et d'amanite vénéneuse.

Bien qu'il y ait d'autres champignons presque aussi innocents que l'espèce que nous venons de décrire, elle est cependant la seule qui soit admise sur les marchés de Paris, encore y est-elle soumise à des conditions assez rigoureuses. Cette prévoyance de l'administration ne saurait être blâmée, car, malgré toutes les précautions, il arrive encore des accidents ; mais ils sont alors dus à la négligence ou à l'intempérance des consommateurs.

L'incertitude qui règne sur le pouvoir nutritif des champignons, doit augmenter encore l'espèce de prévention défavorable qui pèse sur ces végétaux. Si l'on en croit quelques auteurs, ils ne fourniraient point ou presque point de chyle, et lesteraient l'estomac sans l'exciter ; on doit en conséquence en faire usage plutôt comme assaisonnement à cause de leur arome, que comme aliment proprement dit. Il est une précaution qu'on ne saurait négliger sans imprudence, elle consiste à les faire macérer ou blanchir dans de l'eau acidulée avec le vinaigre.

La facilité avec laquelle les champignons s'altèrent (principalement sous l'influence des orages) devrait engager à imiter les anciens qui, non-seulement ne s'en fiaient à personne pour en effectuer la récolte, mais souvent encore les préparaient eux-mêmes. Ils avaient en outre la judicieuse attention de ne les apprêter qu'avec des instruments et dans des vases formés d'un alliage d'or et d'argent (*electrum*).

COUVERCHEL,
Membre de l'Académie royale de Médecine
et de la Société de Pharmacie.

CHANCRE (*path.*), s. m. On confond assez généralement sous le nom de chancre toutes les espèces d'ulcérations qui se manifestent aux parties génitales, bien qu'il y ait entre elles des différences très-grandes, moins peut-être dans leurs caractères primitifs que dans la manière dont elles peuvent influencer l'économie, dans les suites qu'elles peuvent avoir, et aussi dans le mode de traitement qu'elles réclament.

Le véritable chancre est celui qui consiste dans une ulcération déterminée par le contact d'une surface saine avec une partie actuellement affectée d'un symptôme syphilitique primitif, ou seulement par le contact du produit de sécrétion de cette partie malade. Il peut se développer sur toutes les membranes muqueuses et même sur la peau. On donne aussi le nom de chancre à toutes les ulcérations qui succèdent souvent aux affections de la peau, dues à la syphilis constitutionnelle et à plus forte raison aux ulcérations des membranes muqueuses qui indiquent souvent aussi cette maladie générale. Les chancres primitifs sont bien plus fréquents sur la membrane muqueuse des parties génitales que sur toutes les autres membranes, tandis que ces dernières sont plus souvent le siége des chancres consécutifs.

On voit souvent à la face externe du prépuce ou à la face interne, vers la couronne du gland, un groupe de petites ulcérations presque superficielles, recouvertes d'une exsudation blanchâtre, qui s'accompagnent quelquefois de chaleur et d'un prurit incommode. Si l'on remonte à l'origine de ces ulcérations, on voit qu'elles ont été précédées par de petits boutons qui ont duré trois ou quatres jours, et qu'elles sont la suite de leur rupture. On reconnaît à ces caractères l'herpès du prépuce (*olophlyctis* du professeur Alibert), maladie assez commune qu'occasionnent les irritations locales, et qui parfois aussi dépend d'un état général particulier, cas dans lequel elle est souvent périodique.

Le siége de cette petite maladie peut faire croire à une infection syphilitique, et même beaucoup de médecins nomment ces ulcérations *chancres volants;* mais, si l'on a égard à leur peu de profondeur, à leur agglomération et à la marche qu'elles suivent, on évitera toute erreur.

On peut rapprocher de cette première espèce d'ulcération, par la simplicité de sa nature, celle produite par une cause mécanique. On la voit à la suite du coït, lorsqu'il y a disproportion entre les organes, ou bien lorsqu'un corps étranger quelconque a pénétré dans la vulve en même temps que le pénis. Ici et dans le cas précédent, il faut se garder des applications stimulantes, et l'on obtient facilement la guérison par l'usage des simples émollients et des soins de propreté. Il faut quelquefois mettre le malade pendant quelques jours à un régime rafraîchissant, et lui conseiller des applications locales résolutives, le cérat saturné, les bains locaux dans de l'eau fraîche blanchie avec l'extrait de saturne.

Mais il est une autre espèce d'ulcération qui est évidemment syphilitique, et qui a des caractères tellement tranchés, qu'il serait difficile de la confondre avec les précédentes. Je veux parler du chancre *huntérien;* c'est une ulcération profonde, arrondie, infundibuliforme, à fond grisâtre, à bords taillés à pic, reposant souvent sur une base endurcie, tantôt unique, tantôt multiple, et quelquefois alors se réunissent pour donner lieu à une ulcération large et irrégulière. Mais l'ulcère syphilitique ne présente pas ces caractères à toutes les périodes; ainsi, quelquefois, au lieu d'être enfoncé, il est en relief, arrondi, déprimé vers le centre, souvent recouvert d'une pellicule blanchâtre; aussi a-t-on considéré l'ulcération qui se présente avec ces derniers caractères, comme différente de l'autre, mais ce ne sont réellement que deux degrés de la même lésion.

La manière dont se développent les ulcérations syphilitiques, a été expliquée différemment; ainsi on a prétendu que l'ulcère était toujours précédé de la formation d'une vésicule, et cette opinion a porté quelques praticiens à penser que la cautérisation de cette vésicule, dès son début pourrait prévenir une infection générale; les résultats n'ont pas répondu à ce que l'on attendait, et l'on s'est convaincu que les chancres pouvaient se développer sans formation d'une vésicule. En effet, dans un certain nombre de cas, c'est par un follicule enflammé que le chancre commence; si l'orifice de ce follicule est obturé, il peut en résulter une petite pustule qui s'ulcère promptement; si au contraire l'orifice est béant, l'ulcération est primitive. Mais les ulcères syphilitiques ne suivent pas toujours la même marche : ainsi il est certain qu'une excoriation mécanique, que l'ulcération de l'herpès peuvent en prendre tous les caractères après un coït impur; l'absorption du principe morbifique se faisant plus facilement par la surface ulcérée, en empêche la cicatrisation et lui imprime son cachet spécial.

C'est parce que toutes les ulcérations syphilitiques ne commencent pas de même et ne suivent pas toujours la même marche, qu'il est difficile au début de dire quelle en est la nature. Telle ulcération a pu être considérée comme vénérienne qui a été guérie en quelques jours sous l'influence de soins hygiéniques; telle autre que les malades

, assuraient n'avoir pas été contractée avec une femme suspecte, a été accompagnée ou suivie de symptômes de vérole.

Il existe entre les ulcères vénériens une différence très-importante, surtout sous le rapport pratique : les uns en effet sont indolents, peu enflammés, donnent à peine lieu à de la douleur; les autres au contraire très-inflammatoires, font quelquefois souffrir beaucoup les malades, mais cet état d'indolence ou d'acuité ne peut rien faire préjuger quant aux progrès de la maladie. On voit des ulcérations tout-à-fait indolentes augmenter tous les jours en longueur et en profondeur, sans pour ainsi dire que les malades s'en aperçoivent, rongeant la membrane muqueuse ou la peau, et attaquant ensuite les organes situés au-dessous. Le plus souvent cependant ce caractère rongeur appartient aux chancres inflammatoires.

Les ulcérations, qui d'abord étaient toutes bénignes, peuvent devenir inflammatoires par suite d'écarts de régime, ou par des applications locales intempestives, de même les ulcérations aiguës passent à l'état chronique, si on les attaque énergiquement par les antiphlogistiques, quelques-unes ne fournissent qu'une très-légère suppuration, sur d'autres elle est très-abondante, et alors, dans le cas de phymosis, par exemple, lorsqu'on ne peut pas découvrir le gland, elle peut faire croire à l'existence d'une uréthrite. (V. *Blennor-rhagies*.)

Les ulcères se guérissent quelquefois d'un côté tout en faisant des progrès d'un autre; c'est à cette espèce que l'on a donné le nom de chancres serpigineux, malins, phagédéniques; mais ce caractère rongeant se rencontre bien plus souvent sur les ulcères consécutifs que sur ceux qui sont primitifs ; au surplus, l'état de malignité d'un chancre dépend bien plus souvent de circonstances étrangères que de la nature de la cause qui le produit : ainsi la mauvaise constitution du sujet, les excès en tout genre, une mauvaise nourriture, des applications locales irritantes. Le diagnostic des ulcérations syphilitiques est en général assez facile, surtout lorsque les malades n'ont encore rien fait. Mais comme il arrive que souvent le traitement change complétement l'aspect de la maladie, ou qu'il donne naissance lui-même à des ulcérations à peu près semblables, il convient d'être très-réservé et d'examiner scrupuleusement les circonstances antécédentes ou concomitantes. Il n'est pas rare de voir des ulcérations presque superficielles et ne durant que quelques jours, s'accompagner ou être suivies d'accidents vénériens très-graves, alors qu'elles avaient été prises pour celles de l'herpès; mais presque toujours dans ces cas ces petites ulcérations déterminaient un bubon, tandis que dans celles de l'herpès cette complication est des plus rares.

Quand les ulcérations vénériennes suivent leur marche ordinaire, elles arrivent à parfaite guérison en trois semaines ou un mois, mais souvent elles se compliquent d'accidents graves; ainsi elles peuvent être le siége d'une vive inflammation, qui détermine la gangrène soit de la partie qu'elles occupent, soit des environs. Cet accident est assez fréquent au pénis lorsqu'il y a phymosis complet ou seulement difficulté à découvrir le gland. Dans ce cas, on voit survenir sur le prépuce les taches noires de la gangrène, ou bien celle-ci est bornée au gland, où elle occasionne une perte de substance plus ou moins considérable, et l'on s'aperçoit de sa présence et à la cessation quelquefois subite des douleurs, et à des hémorrhagies réitérées qui se font par l'ouverture prépuciale.

Les chancres peuvent être aussi le siége d'une autre espèce de gangrène, qui est bien due quelquefois à une violente inflammation locale, mais qui envahit, dans quelques circonstances, des ulcérations presque indolentes. Tantôt alors elle se borne à détruire la surface ulcérée, tantôt elle se renouvelle plusieurs fois et peut détruire une certaine épaisseur de tissus. Cette complication de gangrène est souvent grave et par les hémorrhagies et par les pertes de substance qu'elle occasionne; aussi doit-on s'efforcer de la prévenir en combattant énergiquement l'inflammation préalable, et dès que les escarrhes noires se font voir, il ne faut pas hésiter à les fendre, afin d'arrêter leur marche, ou bien à inciser le prépuce, si c'est lui qui est la cause de l'étranglement.

Ce que nous venons de dire des chancres de la verge trouve son application pour ceux des autres membranes muqueuses, à quelques légères différences près que nous signalons.

Les ulcérations de la vulve qui sont toujours suspectes, parce qu'elles entraînent l'idée de la vérole, peuvent survenir sans contagion comme à la verge : une cause assez fréquente de ces affections, c'est l'acrimonie des fleurs blanches à certaines époques, les frottements réitérés, l'introduction forcée d'un corps dur. Les véritables chancres syphilitiques présentent ici les mêmes caractères que chez l'homme; on peut les rencontrer sur tous les points de la vulve, mais leur siége le plus fréquent est à la fourchette. Les chancres de l'intérieur du vagin sont très-rares. Le col de la matrice est souvent le siége d'ulcérations très-variées et dont le diagnostic est loin d'être toujours facile. Le véritable chancre syphilitique y est commun; nous avons déjà dit que certains écoulements chez les femmes ne reconnaissaient pas d'autre cause que sa présence. Depuis que l'on fait généralement usage du spéculum dans l'examen des parties génitales, chez les femmes atteintes d'écoulement, ces ulcérations sont mieux connues. Tantôt elles sont granulées, plus ou moins saillantes, présentant l'aspect d'un vésicatoire en suppuration, tantôt creuses, remarquables par leur teinte d'un rouge fauve, par leurs bords taillés à pic, par la sécrétion d'un pus verdâtre abondant. On les rencontre aussi avec l'aspect du chancre huntérien ou du tubercule muqueux.

Les ulcérations syphilitiques de l'anus dans les deux sexes ne sont pas très-rares, elles sont produites directement ou elles sont sympathiques d'une semblable affection du périnée ou des parties environnantes. On peut les confondre avec des hémorroïdes ulcérées, des fissures simples ou spasmodiques, des déchirures occasionnées par des matières fécales endurcies. Les plus dangereuses sont celles de l'intérieur du rectum, car elles peuvent exister longtemps avant qu'on s'aperçoive de leur présence ; elles peuvent donner lieu à des fistules recto-vésicales ou vaginales.

Les chancres des seins sont fréquents chez les nourrices qui allaitent des enfants syphilitiques ; on les trouve sur le mamelon ou sur l'aréole; quelquefois ils creusent tellement, que la succion devient impossible à supporter et qu'il faut sevrer l'enfant; quand ils ne sont que superficiels, l'allaitement peut continuer.

Les chancres des yeux peuvent être produits par un baiser, par le transport du pus sécrété ailleurs à l'aide du doigt; leur diagnostic est difficile, leurs caractères étant beaucoup moins tranchés là que sur les autres membranes muqueuses, ils sont heureusement assez rares. Ceux de la bouche sont plus communs et souvent produits par contagion directe ; on les voit aux lèvres, aux joues, à la langue ; ils peuvent aussi gagner la gorge, le larynx, mais alors ils sont l'indice d'une vérole constitutionnelle. Aux lèvres et à la langue le diagnostic est facile parce qu'ils sont bien caractérisés ; aux gencives il est plus obscur; quelquefois même il est impossible de dire s'ils sont le résultat de la vérole ou du traitement mercuriel. Que de fois aussi ne prend-on pas pour un symptôme de syphilis, de simples aphtes sur lesquelles un traitement excitant a la plus fâcheuse influence. Une ulcération produite par une dent cariée ou cassée, a pu dans quelques cas aussi tromper des yeux exercés. (V. *Bouche*, (maladie de la).)

Les chancres de la peau sont très-rares; on en a rencontré quelquefois à l'ombilic et sur les cuisses, leurs caractères sont parfaitement tranchés.

Le traitement des ulcérations syphilitiques doit être très-simple dans le plus grand nombre des cas, et cependant, il est peu de maladies traitées, en général, d'une manière moins rationnelle. Cela tient à ce que l'on ne voit dans l'ulcération qu'un indice de l'infection générale, et l'on s'occupe peu de la lésion locale. Nous avons déjà dit que l'on employait quelquefois un moyen perturbateur, c'est-à-dire la cautérisation dès le début. On se propose, en agissant ainsi, d'arrêter le développement de la maladie et les conséquences qu'elle peut avoir, mais cela réussit rarement et peut occasionner des accidents tels qu'une violente inflammation et quelquefois l'apparition des bubons ; aussi ce ne sera qu'avec la plus grande prudence qu'on usera de cette médication.

La première indication dans le traitement local des chancres, c'est de calmer l'irritation dont ils sont le siége, ainsi l'on conseille : l'application sur l'ulcération de charpie trempée dans une forte décoction de racines de guimauve et de têtes de pavots, ou recouverte de cérat opiacé ; les bains locaux ou les injections avec un liquide émollient et au besoin narcotique; les bains généraux souvent répétés. A l'intérieur, une tisane rafraîchissante; un régime sévère et peu nourrissant. Si les chancres ou les parties environnantes sont très-enflammés, on doit employer les antiphlo-

gistiques d'une manière plus énergique; on appliquera des sangsues sur l'ulcération ou dans les environs. Lorsque c'est la verge qui est affectée, on se trouve quelquefois très-bien d'une saignée locale dans les aines. Pour calmer la douleur on emploie, outre les applications locales narcotiques et émollientes, les narcotiques à l'intérieur.

Si, malgré ces moyens, l'inflammation continue, il faut être sur ses gardes contre la gangrène, et aussitôt qu'elle paraît, débrider la partie malade, afin de borner le plus possible la mortification ; mais lorsqu'elle arrive, on doit toujours continuer les émollients et surtout les narcotiques. Des applications stimulantes, les antiseptiques, seraient très-dangereux; ils ne conviennent que dans la seconde espèce de gangrène, celle qui est produite par une cause interne.

Ce n'est pas seulement pour les chancres très-inflammatoires que les saignées locales sont avantageuses, mais bien aussi pour les ulcérations anciennes et stationnaires d'un mauvais aspect, à bords renversés et rougeâtres, et saignant facilement; dans ce cas, quelques sangsues appliquées sur la surface ulcérée elle-même, peuvent la faire marcher vers la cicatrisation.

Lorsque l'irritation cesse, il faut stimuler l'ulcère par des applications légèrement excitantes ; on remplace alors le cérat simple ou opiacé par la pommade de calomel, l'onguent mercuriel, d'abord affaibli, puis tout-à-fait pur. On cautérise légèrement la petite plaie avec le nitrate d'argent. Quand ces moyens ne suffisent pas, on a quelquefois recours à des applications plus actives de sulfate de cuivre, d'oxide rouge de mercure, etc., mais ces topiques ne doivent être employés qu'avec une extrême réserve, car il peut en résulter des accidents fâcheux.

Dans les ulcérations anciennes sur lesquelles les applications excitantes ne produisent pas d'amélioration, la cautérisation avec le nitrate acide de mercure est souvent avantageuse. Lorsque la cicatrisation marche bien, on se contente d'appliquer de la charpie sèche sur la petite plaie. Quelquefois alors, et même aussi dès le début, on remplace avantageusement les substances grasses par des liquides toniques et excitants : ainsi le vin aromatique, la décoction de quinquina.

Quand un chancre est cicatrisé, il reste très-souvent à la place qu'il occupait une petite tumeur dure, plus ou moins mobile, et qui ne s'efface qu'après un certain temps. Quelquefois on n'y fait point attention et elle donne lieu insensiblement, d'autres fois il convient de la frictionner avec une pommade fondante ; il est même arrivé qu'on en a fait l'extraction, mais c'est une mauvaise pratique, puisque avec du temps elle finit par disparaître.

Nous avons considéré jusqu'à présent le chancre comme une maladie simple, et le traitement indiqué ne s'adresse qu'à la surface ulcérée sans infection générale. Ce serait sans doute maintenant le lieu de traiter de l'opportunité d'un traitement interne mercuriel, mais pour éviter les répétitions, nous préférons renvoyer à l'article *Syphilis*.

Qu'il nous suffise de rappeler ici que toutes

les ulcérations des muqueuses génitales ou autres, ou de la peau, produites par contagion, guérissent, dans l'immense majorité des cas, par les seuls moyens que nous avons indiqués, sans qu'il soit nécessaire de recourir au mercure ;

Que lorsque, dès le début d'un chancre, on emploie le mercure à l'intérieur, loin d'accélérer la guérison, il peut au contraire la retarder beaucoup en excitant trop l'économie ;

Que certaines ulcérations qui marchent vers la cicatrisation à l'aide des moyens prescrits, s'arrêtent tout à coup et restent stationnaires quoi qu'on fasse, et que la guérison n'a lieu que quand le malade fait usage de préparations mercurielles à l'intérieur ;

Qu'enfin, on rencontre parfois des ulcérations qui, bien que peu enflammés, rongent et détruisent les tissus avec une rapidité effrayante, malgré les soins les mieux entendus, et que ce n'est alors très-souvent qu'en ayant recours au mercure à haute dose qu'on parvient à enrayer cette marche destructive.

CULLERIER.

Chirurgien en chef de l'hôpital des Vénériens, Membre de l'Académie de médecine.

CHANDELIERS (Maladies des), (*path.* et *hyg. pub.*) Les auteurs qui ont écrit sur les maladies des ouvriers chandeliers ont confondu, sous le même nom, deux professions distinctes : *la profession de chandelier* qui consiste à faire fondre le suif purifié et à le couler dans des moules pour le convertir en chandelle, profession rangée dans la troisième classe, qui est signalée comme donnant peu d'odeur, et la profession de *fondeur de suif* rangée dans la première classe des établissements dangereux ou insalubres et qui ne peut être exercée sans une ordonnance royale d'autorisation. Avant le décret en 1780, le lieutenant-général de police de Saint-Germain-en-Laye, avait proscrit l'exercice de fondeur de suif dans la ville de Saint-Germain, et cette industrie, par suite de cette proscription, s'exerçait dans les campagnes, et dans des lieux éloignés des habitations.

Par suite de cette confusion, on a dit que les ouvriers chandeliers étaient sujets à une foule de maladies, l'emphysème, la céphalalgie, les fièvres bilieuses et adynamiques, l'asthme, etc.

A l'appui de ce dire, on cite quelques faits qui sont les suivants : Olau Borrichius a publié l'observation d'une femme qui en faisant des chandelles fut prise d'une violente douleur de tête, accompagnée de vertiges, de rougeur des yeux et de difficulté de respirer. (*Actes de Copenhague*, t. 5, *observation* 86.) Romazini dit avoir vu des femmes qui demeuraient près de fabriques de chandelles atteintes d'affections hystériques causées par l'odeur de la fonte du suif et la conversion en chandelles. Fodéré dit avoir traité plusieurs fabricants de chandelle que leur métier aurait rendus asthmatiques ; ces fabricants, selon le même auteur, avaient perdu l'appétit, etc.

Fodéré dit en outre qu'il n'est jamais entré dans leurs ateliers sans être suffoqué par l'atmosphère âcre et puante qui les remplit.

Ayant souvent visité des fabriques de chandelles, nous avons été à même de remarquer : 1° que l'odeur qui s'y fait ressentir lorsqu'on coule les chandelles est peu intense ; 2° que quelques fondeurs de suif épuré, ceux qui n'ont pas d'habitude et qui commencent le métier, éprouvent de légers maux de tête, mais ces affections ne persistent pas ; 3° qu'en dehors et à une distance peu éloignée, l'odeur de la fonte du suif épuré ne se fait pas sentir. A l'appui de ce fait, on peut citer les fonderies qui se trouvent dans Paris et notamment celles qui se trouvent rue de La Harpe et rue des Bernardins. Il est donc probable que Fodéré n'a ressenti *cette atmosphère grasse, âcre* et *puante*, que dans les ateliers des *fondeurs de suif.* Nous aurons soin quand nous traiterons de cette profession, de signaler les améliorations apportées, améliorations décrites dans une instruction due à M. Darcet, et adoptée par le conseil de salubrité dans la séance du 15 janvier 1835.

S. FURNARI et A. CHEVALLIER.

CHANT, CHANTEURS (*hyg.*, *path.*) Le chant est une modulation de la voix par laquelle on produit des sons variés et appréciables. A l'article *Voix*, nous parlerons du mécanisme physiologique de ce phénomène, des organes qui concourent à sa formation, et de l'influence des différents idiomes dans sa modulation ; ici nous nous bornons seulement à envisager le chant sous quelques points de vue hygiéniques et pathologiques.

Le chant forme un exercice partiel, utile dans quelques circonstances, et que l'on peut regarder comme éminemment capable de fortifier la poitrine. Son union à la musique lui fait produire d'autres effets sur l'ensemble du système nerveux. Quoique les anciens, et même Hippocrate, aient conseillé l'usage du chant, on ne paraît pas bien fixé sur les cas qui le réclament ; toutefois cet exercice peut convenir aux personnes généralement assez peu actives, à voix naturellement voilée, et dont les poumons, amples d'ailleurs, manquant de ton et d'énergie, sont exposés par là à une sorte d'engouement ou d'embarras muqueux ou pituiteux.

Ceux qui exercent beaucoup leur voix éprouvent les phénomènes suivants : Le larynx, en vibrant continuellement, fatigue les muscles extenseurs des cordes vocales ; la bouche et la gorge se sèchent et s'irritent, la respiration modifiée dans son mode et son rhythme lasse les agents de l'inspiration, et les phénomènes chimiques de cette fonction commencent eux-mêmes à languir par le retard apporté dans le renouvellement de l'air ; en outre, la circulation ne tarde pas à se déranger ; le sang stagne dans les ramifications de l'artère pulmonaire, et par suite on le voit de proche en proche gonfler les veines jugulaires et rougir sensiblement la face, tandis qu'il engorge et distend d'ailleurs le système veineux cérébral. Quelquefois on remarque aussi le battement des artères temporales, les vertiges, la tuméfaction des yeux et les bruissements d'oreilles.

Les maladies les plus fréquentes chez les chanteurs sont les enrouements, l'aphonie et toutes les affections des organes vocaux, telles que le gonflement des amygdales, le prolongement de la luette, la difficulté du mouvement des muscles dont se compose l'isthme du gosier, la rougeur et l'irritation chronique de la membrane muqueuse qui tapisse l'isthme du gosier et toute l'arrière-bouche, les crachements d'une espèce de lymphe visqueuse et quelquefois des crachements sanguinolents. A l'article *Aphonie* nous avons parlé avec beaucoup de détail de ces différentes affections et de leur traitement.

Les chanteurs sont aussi sujets aux hernies : la longue expiration qu'ils sont obligés de faire pour prolonger les sons, relâche les muscles du bas-ventre et les anneaux sus-pubiens, ce qui favorise la production des hernies : Fallope l'a observé chez les chanteurs et chez les moines ; nous avons connu des chanteurs d'église et des prêtres sujets aux hernies, mais ces hernies ne sont pas occasionnées seulement par les efforts qu'ils font pour chanter, mais par l'habitude qu'ils ont de rester à genoux.

Une belle voix ne suffit pas pour devenir bon chanteur : une forte et ample poitrine est nécessaire, après l'organe de la musique et celui de la voix. Tous ceux qui ont une mauvaise constitution de poitrine ne devraient pas se livrer à l'exercice du chant ; beaucoup de chanteurs meurent phthisiques ; M. Pâtissier rapporte, d'après M. Bricheteau, l'histoire d'un homme qui avait exercé la profession de chanteur sur les théâtres des boulevards à Paris. Entré à l'Hôtel-Dieu en 1816, il se plaignait d'une douleur au larynx, et les boissons adoucissantes produisirent une amélioration assez marquée ; mais bientôt la toux, l'aphonie, l'amaigrissement et la fièvre augmentèrent et firent succomber le malade. A l'ouverture du cadavre, on trouva la membrane muqueuse du larynx épaissie, ulcérée au niveau des cordes vocales et des cartilages aryténoïdes qui étaient frappés de carie ; le thorax était très-allongé, les poumons qui offraient une longueur proportionnelle étaient garnis de tubercules dont l'un était cartilagineux. Ainsi, dès que la poitrine est menacée d'une maladie grave, et qu'une toux sèche et l'amaigrissement se manifestent, il faut conseiller aux chanteurs d'abandonner leur profession.

Dans quelques villes d'Italie, les chanteurs, avant d'aller sur la scène ou dans les concerts, ont l'habitude de manger du *ton* salé ou des *anchois*, parce qu'on croit vulgairement que ces substances fortifient l'organe de la voix et que son timbre devient plus clair et plus sonore. Nous avons été à même de vérifier ces faits, et nous avons observé que l'usage de ces substances produisait une amélioration sensible dans le timbre de la voix ; mais nous croyons que ce résultat n'est pas dû ni au ton ni aux anchois, mais au sel que ces substances contiennent et qui agit en traversant les organes de l'arrière-bouche. Les figues sèches que l'on fait cuire sur des charbons et qu'on a soin de laisser couvrir de cendres produisent le même effet, ce qui prouve que la soude et la potasse ont une action très-marquée sur les organes vocaux

et que la voix gagne sous le rapport du timbre en même temps qu'elle acquiert plus de sonorité. C'est d'après ces idées que dans les aphonies chroniques, suite d'atonie des organes vocaux, nous avons employé avec beaucoup de succès l'application des cendres chaudes sur le cou, et les gargarismes d'eau salée.   S. FURNARI,

Docteur en médecine, membre de l'Académie de médecine de Palerme.

CHANVRE (bot.), s. m., du grec *cannabis* (*cannabis sativa*), fam. des urticées. Cette plante est connue de tout le monde, et les cultivateurs savent qu'elle est dioïque, c'est-à-dire qu'il y a des individus qui portent uniquement des fleurs à étamines ou fleurs mâles, tandis que d'autres n'ont que des fleurs à pistils ou fleurs femelles ; de là la distinction du chanvre mâle et du chanvre femelle, mais comme les pieds du chanvre femelle sont beaucoup plus vigoureux que ceux du chanvre mâle, il en est résulté que dans la pratique on appelle chanvre femelle le chanvre mâle des botanistes, *et vice versâ*. Pour convertir le chanvre en filasse, on le fait *rouir*, c'est-à-dire qu'on le dépose dans l'eau, afin que les fibres de la tige se séparent les unes des autres.

Le chanvre sur pied exhale une odeur forte, nauséabonde, surtout lorsqu'il est en fleur : cette odeur semble indiquer des propriétés énergiques, et en effet dans les pays chauds, on prépare avec le chanvre un breuvage qui a toutes les vertus de l'opium. Les nègres mâchent ou fument les feuilles de la plante pour se jeter dans un délire gai. Outre l'influence du climat qui est immense quand il s'agit des propriétés des végétaux, on doit ajouter qu'on cultive dans les tropiques une autre espèce de chanvre appelée *cannabis indica*, très-analogue au nôtre, mais que les Orientaux suivant Lamarck, emploient de préférence à l'espèce européenne ; elle paraît être plus narcotique, et l'on en prépare un extrait qui est employé en médecine. Les graines du chanvre se nomment grains de chenevis, on en retire une huile employée dans la peinture.   **Ms.**

CHANVRE (maladie des ouvriers qui travaillent le) (path., hyg. pub.). Chacun sait que le chanvre connu aussi sous le nom de *filasse* est fourni par la tige de *cannabis sativa* (le chenevis) ; mais pour obtenir ce chanvre, cette filasse, il faut faire subir à cette tige diverses opérations qui consistent *à l'arracher, à le faire rouir, à le serancer*. Toutes ces opérations peuvent déterminer chez les personnes qui s'en occupent des maladies qui ont été observées par les auteurs. Les médecins qui ont signalé les effets qui peuvent résulter sur le corps humain de la préparation du chanvre sont nombreux : on doit citer particulièrement Kirker, Zimmermann, Lancisi, Ramazini, Forestus, Rivières, Morgagni, Biett, Rochoux, Montfalcon, Parent Duchâtelet ; tous, à l'exception du dernier, ont émis l'idée que le rouissage du chanvre était une opération qui donnait lieu à des émanations putrides, à des miasmes qui étaient nuisibles à la santé. Parent Duchâtel, qui a fait un travail sur le même sujet n'a pas été du même avis que ces auteurs ; il a même considéré leurs opinions comme des assertions hasardées.

Nous n'entrerons pas ici dans une discussion sur des opinions contraires ; nous nous bornerons à faire connaître ce que nous avons observé d'une part, et nous émettrons ensuite notre opinion sur des faits observés par d'autres.

Des effets produits par le chanvre au moment de l'arrachage. Ceux qui ont visité les pays où l'on s'occupe de la culture du chanvre ont observé que l'odeur qu'exhale le chanvre est très-pénétrante et très-forte, et qu'elle détermine chez quelques-uns des cultivateurs qui l'arrachent une pesanteur de tête ; l'un de nous, qui était resté dans une chanvrière avec les ouvriers, fut pris de maux de tête et d'une espèce d'enivrement qui cessa après quelques vomissements.

M. l'abbé Tessier dit que les animaux qui se sont couchés par hasard sur le chanvre nouvellement récolté ont éprouvé de l'enivrement.

Du rouissage du chanvre. Le rouissage du chanvre, quoiqu'on ait voulu le nier, est le sujet de nombreuses maladies; et si l'on se reporte aux observations faites sur l'influence fâcheuse qui résulte pour la santé des hommes de la viciation de l'air par diverses causes, on est porté à établir que les maladies qui se déclarent chaque année, les fièvres réglées, les fièvres typhoïdes, sont en partie dues aux émanations infectes qui résultent du rouissage.

Nous ne pensons pas, comme certains auteurs l'ont dit, que l'eau dans laquelle le chanvre a roui soit un poison ; mais nous pensons qu'une eau qui a éprouvé un mouvement de fermentation plus ou moins avancée, qu'une eau qui tient en dissolution des matières étrangères, doit, autant que possible, ne point servir pour boisson, et qu'on ne doit la donner ni aux hommes ni aux animaux.

Un travail sur les *routoirs* et sur les moyens de les rendre moins nuisibles à la santé des hommes, serait une chose de la plus grande utilité; nous nous bornerons ici à indiquer les précautions que nous croyons devoir être prises pour diminuer les inconvénients que présente le rouissage, inconvénients tellement sentis par l'autorité municipale, que déjà des mesures ont été prises pour soustraire, contre leur volonté, de malheureux cultivateurs à toutes les maladies qui peuvent résulter de l'influence d'un air vicié sur l'organisme animal.

Nous pensons qu'on fera en partie cesser les inconvénients qui résultent du rouissage :

1° En construisant, autant que possible, au bord des rivières ou des ruisseaux, *des fosses ou routoirs* ayant des murs revêtus de pierres et de ciment de pouzzolane, ou bien formés de claies entre lesquelles ou mettrait de la terre glaise corroyée, mêlée de paille, tassant bien cette terre pour qu'elle puisse résister à l'action de l'eau : la partie supérieure de ces fosses devrait être un peu plus basse que le niveau de la rivière ou du ruisseau, de manière qu'à l'aide d'une planche faisant *vanne*, qu'on fermerait à volonté, on pourrait y introduire ou en faire sortir l'eau.

L'eau qui entrerait dans le routoir devrait être reçue dans un tube formé de quatre planches assemblées, dont l'une plus courte, l'eau en passant par ce tube serait conduite dans le fond du routoir; elle déplacerait l'eau de macération qui, par une rigole, pourrait s'écouler et se mêler peu à peu dans l'eau du ruisseau et de la rivière, sans donner lieu à l'infection de l'eau et à la destruction du poisson. Des routoirs construits de la sorte dispensent du rouissage à l'eau courante, rouissage qui, lors des *crues subites d'eau*, cause des pertes considérables, les chanvres étant entraînés par les eaux.

2° Il faudrait que le fond du routoir fût recouvert de pierres plates : ce routoir pourrait être plus ou moins grand, selon la quantité de chanvre, ou selon sa destination pour une ou plusieurs familles.

3° Lors du rouissage, le chanvre devrait être placé sur une espèce de radeau construit avec des perches, radeau qu'on ferait submerger à volonté en le chargeant de pierres.

4° Lorsque le chanvre serait roui, il serait convenable de ne le retirer de l'eau que lorsque l'eau putride qui résulte de la macération aurait été renouvelée par l'eau courante, en suivant le mode que nous avons indiqué précédemment, c'est-à-dire en introduisant l'eau de manière à ce qu'elle se rende au fond du routoir, faisant écouler l'eau déplacée par une rigole pratiquée à la partie supérieure.

5° Si des sources d'eau, pouvant alimenter des routoirs, étaient destinées à cet usage, il faudrait se servir de la pente, faire arriver l'eau au fond du routoir par un tube, et pratiquer une rigole à la partie supérieure pour donner passage à l'eau de macération déplacée.

6° Il faut, autant que possible, ne construire les routoirs que loin des habitations, et les placer dans des localités bien situées en ayant égard à ce que le vent qui souffle ordinairement dans ces localités ne puisse porter les effluves sur les lieux les plus voisins, et surtout sur les habitations.

7° A défaut de sources, de rivières et d'eaux courantes, il faudrait jeter au fond *des routoirs à eau dormante* une certaine quantité de poussier de charbon, profitant, dans diverses localités, du voisinage des charbonnières.

8° Les routoirs qui peuvent être mis à sec doivent être nettoyés pendant la saison froide ; les matières terreuses extraites du fond du routoir et jetées sur les terres, sont un bon engrais.

9° Ceux qui ne pourraient être curés de cette manière, devraient être curés à la drague; on pourrait aussi y amener l'eau, quand cela est possible, et déterminer un renouvellement en agitant, pour que les matières légères puissent être entraînées; on pourrait, à défaut d'eau courante, profiter des grandes pluies, des averses, et diriger alors vers ces fosses, à l'aide de rigoles, les eaux qui ne pénètrent pas dans le sol.

10° Les ouvriers doivent, autant que possible, ne pas entrer dans les routoirs lorsque l'eau y est stagnante ou infecte; on peut attirer le chanvre à l'aide de crochets ou se servir du radeau qui s'élèvera à la surface lorsque les pierres qui le chargent seront déplacées.

Les précautions que nous venons d'indiquer ici seront peut-être considérées comme insuffisantes pour quelques personnes, exagérées pour l'emploi d'autres moyens. Quant à nous, nous sommes convaincus qu'elles sont utiles, et si nous étions placés près d'un pays où la culture du chanvre serait pratiquée, nous ferions tout ce qui serait en notre pouvoir pour déterminer leur emploi, convaincus que ces précautions tourneraient à l'avantage de l'hygiène publique.

Du peignage du serançage du chanvre. Les ouvriers qui peignent et qui cardent le chanvre sont aussi exposés à des maladies particulières. Ainsi ils sont sujets à la toux, à l'asthme, à la phthisie. On a attribué ces maladies à ce que, lors de la respiration, ces ouvriers sont en contact avec un air chargé de petites particules de poussière, avec de petites fibrilles qui se détachent du chanvre, particules qu'ils respirent ou qu'ils avalent malgré eux. Morgagni qui a fait l'autopsie de cadavres d'ouvriers qui travaillaient le chanvre, dit avoir trouvé chez ces ouvriers les poumons enflammés et plus ou moins altérés dans leurs tissus; il cite l'observation d'un cardeur de chanvre dont la voix s'était dénaturée de façon qu'il semblait plutôt crier que parler : cet homme avait été atteint six à sept fois de péripneumonie; ayant succombé, on trouva, lors de l'autopsie que le poumon droit adhérait à la plèvre de toutes parts, les lobes supérieur et inférieur du poumon gauche étaient rouges, compactes, et contenaient du pus infiltré.

Les ouvriers qui travaillent le chanvre pourraient en partie remédier à ces graves inconvénients en employant des machines, des *broyes*, des *meules*, comme on le fait dans quelques parties de l'Auvergne, ou bien en agissant en plein air en se plaçant sous le vent. On pourrait peut-être : 1° Opérer dans des locaux destinés à ce travail où l'on établirait une cheminée d'appel; 2° Exiger que l'ouvrier se recouvrît le visage avec un masque de gaze fine qui lui permettrait de voir et de respirer derrière ce masque sans être exposé à avaler des fibrilles détachées du chanvre; 5° Enfin en conseillant à l'ouvrier de ne travailler qu'après s'être recouvert une partie de la figure avec un linge mouillé.

A. CHEVALLIER et S. FURNARI.

CHARBON, s. m. On désigne par ce nom une substance qui est le résultat de l'action du feu sur les matières végétales et animales, dans des vases clos et par conséquent à l'abri du contact de l'air. Il existe aussi d'autres espèces de matières charbonneuses, qui sont le résultat des réactions naturelles, le charbon de terre, par exemple. Pour ne pas nous écarter du but que nous nous proposons, nous ne parlerons, dans cet article, que des charbons qui proviennent des substances végétales et animales.

Le charbon *végétal* peut être retiré de toutes les substances qui appartiennent au règne végétal; mais nous ne nous occuperons que de celui qu'on retire du bois.

Le charbon de bois est solide, noir, inodore, sans saveur, moins léger que l'eau, et cependant il reste pendant quelque temps à la surface de ce liquide, propriété qui est due à l'air qu'il renferme dans ses pores; mais il finit par perdre une partie de cet air et il tombe au fond du liquide. Il est fragile, poreux, se réduit facilement en poudre, et, dans cet état, il peut servir à polir les métaux. Le charbon ordinaire est mauvais conducteur du calorique; cependant on peut le rendre bon conducteur en le chauffant fortement, et la conductibilité sera d'autant plus grande qu'il aura été plus fortement chauffé. Le charbon qui se vend pour brûler est également mauvais conducteur de l'électricité : sur deux cents morceaux de ce charbon, à peine en trouve-t-on deux ou trois qui soient propres à conduire ce fluide; mais, en le chauffant fortement ou en le réduisant en braise, il devient bon conducteur de l'électricité. Aussi, dans la construction des paratonnerres, doit-on se servir exclusivement de ce dernier charbon; car le charbon ordinaire serait plus nuisible qu'utile.

Le charbon de bois est composé de carbone (matière charbonneuse), d'hydrogène et de substances salines qui fournissent les cendres.

Lorsque l'on chauffe le charbon avec le contact de l'air, il se forme des gaz (corps aériformes) qui, lorsqu'ils sont respirés, donnent lieu à l'asphyxie. Au commencement de la combustion du charbon, il se forme de l'hydrogène carboné, de l'oxyde de carbone, si le charbon ne reçoit pas assez d'oxygène; mais, si la combustion est bien complète, il se forme aussi du gaz acide carbonique.

Il y a une espèce de charbon très-employée dans les arts, c'est le noir de fumée. Il est le résultat de la combustion des matières résineuses.

Le charbon végétal est employé dans les arts : pour faire la poudre à canon, l'acier, l'encre d'imprimerie, etc. On l'emploie aussi pour désinfecter les eaux qui ont un mauvais goût et une mauvaise odeur; les eaux croupies même deviennent potables lorsqu'elles ont séjourné pendant quelque temps sur du charbon. Les viandes trop faisandées perdent leur mauvais goût et leur odeur lorsqu'on les fait bouillir dans de l'eau avec du charbon; pour empêcher l'eau de se pourrir, dans les voyages de long cours, on la conserve dans des tonneaux dont l'intérieur a été charbonné.

Le charbon *végétal* jouit aussi, mais à un degré plus faible que le charbon *animal*, de la propriété de décolorer les liquides avec plus ou moins de force, selon qu'il est employé en plus ou moins grande quantité; il faut éviter cependant de l'employer pour faire perdre la couleur des vins qui sont trop colorés : car ces vins, ainsi traités, perdraient leur saveur.

La désinfection par le charbon n'est pas due, comme on l'a cru pendant longtemps, à l'absorption des gaz méphitiques, mais bien à une action chimique qui s'exerce sur les matières odorantes.

Le charbon pulvérisé a été employé à l'intérieur, avec un certain succès, dans plusieurs maladies; il est généralement considéré comme antiputride; peut-être peut-on le considérer comme tonique; on l'a administré avec succès dans les fièvres typhoïdes, les fièvres putrides, à la dose d'un demi-gros, six fois par jour; pour faciliter son introduction dans l'estomac on peut le donner sous forme d'opiat uni au camphre; il a été administré avec succès dans un typhus qui se déclara à l'hôpital de Torgau; le camphre seul échouait toujours.

Dans les diarrhées rebelles, les dyssenteries chroniques, il ne paraît guère agir qu'en enlevant l'odeur fétide des selles; cependant l'opiat de charbon paraît avoir été employé d'une manière avantageuse dans plusieurs cas analogues. Dans un cas de scorbut général, une femme n'a pris, pour tout médicament, que du charbon dont elle prenait une demi-once à une once par jour, à la dose d'un gros toutes les heures; il a été vanté comme moyen de combattre les fièvres intermittentes. Pour arrêter les accès on en donne ordinairement deux onces; on l'administre aussi avec succès pour détruire la fétidité de l'haleine, dans certaines affections chroniques de l'estomac. Ce charbon a été employé sous le nom de magnésie noire; uni au sucre et au quinquina, il constitue un excellent dentifrice; à l'intérieur on l'emploie plus fréquemment pour modifier les ulcères de mauvaise nature, les suppurations fétides, dans certains cas de gangrène; on l'a employé aussi contre la teigne, après avoir enlevé les croûtes et lavé la tête avec du savon, mais il paraît inefficace; il en est de même pour la gale; on l'a employé contre la carie des dents, certains ulcères de la bouche, l'ozène.

A l'intérieur on l'administre en poudre, en pilules, sous forme d'opiat, en pastilles et en lavements, à des doses qui varient suivant les cas; on le donne depuis vingt-quatre grains jusqu'à deux onces, et au-delà.

A l'extérieur on l'unit à la farine de graines de lin pour en faire des cataplasmes; on l'applique aussi en pommade : cette pommade se fait avec une partie d'oxonge et deux de charbon; on l'emploie en poudre, uni au camphre et au quinquina, pour couvrir les ulcères, etc.; quel que soit l'usage auquel on le destine, il faut qu'il soit bien lavé et tamisé très-finement.

LE CHARBON ANIMAL est solide, noir, réduit en poudre ou sous la forme de masses qui conservent la forme des parties qui l'ont fourni, si elles sont solides; dans le cas contraire ces parties donnent un charbon spongieux, léger et plus ou moins luisant; il renferme, comme le charbon végétal, une matière charbonneuse, des phosphates de chaux, du carbonate de chaux et de l'azote.

Le charbon animal jouit à un haut degré de la faculté de décolorer les liquides: ainsi on s'en sert pour décolorer le sucre, le sirop, etc.; on augmente beaucoup cette propriété en le mélant avec de la poudre d'os calcinés ou blancs, ou avec de la pierre-ponce, et en calcinant le mélange.

Le charbon animal qui provient du sang desséché, des poils, de la corne, des sabots que l'on a

calcinés avec du carbonate de potasse, est celui qui décolore avec le plus d'énergie.

Le charbon animal peut être employé dans tous les cas où le charbon végétal a paru agir avec avantage pendant longtemps; cependant on avait attribué à ce dernier seul une action médicamenteuse; on lui a même attribué des effets différents, suivant qu'il provenait de telle ou telle substance végétale; mais ces idées sont abandonnées.

LESUEUR,
Professeur agrégé à la faculté de médecine de Paris.

CHARBON MALIN (*méd.*) (*Anthrax.*)

CHARBONNIERS (Maladies des). (*path.* et *hygn. pub.*) Les charbonniers peuvent être divisés en trois classes bien distinctes : 1o Ceux qui travaillent à la fabrication du charbon; 2o Ceux qui mesurent le charbon et le mettent en sac; 3o Ceux qui, assistant à ce mesurage, portent le charbon en ville et le versent dans *les charbonniers.*

Les ouvriers qui travaillent à la fabrication du charbon, soit dans les forêts en faisant des tas de bois symétriquement rangés et recouverts de terre pour fermer accès à l'air, soit dans les ateliers en employant des *cylindres* ou *de grands vases en forme de cornues,* sont sujets, surtout ceux qui travaillent dans les forêts, à des douleurs rhumatismales. Il est facile de s'en expliquer la cause, puisque ces ouvriers sont exposés aux intempéries des saisons, travaillant et couchant souvent en plein air. L'affection rhumatismale se développe chez les autres par suite de leur exposition aux courants d'air qui s'établissent dans les ateliers.

On a dit que les ouvriers charbonniers qui préparent le charbon sont exposés à l'asphyxie; nous n'avons point vu d'exemples qui puissent appuyer ce dire; cependant si des charbons non *éventés* venaient à prendre feu dans des magasins où seraient couchés des ouvriers, ces accidents s'expliqueraient.

L'odeur empyreumatique qui se développe pendant la préparation du charbon peut donner lieu à des maux de tête, mais on ne remarque pas cette indisposition chez les ouvriers qui travaillent en plein air, non plus que chez ceux qui ont l'habitude de ce travail.

Les ouvriers qui s'occupent du mesurage du charbon, sont sujets à des affections de poitrine, qui assez souvent se terminent par la mort. Les affections commencent après quelques années de travail; les premiers symptômes sont d'abord une toux sèche, la maladie s'augmente, les crachats sont purulents, la phthisie et la mort sont les suites les plus fréquentes de cette affection.

Le docteur Skrage avait dit que les charbonniers étaient pâles, qu'ils toussaient et étaient sujets à l'asthme, à la phthisie; nous avons vérifié toutes ces assertions, et nous avons su que huit des charbonniers qui stationnaient près d'un bateau de charbon, quai Malaquais, avaient succombé dans l'espace de vingt et un mois à la suite d'affections de poitrine.

Les femmes de quelques charbonniers qui vendent dans certains quartiers de Paris du bois et du charbon en détail, paraissent aussi subir les conséquences de la respiration de la poussière du charbon ; nous avons vu de ces femmes qui, arrivées de l'Auvergne avec un teint fleuri, avaient successivement changé d'état, et avaient fini par mourir phthisiques : il est convenable de rapprocher cette observation de celle dont les femmes des boulangers ont été l'objet. (V. *Boulanger*.)

Les mesureurs de charbon sont aussi sujets à des maladies des yeux ; on a pu constater ce fait dans l'institut ophthalmique de Paris ; dans cet établissement, on a donné des soins à une foule de charbonniers, ainsi qu'à leurs femmes, affectés d'ophtalmies purulentes ; de blépharites catarrho-strumeuses, et de taies sur la cornée : cette membrane dans la vieillesse des charbonniers devient noirâtre, et ils voient les objets comme à travers un brouillard.

Les portéurs de charbon sont sujets comme les mesureurs aux affections de poitrine et à l'ophthalmie ; ils sont en outre affectés de douleurs dans les épaules et de rhumatismes.

On a dit que les ouvriers qui sont en contact avec la poussière de charbon, sont exempts de la gale, des maladies cutanées ; nous n'avons pu vérifier ce fait d'une manière à affirmer ou à infirmer ce dire ; mais de nos recherches il résulterait l'observation que les charbonniers ne sont pas sujets aux fièvres intermittentes : cette non-disposition pour ces fièvres tiendrait-elle à l'ingestion de la poudre de charbon, qui, d'après les expériences de Calcagno de Novare (Sicile), de Burza, de Maccadino, et de médecins anglais, a la propriété fébrifuge de la poudre de charbon qui, selon Calcagno, est tellement efficace, que cette poudre pourrait remplacer celle de quinquina?

On avait aussi avancé en 1832, que le charbon était un préservatif du choléra ; on disait pour appuyer ce fait que les charbonniers n'avaient point été attaqués par cette épouvantable maladie. Une assertion semblable a dû être vérifiée. Par suite de recherches que nous avons faites, nous avons su que les charbonniers, comme les autres classes, avaient été atteints par la maladie, en effet le tableau de la mortalité cholérique nous a fait voir que le nombre des charbonniers qui avaient succombé était considérable : le nombre des hommes qui ont succombé s'élève à quarante-cinq ; celui des femmes à vingt-trois ; enfin celui des enfants à six ; total : soixante-quatorze.

La plupart des charbonniers sont Auvergnats, ils commencent à travailler à l'âge de vingt ans, et continuent jusqu'à cinquante ; on trouve de ces hommes ayant atteint l'âge de soixante ans, mais le nombre en est peu considérable ; la plupart sont mariés.

Les charbonniers, comme un grand nombre d'autres ouvriers, se livrent à l'intempérance ; cette intempérance, suivie ordinairement d'un régime forcé, est aussi souvent chez eux une cause prédisposante de maladie : on ne saurait trop leur recommander de vivre d'une manière régulière et de ne pas faire d'excès.

      S. FURNARI et A. CHEVALLIER.

CHARDON (*bot.*), s. m. On confond sous ce nom dans le langage ordinaire, une foule de plantes qui diffèrent par leurs formes et leurs propriétés. Le nom de chardon devrait être réservé à toutes les espèces de *chardons*, genre nombreux de la famille des Synantérées. Parmi ces chardons un seul a quelquefois été employé en médecine, c'est le Chardon marie (*Carduus marianus*), qui est très-commun dans la France méridionale. On exprime de ces feuilles fraîches un suc amer employé autrefois, et dans quelques pays on mange les bases des feuilles en guise de cardon. Le Chardon à foulon (*Dipsacus fullonum*), n'intéresse que l'industrie. Le Chardon roland (*Eryngium campestre*), si commun dans tous les endroits incultes et stériles, est sans usage en médecine. Quant au Chardon bénit (*Centaurea benedicta*), Chardon étoilé (*Centaurea calcitrapa*), voyez *Centaurée*.   **Ms.**

CHARLATAN (*pol. méd.*), s. m. Il faudrait un livre si l'on voulait décrire toutes les formes de charlatanisme qui sont employées aujourd'hui. Les charlatans ont marché avec le siècle, et ce n'est point à eux qu'il faut reprocher d'être retardataires et de ne point s'élever à la hauteur des progrès de leur époque. Autrefois le charlatan vêtu d'un habit d'une couleur éclatante, se posait sur la place publique où il débitait ses remèdes, fruits des secrets merveilleux qu'il avait arrachés aux contrées les plus lointaines.

Aujourd'hui le charlatanisme est plus habile : il dédaigne ces vieilles formes classiques, et c'est muni d'un diplôme authentique et assis dans le cabinet du docteur, qu'il se livre à ses spéculations ; les journaux sont les trompettes qui l'annoncent au public, trompettes dont l'effet s'étend bien au-delà de la distance, où parvenait le son du bruyant instrument ; tous les murs sont couverts d'affiches immenses dans lesquelles il n'y a qu'à choisir pour savoir par quel remède on peut se guérir infailliblement de l'affection dont on est atteint : car le propre du charlatan est de dire qu'il doit guérir toujours, même les maladies au-dessus des ressources de l'art. Rien n'arrête ces éhontés spéculateurs, ni les dangers que peuvent causer les médicaments appliqués par des mains ignorantes, ni les résultats graves qui peuvent être la suite de maladies traitées par des moyens inefficaces, et souvent, pour ne pas dire presque toujours, dangereux. Il n'est pas de maladies qui ne soient exploitées par ces vendeurs de remèdes, depuis l'affection la plus simple jusqu'à ces maladies qui, par leur nature, obligent celui qui en est atteint à dissimuler son état et à cacher son traitement ; toutes sont de leur domaine, et ce sont surtout celles qui font le plus de victime qui sont le plus exploitées. L'un guérit toutes les dartres par un procédé qu'il prétend avoir inventé, et qui est toujours supérieur à toutes les méthodes connues ; un autre guérit la maladie vénérienne avec des médicaments également de sa composition, qu'il vend à un prix dix fois plus élevé qu'il ne lui coûte : car il est à remarquer que tous les médicaments vendus par ces charlatans, sont des substances simples et connues de tout le monde ; l'étiquette et le nom nouveau font tout le merveilleux de la composition. Il est vraiment déplorable de voir l'espèce d'indifférence que l'autorité apporte dans la répression d'un si honteux trafic ; car, aujourd'hui, il n'est pas de maladie qui n'ait son remède, et la page d'annonce des journaux est tous les jours remplie des prospectus de ces médicastres qui spéculent sans pudeur sur la crédulité et l'ignorance.

Le danger de ces manœuvres frauduleuses est bien moins dans l'argent que l'on extorque au public, que dans les graves inconvénients qui en résultent pour sa santé ; car c'est lui, public ignorant, qui se fait juge de la maladie dont il est atteint, et qui prononce sur la nature du médicament qui doit le guérir, quoique ce fait de diagnostic soit un des points les plus difficiles et les plus délicats de l'art médical. Il résulte de ces circonstances que souvent une maladie légère dans le début, et qui aurait cédé à des moyens simples et convenables, devient grave, quelquefois mortelle, parce qu'elle a été accrue par un mauvais traitement sans efficacité et souvent complétement opposé à celui qu'il aurait été convenable d'administrer. Il n'est pas de médecins qui n'aient eu à guérir de nombreuses victimes de ces charlatans ; pour mon compte, j'en ai vu un assez grand nombre : ainsi je me rappelle une femme, qui, affectée de céphalalgie et d'une irritation de l'estomac, prit un élixir prétendu apoplectique, composé d'éther et de phosphore ; elle se donna par ce moyen une gastrite qui faillit devenir mortelle. Une autre, affectée d'un engorgement de l'utérus, prit, dans le but de se purifier le sang, un certain *sucre* vendu par un officier de santé, et qui avait, disait-il, la propriété de guérir presque toutes les maladies ; elle se donna au moyen de ce médicament, qui contient un diurétique puissant, une hématurie et une cystite des plus graves et qui devient mortelle.

Je ne parlerai pas de ces nombreux jeunes gens qui sont conduits par les affiches chez les guérisseurs de maladies vénériennes, d'où il ne sortent jamais que la bourse vide et les poches pleines de médicaments, qu'ils eussent achetés chez un pharmacien pour la vingtième partie du prix qu'on leur en a demandé, et qui finissent souvent, après de longs traitements, qu'on leur a dit complets, par se faire guérir chez un honnête médecin.

En présence d'abus aussi nombreux et aussi criants, on est étonné que l'administration, qui doit avant tout protéger les citoyens contre toute espèce de fraude, tolère de semblables délits ; mais telle est notre législation que, même lorsque les tribunaux prononcent les peines les plus fortes que prescrit la loi, les charlatans, tant sont grands les bénéfices qu'ils retirent de leur industrie, ont encore un avantage immense à se livrer à leur trafic ; ainsi 500 francs d'amende et quelques jours de prison, lorsqu'il y a récidive, sont les seules peines que le juge puisse leur appliquer lorsqu'ils exercent leur commerce munis d'un titre légal ; et ces cas sont les plus nombreux aujourd'hui ; car les gains énormes que l'on retire de ces exploitations font que les diplômes de

pharmaciens et de médecins n'ont pas manqué aux vendeurs de remèdes. Une nouvelle loi que l'on prépare en ce moment fera disparaître, nous l'espérons, cette lèpre honteuse qui ne tend qu'à déconsidérer la profession médicale en laissant prostituer des titres honorables ; qui ébranle les âmes honnêtes, en leur montrant la fortune récompensant le mensonge et la fraude ; qui nuit au public en l'éloignant des secours éclairés, et en enlevant aux personnes peu aisées des ressources qui eussent suffi pour leur permettre d'obtenir une guérison certaine ; qui ne fait enfin qu'accroître cette démoralisation générale dont elle est elle-même une conséquence ; démoralisation qui fait qu'on estime aujourd'hui un individu plus par ce qu'il possède que par ce qu'il vaut, et que, comme la fortune est un moyen de considération, tous les moyens sont bons pour y parvenir, certain que l'on sera absous par le succès.

Il resterait, pour compléter un aperçu sur le charlatanisme, à parler de ces charlatans honteux, qui emploient tous les moyens détournés pour enfler leur réputation souvent fort légère ou qui la pèse au poids de leurs œuvres ; qui exploitent les accidents et les méthodes nouvelles, qui fatiguent les académies et les journaux de lettres et de notes ; qui aujourd'hui sont pour l'homœopathie, et qui hier étaient pour les sangsues, qui demain seront encore pour ce qu'il y aura de nouveau ; qui veulent du bruit avant tout, qui écrivent avant d'avoir vu, et qui affirment toujours sur parole. Ceux-là, quoique très-nombreux, sont moins dangereux, moins faciles à juger que les autres ; ils se respectent davantage, et souvent leur défaut n'est que le résultat d'un travers d'esprit, plutôt qu'un vice du caractère : aussi tant que la vanité et l'amour du gain ne seront pas bannis du cœur de l'homme, l'on verra toujours de ces frelons venir dévorer le miel des abeilles. J. P. BEAUDE.

CHARME, s. m. (V. *Amulettes.*)

CHARPIE (*chir.*), s. f: On donne ce nom à du vieux linge effilé que l'on emploie pour les pansements. La charpie ne doit être faite avec du linge ni trop fin ni trop gros ; le linge trop vieux ne se laisse pas facilement effiler et ne convient pas ; celui qui est trop neuf fait de la charpie trop dure : il faut que les morceaux de linge que l'on emploie aient au moins deux pouces de longueur sur une largeur d'un pouce ou dix-huit lignes ; car la charpie trop courte n'est pas assez élastique et est d'un mauvais usage. Le linge doit être blanc de lessive ; car on comprend l'inconvénient qu'il y aurait de mettre du linge contenant quelques corps étrangers en contact avec la surface nue d'une plaie.

Les Anglais ont quelquefois employé de la charpie de coton qu'ils préparent en la gommant sur une de ses faces comme la ouate : cette charpie, qui est plus irritante que la charpie ordinaire, peut cependant être employée avec avantage lorsqu'on est privé de la charpie de fil. Dans certains cas, on a même pansé des plaies languissantes et blafardes avec du coton cardé afin de les stimuler plus énergiquement. On prépare aussi une espèce de charpie que l'on nomme charpie vierge, avec de l'étoupe bien battue et blanchie au chlore; on coupe cette étoupe à la longueur de six pouces. M. Gama, qui a employé cette charpie, dit en avoir retiré de bons effets; elle a sur l'autre l'avantage d'être à meilleur marché et de pouvoir, pour les grands hôpitaux, se préparer plus facilement, surtout aujourd'hui que le linge de fil devient rare, en raison de son prix plus élevé que celui fait avec du coton.

La charpie s'emploie en plumasseaux, en bourdonnets et mèches; le plumasseau est une espèce de gâteau de charpie peu épais et d'une largeur variable, suivant l'usage auquel on le destine. On l'applique à nu sur les plaies ou on le recouvre de substance médicamenteuse. Le bourdonnet est destiné à absorber le pus dans le pansement ou à remplir une cavité causée par une perte de substance; on le fait en roulant de la charpie dans le creux des mains. La mèche est formée avec de la charpie longue quelquefois de plusieurs pouces; on l'introduit pour dilater des ouvertures naturelles ou produites par la maladie; elle est ordinairement enduite d'une substance médicamenteuse. (V. pour plus de détails le mot *Pansement*.)

J. B.

CHASSIE. (*physiol.*) s. f. On a donné ce nom à une humeur épaisse, jaunâtre, qui est sécrétée sur le bord libre des paupières par les glandes de Méibomius, qui sont de petits follicules placés dans l'épaisseur des cartilages tarses, qui forment les bords des paupières; la chassie est destinée à lubréfier ces parties; elle remplit là des fonctions analogues à celles du cérumen des oreilles et des autres humeurs qui sont sécrétées près des ouvertures naturelles par des follicules analogues. Dans quelques maladies des yeux, et surtout dans l'ophthalmie chronique, la chassie s'accumule sur les bords des paupières, y sèche surtout pendant la nuit et détermine l'adhérence de ces parties, il faut alors laver les yeux avec un peu d'eau tiède, afin de ramollir cette humeur et ensuite l'enlever avec beaucoup de soin, car sa présence dans ces cas, ajoute encore à l'irritation de la conjonctive qui est ordinairement le siège de l'inflammation; le traitement que l'on doit employer contre cette indisposition est celui de la maladie qui lui donne lieu; il n'y a donc pas de traitement spécial et isolé contre cette affection que l'on amoindrira avec des lotions adoucissantes ou avec des collyres résolutifs, suivant la nature de la maladie principale.

J. B.

CHÂTAIGNE (*bot.*), s. f., fruit du châtaignier, *castanea vulgaris*. Famille des Hypocastanées. Ce fruit est une sorte de noix uniloculaire, à brou hérissé, vulgairement nommé *polon*, renfermant trois graines formées d'un teste brun et lisse, et d'une substance parenchimateuse de nature amylacée; celle-ci est enveloppée d'une pellicule mince très-adhérente appelée *tan*. Lorsque la graine est grosse et pour ainsi dire isolée dans le brou, elle prend le nom de *marron*. Les départements du Var et du Rhône sont en possession de fournir à Paris les plus estimés; ceux des environs de Lyon, perfectionnés par la greffe, se distinguent par leur volume assez considérable, leur saveur et leur odeur qui sont particulières et que les amateurs savent très-bien distinguer.

La châtaigne est indigène de l'Europe; elle doit son nom à une petite ville de Pouille nommée *Castane*, aux environs de laquelle l'arbre qui la fournit était abondamment cultivé. Ce fruit n'est pas seulement recherché pour ajouter à nos jouissances gastronomiques; il joue un rôle fort important dans l'alimentation des habitants de plusieurs de nos provinces et particulièrement dans celles où la culture des grains est peu étendue et leur récolte incertaine.

La châtaigne ou marron doit être récoltée lorsqu'elle se détache facilement de l'arbre, et mieux encore lorsqu'elle tombe naturellement. On soumet ce fruit à un grand nombre d'opérations pour en séparer les enveloppes corticales qui sont, comme on l'a vu, le brou, le test et le tan; mais comme ces opérations sont simples et qu'elles varient suivant les pays, nous nous abstiendrons de les indiquer; nous nous bornerons à dire que le fruit est d'autant meilleur qu'il est plus mûr, qu'il est plus complétement privé de ses enveloppes et notamment de la dernière dont l'adhérence est extrême et la saveur désagréable; qu'il est d'une digestion plus facile cuit à l'eau que rôti ou grillé, et d'autant plus nourrissant qu'il contient plus de principe sucré. Il est bon de remarquer que celui-ci se développe par la cuisson et qu'on doit éviter l'emploi d'une trop grande quantité d'eau pour l'effectuer.

La farine de châtaigne ou marron est, attendu l'absence complète de gluten, impropre à la panification; aussi consomme-t-on généralement le fruit entier. Associé à la farine d'orge, elle était autrefois employée sous forme de cataplasme pour résoudre certains engorgements des glandes mammaires : son usage sous ce rapport est presque complétement tombé en désuétude.

Les marrons sont employés avec succès à la nourriture des animaux de basse-cour, ils communiquent à leur chair un goût suave très-apprécié des gourmets.

Sous l'influence du système continental, et lorsqu'il s'agissait pour la France d'être privée des produits de l'Inde et de l'Amérique, le fruit du châtaignier a été l'objet d'une investigation tout spéciale de la part des économistes et des chimistes : les uns l'ont proposé comme succédané du café, et les autres ont signalé dans sa substance la présence d'un sucre cristallisable, analogue à celui de canne sous le rapport économique : ces observations sont, sans aucun doute, de peu d'importance, mais la découverte d'un sucre cristallisable dans la châtaigne est un fait qui doit intéresser d'autant plus vivement les chimistes qu'il n'offre pas d'analogie.

COUVERCHEL,
Membre de l'Académie de médecine et de la
société de pharmacie.

CHATEAUNEUF (eaux minérales de). Chateauneuf est un bourg du département du Puy-de-Dôme, situé à six lieux de Clermont; les eaux sortent par quatre ou cinq sources qui sont peu abondantes et assez éloignées les unes des autres, leur température est de 30 à 58 degrés centigrades; la source dite le *Grand-Bain*, est à cette dernière température. Ces eaux qui contiennent de l'acide carbonique et différents sels dont on n'a pas encore positivement déterminé la nature, sont employées dans le traitement des affections rhumatismales chroniques, dans quelques paralysies, dans les ulcères chroniques : elles ne sont guère fréquentées que par les habitants du département pour lesquels le séjour des grands établissements thermaux seraient trop dispendieux; Chateauneuf possède un établissement thermal et le nombre des malades y est de quatre à cinq cents par année. La saison commence le 1er juin et finit le 1er novembre.   J. B.

CHATELDON (eaux minérales de). C'est une petite ville du département du Puy-de-Dôme, chef-lieu de canton et de l'arrondissement de Riom; elle est à huit lieues de Clermont et à trois de Vichy. Il n'existe point d'établissement thermal à Chateldon; ses eaux sont froides, acidulées et légèrement gazeuses; leur saveur est piquante et alcaline. Elles contiennent de l'acide carbonique, du bi-carbonate de soude et de magnésie, du nitrate de soude et du carbonate de fer. Il existe deux sources, une sur la montagne, et une autre dans la vallée; la première a reçu le nom de source de la *montagne*, et l'autre celui de source des *vignes*. Ces eaux sont quelquefois employées dans la leucorrhée, le catarrhe de la vessie, et les dérangements des organes digestifs.   J. B.

CHATEL-GUYON (eaux minérales de). Chatel-Guyon est un village du département du Puy-de-Dôme, situé à deux lieues de Riom; les eaux sortent de cinq sources, qui sont situées près du village; leur température est de trente degrés centigrades; elles sont claires, limpides, de saveur aigrelette et légèrement amère; elles contiennent du gaze acide carbonique, du nitrate de soude, du sulfate de magnésie, du carbonate de chaux et de magnésie, et un peu de fer : ces eaux ne sont guère employées que par les habitants du voisinage; on en fait usage dans les engagements abdominaux, dans les phlegmasies chroniques des viscères du bas-ventre, et dans les affections scorbutiques.   J. B.

CHATONNÉ. (*path.*) adj. Se dit des pierres urinaires qui sont adhérentes à la face interne de la vessie et qui sont enveloppées par cette membrane comme dans un chaton. On dit aussi que le placenta est *chatonné*, lorsqu'il est retenu par une portion cloisonnée de l'utérus ou en forme de poche.   J. B.

CHATOUILLEMENT (*physiol.*), s. m. On donne ce nom à l'excitation qui produit sur certaines parties des titillations légères et pratiquées d'une manière plus ou moins rapide; ces parties sont celles qui sont le plus pourvues de nerfs; ainsi la plante des pieds, les paumes des mains, les narines, les lèvres, l'intérieur de l'oreille, etc. Le premier effet que produit le chatouillement, est une sensation de plaisir et une excitation qui porte au rire; lorsque le chatouillement est continué plus longtemps, il détermine une excitation plus vive, des cris, des mouvements convulsifs, du diaphragme et des muscles de la respiration; enfin on l'a vu quelquefois être suivi de symptômes convulsifs et même de la mort qui, dans ce cas, est déterminée sans doute par une excitation trop vive du centre nerveux. Le chatouillement, comme on le voit par ce court exposé, n'est pas toujours un badinage innocent; aussi est-il important d'empêcher les enfants de s'y livrer entr'eux; on l'a vu chez de jeunes filles nerveuses déterminer des attaques d'épilepsie, et ce qui est moins grave, des attaques d'hystéries et des convulsions prolongées. Les personnes nerveuses sont plus que les autres impressionnées par le chatouillement; il en est pour lesquelles la plus légère excitation dans ce sens, détermine une sensation vive et insupportable; c'est surtout chez ces personnes qu'il faut éviter de se livrer à cet acte qui souvent est regardé comme un simple jeu, mais qui, dans quelques cas, est un véritable supplice. L'on cite encore les guerres religieuses des Cévennes, dans lesquelles par un raffinement de cruauté qui ne peut s'expliquer que par les passions violentes qui animent les partis dans ces sortes de luttes, on faisait, dit-on, périr les malheureux habitants en les chatouillant sous la plante des pieds après les avoir fortement attachés.

Le chatouillement est quelquefois employé en médecine, et c'est principalement dans la syncope et les asphyxies : ainsi l'on excite avec la barbe d'une plume, l'intérieur des narines et de l'oreille, dans le but de réveiller la sensibilité et de rappeler le malade de l'état de mort apparente dans lequel il est plongé; cette pratique s'emploie aussi avec celles qui sont prescrites dans l'asphyxie des nouveaux-nés. La titillation de la luette avec la barbe d'une plume est encore un moyen que l'on met en usage pour procurer le vomissement, lorsqu'on est privé d'autres secours, et qu'il est indispensable de provoquer un vomissement immédiat, comme dans une indigestion ou bien lorsque l'on a pris quelque substance vénéneuse.   J. P. BEAUDE.

CHAUDEPISSE. (V. *Blennorrhagie*.)

CHAUDES-AIGUES (eaux minérales de). Chaudes-Aigues est une petite ville du département du Cantal, chef-lieu de canton, à quatre lieues de Saint-Flours, et traversée par la grande route de Clermont à Toulouse; cette ville, qui tire son nom de la haute température de ses sources minérales, paraît avoir été connue des anciens, qui désignaient ces thermes sous le nom de *Baïœ-Calentes;* ce nom aussi revendiqué par quelques érudits en faveur des bains du Mont-d'Or. Quoi qu'il en soit de cette discussion archéologique, la preuve de l'antiquité des thermes désignés sous le nom de *Baïœ-Calentes* et qu'on regarde généralement comme étant ceux de Chaudes-Aigues, se trouve consignée dans les lettres de Sidoine Apollinaire, évêque de Clermont dans le 5ᵉ siècle, qui vante l'efficacité curative de ces eaux dans les maladies du foie.

Quoique les eaux de Chaudes-Aigues soient dignes du plus haut intérêt sous le rapport de leur température, de leur abondance, et des principes actifs qu'elles contiennent, elles ont cependant perdu aujourd'hui de leur antique renommée, et sans doute le voisinage des grands établissements thermaux qui existent dans la chaîne des montagnes volcaniques de l'Auvergne, est la cause de l'espèce de délaissement dans lequel est tombé Chaudes-Aigues, qui, par l'abondance des eaux et le nombre de ses sources pourrait devenir un établissement de la plus haute importance.

Nous devons à M. Chevallier, notre collaborateur dans ce dictionnaire, un travail fort remarquable sur les eaux minérales de Chaudes-Aigues qu'il a examinées à la source même : il a reconnu que ces eaux contenaient près d'un gramme de substance saline par litre, et qu'elle était formée de sous-carbonate de soude, de carbonate de chaux et de magnésie, de muriate de soude et de magnésie, de sulfate de soude, de silice, de chaux combinée à la silice, d'oxyde de fer, d'une matière bitumineuse et de quelques traces d'hydro-sulfate d'ammoniaque et de sels de potasse. Cette analyse a été faite sur les eaux de la source du *Par* qui est la plus importante de toutes celles que nous avons en France, car elle produit 8,533 mètres cubes en 24 heures. Elle est située au centre de la ville; sa température est de 80 degrés centigrades; l'eau de cette fontaine laisse sur la pierre une empreinte de couleur rouille qui provient du fer qu'elle contient, elle est claire et presque sans goût à sa sortie de la source; recueillie dans des vases, elle se couvre d'une légère pellicule analogue à la couche que forme une goutte d'huile versée sur de l'eau; lorsqu'elle est refroidie, elle a un goût très-fade, ce qui ne l'empêche pas cependant d'être employée à la préparation des aliments. Un fait bien important pour cette eau, c'est la formation du sulfate de fer dans les conduits qui servent à la transmettre dans divers endroits de la ville, et cependant l'examen attentif n'a pas fait reconnaître l'existence de ce principe parmi ceux qui la composent.

Les autres sources sont celles du *Moulin*, des *Bains*, de la *Grotte des Moulins*, de la *Maison Felgère*. La température de ces sources varie de 57 à 72 degrés centigrades, et leur composition se rapproche plus ou moins de celle de la source du Par dont nous avons donné l'analyse. Un assez grand nombre de sources minérales existent autour de la ville, et nous ne croyons pas devoir les mentionner ici.

Les eaux de Chaudes-Aigues, dit M. Chevallier, se rapprochent beaucoup par leur composition de celle de Plombières, et elles lui semblent même douées d'une action plus énergique; on les administre en bains, en douches et en boissons, et c'est surtout dans les douleurs rhumatismales, dans les paralysies, les névralgies, dans les engorgements des articulations, dans les affections lymphatiques, qu'elles sont administrées. La grande quantité de ces eaux permet qu'elles soient même employées à des usages domestiques et industriels; ainsi on s'en sert pour échauffer les maisons en hiver, en faisant passer dans l'intérieur de ces dernières, les eaux dans des canivaux couverts de larges dalles. Dans les fabriques on s'en sert pour fouler les draps et dégraisser les laines.

Il est fâcheux que l'on n'utilise pas la haute température de ces eaux et leur abondance pour fonder un grand établissement thermal. Le bas prix des denrées permettrait même de fonder à Chaudes-Aigues un établissement militaire analogue aux hôpitaux de Bourbonne et de Baréges, et ce serait rendre un service à la ville et à l'humanité, puisqu'une grande partie de nos militaires sont quelquefois obligés d'attendre plusieurs années pour prendre les eaux qui leur sont prescrites, et qu'un plus grand nombre ne peut être même admis à faire usage de ce moyen qui, dans beaucoup de cas, ferait cesser les maux dont ils sont depuis longtemps tourmentés. Chaudes-Aigues ne reçoit annuellement que trois à quatre cents malades qui viennent des départements voisins.

J. P. BEAUDE,
Médecin inspecteur des établissements d'eaux minérales, membre du conseil de salubrité.

CHAUX (*chim.*), s. f. Protoxyde de calcium (*calx*); terre alcaline, solide, blanche, caustique et d'une pesanteur spécifique de 2, 5; cette substance, qui absorbe avec facilité l'acide carbonique, a une grande tendance à se combiner avec l'eau; aussi lorsqu'on l'expose à l'air, absorbe-t-elle promptement l'humidité; elle se gonfle et se réduit en poudre; le même effet a lieu plus promptement lorsqu'on la met en contact avec de l'eau; il se dégage alors une grande quantité de chaleur, et la combinaison a lieu; l'hydrate de chaux que l'on obtient ainsi est composé de soixante-seize parties de terre et de vingt-quatre parties d'eau, et porte le nom de *chaux éteinte*; il est soluble dans environ cinq cents fois son poids d'eau. La chaux se prépare en décomposant le carbonate de chaux ordinaire par l'action du feu. En grand on se sert souvent pour combustible de bois vert; mais alors en préparant une dissolution de chaux, la première liqueur obtenue contient de la potasse qui provient du bois, et se trouve ainsi plus caustique que la seconde solution, préparée en mettant en contact avec de l'eau distillée la chaux privée de potasse par un premier lavage. Ce nouveau liquide porte dans les arts le nom d'*eau seconde*.

L'eau de chaux a été employée en médecine à la dose d'une à quatre onces pour dissoudre les calculs de la vessie; mais elle a eu peu ou point de succès; à l'extérieur on l'emploie aussi en lotions contre les brûlures et les gerçures du sein.

Le sous-carbonate de chaux, si commun dans la nature, fait partie, ainsi que le phosphate de chaux, de certaines préparations destinées à combattre la diarrhée.

L'hydrochlorate de chaux est employé avec avantage dans le traitement des scrophules; on administre cette substance en solution dans de l'eau ou du lait, à la dose de trente grains, deux ou trois fois par jour; à l'extérieur, on peut appliquer une compresse trempée dans une solution concentrée de ce sel sur les glandes engorgées du cou; on a vu quelquefois le volume de ces glandes diminuer sous l'influence de ce médicament. J. B.

CHÉLIDOINE ou grande éclaire, (*bot.*), s. f. (*Chelidonium majus*), famille des Papavéracées. Il n'est personne qui n'ait remarqué cette plante au pied des murs, dans les décombres ou à l'ombre des haies; elle est facilement reconnaissable à ses feuilles profondément découpées, à ses fleurs jaunes dont le calice a deux sépales, la corolle quatre pétales caducs, et à ses fruits semblables à des gousses étroites de haricot. Si l'on rompt la tige de cette plante, il s'en écoule un suc jaune, très-abondant, dont l'âcreté est extrême; on peut s'en servir pour toucher les verrues et autres petites excroissances de chair. Autrefois il a été employé comme purgatif. Il est heureux que la chélidoine soit tellement différente de toutes les plantes alimentaires, que toute erreur devient impossible; car elle pourrait donner lieu à de graves accidents, si elle était mangée en certaine quantité. Ce que nous venons de dire de la chélidoine, s'applique aussi au *Glancium Luteum*, qui est très-commun dans tout le midi de la France. On n'apprendra pas sans intérêt que le suc jaune de la chélidoine est animé d'un mouvement circulatoire qui a été signalé, pour la première fois, par M. Schultz de Berlin. Ms.

CHÉMOSIS (*path.*), s. m. On donne ce nom à un symptôme qui se manifeste quelquefois dans l'ophtalmie et qui est caractérisé par le gonflement de la conjonctive autour de la cornée transparente: cette dernière paraît comme enfoncée au milieu du bourrelet rouge formé par le boursouflement de la membrane qui recouvre l'œil; ce symptôme exige quelque modification dans le traitement qui sera indiqué au mot *Ophtalmie.* J. B.

CHÊNE (*bot.*), s. m., *Quercus*, famille des Cupulifères. Ce genre renferme les arbres les plus nécessaires à l'industrie et en particulier à la charpente. Ils habitent l'Europe, le nord de l'Asie et de l'Amérique : dans cette dernière contrée, il en existe un grand nombre d'espèces très-belles, dont aucune cependant n'égale en utilité notre chêne commun. Les anciens avaient consacré le chêne à Jupiter, parce que c'est l'arbre que la foudre frappe le plus souvent, ou bien, si on admet avec quelques savants, que le chêne consacré au roi des dieux fut le *Quercus œgilops*, à cause de ses glands qui peuvent servir de nourriture à l'homme. Voici les principales espèces qui donnent des produits à la médecine :

LE CHÊNE ROUVRE (*Quercus robur*). Son écorce est très-riche en principes astringents, et pourrait être employée comme succédanée des substances astringentes exotiques, telles que le ratanhia; en la mêlant en poudre avec de la

camomille et de la gentiane, on obtient un mélange désigné sous le nom de *fébrifuge français.*

LE CHÊNE A LA GALLE (*Quercus infectoria*). C'est un arbrisseau commun dans l'Orient : à Smyrne, à Alep, dans toute l'Asie mineure. La piqûre d'un insecte appelé *Diplolepis gallæ tinctoriæ*, sur la feuille, détermine la formation d'une grosse excroissance sphérique, au centre de laquelle est un trou, où l'insecte dépose son œuf : cette excroissance prend le nom de *noix de galle* (V. ce mot), et sert dans la teinture en noir. En médecine elle a été employée comme le plus puissant des astringents, à la dose de deux à dix grains, et comme fébrifuge, à celle d'un gros. Mais l'effet le plus réel qu'on en ait obtenu est celui dont parle Godard dans l'ancien *Journal de Médecine*, n. 49, où il rapporte quinze observations de tympanite, c'est-à-dire de distension des parois intestinales par des gaz, guérie au moyen d'une mixture composée de six onces d'eau de fenouil, trois onces de sirop de Fernel et un gros de noix de galle, prise par cuillerée d'heure en heure.

LE CHÊNE AU KERMÈS (*Quercus coccifera*). Il vient dans les lieux stériles de la France méridionale, et a été nommé ainsi, parce qu'on trouve sur ses branches un petit insecte appelé *Coccus ilicis*, qu'on employait autrefois en médecine pour préparer le sirop de kermès.

LE CHÊNE LIÉGE (*Quercus suber*), qui vient dans le midi de la France, en Espagne et en Italie, fournit le liége du commerce. C'est l'écorce même de l'arbre que l'on enlève, que l'on étend par l'action du feu et qui se vend ensuite sous la forme de grandes plaques.

Médicalement parlant, les chênes sont tous des arbres plus ou moins astringents dans toutes leurs parties; mais surtout dans l'écorce, les feuilles et les glands; un seul fait exception sous ce point de vue, c'est le *Quercus ballota*, ou chêne à glands doux du nord de l'Afrique, dont les fruits sont féculents et presque totalement privés d'amertume. MARTINS.

CHEVESTRE (*chir.*), s .m. C'est un bandage qui est employé pour maintenir les fractures de la mâchoire inférieure, ou les luxations de cet os; lorsque l'on applique un bandage des deux côtés de la mâchoire, on nomme ce bandage *chevestre double*. La spécialité de l'emploi de ce moyen qui ne peut être mis en usage que par des chirurgiens, nous dispense d'en donner ici la description. J. B.

CHEVEUX. (*anat.*) s. m. p. C'est une production désignée par quelques auteurs sous le nom d'épidermoïque, quoique les bulbes qui donnent naissance aux cheveux soient situés, ainsi que ceux de poils, dans l'épaisseur de la peau; les cheveux sont particuliers à une seule région du corps et c'est sur la peau qui recouvre la partie supérieure de la tête qu'ils se rencontrent uniquement, tandis que les poils qui ont une complète analogie de structure et de nutrition avec les cheveux, se rencontrent sur diverses régions du corps. Les cheveux présentent des différences suivant les individus et suivant les races humaines. Ils sont plus longs chez la femme que chez l'homme, et l'on a remarqué qu'ils tombaient bien plus rarement chez cette dernière. Les différences que présentent les diverses natures de cheveux, ainsi que leur structure et leur organisation seront traitées avec les poils au mot *Pileux* (Système).

Les *maladies des cheveux* sont la *canatie* ou blanchissement des cheveux, soit par suite de l'âge, ou par suite d'accidents; *l'alopécie*, ou la *calvitie*, c'est-à-dire la chute des cheveux, soit par suite de maladies soit par le résultat de l'âge; le dernier mot est principalement employé pour indiquer cet effet de la vieillesse; la *plique* polonaise, qui est une affection caractérisée par une espèce de feutrage des cheveux qui présente différents phénomènes; la *teigne* dans laquelle les bulbes même sont attaquées par suite de la maladie du cuir chevelu. (Voir pour ces maladies les différents mots qui sont indiqués).   J. B.

CHICORÉE (*bot.*), s. f. (*Cichorium.*) Genre de plantes de la famille des Synanthérées. Deux espèces sont employées en médecine et dans l'économie domestique :

1º La chicorée sauvage (*Cichorium intybus*). Cette plante vient le long des chemins dans toute la France; on la reconnaîtra facilement à ses fleurs d'un bleu d'azur, uniquement composées de demi-fleurons dont le limbe est profondément dentelé; elle renferme, comme toutes les Synanthérées de cette section, un suc blanc extrêmement amer; de là, ses propriétés. L'infusion des feuilles est donnée comme amère et dépurative aux enfants scrophuleux, aux individus affectés de maladies de la peau, passées à l'état chronique, etc. Par la culture on peut rendre cette plante alimentaire; il s'agit seulement de l'étioler, c'est-à-dire de remplacer le suc amer et lactescent, par des sucs blancs et insipides; pour cela, on la cultive dans des caves, à l'abri de la lumière; elle ne pousse que des rameaux jaunes, languissants, qui sont par conséquent d'un tissu tendre et n'ont plus qu'un degré d'amertume très-supportable : c'est cet aliment qu'on connaît sous le nom de *barbe de capucin*. La racine de chicorée, torréfiée, puis réduite en poudre, peut s'employer en guise de café, ou plutôt, on peut sans inconvénient mêler au café une certaine quantité de racines de chicorée; car, infusée seule dans l'eau, cette racine n'a rien qui rappelle l'arôme du café, et elle ne s'en rapproche que par son amertume.

2º La chicorée blanche (*Cichorium endivia*); c'est celle qui est plus spécialement alimentaire : préparée avec du bouillon, associée aux viandes rôties, la chicorée est un des légumes les plus sains dont on puisse faire usage; l'amertume a presque totalement disparu par la culture, et il ne reste plus qu'un arrière-goût agréable qui favorise la digestion.   Ms.

CHIENDENT (*bot.*), s. m. (*Triticum repens*). Cette graminée est un des fléaux de l'agriculture, une de celles avec lesquelles le cultivateur lutte presque sans espoir de succès : elle pousse en effet de tous les côtés une prodigieuse quantité de racines, qui pénètrent le sol dans tous les sens et s'étendent au loin. Ces racines, ou plutôt ces tiges souterraines (car elles présentent des nœuds comme les tiges, et n'ont rien qui rappelle l'organisation des racines), sont employées en médecine : on recueille les plus tendres, on les lave pour les séparer de leur épiderme qui est âcre, et on les replie sur elles-mêmes pour en faire de petites bottes. Cette racine contient du sucre, de la fécule et un peu de nitrate de potasse; on en fait une décoction qui se trouve naturellement un peu sucrée et mucilagineuse. C'est surtout dans les cas où l'on désire que le malade boive beaucoup et que les urines soient abondantes, qu'on emploie la décoction de chiendent; pour la rendre plus active on y ajoute souvent du nitrate de potasse, ce qui donne une boisson très-usitée dans les hôpitaux, sous le nom de chiendent nitré. Quelques auteurs ont voulu attribuer au chiendent des propriétés qu'il n'a pas; car il ne faut pas tirer de fausses inductions du fait, d'ailleurs réel, que les chiens mangent les jeunes feuilles : c'est uniquement pour s'irriter mécaniquement le palais, comme on le fait avec une barbe de plume, et non parce que leur instinct aurait reconnu à cette plante des propriétés spéciales.   Ms.

CHIMIE, s. f. Ce mot est formé, suivant quelques auteurs du mot grec *chiéine* fondre, et suivant d'autres du mot *chymos* suc; cependant la première opinion réunit plus de partisans. Fourcoy a défini la chimie, une science qui apprend à connaître l'action intime et réciproque de tous les corps les uns sur les autres. La chimie est divisée en plusieurs parties; ainsi on nomme *chimie minérale*, la partie de cette science qui ne s'occupe que des corps inorganisés; *chimie végétale*, la partie qui s'occupe de la composition des végétaux et des diverses modifications qu'ils subissent; *chimie animale*, celle qui présente le même plan d'étude pour les animaux. La chimie présente aussi différentes classifications, suivant qu'elle est appliquée à tel ou tel but : appliquée à la médecine, on l'a nommée *chimie médicale* et ce n'est seulement que, sous ce dernier aspect que la chimie est traitée dans cet ouvrage, car nous avons cru devoir nous dispenser d'entrer dans des détails purement scientifiques ou industriels qui ne sauraient rentrer dans notre spécialité.   J. B.

CHIMISTES (Maladies des), (*path. et hygiène pub.*) On a donné le nom de *chimistes* aux personnes qui se livrent à l'étude de la chimie et qui professent cette science; le titre de chimiste qui appartient à un grand nombre d'habiles pharmaciens, a été pris, mais à tort, par une foule de gens qui préparent un ou plusieurs produits chimiques; ainsi le fabricant d'eau de javelle s'est *baptisé chimiste*; le fabricant de cirage pour la chaussure a soin de se donner un brevet de chimiste sur ses étiquettes.

Le chimiste est souvent exposé à de graves dangers. Ainsi Paracelse et Vanhelmont furent affectés de maladies graves pour avoir préparé certains médicaments, et Muller fut affecté d'une toux irritante persévérante, pour avoir préparé un produit antimonial; Takenius fut empoisonné en voulant fixer l'arsenic; Dulong fut deux fois en danger de perdre la vie en préparant et analysant le chlorure d'azote; Thénard fut empoisonné par le sublimé corrosif en faisant sa leçon; Barruel fut mutilé en préparant des fulminates; Laugier fut empoisonné en traitant des minerais d'arsenic; Vauquelin courut le danger d'être tué en calcinant dans la cheminée de son salon un produit qui, en détonnant, lança avec une telle force dans le salon un creuset de platine, que le marbre de la cheminée fut en partie brisé; le même chimiste avait déjà éprouvé tous les symptômes d'un empoisonnement pour avoir respiré le *gaz exhilarant*, ou protoxyde d'azote; Gehlen fut empoisonné en 1815 en examinant l'action réciproque de l'arsenic et de la potasse.

On pourrait citer un grand nombre d'exemples 1° de pharmaciens qui, par suite de leurs travaux, ont été dangereusement blessés; 2° de pharmaciens qui ont succombé à la suite d'accidents ou de maladies, qui durent leur origine à l'exercice de cette profession : on peut citer à l'appui de ce fait, la mort d'un jeune savant, *Polydore Boullay*, fils de l'un de nos pharmaciens les plus distingués, qui s'étant brûlé en travaillant sur l'éther, succomba après avoir traîné pendant quelque temps une existence sans cesse tourmentée par les plus vives douleurs.

Il serait impossible de dire ici ce qu'on doit conseiller ou prescrire au chimiste. Il faudrait, pour le faire, consacrer à cet article un volume, le chimiste travaillant successivement sur tous les corps de la nature. On ne peut que signaler à son attention l'insouciance qu'il apporte la plupart du temps à la conservation de sa santé, en se plaçant au milieu d'une atmosphère viciée par des émanations infectes, ou bien par des émanations qui contiennent des acides de matières minérales vénéneuses, des gaz impropres à la respiration.

Le chimiste, dans le but de se prémunir contre les nombreux accidents qui le menacent, doit travailler dans un laboratoire bien aéré, et ayant une cheminée tirant bien et qui doit être munie d'une *hotte*. Ce laboratoire peut avoir un fourneau faisant appel. On peut, pour la description d'un *laboratoire salubre*, consulter les travaux de M. d'Arcet et *la description du laboratoire de chimie de l'école d'artillerie de Vincennes, construit sur les plans de M. d'Arcet*, par M. Brianchon, capitaine d'artillerie. (*Annales de l'industrie nationale et étrangère*, t. VII, 1823, p. 257.)

Outre les maladies spéciales aux chimistes, ceux qui s'adonnent aux travaux du cabinet sont exposés aux mêmes maladies que celles qui affectent les hommes de lettres; ils doivent se soumettre aux mêmes soins hygiéniques et aux mêmes modes de traitement.

S. FURNARI et A. CHEVALLIER.

CHIQUE (*zool.*), s. m. (*pulex penetrans L.*) Puce pénétrante. On a donné ce nom à un insecte très-petit qui est connu aux Antilles et dans l'Amérique méridionale; les Brésiliens lui donnent le nom de *bicho*; ce petit animal qui pénètre dans la peau appartient plutôt au genre acarus qu'au genre puce, quoique les naturalistes l'aient rangé dans le premier genre à cause de son bec ou suçoir qui paraît analogue à celui de la puce. C'est ordinairement à la plante des pieds, sous les talons, autour des ongles, dans les endroits où la peau est le plus dure, que s'introduit cet insecte; les nègres, qui vont habituellement nu-pieds, en sont très-souvent affectés. Lorsqu'il a pénétré sous l'épiderme, il détermine en peu de jours une petite tumeur à la peau, qui souvent est rouge et dont le centre présente un point noir; si la chique s'est introduite profondément, la tumeur est de la même couleur que celle de la peau, attendu que l'inflammation déterminée par la présence de l'insecte n'est pas assez développée pour s'étendre jusqu'à l'extérieur. En peu de temps, la petite tumeur fait des progrès, et si l'on ne se hâte d'extraire la chique, la tumeur finit par s'ouvrir, les œufs de l'insecte se répandent dans la plaie et déterminent le développement de tumeur nouvelles et nombreuses; on a vu la carie et la chute des orteils, être la suite du séjour de ces insectes.

Lorsque la chique commence à déterminer de la démangeaison, c'est alors que l'on commence à être averti de sa présence, car son introduction n'est point douloureuse : cette démangeaison qui devient plus vive finit par être insupportable; l'on doit, avant que la tumeur ait acquis un développement plus considérable, procéder à son extraction. Pour pratiquer cette petite opération, on se sert d'une épingle avec laquelle on ouvre la peau et l'on détache un petit kiste ou sac globuleux qui contient l'insecte et une assez grande quantité d'œufs. Il faut avoir soin en pratiquant cette opération pour laquelle les nègres sont fort habiles, de ne point crever le petit sac, afin que les œufs ne puissent se répandre dans la plaie, ou bien qu'il ne reste quelque portion du kiste, ce qui occasionnerait une inflammation érésipélateuse. Après l'opération, on panse la petite plaie avec de l'onguent basilicum ou de l'onguent mercuriel; on applique aussi quelquefois sur la plaie du mercure doux (*Calomel*) ou du plâtre. Souvent lorsqu'on ne veut pas se soumettre à cette petite opération, on peut, en appliquant dès le début de l'onguent basilicum, ou, en perçant la petite tumeur au moyen d'une éguille trempée dans une solution de nitrate de mercure, faire périr l'insecte.

On a indiqué comme moyen préservatif des frictions avec le tabac et le rocou; on a aussi remarqué que les personnes qui suaient des pieds, étaient préservées des piqûres de la chique. Une partie des détails que nous donnons ici ont été communiqués à M. Audouin par M. Gaymard, qui avait observé plusieurs personnes affectées de la chique, dans un voyage qu'il fit, en 1818, à Rio-Janiero.

J. P. BEAUDE.

CHIRURGIE, s. f., du grec *chéirurgia*, de *chéir* main, et de *ergone* travail, travail de la main. Ce nom est spécialement réservé à cette partie de la médecine dans laquelle on fait usage de la main, soit seule soit aidée d'instruments, pour conserver la santé ou guérir les maladies. Cette définition est loin d'être rigoureuse, car il existe beaucoup de cas dans lesquels une opération manuelle extérieure est nécessaire à la curation de la maladie, sans que l'on croie devoir classer cette affection au nombre des maladies chirurgicales; aussi dans beaucoup de cas la ligne de démarcation qui sépare la chirurgie de la médecine proprement dite, est-elle tout à fait arbitraire et ne saurait rentrer dans le cadre d'une définition générale.

Autrefois la chirurgie était tout à fait différente de la médecine, et il existait pour ces sciences des enseignements différents. Le collège de chirurgie à Paris et plus tard l'Académie royale de chirurgie furent les corps savants qui jetèrent de l'illustration sur cette partie de l'art de guérir. Cette séparation d'une même science n'exista pas dans l'antiquité; chez les Grecs et chez les Romains la chirurgie était exercée par les médecins, qui, ne pouvaient admettre la séparation d'une science, qui est unie dans ses principes et dans son application : ce n'est que dans le moyen âge, dans le treizième siècle, que l'on trouve les premières traces de la séparation de la chirurgie, et que l'on commence à distinguer les chirurgiens des médecins, que l'on nommait alors physiciens. Une des causes de cette division tint à ce que la plupart des médecins étaient engagés dans les ordres sacrés, et qu'ils regardaient comme au-dessous de la dignité sacerdotale, de toucher certaines parties de l'homme et de la femme; ils confiaient ce soin à des laïques que plus tard on nomma médecins-chirurgiens. Le refus d'admettre ces chirurgiens dans l'université fut aussi une des causes qui contribua à les isoler, car ils fondèrent une corporation à part, qui devint le collège de chirurgie, et qui était formée par la réunion de tous les chirurgiens qui avaient acquis dans le collège le titre de maître en chirurgie. Les chirurgiens barbiers furent quelquefois réunis à la corporation des maîtres en chirurgie, mais ils en furent définitivement séparés par une déclaration du roi de 1743, et depuis cette époque la chirurgie française ne cessa de s'illustrer par ses importants services, qui l'ont placée au premier rang en Europe.

Lors de la loi de ventôse an XI, qui réorganisa l'exercice et l'étude de la médecine, on sentit qu'il était nécessaire de confondre l'enseignement de ces deux branches d'une même science, et l'on créa la Faculté de Médecine, où l'enseignement de la chirurgie et celui de la médecine furent nonseulement confondus, mais encore obligatoires pour les aspirants au titre de docteur. L'on avait compris depuis longtemps que l'étude des phénomènes physiologiques, soit en état de santé, soit en état de maladie, ne sont susceptibles d'aucune de ces divisions arbitraires qu'avait créées le caprice ou la vanité, et que, pour exercer avec fruit l'une de ces deux branches de l'art de guérir, il était indispensable de connaître l'autre d'une manière approfondie. Seulement, dans nos usages et

surtout dans la pratique, quelques hommes spéciaux qu'une grande habileté et surtout une habitude constante des opérations chirurgicales, distinguent de leurs confrères, se sont voués particulièrement à l'exercice de la chirurgie, et l'on ne saurait nier les avantages que présente cette spécialité, surtout dans la pratique des grandes opérations, où l'habitude et l'expérience sont d'une si haute importance. Nous n'entrerons pas dans des détails plus étendus sur l'histoire de la chirurgie, car souvent nous ne pourrions que répéter ceux donnés par notre honorable collaborateur M. Larrey, dans l'article Chirurgie Militaire.

J. P. BEAUDE.

CHIRURGIE MILITAIRE, s. f. Restreinte au sens rigoureux de ce terme, la *chirurgie militaire* est la pratique chirurgicale des armées; mais, étendue à une acception générale, elle embrasse l'ensemble des branches de l'art, et comprend avec elle la médecine, l'hygiène et la pharmacie militaires. C'est le contraire dans l'état civil qui applique à la *médecine* la généralité de l'art; et cette différence se conçoit car, en campagne, aux époques de guerre, la responsabilité conservatrice pèse bien plus sur la chirurgie que sur la médecine; une seule peut suppléer à l'autre, c'est la chirurgie; il n'y a même pas besoin de preuves pour le démontrer, et il suffit de dire que dans les régiments d'une armée de terre, aussi bien que dans la marine, à bord des vaisseaux, les chirurgiens font tout le service.

Cependant la nature spéciale de cet article et les limites qui lui sont imposées ne nous permettront pas d'examiner à la fois toutes les questions qui se rattachent à la chirurgie militaire, et nous obligent de renvoyer à des titres distincts les articles : *ambulances, hôpitaux, hygiène, infirmeries, invalides, maladies des camps et armées, officiers de santé, recrutement, réforme*.

De nombreuses applications à la chirurgie militaire se retrouvent en outre aux divers articles de pathologie externe et de médecine opératoire, tels que : *amputations, brûlures, contusions, épanchements, érysipèle, fièvre traumatique, fractures, gangrène, luxations, pansements, plaies, pourriture d'hôpital, projectiles, pyrotechnie, résections, sutures, tétanos, trépan.*

La *chirurgie militaire* paraît être l'origine de l'art; elle a dû précéder la médecine et la chirurgie proprement dites, car si la guerre a commencé avec le monde, ses premières victimes ont sans doute fait naître ses premiers sauveurs. Esculape déifié, Chiron, Machaon, Podalyre, Thésée, Palamède, Achille, Patrocle et d'autres héros des temps antiques pansaient leurs compagnons blessés dans les combats. Les cinq fils de Machaon savaient comme lui lancer et extraire les javelots; et le fils de Podalyre se montra si habile dans cette chirurgie militante, qu'Hippocrate, le père de la médecine, se faisait gloire de descendre de lui.

Diodore de Sicile nous apprend que plusieurs anciens rois d'Egypte s'étaient souvent dévoués au pansement des plaies jusqu'à ce qu'il y eût plus tard des médecins d'armée rétribués par l'état. Xénophon dit que Cyrus, dans l'organisation de son armée, commença par lui assurer des *guérisseurs* des plaies.

Alexandre, au rapport de Plutarque, avait auprès de sa personne des médecins auxquels il confiait la santé de ses soldats; et il prenait intérêt à panser lui-même leurs blessures.

Des chirurgiens appelés *medici vulnerarii* furent attachés aux légions romaines, et reçurent d'éclatantes faveurs en récompense de leur dévouement et de leur habileté. Exemptés du logement des gens de guerre, des taxes et des charges publiques, ils obtinrent encore le droit de cité dans Rome avec l'anneau de chevalier. César enfin parle dans ses *Commentaires* des visites qu'il allait faire aux blessés après une bataille, pour s'assurer des soins qui leur étaient donnés; comme devait le faire, plusieurs siècles après, le César des temps modernes.

Il est triste de ne plus rien retrouver de l'utile institution romaine sous les premières races des rois de France; et pourtant, la nécessité des secours au moment d'une campagne était si bien comprise, que les médecins ou *physiciens* marchaient avec l'armée, mais non pas au service de l'armée. Les chefs et les barons avaient à leur solde des clercs ou chapelains qui ne remplissaient auprès du soldat qu'un ministère religieux, tandis que des médicastres sans aveu, traînés à la remorque de l'armée, s'emparaient des malades et des blessés auxquels ils faisaient subir les chances de leur impéritie.

C'est dans ce temps-là de notre histoire que des femmes, entraînées par des dévouements d'amour et des instincts d'humanité, allaient, après un combat, chercher les blessés sur le terrein pour les secourir, et sucer leurs plaies, d'après un usage transmis des Grecs à nos aïeux, et propagé jusqu'à nous dans les croyances du vulgaire.

Plus tard, les chapelains d'armées firent mieux leur office en chirurgie, moyennant salaire. Quelques-uns de ces *myres ou maîtres-myres*, ainsi qu'on les appelait, furent enrôlés à la croisade de Louis IX par Jean Pitard, premier chirurgien du saint roi, qui assistait et pansait lui-même ses preux chevaliers.

Miron, à l'exemple de Pitard, suivit Charles VIII à la bataille de Fornoue; Fernel fit avec Henri II la campagne de Flandre, comme Chatelain et Castellan accompagnèrent Charles IX en Saintonge, au siége de Saint-Jean d'Angély, où ils succombèrent tous les deux à une maladie contagieuse.

Apparut enfin dans les fastes de notre histoire une époque mémorable. La découverte, déjà ancienne de la poudre à canon, avait été cruellement exploitée pour la première fois contre la France par l'Angleterre, à la bataille de Crécy. Il fallut dès lors changer la manière de faire la guerre, et aux armes blanches substituer les armes à feu. La fronde, la masse, le marteau, la hache, la lance, le dard et les puissantes machines, comme les béliers, les catapultes furent remplacés par l'arquebuse, le mousquet, les fusées, les grenades, les bombes, les obus et les canons, si bien que les armures de fer n'y résistaient plus; les blessures meurtrières répandaient la consternation parmi les troupes dont les rangs tout entiers étaient décimés quelquefois par un seul projectile.

Il fallait enfin à cet art de destruction opposer l'art de conservation; il fallait une grande réforme dans l'abus des secours empiriques; il fallait une chirurgie rationnelle et efficace; mais aussi un homme pour la préparer. Cet homme vint; il s'appelait Ambroise Paré. Le premier, il comprit qu'il y avait de grandes choses à faire, et il les fit; à lui on doit la théorie exacte de la commotion des blessures d'armes à feu, et leur traitement simplifié; à lui la suppression de certaines coutumes barbares, telles que de verser de l'huile bouillante sur les plaies prétendues empoisonnées; à lui le précepte établi des débridements; et la suture des grandes plaies; à lui enfin la ligature des vaisseaux, découverte aussi belle en chirurgie que pouvait l'être en physiologie la découverte de la circulation du sang. A. Paré aurait fait plus encore pour sa noble mission *humanitaire*, si, au lieu de s'attacher à la personne des rois, il s'était dévoué plus entièrement à la chirurgie de leurs armées; et on peut le croire par l'influence qu'il exerçait; car sa présence seule, au milieu des soldats, un jour de bataille, était un encouragement pour tous. Quel ascendant nous révèle un trait de sa vie raconté tant de fois! Metz était assiégé en 1552; les blessés périssaient faute de secours, l'alarme se répandait déjà, on allait capituler. Paré n'y était pas; on l'appelle, il arrive, et dès qu'il se montre: « Nous ne craignons plus rien, s'écrient les sol- » dats, notre Ambroise est avec nous ». La chance du combat changea aussitôt, et le succès fut décidé; il était glorieux, car c'était un succès contre Charles-Quint. En vertu de ses importants services, A. Paré qui était protestant, fut seul épargné par Charles IX dans le massacre de la Saint-Barthélemy; et sa vie sauve nous a valu le grand ouvrage qui le fera toujours vénérer comme le père de la chirurgie française.

Pigray, disciple de Paré, continua une partie de l'œuvre pratique de son maître, mais n'eût comme lui d'autre titre à l'armée que celui de chirurgien royal. Il ne comprit pas d'autre but que celui de s'enrichir.

C'est au digne ministre de Henri IV, c'est à Sully qu'appartient la première institution de la chirurgie militaire. Les hôpitaux créés, lors du siége d'Amiens, furent si utiles, que les grands seigneurs d'alors venaient s'y faire traiter, et que les soldats, dans leur reconnaissance, appelaient *campagne de velours*, celle qui leur avait valu cette institution.

Richelieu lui donna plus d'extension et d'indépendance en organisant un service de santé dans les régiments: un chirurgien-major et des aides étaient attachés à chaque corps, et le chef des ambulances s'appelait *chirurgien-major des camps et armées;* on peut apprécier dès lors l'importance des services de la chirurgie militaire.

L'accroissement des guerres, sous Louis XIV, exigea l'accroissement des secours. Chaque place forte fut pourvue d'un hôpital militaire; et d'autres améliorations dues, surtout au ministre Colbert, furent introduites dans le service personnel dont la direction fut confiée à un conseil supérieur de santé. La hiérarchie des grades comptait dans ses premiers rangs l'élite des chirurgiens de l'époque, membres du collége de Saint-Côme, et plus tard de l'académie de chirurgie. L'expérience acquise à l'armée était le principal titre d'admission dans cette illustre compagnie, et dans les emplois de la chirurgie civile. J. L. Petit, le plus grand chirurgien de son siècle, avait fait huit campagnes; et son fils en avait fait quatre, tout jeune qu'il était, lorsqu'il mourut.

La transition de Louis XIV à Louis XV ne changea point cette heureuse influence. Les chefs du service de santé furent institués *chirurgiens-consultants*, avec des prérogatives indépendantes de tout autre pouvoir que de celui du ministre de la guerre et du roi.

A Louis XVI se rattache l'utile établissement des écoles d'instruction pour les hôpitaux et les régiments. Quelle longue et brillante époque pour la chirurgie militaire qui s'honorait d'avoir des hommes tels que : Ledran, J. L. Petit, Louis, Ravaton, Garengeot, Lafaye, Morand, Lapeyronie, Lamartinière, Lombard, Faure, Lecat, Dufouart, Thomassin, Sancerotte, Noël et Sabatier. Il faudrait faire un livre tout entier pour l'indication seule de leurs travaux, qui se retrouvent en partie dans la riche collection des *Mémoires et prix de l'Académie de Chirurgie.*

La grande révolution s'était accomplie, et quatorze armées françaises étaient opposées aux efforts de l'Europe. Une levée de chirurgiens fut faite par les inspecteurs et les principaux membres du service de santé, au nombre desquels étaient Percy, et déjà M. Larrey comme chirurgien en chef de la quatorzième armée. Trois écoles furent constituées, la première à Paris, la seconde à Montpellier, la troisième à Strasbourg; elles étaient formellement destinées à fournir des médecins et des chirurgiens pour le service militaire, et s'appelaient *écoles de santé*; mais, devenues plus tard *facultés de médecine*, elles changèrent ainsi d'attribution.

C'est donc à dater des guerres de la république que la chirurgie militaire s'agrandit et se régénéra. On sait qu'elle a une part glorieuse dans les mémorables campagnes d'Italie et d'Egypte. Le dévouement de tous était alors si jeune, si vrai, si actif! et ce dévouement-là chez quelques-uns devait vieillir et mourir avec eux.

Général, consul ou empereur, Napoléon ne cessa jamais de prêter son appui à la chirurgie militaire et de lui manifester son estime. Il savait, lui, apprécier dignement la conduite de ceux qui n'attendaient pas à l'écart la fin d'un combat pour secourir les blessés, comme on le faisait autrefois; et qui s'élançaient avec leurs *ambulances volantes* sur le champ de bataille, à travers la mêlée jusque sous le feu de l'ennemi, au risque d'être faits prisonniers, blessés ou tués eux-mêmes. Napoléon les

appelait *ses braves chirurgiens*, avec quelques-uns de ces mots qu'il savait si bien dire et qui vibraient si fortement au cœur; et puis les titres, les croix, les mentions honorables à l'ordre du jour, il leur accordait tout, lorsqu'il avait été témoin lui-même de leur conduite, ou sur la seule proposition des chirurgiens en chefs-inspecteurs dont il garantissait l'autorité indépendante des autorités militaires et administratives. Pourquoi n'est-ce pas à moi de raconter ce qu'il a fait et ce qu'il aurait fait encore dans ces temps meilleurs pour celui qu'il aimait le plus entre tous ses chirurgiens, pour celui qu'il avait connu sur tous les champs de bataille, pour celui auquel il a légué un si beau souvenir à son lit de mort!

La *chirurgie de bataille*, comme l'appelait Percy, était alors au grand complet. Un inspecteur-général, chirurgien en chef de l'armée, avait sa place au quartier-général ainsi que la chirurgie de réserve. A chaque division était attaché un chirurgien principal avec une ambulance entière composée d'un chirurgien-major, de deux aides et de six ou huit sous-aides, tous pourvus d'une trousse à giberne, sans parler des caisses d'instruments, d'appareils et de médicaments confiées aux officiers d'administration et à leurs soldats infirmiers. Le jour d'une grande bataille, l'armée comptait cent chirurgiens d'ambulances, en outre des chirurgiens de régiment, et il fallait cela, quand on songe qu'à Eyleau et à la Moscowa par exemple, il y eût plus de dix mille blessés.

Nous avons ailleurs (au sujet des *ambulances*), donné une idée du service actif de la chirurgie militaire pendant la guerre; et il faudrait faire connaître aussi ce qu'elle est, ce qu'elle fait pendant la paix, dans les régiments et dans les hôpitaux; mais comme cette dernière question surtout intéresse tout le corps des *officiers de santé militaires*, nous croyons devoir la renvoyer à un article spécial.

Jetons maintenant un coup d'œil sur les travaux, sur les progrès que l'art doit à la chirurgie militaire. C'est essentiellement à elle qu'il faut accorder les plus sûrs résultats dans l'appréciation et le traitement des blessures d'armes à feu. Certaines erreurs accréditées pendant assez longtemps et réfutées définitivement, la théorie, si fausse par exemple du vent du boulet et de la nature prétendue vénéneuse des plaies, ne sont plus admissibles aujourd'hui. Les effets de la commotion, le tétanos, la fièvre traumatique, la gangrène, la pourriture d'hôpital, et d'autres complications de ces blessures sont autant de questions éclairées par la chirurgie militaire.

Pour les plaies de tête, le diagnostic différentiel des lésions du cerveau, l'encéphalite et les cas qui nécessitent ou contre-indiquent l'opération du trépan;

Pour les plaies de poitrine, les déviations singulières des projectiles, les lésions des organes thoraciques, l'emphysème, l'empyème traumatiques, et la valeur spéciale de la réunion immédiate;

Pour les plaies du bas-ventre, le mode d'exploration, la réduction des hernies traumatiques, le mécanisme des épanchements, les inconvénients de la gastroraphie ;

Pour les plaies des membres, les principes généraux de traitement, à savoir: les débridements et les contre-ouvertures, surtout pour l'extraction des corps étrangers, les pansements contentifs et renouvelés rarement; puis le traitement particulier des fractures par *l'appareil inamovible;* et enfin la question dominante des amputations primitives si supérieures en heureux résultats aux amputations consécutives; sans omettre la valeur comparée des méthodes de réunion par première ou par seconde intention, voilà encore autant de questions importantes qui seraient restées obscures ou imcomplètes, si elle n'avaient été mises au grand jour par l'expérience chirurgicale de la guerre.

Il ne serait pas à propos d'insister davantage sur les travaux de nos maîtres, ni de passer en revue des méthodes ou procédés opératoires, des modifications d'instruments ou d'appareils qui se retrouvent dans tous les ouvrages de l'art; mais il sera peut-être d'un intérêt plus direct d'indiquer les devoirs et les conditions exigibles du chirurgien militaire complet. Et d'abord les connaissances médicales requises dans les hôpitaux et dans les facultés ; des notions suffisantes de géographie, d'histoire, de physique et de stratégie, afin de choisir ou d'apprécier les localités dans leurs influences hygiéniques pour l'établissement des camps, des bivouacs, des ambulances et des hôpitaux; une constitution saine et assez forte pour résister aux fatigues de la guerre, et à toutes les intempéries des saisons. Cette force physique est encore nécessaire, lorsque les soldats infirmiers font défaut pour relever, soutenir et transporter les blessés. La sobriété toujours prête aux privations , et qui maintient l'intégrité du jugement si nécessaire à l'appréciation des blessures et des opérations chirurgicales; l'activité généreuse qui assure aux blessés de prompts secours, sans distinguer les rangs et les grades militaires, sans en exclure même les ennemis; le courage pour affronter le danger sans pouvoir le combattre ; le sang-froid pour agir et opérer dans les positions les plus difficiles, au milieu des mouvements de l'armée, du bruit des armes, des alertes, des charges de l'ennemi, des cris et de l'encombrement des blessés, dans une retraite, dans une déroute, dans des retranchements, sous les remparts d'une place assiégée ou jusque sur la brèche, et sous l'influence délétère des épidémies typhoïdes et contagieuses; l'industrie inventive qui supplée aux ressources de toute espèce et improvise un pansement avec les premiers objets venus, ainsi de la mousse, du papier, des feuilles d'arbres, à défaut de charpie, de compresses et de bandes; et quand il n'y a pas non plus de vivres pour alimenter les blessés, eh bien alors, du bouillon et de la viande de cheval assaisonnée de poudre à canon; et encore l'intérêt de cœur qui compatit aux souffrances des soldats, et les dispose favorablement aux chances de leurs blessures et des opérations nécessaires ; mais en même temps, cette dignité morale, qui ajoute à leur confiance

et saurait se rendre caution de leur honneur , si, par exemple, on les accusait injustement de mutilations volontaires; ce désintéressement, enfin , cette probité sans lesquels le dévouement n'existe plus. Il y a sans doute peu d'hommes éprouvés par une si grande expérience et capables d'autant de sacrifices; mais c'est seulement à ceux qui en auraient donné le plus de preuves que devraient appartenir les premiers grades de la chirurgie militaire.

Quant aux résultats pratiques, devons-nous dire qu'ils paraissent généralement plus favorables que ceux de la chirurgie civile dépourvue de chances aussi nombreuses de succès ; ainsi la constitution jeune et forte des sujets , l'énergie morale soutenue par la confiance , ou exaltée par l'espoir d'une récompense et d'un avenir assuré; la promptitude des secours avant les complications d'accidents, avant la chronicité des maladies, surtout dans les cas d'amputations; et enfin, quant à la chirurgie elle-même, les grands renseignements de l'expérience, car c'est une clinique assez vaste que celle des champs de bataille! Dionis, qui n'était pas chirurgien militaire, a dit, il y a déjà bien longtemps : « C'est dans les armées, c'est » dans les siéges que la chirurgie triomphe; c'est » là que tout reconnaît son empire. »

Je m'arrête ; et cependant j'aurais voulu ajouter à ces considérations générales, déjà trop étendues peut-être , l'exposé de la chirurgie militaire chez les étrangers qui n'en avaient pas avant la nôtre; j'aurais voulu montrer combien plus que la France d'aujourd'hui , l'Angleterre et l'Allemagne savent rendre honneur pour honneur aux grands chirurgiens de leurs armées; j'aurais voulu enfin de ce parallèle déduire des conséquences d'organisation meilleure; mais pour cela, j'aurais à dire trop de choses qui ne conviendraient pas à tous.

J'essaierai plus tard de présenter ces considérations d'une manière plus complète , plus large , plus indépendante dans un ouvrage spécial qui nous manque, ce sera l'*Histoire de la Chirurgie militaire.*

Hippolyte Larrey,

Chirurgien de l'hôpital militaire du Val-de-Grâce, Professeur agrégé à la faculté de médecine.

CHLORATES (*chim.*), s. m. Sels résultats de l'union de l'acide chlorique avec les bases. Aucun d'eux n'est employé en médecine. Le chlorate de potasse sert dans les arts à prépare les amorces fulminantes et les allumettes des briquets dits *oxygénés.*   J. B.

CHLORE (*chim.*) s. m. Le chlore autrefois nommé acide muriatique oxygéné, est un corps simple, aériforme, d'une couleur jaune verdâtre, et d'une odeur *sui generis*, suffocante, si on le respire pendant quelques instants. Il irrite fortement la membrane muqueuse des conduits aériens, donne lieu à une toux violente, suivie d'un sentiment douloureux de constriction dans la poitrine, et même à un crachement de sang qui peut être considérable. Il a la propriété de détruire les matières colorantes, et insectes, en s'emparant d'un des principes qui les constituent, et qui est l'hydrogène. Aussi s'en sert-on pour décolorer le papier, enlever les taches d'encre, blanchir la toile, et désinfecter les lieux, dans lesquels des matières animales pourries ont séjourné, pendant quelque temps. Pour blanchir la toile et décolorer le papier, on l'emploie à l'état aériforme, ou dissous dans l'eau. Il faut dans ce dernier cas, étendre la dissolution d'une certaine quantité d'eau, sans cela il détruirait les tissus. Si on l'emploie à l'état aériforme, on humecte légèrement les objets à décolorer, et on les soumet à un léger courant de chlore. Nous n'entrerons pas dans d'autres détails à ce sujet, car notre but est de considérer spécialement ce corps sous le rapport des services qu'il peut rendre comme désinfectant, ou comme médicament.

CHLORE *considéré comme désinfectant.* On sait que toutes les matières animales, exposées à l'air, se putréfient et fournissent des produits volatils, tels que l'ammoniaque, l'acide hydro-sulfurique (hydrogène sulfuré). Ces corps, en se répandant dans l'air, entraînent avec eux une certaine quantité de la matière en partie décomposée, et il en résulte une odeur fétide, des miasmes, ou germes de putridité, qui peuvent être détruits par le chlore que l'on fait dégager dans les lieux infectés. Les moyens de se servir du chlore, désinfectant varieront suivant l'usage des lieux dont on voudra purifier l'air.

Si l'on veut détruire les miasmes d'une étable infectée par les cadavres des animaux morts et abandonnés à eux-mêmes, on répandra dans ces lieux, après les avoir bien fermés, du chlore gazeux. Pour cela on mettra dans une terrine un mélange de 250 grammes de sel gris et de 70 grammes d'oxyde noir de manganèse ; on versera dessus 125 grammes d'acide sulfurique, préalablement étendu de 125 grammes d'eau ; et on placera la terrine sur des charbons ardents. Le gaz se répandra dans toute l'étable, se mêlera à l'air et détruira les miasmes. En vingt-quatre heures on peut désinfecter ainsi des localités d'une assez grande étendue. Si cette étendue était trop considérable, on pourrait employer plusieurs terrines chargées du mélange ci-dessus indiqué, au lieu d'une seule. Il est bien entendu que, lorsque l'on fait ces fumigations qui, autrefois, était désignées du nom de Guyton-Morvaux, qui les a découvertes, il est indispensable de faire sortir les animaux qui, sans cela, seraient suffoqués par l'action du chlore.

Si on voulait désinfecter un appartement, on emploierait le même moyen, mais il faudrait le déménager, afin que les différents objets d'ameublement ne soient pas altérés par le chlore. D'après ce que nous avons dit plus haut sur les inconvénients qu'il y a à respirer du chlore, il est évident, qu'il ne faut pas que les lieux soient habités pendant la fumigation.

Si on voulait désinfecter une salle de malades, il y aurait quelques modifications au procédé que nous venons d'indiquer. Au lieu de se servir de terrine, on se servirait d'une fiole dans laquelle on aurait introduit 30 ou 40 grammes seulement de

sel marin, avec les quantités suffisantes d'oxyde noir de manganèse et d'acide sulfurique, on chaufferait alors légèrement la fiole, et on ferait le tour de la salle ; il faut qu'au bout de quelques minutes, la salle conserve encore une très-légère odeur de chlore, sans cela on pourrait craindre que la désinfection fût incomplète.

Dans le cas où on serait forcé de respirer pendant quelque temps l'air de marais fétides, ou qui se dégage des amas de matières putrides, il serait avantageux de se laver de temps en temps les mains avec une dissolution concentrée de chlore : ce corps s'attache à la peau, au point qu'il s'en dégage encore au bout de quelques heures, de sorte qu'on est exposé à une faible émanation de chlore, qui, tout en décomposant une partie des miasmes, peut donner lieu à une excitation salutaire.

Considéré comme médicament, le chlore a été employé avec succès. Ainsi on a vu la gale disparaître après des immersions des mains dans une dissolution de ce corps : on dit l'avoir employé avec avantage dans des fièvres putrides, des diarrhées et des dyssenteries chroniques entretenues par l'atonie de la membrane muqueuse des intestins. On peut aussi retirer de bons effets de son emploi dans les morsures des animaux venimeux ; mais il y a des moyens thérapeutiques plus efficaces en pareil cas. Son utilité est surtout incontestable dans l'empoisonnement par l'acide prussique (hydrocyanique) ; de nombreuses expériences, que j'ai faites sur des animaux vivants, le prouvent d'une manière évidente. Il faut dans les cas d'empoisonnements par cette acide, faire respirer au malade du chlore liquide, en répandre sur son linge ; il y aurait aussi de l'avantage à lui faire prendre quelques cuillerées de ce liquide étendu d'eau ; mais l'inspiration du chlore est surtout à employer, car son introduction dans l'estomac ne peut rendre de grands services, lorsque le poison est déjà répandu dans l'économie animale. Si on n'avait à sa disposition que du chlore gazeux, il ne faudrait l'administrer que mélangé avec de l'air, car s'il était concentré, son introduction dans les voies aériennes pourrait donner lieu à une irritation dangereuse.

On a conseillé encore l'usage de ce médicament à des doses très-faibles, dans la phthisie pulmonaire ; mais on ne peut établir son utilité positive dans ces maladies, et son emploi peut être quelquefois nuisible.

CHLORURES ALCALINS (hypochlorites), *chlorure de soude, de chaux,* etc. La découverte de l'emploi du chlorure de chaux dans l'art du boyaudier a conduit à employer ces chlorures comme moyens désinfectants. Aussi, l'autorité a-t-elle cru, en 1823, devoir faire établir des appareils désinfectants de M. Labarraque pharmacien, à la Morgue et chez les commissaires de police.

Ces chlorures sont très-utiles pour désinfecter les cadavres en putréfaction dont on doit faire l'autopsie, pour désinfecter les latrines, les baquets à urines et les plombs.

Désinfection des cadavres. L'examen de cadavres pourris pouvant donner lieu à des accidents, on a pensé avec raison qu'on pourrait employer avec succès les aspersions faites avec une dissolution de chlorure de chaux; l'expérience l'a établi d'une manière incontestable. Ainsi le médecin appelé pour une pareille opération, doit commencer avant de se mettre à l'œuvre, par arroser le cadavre avec du chlorure de chaux, et en verser sur la table où il est placé. L'odeur infecte disparaît de suite, comme j'ai été à même de m'en assurer un grand nombre de fois et notamment lorsque je fus requis avec MM. Orfila, Gerdy et Hennelle, pour examiner le corps du nommé B***, inhumé dans les premiers jours d'avril 1823, et exhumé le premier août de la même année. J'ai remarqué même que dans ce cas, la désinfection était plus prompte, que lorsqu'on emploie le chlore pur; ce qui s'explique par la réaction du chlore à l'état de gaz naissant sur les effluves miasmatiques.

Dans un certain nombre de cas, lorsque l'on a commencé l'ouverture du cadavre, on peut verser de ce chlorure sur les organes contenus dans la poitrine et l'abdomen; mais, comme il se dépose du carbonate de chaux blanc, il pourrait y avoir quelquefois des inconvénients à employer le chlorure de chaux. Dans les cas d'empoisonnements, par exemple, on doit bien se garder de plonger les intestins dans ce liquide, car il y a des substances vénéneuses qu'il peut altérer; d'ailleurs on compliquerait les opérations, et la présence d'un chlorure alcalin dans les intestins, ou réuni avec les matières qu'ils renfermaient, pourrait induire en erreur d'une manière grave les experts chargés de faire un rapport. On doit dans ces circonstances se contenter de verser le chlorure autour du cadavre, et dans la pièce ou se font les opérations.

Considérés comme médicaments, les chlorures alcalins, celui de soude surtout, ont été employés contre un assez grand nombre de maladies.

A l'extérieur. Dans les brûlures, dans les ulcères atoniques, dans les gangrènes, etc., on s'en est servi avec succès : on imbibe alors de la charpie avec une dissolution de chlorure de chaux ou plutôt de soude, et on l'applique sur les parties malades. Dans les ulcérations gangréneuses du scrotum, à la suite d'infiltration d'urine, il a réussi complètement, en bornant l'étendue de la gangrène, en favorisant la chute des escarres et donnant promptement un bon aspect à la plaie. On s'en est servi avec succès en injections dans des écoulements fétides du vagin, et pour combattre la fétidité des urines, etc. Dans ces différents cas, il doit être employé plus ou moins étendu d'eau, suivant l'irritabilité des organes. Ainsi on étendra la dissolution concentrée de chlorure de 4, 10, 20, 30, 50 parties d'eau.

A l'intérieur. Les chlorures alcalins ont été employés dans les fièvres typhoïdes avec plus ou moins de succès. Le docteur Lalesque de Bordeaux, a proposé d'administrer le chlorure de soude en potions dans les fièvres intermittentes, à la dose d'un gros ou d'un demi-gros, dans quatre onces d'eau distillée, à prendre pendant l'apyréxie. Les observations publiées par ce médecin, établissent d'une manière positive que ce chlo-

rure peut souvent remplacer le sulfate de quinine.

L'administration du chlorure d'oxyde de sodium doit toujours être dirigée par un homme de l'art, afin que la dose soit plus ou moins forte suivant l'exigence des cas.

Chlorure métallique. Ce sel est formé de chlore et de métal; il diffère par conséquent de ceux dont nous venons de parler, puisque ces derniers sont formés par du chlore et un oxyde métallique. Nous en parlerons dans l'histoire de ces métaux en particulier.

LESUEUR,
Professeur agrégé à la Faculté de médecine de Paris.

CHLOROSE (*méd.*), s. f., en latin *chlorosis*, de *chlóros*, mot grec, dont la signification n'est pas bien précise et exprime tantôt la pâleur, tantôt la couleur verte ou jaune. Cette maladie, désignée vulgairement sous le nom de *pâles couleurs*, se trouve aussi décrite dans les auteurs sous les dénominations suivantes : *pallidus morbus*, *fœdus virginum color*, *fœdi colores*, *icteritia alba*, *morbus virgineus*, *cachexia virginum*, *mulierum febris amatoria*, *virginum febris alba*, etc.

La chlorose est caractérisée par une coloration pâle ou verdâtre de la peau, jointe à un état de langueur générale, ordinairement accompagnée de divers accidents nerveux, et liée le plus souvent à la rétention des règles ou à leur insuffisance. Nous n'avons point à examiner dans cet ouvrage si, comme on l'a prétendu, la chlorose est le résultat d'une sorte d'engourdissement ou d'inertie des organes génitaux, ou si elle ne tient pas plutôt à un affaiblissement des qualités stimulantes du sang, ou bien à une sanguification vicieuse, à une hématose incomplète, comme d'autres le soutiennent encore. De pareilles recherches seraient ici plus curieuses qu'utiles, et nous croyons devoir nous en abstenir.

Causes. C'est surtout chez les jeunes filles, à l'époque de la puberté, lorsque la menstruation tarde à s'établir, ou ne s'établit qu'avec difficulté, que se manifeste ordinairement la chlorose; on voit aussi de jeunes garçons en être atteints vers la même époque et probablement par la même cause, l'inertie des organes génitaux. Les veuves et quelquefois même les femmes mariées, n'en sont pas non plus exemptes. M. le docteur Blaud de Beaucaire rapporte que chez une femme de vingt-trois ans, la chlorose débuta le jour qui suivit la première nuit de ses noces, persista pendant la grossesse et ne céda que plusieurs mois après l'accouchement. Les autres causes prédisposantes de cette affection, sont : le tempérament lymphatique, une constitution faible, originaire ou acquise, un genre de vie sédentaire, l'habitation dans les grandes villes, le sommeil trop prolongé, ou les veilles immodérées, l'influence du froid et de l'humidité, des aliments peu nourrissants ou indigestes, l'abus des boissons aqueuses, froides ou chaudes, des bains tièdes, l'usage de vins de mauvaise qualité, ou l'abus des liqueurs spiritueuses. Slevogt cite l'observation d'une femme de trente-quatre ans, mère de trois enfants, et d'une forte constitution, qui devint chlorotique à la suite d'étranges écarts de régime.

Les causes occasionnelles les plus fréquentes de la chlorose, sont : les affections morales tristes, l'ennui, le captivité et surtout l'amour contrarié ou malheureux ; la privation des jouissances physiques de l'amour chez une jeune fille très-ardente ou chez une femme qui les a déjà goûlées, l'excitation répétée des organes génitaux par la masturbation ou le coït, la suppression accidentelle des règles, lorsqu'elle se prolonge, et, dans quelques cas, leur excrétion trop abondante ; certaines maladies qui ont amené un état de faiblesse profonde, etc. M. le docteur Fouquier rappelle ordinairement dans ses leçons, l'exemple d'un général qui, après avoir éprouvé des chagrins et des tracasseries sans nombre, présenta tous les caractères de la chlorose.

Les symptômes de la chlorose portent sur toute l'habitude du corps. La coloration naturelle de la face se fane et s'altère peu à peu : d'abord pâle, elle devient ensuite quelquefois d'un jaune verdâtre. Cette teinte est particulièrement remarquable autour des lèvres et des ailes du nez. Les paupières sont cernées, les yeux ternes et languissants ; la figure est légèrement bouffie, surtout aux paupières et le matin après le sommeil. A mesure que la maladie fait des progrès, le reste de la peau se décolore à son tour, et elle devient sèche et terreuse. On observe de l'enflure aux pieds, de la mollesse et de la flaccidité dans les chairs. Les malades éprouvent un sentiment continuel de lassitude et une grande aversion pour le mouvement. La faiblesse et l'engourdissement augmentent de jour en jour. En même temps les règles se dérangent, si déjà elles existent, sinon leur première apparition est retardée : dans le premier cas, elles se suppriment tout à fait, ou bien elles reviennent en moindre abondance et avec plus d'irrégularité que de coutume ; à chaque époque menstruelle, le sang devient plus pâle et plus séreux, et les jeunes filles se plaignent de douleurs dans le bas-ventre, dans les cuisses et dans les reins. Bientôt apparaissent les phénomènes suivants : douleur à la tête occupant le front ou l'occiput, tantôt fixe et insupportable, d'autrefois passagère et peu intense. L'engourdissement physique s'étend au moral, la malade est triste et apathique, elle recherche la solitude, son caractère change ; quelquefois une sorte de bizarrerie et d'irascibilité succède à la douleur, elle pleure, rit, chante et s'afflige sans motifs ; parfois son imagination est exaltée ; ou bien elle tombe dans un découragement profond. Elle éprouve des défaillances pour les causes les plus légères, son sommeil est troublé ; souvent à l'insomnie la plus complète pendant la nuit succède une somnolence invincible pendant le jour. L'appétit diminue, puis se perd tout à fait, ou bien il se déprave, et les malades désirent alors les aliments les plus sapides ou des substances entièrement dépourvues de qualités nutritives ; elles recherchent les épices, la salade, les fruits verts, du charbon, du plâtre, des cendres, etc. Il y a des nausées, des vomissements, une constipation opiniâtre ou de la diarrhée ; une soif vive ou de la répugnance pour les boissons. Le ventre devient douloureux, tendu et quelquefois singulièrement météorisé après les repas surtout. La respiration est pénible, accélérée, au moindre mouvement, il survient une oppression considérable. Le pouls est petit, faible et fréquent : des palpitations continuelles ou intermittentes se font sentir dans la région du cœur et au creux de l'estomac ; il existe en même temps des battements incommodes dans les artères du cou, qui font entendre, tantôt un souffle très-prononcé, tantôt une sorte de roucoulement ou de vibration musicale, tantôt enfin un bruit particulier qui ressemble assez exactement au bruissement que produit l'agitation de ce jouet d'enfant, connu vulgairement sous le nom de *diable*. Ce bruit, qu'on perçoit facilement en appliquant l'oreille au-dessus de la partie interne de la clavicule, est continu et non intermittent ; il disparaît si, pendant qu'on l'écoute, le malade fait un effort, ou si l'on comprime avec le doigt l'artère, au-dessous du point où l'auscultation est pratiquée. Les battements du cœur sont ordinairement alors assez étendus et rendent un son plus clair que dans l'état de santé. La chaleur de la peau est le plus souvent diminuée, la transpiration cutanée presque nulle ; l'urine pâle, transparente, en petite quantité, ou très-abondante au contraire. Le sang tiré d'une veine ou celui qui s'écoule accidentellement d'une plaie, est décoloré et tache à peine le linge en rose pâle.

Tels sont les traits qui réunis, ou groupés en certain nombre, caractérisent la chlorose. Sa durée est indéterminée. Dans les cas les moins graves, on la voit céder en vingt ou trente jours. Elle peut se terminer par la santé, soit lorsque le progrès de l'âge amène un changement favorable dans la constitution, soit lorsque ses causes cessent d'agir, soit lorsqu'on lui oppose un traitement convenable ; ou par la mort, quand on ne peut soustraire les malades à l'influence des causes qui en ont provoqué le développement, quand on les soumet à un traitement mal entendu, que la maladie est trop avancée, que la constitution est trop affaiblie, ou qu'il s'est déjà développée quelque affection organique incurable.

Après la mort des individus qui succombent à la chlorose, on trouve les chairs décolorées et les vaisseaux vides de sang. Quant aux autres lésions, s'il en existe, elles n'appartiennent pas à la chlorose, et ont rapport à des affections simplement coïncidentes ou qui se sont développées pendant son cours.

L'appréciation exacte des causes qui ont produit la maladie, et la comparaison de ses symptômes avec ceux de quelques autres affections analogues, telles que l'anémie, l'anasarque, l'ictère, etc., suffisent en général pour en établir le diagnostic, et pour éviter toute confusion.

La chlorose, quand elle est simple et récente, est ordinairement sans danger, et sa guérison s'obtient assez facilement, si la constitution de la malade est forte et que les règles n'aient point encore paru. Elle es toujours très-grave, souvent même incurable, lorsqu'elle est ancienne et compliquée : le danger est relatif alors à la nature des complications.

Traitement. Imprimer plus d'énergie et d'activité à la nutrition et à la sanguification, et dans la plupart des cas stimuler et fortifier les organes génitaux, telles sont les principales indications à remplir ; sans jamais négliger d'ailleurs de remonter aux causes, afin de les éloigner s'il est possible. D'après ces généralités, il est aisé de voir qu'on doit principalement compter sur l'emploi bien entendu des moyens hygiéniques ; mais on rencontre souvent de grands obstacles dans la disposition physique et morale des malades. Des aliments d'une facile digestion, contenant beaucoup de matière nutritive et légèrement excitants, sont bien certainement ceux qui conviennent le plus ; mais le défaut d'appétit et la dépravation du goût s'opposent fréquemment à leur usage. Cependant il importe que les malades soient alimentées, et mieux vaut peut-être qu'elles mangent des choses peu salubres, que de rester sans nourriture. D'ailleurs ces goûts, quelque bizarres qu'ils paraissent, doivent quelquefois, lorsqu'ils persévèrent pendant un certain temps, être regardés comme des avertissements de la nature, et il peut être utile d'y obtempérer, lorsqu'ils ne portent point sur des substances évidemment nuisibles. La même remarque s'applique aux boissons ; mais il n'en est pas ainsi de l'exercice. Quelle que soit l'aversion qu'il inspire aux malades, quelques raisonnements qu'elles allèguent, pour prouver qu'il leur est nuisible, il faut insister sur son emploi, en le proportionnant seulement à l'état des forces. Les promenades à pied, à cheval, en voiture ou sur un âne, et accompagnées d'une douce distraction, provenant soit de la diversité des sites, soit des agréments de la conversation, sont ici spécialement indiquées. Nous en dirons autant des voyages, de l'exercice de la natation, surtout à la mer, et même de la danse, pourvu qu'elle ne soit point poussée jusqu'à la fatigue. L'habitation dans un air pur, vif et sec, dans un appartement vaste, exposé au midi ou à l'est ; l'usage de vêtements chauds et légers, la flanelle fine appliquée immédiatement sur la peau, des frictions pratiquées avec une brosse douce sur les reins et les membres inférieurs, sont également recommandables. Quant au mariage, préconisé par quelques médecins, comme le meilleur remède de la chlorose, nul doute qu'on ne puisse le conseiller avec avantage, quand cette maladie tient à un amour contrarié, qu'elle est la suite du veuvage, ou de la privation des plaisirs de l'amour, ou bien encore, et alors comme moyen d'excitation des organes génitaux, chez de jeunes filles douées d'une forte constitution, apathiques et indifférentes en même temps ; mais hors de ces conditions et lorsque les malades sont fort affaiblies par l'ancienneté de la maladie, on doit s'y opposer. Car les grossesses, les accouchements ou les avortements qui peuvent être la suite du mariage, ne feraient qu'augmenter encore la faiblesse, outre l'inconvénient de donner quelquefois naissance à des enfants débiles, rachitiques ou scrophuleux.

Les médicaments qui réussissent le mieux dans le traitement de la chlorose, sont les préparations ferrugineuses, soit seules et administrées à haute dose, soit combinées aux amers, au safran, à l'aloès ou à l'iode, suivant les indications qu'on cherche à remplir. On y associe avec avantage l'usage des eaux minérales prises ou non sur les lieux. Celles qui méritent la préférence sont les eaux de Passy, de Bussang, de Pougues, de Forges, de Bagnères de Bigorre, de Spa, de Pyrmont, etc. Quand la chlorose est liée manifestement à l'état de la menstruation, on a recours aux emménagogues (V. ce mot), soit pour provoquer l'apparition des règles, si elles n'ont pas encore eu lieu, soit pour les rappeler en cas de suppression, soit enfin pour en accroître l'écoulement, s'il est insuffisant. La saignée, recommandée par certains médecins, est contre-indiquée par la nature de cette maladie. Sans doute quelques circonstances particulières ou des complications inflammatoires, peuvent en réclamer l'emploi, mais il faut alors même y apporter toujours une extrême réserve. L'usage des vomitifs et des purgatifs, dont les Anglais surtout disent avoir obtenu d'excellents effets, nous paraît devoir être restreint à un très-petit nombre de cas spéciaux.

G. BLACHE,
Médecin des hôpitaux de Paris.

CHOCOLAT (*hygiène*), s. m. (*chocolatum*). Pâte solide préparée avec les graines du fruit d'un arbre d'Amérique, auquel Linnée a imposé le nom de *theobroma cacao* (V. *Cacao*). On prétend que le mot *chocolat* vient de *choco*, qui en langue méxicaine signifie *bruit* ou *son*, et de *latté*, dénomination de *l'eau* dans le même idiome, parce que les Méxicains faisaient fortement mousser cette substance dans l'eau avant de la prendre.

« Suivant les premiers historiens de l'Amérique, lorsque les Espagnols arrivèrent dans le Nouveau-Monde, les habitants faisaient avec le cacao une préparation qui a été depuis beaucoup perfectionnée. Ils le broyaient et le délayaient dans de l'eau chaude ; ils le mêlaient avec une bouillie de maïs, le coloraient avec du rocou et l'assaisonnaient avec le piment. Les soldats espagnols trouvèrent ce mets, nommé *chocolat* par les naturels du pays, très-désagréable ; ils cherchèrent à masquer sa saveur avec des aromates et différentes substances : on a peu à peu donné la préférence au sucre et à la vanille pour cette préparation. En Europe, on a bientôt tiré un grand parti du cacao ; et cette amande fait aujourd'hui une branche très-importante du commerce de l'Espagne et de nos îles. (FOURCROY. » *Encyclopédie méthodique.* (Médecine). Tome IV, p. 205).

Plus industrieux que les sauvages américains, leurs conquérants réduits, par le manque de vin, à ne boire que de l'eau pure, portèrent tous leurs soins à la composition du chocolat et ne tardèrent pas, par leurs efforts, à changer le breuvage nauséabond, qu'ils voyaient préparer, en un délicieux nectar dont ils dotèrent tout l'ancien continent, et premièrement leur patrie qui est encore aujourd'hui celle des bons chocolatiers.

C'est certainement dans ce pays qu'il faudrait envoyer nos ouvriers apprendre à préparer cet excellent aliment; c'est là seulement qu'on le sait faire et qu'on le sait prendre comme il convient. Là, en effet, depuis le grand d'Espagne jusqu'au muletier, tout le monde en se levant boit le chocolat et en fait ses délices; car pour eux c'est plutôt une boisson qu'un aliment : aussi ne rompt-il pas le jeûne, et les prêtres peuvent-ils en prendre avant de dire leur messe. Entre les auteurs ecclésiastiques qui ont traité de ce point de discipline, nous citerons F. M. Brancaccio qui, en sa qualité de cardinal, a gravement et sérieusement discuté cette éminente question dans son livre intulé : *De usu et potu chocolatœ Diatriba*, etc. in-4°, *Romœ*, 1664, *id.* 1666.

La première condition à remplir pour fabriquer de bon chocolat est sans contredit de faire un beau choix des cacaos qu'on y destine. On commence donc par se procurer des semences de cacao caraque bien conservées et exemptes d'odeur de moisi; on les mêle avec un quart ou un tiers au plus de leur poids de graines non-vermoulues, dures, pesantes, de cacao des îles; puis on les torréfie, à la manière du café, dans une poêle de cuisine, et mieux dans un cylindre de tôle, communément appelé *brûloir*. Lorsqu'on s'aperçoit que l'enveloppe corticale s'en détache facilement on les retire du cylindre et on les étend sur une table : un quart d'heure après, on passe par-dessus un rouleau de bois pour favoriser la décortication des amandes. On les vanne ensuite, on les crible et on les monde. Les écorces ou épluchures se mettent à part pour être utilisées, ainsi qu'il a été dit dans notre article *Cacao*. Quand les amandes ont été bien nettoyées et triées, on les pile dans un mortier de fer préalablement échauffé, en y ajoutant environ le quart du sucre qu'on y veut faire entrer. La quantité totale de sucre pourrait n'être qu'égale à celle du cacao employé, mais elle l'excède ordinairement. Dès que les substances sont bien incorporées, on porte, par parties, la pâte grossière qui en résulte, sur une pierre parfaitement polie, appropriée à cet usage et sous laquelle on a eu soin de placer une bassine en fonte remplie de braise à demi-recouverte de cendre. Ces dispositions étant faites, on promène un fort cylindre de fer tourné sur le mélange jusqu'à ce que celui-ci forme un tout homogène. Sitôt que la pâte est parvenue au degré voulu de finesse, on commence à y ajouter petit à petit le sucre qui reste et les aromates, quand on veut que le chocolat en contienne, et l'on continue de broyer encore durant dix à douze minutes. Il ne reste plus alors qu'à distribuer la masse dans des moules de fer-blanc convenablement disposés, où elle ne tarde pas à prendre la solidité requise en se refroidissant. Indépendamment des tablettes ainsi confectionnées, on façonne encore la pâte de chocolat en bâtons, en carrés, en pastilles, bonbons, rotules, etc., afin de satisfaire aux caprices et fantaisies des acheteurs.

Nous avons dit que pour fabriquer du chocolat de bonne qualité, il fallait le composer de trois quarts de cacao caraque et d'un quart de cacao des îles; en voici le motif: c'est que si, dans le

mélange des deux sortes de cacao, il y a trop de caraque, la pâte en est sèche et peu liante; que si, au contraire, c'est le cacao des îles qui y est plus abondant qu'il ne convient, le chocolat qui en provient est trop gras, trop huileux, et par conséquent indigeste. Et de plus, lorsque la torréfaction du cacao n'a point été conduite avec intelligence et arrêtée à point, il en résulte deux autres inconvénients : ou les amandes ont été trop brûlées, ce qui donne une pâte noire et amère; ou elles ne l'ont pas été suffisamment, et alors le sucre s'y combine mal et fait avec le cacao une pâte grenue peu homogène. Les fabricants expérimentés pensent aussi qu'il est préférable et plus avantageux de griller le cacao et de le mettre en pâte grossière au printemps, pour ne le broyer et ne le convertir en chocolat qu'à l'automne. Ils donnent pour raison que l'huile concrète ou beurre de cacao se combine plus aisément avec le sucre, et que la fabrication du chocolat en devient plus facile; car, ajoutent-ils, dans l'hiver la pâte se refroidit trop vite, et dans l'été le corps gras du cacao prend trop de fluidité et tend à se séparer de la masse. Disons maintenant, avec Parmentier, que « quand on réfléchit à la nature des substances qui composent le chocolat et à la manière dont il faut en opérer la combinaison, on est forcé d'y reconnaître tout le caractère d'une préparation véritablement pharmaceutique, et d'avouer qu'elle exige un concours de soins et de vues dont ne sont pas susceptibles de simples ouvriers sans surveillants et sans guides (*Nouv. Dict. d'Hist. nat.*, t. IV, p. 26; — Paris. An XI — 1803). »

Les diverses espèces de chocolat, qui sont livrées à la consommation peuvent être divisées en trois sortes principales, auxquelles nous en joindrons une quatrième qui est le chocolat médicinal. Nous les examinerons successivement sous les quatre titres suivants:

1° *Chocolat simple*, improprement nommé *de santé* : On appelle ainsi le chocolat dans lequel il n'entre ni aromates, ni fécules, ni aucune autre substance, que des cacaos avec du sucre, ou même sans cette addition, qui peut ne se faire qu'après, au goût du consommateur et au moment même de le prendre. C'est fort à tort que l'on a donné ce nom à cette pâte simple qui, pour beaucoup de personnes, pèse long-temps sur l'estomac et digère péniblement. Elle nourrit peu et ne convient nullement aux gens faibles et délicats. Les estomacs robustes seuls s'en accommodent assez bien; car rien ne leur fait mal, même les aliments les plus lourds. C'est de tous les chocolats le moins propre à exciter l'appétit des convalescents et à restaurer leurs forces; il ne faudrait pas cependant y ajouter, à l'instar des Mexicains, du piment, du gingembre, du girofle, ce qui le rendrait âcre et très-échauffant; mais seulement un peu de vanille, d'ambre ou de cannelle, qui le parfument, lui donnent une saveur plus agréable et en facilitent singulièrement la digestion. Préparé à l'eau, il est plus aisé à digérer, mais nourrit moins que lorsqu'on l'a fait cuire dans du lait. Quelques gourmets, pour le rendre plus confortable, y délaient un jaune d'œuf bien frais. Dans tous les cas, il est bon de le faire fortement mousser dans la chocolatière avant de le servir.

2° *Chocolat aromatisé*, dit *à la vanille*, *à l'ambre*, *à la cannelle*, etc. Cette variété s'obtient en associant à la pâte du chocolat précédent un deux-centième de son poids de vanille, c'est ce qui constitue le chocolat dit *à une demi-vanille*. Si l'on en met un centième, on a le chocolat à *une vanille*. Il sera réputé *à deux vanilles*, si l'on en ajoute un cinquantième. Il ne faut pas néanmoins dépasser cette dose, car alors le chocolat deviendrait trop excitant pour la plupart des tempéraments. On y met de la même manière de l'ambre, de la cannelle et divers autres aromates; mais ils ne doivent jamais s'y trouver mélangés, à l'exception toutefois de l'ambre dont les propriétés paraissent s'exalter dans ces sortes de combinaisons (V. *Ambre gris*). Lorsque ces substances aromatiques ne sont point en trop grande proportion dans le chocolat, loin de nuire, comme on se l'imagine dans le public, elles ont pour effet de stimuler légèrement l'organe gastrique, de plaire à nos sens, et d'être aussi favorables à la digestion qu'agréables au goût et à l'odorat. Veut-on conserver à ce chocolat toutes ses propriétés excitantes? il le faut prendre à l'eau. Souhaite-t-on, au contraire, les atténuer un peu?·il faut le préparer avec du lait, de l'émulsion d'amandes douces, de la décoction d'orge, de gruau, de riz, étc...

3° *Chocolat amylacé* ou *analeptique proprement dit*. Les fécules que l'on devrait faire entrer dans cette espèce de chocolat et que l'on est sensé y mettre, sont: le sagou, le tapioca, l'arrow-root, le salep rangé mal à propos parmi les fécules, etc.; mais comme ces substances sont d'un prix assez élevé, plusieurs fabricants leur substituent l'amidon, la fécule de pomme de terre, ou tout simplement la farine de froment. Bien que cette supercherie n'offre aucun danger pour la santé, elle n'en est pas moins blâmable, cupide, déloyale. Il en est une autre beaucoup plus intolérable, et à laquelle sont fort sujets les marchands de chocolat à bon marché. Elle consiste à introduire dans le chocolat des farines de pois, de lentilles, de vesces, de fèves, etc., et surtout à remplacer par du suif, de la moelle de bœuf ou du beurre ordinaire le véritable beurre des cacaos, qu'ils en extraient pour le vendre à part aux droguistes qui n'en préparent point eux-mêmes. La plupart de ces fraudes sont faciles à reconnaître, et pour peu qu'on soit habitué à prendre de bon chocolat et qu'on ait le palais délicat, on les découvre à l'instant. Le chocolat bien confectionné présente une cassure nette et de couleur uniforme; on n'y voit rien de graveleux; mis dans la bouche, il s'y fond aisément en y laissant une espèce de fraîcheur. S'il a de la peine à se dissoudre, s'il donne la sensation d'un goût pâteux, si, en le faisant cuire dans de l'eau ou dans du lait, il exhale au premier bouillon une odeur de colle, s'il prend trop de consistance et qu'après son entier refroidissement il se convertisse en une sorte de gelée, on peut être assuré que ce chocolat contient une matière farineuse d'autant plus abondante que ces effets se-

ront plus prononcés. Dépose-t-il au fond de la tasse de petits corps solides et insolubles, une sorte de sédiment terreux; on acquiert par là la preuve que le cacao n'a point été criblé, qu'il n'a point été mondé ou qu'il ne l'a été qu'avec négligence; car ces corpuscules ne sont autre chose que le germe des graines qui, dur et corné, n'est point susceptible de former pâte, et que par conséquent il fallait enlever et rejeter. Le sédiment terreux est aussi un témoignage évident que le fabricant a employé de la cassonade plus ou moins commune au lieu de sucre raffiné. L'odeur de fromage que certains chocolats contractent en vieillissant, est certainement due à la présence de quelques graisses animales, comme du beurre, du suif, etc., que l'on a traîtreusement substituées à l'huile concrète appelée *beurre de cacao*, que nous avons déjà fait connaître. Quant à la rancidité de cette substance alimentaire, elle provient incontestablement des semences émulsives qu'on a fait entrer dans sa fabrication. Nous dirons enfin, de la saveur marinée que l'on trouve quelquefois aux chocolats de mauvaise qualité, qu'elle indique à son tour que les amandes de cacao, dont ils sont formés, ont été avariées dans leur traversée sur mer.

Concluons donc de tout ceci qu'aucun des aliments dont nous faisons usage, n'exige peut-être plus de soins, plus d'attention et plus de probité que celui dont il vient d'être question; et que pour s'en procurer de réellement salutaire, d'un goût agréable, savoureux, etc., et tel, en un mot, qu'il doit être, il faut premièrement que le consommateur s'adresse à un fabricant honnête (et nous ne voulons pas douter que le plus grand nombre ne soit dans ce cas), secondement qu'il consente à le payer un prix raisonnable, c'est-à-dire de trois à quatre francs et non vingt à trente sous comme on en demande si souvent par une économie mal-entendue. Nous ne pouvons mieux terminer l'histoire abrégée de ces misérables et honteuses adultérations que par ces paroles d'un homme de bien, de science et d'honneur, par lesquelles il avertit « le falsificateur qu'il a beau s'envelopper du voile du mystère et se placer dans d'obscurs ateliers pour introduire dans le chocolat des matières à vil prix et les masquer, il ne peut échapper à l'analyse chimique, qui décèle sur-le-champ ses fraudes et dénonce son art funeste et son nom à l'animadversion publique (PARMENTIER. *Ouv. et tom. cit.*, p. 34). »

Cette troisième espèce de chocolat, le chocolat analeptique ou amilacé, est sans contestation aucune, un des meilleurs aliments dont puissent se nourrir les sujets faibles, maigres, délicats, les enfants, les femmes, les vieillards, les convalescents et toutes les personnes nerveuses et d'un petit appétit. Il relève et soutient leurs forces, donne plus d'activité à toutes leurs fonctions et leur procure de l'embonpoint. Dans la société, il passe généralement pour être échauffant; mais c'est encore là une de ces mille et mille erreurs que nous voyons accréditées dans le public et dont nous nous efforçons souvent en vain de le désabuser. On se fonde sur ce que durant son usage on n'éprouve que de rares besoins d'aller à la garde-robe : Eh! qu'il y a-t-il donc en cela de surprenant et qui puisse le moins du monde justifier le sentiment commun ? Rien sans doute assurément ; car, si le chocolat amene un semblant de constipation, c'est qu'étant très-nourrissant, il est complètement digéré, transformé en chyle réparateur et ensuite assimilé presque en entier à nos organes; il ne laisse que très-peu de résidu dans le tube intestinal et conséquemment qu'une petite quantité de feces à exonérer. On conçoit, d'après ce que nous venons d'exposer, que ce genre d'alimentation ne saurait être propice aux hommes gras, replets, pléthoriques, aux constitutions sanguines, bilieuses, etc. Habiles à apprécier les mérites d'un si précieux aliment, bon nombre de gastronomes, ne consultant que leur sensualité, en usent journellement sans s'inquiéter si cette substance est appropriée ou non à leur tempérament particulier: aussi conseillons-nous, du moins à ceux d'entre eux qui sont susceptibles de goûter un avis de cette nature, de se priver de ce délicieux déjeuner s'ils sont dans les conditions que nous venons d'énumérer. Il est une dernière remarque que nous ne pouvons passer sous silence, c'est que certaines personnes, qui digèrent sans difficulté le chocolat cru et sec, ne le digèrent qu'à grand'peine lors qu'il a bouilli dans l'eau; tandis que d'autres qui se trouvent très-bien de ce dernier, ne peuvent se faire à celui qui a été préparé au lait, et réciproquement.

4° *Chocolat pharmaco-dynamique* ou *médicamenteux*. La facilité avec laquelle la pâte de cacao reçoit toutes sortes de substances étrangères a permis d'en fabriquer un chocolat essentiellement médicinal. Les soins qu'il est indispensable d'apporter à sa confection et les lumières que nécessite le savant mélange qu'il faut faire des médicaments que les médecins prescrivent d'y incorporer, font qu'on n'en saurait abandonner, sans d'immenses préjudices, la préparation au premier venu; aussi ce droit est-il justement et exclusivement réservé aux seuls pharmaciens établis.

Le chocolat nous fournit un assez bon moyen de déguiser la saveur amère, âcre, salée, piquante, etc..., de beaucoup de drogues pour lesquelles tant de malades ont une répugnance invincible, et qu'ils prennent volontiers et quelquefois sans en ressentir le moindre goût, sous cette forme empruntée. C'est ainsi qu'on compose du *chocolat tonique, stomachique*, etc., en mêlant à la pâte simple du cacao un peu d'extrait de quinquina, de quassia, de colombo, de gentiane, de petite centaurée, de ményanthe, de houblon, de chardon-bénit, de germandrée, d'ivette, de scordium, etc.; du *chocolat dit pectoral*, par l'addition du lichen d'Islande et de diverses fécules; du *chocolat purgatif*, en y ajoutant de la scammonée, de l'aloès, du jalap, du séné, de la rhubarbe, etc.; du *chocolat anthelmintique*, en y associant de la sementine (*semen contrà vermes*), de la mousse ou coralline de Corse, de la fougère, etc.; du *chocolat* réputé *aphrodisiaque* (V. ce mot), à l'aide de l'ambre, du musc, de la civette, etc.;

mais toutes ces préparations, pour être utiles, doivent avoir été conseillées par un médecin de talent, seul en état de juger des circonstances et d'apprécier les cas dans lesquels de pareilles additions peuvent être avantageuses aux malades. Malheureusement il n'en a pas toujours été ainsi, et il nous suffira de rappeler à cette occasion qu'un effronté charlatan, René-Guillaume Lefébure, baron de St-Ildefond, spéculait impunément, en 1775, sur la santé des trop confiants malades qui achetaient de son chocolat antisyphilitique. Qu'on nous permette, pour appuyer une critique qui pourrait paraître sévère à bien des gens, de transcrire ici, d'après l'honorable F. P. Chaumeton, un court passage de l'impertinente brochure (*Le médecin de soi-même*, etc., etc., *avec la recette d'un chocolat aussi utile qu'agréable*, in-8°, Paris), que le noble médicastre osa publier et jeter à profusion dans les rues de la capitale. «Après avoir savouré et mâché long-temps le chocolat dans la bouche, l'avoir pris au lait et à l'eau, j'ai vu (remarquez bien que c'est monsieur le baron qui parle) qu'on ne distinguait absolument point la présence du sublimé..... On peut se guérir publiquement, *à la barbe des Athéniens*. Un mari peut prendre son chocolat en présence de son épouse, sans que celle-ci y soupçonne du mystère; elle peut même en user sans se douter de boire un anti-vénérien, et, par cet *innocent moyen*, la paix et la concorde subsistent dans le ménage.» — Quelle indignité! Quel cynisme! Et il n'y avait pas de loi pour réprimer tant d'audace et fustiger l'infâme !

Devons-nous parler ici de cette autre duperie, en vogue depuis quelques années, et que l'on appelle le *chocolat homœopathique?* Vraiment nous ne nous en sentons guère le courage, tant il y a de niaiserie, d'absurdité ou de mauvaise foi dans les prétentions des prôneurs de ce prétendu médicament.

Nous aurions pu, nous aurions dû peut-être, développer davantage ces considérations sur les différentes sortes de chocolats, sur leurs bonnes ou funestes qualités, sur leurs propriétés, etc..., mais les limites dans lesquelles nous sommes obligés de nous renfermer ne nous en ont pas laissé la liberté : nous espérons toutefois en avoir dit assez pour mettre, sur cette matière, le lecteur attentif à l'abri des piéges de toute espèce tendus à sa non-science et à sa crédulité.

F. E. PLISSON.

CHOLÉDOQUE (anat.), s. m., du grec *colédochos*, de *cholé* bile et *dochos* qui contient, qui contient la bile. Le canal cholédoque, qui est formé de la réunion des canaux cystique et hépatique, s'ouvre dans le duodénum, où il conduit la bile provenant du foie ou de la vésicule biliaire. (V. *Biliaires (Voies), Digestion.*)   J. B.

CHOLESTÉRINE. (V. *Adipocire.*)

CHOLÉRA (path., hyg. pub.), s. m., du grec *chléritos* de *cholé* bile.

A. *Du chléra en général.* Dans l'état de santé, sous l'influence des causes normales, il s'opère de l'extrémité supérieure de l'appareil digestif, vers l'inférieure, et par l'effet des contractions péristal-tiques de la tunique musculaire de l'estomac et des intestins, un mouvement des matières intro-duites du dehors, et sécrétées au dedans, mou-vement qui se termine par l'expulsion de ces ma-tières, d'après des conditions et un mécanisme exposés en physiologie.

Dans l'état de maladie, ce mouvement, et les excrétions qui en résultent, peuvent être trou-blés de mille manières :

Tantôt il existe un obstacle au libre accomplis-sement de ce mouvement : alors les excrétions sont plus rares, moins abondantes; les contrac-tions sont plus faibles, ou la sécrétion gastro-in-testinale est beaucoup moindre; de là des co-liques, de la constipation, etc., etc.

Tantôt, au contraire, les déjections alvines sont plus copieuses et plus fréquentes; il y a activité plus grande dans les phénomènes que nous sup-posions ralentis tout à l'heure; de là la diar-rhée, les flux muqueux, séreux, bilieux, dysen-térique, etc., etc.

Dans d'autres circonstances, le trouble est dif-férent : le mouvement interverti se fait de bas en haut; les matières refluent vers l'estomac, il survient des régurgitations, des rapports, de l'é-ructation, des vomissements, etc. Enfin, d'autres fois, il peut arriver que les excrétions se fassent à la fois par les deux bouts et qu'il y ait simulta-néité de déjections alvines et de vomissements. Ce caractère est précisément celui des affections cholériques, affections dans lesquelles il y a, dans le tube digestif, afflux d'humeurs plus considé-rable, accélération et interversion du mouvement péristaltique, évacuations répétées par haut et par bas.

Cet état peut être produit à volonté et concou-rir dans quelques occasions au traitement des maladies, comme il peut se manifester accidentelle-ment et entraîner les suites les plus graves : faisons-le connaître sous ses principales formes, mais au-paravant, donnons l'étymologie du mot qui sert à le désigner.

Choléra vient de l'adjectif grec *choléritos,* dérivé de *cholé* bile, et qui signifie bilieux. Le choix de cette dénomination n'étonne pas quand on se rap-pelle le rôle que les anciens faisaient jouer à la bile dans leurs théories physiologiques et patholo-giques. Aujourd'hui on emploie ce mot, abstrac-tion faite de sa signification étymologique, et comme terme adopté pour représenter l'état mor-bide caractérisé, comme nous l'avons dit, par des vomissements et des déjections simultanées; nous lui adjoindrons presque toujours une épithète qui servira à désigner telle ou telle de ses variétés, variétés que nous allons d'abord faire connaître succinctement.

La première est ce qu'on nomme le choléra *spo-radique.* C'est la plus simple, et la plus ancienne-ment connue, car il en est fait mention dans la *Bible* et dans plusieurs passages d'Hippocrate, cette espèce est celle qui, par suite de causes di-rectes, ordinairement portées sur le canal diges-tif, n'attaque que des individus isolés, et à quelque époque de l'année que ce soit : voisine de l'indi-

gestion et des effets produits par nos éméto-ca-thartiques, elle n'en est pour ainsi dire que l'exa-gération.

La seconde est celle à laquelle on donne le nom de choléra autumnal; à peu près méconnue jus-qu'au dix-septième siècle, elle a été bien dé-crite par Sydenham. Ce grand observateur traça avec sa sagacité accoutumée le tableau des épi-démies de courte durée qui, revenant à la fin de l'été, constituent cette espèce, et lui ont mérité ce nom de choléra autumnal ou annuel.

Le choléra asiatique, espèce beaucoup plus grave, n'a été connue en Europe qu'après le grand développement de nos relations commer-ciales avec l'Inde, c'est-à-dire vers le dix-septième siècle. Bontius en parla assez au long dans son petit traité de *Medicina Indorum,* fruit de ses ob-servations à Batavia et dans les autres établisse-ments hollandais de 1625 à 1631. Depuis lui une multitude de médecins et de voyageurs ont tour à tour fait l'histoire de ce fléau désigné, de tout temps, par les naturels sous le nom de *mordexi,* et dans les livres sanscrits sous celui de *sitanga.*

Ce choléra, endémique dans l'Inde, y passait souvent à l'état d'épidémie, mais ces épidémies se renfermaient dans les limites de la contrée, et rien n'indiquait qu'elles dussent nous atteindre ja-mais, lorsque l'on apprit en 1830, que l'une d'elles commencée à Jessore près de l'embouchure du Gange, en 1817, s'était étendue de proche en pro-che à toute l'Asie, et venait de pénétrer en Rus-sie; il fut évident dès lors que l'Europe entière était menacée; bientôt en effet elle fut envahie à son tour. L'épidémie de Jessore devint une épidé-mie universelle, et finit par faire le tour du globe. Ce sera notre quatrième et dernière espèce, celle que nous décrirons avec le plus de soins, comme la plus grave et la plus compliquée; car, par une fatalité singulière, tandis que la plupart des fléaux qui désolent l'humanité, vont sans cesse en s'at-ténuant, et disparaissent peu à peu sous l'influence de la civilisation, le choléra fait au contraire de continuels progrès, multiplie ses ravages, et revêt des formes de plus en plus dangereuses, comme si les forces de destruction, contre lesquelles nous luttons, vaincues sur un point, devaient néces-sairement se reproduire sur un autre.

B. *Choléra sporadique.* Le choléra sporadique se déclare ordinairement après des causes dont l'ac-tion porte sur le canal intestinal, comme les grands excès de table (choléra *a crapula, ab ingluvie*), les écarts brusques de régime, l'usage d'aliments de mauvaise qualité, mal préparés ou avalés avec trop de précipitation, celui des substances indi-gestes, au premier rang desquelles il faut placer les viandes salées ou faisandées, la chair de porc, certains poissons gras ou huileux, les crusta-cées, etc.; tels sont encore, les fruits avant leur maturité, et principalement l'ananas, le melon, et le concombre, l'eau glacée prise en abondance, les poisons irritants, les éméto-cathartiques im-prudemment administrés, etc., etc.

La plupart de ces causes déterminent le cho-léra sur-le-champ, dans toutes les saisons; mais il faut reconnaître, avec tous les observateurs, qu'elles sont favorisées par les fortes chaleurs, lors surtout que ces chaleurs sont interrompues par des nuits froides.

On considère encore comme cause de choléra sporadique ou individuel, l'insolation, la colère, les fortes émotions morales, le tournoiement rapide comme celui qu'imprimaient certaines machines inventées pour servir d'instrument de supplice. Le roulis des vaisseaux agit à peu près de la même manière : mais les cas de choléra dus à ces causes sont fort rares.

Telles sont, d'après l'observation, les causes du choléra sporadique. Quant à ses symptômes, nous allons les faire connaître, en peu de mots, par une observation d'Hippocrate, qui suffit pour en donner une très-juste idée.

« Un Athénien fut atteint de choléra, il vomissait et allait par bas, avec de grandes douleurs ; les vomissements et les déjections alvines ne lui donnaient aucun relâche ; ses yeux étaient ternes et enfoncés ; il avait le hoquet et des mouvements convulsifs, qui parcouraient les intestins jusqu'à l'estomac ; ce qu'il rendait par bas était plus considérable que ce qu'il vomissait ; il prit de l'ellébore, après un bouillon de lentilles, puis un second bouillon, après quoi il vomit ; le lendemain, les évacuations s'arrêtèrent, mais il devint froid par tout le corps, il prit un demi-bain jusqu'à ce qu'il fût entièrement réchauffé ; le lendemain il était bien. » (Hippocrate, *des Épidémies*, liv. v.)

Le pronostic d'une affection pareille doit être, on le pense bien, toujours grave ; la mort peut à chaque moment en terminer le cours, et ce n'est qu'après plusieurs jours, lorsque les évacuations ont tout à fait cessé, qu'il est permis de se rassurer. Les récidives sont presque toujours mortelles. Aussi doit-on dans la convalescence être fort circonspect sur le choix et la quantité des aliments.

Les causes doivent être prises en grande considération, mais, aux indications près qu'elles fournissent, le traitement ne diffère pas de celui dont nous parlerons plus loin.

C. *Choléra autumnal.* Le choléra autumnal ressemble bien, quant aux symptômes, à celui qui vient d'être décrit, mais il en diffère par ses causes. Celles que nous avons énumérées plus haut ont une influence réelle sur sa production, sans être nécessaires, et quand elles agissent, elles n'agissent pas seules, car on le voit s'attaquer aux personnes d'une grande sobriété, et dont le régime est le plus régulier, aussi bien qu'aux autres ; il existe donc pendant ces épidémies une cause inconnue liée probablement à la constitution atmosphérique, et qui a plus ou moins d'action sur tout le monde.

C'est à la reproduction de cette cause que Sydenham attribuait le retour annuel des affections cholériques, retour aussi constant, disait-il, que celui des hirondelles au printemps. Quant à leur nature intime, il ne cherche point à la pénétrer ; c'est pour lui un agent spécifique qui s'engendre au mois d'août : *Haud aliter ac si in aere peculiari mensis hujus lateat reconditum ac peculiare quiddam quod specificam hujus modi alterationem*

soli huic morbo adaptam vel cruori, vel ventriculi fermenta valeat imprimere.

En quoi consiste ce *peculiare quiddam,* on l'ignore entièrement ; ses effets nous sont seuls connus : ce sont des épidémies de courte durée, mais qui ne laissent pas d'avoir quelquefois une grande importance. Sydenham a décrit entre autres celle de 1669 qui fut assez forte. Lazare Rivière, l'historien Mezeray, le Belge Vander Heyden, Sauvages et Lieutaud en ont signalé plusieurs autres dont quelques-unes ont été fort graves.

D. *Choléra asiatique.* Dans l'Inde la plupart des causes que nous avons signalées comme prenant part en Europe à la production du choléra sporadique ou autumnal, existent au plus haut degré. Ainsi une excessive chaleur, un sol toujours imprégné d'eau et de matières organiques, d'où résultent les exhalaisons les plus actives et les plus dangereuses ; un régime insuffisant et malsain ; des habitudes contraires à tous les préceptes de l'hygiène dans un pays où les variations de température sont extrêmes : telles sont les causes qui président au développement des misères qui affligent cette malheureuse partie du globe. Recherchons, maintenant, eu égard au choléra seul, la part d'influence de ces diverses causes ; tâchons de déterminer si c'est à leur ensemble qu'il faut attribuer l'existence de ce fléau, ou à l'une d'elles seulement, ou à quelque autre cause encore inconnue.

La chaleur, l'humidité, et les exhalaisons sont des causes de maladies d'une puissance incontestable. Leur part dans la production du choléra asiatique nous paraît ne pouvoir être révoquée en doute ; mais cette part n'est après tout que secondaire, car elles produisent également les fièvres intermittentes, la dyssenterie, et dans d'autres pays, la fièvre jaune. Il y a donc en dehors d'elles une cause spéciale qui décide l'apparition de choléra.

Le régime presque exclusivement végétal des indigènes est pour beaucoup dans leur tempérament et dans leur aptitude plus grande à être affectés de choléra ; mais ce n'est guère, à notre avis du moins, qu'une cause secondaire, accessoire, de la nature de celles qu'on nomme prédisposantes ; la preuve en est que les Européens, dont le régime est tout différent, ne sont pas exempts de choléra, et succombent dans les grandes épidémies aussi bien que les Indiens eux-mêmes.

Nous accordons une importance bien plus grande aux variations de la température : déjà en Europe on avait signalé leur influence ; souvent l'impression d'un froid vif sur la peau échauffée détermine des accidents cholériformes ; or si l'on veut bien remarquer que nulle part au monde ces variations ne sont aussi fréquentes, aussi brusques, et aussi fortes que dans l'Inde, on accordera volontiers que cette cause doit être considérée comme une des plus puissantes parmi celles que nous avons signalées.

Mais suffit-elle à elle seule, ou réunie aux précédentes pour expliquer le problème de l'existence endémique du choléra dans l'Inde ? Nous ne le pensons pas ; certains faits semblent accuser un principe d'une nature autre que toutes celles qui précèdent : indiquons rapidement ces faits.

Souvent à des distances très-petites, et sous des influences atmosphériques identiques, on voit régner ici le choléra, là des fièvres ou le typhus : ces maladies ne se confondent pas, ne se changent pas l'une dans l'autre ; mais elles ont leur marche, leur durée, leurs victimes distinctes. Il y a donc des causes spéciales qui président à chacune d'elles, et ces causes ne peuvent être celles qui précèdent, car celles-ci sont communes et générales.

Souvent des corps armés, que le choléra décimait, n'ont eu qu'un mouvement de quelques toises à faire, pour s'en débarrasser. La localité proprement dite, la portion de terre que l'on foule, a donc aussi une influence réelle. Rapprochons de ces faits tous ceux qui se rapportent à l'extension progressive des épidémies, et au mouvement de *reptation* qu'elles semblent suivre à la surface du pays. Ce sont des retours et des détours soudains, en vertu desquels tel point, dont l'épidémie était fort éloignée, ou qu'elle avait de beaucoup dépassé, est atteint tout d'un coup, tandis qu'un autre vers lequel elle semblait se porter est tout à fait épargné. Ces phénomènes ne trahissent-ils pas une influence toute terrestre ? Ne dirait-on pas que du sein de la terre elle-même se dégage une vapeur, un principe, qui, à l'aide des autres causes, dissémine à sa manière cette horrible fléau ?

De quelle nature peut être ce principe? nous l'ignorons entièrement. Aucun fait, aucune observation, aucune expérience, ne pourraient appuyer nos conjectures. Qu'on le rattache, si l'on veut, à l'état électrique du globe ; ce n'est qu'une hypothèse, mais une hypothèse, très-probable et très-digne de fixer l'attention des physiciens, qui, dans ces derniers temps, ont fait faire tant de progrès à l'histoire des forces électro-magnétiques. La delicatesse des expériences à tenter, et la profonde habileté que réclame l'emploi des instruments propres à ces expériences, sont un obstacle à ce que chacun puisse s'occuper de pareilles matières ; aussi attendons-nous encore la vérification de ces idées.

En résumé, il nous parait que la cause du choléra asiatique n'est point connue tout entière. Nous connaissons plusieurs circonstances qu'il est permis de considérer comme autant d'éléments de cette cause fort complexe, mais nous ne les connaissons pas tous, et probablement même l'élément le plus important nous échappe.

Il nous resterait maintenant à décrire ce choléra et ses principales épidémies ; nous n'aurions pour cela qu'à extraire quelques pages de *Scott* ou d'*Annesley;* mais nous répéterions à peu près dans les mêmes termes, et avec beaucoup d'ennui pour le lecteur, ce que nous avons déjà dit, ou devons dire tout à l'heure. Ce sont toujours des vomissements, des selles, répétés coup sur coup, des spasmes avec affaiblissement rapide des forces, du pouls, de la chaleur, etc. Quant au traitement, l'opium à haute dose dans le début, plus tard des boissons glacées, des frictions excitantes et des injections alcalines dans les veines, sont les moyens que nous conseillons ; mais bientôt nous allons entrer dans les détails que ce sujet comporte.

E. *Choléra universel*, § 1. Cette épidémie commença en 1817, comme nous l'avons dit, à Jessore ville de la province de Bengale, dans le Delta du Gange à cent milles de Calcutta.

D'après les témoignages d'un grand nombre d'observateurs et entre autres du docteur Annesley, d'un chirurgien français nommé Deville, du docteur Jameson, etc. Il paraît que depuis plusieurs années déjà on avait remarqué de notables anomalies dans le climat de l'Inde ; la chaleur était devenue plus forte, l'ordre habituel des saisons était dérangé, et ce dérangement avait été assez marqué pour effrayer les populations. Que cette cause ne soit pour rien dans l'apparition du fléau, nous n'oserions l'affirmer ; mais nous ferons remarquer que hors de l'Inde, on n'a plus pour expliquer l'épidémie de pareils accidents à invoquer ; à Jessore d'où elle s'étendit partout, ces changements dans la constitution atmosphérique ne furent pas plus prononcés qu'ailleurs ; nous n'attribuons donc à ces phénomènes, considérés comme causes, qu'une puissance secondaire.

Une fois déclaré, le mal fit bientôt, avons-nous dit, des progrès en tous sens, et cette fois comme dans mille autres occasions, on constata que l'humidité, le froid vif après les chaleurs, l'extrême misère et l'encombrement, avaient une influence non douteuse sur son extension ; ainsi dans maintes villes, les quartiers bas et humides, situés le long des rivières, ont été les premiers atteints. Les brouillards, les pluies, les grands rassemblements d'hommes, les privations, comme celles qu'entraîne l'état de guerre, ont favorisé son développement. Cela est très-vrai, mais ce qui est vrai aussi, c'est que les gens aisés, les beaux quartiers, les lieux les mieux aérés n'ont pas toujours été épargnés. Le choléra a visités, de même qu'il a sévi pendant la plus belle saison, et au sein des populations les plus heureuses.

L'insuffisance de toutes ces causes en a fait imaginer bien d'autres dont il est à peine nécessaire de parler aujourd'hui qu'elles sont justement oubliées. Suggérées, pour la plupart, par quelque phénomène purement local, elles se sont évanouies devant l'observation plus générale du fléau, qui, traversant les mers, franchissant les chaines de montagnes, et remontant contre les vents, se jouait pour ainsi dire de chaque hypothèse, et réfutait, par le fait seul de l'universalité de son extension, ce que l'on attribuait ici à l'apparition d'un météore, ailleurs à l'altération des eaux d'une source, plus loin, à l'existence d'animalcules ou d'insectes particuliers signalés dans une localité circonscrite et pendant un temps déterminé.

La contagion, moyen d'explication bien plus commode, a été aussi proposée et adoptée par un grand nombre d'auteurs recommandables. De longues discussions ont eu lieu à ce sujet, discussions que nous ne reproduirons pas ici. Disons seulement en deux mots que s'il est vrai, d'une part, qu'on ne sache comment expliquer les progrès du choléra sans la contagion, il est impossible, de l'autre, de fournir une preuve évidente, une démonstration de ses propriétés contagieuses. Mais laissons là cette question difficile des causes, et occupons-nous des effets.

Ces effets ne se sont pas bornés à l'espèce humaine, car chez les aninaux il a été observé des symptômes non douteux de choléra, soit après soit avant le passage de l'épidémie. Ces épizooties portaient spécialement sur les bêtes à cornes, et sur les animaux de basse cour. Dans l'Inde, en Russie, en Pologne, à Paris, des observateurs dignes de foi ont rapporté des faits de ce genre. Le plus souvent les symptômes consistaient en évacuations considérables accompagnées de froid subit. M. Breschet a même rencontré, dans des poulets, une matière blanche semblable à celle qui se forme chez l'homme. Aussi nous ne doutons pas que ces épizooties ne dépendissent de la cause inconnue qui sévissait en même temps sur l'espèce humaine.

Sur l'homme, les effets de cette cause ont été de deux sortes, constituant tantôt le choléra proprement dit, tantôt la cholérine seulement.

La cholérine est comme un premier degré du mal, une atteinte incomplète. Pour quelques-uns ce fut heureusement tout ce qu'ils eurent à supporter; mais chez beaucoup d'autres elle fut suivie du choléra lui-même.

C'est un état singulier, variable dans sa durée, offrant des redoublements et des exacerbations inattendues, inexplicables, quelquefois fort graves et dont les principaux symptômes sont les suivants : malaise général, avec sentiment de faiblesse, et abattement moral, dérangement de l'estomac et des entrailles, borborygmes, dyspepsie, coliques vagues : de temps à autre selles liquides, tendance à la syncope, pâleur habituelle, hoquets, spasmes divers, amaigrissement, etc. Le changement subi par plusieurs personnes en proie à cet état est incroyable. Chez un bon nombre, il s'en est suivi des névroses opiniâtres, chez d'autres il s'est développé des altérations organiques. D'autres enfin, après avoir long-temps souffert, ont fini par avoir le choléra. La plupart cependant en a été quitte pour les symptômes précédents, auxquels ont peut ajouter des rêvasseries, un sommeil inquiet, une anxiété précordiale habituelle, et une grande disposition à d'abondantes transpirations.

Le choléra épidémique, tel que nous l'avons vu, présente dans son cours une série de phénomènes, que nous rapportons avec la plupart des observateurs, à deux périodes distinctes; l'une, la plus grave, dite période algide ou de cyanose, pendant laquelle toutes les forces de la vie semblent se retirer et s'anéantir successivement; l'autre dite période æstueuse, ou de réaction, période fébrile, pendant laquelle les forces se rétablissent avec une énergie qui a aussi ses dangers. Décrivons l'une et l'autre sous les formes diverses qu'elles sont susceptibles de revêtir.

Première période. Le plus souvent, tout d'un coup, et au milieu de la plus belle santé, quelque-

fois après deux ou trois jours de lassitude, de vertiges, et de malaise, d'autres fois pendant le cours d'une maladie ordinairement chronique, ou après la cholérine, des vomissements accompagnés de crampes se déclarent, et se répètent avec violence, ainsi que les déjections alvines. En même temps il y a chute rapide du pouls, décomposition des traits, face hippocratique, douleur vive à l'épigastre. Les matières rejetées sont d'abord bilieuses ou muqueuses, mais bientôt elles prennent les apparences d'un liquide blanchâtre, séreux, mêlé de grumeaux, et assez semblable à une forte décoction de riz. Des crampes se font sentir dans les membres dont les tendons sont raides, contractés, et les doigts étendus. La soif est des plus vives, et redouble à chaque vomissement; l'anxiété devient peu à peu excessive; des sueurs froides recouvrent la peau; la langue elle-même se refroidit; la voix est presque nulle, et l'excrétion de l'urine cesse.

Si le mal continue, une teinte livide d'abord et ensuite bleuâtre se montre bientôt autour des yeux, aux mains, aux pieds, à la verge, et enfin, sur tout le corps. Quelques malades sont presque noirs; c'est ce qu'on appelle l'état de cyanose, état dû à la difficulté de la circulation, et à la réplétion des capillaires veineux. Les ongles sont livides, noirs comme le reste. La peau des doigts se plisse, partout elle se retire, s'applique sur les os, et l'amaigrissement devient en peu d'heures des plus apparents. Un peu plus tard, la face se gonfle, devient vultueuse, la paupière supérieure recouvre la presque totalité de l'œil; la conjonctive s'injecte, la cornée paraît comme ecchymosée, ou terne et pulvérulente; le froid extérieur augmente, tandis qu'à l'intérieur il existe une chaleur dévorante, dont le malade se plaint autant que de la soif et des crampes. Dans cet état, il garde sa raison, ou du moins, il ne délire pas. Dans l'intervalle des cris que lui arrache la douleur, il est calme; cependant la respiration, qui se faisait à peine, commence à s'embarrasser, et une agonie courte, ordinairement paisible, le mène rapidement à la mort.

Seconde période. Si le malade ne succombe pas de cette manière, on voit bientôt la chaleur se rétablir, et le pouls se relever; une fièvre plus ou moins forte se déclare, l'œil devient brillant, la face s'anime; les évacuations diminuent et changent de caractère; l'urine et la voix reparaissent, et, si la guérison doit avoir lieu, la fièvre elle-même, qui n'est pas absolument constante, se dissipe peu à peu, et la convalescence n'est pas très-longue.

Mais il n'en est pas toujours ainsi; cette seconde période se complique très-fréquemment d'accidents qu'il faut faire connaître.

Très-souvent il arrive que pendant cette réaction fébrile il s'opère, sur quelque organe important, une congestion fâcheuse. Aucune des trois cavités splanchniques n'est exempte de ces accidents, mais la tête et l'abdomen y sont plus disposées que le thorax. Dans le cas de congestion encéphalique, le délire, le coma, les convulsions, dévoilent suffisamment ce qui se passe.

Dans le cas de congestions ou d'inflammations abdominales, la rougeur de la langue, les vomissements bilieux, quelquefois sanguinolents, la douleur abdominale, la chaleur sèche et âcre de la peau, sont les principaux symptômes. Il s'y joint selon l'occasion de la douleur dans l'hypocondre droit, une tension insolite de cette région, et de l'ictère dans les cas d'hépatite. D'autres fois les selles deviennent sanguinolentes, le ténesme et les autres signes d'une dyssenterie aiguë ou chronique s'établissent. Plus rarement, mais quelquefois, les sueurs froides, l'intermittence et la petitesse du pouls, et la mort précédée de syncopes, annoncent la gangrène d'une portion plus ou moins considérable de la membrane muqueuse intestinale; le péritonite aussi peut survenir; enfin, il n'est pour ainsi dire pas de phlegmasie qui n'ait été observée.

Dans la poitrine, ces phlegmasies sont plus rares, mais elles ont une marche plus insidieuse, et il est bien plus facile d'y être trompé. Il faut, pour peu que la fièvre persiste, interroger soigneusement cette cavité. La pleurésie est la complication que nous avons le plus souvent rencontrée.

A la peau on observe aussi plusieurs formes d'éruptions et des congestions diverses : la plus commune est une rougeur erysipélateuse ou scarlatiniforme qui dure trente-six à quarante heures, accompagnée d'une intumescence marquée des tégumens, et se dissipe en entraînant une légère desquamation; d'autres fois ce sont des vésicules miliaires ou des plaques d'urticaire qu'on observe. Ces éruptions n'ont en général rien de fâcheux, et elles cessent avec la fièvre, par un prompt retour à la santé. Les frictions pratiquées pendant la première période en sont quelquefois la cause.

Au lieu de congestions à l'intérieur ou d'éruptions cutanées, on voit dans d'autres occasions la fièvre prendre le type intermittent ou rémittent: ce dernier est un peu plus long à se dissiper que le premier; les fièvres tierces nous ont paru les plus fréquentes.

Les symptômes de la fièvre typhoïde se montrent aussi très-souvent, et cette complication est une des plus graves. On la reconnaît à l'adynamie, aux taches pétéchiales, au météorisme du ventre, et à la diathèse gangréneuse.

Elle existe tantôt seule, tantôt accompagnée de l'une des précédentes, de congestion cérébrale ou d'inflammation gastro-intestinale, quelquefois de toutes deux, cas toujours funeste et qui malheureusement n'a pas été rare.

Telles sont les principales formes de choléra. Il en est une multitude d'autres moins importantes, sur lesquelles il nous semble inutile d'insister. Disons seulement que les symptômes que nous avons décrits sont loin de se présenter toujours dans le même ordre. Ils sont susceptibles de toutes les combinaisons imaginables, et aucun d'eux, à la rigueur, n'est absolument constant et nécessaire. Les évacuations elles-mêmes peuvent manquer, car on a vu le pouls disparaître, les crampes

avoir lieu, et la mort survenir sans qu'il y ait eu un seul vomissement.

Progression; marche épidémique. Considérée sous le rapport de sa marche, l'épidémie dernière doit être étudiée sous deux points de vue :

1° Dans son extension à la surface d'une localité déterminée;

2° Dans sa progression d'un point à un autre.

1° Dans une localité donnée, voici ce qui s'est passé le plus ordinairement :

Quelque temps avant le choléra proprement dit, la cholérine se faisait sentir, et les affections diarrhéiques devenaient plus communes; puis le bruit se répandait que tel ou tel, de la classe du peuple, adonné à l'ivrognerie, était mort en peu d'heures avec tous les symptômes du choléra. Un calme de quelques jours succédait à cette rumeur; on commençait même à croire que l'on s'était trompé, lorsque tout d'un coup deux, trois, ou un plus grand nombre de personnes, étaient atteintes du choléra. Le plus souvent ces personnes étaient de la classe la plus pauvre et vivaient au sein des circonstances défavorables dont nous avons parlé. Ces premiers malades morts, on apprenait que, sur différents points, une multitude d'autres étaient pris des mêmes symptômes. Plus de doute alors sur la réalité de l'épidémie; en peu de jours elle avait envahi les divers quartiers de la ville. Qu'on eût ou qu'on n'eût pas pris de précaution contre ce fléau, il ne s'étendait pas moins vite. Là où l'on a cru devoir multiplier les quarantaines, les cordons, les lazarets, il a fait les mêmes ravages que dans les villes comme Paris, où on l'avait abandonné à toute sa liberté.

Une fois bien déclarée, l'épidémie durait plus ou moins, selon le chiffre de la population; dans les campagnes, et dans les villes du troisième ordre, sa durée était à peu près de six semaines à deux mois. A Paris elle s'est prolongée bien davantage, presque pendant une année entière. Mais quel que soit le temps pendant lequel elle sévissait on a remarqué presque partout qu'après avoir fait d'abord de rapides progrès et avoir atteint son summum d'intensité, elle offrait une rémission, puis une recrudescence marquée, qui était enfin suivie d'un déclin réel. Presque partout pendant les premiers temps, la mortalité a été excessive; vers la fin elle diminuait au contraire beaucoup, et les cas en apparence les plus graves ont eu souvent à cette époque une terminaison heureuse; puis, on n'en voyait plus, et l'épidémie était terminée, sur ce point, pendant qu'ailleurs, un peu plus loin, elle recommençait avec les mêmes caractères.

2° Dans sa progression à travers l'Europe, l'épidémie a suivi des lois qui ne sont pas encore bien connues. Disons seulement ce qui nous a paru ressortir des faits les plus positifs, et les plus fréquemment répétés.

En général, la progression du fléau a eu lieu du nord-est au sud-ouest de l'Europe. Le long des routes, des rivières, des canaux, dans le sens des grandes voies de communication.

Partout il a été évident qu'il devançait l'heure présumée de son arrivée, pour apparaître tout d'un coup dans les grandes villes dont il semblait que l'atmosphère l'attirât plus particulièrement ; c'est ce qu'on a vu à Moscou, à Varsovie, à Berlin, et surtout à Paris.

De ces populeuses cités qui constituaient pour lui comme autant de stations où son énergie augmentait, il reprenait sa route en diverses directions, toujours en s'avançant peu à peu et pour ainsi dire par étapes. C'est ainsi que de Varsovie il suivit le cours de la haute et de la basse Vistule, et prit la grande route de Berlin par Posen. C'est ainsi que de Paris il s'est avancé dans les campagnes par toutes les grandes routes qui en partent.

§ 2. *Traitement.* Considérée dans son ensemble, la thérapeutique du choléra épidémique comporte trois points principaux qui consistent à combattre, autant qu'il est en nous, les causes de ce fléau, dans le but d'atténuer, sinon d'empêcher entièrement ses ravages ; à se procurer à l'avance les ressources qui dans le cas d'épidémie pourraient devenir nécessaires ; à employer de la manière la plus efficace les agents thérapeutiques dont nous disposons.

La cause spécifique du choléra nous étant tout à fait inconnue, il nous est impossible de la combattre d'une manière rationnelle. De son côté, l'empirisme n'a rien à lui opposer ; sous ce point de vue donc l'art est complétement impuissant.

Quant aux autres causes dont nous avons annoncé l'influence, il est certain qu'on peut en combattre plusieurs avec efficacité. Tout ce qui touche à l'amélioration du sort des basses classes a une action, que l'on ne conteste pas aujourd'hui, contre les épidémies en général, et contre celle du choléra en particulier.

Prévenue de l'importance de ce sujet, l'autorité ne saurait mettre trop de soins dans la surveillance d'une multitude de détails qui sont particulièrement de son ressort, tels que l'état des denrées qui alimentent la classe pauvre, celui des rues, des cours, et même des appartements.

Cette surveillance est praticable, et jusqu'à un certain point facile ; mais ce qu'il faudrait pouvoir obtenir au besoin, ce serait la dispersion de la population des quartiers encombrés, de ces quartiers comme il y en a dans toutes les vieilles capitales, à rues étroites, privées d'air et de soleil, où l'on jette sur le pavé des immondices de toutes sortes, et dont les habitants fort nombreux s'abandonnent, au retour d'un travail pénible, à l'ivrognerie et à la crapule. On peut prédire à coup sûr, que remédier à ces habitudes et à ces dispositions fâcheuses, soit en éclairant les classes ignorantes, soit autrement, c'est fermer la porte à une multitude de maux dont la violence, quand ils se sont développés, n'a plus de bornes.

Nous ne pouvons pas en dire autant des cordons, des lazarets, des quarantaines, et autres mesures du même genre adoptées dans la crainte de la contagion. Nulle part elles n'ont réussi à arrêter le fléau ; contagieux ou non, il a franchi toutes ces barrières, et n'a aucunement ralenti sa marche. Dans quelques endroits même elles ont semblé lui donner une énergie nouvelle ; ainsi à

Dantzig où l'on avait épuisé les combinaisons de ce genre, on eut 1,010 morts sur 1,387 malades, mortalité qui n'a été nulle part aussi forte.

Au reste nous ne confondons point avec les quarantaines instituées dans le but d'empêcher une contagion plus que douteuse, les moyens adoptés pour prévenir l'encombrement dont les pernicieuses conséquences sont incontestables. La dispersion des masses armées ou non, est une sage précaution que nous n'hésitons pas à conseiller. Nous dirons un mot aussi sur le danger des excès de précautions, et sur les inconvénients de quelques mesures conseillées par la peur. Nous avons vu bon nombre de personnes, parmi les femmes surtout, qui dans la crainte du choléra changèrent à peu près complétement de régime, se mirent à l'usage immodéré des infusions aromatiques, se couvrirent outre mesure, et s'infectèrent de camphre, de chlore, etc., etc. ; il en résulta, chez plusieurs, des accidents fâcheux qui ne cessaient que par le retour aux anciennes habitudes et par l'abandon des moyens dont elles abusaient.

Quant au traitement médical proprement dit, voici celui que nous croyons devoir préférer, et recommander :

1° Avant les symptômes caractéristiques, pendant les prodromes, il sera bon de combattre la diarrhée, et de couper court aux accidents quels qu'ils soient, par la diète, un régime plus sain, et au besoin par un emploi énergique des antiphlogistiques et de l'opium. S'il en est temps encore, on empêchera de cette manière le flux intestinal, et la maladie pourra avorter.

Nous conseillons donc les quarts de lavement émollient, avec addition dans chaque de quinze à vingt gouttes de laudanum de Sydenham ; on les répétera de deux heures en deux heures, à moins que les évacuations ne cessent tout à fait. En même temps, le malade boira une forte décoction d'eau de riz gommée et laudanisée, il sera mis à une diète absolue, et si le pouls n'a pas déjà perdu de sa force, on pratiquera une saignée, ou l'on appliquera vingt à trente sangsues au siége. On fera faire des frictions avec des liniments irritants, et le malade sera enveloppé de couvertures chaudes sur lesquelles on passera le fer, surtout le long de la colonne vertébrale.

La première période déclarée, nous avouons ne point connaître de médicaments assez puissants pour en arrêter le cours ; les suivants sont ceux qui nous ont paru avoir le plus d'influence sur les principaux symptômes.

Les boissons froides, quelques tranches de citron ou d'orange, les fragments de glace, calment mieux la soif que toute autre espèce de boissons, et l'estomac les supporte mieux ; nous les préférons aux diverses infusions toniques, excitantes, et aromatiques, telles que l'eau de camomille, de menthe poivrée, le sirop de punch, qui ont été données à tant de malades, sans succès évidents, que cependant nous ne proscrivons pas absolument ; plus efficace nous paraît être l'infusion théiforme de fleur de sureau, avec addition d'une once d'acétate d'ammoniaque par pinte. L'application de la glace sur la région de l'épigastre a été recommandée et beaucoup employée sous nos yeux, sans que nous soyons parvenu à lui reconnaître des effets bien marqués contre le vomissement. Les vésicatoires sur l'abdomen nous ont paru plus efficaces, et nous n'hésitons pas à en recommander la prompte application; les sinapismes posés à la fois aux pieds et aux mains agissent de la même manière, et secondent bien l'emploi des autres moyens.

A l'intérieur nous avons vu administrer et nous avons administré nous-mêmes, quelquefois avec succès, des pilules composées d'un grain de nitrate de bismuth et d'un quart de grain d'extrait de belladone. Ces pilules données de demi-heure en demi-heure, calment le vomissement, et une partie des douleurs occasionnées par les crampes.

M. Biett et quelques autres praticiens ont aussi vu d'heureux résultats suivre l'administration du charbon, sous forme de bols ou de pilules, à la dose d'un demi-gros d'heure en heure.

Enfin il est un moyen que nous conseillons aussi d'expérimenter, sur la foi des médecins d'Edimbourg: ce sont les injections salines; si les résultats annoncés par ces médecins sont exempts d'exagération, aucune médication n'aurait eu plus de succès que celle-là.

Dans la seconde période, la principale indication est de remédier aux dangers des congestions qui peuvent s'opérer. Les antiphlogistiques sont à cet égard les moyens que nous mettons en première ligne; ainsi les saignées, les sangsues, et les dérivatifs cutanés devront être employés toutes les fois qu'il y aura imminence et commencement de congestion céphalique, thoracique ou abdominale. Dans le cas d'une éruption cutanée confluente, accompagnée, d'une très-forte fièvre, une saignée du bras réussira pareillement très-bien. Les bains tièdes ont aussi de bons effets. Le quinquina sera administré si la fièvre revient par accès périodiques. Au reste ce ne sont pas là les plus grandes difficultés qu'offre le traitement de cette seconde période. Les cas véritablement difficiles sont ceux où une maladie chronique, névralgique ou inflammatoire, succède aux symptômes aigus. La diète un long laps de temps, les eaux minérales des Pyrénées ou de Vichy, l'usage de l'eau de Seltz, ont rendu la santé à quelques malades; mais chez le plus grand nombre ces affections consécutives ont été le germe de lésions organiques ou fonctionnelles auxquelles l'art n'a pu remédier.

Un cas des plus graves est celui où l'état typhoïde vient compliquer la période de réaction. Il n'est malheureusement pas rare, et il s'en faut que tous les praticiens soient d'accord sur la meilleure marche à suivre. Les lotions chlorurées, l'emploi des antiphlogistiques dans le début, plus tard celui des toniques et en particulier du quinquina, enfin les purgatifs salins employés dans le but de régulariser les évacuations alvines, constituent le traitement que nous couseillons.

DALMAS,

Professeur agrégé à la faculté de médecine de Paris, Médecin des hôpitaux.

CHORÉE (path.), s. f., danse de Saint-With ou de Saint-Guy, à cause des pèlerinages qu'on allait faire, en Allemagne, à une chapelle dédiée à ce saint, dans l'espoir d'obtenir la guérison de cette maladie. Parmi les affections nerveuses convulsives, la moins effrayante, mais aussi la plus singulière, la plus bizarre est la chorée; qu'elle occupe tous les muscles du corps ou seulement les membres, la tête, le visage, elle se manifeste par des mouvements insolites qui provoqueraient tout d'abord le rire, si l'on ne les savait être dignes de commisération. Les sujets en proie à cette maladie exécutent, sans la participation de leur volonté, ou plutôt malgré leur volonté même, mille gestes, mille contorsions, mille grimaces, dont la singularité, les apparences comiques frappent les yeux les moins exercés. Lorsque la chorée est générale, tous les mouvements des bras, des jambes, de la tête, du tronc, sont désordonnés, et le malade, qui conserve son intelligence et sa volonté, contemple tristement, sans pouvoir les réprimer, l'indépendance et l'anarchie de son système nerveux et musculaire. Le désordre des mouvements peut être poussé à un tel point que l'impossibilité d'en régulariser aucun contraigne le choréique à garder le lit, et même à s'y faire attacher, parce qu'il est mu et déplacé malgré lui-même. Le plus souvent la danse de Saint-With est partielle, n'occupant qu'une moitié du corps, ou bien un bras, une jambe, la tête. Les parties congénères offrent alors un frappant contraste, tandis que les unes reposent ou se meuvent avec régularité, les autres s'agitent continuellement, sans but et sans ordre. Cependant il est rare que les parties convulsées n'obéissent pas encore, quoique imparfaitement, à l'empire de la volonté. Cette lutte entre l'influence volontaire et automatique est très-appréciable quand des choréiques veulent boire avec le bras convulsé; le verre, mu par saccades, se rapproche et s'éloigne tour à tour de la bouche, jusqu'à ce qu'enfin il soit pressé par les lèvres ou serré par les dents. De même quand ils veulent avancer avec la jambe malade, leur progression est capricieuse, accélérée, arrêtée, déviée par des mouvements en avant, en arrière et sur les côtés; d'où le nom de chorée ou de danse donné à cette singulière affection. Du reste, il est peu de personnes qui, en y réfléchissant, ne se rappellent avoir éprouvé des mouvements automatiques qui font très-bien concevoir l'état maladif que nous décrivons, notamment après des compressions, de fausses positions des bras ou des jambes. Les convulsions des muscles de la face qui, suivant l'expression qu'elles lui donnent en tiraillant la bouche, les yeux, le nez, portent divers noms (spasme cynique, rire sardonique, etc.) se rattachent à la même modification nerveuse maladive que la chorée.

L'absence de fièvre, de délire, d'assoupissement, de perte de connaissance, de contracture permanente des muscles convulsés, distinguent la chorée des convulsions fébriles, des accès d'épilepsie et d'hystérie, des crampes et des affections tétaniques. L'agitation brusque, capricieuse, qu'elle détermine dans les parties affectées, ne permet pas non plus de la confondre avec le simple tremblement nerveux qu'on observe quelquefois chez les vieillards, les artisans qui manient des préparations de plomb ou de mercure, après des émotions, des excès vénériens ou de liqueurs alcooliques.

Quelque distinctes que soient par l'analyse les fonctions importantes du système nerveux, il est rare qu'une partie de sès attributions soit dérangée, l'autre restant parfaitement intacte. Aussi les choréiques n'ont-ils pas seulement les mouvements anormaux; leurs facultés mentales et sensitives participent souvent aux lésions de la mobilité. Communément, le caractère change et l'intelligence subit de sensibles variations qui peuvent aller jusqu'à la folie.

Les autopsies cadavériques n'ont réellement rien appris de satisfaisant touchant la lésion ou modification cérébro-spinale, à laquelle doit correspondre la chorée. Ou l'on n'a rien trouvé, ou l'on a noté des altérations diverses auxquelles il n'était pas logique de rattacher les mêmes effets, et qui ne pouvaient être regardées que comme de simples coïncidences. On ne sera pas surpris de cette stérilité de l'anatomie pathologique, si l'on considère combien doit être insaisissable la modification nerveuse à laquelle correspondent le repos ou l'activité musculaire. Pense-t-on qu'il y ait une différence bien sensible dans l'état matériel du cerveau et de la moelle épinière avant, pendant et après l'incitation aux mouvements transmise par les nerfs et effectuée par les muscles? Cette partie de la physique du système nerveux, comme celle qui a trait aux fonctions sensitives et intellectuelles, appelle encore bien des découvertes!

La danse de Saint-Guy, qui n'est pas une maladie ordinaire, atteint de préférence les femmes, et elle est plus commune chez les deux sexes de six à quinze ans. Il est infiniment rare de l'observer chez de plus jeunes enfants et dans la vieillesse. Sa fréquence diminue à mesure qu'on avance de la puberté vers le dernier âge. On l'a vue régner épidémiquement, particulièrement en Allemagne. Ordinairement relative au mode d'action de sa cause, l'invasion de la chorée est lente ou brusque. Sa marche est tantôt continue, tantôt rémittente ou intermittente, à périodes anomales ou régulières.

Quoique, dans les circonstances les plus heureuses, la chorée se termine en quelques jours, elle ne doit pas néanmoins être classée parmi les maladies aiguës. Sa durée, abrégée par les secours de l'art, est ordinairement de plusieurs semaines. Elle peut se prolonger des mois, des années : guérie, elle est sujette aux récidives. La guérison est plus facile à obtenir quand la maladie est récente, de même sur les enfants et dans la jeunesse, chez les femmes que chez les hommes. La chorée, opiniâtre dans l'enfance, se dissipe assez souvent à la révolution de la puberté. Compliquée avec d'autres maladies convulsives, ou quelques désordres dans le moral, elle est d'une cure extrêmement difficile.

Plusieurs causes occasionnelles ont été assignées à la danse de Saint-With. Les surprises, les frayeurs, éprouvées surtout en bas âge, figurent en première ligne. Mais il est probable que, indépendamment des vices d'éducation, la disposition à s'effrayer, qui nous frappe chez des enfants et nous étonne chez des adultes, est déjà un indice de la modification nerveuse spéciale qui préexiste et prédispose à la chorée. Quoi qu'il en soit, il ne paraît point douteux que des frayeurs subites n'aient occasionné la chorée comme l'épilepsie; et n'est-ce pas une observation vulgaire que la peur fait trembler? Viennent ensuite d'autres émotions, telles que la colère, la jalousie, les alarmes de la pudeur, l'annonce d'un bonheur ou d'un malheur prochains; enfin, toutes les impressions qui émeuvent fortement et soudainement. Il est peu de personnes nerveuses, impressionnables qui n'aient acquis l'expérience personnelle de la secousse que les émotions puissantes impriment au système nerveux, et qui se trahit autant par des mouvements musculaires automatiques que par le trouble de la circulation, de la respiration et des facultés morales. Déterminée par cet ordre de causes, dont l'action est vive et rapide, la chorée peut se produire d'une manière intense en très-peu de temps. Les influences physiques, comme l'onanisme et tous les abus vénériens, les excès de stimulants, la suppression de quelque évacuation ou de quelque éruption habituelles, les vers intestinaux, les accès d'épilepsie ou d'hystérie, quand ils en deviennent la cause occasionnelle, développent la chorée plus lentement. On a présumé que la danse de Saint-Guy pouvait aussi se contracter par imitation, et qu'il était imprudent de laisser cohabiter des enfants sains avec cette espèce de malades. Aux époques de superstition et d'ignorance, les choréiques passaient pour être ensorcelés, possédés du démon; on les croyait victimes de sortiléges et de maléfices.

Tracer les caractères principaux de la chorée, exposer sa marche et son pronostic, signaler ses causes, étaient choses sinon aisées, au moins de parfaite convenance; mais en est-il de même du traitement? Désireux de ne pas nuire en voulant conseiller le bien, nous nous sentons ici dominé par une circonspection extrême, l'expérience des hommes de l'art étant nécessaire pour régler en tout point ce qu'il convient de faire contre la chorée. Cependant, pour ne point laisser une lacune trop sensible, nous exposerons quelques règles d'hygiène utilement applicables dans la généralité des cas, et nous effleurerons la thérapeutique.

On recherchera d'abord la cause morale ou physique de la chorée (émotions, onanisme, vers intestinaux, etc.), et si l'on parvient à la découvrir, on éloignera le plus possible de pareilles influences. On considérera ensuite la constitution du sujet, qui est une autre base non moins fondamentale du traitement; car elle recélait la prédisposition avant que les circonstances accidentelles l'eussent rendue manifeste. Mais voyons d'abord ce qui convient au plus grand nombre de choréiques. Nous avons dit que chez ces malades les muscles des parties lésées obéissaient à deux ordres d'impulsions, les unes automatiques, maladives; les autres normales, émanées de la volonté. Eh bien! il faut faire en sorte que les contractions volontaires prennent le dessus, et le premier moyen pour cela, c'est l'exercice régulièrement commandé des muscles qui s'agitent en désordre. Toutes les fois qu'elle est possible, la gymnastique générale ou partielle nous semble devoir être conseillée. Si la danse de Saint-With occupe les bras, on recommandera de préférence les occupations manuelles un peu rudes; quand ce sont les jambes, la promenade, la course, la danse; à tous la natation dans l'eau fraîche et courante, comme un excellent moyen. Lorsque les mouvements convulsifs siégent au visage, il serait bien peut-être, selon le conseil d'un médecin très-judicieux, de s'exercer de temps en temps à les réprimer par l'influence volontaire, en s'observant devant un miroir. Nous avons connu des personnes qui ne pouvaient pas soutenir, avec continuité, au-delà de quelques minutes, le sourire de la bienveillance, sans être saisies de mouvements convulsifs des lèvres, surtout si elles étaient émues. Alors elles étaient obligées de prendre la parole d'un air sérieux ou réfléchi, pour faire cesser ces contractions labiales désordonnées qui les auraient bientôt rendues confuses. Nous pensons conséquemment que la déclamation, la lecture bien accentuée, l'observation de sa mimique, sont très-propres à corriger le spasme cynique et les convulsions des paupières et des yeux. Mais, dira-t-on, la recommandation de cette gymnastique générale ou partielle heurte de front le principe sage et trivial de donner du repos aux organes malades. Ce principe, dont nous admirons généralement la justesse et l'efficacité, nous semblerait recevoir ici une application nuisible, par des raisons qu'il est inutile de développer. Nous dirons seulement que si parfois l'exercice musculaire commandé était suivi de trop d'excitation et d'un désordre plus considérable dans les mouvements, il faudrait le suspendre, pour recommencer plus tard, et faire prendre quelques bains tièdes.

Après les exercices viennent d'autres règles d'hygiène; mais il devient ici nécessaire de spécialiser davantage, car les mêmes ne seraient pas à la convenance de tous. Cependant nous ne poursuivrons pas une à une toutes les variétés de leurs tempéraments, et nous n'établirons que deux catégories de choréiques : ceux qui sont faibles, pâles, maigres et secs, ou replets, à fibres molles, et ceux qui ont de la force et de la fraîcheur. Les premiers seront soumis à un régime restaurant, aidé de boissons amères et ferrugineuses; d'un air pur, sec et chaud; de frictions sèches sur tout le corps, et notamment le long de l'épine dorsale; de quelques bains chauds ou frais, simples ou aromatiques; d'une gymnastique persévérante et mesurée. Les sujets robustes, vigoureux, n'importe leur âge, n'ont pas besoin d'un régime succulent; les végétaux, les fruits, les boissons douces et aqueuses, en composeront une partie essentielle. Les bains tièdes seront avantageux. S'il existait quelque hémorrhagie ou quelque autre évacuation habituelle,

il ne faudrait point se hâter de les supprimer. Disons maintenant quelques mots de ce qu'il est utile de ne point faire ou d'éviter. Les spiritueux, le café, le thé, les épices, les stimulants en général, sont nuisibles. L'onanisme et tous les excès vénériens sont pernicieux. Les vives émotions sont il ne se peut pas plus contraires. Il est certaines impressions auxquelles il faut soustraire avec soin les choréiques, qui y sont malheureusement trop exposés; c'est la moquerie, le ridicule : non-seulement leur amour-propre en souffre, et ils en sont aigris, attristés; mais encore, voulant s'observer davantage, la crainte et l'émotion ajoutent au désordre de leurs mouvements. D'ailleurs, comme nous l'avons signalé, ces malades ont souvent la sensibilité exaltée et les facultés intellectuelles moins solides, conditions maladives qui commandent des attentions et des ménagements à leur moral.

Il a été proposé une foule de moyens curatifs contre la chorée; la plupart ont réellement obtenu des succès, aucun ne convient dans tous les cas, c'est l'à-propos qui fait leur mérite. Nous ne relaterons que les principaux. Parmi les toniques, le quinquina et les préparations de fer ont rendu des services incontestés; la valériane, l'assa-fœtida, ont été plus particulièrement choisies dans la classe des stimulants anti-spasmodiques et vermifuges; les purgatifs ont évidemment réussi dans plusieurs cas; des guérisons ont été obtenues en agissant vivement par divers moyens le long de la colonne vertébrale. Dupuytren, auquel nous avons vu employer avec succès les bains froids par surprise, professait qu'aucune chorée ne leur résistait. Les bains sulfureux ont été, dans ces derniers temps, très-heureusement expérimentés contre cette maladie, par M. Beaudeloque, et, après lui, par plusieurs médecins distingués qui en ont constaté l'efficacité. L'électricité compte aussi des guérisons, etc. Le médecin seul est capable de discerner l'indication de ces divers moyens, dont le faux emploi aurait des conséquences fâcheuses.

A. LAGASQUIE,
Docteur en Médecine, membre de la
Commission d'Égypte.

CHORION (anat.), s. m., du grec *chorione*, de *choréine* contenir. C'est la partie la plus épaisse de la peau, et celle qui la constitue presque en entier, on lui donne aussi le nom de derme. (V. *Peau.*) Le *chorion* est aussi une des membranes du fœtus, et celle qui est la plus extérieure; elle sert d'enveloppe à l'œuf humain. (V. *Œuf.*)　J. B.

CHOROIDE (anat.), s. f., du grec *chorione* chorion, et de *éidos* forme, en forme de chorion. On a donné ce nom à une membrane qui est placée à l'intérieur de l'œil, entre la rétine et la sclérotique, et qui est colorée en noir à la partie interne. (Voyez les mots *Œil, Vision.*)　J. B.

CHOROIDIEN (anat.), adj. Se dit de plusieurs vaisseaux qui se distribuent dans la toile *choroïdienne*, formée dans le cerveau par la membrane arachnoïde. L'enduit *choroïdien* est la substance noire qui tapisse dans l'œil la face interne de la choroïde.　J. B.

chou (*bot.*), s. m. (*Brassica*). Ce genre de la famille des Crucifères renferme cinq espèces qui donnent des produits à l'économie domestique ou à l'industrie: l'une d'elles est le navet, dont il sera question dans un article spécial; les trois autres sont les turneps, les colzas et les navettes, qui sont cultivés comme fourrage ou pour l'extraction de l'huile contenue dans leurs graines. Il ne sera question ici que du chou ordinaire.

Le chou proprement dit (*Brassica oleracea*) parait être du petit nombre des plantes cultivées qui soient originaires d'Europe, et c'est peut-être à cette circonstance que l'on doit attribuer le nombre infini de variétés que l'on a obtenues par une culture qui se perd dans la nuit des siècles. A l'état sauvage, les feuilles du chou ne sauraient servir d'aliment, elles sont dures, coriaces et âcres; mais par la culture on est arrivé à corriger ces vices en forçant les feuilles à se recouvrir mutuellement, de manière à ce que les plus intérieures devinssent tendres et aqueuses, protégées qu'elles étaient contre l'action de la lumière, qui dans les plantes est le grand agent de la lignification. Aussi dans toutes les variétés que les jardiniers cherchent à obtenir, n'ont-ils d'autre but que de rendre cet étiolement plus complet, afin de communiquer à la feuille un goût plus délicat. Les variétés principales sont :

1º LE CHOU CAVALIER (*B. oleracea acephala*). C'est celle de toutes qui s'écarte le moins du type primitif, du chou sauvage qui existe encore sur les falaises de la Normandie et sur les côtes de l'Angleterre; ses feuilles sont éparses, étalées, non réunies en tête; on comprend d'après cela que leur tissu doit être dur, coriace; c'est aussi de toutes les variétés la moins délicate, et celle dont doit toujours s'abstenir un estomac délicat.

2º LE CHOU CLOQUÉ ou *chou de Milan*. (*B. oleracea bullata*). Dans cette variété, les feuilles sont réunies à leur base, puis étalées; mais leur parenchyme est soulevé par des cloches nombreuses et semble comme soufflé. Cela indique une plus grande finesse de tissu. Ce chou est préférable au précédent. Les gourmands recherchent surtout une sous-variété, c'est le chou de Bruxelles, ou chou à jets (*Br. gemmifera*). Dans celle-ci il se développe le long de la tige de petites têtes avortées, dont les feuilles, très-serrées les unes contre les autres, sont fort délicates.

3º LE CHOU CABU ou *chou pommé*. (*B. oleracea capitata*) est le plus productif, le plus employé, et celui qui remplit le mieux les indications dont nous avons parlé, l'étiolement des feuilles intérieures. Elles sont en effet toutes appliquées l'une sur l'autre, de manière à former une tête (*caput*), d'où le nom de chou *cabu* en français, et de *cappucio* en italien; ce chou est le véritable chou de ménage, celui qui entre le plus souvent dans la marmite du pauvre; pris modérément, ce légume est sain, surtout si l'on a soin de ne choisir que les deux tiers internes de la tête. C'est avec cette variété que les Allemands composent cet aliment qui révolta si longtemps notre susceptibilité, je veux dire la choucroute (*sauer-kraut*). Elle se prépare en coupant les choux en petites lanières étroites que l'on dispose par couches dans un tonneau en mettant du sel et des aromates. On presse le mélange, et il s'opère une espèce de fermentation qui modifie le goût du chou. En devient-il plus lourd? plus indigeste? je ne le crois pas; j'ajouterai même que je suis persuadé du contraire, et qu'on ne pourrait digérer une quantité de chou égale à celle du *sauer-kraut*. La raison en est bien simple. Ce qui rend le chou un aliment lourd et indigeste pour les estomacs paresseux, c'est qu'il contient une quantité très-notable d'azote; c'est donc un végétal animalisé pour ainsi dire, plus nutritif, mais aussi plus indigeste. Or, pendant la fermentation dont nous avons parlé, il est certain que l'azote disparait. Quoi qu'il en soit, c'est aux estomacs vigoureux seulement que nous permettrons l'usage des choux et de la choucroute, de quelque manière qu'ils soient apprêtés.

4º LE CHOU-RAVE (*B. oleracea caulorapa*). Cette race se distingue très-facilement, parce que la tige se renfle au-dessus du collet, et près de l'origine des feuilles en une espèce de tête arrondie et charnue; cette tête est la partie qui sert de nourriture à l'homme, les feuilles restent proportionnellement plus maigres que dans les autres variétés. On mange peu de chou-rave en France, c'est plutôt un aliment usité dans les pays du Nord, où cette tige renflée reste tendre, tandis que dans les pays tempérés elle tend à se lignifier. On prépare cet aliment comme les navets auxquels il ressemble pour le goût.

CHOU-FLEUR (*B. oleracea botrytis*). Cette race, dit M. Decandolle, se distingue par une organisation très-singulière. Les pédoncules de ses grappes, au lieu d'être écartés et disposés en panicule pyramidale comme dans tous les autres choux, sont rapprochés dès leur base et forment une espèce de corymbe assez régulier; à ce caractère est joint un second qui peut-être en est la conséquence, c'est que ces pédoncules, probablement gênés les uns contre les autres avant la floraison, se déforment, se soudent ensemble, deviennent charnus, et la plupart d'entre eux ne portent que des rudiments de fleurs avortées; on cueille ces pédoncules charnus avant le développement des fleurs. Ainsi, tandis que dans toutes les autres races, c'est la feuille ou la tige qui sert d'aliment, ce sont ici les pédoncules floraux qui remplissent cet usage. De toutes les variétés du chou, celle-ci est la plus délicate, parce que c'est celle où l'étiolement est le plus complet; mais sa qualité diminue en allant du nord vers le sud.

On désigne aussi sous le nom de *chou marin* le *Crambe maritima*, plante qui vient sur les bords de la mer et que l'on cultive comme le chou en Angleterre. M. Vilmorin a fait des efforts pour l'introduire en France, mais son usage n'est pas encore généralement répandu.

MARTINS.

CHOU-FLEUR. V. *Chou*.

CHROMATE (*chim.*), s. m. Nom donné à un sel fourni par l'acide chromique et une base. Les chromates ne sont pas usités en médecine; le chromate de plomb a été quelquefois employé par les confiseurs pour colorier les sucreries, mais c'est une substance qui peut présenter des dangers, et que l'on reconnaît à sa couleur qui est d'un jaune brillant, et plus sûrement encore par les réactifs. (V. *Bonbons.*)   J. B.

CHROME (*chim.*), s. m. Métal découvert en 1797 par Vauquelin, chimiste français; son nom lui vient du mot grec *chrôma* couleur, parce que la plupart de ses composés sont colorés; combiné avec l'oxygène, il forme deux oxydes et un acide, l'*acide chromique*. Un papier humecté avec une dissolution contenant un seizième de chromate de potasse brûle comme de l'amadou, et M. Jacobson a proposé de former avec ce papier de petits cylindres qui pourraient servir de moxas; on peut remplacer la dissolution de chromate par du sous-acétate de plomb. Les différentes préparations de chrome sont extraites d'un minérai formé d'oxyde de fer et de chrome, qu'on rencontre aux États-Unis, et en France dans le département du Var. Un médecin, dont les expériences n'ont pas été répétées, dit avoir employé avec succès, dans les cas de scrofules et de cancer utérin, le bichromate de potasse.   J. B.

CHUTE (*path.*), s. f. Les chutes présentent des dangers plus ou moins graves, suivant une foule de circonstances qu'il n'est pas toujours facile d'apprécier; ainsi l'on voit quelquefois des chutes faites d'un endroit très-élevé, ne donner lieu qu'à des accidents légers, tandis qu'une chute faite seulement de la hauteur d'un individu peut avoir les conséquences les plus funestes. Cependant, et toutes choses égales d'ailleurs, il est constant qu'une chute présente d'autant plus de dangers qu'elle est faite d'un lieu plus élevé, et que la résistance des corps sur lesquels on tombe est plus forte. Les chutes sur les corps mous, sur des matelas, des oreillers, des lits de plume, du foin, ne sont pas exemptes de dangers, et les accidents qu'elles déterminent le plus ordinairement sont la commotion cérébrale et les luxations; les fractures sont assez rares dans ces cas, et il y a presque constamment absence de lésion et de plaies extérieures. Les chutes dans un liquide, dans l'eau, par exemple, sont aussi, quelquefois, suivies d'accidents; ainsi, lorsqu'elles ont lieu sur le ventre, et d'un endroit élevé, elles peuvent déterminer des ecchymoses, des hernies, et même des péritonites produites par la pression considérable que supportent les viscères du bas ventre; ces chutes sur le ventre s'observent souvent lorsque, se livrant au plaisir de la natation, on se précipite la tête la première d'une certaine hauteur.

Les chutes sont beaucoup plus graves lorsque l'on est renversé par un corps mu avec une assez grande vitesse; une partie de cette vitesse est alors communiquée à la personne renversée, et elle est projetée sur le sol avec une force qui suffit quelquefois pour déterminer la fracture des os du crâne, ou des os principaux et les plus résistants de l'économie. Les accidents qui peuvent être la suite des chutes sont, comme on peut le supposer, très-variés : ainsi, depuis la simple contusion qui

est le résultat d'une chute faite de sa hauteur, jusqu'aux déchirements du foie et à l'écrasement du cerveau produits par la commotion violente d'une chute d'un lieu très-élevé, on a toute la série des plaies contuses, des luxations, des fractures des déchirures musculaires, et des organes intérieurs, dont il faut chercher la description aux articles où sont traités chacun de ces cas. Il est cependant important de donner ici les principales règles qu'il convient de suivre dans les chutes qui ne sont pas suivies de désordres très-graves.

Lorsqu'une chute a été forte, elle est accompagnée ordinairement d'un sentiment d'étonnement et de stupeur qui dure encore quelques instants après l'accident; pendant la chute elle-même on a eu la perception de bluettes lumineuses, c'est même ce qui a accrédité ce mot si répandu parmi le peuple : *une chute à voir trente-six chandelles.* Ces phénomènes sont le résultat de l'ébranlement du cerveau; portée plus loin, la chute détermine la perte de connaissance pendant quelques instants, et souvent pendant un temps plus prolongé: cette perte de connaissance est produite, ainsi que les autres phénomènes déjà indiqués, par la commotion du cerveau. Quelquefois il y a fracture du crâne et épanchement sanguin entre les membranes; cependant la perte de connaissance n'entraîne pas tous ces accidents comme suite nécessaire, elle indique seulement que la commotion cérébrale a été vive, qu'il y a probablement contusion du cerveau, et que l'on doit avoir l'œil ouvert aux suites d'un semblable accident, afin de combattre les symptômes fâcheux aussitôt leur manifestation, et même les prévenir, en suivant les indications que présentera l'état du malade.

Les soins à donner après une chute consistent à mettre la personne dans un état de repos sur un siége ou sur un lit, à lui faire respirer du vinaigre, des sels, ou une eau spiritueuse, si elle a perdu connaissance et si elle a été profondément impressionnée; à lui faire boire quelques cuillerées à café d'eau de fleurs d'oranger dans un demi-verre d'eau, ou seulement un peu d'eau froide si l'on ne peut se procurer autre chose; on devra également, comme dans le cas d'asphyxie, débarrasser la personne de tous les liens qui pourraient gêner la circulation, tels que corsets, cordons, jarretières, bretelles, etc. Si ces moyens ne suffisaient pas pour rétablir les fonctions, on pourrait employer quelques frictions avec une eau spiritueuse ou même de l'eau-de-vie sur la région du cœur, des aspersions froides sur le visage, et enfin une partie des moyens déjà indiqués au mot *asphyxie.* La saignée et les autres opérations chirurgicales ne doivent être employées que par le médecin, lorsque le pouls s'est relevé et que le malade a repris connaissance; il est même nécessaire, à moins d'urgente nécessité, de ne pratiquer la saignée que quelques heures après l'accident, et lorsque la stupeur, résultat de la commotion, est presque complétement dissipée. Les autres soins que nécessitera l'état du blessé seront laissés à l'appréciation du médecin.

Dans les chutes avec simple contusion, le repos, des compresses trempées dans de l'eau froide et renouvelées souvent sur le lieu contusionné, immédiatement après l'accident ; plus tard des cataplasmes et des sangsues, s'il se manifeste une douleur vive et de l'inflammation : tels sont les moyens à employer lorsque aucune complication ne se joint à cet état.

Chez les enfants les chutes sont fréquentes, mais heureusement peu graves : leur peu de hauteur, la mollesse de leurs os et de leurs mouvements empêchent que le choc ne soit trop fort, et les os étant plus élastiques que dans l'âge adulte, les fractures et les luxations sont aussi plus rares ; ils ploient plutôt que de se déplacer ou de se rompre. Cependant cette mollesse des os, surtout pour ceux du crâne et de la poitrine, permet que les organes qu'ils doivent protéger soient plus facilement meurtris ; aussi est-il important de surveiller avec une active attention les enfants qui ont fait une chute sur la tête, afin d'être en mesure de parer aux accidents qui pourraient se manifester vers le cerveau ou ses membranes, par suite de sa contusion ou de son ébranlement : ainsi la perte de l'appétit, la cessation des jeux, un état de tristesse, une douleur, ou même de la pesanteur vers la tête, ce que l'on reconnaît à l'abandon avec lequel l'enfant laisse tomber sa tête sur l'une ou l'autre épaule, sont autant de signes qui chacun doivent éveiller la sollicitude des parents et les engager à avoir recours promptement au médecin, s'ils veulent prévenir des accidents, qui souvent sont de la dernière gravité. Nous défendrons ici l'emploi de ces pièces de monnaies que l'on applique quelquefois immédiatement après une chute sur la bosse formée par le sang épanché, soit au front, soit à toute autre partie de la tête : le danger n'est point dans une légère ecchymose qui est sans importance, mais dans la lésion des parties qui sont situées au-dessous ; et la compression que l'on exerce avec un corps dur, enfermé dans une compresse, ne peut qu'accroître les accidents, sans jamais être d'aucune utilité. Les compresses trempées dans l'eau froide seule, et renouvelées fréquemment, sont encore ce qu'il est le plus avantageux d'employer, surtout dans les vingt-quatre premières heures après l'accident.

Le peu de danger qui souvent accompagne les chutes que font les enfants explique en partie pourquoi celles que font les personnes ivres sont si rarement graves. L'état d'abandon et de résolution dans lequel est le système musculaire de ces dernières, fait qu'elles n'opposent, comme les enfants, aucune résistance à la cause qui tend à les renverser, et qu'elles évitent ainsi des contractions violentes, qui, si elles ne préviennent pas la chute, ne font que la rendre plus forte en accélérant le mouvement. On verra aussi au mot *saut* pourquoi les sauteurs peuvent impunément franchir de grands espaces, sauter de lieux très-élevés sans éprouver de ces commotions si vives qui ébranlent le cerveau lorsque l'on fait seulement une chute sur le siège ou sur les genoux ; ces causes tiennent à des effets mécaniques qui se passent dans la charpente de notre corps, comme ils se passeraient dans l'arrangement d'une machine dont on aurait calculé la multiplicité et la mobilité des pièces pour éviter les contrecoups et les secousses. La multiplicité des articulations des pieds, le mouvement du corps qui s'abaisse et se ploie lorsque l'on saute d'un lieu élevé de quelques pieds, et qui ainsi épuise la force d'impulsion qu'il a acquise par sa vitesse, peuvent faire comprendre comment se passent ces phénomènes ; on s'en convaincra même facilement en sautant seulement de quelques pouces de hauteur, alternativement sur la pointe des pieds ou sur le talon, et l'on verra que la commotion, qui est nulle dans le premier cas, devient presque insupportable dans le second : le moins grand nombre d'articulations qui existent entre la tête et le calcanéum rend facilement compte de ce résultat ; car le mouvement se transmet avec plus de facilité au moyen de ces articulations inflexibles et arc-boutées. (V. *Saut.*)

J. P. BEAUDE.

CHUTE de l'*anus* ou du *rectum*, chute de l'*uterus* ou de la matrice. (V. ces mots.)

CHYLE (*physiol.*), s. m., du grec *chylos*, suc. C'est un suc blanc, laiteux, formé par l'altération du chyme, par la bile et le suc pancréatique pendant la digestion. Ce liquide, qui sert à la nutrition, est porté dans la circulation par le canal thorachique qui s'ouvre dans la veine sous-clavière. (V. *Digestion.*)   J. B.

CHYLIFÈRE (*anat.*), adj. On désigne par ce mot les vaisseaux lymphatiques qui ont pour fonction d'absorber le chyle dans les intestins et de le verser dans le canal thoracique.   J. B.

CHYLIFICATION (*physiol.*), s. f. Temps de la digestion pendant lequel le chyme est converti en chyle. (V. *Digestion.*)

CHYME (*physiol.*), s. m. On donne ce nom à la masse demi-altérée et en forme de bouillie que présentent les aliments après quelques heures de séjour dans l'estomac et les premiers intestins ; cette pâte ou bouillie est aigre, visqueuse, grise, âcre ; modifiée par la bile et le suc du pancréas, elle fournit le chyle. (V. *Digestion.*)   J. B.

CHYMIFICATION (*physiol.*), s. f. Action de la conversion des aliments en chyme ; premier degré de la digestion. (V. *Digestion.*)

CIBOULE (*bot.*), s. f. Nom vulgaire de l'ail fistuleux, *allium fistulosum.* (V. *Ail.*)

CIBOULETTE (*bot.*), s. f. Nom donné à la civette, *allium schœnoprasum.* (V. *Ail.*)

CICATRICE (*anat. path.*), s. f. On appelle ainsi le tissu nouveau qui se forme à la suite des plaies et des blessures qui guérissent ; ce tissu, que M. Delpech a aussi nommé *inodulaire*, est résistant, fibreux, d'un blanc mat ; il persiste toute la vie : une de ses propriétés essentielles est de tendre constamment à se *rétracter*, même longtemps après sa formation ; de là le peu d'étendue de la cicatrice, proportionnellement à la largeur de la plaie ; cet avantage est malheureusement com-

pensé par les nombreux inconvénients et les di-
formités, suites fréquentes de cette rétraction.

La cicatrice en effet tiraille et rapproche en se
contractant les tissus auxquels elle s'attache. Il
est facile de concevoir qu'il en résultera des déplacements gênants et difformes des parties voisines;
c'est ainsi qu'on a observé des cas où les paupières étaient renversées, où les doigts et l'avant-
bras même étaient fléchis sans qu'on pût les étendre, ces parties étant retenues par des brides cica-
tricielles. On a vu aussi le menton réuni à la poitrine; mais c'est surtout aux ouvertures naturelles,
au nez, à la bouche, au vagin et à l'anus, que les
accidents sont plus graves; ces orifices peuvent
être rétrécis et oblitérés même: d'autres fois, deux
parties voisines, comme deux doigts, par exemple,
se trouvant rapprochées, se cicatrisent ensemble,
et se trouvent réunies. Toutes les plaies avec perte
de substance peuvent donner lieu à ces rétractions et à ces adhérences; mais on les observe le
plus fréquemment à la suite de brûlures un peu
profondes, et chez les enfants. Il est donc une recommandation très-importante que nous devons
faire aux parents, c'est de ne pas négliger les
brûlures si fréquentes dans le jeune âge, surtout
si elles ont leur siége vers les jointures et aux
ouvertures naturelles; ils épargneront à leurs enfants des difformités auxquelles on ne peut remédier que par des opérations douloureuses et souvent incertaines; il faudra appeler de bonne
heure un médecin instruit pour veiller à la marche de la cicatrisation, la rendre régulière en
cautérisant légèrement, avec la pierre infernale,
les bourgeons charnus qui sont trop développés,
et s'opposer enfin aux adhérences et aux déplacements par des appareils convenables. On ne peut
prescrire rien de spécial à cet égard; en général
on doit, au moyen de bandages et d'attelles,
exagérer l'extension du membre, si la cicatrice
avait de la tendance à produire la flexion, et vice
versa; on préviendra les adhérences non naturelles
en plaçant de la charpie ou un linge fin enduit de
cérat entre les parties voisines qui se touchent;
les orifices naturels seront dilatés au moyen de
mèches de charpie et d'éponges préparées, et l'on
ne doit pas craindre une trop grande dilatation:
quoi qu'on fasse, il y aura presque inévitablement
un rétrécissement.

On peut corriger les difformités qui résultent
d'une cicatrice au moyen de diverses opérations
chirurgicales; tantôt on enlève entièrement la cicatrice, et on rapproche la peau dans un sens opposé à celui qui a causé la difformité, et de manière à obtenir la réunion immédiate; tantôt on
ne pratique que des incisions ou de simples exci-
sions partielles; on s'oppose à un nouveau déplacement au moyen de bandages, ou mieux avec des
machines orthopédiques. Au moyen du bistouri
on détruit de même les adhérences, et on rétablit
les ouvertures naturelles oblitérées ou rétrécies;
de la charpie ou d'autres moyens dilatateurs s'opposent à de nouvelles réunions et à toutes récidives. On peut remédier au renversement de la
paupière en dehors ou en dedans par suite du
tiraillement exercé par une cicatrice, en produi-

sant une petite plaie du côté opposé au renversement; la nouvelle cicatrice qui se formera corri-
gera la difformité en tirant la paupière et faisant
équilibre à l'action de la première cicatrice.

On a remarqué que les blessures profondes,
telles que celles produites par les armes à feu,
étaient suivies de cicatrices qui pouvaient devenir
très-douloureuses, surtout quand le temps devait
changer et quand un orage se préparait : on soulage ordinairement ces douleurs par quelques douches d'eau de Baréges, ou par des frictions avec
le baume tranquille.

La surface des cicatrices est presque toujours
sèche et dépourvue de poils; elle présente des aspects variables suivant la nature de la plaie et de
la maladie qui la précède. Chacun connaît les petites cicatrices que produisent les pustules de la
petite vérole et de la vaccine. Les ulcères qui
surviennent au cou des personnes scrofuleuses
laissent des traces indélébiles, remarquables par
leur irrégularité et la saillie de la peau; les cicatrices des ulcères syphilitiques sont d'un blanc
éclatant et déprimées. Toutes sont sujettes à devenir le siége de nouvelles ulcérations; on doit
donc en général, et lorsqu'elles ont une certaine
étendue, les préserver du contact des corps étrangers au moyen de compresses, et, en particulier,
de calottes en cuir bouilli pour celles de la tête.

Plusieurs cicatrices, surtout lorsqu'elles sont
adhérentes aux os, sont des motifs d'exemption
du service militaire. (V. Plaies.)

J. P. BEAUDE.

CICATRICULE (*path.*), s. f. Petite cicatrice.

CICATRISANT (*thérap.*), adj. On croyait autrefois
qu'il y avait des baumes, des topiques qui avaient
pour vertu spéciale de cicatriser les plaies; aujourd'hui ces idées sont complètement abandonnées, et les cicatrisants doivent varier avec les
circonstances qui accompagnent les diverses natures de lésion. (V. Pansement, Cicatrice.)   J. B.

CIDRE et **POIRÉ** (*hyg.*), s. m. On a donné le nom
de cidre de pommes et de poiré à une liqueur fermentée, préparée avec le jus du fruit du pommier ou du poirier, liqueur qui se fabrique en
très-grande quantité dans plusieurs de nos départements.

La fabrication du cidre et du poiré est ancienne, elle doit sa naissance à l'impossibilité
qu'il y a dans certains climats de planter et de
faire fructifier la vigne, dont le fruit, lorsqu'il est
mûr, fournit la meilleure des boissons fermentées.
Si l'on remonte aux auteurs anciens, on voit que
l'on a préparé avec les fruits sucrés une foule de
boissons auxquelles on donnait le nom de vin,
ajoutant à ce mot générique le nom du fruit qui
l'avait fourni. Ainsi il est parlé dans Dioscorides
(*Traité des plantes*) des vins de pommes, de coings,
de poires, de grenades, de dattes, de figues sèches.
Les Latins connaissaient le cidre et le poiré, ils
les désignaient sous le nom de *vinum pirorum,
vinum malorum aut pomorum.*

Les Romains, à l'exemple des Grecs, faisaient
usage de cette boisson. Pline l'a placée au rang des

vins artificiels dont les Occidentaux faisaient usage, de même que les Orientaux usaient du vin de dattes.

Palladius, dans son *Traité de l'agriculture romaine*, dit que le vin de pommes se faisait en Italie chaque année dans le mois d'octobre.

On a dit que la préparation du cidre a été importée en France par les Maures de la Biscaye, qui en avaient conservé l'usage en venant d'Afrique; d'autres auteurs établissent que ce sont les Dieppois, ces anciens navigateurs, qui apportèrent de la Navarre et de la Biscaye les meilleures variétés des arbres qui fournissent les fruits qui donnent le cidre. L'époque précise de cette importation est inconnue; on sait cependant qu'au sixième siècle le poiré (*Piracium*) était connu, et que Radegonde, reine de France, en faisait usage. La préparation du cidre et du poiré s'est ensuite répandue en Normandie et dans quelques autres provinces de la France; de là elle a passé en Angleterre, en Allemagne, en Amérique et en Russie. Cette fabrication s'est aussi étendue en France, et elle a passé dans le département des Ardennes, dans quelques parties de la Bourgogne. Des relevés statistiques, publiés par un de nos collègues et amis, M. Girardin, professeur de chimie industrielle à Rouen, il résulte que les quantités de cidre et de poiré fabriquées dans les cinq départements formant l'ancienne Normandie s'élèvent aux chiffres suivants:

Seine-Inférieure. Cidre 1,621,921 hect. Poiré   «
Calvados. . . . .   id.   901,251   id.   id.   118,449 hect.
Eure. . . . . . .   id.   364,295   id.   id.   92,378   id.
Manche . . . . .   id.   562,678   id.   id.   281,552   id.
Orne. . . . . . .   id.   472,554   id.   id.   575,666   id.

Toutes ces quantités de cidre et de poiré ne sont pas prises comme boisson; mais une partie est convertie en eau-de-vie à vingt ou vingt-deux degrés. La quantité de cidre et de poiré *brûlée* dans ces cinq départements a été évaluée à 396,570 hectolitres.

La préparation du cidre varie dans chaque localité; nous n'entrerons pas dans cette description qui est entièrement du ressort des arts économiques.

On conserve le cidre pour les usages alimentaires, ou bien on le distille pour en retirer de l'eau-de-vie. Brandes a établi que le cidre de première qualité contient 9,87 d'alcool pur, que le cidre de qualité inférieure n'en contient que 5,21 p. 100, que le poiré en contient 7,26. M. Girardin, qui a fait des essais sur les poirés, n'est pas d'accord avec ce chimiste, car il a trouvé que du poiré provenant des fruits du poirier saugier contenait de 8 à 8,66 d'alcool pur.

Le cidre de poirés se fait par les mêmes procédés que ceux indiqués pour la préparation du pomé.

Le cidre n'est pas toujours préparé dans nos départements avec le soin que sa préparation exige: il en est pour ce liquide comme pour la préparation du vin, exécutée souvent par des gens qui préparent ce liquide, en mettant dans un même fouloir des raisins trop mûrs, ayant subi un commencement d'altération, avec des raisins non mûrs et avec des raisins arrivés à maturité, ce qui les conduit à avoir une boisson de mauvaise qualité et qui a peu de valeur.

On doit donc recommander aux personnes qui préparent du cidre, de rejeter les pommes pourries ou celles qui ont perdu leur matière sucrée, et qui donnent au cidre un mauvais goût, en outre qui est porté à passer à la fermentation acide, en raison d'un levain apporté dans ce liquide par les pommes gâtées.

Il est encore convenable: 1o de séparer des fruits avec lesquels on veut faire de bon cidre, ceux qui sont tombés au pied des arbres par suite de la piqûre des insectes; ces fruits peuvent, étant traités à part, donner un cidre qu'on doit boire le plus tôt possible;

2o De ne pas employer à la préparation du cidre des eaux de mare qui tiendraient des substances végétales ou végéto-animales en dissolution. Ces eaux de mare apportent dans le cidre des matières étrangères qui le rendent difficile à clarifier et qui lui donnent une tendance à fermenter.

M. Girardin dit aussi qu'il faut, dans une bonne fabrication, mélanger les fruits des diverses espèces de manière à neutraliser l'acerbe d'une espèce par la matière sucrée d'une autre, en assortissant ces espèces de façon qu'elles arrivent en même temps à leur point de maturité.

Le choix des fûts dans lesquels on doit introduire le cidre est encore d'une grande importance; il faut que ces fûts aient été bien emménagés après leurs vidanges, de façon à ce qu'ils n'aient point contracté de mauvais goût, et particulièrement celui de moisi. Quelques fabricants font brûler dans leurs pièces une mèche soufrée avant d'y introduire le cidre.

On ne doit point conserver le cidre dans des vases métalliques; Haxham cite en effet l'histoire d'une épidémie de colique métallique qui se déclara en Angleterre dans la province de Devonshire, et qui était due à la conservation du cidre dans des vases qui étaient doublés et cerclés en plomb. M. le docteur Auzou nous a fait connaître que des essais faits dans le but de conserver du cidre dans du zinc avaient donné lieu à l'altération du métal qui s'était dissous et percé, et que le cidre avait donné des coliques à ceux qui en avaient fait usage.

Le cidre est une boisson légère, diurétique, fort agréable lorsque la fermentation s'est arrêtée au point convenable. Le cidre doux, celui qui n'a pas fermenté, donne souvent lieu à quelques coliques et à des purgations comme le font les liqueurs sucrées non fermentées.

CIDRE DE CORMES, CORMÉ. Ce nom a été donné à une boisson que l'on fait avec les fruits du cormier, *sorbus aucuparia*.

Pour préparer cette boisson, on choisit les fruits lorsqu'ils sont mûrs, ce que l'on reconnaît à la couleur brune de leurs pepins, on a soin de rejeter les cormes qui sont molles et dont le degré de maturité est dépassé; les fruits étant arrivés à cet état fournissent un jus peu sucré et d'une saveur désagréable.

Pour préparer le cormé, on concasse les fruits,

on en remplit à moitié un tonneau, on finit de remplir ce tonneau avec de l'eau, bientôt il s'excite dans le mélange un mouvement de fermentation ; lorsque ce mouvement se ralentit, on soutire le liquide dans une autre pièce.

On fait encore de la boisson avec les fruits qui restent dans le tonneau où ils ont fermenté, en y ajoutant de l'eau que l'on renouvelle par petites portions au fur et à mesure qu'on en tire journellement pour l'usage. Le cidre de cormes a une couleur fauve, il est acerbe et légèrement sucré, il ne se conserve pas longtemps.

Le cidre, le *poiré*, le *cormé*, mis dans des bouteilles, sont susceptibles, lorsqu'ils n'ont pas subi une entière fermentation, de devenir mousseux au bout de quelque temps de séjour.

On prépare aussi du cidre avec les fruits secs : on met ces fruits dans un baril et en contact avec l'eau qui se charge des parties solubles ; cette solution, qui est susceptible d'entrer en fermentation, est mise dans des bouteilles, et souvent vendue à Paris sous le nom de cidre : c'est ordinairement ce cidre qu'on sert sur les tables de restaurants à bon marché.

Depuis quelques années on fabrique dans Paris un cidre factice, dans lequel il n'entre rien de la pomme. Ce produit, que nous avons été à même d'examiner, s'obtient de la manière suivante ; on prend :

Sucre dit *Vergeoise*.	3 livres	12 onces.
Vinaigre de bonne qualité.	»	18 onces.
Fleur de sureau.	»	2 gros.

On fait successivement trois infusions avec la fleur de sureau et deux livres d'eau bouillante chaque fois ; la première infusion doit durer un quart d'heure, la deuxième dix minutes, la troisième huit minutes. On ajoute aux infusions le sucre, le vinaigre, et trente pintes d'eau ; on laisse en contact pendant vingt-quatre ou trente-six heures, on filtre et on introduit dans des cruches de grès bien solides, bouchées et ficelées ; on porte à la cave. Au bout de douze à quinze jours, la fermentation est établie dans ce liquide, et on obtient un liquide mousseux qui est le cidre factice.

D'autres formules ont été données pour la préparation de cette boisson, mais elles ne varient que dans les doses de sucre et de vinaigre employé. On peut éviter de faire des infusions avec la fleur de sureau, en mettant le tout ensemble, laissant en contact pendant trente-six heures, filtrant et introduisant dans les bouteilles.

On peut substituer à la fleur de sureau de la fleur de tilleul et des plantes aromatiques, selon le goût de la personne qui veut faire usage de la boisson.

A. CHEVALLIER,
Professeur à l'École de Pharmacie,
Membre du Conseil de salubrité.

CIGUË (*bot.*), s. f. On comprend sous ce nom, dans le langage vulgaire, plusieurs plantes de la famille des Ombellifères, toutes vénéneuses, toutes indigènes en France, et qui appartiennent à plusieurs genres botaniques distincts. Grande ciguë, ciguë ordinaire, ciguë des anciens, de So-

crate, ciguë tachetée : tels sont les noms divers qu'on a donnés au *Conium maculatum*. La petite ciguë, ou ciguë de jardins, est l'*Aethusa cynapium ;* la ciguë vireuse correspond à la *Cicuta virosa ;* et enfin la ciguë aquatique au *Phellandrium aquaticum.* Passons successivement en revue ces végétaux si essentiels à connaître, à cause des nombreux empoisonnements auxquels ils ont donné lieu.

La GRANDE CIGUË (*Conium maculatum*) se trouve dans toute l'Europe et particulièrement dans le midi ; elle se plait dans les décombres, le long des murs, des haies, dans les terres qui ont été remuées. En Grèce, elle est très-commune, *copiosissima inter Athenas et Megaram*, dit Sibthorp, dans sa *Flore du Péloponèse.* Cette circonstance est importante pour l'éclaircissement d'un fait historique célèbre, savoir la mort de Socrate. Beaucoup de savants ont pensé que le poison qu'il but par ordre de ses juges n'était pas préparé avec la grande ciguë ; mais l'existence de cette plante autour d'Athènes, l'absence de toutes les autres espèces de ciguë dans les mêmes localités, prouve de la manière la plus positive que c'est elle qui servit à préparer le breuvage fatal ; ce qui vient corroborer cette opinion, c'est que la plante est beaucoup plus vénéneuse dans les contrés méridionales que dans les autres ; ainsi J. Colebrook avait remarqué que l'extrait de ciguë préparé en Angleterre, est presque sans action ; M. Steven assure que dans la Crimée cette plante est si peu redoutable que les paysans la mangent ; tandis que dans le midi de la France elle est, d'après M. Larroutard, plus active que dans le nord ; et douée d'une vertu beaucoup plus énergique en Portugal qu'en Autriche. On reconnaîtra la grande ciguë aux caractères suivants. Sa racine est blanche, fusiforme, pivotante, bisannuelle ; sa tige haute de trois à six pieds, cylindrique, un peu striée et *marquée de taches couleur lie de vin ;* ses feuilles sont alternes, tripinnées, très-grandes, profondément dentées ; le pétiole qui est amplexicaule offre les mêmes taches que la tige. Les fleurs sont blanches, leur involucelle formé *de trois folioles soudés à leur base,* et le fruit relevé de côtes qui, vues à la loupe, paraissent *crénelées.* A ces caractères on ne saurait méconnaître cette plante dont l'odeur herbacée, vireuse et désagréable lorsqu'on la froisse entre les doigts, semble annoncer les propriétés dangereuses. Celles-ci résident surtout dans les parties vertes, la tige et les feuilles ; car certains oiseaux mangent les graines sans danger, mais pour l'homme et les animaux la ciguë est un poison violent dont l'ingestion donne lieu à tous les accidents qui accompagnent celle des poisons narcotiques ; l'émétique, puis les acides végétaux étendus, tels que le jus de citron, le vinaigre, sont les meilleurs moyens qu'on puisse lui opposer. Les empoisonnements par la grande ciguë sont rares, parce que l'odorat, cette sentinelle du goût, est averti de ses dangers par l'odeur repoussante qu'elle exhale. Antoine Stoerck introduisit cette plante dans la thérapeutique vers l'an 1760 ; il fit des expériences d'abord sur des animaux, puis sur lui-même, et l'employa ensuite dans presque toutes les maladies, avec des succès variés. Encore aujourd'hui on fait un usage fréquent de la poudre et de l'extrait de ciguë, surtout dans les cas de squirrhe des mamelles, de l'utérus, et de cancer commençant de ces organes. Sans doute les cas dans lesquels cette substance a échoué sont nombreux, mais il en est quelques-uns qui paraissent s'être améliorés sous son influence; dans les engorgements glandulaires du sein, on met des emplâtres de ciguë sur la partie affectée, et en même temps on donne l'extrait à l'intérieur en commençant par deux grains par jour. Dans les névralgies, Chaussier et Duméril en ont obtenu de bons effets, et Fothergill l'avait préconisé comme un spécifique contre la coqueluche.

La PETITE CIGUE (*Aethusa cynapium*) est une plante moins dangereuse en elle-même que la précédente, et qui cependant a causé bien plus souvent des accidents, parce qu'elle peut donner lieu à des erreurs que les caractères si tranchés de la grande ciguë rendent tout à fait impossibles. Le lecteur en jugera lui-même. D'abord cette plante vient dans les jardins, le long des haies, dans les terrains bien cultivés, au milieu des légumes; ensuite elle offre avec le persil une ressemblance telle, que des gens inattentifs ne sauraient les distinguer. Cette plante se reconnait aux caractères suivants : sa racine est allongée, blanche, fusiforme; sa tige droite, rameuse, cylindrique, légèrement striée, rougeâtre dans le bas et couverte d'une poussière analogue à celle qu'on observe sur les prunes de monsieur, c'est-à-dire qu'elle est *glauque*; ses feuilles sont tripinnées, à folioles aigus et cunéiformes, luisantes et d'un vert foncé; l'involucre manque; les involucelles se composent de cinq folioles dont deux sont fort petites, tandis que les trois autres, très-longues, sont déjetées en dehors et se dépassent l'ombellule. Les fleurs sont blanches, le fruit globuleux et relevé de cinq côtés. D'après cette description, on voit combien cette plante offre de ressemblance avec le persil commun; en effet, la racine, les feuilles, la disposition des fleurs, les fruits, la hauteur de la tige, tout est semblable entre ces deux plantes, et comme pour rendre la méprise plus facile, elles croissent le plus souvent pêle-mêle; aussi, pour faire ressortir leurs différences, les présentons-nous ici sous forme de tableau:

PERSIL.	PETITE CIGUE.
(*Apium petroselinum.*)	(*Aethusa cynapium.*)
Racine souvent assez grosse avec un goût légèrement aromatique.	Racine grêle sans odeur.
Feuilles d'un *vert jaunâtre* exhalant une odeur agréable et pénétrante, lorsqu'on les froisse entre les doigts.	Feuilles d'un *vert noir* exhalant une odeur d'herbe, lorsqu'on les froisse.
Tige cannelée, d'un vert analogue à celui des feuilles.	Tige cylindrique, striée, glauque, marquée de taches rouges inférieurement.

Involucre général de six, huit folioles.	Point d'involucre général.
Involucelle régulier.	Involucelle irrégulier formé de cinq folioles, dont deux très-petites et trois très-longues déjetées en dehors et en bas.
Fleurs jaunâtres.	Fleurs blanches.
Fruits ovoïdes, presque lisses.	Fruits globuleux, marqués de côtes saillantes.

Plusieurs de ces caractères ne sont qu'à l'usage des botanistes, et cependant les jardiniers et les cuisiniers savent très-bien distinguer la petite ciguë du persil; ils se servent de deux caractères dont le choix est en rapport avec leurs occupations habituelles. Le cultivateur ne se trompe jamais à cause du vert bien différent des feuilles, la ménagère à cause de leur odeur si opposée.

La ciguë des jardins est un poison violent : M. Orfila vit mourir en une heure un chien robuste auquel il avait fait avaler sept onces de suc de cette plante; le grand Haller fut incommodé toute une nuit pour avoir mangé de cette plante. Dans les *Archives de médecine* (janvier 1830), on donne l'extrait d'un travail de M. le docteur Salé, de Fontevrault, dans lequel il rapporte l'exemple de deux personnes qui moururent après avoir mangé ce végétal en salade; la première fut prise, une heure après le repas, de vertiges, de nausées, d'un état comateux, de sueur froide, d'un refroidissement général suivi de mort; l'autre, ayant avalé un vomitif, rejeta le poison, mais elle mourut néanmoins au bout de quelques semaines. Nicat a vu expirer un enfant sous ses yeux; il eut d'abord des crampes d'estomac, puis de l'engourdissement, des nausées, des vertiges, des vomissements abondants; la face devint bleue, les extrémités froides, le pouls très-lent et très-faible, et enfin, il succomba. Les vomitifs, les acides végétaux sont indiqués ici comme dans le cas précédent.

CIGUE VIREUSE (*Cicuta virosa*, Linnée; *Cicutaria aquatica*, Lamarck). Cette plante croît sur les bords des mares et des ruisseaux : sa racine blanchâtre et charnue est remplie d'un suc laiteux; la tige est creuse, glabre, striée, cylindrique, rameuse, haute de deux à trois pieds; ses feuilles tripinnées, leurs folioles dentées en scie; les ombelles sont portées sur dix, quinze rayons presque égaux, et l'involucre est formé d'une seule foliole; les fleurs sont petites et blanches. Wepfer donne l'observation d'un enfant de six ans qui mourut au milieu de convulsions horribles, une demi-heure après avoir mangé une racine de ciguë vireuse qu'il avait prise pour un panais; et dernièrement encore (16 septembre), le journal *Le Temps* rapportait que, dans les environs de Bayonne, une famille de cinq personnes, le père, la mère, deux enfants, dont l'un de huit ans, l'autre de onze mois, et un garçon de ferme de dix-huit ans, étant affectés de la gale, eurent l'idée de se frotter avec les feuilles de la plante qui, dans le pays, se nomme céleri sauvage; le garçon de ferme et le plus jeune des deux enfants sont morts dans les plus atroces douleurs ; les trois autres personnes n'ont été sauvées que grâce à la promptitude des secours qui leur ont été administrés par un médecin de Bayonne.

Heureusement la ciguë vireuse est peu commune en France ; elle se trouve le plus souvent au milieu des mares, et rien en elle ne saurait tenter l'appétit ni occasionner une méprise; aussi a-t-elle rarement donné lieu à des empoisonnements.

La CIGUE AQUATIQUE (*Phellandrium aquaticum*). Cette plante est beaucoup plus commune que la précédente, elle habite les mêmes localités. Sa tige, qui est noueuse, striée, cylindrique et rameuse, s'élève à quatre ou six pieds. Les nœuds inférieurs sont garnis de racines adventives. Les feuilles très-grandes sont pinnées et chacune des folioles est pinnatifide. Les fleurs ont une couleur blanche, elles sont dépourvues d'involucre, mais munies d'involucelles. Linnée avait pensé que les accidents qui surviennent chez le bétail qui broute ce végétal dépendaient de la larve d'un insecte, le *Curculio paraplecticus*, ou charançon paraplectique qui se nourrit de la moelle du phellandre aquatique; mais ni Gmelin, ni Bulliard, ni Degeer n'ont pu retrouver cet insecte; les accidents de paralysie doivent donc être attribués à la plante elle-même, non à l'insecte problématique dont parle Linnée. Les médecins allemands, le vénérable Hufeland à leur tête, regardent les graines du *Phellandrium* comme le meilleur remède connu contre la phthisie ; ils les donnent en poudre à la dose de six, huit grains, répétés plusieurs fois dans la journée. M. Serres suit la même pratique à l'hôpital de la Pitié.

Les quatre plantes ombellifères que nous venons de passer en revue sont, comme on l'a vu, de redoutables poisons : il est intéressant de remarquer que la même famille renferme des végétaux alimentaires, tels que la carotte, le céleri, le persil, le cerfeuil; et d'autres qui sont aromatiques, comme le fenouil, la coriandre, l'anis, le cumin, etc.   MARTINS.

CILS (*anat.*), s. m. pl. Ce sont de petits poils longs et raides qui bordent les paupières. Les cils, qui varient de couleur et de longueur suivant les individus, ont pour fonction d'empêcher l'introduction dans l'œil des insectes et des corps légers qui volent dans l'air. Les physiologistes leur attribuent, ainsi qu'aux sourcils, la faculté de diminuer l'intensité d'une lumière trop vive, et de la rendre ainsi inoffensive pour les yeux. Les cils sont sujets à toutes les autres maladies du système pileux, et on les voit quelquefois tomber, ainsi que les sourcils, dans certaines maladies où leurs bulbes sont affectées. (V. *Vision*, *Pileux* (système).   J. B.

CILIAIRES (*anat.*), adj., qui a rapport aux cils. Se dit du bord des paupières où sont implantés les cils. On a nommé *corps ciliaire* un anneau qui entoure le cristallin en forme de couronne; il y a un ligament ciliaire, des *procès ciliaires*, des artères, des veines et des nerfs *ciliaires*. Toutes ces dernières parties sont contenues dans l'intérieur de l'œil. (V. *OEil, Vision.*)   J. B.

CIMOLÉE (terre). (*mat. méd.*) On désigne sous ce nom la boue que forment les couteliers par l'usure des meules en repassant les instruments de fer. Cette boue est un mélange de grès et d'oxyde de fer ; elle est astringente et on l'emploie quelquefois pour activer la résolution de certaines tumeurs. L'origine de ce nom vient d'une espèce d'argile que l'on tirait de l'une des Cyclades, l'île de *Cimolys*, et que Galien indique comme jouissant de propriétés astringentes.   J. B.

CINABRE (*chim.*), s. m. C'est un mélange de soufre et de mercure, sulfure de mercure. (V. *Mercure.*)

CIRCONCISION, s. f. Nous ne pensons pas qu'il soit ici convenable de traiter de la circoncision comme opération de chirurgie, et nous ne ferons qu'effleurer son histoire considérée sous le point de vue hygiénique et religieux. Parmi les pratiques anciennes, générales, populaires, il en est peu dont la singularité nous frappe autant que la circoncision. En voyant cet usage consacré par les plus antiques religions d'Orient, perpétué par le mahométisme et le judaïsme, il était naturel de se demander si le dogme qui commande et n'explique pas, ne reposait pas sur quelque mobile sage et avoué par la raison. Bien des philosophes se sont adressé cette question, et la réponse, à peu près unanime, a été : La circoncision est une pratique d'hygiène. Il faut avouer cependant que nous n'en comprenons pas parfaitement la nécessité ; mais le climat différent, et peut-être une notable variété de conformation des parties sexuelles chez les Orientaux, justifient-ils les législateurs sacrés d'avoir imposé cette opération comme mesure de propreté nécessaire. Il est certain que, chez l'un et l'autre sexe, il s'opère, dans les parties soumises à la circoncision, la sécrétion d'une matière sébacée fétide, susceptible de les irriter, d'y déterminer des éruptions ou des écoulements maladifs. En été, les sécrétions périphériques ou extérieures sont plus abondantes, conséquemment aussi dans les climats chauds : voilà pourquoi les Orientaux sont tenus à plus de soins de propreté des parties génitales. Aussi, le même culte qui ordonne la circoncision comme sceau nécessaire et indélébile du baptême, fait-il une loi d'ablutions fréquentes aux organes de la génération. C'est sans doute par extension de ce précepte religieux que le rasement et la dépilation de ces parties sont si communes chez les mahométans des deux sexes. Quant aux particularités d'organisation génitale qui justifieraient la circoncision, il est positif qu'en Égypte, où elle paraît avoir pris naissance, nous avons remarqué, notamment sur les matelots du Nil, qu'on voit souvent, dans la nudité, un développement plus qu'ordinaire des parties sexuelles, et il est probable que les Égyptiennes, soumises aussi à la circoncision, présentent une exubérance analogue dans l'appareil génital externe. Est-il vrai que cette opération ait eu également pour but de modérer l'entraînement aux plaisirs sexuels, en enlevant une portion du tissu érectile, siège d'une sensibilité spéciale ?

Quoi qu'il en soit, ni le besoin de propreté, ni le surcroît de développement qui n'est point monstrueux, ne nous semblent motiver suffisamment la circoncision comme pratique générale d'hygiène. Il suffirait aux Orientaux, comme aux peuples d'Occident qui suivent d'autres lois et d'autres coutumes , de simples lotions aux organes sexuels, pour prévenir les accidents que la malpropreté peut y faire naître. Comme cette pratique hygiénique trouve naturellement sa place ici, nous en dirons quelques mots. Le peuple des campagnes montre à cet égard une négligence incroyable; on dirait que pour lui les ablutions des parties génitales sont quelque chose d'indécent et d'irréligieux. Dans les grandes villes , et particulièrement à Paris, l'excès contraire est assez fréquent et surtout chez les femmes. Par des lotions trop répétées, sans attention à la température et parfois à la composition de l'eau qui sert à cet usage, elles déterminent, tour à tour, du relâchement , des irritations, des fluxions catarrhales, des suppressions de règles. Il faut reconnaître pourtant que les préjugés des habitants des campagnes ne sont pas dénués de toute espèce de raison. Sachant quelle est l'exquise sensibilité des parties génitales, ils pensent qu'on ne saurait trop en éloigner les attouchements et en détourner l'attention. Nul doute que la pratique des ablutions n'ait été souvent une occasion de contracter de malheureuses habitudes d'onanisme et qu'elle n'ait mérité la sollicitude des mères sous ce rapport. D'un autre côté, la malpropreté occasionne dans les parties un prurit, une irritation qui peut conduire au même vice. Somme toute, et sans faire intervenir les soins délicats que réclament les rapports conjugaux, l'usage journalier de lotions d'eau faiblement tiède dans toutes les saisons, est parfaitement hygiénique.

Encore générale en Afrique et en Asie, la circoncision religieuse , dont nous ne détaillerons pas les modes opératoires et les pansements consécutifs, se pratique, chez l'homme, en excisant une portion du prépuce; chez la femme, une partie des nymphes ou petites lèvres, et de plus, selon d'autres, le clitoris. On conçoit d'après cela que l'explication de la fête de la chrétienté qui porte le nom de cette opération ait maintefois embarrassé des parents pudiques questionnés à ce sujet par leurs enfants. La circoncision est plus facile dans le jeune âge, et les mahométans y procèdent de très-bonne heure. L'opération est communément simple et exempte de dangers; cependant nous en avons constaté des accidents. Quant aux circonstances chirurgicales qui nécessitent la circoncision, telles que les paraphymosis, l'exubérance monstrueuse et les désorganisations du prépuce, nous croyons qu'il serait hors de propos de les développer ici.

A. LAGASQUIE ,
Docteur en médecine , membre de la commission d'Égypte.

CIRCONFLEXES (*anat.*), adj., nom donné à des nerfs et à des artères qui existent autour des articulations de l'épaule et de la cuisse. J. B.

CIRCONVOLUTION (*anat.*), s. f. On donne ce nom aux sinuosités que forment les replis des intestins qui sont contenus dans la cavité abdominale. (V. *Intestins.*) Le nom de *circonvolutions cérébrales* a été donné aux élévations et aux replis que l'on observe à la surface du cerveau, et qui présentent une analogie de forme avec les circonvolutions intestinales. Les circonvolutions qui existent sur toute la surface du cerveau sont formées à l'extérieur par la substance grise, et à l'intérieur par la substance blanche., (V. *Cerveau.*)

J. B.

CIRCULATION (*physiol.*), s. f. Malgré les qualités qu'acquiert le sang par l'alimentation de l'individu, ce liquide serait impropre à la nutrition, si chacune de ses molécules n'était incessamment soumise à l'action de l'air contenu dans les poumons : l'étude des puissances qui portent le sang des poumons à toutes les parties du corps et le font revenir à ces organes va nous occuper ici ; ce trajet parcouru par chaque molécule du sang, offrant une courbe rentrante et fermée, cette fonction a été appelée *circulation*.

On reconnaît comme agents principaux du mouvement du sang, deux muscles creux et leurs appendices ; l'un droit, le ventricule pulmonaire et son appendice l'oreillette droite ; l'autre gauche, ventricule aortique et l'oreillette gauche. Ces cavités unies ensemble par des fibres musculaires, forment le cœur : les deux ventricules se contractent en même temps, il en est de même des deux oreillettes ; à la contraction des ventricules succède la dilatation ou mieux le relâchement des oreillettes, *et vice versa.*

Des physiologistes ont cru devoir appeler petite circulation, le cours du sang qui, passant par le poumon, va du cœur droit au cœur gauche ; et par opposition, grande circulation, le mouvement du sang qui se rend du cœur gauche au cœur droit, en passant par toutes les parties du corps : la première est appelée circulation pulmonaire, elle est le siége de l'*hématose* qui s'effectue à l'aide de la respiration, (voyez ce mot) ; l'autre est la circulation générale, c'est par elle qu'ont lieu la nutrition, les sécrétions, etc.

Le sang lancé par le ventricule gauche dans l'aorte pour arriver à toutes les parties du corps, parcourt un ordre de conduits ou de vaisseaux qu'on appelle *artères*, et dont l'ensemble constitue l'arbre artériel ; de ces conduits il passe dans de petits vaisseaux dont la ténuité leur a fait donner le nom de *capillaires*, lesquels sont la terminaison des artères et en même temps l'origine d'autres conduits qu'on appelle *veines*, et qui forment par leur ensemble l'arbre veineux ; elles aboutissent à un tronc commun qui est l'oreillette droite. (V. *Artères, Veines.*)

L'aorte, en se divisant et se subdivisant, offre des branches, des rameaux, et en dernier lieu des ramuscules; leurs diamètres respectifs diminuent de plus en plus, de sorte que celui des ramuscules qui se rendent immédiatement dans les capillaires est le plus petit. Il en est de même de l'arbre veineux. Les capillaires qui reçoivent les ramuscules artériels et donnent naissance aux ramuscules veineux se distinguent des deux ordres de conduits précédents, en ce que ces vaisseaux, se divisant et s'anastomosant, forment le plus souvent une sorte de réseau, et offrent dans ces divisions et anastomoses un diamètre qui est le même; ils ne donnent passage qu'à quelques globules à la fois, le plus souvent qu'à un seul. C'est ce système capillaire général qui est le siége de la nutrition et dans lequel s'effectuent les sécrétions diverses de l'économie; il est aussi le siége de l'inflammation.

La circulation pulmonaire offre aussi un arbre artériel dont le tronc, l'artère pulmonaire, naît du ventricule droit; un système capillaire où se fait l'hématose, et un arbre veineux, qui se rend à l'oreillette gauche par quatre troncs principaux, les veines pulmonaires.

Le sang qui va des capillaires pulmonaires en passant par les cavités gauches du cœur au système capillaire général est *artériel,* celui qui va de ce dernier système aux capillaires des poumons, en passant par les cavités droites du cœur, est *veineux.*

Si on imagine une section faite dans le système capillaire, soit général, soit pulmonaire, entre les ramuscules artériels et veineux, la surface de cette section sera beaucoup plus considérable que celle qui proviendrait des sections normales aux ramuscules, et cela à cause des divisions et anastomoses nombreuses que présentent les systèmes capillaires; de sorte que le sang dans les capillaires a, toutes choses égales d'ailleurs, une moindre vitesse que dans les ramuscules artériels et veineux.

Les parois des artères, des capillaires, des veines, par leur affinité pour le liquide qui les parcourt, fixent à leur surface intérieure une couche de sérum; cette couche, maintenue ainsi immobile, empêche le sang qui se meut de frotter contre les parois, et garantit par sa présence ces vaisseaux, de l'usure qui en serait résultée si ce frottement eût eu lieu : en outre par suite de l'existence de cette couche immobile, le sang se meut sur lui-même, et la mobilité extrême des molécules liquides les unes sur les autres rend alors presque nulle la diminution de la force d'impulsion du sang provenant de cet autre frottement, qui n'a lieu que sur une longueur de deux mètres au plus; il en eût été autrement si le frottement se fût exercé entre le sang et les parois solides des vaisseaux.

Les artères et les veines sont incessamment distendues par le sang qu'elles reçoivent, par suite de la pression, supérieure à celle de l'atmosphère, du sang qui les parcourt; en vertu de l'élasticité qu'offrent leurs parois, dès que la cause qui les dilate cesse d'agir, ces vaisseaux reviennent subitement sur eux-mêmes, leurs parois se rapprochent de leur axe, et ils ont un plus petit volume : ces phénomènes sont plus prononcés dans les vaisseaux dont les parois sont plus résistantes, comme les artères, et aussi quand la pression du sang qu'ils contiennent est plus considérable.

Cela posé, on conçoit aisément qu'un liquide se mouvra en un sens déterminé dans un vaisseau

qu'il remplit, si une nouvelle quantité de liquide est poussée à l'une de ses extrémités, l'extrémité opposée offrant une pression moindre que celle du liquide qui est introduit; et le mouvement du liquide sera continu au lieu d'être intermittent comme l'introduction, si le vaisseau dilaté par suite de l'arrivée du liquide, et fermé à l'une de ses extrémités, revient, immédiatement après l'introduction, subitement sur lui-même. On conçoit aussi qu'il y aura mouvement si une pression supérieure à celle du liquide qu'il contient, s'exerçant à la surface extérieure du vaisseau, tend à diminuer son calibre, le mouvement aura lieu vers l'extrémité où la pression est moindre; il en sera de même si le vaisseau, à parois musculeuses, tend à diminuer de volume par suite de l'action des fibres musculaires.

Nous allons voir les capillaires, les artères, les veines, le cœur, offrir respectivement ces divers modes de circulation.

Ces propriétés des parois des vaisseaux, et ces principes d'hydrodynamique bien compris, l'intelligence du mécanisme de la circulation ne doit offrir aucune difficulté.

Nous prenons le sang dans le ventricule gauche; dès qu'il se contracte, la plus grande partie du sang qu'il contient tend à se porter vers les orifices qu'il présente; l'un est l'ouverture auriculo-ventriculaire garnie des valvules mitrales, et l'autre la lumière de l'aorte avec ses valvules sigmoïdes; du côté de l'oreillette, le sang qui arrive des veines pulmonaires s'oppose en partie au reflux du sang qui vient du ventricule; il en est d'ailleurs empêché par la présence des valvules mitrales qui viennent de se redresser en rejetant dans l'oreillette une certaine quantité du sang correspondant à leur face auriculaire; la plus grande partie du sang du ventricule est donc poussée dans l'aorte, les trois valvules sigmoïdes ayant cédé au flot de sang lancé par la contraction de cette cavité. Cette ondée de sang pénétrant dans l'arbre artériel plein de liquide, fait sentir sa présence dans toute son étendue, jusqu'aux derniers ramuscules artériels, et même dans les systèmes capillaire et veineux; en même temps toutes les artères se dilatent, leurs courbures tendent à se redresser, il y a une locomotion des artères droites due à leur allongement (ces derniers phénomènes constituent le pouls) ; aussitôt après , par suite de l'élasticité des parois artérielles , les artères reviennent sur elles-mêmes , c'est-à-dire que leurs parois se rapprochent de leur axe, elles diminuent de volume; les valvules sigmoïdes, qui tout à l'heure s'étaient redressées le long de l'aorte, s'appliquent les unes contre les autres, et la ferment de ce côté complétement: de sorte que par suite de ce retrait brusque, instantané, de tout le système artériel, l'introduction du sang des artères dans les capillaires continue encore d'avoir lieu. Au moment de la systole du cœur, la pression du sang est plus grande que celle qui vient du retrait des artères après leur dilatation; la force avec laquelle l'ondée de sang est lancée par le cœur n'est donc pas employée en entier à lancer le sang dans le système capillaire, une partie sert à dilater les artères, à produire les locomotions dont nous venons de parler ; il y a donc perte de la force d'impulsion du sang, mais en revanche, l'introduction du sang dans les capillaires est continue et légèrement saccadée, au lieu d'être intermittente. Au moment de la contraction du cœur, la pression de toute la masse sanguine artérielle est la même dans toute l'étendue de l'arbre artériel, comme on l'a démontré expérimentalement en exprimant cette pression en millimètres de mercure; aussi la force statique de chaque particule sanguine est-elle constante dans toute l'étendue des artères, quelle que soit la grosseur de l'artère, quelle que soit la distance du cœur des points artériels où on l'examine. Au moment où l'ondée de sang est lancée par le ventricule gauche dans l'aorte, le sang artériel n'est point en repos, il est doué d'une certaine vitesse due au retrait des artères; donc le système artériel n'a pas atteint sa limite de diminution, lorsqu'a lieu la systole du cœur; par conséquent, la force de contraction du ventricule ne met pas en mouvement la masse sanguine artérielle, elle ne fait que lui communiquer une vitesse plus grande. Il n'en est pas de même quand le cœur a moins de force ou qu'une partie seulement de l'ondée pénètre dans le système artériel, comme dans l'agonie par exemple, les artères sont à peine dilatées, et alors il y a repos de toute la masse sanguine en l'absence des contractions du cœur, de telle sorte que dans ces cas le mouvement du sang est tout à fait intermittent dans les artères, les capillaires et les veines.

Une autre circonstance, qui rend aussi plus grande la vitesse du sang artériel est, comme nous le verrons bientôt, les mouvements respiratoires, surtout l'expiration.

Nous avons dit qu'une couche de sérum extrêmement mince, de quelques millièmes de millimètre, par exemple, fixée par l'affinité qui s'exerce entre les parois des vaisseaux et le liquide qui s'y meut, tapissait leur intérieur, et par là rendait nul le frottement du sang contre les parois solides des vaisseaux; mais la cohésion qui a lieu entre la couche immobile du sérum et la colonne en mouvement rend très-différente la vitesse du sang dans l'épaisseur du vaisseau; ainsi, dans les vaisseaux dont le diamètre égale environ la largeur de quinze à vingt globules, dont les parois sont transparentes, on voit, à l'aide du microscope, en allant de l'axe du vaisseau vers les parois, la vitesse des globules tout à fait différente; au centre la vitesse est à son maximum; elle diminue au fur et à mesure qu'on s'en éloigne; tout près des parois on distingue un espace très-transparent qui n'est occupé que par du sérum : cet espace a une largeur égale au dixième environ du diamètre du vaisseau. Lorsque quelques globules, heurtés les uns contre les autres, se trouvent lancés dans cette partie transparente du vaisseau, ils ont un mouvement extrêmement lent, et ils cessent de se mouvoir quand ils sont presque en contact avec les parois des vaisseaux; les globules les plus voisins de cette partie transparente ont un double mouvement de rotation et de translation; ils roulent pour ainsi dire sur cette couche de sérum.

Ce que nous venons de dire au sujet de cette couche dans les artères se passe aussi dans les veines.

Le rôle qu'elle remplit dans les capillaires est tellement important, qu'il ne saurait être passé ici sous silence. Le diamètre des vaisseaux capillaires est environ celui de un et demi, deux et trois globules; en sorte que chaque globule, dans le mouvement du sang à travers les capillaires, est obligé de passer entre les couches immobiles du sérum; il roule tantôt sur elle, tantôt s'y enfonce et reste immobile comme elles, ou bien deux globules marchant de front dans le même vaisseau; si l'un est placé plus avant dans la couche que son congénère, celui-ci poursuivra sa route lorsque l'autre restera en arrière, et ne reprendra sa marche que par son contact avec un autre globule passant au centre du vaisseau. On voit par là que la vitesse du sang dans les capillaires est très-irrégulière; tantôt l'une des divisions d'un même vaisseau capillaire offrira une très-grande vitesse, lorsque l'autre division ne sera le siége d'aucun mouvement de ses globules, par suite de leur agglomération résultant de la présence de la couche de sérum dont nous nous occupons. Cette agglomération est favorisée d'une manière particulière par le froid qui augmente l'épaisseur de la couche, et qui devient par là cause du ralentissement, de l'arrêt de la circulation capillaire.

Quoi qu'il en soit de cette irrégularité de vitesse dans les capillaires, toujours observe-t-on que dès que la force qui meut le sang dans les artères vient à augmenter ou à diminuer, la vitesse moyenne dans les capillaires et les veines augmente et diminue aussi; ainsi, à chaque contraction du cœur, la vitesse du sang artériel devenant plus grande, celle des capillaires et des veines est aussi augmentée : il en est de même dans l'expiration qui rend aussi plus considérable la pression du sang artériel, les gros troncs étant plus comprimés dans ce temps de l'acte respiratoire. Les observations microscopiques, et toutes les expériences faites à ce sujet, démontrent cette influence de la circulation artérielle sur la circulation capillaire et veineuse.

S'il est démontré que les artères se dilatent à chaque systole du cœur, il n'en est pas de même des capillaires qui, à un grossissement de trois à quatre cents diamètres, ne paraissent pas changer de volume : aussi regarde-t-on ces petits vaisseaux comme tout à fait étrangers aux causes qui meuvent le sang qui les traverse; de telle sorte qu'on peut affirmer que dans la vie extra-utérine, sans cœur, c'est-à-dire en l'absence d'un organe musculeux creux, offrant incessamment et alternativement des mouvements de systole et de diastole, toute circulation dans les capillaires est impossible.

Dans les vaisseaux capillaires, la pénétration obligée des globules sanguins dans la couche immobile de sérum, diminue nécessairement la force avec laquelle le sang est lancé des artères dans les veines en traversant les capillaires. Pourrait-on attribuer à cette circonstance la différence de pression qu'offrent les artères et les veines ?

Le sang dans les veines, ainsi que le fait pressentir ce qui se passe dans les capillaires, a un mouvement continu, mais légèrement saccadé pendant les contractions du ventricule et les mouvements d'expiration : sans doute que ces vaisseaux, comme les artères, éprouvent une dilatation ; mais elle est si petite, et leurs parois sont si peu résistantes, surtout dans les veines profondes, que leur faible retrait ne semble pas être une cause du mouvement du sang dans ces vaisseaux. Des valvules placées dans les veines d'un certain calibre s'opposent, comme nous allons le voir tout à l'heure, au retour du sang vers les capillaires généraux.

Le sang arrive ainsi par trois troncs, l'un très-petit, la veine coronaire, les deux autres très-considérables, les veines caves inférieure et supérieure, à l'oreillette droite ; mais avant d'y parvenir, des causes de progression viennent accessoirement l'aider à s'introduire dans la poitrine: ces causes sont les mouvements d'inspiration et d'expiration. Au moment de l'inspiration, l'air de la poitrine se raréfiant par la dilatation de cette cavité, la pression de l'atmosphère l'emporte sur celle de l'air qui y est renfermé, et le sang des veines jugulaires sous-clavières et veine cave inférieure tend à se précipiter dans le thorax ; cette cause du mouvement du sang dans les veines, due à l'inspiration, ne s'étend qu'à quelques centimètres de la poitrine ; par l'inspiration, les gros troncs veineux se déchargent dans cette cavité, le sang des veines qui y aboutissent rencontre seulement moins de résistance à se mouvoir ; aussi les mouvements d'inspiration ne constituent-ils qu'une cause accessoire du cours du sang veineux.

A l'inspiration succède l'expiration ; alors la poitrine se resserre, la pression de l'air de l'intérieur de cette cavité devient plus grande ; par suite, les veines qui y sont contenues sont comprimées et tendent à se débarrasser du sang qu'elles renferment ; mais les valvules, que le reflux du sang vient d'appliquer les uns contre les autres, s'opposent à la sortie d'une nouvelle quantité de sang : ce liquide, ainsi arrêté par les valvules des jugulaires et des sous-clavières, et comprimé en même temps dans les veines, se présente de nouveau à l'action de l'oreillette droite, dont le jeu est plus fréquent dans un temps donné, que les mouvements respiratoires dans le même temps : ainsi, si l'inspiration appelle le sang veineux vers la poitrine, l'expiration aussi concourt puissamment à mouvoir le sang vers le cœur.

Quant au cours du sang de la veine cave inférieure pendant l'expiration, il se lie intimement à la circulation veineuse abdominale dont nous allons nous occuper. Au moment de l'inspiration il y a de la part de la poitrine, comme nous venons de le dire, aspiration du sang de la veine cave inférieure ; mais le mouvement du sang dans cette veine est encore favorisé, dans le temps de l'inspiration, par l'abaissement du diaphragme, qui

presse les viscères abdominaux ; alors les muscles des parois antérieures et latérales de l'abdomen se trouvent distendus ; s'il ne s'agit que des mouvements respiratoires ordinaires, ils reviennent bientôt sur eux-mêmes en vertu de leur élasticité, ou bien ils se contractent plus ou moins fortement si les mouvements respiratoires sont plus grands que dans l'état ordinaire. Dans l'accomplissement de ce second temps de la respiration, c'est-à-dire l'expiration, les parois de l'abdomen pressent à leur tour les viscères, et par suite les veines abdominales ; par ce mouvement, le sang veineux est chassé de l'abdomen ; mais il ne peut refluer des veines dans les artères à travers le système capillaire abdominal, puisqu'en même temps la pression des artères est aussi augmentée ; le sang ne peut donc se porter que vers les membres abdominaux ou vers la poitrine ; mais les veines des membres inférieurs, comme les iliaques externes, présentent des valvules qui s'opposent à ce reflux ; le sang ne peut donc qu'être refoulé dans la poitrine, dont l'arrivée dans cette cavité est encore favorisée par le relâchement de l'oreillette droite qui succède à sa contraction, cavité dont les mouvements sont plus nombreux que ceux de la respiration. Ainsi l'expiration ne concourt pas moins que l'inspiration à faire mouvoir le sang dans les veines abdominales. Remarquons que le cours du sang, dans le système de la veine porte, soumis à l'action du ventricule gauche et des artères, se trouve en outre particulièrement sous l'influence des mouvements d'inspiration et d'expiration, mouvements qui ont lieu, comme ceux du cœur, depuis la naissance jusqu'à la mort. Ainsi le sang amené par les artères, pour arriver à la veine cave inférieure, et qui doit passer par la veine porte, et par conséquent traverser un second système capillaire qui est dans le foie, trouve dans l'action du diaphragme et celle des autres parois de l'abdomen des puissances incessantes, par suite des mouvements d'inspiration et d'expiration.

Ces causes du mouvement du sang veineux, dues aux mouvements respiratoires, ne sont qu'accessoires, puisque de jeunes mammifères, maintenus dans le vide ou sous une pression de deux centimètres de mercure, offrent une circulation qui conserve toute son intégrité pendant des heures entières, comme au sein de l'atmosphère.

Il en est de même d'une pression ambiante de plusieurs atmosphères.

D'autres causes facilitent encore le cours du sang veineux : tels sont les mouvements musculaires qui compriment et les veines et les artères, le battement de ces derniers vaisseaux contre les veines voisines, les vêtements plus ou moins serrés contre les membres, etc., etc. ; aussi la vitesse du sang dans les veines est-elle très-variée. De là la nécessité de nombreuses anastomoses qu'on rencontre dans ces vaisseaux, et qui ne trouvent leurs analogues dans les artères, que dans celles qui se distribuent immédiatement aux intestins.

Le sang fait donc irruption dans l'oreillette droite du cœur par deux troncs veineux considérables, les veines caves supérieure et inférieure, et par la veine coronaire, et l'emplit dans son état de relâchement; alors l'oreillette se contracte et tend à expulser la majeure partie du sang qu'elle contient; mais comme au moment de sa contraction le ventricule correspondant se dilate, les valvules tricuspides cèdent au flot venant de l'oreillette; la plus grande partie du sang de cette cavité passe dans le ventricule; une petite quantité cependant, malgré la résistance que lui offre le liquide qui arrive des veines caves supérieure et inférieure, reflue dans la veine jugulaire externe, et constitue dans certains cas *le pouls veineux*.

A la contraction de l'oreillette succède immédiatement celle du ventricule : le sang comprimé par cette cavité tend à s'échapper par l'orifice oriculo-ventriculaire et par l'artère pulmonaire; mais la valvule tricuspide, redressée par le sang du ventricule et retenue par des colonnes charnues et tendineuses, forme du côté de l'oreillette un obstacle qui s'oppose à la sortie d'une nouvelle quantité de sang qui, d'ailleurs, en est empêchée par celui qui remplit en cet instant l'oreillette. Le sang du ventricule passe donc en grande partie dans l'artère pulmonaire en appliquant le long des parois de ce vaisseau les trois valvules sigmoïdes.

Le sang, ainsi poussé dans l'artère pulmonaire, la dilate : elle revient aussitôt sur elle-même, et dans ce retrait, les valvules sigmoïdes s'appliquant les unes contre les autres, ferment du côté du cœur toute issue au sang contenu dans ce vaisseau : il est alors obligé de continuer sa route vers les capillaires des poumons, au travers desquels il passe par un mouvement continu saccadé, sous l'influence des contractions du ventricule droit et du retrait de l'arbre artériel pulmonaire, ainsi que nous l'avons vu par l'arbre artériel aortique. Les mouvements d'inspiration et d'expiration viennent aussi s'ajouter aux causes précédentes, dans la progression du sang à travers les capillaires pulmonaires. C'est dans ces vaisseaux capillaires que le sang veineux se trouve transformé par l'acte respiratoire en sang artériel. (Voyez *Respiration*.) De ces vaisseaux, le sang se rend dans les radicules des quatre veines pulmonaires et se précipite, toujours sous l'influence des causes précédentes, dans l'oreillette gauche, dont le relâchement coïncide avec la contraction du ventricule droit. Comme l'action de cette cavité sur le sang qui s'y rend est la même que celle de l'oreillette droite, il est inutile de l'exposer de nouveau.

A la contraction de l'oreillette gauche succède immédiatement celle du ventricule correspondant, et le mouvement circulatoire se trouve par là accompli.

Nous venons de considérer la circulation chez un individu couché, placé horizontalement. Dans la station verticale, la pesanteur est favorable au cours du sang artériel dans les membres inférieurs, et en même temps elle diminue la force d'impulsion dans les veines; le contraire a lieu pour les parties situées au-dessus du thorax; la pesanteur favorise le cours du sang veineux, et diminue nécessairement la force d'impulsion du sang artériel. Aussi, dans la position des bras élevés verticalement, la main pâlit aussitôt; c'est le contraire lorsque la tête est dirigée en bas et le corps en haut; la rougeur très-grande de la face et du cou, comparée à celle des pieds dans la station verticale, pourrait nous indiquer, dans le système capillaire de la peau de cette partie du corps (le cou et la face), un développement qui n'a pas lieu dans les autres parties, si déjà on n'était pas averti de la nécessité d'un calibre plus grand des vaisseaux capillaires de ces parties, puisqu'elles sont habituellement découvertes et soumises aux intempéries des saisons.

Les bornes très-limitées qui nous sont imposées ne nous permettent pas d'entrer dans de plus grands détails sur cette fonction si importante de notre économie; mais le lecteur pourra facilement suppléer lui-même à notre silence, en s'appuyant sur les phénomènes principaux que nous venons d'exposer. Voyez, pour quelques détails particuliers, le mot *Cœur*.   POISEUILLE,

Docteur en médecine, couronné par l'Institut pour plusieurs mémoires sur la circulation.

CIRE (*mat. méd.*), s. f., du latin *cera*. C'est une substance recueillie par les abeilles sur les végétaux, et avec laquelle elles construisent les alvéoles qui renferment leurs larves et leur provision de miel; les gâteaux formés par la réunion de ces alvéoles ont reçu le nom de rayons.

La cire est jaune, solide, inflammable; coupée en petits morceaux et exposée à l'action de l'air et de l'humidité, elle blanchit, et reçoit alors le nom de cire vierge; elle est insoluble dans l'eau, soluble dans l'alcool bouillant, dans l'éther, et les huiles volatiles; elle s'unit en toute proportion avec les huiles fixes et les corps gras. La cire à une basse température est dure et cassante, elle se ramollit à une température voisine de 35° centigr., et est fusible à 62°; elle est composée, suivant les chimistes, de deux parties, la *cérine* et la *myricine*, que l'on sépare assez facilement par l'alcool bouillant, qui dissout presque entièrement la cérine, et laisse la myricine. Combinée aux alcalis, la cire forme des savons qui sont connus dans les arts sous le nom d'encaustiques; mêlée aux huiles et aux corps gras, elle forme des cérats et des emplâtres qui sont nombreux en médecine; dans l'usage économique et dans les arts, elle est employée d'un grand nombre de manières dont il serait trop long et surtout hors de propos de parler ici.

Les auteurs ont été longtemps en discussion pour savoir si les abeilles produisaient la cire, ou bien si elles la récoltaient seulement sur le pollen des fleurs et sur les végétaux où elle est fort abondante. Huber paraît avoir résolu la question en faisant produire de la cire à des abeilles qu'il avait seulement nourries avec du sucre, cette expérience, qui paraît concluante, aurait peut-être besoin d'être répétée pour résoudre définitivement la question, et surtout pour ôter tout prétexte aux objections que l'on peut faire contre une expérience unique.   J. B.

CIRCUMFUSA (*hyg.*), s. m. C'est un mot emprunté du latin, par lequel Hallé désignait une des divisions de l'hygiène; c'était la première et celle qui traitait de l'influence des objets qui nous environnent, tels que l'atmosphère, la température, les habitations, les climats, etc. Cette division, que nous n'adopterons pas pour notre dictionnaire, à cause de ses inconvénients pour les personnes étrangères à la médecine, nous permettra de traiter toutes les questions d'hygiène aux mots qui leur sont propres; ainsi pour *Circumfusa*, voyez *Air*, *Chaleur*, *Climat*, *Électricité*, *Habitation*, etc.

J. B.

CIRSOCÈLE (*chir.*), s. f., du grec *cirsos*, varice, et de *kélé* hernie. Ce mot, qui désigne une hernie ou tumeur variqueuse, s'emploie souvent comme synonyme de *varicocèle*; cependant, quelques auteurs ont spécialement réservé ce mot pour désigner l'état variqueux des veines spermatiques. (V. *Varicocèle*.)

J. B.

CISEAUX (*chir.*), s. m. p. On se sert en chirurgie de plusieurs espèces de ciseaux : c'est même après le bistouri l'instrument tranchant qui est le plus employé dans les opérations. Bien qu'il soit dans beaucoup de circonstances impossible de remplacer ces instruments, beaucoup de praticiens ne s'en servent cependant que lorsqu'il est plus difficile et même impossible de faire usage du bistouri; ils croient que la section faite avec les ciseaux est moins nette et plus douloureuse que celle qui a lieu avec le bistouri. Aujourd'hui l'on est un peu revenu de ces idées, et l'on fait un grand usage des ciseaux, surtout dans l'excision de certaines tumeurs et des végétations de la peau. Les ciseaux ont reçu diverses formes et diverses courbures appropriées aux usages auxquels on les destine, et nous ne croyons pas devoir les décrire ici.

Le CISEAU qui est un instrument de fer tranchant par un de ses bouts, est aussi employé en chirurgie pour enlever des parties d'os souvent nécrosées; on s'en sert au moyen d'un maillet formé de plomb et d'antimoine: cet alliage est préférable au maillet de bois et au marteau de fer, parce qu'il imprime des secousses moins retentissantes au membre malade. La forme du ciseau employé est analogue à celle du ciseau dont font usage les serruriers. (V. *Nécrose.*)

J. B.

CITRIQUE (acide) (*chim.*), c. m. L'acide citrique est un des acides végétaux que l'on emploie en médecine. On peut le retirer de l'orange, mais surtout du citron. La saveur acide des fruits rouges du sorbier des oiseaux, etc., est due à cet acide et à l'acide malique. Il est tantôt en poudre, tantôt en cristaux qui sont des prismes rhomboïdaux dont les pans sont inclinés entre eux de 60 à 120 degrés, terminés par des sommets à quatre faces trapézoïdales qu'interceptent des angles solides. Il a une saveur très-acide; il vaut mieux, lorsqu'on l'achète, le prendre en cristaux, car alors on est sûr qu'il n'est pas mélangé avec d'autres acides. Il se dissout dans l'eau à 18 degrés C.; à cette température trois parties de ce liquide dissolvent quatre parties d'acide. Lorsqu'on verse cette dissolution dans de l'eau de chaux, l'eau de chaux n'est pas troublée, caractère qui la distingue de l'acide tartrique. Cependant si on faisait bouillir le mélange d'eau de chaux et d'acide citrique, on verrait bientôt le liquide se troubler, et en laissant reposer ce liquide trouble, on obtiendrait un dépôt blanc, pulvérulent, formé d'acide citrique et de chaux. On emploie l'acide citrique pour préparer les limonades sèches; ces limonades peuvent remplacer complétement celles que l'on fait avec le suc de citron, elles sont surtout très-commodes pour les personnes qui voyagent, ou qui habitent les localités dans lesquelles il est difficile de se procurer des citrons; ceux-ci d'ailleurs ne peuvent pas se conserver très-longtemps sans se détériorer, tandis que l'acide citrique peut se garder indéfiniment.

Pour préparer ces limonades, on mêle avec soin quatre gros d'acide citrique en poudre avec une livre de sucre pulvérisé et non râpé, que l'on a préalablement aromatisé avec de l'essence de citron. Il serait préférable de donner la saveur aromatique à la limonade avec du zeste de citron.

Si l'acide citrique était frelaté avec l'acide tartrique, il serait facile de reconnaître la fraude. Si l'on avait reçu des cristaux, leur forme servirait à distinguer ces deux acides l'un de l'autre, car l'acide tartrique est cristallisé en prismes à six pans dont les faces sont parallèles deux à deux, et terminés par une pyramide à trois faces. Il précipite l'eau de chaux en blanc, forme avec la potasse des sels peu solubles s'il est en excès, et mis sur des charbons ardents, il répand une odeur désagréable; l'acide citrique ne présente aucun de ces caractères.

LESUEUR,

Professeur agrégé à la Faculté de médecine de Paris.

CITRON OU LIMON (*bot.*), s. m. Fruit du *Citrus medica* L. famille des Hespéridées J.

Le citron ou mieux le limon, car c'est à tort que l'on donne ce nom, à Paris et aux environs, au fruit du limonier, s'offre sous la forme d'une baie ovoïde mamelonnée au sommet, revêtue d'une écorce ou zeste vésiculeux, de couleur jaune citrine : au-dessous de cette écorce se trouve une substance parenchymateuse, blanche, amère, qui enveloppe une pulpe succulente et mucilagineuse, divisée en sept, onze et même dix-huit cloisons ou loges, suivant les variétés: celles-ci renferment chacune deux semences blanches, luisantes, d'une amertume extrême.

Le citronnier ou limonier est originaire de la Médie; les anciens le faisaient entrer dans la composition des parfums, et il jouait sous ce rapport un grand rôle dans les cérémonies religieuses. Presque toutes les parties du fruit fournissent de nos jours des produits utiles à la médecine, à l'économie domestique, et aux arts.

L'écorce externe ou zeste du citron renferme, dans les cellules vésiculeuses qui composent sa substance, une huile essentielle dont on fait usage pour aromatiser des liqueurs, des pommades et des eaux cosmétiques; elle entre en outre dans plusieurs préparations pharmaceutiques ; sa saveur est chaude et pénétrante. Elle agit comme stimulant sur l'économie et jouit en outre des propriétés des autres huiles essentielles. Bien qu'on en extraie en France une quantité assez notable, comme elle est insuffisante pour les besoins du commerce, on en importe de l'Italie et du Portugal, elles sont même généralement plus estimées: ce n'est pas qu'on apporte plus de soin à leur extraction, au contraire, la différence est due à l'influence de climats plus chauds.

Le jus ou suc de citron sert à relever la saveur fade de certains aliments : il s'associe par exemple très -bien avec ceux qui contiennent des principes gélatineux, la volaille blanche, le poisson, les huîtres, etc.; il facilite leur digestion. Du temps de Virgile, on lui attribuait la propriété de neutraliser l'effet de certains poisons ; toujours est-il qu'on a longtemps prescrit l'usage du suc de citron dans les empoisonnements par les narcotiques. Cependant, comme il a la propriété de dissoudre certains principes toniques et de les rendre conséquemment plus énergiques, nous croyons qu'il convient de mettre beaucoup de réserve dans son emploi, et de se défier surtout d'une prétendue propriété neutralisante que quelques praticiens lui accordent encore. Le suc de citron est antiputride et rafraîchissant; mêlé à un dixième d'eau-de-vie ou de rhum, il forme une boisson tempérante très-heureusement appropriée et d'un usage très-fréquent; dans les voyages maritimes de long cours, il préserve en effet avec assez de succès les gens de mer des affections inhérentes à leur profession, le scorbut et les fièvres typhoïdes par exemple.

Le suc de citron ou de limon fait la base de la boisson vulgairement connue sous le nom de limonade, et qu'il serait plus exact de nommer citronnade; sa préparation s'effectue soit à froid, soit à chaud, suivant les circonstances. Le premier mode consiste à prendre un ou deux citrons, et de préférence ceux qui viennent d'Italie ou de Portugal; à les couper en deux parties et dans le sens de leur largeur; à les exprimer, le suc soit avec la main, soit au moyen d'une sorte d'outil nommé presse-citron, et dans lequel on engage successivement chaque moitié; à recevoir le suc ou jus dans l'eau (un litre environ) sucrée et aromatisée au moyen d'un oléo-saccharum préalablement fourni en frottant les citrons sur le sucre. Le second procédé consiste à séparer le zeste et le parenchyme blanc ; on réserve le premier et on rejette l'autre à cause de son amertume extrême; on coupe ensuite la pulpe par tranches, on la fait légèrement bouillir dans une quantité d'eau suffisante pour déterminer la rupture des cellules et favoriser la sortie du suc; on met infuser le reste pendant que le liquide est encore chaud; on passe et on sucre; cette boisson prend le nom de limonade cuite. On doit dans certaines circonstances lui donner la préférence sur l'autre, attendu qu'elle passe plus facilement, et qu'elle est en outre légèrement laxative, surtout si on a ajouté le sucre pendant l'ébullition; on a en effet remarqué qu'il s'opérait dans ce cas une sorte de réaction de l'acide sur le sucre, réaction qui, le rapprochant de la mélasse, modifie sensiblement ses propriétés.

Le suc de citron est composé d'acide citrique, d'acide malique, et d'une grande quantité de mucilage; lorsqu'on veut le conserver, on le débarrasse de ce dernier principe, soit par la congélation, soit par la clarification ou la filtration. Les limonadiers en font une assez grande consommation pour préparer certaines boissons acidulées, telles qu'orangeade, citronnade ou limonade; quelques uns emploient simplement une solution d'acide citrique qu'ils aromatisent avec de l'esprit de citron ou d'orange: cette substitution assez innocente n'est malheureusement pas la seule qui s'effectue dans la préparation de ce genre de boisson, il en est une autre plus dangereuse et qu'on ne saurait signaler avec trop d'indignation, c'est l'emploi de l'acide sulfurique. Bien qu'en général il n'entre dans la composition des boissons que dans d'assez faibles proportions, il peut néanmoins, sous l'influence d'une prédisposition inflammatoire de l'estomac, produire de très-graves désordres. Quant à l'emploi de l'acide citrique conservé par suite de sa préparation, il est isolé du principe muqueux qui l'accompagne dans le suc; son action sur les papilles nerveuses qui tapissent l'estomac, devenant trop vive, il paralyse leur action et donne lieu à un sentiment de pesanteur insupportable et souvent à l'indigestion. Quoi qu'il en soit, comme il est facile, par l'addition d'une solution légère de gomme et de sucre, de rendre à cette boisson toutes ses propriétés, nous allons indiquer les proportions les plus convenables pour préparer la limonade sèche et gazeuse.

On prend : acide citrique une partie, bi-carbonate de soude une partie, sucre aromatisé avec essence de citron seize parties; après avoir réduit séparément ces substances en poudre, on les mêle et on conserve pour l'usage dans un vase clos ; une cuillerée à café dans un verre d'eau suffit pour produire une boisson rafraîchissante très-agréable et qui peut dans certaines circonstances, et notamment dans les spasmes convulsifs de l'estomac, remplacer avec avantage la potion anti-vomitive de Rivierre, avec laquelle elle a beaucoup d'analogie.

On prépare dans les pharmacies le sirop de citron ou de limon, en mêlant le suc de ce fruit avec une proportion convenable de sucre; il jouit des mêmes propriétés que la limonade et la remplace avec avantage. L'écorce de citron enfin, blanchie et plongée dans un sirop convenablement rapproché, placée ensuite sur des tamis et exposée à l'étuve, constitue la conserve d'écorce de citron. Cette préparation, qui figure parmi les confitures sèches, peut, attendu sa saveur amère, entrer dans le régime diététique des enfants et des personnes d'une constitution débile, elle est tonique et vermifuge.

COUVERCHEL,
Membre de l'Académie royale de Médecine
et de la Société de Pharmacie.

CITROUILLE (bot.), s. f. On donne ce nom à quelques variétés de courges, et entre autres au Cucurbita citrullus. Les graines de cette plante sont regardées comme adoucissantes, et entrent dans les quatre semences froides. Le fruit est un aliment.

J. B.

CIVETTE (*bot.*), s. f. (V. *Ail.*)

CIVETTE (*zool.*), s. f. La civette, ou chat musqué, *viverra civetta*, est élevée en état de domesticité en Egypte, et elle produit une substance aromatique, huileuse, qui se retire d'une poche située entre la vulve et l'anus ; cette substance, dont on faisait autrefois un grand usage en médecine, et qui avait aussi reçu le nom de civette, était considérée comme un antispasmodique puissant ; on la remplace aujourd'hui avec avantage par le musc et le castoréum.

J. B.

CLAUDICATION (*path.*), s. f., de *claudicare* boiter, action de boiter. La claudication reconnaît pour cause : 1° l'allongement ou le raccourcissement d'un des membres inférieurs, ce qui a lieu dans les luxations spontanées du fémur, après certaines fractures compliquées, après les luxations non réduites, etc.; 2° l'ankylose et la demi-flexion habituelle d'une des articulations du même membre inférieur ; 3° une faiblesse dans les muscles extenseurs ; 4° une douleur, quelle qu'en soit la cause, ayant son siége au pied ou au genou ; le malade exagère alors les mouvements de flexion du membre douloureux, pour diminuer la pression que ce membre supporte. La claudication se combat suivant les causes qui l'ont produite, souvent elle est incurable; lorsqu'elle est due à un raccourcissement d'un membre, on peut y remédier jusqu'à un certain point au moyen de souliers ou de bottines à talon élevé. Les diverses causes de claudication seront examinées à chaque article particulier. (V. *Ankilose*, *Coxalgie*, *Pied-Bot*, etc.)

J. B.

CLAVICULE (*anat.*), s. f. Os long, situé de chaque côté et presque transversalement au-dessus de la poitrine ; il est superficiellement placé, et on peut le sentir facilement avec le doigt. Sa forme est contournée et ressemble à celle d'un *S* italique : une de ses extrémités s'articule avec l'os *sternum*, et l'autre s'unit à l'apophyse *acromion* de l'omoplate en reposant sur l'apophyse *coracoïde*. Cet os est plus long et moins courbé dans la femme que chez l'homme. Son usage est de servir d'arc-boutant à tous les mouvements de l'épaule, et de maintenir le bras écarté de la poitrine.

CLAVICULE (Maladies de la). *Fractures.* Par sa fragilité et sa situation superficielle, la clavicule est assez souvent le siége de fractures; tantôt cet accident est produit directement par un coup dirigé sur un des points de cet os, tantôt il a lieu par contre-coup, dans une chute, par exemple, sur le moignon de l'épaule ; la clavicule, pressée alors entre ses deux extrémités, ayant sa courbure naturelle exagérée, se casse ordinairement à sa partie moyenne. A moins que la fracture n'ait lieu vers l'extrémité externe de la clavicule, cas rare, où le déplacement est presque nul, il est en général assez facile de reconnaître l'accident; en promenant le doigt sur la clavicule, on sent en un point une dépression brusque, et il est facile de s'apercevoir que des deux fragments de l'os, le frag-

ment externe est descendu au-dessous du niveau de l'interne, entraîné par le poids de l'épaule ; les muscles de la poitrine et du dos, attirant l'épaule, sont aussi cause que ces fragments chevauchent l'un sur l'autre; dans cet état il est impossible au malade de porter la main au front; sa tête est inclinée du côté blessé, son épaule est tombante et portée en avant. Cette fracture peut se compliquer de plaie et de quelques autres accidents dus à la compression ou à la blessure des nerfs du plexus brachial ; cette dernière circonstance, lorsqu'elle existe, donne de la gravité à la fracture, qui, par elle-même, n'est pas dangereuse.

L'extrême mobilité de l'épaule en rend néanmoins le traitement difficile; on peut dire même qu'il est presque impossible d'obtenir une réunion parfaite sans quelques difformités ; les gens du monde doivent être prévenus de cette circonstance, afin de ne pas accuser à tort un chirurgien de manque de soin ou d'habileté. Après la guérison, qui se fait ordinairement attendre vingt-cinq à trente jours, la clavicule, comme je viens de le dire, reste un peu déformée; mais cela n'empêche pas le blessé de se servir de son bras avec autant de facilité qu'avant l'accident. L'appareil employé pour réduire et maintenir la fracture est celui de Desault; il consiste essentiellement en un coussin conique placé sous l'aisselle du côté malade et fixé au moyen de cordons ou d'une bande ; le bras étant alors rapproché du tronc, l'avant-bras étant fléchi à angle droit sur le bras, on maintient tout le membre supérieur dans cette position au moyen d'un tour de bandes dirigé convenablement. Dans quelques circonstances on s'est borné, en plaçant toujours le coussin sous l'aisselle, à un simple bandage de corps pour maintenir le bras et l'avant-bras rapproché de la poitrine ; ce bandage, qui est moins gênant que celui que nous venons d'indiquer, donne des résultats tout aussi satisfaisants. Nous ne parlerons pas des autres bandages qui ont été proposés par divers auteurs, qui, sans être plus parfaits que ceux-ci, sont beaucoup plus incommodes.

Luxations. Les luxations de la clavicule sont plus rares que les fractures de cet os ; la plus fréquente de toutes parmi ces luxations est celle qui a lieu en avant et à l'extrémité interne de la clavicule; la saillie osseuse et évidente rend alors le diagnostic assez facile : le malade incline sa tête du côté lésé, et n'exécute qu'avec douleur et difficulté les mouvements du bras en devant et en haut. Cette luxation reconnaît le plus souvent pour cause une chute sur le moignon de l'épaule, qui porte celle-ci en arrière et en dedans; elle se réduit assez facilement, et exige pour cela, afin de la maintenir, le même appareil que celui usité pour la fracture de la clavicule ; le temps que l'on doit garder le bandage varie suivant que le déplacement est plus ou moins complet, et les ligaments plus ou moins déchirés. Les luxations de l'extrémité externe de la clavicule sont très-rares; on a observé pourtant quelquefois celle qui a lieu en haut ; et Galien raconte qu'il en fut affecté en s'exerçant au gymnase. C'est encore au bandage de Desault, légèrement modifié, qu'on a recours pour maintenir cette luxation.

J. P. Beaude.

CLEF (*chir.*), s. f. Plusieurs instruments en chirurgie ont reçu le nom de clef, et ils servent le plus souvent pour monter d'autres instruments plus compliqués : c'est ainsi qu'on a une *clef du trépan*, une *clef de forceps*. La *clef de Garengeot* est un instrument qui sert à l'extraction des dents; il est même un de ceux qui présente le plus d'avantage; cette clef, qui a aussi reçu le nom de *clef anglaise*, a subi diverses modifications suivant les auteurs, et nous nous abstiendrons d'en parler ici. (V. *Dents*.)

J. B.

CLÉMATITE (*clématis*) (bot.), s. f. Ce mot dérive du grec *cléma*, qui veut dire pampre, parce que plusieurs des espèces de ce genre sont des plantes grimpantes; elles appartiennent à la famille des Renonculacées et participent aux propriétés âcres de toutes les plantes qui forment ce groupe naturel. Nous avons sept espèces de clématites en France, cinq d'entre elles sont des végétaux grimpants à feuilles opposées, et dont le fruit est couronné d'aigrettes plumeuses. La plus commune de toutes est l'herbe aux gueux, ou vigne blanche (*Clématis vitalba*), qui vient dans les haies de toute la France; l'âcreté de ses feuilles est telle que, si on les met sur la peau, après les avoir pilées; elles déterminent la formation d'une cloche, et si on continue l'application, il en résulte un ulcère. Les mendiants usaient autrefois de ces moyens pour se faire des plaies artificielles avec lesquelles ils apitoyaient les passants crédules. Stoerck, qui a expérimenté toutes les Renonculacées, a employé la *Clématis recta* dans la syphilis, contre les rhumatismes, etc. On peut guérir la gale en frottant les malades avec de l'huile dans laquelle on a fait tremper un nouet contenant la clématite ordinaire en pâte; mais c'est un moyen dangereux. En Toscane et en Ligurie, on mange les jeunes pousses de cette plante, le principe âcre disparaissant tout à fait par la cuisson. La dessiccation produit le même effet, car M. Bouvier a vu cultiver auprès d'Aigues-Mortes la *Clématis flammula*, qui est la plus aigre de toutes. On la donnait aux bestiaux après l'avoir fait sécher. Ms.

CLIENT, CLIENTÈLE. Il faut remonter jusqu'au fondateur de Rome pour avoir la signification de ce mot. La dénomination de client, *cliens*, est celle qu'on donnait à tout citoyen romain qui se mettait sous la protection d'un grand personnage, qui dès lors devenait son patron, *patronus*. Cette coutume fut instituée par Romulus, dans le but de réunir les riches et les pauvres; de telle façon que les premiers ne pussent porter envie, et que les seconds fussent à l'abri du mépris et de tout abandon.

Le patron et le client avaient des devoirs réciproques à remplir; car si celui-ci devait ses suffrages à son protecteur quand il briguait quelque magistrature, soit pour lui-même, soit pour sa famille ou ses amis; celui-là, à son tour, assistait l'autre dans ses besoins, et devenait en quelque sorte sa providence dans tous ses embarras.

De nos jours, client se dit de toute personne qui remet ses intérêts à un avocat, à un notaire, avoué, procureur, etc. On donne aussi ce nom à tout malade qui fait appeler auprès de lui un médecin et le consulte d'habitude. On dit, dans ce sens, que tel docteur, que tel homme de loi, a une belle clientèle, pour exprimer que l'un a des malades opulents et que l'autre est chargé d'affaires lucratives. Mais on n'applique pas généralement cette qualification aux professions industrielles : les acheteurs ne sont pas les clients, ce sont des pratiques, des chalands. Pourquoi cette distinction? nous n'en savons rien vraiment, *cui bono?*

F. E. P.

CLIGNOTEMENT (*path.*), s. m. C'est un mouvement vif et répété des paupières, qui s'ouvrent et se referment alternativement. Cette affection est souvent naturelle, et l'on ne saurait la faire passer par un traitement; d'autres fois elle est le résultat d'un état maladif, et elle cède alors à l'influence des moyens qui sont dirigés contre l'affection principale. Cette maladie peut être aussi le résultat d'une névralgie faciale, et elle cède quelquefois aux préparations opiacées. Voici un liniment dont M. J. Cloquet recommande l'usage, et qu'il dit avoir employé avec succès dans beaucoup de cas : Opium pur, vingt-quatre grains; huile d'amande douce, deux gros; huile essentielle de camomille, demi-gros; on met plusieurs fois par jour de ce mélange sur les paupières. Le clignotement est souvent un symptôme hystérique; on l'observe quelquefois chez les hypocondriaques, chez les personnes affectées de vers intestinaux; dans ce cas, le clignotement cède le plus ordinairement lorsque la maladie a disparu; mais on l'a vu dans certains cas persévérer et être fort incommode. Lorsque le clignotement a ce caractère et résiste aux vésicatoires et aux moyens employés directement contre lui, il ne reste alors qu'à faire la section des nerfs qui se rendent aux paupières; et afin que cette opération, qui ne réussit pas toujours, présente plus de chances de succès, il est utile d'enlever une certaine longueur du nerf, pour empêcher qu'il ne se rejoigne par la cicatrisation. Ce moyen, qui présente quelques chances de succès de plus que la section simple, a été conseillé par Boyer.

J. B.

CLIMAT (*hyg.*), s. m. On entend par *climat* (κλίμαξ, ατος, inclinaison du ciel, région, climat, de κλίνω, εω, pencher, incliner; et non κλιμαξ, degré, comme le prétendent la plupart des dictionnaires et traités de médecine), dans le langage médical, l'ensemble des circonstances atmosphériques et terrestres qui agissent sur les êtres vivants en général, et sur l'homme en particulier, dans une région déterminée du globe. Ces circonstances ne sont point les mêmes et n'agissent point de la même manière dans chaque région; les êtres vivants ne peuvent, d'ailleurs, conserver l'exercice régulier de toutes leurs fonctions qu'à la condition de se maintenir sans cesse en équilibre d'action et de réaction réciproques avec le milieu qui les environne. Il s'ensuit rigoureusement que le rhythme habituel de leurs fonctions est plus ou moins dérangé lorsqu'ils passent subitement d'un climat dans un autre, et que, par conséquent, leur vie, ou du moins leur santé, sont plus ou moins compromises, s'ils ne s'accommodent graduellement aux nouvelles influences qu'ils doivent subir, en un mot, s'ils ne parviennent à s'*acclimater*. La question qui nous occupe dans cet article se compose donc naturellement de plusieurs questions distinctes: 1º des rapports généraux qui existent entre les êtres organisés et l'atmosphère qui les environne; 2º des climats et de leurs variétés; 3º de l'influence des divers climats sur l'espèce humaine; 4º des règles hygiéniques qui doivent être observées selon les climats.

S'il est en physiologie un fait avéré et incontestable, c'est que la vie, dans ses formes innombrables, n'est jamais qu'un résultat de l'action combinée des puissances extérieures sur les êtres organisés. Cette loi se manifeste clairement dans les deux règnes de la nature auxquels ils appartiennent.

Voyez ces graines végétales que les vents emportent, que les courants entraînent, que les oiseaux dévorent, ou qui séjournent dans nos herbiers; elles restent stériles jusqu'à ce qu'elles trouvent enfin le sol fécond qui peut seul les faire éclore. Lorsque la plante est parvenue à son entier développement, il lui faut, pour continuer à vivre, certains aliments d'une substance spéciale, certaine quantité de température, de lumière, d'électricité. Est-elle privée d'eau ou d'acide carbonique, elle meurt et se dessèche; manque-t-elle d'une chaleur suffisante, elle languit et s'étiole. Les orages et toutes les variations qui surviennent dans l'électricité atmosphérique exercent sur les végétaux une influence marquée; il est des fleurs qui replient leurs corolles à l'approche de la nuit, d'autres qui dégagent des lueurs électriques à des heures déterminées. Qui ne sait enfin que le développement de toutes les espèces végétales, sans exception, est toujours subordonné au climat qu'elles habitent, et que chacune d'elles a sa patrie naturelle dans telle ou telle région particulière? Ainsi la région équatoriale est riche en plantes phanérogames; les arbres sont hauts et vigoureux, leurs feuilles sont larges, leurs fruits succulents. Dans les régions tempérées, on ne remarque plus la même exubérance de vie, mais la plus grande partie des plantes peuvent y vivre et s'y reproduire. Dans les régions polaires, au contraire, le nombre des végétaux est beaucoup plus borné; la plupart de ceux qu'on y rencontre appartiennent aux agames ou cryptogames. Pendant les froids insupportables de ces climats, la terre est nue et couverte de neiges. Pendant les chaleurs qui surviennent brusquement et cessent de même, l'accumulation de l'action solaire et la continuité des jours accélèrent tellement la végétation, qu'il suffit de soixante ou quatre-vingts heures pour que les fleurs paraissent et s'épanouissent. De même, les différentes parties d'une même

région présentent entre elles, en raison du plus ou moins d'élévation du sol, de la diversité des bassins et de l'inégale répartition des masses secondaires, les mêmes oppositions relatives qu'on observe d'une zone à une autre. C'est ainsi que les hautes montagnes des pays chauds sont peuplées d'une foule de végétaux d'autant plus analogues à ceux des latitudes polaires, qu'on les observe successivement depuis la base des montagnes jusqu'à leur sommet.

D'immenses travaux, entrepris depuis plus d'un siècle, ont fait connaître sous une face entièrement neuve les rapports naturels des végétaux avec les différents points du globe terrestre. Wahlenberg a déterminé avec précision l'influence du climat continental avec la végétation, par opposition au climat océanique; il a indiqué, dans les flores du continent, comment les différentes régions végétales se prolongent les unes dans les autres et se pénètrent réciproquement entre elles. M. Alexandre de Humboldt, M. de Lamarck, cherchant pour chaque genre de plantes une sorte de point central, ont établi dans le règne végétal des divisions fondées sur la diversité des climats dans leur rapport avec les plantes qui s'y rencontrent. Les recherches de Saussure, de Leslie, de Pallas, de Hausmann, nous ont appris la liaison intime qui existe entre la nature du sol propre à chaque localité et celle de ses productions végétales. De là les théories nouvelles, développées si ingénieusement par divers auteurs, sur les échanges continuels de matériaux qui s'opèrent entre les formations organiques et les formations inorganiques, et sur la destruction graduelle de ces dernières au profit des premières.

Si l'on étudie les rapports des animaux avec les agents extérieurs, de la même manière que nous venons de le faire pour les végétaux, la corrélation est exactement la même. Partout l'animal est sous la dépendance immédiate des influences physiques qui l'entourent. Nous ne voulons point toucher en ce moment aux grandes questions que la science n'a point encore définitivement résolues, et qui se rattacheraient naturellement au sujet qui nous occupe; telles sont celle de la génération spontanée des animaux, celle de la division primitive des espèces et des races, et tant d'autres non moins importantes, qui s'éclairciront sans doute un jour par l'étude comparative des localités et des animaux qui les habitent. Bornons-nous à l'exposition des faits les plus évidents et les plus connus. L'œuf de l'animal, comme la graine du végétal, ne se développe que dans certaines conditions, plus simples et moins nombreuses dans les classes inférieures, plus complètes à mesure qu'on s'élève davantage dans l'échelle des êtres organiques. Le têtard du crapaud, s'il est complétement soustrait à l'action de la lumière, reste à l'état de têtard, et prend bientôt, sous cette forme rudimentaire, un développement monstrueux qu'il n'offre jamais dans aucune autre circonstance. On sait, d'après les observations de Valsavor, confirmées par celles de plusieurs autres naturalistes, qu'il sort quelquefois, par les ouvertures extérieures du lac souterrain de Zirknitz, en Carniole, des canards nageant parfaitement, mais complètement aveugles et presque nus. La faculté de voir leur vient en peu de temps, mais ce n'est guère qu'au bout de deux ou trois semaines que leurs plumes se sont assez développées pour qu'ils puissent s'envoler.

Quoi de plus remarquable que cette longue suite de modifications que présentent les organes, en raison des divers milieux dans lesquels sont plongés les animaux? L'appareil respiratoire varie dans les espèces, selon qu'elles vivent dans l'air ou dans l'eau; d'autres formes se remarquent dans les amphibies et les plongeurs. L'appareil de la circulation suit dans ses variétés celui de la respiration; les oiseaux n'offrent point la même organisation que les mammifères, que les reptiles. Toutes les parties du corps vivant prennent une conformation spéciale dans chaque espèce, en raison de son atmosphère environnante. Si nous observons l'influence qu'exercent les climats sur les animaux, nous voyons qu'ils sont, comme les végétaux, distribués sur les divers points du globe d'après leur organisation particulière, de telle sorte que leur nombre et leurs espèces varient graduellement à mesure qu'on s'élève en latitude en allant de l'équateur vers les pôles. Ces distinctions sont surtout remarquables dans l'ordre des poissons, dans celui des reptiles, dans celui des oiseaux. Les mammifères sont plus également répartis, relativement à leur nombre, sur toute la surface du globe; mais les espèces ne sont point les mêmes sous des climats différents, et surtout elles sont singulièrement modifiées dans chaque individu, selon qu'il habite telle ou telle région.

L'homme, dans ses relations avec le monde externe, peut être assimilé, jusqu'à un certain point aux autres êtres végétaux ou animaux, mais il ne faut pas oublier qu'il possède de plus, en vertu de son organisation supérieure, une force intime qui n'appartient qu'à lui seul, une volonté dirigée par l'intelligence, et qui, bien que liée sans cesse dans son exercice aux conditions matérielles de la vie, s'en détache pourtant, en quelque sorte, réagit sur elle non moins que sur les circonstances extérieures, et change totalement les résultats des rapports naturels qui asservissent les autres corps organisés. Quelle que soit la nature de cette force propre, quelle que soit son origine, les physiologistes peuvent s'en quereller avec les métaphysiciens; elle existe, donc on doit en tenir compte; elle constitue l'homme en dehors des autres animaux, elle lui communique un caractère distinct et une énergie spéciale; donc on doit l'étudier, sinon dans ses causes, du moins dans ses effets; et cependant, comme elle ne soustrait jamais l'homme à l'empire de la loi physique universelle, comme elle n'est, après tout, qu'une puissance de plus ajoutée aux autres puissances et combinée avec elles dans une action commune, il arriverait bientôt, si l'on voulait séparer l'une de l'autre, qu'on méconnaîtrait la nature humaine, et qu'on ne verrait plus clair dans les rapports de l'homme avec le monde qui l'environne. Ces principes une fois posés, tout s'explique de soi-même, et bien

loin d'y rien perdre, la dignité de l'espèce humaine n'en ressort que plus éclatante et plus incontestable. Autant l'organisation physique de l'homme est enchaînée par les agents extérieurs, autant sa force morale et intellectuelle se déploie avec énergie pour s'approprier la nature entière, et la plier, jusqu'à un certain point, à la satisfaction de ses besoins.

Rien n'est plus évident que la dépendance du corps humain relativement aux circonstances physiques extérieures. Dès le commencement de sa vie, le fœtus est soumis à toutes les chances de destruction ou d'altération qui peuvent atteindre la mère qui le porte dans son sein. Il subit l'influence des maladies dont elle est affectée. Un accident souvent inaperçu vient-il déranger le travail paisible de sa formation, des modifications profondes lui sont imprimées tout à coup, et pour toujours. De là les arrêts de développement ou monstruosités de tout genre, qui semblent aux yeux du vulgaire des aberrations inexplicables de la nature, mais qui rentrent, aux yeux du physiologiste, dans la conséquence même de ces lois formatrices, qu'elles confirment au lieu de les démentir. Il serait trop long d'exposer ici les différents modes d'exercice des fonctions vitales du fœtus, et de faire voir comment ses organes étant toujours appropriés au milieu dans lequel il est plongé, il ressemble successivement, par ses divers appareils organiques, aux autres êtres de la nature dont le milieu est analogue au sien; comment il est vrai, par exemple, qu'il respire d'abord comme un insecte aquatique, comme un reptile, etc., par la seule raison qu'il n'a rien de commun avec l'air extérieur. Plus tard, il respirera comme un mammifère. En effet, le voilà qui échappe à la vie intra-utérine, pour s'élancer à la vie aérienne et indépendante. Du moment même qu'il entreprend l'existence à son propre compte, il change de monde extérieur, et déjà il est changé lui-même. Les bornes étroites de cet article ne nous permettent pas d'entrer ici dans une foule de détails qui pourraient seuls donner une intelligence complète du sujet que nous traitons; nous nous contenterons d'indiquer d'une manière générale ce qui se rapporte à l'action des climats considérés dans leur ensemble.

Lorsque Hippocrate, le plus grand hygiéniste de tous les temps, écrivit son immortel traité *des Airs, des Eaux* et *des Lieux*, il posa le premier les bases de la climatologie, dont nos connaissances modernes n'ont fait qu'agrandir le domaine, en remontant aux causes des phénomènes par l'observation, et en les expliquant par le raisonnement. En décomposant les airs, les eaux et les lieux, on est parvenu à trouver les principes de toutes les actions extérieures qui peuvent modifier le corps humain. La chaleur, la lumière, l'électricité, les diverses combinaisons de l'air, telles sont principalement les puissances physiques qui agissent sur l'organisme de l'homme, et dont l'ensemble forme ce qu'on appelle les climats.

L'action de la chaleur sur le corps humain est partout la même; il n'y a de différences qu'en raison de sa quantité. Mais, pour apprécier ces différences, il faut déterminer les sources de la chaleur, en observant quels sont les degrés de la température dans chaque région, soit au-dessus du sol, soit au-dessous, à diverses hauteurs ou profondeurs, soit enfin dans les grandes masses d'eaux, considérées dans leurs rapports avec l'air atmosphérique. Cette étude est l'objet des travaux du physicien. Il nous suffit, à nous, d'en recueillir les conclusions les plus générales, de manière à distinguer avec quelque certitude les caractères propres aux divers climats.

On a dit, avec raison, que tous les climats de la terre sont stables, et que leurs vicissitudes n'étant jamais que des périodes ou des oscillations plus ou moins étendues, il existe par conséquent une température moyenne propre à chaque lieu. Deux grandes causes déterminent la température moyenne d'un point quelconque de la terre, sa latitude et sa hauteur au-dessus du niveau de la mer; mais une foule d'influences accidentelles ou locales viennent compliquer leur action et la modifier : tels sont, par exemple, la pente du terrain et ses expositions, la situation de ses montagnes relativement aux points cardinaux, le voisinage des mers, la nature géologique du sol, la direction des vents, etc. On est arrivé, tout en tenant compte de ces éléments si variés et si nombreux, à comparer cependant tous les pays de la terre entre eux, au moyen des lignes dites *isothermes*, lesquelles sont supposées passer par tous les points de la surface terrestre dont la température moyenne est la même, sans distinction aucune des parallèles et des latitudes. Toutefois, on remarque encore des différences entre plusieurs climats situés dans la même bande isotherme et jusque sur la même ligne, en raison des variations plus ou moins grandes qu'on y observe dans le cours de l'année entre les extrêmes de la chaleur et du froid; de là la division des climats en *constants, variables* et *excessifs*. D'où il suit que si l'on veut déterminer exactement les caractères d'un climat relativement à la température, il faut calculer non-seulement la moyenne de l'année, mais aussi les variations des jours, des mois et des saisons.

La chaleur du globe terrestre lui-même influe aussi remarquablement sur la température des climats. On sait, d'après les beaux travaux de M. Fourier et les nombreuses observations d'un grand nombre de savants modernes, que la masse de la terre possède une chaleur qui lui est propre, et que l'on considère généralement comme un résultat de sa formation primitive. On sait aussi que cette chaleur, accumulée au centre en immense quantité, diminue graduellement, et suivant des lois régulières, jusqu'aux couches supérieures; enfin, l'on a constaté qu'il existe, à une profondeur de quarante, soixante ou quatre-vingt pieds au-dessous du sol, une certaine couche dont chaque point conserve perpétuellement la même température, égale, à peu près, à la température moyenne du point de la surface auquel il correspond verticalement. L'écoulement de calorique, qui se fait continuellement des couches profondes à la surface de la terre ne peut, quelque considérable qu'il soit, modifier sensiblement la température moyenne des climats, ni l'ordre des saisons; il faut néanmoins en tenir compte, pour évaluer convenablement le résultat de l'action calorifique du soleil sur le globe, puisque celui-ci se refroidit sans cesse, par son rayonnement dans les espaces célestes, d'une quantité de chaleur que compense sans cesse l'influence polaire. Ainsi se produit cet équilibre de température, en vertu duquel la masse terrestre conserve à sa surface une somme de chaleur déterminée. Ajoutez à ces données constantes et invariables les modifications qu'apportent à la température des climats les courants des mers, dont les inférieurs apportent vers l'équateur l'eau refroidie des pôles, tandis que les supérieurs reportent vers les pôles l'eau réchauffée de l'équateur; ajoutez encore les divers courants atmosphériques, les vents réguliers et irréguliers, la condensation et la dilatation des vapeurs, les accidents qui déterminent des changements plus ou moins brusques dans l'air, les combinaisons innombrables qui peuvent changer sa constitution chimique, et par conséquent sa température, enfin les influences réciproques qu'exercent les uns sur les autres les différents êtres organiques réunis ou disséminés à la surface du globe; vous pourrez alors vous faire une idée des rapports qui existent partout entre la chaleur extérieure et les climats, et par suite, entre les climats et les hommes qui les habitent.

Il n'importerait pas moins de bien connaître le mode de distribution de la lumière et de l'électricité suivant les lieux, de le comparer avec le mode de distribution de la chaleur, et d'assigner ainsi à chaque climat toutes les conditions météorologiques qui lui appartiennent spécialement. La science est bien loin encore d'avoir atteint un tel résultat. Qu'il nous suffise donc d'énoncer ici, d'une manière générale, que les mêmes causes qui font varier la température propre à chaque climat modifient également, et dans des proportions à peu près les mêmes, les circonstances météorologiques. En faut-il conclure que la division des climats d'après leur température nous rende raison suffisamment de la diversité de leur influence sur l'économie animale? Ce serait tomber dans une grave erreur. Il arrive fréquemment que deux lieux situés sur la même ligne isotherme et possédant des températures moyennes parfaitement égales, présentent néanmoins des climats fort différents par leurs productions végétales et animales, ainsi que par l'action qu'ils exercent sur notre organisme. Il n'est pas moins évident que l'époque et la durée des grandes chaleurs et des grands froids sont des éléments indispensables à la connaissance des climats. Ainsi, indépendamment des températures moyennes de l'année, et des températures moyennes des mois les plus chauds et les plus froids, il faudrait encore déterminer rigoureusement la distribution de la chaleur dans tout le cours de l'année, à l'aide d'observations journalières, que l'on combinerait ensuite méthodiquement, pour arriver aux températures moyennes des mois, des jours et des saisons. Il faudrait pouvoir noter, en outre, une foule de conditions variables et accidentelles, et notamment celles qui résultent du séjour des hommes dans un climat quelconque, de la destruction des autres espèces animales, de la culture du sol, du défrichement et du déboisement, du dessèchement des marais et du nouveau cours imprimé aux eaux artificiellement, en un mot, de tous les changements qu'apporte dans les différents lieux l'industrie humaine, et qui changent à leur tour les influences de l'atmosphère; enfin, il faudrait apprécier, s'il était possible, le degré de résistance qu'oppose notre nature morale et intelligente aux causes purement physiques et chimiques, de manière à obtenir, en dernière analyse, la résultante de toutes ces actions et réactions innombrables. On conçoit qu'un tel travail est mathématiquement impossible ; toutes les fois qu'il faut faire entrer comme élément, dans une appréciation quelconque, la force humaine mise en balance avec les forces extérieures, cette force mobile et capricieuse, indépendante comme la volonté elle-même, échappe à toute évaluation, trompe tous les calculs et renverse à chaque instant ces prétendues statistiques, si artistement dessinées dans nos livres d'hygiène et de physiologie. Je n'hésite point à le dire : la statistique est le fléau de l'hygiène, par la raison toute simple qu'elle ne saurait jamais s'appliquer aux phénomènes organiques sans rester nécessairement incomplète et menteuse. Voulons-nous demeurer dans les faits positifs? commençons par nous défier des divisions et subdivisions des auteurs; et tout en admettant ce qu'elles peuvent contenir de vrai, reconnaissons que leurs conclusions ne reposent que sur des données approximatives.

Autre difficulté dans l'étude des influences que les climats exercent sur l'homme ; c'est qu'ils agissent, non pas seulement d'une manière passagère sur telle ou telle fonction, mais d'une manière uniforme et constante sur la constitution elle-même. Examiner l'action de la température, ou de l'électricité, ou de la lumière, ou de tel autre agent sur la circulation, ou la respiration, ou les sécrétions, ou tel autre phénomène organique, ce n'est donc pas encore examiner l'influence des climats, bien qu'un climat ne se compose jamais d'autre chose que de ces divers éléments, dans diverses proportions, soit normales, soit accidentelles; mais il faut, de plus, observer la constitution générale des hommes dans une région déterminée de la terre, afin de pouvoir estimer l'influence spéciale de son climat sur l'économie humaine. Il devient alors manifeste qu'il existe, pour les climats chauds, froids ou tempérés, certains caractères propres à chaque race d'hommes qui les habitent, caractères tellement distinctifs dans leur généralité, qu'il serait déraisonnable de confondre une de ces races avec une autre.

Ainsi, dans les climats chauds, l'activité nerveuse semble dominer toutes les autres facultés physiques; et, par conséquent, toutes les fonctions qui sont sous la dépendance immédiate du système nerveux se développent avec plus de rapidité et s'exercent avec plus d'énergie que les

autres. La faculté de sentir est tellement prononcée chez les habitants des climats chauds, que pour eux tout devient occasion d'excitation morbide. La plus légère piqûre produit quelquefois le tétanos chez les nègres; l'épilepsie, l'hystérie, les convulsions, et en général toutes les névroses sont très-fréquentes dans ces régions. Les appétits vénériens sont plus précoces et plus impérieux que partout ailleurs. Les jeunes filles deviennent mères au sortir de l'enfance; la polygamie est une conséquence naturelle de cette disposition physique. Enfin, la circulation est plus rapide, les hémorrhagies sont plus fréquentes, les affections inflammatoires parviennent plus promptement au dernier degré d'exacerbation. En même temps, nous voyons dans ces climats les forces musculaires décroître dans une proportion inverse des facultés sensitives. Les expériences de Péron, faites à l'aide du dynamomètre, et les observations de Coulomb, de Cook, de tous les médecins et de tous les voyageurs, ont constaté cette faiblesse générale, cette mollesse des tissus, dans les habitants des zônes torrides, des Indes orientales, et des îles de la mer du Sud. De même, la respiration et la calorification intérieure sont moins actives; la respiration est plus lente et plus difficile; l'abondance des sécrétions externes diminue notablement celle des sécrétions internes; et tandis que la peau est habituellement baignée de sueur, surchargée de matière colorante, sujette aux exanthèmes, d'un autre côté, l'urine, la bile, le sperme, le flux menstruel, sont toujours en moindre quantité. De là aussi le défaut de proportion entre la reproduction et le rapprochement des sexes, la fréquence des avortements, la population beaucoup moins nombreuse que dans les climats froids ou tempérés, le nombre des femmes supérieur toujours à celui des hommes. Plus le développement a été hâtif, plus la vieillesse est prématurée; les femmes, surtout, semblent plutôt flétries encore que les hommes, et cette période de la vie pendant laquelle le corps humain, parvenu à sa maturité, reste à peu près stationnaire, sans accroissement ni décroissement, est plus courte dans ces climats que partout ailleurs. Enfin, les facultés morales et intellectuelles ne se ressentent pas moins que les facultés purement organiques de cette influence du climat chaud. L'esprit, naturellement vif et prompt, semble enchaîné par le monde extérieur qui pèse sur l'économie tout entière; l'extrême chaleur condamne l'homme à une inaction habituelle, dans laquelle l'imagination s'excite et s'exalte aux dépens des autres fonctions; l'Inde, l'Orient, n'ont-ils pas été le berceau de toutes ces religions monstrueuses que nous retrouvons variées à l'infini dans les terres australes, sous les tropiques, et dans les îles innombrables du Grand-Océan?

Dans les climats froids, il faut distinguer ceux dont le froid est modéré et ceux qui, plus voisins du pôle, présentent constamment un froid excessif. A la première classe, appartiennent les contrées situées du cinquante-cinquième au soixante-cinquième degré de latitude. Là nous observons des effets contraires à ceux que nous avons trouvés dans les pays chauds. Prédominance des fonctions organiques sur les fonctions dites animales, taille élevée, muscles vigoureux, circulation riche et pleine, respiration active, digestion prompte et facile. La lenteur de l'accroissement des organes conserve longtemps la jeunesse; la puberté se fait attendre dans les deux sexes jusqu'à un âge assez avancé; les unions sont plus rares et plus fécondes; la population va toujours augmentant, et le nombre des individus mâles dépasse de beaucoup celui des individus du sexe féminin. En un mot, c'est dans ces climats que l'on rencontre le plus complet développement des forces physiques propres à notre espèce. D'un autre côté, les facultés sensitives sont plus paresseuses; on connaît ce mot célèbre, appliqué aux peuples du nord : « Il faut les écorcher pour les chatouiller. » L'intelligence prend une autre direction que dans les pays méridionaux; elle se livre de préférence aux travaux qui exigent une observation patiente. Les sciences positives, l'étude des faits physiques, les arts mécaniques et l'industrie fleurissent dans les contrées septentrionales; mais on n'y rencontre point ce goût naturel des beaux-arts, ce sentiment vif et pénétrant qui vient de l'activité des sens, et qui semble appartenir comme en propre aux nations du midi.

A mesure que l'on s'avance vers le cercle polaire, l'action du froid devient de plus en plus nuisible; de même que l'extrême chaleur, et bien plus encore le froid extrême est un obstacle au développement de toutes les fonctions, de toutes les facultés; les Lapons, les Samoïèdes, les Esquimaux, les Groënlandais, sont petits, faibles, presque dénués de sensibilité et d'intelligence, et comme engourdis au physique et au moral; l'espèce humaine est rare dans ces climats glacés, et semble porter l'empreinte d'une dégénération universelle.

Si nous examinons, au contraire, les habitants des climats tempérés, nous trouvons partout une sorte d'équilibre entre les qualités propres aux climats chauds et celles qui appartiennent aux climats froids. Les avantages des uns et des autres y sont plus marqués que leurs inconvénients. Les habitants des zônes tempérées réunissent en eux, bien qu'à un moindre degré, la force musculaire des hommes du nord et l'activité nerveuse des hommes du midi. Les fonctions nutritives s'exercent avec la même régularité que les fonctions animales; tout ce qui tient à l'activité intellectuelle et morale, les arts, les sciences, les relations commerciales et industrielles, les institutions politiques et sociales, s'y développent avec cette modération éclairée qui résulte de la nature même du climat et des modifications qu'il imprime à l'organisme. Enfin, nous retrouvons dans les climats tempérés une sorte d'aptitude à contracter toute espèce de maladies, comme à jouir de tous les bienfaits de la nature. Cependant, plus que dans les autres régions, il est facile à l'homme de se défendre avec succès, au moyen d'un régime sagement combiné, contre l'influence des causes délétères.

On conçoit que cet aperçu général sur l'action des climats, relativement à l'homme qui les habite, doit être modifié à chaque instant par une foule de circonstances naturelles ou accidentelles. L'élévation plus ou moins grande du sol rapproche, comme nous l'avons dit plus haut, le climat d'un pays d'un climat plus ou moins froid. La colonne d'air moins haute, et par conséquent moins, pesante pour le montagnard, accélère l'exercice des fonctions purement nutritives; mais d'une autre part, l'air, plus dénué de calorique, est plus dense sur les montagnes et moins chargé de matières étrangères; de sorte que leurs habitants respirent, toutes choses égales d'ailleurs, une masse d'air plus considérable que les habitants des plaines et des basses terres. L'exposition au nord ou au sud, l'inclinaison des terrains, le voisinage des mers, influent encore sur les qualités de l'atmosphère et sur les climats. Le climat des îles est presque toujours un climat constant. Enfin, la nature des vents, la couleur du sol, et les diverses circonstances géologiques, ajoutent encore d'autres conditions spéciales à chaque climat, quel que soit, d'ailleurs, le degré de latitude auquel il appartient.

Les règles que prescrit l'hygiène dans les divers climats ne pourraient être exposées ici que d'une manière fort générale, et certainement fort insuffisante, dans un article aussi abrégé que doit l'être le nôtre.

Que voyons-nous, en résumé, dans cette étude comparative des climats et des corps vivants qui les habitent? Deux principes distincts, tendant à se mettre sans cesse en équilibre l'un avec l'autre, et non pas luttant l'un contre l'autre, ainsi qu'on le dit communément : le corps vivant, d'une part; le climat, de l'autre part. Or, quel est ici le but de l'hygiène? accommoder le corps vivant au climat, et le climat au corps vivant; ajouter artificiellement aux efforts de la nature pour obtenir cet équilibre dont le résultat est la santé.

Le climat est-il froid? la culture en général et particulièrement la diminution des végétaux et des eaux contribuent à adoucir la rigueur de l'atmosphère. La Gaule et la Germanie, couvertes autrefois de lacs et de forêts, étaient, au dire des anciens historiens, beaucoup plus froides que ne sont aujourd'hui la France et l'Allemagne. Plusieurs espèces animales des pays froids, telles que le renne et l'élan, qui s'y trouvaient alors en abondance, ne peuvent plus vivre dans notre température actuelle. Le climat est-il chaud, au contraire? il suffit d'y planter des arbres, de défricher des terres arides ou sablonneuses, de changer la couleur du terrain et les diverses inclinaisons du sol, d'y creuser, enfin, des canaux, et d'y répandre les eaux, pour tempérer l'ardeur du ciel et obtenir au moins de ces nuits humides qui rafraîchissent l'air et la terre. Les plantes modifient encore l'atmosphère environnante, en exhalant autour d'elles une quantité considérable d'oxigène, et en répandant abondamment l'électricité. On a constaté que sur une surface en pleine végétation de cent mètres carrés, il se dégage, en un seul jour, plus d'électricité vitrée qu'il n'en faudrait pour charger la plus forte batterie.

En même temps, il faut agir sur le corps vivant lui-même; il faut approprier au climat sous lequel il est placé les vêtements qui le couvrent, les habitations qui le protégent contre les agents extérieurs, les aliments dont il se nourrit, les divers exercices auxquels il se livre, les institutions qui règlent sa vie privée ou publique; dans les climats froids, s'opposer à ce que l'atmosphère enlève trop de calorique à l'économie; ajouter au calorique qui se produit en elle, soit au moyen de frictions externes, d'onctions et de vêtements convenablement choisis, soit à l'aide des stimulants qui peuvent donner plus d'activité à la calorification interne, pourvu que ces stimulants soient employés avec modération et discernement; dans les climats chauds, garantir le corps de l'action trop directe du calorique extérieur, diminuer l'activité des fonctions vitales qui produisent la chaleur.

Au surplus, ces règles générales sont indiquées par la nature elle-même aux indigènes de tel ou tel climat; aussi les règles de l'hygiène n'ont-elles une grande importance que dans deux cas seulement : 1º dans les climats variables; 2º lorsque le corps vivant passe brusquement d'un climat à un autre. Dans ces deux cas, la simple raison nous apprend que les dangers qui menacent alors l'économie viennent uniquement des vicissitudes de l'atmosphère ou de la différence tranchée qui existe entre telle ou telle influence. Par conséquent, la marche qu'on doit suivre est toute tracée : éviter toute transition rapide du froid au chaud, et du chaud au froid; varier graduellement la nourriture, les vêtements, l'exercice, et jusqu'aux travaux de l'esprit, en les proportionnant aux diverses actions extérieures qu'on doit subir : telle est la règle générale. Du reste, autant de localités différentes, autant de règles particulières.

C'est ainsi que, grâce aux ressources fournies par la science, on peut faire disparaître, jusqu'à un certain point, les distributions naturelles des espèces dans les divers climats. Plus l'être vivant est inférieur dans l'échelle organique, plus son existence est liée aux conditions environnantes; moins il peut supporter le déplacement. Les végétaux qui meurent dans les climats complètement opposés aux leurs, parviennent à subsister, quoique avec peine et à l'aide de nombreuses précautions, dans les contrées des zones tempérées. Brown et Forskall ont fait voir, par l'exemple de la vallée du Nil, comment une flore étrangère, apportée par la culture, pouvait faire disparaître presque complètement les plantes indigènes. Parmi les animaux, il en est aussi un très-grand nombre qui peuvent s'acclimater dans des régions différentes de leur patrie naturelle; il est vrai qu'alors même leur constitution physique ne reste plus ce qu'elle était primitivement; les animaux importés des climats chauds dans nos pays tempérés perdent une partie de leur vigueur, de leur agilité; ils peuvent rarement se reproduire, et généralement ils succombent, après quelques années, à des maladies spéciales, principalement aux affections tuberculeuses. Enfin, leurs instincts s'altèrent et quelquefois disparaissent entièrement; les ani-

maux les plus sauvages deviennent doux et familiers, et se plient même complétement à l'état de domesticité.

L'homme seul est doué d'une constitution plus flexible et, si je puis parler ainsi, d'une élasticité vitale qui peut s'accommoder à tous les climats; cependant il périrait bientôt comme les autres êtres vivants, par suite d'un brusque déplacement, si son intelligence et sa force morale ne le défendaient plus énergiquement encore contre les influences extérieures. Par cette force, qui est le privilége de sa nature, il refait en quelque sorte le monde à son image; il dicte partout la loi, au lieu de la subir en esclave, et partout il reste ce que Dieu l'a fait, le maitre et le roi de la création.

HIPP. ROYER-COLLARD,
Professeur agrégé à la faculté de médecine de Paris, chef de division au ministère de l'instruction publique.

CLIMATÉRIQUE (*physiol.*), adj., de *climax* échelle, degré. On désignait ainsi autrefois certaines périodes de la vie, que l'on regardait comme critiques; les années *climatériques* revenaient en général de sept ans en sept ans.   J. B.

CLITORIS (*anat.*), s. m. Organe excitateur des parties génitales de la femme. (V. *Génération.*)   J. B.

CLOPORTE (*mat. méd.*), s. m. On désigne ainsi deux espèces d'insectes aptères, le cloporte commun (*oniscus asellus* L.), et l'armadille ou millepieds (*armadillo officinalis*); elles étaient employées autrefois en médecine comme diurétique, mais on a reconnu qu'elles ne devaient leurs propriétés qu'à ce qu'elles contenaient une faible quantité de nitre, provenant sans doute des murs humides que ces insectes habitent; aussi leur usage est-il abandonné.   J. B.

CLOU (*chir.*), s. m. (V. *Furoncle.*)

CLYSSOIR, s. m., du grec *cluzein*, laver; tube ou tuyau proposé, il y a quelques années, pour être substitué aux seringues ordinaires à lavement; ces tubes longs de trois pieds doivent être faits avec un tissu souple et imperméable; leur extrémité inférieure se termine par une canule, tandis que la supérieure présente un évasement qui sert à faciliter l'introduction du liquide; celui-ci descend par son propre poids ou bien est aidé par une légère compression.   J. B.

CLYSTÈRE (*thérap.*), s. m. (V. *Lavement.*)

COAGULATION (*chim.*), s. f., phénomène dans lequel un liquide se prend tout à coup en une masse plus ou moins consistante. C'est ainsi que les *blancs d'œufs* se coagulent par la chaleur, le *lait* par l'action d'un acide, le *sang* par le refroidissement. En pharmacie, on se sert de la propriété de la coagulation pour clarifier certains liquides; les blancs d'œufs, employés le plus souvent dans ce but, enveloppent en se solidifiant les impuretés suspendues dans la liqueur et les précipitent.   J. B.

COCCYGIEN (*anat.*), adj., qui appartient au coccyx. On connaît des ligaments *coccygiens* et une artère *coccygienne*, branche de l'*ischiatique*.   J. B.

COCCYX (*anat.*), s. f., du grec *coccyx*, coucou, parce qu'on a comparé sa forme à celui du bec de cet oiseau : on nomme ainsi un petit os triangulaire situé à la partie inférieure et postérieure du bassin, au-dessus de l'anus. Par sa face supérieure, il est en rapport avec le sacrum ; ses autres faces sont libres ; il est formé par l'assemblage de trois, quatre, et même quelquefois cinq petits os soudés entre eux ; c'est lui qui correspond chez l'homme à la queue des mammifères. Cet os, qui paraît n'être qu'un appendice mobile du sacrum, peut se déplacer et même se fracturer à la suite d'une chute ou d'un coup de pied ; on le remet alors en place en introduisant un doigt dans l'anus et en repoussant l'os convenablement. Ce déplacement n'est pas toujours sans danger comme on pourrait le croire ; on a vu plus d'une fois la carie et d'autres accidents en être la suite.

J. B.

COCHLEARIA *(bot.)*, s. f. Genre de la famille des Crucifères, dont le nom est dérivé de la forme creuse des feuilles d'une des espèces principales imitant une sorte de cuillère *cochlear*. Cette espèce c'est l'herbe aux cuillères (*Cochlearia officinalis*), qui croît sur les bords de la mer du Nord et sur les hautes montagnes de l'Europe ; ses feuilles sont en cœur et d'une saveur amère et piquante. On s'en sert habituellement pour nettoyer les dents et affermir les gencives ; le suc est considéré comme dépuratif ; dans le Nord on mange les feuilles de cette plante à la place du cresson ou de la dent-de-lion.

RAIFORT DE BRETAGNE, ou *cranson* (*Cochlearia armorica*). Il ne faut pas confondre ce raifort avec le radis noir ou raifort des Parisiens *(Raphanus niger)*; celui-ci a des propriétés beaucoup moins énergiques. Le raifort de Bretagne, au contraire, est l'antiscorbutique le plus puissant que nous possédions ; sa racine est blanchâtre, grosse quelquefois comme le bras ; elle contient un principe volatil extrêmement âcre, qui se dégage dès qu'on la brise, et qui picote fortement les yeux. Ce principe disparaît par la dessiccation. Le suc de raifort entre dans la composition de toutes les préparations antiscorbutiques ; on l'a quelquefois employé pur contre la goutte. Cette plante croît dans les terrains humides, les fossés de tout le nord-ouest de l'Europe, la Bretagne, l'Angleterre, etc. En Allemagne on mange la racine avec le bouilli après l'avoir râpée, d'où le nom de moutarde des Allemands qui lui est donné quelquefois.   **Ms.**

CODEX (*pol. méd.*), s. m. Collection des recettes et formules d'après lesquelles on doit préparer les médicaments. En France, il existe un codex officiel auquel les pharmaciens doivent se conformer. On s'occupe en ce moment de sa révision.

J. B.

CŒCUM (*anat.*), s. m. Première portion du gros intestin ; ainsi nommé du mot latin *cœcus*, aveugle, parce qu'il se prolonge inférieurement sous forme d'un cul-de-sac. Il est placé entre la fin de l'intestin grêle (*l'ileum*) et le commencement du colon ; il remplit presque en entier l'évasement que forme l'os de la hanche droite, et que les anatomistes nomment la *fosse iliaque droite*. Sa longueur n'est que de trois à quatre travers de doigt. À l'intérieur il est séparé de l'intestin grêle par une espèce de valvule nommée *iléo-cœcale* ou de Banhin : cette valvule est destinée à empêcher les matières de remonter dans l'iléum. Le cœcum présente en outre constamment en bas, à gauche et en avant, un appendice particulier nommé *vermiforme* ou *cœcal*, de la grosseur et de la forme du tuyau d'une plume à écrire, d'une longueur de deux à quatre pouces, se terminant d'un côté par un cul-de-sac, et communiquant de l'autre avec le cœcum : cet appendice est très-développé chez le fœtus. Il forme, dans les espèces animales qui se nourrissent de végétaux, une très-grande cavité destinée à retenir les aliments afin de faciliter l'absorption de toutes leurs parties nutritives avant qu'ils soient rejetés au dehors par la défécation.

Pour les généralités et les maladies du cœcum, voyez *Intestin.*   J. B.

CŒLIAQUE (*anat.*), adj., du grec *koilia*, intestin, qui a rapport aux intestins. On connaît une artère ou tronc *cœliaque*, qui naît immédiatement de l'aorte après son entrée dans le ventre. C'est elle qui produit quelquefois ces battements incommodes que l'on ressent facilement avec la main dans la région de l'estomac. Le *plexus cœliaque* est un entrelacement nerveux du grand sympathique autour de cette artère.   J. B.

CŒUR (*anat. et physiol.*), s. m. En latin *cor*, en grec *cardia* ou *ker*. Organe creux et musculaire, agent principal de la circulation du sang ; sa forme, comme on le sait, est celle d'un cône ou d'une pyramide aplatie sur deux faces. Son volume, un peu plus considérable chez l'homme que chez la femme, équivaut à peu près à celui du poing. Une membrane séreuse nommée *péricarde* l'enveloppe entièrement. Il est renfermé dans la poitrine au milieu et un peu à gauche de cette cavité, sa pointe est dirigée en bas et en avant. Il renferme dans son intérieur quatre cavités distinctes, savoir : deux à sa partie supérieure, qu'on nomme *oreillettes* droite et gauche ; deux plus considérables à sa partie inférieure, ce sont les *ventricules* droit et gauche. L'oreillette droite ne communique pas avec l'oreillette gauche, ni le ventricule droit avec le ventricule gauche ; mais chaque oreillette communique avec le ventricule du même côté par un orifice qui porte le nom d'*auriculo-ventriculaire*; cet orifice est muni d'une valvule ou soupape appelée *triglochine* ou *tricuspide à droite*, et *mitrale* ou *bicuspide à gauche*. Elle est disposée de telle sorte qu'elle permet au sang de passer de l'oreillette dans le ventricule, mais quelle s'oppose en se fermant au reflux de ce liquide, du ventricule dans l'oreillette. Les deux veines caves *supérieure* et *inférieure* viennent aboutir à l'oreillette droite du ventricule droit par l'artère pulmonaire ; celle-ci à son origine est munie de trois petites valvules appelées *sigmoïdes* ou *semi-lunaires*, destinées à empêcher le sang de refluer de l'artère dans le ventricule. Les quatres veines pulmonaires vont se rendre du poumon dans l'oreillette gauche; enfin du ventricule gauche naît l'artère aorte, munie comme l'artère pulmonaire de trois valvules semblables aux premières et portant le même nom. Les cavités droites sont plus amples et ont des parois plus minces que les gauches. Le cœur reçoit deux artères et deux veines qui portent le nom de *cardiaques* ou de *coronaires;* ses nerfs lui viennent du *pneumo-gastrique* et du *grand sympathique.*

La propriété la plus remarquable du cœur est celle de se contracter et de se dilater alternativement de manière à effacer momentanément ses cavités. L'observation a appris que, pendant que les deux oreillettes se resserrent en même temps, les deux ventricules se dilatent, *et vice versâ.* La contraction des ventricules porte le nom de *systole du cœur,* et leur dilatation celui de *diastole du cœur.* Pendant chaque systole, les parois des ventricules se durcissent; le cœur se raccourcit, il se recourbe un peu en avant et va frapper de sa pointe la partie antérieure de la poitrine vers la sixième ou septième côte gauche ou dans leur intervalle; on sent facilement ces *battements* du cœur en plaçant la main au-dessous du sein gauche. Dans les *palpitations,* ils deviennent fréquents et tumultueux.

Lorsqu'on applique l'oreille sur la poitrine d'un homme en santé et vers la région du cœur, on perçoit d'abord un bruit sourd, isochrone au battement du cœur et au pouls, puis-immédiatement après succède un autre bruit plus éclatant et analogue à celui d'un fouet, d'une soupape qui se relève ou d'un chien qui lape; ensuite vient un intervalle de silence, enfin le bruit sourd recommence et ainsi de suite. D'après la théorie préférée aujourd'hui (celle de M. Rouanet), le premier bruit serait déterminé par le redressement et la tension des valvules triglochines et mitrales au moment de la systole, et le second serait produit de même par les valvules sigmoïdes lorsquelles sont relevées par la réaction élastique des artères pulmonaire et aorte. Pour bien comprendre cette explication, il faut se rappeler que pendant la circulation le sang arrive dans l'oreillette droite du cœur par les deux veines caves ; que cette oreillette en se contractant le chasse dans le ventricule droit; que cette dernière cavité en se resserrant à son tour le renvoie dans les poumons au moyen de l'artère pulmonaire ; que là le sang rougit, se revivifie par la respiration, et retourne dans l'oreillette gauche du cœur par les veines pulmonaires; que cette oreillette se resserre et le renvoie dans le ventricule droit, qui, se contractant aussi, le chasse par l'aorte dans toutes les parties du corps, d'où il revient au cœur par les veines à l'état de sang noir. (Voyez pour plus de détails le mot *Circulation.*)

On conçoit que la circulation du sang devra être d'autant plus active que les battements du cœur seront plus fréquents; aussi de tout temps les médecins ont-ils interrogé l'état du cœur au moyen du pouls. Dans l'état de santé le cœur bat en général environ 75 fois par minute, il est un peu plus accéléré pendant l'enfance, quoiqu'il y ait des exceptions, mais il est douteux que le pouls soit retardé lorsqu'arrive la vieillesse. Dans l'état de fièvre l'accélération s'élève depuis 90 jusqu'à 120 et même 150 pulsations par minute. On a constaté aussi que le cœur battait plus fréquemment lorsqu'on est levé que lorsqu'on est couché, quand il existe de la fièvre ; la différence est même considérable : aussi dans cet état la situation horizontale a-t-elle été conseillée de tout temps. (Voyez *Pouls.*)

CŒUR (maladies du). Si par sa position dans la poitrine le cœur est à l'abri des influences de l'air et des divers agents extérieurs, il est en revanche soumis, à un haut degré, à l'action nerveuse et à celle du sang; tout le monde en effet connait l'influence que possèdent les affections morales sur le cœur, qui précipite, retarde, suspend même ses contractions par le seul fait d'une émotion, de la joie, de la tristesse ou de la peur. Le cerveau, suivant qu'il est modifié par certains principes excitants ou stupéfiants, réagit aussi puissamment sur cet organe. L'action du sang n'est pas moins remarquable; les fonctions du cœur sont plus ou moins troublées si ce liquide est en trop grande ou en trop petite quantité et si sa composition physique ou chimique vient à changer. Une bulle d'air introduite dans les veines peut déterminer la mort en se portant au cœur. Il résulte de ces considérations que les maladies de cet organe ne doivent pas être rares; elles sont de plus en général graves à cause de l'importance des fonctions lésées. Nous avons déjà décrit l'inflammation du cœur au mot *cardite;* nous renvoyons également pour d'autres affections particulières de cet organe aux mots *Péricardite, Angine de poitrine, Palpitations, Syncope,* Les *plaies,* les *anévrismes,* les *concrétions polypiformes* et autres du cœur vont nous occuper successivement.

1º *Plaies du cœur.* Elles sont pénétrantes ou non, suivant qu'elles ont atteint les cavités ou qu'elles n'ont intéressé que les parois du cœur. Dans le premier cas, elles sont presque nécessairement mortelles, et, pour peu que la blessure soit large, le malade succombe instantanément par suite de l'hémorrhagie, comme frappé de la foudre. Cependant la simple piqûre du cœur pourrait ne pas être mortelle; en effet M. Bretonneau, dans ses expériences sur l'acupuncture, a pu percer impunément le cœur de plusieurs petits chiens sans déterminer d'accident.

Les plaies non pénétrantes sont bien moins graves que les premières, on cite plusieurs exemples de guérison. Dans un cas, on a rencontré une balle logée dans l'épaisseur des parois du cœur; elle y était restée six ans après la blessure, et le sujet, parfaitement rétabli, avait succombé à une tout autre affection. S'il n'y a pas d'artère ouverte, la mort même ne survient en général qu'après un temps assez long; c'est surtout alors une inflammation du cœur, et principalement une *péricardite aiguë,* que l'on a à redouter. On n'observe d'abord rien de particulier pendant plusieurs jours; puis tout-à-coup la physionomie du malade s'altère; il survient de la difficulté à respirer et des syncopes; les extrémités se refroidissent, et au bout de quelque temps le blessé meurt.

Le traitement de ces plaies est restreint comme on le pense; c'est au repos, aux saignées et à l'administration de la digitale qu'il faut avoir recours. On doit se méfier en général du calme qui survient quelquefois après les blessures du cœur. On a vu, nonobstant cette tranquillité apparente, la mort survenir avec rapidité le vingt-huitième jour après l'accident.

2° *Anévrismes du cœur.* On a appelé ainsi deux maladies différentes : savoir : l'*hypertrophie* du cœur et la *dilatation* des parois de cet organe avec amincissement. Cette dernière affection est en général rare.

L'hypertrophie (anévrisme actif du cœur de Corvisart) peut affecter, soit les deux ventricules, soit les deux oreillettes, ou bien l'oreillette et le ventricule d'un même côté; elle est aussi quelquefois générale. Dans cette maladie, le cœur acquiert en général un volume beaucoup plus considérable que dans l'état normal; ce volume peut aller jusqu'à celui du cœur d'un bœuf. Ses parois prennent en même temps une épaisseur démesurée, jusqu'à atteindre un pouce à un pouce et demi. Il est aussi une autre variété d'hypertrophie, appelée *concentrique*, dans laquelle il y a seulement épaississement des parois aux dépens des cavités sans augmentation de volume.

L'hypertrophie du cœur n'attaque en général que les personnes d'un âge mûr; les causes indiquées par les auteurs comme pouvant occasionner cette affection sont : les écarts de régime, l'abus des liqueurs alcooliques et des excitants, les marches forcées, l'exercice exagéré du chant, les cris, l'état pléthorique succédant à la suppression des règles ou d'une autre évacuation habituelle; mais surtout les peines et les chagrins longtemps prolongés, une jalousie concentrée, des obstacles au passage du sang dans les artères, une disposition particulière congéniale ou héréditaire qui fait, dit-on, que souvent tous les membres d'une famille sont atteints de cette affection. Quoi qu'il en soit, voici les principaux symptômes qui la caractérisent : à son début, elle ne se trahit d'abord que par de l'essoufflement et des palpitations passagères, lorsque le malade fait de l'exercice et surtout lorsqu'il monte un escalier ou qu'il parle en s'animant; il est aussi sujet à s'enrhumer facilement, et sa face est en général colorée. Bientôt de légers accès d'asthme se montrent pendant la nuit. Cet état peut durer un temps variable, quelquefois plusieurs années; mais enfin le mal revêt une marche plus rapide et plus caractérisée; aux palpitations et aux étouffements presque habituels, ou survenant par le moindre exercice et la moindre émotion, se joint un sommeil fréquemment interrompu par des réveils en sursaut et des songes effrayants, et souvent un sentiment particulier de pression et de constriction douloureuse à la région du cœur; le pouls devient irrégulier, la figure pâlit ou plus souvent prend une teinte violacée; elle est fréquemment le siège d'une légère bouffissure; les chevilles des pieds commencent à se montrer enflées le soir,

les battements de cœur devenus violents peuvent être appréciés par la vue, l'ouïe et le toucher. Parvenue à sa dernière période, la maladie devient reconnaissable pour les personnes les moins exercées. Le patient cesse de pouvoir supporter la position horizontale, et il faut absolument qu'il soit assis sur son lit; les lèvres sont gonflées, elles ont ainsi que la face une teinte violette; les urines deviennent rares; toutes les extrémités inférieures, et souvent le ventre et les testicules, ou les grandes lèvres chez les femmes, sont enflées et remplies de sérosité; bientôt l'enflure est générale; l'anxiété et le malaise sont portés à leur comble, et le malade meurt, frappé d'une attaque d'apoplexie, d'une rupture du cœur, ou bien emporté par une de ces hémorragies qui surviennent sur la fin de cette affection. Quelquefois les jambes, fortement distendues par la sérosité hydropique, se crevassent; la gangrène survient et termine rapidement les souffrances du malade. On a vu aussi une syncope prolongée faire périr des sujets à une époque de la maladie où rien n'annonçait un péril imminent.

Lorsqu'il y a simple dilatation du cœur sans hypertrophie, les symptômes sont à peu près les mêmes. On a noté cependant que les palpitations étaient plus sourdes et les syncopes plus fréquentes; le pouls était moins faible, et en général régulier. Le corps avait de la tendance à se refroidir, et la gêne de la circulation veineuse s'annonçait par le gonflement des veines et par des hémorragies passives, telles que des crachements et des vomissements de sang.

Il est facile de reconnaître un anévrisme du cœur lorsque la maladie est très avancée; il n'en est pas de même à son début : une foule d'affections en effet, souvent peu graves, s'accompagnent d'étouffements, de palpitations et de douleurs dans la région du cœur. Comme l'anévrisme est presque toujours mortel, surtout lorsqu'il n'est pas traité convenablement, on concevra de quelle importance il est d'éviter toute erreur; c'est surtout aux signes fournis par l'auscultation et la percussion du cœur qu'il faut avoir recours; comme ils ne peuvent être appréciés que par le médecin seul, nous nous contenterons ici de les énumérer rapidement. Ces signes sont, pour l'hypertrophie ordinaire, la matité de la région du cœur dans une étendue anormale, la forte impulsion du cœur qui soulève la main et ébranle parfois le tronc entier; l'altération du bruit normal qui devient plus fort, plus éclatant ou plus sourd, l'irrégularité et la force du pouls, etc.

Dans la simple dilatation, il y a aussi *matité*, mais l'impulsion est moindre et les bruits du cœur sont plus éclatants. Dans tous les cas, c'est seulement d'après l'ensemble des symptômes que le médecin doit se prononcer. Les maladies qui ont le plus souvent donné lieu à des erreurs en faisant croire que l'on avait affaire à un anévrisme, sont la *chlorose*, la *péricardite*, le *rhumatisme du cœur*, l'*emphysème des poumons*, l'*anévrisme de l'aorte*, et *quelques affections nerveuses et peu connues du cœur*. (Voyez ces divers mots.) Il est une remarque générale à faire sur les divers symptômes, que nous venons d'énumérer, c'est qu'ils ont en général d'autant plus de valeur qu'ils sont plus permanents et plus habituels ; lorsqu'au contraire ils sont passagers et fugitifs, il est probable que l'on a à combattre une simple affection nerveuse. Il ne faut pas oublier aussi que divers symptômes et en particulier des palpitations purement nerveuses à leur origine, peuvent, étant longtemps prolongées, déterminer plus tard et par la suite une véritable lésion organique.

L'anévrisme du cœur est une affection très-dangereuse, qui n'est curable qu'à son début ; plus tard la médecine n'a que des palliatifs à lui opposer pour son traitement. La première indication à remplir est de remonter aux causes du mal et de les éloigner; le repos du corps et de l'esprit, l'abstinence des plaisirs de l'amour et de tous les excitants, tels que le vin et le café, etc., l'usage du lait, des viandes blanches, et en général d'une nourriture très-douce sont de rigueur; ensuite viennent les émissions sanguines fréquentes; on a même fait des saignées répétées et de la diète une méthode de traitement dite de *Valsalva;* dans cette méthode, on affaiblit le malade en le saignant et lui retranchant peu à peu de sa nourriture, jusqu'au point qu'il n'ait plus la force de se lever de son lit; on lui rend ensuite graduellement ses aliments. Cette méthode qui n'est pas sans inconvénients est moins suivie de nos jours, et on se contente d'un régime rigoureux longtemps prolongé. L'emploi des diurétiques en particulier et de la digitale est fréquemment conseillé : ce dernier médicament, outre qu'il provoque la sécrétion des urines, a encore une action spéciale sur le cœur dont il calme les palpitations; on a vu sous son influence les battements du cœur descendre de quatre-vingt pulsations jusqu'à quarante et même moins.

Lorsque la maladie est trop avancée pour pouvoir en espérer la guérison, c'est encore aux mêmes moyens qu'on a recours. On combat l'enflure (*l'anasarque*) par les saignées, les expectorants, les diurétiques, la digitale et les purgatifs. Enfin, lorsque les membres sont extrêmement distendus, on a recours à de légères mouchetures pour faire écouler le liquide. Le même traitement est applicable au cas de simple dilatation du cœur, mais on doit être beaucoup plus réservé sur l'emploi des saignées.

3° *Concrétions polypiformes et autres du cœur*. Il n'est pas très-rare de rencontrer après la mort, dans les cavités du cœur, surtout à droite, certaines concrétions que les anciens avaient nommés *polypes du cœur;* plusieurs d'entre elles sont molles, allongées, élastiques, peu adhérentes, blanchâtres ou jaunâtres, et paraissent s'être formées au moment de la mort ou un peu avant par la coagulation de la fibrine du sang ; mais d'autres sont d'une texture ferme et fibreuse, elles adhèrent fortement au cœur, et les traces d'organisation qu'elles présentent ne permettent pas de douter que leur existence ne soit bien antérieure à la mort. Quand aux symptômes, suite de leur développement, voici ce qu'en dit Laennec : « Lors-

que chez un malade qui, jusqu'alors, avait présenté les battements du cœur réguliers, ceux-ci deviennent tout à coup tellement anormaux, irréguliers et obscurs, que l'on ne peut plus les analyser, on peut soupçonner qu'il y a formation d'une concrétion polypeuse, et si ce trouble a lieu d'un côté seulement, ce signe est presque certain. »

Outre ces concrétions, le cœur peut se recouvrir en dehors ou en dedans de sa surface de plaques osseuses ou fibreuses; quelquefois elles se développent dans l'intérieur même de ses parois. Une autre altération assez fréquente, surtout chez les vieillards, est l'ossification ou la dégénération cartilagineuse des valvules du cœur, surtout à gauche. On a vu aussi ces valvules être recouverte de végétations semblables à des espèces de verrues. Ces diverses altérations les empêchent le plus souvent de remplir leurs fonctions, et deviennent la cause de symptômes qui se rapprochent beaucoup de ceux des anévrismes du cœur : tel sont les accès de suffocation, la toux, les rêves effrayants, etc. Ces diverses concrétions sont incurables, et l'art ne peut opposer au mal qu'un traitement palliatif.

Autres affections du cœur. Il nous resterait encore à décrire plusieurs autres affections du cœur, mais elles sont trop rares et trop peu connues pour que nous puissions nous en occuper sans dépasser les bornes de cet ouvrage. De ce nombre sont les *abcès*, les *corps étrangers* et les *ruptures du cœur* suite de diverses altérations de cet organe. Nous mentionnerons seulement ici certaines affections nerveuses sans lésions organiques; en effet, indépendamment de l'*angine de poitrine* et des *palpitations*, qui sont le sujet d'un article à part, on observe quelquefois certaines douleurs nerveuses du cœur ayant tous les caractères d'une névralgie. (V. ce mot.) La douleur diffère de celle de l'angine de poitrine en ce qu'elle se fait sentir lorsque le malade est assis et parfaitement tranquille ; un léger exercice la soulage même. On a conseillé contre cette affection, qui est rare, le carbonate de fer et l'application d'un aimant artificiel dont un des pôles appuierait sur la région du cœur et l'autre sur la partie opposée du dos, en embrassant la poitrine ; mais l'efficacité de ce moyen n'est pas assez constatée pour que l'on puisse le regarder comme ayant une action certaine; cependant comme son application est complétement sans danger, on peut en essayer l'usage.

J. P. BEAUDE.

COHABITATION (*physiol.*), s. f. (*cohabitatio*, basse lat.) C'est à proprement parler l'état du mari et de la femme qui vivent ensemble. Sous ce rapport (et c'est ainsi qu'on l'entend ordinairement) ce mot est synonyme de droits et devoirs charnels du mariage ; car, lorsqu'en jurisprudence on sépare les conjoints d'habitation, cela ne signifie pas seulement qu'ils auront chacun leur demeure particulière, mais aussi qu'ils ne devront avoir entre eux aucun des rapprochements qu'autorisait le lien conjugal, en un mot qu'ils seront séparés *a mensa et thoro*, comme s'exprime la vieille formule.

On ne s'attend sans doute pas à trouver ici une description physiologique de l'acte à la faveur duquel la nature a voulu sauver de la destruction l'entretien de notre espèce et celui d'une foule d'animaux; ces détails, sans utilité pour le lecteur, ne seraient guère propres, au contraire, à éveiller en lui que d'impures idées, qui ne sont que trop répandues parmi certaines gens, et dont on ne saurait avec trop de soin purger les ouvrages populaires. Nous sommes, au surplus, complétement de l'avis de celui qui a dit le premier qu'*un rustre en sait tout autant et plus, en cette matière, que le plus savant homme du monde*. Il serait d'ailleurs superflu de nous occuper présentement de ce que nous serons peut-être contraints d'aborder à l'article *Génération*. On se tromperait toutefois si l'on y cherchait autre chose que ce qu'il nous sera indispensable de dire pour l'intelligence suffisante du sujet. Que d'autres salissent leur plume de tableaux obscènes, et instruisent la jeunesse de ce qu'elle n'a pas besoin de savoir et qu'elle n'apprendra que trop tôt pour sa santé et son bonheur! assez l'ont fait, assez d'autres le feront; *non ego*.   F. E. P.

COING (*bot.*), s. m.; fruit du coignassier, *Cydonia vulgaris* L.; famille des Rosacées J.

Ce fruit, généralement du volume d'une forte poire, est sous-arrondi ou turbiné; sa peau est tomenteuse ou velue : elle se nuance d'une teinte jaune-doré assez prononcée, surtout lorsqu'il s'est développé à une exposition favorable; sa chair est jaunâtre, d'une consistance ferme; sa saveur est âpre et son odeur particulière; le centre est occupé par un grand nombre de semences ou pépins, circonstances qui distinguent le coing des pommes et des poires, avec lesquelles, du reste, il a beaucoup d'analogie.

Le coignassier est originaire de Cydon, dans l'île de Crète, autrefois *Candie*. Les anciens avaient fait de son fruit l'emblème de l'amour, du bonheur, de la fécondité. L'usage qui existait pour les jeunes mariés de manger du coing avant d'entrer dans le lit nuptial porte à croire qu'on lui attribuait une action spéciale et stimulante sur les organes génitaux. Toutefois, l'observation n'a pas justifié cette prétendue propriété aphrodisiaque, et l'usage est tombé en désuétude.

Bien que les Romains possédassent une espèce de coing moins âpre que la nôtre, qu'ils obtenaient en entant un pommier coing sur un poirier de même espèce, il est douteux que ce fruit ait jamais été assez doux pour entrer dans le régime alimentaire dans l'état où la nature nous l'offre; aussi est-on dans l'usage de lui faire subir un commencement de cuisson qu'on nomme blanchiment, pour le débarrasser de son âpreté. Cette opération préliminaire est indispensable, soit qu'on se propose de conserver ce fruit par quartiers, en le plongeant dans du moût de raisin pour faire une sorte de raisiné, soit qu'on le convertisse en confiture ou gelée.   COUVERCHEL.

COIT (*physiol.*), s. m. Accouplement, acte générateur. (V. *Génération*.)

COLATURE (*pharm.*), s. f., de *colare* couler. Espèce de filtration qui consiste à faire passer un liquide à travers un tissu peu serré, plutôt pour en séparer le marc que pour l'obtenir parfaitement transparent.   J. B.

COLCHIQUE (*bot.*), s. m. Tue-chien, veillote, safran des prés, safran bâtard : tels sont les différents noms sous lesquels on a désigné le *Colchicum automnale*, dont les fleurs violettes semblent sortir subitement de terre et couvrent les prés en automne, ce qui avait fait dire à Linnée : *Colchicum automni et gelu nuncium*. Le colchique annonce l'automne et la gelée. Les feuilles paraissent au printemps suivant avec le fruit. Les bulbes de colchique renferment un principe appelé colchicine, mêlé à une grande quantité de fécule. Par l'ébullition la colchicine disparaît, et on retire de ces bulbes, si délétères qu'ils empoisonnent les mulots, une fécule très-analogue à celle du froment. Le colchique a été introduit dans la thérapeutique par Stoerck; il l'employa d'abord dans l'hydropisie, pour la guérison de laquelle il remplit deux indications en purgeant et en excitant la sécrétion des urines. Depuis, les Anglais ont donné la teinture de bulbes de colchique dans la goutte et le rhumatisme avec un succès qui paraît avoir été beaucoup exagéré, car nous l'avons vu administrer souvent à l'hôpital St-Louis, sans remarquer les effets vraiment prodigieux dont parlent les médecins anglais; cependant c'est un médicament à essayer dans le cas de goutte, en commençant par vingt gouttes chez les personnes dont les voies digestives sont en bon état. On doit être prudent dans son emploi, car, à la dose d'une once, cette teinture peut donner lieu à des accidents mortels; aussi la prudence ordonne-t-elle de ne jamais dépasser celle de deux gros. L'administration du colchique est suivie de trois phénomènes: la diminution de la fréquence du pouls, l'éjection de selles plus ou moins copieuses, et d'urines abondantes qui sont plus riches qu'à l'ordinaire en acide urique, ce qui, suivant M. Chelius, ferait comprendre comment le vin de colchique peut amener la disparition des concrétions tophacées chez les goutteux, puisque celles-ci sont principalement composées d'urate de chaux.   Ms.

COLÈRE (*physiol.*), s. f. du grec *cholos*, bile. Emotion subite de l'âme provoquée par une offense ou une action qui nous déplaît. C'est la plus violente des passions humaines; les anciens, qui les avaient localisées toutes, en plaçaient le siége dans le foie et la bile; cette opinion était probablement fondée sur le caractère irascible des personnes douées du tempérament dit *bilieux*.

La colère s'observe chez les animaux comme chez les hommes; elle est de tous les âges et de tous les sexes, on voit même l'enfant à la mamelle s'irriter pour la moindre contrariété. Ses traits s'altèrent, sa figure se gonfle, et ses cris témoignent jusqu'où va sa petite fureur; souvent des convulsions peuvent survenir si l'on ne se hâte de le calmer.

Physiologiquement on peut distinguer deux

espèces de colère, l'une se manifeste surtout chez les hommes d'un tempérament sanguin et bilieux; elle éclate brusquement et avec impétuosité, elle est violente, emportée et ne connaît point de frein; des paroles injurieuses, souvent indiscrètes s'échappent à flots et comme malgré la volonté de celui qui les profère, et souvent la fureur l'aveugle jusqu'à commettre des actions qu'il déplore le premier un instant après, car cette colère dure peu, et après les premiers transports, le furieux se calme en général assez promptement, non sans se repentir souvent de ses actions et de ses paroles. Pendant sa colère, sa face est rouge et tuméfiée, ses yeux sont étincelants, sa bouche est sèche et quelquefois écumante, son énergie physique est augmentée; le pouls devient fréquent, irrégulier, et des spasmes agitent ses membres. Ovide nous peint admirablement cet état par les deux vers suivant que nous ne saurions traduire sans leur ôter toute leur énergie :

> Ora tument irâ, nigrescunt sanguine venæ ;
> Lumina Gorgoneo sævius igne micant.

Chez l'homme d'un tempérament nerveux et lymphatique, la colère est moins impétueuse mais plus concentrée; la face n'est plus rouge, elle est pâle au contraire ou bien elle pâlit et rougit tour à tour, les injures sont moins violentes mais plus acérées, l'ironie est souvent l'arme qu'il emploie, et s'il devine quelle est dans son adversaire la fibre la plus irritable du cœur, c'est là qu'il dirigera ses traits; plus maître de lui-même que l'homme sanguin, il ne trahira pas ses secrets et profitera habilement au contraire des indiscrétions d'autrui; cette colère moins vive dure aussi plus longtemps et dégénère fréquemment en rancune. On concevra facilement qu'entre ces deux espèces, il doit exister plusieurs degrés intermédiaires.

Il est des états pathologiques qui sont quelquefois accompagnés d'une irascibilité remarquable, telles sont les affections hystériques, certaines inflammations gastro-intestinales, l'hypocondrie, l'état d'une femme en couches, etc.; la fureur est aussi un des symptômes les plus constants chez les aliénés.

Cette passion violente devient souvent la cause de plusieurs maladies; la jaunisse, la syncope, l'apoplexie, des vomissements subits, diverses hémorrhagies, l'épilepsie, la suppression des règles, celles des lochies chez les femmes en couches, telles sont parfois les suites d'un seul accès de colère. Chez les nourrices la même cause suffit pour empêcher la sécrétion du lait et pour occasionner des accidents graves; ou bien ce liquide acquiert des propriétés nuisibles à l'enfant. On a remarqué aussi qu'en général les gens colères ne vivent pas longtemps.

Que dire sur le traitement de la colère? La cure des passions n'est guère du ressort de la médecine; d'ailleurs, une bonne éducation peut seule nous préserver des excès, où nous conduit quelquefois un emportement aveugle. L'homme colère doit réfléchir au tort qu'il se fait; il doit veiller sur lui-même... Mais je dois borner là les

considérations morales. C'est, comme dit Montaigne, *utile ordonnance, mais de difficile exécution.* Il faut conseiller en général aux individus irascibles une nourriture légère et non excitante, ils doivent éviter les veilles l'usage du café et des liqueurs; on a aussi remarqué que les personnes habituellement constipées, étaient souvent de mauvaise humeur; ce serait une indication pour user de lavements et de légers purgatifs. En pareille circonstance et d'après le conseil de Corvisart son médecin, Napoléon prenait souvent le matin deux ou trois tasses de la boisson laxative suivante : crème de tartre soluble une once, émétique un demi-grain, sucre deux onces, eau un litre. A. G.

COLIMAÇONS (*mat. méd. et hyg.*), s. m. (*escargots, hélices*); animaux mollusques habitant des coquilles univalves dont on connaît généralement la forme. Les principales espèces sont :

L'HÉLICE DES VIGNES (*helix pomatia*), la plus grosse de toutes. La couleur de la coquille est un peu fauve : il habite principalement les vignes, et pendant l'hiver il se séquestre en fermant l'entrée de sa coquille par une espèce de couche blanche. C'est le plus délicat et le plus estimé des hélices.

L'HÉLICE CHAGRINÉE (*helix grisea* ou *apersa*), espèce très-commune dans les jardins, où elle cause de grands ravages : on reconnaît sa coquille à des taches brunes, à son aspect chagriné et au rebord saillant de son ouverture; elle est moins grosse que la précédente.

L'HÉLICE LIVRÉE (*helix nemoralis*), commune dans les bois et le long des haies; sa coquille est très-reconnaissable à sa couleur jaune de citron quelquefois un peu rougeâtre, tantôt unie, tantôt ornée de bandes circulaires brunes dont le nombre varie d'un à cinq : ces deux dernières espèces peuvent, au besoin, remplacer la première. On mange aussi en Provence, sous le nom de *tanapa*, *l'hélice mélanostome.*

Employés comme aliments, les escargots sont lourds et demandent, pour être digérés, un estomac robuste et un assaisonnement excitant.

On a vanté contre la phthisie le bouillon de colimaçons. (Voyez, au mot *bouillon*, le mode de préparation.) On l'a regardé comme se rapprochant du bouillon de tortue. Sans croire à tous les éloges qu'on en a faits, nous pensons cependant qu'il peut être utile, en raison de ses propriétés nutritives et émollientes. J. B.

COLIQUES (*pathol.*), s. f.; douleurs de ventre, le plus souvent soudaines, vives, violentes, mobiles, séparées par des intervalles de calme, ou bien rémittentes et continues. Comme toutes les souffrances exprimées par un seul symptôme commun à plusieurs lésions, les coliques ne représentent pas un état simple et identique auquel on doive opposer les mêmes moyens curatifs. Elles reconnaissent au contraire plusieurs causes déterminantes, et diverses modifications organiques qui deviennent autant de bases indispensables d'un traitement sage et rationnel. Nous ne pouvons faire entrer dans ce chapitre les considérations relatives aux différentes maladies abdominales dans lesquelles les coliques s'offrent comme un incident inaccoutumé ou comme un symptôme ordinaire, et distinguées alors par l'épithète de utérines, hépatiques, néphrétiques, stomacales, menstruelles, bilieuses, dysentériques, hémorroïdales, inflammatoires, vermineuses, stercorales, intoxiques, etc. Voyez, pour cela, *Hystérie*, *Métrite*, *Hépatite*, *Calculs biliaires et Bile; Néphrite*, *Cardialgie ou Gastralgie; Menstruation*, *Dysenterie*, *Hémorroïdes*, *Entérite*, *Vers*, *Constipation*, *empoisonnement.* Il ne sera question ici que des douleurs ou névralgies intestinales, sans altération appréciable du tissu des intestins, sans lésions autres que celles de la sensibilité et de la contractilité du tube digestif, quelle que soit d'ailleurs leur cause déterminante. Nous ne parlerons donc que des coliques nerveuses, dont l'*iléus* ou *miserere* représente le plus haut et le plus redoutable degré, et de la colique métallique dite, également des peintres ou de plomb. En faisant marcher de front trois espèces de coliques que rapprochent la nature spasmodique et le siége intestinal de la douleur, que distinguent d'ailleurs les causes, la marche, le pronostic et le traitement, nous aurons soin de produire les caractères différentiels, pour empêcher la confusion, et nous épargnerons au lecteur les longueurs et l'ennui d'une triple description de symptômes, pour la plupart semblables.

Les coliques nerveuses débutent, d'ordinaire, brusquement, et peuvent acquérir en très-peu de temps une intensité très-grande. La douleur aiguë, exacerbante, mobile, offre ceci de particulier que la pression, loin de l'augmenter, communément la soulage, et l'instinct lui-même dicte aux patients des manœuvres ou des postures qui tendent au soulagement par la compression. Ces coliques sont accompagnées de spasmes, de murmures dans les intestins, le plus souvent de constipation, parfois de diarrhée et de vomissement. L'abattement est considérable; le visage pâle, contracté, les traits tirés, expriment une anxiété très-vive; le pouls est petit, concentré, tendu, souvent inégal; une sueur froide se déclare, et des défaillances, des syncopes peuvent survenir. Ces coliques, dont la durée et l'intensité sont très-variables, se prolongent rarement au-delà de quelques heures et cessent parfois en peu d'instants. Leur marche n'est pas communément continue, rémittente ou intermittente; elle se compose d'exacerbations ou de paroxysmes qui se dissipent enfin complétement. Le pronostic n'a rien de grave; mais il n'en est pas de même du *miserere* ou de l'*iléus*, dans lequel les souffrances sont atroces et le danger imminent. A l'exagération des symptômes que nous avons exposés se joignent, comme caractéristiques, une constipation des plus opiniâtres et des vomissements qui finissent par ammener l'expulsion des matières fécales par la bouche. Dans la colique saturnine ou de plomb, la constipation est également rebelle et les vomissements ne sont pas rares non plus; mais ils rejettent des mucosités, de la bile,

et non des matières stercorales. Le ventre est dur, tendu et étonnamment rétracté vers la colonne vertébrale, peu ou point douloureux à la pression. Il existe des crampes, des engourdissements, des paralysies dans les membres; le pouls est lent et serré. Les douleurs de ventre sont très-lentes, inégales, de longue durée, et augmentent souvent dans la nuit, etc.

Ainsi que nous [l'avons annoncé, les trois espèces de colique que nous venons de décrire succinctement en nous bornant aux signes caractéristiques et différentiels, après avoir offert des symptômes communs et spéciaux, se distinguent entr'elles et par leurs causes, et par leur marche, et par le pronostic. Leur traitement n'est pas non plus le même.

Les causes de la colique nerveuse simple et bénigne sont tour à tour dans la prédisposition individuelle et dans les influences extérieures qui la mettent en jeu. Les personnes d'une constitution délicate, impressionnables, sensibles, irritables, nerveuses enfin, y sont les plus sujettes. C'est pourquoi on l'observe plus souvent chez les femmes, les enfants, les hypochondriaques et les mélancoliques, dans l'hystérie; chez les hommes adonnés aux travaux de l'esprit, et menant, en même temps, une vie sédentaire comme les artistes, les gens de lettres, les savants. Il suffit, pour la déterminer, d'une impression morale, d'un refroidissement, de l'ingestion de quelque substance végétale ou animale, fermentescible, crue, indigeste, trop froide ou trop stimulante, qui provoque simplement des spasmes intestinaux sans irritation inflammatoire. Parfois les coliques proviennent de la déglutition maladroite ou du développement spontané de gaz dans le tube digestif. Nous avons aussi indiqué dans le premier *alinéa* diverses maladies dont elles ne sont qu'un douloureux symptôme. Les causes occasionnelles du *miserere* ne sont pas autres que celles que nous venons d'énumérer; c'est plutôt la modification ou lésion intestinale qui diffère. Soit l'effet d'un spasme considérable, d'une invagination des intestins, ou de quelque matière obstruante, il y a occlusion dans une partie du canal digestif. Quant à la colique saturnine, sa cause est ordinairement évidente, soit par la profession de l'individu qui manie des préparations de plomb (V. *Cérusiers*), soit par des circonstances accidentelles qui ont permis au particules de ce métal de pénétrer dans l'économie par la respiration, la déglutition, ou l'absorption de la peau. Il est d'autres métaux que le plomb qui produisent des coliques; mais elles ont l'air moins nerveuses qu'inflammatoires, et doivent figurer parmi les accidents d'empoisonnement.

Nous avons dit que la colique nerveuse simple était communément de courte durée et avait une terminaison heureuse. L'*iléus* ou *miserere* n'a ni cette marche rapide, ni cette bénignité. D'ordinaire il se prolonge plusieurs jours, et c'est une affection des plus cruelles et des plus graves. L'inflammation, et parfois les gangrènes qui surviennent dans les intestins, ne lui laissent plus ce caractère de colique nerveuse qu'il avait revêtu au commencement. La colique de plomb, bien traitée, ne dure guère au-delà d'une semaine; et quoiqu'elle soit une maladie sérieuse, le pronostic est généralement rassurant. Lorsque les récidives sont fréquentes et les atteintes chaque fois profondes, il serait prudent d'abandonner la profession qui y expose; car, indépendamment que l'attaque peut être mortelle, il en reste parfois d'incurables paralysies. Si l'on est dans l'obligation de persévérer, il convient du moins d'user de toutes les précautions qu'indiquent le sens commun de l'hygiène.

En exposant les symptômes caractéristiques et différentiels des trois espèces de coliques spasmodiques ou nerveuses, nous n'avons pas parlé des indices qui les distinguent de l'entérite ou inflammation des intestins, et pourtant cette distinction est de la plus haute importance, puisqu'elle change la méthode de traitement. Nous allons remplir cette lacune. Dans les coliques, la douleur est plus ou moins soudaine, vive, inégale, exacerbante, souvent mobile, n'augmente pas par la pression, n'est pas accompagnée de fièvre, etc.; dans l'entérite, la douleur se développe lentement; elle est moins changeante et violente que fixe et continue; la compression du ventre la redouble; la peau est chaude, le pouls fréquent, la soif vive; il y a plutôt diarrhée que constipation, etc; il n'y a que l'*iléus*, ainsi que nous l'avons déjà fait remarquer, qui allie, dans son cours, les caractères inflammatoires aux symptômes nerveux ou spasmodiques qui prédominent au début. Il importe, dans tous les cas, de bien discerner la cause prédisposante et occasionnelle, l'état de simplicité ou les complications des coliques. C'est principalement quand elles sont fréquentes ou habituelles qu'il faut rechercher avec soin à quelles circonstances constitutionnelles ou hygiéniques elles semblent plus particulièrement liées, et tâcher de modifier, conséquemment à ces notions, son tempérament ou ses habitudes. (Voyez *Cardialgie;* les mêmes préceptes s'appliquent à l'*Entéralgie* ou douleurs nerveuses intestinales.)

L'origine spasmodique des souffrances intestinales dont nous parlons indique quel doit en être le remède. Il convient de le chercher dans les agents spéciaux du système nerveux et d'attaquer directement le spasme ou la douleur qui sont l'essence de la maladie même. Toutefois, si la cause occasionnelle, morale ou physique, qui a donné lieu aux coliques continuait à agir, c'est à elle d'abord qu'il faudrait s'en prendre. La névralgie intestinale, réduite à son état de simplicité, est très-avantageusement combattue par les préparations d'opium avalées ou administrées en lavement dans de l'eau de lin, de pavot, de guimauve; par les potions éthérées, les infusions de tilleul, de feuilles d'oranger, de camomille bues chaudes, simples ou gommées, avec addition d'une pincée d'anis ou de quelques gouttes de teinture de cannelle, quand on est tourmenté des vents; par la douce chaleur du lit, des bains tièdes, des frictions sèches ou avec un liniment anodin, des cataplasmes émollients sur le ventre. Quand on en a la patience, le mieux est de se borner aux moyens les plus simples et d'attendre la solution spontanée des douleurs qui, ordinairement, ne se fait pas attendre plusieurs heures.

Nous pensons qu'il n'y a que le médecin qui puisse prescrire, avec le discernement et la prudence nécessaires, l'opium, l'éther et les infusions stimulantes, qui nuiraient certainement s'il y avait quelque complication inflammatoire.

Toutefois, ni cette expectation, ni cette sécurité ne sont applicables au cruel et redoutable *miserere* que nous avons dit se confondre, au début, avec les coliques simples, et s'en distinguer, plus tard, par des vomissements de matière fécale, une constipation qui ne donne pas même issue aux vents, et des caractères d'irritation inflammatoire. Ici, tout ce que la médecine peut déployer de vigilance, de sollicitude et d'action prudente doit être employé. La violence des spasmes et des douleurs indiquerait les narcotiques; mais malheureusement ils augmenteraient la constipation, et c'est assez de les employer en onctions, en frictions et en fomentations sur le ventre, en alternant avec des cataplasmes de farine de graine de lin. Il ne faut pas être moins réservé dans l'emploi des éthers, des infusions aromatiques, attendu que l'entérite est imminente par suite de contractions trop violentes ou d'étranglement dans les intestins. On sert des boissons douces, mucilagineuses avec un peu d'eau de fleur d'oranger. Les bains tièdes prolongés sont très-utiles. Appeler les évacuations alvines, faire cesser le mouvement anti-péristaltique, ou de bas en haut, du canal digestif, doivent être l'objet de l'attention la plus constante. Dans ce but, on fait prendre des lavements laxatifs, huileux ou salins. On prescrit des boissons semblables avec la manne, la casse, les tamarins, l'huile de ricin ou d'amandes douces. Les purgatifs violents ne sont pas sans danger. On a parfois fait avaler du mercure coulant dans le but de rétablir le mouvement naturel et le libre cours dans les intestins qu'on supposait invaginés, étranglés, obstrués dans quelques-unes de leurs parties. Nous croyons que les purgatifs drastiques, tels que l'huile de croton tiglium, la gomme gutte, la scamonée, le jalap, etc., pourraient se montrer efficaces, et, dans tous les cas, moins dangereux, en friction sur les reins ou le ventre.

Quoique la colique de plomb soit essentiellement nerveuse et n'ait dû trouver place que dans ce chapitre ou parmi les empoisonnements, il est néanmoins vrai que son traitement est extrêmement dissemblable de celui généralement adopté contre les autres coliques. Du reste, il ne consiste pas dans l'emploi d'un spécifique, et diverses méthodes ont été expérimentées. Le *traitement* dit *de l'Hôpital de la Charité* est celui qui compte le plus de succès, malgré ses apparences d'un dégoûtant empirisme. Toutefois l'exposition en serait ici déplacée. Ce traitement, non moins polypharmaque que bizarre, et dont les évacuants et les narcotiques font les frais principaux, a besoin d'être modifié selon les diverses circonstances; mais ses deux bases principales réussissent moins bien seules que combinées. Les anodins ou les drastiques, employés exclusivement, n'ont plus le même succès que dans leur association alternative. On a essayé beaucoup d'autres méthodes, dans ces derniers temps surtout; on a traité la colique de plomb par les délayants et les bains, par la saignée et les sangsues, etc. Ainsi combattue, la maladie est plus longue et son heureuse issue moins certaine. Les relevés de M. Andral fils, dans la pratique de M. Lerminier, à l'hôpital de la Charité, donnent moins d'un mort sur cent individus atteints de la colique saturnine. Livrée à elle-même, elle guérit souvent : mais sa durée est plus longue et sa terminaison plus douteuse. Ainsi il est sage de s'en remettre aux soins d'un médecin, au lieu de se borner aux bains, aux lavements, à la diète, aux boissons douces, aux frictions, aux fomentations et aux liniments anodins, les seuls moyens, à peu près, qu'il fût permis de prescrire en son absence.

Ce n'est pas sans scrupules qu'après avoir exposé les symptômes qui caractérisent et distinguent les coliques purement intestinales, soit entre elles, soit relativement à l'inflammation des intestins, nous avons dit un mot du traitement médicamenteux que la médecine leur oppose. Toutefois nous pensons bien qu'il n'y aurait que la nécessité qui pût donner à quelqu'un, étranger aux principes de l'art, assez de hardiesse pour traiter, sous sa responsabilité, un iléus nerveux ou une colique saturnine. Si nous ne l'avons exprimé, nous aurons plus d'une fois l'occasion de le redire; la médecine est une science dont toutes les parties s'échelonnent et s'enchaînent, l'anatomie conduisant à la physiologie, la physiologie à l'hygiène, l'hygiène à la pathologie, la pathologie à la thérapeutique. Se figurer que, dans l'ignorance de cet enchaînement dogmatique, parce qu'on aura retenu quelques symptômes et une recette, on est capable de traiter une maladie, serait la plus folle et la plus dangereuse des présomptions. A. LAGASQUIE,

Docteur en Médecine, membre de la Commission d'Égypte.

COLITE (*path.*), s. f. Inflammation de l'intestin colon. (V. *Dysenterie.*)

COLLAPSUS (*path.*), s. f. Mot francisé, participe de *collabor*, je tombe. On l'emploie dans différentes acceptions.

Cullen, qui le premier a fait usage de ce nom, le définit : un affaissement ou affaiblissement de l'énergie vitale ou fonctionnelle du cerveau. Il appelait *excitement* l'état contraire au collapsus. La paresse inaccoutumée de l'esprit, l'abattement, la tendance au sommeil, étaient pour lui un commencement de collapsus; celui-ci était complet dans le profond sommeil. Il distinguait de même plusieurs degrés dans l'excitement, qui était à son maximum ou voisin de son maximum, dans les inquiétudes intellectuelles, dans l'exaltation des idées, dans l'insomnie opiniâtre, etc. Ces deux états pouvaient aussi exister simultanément, et se disputer en quelque sorte le domaine des fonctions cérébrales. Le savant médecin écossais reconnaissait cette double association, dans le sommeil imparfait, dans les rêves, les fausses perceptions, la folie, le délire; et enseignait que, pour

que l'intelligence pût s'exercer complètement et librement, il fallait qu'il y eût une répartition égale et suffisante d'excitement dans les diverses parties du cerveau.

On a, depuis lui, beaucoup généralisé la signification du mot *collapsus*; et on l'a fait l'équivalent de prostration, d'adynamie, de chute et défaillance des forces en général. Quelques auteurs néanmoins établissent une certaine différence entre les synonymes qu'on a donnés à cette expression. Ils distinguent le collapsus de l'adynamie ou de la prostration (*prostratio virium*), en ce que, dans le premier cas, la chute des puissances nerveuses et musculaires est extrêmement prompte, subite, foudroyante; tandis qu'elle ne se fait que graduellement et plus ou moins lentement dans le second. C'est ainsi qu'ils disent qu'il y a collapsus, et non pas adynamie ou prostration, dans les fortes commotions de l'encéphale, dans les hémorragies excessives, etc. L'adynamie, et ce qui est la même chose, la prostration, l'asthénie, ont lieu, au contraire, dans les inflammations des principaux viscères, dans celles des organes qui éveillent de nombreuses sympathies, dans la plupart des fièvres, et par suite de l'épuisement qu'amène un état maladif prolongé.

F. E. PLISSON.

COLLATÉRAL (*anat.*), adj., qui accompagne; on désigne sous le nom de *branches collatérales*, les vaisseaux qui suivent la direction des troncs veineux ou artériels d'où ils proviennent. La dénomination *d'artères collatérales* (*supérieure et inférieure*) a été aussi donnée à plusieurs rameaux qui naissent de l'artère brachiale. J. B.

COLLE DE POISSON (V. *Icthyocolle*).

COLLYRE (*thérap.*), s. m. Nom donné à des médicaments externes destinés a être appliqués sur les yeux. Il serait difficile de définir autrement les collyres, car on a donné ce nom à des médicaments de natures très diverses; ainsi il y en a de *liquides*, de *mous*, de *solides* et de *gazeux*.

Les collyres liquides sont formés d'infusions de plantes émollientes ou aromatiques, ou d'eaux distillées, auxquelles on ajoute des sels minéraux, des extraits, des teintures ou autres médicaments actifs. Tantôt on en lotionne légèrement l'œil malade, tantôt on l'y baigne entièrement au moyen d'un vase approprié à cet usage; on imbibe encore avec le collyre des compresses que l'on tient appliquées sur l'œil; ou on l'y instille goutte à goutte sur la cornée et les autres parties intérieures. On emploie ordinairement de cette manière des liquides très-actifs destinés à déterger des ulcères ou à ronger des excroissances ou des taies.

Les infusions de guimauve ou autres plantes mucilagineuses sont souvent employées comme collyres dans la période inflammatoire des ophthalmies; elles doivent être fort peu chargées, car si le mucilage était trop épais, il exercerait, en se desséchant, une action mécanique qui irriterait les parties malades. Les infusions légères de têtes de pavot, de laitue; l'eau distillée de cette dernière plante, sont de bons collyres dans les mêmes cas ; on y ajoute ,'selon le besoin, du laudanum, des teintures, des extraits calmants. Les eaux distillées de plantain, de bluets, qui ont joui d'une grande réputation sont absolument inertes.

L'eau distillée de roses est très-employée et employée souvent sans discernement dans la médecine populaire; au début d'une inflammation elle peut augmenter l'irritation, plus tard, au contraire, c'est un bon tonique; on y associe le sulfate de zinc, l'acétate de plomb ou d'autres sels dont on tempère l'action, s'il est nécessaire, par les préparations d'opium.

Les substances qu'on introduit dans les collyres liquides, se décomposent souvent mutuellement; il faut se méfier de ces réactions; ainsi en mélant du sulfate de zinc et de l'acétate de plomb, on a de l'acétate de zinc dans les liqueurs et un précipité abondant et insoluble de sulfate de plomb. Nous ne savons quelle peut être l'utilité de ce dernier sel; de pareils mélanges sont cependant fréquemment prescrits. Le sous-acétate de plomb précipite la plupart des matières colorantes et extractives végétales qui se trouvent en contact avec lui dans les collyres; quelquefois le précipité très-léger et très-divisé reste assez régulièrement suspendu, et on peut supposer qu'il concourt à l'action du médicament; dans d'autres cas, et surtout dans certains collyres mucilagineux, des flocons se séparent en épais filaments et donnent à la préparation le plus mauvais aspect.

Les collyres mous sont ordinairement des onguents dont les préparations mercurielles et l'oxide de zinc forment ordinairement la base; ils servent à combattre certaines maladies des paupières. L'extrait de belladone amené en consistance de miel est souvent employé en friction sur ces mêmes organes, il peut être alors considéré comme un collyre.

Les collyres solides sont des médicaments qu'on réduit en poudre impalpable, pour les insufler dans l'œil en petite quantité, ordinairement au moyen d'un tuyau de plume ouvert par les deux extrémités. Les substances qui sont le plus fréquemment employées de cette manière sont le sucre, l'alun, l'oxide de zinc, le calomel, etc.

On expose les yeux à l'action de certains gaz et principalement des gaz ammoniacaux; le carbonate d'ammoniaque, l'ammoniaque liquide, sont employés de cette manière. On connaît sous le nom de collyre de Leayson, collyre sec ammoniacal, un mélange de chaux et de carbonate d'ammoniaque, qui laisse dégager le gaz à travers des substances odorantes, de l'arome desquelles il se charge.

Le baume de Fioraventi, l'eau de Cologne, et quelques autres alcoolats, répandus dans la paume de la main, s'appliquent aussi aux yeux à l'état de vapeur comme excitants et fortifiants.

On a improprement donné le nom de collyre de Lanfranc à une solution cathétérique formée d'un mélange de poudres dont les plus actives sont le verdet et l'orpiment, suspendus dans du vin blanc; ce mélange ne s'applique que bien rarement aux maladies des yeux.   VÉE,

Pharmacien, Membre de la société de pharmacie.

COLOMBO ou **COLUMBO** (*mat. méd.*), s. m. On appelle ainsi la racine d'une plante sarmenteuse de la famille des ménispermées, le *menispermum palmatum* Lam. ou *cocculus palmatus* D. C., qui croît à Ceylan aux environs de la ville de Colombo. Cette racine, telle qu'on la trouve dans le commerce, est en morceaux de deux à trois pouces de long, d'un jaune verdâtre à l'intérieur, d'une odeur un peu aromatique et d'une saveur très-amère. C'est un médicament tonique et astringent; on le considère comme un excellent stomachique; on l'emploie surtout pour combattre certains cas de diarrhée et les vomissements sympathiques qui surviennent pendant la grossesse. La dose est vingt-quatre grains de la racine réduite en poudre, dont on fait des bols ou un électuaire. On l'administre aussi en décoction (une demi-once de racine pour un litre d'eau qu'on sucre convenablement).   J. B.

COLON (*anat.*), s. m. Portion la plus considérable du gros intestin, qui s'étend depuis le *cæcum* jusqu'au *rectum;* les anatomistes lui ont distingué quatre portions : 1° le colon *ascendant* ou *lombaire droit;* il suit le trajet d'une ligne qui monterait verticalement de la partie inférieure et latérale droite du ventre jusqu'au rebord des fausses côtes; 2° *l'arc du colon* ou *le colon transverse;* arrivé au rebord des fausses côtes droites, le colon se replie et se dirige horizontalement de droite à gauche au-dessous de l'estomac. C'est de cette seconde portion de l'intestin que nous vient la sensation d'une espèce de barre transversale, lorsqu'on est tourmenté par des coliques; 3° le *colon descendant* ou *lombaire gauche,* parvenu au rebord des fausses côtes gauches, le colon se replie de nouveau et se dirige verticalement en se portant en bas, toujours sur la partie latérale gauche du ventre, jusqu'à l'évasement formé par l'os iliaque du bassin, évasement qu'on nomme *fosse iliaque;* 4° l'*S du colon,* ou *colon iliaque gauche* : cette quatrième portion de l'intestin occupe la fosse iliaque gauche où elle décrit une double courbure en forme d'*S.* On voit d'après ce que nous venons de dire, que le colon décrit dans le ventre un espèce de cercle où les aliments sont obligés à droite de remonter contre leur propre poids. (V. pour les généralités le mot *Intestin.*)

COLON (Maladies du). Toutes seront décrites à part ou d'une manière générale au mot *Intestins* (Maladies des). (V. *Dysenterie*, *Colique*, etc.)
          J. B.

COLONNE VERTÉBRALE (*anat.*), s. f., *épine du dos,* en grec *rachis;* nom donné à la série des *vertèbres,* (voyez ce mot), parce que de leur superposition résulte une sorte de colonne, et aussi parce qu'elle présente le long du dos une rangée d'éminences pointues formées par les *apophyses épineuses.* C'est une sorte de tige, osseuse, flexueuse, située en arrière du tronc, au milieu du cou, du dos et des reins , soutenant d'une part la tête et soutenue de l'autre par le bassin. Elle est creusée à l'intérieur par un canal nommé *canal vertébral,* renfermant ce prolongement du cerveau connu sous le nom de *moelle épinière*. Sa face antérieure est arrondie, sa face postérieure est au contraire hérissée d'éminences, de chaque côté il existe une rangée de trous (*trous de conjugaison*), qui livrent passage à des nerfs.

La colonne vertébrale, qui égale en son ensemble le tiers environ de la hauteur totale du corps, est formée de vingt-quatre vertèbres; savoir : sept pour le cou (Vert. *Cervicales*); ce nombre est constant chez presque tous les mammifères; douze pour le dos (Vert. *Dorsales*), et cinq pour les reins (Vert. *Lombaires*). Sa forme est flexueuse, comme nous l'avons dit; ainsi au cou elle présente une convexité en avant; au dos la convexité est en arrière; enfin aux reins elle est de nouveau en avant. Outre ces flexuosités alternatives d'avant en arrière, la colonne présente très-souvent une légère courbure par le côté, et la convexité de celle-ci regarde presque toujours à droite : cette disposition est due, suivant des physiologistes, à la présence du cœur à gauche; suivant Bichat et Béclard elle tiendrait à ce que la plupart des efforts se faisant avec le bras droit, les muscles du même côté agissent sur la colonne, sans que leur action soit contre-balancée par ceux du côté opposé. Cette déviation latérale naturelle paraît être l'origine des déviations anormales, ou *gibbosités* les plus fréquentes. Chez la plupart des bossus la saillie dorsale est en effet du côté droit.

La disposition des vertèbres séparées entre elles par un ligament élastique, permet à la colonne d'exécuter divers mouvements; au cou les dispositions de ces mêmes vertèbres rendent ces mouvements encore plus variés.

Le sommet de la colonne s'articule en haut avec l'os occipital du crâne; sa base s'unit au sacrum en formant un angle nommé par les accoucheurs *promontoire*, ou mieux angle *sacro-vertébral*. Le canal vertébral qui communique avec le crâne, a une forme triangulaire en bas et en haut, et arrondie à la région dorsale.

La colonne a pour usage de soutenir la tête et le tronc, en donnant attache à une foule de muscles, mais son but principal est de contenir et de protéger la moelle épinière ainsi que l'origine des nerfs qui en partent.

COLONNE VERTÉBRALE (Maladies de la). Nous renvoyons au mot *Orthopédie* pour tout ce qui a rapport aux gibbosités et aux diverses déformations de la colonne.

Nous traiterons ici des fractures, des luxations, et du mal vertébral ou mal de Pott; nous dirons aussi un mot de quelques maladies de la moelle épinière :

1o *Fractures de la colonne vertébrale;* elles sont assez rares à cause de la mobilité des vertèbres et de l'épaisseur des parties molles qui la protègent. Elles peuvent être le résultat d'une chute, ou être produites par l'action d'un corps vulnérant quelconque, tel qu'un projectile d'arme à feu, la roue d'une voiture, etc.; tant que la fracture n'a pas atteint le corps des vertèbres, il peut y avoir quelques doutes quoique l'on puisse dans quelques cas

percevoir la crépitation, et qu'il se manifeste souvent de la paralysie; mais lorsque la fracture de la colonne est complète, les signes en sont alors très-évidents; il y a des douleurs vives surtout au moindre mouvement dans le point lésé, et il existe en même temps une paralysie plus ou moins étendue des parties inférieures; cette paralysie peut, dans quelques circonstances, être bornée à la vessie, le malade ne pouvoir plus uriner à moins qu'on ne le sonde; cette perte de la faculté contractile est due à la lésion de la moelle épinière. Lorsque la fracture a son siège dans les trois à quatre premières vertèbres du cou, le nerf phrénique peut être comprimé, et le blessé meurt alors immédiatement d'asphyxie. Du reste, la moelle peut éprouver, comme le cerveau, *la commotion, la compression* et la *contusion*. Les deux premiers états ont pour symptôme une paralysie qui peut disparaître peu à peu dans le cas de simple commotion; la contusion est suivie presque toujours d'une *myélite* ou inflammation de la moelle, qui survient cinq ou six jours environ après l'accident.

La fracture complète de la colonne vertébrale est une maladie presque constamment mortelle. Il est difficile de prescrire des règles générales pour le traitement de ces fractures; l'expérience a appris qu'on ne devait jamais tenter de réduire les fractures du corps des vertèbres; le plus souvent ces tentatives ont été suivies d'une mort prompte. Le médecin pratiquera quelques émissions sanguines, placera autant que cela sera possible le malade sur le ventre, et fera en général la médecine du symptôme. Après la guérison de certaines fractures de la colonne, la paralysie de la vessie persiste souvent; cette circonstance est très-grave; au moyen de sondes on parvient facilement à faire uriner le malade, mais à la longue la vessie s'enflamme et la mort survient. Les moyens mis en usage pour stimuler dans ces cas les nerfs engourdis, sont les frictions sèches, les moxas sur les reins, les préparations de cantharides et de noix vomique, divers liniments cités, etc.

2o *Luxations de la colonne vertébrale.* La luxation complète d'une vertèbre entière sur une autre sont presque impossibles à moins qu'il n'y ait fracture, en même temps; la largeur des surfaces, la force et le nombre des divers liens fibreux et musculaires s'opposent à ce déplacement. Il n'en est pas de même des apophyses articulaires, elles peuvent se déplacer plus facilement surtout au cou. Parmi les luxations, la plus commune de toutes est celle de la première vertèbre sur la seconde; elle peut être produite par une violente flexion de la tête sur la poitrine, par un mouvement outré de rotation du cou, enfin par une traction directe du corps en bas, ou simplement par le poids seul du corps comme pendant la pendaison; ce jeu dangereux qui consiste à soulever un enfant par la tête, *pour lui faire voir son grand-père*, comme, on dit, a été quelquefois suivi de cet accident; dans ces diverses circonstances il y a déplacement de l'apophyse *odontoïde* (V. *Axis*), qui peut se porter dans la cavité du canal vertébral. On conçoit facilement qu'alors la moelle étant comprimée ou déchirée, la mort suit presque immédiatement la luxation. Des auteurs citent pourtant des observations où des malades auraient survécu en ne conservant que de la difformité et la tête restant inclinée en avant. On a aussi observé des luxations des cinq vertèbres cervicales inférieures ; elles sont le résultat d'une chute ou même d'une simple contraction musculaire, ainsi que les culbutes que l'on fait en appuyant la tête sur le sol, un mouvement très-brusque pour regarder derrière soi, ont pu dans quelques circonstances déterminer cet accident. Une douleur vive, un sentiment de déchirement et par dessus tout le déplacement de la tête qui est tournée de manière que la face regarde l'épaule du côté opposé à la maladie, sont les symptômes du déplacement. Les tentatives de réduction sont très-dangereuses et entraînent fréquemment la mort ; aussi est-il de précepte maintenant de s'en abstenir. Les douleurs diminuent ordinairement peu à peu, et le malade en est quitte pour avoir toute sa vie la face déviée et la tête inclinée.

3° *Du mal vertébral ou mal de Pott ;* chez les rhumatisants, les enfants scrophuleux, surtout chez ceux qui sont adonnés à la masturbation, on voit quelquefois survenir une maladie qui attaque principalement le corps d'une ou de plusieurs vertèbres, en débutant tantôt par la surface, tantôt par le centre de l'os ; dans le premier cas, une douleur fixe ayant son siége dans un point de la colonne vertébrale, annonce le début du mal ; mais très-souvent, surtout sur les sujets scrophuleux, cette douleur manque, et c'est au centre du corps de la vertèbre, que commence le ramollissement qui est un des caractères de l'affection. Ce corps ramolli cesse de pouvoir supporter le poids du tronc et s'affaisse, mais comme le reste de la vertèbre situé en arrière n'est pas affecté et résiste, la colonne ne s'affaisse pas en totalité, mais se plie de manière à former une angle rentrant en avant, et un des premiers signes que présente alors la maladie, est une saillie anormale des apophyses épineuses d'une ou plusieurs vertèbres ; la taille paraît alors rapetissée, et le haut du corps est incliné en avant. Portée à un certain degré, cette flexion de la colonne comprime la moelle et ses nerfs, et devient par là la cause d'engourdissements, de tiraillements, de spasmes et autres accidents nerveux ; plus tard, enfin, survient la carie, qui se manifeste de prime abord, lorsque le mal commence par la surface de l'os ; alors la douleur s'éveille, ou si elle existait déjà elle s'exaspère ; des frissons légers, un peu de fièvre le soir, les progrès plus rapides de la courbure annoncent la suppuration, le pus formé coule lentement, et fuse le long de la colonne et des muscles psoas, et ce n'est qu'après plusieurs semaines qu'il se montre aux aines, à la fesse, à la partie supérieure de la cuisse, etc. ; il forme dans ces points, en soulevant la peau une tumeur molle et fluctuante, pouvant diminuer par la pression, tumeur à laquelle on a donné le nom *d'abcès par congestion.* Au bout d'un certain temps cette collection purulente s'ouvre soit par le secours de l'art, soit naturellement, le pus ayant déterminé l'érosion de la peau ; mais on a remarqué qu'alors les symptômes s'aggravent ; ce qui tient à la pénétration de l'air qui vicie et corrompt le pus ; aussi a-t-on donné pour précepte de n'ouvrir ces abcès que le plus tard possible, et seulement en introduisant obliquement la lame très-étroite d'un bistouri ; lorsqu'une grande partie du pus s'est écoulée, on réunit la petite ouverture par un emplâtre agglutinatif, et on empêche ainsi la pénétration de l'air. Mais, quoi qu'on fasse, cette carie et les abcès qui en sont la suite sont presque constamment mortels, et au bout d'un temps plus ou moins longs, le malade finit par succomber dans le marasme, épuisé par la souffrance, la suppuration, les sueurs et la diarrhée colliquative. Lorsque le mal de *Pott* n'est qu'à sa première période, et qu'il n'y a qu'un ramollissement sans carie, la maladie peut se guérir, et se terminer par résolution ou induration ; mais alors la flexion de la colonne, la gibbosité qui en est la suite persistent toute la vie, cette gibbosité est au nombre de celles que l'art orthopédique ne doit pas tenter de faire disparaître.

Le traitement de cette affection doit être d'autant plus prompt et énergique que, passé à la seconde période (la carie), la maladie devient presque incurable. Si un enfant, après avoir marché, cesse ensuite de pouvoir le faire, s'il ne peut se soutenir sur ses jambes, s'il sent une douleur fixe dans un point de la colonne, il faut examiner avec soin l'épine du dos, et s'assurer s'il n'existe pas une saillie non naturelle ; dans ce cas il faut appeler de suite un médecin. Le traitement usité est le séjour continuel au lit et l'application de plusieurs moxas à côté de la gibbosité ; le malade fait en outre usage à l'intérieur de différents remèdes pour combattre le vice rhumatismal ou scrofuleux, s'ils existent. Des moyens énergiques pour réprimer l'habitude fatale de la masturbation doivent être employés avec persévérance, lorsque cette cause est présumée avoir déterminé la maladie. Le traitement, qui est en général long, a été dans beaucoup de circonstances efficace, c'est-à-dire qu'on a arrêté les progrès de la courbure et empêché la carie de s'emparer de l'os.

4° *Myélite ou inflammation de la moelle épinière.* Les causes de cette affection sont, tantôt *traumatiques*, tels que les coups, les chutes, tantôt *internes ;* la carie vertébrale, les excès vénériens, le vice rhumatismal, l'exercice immodéré des muscles, etc.

La myélite peut exister à l'état aigu ou chronique ; dans le premier état, la maladie est caractérisée par la fièvre, par une douleur vive augmentant par la pression dans le lieu correspondant à la partie de la moelle enflammée ; en même temps existent diverses lésions du mouvement et de la sensibilité, suivant que les faisceaux antérieurs ou postérieurs de la moelle sont plus ou moins affectés. Les physiologistes nous ont appris en effet que les premiers président au mouvement et les seconds à la sensibilité. Il se manifeste surtout un engourdissement douloureux des doigts ou des orteils, souvent des convulsions, des douleurs très-vives, des suffocations ; bientôt succède une paralysie plus ou moins complète, qui détermine le plus souvent la mort du malade, lorsque celui-ci a résisté aux premiers accidents.

Dans la myélite chronique les symptômes sont plus obscurs, la fièvre n'existe pas. Le malade sent en général de la douleur dans un point de l'épine; bientôt il se plaint d'un sentiment particulier de faiblesse, d'engourdissement et de fourmillement dans les mains et les pieds; peu à peu la paralysie se manifeste dans les membres inférieurs, elle s'accroît et envahit successivement tout le système musculeux; la mort ne tarde pas alors à survenir. La myélite, comme on le voit, est donc une affection très-grave. Après la mort, on trouve la moelle tantôt indurée et tantôt ramollie.

A l'état aigu, la maladie réclame un traitement antiphlogistique; les émissions sanguines, les bains, les opiacés, le repos et la diète. Plus tard on combattra les symptômes spasmodiques par un traitement convenable. A l'état chronique, c'est plutôt aux révulsifs qu'il faut recourir, aux vésicatoires, aux moxas appliqués sur la région vertébrale; les opiacés, les bains et douches sulfureuses ont été aussi conseillés. Enfin, pour combattre la paralysie, on a recours, avec précaution, aux préparations de strychnine et à l'électricité (V. ce mot). La paralysie de la vessie exige l'emploi de la sonde.

Indépendamment de l'inflammation, la moelle épinière peut être encore le siége de plusieurs autres maladies. Comme le cerveau, elle peut être affectée d'hémorrhagie (apoplexie vertébrale) ou d'un épanchement de sérosité (hydrorachis); des produits accidentels et des corps étrangers peuvent aussi se rencontrer au sein de sa substance. La paralysie, la perte de la sensibilité, et plus tard une myélite, sont les suites ordinaires des ces diverses affections.

J. P. BEAUDE.

COLOPHANE ou **COLOPHONE** (mat., méd.), s. f. de Colophon, ville d'Ionie, d'où on la tirait autrefois. Ce n'est autre chose que de la térébenthine un peu altérée et privée de son huile essentielle par la distillation. Elle s'offre sous l'apparence d'une matière résineuse, d'un jaune clair et d'une cassure vitreuse; autrefois on l'employait à l'intérieur pour combattre certains écoulements; aujourd'hui, sa poudre est seulement usitée pour arrêter de petites hémorrhagies, celles par exemple provenant de piqûres de sangsues : on en saupoudre la petite place et on comprime légèrement pendant quelques instants. J. B.

COLOQUINTE (mat. méd.), s. f., de koilia, intestins, et kineine remuer, c'est le fruit du cucumis colocyntis, plante annuelle de la famille des Cucurbitacées J. (monœc. mona. delph. L.), qu'on rencontre en Orient, en Egypte et dans les îles de la Grèce. Il est de la grosseur et de la forme d'une orange; au-dessous de l'enveloppe se trouve une sorte de pulpe blanchâtre, sèche, spongieuse, d'une amertume excessive et renfermant des graines planes et allongées. C'est cette pulpe qui est employée en médecine. La meilleure nous vient d'Alep, elle

agit comme un violent purgatif, à la dose de dix à douze grains réduite en poudre. Quelquefois même les selles deviennent sanguinolentes; des frictions sur le ventre avec la teinture de coloquinte suffisent souvent pour amener des évacuations. Cette substance est emménagogue et peut même provoquer l'avortement. On l'a vantée contre la goutte, le rhumatisme et surtout la blennorrhagie. C'est un remède violent, souvent dangereux, qui ne doit être manié que par un médecin habile. La teinture alcoolique se donne à la dose de un à deux gros dans une potion. J. B.

COLASTRUM (physiol.), s. m. On désigne ainsi le premier lait d'une femme qui vient d'accoucher, il est très-clair et jouit de légères propriétés purgatives, qui le rendent propre à favoriser l'expulsion du méconium chez le nouveau-né. Le même phénomène se présente chez les femelles d'animaux mammifères. J. B.

COMA (path.), s. m., du grec kôma, sommeil. Assoupissement morbide, résultat le plus souvent de la compression du cerveau, soit par une congestion sanguine, soit par un épanchement. Cet état présente plusieurs degrés. Quelquefois en effet le malade ouvre les yeux et répond quand on lui parle, mais il retombe dans son assoupissement, si on cesse de l'exciter. J. B.

COMBUSTION HUMAINE SPONTANÉE (path.). Accidents rares, mais avérés, dans lesquels, avec ou sans la présence d'une matière quelconque en ignition, le corps humain, plein de vie et de santé, s'enflamme, se brûle partiellement ou se consume en presque totalité. Longtemps on a refusé d'y croire, et quand le fait s'est produit évident, la plupart des esprits sont passés de l'incrédulité à l'hypothèse superstitieuse des causes surnaturelles. Les médecins, il faut le dire, ont repoussé de bonne heure ces superstitions, mais, pour eux comme pour le public, les combustions spontanées sont restées un phénomène bien étonnant et un grand problème à résoudre. Qu'on songe en effet avec quelle difficulté on consumait autrefois les criminels et les victimes condamnés au supplice du bûcher, ou les corps de personnes chéries et respectées dont on voulait recueillir les cendres; qu'on se rappelle le temps, et surtout la quantité de combustible qu'il fallait pour cette opération barbare ou pieuse, et l'on se demandera encore avec surprise s'il est possible qu'à l'aide d'une étincelle de feu et de simples vêtements qui le couvrent, à plus forte raison sans le contact préalable d'aucune matière ignée, le corps humain soit soudainement réduit en cendres?

Les faits de combustion spontanée humaine sont aujourd'hui si nombreux, les témoignages des hommes qui les ont eux-mêmes observés ou recueillis avec un parfait discernement, si respectables, qu'il n'est plus permis de révoquer ces accidents en doute. Ce serait suspecter la circonspection, les lumières, la bonne foi d'observateurs trop justement considérés comme éclairés et sincères, tels que Vicq-d'Azir, Dupuytren, M. Marc, etc. Heureusement de pareils accidents

sont rares, quoique la science en compte maintenant plusieurs, car il est difficile de se figurer
une mort plus douloureuse et plus effrayante. Quel
spectacle affreux, quels tourments horribles de
voir, de sentir son corps consumé par la flamme,
comme s'il avait été transformé en bloc d'une
matière des plus combustibles! La plupart de ces
combustions ont été mortelles, ne laissant que
d'informes résidus, et n'ont été constatées qu'après
l'événement. Mais on en a observé aussi de partielles, dans lesquelles le sujet a été assez heureux pour échapper à la mort, après la plus vive
frayeur et de cruelles souffrances. On a vu des parties du corps, notamment les doigts, brûler avec
flamme, comme de véritables bougies, et allumer
les corps combustibles qu'on en approchait. Ce
feu lumineux, accompagné d'atroces douleurs, et,
plus tard, de développement de vésicules, d'altération de la peau comme dans la brûlure, était
extrêmement difficile à éteindre et résistait parfois à la submersion même dans l'eau. Lorsque
les malheureux atteints de ces combustions spontanées ont été privés de la vie et consumés par
elles, « le corps, dit M. le docteur Breschet, n'a
jamais été complétement incinéré; il est resté
quelques parties à moitié brûlées ou torréfiées,
tandis que les autres étaient entièrement consumées, réduites en cendre, et ne laissaient après
elles, pour tout résidu, qu'un peu de matière
grasse, fétide, une suie puante et pénétrante, enfin un charbon léger, onctueux et odorant. Les
parties non consumées étaient les extrémités
du corps, les doigts, les orteils, les pieds ou les
mains, quelques pièces de la colonne vertébrale
ou des portions du crâne... Le feu, le plus souvent, ne prend pas aux corps combustibles de la
chambre, tels que les meubles en bois, le lit, etc.,
ou, s'ils sont endommagés, leur combustion est
partielle, incomplète. C'est surtout les vêtements dont la personne est couverte au moment
de l'accident qui sont brûlés. Une suie épaisse,
grasse, très-noire, fétide et abondante recouvre
les murs et les meubles. Lorsqu'on est arrivé assez
tôt pour trouver le corps animal en ignition, on
a vu une flamme plus vive, bleuâtre, et, dans plusieurs circonstances, l'eau, au lieu de l'éteindre,
n'a fait que lui donner plus d'activité. »

Parmi les médecins qui ont rapporté des observations de combustion humaine s'est élevée une discussion sur la possibilité de ces accidents en l'absence de toute autre matière comburente ou
enflammée qui aurait approché le corps animal.
S'appuyant de l'exemple de composés chimiques
qui s'enflamment par le mélange, le choc, le frottement, les uns ont prétendu que le corps humain
pouvait s'allumer sans étincelle ou cause extérieure; d'autres ont nié cette possibilité. Il est
constant que dans la plupart des faits de cette nature qui ont été recueillis, la combustion a été précédée de l'action d'un corps comburant. Mais le
côté le plus énigmatique du phénomène dans tous
les cas, c'est la complexion individuelle acquise
qui rend possible la combustion : car, ainsi que
nous l'avons dit au commencement, l'incinération
du corps humain est une opération longue et qui

exige considérablement de combustible, tandis
que dans les circonstances dont il s'agit, une chandelle, un charbon ardent ont suffi pour l'allumer
et le consumer comme s'il n'avait été qu'une
masse de suif ou de cire. Les combustions humaines ayant été observées en plus grand nombre
chez les ivrognes et les personnes dans l'obésité,
on a pensé que la présence présumable de l'alcool dans les tissus, et la prédominance de la
graisse constituaient la prédisposition indispensable. Mais on en a noté des accidents sur des sujets jeunes, sobres, et peu chargés d'embonpoint.
Ainsi la théorie de ces phénomènes effrayants
reste toujours problématique, leur existence seule
est bien démontrée. Il est digne de remarque
qu'on n'en ait pas observé chez les animaux.

Si les combustions humaines spontanées étaient
plus communes, elles seraient susceptibles d'acquérir un haut intérêt sous le point de vue mé-
dico-légal. Déjà, malgré leur rareté, elles ont
donné lieu à des jugements déplorables, comme
on peut en juger par ce fait qu'a raconté Le Cat.
Pendant que ce médecin célèbre logeait à Reims
chez Millet, la femme de son hôte, qui était dans
un état continuel d'ivresse, succomba à une combustion spontanée. Par malheur, une jeune et fort
jolie fille, suppléant à l'incapacité de son intem-
pérante maîtresse, dirigeait le ménage, et cette
circonstance fut fatale au malheureux Millet,
soupçonné d'avoir immolé sa femme à une coupable passion, et bientôt condamné à mort en
conséquence. Une cour supérieure, appréciant
mieux les circonstances du fait, le reconnut innocent, mais ne remédia point à la ruine des procé-
dures qui lui fit terminer ses jours à l'hôpital.
Quand un corps est trouvé brûlé, il reste donc à
déterminer s'il y a eu incinération volontaire et
criminelle pour cacher ou défigurer les restes
d'une victime; s'il y a eu accident de brûlure ordinaire, en tombant dans le feu, par l'incendie des
vêtements; si c'est le résultat de la foudre; enfin
s'il y a eu combustion spontanée. Comme nous
n'avons à discerner que ce dernier cas, nous dirons qu'alors il y a eu combustion avec peu ou
point de combustible, et que le résidu que nous
avons peint plus haut est caractéristique de l'accident. On aurait soin de noter d'ailleurs toutes
les circonstances individuelles antécédentes.

La rareté des combustions humaines les rend
plutôt un objet de curiosité qu'un sujet pratique.
Cependant, si on était appelé pour secourir un
malheureux qui en souffrirait les premières atteintes et menacerait d'y succomber, on conseil-
lerait l'immersion prolongée dans l'eau, les boissons aqueuses. En attendant l'expérience, le raisonnement indique ces moyens, et puis il faudrait
employer ensuite le traitement de la brûlure.

A. LAGASQUIE.
Docteur en médecine, membre de la commission d'Égypte.

COMESTIBLES (*pol. méd.*), s. m. p. L'attention du
public ne se porte point assez sur la qualité des
comestibles employés aux usages de la vie, et
cependant c'est l'un des points qui intéresse au
plus haut degré la conservation de la santé; à

toutes les époques, cet objet a fixé, d'une manière particulière, la sollicitude des magistrats chargés de la police. Les nombreux réglements que nous ont légués les siècles passés, témoignent des soins que prenait l'autorité pour éviter que le public fût trompé par les marchands de comestibles, car s'il appartient aux particuliers de veiller eux-mêmes aux préparations qui se font dans l'intérieur de leurs maisons, il est du devoir de l'administration d'empêcher la vente de comestibles de mauvaise qualité, et par cela seul nuisibles à la santé publique.

Les lois modernes se sont occupé, quoique d'une manière fort imparfaite, de la salubrité des comestibles. Ainsi, la loi des 16, 24 août 1790, prescrit cette surveillance aux corps municipaux; les articles 475 n° 14, et 477 n° 4 du Code pénal, prononcent des amendes depuis six francs jusqu'à dix francs et un emprisonnement de cinq jours au plus, en cas de récidive, contre ceux qui exposent en vente des comestibles gâtés, corrompus ou nuisibles. Ils doivent, en outre, être saisis, confisqués et détruits. Nous ne voulons pas examiner ici les dispositions de ces réglements, faire remarquer l'insuffisance des peines qu'ils prononcent et qui sont toujours bien au-dessous des bénéfices que procurent aux marchands les débits de cette nature, et enfin, rechercher les difficultés nombreuses que leur application entraîne; cette discussion nous entraînerait loin de notre but, qui est de faire connaître les réglements que l'on doit invoquer pour réprimer des abus de cette nature.

Indépendamment des réglements généraux que nous venons de citer et qui sont applicables à la France entière, l'autorité municipale peut publier des arrêtés locaux basés sur ces lois, et prendre les mesures propres à en assurer l'exécution. Mais la surveillance des comestibles n'est nulle part aussi sévère ni aussi bien entendue qu'à Paris. Une inspection rigoureuse est exercée dans les halles et marchés, et procure journellement la destruction d'une grande quantité de comestible de mauvaise qualité ; il existe en outre des inspections particulières confiées à des hommes de l'art et qui s'appliquent à des substances qui exigent un surcroît de surveillance. C'est ainsi que les sels, les vins, les bonbons, les liqueurs et les sucreries coloriées, sont soumis à une surveillance active qui a pour objet de prévenir l'adultération de ces substances.

Les efforts constants du conseil de salubrité, le zèle et le dévotement qu'il a déployés pour seconder l'administration, ont été couronnés des plus heureux résultats. La coloration des sucreries avec des substances vénéneuses, a presque entièrement disparu, et la falsification du sel a elle-même notablement diminué; il est même rare que l'on trouve aujourd'hui des sels falsifiés avec des sels de varech, falsification qui est comme on le sait, la plus dangereuse. L'ensemble des réglements publiés dans le ressort de la préfecture de police, et qui s'appliquent aux comestibles forme, sans contredit, un code complet sur la matière qui reçoit chaque jour d'utiles améliorations.

Les falsifications et les fraudes commises dans la vente des aliments seraient, nous le pensons du moins, beaucoup moins fréquentes, si les particuliers poursuivaient la plupart de celles dont ils sont victimes. Ainsi, toutes les fois que l'on a des raisons plausibles de penser qu'une substance alimentaire est gâtée ou falsifiée, on doit la remettre ou en totalité, ou en échantillon seulement, à l'officier de police du lieu, (à Paris au commissaire de police du quartier); déclarer le nom et la demeure du vendeur, et toutes les circonstances propres à éclairer la justice. Si on a fait constater la mauvaise qualité de cette substance par un médecin, ou par un chimiste, ce que nous conseillons de faire, on doit joindre ce certificat à la déclaration. Nous pourrions citer un grand nombre de condamnations prononcées par les tribunaux, par suite de déclarations de ce genre; elles ne peuvent que seconder utilement l'action de l'autorité dans cette partie si importante de ses attributions.

AD. TRÉBUCHET.
Avocat, Chef du bureau de la police médicale à la préfecture de police.

COMMINUTIVE (*chir.*), adj., de *comminuere*, briser. Ce mot se dit d'une fracture dans laquelle l'os est réduit en plusieurs petits fragments. J. B.

COMMISSURE (*anat.*), s. f. Point où deux parties se réunissent. Ainsi l'angle que forment les lèvres, en se réunissant, porte le nom de commissure des lèvres, de même pour les paupières, et pour diverses parties symétriques du cerveau, etc. J. B.

COMPRESSE (*chir.*), s. f. Morceau de linge fin et à demi usé, sans ourlets, destiné à servir au pansement des plaies et à comprimer ou maintenir. Elles varient pour la grandeur et la forme, les compresses *longuettes* sont longues et étroites. On appelle *graduée* une compresse, repliée plusieurs fois sur elle-même de manière à former une pyramide; elle sert lorsqu'on veut comprimer une partie du corps. J. B.

COMMOTION (*chir.*) (V. *Chute*, *Cerveau* (Maladie du).

COMPLEXION (*physiol.*), s. f. Disposition particulière de l'ensemble de l'économie : ce mot est presque synonyme de *constitution* et de *tempérament*. La phrase suivante peut donner une idée des différences qui existent entre ces trois expressions. *Une femme avec un tempérament nerveux peut avoir une bonne constitution et être néanmoins d'une complexion délicate*. J. B.

COMPLEXUS (*anat.*), s. m. Ce mot latin, auquel on a donné le sens de *compliqué*, appartient à deux muscles de la partie postérieure du cou, *le grand* et *le petit complexus*. Leur structure est en effet très-compliquée; ils s'insèrent d'une part au crâne, et de l'autre aux apophyses transverses des vertèbres du cou. J. B.

CONCEPTION (*physiol.*), s. f. Formation d'un nouvel être dans le sein d'une femelle, appartenant aux animaux vivipares. (V. *Génération*.)

CONCOMBRE (*bot.*), s. m., *cucumis sativus* L., famille des Cucurbitacées.

Ce fruit est de forme longue, légèrement courbé en arc, obtus aux extrémités, sa couleur est blanche, verte ou jaune, suivant les variétés et quelquefois le degré de maturité; sa chair est fade et très-aqueuse, les semences qu'elle renferme sont ovales, blanches et lisses.

Le concombre cultivé est originaire d'Orient; son fruit est fade, aqueux, et partant d'une assez difficile digestion, aussi est-on généralement dans l'usage d'en relever la saveur, par l'addition de quelques aromates, ou de l'associer au lait, et mieux encore à la crème; il forme dans ce dernier cas un aliment diététique très-approprié à la suite des inflammations des voies digestives et notamment de l'estomac.

Le suc et la pulpe de concombre jouissent d'une propriété sédative assez prononcée pour qu'on ait cru devoir les employer le premier en potion, dans certaines affections dartreuses bénignes; le second sous forme de cataplasme pour calmer l'irritation ou mieux l'inflammation des narines, des paupières et des lèvres.

La chair coupée en tranches ou rouelles et mise à macérer dans l'axonge fondu et maintenu à une douce température, lui communique ses propriétés et constitue après l'addition d'une proportion convenable de suif de mouton, la *pommade de concombre*. Elle est employée avec succès contre l'inflammation des membranes muqueuses externes, et dans les affections cutanées bénignes; on l'associe à des substances plus actives dans celles qui sont chroniques.

Les semences de concombre font partie des *quatre semences froides*; à défaut d'amandes douces (*amygdalus communis*), elles peuvent être employées pour faire des émollients.

Le concombre vert ou *cornichon* est une variété du précédent; plus spécialement employé comme assaisonnement, on n'attend pas pour opérer sa récolte qu'il ait atteint son entier développement, elle s'effectue peu de temps après la floraison, et alors qu'il a atteint à peu près la grosseur du doigt.

On conserve ce fruit dans le vinaigre. Bien que l'opération soit très-simple, nous nous abstiendrons de l'indiquer pour ne pas sortir du cercle qui nous est tracé. Nous nous bornerons à dire que l'emploi des vases de cuivre pour cette opération n'étant pas sans danger on doit en proscrire l'usage. Quelques personnes croient remplir cette condition et procéder sans danger, en les préparant dans des vases de terre; mais, par une sorte de compensation maladroite et dans le but d'aviver leur couleur, elles y jettent une pièce de billon, et versent pour ainsi dire le poison dans le vase innocent. Le danger est évidemment le même, il y a en effet dans l'un et l'autre cas réaction du vinaigre sur le cuivre, et fermentation d'acétate de ce métal ou vert de gris; celui-ci se précipite sur le fruit et lui donne la couleur artificielle que l'ignorance du consommateur lui fait trop souvent exiger du marchand. Les vases de terre dont l'émail ou la couverte est faite avec la litharge (oxide de plomb) peuvent aussi présenter quelques dangers par l'acétate de plomb que forme le vinaigre en se combinant avec l'oxide qui enduit le vase.

Lorsqu'on prépare les cornichons à froid et qu'on les conserve à l'abri de la lumière, leur couleur naturelle n'est pas altérée et ils réunissent toutes les conditions désirables.

On doit toutefois éviter que les enfants, par un usage abusif, ne convertissent pour ainsi dire cet assaisonnement en substance alimentaire. Il peut dans ce cas produire l'indigestion et simuler l'empoisonnement lors même qu'il a été préparé avec le plus de soin.

COUVERCHEL,
Membre de l'Académie royale de Médecine
et de la Société de Pharmacie.

CONDIMENTS (*hyg.*), s. m. On désigne ainsi collectivement, ou par le mot d'assaisonnement qui exprime la même chose, toutes les substances qui servent à la préparation des aliments avec la destination ou d'en perfectionner la saveur ou d'en faciliter la digestion. Les condiments sont l'arsenal de l'art culinaire: c'est avec ces armes séduisantes et souvent perfides, que l'habile cuisinier étend son empire sur le sens du goût qu'il sait captiver par le piquant et la variété des saveurs. Si l'appétit réel et la sensualité, qui est un autre appétit factice, sont fréquemment difficiles à discerner, c'est aux assaisonnements qu'il faut s'en prendre. Toutefois ils ont aussi quelques bons côtés et nous tâcherons de les signaler en nous dégageant de toute prévention hostile. Suivant la méthode adoptée par les auteurs d'hygiène, nous diviserons les condiments par catégories et nous indiquerons les répulsions ou les convenances qui existent pour chacune d'elles avec les divers tempéraments. Il est des assaisonnements tels que le beurre, la graisse, l'huile, le fromage, le lait, le sucre, le miel, qui sont de nature alimentaire et d'un usage extrêmement fréquent, auxquels nous ne nous arrêterons pas; nous rappellerons seulement que les substances grasses et huileuses sont indigestes et ne doivent conséquemment pas être prodiguées. Les condiments salins sont très-bornés, on n'emploie que le sel commun ou l'hydro-chlorate de soude, qui est un bon digestif, à dose modérée, et très-irritant des organes de la digestion à trop haute dose. Les acides, tels que vinaigre, verjus, citron, oseille ne conviennent pas aux tempéraments secs, nerveux, irritables, surtout si l'estomac est susceptible ou irrité. C'est surtout dans la classe des aromatiques, substances âcres, stimulantes, végétales pour la plupart, qu'il faut chercher des condiments en abondance: le seul catalogue nous effraie et sera beaucoup mieux à sa place d'ailleurs dans un manuel de cuisine. Après avoir parlé des végétaux tendres ou frais dont les racines, les tiges, les feuilles, les fleurs ou les fruits renferment des principes stimulants, des huiles essentielles, aromatiques, il faudrait faire l'inventaire de la boutique d'un épicier pour y noter une foule de substances en macération pour assaisonnements et entre-mets, et des aromates secs recueillis dans les quatre parties du monde. Bornons nous donc à indiquer sommairement les propriétés hygiéniques de ces condiments, dont la saveur est piquante, aromatique, âcre, chaude, brûlante, et qui agissent en stimulant vivement le sens du goût et plus tard les organes digestifs ; il y a d'ailleurs entre eux de très-notables différences : on ne peut pas mettre sur la même ligne les assaisonnements cueillis dans nos jardins, et ceux que le commerce nous apporte des climats chauds et des régions intropicales. La stimulation de ces derniers a un degré d'énergie et de persévérance que les autres n'atteignent pas. Quel usage hygiénique est-il permis de faire des condiments âcres et aromatiques sans risquer de sacrifier la santé à la sensualité de la bouche ? Franchement, quoiqu'un magistrat célèbre ait spirituellement réclamé pour des hommes dont le génie se distinguait dans les découvertes, dans les perfectionnements de l'art culinaire, une place à l'Institut, nous persistons à croire que la nature qui ne suggère pas des combinaisons si savantes pour la préparation des aliments est plus sage, dans sa simplicité, que les humains esclaves du goût qui méconnaissent sa voix naïve.

Ou l'appétit existe , ou bien il manque : dans le premier cas des alimens sains , un peu variés quant à l'espèce, n'ont pas besoin d'autre séduction ; dans le second, c'est que les organes digestifs sont mal disposés ou parce que le corps n'ayant pas subi de pertes suffisantes n'appelle pas de réparation. Cette règle est généralement vraie, mais elle souffre quelques exceptions et c'est en les signalant que nous tiendrons la parole donnée au commencement de traiter les condiments sans prévention hostile. Il est des personnes à constitution lâche, molle, humide, chez lesquelles toutes les fonctions, la digestion par conséquent, sont languissantes. Chez celles-là les condiments peuvent utilement éveiller l'appétit, activer les mouvements des organes digestifs et de l'organisation tout entière. Il est d'autres cas où l'influence nerveuse déplacée (comme dans les chagrins , la contention d'esprit, etc.), n'anime pas l'appareil digestif à la mesure convenable, alors les stimulants le relèvent de sa stupeur et se montrent salutaires. La méprise la plus grave dans l'indication des condiments, c'est sans contredit de confondre avec un état de langueur, d'énervation gastrique, une irritation de ce viscère manifestée par le dégoût, la soif, la sécheresse et une saveur désagréable à la bouche. Si du moins dans ces occasions la peine suivait de près la faute, de l'expérience naîtrait le correctif ; mais au contraire, un appétit factice est encore provoqué par les assaisonnements, et l'on s'en réjouit, n'accordant pas assez d'attention au malaise qui accompagne plus tard l'ingestion de substances alimentaires trop considérables et trop épicées. Les condiments âcres sont éminemment nuisibles et dangereux quand il existe, soit dans le canal digestif, soit ailleurs, quelque inflammation aiguë ou chronique reconnaissable aux symptômes généraux ordinaires tels que la sécheresse et la chaleur incommode de la peau, la fréquence du pouls, de la soif, de la faiblesse, du malaise. Leur usage est très-malsain aux personnes affectées de quelque maladie de la peau. Les constitutions sèches, irritables, sensibles, nerveuses, s'en trouvent mal aussi. Somme toute, les assaisonnements excitants et de haut goût, qui, chez les peuples les plus civilisés, ajoutent une part notable aux jouissances sensuelles, s'ils n'étaient en même temps que par le plaisir imposé par l'habitude, devraient, de la part du médecin hygiéniste, ètre traités sans ménagement : car ils sont utiles à très-peu, et ils nuisent à beaucoup de monde. D'abord ils font manger plus que ne le comporte le besoin, et toute alimentation superflue est pour l'économie une surcharge, une gêne et définitivement une cause de maladie. Ensuite ils stimulent vivement et sans nécessité le canal digestif qu'ils peuvent enflammer ou tout au moins qu'ils rendent paresseux dans sa contractilité spontanée ou naturelle. Enfin, absorbés, ils ajoutent une âcre stimulation au sang qui leur sert de véhicule. Les personnes dont la constitution est forte, parfaitement saine, ne ressentent guère les mauvais effets des condiments très-savoureux, aromatiques ; la tolérance ou la résistance secrète qu'oppose leur organisation privilégiée fait qu'ils n'y trouvent que du plaisir ; l'appétit est plus soutenue, la digestion plus prompte, les sécrétions plus actives ; mais elles pourraient très-bien se passer de ces stimulants, et leur abus ne serait pas sans inconvénient à la longue. (V. aussi *Appétit*.) **A. LAGASQUIE.**

CONDUIT (*anat.*), s. m. Ce mot est synonyme de canal, ainsi on dit conduit *auditif, lacrymal*, etc., Voyez ces divers adjectifs. **J. B.**

CONDYLE (*anat.*), s. m., du grec *kondylos*, nœud. On nomme ainsi certaines éminences osseuses appartenant aux extrémités articulaires des os. Le fémur, l'occipital , l'os maxillaire inférieur, etc., ont des condyles. **J. B.**

CONDYLOME (*path.*), s. m. Excroissance de nature syphilitique, charnue, douloureuse, à bases larges ou pédicules. Son siége est aux parties génitales ou à l'anus. (V. *Syphilis*.) **J. B.**

CONFECTION (*pharm.*), s. f. Préparation médicamenteuse , de consistance molle et composée en général de substances végétales unies à du sirop ou du miel. La plus connue est la *confection d'hyacinthe* dans laquelle entre du safran et d'autres médicaments excitants. **J. B.**

CONGÉLATION (*path.*) , s. f. Accident le plus grave de l'action d'un froid excessif. On distingue ainsi l'état de mort apparente ou réelle, partielle ou générale, produit par une soustraction de chaleur qui excède la puissance calorifiante de l'organisation. Nous n'avons pas à étudier ici l'influence physiologique du froid, et, dans le nombre et la variété des accidents maladifs qu'il détermine , nous n'envisagerons que la congélation. Nos organes y sont d'autant plus exposés qu'ils sont plus à découvert et plus éloignés du centre. Aussi, lorsque la congélation n'est que partielle, est-ce par les orteils ou les doigts, les pieds ou les mains, le nez, les oreilles qu'elle commence. Si elle poursuit son cours, elle envahit les membres et le tronc, et bientôt la vie enchaînée est suspendue ou éteinte. La congélation débute par une sensation douloureuse de froid, à laquelle succède graduellement, dans la partie souffrante, l'engourdissement, la torpeur, l'insensibilité, la gêne ou l'impossibilité des mouvements, avec teinte violacée, livide, ou décoloration complète. A mesure que, repoussée par le froid, la chaleur animale bat en retraite, les parties qu'elle abandonne successivement, la peau, le tissu cellulaire sous-jacent, les muscles, les vaisseaux, les nerfs sont frappés de la glace, de l'insensibilité, de l'immobilité, de la rigidité, de la lividité ou de la pâleur de la mort. Le sang n'y abonde pas ou n'y peut plus circuler, à cause de l'astriction de ses canaux et du peu de fluidité que lui laisse une trop basse température. Les nerfs, cessant d'être excités par lui, suspendent leurs fonctions, et, ces deux grands ressorts arrêtés dans une partie, la vie est bien près de s'y éteindre. Si la congélation s'étend aux foyers principaux de vitalité, alors se développent d'autres phénomènes rapidement funestes. Chassé de toute part, le sang reflue en abondance vers le cœur et les poumons qui n'ont plus une énergie suffisante pour s'en débarrasser. Le cerveau que protège, contre le froid, une double enveloppe molle et osseuse, en reçoit une trop grande quantité, il se congestionne, et de là naissent une torpeur, une insensibilité générales, avec penchant irrésistible à un sommeil dont, ordinairement, on ne se réveille plus. Que de douloureux exemples de ces déplorables malheurs, dans cette valeureuse armée française que purent seules vaincre la famine et l'inclémence du ciel de la Russie !

La promptitude des secours, les bornes de la congélation, l'état général du sujet, telles sont les bases principales du pronostic. Plus l'accident est récent et borné, l'individu jeune et robuste, plus il est permis d'espérer la guérison. Une partie nouvellement congélée n'est encore que dans un état de mort apparente, une sorte d'engourdissement et d'asphyxie dont la vie intermittante des animaux hibernants (reptiles, marmotte, blaireau, etc.) nous donne une idée assez exacte ; toutefois qu'on se hâte de secourir la nature qui s'est laissé vaincre. Le sens commun, il faut le reconnaître, serait ici en défaut en indiquant des applications chaudes qui, dilatant soudainement les fluides appelés en abondance, pourraient occasionner la désorganisation des parties. L'expérience et des raisons plausibles veulent qu'on ait recours à d'autres moyens, et qu'au lieu d'employer le calorique extérieur, on s'efforce d'en ranimer la production vitale. Tout le monde sait qu'il suffit de frotter vivement les mains avec de la neige pour qu'elles deviennent brûlantes bientôt après. C'est par de semblables frictions, ou bien avec des compresses imbibées d'eau froide simple ou alcoolisée, qu'il convient d'attaquer localement la congélation. Quand elle est générale, quand le sujet est privé des sens et du mouvement, on le déshabille, s'il se peut, au milieu d'une atmosphère tempérée, on le place sur un lit, sous une couverture de laine flottante, et l'on pratique

avec la neige, ou l'eau froide, les frictions que nous avons indiquées sur tout le corps, avec plus d'assiduité néanmoins sur la région du cœur et le ventre. On approche du nez des aromatiques et des spiritueux ; on administre un lavement excitant dans lequel entrent quelques gouttes d'alcool et de musc ou de quelques autres teintures fortement odorantes. Si l'individu reprend connaissance et peut avaler, à moins qu'il n'ait été atteint sur le repas, on lui fait prendre quelques cuillerées d'une potion cordiale, d'un vin de liqueur, un peu de bon bouillon. A mesure que la chaleur se ranime, on ralentit les frictions, on couvre plus soigneusement le malade, on élève et on soutient la température de l'appartement entre quinze et vingt degrés, et s'il persiste des symptômes de congestion cérébrale, pulmonaire ou autre, on leur oppose les moyens habituels, en modérant davantage toutefois les émissions sanguines, à cause de l'épreuve débilitante qui menaçait naguère la vie. On n'est pas toujours assez heureux, même en s'y prenant de bonne heure, pour ranimer la chaleur, la sensibilité et le mouvement que la congélation a bannis, et il en résulte la mort générale ou partielle. Ces mortifications locales, et le traitement qui leur convient, rentrent dans la classe des *gangrènes*, et seront traités ailleurs de même que les *gerçures*, les *engelures*. (V. ces mots.)

L'habitude d'un froid rigoureux est le préservatif par excellence des congélations, aussi sont-elles plus fréquentes sur les habitants du midi qui s'avancent au loin dans le nord, comme la malheureuse campagne de Russie en a fourni la preuve mémorable. C'est sans doute dans ce but et cette prévision que des peuplades du nord ont eu ou conservent encore aujourd'hui la mâle et barbare coutume, qu'on pourrait appeler *le baptême du climat*, de plonger les nouveaux nés dans l'eau froide ou la neige. Dans l'incertitude des épreuves difficiles auxquelles l'homme peut être soumis, Rousseau a recommandé parmi nous cette pratique hardie contre laquelle ne s'est pas seulement révoltée la sensibilité des mères. Pour se préserver des congélations, les peuples du septentrion ne se bornent pas à une éducation mâle, ils se servent efficacement d'onctions avec de l'huile, de la graisse, et, aussitôt qu'ils se sentent menacés par les cuissons, l'engourdissement, ils recourent aux frictions que nous avons indiquées contre ces accidents redoutables. Le mouvement un peu forcé, un régime fortifiant des vêtements chauds sont des préservatifs non moins utiles.

A. LAGASQUIE.

Docteur en médecine membre, de la commission d'Egypte.

CONGÉNIAL ou **CONGÉNITAL**, adj., *congenialis*, de *genitus* engendré, et de *cum* avec, engendré avec. Qui existe au moment de la naissance. Il y a des *maladies congéniales*, des *infirmités congéniales*; ce sont celles que le fœtus a contracté dans le sein de sa mère. Ces maladies ne sont pas toujours au-dessus des ressources de l'art, et l'on peut en guérir un assez grand nombre. Les infirmités *congéniales* auxquelles souvent il est également facile de remédier, constituent ce qu'on appelle des monstruosités. (V. ce mot.)

J. B.

CONGESTION (*pathol.*), s. f. L'acception de ce mot n'est pas très-bien déterminée. Il signifie en général un amas ou plutôt un afflux de liquide dans une partie quelconque du corps, et, sous ce rapport, on la confond souvent avec la fluxion, qui n'en diffère pas essentiellement. En effet, la seule distinction qu'on ait prétendu établir entre congestion et fluxion, ne repose que sur la marche un peu plus rapide qu'on donne à cette dernière, ce qui est tout-à-fait erroné. D'une autre part, il est des auteurs qui donnent au mot *congestion* une signification tellement étendue, qu'ils l'appliquent indistinctement à toutes sortes d'accumulations de liquides, telles que celles formées par le sang, par la sérosité, le pus, le lait, la bile, l'urine, etc. Nous pensons qu'il faudrait le réserver pour les afflux du sang seulement. C'est à tort qu'on l'applique à certaines collections purulentes, appelées *abcès par congestion*, dont la véritable dénomination est *abcès symptômatiques.*

E. P.

CONJONCTIVE (*anat.*), s. f., *conjunctiva.* On donne ce nom à la membrane muqueuse qui unit le globe de l'œil aux paupières, c'est la membrane qui située au-devant de l'œil est constamment humectée par les larmes et lui donne cet aspect brillant qui lui conserve sa transparence; la portion de la conjonctive qui recouvre directement le globe de l'œil a reçu le nom de conjonctive *oculaire*, et celle qui tapisse les paupières a reçu le nom de conjonctive *palpébrale*. La conjonctive envoie des prolongements qui, à travers les conduits lacrymaux, vont tapisser le canal nasal, et communiquer en ce point avec la membrane pituitaire, qui tapisse le nez et ses cavités : ce fait explique pourquoi l'action d'une lumière vive sur les yeux détermine quelquefois l'éternument. Les maladies de la conjonctive sont l'inflammation (V. *Opthalmie*), et les *taies* qui souvent en sont la suite. L'*œdème*, l'*ecchymose* et même quelques *éruptions* se font aussi remarquer sur cette membrane.

J. B.

CONJUGAISON (Trous de), (*anat.*). On nomme ainsi des trous situés sur les côtés de la colonne vertébrale, et qui sont formés par des échancrures des vertèbres, ces trous donnent passage aux nerfs de la moelle épinière et aux vaisseaux qui entrent dans le canal vertébral.   J. B.

CONSEIL SUPÉRIEUR DE SANTÉ (*pol. méd.*) Ce conseil a été institué auprès du ministre de l'intérieur par l'ordonnance royale du 7 août 1822, rendue en exécution de la loi du 3 mars 1822 sur la police sanitaire. Le conseil de santé composé de douze membres est consulté par le ministre sur toutes les questions concernant les matières sanitaires et notamment les épidémies, les lazarets, etc.   A. T.

CONSEIL DE SANTÉ DES ARMÉES (*méd. militaire*). Ce conseil, organisé par l'ordonnance royale du 18 septembre 1824, est chargé, sous l'autorité immédiate du ministre de la guerre, de surveiller, en ce qui concerne l'art de guérir, toutes les branches du service de la santé des armées. A cet effet, il correspond avec les officiers de santé des hôpitaux et des corps de troupes; il surveille la méthode suivie pour le traitement des malades dans les hôpitaux militaires; il propose les moyens qu'il juge les plus convenables à l'amélioration du service de santé, et les plus propres à étendre les progrès de l'art. Enfin, il examine les remèdes nouveaux dont on propose l'emploi et il analyse ceux qui en sont susceptibles.

Le conseil de santé est en outre consulté sur les modifications proposées dans le traitement des militaires malades, sur les précautions à prendre contre les épidémies et sur les moyens d'en arrêter les progrès; sur les mesures générales de salubrité en temps de paix, comme en temps de guerre; sur toutes les questions d'hygiène et sur le régime alimentaire des troupes; il concourt, lorsque cela est nécessaire, à la rédaction des instructions relatives au service de santé.

Indépendamment des attributions indiquées ci-dessus, les membres du conseil de santé peuvent être chargés de remplir les diverses missions que le ministre de la guerre juge utile de leur confier.

A. T.

CONSEILS DE SALUBRITÉ (*pol. méd.*) Nous comprenons sous ce titre les réunions de médecins, de chimistes de toutes personnes enfin ayant fait une étude spéciale de la technologie, et qui sont établies auprès de l'autorité pour l'éclairer sur toutes les questions qui intéressent la santé publique.

De tout temps, les administrateurs qui avaient à statuer sur des questions d'hygiène et de salubrité, ont recherché l'avis des hommes de l'art, et on serait étonné de retrouver aux époques les plus reculées, le concours des médecins, des chirurgiens et autres gens *probatæ artis et fidei*, dans des circonstances où leur ministère pouvait diriger d'une manière sûre et convenable les travaux des magistrats. Ce concours est devenu plus nécessaire à mesure que la population s'est accrue, que l'application des règles d'hygiène aux travaux industriels est devenue plus commune, et que les exigences sociales ont réclamé une plus grande sévérité dans la prescription des mesures sanitaires réclamées par l'intérêt général. Aussi, les avis demandés à quelques personnes isolées n'ont bientôt plus été suffisants; on a senti le besoin d'avoir un corps permanent qui pût offrir au public toutes les garanties qu'il était en droit d'attendre, qui pût imprimer à ses avis ce caractère de gravité si nécessaire quand ils doivent surtout servir de base aux décisions de l'administration. C'est ce qui a donné naissance aux conseils de salubrité tels qu'ils sont constitués aujourd'hui. La ville de Paris devait être la première à jouir de cette institution qui fut créée par arrêté du préfet de police du 6 juillet 1802. Le conseil de salubrité fut particulièrement chargé de la visite, de l'examen et des rapports concernant les boissons, les épizooties, ainsi que des manufactures, ateliers et autres établissements du même genre existant à Paris et dans les communes rurales du département de la Seine. Ses attributions s'étendirent successivement à tout ce qui intéressait l'hygiène, la salubrité et la santé publique.

Le conseil de salubrité a été réorganisé par un arrêté du préfet de police du 24 décembre 1832; approuvé par le ministre des travaux publics. Il est actuellement composé de douze membres titulaires, de six membres adjoints et d'un nombre indéterminé de membres honoraires.

Cette institution prend chaque jour de nouveaux développements; elle existe déjà dans nos départements les plus importants, et nous devons des travaux fort remarquables aux conseils de salubrité de Marseille, de Nantes, de Bordeaux, de Lille et de Troyes. On doit espérer que l'utilité de cette institution sera partout appréciée et, qu'ayant peu, aucun de nos départements n'en sera privé.   AD. TRÉBUCHET.

CONSERVE (*pharm.*), s. f. Ce sont des médicaments composés d'une substance végétale pulpeuse et de sucre, on leur donne ce nom parce que le sucre jouit de la propriété de retarder la décomposition de ces substances, la plupart des confitures dans l'usage domestique sont des conserves; en pharmacie on a donné à ces composés de sucre et de pulpes végétales le nom d'*électuaire*. (V. ce mot.)   J. B.

CONSOMPTION (*path.*), s. f., de *consomptio*, de *consumere*, consumer, diminution lente et progressive dans les forces et le volume du corps; la consomption atteint presque toutes les personnes qui succombent à des affections organiques et spécialement à la phthisie pulmonaire, la consomption conduit au marasme. (V. ce mot.) J. B.

CONSOUDE (*bot.*), s. f. C'est une plante de la famille des Borraginées, Pentandrie monogynie, une seule espèce, la *grande consoude*, est employée en médecine (*symphitum officinale*). C'est une plante vivace, haute d'environ deux pieds, que l'on trouve en France sur les bords des étangs et des ruisseaux, ses feuilles sont grandes, rudes au toucher, ses fleurs sont blanches, quelquefois rosées, elles forment des épis renversés à la partie supérieure des rameaux. La racine qui est cylindrique, allongée, noire en dehors et blanche en dedans, est la seule partie dont on fasse usage, la décoction de cette racine est muscilagineuse et émolliente, et elle ne jouit pas des propriétés astringentes qu'on lui avait autrefois attribué; on prépare un sirop avec cette racine.   J. B.

CONSTIPATION (*path.*), s. f. Ce mot qui désigne dans tous les cas la rareté, la sécheresse, la difficulté des garde-robe, est employé néanmoins tantôt dans une signification absolue, tantôt dans un sens relatif, suivant que chacun le rapporte à la définition générale ou à ses habitudes particulières. Tel homme qui ne va régulièrement à la selle, et avec peine, que tous les trois ou quatre jours, par conséquent habituellement constipé, ne se croira dans cet état que lorsqu'il aura passé

une semaine. Ce n'est plus la règle qui le guide, mais sa coutume à lui. La défécation présente, selon les individus, des variétés très-notables et plus ou moins compatibles avec une bonne santé. Les mieux réglés, excepté parmi les enfants, vont naturellement à la garde-robe une fois par jour et de préférence le matin; d'autres ne s'y présentent régulièrement que tous les deux, trois, quatre jours, une semaine et au-delà. Cependant lorsque la constipation a atteint ce dernier terme, elle doit être considérée comme une indisposition habituelle dont le progrès imminent peut devenir un indice ou une cause de sérieuses maladies. Nous ne nous occuperons pas ici de la constipation symptomatique d'autres affections, comme certaines coliques, cancers, étranglement des intestins; il ne sera question que de celle qui ne s'accompagne d'aucune lésion apparente dans le canal digestif. Dans celle-ci il y a sentiment de plénitude, de pesanteur dans le ventre, et particulièrement dans la fosse iliaque gauche où le toucher découvre une corde dure, noueuse qui n'est autre chose que le gros intestin rempli d'excréments; le ventre murmure, des coliques sourdes paraissent de loin en loin et déterminent un besoin illusoire d'aller à la garde-robe; l'appétit diminue, la soif est plus vive, des bouffées de chaleur montent au visage, l'intelligence est moins aisée et souvent le caractère irascible. Voltaire qui variait beaucoup ses observations a dit fort plaisamment: « lorsque vous aurez une grâce à demander, informez-vous si monseigneur est allé à la garde-robe.» Une foule de personnes vivent habituellement dans l'état que nous venons de décrire et s'en sont fait un genre personnel de santé. Mais, de loin en loin, on voit cette constipation faire des progrès, les matières fécales s'accumulent et se durcissent au point que les selles entièrement supprimées, doivent provoquer une légitime sollicitude.

Les causes intérieures ou organiques de la constipation sont très-imparfaitement connues; c'est tantôt la paresse des intestins, le défaut de sécrétion muqueuse ou biliaire, l'activité trop grande des absorbants qui pompent l'humidité des aliments, une influence nerveuse insuffisante. On est mieux fixé sur les causes occasionnelles puisées dans les usages hygiéniques. Ainsi l'on sait que la vie sédentaire, les occupations intellectuelles, les affections morales, les abus vénériens, l'âge mûr et la vieillesse, un régime échauffant ou trop exigu, les médicaments narcotiques, le temps froid et sec resserrent le ventre, donnent ou augmentent la constipation. Elle est commune dans les affections cérébrales ou nerveuses, la manie, la mélancolie, l'hypochondrie, l'hystérie, les convulsions, etc., dans la grossesse également. Voyant aussi la constipation tourmenter les femmes qui ont abondamment des fleurs blanches, nous nous sommes quelquefois demandé s'il n'était pas possible qu'il y eût, en pareil cas, déviation d'une sécrétion muqueuse qui, exhalée dans les intestins, en eût lubréfié la surface en humectant les excréments desséchés.

Si parfois l'enivrement des grandeurs ou les délires de l'amour-propre ont pu faire oublier à l'homme l'humilité de sa nature, les ignoblés fonctions qui nous occupent étaient bien propres à l'y rappeler. Ainsi que l'a dit comiquement Montaigne, « les rois et les philosophes fiantent et les dames aussi ». Il est presque humiliant, et rien moins que poétique, d'avoir à se préoccuper de la défécation. Cependant ces soucis de la plus basse des fonctions de l'animalité ne peuvent rester étrangers aux personnes qu'afflige une constipation habituelle. Nous avons signalé les causes principales de cette incommodité; les éloigner quand on le peut, est donc la première mesure. A la vie trop sédentaire, aux contentions demesurées de l'esprit, aux passions, aux excès génitaux, au régime stimulant, on substitue l'exercice, les distractions, la modération des sentiments, la continence, des aliments doux, légers, humides, laxatifs, les végétaux tendres et peu sapides, les fruits aqueux et sucrés, notamment le raisin et les pruneaux, le lait, les viandes blanches ou celles des jeunes animaux, les bouillons de veau, de poulet, agréablement préparés aux herbes. On use modérément de vin, de café, de thé et encore plus des alcooliques, largement au contraire des boissons aqueuses, mucilagineuses, acidules. L'eau appliquée au corps dans une baignoire ou dans le courant d'une rivière, fait bien aussi. Du reste, nous ne donnons pas ces règles comme absolues; la diversité des tempéraments, et des habitudes qui sont devenues une seconde nature, peuvent apporter de notables modifications; ainsi par exemple, il n'est pas rare de voir les aliments succulents, épicés, les boissons stimulantes, dompter parfaitement la constipation chez des sujets mous et lymphatiques; d'autres, pour aller à la selle, n'ont qu'à fumer ou faire telle autre chose dont une expérience purement personnelle leur a fait connaître la singularité d'action.

En attendant que la modification du régime amène à la liberté du ventre, ce qui arrive presque toujours dans les constipations récentes, plus rarement quand elles sont anciennes, il est avantageux de prendre un lavement tous les matins ou de jour en autre. On commence avec de l'eau simple, tiède ou dégourdie en hiver, dans la saison des chaleurs, elle agit mieux à la température ordinaire. Il est désagréable sans doute de contracter ainsi une habitude assujettissante; mais d'abord la guérison peut être obtenue par cet usage temporaire, aidé du régime, et puis enfin, avec la constipation, la santé n'est pas parfaite : quand on a un cautère il faut bien le panser tous les jours! Quelquefois les lavements simples ne suffisent pas; on est obligé de les rendre plus laxatifs avec les mucilages, de lin, de guimauve, le miel, les huiles d'olives, d'amandes douces, de ricin, etc., ou de prendre une potion laxative avec la manne, la pulpe de casse, le tamarin. Nous pensons que l'avis du médecin est nécessaire pour s'administrer des substances purgatives drastiques qui pourraient enflammer le canal digestif, même à petite dose, sous la forme pilulaire si usitée. Enfin l'assistance de l'homme de l'art est encore plus indispensable quand la constipation n'est que symptomatique de quelque maladie, ou que les matières accumulées et durcies, ne peuvent être détachées que par des moyens mécaniques.

A. LAGASQUIE.

CONSTRICTEURS (*anat.*), *s. m.*, de *constringere*, resserrer. On désigne sous le nom de constricteurs des muscles, qui ont pour fonctions de resserrer et de fermer certaines cavités : ainsi il y a des constricteurs du pharynx qui servent à la déglutition en poussant le bol alimentaire dans l'œsophage; il y a aussi des constricteurs de l'anus, du vagin, etc. (V. *Sphincters.*) J. B.

CONSULTATION (*méd.*) *s. f.*, *consultatio*. Mot par lequel on exprime tantôt une réunion de médecins assemblés pour donner leur avis sur l'état d'un malade, soit pour établir le diagnostic, les règles d'un traitement, etc., et tantôt l'exposé des conseils d'un ou de plusieurs hommes de l'art sur une maladie donnée.

Chez les Grecs, les malades étaient portés dans les temples, dans les voies publiques, pour y recevoir les inspirations des dieux, les oracles, les conseils des prêtres et des passants qu'ils venaient *consulter*.

Encore aujourd'hui dans les campagnes et souvent dans les villes, les malades consultent les vieillards, les vieilles femmes ou les personnes qui ont été affectées de maladies graves et qui ont eu le bonheur de guérir : ils s'adressent aux bergers, aux gens qui sont réputés habiles dans le traitement des maladies des bestiaux, à des personnes qui par philantropie ou par religion leur prodiguent des remèdes, dont il est impossible qu'elles puissent connaître les effets.

On a coutume de réclamer une consultation lorsqu'une maladie s'aggrave et surtout lorsque toute espérance de salut semble s'évanouir pour le malade, ce qui est un tort : il faudrait beaucoup mieux demander une consultation dès le principe de toute maladie grave, ou toutes les fois qu'une maladie se prolonge au-delà de sa durée présumable.

Il faut réunir des hommes qui cherchent autre chose qu'à contredire; les médecins consultés dans ces sortes de réunion, doivent avoir beaucoup plus en vue de jeter de nouvelles lumières sur la maladie, que de prononcer sur les traitements employés jusque là. Il s'agit en effet d'être utile au malade, et non de censurer plus ou moins justement la conduite du médecin qui été chargé de diriger le traitement.

En thèse générale, il vaut toujours mieux laisser au médecin ordinaire le choix des consultants, que lui imposer des confrères qui pourraient faire dégénérer la consultation en ce qu'on ne voudrait pas qu'elle fût, une réunion inutile; ou même nuisible, parce que la responsabilité étant divisée et portant sur des hommes de l'art au choix seul du malade ou de ses amis, le médecin ordinaire, se trouve déchargé de sa responsabilité spéciale placé dans le laissez-faire, et obligé de céder aux nouveaux venus.

Souvent la consultation est demandée par le malade ou ses parents, qui, sans manquer de confiance dans le médecin ordinaire , désirent ne rien négliger pour le sauver. Que les gens du monde sachent que le médecin accepte toujours volontiers la consultation d'un confrère, et qu'ils ne doivent rien craindre à demander une consultation , au lieu de consulter en cachette.

Le plus âgé désigne l'heure; le médecin ordinaire expose l'histoire de la maladie ; chacun donne son avis en commençant par le plus jeune.

Nous avons consigné dans le journal des *Connaissances Médicales*, t. I, p. 52, des considérations et des préceptes qui ne sont applicables qu'au médecin et qui n'ont pu, pour ce motif, prendre place ici.   MARTINET,
Professeur agrégé, ancien chef de clinique à
l'Hôtel-Dieu de Paris.

CONSULTATION (*méd. lég.*) Nous avons peu de choses à dire sur les consultations. La loi ne s'en est point occupée, et cela était impossible. Les consultations tiennent à la vie privée; elles sont le résultat de la volonté du malade ou de ceux qui l'entourent, et tout ce qui les concerne doit rester enseveli dans le for intérieur; c'est enfin un secret de famille inviolable pour tous.

Cependant il est des cas où une consultation peut recevoir quelque publicité : ce sont ceux où elle tend, soit à prouver, soit à détruire un fait qu'il importe à une partie de présenter sous son véritable jour. Ainsi nous avons vu la Cour de cassation annuler un arrêt de la Cour d'assises qui avait refusé d'entendre la lecture d'une consultation tendant à prouver qu'un individu n'avait pas été empoisonné, et ce contrairement au procès-verbal constatant le corps du délit.

Une consultation de médecins peut encore être rendue publique dans certaines circonstances où il y aurait lieu d'exercer des poursuites contre le médecin qui soigne le malade, et qui aurait pris sur lui de changer le mode de traitement arrêté par cette consultation. Si le malade succombe, il nous paraît évident que le médecin se trouve dans un cas grave de responsabilité.

En parlant des rapports de médecine légale, nous traiterons ce qui concerne les *consultations médico-légales*, qui sont, comme on le sait , des mémoires rédigés par un ou plusieurs médecins sur la demande de l'autorité.

AD. TREBUCHET.

CONTAGION (*path.*), s. f., (*contagium, contagio*). On entend par ce mot toute transmission d'un état sanitaire par contact direct ou médiat, quel qu'en soit l'agent.

Il n'est point de théorie qui ait été plus controversée, qui soit demeurée plus obscure, et dont la solution paraisse plus éloignée que la théorie de la contagion. Soit amour de la vérité, soit impuissance, on a cru tout récemment pouvoir lui substituer avec avantage la théorie de l'infection, mais on n'a fait, selon nous, que remplacer un mot par un autre. Rien n'a été résolu; au contraire, on a ajouté une difficulté à une autre , et le problème de la transmission de certaines maladies reste encore tout entier à trouver. Mais si la science n'a

rien gagné en fait, en revanche, elle s'est enrichie d'un mot et de beaucoup de discussions qui n'ont servi qu'à mettre en relief bien des amours-propres, de telle sorte qu'aujourd'hui, deux opinions sont comme deux armées en présence, l'une, qui compte d'ardents zélateurs, et combat pour les miasmes, l'autre, dont les partisans ne sont ni moins nombreux ni moins éclairés, et qui défend les virus; du reste on montre de part et d'autre une égale habileté à cacher les grands faits qui condamnent, pour faire ressortir les petits faits qui favorisent. C'est ce dont le lecteur va juger.

Qu'une maladie, sans changer de nature, par suite de causes propres à quelques individus, et indépendamment des localités, attaque isolément, et dans le même temps, une ou plusieurs personnes comme le feraient la pleurésie ou la gastrite; dans ce cas, c'est une maladie *sporadique*. Que par l'effet de causes permanentes ou propres à certains lieux, à certains climats, cette maladie attaque un nombre plus ou moins grand d'individus, séparément ou bien ensemble, et se prolonge en se renouvelant aussi longtemps que les causes subsistent; c'est alors un état *endémique*. Enfin, que par l'effet de causes accidentelles, mais qui agissent en même temps sur un grand nombre d'individus, une maladie attaque toute une ville, toute une contrée, c'est alors une maladie *épidémique*. Mais comment une maladie, née sur un individu, et bornée d'abord à un point déterminé, s'étend-elle à de grandes masses d'individus, à des contrées éloignées? Comment et par l'effet de quelles causes décime-t-elle des populations qui naguère jouissaient en apparence de la santé la plus florissante. Malgré l'ignorance où nous sommes touchant l'origine de certaines maladies, et leurs migrations sur le globe, on peut dire que dans toutes les épidémies sans exception, un premier état étant introduit dans une famille , dans une maison, dans une rue, tous les membres de la famille, tous les habitants de la maison, tous ceux de la rue peuvent le contracter, et le contractent souvent en effet l'un après l'autre, ou l'un de l'autre, sans qu'il soit désormais nécessaire qu'aucun d'eux en aille puiser le germe dans le foyer primitif, comme on le voit pour la variole. Mais ce premier état, quelle en est la cause? Un *virus spécifique*, selon Fracastor, sort par une espèce d'exhalation du corps du malade, ne se répand à une très-petite distance dans l'air, qui, au-delà, garde toute sa pureté, et s'attache à certains corps appelés *contumaces* , lesquels sont susceptibles de conserver ce virus intact un plus ou moins longtemps, et conséquemment de permettre son transport à des distances illimitées. Mais ce virus, quelle en est la nature ? de quelle façon agit-il sur l'organisation de l'homme , laquelle offre des variétés si prodigieuses ? Quelle métamorphose subissent les éléments qui constituent l'air , l'oxigène, l'azote, l'acide carbonique, l'eau, le calorique et les autres fluides? Or, toutes ces causes sont demeurées jusqu'ici totalement inconnues, parce qu'on n'est pas suffisamment éclairé sur la physique de l'atmosphère, parce que la physiologie du système nerveux lui-même n'est qu'ébauchée, et que tant que ces premières difficultés subsisteront, on sera réduit à ne considérer qu'un petit nombre de points touchant l'origine, le progrès et la marche des maladies réputées contagieuses, touchant leur caractère intrinsèque et leur danger selon les personnes et les lieux. Car il n'est pas deux espèces dans les animaux, deux animaux dans la même espèce, qui, toutes choses égales d'ailleurs, se décomposent de la même manière et donnent exactement les mêmes produits; les conditions originelles de l'organisation, l'âge, la nourriture, la santé ou la maladie ; les degrés, si diversement associés entre eux de la chaleur, de l'humidité, de la pression, les diverses qualités du sol, les latitudes et les longitudes, toutes ces données, toutes ces causes font prodigieusement varier la nature des produits contagieux. Comment se fait-il d'autre part qu'à la suite d'épidémies meurtrières, des complexions faibles et délicates non-seulement survivent à la destruction générale, mais prennent tout à coup une force et un développement extraordinaires, et transmettent plus vive et plus féconde cette flamme de la vie qu'elles n'ont pu perdre. Encore un coup, on ignore entièrement les causes qui conspirent à la ruine, comme celles qui concourent à la conservation de l'homme.

Or, puisque nous vivons sans savoir comment, et que nous mourons sans savoir pourquoi; puisque d'autre part notre présomption ne va pas jusqu'à nous faire supposer que nous puissions donner, touchant la génération et la nature d'un virus ou d'un miasme, une explication tant soit peu plausible, nous nous en tiendrons à l'énumération pure et simple des causes de la contagion. Ainsi, la situation, l'exposition, la température sèche ou humide des lieux, les effluves provenant de la décomposition des substances animales ou végétales, la mauvaise qualité des aliments, le défaut ou l'insuffisance des vêtements, l'accumulation des hommes dans des lieux étroits et malsains, les émanations qui en résultent, en d'autres termes, les causes terrestres ou dépendantes de l'état des lieux, et les causes animales résultant de l'influence des hommes ou des animaux les uns sur les autres, toutes ensemble contribuent au développement de la contagion. Sans parler de certaines maladies qui ont le privilége de se transmettre par contagion, telles que la variole, la rage, la syphilis, la loi désignait jadis cinq maladies comme essentiellement douées de cette vertu, savoir : le typhus, le choléra, la fièvre jaune, la lèpre et la peste. Aujourd'hui on n'en reconnaît plus qu'une seule, la peste, encore cette dernière maladie ne jouit-elle de ce privilége que pour quelque temps, car le mouvement imprimé aux idées la reléguera infailliblement, et sous peu, dans la classe des maladies épidémiques simples ou par infection. Quant à nous, qui avons vu de près toutes ces maladies, notre sentiment profond est que les termes de contagion ou d'inection ne rendent pas la somme de phénomènes qu'expriment les états transmissibles, et il doit arriver, sans aucun doute, qu'un jour, après avoir rejeté la contagion, on repoussera l'infection, car

si l'une échappe à tous les raisonnements, l'autre est d'une élasticité si conforme aux propriétés de la contagion qu'elle fuit également l'analyse. Maintenant quelle espèce d'altération éprouvent les matières, soit animales, soit végétales, à la décomposition desquelles on attribue l'origine de la contagion? En quoi diffère cette altération de celle des mêmes substances qui, dans d'autres lieux et dans d'autres circonstances, produisent des fièvres intermittentes et autres maladies différentes de celles énoncées ci-dessus? Quelle espèce de combinaison ces éléments produisent-t-ils dans l'atmosphère ? A quelle distance le principe contagieux ou infectionnel peut-il être transporté ? Le calme, les vents, la température humide ou sèche ne doivent-ils pas influer sur ce transport, de même que les différents reliefs du sol, les bois, les murs ou les cloisons, les excavations ou les crevasses, les bras de mer ou les ruisseaux ? Tous ces moyens doivent singulièrement varier les effets de la contagion, en force ou en bénignité.

Si l'on ajoute à cette énumération les différences d'âge, de sexe, de constitution et de condition, on n'aura qu'une faible idée des innombrables difficultés qui restent à soulever. Enfin telle est l'obscurité profonde qui règne sur toute cette question, que quelques partisans de l'infection disent à ceux de la contagion : Mais si cette maladie était contagieuse, elle n'épargnerait personne. A quoi les contagionistes répondent : mais si cette même maladie était le produit de l'infection, personne ne devrait échapper. D'autre part, comment concevoir une contagion qui atteint celui-ci et n'atteint pas celui-là ? et, par contre-coup, comment concevoir une infection qui tue B. et C. et laisse vivre D. On aura beau répéter que la contagion vient de l'homme et l'infection du sol, nous dirons, nous, que ces deux mots de contagion et d'infection ne suffisent pas pour expliquer tant d'abstractions, ou plutôt ils ne les rendent qu'imparfaitement. Il resterait enfin à traiter une question où sont intéressés au plus haut degré l'humanité, le commerce et la politique, nous voulons parler des quarantaines; mais notre mission n'est pas de traiter à fond cette grave question; qui demande des développements que nous ne saurions lui donner ici.   A. DUMONT,

Docteur en médecine, membre de la commission d'Égypte.

CONTINENCE (hyg. et path.), s. f. Abstinence des plaisirs de l'amour. Nous n'aborderons ce sujet délicat que sous le point de vue purement médical et sans considérer par exemple, si pour chaque individu existe l'obligation de concourir à la reproduction de l'espèce, nous ferons seulement remarquer, qu'il est une foule de circonstances où cette obligation serait impossible à remplir; il est des individus, qui, sans efforts, peuvent se soumettre à une continence rigoureuse; on sait aussi que dans la nature, il y a luxe, pour tout ce qui tient à la propagation des espèces; que de miliers d'individus parmi celles-ci meurent sans s'être reproduits !

Si la continence est souvent sans inconvénients, il est pourtant des circonstances, où, imposée à un tempérament vigoureux, ou bien succédant à l'usage même modéré des plaisirs physiques de l'amour, elle peut devenir la source d'affections diverses chez les deux sexes; et, chose remarquable, ces affections se montrent plus souvent chez la femme que chez l'homme, quoique en général, cette dernière supporte plus facilement la continence. Cette circonstance tient certainement à l'importance qu'ont chez elle certaines fonctions qui se rattachent à la génération, telle est l'écoulement des règles, la grossesse, et l'accouchement; la suspension de ces grands actes de la vie ne peut manquer d'apporter des troubles graves dont la femme est souvent victime.

Hâtons-nous pourtant de le dire, les maladies produites par l'excès de continence sont rares, surtout chez les individus du sexe masculin, et celles produites par l'excès contraire sont bien plus fréquentes.

Un sentiment particulier d'engourdissement, une tension douloureuse des testicules, le satyriasis, quelquefois même un délire érotique; tels sont chez quelques hommes les effets d'une continence trop prolongée. Tout le monde a pu lire dans Buffon l'histoire du curé Blanchet. Né avec un tempérament ardent, ce jeune homme commit l'imprudence d'entrer dans l'état ecclésiastique, et de contracter ainsi des obligations audessus de ses forces. Bien résolu néanmoins de se soumettre à des devoirs sacrés pour sa profession, il combattit longtemps avec avantage, mais il portait en lui un ennemi qui, bien que vaincu, revenait sans cesse à la charge. Il redoubla d'efforts..... et c'est alors que se montrèrent les premiers symptômes du délire. Laissons-le parler :

« .... L'après-midi, j'allai dans une maison où m'appelaient les devoirs de la société; à l'entrée de la salle, je portai mes regards sur deux personnes du sexe, qui firent sur mes yeux et de là dans mon cœur, une si vive impression, qu'elles me parurent vivement enluminées, et telles que celles qu'on électrise. Ignorant alors la cause physique d'un aussi singulier effet, je l'attribuai au prestige du démon, et me retirai. La maîtresse de la maison, surprise de ce brusque départ, me suivit et m'en demanda la cause : je lui dis franchement qu'elle avait chez elle des objets trop séduisants, mais que j'aurais l'honneur de la voir une autre fois. Ce qu'il y a de singulier, c'est que celle-ci, aussi jeune que les deux autres, et qui n'avait pas moins de charmes et de beauté, ne fit sur moi aucune impression. Sorti de la maison, éloigné des objets qui m'avaient si vivement affecté, je devins plus tranquille, à cela près que je sentais mon âme en feu, et dans tous mes sens une vivacité extrême, qui semblait m'entraîner et me précipiter; dans le reste de la journée, mes regards ayant rencontré quelques autres personnes du sexe, j'eus le même trouble et les mêmes illusions. Le lendemain, m'étant mis en chemin pour revenir chez moi, il me sembla à plusieurs fois, que la voiture où j'étais, tombait et se renversait, ce qui fit que je criais aux gens qui la conduisaient, de la

soutenir; mais mes fausses alarmes leur prêtaient à rire, je ne savais trop ce que cela signifiait. Aux approches d'une petite ville, qui se trouva sur mon chemin, ayant vu des femmes, elles me causèrent le même frémissement et les mêmes illusions que celles que j'avais reçues la veille. Entré dans la ville, arrivé à l'auberge, on me servit à manger; mais le pain, le vin et généralement tous les objets qu'on me présenta, me parurent en désordre et renversés. Alors persuadé que l'esprit de vertige et d'illusion me suivait partout, j'apostrophai durement l'aubergiste que je soupçonnais y avoir part, et je rentrai précipitamment dans ma voiture. Là, faisant attention, autant que pouvait me le permettre le trouble de mes sens et l'agitation de mes esprits, à mes aventures de la veille, à celles du jour, et à mes dispositions actuelles, je me confirmai dans ma première opinion, par les fables de *Riba de Neyra*, qui offrent les pères du désert comme nourris et évoqués par les illusions du démon. Dès ce moment je ne connus plus d'autres causes de mon trouble et de mes illusions, que l'obsession du démon, à qui je résolus de faire bonne guerre, en employant contre lui la prière et les exorcismes. Cependant, rentré chez moi, je me trouvai plus tranquille, soit par l'éloignement des objets qui m'avaient troublé, soit par le plaisir que j'eus de me retrouver dans le sein de ma famille. Mais le lendemain, environ une demi-heure après le repas, je sentis tout à coup mes membres s'étendre et se raidir, puis tout mon corps frémir et s'agiter par un mouvement violent et convulsif, semblable aux attaques d'épilepsie les plus violentes. Il me parut dans ce moment que la machine du monde allait se dissoudre, que le ciel et la terre croulaient, que tous les éléments mêlés et confondus ensemble, étaient dans la plus affreuse agitation. Bientôt je ressentis à la tête la douleur la plus vive, il me semblait que toute cette partie se roulait et faisait une volute. Le mouvement intérieur que je ressentis fut si violent, que, se communiquant à toute la machine, il l'entraîna et me fit faire plusieurs évolutions puériles et ridicules, mais analogues et relatives à ce qui se passait dans ma tête. L'excès de la douleur fut accompagnée d'aliénation d'esprit et de délire. . . . . L'activité qui me dominait se tournant en fureur guerrière, vint offrir à ma mémoire l'idée et le souvenir des guerriers dont le caractère avait frappé mon enfance. Alors mon imagination me transportant dans tous les combats et les assauts dont j'avais lu l'histoire, je crus être successivement Alexandre, Achille, Pyrrhus et Henri IV, avec le premier, auquel je m'identifiai si bien que je m'imaginai avoir sa taille, sa figure, son nom et sa personne, je combattis au Granique, je vainquis à Arbelles, j'assiégeai Tyr et montai à l'assaut sur ses remparts, etc. »

Plus tard, le délire érotique revient, le malade oublie son premier état, toutes les beautés de la cour de Louis XIV lui sont offertes, il veut épouser des femmes de toutes les nations. «Dans ce nombre, continue-t-il, il y en avait une pour qui j'avais une prédilection toute particulière, et que je regardais comme la reine de mon cœur et de toutes les autres, c'était une jeune demoiselle que j'avais vue quatre jours avant ma maladie ; j'étais bien éloigné de former sur elle aucune pensée, de me permettre aucun désir ; mais ses charmes et sa beauté m'étaient revenus, j'en étais éperdument amoureux, j'exprimais de la manière la plus tendre mes vœux et mes pensées, je n'avais jamais lu aucun roman amoureux ; je n'avais fait aucune caresse, pas même donné en ma vie aucun baiser à une femme, mais le livre des cantiques de Salomon, que je n'avais lu que parce qu'il se trouvait au milieu des livres sacrés, et mes dispositions particulières y suppléèrent ; je donnais à ces déclarations une énergie inconcevable, etc. » Une crise facile à prévoir et à deviner, effort d'ailleurs de la nature, vint mettre un terme à ces scènes de délire et leur servir de dénouement.

Les femmes, comme nous l'avons dit, supportent en général plus facilement la continence que les hommes ; on peut faire la même remarque chez les femelles des animaux ; cette disposition rentre dans les vues de la nature qui a voulu que le sexe actif fût aussi le provocateur. Beaucoup de respectables mères de famille, surtout dans les pays du nord, avouent n'avoir rencontré dans la cohabitation avec leur époux, d'autres plaisirs que celui que l'on goûte à remplir un devoir. Un auteur a même prétendu que telle était la disposition de la septième partie des femmes environ ; sans donner ici aucune valeur à ce chiffre qui nous paraît exagéré, on doit dire que chez plusieurs d'entre elles cette insensibilité se dissipe après quelques années de mariage. Mais le plus souvent, le même penchant qui agite l'homme vers l'époque de la puberté, vient aussi troubler le cœur de la jeune vierge. On connaît les descriptions un peu poétiques que nous ont laissées les physiologistes, sur l'apparition de la puberté chez la jeune fille. Ils ont mentionné cette inquiétude vague qui semble la poursuivre, ces larmes qu'elle répand sans motifs, la solitude qu'elle recherche, ou l'innocente coquetterie qu'elle déploie sans s'en douter ; ces divers symptômes annoncent le développement de ce qu'on a appelé le sixième sens ; bientôt les règles étant bien établies, tout se calme et rentre dans l'ordre. Mais d'autres fois chez quelques jeunes personnes d'un tempérament ardent, d'autres accidents compliquent l'apparition de la puberté.

Plus tard si le vœu de la nature n'est pas rempli, et surtout si des livres ou des conversations érotiques ont appris ce que la jeune fille doit ignorer, il peut survenir des maladies plus graves ; telle est l'hystérie complète, qui néanmoins est quelquefois produite par une cause toute autre que la continence ; les attaques de nerfs sont alors plus ou moins fréquentes, et l'on a même remarqué que la présence des jeunes gens pouvait déterminer leur apparition. La privation des plaisirs de l'amour occasionne quelquefois les mêmes attaques chez les jeunes veuves. Pour d'autres malades, la continence devient la cause de la chlorose ; la jeune fille pâlit, son teint devient livide, ses lèvres se décolorent, les règles sont supprimées ou bien il ne s'écoule qu'un sang pâle

et décoloré, elle devient sujette à des palpitations de cœur, etc. (Voyez le mot *Chlorose.*) Enfin on a vu que chez la femme aussi, la rigueur des privations pouvait amener cette espèce d'aliénation mentale qu'on a nommé *nymphomanie*, *fureur utérine*, *délire érotique*. Dans cette affreuse maladie, heureusement assez rare, la femme perd tout sentiment de pudeur, elle ne s'appartient plus ; un instinct aveugle la porte à s'abandonner au premier venu et à maltraiter même ceux qui refusent de la satisfaire. «J'ai vu, dit Buffon, et je l'ai vu comme un phénomène, une fille de douze ans, très-brune, d'un teint vif et fort coloré, d'une petite taille, mais déjà formée, faire les actions les plus indécentes au seul aspect d'un homme ; rien n'était capable de l'en empêcher, ni la présence de sa mère, ni les remontrances, ni les châtiments ; elle ne perdait cependant pas la raison ; et son accès, qui était marqué au point d'en être affreux, cessait dans le moment qu'elle demeurait seule avec des femmes. »

Le meilleur remède contre ces affections est le mariage, saint Paul l'a dit : *il vaut mieux se marier que de brûler.* Hippocrate donne le même précepte. Ce remède n'est pourtant pas toujours infaillible. Lorsque diverses circonstances s'opposent à l'accomplissement du mariage, ou qu'on veut rendre moins pénible l'exercice de la continence, il est un régime et quelques règles qu'on peut suivre. Il est possible en général de modérer l'élan des passions les plus fougueuses. On devra fuir autant que possible tout ce qui excitera le feu qu'on veut éteindre, les lectures érotiques, les conversations des personnes d'un sexe différent, les bals, les spectacles et surtout l'oisiveté ; on se livrera à la marche et aux exercices fatigants du corps ; un travail qui occupe à la fois l'esprit et les mains a beaucoup d'efficacité. Il faudra rester peu de temps au lit et jamais lorsqu'on est éveillé ; le lit peu couvert ne sera ni trop rude ni trop mou ; on évitera en général le décubitus sur le dos pendant un temps trop prolongé. La nourriture se composera principalement de légumes, tels que les épinards, l'oseille, les concombres, etc. Le vin pur, les liqueurs, le café, les épices, les poissons de mer, les viandes noires et en général toutes les substances excitantes et fortement odorantes sont à éviter ; un peu de diète est aussi utile ; on connaît l'ancien adage :

Sine Cerere et Baccho friget Venus.
Privée de Cérès et Bacchus, Vénus languit.

Si ces moyens sont insuffisants, on aura recours à la saignée du bras, aux bains de rivière, aux bains de siége émollients ; on peut employer aussi les lavements camphrés, la tisane de nénuphar à laquelle on ajoutera douze à quinze grains de nitre. La castration et l'amputation du clitoris, quoique citées par les auteurs, ne sont pas des moyens proposables, et ces hideuses mutilations doivent être laissées aux barbares ou aux fanatiques qui ont cru trouver dans ces moyens un remède, ou atteindre un plus haut degré de perfection.

La continence doit être observée rigoureusement, dans les maladies un peu graves, après les blessures et même pendant le cours de la convalescence. Elle est à conseiller aux personnes un peu avancées en âge et qui ont quelques dispositions à l'apoplexie. Un plus grand nombre de vieillards qu'on ne pense ont trouvé subitement la mort au sein du plaisir. Nous terminons en remarquant que si la continence ne doit pas être conseillée à tout le monde, il est également important d'éviter les excès vénériens qui sont aussi nuisibles aux facultés de l'âme qu'à la santé du corps.   J. P. BEAUDE.

CONTRACTILITÉ (*physiol.*), s. f. On désigne par ce mot une propriété propre à presque tous les tissus vivants. Cette propriété vitale a été divisée par les physiologistes en *contractilité sensible*, et en *contractilité insensible* la première est celle qui est apparente et dont les phénomènes peuvent être appréciés par les yeux, telles sont les contractions des muscles, des intestins, du cœur; ce mode de contractilité ne se remarque que dans les tissus pourvus de fibres d'une nature spéciale et analogue à celles qui composent les muscles. Cette contractilité est soumise à l'empire de la volonté dans certains organes; dans d'autres au contraire, elle s'y trouve entièrement soustraite; ainsi le cœur, qui est formé d'un muscle qui, par sa structure intime, est semblable à ceux qui meuvent les membres, a des contractions qui sont complétement soustraites à l'action de la volonté; tandis que les muscles des membres y sont complétement soumis, hors cependant les cas de convulsions. Cette différence d'action entre la contractilité volontaire que Bichat a nommée *contractilité animale*, et celle qui est soustraite à l'empire de la volonté et que le même auteur a nommée *organique*, tient à la nature des nerfs qui se rendent dans les divers organes. Il existe deux ordres de nerfs (Voy. ce mot): ceux qui naissent du cerveau et de la moelle épinière, et ceux qui naissent du grand sympathique. Lorsqu'un organe musculeux reçoit la plus grande partie de ses nerfs des premiers que nous venons d'indiquer, ses contractions sont soumises à l'action de la volonté; quand au contraire il les reçoit du grand sympathique, les contractions sont sous l'influence de la vie organique, et l'individu ne saurait exercer aucune action sur leurs fonctions; telles sont les tuniques *musculo-fibreuses* qui concourent à former les principaux viscères creux, tels que l'œsophage, l'estomac, les intestins, la vessie, le cœur et l'utérus.

La *contractilité insensible* existe dans tous les tissus vivants, excepté dans les tissus épidermoïques; elle a été nommée *tonicité* ou *contractilité latente* parce que son action est insensible: c'est elle qui préside à tous les phénomènes de la vie, c'est la force vitale par excellence et par laquelle s'accomplit la grande fonction de la nutrition, c'est-à-dire celle qui sert à l'entretien et à la vie de tous les tissus. Tous les corps vivants de la nature sont doués de cette propriété sans laquelle ils ne pourraient exister, puisqu'elle a dans sa dépendance tous les phéno-

mènes d'*assimilation* et de *nutrition*. (Voy. ce dernier mot.)   J. B.

CONTRACTION (*physiol.*), s. f. de *contrahere*, contracter. Se dit de l'action d'un muscle, ou d'un organe à fibres contractiles, qui revient sur lui-même. Dans la contraction, les muscles diminuent de longueur et augmentent de volume. C'est au moyen de la contraction des muscles que les diverses parties du corps peuvent se mouvoir. Les contractions du cœur poussent le sang dans les artères; les contractions de l'estomac aident au vomissement, etc.   J. B.

CONTRACTURE (*path.*), s. f. Les auteurs modernes désignent ainsi la flexion permanente d'un ou de plusieurs membres survenant sous l'influence d'une affection cérébrale. Les membres supérieurs en sont plus souvent atteints que les inférieurs. Le plus souvent c'est l'avant-bras qui est fortement fléchi sur le bras; d'autres fois, la main est fermée avec tant de forces que les ongles finissent par pénétrer dans les chairs.   J. B.

CONTRAYERVA (*bot.*), s. m. C'est une plante originaire du Mexique et du Pérou, qui est connue en botanique sous le nom de *Dorstenia contrayerva*; sa racine, qui est d'un rouge brun en dehors et blanche en dedans, était autrefois employée par les Espagnols comme un contre-poison, que l'indique son nom (*herbe contre*): cette racine est excitante et détermine la sueur; on l'administre en poudre à la dose d'un demi-gros à deux gros; elle est aussi employée en sirop et en teintures.   J. B.

CONTRE-COUP (*path.*), s. m. On donne le nom de fracture par contre-coup à celles qui ont lieu dans un autre point que celui qui a reçu l'effort contondant. (V. *Fracture*.) On donne aussi le nom de contre-coup à l'ébranlement produit dans les organes par une chute. (V. *Chute*, *Commotion*.)   J. B.

CONTRE-EXTENSION (*chir.*), s. f. Se dit de la force qui est opposée à l'extension dans la réduction des fractures et des luxations. Les efforts de *contre-extension* sont ceux qui sont destinés à retenir le malade lorsque l'on tire sur le membre luxé ou fracturé. (V. *Fracture*, *Luxation*.)   J. B.

CONTRE-POISON (*thérap.*), s. m. On ne doit appeler contre-poison, que les substances qui, introduites dans l'estomac ou dans le gros intestin, ont la propriété de détourner ou de changer la nature du poison qui peut y entrer. (Voyez *Empoisonnement*.)   O. L.

CONTRE-STIMULANT (*thérap.*), s. m. D'après la théorie médicale de l'Italien Rasori, la vie est le résultat de deux forces opposées qui s'équilibrent et se contre-balancent dans l'état de santé: ces deux forces sont le *stimulus* et le *contre-stimulus*. Il y a maladie lorsque l'une d'elles l'emporte. Divers remèdes peuvent rétablir l'équilibre; l'auteur italien appelait *contre-stimulants* ceux qui diminuent le stimulus, tels que la saignée, la diète, le froid, ou bien qui augmentent le contre-stimulus, comme l'émétique à hautes doses, l'oxide d'antimoine, de zinc; les acides minéraux, la digitale, le colchique, etc. Cette théorie compte actuellement peu de partisans quoiqu'elle ait enrichi la science de faits précieux concernant l'action de certains médicaments pris à hautes doses.   J. B.

CONTREXEVILLE (Eau minérale de). Contrexeville est un village du département des Vosges, à six lieues de Bourbonne-les-Bains et à quatre lieues de Mirecourt. Sa population est de 675 habitants. Les eaux minérales de Contrexeville sont acidules-salines froides, elles sont produites par deux sources, dont l'une qui a reçu le nom de source des *pavillons* est employée comme boisson, et l'autre nommé source des *bains* est employée comme son nom l'indique pour les bains et les douches. Ces eaux, qui ont la température ordinaire des sources froides, sont composées de sulfates de chaux et de magnésie, de carbonates de chaux, de magnésie et de soude, de muriates de magnésie et de chaux, de nitrate de chaux, et de sous-carbonate de protoxide de fer, de silice et de quelques traces de matière organique. Elles contiennent les deux tiers de leur volume de gaz dont 100 parties sont composées de 59 d'acide carbonique, de 30 d'azote et de 11 d'oxigène.

Les eaux de Contrexeville laissent un dépôt jaunâtre dans le bassin qui les contient, et ce dépôt est principalement formé par du trioxide de fer, du sulfate de chaux, de la silice et du sous-carbonate de chaux qui entre pour près de moitié dans la composition de ce résidu. On observe aussi au voisinage des sources un dégagement d'hydrogène sulfuré qui provient de la décomposition des matières organiques altérées par l'action de l'eau ; car les analyses n'ont point démontré dans cette eau minérale la présence de l'hydrogène sulfuré ni d'un hydro-sulfate.

C'est principalement dans les affections des organes urinaires que les eaux de Contrexeville sont recommandées, elles n'ont même été employées pendant longtemps que dans ces seules maladies, et c'est spécialement contre la gravelle et les affections calculeuses qu'elles agissent avec le plus de succès. Elles doivent cette propriété à l'action du bicarbonate de soude qui dissout l'acide urique qui forme ordinairement la base des calculs et du sable de la gravelle, et qui empêche ainsi la production de ces concrétions ; ou bien permet qu'elles soient dissoutes et expulsées avec les urines. Ces eaux, qui sont principalement diurétiques, sont aussi quelquefois purgatives, mais l'action diurétique est la plus générale et la plus dominante ; on remarque même chez quelques personnes qui les boivent abondamment, que les dernières urines rendues contiennent une partie des principes contenus dans l'eau des sources. Chez quelques personnes irritables on coupe les eaux de Contrexeville avec des boissons mucilagineuses ou légèrement aromatiques, telles que le lait, l'infusion de tilleul, de chiendent, etc.

Dans les affections calculeuses, on aide l'action des boissons par des bains ; ces derniers sont aussi employés avec les douches dans les engorgements des viscères du bas-ventre, dans les dérangements des règles, dans quelques affections nerveuses et rhumatismales, dans des maladies de la peau ; mais c'est spécialement, ainsi que nous l'avons dit, dans les affections calculeuses que triomphent ces eaux ; on a vu des calculs volumineux disparaître par leur emploi : c'est une propriété qu'elles possèdent avec les eaux de Vichy, et l'on ne saurait trop les recommander avant de faire usage des moyens opératoires, attendu qu'elles peuvent dans quelques cas dispenser d'y avoir recours.

La saison ou le temps pendant lequel il faut boire ces eaux est de vingt et un jours, quelquefois il faut doubler ce nombre ; l'époque de l'année la plus favorable pour les boire sur les lieux, commence le 15 juin et finit le 15 septembre. M. Mamelet a publié une notice fort intéressante sur les propriétés des eaux de Contrexeville, *Paris*, 1827.   J. P. BEAUDE,
Médecin-Inspecteur des établissements d'eaux minérales,
Membre du Conseil de salubrité.

CONTUSION (*chir.*), s. f. (*contusio*); lésion physique ordinairement produite par des coups, des chutes, des violences extérieures, par le choc d'un corps contondant, comme un bâton, une pierre, un projectile, qui froisse, meurtrit, déchire, écrase les parties soumises à son action, sans cependant occasionner de solution à la peau ; mais si celle-ci est entamée, il en résulte ce qu'on nomme *une plaie contuse*. La contusion peut provenir encore d'une pression brusque et plus ou moins violente des viscères les uns sur les autres. Dans ce cas, la contusion a lieu par contre-coup.

La contusion peut exister à différents degrés. Lorsqu'elle n'affecte que la peau et le tissu cellulaire sous-cutané, la partie devient violette, brunâtre et faiblement douloureuse. Des compresses imbibées d'eau salée, d'eau végéto-minérale, d'eau-de-vie camphrée, suffisent communément pour opérer la prompte résolution du sang infiltré ou épanché, et en même temps la disparition de l'ecchymose. La contusion est-elle plus considérable et menace-t-elle d'être suivie d'une vive inflammation ? On lui oppose encore les mêmes moyens ; mais on leur fait promptement succéder des applications émollientes, des sangsues et même une saignée générale. Si la contusion est beaucoup plus grave et compliquée de l'attrition des parties, de la lacération des muscles, du déchirement des vaisseaux et des nerfs, de la fracture des os, etc., le traitement doit varier en raison du nombre et de la nature des lésions. Enfin, quand la désorganisation est trop grande pour qu'on puisse raisonnablement espérer de conserver le membre et sauver le malade, il ne reste plus d'autre ressource que l'amputation. Pour plus de détails voyez *Chutes*.
          E. P.

CONVALESCENCE (*méd.*), s. f. État dans lequel se trouve une personne pendant l'intervalle qui s'écoule entre la cessation des phénomènes morbides d'une maladie aiguë un peu sérieuse, et l'entier rétablissement des forces et des fonctions de la vie. Le convalescent est en général pâle, faible et amaigri ; l'habitude qu'il a prise d'être couché est cause que souvent il se trouve mal lorsqu'il veut rester levé trop longtemps, le cerveau étant excité dans cette position par une moindre quantité de sang, que lorsque le malade garde le lit; alors en effet ce liquide ne remonte pas à la tête contre son propre poids et y arrive par conséquent en plus grande abondance. Toutes les fonctions de la vie sont languissantes chez le convalescent. Il ne peut supporter la moindre contention d'esprit; il est sensible au moindre froid, impatient, et en général très-susceptible; aussi doit-il éviter avec soin toute émotion morale. On observe souvent chez lui la chute des cheveux et la desquamation de l'épiderme. Toutes les fonctions ne reviennent pas simultanément à l'état normal; celles des organes des sens se rétablissent en premier lieu; ainsi le vin cesse de paraître amer, et le pain sans goût; en un mot l'appétit renaît, quand l'estomac est encore peu capable de digérer les aliments; de là ces indigestions si fréquentes chez les convalescents; plus tard les digestions se font bien, mais le ventre reste encore longtemps paresseux; et les règles chez les femmes ne reviennent souvent qu'après plusieurs mois. Rien n'est au reste plus variable que la durée de la convalescence; elle est subordonnée, comme on le pense, à l'intensité et à la nature de la maladie, au traitement suivi, à la diète plus ou moins rigoureusement observée, et à une foule d'autres circonstances. Elle est en général plus courte chez les enfants et chez les personnes robustes.

Pendant la convalescence et surtout à la suite de certaines maladies, le convalescent est exposé à une rechute, aussi doit-il continuer ses remèdes quelque temps et dans tous les cas observer avec soin toutes les règles de l'hygiène. L'air pur de la campagne est favorable à son rétablissement; il habitera un appartement sec, aéré, vaste, et bien éclairé; un exercice modéré qui ne doit pas aller jusqu'à la fatigue est aussi utile; les vêtements seront chauds et commodes. On doit faire taire les désirs vénériens, quoiqu'ils se réveillent parfois avec opiniâtreté; ce précepte est fort important et son inexécution a souvent été la cause de graves rechutes. Mais c'est surtout la nourriture qui doit fixer l'attention du médecin, le convalescent ne désire que trop souvent des aliments de difficile digestion, tels que de la salade et d'autres substances acides, qui ne peuvent que lui être nuisibles. Aux bouillons doivent succéder des potages à la fécule de pomme-de-terre, à l'arowroot, au riz; plus tard on permettra des œufs, des légumes frais et non farineux, quelques viandes rôties et de la volaille; la boisson sera de l'eau sucrée ou rougie; on pourra prendre à la fin du repas un peu de vin pur, pourvu qu'il soit de bonne qualité. On a donné un excellent précepte, c'est que le convalescent à chaque repas ne satisfasse pas entièrement son appétit; il doit au commencement de sa convalescence manger peu et souvent, mais plus tard bien régler ses repas. Enfin, on combattra la constipation assez fréquente dans cet état par des lavements, ou par de légers purgatifs lorsque le médecin le jugera utile.

J. P. BEAUDE.

CONVULSIONS (*path.*), s. f. Ainsi sont qualifiés les mouvements automatiques, brusques, désordonnés, résultant d'alternatives de contractions et de relâchements musculaires indépendants de la volonté. Dans cette acception la plus étendue, les convulsions comprendraient toutes les maladies convulsives, et l'on a jugé convenable d'en restreindre la signification; on a spécialement dénommé convulsions le désordre involontaire, accidentel, passager des mouvements musculaires produits par une cause récente qui n'a pas de durée. Dans l'épilepsie, la catalepsie, l'hystérie au contraire, la cause est permanente et les accidents convulsifs affectent une sorte de périodicité; de plus les malades perdent connaissance, ce qui n'a pas toujours lieu dans les simples convulsions. Quant à la danse de Saint-Guy, elle se distingue des convulsions proprement dites en ce que celles-ci prennent par accès et ont une marche aiguë tandis qu'elle est continue avec tendance à l'état chronique. Les mouvements désordonnés des parties contractées qui n'obéissent pas à la volonté, comme le cœur, les intestins, etc., ont particulièrement reçu le nom de spasmes. (voyez ce mot).

Les convulsions peuvent s'étendre à tous les muscles du corps, ou à ceux de quelqu'une de ses parties seulement, à la tête, au visage, où elles gravent les plus singulières expressions, enfin au tronc et aux membres. Les mouvements maladifs qui manifestent leur existence varient depuis le tremblement jusqu'à la plus violente agitation. C'est un étonnant phénomène que le déploiement des forces que les convulsionnaires montrent quelquefois: telle personne chétive, qu'un faible enfant aurait domptée, devient capable de lasser des athlètes. Cependant les nerfs et les muscles qui commandent ou exécutent les mouvements sont matériellement les mêmes en apparence: ces instruments n'ont pas subitement changé; quelle puissance nouvelle les anime? L'automatisme ou l'instinct déréglé est donc plus énergique en nous que la volonté intelligente.

Les convulsions ne sont que des symptômes d'une lésion idiopathique ou sympathique du cerveau, de la moelle, des troncs ou des filets nerveux. Leur invasion est parfois subite, causée par action directe sur le système nerveux, et alors elles sont plus particulièrement dites essentielles; d'autres fois elles ne sont que des complications éventuelles, des symptômes accidentels de maladies préexistantes. Elles débutent ordinairement par accès suivis d'intermittences ou de rémissions. La durée des accès est de quelques minutes, de quelques heures, d'un jour et au-delà; il n'en paraît qu'un ou bien plusieurs se succèdent, la cause qui les détermine est la base principale de ces variétés. Les convulsionnaires perdent ou conservent leur connaissance, selon que leur cerveau ou leur moelle épinière sont plus ou moins directement et profondément affectés. Assez souvent, dans l'enfance, où elles sont plus communes, surtout depuis la naissance jusqu'à trois ans, les convulsions sont précédées de symptômes qui doivent les faire craindre. Il y a de l'insomnie ou un assoupissement profond, et, pendant le sommeil, les paupières sont moins rapprochées que de coutume. On observe des alternatives de calme et de tressaillements ; dans le réveil, de l'irascibilité, de l'inquiétude, un air surpris, chagrin, abattu, des plaintes, des cris, une respiration inégale, suspirieuse, presque toujours de la constipation. Ces préludes, qui peuvent n'aller pas plus loin, sont populairement dénommés *convulsions internes*. Ordinairement il survient après des mouvements convulsifs plus apparents qui agitent les doigts des mains et des pieds, les bras, les jambes, les membres entiers, le visage, le tronc, qui troublent considérablement la respiration et peuvent occasionner l'asphyxie. Le premier accès n'est pas communément long, mais il est souvent accompagné d'autres dans la même journée ou les jours suivants, et, de plus, ils peuvent se reproduire par la suite à des intervalles variables, et revêtir enfin les formes graves de l'épilepsie. Après un accès subit, le retour à la santé ne se fait pas attendre, rarement il est mortel, ou assez violent pour laisser des paralysies. Les convulsions des femmes enceintes et surtout dans le travail de la parturition s'offrent sous un point de vue spécial, comme celles de l'enfance, et deviennent souvent la source de pressantes indications.

Le pronostic des convulsions repose sur la considération de la constitution du sujet, des causes connues ou probables qui les ont déterminées, des apparences graves ou bénignes qu'elles offrent présentement, des accès qui ont eu lieu quand leur attaque est prompte, quand elles ne compliquent aucune autre maladie et que rien ne fait présumer une lésion profonde des centres nerveux, elles sont plus effrayantes que dangereuses, elles constituent plutôt un accident passager qu'une maladie alarmante. Pourtant quand le premier accès est violent et que ceux qui lui succèdent vont en augmentant d'intensité, on peut concevoir des craintes sérieuses. C'est mauvais signe que la perte des sens soit profonde et prolongée, la respiration gênée, bruyante, stertoreuse ou troublée par une toux convulsive suffocante. Dans tous les cas, il ne faut pas confondre les convulsions soudaines, dites essentielles et généralement moins graves, avec celles qui résultent, comme complication, d'autres maladies, telles que la fièvre cérébrale, l'hydrocéphale, une éruption rentrée, etc. Cette considération a fait répéter depuis plus de deux mille ans, qu'il valait mieux que la fièvre survînt dans les convulsions que les convulsions dans les maladies fébriles. Les convulsions suites d'hémorragies ou de saignées abusives annoncent l'épuisement et sont presque toujours mortelles. Les accès convulsifs qui se montrent opiniâtres dans l'enfance et qui ont reçu le nom d'éclampsie, cessent souvent spontanément vers la septième année ou à la révolution de la puberté. S'ils se prolongent au-delà, ils dégénèrent en une épilepsie difficilement curable.

Passons aux causes qui nous conduiront au traitement dont elles fondent les bases les plus rationnelles. La prédisposition aux convulsions, dans tous les âges et les deux sexes, se manifeste par une sensibilité, une impressionabilité, une mobilité exaltée, tout autant d'indices de la prédominance de la constitution nerveuse. Les enfants qui joignent à ce tempérament une grosse tête, des facultés intellectuelles heureuses, le cou court, le corps très-délicat ou trop replet y sont plus prédisposés. La grossesse et surtout l'accouchement y prédisposent davantage les femmes nerveuses. Les causes occasionnelles ou déterminantes sont morales ou physiques. Parmi les premières, il faut signaler toutes les émotions fortes et particulièrement celles qui sont pénibles, comme la colère, la frayeur. Les causes physiques sont plus nombreuses. Viennent se ranger dans cette catégorie tous les principes morbifiques : éruptions ou écoulements qui, retenus ou répercutés, vont irriter les centres nerveux d'où part l'impulsion convulsive effectuée par les muscles : les dérèglements d'onanisme et tous les abus vénériens, les excès de liqueurs alcooliques, le chatouillement dont on fait un badinage imprudent, les plaies, les piqûres, les douleurs vives, certains venins et poisons, les pertes excessives de sang, l'impression subite et profonde du froid. Des causes occasionnelles de convulsions plus spéciales à l'enfance sont une dentition difficile, les vers intestinaux, le lait de la nourrice altérée par des émotions, ou un mauvais régime. La grossesse, les douleurs de l'enfantement, les suites immédiates de couches sont, avons-nous dit, une occasion de convulsions particulière à la femme. Nous n'avons pas besoin d'ajouter que les causes déterminantes de maladie n'ont jamais de valeur absolue, d'action constante, qu'on les voit tour à tour échouer contre la résistance de l'organisation ou produire leurs effets morbides.

Le choix des moyens préservatifs et curatifs des convulsions se fonde sur l'appréciation des causes prédisposantes et occasionnelles que nous venons d'examiner. La prédominance excessive du tempérament nerveux réclame une gymnastique assidue proportionnée d'ailleurs aux forces ; l'usage réglé des bains tièdes ou frais avec les exercices de natation, quand on le peut ; un régime plus ou moins restaurant, suivant que le corps est mal ou bien nourri, mais dans lequel on modérera avec soin, les stimulants solides ou liquides; l'éloignement des influences physiques ou morales qui impressionneraient trop vivement.

Pendant les accès convulsifs, on couchera mollement les malades, le cou et le corps dégagés de toute compression et la tête haute. L'agitation des mouvements devenant violente, on les contiendra doucement et d'un air rassuré et calme, s'ils conservent l'usage de leurs sens. Si la déglutition est possible, on se servira de petites prises d'une infusion légère de tilleul ou de feuilles d'oranger, ou simplement de l'eau sucrée si le sujet est sanguin, le visage rouge. Nous n'osons nommer les éthers, les teintures alcooliques, les préparations d'opium qui dissipent parfois les convulsions avec une promptitude admirable, parce que l'emploi de ces moyens actifs suppose la préalable appréciation de circonstances que le médecin seul peut bien juger, et qu'appliqués sans discernement ils pourraient beaucoup nuire.' On saisira un moment de calme pour appliquer aux pieds, aux jambes, des cataplasmes chauds simples ou sinapisés, à moins que les convulsions ne proviennent d'hémorragie, d'épuisement; car, alors, loin qu'il soit en excès, le sang est en défaut à la tête. La constipation, fort ordinaire, sera combattue par des lavements d'eau de lin ou de camomille mêlée, au besoin, d'huile d'olives, d'amandes douces ou de ricin. Un bain tiède, avec applications fraiches sur la tête, lorsqu'il y a une rougeur et chaleur, seront convenables sur le déclin ou après la cessation de l'accès. Nous ne dirons rien de l'emploi de la saignée, des sangsues et de plusieurs médicaments; il n'y a que le médecin qui puisse en saisir l'à-propos; nous devons nous borner à indiquer les moyens les plus simples, les plus innocents et le plus généralement utiles, sans pouvoir nuire jamais. Avons-nous besoin d'ajouter qu'après avoir recherché les causes des convulsions, il faut éloigner désormais celles qu'on croit avoir reconnues. Nous en avons signalé de spéciales pour les enfants, on aura donc le soin d'examiner leurs gencives, de s'informer s'ils n'ont pas rendu des vers, si la nourrice n'a commis aucun écart d'hygiène, etc. On hâte autant que possible avec le secours de la main ou des instruments l'accouchement commencé qui se complique de convulsions; les autres moyens opportuns sont subordonnés à la constitution de la femme.

Nous n'exposerons pas le traitement des convulsions symptomatiques, de la frénésie, de l'hydropisie cérébrale, du choléra, du croup, des éruptions fébriles rentrées, etc., etc., il en sera question à propos de ces maladies elles-mêmes.

Les convulsionnaires, prenant ce mot dans toute son extension pour désigner les sujets atteints des convulsions accidentelles que nous venons de décrire, de plus, les épileptiques, les hystériques, les cataleptiques, les choréiques, etc.; ces convulsionnaires, disons-nous, occupent une place remarquable dans l'histoire des superstitions de l'humanité. Dès les temps les plus reculés, ils ont été considérés comme des possédés de mauvais génies, et il n'a fallu rien moins que la sévère philosophie du dix-huitième siècle pour renverser ces absurdes théories de possession, d'ensorcellement, de magie, d'astrologie, qui faisaient envisager comme surnaturels des accidents nerveux qui rentrent dans le tableau si varié des irrégularités de la nature. Le peuple pour qui tout ce qui est étonnant, terrible, revêt facilement le cachet du merveilleux et du surnaturel, reste encore confondu et stupéfait en présence des convulsionnaires, et s'il n'invoque plus en pareil cas les prières et les exorcismes, au moins est-il disposé à croire que la cause des convulsions n'est pas aussi naturelle que celle des autres maladies... Les affections convulsives ont quelquefois régné épidémiquement, et c'est alors surtout qu'elles ont frappé l'imagination du vulgaire.

A. LAGASQUIE.

Docteur en médecine, membre de la commission d'Égypte.

COPAHU (Résine ou baume de). Espèce de térébenthine obtenue par incision du *copaifera officinalis*, arbre de la Décandrie monogynie, famille des Légumineuses, qui croit au Brésil et à Cayenne Le nom de baume est improprement donné au copahu, puisqu'il ne contient pas d'acide benzoïque dont la présence caractérise les résines auxquelles on est convenu de donner cette qualification.

Le baume de copahu est liquide, d'une consistance oléagineuse, d'une odeur désagréable, très-persistante, d'une saveur âcre, amère, nauséabonde, d'une couleur jaunâtre, faible d'abord, mais qui devient de plus en plus foncée à mesure qu'il vieillit.

Il est formé : 1o d'une résine sèche, cassante, incolore, cristallisable, jouissant de propriétés acides et susceptibles de former avec les bases des combinaisons solubles dans l'éther et l'alcool;

2o D'une résine jaune, visqueuse, ordinairement en petite proportion, et qui parait être le résultat d'une altération subie par la précédente;

3o D'une huile volatile, légère, incolore, soluble dans l'éther et dans l'alcool, possédant l'odeur caractéristique et la plupart des propriétés médicales du baume de copahu; elle n'a pour éléments que l'hydrogène et le carbone : aussi le potassium s'y conserve-t-il sans altération.

Le baume de copahu, dont le prix est assez élevé, est pour cette raison, souvent altéré dans le commerce, on y ajoute, pour en augmenter le poids, soit de la térébenthine ordinaire, soit des huiles fixes et surtout de l'huile de ricin.

La térébenthine ne peut être ajoutée qu'en petite quantité, parce qu'elle communique au copahu une viscosité plus grande, et que son odeur particulière se reconnaitrait bientôt, surtout si on faisait chauffer le mélange; au reste, ce moyen est le seul qu'on puisse employer pour le reconnaitre, aucun réactif ne pouvant déceler cette adultération.

On reconnait l'addition d'une huile fixe, autre que l'huile de ricin, en traitant par l'alcool qui dissout le baume et laisse l'huile intacte. La falsification par l'huile de ricin se démontre en faisant bouillir le baume dans l'eau jusqu'à ce que toute l'huile volatile soit dissipée; s'il est pur il doit devenir sec et cassant; il reste mou, au contraire, si l'huile y a été mêlée. On peut encore, ainsi que l'a indiqué M. Planche, faire un mélange d'une partie d'ammoniaque et de trois parties de copahu; ce mélange s'éclaircit promptement si le copahu est pur; il restera, au contraire, d'autant plus trouble que ce baume aura été mêlé d'une plus grande proportion d'huile de ricin.

Le baume de copahu parait avoir, comme toutes les térébenthines, une action particulière sur les voies urinaires; pris à haute dose il purge en irritant les intestins. C'est le médicament le plus fréquemment employé pour combattre les blennorrhagies; il a été prescrit mais beaucoup plus rarement, dans la leucorrhée et dans l'ictère, quelques personnes le regardent aussi comme antivermineux.

Les formes pharmaceutiques qui lui ont été données en assez grand nombre ont eu pour but, soit de l'associer à d'autres médicaments capables de seconder son action, tels que le cubèbe, l'extrait de ratanhia, le cachou, les acides sulfurique et nitrique alcoolisés, etc., soit de déguiser la saveur âcre et repoussante qui le rend un objet de dégoût pour les malades; rien n'a été trouvé de mieux sous ce rapport que les capsules minces de gélatine, imaginées par M. Mothès, qui masquent complétement le baume de copahu lors de la déglutition, et le livrent ensuite pur de tout mélange à l'action des voies digestives.

On soumet le baume de copahu à la distillation pour en retirer, d'une part, cette résine solide dont nous avons parlé, et, de l'autre, son huile essentielle. On peut obtenir celle-ci d'une manière plus commode et en plus grande quantité, en suivant le procédé indiqué par M. Ader, qui consiste à mêler le baume avec son poids d'alcool, à introduire dans le mélange la quantité de soude caustique nécessaire pour saturer la résine qui, comme nous l'avons dit, est un espèce d'acide qui s'unit facilement aux alcalis; en ajoutant ensuite de l'eau, l'huile volatile se sépare d'une manière si complète que ce procédé a été désigné par MM. Bussy et Boutrou Charlard comme pouvant servir à indiquer le degré de pureté du baume de copahu.

La magnésie s'unit aussi à la résine du copahu, et forme une combinaison qui absorbe ensuite l'huile essentielle; on obtient ainsi par l'addition d'une très-petite proportion de magnésie (un seizième) une masse solide susceptible d'être administrée sous forme de pilules. Cette solidification cependant ne s'opère pas toujours, même avec du baume de copahu très-pur; cela tient, selon M. Soubeiran, à ce qu'il contiendrait alors une plus forte proportion d'huile essentielle; il conseille dans ce cas l'addition d'une petite quantité de térébenthine de Bordeaux qui facilite la solidification.

On donne fréquemment le baume de copahu sous forme d'opiat mêlé aux médicaments solides que nous avons indiqués plus haut. On en prépare un alcoolat, un vin, une teinture, mais ils sont presque inusités.

On administre le copahu en lavement dans des *affections* particulières, ou lorsque le malade ne pourrait le supporter d'une autre manière, il doit être alors suspendu dans l'eau du lavement au moyen d'un jaune d'œuf.

Lorsqu'on donne le baume de copahu dans des potions, on cherche à l'associer à des eaux distillées, à des alcoolats très-aromatiques et capables de masquer en partie sa saveur. La plus connue de ces formules est celle de la potion dite de *Choppart* : elle est composée de baume de copahu, alcool, eau de menthe poivrée, sirop de capillaire, de chaque deux onces; alcool nitrique, eau de fleur d'oranger de chaque deux gros; cette formule est cependant défectueuse en ce que rien n'y retient le baume suspendu dans la potion; il vient nager à la surface, et paraît d'autant plus répugnant aux malades; il vaut mieux l'émulsionner, soit au moyen du jaune d'œuf, soit surtout par la gomme arabique qui donne une émulsion très-blanche, et

qui ne se sépare nullement lorsqu'elle a été convenablement préparée. On y ajoute quelquefois un peu de laque carminée qui donne à la potion une couleur rose et un aspect fort agréable. Ces minutieuses précautions ne sont point à dédaigner lorsqu'il s'agit de sauver aux yeux une partie des dégoûts que l'estomac doit éprouver par de tels médicaments.

VÉE.

Pharmacien, Membre de la société de pharmacie.

COQUELICOT (*bot.*), s. m., *papaver rhœas* L. Tout le monde connaît cette espèce de pavot à fleurs rouges, si commune dans les champs cultivés et parmi les moissons. Outre une substance mucilagineuse, elle renferme en petite quantité quelques-uns des principes actifs de l'opium. On emploie en médecine les pétales desséchées de sa fleur. A cet état, elle fait partie du mélange connu chez les herboristes sous le nom de *quatre fleurs* ou *espèces pectorales*. Les autres espèces de ce mélange sont la fleur de mauve, de tussilage et de pied de chat. L'infusion de coquelicot prise chaude et avec une quantité convenable de sucre est adoucissante et légèrement calmante; elle doit être administrée à jeun et le soir en se couchant; elle convient principalement dans les rhumes et les légers catarrhes pulmonaires. La dose du coquelicot est de deux pincées pour un demi-litre d'eau chaude. J. B.

COQUELUCHE (*méd.*), s. f. en latin *pertussis, tussis convulsiva*. Le mot coqueluche n'a pas toujours eu l'acception qu'on lui donne aujourd'hui; il paraît avoir été employé pour la première fois en 1414, pour désigner une espèce de catarrhe épidémique dont Mézérai parle en ces termes : « Un étrange rhume, qu'on nomma coqueluche, tourmenta toutes sortes de personnes, durant les mois de février et mars, et leur rendit la voix si enrouée, que le barreau, les chaires et les colléges en furent muets. Il causa la mort à presque tous les vieillards qui en furent atteints. » Pasquier (Etienne) rappelle qu'en l'année 1557 on observa « par quatre jours entiers un rhume qui fut presque commun à tous, par le moyen duquel le nez distillait sans cesse comme une fontaine, avec un grand mal de tête, et une fièvre qui durait aux uns douze et aux autres quinze heures, que plus, que moins; puis soudain, sans œuvre de médecin, on était guéri; laquelle maladie fut depuis, par un nouveau terme appelée par nous *coqueluche*. » Cette épidémie n'offre aucune ressemblance avec la maladie, telle qu'on l'observe de nos jours, et se rapporte évidemment à la *grippe*. Le vulgaire la nommait *coculuche*, parce que ceux qui en étaient atteints se couvraient la tête d'un coqueluchon. On ne trouve du reste aucune trace de cette affection dans les écrits des médecins grecs et arabes, et c'est bien à tort que certains auteurs ont cru la reconnaître dans un passage *des épidémies* d'Hippocrate. Willis est peut-être le premier qui, sous la dénomination de *tussis puerorum convulsiva*, en anglais *chincough*, paraît réellement l'avoir désignée (1682). Ce n'est guère qu'à compter du 18e siècle qu'on l'a décrite comme une maladie distincte, et d'une manière assez satisfaisante.

La coqueluche est une maladie contagieuse, caractérisée par une toux convulsive, revenant par quintes plus ou moins longues, dans lesquelles plusieurs mouvements rapides d'expiration bruyante sont suivis d'une inspiration lente, pénible, et très-sonore.

Les causes en sont imparfaitement connues. Elle se montre presque indifféremment dans tous les temps de l'année, et dans les climats les plus opposés. R. Watt affirme, il est vrai, qu'elle est plus fréquente et plus grave dans les régions septentrionales; mais Penada dit, au contraire, qu'il lui semble prouvé, jusqu'à l'évidence, que, chez les peuples du nord, la coqueluche est moins fréquente dans ses retours et moins terrible dans ses conséquences, que dans les pays méridionaux de la France et de l'Italie. A Paris, nous l'observons dans toutes les saisons, mais peut-être un peu plus souvent au printemps et en automne.

La coqueluche, même quand elle est sporadique, attaque ordinairement à la fois un assez grand nombre d'individus. On l'observe particulièrement chez les enfants, depuis la naissance jusqu'à la seconde dentition. De plusieurs calculs il résulte qu'elle est un peu plus commune chez les filles que chez les garçons. Passé l'âge de huit à dix ans, elle est beaucoup moins fréquente, bien qu'on ait l'occasion de la voir encore quelquefois dans l'âge adulte, et même chez des vieillards. Les femmes et les individus doués d'une constitution faible et irritable semblent y être prédisposés davantage. Elle règne également dans toutes les classes de la société. *Parcit nec divitibus nec pauperibus*, dit J. Franck. En général elle n'attaque qu'une seule fois dans la vie. Rosen, dans son *traité des maladies des enfants*, prétend n'avoir jamais vu, pendant trente-deux ans d'exercice, un enfant pris deux fois de coqueluche. Des faits avérés, quoique en petit nombre, prouvent néanmoins qu'on peut l'avoir une seconde fois.

La coqueluche est épidémique : en effet, à de certaines époques, on la voit envahir un hameau, une ville, une contrée tout entière, en frappant ses habitants, soit indistinctement, soit et plus communément dans certains âges, sans qu'on puisse toujours apprécier d'une manière positive, ni les causes de son apparition, ni celles de sa disparition. On ne sait non plus rien de très-précis sur le retour de ces épidémies, qui ne se montrent parfois qu'à des intervalles fort éloignés, ou bien se renouvellent pour ainsi dire d'année en année. Leur durée est aussi très-variable : et, relativement à la nature et à l'intensité des symptômes, M. Guersant fait justement remarquer qu'on trouve entre les épidémies de coqueluche d'assez grandes différences. Celles qu'on observa dans les premiers temps, étaient surtout beaucoup plus meurtrières qu'elles ne le sont, au moins depuis quelques années.

La coqueluche peut se transmettre par contagion, et cette propriété, que lui refusent encore quelques esprits sceptiques, nous paraît à nous hors de doute. Parmi les faits très-nombreux que nous avons vus nous-mêmes, ou qui sont consignés dans les auteurs, voici les plus remarquables. « Une famille entière, dit M. Rostan, arrive à la campagne au printemps dernier; elle trouve les enfants du jardinier de la maison ayant la coqueluche, d'abord un enfant âgé de quatre ans, qui jouait souvent avec les enfants malades, contracta la coqueluche au bout de quelques jours. Les autres enfants, qui ne communiquaient pas avec ceux du jardinier, n'avaient pas encore cette maladie : la dernière, qui communiquait avec la jeune sœur, et peu avec son frère, en est affectée un peu plus tard; la mère, qui tenait souvent cette dernière sur ses genoux, est aussi atteinte de la maladie; enfin le père, et tous les domestiques qui avaient des relations avec les enfants, en sont successivement atteints dans la maison; et autour de la maison, les enfants et les personnes qui ne communiquaient pas directement avec les malades furent exempts de la maladie. » « J'ai vu, dit M. Dugès, une petite fille, atteinte de la coqueluche, la communiquer à une cousine en bas âge, chez laquelle on la conduisait de temps en temps, quoiqu'elles habitassent deux quartiers fort éloignés, et que la coqueluche ne régnât nullement dans celui que la dernière n'avait pas quitté. » — L'observation suivante est rapportée par le docteur Hœussler : « Dans une petite ville de Saxe, l'enfant d'un aubergiste fut pris tout d'un coup de la coqueluche, à une époque où cette maladie ne régnait ni dans la ville ni dans les environs. L'enfant avait six semaines et n'avait pas encore été porté hors de la maison. On se demanda d'où pouvait provenir la maladie, et on ne tarda pas à en découvrir la source. Depuis quelque temps, un marchand étranger, accompagné de son fils âgé de cinq ans, logeait dans la maison : cet enfant avait la coqueluche, et peu après son arrivée il avait déjà communiqué la maladie à une petite fille de sept ans qui était venue chaque jour jouer avec lui. Le petit nourrisson n'eut la coqueluche que lorsque sa mère, ayant quitté le premier étage, fut descendue et entrée avec lui dans un cabinet où couchait le fils du marchand. De l'auberge, la maladie gagna peu à peu les maisons voisines, et devint épidémique dans la ville, où beaucoup d'enfants succombèrent. » — M. Guersant dit que, pour que la transmission contagieuse ait lieu, il faut que les enfants soient assez près les uns des autres pour qu'ils puissent recevoir les émanations de leur haleine. Le fait précédent semble prouver que cette circonstance n'est pas absolument indispensable, et, si l'on croit Rosen, il aurait pu lui-même la transporter d'une maison dans une autre. Au reste, selon M. Guersant, la propriété contagieuse de la coqueluche n'est jamais plus efficace que lorsqu'elle est parvenue à son plus haut degré de développement, et c'est ordinairement cinq à six jours après qu'on s'est exposé à l'infection, que la toux commence à se manifester.

Un fait récent, qui m'a été communiqué par le docteur Tavernier, nous apprend que la coqueluche peut, dans certains cas, se manifester *d'emblée*, et sans être précédée de catarrhe pulmonaire, en même temps qu'il témoigne d'une manière incontestable de sa propriété contagieuse. « Dans le courant de juin dernier (m'écrivait cet honorable confrère) on me ramena de la campagne la plus jeune de mes enfants (âgée de deux ans) dans un état de santé parfait, et sans le moindre rhume. Le lendemain de son arrivée, elle joua pendant une demi-heure environ avec les filles de M. Guibourt, pharmacien, atteintes l'une et l'autre de coqueluche. Le surlendemain, dans la soirée, elle eut un accès de toux spasmodique, sifflante, sans vomissement : c'était la coqueluche, qui, bien caractérisée dès ce moment, persista ensuite pendant deux mois, exempte de complications. Mes deux autres enfants contractèrent eux-mêmes la maladie peu après. »

Symptômes et marche. La coqueluche commence, chez la plupart des sujets, par l'apparence d'un simple rhume. Le malade éprouve d'abord quelques frissons vagues; il est triste, abattu ou assoupi; les yeux sont rouges, il y a du larmoiement, des éternuements; la face est un peu bouffie, la toux est sèche, un peu sonore, et revient par quintes; la voix est légèrement enrouée, le pouls est à peine fébrile, ou au contraire il existe une fièvre assez forte, qui revient quelquefois par accès : le sommeil est troublé, l'appétit nul ou médiocre. A cette époque, on pourrait croire à l'invasion prochaine d'une rougeole ou de toute autre maladie éruptive. Ces symptômes, qui constituent la première période ou *période catarrhale*, durent ordinairement de sept à dix ou quinze jours, quelquefois moins, très rarement davantage.

C'est alors que la toux devient convulsive, et prend bientôt la forme toute spéciale qui la caractérise. Les quintes, d'abord un peu plus longues, ou plus rapprochées, se répètent aussi un peu plus fréquemment pendant la nuit, et, bien qu'elles ne soient pas encore accompagnées de sifflement, les secousses de la toux produisent déjà le vomissement. Les malades se plaignent assez souvent d'une douleur qu'ils rapportent au devant de la poitrine. Lorsque la coqueluche est confirmée, chaque accès s'annonce ordinairement par une sensation de chatouillement incommode vers le larynx ou le commencement de la trachée artère, les mouvements d'inspiration et d'expiration sont visiblement accélérés, irréguliers et incomplets, surtout chez les jeunes enfants qui paraissent comme saisis d'une sorte d'effroi; quelques-uns s'efforcent alors de retenir leur respiration. Au moment de la quinte, ils s'accrochent pour ainsi dire aux personnes ou aux corps solides qui les environnent, afin d'y trouver un point d'appui; si c'est pendant la nuit, ils s'éveillent en sursaut et se mettent précipitamment sur leur séant. Les secousses de la toux se succèdent alors si rapidement et à de si courts intervalles, que l'inspiration est impossible, et que la suffocation paraît imminente. La face est gonflée, rouge ou même violette, les yeux larmoyants, les artères superficielles battent avec force, les veines du cou sont distendues, et les vaisseaux capillaires très injectés. Il y a des éternuements fréquents,

(Jos. Frank dit en avoir compté cinquante dans un paroxysme;) et quelquefois des vomissements; quelques petites inspirations saccadées surviennent, et bientôt une inspiration plus longue, sifflante et caractéristique vient terminer la quinte : mais souvent l'accès n'est qu'interrompu, et, après une courte suspension, il reprend avec les mêmes phénomènes, pour ne finir que lorsque le malade rejette tantôt par l'expectoration et tantôt par le vomissement un liquide glaireux, filant, incolore, accompagné ordinairement de matières muqueuses ou alimentaires contenues dans l'estomac. Quelquefois une sueur froide et abondante couvre tout le corps, mais plus particulièrement la tête, le cou et les épaules. Chez quelques enfants, on observe l'excrétion involontaire de l'urine ou des matières fécales; chez d'autres, le sang s'échappe par le nez, la bouche ou les oreilles, ou bien il s'épanche dans la conjonctive et dans le tissu-cellulaire des paupières.

Chaque accès dure depuis quelques minutes jusqu'à un quart d'heure, et quelquefois plus. Après l'accès, les enfants se plaignent de douleurs dans la poitrine et vers les attaches du diaphragme, la tête est pesante, la face et le cou restent gonflés, les yeux bouffis; il existe un sentiment de malaise et de fatigue générale; la respiration et le pouls sont accélérés, et les membres sont quelquefois agités d'une sorte de tremblement convulsif. Mais ces phénomènes sont ordinairement de courte durée, et on ne les observe même pas, lorsque les quintes sont légères, à peine alors l'accès a-t-il pris fin, qu'on voit les enfants retourner à leurs jeux, continuer leur repas, ou promptement se rendormir. Les quintes de toux se reproduisent à des intervalles inégaux, quelquefois avec une sorte de régularité, tantôt sans cause apparente, et tantôt par l'impression du froid; les cris, les pleurs, une douleur un peu vive, une course rapide, une contrariété, la distension de l'estomac, l'accumulation de mucus dans les bronches, suffisent aussi pour les provoquer. Leur nombre varie beaucoup : je les ai vus se répéter toutes les dix minutes; quelquefois, au contraire, on en compte à peine dix à douze, et même moins, dans les vingt-quatre heures. Dans tout le cours de la maladie, elles sont plus fréquentes la nuit, le matin et le soir, que dans la journée, quoiqu'on ait prétendu le contraire. J'ai été souvent à même de constater l'observation déjà faite, que, lorsque plusieurs enfants atteints de coqueluche sont rassemblés dans un même lieu, si l'un vient à tousser, les autres ne tardent pas à tousser aussi. Dans l'intervalle des quintes, il n'existe, en général, point de fièvre, et le malade conserve de l'appétit, des forces et de la gaîté, quelle que soit même la violence des accès; dans certains cas, cependant, le mouvement fébrile, qui s'était suspendu au commencement de cette période, se ranime avec plus de force, en offrant le type continu ou intermittent; l'appétit se perd, et l'on voit survenir quelquesunes des complications si fréquentes à cette époque de la maladie. La durée de cette période, qu'on a appelée *convulsive* ou *spasmodique* varie de quinze jours à un mois ou six semaines, et quelquefois se prolonge beaucoup au-delà.

La troisième période est celle de *déclin*. Pendant sa durée, qui est de huit à dix jours, ou d'un à plusieurs mois, les quintes deviennent plus rares, moins longues et moins intenses; elles sont suivies de l'expuition ou de la régurgitation d'un liquide opaque, ou de crachats épais, verdâtres, comme dans la bronchite, et quelquefois encore de vomissements de matières alimentaires. Ce sifflement aigu et pathognomonique qui les termine, s'affaiblit peu à peu, et finit par disparaître complétement. Quelquefois les malades restent plusieurs jours sans tousser, mais, si la toux se réveille par une cause quelconque, elle reparait avec les phénomènes qu'elle avait précédemment.

D'après ce que nous avons dit plus haut, il est difficile d'apprécier la durée totale de la coqueluche. Rarement elle cesse avant un mois, six semaines, et souvent elle persiste pendant plusieurs mois. Sa marche n'est pas toujours simple et régulière; elle présente de nombreuses variétés à raison de son intensité, de l'âge des malades et des affections qui peuvent la compliquer. Relativement à son intensité, les quintes sont quelquefois si violentes et si longues, que chez les très-jeunes enfants, elles peuvent amener des convulsions promptement mortelles.

Lorsque la maladie se prolonge au-delà d'un certain temps, il n'est pas rare de voir les enfants maigrir, perdre leurs forces, et tomber dans une espèce d'épuisement presque toujours funeste. Parfois on voit survenir pendant la coqueluche les symptômes nerveux les plus graves; mais parmi les complications les plus fréquentes, l'inflammation des bronches et celle du poumon tiennent incontestablement le premier rang. Viennent ensuite la phthisie pulmonaire, les affections intestinales, la diarrhée surtout, et enfin, dans des cas rares le croup qui presque toujours est alors rapidement mortel.

On ne pourrait confondre la coqueluche qu'avec la variété de catarrhe pulmonaire où la toux se reproduit par quintes pénibles et répétées. Mais cette dernière affection en diffère surtout par l'inspiration qui n'est pas sonore, par le mouvement fébrile qui l'accompagne le plus souvent, par l'absence des vomissements, et par la nature des matières expectorées.

Lorsque la coqueluche est simple, le pronostic est généralement peu grave : dans la très-grande majorité des cas, elle se termine d'une manière favorable. On a vu, mais rarement, des enfants succomber dans la violence des quintes. Le danger est d'autant plus grand qu'elle affecte des enfants plus jeunes, et qu'elle en frappe à la fois un plus grand nombre. Lorsqu'elle se manifeste en automne et en hiver, elle est toujours plus fâcheuse et de plus longue durée. Quand l'enfant succombe, c'est presque toujours par l'effet des complications.

Après la mort, on ne trouve pas de lésion constante dans les organes; le plus souvent on rencontre seulement les altérations des maladies qui compliquent la coqueluche : très souvent il existe de la rougeur et des traces d'inflammation de la membrane interne des bronches, ce qui a fait proclamer par quelques médecins, l'identité de la coqueluche avec la bronchite : mais souvent aussi on ne découvre aucune lésion, ce qui nous fait regarder cette maladie comme une affection plutôt nerveuse qu'inflammatoire : notre opinion se rapproche d'ailleurs de celle de M. Guersant, qui pense que c'est une inflammation spécifique des bronches avec lésion de l'innervation dans l'appareil pulmonaire.

Traitement. Il est difficile de trouver dans la médecine une maladie contre laquelle on ait déployé un plus grand luxe thérapeutique. Au début de la coqueluche, et tant qu'il n'existe que les symptômes mentionnés à la première période, les remèdes les plus convenables à mettre en usage, sont à peu près ceux que réclame un simple rhume. S'il est impossible de s'opposer alors au développement ultérieur de la maladie, à l'aide des saignées répétées, des vomitifs, ou des stimulants diffusibles, on ne saurait apporter trop de soins à prévenir les complications, et, s'il en existe, on ne doit point hésiter à les combattre au moment de leur apparition.

Lorsque la coqueluche est confirmée, voici les moyens qu'on lui oppose avec le plus d'avantage, si elle est bénigne et modérée. Au moment où la quinte a lieu, si les enfants sont couchés, il faut se hâter de les mettre sur leur séant : l'oubli de cette précaution pourrait devenir funeste à ceux qui sont très-jeunes; et M. Guersant a vu un enfant de cinq mois, qu'on avait laissé sur le dos, près de périr dans un accès de suffocation. Dans le jour, les malades préfèrent ordinairement rester debout; on leur fournit un point d'appui commode, en appliquant fortement la main sur le front. Lorsque les secousses de toux, malgré leur succession rapide, permettent d'avaler quelques gorgées d'eau fraîche ou d'une boisson adoucissante, il est d'observation qu'on abrége sensiblement la durée et l'intensité de l'accès. Il peut être utile aussi d'extraire avec le doigt les mucosités qui s'accumulent dans la bouche pendant la quinte. Dans l'intervalle des quintes, s'il n'existe point de fièvre ni de complications, on conseille quelque tisane agréable, un looch blanc, un julep huileux ou une potion gommeuse. On diminue plus ou moins la quantité des aliments, et l'on insiste sur l'usage des bains de pieds simples, ou rendus irritants par le sel, le savon ou la potasse. Ces pédiluves sont surtout efficaces, lorsqu'on a soin d'augmenter par degrés la chaleur de l'eau, et qu'on en prolonge la durée pendant un temps assez long, de quinze à trente minutes, par exemple. On seconde l'emploi de ces divers moyens par quelques vomitifs, « l'expérience ayant constamment prouvé, dit M. Guersant, que ces évacuants éloignent et diminuent les quintes, lorsque surtout la sécrétion des mucosités est très-abondante et obstrue les bronches. Le vomitif dont on se sert le plus communément, est l'ipécacuanha, soit en poudre, soit en sirop, soit en décoction; mais on devrait peut-être lui préférer l'émétique, moins infidèle dans son action, et très-facile à fractionner en doses aussi minimes que peuvent l'exiger l'âge et la faiblesse des malades. Les laxatifs, tels que le sirop de roses pâles, seul ou battu avec parties égales d'huile d'olives, le sirop de chicorée, la manne en larmes ou l'huile de ricin, et les purgatifs tels que le calomel, le jalap ou la rhubarbe conviennent alors aussi, soit à titre de révulsifs, soit pour combattre la constipation. Quant aux émissions sanguines, que certains auteurs placent au premier rang des agents thérapeutiques réclamés par cette maladie, l'expérience nous a prouvé que, à moins d'indications particulières, elles ne produisent, en général, aucun effet appréciable sur les quintes, et que parfois elles prolongent la durée de la coqueluche, en augmentant la faiblesse. Aussi conseillons-nous de s'en abstenir lorsqu'il n'existe point de fièvre. Mais quand on a affaire à des individus robustes ou pléthoriques, on doit recourir à la saignée générale, qu'on remplace par des sangsues ou des ventouses scarifiées, lorsque l'âge des enfants ou toute autre circonstance l'exigent. Au surplus, dans le traitement de la coqueluche, comme dans celui de toutes les maladies épidémiques, il faut, ainsi que le recommande M. Guersant, faire une grande attention, non-seulement à la constitution et au tempérament des malades, mais encore à l'état actuel de l'atmosphère. Les épidémies de coqueluche qu'on remarque en hiver et au printemps, par exemple, ne doivent pas être précisément traitées de la même manière que celles qui règnent en été. Les saignées, en général, seront plus utiles dans le premier cas, et les vomitifs dans le second. Il est clair que, si la coqueluche est compliquée d'inflammation ou de toute autre maladie, on devra se hâter d'y opposer les moyens appropriés.

Dans les cas où elle persiste opiniâtrément en conservant son caractère convulsif, deux ordres de médicaments se présentent au praticien pour en triompher : les sédatifs et les antispasmodiques ; parmi les premiers, la belladone, la ciguë, l'opium et l'acide hydrocyanique, ont été particulièrement recommandés.

La plupart des médecins allemands ont accordé les plus grands éloges à la belladone dans le traitement de la coqueluche. Hufeland, qui la regarde presque comme un spécifique, dit qu'on peut la donner dès le début même de la maladie, mais qu'on l'administre avec plus d'avantage du quinzième au vingtième jour de la période convulsive. C'est en effet vers cette époque, qu'elle nous a paru jouir d'une plus grande efficacité, pourvu toutefois qu'il n'existe pas en même temps de phlegmasies thoraciques, car elle est presque toujours alors beaucoup plus nuisible qu'utile. La dose varie suivant la préparation et suivant l'âge des malades.

Les préparations opiacées ne nous ont point paru d'une très-grande efficacité. Presque toujours nuisible d'ailleurs chez les jeunes sujets, à cause des congestions sanguines si fort à craindre alors vers le cerveau, l'opium, plus encore que la belladone et la ciguë, a l'inconvénient de sécher la gorge et de diminuer l'expectoration.

L'acide hydrocyanique, médicament énergique, dont l'action sédative sur le système nerveux est généralement connue, a aussi produit de merveilleux résultats, au dire de quelques auteurs. Mais la facilité avec laquelle s'altère l'acide prussique, et les accidents qu'il a produits quelquefois, nous ont fait hésiter à le prescrire. M. Guersant l'a vu d'ailleurs échouer plusieurs fois.

Au nombre des antispasmodiques, vantés contre la coqueluche, il faut compter le musc, et l'oxide de zinc qui réussit surtout chez les très-jeunes sujets.

La vaccination infructueusement conseillé, pour prévenir cette maladie, paraît avoir été quelquefois tentée, non sans quelque avantage, pour en accourcir la durée.

Quand la coqueluche est simple, les révulsifs, tels que les vésicatoires et la pommade émétisée, m'ont paru, en général, plus nuisibles qu'utiles. Chez les jeunes enfants surtout, et chez les individus très-irritables, ils ont l'inconvénient de produire une excitation vive, de l'insomnie, et quelquefois même un mouvement fébrile plus ou moins intense.

Mais nous nous arrêtons, pour ne point passer successivement en revue l'incroyable pêle-mêle de médicaments ridicules, innocents ou dangereux, qu'on a proposés dans cette période de la coqueluche. Qu'il nous suffise de dire qu'on n'a pas craint de vanter jusqu'à la graisse de veau marin, et les crottes de mouton cuites dans du lait.

Avant de passer au traitement de la troisième période, il faut mentionner ici les bons effets des bains tièdes, particulièrement indiqués lorsque les symptômes nerveux dominent, et qu'il n'y a que peu ou point de sommeil. Il faut les faire prendre à une température modérée, et jusqu'à deux fois par jour s'il est nécessaire. J'ai vu des enfants y demeurer pendant deux heures avec plaisir et sans fatigue, et les quintes de toux, incessantes avant le bain, rester suspendues tout le temps que durait l'immersion. Pour éviter les congestions sanguines vers la tête, j'ai l'habitude de faire laver la face et le front avec une éponge imbibée d'eau froide, qu'on peut aussi laisser à demeure pendant un temps plus ou moins long sur le sommet de la tête. Il est inutile d'avertir que ce moyen ne devrait point être employé, ou qu'on ne devrait le faire qu'avec la plus grande réserve, s'il existait en même temps que la coqueluche une inflammation des organes thoraciques.

Lorsque la coqueluche est parvenue à sa période de décroissance, les quintes, avons-nous dit, deviennent plus rares, plus courtes et moins intenses ; mais elles n'ont point perdu complètement leur caractère convulsif, et la terminaison de la maladie est quelquefois encore bien éloignée. C'est donc à tort, suivant nous, qu'on a prétendu qu'à cette époque, tout médicament devenait inutile, la nature pouvant seule faire les frais de la guérison. Dans cette période, ordinairement on fait succéder avec avantage aux boissons adoucissantes, aux médicaments antispasmodiques et aux sédatifs, surtout chez les enfants épuisés par la longueur de la maladie, les décoctions légères de lichen, l'infusion de café, le quinquina, les eaux sulfureuses de Bonnes, de Cauterets ou d'Enghien pures ou coupées avec le lait. Un vésicatoire volant, placé soit entre les épaules, soit au-devant de la poitrine, et porté ensuite au bras, ou remplacé par un cautère, a souvent mis fin, d'une manière prompte, au catarrhe pulmonaire chronique qui vient, dans certains cas, remplacer la coqueluche, et quelquefois compromettre la vie par sa longue durée.

Quant aux soins hygiéniques, leur heureuse influence ne saurait être contestée dans cette affection ; les enfants doivent être surtout préservés du froid humide, et garantis soigneusement des vicissitudes de l'atmosphère. Mais, lorsque la température est douce et sèche, il n'est point nécessaire de les astreindre à garder la chambre : dans ce cas même, des promenades presque journalières, faites à pied, en voiture ou à âne, en évitant tout exercice violent, ne sauraient être que fort utiles. L'un de mes enfants se trouvait constamment bien du jeu de l'escarpolette, surtout quand les mouvements en étaient très-rapides, et, chose assez remarquable, au moment de la plus grande violence de sa coqueluche, la toux n'avait point lieu tout le temps que durait cet amusement, qui, dans certains cas même, paraissait faire avorter une quinte imminente.

Comme on a remarqué que les quintes sont d'autant plus fréquentes, que l'estomac est plus distendu, les repas devront être plutôt multipliés que copieux. On ne permettra qu'une nourriture saine et légère, composée principalement de potages, de légumes herbacés, d'œufs frais, de viandes blanches, de fruits cuits ou bien mûrs, etc., au moins pendant la première moitié de la seconde période, et s'il n'existe point de fièvre. Plus tard, et surtout vers le déclin de la maladie, il est souvent indispensable d'accorder des aliments plus substantiels, tels que des consommés, des viandes faites, rôties ou bouillies, etc. Le lait d'ânesse, qu'on a coutume de conseiller, et souvent alors avec avantage, a paru quelquefois, à M. Guersant, contribuer à entretenir un mouvement fébrile, qui disparaissait avec la cessation de cet aliment. On se trouve souvent bien de le faire édulcorer avec le sirop de quinquina, ou de le couper avec un peu d'eau de Seltz. Il est superflu de répéter ici que le régime doit être modifié suivant le degré d'intensité de la maladie et d'après les complications.

Les vêtements de flanelle, portés immédiatement sur la peau, et les frictions sèches, faites avec une brosse douce, nous ont toujours paru utiles chez les malades d'une constitution faible et délicate, particulièrement en automne et dans l'hiver. Mais, de tous les moyens propres à faire cesser la toux, lorsqu'elle n'est plus, pour ainsi dire, entretenue que par l'effet de l'habitude, celui que nous regardons comme le plus constamment efficace, c'est le changement d'air. Sans doute il est préférable que ce changement ait lieu de la ville à la campagne ; mais un simple déplacement suffit quelquefois, et j'ai vu des enfants,

transportés seulement d'un quartier dans un autre, éprouver presque tout à coup une amélioration notable, dans certains cas même la cessation immédiate des quintes de toux. Les voyages pendant l'été, et l'habitation dans un climat chaud pendant la mauvaise saison, ont souvent ramené à la santé, des enfants qui paraissaient voués à une mort certaine, tant la maladie les avait épuisés.

Nous ne dirons rien des moyens préservatifs, conseillés par quelques médecins. « *prophylaxis*, dit J. Frank, *consistit in fugâ contagii.* » L'isolement en effet, lorsqu'il est praticable, est jusqu'ici, bien certainement, le seul préservatif de la coqueluche.   BLACHE,
Médecin des hôpitaux civils de Paris.

COQUES DU LEVANT. (*mat. méd.*). On distingue sous ce nom les drupes desséchées d'un arbuste sarmenteux, du Malabar et des Moluques, décrit par De Candolle sous le nom de *cocculus tuberosus*; ces drupes qui sont noirâtres, ovoïdes et de la grosseur d'une merise, sont ridés ; l'amande, qui est à la partie intérieure du fruit, est huileuse, blanchâtre ; elle a même des propriétés vénéneuses qui sont dues suivant les chimistes à un principe particulier nommé *picrotoxine*. On se sert quelquefois de ce fruit pour empoisonner le poisson et le pêcher avec facilité ; mais ce moyen, qui est proscrit par les lois de police, est encore très-dangereux pour la santé ; car on a quelquefois observé des accidents à la suite de l'injection dans l'estomac de poissons qui avaient été pris par ce procédé ; on ne saurait donc trop en défendre et en proscrire l'usage.   J. B.

COR (*chir.*), s. m., *clavus, gemursa*. Tumeur épidermique, dure, calleuse, ayant la forme d'un clou, dont la tête répondrait à l'extérieur et la pointe s'enfoncerait dans la peau jusqu'au tissu cellulaire, quelquefois même jusqu'à l'os. Son siège exclusif est aux pieds, où elle reconnaît pour cause un frottement ou une compression occasionnée par des chaussures trop étroites, ou bien par des bas grossiers, présentant des coutures saillantes. Il ne faut pas confondre les cors avec les durillons : ces derniers n'occasionnent le plus souvent aucune douleur et ne sont formés que par des couches inorganiques de l'épiderme ; les cors au contraire sont fréquemment douloureux, non-seulement pendant la marche, mais encore lorsque le temps veut changer, comme cela a lieu pour les cicatrices. Les recherches microscopiques de M. Breschet nous ont appris que ce n'était pas seulement à un simple gonflement, par l'humidité de l'air, que ces douleurs devaient être attribuées, mais qu'elles pouvaient avoir leur siège dans l'extrémité pointue du cor, qui présente des traces sensibles d'organisation.

Ces tumeurs sont fréquemment situées à la plante des pieds, ou à leur côté externe ; on en rencontre aussi une variété très-douloureuse placée entre les orteils, et que l'on nomme œil de perdrix.

On prévient les cors en portant des chaussures larges et souples ; les militaires, et les personnes obligées de marcher beaucoup et qui sont sujettes à ces excroissances feront bien aussi de s'oindre légèrement les pieds avec du suif ou du beurre de cacao.

On peut se débarrasser d'un cor au moyen de *l'extirpation :* cette opération demande de l'habitude et une certaine adresse, alors elle n'est nullement douloureuse ; on enlève la tumeur jusqu'à la racine en la cernant et la détachant peu à peu au moyen d'une aiguille à pointe mousse, montée sur un manche. Il reste une petite cavité qu'on remplit avec un peu de graisse de mouton et qu'on recouvre ensuite avec un emplâtre de savon, ou de diachylon gommé.

Le plus souvent on se contente, au moyen d'un rasoir, d'un canif, ou d'un bistouri, de couper les lames superficielles qui forment tumeur, en ayant soin de ne pas toucher aux parties voisines, ce qui occasionnerait un écoulement de sang et de l'inflammation. Ces lames saillantes enlevées, on recouvre la partie d'un peu de baudruche ou de diachylon. Au lieu de bistouri, d'autres personnes se servent de pierre ponce et de ces limes connues sous le nom de *sulfurique, diamantée ,* etc.; les parties voisines du mal fuient par leur mollesse devant ces limes , et n'en sont pas entamées. Cette petite opération doit se renouveler de temps à autre. On peut la rendre plus complète et plus efficace en touchant de temps en temps la place avec du nitrate d'argent fondu (*pierre infernale*). Quelques personnes cautérisent leurs cors au moyen d'un verre ardent ; elles cessent la cautérisation dès qu'elles éprouvent de la douleur. On a employé aussi dans ce but, l'eau forte, la potasse, divers végétaux âcres, etc., mais ces moyens sont dangereux et doivent être rejetés ; souvent même les plus innocentes cautérisations ne sont pas sans danger ; nous en dirons autant de ces nombreux arcanes vendus par des charlatans qui savent si bien exploiter la crédulité publique. J. P. BEAUDE.

CORACOÏDE (*anat.*), adj., du grec *korax, korakos* corbeau, et de *éidos* forme. On a donné ce nom à une apophyse qui termine l'angle antérieur de l'omoplate parce qu'elle a quelque ressemblance avec un bec de corbeau. J. B.

CORACO-BRACHIAL (*anat.*), s. m. Nom donné à un muscle situé à la partie supérieure et interne des bras, qui d'une part s'attache à l'apophyse coracoïde, et de l'autre, à la partie interne du milieu de l'humérus ; ce muscle est destiné à élever le bras et à le porter en dedans. J. B.

CORAIL (*mat. méd.*), s. m. C'est une concrétion en forme d'arbuste qui sert à loger certains polypes, elle se trouve en abondance dans la Méditerranée et dans la mer Rouge ; le corail qui est composé presqu'en totalité de carbonate de chaux était autrefois employé comme astringent et absorbant, aujourd'hui il n'est plus en usage, et la magnésie le remplace avec avantage comme absorbant. J. B.

CORALINE DE CORSE (*mat. méd.*) (V. *Mousse de Corse.*)

CORDIAL (*thérap.*), adj., de *cor* cœur. On donnait autrefois ce nom à des médicaments stimulants et dont on croyait que l'action agissait spécialement sur le cœur pour en réveiller l'énergie ; les teintures vineuses et alcooliques , les éthers faisaient la base des médicaments appelés cordiaux. J. B.

CORDON OMBILICAL (*anat.*), s. m. C'est un cordon composé de vaisseaux et de membranes qui pendant la grossesse établit une communication entre la mère et l'enfant. (V. *Fœtus, OEuf humain.*) J. B.

CORDON SPERMATIQUE (*anat.*) s. m. C'est un cordon composé de vaisseaux et de nerfs qui sort de l'abdomen par l'anneau inguinal et qui se rend au testicule qu'il maintient et qu'il suspend dans les bourses. (V. *Testicule.*) J. B.

CORIANDRE (*bot.*), s. f., *coriandrum sativum,* Pentandrie digynie L., famille des Ombellifères J. C'est une petite plante annuelle cultivée partout et qui naît spontanément dans le midi de la France, ses fleurs qui sont blanches exhalent une odeur désagréable de punaises ; ses fruits au contraire flattent l'odorat et le goût. On les emploie souvent dans le nord pour aromatiser la bière et comme condiment. Ces semences sont carminatives et antispasmodiques ; on les prescrit néanmoins assez rarement. La dose est d'un gros en poudre, ou deux gros pour une infusion d'un demi-litre. On mêle quelquefois cette infusion à celle du séné pour masquer l'odeur nauséabonde de ce dernier purgatif. J. B.

CORME *(bot.)*, s. m. Fruit du cormier, *sorbus domestica*, L., famille des Rosacées J. Ce fruit s'offre sous la forme d'une baie turbinée simulant une petite poire ; sa couleur est rouge jaunâtre ; sa chair ou pulpe est peu succulente et âpre, elle s'adoucit cependant et mollit lors de la maturité ; celle-ci s'effectue rarement sur l'arbre et par une sorte de blessissement qu'on provoque en mettant les cormes sur la paille comme on le fait pour les nèfles.

Le cormier ou sorbier domestique , croît naturellement dans nos forêts , aussi était-il du temps des druides employé dans leurs cérémonies religieuses. On le cultive maintenant dans les vergers et les jardins d'agrément qu'il embellit par l'élévation assez régulière de sa tige, la richesse de son feuillage et la couleur éclatante de ses fruits. Ceux-ci, quoique peu savoureux, sont cependant, attendu leur saveur âpre et aigrelette, très-goûtés des enfants. Ecrasées, mêlées à l'eau et placées dans des circonstances favorables à la fermentation, les cormes font la base d'une boisson économique analogue au cidre et surtout au poiré ; moins agréable que celles-ci, elle n'en est pas moins une précieuse ressource pour les pays dans lesquels les pommes et les poires sont peu abondantes et la culture de la vigne nulle. Bien qu'assez capiteux, le cormé, lorsqu'on en fait un usage modéré , forme une boisson saine et très-rafraîchissante.

L'extrême lenteur avec laquelle croît le cormier donne à son bois une dureté et une compa-

cité qui le rendent très-propre à faire des montures d'outils et notamment d'instruments de chirurgie.   COUVERCHEL,
                                                Membre de l'Académie de médecine et de la
                                                société de pharmacie.

CORNE DE CERF (*mat. méd.*). On donne en pharmacie le nom de corne de cerf, au bois de cet animal qui est employé dans diverses préparations. Le bois ou la corne de cerf entre dans la composition de la décoction blanche de Sydenham; on la râpe ou on la coupe en fragments très-minces avant de la soumettre à l'action de l'ébullition; la corne de cerf n'a d'action dans ces cas que par la gélatine qu'elle contient. D'autres fois, on emploie la corne de cerf calcinée, c'est-à-dire privée par l'action du feu des substances animales qu'elle renferme; dans ce cas, la corne de cerf n'est plus composée que de phosphate de chaux et de quelques autres sels qui entrent dans la composition de la partie solide des os; on la porphyrise lorsqu'on veut l'administrer à cet état, afin de la réduire en matière impalpable et qu'elle puisse se mettre en suspension dans les liquides.

La corne de cerf dans son premier état peut facilement être remplacée par la gélatine calcinée; on peut lui substituer le phosphate de chaux, mêlé dans une proportion déterminée au carbonate de chaux et au carbonate de magnésie, qui forment la base solide des os. La corne de cerf philosophiquement préparée était aussi un produit privé de gélatine par l'action de la vapeur de l'eau bouillante. On préparait encore autrefois l'esprit volatil de corne de cerf, qui est du sous-carbonate d'ammoniaque huileux; une huile volatile de corne de cerf, qui est l'huile animale de Dippel; un sel volatil de corne de cerf, qui est le carbonate d'ammoniaque concret. Ces dernières préparations étaient employées comme antispasmodiques et sudorifiques.   J. B.

CORNE HUMAINE (*anat. path.*). On a remarqué sur la peau de quelques individus des productions de nature cornée qui tantôt s'étendaient en forme de plaques, et tantôt se prolongeaient en forme de cornes; les plus anciens auteurs citent de ces exemples de développement de corne sur diverses parties du corps, tantôt sur le front, la tête, la poitrine, le dos, les cuisses, les bras, etc. Ces cornes, qui présentent une structure particulière, et qui sont analogues par leur composition à la matière qui forme les ongles et l'épiderme, ne présentent aucune ressemblance avec les cornes des animaux ruminants, qui sont des productions osseuses, et dont l'extérieur seulement est recouvert de cette matière cornée qui sert dans les arts, et qui a quelque analogie avec les ongles et l'épiderme humain quant à sa composition intime.

Les cornes qui ont été observées sur l'espèce humaine varient beaucoup de forme et de siége, ainsi que nous l'avons déjà dit. M. Jules Cloquet a publié l'observation d'une femme qui avait sur le front une corne dont la base avait six à sept pouces de large, et qui avait plus de cinq pouces de longueur. Dumonceau a cité l'exemple d'une femme

qui portait à la cuisse une corne de 11 pouces de longueur sur un diamètre de près de trois pouces. D'autres fois ces cornes s'étendent en forme de plaques; elles sont communes surtout aux mains et au visage. Les vieillards, et principalement les vieilles femmes, en présentent de fréquents exemples : ces plaques sont dures, de couleur jaunâtre en dessus, et blanche en dessous. M. Breschet dit en avoir enlevé de semblables qui s'étaient développées sur le gland d'un individu déjà avancé en âge. Chez certains sujets ces plaques se manifestent sur tout le corps, et constituent une maladie que le professeur Alibert a désignée sous le nom d'*ichthyosis cornea*, par la ressemblance que la peau humaine prend dans ce cas avec celle des poissons, qui sont pourvus d'écailles. On a remarqué que cette maladie est quelquefois héréditaire; M. Alibert cite même, dans son grand ouvrage sur les maladies de la peau, l'exemple d'une famille dans laquelle pendant trois générations cette maladie fut observée chez les enfants mâles, tandis que les filles avaient une peau douce et exempte de toute infirmité.

La production de ces cornes, quelle que soit d'ailleurs leur étendue, tient, dit M. Breschet, à un vice qui existe dans la sécrétion de la matière épidermoïque qui recouvre la peau : cette sécrétion se trouve augmentée, modifiée par des causes qu'il est difficile d'apprécier; et au lieu de cette pellicule mince qui forme la partie extérieure de la peau, et que l'on a nommée épiderme, les glandes chargées de cette sécrétion, et que M. Breschet nomme *blennogènes*, parce qu'elles existent dans les membranes muqueuses, où elles produisent le mucus qui les recouvre; ces glandes, disons-nous, sécrètent avec abondance une matière qui se solidifie, et dont les couches constamment appliquées par la base produisent des cornes plus ou moins développées, suivant l'activité plus ou moins grande qu'a prise cette sécrétion.

Il est facile de se débarrasser de ces difformités lorsqu'elles sont peu nombreuses : leur longueur est de peu d'importance dans l'opération, il suffit de cerner la tumeur à la base par une incision et d'emporter avec elle la portion de peau qui lui a donné naissance; cependant cette opération, qui doit être sans danger dans un grand nombre de cas, ne serait peut-être pas sans quelques inconvéniens dans des circonstances qui seraient analogues à celles où se trouvait cette femme dont la corne avait plus de cinq pouces de diamètres, et qui reposait sur les os du crâne : dans un cas semblable, la largeur de la dénudation des os et peut-être leur altération seraient des motifs pour contre-indiquer l'opération. Souvent, lorsque l'on ne veut pas pratiquer l'extirpation de ces productions cornées, on se contente de les couper près de leurs bases, ce qui ne les empêche pas de se reproduire; nous avons vu une corne de trois pouces de long sur dix-huit lignes de diamètre qui s'était développée sur la région lombaire d'un individu qui avait employé plusieurs fois ce moyen palliatif avant de se décider à l'ablation complète. On a aussi remarqué que ces cornes pouvaient tomber d'elles-mêmes à certaines époques pour repousser ensuite avec une nouvelle vigueur.

J. P. BEAUDE.

CORNÉE (*anat.*), s. f. On nomme ainsi cette portion transparente de l'œil qui est située à sa partie antérieure, et à travers laquelle on voit l'iris et la pupille; on la nomme aussi *cornée transparente*, pour la distinguer de la tunique blanche qui enveloppe l'œil, qui est la sclérotique et que quelques, anatomistes ont nommée *cornée opaque*. La cornée est formée de plusieurs lames entre lesquelles on trouve un peu de liquide épanché; sa transparence est complète, ce qui était indispensable pour la régularité de la vision. Elle est enchâssée dans la sclérotique comme un verre de montre l'est dans la boîte de métal qui le soutient. La cornée, qui a reçu son nom par son analogie de ressemblance avec une lame de corne, est douée d'une vitalité particulière, car on n'a point remarqué de nerf ni de vaisseaux dans sa structure; les vaisseaux qui se développent quelquefois à sa partie antérieure proviennent de la conjonctive, qui est la membrane muqueuse qui la recouvre en devant, tandis qu'elle est tapissée en arrière par la membrane qui sécrète l'humeur aqueuse qui remplit les chambres de l'œil.

Malgré sa simplicité de structure, la cornée est sujette à un assez grand nombre de maladies. Indépendamment des blessures et des lésions extérieures dont elle peut être l'objet, son inflammation, qui a reçu le nom de *kératite* et qui n'a été bien observée que dans ces derniers temps, est souvent fort grave par ses suites, qui sont, ou le ramollissement, ou des épanchements entre les lames de cet organe; et souvent son opacité, qui détermine la perte de l'œil. Les *plaies* de la cornée qui guérissent assez bien, même quand elle pénètre dans l'œil, lorsqu'elles sont convenablement soignées, sont quelquefois après leur guérison suivies de hernies de l'iris qui gênent ainsi la régularité de la vision. Les *taies* qui sont le résultat de l'opacité de quelques points de la cornée présentent beaucoup moins de chances de guérison que celles qui sont le résultat de l'épaississement et de l'opacité de la conjonctive. Les maladies dont cet organe peut être affecté demandant, par leur nature et la délicatesse de l'organe qu'elles affectent, des connaissances toutes spéciales, ne sont point de nature à être traitées ici. Nous renverrons, pour compléter quelques-unes des indications que nous avons cru devoir donner, au mot *Œil.*

J. B.

CORNET (*anat.*), s. m. On donne le nom de cornets à quelques os minces et recourbés qui sont contenus dans les fosses nasales dont ils font partie; ces os, sur lesquels s'étend la membrane pituitaire, servent à l'olfaction en favorisant le développement de la membrane qui est le principal siège de cette fonction; aussi a-t-on remarqué que l'étendue des cornets était plus considérable chez les espèces animales dont l'odorat est plus parfait, telles que les ruminants, les chiens, etc. Il existe plusieurs cornets et ils ont reçu les noms de cornets inférieur, supérieur, ethmoïdal, sphéroïdal, suivant leur position et leurs rapports avec certains os. (V. *Olfaction*.)

J. B.

CORNET ACOUSTIQUE (*chir.*), s. m. On donne ce nom à des instruments en forme d'entonnoir qui sont destinés à condenser le son et à le transmettre à l'oreille; ils ne peuvent être employés pour remédier à la surdité que lorsqu'elle est incomplète. Les cornets acoustiques, quoique généralement basés sur le principe que nous venons de poser, varient cependant souvent de forme; ainsi il y en a en forme d'escargot, d'autres qui imitent la forme extérieure de l'oreille, mais leur forme générale est celle d'un tube qui va en diminuant de volume en se rapprochant de la partie qui doit être introduite dans le conduit de l'oreille, et qui est ordinairement terminée par un petit bouton percé d'un trou; ce tube peut être recourbé plusieurs fois sur lui-même, avoir toutes les formes que l'on juge commode de lui donner, quoiqu'étant toujours établi sur ces mêmes principes. Les cornets acoustiques sont, ou appliqués d'une manière constante et fixés à l'oreille, ou portés à la main pour s'en servir lorsqu'on le juge convenable; les meilleurs sont les plus simples, ils sont aussi les plus commodes.

J. B.

CORONAIRE (*anat.*), adj., qui a la forme d'une couronne. On connaît des artères et veines *coronaires* des lèvres, du cœur et de l'estomac; et on nomme *ligament coronaire* un repli du péritoine qui entoure le bord postérieur du foie.

J. B.

CORONAL (*Os*) ou **FRONTAL** (*anat.*), s. m. C'est un os situé à la partie antérieure et supérieure du crâne dans la portion qui correspond au front. Il est divisé en deux parties symétriques chez l'enfant; on y remarque aussi les bosses frontales qui forment une saillie de chaque côté du front.

J. B.

CORPS ÉTRANGERS (*path.*). On entend par ces mots tous les corps qui, introduits ou formés dans nos organes ou dans leurs tissus ne participent pas à la vie qui les animent, et qui par conséquent peuvent donner lieu à des phénomènes ou à des accidents plus ou moins graves. Les corps étrangers peuvent, comme nous venons de le dire, être formés dans nos organes ou venir du dehors; ils peuvent aussi présenter des différences, selon leur nature : ainsi ils sont quelquefois dangereux par leur action chimique, soit comme caustiques ou comme poisons; par leur forme extérieure, qui peut présenter plus ou moins d'aspérités rugueuses, tranchantes ou piquantes; par leur organisation, soit comme être vivants, soit comme matière morte; s'ils se sont développés à l'intérieur par le volume qu'ils acquièrent, et qui peut comprimer les organes et déterminer dans certains cas des lésions graves et même mortelles. Enfin ils présentent encore des différences selon les organes dans lesquels ils sont introduits, dans lesquels ils se sont développés, et suivant les fonctions dont ils gênent la marche.

Relativement à leur composition, il est traité

de leur action comme substance délétère au mot *Empoisonnement;* et pour ne pas faire de double emploi, nous y renvoyons le lecteur.

Les corps étrangers peuvent, avons-nous dit, se *développer dans nos organes:* ce fait s'observe pour certaines tumeurs, des hydatides, des vers, des portions d'os, soit nécrosés, soit séparés d'un os principal sous forme d'esquilles, par l'action de violences extérieures; pour les tissus frappés de gangrène et réduits à l'état d'escarres. Les calculs sont des produits inorganiques formés aussi dans l'intérieur de nos parties; ils sont ordinairement le résultat de la précipitation et de la condensation des parties salines que contiennent les liquides animaux; enfin on désigne dans cette catégorie, sous le nom de corps étrangers, tous les produits ou tissus nouveaux qui, se développant dans les organes, peuvent en troubler les fonctions.

Les *corps étrangers* qui viennent du dehors sont de formes et de natures très-variées : tantôt ils pénètrent les tissus, tantôt ils sont introduits par les ouvertures naturelles. Dans la première classe sont tous les projectiles lancés par les armes de guerre, les balles, la mitraille, les flèches; les fragments d'armes blanches brisés dans nos parties : ces différents sujets seront traités au mot *Plaie.* Les dangers que présentent ces divers corps étrangers varient, comme on le pense bien, en raison de la nature des parties lésées et des corps introduits.

Les corps étrangers peuvent être aussi introduits dans les ouvertures naturelles, telles que l'œil, l'oreille, le larynx, l'œsophage, les intestins, l'anus, le vagin, l'urètre, etc. Il sera parlé des accidents qu'ils peuvent déterminer et des moyens d'y remédier à chacun de ces mots en particulier. Selon leur nature, ces corps peuvent déterminer des lésions plus ou moins graves; quelquefois ils sortent avec facilité, d'autres fois ils sont retenus, ou par leur forme, ou par leur volume, et il faut avoir recours à des opérations pour les extraire. Souvent, lorsqu'ils sont peu volumineux et acérés comme des aiguilles, des épingles par exemple, ils percent les tuniques des organes dans lesquels ils sont introduits, et viennent faire saillie sur quelques parties du corps, et sortent après avoir déterminé un abcès.

Les *corps étrangers vivants* peuvent venir de l'extérieur, pénétrer dans les tissus et les organes, ou bien, comme nous l'avons dit, se développer dans leur intérieur : les vers, les hydatides, sont dans ce premier cas. Certains insectes, l'œstre, la chique, le dragonneau, l'acarus, viennent du dehors et se logent et se développent dans l'épaisseur de la peau; tandis que d'autres animaux peuvent pénétrer par les ouvertures naturelles, et occasionner des désordres plus ou moins graves; cependant on a beaucoup exagéré les dangers de l'introduction de certains animaux dans les oreilles et les voies digestives : c'est même une croyance répandue à tort parmi certains habitants des campagnes que les couleuvres peuvent s'introduire par la bouche dans l'estomac, et y vivre assez longtemps. Nous avons l'exemple d'un jongleur, connu il y a environ quinze ans à Paris, sous le

nom de Jacques de Falaise, et dont nous avons rapporté l'histoire en 1826, dans la *Bibliothèque médicale,* qui introduisait dans son estomac des animaux vivants, tels que des oiseaux, des souris, des écrevisses et même des anguilles : ces animaux mouraient assez promptement, non cependant sans avoir déterminé quelques douleurs, mais qui n'avaient pas de suites fâcheuses immédiates.

Le traitement des corps étrangers peut varier comme on le voit de mille manières, suivant leur nature, les causes qui les ont produits et les accidents qu'ils déterminent. Quelquefois on a vu des corps étrangers séjourner longtemps dans nos tissus sans y déterminer d'accidents, se déplacer même en suivant la direction du tissu cellulaire; d'autres fois, des corps qui étaient demeurés de longues années sans avoir manifesté leur présence par des accidents en causent spontanément de très-graves; ils déterminent des abcès et sortent souvent par l'ouverture de ces derniers. Nous ne nous étendrons pas davantage sur les généralités relatives aux corps étrangers; l'on trouvera au nom de chaque organe les lésions que peuvent y déterminer ces corps, et les remèdes que l'on peut y appliquer.

J. P. BEAUDE.

CORPS HUMAIN (*zool.*), s. m. Nous ne donnerons pas ici une description graphique du corps humain, on trouvera à chaque nom de parties leur description anatomique; les divers fonctions seront traitées à leurs noms respectifs; l'ensemble des phénomènes de la vie sera traité au mot *Organisme;* enfin les différences que présente le corps humain suivant les divers pays sera traité au mot *Races humaines.*   J. B.

CORPS CAVERNEUX (*anat.*), s. m. Sorte de lacis formé par des vaisseaux sanguins, et enveloppé d'un tissu fibreux, il existe de chaque côté du pénis un corps caverneux, lorsqu'ils sont gorgés de sang, ils contribuent à l'érection de cet organe. Il existe chez la femme des corps caverneux analogues, mais beaucoup plus petits; ils contribuent à former le clitoris.   J. B.

CORPS MUQUEUX (*anat.*), s. m. C'est d'après quelques auteurs une des parties constituantes de la peau. (V. ce mot.)

CORPULENCE (*path.*). (V. *Obésité.*)

CORROSIF (*mat. méd.*), adj., *corrosivus.* Se dit des substances qui, mises en contact avec les parties, les corrodent et les détruisent. Ce sont véritablement des *caustiques.* (V. *Cautérisation.*) Le sublimé *corrosif* est le deutochlorure de mercure. (V. *Mercure.*)   J. B.

CORTICAL (*anat.*), adj., de *cortex,* écorce. Se dit de la partie extérieure de quelques organes. On a donné le nom de *substance corticale* à la substance grise qui est à l'extérieur du cerveau; la couche extérieure des reins a aussi reçu le nom de substance *corticale.*   J. B.

CORSET (*hyg.*), s. m. C'est une espèce de vêtement particulier aux femmes, destiné à em-

brasser et à serrer exactement la poitrine. Beaucoup de médecins se sont élevés contre l'usage
des corsets ; ils ont tracé le tableau effrayant de
toutes les affections que ce vêtement pouvait produire, et cependant leurs déclamations, le plus
souvent exagérées, ont produit peu d'effet; jamais
d'ailleurs la crainte de maladies éloignées ne fera
perdre une habitude chère à la coquetterie, et qui
a aussi quelques avantages. On a reproché aux
corsets de prédisposer aux crachements de sang,
à la phthisie, aux palpitations, aux anévrismes,
aux hernies; de nuire aux fonctions de l'estomac
et du foie; de produire des déviations de la taille,
d'empêcher le développement de la glande mammaire du sein, et de rendre par-là les femmes impropres aux fonctions de nourrice, etc.; mais ces
inconvénients ne sont tout au plus attachés qu'à
l'usage de corsets trop serrés ou mal faits En disséquant des cadavres de vieilles femmes, tous les
anatomistes ont remarqué que, chez celles qui
avaient porté longtemps ces vêtements, la forme
normale du bas de la poitrine était altérée ; le
foie était comprimé et présentait même des
traces de l'impression des côtes; cependant rien
pendant la vie n'avait indiqué que les poumons
et l'organe sécréteur de la bile fussent malades.

Les corsets qui ne peuvent en aucune manière
remédier aux déviations de la taille ne produisent
pas toujours des déformations comme on l'a dit;
leur usage ne doit être permis aux jeunes filles
qu'après l'époque de la puberté, et lorsque le
corps a pris un accroissement suffisant ; autrement ils nuisent au développement, et peuvent
devenir réellement la source de plusieurs maladies de poitrine ; cependant avant cette époque
on peut faire usage de petits corsets munis de
baleines légères et flexibles; mais dans aucun cas
on ne doit se servir de corsets qui présentent de
ces baleines longues, fortes et épaisses, que l'on
nomme buscs ; il est même une foule de circonstances où ces buscs déterminent, chez les personnes habituées à leur usage, des inconvénients
assez graves; c'est surtout dans les affections du
ventre, de l'estomac et de la poitrine. On est alors
obligé de cesser leur emploi, et on les remplace
avec avantage par deux petites baleines qui sont
séparées par un intervalle d'environ deux pouces,
qui se trouve remplis par un tissu élastique ; les
tissus de caoutchouc conviennent parfaitement
pour cet usage. J'ai remarqué que ces corsets se
supportent facilement, et ils sont indispensables
pour les personnes qui, bien que malades, ne peuvent se passer de ce vêtement.

On ne doit jamais porter les corsets trop serrés et de manière à gêner la respiration. Il est
utile de les quitter pendant la grossesse, époque où ils n'ont été que trop souvent la cause
d'avortements et d'autres accidents; mais les
femmes pour lesquelles ils sont un besoin peuvent
les remplacer par les corsets élastiques dont nous
venons de parler, qui, lorsqu'ils s nt bien faits et
appropriés à la conformation des individus, loin
d'être dangereux, peuvent au contraire être d'un
utile secours ; enfin, ils ne doivent jamais comprimer les seins, et surtout le mamelon. Il n'est

pas quelquefois sans quelque inconvénient de
cesser de porter un corset lorsqu'on y est habitué ; chez quelques femmes parvenues à l'âge de
quarante ans, cette cause a suffi pour déterminer
une courbure de la colonne en arrière.

Les orthopédistes ont imaginé divers corsets
garnis de coussins ou de tuteurs en acier, pour
remédier aux déformations de la taille. Ces appareils ont pour inconvénient de lutter désavan-
tageusement contre le poids du corps et d'augmenter la déformation des côtes; aussi sont-ils
généralement rejetés. On a aussi donné le nom de
corsets à divers bandages de chirurgie destinés à
embrasser la plus grande partie du tronc.

J. P. BEAUDE.

CORYZA (*path.*), s. m., du grec *koruza*, même signification ; *rhume de cerveau*. Ce dernier nom vient
d'une erreur des anciens médecins qui s'imagi-
naient que l'humeur qui s'écoule dans cette maladie venait du cerveau même, tandis qu'elle n'est
que le produit de l'irritation de la membrane muqueuse qui tapisse l'intérieur du nez.

Le coryza n'est en effet que l'inflammation catarrhale de cette muqueuse. C'est, comme on le
sait, une affection très-fréquente, et en général
peu grave. Quelquefois elle ne se montre que comme symptôme d'une autre maladie : par exemple, elle précède presque toujours la rougeole
chez les enfants, et très-souvent la *bronchite* chez les
adultes; l'inflammation s'est alors propagée de la
muqueuse du nez à celle du poumon. On l'observe
aussi dans la plupart des épidémies de *grippe*. Le
plus souvent elle est due à un refroidissement partiel des pieds ou de la tête, surtout pendant les
temps froids et humides, et quelquefois au passage du froid au chaud; il faut en outre une certaine
prédisposition, car on voit tous les jours des personnes s'exposer aux variations atmosphériques
sans en être atteintes. L'inspiration de poudre ou de
vapeurs irritantes, telle que celle du chlore; les
coups sur le nez peuvent aussi déterminer le coryza.

Cette maladie peut présenter divers degrés d'intensité. Elle débute le plus souvent par un sentiment de sécheresse et de gonflement dans l'intérieur du nez, presque toujours accompagné de
mal de tête et de pesanteur dans le front. Le sens
de l'odorat est presque aboli; les yeux sont fréquemment rouges et humides, fréquemment aussi
le malade éprouve des éternuements et le besoin
de se moucher; quoiqu'il n'existe aucune mucosité
dans l'intérieur du canal, il ne peut que respirer difficilement par le nez. Un malaise et même
un peu de fièvre peuvent encore se montrer dans
cette période et persister quelques jours. Cet état
de sécheresse des fosses nasales dure peu de
temps, et bientôt au contraire il s'écoule un liquide clair, abondant, âcre, qui irrite et rougit
souvent la lèvre supérieure ; peu à peu, et à mesure que l'intensité des symptômes diminue, ce
liquide devient moins abondant, moins âcre et
plus épais, jusqu'à ce qu'il ait acquis la consistance du mucus ordinaire. La durée la plus ordinaire du coryza est de quatre à sept jours; pres-

que toujours il se termine par la guérison; d'autres fois pourtant il passe à l'état chronique, il peut persister alors des mois et des années: fréquemment dans ce cas la muqueuse nasale est épaissie et altérée, elle est en même temps le siége d'une exhalation presque continuelle d'un liquide transparent, et la respiration par le nez est difficile et incomplète.

Il est rare qu'on ait recours au médecin pour traiter un coryza simple; voici en général ce qu'on doit faire : il faut, autant que possible, éviter les brusques changements de température; on respirera un air tempéré ; un mouchoir placé sous le nez servira à garantir ce dernier du vent, de l'air froid et de la poussière ; on combattra la céphalalgie par des bains de pieds à la moutarde; la tête sera bien couverte, et une légère infusion de thé, prise avant de se coucher, favorisera la transpiration pendant la nuit; un peu de diète, l'abstinence du café, de vin et des excitants, complétera ce régime, qu'on ne suit même en général que lorsque la maladie est un peu intense. L'inspiration de poudre de gomme arabique et celle de vapeurs émollientes, de mauve, par exemple, soulage quelquefois, mais augmente le mal de tête dans d'autres cas.

Le coryza, passé à l'état chronique, est quelquefois rebelle et exige souvent d'autres remèdes. Après avoir essayé le traitement émollient on aura recours à de légers excitants, à des injections aromatiques et même à la cautérisation de la muqueuse nasale avec le nitrate d'argent. Les fumigations, qui présentent quelquefois des inconvénients dans les cas que nous avons cités, deviennent fort utiles ici. On cite des circonstances dans lesquelles la guérison a été obtenue par un exercice violent suivi de sueurs, par des excès de table, par l'usage de la pipe; enfin, on a employé aussi avec succès contre cette maladie les vésicatoires à la nuque et les purgatifs.

Les mères doivent être prévenues que les enfants nouveau-nés sont fort sujets au coryza; la maladie s'annonce chez eux par de fréquents éternuements et par le gonflement du nez; la respiration, qui se fait la bouche ouverte, est quelquefois bruyante et accompagnée d'un sifflement qui se passe dans les fosses nasales. L'enfant quitte à chaque instant le mamelon pour respirer, il s'agite et pousse des cris, et quelquefois même il succombe lorsque l'inflammation est portée à un très-haut degré. On préviendra cette maladie en évitant à l'enfant les variations de température, surtout pendant un temps froid et humide : c'est fréquemment lorsqu'on les porte au baptême qu'ils sont atteints du coryza ; on redoublera donc de précautions dans cette circonstance. Lorsque l'enfant ne peut téter, on doit suspendre toute tentative d'allaitement; on lui fera boire un peu de lait tiède coupé avec une décoction d'orge ou de gruau qu'on lui versera dans la bouche avec une cuiller. Comme la maladie peut devenir plus grave, nous conseillons d'appeler un médecin, pour peu que les symptômes aient quelque intensité.

J. P. BEAUDE.

COSMÉTIQUES (*hyg.*), s. et adj. pl. (*cosmetica*. Bas. lat. et mieux *cosmiana*, de Cosmus, fameux parfumeur du temps de Martial.) Primitivement dérivé du verbe grec *cosmeïn*, qui signifie *orner, embellir*, ce mot servait anciennement, comme encore aujourd'hui, à désigner certaines compositions que l'on a beaucoup trop vantées comme propres à entretenir et à conserver la beauté. Bien peu, en effet, sont vraiment utiles tandis, que le plus grand nombre sont sans efficacité, ou même donnent lieu à un résultat tout contraire à celui qu'on s'était proposé. C'est ce dont il sera aisé de se convaincre avec un peu de sens commun.

L'usage des cosmétiques remonte à la plus haute antiquité ; il est né de la vanité et du désir de plaire, et est, à ce titre, aussi ancien que le monde. On le retrouve établi partout, chez les peuplades les moins avancées comme au milieu des nations les plus policées. Et en effet, n'est-ce pas pour se faire beau et marquer la supériorité qu'il croit avoir sur ses compagnons que l'homme sauvage se tatoue de mille manières, se peint le visage de vives couleurs, se ceint la tête de plumes éclatantes, se décore le nez, les oreilles, le cou, les bras, etc., de pierres à reflets et de coquillages de diverses sortes?

C'est aux Asiatiques que les Egyptiens, les Grecs et les Romains empruntèrent l'art imposteur de se composer un visage, en essayant de dérober les défauts réels du leur et d'y faire paraître des qualités que la nature leur avait refusées. Ce sont encore aujourd'hui les Persans et les Indiens qui font le plus grand abus des préparations inventées à cet effet.

Une multitude d'empiriques spéculent sur cette honteuse faiblesse, que nos vieux petits-maîtres et nos Vénus édentées se gardent bien d'avouer. C'est avec une audace qui ne peut être égalée que, par la stupidité et la vaine coquetterie de ceux qui se laissent si facilement abuser par leurs promesses effrontées, ces vendeurs d'orviétan, que ces imposteurs prônent de tous côtés des eaux, des élixirs, des baumes, des crèmes, des pommades, et mille autres compositions sans pareilles, dont la longue liste va et ira toujours croissant, selon toute apparence. Si encore ces merveilleux et prétendus secrets de beauté n'avaient d'autres défauts que d'être fort coûteux et impuissans à produire les effets qu'en attendent ceux qui en font usage, ce ne serait encore là qu'un demi-mal du moins pour la riche sottise; mais bien loin d'être inertes, un grand nombre de ces menteuses préparations donnent fréquemment lieu à de graves inconvénients, à des maladies funestes, et quelquefois à la mort même. Et qu'on ne croie pas que, par un étrange caprice, nous nous laissions entraîner à exagérer à plaisir et sans motif les dangers que peut faire courir l'emploi de certains cosmétiques : les accidents auxquels ils peuvent donner naissance ne sont malheureusement que trop fréquents, malgré la surveillance qu'exercent et que devraient exercer avec plus de rigueur encore les agents de l'autorité. On en sera peu surpris sans doute lorsqu'on saura que les fabricateurs de toutes ces drogues mystérieuses n'hésitent souvent pas à y faire entrer les substances les plus nuisibles, par exemple, de l'acide tannique, des sels de plomb, de bismuth, de mercure, d'argent et jusqu'à de l'arsenic, sous les dénominations spécieuses d'orpiment et de réalgar; aussi voit-on assez souvent leur usage suivi de troubles divers dans la santé, de transpirations empêchées ou supprimées, d'éruptions salutaires répercutées, de maux de tête opiniâtres, de bourdonnements insupportables d'oreilles, de dangereuses inflammations des yeux, d'anxiétés, de difficulté de respirer, de toux, de douleurs vagues et de maladies de langueur. Dans d'autres circonstances, ce sont des salivations continuelles, des coliques toujours renaissantes, des insomnies rebelles, des tremblements, des paralysies, des syncopes, des palpitations, et cent autres affections plus ou moins inquiétantes, toutes évidemment occasionnées par l'action délétère de ces redoutables topiques. La plupart des cosmétiques, il est vrai, ne contiennent point de substances capables de donner la mort; mais un assez grand nombre en renferment qui, sans être léthifères par elles-mêmes, n'ont pas moins sur l'économie et l'exercice régulier des fonctions une influence fâcheuse, et qui, par l'usage répété qu'on en fait, constituent véritablement un empoisonnement lent. Au surplus, comment la profonde ignorance des gens à cosmétiques, vendeurs comme acheteurs, pourrait-elle distinguer dans ces composés, qui devraient être interdits en masse, ce qui peut être innocent de ce qui doit être à craindre : pour le médecin, ces dangers sont plus que démontrés; puissent-ils l'être aussi pour tous ses concitoyens, que son devoir est d'éclairer chaque fois que l'occasion se présente de le faire !

Les progrès de la raison et la diffusion des lumières ont déjà beaucoup fait à cet égard, et nous sommes heureux de reconnaître, à l'honneur du temps où nous vivons, que, bien que la nature des cosmétiques devienne de jour en jour plus variée, leur usage abusif est considérablement diminué chez nous depuis la fin du dernier siècle. Si les plaisanteries et le bon sens n'ont pu parvenir à faire complète justice de ce goût dépravé, ils ont au moins réussi à le renfermer dans des limites que le respect qu'on se doit à soi-même et aux autres ne permet plus de dépasser. Les femmes bien élevées consentent aujourd'hui à paraître ce qu'elles sont; et si on les compare à celles d'autrefois, on est bien forcé de convenir, en regardant ces portraits de figures plâtrées et enluminées, qu'en rejetant ces coupables artifices, nos femmes y ont gagné une infinité d'agréments que la poudre, que le rouge, le blanc et le noir de leurs devancières étaient parvenus à faire disparaître sous un masque emprunté. C'est à une dame qui se fardait ainsi sans mesure, que Brébeuf adressait ces vers si piquants:

« Tous les jours un nouveau visage,
» C'est en visage un peu trop dépenser. »

Et, en effet, telle était jadis la vogue insensée de ces méprisables supercheries, qu'une jeune fille noble, n'eût-elle que quinze printemps, ne pouvait pas, sous peine de déroger, se dispenser de s'appliquer une couche épaisse d'un grossier vermillon sur les joues, comme si les roses naturelles de son teint n'étaient pas plus que suffisantes pour l'embellir à cet âge. Que la femme qui s'estime et veut être respectée abandonne à tout jamais aux courtisanes et aux histrions l'imposture de la toilette comme celle des paroles !

Ce que nous venons d'exposer des cosmétiques en général dit assez ce que nous pensons de chacun d'eux en particulier; aussi pourrions-nous nous dispenser de les examiner en détail. Pourtant, comme on ne saurait trop insister sur les dangers qu'ils font courir le plus ordinairement, il ne sera peut-être pas sans utilité que nous jettions un coup d'œil rapide sur quelques-uns de ceux dont les vertus ont été le plus exaltées, et qui pour cette raison sont le plus employés.

Soit sous le rapport de leur ancienneté, soit sous celui de leur importance dans la toilette, les fards sont, sans contredit, les premiers de tous les cosmétiques. Ce sont des compositions spécialement destinées à relever l'éclat du teint et à faire valoir les agréments de la figure par d'habiles distributions de couleurs sur la peau de cette partie du corps, de manière à pouvoir imposer sur son âge, en cachant, s'il se peut, les rides de la vieillesse et en simulant la fraîcheur de l'adolescence. Avec de telles ressources, en effet, ne peut-on pas prétendre à une éternelle jeunesse?... Mais, ô sort déplorable! cruel retour! tant de soins demeurent impuissants, tant de précautions et d'efforts restent stériles :

« Et les fards ne peuvent faire
» Que l'on échappe au temps, cet insigne larron :
» Les ruines d'une maison
» Se peuvent réparer; que n'est cet avantage
» Pour les ruines du visage! »

a dit notre bon La Fontaine. Loin de procurer le moindre avantage durable, ces condamnables impostures sont suivies de désordres pis que ceux auxquels on voulait remédier, et de dupe qu'on était d'abord, on devient bientôt victime. Cette peau, qui devait être douce, souple, élastique, unie, devient sèche, rude et terreuse; les lis et les roses font place à un teint plombé; les rides se creusent, une couleur livide succède au brillant carmin des lèvres, et toutes les peines qu'on s'est données pour rétrograder dans la vie n'ont servi qu'à faire avancer à grands pas vers une vieillesse anticipée.

Nous avons dit que l'art de se farder était très-ancien; nous pourrions ajouter qu'il se perd dans la nuit des temps; et en effet il nous serait à peu près impossible d'assigner l'époque à laquelle les femmes ont commencé à adopter cette funeste coutume. « Si l'on en croit le prophète Enoc, ce fut l'ange Azariel qui apprit cet art aux femmes avant le déluge. Chez les Hébreux, le fard le plus usité était le sulfure d'antimoine. Job, Isaïe, l'auteur du livre des *Rois*, Ézéchiel, Jérémie, en parlent en plusieurs endroits, et nous apprennent que ce minéral servait à peindre les sourcils et à tirer une ligne de noir au coin de l'œil, pour le faire paraître plus fendu. Job appelle une de ses filles *vase d'antimoine*, parce qu'elle était coquette. Samuel, en parlant de Jézabel, qui se pare pour aller au-devant de Jéhu, dit : *Depinxit oculos suos stibio*. C'est ce verset que rappellent ces vers de Racine :

> « Même elle avait encor cet éclat emprunté
> » Dont elle eut soin de peindre et d'orner son visage
> » Pour réparer des ans l'irréparable outrage. »

Jérémie, en prédisant la ruine de Jérusalem, dit aux filles de Sion (chap. IV, verset 30) : «Que ferez-vous dans ce pillage? Quand vous vous pareriez d'or et que vous vous peindriez le visage *avec de l'antimoine*, les vainqueurs ne chercheront que votre mort.»

Ézéchiel, en décrivant les mœurs dépravées des Juives qui envoient chercher au loin des diamants, dit : *Itaque ecce venerunt quibus te lavasti et circumlinisti stibio oculos tuos* (chap. XXIII, verset 40).

» Les Syriennes, les Babyloniennes et les Arabes suivirent cet usage, qui se propagea dans l'église naissante; car saint Cyprien, gourmandant la coquetterie des jeunes chrétiennes, leur dit : *Ce n'est pas avec l'antimoine du diable qu'il faut farder vos yeux; c'est avec le collyre du Christ.* Saint Cyprien ne dit point ce qu'il entend par ce divin collyre.

» Ce sont les femmes grecques qui inventèrent le fard blanc et le rouge. La belle Europe, dit un poëte, n'avait la peau si blanche que parce qu'une des filles de Junon avait dérobé à cette déesse un petit pot de fard, dont elle fit présent à la fille d'Agénor.

» C'est sans doute le fard des Grecs qui fut adopté par les dames romaines; mais il faut conconvenir qu'il était bien grossier. Horace nous dit que c'était de la terre de Chio ou de Samos, détrempée dans du vinaigre; il l'appelle *craie humide*. Pline conseille l'usage de la terre de Sélinuse, qui est d'un blanc de lait et qui se délaie très-bien avec de l'eau. Ovide nous a transmis la recette d'un fard plus compliqué, mais qui ne peut être considéré que comme une pâte propre à nettoyer la peau...........

» Les Romains se teignaient les joues en rouge avec le suc d'une racine de Syrie que Théophraste appelle *rizion* (le mot grec *riza* signifie *racine*) Est-ce l'orcanette ou la garance? On sait que depuis plusieurs siècles on cultive, près de Smyrne et dans l'île de Chypre, une plante de cette dernière espèce, qui sert à fabriquer le beau rouge d'Andrinople, et que les Grecs modernes nomment *lizari*, *chioeborza*, *azala*. Les Romains se coloraient aussi les joues avec le *purpurissum*, liqueur animale que l'on retirait d'un coquillage qui portait le nom de *pourpre*, et qui, d'après Rondelet et Cuvier, est le *rocher brandaire*. Cette liqueur se trouve dans un petit réservoir placé au-dessus du col, à côte de l'estomac. Quelques naturalistes ont pensé, mais sans fondement, que les Phéniciens faisaient la pourpre, et que les Romains faisaient le rouge des femmes avec l'orseille, *lichen roccella*. Cette plante ne peut donner une aussi belle couleur que celle du rocher qui fournit le *purpurissum*. »

(CADET DE GASSICOURT père.)

Les anciens connaissaient encore des fards de diverses autres couleurs; mais on n'a guère conservé aujourd'hui que le blanc et le rouge, dont on distingue plusieurs espèces, suivant la nature des substances qu'on emploie à leur composition.

Le *fard blanc* ou *blanc de fard* des modernes résulte le plus communément d'un mélange de sous-azotate de bismuth (magistère de bismuth, blanc de perle, etc.) avec de la craie de Briançon. Il est aussi blanc que neige; mais il est loin de répondre à l'attente de celles qui en font usage. Et d'abord, si l'on réfléchit à la propriété qu'a le premier des ingrédients dont il se compose de noircir par l'action des émanations sulfureuses qui se dégagent du sein de la terre et de sa surface, des lieux d'aisances, des becs d'éclairage au gaz, des allumettes en combustion, de plusieurs de nos aliments, des œufs par exemple, de toutes les réunions un peu considérables, soirées, bals, spectacles, etc., qui même existent dans l'air extérieur, surtout dans les temps d'orage, et enfin dans nombre d'autres circonstances encore; si l'on réfléchit, disons-nous, à la difficulté de se mettre complétement à l'abri de toutes ces causes, on concevra à quelle douloureuse mortification se voient exposées les personnes qui font usage de cette fallacieuse préparation. Éclatant de blancheur au sortir de leur boudoir, leur teint se change assez promptement en un masque hideux et repoussant après leur entrée dans l'assemblée dont elles comptaient capter tous les hommages. Outre ce petit inconvénient, qui trompe tout leur espoir et (chose incroyable!) sans les corriger, il arrive toujours qu'elles finissent par devenir affreuses et quelquefois même par tomber malades, pour peu que l'absorption fasse pénétrer dans l'économie une certaine quantité de ce sous-sel, qui retient fréquemment quelque peu d'acide arsenieux. Quant à la craie qui fait partie de ce cosmétique, son principal défaut, et c'en est un qu'on ne saurait négliger de prendre en grande considération, c'est d'obstruer plus ou moins complétement les pores de la peau et de nuire par ce fait considérablement à la perspiration de cette membrane et à ses autres fonctions. Il y a encore d'autres blancs de fards dont la composition varie chez les divers parfumeurs, mais dont l'emploi n'est guère plus sûr; car ils pèchent tous ou d'une manière ou d'une autre, quoi qu'en puissent dire à cet égard ceux qui en font le commerce.

Les fards rouges sont également de plusieurs sortes : ceux qui ont pour bases des substances métalliques se préparent, soit avec le minium, que l'on sait être composé de deux atomes de protoxide de plomb et d'un atome de bioxide du même métal, et quelquefois aussi d'un peu d'oxide de cuivre que contient presque toujours le minium du commerce; soit avec du vermillon, qui n'est autre chose que du cinabre en poudre, c'est-à-dire du bisulfure de mercure. Chacune de ces couleurs est étendue avec du talc de Venise, de la craie de Briançon, etc...., qui lui communiquent la propriété d'adhérer à la peau. Tout le monde connaît le danger de ces préparations, dont la première (le plomb) peut occasionner des tremblements, des paralysies, etc..., et la seconde (le mercure) des salivations abondantes, quelquefois même orageuses, la perte des dents et pour le moins le gonflement des gencives et une haleine fétide. Nous avons expliqué plus haut le rôle que la craie, que le talc, et les autres substances qui servent d'excipients aux précédentes, jouaient dans ces fâcheuses préparations; nous n'y reviendrons pas. Qu'il nous soit seulement permis d'ajouter que notre savant collaborateur M. le professeur Alibert dit avoir connu une dame morte d'hydropisie et d'engorgement de presque tous les viscères abdominaux, pour s'être appliqué fréquemment sur le visage une épaisse couche de rouge, et s'être fait peindre le cou et la gorge en blanc avec de la céruse ou carbonate de plomb; après quoi, avec un autre fard de couleur bleue également métallique, elle se faisait tracer avec art sur ces parties des apparences de veines et de veinules, le tout, comme on le pense bien, dans le but insensé de relever l'éclat de charmes à tout jamais flétris.

Le rouge dit végétal n'est pas davantage une composition identique: on en peut faire, et il s'en fait effectivement de beaucoup d'espèces différentes. Le plus ordinairement les marchands le retirent de la garance (*rubia tinctorum*. L.), de l'orcanette (*anchusa tinctoria*. L.), du carthame (*carthamus tinctorius*. L.). Ces divers rouges ne sont pas non plus exempts de périls, car on emploie à leur préparation des bases alcalines fort actives et dont ils retiennent toujours une certaine quantité.

Quant au *vinaigre de rouge*, c'est un fard dont la matière colorante est d'origine animale. On l'extrait d'un insecte (*coccus cacti*. L.) du genre cochenille, au moyen du vinaigre, qui lui donne un éclat chèrement payé, dans la suite, par les personnes qui en font usage. Nous en dirons tout autant du *crépon*, étamine très-fine, teinte, dit-on, sans mordant, et assez chargée de principe de couleur rouge pour en abandonner à la peau quand on la frictionne doucement avec cette étoffe un peu humide. Toutes ces préparations ont de funestes résultats, et quelles que soient les dénominations fastueuses à l'aide desquelles le charlatanisme tente de tromper la confiante crédulité des esprits faibles et remplis d'eux-mêmes, nous leur conseillons, s'ils veulent conserver leur santé et avec elle quelques agréments extérieurs, de se mettre en garde contre les impudentes forfanteries de ces prétendus restaurateurs de la beauté.

Nous ne nions pas toutefois qu'il y ait quelques altérations légères de la peau auxquelles on puisse sans doute remédier, moins avec des fards, des pommades, des essences pourtant, qu'en évitant de s'exposer le visage découvert aux rayons d'un soleil brûlant ou aux injures d'un froid rigoureux, et en observant d'ailleurs toutes les règles d'une saine hygiène. Mais si, en soignant sa santé, on peut ainsi jouir le plus long-temps possible de tous ses avantages physiques, quel ridicule, quelle folie même que de vouloir les éterniser, que de prétendre s'en créer d'insolites, que de croire pouvoir effacer les rides de l'âge et les autres empreintes disgracieuses que le temps a faites à une jolie figure ! La femme de bon sens, la femme véritablement sage, se résigne, ou plutôt n'y songe pas; la vaniteuse, la coquette, celle qui ne comprend pas sa dignité d'épouse et de mère, se désole, et plus souvent s'abuse en se rendant aussi méprisable que ridicule.

L'inutilité bien constatée de ces sortes d'avertissements, tant de fois donnés sans profit, et l'obligation dans laquelle nous sommes de nous renfermer dans un cadre étroit, ne nous permettent pas d'étendre aux autres cosmétiques la revue critique qu'on en pourrait sans doute faire. Et d'ailleurs leur nombre est si prodigieux, leurs formes si variées, leurs propriétés si multipliées, que, pour enregistrer seulement la simple énumération de leurs titres si pompeux et en même temps si absurdes, il ne faudrait pas moins d'un gros volume, et peut-être qu'encore ce fastidieux catalogue resterait incomplet. Nous les pouvons d'autant mieux passer sous silence qu'il n'en est presque aucun qui ne mérite les mêmes reproches ou des reproches analogues; ce qui nous conduirait nécessairement à reproduire jusqu'à satiété à leur sujet toutes les remarques que nous avons déjà signalées, et par conséquent qu'à proscrire l'une après l'autre toutes ces déplorables compositions. Aussi devrons-nous borner ici ces considérations, en rappelant encore une fois aux infortunées qui n'auraient point assez d'intelligence pour le sentir d'elles-mêmes qu'une parfaite propreté dans toute leur personne, que les grâces naturelles du jeune âge, que les qualités du cœur, qu'une mise décente, et, si l'on veut même, quelques soins de toilette, mais sans recherche, ni afféterie, et mieux encore une noble simplicité dans ses ajustements et dans son langage, ont été de tout temps et seront toujours les premiers, les plus sûrs et les plus efficaces de tous les cosmétiques. Quoi de plus fâcheux, en effet, que ces misérables supercheries, que ces enluminures factices à l'aide desquelles une sotte vanité essaie de faire illusion? Sous les couches de fard, les traits se déforment, le teint jaunit, la peau se fane; aussi n'est-il pas rare de voir de jeunes femmes qui, pour avoir trop cherché à plaire par ces mensonges du visage, ont perdu en peu d'années, à force d'art, jusqu'à l'avantage de ne paraître avoir que leur âge. Le rouge de la pudeur, des grâces simples et naïves, un aimable caractère, de la douceur et de l'enjouement, voilà, a dit quelque part, avec autant d'esprit que de vérité, le chevalier de Jaucourt, voilà les fards les plus séduisants de la jeunesse ; quant à la vieillesse, il n'est aucun fard qui puisse l'embellir que l'esprit et les connaissances.

F.-E. PLISSON.

COTE (*anat.*), s. f., *costa*. Les côtes sont des arcs osseux situés sur les côtés de la poitrine; elles sont au nombre de douze de chaque côtés, qui sont distinguées par les noms de première, seconde, etc., en allant de haut en bas; les côtes sont toutes fixées à la colonne vertébrale, en arrière et en avant elles s'unissent au sternum, les unes directement, elles sont nommées *vraies côtes* par les anatomistes, et elles sont au nombre de six ; les six autres ne se fixent au sternum que par l'intermédiaire des fibro-cartilages qui prolongent ces côtes, et que l'on a nommés cartilages costaux ; les deux dernières fausses côtes, à cause de leur mobilité, ont été nommées côtes flottantes. Les côtes concourent à former les cavités de la poitrine et à protéger les organes qui y sont contenus ; elles jouent un rôle important dans la respiration.

Côtes (Maladies des). Les côtes comme tous les autres os peuvent être le siége de fractures, de luxations et de toutes les maladies qui affectent le tissu des os. Les luxations sont très-rares et elles ne peuvent avoir lieu que lorsque les côtes sont fracturées, du moins pour un grand nombre d'entre elles, puisqu'elles sont maintenues en avant et en arrière par le sternum et la colonne vertébrale. Les fractures au contraire sont assez fréquentes, et elles peuvent avoir lieu, soit par un choc direct, soit par une pression violente sur la poitrine qui tendrait à courber davantage l'arc qu'elles forment, et par conséquent à provoquer leur rupture. Ces dernières fractures sont moins dangereuses, toutes choses égales d'ailleurs, que les premières, parce que les fragments de l'os rompu font saillie en dehors, et par conséquent que les esquilles tendent moins à déchirer le poumon, et surtout encore parce qu'il y a absence de contusion sur le lieu même de la fracture : cependant toutes ces choses ne sont que relatives, et subordonnées à la cause qui peut produire la fracture, car un corps lourd, une voiture, par exemple, qui aurait déterminé une fracture de la nature de celle que nous venons d'indiquer, pourrait occasionner des désordres de la dernière gravité.

Le traitement de ces fractures est à la fois local et général ; on maintient ordinairement les fragments en contact au moyen d'un bandage de corps bien serré et bien fixé ; il est même à remarquer que le malade est d'autant plus soulagé que le bandage est mieux appliqué et serré avec assez de force. Le traitement général est dirigé contre l'inflammation du poumon, ou de la plèvre, qui sont toujours plus ou moins lésés dans ces sortes de fractures ; il consiste en saignées, sangsues, cataplasmes et autres moyens propres à combattre ces inflammations ; le foie et quelques organes du ventre peuvent être également blessés lorsque la fracture a lieu sur une des côtes qui recouvrent ces organes.   J. P. Beaude.

coton (*mat. méd.*), s. m. C'est une bourre blanchâtre et filamenteuse, qui entoure le fruit du Cotonnier, *Gossypium*, plante de la famille des Malvacées J., de la Polyandrie Monadelphie de Linnée ; arbuste qui croît dans l'Inde, en Afrique, en Amérique. Le coton s'emploie pour faire des moxas ; on s'en sert pour remplacer la charpie, les chirurgiens anglais lui donnent même la préférence. Dans ces derniers temps, on l'a employé, dit-on, avec succès contre les brûlures

en couvrant immédiatement avec du coton cardé la partie brûlée, et le laissant jusqu'à parfaite cicatrisation. (V. *Brûlure.*)   J. B.

cou ou col (*anat.*), s. m. (Ce dernier mot sert plus particulièrement à désigner le rétrécissement circulaire que présentent certaines parties : on dit, par exemple, le col de la vessie, le col de l'utérus, etc.) En latin *collum*, *cervix*, en grec *trachelos*, portion rétrécie du corps comprise entre la tête et la poitrine.

Le cou a une forme à peu près cylindrique, comme on le sait ; il est un peu plus long chez la femme que chez l'homme. On a aussi remarqué que les individus qui avaient cette partie du corps courte étaient prédisposés aux attaques d'apoplexie à cause de l'abord plus facile du sang au cerveau. La portion cervicale de la colonne vertébrale qui donne au cou sa solidité est située plus en arrière qu'en avant ; des muscles assez forts entourent cette tige osseuse postérieurement ; antérieurement se trouvent des nerfs et des vaisseaux considérables, le *larynx*, le *pharynx*, l'*œsophage* et plusieurs muscles importants.

Considéré en avant, le cou nous offre en haut et sur la ligne médiane une saillie formée par le *larynx*, plus prononcée chez les hommes que chez les femmes et nommée vulgairement *pomme d'Adam*. Cette saillie, surmontée par l'os hyoïde, est recouverte en bas par la glande *thyroïde*, dont l'usage est inconnu, et qui acquiert un si grand développement dans l'infirmité connue sous le nom de *goître*. On peut sentir au-dessous du larynx la *trachée-artère*, tuyau cartilagineux qui fait suite à cet organe. En plaçant le pouce de chaque côté du larynx, on sent aussi facilement les battements de l'artère *carotide*, artère qui se dirige verticalement pour se rendre au cerveau et à la face ; elle est accompagnée en dehors par la veine *jugulaire interne*, et en dedans par le nerf *pneumo-gastrique*. Derrière le larynx et la trachée-artère, et un peu à gauche, sont placés le *pharynx* et l'*œsophage*, canal musculo-membraneux destiné à porter les aliments dans l'estomac. De nombreux muscles existent aussi dans cette région et concourent à lui donner sa forme extérieure ; ils sont compris entre trois plans aponévrotiques. Parmi ces muscles se trouvent les sterno-cléido-mastoïdiens, qui forment à la surface de la peau ces deux saillies musculaires ; si apparentes surtout chez les personnes maigres, saillies qui, partant de chaque côté de l'angle de la mâchoire, viennent presque se réunir en formant un V au sommet de l'os sternum. Entre ces points de l'insertion inférieure se trouve l'enfoncement connu sous le nom de *fourchette* du cou ; la veine jugulaire externe, dans un trajet presque vertical, recouvre et croise de chaque côté la saillie du sterno-cléido-mastoïdien. On saigne quelquefois sur cette veine ; il est alors facile de la rendre saillante et visible à travers la peau en serrant un peu la partie inférieure du cou.

La peau de cette région est fine ; elle adhère en partie à un muscle nommé peaucier, qui est analogue au pannicule charnu des quadrupèdes.

La partie postérieure du cou porte plus particulièrement le nom de *nuque;* elle est formée par des muscles nombreux destinés à maintenir la tête dans la rectitude; le plus superficiel de tous est le *trapèze;* au-dessous se trouvent le *splenius* et l'*angulaire*, et enfin, dans un troisième et un quatrième plan, le *sacro-lombaire,* 'les *complexus*, le *transversaire épineux*, etc. La peau est plus épaisse dans cette région qu'en avant; elle est le plus souvent couverte de poils.

Cou (Maladies du). 1° *Blessures*. La présence des nerfs, de nombreux vaisseaux, des conduits aériens et d'autres organes importants rendent ces blessures en général dangereuses. (V. *Plaie*.) Les complications les plus fréquentes sont l'*hémorrhagie*, l'*emphysème*, la *présence de corps étrangers*, et divers accidents dus à la lésion des nerfs et de la *moelle épinière* (voyez ces divers mots). Les bords des plaies en travers du cou sont maintenus réunis en inclinant la tête du côté lésé; un bandage approprié la retient dans cette position. Les plaies en long sont réunies au moyen de bandelettes agglutinatives.

2° *Tumeur du cou*. Indépendamment du *goitre* (V. ce mot), une foule de tumeurs différentes peuvent avoir leur siége au cou. Un des symptômes les plus fréquents des scrofules est l'engorgement permanent des glandes cervicales; ces glandes se ramollissent alors peu à peu et forment des abcès, qu'on doit ouvrir à une époque convenable. (V. *Scrofules*.) On a encore observé au cou des *loupes*, des *tumeurs fibreuses*, *cystiques*, *anévrismales*, etc. Dans quelques cas leur présence peut occasionner la compression des voies digestives et aériennes; elles réclament presque toujours un traitement chirurgical. **J. P. BEAUDE.**

COUCHES (*path.*). (V. *Accouchement*.) FAUSSE-COUCHE. (V. ce mot.)

COUDE (*anat.*), s. m., *cubitus*. On désigne ainsi l'articulation *huméro-cubitale* avec les parties molles qui l'entourent. Il est essentiellement formé par l'union des os *radius* et *cubitus* avec l'os du bras; la saillie osseuse qui forme sa partie pointue en arrière appartient au cubitus et porte le nom d'*olécrâne;* elle vient se loger lorsque le bras est étendu dans une cavité que présente l'*humérus* à son extrémité inférieure; de chaque côté du coude il est facile de sentir une éminence osseuse : ce sont deux apophyses qui appartiennent à l'humérus; l'une en dehors est nommée *épycondile*, l'autre en dedans s'appelle *épitrochlée;* entre cette dernière saillie et l'olécrâne existe une rainure où se trouve logé le nerf cubital; aussi un choc ou la compression en ce point est-elle très-douloureuse : il en résulte sorte d'engourdissement qui se propage jusqu'au petit doigt en suivant le trajet du nerf. L'articulation du coude est fortifiée par quatre ligaments; à sa partie antérieure se trouve ce qu'on nomme *le pli du coude*. Cette région du corps présente quelque intérêt à être examinée, parce qu'elle est le point où se pratique le plus souvent la saignée. En fléchissant l'avant-bras sur le bras, il est facile de sentir au milieu de ce pli comme une sorte de corde tendue, qui n'est autre chose que l'extrémité inférieure du tendon du muscle biceps; si l'on palpe avec le doigt indicateur la partie du pli du coude placée en dedans de ce tendon, après quelques tâtonnements on parviendra à sentir les battements de l'artère *brachiale;* au-dessus de cette artère existe fréquemment une veine nommée *médiane basilique;* c'est en saignant celle-ci qu'on a pu dans quelques cas blesser l'artère, accident très-grave. Les trois autres veines du bras peuvent être ouvertes sans danger. Des muscles, des nerfs et des vaisseaux du bras et de l'avant-bras forment les autres parties molles du coude. (V. *Avant-bras*.)

COUDE (Maladies du). Les fractures et les luxations du coude ont déjà été décrites à l'article *Avant-bras* (maladies de l'); les autres affections de cette articulation ne présentent rien de bien particulier. (Voyez en général *Articulations* (Maladies des). Les anévrysmes du pli du coude, suite d'une saignée malheureuse, ne sont pas très-rares. Après le genou le coude est de toutes les articulations la plus sujette à être atteinte de l'affection nommée *tumeur blanche* (V. ce mot). Le principal symptôme de cette maladie, comme on le verra, est un gonflement de l'articulation accompagné le plus souvent de douleur. On observe très-fréquemment en arrière du coude, entre la peau et l'olé crâne, une petite poche nommée *bourse muqueuse;* dans quelques circonstances cette poche peut se remplir de liquide et former une tumeur (*hygroma*). On emploie pour la guérir la compression et les topiques résolutifs; si ces moyens ne réussissent pas il faut avoir recours à l'incision ou à la ponction. **J. B.**

COUDE-PIED (*anat.*), s. m. Partie la plus élevée du pied correspondant à l'articulation *tibio-tarsienne :* celle-ci est formée par les os de la jambe, le *tibia* en dedans et le *péroné* en dehors, qui s'unissent à l'os *calcanéum*. Le coude-pied présente latéralement deux saillies osseuses connues sous le nom de *malléoles* ou chevilles du pied; l'une d'elles', l'externe, appartient au péroné, l'autre au tibia ; le calcanéum est enchâssé entre ces deux éminences. (Voyez pour plus de détails et pour les maladies du coude-pied le mot *Pied*.) J. B.

COUENNE (*path.*), s. f. On nomme *couenne inflammatoire* une pellicule jaunâtre plus ou moins épaisse qui se forme sur le caillot du sang après la saignée; c'est principalement dans les maladies inflammatoires, et surtout dans celles qui affectent les sujets d'un tempérament sanguin, que l'on observe ce phénomène; quelques médecins le regardaient autrefois comme un signe certain qu'il existait un principe inflammatoire dans le sang tant que ce résultat s'observait après la saignée. Il est démontré maintenant que cette couenne peut se produire sans que l'inflammation soit très-forte et qu'elle manque même quelquefois dans des cas ou l'inflammation est très-vive; une disposition particulière du sujet, la forme de l'ouverture de la veine et la rapidité plus ou moins grande dans l'écoulement du sang, sont des causes qui produisent ou empêchent la formation de la couenne; on a remarqué cependant qu'elle est plus fréquente dans les maladies inflammatoires et lorsque les saignées ont été faites par des ouvertures larges. La formation de cette pellicule, dont l'épaisseur varie beaucoup, est déterminée par la coagulation d'un liquide albumineux qui surnage au sang et qui se prend en masse en même temps que se forme le caillot. Cette partie incolore du sang est très-abondante dans certains cas; chez quelques animaux et chez le cheval par exemple, elle existe en beaucoup plus grande quantité que chez l'homme; c'est du moins ce qui résulte des expériences faites par un vétérinaire distingué, M. Leblanc, ancien professeur à l'école vétérinaire d'Alfort.

On a donné aussi le nom de *couenne* à certaines altérations ou taches de la peau qui sont d'une couleur fauve et couvertes de poils rudes; le seul moyen qui puisse convenir pour guérir ces maladies est l'extirpation par l'instrument tranchant.
J. B.

COULEURS (*méd.*), pâles couleurs. (V. *Chlorose.*)

COULEUR. Coloration des sucreries. (V. *Bonbons.*)

COULISSE (*anat.*), s. f. On donne ce nom à des rainures qui existent dans les os et qui donnent passage à des tendons. Il existe sur l'humérus une coulisse *bicipitale* qui donne passage à l'un des tendons du biceps; ces coulisses existent spécialement aux poignets et aux malléoles. J. B.

COUP (*path.*) s. m. On désigne dans le langage ordinaire beaucoup de lésions sous ce nom, et nous renverrons pour chacune de ces choses aux articles particuliers qui en traitent: ainsi COUPS, violences extérieures, V. *Contusions;* COUP, contre-coup, V. *Chutes, Commotion;* COUP DE FEU, blessures par arme de guerre, V. *Plaies;* COUP DE SANG, V. *Apoplexie;* COUP DE SOLEIL. V. *Insolation.* J. B.

COUP DE FOUET (*chir.*), s. m. On désigne sous ce nom une douleur vive qui se fait sentir dans le mollet, et que l'on croyait être autrefois produite par la déchirure d'un tendon long et mince qui appartient au muscle plantaire grêle; l'analogie de cette douleur avec celle que produit un coup de fouet lui avait fait donner ce nom. Aujourd'hui il est démontré que la rupture de ce petit tendon n'est que très-rarement la cause de cet accident, si même il est certain qu'elle ait été observée. C'est ordinairement à la déchirure de quelques faisceaux des fibres, des muscles jumeaux et soléaires qui par leur volume forment le mollet, que l'on doit les accidents nombreux qui ont été attribués à la première cause que nous avons signalés; le traitement de ces affections est ordinairement très-long et demande un repos très-prolongé. (V. *Muscle, Déchirures des muscles.*) J. B.

COUPEROSE ou **GOUTTE-ROSE** (*méd.*), s. f. (*Varus gutta rosea*), *gutta rosacea* de beaucoup d'auteurs. *Psydracia acne* d'Aëtius, *acne* de Willan et de Bateman, *rubedo faciei*, etc. Cette maladie cutanée qui figure dans le groupe des dermatoses dartreuses, est si commune, qu'elle doit être particulièrement signalée dans un dictionnaire de médecine usuelle. Le nom qu'elle porte lui vient de ce qu'elle imprime à la face une couleur rougeâtre et comme rosacée. Elle établit communément son siége sur les joues, les pommettes, le nez, le front, les tempes, etc.; comme elle est peu douloureuse, il est des personnes qui s'habituent en quelque sorte à cette dégoûtante infirmité, sans s'inquiéter de la guérir.

Description de la couperose. La couperose est spécialement caractérisée par un assemblage de petites pustules de forme conique, plus ou moins proéminentes, dont le pourtour est d'un rouge plus ou moins foncé. Le peu de matière ichoreuse et parfois purulente que contiennent ces pustules, se convertit par sa dessication en une croûte ou écaille légère, laquelle se détache après avoir adhéré plus ou moins longtemps à la surface cutanée. Quand ces pustules ont parcouru leurs périodes, il s'en forme d'autres absolument analogues aux précédentes; ainsi se perpétue cette éruption opiniâtre qui se trouve déjà décrite dans mes ouvrages, sous le nom de *varus gutta-rosea*, et qui fait partie du groupe des *dermatoses dartreuses*. Quelques auteurs anglais ont eu recours au mot *acné*, pour indiquer ce genre d'indisposition ou de disgrâce physique. Mais ce vieux mot ressuscité d'Aëtius, ne saurait convenir dans un temps où la nomenclature se perfectionne.

J'ai déjà dit que le siége des pustules était à la face. On remarque même qu'elles s'y distribuent régulièrement et d'une manière symétrique sur les deux côtés du visage; cependant il arrive quelquefois qu'un de ces deux côtés se trouve plus affecté que l'autre; particulièrement le côté droit. J'ai dit aussi que les pustules proéminaient au-dessus du niveau du tégument. Cependant il est de ces pustules dont l'élévation est à peine sensible et qui sont comme ensevelies sous l'épiderme. Quelquefois même on n'aperçoit qu'une rougeur plus ou moins prononcée à la surface de la cuticule.

Il est des circonstances où les pustules sont plus volumineuses que de coutume; elles sont dures au toucher et arrivent difficilement à suppuration. Les individus disgraciés de cette sorte, sont cités dans les lieux qu'ils habitent, comme des types de laideur; leur aspect inspire une sorte de répugnance, toutes les fois que leur visage se couvre d'aspérités et de petites tumeurs sarcomateuses. *Facies inæqualis et horrida.*

On n'ignore pas du reste que les individus atteints de ces éruptions dégoûtantes, sont assez fréquemment l'objet des épigrammes du vulgaire, naturellement porté à la raillerie. On se moquait à Rome de l'infirmité qui affligeait depuis longtemps Pompilius :

On se souvient encore à Paris d'un fameux nouvelliste nommé *Métra*, qui fréquentait le jardin des Tuileries. Sa face couverte et comme hérissée de petites excroissances pédiculées, était d'un rouge écrevisse. Comme il portait habituellement un manteau écarlate, la bizarrerie de son costume, jointe à celle de son teint, prêtait beaucoup à rire aux oisifs de la capitale, et il se vit souvent offensé dans les caricatures du temps.

L'état d'intumescence qui s'opère dans les diverses parties de la face est un des plus graves inconvénients de la couperose. Le nez grossit souvent dans toutes ses dimensions, ainsi que le tissu graisseux des pommettes. Cet accident est surtout ordinaire chez les femmes, et il est quelquefois difficile d'y porter remède. On peut, il est vrai, à l'aide d'un fard plus ou moins ingénieusement inventé, cacher des teintes défectueuses, effacer jusqu'aux traces d'une légère imperfection cutanée ; mais les prestiges et les soins étudiés de la coquetterie la plus raffinée, ne sauraient dissimuler ces engorgements partiels, qui se forment dans l'épaisseur du tégument, qui changent les rapports et la configuration des traits, qui enlèvent à la physionomie sa finesse, sa régularité et tout son charme.

Nous avons dit, néanmoins plus haut que beaucoup de personnes se familiarisent en quelque sorte avec ce genre d'incommodité. Toutefois, il est assez fréquent de voir qu'elles éprouvent à la face des démangeaisons très-incommodes. Il est même des circonstances où ces mêmes personnes ressentent comme des bouffées de chaleur qui montent au visage, soit après le repas, soit après un exercice fatigant. C'est surtout lorsqu'elles approchent du feu qu'elles se trouvent plus ou moins inquiétées. L'action du calorique provoque sur la peau du visage une sensation analogue à celle que pourraient déterminer les piqûres simultanées de plusieurs épingles ; les malades portent involontairement leurs mains à la face, comme pour en détourner des mouches importunes ou autres insectes qui seraient venus s'y attacher.

Des circonstances d'organisation peuvent influer aussi sur le développement de la couperose. Après cette courte description, il n'est pas inutile d'offrir en raccourci les principales circonstances d'organisation qui influent sur le développement de cette maladie cutanée, dont la civilisation paraît avoir favorisé les progrès ; car les sauvages n'en sont point affectés, si j'en crois les médecins voyageurs qui ont eu occasion de les étudier et de les connaître ; telles sont les causes qui tiennent à l'âge, au sexe, au tempérament, aux fonctions digestives, aux excrétions habituelles, au système hémorrhoïdal, à la menstruation, même à l'hérédité.

Il est en effet une époque de la vie où cette maladie est plus fréquente. Les femmes qui approchent de l'âge du retour, les hommes parvenus au milieu de leur carrière, sont le plus exposés à ses atteintes. La couperose attaque aussi les jeunes filles ; il en est beaucoup qui se trouvent écartées du mariage par cet inconvénient funeste. Dans quelques cas, on apperçoit même sur les joues des plus petits enfants nés de parents couperosés, des rougeurs boutonneuses, qui, pour un observateur attentif, sont le rudiment de cette affection.

Enfin, il est d'observation journalière, que le *varus gutta-rosea*, attaque spécialement le sexe féminin. J'affirme en effet, d'après mes calculs réitérés, que la proportion des femmes attaquées par cette maladie est plus considérable, lorsqu'on la compare à celle des hommes du même âge. La rétrocession, la suppression et tous les obstacles accidentels qu'éprouve le flux menstruel, sont des causes organiques qui ne sont pas sans importance et dont il faut tenir un compte particulier.

Des circonstances extérieures qui peuvent déterminer le développement de la couperose chez l'un ou l'autre sexe. Les gens du monde sont généralement très-portés à croire que la couperose décèle un penchant à l'ivrognerie ; de là vient que beaucoup de personnes éprouvent une sorte de honte d'en être atteintes. Cependant, combien d'individus chez lesquels la plus extrême sobriété ne saurait corriger une disposition souvent héréditaire ; avouons toutefois que les excès de la table et l'usage habituel des boissons vineuses et spiritueuses peuvent à la longue altérer le visage et donner lieu à de tels accidents.

Quelquefois la couperose est le résultat de la vie sédentaire, des occupations de cabinet, auxquelles l'homme des villes se trouve plus ou moins assujetti ; elle est fréquente chez ceux qui se livrent aux travaux de la pensée ; tels sont les gens de lettres, les négociants, les jurisconsultes. On fait la même remarque pour les femmes qui séjournent dans les comptoirs, dans les ateliers de broderie, qui ont une trop grande application à la peinture ou à d'autres arts analogues.

On a surtout observé que les hommes et les femmes qui passent les nuits à jouer, qui se fatiguent par des spéculations, qui sont en proie aux anxiétés continuelles que donne le passage rapide de l'espoir à la crainte sont enclins à cette maladie. Tout ce qui favorise l'afflux du sang vers la tête peut, à la longue, contribuer à son développement. D'ailleurs, la physionomie offrant presque toujours l'expression des sensations intérieures, elle doit nécessairement perdre ses plus beaux caractères toutes les fois qu'à l'effet physique de la maladie viennent se joindre les suites non moins fâcheuses d'une passion aussi insensée que celle du jeu. J'ai déjà cité quelque part l'histoire d'une jeune dame qui attirait d'abord tous les regards par la grâce infinie de sa figure. On apercevait seulement sur le visage quelques boutons épars qui décelaient le germe du genre d'éruption dont il s'agit, mais, qui n'altéraient en rien l'harmonie et la régularité de ses traits. Entraînée par de mauvais exemples, elle fréquenta les assemblées tumultueuses, et s'exposait sans cesse dans les salons à l'action irritante des bougies allumées ; on la trouvait constamment assise auprès des tables de jeu. Qu'arriva-t-il ? Son teint ne tarda pas à se flétrir ; sa face fut bientôt couverte par les pustules hideuses du *varus gutta-rosea ;* elle devint un objet d'horreur pour ceux dont elle avait été aimée et qui l'avaient tant admirée. Elle continua à s'épuiser par des veilles, et consuma ses jours dans les plus amères inquiétudes.

La couperose reconnaît encore bien d'autres causes, qu'il serait peut-être trop long d'énumérer. Qui ne connaît les conséquences fâcheuses de l'abus des cosmétiques? On sait que beaucoup de femmes pour perpétuer leur empire, surchargent souvent de couleurs factices leur peau altérée par les ravages du temps; les divers fards qu'empruntent celles d'entre elles qui sont destinées à paraître en public, irritent presque toujours la peau du visage, et y font naître des éruptions, qui font disparaître son éclat naturel. Les actrices de la capitale m'ont souvent consulté sur cet étrange inconvénient.

Moyens curatifs qu'on doit employer pour guérir la couperose. Le traitement de la couperose est devenu bien plus efficace depuis qu'on a mieux déterminé les analogies frappantes qui rattachent cette maladie au groupe des dermatoses dartreuses; pour procéder avec fruit dans ce traitement, il convient d'examiner d'abord ce qui se passe organiquement chez les individus qui réclament nos soins à cet égard. On sait que les nerfs de la face forment en quelque sorte des anses autour des vaisseaux qui les avoisinent, et sympathisent d'ailleurs avec toutes les parties du système sensible. Or, il est manifeste que leur excitement continuel, résultant du développement d'une quantité plus ou moins considérable de pustules dartreuses, doit faire affluer le sang vers le visage. Ce liquide doit par conséquent trouver des obstacles et stagner sans cesse dans les vaisseaux capillaires du réseau cutané. C'est d'après cette considération physiologique, qu'il faut recourir à tous les moyens qui peuvent apaiser ce foyer constant d'irritation. C'est ce qui m'a déterminé à recourir dans quelques occasions aux saignées locales. J'en ai fait usage avec un succès manifeste, malgré l'aversion que doit d'abord inspirer l'application inusitée des sangsues sur le visage, surtout chez les personnes douées d'une extrême susceptibilité nerveuse.

Dans beaucoup de circonstances, cette évacuation sanguine est un excellent moyen préparatoire. Ensuite, on a recours au soufre, que l'on prescrit sous diverses formes, et presque toujours extérieurement. On peut dire que ce remède est aux dermatoses dartreuses, ce que le mercure est aux affections syphilitiques; à Paris, nous nous servons principalement pour combattre les tristes effets du *varus gutta-rosea*, des bains sulfureux artificiels de Tivoli où des Néothermès. C'est dans ces établissements que nos malades se font administrer des douches à l'arrosoir sur la face, douches qui doivent être administrées avec autant d'habileté que d'intelligence. Cette eau médicinale, savamment préparée de nos jours, par des chimistes exercés, fait disparaître la maladie en peu de mois, lorsque d'ailleurs, elle n'est point entretenue par des causes d'un caractère très-grave. On est véritablement surpris des modifications heureuses qui s'opèrent dans l'état physique de la face. J'ai vu nombre de femmes, venues de nos provinces, recouvrer en peu de temps et par le seul effet de ces arrosements artificiels, autant de fraîcheur que de santé. Aussi, je conseille à toutes de préférer constamment les eaux sulfureuses à cette multitude de topiques et de cosmétiques secrets,

que les charlatans distribuent, en les qualifiant des titres les plus pompeux; ces applications extérieures qui émanent de l'ignorance avide, n'opèrent que trop souvent des rétrocessions fatales.

J'indique fréquemment aux personnes qui reçoivent mes soins, l'emploi d'une eau factice qu'on compose à volonté par le mélange d'une solution de sulfure de soude ou de sulfure de potasse, avec de l'acide sulfurique plus ou moins affaibli. On pratique des lotions utiles avec cette préparation, dont on verse une petite quantité dans une cuvette d'eau chaude. Le mode d'administration du soufre est aujourd'hui connu de tous nos pharmaciens.

Au surplus, pour mieux seconder l'effet local des douches et des lotions sulfureuses, il importe de ne pas négliger les indications commandées par l'état morbide des organes intérieurs. Si le *varus gutta-rosea* tient à quelque sécrétion empêchée, il faut s'empresser de la rétablir; lorsque les menstrues se suspendent ou coulent laborieusement, la saignée du pied, les sangsues à la vulve, ont produit quelquefois un effet remarquable. Les laxatifs modérés conviennent dans l'état de constipation. Ce qui prouve que la guérison des malades tient parfois à la manière dont on entretient les évacuations, c'est qu'on voit d'ordinaire le nombre des pustules diminuer, aussi bien que l'irritation du visage, quand les fonctions intestinales reviennent à leur état normal.

Je ne saurais assez recommander d'éviter toutes les causes qui peuvent influer sur le développement de la couperose. Les excès habituels que commettent certains individus voraces, qui se gorgent de viandes succulentes et fortement épicées, qui mangent et boivent à toutes les heures et sans aucune retenue, rendent quelquefois infructueux tous les avantages qu'on pourrait obtenir de nos méthodes curatives.

Il y aurait sans doute beaucoup d'autres points de doctrine à exposer sur le meilleur mode de curation qui convient à l'espèce de maladie dont il s'agit. Mais dans un livre qui traite de tant de sujets divers, on ne peut donner que des préceptes généraux. Le secret de l'art est de les étendre ou de les modifier, pour les appliquer aux cas individuels. Quand je décrirai d'autres affections qui se rapportent au genre *varus*, j'aurai occasion de reparler de cette incommodité si disgracieuse, qui, ainsi que je l'ai déjà dit, est un des fruits amers de notre civilisation et dont, au rapport de nos voyageurs, les sauvages ne sont jamais atteints.

Baron ALIBERT,

Professeur à la faculté de médecine de Paris,
Médecin en chef de l'hôpital de St-Louis.

COUPURE. (V. *Plaie.*)

COURBATURE (*path.*), s. f. Mot très-usité et très-vague, par lequel on désigne des états qui, souvent, ne se ressemblent point au premier abord ou diffèrent par la suite. Ce qu'on appelle courbature, s'observe au début de la plupart des maladies et ne conserve ce nom, jusques à la fin, que lorsque la marche est bénigne et la durée éphémère. Quoi qu'il en soit, voici le groupe de symptômes qui caractérisent la courbature : lassitude, brisement des membres, malaise ou douleur dans les reins, les jointures ; frissons, chaleur augmentée à la peau, sèche ou humide ; mal de tête, ordinairement frontal ; dégoût des aliments, soif, bouche pâteuse ou amère ; pouls fréquent et élevé, etc. On a aussi donné le nom d'embarras gastrique ou de fièvre éphémère à cet état simple qui dure d'un à trois jours et se termine spontanément, d'ordinaire, par des sueurs, le vomissement ou la diarrhée, des urines colorées et sédimenteuses, ou une hémorrhagie nasale, menstruelle, hémorroïdale. Si les symptômes de la courbature bien traitée se prolongent au-delà de deux ou trois jours, il faut craindre qu'ils n'aient été que les signes avant-coureurs d'une maladie plus sérieuse.

Les causes connues et presque toujours appréciables de cette espèce d'embarras stomacal, ou de fièvre éphémère gastrique ou inflammatoire, servent puissamment à en dévoiler la simplicité et à faire présager sa courte durée. Presque toujours la courbature peut être manifestement rapportée à quelque écart d'hygiène, tels qu'une indigestion, un refroidissement ou l'insolation, une fatigue de corps ou d'esprit, une émotion, etc., et la réaction de l'organisation, qui a momentanément ployé, est vive et prompte comme l'action des causes qui ont interverti ses mouvements réguliers.

Le traitement de la courbature doit être simple comme l'affection elle-même : il suffit d'écouter l'instinct, et de laisser agir la nature médicatrice, à laquelle revient de droit tout le bénéfice de la guérison. La lassitude invite au repos, le frisson appelle une douce température, le dégoût commande la diète, la soif indique les boissons aqueuses, acidules, mucilagineuses, qu'il ne faudrait pas prendre froides pourtant. Si la sueur survient, on l'aide doucement par la température plus élevée des boissons mucilagineuses, des couvertures suffisantes. Si le vomissement se déclare, on le favorise avec de l'eau tiède ; la diarrhée de même par de simples lavements. On ne se hâte pas d'arrêter une hémorrhagie. Il est des cas où un émétique, une saignée, enlèvent une courbature comme par enchantement, mais il n'y a que le médecin qui puisse en juger l'opportunité. Qu'on n'oublie pas d'ailleurs que, pour des esprits non exercés dans l'art de guérir, les symptômes de la courbature sont équivoques, et que, loin de constituer un état simple et distinct, ils peuvent marquer l'invasion de quelque grave maladie.

A. LAGASQUIE.

Docteur en Médecine, membre de la Commission d'Égypte.

COURGES (bot.), subst. fém. cucurbita. Genre assez nombreux de la famille des Cucurbitacées. Les courges sont en général originaires des pays chauds et notamment de l'Inde et de l'Afrique ; elles sont cultivées aussi dans les contrées méridionales de l'Europe ; leurs formes très-variées et très-variables rendent leur détermination assez difficile pour les botanistes, et l'inconstance de leur reproduction fait souvent. le désespoir des

horticulteurs. Les principes qui les composent présentent aussi des différences assez sensibles. Les espèces comestibles sont la Courge pépon melonnée, celle à moelle ou de Valparaiso, les Giraumons, les Potirons, les Citrouilles (dont il a été parlé page 395), et les Pastissons.

COURGE PÉPON, PÉPON MELONNÉ, BARBARINE, cucurbita polymorpha verrucosa. Cette espèce est généralement de forme allongée ; elle simule assez exactement le concombre ; son écorce est mince, verruqueuse, sa pulpe assez sèche, mais cependant d'un goût agréable, son odeur est musquée ; on en prépare des potages et des plats d'entremets dont l'usage est bien approprié à la suite des maladies inflammatoires.

LA COURGE A LA MOELLE ou de Valparaiso, peu commune aux environs de Paris, mérite cependant la faveur dont elle jouit dans d'autres contrées ; elle offre beaucoup d'analogie avec la précédente et jouit des mêmes propriétés.

COURGE GIRAUMON A VERRUES. Cette espèce affecte généralement une forme oblongue ; son volume est assez considérable ; l'écorce de couleur vert foncé est persemée de taches ou verrues d'un vert jaunâtre, elle enveloppe une chair assez ferme, dont la saveur rappelle celle du potiron.

COURGE GIRAUMON VEINÉE. Elle diffère de la précédente par les veines rubanées et les traces de côtes qui sillonnent sa surface ; sa chair est aussi plus compacte et plus nourrissante. Nous nous sommes assuré de l'existence de cette dernière propriété par une sorte d'analyse mécanique du fruit : cinq cents grammes ont fourni vingt-cinq grammes d'un principe amylacé analogue à la fécule de pomme de terre, mais cependant d'une ténuité plus grande. La pulpe récemment extraite fait la base de certaines pâtes cosmétiques justement estimées aux Antilles ; la propriété qu'elle a de blanchir par le contact de l'air, contribue vraisemblablement à lui conserver la faveur dont elle jouit depuis longtemps auprès des dames créoles. La proportion assez notable de principe gélatineux qu'elle contient permet d'ailleurs de croire que ses vertus sédative et rafraîchissante ne sont pas tout-à-fait illusoires.

COURGE GIRAUMON NON VEINÉE ET OBLONGUE. Cette variété légèrement oviforme, diffère peu par son faciès du concombre cultivé ; sa chair est cependant plus aqueuse et d'un grain plus serré ; lorsqu'on la coupe transversalement elle laisse exsuder des gouttes ou larmes gélatineuses d'une extrême limpidité. Cette eau de végétation est employée avec succès par quelques praticiens contre les ophthalmies et notamment l'inflammation du bord des paupières. Le giraumon non veiné est moins nutritif que le précédent et partant plus indigeste.

Les giraumons sont incontestablement de tous les fruits du même genre ceux qui jouissent de la propriété nourrissante au plus haut degré ; cependant leur peu de sapidité oblige, dans les pays chauds principalement, à les associer à des substances alimentaires d'un goût plus relevé, pour rendre leur digestion plus facile. Cuits dans le lait ils entrent dans la composition d'entremets qu'on nomme vulgairement giraumonades et qui sont assez estimés.

POTIRON PÉPON, *cucurbita pepo*. Cette espèce se distingue par le volume souvent considérable qu'elle atteint en quelques mois; sa forme est globuleuse, déprimée cependant au sommet et à la base; elle offre des traces de côtes dans le sens de sa longueur; sa chair de couleur jaune est ferme et peu sapide, lorsqu'il est frais ou récent; mais elle devient savoureuse par la cuisson.

L'usage alimentaire du potiron est assez commun; cuit au lait, il forme un potage sain et agréable qu'on ne met peut-être pas assez à profit dans le régime diététique; on en prépare une sorte de conserve en l'unissant au sucre dans des proportions convenables; quelques personnes enfin le font entrer dans la composition du raisiné, qu'il rend plus doux et plus laxatif.

Les graines de potiron ou mieux les amandes qu'elles renferment, font partie des *quatre semences froides*, réduites en pâte avec une quantité suffisante d'eau, puis le mélange étant passé, le produit forme une émulsion tempérante que quelques praticiens emploient de préférence à celle obtenue avec les amandes douces, *amygdalus communis*.

Les semences de potiron fournissent en outre par expression une huile fixe, assez douce pour être employée dans les usages alimentaires. Suivant une remarque très-judicieuse de M. Delongchamp, la culture du potiron devrait être mise à profit sous ce rapport, principalement dans les pays qui ont pour industrie spéciale la propagation et l'élève des bestiaux. On pourrait en effet leur donner non-seulement la pulpe ou chair, mais encore les tourteaux qui résulteraient de l'extraction de l'huile. Tout en partageant l'opinion de cet économiste habile, nous devons dire cependant que le principe amylacé, et conséquemment nutritif, est loin d'y être aussi abondant qu'il paraît le croire, et que le volume souvent prodigieux de ce fruit semblerait l'indiquer; dans les diverses expériences auxquelles nous nous sommes livré pour extraire ce principe, nous n'en avons trouvé que des traces, eu égard cependant à la quantité de pulpe sur laquelle nous agissions, et qui n'était pas moindre de 2,000 grammes.

Les principales variétés de potiron sont : 1º Le gros potiron jaune; c'est le plus commun; 2º le petit potiron jaune; c'est le plus hâtif; 3º le gros potiron vert; 4º le petit potiron vert; 5º le potiron noir, abondant, et cultivé principalement dans la Bresse; 6º le potiron blanc, assez rare aux environs de Paris; 7º le potiron verruqueux ou brodé, dont la chair est très-ferme; 8º enfin le potiron d'Espagne, qui est incontestablement le meilleur de tous.

On doit à M. Sageret, qui s'est occupé avec beaucoup de succès de la fécondation croisée, une nouvelle variété de potiron qu'il nomme *potiraumont* et qui se distingue des autres par des caractères invariables. Cet habile horticulteur, se

fondant sur l'amélioration qu'apporte la culture dans la saveur des fruits, n'hésite pas à dire que nous verrons quelques jours sur nos tables des potirons de cent à cent cinquante livres, flattant le goût et l'odorat au même degré que les melons.

COURGE PASTISSON, *bonnet d'électeur, de prêtre, artichaut de Jérusalem ou d'Espagne, couronne impériale. Cucurbita melo pepo vel pepo clipeiformis.*

Ce fruit, comme le prouve suffisamment la diversité de ses noms, prend des formes très-variées; tantôt il est rond, offre des côtes très-saillantes dans une partie de son étendue et simule ainsi avec assez d'exactitude le bourrelet ou la couronne impériale; tantôt il est allongé en forme de comcombre, ou bien encore il présente celle d'un champignon non développé. Sa chair est ferme, peu savoureuse. On l'associe ordinairement avec des substances plus sapides. Les graines généralement assez difformes et comme tronquées sont émulsives.

Cette espèce est assez riche en principes nutritifs, bien que son volume soit bien inférieur à celui des potirons elle fournit néanmoins une quantité de fécule beaucoup plus considérable; cette fécule est d'une extrême ténuité elle se rapproche des amidons d'orge et de blé par ses caractères physiques, et jouit des mêmes propriétés chimiques. COUVERCHEL,

Membre de l'Académie de médecine et de la société de pharmacie.

COURS DE VENTRE (*méd.*). (V. *Diarrhée.*)

COURSE (*hyg.*), s. f. (V. *Gymnastique.*)

COUSIN (*entomol.*), s. m., *culex*. Genre d'insectes diptères très-connus et dont il existe un assez grand nombre d'espèces dans nos climats. La plus commune de toutes est le *culex pipiens*. Ces insectes sont munis d'une trompe cylindrique creuse renfermant un suçoir très-délié et piquant, composé de cinq petits filets dentelés; c'est avec cet instrument destiné à aspirer le sang, que les cousins nous font ces piqûres toujours accompagnées d'une cuisson et d'une douleur assez vives; la peau rougit et s'enfle légèrement autour de la petite plaie. Les personnes dont la peau est fine et délicate sont surtout poursuivies par ces insectes fréquents en été et en automne; un bourdonnement importun annonce leur présence; on a remarqué qu'il est des années où ils se montrent en plus grand nombre que dans d'autres. Il paraît aussi qu'ils versent dans les piqûres qu'ils font un liquide irritant particulier; ces blessures sont néanmoins le plus souvent sans gravité; mais elles déterminent une demangeaison qui est fort désagréable et qui souvent persiste plusieurs jours.

On se garantira des cousins en s'éloignant des mares et des autres lieux, où les eaux sont stagnantes; c'est en effet dans ces endroits que ces insectes se rencontrent, leurs larves vivant dans l'eau. On peut aussi pendant la nuit se préserver le visage au moyen d'un tissu de gaze; c'est ce qu'on nomme un *moustiquaire* dans les Antilles, où les cousins existent en grand nombre. Quand on a été piqué par un de ces insectes, on ne doit pas se gratter, ce qui ne ferait qu'augmenter l'irritation. Il faut se contenter de mouiller la petite plaie avec un peu d'extrait de saturne, ou de vinaigre, ou même d'eau salée ou de salive; la douleur se dissipe alors assez promptement; l'ammoniaque liquide (alcali volatil), étendu dans deux ou trois parties d'eau a été employé aussi avec un grand avantage, ce moyen est même préféré comme agissant d'une manière plus sûre.   J. B.

COUTEAU (*chir.*), s. m. En chirurgie on donne ce nom à un instrument tranchant d'une assez grande dimension et qui est destiné à pratiquer des amputations; la dimension et la forme des couteaux varient suivant l'usage auquel on les destine : il y en a de tranchant sur les deux côtés, ces couteaux sont nommés interosseux ; les couteaux courbes ne sont plus employés aujourd'hui ; tous les couteaux sont droits, pointus, et à lame fixe sur le manche. La longueur de la lame varie depuis quatre à cinq pouces jusqu'à douze ou treize pouces. Il existe aussi des couteaux particuliers pour certaines opérations.   J. B.

COUTELIERS-ÉMOULEURS et **AIGUISEURS** (*path.*, *hyg. pub.*). Les ouvriers émouleurs ou aiguiseurs qui sont chargés d'aiguiser les instruments tranchants en les mettant en contact avec une meule de grès à laquelle on imprime un mouvement de rotation, sont sujets à une foule de dangers que nous allons énumérer ici.

1° Ils peuvent être blessés par la rupture des meules. Cette rupture est attribuée à l'effet de la force centrifuge; 2° à une dilatation des coins ou chevilles qui assujettissent la meule sur un axe en fer auquel on a donné le nom d'*arbre ;* 3° à ce que la meule, étant mal montée, se démonte et se brise; 4° à l'échauffement de la meule, lorsqu'on repasse *en sec ;* 5° au frottement de la surface de la meule d'une manière inégale, de telle sorte qu'elle vienne présenter alternativement des saillies ou des retraits plus ou moins marqués.

Nous ne pouvons pas signaler ici tous les accidents qui sont la suite de la rupture des meules, et qui ont été exposés dans plusieurs ouvrages qui traitent de l'industrie ; nous nous bornons seulement à citer l'observation suivante : En 1762, les voisins d'un coutelier de Strasbourg, nommé Haller, qui était occupé à repasser, furent épouvantés par un bruit causé par la rupture de sa meule, qui avait quinze pouces et pesait quarante-cinq livres. Cette meule se réduisit en fragments plus ou moins volumineux. M. Haller, enlevé avec la planche sur laquelle il était couché pour repasser, fut jeté à 5 pieds de distance de la machine; il avait été blessé aux lèvres et au menton et avait perdu connaissance. M. Morand père, qui se trouva à Strasbourg, se rendit, le quatrième jour après l'accident, chez Haller. Là, il apprit: 1° que la meule s'était partagée en plusieurs morceaux, dont les deux plus gros pesaient environ quinze livres ; 2° que les éclats de cette meule avaient été lancés dans une fenêtre et avaient brisé un châssis où il y avait douze carreaux; 3° enfin,

que d'autres fragments avaient été portés à plus de dix pieds dans la rue. La meule qui avait éclaté était en grès ordinaire ; elle était neuve lorsque l'accident arriva. En effet, M. Haller s'en était servi la veille pour la première fois. Enfin M. Morand fut d'avis que la trop grande vitesse imprimée à la meule pouvait être la cause de sa rupture, et ce fut à la suite de cette idée émise par M. Morand que M. Songy, coutelier à Paris, présenta à l'Académie des sciences, en 1763, une note sur un moyen qu'il avait imaginé pour pouvoir, en même temps qu'il travaillait à ses meules ou *polissoirs*, faire mouvoir les roues qui les faisaient tourner. Le moyen proposé par M. Songy consiste à faire tourner la roue au moyen d'une *pédale* qu'il y a jointe. On reconnut au procédé de M. Songy le double avantage d'épargner des journées d'hommes et de prévenir tout accident provenant d'une trop grande vitesse imprimée à la meule ; mais ce procédé ne fut pas appliqué.

Dans quelques grandes fabriques de coutellerie, et notamment dans celle qui est sur la Marne, à Chaumont, on a établi pour les ouvriers aiguiseurs des appareils qui les préservent en partie des accidents causés par la rupture des meules. Ces appareils consistent en une auge à émoudre, garnie d'une barre cintrée représentant une anse ou une chappe. Cette barre est en fer, de 48 lignes de largeur sur six lignes d'épaisseur; elle est scellée par ses deux extrémités dans l'auge en pierre. Une autre barre de fer qui prend dans l'extrémité de l'auge, où elle est aussi scellée, vient joindre la chappe, sur laquelle elle est rivée : il y a une distance d'environ trois pouces entre cette barre et la meule, et autant de distance entre la barre et la planche qui porte l'émouleur.

En outre, aujourd'hui une grande partie des meules sont montées d'après un nouveau procédé, qui consiste à introduire dans la meule un arbre de nouvelle construction. On a aussi commencé à abandonner dans les manufactures d'armes le mode de fixer la meule à l'arbre par des coins. Cette ancienne méthode est cependant encore en usage dans quelques établissements.

Les ouvriers aiguiseurs sont aussi sujets à des coupures qui peuvent être attribuées à deux causes principales : 1° à la maladresse de l'ouvrier; mais ces coupures sont rares; 2° A ce que l'on aurait répandu sur la meule un corps gras. Dans ce cas, la pièce qu'on aiguise glisse avec rapidité sur la meule graissée et trompe l'ouvrier, qui peut se blesser. Ces blessures sont très-rares ; nous n'en avons eu à notre connaissance qu'un seul cas ; il était dû à ce qu'il y avait de l'huile mêlée à l'eau dans laquelle trempe la meule. La blessure était peu grave; il fallut cependant démonter la meule pour la dégraisser.

Il n'est pas rare de rencontrer chez les ouvriers couteliers des varices et des ulcères aux jambes ; nos recherches nous ont fait connaître que chez les aiguiseurs l'emploi de la meule *à sec* est dangereux; que la *non-ventilation* d'ateliers mal éclairés et enfumés par la houille est nuisible à la santé; que le non-emploi de la lampe à *abat-jour* et du *garde-vue* donne lieu à l'affaiblissement des yeux chez ces ouvriers qui sont alors forcés de quitter leur profession à un âge où d'autres ouvriers aussi vieux, mais qui ont pris des précautions, peuvent encore travailler ; que la déformation des apprentifs qui exercent trop jeunes cet état se fait remarquer chez les enfants de gens pauvres dans la proportion de un sur quinze (près de sept sur cent). Ces difformités pourraient être prévenues, au moins en partie, si les maîtres avaient le soin de corriger chez leurs apprentifs les positions du corps nuisibles à la santé. Enfin, les ouvriers aiguiseurs sont sujets aux rhumatismes articulaires chroniques, et quelquefois aux affections de poitrine, parce qu'ils sont toujours entourés d'humidité.

Ces ouvriers sont plus sobres qu'ils ne l'étaient il y a trente ou quarante ans ; la profession ne paraît pas agir sur leur longévité, ils succombent par suite d'imprudences, et surtout par la négligence et l'insouciance qu'ils apportent à la conservation de leur santé. Le métier de coutelier est très-lucratif ; les bons ouvriers peuvent gagner jusqu'à 5 francs par jour. Dans les environs de Nogent il y a 3,300 couteliers ; ils peuvent travailler jusqu'à 55 ans.

Les conseils à donner aux maîtres couteliers sont les suivants : 1° prendre des précautions pour que les meules soient montées à l'aide de nouveaux procédés, afin de diminuer les causes de rupture et par suite les chances d'accidents ; 2° avoir soin que les corps gras ne puissent salir ces meules ; 3° veiller à ce que le mouvement imprimé à la roue, et par suite à la meule, pendant le travail, ne soit pas trop accéléré ; 4° faire recouvrir ou entourer d'un bâti en bois et de grillages en fer ou en fil-de-fer les parties de leurs mécaniques, arbres, volans, courroies, etc., qui pourraient accrocher les ouvriers ; 5° examiner avec soin les meules avant de les employer ; 6° veiller à ce que les apprentis placés à l'étau ne prennent pas de fausses positions qui puissent déterminer chez eux une déformation ; enfin, exiger que l'air des ateliers soit renouvelé, et diminuer autant que possible les causes d'humidité.

Les ouvriers, de leur côté, doivent faire usage, lorsqu'ils ont des varices, de *bas lacés ;* se servir de lampes à abat-jour, de visières, et même de conserves en temps utile, afin de préserver leur vue ; porter des sabots lorsqu'ils travaillent dans des lieux bas et humides, et se vêtir convenablement, pour éviter les affections rhumatismales ; enfin, se nourrir sobrement, et ne pas se livrer à la boisson et à la débauche, ce que nous ne saurions trop recommander en parlant des maladies des artisans et de l'hygiène de toutes les professions.

S. FURNARI,   A. CHEVALLIER.

Docteur en médecine, membre   Membre du Conseil de salubrité,
de l'académie de médecine   Professeur à l'école de pharde Palerme.   macie.

COUTURIER (*anat.*), **s. m.** C'est le nom d'un muscle de la cuisse qui est long et étroit, il s'attache supérieurement à l'os de la hanche (épine iliaque antérieure et supérieure), et inférieurement à la partie intérieure du genou (tubérosité du tibia), il sert à fléchir la jambe et à la porter en dedans, il doit son nom à la faculté qu'il donne aux cuisses de se croiser l'une sur l'autre pour s'asseoir ainsi que font les tailleurs.   J. B.

COUVRE-CHEF (*chir.*) C'est le nom donné à un bandage qui s'applique sur la tête. (V. *Bandage.*)

COWPOUX (*path.*), **s. m.** On donne ce nom à une éruption qui a lieu sur le pis des vaches, et dont le pus inoculé constitue la *vaccine* (v. ce mot).

COXALGIE (*path.*), **s. f.**, du latin *coxa*, hanche, et du grec *algos*, douleur ; cette dénomination hybride et par conséquent défectueuse, désigne à proprement parler une douleur de la hanche ; mais le plus souvent on s'en sert pour indiquer une maladie particulière dans laquelle la tête du fémur se gonfle et finit par abandonner la cavité *cotyloïde* de l'os *iliaque ;* il se produit alors ce qu'on appelle une *luxation spontannée* de la cuisse. Les enfants sont plus fréquemment atteints de cette affection que les adultes ; elle reconnaît surtout pour cause le vice scrophuleux, rhumatismal, ou quelquefois un état d'épuisement suite des excès de l'onanisme ; dans ces cas, le mal survient le plus souvent après un coup, une chute, ou la répercussion d'une exanthème.

Son début est caractérisé par un sentiment de faiblesse dans la cuisse, accompagné de tension à l'aîne et d'un peu de claudication. Constamment aussi et par intervalles il se manifeste des douleurs ; et, chose remarquable, c'est au genou qu'on ressent pendant longtemps les premières et les plus fortes de ces douleurs. Cette circonstance a donné lieu à plus d'une méprise. Elles peuvent persister des mois et même des années ; pendant ce temps, la tête du fémur, s'étant gonflé par l'inflammation et l'altération du tissu osseux, cesse de pouvoir être contenue dans la cavité *cotyloïde* ; elle en sort en partie, le membre se trouve ainsi allongé, la fesse est aplatie et le malade marche comme on le dit *en fauchant,* c'est-à-dire qu'au lieu de porter directement en avant tout le membre, il lui fait décrire un arc de cercle par côté et en écartant les cuisses. Enfin il arrive une époque, où la tête du fémur tout-à-fait chassé hors de sa cavité articulaire, se déplace brusquement ou lentement et remonte presque toujours en haut et en dehors ; la luxation spontanée s'est alors produite, les douleurs cessent, et le membre qui était allongé se raccourcit ; mais fréquemment la maladie de l'os fait encore des progrès, les douleurs reparaissent, il se forme des abcès auxquels succèdent des trajets fistuleux. La suppuration et la douleur finissent alors par épuiser le malade et le faire succomber. Il guérit pourtant quelquefois ; et dans ce cas il se forme une fausse articulation, ou bien il s'établit une ankylose.

Le traitement est le même que celui des tumeurs blanches (V. ces mots) ; on aura d'abord recours aux applications de sangsues, aux cataplasmes et aux émollients en général ; plus tard on devra employer les révulsifs énergiques comme les vésicatoires, les moxas, sans pourtant négliger le traitement général dans lequel on s'efforcera de combattre l'influence scrophuleuse, rhumatismale, de la constitution et les autres causes générales de la maladie. J. B.

COXO-FÉMORALE (*anat.*), s. f. C'est le nom de l'articulation de la cuisse avec la hanche. Cette articulation a lieu par une extrémité d'os arrondie et demi-sphérique ; c'est la tête du fémur ou de l'os de la cuisse ; cette tête est reçue dans une cavité correspondante qui existe à l'os de la hanche (os des îles) ; ces os sont unis par un ligament capsulaire et un ligament qui est au centre de l'articulation ; des muscles puissants contribuent encore à l'assujettir. Cette articulation peut se mouvoir dans tous les sens et est de la nature de celle que l'on nomme orbiculaire.

Il est traité des maladies de cette articulation aux mots *Cuisse* et *Coxalgie*. J. B.

CRACHATS (*path.*), s. m. *sputum*, matière évacuée par la bouche et provenant d'une sécrétion surabondante des glandes salivaires, des cryptes muqueuses et des follicules sébacés, ou bien d'une exhalation morbide particulière. Les crachats peuvent se former dans la bouche ; le mécanisme de leur expulsion est alors très-simple, et constitue la simple *sputation* ou *crachement ;* d'autres fois ils proviennent du gosier, de l'arrière-bouche ou des fosses nasales qui communiquent comme on le sait avec le fond de la bouche ; il sont chassés alors par une expiration rapide en même temps que l'isthme du gosier se resserre ; c'est l'*expuition ;* lorsqu'ils viennent des fosses nasales, on exécute préalablement une sorte de reniflement ; enfin les matières peuvent venir de la trachée artère et des conduits bronchiques de la poitrine ; leur expulsion est alors précédée d'une expiration brusque, d'une toux ; c'est ce qu'on nomme l'*expectoration*. Dans quelques circonstances il s'échappe à flot par la bouche du pus ou du sang venant de la poitrine ; mais il y a alors plutôt une sorte de vomissement qu'une expectoration.

Les crachats de la bouche sont en général clairs et séreux ; ils sont formés en partie par la salive ; pendant la grossesse, et par l'usage du mercure ils sont quelquefois très-fréquents ; le dernier état constitue une maladie particulière qu'on a appelée *salivation* ou *ptyalisme*. On observe aussi des *crachotements continuels* chez les malheureux atteints de la rage. Les crachats provenant du gosier sont quelquefois visqueux et se détachent avec peine ; ils sont fréquemment mêlés de petits grumeaux blancs qui s'écrasent facilement entre les doigts en donnant une mauvaise odeur ; cette matière provient des amygdales et s'observe aussi dans l'état de santé. Les crachats du gosier indiquent en général un état inflammatoire de cette partie. Chez quelques personnes le mucus des fosses nasales s'écoule pendant la nuit dans le larynx et le matin il est rejeté avec peine et en donnant lieu parfois à des nausées.

Les crachats provenant de la poitrine sont ceux qui intéressent le plus le médecin ; afin donc qu'il puisse les examiner, il faut les conserver chez les individus atteints de maladies de poitrine ; leur forme, leur consistance et leur composition varient en effet suivant la nature de l'affection. Ils sont séreux, c'est-à-dire clairs et transparents au début de la bronchite aiguë et de la pleurésie ; plus opaques dans le catarrhe chronique ; visqueux, adhérents aux vases dans lesquels ils sont rendus, mêlés à des petites bulles d'air dans la pneumonie ou fluxion de poitrine. Ils sont verdâtres dans la pneumonie bilieuse ; chez les phthisiques ils sont d'abord clairs et transparents ; plus tard ils deviennent opaques, épais, exactement arrondis et *nummulaires* comme on le dit, en sorte qu'il est très-facile de les distinguer les uns les autres dans le vase où ils sont contenus ; fréquemment alors ils contiennent du pus en plus ou moins grande quantité. Ce pus dans les crachats peut provenir aussi des bronches dilatées ou des cavités de la plèvre. Un des caractères les plus importants de la pneumonie est la présence du sang dans les crachats ; ceux-ci sont dits alors *rouillés* à cause de leur aspect ; il ne faut pas confondre pourtant le sang intimement mélangé aux crachats avec celui qui proviendrait du gosier ou des fosses nasales, et qui se présente sous forme de strie. Dans cette même maladie, la présence de crachats rouges brunâtres nommés couleur *jus de pruneaux* par les médecins, est un signe presque constamment mortel. Dans l'hémoptysie le sang expectoré est vermeil et écumeux.

On a vu des personnes s'effrayer de cracher des matières grises ou noirâtres ; mais ces matières proviennent seulement de poussières respirées avec l'air et surtout de la fumée des lampes et des bougies dans les lieux de réunion, et n'annoncent aucunes maladies.

Les crachats ont une odeur fétide dans les affections syphitiques et scorbutiques et dans la gangrène du poumon. Leur abondance est très-variable suivant les maladies ; la quantité rendue s'élève parfois a plusieurs litres dans certains cas de salivation mercurielle et de catarrhes.

J. P. BEAUDE.

CRACHEMENT DE SANG (*méd.*). (V. *Hémoptysie , Crachats.*)

CRAMPE (*path.*), s. f. (*crampus*, basse lat.), contraction spasmodique, très-douloureuse et passagère d'un ou de plusieurs muscles, particulièrement de ceux des membres inférieurs. Les crampes peuvent se manifester néanmoins partout où il existe des fibres musculaires, comme on le verra tout à l'heure. Les causes les plus ordinaires de cette affection sont : les fausses positions, les compressions, les vicissitudes atmosphériques, le choléra, l'hystérie, l'hypochondrie, et la plupart des maladies nerveuses. Les femmes y sont plus sujettes que les hommes, et c'est à leur susceptibilité excessive lorsqu'elles sont enceintes, qu'elles doivent d'en ressentir quelquefois de fort incommodes. Celles qui accompagnent si fréquemment le travail de l'accouchement sont occasionnées par la compression des nerfs sacrés, sur lesquels glisse la tête de l'enfant, engagée dans le petit bassin. Les causes des crampes d'estomac et celles de l'angine de poitrine sont trop multipliées pour pouvoir être analysées avec fruit dans un ouvrage de cette nature.

Quand une crampe prend au lit, ce qu'il y a de mieux à faire est d'en sortir aussitôt et de poser le pied à terre, en étendant fortement la jambe. On fait aussi cesser ces contractions douloureuses en serrant le mollet avec une jarretière, ou en frictionnant le membre avec la main, et mieux encore avec un morceau d'étoffe à la surface duquel on a versé une cuillerée à café d'éther acétique, d'eau de Cologne, de vulnéraire, etc. Dans les crampes d'estomac et dans celles connues sous la dénomination d'angine de poitrine, on administre des potions aromatiques, spiritueuses, antispasmodiques. On prescrit l'oxide blanc de bismuth, et l'on promène des topiques irritants sur les parties voisines, tandis qu'on recouvre le siége de la douleur d'un emplâtre de thériaque.

F. E. P.

CRANE (*anat.*), s. m. (de *crane*, casque). C'est en effet le casque, l'enveloppe osseuse du cerveau, du cervelet et de sa protubérance. Dans l'homme adulte et bien portant, le crâne renferme une capacité dont la partie supérieure représente une voûte, et le plan inférieur une surface découpée en compartiments ou fosses. Sa forme générale est celle d'un ovoïde dont la grosse extrémité est en arrière; mesurée d'avant en arrière, l'homme étant supposé debout et les yeux à l'horizon, la capacité du crâne est dans notre pays et dans les cas les plus ordinaires, de cinq pouces; à l'union des deux tiers antérieurs de cette première ligne avec son tiers postérieur, cette cavité a quatre pouces et demi. Le diamètre vertical, mesuré au même point, est de cinq pouces.

La voûte du crâne est moulée sur la convexité du cerveau, dont elle n'est séparée que par les membranes de cet organe, appliquées elles-mêmes immédiatement à sa surface. Les circonvolutions de la couche corticale du cerveau sont logées dans des impressions semblables à celles que ferait l'application des doigts sur une substance molle et pâteuse, et que pour cela on a nommées *impressions digitales*. Celles-ci sont séparées les unes des autres par des crêtes peu élevées qui font saillie dans les sillons des anfractuosités.

Les fosses de la base du crâne sont au nombre de neuf et mieux de huit; car la neuvième est un large trou. Elles sont disposées par trois d'avant en arrière; dans les six des deux rangées antérieures, s'enfoncent ou reposent les éminences ou les surfaces de la base du cerveau. C'est le cervelet qui remplit les deux latérales de la dernière rangée en arrière; la protubérance annulaire et la queue de la moelle allongée sont couchées sur un plan incliné, nommé gouttière basilaire qui aboutit inférieurement et en arrière à un grand trou qui donne passage au prolongement rachidien de l'encéphale. La cavité crânienne est divisée en deux moitiés par un prolongement membraneux nommé faux de la dure-mère, qui descend d'un pouce à deux de la voûte du crâne, le long de la ligne longitudinale, et sépare l'un de l'autre

les hémisphères cérébraux. Tranversalement, un autre repli membraneux couvre les fosses postérieures et sépare la face inférieure des lobules postérieures du cerveau d'avec la face supérieure du cervelet. La cavité du cerveau communique avec les régions situées en dehors d'elle par des trous nombreux : 1° En avant dans la fosse moyenne de la rangée la plus extérieure, le crible de la lame ethmoïdale qui livre passage aux nerfs de l'olfaction et à un filet de la cinquième paire; 2° les trous optiques destinés surtout aux nerfs de ce nom et à une artère; 3° la fente sphénoïdale par laquelle les nerfs moteurs de l'œil et des branches des nerfs trijumeaux communiquent dans l'orbite; 4° les trous ronds; 5° le trou ovale donnant passage aux branches de la cinquième paire; 6° le trou sphéno-épineux destiné à une artère; 7° l'hiatus Fallopii pour un nerf et un vaisseau; 8° le conduit auditif interne pour deux nerfs, l'auditif et le facial; 9° le canal carotidien pour une artère et des filets nerveux; 10° l'aqueduc du vestibule communiquant au-dedans de l'oreille; 11° le trou déchiré postérieur pour des nerfs (pneumo-gastrique, glosso-pharingien, nerf accessoire), et pour des vaisseaux (veine jugulaire); 12° le trou condilien pour le nerf hyoglosse.

Des demi-gouttières correspondant aux sinus de la dure-mère parcourent la surface interne du crâne dans divers sens pour aboutir au trou déchiré postérieur.

On voit aussi se ramifier sur cette surface interne des gouttières, indices de la présence d'artères et spécialement de l'artère sphéno-épineuse. Tous les trous indiqués sont pairs; la fosse moyenne postérieure se termine au grand trou occipital, qui est unique et sur le milieu. Cette surface interne présente en outre la trace de lignes inégales, dentelées, diversement dirigées, qui indiquent les points de contact des pièces diverses dont la réunion constitue le crâne.

Les parois du crâne sont osseuses, d'inégales épaisseurs, présentant à sa surface extérieure une configuration très-compliquée, appropriée aux divers usages auxquels elles servent.

Sur la voûte la surface en est lisse; dans toute l'étendue antéro-postérieure une membrane fibreuse tenant par chacun de ses bouts à un muscle, la recouvre immédiatement; ce sont l'aponévrose épicrânienne et les muscles occipital et frontal. Au-dessus sont les téguments. Sur les côtés deux lignes courbes circonscrivent les surfaces temporales destinées aux muscles de ce nom. En arrière et en bas, des lignes et des surfaces inégales donnent insertion aux muscles qui meuvent la tête sur le tronc, ou la mâchoire inférieure et l'appareil hyoïdien sur la tête. En bas sur le milieu le pharynx s'y applique. En bas et en avant la surface extérieure du crâne est confondue avec les os de la face qui s'y articulent et avec la voûte des fosses nasales.

Huit os servent à constituer le crâne; cinq lui appartiennent en propre; ce sont les deux pariétaux, les deux temporaux et l'occipital. Trois lui sont communs avec la face : ce sont le frontal, l'ethmoïde et le sphénoïde. Ce dernier s'articule avec tous les autres; il est placé à la base du crâne; ses ailes remontent jusqu'aux bas côtés de la voûte. Ces os s'engrènent ou s'appliquent; des lacunes peuvent rester entre la jonction de quelques-uns, et elles sont remplies par des ligaments membraneux, tel est le trou déchiré antérieur. Ils ne jouissent d'aucune mobilité les uns sur les autres.

Un choc réparti sur une large surface de la voûte agit sur la base, et s'il est assez violent, c'est là qu'a lieu la fracture. Le crâne protége donc les organes qu'il renferme en résistant à la manière d'une voûte; sur la région inférieure, l'épaisseur des parties placées à l'extérieur du crâne amortit le choc.

Un coup qui ne fracture pas produit néanmoins fréquemment une secousse intérieure que l'on appelle commotion. Les fractures du crâne n'ont de gravité que lorqu'elles compriment la substance encéphalique ou la disposent à l'inflammation.

L'épaisseur inégale des parois du crâne dépend non-seulement de l'épaisseur diverse de la substance osseuse, mais aussi de l'écartement des lames de cette substance.

Les os de la voûte sont les plus minces et traduisent le mieux la forme du cerveau. Entre les lames du frontal les sinus qui communiquent avec le nez se prolongent, chez un certain nombre de vieillards, et figurent au-dehors des saillies qui ne sont pas soutenues par des éminences correspondantes du cerveau. L'action de chaque circonvolution cérébrale fût-elle déterminée dans les actes moraux et intellectuels, il n'en résulterait pas encore que l'inspection extérieure du crâne permît dans tous les cas de résoudre le problème qui consiste à reconnaître les qualités d'après les formes de cette partie. La *cranioscopie* est loin encore de la certitude de la phrénologie dont les données sont elles-mêmes l'objet de tant de contestations.

Tous les crânes sont cependant loin de se ressembler; les uns sont déprimés et larges à la base, d'autres sont remarquables par les dimensions opposées. Il en est qui sont évidemment éminents en avant, d'autres qui fuient en arrière; certains sont, comme on le dit, en forme de pain de sucre. Le diamètre de la largeur, égale et dépasse chez quelques-uns le diamètre antéro-postérieur. Des éminences plus ou moins saillantes et étendues rendent des crânes particulièrement distincts.

Sous ces rapports les diverses races humaines diffèrent. La race caucasique est pourvue des crânes les plus vastes et remarquables par le front le plus élevé. La race mongole a le crâne le plus large. La race nègre présente le plus d'étrécissement et d'allongement en arrière.

Un rapport inverse a été remarqué entre la face et le crâne. Camper a proposé de mesurer ce rapport en tirant une ligne qui, des dents incisives de la mâchoire supérieure, vienne passer au-devant de la partie moyenne du front, et en coupant celle-ci par une autre qui de ces mêmes dents incisives aboutisse au conduit auditif. Chez l'Européen cet angle tombe entre 80° et 85°, c'est 75°

chez les Mongols, et 70° chez les nègres; le Jupiter des anciens est représenté avec un angle de 90°. (V. *Angle facial.*) Cuvier a comparé l'*aire* de divers crânes, rapportée à celle de la face; l'aire du crâne de l'Européen est quatre fois aussi considérable que celle de la face. La face augmente d'un cinquième chez le nègre.

Les oiseaux ont le crâne mince et composé d'une seule pièce, et moulé assez exactement sur l'encéphale.

Dans les mammifères les muscles et les éminences qui leur donnent insertion, enfin les développements des sinus masquent la forme que le cerveau imprime à la face interne du crâne. Les reptiles et les poissons permettent encore moins de conclure la forme du cerveau de celle du crâne.

Dans l'enfance, les tissus du crâne jouissent d'une certaine mobilité; leur ossification n'en a pas encore approché les extrémités au contact. Ces espaces bouchés par des membranes sont des fontanelles. Au moment de la naissance, cette mobilité permet à la tête de l'enfant de se mouler sur le passage étroit qui doit le transmettre au jour. L'ossification du crâne commence dès les premiers temps de la vie embryonaire. Les maladies des os affectent aussi ceux du crâne; enfin, le crâne, au bout d'un certain temps, s'affaisse, se déforme dans quelques maladies de l'encéphale, si les parties correspondantes de la substance nerveuse se sont déprimées.

SANSON-ALPHONSE,
Professeur agrégé à la Faculté de médecine de Paris.

CRANIOLOGIE (*physiol.*), s. f., du grec *kranion*, crâne, et *logos*, discours. C'est une science créée par Gall et qui a pour but de localiser toutes les fonctions de l'intelligence et de leur assigner une place et un organe particulier dans le cerveau. (V. *Phrénologie.*)

CRANSAC (Eaux minérales de). Cransac est un un village du département de l'Aveyron, situé à six lieues de Villefranche, et de Rodez et à une demi-lieue de Saint-Aubin, petite ville où se logent les étrangers qui viennent prendre les eaux. Il existe à Cransac deux espèces de sources : les anciennes, désignées sous le nom de sources de *Richard*, et les nouvelles, ou de *Béselgues*. Les premières sont connues, dit M. Alibert, depuis plus de neuf cents ans, et les nouvelles n'ont été découvertes qu'en 1811. Ces sources qui sont gazeuses et ferrugineuses salines ont été divisées en *douces* et en *fortes* suivant la quantité de principe ferrugineux qui entre dans leur composition. Elles contiennent de l'acide carbonique, du sulfate de magnésie, d'alumine et de chaux, du sulfate de fer et du carbonate de chaux. Dans les eaux douces, la proportion du sulfate de fer est de quatre grains par pinte, tandis qu'elle est de seize grains dans les eaux fortes. Vauquelin, qui avait analysé ces eaux, dit avoir trouvé du sulfate de manganèse dans la nouvelle source douce. Ces eaux, qui sont froides, ne se prennent qu'en boisson à une dose qui varie depuis deux verres jusqu'à six; on en fait usage dans les affections scrophuleuses, scorbutiques, dans l'aménorrhée, la chlorose, la leucorrhée, l'anémie; dans les engorgements abdominaux, les catarrhes chroniques, les fièvres intermittentes rebelles, les affections rhumatismales, les paralysies, la goutte, etc. Elles sont contre-indiquées toutes les fois qu'il existe de la pléthore, ou que la maladie a le caractère inflammatoire.

Il existe aussi à Cransac des étuves qui sont creusées dans le flanc de la montagne; elles sont formées par des cavernes ayant 15 à 16 mètres en tout sens et qui sont remplies d'un air chaud qui doit cette qualité à l'action des houillères qui sont en combustion depuis des siècles, il paraît même qu'à une époque déjà fort reculée, la combustion de ces houillères avait suffi pour échauffer l'eau des sources et les rendre thermales, on a pratiqué au fond des cavernes dont nous venons de parler, de petites niches dans lesquelles la température s'élève de trente-cinq à quarante degrés Réaumur. Ces bains d'étuves sont employés avec avantage dans les rhumatismes chroniques, dans les douleurs de goutte, dans la paralysie, les névralgies, dans les engorgements des glandes et des articulations. M. Alibert, dans son précis des eaux minérales, dit que cinq à six de ces bains d'étuves ont souvent suffi pour faire disparaître comme par enchantement les douleurs les plus opiniâtres.

Les eaux et les étuves de Cransac sont très-fréquentées par les habitants des départements voisins; on dit que leur nombre s'élève à près de trois mille pendant la saison des eaux. Les étrangers trouvent dans la petite ville de Saint-Aubin des habitations commodes et agréables.

J. P. Beaude,
Médecin-inspecteur des établissements d'eaux minérales.

CRAPAUD (zool.) Bufo. C'est un reptile de la famille des batraciens, qui vit sous terre une partie de l'année; l'été il n'en sort même le plus ordinairement que la nuit ou pendant la pluie; pendant longtemps on a cru que cet animal était vénéneux, mais c'est une erreur; lorsqu'il est irrité il se gonfle et projette son urine, c'est ce que l'on prenait autrefois pour son venin: cette urine est tout au plus susceptible d'irriter légèrement la peau. Le crapaud est mangé comme aliment et sans inconvénients par quelques peuples; on dit même que souvent ses cuisses sont vendues sur nos marchés pour des cuisses de grenouilles. Le crapaud était autrefois employé en médecine; mais il est abandonné aujourd'hui que l'on a reconnu les propriétés qu'on lui attribuait étaient complétement imaginaires. J. B.

CRÉANCE (pol. méd.), s. f. (V. Honoraires.)

CRÉMASTER (anat.), du grec kremaster, qui suspend. C'est un muscle qui est destiné à suspendre et à imprimer des mouvements aux testicules; il est formé par une expansion des fibres du muscle petit oblique, qui accompagne le cordon lorsque chez le fœtus le testicule sort de l'abdomen par l'anneau inguinal pour descendre dans les bourses. Ce muscle qui s'insère sur le cordon sperma-

tique le recouvre en avant, quelquefois il l'enveloppe presqu'en entier. J. B.

CRÈME DE TARTRE (chim.), s. f. C'est le tartrate acidule de potasse. (V. Potasse.)

CRÉPITATION (chir.), s. f., de crepitare, craquer, pétiller. En chirurgie on désigne par ce nom le bruit que font les fragments d'un os fracturé, lorsqu'en leur imprimant un mouvement on les frotte les uns contre les autres; la crépitation est un des signes les plus évidents des fractures. (V. Fracture.)

CRESSON (bot.), s. m. Nom donné à plusieurs plantes de genres différents, quoique appartenant toutes à la famille des crucifères. Le plus communément pourtant on désigne ainsi le cresson de fontaine (sisymbrium nasturtium L. ou nasturtium officinale Décand.); c'est une petite plante vivace assez commune dans certaines eaux courantes, et sur le bord des ruisseaux; elle a ses tiges rampantes; ses fleurs petites et blanches sont en épis à l'extrémité des rameaux; les folioles sont ovales et inégales; elle possède une saveur agréable, piquante et un peu amère; ses feuilles sont fréquemment employées comme assaisonnement. En médecine on les administre comme antiscorbutique et antiscrofuleux. On fait usage dans le même but du suc exprimé de la plante à la dose de deux à quatre onces par jour. Il entre avec le cochléaria, le trèfle d'eau, le raifort sauvage, les oranges amères et la cannelle dans la composition du sirop antiscorbutique du codex. Parmi les autres espèces désignées sous le nom de cresson, nous distinguerons : le cresson alenois (lepidium sativum L.), plante cultivée dans les jardins et qui croît avec beaucoup de rapidité; on la mange en salade; le cresson des prés (cardamine pratensis), espèce très-commune dans les prés humides; elle fleurit de bonne heure au commencement du printemps; le cresson de Para (spilanthus oleracea L.), n'appartient pas à la famille des crucifères; elle fait partie des synanthérées; nous le mentionnons ici à cause de la saveur excessivement âcre de ses feuilles et parce qu'elle est la base avec l'alcool, du paraguay-roux, remède employé contre les maux de dents. Ces diverses plantes au reste se rapprochent du cresson de fontaine pour les propriétés médicales et peuvent le remplacer au besoin. J. B.

CRÊTE (anat.), s. f. On donne le nom de crête à des éminences étroites et plus ou moins saillantes qui existent sur les os; il y a la crête de l'ethmoïde, nommée apophyse crista galli; la crête iliaque, la crête du tibia, etc. En chirurgie on donnait autrefois le nom de crête de coq, à certaines excroissances qui s'observent aux parties génitales et à l'anus. (V. Végétations.) J. B.

CRÉTIN, CRÉTINISME (physiol.), s. m. On prétend que ces dénominations viennent de chrétien, parce que les individus affectés de crétinisme sont dans un état mental si abject, qu'ils ne sauraient commettre aucun péché. On aurait pu ajouter : et incapables de la pratique d'aucune vertu. Mais alors que serait devenue cette soi-disant étymologie ? On donne le nom de *crétinisme* au vice de conformation ou plutôt à la véritable monstruosité des imbécilles de naissance appelés *Crétins*.

Les *Cagots* ou *Gahets* de nos frontières d'Espagne, les *Agotes* et les *Gafos* de la Navarre, les *Maragatos* du royaume de Léon, les *Vacqueros* et les *Batuecos*, habitants des vallées entre Salamanque et Ciudad-Rodrigo; les *Scalags* de l'Écosse, les *Wendes* de la Silésie, et dans d'autres contrées du globe, les *Bedahs* ou *Vaddahs* de l'île de Ceylan, les *Parias* du Malabar, et tant d'autres peuplades méprisées et repoussées partout du commerce des autres hommes, sont infiniment moins misérables et moins disgraciées de la nature que les infortunés dont nous essaierons de tracer ici une faible esquisse. Ceux-là, du moins, comprennent et parlent plus ou moins mal la langue de leur pays, exercent certaines professions grossières, et pourvoient, comme ils peuvent, à leur subsistance et à celle de leurs enfants. Ceux-ci, au contraire, sourds, muets, souvent aveugles, sans nul entendement, aux trois quarts paralysés, vivant dans la fange, sont plongés dans un tel état d'abrutissement, qu'on ne le saurait faire quelque peu concevoir, qu'en affirmant qu'il est bien au-dessous de celui l'animal le plus stupide et le plus immonde.

Les crétins sont si difformes qu'on serait presque tenté de nier qu'ils puissent appartenir à l'espèce humaine. Ce sont des hommes pourtant : leur taille dépasse rarement quatre pieds deux pouces; leurs membres sont contrefaits et habituellement fléchis, repliés sous eux; leurs mains sont disproportionnées, leurs doigts maigres et allongés; leurs pieds, très-larges, sont contournés, soit en-dedans, soit en-dehors. Ils ont la tête petite, aplatie sur les côtés et au sommet, le front fuyant, et la mâchoire inférieure en avant. Ces pauvres idiots ont les yeux rouges et chassieux, les paupières infiltrées, le nez épaté, la bouche béante et inondée de salive, la langue épaisse et pendante, le visage blême, livide, violacé, etc.; leur peau est flétrie, ridée, pâle, jaunâtre ou cadavéreuse, couverte de boutons hideux, de gale, de dartres d'un aspect dégoûtant. Presque tous sont porteurs d'un goitre plus ou moins volumineux; et il est remarquable que dans cet ensemble de dégradation générale des systèmes organiques des crétins, l'appareil digestif et celui de la génération prennent, on pourrait dire aux dépens du reste du corps, un énorme développement, ce qui donne à ces malheureux une insatiable voracité et une salacité peu commune.

On rencontre ordinairement les crétins dans les vallées basses, profondes et étroites, dans les gorges et les défilés dominés par de hautes montagnes, dont les flancs sont coupés à pic. Ils sont nombreux dans le Bas-Valais, et dans d'autres vallons des Alpes et des Pyrénées, dans le Tyrol, etc. En 1812, on en comptait jusqu'à trois mille dans le seul département des Alpes.

Ils diffèrent des autres idiots, des idiots des pays plats, découverts, aérés, etc., en ce que les infirmités qui les affligent leur sont en quelque sorte particulières, et paraissent tenir à des causes endémiques, c'est-à-dire dépendantes de la situation, de la configuration et de la nature même du sol qu'ils habitent, de l'air qu'ils respirent, des eaux dont ils font usage, etc. Les vapeurs putrides qui s'élèvent des marécages et des bourbiers, et dont l'atmosphère est incessamment rempli sans pouvoir se renouveler; la chaleur étouffante qu'il fait en été dans ces étroites et tortueuses localités, surtout quand le versant d'une montagne élévée en renvoie les rayons d'un soleil ardent; les eaux crues de neige ou de glace fondues, ou chargées de matières calcaires, qui servent de boisson à ces populations pauvres, dégénérées et accablées de misère; leur mauvaise nourriture habituelle, leur extrême incurie, leur ténébreuse ignorance, et leurs sales débauches au milieu de tant de privations, sont généralement regardés comme les principales causes, ou du moins les plus probables, de cette variété de l'idiotisme, sans contredit la plus déplorable de toutes. Il y a pourtant des degrés; car tous ne sont pas idiots au même point : le tableau que nous en faisons est l'état du crétin accompli, qu'on nous passe cette qualification.

Le jeune crétin ne sait point saisir de lui-même le sein de sa mère, qu'il ne reconnaît pas ou reconnaît à peine, quels que soient les soins et les caresses qu'elle lui prodigue. A dix ou douze ans il est encore inhabile à porter les aliments à sa bouche et à les mâcher; on est obligé de les lui enfoncer dans le gosier. Il ne marche pas encore, ce qui n'arrive guère qu'après la puberté, qui, chez lui, est fort tardive. Jusque-là, c'est tout au plus s'il peut se soutenir sur ses pieds; aussi se traîne-t-il, comme un cul-de-jatte, de sa couche à son écuelle ou sur le seuil de la porte pour exposer sa triste personne à la chaleur vivifiante du soleil; encore est-on longtemps dans la nécessité de l'y porter; car il n'aime point à se déplacer et est d'ordinaire insensible au froid et à la plupart des diverses impressions atmosphériques.

Plus tard enfin il parvient à se tenir debout, mais courbé et à moitié fléchi, les bras pendants et le tronc mal assuré. S'il veut marcher, il chancèle à chaque instant; il donne dans tous les obstacles qu'il trouve sur son passage; il n'en sait éviter aucun. Il ne connaît d'autre chemin que celui qu'il a appris à suivre; et s'il vient à y rencontrer accidentellement une grosse pierre, un tronc d'arbre ou un empêchement quelconque, il se heurte contre, perd l'équilibre et tombe, sans que l'expérience de sa chute lui serve d'instruction pour l'avenir.

Rien n'égale son indolence, sa paresse, son apathie. Il est sale, mais d'une saleté repoussante, et dont on ne saurait se faire d'idée, quand on ne l'a pas vue de ses propres yeux. Son grabat, si l'on n'en prenait soin pour lui, ressemblerait bientôt à un toit à porcs. Il y passe des journées entières dans un état d'immobilité, d'engourdissement et de stupeur. Parvient-on à le décider à se mouvoir ? Jamais un air riant, toujours une opiniâtreté insupportable, incapable de la plus légère manifestation de bienveillance ou de gratitude, ne montrant jamais qu'un caractère de contrariété et de mutinerie que la tendresse maternelle peut seule faire supporter. Son regard, quand il n'est pas tout à fait aveugle, est fixe et hébété; il est sourd, et s'il fait entendre sa voix, ce ne sont jamais que quelques sons rauques et inarticulés, assez semblables au grognement du pourceau; il est, comme lui, sans goût, sans odorat, d'un gloutonnerie et d'une lubricité qui dépassent toute imagination.

Ainsi que les idiots ordinaires, les crétins en général vieillissent rapidement, et terminent leur misérable carrière de vingt-cinq à trente ans; quelques-uns néanmoins la poussent bien au-delà; mais il faut faire attention que ce sont ceux qui sont moins profondément affectés dans leur organisation physique.

Qui pourrait croire actuellement que dans les contrées où végètent ces êtres si dégradés et si éminemment propres à rabaisser l'orgueil de l'homme, si fier de la supériorité de son espèce sur les nombreuses races des animaux qui peuplent la terre; qui pourrait croire, disons-nous, si le fait n'était constant, que ces misérables créatures y reçoivent un culte presque divin? qu'on les y considère en quelque sorte comme un génie tutélaire, et qu'on regarde comme une faveur du ciel d'avoir un crétin dans sa maison! Les familles qui n'en ont pas parmi leurs membres en demandent un ailleurs, et la crédulité publique attribue à cette possession les plus étranges avantages, comme de préserver le logis des coups de la foudre, les cultures de la grêle, les champs des inondations, etc. Sans doute, c'est une œuvre bonne, sainte, et toute de charité, qu'on ne saurait trop louer ou encourager? mais n'est-il pas honteux pour la raison et la bienveillance humaines, que la pitié, que la commisération réclamée par tant de misères, n'aient le plus souvent d'autre mobile que d'aussi absurdes superstitions?

On pense bien que nous n'avons pas grand'chose à dire sur ce qu'on pourrait tenter pour tâcher d'améliorer le physique et le moral des crétins. Ils sont incurables, et le vice de leur organisation ne laisse pas le plus petit espoir de possibilité de guérison. On conçoit néanmoins qu'un changement de pays et d'air, une nourriture plus saine, des exercices réglés, un travail manuel aisé, quelques médicaments toniques, des bains de mer, etc., pourraient peut-être avoir quelque utilité, quand les infirmités de ces infortunés ne sont pas portées au plus haut degré. Mais lorsque leur tête, et par conséquent l'organe de l'intelligence, des affections et du principe des mouvements volontaires est complétement déformée, il est évident que toutes les ressources de la médecine, de l'hygiène, de l'éducation; que tous les moyens, en un mot, de la thérapeutique orthophrénique ne sauraient conduire à aucun résultat. Rien, en effet, ne pourrait leur donner, même pour quelques instants, plus de raison, plus d'intelligence : tout fait défaut en eux. Des idées, ils n'en ont jamais eu; ils n'en sauraient avoir; leur organisation défectueuse s'y oppose.

Ils sont même dépourvus de l'instinct des brutes. Ils vivent machinalement, et c'est à grand'peine s'ils ont la conscience de cette existence. Les crétins, plus encore que les autres idiots, ne réclament que des soins domestiques assidus et attentifs. Qu'on se garde donc d'accueillir de décevantes promesses et de nourrir de chimériques espérances que rien ne saurait réaliser.

F. E. PLISSON,
Docteur en médecine.

CREVASSE (*path.*), s. f., *rima*, gerçure; petite fente pouvant survenir sur la peau ou sur l'origine des membranes muqueuses. Le siége le plus ordinaire des crevasses, c'est aux lèvres, au mamelon et aux mains, quelquefois aux ailes du nez et à la plante des pieds; les gerçures qui s'observent aussi à l'anus, et qui sont si douloureuses, seront décrites à part au mot *fissures*. Nous renvoyons également au mot *rhagades*, pour les crevasses dues à une cause syphilitique.

Lorsqu'on s'expose à un vent froid, et surtout que l'on contracte la mauvaise habitude d'humecter continuellement les lèvres avec la salive, elles se sèchent, s'enflamment légèrement, et peuvent se fendiller très-facilement. Le mal augmente encore, si, au moyen des dents ou des ongles, on enlève sans cesse les petits lambeaux d'épiderme qui se détachent; les moindres mouvements des lèvres sont alors douloureux. Cette légère affection se guérit en faisant cesser la cause qui l'a produite, en même temps qu'on fait usage de corps gras ou huileux non rances; l'onguent rosat et la pommade de concombre sont surtout employés dans ce but. On traite de même les crevasses des ailes du nez, quand elles ne sont ni syphilitiques ni dartreuses.

Le mamelon des nourrices, et surtout celui des femmes qui sont mères pour la première fois, est fort sujet à devenir le siége de crevasses, souvent très-douloureuses; la mauvaise conformation du mamelon, l'humidité et la salive qui le baignent constamment pendant les premières semaines de l'allaitement, le tiraillement exercé par l'enfant, et le défaut de propreté, sont les causes les plus ordinaires de cette affection: le bout du sein rougit, devient plus sensible, et présente une foule de petits points noirâtres. Au bout de quelque temps, apparaissent de petites crevasses plus ou moins nombreuses; elles occasionnent, lorsque l'enfant tette, des douleurs tellement vives, que, dans quelques circonstances, les femmes sont prises de convulsions nerveuses. On a vu aussi, lorsque, par amour maternel, elles surmontaient les douleurs, les petits ulcères faire des progrès, et finir quelquefois par détruire le bout du sein; ces crevasses ont souvent une opiniâtreté qui doit engager à recourir au médecin.

Traitement. — M. Dugès pense qu'on ne doit pas cesser l'allaitement, même d'un côté seulement, interruption qui ne serait pas sans inconvénient; on doit recourir d'abord aux soins de propreté, et, s'ils sont insuffisants, protéger le mamelon, et lui conserver son allongement au moyen d'un chapeau en cuir ou en gomme élastique, ou bien on recouvrira ce mamelon d'un linge fin, percé et enduit de cérat simple bien frais, de pommade de concombre, ou de toute autre substance adoucissante; des applications de mucilages de guimauve, de semences de coing ou de lin, calment aussi beaucoup. Assez souvent ces moyens sont insuffisants lorsque le mal est ancien : il faut user alors de substances légèrement astringentes et stimulantes, comme le cérat saturné, l'eau de chaux, le vin sucré, etc. On a vu assez fréquemment de légères cautérisations avec le nitrate d'argent (*pierre infernale*) agir avec beaucoup d'efficacité. Ce moyen a même été conseillé de nouveau, et tout récemment par un médecin qui dit l'avoir employé avec succès dans tous les cas.

Les personnes affectées d'engelures, les cuisinières et les ouvrières qui ont souvent les mains plongées dans l'eau chaude, les personnes qui par état manient des substances liquides ou pulvérulentes, douées de propriétés irritantes, sont fréquemment affectées de crevasses aux mains. (V. *Engelures*.)

Les mêmes causes peuvent développer de pareilles gerçures aux pieds, surtout chez les gens de la campagne qui vont pieds nus, et qui négligent tous les soins de propreté. Pour guérir ces affections, il faut toujours remonter aux causes et les éloigner, en même temps qu'on aura recours aux onctions huileuses et aux corps gras, au cérat simple, à la pommade de concombre, au beurre de cacao, à l'usage habituel de gants enduits d'une couche huileuse non rance, etc. Lorsque l'inflammation est passée et que le mal tend à prendre une marche chronique, M. Alibert emploie la cautérisation avec le nitrate d'argent, et toujours les gerçures disparaissent rapidement. Par suite de la distension de la peau, des crevasses peuvent aussi survenir au ventre des femmes enceintes (voy. *Grossesse;* et aux jambes des hydropiques, voy. *Hydropisie*).

J. P. BEAUDE.

CRI (*physiol.*), s. m. (Voy. *Voix.*)

CRICOIDE (*anat.*), adj. et s. m., du grec *krikòs*, anneau, et *eidos*, forme; en forme d'anneau. C'est le nom donné à un des cartilages du larynx; il est annulaire ainsi que l'indique son nom; il est plus large en arrière qu'en avant et contribue à former le larynx à la partie inférieure duquel il est situé. Le cartilage cricoïde est pour ainsi dire le premier anneau de la trachée-artère qui commence à sa partie inférieure; intérieurement il est recouvert par la membrane muqueuse qui est commune au larynx et à la trachée-artère. (V. *Larynx*.) **J. B.**

CRISE (*path.*), s. f., de *crisis*, jugement. On appelle ainsi tout changement subit d'une maladie en mieux ou en pis, le plus ordinairement accompagné d'une excrétion abondante de liquide, qui juge la maladie.

Le père de la médecine d'observation, Hippocrate, est le véritable fondateur de la doctrine des crises et des jours critiques. La nature, suivant lui et suivant la plupart des anciens, après avoir livré un combat à la maladie, chasse par divers émonctoires, ou dépose à l'intérieur la matière morbifique qui ne saurait demeurer plus longtemps dans l'économie. Ces observateurs établirent que les maladies aiguës, et même les chroniques, se jugeaient à des époques déterminées, et qu'elles suivaient en cela les périodes septénaires. Qu'ainsi les crises arrivaient plus particulièrement le septième, le quatorzième, le vingt et unième jour, etc. L'immortel vieillard de Cos toutefois n'admettait pas ce vingt et unième jour. Il pensait que le jour qui termine le second septénaire était aussi celui qui commençait le troisième, en sorte que c'était le vingtième jour qui était, à ses yeux, le véritable jour critique du troisième septénaire, et non pas le vingt et unième comme le veulent presque tous les médecins qui ont adopté et développé sa théorie des mouvements décrétoires. Les jours critiques étaient ainsi comptés jusqu'au cent vingtième; après quoi, les maladies, prenant un autre cours et changeant de caractère, ces calculs, ces espèces de numérations médicales perdaient leur plus grande importance et à peu près toute leur valeur.

Les partisans de ce système distinguaient en outre des *jours indicateurs* ou *sémi-critiques* : ce sont les quatrième, onzième, dix-septième, etc., ainsi dénommés parce qu'ils annoncent les phénomènes précurseurs des crises, et permettent d'en prédire la prochaine apparition.

On divise les crises en *vraies* ou *fausses*, en *parfaites* ou *imparfaites*, en *générales* ou *particulières*, en *heureuses, mauvaises, fatales*, etc., selon que les prodrômes ou signes avant-coureurs sont suivis ou non de phénomènes vraiment critiques, selon que l'expulsion de la matière morbifique se fait en tout ou en partie, selon que cette élimination s'opère par plusieurs voies à la fois ou par une seule, selon, enfin, que le rétablissement du sujet, la continuation de sa maladie, ou sa mort, succèdent aux efforts de la puissance vitale qui cherchait à se débarrasser de la cause du mal.

Les véhicules ordinaires de la matière morbifique, dont l'évacuation a lieu par les crises, sont: le sang, la bile, la salive, les crachats, les mucosités intestinales, la sueur, l'urine. Dans ces circonstances, qui sont les plus avantageuses, la matière critique est poussée au dehors, et la convalescence suit de près cette expulsion. Mais dans d'autres cas, toujours à redouter, la matière se rejette sur des organes essentiels à la vie; d'où résultent des accidents graves et même la mort. C'est ce qu'on nomme *métastase*.

Le mode et les caractères de l'évacuation critique sont soumis à diverses modifications : chez les enfants, les crises se font en général par des épistaxis; chez les jeunes gens par des hémoptysies, des sueurs; chez les hommes faits par des déjections bilieuses, des hémorrhoïdes; chez les vieillards par des flux diarrhéiques et urinaires.

La nature des maladies les fait aussi considérablement varier; c'est ainsi que la fièvre dite inflammatoire et la plupart des phlegmasies se jugent fréquemment par des hémorrhagies, les fièvres bilieuses et muqueuses par le dévoiement, etc.

L'influence des saisons, des tempéraments, des sexes, etc., détermine également des changements notables dans le genre et la nature des crises; mais il serait trop long d'entrer dans tous ces détails.

Il faut observer dans les maladies, et particulièrement dans celles susceptibles de se terminer par des mouvements critiques, différentes phases ou périodes : 1° celle de l'irritation ou *crudité;* 2° celle de la *coction*, 3° et celle de la *résolution critique.* Cette dernière est communément précédée d'agitation, de trouble, de chaleur, d'un redoublement de fièvre, d'insomnie, etc.; toutes les forces médicatrices de la nature sont en action et dénotent que l'expulsion de la matière morbifique est imminente. Mais lorsque la maladie guérit sans trouble extraordinaire et par une diminution graduelle des symptômes, sans aucune excrétion insolite, ce mode de terminaison est ce que les pathologistes ont désigné par le mot de *lysis.* C'est celui qui fait courir le moins de danger, laisse le moins de faiblesse après lui, et par conséquent est le plus désirable de tous.

Cette doctrine des crises et des jours critiques peut-elle être admise de nos jours sans modifications aucunes? Il serait téméraire de l'affirmer, ainsi que le font encore quelques médecins de la vieille école. Les anciens observateurs étaient loin d'être d'accord entre eux et avec le législateur de la médecine. Et pour ne citer que Galien, qui s'est donné beaucoup de peine pour rassembler en un corps de doctrine les observations éparses dans les œuvres d'Hippocrate, et qui a été suivi en cela par la grande majorité des médecins qui ont écrit depuis lui, pour ne citer que lui seul entre tous, nous pouvons sûrement avancer que ses idées sur ce sujet différaient en beaucoup de points de celles de son maître et du nôtre. Du reste il en avait adopté le fond et les principales bases. Nous ne rapporterons rien de lui, sinon qu'il regardait le sixième jour comme le plus redoutable de tous; aussi l'avait-il surnommé le *tyran*, le comparant à un despote qui condamne à mort sans jugement, par opposition à un prince débonnaire qui traite équitablement ses sujets.

Depuis deux mille ans que les faits relatifs aux crises ont fixé l'attention des médecins, il est à remarquer que les opinions, qui, si ces faits étaient aussi patents que le prétendent les défenseurs de ce système, devraient être unanimes, sont encore aujourd'hui livrées à la discussion. Quoi qu'il en soit, il faut reconnaître que cette doctrine, si fort en honneur durant des siècles, est tombée de nos jours dans un immense discrédit, que semblent au surplus justifier les nombreux mécomptes de ses rares, mais opiniâtres partisans. Ceux-ci font observer, il est vrai, que si nous ne voyons pas aussi souvent qu'autrefois les maladies avoir une solution incontestablement critique, c'est que nous les attaquons trop vivement dès leur début; tandis qu'Hippocrate et la plupart des médecins grecs se gardaient bien

d'en troubler le cours, notaient jour par jour les symptômes, et attendaient patiemment l'apparition de la crise qui devait faire juger le mal.

Cette médecine expectante pouvait être fort utile sans doute; et il ne saurait entrer dans l'esprit d'aucun homme de sens d'en nier les très-réels avantages dans une multitude de cas où la nature se suffit évidemment à elle-même. Mais dans les affections qui menacent de désorganiser rapidement nos tissus, d'y éteindre la vie en quelques jours, en quelques heures même, ou de laisser dans la profondeur de nos organes des altérations sourdes, qui plus tard nous conduiraient infailliblement à la mort, ne vaut-il pas mieux, n'est-il pas mille fois préférable d'agir promptement et activement, sans attendre les bienfaits toujours incertains d'une crise tout-à-fait éventuelle par elle-même? C'est cette expectation qui a fait accuser, à tort ou à raison, le plus illustre de tous les médecins, et qui, à notre avis, était en même temps le plus grand philosophe de l'antiquité (qu'Esculape et Minerve nous pardonnent de rappeler cet impertinent blasphème), qui l'a fait accuser, disons-nous, de *regarder ses malades mourir.*

Mais quelle que soit l'opinion qu'on se forme touchant la conduite pratique du père de la médecine, n'est-il pas vraisemblable que cette doctrine est en grande partie, et en principe surtout, fondée sur l'influence des nombres suivant le mode de philosopher de Pythagore, ainsi que porterait à croire le conseil qu'il donne à son fils Thessalus de s'adonner à la science des nombres, qui devait, prétendait-il, le conduire à la connaissance de tout ce qui doit arriver durant le cours d'une maladie?

Nous ne pousserons pas plus loin nos remarques à cet égard; nous prierons seulement de faire attention que ce que nous combattons ici, c'est bien plutôt la valeur et la détermination des jours critiques, que l'incontestabilité des crises elles-mêmes. Que si nous nous refusons à admettre la reconnaissance et la distinction des premiers d'une manière absolue, nous sommes fort éloigné de nous inscrire contre la possibilité et la réalité des dernières. Les crises, dans certaines maladies, sont hors de doute; et il faudrait n'avoir jamais observé, pour en contester les signes précurseurs, la manifestation et les effets, tantôt heureux, tantôt funestes; aussi ne sont-ce pas ces axiomes que nous repoussons. Nous croyons seulement que, dans le plus grand nombre des cas, les phénomènes décrétoires ne suivent pas la marche régulière qu'on leur a assignée, et qu'ils peuvent arriver chaque jour de la maladie. Nous pensons aussi que la théorie tout humorale sur laquelle s'est appuyé jusqu'à notre époque le système des crises est erronée de tous points, et qu'il n'est plus permis de voir dans ces mouvements tumultueux et subits, qu'ils aient été prévus ou non, autre chose que des mutations du siége de la maladie primitive, que des déplacements de l'irritation morbide qui se transporte d'un lieu à un autre, que des changements enfin qui deviennent favorables, si l'organe qui se trouve secondairement affecté est moins important par les fonctions qui lui sont dévolues, d'une structure moins délicate, etc., mais fâcheuses ou même mortelles dans la supposition contraire. Ainsi restreinte, expliquée et épurée, nous ne faisons plus aucune difficulté d'avouer et de professer cette doctrine, avec tout ce qu'il y a de médecins non prévenus, éclairés et observateurs.

F.-E. PLISSON,
Docteur en médecine.

CRISPATIONS (*méd.*), s. f., de *crispare*, rider. On donne le nom de crispation au resserrement spasmodique qui s'observe dans quelques organes. On dit que la peau est *crispée* lorsqu'elle est serrée, ridée, douloureuse, et que les bulbes des poils sont saillants; cette action peut être produite soit par le froid, soit par l'action thérapeutique de quelques médicaments. On nomme *crispation nerveuse* des mouvements convulsifs qui peuvent être produits par plusieurs causes diverses, telles que l'*hystérie*, les *convulsions*, l'*épilepsie*, etc. (Voy. ces mots.) J. B.

CRISTALLINE (*path.*), s. f. On a donné ce nom à une maladie syphilitique caractérisée par des végétations à l'anus. Ce mot n'est plus d'usage en médecine. (V. *Syphilis*.)

CRISTALLIN (*anat.*), s. m.; de *cristallinus*, qui a l'apparence du cristal. On désigne sous le nom de cristallin un corps lenticulaire transparent qui est situé dans l'œil et qui a pour fonction de réunir les rayons lumineux en faisceaux sur la rétine. C'est le cristallin qui devient opaque et empêche la vision dans la maladie désignée sous le nom de *cataracte*. (V. *Œil, Vision*.) J. B.

CRITIQUE (*path.*), adj. On a donné le nom de jours critiques à certains jours des maladies où les anciens croyaient que se manifestaient ordinairement les crises. On applique aussi ce mot pour caractériser le phénomène qui détermine la crise, ainsi on dit : une hémorrhagie *critique*, une diarrhée, une éruption *critique* pour indiquer que la crise est produite par ces symptômes eux-mêmes. (V. *Crise*.) On donne le nom de *temps critique*, d'*âge critique*, à l'époque où l'éruption menstruelle cesse chez la femme, et l'on veut indiquer par ce mot toutes les maladies auxquelles elles sont sujettes pendant cette période de la vie. (V. *Menstruation*.) J. B.

CROCHET (*accouch.*), s. m. Nom donné à un instrument employé dans les accouchements, et qui a pour but de favoriser la sortie du fœtus. Les crochets sont *aigus* ou *mousses*; le crochet aigu, qui est destiné à être enfoncé dans certaines parties du corps du fœtus et à l'attirer au dehors, n'est jamais employé que lorsqu'on a la certitude de la mort. Le crochet mousse est formé par une branche de fer recourbée, et arrondie à son extrémité afin qu'elle ne puisse blesser l'enfant; il s'applique sur le vivant et dans les endroits où les membres sont recourbés sur eux-mêmes afin d'en favoriser la sortie. C'est ordinairement sur les aisselles, au pli du jarret, que cet instrument est appliqué; on ne doit s'en servir que lorsque les doigts sont

insuffisants pour remplir le même usage. La partie de la branche du forceps que l'accoucheur tient dans la main peut très-bien servir de crochet mousse.

CROCHU (os) (*anat.*), s. f. C'est un des os de la seconde rangée du carpe qui servent à former le poignet. (V. *Main*.)

CROISSANCE (*physiol.*), s. f. On entend par croissance le développement que les sujets prennent en hauteur; nous avons parlé de l'augmentation du volume des organes au mot *Accroissement*. Quoique ces deux mots, croissance et accroissement, soient presque synonymes, nous avons cependant réservé le premier pour traiter spécialement de l'accroissement en hauteur. Le corps humain présente deux périodes remarquables dans les phénomènes de la croissance : l'une se passe dans le sein de la mère et fait partie de la vie utérine du sujet, il en sera traité aux mots *Ovologie, Ombryologie;* l'autre a lieu après la naissance, et c'est celle dont seulement nous parlerons ici.

Les physiologistes ont remarqué que le développement en hauteur des enfants ne suivait pas de règles constamment progressives, et que le corps ne s'augmentait pas d'une dimension toujours constante pour un laps de temps déterminé; ainsi on remarque chez un grand nombre de sujets des variations nombreuses, et presque toujours inattendues : tel enfant qui a cru d'une manière rapide pendant les premières années de sa vie, voit souvent sa croissance subitement arrêtée, ou bien ralentie plus ou moins longtemps; plus tard elle reprend avec force et énergie, ou quelquefois elle conserve un caractère de lenteur, jusqu'à l'époque où doit cesser cette fonction. C'est ordinairement de dix-huit à vingt ans que cesse l'accroissement en hauteur : pour quelques sujets il est terminé beaucoup plus tôt, rarement il se prolonge plus tard. Cette époque est caractérisée chez tous les animaux par un phénomène qui se fait remarquer dans le système osseux : c'est la soudure des épiphyses. Les os (V. ce mot) sont primitivement cartilagineux chez le fœtus : des points d'ossification se développent dans l'épaisseur de ces cartilages; ces points sont plus ou moins nombreux pour chaque os. Dans les os longs des membres ils sont au nombre de trois, un pour le milieu du corps de l'os, et un pour chaque extrémité; les points d'ossification des extrémités ne se réunissent pas immédiatement au corps de l'os; ils sont séparés par une substance cartilagineuse qui doit s'ossifier plus tard, et ce sont ces extrémités des os longs que l'on a nommées épiphyses. Certains auteurs pensent que l'accroissement en hauteur ne peut avoir lieu qu'autant que ces épiphyses ne sont pas soudées au corps de l'os, attendu que l'allongement de ce dernier n'a lieu, disent-ils, que par la substance cartilagineuse qui se trouve à son extrémité, et qui se développe constamment, quoiqu'elle soit progressivement envahie par l'ossification. On pourrait cependant objecter à ce que cette explication présente d'absolu en refusant au tissu osseux la faculté d'augmenter d'étendue sans l'intermédiaire d'une substance cartilagineuse, l'exemple des os de la tête : cette partie du corps cesse de présenter des cartilages dans son squelette même avant l'âge de dix ans, et cependant elle croît en volume jusqu'à une époque fort avancée, que Gall n'a pas craint, d'après ses observations, de fixer à quarante ans.

Il est un fait fort important à constater dans la croissance, et qui se reproduit chez tous les animaux, c'est que le développement qui a lieu dans le premier temps de la vie est infiniment plus considérable que celui qui doit se manifester après. A trois ans un enfant a ordinairement acquis la moitié de la hauteur qu'il doit avoir dans l'âge adulte. *Hamberger* a publié une table qui établit la proportion de croissance pour les diverses périodes de la jeunesse; il a observé que de dix-huit mois à quatre ans et demi, l'enfant croissait d'un peu plus de quatre pouces par ans; que de quatre ans et demi à treize ans, la croissance n'était plus que de vingt lignes, terme moyen, dans une année; que de treize ans à dix-huit cette quantité n'était plus que de huit lignes. L'accroissement de l'homme ne suit pas toujours, ainsi que nous l'avons dit, cette marche régulière; souvent on le voit avoir lieu d'une manière très-rapide dans les premiers temps de la vie : on cite l'exemple d'une jeune fille qui, née dans les environs Wurtzbourg, avait en naissant vingt-trois pouces de long, et cependant ne pesait qu'environ deux livres de plus qu'un enfant ordinaire; quinze jours après sa naissance elle avait déjà quatre dents; à sept mois les cheveux devinrent bruns et tombaient jusqu'à la moitié du dos; à neuf mois cette enfant fut réglée, et les parties sexuelles se couvrirent de poils bruns et crépés ; à dix-neuf mois sa taille avait deux pieds six pouces; à six ans elle était de trois pieds neuf pouces, et l'enfant pesait cinquante-quatre livres. La croissance continua dans cette proportion jusqu'à l'âge de douze ans, époque à laquelle ce sujet succomba à une fièvre grave.

On pourrait citer un grand nombre d'exemples de ces développements précoces, dans lesquels des enfants ont atteint de bonne heure la stature ordinaire de l'homme; on a vu d'autres enfants chez lesquels l'accroissement n'avait eu lieu que pour certains organes, et spécialement pour les organes génitaux. On cite l'exemple d'un enfant de trois ans chez lequel les parties génitales avaient acquis le développement qu'elles présentent ordinairement chez l'adulte; ce jeune garçon avait la voix formée et recherchait la société des femmes. Mais il est à remarquer que l'accroissement ne continue pas chez ces sujets dans la même proportion jusqu'à l'âge adulte. Une fois que le corps de ces enfants a acquis ce développement précoce, il cesse de s'accroître, et l'on a même remarqué que dans beaucoup de cas ces sujets ne parviennent pas à l'âge adulte, comme si la nature avait été épuisée par les efforts prématurés qu'avait nécessités un aussi rapide accroissement.

Lorsque la croissance est rapide elle détermine souvent chez les enfants un état passager de maladie, qui est caractérisé par la fièvre et de la douleur dans les articulations; le repos au lit et le régime sont souvent les seuls moyens à employer pour combattre cette indisposition, qui doit être abandonnée à elle-même si elle ne se complique de symptômes plus graves. Un grand nombre de maladies de l'enfance sont attribuées à la croissance, et aussitôt qu'un enfant est pris d'une affection fébrile, on ne manque pas de dire que c'est parce qu'il grandit; il y a certainement exagération relativement à cette cause dans beaucoup de cas, surtout lorsque l'on attribue à la croissance ces engorgements des ganglions lymphatiques qui s'observent quelquefois au cou, à l'aîne, sous les aisselles, et qui ne sont que l'indication d'un tempérament lymphatique et prédisposé à l'affection scrofuleuse : cette maladie se développe plus tard, si le bon régime de l'enfant ne vient pas combattre ces indications.

Si dans quelques circonstances la rapidité de la croissance détermine des fièvres graves, dans d'autres cas on a vu des maladies, qui par leur nature sont étrangères à cette cause, provoquer un rapide allongement du corps; ainsi, à la suite de la variole, d'une affection cérébrale, d'une pneumonie, d'une fièvre, on a vu chez de jeunes sujets le corps accroître en quelques jours de plusieurs pouces; c'est surtout dans la convalescence que l'on a remarqué ce résultat, que quelques auteurs attribuent à la situation horizontale dans laquelle se trouvait le malade; mais cet accroissement peut aussi reconnaître pour cause l'activité plus grande apportée dans la nutrition par le mouvement fébrile dont le jeune sujet venait d'être le siége. Bien que la croissance puisse se développer chez la plupart des enfants sans aucun des symptômes fâcheux que nous venons d'indiquer, il est cependant important de surveiller avec attention la santé des enfants lorsqu'on leur voit prendre un accroissement rapide; car chez ceux mêmes qui jouissent de la meilleure santé, on les voit à cette époque maigrir, être tristes et dans un état de langueur, enfin avoir quelques incommodités auxquelles ils n'étaient point sujets.

La rapidité de la croissance, indépendamment des causes de maladies que nous avons indiquées, peut donner lieu à des infirmités auxquelles il est important de remédier : ainsi la déviation de la colonne vertébrale se fait souvent remarquer chez les jeunes filles surtout; l'étroitesse de la poitrine est encore un phénomène qui s'observe souvent et qui quelquefois est suivi de phthisie pulmonaire : il faut s'opposer a ces symptômes dès que l'on commence à s'apercevoir de leurs progrès; la gymnastique et les moyens orthopédiques sont ce qu'il convient le mieux de mettre en usage. (V. *Gymnastique, Gibbosité, Orthopédie*.)

J.-P. BEAUDE,
Inspecteur des établissements d'eaux minérales, membre du conseil de salubrité.

CROTON TIGLIUM (huile de) (*mat. méd.*). Le croton tiglium est un petit arbuste de la famille des Euphorbiacées, qui croît aux Moluques, à Ceylan et à la Chine; ses fruits sont de la grosseur d'une aveline; ils présentent trois loges dont chacune contient une graine : ces graines, dont on extrait l'huile, sont connues sous le nom de graines de *tilly* ou de graines des *Moluques*; elles contiennent un acide particulier qui a reçu le nom d'acide *crotonique*, auquel est due une partie de leurs propriétés irritantes ; il y a de plus une huile volatile et d'autres principes qui se rencontrent dans toutes les huiles végétales. L'huile de croton tiglium est un des plus puissants purgatifs que l'on connaisse ; administrée à la dose d'une seule goutte, elle purge d'une manière très-remarquable. Appliquée sur la peau en frictions, elle détermine une éruption d'une prodigieuse quantité de petites vésicules qui se sèchent après deux ou trois jours. L'on prépare divers médicaments avec cette huile, tels que des teintures, des potions, des savons, des pilules, etc. ; le plus ordinairement on l'administre dans une cuillerée de tisane ou sur un morceau de sucre mêlé à une goutte d'huile essentielle de cannelle ; lorsqu'on l'emploie en frictions, on la mélange avec l'huile d'amandes douces. La dose de l'huile de croton à l'intérieur est d'un demi-grain à deux grains ; à l'extérieur on l'emploie à la dose de dix à douze gouttes. On comprend qu'un médicament de cette énergie ne peut être administré que par les médecins.   J. B.

CROUP (*méd.*), s. m. Ce mot écossais, devenu commun à toutes les langues, est répandu dans tous les pays ; il est trop connu des bonnes mères, et à cet affreux mot de croup, leur cœur palpite, tout leur sang se glace dans leurs veines :

Trepidæ matres pressere ad pectora natos.

Mais hâtons-nous de le dire, ce nom, maintenant populaire, s'applique à des maladies très-différentes, quoique voisines, et qui n'offrent pas, à beaucoup près, la même gravité : ainsi il faut distinguer le croup membraneux, ou *vrai*, des faux croups striduleux, compliqués et nerveux.

Dans la première maladie, il se forme au fond de la gorge, dans le larynx, dans la trachée-artère ; et quelquefois dans les bronches destinées au passage de l'air dans les poumons, des pellicules blanchâtres assez semblables à une couche plus ou moins mince de blanc d'œuf durci. Ces membranes sont disposées en lames, en plaques plus ou moins étendues ; tantôt elles se moulent sur les conduits aériens, empruntent leur disposition physique, et offrent alors l'apparence d'un cylindre complet, de sorte qu'on pourrait alors les comparer à des tuyaux emboîtés dans d'autres tuyaux. Au lieu de former ainsi des tubes à peu près réguliers, elles se composent parfois de rubans blanchâtres plus ou moins étroits, et même presque linéaires, qui tapissent la trachée ou les bronches. Outre ces incrustations ou ces dépôts variables d'étendue et d'épaisseur, qui ont reçu le nom de *fausses membranes*, les voies aériennes sont encore quelquefois obstruées par une matière spumeuse ou puriforme. C'est à ces altérations physiques que sont dus les symptômes d'asphyxie qu'on observe pendant la vie, et les difficultés matérielles que le médecin éprouve dans ses efforts pour combattre cette terrible maladie ; car l'on concevra aisément l'effet de ces produits que l'inflammation développe dans les tuyaux destinés au passage de l'air ; c'est de présenter à cet air, qui, sous peine de mort, doit arriver aux poumons, un obstacle plus ou moins insurmontable. Alors l'acte respiratoire devient impossible, et l'enfant meurt suffoqué.

Le vrai croup, qu'il paraisse isolément ou sous la forme épidémique, offre des caractères presque semblables, et suit à peu près la même marche. On peut y reconnaître trois périodes. Lors de l'invasion de la maladie, presque tous ceux qui en sont atteints sont pris de légers frissons, avec fièvre, et un peu de douleur et de gonflement au cou. Il faut alors se hâter de faire ouvrir la bouche au malade, et de regarder au fond de la gorge. L'arrière-gorge est rouge et présente, sur les amygdales, le voile du palais et la luette, de petites plaques blanches. Cette première période est absolument semblable à celle de l'angine avec production de fausses membranes (*voyez* ce mot); elle dure le plus souvent quatre à cinq jours ; mais dans quelques cas, la maladie marche avec une grande rapidité, et envahit promptement le larynx ; à peine comprend-elle l'espace de vingt-quatre heures. Les deux premières périodes semblent se confondre. Il est donc bien important de s'assurer tout d'abord de l'état de la gorge, pour pouvoir arrêter les progrès du mal. Quand sa marche est très-rapide, la fièvre, le gonflement des glandes et la douleur du col éveillent l'attention des parents et ensuite des médecins ; mais, lorsqu'elle est lente et insidieuse, la difficulté d'avaler est à peine sensible et le gonflement des ganglions presque nul ; il n'y a que l'examen du fond de la gorge qui puisse donner quelques renseignements. Aussi, dans l'épidémie qui a régné au pensionnat de la maison royale de Saint-Denis il y a quelques années, les jeunes personnes, en plaisantant, faisaient mutuellement entre elles l'inspection du fond du gosier, et plusieurs fois elles ont averti les supérieures et les médecins que leurs compagnes avaient ce qu'elles appelaient le *mal blanc*, quand les malades elles-mêmes ne s'en doutaient pas. Frappé de la manière insidieuse avec laquelle le croup souvent se développe, un de nos jeunes et estimables confrères, le docteur Bertrand, aussi bon père que médecin distingué, et enlevé trop tôt à la science et à sa chère et nombreuse famille, avait pris l'habitude, en embrassant ses enfants tous les matins, de leur examiner le fond de la gorge. Sa sollicitude paternelle n'était rassurée que quand il avait fait cette exploration.

La seconde période du croup s'annonce d'abord par une petite toux sèche, qui revient par quintes très-courtes, à des intervalles plus ou moins rapprochés, et qui s'accompagne dès le début d'extinction de voix et d'un sifflement plus ou moins remarquable dans le moment de l'inspiration. Ces symptômes prennent ensuite plus ou moins rapidement beaucoup d'intensité. La toux et la voix ont alors des caractères tout particuliers qu'il est très-important de bien saisir, et qu'on reconnaît facilement quand on les a observés une fois, mais qu'il est difficile de bien décrire. Les comparaisons grossières qu'on a voulu établir avec le cri du coq, l'aboiement du chien, le gloussement de la poule, etc., en donnent une idée d'autant plus fausse, qu'on a réuni les deux sortes de toux et de voix observées dans le faux et le vrai croup, quoique très-différentes les unes des autres. Dans ce dernier, la toux est rauque, sourde, sèche, rentrant dans le larynx comme étouffée, suivie, après chaque secousse, d'un sifflement court, comme si l'air passait dans un tube sec et métallique. Le plus souvent il y a de la douleur au cou, au haut de la poitrine ; quelquefois cette douleur est nulle ; mais, à mesure que la maladie fait des progrès, elle s'accompagne d'une anxiété plus ou moins grande dans la respiration. Lorsque la toux survient, le malade s'élance sur son séant, et semble saisi d'un sentiment de suffocation qui n'est pas en rapport avec la courte durée de la quinte. La voix est éteinte, et quand elle ne l'est pas complétement, elle a, comme la toux, quelque chose de métallique, ou ressemble un peu à celle des ventriloques, quoiqu'elle soit beaucoup plus basse et plus faible. A ces signes caractéristiques de la toux et de la voix se joignent de la fièvre, une respiration pénible et accélérée, une teinte violacée des lèvres, la bouffissure, la pâleur et une lividité de la face très-remarquables. Le malade est triste et disposé à la somnolence. Les quintes de toux sont quelquefois suivies de vomissements de fausses membranes en lambeaux, et alors la gêne de la respiration diminue momentanément, l'abattement cesse, et le malade revient quelque temps à sa gaieté naturelle ; mais il garde le silence et redoute de parler, à cause de la gêne qu'il éprouve. Quand le croup doit se terminer d'une manière favorable, la toux devient humide, les quintes s'éloignent, la suffocation diminue graduellement, et tout rentre à peu près dans l'ordre. Mais, le plus souvent, les choses ne se passent pas malheureusement ainsi ; la troisième période succède plus ou moins rapidement à la seconde ; quelquefois, au bout de vingt-quatre heures à peine, à dater du moment de l'invasion, elle est caractérisée par l'accroissement de tous les symptômes ; l'extinction de la voix est presque complète, les quintes de toux sont extrêmement sèches, très-courtes, très-rares, ou même nulles ; le sifflement produit par le passage de l'air à travers ses conduits s'entend souvent à distance ; tous les muscles qui concourent à l'acte respiratoire sont agités de mouvements convulsifs ; la respiration est très-accélérée, brusque, abdominale, et aussi bruyante que chez les asthmatiques ; le pouls bat avec une extrême vitesse, et parfois avec irrégularité ; la face est pâle, les lèvres violettes, et la tête renversée en arrière ; l'assoupissement est presque continuel, et le malade n'en sort que lorsqu'il est tourmenté par les angoisses de la suffocation provoquées par la toux. Alors il s'agite avec effort pour respirer, en se levant sur son séant, le corps renversé en arrière et couvert d'une sueur froide ; quelquefois le pauvre petit malade porte sa main à la partie antérieure du cou, comme pour arracher quelque chose qui l'étouffe ; d'autres fois il s'élance hors de son lit, court quelques pas pour chercher l'air qui lui manque, et retombe, pour périr, dans une

crise de suffocation. Si des maladies antécédentes ou des émissions sanguines trop abondantes l'ont affaibli, il ne meurt pas avec ces signes d'agitation et de violente strangulation ; il s'éteint dans une sorte d'asphyxie tranquille, la face et les extrémités froides et visqueuses, presque comme dans le choléra. (Croup adynamique.)

Il n'y a pas d'exemple que dans ce dernier degré les malades aient été sauvés, à moins d'une opération. Quand il y a guérison spontanée, ce qui est fort rare, ou par les efforts de l'art, ce qui l'est moins, c'est ordinairement dans le cours de la seconde période. Si cette terminaison favorable doit avoir lieu, la toux devient par degrés plus humide, le sifflement cesse d'être aussi sec, les accès de suffocation disparaissent, et la convalescence commence peu de jours après que ces symptômes d'amélioration se sont présentés ; mais la fièvre et la toux, et l'extinction de voix surtout, persistent toujours plus ou moins longtemps.

Dans certains cas, rares à la vérité, le croup ne suit pas la marche régulière que nous venons d'indiquer, et l'inflammation peut envahir simultanément et la gorge et le larynx, ou le larynx seulement, d'autres fois débuter même par les dernières ramifications bronchiques, et remonter ensuite vers le larynx. C'est dans ces deux dernières variétés de la maladie que le diagnostic devient surtout obscur et le traitement difficile.

La laryngite striduleuse, ou *faux croup*, est beaucoup plus commune que le croup membraneux, ou vrai. Il est beaucoup plus effrayant que l'autre dans son début, qui est en général très-brusque ; aussi est-ce pour cette espèce de croup que les parents s'alarment le plus ordinairement. J'ai été certainement réveillé plus de cinquante fois pour cette maladie, et pas quatre fois pour le vrai croup. Généralement il débute pendant le sommeil, et l'enfant est réveillé tout à coup, vers le soir ou dans le milieu de la nuit, très-rarement le matin, par une toux sèche, sonore, sifflante, simulant quelquefois l'aboiement d'un petit chien. Cette toux est toujours très-éclatante. Dans cette première quinte, l'enfant paraît près de suffoquer, comme s'il avait avalé un corps étranger qui fût entré dans le larynx au lieu de traverser le conduit alimentaire. Si cette toux survient au moment où il est le plus profondément endormi, ce qui est le cas le plus ordinaire, la frayeur se joint à l'angoisse qu'il éprouve, et les cris qu'il cherche à pousser, qui sont étouffés par les secousses de la toux, semblent encore ajouter à la suffocation et à l'essoufflement. Vers la fin de l'accès, la figure de l'enfant, qui d'abord était très-rouge, devient extrêmement pâle, froide et couverte de sueur ; ses lèvres sont violettes, comme dans les quintes de toux qu'on observe vers le dernier degré du croup. Les accès de toux qui succèdent à cette première quinte sont ordinairement moins graves et moins effrayants pour les spectateurs ; le calme renaît peu à peu, et les signes de la suffocation, qui paraissait imminente, se dissipent ; de sorte que le *faux* croup commence comme le *vrai* finit, mais en diffère d'autant plus qu'il s'éloigne plus de son début. Aussi, l'accès passé, la voix est seulement enrouée, l'arrière-gorge est seulement rouge, le cou n'est pas gonflé; au bout d'une ou plusieurs heures, la gaieté revient, et la toux ne reparaît que de loin en loin. Vers le soir, ou la nuit suivante, nouvel accès, mais moins fort. Hors des accès, point de fièvre, point d'assoupissement; l'enfant conserve sa santé, ses habitudes, à moins que cette toux ne soit le début d'une bronchite ou d'une pneumonie, ou d'une rougeole, ce qui aggrave nécessairement l'affection primitive.

Les *pseudo-croups* compliqués et nerveux commencent d'abord comme le faux croup simple; mais, indépendamment des accès de suffocation, qui sont provoqués par une toux sèche et striduleuse, la dyspnée est continue, et la fièvre est dès le début très-intense. Le plus souvent, l'inflammation des bronches ou des poumons, qui coïncide avec le faux croup, est la véritable cause de ce cortège de symptômes; mais, d'autres fois, il n'existe aucune de ces complications faciles à saisir pour le médecin, et cependant la maladie s'aggrave rapidement; la prostration ou l'ataxie surviennent, et le malade succombe par l'effet d'une sorte d'asphyxie nerveuse, sans qu'on puisse se rendre compte de la véritable cause de ces désordres et de leur funeste résultat. C'est ici, il faut l'avouer, la partie la plus obscure des maladies des organes de la respiration. Elle exige encore de nouvelles recherches, des observations consciencieuses, et réclame toute la sagacité du praticien.

Quelles sont les causes des affections croupales? Comme toutes les autres maladies aiguës des voies aériennes, elles s'observent plus fréquemment dans les pays froids, tempérés et humides; on ne les rencontre presque jamais dans les pays chauds; elles se montrent plus souvent sur les bords de la mer et des lacs, ou dans l'intérieur des terres et des vallées humides, que dans des plaines élevées et sur les montagnes. On ne connaît presque point le vrai croup dans les montagnes de l'Auvergne; M. Bertrand, médecin des eaux du Mont-d'Or, m'a dit ne l'avoir observé qu'une seule fois à Clermont, pendant une pratique de plus de vingt-cinq ans, tandis qu'on le trouve sur les bords de l'Allier, du Cher et de la Loire à l'état sporadique, et assez fréquemment même sous la forme épidémique, et alors il peut devenir quelquefois contagieux. A Paris, il se montre pendant toutes les saisons de l'année, et quelle que soit d'ailleurs la température. Il en est de même de toutes les grandes villes plus ou moins humides. Le plus souvent ce sont des cas isolés, quelquefois de petits groupes épidémiques, où l'on peut admettre une idée de contagion, bien que souvent on ait pris pour résultat de la contagion des prédispositions dépendantes d'une analogie d'organisme. (Voyez *Angine pseudo-membraneuse.*) Ces épidémies partielles appartiennent sans doute aux mêmes causes que celles qui sévissent sur des contrées tout entières. Une vaste cité est formée en quelque sorte par la réunion de petites villes agglomérées, qui présentent nécessairement des différences notables dans les conditions de l'atmosphère, suivant les localités; ce qui explique pourquoi les influences épidémiques peuvent être bornées à un quartier, à un établissement public, à une maison particulière. L'entassement des individus, surtout chez les enfants, ne peut-il pas concourir aussi, avec d'autres causes, au développement du croup?

Les affections croupales n'atteignent pas également les différentes classes de la société. Le vrai croup, même lorsqu'il n'est pas épidémique, me paraît être proportionnellement plus commun chez le pauvre et chez les enfants mal soignés et mal vêtus. Le faux croup, au contraire, se rencontre beaucoup plus fréquemment chez les enfants de la classe aisée ou riche, qui sont bien vêtus, tenus chaudement, et élevés, en général, plus mollement. Ce n'est pas, au reste, dans ce cas seulement qu'on a pu remarquer la fâcheuse influence de l'inégalité des conditions sur la production des maladies.

C'est sur les enfants de 2 à 7 ans que le croup sévit particulièrement; il devient plus rare de 8 à 15 ans, bien qu'aucun âge n'en soit exempt, puisqu'on en a vu aux deux extrémités de la vie, et chez des nouveaux-nés, et chez des vieillards de 72 ans. Le faux croup n'affecte que les très-jeunes enfants, depuis 1 an jusqu'à 6 ou 7. Je ne l'ai observé que deux fois seulement au-delà de cet âge, ce qui semblerait prouver que l'étroitesse relative du larynx dans l'enfance en est la cause prédisposante. L'organisation primitive du larynx influe tellement sur la production de cette maladie, qu'on l'observe fréquemment chez tous les enfants d'une même famille. Certains individus sont organisés de manière à l'avoir plusieurs fois; je l'ai vue deux, trois et quatre fois sur les mêmes enfants, et chez eux les attaques allaient toujours en diminuant d'intensité à mesure qu'ils avançaient en âge. Je suis convaincu que les exemples de récidive de croup cités par les auteurs appartiennent au faux croup simple, et le cas rapporté par Albers de Bremen d'un individu qui l'aurait eu neuf fois doit être rangé dans cette catégorie.

Les individus du sexe masculin sont plus exposés aux diverses espèces de croup que ceux du sexe féminin. Sur 543 cas, on trouve pour les premiers le nombre 293, et celui de 218 pour les seconds; dans 32 cas, le sexe n'a pas été précisé.

C'est surtout lorsqu'on arrive au traitement que la distinction que nous avons établie entre les différentes espèces de croup devient importante. Comparez, en effet, les résultats variables de mortalité dans les auteurs, et vous trouverez que tantôt, comme dans l'épidémie de Wertheim, à peine a-t-il échappé trois ou quatre enfants sur quarante, et que tantôt on n'en a presque point perdu. Il est évident que dans ces deux exemples on a eu affaire à des affections distinctes, et qu'en conséquence le traitement doit être différent. C'est au moment de porter remède à un mal qui s'annonce avec le cortège des plus effrayants symptômes que le praticien doit user de toutes les ressources de son instruction. Il est placé entre deux écueils, celui de ne rien faire contre un vrai croup, et celui de trop faire contre un faux croup; entre le risque de ne point profiter d'une opération qui, pratiquée à temps, peut sauver le malade, et le risque très-fâcheux de compromettre une opération qu'il était inutile de tenter. Car voyez quels moyens simples on emploie contre une espèce du croup, tandis que pour l'autre on n'aura point de remèdes assez héroïques. Dans le faux croup, les tisanes, les potions adoucissantes et relâchantes, les pédiluves et manuluves excitants sont, comme dans tous les rhumes légers, la principale médication; les sangsues et les vomitifs, auxquels on a presque constamment recours, parce qu'on le confond avec le croup, doivent être rarement mis en usage, et seulement dans les cas où il y a en même temps de la fièvre et beaucoup de gêne dans la respiration. Il faut surtout se garder d'abuser des sangsues dans le faux croup simple. La saignée, presque toujours inutile dans ce cas, jette souvent les enfants dans un état de faiblesse et de pâleur que j'ai vu durer des mois et même des années, et les conséquences de cet affaiblissement sont d'autant plus funestes qu'elles rendent les enfants plus aptes à contracter ensuite d'autres maladies auxquelles ils n'ont plus assez de force pour résister.

Le traitement devient plus difficile dans les faux croups compliqués d'inflammation ou de symptômes nerveux. Dans le premier cas, il faut quelque fois saigner; dans le second, au contraire, on doit être très-réservé sur l'emploi des saignées et des sangsues qui, le plus souvent, accélèrent la faiblesse, la prostration et les accidents dont nous avons parlé. Les laxatifs doux et les lavements purgatifs peuvent offrir quelques avantages; mais on doit insister particulièrement sur les antispasmodiques, en les administrant sous toutes les formes, en potions, en lavements, en vapeurs, en bains; les affusions froides peuvent, dans cette circonstance surtout, trouver une heureuse application.

On doit dans le vrai croup se hâter d'agir dès la première période, afin d'en borner les progrès quand la maladie n'a pas encore dépassé le voile du palais et les amygdales. Le moyen le plus efficace dans ce cas est de toucher les parties malades avec un pinceau de charpie ou une très-petite éponge fixée sur une languette de baleine et bien imbibée de suc de citron pur ou d'acide hydrochlorique mitigé avec un tiers ou un quart de miel rosat, non pas pour cautériser les escarres, comme on le croit ordinairement, mais pour déterminer un autre mode d'inflammation autour des plaques pseudomembraneuses qui tend à en borner l'étendue et à les éliminer. Ces applications, au reste, et celles de la solution de nitrate d'argent, les insufflations d'alun et de calomel, et tous les autres moyens recommandés en pareil cas, ne peuvent être convenablement administrés que par les hommes de l'art.

Dans la seconde période, quand la maladie a pénétré dans le larynx, on doit mettre en œuvre toutes les ressources de la thérapeutique, surtout si le sujet n'est pas très-jeune et offre une constitution vigoureuse. Les saignées générales ou locales, les vomitifs, les révulsifs sur le canal intestinal ou à la peau, les frictions mercurielles, les bains, etc., peuvent être quelquefois employés avec avantage, quand ces moyens sont appliqués à propos et dans des mesures convenables; mais il ne faut pas perdre de vue que les médications qu'on obtient à l'aide de tous ces agents thérapeutiques, et qui réussissent rarement, sont toujours plus ou moins débilitantes, et ont le grave inconvénient d'affaiblir plus ou moins les très-jeunes enfants surtout, et de les mettre ensuite hors d'état de lutter contre l'asphyxie qui termine toujours cette affreuse maladie. Dans la troisième période, la principale ou plutôt l'unique ressource est dans la trachéotomie; mais elle ne peut réussir que chez les individus qui n'ont pas été trop épuisés par des saignées ou des purgatifs. Cette opération, indiquée dès la plus haute antiquité dans les angines graves, a été remise en pratique avec succès par M. Bretonneau, et depuis par plusieurs chirurgiens; on compte maintenant plus de trente exemples de réussite dans le croup. La trachéotomie n'offre par elle-même aucun danger; elle fait cesser à l'instant tous les accidents de l'asphyxie, et prolonge incontestablement la vie des malades, lorsqu'elle ne les arrache pas à une mort certaine. Toutes les fois que j'ai fait faire cette opération, même sans succès, j'ai constaté une amélioration sensible, quelquefois pendant plusieurs jours. Je suis tellement convaincu de l'innocuité de l'opération que je n'hésiterais pas à la conseiller lors même que le croup serait compliqué d'une maladie aiguë de poitrine; deux fois elle fut faite par mon fils dans cette condition désavantageuse, et dans un des cas le malade a vécu jusqu'au huitième jour, et dans le second jusqu'au quatorzième, la plaie s'étant presque cicatrisée. Plus les enfants sont jeunes, et plus il faut se hâter d'opérer, parce que la maladie marche beaucoup plus rapidement chez eux que chez ceux qui approchent de la puberté. Elle est presque toujours mortelle chez les très-jeunes enfants à cause de l'étroitesse de la glotte.

Les moyens de prévenir les maladies croupales consistent principalement dans les précautions hygiéniques qui peuvent garantir des affections catarrhales en général. Ainsi dans les pays humides et froids, où règnent le plus ordinairement ces maladies, on aura soin de vêtir les enfants, de les couvrir surtout pendant la mauvaise saison de vêtements de laine immédiatement appliqués sur la peau, d'éviter qu'ils ne soient mouillés et qu'ils ne se refroidissent brusquement étant en sueur. On veillera à ce qu'ils ne restent pas les pieds dans l'humidité; on tâchera de fortifier leur constitution en les tenant le plus souvent possible à l'air et en mouvement. Ils seront en général légèrement vêtus, couchés dans des lits qui ne soient pas trop chauds et dans des chambres saines et sèches, mais qui ne seront point chauffées, même en hiver, quand les enfants ne seront pas malades. Il est essentiel, pour que les jeunes enfants ne se refroidissent pas en se découvrant pendant la nuit, de bien les emmailloterlorsqu'ils ne sont pas encorepropres, et lorsqu'ils le sont, de les tenir habillés dans de grandes blouses fermées et à coulisse. Quant aux moyens particuliers de se garantir des épidémies d'angines gangréneuses et de croup, il n'y en a pas d'autres que de fuir, quand on le'peut, les lieux où règnent fréquemment ces maladies, pour habiter des lieux secs et élevés.

GUERSANT,

Membre de l'Académie royale de médecine,
Médecin de l'hôpital des Enfants.

CROUTE (*path.*), s. f. On nomme croûtes de petites plaques formées sur la peau ou sur les parties des membranes muqueuses qui recouvrent les ouvertures naturelles, et qui par ce fait sont en contact avec l'air extérieur ; l'épaississement et la coagulation du pus ou de la sérosité de petites ulcérations ou de pustules donne lieu à ces croûtes ; les pustules de la petite vérole, lorsqu'elles se dessèchent, ont reçu le nom de *croûtes varioleuses ;* celles de la vaccine ont été nommés *croûtes vaccinales.* On a donné le nom de *croûtes de lait* à une éruption qui se manifeste sur la tête des jeunes enfants et qui recouvre souvent toute cette partie d'une large croûte ; les croûtes connues sous le nom de *gourme* sont aussi formées par les pustules des éruptions qui ont eu lieu sur les diverses parties de la peau. (V. *Eczéma, Dartre, Teigne.*)   J. B.

CRUDITÉ (*hyg., path.*), s. f. On désigne sous ce nom les fruits, les salades et tous les aliments végétaux qui n'ont pas été soumis à la cuisson. Ces aliments sont, comme on le pense, beaucoup plus réfractaires à l'action de l'estomac que ceux qui ont été soumis à l'action de la coction. Les personnes qui ont l'estomac faible, les malades et les convalescents, doivent donc s'en abstenir. Les enfants recherchent ordinairement les crudités avec une extrême avidité ; il est convenable de ne leur en donner qu'avec une grande réserve, car les indigestions et les dérangements plus graves de l'estomac et des intestins ne reconnaissent souvent pour cause que l'abus de ces sortes d'aliments. (V. *Fruits.*) — On désignait dans l'ancienne médecine, sous le nom de *crudité des humeurs, crudité de la maladie,* soit l'état de la maladie à son début, soit l'état des humeurs dans ce début même ; on pensait qu'il fallait que la fièvre eût existé quelque temps pour amener ces dernières à l'état de *coction,* que l'on croyait de plus propre à amener l'issue heureuse de la maladie ; ces idées sont complétement abandonnées aujourd'hui.   J. B.

CRUOR (*physiol.*), s. m. Nom donné autrefois à la matière colorante du sang. (V. ce mot.)

CRURAL (*anat.*), adj., de *crus, cruris,* cuisse ; qui appartient à la cuisse. Les parties ainsi désignées sont : l'*arcade* et l'*anneau crural* (V. *Abdomen* et *Aine*), les *hernies crurales,* (V. *Hernies*), l'*artère crurale* ou *fémorale*; cette artère, qui est la continuation de l'iliaque externe, commence au-dessous de l'arcade crurale à peu près vers le point correspondant au milieu du pli de l'aine ; en ap-

pliquant le doigt dans ce point on sent des battements très-prononcés ; ce vaisseau est en effet volumineux et superficiel en cet endroit, il est de plus situé au-devant de l'os des iles , qui lui fournit un point d'appui et permet ainsi de le comprimer facilement avec le doigt ou une pelote , lorsqu'on veut arrêter une hémorrhagie de la cuisse ou de la jambe cette artère, placée entre le nerf crural en dehors, et la veine de même nom en dedans, descend ensuite un peu en dedans et en arrière en s'enfonçant dans l'épaisseur de la cuisse jusqu'à sa partie inférieure , où, parvenue dans la gouttière aponévrotique du muscle grand adducteur, elle prend le nom d'artère poplitée; dans ce trajet elle fournit plusieurs branches, les artères *honteuses externes,sous-cutanées, abdominale* et *musculaires.* La *veine crurale* suit la même direction que l'artère. Le *nerf crural* provient du plexus lombaire ; il est situé au côté externe de l'artère et se distribue principalement à la cuisse.
        J. B.

CRUSTACÉ (*méd.*) adj. Nom donné à plusieurs dartres. (V. *Dartres, Mélitagre.*)

CRUSTACÉS (*zool.*) s. m. pl. On donne ce nom à une classe du règne animal pourvue d'une croûte extérieure ou enveloppe calcaire à pieds articulés, qui est munie de branchies et qui a une circulation double. Les crustacés sont très-nombreux, et comprennent plusieurs espèces qui servent d'aliments, telles que les écrevisses, les crabes, les crevettes , les homards et les langoustes, qui ne sont qu'une variété du genre écrevisse. L'histoire de ces animaux appartient à la zoologie, et ne saurait trouver place ici ; il suffit de dire seulement que leur chair est généralement indigeste, et que sa fadeur exige des assaisonnements assez puissants pour en relever le goût, et qui la rendent encore plus difficile à digérer pour les personnes qui ont un estomac faible. Quelques crustacés ont été employés en médecine , tels que les *écrevisses,* mais on n'en fait plus usage aujourd'hui. (V. ces mots.)   J. B.

CRYPTE (*anat.*), s. f., du grec *kruptos,* caché. Les anatomistes, qui tantôt ont fait ce mot féminin, et tantôt masculin,donnent le nom de *cryptes* ou *follicules* à de petites cavités situées dans l'épaisseur de la peau et des membranes muqueuses, et qui ont pour fonction de sécréter un liquide particulier qui est pour la peau le plus souvent de nature graisseuse, souvent ce liquide s'amasse dans l'intérieur de la petite cavité qui se remplit d'un liquide blanchâtre épais et analogue au suif: de là le nom de follicules *sébacés* que l'on a donné à ces cryptes qui s'observent en grande abondance au visage, aux épaules, etc. Lorsque l'on presse ces cryptes remplies de matière sébacée, celle-ci sort par l'ouverture en affectant une forme vermiculaire ; ce qui fait que, encore aujourd'hui, le vulgaire croit que ce sont de véritables vers que l'on extrait de la peau. De là est venu le proverbe *tirer les vers du nez.* On peut facilement, sans presser ces follicules, enlever la tache noire que forme leur ouverture lorsqu'elle est remplie de matière sébacée en appliquant fortement sur ces parties une petite boule de cire ramollie qui, en emportant la surface noircie, fait disparaître momentanément ces taches qui souvent sont désagréables par leur nombre. (V. *Peau.*)   J. B.

CUBÈBE (*mat. méd.*), s. m., *piper cubeba*, *piper caudatum*. On connaît, dans les pharmacies, sous le nom de *poivre cubèbe*, de *poivre à queue*, le fruit d'un petit arbrisseau sarmenteux, à tige flexueuse et articulée, des Indes orientales, de la famille des Urticées. J. Diandrie trigynie L. Richard a classé cette plante dans une nouvelle famille, à laquelle il a donné le nom de Pipéracées. Ce fruit est une petite baie brunâtre, ronde, sèche, de la grosseur d'un grain de poivre ordinaire (poivre noir), ridée, et portée sur un petit pédoncule de la longeur de six lignes; ce qui lui a fait donner le nom de poivre à queue. L'écorce extérieure est facile à briser, et en recouvre une autre qui est noirâtre; au-dessous de cette dernière est un petit noyau blanc et d'une odeur aromatique, d'une saveur âcre, brûlante et éthérée. Vauquelin, qui a fait l'analyse de cette substance, a trouvé un principe particulier résineux et analogue à la résine du copahu, et qui ne lui paraissait pas différer beaucoup du *pipérin*; et de plus une huile volatile presque concrète, une autre résine colorée, de l'extractif et des sels. Ce médicament, qui était très-peu employé en médecine, et dont on faisait seulement usage dans certaines langueurs d'estomac, était stomachique et caminatif, disaient les anciens médecins. Dans ces derniers temps, et surtout d'après les expériences des médecins anglais, on en fait usage dans la gonorrhée comme un moyen propre à couper l'écoulement; la dose à laquelle on l'administre est de deux gros à une demi-once dans vingt-quatre heures, on va même quelquefois jusqu'à une dose plus élevée. Le cubèbe se prend simplement en poudre, mêlé avec un peu d'eau ou de vin blanc; quelquefois on le mêle avec quelque potion; on en forme aussi des opiats, et on l'associe souvent au copahu. Dans ces derniers temps, un pharmacien de Paris, en a préparé un extrait sous le nom de *cubébine*, dont l'administration est beaucoup plus facile; il a publié son travail dans le *Journal des Connaissances médicales*. L'efficacité du cubèbe dans la gonorrhée ne saurait être contestée aujourd'hui, et c'est un nouveau moyen à ajouter à ceux que l'on possédait déjà; quoiqu'il irrite peut-être davantage l'estomac que le copahu, il ne produit pas chez les malades l'extrême répugnance que détermine ce dernier médicament.   J. B.

CUBITAL (*anat.*), adj., qui a rapport au cubitus. Il existe deux *muscles cubitaux*: le *cubital antérieur* est situé à la partie interne de l'avant-bras, il s'attache supérieurement à la tubérosité de l'humérus et à l'olécrâne; inférieurement il se fixe à un os du poignet, nommé pisiforme: ce muscle fléchit la main sur l'avant-bras, et la porte en dedans. Le *cubital postérieur* est situé en arrière et en dedans de l'avant-bras, il s'attache en haut

à la tubérosité de l'humérus, et en bas au cinquième os du métacarpe: c'est celui qui correspond au petit doigt, il étend la main et l'incline en dedans. L'*artère cubital* est une des divisions de l'artère brachial; elle commence au-dessus du pli du bras, et passe en avant et à la partie interne de l'avant-bras, pour aller former dans la paume de la main l'arcade palmaire. Il existe aussi des *veines cubitales* profondes, superficielles, et recurrentes cubitales.—Le *nerf cubital* est situé en dedans de l'avant-bras; il se rend dans la paume de la main, où il fournit des filets nerveux aux deux derniers doigts: c'est la compression de ce nerf qui occasionne une si vive douleur, lorsque l'on se heurte à la partie interne du coude; on sait aussi que la douleur s'en fait sentir surtout dans le petit doigt.

Il y a aussi un *os cubital*, qui est un de ceux qui concourent à former le poignet.   J. B.

CUBITUS (*anat.*), s. m., *ulnus*, os du coude. Deux os entrent dans la composition de l'avant-bras: le *radius* en dehors et le *cubitus* en dedans. Ce dernier est un os long, prismatique et triangulaire, autour duquel pivote le radius dans les mouvements de pronation et de supination. Son extrémité supérieure, beaucoup plus grosse que l'inférieure, présente en arrière une saillie, l'apophyse *olécrâne*, qui forme la partie pointue du coude; en avant, existe une autre saillie nommée apophyse *coronoïde*; entre deux l'on voit une grande échancrure appelée *sygmoïde*, qui est en rapport avec l'os du bras. En bas, le cubitus s'articule avec le métacarpe, et présente en dedans une petite éminence, l'apophyse *styloïde*, que l'on peut sentir un peu au-dessus du poignet. Ce même os est de plus en rapport avec le radius au moyen d'une petite surface articulaire placée à chacune des extrémités. De nombreux muscles l'entourent ou s'y insèrent. (Pour les maladies du cubitus, voyez *Avant-bras*, *Coude* (maladies de).   J. B.

CUBOIDE (*anat.*), s. m. C'est un os court qui fait partie du pied et dont le nom indique suffisamment la forme, il est situé à la partie externe du pied, et il s'articule en arrière avec le calcanéum, en avant avec les deux derniers os du métatarse, et en dedans avec le troisième os cunéiforme, il concourt à former la partie du pied nommée tarse.   J. B.

CUISINIERS (Maladies des), (*hyg. et path.*) Toutes les nations ont voulu avoir leurs cuisiniers destinés à préparer les mets et à en relever le goût par les assaisonnements. La Grèce en était remplie, si l'on en exempte les sobres Lacédémoniens; il y en avait chez tous les gens riches et chez tous les traiteurs. L'entrée qu'ils avaient chez les grands pour y exercer leur métier les rendait d'une arrogance insupportable. Athénée nous en rapporte un très-grand nombre d'exemples tirés de plusieurs auteurs qui avaient écrit longtemps avant lui; il cite un passage de Sosipates où il introduit un cuisinier, qui dit, en vantant son art, que pour y réussir il faut être bon *naturaliste* pour distinguer les goûts et les vertus des aliments; *astrologue* pour servir chaque chose dans sa véritable saison; *médecin* pour ménager la santé des conviés par rapport à leurs âges, leur tempérament et leurs conditions; *architecte* pour se ménager du jour dans sa cuisine et y éviter la fumée; *géomètre* pour poser et arranger les plats avec ordre et symétrie sur la table. Le même auteur rapporte plusieurs autres passages de différents auteurs qui parlent tous des cuisiniers avec autant d'exagération.

Les Romains firent d'abord profession d'une si grande frugalité, qu'ils furent longtemps sans avoir de cuisiniers. Ce fut à l'époque où le luxe s'introduisit à Rome que les cuisiniers commencèrent à devenir nécessaires, mais ils furent encore si peu communs, qu'aucun Romain n'en avait d'ordinaire en sa maison, et quand ils en avaient besoin il les louaient à la journée dans le marché public. Les choses ne demeurèrent pas longtemps dans cette modération: peu de temps après la seconde guerre Punique et au retour des conquêtes de la Grèce et de l'Asie, le luxe des tables commença à s'établir à Rome; les gens de bonne chère mirent en usage avec grand soin tout ce que deux fameux gourmands avaient inventé pour satisfaire le goût avec le plus de volupté. Archestrate, dans sa *Gastronomie* ou *Lois du ventre*, qu'il composa après avoir, disait-il, fait tout le tour de la terre pour chercher le lieu où l'on tenait la meilleure table.

La France a eu aussi ses différentes époques de parcimonie et de prodigalité, et ses lois somptuaires pour régler la dépense des repas et en retrancher l'excès. On ne connaissait autrefois à Paris d'autres cuisiniers que les vinaigriers pour les sauces ou ragoûts; les pâtissiers pour les volailles et le gibier; les rôtisseurs et les charcutiers pour la grosse chair. L'on conçoit assez que ce partage n'était pas commode; cela fit naître l'envie à quelques particuliers élevés dans ces professions, d'en réunir les fonctions et d'entreprendre des repas. Ce fut Henri IV qui en forma une communauté et les mit au nombre des *métiers jurés* sous le titre de *maître-queux*, et leur accorda des statuts de même qu'aux autres corps de métiers au mois de mars 1599.

Les cuisiniers sont exposés à plusieurs maladies : les vapeurs du charbon, la chaleur étouffante des cuisines pendant l'été leur donnent des céphalalgies presque habituelles, des lassitudes, des congestions sanguines vers la tête; plusieurs d'entre eux périssent d'apoplexie et quelques-uns d'asphyxie; l'attitude debout les rend sujets aux varices et aux ulcères des jambes.

M. Alibert rapporte que les cuisiniers sont particulièrement disposés à contracter la dartre crustacée flavescente, et que la plupart éprouvent un prurit brûlant dans tous les membres.

Les cuisiniers se font souvent des brûlures en maniant les charbons, en tirant avec la main des pièces de chair d'une marmite bouillante ou des poissons de la friture, etc.

Nous avons connu plusieurs cuisiniers affectés de phthisie pleurétique, *tabes pleuretica*, causée par une pleurésie chronique; nous avons interrogé un de ces cuisiniers affecté de cette espèce de phthisie, et il nous a assuré que son affection tenait à une espèce de *brûlure permanente* dans la cavité thoracique, produite, selon lui, par la *réverbération du feu* des fourneaux de sa cuisine. Il était excessivement amaigri, et mourut à l'âge de 36 ans.

Il n'est pas facile de préserver les cuisiniers des inconvénients de leur métier; on peut cependant leur recommander l'usage habituel de guêtres lacées pour empêcher le développement des varices aux jambes. Pour dissiper leur maux de tête et leur procurer de l'appétit, ils doivent faire de l'exercice en plein air. Les rôtisseurs, traiteurs, restaurateurs, sont exposés aux mêmes maladies que les cuisiniers.

Les cuisiniers mangent peu au milieu des mets les plus succulents; une espèce de dégoût les empêche d'y toucher; il est certain qu'ils absorbent une certaine quantité de molécules nutritives répandues dans l'atmosphère de leurs officines, ce qui leur donne l'embonpoint dont ils sont pourvus; mais si l'on y fait attention, on aperçoit facilement qu'ils n'ont pas le teint fleuri des bouchers; leur visage conserve quelque chose de pâle et de blafard, leur chair reste molle, ils ont plutôt de la bouffissure que de la graisse.

Si les cuisiniers mangent très-peu, en revanche ils aiment beaucoup la boisson et ils ne sont pas sobres.

A. Chevallier et S. Furnari.

CUISSART (*chir.*), s. m. On donne ce nom à un instrument destiné à remplacer l'extrémité inférieure après l'amputation de la cuisse : c'est une espèce de jambe de bois.   J. B.

CUISSE (*anat.*), s. f. C'est la partie des membres abdominaux comprise entre le bassin et le genou. Elle est bornée supérieurement : par le pli de l'aine en avant, par celui de la fesse en arrière, par le périnée en dedans, par la hanche en dehors; elle est terminée inférieurement par le genou et le creux du jarret. La cuisse a la forme d'un cône renversé, irrégulier, sur lequel on remarque un léger sillon dirigé obliquement du pli de l'aine à la partie interne de ce membre. C'est le trajet de l'artère crurale ou fémorale.

La cuisse est composée d'un seul os, autour duquel viennent se grouper de nombreux et puissants muscles. Cet os, nommé *fémur*, le plus grand et le plus fort du squelette de l'homme, n'occupe pas le centre ou plus exactement l'axe de la cuisine; il est beaucoup plus près de la peau en dehors et en avant qu'en dedans et en arrière. Son extrémité supérieure, formée par une tête arrondie, s'articule avec l'os innominé; son extrémité inférieure, renflée par deux tubérosités appelées condyles, repose bout-à-bout sur le tibia, dont elle n'est séparée que par des cartilages inter-articulaires. Le corps de l'os unique de cette portion des membres pelviens est légèrement arqué en dedans, d'où résulte une courbure qui fait saillir en dehors la partie moyenne de la cuisse.

Les masses musculaires, qui enveloppent inégalement le fémur, à raison de la disposition que nous venons de signaler, sont unies entre elles par un tissu cellulaire plus ou moins lâche, et susceptible d'admettre une certaine quantité de graisse dans ses aréoles.

Une artère considérable, sortant de l'arcade crurale, dont elle porte le nom, descend obliquement, en jetant des branches profondes, le long de la partie antérieure, puis interne, puis postérieure de la cuisse, distribuant partout, sur son passage, le sang, la chaleur et la vie. Des veines ramènent ce sang des extrémités, quand il a fourni aux organes les matériaux de leur nutrition. Une multitude de vaisseaux lymphatiques accompagnent ces artères et ces veines, et souvent les embrassent comme fait un lierre autour de l'arbre qui lui sert de support.

Les principaux nerfs de la cuisse sont : le *crural* qui sort du bassin avec la grosse artère, l'*obturateur* qui avoisine les vaisseaux du même nom, et le grand nerf *sciatique* qui seul en parcourt la face postérieure.

Ces trois nerfs et leurs divisions animent toutes ces parties, chacune retenue dans sa position respective par sa conformation et par le tissu cellulaire ambiant, et toutes ensemble contenues par une enveloppe commune en manière de demi-caleçon : c'est l'aponévrose *fascia lata*, membrane fibreuse d'un tissu extrêmement serré et capable d'une grande résistance. La veine *saphène interne* ou *grande saphène* rampe entre cette aponévrose et la peau. On y voit aussi quantité de vaisseaux lymphatiques et des ganglions dont les plus remarquables sont ceux qu'on a improprement nommés *glandes inguinales*. Il faut encore indiquer les filets nerveux, pour la plupart sous-cutanés, qui naissent des nerfs lombaires et sacrés.

La peau qui recouvre la cuisse est plus ferme, plus épaisse et moins lisse, en dehors et en arrière qu'en dedans et en devant.

Proportion gardée, cette partie des membres inférieurs prend plus de développement chez la femme que dans l'homme, ce qui provient de la plus grande abondance du tissu cellulaire et surtout de la plus grande amplitude du bassin et de l'écartement des fémurs. Chez l'homme, la surface antérieure et externe de la cuisse est communément plus ou moins fournie de poils.

Les cuisses concourent, avec les jambes, à la station, à la marche, à la course, au saut, en un mot à tous les genres de locomotions exécutés par les membres inférieurs.

F. E. PLISSON,
Docteur en médecine.

CUISSE (maladies de la). Cette portion du membre inférieur peut être le siège d'abcès chauds, froids, ou par congestion, de tumeurs, de varices, etc., qui ne présentent rien de particulier ; nous avons déjà décrit au mot *coxalgie* une maladie particulière à la tête du fémur. Les fractures et les luxations vont seulement nous occuper ici ; nous remarquerons pourtant en passant que chez les femmes qui font un usage habituel de chaufferettes la peau de la partie interne des cuisses présente des marbrures jaunes foncées, qui ont été prises quelquefois par des médecins peu attentifs, pour des taches syphilitiques.

Fracture de la cuisse. L'os de la cuisse, le *fémur*, quoique entouré de muscles épais, se casse assez fréquemment ; ce qui tient à sa longueur et à la disposition de sa partie supérieure qui forme un angle obtus avec la direction du reste de l'os en présentant au-dessous de la tête du fémur une portion rétrécie nommée *col*. On distingue d'après cela les fractures du corps du fémur et celles de son col.

Les premières s'observent le plus fréquemment à la partie moyenne de l'os. Elles reconnaissent pour causes une action directe telle qu'un coup, le passage d'une roue de voiture, etc., ou bien un contre-coup, comme par exemple une chute sur les pieds ; la courbure naturelle de l'os est alors exagérée, et par suite la fracture survient. Elles peuvent présenter au reste les complications et les variétés de forme qui seront indiquées à l'article général *fractures*. Les signes auxquels on les reconnaît sont les suivants : la cuisse est souvent déformée ; et comparée à la cuisse saine elle forme une courbure anormale, à moins que la fracture ne soit transversale comme cela arrive chez les enfants ; il y a raccourcissement du membre, et le fragment inférieur est tiré en haut et en dedans ; en soulevant le membre blessé, on sent une *crépitation* et une mobilité non naturelle. Enfin, quoique ce dernier signe soit moins certain, le blessé ne peut remuer la cuisse malade. Lorsque la fracture a son siège tout près du genou, le fragment inférieur est entraîné en arrière par l'action des muscles de la partie postérieure de la jambe.

Le nombre et la force des puissances musculaires de la cuisse et l'obliquité très-fréquente de ces fractures rendent leur guérison sans difformités assez difficile, surtout lorsqu'elles ont leur siège vers les extrémités articulaires de l'os.

La réduction s'opère d'après la règle ordinaire (voy. *Fractures*) ; la difficulté est de maintenir exactement les fragments en place pendant le temps nécessaire à leur consolidation. On emploie le plus souvent dans ce but l'appareil de Desault. Sans entrer dans une description de ce bandage qui serait inintelligible pour le lecteur sans le secours de planches, nous dirons qu'au moyen de deux attelles latérales dont l'une prend son point d'appui entre les cuisses, tout le membre inférieur est placé dans un état d'extension forcée, destinée à combattre l'action des muscles qui tendent à tirer en haut le fragment inférieur. Dans cet appareil le membre est tendu ; Dupuytren, au contraire, faisait fléchir la jambe sur la cuisse en maintenant le membre dans cette position au moyen d'un double plan incliné formé par plusieurs oreillers. Le pied était retenu au bas du lit par un lien, et le double plan incliné devait être assez élevé pour que le bassin ne reposât pas sur le lit et que le poid du tronc fît ainsi une extension perpétuelle. Il existe encore une foule d'appareils proposés, mais moins usités que les précédents. Cette fracture exige pour sa consolidation quarante à cinquante jours.

2º Les fractures du col du fémur, assez fréquentes chez les vieillards, sont presque toujours produites par contre-coups dans une chute sur la hanche ou sur la plante des pieds. On a quelquefois de la peine à les reconnaître à cause de l'épaisseur des parties molles qui recouvrent le lieu lésé. Les signes les plus constants sont le raccourcissement du membre, et l'impossibilité de le mouvoir; le pied est tourné en dehors, et lorsqu'on imprime un mouvement de rotation à la cuisse, le grand trochanter y participe sans décrire comme dans l'état normal un arc de cercle dont le col et la tête du fémur sont le rayon; la *crépitation* se perçoit aussi fréquemment.

Il est presque impossible d'obtenir la guérison de cette fracture sans que le raccourcissement du membre persiste plus ou moins; le temps nécessaire pour la consolidation est aussi plus considérable que dans un simple cas de fracture du corps du fémur; souvent même la réunion n'a pas lieu et il se forme une fausse articulation; le traitement est à peu près le même que pour la fracture du corps du fémur. L'extention continue doit être faite avec soin si l'on veut avoir le moins de racourcissement possible.

Luxations de la cuisse. Par suite d'un coup, d'une chute, ou d'un choc violent, l'extrémité supérieure du fémur, nommée comme nous l'avons dit, *tête de cet os*, peut abandonner sa cavité articulaire (la *cavité cotyloïde*); c'est cet accident qui constitue la luxation ou le déboîtement de la cuisse. Le déplacement peut se faire suivant les différents côtés de l'articulation, et d'après cela on compte en général six espèces de luxation de la cuisse; les plus communes de toutes sont la luxation *en haut et en dehors* et celle qui a lieu *en bas et en dedans;* puis vient ensuite la luxation *en haut et en avant;* celles qui s'effectuent *en bas et en arrière* ou bien *directement en bas* ou *directement en arrière*, sont très-rares.

Dans la première espèce *en haut et en dehors*, la tête de l'os vient se placer en remontant dans l'épaisseur de la fesse au devant de *l'os iliaque;* de sorte qu'indépendamment des signes généraux des luxations, on observe dans ce lieu une tumeur saillante formée par cette tête de l'os; en même temps, le membre est plus court que celui du côté opposé; la cuisse et la jambe sont fortement portées en dedans et on ne peut tenter de les tourner *en dehors* sans exciter de vives douleurs. Dans la luxation *en bas et en dedans*, la tête du fémur s'abaisse au contraire en dedans et vient se loger dans le trou dit *sous-pubien*. Le membre est alors allongé, le pied est tourné en dehors, et le pli de la fesse abaissé. Enfin on peut sentir en dedans du haut de la cuisse une tumeur formée par la tête de l'os.

Dans celle qui a lieu *en haut et en avant*, la tête du fémur se place sur la branche horizontale du pubis, en formant à l'aine une tumeur dure et arrondie très distincte; le membre en même temps est raccourci, un peu étendu et fortement tourné en dehors. Nous ne parlerons pas des autres espèces de luxations qui sont très-rares. Le traitement de ces luxations consiste à les réduire, c'est-à-dire à ramener, au moyen de tractions suffisantes, la tête de l'os à sa place. Le chirurgien a besoin ici de connaissances anatomiques précises, pour bien diriger les aides dans leurs efforts. Ordinairement le malade est retenu par deux personnes vigoureuses et par un drap plié en deux, lequel passant par le pli de l'aine du côté non blessé, vient s'attacher à un anneau ou à une barre fixe. Un nombre d'aides suffisant tire sur la jambe au moyen de lacs convenablement fixés; le chirurgien, placé en dehors du membre, dirige leurs mouvements et pratique la *coaptation*, quand le moment est venu. La direction des tractions et les divers mouvements des aides varient suivant le sens du déplacement.

Les tentatives les plus méthodiques pour réduire une luxation, échouent quelquefois; il ne faut pas alors fatiguer le malade par des tractions réitérées; on calmera l'irritabilité des muscles par des bains et des saignées; et après avoir remédié aux autres causes de l'insuccès, on recommencera les tentatives le lendemain ou quelques jours après. (Voy. aussi le mot *Luxation*.)

J. P. BEAUDE.

CUISSON (*path.*), s. f. On donne ce nom à une douleur brûlante déterminée soit par une brûlure légère, la piqûres des orties ou toute autre cause que l'on ne pourrait indiquer ici. Le caractère de cette douleur s'explique facilement par son nom; on la calme ordinairement par des applications d'eau fraîche. (V. *Douleurs.*) J. B.

CUIVRE (*chim.*), s. m. Le cuivre est un métal que l'on peut trouver à l'état de pureté dans la nature, mais qui ordinairement est combiné avec l'oxigène et des acides; il forme alors le vert-de-gris naturel, la malachite, le bleu des montagnes, qui sont des carbonates de cuivre : c'est ce carbonate qui colore en bleu les turquoises; combiné avec l'acide sulfurique, il forme le sulfate de cuivre (couperose bleue, vitriol bleu); combiné avec le soufre, il forme la pyritie de cuivre, etc.; le vert-de-gris artificiel (sous-acétate de cuivre), les cristaux de Vénus ou verdet cristallisé, sont des composés cuivreux; toutes ces substances sont vénéneuses. L'empoisonnement qui résulte de leur introduction dans l'économie, est très-fréquent, et par conséquent nous devrons nous en occuper avec soin dans cet article, où nous ne parlerons que des préparations qui sont quelquefois employées en médecine, de celles qui se forment sur les robinets en cuivre, les ustensiles de cuisine, et qui, employés dans les arts, se trouvent par conséquent à la portée de tout le monde. Le cuivre pur est rouge, brillant, et prend une odeur très-marquée par le frottement; si on le fait chauffer, il fond à 1044º th. c., il pèse près de neuf fois autant que l'eau.

Exposé à l'air, il se ternit en absorbant l'oxygène, mais bientôt il en absorbe aussi l'acide carbonique et l'humidité, et passe à l'état de carbonate de cuivre ou vert-de-gris. Si on verse sur ce métal une goutte ou deux d'eau forte (acide nitrique), il se produit un bouillonnement; on voit paraître des vapeurs rouge-orangées, d'une odeur très-désagréable, nauséabondes, le cuivre disparait et il reste une liqueur bleue qui est du nitrate de cuivre. Le cuivre jaune n'est pas du cuivre pur, c'est un alliage; tel est le laiton, le similor, l'or de Manheim, le crysocale, etc.

Deutoxide de cuivre (œs ustum). Le deutoxide de cuivre est brun lorsqu'il est sec; il sera facile de le reconnaître. En effet : 1° il se dissout sans effervescence dans l'acide sulfurique affaibli, et on obtient une liqueur bleue (V. *Sulfate de cuivre*); 2° il se dissout dans l'ammoniaque (alcali volatil) et donne à ce liquide une belle couleur bleue; 3° il est insoluble dans l'eau.

Carbonate de cuivre (vert-de-gris naturel). C'est ce corps qui se forme sur la surface des robinets ou des casseroles, et autres ustensiles de cuisine, sur le laiton, etc., il a une couleur vert clair, se dissout bien dans l'ammoniaque et donne en bleu, et si on le traite par l'acide sulfurique affaibli, il se dissout, donne une liqueur bleue, mais sa dissolution s'est opérée avec effervescence (bouillonnement).

Sulfate de cuivre (couperose bleue, vitriol bleu, vitriol de Chypre). Ce sel est d'une belle couleur bleue, il a une saveur styptique, métallique, âcre, et cristallise en rhomboïdes; il se présente aussi lorsqu'il a été brisé sous la forme de petits fragments cristallins bleuâtres; s'il est réduit en poudre, sa couleur bleue est moins foncée, et si on chauffe un peu dans cet état, il devient blanc en perdant son eau; il suffit de verser quelques gouttes d'eau sur cette poudre pour lui faire reprendre la couleur bleue; il est donc évident que la couleur bleue des cristaux de sulfate de cuivre est due à l'eau qu'ils renferment. Ce sel se dissout facilement dans l'eau, et la dissolution est d'une belle couleur bleue. On la reconnaîtra à l'aide des caractères suivants : 1° elle fournit par la potasse caustique un précipité bleu d'oxide de cuivre hydraté; si on chauffe ce précipité, il perd son eau et devient brun (oxide sec); 2° l'ammoniaque qu'on y verse en petite quantité donne également un précipité bleu; mais si on ajoute un peu d'acali volatil, il se dissout et on obtient un liquide d'un très-beau bleu, c'est du sulfate de cuivre ammoniacal (eau céleste), c'est ce liquide bleu que l'on voit dans des bocaux placés près des vitraux des pharmaciens; 3° le prussiate de potasse et de fer (cyanure de potassium et de fer), y produit un précipité brun marron, cramoisi; ce réactif est le plus sensible de tous ceux qu'on emploie pour constater la présence d'un sel de cuivre; 4° l'eau de baryte la décompose, et il se forme un précipité bleu blanchâtre, formé de sulfate de baryte et d'oxide de cuivre bleu, si on ajoute un peu d'acide nitrique, on dissout l'oxide de cuivre qui bleuissait le précipité, et celui-ci devient tout à fait bleu; l'arsénite de potasse y produit un précipité vert pré; 5° si on plonge dans cette dissolution une lame de fer bien décapée, elle se couvre d'une couche de cuivre rouge, d'où il suit que le fer s'est oxidé aux dépens de l'oxide de cuivre, et qu'ainsi oxidé, il s'est combiné avec l'acide du sulfate de cuivre. L'acide hydrosulfurique et les hydrosulfates le précipitent en noir;

mais ces deux derniers réactifs agissant d'une manière analogue sur d'autres substances, doivent être regardés seulement comme complémentaires.

La dissolution de sulfate de cuivre peut être assez étendue d'eau pour ne plus précipiter par la potasse, ou la soude, ne plus donner par l'eau de baryte qu'un précipité blanc. Sa coloration est à peine bleuâtre, elle peut être nulle même; alors pour reconnaître la présence du cuivre, il faut y verser un peu d'ammoniaque qui lui donne une couleur bleue, et surtout se servir du prussiate de potasse et de fer qui la colore en rouge, et y produit au bout d'un certain temps un précipité brun marron. Dans le cas où le sulfate de cuivre serait mêlé au pain, ce qui arrivait quelquefois, car certains boulangers en ont mis dans leur pâte pour faciliter la panification, il faudrait incinérer celui-ci après l'avoir desséché, verser sur le résidu de l'acide sulfurique faible, filtrer, et avoir recours aux moyens ci-dessus indiqués pour reconnaître une dissolution de sel de cuivre.

Sulfate de cuivre ammoniacal. Il est d'une belle couleur bleu céleste. On a conseillé de l'employer comme émétique dans l'empoisonnement par les narcotiques; mais il est tellement vénéneux, et peut être si bien remplacé dans ces cas, qu'il doit être rejeté; on a également conseillé son usage et celui du sulfate de cuivre, dans l'épilepsie, l'hydropisie, etc.; mais son emploi mal dirigé expose à des accidents trop graves, et l'on doit toujours pour l'employer avoir recours au médecin.

Nitrate de cuivre. Il est en cristaux bleus : ce sont des parallélipipèdes allongés, ou des aiguilles prismatiques, il est déliquescent, se dissout très-bien dans l'eau. (Voy., pour la dissolution, les caractères ci-dessus indiqués.) L'eau de baryte forme un précipité bleu non mélangé de blanc.

Vert-de-gris; verdet gris; sous-acétate de cuivre. Ce vert-de-gris diffère essentiellement de celui qui se forme sur les instruments de cuivre, la monnaie de billon, etc.; en effet, il est formé d'acétate de cuivre et de deutoxide de cuivre hydraté; c'est lui qu'on fabrique aux environs de Montpellier, en faisant réagir le marc de raisin sur des lames de cuivre. On le trouve dans le commerce, ou bien en poudre d'un vert bleuâtre, ou sous la forme de masses de la même couleur, dans lesquelles on trouve des rafles, des pépins de raisins. Si on le fait chauffer jusqu'au rouge, il se décompose, donne du cuivre métallique, un peu de protoxide de cuivre qui reste dans la cornue ou le tube dans lesquels on l'a chauffé, et il se dégage de l'acide acétique (vinaigre radical), de l'esprit pyroacétique, de l'eau, etc.; si on le traite à froid par l'acide sulfurique, il devient blanc et répand des vapeurs qui ont l'odeur du vinaigre radical; si on le traite par l'eau, il ne se dissout qu'en partie, et il reste un dépôt formé par de l'oxide de cuivre, qui est brun si on l'a fait bouillir pendant quelque temps. La dissolution qui est bleue fournit avec l'eau de baryte un précipité bleu d'oxide de cuivre non mélangé de blanc; pour les autres caractères qui servent à le faire reconnaître, v. *Sulfate de cuivre.*

Verdet cristallisé (acétate de cuivre). Il est en cristaux d'un vert foncé, ou en poudre d'un bleu foncé verdâtre; il se dissout entièrement dans l'eau. Traité par l'acide sulfurique, il blanchit et laisse dégager des vapeurs d'acide acétique reconnaissables à leur odeur. Il se décompose par le feu comme le sous-acétate de cuivre, et sa dissolution fournit les mêmes caractères que ce dernier.

On emploie le vert-de-gris comme couleur; il entre dans la composition de l'onguent ægyptiaque, de la cire verte, de baume employés à l'extérieur contre les ulcères scorbutiques, syphilitiques, les ulcères de mauvaise nature, pour détruire les chairs fongueuses, les cors, les verrues, etc. On a conseillé aussi de l'administrer à l'intérieur, comme excitant, mais on n'a pas eu de résultats avantageux. Le vert-de-gris entre encore dans la confection d'autres médicaments qui, comme les premiers, sont généralement abandonnés; il est très-vénéneux.

Histoire toxicologique du cuivre. Comme nous l'avons dit, toutes les préparations cuivreuses sont des poisons très-énergiques; mais le cuivre métallique ne semble pas agir sur l'économie animale tant qu'il reste à l'état de pureté, lors même qu'il est dans un grand état de division. Mais si le cuivre réduit en poudre a été exposé pendant un certain temps à l'air, il pourra donner lieu à des accidents si on l'introduit dans l'estomac.

Les émanations cuivreuses auxquelles sont exposés les ouvriers qui manient le cuivre, donnent souvent lieu à une diarrhée très-abondante, à des douleurs très-violentes, à une fièvre assez intense; cette maladie a souvent été combattue avec succès par les remèdes employés dans la colique des peintres. (V. *Céruriers*, maladies des).

L'oxide de cuivre et le carbonate de cuivre peuvent se dissoudre dans les sucs gastriques, et dans les substances alimentaires acides : comme l'oseille, le vinaigre, les groseilles, les coings, etc. On ne doit pas s'étonner des accidents qui ont été remarqués chez les personnes qui ont mangé de ces aliments, préparés dans des vases de cuivre mal nettoyés; c'est encore pour le même motif qu'il faut avoir le soin de ne jamais laisser refroidir dans un vase de cuivre, lors même qu'il a été préalablement bien récuré, les aliments qu'on y a fait cuire, car dès lors il peut se faire que le cuivre s'oxide. Le vin, même à froid, agit en dissolvant l'oxide et le carbonate de cuivre; aussi ne doit-on jamais laisser pendant longtemps aux pièces de vin, des robinets de cuivre, qui ne tarderaient pas à se couvrir de vert-de-gris. On ne doit pas non plus se servir de ce vinaigre contenu dans des petits tonneaux de cuivre, et débité par les marchands ambulants. Les accidents qui résulteraient de l'introduction de ces matières dans l'estomac, varieront nécessairement d'intensité, suivant qu'elles contiendront une plus ou moins grande quantité de cuivre. Les symptômes de l'empoisonnement par les préparations cuivreuses sont les suivants : saveur âcre, styptique, cuivreuse, aridité et sécheresse de la langue, constriction vers la gorge, rapports cuivreux, crachement continuel, nausées, vomissements, coliques très-violentes, déjections alvines fréquentes, quelquefois sanguinolentes; ces deux derniers symptômes sont constants, et apparaissent promptement. Le pouls est petit, irrégulier, serré, fréquent; l'abdomen est douloureux, se ballonne, il survient des sueurs froides, du délire, des convulsions, et lorsque les symptômes sont aussi graves, la mort arrive bientôt. Dans quelques cas, les douleurs les plus atroces cèdent tout à coup, le pouls devient petit, faible; cet état qui paraît pouvoir rassurer est très-grave, car il annonce la gangrène des intestins, que le poison avait enflammés. Après avoir esquissé les symptômes de l'empoisonnement par le vert-de-gris, voyons si nous pourrons nous opposer à leur développement et les faire disparaître.

Traitement de l'empoisonnement par les préparations de cuivre. On a conseillé dans cet empoisonnement, comme dans tous ceux qui sont produits par les poisons irritants, l'emploi des mucilagineux, de l'eau sucrée, de l'huile, du lait, etc. : toutes ces substances ne sont pas nuisibles, mais elles ne détruisent pas le poison, et leur emploi fait perdre un temps précieux; pour administrer un contre-poison, il fallait donc trouver un antidote, c'est ce qu'a fait M. Orfila; il a vu que les sels de cuivre étaient décomposés par l'albumine (blanc d'œuf), et qu'il résultait de cette réaction un corps qui n'avait pas d'action sur l'économie animale. Il faut donc, lorsqu'on est appelé auprès d'un individu empoisonné par une des substances qui font le sujet de cet article, commencer par lui faire avaler du blanc d'œuf délayé dans l'eau, et recommencer à plusieurs reprises et en assez grande quantité; favoriser aussi le vomissement en gorgeant le malade d'eau tiède, sucrée, mucilagineuse; si on ne peut le faire vomir à l'aide de ces moyens, on titille la luette, et même, si cela est nécessaire, on emploie l'eau émétisée; on pourra aussi se servir de la sonde de Renault et Dupuytren pour retirer les liquides contenus dans l'estomac, et dans certains cas de spasmes cette sonde peut servir à introduire le contre-poison. Lorsque l'on aura détruit et chassé le poison, il faudra avoir recours aux antiphlogistiques ordinaires : les saignées, les sangsues, les lavements, etc. On doit pour ainsi dire employer ces moyens en même temps que le contre-poison, et pendant longtemps le malade doit être tenu à un régime très-sévère; le prussiate de potasse et de fer est aussi un antidote des sels de cuivre, mais on l'a moins ordinairement à sa disposition. On doit proscrire l'emploi du foie de soufre dissout dans l'eau (hydrosulfate de potasse), comme étant nuisible, et celui du sucre, qui ne peut être considéré, en aucune manière, comme détruisant le poison, par conséquent comme antidote.

O. LESUEUR,
Professeur agrégé à la faculté de médecine.

CUNÉIFORMES (os) (*anat.*), adj. On donne ce nom à trois os qui font partie de la 2e rangée des os du tarse et qui sont situés à la partie externe du pied ; ces os sont au nombre de trois, et se distinguent par leur ordre numérique de 1er, 2e et 3e; on les désigne encore en raison de leur volume, sous le nom de grand, moyen et petit cunéiforme. (V. *Pieds*.)   J. B.

CUMIN (*mat. méd.*), s. m., *cuminum*. C'est une plante annuelle de la famille des Ombellifères, Pentandrie digynie L., originaire d'Egypte et d'Ethiopie ; elle est assez semblable au fenouil; ses graines, qui sont les seules parties employés, sont petites, allongées, striées, d'un gris jaunâtre; elles ont une odeur forte, aromatique, une saveur âcre et un peu amère. Ces graines, qui nous viennent d'Égypte, de la Sicile et de Malte, sont plus grosses et plus allongées que l'anis, plus grosses que le carvi. On prépare une eau distillée et une huile essentielle avec le cumin; il entre aussi dans la composition d'un emplâtre qui a reçu son nom. Ce médicament est résolutif, carminatif et fortifiant, il constitue une des quatre semences chaudes majeures. En Allemagne, en Pologne, en Russie et dans les états barbaresques du nord de l'Afrique, on le mélange au pain pour lui donner une saveur plus agréable, mais qui déplait beaucoup aux individus qui n'y sont pas habitués. Les vétérinaires le mêlent quelquefois à l'avoine des chevaux pour exciter leur appétit.   J. B.

CURATIF (*thérap.*), adj. se dit des moyens employés pour obtenir la guérison (V. *Cure*). Le traitement peut être curatif, et seulement palliatif, lorsqu'on ne veut pas guérir la maladie, ou bien lorsqu'elle est au-dessus des ressources de l'art.   J. B.

CURE (*path.*), s. f. On ne peut méconnaître que les mots *cure, curation, curatif, curable, incurable*, dérivent du latin *cura*, soin. D'après cette étymologie, le mot *cure* ne saurait être synonyme de *guérison*. Il n'aurait d'analogue que dans l'expression de *traitement*, qui signifie l'ensemble des soins donnés à un malade, quel qu'en soit le résultat. Mais ce n'est point ainsi qu'on entend le mot *cure;* l'usage y attache l'idée de soins suivis de succès plus ou moins heureux. C'est ainsi qu'on dit : *cure palliative, cure radicale*.

La *cure palliative* ou *mitigative* consiste à calmer les symptômes d'une maladie et particulièrement les douleurs qu'elle occasionne, à diminuer et atténuer ses accidents, enfin à en ralentir et arrêter les progrès, si faire se peut.

Le médecin y a recours en plusieurs circonstances : par exemple, dans le cas où une maladie est évidemment au-dessus des ressources de l'art, comme le cancer avancé et devenu constitutionnel, la phthisie au dernier degré, les hypertrophies considérables du cœur, etc. La guérison ne saurait non plus être tentée, s'il y avait lieu de craindre qu'il surgit, après la curation de la première, une autre maladie plus grave, ainsi que cela pourrait arriver après la disparition de certaines dartres, la dessiccation d'un ancien ulcère, ou la suppression d'un exutoire quelconque, dont la suppuration serait révulsive à l'égard d'un organe intérieur. Il est aussi des maladies qu'on

ne traite point à fond pour différentes causes : soit parce que le malade lui-même s'oppose à une cure radicale; c'est ce qui fait qu'on se borne à la ponction de l'hydrocèle, lorsqu'on ne peut déterminer le sujet à une autre opération nécessaire pour obtenir la guérison définitive; soit pareillement quand il n'y a aucun inconvénient à différer quelques temps, et que des affaires importantes, un voyage indispensable ou des devoirs impérieux, empêchent un malade de suivre exactement un traitement plus ou moins compliqué; soit encore lorsque la saison n'est pas favorable, comme il arrive quelquefois pour des syphilis invétérées, des dartres rebelles, etc.

La *cure radicale* ou *définitive* est celle qui procure une guérison complète de la maladie. Tous les efforts du médecin tendent à l'obtenir toutes les fois que la chose est possible , et *sans danger;* car s'il se présente de temps à autre, dans la pratique de la médecine , des occasions d'appliquer cet adage de Celse : *melius anceps remedium quam nullum*, on ne saurait non plus prendre trop de précautions et user de trop de prudence pour que le remède ne devienne pas pis que le mal, maxime parfaitement sage qu'il faut toujours poser en principe comme règle de conduite , et dont l'homme de l'art instruit et consciencieux ne dévie, ne s'écarte en aucune circonstance.

Parmi les autres préceptes que le médecin praticien doit toujours avoir présent à l'esprit, il en est un que les anciens lui ont fortement recommandé, c'est de mettre tous ses soins, autant que cela peut dépendre de lui, à guérir son malade, comme ils disaient *cito, tuto et jucunde*, c'est-à-dire promptement, sûrement et agréablement.

Pour remplir la première de ces conditions (*cito*), il ne faut négliger aucune occasion d'agir à propos, et d'employer les moyens que l'observation et l'expérience ont démontré être les plus propres à faire cesser le mal ; sans perdre de vue, cependant, qu'il peut quelquefois être dangereux de le faire avorter trop subitement ou de le *juguler*, pour nous servir de l'expression de Galien. C'est, au surplus, une question qu'il importe toujours de peser mûrement avant de rien entreprendre.

On aura complétement réussi à atteindre la deuxième (*tuto*), si les agents auxquels on a eu recours ont amené une guérison exempte de récidive , et ont rétabli le malade dans un état de santé parfaite.

Enfin , s'il n'est qu'assez rarement permis de parvenir à accomplir entièrement la troisième (*jucunde*), elle peut fort souvent du moins être obtenue en partie. Les droits de l'humanité s'accordent très-bien en cela avec l'exigence de l'art, qui enseigne qu'on doit presque toujours recourir de préférence aux moyens les plus simples, les plus inoffensifs, et ne se décider à l'usage de plus violents que lorsqu'il y aurait quelque danger réel à s'en interdire l'emploi, ou lorsqu'on n'a aucun espoir raisonnable de guérir sans eux.

Il y aurait sans doute beaucoup d'autres considérations à ajouter au sommaire de celles que nous présentons dans cet article, mais, restreints que nous sommes par la forme même de ce livre, nous renvoyons, pour ce complément, le lecteur au mot *Traitement.*

F. E. PLISSON.

CURETTE (*chir.*) On donne ce nom à un instrument qui a la forme d'une cuiller et qui sert à extraire des corps étrangers ; il y a des curettes de divers volumes et de diverses formes. J. B.

CYANOSE (*path.*), s. f. La cyanose est une maladie ou un accident grave qui tire son nom d'un symptôme, la coloration bleuâtre ou violette de la peau. Les lèvres, le visage, les mains, les pieds sont plus particulièrement le siége de cette couleur bleue ou cyanique plus ou moins apparente ensuite sur les autres parties du corps. La teinte des veines, sous la peau, nous en donne une idée d'autant plus exacte, que la cyanose elle-même reconnaît essentiellement pour cause, un vice de la sanguification, produit soit par le mélange anormal du sang veineux avec le sang artériel, soit par défaut d'oxigénation du premier dans les organes pulmonaires. La cyanose suppose nécessairement une lésion grave dans la circulation ou la respiration, ou dans l'une et l'autre à la fois de ces fonctions éminentes. Pour la première, c'est la conservation ou le rétablissement du trou de botal ou du canal artériel qui existe normalement chez le fœtus, et se ferme à la naissance, ou une communication accidentelle entre les cavités du cœur, ou un anévrisme de l'oreillette ou du ventricule droit de cet organe, ou enfin une communication quelconque entre des troncs vasculaires qui donne lieu au mélange du sang veineux avec le sang artériel. La cyanose par vice de respiration ou défaut d'oxigénation du sang, sans lésion du centre ou des canaux circulatoires, s'observe dans l'asphyxie par manque d'air respirable ou altération des poumons. Elle marquait le plus haut degré du choléra asiatique.

La cyanose, nous l'avons déjà dit, est un signe grave puisqu'elle dénote une lésion dangereuse de la circulation ou de la respiration; dans cet état, les chances de longévité sont peu probables; cependant la vie peut se maintenir plusieurs années. Il est bien entendu que nous n'appliquons pas ce pronostic à la cyanose éphémère, qu'on pourrait appeler aiguë, telle qu'on la remarque dans les accidents d'asphyxie. Il ne faudrait pas confondre avec elle, les taches bleues, violettes, livides et circonscrites, altérations simplement locales de la peau, ou indices d'une affection scorbutique.

Les inductions physiologiques *a priori* et mieux encore les ouvertures des corps ont jeté un jour satisfaisant sur les modifications organiques auxquelles se lie la cyanose; ce sont ces causes occasionnelles qui sont à peu près ignorées. Comment pourrait-il en être autrement, puisque, le plus souvent, on apporte la maladie en venant au monde? Qu'est-ce qui empêche, à la naissance, l'occlusion naturelle du trou de botal et du conduit artériel, etc.? Cependant, la physiologie nous indique que les efforts de voix, de respiration, les mouvements forcés, les compressions fortes de la poitrine pourraient amener ce résultat. Que dirons-nous du traitement? Le simple énoncé des causes ne révèle-t-il pas déjà son impuissance? avons-nous des moyens de suspendre une communication anormale ou accidentelle entre les cavités du cœur; d'empêcher une grosse veine, mal dirigée, de s'ouvrir dans une artère principale, etc.? Que faire donc? pallier le mal autant que possible, et ici les lumières physiologiques et l'expérience s'accordent parfaitement pour recommander un air pur et agréablement tempéré, le repos ou un exercice paisible, l'éloignement des fatigues et des émotions, un régime sain, varié d'ailleurs selon les habitudes et les goûts, la modération en toutes choses. Quand il survient des redoublements, que la circulation et la respiration s'embarrassent plus que de coutume, on adopte le repos absolu, on prend des bains de pieds, quelques cuillerées d'une potion anti-spasmodique, on se fait pratiquer des frictions sur tout le corps; parfois la saignée est nécessaire. Nous n'avons pas besoin de dire qu'il n'est pas ici question de la cyanose par *asphyxie*, ni de celle du *choléra.* (V. ces mots.)

A. LAGASQUIE,
Docteur en médecine, membre de
la commission d'Égypte.

CYANURES (*chim.*), s. f. Ce sont des corps formés par le mélange du cyanogène et d'une base; ils étaient désignés autrefois sous le nom de prussiates et d'hydro-cyanates. (V. *Hydro-cyanique, Acide.*) J. B.

CYNOGLOSSE (*bot.*), s. f. , du grec *kuon, kuños,* chien, et de *glossa,* langue ; langue de chien. Nom donné à cette plante à cause de la forme de ses feuilles qui se rapprochent de celle de la langue d'un chien ; la cynoglosse appartient à la famille des Borraginées J. Pentandrie monogynie L. C'est une plante annuelle ou bisannuelle qui se trouve dans toute l'Europe ; sa racine est grosse, fusiforme, d'un noir rougeâtre en dehors, blanchâtre en dedans, d'une saveur fade et désagréable. La tige est velue, rameuse, garnie de feuilles alternes, lancéolées, oblongues et couvertes de poils; elles sont d'un vert blanchâtre et d'une odeur de bouc. La racine et l'herbe de cette plante sont employées comme calmants et narcotiques; on en prépare des pilules sous le nom de pilules de cynoglosse; mais il est à remarquer qu'elles ne doivent leur propriété narcotique qu'à l'opium qui entre dans leur composition pour environ un sixième. J. B.

CYNORRHODON (*bot.*),s.mas., du grec *kuon, kunos,* chien, et *rodon,* rose ; nom ancien donné à l'églantier ou rosier sauvage que l'on nommait *rose de chien.* On donne aujourd'hui le nom de cynorhodon au fruit de cet arbrisseau qui se rencontre à chaque pas dans nos campagnes ; ce fruit est ovoïde, d'un rouge vif, et contient en outre une douzaine de petites semences recouvertes de poils rudes et courts. Ce fruit est astringent. On prépare la conserve de cynorrhodon, qui est quelquefois employée en médecine, en faisant mariner dans du vin blanc et pilant ces fruits avant leur parfaite maturité, en ayant soin de les débarrasser de leurs poils et de leur semence intérieure ; une partie de cette pulpe est mêlée avec une partie et demie de sucre et rapprochée à la chaleur jusqu'à consistance un peu épaisse. Dans cet état, cette conserve se garde bien, et elle peut être employée à la dose de deux gros à une once dans les diarrhées qui existent depuis quelque temps sans symptômes bien vifs d'inflammation.   **J. B.**

CYSTICERQUE (*zool.*), v. *Hydatides.*

CYSTIQUE (*anat.*), adj., du grec *kustis*, vessie. Il se dit des organes qui ont rapport à la vésicule biliaire ou vésicule du foie. Le conduit qui verse la bile de ce réservoir dans le canal cholédoque a reçu le nom de *conduit cystique*, et l'artère qui se'distribue à la vésicule porte le nom d'*artère cystique*. (V. *Bile.*) }   **J. B.**

CYSTITE (*méd.*), s. f. La vessie, réservoir membraneux de l'urine, s'enflamme quelquefois, et cet accident porte le nom de cystite. Cette inflammation vésicale peut être aiguë, chronique, affecter les trois tuniques de la vessie ou seulement la membrane interne, qui est une membrane muqueuse, et, dans ce dernier cas, elle prend plus particulièrement le nom de catarrhe vésical.

La cystite aiguë est une maladie assez rare à laquelle prédisposent davantage, l'âge adulte, le sexe masculin, la vigueur du tempérament, l'hiver et les climats froids. Ses causes déterminantes principales sont : les contusions et les plaies au bas-ventre, l'exercice forcé chez le calculeux, les cantharides appliquées à la peau ou ingérées, l'usage abusif des diurétiques salins, âcres; les injections irritantes, caustiques dans la vessie, l'extension d'une blennorrhagie ou inflammation uréthrale, les rétentions d'urine, les abus vénériens. La cystite provient aussi quelquefois de causes maladives générales, comme la suppression d'une évacuation anormale, devenue habituelle, la répercussion d'une éruption à la peau, un refroidissement subit, un changement de climat, etc.

L'inflammation aiguë de la vessie se manifeste par une douleur sourde, obscure et profonde dans la région de cet organe. La souffrance devient graduellement plus vive et s'élève, de la profondeur du bassin qu'elle occupait d'abord, jusques au-dessus de l'arcade osseuse qui cache le réservoir urinaire. Des frissons, auxquels succèdent une chaleur fébrile, la fréquence et la dureté du pouls, précèdent ou accompagnent la douleur vésicale. La cystite faisant des progrès, le bas-ventre devient tendu, élevé, chaud, très-sensible au toucher, quelquefois même au seul poids des couvertures. De fréquentes envies d'uriner, avec difficulté ou impossibilité de rendre, des urines troubles, épaisses, rougeâtres, et une sensation d'ardeur, de brûlure dans le canal, tourmentent cruellement les malades, dont la physionomie, les postures, le langage expriment une grande anxiété. C'est alors que l'âcreté naturelle des urines devient intolérable pour la vessie dont l'inflam-

mation a changé le mode de vitalité. En même temps la fièvre est forte et continue, et l'on peut craindre tous les graves accidents des violentes phlegmasies viscérales. Du reste, la cystite aiguë a des degrés et une étendue variables, elle peut occuper le col, le bas fond de la vessie, se propager aux uretères et aux reins, et ces différentes limites entraînent de la variété dans les symptômes.

La marche de cette inflammation est ordinairement rapide, et il est possible de présager, dans le cours du premier septenaire, si elle se terminera par résolution, par suppuration, par gangrène, ou par la transition à l'état chronique. Chacune de ces terminaisons a ses signes qui doivent être familiers à l'homme de l'art. Le pronostic de la cystite aiguë est grave. Sa complication avec la péritonite est très-dangereuse. La rétention complète d'urines est extrêmement défavorable. La suppuration est très-inquiétante et ne permet guère d'espérer la guérison lorsque, au lieu de s'ouvrir dans la vessie, l'abcès s'est fait jour à travers les parties molles environnantes. Il est rare que la gangrène ne soit pas promptement funeste. Il n'y a de franchement favorables que les signes de la résolution.

Le traitement de la cystite aiguë réclame, avec promptitude et persévérance, l'emploi de tous les moyens capables de modérer l'inflammation. D'abord la diète, le repos absolu du corps et de l'esprit, des bains tièdes prolongés et répétés plusieurs fois dans le même jour, des bains de siége avec des plantes émollientes, des lavements d'eau de lin, de guimauve, de pavot; des cataplasmes, ou, si leurs poids gênait, des fomentations assidues sur le bas-ventre, des boissons mucilagineuses et émulsionnées comme la tisane de lin, de chiendent, d'orge avec du sirop d'orgeat, ou simplement l'émulsion légère d'amandes douces, de graines de citrouille, de melon, de concombre. En attendant l'arrivée de l'homme de l'art, dont la présence est si nécessaire dans une maladie de cette gravité, nous ne pensons pas qu'il soit prudent de passer outre. C'est lui qui jugera, d'après le degré de l'inflammation et l'état des forces du sujet, l'opportunité des saignées, des applications de sangsues, des lavements et des potions opiacées, camphrées, pour apaiser, avec précaution, les douleurs et les spasmes. La rétention opiniâtre des urines est digne d'une grande sollicitude, surtout quand la sonde ne peut pénétrer dans la vessie, et qu'il faut attendre la détente par les applications émollientes, ou recourir à la ponction dans l'insuccès de tous autres moyens.

La cystite chronique succède quelquefois à la cystite aiguë. Dès lors le danger cesse d'être imminent, mais la santé est très-compromise. Comme, sous cette forme, la cystite se confond avec le catarrhe vésical, nous réunirons ces deux états dans une même description, en signalant quelques différences. Toutefois il faut savoir que ni la cystite chronique, ni le catarrhe vésical ne reconnaissent pour condition antécédente nécessaire l'inflammation aiguë de la vessie. Au contraire, c'est le plus souvent d'une manière lente et plus ou moins obscure que ces opiniâtres affections se préparent et s'établissent. Soit par suite de la cystite aiguë, soit par l'effet du frottement prolongé d'un calcul urinaire, soit par le transport de quelque évacuation ou éruption intempestivement supprimée, ou par toute autre cause, la vessie, chroniquement maladé, montre une susceptibilité qu'elle n'a pas dans l'état normal. Le besoin d'uriner se renouvelle à de moins longs intervalles. L'urine, moins abondante chaque fois, est souvent épaisse, trouble, filante, visqueuse; elle dégage promptement une odeur ammoniacale, pénétrante, fétide, et laisse un dépôt jaunâtre, grisâtre ou blanchâtre, assez semblable à des glaires, des mucosités, ou du pus. Si l'irritation vésicale chronique est profonde, elle s'accompagne d'une douleur sourde et constante, fixée derrière l'arcade osseuse des pubis et se propageant le long du canal de l'urètre; l'émission de l'urine est à la fois fréquente, difficile et douloureuse; un mouvement fébrile, d'intensité variable, trouble les fonctions et peut amener lentement le marasme. Ce dernier groupe de symptômes appartient plus particulièrement à la cystite chronique. Dans le simple catarrhe vésical, la lésion, bornée à la membrane muqueuse, et accompagnée du trouble dans l'excrétion urinaire que nous avons signalé plus haut, n'occasionne pas autant de souffrance et n'offre pas la même gravité. On peut vivre longtemps avec une affection catarrhale de la vessie qui est principalement une maladie de la vieillesse. Souvent même cette affection est si peu douloureuse, qu'on ne s'aperçoit de son existence que par la suspension et le dépôt dans les urines de matières muqueuses, glaireuses, filantes, dont l'abondance et la continuité dénotent une lésion du réservoir urinaire. D'autres fois cependant il s'élève du fond du bassin la sensation incommode ou pénible d'un poids, d'une gêne. Les catarrheux sont tourmentés par la fréquence des besoins d'uriner et par la difficulté ou la douleur de l'émission des urines. L'abondance des matières sécrétées par la membrane muqueuse vésicale devient une cause inquiétante d'épuisement. L'intérieur de la vessie s'altère et se désorganise à la longue. Cet organe se tuméfie, se ramollit, s'ulcère, se couvre de fongosités; dans quelques cas le squirrhe et le cancer s'y développent. En outre, les personnes atteintes d'un catarrhe vésical chronique sont très-sujettes à la pierre, si même elles ne l'avaient avant : car la présence du calcul peut déterminer le catarrhe.

Alors même qu'on n'aurait à traiter dans la cystite chronique bénigne et le catarrhe vésical ancien, qu'une affection plus incommode et opiniâtre que souffrante et dangereuse, il faudrait bien se garder de la laisser sans soins : car des accidents plus ou moins éloignés sont toujours à craindre. Pour commencer le traitement, il est très-essentiel de remonter à l'origine de la maladie, et surtout de rechercher si elle n'est pas le résultat de quelque changement dans le régime et les habitudes. Il suffit quelquefois de supprimer ou de rétablir une chose devenue habituelle pour obtenir la guérison de la cystile invétérée et plutôt du catarrhe vésical chronique. L'expérience et la pénétration d'un médecin sont nécessaires pour procéder, avec plus de fruit, à ces importantes investigations. Le malade seul risquerait davantage de se tromper dans les corrélations qu'il croirait découvrir entre le développement de sa maladie et telle ou telle autre circonstance. D'ailleurs, la cause même découverte, il serait dans l'embarras pour y remédier : pour rappeler une éruption répercutée et en détruire le principe intérieur; pour rétablir une hémorragie, un écoulement, un flux quelconque supprimés, etc. Il est ensuite une foule de moyens palliatifs et curatifs d'une efficacité reconnue et dont le médecin seul doit choisir l'espèce et indiquer l'emploi. Tels sont, suivant les circonstances particulières, certaines substances balsamiques, résineuses, térébinthacées, les eaux minérales sulfureuses en bains, en douches, en boissons; les cautères, moxas, sétons; les frictions avec la pommade stibiée au bas-ventre, etc., etc.

Hâtons-nous d'arriver à l'hygiène la plus convenable aux personnes atteintes d'inflammation ou de catarrhe chronique de la vessie, et mettons d'abord en relief les trois indications capitales : 1o tempérer l'âcreté de l'urine qui irrite son réservoir; pour cela régime faiblement épicé, principalement végétal si les forces le permettent, boissons aqueuses, douces, assez abondantes; 2o entretenir soigneusement la transpiration cutanée afin de diminuer la sécrétion urinaire; dans ce but, vêtements de laine sur la peau, bains tièdes, frictions sèches de temps en temps, exercice mesuré, éviter les courants d'air et particulièrement le refroidissement des pieds; 3o éloigner ou tout au moins modérer les causes directes d'excitation de l'appareil génito-urinaire, comme les plaisirs vénériens, les boissons diurétiques échauffantes, aromatiques, spiritueuses, minérales. Telles sont les trois règles hygiéniques principales d'où le sens commun et l'expérience personnelle feront découler quantité de moyens et de précautions. Lorsque, sous l'influence de températures excessives, de l'humidité prolongée, de quelque écart de régime, ou sans cause appréciable, l'affection chronique de la vessie vient à s'exaspérer, on lui applique en partie ou en totalité le traitement de la cystite aiguë.

A. LAGASQUIE.
Docteur en médecine, membre de la commission d'Égypte.

CYSTOCÈLE (path.), s. f. de *kustis*, vessie, et *kélé*, hernie. On désigne sous ce nom les hernies formées par la vessie (V. *Vessie*, maladie de la).

CYSTOTOME (chir.), s. m., de *kussis*, vessie, et de *tómé*, section. Instrument propre à l'incision de la vessie, dans l'opération de la taille. (V. *Lithotome*.)

CYSTOTOMIE (chir.), s. f., même étymologie. Opération qui consiste à ouvrir la vessie par une incision, pour en extraire le calcul ou pierre qu'elle peut contenir : c'est l'opération de la pierre ou de la *taille*. (V. ce dernier mot.)   J. B.

D

DANSE, **DANSEURS** (*hyg.* et *path.*). La danse, *saltatio* des Latins, est une espèce d'exercice qui se compose d'une suite de mouvements, de gestes et d'attitudes exécutés à pas mesurés, en cadence et au son de la voix ou d'un instrument de musique.

Quoique la danse soit l'expression naturelle de la joie et du plaisir, on a cru néanmoins qu'il n'y avait rien de plus risible et de plus singulier que de voir deux êtres sauter l'un devant l'autre se faisant des mines et des gestes bizarres qui rappellent notre origine sauvage. Que les moralistes, et tous ceux qui jugent sévèrement les mœurs et les faiblesses des hommes ne s'effarouchent pas, nous ne faisons pas ici l'apologie de la danse; nous dirons seulement quelques mots sur les effets que cet exercice produit sur nos organes et sur les maladies auxquelles sont sujets les danseurs de profession.

Ce n'est plus ni au culte des dieux, ni aux exercices guerriers qu'est consacrée la danse des temps modernes; dans tous les pays civilisés elle consiste en une espèce de *promenade de salon;* ses postures et ses mouvements sont enjoués, mais décents; ses gestes ne sont plus ni voluptueux, ni licencieux, comme au temps des Grecs et des Romains. Si on se livrait à la danse dans les circonstances convenables, on ne peut nier qu'exigeant une multitude de gestes et de mouvements, elle ne concourût avec efficacité au développement des formes, des grâces et de la santé. Les modifications organiques qui résultent de la danse varient selon qu'elle exige plus ou moins d'efforts, et qu'elle est plus ou moins fréquemment répétée. La danse est d'une grande ressource hygiénique pour les personnes affectées d'obstructions des viscères, pour les femmes chlorotiques et sujettes à l'aménorrhée, et pour les individus mélancoliques et monomaniaques. A l'hospice royal des aliénés de Palerme, M. le baron Pisani, un des philanthropes qui a su tirer parti de toutes les règles de l'hygiène pour le traitement de la folie, a l'heureuse idée de faire réunir tous les dimanches les aliénés des deux sexes, et de les faire danser dans une salle très-vaste, et destinée à cet objet. L'ordre et la gaîté règnent dans cette réunion : les aliénés musiciens jouent des contredanses, et les autres les exécutent admirablement. Nous avons assisté à cette scène à la fois curieuse et touchante, et nous avons été frappés de voir des hommes privés de raison, déposer pendant quelque temps leur tristesse habituelle, et se livrer ainsi à la joie et au plaisir. M. Pisani lui-même nous a assuré que cet exercice, répété méthodiquement, a une grande influence pour hâter la guérison d'un grand nombre de ces malades. Mais, en supposant que cela ne ferait qu'améliorer pour une journée seulement le sort de ces malheureux, le philanthrope qui s'en occupe n'acquiert pas moins de titres à l'estime et à la reconnaissance publiques.

Les danseurs de profession sont souvent exposés aux hernies, aux entorses, aux déchirements des veines et des muscles des jambes; l'exercice auquel ils sont obligés de se livrer provoque des sueurs abondantes aussi bien en hiver qu'en été; et, en passant de cet état d'excitation au repos absolu, ils sont susceptibles de contracter des rhumes, des fluxions de poitrine et d'autres inflammations. Quelques-uns de ces artistes meurent phthisiques. Pour prévenir les rhumes et les affections de poitrine, ils doivent changer de linge lorsqu'ils sont mouillés par la sueur, ne pas se refroidir brusquement et s'abstenir de boissons fraîches. Corvisart a remarqué que les danseurs étaient sujets aux maladies de cœur et des gros vaisseaux.

Les *danseurs de corde*, les *bateleurs faisant les tours de force* sont exposés aux mêmes maladies. Les grands efforts musculaires auxquels ils sont obligés pour maintenir l'équilibre sur la corde les rendent sujets aux hernies et aux ruptures des fibres musculaires; ils sont aussi exposés aux chutes.

Un des accidents qui n'est pas rare chez les danseurs, c'est la rupture du plantaire grêle ou du tendon d'Achille. La rupture du tendon d'Achille peut également arriver dans la flexion et dans l'extension du pied; cette rupture est l'effet de la contraction forcée et subite des fibres des muscles jumeaux et soléaire auxquels appartient le tendon d'Achille. Les circonstances dans lesquelles cette contraction est assez forte pour rompre ce tendon ne sont pas toujours les mêmes; la plus ordinaire est celle où, en sautant d'un lieu à un autre, en montant un escalier, etc., la pointe du pied étant seule appuyée sur un plan résistant, la ligne de gravité est sans appui, en sorte qu'on tomberait à la renverse si, par leur contraction violente et soudaine, les muscles extenseurs du pied ne redressaient le corps en le jetant en avant; dans cette circonstance, le pied ne pouvant obéir à l'action des muscles, à raison de la résistance insurmontable du point sur lequel sa pointe est appuyée, cette action fait éprouver au tendon d'Achille un tiraillement violent et subit, et si ce tendon est allongé au-delà de son extensibilité naturelle, qui est très-bornée, sa rupture a lieu. Cette rupture peut se faire dans une circonstance différente ; c'est lorsque, le pied étant étendu par une contraction primitive des muscles, on tombe perpendiculairement sur la pointe du pied; alors la résistance du sol fait fléchir violemment le pied, pendant que la puissance motrice s'oppose à la flexion par un contre-effort. C'est ainsi que des danseurs se sont cassé le tendon d'Achille en retombant fort légèrement à terre après avoir battu un entrechat. Boyer rapporte avoir traité une rupture de ce tendon, qui s'était faite de cette manière, sur un homme de trente-six à quarante ans, fort vigoureux. Il avait parié qu'il battrait cinquante entrechats de suite ; au quarante-neuvième, il se rompit le tendon d'Achille de la jambe droite. Ces ruptures sont l'effet d'un effort opposé à l'action des muscles extenseurs du pied. La rupture de ce tendon quelquefois est complète ; quelquefois le tendon ne se rompt que dans la moitié ou dans les deux tiers postérieurs de son épaisseur. (Pour la diagnostic et le traitement chirurgical de la rupture du tendon d'Achille, V. *Achille* (rupture du tendon d').

S. Furnari,
Membre de l'Académie de médecine de Palerme.

DANSE DE SAINT-GUY (*méd.*), s. f. (V .*Chorée.*)

DAPHNÉ (*bot.*), s. m. (V. *Garou.*)

DARTOS (*anat.*), s. m. C'est le nom donné à la seconde enveloppe des bourses, celle qui est sous la peau. (V. *Bourses.*)

DARTRES (*path.*), s. f. (*herpes, herpetes*), désignées sous le nom de *dartres* ou *derdres* dans le moyen-âge. S'il est un sujet digne de figurer dans un ouvrage de médecine usuelle, c'est sans contredit celui qui va nous occuper. Car, il s'agit d'une maladie devenue très-commune et qui attaque toutes les classes de la société. En effet, les dartres, attentivement observées, présentent des symptômes et des phénomènes si variés, qu'elles réclament nécessairement une méthode de classification; si dans quelques circonstances elles altèrent à peine l'épiderme par quelques légères furfurations, dans d'autres cas, elles donnent lieu à des écailles dures, des croûtes épaisses, des pustules tuberculeuses, des vésicules séro-purulentes, des ulcères sordides, des gerçures profondes, etc. On en voit qui laissent transsuder une sanie ichoreuse et fétide, qui creuse, ronge

et consume les téguments, comme ces insectes avides qui mutilent l'écorce de certains végétaux; de là vient qu'il n'y a pas un seul genre, mais plusieurs genres de dartres, auxquels se rallient plusieurs espèces.

Le caractère le plus frappant des dermatoses dartreuses est de s'étendre et de se propager successivement sur la peau, par une sorte de mouvement de reptation. Les dénominations dont on use ordinairement pour les qualifier, expriment très-bien cette action de rampement qui est propre à ces maladies : *Nomen morbi à serpendo, quod serpat per totum corpus;* de là sont dérivées les expressions de *serpigo, serpentia ulcera, pustulæ serpiginosæ*, etc. Les auteurs ont voulu indiquer ainsi la marche sinueuse de ces phlegmasies, qui ont quelque analogie avec celle des reptiles. Par l'effet de ce génie mobile et fugace, ces affections peuvent disparaître spontanément sur une partie de la peau pour reparaître dans une autre. Comme on n'a point encore déterminé jusqu'où peut aller la dégénérescence du vice dartreux; comme les idées sont encore peu fixées, relativement à son mode de propagation, cette maladie est devenue un sujet d'épouvante et d'effroi pour beaucoup d'hommes; il en est même qui regardent le vice dartreux comme un ferment corrupteur, propre à communiquer sa mauvaise qualité à tout ce qu'il touche ou qu'il approche. De là vient, que ceux qui ont le malheur d'en être affectés marchent environnés d'une sorte de honte dans la société; on craint de séjourner dans le lieu qu'ils habitent; on a horreur de leurs vêtements ; on n'ose même se reposer sur les meubles qui ont été longtemps à leur usage.

Par un singulier contraste, beaucoup de personnes regardent les dartres comme des affections légères et de peu d'importance. Elles vont même, jusqu'à dire que, dans tous les cas, il faut redouter de les guérir, parce que leur développement est salutaire à l'économie animale. Mais que penser d'une semblable opinion, quand on voit, ainsi que vous, plusieurs des individus qui en sont atteints, tomber et languir dans le marasme? Des suites diverses de ces affections morbides, la plus fatale est, sans contredit, l'infiltration du tissu cellulaire. J'ai observé certains sujets qui, dans une époque avancée de l'infection dartreuse, étaient pris d'une toux suffocante, qui expectoraient un mucus épais, dont l'odeur seule provoquait la nausée. Dans ces déplorables conjonctures, souvent les malades se félicitent de ce que leur épiderme s'exfolie en squames ou en furfures. Mais, ce dépouillement continuel n'indique alors qu'une altération profonde de la peau et une perversion totale de ses fonctions les plus nécessaires.

Les dartres réunissent tous les modes, tous les degrés, tous les phénomènes de l'inflammation. Elle est vésiculeuse dans l'*herpes*, vésiculo-pustuleuse dans la *mélitagre*, pustuleuse et tuberculeuse dans le *varus*, phagédénique dans l'*esthiomène*. Rien n'est plus capable de satisfaire un esprit curieux et positif, que l'histoire de toutes ces maladies qui se disputent, pour ainsi dire, la peau de l'homme, qui la tourmentent et la défigurent en mille façons, et qui souvent nous échappent par leur extrême diversité. On sent le besoin de les passer en revue, de les classer, de les ranger dans un ordre qui en facilite l'intelligence; dans tous les cas, il n'en est pas une qui ne réclame les plus laborieuses recherches. Car, chacune d'elles a un génie qui lui est propre pour étendre et multiplier ses ravages.

L'*herpes* rampe et s'étend, enflamme avec lenteur toute la superficie de la peau, persiste et vieillit avec elle. Il attaque toutes les classes d'individus, tous les tempéraments, toutes les conditions, survient à toutes les époques de la vie. La *mélitagre* s'attache davantage à l'enfance, à l'adolescence, à la puberté, au sexe le plus faible; elle annonce l'exubérance des sucs albumineux. Le *varus* est remarquable par le nombre de ses espèces; il se multiplie selon les sujets qu'il attaque; il prend l'aspect miliaire sur le front de la jeune vierge, qui est sur le point d'être menstruée; mais, les pustules du *varus gutta-rosea*, prennent un caractère plus prononcé d'irritation, quand elles viennent assaillir le visage de la femme parvenue à l'âge mûr. Le *varus mentagra*, bien plus terrible, devient tuberculeux quand il attaque la barbe de l'homme dominé par le tempérament mélancolique. L'*esthiomène*, maladie rongeante, doit spécialement son origine à une corruption vitale des sucs séreux et lymphatiques. C'est presque toujours un simple tubercule solitaire, qui agit sur le tégument par un simple phénomène de corrosion; il dévore, mutile et tourne en quelque sorte contre lui-même toute sa cruauté. *Depascitur quoque quœ circum sunt, perrodens, sed solum cutis exulceratio.* (V. dans ce dictionnaire les mots *Herpes, Mélitagre, Varus* et *Esthiomène.*)

Ma première étude, à l'hôpital Saint-Louis, a été de suivre les dartres dans les différents siéges qu'elles occupent: la peau a des emplois si variés, que les maladies dont elle est atteinte prennent continuellement plus d'intensité, à mesure qu'elle change de structure et d'usage. C'est ainsi que la dartre squameuse (*herpes squamosus*), par exemple, est d'un caractère plus pernicieux, et en même temps plus opiniâtre, lorsqu'elle attaque l'intérieur des oreilles où se sécrète le cérumen: les bords des lèvres arrosées par la salive ou irrités par le contact des substances alimentaires; les paupières baignées de l'humeur que filtre la glande lacrymale, les parties génitales dans les deux sexes, etc. J'ai vu un homme qui ne pouvait supporter ni bonnet, ni chapeau sur sa tête; il avait des accès fréquents de frénésie, par l'effet d'une dartre squameuse, qui s'était, pour ainsi dire, acharnée sur le cuir chevelu. Les nerfs nombreux, qui se distribuent à la face et dont les anatomistes ont si bien parlé, furent tellement irrités chez une femme à laquelle je donnais des soins, que cette partie en fut paralysée pour le reste de ses jours.

Mais, puisqu'il s'agit des différents siéges que les dartres sont susceptibles d'occuper, il est surtout un accident qu'il ne faut pas perdre de vue: c'est que, par suite du mouvement de reptation

dont nous avons déjà parlé, et par lequel s'étendent ces maladies, on les voit quelquefois envahir le tissu muqueux; alors il s'établit sur toutes les surfaces intérieures des douleurs si vives, qu'on ne sait à quelle cause d'irritation les rapporter, tandis qu'elles ne sont que le résultat de la présence du virus herpétique. Hippocrate paraît n'avoir pas négligé ces observations quand il énonce que ces maladies se dirigent quelquefois vers l'organe de la vessie, et y produisent des maux interminables.

Il est un point d'observation qui est d'un intérêt extrême pour les médecins: c'est que chaque espèce d'affection dartreuse a, pour ainsi dire, son mode de prurit et de démangeaison sur l'appareil tégumentaire. Tantôt la sensation est presque nulle ou n'est pas plus vive que celle qui résulte de la simple application d'une mouche à la surface de la peau; tantôt la sensation est aussi incommode que les morsures simultanées d'une grande quantité de fourmis; quelquefois c'est une démangeaison violente et continuelle, qui fait que le malade trouve un plaisir indicible à se gratter et à se déchirer l'épiderme. D'autres fois, c'est un sentiment de distension insupportable; dans d'autres cas enfin, ce sont des élancements, comme si le derme était traversé par une multitude d'aiguilles ou de dards. J'ai vu certains dartreux qui se croyaient investis par des ceintures de feu, et comme en contact avec des tisons brûlants. J'ai interrogé soigneusement les malades sur tous ces divers genres de souffrances. Avec quel accent de persuasion et d'éloquence ils représentent leurs intolérables tourments! Combien de fois n'ont-ils pas fourni eux-mêmes les expressions les plus énergiques pour retracer ce qu'ils ressentent! Car le groupe des dermatoses dartreuses réunit seul toutes les souffrances, toutes les tortures que développent les autres phlegmasies: *dolor pruriens, dolor formicans, dolor ardens, dolor urens, dolor lancinans, dolor dilacerans, dolor acutus, dolor pungitivus, dolor pulsatilis, dolor distendens, dolor promordens, dolor perrodens, dolor corrodens, dolor exedens, dolor perforans, dolor terebrans*, etc.

C'est en nous livrant à une semblable étude que nous avons pu méditer sur ces accès de prurit et de démangeaison vulgairement indiqués par ceux qui les éprouvent sous le nom de *crises dartreuses.* Aucune plume n'avait encore retracé ces irritations soudaines, qui se manifestent à des temps déterminés comme les paroxysmes des fièvres intermittentes. J'ai observé un malheureux prisonnier qui était comme réveillé à l'heure précise de minuit pour subir de semblables assauts; il avait beau vouloir se contenir, ses mains étaient portées machinalement, et par une impulsion qu'il ne pouvait modérer, sur certaines parties de son corps; un accès de fureur s'emparait de tout son être; il parcourait successivement tout le siège du mal avec ses ongles, et s'écorchait avec une sorte de délire jusqu'à faire jaillir son sang. Ces phénomènes ne seraient-ils que des phénomènes particuliers de la nature, qui cherche à se frayer des couloirs ou des issues?

Nous avons cherché à ouvrir pour les praticiens différentes sources d'indications curatives, et nous croyons être parvenu à quelques règles utiles à cet égard. Par exemple, nous avons été à même d'observer que lorsqu'on administre pour la première fois un médicament, les affections dartreuses augmentent pendant un certain laps de temps, et qu'alors la moindre intempérie, la moindre commotion dans le mouvement du sang et le cours des humeurs suffisent pour faire éclater dans toute leur énergie des maladies qui auparavant étaient silencieuses, et pour ainsi dire recélées dans l'économie animale. Nous avons prouvé que dans une telle circonstance il ne fallait, en aucune manière, se désister des moyens indiqués par les principes de l'art. Lorry a vu lui-même le mal s'accroître pendant les quarante premiers jours, et diminuer ensuite successivement par les mêmes moyens qu'il employait. Nous avons aussi démontré combien il importait de combattre une affection cutanée, même après la cessation des phénomènes extérieurs, comme on poursuit un ennemi redoutable longtemps après qu'il a pris la fuite, et dont on voudrait empêcher le retour.

Je n'indique ici, du reste, que quelques points de vue généraux qui ont attiré mon attention dans l'étude d'un groupe, aussi important que celui des dermatoses dartreuses. Voulant traiter cette matière avec méthode, et par conséquent de la manière la plus profitable pour mes lecteurs, j'ai dû séparer les genres qui sont essentiels et idiopathiques d'une multitude d'éruptions qui ne sont que l'indice ou le symptôme d'autres maladies, telles, par exemple, que les altérations scrofuleuses et scorbutiques. Je les ai aussi distingués avec soin des phénomènes extérieurs du genre *syphilis* : quoique les phénomènes de ce genre soient liés avec les dartres par plusieurs traits de similitude, par des exfoliations autour du derme, par des incrustations qui se développent, il est néanmoins des caractères distinctifs et particuliers auxquels ne se méprend guère le médecin expérimenté.

Les dartres ont pris une telle extension à mesure que la civilisation de notre globe s'est agrandie, à mesure que les mœurs se sont altérées, qu'elles forment aujourd'hui l'un des groupes les plus importants dans la grande famille des dermatoses. Ce qui réclame particulièrement notre étude, c'est leur nombre, c'est leur diversité, ce sont les degrés de leur virulence. Les unes ne sont que des disgrâces légères, les autres sont des maladies graves ; on en voit qui effleurent à peine l'épiderme, tandis que d'autres pénètrent dans toutes les couches de la peau ; c'est ce qui a mis tant de vague dans leur histoire. Rien n'est donc plus important que de déterminer les genres et les espèces. *Unde non una videtur herpetum species numeranda in quibus accurate spectandum, et quid commune habeat inter se una quæque species, quid sibi singulare vindicent.*

On s'est beaucoup occupé de la nature intime des dartres ; tout ce que l'on sait, c'est que ces maladies sont une triste conséquence des écarts dont notre organisation est susceptible. Le nom par lequel on les désigne est un des plus heureux de la langue médicale ; c'est un nom collectif qui réunit des affections frappantes par leurs analogies. Ces maladies sont particulièrement réservées au derme, et semblent se repaître de sa substance ; mais elles ne vont jamais au-delà, selon la belle remarque de Galien. Sous le vain prétexte de quelques différences bien ou mal observées, on a voulu exclure certaines espèces du rang auquel les associe une connaissance approfondie de leurs phénomènes ; on a méconnu le lien commun qui les unit. On a prétendu rompre des affinités, contester des rapports manifestes, séparer des genres et des espèces qui s'appartiennent. Que penserait-on néanmoins d'un naturaliste qui voudrait nier la dépendance naturelle des faits, et les étudier sans aucun ordre ? Aujourd'hui que les esprits se passionnent pour tous les genres de découvertes, l'avenir de la science est sans contredit dans le choix des méthodes ; mais, la meilleure est celle qui mène aux sources du vrai. *Nihil decorum nisi verum.* (V. pour le traitement qui convient à chaque genre de dartre, les articles *Herpes*, *Mélitagre*, *Varus* et *Esthiomène*, etc.')

Baron ALIBERT,
Professeur à la faculté de médecine de Paris, médecin en chef de l'hôpital St-Louis.

DATTE (*bot. et mat. méd.*), s. f., fruit du dattier, *phœnix dactilifera* L., fam. des palmiers J.

C'est une drupe molle, ovale, oblongue, à une seule loge, revêtue extérieurement d'une pellicule lisse, mince ; qui enveloppe une pulpe consistante, d'une couleur brun rouge, d'une saveur douce sucrée ; cette pulpe entoure un noyau oblong assez résistant et profondément sillonné ; l'amande qu'il renferme est dure et de consistance cornée.

Le dattier est originaire d'Orient ; il croît en Afrique et principalement en Arabie ; les terrains sablonneux et humides, et notamment le voisinage des rivières favorisent singulièrement sa culture. Bien que le désert de Zara fournisse en général les meilleures espèces, cependant celles que produit *Beled el Gired* (pays des dattes), situé au sud de Tunis et d'Alger, sont aussi très-estimées. Si d'autres palmiers présentent un port aussi élégant que le dattier, aucun n'offre une moisson plus riche, et des fruits plus utiles. Ce bel arbre fournit en outre l'un des exemples les plus frappants de la diversité des sexes dans les plantes ; ses fleurs unisexuelles et dioïques ont besoin du concours de deux sujets, mâle et femelle, pour que la fécondation s'effectue. Cette circonstance était connue des Arabes longtemps avant que Linnée eût fondé son admirable système ; aussi n'attendaient-ils pas du hasard une fécondation d'autant plus difficile que les dattiers mâles sont moins communs que les dattiers femelles (circonstance due vraisemblablement à ce que ces derniers produisent seuls des fruits). De temps immémorial les Arabes cultivateurs sont dans l'usage, à l'époque de la floraison, d'enlever des rameaux fécondants aux dattiers mâles, et de les secouer sur les dattiers femelles pour en déterminer la fructification.

Bien que la culture du dattier n'exige pas de très-grands soins, cependant l'extrême lenteur avec laquelle il se développe a fait préférer pour sa propagation l'emploi des rejettons à celui des semences; il est à remarquer en effet que ceux que l'on cultive par boutures donnent des fruits en moins de cinq ou six ans, tandis que ceux qu'on obtient de graines ne fructifient qu'après quinze ou vingt ans. Une circonstance qui n'est pas sans importance, c'est que les fruits qui proviennent de boutures sont dépourvus de noyaux et partant impropres à la reproduction.

Le dattier ne croît pas seulement en Orient, on le cultive dans plusieurs contrées de l'Europe, et notamment aux environs de Gênes, en Espagne et dans quelques uns de nos départements méridionaux. Mais, soit que ces climats lui soient moins favorables ou le sol moins approprié, l'Arabie est toujours en possession de fournir les meilleures dattes. Ce fruit délicieux lorsqu'il est récemment cueilli forme une ressource alimentaire très-précieuse dans les pays chauds, et dans les contrées surtout qui par leur extrême aridité semblent réfractaires à toute autre végétation.

La tige droite et cylindrique du dattier, l'absence de feuilles dans la plus grande partie de sa hauteur, rendent la récolte du fruit assez difficile; elle s'effectue au moyen d'une corde qui embrasse l'arbre et l'homme chargé de ce soin, il la fait monter avec lui en la fixant aux nodosités annulaires formées par les restes des pétioles; arrivé au sommet il détache tous les fruits, et les met dans un panier ou sac de jonc destiné à cet usage. On doit, lorsqu'on veut conserver les dattes, les récolter avant qu'elles aient atteint leur maximum de maturité; on les étend sur des nattes exposées au soleil, elles s'y ramollissent bientôt, perdent une partie de leur eau de végétation et laissent exsuder un suc sucré qui enduit leur surface et facilite leur conservation. Cette demi-dessiccation opérée, on procède à une sorte de triage; les plus belles sont réservées pour en extraire un suc mielleux qui sert de condiment à certains mets et souvent aux dattes elles-mêmes, on le convertit aussi par la fermentation en une liqueur alcoolique d'un goût tellement suave, qu'elle a reçue le nom de *nectar de dattes*. Celles de deuxième choix sont mangées sans apprêt, et conservées pour la consommation journalière; les dernières enfin sont soumises à une dessiccation plus complète, et réduites en une sorte de poudre grossière qu'on nomme *farine de dattes*; mêlée à l'eau elle forme une bouillie ou brouet qui soutient les Arabes dans leurs longues courses à travers les déserts, et fait la nourriture presque exclusive des peuplades nomades et des caravanes.

On trouve dans le commerce trois sortes de dattes; savoir: celles de Tunis, de Salé et de Provence. Les premières, moins grosses que les autres, sont plus sucrées et se conservent mieux; elles doivent être préférées pour l'usage médical et présenter les caractères suivants: consistance ferme, surface poisseuse, pulpe demi-transparente, de couleur rouge jaunâtre au dehors, blanche au dedans, odeur franche et suave, saveur

douce sucrée. La grande quantité de principe mucoso-sucré que contiennent les dattes, les a fait ranger et avec raison au nombre des fruits pectoraux; elles sont d'une heureuse indication contre les rhumes opiniâtres, les catarrhes, les affections de poitrine, les dissenteries, et enfin dans tous les cas ou les émollients sont réputés utiles.

Les dattes vertes étaient regardées autrefois comme d'un usage très-dangereux; l'armée d'Alexandre, si l'on en croit Pline, fût grandement décimée, parce que les soldats en avaient fait une consommation trop grande; mais, comme le remarque son savant commentateur M. Fée, leur saveur est dans cet état tellement acerbe et désagréable qu'il est douteux, à moins d'absolue nécessité, qu'on puisse en manger de manière à en être incommodé. Quoi qu'il en soit de l'innocuité des dattes, on doit rejeter celles qui ont plus d'une année, attendu d'abord leur inertie et ensuite le dégoût qu'elles peuvent produire par la présence des vers qui attaquent leur substance.

Il résulte d'un examen chimique, que l'on doit à M. Bonastre, que les dattes sont composées de mucilage, de gomme, d'albumine, de sucre cristallisable analogue à celui de canne, de sucre incristallisable et de parenchyme.

Le principe sucré des dattes, comme celui de la plupart des autres fruits du même genre, paraît être le produit de la culture et conséquemment plutôt dû aux soins de l'homme qu'à la nature, il ne se développe que sous l'influence d'une haute température et pendant la maturation. Les dattiers sauvages ne fournissent que des fruits acerbes et généralement très-petits.

COUVERCHEL,
Membre de l'Académie de médecine et de la
société de pharmacie.

DATURA A FRUIT ÉPINEUX (*bot. mat. méd.*), s. m., *Datura stramonium* L. la stramoine épineux, *stramonium spinosum* Lmrk., genre de la famille des solanées Juss. Cette plante, vulgairement connue sous le nom de pomme épineuse, d'herbe aux sorciers, offre les caractères botaniques suivants; tiges droites, cylindriques, un peu pubescentes à la partie supérieure, rameuses, s'élevant généralement à la hauteur de deux à trois pieds; feuilles alternes, assez grandes, ovales-aiguës et pétiolées; fleurs axillaires, blanches ou violacées; fruit capsuleux, ovoïde, du volume d'une noix, de forme presque pyramidale, chargé de pointes aiguës et polyspermes; semences de couleur brunâtre, réniformes, et comme chagrinées à leur surface.

La pomme épineuse croît dans les lieux arides et incultes; bien qu'originaire des Indes, elle s'est tellement acclimatée en Europe qu'elle semble lui appartenir. Cette conquête n'est malheureusement pas très-précieuse, car les services que rend cette plante à la matière médicale sont loin de compenser les accidents qui résultent souvent de son emploi. Toutes ses parties, et surtout les semences, jouissent en effet de la propriété narcotique et stupéfiante au plus haut degré. Il est souvent arrivé que des malfaiteurs ont mis à profit cette dangereuse propriété pour exécuter leurs criminelles entreprises. Le datura, pris intérieurement, soit en poudre, soit en infusion, détermine une vive excitation du système nerveux en général, et particulièrement du cerveau; les symptômes consécutifs sont des vertiges, du délire, une douleur vive à l'épigastre, et enfin la paralysie des membres. Son énergie, comme on le remarque pour beaucoup d'autres poisons, semble doubler, lorsque, au lieu de l'introduire dans l'estomac, il est injecté dans les veines, ou appliqué sur le tissu cellulaire.

On combat les effets de l'empoisonnement par la pomme épineuse par les mêmes moyens que pour les autres poisons narcotico-âcres, cependant le savant auteur de la *Toxicologie générale* recommande d'une manière plus spéciale l'emploi du vinaigre étendu, lors surtout que la plus grande partie de la substance ingérée a été rejetée.

Le datura stramonium entre dans la composition de l'huile composée, connue sous le nom de *baume tranquille* de l'onguent de peuplier ou *populeum*, on en prépare un extrait qu'on ne doit administrer qu'avec beaucoup de réserve, et dans les cas seulement où l'opium et ses préparations ont failli. Le docteur Mariet, de Londres, dit avoir administré avec succès l'extrait aqueux de graines de datura contre certaines affections nerveuses qui avaient résisté à tous les moyens antiphlogistiques dérivatifs et antispasmodiques qu'on avait employés jusqu'alors.

L'histoire chimique de cette plante consiste dans l'analyse des feuilles par Edwards, celle des semences par Brandes, et enfin la découverte par ce dernier d'une base végétale alcaline qu'il a nommée *daturine*, et qui jouit de la propriété active de la plante au plus haut degré.

Préparations et *doses*. *Poudre* de un à vingt grains associée à un véhicule approprié pour former des bols ou pilules. *Extrait aqueux* de demi-grain à trois, également sous forme de pilules.

COUVERCHEL,
Membre de l'Académie royale de Médecine
et de la Société de Pharmacie.

DAVIER (*chir.*), s. m. On donne ce nom à une pince très-forte dont les mors sont courts et recourbés, qui sert à extraire les dents; le davier s'emploie surtout pour extraire les dents du devant de la bouche ou celles qui sont déjà ébranlées. (V. *Dents.*)   J. B.

DÉBILITANT (*thérap.*), adj. et s. On désigne par ce mot tous les médicaments et les agents dont l'emploi a pour résultat de diminuer l'énergie des propriétés vitales: les antiphlogistiques, la diète, les saignées, sont des débilitants.   J. B.

DÉBOITEMENT (*chir.*), s. m. (V. *Luxation.*)

DÉBORDEMENT DE BILE. (V. *Diarrhée.*)

DÉBRIDEMENT (*chir.*), s. m. On se sert de ce mot pour désigner l'action de couper des brides qui peuvent étrangler certaines parties en empêchant leur gonflement; la peau et les aponévroses causent souvent ces sortes d'étranglements; il est d'usage d'inciser l'ouverture des plaies qui ont été faites par les armes à feu; cette méthode, dont l'invention est due à Ambroise Paré, célèbre chirurgien sous Charles IX, Henri III et Henri IV, a simplifié le traitement de ces sortes de blessures, qui, avant, étaient souvent accompagnées des accidents les plus graves. (V. *Plaie.*) Dans les hernies étranglées, on pratique aussi un débridement qui consiste à inciser les portions ligamenteuses ou aponévrotiques à travers lesquelles les organes se sont herniés; ce temps de l'opération exige une grande attention de la part du chirurgien. (V. *Hernie.*) Enfin, toutes les fois qu'un organe fortement enflammé est comprimé par la peau, un ligament, ou une aponévrose, il y a indication de débridement, c'est au chirurgien à juger de l'opportunité et de l'application de ce moyen.   J. B.

DÉCHAUSSEMENT (*chir.*), s. m. On désigne par ce mot l'état d'une dent dont la base n'est plus recouverte par la gencive; le dentiste est souvent obligé de déchausser certaines dents avant d'en pratiquer l'arrachement. (V. *Dents, Gencives.*) J. B.

DÉCHIREMENT (*path.*), s. m. Solution de continuité de la peau, ou bien de un ou de plusieurs tissus, dans laquelle les bords de la division sont inégaux et comme frangés. Ces sortes de plaies, résultats d'une violence extérieure, ne peuvent se réunir sans suppurer; elles reconnaissent fréquemment pour causes l'action de scies, de crochets, des éclats de bombes, d'obus, etc.; une chute sur un pieu aigu peut encore les produire, et on cite plusieurs exemples d'empalements qui ont eu lieu ainsi; elles sont compliquées le plus souvent de contusions dans les points où la cause a agi; le traitement est le même que celui des plaies qui doivent suppurer. Nous renvoyons donc le lecteur à l'article Plaies. Le périnée peut se déchirer pendant un accouchement laborieux, par suite de la disproportion du volume du fœtus, avec la largeur de l'entrée du vagin, ou bien par la distension, résultat de l'application du forceps, quand on est obligé de recourir à cet instrument; cet accident n'est pas rare non plus lorsqu'on ne soutient pas le périnée au moment où l'enfant franchit la vulve; une légère déchirure est même presque inévitable chez la femme qui accouche pour la première fois. Si la solution de continuité est légère et ne s'étend pas jusqu'à l'anus, la lésion est peu grave et guérit en général toute seule; mais lorsque le sphincter de l'anus est déchiré, et que la cloison qui sépare le vagin du rectum est également lésée, il en est tout autrement, le passage continuel et involontaire des matières fécales par le conduit génital de la femme empêche la réunion des bords de la plaie, et il en résulte une infirmité dégoûtante, qui empoisonne l'existence de la personne qui en est atteinte. Les matières continuent à s'échapper involontairement par le vagin et l'anus confondus en une seule ouverture, et la malade est obligée de porter sans cesse des garnitures gênantes pour éviter une malpropreté repoussante. Cette infirmité est telle, que la plupart des femmes qui en sont atteintes, n'hésitent pas à se soumettre à l'opération douloureuse, mais nécessaire pour les guérir; cette opération consiste à raviver les bords de la plaie par une légère excision, et à les réunir ensuite au moyen de un ou de plusieurs points de suture ; elle exige pour sa réussite diverses précautions, qu'il est inutile d'indiquer puisqu'elles ne concernent que le chirurgien.   J. B.

DÉCHIREURS DE BATEAUX ET DE TRAINS, DÉBARDEUR DE BOIS (*hyg.*). On a donné le nom de *déchireurs de bateaux* à des hommes qui déchirent les *toues* et qui en séparent les matériaux qui les composaient, et celui de *débardeurs* à des hommes qui enlèvent d'un train tout le bois qui s'y trouve, pour l'amasser sur la rive en des piles qui, après qu'elles sont lavées, sont enlevées et portées dans les chantiers.

On conçoit que les hommes qui exercent ces deux professions, qu'on pourrait réunir en une seule, restent constamment les jambes dans une eau sale et bourbeuse, et que par conséquent ils sont sujets non-seulement aux maladies qui peuvent résulter d'un séjour continuel dans l'eau, mais encore de ce séjour dans l'eau par des températures plus ou moins élevées et quelquefois à une assez basse température.

Ces ouvriers sont encore exposés à respirer un air vicié ; en effet, on sait que les déchireurs de bateaux, que les débardeurs piétinent constamment dans les lieux où il y a de la boue et que par ce mouvement, ils donnent lieu à des émanations fétides qui se mêlent à l'air dans lequel ces ouvriers respirent.

L'opinion des auteurs sur les inconvénients qui peuvent résulter de l'exercice des professions de débardeurs et de déchireurs de bateaux n'est pas unanime. Ainsi Patissier dans son traité des maladies des artisans s'exprime ainsi : « Continuel-» lement plongés dans l'eau, ces hommes sont » exposés à toutes les maladies causées par l'hu-» midité, ils sont aussi très-sujets à se faire aux » jambes des écorchures qui dégénèrent souvent » en ulcères très-difficiles à guérir. Fourcroy rap-» porte l'histoire d'un de ces ouvriers qui se blessa » à la jambe avec une hache qui lui servait à sépa-» rer les bûches des trains, et qui fut atteint d'une » inflammation assez vive qui se termina par un » abcès, dont la cicatrisation ne s'opéra qu'au » bout de deux mois ; il est probable, dit Four-» croy, que la longueur de cette maladie a été » occasionnée par l'eau bourbeuse et sale qui pé-» nétra dans la plaie parce que le blessé eut l'im-» prudence et le courage de rester dans l'eau » après son accident. »

Ramazzini était d'avis que les sujets qui restent habituellement les jambes dans l'eau, sont sujets aux fièvres aiguës, aux pleurésies, aux péripneumonies, à la toux, à la dyspnée, et aux autres maladies de poitrine ; enfin, qu'il leur survient aux jambes des ulcères qui se guérisent difficilement et qui dégénèrent facilement en gangrène.

Richerand dans le dictionnaire des *Sciences Médicales*, article ULCÈRE, dit que les ulcères sont très-communs chez ceux qui se tiennent les jambes plongées dans l'eau froide, comme les blanchisseuses, et les ouvriers employés au flottage des trains de bois ou bien au déchirage des bateaux.

Dupuytren, Boyer, MM. Roux, Marjolin et un grand nombre d'autres chirurgiens, ont aussi considéré les professions dont nous traitons comme prédisposant les sujets aux ulcères.

Parent Duchatelet, après avoir fait un grand nombre de recherches, a établi que ce qui avait été dit par les auteurs sur les débardeurs n'est point exact, et que les dires de ces auteurs est dû à la tendance qu'ont le sujet que nous traitons est dû à la tendance qu'ont la plupart des hommes à généraliser et à bâtir des théories, et que l'on aura fait pour les débardeurs, etc., ce que l'on aura fait pour les autres professions : un ouvrier l'exerçant a présenté une maladie, et cette maladie s'expliquant par la nature de la profession, on établit qu'elle était propre à la profession et qu'elle devait se manifester sur tous ceux qui l'exerçaient.

Parent dit encore que les opinions émises sur les débardeurs proviennent de ce qu'on s'est dit : Les débardeurs remuent la vase déposée sur le bord de la rivière, et ils en font sortir des émanations délétères, donc ils doivent éprouver des maladies putrides et de mauvaise nature ; ils passent leur vie dans l'eau, et, comme ceux qui travaillent dans des lieux humides et marécageux, sont très-exposés aux fièvres intermittentes, ils auront donc nécessairement des fièvres intermittentes. Toutes les maladies de poitrine a-t-on encore dit, en s'appuyant d'une vieille théorie, reconnaissent pour cause la suppression de la transpiration, or, comme le froid, l'humidité et surtout l'immersion dans l'eau, sont réputés de les causes les plus actives de cette suppression de transpiration, aucune classe d'ouvriers ne sera plus gravement et plus fréquemment affectée de ces maladies que les débardeurs ; enfin ils se piquent, ils s'écorchent, se blessent de toutes les manières ; ils séjournent dans l'eau sale et vaseuse, ces plaies doivent s'envenimer et résister à tous les efforts que peut faire la nature pour leur guérison, rien de plus favorable que ces conditions pour la formation et l'entretien des ulcères, donc tous les débardeurs et les déchireurs de bateaux auront des ulcères et des ulcères de mauvaise nature.

C'est ainsi que Parent Duchatelet s'est expliqué sur les opinions que les auteurs avaient émises, et qui étaient en contradiction avec les siennes ; mais Parent n'a-t-il pas été trop loin, et n'est-il pas tombé d'un excès dans un autre ? C'est du moins ce qui semble résulter de quelques renseignements qui nous ont été donnés par des ouvriers débardeurs. Si Parent n'a pas trouvé chez les ouvriers débardeurs les maladies qui ont été signalées par les auteurs, il a fait connaître une maladie qui leur est particulière et qu'ils désignent par le nom de *grenouilles*.

Cette maladie consiste dans une altération particulière du derme, qui est caractérisée par un ramollissement, des gerçures et souvent par une usure et une véritable destruction des parties qui sont en contact avec l'eau ; on les remarque sur les extrémités supérieures comme sur les inférieures, mais bien plus souvent sur ces dernières, et ici elles siégent de préférence entre les orteils, où elles déterminent de vastes fentes et crevasses dont la profondeur est quelquefois de plusieurs lignes ; il n'est pas rare de les observer, sur les talons, et alors tantôt la peau est fendue, gercée, crevassée en différents sens, tantôt comme mâchée, tantôt usée, comme si elle avait été frottée sur une meule à aiguiser. Parent dit avoir vu chez deux ou trois ouvriers la peau s'en aller par lambeaux, et laisser à vif un fond rouge pulpeux d'une sensibilité extrême : chez huit ou dix ouvriers ces gerçures ou crevasses existaient sur le tendon d'Achille ; elles étaient au nombre de trois, quatre ou cinq sur chaque jambe, elles avaient de quatre à six lignes de profondeur, et en longueur toute l'épaisseur du repli de la peau qui recouvre le tendon ; on les eût prises, au premier aspect, pour des blessures faites en travers de cette partie, par un instrument tranchant ; il est rare qu'elles siégent sur le coude-pied, cependant il en a été observé quelques exemples.

Le plus ordinairement cette affection est limitée aux extrémités inférieures, quelquefois cependant elle s'empare des supérieures. Parent a vu des ouvriers qui se trouvaient dans l'impossibilité de travailler ; leurs mains étaient gercées profondément et fendillées dans tous les sens. En les examinant on eût dit que la pulpe des doigts avait été usée sur une râpe grossière, et la paume des mains coupée en vingt endroits par des morceaux de verre : cet état des mains coïncidait chez tous avec un état semblable des extrémités inférieures.

Cette affection, qui paraît n'être que le résultat d'une macération du derme, détermine dans son état aigu une douleur et une cuisson des plus vives ; mais il est à remarquer que cette sensibilité ne se développe que lorsque les parties étant hors de l'eau commencent à se sécher : tant qu'elles restent humides la douleur est supportable.

Nous avons vu qu'on pouvait soulager les gens atteints de la grenouille par l'emploi d'un liniment composé de beure de cacao une partie, et d'huile d'amande douce trois parties, on enduit de ce liniment les parties lésées, et en quelques jours les accidents ont disparu.

Parent dit que cette maladie n'a aucune gravité, qu'elle se guérit spontanément par le repos, et par la cessation de la cause qui l'a produite ; mais qu'il est des ouvriers qui sont obligés d'interrompre cinq ou six fois leur travail dans une campagne, et de se reposer alors pendant quelques jours.

Parent a su des déchireurs de bateaux et des *passeurs de train* chez lesquels on remarque aussi la *grenouille*, que cette maladie se remarque dans la saison d'été, et qu'en hiver elle est plus rare ; il a attribué cette maladie à une élévation de la température de l'eau et aussi à ce qu'elle ne se renouvelle pas.

Les débardeurs font usage de quelques remèdes empiriques contre cette maladie : ainsi ils emploient la poudre de tan comme un médicament convenable pour empêcher le développement des grenouilles, et ils en saupoudrent leurs souliers lorsqu'ils quittent leurs travaux. Ces ouvriers emploient aussi une décoction d'hièble dont ils se lavent matin et soir les extrémités ; les lâcheurs de train font usage du vinaigre, ils en mettent une petite quantité dans leurs souliers.

Une autre espèce de maladie observée chez les débardeurs a été désignée sous le nom de *durillons forcés ;* c'est un épaississement considérable de la peau, qui se produit principalement sous les premières phalanges de chaque doigt des mains, et qui, s'enfonçant dans les chairs, y produit une inflammation, qui se termine par suppuration et qui fait de cette manière tomber le durillon. Cette inflammation n'étant pas profonde, n'est jamais dangereuse.

Comme pour les *grenouilles*, les *durillons forcés* se remarquent plus souvent chez quelques individus que chez d'autres ; on peut regarder cependant cette dernière affection comme étant plus commune. En effet, Parent l'a observée chez huit ouvriers de la Râpée qui, lors de ses recherches, étaient alors dans l'impossibilité de travailler. Ce médecin a aussi appris que quelques vieux ouvriers exposés au renouvellement de ces durillons, prévenaient les accidents qu'ils déterminent, en les coupant avec un rasoir, au niveau de la peau, et en s'abstenant de travailler pendant un ou deux jours.

D'après Parent Duchatelet, il semblerait que la profession de débardeur ou de déchireur de bateaux, serait une profession des plus pénibles, mais qu'elle serait une des moins insalubres. Cependant cette profession a vivement fixé l'attention des philanthropes. En effet, sous le règne de Louis XVI un prix fut proposé à l'auteur du meilleur moyen mécanique pour mettre les trains en chantier sans qu'il fût nécessaire de pénétrer et de séjourner dans l'eau. Des dames, selon Cadet de Veaux, devaient faire les frais de ce prix ; mais ce prix ne fut pas distribué, les événements politiques donnèrent alors aux esprits une toute autre direction, et les moyens d'adoucir le sort des débardeurs furent oubliés. Cadet de Gassicourt, membre du conseil de salubrité, s'occupa aussi des misères des ouvriers déchireurs de bateaux ; mais la mort mit un terme aux recherches de ce savant.

La société d'encouragement proposa un prix de 1500 fr. pour la confection d'une machine propre à extraire le bois de l'eau sans avoir besoin d'y faire séjourner des ouvriers ; mais ce prix fut retiré après être resté quatre années au concours.

Les ouvriers débardeurs commencent à l'âge de douze à treize ans, à travailler dans l'eau ; à cet âge ils s'occupent du lavage des planches et des bûches ; ce n'est qu'à seize ou dix-huit ans qu'ils travaillent au débardage : ils continuent leur profession jusqu'à l'âge de cinquante à cinquante-cinq ans. A cet âge, ils sont hors de service, et Parent n'en a trouvé que trois qui avaient de soixante à soixante-cinq ans. Selon les lieux où ils sont occupés, ces ouvriers ont un régime alimentaire différent : ceux du port de Bercy boivent de six à huit litres de vin blanc par jour et à peine un verre d'eau-de-vie ; ceux de la Râpée ne boivent jamais de vin blanc, mais du vin rougé en assez grande quantité, et six à huit verres d'eau-de-vie. A Bercy ils ne font qu'un fort repas le matin; sur le port de la Râpée ils en font trois légers et boivent dans les intervalles; ceux du port des Invalides prennent un verre d'eau-de-vie le matin; à neuf heures on leur apporte une soupe et un demi-litre de vin; à midi un léger repas et un demi-litre de vin; le soir ils soupent et prennent encore un demi-litre de vin; dans l'intervalle de ces repas, ils ne consomment pas moins de trois à quatre litres de vin, et de quatre à six verres d'eau-de-vie. Ces quantités de liquides consommés peuvent paraître considérables, mais il faut remarquer que l'usage de ces liquides remplace chez ces ouvriers les aliments solides dont ils ne prennent que de très-petites quantités. Beaucoup de ces ouvriers font usage de café au lait, et, lorsqu'ils travaillent en hiver, se nourrissent presque exclusivement de vin chaud sucré. Par un contraste singulier, *les déchargeurs de bateau*, ne boivent pas un litre de vin dans une journée, ils ne sont cependant pas plus rangés pour cela, car ils mangent souvent en deux ou trois jours *le gain de la semaine.*

Les ouvriers débardeurs sont en général mariés; les femmes des débardeurs de Bercy, de la Râpée, du Port au vin et des Invalides, sont, pour la plupart, blanchisseuses. Tandis que celles des ouvriers du port des Tuileries sont marchandes de beurre, d'œufs, de fruits ou de poissons dans les halles et marchés ou dans les rues de Paris. Ce sont les femmes qui nourrissent les maris lorsqu'ils ne peuvent plus travailler; car, malgré les journées de 6 à 8 francs qu'ils gagnent habituellement, ils ne savent, en général, rien mettre de côté.

Ces ouvriers sont criards, disputeurs, querelleurs pour la moindre chose, mais tout se borne a des échanges de mots, rarement ils en viennent aux mains, et ils peuvent être considérés comme une classe d'hommes doux et soumis envers leurs chefs.

Des recherches que nous avons faites depuis le travail de Parent Duchatelet, il résulte que ces ouvriers sont sujets à des coliques, à des rhumatismes à l des maladies inflammatoires, à des crampes douloureuses, à des varices, à des affections nerveuses, à des blessures plus ou moins graves, à des hernies; mais il faudrait pour pouvoir établir positivement les diverses causes de ces maladies, étudier plusieurs années de suite ces ouvriers, constater l'état de la température de l'air, celle de l'eau; examiner le régime et la conduite de ces ouvriers, c'est ce que nous nous proposons de faire dans la suite; mais cet examen doit, comme nous l'avons dit, durer plusieurs années.

Quoi qu'il en soit, on doit recommander aux débardeurs: 1o De remplacer en partie les boissons excitantes, dont ils font un usage immodéré, par des aliments plus substantiels; 2o d'éviter les excès pendant plusieurs jours de la semaine; excès qui les épuisent et qui ne les disposent point à un travail fatigant; 3o de changer d'habillement après le travail, et de remplacer les

habits avec lesquels ils ont travaillé dans l'eau, par des vêtements en étoffe de laine; 4o de ne pas dormir avec leurs vêtements lorsqu'ils sont mouillés.

Un service à rendre à ces ouvriers, qui emploient, quand ils travaillent par un temps froid, de forts *bas drapés qui montent jusqu'au haut des cuisses*, serait de confectionner pour l'usage des débardeurs, des déchireurs de bateaux, des passeurs de trains, des blanchisseuses; des vêtements, des pantalons en étoffe double, en *soudant* ces deux étoffes l'une à l'autre à l'aide d'un vernis de caoutchouc qui rendrait ces vêtements imperméables à l'eau.

Mais il faudrait que ces pantalons, qui en partie préviendraient l'action des corps vulnérants, fussent en drap épais et qu'ils pussent être confectionnés à un prix qui permît à ces ouvriers d'en faire l'emplète: c'est un sujet de recherches qui doit attirer l'attention de MM. Rathier et Guibal; ces industriels, qui ont déjà fait d'immenses progrès dans la préparation des draps enduits de caoutchouc, pourront facilement obtenir la solution de ce problème.

A. CHEVALLIER,
Professeur à l'École de Pharmacie,
Membre du Conseil de Salubrité.

DÉCLIVE *(path.)*, adj. Se dit de la partie la plus basse d'une tumeur ou d'un foyer purulent; c'est ordinairement à la partie la plus déclive d'un abcès que l'on en pratique l'ouverture, afin que le pus puisse s'écouler facilement.

DÉCOCTION *(pharm.)*, s. m., *decoctio.* C'est une opération qui consiste à faire bouillir pendant un certain temps les substances médicamenteuses dans l'eau, la plupart des tisanes se préparent par décoction; quelques pharmacologistes ont signalés dans ces derniers temps les inconvénients que présente ce mode de préparation, et ils ont démontré que les infusions, et même les macérations donnaient un résultat plus avantageux que les décoctions; cependant pour les tisanes faites avec des substances qui n'agissent que par la fécule qu'elles contiennent, telles que l'orge, le gruau, etc.; la décoction doit être préférée. (V. *Tisanes.*)

DÉCOCTION BLANCHE. C'est le nom donné à une tisane que Sydenham ordonnait souvent dans les diarrhées, la dysenterie; elle est composée de corne de cerf calciné et porphyrisée, deux gros; mie de pain, six gros; sucre, une once et demie; eau commune, une pinte; on fait bouillir pendant un quart d'heure; l'on passe et l'on ajoute ensuite, eaux de fleurs d'oranger, deux gros. Quelques pharmaciens et entre autres M. Guibourt ont proposé de remplacer la mie de pain par huit gros de gomme arabique.   J. B.

DÉCOLLEMENT *(chir.)*, s. m. On désigne sous ce nom la séparation de la peau des parties auxquelles elle est adhérente, ce décollement se manifeste ordinairement dans les abcès où la peau se détache par la destruction du tissu cellulaire qui l'unit aux parties sur lesquelles elle est située; on remédie au décollement par la compression et par des contre-ouvertures pratiquées dans les endroits convenables pour donner issue au pus. — Le *décollement* d'une des parties du placenta dans la grossesse s'observe quelquefois, et donne lieu à des écoulements de sang, et même à des hémorrhagies, il est presque toujours suivi de l'avortement. — On a nommé aussi *décollement* la séparation de la tête du fœtus du tronc, lorsqu'elle a lieu par suite de tractions violentes nécessaires pour terminer l'accouchement.   J. B.

DÉCUBITUS. Mot latin employé pour désigner la situation dans laquelle on est couché horizontalement sur le dos. (V. *Attitudes.*)

DÉCRÉPITUDE (*physiol.*), s. f. On désigne sous ce nom l'état le plus avancé de la vieillesse dans lequel les individus perdent successivement toutes leurs facultés physiques et intellectuelles. (V. *Vieillesse.*)

DÉFAILLANCE (V. *Syncope.*)

DÉFÉCATION (*physiol.*), s. f. C'est l'excrétion des aliments ou le dernier acte de la *digestion*. (V. ce mot.)

DÉFÉRENT, conduit (*anat.*), s. m. C'est le conduit excréteur des *testicules*. (V. ce mot.)

DÉFLORATION (V. *Viol.*)

DÉGÉNÉRATION (*path.*), s. f. On désigne sous ce nom la transformation d'un tissu par l'action d'une maladie; le cancer, la phthisie, déterminent des dégénérations de tissus. Cette dégénération ou *dégénérescence* est la conversion d'une portion d'organe en un corps nouveau qui reçoit le nom de tissu cancéreux, tuberculeux, etc., pour indiquer les changements que la maladie a apportés dans ces parties. On ne doit pas confondre la dégénération des tissus avec leur transformation, souvent un tissu se change en un autre tissu, et dans ce nouvel état il continue à vivre et à remplir ses fonctions physiologiques; dans la dégénération, au contraire, la conversion du tissu constitue toujours une maladie qui le plus souvent est au-dessus des ressources de la médecine, et ce n'est que par l'extirpation de la partie affectée, lorsqu'elle peut avoir lieu, que le malade doit espérer la guérison.   J. B.

DÉGÉNÉRESCENCE. Synonyme de *dégénération*. (V. ce mot.)

DÉGLUTITION (*physiol.*), s. f. C'est l'action d'avaler les aliments soit liquides, soit solides. (V. *Digestion.*)

DÉGOUT (*path.*), s. m. Répugnance pour les aliments; il ne faut pas confondre ce mot avec l'*anorexie* ou simple perte de l'appétit. (V. *Anorexie.*) On observe fréquemment le dégoût au début de la plupart des maladies aiguës, et principalement de celles qui ont leur siége dans l'estomac; il est aussi un des symptômes de plusieurs affections nerveuses des organes de la digestion; enfin il se montre fréquemment dans le commencement de la grossesse; ce dégoût s'étend à toute espèce d'a-

liments, à l'exception toutefois des substances acides; lorsque le malade, surmontant sa répugnance, veut prendre des aliments, il est souvent contraint de les rendre par le vomissement. Le dégoût étant presque constamment le symptôme d'une maladie, plutôt qu'une maladie à part, on ne peut rien prescrire de spécial pour le traitement; lorsqu'il est lié seulement à un état d'atonie de l'estomac, ou à la présence d'une trop grande quantité d'acide dans cet organe, on peut user d'eau artificielle de Vichy, de pastilles de bicarbonate de soude, et de préparations magnésiennes; lorsque l'amertume de la bouche et un enduit blanc sale de la langue semble annoncer la présence du mucus et de principes bilieux alcalins dans l'estomac, on se trouve bien des préparations acides, de la limonade et des eaux gazeuses. Dans ces circonstances mêmes, il est utile de consulter un médecin; enfin il faut dans tous les cas se défier des prétendus stomachiques qui stimulent l'estomac et l'irritent à la longue. Une nourriture choisie et variable suivant les indications nous paraît être ce qu'il y a de plus convenable, tant que le malade n'est pas atteint de fièvre et que la diète ne se trouve pas ainsi indiquée.   J. B.

DÉGRAISSEURS (*hyg.*). L'industriel auquel on a donné ce nom et celui de *détacheur*, exerce l'art d'enlever les taches de dessus une étoffe, sans l'endommager et sans en altérer sensiblement la couleur.

Les dégraisseurs de la ville de Paris ne faisaient pas lors des maîtrises une communauté à part, ils étaient reçus maîtres dans celle des *fripiers*, il faut aussi ne pas les confondre avec les *teinturiers*, qui seront plus tard le sujet d'un article.

Les dégraisseurs sont sujets à tous les inconvénients qui résultent de l'humidité : occupant dans les grandes villes un local resserré, ils sont exposés à avoir les pieds dans l'eau, à recevoir sur le corps les égouttures des vêtements qu'ils ont nettoyés; ils sont en contact avec la vapeur d'eau qui se forme continuellement dans l'atelier, soit par suite de l'évaporation de l'eau qui a servi à laver les objets à nettoyer, soit par suite du besoin où ils sont d'avoir constamment sous la main de l'eau qu'on tient en ébullition dans des chaudières.

Les dégraisseurs sont encore sujets, en raison des objets qu'ils emploient pour détacher les vêtements, à d'autres inconvénients; ainsi s'ils font usage d'essence de térébenthine, d'essence de citron, d'éther sulfurique, ils sont exposés à des céphalalgies plus ou moins intenses; mais ces accidents ne se font remarquer que chez les personnes qui n'ont pas encore l'habitude de la profession.

On doit recommander au dégraisseur : 1° de faire usage de sabots; 2° d'aérer son atelier; 3° de disposer le lieu où l'on étend les habits de façon à ce que les égouttures ne puissent tomber sur le corps des ouvriers; 4° d'avoir autant que possible une espèce d'étuve pour que la dessiccation des habits puisse se faire d'une manière convenable, sans que l'ouvrier soit constamment exposé à la vapeur d'eau. On a aussi recommandé au dégraisseur de porter des habits secs, en fil, et de se frictionner tout le corps avec la flanelle.

Nous recommanderons aux dégraisseurs qui font usage d'éther de ne l'employer que de jour : nous avons su qu'un ouvrier qui avait employé de cet éther à la nuit avait vu l'éther s'enflammer par l'action de la lumière dont il s'éclairait, et qu'il avait manqué d'être la victime de cet accident.

Les dégraisseurs sont quelquefois atteints de rhumatismes; le traitement à employer dans ce cas sera décrit lorsqu'on traitera de cette affection.
A. Chevallier.

Déjection (*physiol.*), s. f. Ce mot est synonyme de défécation et indique l'action d'expulser les matières fécales; lorsque l'on se sert de ce mot au pluriel, et que l'on dit les *déjections*, il désigne les matières elles-mêmes; on dit aussi dans le même but, les *déjections alvines*. **J. B.**

Délayants (*mat. méd.*), adj. Les délayants sont des médicaments qui ont pour but d'augmenter la proportion du fluide aqueux dans l'économie, ils forment des boissons dont l'eau fait toujours la base, et à laquelle on associe des fleurs adoucissantes, de la gomme, un acide faible, tel que le citron, le vinaigre, les groseilles; le petit lait, les émulsions et les infusions végétales peuvent aussi être classées parmis les délayants. L'action de ces médicaments consiste à calmer la soif, faciliter la transpiration et la sécrétion de l'urine, favoriser les évacuations alvines; c'est principalement dans les affections inflammatoires aiguës, que l'on fait usage de ces boissons, qui sont presque analogues aux antiphlogistiques; l'action des délayants peut être favorisée par les lavements et les bains. **J. B.**

Délétère (*hyg.*), adj., du grec *délétérione*, de *déléo*, je nuis; on donne ce nom à toutes les substances capables de nuire à la santé : ainsi on dit des miasmes délétères, des substances délétères, pour indiquer qu'elles ont une action funeste sur l'économie animale. **J. B.**

Déligation (*chir.*), s. f. On désigne par ce mot l'art méthodique d'appliquer les bandages propres à chaque affection chirurgicale. (V. *Bandages.*) **J. B.**

Délire (*path.*) s. m. de *lira*, sillon d'où l'on a fait *delirare*, sortir du sillon, *être hors des voies de la raison*; désordre des facultés intellectuelles avec ou sans perversion des qualités morales. Cet état dépend d'une modification particulière dans la manière d'être du cerveau, soit que cet organe éprouve une surexitation par l'abord d'une trop grande quantité de sang, comme dans la fièvre cérébrale, ou qu'au contraire trop peu de sang vienne l'exciter, ou bien que ce liquide arrive au cerveau altéré par certaines substances telles que l'alcool, l'opium, la jusquiame, la mandragore et les autres narcotiques, ou enfin qu'un viscère important, gravement malade, réagisse sur lui d'une manière sympathique. Dans d'autres circonstances, la cause prochaine du délire nous échappe, comme, par exemple, dans baucoup de cas de folie.

Avant l'âge de cinq ans, le délire est rare che les enfants, qui ont trop peu d'idées pour que le désordre intellectuel soit apparent.

Il est une distinction très-importante à faire, c'est celle du délire *aigu*, c'est-à-dire accompagné de fièvre, et du délire *chronique* ou sans fièvre. Le premier est celui qui se montre dans une foule de maladies aiguës, et qu'on peut regarder comme un symptôme de ces maladies, ou bien qui est le résultat de l'introduction dans l'économie animale de boissons alcooliques ou de substances narcotiques. (V. *Ivresse* et *Narcotisme*.)

Le second délire est celui qui caractérise la folie. (V. ce mot.) Il existe une grande différence entre eux, puisque l'un cesse avec la maladie ou la cause qui l'a produit, et que l'autre persiste toujours un temps plus ou moins long, sans être accompagné nécessairement d'une altération dans les fonctions nutritives et locomotrices. Les principales maladies qui peuvent accompagner le délire sont celles qui ont leur siége dans un des points du cerveau : les érysipèles étendus, surtout ceux de la face; la petite vérole; les différentes espèces de fièvres, principalement la fièvre typhoïde, nommée anciennement fièvre *putride* ou *adynamique*, et enfin la plupart des maladies dans le moment qui précède l'agonie. Il est bien important de distinguer ce délire de celui de la folie, et ne pas se hâter, par exemple, de placer le malade dans une maison d'aliénés, ce qui ne peut que l'affecter péniblement lorsqu'il aura recouvré la santé.

Dans des affections aiguës, le délire revêt différentes formes; il est fréquemment intermittent, même dans les maladies continues du cerveau; il accompagne alors les paroxysmes de fièvre qui ont surtout lieu le soir; d'autrefois il alterne avec un état de coma profond. Son intensité est aussi variable; il peut être léger; on remarque seulement un peu d'incohérence dans les idées et la perte de la mémoire, ou bien le malade se croit dans des lieux et des circonstances qui ne sont pas celles où il se trouve; d'autrefois, il est assoupi et se réveille de temps en temps, parle seul en balbutiant quelque mots sans suite, et retombe dans son sommeil; enfin le délire peut être *frénétique* ou *furieux*; la tête est alors chaude, la face rouge et les yeux brillants; le malade, dont les forces musculaires sont souvent exaltées, s'agite avec violence, pousse des cris, et s'imagine parfois être poursuivi par des assassins, voir des spectres, ou courir des dangers imaginaires.

Le plus souvent le siége du délire dans le cerveau a échappé à l'investigation des anatomistes, cela devait être, la modification imprimée étant trop légère pour avoir laissé des traces matérielles.

Le délire, dans les maladies, est en général un symptôme grave, quoiqu'à beaucoup près il ne ne soit pas toujours un signe mortel; lorsqu'il survient après une blessure ou une opération chirurgicale, il est alors de très-mauvais augure; il en est de même lorsqu'il s'accompagne de soubresauts des tendons, de mouvements convulsifs et de carphologie. (V. ce mot.) On ne peut rien préscrire de spécial pour le traitement du délire, les indications variant suivant la nature de la maladie pendant laquelle il se montre. On peut indiquer cependant d'une manière générale l'emploi de tout ce qui peut modérer l'excitation du cerveau: ainsi on préservera les yeux de l'action d'une lumière trop vive, on établira une révulsion au moyen de cataplasmes sinapisés sur les cuisses et les mollets, des bains de pieds, et des purgatifs toutes les fois que ceux-ci ne sont pas contre-indiqués, etc.

Lorsque le délire est furieux, et que le malade s'agite beaucoup, on le maintient au moyen de la camisole de force et de liens formés avec des draps qu'on fixe de chaque côté des barres latérales du lit. Nous n'avons pas parlé ici du délire qui caractérise la folie; il en sera question lorsque nous traiterons de cette dernière maladie.

J. P. BEAUDE.

DELIRIUM TREMENS (*path.*), mot latin qui signifie *délire tremblant*. On désigne ainsi un état qui a également reçu les noms de *délire nerveux*, *folie des ivrognes*, *dipsomanie*, etc. Les auteurs anglais ont désigné les premiers sous le nom de *delirium tremens* une affection survenant chez les ivrognes, et caractérisée par un délire qui s'accompagne de tremblement et le plus souvent d'une insomnie opiniâtre.

Cette maladie, comme nous venons de le dire, reconnaît pour cause l'abus des boissons alcooliques, surtout de l'eau-de-vie; elle attaque plus particulièrement les hommes, quoiqu'il ne soit pas très-rare de l'observer parmi les femmes de la basse classe de Paris. Elle survient peu à peu ou brusquement; la cause prochaine de son développement peut être dans ce dernier cas d'un nouvel excès de vin, d'une forte émotion, des fatigues, l'insolation, l'exposition au froid, des excès vénériens, ou enfin la privation subite des liqueurs alcooliques. On l'a vue survenir chez des femmes bien élevées, et jusque-là très-sobres, qui, prises tout à coup, vers l'époque critique, du goût le plus impérieux pour les boissons, succombaient au penchant qui les entraînait.

Lorsque la maladie se montre peu à peu, elle débute par des dérangements dans les fonctions digestives; le sommeil est léger, il est troublé par des songes effrayants; l'intelligence et surtout la mémoire s'affaiblissent; un léger tremblement se fait remarquer, et bientôt la maladie acquiert toute son intensité. Le délire est alors furieux et accompagné d'hallucinations; au bout d'un quart d'heure il peut cesser et se reproduire ensuite; d'autres fois il est tranquille et roule le plus souvent sur un objet exclusif; ordinairement il a rapport aux occupations habituelles du malade; il peut être aussi intermittent et revenir périodiquement. Ce tremblement existe surtout dans les membres; il peut quelquefois précéder le délire; rarement il est accompagné de secousses tétaniques; la voix peut être aussi tremblante; l'absence du sommeil est plus ou moins complète. Il est des circonstances où le malade peut à peine goûter la nuit une heure d'un sommeil interrompu par des rêves bizarres ou par des impressions les plus fantastiques.

Après une durée de quinze à vingt jours, la maladie se termine assez souvent par la guérison; d'autres fois la mort peut avoir lieu par une attaque d'apoplexie ou par un ramollissement cérébral; enfin la folie est aussi une des terminaisons de cette affection; elle est de plus sujette à des récidives; alors elle est plus grave et peut se compliquer de divers désordres.

Traitement. Les émissions sanguines, utiles surtout quand on a à craindre une congestion cérébrale (coup de sang) n'occupent qu'un rang secondaire dans le traitement du *delirium tremens*. Le véritable spécifique est l'opium donné à haute dose (un à deux gros de laudanum de Sydenham en vingt-quatre heures); on doit administrer ce remède jusqu'à ce qu'il y ait production de sommeil; on a vu alors, dans quelques cas, les malades se réveiller guéris. Nous croyons inutile d'ajouter ici que le médecin seul peut diriger ce traitement d'une manière convenable.

J. P. BEAUDE.

DÉLITESCENCE (*path.*), s. f., *delitescentia*, de *delitescere*, se cacher, disparaître. On désigne par ce mot la disparition subite d'une maladie éruptive, d'une inflammation sans qu'il en reste de traces extérieures, ni que cette disparition n'aille occasionner d'autres accidents; cette terminaison de l'inflammation qui est une des plus favorables, est différente de la *métastase*, en ce que dans cette dernière l'inflammation ne fait que quitter son siége pour aller se porter sur une autre partie. (V. *Inflammation*.)

J. B.

DÉLIVRANCE. (*accouch.*) s. f. Expulsion ou extraction du placenta et de ses membranes, ainsi que des caillots formés après l'accouchement, ce qui indique que la délivrance se distingue en naturelle, qui a lieu par les seules contractions utérines, et en artificielle, c'est-à-dire, qui réclame l'intervention du médecin accoucheur. Dans la majorité des cas la délivrance, ainsi que l'accouchement, sont aux seules ressources de la nature; mais aussi dus quelquefois ces deux fonctions physiologiques restent dans le domaine de l'art. Avant tout, il est important de faire comprendre le mécanisme de cette fonction lorsqu'elle est effectuée par les seuls efforts de la nature.

On peut distinguer ici deux temps, deux périodes différentes: dans le premier le placenta se décolle; dans le second il est expulsé. La matrice en se contractant détruit les adhérences de sa face interne avec la face externe du placenta, les rapports primitifs cessent donc d'exister. Les efforts de l'utérus pour expulser l'enfant ont déjà suffi en partie pour opérer le décollement; aussi, le plus souvent, le placenta se trouve-t-il détaché au moment où l'enfant vient au jour. A la vérité, la nature est aidée dans cette fonction par les muscles des parois du ventre.

Le placenta ne se détache pas toujours de la même manière: tantôt c'est par ses bords, tantôt c'est par son centre; il se présente alors différemment à l'orifice utérin. Quand il s'est détaché par ses bords, il s'écoule toujours une certaine quantité de sang hors de la vulve qui précède la sortie du délivre ; tandis que dans les autres cas , le délivre sert de réservoir au sang, qui s'accumule dans une espèce de poche en forme d'entonnoir, et le sang ne paraît qu'après la sortie du placenta.

Le plus souvent , quoique le placenta se soit détaché en même temps qu'avait lieu l'expulsion de l'enfant, il ne l'accompagne pas ; l'orifice utérin se resserre, revient un instant sur lui-même et s'oppose ainsi à la délivrance, mais non pas d'une manière absolue et dans tous les cas. La présence de ce corps , devenu étranger, ne tarde pas à solliciter les contractions utérines ; l'orifice se rouvre ; dès que le placenta s'y est engagé , il distend le vagin , incommode de nouveau la femme et se prépare à sortir entièrement.

Rien n'est plus variable que la durée de la délivrance ; chez quelques femmes elle a lieu en même temps ou presque aussitôt après l'accouchement. Chez d'autres, trois , quatre , cinq ou six heures après et davantage. La délivrance est d'autant plus prompte, que l'utérus conserve sa force contractile , revient mieux sur lui-même après la sortie de l'enfant.

Les praticiens les plus anciens, et encore quelques-uns de nos jours, sont divisés sur l'opportunité qu'il peut y avoir à attendre la délivrance ou à la provoquer par une opération mécanique. On attribue à Hippocrate une méthode ingénieuse , mais qui exposerait dans beaucoup de cas à de graves conséquences ; il conseillait d'asseoir la femme sur un siége élevé, et de poser l'enfant qui tenait encore au cordon, sur un ballot de laine fraîchement cardée ou sur des outres pleines d'eau, auxquels on pratiquait ensuite une ouverture étroite qui donnait issue à l'eau , pour que l'enfant, en descendant lentement, entraînât avec lui le placenta. Dans le cas de rupture du cordon, il remplaçait l'enfant par un corps d'un poids égal et qui le suppléait.

Aujourd'hui il est assez reconnu qu'on peut attendre même plusieurs heures sans s'occuper de délivrer la femme dès qu'il n'y a aucun accident qui force d'opérer cette délivrance plus tôt. En général, une ou deux heures suffisent. Il faut alors profiter du moment où apparaissent de nouveau les douleurs qui révèlent les contractions utérines : l'on saisit le cordon de manière à entraîner le placenta suivant l'axe du bassin. Cet axe est représenté par une ligne qui partirait de l'ombilic pour se rendre au-dessous de la courbure du sacrum. On entortille le cordon autour de la main droite, que l'on peut au préalable garnir d'un linge. Cette main tire horizontalement, tandis que les doigts de la main gauche , en rapport avec les pubis, forment une poulie de renvoi. Le cordon est donc tiré par deux puissances qui agissent horizontalement et en sens contraire : cette ligne diagonale parcourue, est celle qui représente l'axe du détroit supérieur , dès que le placenta est descendu dans le vagin , on se contente de tirer à soi en relevant vers les pubis la main droite qui n'a pas abandonné l'extrémité du cordon , tandis que la main gauche a passé au-dessous de la vulve et soutient la masse du délivre dès qu'elle commence à se montrer au-

dehors. La main droite saisit alors l'arrière-faix et le roule sur lui-même : ce dernier moyen entraîne ensemble toutes les membranes.

Aussitôt la délivrance opérée , il faut examiner s'il n'est resté aucune partie de l'arrière-faix ou de ses membranes, ce qui exigerait une surveillance plus attentive encore de l'état de l'accouchée.

Ces préceptes m'ont presque toujours guidé dans des cas de délivrance réputés difficiles. J'ai vu , en présence de plusieurs médecins , de prétendus cas d'adhérence du placenta, qui avait résisté à des tractions nombreuses et répétées „ céder et venir, pour ainsi dire, de lui-même , dès que l'on exécutait sur le cordon cette traction jusqu'à un certain point mathématiquement calculée, en ayant toujours la précaution de modérer les efforts sur la force du cordon.

Il est des circonstances où l'on est obligé de délivrer la femme de force avant que le placenta soit détaché, avant que les contractions de la matrice sollicitent son expulsion : telles seraient , entre autres, une hémorragie utérine , des convulsions, l'épuisement complet de la femme , l'inertie de l'utérus, etc. Tous ces cas appartiennent à la délivrance artificielle , et demandent impérieusement l'assistance d'un médecin instruit , seul juge compétent.

Des pratiques plus ou moins absurdes ont été conseillées pour déterminer l'expulsion du placenta. On a proposé les sternutatoires , le tiraillement des poils du mont de vénus, etc. On a dit à l'accouchée de souffler dans une de ses mains et de se boucher les narines avec l'autre ; on l'a excitée pour faire des efforts pour se moucher, éternuer, etc. Tous ces moyens sollicitent en effet la contraction des muscles abdominaux , mais ne servent en rien pour décoller le placenta s'il conserve des adhérences : ces manœuvres seraient moins dangereuses , si le resserrement de l'orifice utérin tenait à un spasme.   CAFFE,

Docteur en médecine, chef de clinique des hôpitaux.

DELTOÏDE (*anat.*), s. m., de *delta* (Δ) lettre majuscule des Grecs, et de *eîdos* forme. C'est le nom donné à un muscle triangulaire qui se rapproche de la forme de la lettre que nous venons d'indiquer ; il est situé à la partie supérieure et extérieure de l'épaule, sa base est en haut et se fixe à la clavicule et à l'omoplate, et sa pointe vient s'attacher à la partie moyenne et externe de l'humérus, qui est l'os unique qui forme le bras. Le deltoïde est épais, formé de fibres nombreuses, il recouvre le moignon de l'épaule et contribue à lui donner sa forme, car lorsqu'il est peu épais, l'épaule paraît pointue et aplatie ; il forme aussi cette forte saillie qui s'aperçoit à la partie externe et supérieure du bras : ce muscle, qui est très-puissant, élève le bras et le porte en avant et en arrière ; lorsqu'il est fixé, il déprime l'épaule.   J. B.

DÉMANGEAISON (*path.*), s. f., prurit, *pruritus*. Sensation désagréable qui nous porte à gratter la partie qui en est le siége. La démangeaison accompagne un grand nombre des maladies de la peau; on l'observe au déclin de l'érysipèle, de l'érythème, de la rougeole, de la scarlatine, de la petite vérole, et de la plupart des exanthèmes, au moment où la maladie étant guérie l'épiderme se sépare en écaille. Elle est un des symptômes constants de la dartre squameuse humide (*eczema*); elle peut même être portée à un degré excessif, et faire éprouver au malade d'horribles souffrances. (V. *Dartre*.) La démangeaison caractérise aussi la gale, le prurigo et toutes les affections papuleuses de la peau; mais dans chacune de ces maladies elle revêt un caractère spécial qui peut servir à les distinguer; ainsi le prurit de la gale est diminué par l'action de se gratter; il est d'ailleurs bien moins intense que celui du prurigo; ce dernier est accompagné d'une sensation de chaleur et d'âcreté qui fait le supplice du malade; et plus ce dernier se gratte, plus le mal augmente. Considérée comme signe séméiotique des maladies, la démangeaison du bout du nez s'observe chez les enfants atteints d'affections vermineuses. On éprouve aussi au bout de la verge un sentiment de titillation particulier dans les maladies de vessie, et au début d'une blennorrhagie. Les démangeaisons de l'anus indiquent souvent chez les enfants et chez quelques adultes la présence de petits vers nommés *ascarides vermiculaires*. (V. *Vers*.) La démangeaison, comme on le voit, n'est en général que le symptôme d'une autre affection; rarement elle constitue une maladie à part; il est des cas néanmoins où elle se montre seule et isolée de tout autre phénomène morbide; telle est la maladie décrite par M. Alibert sous le nom de *prurigo latent*; dans cette affection le malade est en proie à la plus affreuse démangeaison, sans qu'on aperçoive la [moindre trace de bouton ou d'ulcération quelconque; le mal est tantôt général, tantôt borné à une partie du corps, comme la plante des pieds, la paume des mains; chez quelques femmes qui ont atteint l'époque de leur âge critique, il se montre sur les parties génitales et persiste avec une opiniâtreté des plus fâcheuses; les malades n'ont de repos ni jour ni nuit; elles sont portées malgré elles à se gratter sans cesse, et elles augmentent ainsi l'irritation. Quelquefois le mal est porté à un point tel, qu'elles maigrissent et sont prises de divers accidents nerveux; l'anus peut aussi être le siége d'une pareille affection. Le traitement de cette espèce de démangeaison, quand elle est simple et qu'elle n'est pas due à une dartre, consiste à éviter les excitants et les écarts de régime, à user d'abord de bains, de cataplasmes, de lotions émollientes et narcotiques de mauve, de morelle, de laurier cerise, et de jusquiame, d'embrocations huileuses, etc. Si la maladie persiste, il faut avoir recours aux lotions et aux bains alcalins ou sulfureux; on emploie aussi quelquefois avec succès les fumigations de cinabre. Les lotions alcalines usitées à l'hôpital Saint-Louis, se font en faisant dissoudre deux gros de sous-carbonate de potasse dans un litre d'eau. Pour rendre un bain ordinaire alcalin, il suffit d'y ajouter six à huit onces de potasse ordinaire du commerce. Dans quelques cas très-opiniâtres, on a réussi à calmer les démangeaisons en appliquant sur la partie qui en était le siége des compresses imbibées d'une solution de quarante-huit grains de cyanure de potassium pour un demi-litre d'eau distillée. Cette préparation, qui serait un poison si elle était avalée, doit être colorée en rouge pour éviter les accidents; comme elle s'altère très-promptement, on doit aussi l'employer de suite; dans tous les cas, elle ne peut être ordonnée que par le médecin.

Pour les autres cas où la démangeaison n'est qu'un symptôme d'une maladie, c'est la maladie même qu'il faut tâcher de guérir. (V. les mots *Dartre, Prurigo* et *Gale*.)

J. P. BEAUDE.

DÉMENCE (*méd.*), s. f. Espèce de folie caractérisée par l'abolition presque complette de toutes les fonctions de l'intelligence, elle diffère de *l'idiotie* en ce que cette dernière existe de naissance, et que la démence est toujours acquise; elle succède quelquefois à la manie. (V. *Folie*.) J. B.

DEMI-BAIN (*thérap.*), s. m. Ce sont des bains dans lesquels l'on est plongé dans l'eau seulement jusqu'à l'ombilic; lorsque le bassin seul est dans l'eau sans que les extrémités inférieures y baignent, on donne à ces bains le nom de bains de *siége*. Les demi-bains sont ordonnés aux personnes que la pression de l'eau sur la poitrine incommode, et qui en ont la respiration gênée. Ces demi-bains ont une action analogue aux bains entiers, ils sont souvent incommodes par le refroidissement des linges toujours humides qui recouvre la portion du corps qui est hors de l'eau, on peut en partie parer à cet inconvénient en couvrant la baignoire, ce qui empêche jusqu'à un certpoint le refroidissement de l'air qu'elle contient. Ces demi-bains peuvent être de diverses natures comme les bains généraux. (V. *Bains*.) J. B.

DEMI-CIRCULAIRE (*anat.*) s. m. Nom donné à des canaux qui existent dans l'oreille interne. (V. *Audition*.)

DEMI-MEMBRANEUX (*anat.*), s. m. C'est le nom d'un muscle situé à la partie postérieure de la cuisse, qui, supérieurement, se fixe à la tubérosité de l'ischion, et inférieurement au condyle interne du fémur et à la tubérosité du tibia, ce muscle fléchit la jambe sur la cuisse, et porte la jambe en dedans. J. B.

DEMI-TENDINEUX (*anat.*), s. m. C'est un muscle qui est situé à côté du demi-membraneux, à la partie postérieure de la cuisse; il se fixe comme lui à la tubérosité de l'ischion et à la tubérosité du tibia, il remplit les mêmes fonctions. J. B.

DÉMONOMANIE (*méd.*), s. f. C'est un genre de folie dans lequel le malade croit être possédé du démon. (V. *Folie*.)

DENT, (*anat., physiol., path.*), s. f. *dens* des Latins, de *edere*, manger, *odous*, *odontos* des Grecs. Les dents sont de petits corps durs, implantés dans les mâchoires par un mode d'articulation nommé *gomphose*, elles servent à triturer les aliments.

Elles sont chez l'homme composées de trois parties distinctes; l'émail qui en revêt la couronne, la partie osseuse ou éburnée qui en constitue la base, et une partie molle qui en remplit la cavité creusée dans son épaisseur et que l'on désigne sous le nom de pulpe ou de nerf dentaire.

L'émail ne s'étend que sur la couronne, il forme une couche plus ou moins épaisse et vient se terminer en mourant à l'endroit qui porte le nom de *collet*.

On a longtemps disputé sur la nature des diverses substances qui composent les dents, ainsi que sur leur mode de développement : ces querelles anatomiques et physiologiques sont loin d'être terminées, et ne peuvent trouver place ici dans un simple article de dictionnaire.

Quand la première dentition est terminée chez l'enfant, les dents sont au nombre de vingt; chaque mâchoire en a dix, qui sont quatre incisives, deux canines et quatre molaires; on leur a donné le nom de *temporaires*, de *caduques*, pour désigner leur existence passagère; celles qui doivent leur succéder ont été, par un motif contraire, appelées *dents permanentes*.

Une denture chez l'homme adulte est composée de trente-deux dents, seize à chaque mâchoire; huit se trouvent placées, tant en haut qu'en bas, de chaque côté de la ligne médiane; elles sont disposées sur les arcades alvéolaires, de manière à se correspondre quand les mâchoires sont rapprochées, et elles se touchent par leurs côtés correspondants, ce qui forme un caractère distinctif de la denture de l'homme. On les divise en trois classes : en incisives, en canines, en petites et en *grosses* molaires. La forme de ces dents fournit la preuve la plus évidente que par son organisation; l'homme est destiné à se nourrir de toute espèce de substances, soit végétales, soit animales.

Les incisives placées en avant, au nombre de huit, sont, par leur forme, propres à couper, comme des lames de ciseaux, les substances soumises à la mastication. Les dents canines, au nombre de quatre, pointues comme celles des animaux carnivores, peuvent pénétrer et déchirer les parties les plus fibreuses et les plus dures des substances animales. Les dents molaires, au nombre de vingt, huit petites et douze grosses, sont à la fois aplaties à leur couronne et munies de tubercules comme celles des herbivores; les quatre dernières de ces molaires ont reçu le nom de *dents de sagesse*, sans doute parce qu'elles ne se montrent ordinairement sur le bord alvéolaire que de dix-huit à vingt ans; parfois plus tôt, souvent plus tard, et dans quelques cas même à un âge très-avancé.

Physiologie des dents. — Si un simple article de dictionnaire ne prescrivait des bornes, ce serait le cas d'examiner ici comment se développent ces deux séries de dents, et de faire à leur égard ce qui se pratique en anatomie et en physiologie pour l'homme sortant du néant, c'est-à-dire, de les suivre dans le sein de la mère, en rapporter l'histoire jusqu'à la naissance et relater les divers phénomènes qu'elles présentent durant leur accroissement, jusqu'à ce qu'elles soient entièrement formées; mais il serait hors de propos d'entrer ici avec détail dans les hautes considérations physiologiques dont cet organe est susceptible et

surtout les longues discussions auxquelles il a donné lieu. Je me contenterai de consigner les idées le plus généralement admises, et de renvoyer le lecteur aux divers auteurs qui en ont traité et qui sont loin d'être d'accord sur tous les points.

Il est à présumer que l'embryon contient, dès les premiers moments de la conception, ainsi que tous les éléments nécessaires à la perfection de son individu, les germes des dents de la première et de la deuxième dentition; cependant ce n'est que vers le deuxième mois que l'on rencontre ceux des incisives et des molaires de lait renfermés dans une espèce de gouttière assez profonde, fermée supérieurement par une membrane fibreuse qui en tapisse l'intérieur, et destinée à la formation des matrices dentaires. Ces germes n'ont tout au plus d'abord que le volume d'une petite tête d'épingle; les cloisons des alvéoles n'existent pas encore, et ce n'est que vers le quatrième mois qu'il est possible de les distinguer pour les incisives; tous les autres germes sont encore contigus les uns aux autres; mais de fibreuses qu'étaient ces cloisons, à six ou sept mois, elles commencent à s'ossifier, et le même travail se poursuit de la même manière jusqu'au terme naturel de l'accouchement; les germes grossissent de plus en plus, et offrent au centre une substance molle, grise-rougeâtre, qui prendra plus tard le nom de *pulpe;* sa surface est hérissée d'un tissu qui semble tomenteux, et se trouve enveloppée d'une membrane, épaisse, comme fibreuse qui lui forme une sorte de sac; entre ces deux parties, il s'en trouve une autre plus mince qui tapisse d'abord la face interne du feuillet fibreux, et se réfléchit sur la pulpe qu'elle enveloppe immédiatement à la manière des membranes séreuses; dans cette membrane interne on trouve une humeur comme mucilagineuse, assez abondante. Le germe de la dent étant ainsi formé, il ne tarde pas à se développer à la surface de la membrane séreuse et sur le sommet de la pulpe, un ou plusieurs points d'ossification selon l'espèce de dent, qui ressemblent assez à de petites écailles osseuses qui se réunissent et augmentent de volume; l'os de la dent se forme d'abord, et l'émail n'y est déposé que plus tard, sous l'apparence de granulations crayeuses qui peu à peu deviennent lisses et polies, et acquièrent une blancheur et une dureté que tout le monde leur connaît.

La matrice dentaire se continue avec le tissu des gencives par un canal étroit qui porte le nom de *iter dentis;* à mesure que la dent s'élève, elle dilate ce canal qui se raccourcit de plus en plus jusqu'à ce que la dent paraisse sur le bord gengival. Le même mécanisme a lieu pour les dents de la deuxième dentition, avec cette différence que celles-ci, placées derrière et sous les alvéoles des premières, poussent dans la direction de l'*iter dentis;* la pression qu'elles exercent sur la paroi postérieure des alvéoles des dents de lait détermine la destruction et la perforation de la cloison osseuse de ces alvéoles, les dents de remplacement s'y introduisent, occasionnent l'atrophie de leurs vaisseaux et l'absorption de leurs racines. Cette absorption paraît essentiellement produite par un organe vasculaire, espèce de bourgeon charnu, rougeâtre, placé entre les racines des dents caduques et la couronne de la dent de remplacement.

Première dentition. —Rien n'est plus variable que la sortie des dents ; quelques enfants naissent avec une ou plusieurs dents : Louis XIV fut de ce nombre, ce qui fit présager, dit-on, sa grandeur future. Ce phénomène est moins rare qu'on ne le croit généralement ; beaucoup d'auteurs en rapportent un grand nombre d'exemples, et, pour ma part, je pourrais en citer déjà huit ou dix, un entre autres qui présentait ceci de remarquable, qu'au troisième jour de la naissance le nouveau-né poussait des cris prolongés aussitôt qu'il prenait le sein de sa mère. La bouche examinée, j'aperçus une petite incisive d'en bas, longue à peu près de deux lignes, surmontée de ses trois petits tubercules, qui avaient déterminé une ulcération profonde au-dessous de la langue. Cette dent étant chancelante et entourée d'un bourrelet enflammé de la gencive, je ne balançai pas à en faire l'évulsion ; à peine s'écoula-t-il quelques gouttes de sang ; un instant après l'enfant tétait avec avidité. En général, la première dentition ne commence que du cinquième au septième et huitième mois ; quelquefois cependant plus tard. J'ai vu un enfant de trois ans, mal portant il est vrai, présenté à la consultation du célèbre M. Dubois, chez lequel rien n'annonçait qu'elle dût bientôt s'effectuer : était-ce la difficulté qu'éprouvaient ces petits os à faire leur éruption qui rendait cet enfant malingre ; ou était-ce sa constitution primordiale qui occasionnait ce retard?

Fauchard a donné l'observation d'un enfant de cinq à six ans dont la plupart des dents n'avaient pas encore paru. Charles Rayer, Brouset et Lanzani rapportent aussi des exemples semblables. M. Baumes dit avoir connu à Saint-Gilles un huissier, nommé Vaizon, auquel il n'était jamais sorti de dents. Péricrates, au rapport de Valla, n'en avait jamais eu non plus.

D'une autre part, Alphonse Leroy, dans sa *Médecine maternelle,* dit qu'il a souvent vu qu'un enfant poussait une ou deux dents avant le terme ordinaire, lorsque la nourrice avait eu la fièvre ou qu'elle s'était échauffée. Sans révoquer entièrement ce phénomène, cela me paraît bien surprenant. Borellus, Ambroise Paré et Salmath rapportent des choses bien plus extraordinaires : ces auteurs font mention d'éruptions de dents après la mort ; mais ne doit-on pas attribuer ces faits à la cessation du spasme que l'inflammation entretenait pendant la vie?

Accidents qui accompagnent la première dentition. —Les accidents dont le travail de la dentition est accompagné sont incontestablement très-nombreux ; mais, il faut le dire en passant, on attribue souvent à ce travail, sans prendre la peine du plus petit examen, des maux qui lui sont étrangers.

La première indication à remplir est de préparer l'enfant à cette opération de la nature, qui se fait souvent sans occasionner la plus légère altération de la santé. De même, on voit un grand nombre de jeunes filles devenir nubiles sans aucune espèce d'accidents. La dentition n'est pas plus une maladie que la puberté ; mais néanmoins cette époque très-remarquable de l'ossification est souvent critique pour l'enfant, comme le sont, dans un âge plus avancé, les époques de la menstruation, de l'accouchement, de la cessation des règles, qui prédisposent à beaucoup de maladies, sans être des maladies elles-mêmes.

M. le professeur Baumes, dans son ouvrage sur la première dentition, Alphonse Leroy, Milot, MM. les docteurs Jadelot, Guersent et Delabarre, ont indiqué les moyens les plus convenables à mettre en pratique à l'égard des jeunes enfants, leur donner de bon lait, jugé tel par le médecin ; de la croûte de pain, séchée au four, dans du bouillon de bœuf ou de poulet, et quelquefois de la gelée ; leur faire boire de l'eau d'orge coupée avec du lait ou avec de l'émulsion sucrée d'amandes douces ; si l'enfant a le corps trop serré, au lieu de sucre, mettre un peu de miel dans ses boissons ; on entretient la liberté du ventre avec des demi-lavements et quelquefois de légers minoratifs. Le bon vin peut être d'un grand secours, mais on doit se garder d'en user inconsidérément et sans l'ordonnance du médecin.

Chez les enfants dont la constitution est saine et robuste, qui jouissent d'une sensibilité moyenne, et auxquels on a fait observer un régime régulier, la pousse des dents se fait généralement sans accidents notables ; mais il n'en est malheureusement pas de même chez celui dont la constitution est délicate, et pour qui les erreurs diététiques ont été multipliées.

La sortie des premières dents se manifeste par une chaleur des gencives, par une salivation plus abondante, par une titillation faiblement douloureuse qui engage l'enfant à porter souvent à la bouche ses doigts et tout ce qui lui tombe sous la main ; il presse fortement le mamelon de sa nourrice, il tette avec avidité ; dans l'examen de la bouche, on trouve un aplatissement du bord circulaire des gencives ; le nez est souvent le siége d'un prurit qui engage l'enfant à le gratter par intervalles ; une rougeur qui se porte alternativement de l'une à l'autre joue a été, ainsi que le symptôme précédent, plus d'une fois attribuée sans fondement à la présence de vers intestinaux. Il survient aussi des déjections alvines plus ou moins modérées, et une augmentation dans les sécrétions des urines ; les mouvements de l'enfant sont brusques, ils marquent de l'impatience, peu de chose le contrarie et le fait pleurer ; son sommeil est agité, il se réveille en sursaut ; l'endroit qui doit donner passage à la dent se gonfle, devient rouge et luisant, et finit par blanchir, lorsque la dent est près de se montrer au dehors. Cette espèce de tuméfaction, quelquefois circonscrite, s'étend souvent à toute la mâchoire ; lorsque plusieurs dents se présentent à la fois, il est aisé d'en apprécier la sensibilité par les cris que pousse l'enfant, ou au moyen de la pression qu'on exerce avec l'extrémité du doigt. Enfin la dent ne tarde pas à se montrer, et tout rentre dans l'ordre primitif.

Ce tableau de symptômes, qui ne présente rien

d'alarmant, n'est pas le même quand la dentition est difficile. Les changements qui surviennent vers le quatrième mois donnent à soupçonner les accidents qui doivent l'accompagner : à cette époque, l'enfant devient criard et irascible, il perd le sommeil, il prend et laisse aussitôt le sein de sa nourrice, il a des renvois acides, les digestions se dépravent, le lait ne se digère qu'à demi, l'enfant le vomit avec une extrême facilité, ou bien il s'échappe au moyen d'une diarrhée verte et jaunâtre verdissant au contact de l'air sur les langes qui la contiennent. La constipation, pensent divers praticiens, est encore plus à redouter. La salivation est très-abondante. Millos, dans sa *Médecine perfective*, s'est beaucoup étendu sur la salivation des enfants ; il la considère comme une des principales causes des troubles qui ont lieu dans les digestions, et lui attribue le dévoiement d'irritation qui survient à cette époque. Les gencives sont d'une extrême sensibilité, et parfois elles sont ainsi que la langue le siége de quelques aphtes ; les parotides et les autres glandes salivaires s'engorgent, la face se tuméfie ; ce dernier signe est souvent alarmant : le système nerveux s'affecte au point de déterminer quelquefois une paralysie des membres inférieurs; des frissons s'annoncent, la prostration des joues survient, la fièvre se déclare; et, si l'on n'apporte un prompt soulagement, les convulsions se manifestent, et la mort termine, malheureusement trop souvent pour l'humanité, cette scène douloureuse.

Tels sont les symptômes qui accompagnent une dentition difficile. Plus ils seront multipliés, moins l'art devra se promettre de succès. Aussi, combien le médecin doit-il être circonspect dans les espérances qu'il serait tenté de donner à une famille alarmée! lui taire les dangers, ce serait la livrer à une sécurité perfide; un jour elle serait en droit de lui reprocher ce silence.

Les affections qui accompagnent la première dentition peuvent être, comme on le voit, locales et bornées à la bouche, ou symptomatiques et plus ou moins éloignées du lieu primitivement affecté : les unes appartiennent essentiellement au travail local qui s'opère; les autres sont consécutives à ce travail et l'accompagnent.

Lorsqu'il existe un gonflement inflammatoire et douloureux de la gencive, accompagné d'une chaleur brûlante de la bouche, d'une soif ardente, il est essentiel de recourir aux boissons adoucissantes et relâchantes qu'on administre en même temps à la nourrice, si l'enfant tette encore. Si ces moyens ne suffisent pas pour entretenir la liberté du ventre, il faut recourir aux boissons laxatives, telles que le petit lait, l'eau miellée, la décoction de pruneaux, et aux lavements. Il faut également insister sur les dérivatifs, qui peuvent diminuer les congestions cérébrales, et prévenir les convulsions ou l'assoupissement ; les pédiluves simples ou composés sont bons à mettre en usage; mais, sans contredit, une application de sangsues derrière les oreilles est le moyen le plus convenable dans ce cas. Si le gonflement douloureux de la gencive ne diminue pas, qu'elle soit rouge, distendue, et qu'elle paraisse comme soulevée par

la couronne de la dent, il est utile de recourir à l'incision, qui se pratique avec un bistouri à pointe recourbée. Cette opération, si utile dans bien des cas, ne doit point être pratiquée sans nécessité, dans la crainte d'ouvrir la capsule dentaire avant que la dent ne soit arrivée à son degré convenable d'ossification, ce qui ne peut être que préjudiciable à son développement. En résumé, cette opération, prônée à outrance par quelques-uns, combattue tour à tour par quelques autres, n'est jamais accompagnée de danger; tandis qu'il est évident qu'elle peut être de la plus grande utilité dans bien des cas.

Les principaux accidents symptomatiques qui dépendent de la dentition sont les convulsions, les ophthalmies, les inflammations ou irritations des membranes muqueuses de la respiration et de la digestion, enfin plusieurs éruptions cutanées.

Les convulsions s'observent plus particulièrement chez les enfants d'un tempérament délicat, qui sont pâles, maigres, très-irritables et sujets à la diarrhée ; les enfants gras, frais, colorés, n'en sont pas exempts non plus. Ces convulsions sont souvent de courte durée et n'affectent que les muscles des yeux et de la face; d'autres fois elles se propagent aux muscles du tronc, aux membres supérieurs et plus rarement aux membres abdominaux. Les moyens qui peuvent produire une prompte dérivation sont ceux à mettre en usage; les moyens le plus généralement employés avec succès à l'hôpital des Enfants sont les pédiluves et les maniluves chauds, les cataplasmes irritants sur les extrémités, et des applications froides sur la figure et sur le front. Si l'enfant n'est pas trop faible, on devra recourir à l'application de quelques sangsues derrière les oreilles ou les parties latérales du cou; les antispasmodiques conviennent mieux aux enfants faibles ; on ne doit avoir recours à ces derniers, pour les enfants robustes, qu'après avoir mis en usage les saignées locales. Les bains tièdes obtiennent les plus grands succès, et ne doivent pas être négligés. Les inflammations des membranes muqueuses cessent en général, aussitôt que la dent fait son apparition au bord gengival; elles sont légères et cèdent ordinairement à un traitement antiphlogistique et adoucissant; si elles prennent un caractère plus grave, on a recours aux différents moyens qui conviennent spécialement à chaque espèce. Les vomissements et les diarrhées qui ont lieu chez les enfants doivent être pris en considération : ils accompagnent souvent la dentition, et sont quelquefois les précurseurs de maladies graves du cerveau et des organes abdominaux ; l'autopsie ne démontre pas toujours qu'ils sont le résultat d'inflammation; ils sembleraient provenir alors, dans ce cas, d'une irritation sympathique des organes gastro-intestinaux ; on ne remarque pas de rougeur à la langue, et la région épigastrique n'offre aucun point douloureux.

Les éruptions cutanées qui surviennent pendant le cours de la dentition sont ou des scrofules, ou de petites dartres écailleuses, soit à la face, soit derrière les oreilles; elles n'exigent aucun traitement particulier. Quant à l'érythème qui survient sur les cuisses et le bassin, qu'on nomme vulgairement *feu de dents*, il provient, d'après l'opinion de M. Guersent, d'une altération de l'urine, ou peut-être des matières fécales, et ne paraît pas essentiellement dépendre du travail de la dentition.

Voici dans quel ordre et à quelle époque se fait le plus ordinairement l'évolution des dents de la première dentition :

Du quatrième au dixième mois les quatre incisives centrales, celles du bas d'abord ;

Du sixième au douzième mois les quatre incisives latérales ;

Du dixième au quatorzième mois les quatre canines ;

Du douzième au vingtième mois les quatre premières molaires ;

Du dix-huitième au trente-sixième mois les quatre dernières molaires.

Deuxième dentition.—La deuxième dentition n'est heureusement point accompagnée d'accidents aussi déplorables : cela tient sans doute à ce que l'enfant, ayant acquis plus de forces, peut mieux résister aux phénomènes morbides que nous avons énumérés.

Cependant la mue des dents est quelquefois précédée et accompagnée d'accidents locaux et généraux plus ou moins graves : la tuméfaction des gencives s'annonce assez souvent longtemps auparavant, et peut se terminer par des abcès, surtout lorsque la dent temporaire est gâtée : cette maladie, qui se remarque plus particulièrement à la gencive qui borde les molaires d'en bas, n'a fort heureusement dans la plupart des cas aucune suite fâcheuse, et se guérit naturellement ou par de simples collutoires adoucissants. On ne doit recourir à l'évulsion de la dent que lorsqu'il existe un foyer purulent, dont l'infiltration pourrait donner lieu à un dépôt ou à la fonte de l'os maxillaire. Cette maladie, qui n'arrive ordinairement que vers l'âge de quatre ou cinq ans, peut être attribuée au travail de l'ossification des petites molaires, placées entre les racines des molaires de lait, comme on peut le voir en enlevant délicatement avec une échoppe la table interne de la mâchoire inférieure.

Je ferai ressortir plus tard l'effet fâcheux que peut produire l'évulsion prématurée de ces espèces de dents pour la sortie et l'arrangement de celles qui doivent les remplacer.

C'est à cette époque aussi qu'on est à portée de remarquer fréquemment des congestions sanguines vers le cerveau, suivies d'épistaxis ; le ptyalisme muqueux et sanguinolent s'observe aussi chez les enfants débiles ; l'engorgement douloureux des glandes du cou et de la mâchoire a également souvent lieu, mais il se résout facilement, ce qui le fait distinguer de celui qui proviendrait du scrofule.

Les dartres furfuracées volantes (de M. le professeur Alibert), connues aussi sous le nom de ptyriasis (de Bateman), en général, les diverses éruptions, soit au cuir chevelu, soit sur l'habitude du corps, sont très-fréquentes. Les maladies des yeux, des oreilles, accompagnent assez souvent cette opération de la nature. Cet afflux, qui semble se porter vers la tête à cette époque, peut s'expliquer par le travail actif dont elle est le siége dans ce moment. La mastication devient parfois plus ou moins difficile par l'ébranlement des dents temporaires qui vacillent sur des gencives irritées et tuméfiées dans certaines occasions au point de faire croire à une affection scorbutique ; dans ce cas, l'haleine de l'enfant acquiert une fétidité insupportable ; le tartre dont les dents sont presque toujours surchargées augmente et entretient encore cette inflammation. Le traitement à suivre se borne à ôter les dents dont la nature veut se séparer, à enlever le tartre qui recouvre les autres, malgré le préjugé vulgaire qu'on ne doit pas toucher aux dents avant l'âge de quinze ou seize ans ; à ces premiers moyens on ajoute les collutoires adoucissants, qu'on acidule un peu, sur la fin, avec quelques gouttes du jus de citron. J'indiquerai plus tard ce qu'il convient de faire aux différentes époques de la vie.

Les adultes ne sont pas non plus entièrement exempts d'accidents, graves quelquefois au point de compromettre la santé et même la vie, à la sortie de la dernière molaire, connue sous le nom de *dent de sagesse*, celle du bas surtout, quand les dents sont très-serrées et qu'il ne reste que peu ou point d'espace entre la base de l'apophyse conoïde et la seconde molaire, ou bien que se trouvant assez de place, elle pousse néanmoins dans une direction vicieuse, c'est-à-dire : 1o obliquement d'arrière en avant, et qu'elle est arrêtée dans sa sortie par la molaire voisine ; 2o de dehors en dedans du côté de la langue, de manière à gêner les mouvements de cet organe, et à l'excorier ; 3o de dedans en dehors, de telle sorte que sa couronne va pénétrer dans l'épaisseur de la joue ; 4o quand elle pousse et qu'elle reste enclavée en partie dans la base de l'apophyse coronoïde ; 5o enfin qu'elle reste recouverte à sa partie postérieure par un bourrelet de la gencive.

Voici l'ordre que suit le plus ordinairement la sortie des dents permanentes ou de remplacement :

De 5 à 6 ans, les premières grosses molaires ;

De 6 à 8 ans, les incisives moyennes du bas, ensuite celles du haut ;

De 7 à 9 ans, les incisives latérales ;

De 10 à 12 ans, les canines ou conoïdes ;

De 9 à 11 ans, les premières et les deuxièmes petites molaires ;

De 12 à 17 ans, la seconde grosse molaire ;

De 20 à 24 ans, la dernière molaire ou dent de sagesse : cette dent se montre quelquefois beaucoup plus tôt, et je puis même rapporter, comme chose fort extraordinaire à cet égard, l'observation d'une demoiselle dont la denture se trouvait complète à 14 ans : d'une autre part, elle peut ne pousser qu'à un âge beaucoup plus avancé.

Maintenant que nous connaissons les deux séries de dents qui arment successivement les mâchoires, nous allons nous occuper des maladies qui les affectent.

Maladies des dents de la première dentition. Soins à leur donner.—Les dents de lait, comme celles de la deuxième dentition, sont fréquemment attaquées par la carie par suite de maladies ou par une prédisposition particulière , bien avant l'époque de leur remplacement ; mais on ne doit recourir à l'extraction de la dent que lorsqu'elle est impérieusement indiquée. Il y a de l'impéritie à croire qu'une dent de lait peut être impunément enlevée, sous prétexte que, devant tomber un jour, il est indifférent de l'enlever plus tôt ou à une époque plus éloignée: on peut dans cette opération, pratiquée à un âge tendre, léser ou enlever le germe de la dent de remplacement, particulièrement celui des petites molaires qui se trouve entre les racines recourbées des molaires de lait : cet accident n'eût-il pas lieu , que le bord alvéolaire s'amincit , devient anguleux, et oppose, par la suite, un grand obstacle à la sortie des dents de remplacement; et si l'appareil chargé de l'absorption a été détruit , la sortie de la dent deviendra impossible. Jourdain, dans son *Essai sur la formation des dents* , rapporte plusieurs exemples d'enfants qui ont succombé à la suite d'accidents nerveux provenant de la pousse des petites molaires devenue impossible par une cicatrice osseuse ; aussi est-il dans l'ordre d'opposer aux maladies qui affectent les dents de lait tous les moyens thérapeutiques convenables pour en arrêter les progrès ou pour soulager les douleurs qu'elles occasionnent.

Les incisives et les canines sont en général moins exposées à la carie. Si celle-ci s'y manifeste, c'est ordinairement aux dents supérieures. Elle en détruit la couronne peu à peu jusqu'à la gencive, sans presque jamais occasionner de souffrances. Mais les molaires, celles d'en bas surtout, présentent des cavités qu'il est facile de plomber: ces précautions ont l'avantage inappréciable d'empêcher le plus souvent les douleurs intolérables dont elles sont le siége et de les conserver jusqu'à leur remplacement; d'éviter les fistules, les abcès , et d'empêcher. les aliments d'y s'éjourner.

Maladies des dents de la deuxième dentition ; soins à leur donner.—Les maladies qui affectent les dents de la deuxième dentition sont d'une autre importance; aussi combien de soins ne doit-on pas avoir pour les prévenir ! les douleurs qui en résultent sont tellement grandes que le nom de rage de dents leur a été donné.

La carie qui affecte les dents est à cet organe ce que les cancers sont aux parties molles, une maladie qui dénature son tissu et le détruit peu à peu.

Les causes qui déterminent la carie des dents peuvent être envisagées sous deux points de vue principaux, et provenir : 1º de la mauvaise nature primordiale des dents ; 2º de causes accidentelles.

La première espèce se manifeste en général sur les dents dont la texture est faible et molle; telles sont les dents d'un blanc de lait, les dents d'une couleur grise , tirant sur un bleu terne , les érosées ou épictées , les dents atrophiées congénialement.

L'autre espèce doit son existence à une infinité de causes accidentelles, qui sont : les pays du nord, humides et marécageux , les côtes maritimes, les chutes, les chocs sur les dents, le passage subit du froid au chaud , soit par l'air atmosphérique, soit par les aliments; la pression qu'elles exercent les unes sur les autres dans leur arrangement naturel, les concrétions partielles de la pulpe, l'abus qu'on peut en faire pour briser des corps durs, les maladies de différentes espèces, celles qui affectent particulièrement les membranes muqueuses, la malpropreté, etc.

Pour la première espèce, celle qui tient à la constitution de l'individu, s'il existe des moyens curatifs, ils doivent être principalement pris dans une hygiène bien entendue.

Dès la première année de leur sortie , les dents se carient quelquefois; c'est particulièrement chez les enfants dont la salive est visqueuse et collante que ce phénomène a lieu. Moins il y a de temps que ces dents sont poussées et qu'elles s'altèrent, plus la maladie fait des progrès rapides, circonstance qu'il ne faut pas négliger de prendre en considération pour en arrêter le plus promptement possible les ravages, en soumettant l'enfant à un bon régime et aux médicaments appropriés : tels les vins anti-scorbutiques, les toniques, les ferrugineux, les frictions sèches, les bains aromatiques, l'exposition au soleil, les exercices gymnastiques, et il faut ajouter à ces moyens les remèdes locaux jugés convenables sur les dents elles-mêmes.

L'autre espèce comprend les caries qui proviennent accidentellement par l'effet de causes externes ou à la suite de maladies graves.

Quand la carie est à son début et qu'elle consiste en une seule tache, on peut en arrêter les progrès avec la lime ou avec un autre instrument approprié, si toutefois la position de la dent le permet; cette opération a l'avantage encore d'isoler la dent malade de sa voisine, contact toujours pernicieux. Lorsque la carie a fait assez de progrès pour mettre le nerf dentaire à découvert , ce qu'il est facile de reconnaître par les douleurs que produisent le froid, le chaud, l'air extérieur pendant l'inspiration, ou l'introduction d'aliments ou d'un corps étranger quelconque dans la cavité ; le meilleur remède consiste dans la destruction du nerf. Ceux qu'on emploie d'ordinaire n'ont pas cette propriété , et sont pris en général parmi les spiritueux, les huiles essentielles, l'opium, etc.; souvent ils soulagent pour quelque temps, et leurs prétendus succès doivent être plutôt rapportés à un travail de la nature qui fait passer le nerf dentaire de l'état de suppuration à la suite des vives douleurs dont il a été le siége : ces remèdes , dis-je, manquent leur effet, parce qu'ils n'ont pas la propriété de cautériser. Sous ce rapport, le fer chaud, le nitrate d'argent, ou pierre infernale, sont préférables : on emploie cette dernière en introduisant dans la carie une petite boule de coton humide sur laquelle on grattera un peu de ce caustique, et qu'on changera tous les jours pendant quelque temps. On aura soin, avant le pansement, de passer et d'agiter de l'eau tiède de la bouche pour enlever tous les détritus d'aliments qui pourraient se trouver dans la carie.

Cette manœuvre pratiquée pendant quelques jours suffit ordinairement, lorsqu'il n'y a pas de complication, et peut permettre de plomber la dent avec succès : cette opération se pratique avec du plomb, de l'étain, du platine, de l'or en feuilles, ou avec le métal fusible de Darcet, après qu'on aura eu soin de nettoyer, sécher et ruginer la carie. Cependant on doit éviter de plomber la dent, lorsqu'il s'écoule par sa cavité un liquide ichoreux d'une odeur fétide toute particulière : en arrêtant le cours de cette humeur, on détermine de vives douleurs nerveuses suivies bientôt de périodontite, de fluxion et d'abcès, dont le pus fuse quelquefois à des distances fort éloignées, et donne lieu à des fistules dentaires et même à une nécrose des parois alvéolaires ; le travail inflammatoire qui précède ces accidents est toujours accompagné de fièvre, de céphalalgie, et d'un trouble marqué dans les voies digestives. Dans ce cas, il faut se hâter de déplomber la dent, et de donner ensuite issue au pus au moyen du bistouri.

La périodontite aiguë, qui constitue l'inflammation du périoste alvéolo-dentaire, peut déterminer les mêmes symptômes et les mêmes accidents que ceux qui précèdent. Cette maladie, qu'on désigne aussi sous le nom de mal de dents, n'est pas toujours provoquée par une dent malade ; elle se manifeste souvent à une bonne dent sans cause connue.

Lorsque cette membrane alvéolo-dentaire s'enflamme, il naît des douleurs vives qui se propagent souvent à la face, au front, aux tempes, jusqu'au cuir chevelu ; si le siége du mal est à la mâchoire supérieure, ou bien à l'angle de la mâchoire, à la glande sous-maxillaire et dans l'oreille ; s'il occupe la mâchoire inférieure, la dent devient légèrement branlante, dépasse le niveau des autres, et la pression qu'on exerce sur elle détermine de la souffrance. On conçoit que pour combattre une telle affection, il faut éviter tout ce qui pourrait augmenter l'irritation, et bannir par conséquent toutes ces préparations spiritueuses tant vantées, pour recourir aux simples adoucissants. Voici d'ailleurs la conduite à tenir ; le même traitement peut s'appliquer également au cas qui précède : tenir dans la bouche, le plus souvent possible, de l'eau tiède ; appliquer au côté correspondant à la dent malade un cataplasme avec addition de vingt ou trente gouttes de teinture d'opium ; on évitera de remuer et de percuter la dent qui détermine les douleurs ; si le mal persiste, on appliquera sur les gencives deux ou trois sangsues, et on prendra des bains de pieds synapisés. Si l'eau tiède dans la bouche ne soulage pas, il faudra essayer l'eau froide qu'on renouvellera à chaque instant et dont on pourra abaisser la température en y ajoutant même de la glace ; plus d'une fois, j'ai vu disparaître l'inflammation la plus vive au moyen de ce simple résolutif employé avec persévérance pendant plusieurs heures. Enfin, s'il se forme un abcès sur la gencive, il faut l'ouvrir le plus tôt possible ; cette opération suffit pour que tout rentre dans l'ordre en peu de temps : la dent se remet à sa

place et se reconsolide à moins de quelque complication qui oblige à en faire l'extraction ; ce qu'on doit le plus possible éviter lorsque la dent ne présente aucune altération et qu'elle se trouve placée sur le devant de la bouche.

L'irritation de l'os propre de la dent détermine aussi des douleurs assez vives ; elle se manifeste à la suite d'une carie superficielle, du limage, de l'usure ou de la cassure d'une dent saine par l'effet d'une violence extérieure ou du contact brusque d'un corps dur rencontré dans les aliments ; l'application du fer chaud suffit le plus ordinairement pour soulager et même enlever complètement la douleur.

Une altération sur laquelle je ne saurais trop fixer l'attention est celle qui se manifeste au collet de la dent, près de la gencive, pendant les maladies qui affectent particulièrement les membranes muqueuses de la poitrine, de l'arrière-bouche et des voies digestives ; elle commence par un simple agacement de l'émail, qu'on apprécie très-bien en portant le bord tranchant de l'ongle ; plus tard, l'émail devient friable, l'os de la dent se met à découvert, il se ramollit, et plus tard il présente une cavité. Cette altération est toujours le produit d'une sécrétion acide des fluides de la bouche ; il y a plus de quinze ans que j'ai signalé ce phénomène dont la fâcheuse influence, doit être en quelque sorte combattue chimiquement, pendant tout le temps que dure la maladie. Voici le traitement qui m'a le mieux réussi pour en arrêter les progrès. Passer dans la bouche, souvent dans la journée, de l'eau simple, tiède si c'est en hiver ; faire usage deux ou trois fois par jour de la brosse, brosser non-seulement les dents, mais aussi les gencives ; pour poudre dentifrice employer le carbonate de chaux et la magnésie que l'on combine en parties égales, et auxquels on ajoute un cinquième de quinquina, et quelquefois quelques grains de bicarbonate de soude.

L'engorgement des vaisseaux sanguins qui pénètrent dans le canal dentaire occasionne encore de fortes douleurs qui se propagent à toutes les dents. La cause en est dans la compression qu'ils exercent sur la partie nerveuse : cette affection se remarque particulièrement sur les individus sanguins, apoplectiques, ainsi que sur les femmes enceintes chez lesquelles la circulation se fait quelquefois mal ; le traitement antiphlogistique est le seul à employer.

Les traitements mercuriels n'altèrent pas précisément les dents, comme on le pense généralement, leur texture n'en est point affectée ; mais elles restent souvent branlantes par suite du gonflement du périoste alvéolo-dentaire, surtout après un ptyalisme muqueux. On devra avoir recours, pour cette maladie, aux gargarismes tièdes et adoucissants souvent répétés, et au frottement de la brosse destiné à exciter la circulation du sang dont les gencives restent ordinairement engorgées.

La chute et le délabrement des dents peuvent avoir pour cause l'accumulation du tartre qui pénètre entre l'alvéole et la dent. L'enlèvement de ce corps étranger et les collutoires un peu acidulés forment la base des moyens à employer.

Les vieilles racines restées dans les alvéoles peuvent occasionner également des fistules dentaires qui ne se bornent pas toujours à la gencive ; le pus se fait jour en dehors de la joue et suinte continuellement. Cette affection dégoûtante se guérit aussitôt que l'on fait l'extraction du chicot.

Bien qu'on ne puisse pas dire que les dents soient le principal organe de la digestion, on ne peut pas contester que leur état d'intégrité ne soit de la plus grande utilité pour l'exercice parfait de cette importante fonction. En effet, si leur nombre est complet, si les deux paraboles qu'elles forment sont régulières, si elles ne laissent que peu ou point de vide entre elles, si enfin aucune maladie ne les altère, les aliments portés entre les deux mâchoires seront triturés sans peine, la mastication étant parfaite, l'insalivation sera facile, les substances mieux animalisées, le travail digestif plus avancé, et le bolus, plus disposé à la chimification, exigera moins d'efforts de la part de l'estomac.

Les maladies des dents, examinées sous le rapport de la santé générale, forment une branche de la médecine que l'on a peut-être jusqu'ici trop négligée. Combien d'affections dont on cherche en vain la cause, et qui n'en ont pas d'autre que la carie ou la pousse d'une dent? Tous les jours on rencontre des migraines rebelles, des maux d'oreilles, des névralgies qui, après avoir épuisé le formulaire du médecin, guérissent parce qu'on s'est avisé de faire ouvrir la bouche, où se trouvaient une ou plusieurs dents gâtées ou quelques vieilles racines oubliées depuis longtemps; des érysipèles, des abcès n'ont souvent pas d'autres causes. Les dents cassées inégalement excorient quelquefois la langue et peuvent occasionner des glossites et y déterminer des ulcères qu'on a, plus d'une fois, confondus avec les maladies cancéreuses de cet organe. L'accumulation du tartre a, non seulement l'inconvénient de donner un aspect hideux aux dents, mais encore d'entretenir un gonflement douloureux des gencives : ce corps étranger finit par s'interposer entre les dents et l'alvéole; les gencives se boursouflent, deviennent fongueuses, saignantes et très-humides; arrivées à ce degré les dents deviennent vacillantes et produisent dans toute la bouche des sensations fort douloureuses. Les fonctions de l'estomac ne sont pas à l'abri de l'action malfaisante de ces causes; la carie, réunie à ces corps étrangers, active continuellement plus ou moins la sécrétion et l'excrétion des humeurs de la bouche, mais ordinairement d'une manière remarquable. Il est à présumer que cette grande quantité de salive, mal élaborée, très-putrescible, mêlée à la matière ichoreuse, qui s'échappe des cavités que présentent les dents cariées, acquiert des propriétés irritantes qui ne peuvent manquer de s'exercer sur l'estomac et les autres organes que parcourent les aliments; l'altération de ces liquides et le défaut d'une mastication convenable, donnent lieu à de mauvaises digestions et prédisposent nécessairement à toutes les maladies qui se rattachent au trouble des fonctions de ce viscère régénérateur.

C'est à l'époque que les dents viennent à manquer ou sont affectées de maladie qu'on a l'occasion de remarquer les altérations dont je viens de donner un simple aperçu. On sent aisément combien leur étude est précieuse; quelle sollicitude ne doivent-elles pas donner aux mères de famille et aux médecins qui en connaissent encore mieux toute l'importance? C'est pour cette raison que nous croyons indispensable de donner ici quelques conseils sur les soins qu'il est essentiel de donner à la bouche.

Hygiène de la bouche. — Les dents de lait des enfants réclament, en général, peu de frais de propreté. Il ne faudrait recourir aux soins mécaniques que pour enlever le tartre dont elles se recouvrent quelquefois et qui engorgent les gencives.

C'est particulièrement à l'époque de la deuxième dentition qu'on doit commencer à habituer les enfants à porter eux-mêmes des soins à cet organe précieux, dont la destruction, sans retour, tient si souvent à la négligence. A cet âge il suffit d'y passer de l'eau pure avec une brosse douce deux ou trois fois dans la semaine. Je dois faire remarquer que les simples frottements qu'on exerce avec le doigt, une serviette ou une éponge, ne suffisent pas, et peuvent même devenir nuisibles, en refoulant sous la gencive les corps étrangers qui pourraient se trouver sur les dents. A cet âge et plus tard, lorsque le tartre se présente en abondance, on devra réclamer les soins de l'homme de l'art; mais l'usage journalier que l'on fait de la brosse à laquelle on ajoute de temps en temps une poudre dentifrice s'oppose jusqu'à un certain point à l'accumulation du tartre.

Les lotions d'eau froide sur la tête, l'habitation des pays marécageux, des appartements humides, sont nuisibles aux dents; leurs maladies et leur perte n'ont souvent connu que ces causes; il faut éviter également des boissons froides après des aliments chauds, *et vice versa.*

Avoir soin de tenir son mouchoir sur sa bouche, en sortant, en hiver, d'un salon dont la température est très-élevée. Cette recommandation s'adresse particulièrement aux personnes qui ont la lèvre supérieure un peu courte. J'ai été à même de remarquer que ce vice de conformation contribuait souvent à la carie des dents chez l'homme, et j'ai fait la même remarque sur les chiens à deux nez, lorsque la division était très-prononcée.

Ne pas casser des corps trop durs, éviter les chocs et les percussions; ne pas faire de ses mâchoires, ni un tire-bouchon, ni un étau.

Les dames quand elles brodent ont assez souvent la mauvaise habitude de couper leur fil avec les dents, il en résulte à la longue une difformité très-apparente; il en est de même des fumeurs qui se servent de pipes en terre, il suffit d'en entourer l'extrémité avec un peu de soie ou un tuyau de plume pour éviter cet inconvénient.

Ne pas laisser séjourner d'aliments entre les dents et dans les cavités qu'elles pourraient présenter; la putréfaction qui en résulte donne une mauvaise odeur à l'haleine et vicie la salive; il est donc essentiel de se passer de l'eau dans la bouche après les repas, et de faire quelquefois usage de la brosse ou même d'un cure-dent.

Se garder de faire abus des poudres dentifrices, surtout de celles qui sont rudes et acides; elles ont la funeste propriété d'user et de détruire l'émail.

Enfin, se faire visiter de temps en temps la bouche par un dentiste instruit, expérimenté.

Les personnes dont l'haleine est désagréable doivent plus que toutes les autres se donner les soins que nous avons indiqués; elles doivent se passer souvent de l'eau dans la bouche, elles peuvent y ajouter quelques gouttes de vinaigre ou de chlorure d'oxide de calcium.

Cette infirmité repoussante est quelquefois attribuée à des émanations de l'estomac, et on a croit alors incurable; ces deux opinions sont heureusement erronées. Ainsi que la mauvaise odeur que donnent une bouche mal soignée et des dents gâtées, elle peut toujours se combattre avec efficacité.

Les diverses poudres, opiats et élixirs dont on peut se servir comme dentifrices doivent être prescrits à chacun selon l'état où se trouvent ses dents et ses gencives, l'espèce de carie et de maladies qui les affectent. C'est pour cette raison que nous nous abstiendrons de donner ici, comme nous en avions l'intention, quelques formules. Il en est de même des liqueurs odontalgiques, qui calment les douleurs des uns et exaltent celles des autres.

Que dire également de ces amulettes que les bonnes femmes portent sur elles pour se préserver du mal de dents? leurs bouches dégarnies annoncent assez l'efficacité du moyen de ces colliers, de ces sachets, de différentes substances inertes que l'on met autour du cou des enfants pour éviter les accidents de la dentition. Que l'ignorance crédule accueille ces prétendus préservatifs, on le conçoit aisément; mais on a le droit de s'étonner de rencontrer encore dans le monde des personnes instruites, des mères de famille bien élevées, qui se reposent sur des choses semblables: sécurité vraiment dangereuse, qui peut porter à négliger des moyens salutaires. Le médecin doit donc chercher à combattre les préjugés en faveur de ces espèces de préservatifs, à moins que, dans certains cas particuliers, il ne trouve convenable de faire quelque concession à la faiblesse du malade, et de lui laisser son erreur pour ménager sa raison.

A. TOIRAC,
Docteur en médecine, médecin dentiste.

DENTAIRE (anat.), adj. Se dit des organes qui ont rapport aux dents: ainsi on nomme *arcade dentaire* la réunion des dents sur le bord libre des mâchoires; elles sont désignées sous le nom de supérieures et d'inférieures. Il existe aussi des *artères*, des *veines* et des *nerfs dentaires*, des conduits osseux qui ont également reçu le nom de *conduits dentaires*. (Pour plus de développement, voyez *Dents*.)   J. B.

DENTELÉ (anat.), adj. et s. m. Ce nom a été donné à plusieurs muscles qui concourent à recouvrir postérieurement les parois de la poitrine; ils sont au nombre de trois: 1° le muscle *grand dentelé*, qui est large, aplati, quadrilatère, et qui se fixe par tant de digitation aux huit ou neuf premières côtes, et supérieurement à l'épine de l'omoplate; ce muscle a pour fonction de servir à l'inspiration, en élevant les côtes et augmentant ainsi la capacité de la poitrine; lorsqu'il agit en bas, il abaisse l'épaule. 2° Le muscle *petit dentelé*, *postérieur et supérieur*, est situé à la partie postérieure du cou et supérieure du dos; il s'attache au ligament cervical et aux premières vertèbres du dos. Il contribue à l'inspiration, en élevant les côtes. 3° Le muscle *petit dentelé postérieur et inférieur* est situé à la partie inférieure du dos; il se fixe aux trois dernières côtes, aux derniers vertèbres du dos et aux premiers des lombes; il contribue à abaisser les côtes, et sert à l'expiration. (Pour comprendre le mécanisme et le jeu de ces divers muscles, voyez *Respiration*.)   J. B.

DENTIFRICE (hyg.), adj. On donne le nom de poudre ou d'opiat dentifrice à des mélanges qui sont destinés à nettoyer les dents, en enlevant le tartre qui recouvre l'émail. Les substances que l'on emploie le plus ordinairement sont des terres, ou des sels acidules mêlés à des poudres végétales, les substances qui agissent chimiquement, finissant à la longue par altérer l'émail des dents; la poudre de corail et la pierre-ponce ont aussi le même résultat, en agissant mécaniquement. Nous allons donner ici la formule de quelques poudres dentifrices qui, par leur composition, ne sauraient avoir d'inconvénients:

Quinquina et charbon, de chaque demi-once; essence de menthe, trois gouttes. Cette poudre nettoie bien les dents, et est sans dangers. Lorsque les gencives sont gonflées, on emploie avec avantage la poudre suivante: quinquina et magnésie calcinée, de chaque, demi-once; cannelle, un gros; huile essentielle de girofle, deux gouttes. Les os de sèche, la crème de tartre, l'alun, le sang dragon, le bol d'arménie, la cochenille entre dans plusieurs poudres dentifrices; on prépare les opiats en ajoutant du miel à ces diverses substances. (V. *Dents, hygiène des dents*.)   J. B.

DENTITION, v. *Dents*.

DÉNUDATION (chir.), s. f., *denudatio*; de *denudare*, mettre à nu. On se sert de ce mot pour désigner une partie qui est dépourvue de ses enveloppes naturelles; ainsi lorsqu'à la suite de plaie, de gangrène, d'abcès, la peau se trouve détruite, on dit que les parties qui se trouvent à découvert sont dénudées; les os peuvent être dénudés lorsque le périoste qui les enveloppe se trouve détruit, la conséquence de cette dénudation est ordinairement la nécrose de la portion d'os découverte.   J. B.

DÉPÉRISSEMENT (path.), s. m. Etat d'un individu ou d'une partie dont la force et le volume décroissent chaque jour. (Voyez *Atrophie, Marasme*.)

DÉPILATION (*hyg.*), **s. f.**, *dépilatio*, de la particule privative *de*, et de *pilus*, poil. C'est l'action de détruire les poils qui existent à la surface du corps. Cet usage est très-pratiqué en Orient par les femmes qui font tomber tous les poils, à l'exception des cheveux. Les juifs emploient encore des dépilatoires pour faire tomber la barbe : c'est une coutume dont l'origine tient à leurs lois et à leurs anciennes mœurs orientales; pour quelques uns elle est encore pratiquée d'une manière religieuse. La dépilation qui peut être encore employée dans d'autres buts se pratique au moyen de certains cosmétiques qui ont pour action de détruire les poils ou les cheveux en agissant chimiquement : ces moyens sont le plus ordinairement la chaux et le sulfure d'arsénic, *orpiment*. Ambroise Paré prescrivait de renfermer parties égales de ces deux substances dans un nouet de linge, et d'en frotter les parties que l'on voulait dépiler après les avoir trempées dans l'eau. Les Orientaux préparent sous le nom de *rusma* un cosmétique qui paraît avoir une action plus énergique, et par conséquent plus certaine; voici comment se fait cette préparation : on prend deux onces de chaux et une demi-once d'orpiment, qu'on fait bouillir dans une livre de lessive alcaline (carbonate de potasse); l'ébullition de ce mélange doit être continuée jusqu'à ce qu'en y plongeant une plume les barbes s'en détachent seules par l'action du liquide ; on prend ensuite de cette liqueur, qui contient de la potasse, rendue caustique par l'action de la chaux, et on l'étend légèrement sur la partie que l'on veut dépiler ; un instant après on fait des lotions avec de l'eau chaude, pour enlever cette préparation qui altèrerait la peau, et les poils détruits sont enlevés par cette lotion. On fait aussi avec les mêmes substances des poudres que l'on applique après les avoir délayées, et qui ont une action analogue ; souvent on les mélange avec de la farine de seigle, de l'amidon, de la pâte d'amande, pour diminuer l'action corrosive de ces cosmétiques.

Ces diverses méthodes de dépilations agissent sans détruire les bulbes des poils et des cheveux, et il faut répéter ces opérations aussi souvent que ces organes sont reproduits ; cet inconvénient avait fait recourir dans certains cas à l'arrachement que l'on pratiquait au moyen d'un emplâtre de poix que l'on enlevait avec force; ou bien encore , ainsi qu'on le fait même aujourd'hui, à la dépilation avec de petites pinces qui arrachent chaque poil isolément : c'est aussi avec cet instrument que l'on arrache les poils ou les cheveux qui nuisent à la cicatrisation d'une plaie, ou les cils qui irritent la conjonctive.

J. P. BEAUDE.

DÉPILATOIRE (*hyg.*), adj. On a donné ce nom à des cosmétiques qui ont pour effet de déterminer la chute des poils. (Voyez *Dépilation*.)   J. B.

DÉPLÉTIF (*thérap.*), adj., *depletivus*, de *deplere*, vider. On désigne sous ce nom les moyens qui sont destinés à diminuer la masse des liquides du corps; les saignées sont des moyens déplétifs.

J. B.

DÉPOT (*chir.*), **s. m.** (V. *Abcès.*)

DÉPURATIFS (*mat. méd.*), adj. pris subst., de *depurare*, purifier. On donnait autrefois ce nom à des médicaments qui avaient pour fonctions de dépurer les humeurs ou d'en extraire certains principes que l'on croyait les altérer : les diurétiques, les amers, les antiscorbutiques et même les purgatifs ont été regardés comme dépuratifs.

J. B.

DÉRIVATION (*thérap.*), **s. f.**, *derivatio*, du verbe *derivare*, détourner. On entend par dérivation un phénomène par lequel on détourne une irritation et un mouvement fluxionnaire d'une partie dangereusement menacée en excitant violemment un organe ou une portion du corps où cette irritation peut être sans danger. La dérivation se produit au moyen de sinapismes, de vésicatoires, de moxas, de cautères, etc. La saignée peut aussi être quelquefois dérivative, et c'est dans ce but que l'on pratique une saignée du pied ou que l'on fait appliquer des sangsues à l'anus dans les congestions cérébrales.   J. B.

DÉRIVATIFS (*mat. méd.*), adj. pl. pris subst. On désigne ainsi les médicaments et les moyens par lesquels, en déterminant une vive stimulation, on produit la dérivation. (V. *Dérivation, Sinapismes*, etc.)   J. B.

DERME (*anat.*), **s. m.**, du grec *derma*, de *dréo*, j'écorche. On donne ce nom à la partie la plus épaisse de la peau, et qui en constitue le tissu propre. (V. *Peau*.)

DERMATOSES (*méd.*), **s. m. pl.** Nom générique donné par le professeur Alibert à la grande classe des maladies de la peau. (V. *Dartres*.)

DERMOÏDE (*anat.*), adj., qui ressemble au derme; Nom donné improprement par Bichat au derme lui-même, qu'il a décrit sous le nom de système dermoïde.   J. B.

DESCENTE (*chir.*), **s. f.** (V. *Hernie.*)

DESCENTE DE MATRICE (*méd.*). Voy. *Matrice*.

DÉSINFECTION (*hyg.*), s. f. C'est l'action d'enlever aux habitations, aux vêtements, et enfin à tous les corps, des miasmes que l'on peut supposer d'une nature dangereuse. Les odeurs, le vinaigre, le camphre, le sucre brûlé et tous les moyens analogues que l'on emploie souvent comme désinfectants sont loin de jouir de cette propriété; le plus souvent ils ne font que masquer les odeurs sans avoir une action directe sur les miasmes eux-mêmes. Les véritables désinfectants sont des substances chimiques qui agissent en décomposant les miasmes, les acides sulfureux et nitreux jouissent de cette propriété qui tient à la fois et à leur nature d'acide et à leur état gazeux ; cependant on n'en fait pas un fréquent usage à cause de l'inconvénient que ces corps présentent pour la respiration. Le chlore est aujourd'hui le désinfectant le plus employé; il fut mis en usage, il y a plus de quarante ans, sous le nom d'acide *muriatique oxigéné* par Guyton-Morveaux, et les fumigations qu'il prescrivait reçurent le nom de fumigation *guytonienne*. Dans ces derniers temps on a employé les chlorures alcalins qui agissent par la facilité avec laquelle ils laissent dégager le chlore qui entre dans leur composition. (V. *Chlore.*)

Le *charbon* doit aussi être rangé au nombre des substances désinfectantes, c'est surtout à la désinfection des liquides et des viandes qu'il peut être employé; il agit en absorbant les gaz qui se trouvent mêlés aux liquides, et il leur enlève ainsi toute leur odeur sans les altérer, avantage dont ne jouit pas le chlore, qui ne désinfecte les substances qu'en les décomposant en partie. On peut même éprouver cette propriété du charbon en faisant passer à travers de ce corps concassé et pulvérisé une eau bourbeuse, et l'on observera qu'elle sera entièrement dépouillée de ses propriétés malfaisantes après cette opération; c'est même un procédé que l'on doit employer lorsque l'eau que l'on destine aux usages alimentaires se trouve altérée par l'action des substances végétales ou animales en décomposition, et ce fait s'observe souvent pour l'eau des mares et des citernes lorsqu'en été elles ne sont pas renouvelées par l'eau des pluies.

Cette propriété désinfectante du charbon était déjà connue depuis longtemps, car l'usage dans lequel on était de jeter des brandons charbonnés du feu de la Saint-Jean dans les puits et les sources, pour prévenir les maladies des bestiaux, à part les idées superstitieuses que l'on y joignait, avait une action vraiment salutaire en purifiant les eaux par l'action du *charbon* (v. ce mot).

L'on a employé aussi dans ces derniers temps divers moyens pour désinfecter les matières animales en putréfaction, et surtout les matières provenant des fosses d'aisances; plusieurs industriels ont même fait un secret des procédés qu'ils employaient, et qui étaient pour eux une source de profit, puisqu'ils pouvaient immédiatement convertir en un engrais sans odeur et très-propre à la culture une matière repoussante par son odeur et son état de liquidité; ces engrais sont encore livrés au commerce sous le nom de noir animalisé. Nous avons vu faire l'essai de ces moyens; des matières sortant de la fosse, et mêlées immédiatement avec la substance désinfectante, se sont trouvées aussitôt privées de l'odeur repoussante qu'elles avaient un instant auparavant; en répandant la poudre désinfectante sur des endroits où s'étaient déversées des matières, elle les privait également de l'odeur qu'elles exhalaient. Les substances que l'on emploie pour ces désinfections sont des pierres calcaires calcinées; la chaux vive en poudre agit avec efficacité; les marnes calcaires des environs de Paris, lorsqu'elles ont été calcinées au degré où l'on cuit la pierre à chaux, sont aussi très-propres à cet usage, et il paraît qu'elles n'agissent que par la chaux qu'elles contiennent. C'est à la maison Salmon et Payen que l'on doit l'invention de ces moyens de désinfection, qu'ils ont même appliqués en grand dans leur établissement de Grenelle près Paris.

J. P. BEAUDE.

DÉSOBSTRUANTS, DÉSOPILANTS (*mat. méd.*), adj., synonymes d'*apéritifs* (v. ce mot).

DÉSORGANISATION (*path.*), s. f. Altération et destruction de la forme ou de la structure d'un organe. La désorganisation peut être produite par l'inflammation, la gangrène, le cancer, etc., ou par des causes extérieures qui ont agi en détruisant ou changeant les tissus. On dit qu'il y a désorganisation toutes les fois que par l'altération de l'organe ses fonctions sont détruites sans pouvoir se rétablir.

J. B.

DESQUAMATION (*path.*), s. f. de *squamatio*, de *squamma*, écaille. On donne ce nom à un état de la peau dans lequel l'épiderme s'enlève par écailles plus ou moins larges: ce phénomène se fait remarquer après la rougeole, la scarlatine et quelques maladies éruptives. Après les érysipèles la desquamation n'a lieu que dans les parties qui ont été affectées par la maladie. Certaines dartres présentent aussi ce phénomène, ce qui leur a fait donner le nom de dartres squammeuses.   J. B.

DESSICCATIFS (*mat. méd.*), adj. et subst. On a donné ce nom à des médicaments, et surtout à des poudres et des emplâtres qui ont pour but de sécher les plaies et qui y augmentent l'excitation: ces substances sont styptiques et excitantes; on a quelquefois donné improprement le nom de dessiccatifs à des poudres absorbantes que l'on employait pour étancher le pus ou les liquides qui s'écoulaient de certaines plaies ou de certains ulcères; ces poudres sont le lycopode, le tan, etc.

J. B.

DESSICCATION (*pharm.*), s. f. C'est une opération qui consiste à soumettre des substances végétales ou animales à un courant d'air sec, et à les priver ainsi de l'humidité qu'elles peuvent contenir; cette opération est indispensable pour leur bonne conservation.

La dessiccation se pratique de diverses manières, suivant les produits que l'on juge convenable d'y soumettre. Les fleurs, les feuilles, doivent, après avoir été récoltées par un temps sec, être placées sur des claies à claires-voies et exposées à l'air et à l'ombre dans un temps où l'atmosphère est exempte d'humidité; on aura soin de les étendre en couches fort minces et de les retourner assez fréquemment pour qu'elles puissent convenablement sécher. Les tiges des plantes qui contiennent peu d'humidité peuvent être réunies par petits paquets attachés en forme de guirlandes, et être ainsi exposées dans un lieu sec et dans lequel un courant d'air pourra être ménagé. Les racines d'un volume peu considérable, ou bien celles qui sont rameuses et divisées, peuvent être soumises à la dessiccation, soit sur des claies, soit en les suspendant comme les tiges dont nous venons de parler. Les racines d'un plus gros volume et celles qui contiennent beaucoup d'eau de végétation ne doivent point être desséchées entières, leur volume empêcherait qu'elles pussent l'être avant qu'un mouvement de décomposition n'ait commencé à s'opérer dans quelques unes de leurs parties. Pour procéder à leur dessiccation, on les lave afin d'en séparer la terre qui adhère à leur surface, et on les laisse sécher à l'extérieur; ensuite on les coupe en tranches plus ou moins minces, suivant la proportion d'humidité qu'elles peuvent contenir, en ayant soin de couper plus mince celles qui contiennent plus d'eau de végétation; on les passe ensuite dans une ficelle pour les suspendre; ou bien on les place en une seule couche sur les claies dont nous avons parlé , pour les exposer ensuite dans le lieu où on doit les laisser sécher.

Le lieu dans lequel on pratique la dessiccation doit varier suivant les saisons et la nature des produits que l'on veut dessécher; dans l'été et lorsque le temps est sec, l'opération peut se pratiquer à l'air libre, dans un lieu situé à l'ombre et parfaitement sec; le voisinage d'une pièce d'eau, d'un ruisseau, d'un endroit dont la terre est abreuvée d'eau ne saurait convenir , car l'air étant déjà chargé d'humidité par une des causes que nous venons d'indiquer, il en résulterait qu'il ne pourrait enlever l'eau contenue dans les plantes soumises à la dessiccation, et que celles-ci se trouveraient altérées avant qu'elles ne fussent complétement sèches. Le soleil a aussi une action désavantageuse en altérant la couleur des plantes, en favorisant le dégagement des principes volatils qu'elles peuvent contenir, et en les altérant par une dessiccation trop prompte et une chaleur trop élevée.

Lorsque la saison ne permet pas que l'on puisse opérer la dessiccation à l'air libre, on doit la faire dans l'intérieur des habitations: il faut alors chercher les endroits les plus secs; les greniers élevés et placés sous les combles sont dans ces cas les lieux qui conviennent le mieux; il faut laisser ces lieux ouverts, en fermer seulement les fenêtres exposées à l'ouest; car dans nos climats ce sont les vents de ce côté qui amènent presque toujours la pluie, et il est à remarquer qu'ils sont chargés constamment d'une plus grande quantité d'humidité; les autres fenêtres pourraient être closes avec des châssis couverts de toiles, afin d'empêcher le passage de la poussière; celles placées à l'est et au midi sont les plus convenables pour laisser entrer l'air dans le séchoir; on disposera dans ce lieu les plantes de la manière que nous avons indiquée, en ayant soin d'éloigner les claies du sol d'au moins un pied, afin de permettre la circulation de l'air au-dessous.

Quand la saison est trop humide ou que les plantes contiennent trop d'eau de végétation pour que l'on puisse se servir du grenier pour leur dessiccation, il faut avoir recours alors à des pièces chauffées par des poêles ou des fourneaux ; ces lieux ont reçu le nom d'*étuve* (v. ce mot): la température peut y être portée depuis 22 degrés jusqu'à 40 et 45°, mais il est important de commencer par une température moindre, et de ne l'augmenter que progressivement; par ce moyen on obtient une dessiccation plus complète et l'on est plus sûr que les substances ne sont point altérées.

Les fruits parenchymateux, tels que les prunes, les cerises, les cynorrhodons, se dessèchent au four. Il faut avoir soin que la chaleur ne soit pas assez forte pour en opérer la cuisson; on est obligé de les soumettre plusieurs fois à l'action de cette chaleur, qui d'abord en dessèche plus la surface que le centre ; entre chaque fois on les expose à l'air : les liquides qui sont au centre du fruit se répartissent alors d'une manière plus égale, et ainsi se trouvent favoriser leur expulsion par de nouvelles dessiccations dans l'intérieur du four; on continue jusqu'à ce que le fruit ait acquis un degré de consistance convenable à sa bonne conservation.

Comme règle générale, on devra ne soumettre les plantes, les fleurs, les feuilles et les graines aromatiques qu'à une température très-peu élevée ; l'air libre est ce qui convient mieux. Lorsque la température est trop élevée, elle favorise d'une manière active le dégagement de l'huile essentielle que contiennent les diverses parties de ces plantes, et elles perdent par ce moyen presque toutes leurs propriétés. Les plantes qui contiennent des principes plus fixes, tels que des alcalis végétaux, de la gomme, etc., peuvent être soumises à une chaleur plus forte; cependant il est important qu'elle ne dépasse pas les limites que nous avons citées , car il pourrait alors se passer dans l'intérieur du végétal des modifications qui altéreraient la nature de son principe actif. Certaines fleurs, dont la couleur s'altère par l'action de la lumière, devront être enveloppées de papier, et il sera important de n'en enfermer qu'un très-petit nombre dans chaque paquet; quelquefois on se contente de couvrir les claies de larges feuilles de papier, autant pour soustraire les plantes à l'action de la lumière que pour les préserver de la poussière.

Les substances animales se dessèchent d'après les mêmes principes que nous avons posés pour les substances végétales, et c'est ainsi que l'on prépare les cantharides, les cloportes; l'on a recours à l'étuve, lorsque la sécheresse de l'air et l'élévation de la température ne peuvent permettre une dessiccation prompte, et nous devons dire que c'est ce qui arrive fréquemment dans nos climats.

La *conservation* des diverses substances dont nous venons de parler exige des précautions que nous ne croyons pas devoir passer sous silence, car il ne suffit pas que des plantes aient été desséchées pour que l'on soit sûr qu'elles aient conservé toute leur efficacité; elles peuvent reprendre une partie de l'humidité dont on les a privées, et il suffit pour cela qu'elles soient placées dans un lieu humide ou même seulement à l'air libre; elles s'altèrent alors promptement et contractent quelquefois une odeur de moisi qui annonce qu'elles ont subi un commencement de fermentation. Il faudra donc, pour les bien conserver, les placer dans un lieu sec, et les renfermer dans des bocaux de verre convenablement bouchés; ceux qui sont de verre noir, dit M. Soubeiran, doivent être préférés par le difficile accès qu'ils donnent à la lumière. La grande quantité de ces substances oblige souvent d'avoir recours à des boîtes de bois à l'intérieur desquelles on colle du papier avec de la colle d'amidon mêlée d'alun ou d'aloès pour les préserver des insectes; il est convenable que ces boîtes soient peintes à l'extérieur afin d'empêcher en partie l'action hygrométrique du bois, lequel absorbe l'humidité avec une grande facilité. Dans le commerce, on fait d'énormes ballots de ces divers végétaux, et, comme ils sont très-serrés, la couche extérieure préserve l'intérieur des altérations qu'elles pourraient subir.

Dans tous les cas, il est important, dans les pharmacies, dans les herboristeries, et même dans les ménages qui, à la campagne, font des provisions de plantes médicamenteuses, de visiter souvent les vases qui les renferment, afin de s'assurer de leur état; si l'on s'apercevait qu'elles ont contracté de l'humidité, il suffirait de les faire sécher, en les exposant pendant quelques jours dans un lieu sec et à l'air libre, pour les mettre dans un bon état de conservation.　　　　J. P. BEAUDE.

DÉTERSIF (path.), adj. Nom donné à des médicaments stimulants que l'on applique sur les plaies dans le but de les nettoyer et de les déterger. Dans quelques circonstances, ils favorisent la cicatrisation.　　　　J. B.

DÉTROIT (anat.), s. m. Nom donné à deux rétrécissements qui existent au bassin. Il existe un détroit supérieur et un détroit inférieur; ils remplissent un rôle important dans l'accouchement. (V. Bassin, Accouchement.)　　　　J. B.

DÉTRONCATION (accouch.), s. f. C'est la séparation par arrachement de la tête du fœtus du tronc dans quelques manœuvres violentes de l'accouchement. Ce fâcheux accident est heureusement fort rare : ce mot, dans ce cas, est synonyme de décollement.　　　　J. B.

DÉVELOPPEMENT (path. et physiol.), s. m. On entend par ce mot l'augmentation d'un symptôme ou d'une maladie; ainsi l'on dit le développement du pouls, pour indiquer qu'il a plus de force; le développement d'une tumeur, pour indiquer qu'elle a acquis un volume considérable. En physiologie, le mot développement, appliqué à l'individu ou aux organes, répond à ceux de Croissance, d'Accroissement. (V. ces mots.)　　　　J. B.

DÉVIATION (path.), s. f. Nom donné au dérangement des courbures de la colonne vertébrale. La déviation de cet organe précède ordinairement la Gibbosité. (V. ce mot.)　　　　J. B.

DÉVOIEMENT (méd.), s. m. (V. Diarrhée.)

DIABÈTE (méd.), s. m. Maladie caractérisée par l'abondance, le changement de composition des urines, et un trouble progressif des fonctions qui finit par amener une fièvre hectique souvent funeste. Mais hâtons-nous après cette définition d'éloigner les alarmes hypocondriaques qu'elle pourrait faire naître. Qu'on sache donc bien que le diabète est une maladie peu commune, et que, dans la crainte d'en être atteints, les personnes disposées à se préoccuper de leur santé, agiront sagement en détournant leur attention de la quantité et de la composition des urines. Comme la mesure journalière et la mixtion de ce liquide sont très-variables en santé, sans la précaution que nous avons signalée, il arriverait à plus d'un hypocondriaque d'avoir le diabète dans l'esprit, pendant qu'il manquerait dans le corps. Revenons à la maladie.

Le diabète, dont Arétée de Cappadoce nous a laissé une description admirable, il y a près de dix-huit cents ans, débute ordinairement d'une manière lente et insidieuse. Le diabétique s'aperçoit bien que l'émission de ses urines est plus fréquente, plus abondante; que ce liquide est plus décoloré, en même temps plus visqueux et plus inodore; qu'il boit aussi plus souvent; que sa bouche est moins humide et sa salive plus épaisse; que ses forces se soutiennent mal ou déclinent; mais il est encore sans fièvre; l'appétit et le sommeil sont bons, il vaque à ses affaires, comment ne serait-il pas distrait d'une maladie grave qui se développe si perfidement, et qui peut d'ailleurs rester ainsi stationnaire des mois et des années? Cependant il est rare qu'elle soit progressive, et plus encore qu'elle rétrograde et qu'elle cesse spontanément. Poursuivons son cours : la quantité des urines devient effrayante, on l'a vue s'élever, en un jour, à plus de cent livres, et il est fort ordinaire qu'elle excède le poids des boissons et des aliments ingérés. Sa composition n'est pas moins changée que sa mesure journalière : au lieu des acides, des alcalis et des sels qui la distinguent communément, elle abonde en une espèce particulière de miel ou de sucre, non moins caractéristique de la maladie que l'abondance du liquide urinaire. D'où le nom de diabète sucré qu'on donne souvent à l'affection qui nous occupe. La soif augmente progressivement, elle devient démesurée, inextinguible. Après s'être soutenu et même accru, l'appétit s'affaiblit et se perd. Les digestions sont laborieuses, il y a constipation ou diarrhée. Les principes réparateurs de l'alimentation, le chyle, la gélatine et la fibrine du sang, étant rapidement entraînés par les urines, la nutrition est bientôt ruinée. La fièvre hectique ou consomptive survient avec son effrayant cortège de symptômes tous sinistres, et le diabétique succombe assiégé par le double tourment d'une soif insatiable et du besoin continuel d'uriner. Ce drame pathologique, communément lent, est quelquefois très-rapide.

Le pronostic du diabète est aussi grave que cette affection est peu commune. Il est cependant probable que, s'il était reconnu de bonne heure, on compterait un bien plus grand nombre de guérisons, soit parce qu'on pourrait éloigner les causes occasionnelles, soit parce que le trouble produit dans l'organisation serait encore remédiable. Jusqu'au moment où les signes d'une consomption avancée se manifestent, il est permis d'espérer la guérison, surtout si la soif et les urines diminuent, si celles-ci redeviennent colorées, salines, ammoniacales, au lieu d'être incolores et sucrées. Mais lorsque le marasme a fait des progrès, quand la soif et le besoin d'uriner sont inextinguibles, il n'y a plus un moment à perdre, si même il n'est déjà trop tard pour porter secours.

Quelle est donc la cause prochaine ou organique du diabète sucré, sorte de phthisie urinaire? L'ouverture des cadavres des diabétiques n'a pas encore dévoilé l'origine obscure de cette affection, et nous ne mentionnerons pas les lésions diverses ou disparates qui ont été signalées. L'opinion la plus probable pour nous, c'est que la sensibilité des solides et la composition des fluides sont viciées, et que, dans ce désordre de la chimie vitale, les reins ne savent plus discerner dans le sang, qui les pénètre toujours en abondance, les principes qui devraient être séparés pour la formation ordinaire des urines de ceux qui devraient rester dans le torrent circulatoire pour servir à la nutrition.

On n'est pas non plus bien fixé sur les causes extérieures, déterminantes ou occasionnelles du diabète sucré. Cependant il a été plus particulièrement observé sur des sujets habituellement exposés à une atmosphère humide, froide et sombre, et qui menaient une vie sédentaire; sur ceux qui avaient abusé de boissons aqueuses, diurétiques, fermentées, alcooliques, qui s'étaient adonnés aux excès onaniaques ou vénériens, ou dont la constitution avait été épuisée par des influences de tout genre.

Le traitement du diabète promet d'autant plus de succès qu'il est employé de meilleure heure. Il importe donc bien de démêler les premiers signes de cette affection. Mais nous voilà dans l'obligation de rassurer de nouveau les tendances hypocondriaques, qui sont fort communes dans la classe lettrée, en répétant que le diabète est assez rare pour qu'un grand nombre de médecins atteignent une longue carrière, sans en avoir observé un seul exemple dans leur pratique. Nous n'en avons vu nous-même que dans les hôpitaux de Montpellier et de Paris. Conséquemment, il serait fort déplacé de concevoir d'inutiles inquiétudes, parce que les urines couleraient plus abondantes que de coutume, à cause que la transpiration se ferait mal, qu'on aurait pris des aliments trop humides, des boissons diurétiques ou trop copieuses, etc. Mais si les urines dont l'émission serait très-sensiblement démesurée, sans cause appréciable, étaient incolores, inodores et sucrées; si les autres symptômes assignés à la première période du diabète paraissaient en même temps, il ne faudrait pas balancer à demander un avis sur un état douteux qui légitimerait quelque sollicitude. Voici les précautions et les moyens qu'on pourrait employer en attendant : l'habitation d'un lieu sec et tempéré, des vêtements chauds, l'exercice musculaire journalier, non poussé jusqu'à la fatigue; des frictions sèches ou huileuses à la peau, des boissons fraîches ou froides par petites prises répétées, et dont l'eau, associée à quelque vin noir astringent (le bordeaux entre autres), ou à quelque autre substance de même propriété, formerait la base. La diminution ou l'absence de l'azote dans l'urine, qui en contient ordinairement beaucoup, a fait penser qu'une nourriture fortement animalisée, restaurant sous le plus petit volume (consommés, viandes rôties, etc.), serait un secours puissant contre le diabète, et l'expérience n'a pas démenti cet aperçu théorique. Mais mal-

heureusement les organes digestifs ne sont pas toujours bien disposés, et il est très-nécessaire de tenir compte de leur état pour régler le régime des diabétiques. Nous ne parlerons pas des médicaments préconisés en foule contre le diabète sucré, et parmi lesquels les toniques astringents et amers figureraient en première ligne. Dans l'intérêt même du public non médical, pour lequel nous écrivons, nous pensons ne devoir jamais perdre de vue que la matière médicale est comme un arsenal, dont les armes, à double tranchant, ne sauraient être maniées avec profit et sécurité par des mains inhabiles.

A. LAGASQUIE,

Docteur en médecine, membre de la commission d'Égypte.

DIACHYLON ou **DIACHYLUM** (*pharm.*), s. m., du grec *dia*, avec, et *chylos*, suc. On donnait autrefois ce nom à un emplâtre que l'on appliquait sur les plaies, et qui se préparait avec le suc de diverses plantes, de l'huile et de la litharge; la décoction de glaïeul était principalement employée. Aujourd'hui on prépare le diachylon, suivant le Codex, avec parties égales en poids d'huile d'olive, d'axonge et de litharge: cet emplâtre est nommé diachylon *simple*. Le diachylon *gommé* est fait avec diachylon simple, huit livres, poix blanche, six onces; cire jaune et térébenthine, de chaque trois onces; on fait dissoudre à un feu doux, et l'on ajoute ensuite; gomme ammoniaque, bdellium sagapénum, galbanum, de chaque une once. Ces deux emplâtres sont résolutifs, et le dernier surtout est très-agglutinatif. On les étend souvent en couche mince sur la toile, et c'est alors ce que l'on nomme du *sparadrap* de diachylon.   J. B.

DIACODE (*sirop*), nom dérivé d'un mot grec qui veut dire tête de pavot, parce que la partie active de ce sirop est obtenue des capsules sèches qui contiennent les semences du pavot. Voici la formule qui doit être employée :

Prenez : capsules de pavot sèches et sans semences. . . . . 1 livre.
Eau chaude à 75°. 8
Sirop de sucre. 6

On verse l'eau chaude sur les capsules incisées et on laisse infuser pendant douze heures; on passe alors avec expression. Le produit de l'infusion doit être évaporé à moitié de son volume, puis filtré; on l'ajoute alors au sirop de sucre, et on fait cuire le tout en consistance requise.

Le sirop diacode est un calmant très-doux, qui s'emploie avec avantage chez les enfants et les personnes qui ne pourraient supporter l'action de l'opium même à faible dose; aussi faut-il se garder de confondre ce sirop, comme le font quelques praticiens, avec le sirop d'*esprit d'opium* préparé dans les officines à des doses variables : cette confusion peut donner lieu à des accidents. La dose de sirop diacode est de deux gros à une once dans un loock ou une potion appropriée que l'on administre ensuite par cuillerées à bouche jusqu'à ce qu'il survienne du calme.

Ce sirop contient par once la matière soluble de

quatre scrupules, ou un gros vingt-quatre grains de capsules de pavots. Si on manquait de ce sirop, ou qu'on ne pût s'en procurer sur la préparation duquel on pût compter, on voit qu'il serait facile de le remplacer par une infusion de ces capsules faite dans des proportions calculées sur les doses que nous venons d'indiquer. Mais comme nous écrivons pour des personnes du monde, et que quelques-uns de nos lecteurs habitant les campagnes pourraient être tentés de prendre les espèces qu'ils ont sous la main, nous devons prévenir que c'est le pavot blanc, *papaver somniferum* S., *orientale* L., qui doit être employé. Le pavot des jardins, quoique jouissant de propriétés analogues, ne saurait convenablement le remplacer. Il faut se garder surtout des capsules *vertes :* elles sont beaucoup plus actives, et leurs propriétés se rapprochent davantage de celles de l'opium, dont elles contiennent une partie des éléments, et on sent qu'outre la difficulté de les doser proportionnellement en poids d'une manière convenable, leur action ne ressemblerait plus à celle du sirop diacode régulièrement préparé.   VÉE,

Pharmacien, membre de la Société de pharmacie.

DIAGNOSTIC (*path. gén.*), s. m. Distinguer, connaître, juger une maladie. Le diagnostic n'est pas seulement une base importante en médecine, mais il ne peut pas même exister de médecine sans lui. Comment traiter une maladie sans la reconnaître? le plus ignorant empirique, quand il conseille un remède, croit l'appliquer à un état qui lui est connu. Le diagnostic est le fondement obligé sur lequel repose toute la pratique médicale : faites - le disparaître, et l'expérience des siècles croule avec lui; chaque médecin se trouve dans la nécessité de rééditier la science avec son observation personnelle.

Mais reconnaître une maladie et la distinguer d'une autre ; ne veut pas dire pour cela qu'on en ait pénétré la nature intime, le siége et la cause. Si ces notions, toujours précieuses, étaient indispensables pour procéder au traitement, il faut avouer qu'on devrait souvent rester dans l'expectation la plus complète. Le diagnostic a donc des degrés, des limites; toutefois, on peut dire qu'il existe quand on a reconnu qu'un état maladif est semblable à tel autre état observé et décrit, par soi ou par d'autres, sous tel ou tel autre nom. Que savons-nous, par exemple, sur le siége et les causes du choléra? assurément fort peu de chose; s'ensuit-il que nous ne sachions pas le distinguer? non, certainement, et plût à Dieu que nous fussions aussi aptes à le traiter qu'habiles à le reconnaître! Mais n'est-ce pas quelque chose que de pouvoir, par le seul fait du signalement, consulter l'expérience des grands médecins qui l'ont observé depuis plus de vingt siècles ? Une condition était nécessaire pour que le diagnostic rapportât à la science et à l'humanité le fruit qu'on était en droit d'en attendre: c'est que la succession des temps ne changeât pas plus les apparences des maladies qu'elle ne transforme les espèces végétales. Or, cela est précisément, et nous reconnaissons aussi bien une maladie décrite par Hippo-

crate que nous retrouvons une plante signalée par Théophraste ou Dioscoride.

Caractériser une maladie, c'est d'abord, comme s'il s'agissait de l'espèce d'un végétal, rappeler le nom qu'elle porte, et ce nom représente tantôt un groupe de symptômes, d'autres fois le siége ou la nature d'une affection : en disant fièvre, gastrite, syphilis, nous donnons un exemple des trois genres. Il est plus d'une source pour le diagnostic; indiquons rapidement les principales : d'abord les symptômes ils sont à la maladie ce que l'ombre est au corps ; mais il faut que l'intelligence ait appris à les transformer en signes ; tout le monde peut constater les symptômes, tandis qu'il n'y a que le médecin qui connaisse leur signification et leur valeur. Les symptômes ne se produisent pas ordinairement d'une manière incohérente, mobile, capricieuse ; ils affectent plutôt un ensemble ou groupe déterminé, qui rend la maladie comparable, et lui donne un air de famille. Sans cela, il n'y aurait pas de diagnostic possible, et la pathologie serait l'image du chaos. Plus la maladie est simple, plus les symptômes sont bornés et caractéristiques, et l'affection facile à discerner. Il est nécessaire que le médecin ait très-présents à sa mémoire ces groupes de symptômes qui se développent communément ensemble et qui portent un nom convenu. Cette seule notion lui retrace de suite l'expérience des autres et sa propre observation. Toutefois la connaissance de l'état physiologique, ou de l'ordre régulier des fonctions, peut suppléer, jusqu'à un certain point, à ces tableaux symptomatiques; ajoutons même que cette manière de procéder au diagnostic a quelque chose de plus scientifique et de plus rationnel. On juge en premier lieu de la présence des signes de la maladie par l'absence et l'opposition des signes de la santé; ensuite, comme en santé chaque organe et chaque fonction ont leurs apparences propres, le contraire de ces apparences dénote leur dérangement particulier. Cette méthode physiologique de parvenir au diagnostic, qui, sans être ignorée des anciens, a été surtout préconisée par les modernes, rencontre une foule d'écueils dans l'application : d'abord elle distrait trop l'attention des causes déterminantes et prochaines, pour la concentrer sur le siége de la lésion, et ce défaut est très-grave; ensuite quel siége assigner aux désordres qui éclatent simultanément dans tous les organes, dans toutes les fonctions, comme dans la peste, la fièvre jaune, le choléra, le typhus et toutes les fièvres graves, etc.? Il faudra donc toujours conserver des tableaux ou groupes symptomatiques pour servir de base au diagnostic.

Les précédentes réflexions s'appliquent aux lumières que l'ouverture des cadavres a répandues sur l'histoire des maladies. Il est incontestable que le diagnostic a été très-perfectionné par ce genre de recherches, et l'on peut dire que dans les maladies de la poitrine il a acquis une admirable précision. (V. *Auscultation*, etc.) Mais en fouillant dans les entrailles des morts, que de fois la cause spéciale ou spécifique a disparu! que de fois l'effet a été pris pour la cause! Lorsqu'un sujet succombe à une maladie développée par un miasme, par un virus, il n'est certainement pas rare de trouver des altérations dans le tube digestif, les poumons, le cerveau, etc.; faudra-t-il dire pourcela qu'il est mort d'une gastro-entérite, d'une pneumonie, d'une céphalite? non sans doute, car ce serait perdre de vue l'objet principal, et il est bien essentiel de rappeler qu'il a péri d'une fièvre intermittente, de la variole, de la peste, etc. Eh bien, la physique et la chimie, encore si obscures, du corps humain, nous dérobent une multitude de causes pathologiques plus essentielles au diagnostic et au traitement que les lésions cadavériques qu'on constate. Toutefois, nous le répétons, les ouvertures des cadavres ont jeté un grand jour sur l'histoire des maladies, et c'est l'un des plus beaux titres de la médecine moderne.

Si le diagnostic est toujours important, il n'est malheureusement pas toujours facile : quelquefois les symptômes se combinent de telle façon, les complications sont si nombreuses, que le praticien le plus exercé, la méthode analytique la plus parfaite, viennent échouer devant la confusion et l'obscurité du tableau. Tantôt les symptômes sont rares, quoique le danger soit imminent, tantôt tous les organes semblent témoigner simultanément de la souffrance, et pourtant le point de départ reste caché; cet état maladif n'a pas même de nom. Il n'est pas rare qu'à leur début les maladies offrent des caractères équivoques, et qu'il faille parvenir au deuxième ou troisième jour pour les caractériser. Cette incertitude est presque constante dans les maladies éruptives, la rougeole, la scarlatine, la variole, etc. Le siége et la nature des affections chroniques ne se dessinent quelquefois qu'après plusieurs semaines ou quelques mois; tels sont les cancers, les phthisies, par exemple. Dans quelques occasions, c'est le traitement (ce qui aide et ce qui nuit : *a juvantibus et lœdentibus*) qui dévoile leur nature.

Ceci nous amène à parler spécialement des causes des maladies, dont le diagnostic n'est pas moins utile que celui du siége de l'affection. Les anciens, qui connaissaient moins bien que nous l'anatomie, la physiologie et surtout les altérations cadavériques, apportaient beaucoup plus de soin en revanche à la recherche de l'origine des maladies. Ces deux points de vue doivent se combiner dans l'esprit du praticien, et, s'il importe de déterminer les lésions, il n'est pas moins essentiel de découvrir les causes qui les déterminent. Ces influences se trouvent tour à tour dans les éléments de l'hygiène et dans l'organisation, et leur considération doit entrer pour beaucoup dans le traitement. C'est cette différence des causes, qu'elles résident dans l'atmosphère, le genre de vie, le tempérament, etc., qui fait que des maladies homonymes ou de même espèce réclament des moyens divers et quelquefois opposés; il n'y a que le systématique ou l'empirique qui pense qu'une pleurésie doit être toujours traitée comme une pleurésie, une gastrite comme une gastrite, etc.; tandis que l'observateur sait très-bien que les causes variées qui les déterminent et la constitution des individus indiquent dans le traitement de notables différences. Le diagnostic des causes marche donc concurremment avec celui du siége ou de l'espèce nominative des maladies. Il est même des cas où le premier l'emporte sur l'autre. C'en était fait peut-être des jours d'Antiochus, si Érasistrate, au lieu d'observer seulement l'organisation du jeune prince, n'eût découvert, par un rare bonheur, que son état alarmant provenait d'une passion violente et concentrée pour la belle Stratonice. Bouvart, dont nous aimons à citer ce trait, qui honore l'homme et la profession, ayant été appelé auprès d'un de ses clients, que des tourments d'affaires avaient rendu malade, laissa pour toute ordonnance : *bon pour vingt mille francs à prendre chez mon notaire*. La formule eut un plein succès; le diagnostic avait été aussi sûr que la conduite du médecin fut généreuse.

L'examen et l'interrogatoire des malades sont des objets bien essentiels pour parvenir au diagnostic des maladies; et il n'importe pas moins d'y procéder avec ordre. Il convient que le médecin y apporte toutes les forces de son attention, toute la présence de ses notions acquises, et quelquefois la pénétration du génie. La première impression qu'il consulte est celle de la physionomie et de l'attitude du malade, qu'il est souvent utile de découvrir en entier. Il n'est pas rare que ce premier coup d'œil suffise au praticien pour juger la date, l'issue probable, le siége et la nature de la maladie. Après l'examen du corps, auquel il peut être convenable de revenir ultérieurement, en y appliquant le toucher, la vue, l'ouïe, l'odorat et même le goût; on procède à l'interrogatoire du malade; on s'adresserait aux assistants s'il était dans le délire, ou qu'on dût craindre de le fatiguer. On s'enquiert de la date, du mode d'invasion, de la marche de la maladie, en un mot, de son histoire. Très-souvent le seul rapport du malade qu'on a laissé parler est suffisant pour établir le diagnostic; mais alors même qu'il serait fixé, on trouverait fort extraordinaire que le médecin formulât sans avoir, pour ainsi dire, adressé la parole : il est donc d'usage, sinon de rigueur, qu'après avoir exploré le pouls, examiné la langue et toutes les apparences extérieures, il s'informe de l'état des fonctions. Communément ses premières questions doivent être dirigées vers l'organe, le système ou l'appareil organique, que le siége de la douleur, ou d'autres symptômes prédominants, font présumer avoir été les premiers et les plus fortement atteints. Suivant donc ces présomptions, l'interrogatoire commencera, ou par les fonctions digestives ou respiratoires, ou circulatoires, ou sécrétoires et excrétoires, ou génitales, ou musculaires, ou nerveuses, sensoriales, intellectuelles, etc. Nous ne pouvons ici détailler ces questions que le médecin seul est capable de bien poser; car il faut avoir beaucoup appris pour savoir demander ce que l'on ne sait pas. Toutefois après l'inspection et l'interrogatoire, le médecin groupe les symptômes, distinguant ceux qui sont primitifs, essentiels, caractéristiques, de ceux qui ne sont que secondaires, accessoires, équivoques, et il porte un diagnostic ou jugement. Mais la maladie déterminée, il est précieux d'en découvrir la cause, qu'il faut chercher tour à tour dans le sexe, l'âge, le tempérament, la profession, le genre de vie, les climats, les saisons, et une foule d'incidents auxquels chacun est plus ou moins exposé. C'est surtout dans les maladies chroniques que les questions ont besoin d'embrasser, non-seulement l'état actuel du sujet souffrant, mais encore une infinité de notions commémoratives tirées de ses parents, du lieu qu'on habite ; de la manière dont on a vécu et dont on vit, etc. Ces notions peuvent être de la plus haute importance pour baser le diagnostic et le traitement.

A. LAGASQUIE,

(Docteur en médecine, membre de la commission d'Égypte.

DIAGRÈDE (*mat. méd.*), s. m. (V. *Scamonée.*)

DIAPALME (*pharm.*), s. m. C'est le nom d'un emplâtre dans lequel on faisait entrer autrefois une décoction de palmier; on remuait aussi le mélange avec une spatule de bois de palmier; aujourd'hui on prépare cet emplâtre avec :

Litharge.	de chaque
Axonge.	partie égale.
Huile d'olive.	
Eau commune. . . . . quantité suffisante.

On fait ce mélange à feu doux. On prend une livre de l'emplâtre ci-dessus, et l'on ajoute ensuite, et toujours à feu doux :

Cire blanche. . . . . 1 once.
Sulfate de zinc. : 1/2

On aura soin de faire dissoudre à l'avance le sulfate de zinc dans environ deux onces d'eau.

Lorsque l'on veut faire le *cérat diapalme*, on ajoute à cet emplâtre le quart de son poids d'huile d'olive. L'emplâtre diapalme est astringent et résolutif.

DIAPHORÉTIQUE (*mat. méd.*), adj. On désigne sous le nom de diaphorétique des médicaments légèrement sudorifiques, et qui ont pour but de déterminer une légère sueur ou *diaphorèse* ; la bourrache, la fleur de sureau à faibles doses, enfin toutes les boissons chaudes et un peu aromatiques sont diaphorétiques par le fait même de leur chaleur et de leur action stimulante. (V. *Sudorifiques.*)
J. B.

DIAPHORISE (*path.*), s. f., du grec *diaphoréo*, je dissipe. On donne ce nom à un état de la peau qui permet une légère sueur; c'est ce que l'on entend dans le monde par l'état de moiteur de la peau. La diaphorèse admet une transpiration plus marquée que la transpiration insensible, mais moins abondante que la sueur.
J. B.

DIAPHRAGMATIQUES (*anat.*), adj. Se dit des artères, des veines et des nerfs qui ont rapport au diaphragme; les *artères diaphragmatiques* sont au nombre de trois, désignées par leur situation en supérieure et en inférieure; les *veines* sont au nombre de quatre et elles ont des désignations analogues à celles des artères. Les nerfs viennent des branches *phréniques* du plexus cervical et des *plexus diaphragmatiques*; ces plexus viennent d'un plexus central nommé plexus *solaire*, formé luimême par le nerf grand-sympathique. Chaussier a

donné le nom d'*anneau diaphragmatique*, à l'ouverture qui donne passage à la veine cave.   J. B.

DIAPHRAGME (*anat.*), s. m., du grec *diaphresso*, je sépare. C'est un muscle large et mince qui sépare, en forme de cloison mobile, la cavité du ventre de celle de la poitrine. La forme de ce muscle, qui joue un rôle important dans la respiration, est circulaire; et comme il s'élève dans l'expiration et s'abaisse dans l'inspiration afin d'agrandir ou de diminuer la cavité de la poitrine, il en résulte qu'il fait saillie alternativement dans la poitrine et dans l'abdomen, suivant les différents temps de la respiration.

Le diaphragme présente à son centre une aponévrose mince et large que l'on a nommée *centre phrénique*; de la circonférence de cette aponévrose naissent les fibres charnues qui forment le muscle ; en avant elles vont se fixer à l'apophyse xiophoïde depuis cette apophyse jusqu'à la colonne vertébrale , les fibres charnues vont s'attacher à la face interne des six dernières côtes et de leur cartilage; en arrière, les fibres charnues se réunissent en deux faisceaux assez gros, que l'on a nommés les piliers du diaphragme, et qui vont s'attacher à la colonne vertébrale vers la première vertèbre lombaire , et à celles qui sont situées au-dessous. Entre ces piliers du diaphragme existe encore une aponévrose qui a reçu le nom de ligament cintré du diaphragme; cette aponévrose présente deux ouvertures : l'une, située en avant , donne passage à l'œsophage , qui est le canal qui conduit les aliments de la bouche dans l'estomac , ou nerfs qui se rendent à ce dernier organe; l'autre ouverture donne passage à l'artère aorte, à la veine cave inférieure, à la veine azigos et au canal thoracique. (V. ces mots.) Les diverses faces du diaphragme sont recouvertes par les membranes des cavités auxquelles elles correspondent; la face supérieure, qui est en rapport avec la cavité de la poitrine, est recouverte par la plèvre; et la face inférieure, qui forme la paroi supérieure du ventre, est recouverte par le péritoine. Les fonctions du diaphragme, que nous avons déjà indiquées seront décrites, au mot *Respiration*.

DIAPHRAGME (maladies du). Le diaphragme est sujet à diverses maladies; comme muscle, il peut être le siège d'une affection rhumatismale, et cette maladie a reçu le nom de *diaphragmite*; son traitement rentre tout à fait dans ce qui sera dit au mot *Rhumatisme*. Les membranes qui recouvrent le diaphragme peuvent aussi être le siège d'une inflammation; dans cette circonstance, ainsi que dans la maladie précédente, les phénomènes que présente cette inflammation sont de nature à fixer l'attention, puisque la respiration doit se trouver plus douloureuse et plus gênée; cependant le traitement de ces accidents doit se trouver subordonné à celui de la maladie principale qui devra être une *pleurésie*, lorsque ce sera la membrane de la face supérieure qui sera enflammée, et une *péritonite* lorsque ce sera la membrane qui recouvre la face inférieure. (V. ces mots.)

Le diaphragme peut aussi laisser passer, lorsqu'il existe, une déchirure ou un éraillement entre ses fibres, les organes du ventre dans la cavité de la poitrine; ces sortes d'accidens ont été nommés *hernies du diaphragme*, ils ont pour inconvénients de gêner la respiration, de ne permettre au malade de se livrer à un exercice actif sans être aussitôt menacé de suffocation. Quand ils ont lieu vers le côté gauche, ils peuvent même gêner les mouvements du cœur et faire croire à une maladie de cet organe; ces hernies peuvent exister de naissance ou s'être manifestées plus tard; dans tous les cas, elles sont au-dessus des ressources de l'art, et lorsque l'on en soupçonne l'existence, on ne peut que recommander au malade de modérer ses exercices, soit comme mouvement du corps, soit comme une action des organes de la respiration.

Le diaphragme peut aussi être le siége de *plaies ;* elles sont graves non seulement parce qu'elles affectent un organe dont les fonctions sont importantes, mais encore parce qu'elles existent rarement sans que quelques-uns des organes délicats qui l'avoisinent aient été également blessés, et ces organes sont les poumons, le cœur, le foie, l'estomac, l'œsophage, la rate, l'aorte, etc.

Le diaphragme peut être le siége de mouvements convulsifs, et ces convulsions sont désignées sous le nom de *hoquet;* souvent elles sont bruyantes, d'autres fois elles ne donnent que des secousses auxquelles le larynx ne participe pas; cette maladie sera traitée au mot qui lui est propre. Le diaphragme peut aussi être affecté de paralysie. Cette maladie, qui est grave quand elle est incomplète, doit devenir nécessairement mortelle lorsque ce muscle est complétement privé de mouvement.

J. P. BEAUDE.

DIARRHÉE, s. f., **DÉVOIEMENT,** s. m. *(path.).* Il y a diarrhée ou dévoiement toutes les fois que les selles ou déjections alvines offrent une liquidité insolite, accidentelle, maladive, et communément aussi plus de fréquence que de coutume. Quelles que soient sa précision et sa simplicité, cette définition est loin de s'appliquer à des états toujours identiques. En effet, la diarrhée est tantôt un incident sans importance, tantôt le symptôme de quelque grave lésion de l'appareil digestif, tantôt le phénomène maladif qu'il est le plus urgent de combattre, d'autres fois enfin, un mouvement anormal et salutaire qu'il est bon de favoriser.

La diarrhée est une irrégularité de santé ou un accident maladif fort ordinaire. Conséquemment, cet article devant être souvent consulté par les gens du monde, nous tâcherons de substituer aux profondeurs et aux subtilités de la science, auxquelles des études spéciales peuvent seules initier, les notions pratiques les plus simples et les plus usuelles. Quoiqu'en dehors de l'ordre régulier des fonctions digestives, la diarrhée n'est fréquemment pas l'indice d'un état maladif. Il est donc très important de distinguer le dévoiement qui ne trouble pas la santé ou qui la favorise, de celui qui accompagne, aggrave ou caractérise les maladies. Tels sont les deux points de vue éminemment pratiques qui vont nous guider dans l'exposition succincte de notre sujet.

Voyons d'abord les causes de la diarrhée accidentelle et non franchement maladive. Nous placerons en tête certaines espèces d'aliments et de boissons, l'abus des fruits mucoso-sucrés et aqueux, des substances grasses, huileuses, indigestes ; l'abondance des boissons particulièrement aqueuses, mucilagineuses, ou en état de fermentation, plutôt froides que tempérés. Une digestion imparfaite est, sans contredit, la cause la plus fréquente de ces diarrhées éphémères qui ne troublent pas sensiblement la santé, et auxquelles il suffit d'opposer momentanément une modification de régime dans la dose et l'espèce des aliments. Quelquefois cependant ces dévoiements passagers sont occasionnés par l'impression du froid et de l'humidité aux pieds surtout ; par des émotions débilitantes dont maints poltrons ont ressenti les humiliants effets, etc. L'espèce de diarrhée dont nous parlons n'a ni gravité, ni durée à moins qu'on n'ait la négligence de fatiguer les organes digestifs en les soumettant trop longtemps aux mêmes influences. En santé, comme dans les maladies, le dévoiement est quelquefois un *bénéfice de nature.* On peut considérer comme tel celui qui survient de temps en temps, sans cause appréciable, et sans altérations manifestes dans les autres fonctions, chez les gens replets qui mènent une vie trop sédentaire, chez les sujets éminemment bilieux ou habituellement constipés; chez ceux qui ont quelque autre évacuation supprimée comme les femmes à l'âge critique. La diarrhée est beaucoup plus commune dans l'enfance qu'à toute autre époque de la vie; dans l'activité du travail de la dentition, elle est généralement salutaire et bien préférable à la constipation.

Parlons maintenant de la diarrhée maladive, qu'on a surnommée essentielle, parce que l'affection gastro-intestinale, dont elle est un symptôme, n'est que peu ou point appréciable; on dirait qu'il s'opère tout simplement, à la surface interne du tube digestif, une exhalation surabondante de mucus et de sérosité qui délaie les matières et les précipite en dévoiement. Cette diarrhée est communément l'indice d'une affection catarrhale des intestins. Si l'on réfléchit à l'abondance du liquide que sécrètent les fosses nasales dans le coryza, on concevra très-bien qu'une modification de même nature, étendue sur la longue surface du canal digestif, donne lieu à ces sécrétions diarrhéiques qu'on a vues s'élever jusqu'au poids de quarante livres en un jour. Les causes occasionnelles de ce dévoiement dit essentiel, ou catarrhal, ne diffèrent pas de celles de la diarrhée éphémère, seulement elles ont agi plus profondément ou plus long-temps. Cependant, l'impression vive ou prolongée de l'humidité froide, d'une atmosphère brumeuse, sombre, miasmatique, surtout chez les sujets faibles et d'une constitution lymphatique, détermine plus souvent le dévoiement catarrhal que les écarts de régime. Il est aussi plutôt le résultat de la mauvaise qualité que de l'abondance des substances alimentaires.

La diarrhée dont nous parlons demande à être surveillée; négligée, elle pourrait avoir de fâcheuses conséquences. Communément elle est sans fièvre, l'appétit se soutient et est parfois augmenté, les sujets atteints vaquent à leurs affaires comme de coutume. Pourtant la durée du dévoiement et la fréquence des selles ne tardent pas à diminuer les forces. Ce n'est pas ce qu'on mange qui nourrit, mais bien ce qu'on digère. Or, les digestions sont manifestement troublées; les aliments, bien ou mal élaborés dans l'estomac, sont bientôt enveloppés, délayés par l'exhalation mucoso-séreuse intestinale qui empêche l'absorption du chyle, et puis ils sont trop rapidement évacués par le mouvement accéléré de haut en bas du tube digestif. La nutrition se faisant mal, l'amaigrissement accompagne la chute des forces. Le visage pâlit, les traits sont tirés, il y a de la langueur, de l'abattement au moral même comme au physique; l'homme, beaucoup trop machine, est sans résolution, sans énergie, sans courage, et qui sait combien de fois le sort des batailles et des nations a dépendu de ce que les hommes qui commandaient se trouvaient affaiblis par le dévoiement dans les occasions décisives?

Le pronostic de la diarrhée simple, catarrhale, ou par exhalation surabondante de la muqueuse des intestins, n'est pas grave. Nous en dirons autant de celle qu'on nomme bilieuse, et qui provient de ce que la bile afflue en trop grande quantité dans le duodénum. Ces diarrhées, quand on se donne le soin de les traiter, durent rarement au-delà d'une semaine. Mais si on les néglige, et surtout qu'on n'en éloigne pas la cause déterminante, elles peuvent se prolonger bien au-delà, amener l'épuisement des forces; et, d'ailleurs, l'affection catarrhale peut revêtir une nuance plus foncée de l'inflammation. Parmi les diarrhées qu'il est souvent difficile de rattacher à des altérations organiques suffisantes, il en est deux espèces d'un fâcheux pronostic, ce sont le flux cœliaque et la lienterie; dans le premier, le chyle est rendu avec les excréments liquides; dans la seconde, les aliments sont en partie reconnaissables dans la matière fluide des déjections. Le flux cœliaque et la lienterie épuisent rapidement l'embonpoint et les forces; la consomption, le marasme et la mort sont la suite fort ordinaire du désordre profond des fonctions digestives, qui prive le corps de nutrition.

Pour éviter des redites, nous ne faisons que rappeler les diarrhées qu'on observe dans les maladies comme un symptôme ordinaire, ou comme un incident digne d'attention. Aux mots *Choléra, Dyssenterie, Entérite, Coliques, Hydropisie, Dothinentérite, Carreau, Phthisie*, etc., il doit être question de ces dévoiements symptomatiques ou épiphénoménaux. Le dévoiement menace d'être promptement fatal chez les malades déjà très-affaiblis par des affections chroniques graves, comme la phthisie, le scorbut, le cancer, etc.

Vers la fin des maladies aiguës, au contraire, quand il n'est le résultat d'aucune imprudence, il est souvent critique et salutaire.

Passons enfin au traitement. La diarrhée d'un jour n'en a pas besoin, elle cesse avec sa cause (V. plus haut); il suffit de ne pas s'y exposer de nouveau. Sa continuation indique ou qu'il faut diminuer la dose des aliments et des boissons, ou qu'il convient d'en changer l'espèce. La diarrhée catarrhale réclame encore quelques autres moyens. Rien ne concourt plus vite à sa guérison que le repos, la douce chaleur du lit ou de l'appartement, la diète ou un régime léger, du bouillon faible, seul, au riz, aux fécules, au pain grillé, quelques cuillerées de crèmes légères, de panade; un œuf frais, etc., tout cela pour satisfaire aux exigences de l'appétit; autrement la diète absolue serait préférable. S'il y a de la soif on prend de petites prises répétées d'eau de riz, de gomme, d'orge, de chiendent, de décoction blanche de Sydenham, etc. Aussitôt que la soif est dissipée et qu'il y a absence de fièvre, quelques doux astringents hâtent la cessation de la diarrhée; telles sont les décoctions ou sirop de coings, de grenades. Il est d'autres astringents plus énergiques, et par conséquent plus efficaces dans l'à-propos, dont nous n'osons conseiller l'emploi à des personnes inexpérimentées, attendu qu'ils nuiraient positivement s'il existait un état ou disposition inflammatoire. Retenu par d'analogues considérations, nous nous abstiendrons de parler des opiacés et d'une foule de compositions toutes plus ou moins utiles quand l'indication en est bien saisie. Et d'ailleurs, c'est qu'il n'est pas toujours convenable ou prudent d'arrêter par des moyens actifs une diarrhée commençante; on risque de contrarier une tendance de la nature qui provoquait ces évacuations alvines pour prévenir ou guérir une maladie. Les états en apparence les plus simples, en médecine, demandent souvent beaucoup d'expérience, de pénétration et de sagacité. N'est-ce pas une vérité admise dans la science qu'il est des maladies dont la guérison est dangereuse? Ainsi, quoique la diarrhée ne doive pas être communément favorisée, nous conseillons aux gens du monde de ne jamais se prescrire à eux-mêmes que les précautions et les moyens les plus simples que nous avons indiqués, et auxquels on pourrait joindre quelques lavements de guimauve, de pavot et d'un peu d'amidon, s'il existait en même temps des coliques. Il va sans dire que nous ne devons pas parler ici du traitement des diarrhées ou dévoiements symptomatiques; nous renvoyons pour cela aux maladies dont ils sont un symptôme ordinaire, ou un incident de quelque valeur. (V. *Choléra, Dothinentérite, Dyssenterie, Entérite, Carreau, Colique, Phthisie, Hydropisie,* etc.)

A. LAGASQUIE,
Docteur en Médecine, membre de la Commission d'Égypte.

DIARTHROSE (*anat.*), s. f. Nom générique donné à toutes les articulations mobiles. (V. *Articulation.*)

DIASCORDIUM (*pharm.*), s. m. On a donné ce nom à un électuaire composé dans lequel entrent les feuilles de *scordium*; un grand nombre d'autres substances entrent dans la composition de ce médicament: ce sont les roses rouges, la racine de bistorte, de gentiane, de tormentille, les semences d'épine-vinette, de cassia lignea, la cannelle, le dictame de Crète, des gommes-résines, de la gomme arabique, du gingembre, du poivre, de l'extrait vineux d'opium, du miel rosat et du vin d'Espagne. On voit que cet électuaire est composé de substances fort différentes par leur nature et leur action. On les réduit en poudre et on les mélange au moyen du vin d'Espagne et du miel rosat. Le diascordium est tonique et astringent; on l'emploie dans la diarrhée et la dyssenterie. Autrefois on lui attribuait la vertu stomachique et on le regardait comme calmant, à cause de la petite quantité d'opium qu'il contient, 3|8 de grain par gros; la dose à laquelle on l'administre est de 24 grains à un gros et demi.   J. B.

DIASTASE (*path.*), s. f., du grec *diastasis*, séparation. On désigne sous ce nom une espèce de luxation qui s'est produite par la séparation de deux os qui étaient contigus: le pubis, le radius et le cubitus, le péroné et le tibia peuvent ainsi être séparés et constituer une diastase. Quelques auteurs se sont servis du mot *diastasis* pour désigner cette affection. (V. *Entorse*, *Luxation*.)
          J. B.

DIASTOLE (*physiol.*), s. f., du grec *diastello*, je dilate, j'ouvre. On désigne ainsi le mouvement par lequel le cœur et les artères s'ouvrent pour recevoir le sang. Ce mouvement est opposé à celui de resserrement par lequel le cœur chasse le sang dans les artères. (V. *Cœur.*)

DIATHÈSE (*path.gén.*), s.f. Ce mot est fréquemment employé en médecine pour désigner les dispositions aux maladies. Rien de mieux établi et de plus obscur à la fois que les diathèses. Aucune maladie ne saurait atteindre un corps qui n'y est pas disposé, a-t-on dit fort anciennement, et répété, avec raison, d'âge en âge. Mais quels sont les signes apparens de ces dispositions négatives ou positives aux infirmités humaines? Voilà précisément la difficulté. Les diathèses sont le plus souvent occultes, et, dans l'épidémie qui a ravagé Paris en 1832, chacun peut en avoir acquis l'expérience, en voyant le choléra frapper et épargner tour-à-tour les constitutions les plus diverses. Les mêmes causes générales, non spécifiques, font éclater des maladies différentes sur des sujets différemment disposés. C'est ainsi que l'impression excessive de l'humidité froide pourra donner un rhume à celui-ci, un rhumatisme à celui-là, des coliques à cet autre. Chacun avait certainement un organe relativement plus faible, un côté plus vulnérable, mais souvent il serait très difficile de dire *à priori* lequel.

Toutefois les diathèses ne sont pas toujours secrètes, et c'est fort heureux pour la science, qui, au lieu de constater simplement un fait inexplicable, érige alors un principe d'où découlent d'utiles applications à la préservation des maladies. Les diathèses sont donc quelquefois apparentes, et, dans ce cas, la médecine intervient avec bonheur pour les éloigner ou en empêcher

le développement. On n'ignore pas que les transmissions héréditaires, les âges, les sexes, disposent plus particulièrement à certaines maladies. Mais les notions les plus générales et les plus utiles sur les diathèses sont basées, sans contredit, sur les tempéramens généraux et sur des idiosyncrasies qui apportent des variations infinies aux espèces principales. Il est presque inutile de rappeler que le tempérament sanguin dispose aux inflammations; le nerveux, aux affections nerveuses, etc.; et qu'il convient de régler son hygiène conséquemment à ces données bien établies. Que n'aurions-nous pas à dire si nous voulions relater ce que les idiosyncrasies, ou variétés particulières de tempéramens, qu'elles soient natives ou acquises, offrent de remarquable dans l'ordre des diathèses! l'un est disposé à l'apoplexie, l'autre à la phthisie, l'autre à la gastrite, etc., et les signes en sont apparens; mais, les rapporter ici, ce serait entrer dans la pathologie spéciale à laquelle notre sujet n'appartient pas. Nous dirons, en terminant, que si les diathèses latentes restent sans application et sans fruit, il n'en est pas de même de celles qui se révèlent par des apparences dont l'expérience a déterminé la valeur. L'hygiène et la thérapeutique préventive rendent journellement des services signalés contre des maladies non déclarées, dont l'imminence ou la disposition est probable ou certaine.

A. LAGASQUIE.

DICROTE (*path.*), adj. C'est un des caractères donnés au pouls, qui semble produire deux battemens entre chaque temps de repos. On l'a aussi nommé pouls rebondissant. (V. *pouls.*)

DICTAME (*bot.*), s. m., *organum dictamus* L. Dictame de Crète. C'est une petite plante qui croît dans l'île de Crète et de Candie. Les anciens l'employaient comme vulnéraire. Elle entre dans la composition de la thériaque, du diascordium et du mithridate. Les sommités fleuries de la plante sont les seules portions employées.   J. B.

DICTAME BLANC, *dictamum album* L., c'est la fraxinelle. (V. ce mot.)

DIÈTE (*hyg.*), s. f. (V. *Régime.*)

DIÉTÉTIQUE (*hyg.*), adj. Qui a rapport à la diète; on dit un régime diététique. (V. *Régime.*)

DIFFUSIBLE (*mat. méd.*), adj. et s. m., de *diffundere*, répandre. On a donné ce nom à des médicaments qui ont pour propriété de se répandre avec rapidité dans l'économie; l'éther, l'alcool, les huiles essentielles, sont des médicaments diffusibles; ces médicaments excitent le système nerveux et réagissent promptement; les substances aromatiques jouissent pour la plupart des propriétés des stimulants diffusibles; quelques préparations ammoniacales sont aussi rangées dans cette classe de médicaments.   J. B.

DIGASTRIQUE (*anat.*), adj. pris subst., du grec *dis* deux, et de *gaster*, ventre, qui a deux ventres. On donne ce nom à un muscle qui a deux portions charnues et qui est situé à la partie supérieûre et latérale du cou; ce muscle s'insère en arrière dans la rainure mastoïdienne du temporal, et en avant à la partie moyenne et postérieure de la mâchoire inférieure; ces deux faisceaux charnus ou ventres sont réunis par un tendon intermédiaire qui est fixé à l'os hyoïde; le digastrique, par ce moyen, concourt à abaisser la mâchoire inférieure, ou bien, lorsqu'il agit en sens inverse, à élever le larynx.   J. B.

DIGESTIF (*physiol.*), adj. Se dit des organes de la digestion; on a donné le nom d'*appareil digestif* à la réunion de tous les organes qui concourent à la digestion. Le canal que parcourent les aliments qui commence à la bouche et qui finit à l'anus a reçu le nom de canal digestif. (V. *Digestion.*)

DIGESTIF (*pharm.*), s. m. On a donné ce nom à une espèce d'onguent formé de térébenthine et de jaunes d'œufs; il se prépare en mêlant deux onces de térébenthine avec deux jaunes d'œufs ; on agite dans un mortier de marbre et on ajoute une demi once d'huile de millepertuis. Ce digestif, qui est légèrement excitant, s'emploie dans le pansement des plaies dont la cicatrisation est retardée par un défaut de tonicité; on l'étend sur un plumasseau de charpie pour l'appliquer dans les pansements.   J. B.

DIGESTION (*physiol.*), s. f. Fonction par laquelle les substances alimentaires introduites dans le *tube intestinal* sont modifiées et changées en partie en un fluide propre à nourrir l'animal.

La forme du canal ou de la cavité où s'accomplit la digestion, varie suivant l'échelle des êtres. C'est un simple sac chez le polype; mais chez les animaux supérieurs l'appareil digestif se complique de plus en plus et, outre un grand nombre d'organes différents, il présente toujours deux ouvertures : une supérieure, qui est la *bouche* par où sont introduits les aliments, et une autre inférieure qui est l'*anus* par où sort le résidu de la digestion. Considéré chez l'homme, l'appareil digestif se compose de deux séries d'organes: les uns creux, en forme de canal, sont destinés à être parcourus par les aliments et constituent le *tube intestinal*; les autres sont des glandes chargées de fournir certains fluides nécessaires à la digestion et peuvent être considérés comme des organes accessoires et qui servent à favoriser la fonction. Les premiers sont la bouche, le pharynx, l'œsophage, l'estomac, le duodénum, l'intestin grêle qui comprend le *jejunum* et l'*iléum*, le gros intestin, qui comprend aussi le *cæcum*, le *colon* et le *rectum* (voyez ces mots); les diverses glandes qui appartiennent à la seconde série d'organes sont les follicules, les glandes salivaires, (*parotide*, *sous-maxillaire* et *sublinguale*), les amygdales ou tonsilles, le foie, la rate et le pancréas. (Pour la description de ces organes, v. *Amygdales, Foie,* etc.)

Le canal digestif, assez court chez les animaux carnivores, atteint au contraire de grandes dimensions chez les herbivores; l'estomac des ruminants, par exemple, présente cinq grandes cavités; l'homme, qui est omnivore, tient le milieu entre ces deux classes pour le développement des

organes de la digestion; chez lui les intestins déployés ont cinq ou six fois la longueur de tout le corps.

Les aliments cheminent de l'estomac jusqu'à l'anus au moyen d'un mouvement dit *péristaltique*, dû à la contraction successive des fibres circulaires qui entrent dans la composition des intestins; par cette contraction leur diamètre intérieur diminue, et les aliments sont chassés plus loin. Quelquefois, mais presque toujours par une cause morbide, le mouvement s'établit en sens inverse; il est alors *antipéristaltique*, et il constitue le vomissement.

Quelques phénomènes préparatoires précèdent la digestion : ce sont la faim, la soif, la gustation ou le goût; mais comme ils appartiennent aux sensations, ils seront étudiés à part. Nous comprendrons dans la digestion la *préhension* des aliments, la *mastication* et l'*insalivation*, la *déglutition*, la digestion *stomacale* ou *chymification*, la *digestion duodénale* ou *chylification* et la *défécation*.

1º *Préhension des aliments, mastication et insalivation.* Les aliments solides introduits dans la cavité buccale au moyen de la main, y sont ensuite mâchés, c'est-à-dire divisés par les dents incisives et les canines, et broyés par les molaires (V. *Dents*) ; en même temps les glandes salivaires, excitées sympathiquement, secrètent une grande quantité de salive, destinée à humecter la substance alimentaire et à lui donner la consistance de pâte. L'expérience a appris que l'insalivation complète et la trituration exacte des aliments sont une des conditions pour une bonne digestion. L'habitude de peu mâcher les aliments est en général pernicieuse pour l'estomac; les vieillards privés de dents font surtout bien d'user en mangeant d'une sage lenteur; ils doivent d'ailleurs se nourrir d'aliments très-mous, les mâcher long-temps et sucer plutôt qu'avaler ceux qui sont trop résistants. La salive, qui, d'acide qu'elle était, devient alcaline pendant la mastication, contribue à dissoudre les substances alimentaires en même temps qu'elle facilite leur glissement. La trituration une fois accomplie, les parcelles d'aliments disséminées dans la bouche sont réunies instinctivement et ramassées par la langue; elles viennent se placer au-dessus de cet organe en formant une petite masse qu'on nomme le *bol alimentaire*; alors commence la *déglutition* ou action d'avaler.

2º *Déglutition.* Cet acte si simple en apparence, et qu'on exécute à chaque instant sans s'en douter, est pourtant assez compliqué; il exige le concours d'un grand nombre de petits muscles qui doivent agir avec précision; son mécanisme a même donné lieu à quelques discussions parmi les physiologistes. Il s'accomplit de la manière suivante : le bol alimentaire, pressé entre la langue et la voûte du palais, est porté en arrière jusqu'à l'*isthme du gosier* ou arrière-bouche; il s'opère alors un mouvement convulsif de contractions musculaires, mouvement soustrait à l'empire de la volonté, quoique nous en conservions la conscience; pendant ce mouvement, qui est presque instantané, le larynx et le pharynx sont portés en haut et en avant par les muscles placés au-dessus de l'os *hyoïde*; il est facile de s'apercevoir de ce déplacement en portant la main sur la saillie laryngienne du cou pendant qu'on avale; il résulte aussi de ce soulèvement que le bol alimentaire a un trajet moindre à parcourir pour parvenir de l'isthme du gosier à l'œsophage. Il parcourt du reste ce trajet poussé par les contractions successives, quoique presque instantanées, des muscles de l'arrière-bouche et de ceux du pharynx, en même temps que par la pression de la base de la langue qui tend à se porter en haut et en arrière; l'isthme du gosier et le pharynx se resserrent donc et tendent à s'effacer pour chasser le bol; aussitôt que celui-ci est parvenu dans l'œsophage, toutes ces contractions cessent, et le larynx s'abaisse lentement.

Le voile du palais qui est relevé en arrière par l'action des muscles palato-staphylins de manière à obstruer la communication postérieure des fosses nasales avec le gosier, ou avec plus de raison, selon M. le professeur Gerdy, la constriction des muscles *stylo* et *staphylo-pharyngien* empêchent les aliments de pénétrer dans les fosses nasales : cet accident survient pourtant lorsque la contraction ordinaire a été troublée par des mouvements étrangers à la déglutition; on est alors pris d'éternuement et l'on rejette par le nez les parcelles d'aliments déviées de leur route. Le larynx par où passe l'air pour parvenir aux poumons s'ouvre aussi dans le pharynx, et les aliments s'y introduiraient infailliblement, si, au moment de la déglutition, cet organe n'était pas porté, comme nous l'avons dit, en haut et avant, surtout par des muscles qui, s'attachant à l'os du menton, tirent dans cette direction l'os hyoïde et le larynx : l'ouverture supérieure de celui-ci est alors cachée sous la base de la langue : cette ouverture est de plus fermée par la contraction des muscles de la glotte et par l'abaissement d'une soupape admirablement construite qu'on nomme l'*épiglotte*.

Malgré toutes ces précautions de la nature, il arrive quelquefois, par exemple lorsqu'on veut parler ou respirer en avalant, que des portions d'aliments solides ou liquides pénètrent dans le larynx; cet organe qui est doué d'une sensibilité exquise, se contracte alors convulsivement, une toux subite avec suffocation survient, et le corps étranger est rejeté avec violence; on dit alors dans le monde *qu'on a avalé de travers*. On cite même des cas où des corps trop volumineux ainsi introduits, n'ont pu être expulsés et ont occasionné la mort par suffocation. La préhension et la déglutition des liquides s'opèrent à peu près comme celles des solides; quelquefois le poids du liquide suffit pour l'introduction, d'autrefois il y a succion ou bien aspiration, enfin tous les premiers temps manquent quand on boit continuement ou comme on dit *à la régalade*. D'après M. Magendie, les liquides sont plus faciles à avaler que les solides; il est cependant des cas de paralysie, où les aliments solides qui offrent comme des points d'appui peuvent seuls parvenir facilement dans l'estomac.

Après le pharynx, le bol alimentaire doit par-

courir l'œsophage, long canal musculo-membraneux qui descend dans l'épaisseur du cou et de la poitrine jusqu'à l'estomac; le bol y chemine rapidement entraîné par son propre poids et par les contractions successives des fibres circulaires qui composent ce canal; cette contraction rapproche les parois de l'œsophage en effaçant momentanément sa cavité, et comme elle a lieu successivement de haut en bas, elle pousse les aliments dans le même sens jusque dans l'estomac. Ce mouvement se fait du reste à notre insu et sans que nous en ayons la conscience.

3° *De la digestion stomacale ou chymification*, Les alimens qui n'ont fait que traverser rapidement la première partie du tube digestif sont enfin parvenus dans l'*estomac*, cavité importante où ils doivent séjourner un temps plus ou moins long. Disons ici un mot de cette cavité ou poche, tout en renvoyant le lecteur pour plus de détails au mot *Estomac*; elle est située dans le ventre, immédiatement au-dessous du *diaphragme*, sorte de voile musculeux qui sépare la poitrine de l'abdomen. On a comparé sa forme à celle d'une *cornemuse*; elle présente en effet une grosse et une petite extrémité (*grand cul-de-sac* et *petit cul-de-sac*) et deux ouvertures : une supérieure située tout près de la grosse extrémité, c'est le *cardia* qui communique avec l'œsophage; une autre inférieure et située à gauche à l'extrémité du petit cul-de-sac, c'est le *pylore*; ce dernier orifice, qui se continue avec l'intestin *duodénum*, est muni d'un bourrelet circulaire de fibres contractiles, qui lui permet de s'opposer pendant un temps plus ou moins long à la sortie des matières contenues dans l'estomac; ce bourrelet porte le nom de *valvule pylorique*. Les parois de l'estomac sont composées de trois membranes principales : l'une externe, empruntée au péritoine (V. ce mot); une autre musculeuse formée de fibres dirigées dans différents sens, aux moyens desquelles l'estomac peut se contracter et exécuter divers mouvements; une troisième membrane, qui est de la nature des *muqueuses*, tapisse l'intérieur de la cavité stomacale; elle est douce au toucher, villeuse, d'une teinte rosée, et offre beaucoup de plis; sa principale propriété est de sécréter, au moment où elle est en contact avec les aliments, un suc particulier, très aigre, nommé *suc gastrique*. L'acidité de ce suc, d'après les recherches chimistes modernes, paraît due aux acides acétique et hydrochlorique. Sa sécrétion paraît être sous l'influence du nerf *grand sympathique*, tandis que le nerf *pneumogastrique* préside plus particulièrement aux contractions de l'estomac et aux sensations de faim et de satiété; les animaux, par exemple, auxquels on a coupé ce dernier nerf, mangent jusqu'à remplir l'œsophage et même le pharynx.

Les phénomènes suivants, que des expériences sur des animaux vivants et sur des individus qui offraient des fistules de l'estomac ont permis d'observer, se passent dans cet organe lorsque les aliments y sont introduits : le suc gastrique est sécrété en grande quantité, et les parois stomacales rougissent, commencent à se contracter en différents sens, de manière à mêler et à déplacer les aliments en les portant du cardia au pylore, *et vice versa*; par ces divers mouvements, le suc gastrique a humecté et ramolli entièrement toute la masse alimentaire qui se trouve ainsi peu à peu convertie en *chyme*, matière molle, grisâtre et acide; la valvule pylorique, qui s'était jusqu'à présent opposée à la sortie des matières, permet alors au chyme de passer dans l'intestin duodénum, au fur et à mesure qu'il est formé. Telle est, en peu de mots, l'histoire de la digestion stomacale; lorsqu'elle s'accompagne d'un dégagement de gaz, cela suppose toujours un état morbide. Un physiologiste distingué, Spallanzani, s'est assuré, en opérant des digestions artificielles, que le suc gastrique jouissait réellement de la propriété de dissoudre les substances alimentaires, et si les parois elles-mêmes de l'estomac résistent à sa force dissolvante et ne sont pas détruites, on doit attribuer cette résistance uniquement à l'action de la force vitale: c'est par la même raison que les vers intestinaux ne sont pas digérés. L'expérience suivante est assez facile à faire : on tue rapidement un lapin une demi-heure après lui avoir donné beaucoup d'aliments; on ne l'ouvre ensuite qu'au bout de huit à dix heures, il n'est pas rare alors de trouver l'estomac perforé par l'action du suc gastrique; c'est qu'après la mort les parois stomacales rentrent dans la condition des autres substances alimentaires et sont digérées comme elles. Les substances stimulantes telles que le café, les liqueurs, le thé, etc., ne favorisent la digestion qu'en excitant la sécrétion d'une plus grande quantité de suc gastrique.

Le temps pendant lequel les aliments séjournent dans l'estomac varie; chez certains sujets, ils restent cinq à six heures; mais, terme moyen, la durée du séjour est de trois à quatre heures. La nature des substances ingérées, diverses susceptibilités individuelles, une indisposition, l'âge, des émotions morales, etc., ont du reste beaucoup d'influence sur cet espace de temps. On a fait à ce sujet des observations curieuses sur des animaux qu'on sacrifiait à des époques variables après le repas, et sur des individus atteints de fistules à l'estomac. Certains aliments peu nutritifs et qui fournissent peu de chyme, tels que les fruits mucilagineux, les épinards, les légumes aqueux, etc., lorsqu'ils sont cuits, restent moins de deux heures dans l'estomac et sont facilement digérés : ces aliments sont appelés *légers* et conviennent aux convalescents; il est même des substances fades très-peu excitantes, telles que différens corps et certaines huiles, etc., qui' traversent rapidement l'estomac sans être digérés, et parviennent dans l'intestin grêle, où, agissant mécaniquement comme corps étrangers, elles peuvent déterminer par leur présence un léger effet purgatif : ces substances sont dites *laxatives*, et leur mode d'action ne doit pas être confondu avec celui des autres purgatifs. D'autres substances, quoique nourrissantes, sont promptement digérées, à cause de leur facile solubilité dans le suc gastrique; tels sont les œufs frais à la coque, la viande de poulet et de veau, le lait, le pain blanc de bonne qualité, etc.: ces aliments ne restent en

général que deux heures dans l'estomac. D'autres aliments très-nutritifs séjournent plus longtemps dans cette cavité, tels sont la viande de porc, de bœuf, de mouton, les œufs durcis, le sang cuit, etc.; ils soutiennent mieux, comme on le dit, et sont préférables pour les personnes qui doivent supporter beaucoup de fatigues; enfin il est une dernière classe d'aliments peu ou point nutritifs, et qui résistent long-temps à l'action digestive, ou qui même ne sont pas attaqués du tout; nous rangeons dans cette classe les tendons, les aponévroses, la graisse, les huiles, et en général tous les corps gras, les pellicules de presque tous les fruits et les enveloppes des légumes farineux, etc.: ces dernières sont même en général indigestibles. Toutes ces substances peuvent séjourner cinq à six heures dans l'estomac. Les émotions morales ont, comme on le sait, une grande influence sur les digestions qu'elles peuvent suspendre instantanément; un bain, une saignée, les préparations opiacées, et quelquefois même un simple pédiluve produisent le même effet; la sécrétion du fluide gastrique est alors interrompue (V. le mot *Indigestion*). Chez beaucoup de personnes on observe communément, pendant le travail de la digestion stomacale, quelques frissons et une légère accélération du pouls.

Les liquides qui arrivent dans l'estomac y séjournent peu de temps; ils sont absorbés très promptement, presque toujours sans passer dans le duodénum; les liqueurs alcooliques sont surtout dans ce dernier cas. Cette prompte absorbtion explique pourquoi le besoin d'uriner se fait sentir très peu de temps après que les liquides ont été ingérés; ceux-ci en effet, portés dans le torrent de la circulation, sont promptement sécrétés par les reins.

Il est encore douteux, malgré les expériences de MM. Leuret et Lassaigne, que du chyme et des substances alimentaires solides, à l'exception peut-être du sucre, soient absorbés dans l'estomac.

4° *De la digestion duodénale* ou *chylification.* Nous venons de voir que le pylore livrait peu à peu passage aux alimens au fur et à mesure que ceux-ci étaient convertis en *chyme*, et que cette dernière substance s'offrait sous la forme d'une pâte homogène, acide et d'un blanc grisâtre. Elle ne s'accumule pas dans le duodénum comme dans l'estomac, quoiqu'elle y éprouve un léger retard, à cause des courbures de ce premier intestin, plus dilatable d'ailleurs que le reste de l'intestin grêle et que quelques auteurs avaient nommé second estomac. Le chyme en s'avançant se trouve bientôt mélangé à divers fluides sécrétés qui lui font subir une importante transformation; ces liquides sont la bile, le fluide pancréatique et deux liquides particuliers exhalés par la membrane muqueuse intestinale. La bile (V. ce mot) est le produit de la sécrétion du foie: elle est jaune, verdâtre, très amère très-irritante, et possédant pour propriété essentielle une alcalinité remarquable due à la présence de la soude, et qui contraste avec l'acidité du suc gastrique. Le fluide pancréatique, fourni par le pancréas, est peu connu; il diffère par sa composition de la salive à laquelle il ressemble d'ailleurs pour l'aspect. La bile et le fluide pancréatique sont versés tous les deux dans le duodénum par un orifice ordinairement commun, qui va s'ouvrir obliquement à deux pouces de distance environ du pylore. L'abord de ces liquides n'a en général lieu abondamment que pendant la digestion ; la bile secrétée dans l'intervalle des repas va s'accumuler en partie dans une poche qu'on nomme *la vésicule du fiel*, et se rend plus tard dans le duodénum par un canal appelé *cholédoque*, dont l'orifice est commun, ainsi que nous l'avons dit, avec celui du conduit pancréatique. Il s'échappe encore de la membrane interne de l'intestin une matière muqueuse qui provient des follicules, et un liquide perspiratoire dont l'existence est prouvée par la pluie fine qu'on aperçoit dans un intestin quand on l'injecte par le mésentère. Depuis le pylore jusqu'à l'orifice du canal cholédoque et pancréatique, le chyme n'éprouve aucun changement ; mais au delà de cet orifice, la pâte chymeuse, qui a provoqué par sa présence l'arrivée de la bile et du suc pancréatique, perd peu à peu son acidité, change de nature, et présente des flocons blancs, qui ne sont autre chose que du chyle (Proust) ; il se dégage en même temps un peu de gaz acide carbonique ; à moins qu'il n'y ait mauvaise digestion, les matières cheminent lentement dans le duodénum, retardées d'ailleurs par certains replis intestinaux qu'on nomme *valvules conniventes* ; dans ce trajet, la matière muqueuse des follicules sert à lubrifier le canal intestinal et à préserver ses parois de l'action irritante de la bile, tandis que le fluide perspiratoire achève de dissoudre les matières ; celles-ci parviennent peu à peu dans l'intestin grêle qui succède au duodénum, et en parcourent toute l'étendue jusqu'au cœcum, mais dans leur marche elles éprouvent des changements importants. Une foule de petits canaux capillaires, nommés *vaisseaux chylifères* ou *lactés*, viennent se rendre à la partie inférieure du duodénum et vers le jéjunum ; ces canaux sont ensuite moins nombreux dans le reste de l'intestin grêle ; ils ont pour fonction d'absorber, par un mécanisme inconnu, le chyle, qui est la matière nutritive par excellence, pour le porter ensuite dans un canal nommé *thoracique*, d'où il est bientôt versé dans le sang. Ces vaisseaux absorbants sont appelés *lactés* parce que, mis à nu sur un animal vivant et pendant la digestion, ils offrent l'aspect de longs linéaments d'un blanc laiteux. Par suite de cette absorption, les matières alimentaires sont peu à peu privées de leurs parties nutritives ; la couleur jaune de la bile devient de plus en plus prédominante, et la liquidité des matières diminue à mesure qu'on approche du gros intestin. Il faut remarquer ici que les aliments ou parcelles d'aliments, qui ont résisté à l'action de l'estomac, traversent aussi le reste du tube digestif sans éprouver d'altérations. Lorsque les matières sont parvenues au cœcum, elles sont demi-liquides, et commencent à exhaler une odeur fétide, elles ont alors franchi une espèce de soupape (la valvule *iléocœcale* ou *de Bauhin*) et ne peuvent plus désormais rétrograder et être rendues par le vo-

missement ; le peu de principes nutritifs qu'elles contiennent encore continuent à être absorbés. Ce phénomène qu'on avait nié est prouvé par la propriété que possèdent les lavements, dans lesquels il entre du bouillon, du lait ou des jaunes d'œufs, de nourrir quelque temps des personnes, qui, pour une cause quelconque, ne peuvent pas manger. Dans le colon, les matières achèvent de se colorer, de se solidifier et d'acquérir de la fétidité. Ce dernier effet n'est pas dû seulement à la putréfaction, comme le pensait Haller, et tient probablement à une autre cause. La consistance qu'acquièrent les excréments est due à l'absorption des liquides, absorption qui est assez active, comme on le voit par les lavemens qui sont aisément résorbés, lorsqu'on les garde quelque temps. Dans le colon, le cours des matières est encore très lent ; elles sont en effet obligées de remonter en partie contre leur propre poids. (Voyez, pour la disposition anatomique de cet intestin, le mot *Colon.*)

5⁰ *De la défécation.* Les excréments viennent enfin s'accumuler dans la dernière portion du gros intestin, qu'on nomme le *rectum* ; leur présence fait éprouver une sensation particulière de pesanteur bien connue de tout le monde, qui est le besoin d'aller à la selle. On éprouve cette même sensation, lorsque le rectum est enflammé (dans la dyssenterie), ou quand il est pressé par la vessie. Bien que l'intestin soit vide au moment de l'accouchement, les femmes s'imaginent souvent qu'elles vont rendre des excréments. L'expulsion de ceux-ci, ou la *défécation,* n'a pas lieu seulement par les contractions du gros intestin, quoique cela se voie sur quelques individus qui ne peuvent retenir leurs selles, mais il faut en outre le concours du diaphragme et des muscles de l'abdomen, pour vaincre la résistance du sphincter de l'anus, muscle annulaire placé à l'extrémité inférieure du rectum et destiné à empêcher la sortie involontaire des matières (Voy. le mot *Anus.*) Pendant les efforts de défécation, la glotte se ferme, le diaphragme efface sa courbure, pousse en bas et en avant les viscères abdominaux, qui sont pressés eux-mêmes et refoulés par les muscles du ventre ; l'intestin est ainsi comprimé avec force ; l'anus tend même à être chassé en dehors, mais il est retenu par son muscle *releveur* qui le dilate en même temps un peu et le soutient.

Il faut environ vingt-quatre heures, chez les adultes, pour que les aliments parcourent tout le tube intestinal dont la longueur est d'environ trente pieds, à moins toutefois que les excréments ne soient rendus liquides ; les matières passent alors avec plus de rapidité. Les vieillards et les hypochondriaques ne vont à la selle que tous les deux, trois et quatre jours ; il y a même des observations de personnes qui n'éprouvaient ce besoin que toutes les trois à quatre semaines.

Lorsqu'on fait usage d'aliments composés de particules toutes nutritives, comme les œufs, le sucre par exemple, les selles, comme on le conçoit facilement, doivent devenir plus rares ; c'est pour cette raison que ce dernier aliment passe pour échauffant. Cependant, lors même qu'on ne mange pas, on ne laisse pas pour cela d'aller à la selle de temps en temps, à cause des divers liquides sécrétés dans l'intestin ; ainsi les individus qui ont un anus contre nature, quoique le cours des matières soit entièrement intercepté, rendent néanmoins tous les huit à dix jours, par l'anus naturel, une matière privée de bile.

Les excréments sont composés en général de la manière suivante : 1° de quelques parties solubles et nutritives qui n'ont pas été dissoutes, soit à cause de leur cohésion, soit pour d'autres motifs ; c'est ainsi que chez les enfants à la mamelle très avides, une partie du caséum du lait se trouve dans les matières fécales ; 2° de parties non solubles dans les différents sucs du tube intestinal ; tels sont les différents détritus, le tissu fibreux élastique, les enveloppes épidermiques des fruits et des légumes farineux, tels que lentilles, haricots, etc. Ces dernières substances sont à peine altérées ; 3° enfin d'une portion de l'huile et des graisses ingérées. Différents corps étrangers se placent aussi dans cette catégorie ; ainsi chez les personnes qui font abus de la magnésie, on trouve quelquefois des calculs stercoraux formés de cette terre ; 4° des détritus des liquides sécrétés, tels que la bile, le suc pancréatique, le mucus, etc. Il se produit en outre des gaz, qui proviennent le plus souvent de la réaction des matières entre elles ; ils sont alors plus ou moins fétides. D'autres fois, et principalement chez les personnes nerveuses, ils paraissent sécrétés par la muqueuse intestinale, et sont bien moins fétides. A la suite d'une affection morale, leur dégagement est parfois très abondant ; l'estomac de certains individus en est même habituellement distendu ; ces gaz peuvent être résorbés en partie, ou rejetés par en haut et par en bas.

Parmi les organes que nous avons énumérés comme appartenant à l'appareil digestif, nous avons cité la *rate*. Telle est en effet l'idée que se font la plupart des physiologistes sur les fonctions de cet organe d'après ses connexions et ses rapports ; il règne encore pourtant de l'incertitude sur ses usages. Nous y reviendrons au reste au mot *rate*.

Considérée dans son ensemble, la digestion est très active pendant l'enfance et chez le jeune adulte ; les repas doivent être alors plus fréquents. A l'âge viril, les digestions sont plus longues, l'intervalle entre les selles est plus éloigné, deux repas suffisent communément. Enfin les vieillards digèrent plus difficilement, ils se contentent quelquefois d'un seul repas, et les selles n'ont souvent lieu qu'à de longs intervalles. Terminons pourtant en faisant remarquer que l'importante fonction qui nous occupe est une de celles qui persistent le plus long-temps dans l'âge avancé : tous les plaisirs ont fui le vieillard, quand il lui reste encore ceux de la table ; heureux si, en observant les sages lois de la tempérance, il peut jouir long-temps de cette faculté et conserver les privilèges d'une vieillesse saine et valide !

J.-P. Beaude,

Médecin-Inspecteur des établissemens d'eaux minérales, membre du Conseil de Salubrité.

DIGITAL (*anat.*), adj. Qui a rapport aux doigts ; les artères et les nerfs digitals sont ceux qui se rendent aux doigts. On a nommé *appendices digitals*, de petits prolongements que forment les intestins, et qui, par leur forme, sont analogues à des doigts de gants. Les dépressions que forment les circonvolutions du cerveau à la partie interne des os du crâne, ont reçu le nom d'*impressions digitales*, parce qu'elles paraissent comme faites avec les doigts.   J. B.

DIGITALE POURPRÉE (*bot.* et *mat. méd.*), s. f., *digitalis purpurea* L., genre de la famille des Scrophulariées de Juss. Cette plante doit à la forme de sa corolle les dénominations vulgaires de *gant de Notre-Dame, gantelée, doigtier* ; elle est aussi remarquable par son bel et long épi formé de grosses fleurs pendantes et de couleur purpurine. Sa tige droite et herbacée s'élève à la hauteur de deux à trois pieds ; ses feuilles sont grandes, ovales, dentées et cotonneuses inférieurement. La digitale croît naturellement dans les terrains élevés et sablonneux, particulièrement dans le voisinage des vieilles habitations. Les feuilles sont les seules parties de la plante dont on fasse usage en médecine ; leur odeur est nulle ou presque nulle ; leur saveur, amère et légèrement âcre ; réduites en poudre, elles font la base de certaines préparations magistrales et pharmaceutiques ; ces dernières sont la teinture alcoolique éthérée, les extraits aqueux ou alcoolique. Ces médicaments jouissent de propriétés assez énergiques pour devoir être employés avec une sage réserve : leur action varie suivant les doses aux quelles on les emploie : c'est ainsi que si elles sont faibles, elles donnent pour résultat constant un ralentissement dans la circulation ; si celles-ci sont fortes, l'action peut aller jusqu'à la stupéfaction et la syncope ; il arrive souvent même qu'elles produisent des accidents qui simulent l'empoisonnement par les substances narcotico-âcres. La teinture alcoolique est employée avec succès en frictions pour résoudre des infiltrations séreuses. C'est principalement dans les cas d'hydropisie générale et partielle, d'anévrismes du cœur et de toux nerveuses, qu'on emploie en France la digitale pourprée. Plusieurs médecins anglais, et notamment les docteurs Baddoës et Mossman, lui attribuent, dans certains cas, et particulièrement dans la phthisie pulmonaire, des effets héroïques. Si l'on en croit même M. Thomas, le fameux sirop végétal, si pompeusement préconisé dans ce pays contre cette cruelle maladie, aurait pour base la digitale pourprée, et la scille pour auxiliaire.

Cette plante joue un rôle assez important dans la thérapeutique pour avoir fixé l'attention des chimistes : M. Dulong d'Astafort est l'un de ceux qui se sont occupés de son analyse avec le plus de succès ; on lui doit la découverte du principe actif qu'elle renferme, et auquel il a donné le nom de *digitaline*. Le même auteur, se fondant sur la propriété qu'a cette substance de former avec la noix de galle un précipité insoluble, propose l'infusion aqueuse de cette dernière substance comme antidote de la digitale.

Préparations et *doses*. On administre la poudre à la dose de deux à vingt grains successivement, soit seule, soit sous la forme de bols ou de pilules. L'infusion aqueuse se prépare avec une quantité de demi-gros à deux gros pour deux livres d'eau. La teinture éthérée ou alcoolique se donne à l'intérieur de dix à vingt gouttes dans un véhicule approprié. On l'emploie en outre en frictions à la dose de un à deux gros.

COUVERCHEL.

DIGNE (Eaux minérales de). Digne est une petite ville de l'ancienne Provence, et maintenant chef-lieu du département des Basses-Alpes; à une demi-lieue de la ville existent des sources minérales qui sont assez fréquentées par les habitants des départements voisins. Ces sources, au nombre de cinq, sont renfermées dans un bâtiment où sont administrés les bains, les douches. C'est aussi dans ce bâtiment qu'est la buvette et que sont les étuves.

L'eau de ces sources est hydro-sulfureuse et saline; leur température varie de 32° à 36° Réaumur. La source *de la Fontaine*, dont la température est de 35°, est celle qui est administrée en boisson; le *Bain-des-Vertus* est le plus fréquenté et peut contenir dix à douze baigneurs; sa température est de 32°; la *Grande-Douche* est à 35°; le bain de *saint-St-Jean* à 36°; le bain de *St-Gilles* est à 35°. Il existe encore plusieurs autres bains dont la température est voisine de celles que nous venons d'indiquer. Les étuves sont dans une caverne taillée dans le roc dont la température est constamment entretenue élevée, par l'eau d'un bassin qui est à 36°.

L'analyse de ces eaux, faite par M. Laurens, pharmacien à Marseille, a démontré qu'elles contenaient du gaz acide carbonique et de l'hydrogène sulfuré, de l'hydrochlorate et du sulfate de soude, du sulfate et du carbonate de chaux, de l'hydrochlorate, du sulfate et du carbonate de magnésie. Une source froide qui est voisine des précédentes et qui est employée à modifier leur température, a présenté une composition analogue à celle qui vient d'être indiquée.

Les bains de Digne remontent à la plus haute antiquité, car il est fait mention de ces eaux thermales dans Pline et Ptolémée. Comme toutes les eaux sulfureuses et salines dont la température est très élevée, ces eaux sont employées dans toutes les affections chroniques, dans les engorgements des articulations et dans ceux des viscères du bas-ventre, dans les anciennes blessures, dans les rhumatismes chroniques; la dose est de cinq à six verres le matin; souvent elles produisent un effet laxatif, mais le plus ordinairement on se purge, pendant que l'on prend les eaux, avec du sulfate de soude ou de magnésie que l'on fait dissoudre dans quelques verres d'eau thermale; la saison commence en mai et finit en septembre. Le nombre des malades qui visitent annuellement ces eaux est de cent cinquante à deux cents.

J.-P. BEAUDE.

DILATATION (*path.*), s. f. On désigne par ce nom l'augmentation de volume d'un corps; en chirurgie on entend par ce mot l'agrandissement d'une cavité ou d'un canal; ainsi on dilate par des bougies le canal de l'urètre lorsqu'il est affecté de rétrécissement. V. *Dilatateur.*

DILATATEUR (*chir.*), s. m. On donne ce nom à certains muscles qui ont pour fonction de dilater une cavité. On emploie aussi, pour examiner l'intérieur de certains organes, des instruments qui ont reçu le nom de *dilatateurs* ou *dilatatoires*; d'autres ont été désignés sous le nom de *speculum* (Voy. ce mot). Certains corps mous ou susceptibles d'acquérir un volume assez considérable en absorbant l'humidité, ont été employés comme *dilatant* pour agrandir soit des ouvertures naturelles, soit une plaie ou l'ouverture d'un trajet fistuleux. L'éponge préparée, la racine de guimauve sèche, la racine d'iris, les cordes à boyaux sont des corps que l'on emploie quelquefois pour obtenir le résultat que nous venons d'indiquer. Quelquefois on se sert de corps dilatants non susceptibles d'augmenter de volume, et les mèches de charpie, les bougies, les fils de plomb sont mis en usage pour obtenir ce résultat.   J.-B.

DILACÉRATION (*chir.*), s. f. V. *Déchirement.*

DIPHTHÉRITE (*méd.*), s. m. V. *Angine couenneuse.*

DILUTION (*méd.*), s. f. C'est un des termes de la médecine homœopathique. V. *Homœopathie.*

DIPLOÉ (*anat.*), s. m. On donne ce nom à la couche celluleuse ou de substance spongieuse qui est entre les deux tables osseuses qui forment les os du crâne. V. *Crâne.*

DIPLOPIE (*path.*), s. f., du grec *diploos*, double, et *oph*, œil; c'est une maladie du sens de la vue dans laquelle les objets paraissent doubles. V. *OEil* (maladie des yeux).

DISCRET (*path.*), adj. Se dit de la variole ou petite vérole, lorsque les pustules ne sont pas trop nombreuses; on dit que dans ce cas la variole est discrète. V. *Variole.*

DISPENSAIRE (*pharm.*), s. m. On donne ce nom aux ouvrages dans lesquels est consignée a description des médicaments qui doivent se trouver dans l'officine d'un pharmacien; dans cette acception ce mot est synonyme de *codex*. On donne encore le nom de *dispensaire* à un service médical organisé par des sociétés de bienfaisance pour donner des secours aux pauvres; c'est ainsi qu'il existe le *dispensaire de la Société Philantropique* qui, indépendamment des bureaux de charité, donne des secours aux pauvres malades. Ce dispensaire, dont les frais sont faits au moyen de souscriptions individuelles dont le montant est de trente francs par année, existe depuis près de trente ans, et il rend chaque jour de nouveaux services à la classe laborieuse et peu aisée de la population à Paris. Depuis, de nombreux dispensaires se sont organisés à l'instar de celui que nous venons d'indiquer; les uns ont été fondés par des artisans de diverses professions et sous le nom de Société de Secours

Mutuels; ces ouvriers s'assurent, au moyen d'une souscription de vingt ou trente francs par an, les soins d'un médecin lorsqu'ils se trouvent malades, un secours en argent qui s'élève chaque jour à deux ou trois francs, et souvent ils reçoivent encore les médicaments. Ces sociétés sont nombreuses, et elles peuvent même faire sur leur revenu de petites pensions à ceux de leurs membres qui sont infirmes par suite de l'âge ou des maladies.

Il existe aussi à Paris un service spécial attaché à la préfecture de police sous le nom de *Dispensaire de Salubrité*. Ce service a pour objet de soumettre une fois tous les huit jours toutes les filles publiques à une visite pour constater leur état de santé sous le rapport de la maladie vénérienne; ce service, qui est composé de plusieurs médecins et d'un bureau particulier, est fort important; on est parvenu par ce moyen à diminuer d'une manière fort notable le nombre des maladies vénériennes. Des renseignements fort curieux sur l'origine et l'organisation de ce service ont été consignés dans l'important ouvrage de Parent Duchâtelet sur la prostitution.　　J. B.

DISSECTION (*Pol. méd.*)・ L'anatomie est la base des études médicales et chirurgicales; elle nous a appris tout ce qu'il importait de savoir en médecine et en chirurgie; elle a écarté tous les doutes, fixé toutes les incertitudes dont la chirurgie était environnée, et enfin, elle a fourni à la médecine des points fixes sur lesquels elle s'appuie pour éclairer la diagnostique et le traitement des maladies internes.

Cette vérité reconnue de tous les peuples civilisés fait que tous les gouvernements ont favorisé l'étude de l'anatomie, quoiqu'ils aient eu à lutter pendant long-temps contre des préjugés qu'il n'a pas été facile de détruire et qui, peut-être, ne le sont même pas encore entièrement aujourd'hui.

On sait qu'à une époque qui n'est pas encore fort reculée, les dissections étaient considérées comme un sacrilège qu'on ne pouvait expier que par un pélerinage à la Terre-Sainte, et que le célèbre Vesale en était réduit à s'enfermer la nuit dans le charnier des Innocens et à y disséquer des cadavres qu'il obtenait en courant les plus grands dangers. On connaît également les discussions qui partageaient les médecins et qui portaient sur la question de savoir si les criminels condamnés à mort pouvaient être livrés aux chirurgiens de leur vivant, pour être soumis à des recherches anatomiques, ou s'il fallait attendre qu'ils eussent subi leur sentence; les uns disaient qu'il n'était pas permis de faire du mal pour procurer du bien, les autres pensaient que, relativement à la société, « la mort d'un criminel était » aussi utile sur un amphithéâtre que sur un » échafaud; » que, relativement au criminel lui-même, on ne lui faisait aucun tort, si on lui laissait le choix entre une mort certaine et l'espérance de la guérison à la suite d'une opération faite avec soin et précaution. Une vieille chronique appelée *Chronique Scandaleuse*, cite à cette occasion l'histoire suivante d'un archer de Meu-

don sur lequel fut faite la première opération de la pierre sous Louis XI. « Au mois de janvier (mil) » quatre cens soixante et quatorze, advint que » ung franc archier de Meudon, près Paris, estait prisonnier ez prisons de chastelet, pour occasion de plusieurs larrecins qu'il avoit faictes » en divers lieux, et mesmement en l'église du dit » Meudon. Et pour lesdits cas et comme sacrilège fut condamné à estre pendu et étranglé au » gibet de Paris, nommé Montfaulcon, dont il appella en la court de parlement, où il fut mené » pour disputer de son appel : par laquelle court » et par son arrest fut, le dit franc-archier, déclaré avoir mal appellé et bien jugé par le prévost de Paris, par devers lequel fut renvoyé » pour exécuter sa sentence. Et ce mesme jour » fust resmontré au roi (Louis XI), par les médecins et chirurgiens de la dite ville, que plusieurs et diverses personnes estoient fort travaillés et molestés de la pierre, colique, passion, » et maladie du costé, dont pareillement avoit » esté fort molesté le dit franc-archier. Et aussi » des dites maladies estoit lors fort malade M. du » Bocaige, et qu'il seroit fort requis de voir les » lieux où les dites maladies sont concréées dans » les corps humains, laquelle chose ne pouvoit » mieux estre sceue que « inciser le corps d'un » homme vivant », ce qui pouvoit bien estre fait » en la personne d'icellui franc-archier, qui aussi » bien estoit prest de souffrir mort, laquelle ouverture et incision fut faicte au dit corps du dit » franc-archier, et dedans icellui quis et regardé » le lieu des dictes maladies. Et après qu'ils eurent » esté veues fut recousu, et ses entrailles remises » dedans. Et fut, par l'ordonnance du roi, fait » très-bien panser, et tellement que dedans quinze » jours après il fut bien guery, et eut rémission » de ses cas sans despens, «et si lui fut donné » avecques ce argent. »

Nous pourrions citer d'autres exemples de semblables opérations, car il est certain qu'on livra plusieurs fois à des médecins les criminels condamnés à mort, pour les soumettre à des expériences chirurgicales; cela excitait, et à juste raison, toute l'indignation de Montaigne (*Essais, livre* 2). Cependant l'usage qui avait prévalu était de faire ordonner par les tribunaux qui prononçaient en dernier ressort la mort d'un coupable, que son cadavre serait porté aux amphithéâtres.

Ce ne fut qu'au 18e siècle que l'on s'occupa sérieusement des études anatomiques, et que l'on établit des lieux qui leur furent spécialement consacrés. On comprit enfin que l'anatomie étant une science de fait, il fallait disséquer pour être anatomiste, de même qu'il fallait manipuler pour devenir chimiste.

Le 4 juillet 1750, un arrêt du conseil, après avoir prescrit un cours complet des études de toutes les parties de l'art chirurgical qui était de trois années consécutives, décida que pour rendre ces cours plus utiles aux élèves, il serait établi dans *le collège de Saint-Côme*, à Paris, une école pratique d'anatomie et d'opérations chirurgicales, où toutes les parties de l'anatomie se raient démontrées gratuitement, et où les élèves feraient eux-mêmes les dissections et les opérations qui leur auraient été enseignées.

Plus tard MM. La Peyronie et La Martinière, chirurgiens du roi, usèrent de toute leur influence pour seconder les bonnes dispositions du gouvernement.

En 1775, on créa trois amphithéâtres, l'un à Metz, l'autre à Strasbourg et le troisième à Lille, pour l'instruction des hôpitaux militaires. Ces amphithéâtres furent l'objet des réglements des 22 décembre 1775 et 26 février 1777.

Ces réglements et quelques actes partiels régirent seuls les études anatomiques jusqu'à la fin du siècle dernier, c'est-à-dire, jusqu'à la promulgation de l'arrêté du gouvernement du 3 vendémiaire, an 7. Cette loi, qui n'a point été abrogée, soumit à l'autorisation de l'administration l'ouverture des salles de dissection, soit publiques, soit particulières; elle donna à l'autorité le droit de faire, pour l'inspection de ces lieux, toutes les dispositions qu'elle jugerait nécessaires, et exigea que tout individu, ayant droit de s'occuper de dissection, fût préalablement tenu : 1o de se faire inscrire chez le commissaire de police de son arrondissement; 2o d'observer, pour obtenir des cadavres, les formalités qui lui seraient prescrites par la police; 3o de désigner les lieux où seraient déposés les débris de corps dont il aurait fait usage, sous peine d'être privé de cette distribution, dans le cas où il ne les aurait pas fait porter aux lieux de sépulture. Enfin cet arrêté renouvela la défense d'enlèvement nocturne des cadavres inhumés.

A Paris, le privilège des dissections est attribué à la Faculté de Médecine et à l'administration des hôpitaux. Mais avant l'année 1813 il n'en était pas ainsi. Indépendamment des salles de dissection qui existaient dans les hôpitaux et hospices, il y avait dans la ville un assez grand nombre de laboratoires particuliers d'anatomie, au moins 40; il en résulta de graves abus. En effet, ces amphithéâtres étaient d'autant plus dangereux que pour la plupart, ils étaient situés dans des rues étroites et populeuses où ils excitaient les plus vives réclamations de la part des voisins; ils étaient d'ailleurs trop petits, trop peu aérés et manquaient des moyens convenables pour entretenir la propreté; quelque uns de ces laboratoires étaient devenus de véritables foyers d'infection ; quant aux amphithéâtres des hôpitaux, on n'avait pas tardé à reconnaître qu'ils produisaient de fâcheux effets sur le moral des malades, et que même ils compromettaient la salubrité de ces établissements.

L'administration dut donc prendre les mesures nécessaires pour faire cesser cet état de choses, et, après s'être concertée avec l'Ecole de Médecine et l'administration des hospices, elle prononça la suppression des amphithéâtres particuliers et de ceux établis dans les hôpitaux, et renferma les exercices anatomiques dans les pavillons de l'Ecole de Médecine et dans l'amphithéâtre de la Pitié, entièrement séparé des bâtimens de l'hôpital.

Ces mesures furent l'objet de l'ordonnance de police du 15 octobre 1813, renouvelée par celle du 11 janvier 1815 et enfin par l'ordonnance récente du 25 novembre 1834. Ce dernier réglement qui a été l'objet de nombreuses conférences, qui a été sagement médité par l'administration et par le conseil de salubrité autant dans l'intérêt de la morale publique et de la salubrité que dans celui des études, défend d'ouvrir dans Paris aucun amphithéâtre particulier, soit pour professer l'anatomie ou la médecine opératoire, soit pour faire disséquer ou manœuvrer sur le cadavre les opérations chirurgicales. Il prononce la même défense en ce qui concerne les hôpitaux, les hospices, les maisons de santé, infirmeries, maisons de détention, et en quelque autre localité que ce soit; et il porte que les dissections ne pourront être faites que dans les pavillons de la Faculté de Médecine et dans l'amphithéâtre des hôpitaux établis sur l'emplacement de l'ancien cimetière de Clamart. Suivant le même réglement, les cadavres provenant des hôpitaux et hospices sont seuls affectés au service des amphithéâtres d'anatomie; mais les familles peuvent réclamer, pour les faire enterrer à leurs frais, les corps de leurs parents décédés dans les hôpitaux et hospices; la distribution des cadavres entre l'amphithéâtre des hôpitaux et les pavillons de la Faculté de Médecine a lieu conformément à des dispositions d'administration intérieure ; ils ne peuvent être enlevés des hôpitaux et hospices que 24 heures après que le décès a été régulièrement constaté ; ils sont portés aux amphithéâtres dans des voitures couvertes et pendant la nuit seulement; il est expressément défendu d'emporter hors des amphithéâtres des cadavres ou des portions de cadavres; enfin, les dissections doivent être suspendues depuis le 1er mai jusqu'au 1er septembre.

Les dispositions qui précèdent ne concernent pas les amphithéâtres d'anatomie qui, suivant l'article 1042 du réglement général du 1er avril 1831 sur les hôpitaux militaires, doivent être établis dans les hôpitaux d'instruction. Ces amphithéâtres sont soumis à un régime et à des réglemens spéciaux en harmonie avec la chirurgie militaire. Cependant l'autorité municipale peut toujours étendre sa surveillance sur ces établissements et leur imposer telles conditions qu'elle juge convenables dans l'intérêt de la salubrité et de la morale publique.

Le régime actuel des salles de dissection a fait naître de la part de plusieurs médecins un grand nombre de réclamations fondées en partie sur la liberté de l'enseignement, sur l'intérêt des élèves et de la science. Sans doute, ces principes ne peuvent qu'être admis en théorie, ils reposent sur des bases trop respectables pour que l'administration ne leur ait pas donné toute l'attention qu'ils méritent; mais si l'on descend à la pratique, si l'on se rappelle les graves abus auxquels ont donné lieu les laboratoires particuliers et que les réglements maintenant en vigueur sont parvenus à détruire; si on considère, que même aujourd'hui, il est presque impossible d'empê-

cher quelques désordres malgré la surveillance la plus active, la plus minutieuse, on ne pourra qu'approuver les mesures qui ont été prises dans une matière qui touche de si près à la salubrité et à la morale publique.   Ad. Trebuchet,
Chef du bureau de la police médicale,
à la Préfecture de Police.

DISSOLUTION (*chim.*), s. f. On donne ce nom à une opération par laquelle un corps liquide ou gazeux communique son état à un autre corps; ainsi un grand nombre de sels, lorsqu'ils sont mis dans l'eau, passent de l'état solide à l'état liquide, et l'on dit que leur dissolution s'est opérée. Tous les corps ne se dissolvent pas dans le même véhicule : tel qui se dissout dans l'eau ne se dissoudra pas dans l'alcool ou dans les huiles, et réciproquement. Les dissolutions sont souvent employées en médecine, car presque toutes les préparations pharmaceutiques reposent sur ce phénomène. Les gaz peuvent aussi dissoudre les liquides qui, alors, passent à l'état de vapeur; ainsi l'eau, l'alcool, l'éther, les acides, etc. peuvent en se vaporisant se mêler à l'air. Il est vrai que ce mélange n'est pas une véritable dissolution, mais ces phénomènes présentent assez d'analogie pour que l'on puisse les comparer, et pour ainsi dire, les assimiler.   J. B.

DISSOLVANT (*Chim.*), adj. et s. m. Se dit d'un corps qui a la propriété de dissoudre. Ainsi, l'alcool est le meilleur dissolvant des résines; l'eau est le dissolvant le plus connu et le plus général; la propriété dissolvante des huiles est très peu étendue.   J. B.

DISTILLATEURS (maladie des) (*path. hyg. pub.*). L'art de distiller est très ancien : Aristophane de Byzance, qui vivait deux cent vingt ans avant Jésus-Christ, en fait mention. Tous les auteurs anciens qui ont écrit sur la chimie ne déterminent son usage que pour fondre, purifier, affiner ou *transmuer* les métaux; ainsi, selon eux, l'on ne s'en servait point, dans ces premiers tems, pour tirer les essences des fruits, des plantes ou des liqueurs. Pline et Dioscorides, qui font mention de plus de soixante différentes boissons tirées des fruits et des plantes auxquelles ils donnent le nom d'*eau* et de *vin*, ne parlent que d'infusion, de macération ou digestion du fruit ou de la plante, mêlée en substance dans la liqueur, et quelquefois exposés à la chaleur du feu ou du soleil pour la faire fermenter! Plutarque donne aussi plusieurs préceptes sur le vin, la manière de le préparer, de le clarifier, de le rendre meilleur et plus agréable, et il ne fait aucune mention de la distillation pour en tirer une liqueur plus forte.

Mathiole, qui vivait environ au milieu du seizième siècle, est le plus ancien auteur que nous trouvons avoir fait mention de l'eau-de-vie que l'on fabriquait en Italie.

Il semble que Mathiole, dans son ouvrage, parle de l'alambic, et conséquemment de la distillation, comme d'une chose dont le nom commençait à être connu, et qu'il y avait aussi peu de temps que les chimistes avaient donné à la liqueur tirée du vin le nom d'*eau-de-vie*, ce qui pourrait fortifier la conjecture que cette invention n'est pas ancienne. Mais en supposant qu'elle n'ait été connue en Italie que du temps de Mathiole, il est toujours bien certain qu'elle passa bientôt en France, puisque dans l'année 1514, Louis XII, en établissant la communauté des *vinaigriers*, comprit dans leurs qualités celle de *distillateurs en eau-de-vie et esprit de vin*. Vingt ans après ce premier établissement il y eut une autre communauté établie à Paris avec l'attribution expresse et singulière de distillateurs et faiseurs d'eau-de-vie et d'eau-forte, sans préjudicier néanmoins à la première attribution qui avait été faite aux vinaigriers. Les premiers statuts des *distillateurs* datent du 13 octobre 1634.

Aujourd'hui on donne le nom de distillateurs à tous les industriels qui se servent de la distillation pour retirer l'alcool du vin, les essences des diverses substances aromatiques qui les contiennent. On donne aussi le nom de distillateurs à ceux qui s'occupent du traitement par la chaleur, et en vaisseaux clos, d'un corps quelconque dont on retire des produits solides, liquides ou gazeux, alors même que ces produits n'étaient pas primitivement contenus dans les corps soumis à l'expérience, et qu'ils résultent de l'action de la chaleur.

Les *distillateurs d'eau-de-vie* sont souvent atteints d'ivresse produite par l'odeur et la fumée de ces liqueurs. Dans le commencement du travail, ces vapeurs alcooliques donnent de la gaîté, aident et accélèrent la digestion; mais elles finissent par étourdir, et l'ouvrier éprouve un sentiment de faiblesse et de somnolence; il s'ensuit quelquefois le dégoût des aliments et des vertiges qui se reproduisent toutes les fois que les ouvriers reprennent le travail; ces vertiges sont *simples*, et ils consistent dans un tournoiement apparent des objets.

Dans les distilleries il y a souvent des cuves en fermentation, et, dans ces cas, l'ouvrier peut être frappé d'asphixie par suite de l'acide carbonique produit par la fermentation.

Les distillateurs d'eau-de-vie, ainsi que les brasseurs, sont sujets à une espèce d'apoplexie que nous avons désignée les premiers sous le nom de *coup de sang*, ou simple congestion de l'encéphale; ce coup de sang est plus ou moins intense, en raison de la demeure dans les cuves, de l'époque de la fermentation et de la constitution des ouvriers. A l'article *Brasseur*, nous avons exposé l'action de l'acide carbonique sur le sang, et nous avons prouvé que le coup de sang causé par l'action de l'acide carbonique offrait quelque analogie avec l'apoplexie des vieillards, et que l'on devait suivre le même traitement que pour une simple apoplexie.

DISTILLATEURS D'ACIDES. (Voy. *Fabricant d'acides minéraux.*)

DISTILLATEURS D'ÉTHER. Autrefois la fabrication des éthers était pratiquée par les pharmaciens qui en préparaient dans leurs laboratoires de petites quantités; aujourd'hui cette branche d'industrie a changé de main; il est plusieurs fabricants qui préparent de l'éther en grand, soit pour le livrer aux pharmaciens qui le purifient, soit à des fabricants qui s'en servent pour dissoudre les résines et surtout le caoutchouc, la *gomme élastique*.

La distillation de l'alcool avec l'acide sulfurique pour produire l'éther fait courir de grands dangers à ceux qui la mettent en pratique, et on pourrait citer bon nombre d'accidents: ainsi on a vu, au Bas-Meudon, M. Langlois, autrefois chef de la maison Vauquelin, rue du Colombier, être brûlé par l'éther d'une manière effrayante et n'être complètement guéri qu'après un laps de temps considérable; on a vu un jeune chimiste qui donnait les plus belles espérances, Polydore Boullay, succomber après avoir lutté pendant long-temps contre les suites d'une maladie causée par des brûlures dues à l'éther; on a vu un nommé Ribolet, fabricant d'éther à Charonne, succomber, ainsi que son ouvrier, par suite de l'inflammation de l'éther qu'ils préparaient d'une manière mécanique, puisqu'ils n'avaient aucune connaissance des bons procédés, et qu'ils ne travaillaient que d'après une formule que Ribolet tenait de l'un de ses amis. Une ordonnance royale du 27 janvier 1837 classe parmi les établissements dangereux et insalubles les fabriques et les dépôts d'éthers.

On pourrait citer un grand nombre d'incendies dus à l'inflammation de l'éther lors de sa fabrication, et citer parmi ces cas l'incendie de la fabrique de Passy.

On doit recommander aux distillateurs d'éther de n'opérer que dans des fabriques construites exprès pour ce genre de fabrication, et d'établir dans une pièce le fourneau qui sert à chauffer l'alambic, puis le reste de l'appareil dans une autre pièce en faisant passer à travers une cloison en briques le tuyau qui porte dans l'appareil condensateur les vapeurs éthérées, de façon à ce que le feu soit dans une pièce et l'éther dans une autre. En se servant de ce moyen, on n'a pas à craindre qu'un courant d'air, ou toute autre circonstance, ne vienne à jeter dans le foyer la vapeur de l'éther qui pourrait s'enflammer, et qui déterminerait une combustion et la perte des produits, et qui compromettrait la vie de l'opérateur.

On doit encore recommander au praticien de ne point entrer avec de la lumière dans la pièce où l'éther est condensé, car si la condensation se faisait mal, il pourrait y avoir inflammation.

Il serait encore plus convenable dans ces fabriques de ne chauffer les alambics qu'à l'aide de la vapeur en plaçant le *générateur* dans un local éloigné des appareils condensateurs.

Les distillateurs d'éther sont sujets aux brûlures simples et de *premier degré*, c'est-à-dire à une inflammation superficielle de la peau sans cloche ou phlyctènes. (V. *Brûlure*.)

CHEVALLIER,   FURNARI,
Membre du conseil de salubrité,   Docteur en médecine, membre professeur à l'école de pharmacie.   de l'académie royale de médecine de Palerme.

DIURÉTIQUES (*thérap.*), adj. et s. pl. Du grec *dia*, à travers, et *ouron*, urine. Comme substantif ce mot sert à désigner les médicaments qui ont la propriété d'augmenter la sécrétion de l'urine;

joint comme adjectif à un nom, il indique la même propriété.

On peut distinguer plusieurs classes de diurétiques; les unes n'agissent qu'en augmentant la quantité de liquide contenu dans l'économie; telles sont les boissons aqueuses et émollientes prises en abondance; l'humidité de l'air agit de la même manière en diminuant la transpiration insensible; la sécrétion urinaire, par une des grandes lois de la physiologie, supplée alors à l'évacuation qui aurait dû se faire par les sueurs. Tout le monde a pu remarquer qu'on urinait davantage par un temps humide que par un temps sec et chaud.

On peut ranger dans une seconde classe de diurétiques des médicaments qui agissent comme des excitants généraux sur l'ensemble de l'économie; ils ont pour effet d'augmenter toutes les sécrétions: tels sont le vin, les boissons alcooliques, le café, le thé, etc.

Ces agents thérapeutiques ne sont des *diurétiques*, comme on le voit, que d'une manière indirecte; mais il est d'autres substances qui semblent avoir une espèce d'affinité pour les voies urinaires, et augmentent notablement la sécrétion de l'urine sans être pourtant douées d'une action générale excitante bien appréciable; telles sont le nitrate de potasse, l'urée, la pariétaire, quelques-uns des principes de la bière, etc. Parmi ces diurétiques, il en est quelques-uns qui irritent légèrement le tube intestinal, mais qui pris en petite quantité stimulent bien plus fortement l'appareil urinaire; la racine de caïnça, la scille, le colchique, les cantharides, la digitale (indépendamment de son action sédative des mouvements du cœur), etc., sont dans cette catégorie.

Les diurétiques sont employés dans un grand nombre de circonstances, tantôt pour faire disparaître une collection de liquide épanchée ou infiltrée dans quelque partie du corps, comme dans les cas d'hydropisie, d'œdème, d'anasarque, etc., tantôt comme simple moyen dérivatif, dans la goutte et le rhumatisme par exemple; d'autres fois on a pour but, en les administrant, de prévenir la formation de calculs ou d'amener l'expulsion de graviers de la vessie.

Chacune des substances diurétiques que nous venons d'énumérer sera étudiée à part. La racine de *caïnça*, qui n'a pas été mentionnée à sa place dans ce dictionnaire, parce que c'est un médicament récemment introduit en médecine, provient du *chiococca racemosa* L. plante du Brésil, de la famille des rubiacées. C'est un diurétique très énergique; on peut l'administrer en décoction à la dose d'une once pour un demi litre d'eau, et en extrait à la dose d'un demi gros.   J. B.

DOCIMASIE (*méd. lég.*), s. f., du grec *docimaso*, j'éprouve, j'essaie. On a donné ce nom à une opération qui consiste à plonger les poumons du cadavre d'un enfant nouveau né dans l'eau, afin de s'assurer si l'enfant a respiré: dans ce dernier cas, les poumons, qui sont remplis par l'air, surnagent; lorque l'enfant n'a point respiré, les poumons, qui sont compactes, tombent au fond du vase. Cette épreuve est souvent employée en médecine, pour constater des crimes d'infanticide (V. ce mot).   J. B.

DOIGT (*anat*), s. m. On désigne ainsi, comme on le sait, les cinq prolongements qui divisent l'extrémité de chaque main ; le premier en allant de dehors en dedans, se nomme le *pouce*, le second, l'*index* ou l'*indicateur*, le troisième le *medius* ou le *doigt du milieu*, le quatrième, le *doigt annulaire*, et le cinquième, le doigt *auriculaire* ou *petit doigt*; ce mot *auriculaire* lui est donné parce que c'est lui qu'on introduit quelquefois dans la conque de l'oreille *ad scalpendum aures*.

Il est quelques individus qui ont six doigts; il paraît même que cette anomalie peut se transmettre de génération en génération ; le plus souvent pourtant ce sixième doigt, qui presque toujours fait suite à l'auriculaire, n'est qu'un appendice non susceptible de mouvement et réuni à la main par un pédicule plus ou moins rétréci ; on doit alors l'exciser peu de temps après la naissance. Cette petite opération est sans danger.

Chaque doigt est composé de trois petits os, articulés bouts à bouts et qu'on nomme phalanges ; le pouce fait exception et n'en présente que deux ; il y a donc en tout quatorze phalanges à chaque main. Parmi elles les supérieures, c'est-à-dire celles qui s'articulent avec les os *metacarpiens*, sont les plus fortes ; les moyennes (*phalangines* de Chaussier) ressemblent assez aux précédentes; c'est la phalange de ce rang qui manque au pouce; enfin celles de l'extrémité des doigts (*phalanges ungueales, phalangettes de Chaussier*), ont une forme différente; leur sommet est arrondi, inégal et plus large que le corps de l'os, il est en rapport avec ce qu'on appelle la *pulpe du doigt*. Les phalanges sont maintenues articulées par un ligament antérieur et deux latéraux; il existe en outre une membrane synoviale ; les tendons des muscles extenseurs et fléchisseurs qui s'attachent aux deux dernières phalanges contribuent à donner de la solidité à cette articulation. Ils sont également entourés d'une gaine aponévrotique très résistante ; par dessus se trouve un tissu cellulaire serré, épais et entremêlé de cloisons fibreuses. Ce tissu est surtout abondant à l'extrémité du doigt où il forme une espèce de matelas élastique qu'on nomme la pulpe des doigts; cette disposition était utile pour la perfection du tact. Les ongles crochus et arrondis chez les animaux sont plats, comme on le sait, chez l'homme (V. le mot *Ongle*). La peau de cette région est remarquable par le grand nombre de filets nerveux qui s'y distribuent et qui y forment des papilles disposées avec une admirable symétrie. Des nerfs et des vaisseaux nombreux arrivent en effet aux doigts; ils sont situés sur les parties latérales de ces derniers, et vont se réunir vers leur extrémité en formant de petites arcades. Il résulte de ces dispositions une grande sensibilité dans les extrémités digitales, organes principaux du tact; mais cette sensibilité peut devenir une cause de souffrance excessive, quand elle est exagérée par l'inflammation, comme dans le *panaris*; alors la douleur est surtout occasionée

par l'étranglement des parties emprisonnées dans les cloisons très résistantes du tissu cellulaire; aussi un chirurgien célèbre a-t-il dit que tout était disposé dans les doigts *pour en faire un appareil de torture*. (V. *Main*).

DOIGTS (Maladies des). Les phalanges peuvent être le siége de fractures, de luxations, de carie, de nécrose, etc., comme les autres parties du système osseux.

Les fractures sont assez rares et toujours accompagnées d'une forte contusion des parties molles. La réduction est du reste facile ; deux petits attelles minces en bois ou en carton, quelques tours de bandes sur le doigt et sur les attelles composent tout l'appareil de pansement ; la consolidation de l'os exige vingt-cinq à trente jours. Les luxations des phalanges sont également assez rares, et leur réduction n'est pas toujours sans difficulté; la plus fréquente de toutes est celle de la première phalange du pouce en arrière et sur le premier métacarpien; cet accident a lieu lorsque par une cause quelconque le pouce porté dans une extension forcée est renversé en arrière. Ces luxations abandonnées à elle-mêmes deviennent irréductibles au bout de quelque temps. L'amputation des doigts se pratique presque toujours dans les articulations des phalanges ; le chirurgien a soin de se ménager un lambeau de peau pour recouvrir l'extrémité du petit moignon.

Les doigts sont souvent atteints d'une inflammation phlegmoneuse quelquefois très grave, connue sous le nom de *panaris*; nous en traiterons à part au mot *Panaris*. On confond fréquemment sous ce nom une autre affection en général très légère du doigt, et dans laquelle l'inflammation est bornée à la peau; c'est ce qu'on nomme vulgairement un *mal d'aventure*.

Ce mal se développe souvent sans cause connue; quelquefois il survient à la suite d'une piqûre, ou de l'application d'une substance irritante; la peau d'un ou de plusieurs doigts s'enflamme alors sur un des côtés de la racine de l'ongle, et même tout autour; de là le nom de *tourniole* qu'on lui donne souvent aussi; cette inflammation, qui est assez douloureuse, s'accompagne de battements; bientôt il se forme au-dessous de l'épiderme une petite ampoule pleine de sérosité, comme celles qui sont produites par la brûlure. Si le mal est intense ou surtout si on le néglige, il peut faire des progrès et détruire même la racine de l'ongle; celui-ci est alors peu à peu éliminé, et remplacé par un autre ongle moins régulier que le premier. Le traitement de la tourniole est très simple ; on couvrira le doigt malade d'un cataplasme de farine de graine de lin, et on le baignera dans de l'eau de guimauve tiède; si l'ampoule tardait à se produire, on aurait recours à un petit emplâtre d'onguent de la mère; dès qu'elle est formée on doit l'ouvrir avec des ciseaux en emportant une partie de l'épiderme, faire écouler la sérosité et panser avec du cérat simple. On peut enlever le lendemain les lambeaux d'épiderme qui n'adhèrent pas à la peau; le mal alors guérit en général promptement. Lorsqu'il y a chute de l'ongle, il est quelquefois nécessaire de toucher avec la pierre infernale des excroissances charnues assez douloureuses qui s'élèvent sur de petites ulcérations. Quelquefois il se forme du pus sous l'ongle; on doit l'évacuer promptement, en ratissant l'ongle, ou en le coupant très près si la matière se trouve à son extrémité.

Il faut savoir aussi que de superficielle qu'elle est, l'inflammation peut quelquefois devenir plus profonde et se changer alors en un véritable panaris (V. ce mot).

J.-P. BÉAUDE.

DOMPTE-VENIN (*bot.*) s. m., *asclepias vincetoxicum*. L. famille des *apocynées*, Juss. La racine de cette plante, qui est la seule partie employée, a aussi reçu le nom de racine d'Asclépiade : elle est composée de fibres blanches, longues et grêles; lorsqu'elle est fraîche elle a une odeur forte, une saveur âcre et désagréable; elle perd cette odeur en séchant. Cette racine qui était autrefois regardée comme un contre-poison, ne jouit réellement pas de cette propriété, on la considère aujourd'hui comme apéritive et diurétique.

J. B.

DOREURS SUR MÉTAUX (*hyg.* et *path*). La profession de dorer sur métaux est une de celles qui peuvent être considérées comme insalubres; elle formait autrefois une des corporations nombreuses (*la corporation des doreurs, argenteurs, ciseleurs*), qui était gouvernée par quatre jurés qui remplissaient les fonctions attribuées aux jurés des autres communautés; deux de ces jurés étaient renouvelés chaque année; le brevet de doreur coûtait quarante livres tournois, la maîtrise cinq cents livres.

Les procédés employés dans l'art du doreur consistent à faire recuire les pièces à dorer, et à les *dérocher*, c'est-à-dire à enlever la partie oxidée de la surface avec de l'acide nitrique affaibli; lorsque le métal est bien *décapé* et qu'il présente l'éclat métallique dans toutes ses parties, on le lave à grande eau et on le dessèche soit en l'essuyant avec des linges propres, soit en le passant dans de la tannée sèche ou de la sciure de bois.

Lorsque la pièce est arrivée à cet état, le doreur prépare l'amalgame d'or et de mercure, et il l'applique ensuite à l'aide d'un pinceau fait avec des fils de laiton, pinceau qui est connu sous le nom de *gratte-bosse*, et qui est trempé avant l'application, soit dans de l'acide nitrique pur, soit dans de l'acide nitrique contenant du mercure en dissolution; il étend l'amalgame le plus exactement possible sur toutes les parties à dorer, en ayant cependant le soin : 1° de charger davantage les parties qui doivent être mises au *mat* ou *en or moulu*; 2° de ne charger que légèrement les endroits qui doivent être brunis.

Lorsque ces opérations sont faites, le doreur lave la pièce à l'eau, il la fait sécher, et il chauffe en élevant peu à peu la température, la poussant ensuite jusqu'au degré nécessaire pour que l'amalgame soit décomposé, et que le mercure soit volatilisé, sans que le bronze soit arrivé à la température rouge. Pendant cette dernière opération l'ouvrier a soin de retirer souvent la pièce du feu pour la brosser en tous sens avec la brosse ordinaire, afin d'y étendre également l'amalgame qui devient plus fluide par l'action de la chaleur et qui ressort alors des pores du cuivre.

Lorsque tout le mercure est volatilisé, on recouvre la pièce, si cela est nécessaire, d'une nouvelle couche d'amalgame, on la passe de nouveau au feu et on recommence ce travail autant de fois que cela est nécessaire pour obtenir la dorure qui est demandée. Lorsque la pièce est terminée, on la lave dans de l'eau acidulée et on la nettoie en la frottant en tous sens avec des gratte-brosses neuves et rudes; on passe dessus cette pièce de l'eau claire, on la sèche ensuite en la mettant en contact soit avec de la tannée, soit avec du son ou de la sciure de bois bien sèche, et on finit le nettoiement en un linge propre ou avec une brosse; lorsque toutes ces opérations sont terminées, la pièce a pris une couleur *jaune sale*, et elle peut recevoir, selon sa destination, le *mat*, la *couleur d'or moulu*, le *bruni* ou *la couleur d'or rouge*.

D'après ce qui vient d'être dit, on voit que les opérations que nous venons d'indiquer peuvent donner lieu à des chances de maladie, ou à des accidents qui peuvent avoir plus ou moins de gravité. Ainsi : 1° lorsque le doreur fait *recuire les pièces*, il est exposé aux vapeurs qui résultent de l'oxidation du cuivre et du zinc, vapeurs qui peuvent donner lieu à des maux de gorge et à des coliques; ces dernières sont quelquefois accompagnées de douleurs atroces.

2° Lorsque l'ouvrier *déroche* ou *décape*, il reste exposé à l'action de l'acide nitreux, qui introduit dans l'économie animale, détermine quelquefois de la toux, de la sécheresse, de l'irritation à la gorge et aux poumons; selon quelques auteurs ces gaz qui se dégagent lorsqu'on soumet les pièces au dérochage, sont plus dangereuses pour les ouvriers que le contact des vapeurs mercurielles.

3° Lorsque le doreur soumet les pièces à l'action de la chaleur, il est souvent exposé à l'action des vapeurs mercurielles, qui, chez beaucoup d'ouvriers, déterminent un tremblement presque convulsif dû à l'absorption, par les premières voies et par la peau, du métal très divisé.

L'ouvrier doreur peut encore absorber le métal dans le moment où il applique l'amalgame; il est en outre exposé, lorsque la cheminée de l'atelier tire mal, ou bien lorsqu'il s'y établit un courant descendant; cet atelier devient funeste en effet; les ouvriers qui y travaillent respirent dans une atmosphère qui contient de l'acide carbonique, de l'azote, du mercure divisé, de l'acide nitreux; on conçoit quel peut être le résultat du séjour dans un air ainsi formé.

Les auteurs qui se sont occupés des maladies des ouvriers disent que l'exposition de ces ouvriers aux vapeurs mercurielles détermine chez eux diverses maladies, des vertiges, de l'asthme, de la paralysie; que ces ouvriers sont pâles, qu'ils ne vivent pas aussi long-temps que les autres ouvriers; et que souvent les douleurs qu'ils ressentent leur font désirer la mort. Junker (*chimie expérimentale*) dit que ces ouvriers ont des tremblements de mains, du cou, qu'ils perdent leurs dents, que leurs jambes sont tremblantes, qu'ils sont attaqués quelquefois de tremblements universels et de la danse de Saint-Guy. Fornel, dans son *Traité des causes cachées*, donne des détails à peu près semblables sur les maladies des doreurs. Dans son ouvrage sur les *maladies vénériennes*, il dit qu'un ouvrier qui avait doré un meuble d'argent devint stupide, sourd et presque muet. Forestus rapporte l'observation d'un doreur qui devint fou par suite du contact des vapeurs mercurielles. Olaus Borrichius a fait connaître dans les *Actes de Copenhague* qu'un Allemand qui passait sa vie à dorer des lames de métal, n'ayant pas pris assez de précaution pour se soustraire à l'action des vapeurs mercurielles, fut pris de vertiges très violents, d'un serrement de poitrine considérable et d'asphixie; son visage était cadavéreux, ses membres étaient agités par de violentes convulsions, et on le croyait mort lorsqu'une sueur déterminée par l'usage d'une décoction de pimprenelle et de saxifrage donna lieu à un changement total et à la guérison du malade. Patissier, dans son ouvrage *sur les maladies des artisans*, rapporte l'observation d'un jeune doreur qui mourut après avoir été alité pendant deux mois; cet ouvrier, qui s'était imprudemment exposé aux vapeurs mercurielles, tomba dans la cachexie, et, outre divers symptômes, fut pris de salivation et eut la bouche remplie d'ulcères fétides du plus mauvais caractère; ce malheureux succomba cependant sans avoir aucun signe de chaleur fébrile. Fourcroy rapporte: 1o l'histoire d'un doreur qui travaillait avec sa femme depuis le matin jusqu'au soir dans une chambre vaste, mais basse où il couchait, et qui fut pris d'une salivation qui fut suivie d'ulcérations et de douleurs atroces, et qui, plus tard, ce doreur ayant travaillé de nouveau dans le même lieu, fut atteint *d'un tremblement mercuriel*.

2o L'histoire de la femme de ce doreur qui éprouvait une salivation continuelle qui la fit maigrir et lui donna l'aspect d'un squelette; plus tard cette femme devint asthmatique; les accès de sa maladie d'abord éloignés se rapprochèrent de plus en plus, elle avait un râle continuel, ne crachait ni ne toussait sur la fin de cette maladie, qui fut la même pendant dix-huit ans; elle ne pouvait ni cracher, ni se pencher sans crainte de suffocation; fixée sur un fauteuil depuis plus d'un an, les symptômes de son asthme s'aggravèrent; elle fut enfin délivrée de ses maux par une mort heureuse pour elle, mais qui eut quelque chose d'affreux pour ceux qui en furent les témoins.

On trouve dans les annales de l'industrie pour 1824, page 78, les détails suivants qui font connaître les accidents qui peuvent résulter du travail du doreur exécuté dans des circonstances défavorables. « En 1822, M. Duguet dit Gail, » Français d'origine, établi à Turin, fut chargé » de la dorure des nombreux ornements en bronze » destinés pour une voiture qui avait été comman- » dée par le roi de Sardaigne. Cet ouvrage étant » très pressé, les ouvriers y travaillèrent sans

» relâche dans un atelier qui n'était nullement » préparé pour l'exécution de grands travaux: » un malheur déplorable s'ensuivit, trois des ou- » vriers sur lesquels le mercure avait déjà exercé » ses ravages en furent tellement maltraités de » nouveau qu'ils succombèrent. »

Parmi les faits qui démontrent les accidents qui peuvent être occasionés par le mercure, nous pourrons citer le suivant signalé au conseil de salubrité et qui est arrivé à la connaissance de l'un de nous: ce fait est le suivant. Un doreur de perles pour la broderie, M. H..., s'était établi rue Sainte-Avoie, n. 42, au troisième étage d'une maison, et avait fait d'une cuisine très petite son atelier; le fourneau bien construit et donnant au-dessous d'une cheminée qui opérait un tirage suffisant et régulier, emportait au dehors toutes les vapeurs qui sont le produit des opérations de l'art du doreur sur métaux.

Depuis plus de quatre ans H ... exerçait sa profession dans ce local sans que sa santé, celle de sa femme, de deux enfants, d'un ouvrier et d'une bonne subît la moindre altération; aucune plainte n'avait été faite contre son atelier par ceux qui habitaient au-dessous et au-dessus de cet atelier, lorsqu'au mois de novembre 1834 une famille juive, la famille Salomon, composée du père, de la mère, d'un enfant de sept ans et d'une ouvrière à la journée', vint s'établir à l'étage supérieur qui précédemment avait été occupé successivement par trois autres familles; mais à peine huit jours s'étaient-ils écoulés que tous les membres de cette famille commencèrent à ressentir du malaise qui fut suivi d'une abondante salivation et d'un gonflement affreux de gencives et de tout l'intérieur de la bouche; la mère et l'enfant plus gravement affectés que les autres perdirent plusieurs dents.

Un médecin, M. Berthier, qui fut appelé sur les lieux, reconnut tous les effets du mercure, et ce fait signalé au conseil de salubrité fut examiné et on reconnut que les vapeurs mercurielles qui s'élevaient du fourneau de H... entraient chez le voisin de l'étage supérieur par le tuyau d'un poêle établi dans l'appartement de Salomon et qui avait issue dans la cheminée de H... On constata que le poêle de Salomon faisait appel, que les vapeurs mercurielles s'introduisaient dans ce poêle et dans ces tuyaux, que le mercure s'y déposait et qu'il se volatilisait de nouveau lorsqu'on allumait du feu; qu'alors les vapeurs se mêlaient à l'air de la chambre et donnaient lieu aux accidents qui avaient été constatés sur la famille Salomon.

On reconnut sur les tuyaux du poêle la présence du mercure en assez grande quantité; en effet, de l'or frotté avec une partie du dépôt recueilli sur les tuyaux prit une couleur blanche mercurielle.

L'action des vapeurs qui s'élèvent des ateliers de doreur sur les ouvriers qui travaillent dans ces ateliers ayant été constatée depuis longtemps, elle a donné lieu à de nombreuses recherches faites dans le but de soustraire ces ouvriers aux accidents qui sont la suite de cette action. Les savants qui s'en sont occupés sont Tuigry, Gosse de Genève, Fourcroy, Brissé, Fradin, d'Arcet et le colonel Paulin. On doit encore signaler ici le philantrope Ravrio, fabricant de bronze, qui, par legs, mit à la disposition de l'académie une somme de 3,000 francs, pour être délivrée à *celui qui trouverait le moyen de garantir les ouvriers doreurs de l'insalubrité des émanations mercurielles,* prix qui fut décerné à M. d'Arcet en 1818.

Tingry recommande aux doreurs de se servir de gants, de vessie, et de préparer l'amalgame à vase clos. Déjà Ramazini avait conseillé à ces ouvriers de se couvrir le visage de vessies ou de masques en verre.

Gosse avait indiqué l'emploi d'éponges imbibées d'une liqueur convenable, et fixées sur la face avec des rubans. Selon ce savant, l'éponge imbibée d'eau pure est suffisante pour arrêter la poussière d'une nature quelconque, même les vapeurs mercurielles qui se condensent en traversant cette éponge.

Gosse disait encore qu'il fallait employer une éponge d'un tissu fin et serré, d'une forme se rapprochant autant que possible d'un cône creux et dont la base devrait être assez large pour couvrir le sommet du nez, la bouche et le menton.

Fourcroy indiquait : 1º l'emploi d'un atelier assez grand, élevé, percé de deux fenêtres, atelier dans lequel l'ouvrier ne devait séjourner que pendant le travail ; 2º la construction d'une forge qui, établie en face de la fenêtre, devrait avoir un bon tirage ; par ce moyen, dit Fourcroy, les vapeurs mercurielles poussées par l'air de la porte ou de la fenêtre sortiront avec rapidité par le tuyau de la forge, et les ouvriers n'en avaleront point du tout ; 3º lorsque le local ne se prêtera pas à ces combinaisons, il faudra avoir un tube de tôle dont l'extrémité inférieure sera évasée en forme de pavillon assez grand pour contenir le poêle, et dont l'autre bout recourbé s'ouvrira dans le tuyau d'une cheminée voisine ou par un carreau de la fenêtre ; 4º il faudra avoir soin de détourner le visage en travaillant, de gratte-brosser dans la forge ou dans le pavillon, ou bien avoir soin d'attendre, pour faire cette opération, que la plus grande partie des vapeurs soit dissipée.

Les indications données par Tingry, par Gosse et par Foucroy, mises partiellement en pratique, n'ont pas été suffisantes, et malgré les publications faites à ce sujet, les doreurs n'en furent pas moins atteints par les accidents qui sont dus à l'action du mercure et particulièrement au tremblement mercuriel.

Brissé Fradin fit connaître, en 1814, un appareil destiné à préserver les ouvriers doreurs des vapeurs mercurielles ; cet appareil consiste dans une boîte de fer-blanc carrée ou cylindrique, percée en dessus et en dessous. Au trou supérieur est adapté un tube recourbé, propre à mettre dans la bouche ; le trou de dessous qui reste ouvert est plus grand, et sert à introduire du coton mouillé dont on remplit la boîte. L'appareil est pourvu de deux cordons latéraux qui servent à le fixer à la partie supérieure de la poitrine, en leur faisant décrire une circulaire autour du corps ; il faut que cet appareil soit assez élevé

pour que le tube de verre puisse facilement entrer dans la bouche : alors l'ouvrier qui se trouve dans une atmosphère de vapeurs malfaisantes, respire par le tube de verre, après avoir préalablement introduit une boulette dans chaque narine ; le but que s'était proposé M. Brissé Fradin était pour ainsi dire de tamiser à travers le coton l'air atmosphérique qui sert à la respiration et qui aurait été débarrassé des substances qui peuvent se condenser ou se déposer sur le coton.

Lorsque l'ouvrier avait besoin d'expirer, il sortait le tube de la bouche, puis il le reprenait ensuite, et il continuait ainsi de suite jusqu'à ce qu'il eût fini de travailler sur les substances dont les vapeurs sont nuisibles à la santé. Des essais faits devant un jury ont démontré que cet appareil pouvait être utile, mais qu'il ne pouvait être employé que pour les travaux de peu de durée, parce que son usage fatigue par la gêne qu'on éprouve à s'en servir ; ainsi dans les travaux peu longs, ce procédé peut être avantageux.

M. d'Arcet (V. *le Mémoire sur l'art du doreur,* 1 vol. in-8º, 1818) a indiqué un procédé pour soustraire les ouvriers doreurs à l'action malfaisante des vapeurs qui se répandent dans les ateliers ; ce procédé, mis en pratique dans un grand nombre d'ateliers et qui a valu à ce savant le prix Ravrio dont nous avons parlé, consiste principalement : 1º à déterminer le tirage des cheminées par un fourneau d'appel dont le tuyau s'ouvre à une distance calculée dans la cheminée et dont la chaleur dilatant l'air de celle-ci augmente son tirage.

2º A placer un *vasistas* à l'une des fenêtres de l'atelier, de façon qu'il s'établit dans cette pièce un courant ascensionnel qui entraîne avec rapidité dans la cheminée les vapeurs et les gaz qui pourraient nuire à la santé des ouvriers ; et cette simplicité en rend l'adoption d'autant plus prompte qu'elle n'entraîne presque aucune dépense. Ce procédé, déjà indiqué par l'auteur dans l'assainissement du laboratoire des essais à la Monnaie, a été appliqué avec le plus grand succès à l'assainissement des ateliers des doreurs, ce qui est indiqué dans un rapport fait par Thénard, Vauquelin et Chaptal à l'Institut, le 9 mai 1818.

M. le colonel Paulin, qui s'est occupé avec le plus grand succès de la confection et de l'emploi d'un appareil destiné à soustraire les pompiers à l'action des gaz nuisibles à la santé, et de prévenir l'asphyxie, surtout dans les feux de cave (V. l'article *Pompier*), a eu l'heureuse idée d'appliquer son appareil à l'art du doreur.

Cet appareil consiste en une large blouse de basane à laquelle est adaptée d'une manière solide un masque mi-cylindrique en verre, d'une demi-ligne d'épaisseur, plaçant au-dessous un sifflet à soupape qui ne permet pas à l'air de pénétrer sous la blouse, tout en permettant à l'homme qui en est revêtu de s'en servir pour indiquer ce qu'il veut.

On fait arriver dans cette blouse, soit à l'aide d'une pompe foulante, soit à l'aide d'un soufflet, de l'air qui se renouvelle et qui tient l'homme revêtu de cette blouse dans une atmosphère respirable.

La blouse de M. Paulin est fermée aux poignets et à la ceinture par des bracelets et par une courroie, mais les bracelets et la courroie ne sont pas assez serrés pour que l'air en excès ne puisse s'échapper et repousser l'air infect qui tendrait à pénétrer dans la blouse par ces voies.

M. Roard, fabricant de céruse à Clichy, a eu l'idée d'employer dans ces ateliers cet appareil; nous ferons connaître plus tard les résultats de cet emploi.

M. Paulin ayant appris par la fréquentation des ateliers de doreurs que non seulement les vapeurs donnaient lieu à des accidents, mais encore le contact de la peau avec les substances employées, s'est occupé de la fabrication d'un gant destiné à mettre les ouvriers à l'abri de ce dernier inconvénient, mais nous ne savons pas encore si ce nouvel appareil aura assez de simplicité et sera assez peu coûteux pour qu'il puisse être employé par ces ouvriers.

L'appareil de M. le colonel Paulin a été d'une heureuse application dans l'atelier de M. Lebergue; un ouvrier affecté de tremblement à la suite des évaporations mercurielles, fut obligé de quitter le travail; M. Paulin lui conseilla de faire usage de son appareil et de ne faire que les travaux de la forge; la guérison ne se fit pas attendre et l'homme travaille depuis vingt jours sans éprouver aucun phénomène morbide : « De cette manière, dit M. Paulin, on pourrait à l'avenir employer aux travaux de forge les ouvriers qui commencent à trembler, et ainsi ils n'iraient pas à l'hôpital et continueraient à gagner leur vie. »

Les recherches que nous avons faites sur les doreurs nous ont prouvé que quelques-uns de ces ouvriers deviennent fous; ordinairement ils sont affectés de crampes et de convulsions épileptiques; ils sont irritables, et dans les ateliers on a soin de ne pas les contrarier. La plupart de leurs dents tremblent pendant la jeunesse, et tombent quand ils sont plus âgés. La cause de tous ces accidents est l'évaporation du mercure; évaporation qui a lieu dans deux temps différents : 1o quand on a fait l'amalgame de l'or et du mercure; 2o quand on applique cet amalgame sur le cuivre ou le bronze. Pour l'évaporation du mercure les ouvriers travaillent chacun à tour de rôle; un seul ouvrier ne pourrait pas supporter long-temps cette espèce de travail. Les exhalations mercurielles produisent chez les doreurs une espèce de spasme des paupières, surtout à la paupière supérieure.

Les doreurs commencent à travailler à treize ou quatorze ans; ils peuvent travailler jusqu'à l'âge de cinquante ans; ils travaillent toujours dix heures, en été comme en hiver. Il y a à Paris 300 ouvriers doreurs; ils gagnent quatre à cinq francs par jour; ils sont plus sobres que dans les autres états; du reste la sobriété est pour eux d'une condition indispensable pour continuer leurs travaux.

Dans ces derniers temps un doreur en touchant une plaie avec de l'eau régale qui tenait de l'or en dissolution, se guérit en peu de temps de cette plaie que l'on croyait de nature cancéreuse. Après cette observation plusieurs médecins ont voulu employer cette liqueur contre les ulcères cancéreux; nous avons répété cette expérience, et nous nous sommes convaincus que ce n'était pas l'or qui agissait sur l'ulcère, mais l'acide hydrochloro-nitrique qui cautérisait la peau en la jaunissant.

Quoique les doreurs vivent dans une atmosphère mercurielle, ils sont cependant susceptibles d'être attaqués de maladies vénériennes comme ceux qui n'ont pas ce genre de travail. On possède toutefois quelques exemples, rares à la vérité, qui prouvent que les vapeurs du mercure ont contribué à guérir quelques uns de ces ouvriers affectés de syphilis. Un fils de doreur embrassa l'état de son père après sa mort; il avait la vérole depuis plusieurs années, et en était même très gravement malade, puisque au milieu de la nuit il était pris de douleurs ostéocopes très-aiguës. Les circonstances ne lui ayant pas permis de se faire guérir, et retardant toujours de recourir aux mercuriaux, il se mit à dorer sans s'inquiéter de son mal, mais il observa bientôt que ses douleurs n'étaient pas si vives, ni si fréquentes; que son visage se nétoyait en partie des boutons hideux dont il était couvert; que sa pâleur et sa faiblesse diminuaient, enfin qu'il allait beaucoup mieux que quelques mois auparavant. Il raconta cette circonstance heureuse à Fourcroy, qui ne balança pas à en attribuer la cause au mercure qu'il avalait en assez grande quantité, parce qu'il prenait très peu de précaution dans son ouvrage. Fourcroy pensa que c'était une occasion favorable de poursuivre une guérison que le mercure avait commencée de lui-même, et confia ce jeune homme aux soins d'un chirurgien qui l'a très-bien guéri.

A. CHEVALIER et S. FURNARI.

Professeur à l'école de pharmacie, membre du Conseil de salubrité.
Docteur en Médecine, membre de l'Académie royale de Médecine de Palerme.

DORSAL (*anat.*), adj., qui a rapport au dos. Il existe un muscle *grand dorsal* qui est large, aplati, situé à la partie postérieure du dos, et qui s'étend des vertèbres lombaires jusqu'à la partie supérieure du bras, où il se fixe à la gouttière bicipitale de l'humérus. Ce muscle élève les côtes, porte le bras en dedans et en arrière; lorsque les bras sont fixés, il peut élever le tronc. Le muscle *long dorsal* est situé à la partie moyenne du dos et est placé dans la gouttière qui existe de chaque côté de la colonne vertébrale; il maintient la rectitude du corps et peut porter le tronc en arrière; lorsqu'il agit d'un seul côté il peut incliner le tronc de ce côté. Il existe des nerfs, des artères, et des vertèbres dorsals qui se distribuent aux muscles, au tissu cellulaire et à la peau du dos. (V. *Dos.*)   J. B.

DOS (*anat.*), s. m., en latin *dorsum*; partie postérieure du tronc correspondante à la poitrine. Cette région présente une courbure naturelle qu

correspond à celle de la colonne vertébrale, courbure qui est exagérée chez les vieillards et les
personnes qui marchent le dos voûté. On sent au
milieu du dos, et de haut en bas, une série de
petites éminences formées par les apophyses épineuses de la colonne vertébrale (épine du dos).
La peau de cette région est très épaisse et renferme beaucoup de follicules ; aussi, chez les jeunes gens, est-elle souvent couverte de nombreux
boutons, qui ne sont autre chose que des *varus*
(acné), maladie due à une altération de ces follicules. On y observe également souvent des furoncles et même des anthrax. Au dessous de la
peau se trouvent de nombreuses couches musculaires, séparées les unes des autres par autant de
plans aponévrotiques distincts. Il résulte de cette
disposition que les abcès qui se forment dans une
de ces couches, ne pouvant traverser l'aponévrose, membrane qui résiste à l'action du pus,
tendent à fuser en descendant le long du dos, au
lieu d'aboutir directement à la peau. De là, le
précepte important d'ouvrir de bonne heure, avec
l'instrument tranchant, les abcès profonds de
cette région. Les principaux muscles qu'on y
rencontre sont, à partir de la peau : le *trapèze*, le
grand dorsal, le *rhomboïde*, les *petits dentelés*, le
long dorsal, le *sacro-lombaire*, le *transversaire*,
les *transversaires-épineux*, etc. (V. aussi le mot
Poitrine.)

DOS (maladies du), elles n'offrent rien de spécial.
(V. *Poitrine* et *colonne vertébrale* (maladies de
la). Le dos présente souvent des éminences dues
à la déviation de la colonne. (V. *Gibbosité* et *Orthopédie*.) Pour les douleurs dans le dos, voyez
Rhumatisme, Lombago.   J. B.

DOSE (*Pharm.*), s. f. Se dit de la quantité d'une
substance qui entre dans une préparation pharmaceutique, ou de la proportion dans laquelle un médicament peut être administré à un malade. Dans
le premier cas, [les proportions des substances
sont fixes et constituent ce que l'on nomme une
formule; les doses des médicamens que l'on administre aux malades peuvent varier suivant une
foule de circonstances : l'âge, le tempérament, la
nature de la maladie, l'effet que l'on veut produire font souvent varier d'une manière notable
la proportion des médicamens, aussi a-t-on soin
de noter dans les ouvrages de matière médicale
que telle substance s'emploie de telle dose à telle
autre. Il est même des cas dans lesquels on est
obligé d'administrer des médicamens à des doses
inusitées, et ces faits s'observent lorsque l'habitude ou toute autre cause ont émoussé la sensibilité des sujets.   J. B.

DOTHINENTÉRIE OU DOTHINENTÉRITE (*path.*),
s. f., du grec *dothiné*, bouton, et *entéron*, intestin; éruption de boutons dans l'intestin. Ce nom,
assez récemment créé par M. Bretonneau de
Tours, sert à désigner une maladie connue de
tout temps, mais décrite par les auteurs sous une
foule de noms, suivant les formes qu'elle présentait, et les diverses théories médicales qui ont
régné dans la science; ainsi elle est désignée par

Hippocrate sous le nom de *phrénétis*, et par les
médecins qui ont succédé à Galien jusqu'à nos
jours sous celui de *fièvre maligne*, *fièvre putride*,
fièvre bilieuse, *fièvre muqueuse*, *fièvre pituiteuse*,
synoque; c'est la *fièvre adynamique* et *ataxique*
de Pinel, la *fièvre entéro-mésentérique* de M. Petit, la *gastro-entérite grave* ou *entérite folliculeuse*
des médecins qui ont suivi la doctrine de M. Broussais, et enfin la *fièvre typhoïde* ou *affection
typhoïde* de MM. Louis et Chomel. Ces deux dernières dénominations, avec celle de *dothinentérite*, sont du reste les plus usitées.

La nature de la maladie qui nous occupe n'est
pas encore bien connue, quoique aujourd'hui l'on
soit en général d'accord pour ne pas y voir une
simple inflammation des intestins comme le voulait M. Broussais; d'après M. Bretonneau, elle
se rapprocherait des fièvres éruptives telles que la
petite vérole. Une altération particulière primitive ou secondaire du sang semble y jouer un
certain rôle ; ce qui prouverait cette assertion,
c'est que l'on est parvenu à reproduire tous les
symptômes de la maladie chez des animaux dans
les veines desquelles on avait injecté diverses matières putrides.

La dothinentérite est une affection sporadique,
c'est-à-dire qu'elle règne çà et là, et qu'elle peut
survenir indifféremment en tout temps et en tout
lieu, mais elle est souvent épidémique, et c'est
même alors qu'elle est surtout meurtrière. Elle
attaque presque exclusivement les adultes, principalement à l'âge de dix-huit à trente ans, très
rarement les jeunes enfans et jamais les vieillards ; un même individu n'en est atteint qu'une
fois. Un autre de ses caractères est de pouvoir
revêtir plusieurs formes : ainsi la maladie que
nous décrirons plus tard sous le nom de *typhus*,
s'en rapproche beaucoup ; et on peut même considérer ces deux affections comme deux espèces
appartenant à un même genre ; le typhus n'en
diffère en effet que par la gravité de ses symptômes, et que parce qu'il est dû à un principe
particulier éminemment contagieux.

Causes. Elles sont souvent inconnues. La maladie ne paraît pas contagieuse, comme le croit
M. Bretonneau ; ainsi par exemple, elle ne s'est
jamais communiquée dans les hôpitaux de Paris
où on l'observe fréquemment. Elle règne quelquefois épidémiquement dans de petites localités
mal situées de la campagne, surtout à la suite
des dérangements de saison et des diverses privations qui sont occasionnées par une mauvaise
récolte. L'acclimatement est également une cause
fréquente de cette affection, du moins à Paris ;
aussi beaucoup de jeunes étudiants en sont atteints
peu après leur arrivée dans la capitale ; et dans
les hôpitaux, presque tous les dothinentériques
sont de jeunes ouvriers récemment venus de la
province. On a constaté aussi que les excès de
tout genre et l'oubli des règles de l'hygiène pré-
disposaient à cette affection.

Nous allons actuellement passer en revue les
symptômes de la dothinentérie, et nous décrirons
ensuite succinctement les principales formes

qu'elle peut revêtir, surtout lorsqu'elle règne épidémiquement.

Symptômes. La maladie débute en général par un mal de tête ayant son siège au front, et souvent à la nuque, avec ou sans vertiges, ainsi que par quelques frissons qui peuvent manquer néanmoins ; ces frissons sont suivis de chaleur; quelques coliques, des borborygmes et de la diarrhée se manifestent aussi bientôt ; mais ce qui dèslors peut caractériser le mal, c'est un sentiment de lassitude extraordinaire et de brisement tout particulier; on aperçoit dans les traits du malade un changement inquiétant; il devient indolent et comme indifférent à son mal ; le moindre mouvement lui répugne; il sent un goût aigre , fade et pâteux dans la bouche ; sa langue est chargée d'un enduit de couleur variable ; l'appétit est nul et le sommeil a fui ; la douleur de ventre, surtout vers sa partie inférieure droite, et la diarrhée , qui alterne quelquefois avec la constipation, persistent à un degré plus ou moins marqué; au bout de huit jours environ, les symptômes énumérés deviennent plus graves ; le ventre est enflé et distendu par des gaz ; il survient des saignements de nez (*épistaxis*) quelquefois assez abondants pour inquiéter le médecin; cet écoulement de sang souvent même se manifeste dès le commencement de la maladie. La peau offre une chaleur âcre, le pouls est fréquent; le malade a souvent de la toux; ses urines sont peu abondantes, très-colorées et fétides. Vers cette époque apparaissent ordinairement sur la peau diverses éruptions : ce sont des *taches roses lenticulaires* , faisant une légère saillie au-dessus du derme, taches rondes, d'une ligne de diamètre environ, disséminées çà et là, principalement sur le ventre et la poitrine; elles se montrent à peu près sur les trois quarts des malades du huitième au quinzième jour de la maladie; des *Sudamina*, petits soulèvements de l'épiderme, très-nombreux et pleins d'une sérosité transparente ; pour bien les voir, il faut les regarder obliquement ; on les observe assez souvent sur la poitrine ; des *pétéchies*, petites taches plus ou moins étendues, non saillantes au-dessus de la peau , et d'un rouge couleur de vin. Ces deux dernières éruptions sont moins fréquentes dans la dothinentérite que la première , et ne s'observent guère avant le quinzième jour de l'affection. En même temps que l'éruption des taches roses a eu lieu, l'affection s'est aggravée ; le malade est constamment couché sur le dos ; sa face exprime la stupeur ; la bouche est sèche, la langue se durcit ; elle est couverte, ainsi que les dents et les gencives, d'un enduit noirâtre nommé *fuligineux* par les médecins. Il peut exister de la surdité. Les évacuations alvines tantôt augmentent tar.tôt diminuent; quelquefois même il y a de la constipation; souvent les selles sont involontaires et inaperçues. On doit surveiller l'excrétion des urines , car , souvent aussi, la vessie se paralyse, et l'urine s'y accumulant occasionnerait bientôt des accidents mortels, si on ne sondait le malade. A ces symptômes se joignent ceux qui appartiennent au système nerveux, et qu'on désigne plus particulière-

ment sous le nom d'*ataxiques*: alors , tantôt le malade est dans un état de somnolence et de demi sommeil, pendant lequel il n'a qu'une perception confuse de ce qui se passe autour de lui, tantôt il est atteint de délire : il se croit dans son pays natal , s'il en est séparé, ou bien il pousse des cris et ne cesse de s'agiter. D'autre fois le délire est tranquille ; il s'accompagne de petits tressaillements dans les bras, qu'on nomme *soubresauts des tendons* ; ou bien le malade fait mouvoir sans cesse ses mains comme s'il voulait saisir des flocons dans l'air, ou ôter le duvet de sa couverture. Ce symptôme, connu sous le nom de *carphologie*, est de mauvais augure. Lorsque la mort doit survenir, la faiblesse, la prostration et les phénomènes de putridité augmentent encore; le pouls, extrêmement fréquent, est à peine sensible; la chaleur de la peau diminue, les yeux se cavent, deviennent vitreux, et le malade expire. D'autres fois il succombe rapidement à la suite d'une péritonite occasionnée par une perforation de l'intestin. (V. plus bas les détails des lésions anatomiques.)

Lorsque la guérison doit avoir lieu , les symptômes énoncés diminuent peu à peu d'intensité : un bon signe, dans ce cas , est la disparition de l'air de stupeur et de l'indifférence des malades sur tout ce qui les concerne. Nous avons vu un médecin des hôpitaux de Paris prédire une guérison en voyant une jeune fille s'alarmer tout à coup pour sa pudeur, lorsque, la veille encore , elle s'était laissé examiner le ventre avec la plus parfaite indifférence.

La durée de la dothinentérite est assez variable; elle est , terme moyen, de vingt à trente jours. La mort, rare au septième ou huitième jour, est plus fréquente du quinze au vingtième , quoiqu'elle puisse survenir plus tard. C'est aussi du quinze au vingtième jour que commence , le plus souvent, la convalescence ; celle-ci est en général assez longue : elle exige de grands ménagements si l'on veut éviter une rechute ; on doit satisfaire avec beaucoup de circonspection la faim, qui est surtout impérieuse. On observe aussi fréquemment, pendant sa durée, la chute des cheveux, et une enflure des pieds, qui se dissipe à mesure que les forces renaissent.

La dothinentérie enlève à peu près , dans les hôpitaux de Paris, un malade sur cinq ou six ; la mortalité est de la moitié, lorsque la maladie revêt la forme *ataxique*. Elle est encore plus meurtrière dans certaines épidémies, où on l'a vue faire périr jusqu'aux trois quarts des malades.

Complication. Cette affection s'accompagne parfois d'abcès, surtout dans la région de la parotide. Les anciens médecins les regardaient comme critiques et comme jugeant la maladie. (V. *Crise.*) On observe aussi assez souvent diverses altérations du poumon , dont les plus fréquentes sont indiquées par un râle sec et sonore, ou sifflant, quelquefois muqueux (V. *Auscultation*), par de la toux et par des crachats muqueux ou semblables à une dissolution de gomme. Les hémorrhagies intestinales ne sont pas rares non plus : le sang est alors rendu par les selles, tar.-

tôt pur, tantôt noir et altéré : cette complication est très-grave. Chez les malades qui restent long-temps couchés sur le dos, il se forme fréquemment au bas des reins des escharres suivis de plaies difficiles à guérir. Cet accident est dû à la pression continuelle du corps sur un même point ; une partie plus ou moins considérable de la peau qui recouvre le sacrum et le coccyx rougit, blanchit ensuite, et se trouve frappée de gangrène ; des malades, qui étaient guéris de la dothinentérite, ont succombé plus tard aux accidents de la suppuration de ces plaies. Les autres complications sont l'érysipèle, l'inflammation du pharynx et la perforation de l'intestin dont nous parlerons plus bas.

Formes de la dothinentérie. Elles sont variables. Considérées, d'après la nature de cet ouvrage, sous le point de vue purement pratique, ces formes peuvent être distinguées en 1° *forme légère* ; au début, symptômes de courbature, céphalalgie, puis bouche pâteuse, diarrhée ou constipation, légère douleur de ventre, un peu de fièvre et prostration des forces ; du reste, pas de saignement de nez ni de symptômes nerveux. Convalescence ordinairement vers le quinzième ou vingtième jour ; quelquefois pourtant terminaison rapide par la mort, qui survient à la suite d'une perforation intestinale. 2° *Forme muqueuse* (fièvre muqueuse ou pituiteuse des anciens médecins) ; les symptômes généraux de la dothinentérite ; et de plus : langue avec enduit blanchâtre ; bouche présentant des aphtes ; salive visqueuse ; renvois nidoreux ; sentiment de pesanteur et de tension à l'estomac ; nausées ou vomissements de matières visqueuses, blanches, fades ou acides ; souvent éjection de vers par les selles ou par la bouche ; souvent aussi expectoration de crachats muqueux. 3° *Forme bilieuse* (fièvre bilieuse ou gastrique des anciens médecins) ; les symptômes généraux de la maladie, et de plus : amertume dans la bouche ; enduit jaunâtre sur la langue ; soif intense ; désir de boissons acides ; peau brûlante ; quelquefois teinte jaunâtre de la peau, bornée dans certains cas aux contours des lèvres et aux ailes du nez ; vomissement de matières jaunes verdâtres ; selles bilieuses. 4° *Forme ataxique*) fièvre maligne, fièvre nerveuse des anciens médecins). Cette forme est caractérisée par la prédominance des accidents nerveux, tels que le délire, le coma, les soubresauts des tendons, la carphologie, la prostration des forces, etc. Elle est la plus dangereuse de toutes.

Lésions anatomiques. Les recherches faites dans les différentes périodes de la dothinentérite, sur les cadavres d'individus ayant succombé à cette maladie, y ont fait découvrir des altérations assez constantes, et qui ont puissamment servi, dans ces derniers temps, à débrouiller le chaos des fièvres admises par les anciens médecins, en démontrant que la plupart d'entre elles appartenaient à une seule et même affection.

Il existe dans la membrane muqueuse de l'intestin grêle, surtout près du cœcum, des amas de petits corps glanduleux, formant çà et là des plaques dites de *Peyer* ; d'autres follicules isolés

portent le nom de glandes de *Brunner*. Dans l'état normal, ces follicules sont extrêmement petits et à peine saillants ; mais dans le courant de la maladie qui nous occupe, ils éprouvent des changements très-remarquables ; ils se gonflent d'abord et successivement deviennent plus saillants ; leur couleur est alors le blanc mat ou le rouge foncé ; les plaques paraissent souvent comme *gaufrées*. Du neuvième au douzième jour de la maladie, ces petits corps commencent à s'ulcérer successivement, en suivant l'ordre dans lequel ils se sont développés ; les premières plaques affectées sont surtout celles qui sont rapprochées de la valvule *iléo-cœcale*. (Voy. *Cœcum* et *Intestin*.) Ces ulcérations, dans lesquelles la membrane muqueuse est détruite, ont un diamètre qui varie depuis une ligne jusqu'à un pouce. Toutes les plaques engorgées ne s'ulcèrent pourtant pas ; celles qui sont gaufrées peuvent quelquefois se résoudre. Au bout de quelques semaines, lorsque les malades n'ont pas succombé, ces ulcères se cicatrisent peu à peu. Quelquefois il arrive pourtant que l'un d'eux fait des progrès, corrode et détruit les deux tuniques restantes de l'intestin, qui est ainsi perforé. Les diverses matières contenues dans le tube digestif peuvent alors s'épancher dans la cavité abdominale, tapissée, comme on le sait, par une membrane séreuse qu'on nomme le *péritoine*. Cette membrane ne tarde pas à s'enflammer par ce contact, et la *péritonite* qui en résulte (inflammation du péritoine) est suivie d'une mort prompte. Cette perforation de l'intestin doit rendre réservé sur le pronostic de la dothinentérite ; elle peut survenir en effet du douzième au trentième jour et même quelquefois au quarantième jour, lorsque tout annonce la convalescence. Les signes de cet accident sont : une douleur subite que le malade ressent dans le ventre, et qui s'étend bientôt dans toutes les parois abdominales, la moindre pression arrachant des cris ; les traits s'altèrent ; la face est grippée ; des vomissements surviennent ; le pouls est petit et serré ; en un mot il survient tous les symptômes d'une *péritonite aiguë* (V. ce mot), et le malade succombe souvent au bout de vingt-quatre heures de souffrance.

Les lésions pathologiques que nous venons de décrire sont constantes et caractérisent la dothinentérite ; elles s'observent pourtant aussi dans la phthisie pulmonaire. Celles qui suivent sont moins constantes et n'ont pas la même importance. Les ganglions mésentériques sont très-souvent rouges et tuméfiés, ils peuvent se ramollir ; la rate, chez la plupart des malades, est plus ou moins profondément altérée : elle est en général tuméfiée et ramollie au point, quelquefois, de présenter la consistance d'une espèce de bouillie rougeâtre ; enfin, on observe dans certains cas des ulcérations dans le pharynx, et des rougeurs dans le tube intestinal. Le poumon est aussi très-souvent malade, et paraît présenter des altérations particulières à cette maladie. Les lésions des autres organes n'ont rien de constant.

Diagnostic. Il n'est pas en général difficile, et le praticien exercé reconnaît souvent la maladie

au seul aspect du malade. Il est bon toutefois d'é-
numérer ici les symptômes qui sont les plus caractéristiques de cette affection: ce sont, au début
du mal, la céphalalgie, qui est fréquemment occipitale, quelquefois les saignements de nez, la
diarrhée, les coliques sourdes, et, surtout, l'a-
battement, l'apathie et l'air de stupeur du malade. Plus tard, les diverses éruptions de la peau,
les épistaxis, le délire, la somnolence, l'enduit
noirâtre des dents, de la langue et des lèvres, les
soubresauts des tendons, le gonflement du ventre, l'extrême faiblesse, etc., ne permettent plus
de méconnaître la maladie.

Pronostic. La dothinentérite est une maladie
grave, souvent mortelle; elle est de plus insidieuse, et le médecin doit être très réservé sur
les jugements qu'il porte : la mort est venue plus
d'une fois donner un démenti aux espérances
qu'il avait fait naître. Les phénomènes nerveux,
tels que le délire, les soubresauts des tendons,
la carphologie, la petitesse extrême du pouls, les
hémorrhagies intestinales, les saignements de
nez qu'on ne peut arrêter qu'en tamponnant les
fosses nasales, sont de très mauvais augure. L'absence de ces symptômes fâcheux doit au contraire
donner des espérances, sans toutefois rassurer
complétement.

Traitement. A l'époque où la doctrine de
M. Broussais vint prendre place dans la médecine, ses partisans posèrent pour base du traitement de la dothinentérite l'emploi des émissions
sanguines et du traitement antiphlogistique; mais
les insuccès ont bientôt forcé de renoncer à cette
médication, et aujourd'hui les médecins sont à
peu près revenus à l'ancien mode de traitement.

Au début de la maladie, lorsque le pouls est
plein et fort, qu'il y a de la fièvre, on fera bien
de recourir à une saignée, quelquefois deux ;
mais en général on ne doit pas dépasser cette limite. Lorsque la douleur du ventre est très-intense, on peut appliquer, avec précaution, quelques sangsues sur le ventre et à l'anus ; mais dès
que l'affaiblissement et la prostration ont fait
quelques progrès, il faut s'en abstenir ; leur emploi serait alors très-nuisible. Le malade boira
de l'eau de Seltz ou une limonade légère, il gardera la diète ; on placera sur le ventre des cataplasmes émollients, ou bien on aura recours aux
fomentations d'eau de guimauve ; des lavements
simples ou laxatifs entretiendront la liberté du
ventre. Ce traitement doit être suivi dans les premiers temps de la maladie ; mais lorsque la prostration a fait des progrès, que la langue et les
dents sont noires, que le pouls est petit, que le
malade est plongé dans la stupeur et la somnolence, que les selles sont involontaires, il faut
alors avoir recours aux révulsifs et aux toniques.
M. Bally applique dans ce cas un emplâtre émé-
tisé sur le ventre. Les toniques les plus usités
sont le quinquina, le vin, l'éther et l'esprit de
Mindérérus ou acétate d'ammoniaque. Sous leur
influence, le pouls se relève et la figure reprend
de l'expression. Leur usage, comme le remarque
M. Chomel, ne produit pas sur les lésions anatomiques de l'intestin les effets fâcheux qu'on s'est

plu à leur attribuer. Ajoutons, avec le même auteur : « Qu'il est difficile de déterminer l'époque
» à laquelle doit commencer le traitement toni-
» que : c'est au lit du malade, plutôt que dans les
» livres, qu'on peut l'apprendre. »

Il est aussi un autre mode de traitement suivi
par plusieurs médecins distingués ; ce mode consiste à employer des purgatifs dès le début même
de la maladie, et jusqu'à ce qu'elle se soit amen-
dée : des malades sont purgés quatre ou cinq fois
et d'autres jusqu'à douze et seize fois ; l'eau de
Sedlitz gazeuse est l'évacuant le plus usité. Les
médecins anglais font aussi, dans cette même affection, un usage fréquent du calomel, seul ou
uni à d'autres laxatifs. M. Chomel paraît aussi
s'être bien trouvé de l'emploi du chlorure de
soude, mais cette médication réclame de nouvelles expériences.

Dans les formes *muqueuses* et *bilieuses* de la
dothinentérite il est indiqué d'employer des vomitifs et des purgatifs, en même temps qu'on fait
usage de boissons acidulées. Dans la forme *ataxique* ou *nerveuse* (délire, assoupissement, soubre-
saut des tendons, etc.), on a plus particulièrement recours aux antispasmodiques et, surtout,
aux révulsifs externes, aux vésicatoires et aux
sinapismes : c'est ainsi qu'on a combattu la somnolence par l'application d'un large vésicatoire
sur le cuir chevelu ou à la nuque.

Lorsque le *saignement de nez* est tellement
abondant qu'il met en danger les jours du malade,
après avoir tenté les injections astringentes d'eau
vinaigrée et mêlée d'alun, il faut avoir recours au
tamponnement des fosses nasales.

On combat les *hémorrhagies intestinales* par
des lavements astringents d'alun, de ratanhia ou
de cachou.

Les escharres et les plaies au bas des reins sont
un des accidents les plus fâcheux et les plus fréquents de la maladie ; on doit s'efforcer de les prévenir en changeant souvent le malade de position,
et en entretenant la plus grande propreté autour
de lui ; les urines et les matières fécales, quand
les excrétions sont involontaires, ne doivent jamais séjourner dans le lit. Lorsque néanmoins la
peau qui recouvre le sacrum commence à rougir
et à s'écorcher, il faut de suite la bassiner avec du
vin chaud, la couvrir d'un emplâtre de diachylon, ou mieux, caler le malade en se servant d'un
coussin percé à son centre. Les perforations intestinales sont constamment suivies de la mort et
ne peuvent réclamer l'emploi d'aucun traitement.
Des médecins irlandais ont pourtant conseillé
alors l'emploi de l'opium à haute dose.

La convalescence de la dothinentérite est longue, comme nous l'avons dit, et exige des soins
minutieux. On doit surtout se garder de satisfaire la faim du malade ; ce n'est que graduellement et avec la plus grande précaution que des
aliments lui seront accordés. Le changement d'air
et le transport du malade à la campagne ont
très souvent une heureuse influence sur son rétablissement.

J.-P. BEAUDE,
Médecin-inspecteur des établissements d'eaux
minérales, membre du conseil de salubrité.

DOUCE-AMÈRE (*bot.* et *mat. méd.*), s. f. *sola-num dulcamara*. L. plante de la famille des Sola-néesde Jussieu. Dénominations vulgaires; *Vigne de Judée* , *Morelle grimpante.*

Cette plante s'offre sous la forme d'un petit arbrisseau sarmenteux assez élégant; les fleurs, de couleur violacée et disposées en cîme, se dé-veloppent pendant une grande partie de l'été et produisent un très bel effet; les fruits, de couleur rouge corail lors de la maturité, se détachent d'une manière très pittoresque sur les feuilles, qui sont glabres et de forme ovale; les tiges ou rameaux sont flexibles, lisses, de forme cylin-drique, leur volume égale celui d'une plume à écrire. Toutes les parties de la plante répandent une odeur nauséeuse peu agréable. La saveur d'abord douce puis amère de la tige a fait donner à la plante le nom spécifique et caractéristique qui la distingue. Bien que la douce amère ait été classée parmi les poisons (Alibert) elle jouit ce-pendant à un assez faible degré des propriétés délétères qui distinguent la sombre et dange-reuse famille des solanées, et à tel point que ses jeunes pousses entrent dans le régime alimentaire des habitans de plusieurs contrées de l'Europe. Quoi qu'il en soit, lorsque ses préparations sont administrées à trop fortes doses il peut en ré-sulter des perturbations assez graves dans l'é-conomie. Telles sont le vomissement, la syncope.

Les propriétés médicales de la douce-amère, préconisées par les uns niées par d'autres, ne mé-ritent certainement 'ni *cet excès d'honneur ni cette indignité*. La différence d'epinion sur ses pro-priétés de cette substance est vraisemblablement due à ce qu'on ne tient généralement pas assez de compte dans son administration comme dans celle de beaucoup d'autres substances végétales, de l'influence du climat sous lequel elles se sont développées, de leur état de conservation et sou-vent même des doses, conditions fort essentielles cependant pour déterminer la manifestation de propriété.

Les préparations les plus communes de douce-amère sont l'infusion , la décoction, le sirop et les extraits alcoolique et aqueux , leur usage augmente d'une manière assez sensible, la trans-piration cutanée pour qu'on ait cru devoir en conseiller l'emploi dans les rhumatismes chroni-ques les affections cutanées et celle syphilitiques.

Doses. La décoction se prépare avec 2 gros ou 1|2 once dans 2 pintes d'eau que l'on fait bouillir environ un quart-d'heure; la poudre s'administre à la dose de 1|2 gros à 1 gros, l'extrait un scrupule à un gros et plus.

On doit à M. Desfosses la découverte dans les tiges de douce amère d'un principe immédiat alcalin auquel il a donné le nom de *dulcamarine* et qui parait contenir en lui-même toutes les pro-priétés de la plante. Les baies, les feuilles et les jeunes pousses fournissent à l'analyse, de la so-lanine, mais en assez faible proportion cependant pour que leur usage alimentaire offre peu de danger. COUVERCHEL.

DOUCHE (*ther.*), s. f. en latin *ducia*, colonne de liquide ou de vapeur d'eau, dirigée avec une cer

taine force sur une partie quelconque du corps. L'appareil des douches et leur mode d'adminis-tration sont assez variables, suivant le but qu'on se propose. Les douches de liquides sont chaudes ou froides; ces dernières ne sont guère usitées que dans les maisons d'aliénés. Il ne faut pas les con-fondre avec les affusions (V. ce mot). Les dou-ches chaudes sont employées dans un grand nom-bre d'établissemens d'eaux minérales. Le liquide chaud est contenu dans un réservoir élevé; il passe dans un tuyau cylindrique en cuir et s'é-chappe par l'extrémité de ce tuyau, qui est muni d'un robinet, en formant ainsi un jet continu qu'on peut diriger à volonté sur une partie du corps. La hauteur du réservoir varie, elle est quelquefois de quinze à vingt pieds, elle ne peut être moindre de cinq à six pieds; le diamètre du tuyau est de deux à douze lignes. La douche prend le nom d'*as-cendante*, de *descendante* ou de *latérale*, suivant que le liquide est dirigé de bas en haut, de haut en bas ou latéralement. Quelquefois on divise le jet en forme de pluie, en adaptant à l'extrémité inférieure du tuyau une pomme d'arrosoir. Pour administrer ces douches on place le malade dans la baignoire, qui doit être vide; un tuyau flexible terminé par un robinet sur lequel se vissent les pièces d'ajustage permet de diriger la douche sur les diverses parties que l'on veut qu'elle frappe; le jet de la douche se trouve modifié soit par le degré d'ouverture que l'on donne au robinet, soit par le calibre des pièces d'ajustage, que l'on ajoute à son extrémité. Le diamètre, et par con-séquent la force du jet varie suivant l'effet que l'on veut produire: il est d'usage de ne commen-cer le traitement que par un jet assez faible. La durée de la douche varie de quinze à trente mi-nutes au plus, la durée ordinaire est de vingt à vingt-cinq minutes. Le nombre des douches pour un traitement ne peut être moindre de douze, il dépasse rarement trente; passé ce nombre, et souvent même avant de l'avoir atteint, on doit être fixé sur l'efficacité du moyen (V. *Eaux minérales*). Les douches sont employées avec succès pour combattre certaines affections chro-niques des articulations, les rhumatismes chroni-ques, les fausses ankyloses, quelques espèces de paralysie, etc.

Les douches d'eau froide dont on fait souvent usage dans le traitement de la folie , s'adminis-trent à peu près de la même manière. On dirige toujours le jet sur la tête du malade qui est placé, pendant ce temps-là, dans une baignoire pleine d'eau tiède. On peut lui donner encore des dou-ches par surprise , en laissant tomber brusque-ment sur sa tête, et d'une hauteur de douze pieds environ, une certaine masse d'eau froide ; ces douches sont même les plus redoutées des aliénés. On sait tenté de croire que l'eau froide agit , dans ce cas, comme moyen *sédatif*; mais cet effet n'est que momentané , et il est bientôt suivi d'une réaction pendant laquelle la peau rougit et il y a afflux de sang à la tête. Les bons effets des dou-ches doivent donc plutôt être attribués à l'action perturbatrice qu'elles exercent sur le cerveau ; il ne faut pas oublier non plus qu'elles sont très redoutées des aliénés, et qu'elles offrent par là un énergique moyen de répression.

Les douches de vapeur s'administrent également au moyen d'un tuyau flexible qui part d'un réservoir où l'eau est en ébullition. La vapeur s'échappe avec force par l'extrémité du tuyau et vient frapper la partie du corps que l'on veut soumettre à son action. Cette partie est maintenue à une distance convenable de l'orifice de sortie; il est pourtant utile, dans beaucoup de cas, que la chaleur soit suffisante pour rougir légèrement la peau. Les douches de vapeur sont employées avec beaucoup de succès pour combattre les engorgements chroniques des articulations, et les douleurs rhumatismales ou goutteuses. On peut construire économiquement un appareil de douches de vapeur, en adaptant un simple entonnoir en fer blanc à un vase métallique renfermant une certaine quantité d'eau. Celle-ci est maintenue à l'état d'ébullition au moyen d'un réchaud ou d'une manière plus commode, en se servant d'une simple lampe à esprit de vin.

Les douches d'air ont été employées dans les maladies de l'oreille pour dégager la trompe d'Eustache. Le docteur Deleau jeune, qui le premier a fait usage de ce moyen, lui doit plusieurs guérisons remarquables (V. *Oreille*) maladie de l').

J.-P. BEAUDE.

DOULEUR (*Path. gén.*), s. f. Il est plus aisé de sentir que de définir notre objet, et nul mortel n'est assez prévilégié pour n'avoir de la douleur aucune expérience personnelle. Que ne nous a-t-il été donné d'enchaîner, de suspendre la sensibilité, quand elle est mise en jeu péniblement, pour ne lui donner l'essor que lorsqu'elle serait excitée par des sensations agréables! Mais il n'en est pas ainsi, la même faculté qui nous rend aptes à jouir nous rend accessibles à la souffrance; partis des antipodes, le plaisir et la douleur n'ont qu'une même voie pour nous captiver, la sensibilité et le système nerveux qui en est le siége ou la condition matérielle indispensable.

Distinguons d'abord la douleur physique de la douleur morale; celle-ci rentre dans le domaine des *passions* et elle aura son article à part. Il ne sera question ici que de la douleur déterminée par des causes physiques entièrement étrangères à l'exercice des sentiments ou de la pensée.

Mais que pouvons-nous dire de la douleur? ce n'est point une maladie, ce n'en est que le plus cruel symptôme. Il n'y a qu'une classe d'affections dans laquelle la douleur soit le phénomène le plus saillant et le plus digne d'attention; ce sont certaines souffrances nerveuses, désignées par le terme générique de névralgies, et dont il est traité séparément dans ce dictionnaire. La douleur est d'ailleurs la triste compagne de la plupart des maladies, elle en éclaire souvent le siége, la nature, le pronostic; c'est presque toujours elle qui nous avertit que la santé chancelle ou que l'organisation court des dangers. Toutefois il s'en faut bien que la vivacité des douleurs et l'étendue des périls se trouvent dans des rapports cons-

tants; au contraire, les névralgies, dans lesquelles on observe les souffrances les plus aiguës, sont les affections les moins dangereuses. Du reste la violence des douleurs ne dépend pas moins de la constitution physique et morale des individus que de la cause accidentelle qui les provoque. Il est des sujets trop sensibles, irritables, mobiles, sans force morale, pour lesquels toutes les souffrances semblent atroces, tandis que les personnes d'un tempérament robuste, d'un caractère égal et ferme souffrent moins et supportent mieux la douleur.

Les espèces de douleurs sont très nombreuses, les variétés en sont infinies. Il suffit pour cela que chaque individu d'une part et puis chaque tissu, chaque organe dans le même corps soient doués d'une sensibilité propre. Le vocabulaire qui sert à exprimer les sensations désagréables, pénibles ou cruelles, est très étendu, et cependant l'expression manque quelquefois à la souffrance. Georget a ainsi groupé les espèces de douleurs : « démangeaison, prurit, cuisson, picotement, érosion, brûlure; douleur gravative, pulsative, pongitive, lancinante, tensive, contusive, mordicante, déchirante, térébrante, conquassante; vive, sourde, obtuse, tranchée; douleur nerveuse, goutteuse, rhumatismale; sensation d'étouffement, de suffocation, de strangulation; malaise, anxiété, frisson, froid, fibrité, horripilation, fatigue, lassitude, brisement des membres; impatiences et inquiétudes musculaires; agacement et crispation des nerfs; fourmillement, engourdissement dans les membres, etc. »

Le siége de la douleur vient souvent en aide au médecin pour localiser une maladie. Cependant il ne faut pas ignorer que c'est un guide inconstant et parfois infidèle. Tantôt la douleur manque dans une partie affectée, d'autres fois, par écho, par sympathie, la douleur se déclare loin de l'organe où siége réellement la lésion. C'est ainsi qu'une indisposition d'estomac peut se manifester par un violent mal de tête sympathique. Le siége de l'affection reconnu, l'espèce de douleur en éclaire la nature. Quoique émanées du même organe, il y a une différence notable entre les souffrances de la gastrite, de la gastralgie et du cancer de l'estomac. Mais il est inutile de pousser plus loin les considérations de pathologie générale relatives à la douleur.

Si nous parlons du traitement, nous serons bien plus brefs encore. La douleur n'étant qu'un symptôme, c'est dans l'histoire des maladies où on l'observe qu'il faut aller chercher l'indication des moyens propres à la combattre; il serait entièrement déplacé d'exposer ici le traitement de la céphalalgie, de l'odontalgie, de la cardialgie, des coliques, des rhumatismes, de la goutte, etc. Nous dirons seulement que, placé à propos, spécialement contre les souffrances nerveuses, l'opium est le souverain remède des douleurs. L'illustre Sydenham a parlé de ce suc précieux avec enthousiasme, il a presque composé des hymnes en prose à la louange du pavot somnifère, et à la gloire de la divinité qui avait permis la découverte de ses consolantes propriétés. Après l'opium, nous pourrions mentionner d'autres plantes narcotiques et vireuses, les éthers, etc.

Mais ce qu'on doit recommander à tous les malades souffrans, c'est la patience et le courage. Le découragement, l'irritation, l'emportement, la colère exaspèrent la douleur, en même temps qu'ils dénotent un être faible et irritable. Sans pousser le fanatisme philosophique jusqu'à prétendre avec les stoïciens que, pour une âme courageuse, la douleur même n'est pas un mal, nous dirons que c'est l'une des situations où le caractère peut montrer le plus de force, de grandeur, de bonté, ou bien de faiblesse, de petitesse, d'irritabilité. Oui, certes, il est beau de voir l'homme imposer silence à la douleur, exprimer le calme et la bienveillance, tandis qu'il est en proie à des tourments cruels; et qu'on ne croie pas que cet empire sur soi-même ne soit qu'une qualité idéale et n'existe qu'en théorie. Contrairement à cette assertion, nous pourrions citer, parmi les faits les plus saillans, les martyrs de convictions religieuses, politiques, philosophiques, qui, tout entiers au sentiment de leur cause, semblaient mépriser les tortures comme les bourreaux. Sans parler de ces situations sublimes, dans lesquelles l'âme paraît dégagée du corps qu'elle domine de toute la hauteur qui sépare l'esprit de la matière, nous rappellerons que les hommes qui se font remarquer par la supériorité de leur raison, par l'égalité et la bienveillance de leur caractère, opposent une résistance plus efficace, non-seulement aux manifestations, mais aux sensations mêmes de la douleur. Le calme qu'ils se commandent l'affaiblit réellement, on dirait qu'il suffit de leur volonté pour déplacer et régulariser les forces nerveuses. Il est pourtant des cas où l'on ne doit pas comprimer la douleur; concentrée elle faisait plus de ravages, et il vaut mieux alors que l'homme, comme l'animal, laisse un libre essor à l'instinct.

A. LAGASQUIE.
Docteur en médecine, membre de la commission d'Egypte.

DRAGÉE, (hyg. et thérap.), s. f. On fait, avec le semen-contra, le calomel et le sucre de petites dragées vermifuges que l'on administre aux enfants avec plus de facilité que si le médicament était sous une autre forme. On fait aussi des dragées purgatives, diurétiques, etc. Quant aux dragées comme salubrité. (V. Bonbons.)

DRAGONNEAU (zool.), s. m. silaire de Médine, espèce d'entozoaires appartenant au premier genre des epématoïdes de Rudolphi. Les silaires forment un grand nombre d'espèces qu'on a rencontrées chez beaucoup d'animaux vertébrés et chez quelques insectes. Le silaire de Médine est le seul qui soit propre à l'homme; il habite ordinairement au-dessous de la peau des membres inférieurs et quelquefois de l'abdomen; il peut même pénétrer dans l'interstice des muscles. Il se présente sous la forme d'un vers très grêle, ayant la ténuité d'un fil et long de deux à douze pieds. Sa tête, d'après M. Chapotin, est renflée et munie d'un suçoir à son centre; sa queue finit brusque-

ment par un crochet contractile. Il est rarement solitaire et on en a trouvé jusqu'à vingt-trois sur le même individu. La manière dont il s'engendre et se reproduit est encore un problème qu'on n'a pu résoudre. Il n'attaque, au reste, que les individus du globe qui habitent les contrées très chaudes ; l'Arabie, la côte australe de l'Asie, les bords de la mer Caspienne, la Haute-Egypte, le Sénégal et le reste de la partie équinoxiale de l'Afrique sont les régions où on le rencontre surtout. Il se montre, comme nous l'avons dit, principalement dans les membres inférieurs, immédiatement au-dessous de la peau qu'il soulève, de manière à simuler une veine variqueuse. Il grandit peu à peu, en ne déterminant parfois qu'une démangeaison supportable, et dans quelques cas des douleurs très vives; mais après un intervalle de temps variable il finit par s'ouvrir un passage à travers la peau ; il se forme alors dans un point une petite tumeur rouge et grosse comme une petite noisette. Le malade éprouve souvent alors un peu de fièvre ; au bout de deux ou trois jours la petite tumeur s'abcède, il s'écoule une petite quantité d'un liquide sanieux et on peut apercevoir la tête du dragonneau, qui se présente hors de la place; on doit alors le retenir au moyen d'un fil, pour l'empêcher de rétrograder, et exercer ensuite des tractions très modérées pour l'attirer peu à peu au-dehors; au fur et mesure qu'il sort on l'enroule ordinairement autour d'un petit cylindre. On a aussi conseillé de ne pas attendre pour l'extraire qu'il se forme une tumeur, mais de faire une incision sur la partie saillante de la peau et de soulever, au moyen d'une pince ou d'un morceau de bois, le vers qui se trouve au fond de la plaie. Il se trouve ainsi soulevé par le milieu du corps et offre plus de résistance aux tractions. On doit surtout éviter de le rompre, car une fois divisé l'animal se retire et des accidents très graves, la gangrène même, surviennent. Plus d'une fois on a vu la mort en être la suite.

J. B.

DRASTIQUE (thérap.), adj. du grec drao j'agis. On a donné ce nom aux purgatifs les plus énergiques. (V. Purgatif.)

DRÈCHE (hyg.), s. f. nom donné à l'orge fermentée et germée que l'on emploie pour la préparation de la bière. (V. ce mot.)

DROGUE (pharm.), s. f. [Ménage fait venir ce mot de droa odeur, parce que, dit-il, presque toutes les drogues ont une odeur plus ou moins prononcée; en pharmacie on entend par drogue les médicaments simples, tels que feuilles, fleurs, racines, écorces, etc. (V. Médicament.)

J. B.

DROIT (anat.), s.m. et adj. On désigne en anatomie un assez grand nombre de muscles sous le nom de muscle droit; ainsi il y a les muscles droits de l'œil, divisés en supérieur, inférieur, interne et externe. (V. œil.) Plusieurs muscles qui unissent la tête avec la colonne vertébrale et qui concourent à former le col en même temps qu'ils servent au mouvement de la tête, ont reçu le nom de mus-

cles droits. Ils sont divisés en antérieur et postérieur et distingués sous le nom de grands et petits.

A l'abdomen il existe à sa partie antérieure, au milieu du ventre, un muscle qui est double, un pour chaque côté, et qui, par sa réunion avec celui du côté opposé, forme la ligne médiane ; ce muscle a reçu le nom de muscle *droit abdominal.* Il présente des intersections qui forment les dépressions que l'on observe à cette partie du corps lorsque ce muscle se contracte. Ce muscle se fixe en bas à la partie supérieure du pubis, et en haut à la partie inférieure et moyenne de la poitrine ; il sert dans l'expiration à abaisser les parois de la poitrine ; il fléchit aussi en avant la partie supérieure du corps sur l'inférieure. A la cuisse, il existe deux muscles *droits,* l'un est le *droit antérieur* ; il s'étend de l'os de la hanche à la rotule ; l'autre est le *droit interne,* il est placé en dedans de la cuisse et il s'étend de la partie inférieure du bassin à la partie supérieure du tibia.

J. P.

DUODÉNITE (*ant.*), s. f. c'est l'inflammation du duodénum. (V. ce mot.)

DUODÉNUM (*anat.*), s. m., en latin, *ventriculus succenturiatus, duodenum,* portion du tube digestif faisant suite à l'estomac et se continuant avec l'*intestin grêle proprement dit.* Le nom de duodénum lui vient de sa longueur, qui est de douze travers de doigt ; il est moins volumineux que l'estomac, quoique son calibre soit plus considérable que celui du reste du canal intestinal, et qu'il soit susceptible d'une plus grande ampliation ; il forme une espèce de demi-cercle qui circonscrit le pancréas, et dont la concavité regarde à gauche ; aussi les anatomistes lui ont-ils distingué trois portions ; une première partie longue de deux pouces, à partir du pylore, se dirige horizontalement en arrière et à droite jusque près du col de la vésicule du fiel ; là commence la seconde portion qui descend verticalement jusqu'à la troisième vertèbre lombaire ; la troisième partie, enfin, se porte transversalement à gauche au-devant de la colonne vertébrale. L'intérieur du duodénum présente une foule de replis circulaires qu'on nomme *valvules conniventes;* ils sont formés par la membrane muqueuse repliée, et ont pour destination de retarder la marche des matières alimentaires.

On observe encore, dans l'intérieur du duodénum, à la réunion de la seconde avec la troisième portion, une petite saillie percée d'une ouverture qui n'est autre chose que l'orifice commun des conduits cholédoque et pancréatique, qui traversent obliquement l'épaisseur de l'intestin.

Ce dernier est formé comme les autres parties du tube intestinal de trois tuniques, une externe *séreuse,* qui n'existe que dans une petite partie de son étendue, une *musculeuse* et moyenne, et une *muqueuse* interne ; beaucoup d'anatomistes admettent aussi, sous le nom de *nerveuse,* une quatrième tunique placée entre la muqueuse et la musculeuse. (Voyez, pour plus de détails, les mots *Intestin, Foie* et *Pancréas.*)

DUODÉNUM (maladies du). Ces maladies, n'offrant rien de spécial, seront décrites au mot intestins (maladies des). L'inflammation de duodénus a été désignée sous le nom de *duodénite;* les symptômes particuliers de cette affection sont obscurs et peu connus ; on a cité la douleur, dans le lieu occupé par l'intestin ; et les vomissements bilieux, le trouble de la digestion duodénale, le caractère général de la maladie et les indications thérapeutiques sont, au reste, les mêmes que pour l'inflammation de l'*intestin grêle* ou *entérite.* Nous renvoyons donc le lecteur à l'article où il sera question de cette maladie.

J. B.

DURE-MÈRE (*anat.*), s.f. C'est une membrane fibreuse et la plus extérieure des trois membranes qui enveloppent le cerveau et la moelle épinière ; les trois membranes ont aussi le nom de *méninges.* (V. ce mot.)

DURILLON (*path.*), s. m. (V. *Callosité, Cor.*)

DYNAMOMÈTRE (*hyg.*), s. m. du grec *dinamis* force et de *métrone* mesure ; c'est un instrument destiné à mesurer les forces musculaires ; cet instrument est formé par un ressort dont la compression fait marcher une aiguille qui indique la valeur de la force produite. (V. *Force.*)

DYSENTERIE (*méd.*), s. f. La maladie qui fera le sujet de cet article est caractérisée par la fréquence, la difficulté, la souffrance des selles, et l'excrétion des matières muqueuses, glaireuses, sanguinolentes, précédée de coliques, de tranchées ordinairement très vives. Ces caractères se retrouvent dans toutes les dysenteries, mais les autres symptômes concomitants, sur lesquels se basent le pronostic et les modifications du traitement, varient d'une manière très notable. En effet, la dysenterie est tantôt une affection légère et tantôt une maladie des plus graves. Distinguons ces deux espèces principales par une description abrégée : la dysenterie faible, sporadique, comme on l'observe le plus souvent dans le Nord, au printemps ou en hiver, existe fréquemment sans fièvre, sans que le ventre soit douloureux à la pression, sans perte complète d'appétit, sans que le malade se sente obligé de garder le lit ou la chambre. Cependant à intervalles plus ou moins rapprochés, des épreintes vives l'invitent à se présenter à la garde-robe, et là il fait d'inutiles et de douloureux efforts pour expulser des matières fécales peu abondantes ou nulles, avec des glaires écumeuses et teintes de sang. Cette dysenterie bénigne, dont la durée n'atteint ou ne dépasse guère une semaine, quand elle est convenablement traitée, est parfois précédée, pendant quelques jours, de dégoût, d'envie de vomir, de murmures et de douleurs sourdes dans le ventre, de diarrhée, etc.; d'autres fois son invasion est subite.

La dysenterie intense ou grave, commune dans les climats chauds, et redoutable aux inacclimatés, trop souvent épidémique en été et en automne ; cette dysenterie, disons-nous, ne ressemble à la précédente que par le petit groupe de symptômes essentiels, elle en diffère sensiblement par la gravité des apparences. Du reste son début n'est pas uniforme : il est tantôt rapide, d'autres fois lent; l'appétit se perd, la soif se prononce, la fièvre s'allume, les forces s'abattent ou sont prostrées, et le malade est obligé de garder le lit; le ventre est sensible, les tranchées sont très fréquentes et atroces, les selles plus multipliées que copieuses, très difficiles, très douloureuses; ce ténesme est très cruel. Le visage, qui exprime communément si bien les souffrances et les dangers de l'organisation, est très altéré, il a quelque chose du *facies* *cholérique*. Du reste, la dysenterie des régions équinoxiales et des contrées du sud de la zone tempérée, de même celle qu'on remarque dans les camps, les prisons, les vaisseaux, les villes assiégées, se montre quelquefois aussi redoutable que le choléra asiatique. L'histoire de la médecine fait mention d'une foule d'épidémies dysenteriques désastreuses, qui ont ravagé des provinces et des nations. On en a observé tous les ans dans quelques départements de la France, qui, sans être de cette alarmante gravité, sont néanmoins très dignes de sollicitude. Généralement la dysenterie épidémique est plus inquiétante que celle qui paraît annuellement sous des influences locales, ou qui attaque isolément, en d'autres termes, que celle qui est endémique ou sporadique.

Le pronostic de l'espèce de dysenterie que nous ne pouvons qualifier que par les épithètes de sérieuse, intense, grave, par opposition à celle qui est légère ou bénigne, se fonde sur le nombre et l'intensité des symptômes. On augurera bien si le visage est peu altéré, si les forces ne sont pas trop abattues, si la soif est modérée, s'il n'y a dans le pouls ni fréquence ni faiblesse excessives, si le corps conserve bien sa chaleur, si l'intervalle des selles permet de goûter un peu de repos, si le ventre n'est ni trop gonflé ni trop sensible, si les garde-robes s'éloignent, et si, en même temps, le ténesme diminue. L'altération profonde des traits, la prostration des forces, la sécheresse et la teinte fuligineuse de la langue, la petitesse du pouls, la fréquence et l'extrême fétidité des selles, ou bien leur suppression, et en même temps la cessation de la douleur, le ballonnement du ventre, le hoquet, le refroidissement des extrêmités, sont de très mauvais signes. La dysenterie grave peut tuer en quelques jours, et sa guérison ne demande pas moins de deux, trois ou quatre semaines. Parfois le flux dysenterique passe à l'état chronique, transition qui serait beaucoup moins fâcheuse, si les malades, souvent sans fièvre et de bon appétit, avaient la sagesse de suivre ponctuellement le régime convenable.

On a émis sur la nature de la dysenterie des théories dont la discussion serait ici déplacée. Les anciens, dont l'opinion a prévalu jusqu'à la fin du dernier siècle, l'envisageaient comme un flux d'humeurs peccantes qui se faisait à la surface des intestins, et qu'il convenait de favoriser pour seconder les vues de la nature. Les modernes, au contraire, ont voulu localiser la maladie; ils l'ont considérée comme une *colite* ou inflammation du gros intestin appelé colon. Aucune des deux opinions

ne nous paraît exclusivement vraie. Nous regardons la dysenterie comme une affection spéciale dont le travail secret nous est inconnu, qu'on ne pourrait pas provoquer expérimentalement en agissant sur l'intestin colon, mais qui cependant éclate d'une manière plus manifeste sur cette portion du tube digestif. C'est prouvé d'ailleurs par l'ouverture des cadavres des dysenteriques, qui a fait découvrir dans le gros intestin de l'injection, de l'épaississement, des ulcérations, et quelquefois des gangrènes.

Parlons maintenant des causes occasionnelles de la dysenterie; ce sera une introduction tout-à-fait rationnelle au traitement préservatif. Toutefois nous ne pouvons faire marcher de front, dans ces recherches étiologiques, la dysenterie sporadique, endémique et épidémique, car les influences qui les provoquent, semblables sous quelques rapports, différent dans d'autres. Commençons par la dyssenterie sporadique ou dont on n'observe que des accidents isolés, provenant de causes hygiéniques individuelles. En tête de ces causes figurent les *ingesta*, c'est-à-dire les substances solides, liquides ou gazeuses que nous introduisons dans le corps. On a signalé de tous temps l'usage, à tous égards insalubre, des fruits non mûrs et l'abus de ceux qui ont atteint la maturité. Après les crudités végétales, viennent les viandes de mauvaise qualité, coriaces, lourdes, indigestes, celles qui ont subi un commencement de putréfaction, ou dans la préparation desquelles on a prodigué les épices. Puis l'usage non habituel et immodéré des boissons fermentescibles récentes, telles que le moût de raisin, le cidre, le poiré, la bière. Les eaux corrompues, stagnantes, bourbeuses, froides, glacées, prises en abondance, ne sont pas étrangères à la production de la dysenterie, non plus que l'inspiration ou la déglutition de miasmes, quoique le mode d'action de ceux-ci soit plus difficile à expliquer que celui des aliments et des boissons. Elle est quelquefois produite par des purgatifs violents, et notamment les aléotiques; par l'impression vive et brusque du froid, de l'humidité, sur les pieds, le ventre ou tout le corps, etc.

Les causes de la dysenterie endémique, qui afflige périodiquement un grand nombre d'habitants d'une même contrée, tiennent quelquefois à la permanence des influences maladives que nous venons de signaler; c'est-à-dire que les fruits y sont abondants et de mauvaise qualité, l'alimentation générale insalubre, les eaux malsaines; parce qu'on y est exposé aux miasmes, aux excès et aux contrastes de température, ou à d'autres influences permanentes attachées aux usages ou aux localités.

Quant aux causes de la dysenterie épidémique, elles sont communément aussi obscures que celles des épidémies en général; à peine trouve-t-on quelques aperçus plausibles dans les intempéries atmosphériques, l'altération des récoltes, etc., et il faut revenir humblement au *divinum quid* des anciens. Cependant il est des cas où la cause est plus facilement appréciable que destructible : tels sont ceux où l'épidémie dysenterique provient du mauvais campement d'une armée, de la disette ou de la mauvaise qualité des vivres et des boissons, des fatigues excessives, de l'agglomération d'hommes dans les prisons, les vaisseaux, les hôpitaux, les villes assiégées, etc.

L'opinion de la contagion de la dysenterie ne saurait être passée sous silence; elle a été admise et rejetée par des médecins trop recommandables pour ne pas mériter au moins une mention. A dire vrai, les partisans de cette contagion sont aujourd'hui moins nombreux que ses adversaires. Au risque de passer pour être de l'avis de tout le monde et de n'avoir pas d'opinion arrêtée à cet égard, nous dirons que les uns et les autres sont très logiques dans l'induction positive ou négative tirée des faits; mais ce sont les faits qui n'ont pas été pour tous les mêmes. Autre chose est la dysenterie sporadique et même légèrement épidémique, et la dysenterie intense des contrées méridionales, ou les épidémies dysenteriques graves qui étendent leurs ravages au loin. Autant il nous paraît démontré que la contagion est rare dans les premières, autant nous sommes portés à admettre qu'elle a été maintes fois bien constatée dans les secondes. Du reste la transmission de la maladie ne passe pas pour avoir lieu par le contact immédiat des malades à l'aide d'un virus, mais plutôt par les émanations qui se dégagent du corps et des excréments fétides des dysentériques. Et pourquoi ces miasmes infects seraient-ils privés de toute puissance nuisible, puisqu'il est parfaitement reconnu que ceux qui émanent de la putréfaction cadavérique peuvent donner la dysenterie?

Les soins préservatifs de la dysenterie dérivent de la connaissance même de ces causes, qu'il faut éviter le plus qu'on peut. La possibilité de contracter cette maladie par négligence de quelques précautions d'hygiène ne saurait être l'objet d'une préoccupation ou d'une sollicitude dans les pays où la dysenterie est rare et bénigne; mais il n'en est pas de même dans les contrées où elle est fréquente et grave. Les inacclimatés, surtout, ne doivent omettre aucune prévision, aucune mesure essentielle, pour se préserver d'une maladie qui, moins redoutable aux indigènes, serait funeste à beaucoup d'entre eux. La dysenterie est l'une des causes les plus notables de mortalité parmi les hommes qui vont se fixer du nord au sud, parmi les Européens qui vont séjourner en Afrique, en Asie et en Amérique.

Le traitement de la dysenterie légère doit être simple comme la maladie : diète d'abord; cependant, si elle était trop pénible, on pourrait prendre quelques bouillons de veau ou de poulet, seuls ou aux fécules; les aliments solides prolongeraient la maladie; pour boisson, on choisira entre l'eau de riz, de gomme, le lait largement coupé, etc. Les lavements tièdes d'eau de lin, de guimauve, de pavot, soulagent sensiblement les épreintes. Quelquefois elles sont assez vives pour indiquer l'emploi de quelque préparation opiacée qui procure du calme et abrège la dysenterie. En même temps le repos, la douce température du lit ou de l'appartement, doivent concourir à la guérison.

La dysenterie intense ne repousse aucun de ces moyens, mais elle en réclame d'autres. L'assistance de l'homme de l'art est impérieusement nécessaire et de bonne heure, si l'on ne veut avoir à déplorer l'à propos perdu d'employer quelque remède utile. En attendant, on prescrira le même traitement que nous venons d'exposer. Nous pensons qu'il n'appartient qu'au médecin de juger l'opportunité et la convenance d'une médication plus active, comme un vomitif, un purgatif, les astringents seuls ou combinés avec les narcotiques, une application de sangsues à l'anus, etc., tout autant de moyens avantageux dans l'occasion, mais dont l'indication ne saurait être sûrement saisie par des personnes étrangères à la médecine. Si le ventre était chaud, douloureux à la pression, des fomentations, des cataplasmes émollients sur cette partie, des bains plus que tièdes, apporteraient un soulagement, seulement il faudrait prendre garde qu'ils n'occasionnassent du refroidissement, toujours nuisible aux dysenteriques. Dans cette forme grave de la dysenterie sporadique, endémique ou épidémique, il convient de ne point négliger les précautions faciles contre les chances rarement nombreuses de contagion; conséquemment, on aura le soin d'enlever les excréments à mesure qu'ils seront rendus, d'entretenir une grande propreté, de renouveler l'air et de pratiquer des fumigations, si l'atmosphère inférieure était infecte, de ne point coucher dans le même lit ni la même chambre si on le peut.

Passée à l'état chronique, ordinairement entretenue par des ulcérations du gros intestin, manifestée par des selles plus rares et toujours sanguinolentes, avec des tranchées, du ténesme, la dysenterie réclame des soins assidus et persévérants. Il existe fréquemment alors, dans l'organisation, une anarchie très-préjudiciable entre l'instinct et la sécurité de le satisfaire: en effet, l'appétit peut être bon et l'estomac bien digérer, mais malheureusement la matière alimentaire est obligée d'aboutir au siège du mal, et elle l'entretient ou l'exaspère. L'espèce et la dose des aliments est le point important à régler dans les dysenteries chroniques. La diète absolue serait péniblement supportée long-temps, elle pourrait même être nuisible s'il y avait absence complète de fièvre; mais il faut être avare d'aliments, choisir ceux qu'on digère le mieux, et qui nourrissent sous le plus petit volume : tels sont le bouillon graduellement plus concentré, le lait; l'un et l'autre associés quelquefois au pain bien cuit, aux fécules; des crèmes de riz, des panades, des végétaux tendres, herbacés, cuits et assaisonnés de jus de viandes, les sucs de ces viandes mâchées, dont on rejette la fibre, les gelées végétales de pomme, de coing, etc., et la plus grande parcimonie d'épices. Il est utile de fractionner beaucoup la dose alimentaire congrue, au lieu d'en prendre beaucoup à la fois, comme on le fait en santé. Pour satisfaire la soif, les boissons gommeuses, mucilagineuses, amilacées, seront les plus prudentes. Cependant on se trouve bien quelquefois de l'eau rougie avec un vin austère comme celui de Bordeaux, ou édulcorée avec des sirops de coing, de grenade, de nèfle, de sorbe. Ces astringents, et beaucoup d'autres plus énergiques, ingérés ou administrés en lavement, sont souvent salutaires dans la dysenterie chronique, de même que certains électuaires que nous n'indiquerons pas non plus : car si l'on se trompait sur l'indication, ils ne manqueraient pas de nuire; revenons donc aux moyens hygiéniques, dont l'usage n'est pas moins salutaire que l'intelligence en est sûre et facile. Les malades atteints de dysenterie chronique devraient habiter un lieu sec, plutôt chaud que froid, abrité des émanations miasmatiques. Ils ont besoin de vêtements chauds, particulièrement aux pieds et au ventre; les contrastes de température et l'humide fraîcheur des nuits leur seraient très-contraires, s'ils ne se prémunissaient contre ces intempéries; la promenade à pied, en voiture, si le temps et les forces le permettent, sera avantageuse; on aura soin seulement d'éviter la fatigue; quelques bains un peu chauds, à huit ou dix jours d'intervalle, et en s'essuyant minutieusement après; quelques lavements d'eau de son, d'amidon, de pavots, quand les coliques semblent se ranimer, seront très convenables. Du reste la succession des saisons, et surtout le passage de l'hiver au printemps, est un grand médecin des dysenteries chroniques comme de beaucoup d'autres maladies qui ont duré long-temps. On a vu la guérison s'opérer par une crise manifeste, telle que le rappel spontané de quelque évacuation ou éruption habituelles qui étaient supprimées. Il est parfois nécessaire de changer de pays.

Les ménagements que demande la convalescence de la dysenterie sont à peu près exposés dans ce que nous avons dit du traitement de celle qui est chronique. On a principalement à craindre les indigestions et les refroidissements.

A. LAGASQUIE,
Docteur en médecine, membre de la commission d'Egypte.

DYSMÉNORRHÉE (*méd.*), s. f. Nom donné à la difficulté de la menstruation. (V. ce mot.)

DYSPERMATISME ou **DYSPERMASIE** (*méd.*), s. f. Nom donné à la difficulté de l'écoulement de la matière séminale.

DYSPEPSIE (*path.*), s. f., du grec *dys*, difficilement, et *pepsis*, digestion. Mauvaise digestion habituelle. La dyspepsie n'est pas une maladie essentielle, elle est liée à plusieurs états pathologiques différents de l'estomac, tantôt à une inflammation de cet organe, tantôt, au contraire, à son atonie, ou enfin à une perturbation nerveuse. Le traitement doit nécessairement varier dans ces divers cas. Une mauvaise digestion est annoncée en général par un sentiment de pesanteur et de malaise dans la région épigastrique ; par des nausées et ensuite par des rapports de gaz ayant l'odeur d'œufs pourris. Il peut survenir aussi des renvois acides et amers ; ces accidents se dessinent ensuite peu à peu ou se terminent par le vomissement. Tout en renvoyant le lecteur aux diverses maladies qui peuvent s'accompagner de dyspepsie, nous indiquerons ici l'emploi de la magnésie, de l'eau de Vichy et des pastilles de bicarbonate de soude, comme moyen

efficace pour combattre certaines mauvaises digestions, accompagnées de renvois acides et qui ne sont pas dus à un état inflammatoire de l'estomac. (Voyez *Gastrite, Gastralgie, Estomac* (maladies de l'.)   J. B.

DYSPHAGIE (*path.*), s. f., du grec *dys*, difficilement, et *phageïne*, manger. Difficulté ou impossibilité d'avaler; gène dans la déglutition. La dysphagie, de même que la dyspepsie, ne constitue pas une maladie spéciale, elle n'est qu'un symptôme commun à plusieurs affections différentes, que nous allons énumérer. Des tumeurs de nature diverse, phlegmoneuses, cancéreuses, tuberculeuses, peuvent se développer dans les environs du pharynx et de l'œsophage, comprimer ces conduits et gêner ainsi le passage des aliments; des corps étrangers introduits par la première portion du canal digestif peuvent produire le même effet; les parois de ce canal sont quelquefois épaissies, altérées et même atteintes de la dégénérescence cancéreuse. Ce cas est grave, la dysphagie augmente sans cesse ; bientôt les aliments ne peuvent plus être introduits qu'au moyen d'une sonde, et les malades ne tardent pas à succomber d'inanition. Il ne faut pas confondre cette dysphagie, qui tient à une cause organique, avec celle qui est le résultat d'un état spasmodique et nerveux du pharynx, et qu'on observe quelquefois chez des femmes hystériques. Les muscles pharyngiens qui concourent à la déglutition peuvent aussi être atteints de paralysie ; la maladie est alors fréquemment incurable, surtout lorsqu'elle s'est manifestée graduellement. Les autres causes de dysphagie sont une perforation accidentelle ou congéniale de la voûte du palais, la destruction de l'épiglotte ou de la glotte, l'hydrophobie, etc. Dans ces divers cas, et suivant les causes, tantôt les aliments ne peuvent franchir l'isthme du gosier, ou ne le franchissent qu'avec peine et douleur ; tantôt ils traversent le pharynx, mais s'arrêtent dans l'œsophage en s'y accumulant. Au bout de quelque temps ils parviennent pourtant dans l'estomac ou bien ils sont rejetés. Le malade périt alors d'inanition. Le traitement de la dysphagie varie suivant les causes qui l'ont produite ; lorsqu'elle tient à une paralysie ou une altération organique des parois du conduit digestif, on peut prolonger l'existence du malade en poussant mécaniquement dans l'estomac les aliments qui s'arrêtent dans l'œsophage ; on se sert pour cela d'une tige de baleine, garnie d'une petite éponge à son extrémité. Le malade peut très bien faire cette opération lui-même. Souvent on est obligé d'avoir recours à la sonde dite *œsophagienne*, au moyen de laquelle on peut porter des aliments jusque dans l'estomac. Cette sonde qui est plus grosse et plus longue que les sondes ordinaires, s'introduit par la bouche lorsqu'on ne veut qu'injecter des aliments, et par le nez lorsqu'on veut la laisser à demeure pour dilater l'œsophage ou remplir d'autres indications. (V. au reste *Pharynx* et *OEsophage* (maladies de l'.)   J. B.

DYSPNÉE (*path.*), s. f., du grec *dys*, difficilement, et *pneine*, respirer, difficulté de respirer. La dyspnée ne constitue pas une maladie essentielle, elle n'est, à proprement parler, que le symptôme d'une autre affection. Elle peut dépendre alors d'une foule de causes différentes. Il est facile en effet de concevoir que, dans un grand nombre de circonstances morbides, les fonctions respiratoires seront gênées; tantôt l'obstacle à la respiration a son siège dans le canal aérien que l'air doit parcourir pour parvenir au poumon ou à côté de ce canal; telles sont les diverses tumeurs développées au fond de la bouche et sur le trajet du larynx et de la trachée, l'esquinancie ou angine, certaines affections de la langue, l'œdème de la glotte, le croup, la présence d'un corps étranger dans l'œsophage, etc. ; tantôt la cause de la dyspnée réside dans le poumon même, lésé dans ses fonctions par une maladie organique du cœur ou du péricarde, par une fracture des côtes ou du sternus, par une tumeur développée dans le ventre, par un état de pléthore générale, ou enfin par un catarrhe ou une pleurésie.

Très fréquemment la difficulté de respirer tient à une cause nerveuse, soit à une lésion des nerfs *pneumo-gastriques* et *diaphragmatiques* (nerfs qui animent le poumon), soit à une affection hystérique ou à la compression du cerveau. La dyspnée est, en outre, un des symptômes caractéristiques de deux affections déjà décrites dans cet ouvrage, de l'asthme et de l'angine de poitrine. Les causes sont donc très variées. Lorsqu'elles sont mécaniques, comme par exemple une tumeur qui comprime la trachée, il est en général facile de les connaître. Le diagnostic est plus difficile dans les dyspnées nerveuses ou dans celles dues à une affection du poumon ou d'un organe voisin. Le plus souvent c'est dans une lésion du cœur ou des gros vaisseaux, du poumon et de ses enveloppes, qu'il faut rechercher la source du mal. Pour le traitement voyez les diverses affections mentionnées dans cet article et dont la dyspnée n'est qu'un symptôme. (V. surtout *Asthme* , *Angine de poitrine*, *Bronchite*, *Catarrhe*, *Cœur* (maladies du), *Croup* , *Emphyséme du poumon*, *Hystérie, Pneumonie.)*   J. B.

DYSTOCIE ou **DISTOCIE** (*accouch.*), s. f. On donne ce nom à tous les accouchements laborieux ou à ceux qui même s'éloignent en quelques choses des accouchements naturels.

DYSURIE (*path.*), s. f. du grec *dus* difficilement et *ourone*, urine; difficulté d'uriner. La dysurie n'est encore qu'un symptôme de quelques-unes des nombreuses affections des organes urinaires. Elle peut être occasionnée par un rétrécissement du canal de l'urèthre, par un calcul engagé dans ce conduit, par la présence de tumeurs voisines, par une altération de la glande prostate ou enfin par une maladie de la vessie (V. *Calculs, Cystite, Prostate*) (maladies de la), *Rétrécissements*; *Uréthre*, (maladies du canal de l') et *Vessie* (maladies de la).   J. B.

E

eau, (*phy.*, *chim.* et *thérap.*), s. f. L'eau est un des corps les plus répandus dans la nature. Elle existe à l'état de vapeur dans l'air; à l'état solide, en masses plus ou moins considérables dans les mers voisines du pôle et sur les hautes montagnes; mais c'est surtout à l'état liquide qu'elle est abondante. On la trouve aussi combinée avec certains corps qui sont connus sous le nom d'hydrates.

L'eau telle qu'on la trouve dans les rivières, les lacs, les puits, etc., n'est jamais à l'état de pureté, elle renferme une plus ou moins grande quantité de sels. Si l'eau renferme une assez grande quantité de matières étrangères pour être sapides et exercer une action médicamenteuse, elle est dite *eau minérale* (V. *Eaux minérales*).

L'eau pure (eau distillée) est formée par deux volumes de gaz hydrogène et un volume de gaz oxygène. Ces deux gaz, en se combinant, changent d'état et deviennent liquides.

L'eau liquide est transparente, incolore, inodore, insipide: elle pèse sept cent quatre-vingt-une fois autant que l'air, lorsque sa température est à 4⁰ du thermomètre centigrade. Elle est compressible, mais très faiblement.

L'eau ne conduit pas bien le calorique, cependant elle s'échauffe promptement, ce qui paraît contradictoire avec la non-conductibilité pour le calorique; ce phénomène s'explique néanmoins facilement. En effet, quand on place l'eau sur le feu, les couches de liquide inférieures, en s'échauffant, deviennent plus légères, s'élèvent et sont remplacées par les couches supérieures plus froides, qui s'échauffent à leur tour. Si on la chauffe, sous la pression ordinaire de l'air, jusqu'à 100⁰ (therm. centig.) elle bout, se réduit en vapeur, et occupe sous cet état un volume seize cent quatre-vingt-dix-huit fois plus considérable que l'eau à 4⁰—0⁰ (therm. centig.). La température de l'eau ne s'élève plus, et tout le calorique accumulé sur le liquide est employé à la faire passer à l'état de vapeur. Cette vapeur renferme alors beaucoup de calorique, aussi échauffe-t-elle promptement les liquides à travers lesquels on la fait passer. Ainsi un kilog. d'eau en vapeur à 100⁰ que l'on fait passer à travers 6 kilog. 66 kilom.

d'eau à 0⁰— élève leur température à 100⁰.

Si on refroidit de l'eau marquant 12, 15 ou 20 degrés au-dessus de zéro, elle se contracte jusqu'à ce qu'elle soit à 4⁰—0⁰ (therm. centig.); si on la refroidit encore elle se dilate et se solidifie. Elle occupe alors un onzième de plus en volume que l'eau à 0⁰, ce qui explique pourquoi la glace surnage toujours l'eau liquide. C'est à l'augmentation de volume de l'eau lorsqu'elle se congèle, qu'est dû le brisement des vases qui en renferment et qu'on expose au froid.

La congélation de l'eau n'a pas toujours lieu au même degré. En général, on pourra abaisser d'autant plus sa température sans la solidifier, qu'elle sera plus pure et plus tranquille. Ainsi de l'eau distillée privée d'air peut être refroidie jusqu'à 6 degrés au-dessous de zéro, et même à une température plus basse à l'aide de certaines opérations. L'eau ordinaire se congèle ordinairement entre 1⁰—0⁰ et 2⁰ 1|2—0⁰. L'eau bourbeuse se congèle toujours à zéro. L'eau parfaitement tranquille se congèle plus lentement que l'eau qui éprouve un léger mouvement. L'expérience suivante prouve d'une manière évidente l'influence du repos ou de l'agitation sur la congélation de l'eau : si au moment où de l'eau tranquille est sur le point de se geler, on frappe légèrement les parois du vase, à l'instant même la congélation a lieu.

La lumière est en partie réfléchie par l'eau, ce qui fait qu'elle peut jusqu'à un certain point servir de miroir.

L'électricité n'est pas bien transmise par l'eau pure; mais si l'eau est salée ou acidulée, alors elle devient bon conducteur du fluide électrique.

Action chimique de l'eau sur les différents corps. — L'eau peut se combiner avec certains corps, sans les dissoudre, et former avec eux des hydrates. L'eau, dans d'autres cas, les dissout sans éprouver de décomposition et sans les décomposer. Les corps solubles dans l'eau sont très nombreux; ainsi le sucre, la gomme, la gélatine, la plupart des acides, le chlore, l'iode, le sublimé corrosif, un très grand nombre de sels, etc., sont solubles dans l'eau. Ils sont en général plus solubles dans l'eau chaude. Nous ne nous occuperons que de l'action de l'eau sur les sels solubles. Ces sels se dissolvent en général mieux à une température élevée que dans l'eau tiède; aussi lorsqu'on a dissous dans de l'eau bouillante autant de sel qu'elle peut en contenir, laisse-t-elle déposer des cristaux par le refroidissement. C'est à l'aide de ce procédé qu'on opère le plus ordinairement la cristallisation des substances salines. Ces cristaux salins renferment souvent entre leurs molécules intégrantes une certaine quantité d'eau, qui est connue sous le nom d'eau de cristallisation; c'est à elle qu'ils doivent leur transparence, aussi il suffit de la leur enlever pour les rendre opaques.

L'eau ne dissout pas tous les sels dans la même proportion; ainsi il y a des sels très solubles, d'autres qui le sont peu, ce qui dépend de leur plus ou moins grande affinité pour ce liquide; cependant il y a des sels qui ont peu d'affinité pour l'eau et qui s'y dissolvent assez bien, les sels efflorescens, par exemple; cela tient au peu de cohésion de leurs molécules.

L'eau chargée de sel acquiert des propriétés différentes de celle qu'elle avait lorsqu'elle était pure, non-seulement de sa saveur et de sa manière d'agir sur l'économie animale, mais encore sous le rapport de l'action qu'exerce sur elle la chaleur. Ainsi, l'eau salée n'entre en ébullition qu'au dessus de 100°—0° (therm. cent.), température à laquelle bout l'eau pure, et l'ébullition est d'autant plus retardée que l'eau, sous un volume donné, contient une plus grande quantité de sel. D'après cela, si on voulait avoir un bain-marie dont la température serait plus élevée que celui que l'on fait avec de l'eau ordinaire, on n'aurait qu'à faire dissoudre dans l'eau une certaine quantité de sel.

La glace agit sur les sels solubles d'une manière assez remarquable pour que nous nous en occupions. Lorsqu'on mêle de la glace pilée ou de la neige avec un sel soluble, les deux corps solides deviennent liquides, et il y a production d'un froid plus ou moins intense. Le froid produit est d'autant plus considérable que le sel mélangé avec la glace a plus d'affinité pour l'eau. Ainsi on peut obtenir un froid de 58° au-dessous de zéro en mêlant trois parties de chlorure de calcium (muriate de chaux) avec une partie de neige. On ne ferait descendre le thermomètre qu'à 20° au-dessous de zéro environ, en mélangeant deux parties de neige et une de chlorure de sodium (sel commun).

Il y a certains corps qui réagissent sur l'eau en la décomposant: les uns la décomposent à chaud, les autres à froid. Ainsi, lorsqu'on projette sur l'eau un fragment de potassium (V. *Potassium*), les éléments de l'eau se séparent, l'oxigène se combine avec le potassium, et l'hydrogène se dégage. Le fer décompose également l'eau, mais à une température élevée; si on fait passer de la vapeur d'eau à travers de la tournure de fer chauffée jusqu'au rouge, l'hydrogène se dégage encore, et l'oxigène se porte sur le fer. Puisqu'il se dégage de l'hydrogène il faut bien que l'eau ait été décomposée. D'autres métaux, tels que le zinc, l'étain, etc., peuvent décomposer l'eau, à une température plus ou moins élevée.

L'eau peut encore agir sur certains corps sans les décomposer, mais elle les altère; ainsi elle décompose le nitrate de bismuth, le nitrate de mercure, certaines dissolutions alcooliques, etc.

Préparation de l'eau pure. Eau distillée. — Pour obtenir l'eau pure, on chauffe l'eau de source ou l'eau de rivière dans un alambic de cuivre; bientôt l'eau se réduit en vapeurs qui viennent se condenser dans le serpentin, et couler ensuite dans des vases disposés pour la recevoir. On doit rejeter les premières portions qui passent, parce qu'elles pourraient renfermer des substances volatiles contenues dans l'eau; on recueille ensuite les autres portions, mais il faut avoir soin de ne pas chauffer jusqu'à ce qu'il ne reste plus d'eau dans l'alambic; car l'eau peut renfermer des matières végétales ou animales qui se décomposeraient par la chaleur; elle pourrait aussi renfermer des sels qui, en réagissant les uns sur les autres, donneraient des produits volatiles. On doit la conserver à l'abri de l'air. On pourrait avec avantage délayer un peu de chaux en poudre dans l'eau avant de la distiller.

Nous avons vu que l'eau pouvait dissoudre un certain nombre de corps, aussi l'eau dont on se sert habituellement ne doit-elle pas être considérée comme de l'eau parfaitement pure : en effet, elle n'arrive dans les réservoirs où nous la puisons qu'après avoir traversé certains terrains dont a dissous quelques-uns des matériaux en plus ou moins grande quantité. Telles sont les eaux des sources, des fontaines et des rivières.

Si les eaux des sources ont traversé des roches siliceuses elles renferment très peu de matières salines; mais il n'en est pas de même lorsqu'elles ont traversé des terrains d'une autre nature. Ainsi elles renferment un peu de carbonate de chaux, du sel commun, de l'air et de l'acide carbonique; quelquefois elles tiennent aussi en dissolution de l'hydrochlorate de chaux, du carbonate de soude, du sulfate de potasse et de la silice. Ces eaux sont ordinairement fraîches, limpides, d'une saveur vive fort agréable.

L'eau des viviers, qui est formée par les eaux de pluie et de sources, renferme de l'air, de l'acide carbonique, un peu de carbonate de chaux, du sel commun; d'autres fois, du sulfate et du carbonate de chaux, des sels déliquescens, des matières organiques, et dans certains cas, des substances limoneuses qui la troublent.

Les eaux de puits renferment souvent beaucoup de sulfate de chaux; elles sont dures, ne cuisent pas bien les légumes, ne dissolvent pas le savon sans produire des grumeaux insolubles, à cause des sels calcaires qu'elles renferment.

L'eau de pluie est de toutes les eaux ordinaires celle qui est la plus pure; elle renferme de l'air, de l'acide carbonique et à peine quelques traces d'autres matières étrangères.

Toutes les eaux ne sont pas également bonnes à boire: pour qu'elles soient parfaitement bonnes, il faut qu'elles soient limpides, vives, inodores et aérées, qu'elles cuisent bien les légumes et dissolvent bien le savon, que le nitrate d'argent les trouble à peine. S'il en était autrement elles renfermeraient beaucoup d'hydrochlorates (chlorures). Il ne faut pas qu'elles soient fortement troublées, ni par l'oxalate d'ammoniaque, qui sert à indiquer la présence des sels calcaires, ni par le nitrate de baryte, qui dénote la présence des sulfates.

Usages. Il est peu de corps dont les usages soient aussi multipliés que ceux de l'eau. On l'emploie dans l'économie domestique, dans les arts, pour faire marcher des machines d'une force énorme quand elle est réduite en vapeurs; à l'état de glace, elle sert à faire des mélanges réfrigérants par son mélange avec du sel; elle est employée dans une foule d'arts industriels; elle sert d'aliment aux végétaux et animaux, etc. En médecine, l'eau joue un grand rôle: tous les jours les médecins tirent le plus grand parti de cet agent en l'administrant soit intérieurement, soit extérieurement: à l'extérieur, sous forme de bains locaux ou généraux, de douches; on emploie fréquemment l'eau liquide ou réduite en vapeur, tantôt servant de véhicule à des substances médicamenteuses; on l'applique aussi à l'extérieur à l'état de glace. A l'intérieur, on l'administre à l'état liquide ou à l'état de vapeurs, et alors elle est le plus ordinairement unie à des substances médicamenteuses. Très froide, ou même à l'état de glace, on l'emploie dans certains cas d'hémorragie, etc.

Si nous examinons maintenant avec quelques détails l'action de l'eau sur l'économie animale dans l'état sain, nous verrons que son effet le plus immédiat, lorsqu'on l'introduit par la voie de la déglutition, est d'étancher la soif, en remplaçant les pertes continuelles de liquides que nous faisons sans cesse par la transpiration cutanée, pulmonaire, et par d'autres excrétions; et, de tous les liquides, l'eau est certainement celui qui apaise la soif avec le plus d'efficacité. Unie avec des sucs acidulés, comme ceux de groseille, de citron, mêlée avec un peu de vin, de la bière, du cidre, etc., elle étanche parfaitement la soif. L'eau aide la digestion en dissolvant, en délayant les aliments; favorise par conséquent, sur eux, l'action de l'estomac et des intestins, et facilite leur absorption. Ce liquide rend le sang plus fluide, pénètre dans nos organes, les assouplit, et rend leur jeu plus facile dans les fonctions qu'ils ont à remplir.

Malgré les avantages que l'eau présente comme aliment, il ne faut pas en conclure qu'elle doit être prise en très grande quantité, car il en serait de cette substance comme de toutes les autres, elle deviendrait nuisible; les digestions se feraient mal, l'assimilation des aliments serait pervertie, les exhalations et les sécrétions deviendraient trop copieuses, et il en résulterait un relâchement et un affaiblissement général.

L'eau, comme aliment, doit être prise froide; l'eau glacée même ne devient nuisible que lorsque l'estomac est surchargé d'aliments; encore,

dans bien des cas semblables, favorise-t-elle la digestion en ranimant dans l'estomac l'énergie qu'il avait perdue par la masse des aliments qui le chargeait.

L'eau chaude et l'eau tiède, quoi qu'on en ait dit, ne favorisent pas bien la digestion; elles affaiblissent les organes digestifs, et si à la suite d'une forte indigestion les boissons tièdes calment les douleurs que l'on éprouve dans l'épigastre, c'est qu'alors elle agit comme émolliente et comme sédative.

L'eau ne perd rien des propriétés bienfaisantes que nous lui avons attribuées dans l'état de la digestion, lorsqu'elle est mélangée avec une petite quantité de liquides fermentés, comme le vin, la bière, le cidre, etc. L'addition de ces liquides est même très nécessaire à certaines personnes.

Eau considérée comme médicament. — Dans les cas de maladie l'eau est un médicament précieux: c'est elle qui, dans la plupart des cas, agit; c'est elle qui agit seule. Ainsi, la tisane de réglisse, de chiendent, de mauve et tant d'autres, n'agissent que par la grande quantité d'eau qui les forme; les matières étrangères qu'elles renferment sont en trop petite quantité et ont trop peu d'action par elles-mêmes pour agir. Il est cependant des cas où l'eau doit être considérée seulement comme le véhicule de certains médicaments trop actifs et dont les propriétés médicamenteuses sont bien établies.

L'eau chaude doit être considérée aussi comme fortement diaphorétique et comme excitant puissamment la sécrétion de l'urine.

Nous ne croyons pas devoir nous occuper ici de l'action de l'eau chaude ou froide, introduite par injection, ni de celle qu'elle peut avoir dans le traitement de certaines maladies chirurgicales, telles que les *brûlures*, les *fractures*, etc. Nous ne parlerons pas non plus de son usage comme *bains* ou *douches*. Nous renvoyons à ces mots.

Nous allons terminer cet article en donnant quelques considérations sur le choix des eaux dont on doit se servir habituellement. Nous avons déjà dit que les eaux les meilleures pour boire étaient celles qui renfermaient de l'air, de l'acide carboniques, et une petite quantité de sels. Nous avons dit aussi qu'il fallait éviter les eaux trop chargées de sels calcaires, ainsi que l'eau de neige, de glace ou l'eau bouillie qui ne renferment ni air ni acide carbonique. L'eau des puits, qui renferme beaucoup de sels calcaires et celle des sources qui présentent le même inconvénient doivent être rejetées; mais l'eau des sources qui a traversé les terrains siliceux est excellente. L'eau des rivières qui coulent sur un lit sablonneux et formé de graviers est très bonne. Celle des rivières qui coulent lentement, et sur la vase, au contraire, est d'un usage qui peut devenir nuisible, à cause de la quantité de substances organiques qui y séjournent et s'y putréfient. Il en est de même des eaux des marais et des étangs. Si on était obligé de boire de ces eaux il faudrait, avant de s'en servir, les faire bouillir pour en chasser les matières volatiles putrides, les exposer à l'air en les agitant et ensuite les filtrer au tant que possible sur du charbon, ou bien, après les avoir filtrées sur du sable, les conserver dans des tonneaux charbonnés dans leur intérieur. L'eau de la terre et celle des rivières qui coulent dans les grandes villes entraînent avec elles des immondices et les eaux qui viennent des égouts ; elles doivent subir certaines préparations avant d'être bues; aussi on doit les faire filtrer à travers du sable, des pierres poreuses comme on le fait à l'aide des fontaines dites à filtre, et mieux encore à travers des filtres de sable et de charbon.

Dans ces derniers temps on a attribué à l'usage de l'eau privée d'air la production d'une maladie qui s'observe surtout dans les pays des montagnes, c'est le goitre, M. Boussingault, qui s'est livré à de nombreuses recherches sur ce sujet dans son voyage dans les Cordillières de l'Amérique du sud, a constaté que la propriété que l'eau avait de dissoudre l'air diminuait à mesure que l'on s'élevait sur les montagnes, et que la pression barométrique diminuait ; cette cause, jointe à l'usage de l'eau provenant presque immédiatement de la fonte des glaciers, a rendu le goitre endémique dans ces montagnes; cependant cet auteur a vu des familles entières échapper à cette maladie en laissant reposer et aérer l'eau qui servait à leur usage (V. *Goitre*).

Action de l'eau à l'état solide sur l'économie animale. (Voyez glace.)

O. LESUEUR,
Professeur agrégé pour la chimie et la médecine légale de la faculté de Paris.

EAU BLANCHE, *Eau de Goulard, eau végéto-minérale* (*pharm.*), s. f. On donne ce nom à un mélange et d'eau et d'acétate de plomb ou extrait de saturne (v. *plomb*). Voici la formule qu'employait Goulard : Extrait de saturne deux gros, eau-de-vie une once, eau une livre; on prépare aussi cette eau avec l'eau-de-vie camphrée que l'on met à la place de l'eau-de-vie simple; souvent on ne met que de l'extrait de saturne et de l'eau. Voici encore une formule qui est assez souvent employée pour cette préparation : Acétate de plomb une once, eau vulnéraire spiritueuse une once, eau un litre. L'eau de Goulard est résolutive ; on l'emploie pour panser les contusions, pour donner de l'énergie aux articulations qui ont subi quelques distensions telles que foulures ou entorses; cependant il est important de ne pas l'employer indifféremment surtout lorsqu'il existe du gonflement et de la chaleur, car dans ce cas elle pourrait bien accroître les accidens inflammatoires. J. B.

EAU DE BOULE (*pharm.*). (V. *Boule de mars, boule de Nancy.*)

EAU CÉLESTE (*pharm.*). On prépare cette eau en versant dans une solution de nitrate ou de sulfate de cuivre une quantité assez considérable d'ammoniaque pour dissoudre le précipité d'oxide de cuivre qui s'est formé par l'addition des premières portions d'ammoniaque. Cette eau qui a reçu son nom de la belle couleur bleue qu'elle pré-

sente est quelquefois employée comme collyre excitant; mais les pharmaciens s'en servent le plus ordinairement pour colorer en bleu l'eau qu'ils mettent dans les grands flacons qui sont sur le devant de leurs officines. J. B.

EAU DE CHAUX (*pharm.*). (V. *Chaux.*)

EAU DE COLOGNE (*pharm.*). L'eau de Cologne est plutôt employée comme cosmétique que comme médicament, il est même important de se défier des admirables vertus que lui donnent les prospectus des marchands. Cette eau qui est un mélange d'alcool et de diverses huiles essentielles est fort excitante. On ne doit en faire usage que pour la toilette; voici une formule que nous recommandons à nos lecteurs parce qu'elle procure une eau de Cologne très suave comme odeur, et c'est la qualité qui doit la faire le plus rechercher pour l'usage que nous indiquons.

Huile essentielle de bergamotte		une once 1|2.
—	de citron	deux gros.
—	de Portugal	Id.
—	de Lavande	Id.
—	de romarin	Id.
—	de cédrat	un gros 1|2.
—	de Néroly	un gros.
—	de rose	dix gouttes.
Alcool à 26 degrés		cinq litres.

On mêle et on agite, et l'on laisse les diverses substances se mêler plus intimement pendant quelques jours; après cette époque si l'eau est un peu louche on filtre dans un filtre de papier placé sur un entonnoir.

Le Codex indique sous le nom d'alcoolat de citron composé une eau de Cologne moins agréable que celle-ci. Il existe du reste un assez grand nombre de modifications à la formule que nous venons d'indiquer. J. B.

EAU FERRÉE ou **CHALIBÉE** (*pharm.*). Eau qui contient du carbonate de fer, ou dans laquelle on éteint à plusieurs fois un fer rouge; cette boisson est tonique. (V. *Fer.*)

EAU FORTE (*chim.*). (V. *Acide nitrique.*)

EAU GAZEUSE (*pharm.*), s. f. (V. *Eaux minérales artificielles.*)

EAU IODÉE (*pharm.*). (V. *Iode.*)

EAU DE JAVELLE (*chim.*). C'est un chlorure de potasse. (V. *Chlore.*)

EAU DE LUCE (*pharm.*), s. f. C'est un liquide laiteux d'une odeur forte, d'une saveur âcre et caustique dans laquelle l'ammoniaque entre dans une proportion notable. Voici sa composition : On prépare une teinture avec huile de succin rectifiée trois gros, baume de la Mecque deux gros et alcool une livre. On verse goutte à goutte vingt grains de cette teinture sur quatre gros d'ammoniaque rectifié à vingt degrés, et l'on conserve pour l'usage dans un flacon bouché à l'émeri. On emploie cette eau à la dose de deux ou trois gouttes dans un peu d'eau, dans les évanouissements, dans les morsures d'animaux venimeux; on l'a même employée pour cautériser ces morsures; mais il vaut mieux dans ce cas employer l'ammoniaque pur et concentré. L'eau de Luce est stimulante et sudorifique et convient toutes les fois qu'il faut intérieurement stimuler le système nerveux.   J. B.

EAU DE MÉLISSE (*pharm.*), s. f. *Eau des carmes.* Cette eau se prépare avec trois onces de chacune des substances ci-dessous :

         cannelle concassée,
         girofles,
         noix muscade,
         semence d'anis,
         semence de coriandre,
         écorce sèche de citron.

On fait macérer à part chacune de ces substances pendant trois jours dans deux livres d'alcool à 22 degrés et l'on distille également à part et au bain-marie; la distillation doit être continuée jusqu'à ce que le liquide ne s'écoule plus de l'alambic que goutte à goutte.

On distille ensuite de la même manière et dans la même proportion après une macération de trois à quatre jours trois onces des plantes fraîches ci-dessous pour deux livres d'alcool à 22 degrés :

     Angélique toute la plante
     romarin
     marjolaine   } feuilles et fleurs sans
     hyssope   } la tige.
     thym
     sauge

On prend ensuite et à part de la mélisse fraîche récoltée dans le mois de mai ou de septembre; on la mélange dans la proportion de trois onces pour deux livres d'alcool et on la distille de la même manière, après macération ; on doit distiller de cette plante dans une proportion égale à la totalité de l'une des quantités de liquide spiritueux exprimées plus haut.

Lorsque toutes ces préparations préliminaires ont été faites et que chacune des substances est renfermée dans des flacons à part on opère le mélange suivant dans trois vases et dans les proportions ci-dessous :

Vase n° 1.

Alcool de cannelle	3 litres.	5 centilitres.
de gérofle	3	»
de muscade	3	»
d'anis	2	»
de coriandre	3	»
de citron	0	5

mêlez et bouchez convenablement.

Vase n° 2.

Alcool d'Angélique	10 litres.	0 centilitres.
de romarin	6	»
de marjolaine	7	»
d'hyssope	8	»

de thym   7   »
de sauge   15   »

mêlez et bouchez de la même manière.

Le *vase* n. 3 contiendra seulement l'alcool de mélisse.

Lorsque l'on voudra faire l'eau de mélisse il faudra enfin opérer ce dernier mélange :

du vase n. 1, contenant les aromates,	5 lit.	» » centil.
du vase n. 2, contenant les herbes odorantes,	5	» »
du vase n. 3, contenant la mélisse,	5	25

on mêle ces proportions et on ajoute un litre 1i2 d'eau qui est la dixième partie du poids; on y ajoute également la 80e partie de sucre, l'on mélange et l'on distille de nouveau au bain-marie jusqu'à ce que les quatre cinquièmes du poids total soient passés dans le récipient.

Cette recette qui a l'inconvénient d'être extrêmement compliquée est celle que les carmes employaient pour la préparation de leur eau de mélisse qui jouissait d'une si grande réputation, et nous avons cru faire plaisir à nos lecteurs en la consignant ici. Quant aux propriétés, elles sont les mêmes que toutes celles des eaux spiritueuses dont nous avons déjà parlé; on considère cette eau comme tonique, vulnéraire, stomachique, digestive. Mais nous croyons qu'il faut beaucoup rabattre de ces merveilleuses propriétés.   J. B.

EAU DE MER (*thérap.*), s. f. (V. *Mer.*)

EAU PHAGÉDÉNIQUE (*pharm.*), s. f. C'est un liquide rouge-jaunâtre que l'on obtient en versant une solution de sublimé corrosif ou deuto-chlorure de mercure dans l'eau de chaux. Ce corps se décompose et donne lieu à un mélange d'oxide rouge de mercure, d'hydrochlorate de chaux et d'eau de chaux qui toujours est en excès; la dose de deutochlorure varie de deux à trois grains par once d'eau de chaux. L'eau phagédénique est employée pour laver les ulcères de mauvaise nature et surtout les ulcères vénériens; cette eau est détersive et légèrement caustique. (V. *Mercure.*)   J. B.

EAU DE RABEL (*pharm.*), s. f. C'est un mélange de trois parties d'alcool rectifié et d'une partie d'acide sulfurique concentré à 66 degrés; on l'administre à la dose de quelques gouttes dans les tisanes et les potions; on porte quelquefois la dose à un demi gros; cette préparation, qui était regardée comme antiputride et antiseptique, est excitante et astringente; on l'administre quelquefois dans les fièvres de mauvais caractère; pure, elle est un puissant styptique qui peut arrêter avec facilité les hémorrhagies capillaires et celles des petits vaisseaux. (V. *Acide sulfurique.*) J. B.

EAU-DE-VIE, s. f. C'est l'alcool étendu d'eau et marquant 18 à 22 degrés. (V. *Alcool.*)

EAU VULNÉRAIRE SPIRITUEUSE (*pharm.*), s. f. On a aussi donné à cette eau le nom *d'eau d'ar-*

quebusade. Cette eau se prépare avec les feuilles et sommités sèches de :

sauges
Angélique
tanaisie
absinthe
fenouil
menthe
hyssope　　　　　　　de chaque une
thym　　　　　　　　　once.
camomille romaine
origan
calament
marjolaine
lavande

que l'on distille au bain-marie avec six litres d'alcool à 22 degrés.

L'eau rouge se prépare avec les mêmes plantes que ci-dessus, mais que l'on prend fraîches, on y ajoute :

romarin,
sarriette,
serpolet,
mélisse,
basilic,
rue,
millepertuis.

Ces substances ainsi que les précédentes doivent être employées à la dose d'une once chaque pour deux livres d'alcool; l'on fait simplement infuser et l'on colore ensuite avec les feuilles de coquelicot ou un peu de cochenille. Ces liqueurs sont employées à l'extérieur comme résolutives; dans les contusions il faut, lorsqu'on en fait usage, qu'il n'existe point de symptôme d'inflammation ou de plaie, car dans ce cas leur action serait plus nuisible qu'utile. On l'administre aussi à l'intérieur à la dose d'une cuillerée dans un verre d'eau comme vulnéraire; nous pensons que dans ce cas son emploi présente plus d'inconvénient qu'il ne saurait faire de bien; il est toujours convenable de ne pas se fier à ces moyens et d'appeler un médecin dans les contusions graves que l'on peut éprouver.　　　　　　　　　J. B.

EAUX DISTILLÉES (*pharm.*), s. f. p. On nomme ainsi le résultat de la condensation, opérée dans des appareils convenables, de la vapeur de l'eau portée à l'ébullition, soit seule, soit en contact avec des substances dont on veut recueillir en même temps les produits volatilisables.

Cette dénomination ne doit s'appliquer qu'aux produits aqueux; aussi ne sera-t-il point ici question de certaines préparations obtenues par distillation, que le vulgaire a improprement nommées *eaux*, telles que l'*eau* de mélisse, l'*eau* de Cologne, etc. (*V. ces mots*), bien qu'elles soient réellement des produits alcooliques.

Nous allons exposer d'une manière générale leur préparation et la manière de les conserver; indiquer les procédés particuliers et les proportions par lesquels on obtient un petit nombre des plus connues et des plus employées, leurs caractères, les falsifications qu'on leur fait subir et enfin leur usage médical.

Appareils et modes de distillation. Les appareils de distillation sont la *cornue*, vase en verre à panse large et de forme ovoïde, dont la partie supérieure s'allonge et s'effile; elle est repliée de manière à aller s'adapter latéralement à une allonge ou à un ballon, aussi en verre, dans lesquels s'opère la condensation des vapeurs formées par l'application du calorique aux liquides placés dans la panse. La cornue ne s'emploie que rarement à la préparation des eaux distillées.

L'*alambic* est un appareil formé de plusieurs pièces ordinairement en cuivre et en étain. La *cucurbite* en est la partie inférieure; elle est posée sur le foyer et reçoit directement l'action du feu; lorsqu'on y place immédiatement les liquides et autres substances sur lesquelles on doit opérer, la distillation est dite *à feu nu.* Sur la cucurbite s'adapte le *dôme* ou *chapiteau*, pièce hémisphérique s'ouvrant latéralement par un conduit d'abord fort large et qui va diminuant jusqu'au *serpentin*, long tuyau d'étain qui se courbe plusieurs fois sur lui-même et *serpente* ainsi de haut en bas dans un seau en cuivre, que l'on tient rempli d'eau froide; c'est dans le serpentin que se condensent les vapeurs du liquide en ébullition dans la cucurbite; c'est à la partie inférieure que s'échappent et que l'on reçoit les produits de la distillation.

Entre la cucurbite et le dôme on interpose quelquefois une autre pièce creuse, qui plonge dans la première et reçoit l'impression du calorique communiqué par l'eau que l'on y entretient en ébullition, c'est le *bain-marie*, il est destiné à recevoir les substances que l'on ne veut pas soumettre immédiatement à la chaleur transmise par le foyer; il est d'un fréquent usage pour les distillations alcooliques; mais on l'emploie rarement à la préparation des eaux distillées, excepté lorsqu'on lui a fait subir la modification dont nous allons parler.

A la partie supérieure de la cucurbite on adapte un conduit qui reçoit les vapeurs aqueuses qui s'en échappent et va les porter, par une ouverture latérale pratiquée au bain-marie, au fond de ce dernier vase; les matières à distiller y sont placées sur un diaphragme percé de trous; les vapeurs d'eau les traversent ainsi, entraînant avec elles, sans altérations, leurs parties volatiles et odorantes. Ce mode de distillation, dit *à la vapeur*, doit être préféré dans la plupart des cas; on a quelquefois employé pour y arriver des moyens dispendieux et compliqués; le simple et ingénieux appareil que nous venons de décrire a été donné récemment par M. Soubeyran, et il atteint parfaitement le but proposé.

Préparation des eaux distillées composées (hydrolats). Nous avons dit qu'on les obtenait en mettant en contact avec l'eau en ébullition certaines substances dont on désirait extraire les principes volatilisables à cette température; ce contact peut être médiat ou immédiat, c'est-à-dire que les matières sur lesquelles on agit sont plongées dans l'eau même ou disposées de manière à être seulement traversées par la vapeur; ce dernier mode, à quelques exceptions près, que nous indiquerons plus bas, est généralement préféré parce qu'il donne un produit plus suave et de plus longue conservation. En effet, les substances que l'on tient plongées dans l'eau, si elles se trouvent en contact avec les parois du vase distillatoire, y éprouvent l'action d'une forte chaleur qui les altère et communique à l'eau distillée une odeur désagréable qui diminue ou s'efface, il est vrai, au bout d'un certain temps, tandis que par l'autre mode on les obtient immédiatement avec toutes les propriétés désirables. Cependant le mode de distillation à la vapeur, à cause des appareils un peu compliqués qu'il exige, n'est pas encore le plus généralement suivi dans les opérations en grand ; on diminue l'inconvénient que présente la distillation à feu nu en renfermant les substances qu'on y soumet dans des diaphragmes en fer blanc percés de petits trous, ou mieux encore en toile métallique, qui empêchent tout contact avec les parois de l'alambic ; enfin lorsqu'on n'a aucun de ces moyens à sa disposition, il faut garnir le fond de la cucurbite d'une claie d'osier ou même de simple paille.

Les plantes ou parties de plantes, que l'on soumet à la distillation, doivent, à un petit nombre d'exceptions près, être prises encore fraiches et à l'époque de leur végétation où elles se trouvent le plus éminemment pourvues de l'arome qui leur est propre ; on les monde soigneusement, on les incise, s'il en est besoin, et même quelques-unes d'entr'elles qui sont peu ou point odorantes et abondamment pourvues de sucs aqueux, tels que la bourrache, la laitue, etc., sont ordinairement pilées. Les parties sèches et dures de plantes comme les bois, les écorces, les semences, doivent être concassées et mises en contact avec l'eau, au moins vingt-quatre heures avant de procéder à la distillation, afin qu'elles soient bien pénétrées par le liquide et qu'elles puissent lui céder plus facilement leurs principes volatils ; hors ce dernier cas, lorsqu'on doit agir à feu nu il y a avantage à ne plonger les plantes dans l'eau que lorsque celle-ci est déjà en ébullition.

La quantité d'eau à employer doit varier selon la quantité de produit à obtenir, la nature des substances soumises à la distillation et la forme des vases distillatoires ; mais elle est toujours calculée de manière à ce que le résidu de l'opération reste baigné dans une assez grande quantité de liquide pour en prévenir l'altération par l'action de la chaleur.

Toutes ces précautions étant prises et les jointures des vases bien lutées avec des bandes de papier collées, on commence à distiller en allumant ou continuant le feu sous la cucurbite, en même temps qu'on dispose un courant d'eau froide pour tenir continuellement le serpentin ou réfrigérant à une basse température.

Les premiers produits obtenus sont les plus odorants et les plus chargés d'huile essentielle lorsque la substance soumise à la distillation en contient. Le liquide qui passe ensuite devient de moins en moins aromatique, jusqu'à ce qu'enfin il cesse de l'être tout-à-fait ou ne conserve qu'une désagréable odeur d'empyreume ; il faut cesser la

distillation avant qu'elle soit parvenue à ce terme.

Le produit à obtenir est relatif au poids et à la nature aromatique de la substance employée ; ainsi les substances sèches très odorantes, telles que la cannelle, les racines d'aunée, d'angélique, de valériane, etc., donnent un produit en eau distillée triple ou quadruple de leur propre poids.

On tire un produit double du poids de la *fleur d'oranger*, des *roses*, des *semences d'anis*, de *fenouil*, des sommités de *menthe poivrée* et autres analogues. Les plantes moins odorantes, telles que le *tilleul*, le *mélilot*, l'*armoise*, etc., ne donnent qu'une quantité d'eau distillée égale à leur propre poids ; on en retire que moitié seulement des plantes dites inodores, telles que la *laitue*, le *plantain*, la *bourrache*. Ce procédé, selon la remarque de M. Guibourt, est préférable à celui qui consistait à retirer poids pour poids et ensuite à *recohober* ces eaux, c'est-à-dire à les redistiller sur une nouvelle quantité de plantes ; le premier produit s'altérait en partie pendant cette seconde distillation.

Nous avons dit qu'on devrait généralement préférer distiller les plantes vertes ; il en est quelques-unes cependant qui, séchées, donnent un meilleur produit ; ce sont, d'après M. Soubeiran, les fleurs de *tilleul*, de *sureau*, de *mélilot*, les feuilles de *lierre terrestre* ; nous devons aussi au pharmacien distingué, dont nous venons de citer le nom, un travail duquel il résulte que, bien que le mode de distillation à la vapeur doive être généralement suivi lorsqu'on possède un appareil convenable, il a reconnu que plusieurs substances faisaient exception et devaient être distillées au milieu de l'eau ; ce sont, d'après lui, les *amandes amères*, le *cochléaria*, le *cresson*, la *laitue*, les semences de *moutarde*, la racine de *raifort*.

Des signes auxquels on reconnaît la bonne qualité des eaux distillées, et des falsifications qu'on leur fait subir. Nous n'aurons point à nous étendre, dans un ouvrage de la nature de celui-ci, sur la composition chimique, d'ailleurs fort incertaine, des eaux distillées ; elles doivent presque toujours leurs propriétés et leur odeur aux huiles essentielles, mais encore ne connaît-on pas bien dans quel état ces dernières s'y trouvent lorsqu'elles n'y sont pas simplement suspendues ; il est d'ailleurs des plantes tout-à-fait inodores, dont on n'a pu extraire jusqu'ici aucune huile essentielle, et qui donnent cependant des eaux distillées d'une odeur très prononcée. Telle est la laitue.

En général, et sauf le cas dont nous venons de parler, les eaux distillées doivent représenter exactement l'arome de la plante qui a servi à leur préparation ; c'est là le meilleur caractère de leur bonne préparation ; elles doivent être incolores, limpides et quelquefois tout au plus légèrement laiteuses, telles que l'eau distillée de *cannelle*, etc., lorsqu'elles contiennent de l'huile essentielle en suspension.

Celles qui ont été mal préparées ont une odeur désagréable d'empyreume, laissent percer quelque arome étranger, ou n'en ont qu'un très faible lorsqu'on n'a pas suivi les proportions convenables.

Les eaux distillées, trop anciennement préparées, deviennent troubles, colorées, filantes, mucilaginenses; diverses espèces de végétations se développant dans leur sein, elles perdent tout à fait leur arome ou contractent une désagréable odeur de putréfaction; les eaux distillées des plantes inodores sont plus sujettes que les autres à offrir ce dernier inconvénient; elles se décomposent en peu de temps, surtout lorsqu'elles ont été très chargées; les huiles essentielles paraissent être des des agents conservateurs des eaux distillées.

Cependant on doit se défier d'un genre de fraude qui consiste à fabriquer ou plutôt à imiter grossièrement les eaux distillées de toutes espèces, en dissolvant directement dans l'eau les huiles essentielles; nous avons dit que la composition chimique des eaux distillées était fort mal connue; cependant il est certain qu'elles contiennent d'autres matériaux que les huiles essentielles ou que les éléments de celles-ci s'y trouvent dans un état différent d'arrangement moléculaire; quelques-unes d'entr'elles ne représentent pas exactement l'arome de la plante ou de l'eau distillée dont elles ont été extraites; elles ne peuvent donc le communiquer à leur tour; tel est le *néroli* ou huile essentielle de fleurs d'oranger; elle est cependant celle qui est le plus souvent appliquée à l'espèce de fabrication dont nous parlons; un odorat un peu exercé suffit pour faire distinguer et rejeter les eaux de fleur d'oranger ainsi préparées.

La grande consommation qui se fait de cette eau et l'importance de son emploi médical nous engage à signaler une autre qualité inférieure très répandue dans le commerce sous le nom d'*eau de fleurs d'orange triple de Grasse* ou de *Malte.* Ce sont presque toujours des eaux fabriquées sans soin dans le Midi avec un mélange de feuilles et de fleurs d'oranger, et apportées ici dans des vases en cuivre qui peuvent leur communiquer des propriétés nuisibles; en général, et quoiqu'il n'y ait pas de raison absolue pour qu'il en soit ainsi, les eaux de fleurs d'oranger distillées avec soin dans le Nord de la France leur sont bien préférables.

Conservation des eaux distillées. Les eaux distillées doivent être conservées dans un lieu frais, à l'abri du contact de l'air et de la lumière. Les vases doivent être bien remplis et bouchés avec des obturateurs en cristal ou toute autre substance non susceptibles de communiquer une odeur ou une saveur désagréable aux eaux distillées.

Cependant quelques eaux distillées très aromatiques telles que les eaux de fleurs d'oranger, de roses, de menthe poivrée, conservent longtemps tout leur arome en recouvrant seulement de papier ou de parchemin l'ouverture des vases qui les contiennent. D'autres, telles que celles obtenues des semences des ombellifères, l'anis, le fenouil, etc., perdent en peu de temps toute leur odeur dans des vases débouchés; les eaux distillées des plantes inodores se décomposent rapidement au contact de l'air. Enfin une autre remarque fort importante à faire pour la conservation des eaux distillées, c'est qu'on ne doit les

renfermer que dans des vases dont les parois aient été déjà lavées avec de l'eau distillée pure; la plus petite quantité d'eau de rivière ou de fontaine occasionne quelquefois dans les eaux distillées composées une espèce d'altération qui y développe une matière gélatineuse, non encore examinée, mais analogue pour la consistance et l'aspect à l'acide pectique.

Emploi médical des eaux distillées. Les eaux distillées sont des médicaments qui s'emploient intérieurement et extérieurement. Les premiers sont ordinairement des excitants antispasmodiques ou des calmants. Les eaux distillées de *laurier cerise,* d'*amandes amères,* ont une activité qui pourrait être dangereuse, si elle n'était dirigée d'une manière prudente; leurs propriétés sont analogues à celles de l'acide prussique dont elles renferment les éléments; l'eau de *cerises noires* possède les mêmes qualités, mais moins énergiques. Les eaux de *fleurs d'oranger,* de *menthe,* de *tilleul,* sont d'agréables aromates et d'utiles antispasmodiques; les eaux de *cannelle,* d'*anis,* de *fenouil,* sont de puissants excitants; l'eau de *laitue* est calmante, ses propriétés dont on a quelquefois douté, ont été récemment constatées par des expériences thérapeutiques faites par M. Martin Solon, avec un sirop préparé avec de l'eau de laitue très chargée; essayé comparativement avec le sirop de têtes de pavots, il a paru produire les mêmes effets à dose plus élevée. Certaines eaux, comme celles de *chardon-bénit,* de *chicorée,* de *bourrache,* etc., semblent tout-à-fait inertes; ce n'est que par une faussé analogie qu'on prescrit dans des potions diurétiques l'eau distillée de *pariétaire,* plante qui doit ses propriétés à un sel tout à fait fixe, le nitrate de potasse.

Parmi les eaux distillées, destinées à l'usage externe, l'eau de *semences de moutarde* est un actif rubéfiant, les autres sont ordinairement employées en collyres ou en injections; ce sont les eaux de *rose,* de *laitue,* de *mélilot;* l'eau de bleuets a joui d'une telle célébrité pour les maladies des yeux qu'elle a fait donner à la plante dont on l'extrait le surnom de *casse-lunettes;* elle est tombée aujourd'hui dans un oubli très mérité. Une habitude routinière fait encore prescrire souvent l'eau de *plantain,* végétal inerte dont la réputation a été faite jadis par quelques ridicules légendes, et qu'il est bien désirable de voir les médecins et le public abandonner, pour des moyens plus rationnels et plus sûrs.

VÉE,
Pharmacien, membre de la Société de Pharmacie de Paris.

EAUX MINÉRALES, (*thérap. et chim.*). On entend généralement sous la désignation d'eaux minérales des eaux qui contiennent des principes particuliers doués d'une action plus ou moins marquée sur l'économie animale; toutes les eaux, si l'on ne prenait l'expression de minérale que dans son acception la plus absolue, devraient recevoir cette désignation, car l'eau est rangée par les naturalistes dans la classe des minéraux et toutes les eaux des sources ou des fleuves qui sont à la surface de la terre contiennent en dissolution une proportion plus ou moins variable de corps étrangers; c'est même à cette cause que l'on doit attribuer les diverses qualités de l'eau, qualités qui varient suivant les localités. Mais comme nous l'avons indiqué dans notre définition, il faut que les eaux jouissent d'une propriété marquée et que les principes étrangers qui entrent dans leur composition, et que l'on nommait autrefois principes minéralisateurs pour indiquer que c'était à eux qu'elles devaient leur action, soient dans une proportion assez notable pour que l'on leur donne la qualification d'eaux minérales.

L'usage des eaux minérales remonte à la plus haute antiquité; ce médicament a dû s'offrir un des premiers à l'homme, la nature en avait fait tous les frais et le hasard en a indiqué les propriétés. C'est surtout sous la forme de bains que les eaux minérales étaient employées par les anciens, la plupart de nos sources les plus accréditées conservent encore des vestiges qui indiquent le luxe et la magnificence que les romains déployaient dans la construction de leurs *thermes;* Vichy, Néris, Luxeuil, Aix, Bagnères de Luchon, etc., présentent de ces ruines qui attestent l'importance que l'on attachait à ces bains, et les bienfaits que l'on retirait de leur usage; Vichy et Néris sont parmi les établissements thermaux que nous venons de citer ceux dans lesquels on a retrouvé le plus de reste des constructions romaines. Nous n'entrerons point ici dans des détails sur les bains des anciens et sur les diverses pratiques auxquelles ils se livraient; ces considérations, qui n'ont de valeur que sous le rapport historique, nous éloigneraient de notre sujet et n'auraient pour résultat que de satisfaire un sentiment de curiosité sans ajouter quelques lumières au sujet que nous traitons; ces bains d'ailleurs, à part les soins qui les précédaient et surtout ceux qui les suivaient, étaient analogues aux nôtres; c'étaient de larges piscines, en marbre le plus ordinairement, dans lesquelles on prenait le bain en commun; des étuves formées par la vapeur qui se dégageait de l'eau thermale où l'on prenait des bains de vapeurs à peu près semblables à ceux qui s'administrent encore dans les mêmes établissements. Les douches seules n'étaient point à cette époque en usage, car leur invention ne remonte pas à un temps très éloigné.

L'usage des eaux minérales se perdit avec la civilisation romaine; sans doute que la difficulté des voyages et surtout leur peu de sûreté qui furent la suite de la division politique de notre pays après l'invasion des barbares, contribua à l'abandon des thermes qui étaient si nombreux dans la Gaule, et que le luxe des empereurs avait décorés avec tant de soin. Ces établissements furent détruits par les barbares qui croyaient abattre bien plus sûrement la domination romaine en renversant les monuments qui attestaient sa puissance et la supériorité de sa civilisation, et les idées religieuses et toutes spéculatives qui plus tard s'emparèrent de la société nouvelle ne permirent pas de penser à réédifier ces monuments détruits.

Cependant l'usage des eaux minérales ne disparut pas complétement pendant cette longue période du moyen-âge; quelques sources continuaient à être fréquentées; placées sous l'invocation d'un saint, sous la protection d'une chapelle, elles devenaient un sujet de pélerinage, on y allait pour obtenir la guérison d'une maladie ancienne; et le creux d'un rocher, l'ombrage d'un vieux arbre, remplaçaient les piscines de marbre et les riches portiques. Ce n'est que dans des temps très voisins de nous que l'on est revenu à l'usage très fréquent des eaux minérales. Borden, en exaltant outre mesure les propriétés des Eaux Bonnes, a contribué à ramener l'attention sur un agent thérapeutique dont on a reconnu depuis la grande efficacité. Avant lui cependant les eaux minérales n'étaient pas complétement abandonnées. Montaigne nous apprend qu'il allait souvent prendre des bains dans les Pyrénées, à *Banières*, aujourd'hui Bagnères de Luchon, et la cour de Navarre sous Jeanne d'Albret, la mère de Henri IV, allait aussi passer une partie de l'été pour prendre les bains à Bonnes; on dit également que les blessés de la bataille de Pavie furent envoyés au même lieu pour y guérir des suites de leurs blessures.

Aujourd'hui nos établissements thermaux sont nombreux et placés sous la protection du gouvernement; ceux mêmes qui appartiennent à des villes ou à des particuliers sont soumis au contrôle de l'administration supérieure, qui nomme un médecin-inspecteur chargé d'en diriger l'emploi et de veiller à leur conservation. Des rapports sur les résultats obtenus par les eaux doivent être annuellement adressés au ministre qui les transmet à l'académie de médecine; celle-ci est chargée de les classer et d'en déduire les résultats généraux qu'ils peuvent présenter.

Considérations géologiques sur les Eaux Minérales.—Le sol de la France est riche en sources minérales, c'est principalement au pied des grandes chaînes de montagnes qui le traversent ou qui forment les frontières que se font remarquer le plus grand nombre de ces sources; ainsi les Pyrénées, les Alpes, les Vosges, les Cévennes et la chaîne du Cantal en contiennent un grand nombre; le reste du sol présente également des sources qui renferment des produits minéraux, et il n'est aucun point du territoire qui en soit absolument privé; mais les qualités particulières qui se remarquent dans les localités que nous avons d'abord signalées donnent une importance bien grande aux sources que l'on y remarque; car toutes ces sources sont généralement thermales, c'est-à-dire qu'elles sont douées d'une chaleur plus ou moins considérable: cette chaleur qui varie depuis quelques degrés au-dessus de la température moyenne des sources, c'est-à-dire de 12 à 15 degrés, s'élève quelquefois jusqu'à la chaleur de l'eau bouillante. Cette propriété de la thermalité des eaux est de la plus grande importance en thérapeutique; car on ne peut élever artificiellement la température d'une eau minérale froide sans amener quelques modifications dans les principes qui la constituent; c'est ce qui a lieu toutes les fois que l'on veut administrer en bain les eaux sulfureuses froides et que l'on est obligé de les échauffer par des moyens artificiels.

Chaque variété géologique du sol donne lieu à des produits minéraux particuliers, et comme c'est dans le sol que les eaux puisent leurs principes minéralisateurs, ces principes doivent nécessairement varier avec les diverses couches que traversent les eaux. Non seulement ces variations ont lieu par la dissolution que l'eau opère des substances qu'elle traverse; mais il se fait encore dans le sol des décompositions et des compositions nouvelles; des substances qui sont ordinairement insolubles dans l'eau le deviennent par l'action de certains corps qui agissent comme modificateurs, et les eaux ne surgissent le plus ordinairement à la surface du sol qu'après avoir éprouvé des changemens et des mutations qui en font des composés que l'art ne peut jamais imiter d'une manière tout-à-fait complète.

Un des phénomènes qui excite à un plus haut point la curiosité et qui a le plus déterminé les recherches des savans est celui de la thermalité ou de la chaleur des eaux minérales. Bien des hypothèses ont été hasardées pour expliquer ce phénomène que l'on attribuait tantôt à la décomposition qui pouvait s'opérer dans l'intérieur des couches profondes de la surface de la terre parmi les corps qui s'y trouvaient mêlés, et tantôt à l'action d'un feu souterrain produit par les volcans; cette dernière opinion qui fut rejetée pendant long-temps, puisque l'on trouvait des sources thermales dans des lieux où l'on croyait qu'il n'avait jamais existé de volcans, a repris faveur aujourd'hui, et c'est même la seule explication que l'on donne de la haute température de ces eaux. Les calculs du célèbre Fourier et les expériences des savans modernes paraissent avoir démontré l'existence d'un feu central qui avait été indiqué d'une manière si brillante par le génie de Buffon, mais que le défaut de preuve avait fait rejeter par les savans de son époque. Aujourd'hui il paraît démontré que la terre est un globe refroidi dont le centre est encore en ignition; c'est ce que prouve l'accroissement de température qui a lieu à mesure que l'on pénètre dans ses profondeurs et l'on détermine cet accroissement d'une manière tellement exacte que l'expérience vient vérifier ce qui avait été indiqué par le calcul. Les montagnes, d'après les idées de nos géologues qui ont tous adopté le système que développa il y a peu d'années M. Elie de Beaumont, seraient le résultat du soulèvement des couches extérieures et solides du globe par le feu central qui, lorsque les efforts se seraient trouvés trop violents, auraient produit des déchirements: de là les volcans qui sont les bouches de cette immense fournaise; de là encore les tremblemens de terre qui sont produits par les efforts puissants des corps gazeux qui se dégagent des entrailles du globe.

Ces explications, qui paraissent avoir tout l'intérêt du roman tant elles sont simples et parlent vivement à l'imagination, sont, nous devons le dire, acceptées aujourd'hui par les savans, et elles sont même justifiées par l'expérience et les explorations scientifiques; ainsi on a reconnu l'existence d'anciens volcans dans la plupart de nos principales chaînes de montagnes, et on a vu à la suite de tremblements de terre ou d'une manière insensible des exhaussements du sol se produire, témoin cette île Julia qui apparut sur les côtes de Sicile en 1830 et qui fut bientôt abimée dans les flots.

L'explication de la chaleur des eaux thermales devient facile avec ce système; car toutes les fois que l'eau aura pénétré à une grande profondeur, elle devra se trouver en contact avec des couches dont la température est très élevée, et sa chaleur sera d'autant plus grande à sa sortie du sol qu'elle aura pénétré à une plus grande profondeur, en ayant égard aux chances de refroidissement qu'elle a pu éprouver dans son cours. Or il se présente dans les pays de montagnes un fait qui explique facilement la thermalité des sources que l'on y observe; le sommet de ces montagnes, qui est élevé de trois à quatre mille mètres et souvent même beaucoup plus, se trouve formé du terrain qui, à l'époque du soulèvement, était de niveau avec la vallée; le centre doit donc se trouver formé en partie par des couches qui ont leur analogue à une grande profondeur dans le globe; ou bien si, comme c'est plus probable, les montagnes présentent de grandes cavités, ces cavités doivent avoir une température semblable à celle des couches qui les environnent; on doit en conclure que la base centrale de nos montagnes se trouve à une température dont il est difficile de déterminer l'élévation. Il est alors facile de comprendre comment l'eau de la fonte des neiges qui les couvrent et celle de la pluie peuvent en pénétrant par les fractures du sol entrer dans le centre de la montagne, s'approcher des couches dont la chaleur est très grande et acquérir ainsi une thermalité qui auparavant était si difficile à expliquer. Ces faits sont aujourd'hui en partie prouvés par l'observation; car on ne rencontre des eaux chaudes que dans les terrains granitiques et de première formation, c'est-à-dire dans ceux qui ordinairement sont situés à une plus grande profondeur; et lorsqu'elles viennent à sourdre dans des terrains d'une autre nature, on est toujours assuré que les couches des terrains secondaires sont peu épaisses et que la source vient primitivement du terrain granitique.

Les considérations sur lesquelles nous venons de nous étendre quoique entièrement géologiques se rattachaient d'une manière trop spéciale à notre sujet pour que nous soyons dispensés de les consigner; elles donnent d'ailleurs l'explication d'un phénomène qui de tout temps avait excité l'attention des savants et que nos connaissances modernes ont seules résolu d'une manière satisfaisante.

Les rapports de composition des eaux minérales avec les terrains dont elles sortent ont servi à établir une classification de ces produits que l'on peut nommer géologiques; M. Brogniart, qui en est l'auteur, a divisé les eaux d'après la nature de leur gisement; et bien que cette classification ne puisse être adoptée dans la pratique médicale, elle présente cependant assez d'intérêt pour que nous la donnions ici. Les eaux minérales, d'après cette méthode, sont divisées en cinq classes : La première classe est composée des *Eaux minérales des terrains primitifs*; ces eaux sont généralement chaudes, elles contiennent de l'acide carbonique, de l'hydrogène sulfuré, des sulfures alcalins, des sels de soude et surtout des carbonates; de la silice, peu de sel de chaux et principalement le carbonate, rarement du fer. Les eaux des Pyrénées, de Chaudes-Aigues, de Carlsbad peuvent être rangées dans cette classe.

La deuxième classe est désignée sous le nom d'*Eaux minérales des terrains de sédimens inférieurs*. Ces eaux participent aux propriétés de celles de la première classe ; elles sont thermales, mais d'une température moindre ; elles sont modifiées par les terrains dans lesquels elles passent; et bien qu'elles aient une origine commune avec celles que nous venons d'indiquer, elles renferment cependant des principes différens ; mais elles contiennent plus d'acide carbonique, moins d'hydrogène sulfuré, des sels de soude, plutôt le sulfate que le carbonate, du sulfate de chaux, peu de silice. Les eaux de Luxeuil, de Plombières, de Pyrmont, d'Aix en Savoie, peuvent être rangées dans cette catégorie.

La troisième classe comprend les *Eaux minérales des terrains des édimens supérieurs*. Ces eaux sont ordinairement froides; elles contiennent peu ou point d'acide carbonique, du carbonate de chaux, du sulfate de chaux et de magnésie, du carbonate et du sulfate de fer; les eaux de Forges, d'Enghien, de Provins et d'Epsom font partie de cette classe.

Dans la quatrième classe sont les *Eaux minérales des terrains de transition*. Elles présentent de l'analogie avec les eaux des terrains primitifs et avec celles des terrains de sédimens, elles sont souvent thermales; les eaux de Vichy, Néris, Cambo, Bourbon-l'Archambault sont placées dans cette division.

La cinquième classe contient les *Eaux minérales des terrains de trachites anciens et des terrains volcaniques*. Ces eaux ont plus de ressemblance avec celles des terrains primitifs que les précédentes, l'acide carbonique y est abondant, on y trouve quelquefois de l'hydrogène sulfuré ; il y a beaucoup de carbonate de soude, moins de sulfate et de muriate; on y retrouve de la silice, un peu de carbonate de chaux et quelquefois un peu de fer. Les eaux du Mont-d'Or, de Dax, de la fontaine de St-Allyre, sont de cette classe.

Les eaux des terrains volcaniques sont celles de Rome, de Naples, de l'île Ischia. Elles sont ordinairement thermales et sulfureuses; elles contiennent une partie de sels que nous avons déjà indiquée, et de plus, très souvent, à l'état libre de l'acide sulfureux, sulfurique, hydro-chlorique et carbonique.

Des diverses espèces d'eaux minérales. — Les eaux minérales contiennent, ainsi que nous l'avons déjà dit, de nombreux principes dans leur composition ; c'est sur la prédominance de l'un de ces principes que l'on s'est fondé pour établir une classification qui puisse servir de guide dans leur application au traitement des maladies ; in-

dépendamment de leur division en chaudes et froides, on les a classées en *sulfureuses, acidules, ferrugineuses* et *salines*. Cette division a été également adoptée par notre savant collaborateur M. le professeur Alibert, dans son excellent traité des eaux minérales.

Les eaux *sulfureuses*, qui ont été aussi nommées *hépathiques*, contiennent, ainsi que l'indique leur nom, du soufre, soit à l'état d'hydrosulfate, soit à l'état de gaz acide hydrosulfurique ; l'action de ces substances est tellement marquée qu'il n'est pas nécessaire, pour qu'une eau soit rangée dans cette classe, que le principe sulfureux soit en excès sur les autres substances qu'elle contient; mais il suffit qu'il existe dans une certaine proportion ; cette proportion n'a pas même besoin d'être très marquée, tant l'action des composés sulfureux a de puissance. Ces eaux renferment ordinairement un peu de gaz acide carbonique, des sels à base de soude et de chaux, et quelquefois du fer à l'état de carbonate.

Les eaux *acidules* sont gazeuses et elles doivent leur propriété à l'acide carbonique qu'elles contiennent, et qui favorise souvent la dissolution de corps qui seraient insolubles sans son action ; dans ces eaux se trouvent souvent des sels de diverses natures en quantité assez marquée, et elles pourraient être rangées parmi les eaux salines sans la présence du gaz acide carbonique qui leur donne leur caractère particulier.

Les eaux *ferrugineuses* sont divisées en deux classes : celles qui sont ferrugineuses par la présence du sulfate de fer, et celles qui doivent cette propriété au carbonate de fer; les premières sont les moins communes et les moins usitées, celles de Passy près de Paris sont dans cette catégorie; les autres, qui sont plus nombreuses, contiennent toutes de l'acide carbonique, puisque c'est à la présence de ce gaz que le fer doit sa dissolution, on les nomme eaux ferrugineuses carbonatées ; elles sont plus employées en médecine, et la présence de l'acide carbonique favorise singulièrement leur action sur l'économie ; les eaux du Mont-d'Or, de Contrexeville, de Forges, de Bussang sont rangées dans cette division.

Les eaux *salines* sont celles qui contiennent des sels en assez grande abondance, et qui sont privées d'acide carbonique et de fer, ou dans lesquelles ces principes ne sont pas assez abondants pour qu'ils puissent donner un caractère à l'eau minérale ; ces eaux contiennent des sulfates et des hydrochlorates en assez grande quantité, elles sont ordinairement purgatives et quelquefois thermales; les eaux de Sedlitz, de Seidschutz, de Pulna, de Bains, de Plombières, de Luxeuil, etc., sont placées dans cette classe.

A cette division, qui est déjà ancienne, M. Soubeiran, à qui nous devons plusieurs travaux importans sur les eaux minérales, a ajouté deux classes qui sont parfaitement indiquées par les principes qui ont été nouvellement trouvés dans certaines eaux déjà connues; ces deux classes sont les *eaux iodurées* et *bromurées*, et les *eaux acides*. Les eaux iodurées et bromurées contiennent l'iode et le brome soit à l'état d'iodure ou de bromure, mêlé avec une base, soit à l'état libre; certaines eaux contiennent à la fois les deux substances iodure et bromure; d'autres n'en contiennent qu'une seule. L'iodure et le bromure de sodium a été trouvé dans les eaux d'Hielbrunn, en Bavière; le bromure de potassium dans les eaux de Bourbonne; les iodure et bromure de potassium dans les eaux de Salins (Jura); le brome dans les eaux de Creutznach; l'iode dans celles d'Aix, en Savoie. Ces eaux contiennent généralement des hydrochlorates en assez grande quantité, et il est permis de penser que l'iode et le brome proviennent des grands dépôts marins qui ont été formés dans ces terrains, car ces deux corps se trouvent dans toutes les mines de sel gemme et dans les eaux de la mer. Les eaux iodurées et bromurées ont, en raison de ces principes actifs, une action toute spéciale sur le système lymphatique qu'il appartient au médecin d'apprécier et d'utiliser dans certaines affections.

Les *eaux acides* n'ont point encore été employées en médecine; elles contiennent de l'acide sulfureux, sulfurique, hydrochlorique et borique; les trois premiers acides se trouvent souvent mêlés aux sources qui sont près des volcans. M. Boussingault a trouvé de l'acide hydrochlorique dans les sources et les vapeurs qui sortent de certains volcans de la chaîne des Andes dans l'Amérique du Sud; nos volcans d'Europe présentent des sources dans lesquelles on a trouvé de l'acide sulfureux et sulfurique. L'acide borique se rencontre dans les Lagonis de Toscane, dans certains lacs de la Transylvanie et de l'Inde; l'eau de ces lacs, qui est exploitée par les arts, n'a pas encore été employée en médecine.

Cette classification des eaux minérales ne présente, comme on l'a vu, rien d'absolu, puisque les eaux ne contiennent jamais un principe isolé; aussi arrive-t-il souvent qu'une même eau est placée, par différens auteurs, dans une classe différente, suivant l'importance que l'on a attachée à tel ou tel principe qui entre dans sa composition; il est même des espèces d'eaux dans lesquelles deux des principes actifs se balancent tellement que l'on croit devoir les faire participer aux deux classes auxquelles ils appartiennent; aussi ne faut-il pas accorder à cette division d'autre importance que celle de réunir par groupes analogues des eaux dont la composition et les effets sont à peu près semblables; elle sert de guide au médecin qui, dans tous les cas, doit seul les indiquer aux malades.

De l'action des eaux minérales et des soins à prendre pendant leur administration.—Les eaux minérales sont ordinairement prescrites par les médecins dans les affections chroniques; ces eaux varient dans leur action suivant leur nature et suivant qu'on les prend à la source ou dans un lieu qui en est éloigné. Les eaux prises à la source ont une action beaucoup plus marquée que lorsqu'on les prend après un puisement plus ou moins ancien; il est une foule de principes volatils qui se dégagent au moment où l'eau sort de la source, et qui ne sauraient se conserver lorsque l'eau est puisée depuis quelque

temps. L'azote, l'acide carbonique et d'autres gaz, qui souvent sont mêlés aux eaux, ne se retrouvent plus, ou bien n'existent qu'en des proportions infiniment moindres lorsque les eaux ont subi un transport. La chaleur même dont sont douées les eaux thermales ne peut se remplacer lorsque l'on élève artificiellement la température de ces eaux refroidies, non pas que nous pensions avec certains auteurs que le calorique dont ces eaux sont pénétrées ait des propriétés particulières; mais parce qu'il a dû s'opérer dans ces alternatives de refroidissement et d'échauffement des dégagements de substances et des combinaisons nouvelles qui ont dû modifier la manière d'agir des eaux. Des médecins distingués ont cru, ainsi que nous venons de le dire, que le calorique dont sont pénétrées les eaux thermales était d'une nature particulière, et devait avoir une action spéciale que ne saurait remplacer la chaleur artificielle; cette opinion a même été appuyée par l'apparence de quelques faits; ainsi M. Guersent, dans son excellent article sur les eaux minérales, dans le *Dictionnaire de médecine* en 25 volumes, a dit que des malades qui prenaient les eaux de Plombières avaient été beaucoup mieux purgés par les eaux de Baruc, qu'ils avaient fait chauffer dans l'eau thermale de Plombières, que lorsqu'ils mettaient cette eau dans un bain-marie. Un fait de cette nature, qui peut tenir à plusieurs causes différentes et qu'il serait nécessaire d'apprécier, ne paraît pas assez concluant pour faire admettre une différence dans la nature d'un fluide impondérable dans lequel les connaissances physiques et chimiques n'ont constaté jusqu'à ce jour aucune autre modification appréciable que celle de son intensité.

L'action des eaux minérales naturelles, indépendamment des causes que nous avons indiquées, se trouve aussi singulièrement favorisée par les circonstances qui accompagnent leur administration; ainsi le changement de lieu pour les personnes qui ont long-temps souffert, et qui ne voient qu'avec chagrin et dégoût tous ces muets témoins de leurs douleurs; l'effet moral que produit sur les malades l'action d'un nouveau moyen long-temps attendu et duquel on espère un grand soulagement, l'action de la campagne, du site, de l'air vif des montagnes où sont situées nos principales sources, l'éloignement des affaires et des obligations de la vie des villes, la liberté et la gaîté qui président à ces réunions, toutes ces causes ajoutent à l'action thérapeutique des eaux; joignez à cela un régime plus sévère, une vie tout hygiénique et réglée par un médecin, dont les prescriptions sont religieusement écoutées; car il parle au nom de son expérience spéciale, il est l'oracle de la source et l'on ne doit pas compter sur la guérison si l'on néglige ses ordonnances. Toutes ces considérations, indépendamment de l'effet réel et physiologique des eaux, contribuent d'une manière puissante aux bons résultats que présente leur emploi, et doivent expliquer pourquoi les eaux prises loin de la source sont souvent loin d'offrir les mêmes ressources que lorsque les malades s'y transportent. Cependant l'on aurait tort de croire que les eaux minérales sont sans action lorsqu'elles ne sont pas prises sur les lieux mêmes, et quoique cette action soit amoindrie de toutes les causes que nous avons signalées, elles peuvent encore être employées avec avantage par le médecin; il en est surtout qui peuvent se transporter et se conserver avec la plus grande facilité, et les eaux salines sont de ce nombre; les eaux gazeuses, quoique perdant davantage, sont aussi mises en usage avec succès; les eaux sulfureuses sont celles qui sont le plus modifiées par le transport, aussi ce sont celles qui sont le moins ordonnées loin des sources. Ce que nous avons dit des eaux minérales naturelles s'applique à celles qui sont principalement prises en boisson. Quant à leur administration en bains et en douches, nous sommes d'avis qu'elles ne sauraient avoir efficacement lieu qu'aux sources, et quand on ne peut y transporter les malades, il vaut infiniment mieux avoir recours aux eaux minérales artificielles dont nous parlions tout à l'heure.

Les précautions à prendre dans l'administration des eaux minérales doivent varier suivant la nature des maladies et suivant la nature de l'eau administrée; ces précautions seront toujours suffisamment indiquées par le médecin des eaux auquel il faut s'en rapporter pour tout ce qui regarde le régime et le traitement. Ces précautions rentrent dans les règles générales de l'hygiène appropriées à la spécialité; mais il est souvent des phénomènes particuliers qui résultent de l'administration des eaux thermales et desquels on a soin de prévenir le malade, qui pourrait s'en effrayer; ainsi à la suite des bains il se manifeste souvent une éruption à la peau, qui a reçu des baigneurs le nom de *poussée*, parce qu'elle indique l'action vive de l'eau thermale et que les médecins ont nommé *sudamina thermalis*. Cette éruption est souvent avantageuse dans les maladies chroniques, parce qu'elle détermine une dérivation qui est salutaire; la diarrhée est un phénomène qui s'observe assez fréquemment dans l'usage des eaux, même non purgatives; d'autre fois c'est la constipation; il appartient au médecin des eaux d'apprécier ces faits individuels, et le malade devra se conformer à ses avis. Souvent des accidents plus graves peuvent être la suite de l'emploi des eaux minérales; ces accidents se font surtout remarquer lorsque les malades ne présentent point les conditions favorables à l'action des eaux, ou lorsqu'elles leur ont été ordonnées d'une manière inopportune; ainsi dans les affections aiguës et dans les affections chroniques qui sont le siége d'un travail actif et de dégénérescence organique, souvent les eaux minérales ne font qu'accroître les dangers et accélérer la terminaison funeste de la maladie; ces effets s'observent surtout chez les malades qui présentent cet état fébrile que l'on a désigné sous le nom de *fièvre hectique*.

Le temps pendant lequel il est convenable de prendre les eaux minérales est toujours la belle saison; chaque établissement a des époques fixes qui varient suivant les dispositions locales et la température des lieux; généralement, pour la France, cette époque de l'année s'étend du 1er juin au 30 septembre; rarement cette époque, pour certaines sources, devance le 15 mai ou dépasse le 15 octobre. Les médecins des eaux minérales se servent ordinairement du mot de *saison* pour désigner le minimum de la période de temps pendant laquelle il est convenable de prendre les eaux pour en retirer quelques résultats; la saison varie de quinze à vingt-cinq jours, mais elle est le plus souvent de trois septenaires ou vingt-un jours; cette période de temps est souvent doublée, quelquefois triplée; ainsi on dit faire une, deux ou trois saisons; le nombre des saisons prescrites est toujours en raison de l'importance de la maladie, de son ancienneté et de la force du malade.

Lorsque les eaux sont prises en boisson, on peut les couper avec divers liquides, tels que le lait, le petit lait, une décoction de chiendent, d'orge, de guimauve, etc., ou bien une infusion de fleurs de tilleul, de mauve, de violette ou de camomille; ces précautions sont prises pour affaiblir un peu l'action trop vive de certaines eaux sur l'estomac, et les faire supporter par les malades qui ont cet organe affaibli; quelquefois on mélange des eaux minérales de natures diverses; d'autres fois on se contente de faire boire dans une même saison, ou souvent dans une même journée, différentes espèces d'eaux; ainsi les personnes qui prennent les eaux de Plombières se purgent souvent avec les eaux de Balaruc qu'elles font venir de cette source. Lorsqu'il existe des sources de diverses natures dans une même localité, comme on le trouve dans les Pyrénées, où des sources sulfureuses, salines et ferrugineuses sont souvent voisines et se trouvent à diverses hauteurs dans la montagne, on ordonne aux malades d'aller boire dans la même matinée à ces diverses sources. Le médecin des eaux règle l'ordre dans lequel elles doivent être prises, le nombre de verres qu'il convient de boire à chaque source, le temps qu'il convient de mettre entre chaque instant où l'on boit; ce temps est ordinairement déterminé par l'éloignement des lieux et le chemin qu'il faut faire pour aller d'une source à l'autre. Lorsqu'elles sont trop rapprochées, et qu'il est important de mettre un intervalle assez long entre chaque prise, on ordonne telle ou telle promenade par tel chemin; ces divers moyens, qui ont pour objet de dissimuler au malade les détails de son traitement, lui donnent de la distraction et l'empêchent de fixer son attention sur sa maladie, attention qui y serait constamment ramenée si le médecin ne trouvait le moyen de régler tous ces détails par des promenades et des distractions qui sont d'autant plus agréables qu'elles sont animées par les sites pittoresques de la montagne et par les charmes d'une société joyeuse et choisie. C'est ainsi qu'en détournant l'attention du malade de son état, en lui créant une existence toute nouvelle, en lui imposant des obligations hygiéniques qui n'ont rien de pénible ni de répugnant, puisqu'elles sont suivies par toute la société qui fréquente les eaux, on parvient à aider d'une manière puissante à l'action thérapeutique de ces moyens déjà si puissants par eux-mêmes, et à obtenir des guérisons que l'on aurait vainement sollicitées dans les circonstances ordinaires.

Une règle de conduite qu'on ne saurait trop recommander aux personnes qui prennent les eaux, c'est de ne jamais se départir des préceptes qui leur sont indiqués par le médecin-inspecteur, de ne jamais boire d'eux-mêmes l'eau de telle ou telle source, de n'en point prendre une quantité plus considérable que celle qui leur est prescrite, de ne point prendre de bains et de douches autres que ceux qui leur sont ordonnés ; enfin de ne contrarier par aucun moyen l'action des eaux minérales. Les prescriptions du médecin, lorsqu'il est sage et éclairé, n'ont rien qui tienne à l'habitude et au caprice; elles sont le résultat de la connaissance de l'action des eaux et du résultat qu'il suppose qu'elles doivent avoir sur l'état du malade; des baigneurs, pour n'avoir pas suivi ces sages avis, ont eu bien souvent à se repentir de s'être laissé aller à leurs inspirations, et plusieurs ont été victimes de moyens qu'ils avaient vu opérer des guérisons sur d'autres malades, mais qui, pour des raisons qu'ils ne pouvaient apprécier, devaient leur devenir funestes.

Nous n'entrerons pas dans des détails plus étendus et qui ne peuvent dans cet article porter que sur des généralités ; à chaque nom de sources on trouvera des détails spéciaux; aux articles *Bains*, *Douches*, *Boues minérales*, on a traité des moyens qu'on employait pour administrer ce mode de traitement, et nous ne pouvons qu'y renvoyer le lecteur. Enfin nous terminerons cet article déjà trop étendu pour notre cadre, quoique nous n'y ayons consigné que d'une manière bien rapide ce que nous avions de plus essentiel à dire, par un dernier avis : c'est que les eaux minérales ne sont pas un moyen que l'on puisse impunément employer, lorsqu'elles ne conviennent point aux personnes qui se soumettent à leur action; il faut donc dans tous les cas consulter un médecin instruit et connaissant l'action des eaux minérales, qui devra vous indiquer celles qui conviennent le mieux à votre état et ensuite se soumettre, quant aux règles du traitement, aux avis du médecin-inspecteur des eaux qui, accoutumé à voir un grand nombre de malades soumis à un même moyen, peut plus facilement en calculer l'effet et en indiquer les résultats.

EAUX MINÉRALES ARTIFICIELLES (*chim.*). La difficulté de conduire les malades aux sources, jointe aux altérations et aux inconvéniens que présentait le transport des eaux minérales, engagea des médecins-chimistes à tâcher d'imiter ces produits naturels ; les découvertes de la chimie moderne vers la fin du dernier siècle, et la perfection des méthodes d'analyse qui en furent la conséquence, laissèrent entrevoir l'espoir d'arriver à une imitation complète des eaux minérales; cet espoir, qui fut partagé par un grand nombre de médecins et de chimistes, fut regardé comme en partie réalisé à une certaine époque, et l'on était déjà à discuter sur les avantages que les eaux imitées par l'art pourraient avoir sur les eaux naturelles. L'espèce d'engouement dont les eaux factices furent l'objet à l'époque dont nous parlons s'explique facilement par l'effet que produisaient les nouvelles conquêtes de la chimie, et surtout par l'instabilité de composition que présentent souvent les eaux naturelles : ainsi on remarque qu'à certaines époques, soit après les pluies, soit au moment de la fonte des neiges, les eaux minérales sont plus étendues, et que les principes qui les constituent sont en moins grande quantité, en raison de l'augmentation de l'eau, par les causes que nous avons indiquées. Ces variations dans la composition, et quelquefois même dans la température des eaux, sont tellement connues que l'on a soin de ne faire les puisemens aux sources que dans certaines saisons, afin d'avoir une identité aussi complète que possible entre les divers puisemens ; c'est en s'appuyant sur cette instabilité, qu'ils se plaisaient même à exagérer que les partisans des eaux factices cherchaient à faire substituer complétement ces dernières aux eaux naturelles dans l'emploi médical, en faisant ressortir l'avantage que l'on retirerait de la fixité que l'on apporterait dans la composition de ces médicamens.

Les premières tentatives qui eurent lieu dans le but d'imiter les eaux minérales furent faites en 1775, par Venel, médecin de Montpellier, qui prépara des eaux gazeuses qui étaient une imitation des eaux de Seltz. Bergman, chimiste suédois, tenta, vers la même époque, des essais analogues, et Duchanoy publia en 1779 un ouvrage ayant pour titre : *Essais sur l'art d'imiter les eaux minérales*. Ce fut en 1798 que l'on organisa à Paris la première fabrique d'eaux minérales factices. Un sieur Paul, qui avait exploité déjà cette industrie à Genève, vint se fixer à Paris, à l'hôtel d'Uzès ; et cet établissement, sur lequel l'Institut et la Société de Médecine firent des rapports favorables, devint plus tard, en changeant de situation, le célèbre établissement de Tivoli. Depuis cette époque, la fabrication des eaux minérales factices a pris un développement important; des fabriques rivales se sont successivement créées, et aujourd'hui leur nombre s'élève, dans Paris, à plus de vingt. Dans les principales villes des départemens, des établissemens semblables se sont fondés, et la production des eaux factices est maintenant infiniment supérieure à la consommation des eaux minérales naturelles. Cette singulière prospérité d'une industrie que l'on pourrait regarder comme incomplète puisqu'on est forcé de convenir, ainsi que nous le disions tout à l'heure, qu'il est impossible d'arriver à une parfaite imitation de plusieurs eaux minérales, aurait de la peine à s'expliquer si l'on n'en cherchait pas les raisons. Toutes les eaux minérales ne présentent pas les mêmes difficultés dans leur imitation ; il en est qui non seulement peuvent être facilement imitées, mais qui encore peuvent présenter des qualités supérieures aux eaux naturelles, telles surtout qu'elles nous sont livrées après leur transport de la source; les eaux qui contiennent de l'a-

cide carbonique en assez grande quantité, et
surtout les eaux ferrugineuses carbonatées, sont
dans ce cas. Ces eaux naturelles contiennent toujours beaucoup moins d'acide carbonique que
l'on ne peut en faire entrer dans la composition
de l'eau factice par le moyen de l'art; cette
quantité se trouve encore notablement diminuée
par la mise en bouteille à la source, et par le
transport : ces eaux perdent ainsi une partie de
leur action et souvent même, lorsqu'elles sont
anciennes, elles éprouvent quelques altérations
dans leurs principes constituants, qui doivent nécessairement modifier leurs propriétés. Les eaux
factices doivent donc être préférées dans certains
cas aux eaux naturelles, lorsqu'on ne peut les
boire à la source; et les eaux qui seront l'objet
de cette préférence sont surtout les eaux ferrugineuses et acidules-gazeuses. Il est des eaux
minérales qu'il est impossible d'imiter complètement, soit parce qu'il est difficile de déterminer
la nature de certains principes résineux ou
azotés qui entrent dans leur composition, soit
par la difficulté d'opérer une combinaison stable
entre certains corps, combinaison qui a cependant lieu dans le vaste laboratoire de la nature.
Quelques-unes de ces difficultés ont été déjà
vaincues par des chimistes habiles; ainsi, Anglada, à qui l'on doit un excellent traité des
eaux minérales des Pyrénées, est parvenu à faire
entrer par l'art, la silice, ce corps si essentiellement insoluble qui forme le sable et les cailloux
de nos rivières, dans les imitations des eaux sulfureuses; quelques chimistes moins habiles ou
moins patiens ont nié souvent l'action des substances qu'ils ne pouvaient faire entrer dans les
eaux factices, et ils se dispensaient de les introduire dans leurs compositions.

Les eaux minérales factices sont fréquemment
employées pour les bains, et l'on conçoit tout le
parti que peut tirer le médecin d'un moyen aussi
énergique (voyez *Bain*). La composition de ces
bains varie suivant l'eau minérale que l'on veut
imiter; l'on doit à Anglada une nouvelle formule
pour la préparation des bains de Barèges, qui est
bien supérieure à celle que l'on employait autrefois et que nous croyons devoir donner ici, attendu qu'elle n'est pas encore très répandue. Elle
est calculée pour une quantité d'eau de 180 litres,
qui est celle que l'on met ordinairement dans un
bain.

Hydro-sulfate de soude. . .	7 gros	36 grains.
Carbonate de soude	2	»
Sulfate de soude	3	54
Chlorure de sodium	1	18

Anglada recommande d'employer ces substances cristallisées afin d'éviter les erreurs qui peuvent être le résultat de la perte plus ou moins
grande de l'eau de cristallisation lorsqu'elles
sont plus ou moins parfaitement desséchées.

Il est des eaux factices qui ne présentent point
de similitude avec les eaux naturelles; ce sont
des composés médicamenteux particuliers qui ont
de l'analogie avec les eaux minérales, puisqu'elles
contiennent des principes à peu près semblables:
ainsi on prépare de *l'eau gazeuse* qui n'est qu'un

mélange de gaz acide carbonique avec l'eau simple ; des limonades gazeuses, qui sont des compositions, d'un acide végétal, de sucre et d'eau
saturée de gaz, de l'eau *magnésienne saturée* et de
l'eau *magnésienne gazeuse* qui sont une solution
du carbonate de magnésie rendu carbonate acide
par l'acide carbonique, lequel se trouve en grand
excès dans l'eau magnésienne gazeuse. On est parvenu à dissoudre jusqu'à une once et une once et
demie de carbonate de magnésie dans une bouteille
d'eau; cette préparation forme même un excellent purgatif, et l'on peut varier la dose de carbonate comme on le juge convenable; à 6 ou 8 gros,
il détermine une purgation assez énergique sans
aucune colique; les malades le préfèrent généralement à l'eau de Sedlitz; je l'ai ordonné moi-
même un très grand nombre de fois et toujours
avec avantage. Le *soda water* est encore une de
ces préparations qui n'ont pas de semblables dans
la nature : il se prépare avec 5 gros de bicarbonate de soude pour une bouteille d'eau gazeuse.
Le *soda powders* est préparé avec l'acide tartrique un gros, bicarbonate de soude un gros et
demi pour une bouteille d'eau; on peut employer
le quart de cette préparation pour un verre
d'eau : on dissout d'abord l'acide tartrique et l'on
ajoute ensuite le carbonate de soude; il faut
avoir soin que le verre soit grand et ne le remplir qu'à moitié, car l'effervescence produite par
le dégagement du gaz ferait renverser le liquide.
C'est cette préparation que l'on vend improprement, en diminuant les doses, sous le nom de
poudre de Seltz, quoiqu'elle n'ait aucun rapport
avec l'eau de Seltz, puisque l'eau de Seltz contient de l'hydrochlorate de soude et du carbonate
de magnésie, qui ne sont point dans cette eau, et
que d'un autre côté le *soda powders* contient une
très grande quantité de tartrate de soude qui
doit avoir une action purgative que ne saurait
produire l'eau de Seltz.

Une erreur qui avait été accréditée par quelques médecins consistait à croire que les eaux
gazeuses naturelles conservaient plus long-temps
leur gaz que les eaux factices. Voulant vérifier
ce fait qui nous paraissait difficile à expliquer,
nous avons pris des eaux naturelles de Seltz dans
six dépôts à Paris, et après nous être parfaitement assuré de leur origine nous avons versé de
cette eau dans six verres à expériences, nous
versâmes comparativement de l'eau de Seltz factice de six fabriques différentes dans six verres
semblables et en même quantité, et, ayant abandonné ces douze verres à l'air libre, nous avons
constaté que l'eau retenait indifféremment les mêmes proportions d'acide carbonique ; le précipité
par l'eau de chaux nous a même paru plus abondant dans l'eau factice de certaines fabriques que
dans l'eau naturelle, ce qui indiquait qu'elle avait
retenu une plus forte proportion de gaz. Depuis,
nous avons appris que cette même expérience
avait été faite par MM. Orfila et Barruel sur les
eaux de Saint-Alban, et que leur résultat avait
été complètement semblable à celui que nous
avions obtenu.

Enfin nous ne saurions mieux terminer cet article sur les eaux artificielles qu'en citant ce que dit sur leur emploi M. Soubeiran dans le *Dictionnaire de médecine* :

« Les eaux minérales naturelles doivent être préférées aux eaux artificielles toutes les fois qu'elles peuvent être conservées long-temps sans s'altérer ; l'on peut employer indifféremment les unes et les autres dans les cas où on peut arriver à une imitation parfaite, savoir : quand l'eau naturelle a été analysée par un chimiste habile et que cette analyse a servi de base à la fabrication de l'eau artificielle ; lorsque rien dans la composition de l'eau naturelle n'annonce la présence de matières que nous ne pouvons former artificiellement, ou ne fait soupçonner l'existence de quelque principe qui aurait pu échapper à l'analyse ; enfin, lorsqu'une étude comparative et long-temps continuée des propriétés médicales des deux espèces d'eaux a montré l'identité de leur action sur l'économie vivante. » Il est même des cas, dit cet auteur, où les eaux artificielles doivent être préférées, et il cite à ce sujet les eaux gazeuses dont nous avons déjà parlé, et enfin il finit en disant que c'est dans ces cas que l'on peut dire que l'art a réellement surpassé la nature.

J.-P. BEAUDE,
Médecin-inspecteur des eaux minérales,
membre du conseil de salubrité.

ÉBLOUISSEMENT (*path.*) s. m. (V. *Vertiges*).

ECCHYMOSE (*chir.*), s. f., ecchymosis, meurtrissure, du grec *ecchuo*, je répands. On désigne sous ce nom des taches noirâtres, d'un jaune livide, et plus tard jaunâtres, produites à la surface de la peau ou d'un autre organe par suite d'une contusion. Des auteurs ont aussi étendu cette dénomination à des espèces de pétéchies également noirâtres et livides qui surviennent spontanément ou dans le scorbut, la dothinentérite, etc.; mais elles constituent des affections à part, qui seront décrites aux articles *péliose* (Alibert) *purpura*, (de Willan), et *scorbut*.

Les ecchymoses sont formées par du sang extravasé hors de ses vaisseaux à la suite d'un coup, d'une chute, d'une piqûre, de l'application de sangsues, de la compression exercée par un lien ou un bandage mal appliqué, etc. Le plus souvent elles sont l'effet d'une violence extérieure ; il se forme alors au bout de peu de temps une tache d'un rouge violacée, plus foncé au centre qu'à la circonférence. La grandeur de la tache est variable et proportionnée à la quantité de sang infiltré. Elle se manifeste facilement dans les parties où la peau est lâche et munie d'un grand nombre de petits vaisseaux. On sait qu'il suffit d'une légère contusion sur la région de l'œil, pour que cette partie revête une couleur noirâtre que l'on a eu souvent occasion d'observer. Les piqûres de sangsues donnent lieu à de petites ecchymoses, principalement chez les personnes affaiblies par une longue maladie. On les observe aussi après la saignée du bras, lorsque l'ouverture a été peu considérable, et qu'il s'est formé

pendant l'écoulement du sang une petite tumeur que l'on nomme *thrombus*. Nous dirons, en passant, que cet accident, qui n'est pas rare, est sans danger, et ne doit nullement inquiéter.

Quelle que soit la cause de l'ecchymose, le sang extravasé ne tarde pas à être repris et absorbé peu à peu. On voit alors la tache noirâtre s'étendre considérablement, en même temps qu'elle prend une teinte moins foncée ; elle passe successivement au rouge, au jaune verdâtre, puis au jaune foncé, qui devient ensuite plus clair et finit par disparaître.

Les ecchymoses présentent des considérations importantes sous le rapport de la médecine légale. C'est ainsi que la teinte jaunâtre, qui s'observe autour de la tache noirâtre, indique que la meurtrissure n'est pas récente, ou que le blessé a survécu quelques jours aux actes de violence dont il a été victime. Il importe aux hommes de l'art et même aux magistrats qui peuvent porter quelquefois des jugements dans des cas de médecine légale, de distinguer les ecchymoses, suites de coups, des *lividités cadavériques*, qui surviennent naturellement après la mort. Celles-ci sont produites par l'accumulation du sang dans les petits vaisseaux. Ce fluide, obéissant aux lois de la pesanteur, tend en effet à se porter dans les parties les plus déclives, où il forme des plaques de couleur noirâtre et violacée, ou bien des taches ponctuées ou linéaires. On distinguera ces taches des ecchymoses par leur situation dans la partie la plus déclive, par leur teinte à peu près uniforme au centre comme à la circonférence et par leur forme déterminée d'après celle du réseau capillaire des vaisseaux de la peau. Dans le doute, les médecins légistes ont encore recours à l'incision de la peau, qui leur permet de s'assurer s'il n'existe qu'une simple injection vasculaire, ou si le sang est réellement extravasé dans la peau et le tissu cellulaire sous-cutané.

Les ecchymoses offrent en général peu de danger par elles-mêmes, et la nature fait presque toujours les frais de la guérison ; il est néanmoins utile d'aider l'action absorbante des tissus en les stimulant légèrement. Lors donc qu'il n'y aura pas de plaies qui contre-indiquent l'application de topiques résolutifs, on aura recours, pour hâter la disparition des ecchymoses, à des applications de compresses trempées dans l'eau froide simple, salée, vinaigrée, mêlée d'alun, dans l'eau blanche ; ou enfin dans l'eau-de-vie camphrée très-étendue d'eau (V. *Contusion, Chute, Plaie*). J. B.

ÉCHARDE (*chir.*), s. f. Nom donné vulgairement à de petits corps aigus introduits accidentellement dans l'épaisseur de la peau. C'est presque toujours aux mains que la blessure a lieu. Comme cette partie est munie d'un grand nombre de nerfs et d'enveloppes peu extensibles (V. *Doigts*), la présence de ces corps étrangers peut donner lieu à divers accidents, tels que le panaris et même le tétanos dans quelques cas rares heureusement. Il y a souvent de la suppuration; elle est inévitable lorsque l'écharde ne peut être retirée; on sent alors une vive douleur et des battements dans la partie lésée; la peau rougit, et il se forme un petit abcès autour du corps étranger, qui est expulsé avec le pus après un intervalle de temps variable. La première indication à remplir, lorsqu'un petit corps s'est introduit sous la peau, est de l'extraire. Dans ce but, et suivant les circonstances, on peut se servir de petites pinces ou d'une épingle; si on ne peut réussir ainsi, il ne faut pas craindre de laisser agrandir la piqûre par un chirurgien, on y gagnera sous le rapport de la douleur, de la durée du mal et surtout des accidents consécutifs. Après l'extraction, on réunira la plaie qu'on pansera avec des topiques émollients. Si le corps étranger d'un très-petit volume n'avait pas été extrait, et que la collection purulente eût commencé à se former, on couvrirait la partie malade de cataplasmes de graine de lin, et l'on y pratiquerait une petite incision dès qu'elle serait suffisamment ramollie. (V. *Plaie.*) J. B.

ÉCHARPE (*chir.*), s. f. On donne ce nom à une espèce de bandage destiné à soutenir l'avant-bras demi-fléchi et appliqué contre la poitrine; ce bandage que tout le monde connaît est très-simple; il s'applique en ployant une serviette ou une grande cravate en triangle; on la place devant la poitrine et l'on noue les deux bouts pointus sur l'épaule du côté sain, l'un passant devant et l'autre derrière le cou. J.-L. Petit a modifié ce bandage et l'a rendu plus solide, en dédoublant la partie inférieure de la serviette qui forme l'écharpe, et en ramenant les bouts et les nouant derrière l'avant-bras. L'écharpe s'emploie dans les maladies et blessures de la main, de l'avant-bras, des bras et de l'épaule; elle a pour effet d'empêcher le mouvement de ces parties, qui, dans ce cas, est toujours douloureux, et de soulager les parties supérieures, lorsqu'elles sont malades, du poids de l'avant-bras et de la main. J. B.

ÉCHAUBOULURES (*méd.*), s. f. pl. Nom vulgaire mal défini donné à une éruption de petits boutons ou élevures rouges survenant sur la peau pendant l'été ou à la suite d'un mouvement fébrile. Le plus souvent l'on désigne ainsi les plaques éruptives de l'*urticaire*, affection caractérisée surtout par des élevures de la peau de peu de durée, et tout-à-fait semblables, pour la forme et la demangeaison qui les accompagne, à celles qui sont produites par la piqûre des orties. (V. *Urticaire.*) J. B.

ÉCHAUFFANT (*hyg.*), adj. et s. On donne ce nom à des aliments généralement excitants, qui stimulent fortement l'économie, accélèrent la circulation et souvent finissent par irriter les voies digestives lorsqu'ils sont pris en trop grande quantité et d'une manière habituelle; on doit ranger dans la classe des aliments échauffants toutes les substances fortement aromatiques, les viandes salées, fumées, poivrées ou fortement épicées, les fruits préparés au vinaigre, le poivre long, l'ail, et toutes les substances qui contiennent une huile es-

sentielle volatile; le poisson salé et fumé, etc. Les aliments échauffants ou excitants n'agissent pas avec activité chez toutes les personnes; il en est chez lesquelles le tempérament, l'influence de l'habitude rendent l'action de ces aliments presque sans inconvénients, tandis qu'ils excitent vivement d'autres individus. Il est même certaines influences de climat où ces aliments peuvent être utiles; c'est principalement les climats froids et humides: aussi les peuples du Nord, et surtout ceux qui habitent les plages basses et voisines de la mer, ont-ils besoin d'une alimentation excitante, qui ne saurait convenir aux populations des climats chauds et secs. Les personnes nerveuses et irritables doivent éviter les aliments échauffants, qui sont beaucoup mieux supportés par les personnes d'un tempérament lymphatique. J. B.

ÉCHAUFFEMENT (*path.*), s. m. On entend souvent sous ce nom une irritation générale de l'économie, qui est le prélude d'une *inflammation* ou de la *fièvre* (V. ces mots). La *constipation* (V. ce mot) a été aussi désignée sous le nom d'échauffement. Enfin on donne encore le nom d'échauffement à l'inflammation suivie d'écoulement de la membrane muqueuse de l'urèthre (V. *Blennorrhagie*).

ÉCHINOQUE (*zool.*), s. m. Ce sont des espèces de petits vers renfermés dans un kyste (V. *Entozoaires*).

ÉCLAIRE (GRANDE) (*bot.*) (V. *Chélidoine*).

ÉCLAIRE (PETITE) (V. *Ficaire*).

ÉCLAMPSIE (*méd.*), s. f. On désigne sous ce nom les convulsions particulières aux jeunes enfants et aux femmes en couches (V. *Convulsion*).

ÉCLECTISME (*phil. méd.*), s. m. La doctrine dont nous allons exposer brièvement les points de vue principaux n'appartient pas spécialement à la médecine; ce n'est autre chose qu'une méthode philosophique susceptible de s'appliquer à toutes les branches des connaissances humaines indistinctement. Toutefois, nous n'avons à nous occuper ici que des applications de l'éclectisme à l'art de guérir.

Il est fait mention, dans l'histoire de la médecine, d'une époque à laquelle des esprits sages et conciliants s'efforcèrent de démontrer que les sectes médicales contemporaines et rivales s'appuyaient toutes de quelques faits bien établis, de quelques opinions logiquement déduites; que le tort ou l'aveuglement de chaque secte consistait dans l'exagération ou l'extension forcée de principes vrais dans certaines limites, faux quand on les poussait trop loin. Archigène d'Apamée, célèbre médecin de Rome sous Néron et Adrien, cité avec éloge par Galien, et que le satirique Juvénal nomme plus d'une fois sans le critiquer, passe pour le fondateur, ou l'homme le plus éminent de cette école conciliante qui prit le nom d'éclectique. *L'école éclecti-*

que eut donc pour principe d'examiner sans préventions les opinions de toutes les sectes médicales, et de choisir dans chacune d'elles ce qui paraissait le mieux établi. En ce moment plusieurs doctrines médicales étaient en présence à Rome, et, comme il arrive trop souvent pour la dignité de la profession et pour le salut des malades, les adeptes de chacune d'elles se croyaient exclusivement dans le vrai. Dans la capitale de l'univers, qui était devenue le rendez-vous de toutes les célébrités scientifiques, littéraires et artistiques, les médecins étaient alors divisés en quatre catégories principales, savoir : les dogmatiques, les empiriques, les méthodistes et les pneumatistes. Nous n'avons pas à développer ici quel était l'esprit différent des quatre écoles rivales ; nous dirons seulement que chacune d'elles, subjuguée par l'ascendant d'Hippocrate, ne manquait pas d'invoquer l'autorité de son nom pour faire prévaloir ses dogmes ou ses préceptes ; c'est que, en effet, ce grand homme avait professé qu'il y avait dans l'organisation humaine des sens et de l'intelligence, des solides, des liquides et des gaz, de la physiologie, de la chimie et de la physique, etc. ; qu'il était conséquemment insensé de vouloir exclure le raisonnement de l'observation, comme l'observation du raisonnement ; de n'admettre qu'une seule loi dans l'organisation, une cause et un traitement uniques dans les maladies. Ainsi, dogmatiques, empiriques, méthodistes, pneumatistes, tous pouvaient puiser dans Hippocrate quelque maxime en leur faveur, parce que les bases étendues de sa philosophie médicale renfermaient les aperçus principaux des méthodes d'observation, des théories et des systèmes qui se sont succédé en médecine.

La perte des écrits d'Archigène d'Apamée ne nous permet pas de juger comment il entendait l'éclectisme par lequel il chercha à concilier les doctrines médicales trop exclusives de son temps. Mais, malgré la tendance vers le pneumatisme de l'un et vers le méthodisme de l'autre, nous n'hésitons pas à classer parmi les médecins éclectiques Arétée et Celse, dont les ouvrages sont toujours dignes d'admiration.

Nous allons borner à ce peu de mots l'histoire de l'éclectisme, qui fut étouffé pendant des siècles sous le fougueux dogmatisme de Galien, comme il l'a été ultérieurement sous les préoccupations d'autres systèmes, sortes de monomanies scientifiques, sans délire il est vrai, mais non sans déraison, et dont, il faut l'espérer, nous serons guéris pendant longtemps. Il nous semble qu'aujourd'hui l'éclectisme tend à dominer de nouveau en médecine, et cette révolution scientifique, nous l'appelons de tous nos vœux : car nous pensons que les doctrines médicales qui ont acquis quelque célébrité, quelle que soit leur opposition entre elles, renferment pour la plupart des vérités fondamentales quand on sait les appliquer avec discernement à un certain ordre de faits. L'histoire de la médecine citera un jour M. le professeur Andral parmi les médecins éclairés et judicieux qui auront le plus contribué à faire refleurir l'éclectisme en France.

A. LAGASQUIE.

ÉCLISSE (chir.), s. f. (V. Attelle.)

ÉCOLE DE MÉDECINE. (V. Médecine (enseignement de la.)

ÉCONOMIE ANIMALE (physiol.). On désigne sous ce nom l'ensemble des fonctions du corps humain. (V. Organisme.)

ÉCORCE (mat. méd.), s. f., cortex. C'est l'enveloppe des végétaux compris dans la grande classe des dycotylédons ; on fait usage d'un grand nombre d'écorces en médecine : le quinquina, la cannelle, la cascarille, le simarouba, l'angusture, l'écorce de Winter ou fausse angusture, l'écorce de racine de grenadier, l'écorce de chêne, sont les écorces le plus ordinairement employées ; ces diverses substances seront traitées à leurs noms spéciaux. Les peuples du Nord préparent avec l'écorce du bouleau une boisson fermentée dont ils font un fréquent usage (V. Bière). Les écorces servent encore à faire des vêtements, du papier, des cables, etc. ; c'est un des produits végétaux les plus utiles, et dont l'industrie humaine a tiré le plus grand parti.
J. B.

ÉCORCHURES (chir.), s. f. C'est une petite plaie, seulement déterminée par l'enlèvement de l'épiderme à la suite d'un froissement violent. Il suffit pour les guérir, lorsqu'elles ne sont pas enflammées, de les couvrir d'un peu de baudruche mouillée ou d'un peu de papier de soie qui, dans ce cas, remplace l'épiderme détruit en soustrayant la peau dénudée au contact de l'air, qui agit comme corps irritant. Il faut se garder de couvrir ces petites lésions de pommades, d'emplâtres ou de liquides plus ou moins irritants, qui ont pour résultat d'enflammer la peau et de déterminer de la douleur. Lorsque les écorchures existent aux pieds ou aux jambes, il faut, pour peu qu'elles soient considérables, garder le repos ; car la marche en détermine l'inflammation, et, lorsqu'elles suppurent, elles sont souvent fort longues à guérir : il faut, dans ce cas, faire des lotions émollientes, et couvrir la petite plaie avec un linge enduit de cérat. L'exercice du cheval donne souvent lieu à des écorchures à la partie interne des cuisses, contre lesquelles on doit se garder d'employer les remèdes irritants que ne manquent jamais de vous conseiller les écuyers ; il convient de saupoudrer ces écorchures avec de la poudre de lycopode ou d'amidon. Un corps gras appliqué sur les parties qui doivent être en contact avec la selle, prévient souvent ces petites blessures ; les caleçons de peau de daim agissent aussi d'une manière efficace dans le même sens. Lorsque l'écorchure est considérable, elle constitue une plaie. (V. ce mot).
J. B.

ÉCOULEMENT (méd.), s. m. (V. Blennorrhagie) ; ÉCOULEMENT MENSTRUEL (V. Menstruation).

ÉCREVISSES (YEUX D'), s. f. (V. Yeux d'écrevisses.)

ÉCROUELLES (méd.), s. f. (V. Scrofules).

ECTHYMA (*méd.*), s. m. C'est le nom donné par Willan à une maladie de la peau caractérisée par des pustules. M. Alibert l'a désignée sous le nom de *Phlyzacia* (V. ce mot).

ECTROPION (*path.*), s. m. C'est le renversement des paupières (V. *Paupières*) (Maladies des).

ECZÉMA (*méd.*), s. m. C'est le nom donné par Willan à la dartre squammeuse humide (V. *Herpes squamosus*).

ÉDULCORATION (*pharm.*), s. f. de *edulcorare*, rendre doux. C'est l'action d'ajouter du sucre, du miel ou un sirop à une tisane ou à une potion pour les rendre plus agréables; on dit édulcorer une tisane, une potion, pour indiquer qu'on veut les sucrer. J. B.

EFFERVESCENCE (*chim.*), s. f. C'est le dégagement rapide du gaz que peut contenir un corps liquide ou solide auquel il se trouvait combiné; l'effervescence a lieu ordinairement en dégageant au moyen d'un acide le gaz acide carbonique du carbonate qu'il formait. La potion anti-émétique de Rivière est fondée sur ce principe. J. B.

EFFLUVES (*hyg.*), s. m. On donne ce nom aux vapeurs qui se dégagent des matières végétales et animales en décomposition dans les lieux humides, et spécialement dans les marais. Ce mot a été aussi généralisé, et l'on a donné le nom d'effluve à toutes les émanations du corps, n'importe à quelle classe ils appartiennent; lorsque les effluves ont une action pernicieuse, on leur donne le nom de miasmes (V. *Contagion*, *Marais*, *Fièvre intermittente*). J. B.

EFFORT (*chir.*), s. m. (V. *Hernie*). On désigne aussi sous ce nom la rupture des fibres musculaires, qui a lieu à la suite d'un effort violent (V. *Muscles*) (Rupture des).

ÉGILOPS (*chir.*) s. m. du grec *œix*, *œigos*, chèvre, et de *ops* œil, œil de chèvre. On a donné ce nom à une petite ulcération qui se développe dans l'angle interne des paupières, près du sac lacrymal (V. *OEil*, *Maladie des Yeux*).

ÉGOPHONIE (*path.*) s. m. Sous ce nom on désigne la résonnance particulière de la voix dans la poitrine, perçue au moyen du stéthoscope dans certaines affections de cette partie (V. *Auscultation*).

ÉGOUTTIER (*cureurs d'égouts*) maladies des), (*hyg.* et *path.*) On a donné ce nom à des ouvriers qui sont chargés d'entretenir net le fond, le radier des égouts et d'enlever les matières solides qui s'y accumulent, matières qui contiennent des débris de végétaux et d'animaux, des eaux chargées d'urine et quelquefois de matière fécale.

La profession d'égouttier n'est pas une profession qui nécessite un apprentissage, elle est exercée par le premier ouvrier venu qui bientôt est au fait du métier, elle n'est connue que dans les grandes villes, et elle est plus ou moins pénible

à exercer selon la nature des eaux qu'on fait couler dans les égouts; en effet les eaux ménagères ne sont pas aussi dangereuses que le sont les eaux qui sont fournies par les eaux des blanchisseurs, des teinturiers, des tanneurs, des boyaudiers, des bouchers, des fabricans d'eau de javelle, etc.

Si l'on recherche quelle peut être à Paris l'époque où l'on a dû créer des égouttiers, on est porté à établir que cette époque est antérieure à l'année 1651; en effet, on voit qu'à cette époque il est déjà dans divers documens parlé des égouts, et qu'il est dit : *que leur entretien regarde le prévôt des marchands et les eschevins*; plus tard, par d'autres actes, l'argent nécessaire à cet entreprise fut assigné sur les revenus du roi Louis XIII qui voulut pourvoir à leur entretien.

La profession d'égouttier est aussi plus ou moins pénible, 1° selon le développement de l'égout, 2° selon qu'il reçoit plus ou moins d'eau et de matières solides, 3° selon qu'ils sont couverts ou découverts.

Les égouts sont construits à Paris sur trois dimensions. Ces dimensions varient depuis deux mètres carrés jusqu'à cinquante centimètres carrés; on supprime en général ceux dont la voûte est peu élevée.

Ces égouts sont de structure différente selon les localités et l'époque de leur construction; il y en a qui sont construits en pierre de taille, d'autres n'ont que le radier et le bas *des pieds droits* en pierre de taille, le haut est en meulière ou en moëllons piqués avec des chaînes en pierre de taille; dans d'autres quelques radiers sont pavés, enfin il en est, dit-on, car nous n'avons pas vu les égouts, qui sont construits en briques; à Londres les égouts sont tous construits en briques, même le radier.

La plupart des égouts de Paris, excepté un seul reçoivent une très grande quantité d'eau et leur nettoiement est facile. Le nombre des égouttiers qui opèrent le curage de quatre-vingt mille mètres d'égouts toute l'année est de trente-six à quarante.

Ce nombre auparavant était de soixante à soixante-dix qui étaient occupés journellement. Cette diminution dans le nombre des ouvriers tient à plusieurs causes, 1° à la bonne direction donnée par l'administration, 2° à l'activité imprimée par l'entreprise, et surtout à la facilité actuelle du curage qui est due à la grande quantité d'eau que les bornes fontaines établies depuis peu dans les rues versent dans les égouts.

L'abondance des eaux claires qui sont maintenant déversées dans les égouts a le double avantage de rendre le curage bien plus facile et moins dispendieux et de prévenir les accidens qui menaçaient la santé des ouvriers; aussi est-il rare aujourd'hui qu'un ouvrier se trouve indisposé pendant le service, ce qui arrivait fréquemment lorsqu'il fallait traîner à force de bras et presqu'à sec les masses de vase sans liquides qui s'accumulaient dans l'espace d'un curage à un autre sur le radier des égouts qu'on ne pouvait alors laver à grande eau comme aujourd'hui.

Les ouvriers qui travaillent dans les égouts

sont exposés à des accidens fort graves; ces accidens varient selon la nature des matières qui se trouvent en putréfaction; en effet ces canaux reçoivent toutes les eaux devenues superflues et avec elles tout ce qui couvre la surface des villes, les boues et les débris des végétaux, les chiens et les chats morts, beaucoup d'excrémens et la matière des fosses d'aisance de plusieurs maisons. La matière des égouts diffère encore suivant les métiers qu'on exerce dans le quartier, tels que ceux de blanchisseur, teinturier, tanneur, boyaudier, etc. Les immondices de boucherie donnent lieu à une fermentation putride et à des émanations septiques en tout semblables à celles qui s'élèvent des tombeaux et des fosses destinées aux sépultures; toutes ces matières forment un dépôt nommé *molange* qui s'attache aux parois des égouts, les obstrue et nécessite qu'on les nettoie de temps en temps. Lorsque les ouvriers récurent ces dépôts, il se dégage parfois des vapeurs tellement délétères qu'ils tombent en asphyxie. On lit dans les *Mémoires de l'académie des sciences*, année 1781, le fait suivant : Sept ouvriers étaient entrés le vendredi 8 juin 1781 vers les trois heures et demie dans l'égout de la rue Verte, faubourg Saint-Antoine. Un d'eux sortit par la bouche de l'égout qui s'ouvre sur le boulevard pour chercher des secours dont il avait lui-même besoin. Il osa y rentrer accompagné de plusieurs personnes du peuple, il chargea un de ses camarades sur ses épaules, revint et tomba frappé d'asphyxie. Les cinq autres furent promptement retirés; trois avaient perdu la vie et un quatrième expira peu de temps après malgré les secours qui lui furent administrés. Parmi les soldats de la garde de Paris et les autres assistans qui avaient donné des soins à ces malheureux plusieurs furent attaqués des symptômes analogues à ceux des asphyxies commençantes. Un caporal fut pris plusieurs heures après l'accident de convulsions effrayantes et l'on craignit pour sa vie; plusieurs soldats eurent pendant la nuit suivante des maux de tête et d'estomac, des nausées et des défaillances très opiniâtres; la région de l'estomac était surtout le centre de ces affections; une femme qui avait contribué avec les autres assistans au soulagement des asphyxiés fut attaquée très vivement.

L'observation rapportée par la commission chargée en 1826 de faire exécuter le curage des égouts Amelot, Saint-Martin, etc., peut venir à l'appui de ce que nous avons exposé. Dans la rue du Chemin-Vert et seulement chez des ouvriers occupés à la surface du sol et qui ne descendaient pas dans l'égout on observa un grand nombre d'accidens, par la raison peut-être, disent les commissaires, que les matières animales à moitié décomposées envoyées dans cet égout par l'abattoir Popincourt auraient pu donner à la boue qu'elles formaient une action plus forte et plus active.

L'accident le plus commun que les membres de cette commission ont observé chez les égoutiers est l'ophthalmie, tantôt déterminée par l'action directe de la boue des égouts, tantôt par l'impression des gaz échappés de cette boue lorsqu'on la remuait ou lorsqu'on la transportait.

Chez plusieurs ouvriers l'ophthalmie fut très intense; plusieurs entre eux qui n'ont pas eu la précaution de se laver les yeux après l'impression de la vase ou du sable qu'ils y reçurent, y ressentirent quelques momens après l'application de ces corps étrangers une douleur fort vive qui s'accompagna de rougeur et s'accrut successivement au point qu'il leur fut impossible de dormir dans la nuit; les dérivatifs de toute espèce, les lotions et les applications adoucissantes, tous les moyens employés dans cette circonstance n'apportaient aucun soulagement; les saignées, les sangsues appliquées aux temps ne firent qu'aggraver le mal; un d'eux nommé Coignard fut pris d'accidens cérébraux; on craignit pendant long-temps que l'organe malade ne se perdît entièrement, car l'inflammation ne s'est pas bornée à la seule conjonctive qui formait un bourrelet autour de la cornée; elle gagna cette dernière membrane pénétra jusque dans la chambre antérieure et fit redouter soit un hypopyon, soit la suppuration du globe même de l'œil; mais enfin les accidens s'arrêtèrent et tout rentra dans l'ordre au moyen de dix saignées qui lui furent pratiquées, de plusieurs setons qu'on lui mit au cou et de divers moyens usités en pareille circonstance.

Cette ophthalmie survenait tout à coup sans qu'on pût la prévoir ou en saisir la cause déterminante son caractère était une cuisson excessive des deux yeux avec larmoiement très abondant et fort souvent cécité presque complète; il fallait alors faire sortir l'ouvrier de l'égout, ce qui souvent était fort difficile, le mener jusqu'à l'endroit où l'on pouvait lui administrer les secours dont il avait besoin ou le reconduire chez lui.

En examinant les yeux on les trouvait injectés très légèrement, on n'y voyait pas de vaisseaux, mais une teinte rosée généralement répandue, tant sur la conjonctive oculaire que sur la conjonctive palpébrale; l'éclat de la lumière augmentait la douleur et forçait le malade à tenir les yeux fermés; il existait aussi un besoin irrésistible d'y porter les doigts et d'y exercer toujours des frottemens, ce qui aggravait la douleur et faisait couler les larmes en très grande abondance.

Dans les premiers jours on se contenta de bassiner les yeux avec de l'eau fraîche aiguisée d'eau-de-vie, de renvoyer les malades chez eux avec ordre de se reposer jusqu'à parfaite guérison; ordinairement vingt-quatre heures d'interruption des travaux suffisaient pour rétablir les yeux dans leur état ordinaire. (*Rapport de Parent Duchâtelet*).

Un de nous, qui fut alors chargé par le préfet de surveiller ces espèces de travaux, ayant fait un grand nombre de tentatives pour employer les collyres les plus convenables, il ne tarda pas à trouver que les toniques et les astringens avaient seuls une action suffisante, et que les adoucissans et les émolliens ne faisaient que prolonger le mal. Aussitôt qu'un ouvrier se sentait mal aux yeux il quittait les travaux, allait à la tente ou y était conduit par un autre; il s'y lavait les yeux d'abord avec de l'eau fraîche puis avec le collyre qui était toujours préparé en quantité suffisante et à la portée de tous les ouvriers. L'action de ce moyen fut si efficace que l'on a vu un grand nombre de fois ces hommes reprendre leurs travaux après une ou deux heures d'interruption et de repos; et ce qui était plus curieux, la rougeur, la cuisson et tout ce qui caractérise cette espèce d'ophthalmie ne reparaissait pas lorsque l'ouvrier rentrait dans l'atmosphère qui avait occasioné cette indisposition; ce n'était qu'après deux, quatre ou huit jours qu'il survenait une ophthalmie semblable à la première. Presque tous les ouvriers ont été affectés de cette maladie que du reste nous considérons comme une simple ophthalmie catarrhale à peu près semblable à la *mitte sèche* des vidangeurs. Ni la température, ni les localités, ni l'ancienneté de la boue, ni l'âge, ni le tempérament n'ont paru apporter de différence dans sa manière d'agir; on l'a observée aussi souvent en hiver qu'en été, sous les voûtes basses, étroites et mal aérées que sous les mieux disposées, chez les anciens que chez les nouveaux ouvriers, aussi souvent enfin dans les égouts encombrés depuis une à deux années que dans ceux qui l'étaient depuis plus de quarante ans.

Quoi qu'il en soit les circonstances particulières du curage spécial de ces égouts en 1826 a été pour beaucoup au développement de cette ophthalmie, puisque aujourd'hui, tant dans les hôpitaux que dans les dispensaires ophthalmologiques, il est rare de voir des égouttiers affectés d'ophthalmies, ou de conjonctivites.

Les exhalaisons des égouts formées le plus souvent par le gaz acide carbonique, le gaz azote, l'oxide de carbone et l'hydrogène sulfuré frappent d'asphyxie les ouvriers qui descendent sans précaution dans leur intérieur; lorsqu'un égouttier est atteint d'asphyxie, il faut le retirer le plus promptement possible, l'exposer en plein air, le mettre tout nu et le laver avec de l'eau fraîche.

Dans le traitement des maladies des cureurs d'égouts, Ramazzini conseille de rétablir la transpiration cutanée au moyen de frictions sèches et de bains composés de plantes aromatiques telles que les feuilles de sauge, de lavande, de fleurs de romarin; il recommande d'épargner le sang de ces ouvriers et de préférer à la saignée l'application des sangsues. On ne doit employer que des purgatifs légers, de peur d'abattre les forces déjà très affaiblies.

Il faut éviter de donner aux ouvriers des boissons vinaigrées, ou de leur faire aspirer pendant long temps du vinaigre pur; par la raison que l'hydro-sulfate d'ammoniaque étant une substance qui se trouve en très grande quantité dans les égouts, ce sel peut être décomposé par l'acide acétique qui s'empare de son ammoniaque et laisse à nu l'acide hydro-sulfurique; cette décomposition s'opérant continuellement à la surface de la peau et dans l'intérieur des poumons, on est sûr de mettre les ouvriers dans les conditions les plus désavantageuses, tout en voulant leur être utile, puisque l'acide hydro-sulfurique tue bien plus facilement et plus promptement que l'hydro-sulfate d'ammoniaque quand celui-ci est seul.

A. CHEVALLIER ET S. FURNARI.

Professeur à l'école de pharmacie, membre du Conseil de salubrité.   Docteur en Médecine, membre de l'Académie royale de Médecine de Palerme.

ÉGYPTIAC (*pharm.*) s. m. C'est une préparation désignée sous le nom d'*onguent égyptiac*, qui s'employait pour panser autrefois les plaies et les ulcères, et qui est composée de miel, de vinaigre et de vert-de-gris; ce médicament est fortement excitant : on en fait rarement usage aujourd'hui.   **J. B.**

ÉJACULATEURS (*anat.*) adj. Nom donné à deux conduits qui s'ouvrent dans l'urètre chez l'homme, et qui ont pour fonctions d'y projeter la liqueur séminale (V. *Génération*).

ÉLANCEMENT (*path.*) s. m. C'est une douleur qui est analogue à celle que produiraient des coups portés avec un instrument acéré; cette douleur se manifeste surtout dans les inflammations des parties qui sont bridées et étranglées par des aponévroses ou des enveloppes fibreuses. (V. *Douleur*).   **J. B.**

ÉLATERIUM (*mat. méd.*) C'est le nom donné au fruit du concombre sauvage (V. *Concombre*). On prépare aussi avec le suc de cette plante un extrait qui est un purgatif fort énergique, et qui est aujourd'hui presque entièrement abandonné.   **J. B.**

ÉLECTRICITÉ (*phy.*) s. f. Il existe, dans la nature, des phénomènes qui paraissent entièrement étrangers à l'attraction et au calorique et sont le résultat de forces qui, sans ajouter aux particules matérielles des corps aucuns principes tangibles ou pondérables, y produisent cependant des mouvements très énergiques: de ce nombre, est l'électricité.

On savait depuis des siècles que l'ambre, le verre, la résine, etc., ont, après avoir été frottés, la propriété d'attirer de petits corps légers; mais, depuis quatre-vingts ans, cette première notion, qui n'était qu'un fait isolé, étudiée avec plus de soin, a fourni, sous le nom de théorie de l'électricité, une des branches les plus intéressantes de la physique générale.

Plus récemment encore, les importantes découvertes de Galvani ont fait connaître un nouveau mode d'action que l'on avait appelée Galvanisme (voyez ce mot); mais dont l'identité, avec le fluide électrique, n'a pas tardé à être reconnue. Enfin, dans ces derniers temps la théorie des attractions et des répulsions que plusieurs métaux peuvent produire d'une manière constante dans certains états particuliers, et que l'on attribuait à un fluide magnétique, a, grace aux travaux de MM. *Ampère* et *OErstedt*, été parfaitement expliquée par l'action du fluide électrique.

On rend compte aujourd'hui, d'une manière satisfaisante, de tous les phénomènes électriques, en supposant qu'il existe dans tous les corps un fluide naturel, dont la présence ne s'annonce par aucun phénomène particulier. Ce fluide est composé de deux éléments qui se saturent réciproquement, mais qui déterminent des phénomènes électriques très prononcés aussitôt que l'un d'eux se trouve en excès.

On a nommé ces élémens fluide vitré et fluide résineux, parce que le verre et la résine prennent ordinairement, par le frottement, des propriétés électriques opposées.

En admettant que les molécules de ces deux fluides se repoussent mutuellement, tandis qu'elles attirent celles du fluide opposé avec une énergie inversement proportionnelle au carré de la distance, on explique jusque dans leurs moindres détails tous les phénomènes électriques.

Quand on voit le rôle immense que l'électricité joue dans la nature, où tous les phénomènes de composition et de décomposition sont soumis à ses lois, on a peine à comprendre pourquoi les médecins s'occupent si peu de cet agent énergique, qui rend d'éminents services à l'art de guérir. Il est vrai qu'ils sont loin d'être d'accord sur l'utilité thérapeutique de l'électricité. Un grand nombre d'entr'eux pensent que les effets qu'elle produit sont trop variables pour combattre avec sécurité les infirmités humaines. Heureusement ce reproche est loin d'être fondé, quoiqu'il semble justifié par les premiers essais tentés par des médecins qui connaissaient mal la théorie, alors fort incomplète, des phénomènes électriques, ou par des physiciens totalement étrangers aux sciences physiologiques.

Les progrès de la médecine ont appris que toutes les maladies sont dues à l'altération des fonctions d'un ou de plusieurs des organes dont l'ensemble forme le corps humain; or, tout ce qui peut agir sur ces organes, de manière à leur imprimer une modification, peut, par cela même, devenir un médicament; mais pour produire des résultats utiles, il faut que l'action des médicaments puisse être augmentée ou diminuée, afin de se proportionner à l'intensité de la maladie et à la susceptibilité du malade. Pour prouver que l'électricité peut être utilement employée en médecine, il faut donc démontrer qu'elle imprime aux organes des modifications puissantes, et que, par des appareils convenables, l'énergie de son action peut être graduée à volonté.

Personne ne contestera, je pense, que l'électricité modifie le corps humain; il serait par trop extraordinaire, en effet, que, produisant la mort lorsqu'elle est accumulée en quantité suffisante, elle n'ait pas, à de moindre dégrés, une action encore très énergique sur l'organisme. Pour maintenir cette action dans de justes bornes et reproduire ceux de ses effets jugés utiles, il faut appliquer aux diverses manières d'électriser des moyens de mesure qui permettent de renouveler chaque jour une action semblable, ou qui soient dans une proportion connu avec celle qu'on avait antérieurement produite. Sans cela, le médecin

marche en aveugle, il lui est impossible de prévoir les modifications que l'emploi de l'électricité va susciter dans les organes, de savoir si elles seront nuisibles ou avantageuses, et l'électricité n'est plus qu'un moyen empirique qui peut faire plus de mal que de bien. Quel est le médecin qui consentirait à pratiquer son art s'il était obligé d'employer un médicament actif sans savoir à quelle dose il le prescrit? C'est cependant là ce qui a eu lieu jusqu'ici pour l'administration de l'électricité; car excepté l'électromètre de *Lanne*, qui gradue les commotions d'une manière incomplète, les différents modes d'électrisation n'étaient, avant mes travaux, soumis à aucun moyen de mesure qui permette de connaître l'énergie de leur action.

Maintenant que nous avons une théorie simple et précise pour expliquer sévèrement tous les phénomènes électriques, et que, grace à l'anatomie pathologique, le diagnostic des maladies a atteint une précision telle qu'il est presque toujours possible de reconnaître quel est le système ou l'organe malade, et de quelle manière il souffre, nous pouvons, beaucoup mieux que nos devanciers, déterminer les modifications que les différentes manières d'électriser impriment aux tissus vivants, et les avantages qui peuvent en résulter pour le traitement des maladies.

L'emploi médical de l'électricité est donc une science positive qui mérite de fixer sérieusement l'attention des savans.

On voit que l'électricité ne doit plus être considérée comme un moyen spécifique, mais comme un agent physique extrêmement puissant, dont les effets peuvent être prévus, modifiés et régularisés avec plus de précision que ceux de presque tous les médicaments connus.

Elle a, sur ces derniers, l'avantage immense d'être à volonté dirigée sur tel ou tel organe, où la stimulation qu'elle détermine peut être augmentée, prolongée ou arrêtée à l'instant même. tandis que lorsqu'un médicament est introduit dans l'économie, s'il en résulte des effets nuisibles, il est souvent impossible de les empêcher.

On peut, avec l'électricité, remplir un grand nombre d'indications : si elle agit sur la peau, elle y produit à volonté, ou un érythème léger, ou une rubéfaction plus ou moins étendue, ou la vésication, ou enfin une cautérisation plus ou moins profonde.

Si l'on agit sur les organes contractiles on les force à se mouvoir, et l'on peut faire contracter un seul muscle, ou un membre entier, évacuer l'urine contenue dans la vessie, ou les substances accumulées dans le tube digestif, en y provoquant des mouvements péristaltiques dont on règle l'énergie et la durée; dirigée sur les organes glanduleux, elle augmente considérablement leur sécrétion sans que les produits soient sensiblement altérés. On peut donc, selon qu'on le juge convenable, faire sécréter des larmes ou de la salive, de la bile ou de l'urine.

L'électricité peut être dirigée à volonté sur telle ou telle partie, en plaçant les conducteurs sur les principaux troncs nerveux qui s'y rendent, ou bien en y enfonçant des aiguilles qui deviennent des conducteurs plus directes. On peut, avec l'électricité, remplir des indications opposées suivant qu'on la fait agir sur l'organe souffrant, ou que, respectant cet organe, ou stimule le reste de l'économie.

Il est facile de concevoir les applications que l'on peut faire d'un agent qui se montre si puissant et si docile. Indépendamment des divers degrés d'excitation de la peau qui constituent des moyens d'action directe ou révulsive, l'électricité sera, suivant le besoin, vomitive, purgative, sialagogue ou emménagogue.

C'est dans les cas d'empoisonnement par les narcotiques un moyen précieux pour débarrasser le tube intestinal des matières vénéneuses qu'il renferme. Elle peut aussi, dans la paralysie de la vessie, être employée pour donner du ton à la tunique musculaire ; dans la gastrite chronique, quand les aliments ne peuvent plus être poussés par l'action péristaltique affaiblie et subissent l'influence des réactions chimiques, un moyen qui fait contracter la tunique charnue et qui augmente la puissance de l'action nerveuse sans rappeler l'inflammation de la membrane muqueuse, n'est-il pas un bienfait ?

Dans la dyspnée, dans l'axphyxie, l'électricité s'est montrée efficace. Elle l'est aussi dans les paralysies ; et si elle n'a eu souvent que des succès équivoques, c'est qu'employée d'une manière timide et imparfaite, on n'avait pas su en tirer tout le parti dont elle est susceptible.

Cependant, malgré son étonnante énergie, il s'en faut que l'électricité soit un remède universel; car il lui arrive quelquefois de rester absolument inefficace dans des cas où son emploi paraissait parfaitement indiqué.

ANDRIEUX,
Médecin de l'hospice des Quinze-Vingts.

ÉLECTUAIRE (*pharm.*) s. m. Les pharmaciens ont donné le nom d'électuaires à des préparations demi-solides, composées de poudres de pulpes et d'autres substances mêlées à un liquide ou à du miel ; ces préparations ont quelquefois reçu le nom d'*opiat*, mais les pharmacologistes donnent plus spécialement ce dernier nom aux électuaires qui contiennent de l'opium. On voit qu'il ne faut pas confondre les électuaires et les opiats avec les pommades, car ces dernières sont toujours faites avec des corps gras ; ni avec les onguens, dont la base est aussi un corps gras combiné avec un oxide métallique. Il existe un assez grand nombre d'électuaire, ils seront décrits à leurs noms particuliers. (*V. Thériaque Diascordium*), etc.

J. B.

ÉLÉMI (*mat. méd.*) s. m. C'est une substance résineuse odorante qui découle par incision d'un arbre d'Ethiopie que l'on nomme *Amyris Zeilonica* ; il est une autre espèce d'élémi que l'on récolte en Amérique et que l'on nomme *Elémi bâtard*, il découle de l'*Amyris élémifera*; ces deux résines jouissent de propriétés analogues : elles sont blanches ou d'un jaune diversement nuancé,

quelquefois verdâtre ; elles sont cassantes, d'une odeur agréable et analogue à celle du fenouil; on les emploie rarement en médecine, et seulement dans la composition de quelques emplâtres. La résine, ou la *gomme* élémi, car on lui a aussi donné ce nom, est employée comme cosmétique pour faire adhérer les portions postiches de la barbe ou de la chevelure que l'on veut coller à la peau ; il suffit pour cela de faire dissoudre cette résine dans un peu d'alcool (*esprit de vin*) et d'en appliquer sur la partie où l'on veut faire adhérer ces ornemens.

J. B.

ÉLÉPHANTIASIS (*méd.*), s. m., genre de maladie qui prend son rang dans le groupe des dermatoses lépreuses. C'est le plus grand fléau qui puisse affliger notre triste humanité. On lui a donné une multitude de noms divers. Consultez ma synonymie dans mes ouvrages sur les affections de la peau. Le plus souvent, cette lèpre se manifeste à son début par des taches brunes, fauves, d'un rouge foncé et parfois comme lividescent; ces taches se gersent et se boursoufflent ensuite, pour produire des aspérités, des tubercules; le tissu cellulaire se gonfle et se tuméfie; les traits du visage se déforment et prennent un aspect hideux. Les articulations des mains et des pieds augmentent de volume. L'appareil tégumentaire est dépourvu de sensibilité dans plusieurs de ses parties. Quand l'éléphantiasis a fait beaucoup de progrès, la déformation est à son comble.

L'éléphantiasis a beaucoup de formes. La plus commune est celle que je désigne dans mes leçons cliniques sous le nom de *lèpre tuberculeuse*. En effet, elle se déclare de toutes parts par des éminences fongueuses, par des végétations globuleuses, qui rendent la peau partout inégale, et comme parsemée d'aspérités. Elle a été très anciennement décrite par Archigène et par Arétée avec un talent digne d'admiration. Il est une lèpre non moins commune dans certains climats : c'est celle qu'on appelle la *maladie des Barbades*. Les phénomènes morbides éclatent principalement sur les extrémités inférieures. La peau y est dure, bosselée, d'une couleur grisâtre, ce qui lui donne une ressemblance frappante avec le cuir de l'éléphant. Mais, rien de plus extraordinaire ne se manifeste dans l'éléphantiasis, que le développement hypertrophique du *scrotum*, qui grossit et s'alonge en devenant d'un poids énorme au devant de la partie antérieure des cuisses. Cette sorte de lèpre est surtout commune chez les noirs et les mulâtres. Cette effroyable infirmité s'établit et s'annonce par des crises et des mouvemens fébriles, souvent même par une éruption érysipélateuse. Dans cet état morbide si singulier, le scrotum contient souvent dans ses interstices cellulaires une matière muqueuse, blanchâtre, de consistance visqueuse, dont il importe de favoriser la sortie par des sétons ou d'autres exutoires. Quelquefois, il suffit de presser légèrement la peau, pour la voir transuder au travers des pores.

L'éléphantiasis ne paraît point avoir été connu d'Hippocrate. Car, si cette maladie extraordinaire s'était offerte à ses regards, il n'aurait pas manqué d'en faire mention dans ses ouvrages. Il y a plus, et comme je l'ai déjà fait remarquer dans ma *Monographie des dermatoses*, les anciens Grecs ne peuvent avoir créé le mot *éléphantiasis*; car, s'il faut en croire Pausanias, Alexandre est le premier en Grèce qui ait vu des éléphans, dans sa guerre contre Porus. C'est aux Grecs du moyenâge (Archigène et Arétée), dont nous avons fait mention plus haut, que nous devons les premières notions de ce fléau qui a été si funeste au genre humain.

Description abrégée de l'éléphantiasis.— Pour satisfaire les gens du monde, nous nous bornerons à reproduire ici les principaux caractères de cette affection inconcevable. Ce n'est point d'après des rapports vagues et incertains que je vais la retracer à mes lecteurs. J'ai observé de mes yeux tout ce que je vais rapporter. L'hôpital Saint-Louis étant, pour ainsi dire, un point central de refuge, il n'est peut-être pas de fléau qu'on ne soit à même d'y rencontrer. Il n'est guère d'individu qui, arrivé des pays lointains, avec un pareil mal, n'ait réclamé de mon art quelque soulagement, et ne soit devenu pour moi un sujet d'étude. Cette formidable maladie commence d'une manière presque insensible, et dans son début, elle est fréquemment méconnaissable. Les signes par lesquels elle s'annonce n'ont aucun caractère alarmant, on peut même dire que ces signes sont trompeurs. D'ailleurs, les malades cherchent constamment à se bercer d'illusions consolantes, et nul lépreux n'ose croire au malheur prochain qui le menace. De simples taches jaunes, brunes, blanches et rougeâtres, s'offrent çà et là sur la périphérie du tégument. Les médecins peu exercés s'y trompent ordinairement, en les rapportant à un vice dartreux ou syphilitique. Il est en outre d'autant plus facile de se méprendre sur leur véritable caractère, que la plupart ressemblent à ces éphélides vulgaires qui accompagnent les dégénérescences du foie et des autres viscères abdominaux. Ces taches demeurent souvent stationnaires, tandis que les autres symptômes acquièrent un degré d'intensité considérable. Elle résistent à tous les traitemens et sont fréquemment frappées d'insensibilité et d'engourdissement.

On remarque d'ailleurs que ces individus tombent par degrés dans une sorte de débilité générale qui rend tous leurs mouvemens plus ou moins difficiles. Ils ont eux-même une sorte de penchant pour la nonchalance et le repos. La plupart d'entre eux languissent dans un état de torpeur et d'assoupissement. Leurs membres sont affectés d'une souffrance vague, et lorsqu'ils veulent les mouvoir, ils éprouvent une gêne indéfinissable dans les articulations. Il en est qui entendent ou qui croient entendre une espèce de craquement dans les jointures de leurs os. •

Il y a dans le commencement de cette maladie une sorte de mouvement fébrile, que j'appelle la *fièvre lépreuse*. Il survient alternativement des frissons et de la chaleur; le visage est tantôt très pâle, tantôt très colorié; le pouls est plus fort et

plus fréquent; les malades se plaignent d'une ardeur cuisante accompagnée de fourmillemens à la face, et même par suite dans tout le reste du corps. Cette sensation devient de jour en jour plus incommode; le visage est de couleur de feu, beaucoup d'entre eux sont exempts de cette fièvre, et n'éprouvent qu'un léger frémissement sous la peau; toute la périphérie cutanée est, d'ailleurs, bouffie et diffère singulièrement de son état normal.

Bientôt, la maladie se prononce par des signes moins équivoques; la face prend une teinte violacée ou bleuâtre; souvent le tissu cellulaire du front et des pommettes s'épaissit, sans changer de couleur; d'autres fois, la peau se soulève en prenant un aspect cuivreux. Quelquefois, les taches sont jaunes et offrent une nuance verdâtre. Les pommettes surtout paraissent comme maculées.

Souvent, comme l'a observé Casal, dans les Asturies, la peau prend une couleur noire; elle devient alors rugueuse et comme onctueuse; mais on n'aperçoit aucune croute, aucune écaille, aucune pustule, ni aucune autre lésion extérieure. Les malades conservent un certain embonpoint; seulement, leur face a quelque chose de hideux et de repoussant. Leur respiration est embarrassée et leur souffle continuellement fétide. On croit sentir des chairs gangreneuses ou le mucus en putréfaction. Le nez devient épais, change de couleur, surtout à ses ailes; parfois, il est sec et comme racorni; sa cavité se bouche constamment par les mucosités qui y abondent et qui s'y concrètent; les narines s'épatent et deviennent ulcérées; les oreilles augmentent tous les jours d'épaisseur, excepté les lobules qui diminuent et s'amaigrissent. Les veines de la face se dilatent; les paupières se gonflent, la région oculaire se tuméfie; l'œil prend un aspect terne et humide, il est d'un blanc pâle foncé, ce qui rend la vue constamment trouble. Cette disposition physique contribue singulièrement à altérer la physionomie des lépreux.

Les mains des malades ont un caractère tout particulier : elles sont en général très grasses et très molles au toucher. On les compare avec autant de justesse que de vérité à des *pommes cuites* sous la cendre; c'est absolument la même couleur. On dirait que la peau a été rôtie, brûlée, momifiée; souvent toute la peau du malade a un aspect luisant, comme si elle était imbibée d'huile.

L'insensibilité du derme est un symptôme sur lequel tous les auteurs ont eu raison d'insister. Ce symptôme se remarque principalement aux petits doigts des mains et des pieds. Cette abolition de la faculté sensitive a lieu le plus souvent depuis les mains jusqu'aux coudes, parfois jusqu'à l'aisselle, et aux membres inférieurs jusqu'à l'aîne. Il n'est pas rare de voir enfoncer des aiguilles dans les mollets et les talons sans que les malades s'en aperçoivent. J'ai vu un lépreux qui, voulant s'appuyer sur ses pieds, n'avait jamais la perception du sol sur lequel il était appuyé, ce qui le faisait tomber ou chanceler.

L'intérieur de la bouche se remplit bientôt

d'ulcérations aphteuses. On y remarque parfois des granulations miliaires, absolument semblables à celle que présente la ladrerie des pourceaux. Sous la langue, les veines sont grosses et distendues. On est effrayé de l'épaisseur des lèvres, qui, lorsqu'elles s'entr'ouvrent, laissent apercevoir des dents couvertes d'un limon noirâtre, dont la puanteur a été comparée à celle du bouc, c'est presque l'odeur cadavéreuse d'un cimetière.

Le caractère moral des lépreux prend toujours une teinte sombre et mélancolique. Ils deviennent craintifs, nonchalans et toutefois très irritables. Leurs nuits se passent souvent dans les plus douloureuses insomnies ou dans des songes effrayans. Je me souviens d'une dame qui rêvait souvent qu'on la plaçait dans une bière, et que tout se préparait pour son enterrement. Un caractère général qui appartient aux lépreux, c'est la honte qu'ils éprouvent des autres hommes dont ils évitent autant que possible la rencontre. Le motif de cette conduite tient autant au dégoût qu'ils savent que leur aspect inspire, qu'à l'horreur qu'on a pour la maladie, par la crainte de la contagion, quoique cette crainte ne soit pas fondée.

Il est une période qui doit être spécialement remarquée chez les lépreux : c'est celle où le corps se dessèche; cet état se prononce principalement aux mains, aux bras, aux jambes; alors, *la chair se consume*, pour me servir de l'expression des auteurs anciens. Les fibres musculaires disparaissent plus ou moins complètement, et il est à remarquer que c'est dans les parties les moins sensibles que l'atrophie se prononce tous les jours davantage, parce que ces parties sont hors de l'influence nerveuse. L'appareil tégumentaire se racornit quelquefois sur le corps. On dirait qu'il a passé par les flammes, et qu'il a subi un commencement de combustion. J'ai vu des lépreux sortir de leur lit: on croit voir des cadavres se dégager des enveloppes du tombeau avec leur pourriture et leur puanteur.

Il arrive un temps où le corps du lépreux subit les plus horribles mutilations. Les doigts et les oreilles se recourbent, les ongles deviennent ruqueux; on en fait sortir du sang quand on les presse, parfois ces organes tombent; d'autrefois ils forment de grandes saillies au-delà des extrémités. M. le docteur Guyon, qui a fait un voyage à la Désirade, a bien voulu me rapporter une grande quantité de ces productions unguiculaires, qui s'étaient ainsi détachées des lépreux qu'il avait eu occasion de visiter.

Mais, ce qui répugne surtout à raconter, c'est l'état de sphacèle, dans lequel tombent les parties encore animées par une étincelle de vie; en sorte que les malades meurent, pour ainsi dire, en détail. Leurs membres se détachent par lambeaux, une affreuse carie désunit les articulations, les dents sont éliminées de leurs alvéoles. Tant de maux doivent sans doute jeter les malades dans le plus affreux désespoir. Aussi la plupart d'entre eux n'éprouvent aucun attrait pour les plaisirs de la vie, tous les objets leur font horreur.

Enfin, les lépreux meurent par les progrès de cette épouvantable virulence. La fièvre dévorante, le dévoiement colliquatif, les flux sanguinolens se déclarent. C'est dans ces funestes circonstances que les membres sont frappés d'une rigidité spasmodique. Le sens de la vue et celui de l'odorat sont entièrement abolis, le pouls s'affaisse de plus en plus et les malades arrivent au dernier degré de marasme. C'est à cette même époque que les lépreux sont plongés dans une profonde stupeur, leur voix cesse d'être rauque et criarde, elle peut à peine se faire entendre: *Vox catullina*, comme le dit un auteur; quelquefois, c'est une aphonie complète, le poumon et le cœur cessent de se contracter, le dernier souffle de la vie s'évapore. J'ai assisté à l'agonie d'un éléphantiaque; c'était même à ses derniers momens qu'un peintre se présenta pour saisir et dessiner les traits de cette horrible maladie. Les yeux de ce lépreux avaient été meurtris par toutes les angoisses du désespoir.

Des causes qu'on présume devoir influer sur la production de l'éléphantiasis. L'étiologie de cette affection est encore couverte d'un voile impénétrable. Les autopsies cadavériques fournissent très peu de lumières à ce sujet. On avait présumé d'abord que ces épouvantables fléaux étaient le triste résultat de quelque virus particulier, qui avait plus ou moins fermenté dans l'économie animale, et qui se développait spontanément dans les humeurs. On avait même disserté avec plus ou moins de diffusion sur la nature de ce virus terrible auquel on se plaisait à attribuer des qualités acides, alcalines, visqueuses, acrimonieuses; enfin, les qualités les plus vénéneuses et les plus malfaisantes. Mais, à quels écarts on se livrerait si on adoptait de pareilles hypothèses! les rôles qu'on a fait jouer à la pituite, à l'atrabile, ne sont pas moins fictifs et imaginaires. On trouve aussi dans les auteurs grecs et arabes des dissertations prolixes qui ne sont pas mieux fondées.

Il est néanmoins un point sur lequel on est généralement d'accord; c'est que la voie héréditaire est la cause la plus fréquente du développement de cette affection. La cause de l'hérédité est si puissante, que les enfans qui naissent de parents lépreux ne tardent pas à en être atteints, à moins qu'on ne s'empresse de modifier leur constitution physique, en leur donnant le lait d'une nourrice saine et bien portante; en leur procurant les moyens de changer d'air, de climat et de situation, en n'omettant rien de ce qui peut améliorer leur constitution originelle.

Le climat paraît influer d'une manière très directe sur la production de l'éléphantiasis. C'est principalement dans les contrées brûlantes du globe que se déploie ce fléau si terrible pour le genre humain, et probablement l'Afrique fut son berceau. Il ne faut rien moins qu'une température excessive pour produire les plus affreux résultats; aussi rencontre-t-on cette maladie aux latitudes les plus opposées. Elle est aussi funeste sur les glaces du nord, que sous les feux ardens de la zone torride.

L'éléphantiasis abonde surtout dans les lieux où une extrême chaleur s'unit à un air humide et chargé de miasmes marécageux. On le rencontre souvent chez les peuples qui habitent l'Arabie, l'Egypte, l'Abyssinie, l'Amérique méridionale; les îles de Java, de Batavia présentent des circonstances atmosphériques qui favorisent singulièrement son développement. On est sûr de rencontrer l'éléphantiasis dans les terres basses et presque submergées, partout où il y a des marécages ou des eaux croupissantes. Le dernier lépreux que nous avons vu mourir à l'hôpital St-Louis avait puisé le germe de son mal sous le ciel impur de Cayenne.

L'éléphantiasis épargne néanmoins les climats chauds quand l'air y est constamment renouvelé; c'est surtout ce qui arrive dans les pays où la végétation est très abondante; mais, comment ne pas redouter l'excès de la chaleur atmosphérique dans des lieux où toutes les circonstances semblent concourir pour la rendre plus malfaisante, dans les déserts abandonnés, où rien ne modère sa mortelle influence. Hendy attribue la maladie de la Barbade à la disette des arbres qui la protégeaient autrefois contre les ardeurs du soleil. M. Alard accuse l'action des vents sur le système lymphatique. Il pense que parmi les intempéries de l'air, il n'est aucune qui agisse plus directement sur la production de certaines endémies. Les vents sont spécialement nuisibles par le contraste de leur fraîcheur avec la haute température des lieux.

Les alimens de mauvaise nature peuvent engendrer à la longue tous les symptômes de l'éléphantiasis. Dans leurs chétives demeures, les habitans des îles Moluques ne vivent que d'une viande putréfiée et corrompue; aussi sont-ils couverts de chancres ou de verrues; il est des peuples qui ne mangent que des sauterelles, des lézards, etc.; l'usage trop fréquent de la viande de cochon peut engendrer l'éléphantiasis. Aussi le législateur des Hébreux avait-il interdit expressément la chair de cet animal. MM. Larrey et Pariset ont particulièrement fait cette remarque.

On a, dans tous les temps, répandu l'épouvante touchant le caractère contagieux de cette horrible maladie; mais on s'est trop fié sur ce point à des traditions mensongères. Les lois anciennes recommandaient les précautions les plus sévères, et l'habitude où l'on est encore de séquestrer les lépreux, dans plusieurs contrées du monde habité, prouve combien on redoute sa communication.

M. de Pons, dans son voyage à la Terre-Ferme, parle des précautions sans nombre que prenait, en Amérique, la police espagnole, pour s'opposer à la propagation de l'infection lépreuse. On portait les scrupules jusqu'à classer dans la même catégorie des maladies cutanées ou glanduleuses qui s'étaient montrées rebelles à des moyens énergiques; souvent même à des maladies qu'on ne se donnait pas la peine de traiter et qui offraient un appareil de symptômes plus ou moins alarmans. M. de Pons fait aussi mention d'un hôpital dédié à St-Lazare, qui est situé dans la partie occidentale de Caracas et dans laquelle on renfermait les personnes de l'un et l'autre sexe, dont la peau se trouvait souillée par quelque ulcération ou par quelque pustule. Le moindre indice d'éléphantiasis que l'on rencontrait donnait lieu de décider que la maladie était incurable. On avait soin pourtant de séparer les sexes dans ces lieux de réclusion; mais, on leur permettait de s'unir par le lien du mariage, grand inconvénient qui pouvait servir à propager une maladie si funeste. M. de Sainte-Croix m'a parlé souvent de l'hôpital de Manille, lequel, au moment de son voyage aux îles Philippines, renfermait une cinquantaine de lépreux. Cet hôpital, situé dans un lieu salubre, est desservi par des religieux franciscains, qui sont logés à part et prennent des précautions infinies lorsqu'ils vont faire l'inspection de leurs malades. Ils ne touchent point aux vases et autres meubles dont se servent ces infortunés. On lave soigneusement avec du fort vinaigre les lieux où ils ont pu se reposer.

Certains observateurs dignes d'une grande foi allèguent néanmoins d'autres faits qui devraient faire révoquer en doute l'influence de la contagion sur le développement de l'éléphantiasis. Sonnini parle d'un homme lépreux doué d'un tempérament très ardent, qui communiquait souvent avec sa femme, quoique celle-ci n'eût jamais éprouvé aucun symptôme de pareille maladie. Pallas affirme qu'un grand nombre de Cosaques commercent journellement avec des personnes attaquées de l'éléphantiasis, sans la contracter, que du moins cette maladie ne se communique qu'avec une extrême lenteur. Pour ne parler même que d'après ma propre expérience, je puis affirmer que le grand nombre d'individus que j'ai eu occasion de traiter n'ont jamais été séquestrés de leurs voisins; ils ont constamment reçu les soins les plus charitables de ceux qui ont eu l'occasion de les assister dans leurs besoins et toujours sans avoir rien contracté.

Des moyens curatifs qu'on peut employer dans le cas d'éléphantiasis. Tout est à découvrir, tout est à rechercher dans le traitement qui convient le mieux à la guérison de l'éléphantiasis. En effet, comment cette affection serait-elle combattue avec quelque succès dans les climats où règne un aveugle empirisme, où toute méthode curative est négligée, où l'on vit dans une ignorance complète des règles de l'art?

Ce qui fait qu'on a si peu perfectionné les procédés qui conviennent dans le traitement de l'éléphantiasis, c'est la persuasion où l'on est généralement que cette maladie est incurable. J'ai déjà dit que dans tous les pays on séquestre les lépreux et qu'on les abandonne à leur malheureux sort. Cette mesure s'exécute même au sujet des nègres, qu'on aurait intérêt de guérir et de conserver comme le remarque Bajon. A peine voit-on se manifester chez eux quelques légers symptômes, qu'on les enferme dans des cases séparées, et c'est là qu'on se contente de les nourrir pendant le reste de leur chétive existence. Lorsque les blancs sont atteints de ce qu'on appelle *mal rouge*, ils n'osent d'abord se confier à personne et se cachent aussi long-temps qu'ils le peuvent; alors même que ce mal se manifeste aux mains et au visage, ils restent indifférents et consultent rarement les personnes de l'art. Ils ont plutôt recours à des arcanes, ou à des topiques plus ou moins actifs qui ne font qu'aggraver leur position.

D'ailleurs, la guérison de cet horrible mal, quand toutefois elle est possible, exige un très long espace de temps, et les malades manquent presque toujours de patience. L'anecdote suivante le prouve. Feu Desgenettes, que la science vient de perdre et qui se couvrit de gloire à l'armée d'Orient, par ses lumières autant que par son courage, fut un jour consulté par un Arabe lépreux de la caravane du mont Sinaï, qui, malgré ses dégoûtantes infirmités, ne laissait pas de vaquer encore à des travaux pénibles. La peau de cet homme ressemblait à du cuir desséché. Elle était toute couverte de cicatrices, parce qu'on avait eu recours à l'application du feu. Le célèbre médecin que je viens de nommer lui parla d'abord d'un traitement préparatoire, qui durerait environ trois mois. C'étaient des bains et quelques substances opiacées. *Trois mois!* répondit l'Arabe impatienté; *je pensais qu'à l'aide de quelque charme tu me soulagerais promptement. Je veux avant que le soleil se lève trois fois être hors de l'Egypte.*

On voit, d'après ce que je viens de dire, pourquoi si peu d'individus guérissent de cette horrible maladie. Bien loin de ralentir leur zèle, les praticiens doivent donc fortifier le courage des lépreux éléphantiaques, et les exhorter à la persévérance dans l'observation des lois diététiques, et des remèdes que l'art prescrit. Cette précaution est si nécessaire, qu'il est souvent arrivé aux malades de tomber dans le désespoir au moment où la nature était sur le point de reprendre quelque énergie.

Un traitement aussi difficile que celui de l'éléphantiasis exige nécessairement un régime préalable. Il importe d'abord de remonter jusqu'aux sources qui ont pu lui donner naissance. Si le mal dépend des alimens de mauvaise qualité, il ne faut donner aux lépreux qu'une nourriture saine et bien choisie. Si le malade doit en grande partie ce qu'il éprouve à la malpropreté, à la corruption de l'atmosphère, etc., il est évident qu'il faut changer toutes ces conditions. La plupart des affections lépreuses qui régnaient autrefois n'étaient produites que par l'ignorance des règles de l'hygiène, par la disette du linge, par le manque de bains, etc. Il importe de remédier à ces diverses causes avant de commencer aucun traitement.

Comme il est constant que l'éléphantiasis est fréquemment entretenu par des causes locales, il est parfois nécessaire de faire passer les malades dans d'autres pays. Quelques propriétaires qui, dans les îles voisines de Coytivy, vont faire de l'huile de coco, achètent des noirs malades, parce qu'ils sont à un prix très modique; or, on observe que la plupart de ces noirs guérissent lorsqu'ils ont mangé quelque temps de la chair de tortue et des fruits rafraîchissans. Mais, s'ils abandonnent ce régime pour revenir à l'Ile-de-France, ils reprennent bientôt la maladie. Ce fait mérite d'être retenu.

Ce qui déconcerte le médecin, dans le traitement des maladies lépreuses, c'est que d'autres maladies viennent les compliquer. Dans ce cas, il est urgent de remédier aux épiphénomènes qui se présentent; si ces épiphénomènes se montrent avec un caractère d'acuité, on a recours sans délai aux antiphlogistiques. Si la fièvre est d'un genre très putride, on emploie les antiseptiques les plus forts et les plus puissants. On donne surtout la préférence à l'écorce du Pérou (le quinquina).

On éprouve d'ailleurs un grand embarras quand on veut déterminer quels sont les remèdes intérieurs qui conviennent dans le traitement de l'éléphantiasis. Il faudrait, dit Pallas, que cette affection fût observée durant plusieurs années par des médecins instruits. Pour trouver les remèdes les plus propres à combattre ces nombreux accidens, il serait utile de bien noter les cas dans lesquels la nature a agi salutairement, et ceux où elle a triomphé de l'intensité du mal. Il faudrait enfin connaître les procédés curatifs que le hasard a fournis; car, c'est aussi par l'effet du hasard que la plupart des remèdes ont été découverts.

En attendant que l'expérience ait mieux prononcé, il faut se borner à citer quelques essais heureux. Un éléphantiaque arriva de l'Egypte dans un état difficile à décrire : ses yeux étaient caves et plombés, ses lèvres grosses et livides, son visage sillonné par des rides hideuses, son haleine empestée, ses mains et ses pieds engourdis et presque insensibles. Sur ses genoux et sur ses coudes s'élevaient des croûtes tuberculeuses. On lui administra d'abord quelques légers soins, il fut ensuite mis à l'usage d'une décoction de bardane et de racine de patience. Le matin, le lépreux prenait du vin de quinquina, à des doses plus ou moins fortes; le soir, on lui administrait une petite dose de sirop de salsepareille. Pour provoquer la transpiration et pour apaiser les douleurs de la nuit, le camphre et l'opium trouvaient aussi leur emploi. Parfois, on substituait à ces moyens quelques sudorifiques plus puissants, comme, par exemple, le soufre doré d'antimoine. On donnait des extraits amers. Celui de fumeterre était préféré. Quant aux ulcères, on avait d'abord procuré la chute des croûtes par des application émollientes, et les pansemens s'exécutaient avec la pommade anodine. Quelque temps après, on eut occasion de recourir au cautère actuel, pour rétablir la sensibilité dans les parties qui environnaient les ulcères calleux. C'est par ces moyens simples que le malade parvint dans la suite à une entière guérison. Depuis ce temps, les cicatrices, dont tout son corps était parsemé, sont restées fermées et solides.

Au surplus, dans une matière aussi nouvelle et aussi peu avancée que celle de l'éléphantiasis, chaque médecin a publié sa recette. Schilling préconise la décoction d'une racine qu'on appelle

tondin et ou'on dit appartenir au genre des *pau-
linia* : c'est un arbrisseau qui croît dans les marais de la colonie de Surinam et qui est remarquable par son amertume et son astringence. En
Crimée, où cherche à guérir cette maladie avec
la décoction d'une espèce de raisin de mer (*anœp-
sis aphilla*) qui vient de ce pays. M. Robinson a
beaucoup préconisé l'*asclepias gigantea* pulvérisé, qu'il faut mêler avec le calomel et la poudre
antimoniale de la pharmacopée de Londres.

Toutes les plantes toniques et sudorifiques ont
été citées avec éloge. On a loué avec exagération
la saponaire, la contrayerva, la serpentaire de
Virginie, la zédoaire, etc. M. de Pons a vu guérir à St-Domingue une maladie qui avait tous les
caractères de la lèpre. Le patient avait le corps
couvert de pustules et les phalanges des extrémités étaient rongées; déjà les doigts s'en déta-
chaient. Un régime sévère et un sirop composé
de sassafras, de gayac, de salsepareille et de
squine, firent disparaître tous ces hideux symptômes; dans l'espace de deux mois, la santé fut
rétablie.

Depuis fort long-temps on avait loué les effets
de la teinture des cantharides, pour le traitement
de l'éléphantiasis. Mais, Robert Willan, qui l'a
combinée avec l'écorce du Pérou, prétend n'en
avoir retiré aucun effet avantageux. C'est ici le
cas de parler d'un médicament dont l'administration inspirait d'abord de vives craintes et que les
médecins de l'Inde ne craignent pas d'opposer
aux progrès dévastateurs de l'éléphantiasis. C'est
l'arséniate de potasse qui forme la base de la solution si connue de Fowler. Le docteur John-
Ridman Coxe et Thomas Girdlastone affirment
avoir opéré des cures par cette préparation. La
dose est de dix à douze gouttes, qu'on augmente
successivement et qu'on administre dans un véhicule approprié. Quelques praticiens ont proposé l'arséniate de soude, qu'on fait dissoudre
dans quelque eau spiritueuse, comme l'eau de
Fenouil, de Menthe, etc.; je ne puis dire à quel
point ces remèdes ont pu être favorables; je les ai
administrés sans en retirer le moindre avantage.

On ne s'est pas contenté de recourir aux sels
arsénicaux. On a osé introduire l'asenic même
dans les diverses recettes qu'on a proposées pour
combattre un mal aussi redoutable que l'éléphantiasis. Je crois devoir transcrire ici l'extrait d'un
mémoire persan, rédigé par le fils de Thamas-
Kouli-Kan. Il avait accompagné ce célèbre con-
quérant dans sa fameuse expédition de l'Indous-
tan, et il raconte lui-même comment ce secret lui
fut révélé. Ce fut, dit-il, en 1783, qu'il reçut la
visite du sage Maulavi-mir-Muhamet-Hussain,
homme très versé dans toutes les connaissances
utiles; il était accompagné de M. Richard John-
son et se rendait à Calcutta. Il se fit un plaisir de
communiquer à l'auteur du mémoire que nous
citons, une ancienne formule des médecins hin-
dous, qu'on disait n'être pas seulement utile pour
combattre l'éléphantiasis, mais encore toutes les
maladies lymphatiques du même genre.

La préparation s'effectue ainsi qu'il suit : on
prend un *tola* (105 grains) d'arsenic blanc nou-

vellement préparé, et six fois autant de poivre
noir ; on les triture et pulvérise ensemble pendant quatorze jours consécutifs dans un mortier
de pierre, avec un pilon de même matière, et on
ajoute une quantité suffisante d'eau pure pour
composer des pilules du volume d'un grain d'i-
vraie, ou d'un petit pois. On peut prenait une soir
et matin dans une feuille de bétel ou dans une
cuillerée d'eau froide. Le fils du médecin de Tha-
mas-Kouli-Kan l'administra à plusieurs malades
très dangereusement atteints. Dieu est témoin,
ajouta-t-il, qu'ils se trouvèrent soulagés, que quelques-uns furent guéris. On peut consulter les
faits qu'il rapporte sur l'heureux emploi de ce
remède dans le traitement de l'éléphantiasis ; il
y a peut-être trop d'exagération dans l'énoncé de
ces cures; car, les essais sans nombre qu'on a tentés à l'île de Ceylan, sous la présence du savant
M. Christie, n'ont eu aucun résultat favorable.

Quelquefois, les moyens les plus doux sont
plus efficaces que ces remèdes tant préconisés.
A l'Ile-de-France, un individu attaqué de l'éléphantiasis, ayant ouï dire que l'île déserte et sablonneuse (*Diego Garcias*) abondait en tortues de
mer, s'y transporta, dans l'idée que les bouillons
composés avec la chair de ces animaux pourraient opérer sa guérison. La tradition ajoute
qu'au bout de quelques mois il fut parfaitement
rétabli. Tous les jours, dit-on, il prenait un bain
de sable qui provoquait une sueur abondante.
Les matelots attaqués de cette maladie, en revenant des Indes-Orientales, ont recours au même
remède, dans l'île de l'Ascension. On a donné
beaucoup trop d'éloges à la chair de vipère et à
celle de lézard, qui n'agit pas mieux en pareil
cas que la chair de poulet.

Il ne faut pas moins insister sur les moyens externes; d'après mes conseils, mon élève, M. le
docteur Daynac administra sous cette forme l'hydrochlorate d'or à un jeune lépreux âgé d'environ quatorze ans. Sa manière d'employer ce remède était fort simple. Il fit mêler exactement
un grain de ce sel avec quatre grains de poudre
de lycopode qu'on divisait en douze doses. Il ordonnait ensuite au jeune malade de se frotter
tous les jours la langue et les gencives avec une
de ces doses contenant un douzième de grain;
ces frictions devaient durer quinze ou vingt minutes, ce traitement eut beaucoup de succès.
M. le professeur Lordat a proposé l'emploi des
frictions mercurielles pour la guérison de l'éléphantiasis. Son dessein était de relever l'activité
du système absorbant, et de dégorger ainsi le tissu
cellulaire. Ce moyen paraît avantageux; mais,
les précautions qu'il faudrait prendre pour obtenir une pleine réussite sont loin d'être encore
bien déterminées. Suspendons notre jugement
jusqu'à une plus ample expérience.

Baron ALIBERT,
Médecin en chef de l'hôpital St-Louis, Professeur à
la Faculté de Médecine.

ÉLÉVATEUR (*anat.*) adj. et s. On donne ce nom
à quelques muscles de la face dont le nom indique
suffisamment les fonctions : il y a un muscle *élé-*

vateur de l'œil ou droit supérieur, un muscle *élévateur de la paupière supérieure*, un *élévateur commun* de la lèvre supérieure et de l'aile du nez, un *élévateur propre* de la lèvre supérieure ; nous ne croyons pas convenable de décrire ici ces différens muscles, dont les fonctions sont suffisamment indiquées, et qui, d'ailleurs, par leur peu d'importance, ne présentent point d'intérêt (V. *OEil, Bouche*).   J. B.

ÉLÉVATOIRE (*chir.*) s. m. Nom donné à des instrumens de chirurgie qui servent à relever les portions d'os enfoncées ; c'est surtout dans les fractures du crâne et dans celles des os plats qu'on se sert ordinairement de l'élévatoire, qui est le plus souvent une espèce de levier. On fait aussi des élévatoires qui agissent comme pourrait le faire un tire-fond.   J. B.

ÉLIXIR (*Pharm.*). s. m. Médicamens ordinairement obtenus par macérations de substances plus ou moins actives dans des liquides alcooliques ou vineux; sous ce rapport ils ne diffèrent pas de ceux dont nous parlerons plus tard d'une manière plus générale sous le nom de *teintures* ou *alcoolats composés*; cependant on emploie quelquefois la distillation pour la préparation des *élixirs*. Quant au mot lui-même, on pourrait lui trouver une étymologie grecque ou latine, mais il est plus probablement d'origine arabe ; les élixirs appartiennent en effet à la polypharmacie que ce peuple avait introduit l'usage dans l'art médical ; le mot arabe *alechsiro* dénote une extraction lente et prolongée. (Guibourt.)

Les élixirs sont généralement des médicaments actifs, et quelques-uns ont conservé une réputation populaire. La médecine rationnelle les dédaigne peut-être trop aujourd'hui, et le charlatanisme moderne semble les avoir aussi abandonnés; les charlatans d'autrefois en tiraient bon parti : le nom d'*élixir* paraissait déjà lui-même désigner quelque chose de parfait, on y ajoutait ordinairement une épithète propre à frapper d'une idée merveilleuse l'imagination du malade ; ainsi nous avons l'élixir *de vie*, *de longue vie*, l'élixir *viscéral tempérant*, l'élixir *anti-pestilentiel*, etc. Nous allons indiquer la formule et le mode de préparation des deux élixirs les plus connus et les plus employés, en prévenant les personnes qui seraient tentées d'en faire usage sans l'avis d'un médecin, que ce sont des médicaments très excitants, et qui, dans des cas d'inflammation commençante des organes digestifs, irriteraient le mal au lieu de le guérir.

Elixir de longue vie.

Pr. Aloès succotrin.   9 gros.
    Agaric blanc.   1
    Gentiane.   1
    Rhubarbe.   1
    Safran.   1
    Cannelle.   1
    Zédoaire.   1
    Thériaque.   1

Sucre.   1
Alcool à 22° ou eau-de-vie.   54 onces ou
                                      deux pintes.

Les substances solides doivent être réduites en poudre grossière. On les met digérer dans l'alcool à l'exception de l'aloès, du sucre et de la thériaque ; au bout de huit jours on passe et on exprime le marc ; on ajoute alors les substances réservées, on fait digérer de nouveau pendant huit jours et on filtre.

Élixir de Garus.

Pr. Safran.   8 gros.
    Cannelle.   6
    Girofle.   3
    Muscades.   3
    Aloès.   1 1|2
    Myrrhe.   1 1|2
    Alcool à 32°.   10 livres.

Faites macérer pendant quatre jours, distillez à moitié au bain-marie.

D'autre part faites infuser quatre onces de capillaire du Canada dans huit livres d'eau bouillante, ajoutez à l'infusion filtrée une livre d'eau distillée de fleurs d'oranger; faites dissoudre à froid dans ce liquide douze livres de sucre blanc, on réunira ensuite le sirop ainsi obtenu au produit alcoolique de la distillation. On ajoute ordinairement à l'élixir une quantité suffisante de teinture de safran pour lui donner une teinte citrine agréable.

Cet élixir est plus employé comme liqueur de table que comme médicament.

                          VÉE,
       Pharmacien, membre de la Société de pharmacie.

ELLÉBORE (*mat. méd.*) s. m. (V. *Hellébore*).

ÉMACIATION (*physiol.*) s. m. (V. *Amaigrissement*.

ÉMANATION (V. *Effluves*).

EMBARRAS GASTRIQUE. (*path.*) s. m. *État saburral des premières voies.* (*colluvies gastrica*), affection du tube digestif caractérisée principalement par la perte de l'appétit, accompagnée de nausées, de vomissements et d'un enduit blanchâtre de la langue, ou par des coliques vagues et de la diarrhée. Elle se divise en deux espèces, qui sont l'*embarras stomacal* ou *gastrique* proprement dit et l'*embarras intestinal;* ces deux espèces existent d'ailleurs fréquemment ensemble, et plusieurs symptômes de l'une viennent ordinairement compliquer l'autre. Les partisans de la doctrine de M. Broussais ont confondu bien à tort cette maladie avec la *gastrite* ou *gastroentérite chronique*; elle en diffère essentiellement surtout sous le rapport du traitement ; et il n'y a nul doute qu'il ne faille attribuer à cette erreur de diagnostic et au mauvais traitement qui en était la suite, la fréquence des affections de l'estomac qui étaient comme à la mode il y a quelques années. Que de prétendues gastrites, éternisées par la diète, les sangsues et l'eau de gomme eussent cédé à l'emploi d'un vomitif ou d'un purgatif!

La nature de cette maladie n'est pas bien déterminée; les anciens médecins attribuaient sa formation à la présence dans l'estomac et dans les intestins d'un amas de sucs muqueux et bilieux mal élaborés qu'ils nommaient *saburre*.

1o Embarras *stomacal* ou *gastrique* proprement dit. Cette affection attaque le plus souvent les adultes; parmi les diverses époques de l'année, elle est plus fréquente à la fin de l'été et en automne, surtout lorsque la température est chaude et humide; elle peut même alors régner épidémiquement. Une certaine influence atmosphérique a en général une grande part à son développement. D'autres causes peuvent y contribuer également en affaiblissant le malade et le rendant moins apte à résister à l'influence morbide inconnue; aussi les auteurs ont signalé parmi ces causes : les excès de table, l'abus de certaine boisson, l'usage d'une mauvaise nourriture, une vie trop sédentaire, les veilles prolongées, un exercice immodéré, des chagrins, des emportemens de colère, etc.

Symptômes. Au début de l'affection le malade éprouve un sentiment général de malaise et de pesanteur avec diminution de l'appétit, il sent quelquefois de légères envies de vomir le matin en se levant; cet état peut durer quelques jours et fait bientôt place aux symptômes ordinaires de l'embarras gastrique. L'appétit est alors nul ou presque nul; le malade a surtout du dégoût pour les aliments gras, et désire en général des substances acides; le matin à jeun ou lorsqu'il vient de manger, il est tourmenté par des nausées, ou même des vomissements de matières amères, bilieuses ou muqueuses. Le creux de l'estomac est quelquefois sensible à la pression; très souvent aussi ce symptôme manque. La soif est plus ou moins prononcée; la bouche est pâteuse, amère, et plus tard le malade y éprouve une sensation de chaleur. Les aliments ont un goût fade ou amer. La langue est recouverte d'un enduit jaunâtre ou blanchâtre plus épais au milieu et vers la base de cet organe. Une vive rougeur des bords et de la pointe avec soif indiquerait en même temps un état inflammatoire de l'estomac. L'haleine est quelquefois fétide ou acide. Presque dès le début de la maladie, il se manifeste un mal de tête, qui a ordinairement son siége au front et qui de là peut s'étendre à d'autres points. Porté à un haut degré l'embarras gastrique s'accompagne de douleurs à l'estomac, d'accablement et d'une sorte d'engourdissement; l'œil, les aîles du nez, le tour des lèvres sont d'une teinte jaunâtre, tandis que le reste de la face présente une espèce de lividité. Il se manifeste en même temps un peu de fièvre surtout le soir.

La durée de la maladie est variable; quelquefois elle se termine au bout de quelques jours spontanément ou par des vomissements ou bien par un peu de diarrhée, et dans d'autres circonstances elle se prolonge au delà d'un mois. C'est au reste une affection assez légère et qui traitée d'une manière convenable se guérit facilement.

On évitera de la confondre avec la gastrite, affection plus rare qu'on ne pense, en se rappelant que dans cette dernière les symptômes locaux de douleur, de chaleur à l'estomac sont beaucoup plus prononcés que les symptômes généraux; la soif est plus intense, il existe de la constipation, les aliments les plus légers ne sont digérés qu'avec peine et enfin on trouve surtout pour cause un agent irritant porté sur l'estomac, tandis que l'embarras gastrique paraît le plus souvent se développer sous l'influence de certaines conditions atmosphériques. (V. *Gastrite*).

La maladie qui nous occupe se complique souvent d'une éruption plus ou moins étendue de clous ou furoncles, de phlyzacia (echtyma), qui persistent tant qu'on n'a pas remédié à l'état maladif de l'estomac. On observe également les symptômes de l'embarras gastrique dans plusieurs autres maladies éruptives ou inflammatoires telles que l'érysipèle, et certaines pneumonies dites bilieuses, etc.

Le traitement est en général facile; lorsque l'affection est légère et commençante, on peut se borner à un peu de diète et à l'usage de boissons acides, ou légèrement toniques et amères. Ainsi on fera usage de limonade, de sirop de groseilles ou de limon étendu d'eau (deux ou trois onces pour un litre de décoction d'orge mondée), de tisane de chicorée mêlée avec une légère infusion d'angélique, etc. Si les symptômes sont plus prononcés et si les nausées sont fréquentes, on aura recours aux vomitifs qui réussissent en général très bien. On emploie le plus souvent l'émétique (tartrate double d'antimoine et de potasse) à la dose de deux grains dissous dans trois verres d'eau tiède, que l'on fait prendre séparément à la distance de vingt minutes ou d'une demi-heure. On facilite le vomissement en faisant boire au malade de l'eau tiède, ou du bouillon aux herbes; lorsqu'il existe de la diarrhée on préfère employer l'ipécacuanha qui s'administre en poudre à la dose de dix-huit à vingt grains, divisés en trois portions que l'on prend à vingt minutes de distance dans un demi verre d'eau tiède; on facilitera le vomissement, comme lorsqu'on administre l'émétique, avec de l'eau tiède ou une infusion de camomille. Pour les enfants, qui vomissent toujours avec facilité, il suffit de donner un grain d'émétique, dissous dans un verre d'eau sucrée; on leur en donne à boire un sixième ou un huitième tous les quarts d'heure jusqu'à ce qu'ils vomissent. On peut encore leur administrer une once de sirop d'ipécacuanha, étendue de quelques cuillerées d'eau; on le fait prendre en deux ou trois doses; il est quelquefois nécessaire pour le rendre plus actif d'y ajouter cinq ou six grains d'ipécacuanha en poudre.

2o *Embarras intestinal.* Les causes sont les mêmes que celles de l'embarras gastrique, et plus particulièrement une vie sédentaire et les travaux de cabinet. On observe les symptômes suivants : le malade a perdu l'appétit; sa bouche est amère et sa langue est recouverte d'un enduit jaunâtre; il a des rapports aigres ou amers; les digestions sont lentes; le ventre est tendu quoique non douloureux à la pression; le malade est tourmenté par des flatuosités, des borborygmes (gargouillements) et des coliques. Presque toujours il existe de la diarrhée; quelquefois seulement elle alterne avec une constipation qui dure quelques jours.

L'embarras intestinal est encore caractérisé par des douleurs sourdes dans les reins et un sentiment de courbature plus ou moins marqué. Cette maladie est peu grave comme l'embarras gastrique et présente la même marche et la même durée. Elle se termine tantôt peu à peu et d'autres fois par un dévoiement subit et abondant. Il est important de ne pas confondre cette affection avec l'entérite ou inflammation de l'intestin. Nous indiquerons les différences en traitant de cette dernière maladie.

Traitement. On combattra l'embarras intestinal léger par la diète et l'usage des boissons acidules et amères, comme nous l'avons indiqué pour la première espèce d'embarras. Le plus souvent il est utile de recourir à un purgatif qui amène ordinairement une prompte guérison. On peut faire usage d'une bouteille d'eau de Sedlitz qu'on prend par verre toutes les demi-heures, ou bien de sel de Guindre(sulfate de soude en poudre six gros; nitre douze grains, émétique un demi grain), à prendre en une seule dose dans du bouillon aux herbes. D'autres personnes préfèrent les pilules du docteur Anderson dites *écossaises*. Trois à quatre suffisent pour se purger. On se sert pour les enfants de sirop de chicorée composé dont la dose varie suivant l'âge; à quatre ans on peut employer une infusion d'un gros de follicules de séné dans une quantité suffisante de jus de pruneaux sucré. Tout le monde sait qu'on facilite les effets purgatifs au moyen de bouillons aux herbes, ou d'une autre boisson aqueuse abondante (V. *Bouillon.*)

On pourrait à la rigueur admettre une troisième espèce d'embarras gastrique (*embarras gastro-intestinal*) qui se composerait des symptômes des deux espèces décrites. Il est facile de se faire une idée de cette variété et du traitement qu'elle doit réclamer. Souvent il est utile alors de recourir à un éméto-cathartique (médicament faisant vomir et purgeant à la fois); le suivant peut être conseillé : ipécacuanha en poudre demi gros, rhubarbe deux gros, infusé dans deux ou trois verres d'eau bouillante. On passe à travers un linge. A prendre en deux ou trois doses à demi-heure d'ntervalle.

J.-P. Beaude ,

Médecin-inspecteur des établissements d'eaux minérales, Membre du conseil de salubrité.

embaumement (*anat.*), s. m., *balsamatio.* Préparation que l'on fait subir aux cadavres dans le but de les conserver en les préservant de la putréfaction. Ce mot tire son étymologie des *baumes* généralement employés autrefois dans ce genre d'opération.

L'idée de préserver de la destruction après la mort les dépouilles des personnes qui nous furent chères, et peut-être les exigences de l'hygiène

sous un ciel brûlant ont dû faire chercher de bonne heure les moyens d'embaumer les corps. Nous voyons en effet cette pratique généralement établie chez plusieurs peuples de l'antiquité; plus tard, elle se perdit presque entièrement chez les Grecs et les Romains, qui prirent l'habitude de consumer leurs morts sur un bûcher. De nos jours, la répugnance qu'inspirent les cadavres et même une certaine crainte superstitieuse nous portent à éloigner les dépouilles de nos parents, et ce n'est que dans des circonstances assez rares que l'on tente de les conserver. Il n'en était pas de même chez les Égyptiens, et tout le monde sait qu'ils se plaisaient pour ainsi dire à vivre au milieu des corps de leurs ancêtres conservés précieusement. Chez eux, la pratique des embaumements était générale et fut portée à un haut degré de perfection; elle se rattachait, il est vrai, à leurs dogmes religieux; mais nul doute, comme le pense mon savant maître le docteur Pariset, que ces dogmes n'eussent pour origine la nécessité de se préserver des effets pernicieux de la putréfaction dans un climat chaud et sur un sol inondé chaque année. Ce qui vient à l'appui de cette opinion, c'est que les hommes n'étaient pas seulement embaumés, et qu'on retrouve encore aujourd'hui en Égypte une quantité prodigieuse d'animaux de toute espèce ainsi conservés; ce n'est que depuis que cette pratique salutaire a été abandonnée que la peste a pris naissance dans cette contrée, où désormais endémique elle menace sans cesse les pays voisins.

Plusieurs historiens nous ont transmis avec plus ou moins d'exactitude les procédés d'embaumement usités chez ce peuple célèbre. Ils se pratiquaient ainsi : les individus qui exerçaient la profession d'embaumeur, et c'était un corps de prêtres, introduisaient un fer aigu et recourbé par les narines, brisaient ainsi la lame criblée de l'ethmoïde, et retiraient la masse cérébrale en partie avec l'instrument et en partie avec une liqueur dissolvante, qui n'était probablement que du natron (carbonate de soude), rendu caustique par la chaux. Ils pratiquaient ensuite une incision à la partie inférieure du ventre et en retiraient les intestins dont ils se débarrassaient en les jetant dans le Nil, alléguant, comme nous l'apprend Porphyre, un motif superstitieux qui consistait à regarder ces intestins comme la cause de toutes les fautes qu'avait commises le défunt; les cavités et les viscères étaient alors nettoyés et étuvés avec soin au moyen d'une liqueur spiritueuse tirée du cèdre; on remplissait le ventre de myrrhe pure broyée, de cannelle et d'autres parfums ou matières bitumineuses; puis on salait le corps en le couvrant de natron pendant soixante-dix jours; ce terme expiré, le cadavre était lavé et entouré de bandes de lin disposées avec un art admirable,il était ensuite placé dans un étui de bois et rendu aux parents. Cette méthode d'embaumement était la plus chère; on la réservait pour les personnes riches; autrement on se contentait d'injecter par le fondement une liqueur caustique qui dissolvait les intestins et on salait le corps pendant soixante-dix jours. Les recherches de C. Rouyer, membre de la commission des sciences, lors de l'expédition d'Egypte, ont confirmé la plupart de ces détail. L'on sait que les corps conservés jusqu'à nos jours portent le nom de *momies*, et qu'on en retrouve en grand nombre en Egypte dans les tombeaux et dans les *nécropolis*, ces vastes souterrains où l'on enfouissait dans des lieux séparés, les corps des gens du peuple et ceux des animaux domestiques. En les disséquant avec soin Rouyer s'est assuré que très souvent l'os ethmoïde était brisé, que les intestins manquaient constamment et que les cavités du ventre étaient remplies de substances tannantes et balsamiques, ou bien seulement d'un bitume analogue à celui qui vient de la mer Morte. Indépendamment des bandes de toile, les corps embaumés étaient souvent couverts d'une chemise étroite lacée sur le dos et serrée sous la gorge; quelques-uns étaient dorés sur toute la surface du corps; pour d'autres, cet ornement n'existait que sur le visage, les parties génitales, les mains et les pieds. On trouve encore aujourd'hui dans la plaine de *Saqqarah*, une quantité innombrable de puits ayant jusqu'à trente pieds de profondeur et remplis de momies d'hommes et d'animaux. Leur température est constamment de 20 degrés. On a rencontré aussi des momies dans plusieurs autres contrées. Il en existe plusieurs au Jardin du Roi qui viennent des îles Canaries, ancienne patrie des Guanches. Au Mexique, le célèbre de Humboldt a visité un ancien champ de bataille encore jonché d'anciens cadavres espagnols et péruviens, préservés de la putréfaction par une dessication rapide sur un sol privé de pluie et au milieu d'une atmosphère brûlante. Enfin, il existe en France (et on a cité le fameux caveau de Toulouse), quelques tombeaux où des cadavres ont pu se conserver intacts sous l'influence d'un air très sec et d'une température constante.

Les procédés d'embaumement usités en Egypte réussissent plus difficilement dans nos climats à cause des différences de température et des brusques variations atmosphériques. Sans nous arrêter aux diverses méthodes proposées et exécutées autrefois, nous décrirons ici les procédés les plus usités aujourd'hui. L'embaumement par les aromates, qui était employé sous l'empire pour les sénateurs, se faisait de la manière suivante : l'opérateur doit se munir, 1° d'une poudre composée d'une demi-partie de tan, d'un quart de sel décrépité et d'un quart de quinquina, cannelle, benjoin et autres substances analogues pulvérisées et arrosées d'une huile essentielle; 2° d'alcool et de vinaigre camphrés; 3° d'une solution alcoolique de sublimé; 4° d'un vernis aromatique à l'essence dont la composition peut varier; on y fait entrer du baume du Pérou, du styrax, des huiles de lavande, de thym, etc.; de l'eau tiède et froide, des bandes, du linge, des éponges, des fils cirés, sont en outre nécessaire. Tout étant préparé, on scie circulairement les os du crâne après avoir détaché avec précaution le cuir chevelu, et on enlève le cerveau. Les principaux organes de la poitrine et du ventre sont également détachés en coupant la peau et les muscles par le procédé ordinaire. On fait de profondes incisions à ces divers viscères et dans l'intérieur de chacune des grandes cavités; les intestins doivent être fendus dans toute leur longueur, ensuite on les lave et on les exprime avec soin, d'abord avec de l'eau, et puis successivement avec le vinaigre et l'alcool camphrés. Les autres viscères sont aussi soumis à ces lotions; on applique alors avec un pinceau la solution alcoolique de sublimé sur toutes les incisions pratiquées, on y fait entrer de la poudre de tan composé, et on remet chaque organe à sa place. Après avoir eu soin de bien laver avec l'alcool et le vinaigre camphrés, et de saupoudrer de tan toutes les grandes cavités, on doit pratiquer également de grandes incisions sur les extrémités en suivant le trajet des muscles; ces incisions sont lavées et traitées comme on l'a dit plus haut. Après avoir rempli de la poudre composée tous les vides de l'intérieur du corps, on reçoud la peau et on achève l'opération en vernissant toute la surface des téguments; il est même souvent utile de vernir l'intérieur des cavités. On applique ensuite des bandes sous toutes les régions du corps en remplissant les interstices de la poudre indiquée; ce premier bandage est lui-même verni et saupoudré; on le recouvre d'un second qui est également verni; enfin, le corps est placé dans un cercueil de plomb dont on remplit les vides avec ce qui reste de poudre; un ouvrier doit en sonder le couvercle. Ce procédé est dispendieux et nous pensons qu'il doit être abandonné, surtout depuis la découverte des propriétés conservatrices du sublimé corrosif. Dans ces derniers temps même, la plupart des embaumements ont été faits au moyen de cette dernière substance, qui jouit de la propriété de se combiner avec les tissus, de les durcir et de les rendre désormais inaltérables, quelles que soient les vicissitudes de chaleur et d'humidité. C'est ordinairement en immergeant le corps et les viscères dans une dissolution de ce sel, que l'on obtient ce résultat. D'autres substances ont été également proposées par divers chimistes. M. Berzélius a indiqué le vinaigre de bois qu'on injecterait dans les artères, et un médecin italien veut qu'on remplace ce liquide par une solution d'arsenic. M. Bracounot a reconnu des propriétés conservatrices au vitriol vert ordinaire (sulfate de fer). MM. Gannal, Boniface et Capron ont également proposé des liquides sur l'efficacité desquels les corps savants n'ont pas encore prononcé.

Dans le cours de mes études anatomiques, j'ai fait plusieurs recherches sur les divers moyens de conservation des substances animales; j'ai reconnu que de tous les moyens proposés, le plus efficace et le plus expéditif était l'emploi du sublimé, il n'est pas même très coûteux; mais les pièces ainsi préparées ont un inconvénient, commun du reste à tous les autres procédés, c'est celui de se raccornir en se desséchant et de se défigurer entièrement. J'ai réussi, en partie, à y remédier en faisant absorber par la peau privée d'épiderme une certaine quantité de tannin; le derme se durcit alors, et devient moins susceptible de se rider. Voici, du reste, le procédé d'embaumement qui me paraît le plus convenable : le sujet sera amené à une température de 25 à 30 degrés par l'immersion suffisamment prolongée dans l'eau tiède ; on injectera alors, soit par l'aorte, soit par un des artères carotide ou crurale, une solution tiède de sublimé corrosif dans l'eau étendue d'un huitième d'alcool. L'injection sera renouvelée jusqu'à ce que tous les tissus soient bien imbibés de la solution saline. On devra détacher en même temps une grande partie de l'épiderme au moyen de lotions faite avec une solution chaude de soude caustique ; le cadavre étant bien lavé sera mis ensuite en contact avec une décoction de noix de galle ou de tan suffisamment concentrée ; on devra se servir pour la face du tannin pur obtenu par le procédé de M. Pelouse. Lorsque la peau se sera combinée avec une quantité suffisante de tannin, on pratiquera une incision au bas-ventre pour en retirer les intestins et le foie, qui seront bien lavés et plongés pendant quelques jours dans une solution alcoolique de sublimé corrosif, on les mettra ensuite en place ; la masse cérébrale sera retirée en partie, soit par les narines en brisant l'os ethmoïde, suivant le procédé égyptien, soit en appliquant quelques couronnes de trépan à l'occiput ; on injectera alors dans la cavité crânienne une solution alcoolique de sublimé. Pour empêcher les joues de s'affaisser, la cavité de la bouche devra être remplie avec soin de coton ou d'étoupe imprégnée de poudre de colophane. On garnira avec la même matière le ventre et les autres cavités naturelles. Les globes de l'œil seront vidés et remplacés par des yeux d'émail. La peau, recousue aux lieux où les incisions ont été pratiquées, sera recouverte d'une couche de vernis coloré en bleu léger; on pourra recourir au peintre si l'on désire donner à la face quelque coloris. Enfin, des bandes seront appliquées méthodiquement durant le temps de la dessication, pour conserver leurs formes, aux membres et aux autres parties du corps.

Il arrive souvent que des parents désirent conserver le cœur de la personne embaumée ; on devra alors détacher cet organe en laissant un bout des troncs artériels et veineux; les cavités seront remplies entièrement de coton ou d'étoupe; le tout sera ensuite plongé dans une solution alcoolique de sublimé pendant cinq à six jours. Après ce temps, on retirera le cœur, qui sera essuyé et recouvert d'une couche de vernis rouge ; on le laissera se dessécher à l'air quelques jours avant de l'enfermer dans une capsule de plomb ou d'argent.

Il est convenable en général de placer les corps embaumés dans des lieux secs et dont la température soit à peu près constante, quoique cette précaution soit moins nécessaire lorsqu'on a fait usage du sublimé corrosif, qui jouit à un haut degré, comme nous l'avons dit, de la propriété de rendre inaltérables les substances animales.

ALBIN GRÁS,

Docteur-ès-sciences, Interne à l'hôpital Saint-Louis.

EMBONPOINT (*physiol.*) s. m. On désigne sous ce mot l'état de rondeur des formes du corps déterminé par une certaine quantité de graisse existant sous la peau et entre les muscles ; l'embonpoint accompagne ordinairement l'état parfait de santé : l'excès de l'embonpoint constitue ce qu'on appelle l'*obésité*, qui, dans quelques cas, devient une véritable maladie que quelques auteurs ont désignée sous le nom de *Polysarcie* (V. *Obésité*).   J. B.

EMBROCATION (*thérap.*) s. f. du grec *embréthô*, j'arrose. Action de verser goutte à goutte un liquide huileux et de l'étendre légèrement sans frictions sur une partie malade ; l'embrocation diffère des fomentations en ce que ces dernières doivent être faites avec un liquide aqueux, tandis que l'embrocation est toujours faite avec un liquide huileux. On emploie les embrocations comme calmantes ou résolutives : elles varient dans leur action suivant les substances qui entrent dans leur composition.   J. B.

EMBRYON (*physiol.*) s. m. en grec *embryon*, d'*èn*, dans, et de *bryô*, je crois ; je crois dans. C'est le produit de la conception dans les premiers temps de la grossesse : on lui donne ce nom lorsque les diverses parties du corps commencent à devenir visibles; plus tard, lorsque les membres ont acquis un développement plus marqué, vers le quatrième mois, on lui donne le nom de fœtus (V. *Ovologie*).   J. B.

EMBRYOTOMIE (*accouch.*) s. f. C'est une opération qui consiste à diviser le fœtus en divers morceaux lorsque l'accouchement est impossible, soit par le volume monstrueux de l'enfant ou l'étroitesse du bassin de la mère, et à l'extraire ainsi par portions. L'embryotomie ne se pratique que sur des fœtus morts avant ou pendant le travail de l'accouchement. On a donné à des instrumens avec lesquels se pratique cette opération le nom d'*embryotomes*.   J. B.

ÉMÉTINE (*chim.*) s. f. du grec *éméô*, je vomis. C'est un alcali végétal ou alcaloïde découvert dans l'ipécacuanha par M. Pelletier ; l'émétine se présente sous la forme d'une poudre blanchâtre, inodore, d'une saveur amère et désagréable : elle est peu soluble dans l'eau froide, plus soluble dans l'eau bouillante, et très soluble dans l'alcool. Ce médicament, qui est la partie active de l'ipécacuanha, jouit de toutes ses propriétés vomitives; il doit même lui être préféré, en ce qu'il peut s'administrer sous un très petit volume, un à deux grains; tandis que la poudre d'ipécacuanha ne l'est ordinairement qu'à celles de vingt-quatre à trente-six grains (V. *Ipécacuanha*).   J. B.

ÉMÉTIQUE (*mat. méd.*) s. m. C'est le tartrate d'antimoine et de potasse (V. *Antimoine*).

ÉMÉTO - CATHARTIQUE (*thérap.*) s. m. et adj. On donne ce nom à un mélange de médicamens qui a pour résultat de déterminer des vomissemens et des purgations. C'est ordinairement un mélange d'émétique et d'un sel purgatif. On prépare un éméto-cathartique avec trois grains d'émétique et trois gros de sulfate de soude ou de magnésie dissous dans dix à douze onces d'eau, à prendre en trois verres à un quart-d'heure d'intervalle; on peut augmenter la dose du sel purgatif et diminuer celle de l'émétique, qu'il est toujours convenable de ne pas dépasser, celle de trois grains nous paraissant même un peu forte; deux grains d'émétique et une demi-once de sel purgatif, sulfate de soude ou de magnésie nous paraissent des proportions plus convenables. Les éméto-cathartiques s'emploient dans les embarras gastriques et intestinaux, et toutes les fois que dans les affections chirurgicales un état sabural vient compliquer la situation du malade. Dupuytren, dans sa pratique, faisait un fréquent usage de cette médication.   J. B.

EMMÉNAGOGUES (*thérap.*), s.m. pl. et adj., du grec *emmèna* règles, et *ago* je pousse, j'excite; médicaments doués de la propriété de provoquer les règles. Pris adjectivement, ce mot sert à désigner tous les moyens thérapeutiques propres à déterminer l'écoulement menstruel.

L'absence des règles pouvant tenir à une foule de causes diverses, les remèdes destinés à combattre cet état seront aussi variés et souvent de nature opposée. L'aménorrhée (absence des règles), tient-elle à des spasmes et à une irritation particulière du système nerveux, c'est aux bains tièdes prolongés, aux préparations d'éther, de castoréum et aux autres médicaments antispasmodiques ou narcotiques qu'il faudra avoir recours; est-elle occasionnée par un état de pléthore générale, la face est-elle rouge, le pouls dur, plein, la malade se plaint-elle de maux de tête fréquents, d'étourdissements, la saignée, l'application de sangsues à la partie interne des cuisses, les bains de siège chauds, les bains de pieds à la moutarde et les sinapismes à la partie interne des cuisses sont indiqués. Lorsqu'au contraire, la rétention des règles est due à un état de faiblesse et d'atonie générale, que la face est pâle, que les lèvres sont décolorées, que des palpitations de cœur se font sentir de temps en temps, on emploie avec succès les médicaments toniques et excitants, tels que l'extrait de quinquina, l'aloès, le vin de gentiane et surtout les préparations de fer, l'eau de boule de Nancy, etc.

Souvent, c'est une irritation ou une congestion locale qui s'oppose à l'écoulement menstruel; vainement on aurait recours aux emménagogues les plus vantés. Comme ils sont presque toujours doués de propriétés excitantes, ils ne feraient qu'augmenter l'irritation, sans qu'on obtînt pour cela le résultat désiré; on a vu plus d'une fois de jeunes personnes phtisiques hâter le progrès de leur mal en essayant en vain de rappeler les règles par des infusions de plantes excitantes. Dans ces divers cas, il faut s'attacher surtout à combattre l'inflammation locale et favoriser plus tard le rétablissement menstruel avec prudence et en s'aidant des conseils d'un médecin habile.

Parmi les moyens emménagogues que nous venons d'énumérer, la plupart n'atteignent le but

proposé que dans certaines circonstances et souvent en excitant l'ensemble de l'économie; mais il est quelques autres médicaments qui, tout en rentrant dans cette dernière classe des excitants, ont en outre une action particulière sur la matrice qu'ils stimulent d'une manière spéciale. Ce sont ces médicaments qui méritent le nom d'emménagogues proprement dits; nous citerons parmi eux l'armoise, le safran, la rue et la sabine. Ces deux dernières substances ont une action très énergique et on sait que malheureusement elles ont été employées plus d'une fois dans une intention criminelle; elles ne doivent donc être prescrites que par le médecin, et leur action doit être surveillée avec soin. (V. *Menstruation*.)   J. B.

ÉMOLLIENT (*thérap.*), s. m. et adj., du latin *emollire* amollir. On désigne ainsi les substances qui jouissent de la propriété de relâcher et d'amollir les divers organes en calmant leur inflammation. Les émollients sont très usités et très utiles en médecine. On les administre sous toutes les formes, en boissons, en lotions, en cataplasmes, en lavements, etc. Nous allons indiquer les principales de ces substances. L'eau tiède de 24° à 34° Réaumur est l'émollient le plus universel et le plus énergique, il sert de véhicule à tous les autres, on l'emploie soit à l'état liquide, soit à l'état de vapeur. La gomme, et principalement la gomme arabique, est un bon adoucissant qui convient surtout dans les affections de poitrine. Les plantes mucilagineuses embrassent une grande partie des substances émollientes; on peut citer parmi elles la racine de guimauve, les fleurs et les feuilles de mauve, des *verbascum* de buglosse, de pulmonaire, de bette, les mucilages de pépins de coing, de semence de plantin et de psyllium, la farine et les mucilages de graines de lin, etc. Les autres émollients sont les huiles fixes non rances, et surtout l'huile d'amande douce, l'amidon et les diverses substances féculacées comme la pomme de terre, le riz, l'orge, etc., la décoction de mie de pain, les divers fruits sucrés comme les raisins, les dattes et les jujubes, les semences de concombres, etc. Parmi les émollients d'origine animale, nous citerons la gélatine, le blanc d'œuf, le lait, les décoctions ou bouillons de poulet, de mou de veau, d'escargot, etc., les graisses bien fraîches et non salées, le blanc de baleine ou adipocire, etc. (V. ces diverses substances).

Comme nous l'avons dit, les émollients ont pour propriétés de calmer les inflammations, ils sont ainsi anti-phlogistiques; mis en contact avec les tissus, ils les assouplissent et diminuent leurs rougeurs, comme on peut s'en assurer en appliquant des cataplasmes adoucissants sur la peau. Leur action n'est même pas bornée aux parties sur lesquelles ils sont appliqués immédiatement, elle s'étend bien plus loin; c'est ainsi que les boissons mucilagineuses introduites dans l'estomac calment la toux et diminuent la fièvre; que dans les inflammations intestinales on a fréquemment recours avec succès à des applications de cataplasmes sur le ventre, que des bains entiers apaisent la soif et agissent comme calmants sur l'ensemble de l'économie. C'est par l'absorption des divers principes émollients que cet effet est produit. L'usage de ces médicaments, trop long-temps continué, augmente la faiblesse et détruit les forces digestives; il faut donc s'en abstenir dans les hydropisies par défaut de ton dans les parties et toutes les fois qu'il existe des symptômes adynamiques. En général même, ils conviennent rarement dans les maladies chroniques avancées.

J. B.

émonctoire (*physiol.*) s. m. de *emungere*, moucher. On donne ce nom à des organes dont les fonctions sont de rejeter au dehors les liquides superflus (V. *Sécrétions*).

emphysème (*méd. et chir.*) s. m. *emphysema*, du grec *emphusaô* j'enfle. Tumeur molle élastique occasionnée par l'introduction de l'air dans le tissu cellulaire.

L'opération vulgaire, dans laquelle les bouchers, après avoir fait une petite ouverture à la peau d'un animal, y introduisent l'extrémité du soufflet, et portent au moyen de cet instrument de l'air dans le tissu cellulaire sous-cutané, de manière à distendre la peau et à favoriser sa dissection, peut donner une idée de l'emphysème. On sent alors en portant la main sur une tumeur élastique, molle qui, par la pression, donne la sensation d'une espèce de bruissement ou *crépitation* particulière.

Tantôt cette affection est le résultat d'un accident, d'une blessure, faite dans une partie dépendante de l'appareil respiratoire; nous décrirons le mécanisme de l'introduction de l'air dans ce cas; c'est ce qui constitue l'emphysème *traumatique* (du grec *trauma* plaie);

D'autrefois de l'air est exhalé dans le tissu cellulaire par une cause inconnue et qui n'a pas été encore bien étudiée. L'emphysème est dit alors *spontané* ou par *exhalation*.

Enfin il est une maladie du poumon dans laquelle les petites cellules qui constituent cet organe sont distendues d'une manière anormale.

Ces trois espèces d'emphysèmes vont nous occuper successivement.

1° *Emphysème traumatique.* L'air chassé par l'expiration parcourt avec une assez grande vitesse, comme on le sait, la trachée et le larynx pour sortir par la bouche et le nez; lorsqu'une plaie large est faite à un point quelconque du canal aérien, l'air s'échappe par cette plaie qui est le chemin le plus court; mais si la blessure, au lieu d'être largement ouverte, est étroite et sinueuse, l'air ne pouvant arriver jusqu'à la peau s'introduira dans le tissu cellulaire qui sépare la peau et les muscles et le distendra d'une manière quelquefois prodigieuse; ce tissu en effet par sa structure se prête à la dilatation extrême. Par un mécanisme identique le même effet aura lieu à la poitrine, si le poumon a été atteint par un instrument vulnérant, en supposant toujours que la blessure ne soit pas très large. L'emphysème est encore inévitable lorsque dans une fracture des côtes, un des fragments aigus de l'os a été poussé vers le poumon et a déchiré cet organe sans qu'il existe pourtant de plaie extérieure. Enfin on cite des cas où l'emphysème s'est produit à la suite de plaie qui pénétrait, il est vrai, dans la poitrine, mais qui n'intéressait pas le poumon, l'air infiltré ne pouvant alors provenir de ce dernier organe. L'emphysème se formait par le mécanisme suivant : on sait qu'à chaque inspiration, les côtes s'élèvent et la cavité pectorale est dilatée; l'air extérieur pénètre alors dans cette cavité par la plaie, comme il pénètre dans l'âme d'un soufflet; lorsque l'expiration a lieu, cet air tend à être chassé en suivant le trajet de la plaie; mais si celle-ci est sinueuse et surtout si dans l'abaissement des côtes ses parois se sont rapprochées ou ont changé de position, le fluide élastique ne sortira qu'avec peine et une partie viendra s'infiltrer dans le tissu cellulaire.

Dans ces divers cas la peau qui est distendue et un peu luisante offre une tumeur molle, élastique, indolore, qui ne conserve point l'empreinte du doigt mais qui fait entendre, lorsqu'on la presse, une crépitation semblable jusqu'à un certain point à celle qu'on perçoit en froissant du parchemin. Cette tumeur bornée d'abord au lieu qui est le siége de la blessure ne tarde pas à s'étendre si la cause qui l'a produite persiste; elle envahit successivement la poitrine, le cou, la face et le ventre puis les cuisses et enfin tout le corps. Sur quelques cadavres on a même pu constater la présence de l'air jusque dans l'intérieur de l'œil; la déformation est souvent monstrueuse et horrible à voir; le cou paraît de niveau avec la tête; les membres offrent l'aspect d'énormes cylindres avec des étranglements vers les plis des articulations. Le gonflement est surtout extrême partout où le tissu cellulaire sous-cutané est lâche et abondant, comme aux mamelles, au scrotum, aux paupières, etc.; il est facile de concevoir que cette accumulation d'air ne peut avoir lieu sans entraver les fonctions de plusieurs organes. L'action des muscles est gênée; les veines superficielles étant comprimées, le sang est refoulé dans les viscères internes, il existe de l'anxiété et de l'agitation. La gêne de la respiration surtout est extrême et fréquemment les malades périssent asphyxiés.

Heureusement la maladie n'a pas toujours cette marche fatale; souvent la nature et l'art interviennent pour arrêter la pénétration continuelle de l'air dans le tissu cellulaire, et alors le fluide élastique est peu à peu résorbé; ces tumeurs aériennes au reste, lorsqu'elles sont peu étendues, peuvent persister long-temps sans produire des effets fâcheux. On doit considérer toutefois l'emphysème traumatique comme une complication grave dans les blessures de l'appareil pulmonaire.

Traitement. La première indication à remplir est de remédier à la cause du mal; ainsi par une incision convenable on agrandira la blessure de manière à ce que l'air puisse sortir librement et sans s'infiltrer sous la peau. Si le mal était dû à la lésion du poumon par un fragment de côte cassée, c'est sur le lieu correspondant à la fracture qu'il faudrait faire l'incision, en supposant toutefois que l'emphysème fît des progrès inquiétants. Dans quelques circonstances on peut avoir recours à une compression méthodique sur le lieu de la blessure pour empêcher l'infiltration incessante de l'air. Souvent aussi la nature intervient heureusement; la plaie s'enflamme, se gonfle et cesse d'être perméable.

Lorsque la source de l'air qui s'infiltre est tarie, il reste à faire disparaître les tumeurs aériennes produites; on y parvient au moyen de moucheture et de scarifications suivies de légères frictions; si le volume de la tumeur était peu considérable, on laisserait à la nature le soin de l'absorption et on favoriserait ce travail par des frictions sèches et des fomentations excitantes avec de l'eau-de-vie camphrée ou une solution de sel ammoniaque; plus tard pour rétablir le ton des parties solides très distendues, il sera utile de recourir à l'usage externe des préparations toniques et astringentes, telles que la décoction de quinquina, de noix de galle, etc.

On peut rapprocher de l'emphysème traumatique celui qui est produit par l'insufflation. On a vu en effet des mendiants se faire une petite incision à la peau et insuffler au-dessous une certaine quantité d'air de manière à simuler une tumeur et à intéresser ainsi en leur faveur la pitié publique. Des jeunes gens ont cherché parfois à se faire exempter du service militaire en distendant par le même procédé l'enveloppe testiculaire; mais la mollesse, l'élasticité de la tumeur et surtout la crépitation rendent la fraude très facile à reconnaître. Ces manœuvres n'ont pas été en général suivies d'accidents. On doit pourtant faciliter la résolution de la tumeur par quelques mouchetures, par des frictions et des fomentations toniques.

2o *Emphysème par exhalation.* Dans cette affection le tissu cellulaire se trouve distendu par des gaz, sans qu'on connaisse bien l'origine de ceux-ci. Ces tumeurs gazeuses se manifestent dans certaines circonstances qui n'ont pas été bien déterminées; elles paraissent être produites par l'exposition au froid, certains empoisonnements, la piqûre de quelques serpents. Ces cas sont rares; il est plus fréquent d'observer cette espèce d'emphysème à la suite de contusions, d'ecchymoses et surtout d'affections gangreneuses; la décomposition putride peut dans ces derniers cas servir à expliquer la présence des gaz.

3o *Emphysème du poumon.* Cette affection, qui est assez fréquente, a été signalée pour la première fois à l'attention des médecins par Laennec; malgré les travaux de ce célèbre pathologiste, elle était encore peu connue et on la confondait souvent avec l'asthme, le catarrhe pulmonaire ou une maladie du cœur, lorsque les recherches récentes de M. Louis sont venues éclairer son diagnostic et lui ont assigné une place bien distincte dans nos cadres nosologiques. Tout ce qui va suivre sera emprunté au travail de ce grand observateur.

L'emphysème des poumons est une maladie caractérisée anatomiquement par la dilation anormale des petites vésicules aériennes qui composent en partie le tissu du poumon (voyez ce mot). Les causes sont encore peu connues; elle est souvent héréditaire. Les deux sexes peuvent en être également atteints et elle débute à tout âge même dès l'enfance, rarement pourtant elle survient après cinquante ans.

Symptômes. Cette affection n'est pas accompagnée de fièvre et a toujours une longue durée; elle commence par une gêne de la respiration d'abord peu considérable et ordinairement telle pendant de longues années quand elle remonte à l'enfance. Les jeunes sujets sont alors essoufflés à la moindre fatigue et ne partagent qu'incomplétement les jeux de leurs camarades. Plus tard la difficulté de respirer augmente et offre par intervalle des accès plus ou moins longs pendant lesquels les malades semblent menacés de suffocation; ils sont souvent forcés de se mettre tout-à-coup sur leur séant s'ils sont couchés ou même de sortir du lit pour respirer. En même temps que l'oppression prend de l'accroissement, des douleurs dans la poitrine, la toux et tous les symptômes ordinaires d'un catarrhe pulmonaire chronique se déclarent presque constamment. Pendant les accès d'oppression, le malade éprouve ordinairement des palpitations; les battements tumultueux du cœur peuvent même devenir habituels en s'accompagnant de l'enflure des pieds. Quand l'oppression n'est pas très considérable, les personnes affectées peuvent encore se livrer à quelques travaux, qu'elles cessent lorsqu'il survient un accès d'étouffement. Dans l'intervalle de ces accès elles ont même souvent toutes les apparences de la santé, n'éprouvent ni chaleur anormale, ni accélération du pouls, ni plus de soif ou moins d'appétit que dans l'état naturel.

La marche de l'emphysème est en général lente quoique sa durée présente pourtant d'assez grandes variations depuis un an jusqu'à vingt ans et plus. La mort, lorsqu'elle survient, n'est même pas le résultat de l'emphysème dans son état de simplicité; elle est amenée par une autre affection chronique du poumon ou du cœur développée, il est vrai, sous l'influence de l'emphysème.

Les recherches de M. Louis ont surtout éclairé le diagnostic de cette maladie; indépendamment des symptômes décrits, elle présente d'autres caractères bien tranchés. Ainsi le côté de la poitrine qui est affecté est toujours plus saillant, plus bombé que celui du côté opposé; et il est facile de s'en assurer par la mensuration; il existe également une saillie derrière et au-dessus des clavicules; ces voussures sont moins faciles à distinguer lorsque les deux poumons sont affectés. La sonorité de la poitrine est plus grande que dans l'état normal, dans une étendue ordinairement limitée et correspondant au point malade. Le bruit respiratoire ordinaire est au contraire affaibli d'une manière remarquable dans ce point. Le râle sous-crépitant, indiqué comme *pathognomonique* par Laennec, n'est pas aussi constant; il est lié au catarrhe qui accompagne l'emphysème et n'a jamais son siège dans la partie emphysémateuse.

Après la mort les poumons présentent l'état suivant: à l'ouverture du thorax ils s'affaissent peu ou pas du tout; leur tissu est épaissi, ils sont plus ou moins volumineux que dans l'état ordinaire et se recouvrent quelquefois par leurs bords libres. Enfin les vésicules aériennes sont dilatées à des degrés différents, depuis le volume d'un grain de semoule jusqu'à celui d'un petit pois. Les bronches partagent rarement cette dilatation qui a surtout lieu vers le bord tranchant des poumons. Quelquefois même les cellules y sont déchirées et forment des espèces d'appendices.

Traitement. Quand les symptômes de l'emphysème sont peu intenses, on doit se borner en général aux précautions hygiéniques; le malade évitera les émotions vives, l'exposition à la poussière, l'humidité, et tout ce qui peut accélérer la respiration comme la fatigue, la course, les conversations à haute voix. Le changement d'air est souvent très utile. Lorsque les accès de suffocation sont plus prononcés, il faudra recourir aux expectorants et aux incisifs, au polygala, à l'oxymel et surtout aux préparations opiacées qui calment l'oppression d'une manière heureuse. La saignée n'est pas en général indiquée. L'emphysème s'accompagnant presque toujours de catarrhe ou d'une affection du cœur, il faudra nécessairement avoir égard pour le traitement à cette complication de la maladie.

J. P. BEAUDE.

EMPIRIQUE (*méd.*) s. m. et adj. *empiricus,* du grec *empeira,* expérience. On donnait sous les anciens ce nom à une secte de médecins qui ne prenaient pour base de leur pratique que la seule expérience ; cette secte était opposée à celle des dogmatiques, qui, au contraire, appuyaient leur doctrine sur le raisonnement. Ces deux doctrines, prises dans un sens absolu, sont loin d'être convenables à l'étude de la médecine ; elles sont destinées, au contraire, à s'aider mutuellement, à s'éclairer l'une par l'autre : c'est sur ces bases qu'est aujourd'hui fondée la doctrine médicale, car l'empirisme aveugle et le dogmatisme qui ne tient pas compte des faits ne peuvent conduire qu'à des conséquences funestes. On donne aujourd'hui le nom d'empiriques aux charlatans et aux individus vendeurs de remèdes qui pratiquent la médecine ou l'une de ses branches sans études préalables : ce mot est toujours employé en mauvaise part.   J. B.

EMPLATRE (*pharm.*), s. m., du latin *emplastrum.* Médicament de consistance solide, susceptible de se ramollir par l'action de la chaleur, et d'être étendu sur de la peau ou des tissus convenables pour applications externes. Dans l'acception ordinaire du mot, on entend une composition emplastique prête à être posée sur la partie malade; dans le langage pharmaceutique, au contraire, l'emplâtre étendu d'une certaine épaisseur, de forme limitée, et déterminée d'avance par le médecin, porte le nom d'*écusson*; lorsqu'au moyen d'un large couteau ou d'un instrument de forme appropriée, on en a promené une couche mince sur une pièce d'étoffe, destinée à être cou-

pée selon le besoin du moment, on obtient ainsi un *sparadrap.*

Les espèces particulières d'emplâtres sont très nombreuses; on les divise communément en deux grandes classes, dont la première comprend les emplâtres obtenus par le simple mélange de matières grasses et résineuses auxquelles on ajoute ordinairement de la cire pour leur donner la consistance convenable des médicaments plus actifs auxquels ils doivent leurs propriétés spéciales; quelques pharmacologistes refusent à ces médicaments le nom d'emplâtres et leur donnent improprement le nom d'*onguents solides*; les plus communs et les plus usités d'entr'eux sont :

L'emplâtre de *Poix de Bourgogne,* composé d'un mélange de 3 parties de poix blanche et d'une de cire; on y ajoute souvent au moment d'en faire usage, pour augmenter son action, de l'émétique, du sel ammoniaque, ou une poudre irritante végétale, telle que celle d'Euphorbe.

L'emplâtre *vésicatoire* est un mélange adipo-résineux dans lequel on incorpore de la poudre de cantharides, ordinairement on l'en saupoudre encore avant de l'appliquer; cependant il vaut mieux en mettre assez dans la masse pour n'avoir pas besoin de recourir à cette addition, on a alors un emplâtre qui adhère mieux, et qui est d'un effet plus uniforme et plus sûr.

L'emplâtre de *ciguë* contient les parties actives de cette plante qui peuvent être dissoutes par les corps gras avec lesquels on les met en contact. Il est d'une belle couleur verte et est employé comme fondant et calmant.

La deuxième classe d'emplâtres, ceux auxquels quelques personnes ont exclusivement réservé ce nom, a pour base le résultat de la réaction de la litharge ou tout autre oxide de plomb sur les corps gras; voici comment on doit opérer pour l'obtenir : on prend une partie de litharge, une d'axonge, une d'huile d'olive très pure et deux d'eau; on met le tout dans un bassin de capacité beaucoup plus que suffisante pour contenir le mélange; on chauffe pour porter l'eau à l'ébullition et on l'y entretient au moyen d'un feu doux et régulier en agitant continuellement la masse jusqu'à ce qu'elle ait pris une couleur blanche et qu'une petite portion, plongée dans l'eau froide, se laisse facilement pétrir entre les doigts sans y adhérer; alors on la laisse refroidir à demi, on la malaxe fortement pour en faire sortir l'eau interposée, et on la roule en magdaléons que l'on conserve pour l'usage. C'est un véritable savon métallique formé par la combinaison d'acides gras avec l'oxide de plomb, combinaison dont la théorie a été bien établie dans les ouvrages spéciaux et que nous ne devons pas développer ici. Ce savon métallique porte le nom d'*emplâtre simple,* il est rarement employé sous cet état, mais il entre dans les formules d'emplâtres composés dont nous allons indiquer les principaux.

L'emplâtre *diapalme* est formé d'emplâtre simple de cire blanche et de sulfate de zinc. On lui a donné ce nom parce qu'on prescrivait autrefois de se servir, pour le faire, d'une spatule de bois de palmier (V. ce mot).

L'emplâtre *diachylum gommé* doit ses propriétés, ainsi que son nom l'indique, aux gommes-résines qui y entrent en forte proportion, c'est de tous les emplâtres le plus employé, comme agglutinatif pour la réunion des parties charnues divisées, ou pour fixer d'autres médicaments (V. *Diachylum*).

Pour préparer l'emplâtre brûlé, dit *onguent de la mère*, on chauffe ensemble de l'axonge, de l'huile d'olives, du beurre et du suif de mouton jusqu'à ce que ces corps gras fument et se colorent par l'action de la chaleur; on y ajoute alors, par petite quantité à la fois de la litharge pulvérisée; la combinaison s'opère de suite et on finit par ajouter de la cire et de la poix noire. Cet emplâtre, dont la composition a été donnée, dit-on, par la *mère Thècle*, religieuse de l'Hôtel-Dieu, est un remède populaire fort usité comme suppuratif.

L'emplâtre de *Vigo cum mercurio* se prépare en ajoutant le mercure, préalablement éteint dans le styrax et la térébenthine, à de l'emplâtre simple fondu avec de la cire jaune et de la poix-résine, auquel on a déjà mêlé des poudres de gommes-résines et du safran; c'est un fondant très actif employé pour dissoudre des engorgements lymphatiques dus à diverses causes morbides.

Nous avons dit ce qu'on entendait en pharmacie par *écussons*, la manière de les préparer est fort simple; on ramollit l'emplâtre en le malaxant entre les doigts, quelquefois après l'avoir laissé plonger dans l'eau tiède lorsqu'il est trop consistant; on l'étend ensuite le plus uniformément possible avec le pouce sur de la peau ou un autre tissu en suivant la forme donnée; on coupe ensuite nettement les bords avec un couteau et on lisse la surface de l'emplâtre avec quelques gouttes d'huile d'amandes douces et un corps poli comme une petite bouteille de verre : ce procédé est un peu long; nous devons aux Anglais un instrument d'un usage fort expéditif, c'est une spatule dont le bout légèrement recourbé est arrondi et épais de plusieurs lignes de manière à présenter une masse métallique suffisante pour conserver quelque temps la chaleur qu'on lui communique; on liquéfie par son moyen une suffisante quantité d'emplâtre, on en forme une masse molle, qu'on étend ensuite promptement et très uniformément, avec le même instrument, pour former l'écusson.

VÉE,
Pharmacien, Membre de la Société de Pharmacie.

EMPOISONNEMENT (*chim. et thérap.*), s. m. On donne le nom d'empoisonnement aux effets produits par les poisons sur l'économie; on donne également ce nom à l'action d'empoisonner.

Le poison a été défini 1° *une cause de maladie*, 2° *un agent capable d'occasionner la mort lorsqu'il est introduit dans l'estomac*, 3° *tout corps nuisible à la santé de l'homme qui n'agit pas mécaniquement*. Il est facile de s'apercevoir combien ces définitions sont défectueuses, et pour le prouver examinons-les dans leurs détails. D'après la première, le froid, le chaud, l'intempérance, etc., seraient des poisons; il est inutile de combattre cette première définition, elle doit tomber d'elle-même.

Quant à la seconde, elle n'est pas plus admissible. En effet, un très grand nombre de substances déterminent la mort, non seulement lorsqu'elles sont introduites dans l'estomac, mais encore lorsqu'on les applique sur différents tissus à l'extérieur, et en outre les substances vénéneuses aériformes qui donnent lieu à l'empoisonnement, par leur introduction dans les poumons, sont toutes omises dans cette définition.

On doit également abandonner la troisième, car un poison n'est pas seulement nuisible à la santé, mais il peut aussi donner la mort.

La définition qui nous paraît renfermer toutes les conditions convenables est la suivante :

Un poison est un corps qui détruit la santé ou la vie, lorsqu'il est pris intérieurement ou appliqué sur une partie quelconque du corps, et à petite dose : on pourrait peut-être retrancher ces derniers mots, *et à petite dose*, ou dire ce qu'on entend par petite dose, car telle substance est vénéneuse à la dose d'un demi-grain, ou un grain, et telle autre ne détermine des accidents, qu'à celle d'un ou plusieurs gros. Nous l'adopterons donc en la réduisant aux termes suivants :

On appelle poison tout corps qui détruit la santé ou la vie, lorsqu'il est pris intérieurement ou appliqué sur une partie *quelconque* du corps. Cette définition est complète, car il n'est aucune sorte de poison à laquelle elle ne puisse se rapporter.

Classification des poisons. Comme tous ces poisons sont tirés de l'un des trois règnes de la nature, certains auteurs les ont divisés en *minéraux, végétaux* et *animaux.* Cette classification paraît bonne au premier abord, mais si l'on fait attention que les poisons d'un règne n'agissent pas tous de la même manière, on sentira combien elle est désavantageuse pour leur étude. Aussi préférons-nous celle empruntée à Vicat; d'ailleurs c'est celle que donnait M. Orfila dans son cours de médecine légale, et sans craindre d'être taxé de partialité, je crois pouvoir dire que son autorité est celle à laquelle on peut s'en rapporter avec le plus d'avantage.

Vicat classait les poisons d'après leur manière d'agir; il les divisait en *poisons irritants, narcotiques, narcotico-âcres* et *septiques.*

Cette classification une fois adoptée, nous devrions faire connaître de suite quels sont les symptômes qui peuvent faire supposer que l'empoisonnement a eu lieu par un poison irritant ou par un poison appartenant à une des trois autres divisions; mais nous croyons devoir, préalablement donner des notions générales sur l'action des poisons.

Action générale des Poisons. Les poisons n'agissent pas tous de la même manière; les uns font ressentir leur action presqu'instantanément, sans laisser aucune trace de leur passage; d'autres n'agissent qu'au bout d'un certain temps et laissent des désordres tels, que d'après ceux-ci, on pourrait presque reconnaître la nature de la substance vénéneuse.

Cependant, quoique certains poisons agissent lentement, il est impossible d'admettre comme réelle la description que les auteurs anciens nous donnent de ces poisons qui ne causaient la mort qu'au bout d'un temps plus ou moins long et à des époques fixes; on peut très bien concevoir cependant qu'une substance vénéneuse pourra être administrée à des doses trop faibles pour donner la mort, tout en détruisant la santé, et si de temps en temps on renouvelle cette faible dose, la mort pourra être et sera même la suite nécessaire de cette manœuvre criminelle; mais il est impossible d'admettre, je le répète, qu'un poison donné à telle époque fera mourir à une autre époque fixe et calculée.

Si l'intensité d'action des poisons varie suivant leur espèce, elle ne variera pas moins pour chacun d'eux en particulier, suivant leur état de division.

Ainsi un poison insoluble agira moins vite en fragments qu'en poudre, et agira le plus souvent moins fortement qu'un poison soluble, et l'action de ce dernier sera plus ou moins prompte, selon qu'il sera dissous ou à l'état solide, et souvent la dissolution alcoolique du poison agira mieux que la dissolution aqueuse. De plus, les autres circonstances étant égales d'ailleurs, un poison introduit dans le canal digestif agira d'autant plus fortement que celui-ci sera plus vide.

En effet, si l'estomac renferme des aliments, la substance vénéneuse sera enveloppée par eux, sera séparée des parois de l'estomac et ne pourra agir sur elles, ne les irritera pas ou ne sera pas absorbée, et, même dans quelques cas, sera décomposée, si elle est en petite quantité.

Mais il n'est pas nécessaire que les poisons soient introduits dans l'estomac pour qu'ils agissent. Ils peuvent déterminer des accidents lorsqu'ils sont administrés en lavements ou appliqués sur la muqueuse de l'œil, du vagin, sur une plaie, comme on en voit trop souvent des exemples dans l'emploi mal dirigé de la pommade rouge arsenicale; mais jamais l'action des poisons n'est aussi prompte que lorsqu'on les applique sur les tissus séreux ou veineux.

Les poisons agissent donc sur l'homme de différentes manières. Ou bien ils irritent et détruisent même les parties qu'ils touchent, et déterminent la mort sympathiquement; ou bien ils n'irritent pas, ou ils irritent peu les parties avec lesquelles ils sont en contact, et ne causent la mort qu'après avoir été absorbés, et en agissant sur les différents systèmes de l'économie, le système nerveux, les organes de la circulation, etc., etc.

Il est impossible de nier l'absorption de certaines substances. En effet, comment, sans elle, expliquer la mort survenue peu d'instants après l'application d'un poison sur le tissu cellulaire de la cuisse, sans qu'il laisse de traces d'irritation locale; et, souvent même, dans ce cas, on trouve des altérations dans le poumon, le cœur et les intestins. Il est évident que dans ces cas les altérations ne peuvent être expliquées que par le transport de la substance vénéneuse dans le torrent de la circulation.

Ce qui vient encore à l'appui de cette opinion c'est que la promptitude avec laquelle la mort arrive est en raison directe de la faculté absorbante des parties sur lesquelles on applique les poisons.

Ainsi, applique-t-on un poison sur la peau, il n'agira que faiblement, et s'il agit avec force ce sera seulement après l'avoir ulcérée; il agira avec beaucoup plus de rapidité s'il est placé sur le tissu cellulaire, et surtout s'il est injecté dans les veines.

D'après cela, si on est appelé pour examiner le cadavre d'un homme empoisonné, on ne sera pas étonné de ne pas y trouver d'altérations d'organes, puisque le poison aura pu être appliqué sur des parties absorbantes, dans lesquelles il n'aura déterminé aucun changement.

M. le docteur Borry a fait des expériences qui prouvent, d'une manière positive, l'absorption de certaines substances vénéneuses. Après avoir placé l'une d'elles sur la cuisse d'un lapin, il a vu qu'il arrêtait l'action du poison au moyen d'une ventouse qu'il appliquait sur la plaie, et dont il entretenait l'action au moyen d'une pompe. Il a vu que non seulement il faisait cesser les accidents qui avaient paru, mais encore que, par le même moyen, il les empêchait de se manifester. Cette expérience a réussi même lorsque les animaux avaient eu deux ou trois accès de convulsion.

Je crois que ces expériences sont concluantes, et que, d'après elles, on ne peut mettre l'absorption en doute. Enfin l'action de certains poisons est souvent différente dans l'état de maladie ou de santé.

Après ces généralités sur l'action des poisons, voyons si quelques symptômes ne pourront pas faire reconnaître que l'empoisonnement a eu lieu par un poison irritant, narcotique, narcotico-âcre ou septique.

Symptômes qui peuvent faire supposer que l'empoisonnement a eu lieu par un poison irritant. Le malade se plaint d'un sentiment de chaleur âcre dans la bouche et l'arrière bouche, de constriction dans la gorge, de sécheresse dans la bouche et l'œsophage; il survient des vomissements violents de matières bilieuses, quelquefois sanguinolentes, et qui peuvent bouillonner sur le carreau si leur nature est acide; des douleurs épigastriques et abdominales ne tardent pas à se manifester, et elles sont dans certains cas si aiguës que le malade ne peut rester un seul instant en place, et qu'il lui est impossible de supporter la moindre pression sur l'abdomen.

Symptômes qui peuvent faire soupçonner que l'empoisonnement a eu lieu par une substance narcotique. La douleur est peu vive dans l'estomac, souvent même elle n'existe pas; dans certains cas, il est vrai, les malades se plaignent de vives douleurs, mais qui ont leur siége, non seulement dans l'estomac, mais aussi dans d'autres parties du corps; le malade n'éprouve pas la saveur âcre, brûlante, que déterminent les poisons irritants; il ne sent pas de constriction à la gorge, mais il survient des vertiges, un affaiblissement très grand des membres abdominaux, suivi quelquefois de paralysie; la pupille se dilate et l'on voit apparaître la stupeur, le coma, et même des mouvements convulsifs qui souvent sont très légers.

Symptômes de l'empoisonnement par les poisons narcotico-âcres. Parmi ces poisons il y en a qui agissent d'une manière intermittente, les autres d'une manière continue.

Les premiers sont en général très amers et donnent lieu à des mouvements convulsifs très violents, qui, après quelques instants de durée, cessent tout d'un coup et reparaissent ensuite. Il se manifeste ainsi avant la mort un plus ou moins grand nombre de ces accès, séparés par des intervalles lucides; pendant ces accès les yeux sont saillants et convulsés, la langue, la bouche, les gencives deviennent livides, la respiration est suspendue par l'immobilité du thorax ; souvent les facultés intellectuelles n'éprouvent pas d'altération.

Les seconds qui agissent d'une manière continue, déterminent une vive excitation cérébrale, suivie des symptômes du narcotisme et de ceux d'une vive inflammation des organes mis en contact avec le poison.

Symptômes de l'empoisonnement par les poisons septiques. En lisant l'histoire de la morsure de la vipère et d'autres animaux vénimeux, on donnera avec plus d'avantage que nous ne pourrions le faire ici, les symptômes de l'empoisonnement par cette classe de poison.

Nous devrions peut-être ici indiquer les lésions de tissu qui se remarquent à la suite de l'action des poisons, mais notre but étant de faire reconnaître l'empoisonnement pendant la vie, la connaissance de ces lésions internes ne nous serait pas d'une grande utilité, aussi me bornerai-je à quelques lignes sur cet objet.

Lésions produites par les poisons irritants. Rougeur plus ou moins vive, inflammation, ulcération, gangrène ou perforation des intestins, etc.

Lésions produites par les poisons narcotiques. Il n'y a pas d'inflammation des intestins, les cadavres se putréfient facilement; quelquefois ils survient des taches violettes sur le corps. Dans l'empoisonnement par les narcotiques âcres qui agissent d'une manière continue il y a quelquefois une inflammation assez vive. Quant aux narcotico-âcres, qui agissent en donnant lieu à de violentes convulsions intermittentes, les lésions que l'on remarque après l'asphyxie.

Traitement de l'empoisonnement. D'après la classification que nous avons indiquée pour les poisons, nous avons nécessairement à examiner séparément le traitement qui convient selon la manière d'agir de la substance vénéneuse. Mais avant d'entrer dans ces détails nous devons dire quelques mots sur les contre-poisons.

On doit entendre par contre-poisons ou antidotes les substances qui, administrées dans l'estomac, peuvent détruire la substance vénéneuse et former, en se combinant avec elle, un composé

qui n'a pas d'action nuisible sur l'économie animale. Il ne faut pas regarder comme contre-poisons les substances adoucissantes qui calment l'inflammation ou celles qui facilitent l'expulsion du poison, il ne faut voir en elles que des médicaments. Tous les poisons n'ont pas malheureusement leur antidote.

Traitement général dans les empoisonnements. Il faut s'assurer d'abord de la nature du poison par l'analyse chimique, ou voir, d'après les symptômes, à quelle classe il appartient. (V. *Cuivre, Mercure, Foie de soufre, Arsenic, Plomb, Opium, Strychine*, etc.).

Traitement de l'empoisonnement par les irritants. Si le poison irritant est de nature à pouvoir être détruit par un contre-poison, il faut administrer celui-ci aussitôt qu'on est appelé auprès du malade. Si le poison a été avalé depuis peu, ou si on suppose qu'il n'a pas été expulsé complètement par les vomissements ou par les selles, on introduira l'antidote par la bouche, et dans certains cas il ne faudra pas négliger de le donner en lavement. Dans le cas d'empoisonnement par un acide, on donnera la magnésie délayée; si le poison est un sel de cuivre ou du sublimé corrosif, on fera prendre de l'eau albumineuse, si c'est un alcali on emploiera l'eau vinaigrée, etc. (Pour les détails voyez chaque poison en particulier). Dans le cas où on serait appelé après l'expulsion du poison, il faudrait éviter d'employer les contre-poisons qui pourraient augmenter l'inflammation; alors on emploierait un traitement anti-phlogistique dont l'énergie variera, suivant la nature du poison, et qui sera calculée d'après la violence des symptômes inflammatoires. Malgré l'emploi d'un contre-poison, on devra toujours favoriser les vomissements à l'aide de l'eau tiède et surtout en titillant la luette, mais seulement pendant qu'il y a encore du poison dans l'estomac, car plus tard, bien loin de soulager le malade, on aggraverait sa position; et sans attendre l'effet de l'antidote, on doit appliquer de suite sur l'épigastre et sur le ventre un grand nombre de sangsues, qui, employées plus tard, ne produiraient pas autant d'effet. (Pour le traitement subséquent V. *Gastrite, Entérite*, etc.). Si le poison avait été introduit par l'anus, ou si on supposait qu'il fût arrivé dans les gros intestins, c'est en lavement qu'on devrait administrer le contre-poison, et souvent, dans ces cas, des sangsues à l'anus ont produit de très bons effets. En résumé, le traitement à employer dans un cas d'empoisonnement par une substance irritante, consiste à administrer le contre-poison, s'il existe, à favoriser le vomissement jusqu'à ce que l'on suppose que le poison est expulsé, et à réagir, par les moyens les plus énergiques sur le système sanguin et sur le système nerveux.

Si le poison irritant ne peut pas être détruit par un contre-poison, il est évident qu'on se bornera à l'emploi des anti-phlogistiques, des adoucissants, des bains, etc. On devra toujours, dès le début, favoriser le vomissement; ce dernier précepte doit toujours être suivi lorsque le poison a été introduit dans l'estomac, car lorsque le poison a réagi par absorption, lorsqu'il a été placé sur une plaie, il est évident qu'en excitant le vomissement on aggraverait l'état du malade.

L'action de quelques poisons irritants peut être détruite par certains médicaments qui sont presque spéciaux. Ainsi, dans l'empoisonnement par les moules, on soulage immédiatement le malade par l'emploi de l'éther; il en est de même pour les cas où des accidents sont survenus après l'introduction dans l'estomac de certains poisons vénéneux (V. *Moules.*).

Traitement de l'empoisonnement par les narcotiques. On favorisera le vomissement à l'aide de deux ou trois grains d'émétique, ou de vingt ou vingt-cinq grains de sulfate de zinc dissous dans un verre d'eau environ. On peut aussi administrer un purgatif, si on suppose que le poison est parvenu dans les intestins; il ne faut jamais administrer les boissons acidulées avant que le poison ait été expulsé par les vomissements, sans cela les accidents deviendraient plus graves; mais après l'expulsion du poison on doit faire prendre, de cinq en cinq minutes, des boissons acidulées, l'eau vinaigrée, le suc de citron; on donnera aussi l'infusion de thé, de café, etc. Dans certains cas il sera nécessaire d'employer la saignée, les sangsues derrière les oreilles. (Voyez *Opium, Morphine, Acide hydrocianique,* etc.). Dans le cas où le narcotique aurait agi par absorption, on emploierait les moyens indiqués ci-dessus, les boissons acidulées, etc., mais on n'exciterait pas les vomissements.

Traitement des poisons narcotico-âcres. On ne connaît pas d'antidotes pour cette classe de substances vénéneuses, et le traitement variant suivant leur nature, il faut nécessairement les diviser en groupes. Nous les diviserons en six groupes. Premier groupe: les champignons. Deuxième groupe: la noix vomique, la fausse angustane, la strychnine, la brucine, l'upas-antiar, l'upas-tieuté, le camphre, la coque du levant, la picrotoxine. Troisième groupe: le tabac, la grande et petite ciguë, la belladone, le datura stramonium, la digitale pourpre, le colchique, le laurier aride, etc. Quatrième groupe : les liquides spiritueux. (V. *Alcool.*) Cinquième groupe: le seigle ergoté. (V. pour le traitement de l'empoisonnement les mots : *Champignons, Noix vomique, Tabac,* etc.).

Traitement de l'empoisonnement par les poisons septiques. (V. *Acide hydro-sulfurique, Rage, Pustule maligne, Serpents, Matières putréfiées, Miasmes,* etc.).

Les moyens de reconnaître les substances vénéneuses se trouvent dans leurs descriptions particulières.

O. LESUEUR,
Professeur agrégé pour la médecine légale
à la faculté de Paris.

EMPYÈME (*chir.*) s. m. On donne ce nom à une collection purulente dans la cavité de la poitrine. L'opération au moyen de laquelle on évacue cette collection se nomme l'opération de l'empyème (V. *Épanchement*).

EMPYREUME (*pharm.*) s. m. On donne ce nom à l'odeur de brûlé que contractent les substances

animales exposées à l'action d'un feu trop violent, et qui par ce fait éprouvent un commencement de carbonisation.; on nomme aussi huiles empyreumatiques les huiles que l'on obtient par la distillation des matières animales à feu nu. L'huile *empyreumatique* de *Dippel* est quelquefois employée comme anti-spasmodique puissant. Toutes les huiles empyreumatiques sont fortement excitantes.   J. B.

ÉMULGENT (*anat.*) adj. de *emulgere*, traire .On donne ce nom aux artères et aux veines qui correspondent aux reins, parce que c'est dans ces organes que l'urine se sépare du sang (V. *Reins*).

ÉMULSION (*pharm.*) s. f. d'*emulgere*, traire, tirer du lait. On donne le nom d'émulsion à une préparation d'apparence laiteuse faite avec des amandes, ou de l'huile et une matière gommeuse. Les amandes de presque tous les fruits peuvent servir à préparer des émulsions, mais les plus employées sont les amandes douces, les graines de pivoine, les noisettes, les noix, les pistaches, enfin toutes les semences huileuses qui ne contiennent pas un principe âcre; les graines de potirons, de concombres, de courges, ont reçu le nom de semences froides. Pour préparer ces émulsions on jette les semences dans l'eau bouillante, afin de les débarrasser plus facilement de leur enveloppe; on les triture ensuite dans un mortier de marbre, de verre ou de porcelaine, on les réduit, en y ajoutant du sucre, en forme de pâte que l'on délaye ensuite avec de l'eau; lorsque l'on veut former un looch, on y ajoute ordinairement de la gomme, afin de lier davantage l'émulsion. Les acides et l'alcool font ordinairement ce qu'on appelle tourner une émulsion, c'est-à-dire qu'ils s'opposent à la suspension de l'huile dans l'eau, suspension qui a lieu au moyen de la matière mucilagineuse et parenchymateuse que contiennent les amandes et que l'alcool ou les acides précipitent : aussi a-t-on soin, dans les prescriptions médicales, de ne jamais mêler de ces liquides à une émulsion.

Les émulsions se décomposent assez promptement, surtout en été, par la fermentation qui se développe entre les principes qui les constituent; on empêche ce phénomène en ajoutant une proportion très notable de sucre aux amandes, et c'est sur ce principe qu'est basée la préparation du sirop d'orgeat, avec lequel on peut faire instantanément une émulsion en en versant une cuillerée à bouche dans un verre d'eau.

On donne aussi à l'émulsion que l'on prépare pour boisson le nom de lait d'amandes. On le prépare de deux manières, selon que l'on veut l'administrer pour boisson ou comme potion. Le lait d'amandes comme boisson se fait avec:

Amandes douces.	1/2 once.
Eau.	1 litre.

Celui que l'on administre comme potion avec :

Amandes douces.	1 once.
Eau.	5 onces.

Cette potion doit se prendre en une seule fois; elle agit comme tempérante et légèrement calmante.

Ces émulsions doivent se préparer, ainsi que nous l'avons déjà dit, en pilant les amandes avec une légère proportion de sucre, suffisante pour édulcorer convenablement la boisson, et en ajoutant successivement et peu à peu l'eau qui doit les tenir en suspension; il est convenable de passer ensuite l'émulsion à travers un tamis.

Le *sirop d'orgeat* se prépare avec les proportions suivantes :

Pr. Amandes douces.   1 livre.
     id.   amères.   5 onces.
     Eau.   4 livres.
     Sucre.   8 livres.
     Eau de fleurs d'oranger.   3 onces.

Après avoir séparé les pellicules des amandes au moyen de l'eau bouillante, ainsi que nous l'avons déjà dit, on les pile avec une petite proportion de sucre et d'eau dans un mortier de marbre, ou bien on les broie en une pâte fine sur une pierre à chocolat ; on fait avec cette pâte et l'eau une émulsion dans laquelle on ajoute le sucre cassé par morceaux ; l'on fait chauffer à une température qui ne doit pas dépasser 40o, pour faire dissoudre le sucre ; l'on passe et l'on verse ensuite l'eau de fleurs d'oranger pour aromatiser. On conseille, pour conserver ce sirop, de garder les bouteilles à la cave, en ayant soin de les renverser de manière à ce que le goulot soit en bas, ce qui est facile en les plaçant sur une planche à bouteilles.

On prépare aussi des émulsions avec de l'huile d'amandes douces et de la gomme; cette potion émulsive se fait ainsi :

Pr. Huile d'amandes douces.   1 once.
     Gomme arabique.   2 gros.
     Sirop de fleurs d'oranger.   1 once.
     Eau de tilleul.   2 onces.

On mélange dans un mortier l'huile avec la gomme, que l'on a déjà humectée d'un peu d'eau; il est convenable de ne verser l'huile et l'eau que peu à peu : cette émulsion reste long-temps sans se décomposer, et est fort agréable au goût lorsque l'huile est bien fraîche.

On peut, au moyen de la gomme arabique ou de la gomme adraganthe, émulsionner ainsi toutes les huiles ; ce moyen est souvent employé pour faire prendre comme purgatif l'huile de ricin, qui seule inspire souvent beaucoup de répugnance aux malades. On prépare aussi avec les résines, les huiles essentielles et les gommes-résines, des émulsions qui se font avec de la gomme ou un jaune d'œuf; ces émulsions, dans lesquelles il n'entre pas d'huile fixe ont pour objet de suspendre dans l'eau des substances qui ne sont solubles ni dans l'alcool ou dans les huiles fixes. Ces sortes de préparations, qui ont reçu le nom de *fausses émulsions* s'emploient fréquemment, l'on administre ainsi et d'une manière plus commode le copahu, le camphre, l'huile de térébenthine, l'assa fœtida, etc., etc. La proportion de jaune d'œuf ou de gomme que l'on emploie pour mettre ces diverses substances en suspension, varie suivant la quantité de ces mêmes médicaments.

Les *loochs* que l'on emploie en médecine ne sont autre chose que des potions émulsionnées avec les amandes douces, les pistaches, l'huile ou les jaunes d'œufs ; ils ont reçu différents noms, suivant les substances médicamenteuses auxquelles ils servent de véhicule (V. *Looch*).
                                        J.-P. BEAUDE.

ENCENS (*mat. méd.*) s. m. Nom donné vulgairement à la résine nommée *oliban* (V. ce mot). L'encens des églises est un mélange de résine commune et de résine oliban.

ENCÉPHAL (*anat.*) s. m. du grec, *en* dans, et de *képhalè*, tête. Nom donné à toute la masse du cerveau et de la moëlle épinière (V. *Cerveau*).

ENCÉPHALOCÈLE (*path.*) s. f. du grec *enképhalone*, cerveau, et de *kélé*, hernie ; hernie du cerveau. Cette hernie ou déplacement du cerveau s'observe chez les enfants qui viennent de naître, et elle est déterminée par l'ossification tardive des os du crâne; d'autres fois elle a lieu après la naissance et même dans l'âge adulte à la suite d'une perte de substance aux os du crâne. Les enfants affectés d'encéphalocèles succombent le plus ordinairement dans les premiers temps qui suivent leur naissance, cependant on a vu des sujets qui portaient de ces tumeurs peu considérables vivre pendant de longues années, mais ces cas sont rares   J. B.

ENCÉPHALITE (*méd.*) s. f. C'est l'inflammation du cerveau (V. *Fièvre cérébrale*).

ENCÉPHALOIDE (*path.*) adj. du grec *enképhalone*, cerveau, et de *eïdos*, ressemblance, qui ressemble au cerveau. On donne ce nom à une matière blanchâtre, pulpeuse, qui se forme dans les tumeurs cancéreuses lors de leur dégénérescence, elles ont ordinairement le caractère d'une affection cancéreuse déjà avancée (V. *Cancer*).
                                        J. B.

ENCHIFRENEMENT (V. *Coryza*).

ENCLAVEMENT (*accouch.*) s. m. On donne ce nom à la position que prend la tête du fœtus lorsqu'elle se trouve fortement engagée dans le petit bassin, et que par son volume ou l'étroitesse de cette partie elle ne peut plus avancer ni remonter. On dit que la tête est simplement arrêtée au passage, lorsqu'elle ne peut franchir le petit bassin, mais qu'elle peut remonter facilement après chaque contraction utérine.   J. B.

ENDÉMIQUES (Maladies) (*méd.*) s. f. du grec *en*, dans et *démos*, peuple. On donne ce nom à des maladies qui se développent dans une localité par des causes qui sont inhérentes aux lieux mêmes, et qui y règnent constamment ; l'endémie diffère sous ce rapport de l'épidémie, en ce que cette dernière maladie n'agit que d'une manière passagère, tandis que l'endémie est permanente.

Les causes des maladies endémiques sont nombreuses ; elles tiennent le plus ordinairement au climat, à la situation des lieux, aux aliments habituels, aux vêtements et aux mœurs des populations. Ces causes, qui sont extrêmement variables par leur nature, peuvent, ainsi qu'on l'a constaté, donner lieu à une foule d'affections de caractères différents ; cependant il est des causes générales qui reproduisent les mêmes résultats : ainsi les lieux humides et marécageux déterminent constamment des fièvres intermittentes, dont l'activité se trouve en rapport avec l'élévation de la température; les localités humides, privées de lumière, et dans lesquelles l'air se renouvelle avec difficulté, favorisent chez les enfants le développement des affections scrofuleuses, et l'on observe ces résultats dans les quartiers étroits et populeux des grandes villes et dans les villages situés au centre ou dans le voisinage des bois et des forêts. Nous n'indiquerons pas ici toutes les maladies endémiques qui ont été observées dans les différents pays, on les trouvera dans ce dictionnaire à leurs noms spéciaux; cette énumération nous entraînerait dans des détails qui ne peuvent trouver place dans le cadre étroit que nous nous sommes tracé; il suffira de signaler quelques-unes de ces endémies les plus importantes par leur gravité et l'étendue des pays qui sont soumis à leur action.

La *peste*, qui autrefois n'apparaissait que d'une manière épidémique, est devenue endémique en Orient et surtout en Egypte, depuis que les Turcs se sont emparés de ces contrées ; les soins hygiéniques auxquels se soumettaient les populations antiques étaient parvenus à éloigner ce fléau, que l'incurie et le fatalisme des populations musulmanes laissent se perpétuer depuis des siècles. Notre savant collaborateur, M. Pariset, a démontré, dans un mémoire qu'il publia au retour de sa mission en Egypte, les avantages hygiéniques que les peuples de l'ancienne Egypte retiraient de l'embaumement des cadavres des hommes et des animaux, et il attribue, avec raison selon nous, le développement de la peste à la décomposition des débris organiques sur un sol régulièrement inondé et soumis à l'action d'une température élevée; nous reviendrons sur ce sujet au mot *Peste*.

La *fièvre jaune* ou typhus d'Amérique est endémique dans les îles de l'Archipel des Antilles et sur le littoral qui contourne le large golfe du Mexique. Dans l'intérieur des terres, sur les côtes de l'Océan-Pacifique, ce sont des fièvres intermittentes graves avec engorgement des viscères, et dont les conséquences sont souvent funestes aux individus non acclimatés. Dans cette partie du monde, la dernière arrachée au sein des eaux, si nous en croyons les géologues, l'humidité du sol jointe à l'action d'une température élevée rend le climat dangereux pour les Européens, dont l'organisation n'a pas encore été modifiée par son influence. Le résultat est si évidemment l'effet des causes que nous avons indiquées, que si l'on quitte le littoral et les vastes plaines où coulent les grands fleuves pour s'élever sur la chaîne des montagnes des Andes, on voit cesser, lorsque l'on est à une certaine hauteur, les maladies que nous venons d'indiquer, et l'on retrouve les maladies endémiques que l'on observe dans les régions alpines ; tel que le goître qui est si commun dans le

Valais, et dont M. Boussingault, ainsi que nous l'avons dit autre part, croit avoir reconnu la cause dans l'usage que font les habitants des montagnes de l'eau des glaciers, qu'ils boivent avant qu'elle n'ait été suffisamment aérée.

Le *choléra-morbus* est endémique dans l'Inde, sur les bords du Gange ; et pendant des siècles il n'avait pas quitté les rives du fleuve, lorsque dans ces dernières années il vint, en traversant l'immense plateau de l'Asie, exercer ses ravages en Europe. Ce fait, ainsi que plusieurs autres qui se sont manifestés dans les temps anciens et qui se renouvellent encore de nos jours pour diverses maladies, et surtout pour la fièvre jaune, montre qu'une maladie endémique peut quelquefois prendre le caractère épidémique, c'est-à-dire se développer au-delà des lieux qui lui donnent ordinairement naissance. C'est ainsi que la variole, qui autrefois était confinée en Asie et dans l'est de l'Afrique, s'est répandue en Europe dans les sixième et septième siècles.

Si l'on a observé que les maladies endémiques se déplacent quelquefois, on a également constaté qu'elles changent aussi de nature; ainsi les maladies de la peau et la lèpre, qui étaient si communes dans nos climats depuis le sixième siècle jusqu'aux quatorzième et au quinzième, sont considérablement diminuées aujourd'hui : la lèpre a même complétement disparu, car les cas rares de cette maladie que l'on observe encore aujourd'hui ont presque tous été contractés dans d'autres climats. La *plique*, qui était si commune en Pologne et qui affectait autrefois tous les rangs, devient, dit-on, plus rare aujourd'hui, et elle ne s'observe plus que dans les dernières classes de la société. Ces améliorations sont produites par le changement des mœurs, par les progrès des soins hygiéniques; ce sont de ces modifications heureuses qui sont dues à la civilisation et aux progrès des sciences, et qui viennent balancer avec avantage les reproches peu fondés, à notre avis, que l'on fait à la diffusion des lumières, et à ce qu'on appelle le déclassement de notre époque.

Il est peu de contrées du globe qui ne soient soumises à quelques maladies endémiques ; il en est dont il serait difficile de déterminer la cause. Dans ce nombre est la pustule d'*Alep* ou de *Bassora* (V. ce mot), qui ne se développe que dans ces localités, ou sur ceux qui les ont habitées quelque temps; elle apparaît quelquefois plusieurs années après qu'on a quitté le pays.

Au mot propre à chaque maladie endémique, nous donnerons des détails sur sa nature et sur sa marche, ce qui ne ferait qu'alonger cet article si nous les répétions ici.

J.-P. BEAUDE.

ENDERMIQUE (MÉTHODE) (*thér.*), s. f., du grec *en*, dans, et *derma*, peau. On appelle ainsi une nouvelle manière d'administrer certains médicaments, qui consiste à les appliquer sur la peau privée de son épiderme ; ils sont alors absorbés et portés dans le torrent de la circulation. Quoique indiquée depuis long-temps, cette méthode n'a été bien étudiée et employée que tout récemment (en 1823) par des médecins français; elle offre des avantages dans certaines indications thérapeutiques, et toutes les fois que l'estomac ou le reste du tube digestif étant malade ne pourrait, sans inconvénient, être mis en contact avec des médicaments actifs. Les substances ainsi introduites dans le corps agissent, en général, comme si elles avaient été avalées. On peut détacher l'épiderme au moyen d'un vésicatoire qu'on applique la veille; le lendemain on fait couler sa sérosité accumulée, et on enlève facilement l'épiderme soulevé; il reste alors une surface rouge et dénudée, sur laquelle on place le médicament; on peut renouveler cette application les jours suivants en enlevant chaque fois avec une spatule, une concrétion albumineuse qui se forme le plus souvent à la surface de la petite plaie. Au lieu du vésicatoire qui n'agit que d'un jour à l'autre, on peut se servir de la pommade de Gondret (pommade ammoniacale), qui soulève l'épiderme en moins d'un quart-d'heure. Le médicament, réduit en une poudre impalpable, est alors étendu uniformément sur la surface dénudée; s'il est liquide, on le verse goutte à goutte. Lorsqu'il est trop irritant, on modère son activité en le mêlant avec de la gélatine en poudre ou avec un corps gras. On recouvre ensuite le tout d'un morceau de sparadrap ou d'un linge convenablement maintenu. Parmi les substances ainsi administrées, nous citerons plus particulièrement l'acétate ou l'hydrochlorate de morphine; on en applique depuis un quart de grain jusqu'à un grain et rarement plus; la surface dénudée doit avoir un pouce environ de diamètre. La morphine agit alors comme un calmant local et général très énergique; aussi ce moyen est-il fréquemment usité pour combattre des névralgies et d'autres affections nerveuses. Il est inutile de dire que pour chaque médicament il faut calculer soigneusement les doses d'après l'énergie reconnue de la substance employée. (V. *Médicament.*) J. B.

ENDUIT (*path.*) s. m. On donne ce nom à une concrétion qui se forme sur une plaie ou sur une surface habituellement humide; la peau peut être aussi couverte, dans quelques maladies, d'un enduit particulier sécrété par les follicules qui entrent dans sa composition; les divers enduits dont la *langue* est couverte sont des signes importants dans les maladies (V. *Langue, Plaie*). J. B.

ENDURCISSEMENT DU TISSU CELLULAIRE (*méd.*) (V. *Nouveaux-Nés*) Maladies des).

ENFANT (*hyg. et path.*) s. m. C'est pendant la durée de l'enfance, qui s'étend depuis la naissance jusqu'à l'âge de la puberté, que l'organisation physique et morale présente le plus de développement et subit le plus de modifications. Les divers degrés que les médecins et les naturalistes ont cherché à établir dans le cours de l'accroissement de l'enfance, entre le premier, le second et le troisième âge, ne peuvent être déterminés d'une manière bien précise, et sont simplement indiqués par l'époque du travail de la première dentition, celle du développement des premières dents permanentes, et enfin par les changements qu'amène la puberté. Mais ces principales phases de l'accroissement physique de l'enfance, ne sont pas tellement tranchées, qu'on puisse en assigner les limites d'après les âges : cet accroissement ne se fait pas par saccades et par bonds, mais d'une manière lente, insensible, constante et plus ou moins régulière. Il y a d'ailleurs un grand nombre de variétés à cet égard. L'enfant qui vient de naître et qui est complètement bien organisé, apporte ordinairement en venant au monde, le germe des vingt premières dents, et déjà ceux des dents de remplacement; mais chez la plupart des enfants les incisives apparaissent dès les premiers mois de la naissance, chez d'autres elles ne poussent qu'au bout de six à huit mois; pour quelques-uns elles se font attendre jusqu'à un an et demi. L'époque du développement des premières dents permanentes, n'offre pas moins de variations, depuis quatre ans jusqu'à sept. L'âge de la puberté est aussi très variable, non seulement suivant les climats, mais même dans chaque climat, suivant la constitution individuelle et une foule de circonstances accessoires. Ce qu'il y a de plus constant, c'est l'accroissement rapide et le développement prodigieux de toutes les facultés physiques et morales, depuis la naissance jusqu'à l'âge de quinze à seize ans, terme moyen de la puberté dans les climats tempérés. L'enfant nouveau-né est si différent de celui qui a atteint dix à douze ans, qu'il n'y a plus rien de comparable entre eux : il n'est plus du tout semblable à lui-même; ce sont deux êtres entièrement distincts sous le rapport de l'organisation physique et du développement des facultés intellectuelles. Quand on rapproche ces deux extrêmes de l'enfance, on est admirablement surpris des changements extraordinaires qui s'opèrent si rapidement pendant la durée de ce premier âge de la vie. On conçoit dès lors facilement quels efforts considérables la nature a à faire pendant l'enfance, et pourquoi l'homme est, pendant cet âge, beaucoup plus exposé aux maladies qu'à tout autre époque de la vie. En effet, l'enfant est non seulement affligé de beaucoup de maladies qui sont particulières à cet âge, mais encore de presque toutes celles qu'on observe dans la durée du reste de la vie. Aussi combien l'enfance n'a-t-elle pas besoin de secours et de soins pour veiller à sa conservation. Afin d'atteindre son but, la nature a placé au cœur de l'homme ce sentiment profond et si durable de la paternité; mais c'est surtout à l'amour maternel, le plus pur, le plus vif, le plus constant de tous, qu'elle a confié la vie de l'enfant; c'est à la tendresse maternelle qu'est donné, dans toutes les positions sociales, le soin de veiller à la conservation de l'enfant et d'écarter de lui les dangers qui l'entourent. Notre intention étant surtout ici de guider les bonnes mères qui chérissent leurs devoirs, je m'adresserai particulièrement à elles dans cet article; je leur dois cet hommage : en partageant souvent leurs angoisses j'ai été à même d'admirer tout ce qu'il y a d'héroïsme dans l'amour maternel, et je ne saurais dire tout ce qu'il m'a inspiré de vénération, je dirai même de reconnaissance; car je l'ai souvent répété, la médecine chez les jeunes enfants offre tant de difficultés, qu'il faudrait y renoncer s'il n'y avait pas de mères. Leur merveilleux instinct ne laisse presque jamais rien échapper de ce qui peut éclairer le médecin; plus fidèles observatrices des prescriptions qui regardent leur enfant que de celles qui les concerneraient elles-mêmes, une sorte de respect religieux semble en quelque sorte leur défendre de s'en écarter. Elles comptent souvent pour rien les soins qu'on leur donne, mais quelle reconnaissance n'ont-elles pas pour ceux qu'on prodigue à leur enfant! Tant de dévouement, tant d'amour devraient au moins être récompensés par quelques jouissances, mais qu'elles sont rares et bien souvent achetées par de cruelles inquiétudes, quelquefois même par de cuisants chagrins!

> Si Dieu réserve à l'ame maternelle
> Un bonheur pur qui n'est point fait pour nous,
> Il mêle aussi parmi ces biens si doux
> D'affreux chagrins qui ne sont que pour elle.

Je ne parlerai point ici des soins à donner au nouveau-né, il en doit être question dans un autre article; mais à peine l'enfant a-t-il pris le sein, qu'il est déjà exposé à une foule de maladies différentes : ces maladies du premier âge de la vie ont été long-temps mal observées et mal connues. L'abandon et la négligence des médecins, il faut le dire, n'a pas peu contribué à laisser cette partie importante de la médecine en arrière et sous l'empire des préjugés des matrones et des commères. La dentition, les vers, l'accroissement ont été pendant des siècles considérés comme les causes principales des maladies du premier âge, tandis que ces causes ne sont le plus souvent que très secondaires ou simplement occasionnelles. Il est très naturel cependant que les enfants, qui sont organisés à la manière des adultes, qui sont exposés aux mêmes influences physiques, et qui sont encore beaucoup plus impressionnables et plus faibles soient sujets aux mêmes maladies. Celles du premier âge ont peut-être, sous plusieurs rapports, beaucoup plus d'analogie avec les maladies de la vieillesse qu'avec celles de l'âge adulte. Le jeune enfant semble toutefois très différent d'abord du vieillard sous le point de vue physiologique; dans l'un, tous les organes sont flexibles, mobiles et tendent au développement; dans l'autre il y a au contraire sécheresse, rigidité, difficulté à se mouvoir, et tous les organes tendent à se rétracter. Chez l'enfant il y a un afflux abondant de sensations et de mouvements de relations, tandis que chez le second toutes les excitations s'affaiblissent et les rapports des relations diminuent. L'enfant commence et s'essaie à vivre; le vieillard s'éteint et meurt par degrés. Néanmoins, malgré ces grandes différences, les maladies des extrêmes de la vie, présentent plusieurs points remarquables de ressemblance; la faiblesse, qui est le caractère distinctif de la vieillesse et de l'enfance, quoique dépendante de causes différentes, imprime à leurs maladies des formes communes et une marche analogue. Ainsi la prédominance de l'activité du cerveau chez les enfants, et l'affaiblissement de ce foyer d'excitation chez les vieillards, amènent des résultats à peu près semblables; les maladies de l'encéphale sont plus communes chez les uns et les autres que dans l'âge adulte, et presque toutes les affections graves dans l'enfance et la vieillesse, commencent par des symptômes cérébraux, qui masquent bien souvent d'abord les lésions principales. La délicatesse des organes chez les enfants, leur affaiblissement chez les vieillards, impriment à la marche de leurs maladies un caractère commun, tantôt une terminaison prompte et souvent funeste, tantôt, au contraire, une marche longue et chronique; sous cette dernière forme l'amaigrissement est alors chez tous deux porté au dernier degré, et les traits de la face s'altèrent de la même manière; les enfants ressemblent à de petits vieillards, et rappellent les figures de leurs grands parents : mais la grande différence qui existe toutefois entre les maladies graves des enfants et celles des vieillards, c'est que si les uns et les autres tombent souvent rapidement dans une grande prostration de forces, les premiers se relèvent beaucoup plus souvent et beaucoup plus rapidement que les autres, parce que les organes de l'enfant, étant seulement médiocrement épuisés, peuvent facilement réagir, au lieu que chez le vieillard la sensibilité des organes est tarie, et n'est plus qu'à peine susceptible de réaction.

Les maladies des organes de la digestion, sont le plus ordinairement celles qui se présentent d'abord chez les nouveaux-nés. Dès les premiers jours de la vie, la plupart des enfants paient leur tribut aux infirmités humaines, par la jaunisse et les coliques spasmodiques de l'estomac et des intestins : ils sont aussi assez fréquemment atteints d'inflammations gastro-intestinales et surtout d'entérites. Les moyens les plus sûrs de prévenir la plupart de ces maladies, sont de faire suivre aux jeunes enfants un très bon régime : il faut éviter en général de leur donner d'autres aliments que le lait de leur mère ou de leur nourrice, et si les circonstances s'opposent à ce qu'ils puissent prendre le sein, il faut leur donner seulement de bon lait de vache coupé avec de l'eau sucrée chaude. Beaucoup d'enfants nouveaux-nés se trouvent très mal des décoctions d'orge, de gruau ou d'autres substances féculentes qu'on ajoute au lait de vache; elles rendent la digestion beaucoup plus difficile, et donnent ensuite lieu à des vomissements ou à des diarrhées souvent interminables.

L'époque à laquelle on doit commencer à donner des aliments aux enfants à la mamelle, doit être différente, suivant les constitutions et les tempéraments des enfants, qu'il faut chercher à étudier dès les premiers temps de la vie. On doit en général, éviter de donner des aliments aux enfants délicats, avant cinq à six mois, parce que dans les premiers temps de la vie, leurs organes sont le plus souvent trop faibles pour bien digérer autre chose que le lait. Il faut également se garder de tenir les enfants uniquement au sein et sans autre nourriture jusqu'à un an : ces enfants, élevés seulement avec du lait, sont ordinairement très gras, très frais et d'une santé en apparence florissante; mais ils sont plus lymphatiques que d'autres et d'une constitution plus faible. Les enfants qui ont peu d'appétit, repoussent en général tout autre espèce de nourriture que le lait, et ne peuvent pas même le supporter; il faut ne donner à ceux-là que le sein, en leur offrant cependant toujours quelque chose à boire, ne fût-ce que de l'eau sucrée, pour leur faire contracter de bonne heure l'habitude de boire, ce qui est souvent très utile quand ils tombent malades ou qu'ils sont momentanément privés du sein. Certains enfants très voraces, ou dont les nourrices n'ont pas de lait, doivent prendre des aliments dès les premiers mois de leur naissance, mais il est prudent de commencer toujours par quelques cuillerées de substances liquides, et une fois par jour d'abord. Les premiers aliments qui conviennent en général le mieux aux enfants, sont les bouillies faites avec les fécules de pommes de terre ou d'arrow-root, la farine de froment, ou mieux encore la mie de bon pain sèche et réduite ensuite en colle claire par la cuisson prolongée dans l'eau. On ajoute à ces bouillies bien cuites un peu de lait de vache et du sucre. Chez les enfants faibles, sujets aux coliques venteuses, et qui ont le ventre très distendu par des gaz, il est souvent bon d'ajouter un ou deux grains d'anis concassé, qu'on laissera macérer quelques minutes seulement dans la bouillie très chaude, et qu'on jettera ensuite. Ces bouillies bien faites réussissent ordinairement à presque tous les enfants, même fort jeunes, calment leurs coliques et aident au sommeil; mais quelques-uns ne peuvent supporter que le lait, d'autres ne digèrent bien que les fécules, le bouillon de poulet ou de bœuf.

L'époque du sevrage ne peut pas être la même pour tous les enfants; il en est qu'on peut sevrer très jeunes sans aucun inconvénient : ce sont ceux qui mangent bien et qui mangent de tout sans être incommodés. Ceux au contraire qui ne veulent pas manger, qui sont facilement dévoyés par les plus légers aliments, ne peuvent être sevrés que très tard et par degrés. Le régime de ces enfants exige alors une grande surveillance ; beaucoup d'enfants tombent malades au moment du sevrage, parce qu'on se hâte trop tôt d'augmenter la quantité des aliments, tandis qu'il est très important, au contraire, de ne rien ajouter à leur alimentation ordinaire ; il suffit seulement de remplacer le lait de la nourrice par quelques tasses de lait coupé. L'oubli de ce précepte donne lieu à des indigestions successives, ou à un dérangement des fonctions digestives, qui jettent souvent l'enfant dans un tel état de faiblesse, qu'on est obligé de lui donner une nouvelle nourrice pour lui sauver la vie. Il survient fréquemment alors des ramollissements de la membrane muqueuse gastro-intestinale qui résistent à tous les moyens, et l'enfant succombe dans le dernier degré de marasme.

La diarrhée est une des maladies les plus communes chez les jeunes enfants. Ils ont en général des évacuations alvines, fréquentes et liquides, mais cependant dès que les selles deviennent plus abondantes que de coutume, qu'elles sont glaireuses, accompagnées de coliques et de pâleur de la face, il faut y faire une sérieuse attention, surtout si ces symptômes d'entero-colite, s'accompagnent de fièvre. Un préjugé très généralement répandu, c'est que les évacuations alvines répétées sont favorables à la dentition, et par suite de ce préjugé, malheureusement trop général, on laisse les maladies inflammatoires de l'intestin faire des progrès d'autant plus fâcheux qu'elles jettent ensuite les enfants dans une grande faiblesse, dont il est difficile de les relever; tandis qu'en suspendant tout de suite les aliments solides et surtout les bouillons et les aliments gras, et en mettant les enfants à un régime sévère, on pourrait écarter ces maladies fâcheuses dès leur origine; mais le préjugé populaire vient encore ici combattre les conseils éclairés de l'expérience. On croit aussi généralement qu'il ne faut pas mettre les jeunes enfants à la diète, qu'ils la supportent difficilement : il est en effet des enfants qui, comme quelques adultes, ne peuvent être mis à la diète, et qu'on est obligé de nourrir quelquefois, même dans des maladies inflammatoires, mais ce n'est là qu'une exception. En général les enfants supportent très bien la diète, et elle est aussi nécessaire souvent chez eux que dans un autre âge, seulement elle doit être comme toujours, relative à l'état des forces de l'individu malade. Mais au lieu de suivre un régime convenable et de s'adresser aux hommes éclairés, qui sauraient reconnaître la véritable cause du dérangement des fonctions digestives et la combattre, on s'adresse trop souvent alors à des gardes, à des amies, à des commères qui supposent presque toujours le travail de la dentition comme cause de la maladie, et recommandent de ne pas modifier l'alimentation, ou bien attribuent le désordre des digestions à la présence des vers, ce qui est encore plus fâcheux. En conséquence on administre les vermifuges, qui ne peuvent faire que beaucoup de mal quand il existe déjà une inflammation gastro-intestinale : j'ai vu certainement d'ailleurs bien plus d'accidents causés par l'emploi inconsidéré des vermifuges, que par les vers eux-mêmes.

Après les maladies du tube digestif, les plus communes chez les enfants du premier âge, sont les inflammations de la bouche, de la gorge et des voies aériennes. Parmi les inflammations de la bouche, on rencontre surtout les aphthes et le muguet. Un bon régime alimentaire dès les premiers jours de la naissance, est certainement un des moyens d'éloigner la fréquence de ces maladies. L'usage des bouts de gomme élastique, qu'on emploie quelquefois pour faciliter l'allaitement chez les femmes dont les mamelons ne sont pas bien développés ou sont affectés de gerçures, en fatiguant la bouche des enfants, devient souvent une cause déterminante des aphthes et du muguet (V. ces mots) ; les biberons durs offrent le même inconvénient.

Les inflammations du pharynx et des amygdales, et surtout les inflammations couenneuses qui précèdent en général le croup, sont ordinairement moins communes chez les très jeunes enfants que dans le second âge de la vie, mais cependant se rencontrent quelquefois (V. Angine couenneuse). Les inflammations externes de la gorge et des ganglions sont plus fréquentes. La crainte que les mères ont de voir ces engorgements aigus se terminer par suppuration et laisser de petites cicatrices sur les parties latérales du col, les engage trop souvent à employer les moyens qui préviennent quelquefois la suppuration, comme les applications réitérées de sangsues. Je ne saurais trop blâmer cette pratique dangereuse, qui jette souvent les enfants dans un grand abattement et dans un état languissant, qu'on ne voit cesser ordinairement que quand l'abcès se développe de nouveau. Il faut, toutes les fois que la maladie est circonscrite, accélérer la suppuration par de simples cataplasmes maturatifs. Ces dépurations aiguës sont en général favorables à la santé des enfants; en les retardant ou en les empêchant, on leur fait autant de mal, que si on supprimait une gourme. Les conséquences peuvent en être aussi fâcheuses.

Les affections catarrhales du larynx et des bronches, s'observent bien plus fréquemment chez les jeunes enfants que les maux de gorge profonds ou superficiels; les plus graves sont les croups, les rhumes ou les catarrhes des bronches, la coqueluche, les pleurésies et les pleuropneumonies plus ou moins circonscrites. La plupart de ces maladies débutent ordinairement brusquement, mais quelquefois aussi d'une manière plus ou moins insidieuse; il est par conséquent toujours prudent d'appeler promptement un médecin dès qu'un enfant a de la toux, de la fièvre et de la gêne dans la respiration. Certains enfants, dès leur bas âge, sont très disposés aux affections catarrhales : on en voit, à peine âgés de deux ans, qui ont déjà contracté plusieurs catarrhes comme leurs grands parents, ou qui même ont été atteints de plusieurs fluxions de poitrine. On ne peut lutter que bien difficilement contre ces dispositions primitives qui dépendent de l'organisation, si ce n'est en surveillant avec un soin extrême tout ce qui est relatif à l'hygiène des enfants. Il faut, en général, tâcher de très bonne heure de fortifier la poitrine et les bronches des enfants, et surtout de ceux qui sont disposés aux affections catarrhales; mais ce n'est pas en les tenant renfermés, comme on le fait trop souvent, dans des appartements très chauds, jour et nuit. Les enfants qui s'enrhument le plus souvent sont en général ceux qu'on tient le plus chaudement. Tous les enfants, et plus particulièrement peut-être, ceux qui ont les organes de la respiration plus faibles et plus susceptibles d'être affectés, ont constamment besoin d'air et d'air pur; il faut donc que ces enfants, tant qu'ils ne toussent pas, soient tenus presque toujours à l'air, pourvu toutefois qu'il ne soit pas très humide ou très froid. Il faut d'ailleurs les vêtir de laine appliquée immédiatement sur la peau, et pendant la nuit, ils devront être chaudement emmaillottés et placés dans des chambres bien aérées et sans feu, sur des sachets de balle d'avoine, de paille de riz ou

de fougère. Pour que les enfants ne soient pas refroidis par l'urine, on couvrira ces sachets de paille, pendant l'hiver, surtout dans les pays froids, avec des peaux de moutons percées de petits trous pour l'écoulement des liquides, ou avec de grands feutres de poils de lapin. Quand les enfants sont propres et ne sont plus emmaillottés, il faut les envelopper la nuit dans de grandes blouses fermées à cordons, afin qu'ils ne soient jamais nus et découverts pendant le sommeil. Il est essentiel que les barcelonettes et les berceaux, ou d'osier, ou de bois, ne soient pas rembourrés et fermés, excepté dans les premiers mois et quand il fait très froid. Il faut sans doute envelopper chaudement l'enfant, mais laisser l'air circuler et se renouveler sans cesse autour de lui : rien n'est plus nuisible que de le renfermer comme dans un coffre, où il ne respire que de l'air concentré, chargé des émanations qui s'échappent de la surface du corps, des urines et des matières fécales. Dans un âge plus avancé, il est bon, pour la même raison, de remplacer les petites barcelonettes à claires voies, par des berceaux à filets. Dès que les enfants sont assez avancés en âge pour prendre de l'exercice, c'est surtout en les tenant en plein air et en mouvement qu'on parvient à fortifier leur constitution, à les mettre à l'abri des variations de la température, et qu'on peut ainsi les rendre moins impressionnables aux causes qui provoquent les affections catarrhales.

Les maladies cérébrales sont fréquentes dès le premier âge de la vie. La prédominance physique du cerveau dans l'enfance, les excitations répétées qui tiennent sans cesse cet organe en action et accélèrent son développement, le travail fluxionnaire de deux dentitions successives, qui appelle sans cesse le sang vers la tête, prédispose nécessairement l'enfant aux congestions, aux inflammations du cerveau, aux convulsions et à toutes les maladies du système nerveux. On conçoit alors que si quelques écarts dans le régime viennent troubler les fonctions digestives, le désordre de ces fonctions, doit souvent réagir sur le cerveau, et déterminer secondairement des accidents sérieux, dont la cause première n'est souvent que dans les organes de la digestion. Beaucoup de convulsions ne sont chez les enfants, sans doute, qu'un symptôme de maladies sympathiques du cerveau ou du travail de la dentition, mais fréquemment aussi elles dépendent des affections du ventre, et quelquefois même d'une simple indigestion. Le moyen de prévenir beaucoup d'affections cérébrales chez les enfants, comme dans les autres âges, consiste donc souvent dans la sobriété et le régime. On doit, en général, restreindre chez eux tous les aliments indigestes, qui leur sont d'autant plus nuisibles qu'ils sont plus faibles. Les très jeunes enfants ne digèrent point, en général, la plupart des racines, qu'ils aiment cependant beaucoup, comme les carottes, les panais, les pommes de terre; les fruits à épiderme épais, tels que les cerises, les bigarreaux, les prunes, les pommes, les poires, etc.; j'ai vu plusieurs fois des indigestions produites par ces aliments, déterminer des convulsions. Les boissons alcooliques, en irritant le systè·ue nerveux, amènent les mêmes résultats sans donner lieu à des indigestions; aussi un régime alimentaire très doux et l'abstinence complète de toutes les substances irritantes, sont-elles autant indispensables pour prévenir chez les enfants les maladies du cerveau que pour s'opposer à celles de l'intestin. Il n'est pas moins essentiel d'écarter d'eux toutes les causes physiques qui peuvent avoir une action directe sur le cerveau, telles que l'action prolongée du soleil brûlant, celle de la pluie froide sur la tête, etc. Les maladies aiguës de la peau sont surtout le partage de l'enfance: la plus affreuse de toutes, la petite vérole, est heureusement moins à craindre; en se hâtant, dès les premiers mois de la vie, de recourir à la vaccine. Quant à la rougeole et à la scarlatine, la plupart des enfants en sont atteints. L'inoculation de ces maladies a été abandonnée avec raison, comme impuissante: il faut qu'ils paient leur tribut; le seul moyen de les en préserver serait un isolement complet, qu'il est de toute impossibilité d'obtenir pour un long intervalle, et qui ne peut avoir par conséquent qu'une influence momentanée. Il faut cependant recourir à ce moyen, dans quelques circonstances particulières, lorsque les enfants sont déjà malades ou affaiblis par un travail pénible de dentition, ces conditions étant très défavorables pour contracter une nouvelle maladie, dont les suites pourraient alors être très graves.

Les maladies cutanées subaiguës ou chroniques, comme les eczéma, les impétigo, les lichen, les herpes, les psoriasis, etc., sont très communes chez les enfants, même en bas âge. Plusieurs de ces maladies d'ailleurs sont souvent héréditaires. Parmi les moyens qui sont surtout recommandables pour s'opposer à leur développement, et pour les combattre, lorsqu'elles se sont manifestées, les bains simples, médicamenteux ou minéraux occupent certainement le premier rang; les bains chauds ou froids, suivant les circonstances, sont un des agents hygiéniques les plus importants pour les enfants: indépendamment de ce qu'ils ne peuvent être remplacés par aucun autre moyen, sous le rapport de la propreté, ils sont également utiles pour calmer les excitations cérébrales et les différentes maladies qui en dépendent, soit pendant le travail de la dentition, soit après, et pour prévenir toutes les maladies cutanées ou en faciliter ensuite la guérison. On rencontre cependant quelques enfants, mais en petit nombre, qui comme certains adultes ne peuvent supporter aucune espèce de bains chauds; ils les affaiblissent, les accablent, les jettent dans la tristesse. D'autres, au contraire, sont tellement agités par les bains chauds, que ce moyen les prive de sommeil. Il faut donc, quand on commence l'usage des bains chez les enfants, observer avec soin les effets qu'ils en éprouvent, et consulter aussi l'idiosyncrasie des parents, dont les enfants se rapprochent nécessairement le plus souvent. Chez ceux qui se trouvent dans le cas des exceptions que nous signalons, il n'est pas possible d'employer les bains chauds, il faut se contenter chez eux des

lotions sur tout le corps avec de l'eau chaude, à la manière anglaise, ou tenter les bains froids dans les circonstances convenables et quand la température le permet.

A l'époque de la seconde dentition, l'organisation physique de l'enfant a déjà subi beaucoup de modifications; il a perdu par degrés ses formes arrondies, ses graces enfantines. Les excitations cérébrales ne sont pas moins vives, moins répétées que dans le premier âge, mais elles deviennent plus profondes. Toutes les facultés de l'intelligence se développent: l'enfant se rapproche peu à peu de l'adulte par sa constitution, et ses maladies changent aussi un peu de caractère; elles sont moins insidieuses, plus tranchées, et commencent à prendre les formes de celles de l'âge adulte. Chez les enfants qui sont à la fin du travail de la seconde dentition et qui touchent à l'âge de la puberté, la différence est encore moins prononcée, les fièvres graves, les inflammations de poitrine se dessinent d'une manière aussi caractéristique que dans un âge plus avancé; les maladies sont en général, dans cette dernière période de l'enfance, moins fréquentes et moins graves; la mortalité est aussi, par la même raison, moins grande que dans le premier âge de la vie, mais cependant c'est dans l'intervalle qui se passe entre le commencement de la seconde dentition et l'âge de la puberté, que l'enfant est le plus exposé à certaines maladies fâcheuses qu'on ne rencontre pas aussi fréquemment dans les autres âges de la vie, particulièrement aux affections tuberculeuses et au rachitisme. La maladie tuberculeuse est une des causes les plus fréquentes de mortalité chez les enfants, principalement dans les grandes villes. Cette maladie se manifeste quelquefois dès les premiers temps de la vie, mais ordinairement plutôt à l'époque de la première ou de la seconde dentition, sous des formes très différentes: tantôt elle se porte principalement à l'extérieur, envahit les ganglions du col, qu'elle engorge d'une manière plus ou moins prononcée, tantôt elle se présente sous la forme d'abcès froids de couleur violacée, et disséminés sur différentes parties du corps; ces altérations, qui s'accompagnent presque toujours de gonflement et de carie des os, sont désignées sous le nom de scrofules. Lorsque l'affection tuberculeuse se porte vers le ventre, elle donne lieu à la maladie connue sous le nom de carreau, et si elle se développe dans les poumons ou dans les ganglions bronchiques, elle conduit plus ou moins rapidement à la phthisie pulmonaire ou bronchique. Ces maladies, trop souvent héréditaires et qui reconnaissent pour principe la même cause, se transmettent presque toujours des parents ou des grands parents aux enfants, avec de simples modifications de formes; ainsi les parents phthisiques donnent naissance à des enfants scrofuleux, ou des scrofuleux engendrent des enfants qui sont affectés de phthisie pulmonaire ou de carreau; et lorsque les tubercules se développent en même temps dans le cerveau, comme il arrive très souvent, les enfants succombent à des maladies cérébrales qui, dans ce cas, sont toujours incurables, parce qu'elles ne sont qu'une conséquence d'une dégénérescence organique. C'est ordinairement de cinq à dix ou douze ans que ces affections tuberculeuses sont plus communes. Lorsqu'elles se portent principalement du côté des poumons, elles marchent plus rapidement chez les jeunes filles à l'approche de la puberté, aussi la phthisie pulmonaire est-elle plus commune chez ces dernières que chez les garçons. Le croisement des familles et des races d'organisations différentes est certainement un puissant moyen de prévenir autant que possible la transmission héréditaire de ces fâcheuses maladies; mais quand la mortalité précoce d'un des parents, par suite de quelque affection organique de ce genre, donne lieu de craindre un aussi triste héritage pour les enfants, il est bien important de chercher, par tous les moyens possibles, à en prévenir les conséquences. On ne peut parvenir à combattre les dégénérescences tuberculeuses héréditaires qu'en agissant dès les premiers temps de la vie. Les enfants nés malheureusement de parents phthisiques doivent, dès leur naissance, éveiller l'attention et la sollicitude du médecin : il est prudent, en général, de ne pas laisser ces enfants trop long-temps au lait pour unique nourriture, à moins que l'état des organes digestifs ne leur permette pas de supporter d'autres aliments. Tout autre espèce de lait que celui d'une bonne nourrice doit leur être interdit, et il faut le plus tôt possible les mettre à l'usage des bouillons de viande, des œufs, du riz, et du régime fortifiant, vulgairement appelé anti‑scrofuleux. Tous les moyens hygiéniques et même thérapeutiques mis en usage pour combattre l'affection scrofuleuse, lorsqu'elle est déjà manifeste, doivent leur être progressivement appliqués, mais dans les mesures convenables suivant les circonstances qui se présenteront et qui peuvent être bien appréciées seulement par un médecin éclairé (V. *Scrofules*). Lorsqu'on tarde à recourir aux moyens pophylactiques jusqu'au moment où quelques symptômes de l'affection tuberculeuse se manifestent, du côté du cerveau, de la poitrine ou du ventre, il n'est déjà plus temps, la médecine alors est impuissante. Il est donc bien essentiel de ne pas attendre que quelque irruption morbide se manifeste chez ces enfants pour réclamer les conseils de l'art : que les parents ne se laissent pas abuser, ce qui n'arrive que trop souvent, par les apparences trompeuses de fraîcheur et d'embonpoint qui, presque toujours, en imposent sur le véritable état de la santé de ces enfants lymphatiques.

Après les affections scrofuleuses, le rachitisme est une des maladies qui doit le plus éveiller la tendresse et la sollicitude des parents. Cette maladie commence souvent à se manifester dès la première dentition, mais c'est surtout pendant le cours de la seconde dentition et jusqu'à l'époque de la puberté qu'elle fait le plus de progrès; on ne saurait trop fréquemment surveiller le développement de la taille, principalement chez les jeunes personnes. La bonne conformation est nécessaire aux deux sexes, mais elle est encore plus importante chez les jeunes filles, qui sont un jour destinées à de-

venir mères; et cependant avec les habitudes que notre civilisation leur impose dès leurs premières années, les déviations de la taille sont bien plus communes chez les jeunes filles élevées soit chez leurs parents, soit dans les pensionnats, que chez les jeunes garçons. A quoi tient cette différence? A ce qu'on ne s'occupe pas assez dans nos mœurs de l'éducation physique des jeunes filles, qui est peut-être cependant des plus nécessaire, car la nature a plus d'efforts à faire pour bien conformer la femme que l'homme. Pour faciliter le développement et la bonne conformation des jeunes filles, il est essentiel de ne pas les resserrer dans leurs vêtements et de ne pas comprimer leur taille dans des corsets, jusqu'au moment où elles sont formées, de leur laisser la même liberté dans leurs mouvements et dans leurs jeux qu'aux garçons : la course, la marche, les exercices gymnastiques pris modérément et en raison de leur force, sont aussi nécessaires aux jeunes demoiselles qu'aux jeunes garçons, et parmi les exercices gymnastiques, la natation est certainement le meilleur, pour celles qui sont surtout disposées aux déviations de la colonne vertébrale, parce qu'il a l'avantage d'exercer tous les muscles sans fatiguer la colonne vertébrale par le poids du corps, et qu'il imprime une action tonique à tous les organes par l'impression du froid. C'est un préjugé fâcheux pour la santé des jeunes personnes que celui qui s'oppose à ce qu'elles se livrent aux mêmes exercices que les jeunes garçons, qui pourraient seuls fortifier leur constitution; il en résulte que nous en faisons de jeunes filles débiles et de petites vieilles, dès qu'elles sont devenues mères.

Vers l'époque de la seconde dentition, et surtout à l'approche de la puberté, certaines mauvaises habitudes que contractent souvent les enfants doivent éveiller particulièrement la surveillance paternelle. Le plus souvent la cause de ces mauvaises habitudes est purement physique et spontanée; de légères inflammations, presque toujours dartreuses, se portent sur les parties génitales de l'un et l'autre sexe dès les premières années de la vie, et déterminent un prurit qui appelle d'abord l'attouchement machinal et involontaire de l'enfant et y développe ensuite des sensations qui dégénèrent en habitude; on peut combattre cette première cause par l'usage répété des bains, des lotions, des soins de propreté, et enfin par tous les moyens qui peuvent détruire l'affection cutanée si elle existe; mais il est bien plus difficile de déraciner les habitudes qui sont le résultat de mauvais penchants spontanés ou transmis, et ceux-là sont d'autant plus dangereux qu'ils altèrent à la fois le moral, compromettent la vie des enfants faibles et accélèrent rapidement la mort de ceux qui sont atteints d'affections tuberculeuses. Rien ne doit donc être négligé par les parents et par les surveillants de la jeunesse pour arrêter les conséquences fâcheuses de l'onanisme (V. ce mot); tous les moyens médicaux, chirurgicaux, mécaniques, doivent être mis en usage et concourir avec les conseils moraux et religieux, qui sont la seule base d'une bonne éducation. Ce n'est pas au reste, dans ce cas seulement, que l'influence morale et religieuse peut réagir avantageusement sur le physique de l'enfant : en lui imprimant de bonne heure l'habitude de l'obéissance passive, en l'éloignant des mauvais penchants, en hâtant le développement de son intelligence et de sa raison, elle lui apprend dès ses premières années à savoir vivre, à supporter les maux physiques comme les petites contrariétés auxquelles il est exposé. L'enfant religieux et docile aide à sa guérison par sa résignation même. L'enfant mal élevé et gâté, semblable au contraire à une brute, est irrité par la maladie, par les remèdes et même par les soins qu'on lui prodigue. Il prolonge la durée de son mal par ses colères et son opiniâtreté à refuser tous les secours, et il le rend beaucoup plus grave et plus difficile à guérir. L'éducation morale, c'est le cas de le dire aux parents trop faibles ou trop insouciants, influe donc sur le physique de l'enfant comme sur son cœur et sur sa raison.

GUERSANT,
Médecin de l'hôpital des enfants.

ENFANTEMENT (V. *Accouchement*).

ENFLURE (*path.*) s. f. Se dit de l'augmentation du volume de la peau ou du tissu cellulaire sous-cutané ; ce mot est synonyme de gonflement, et il n'est presque pas usité en médecine : ainsi on se sert du mot de *tuméfaction* pour désigner le gonflement produit par l'inflammation, de celui de *boursoufflure*, pour désigner un gonflement non inflammatoire, de celui d'*œdème* pour indiquer une augmentation de volume causée par l'épanchement d'un liquide séreux, de celui d'*emphysème* pour indiquer le même effet produit par l'épanchement d'un gaz ; l'enflure de tout le corps, causée par un épanchement séreux, a reçu le nom d'*anarsaque* (V. ces mots).　　J. B.

ENGELURE (*path.*), s. m. *pernio*, *Burgantia*, *erythema pernio* (Alibert). Inflammation chronique avec engorgement de la peau et du tissu cellulaire sous-cutané, produite par l'action prolongée du froid et attaquant principalement les pieds et les mains, quelquefois les oreilles et le bout du nez. Le siége le plus ordinaire est aux orteils et aux talons. On donne vulgairement le nom de *mules* aux engelures qui affectent cette dernière partie ; le dessus des doigts et le dos de la main sont aussi fréquemment atteints par cette maladie.

Les enfants, surtout ceux qui sont faibles, lymphatiques, disposés aux scrophules ; les femmes, et en général les personnes douées de peu d'énergie vitale sont principalement sujettes à cette affection. On croit aussi avoir observé qu'elle est héréditaire chez quelques individus. Le froid alternant avec la chaleur est la cause immédiate des engelures ; aussi rien ne favorise plus leur développement que l'habitude de réchauffer brusquement par une vive chaleur les pieds ou les mains engourdis par le froid, surtout si ces parties sont mouillées. On sait qu'elles sont caractérisées par une couleur rouge, violette ou bleuâtre de la peau avec un gonflement souvent considérable ; qu'elles font éprouver une douleur particulière accompagnée de chaleur, de picotements, d'engourdissements et de démangeaisons parfois insupportables, surtout pendant la nuit.

Lorsque les engelures sont négligées et que l'on continue de les exposer alternativement au froid et au chaud, le mal s'exaspère promptement, il se forme des ampoules, des crevasses, et plus tard des ulcères qui saignent facilement, qui sont très douloureux, et difficiles à guérir ; on a vu même survenir dans quelques cas la gangrène et d'autres accidents très fâcheux. Il s'en faut du reste que toutes les engelures aient cette gravité ; le plus souvent elles sont superficielles et ne sont caractérisées que par un léger gonflement un peu de rougeur et de la démangeaison. Non traitées elles durent en général tout l'hiver et disparaissent au printemps. Un grand nombre d'enfants cessent d'y être sujets quand ils ont atteint l'âge de la puberté.

Le meilleur moyen de prévenir les engelures serait de ne pas s'exposer au froid, mais on sent que ce conseil est souvent impraticable, à cause des professions et des devoirs à remplir. On devra, alors, autant que possible faire usage de gants ou d'autres vêtements propres à entretenir une douce température ; il faudra aussi éviter le contact de l'eau froide, et le passage rapide du froid au chaud. On fera bien d'habituer les mains au froid dès les commencements de l'hiver en les frottant avec de la neige, et de les fortifier en les fomentant avec de l'eau-de-vie camphrée, une décoction de noix de galle, de l'eau salée, du sel ammoniaque en solution ; une bonne précaution consiste aussi à recouvrir de temps en temps les mains et les pieds d'une très légère couche de beurre de cacao ou d'un autre corps gras. On a préconisé contre les engelures une foule de recettes dont quelques-unes sont plus nuisibles qu'utiles. Voici en général ce qu'il convient de faire : lorsqu'elles ne font que commencer, qu'il n'y a ni chaleur ni douleur, mais seulement de la démangeaison et des picotements, il est utile de fortifier la peau par des substances excitantes et toniques ; ainsi on pourra faire des lotions avec l'eau-de-vie camphrée, le vin aromatique, l'eau blanche, (eau commune, demi-litre, extrait de saturne, deux gros, eau-de-vie, un petit verre), la lessive de cendre de sarment, l'eau très chargée de sel, l'eau de cologne, etc. On devra éviter de tremper les mains dans l'eau tiède. Les préparations suivantes ont été souvent employées avec succès.

Pr. Eau-de-vie.	1/2 livre.
Sel ammoniaque.	2 gros.
Camphre.	2 gros.

Mêlez et employez en lotions le matin.

POMMADE.

Pr. Blanc de baleine.	1 once.
Cire blanche.	4 onces.
Huile d'olives.	8 onces.
Baume du Pérou.	1 once.
Acide hydrochlorique.	18 grains.

Mêlez et employez en onctions.

Le baume de fioraventi et l'onguent styrax ont aussi été mis en usage avec avantage, surtout lorsque l'inflammation n'est pas vive.

Quand les engelures seront très enflammées et douloureuses, on aura recours aux simples embrocations d'huile d'amande douce légèrement camphrée. Les crevasses et les ulcérations seront pansées avec du cérat saturné ou un mélange battu de vinaigre, de sureau et d'huile rosat récente. Depuis long-temps M. Alibert emploie, pour guérir et faire avorter les engelures, un moyen simple et très efficace, que quelques médecins se sont plus tard approprié en le publiant comme nouveau; ce moyen consiste à cautériser superficiellement la peau malade avec le nitrate d'argent ou la pierre infernale. On parvient très bien ainsi à faire cicatriser les crevasses et les petites ulcérations qui sont parfois très douloureuses. Nous ne ferons que mentionner ici quelques autres remèdes également vantés, les précédents pouvant toujours suffire; ce sont : l'électricité, les lotions de chlorure de chaux, les vapeurs du vinaigre bouillant, l'essence de térébenthine, etc. Si les engelures se compliquaient de carie et de gangrène, il faudrait avoir recours aux moyens indiqués contre ces deux affections.

J. BEAUDE.

ENGHIEN (Eau minérale d'). Enghien est un petit village situé au bas de la colline sur laquelle est construit Montmorency, à quatre lieues nord de Paris, sur le bord de l'étang Saint-Gracien. Les eaux d'Enghien, que l'on avait d'abord nommées eaux de Montmorency, sont sulfureuses, froides, elles furent découvertes, en 1766, par le P. Cotte, curé de Montmorency; la source qu'il découvrit et que l'on désignait alors sous le nom du ruisseau puant, est située au nord-est de la digue qui encaisse l'étang, et elle sortait des glacis mêmes de cette digue; c'est la plus considérable, et elle est nommée la source de *Cotte* ou du *Roi*. A la partie sud-ouest de la même digue est une autre source moins considérable, qui a reçu le nom de source de la *Pêcherie*. En 1774, les commissaires de l'académie de médecine qui furent chargés de visiter ces sources, en découvrirent une nouvelle dans la prairie qui est en tête de l'étang, mais cette source paraît avoir été abandonnée; enfin, en 1835, M. Bouland, maintenant directeur de l'établissement d'Enghien, découvrit aussi une source nouvelle, qui ne le cède en rien à celles déjà connues, et sur laquelle l'académie de médecine vient de faire un rapport favorable.

La source de Cotte, la plus ancienne, placée près du déversoir septentrional de l'étang, était souvent inondée avant que M. Le Vieillard fît construire un petit réservoir en maçonnerie, et couvrir la source par une voûte; elle était dans cet état lorsque Fourcroy la visita en 1785; depuis, elle a subi des améliorations, ainsi que toutes les parties qui forment maintenant l'établissement d'Enghien, par les soins de M. Péligot qui en est le véritable fondateur. Le volume d'eau fourni par cette source et les deux petites qui y

ont été jointes, qui sont la source de la Rotonde et celle du Réservoir, est d'environ 80 mètres cubes en 24 heures, ou 80,000 litres d'eau.

La source de la *Pêcherie*, moins abondante que celles dont nous venons de parler, contient les mêmes principes, mais dans des proportions différentes, suivant quelques chimistes, et parfaitement semblables si l'on s'en rapporte aux travaux d'analyse faits par M. Longchamps.

M. Chevreul a donné une théorie de la formation des eaux d'Enghien, qui nous paraît assez vraisemblable et que nous croyons devoir présenter ici : il pense que cette eau est produite par la décomposition du sulfate calcaire dont est formé le terrain, par l'action de certaines matières organiques. M. Henry fils, qui s'est aussi occupé de l'analyse des eaux d'Enghien, accepte cette opinion et même l'appuie sur de nouveaux exemples de formation d'eaux semblables prises à Bilazais et à Passy. Bien que l'on ignore à quelle profondeur et dans quel point cette décomposition a lieu, il paraît cependant certain qu'elle s'effectue dans un même foyer et sort ensuite de la terre par plusieurs issues; il résulte de cette décomposition des hydro-sulfates de chaux et de magnésie, de l'acide carbonique qui réagit sur les carbonates terreux pour les convertir en bicarbonates et les rendre solubles, et de l'autre sur les hydro-sulfates en les décomposant et en favorisant le dégagement de l'acide hydro-sulfurique, dont on sent l'odeur lorsque l'eau arrive à la surface du sol; les autres sels sont enlevés au terrain par l'action dissolvante des eaux.

Les eaux d'Enghien sont limpides et incolores, leur température est de 11 à 12° Réaumur; elles ont une odeur d'œufs pourris et une saveur fade et douçâtre d'abord, et ensuite légèrement amère. Lorsqu'elles sont exposées au contact de l'air, elles se couvrent bientôt d'une pellicule blanchâtre formée par du soufre et du carbonate de chaux mélangés d'un peu de carbonate de magnésie, elles dégagent dans ce cas une quantité assez considérable d'hydrogène sulfuré dont on sent l'odeur à une distance assez notable des sources. On a aussi remarqué que par l'action de l'air il se forme de l'acide sulfurique, dont on a reconnu l'existence sur la voûte qui recouvre la source. Cette eau contient trois gaz en dissolution, de l'azote, de l'hydrogène sulfuré et de l'acide carbonique; les sels sont les sulfates de chaux, de magnésie et de potasse; des muriates de potasse et de magnésie, des hydro-sulfates de potasse et de chaux, des carbonates de chaux et de magnésie, de la silice, de l'alumine et des traces de matières végétales. M. Henry fils n'admet pas l'existence du muriate de potasse, il le remplace par du muriate de soude.

Les eaux d'Enghien sont administrées en boisson, en bains et en douches; lorsqu'on les administre en boisson, on les coupe souvent dans le commencement de leur emploi avec deux tiers ou moitié d'eau d'orge, de lait ou de tout autre boisson adoucissante, dont on diminue la dose à mesure que l'on s'habitue à l'action de l'eau minérale. La quantité d'eau que l'on boit par jour varie suivant les individus; elle est de deux verres à deux bouteilles, mais une bouteille est la proportion qui est le plus ordinairement adoptée.

Lorsque l'on administre l'eau pour bain, comme sa température n'est que de 12o Réaumur, on est obligé de faire chauffer cette eau, et l'on a adopté pour cette opération un procédé qui permet que l'eau n'ait aucun contact avec l'air, ce qui empêche la décomposition partielle, qui serait le résultat inévitable de l'action de chaleur; on a même constaté que l'on pouvait élever la température de l'eau à 100° sans qu'elle éprouvât d'altération sensible. La température à laquelle on élève l'eau d'Enghien est ordinairement de 50°, ce qui est une chaleur plus que suffisante pour les besoins des bains et des douches.

L'eau d'Enghien est employée dans presque tous les cas où l'on fait usage des eaux sulfureuses : dans les maladies de la peau, dans les affections rhumatismales, dans les catarrhes chroniques, les paralysies, les affections chroniques du cerveau et des viscères abdominaux, les rétractions musculaires. On a remarqué que l'emploi de ces eaux détermine des démangeaisons, des rougeurs et même des éruptions à la peau. Les personnes d'une constitution sanguine et pléthorique doivent n'en faire usage qu'avec une grande circonspection, il en est de même des personnes qui sont affectées d'une maladie aiguë; dans ces divers cas, on a vu des accidents être la suite de l'usage des eaux; il faut ici appliquer ce que nous avons déjà dit plusieurs fois pour les eaux minérales, c'est que leur emploi ne peut être laissé à la discrétion du malade : enfin les eaux d'Enghien doivent être proscrites toutes les fois qu'une forte réaction fébrile accompagne une affection chronique.

L'établissement d'Enghien, qui aujourd'hui a acquis un développement assez considérable, est en activité pendant toute la belle saison; l'action des eaux se trouve favorisée, à cette époque, par la température, l'air pur, l'aspect d'une végétation active et d'un site pittoresque. Cet établissement, qui est très fréquenté aujourd'hui, contient trente baignoires et huit cabinets de douches.

J. P. BEAUDE,
Inspecteur des établissements d'eaux minérales,
membre du conseil de salubrité.

ENGOUEMENT (*path.*), s. m. C'est l'accumulation dans un organe creux des matières qui y sont portées ou sécrétées; il y a engouement des intestins lorsque les matières fécales s'y accumulent jusqu'au point de produire des accidents; ce cas s'observe quelquefois dans l'anse d'intestin qui forme une hernie, et les accidents qu'il produit peuvent être confondus avec ceux de la hernie étranglée (V. *Hernie.*). Il y a engouement des bronches et des poumons lorsque les mucosités qui sont sécrétées ne peuvent pas être expulsées au dehors, et que par leur présence elles gênent la respiration. **J. B.**

ENGOURDISSEMENT (*path.*), s. m., *torpor*, état

particulier de stupeur d'une ou de plusieurs parties du corps, caractérisé par un sentiment de pesanteur, et par la difficulté ou l'impossibilité de faire exécuter à ces parties leurs mouvements habituels. L'engourdissement s'accompagne, dans beaucoup de cas, de picotements et de fourmillements incommodes. Cet état est dû au trouble et à l'interruption momentanée de l'action du système nerveux; ainsi on peut le produire à volonté en comprimant le principal nerf d'un membre; la compression d'une artère donne lieu au même effet. L'influence inconnue des nerfs sur les tissus vivants est alors troublée, et ce trouble se manifeste par une diminution de la sensibilité et de la faculté locomotive. L'engourdissement est le symptôme de plusieurs maladies; on l'observe dans le myélite (V. *Colonne vertébrale* (Maladies de la), dans plusieurs affections nerveuses, et toutes les fois qu'une tumeur accidentelle ou un corps étranger vient à comprimer un nerf. Le froid, en diminuant l'énergie des fonctions vitales, produit aussi le même effet.

Lorsque l'engourdissement est occasionné par une cause passagère, il se dissipe peu à peu de lui-même; et on peut hâter le rétablissement de l'action nerveuse par des frictions sèches ou faites avec l'eau-de-vie camphrée. Lorsqu'il est dû à une cause permanente, c'est cette cause même qu'il faut combattre. **J. B.**

ENKYSTÉ (*path.*), adj. du grec *en* dans, et de *kustis* vessie, dans une vessie. On donne ce nom à des tumeurs, à des hydatides ou des collections de liquides qui sont renfermées dans une poche membraneuse qui a reçu le nom de kyste. Il y a des tumeurs enkystées, des hydropisies enkystées. (V. ces différents mots et le mot *kyste.*) **J. B.**

ENROUEMENT (*méd.*) (V. *Aphonie.*)

ENTÉRALGIE (*méd.*), s. f. du grec de *entérone* intestin, et de *algos* douleur, douleur qui a son siége dans les intestins. On donne ce nom à des affections spasmodiques des intestins, dans lesquelles l'inflammation ne joue aucun rôle. M. Alibert, dans sa *Nosologie philosophique,* a donné ce nom générique à toutes les espèces de coliques; cependant on désigne le plus ordinairement sous ce nom un état particulier des intestins analogue à la gastralgie, dans lequel les intestins jouissent d'une grande susceptibilité nerveuse, sans cependant être le siége d'une inflammation. Les entéralgies ont souvent été confondues avec des entérites chroniques; cette erreur ne faisait que prolonger et aggraver une maladie qui ne doit nullement être traitée comme une inflammation et dont on a posé la base du traitement au mot *Cardialgie.* L'entéralgie s'observe souvent à la suite des entérites chroniques qui ont été long-temps traitées par une méthode antiphlogistique un peu active, et souvent elle laisse croire à l'existence d'une inflammation qui a cédé depuis long-temps. **J. B.**

ENTÉRITE (*méd.*), s. f. du grec *entérone* intestins. On désigne sous ce nom l'inflammation des intestins (V. *Intestins* (maladie des).

ENTÉROCÈLE (*chir.*), s. f. du grec *entérone* intestins, et de *kélé* hernie. On donne ce nom à une hernie formée par l'intestin seulement. (V. *Hernie.*)

ENTÉRO-CYSTOCÈLE (*chir.*), s. f. C'est une hernie formée par l'intestin et la vessie.

ENTÉRO-ÉPIPLOCÈLE (*chir.*), s. f. C'est une hernie formée par l'intestin et l'épiploon.

ENTÉRO-MÉSENTÉRIQUE (*méd.*), adj. M. Petit, médecin de l'Hôtel-Dieu a donné ce nom à une fièvre qu'il regardait comme ayant un caractère particulier qui était l'engorgement et l'ulcération des ganglions du mésentère. Aujourd'hui cette affection est regardée par les médecins comme une des formes de la *dothinenterie.* (V. ce mot.)
J. B.

ENTÉROTOME (*chir.*), s. m. du grec *entérone* intestins, et de *temno* je coupe. Dupuytren avait donné ce nom à des pinces longues et de forme particulière qu'il employait dans le traitement des anus contre nature (V. ce mot). M. Cloquet a donné également ce nom à de longs ciseaux destinés à ouvrir rapidement le canal intestinal lorsque l'on procède à des ouvertures de cadavres.
J.-B.

ENTÉROTOMIE (*chir.*), s. f. C'est une opération qui consiste à ouvrir les intestins, soit pour obtenir la guérison d'un anus contre nature, soit, dans certain cas d'opération de hernie étranglée, pour évacuer l'intestin lorsqu'il est trop plein de matière fécale ; cette opération est rarement usitée dans ce dernier cas.
J. B.

ENTORSE (*chir.*), s. f., du v. *intorquere* tordre, tourner de travers; on appelle ainsi, *la distension violente et même la déchirure partielle des ligaments et des parties molles voisines d'une articulation par suite d'un mouvement forcé :* cette maladie était encore autrefois connue sous le nom de *détorse*, et le vulgaire emploie fréquemment le mot *foulure* pour la désigner.

Toutes les articulations ne sont pas également sujettes à cet accident; il arrive surtout aux jointures retenues par des ligaments nombreux et très serrés, tels sont le pied, le poignet et la colonne vertébrale; le coude et le genou en sont quelquefois atteints; mais c'est au pied qu'appartient le fâcheux privilége d'en être le plus souvent affecté.

Il ne faut pas confondre l'entorse avec le *diastasis* (mot tiré du grec *dosémi* je sépare), qui consiste dans un *écartement* de deux os parallèles, assujétis par une articulation latérale, comme le tibia et le péroné, le radius et le cubitus. Il sera parlé du diastasis à propos des luxations dont il forme le degré intermédiaire qui les sépare de l'entorse.

Les entorses des articulations, autres que celles de la colonne vertébrale, réclamant à peu près le même traitement, nous ne décrirons que celles du pied comme les plus fréquentes de toutes et pouvant servir de type pour comprendre les autres. Nous nous occuperons ensuite des entorses de la colonne vertébrale.

Entorses du pied. Elles surviennent ordinairement dans un faux pas, lorsque le pied s'est trouvé brusquement porté en dedans ou en dehors, en même temps que le poids du corps qui le presse de haut en bas augmente la tension des ligaments. D'autre fois c'est dans une chute sur les pieds, l'un de ces organes étant dans une fausse position. On n'en finirait pas si l'on voulait énumérer les différentes circonstances qui ont toutes pour résultat commun de produire une violente distension des ligaments.

Il est certaines circonstances individuelles qui *prédisposent* aux entorses. Ainsi les sujets faibles et débiles, les scrofuleux, les rachitiques, dont les ligaments sont mous et relâchés, sont plus exposés à cet accident que les sujets vigoureux et bien constitués, dont les articulations, maintenues par des ligaments robustes, peuvent aisément résister à une distension exagérée. Quelques auteurs ont fait remarquer que les personnes dont les pieds sont plats étaient souvent affectées d'entorses, et cela se conçoit, puisque chez elles le bord externe du pied reposant à terre dans toute son étendue, ce qui n'a pas lieu pour un pied bien conformé, le moindre accident de terrain peut déterminer le renversement en dedans.

Les *symptômes* de l'*entorse* varient suivant qu'elle est *légère* ou *grave* : j'insiste sur cette distinction, parce qu'elle sert de base au traitement.

1° *Entorse légère.* Au moment de l'accident, le blessé éprouve une douleur plus ou moins vive, mais toujours assez forte pour gêner considérablement la marche : au bout de quelques heures, le pied se gonfle autour des malléoles, mais surtout de la malléole externe, si le pied s'est renversé en dedans, comme c'est le cas le plus ordinaire. En même temps la peau offre une légère nuance rosée, ou si quelques petits vaisseaux sanguins ont été rompus, il se forme une légère infiltration sanguine qui donne aux téguments une couleur bleuâtre. Là pression sur les parties malades et le moindre mouvement déterminent de vives douleurs. Si la maladie est abandonnée à elle-même, cet état persiste pendant quelques jours, puis les parties tuméfiées reprennent leurs dimensions normales. La peau, s'il y avait infiltration de sang, passe au brun clair, puis au jaune, et enfin recouvre son aspect naturel; en même temps la douleur diminue, mais se fait sentir encore assez long-temps après que les autres accidents ont disparu.

2° *Entorse grave.* Ce sont à peu près les mêmes phénomènes, mais portés à un degré bien plus élevé. La douleur qui se manifeste sur-le-champ est tellement aiguë et déchirante, que le blessé peut perdre connaissance ; toutefois cette syncope dure rarement au-delà de quelques instants : la marche, qui n'était que difficile dans le cas précédent, est ici complètement impossible; le pied ne peut être posé à terre sans occasionner

des souffrances atroces. En peu d'heures un gonflement considérable s'est emparé de l'articulation, et dès le lendemain il est arrivé à son apogée.
Ici ce n'est pas seulement une légère infiltration
sanguine que l'on observe, mais c'est quelquefois un véritable épanchement qui forme un petit
foyer au-dessous de l'une des malléoles ; autour
s'étend une large ecchymose bleuâtre ou d'un
rouge brun. Dans les cas de ce genre, l'inflammation qui s'est emparée de l'articulation ne se
dissipe qu'au bout de sept à huit jours, et la
douleur persiste pendant près de six semaines au
point de s'opposer à la marche, et souvent ensuite pendant plusieurs mois, mais à un plus
faible degré.

Il est clair qu'entre les deux états extrêmes
que nous venons de décrire, se rangent une foule
d'états intermédiaires qui forment la transition.

Les *entorses graves* présentent plusieurs complications qui exigent de la part des chirurgiens
un examen très attentif. Je ne parle pas de l'é-
panchement sanguin, il n'est jamais porté au point
de constituer un accident dont on doive s'alarmer; mais fort souvent il y a fracture du péroné
(V. ce mot) produite par le même mécanisme que
celui qui détermine l'entorse, et dans d'autres
cas, et quelquefois en même temps, arrachement
de la malléole interne : on conçoit qu'en pareil
cas ce n'est pas l'entorse qui est l'accident principal, elle descend alors au rôle de simple complication ; toute l'attention doit être dirigée du
côté de la fracture. La déchirure partielle des
ligaments est un des caractères de l'entorse grave
et l'une des causes qui tendent à retarder la
guérison, en même temps qu'elle rend les récidives plus faciles. Il ne saurait être question ici de
la déchirure complète, elle entraînerait la luxation, ou tout au moins le diastasis.

En traçant le tableau des symptômes que présente l'entorse, j'ai supposé le cas le plus favorable, celui dans lequel l'inflammation et l'engorgement qu'elle fait naître se *terminaient* par résolution; mais il n'en est malheureusement pas
toujours ainsi : trop souvent on voit l'entorse
bien ou mal soignée passer à l'état chronique;
l'irritation persiste dans les parties lésées, elle y
entretient un engorgement plus ou moins considérable et une disposition fâcheuse aux fluxions
inflammatoires à la plus légère occasion. Il n'est
pas rare de voir à ces engorgements chroniques
succéder une véritable tumeur blanche (V.
ce mot), et même une carie des os du pied.
C'est surtout chez les sujets scrofuleux que ces
accidents se rencontrent, mais avec une physionomie particulière, empruntée à la constitution
générale du sujet (V. *scrofule*). Remarquons
toutefois qu'ici l'entorse a été l'occasion et non la
cause première des désordres qui se déclarent.

De tout ce qui précède, il est facile de conclure que le *pronostic* doit se tirer de la gravité
de l'accident, de la nature de ses complications
et de la constitution du sujet.

J'ai hâte d'arriver au *traitement*. Comme nous
l'avons fait pressentir, il varie suivant que l'entorse est légère, grave, ou passée à l'état chro-

nique : suivons-le donc dans ces différentes conditions de la maladie.

Lorsque l'accident a été *léger*, il faut immédiatement plonger le pied dans un seau d'eau de
puits ou d'eau à la glace, que l'on doit renouveler
à mesure quelle tend à se mettre en équilibre de
température avec le pied. Quelques personnes
conseillent d'ajouter encore à l'effet sédatif de
l'eau froide par l'addition d'acétate de plomb
liquide (une demi-once par pinte d'eau). On pro-
longera ce bain pendant sept, huit, et même dix
heures, car le remède n'a d'avantage qu'autant
qu'il a été employé d'une manière continue : si
l'on en suspendait l'emploi au bout d'une heure,
par exemple, il en résulterait une réaction dans
la partie blessée qui changerait en inconvénient
grave un moyen véritablement héroïque. Le pied
étant retiré de l'eau, on l'enveloppera de compresses imbibées du liquide qui a servi au bain,
et que l'on changera dès qu'elles s'échaufferont.
On pourrait encore appliquer sur la partie lésée
une grande vessie à demi remplie de glace pilée,
avec la précaution de recouvrir le tout d'une
pièce de taffetas gommé, afin que le lit ne soit
pas mouillé; on entretiendrait ce topique pendant
quinze, vingt et même trente heures. Hâtons-
nous de dire que ces moyens ne sauraient être
employés sans danger sur les personnes dont la
poitrine est faible, ou qui sont actuellement en
sueur, et sur les femmes pendant l'époque de leur
menstruation : dans les cas de ce genre, on conseille un défensif composé avec un mélange d'a-
lun, de suie, d'opium et de blancs d'œufs battus
ensemble. Les réfrigérants ne conviennent que
dans les premiers moments qui suivent la blessure : au bout de quelques heures, lorsque le
gonflement se déclare, leur but, qui est de prévenir l'inflammation, se trouve manqué. On se
contentera alors d'envelopper le pied de cataplasmes de farine de graine de lin, que l'on arrosera, si la douleur est vive, avec de la décoction de têtes de pavot. Les premiers accidents
calmés, la tuméfaction disparue et la douleur
notablement diminuée, ce sont d'autres moyens
qui conviennent. Il faut rendre du ton et de la
force à l'articulation, et faciliter la résorption des
liquides épanchés : il convient alors d'entourer
l'articulation malade de cataplasmes imprégnés
de décoction de plantes aromatiques, telles que
la sauge, le romarin, la lavande, etc., ou même
d'eau-de-vie camphrée, et enfin de compresses
imbibées d'eau-de-vie camphrée pure et chaude.
Un mélange de gros vin et de décoction aromatique sera encore d'un excellent usage.

Dans les cas d'entorse *violente* que nous avons
décrits, il faut, si l'on peut le faire dès les premiers instants, employer les réfrigérants énergiques mentionnés plus haut, mais il est rare
qu'ils suffisent seuls; il faut en même temps des
saignées plus ou moins abondantes suivant la
force des sujets, des applications répétées de
sangsues en grand nombre, etc., moyens que l'on
doit laisser à la sagacité du chirurgien, seul juge
compétent en pareille circonstance,

Dans l'état *chronique*, on mettra en usage les excitants appropriés à la dernière période de l'entorse légère; on y joindra des bains de pied prolongés avec les mêmes décoctions ou du gros vin chaud. D'autres emploient avec avantage le sang de bœuf, mais ce moyen répugne à beaucoup de personnes ainsi que le suivant qui se trouve cependant indiqué par plusieurs auteurs, et qui consiste à plonger la partie lésée dans le ventre d'un bœuf que l'on vient d'abattre. On pourra, dans la saison, mettre le pied malade dans du marc de raisin, récemment sorti de la cuve; les eaux sulfureuses artificielles ou naturelles de Bourbonne, de Barèges, etc., seront encore d'une grande ressource pour rendre aux ligaments affaiblis la force et le ressort qu'ils ont perdus : je ne terminerai pas ces considérations sans parler d'un excitant très actif et bien utile en pareilles circonstances, les douches de vapeur que l'on dirige sur l'articulation malade.

Mais ce n'est pas tout que de guérir le malade, il faut encore le soustraire aux rechutes; il n'est point ici question du traitement général approprié au tempérament du sujet, mais seulement des moyens locaux propres à empêcher l'entorse de se reproduire. On évitera cet inconvénient, si grave par ses conséquences, en portant un bandage roulé, ou mieux encore un brodequin lacé en peau de chien, ou en fort coutil serrant et enveloppant d'une manière bien juste le bas de la jambe; des bottes fines et moulées, aussi exactement que possible, sur la forme des parties, rempliront la même indication.

Les divers moyens que nous avons énumérés suffisent pour amener à parfaite guérison les entorses du pied, sans avoir recours aux emplâtres ridicules, souvent dégoûtants et quelquefois nuisibles que prône le charlatanisme ou l'empyrisme aveugle de quelques bonnes femmes.

Entorses de la colonne vertébrale, connues dans le peuple sous le nom de *tour de reins*. Elles s'observent surtout à la suite de mouvements brusques, de torsion du corps d'un côté ou d'un autre, d'une mauvaise position prise dans le lit et conservée long-temps, d'efforts énergiques pour soulever un fardeau, etc., etc. Ces diverses causes ont pour résultat une distension soudaine et violente qui porte autant sur les muscles logés dans les gouttières vertébrales que sur les ligaments, et qui peut même amener la rupture de quelques faisceaux musculaires.

Les symptômes consistent dans une douleur ordinairement fort vive, occupant le plus souvent la région des reins, augmentant par la pression, se calmant dans certaines positions du corps, surtout l'extension, et s'exaspérant au moindre mouvement, au point d'arracher des cris : elle est quelquefois accompagnée d'un engorgement dans le point où elle se fait sentir. Si la douleur est très vive, si l'engorgement est très considérable, on fera une ou deux applications de sangsues (trente, quarante, et même cinquante ou soixante pour un adulte vigoureux et bien constitué). On appliquera des cataplasmes arrosés d'une décoction concentrée de têtes

de pavot ou de laudanum liquide de Sydenham. C'est dans ce cas surtout que conviennent les bains d'eau tiède prolongés pendant plusieurs heures, et dont on entretiendra la température à vingt-deux ou vingt-cinq degrés. On terminera le traitement par quelques frictions sur les parties malades avec l'eau-de-vie camphrée chaude ou un liniment volatil.

BEAUGRAND,
Docteur en médecine, ancien interne des hôpitaux de Paris.

ENTOZOAIRES (*zool.*), s. m. pl. du grec *entos* dedans et *zŏon*, animal. On désigne ainsi certains êtres parasites doués d'une vie propre, qui habitent dans l'intérieur du corps des animaux ; par opposition on a nommé *épizoaires* (*epi*, sur, *zŏon*, animal,) ceux qui vivent à la surface de la peau, tels sont *l'acarus scabiei*, les diverses espèces de *pediculi*, etc.

Les entozoaires forment deux classes distinctes; la première comprend ceux qui habitent dans l'intérieur du tube digestif, et que l'on a désignés plus particulièrement sous le nom de *vers intestinaux ;* ce sont chez l'homme *l'ascaride lombricoïde*, *le trichocéphale*, *l'oxyure vermiculaire*, *le bothriocéphale large* et *le tænia cucurbitain*. Ces espèces seront décrites, ainsi que les symptômes qu'elles occasionent et le traitement qu'elles nécessitent au mot *Vers intestinaux*.

Dans la seconde classe sont rangés les entozoaires qui se développent dans l'intérieur des organes, par exemple dans le cerveau, le foie, l'épaisseur des muscles, etc.; parmi ceux-ci nous avons déjà parlé des *acéphalocystes* et du *dragoneau* ou *filaire*, et non *silaire*, comme notre imprimeur nous l'a fait dire par une erreur typographique. Pour compléter l'énumération des entozoaires de l'homme, il nous reste à indiquer *l'échinoccoque* et *le cysticerque* du tissu cellulaire. Ces espèces seront traitées au mot *Hydatides*. L'existence de la *douve* du foie et du *strongle* des reins, fréquente chez les animaux, est douteuse ou extrêmement rare chez l'homme.

On a beaucoup disserté sur l'origine des entozoaires, et la question est loin d'être résolue; ils ne peuvent être produits par des germes venus du dehors, puisque des espèces analogues n'existent pas hors du corps des animaux, qu'on les rencontre dans l'épaisseur d'organes fermés de toutes parts, et qu'on en a trouvé même dans le tube intestinal de quelques fœtus. Admettrait-on que les œufs passent des parents aux enfants par le sperme ou la circulation, mais le volume de ces œufs est trop considérable pour adopter cette bizarre supposition, et d'ailleurs combien de parents exempts de vers donnent le jour à des enfants qui en sont tourmentés. On se trouverait donc amené à conclure que les entozoaires se forment par *génération spontanée*, quoiqu'il soit extraordinaire que cette génération spontanée puisse donner naissance à des êtres d'une organisation compliquée, de sexes distincts et qui peuvent se reproduire par des œufs; c'est au moins ce qu'on observe pour les vers du tube intestinal. Cette question, comme on le voit, mérite au plus haut degré de fixer les méditations du médecin philosophe, et nous regrettons que la nature de cet ouvrage ne nous permette pas de nous étendre davantage sur un sujet aussi intéressant.   J. B.

ENVIES (*path.*), s. f. pl. *nævi maternis.* On appelle ainsi certaines marques ou tumeurs que les enfants apportent en naissant, et qui persistent en général toute la vie. Une opinion généralement répandue veut que ces empreintes congéniales soient l'effet des impressions éprouvées par la mère pendant la grossesse, et qu'elles aient de la ressemblance avec les objets désirés ou qui ont vivement frappé. Sans rejeter entièrement cette hypothèse, il faut remarquer qu'elle n'est pas appuyée sur un nombre suffisant de faits authentiques pour l'admettre d'une manière définitive.

Les envies ou *nævi* forment deux classes; dans la première, les marques qu'on désigne plus particulièrement sous le nom de *spili* ne dépassent pas le niveau de la peau et ne consistent que dans une altération du pigment (*pigmentum*) ou matière colorante du derme, telles sont ces taches brunes, jaunes, safranées ou même noires qu'on observe si souvent disséminées çà et là sur la surface du corps. Elles n'occasionnent ni douleur ni démangeaison, ne présentent aucun danger et durent ordinairement toute la vie. Leur forme et leur largeur sont très variables; elles sont parfois régulières et offrent de la ressemblance avec certains objets usuels.

Dans la seconde classe qui comprend les *nævi* proprement dits, il n'y a pas seulement altération du pigment, mais il y a surtout un développement anormal d'une foule de petits vaisseaux sanguins. Tantôt alors les empreintes sont superficielles et le plus souvent rouges ou violettes (taches de vin), ou bien elles sont régulières et ressemblent à une feuille; leur bord est très rouge, et des lignes semblables à des veines partent d'un centre (*nævus foliaceus*). Tantôt le développement vasculaire étant plus prononcé, il se forme au-dessus de la peau de petites tumeurs de grosseur variable et qu'on a comparées pour l'aspect à des fraises, des framboises, des groseilles etc. Quelques-unes de ces excroissances ont un pédicule.

D'autrefois leur forme est irrégulière et leur volume plus considérable; on en a vu occuper toute la joue; elles constituent alors ce qu'on a nommé des *tumeurs érectiles* ; elles présentent des battements et une sorte de bruissement particulier.

Tous les *nævi* qui sont formés par un développement anormal des vaisseaux sanguins sont susceptibles de prendre une coloration plus intense sous l'influence de toutes les causes qui accélèrent la circulation; un écart de régime, une vive frayeur, l'approche des règles produisent cet effet.

Les petites taches en forme de lentilles brunes souvent légèrement proéminentes et recouvertes de poils, que l'on nomme vulgairement *signes*, appartiennent le plus souvent à la seconde classe des envies; lorsqu'on les irrite, elles peuvent se gonfler, devenir douloureuses et occasionner de la démangeaison. A cette même classe appartiennent

aussi les larges taches brunes recouvertes de poils que plus d'une fois l'on a eu occasion d'observer sur les joues de quelques individus.

Le traitement des envies est à peu près nul ; l'ablation par le fer ou les caustiques serait, il est vrai, un moyen de les détruire, mais à cause de la cicatrice le remède serait pire que le mal. Il est d'ailleurs prudent de ne pas toucher aux *nævi* vasculaires, qui dégénèrent quelquefois lorsqu'on les irrite. Quant aux tumeurs érectiles, lorsqu'elles font des progrès, et qu'elles présentent le danger d'une hémorrhagie difficile à arrêter, il faut avoir recours à une opération chirurgicale, qui consiste à lier le tronc artériel qui fournit du sang à la tumeur. La cautérisation dans ce cas est très dangereuse.

Nous indiquerons aussi en terminant un moyen qui vient d'être proposé par un médecin pour faire disparaître les taches pigmentaires superficielles. Ce moyen consiste à tatouer la partie maculée au moyen d'une poudre de la couleur de la peau et par le procédé qu'emploient si souvent les marins et les soldats.   J.-P. BEAUDE.

ÉPANCHEMENT (*chir.*), s. m. Le mot épanchement est une expression générique et complexe, en général mal définie, par laquelle on désigne *l'accumulation, dans une cavité naturelle ou accidentelle, de liquides normaux sortis des vaisseaux ou des réservoirs qui les renferment habituellement, ou de liquides anormalement sécrétés.* Développons cette définition : 1º Un organe, le foie par exemple, éprouve une contusion violente, la force du coup est telle que des vaisseaux sanguins sont rompus; le sang qui s'y trouve contenu s'en échappe, s'amasse dans le point où l'accident a eu lieu, distend, écarte la substance de l'organe et se creuse un foyer, au sein même de son parenchyme ; voilà un épanchement dans une cavité accidentelle et produit par l'issue d'un liquide normal hors de ses vaisseaux ; 2º que par suite d'une cause semblable une artère ou une veine s'ouvre dans le ventre ou dans la poitrine, on aura un épanchement dans une cavité naturelle ; 3º une rupture de la vessie, soit dans le ventre, soit dans le tissu cellulaire qui entoure sa partie inférieure et le dépôt de l'urine dans la capacité de l'abdomen ou dans ce même tissu cellulaire, donnera l'idée d'un épanchement par issue d'un liquide hors de son réservoir naturel ; 4º enfin que, par suite d'une inflammation violente, du pus se forme en *abcès* dans un organe ou soit versé dans une des cavités naturelles dont nous avons parlé, et vous aurez un épanchement déterminé par un liquide anormal.

D'après ce qui précède, on voit que la gravité dans les lésions de ce genre est subordonnée à la cause qui lui a donné naissance, et à l'importance de l'organe qui en est le théâtre.

Les épanchements peuvent être formés par de l'air, du sang, de la sérosité ou du pus ; les épanchements aériformes sont traités à l'article *Emphysème* ; ceux qui sont formés par le sang rentrent dans l'histoire des *plaies* ou des *hémorrhagies* ; une accumulation de sérosité constitue une *hydropisie*; nous ne parlerons donc ici que des épanchements purulents; et comme il a été parlé au mot *Abcès* des dépôts dans le sein des tissus, c'est-à-dire dans les cavités accidentelles, il nous reste à décrire ceux qui se trouvent dans les cavités naturelles.

I. *Épanchements de pus dans les cavités du cerveau.* Ils sont fort rares et dépendent d'une inflammation de la substance cérébrale ou de ses membranes, et ne nous offrent rien à noter ici de particulier.

II. *Épanchements de pus dans la poitrine.* Ils sont connus en chirurgie sous le nom d'EMPYÈME (de *en*, dans et de *puon*, pus). L'accumulation se fait dans les plèvres, sacs membraneux qui, après avoir revêtu chaque poumon, tapissent la partie correspondante des parois de la poitrine, et forment ainsi des cavités sans issue (V. *Poumons*).

Deux causes différentes peuvent déterminer l'empyème : tantôt, et c'est le cas le plus fréquent, le pus est produit par une violente inflammation de la plèvre (*pleurésie*), tantôt c'est un abcès formé dans un organe voisin qui vient s'ouvrir dans cette membrane et y verser la matière qu'il renferme. C'est ainsi que l'on a vu des collections purulentes du foie ou du poumon s'y frayer un passage ; que des foyers formés dans l'épaisseur des parois de la poitrine, au lieu d'aboutir en dehors se sont ouverts en dedans; d'où le précepte d'opérer de bonne heure les abcès situés très près des grandes cavités. Le liquide déposé à la suite de ces ruptures ne concourt pas seul à former l'empyème: par ses qualités irritantes il détermine une véritable pleurésie, dont le résultat est de produire une sécrétion purulente plus ou moins abondante, qui s'ajoute à la matière épanchée.

La quantité de pus que l'on rencontre dans la poitrine est très variable ; on en trouve souvent plusieurs pintes : quant au liquide lui-même, tantôt il est seulement séro-purulent, tantôt blanc, épais et crémeux, quelquefois aussi sanguinolent.

Procédons maintenant à un examen raisonné des *symptômes* de cette maladie : 1° l'amas du liquide dans la poitrine ne peut se faire sans comprimer le poumon; dès lors gêne très grande de la respiration, surtout si la collection s'est faite rapidement, et si le poumon opposé n'est pas sain; 2° non seulement le poumon est comprimé, mais le côté malade de la poitrine est obligé de se dilater pour faire de la place au pus qui l'envahit; on observe donc une différence notable dans les dimensions des deux moitiés latérales de la poitrine; les côtes s'écartent et se relèvent, les intervalles qui les séparent et qui sont ordinairement enfoncés sont refoulés par le liquide, et font saillie à l'extérieur : souvent même en pressant sur ces points on sent la fluctuation ; 3° dans l'état sain, si l'on frappe avec l'extrémité des doigts un coup sec sur la poitrine, il en résulte un bruit *sonore*, comme celui que l'on tire d'un vase creux; cette sonoréité est due à la distension des poumons par l'air, et il ne s'observe à la poitrine que *là où se trouvent les poumons*. Or quand le liquide prend la place d'un de ces organes, il en résulte nécessai-

rement un phénomène opposé ; le son est *mat*, et semblable à celui que produit la percussion d'un tonneau plein ; 4° dans l'état sain encore, l'oreille appliquée sur les parois de la poitrine fait entendre l'arrivée de l'air dans les poumons, qui occasionne un bruissement connu sous le nom de *murmure respiratoire*. Par la raison déjà énoncée ce murmure disparaît; on n'entend rien, excepté à la partie postérieure près de la colonne vertébrale, où se trouve le poumon refoulé; l'auscultation donne en ce point la résonnance particulière connue sous le nom de bronchophonie. Dans certains cas aussi, quand il y a à la fois de l'air et un liquide dans la poitrine, tout mouvement brusque et saccadé du malade fait entendre un bruit de flot; 5° si l'on applique la main sur les côtes d'un homme qui parle ou chante un peu fort, on perçoit un frémissement dont le point de départ est dans l'organe pulmonaire ; cette sensation n'existe pas chez un sujet dont un côté de la poitrine est rempli de pus ; 6° quand un malade affecté d'empyème se couche sur le côté sain, le liquide contenu dans le côté opposé pèse sur le premier et gêne la respiration ; le sujet doit donc se *coucher sur la partie malade. Ces* caractères purement locaux servent à faire reconnaître que la poitrine est le siège d'un épanchement et quel est le côté affecté: mais il y a en outre des *phénomènes généraux:* 1° l'embarras de la respiration entraîne un embarras dans la circulation ; de là une rougeur et une pâleur alternatives du visage avec le sentiment de bouffées de chaleur ; 2° le pouls est petit, serré et fréquent; 3° il y a des frissons irréguliers suivis de chaleur ; ces accidents surviennent souvent le soir : on observe cette forme particulière de fièvre dans les grandes suppurations internes, on la désigne sous le nom d'*hectique de résorption* ; 4° les principales fonctions s'exécutent mal, l'appétit se perd, un amaigrissement progressif et souvent rapide se déclare, la peau prend une teinte livide quelquefois accompagnée de bouffissure et d'enflure aux extrémités inférieures, avec tendance au refroidissement ; 5° enfin la maigreur arrive à son comble, la respiration s'embarrasse de plus en plus, une abondante diarrhée achève d'épuiser les forces du malade, qui succombe à tant de souffrances et avec toute sa raison.

La terminaison n'est pas toujours aussi fâcheuse : on a vu des empyèmes s'ouvrir à travers le poumon dans les voies aériennes et être rejetés par l'expectoration ; quand l'évacuation a lieu trop brusquement, le malade peut périr suffoqué. D'autres fois le pus se fait jour au dehors et vient former une saillie sous la peau, c'est ce qu'on nomme l'*empyème de nécessité*, car alors l'indication d'opérer est urgente. Enfin dans certains cas plus rares encore, la matière épanchée se résorbe peu à peu, le poumon, s'il n'a pas été trop comprimé, reprend ses fonctions et l'individu guérit.

On assure avoir vu cette heureuse terminaison annoncée par une crise consistant dans des sueurs, un flux de ventre et des urines abondantes et sédimenteuses, etc., mais, je le répète, tous ces cas sont malheureusement bien rares.

Le *pronostic* est donc nécessairement fort grave, et à moins que le sujet ne soit jeune, vigoureux, d'une bonne constitution, la maladie offre presque toujours une terminaison fâcheuse : cependant si les conditions favorables que nous venons de mentionner existent, on tentera l'opération qui nous reste à décrire : il n'est pas besoin d'ajouter que si l'empyème existait des deux côtés à la fois, la vie du malade courrait un danger bien plus grand.

Traitement. Lorsque les moyens appropriés à l'inflammation aiguë ou chronique de la plèvre ont échoué, que le liquide continue à distendre un des côtés de la poitrine, il faut pratiquer une opération que, par un vice de langage, plusieurs auteurs ont appelée du nom de la maladie qui la réclame. Cette opération consiste à pratiquer à travers les parois de la poitrine une ouverture qui permette l'évacuation de la matière purulente. Il y a deux méthodes principales : dans la première on ouvre assez largement pour faire sortir tout le liquide à la fois, dans la seconde on n'évacue que par portions. Quel que soit celui de ces deux modes que l'on adopte, l'opération présente deux temps bien distincts : 1° l'*ouverture*. Elle se fait avec un bistouri, et l'on a la précaution de couper couche par couche, ou bien elle se fait avec un trois-quarts que l'on plonge dans la poitrine : le trois-quarts est surtout employé quand on veut évacuer par portions successives. On opère au milieu de l'espace compris entre la colonne vertébrale et le sternum, entre les troisième et quatrième fausses côtes du côté gauche et entre les quatrième et cinquième du côté droit, en comptant de bas en haut. On opère plus haut à droite, à cause de la présence du foie dans cette région : 2° l'*évacuation du liquide*. Après en avoir fait sortir la quantité voulue, le chirurgien referme la plaie et la recouvre d'un emplâtre agglutinatif. Ceux qui veulent un écoulement continu mettent dans la plaie une bandelette de linge effilée ou bien une canule d'argent ; d'autres la bouchent avec une tente de charpie : quelques personnes pratiquent aussi des injections émollientes pour achever de nettoyer la poitrine.

Le *pansement* est fort simple : une compresse, quelques bourdonnets de charpie et un bandage de corps en font tous les frais.

III. *Epanchements de pus dans l'abdomen.* N'offre rien de spécial qui ne rentre dans l'histoire de l'hydropisie et de la péritonite.

IV. *Epanchements de pus dans les articulations.* Assez rares hors le cas de maladie des os, s'observent soit à la suite des inflammations de la membrane synoviale (V. ce mot), soit à la suite de maladies générales ou locales très différentes et semblent alors constituer de véritables *métastases*. Il est bien rare que le rhumatisme y donne lieu. Le traitement est donc celui de la lésion qui a servi de point de départ.

BEAUGRAND,
Docteur en médecine, ancien interne des hôpitaux.

ÉPAULE (*anat.*), s. f. *scapula*, en grec *ōmos*. Partie la plus élevée du membre supérieur chez l'homme ; tout le monde connaît sa forme et la saillie qu'elle présente en dehors. Elle est moins large en arrière chez la femme, quoiqu'en avant sa largeur paraisse être la même à cause de la courbure moindre de la clavicule. Les parties osseuses qui forment la charpente de l'épaule sont postérieurement l'omoplate, et antérieurement la clavicule avec l'extrémité supérieure de l'humérus : ces divers os sont maintenus par de forts ligaments. L'articulation du bras avec l'épaule porte le nom de *scapulo-humérale*. Des muscles nombreux servent aux divers mouvements de cette partie du corps : ce sont les *sus-épineux*, *sous-épineux*, *sous-scapulaire*, *petit rond*, *grand rond*, *trapèze*, *deltoïde*, *grand dorsal*, *angulaire*, *biceps*, *coraco-brachial* et *triceps* ; les vaisseaux sont fournis par les portions *sous-clavière* et *axillaire* des troncs brachiaux, et le plexus brachial donne à l'épaule les nerfs *sus-scapulaire*, *sous-scapulaire* et *axillaire*. En comparant les membres supérieurs aux membres inférieurs, l'épaule a pour analogue le bassin ; la différence qui est très prononcée chez l'homme est moindre chez divers animaux (V. *Aisselle*, *Clavicule*, *Humerus*, *Omoplate*).

ÉPAULE (Maladies de l'). Il a été traité des luxations de l'épaule au mot *Bras* (Maladies du). Les plaies et les contusions de cette partie du corps n'offrent rien de spécial (V. *Plaies* en général et *Articulations* (Maladies des).

Fractures des os de l'épaule). Il a déjà été question des fractures de l'humérus et de la clavicule aux mots *Bras* et *Clavicule* ; l'omoplate peut aussi se fracturer dans ses diverses parties à la suite de coups violents ou de chutes. Cette lésion, qui n'offre pas beaucoup de danger par elle-même, exige le repos absolu et l'emploi d'un bandage contentif pendant un temps convenable.

Amputation de l'épaule. La chirurgie moderne s'est enrichie d'une opération périlleuse, il est vrai, mais qui est souvent la seule chance de salut qu'il reste au malade : nous voulons parler de la désarticulation du bras vers l'épaule. Cette opération a été pratiquée cent onze fois par le chirurgien Larrey pendant les guerres meurtrières de l'empire, et elle compte un assez grand nombre de succès. Nous ne décrirons pas ici les divers procédés employés ou proposés par les opérateurs, détails qui seraient sans intérêt pour nos lecteurs ; nous dirons seulement que ceux qui sont généralement préférés appartiennent à Larrey et à M. Lisfranc.   J. B.

ÉPHÉLIDES (*méd.*), s. f. p. du grec *hélios*, soleil, et de *épi*, sur. On donne ce nom à des petites taches fauves que l'on remarque le plus souvent sur le visage, les bras et la poitrine, et que l'on dit être produites par l'action du soleil ; toutes les éphélides ne sont pas déterminées par cette cause, et les différences de la nature des causes qui les occasionnent ont fait admettre plusieurs genres d'éphélides. D'après M. Alibert il existe trois genres d'éphélides qu'il distingue par les noms de *lentiformes*, d'*hépatiques* et de *scorbutiques*,

L'éphélide lentiforme, que l'on nomme ordinairement *taches de rousseur* (*lentigo*), est formée par des petits points arrondis semés en plus ou moins grand nombre sur le visage, le col et le bras. Ces taches se manifestent souvent sans causes connues, quelque temps après la naissance; plus tard elles apparaissent aussi chez les personnes qui ont la peau blanche et fine, qui sont d'un tempérament lymphatique et d'une constitution peu robuste; celles qui ont les cheveux colorés en rouge sont très sujettes à cette affection. Lorsque les éphélides sont de la nature que nous venons d'indiquer, elles ne disparaissent qu'avec l'âge, et tous les moyens que l'on met en usage dans la jeunesse pour effacer ces taches demeurent toujours sans résultat. Il n'en est pas de même des éphélides qui ont été produites par l'action du soleil et qui appartiennent à la même division que celles que nous venons de décrire; ces éphélides, qui ont aussi reçu le nom d'*ephelis à sole*, sont ordinairement plus larges que les précédentes; elles affectent les parties qui sont exposées à l'action du soleil; souvent elles colorent entièrement le visage d'une teinte uniforme, qui est désignée sous le nom de hâle. Cette affection disparaît quelquefois par la cessation de la cause qui l'a produite, tel que le changement de climat un temps plus ou moins long, la précaution de se préserver des rayons du soleil. On a remarqué que les personnes blondes et lymphathiques sont plus facilement affectées que les personnes brunes et à peau déjà colorée, mais les taches qui surviennent à la peau de ces dernières sont plus foncées.

Les lotions fraîches de lait, d'amandes amères, les décoctions aromatiques, celles qui sont rendues légèrement acidules, l'eau végéto-minérale (extrait de saturne étendu d'eau), les liquides astringents et les eaux sulfureuses ont aussi été recommandés, et nous pensons que l'on peut s'aider avec avantage de ces moyens qui, lorsqu'ils sont un peu actifs, devront toujours être soumis à l'approbation du médecin.

Les éphélides *hépathiques* sont des taches plus ou moins larges, irrégulières, qui apparaissent sur diverses parties du corps: le dos, la poitrine, le ventre, les cuisses, sont les endroits qui sont le plus ordinairement affectés. Ces taches qui, ainsi que les précédentes, sont le résultat d'une altération du pigment ou matière colorante de la peau, sont produites par des causes différentes; c'est le plus souvent à un mauvais état des voies digestives que sont dus ces symptômes; on les voit aussi se manifester à la suite de l'usage de certains aliments, de viandes et de poissons salés; certains poissons de mer à l'état frais font apparaître ces taches, même lorsque l'on en fait usage une seule fois. La suppression des règles ou d'un flux habituel, certaines dispositions de la peau aux affections dartreuses sont aussi des causes dont l'action est très fréquente. Cette sorte de maladie est particulière à l'âge adulte, elle affecte même plus souvent les femmes que les hommes; on a remarqué qu'elles sont peut-être plus communes chez les personnes brunes que chez celles qui sont blondes.

Ces taches, qui varient quant à leur forme et à leur étendue, ne sont point ordinairement aperçues lors de leur début; ce n'est que lorsqu'une démangeaison assez vive se manifeste que l'on constate leur présence, et cette démangeaison augmente par l'action de la chaleur et de l'agitation. Les taches sont sans élévation de la peau; elles affectent diverses nuances, depuis la légère teinte de café au lait jusqu'à une couleur fauve bronzée, qui les a quelquefois fait prendre pour des taches syphilitiques; leur dimension est aussi très variable: elles couvrent quelquefois d'une large plaque toute une partie du corps, comme le dos, la poitrine, le visage; le doct. Cazenave dit même avoir vu, dans une éphélide qui couvrait cette dernière partie, des médecins s'occuper de traiter la portion de la peau restée saine: croyant avoir affaire à une décoloration de cet organe, ils prenaient la couleur de l'éphélide pour l'état de coloration normale de la peau. Cette maladie ne présente aucune gravité, et souvent elle disparaît seule, surtout lorsqu'elle se manifeste pendant la grossesse; mais il n'est pas toujours convenable d'attendre cette terminaison, et les inconvénients qu'il résulte pour les agréments du visage font que les femmes, surtout, cherchent à se débarrasser promptement de cette infirmité.

Les moyens qu'il convient d'employer sont surtout, les boissons, les lotions et les bains sulfureux; à l'intérieur les eaux de Barèges, de Cautentin, d'Enghien, de Samoëns, et toutes les eaux qui contiennent un principe sulfureux; il conviendra d'en régler l'usage en raison de leur énergie et du tempérament du malade. Ces moyens devront être secondés par l'action d'un régime convenable, de quelques boissons adoucissantes et dépuratives, et souvent par de légers laxatifs pris à l'intérieur. Enfin, et nous ne saurions trop le répéter, cette maladie, qui, dans son début, effraie si souvent les femmes jalouses de la fraîcheur et de la blancheur de leur teint, disparaît assez promptement et sans laisser aucune trace après elle.

Les éphélides *scorbutiques* sont de véritables taches produites par l'épanchement du sang dans l'épaisseur de la peau (V. *Scorbut*).

J.-P. Beaude.

épicondyle (*anat.*), s. m. C'est une saillie placée à la partie inférieure de l'humérus et qui donne attache au ligament latéral externe de l'articulation du bras avec l'avant-bras. (V. *Bras.*)

épidémie (*méd.*), s. f. du grec *épi* sur, et de *démos* peuple. On donne ce nom aux maladies qui attaquent à la fois une grande partie de la population en conservant un caractère qui leur est propre, lequel se représente en partie dans tous les cas particuliers. Les épidémies diffèrent des endémies, en ce que ces dernières sont inhérentes aux localités qu'elles affectent et qu'elles tiennent à des causes qui agissent d'une manière à peu près constante; les épidémies au contraire sont fortuites, elles sont ordinairement mobiles, c'est-à-dire qu'elles affectent successivement un assez grand nombre de localités, et quelquefois même de notables portions du globe ; enfin il n'existe aucune espèce de rapport entre l'invasion d'une de ces maladies et celles qui l'ont précédée et qui doivent la suivre, tandis que le contraire s'observe dans les maladies endémiques, qui reparaissent souvent à des époques marquées, et toujours avec le même caractère qui est déterminé par l'identité des causes de la maladie.

Les maladies épidémiques affectent un assez grand nombre de formes, quelquefois elles n'exercent leur action que sur une certaine classe d'individus, tantôt les enfants, les femmes ou les vieillards; d'autrefois elles agissent indistinctement sur toute la population; certaines professions peuvent être atteintes plus spécialement que d'autres, il en est de même de certains tempéraments.

Les causes des épidémies sont encore aujourd'hui un objet de doute et de controverse qu'il est difficile, dans le plus grand nombre des cas, de résoudre d'une manière satisfaisante. L'influence de l'air, de l'humidité, de l'alimentation, joue certainement un grand rôle dans la production de quelques épidémies bornées à de petites localités, mais on ne peut assigner les mêmes causes à ces grandes épidémies qui parcourent souvent plusieurs royaumes, où les conditions de climats sont souvent complètement opposées; ainsi la grippe qui, à diverses époques, s'est propagée dans toute l'Europe depuis la Russie jusqu'à l'Espagne et l'Italie, ne pouvait certainement pas être attribuée à une cause unique, lorsque les conditions de climat et de température se trouvaient si opposées dans les divers pays qu'elle affectait; et cependant la maladie conservait son même caractère sous l'influence de circonstances extérieures de natures si diverses. Il en est de même du choléra, qui depuis l'Inde s'est propagé en Europe, en Afrique, en Amérique et même en Océanie, en conservant toujours les mêmes formes que l'on avait observées dans les lieux dont il est originaire.

Cette difficulté d'assigner une cause plausible aux grandes épidémies fait que l'on a cherché à les attribuer le plus souvent à des causes occultes et surnaturelles, causes qui ont toujours été en rapport avec les croyances des époques où ces maladies se sont manifestées; ainsi, chez les anciens c'était la colère des dieux ; dans le moyen-âge, c'était des avertissements de Dieu qui rappelaient aux hommes leurs fautes et les engageaient à demander miséricorde ; lorsque l'astrologie fut en faveur, on attribuait ces grandes maladies aux influences des astres, à des conjonctions funestes entre certaines planètes. Lorsqu'on en vint à l'étude sévère des sciences exactes, on rechercha ces causes dans l'action de l'air, des vents, du cours des fleuves, dans les grands cataclismes de la nature, les tremblements de terre, les grands météores, l'apparition des comètes, etc.; mais l'observation ayant démontré la vanité et l'erreur de la plupart de ces prétendues observations, on fut

obligé d'y renoncer et de chercher encore les causes rationnelles de ces grandes perturbations, qui pendant long-temps seront sans doute enveloppées d'un voile. Nous avons vu, à l'occasion du choléra, se renouveler une partie des prétentions dont nous venons de faire l'énumération; toutes les explications ont été émises, on a été jusqu'à voir des insectes producteurs de cette maladie, et jusqu'à envoyer des bouteilles cachetées à l'académie des sciences, dans lesquelles on disait avoir enfermé les miasmes qui causaient cette épidémie ; enfin, de ce déluge d'explication, il n'en est pas une seule qui ait pu supporter un examen sévère et rationnel.

Parmi toutes les idées émises à cette époque, il en est cependant une qui paraît avoir fixé l'attention, c'est celle qui attribue les grandes épidémies, et spécialement le choléra, à un état spécial de l'électricité du globe terrestre; cette hypothèse, qui paraît plus probable que toutes celles qui ont été avancées, est encore loin d'une démonstration; car il faudrait déterminer quelle a été cette modification, et, une fois admise, dire en quel sens elle a pu réagir sur l'espèce humaine pour produire les désordres observés par l'action de la maladie. Peut-être est-on davantage sur la voie en suivant cette ligne, mais rien jusqu'à ce jour ne fait espérer que l'on soit prêt d'atteindre le but.

Un grand nombre de maladies peuvent revêtir la forme épidémique : la coqueluche, le croup, la scarlatine, la dyssenterie, l'angine gangreneuse, les affections catarrhales, la pneumonie, la fièvre cérébrale, les fièvres intermittentes, le thyphus, la fièvre jaune, la peste, le choléra, la variole, des fièvres éruptives, la suette, des affections nerveuses, etc... ont été observées tour à tour avec ce caractère ; la gravité de ces diverses maladies est relative à leur nature et à l'intensité de l'épidémie; telle affection qui est ordinairement peu grave revêt souvent un caractère de malignité qui est dû entièrement à la forme épidémique, et qui rend funeste une maladie qui dans d'autres cas aurait été seulement bénigne. L'histoire nous a laissé des relations de ces maladies terribles, dont la nature ne peut même prendre place dans nos cadres nosologiques, tant les symptômes présentaient peu de ressemblance avec ceux que l'on observe dans les maladies ordinaires; telle est la fameuse peste de 1340, appelée *peste noire*, quoiqu'elle n'ait eu rien de commun avec la peste qu'on observait en Orient, elle enleva dans certaines localités près des deux tiers de la population ; telle est la peste *maranique* qui ravagea l'Europe de 1490 à 1495, et qui, suivant les auteurs modernes, est l'origine de la maladie vénérienne que l'on attribuait autrefois à la découverte de l'Amérique. L'histoire nous montre souvent des exemples de ces maladies qui apparaissent spontanément sous la forme épidémique; et qui ensuite demeurent et n'apparaissent que d'une manière sporadique, c'est-à-dire de temps en temps et par cas isolés, pour reprendre ensuite et à certains intervalles leur forme épidémique : la variole, qui apparut la première fois dans nos climats vers le sixième siècle, a conservé cette forme, que le choléra, si nous en croyons les apparences, est peut-être destiné à prendre également parmi nous.

Ce n'est pas seulement dans l'ancien monde que l'histoire a conservé le souvenir de ces grands fléaux qui détruisent les populations ; M. Henri Ternaux, qui s'occupe avec succès de recherches historiques sur l'Amérique et dont les travaux ont modifié ce que l'on savait sur les premiers temps de la conquête, cite, d'après des chroniques mexicaines écrites par des Indiens contemporains des derniers empereurs de ce pays, un fait qui établit que les peuples qui avaient occupé le Mexique avant les races qu'y rencontrèrent les Espagnols avaient été détruits par une maladie épidémique. Cette destruction entière d'un peuple auquel on attribue les grands monuments de Palenqué et que les Mexicains désignaient sous le nom de *tolthèque*, constructeur de maisons, maçon, est un fait unique dans l'histoire ; ce fait acquiert une nouvelle force de vérité lorsque l'on considère le peu d'antiquité de l'empire mexicain lorsque Cortès y arriva, puisqu'ils n'en étaient, d'après leur chronique même, qu'à leur huitième empereur, et la bonne foi qui paraît présider aux annales de ces peuples qui ne parlaient nullement de la conquête de leur pays sur les tolthèques.

Si cette dépopulation complète d'un empire ne présente pas de faits analogues dans l'ancien monde, on le doit sans doute aux connaissances hygiéniques qui, même dans les temps d'ignorance, y furent plus répandues qu'elles ne pouvaient l'être dans les nouvelles sociétés d'Amérique, et surtout à la salubrité de nos climats ; car, ainsi que nous l'avons dit dans un autre article, au mot *Endémique*, il n'est pas de contrée sur le globe qui soit moins salubre que ces vastes plaines du nouveau continent, où l'humidité et la chaleur du climat tendent à y développer sans cesse des fièvres de mauvais caractères, et ces causes de maladies devaient être beaucoup plus puissantes avant que les Européens, en y introduisant leurs mœurs et leurs usages, n'eussent contribué à l'assainissement du pays.

Un fait digne de remarque, et que M. Villermé a consigné dans ses intéressantes recherches statistiques sur les épidémies, c'est que ces maladies sont loin de présenter aujourd'hui un caractère de destruction aussi grand que celui qu'elles présentaient autrefois. Doit-on attribuer ce résultat à la perfection de notre civilisation, qui diminue à la fois et les chances de danger et les chances de retour de la maladie ? Pour nous, nous pensons, avec l'auteur que nous venons de citer, que ce fait est incontestable, et il suffit de jeter les yeux dans nos anciennes annales pour être convaincu que les épidémies sont aujourd'hui et moins fréquentes et moins meurtrières qu'elles ne l'étaient autrefois.

Ces faits de l'influence des soins hygiéniques sont si faciles à démontrer, que la proposition inverse à celle que nous venons d'émettre pour notre pays se présente pour quelques contrées ; ainsi

l'Égypte, qui était si salubre dans l'antiquité, Constantinople, qui sous les empereurs grecs était rarement affectée de maladies contagieuses, alors que les sciences et la religion veillaient à la conservation de la santé publique, se trouvent, depuis que les Turcs en ont fait la conquête, le foyer de la peste qu'elles propagent aux villes de l'Asie-Mineure, de la Syrie et du nord de l'Afrique, contrées qui dans l'antiquité étaient renommées par leur salubrité.

Ici se trouverait le lieu d'examiner les moyens que l'on peut mettre en usage pour se préserver des épidémies. Ces moyens qui rentrent dans le ressort de l'hygiène publique sont d'une efficacité générale et doivent varier suivant la nature des maladies : ainsi les quarantaines, qui ont été instituées contre la peste, nous ont certainement préservés de ce fléau depuis deux siècles, tandis que dans les temps antérieurs il avait plusieurs fois attaqué nos villes du midi : c'est à Venise que l'on doit cette institution, dont il sera parlé au mot *Peste*, et nous pensons qu'elle doit être maintenue, malgré l'avis contraire émis par quelques médecins de notre époque. Les soins d'hygiène publique ne peuvent être indiqués ici même d'une manière générale ; ils forment à eux seuls la matière d'un traité, et consistent dans toutes les mesures de salubrité qui peuvent être indiquées par l'état des sciences : cependant il est de ces mesures qui, conservées par la routine, doivent être signalées ici en raison de leur peu d'efficacité et de la fausse sécurité qu'elles peuvent inspirer ; ce sont les grands feux allumés sur les places publiques, l'usage des substances aromatiques et prétendus désinfectants. Les autres moyens ne doivent pas être employés d'une manière empirique et sans discernement ; l'autorité devra toujours, dans ces cas, consulter les corps savants, qui sauront indiquer les mesures les plus convenables ; mais nous devons le dire, s'il est des cas dans lesquels ces moyens peuvent être efficaces, il en est d'autres dans lesquels ils paraissent avoir bien peu d'influence.

Les précautions qu'indique l'hygiène privée doivent être aussi mises en usage par les individus dans les temps d'épidémie ; ainsi toutes les erreurs de régime, toutes les imprudences qui, dans des circonstances ordinaires n'auraient pour résultat que de déterminer une légère indisposition, peuvent donner lieu dans ces cas à l'apparition de la maladie régnante ; c'est ce que nous avons observé pour le choléra : l'influence épidémique doit être considérée comme mettant tous les individus dans une prédisposition à contracter la même maladie, et la moindre cause de perturbation suffit pour la faire déclarer. Il faudra donc s'observer avec soin, redoubler de précautions, mais éviter les exagérations même dans ces soins, ne point changer subitement son régime, ainsi que l'ont fait si imprudemment une foule de personnes trompées par des conseils peu éclairés. La fuite des lieux où règne une épidémie n'est pas toujours un moyen d'éviter d'en être atteint ; ainsi on a vu des personnes fuir à plus de quarante lieues des endroits soumis à l'empire de la maladie, et aller succomber à l'épidémie dont ils avaient emporté le germe dans des localités où elle ne régnait pas encore.

L'influence de la salubrité des habitations et celle d'un bon régime, comme préservatif des épidémies, a surtout été mise hors de doute pendant la durée du choléra à Paris : ce sont les quartiers les plus malsains, les plus sales, les maisons les plus mal tenues, les populations les plus pauvres parmi lesquels la maladie a fait les plus grands ravages; et ces faits, qui sont aujourd'hui prouvés par des chiffres, sont des enseignements qui ne seront point perdus, et qui devront servir de guide aux administrateurs des grandes villes aussi bien qu'aux individus.

L'influence morale joue aussi un assez grand rôle dans la propagation des maladies épidémiques; ainsi la peur, les passions tristes, le découragement, en abattant l'énergie morale, réagissent d'une manière funeste sur la constitution physique, et l'on a observé depuis long-temps que les maladies ravagent beaucoup plus les villes assiégées, les armées battues que celles qui sont victorieuses, alors même qu'elles manquent du nécessaire; ainsi les armées de la république française, mal vêtues, sans chaussures, mal nourries, mais victorieuses, offraient moins de maladies et plus d'énergie que celles de leurs ennemis, qu'une administration plus régulière préservait de ces besoins, mais qui étaient abattus par le sentiment de leur défaite.

Au nom spécial à chacune des maladies ordinairement épidémiques, nous examinerons sa marche, et nous entrerons d'une manière plus étendue dans l'indication des moyens propres à la prévenir et à la combattre, ne nous étant bornés dans cet article qu'à des généralités.

J.-P. BEAUDE,
Médecin-inspecteur des établissements d'eaux minérales, Membre du conseil de salubrité.

ÉPIDERME (*anat.*), s. m. du grec *épi*, sur, et de *derma*, peau, sur peau. On donne ce nom à la pellicule mince, transparente et insensible, qui recouvre la peau. (V. *Peau.*)

ÉPIDERMOÏDE OU **ÉPIDERMIQUE** (*anat.*), adj. On dit système *épidermique* ou *épidermoïde* en parlant de l'épiderme qui recouvre la peau et les membranes muqueuses; l'épiderme de ces dernières a reçu le nom d'*épithélium*. On dit d'une manière erronée, *productions épidermiques*, en parlant des cheveux, des poils, des ongles et des verrues, puisque ces organes ont leur bulbe et leur matrice dans le corps même de la peau, dans le derme. (V. *Peau.*) J.B.

ÉPIDIDYME (*anat.*), s. m. du grec, *épi*, sur, et *didumos*, testicule. On donne ce nom à un petit corps oblong qui est situé à la partie supérieure et postérieure des testicules; il est formé par la réunion des conduits qui sécrètent la semence. (V. *Testicule.*)

ÉPIGASTRE (*anat.*), s. m. du grec, *épi*, sur, et de *gaster*, ventre; sur le ventre. C'est une région

qui est située entre la partie inférieure de la poitrine et l'ombilic. On la désigne ordinairement sous le nom de creux de l'estomac. (V. pour sa délimitation le mot *Abdomen.*)

ÉPIGASTRIQUE (*anat.*), adj., qui a rapport à l'épigastre. On donne souvent à l'épigastre le nom de région épigastrique; on a donné le nom d'*artère épigastrique* à une artère qui naît de l'iliaque externe et qui sort de l'abdomen avec le cordon testiculaire, passe sous le muscle droit et va s'embrancher à la partie supérieure avec la mammaire interne. Cette artère joue un rôle important dans l'opération de la hernie inguinale, en raison des précautions qu'il faut prendre pour éviter sa lésion; elle peut être aussi blessée dans l'opération de la paracenthèse ou ponction de l'hydropisie (V. ce mot). Il existe une *veine épigastrique* qui accompagne l'artère du même nom. On a donné le nom de centre épigastrique à des ganglions nerveux du plexus soléaire, qui sont voisins de l'estomac; le *centre épigastrique* joue un assez grand rôle dans les affections nerveuses, et c'est là que l'on éprouve ce sentiment de resserrement qui est la suite d'une émotion pénible. J. B.

ÉPIGLOTTE (*anat.*), s. f. On donne ce nom à une fibro-cartilage qui est située à la partie supérieure du larynx, et qui est destinée à couvrir la glotte dans les mouvements de la déglutition. (V. *Larynx.*)

ÉPILATOIRE (*hyg.*), adj. (V. *Dépilation*).

ÉPILEPSIE (*méd.*), s. f., *épilepsis*, *epilepsia* de *épilambano*, saisir. L'épilepsie, mal caduc, haut-mal, est une maladie connue depuis la plus haute antiquité. Aussi la trouvons-nous désignée par les anciens auteurs sous le nom de mal sacré, mal d'Hercule, mal de saint Jean, etc. Dans les temps d'ignorance et de superstition, sa forme effrayante et son invasion aussi subite que l'éclair la faisaient considérer comme infligée par le courroux des dieux; Hippocrate, dans ses admirables écrits, combat ce préjugé qui régnait déjà de son temps. A Rome, les assemblées du Forum étaient dissoutes quand un épileptique venait à tomber. Plutarque nous apprend que Jules César était sujet à l'épilepsie, mais qu'il sut trouver contre elle du soulagement dans les fatigues de la guerre.

« Jules César était d'un tempérament très fai-
« ble, grêle de corps, d'une chair blanche et
« molle, souvent tourmenté par de grands maux
« de tête et souvent sujet au mal caduc, dont il
« sentit la première attaque à Cordoue, en Es-
« pagne. Cependant il ne tira point de ces indis-
« positions un prétexte à se délicater et à vivre
« dans la mollesse; au contraire, il chercha dans
« la guerre un remède à ses indispositions, en
« les combattant par de longues et fréquentes
« marches, par un régime simple et frugal, et
« par des repos à l'air en rase campagne, endur-
« cissant son corps à toutes les fatigues, sans l'é-
« par ner. » (Plutarque, *vie de César*, traduction de Dacier.) Des hommes non moins célèbres nous

offrent encore l'exemple de cette cruelle maladie, Mahomet et Charles-Quint.

Au dire d'Asclépiade, un quartier de Rome exposé à l'action d'un air froid et sec était remarquable par le nombre de ses épileptiques.

Bien que l'épilepsie, ainsi qu'on vient de le voir, ait été observée dans les temps les plus reculés, son histoire cependant est restée très incomplète, et c'est une des maladies qui réclament le plus aujourd'hui les lumières de la science. On s'est long-temps égaré à la recherche de sa nature intime, et l'on a négligé les conditions organiques et vitales de son existence, la connaissance de ses causes prédisposantes et déterminantes. On a toujours voulu découvrir un spécifique, un remède contre l'épilepsie, et l'on a perdu de vue les indications bien plus fécondes que pouvait fournir l'histoire approfondie de chaque malade, l'étude plus attentive de chacune des maladies que l'on avait sous les yeux. C'est afin de hâter des progrès dont il n'est pas de médecin qui ne sente le besoin, que depuis plusieurs années j'interroge un à un tous les faits particuliers publiés par les différents auteurs depuis Hippocrate, bien convaincu que cette immense statistique secondée d'une analyse et d'une critique rigoureuses, telles, en un mot, que l'état actuel de nos connaissances sur les fonctions et les maladies du cerveau et du système nerveux peut le comporter, jettera le plus grand jour sur la maladie dont il est ici question, et principalement sur son traitement. Et en effet, il n'est pas de jour que je ne voie ressortir de ce travail quelque vue nouvelle, quelque lumière qui tourneront nécessairement au profit de la thérapeutique.

L'épilepsie est plutôt un groupe de symptômes qu'une affection essentielle; c'est un désordre des fonctions du cerveau, sans fièvre concomitante, reparaissant à des époques ordinairement irrégulières, bien rarement périodiques, et ayant une tendance remarquable à devenir chronique; cette maladie est caractérisée par une perte subite de connaissance, avec insensibilité générale, convulsions violentes des muscles de tout le corps, ou d'un seul côté, ou même d'une partie de ce côté, mais sans paralysie consécutive, soit du mouvement, soit du sentiment; d'autre fois, elle consiste seulement dans une sensation anormale de quelque région accompagnée de vertige et d'absence momentanée, mais avec cette particularité dans l'un et l'autre cas, à savoir que le patient ne conserve après l'attaque aucun souvenir de ce qui s'est passé.

. . . . Ut fulminis ictu
Concidit, et spumas agit, ingemit et tremit artus.
Desipit, extentat nervos, torquetur, anhelat
Inconstanter, et in jactando membra fatigat.

LUCRÈCE , *De naturâ rerum.*

Ce désordre des fonctions sensoriales, locomotives et intellectuelles, qui prend le nom d'attaque, a cela de particulier qu'en général il ne porte aucune atteinte aux fonctions nutritives, et laisse l'épileptique jouir de tous les attributs de de la santé pendant l'intervalle de ces mêmes attaques. En effet il est d'observation journalière que les épileptiques boivent, mangent, digèrent bien et souvent sont exempts de maladies.

Chez le plus grand nombre de malades l'attaque d'épilepsie, qu'elle s'accompagne ou non de convulsions, c'est-à-dire de mouvemens involontaires et sans aucune coordination, arrive sans être annoncée par aucun symptôme précurseur; chez d'autres, au contraire, elle est précédée de douleurs de tête, d'accès de migraine. (Voy. *céphalalgie*), d'éblouissements, d'étourdissement, de bourdonnements d'oreilles, d'une coloration inaccoutumée de la face, de la dilatation des pupilles, d'un changement notable dans le caractère, d'une extrême irritabilité, d'hallucinations variées, plus ou moins étranges, phénomènes qui apparaissent un jour ou quelques heures avant l'invasion de l'accès ; chez d'autres, cette attaque est immédiatement précédée d'une sensation quelconque d'engourdissement, de douleur, de froid, de chaleur, de prurit, etc., qui se développe tout-à-coup dans un point donné du corps, le doigt, la longueur d'un membre, le pied, le ventre, le dos, l'œil, et de ce point s'étend rapidement à la tête ; c'est alors que le malade tombe et que les convulsions ont lieu : ces sensations sont désignées par le mot d'*aura*. J'ai donné pendant long-temps des soins à un malade qui éprouvait au commencement de son attaque une saveur excessivement désagréable et une douleur intolérable à la racine du nez.

Nous n'entrerons pas dans les nombreux détails que présentent les attaques si variées de l'épilepsie, nous nous contenterons d'exposer ce qu'il est nécessaire de savoir pour distinguer cette maladie de tout autre, car nous écrivons pour les gens du monde et il n'est pas sans danger d'étaler à tous les yeux le triste spectacle de certaines infirmités. Voici la forme la plus ordinaire d'une attaque d'épilepsie : au moment où le malade s'y attend le moins , il pousse un cri et tombe privé de connaissance ; les yeux s'ouvrent largement, leur axe se dirigeant tantôt d'un côté, tantôt de l'autre, les pupilles restent immobiles ; la bouche est tirée vers l'une ou l'autre oreille ; le malade grince continuellement des dents, et souvent la langue se trouve lacérée par la contraction subite des mâchoires ; la face est portée à droite ou à gauche ou fortement contractée sur la poitrine ; les veines du col se gonflent ; le visage prend une couleur violette et se tuméfie. Les muscles sont agités de convulsions qui se répètent à de courts intervalles ; les membres supérieurs et inférieurs, mais surtout les premiers, éprouvent également des secousses convulsives, qui souvent sont plus fortes d'un côté que de l'autre ; la poitrine pendant tout ce temps reste fixe et immobile, ou bien au contraire est violemment ébranlée, et ne semble plus se prêter à la respiration ; une écume blanche, quelque fois teinte de sang, s'écoule de la bouche ; à cet état succèdent quelques inspirations profondes, suivies d'un ronflement plus ou moins bruyant ; les mouvements de la poitrine reprennent peu à peu de l'harmonie, le pouls, naguère petit, se développe, la face perd sa coloration livide, pâlit et reste profondément altérée; les facultés intellectuelles et la sensibilité générale se réveillent graduellement, mais la conscience de ce qui s'est passé reste nulle, le malade ne s'apercevant de son attaque qu'à la fatigue extrême dont il est accablé, et au besoin impérieux qu'il a de goûter quelque sommeil; en effet, c'est à cette lassitude de tout le corps et au désordre de leur couche, que les épileptiques qui sont sujets à avoir des attaques la nuit s'aperçoivent qu'ils en ont eu. Il y a quelques années que je fus consulté pour un malade qui, dans une attaque nocturne, se dilacéra la langue et eut une hémorrhagie fort inquiétante. Il ne fut averti de cet accident que lors de son réveil.

L'attaque d'épilepsie se compose de plusieurs périodes distinctes, d'abord de phénomènes tétaniques, raideur avec immobilité des muscles, suspension de la respiration, congestion de la face, gonflement des veines, petitesse du pouls; puis d'un état spasmodique, convulsion de la face, agitation des membres, retour de la respiration, sortie saccadée de la salive, diminution de la turgescence de la face et de la présence du sang dans les vaisseaux, développement du pouls, enfin de la période du ronflement, avec pâleur de la face, décomposition des traits et retour successif de l'intelligence. Les deux premières périodes sont beaucoup plus courtes que la troisième : leur durée est le plus ordinairement de deux à trois minutes, la première l'étant à peine d'une demi-minute; la troisième est au contraire beaucoup plus longue; elle est d'un quart-d'heure à une demi-heure et même plus.

Mais les attaques d'épilepsie n'ont pas toujours la violence dont il vient d'être parlé; assez souvent elles ne consistent qu'en ce qu'on appelle *vertige*, c'est-à-dire une perte de connaissance momentanée, un léger cri, ou même un soupir plaintif, une convulsion bornée à quelques-uns des muscles de la face. Dans le principe de la maladie, la perte de connaissance peut même manquer et être remplacée par une violente douleur, par quelque phénomène anormal dont l'apparition subite et l'opiniâtreté doivent faire appréhender la nature; ou bien au milieu d'une conversation, le malade s'arrête tout-à-coup, pour reprendre au bout de quelques secondes sa phrase où il l'avait laissée, et la terminer. D'autrefois, l'épileptique tombe comme foudroyé, et reste plus ou moins de temps privé de l'usage de ses sens, mais n'a point de convulsions; il en est dont l'attaque est caractérisée seulement par une impossibilité de parler et de se mouvoir, les sens et l'intelligence conservant tout-à-fait leur intégrité; chez d'autres enfin, ainsi que nous l'avons plusieurs fois observé, l'absence mentale est immédiatement suivie d'un état de somnambulisme dont le malade ne conserve pas le souvenir.

L'épilepsie, comme on peut en juger par cette description, est une maladie fort grave; chaque attaque, par les phénomènes organiques qui l'accompagnent, met les jours du patient en danger, et l'expose continuellement à des accidents qui peuvent lui devenir funestes. Lorsque la mort est la suite des désordres de l'organisme, elle reconnaît pour cause, tantôt l'asphyxie, les poumons devenant incapables d'accomplir l'acte de la respiration, tantôt la suspension des fonctions du cerveau et de la moëlle, suite de la perturbation violente dans laquelle l'attaque épileptique et le défaut d'hématose, qui en est le premier effet, jettent ces organes, tantôt la suppression des mouvements du cœur (V. *Syncope*), tantôt enfin des ruptures accidentelles de gros vaisseaux comme il en est quelques exemples. En outre, cette maladie, dont les attaques ont presque toujours une tendance à devenir et plus fréquentes et plus violentes, a pour conséquence presque inévitable une perte progressive de la mémoire et un affaiblissement gradué de l'intelligence, qui dégénèrent avec le temps en démence, ou se combinent à des désordres de l'esprit excessivement variables (V. *Folie.*). Et ce qu'il n'est pas inutile de faire observer, c'est que cette dégradation intellectuelle arrive plus constamment et plus vite chez les épileptiques qui éprouvent seulement des vertiges, que chez ceux qui sont sujets au grand mal, c'est-à-dire qui ont de violentes convulsions, avec perte complète des sens.

Quoique l'épilepsie soit une maladie de tous les âges, elle est cependant beaucoup plus fréquente pendant les vingt premières années de la vie qu'à tout autre époque de notre existence. Le tableau suivant, dressé d'après deux cent cinquante quatre épileptiques, fera embrasser d'un coup-d'œil les âges qui y sont le plus exposés :

Épilepsies congéniales ou de naissance. . 26.
Id. de la naissance à 20 ans. . . 152.
Id. de 20 ans à 30 ans. . . . 38.
Id. de 30 ans à 40 ans. . . 15.
Id. de 40 ans à 50 ans. . . 18.
Id. de 50 ans à 60 ans. . . . 5.
                                   ___
                                   254

Sur deux cent quatre-vingt-treize sujets de sexe féminin, atteints d'épilepsie, cent-dix avaient été pris de la maladie avant la première menstruation, et cent-quarante huit après; chez trente-cinq, l'épilepsie parut la même année que les règles. Mais s'il existe peu de différence entre l'âge antérieur à la puberté et l'âge qui la suit, sous le point de vue du développement de l'épilepsie, il est un fait plus constant, c'est que cette maladie, lorsqu'elle existe avant la menstruation, retarde notablement l'établissement de cette fonction, et d'une autre part que l'époque de la première menstruation, comme la coïncidence des menstrues, favorise l'apparition des attaques. Une autre observation qui peut être mise hors de doute, c'est que les personnes du sexe féminin soient plus sujettes à l'épilepsie que celles du sexe masculin, et que les individus nerveux y soient plus particulièrement disposés. Sur 7507 jeunes gens appelés au service militaire, dans l'espace de quatre années, 28 seulement ont été réformés pour cause d'épilepsie; l'hospice de Bicêtre, consacré aux hommes, ne renfermait que 160 épileptiques en 1820, tandis que celui de la

Salpétrière, où l'on ne reçoit que les femmes, en contenait 324. L'épilepsie est une maladie généralement regardée comme héréditaire, et bien qu'en fait elle ne le soit pas nécessairement, il est cependant d'observation qu'elle se rencontre assez souvent chez des sujets dont les parents ont éprouvé des maladies semblables ou à peu près analogues. Sur un relevé de 130 épileptiques, il s'en trouvait 33 dont les parents étaient ou avaient été hystériques, épileptiques ou étaient devenus imbécilles; les 97 autres étaient issus de père et mère exempts de toute affection nerveuse. Un père épileptique engendra huit enfants tous épileptiques, dont sept moururent en bas âge, et le huitième à dix-huit ans. D'après un autre tableau que nous avons sous les yeux, et qui est dressé sur 273 sujets épileptiques, 28 seulement sont nés de parents épileptiques, hystériques ou aliénés. Mais à cette occasion nous devons observer que la répugnance extrême des parents et des malades eux-mêmes à avouer que l'épilepsie est héréditaire dans leur famille a pu rendre ce chiffre très peu élevé. Une conformation du cerveau imparfaite, vicieuse, est une des conditions assez ordinaires de cette maladie; c'est au même titre que les productions organiques accidentelles de cet organe disposent encore à l'épilepsie; aussi cette maladie est-elle commune chez les idiots et les imbécilles de naissance, comme chez les enfants qui ont des tubercules cérébraux; mais de toutes les causes qui favorisent son développement, il n'en est pas qui exerce une influence aussi constante que la peur; viennent ensuite les chagrins, les convulsions de l'enfance, les violentes commotions morales, les excès vénériens, l'habitude de l'onanisme, la vue des épileptiques, l'abus des boissons alcoolisées, le maniement des composés de plomb, les émanations du même métal, enfin la présence des vers dans le tube digestif, de graviers dans les reins ou les uretères, du calcul dans la vessie, etc., et les différentes lésions locales soit des nerfs, soit de tout autre partie du corps étrangère au cerveau; mais ces dernières causes n'ont d'influence réelle que chez des sujets disposés d'ailleurs à l'épilepsie, et seules elles ne pourraient suffire à la provoquer; c'est à cette catégorie que se rapportent les épilepsies dites sympathiques ou symptomatiques. Celles dont le point de départ est le cerveau ou la moëlle épinière sont par opposition appelées essentielles ou idiopathiques. Quant à la cause matérielle, organique, de l'épilepsie, nous l'ignorons; cette cause nous est inconnue comme celle qui donne le mouvement aux muscles volontaires, la puissance d'action aux sens; c'est que dans l'organisme vivant il y a quelque chose de plus que la structure. Et en effet, l'examen du système nerveux des sujets morts à la suite d'attaques répétées d'épilepsie, ou pendant la durée de l'une de ces attaques, ne nous apprend rien sur sa nature intime; il n'existe aucune altération constante chez les épileptiques, et dans le plus grand nombre des cas on n'en observe même aucune; enfin lorsque des dégénérescences ou des désorganisations cérébrales se rencontrent, on est bien plus

en droit de les regarder comme des effets que comme des causes de l'épilepsie.

Si les bornes de cet article nous le permettaient, nous traiterions actuellement de l'hystérie et des signes qui peuvent aider à distinguer l'épilepsie de cette autre névrose (V. *Hystérie*); nous entrerions dans l'examen des attaques épileptiques, nous parlerions des différences qu'elles peuvent présenter sous le rapport des époques où elles ont lieu, de leur répétition, des complications les plus ordinaires de l'épilepsie, de l'influence qu'exerce sur cette maladie l'état de l'atmosphère, les saisons, les localités, etc.; mais tous ces détails ne pouvant trouver place ici, nous préférons consacrer l'espace qui nous reste à dire quelques mots d'un mode de traitement utile dans certains cas pour arrêter les attaques, tout en rappelant que ce n'est ni dans des remèdes, ni dans des traitements spéciaux que l'on peut espérer trouver les moyens de guérir l'épilepsie, mais dans une étude approfondie de la maladie, dans une investigation scrupuleuse de l'état du malade, dans des soins bien entendus et administrés dès le principe de la maladie. C'est pour ce dernier motif également que nous ne croyons pas devoir exposer ici les différents traitements qui ont été proposés pour la cure de l'épilepsie; cette connaissance ne profiterait en rien aux gens du monde, elle pourrait souvent même leur être pernicieuse, et ne pourrait jamais remplacer les conseils d'un médecin éclairé. Quant au moyen dont il est question plus haut, comme il ne peut jamais être préjudiciable, et que chez beaucoup d'épileptiques il peut rendre d'éminents services, je crois faire chose agréable au lecteur en lui donnant un extrait de l'article que j'ai publié en 1836, dans un journal spécialement consacré à la thérapeutique, sur l'emploi de l'ammoniaque à l'intérieur comme susceptible de prévenir les attaques d'épilepsie imminentes, d'autant que le traitement peut être mis en usage par le malade lui-même et sans la moindre difficulté. J'ajouterai que je l'ai conseillé également à plusieurs hystériques et que j'ai souvent eu lieu de m'en féliciter. 1° Lorsque l'épilepsie existe avec un *aura* et que les parties qui sont le siége de cet *aura* sont éloignées du cerveau, la perte de connaissance ayant alors lieu d'une manière moins brusque, moins subite, l'usage de l'ammoniaque liquide, administrée à l'intérieur, peut devenir un moyen précieux pour suspendre les attaques. 2° L'observation démontrant que la répétition des attaques d'épilepsie favorise le retour de ces mêmes attaques, de même que leur éloignement en rend le retour moins fréquent, l'administration de l'ammoniaque à l'intérieur ayant pour effet d'arrêter l'attaque au moment où elle est imminente, l'usage de ce liquide a nécessairement pour résultat secondaire d'éloigner les attaques d'épilepsie et conséquemment de prévenir le retour de cette maladie, en d'autres termes, de favoriser sa guérison. 3° L'emploi de l'ammoniaque à l'intérieur est suivi d'effets d'autant plus avantageux que ce médicament est administré avec plus de rapidité, qu'il existe moins d'intervalle entre l'instant où l'*aura* commence à se faire sentir et celui où le liquide pénètre dans l'estomac. 4° Toutes choses égales d'ailleurs, l'ammoniaque est d'un secours plus puissant lorsque les attaques d'épilepsie sont fréquentes, que dans les cas où les attaques n'apparaissent qu'à de longs intervalles. 5° Des diverses préparations ammoniacales employées contre l'épilepsie, la suivante est celle qui m'a paru mériter la préférence. *Prenez* : eau de tilleul, une once et demie ; ammoniaque liquide, dix à douze gouttes ; sirop de guimauve, une demi-once. Enfermez ce mélange dans un flacon à l'émeri à large et fort goulot, garni de liége et de peau de daim, afin de prévenir qu'il ne se brise entre les dents lors de l'attaque. Le flacon devra continuellement être porté par le malade qui devra s'exercer préalablement à le retirer de sa poche, à le déboucher et à le mettre à sa bouche avec le plus de rapidité possible, afin de pouvoir avaler le liquide qu'il contient en une seule fois dès qu'il s'apercevra de la moindre sensation qui a coutume de lui annoncer son attaque. Enfin, dans la crainte qu'une seconde attaque ne se développe quelque temps après celle que l'on aura fait ainsi avorter, il est prudent d'avoir sur soi un second flacon rempli du même liquide. (*Bulletin de Thérapeutique* 1836.)]

La prudence exige que pendant toute attaque d'épilepsie, les malades soient couchés sur un matelas, et que l'on éloigne d'eux ce qui pourrait les blesser. Il faut en outre avoir la précaution de placer dans la bouche un tampon de linge ou un morceau d'amadou très épais, afin d'éviter que l'épileptique ne se morde la langue et les lèvres. Si la congestion du cerveau est violente et peut faire craindre quelque hémorrhagie pendant l'attaque, il faut tirer promptement du sang par la veine.

Le lit des épileptiques doit être assez large pour qu'en cas d'attaque dans la nuit, le malade ne fasse pas de chute grave. Autant que possible il faut faire coucher quelqu'un dans la même chambre ou dans le voisinage. Jamais les malades, lorsque les attaques sont violentes et fréquentes, et surtout lorsqu'on se rapproche de l'époque où l'on peut en présumer le retour, ne doivent sortir seuls et fréquenter des lieux qui peuvent favoriser l'apparition de la maladie, à plus forte raison entraîner quelque danger.

Nous terminerons par quelques mots sur l'épilepsie simulée, car il n'est rien que l'homme n'ait tenté. Des individus, particulièrement pour se soustraire au service militaire, des mendiants, pour exciter la commisération publique ou pour être admis dans les hospices, feignent des attaques d'épilepsie ; mais ces personnes altèrent souvent de la sorte leur santé, et il en est plus d'une qui ont payé leurs coupables manœuvres par le développement d'une véritable épilepsie. Ces tentatives sont d'autant plus inutiles pour les malheureux qui s'y livrent que les hommes de l'art reconnaissent facilement la supercherie.

L. MARTINET,
Agrégé, professeur, ancien chef de clinique
de la faculté à l'Hôtel-Dieu de Paris.

ÉPINARD COMMUN (*bot.*) , s. m. *spinacia oleracea.* Cette plante annuelle potagère, l'une des plus intéressantes de la famille des *Chénopodées* de Jussieu, se distingue par les caractères suivants : Fleurs polygames de couleur vert-pâle, celles mâles sessiles et disposées en épi ; celles femelles également sessiles et réunies en groupes aux aisselles des feuilles ; graines ou fruit, agglomérés, disposés en forme d'épi rameux et offrant chacun trois ou quatre cornes aiguës ; feuilles pétiolées alternes en forme de fer de lance, de consistance molle et de couleur vert-foncé lors de leur maximum de développement, tige cylindrique, fistuleuse, cannelée, haute de dix-huit pouces à deux pieds ; racine blanchâtre peu ou point fibreuse.

Les feuilles sont les seules parties de la plante qui entrent dans le régime alimentaire, bien que dans certaines contrées on les mange crues et en salade ; cependant l'usage le plus ordinaire est de les soumettre à une sorte de blanchiment par la coction dans l'eau, pour entraîner le principe amer qu'elles contiennent et en opérer la cuisson. On ajoute ensuite, après les avoir hachées, divers assaisonnements qui ont pour effet de relever leur saveur fade et nauseuse.

L'épinard est un légume sain, léger, pauvre en principes assimilables et partant peu nutritif ; aussi dit-on, en langage gastronomique vulgaire, qu'il ne sert qu'à *balayer l'estomac.* Il leste en effet cet organe plus qu'il ne l'excite et doit être considéré plutôt comme véhicule que comme auxiliaire des substances auxquelles on l'associe ; c'est ainsi que dans le régime diététique, suivant qu'on veut nourrir ou débiliter, provoquer l'action digestive ou la suspendre sans trouble, on conseille l'usage de ce légume préparé au gras ou au maigre.

Les propriétés émollientes et détersives des feuilles d'épinard sont quelquefois mises à profit dans l'usage médical ; c'est surtout sous forme de cataplasme et contre certaines inflammations locales qu'on en fait l'application.

On n'est pas d'accord pour l'origine de cette plante, devenue d'un usage si commun en Europe ; les probabilités sont cependant en faveur de la Perse, où Olivier dit l'avoir vu croître naturellement. On en cultive maintenant quatre variétés principales aux environs de Paris : 1° l'épinard commun à graines piquantes et à petites feuilles (c'est celui que nous avons caractérisé plus haut) ; 2° l'épinard à graines rondes et à petites feuilles ; 3° l'épinard d'Angleterre à graines piquantes et à très larges feuilles ; 4° l'épinard de Hollande ou de Flandre à graines rondes et à larges feuilles. Les deux premières, moins belles et moins productives, il est vrai, sont plus rustiques et résistent mieux aux intempéries d'automne, ce qui établit en leur faveur une ample compensation.

Bien que cette plante ne soit pas douée d'une grande énergie, c'est cependant l'une de celles qui fournissent par l'incinération la plus grande quantité de potasse. La proportion est en effet telle qu'elle dépasse quelquefois 60 pour cent du poids des cendres. Cette puissance d'alcalinité pourrait bien être pour quelque chose dans la propriété qu'ont les épinards de débarrasser, comme nous l'avons dit plus haut, les voies digestives; ce qu'il y a de certain, c'est qu'ils sont légèrement laxatifs, l'eau qui a servi à les cuire facilite aussi singulièrement la cuisson d'autres légumes et notamment des pois et des haricots.

COUVERCHEL.
De l'Académie de Médecine et de la
Société de Pharmacie.

ÉPINE DORSALE (*anat.*), (V. *Colonne vertébrale.*)

ÉPINE-VINETTE (*bot.*), s. f. *berberis vulgaris* L. C'est une plante de la famille des berbéridées J., hexandrie monogynie L., elle est très commune dans nos climats où elle a aussi reçu le nom de *vinettier*. L'épine-vinette est un arbrisseau épineux qui croît dans les lieux incultes, sur les bords des chemins, dans les haies; son écorce est mince et lisse, son bois est jaune, les feuilles sont petites, oblongues, vertes, d'un goût acide, les fleurs sont disposées en grappes et elles sont remplacées par des fruits oblongs, lisses, remplis de suc, qui prennent en mûrissant une belle couleur rouge, ils sont à cette époque d'un goût acide et astringent, et ils contiennent des pepins ou semences qui sont durs, alongés et d'une couleur rouge-brune. Ces fruits ou baies sont les parties de la plante qui sont employées en médecine, et ils doivent leur propriété acide à l'acide malique qu'ils contiennent dans une assez forte proportion.

On prépare avec les fruits du vinettier un rob, un sirop et des pastilles. Le *rob* se fait avec le suc épaissi des baies que l'on a pilées dans un mortier, on le fait évaporer jusqu'à la consistance du miel, et on y ajoute un quart de sucre; le *sirop* se prépare également avec dix onces de suc dépuré et filtré, et seize onces de sirop simple bien cuit, on mêle et l'on fait jeter un seul bouillon. Les *pastilles* se font avec huit onces de sucre blanc en poudre que l'on fait fondre dans une bassine de cuivre étamé et une once de suc épuré. Le *suc* s'emploie souvent seul pour mêler aux mixtures, il se prépare ainsi : on prend une quantité déterminée de fruits bien mûrs épine-vinette, on les écrase dans un mortier et on les met ensuite à la cave pendant plusieurs jours, on exprime le suc et on le fait également reposer à la cave pendant un temps égal à celui où l'on a laissé les fruits pilés; après qu'il a reposé ainsi, on le passe et on le conserve dans des bouteilles à longs cols, en le couvrant d'une couche d'huile et le mettant dans un lieu frais. On fait aussi des conserves ou confitures d'épine-vinette qui sont astringentes et d'un goût agréable. L'épine-vinette est tempérante, diurétique lorsque l'on emploie le suc, le sirop et le robe convenablement étendus ; sa conserve est astringente et peut être employé contre la diarrhée.   J. B.

ÉPINEUX (*anat.*), adj. Plusieurs organes one reçu ce surnom : on a donné le nom d'*apophyst épineuse* aux prolongements osseux que présen-

tent les vertèbres en arrière (V. ce mot). Il existe une *artère épineuse* qui est une des branches de l'artère maxillaire interne ; elle s'introduit dans le crane et se distribue à la dure-mère qui est l'enveloppe fibreuse du cerveau. Il existe dans les gouttières sont à droite et à gauche de la rangée des apophyses épineuses de la colonne vertébrale, des muscles qui ont reçu les noms de grand et de *petit épineux* et de *transversaire épineux*.   J. B.

ÉPINIÈRE, COLONNE ÉPINIÈRE (*anat.*), (V. *Colonne vertébrale.*)

ÉPIPHÉNOMÈNES (*path.*), s. m. On donne ce nom à des symptômes qui viennent se surajouter à ceux qui existent dans une maladie, et qui, par leur nature, ne sont point la conséquence nécessaire de cette même maladie; on peut les considérer comme des complications.   J. B.

ÉPIPHORA (*chir.*), s. m. du grec *épiphora* de *épiphéro*, lancer avec force, apporter. On donne ce nom à un écoulement involontaire des larmes, l'épiphora est ordinairement déterminé, ou par l'occlusion des points lacrymaux qui ne peuvent plus absorber les larmes, ou par l'occlusion du canal nasal qui doit les faire couler dans les fosses nasales ; l'écoulement des larmes dans ces divers cas, n'est que le symptôme d'une affection à laquelle il est important de remédier. Des maladies de la paupière inférieure déterminent souvent aussi cet écoulement des larmes sur la joue. (V. *Larmes*, *Fistule lacrymale*, *Paupières* (maladies des).   J. B.

ÉPIPHYSE (*anat.*), s. f. du grec *épi* sur, et de *fuô* je nais, je nais sur. On a donné ce nom à des éminences osseuses qui ne sont jointes au corps de l'os que par un cartilage, ces épiphyses n'existent que dans le jeune âge, plus tard, elles se soudent au corps de l'os et forment corps avec lui, alors on leur donne le nom d'apophyses.   J. B.

ÉPIPLOCÈLE (*path.*), s. f. On donne ce nom à une hernie formée par l'épiploon. (V. *Hernie.*)

ÉPIPLOON (*anat.*), s. m. du grec *épi* sur, et *pléô* je flotte. (C'est ce qu'en terme culinaire on nomme vulgairement la *coiffe* chez les animaux.) L'épiploon est un large repli du péritoine qui recouvre une partie des intestins en flottant sur eux ; il est formé d'un double feuillet membraneux renfermant des vaisseaux et des bandelettes graisseuses. Les anatomistes le divisent en plusieurs parties; la plus considérable, connue sous le nom de grand *épiploon* ou *épiploon gastro-colique*, flotte sur le paquet des intestins grêles au devant de l'abdomen (V. *Péritoine*). L'épiploon peut faire hernie, seul ou avec les intestins ; c'est ce qui constitue l'*épiplocèle* et l'épiplo-entérocèle. Il en résulte quelques signes et symptômes particuliers. (V. *Hernies.*)   J. B.

ÉPISPADIAS (*path.*), s. m. de *épi* sur, et de *spaô* je divise, j'écarte ; on donne ce nom à un

vice de conformation qui fait que le canal de l'u-
rètre s'ouvre à la partie dorsale de la verge au
lieu de s'ouvrir à l'extrémité du gland ; le vice de
conformation opposé a été nommé *hypospadias*.
(V. ce mot.)

ÉPISPASTIQUE (*mat. méd.*), s. m. du grec *épis-
taô* j'attire. On donne ce nom à des substances
dont l'action consiste à irriter la peau ; toutes les
substances irritantes pourraient être considérées
comme épispastiques, mais on réserve spécialement ce nom aux cantharides, à l'ammoniaque,
à la moutarde, au garou ; on prépare avec ces médicaments des pommades excitantes qui ont reçu
le nom de pommades épispastiques et qui sont
employées pour favoriser la suppuration des vésicatoires et autres exutoires ; les cantharides et
le garou sont les substances qui sont les plus employées pour ces sortes de préparations. On applique aussi ces médicaments sur des papiers qui
ont reçu le nom de papiers épispastiques et qui
servent à l'usage que nous venons d'indiquer.

L'emplâtre qui sert à appliquer les vésicatoires
et qui est un mélange de cantharides, de poix
blanche, de térébenthine et de cire jaune, a reçu
le nom d'emplâtre épispastique ; on prépare avec
la teinture de cantharides un taffetas vésicant
qui a reçu également le nom d'épispastique. (V.
Cantharides, Vésicatoires.)   J. B.

ÉPISTAXIS (*path.*), s. f. du grec *epi* sur et *stazô*
je coule goutte à goutte ; écoulement *spontané* de
sang par les narines ; l'hémorrhagie nasale suite
de coup ou de blessure ne porte pas le nom d'*é-
pistaxis*.

Cette affection est tantôt produite par un état
particulier de pléthore et survient alors sans que
la santé soit notablement altérée, tantôt elle est
liée à une autre maladie, dont elle n'est qu'un
symptôme quelquefois de mauvais augure.

On a aussi distingué l'épistaxis en *active* ou
passive, suivant que le sang était exhalé à travers
la membrane pituitaire par l'effet d'une congestion sanguine, ou que la transsudation avait lieu
passivement par suite de la faiblesse et du défaut de ton des vaisseaux sanguins capillaires.

L'épistaxis *spontanée active*, s'observe souvent
dans l'état de santé, surtout chez les personnes
pléthoriques. Les adultes vers l'époque de la puberté y sont sujets d'une manière toute particulière ; dans ces circonstances une cause souvent
légère, quelques excès, l'exercice, une marche
fatigante, l'exposition au soleil, un lieu trop
chaud, et quelquefois même une émotion ou la
simple introduction du doigt dans la narine suffisent pour amener l'hémorrhagie. Chez plusieurs personnes elle est précédée de mal de tête,
d'un peu d'agitation, et de quelques symptômes
de congestion cérébrale qui se dissipent progressivement pendant que l'écoulement du sang a lieu.
Aussi doit-on en général respecter l'épistaxis active; la quantité de sang qui s'écoule varie le plus
souvent entre quatre et huit onces.

L'épistaxis *symptomatique*, c'est-à-dire celle
qui n'est que le symptôme d'une autre maladie

peut être *passive* comme dans le scorbut et la
dothinentérite nommée autrefois *fièvre putride*,
ou *active* comme on l'observe dans plusieurs affections *inflammatoires*. Dans ce dernier cas
l'hémorrhagie est souvent critique et peut exercer une heureuse influence sur l'issue de la maladie. Il serait dangereux de la supprimer brusquement.

Il n'en est pas de même de l'épistaxis qui
survient dans le cours de plusieurs affections
chroniques, elle est alors liée à un état de faiblesse
générale ou à une altération particulière du
sang ; l'écoulement est quelquefois si abondant
qu'il peut compromettre les jours du malade déjà
affaibli par les symptômes de la maladie principale; outre une faiblesse des vaisseaux il y a alors
congestion de sang à la tête. Nous reviendrons
sur ces épistaxis en traitant de chaque maladie,
où on les observe.

Traitement. L'épistaxis *spontanée* et *active* doit
être en général respectée comme nous l'avons
dit; on n'essaiera de l'arrêter que dans le cas où
la perte de sang serait assez considérable pour
que le sujet fût menacé de syncope, ce qui du
reste est très rare et doit faire craindre une maladie imminente. Lorsque les hémorrhagies sans
être abondantes sont fréquentes, on tâchera d'en
prévenir le retour par un régime sobre et frugal,
en évitant tout ce qui peut accélérer les battements du cœur et quelquefois en ayant recours à
la saignée, mais il faut alors s'éclairer des conseils d'un médecin prudent.

Lorsqu'une hémorrhagie nasale survient pendant le cours d'une maladie chronique ou sur un
sujet affaibli, comme elle peut être dangereuse,
il est toujours utile de faire appeler le médecin
sur-le-champ.

Les principaux moyens usités pour arrêter le
sang qui coule avec trop d'abondance du nez sont
les suivants en commençant par les plus simples:

Il faut placer le malade dans un lieu froid ; il
peut être assis ou couché, mais il doit avoir la tête
haute et non inclinée sur le vase où le sang est
reçu ; si cependant il y avait menace de syncope, il faudrait le coucher et maintenir sa tête
basse. On lui placera des compresses d'eau froide
à la glace ou vinaigrée sur les tempes et sur le
front. Il devra renifler un liquide astringent tel
que de l'eau vinaigrée ou mêlée d'alun; ce même
liquide pourra être injecté dans les narines à
l'aide d'une petite seringue. En même temps qu'on
aura recours à ces moyens on fera prendre au
malade un bain de pied à la moutarde, ou bien on
lui appliquera un large sinapisme à chaque cuisse.
La saignée est rarement indiquée; on a dans plusieurs cas appliqué avec avantage 6 à 15 sangsues
à la partie interne des cuisses sur des jeunes filles
non réglées chez les quelles l'épistaxis paraissait
coïncider avec le défaut de menstruation.

Lorsque les moyens indiqués plus haut sont
insuffisants, et que l'on est privé de médecin, on
pourra encore essayer de tamponner l'ouverture
extérieure des narines avec de l'amadou et de la
charpie, mais le plus souvent alors le sang continue à couler dans la gorge par l'ouverture posté-

rieure des fosses nasales. Il est de toute nécessité dans ce cas de recourir au double tamponnement. Le procédé opératoire de ce tamponnement exige l'emploi d'une sonde particulière dite de *Belloc*, et demande quelque habitude pour être bien exécuté; le médecin seul doit en être chargé; je ne m'arrêterai donc pas à le décrire.

On prévient les épistaxis passives par un traitement fortifiant et varié suivant la nature de la maladie concomitante. C'est ainsi qu'on emploie les amers, les toniques, les préparations de fer, etc.

J.-P. Beaude.

épithème (*pharm.*), s. m. du grec *epithema*, de *epi* sur, et de *tithemi* je mets, je mets dessus. On donne ce nom à des médicaments liquides, mous ou secs que l'on applique sur la peau, les lotions, les fomentations sont des épithèmes liquides; les cataplasmes sont des épithèmes mous; les épithèmes secs sont les sachets et les poudres que l'on applique à l'extérieur.   **J. B.**

épitrochlée (*ana.*), s. f. Nom donné à la partie interne de l'extrémité inférieure de l'os du bras ou *humérus*. (V. ce mot.)

épizoaires (*zool.*), s. m. p. Nom donné aux parasites qui vivent sur le corps de l'homme. (V. *Acarus, Filaire, Prurigo*, etc.)

éponge (*mat. méd.*), s. f. *spongio officinalis*. Les naturalistes ont été long-temps avant d'être fixés sur la nature de l'éponge, les uns la considérait comme une substance végétale, d'autres comme appartenant au règne animal; ces opinions eurent chacune leurs défenseurs. Aujourd'hui, l'éponge est rangée parmi les substances animales, mais elle occupe les extrêmes limites de ce règne; c'est un polypier formé d'un tissu composé de fils plus ou moins fins résistant et qui sont comme feutrés, une quantité considérable de petits canaux traversent la masse de ce polypier ils ont pour objet de donner passage à l'eau et sans doute aux polypes qui l'habitent. Il existe une très grande quantité de genres d'éponges qui varient par leur forme, leur couleur et leur densité. L'éponge qui est employée en médecine est celle qui sert aux usages domestiques, et on lui a donné le nom d'éponge officinale. L'éponge est employée pour dilater des ouvertures naturelles ou des trajets fistulenx, pour cet usage, on la prépare de la manière suivante : on prend une éponge fine que l'on a soin de bien laver et de débarrasser des petites pierres et des coquilles qui y sont quelquefois mêlées, et lorsqu'elle est encore humide, on l'enveloppe en la serrant fortement avec une corde dont les tours se touchent, et on la fixe par un nœud facile à délier, on conserve l'éponge toujours entourée de la corde afin que l'humidité ne lui rende pas son volume primitif; lorsque l'on veut s'en servir, on en coupe un morceau que l'on taille du volume qu'on désire. On prépare aussi l'éponge avec de la cire; cette préparation consiste à plonger dans de la cire jaune fondue de l'éponge fine, préalablement nétoyée

et séchée et à la presser entre deux plaques d'étain chauffées au bain-marie; on la retire lorsque le refroidissement est complet : on se sert également de cette éponge pour dilater les plaies et les autres ouvertures, seulement elle se gonfle moins que la préparation précédente.

L'éponge calcinée a été employée dans les affections scrofuleuses et le goître avec quelque avantage, et l'on a reconnu que c'est à l'iode qui est à l'état d'hydriodate de potasse dans l'éponge, que ce médicament doit ses propriétés résolutives. M. Guibourt a recommandé de ne calciner l'éponge que jusqu'à la couleur brune, parce qu'au delà il ne reste qu'une matière inerte dont l'iode s'est dégagé. L'éponge se trouve en grande quantité sur les rochers qui sont au bord de la mer; les côtes du Calvados en présentent un assez grand nombre de variétés; mais c'est surtout dans la Médéterranée, dans la Mer-Rouge et dans la mer de l'Inde que se recueillent les plus belles éponges et que l'on en observe un plus grand nombre d'espèces.   **J. B.**

éprintes (*méd.*), s. f. p. *tenesmus*. On indique sous ce nom des envies fréquentes et douloureuses d'aller à la garderobe, c'est un des symptômes de la dyssenterie et il s'observe quelquefois dans la diarrhée. Ce mot est synonyme de *ténesmes*. (V. *Dyssenterie*.)

epsom (eaux minérales d'). Les eaux d'Epsom sont situées en Angleterre, à sept lieues de Londres, près du village d'Epsom, dans le comté de Surry; ces eaux sont limpides, amères et purgatives, elles doivent cette propriété au sulfate de magnésie qui entre dans leur composition dans une proportion d'environ une once par litre. La dose à laquelle on prend ces eaux est de deux à quatre verres, dans ces proportions, elles purgent convenablement et sans coliques. Le sel que l'on retirait de ces eaux et qui est du sulfate de magnésie, était autrefois connu sous le nom de sel d'Epsom.   **J. B.**

épulie, **epulis** ou **épulide** (*path.*), ce sont de petites tumeurs fongeuses qui se développent sur les gencives. (V. *Gencives* (maladie des).

épurge (*bot.*), s. f. (V. *Euphorbe*.)

équarrisseurs (Maladies des) (*path. hyg. pub.*) Le mot écarissage ne se trouve dans aucun des anciens dictionnaires; on le voit pour la première fois dans celui de Boiste. Ce mot n'a été adopté dans les réglements de police que vers le commencement du quatorzième siècle. C'est le 18 juillet 1727 que les équarrisseurs ont été condamnés à sortir de la ville et des faubourgs et à se retirer dans des maisons écartées et isolées. Les ouvriers actuels tiennent beaucoup au nom d'écarisseurs, et regarderaient même comme offensant celui d'*écorcheurs*, que conservent encore leurs confrères de province.

Les établissements d'écarrissage sont rangés avec raison, par le décret du 15 octobre 1810, dans la première classe des établissements insalubres, et il est défendu d'écarrir dans Paris. En outre les animaux vivants envoyés à l'écarrissage doivent être abattus et écarris dans le jour : les animaux morts ou atteints de maladies charbonneuses ne peuvent être écarris qu'en présence d'un expert vétérinaire, qui indique les précautions à prendre.

Les écarrisseurs, placés au milieu d'animaux morts ou écorchés, d'intestins, d'ossements et de chairs en putréfaction, vivent dans une atmosphère fétide et insupportable pour celui qui n'y est pas accoutumé : ils sont exposés aux furoncules, à l'anthrax et à la pustule maligne ; cette dernière affection est chez eux la plus fréquente : elle attaque la peau et le tissu cellulaire sous-jacent, et consiste dans le développement d'une vésicule séreuse à base livide, placée sur une tumeur dure, circonscrite, qui est bientôt frappée de gangrène. Pour empêcher les progrès du mal le médecin doit se hâter de cautériser la plaie enflammée, soit par les caustiques, soit par le moyen du feu : on doit en même temps donner à l'intérieur le quinquina, le camphre et d'autres substances toniques et anti-septiques. M. Patissier conseille aux écarrisseurs, pour se préserver de la pustule maligne, de se laver après leur travail les mains et la face avec une eau savonneuse simple, ou bien aiguisée avec du vinaigre; il serait préférable d'employer à cet usage des lotions d'eau chlorurée, préparée avec eau trente litres, chlorure de chaux un kilogramme, conservant ce liquide dans un vase bien fermé. Ils devraient se servir habituellement d'une nourriture végétale, et éviter les aliments succulents ; il faut enfin éviter de toucher un animal mort du *charbon* (*anthrax*) lorsqu'une blessure à la main pourrait favoriser ou déterminer la contagion.

Les écarrisseurs sont rarement affectés de phthisies pulmonaires ; ce fait vient à l'appui de ce que nous avons dit en parlant des bouchers, c'est-à-dire que l'habitude de vivre dans une atmosphère chargée de principes qui s'exhalent des chairs fraîches, surtout, paraît être un moyen prophylactique contre la phthisie (V. *Bouchers*).

Les écorcheurs jouissent presque tous du même embonpoint que les bouchers : ils sont tous gras, colorés et bien portants. M. Payen, dans son travail sur les moyens d'utiliser toutes les parties des animaux morts dans les campagnes, a vanté l'innocuité des matières animales putrides, et il dit en parlant de l'écarrissage, une énorme quantité de boyaux, de sang, d'os charnus, etc., abandonnés pendant plusieurs jours à une fermentation forte, surchargent constamment l'air d'émanations infectes, et cependant les ouvriers, les femmes et même des enfants à la mamelle respirent tous les jours cet air puant sans éprouver la moindre influence fâcheuse: aucune affection spéciale, aucune maladie régnante n'a été observée aux environs. Mais M. Payen n'a pas tenu compte de l'influence de l'habitude, car il nous est bien démontré qu'un air infect n'est point favorable à la santé : il serait nécessaire pour qu'une assertion fût fondée que l'on examinât quelle est l'action de l'air vicié par ces matières putrides sur les personnes qui n'ont pas l'habitude de les respirer. Nous avons vu des membres du conseil de salubrité frappés de céphalalgie par suite d'une visite dans les ateliers d'écarrissage.

Aujourd'hui les ateliers d'écarrissage sont moins insalubres ; il y avait surtout l'atelier d'écarrissage de MM. Cambacérès, Payen et Cie, que l'on pouvait comparer à une *boucherie* ou mieux à un *abattoir de Paris*. Voici la série des opérations qui étaient mises en pratique dans cet établissement : le cheval tué d'un coup de masse est saigné immédiatement ; le sang qui coule sur un plan incliné garni de dalles, se rend dans un tonneau où il est reçu ; il est de suite desséché, pulvérisé, puis mêlé à des engrais. La peau est enlevée et mise de côté pour être vendue aux tanneurs ; les crins, coupés d'avance, sont vendus aux *marchands de fair* ; les pieds sont livrés aux fabricants de peignes, les tendons aux fabricants de colle; les excréments, mêlés à de la poudre désinfectante, sont unis aux engrais ; la chair dépecée, est portée dans une cuve où elle est cuite à la vapeur, puis elle est soumise à l'action de la presse, desséchée et pulvérisée pour être vendue comme engrais. L'eau qui a servi à la cuisson de la viande se divise en deux parties distinctes : l'une oléagineuse, qui surnage, est vendue aux fabricants de savon, l'autre qui est aqueuse ou gélatineuse est coulée dans les baquets; elle se prend en gelée et donne de la colle pour les peintres en bâtiments (*colle de peau*); elle pourrait servir dans les petites villes et dans les communes à la nourriture des porcs. Les os séparés de la viande sont ensuite convertis en noir animal ou vendus secs, après avoir été choisis pour faire des objets de tabletterie.

Une autre espèce d'industrie exploitée par les écarrisseurs de Montfaucon est celle de favoriser la production des larves (*asticots*), et d'en rendre la récolte facile. Voici comment ils s'y prennent : ils étalent par terre, sur une étendue indéterminée, les débris déposés dans les clos, et particulièrement les intestins, qui par leur odeur forte attirent plus puissamment les mouches, et ils en forment une couche qui n'a pas plus d'un demi-pied d'épaisseur; ils la couvrent légèrement de paille pour la défendre de l'ardeur du soleil et l'abandonnent en cet état à elle-même. Bientôt les mouches attirées par l'odeur se précipitent sur ces matières ; elles s'insinuent à travers la paille, et gagnant les substances qu'elle recouvre, elles y déposent tous leurs œufs. Après quelques jours on ne trouve plus à la place des matières animales qu'on avait déposées qu'une masse mouvante, composée de myriades de larves et de quelques détritus qui ressemblent à du terreau ; on sépare avec la main les plus gros de ces détritus, on réunit les vers, on les remue avec la paille et on les vend à la mesure. A Paris le boisseau d'asticots (équivalant à un huitième d'hectolitre) est vendu de quatre à six francs pour les faisanderies. Cette sorte de fabrication est devenue si lucrative par la consommation de tous ses produits, que l'on y consacre presque la totalité des chairs et des issue des chevaux abattus.

Les asticots remplacent avec beaucoup d'avantage les œufs de fourmis, non seulement pour les jeunes faisans, mais encore pour élever les dindons, petits poulets et divers autres animaux domestiques. Les pêcheurs à la ligne en font une grande consommation dans certaines localités et les paient souvent assez cher.

L'industrie des asticots a donné lieu, il y a quelques années, à un accident affreux : un ivrogne étant tombé sur un de ces monceaux de chair et s'y étant endormi, les asticots pénétrèrent dans ses yeux, sa bouche et ses oreilles et y firent d'épouvantables ravages : l'homme fut conduit à l'hôpital Saint-Louis, et pendant plusieurs jours on désespéra de sa vie ; il revint cependant en santé, mais il perdit complètement la vue et l'ouïe ; il vécut dans cet état pendant fort long-temps. Ce fait curieux a été consigné dans un journal de médecine par M. Jules Cloquet, dans les salles duquel le malheureux dont nous parlons avait été soigné.

Les écarrisseurs vivent long-temps ; ils gagnent beaucoup et il y en a même qui font fortune. Un nommé Dusaussois, qui n'a pas cinquante ans et qui a commencé son état avec rien, vient de se retirer possédant plus de 30,000 francs de rente. Un autre, nommé Chavoi, a laissé un nom dans le métier d'écarrissage, par la fortune considérable qu'il y acquit et par le luxe qu'il affichait.

Aux environs de Paris certains individus ne font d'autre métier que de rechercher tous les cadavres abandonnés des animaux morts, pour en retirer la peau et la graisse, et quelquefois lorsqu'ils sont frais, la chair musculaire. On voit ces gens suivre le cours de la Seine et fréquenter les bords du canal Saint-Martin afin de dépecer les animaux noyés ou jetés à l'eau, qui, gonflés par le gaz de la putréfaction, surnagent et stationnent près des bords. Deux ou trois chiens de bergers, qui accompagnent ces gens, sont dressés à rapporter les corps flottant à quelque distance de la rive.

Les écorcheurs, dont les vêtements, les mains, les ustensiles de poche sont imprégnés des matières animales avec lesquelles ils sont à tout moment en contact, n'observent aucune précaution de propreté ; quand ils prennent leurs aliments, ils touchent et consomment ceux-ci au milieu de leurs plus sales opérations. On remarque dans cette localité des vieillards occupés dès leur enfance du métier d'écorcheurs, qu'ils continuent à exercer, sans en éprouver aucune affection spéciale.

A. CHEVALLIER.

Membre du conseil de salubrité, professeur à l'école de pharmacie.

S. FURNARI,

Docteur en médecine, membre de l'académie royale de médecine de Palerme.

ÉQUITATION (hyg.), s. f. Les documents que nous avons sur les principes d'équitation employés dans l'antiquité sont très imparfaits. Nous savons cependant que presque tous les peuples anciens employèrent la bride et le mors pour conduire et maîtriser leurs chevaux ; mais l'invention de la selle et des étriers n'est due qu'aux peuples barbares qui envahirent l'empire romain.

Dans le quinzième siècle il s'éleva à Padoue une académie qui devint particulièrement célèbre pour l'enseignement de l'art de monter à cheval. Les nombreux élèves que la France et l'Espagne envoyèrent à cette école, propagèrent bientôt dans les états du midi de l'Europe les principes d'équitation enseignés par les écuyers padouans ; ces principes connus aujourd'hui sous la dénomination d'école *franco-italienne*, sont ceux que l'on montre dans les manèges français.

1. *Influence de l'équitation sur les appareils organiques*. Dans l'acte de l'équitation l'homme est placé sur une base mobile : cette base se meut, elle change sans cesse de position, et chaque mouvement fait éprouver une secousse, un ébranlement à tout ce qui repose dessus. Toutes les fois que le cheval se déplace, il porte son corps en avant avec une certaine somme de mouvement que lui ont imprimé les contractions des muscles de ceux de ses membres qui ont quitté le sol. Mais à l'instant où ces derniers rencontrent la terre, à l'instant où ils reçoivent à leur tour le poids du corps, un choc a lieu ; tout le mouvement qu'avait reçu l'animal se répercute sur lui-même, il traverse le corps du cheval et se porte sur l'homme qui est dessus : celui-ci éprouve un trémoussement très vif, très sensible, qui embrasse toutes les parties de son être. Ce mouvement répercuté se distribue dans l'économie entière, il pénètre chacun des organes, secoue leur masse, agite les tissus qui le constituent, détermine dans les fibres de ces derniers un resserrement interne qui les rend plus robustes et plus forts.

L'équitation, outre, qu'elle détermine dans l'état actuel du système animal une série de changements organiques, a une influence remarquable sur la plupart des appareils de notre économie ; ainsi, prise avant le repas, l'équitation ouvre l'appétit, développe les forces digestives, assure une élaboration des aliments plus prompte et plus parfaite ; après le repas le travail de la digestion s'exécute plus vite et la faim revient plus tôt. L'équitation agit aussi sur la circulation du sang, le cœur pousse le sang avec une vigueur plus marquée, le mouvement artériel devient plus fort. L'équitation anime l'énergie des appareils exhalans, sécréteurs et absorbans : elle exerce une grande puissance sur la nutrition des organes, elle assure un bon emploi des principes nourriciers qui affluent dans le fluide sanguin dans les tissus vivants. Les individus qui s'exercent à cheval sont plus colorés, ils ont une grande force organique ; le système nerveux lui-même subit des modifications notables dans sa mobilité et dans sa sensibilité sous l'influence de l'équitation.

2. *Équitation considérée sous le point de vue médical et thérapeutique*. Le médecin hygiéniste peut tirer un grand parti de l'équitation considérée comme moyen thérapeutique. L'exercice à cheval est très bien indiqué dans la convalescence des fièvres essentielles, dans les fièvres intermittentes rebelles, dans les diarrhées qui dépendent d'un état d'atonie du canal alimentaire, dans la

longue série des maladies spasmodiques, dans les affections strumeuses et scorbutiques, dans l'anasarque commençante, et enfin dans l'hypocondrie et dans la mélancolie.

L'équitation ne peut pas en général servir dans le traitement des maladies aiguës; elles augmentent d'intensité par l'emploi de cet exercice.

3. *Accidens que cause l'équitation quand elle est forcée ou trop long-temps continuée (Maladies des écuyers, des courriers et des postillons).* Les hommes qui s'occupent de l'instruction des chevaux dans les manéges, et les courriers, qui, pour les affaires publiques, changent souvent de chevaux, sont sujets aux hernies, à l'asthme, aux douleurs sciatiques et aux ruptures de vaisseaux dans la poitrine. Les écuyers sont fréquemment attaqués de l'inflammation des reins, de pissement de sang et même de paralysie des lombes, comme le fait observer Hippocrate (*Epid. n.* 17). Ils ont aussi des excoriations à l'anus et des hémorroïdes lorsqu'ils montent des chevaux difficiles et à poil.

Ceux qui vont souvent à cheval sont affectés d'ulcérations aux fesses et au périnée; ils ne sont pas exempts de varices aux jambes. Hippocrate rapporte l'histoire d'un homme qui demeurait près la fontaine d'Eléaclis, et qui eut pendant six ans une maladie produite par l'équitation : c'était une tumeur aux aines, des varices à la cuisse et des douleurs aux articulations.

La course circulaire ou en rond est très fatigante pour les écuyers et pour les chevaux (Ramazzini).

Van-Swieten (*Comment. in aph. Boerh.*) a donné ses soins à un fameux écuyer, qui éprouvait des pissements de sang si considérables qu'ils lui faisaient perdre pour long-temps ses couleurs et ses forces.

La stérilité et l'impuissance, qu'Hippocrate en parlant des Scythes dit être particulières à ceux qui vont assidûment à cheval, dépendent de la compression et du froissement continuels des testicules qui s'atrophient. Si l'on ne remarque pas un pareil effet aujourd'hui, c'est que nos cavaliers ne montent point à nu et les jambes pendantes sans étriers, comme le faisaient les Scythes.

Les écuyers de nos jours sont opposés aux Scythes; ils sont tous enclins aux plaisirs de l'amour, effet qui ne peut être attribué qu'au frottement du périnée contre la selle et aux excitations modérées transmises aux organes sécréteurs du sperme : c'est à cette cause que sont dues les pollutions qui épuisent quelques postillons (*Patissier*). On trouve dans le cinquième volume des *Prix de l'Académie de chirurgie* l'histoire d'un postillon qui a été obligé, par cette raison, de discontinuer son état ; il s'est bien rétabli et a eu des enfants.

Morgagni dit n'avoir vu sur aucune classe d'hommes des anévrismes de l'aorte plus fréquemment que sur les postillons, les courriers et sur ceux qui sont presque continuellement à cheval. « Cela n'est pas étonnant, dit-il, car sans parler des chutes, des efforts, des injures de l'air aux-

quels ils s'exposent ; l'agitation du sang doit nécessairement à la fin relâcher le tissu des parois artérielles et vaincre leur résistance : ce genre de lésion survient encore plus facilement lorsque la lubricité et les maladies se joignent à ces circonstances. »

Corvisart a remarqué que les postillons et les courriers étaient très sujets aux maladies du cœur ; il cite l'histoire d'un homme âgé de trente ans, d'une constitution vigoureuse, qui avait quitté un métier sédentaire pour prendre celui de courrier. Livré à ce genre de vie trop pénible, il voyageait sans cesse dans toutes les cours d'Europe : quand il entra à l'hôpital de la Charité, il venait de faire mille lieues à cheval sans prendre de repos; il avait, de plus, fait le voyage de Londres à Paris, et dans la traversée de Douvres à Calais il avait éprouvé pour la première fois de la gêne dans la respiration et un crachement de sang. Ayant, malgré ces symptômes, continué sa route, le mal s'aggrava singulièrement, et dès qu'il fut rendu à Paris les étouffements et la douleur qu'il ressentait dans la poitrine augmentèrent : il fut saigné cinq fois dans l'espace de trois jours, sans avoir éprouvé de soulagement; les jours suivants il était horriblement agité, la suffocation devint instante, et il mourut témoignant par tous ses gestes le regret qu'il avait de perdre la vie. A l'ouverture du cadavre on aperçut dans le ventricule gauche du cœur qu'un des gros piliers qui soutiennent les valvules mitrales était rompu à sa base. Cette rupture lui laissait la facilité de flotter librement dans la cavité du ventricule ; il y avait apparence de suppuration à l'endroit même de la déchirure, à la paroi du cœur, ce qui prouve assez bien qu'elle n'était pas ancienne.

L'équitation contre le vent expose les cavaliers aux crachements de sang, à l'angine, à la difficulté de respirer et même à l'inflammation du poumon. Fabrice de Hilden rapporte l'histoire d'un ambassadeur de Henri-le-Grand, qui ayant été obligé de courir deux jours à franc étrier, ne pouvait au bout de ce temps contracter les paupières ; ses yeux étaient immobiles et le cou d'une raideur extrême. La tension continuelle dans laquelle avaient été toutes ces parties pour vaincre la résistance de l'air et suivre le mouvement du cheval avait donné lieu à cet état.

Pour les écorchures de l'anus on doit conseiller aux écuyers et aux postillons l'emploi de lotions fréquentes et l'application de cérat, de suif ou de graisse : les maquignons se servent de baume du samaritain ou de beurre. Pour remédier au ballottement des viscères du bas ventre, les courriers doivent faire usage d'une large ceinture; s'ils ont les bourses molles et flasques, ils peuvent les soutenir au moyen d'un suspensoir, afin qu'elles ne soient pas froissées dans les grands mouvements du cheval.

Enfin les écuyers et les courriers doivent porter un bandage, de peur qu'une équitation trop forte ne produise une hernie.

Quelques-uns portent des étriers courts ; cette coutume est très salutaire pour ceux qui ont une hernie et qui sont forcés de monter long-temps. Les cavaliers de l'école *germanique*, lorsqu'ils montent à cheval, portent les étriers courts , ce qui place les jambes du cavalier plus en avant et les cuisses plus en arrière que dans l'école franco-italienne: ainsi la méthode de l'école germanique a l'avantage de préserver le cavalier des hernies , et comme celui-ci, à l'aide de cette méthode, a les pieds plus fortement appuyés, le haut de son corps est entièrement libre et il se penche ordinairement en avant , soit qu'il trotte ou qu'il galope , afin de se lier davantage au cheval, d'aider ses mouvements en les suivant, et d'en ressentir bien moins les contre-coups.

S. FURNARI.

Docteur en médecine , membre de l'académie royale de médecine de Palerme.

ÉRAILLEMENT (*path.*), s. m. On désigne sous ce nom l'*ectropion* qui est le renversement des paupières en dehors. (V. *Paupières* (maladies des).

ÉRECTILE (Tissu) (*anat.*), s. m. L'on sait que certains organes jouissent de la propriété de se durcir et d'augmenter de volume sous diverses influences excitantes, soit physiques, soit nerveuses ; les recherches des anatomistes ont appris qu'il existait dans ces organes un tissu particulier qu'ils ont nommé *érectile*. Ce tissu est formé d'une foule de petites cellules ou cavités spongieuses qui ne sont en réalité qu'un lacis inextricable de très petites artères et très petites veines communiquant fréquemment entre elles. Un nombre considérable de filaments nerveux pénètrent aussi dans ces espèces de cellules; il est, du reste, facile de les injecter artificiellement par les veines voisines. Sous l'influence d'un stimulant, le sang se porte avec abondance dans ce tissu, le distend et produit tous les phénomènes de l'*érection*. Les principaux organes où on l'a rencontré, sont : la verge, le clitoris, les petites lèvres, le mamelon, les papilles de la peau et celles des membranes muqueuses.

ÉRECTILES (Tumeurs) (*path.*), s. f. Le tissu érectile peut se développer quelquefois d'une manière anormale dans l'économie et former ce que les médecins nomment des *tumeurs érectiles* ; il en a déjà été parlé au mot *Envie*. Ces tumeurs, qui sont situées ordinairement à la surface de la peau, se présentent sous la forme de petites masses spongieuses entourées quelquefois d'une mince enveloppe fibreuse. Elles diffèrent du tissu érectile normal en ce qu'elles sont le siége d'une espèce de vibration ou bruissement particulier. Elles persistent en général toute la vie, dans quelques cas, sans augmenter de volume, mais fréquemment en faisant des progrès qui déterminent plus tard une rupture, et, par suite, une hémorragie difficile à arrêter. On combat leur développement, soit par l'ablation, soit par la compression et la ligature de l'artère qui leur porte du sang.

J. B.

ÉRECTION (*physiol.*), s. f. Etat d'une partie molle qui augmente de volume par suite d'une accumulation du sang dans son épaisseur ; l'érection ne se produit que dans les organes pourvus de tissus érectiles (V. *Tissu Erectile*).

ERGOT (*bot.*). (V. *Seigle ergoté.*)

ERGOTISME (*méd.*), s. m. C'est la maladie produite par l'action du *seigle ergoté*. (V. ce mot.)

ÉRIGNE (*chir.*), s. f. C'est un instrument en forme de crochet, qui a pour objet de soulever les parties que l'on dissèque soit pendant une opération, soit pour l'étude de l'anatomie. Il y a plusieurs sortes d'érignes qui varient de formes suivant les usages auxquels on les destine.

J. B.

ÉROSION (*path.*), s. m. *erosio* de *erodere* ronger. C'est l'action produite par une substance corrosive, ou la destruction lente et successive d'une partie; on a donné le nom d'*érosions spontanées* aux érosions qui ont lieu en l'absence de toute cause extérieure.

ERRATIQUE (*path.*), adj. de *errare* errer. On donne ce nom de *fièvres erratiques* aux fièvres intermittentes qui n'ont point de types fixes et réguliers. (V. *Fièvre intermittente.*)

ÉROTOMANIE ou ÉROTICOMANIE (*méd.*), s. f. du grec *eros* amour, et *amnia* manie ; folie causée par l'amour. (V. *Folie.*)

ÉRUCTATION (*physiol.*), s. f. *eructatio* de *eructare* faire des rots. C'est l'action de rendre par la bouche des gaz qui se sont dégagés de l'estomac; ce dégagement de gaz est ordinairement l'indication d'une digestion laborieuse, à moins qu'ils ne soient produits par l'action des liquides qui les contenaient tels que la bierre, l'eau de seltz, etc. La magnésie calcinée, prise quelque temps après le repas, est un assez bon moyen de neutraliser l'action du dégagement des gaz, qui sont le résultat d'une digestion pénible; et les personnes qui sont sujettes aux éructations peuvent en faire usage avec avantage.　　J. B.

ÉRUPTIF, IVE (*path.*), adj. On donne cette désignation aux maladies qui sont accompagnées d'une éruption, ainsi la variole, la rougeole, la scarlatine sont des maladies éruptives. Certaines éruptions qui sont accompagnées de mouvements de fièvres ont été nommées *fièvres éruptives*, ce nom a même été donné aux maladies que nous avons désignées ci-dessus.　　J. B.

ÉRUPTION (*path.*), s. m. *eruptio* du verbe *erumpere* sortir avec force. On donne ordinairement ce nom à des maladies qui apparaissent d'une manière spontanée et générale à la peau, qu'elles soient ou non accompagnées de fièvre. La variole, la rougeole, la varicèle, l'urticaire, la gale, etc. sont considérées comme des éruptions: quoique ces maladies présentent un caractère général qui est le même, celui d'apparaître à la peau, cependant leur nature et surtout leur traitement sont extrêmement variés, et l'on ne saurait les confondre sous une dénomination commune. La gravité de ces maladies est extrêmement différente, car on ne saurait sous ce rapport établir de comparaison entre la variole, par exemple, qui est une affection grave et la varicèle (petite vérole volante) ou l'uticaire, qui sont des affections très légères; l'érysipèle, le pemphygus qui peuvent être aussi considérés comme des éruptions, sont des affections graves lorsqu'elles occupent une grande étendue. Enfin, le mot éruption ne saurait caractériser une maladie, il ne fait qu'indiquer une de ses manières d'être, et il est indispensable de recourir à la description de chacune de ces affections lorsque l'on veut se former une idée des maladies que nous avons désignées. Les affections qui apparaissent avec la forme éruptive sont assez nombreuses et nous n'en donnerons pas ici le tableau qui serait sans utilité. Souvent une éruption se manifeste au milieu d'une maladie comme épiphénomène et quelquefois comme crise; lorsqu'une éruption, dans une fièvre grave, a le caractère inflammatoire, elle est souvent une crise heureuse; lorsque au contraire la circonférence des taches éruptives est pâle, sans cercle rouge, c'est un indice funeste. Des auteurs ont confondu les dartres avec les maladies éruptives, mais l'apparition ordinairement lente de ces affections et leur nature spéciale ne sauraient les faire ranger dans cette catégorie.

On a donné aussi le nom d'éruption à la sortie brusque d'un liquide ou d'un gaz contenu dans une des cavités de l'économie. (V. pour plus de détails au mot propre à chaque maladie éruptive).   J. B.

ÉRYSIPÈLE (*méd.*), s. m. Le siége apparent à la peau de l'affection qui va nous occuper, en facilite beaucoup le diagnostic, aussi peut-on le ranger parmi les notions populaires, concurremment avec les maladies éruptives auxquelles l'enfance est particulièrement exposée. L'érysipèle, qui appartient plus à tous les âges, est une affection vulgairement connue : c'est ainsi qu'on nomme une éruption aiguë, large, unie, plus ou moins bornée à une partie de la peau, et accompagnée de rougeur, de chaleur, de cuisson, de gonflement. L'érysipèle est dit simple, superficiel lorsque la tuméfaction est légère et que la rougeur disparaît momentanément sous la pression du doigt; dans le cas contraire, il est appelé phlegmoneux. Nous traiterons séparément de l'une et l'autre espèce.

C'est au visage que l'éruption érysipélateuse se montre le plus souvent; c'est là aussi qu'elle est le plus remarquable, et, sous bien des rapports, le plus digne d'attention. Cependant il ne faut pas qu'on ignore qu'aucune partie de la surface cutanée n'est à l'abri de l'érysipèle, on l'observe sur les membres, sur le tronc comme à la face. Le développement de l'éruption offre quelques variétés qui sont basées principalement et sur la cause qui la détermine, et sur les dispositions individuelles. L'érysipèle, produit par une influence extérieure qui agit immédiatement

sur la peau, se montre soudainement ; la fièvre peut bientôt l'accompagner, mais il est rare qu'elle le précède. Il n'en est pas de même de celui qui provient d'une cause interne, plus ou moins occulte, et qui est le plus ordinaire. Celui-là a de commun avec la variole, la scarlatine, etc., de ne paraître qu'après un mouvement fébrile qui précède l'éruption d'un, de deux ou de trois jours. Ce sont d'abord des alternatives de frisson et de chaleur, accompagnées de malaise, de faiblesse, d'inappétence, de soif, d'accélération du pouls. Au bout de vingt-quatre, de quarante-huit heures de ce trouble général, plus tôt ou plus tard, il se manifeste au visage, sur les membres ou sur le tronc, une sensation d'ardeur, de brûlure, suivie de rougeur, de tension et d'une tuméfaction plus ou moins sensible. L'exanthème érysipélateux a bientôt fait des progrès qui ne permettent plus de le méconnaître : il est caractérisé par toutes les apparences d'une inflammation circonscrite de la peau, qui tantôt reste unie, et d'autres fois se couvre de vésicules. L'érysipèle dure communément de cinq à sept jours, cependant il n'est pas très rare de le voir guérir plus tôt ou se prolonger au-delà du terme ordinaire.

L'érysipèle est toujours reconnaissable au groupe caractéristique de symptômes que nous venons de présenter, et, la cause à part, il a de frappantes analogies avec la brûlure. Le feu n'agit-il que faiblement, la peau devient rouge, cuisante, peu gonflée d'ailleurs; tel est l'érythème premier degré de l'érysipèle, et que représente parfaitement la brûlure au premier degré. L'action comburante est-elle plus vive, l'épiderme est soulevé, il se forme des cloches, et cette brûlure au second degré offre l'image de l'érysipèle avec flyctènes. Enfin, lorsque le feu pénètre plus profondément, la peau, dans toute son épaisseur, et le tissu cellulaire sous-cutané, sont enflammés, et ce degré plus avancé de la brûlure retrace l'idée de l'érysipèle phlegmoneux.

Mais, quoiqu'il puisse être déterminé pas l'action directe de la chaleur, l'érysipèle, semblable à la brûlure par des apparences, en diffère sous bien des rapports. Celle-ci est toujours un accident local, l'autre est souvent une maladie générale qui, comme les fièvres éruptives, avait son principe ailleurs avant qu'il vint se dessiner à la peau. C'est cette source intérieure de l'érysipèle qui constitue la particularité la plus digne d'attention, puisqu'elle change la méthode de traitement. En effet, on ne craint pas de résoudre de répercenter sur-le-champ, si on le peut, le travail d'une brûlure, tandis que l'éruption érysipélateuse a été respectée localement, par presque tous les praticiens. Loin d'y appliquer les astringents, les répercussifs, ce n'est pas sans une légitime inquiétude qu'on voit l'érysipèle disparaître trop vîte; l'expérience a suffisamment appris qu'il y avait alors à craindre une métastase, c'est-à-dire le transport sur quelque viscère du travail morbide qui avait paru à la peau. Il est des exanthèmes érysipélateux d'une mobilité surprenante. L'éruption qui occupait hier la jambe a disparu pour se fixer aujourd'hui sur un bras, demain sur le tronc, plus tard sur la tête. Nous avons vu plusieurs de ces érysipèles ambulants parcourir successivement toute l'étendue de la surface cutanée, durer ainsi quelques semaines et occasionner des souffrances très vives. Du reste, il est peut-être sans exemple que l'érysipèle occupe simultanément toute la peau ; presque toujours il reste fixé sur un point, envahissant peu à peu quelques parties voisines, ou bien disparaissant d'un lieu pour reparaître à un autre. Il est des personnes très sujettes aux érysipèles, sans qu'il soit aisé d'expliquer cette disposition : il est parfois habituel, périodique, plus particulièrement chez les sujets qui ont eu quelque évacuation habituelle supprimée, ou quelque éruption répercutée. Enfin, on observe quelquefois des épidémies d'érysipèle ; il en existait une à Paris il y a environ deux ans : l'influence épidémique était si marquée que les chirurgiens des hôpitaux osaient à peine porter des instruments sur la peau sans avoir l'appréhension de déterminer une inflammation érysipélateuse.

Le siége de l'érysipèle n'est pas une circonstance indifférente. C'est au visage, avons-nous dit, qu'il se fixe le plus souvent, et c'est là aussi que le voisinage du cerveau ne permet pas de bannir toute sollicitude sur la marche d'une affection peu grave ordinairement. On voit rougir la pointe du nez, une joue, le menton, le front ou une oreille ; bientôt le gonflement accompagne la rougeur et la cuisson, il fait des progrès en s'étendant de proche en proche : du visage, il se propage souvent au cou, au cuir chevelu, et la face acquiert fréquemment une apparence monstrueuse, elle est considérablement gonflée, d'un rouge vif ou obscur, unie ou parsemée de vésicules ; le nez élargi est en partie effacé par la saillie des joues, les yeux sont fermés par la tuméfaction des paupières, les lèvres sont volumineuses, on est singulièrement défiguré. Enfin, communément du cinquième au septième jour, le gonflement diminue, la peau pâlit, l'épiderme se détache sous forme de plaques, d'écailles ou de farine, et la peau reprend graduellement son aspect naturel, pendant que les phénomènes généraux de la maladie ont aussi décliné et disparu.

Nous ne traiterons pas séparément des érysipèles qui occupent d'autres parties du corps que le visage ; mais il est temps d'exposer les caractères distinctifs de l'érysipèle dit simple et de celui qui est appelé phlegmoneux. C'est ce que nous allons faire rapidement. Ce qui caractérise l'érysipèle simple, qui nous a seul occupé jusqu'à ce moment, c'est le gonflement peu considérable de la peau (surtout quand ce n'est pas au visage), la disparition momentanée de la rougeur sous la pression qu'on peut exercer sur elle, et le siége superficiel de la douleur.

Dans l'érysipèle phlegmoneux, au contraire, la tuméfaction est considérable : les membres où il siége ordinairement acquièrent parfois des dimensions monstrueuses, la peau ne pâlit pas sous la pression des doigts, elle conserve sa rougeur

comme dans le phlegmon ordinaire ; loin d'être cuisante, superficielle, la douleur est pongitive, pulsative et profonde ; c'est qu'au lieu du simple réseau muqueux sous-épidermoïque, le derme dans son épaisseur, et le tissu cellulaire sous-jacent sont pris d'inflammation. Ce n'est plus une plaque enflammée dont la résolution est prochaine, comme dans l'érysipèle simple, c'est un vaste phlegmon accompagné d'une fièvre intense, et qui menace de suppurer. L'érysipèle phlegmoneux est plus long et plus grave que l'autre espèce.

Nous pensons, avec les anciens, qu'à moins qu'il ne soit déterminé par une cause externe agissant immédiatement sur la peau, l'érysipèle n'est pas une maladie locale qu'on doive traiter localement. Les phénomènes généraux qui précèdent, accompagnent ou suivent l'éruption érysipélateuse, sont donc tous dignes d'attention : or, ces phénomènes sont variables. Suivant les dispositions individuelles ou la constitution épidémique, la fièvre, qui manque rarement dans les érysipèles, revêt tour à tour les formes inflammatoire, bilieuse, nerveuse, maligne. Nous ne devons point décrire ici ces fièvres à propos de simples complications.

Le pronostic de l'érysipèle n'est pas généralement sérieux ; toutefois il est plusieurs circonstances qui demandent à être pesées. Parlons d'abord de l'érysipèle simple, ou mieux, superficiellement situé, dont la durée commune est de cinq à sept jours, qui se termine quelquefois plus tôt, et qui atteint rarement deux septenaires. Tant que l'éruption reste fixée à la peau et qu'aucun viscère ne témoigne de la souffrance à l'intérieur, on peut être tranquille. Mais il n'en serait pas de même si l'érysipèle disparaissait soudainement et qu'il se manifestât bientôt de l'agitation, de l'assoupissement ou du délire, de la toux et de la difficulté de respirer, de la douleur et de l'ardeur dans les entrailles ; il faudrait craindre alors quelque affection métastatique grave dans la tête, la poitrine ou l'abdomen. Dans l'érysipèle du visage, les accidents cérébraux sont particulièrement à surveiller, surtout chez les personnes habituellement adonnées aux travaux de l'esprit ou tourmentées de quelque passion. L'érysipèle des bourses a quelquefois l'inconvénient sérieux de passer à la gangrène, de même que celui qui affecte des parties précédemment engorgées, œdématiées. La couleur violette, livide, l'insensibilité succèdent à une cuisante douleur, et annoncent cette fâcheuse terminaison ; l'espèce de fièvre qui accompagne l'érysipèle entre pour beaucoup dans le pronostic : la fièvre inflammatoire modérée est la plus bénigne, puis vient la fièvre bilieuse ; la fièvre nerveuse ou typhoïde est toujours grave. Enfin, par contre, soit dans les maladies aiguës, soit dans les affections chroniques, l'éruption érysipélateuse est parfois critique et salutaire : par elle l'économie est délivrée d'un danger intérieur. Nous avons vu naguère un érysipèle habituel et sans fièvre, coïncidant avec la suppression des règles, enrayer des accès d'hystérie et d'épilepsie.

L'érysipèle phlegmoneux est toujours plus dignedesollicitude. Non-seulement l'intensité de la fièvre constitue alors un danger réel, mais encore il peut se former de vastes foyers de suppuration qui sillonnent, en partie ou en totalité, l'étendue d'un membre, accident qui prolonge la durée du mal et en augmente la gravité. La résolution est toujours désirable, de préférence à la suppuration, et à plus forte raison à la gangrène.

Les causes de l'érysipèle sont tantôt manifestes, d'autrefois très obscures. Nous rangerons dans la première catégorie les influences directes et irritantes sur la peau, comme l'action trop vive de la chaleur ou du froid, les frottements, les applications rubéfiantes, vésicantes, venimeuses, les piqûres d'insectes, les blessures. Toutefois ces causes externes et parfaitement appréciables ne produiraient pas l'effet dont nous parlons s'il n'existait, soit dans la susceptibilité particulière de la peau, soit dans quelque autre partie de l'organisme, une disposition à l'érysipèle. Mais les causes intérieures, dont il est moins aisé de constater l'existence, de déterminer l'espèce et surtout d'expliquer l'action, ont une part plus grande que les influences irritatives immédiates sur la peau, à la production de l'érysipèle. Le plus souvent aucun agent appréciable n'a irrité les téguments, et d'ailleurs ce n'est alors qu'après un, deux ou trois jours de fièvre que l'érysipèle paraît. Cette éruption érysipélateuse, de cause interne, peut être le résultat d'une irritation, d'un état bilieux ou saburral des voies digestives, d'une altération accidentelle ou permanente des fluides, qui serait la conséquence de mauvais aliments, de vices héréditaires ou contractés. La suppression de quelque écoulement habituel, la répercussion de quelque affection de la peau peuvent aussi devenir la cause cachée d'érysipèles. On en voit encore survenir à la suite de fortes émotions, etc. Dans tous les cas, il est avantageux de pouvoir remonter à la source, pour baser rationnellement le pronostic et le traitement.

Cette indication sommaire et abrégée des causes de l'érysipèle devra suggérer les précautions préventives, et nous passons de suite au traitement de l'éruption déclarée. Contre l'érysipèle très superficiel, déterminé par l'atteinte locale d'un agent extérieur, tel que l'insolation, la brûlure, le frottement, un topique irritant quelconque, il est permis d'attaquer localement l'éruption pour la résoudre. Ce premier degré d'inflammation cutanée, auquel on donne assez communément, en médecine, le nom d'*érythème*, cède souvent avec promptitude et sans danger subséquent, aux lotions d'eau fraîche seule ou mêlée de quelques gouttes d'extrait de saturne, d'alcool aromatique ou d'une solution d'alun. Tout est alors local, maladie et remède.

Mais nous nous garderons bien de conseiller des résolutifs et des astringents contre l'érysipèle de cause interne, qu'un mouvement fébrile a précédé et que la fièvre accompagne. Alors, comme dans les maladies aiguës éruptives, nous engagerons à laisser en paix l'éruption érysipé-

lateuse, pour surveiller les phénomènes généraux émanés de l'état des grandes fonctions. On se bornera à mettre la partie affectée à l'abri de l'air et des frottements en la recouvrant d'une pièce de toile fine. Si l'ardeur, la cuisson deviennent trop vives, on les tempère par quelques fomentations tièdes d'eau de guimauve, de pavot, à laquelle on peut ajouter un peu de fleur de sureau ou de milleperthuis. S'il se forme des ampoules d'où s'écoule une sérosité âcre, on se trouvera bien de quelques doux absorbants, tels que la fécule de farine de froment, la poudre de lycopode. Le traitement local de l'érysipèle phlegmoneux comporte l'usage plus fréquent et plus assidu des applications émollientes, cataplasmes et fomentations. Cependant il n'en faudrait pas abuser si le gonflement était modéré et la douleur tolérable. Il est même des praticiens recommandables qui ont complètement banni les topiques humides émollients du traitement de l'érysipèle. Dans les cas, heureusement rares, où cet exanthème menace de passer à l'état gangreneux, on est dans l'usage d'employer la poudre ou la décoction d'écorce de chêne, de quinquina, associée au camphre.

Le traitement général de l'érysipèle est bien plus important que celui qui a pour moyens les applications locales dont nous venons de parler. Mais ici la médication rentre de plus en plus dans le domaine exclusif de la médecine, car la recherche ardue des causes, et l'appréciation attentive des symptômes doivent rigoureusement présider au choix des moyens curatifs. Exposons toutefois les règles de conduite applicables à la généralité des cas. L'air de l'appartement sera tempéré, les couvertures suffisantes et non excessives, la tête élevée et légèrement couverte si l'éruption siége dans cette partie. Le dégoût des aliments indiquera la diète. On satisfera la soif avec de l'eau de chiendent ou de bourrache dégourdie, jusqu'au moment ou l'éruption sera bien fixée, après quoi on pourra substituer à ces boissons fades de l'eau d'orge ou de l'eau pure avec du sirop de groseilles, d'oranges, de limons, ou quelque autre boisson acidule. S'il survient quelque mouvement critique salutaire, on favorisera doucement la sueur, le flux d'urine, tout simplement avec les deux premières tisanes que nous venons d'indiquer; le vomissement avec de l'eau tiède et l'introduction du doigt au fond de la bouche; la diarrhée avec du bouillon aux herbes ou une décoction de tamarins; les hémorrhagies par des lotions d'eau tiède, etc.; mais il convient que l'homme étranger à l'art de guérir laisse prendre l'initiative de ces mouvements critiques à la nature, il serait peu prudent à lui de les provoquer.

Dans l'érysipèle du visage, il importe de joindre aux autres précautions le calme le plus parfait possible des sens et de l'esprit, afin d'éviter une affection cérébrale, heureusement rare, mais enfin plus imminente que si l'éruption siégeait ailleurs.

Lorsque l'érysipèle s'efface soudainement, et qu'en même temps surgissent quelques accidents dans l'intérieur de la tête, de la poitrine ou du ventre, il est de précepte de faire en sorte de rappeler l'éruption au lieu qu'elle a quitté par des frictions, des lotions d'eau d'une chaleur piquante, un sinapisme, de la pommade ammoniacale ou un vésicatoire.

Nous ne pensons pas devoir parler ici des complications de l'érysipèle et des circonstances corrélatives qui indiquent l'emploi des évacuations sanguines, des émétiques, des purgatifs, des anodins, etc., ou de quelque opération chirurgicale. Ces médications, sur lesquelles il ne faudrait pas se méprendre, réclament les lumières de l'homme spécial. Nous en dirons autant du traitement préventif de l'érysipèle périodique ou habituel auquel sont sujettes quelques personnes. Il est essentiel, en pareil cas, de peser une foule de circonstances commémoratives et hygiéniques, pour remonter avec succès à la source du mal. Il est rare que le concours de connaissances spéciales ne soit pas nécessaire pour retirer tout le fruit désirable de ces investigations. L'origine de l'érysipèle périodique ainsi dévoilée, on en prévient le retour en rétablissant des habitudes supprimées, en en supprimant d'existantes, en remédiant aux altérations organiques ou humorales qu'on a constatées.

A. LAGASQUIE.
Docteur en médecine, membre de la
commission d'Egypte

ÉRYTHÈME (*path.*), s. m. du grec *eruthéma*, rougeur. On donne ce nom à une rougeur inflammatoire de la peau très légère ; quelques auteurs ont aussi donné ce nom à l'érysipèle. On a aussi donné le nom d'erythème à une éruption de plaques rouges qui apparaît à la peau, et qui dure ordinairement de sept à quinze jours. (V. *Intertrigo*)
J. B.

ÉRYTHROIDE (*anat.*), adj. On a donné le nom de tunique erythroide à l'enveloppe que le crémaster fournit au cordon testiculaire et au testicule. (V. *Crémaster*).

ESCARGOT (*zool. et mat. méd.*), s. f. (V. *Colimaçon*).

ESCARRE (*path.*), s. f., du grec *eskara*, croûte. On donne ce nom à une croûte qui est le résultat de la mortification d'une partie détruite par la gangrène ou un caustique violent ; de la suppuration se manifeste quelques jours après l'action du caustique autour de la partie qui a été détruite, et cette suppuration a pour objet de détacher l'escarre et de séparer les portions vivantes de celles qui ont été frappées de mort (V. *Gangrène, Caustiques*).
J. B.

ESCARROTIQUES (*mat. méd.*). On donne ce nom à des substances qui ont pour action, lorsqu'elles sont mises en contact avec les tissus vivants, de les détruire et de les convertir en escarres ; ce sont de vraies *caustiques* (V. ce mot).

ESPÈCES (*pharm.*), s. m. p. On donne en pharmacie le nom d'espèces à un mélange de diverses substances végétales qui sont coupées et insérées,

avec lesquelles on prépare divers médicaments, comme des tisanes, lotions, etc. Il existe diverses sortes d'espèces que l'on désigne suivant leurs propriétés ; telles sont les espèces *émollientes*, *pectorales*, *béchiques*, *apéritives*, *vulnéraires*, *toniques*, etc. (V. ces divers mots).

ESPRIT DE COCHLÉARIA. C'est l'alcool de cochléaria (V. *Cochléaria*).

ESPRIT DE CORNE DE CERF (*chim.*). C'est le carbonate d'ammoniaque obtenu par la distillation de la corne de cerf (V. *Ammoniaque*).

ESPRIT DE MENDÉRÉRUS (V. *Acétate d'ammoniaque*).

ESPRIT DE NITRE (*chim.*). C'est l'acide nitrique affaibli (V. *Acide nitrique*). On a désigné sous le nom d'esprit de nitre dulcifié un mélange d'acide nitrique et d'alcool.

ESPRIT DE SEL (*chim.*) (V. *Acide hydrochlorique*). L'esprit de sel dulcifié est un mélange d'acide hydrochlorique et d'alcool.

ESPRIT DE VIN (V. *Alcool*).

ESPRIT DE VITRIOL (*chim.*) C'est l'acide sulfurique affaibli (V. *Acide sulfurique*).

ESPRITS ANIMAUX (*physiol.*), m. p. On donnait autrefois ce nom à un fluide subtil que l'on croyait formé dans le cerveau, d'où il se distribuait par les nerfs aux diverses parties du corps.

ESQUILLE (*chir.*). On donne ce nom à de petites portions d'os qui se séparent dans les fractures (V. ce mot). Les portions d'os qui se séparent à la suite d'une carie et d'une nécrose sont également désignées sous ce nom (V. *Fractures*).

ESQUINANCIE (*méd.*), s. f. (V. *Angine*).

ESSENCE (*pharm.*), s. f. Nom générique donné autrefois aux huiles essentielles. On désignait aussi sous ce nom quelques teintures alcooliques (V. au nom particulier à chaque espèce d'essence).

ESSENTIELLES (Huiles) (V. *Huiles*).

ESSENTIELLE (Maladie). Nom donné à une maladie qui ne dépend d'aucune autre.

ESSOUFLEMENT (V. *Anhélation*).

ESTHIOMÈNE (*path.*), s. m. du grec *esthiomenos*, qui ronge ; *lupus* de Willan, *dartre rongeante*, *scrophule cutanée* des auteurs ; affection cutanée la plus redoutable de toutes les dartres, caractérisée à son début par des indurations plus ou moins marquées de la peau, avec une coloration rouge foncé, et suivie plus tard d'ulcères difficiles à guérir. Son siége est le plus fréquent est à la face, surtout vers les joues et au nez ; il n'est pas rare pourtant de l'observer au cou, aux membres inférieurs, sur les fesses ; on lui donne même

.lors plus particulièrement le nom *de scrofule cutanée.*

Cette affection ne se montre guère que chez les enfants, et vers l'âge de la puberté; elle se développe rarement après trente ans. Une constitution scrofuleuse et lymphatique y prédispose presque toujours ; aussi l'esthiomène est-il un peu plus fréquent chez les femmes que chez les hommes.

On a remarqué à l'hôpital St-Louis que parmi les malades affectés de cette dartre, qui se rendent en foule à cet établissement, un très grand nombre venait de la Picardie et de la Champagne. Les causes prochaines de l'affection sont peu connues: on a accusé l'alimentation, le séjour dans un lieu humide, etc.; mais il faut nécessairement admettre en outre une prédisposition originelle.

Nous distinguerons, ainsi que l'a fait notre savant collaborateur M. Alibert, deux formes dans l'esthiomène.

1° L'esthiomène *térébrant* ou *perforant.* Cette variété a presque toujours son siége au nez ou tout autour; son caractère est de tendre à ronger et à détruire quelquefois avec une effroyable rapidité. Le début de cette affection et celui de l'esthiomène en général est insidieux ; il se développe ordinairement sur la peau une ou plusieurs petites indurations indolentes, d'un rouge obscur, qui s'étendent en faisant des progrès plus ou moins rapides. Ils finissent bientôt par se toucher en s'élargissant : ils s'ulcèrent alors promptement en se recouvrant d'une croûte noirâtre ; quelquefois le mal commence par l'intérieur du nez, il s'y forme une petite ulcération tenace qui se recouvre d'une croûte; à peine celle-ci s'est-elle détachée ou a-t-elle été arrachée qu'une autre reparaît; le nez se gonfle, prend une teinte d'un rouge livide, et bientôt l'on s'aperçoit de la destruction de cet organe. Les ulcères, en effet, une fois établis, se cicatrisent difficilement, et détruisent tout ce qu'ils atteignent. La destruction se borne quelquefois à une des ailes du nez, mais d'autrefois, celui-ci disparaît en entier. L'hôpital St-Louis renferme toujours un assez grand nombre de malheureux ainsi mutilés qui sont venus trop tard y chercher des secours. On voit quelquefois cette destruction s'accomplir en moins de quinze jours. Elle n'atteint en général que la peau, et cette circonstance, qui est caractéristique, sert à distinguer cette variété de l'esthiomène des ulcères vénériens qui détruisent aussi le nez, mais en attaquant presque constamment les os de cette partie.

2° Esthiomène *ambulant* ou *serpigineux.* Cette variété a son siége à la face ou sur d'autres parties du corps ; elle a de la tendance à s'étendre ; elle se montre sous forme de plaques plus ou moins étendues, d'un rouge livide, et couvertes d'écailles et de croûtes noirâtres ; pourtant le centre est quelquefois presque sain : la circonférence est au contraire hérissée de points indurés, comme tuberculeux, qui tendent à faire des progrès en marchant du centre à la circonférence. La peau où siége le mal est tantôt épaissie,

hypertrophiée, d'autres fois elle est mince et luisante.

Cette variété est quelquefois caractérisée par des tumeurs qui peuvent dépasser le volume d'une noix, et qui sont molles et indolentes; elles mettent alors beaucoup de temps à s'ulcérer. On a vu même dans quelques cas toute la face se tuméfier et présenter une bouffissure hideuse; c'est le *lupus* avec hypertrophie de certains auteurs.

L'esthiomène est toujours une maladie très longue, difficile à guérir, et qui laisse constamment après elle des traces indélébiles de ses ravages; elle entraîne pourtant très rarement la mort du malade. Sa durée dépasse le plus souvent plusieurs années.

L'esthiomène se complique fréquemment d'érysipèles : quelques auteurs ont prétendu que cette maladie intercurrente exerçait une influence favorable pour la guérison de la dartre, mais notre expérience nous a appris que ce fait était loin d'être constant.

Le traitement de cette redoutable affection est encore peu avancé : il est général et local. Le traitement général consiste à combattre la disposition scrofuleuse par les toniques et les antiscorbutiques, et à favoriser l'écoulement des règles par les emménagogues. Ce traitement employé seul est insuffisant : il faut avoir recours aux moyens locaux, qui malheureusement même échouent plus d'une fois; on prescrit de toucher les parties malades avec des solutions iodurées, ou d'y étendre de la pommade d'iodure de soufre, ou de protoiodure de mercure. Les caustiques sont les moyens qui comptent le plus de succès, et parmi eux, on préfère en général à l'hôpital St-Louis le nitrate acide de mercure ; ce caustique énergique ne doit être employé que par le médecin; on a mis aussi en usage avec quelque succès diverses préparations arsenicales. Deux fois, à l'hôpital St-Louis, M. Alibert a obtenu une guérison radicale en faisant enlever avec le fer ces tumeurs molles, qui appartiennent à la variété d'*Esthiomène avec hypertrophie.*

J.-P. BEAUDE.

ESTIVAL, adj., *æstivalis*, qui vient en été. On donne ce nom aux maladies qui se développent habituellement dans cette saison, et qui paraissent dues à son influence.

ESTOMAC (*anat. et physiol.*), s. m., *ventriculus*, en grec *gaster*, organe principal de la digestion. C'est un réservoir musculo-membraneux situé dans le ventre et au-dessous du diaphragme entre le foie et la rate ; sa forme, qui est conoïde et alongée, a été comparée à celle d'une cornemuse. Il présente deux ouvertures, une placée supérieurement et à gauche, nommée *cardia*, où aboutit l'œsophage et par où les aliments pénètrent dans l'estomac, une autre située à l'extrémité à droite, qui porte le nom *pylore*, et qui livre passage aux aliments digérés en se continuant avec l'intestin duodénum. Le plus grand diamètre de l'estomac est dirigé transversalement, en allant du cardia au pylore ; mais lorsque ce viscère est distendu par des aliments, il perd cette direction transversale et devient oblique : son extrémité *pylorique* est alors dirigée en bas , à droite et en avant.

Les anatomistes distinguent dans l'estomac une *surface extérieure*, une *surface intérieure* et *deux extrémités*.

La surface extérieure n'est pas parfaitement cylindrique ; elle est aplatie sur deux faces opposées : l'endroit où ces deux faces se réunissent en haut et en arrière porte le nom de *petite courbure de l'estomac*; cette espèce de bord est concave : le bord correspondant situé en bas et en avant est au contraire convexe , et on le nomme *grande courbure de l'estomac*.

La surface intérieure est d'un blanc rougeâtre, comme marbrée ; elle est enduite d'une mucosité épaisse, et pendant la digestion elle sécrète une liqueur acide nommée *suc gastrique*. Sa forme correspond à celle que le viscère offre à l'extérieur.

L'extrémité gauche de l'estomac présente un renflement considérable que les anatomistes ont appelé *grand cul-de-sac* ; un peu à droite de ce renflement et en haut se trouve l'orifice du *cardia*, déjà mentionné ; c'est une petite ouverture circulaire, entourée par un cercle de nerfs et de vaisseaux.

L'extrémité droite de l'estomac présente aussi un enfoncement extérieur qu'on nomme le *petit cul-de-sac* ; elle se termine par le *pylore*. Cet orifice commence par un évasement en forme d'entonnoir, et finit brusquement par un rétrécissement circulaire ; il est aussi entouré d'un grand nombre de petits vaisseaux et de nerfs.

L'estomac est recouvert en haut et en avant par les fausses côtes, par le diaphragme et par le lobe gauche du foie; son grand cul-de-sac correspond à la face interne de la rate, et son extrémité pylorique est située au-dessous du foie, au-dessus du pancréas et près du col de la vésicule biliaire.

Lorsqu'on palpe avec la main l'*épigastre* ou *creux de l'estomac*, la portion de ce viscère qui y correspond appartient surtout au cardia et au grand cul-de-sac. Trois membranes ou tuniques concourent à former les parois de l'estomac; quelques anatomistes en admettent une quatrième qu'ils ont nommée *tunique nerveuse*.

La plus externe est de la nature des *séreuses* ; elle est fournie par le *péritoine*, qui s'applique sur l'estomac au moyen de deux feuillets , en laissant néanmoins un vide le long des deux courbures , afin de permettre l'ampliation de l'estomac lorsqu'il est distendu par les aliments , ampliation qui sans cette particularité aurait eu lieu difficilement à cause du peu d'élasticité des membranes *séreuses*.

Au-dessous de cette première tunique on trouve la *membrane musculeuse*, composée de faisceaux de fibres musculaires et par conséquent contractées , dirigées dans le sens longitudinal, circulaire et oblique. C'est au moyen de cette membrane que l'estomac se contracte et exécute les mouvements nécessaires pour mêler et faire avancer les aliments.

Cette seconde membrane est séparée de la troi-

sième, dite *membrane muqueuse,* par une couche de tissu cellulaire, regardée par des anatomistes, ainsi que nous l'avons dit , comme une tunique particulière.

La membrane muqueuse à sa face interne est molle , douce au toucher, et présente une foule de rides lorsque l'estomac est vide. Les tuniques muqueuses et musculeuses forment au pylore un repli circulaire nommé *valvule pylorique ;* c'est une sorte d'anneau très sensible , qui peut en se contractant empêcher le passage des aliments, ou n'admettre que ceux qui sont suffisamment altérés par la digestion.

L'estomac reçoit de nombreuses artères ; elles proviennent des deux *gastro-épiploïques* , de la *pylorique* , de la *coronaire stomachique* et de la *splénique*. Les veines suivent la même direction que les artères. Les nerfs sont fournis par le *pneumo-gastrique* et les trois divisions du *plexus cœliaque*.

Les principales propriétés physiologiques de l'estomac sont 1° de pouvoir se contracter lorsque des aliments ont été introduits dans sa cavité , et de les rejeter même par le vomissement ; les nerfs *pneumo-gastriques* président à cette contraction; 2° de sécréter, pendant la digestion, un suc acide, agent principal de cette fonction ; 3° de jouir d'une sensibilité spéciale , qui nous donne dans certaines circonstances la sensation de la faim ou celle d'un malaise particulier ; 4° enfin d'être lié par une étroite sympathie avec un grand nombre d'autres organes, soit dans l'état sain , soit dans les cas de maladies ; c'est ainsi que le commencement de la grossesse ou la vue d'objets dégoûtants occasionnent des vomissements, et que lors qu'un organe est malade l'appétit et la faculté de digérer sont diminués (V. *Digestion*).

ESTOMAC (Maladies de l'). Lié , comme nous venons de le dire, par d'étroites sympathies avec presque tous les organes, l'estomac ne peut manquer d'être fréquemment affecté : en effet , indépendamment de ses maladies propres , il souffre de tous les troubles qui surviennent dans l'économie. C'est pour avoir méconnu cette grande loi physiologique que plusieurs médecins , chefs de doctrine, prenant l'effet pour la cause , ont proclamé que cet organe était le point de départ et la source de tous nos maux : *sentina omnium malorum* ; M. Broussais fait encore dériver aujourd'hui d'une irritation gastrique beaucoup de fièvres et d'affections diverses. On est revenu de ces exagérations qui ont nui aux progrès de la science, et il est bien reconnu que si l'estomac souffre sympathiquement, il n'est pas toujours pour cela la cause des troubles qui surviennent dans l'économie. Parmi les différentes maladies de l'estomac, nous traiterons à part de l'inflammation de cet organe ou *gastrite* et de son hémorrhagie ou *hématémèse* (vomissements de sang (V. ces mots) ; l'*embarras gastrique* et la *cardialgie* (gastralgie) ont déjà été traités plus haut. Nous allons nous occuper successivement des autres affections.

Affections chirurgicales de l'estomac. 1°

Plaies. L'estomac peut être atteint par un instrument piquant ou tranchant ou par un projectile lancé par la poudre à canon. Les signes de ces blessures sont tirés de la direction de la plaie, et principalement du vomissement des matières qui sont contenues dans l'estomac, mêlées avec du sang. Quelquefois le viscère fait hernie à travers la blessure; il ne faut alors réduire qu'après avoir fait la suture, lorsque celle-ci est praticable. Ces plaies sont en général graves, et le plus souvent suivies de la mort à cause des hémorrhagies et des épanchements dans le ventre (V. pour le traitement le mot *Plaies*).

2° *Fistules.* A la suite de ces plaies, et quelquefois spontanément après un coup, une chute sur la région de l'estomac, il peut s'établir une fistule aboutissant de l'estomac au ventre, et par laquelle une certaine quantité d'aliments s'échappe ordinairement. On a profité de cette infirmité chez quelques personnes pour faire des expériences relatives à la digestion. Lorsque l'ouverture est un peu large, de manière à laisser échapper une portion notable des aliments, les malades maigrissent et ne tardent pas à succomber dans le marasme. On a vu néanmoins des personnes porter cette infirmité pendant près de trente ans. Souvent ces fistules se guérissent d'elles-mêmes au bout de quelque temps; la compression exercée sur l'ouverture de la fistule compte aussi quelques succès, et même lorsqu'elle ne guérit pas la maladie, elle a toujours pour résultat d'empêcher la sortie des aliments et l'introduction de l'air dans cet organe.

3° *Corps étrangers.* Il arrive quelquefois que par imprudence ou par suite d'un pari, des personnes avalent différents corps durs; on cite même un cas où un enfant avait avalé une chauve-souris entière. J'ai rapporté dans la *Bibliothèque médicale* 1825, l'exemple d'un jongleur, Jacques de Falaise, qui avalait une multitude de corps étrangers, tels que des fleurs, des cartes, des pièces de monnaie; un jour il avala 250 francs en pièces de 5 francs, des animaux vivans, comme des oiseaux, des souris, des anguilles, des écrevisses étaient aussi introduits dans son estomac sans accidents immédiats; mais après quelques années de cet étrange régime, il fut affecté d'une gastro-entérite qui faillit lui coûter la vie.

Lorsque ces corps étrangers ingérés sont petits, effilés et pointus comme les aiguilles, tantôt ils cheminent peu à peu et sans occasioner de douleur à travers les divers tissus, et sortent par différents points du corps, par exemple par la vessie; quelquefois ils séjournent un temps très long dans les tissus. Chez une jeune fille chlorotique, qui avait la singulière manie d'avaler de temps en temps des aiguilles, on a trouvé plusieurs muscles et la matrice traversés d'une multitude de ces aiguilles, absolument comme une pelote. D'autres fois ces corps occasionnent des coliques, des vomissements de sang et quelquefois la mort.

Les corps pointus plus volumineux produisent des accidents plus graves; ils peuvent perforer les intestins et déterminer ainsi des épanchements

mortels. On a vu pourtant des fourchettes parcourir tout le tube intestinal sans occasioner d'accidents et être rendues par l'anus; il est probable que ces instruments avaient alors cheminé par leurs extrémités arrondies. Les corps mousses de peu de volume ou de volume médiocre, tels que des balles, des pièces d'argent, etc., n'occasionnent pas d'accidents en général, mais il est bien évident que nous faisons ici abstraction des propriétés irritantes chimiques que pourrait posséder le corps introduit.

Lorsqu'on présume qu'un corps introduit dans l'estomac pourra parcourir le tube intestinal, on doit favoriser le glissement par des potions huileuses et des liquides mucilagineux. Si après l'introduction on sentait dans un point du ventre de la douleur et des battements, indices de la formation d'un abcès, il faudrait hâter la maturation de celui-ci, l'ouvrir et retirer alors le corps étranger. Dans quelques cas graves où des instruments volumineux et acérés avaient été introduits et donnaient lieu à des accidents sérieux, on a pratiqué avec succès la *gastrotomie*, opération hardie, qui consiste à ouvrir le ventre et l'estomac pour en retirer le corps étranger. L'estomac peut renfermer aussi des vers. Ceux qu'on y a rencontrés sont le ténia et les ascarides lombricoïdes (V. *Vers*).

Parmi les autres affections chirurgicales gastriques il nous reste la hernie de l'estomac, qui sera traitée au mot *Hernie*.

Affections médicales de l'estomac. — 1° *Maux d'estomac.* On désigne ainsi communément dans le monde certaines douleurs de la région gastrique, caractérisées par un sentiment particulier de tiraillement et de chaleur, avec malaise que presque tout le monde a eu occasion de ressentir, et qu'il est néanmoins difficile de décrire. Sans avoir l'appétit qui accompagne la faim réelle, le malade éprouve cette sensation de faiblesse qui suit le besoin de manger. D'autres fois les douleurs sont encore plus vives; il existe comme un sentiment de gonflement, de pesanteur et de brûlure; cette dernière sensation est même désignée sous le nom particulier de *soda*, *pyrosis* ou *feu chaud*. A un haut degré d'intensité la maladie porte le nom de *gastralgie* ou *cardialgie* (V. ce dernier mot).

Lorsque les douleurs viennent par intervalles et avec une grande violence, on les désigne encore plus particulièrement sous le nom de *crampes de l'estomac.*

Les maux simples d'estomac sont très communs, surtout chez les femmes, et tiennent à une foule de causes; ils sont un des symptômes de la *gastrite* et de la présence des vers. Ils peuvent être produits passagèrement par l'usage de certains aliments ou de certaines boissons, de fruits verts, acides, etc.; ils sont alors liés à une certaine irritation gastrique, mais souvent aussi ils sont indépendants de toutes lésions locales et se font sentir d'une manière habituelle. On les remarque alors principalement chez les femmes affectées de fleurs blanches un peu abondantes, et il y a peu d'exceptions à cet égard chez les nourrices qui, dépourvues de lait et de santé, veulent néanmoins allaiter, et enfin chez les personnes affaiblies par des excès vénériens, par l'onanisme ou par d'autres causes; on pourrait les appeler *maux d'estomac par atonie.*

D'autres fois ces douleurs surviennent chez des personnes nerveuses, qui ont éprouvé des chagrins prolongés et *concentrés*, comme on le dit; les femmes hystériques et épileptiques y sont également sujettes: on les voit enfin se développer sans cause connue.

Les maux d'estomac se compliquent parfois de quelques symptômes gastriques particuliers de *dyspepsie* ou digestion lente et difficile, avec des renvois, et un goût dépravé pour quelques substances non alimentaires comme la craie, le charbon; ces phénomènes s'observent surtout chez les jeunes filles, ainsi que le besoin presque continuel de manger, etc., et il faut bien noter que ces diverses lésions peuvent être indépendantes d'une gastrite.

Lorsque ces maux d'estomac persistent longtemps, ils détériorent à la longue la constitution; les malades maigrissent, leur teint prend une couleur plombée, et l'estomac peut devenir plus tard le siége d'altérations organiques. Il est bien important de distinguer ces douleurs de celles produites par la *gastrite*, puisque le traitement est tout différent. Comme ce diagnostic est souvent difficile, le médecin seul doit prononcer sur la véritable nature de ces affections.

Traitement. La principale indication consiste à éloigner les causes du mal lorsqu'on les connaît. Ainsi on s'efforcera de diminuer l'abondance des fleurs blanches, on cessera un allaitement qui épuise, etc.; ces premières conditions remplies, et lorsque les maux d'estomac tiendront à un état d'atonie, il faudra avoir recours aux fortifiants et aux autres médicaments capables de rétablir l'énergie et le ton des organes; les femmes affectées de fleurs blanches feront usage du sirop de quinquina à la dose d'une à deux cuillerées le matin; elles pourront boire pendant les repas un peu de vin de Bordeaux auquel on aura ajouté par litre quelques cuillerées de *teinture de Mars tartarisée*; ce vin pourra être coupé avec de l'eau de Seltz artificielle: ou bien elles prendront dans le courant de la journée quatre à cinq *pastilles martiales du codex.* On conseille dans les mêmes circonstances les eaux minérales de Passy, de Forges et de Spa. Les malades useront d'aliments nourrissants, de viandes rôties; elles éviteront les légumes farineux, les excès de table et certains excitants tels que le café, qui, à moins qu'on en ait contracté l'habitude, ne stimule passagèrement l'estomac que pour le laisser ensuite plus faible et plus languissant. La constipation pendant le traitement sera combattue par des lavements et de légers laxatifs.

Hâtons-nous de dire que le traitement que nous venons d'indiquer ne convient que lorsque l'estomac n'est nullement irrité; dans le cas contraire il serait plus nuisible qu'utile. Si les digestions se faisaient d'une manière imparfaite, il faudrait d'abord faire usage d'aliments légers et faciles à digérer: c'est dans cette circonstance qu'on doit user de ces diverses préparations féculacées connues sous le nom d'*arrow-root*, de *sagou*, de *salep*, etc. Il ne faudra faire usage des médicaments toniques que plus tard et avec les précautions convenables. Ajoutons encore ici que leur emploi est contre-indiqué toutes les fois que la soif est augmentée et que la langue est rouge.

On conseille plus particulièrement les antispasmodiques pour combattre les maux d'estomac qui surviennent chez les personnes en proie à des contrariétés et à des chagrins permanents, et ainsi que pour calmer ces douleurs intenses connues sous le nom de *crampes de l'estomac*; l'éther, l'oxide de zinc, le sous-nitrate bismuth, l'eau de fleurs d'oranger et l'infusion des feuilles, l'eau de laurier-cerise, etc., ont été préconisés. Les eaux gazeuses ont aussi plus d'une fois produit de bons effets.

Nous avons dit que ces douleurs tenaient dans quelques cas à la présence de vers dans l'estomac; voyez dans ce cas pour les signes et le traitement au mot *Vers.* Nous renvoyons aussi le lecteur, afin de compléter ce qui vient d'être dit sur les douleurs gastriques, aux articles *Boulimie, Cardialgie, Dyspepsie, Fleurs blanches, Gastrite.*

2º *Dilatation de l'estomac par des gaz ou vents.* Dans cette affection qui n'est pas rare, la sécrétion gazeuse peut provenir de deux sources; tantôt elle est le résultat de l'ingestion d'aliments et de boissons fermentescibles, de haricots, de navets, de lentilles, etc., et peut alors s'observer chez tout le monde; d'autres fois les gaz sont exhalés par les parois de l'estomac sous une influence nerveuse inconnue. Ce phénomène se remarque principalement chez les femmes éminemment nerveuses et chez les individus hypocondriaques, et il suffit quelquefois pour y donner lieu de la plus légère contrariété. Ces gaz se développent en général avec rapidité, et s'ils ne sont pas rendus immédiatement par la bouche, ils s'accumulent dans l'estomac et le distendent de manière à gêner la respiration; il peut encore venir de la suffocation, précédée d'anxiété et de sueurs froides. Au bout de quelque temps cet état se termine par un bruyant dégagement par la bouche. Ces gaz sont inodores, caractère qui les distingue de ceux qui sont le résultat d'une mauvaise digestion.

Cette affection, qui est parfois douloureuse, n'est pourtant pas grave; on la combat par des infusions aromatiques d'anis, de fenouil, de coriandre, de carvi, par l'éther, les anti-spasmodiques, l'eau de Seltz, la magnésie calcinée, le charbon, le quinquina, les lavements purgatifs, etc. L'emploi de chacun de ces médicaments est indiqué plus particulièrement dans certaines circonstances (V. ces divers mots).

3º *Cancer.* Les différents points de l'estomac, et notamment le pylore, peuvent être envahis par cette affreuse maladie, qui paraît pourtant moins commune de nos jours qu'elle ne l'était il y a quinze ou vingt ans. On peut attribuer cette diminution à ce qu'on est plus réservé aujourd'hui dans l'emploi des toniques contre les maladies de l'estomac, tandis qu'autrefois on abusait réellement de ce genre de médication.

Le cancer de l'estomac est un peu plus fréquent chez les hommes que chez les femmes; c'est au reste une maladie de l'âge mur. Ses causes sont peu connues : les auteurs indiquent l'abus des boissons alcooliques, les irritations gastriques, les longs chagrins, etc.; mais que de fois ces prétendues causes ont agi sur une foule d'individus, sans déterminer de cancers.

Symptômes. Le commencement de la maladie est en général obscur; quelquefois le cancer a fait des progrès avant de s'être manifesté par aucun symptôme : on a vu même des malades mourir par tout autre cause, sans s'être plaint de l'estomac, et cet organe présenter pourtant de graves altérations cancéreuses. Le plus souvent les symptômes éprouvés au début sont ceux de la *gastrite chronique* : l'appétit se perd ou se déprave, les digestions deviennent lentes et pénibles, certains aliments cessent d'être digérés; quelques malades éprouvent à l'estomac, lorsqu'il est vide, une sorte de chatouillement particulier; cet organe est en outre le siége de douleurs variables qui ne sont pas ordinairement lancinantes. Les autres troubles fonctionnels sont des renvois fétides, des aigreurs, et le vomissement le matin à jeun de quelques gorgées de matières glaireuses et filantes. Ces premiers symptômes, comme on le voit, n'ont rien de bien caractérisque; plus tard les troubles digestifs augmentent, des vomissements ont lieu après que le malade a pris des aliments; les renvois de gaz et les hoquets sont plus fréquents; les douleurs gastriques augmentent; la santé générale s'altère; le malade maigrit et sa face prend une couleur jaune paille tellement caractéristique, que le médecin peut parfois reconnaître la maladie au seul aspect du malade. Vers cette même époque environ, on commence à sentir en palpant la région épigastrique et à travers les parois du ventre la tumeur que forme le cancer; son volume est variable et elle est surtout appréciable lorsqu'elle a son siége au pylore et à la grande courbure de l'estomac. Cette tumeur fait des progrès en même temps que les symptômes s'exaspèrent; les forces s'anéantissent, il survient des coliques et de la diarrhée alternant avec la constipation; les aliments sont à peine introduits dans l'estomac qu'ils sont rejetés, et les portions vomies sont mêlées à une matière noire, semblable à du marc de café ou à de la suie délayée : le malade succombe enfin dans le marasme, et épuisé par les souffrances.

Quelquefois l'estomac se perfore, et il en résulte un épanchement promptement mortel. Lorsque le cancer a son siége au pylore, il arrive quelquefois que les vomissements n'ont lieu que quatre à cinq heures après l'ingestion des aliments; plus tard si la valvule pylorique est détruite par les progrès du mal, les aliments non digérés passent sans cesse et produisent une diarrhée opiniâtre qui abrége les jours du patient. par suite des vomissements qui ne permettent pas que les aliments puissent se digérer, et par conséquent nourrir l'individu.

La maladie a une marche assez lente; sa durée, en y comprenant les premiers progrès, le plus souvent obscurs, varie d'un à six ans. Son pronostic est très grave, comme celui de tous les cancers en général.

Traitement. On ne peut espérer d'agir d'une manière efficace contre le mal que lorsqu'il est à son début, et ce sont surtout les moyens tirés de l'hygiène qui peuvent avoir du succès. On prescrira un régime doux; il est utile d'éviter les aliments épicés, le vin, le café, les liqueurs, etc. Il faut surtout quitter la pernicieuse habitude contractée par quelques personnes d'avaler tous les matins quelques cuillerées d'une liqueur alcoolique. Les repas seront peu copieux, fréquents, mais réglés; la nourriture se composera principalement de veau, de volaille et autres viandes blanches cuites à l'eau ou rôties; de légumes non farineux, tels que les épinards, l'oseille, la laitue, des haricots verts, etc., d'œufs frais à la coque, de lait, lorsqu'il est facilement digéré, etc. Une diète rigoureuse serait plus nuisible qu'utile; les douleurs trop vives seront calmées par des bains tièdes et anti-spasmodiques. On pourra prendre une ou deux cuillerées, par exemple, de la potion suivante : Eau distillée de laitue, trois onces; eau de laurier-cerise, une demi-once; eau de fleurs d'oranger, un gros; extrait thébaïque, un demi-gros; sirop de sucre, une once et demie. Les eaux minérales gazeuses sont aussi employées avec succès à cette période de la maladie. Quelques praticiens ont également recours aux moxas et à d'autres exutoires placés sur la région de l'estomac. Plus tard, si la maladie est trop avancée pour qu'on puisse espérer de la guérir, il faut au moins chercher à en ralentir la marche et pallier les douleurs. Où sera donc ici la médecine du symptôme. L'opium offre surtout une puissante ressource pour calmer les souffrances; et ce moyen précieux est souvent le seul qui reste au praticien; son devoir est encore de consoler le malade et de donner de l'énergie à ses forces morales, souvent abattues dans cette terrible maladie.

J.-P. BEAUDE,
Inspecteur des établissements d'eaux minérales,
Membre du conseil de salubrité.

ESTRAGON (*bot.*), s. m. C'est l'*Artemisia Dracunculus* (V. *Armoise*).

ÉTAIN (*chim.*), s. m. L'étain est un des métaux les plus anciennement connus; il avait reçu le nom de Jupiter. Ce métal est blanc, brillant comme l'argent, ou à peu près, si on le frotte. Il prend une odeur métallique très prononcée; il pèse sept fois et une fraction autant que l'eau, et fond, lorsqu'on le chauffe à la température de 228° th. cent.

L'étain qui se trouve dans le commerce se présente ordinairement sous la forme de tiges appelées baguettes, et qui font entendre un bruissement particulier, connu sous le nom de *cri de l'étain*, quand on cherche à les courber.

Ce métal n'existe pas pur dans la nature, mais il existe à l'état de sulfure, à l'état d'oxide, et c'est de cet oxide que l'on retire le métal. On trouve ces mines en Allemagne, en Angleterre, à Malaca, etc. En France ce minerai ne peut guère être exploité; cependant, dans le département de la Haute-Vienne, il paraît qu'on a découvert une mine d'étain dont l'exploitation pourrait être avantageuse.

Si on chauffe l'étain avec le contact de l'air, il brûle avec lumière et s'oxide ; mais à froid l'air n'agit pas sur lui, s'il est pur ; car s'il renferme du plomb il s'oxide légèrement.

Il peut se combiner avec un grand nombre de corps simples non métalliques, mais nous ne nous occuperons ici que des principaux composés, les sulfures, les chlorures et les oxides d'étain, par exemple.

L'étain, en se combinant avec le soufre, peut former trois sulfures; l'un se trouve dans la nature, c'est le proto-sulfure : il est d'un gris bleuâtre, brillant, cristallisé en lames ; l'autre est le deuto-sulfure, bi-sulfure (or mussif ou musif, *aurum musivum*) qui sert à frotter les coussins sur lesquels glisse le disque de verre des machines électriques. Il est en belles écailles jaunes, brillantes comme l'or, hexagonales, et qui chauffées fournissent du soufre et du proto-sulfure gris bleuâtre. L'autre sulfure, qui est tout-à-fait sans usage, est le sesqui-sulfure ; il renferme, comme son nom l'indique, une fois et demie autant de soufre que le proto-sulfure.

Le chlore se combine aussi avec l'étain, et peut fournir deux chlorures qui, pendant longtemps, ont été considérés comme des hydro-chlorates. Le proto-chlorure est solide et le produit de l'art. Nous renvoyons son histoire à celle des sels d'étain. Quant au deuto-chlorure ou bi-chlorure, nous allons en dire quelques mots : c'est un liquide transparent et incolore, ayant une odeur piquante, ne rougissant pas le papier de tournesol, si celui-ci est sec, volatil, répandant des vapeurs blanches très épaisses à l'air, dont il absorbe l'humidité; se dissolvant dans l'eau et donnant une dissolution dont les caractères sont les mêmes que ceux des sels de deutoxide d'étain (V. ces sels); il est très vénéneux, et son action doit être combattue par les moyens que nous indiquerons plus loin, en parlant de l'action toxique des préparations d'étain sur l'économie animale.

L'étain décompose l'eau à une température élevée, par exemple, lorsqu'on fait passer ce liquide réduit en vapeur à travers de l'étain chauffé dans un tube de porcelaine ; il décompose l'acide sulfurique ; quand on le chauffe avec ce corps, il se dégage de l'acide sulfureux, et il se forme du sulfate d'étain. L'acide nitrique (eau-forte) est décomposé par ce métal ; il se dégage des vapeurs jaunes orangées, lorsqu'on les met en contact dans des vases ouverts, et il se dépose de l'oxide d'étain, insoluble dans l'acide nitrique. Cette réaction est nécessaire à connaître, car elle peut servir à faire l'analyse d'un alliage d'étain et de plomb. En effet, si on traite un alliage pareil par de l'acide nitrique pur à 30° de l'aréomètre de Beaumé, le plomb se dissout dans l'acide, et l'oxide d'étain est précipité.

Oxides d'étain. L'étain peut se combiner avec l'oxigène et former divers oxides, un protoxide et un bi-oxide ou acide stannique.

Le protoxide est blanc s'il est combiné avec l'eau ; s'il est sec il est gris noir; si on le traite par l'acide hydro-chlorique, il donne un sel dont la dissolution sera reconnue aux caractères que nous indiquerons, en faisant l'histoire des proto-sels d'étain.

Le bi-oxide d'étain ou acide stannique est blanc, très soluble dans la potasse et dans la soude. Il se combine avec ces acides, et forme des sels de deutoxide dont nous donnerons plus tard les caractères.

Sels de protoxide d'étain. Ces sels seront reconnus aux caractères suivans : ils sont précipités en blanc par la potasse et la soude, qui se redissout dans un excès de ces alcalis. Le chlore et l'air les transforment en deuto-sels; le chlorure d'or les précipite en pourpre (pourpre de cassius); l'acide hydro-sulfurique y fait naître un précipité de couleur chocolat.

Sels de deutoxide d'étain. L'air et le chlore n'ont pas d'action sur ces sels : la potasse et la soude les précipitent en blanc ; le précipité est du deutoxide d'étain, qui se dissout très bien dans un excès de ces réactifs. Ils précipitent en jaune par l'acide hydrosulfurique; le chlorure d'or ne le précipite pas. Il est donc facile de les distinguer des sels formés par le protoxide d'étain.

Parmi les sels d'étain, nous ne donnerons que les caractères de l'hydrochlorate d'étain du commerce (chlorure d'étain du commerce) qui est employé dans les arts, et qui, pris par mégarde, a donné lieu à des accidents graves.

Hydro-chlorate d'étain du commerce. Il est formé de poto-hydro-chlorate, de deuto-hydro-chlorate et de sous-hydro-chlorate d'étain. Il renferme aussi un sel ferrugineux; il est sous la forme d'aiguilles d'un blanc jaunâtre, d'une saveur très styptique et rougit le tournesol. Si on le chauffe sur des charbons, il se volatilise et répand des vapeurs blanches, épaisses et piquantes; il ne se dissout pas complètement dans l'eau. La dissolution précipite en brun ou en pourpre par le chlorure d'or. Les hydro-sulfates solubles en précipitent une poudre noirâtre, qui serait chocolat si ce sel d'étain était pur; le lait le décompose. Il est bien nécessaire de bien retenir ce caractère, car le lait est le contre-poison des sels d'étain. Il se forme dans cette réaction un précipité qui, desséché et chauffé dans un creuset, donne de l'étain métallique. Si l'étain est en grande quantité, il se condensera en culot, et on le reconnaîtra en le traitant par l'eau régale, qui le transformera en hydro-chlorate d'étain. Si le métal était très divisé, et si les parcelles métalliques ne pouvaient être séparées du charbon avec lequel elles sont mêlées, l'on traiterait la masse par de l'eau régale, et la dissolution donnera les caractères des sels d'étain.

Action de l'étain et de ses composés sur l'économie animale. L'étain métallique est sans action sur l'économie animale; c'est pourquoi on peut se servir long-temps et fréquemment de vases d'étain sans qu'il en résulte d'accidents. Aussi ne doit-on attribuer les empoisonnements par l'étain qu'à ses oxides et à ses sels.

Action de l'hydro-chlorate d'étain. Si ce sel est injecté dans les veines, il réagit fortement sur le système nerveux et occasionne la mort très promptement, lors même qu'il est introduit en très petite quantité ; si au contraire il est introduit dans l'estomac, il donne lieu à une inflammation très vive de cet organe, et les symptômes nerveux qui se manifestent paraissent en être la suite. Les lésions que l'on remarque après la mort sont les mêmes que celles qui sont produites par les poisons irritants.

Les oxides d'étain agissent, lorsqu'ils sont introduits dans l'estomac, d'une manière analogue à celle que nous venons de décrire.

Traitement de l'empoisonnement par les préparations d'étain. Comme dans tous les cas d'empoisonnement, il faudra faire vomir le malade, si le poison a été introduit dans l'estomac, en titillant la luette, combattre les symptômes inflammatoires ; mais spécialement dans ce cas, il faudra faire prendre du lait au malade, le lait formant avec le sel d'étain un composé qui n'a pas d'action délétaire : je le répète, le lait est le contrepoison des sels d'étain.

Action thérapeutique de l'étain. L'étain métallique, quoique regardé pendant long-temps comme vermifuge, n'est plus employé que par quelques médecins ; il en a été de même de ses acides : on ne se sert plus guère que de l'hydrochlorate, que l'on peut administrer dans la journée à la dose de deux grains divisés en trois pilules.

Si cependant on voulait employer l'étain en poudre, on le donnerait en suspension dans un liquide visqueux, ou bien sous la forme de bol ou d'électuaire.

O. LESUEUR,

Professeur agrégé pour la médecine légale
à la faculté de Paris.

ÉTAMAGE *(pol. méd.)* s. m. L'étamage des ustensiles de cuivre et de quelques autres métaux intéresse à un haut degré la santé publique, et a fixé, depuis une époque ancienne, l'attention du gouvernement. Sans remonter à des temps trop éloignés et qui ne nous donnent sur cette matière que des renseignements incertains, nous trouvons que, dès l'année 1743, un réglement du 17 septembre enjoignit aux chaudronniers d'étamer avec de l'étain de bonne qualité les vases qu'ils confectionnaient, sous peine de 500 livres d'amende et de perte de leur maîtrise ; une déclaration du roi, du mois de juin 1777, prohiba les vaisseaux en cuivre des laitières, et les balances en cuivre des marchands de sel, et nous trouvons qu'en 1780 la faculté de médecine de Paris, frappée des accidents continuels auxquels donnait lieu l'inobservation de ces réglements, adressa une requête au garde-des-sceaux pour qu'ils fussent remis en vigueur.

Depuis lors, les ordonnances concernant l'étamage ont été reproduites successivement, et elles

ont subi les modifications indiquées par les progrès de la science. Ainsi depuis que le zinc se trouve dans le commerce en plus grande abondance, qu'on le lamine plus facilement et qu'on a pu le faire servir à un plus grand nombre d'usages, on a voulu à diverses reprises l'employer à la confection de vases servant aux usages culinaires et à la conservation des substances alimentaires ; d'un autre côté, l'observation que le zinc retarde la coagulation du lait beaucoup plus que le fer-blanc, avait conduit à penser que des vases de ce métal pourraient être consacrés utilement à cet usage ; on s'est donc servi du zinc dans plusieurs circonstances, mais on n'a pas tardé à s'apercevoir qu'il était attaqué avec une facilité extrême par un grand nombre de substances, et qu'il était d'autant plus important de le proscrire qu'il ne peut être étamé. Il en est ainsi du plomb.

Ce serait donc une grande erreur de croire que le cuivre seul non étamé est dangereux ; aussi, dans ses prescriptions, l'administration a étendu sa vigilance à tous les métaux qui, sous ce rapport, peuvent présenter le plus de dangers pour la santé publique. Les réglements les plus complets qu'elle ait publiés à cet égard et à la rédaction desquels le conseil de salubrité a été appelé à concourir, sont l'ordonnance du 19 décembre 1835, et celle du 10 février 1837. Suivant leurs dispositions, il est défendu que aux marchands de vins traiteurs, aux aubergistes, restaurateurs, patissiers, bouchers, gargotiers, fruitiers, etc., de laisser séjourner dans des vases de cuivre étamés ou non étamés, aucuns aliments et aucunes préparations, quand même ils seraient enveloppés de linge, et de préparer aucune des mêmes substances dans des vases de zinc ou de plomb ; les marchands de vins ne peuvent avoir des comptoirs revêtus de lames de plomb, et il est défendu aux débitants de sel et de tabac de servir de balances de cuivre, aux nourrisseurs, crémiers et laitiers de déposer le lait dans des vases de cuivre et de zinc ; les raffineurs de sel ne peuvent se servir que de vases en tôle de fer ; il est défendu aux vinaigriers, épiciers, fabricants et marchands de liqueurs de déposer et de transporter dans des vases de cuivre, de plomb ou de zinc, leurs liqueurs, vinaigres et autres acides ; enfin, les robinets fixés aux barils des liquoristes doivent être en étain, et en bois lorsqu'ils sont fixés aux barils dans lesquels sont renfermés des vinaigres. Quant aux charcutiers, il leur est défendu de faire usage de saloirs, pressoirs et autres ustensiles qui seraient revêtus de feuilles de plomb ou de tout autre métal. Les saloirs et pressoirs doivent être construits en pierre, en bois ou en grès ; l'usage des vases et ustensiles en cuivre, même étamés, et en poterie vernissée leur est expressément interdit, et ils ne peuvent se servir que de vases en fonte ou fer battu, en grès ou en tout autre poterie dont la couverte ne contient pas de substances métalliques.

On ne peu nier la sagesse de ces prescriptions dont l'expérience a démontré la nécessité et qui tendent à prévenir de graves accidents. Elles doi-

vent en outre être pour le public un enseignement utile et le mettre en garde contre la négligence que l'on apporte habituellement dans le
choix et dans l'entretien des ustensiles de cuivre. Il n'y a pas de jour que cette négligence ne
soit la cause d'événements déplorables ; c'est
donc aux médecins qu'il appartient de seconder
les efforts de l'administration pour arriver à des
améliorations dans cette partie si importante et
cependant si généralement négligée de l'hygiène
publique.

Ad. Trebuchet,
Avocat, chef du bureau de la police médicale à
la Préfecture de police.

été (V. *Saison*).

éternuement (*physiol.*), s. m., *sternutatio*,
en grec *ptarmos*. Contraction brusque des muscles servant à la respiration, par suite de laquelle
l'air chassé de la poitrine sort avec rapidité et
bruit à travers les fosses nasales. La cause de
l'éternuement est une irritation *particulière* (car
une incision ne provoque pas l'éternuement comme
un simple chatouillement), directe ou sympathique de la membrane muqueuse nommée *pituitaire*
qui tapisse l'intérieur des narines. Comment, par
suite d'une légère irritation de cette membrane,
tous les muscles de la poitrine entrent-ils en contraction? C'est ce qu'on ignore, et on n'est pas
plus avancé, au reste, sur les autres effets sympathiques.

Les causes de l'éternuement peuvent être directes, tels sont l'usage du tabac et d'autres poudres excitantes dites *sternutatoires*, l'inspiration
de vapeurs irritantes, enfin le début d'une inflammation de la membrane pituitaire ; c'est ainsi que
de fréquents éternuements annoncent l'apparition
d'un *coryza*, et sont, avec la fièvre et le larmoiement, un des signes précurseurs de la rougeole
chez les enfants.

L'éternuement se produit d'une manière sympathique lorsque l'œil est subitement exposé à
une vive lumière, et que le froid vient à frapper
certaines parties, comme les pieds ou la nuque.

Klein prétend avoir fait la remarque singulière
qu'en comprimant fortement avec le doigt le
grand angle de l'œil vers la racine du nez au moment où l'on fait l'inspiration qui précède l'é-
ternuement, on peut empêcher celui-ci d'avoir
lieu.

Dans les maladies graves, la membrane pituitaire perd sa sensibilité, et on observe rarement
des éternuements ; aussi lorsque ceux-ci se montrent au déclin du mal, le vulgaire les regarde
comme un bon signe. Ils annoncent en effet un
rétablissement de sensibilité.

Quelques médicaments sont employés dans le
but de provoquer des éternuements. Ils portent
le nom de *sternutatoires* (V. ce mot).   J. B.

éthers (*pharm.*), s. m. Les éthers employés en
médecine sont des liquides inflammables très volatils, très fluides, incolores, d'une odeur pénétrante,
d'une saveur chaude ; ils sont tous formés par
l'action d'un acide sur l'alcool. Ce dernier ca-

ractère a été adopté d'une manière absolue par
les chimistes, et leur a fait donner le nom d'éthers
à des corps qui n'ont aucune des propriétés que
nous venons d'indiquer : comme ces derniers ne
sont pas encore entrés dans l'usage médical, nous
n'aurons pas à nous en occuper ici.

La théorie de la formation des éthers et de
l'arrangement de leurs éléments est encore un
sujet de discussion et de doute, au moins dans
les conséquences les plus abstraites et les plus
subtiles, mais on est cependant assez d'accord sur
leur composition pour en avoir déduit la classification suivante :

Éthers du premier genre. Formés par la réaction
d'acides oxigénés puissants sur l'alcool, ils contiennent les éléments de l'hydrogène bi-carboné
unis à une certaine proportion d'eau, ou bien
c'est encore, si l'on veut, de l'alcool moins une
proportion de cette dernière substance ; ils ne
retiennent d'ailleurs nulle trace de l'acide qui a
servi à les produire: ce sont les éthers sulfurique,
phosphorique et arsénique.

Éthers du deuxième genre. Ils résultent de l'action des acides hydrogénés sur l'alcool ; ils sont
formés par l'acide même qui a servi à les produire, uni à l'hydrogène bi-carboné : ce sont les
éthers hydrochlorique, hydriodique, etc.

Éthers du troisième genre. Ceux-ci retiennent
aussi en combinaison l'acide producteur, mais ce
sont des acides oxigénés, et outre l'hydrogène bi-
carboné on y trouve une proportion d'eau ou des
éléments nécessaires à sa production. Dans les
éthers des deuxième et troisième genres les acides
qui leur servent de base ont perdu toutes leurs
propriétés caractéristiques et sont complétement
saturés : ces éthers sont donc de véritables *sels*
dans l'acception chimique actuelle de ce mot, que
le besoin de faire servir à l'explication de certaines théories a bien éloigné, comme on le voit,
de sa signification primitive, car rien ne ressemble
moins que les éthers au sel marin qui a servi ori-
ginairement de type à la grande classe des sels :
les éthers du troisième genre sont formés par les
acides nitrique, acétique, etc.

Ne pouvant entrer dans les détails de la préparation de toutes les espèces d'éthers, nous allons
indiquer le procédé au moyen duquel on obtient
l'éther sulfurique, qui est le plus connu et le plus
employé de tous. On verse dans une terrine de
grès 70 parties d'alcool ; on y ajoute peu à peu
et avec précaution, à cause de la chaleur qui se
développe, 100 parties d'acide sulfurique à 66o.
Lorsque le mélange est à demi refroidi, on l'introduit dans une cornue en verre tubulée que l'on
place sur un bain de sable; à la cornue doivent
être ajoutés une alonge et un ballon qui sont mis
en communication avec le serpentin d'un alambic,
qui doit être rafraîchi soigneusement pendant
tout le temps que dure l'opération. Toutes les
jointures de l'appareil étant exactement fermées,
on commence à chauffer la cornue, un peu d'alcool passe d'abord, mais aussitôt que le mélange
entre en ébullition, l'éther se forme et distille
sans interruption. L'acide sulfurique, qui est infiniment moins volatil et qui est à peine altéré

par le contact de l'acool sur lequel il agit, finit par prédominer beaucoup dans le mélange ; il charbonne alors l'alcool restant et forme avec l'éther une combinaison connue des anciens chimistes sous le nom d'*huile douce de vin*. Pour obvier à cet inconvénient, il faut se ménager le moyen de remplacer graduellement l'alcool transformé en éther ; à cet effet MM. Boullay et Soubeyran ont proposé différents appareils qui consistent toujours en un réservoir supérieur qui contient l'alcool, et est mis en communication avec la tubulure de la cornue au moyen d'un tube qui va plonger jusqu'au fond du mélange. Au réservoir est aussi adapté un robinet qui permet de laisser couler graduellement l'alcool, au fur et à mesure que celui que contient le mélange est détruit ; en agissant ainsi, la quantité d'acide sulfurique placée dans la cornue peut transformer en éther quatre à cinq fois son poids d'alcool ; l'opération peut aussi marcher plus long-temps et donner économiquement de meilleurs produits. Au reste, elle demande à être conduite avec la plus grande prudence à cause des dangers d'incendie, qu'entraîne l'extrème inflammabilité de l'éther, et le récipient qui le reçoit doit, dans tous les cas, être séparé par une cloison du fourneau placé sous la cornue.

L'éther ainsi obtenu est impur ; il contient de l'alcool, de l'alcide sulfureux, de l'huile douce de vin ; pour le purifier on l'agite dans un vase fermé avec une solution concentrée de potasse caustique ou de la chaux vive en poudre, et on le redistille ensuite après quelques jours de contact.

L'éther sulfurique le plus pur marque 63° de l'aréomètre de Baumé ; il est doué au plus haut degré des propriétés caractéristiques que nous avons indiquées plus haut : son odeur est suave, sa volatilité est si grande, que, répandu sur la peau, il s'évapore à l'instant en produisant une sensation de froid très marquée, aussi doit-il être conservé dans un lieu frais et dans des flacons exactement bouchés avec des obturateurs en cristal. C'est un puissant excitant et un antispasmodique fréquemment usité à la dose de quelques gouttes sur du sucre, ou mieux encore dans une potion appropriée : pris à haute dose il pourrait occasionner des accidents graves.

L'éther sulfurique forme la base de plusieurs préparations pharmaceutiques. Agité avec du sirop de sucre, ce dernier en dissout une grande proportion et le retient si fortement qu'il en conserve l'odeur, même après avoir été porté à l'ébullition. Ce mélange constitue le *sirop d'éther*. La liqueur d'Hoffmann s'obtient en mêlant l'éther sulfurique avec un poids égal au sien d'alcool ; ses propriétés, à plus haute dose, sont les mêmes que celles de l'éther ; elle est d'ailleurs d'une conservation plus facile.

En faisant agir l'éther sulfurique sur différentes substances réduites en poudre, on obtient les *teintures éthérées*; les plus usitées d'entre elles sont les teintures éthérées de *digitale pourprée*, de *valériane*, de *castoréum*, etc. Quelques praticiens ont mis en doute leurs propriétés spéciales ; il est certain que, si on excepte les résines et

la chlorophylle, substance inerte mais qui colore certaines teintures éthérées d'une magnifique couleur verte, l'éther ne se charge en général que d'une petite proportion des principes solubles des végétaux.

Après l'éther sulfurique, les plus usités sont les éthers *nitrique* et *acétique*. Le premier s'obtient en faisant réagir dans une cornue un mélange à partie égale d'acide nitrique et d'alcool ; on chauffe légèrement, et aussitôt que la réaction se manifeste, on retire le feu et on entoure la cornue d'eau froide : sans cette précaution l'action deviendrait si vive que l'appareil pourrait en être brisé ; on adapte préalablement à la cornue un ballon et des flacons de Woulf pour recevoir le produit ; ils doivent être entourés d'un mélange réfrigérant formé de glace pilée et de sel marin : le produit obtenu est ensuite rectifié sur un lait de chaux.

L'éther nitrique est très volatil et d'une conservation difficile ; au lieu de le conserver pur, il est plus commode, pour l'usage médical, de le couper avec un volume d'alcool égal au sien : on obtient ainsi la *liqueur anodine nitreuse*.

Pour préparer l'éther acétique on fait réagir dans une cornue munie d'un récipient convenable un mélange d'alcool, d'acide nitrique et d'acide sulfurique, ou mieux encore d'alcool, d'acétate de cuivre ou de soude et d'acide sulfurique. L'acide sulfurique décompose l'acétate en s'emparant de sa base, et l'acide acétique éliminé se trouve à l'état naissant, en présence de l'alcool, dans des conditions convenables pour réagir sur lui. L'éther acétique est un peu moins volatil que les précédents : il bout à 74°. Il est presque toujours employé à l'extérieur comme excitant, soit seul, soit uni à d'autres médicaments pour fournir des liniments composés.

VÉE,

Pharmacien, Membre de la société de pharmacie de Paris.

ETHIOPS (*chim.*), s. m. Nom donné autrefois à quelques préparations métalliques de couleur noire.

ETHIOPS MARTIAL. C'est l'oxide de fer noir (V. *Fer*).

ETHIOPS MINÉRAL. C'est le sulfure de mercure (V. *Mercure*).

ETHMOÏDE (*anat.*), s. m. C'est un os lamelleux formé d'un grand nombre de cellules, qui concourt à former la paroi inférieure du crâne en avant, et la partie supérieure des fosses nasales. L'ethmoïde est de forme carrée, situé au-dessous du coronal, dans l'intervalle qui sépare les deux yeux ; sa partie supérieure, qui concourt à former la paroi inférieure du crâne, est percée d'un grand nombre de trous qui donnent passage aux nerfs olfactifs qui servent à la perception des odeurs. Cette portion de l'ethmoïde a été nommée *lame criblée* à cause du grand nombre de trous dont elle est percée. Les côtés de la portion inférieure de l'ethmoïde font partie des fosses nasales, et ils présentent un grand nombre de cellules formées par des lames osseuses fort minces, ainsi que des espèces de replis qui ont reçu le nom de *cornets*; toutes ces diverses parties sont recouvertes dans la vie par la membrane pituitaire, et elles servent à l'*olfaction* (V. ce mot).

ÉTIOLEMENT (*bot.*), s. m. On désigne par ce mot l'état des plantes qui, par suite de leur soustraction au contact de la lumière, ont contracté une couleur jaune pâle; cet état est une maladie que l'on provoque souvent afin de rendre les plantes plus tendres et plus faciles à digérer : la plupart des plantes qui forment les salades ont subi l'étiolement.   J. B.

ÉTIOLOGIE (*path.*), s. f. On donne ce nom à la partie de la médecine qui traite de la connaissance des causes des maladies (V. *Causes*).

ÉTISIE (*path.*), s. f. C'est un état dont l'amaigrissement est le principal symptôme. Cet état se manifeste souvent dans les maladies chroniques; il accompagne toujours un degré avancé de la phthisie pulmonaire (V. *Amaigrissement*, *Marasme*).

ÉTOUFFEMENT (V. *Suffocation*).

ÉTOURDISSEMENT (*path.*), s. m. Suspension très courte et plus ou moins complète de l'usage des sens, pendant laquelle il arrive souvent que les objets voisins semblent tourner; lorsque cette dernière sensation est portée à un haut degré, elle constitue le *vertige*. L'étourdissement est le symptôme de plusieurs affections; il peut être le résultat subit d'une commotion cérébrale lorsqu'on reçoit un coup violent sur la tête ou que l'on fait une chute (V. *Cerveau* (maladies du). Il précède et annonce quelquefois l'apoplexie et l'épilepsie; on l'observe assez fréquemment dans plusieurs affections nerveuses que l'on désigne dans le monde sous le nom de *vapeurs*. Mais, le plus souvent il est un indice d'une congestion sanguine à la tête produite par un état de *pléthore* général, comme cela s'observe fréquemment chez les femmes enceintes et les personnes d'un tempérament sanguin.

Les étourdissements qui surviennent dans les affections nerveuses doivent être combattus par des sinapismes, des bains de pieds à la moutarde, des purgatifs salins tels que l'eau de Sedlitz et en général par des *antispasmodiques*.

Lorsque les étourdissements reconnaissent pour cause un état général de pléthore sanguine, la saignée, les boissons rafraîchissantes, les bains de pieds sinapisés, un régime doux et peu nourrissant, l'abstinence des excitants, comme le vin, le café, les liqueurs, sont indiqués. Il est aussi essentiel de se maintenir le ventre libre au moyen de légers purgatifs ou de lavements; on a souvent remarqué, en effet, que les étourdissements coïncidaient avec un état opiniâtre de constipation (V. *Congestion cérébrale*).   J. B.

ÉTRANGLEMENT (*path.*), s. m. On désigne sous le nom d'étranglement l'état d'une partie qui se trouve bridée et serrée par une autre; les aponévroses qui enveloppent les muscles déterminent souvent l'étranglement lorsque les parties qui sont situées au-dessous se trouvent gonflées; les intestins et les organes qui sortent par l'ouverture d'une hernie sont souvent étranglés, lorsqu'ils augmentent de volume, ou que de nouvelles parties s'engagent par l'ouverture. Les *étranglements internes* sont ceux qui ont lieu dans l'intérieur du ventre par l'action de quelques brides; ils sont de la dernière gravité (V. *Hernies*, *Intestins* (Maladies des)); quant à l'*étranglement* comme synonyme de strangulation (V. ce dernier mot).   J. B.

ÉTUVE (*pharm. et hyg.*), s. f. C'est une pièce parfaitement fermée dans laquelle on élève la température à un assez haut degré, et dans laquelle l'air ne se renouvelle que lentement. On se sert en pharmacie de l'étuve pour dessécher certaines substances (V. *Dessication*). On se plonge aussi dans des étuves pour y prendre des bains que l'on a nommés récemment bains *russes*; mais l'usage de ces bains remonte à la plus haute antiquité; ils étaient même très employés dans le moyen-âge (V. *Bains*).   J. B.

EUFORBE (*bot.*) (V. *Euphorbe*).

EUNUQUE. (V. *Castration*).

EUPATOIRE (*bot.*), s. f. *Eupatorium cannabinum*, Eupatoire d'Avicenne, Eupatoire des Arabes. Plante de la famille des corymbifères, à laquelle on attribuait autrefois des propriétés purgatives et diurétiques; on s'accorde aujourd'hui à douter de ses propriétés, et son usage est complétement abandonné.

EUPHORBE, (*bot.*) s. m. *Euphorbia*. Cette plante a donné son nom et servi de type à une famille naturelle dont les espèces sont indigènes ou exotiques, herbacées et ligneuses, lactescentes et vénéneuses; leur suc est généralement composé de deux principes, l'un volatil et âcre, l'autre fixe et d'une nature particulière, *caoutchouc*. Le genre euphorbe, qu'on désigne plus spécialement sous le nom de tithymale, se compose de plusieurs variétés, qui sont: l'Euphorbe officinal ; l'Euphorbe épurge, l'Euphorbe cyparisse et l'Euphorbe réveille-matin; le premier est exotique et dépourvu de feuilles, et les autres sont indigènes et foliés.

L'EUPHORBE OFFICINAL croît en Afrique et dans l'Inde, son port rappelle celui du cactus ou cierge; les fleurs sont jaunâtres, campanulacées, solitaires et placées à la partie supérieure de la tige: celle-ci est épaisse, charnue, relevée de côtes saillantes et garnie d'épines qui remplacent les feuilles et n'en sont peut-être que l'avortement. Le fruit est une capsule arrondie, lisse ou velue, formé de trois coques unies renfermant chacune une semence obronde.

Le suc laiteux que laisse fluer l'Euphorbe d'Afrique ou de l'Inde, soit naturellement, soit artificiellement, forme, par son épaississement et la dessication à l'air, la substance gommo-résineuse, ou mieux, céro-résineuse, connue sous le nom d'Euphorbe *euphorbium*. Il s'offre sous la forme de larmes irrégulières souvent perforées, indice de la présence des épines ; sa couleur est roussâtre à l'extérieur et blanchâtre intérieurement ; son odeur est nulle ou presque nulle ; elle est, attendu son extrême énergie, plus employée dans la médecine vétérinaire que dans la médecine humaine : c'est un des plus violents purgatifs diastiques. Appliqué à l'extérieur, il produit une vive rubéfaction et agit quelquefois comme vésicant ; c'est un puissant sternutatoire, aussi sa réduction en poudre nécessite-t-elle certaines précautions indispensables de la part de ceux qui l'effectuent.

Il résulte des expériences du savant auteur du Traité des Poisons : 1° que l'Euphorbe exerce une action locale très intense, susceptible de déterminer une vive inflammation ; que ses effets meurtriers dépendent de l'irritation sympathique du système nerveux, plutôt que de son absorption ; qu'il paraît agir sur l'homme comme sur les chiens.

L'Euphorbe épurge, ou *catapucie* des pharmacies, *Euphorbia lathyris*, comme ceux dont nous allons parler, diffère du précédent en ce qu'il est indigène et muni de feuilles. Ses caractères principaux sont d'avoir des fleurs jaunâtres en ombelle au sommet de la tige, et fixées sur des pédoncules quadrifides ; des feuilles alongées, lancéolées opposées, disposées en croix ; un fruit capsulaire sous-arrondi assez gros, renfermant un assez grand nombre de semences ovales obtuses, du volume d'une semence de chanvre ; une tige droite, épaisse, fistuleuse, s'élevant à la hauteur de deux à trois pieds ; toute la plante est glauque. L'Euphorbe épurge croît naturellement autour des villages : on le cultive dans les jardins pour l'usage médical. Les parties usitées sont les feuilles et les graines : celles-ci ont été employées avec succès contre l'hydropisie ; elles fournissent, par l'expression et le traitement par l'alcool ou l'éther, une huile assez abondante, éminemment purgative, qu'on ne doit administrer qu'avec les plus grandes précautions ; la dose est de quatre à huit gouttes, suivant l'âge et la force du malade. Cette huile est sans odeur et peut conséquemment remplacer avec avantage l'huile de *croton tiglium* qu'on trouve si rarement pure dans le commerce. Comme elle s'altère facilement, on doit l'extraire par petites portions et la priver surtout du contact de l'air.

L'Euphorbe cyparisse, *Euphorbia cyparissa*, se distingue des autres par ses fleurs jaunâtres, terminales en ombelles, presque globuleuses ; ses feuilles linéaires étroites, nombreuses, et très rapprochées ; son fruit capsulaire, granuleux à la surface, sa tige droite, glabre, dénudée à la base, haute de sept à dix pouces. Cette petite plante croît dans les lieux secs et arides ; les animaux l'évitent et la repoussent, surtout lorsqu'elle est entièrement développée. Toutes les parties de la plante sont âcres, mais la racine, si l'on en croit M. Delongchamps, est émétique, et peut dans quelques circonstances être administrée comme suc cédané de l'ipécacuanha. Cette propriété se remarque au reste dans presque toutes les racines d'Euphorbes.

L'Euphorbe réveille-matin, *Euphorbia peplus*, est remarquable par l'involucre de ses fleurs, qui est bordé de disques glanduleux, ses feuilles entières ovales, rétrécies en pétioles, bifurquées et disposées en ombelles, sa tige droite, rameuse, et haute tout au plus de huit à dix pouces. Cette plante est très commune dans les lieux cultivés, surtout lorsqu'ils sont humides. Elle doit son nom à la propriété qu'à son suc de produire une rubéfaction assez intense et une vive démangeaison, lorsqu'après l'avoir touchée ou sarclée, par exemple, les jardiniers ou les cultivateurs portent par inattention leur main à leurs yeux. Son suc est si actif qu'on l'applique sur les verrues, les poireaux et les cors, qu'il fait quelquefois disparaître. Sa racine est aussi réputée vomitive.

COUVERCHEL,
Membre de l'Académie de médecine et de la Société de pharmacie.

ÉVACUANT (*mat. méd.*), adj. (V. *Purgatifs*, *Laxatifs*).

ÉVANOUISSEMENT (*path.*), s. m. (V. *Syncope*).

EVAUX (Eaux minérales d'). Evaux est une petite ville du département de la Creuse, située à dix lieues de Guéret et chef-lieu de canton dans l'arrondissement d'Aubusson ; sa population est 2,450 habitants. Les bains d'Evaux, quoique oubliés depuis des siècles, paraissent avoir été d'une assez grande importance dans l'antiquité : les ruines romaines que l'on observe autour des sources, et les débris de marbres qui revêtaient les vastes piscines dont on a retrouvé la place, indiquent que ce luxe avait dû être proportionné à la réputation de ces sources thermales ; quoi qu'il en soit, l'histoire ne fait pas plus mention de ces bains que de presque tous ceux qui existaient dans le midi de la Gaule, et dont l'existence nous est révélée chaque jour par de somptueux débris. Cependant l'usage de ces eaux s'était conservé par la tradition, et les habitants des pays voisins venaient prendre des bains thermaux à Evaux, où il existe deux sources : celle dite le puits de César, dont la température est de 49 degrés centigrades, et celle qui est nommée la petite source, dont la température est de 36 degrés.

Les eaux d'Evaux sont limpides, d'un goût fade et de lessive ; elles contiennent de l'acide carbonique, du bi-carbonate de soude, des carbonates de chaux et de magnésie, du sulfate de soude, de l'hydrochlorate de soude, de la silice et une matière organique. Ces eaux se prennent en boissons, en bains et douches. En boissons les eaux d'Evaux pourraient avoir des propriétés analogues à celles de Vichy; car la grande quantité de soude que contiennent ces eaux doit les rendre propres à combattre les affections calculeuses : on les emploie ordinairement pour rétablir les fonctions de l'estomac ; on en fait usage dans les rhumatismes chroniques, dans les paralysies, dans les affections scrofuleuses, dans les maladies des os, dans les engorgements des articulations, dans les engorgements chroniques des viscères abdominaux, dans les maladies de l'utérus, les fleurs blanches : on les emploie également dans les affections goutteuses où elles paraissent jouir d'une grande efficacité ainsi que dans les blessures anciennes.

L'établissement thermal d'Evaux a reçu de nombreuses améliorations depuis quelques années; la situation de la ville est agréable, et des promenades sont disposées pour les baigneurs. La saison des eaux commence le 15 mai et finit le 30 septembre. La durée d'une saison, ou l'espace de temps pendant lequel il faut prendre les eaux, est de vingt à vingt-cinq jours.

J.-P. BEAUDE.

ÉVENTRATION (*chir.*), s. f. On donne ce nom à un relâchement des parois abdominales, qui permet à une partie des intestins de se loger dans la cavité que forment les parois du ventre ; les hernies de l'abdomen ont aussi reçu le nom d'éventration ; on a donné également le nom d'éventrations aux longues plaies faites aux parois abdominales qui permettent l'issue au dehors des intestins et des autres organes du ventre (V. *Hernie* et *Plaie de l'abdomen*).   J. B.

ÉVIAN (Eaux minérales d'). Évian est une petite ville du Chablais, située sur les bords du lac de Genève, et traversée par la route du Simplon ; sa population est 1,600 habitants; elle possède deux sources d'eaux minérales : l'une nommée de *Cachat*, dont l'eau est légèrement gazeuse et alcaline et qui paraît jouir de propriétés assez marquées dans la gravelle et les affections calculeuses, quoique les principes qui entrent dans sa composition y soient en très petite quantité. L'autre, nommée d'*Amphion*, est peu éloignée de la ville ; elle contient également un peu d'acide carbonique, du carbonate de chaux, quelques sels de soude et de magnésie, et de traces de fer. Ces deux sources sont froides et paraissent jouir d'une certaine réputation dans le pays.   J. B.

ÉVULSION ou **AVULSION** (*chir.*), s. f. C'est l'action d'arracher. (V. *Avulsion*).

EXACERBATION (*path.*), *exacerbatio*. C'est un accroissement passager dans l'intensité des symptômes d'une maladie déterminée ordinairement par des causes étrangères à la marche de la maladie elle-même ; le *paroxisme* est aussi une augmentation des symptômes d'une maladie, mais il diffère de l'exacerbation en ce qu'il est déterminé par la nature de la marche de la maladie, et qu'il présente une régularité que n'a point l'exacerbation. Les paroxismes s'observent d'une manière assez régulière dans les diverses affections : il

en est dans lesquelles ils arrivent le matin, d'autres le soir. Les accès qui caractérisent certaines maladies sont de véritables paroxismes. Le *redoublement* pourrait plutôt être confondu avec l'exacerbation, mais quelques pathologistes le font différer de ce dernier phénomène en ce qu'ils le considèrent comme une augmentation des symptômes des maladies sur leur déclin, dus seulement aux causes de la maladie elle-même ; cependant il arrive souvent que dans le langage médical on se sert, quoiqu'à tort, de ces diverses expressions, comme parfaitement équivalentes.

J. B.

EXANTHÉMATEUX ou **EXANTHÉMATIQUE** (*méd.*), adj. Qui a rapport aux *exanthèmes.*

EXANTHÈME (*méd.*), s. m., du grec *exanthéô*, même signification, tirée de *exanthéin*, fleurir, en latin *effloresco*. Les médecins désignaient sous ce nom la plupart des éruptions qui se manifestaient à la peau; les nosologistes modernes, et surtout Willan, ne classent parmi les exanthèmes que les éruptions ayant pour caractère commun une rougeur plus ou moins vive qui disparaît sous la pression du doigt. L'*érythème*, la *roséole*, la *rougeole*, la *scarlatine* et l'*urticaire* sont donc les seules affections qui doivent être rangées parmi les maladies exanthématiques (V. ces mots).

J. B.

EXCIPIENT (*pharm.*), s. m. et adj., *excipiens*, de *excipere*, recevoir. On donne ce nom à la substance dans laquelle on introduit un médicament soit pour l'étendre, le dissoudre ou diminuer son activité ; lorsque l'excipient est liquide, on lui donne le nom de *menstrue*, *véhicule*; l'eau, les eaux distillées, l'alcool, les huiles, les graisses, sont les excipients les plus usités.   J. B.

EXCISION (*chir.*), s. f., *excisio*, de *excidere*, couper. On donne ce nom à une petite opération qui consiste à enlever, avec des ciseaux ou le bistouri, une partie d'un volume peu considérable ; ainsi on excise des végétations, de petites tumeurs, les bords ou les lambeaux d'une plaie. L'opération qui consiste à raccourcir les nymphes et le prépuce est une véritable excision (V. *Végétation*, *Circoncision*).   J. B.

EXCITANT (*mat. méd.*), adj. et s. m. On donne ce nom à tous les médicaments qui ont pour action d'augmenter l'énergie des propriétés vitales. Les excitants forment donc une grande classe qui comprend la plupart des médicaments ; ainsi les *toniques*, les *stimulants*, les *emménagogues*, les *stomachiques*, les *apéritifs* ne sont à proprement parler que des excitants; il en est de même des médicaments qui ont une action spéciale, tels que les *diurétiques*, les *anti-périodiques* ; ils ne diffèrent des premiers qu'en ce que leur action est limitée plus spécialement à certains organes (V. ces divers mots et spécialement *Stimulants*).

J. B.

EXCITATION (*physiol. et path.*), s. f. L'excitation est générale ou locale, c'est-à-dire qu'elle a lieu dans toute l'économie ou qu'elle est bornée à un seul organe; ce phénomène, qui s'observe souvent dans les maladies, en est quelquefois un signe précurseur, et il ne peut exister quelque temps dans un organe à l'état sain sans qu'il y détermine bientôt un état maladif; enfin il peut être lui-même considéré comme un état pathologique. L'excitation générale amène comme conséquence un accroissement d'activité dans toutes les fonctions de l'économie; l'excitation locale ne détermine cet accroissement d'activité que dans l'organe qui en est le siége.   J. B.

EXCORIATION (*chir.*), s. f., *excoriatio*. C'est une petite plaie qui n'intéresse que la partie superficielle de la peau, et qui est déterminée par l'enlèvement de l'épiderme. (V. *Ecorchure*).

EXCRÉMENT (*physiol.*), s. m. On désigne sous ce nom les substances destinées à être rejetées de l'économie par les émonctoires naturels, tels que la *sueur*, l'*urine*, les *matières fécales*. (V. ces mots).

EXCRÉMENTITIEL (*physiol.*), adj. On a donné cette désignation aux humeurs destinées à être rejetées au dehors, et qui, par conséquent, sont impropres à la nutrition. (V. *Humeurs*).

EXCRÉTA (*hyg.*), adj. et s. m. On s'est servi de ce mot pour désigner une des divisions de l'hygiène dans laquelle les médecins ont traité des choses qui doivent être rejetées au dehors de l'économie. Cette division de l'hygiène, qui avait été proposée par M. Hallé, ne nous paraît pas une méthode exempte de reproches, et nous ne croyons pas devoir l'employer dans un ouvrage de la nature de celui-ci. Il sera question des excréta sous leur rapport hygiénique au mot propre à chacune des fonctions ou des humeurs qui forment cette division. On avait proposé de remplacer le mot excréta par celui d'*excernada*, qui signifie, choses qui doivent être excrétées. (V. *Hygiène*).   J. B.

EXCRÉTEURS (*physiol.*), adj. On donne le nom de conduits excréteurs aux vaisseaux qui ont pour fonction de faire écouler le liquide sécrété par une glande; l'existence du conduit excréteur est le caractère des glandes proprement dites, quoique la structure de ces organes présente cependant de grandes différences; ainsi les glandes salivaires, le foie, le pancréas, les reins, le testicule, etc., ont des conduits excréteurs qui ont reçu des noms particuliers. (V. ces différents mots).   J. B.

EXCRÉTIONS (*physiol.*), s. f. pl. *excreta*, du latin *excernere*, séparer. Matières diverses produites par certains organes de l'économie, dans l'état normal, destinées à être rejetées au dehors. La sueur, les crachats, les excréments, l'urine,

etc., sont des excrétions. Dans l'état de santé ces matières offrent des caractères assez constants; dans les maladies, au contraire, leur quantité, leurs qualités physiques et chimiques varient et offrent au médecin des signes diagnostiques précieux; il sera question de ces altérations en traitant de chaque excrétion en particulier. Elles indiquent constamment une lésion de l'organe qui est chargé de la sécrétion. Nous dirons aussi, d'une manière générale, qu'au début de l'inflammation d'un organe, l'excrétion normale est diminuée; ainsi, au commencement d'un corysa, la narine est sèche et le mucus nasal n'est pas sécrété.

Par extension, on a aussi appelé *excrétion* l'acte par lequel un appareil repousse et rejette au-dehors les matières excrémentielles; on dit dans ce sens l'*excrétion* de l'urine; enfin, on désigne encore ainsi la fonction par laquelle l'organe a formé le produit destiné à être rejeté. Dans ce dernier sens le mot excrétion est synonyme de sécrétion. (V. *Sécrétion*).   J. B.

EXCROISSANCE (*chir.*), s. f. (V. *Végétation*).

EXERCICE (*hyg.*). (V. *Gymnastique*)

EXÉRÈSE (*chir.*), s. f., du grec *ex*, hors, et *airô*, je retire, je retranche. On désigne par ce mot les opérations de chirurgie par lesquelles on enlève du corps tout ce qui est nuisible, inutile ou étranger. La plupart des opérations de chirurgie sont, comme on le voit, des *exérèses*.

EXFOLIATION (*chir.*), s. f. C'est la séparation par feuilles ou par lames d'une partie d'os, de cartilage ou de tendon qui est frappée de nécrose; l'exfoliation est à ces tissus ce que la séparation des escarres est aux parties molles. (V. *Nécrose*).

EXHALANTS (Vaisseaux) (*anat.*). Ordre de vaisseaux admis sans preuves par quelques anatomistes, comme faisant suite au système capillaire, et destinés à verser à la surface des membranes ou dans les tissus certains fluides tels que la sueur, la sérosité, la graisse, etc. Aujourd'hui l'existence de ces vaisseaux est tout-à-fait rejetée, et tout ce que Bichat a écrit sur leurs fonctions et leurs propriétés ne doit être considéré que comme un roman créé par son ardente imagination.

EXHALATION (*physiol.*), s. f. (V. *Sécrétion*).

EXHUMATION (*méd. lég.*), s. f. Le mot *exhumation*, composé de *ex*, de, et de *humus*, terre, sert à désigner l'extraction d'un ou de plusieurs cadavres de leur sépulture. Cette exhumation peut avoir lieu à la suite de la requête faite par une famille pour transporter les restes d'un parent d'un lieu dans un autre; ou bien elle est ordonnée par un magistrat, et alors elle est dite juridique. Cette opération peut être faite aussi dans l'intention d'évacuer un cimetière tout entier; et pour prévenir les accidents qui peuvent en résulter, il y a à prendre des précautions que nous ferons connaître plus loin. Nous allons donc nous occuper, 1° des dangers dont les exhumations peuvent être accompagnées; 2° de la manière de faire ces exhumations, et des précautions à prendre pour éviter ces dangers.

Des dangers dont les exhumations peuvent être accompagnées. — Les auteurs sont tellement remplis d'observations tendant à prouver combien il peut être nuisible à la santé d'exhumer les cadavres, qu'il serait difficile de ne pas reconnaître qu'au moins, dans certains cas, ces opérations peuvent être accompagnées de quelque danger. Il nous semble cependant que les médecins qui ont écrit sur ce sujet ont singulièrement exagéré ces dangers, comme on pourra en juger par l'exposition des faits suivants :

On lit dans Ramazzini qu'un fossoyeur nommé Piston avait inhumé un jeune homme bien habillé et avec une chaussure neuve : quelques jours après, trouvant, vers le midi, les portes du temple ouvertes, il alla à son tombeau, dérangea la pierre qui le fermait, y descendit, et, voulant ôter les souliers du cadavre, il tomba mort, et fut ainsi puni d'avoir violé ce lieu sacré (*Maladies des Artisants*, p. 205, année 1777).

Vicq-d'Azyr rapporte qu'à Riom en Auvergne on remua la terre d'un ancien cimetière dans le dessein d'embellir la ville. Peu de temps après, on vit naître une maladie épidémique qui enleva un grand nombre de personnes, particulièrement dans le peuple, et la mortalité se fit surtout sentir aux environs du cimetière. Le même événement avait causé, six ans auparavant, une épidémie dans une petite ville de la même province, appelée Ambert. Une pareille suite de faits ne laisse aucun doute sur l'infection que peuvent causer les exhalaisons des cadavres. (*Essais sur les lieux et les dangers des sépultures*, p. 113).

On trouve encore dans le même auteur que Pennicher, dans son *Traité sur les embaumements*, dit que la vapeur d'un tombeau causa à un malheureux fossoyeur une fièvre maligne (Gockel, cent. 11, observ. 33). On a vu un pareil fait à Breslau en 1719 (Vicq-d'Azyr, ouvr. cité, p. 117).

D'après Haller, une église aurait été infectée par les exhalaisons d'un seul cadavre, douze ans après sa sépulture; ce cadavre répandit une maladie très dangereuse dans un couvent entier (Vicq-d'Azyr, ouvr. cité, p. 117).

Raulin raconte qu'en 1744 la ville de Lectour fut affligée d'une maladie populaire qui fit périr près d'un tiers de ses habitants; on en attribua la cause à un vieux cimetière où l'on avait fait des travaux profonds. Il dit, à la page suivante, que plusieurs enfants jouaient avec le cadavre d'un pendu qui était mort depuis peu de mois; le plus hardi d'entre eux frappa d'un coup de poing la poitrine nue de ce cadavre, il en jaillit une liqueur si corrosive, que celle qui toucha le bras de ce misérable enfant fit une excoriation si terrible qu'on eut de la peine d'empêcher que ce bras ne se gangrénât (*Observations de méde-*

cine, par Joseph Raulin, p. 390, année 1754).

En 1744, trois hommes moururent dans le caveau d'une église de Montpellier ; le quatrième ne dut son salut qu'à la fuite la plus prompte, et encore éprouva-t-il des vertiges, des lypothimies, etc., qui mirent sa vie en danger. Ses vêtements et toute sa personne exhalèrent pendant plusieurs jours une odeur cadavéreuse (Haguenot, *Mémoire* lu à la Société de Montpellier, en décembre 1746).

Un général de Carthage ayant fait ouvrir un lieu de sépulture, devant une petite ville de Sicile, pour y faire des retranchements, la peste se mit dans son armée (Navier, *Réflexions sur les dangers des exhumations*, année 1775, p. 9).

Un fossoyeur, creusant une fosse dans l'église de Saint-Alpin d'Amsterdam, y trouva un corps presque dans son entier, quoique inhumé depuis long-temps. Il l'entama d'un coup de hoyau, et fut frappé sur-le-champ de l'odeur infecte de ce cadavre ; il tomba malade et mourut dans les vingt-quatre heures (*Ibid*, p. 20).

On avait enlevé pendant l'hiver de 1749 tous les bancs de l'église de Saint-Eustache de Paris, pour creuser et construire des caveaux. Les corps morts que l'on rencontra dans la fouille du terrain furent exhumés et transférés pour la plupart derrière l'œuvre. Ceux qu'on devait enterrer dans l'église furent déposés dans un caveau particulier, situé sous les charniers, et ce caveau n'avait pas été ouvert depuis fort long-temps. Le 7 mars suivant, les enfants qui étaient au catéchisme tombèrent presque tous en syncope ou en faiblesse dans le même temps. Le dimanche suivant, même accident arriva à une vingtaine d'enfants et autres personnes de tout âge. La semaine suivante, le même événement arriva à Sainte-Périne, d'où l'on avait exhumé des cadavres pour y construire une manufacture de rubans, où l'on faisait travailler de jeunes filles (*Ibid.*, p. 19, *observation rapportée* par Malouin).

Le 20 avril 1773, on creusa à Saulieu, dans la nef de l'église de Saint-Saturnin, une fosse pour une femme morte de fièvre putride. Les fossoyeurs découvrirent le cercueil d'un corps enterré le 3 mars précédent. En descendant dans la fosse le cadavre de la femme, la bière s'entr'ouvrit, ainsi que le cercueil dont on vient de parler, et il se répandit sur-le-champ une odeur si fétide, que tous les assistants furent forcés de sortir. De cent vingt jeunes gens des deux sexes que l'on préparait à la première communion, cent quatorze tombèrent dangereusement malades, ainsi que le curé et le vicaire, les fossoyeurs et plus de soixante-dix autres personnes, dont il est mort dix-huit, y compris le curé et le vicaire qui ont été enterrés des premiers (Maret, *Journal encyclopédique*, septembre 1773 ; et Navier, ouvrage cité, p. 5).

L'abbé Rozier dit qu'un particulier de Marseille fit ouvrir des fosses pour planter des arbres dans un endroit où, trente ans auparavant, lors de la peste, on avait enterré un grand nombre de cadavres. A peine eut-on donné quelques coups de bêche, que trois des ouvriers furent subitement suffoqués, sans qu'on pût les rappeler a la vie (*Observations physiques*, année 1773 , t. 1er, p. 109).

Le 15 janvier 1772 , au rapport du P. Cotte, prêtre de l'Oratoire , un fossoyeur , creusant une fosse dans le cimetière de Montmorency, donna un coup de bêche sur un cadavre enterré un an auparavant; il sortit une vapeur infecte qui le fit frissonner, et lui fit dresser les cheveux sur la tête. Comme il s'appuyait sur sa bêche pour fermer l'ouverture qu'il venait de faire, il tomba mort , et les secours qu'on lui donna furent inutiles (*Ibid.*, p. 109).

Le seigneur d'un village situé à deux lieues de cette ville mourut d'une fièvre putride le 15 décembre 1773. On voulut lui préparer une fosse distinguée dans l'église. Pour cet effet, on remua plusieurs cadavres , et l'on déplaça le cercueil d'une de ses parentes enterrée au mois de février précédent. L'infection se répandit aussitôt dans l'église ; ce qui n'empêcha pas de continuer la cérémonie, comme s'il eût été plus essentiel d'enterrer promptement un mort que de fuir les coups meurtriers de l'épidémie, en abandonnant et l'église et le cadavre pour quelques jours. Aussi ceux qui assistèrent à ces obsèques payèrent-ils cher leur obstination imprudente. Quinze d'entre eux moururent en huit jours de temps ; de ce nombre furent quatre malheureux paysans qui avaient levé la tombe, préparé la fosse et remué les cercueils. Six curés, assistant à cette révoltante cérémonie, ont aussi manqué de périr. (*Gazette de santé* du 10 février 1774).

On lit dans le *Recueil de pièces* concernant les exhumations faites dans l'église de Saint-Eloi de Dunkerque (Paris, 1783), que de deux jeunes gens que la curiosité avait conduits au lieu de l'exhumation, un fut affecté d'une douleur violente de la tête ; bientôt la petite-vérole se déclara et il mourut. Dans le nombre des cadavres auxquels il s'était arrêté, plusieurs étaient affectés de petite-vérole confluente. Un ouvrier périt d'un autre genre d'imprudence : il se jouait avec les débris des cadavres , et croyait trouver dans le vin un spécifique suffisant (p. 73).

Les divers accidents dont nous venons de parler ont tellement effrayé les auteurs de médecine légale, que plusieurs d'entre eux n'ont pas hésité à établir que le médecin pourrait refuser son ministère lorsqu'il s'agirait d'un rapport sur un cas d'exhumation faite long-temps après la mort. Voici comment s'exprime M. Fodéré : « Les effets de la mort, manifestés aussitôt que l'action vitale a cessé, augmentent en raison du temps qui s'est écoulé depuis cette cessation , et suivant la nature de la maladie et de la lésion sous lesquelles l'individu a succombé, bientôt tout est confondu; et sans compter que lorsque la putréfaction est avancée, les gens de l'art ne peuvent être obligés à un examen qui serait autant dangereux pour leur vie qu'inutile pour les éclaircissements qu'on veut obtenir, il est telles causes de mort et telles lésions qu'il est impossible de distinguer alors d'avec les phénomènes inhérents à l'état cadavérique : tels sont les douleurs et spasmes, les coups

de sang à la tête ou à la poitrine, les commotions, l'étranglement et les divers genres de suffocation , l'empoisonnement , etc. » (*Traité de médecine légale*, t. 3, p. 71, année 1813). On lit encore dans la première édition de l'ouvrage du même auteur (p. 28) : « Et si le cadavre exhale déjà une mauvaise odeur, l'homme de l'art peut se refuser à en approcher ; car on ne peut l'obliger à une opération qui deviendrait non seulement inutile en grande partie, mais encore qui pourrait être nuisible à sa santé.

Les observations qui précèdent ne nous semblent pas *toutes* propres à prouver les dangers des exhumations; il en est en effet qui paraissent apocryphes ; d'autres offrent des détails évidemment exagérés, et les accidents graves qui y sont mentionnés ne sauraient être attribués aux exhalaisons putrides. Comment supposer en effet une action aussi malfaisante aux émanations dégagées par un cadavre enterré dans une fosse particulière, lorsque, dans notre travail (M. Lesueur et moi), ni les fossoyeurs, ni deux ou trois élèves qui nous assistaient, ni nous-mêmes, nous n'avons jamais éprouvé d'incommodité notable, quoique les exhumations aient été nombreuses et faites sans prendre aucune précaution , aux diverses époques de la putréfaction, et souvent au milieu des plus grandes chaleurs? Nous sommes loin de contester les effets nuisibles d'un amas de cadavres en putréfaction, des cimetières dans lesquels on ferait des fouilles pour opérer la translation de plusieurs corps ; nous accorderons encore qu'il peut y avoir du danger à descendre dans une fosse commune pour exhumer un cadavre ; mais nous ne saurions admettre ce danger dans le cas d'une exhumation partielle faite dans une fosse particulière : tout au plus les fossoyeurs et les assistants éprouveront-ils de très légères incommodités, lors même qu'ils n'auront fait usage d'aucune des préparations propres à corriger les mauvais effets des exhalaisons putrides. Il en sera de même des gens de l'art, qui seront obligés d'ouvrir les cadavres et d'examiner pendant plusieurs heures leurs organes. Cette proposition ne nous paraît devoir souffrir d'exception que dans les cas, fort rares, où les médecins et les personnes chargées de pareils travaux seraient considérablement affaiblis par des maladies antécédentes qui les prédisposeraient à en contracter de nouvelles, ou bien lorsque la décomposition des corps étant encore peu avancée, et l'abdomen considérablement tuméfié, on percerait maladroitement celui-ci, et on s'obstinerait à respirer, pendant un certain temps, le gaz méphitique qui se dégagerait par l'ouverture. Nous réfutons donc ces auteurs qui, à l'exemple de M. Fodéré, ont pensé que les gens de l'art pouvaient refuser de faire une exhumation juridique , sous prétexte qu'ils exposaient leur vie ; nous le ferons avec d'autant plus de raison qu'il ne nous serait pas difficile d'établir, que ces exhumations, loin d'être inutiles, comme ils l'ont avancé , peuvent dans beaucoup de cas servir à prouver que la mort des individus est le résultat d'une violence extérieure, d'un empoisonnement , etc.

Nous irons même plus loin; nous sommes persuadés que dans un certain nombre de cas d'exhumations de plusieurs cadavres, et de fouilles dans les caves sépulcrales, on a attribué aux exhalaisons putrides des fièvres et des maladies épidémiques qui devaient nécessairement reconnaître une tout autre cause. Parmi les faits nombreux qui appuient cette manière de voir, nous citerons les exhumations du cimetière et de l'église des Saints-Innocents de Paris, et les observations consignées par M. Parent-Duchâtelet, dans un rapport sur l'enlèvement et l'emploi des chevaux morts.

Les exhumations du cimetière et de l'église des Innocents eurent lieu du mois de décembre 1785 jusqu'au mois de mai 1786, du mois de décembre de la même année au mois de février 1787, et du mois d'août au mois d'octobre suivant. Il y avait déjà près de six ans que l'on n'enterrait plus les morts dans le cimetière, tandis qu'aucune interruption n'avait eu lieu pour les cérémonies funéraires dans l'église. C'est dans le sein de la tranquillité et du calme, dit Thouret, qu'ont été terminées les opérations dont nous avons à rendre compte, et qui, ayant été reprises à différentes époques et continuées constamment chaque fois le jour et la nuit, ont eu plus de dix mois de durée. Pendant cette longue suite de travaux, une couche de huit à dix pieds de terre infectée pour la plus grande partie, soit des débris des cadavres, soit par les immondices des maisons voisines, a été enlevée de toute la surface du cimetière et de l'église, sur une étendue de deux mille toises carrées ; plus de quatre-vingts caveaux funéraires ont été ouverts et fouillés ; quarante à cinquante des fosses communes ont été creusées à huit et dix pieds de profondeur, quelques-unes jusqu'au fond, et plus de quinze à vingt mille cadavres appartenant à toutes sortes d'époques ont été exhumés avec leurs bières. Exécutées principalement pendant l'hiver, et ayant eu aussi lieu en grande partie dans les temps plus grandes chaleurs; commencées d'abord avec tous les soins possibles, avec toutes les préparations connues, et continuées presque en entier, sans en employer pour ainsi dire aucune, nul danger ne s'est manifesté pendant le cours de ces opérations (*Rapport sur les exhumations du cimetière et de l'église des Saints-Innocents*, par M. Thouret, p. 10, année 1789).

Objectera-t-on que depuis plusieurs années on n'enterrait plus les cadavres dans ces lieux, et que déjà la décomposition putride avait atteint cette période où il ne se dégage presque plus d'émanations fétides et nuisibles ? D'ailleurs, dira-t-on, les cadavres avaient éprouvé, dans le cimetière des Innocents, une transformation en gras qui rendait leur action sur l'économie animale beaucoup moins intense, pour ne pas dire nulle. Il est vrai que ceux de ces corps qui s'étaient transformés en gras dans ce cimetière ne devaient exhaler que peu ou point d'odeur malfaisante ; mais n'avons-nous pas dit que, pendant les six années qui avaient précédé les travaux, on n'avait pas cessé d'inhumer dans l'église des Saints-

Innocents : dès lors ne devait-on pas extraire des caves des cadavres non encore transformés en gras et en pleine putréfaction? « On remarquait, dit Thouret, toutes les nuances de la destruction, toutes les métamorphoses de la mort rassemblées, depuis le corps qui se dissout et se putréfie jusqu'à ceux plus privilégiés qui se changent en momies sèches et fibreuses (P. 16).

Du reste, les détails suivants, extraits d'un Mémoire de Fourcroy, confirment pleinement notre manière de voir. Curieux d'avoir des renseignements positifs sur les altérations qu'éprouvent les cadavres que l'on jette dans les fosses communes, ce savant célèbre interrogea à plusieurs reprises un grand nombre de fossoyeurs du cimetière des Saints-Innocents, qui lui apprirent qu'ils n'étaient exposés à un véritable danger que dans la première période de la décomposition des corps, c'est-à-dire quelques jours après leur inhumation, lorsque le ventre, après avoir été distendu par des gaz, se déchire aux environs de l'anneau, et quelquefois autour du nombril; il s'écoule alors par ces ouvertures un fluide sanieux, brunâtre, d'une odeur très fétide, et il se dégage en même temps un fluide élastique très méphitique, et dont on doit redouter les dangereux effets. Il est arrivé plusieurs fois dans des fouilles de cimetière, que la pioche ayant ouvert ainsi le bas-ventre, le gaz qui s'en est élevé a frappé subitement d'apoplexie les ouvriers employés à ce travail : telle est la cause des malheurs arrivés dans les cimetières. On conçoit que la même rupture du bas-ventre et le dégagement du gaz très méphitique ayant lieu dans les caveaux comme dans la terre, ce fluide élastique, comprimé dans ces souterrains, peut exposer à des accidents terribles les personnes qui y descendent imprudemment ; on conçoit aussi, d'après cela, la mort des Balsagettes dans le caveau de Saulieu.

Après s'être demandé quelle peut être la nature de ce gaz délétère, qu'il croit formé d'hydrogène sulfuré et phosphoré, d'azote et d'une vapeur animale délétère, Fourcroy continue en ces termes : « Les hommes occupés au travail des cimetières reconnaissent tous qu'il n'y a de réellement dangereux pour eux que la vapeur qui se dégage du bas-ventre des cadavres, lorsque cette cavité se rompt. Ils ont encore observé que cette vapeur ne les frappe pas toujours d'asphyxie; que s'ils sont éloignés du cadavre qui la répand, elle ne leur donne qu'un léger vertige, un sentiment de malaise et de défaillance, des nausées ; ces accidents durent plusieurs heures ; ils sont suivis de perte d'appétit, de faiblesse et de tremblement : tous ces effets annoncent un poison subtil qui ne se développe heureusement que dans une des premières époques de la décomposition du corps.» (*Mémoire sur les différents états des cadavres trouvés dans les fouilles du cimetière des Innocents en* 1786 *et* 1787, lu par Fourcroy à l'Académie royale des sciences, les 20 et 28 mai 1789).

Les observations consignées par M. Parent-Duchâtelet dans un travail demandé par M. Delavau, alors préfet de police, au conseil de salubrité, viennent merveilleusement à l'appui de la proposition que nous cherchons à prouver. Les clos d'écarrissage de Montfaucon, dit le rapporteur, exhalent l'odeur la plus infecte. Qu'on se figure ce que peut produire la décomposition putride de monceaux de chairs et d'intestins abandonnés, pendant des semaines ou des mois, en plein air et à l'ardeur du soleil, à la putréfaction spontanée; qu'on y ajoute par la pensée, la nature des gaz qui peuvent sortir de monceaux de carcasses qui restent garnies de beaucoup de parties molles; qu'on y joigne les émanations que fournit un terrain qui, pendant des années, a été imbibé de sang et de liquides animaux, celles qui proviennent de ce sang lui - même, qui, dans l'un et dans l'autre clos, reste sur le pavé sans pouvoir s'écouler; celles enfin des ruisseaux des boyauderies et des séchoirs du voisinage; que l'on multiplie, autant que l'on voudra, les degrés de la puanteur, et l'on n'aura qu'une faible idée de l'odeur repoussante qui sort de ce cloaque, le plus infect qu'il soit possible d'imaginer.

Eh bien! ni les maîtres écarrisseurs ni les ouvriers ne sont jamais malades; et si vous les interrogez, ils vous diront que les émanations qu'ils respirent contribuent à leur bonne santé. Déjà, dans un rapport fait en 1810 par MM. Deyeux, Parmentier et Pariset, il y est parlé de la surprise que causa la brillante santé de la femme et des cinq enfants du nommé Fiard, qui travaillaient toute l'année dans leur clos, et couchaient dans le lieu même, où il fut impossible aux membres de la commission de pénétrer, à cause de l'excessive infection qui s'en exhalait. On sait également que la plupart des écarrisseurs meurent dans un âge fort avancé, et presque toujours exempts des infirmités de la vieillesse. Bien plus, on a remarqué que dans l'épidémie de Pantin et de la Villette, pas un seul ouvrier du clos de Montfaucon n'en fut affecté, privilége qui paraît leur avoir été commun avec les femmes qui confectionnent la poudrette dans le voisinage.

On dira peut-être que ces ouvriers, nés pour ainsi dire dans le métier d'écarrisseur, et tous issus de parents qui l'ont exercé, ont perdu la faculté d'être influencés par les émanations putrides qui conservent sur les autres toute leur activité. Nous répondrons à cette objection par les faits suivants : les étrangers qui viennent tous les jours au clos, et qui y restent souvent longtemps, n'en sont point incommodés. On n'a jamais remarqué que les ouvriers étrangers que l'on était quelquefois obligé de prendre pour des travaux extraordinaires, n'étaient pas plus susceptibles que les autres de contracter des maladies. Les carriers, les plâtriers, les cabaretiers et les gargotiers qui sont au voisinage de la voirie de Montfaucon n'en éprouvent aucune influence fâcheuse. On lit encore dans le rapport de la commission de 1810, qu'elle resta convaincue que les maladies diverses dont avaient été affectés les ouvriers de la verrerie tenaient à d'autres causes qu'aux émanations du clos d'écarrissage de la gare,

Plusieurs observations fort curieuses, ajoute M. Parent-Duchâtelet, appuient d'ailleurs ce que nous venons de dire du peu d'influence que peut avoir l'habitude sur l'action négative des émanations putrides, par rapport à la santé de ceux qui y sont exposés. On fait tous les ans à Paris, au cimetière du Père-Lachaise, près de deux cents exhumations; pour transporter dans des terrains acquis par les familles, ou dans des sépultures convenables, les corps qui ont été provisoirement déposés dans des fosses particulières. Ces exhumations se pratiquent à toutes les époques de l'année, deux, trois ou quatre mois après la mort, souvent même beaucoup plus tard. On conçoit que la putréfaction est alors dans toute son activité, et cependant on n'a point encore remarqué que le moindre accident soit arrivé aux fossoyeurs chargés de ces travaux, qui sont d'autant plus pénibles, et qui devraient être d'autant plus dangereux, qu'ils les obligent de respirer dans la fosse même les émanations qui ont été renfermées pendant long-temps dans un étroit espace, et qui proviennent d'individus qui ont succombé à des maladies de nature différente. Ne sait-on pas aussi que les ouvriers boyaudiers jouissent de la santé la plus brillante, quoiqu'ils vivent dans une atmosphère infecte? Enfin, n'est-il pas certain que les maladies charbonneuses et la pustule maligne n'attaquent que bien rarement les écarrisseurs, quoiqu'ils se livrent à leurs travaux sans prendre aucune précaution?

De la manière de faire des exhumations juridiques, et des précautions à prendre pour éviter les dangers qui peuvent les accompagner.— Il importe de distinguer le cas où il s'agit simplement d'extraire un cadavre d'une fosse particulière, de celui qui a pour objet l'évacuation des cimetières et des caves sépulcrales, ou l'extraction d'un cadavre d'une fosse commune.

Exhumation d'un cadavre enterré dans une fosse particulière. Quoiqu'il n'y ait en général aucun danger à exhumer un cadavre enterré dans une fosse particulière, nous croyons devoir conseiller un certain nombre de précautions qui rendent l'opération moins désagréable. On ne procédera que d'après l'ordre d'un magistrat, et en présence d'un juge d'instruction ou de tout autre fonctionnaire délégué à cet effet. 1o On choisira le matin de préférence, surtout dans les saisons chaudes, d'abord parce qu'il sera quelquefois nécessaire de prolonger pendant plusieurs heures l'examen du cadavre, et que d'ailleurs les corps inhumés depuis quelques mois peuvent se gonfler et éprouver d'autres changements, beaucoup plus promptement au milieu du jour, lorsque la température est élevée, que dans la matinée; il est également certain que l'impression désagréable produite par les émanations sur l'organe de l'odorat, est plus marquée pendant la chaleur. 2o On emploiera deux ou trois fossoyeurs afin que l'exhumation soit faite promptement, et on pourra arroser de temps en temps les parties de la fosse déjà creusées, avec deux ou trois onces d'une faible dissolution de chlorure de chaux; les fossoyeurs sont tellement habitués aux ɔdeurs qu'exhalent les cadavres en putréfaction, et redoutent tellement peu les effets de ces exhalaisons, que dans les nombreuses exhumations dont nous les avons chargés, ils n'ont jamais eu recours à cette liqueur désinfectante: nous-mêmes qui assistions à ces opérations, nous n'avons jamais senti la nécessité d'en faire usage. On doit déjà pressentir que nous regarderons au moins comme inutiles deux précautions indiquées par les auteurs, et qui consistent à garnir la bouche et les narines des ouvriers d'un mouchoir trempé dans du vinaigre, et à jeter plusieurs livres de dissolution de chlorure de chaux sur le cercueil, aussitôt qu'on aurait creusé assez pour l'apercevoir : cet arrosement doit même être rejeté comme nuisible dans beaucoup de cas ; en effet, lorsque la bière a été brisée, défoncée, la liqueur dont il s'agit, pénétrera dans son intérieur, et agira sur le corps dont elle pourra altérer les tissus , comme nous le dirons plus bas. Tout ce que nous pouvons conseiller en pareil cas, et seulement lorsque l'odeur putride est très désagréable, c'est de jeter au fond de la fosse et sur la partie de la bière encore entière, trois ou quatre onces de dissolution de chlorure de chaux ou de soude. Cette dissolution pourra être préparée avec une once de chlorure et deux pintes d'eau. Dans aucun cas la bière ni le corps ne seront plongés dans une dissolution de ces chlorures; il ne faudra même pas répandre quelques verres de cette liqueur à la surface du cadavre : si l'on veut neutraliser momentanément l'odeur désagréable qui s'exhale. Nous disons momentanément , parce qu'en effet l'action désinfectante des chlorures est limitée à un temps qui n'est pas très long, et l'on est obligé de revenir souvent à l'emploi de ces préparations, pour peu que l'examen du cadavre soit prolongé. On versera çà et là au table où gît le cadavre, et à côté de lui, deux ou trois onces de dissolution de chlorure, qui agira à peu près avec la même énergie que si elle eût été portée sur le corps, et qui n'offrira pas les inconvénients qui résultent de son contact avec la peau et nos organes. Ces inconvénients sont : d'être presque instantanément décomposée par l'acide carbonique et de donner naissance, quand on s'est servi de chlorure de chaux, à du sous-carbonate de chaux blanc qui s'applique sur les tissus et les recouvre d'une couche blanche qui ne permet plus de bien les étudier ; d'altérer promptement ces mêmes tissus, de manière à changer leur consistance, leur couleur : ainsi les muscles qui sont d'un rouge tirant légèrement sur le livide , blanchissent, puis deviennent plus livides , verdâtres et plus mous par leur contact avec le chlorure de chaux ; les chlorures de soude et de potasse attaquent aussi les organes, mais plus lentement que celui de chaux , et ne déposent jamais de sous-carbonate de chaux, quoiqu'ils communiquent d'abord une teinte blanchâtre aux muscles. 3° On retirera le cadavre du cercueil et on commencera les recherches immédiatement après ; on observe en effet, surtout en été et lorsque la putréfaction n'est pas encore très avancée, que les corps qui restent pendant

plusieurs heures en contact avec l'air, se tuméfient, se colorent et éprouvent des altérations qui seraient propres à induire l'expert en erreur.

Évacuation des cimetières et des caves sépulcrales. Tandis que, lors d'une exhumation juridique, les gens de l'art sont obligés de procéder à l'opération aussitôt qu'ils sont requis, ils peuvent au contraire différer les travaux, et attendre la saison la plus favorable quand il s'agit de fouiller et d'évacuer des cimetières et des caves sépulcrales dans l'intention d'assainir les environs. On ne procédera donc que lorsque la température ne sera pas trop élevée , et l'on suspendra l'opération pendant quelque temps si l'atmosphère devient trop chaude et humide, et surtout si le vent souffle du sud ; les époques les plus convenables dans nos climats sont la fin de l'hiver et le commencement du printemps. On emploiera un nombre d'ouvriers suffisant pour que les travaux puissent être promptement exécutés, et pour peu que les fossoyeurs soient incommodés, on les remplacera par d'autres qui à leur tour pourront céder la place aux premiers : leurs vêtements seront exposés à l'air à la fin de la journée, et ne serviront que le surlendemain. Ceux des ouvriers qui descendront dans les caves sépulcrales, ou qui lèveront une pierre à chacune des extrémités de ces caves pour pratiquer des ouvertures destinées à renouveler l'air, auront la bouche et les narines garnies d'un mouchoir trempé dans du vinaigre ; et s'il est utile qu'ils aient bu modérément du vin, il importe qu'ils ne soient pas ivres, parce que l'affaiblissement qui accompagne le plus souvent cet état semble favoriser l'action délétère des émanations putrides. On évitera aussi que ces fossoyeurs ne se tiennent long-temps courbés en avant, la face rapprochée du sol, et pour cela on fera plutôt usage de bêches et de longues pinces de fer, que de pioches et d'autres instruments peu longs.

Avant de commencer les travaux il ne sera pas inutile de sonder le terrain dans plusieurs endroits, pour s'assurer du degré de putréfaction des corps, car il peut se faire que, dans une portion du même cimetière, la décomposition ait atteint le dernier terme, tandis qu'elle ne sera pas trop avancée dans une autre partie : or, on conçoit que, dans le premier cas , il n'y ait presque aucune précaution à prendre. Toutefois ces fouilles ne doivent pas être trop multipliées , et l'on ne doit en commencer une nouvelle qu'après avoir comblé avec de la terre celle que l'on vient de faire. Soit qu'il s'agisse de ces travaux préparatoires, ou que déjà l'on creuse sur toute la surface du cimetière pour extraire les corps, on arrosera de temps en temps le terrain avec la dissolution de chlorure de chaux précédemment indiquée ; on pourra n'enlever d'abord qu'un demi-pied de terre sur toute la surface, laisser cette nouvelle couche de terrain en contact avec l'air pendant quelques heures après l'avoir arrosée avec le chlorure, puis enlever un second demi-pied de terre, et agir de même jusqu'à ce que l'on soit arrivé à la profondeur voulue.

Les cercueils non endommagés seront placés

en entier et avec soin sur des tombereaux destinés à les transporter; les autres, ceux qui auront été disjoints, enfoncés ou brisés, exhaleront peut-être une odeur infecte, et devront être arrosés avec une dissolution de chlorure avant de les placer sur les tombereaux : ceux-ci seront couverts d'une toile imprégnée d'eau vinaigrée, et lorsque les cadavres ne seront pas encore entièrement pourris, on aura soin de les placer dans des caisses bien goudronnées et munies d'un couvert. Les débris des cercueils seront brûlés sur une grille, d'abord à l'aide de fagots ou de charbon de terre, puis ils serviront eux-mêmes à entretenir la combustion. S'il y a à transporter des ossements mêlés de terre, il faudra emporter le tout plutôt que de passer à la claie pour séparer les petits os; en effet, cette ventilation, dans un terrain infecté, pourrait être nuisible.

S'il s'agit de l'exhumation dans des *caves sépulcrales* situées dans les églises ou ailleurs, après avoir établi des courants d'air en ouvrant les portes et les croisées, et avoir percé une ouverture à une des extrémités de la cave, on arrosera le sol avec la dissolution de chlorure de chaux, et on s'éloignera pendant plusieurs heures. Alors on s'occupera de renouveler l'air de ces caves. On a d'abord proposé d'allumer du feu dans un fourneau disposé sur une grille placée elle-même sur l'ouverture déjà mentionnée. A l'aide de ce ventilateur, l'air du souterrain sera bientôt renouvelé; mais il est préférable de recourir à la manche à air.

Quel que soit le moyen employé pour renouveler l'air d'un de ces caveaux, avant d'y faire descendre les fossoyeurs, on s'assurerait qu'une bougie allumée, plongée jusqu'au fond, continue à y brûler; si elle s'éteignait, il faudrait encore différer les travaux de quelques heures, et insister sur l'emploi des moyens prescrits. Les premiers ouvriers qui pénètreront dans ces caveaux auront la bouche et les narines garnies d'un mouchoir trempé dans de l'eau vinaigrée; ils seront suspendus à une corde qui passera sous les aisselles, et munis d'une sonnette à l'aide de laquelle ils avertiront qu'il est temps de les retirer.

Les travaux une fois terminés, on comblera les vides des cimetières avec la terre qui avait été remuée, et on arrosera avec la dissolution de chlorure; quant aux caves, on les fermera après les avoir également arrosées. L'emploi réitéré de ce chlorure, pendant quelques jours, permettra d'habiter peu de temps après les cimetières et autres lieux naguère infectés par des exhalaisons fétides.

Nous ne terminerons pas cet article sans indiquer les précautions que devront prendre les individus qui habitent dans le voisinage des lieux où se font les exhumations. Ces précautions consistent à fermer les portes et les fenêtres qui donneront du côté de ces lieux, à répandre en été, sur le sol des jardins ou des rues qui avoisinent les habitations, quelques onces de dissolution de chlorure, et à faire de temps à autre des fumigations aromatiques, qui auront au moins l'avantage de masquer l'odeur fétide des cadavres.

On agira, pour l'extraction d'un cadavre d'une *fosse commune*, comme il vient d'être dit à l'occasion de l'évacuation des caves sépulcrales.

ORFILA,

Professeur à la Faculté de médecine de Paris, Membre du conseil royal de l'instruction publique.

EXOINE ou **EXOÈNE** (*méd. lég.*), s. m. de *exonerare*, décharger. On donne ce nom en médecine légale à un certificat d'excuse, d'exemption ou de dispense délivré par un médecin, pour constater un état de maladie ou d'infirmité. (V. *Certificat*).

EXOMPHALE (*chir.*), s. f. C'est la hernie ombilicale (V. ce mot).

EXOPHTHALMIE (*path.*), s. f., du grec *ex*, dehors et de *ophthalmos*, œil, sortie de l'œil hors de son orbite. L'*exophthalmie* reconnaît un assez grand nombre de causes qui toutes agissent en augmentant le volume des parties situées dans la cavité orbitaire et déterminent ainsi, et d'une manière passive, la sortie de l'œil. Les blessures qui ont lieu dans les parties molles qui environnent l'œil, les tumeurs qui se développent dans ces parties ou celles qui les avoisinent, les abcès, les varices des veines de l'orbite, les polypes, les fongus de la dure-mère qui pénètrent dans la cavité orbitaire, les hydatides développées dans les sinus fronteaux, les exostoses, les cancers de la glande lacrymale, enfin toutes les causes qui en rétrécissant la cavité orbitaire peuvent faire saillir l'œil au dehors, produisent cette maladie. Les plaies et l'arrachement de l'œil sont aussi des causes d'exophthalmie, que l'on peut nommer traumatique par opposition aux précédentes qui sont symptômatiques, c'est-à-dire dans lesquelles l'exophthalmie ne se trouve que le symptôme d'une autre maladie. Dans ces cas d'exophthalmie par blessure on a vu l'œil sorti de sa cavité y être replacé et la plaie guérir, sans que la vue de ce côté soit altérée. Lorsque l'exophthalmie symptômatique est considérable et que l'œil ne peut plus être recouvert par les paupières, la conjonctive, toujours exposée à l'air, s'enflamme, des ulcérations se manifestent, et le malade finit par perdre la vue du côté affecté. Le traitement de cette maladie varie suivant les causes qui peuvent la produire, et c'est à les faire disparaître que le chirurgien doit s'appliquer; ainsi l'enlèvement des tumeurs, des polypes et des hydatides qui peuvent remplir la cavité orbitaire sont les moyens que l'on doit mettre en usage lorsqu'ils sont praticables; mais il n'arrive que trop souvent que ces sortes de lésions sont au-dessus des ressources de l'art, et que le chirurgien ne peut rien faire pour soulager le malade. Quant au traitement des exophthalmies traumatiques ou par suite de blessures, il rentre dans ce qui sera dit sur les plaies de l'œil, et il consiste surtout dans les pansements convenables, les saignées, les sangsues, enfin tous les moyens antiphlogistiques les plus énergiques, car c'est surtout l'inflammation qu'il est important de combattre dans cette circonstance, puisque c'est au gonflement qu'elle détermine que l'œil doit sa sortie de la cavité orbitaire. Lorsque par ces causes il s'est formé des abcès au fond de l'orbite, il convient de les ouvrir sur les côtés ou au-dessus du globe de l'œil, et ordinairement, après que le pus a été évacué, l'œil reprend sa place accoutumée (V. OEil, Maladies des Yeux).   J. B.

EXOSTOSE (*méd.*), s. f. De *ex*, en dehors, et de *ostéon*, os.

L'exostose est une tumeur tout osseuse, développée sur un os, soit à sa surface externe, soit à sa surface interne, qui peut se manifester sur tous les os et même sur les dents, mais qui apparaît plus fréquente sur les os larges et les os longs que sur les autres, et dont le siége occupe le plus souvent leur partie moyenne ou à leurs extrémités.

Quelques auteurs donnent aussi le nom d'exostose au gonflement général d'un ou de plusieurs os, mais cet état, que l'on désigne sous le nom d'hypérostose, doit être différencié de l'exostose, qui n'est qu'une altération locale, une modification morbide d'une partie d'un os. Un autre état des os qui se rapproche plus de l'exostose, c'est celui qui consiste dans la formation de nodosités osseuses à propos de la plus légère irritation du tissu osseux, ou dans l'ossification des parties molles; tel était le cas bien connu, rapporté par Abernethy, d'un jeune garçon chez lequel la moindre pression déterminait une tumeur osseuse. Il y avait sur ce sujet une telle tendance à l'ossification que les muscles de la partie postérieure du cou et les bords des aisselles présentaient la consistance osseuse. Mais les cas de ce genre sont des exceptions et il y a loin de là aux exostoses que l'on observe ordinairement. Celles-ci se présentent à deux états différents; tantôt la tumeur fait corps dès son début avec l'os et paraît être le gonflement excentrique de ses fibres, c'est l'exostose parenchymateuse; tantôt la tumeur osseuse est accolée à l'os et lui adhère au moyen d'une substance cartilagineuse, laquelle, à mesure que la maladie fait des progrès, disparaît et s'ossifie, de sorte que ce n'est plus que par la disposition différente des fibres osseuses que l'on reconnaît qu'il y a eu une intersection entre elles; cette dernière est l'exostose épiphysaire.

Plusieurs causes déterminent les exostoses; elles peuvent être le résultat d'une simple irritation, comme on le voit après un coup reçu sur un os; elles peuvent dépendre d'une maladie générale de l'économie, telles que les scrophules, la syphilis et, au dire de quelques auteurs, le scorbut. On a dit, et beaucoup trop répété, que le mercure peut produire des exostoses; mais parce qu'on voit ces affections chez les gens qui ont fait usage du mercure à haute dose, faut-il donc lui attribuer ce qui n'est que le résultat de la maladie qu'il n'a pas eu la puissance de détruire. Il existe certainement des maladies mercurielles, telles que le tremblement, la salivation, etc.; celles-là on les observe aussi bien après l'usage du mercure comme antivénérien que lorsqu'il a été introduit

dans l'économie par l'absorption cutanée ou pulmonaire; et pourtant, dans ce dernier cas, chez les ouvriers qui manient ce métal ou qui sont plongés dans une atmosphère chargée de ses vapeurs, quoique souvent ils en soient, pour ainsi dire, saturés, jamais, s'ils n'ont eu la vérole, ils ne présentent d'exostoses; de même qu'on ne les voit pas non plus chez les personnes qui ont fait usage de préparations mercurielles pour des engorgements non vénériens.

On a dit aussi que pour qu'une exostose se développât, il fallait la préexistence d'une maladie générale; mais ne voit-on pas parfois de semblables tumeurs osseuses sur les animaux qui n'ont ni la vérole ni les scrophules. Il n'est pas exact de dire que le rhumatisme ou la goutte produisent les exostoses; ce serait faire un abus de langage que de donner ce nom aux dépôts calcaires qui se forment dans ces cas aux environs des articulations malades.

J'ai dit à dessein que l'exostose est une tumeur tout osseuse, pour la différencier du cancer du tissu osseux, du spina-ventosa, de certaines productions morbides accidentelles de ce tissu, telles que la carie, la nécrose, les hydatides même qu'on y rencontre quelquefois.

Les symptômes, la marche, et la terminaison des exostoses sont loin d'être constamment les mêmes; tel individu portera sans aucune douleur et sans aucune gêne une exostose énorme, tandis qu'une très petite sera très douloureuse et pourra mettre obstacle à quelque fonction importante; cela dépend beaucoup de leur nature; les exostoses vénériennes sont accompagnées et surtout précédées de vives douleurs; les exostoses scrophuleuses ou celles qui sont le résultat d'une simple irritation locale, sont souvent indolentes, au moins lorsqu'elles ont déjà quelque temps de durée.

L'exostose se traduit sous la forme d'une tumeur dure, non renitente, sans changement de couleur à la peau, située sur le trajet d'un os, faisant corps avec lui, tout à fait immobile, si ce n'est dans l'exostose épiphysaire, où la substance cartilagineuse intermédiaire peut prêter à un déplacement très borné et souvent à peine appréciable.

La rapidité du développement d'une tumeur sur le trajet d'un os, ne doit pas toujours éloigner l'idée qu'on a affaire à une exostose, car il s'écoule parfois fort peu de temps entre l'apparition des premières douleurs et une tumeur déjà volumineuse. Cependant, le plus ordinairement, l'exostose se développe très lentement et d'une manière insensible.

Quand une exostose est ancienne, qu'elle est indolente, après avoir acquis un certain volume, elle reste stationnaire pendant toute la vie sans incommoder l'individu qui la porte, pourvu, toutefois, qu'elle ne soit pas placée près de quelqu'organe important.

La résolution complète des exostoses est beaucoup plus rare, et dans les cas qui ont été cités de cette heureuse terminaison, il est bien probable que l'on avait affaire à des périostoses, maladies qu'il est si facile de confondre et qui ont été maintes fois confondues avec les tumeurs osseuses.

Les exostoses peuvent-elles se terminer par suppuration, comme les engorgements des parties molles ?

Je ne le pense pas et je crois, avec plusieurs auteurs modernes, que ce que l'on a pris pour des exostoses suppurées n'était autre chose que des abcès par suite de carie, ou peut-être des tubercules ramollis des os. On voit quelquefois les exostoses être envahies par la carie ou la nécrose; elles éprouvent aussi d'autres changements moins rares : tantôt c'est une induration extrême qui fait que la partie d'os malade présente l'aspect et la consistance de l'ivoire ; de là le nom d'exostose éburnée; cet état paraît n'être que consécutif et ne se rencontre guère que sur les exostoses anciennes. Tantôt les fibres osseuses sont écartées les unes des autres et laissent entre elles des intervalles , ce qui fait que l'os est plus léger; ce sont les exostoses cellulaires ou laminées. Celles-ci sont moins rares.

Le pronostic des exostoses est fort variable. Quand elles sont petites , qu'elles n'ont aucune action sur les parties molles environnantes, qu'elles se sont développées lentement et sans douleur, si leur cause est bien évidente et de nature à être combattue efficacement, elles peuvent céder, ou bien elles cessent de s'accroître , et le malade les porte toute sa vie. Mais quand elles sont volumineuses elles peuvent gêner les organes voisins; c'est alors qu'on voit les muscles aplatis et coiffant, pour ainsi dire , la tumeur osseuse ; les nerfs comprimés au point de produire des douleurs atroces, les vaisseaux sanguins et lymphatiques déviés , diminués de calibre ou même oblitérés, ce qui occasionne des troubles dans la circulation.

Elles donnent lieu quelquefois à des accidents plus graves encore ; ainsi, on a vu une exostose développée à la cavité du bassin gêner le jeu des organes qui y sont contenus, ou bien être un obstacle à l'accouchement. Celles placées près des articulations peuvent en empêcher complètement les mouvements; parfois elles chassent de leur place ordinaire des organes importants, comme par exemple l'œil hors de l'orbite. Enfin on cite le cas plus extraordinaire d'une semblable tumeur développée à la partie postérieure de l'os maxillaire inférieur qui descendait jusque sur l'ouverture du larynx et qui finit par déterminer la suffocation.

Si les exostoses extérieures peuvent être suivies d'accidents si graves, souvent au moins on peut y porter remède; mais quand elles se développent dans l'intérieur des cavités, telles que le crâne , comme là il n'y a rien à faire , puisque les signes de leur existence sont le plus souvent méconnus; elles offrent un caractère de gravité bien autrement fâcheux.

Le traitement des exostoses est médical et chirurgical; en effet, quand on a lieu de soupçonner et qu'on reconnaît que la maladie dépend d'un vice général de l'économie, on doit chercher à le détruire en employant les moyens dont l'expérience a constaté l'efficacité : les mercuriaux et les sudorifiques, les anti-scrophuleux ou les anti-scorbutiques, selon l'indication.

Mais de quelque nature que soit l'exostose , il est des soins locaux qui ne doivent jamais être négligés : le repos du membre affecté, les émollients et les narcotiques en application directe , les cataplasmes de farine de lin arrosés de laudanum , les cataplasmes de morelle et de jusquiame, les bains locaux et généraux , les applications des sangsues à la base de la tumeur. Ces moyens ne guérissent pas, mais ils diminuent ou même font cesser la douleur, et permettent ensuite l'usage des topiques résolutifs, tels que les emplâtres de savon, de ciguë, de vigo, les frictions avec les pommades fondantes, les bains alcalins ou sulfureux.

On a beaucoup vanté les bons effets des vésicatoires volants plus ou moins répétés ou de vésicatoires que l'on fait suppurer, mais souvent il est impossible au malade d'en supporter longtemps l'application ; je ne parle pas des caustiques ou du cautère actuel, toujours dangereux et souvent nuisibles.

On a cru pouvoir faire dissoudre les exostoses par des préparations prises à l'intérieur, et l'on a conseillé les acides nitrique et hydrochlorique, mais l'inutilité de pareils moyens est depuis longtemps hors de doute.

Quand une exostose est dès son début indolente ou qu'elle a été rendue telle par un traitement convenable, si elle ne cause ni difformité ni incommodité , il faut bien se garder de l'attaquer par des moyens chirurgicaux, mais si elle est par trop douloureuse ou que sa présence soit gênante et insupportable au malade, on peut en faire l'ablation, et pour cela on a recours, suivant les cas, à la scie , à la gouge et au maillet , ou bien à l'amputation du membre malade , moyen qui paraît sans doute plus cruel, mais qui est préférable quand les tumeurs osseuses sont très grosses ou qu'elles siégent dans les environs des articulations.

A. CULLERIER,
Docteur en médecine.

EXOTIQUES (*bot. et mat. méd.*), adj., du grec *exôtikos*, qui vient des pays étrangers. On donne ce nom aux médicaments et aux plantes qui nous viennent de l'étranger.

EXPECTANTE (Médecine expectante) (*philos. méd.*). On désigne sous le nom de médecine expectante la méthode qui consiste à observer la marche des maladies, à les laisser se développer régulièrement et à n'intervenir que lorsque l'on y est obligé par la gravité des symptômes. Cette méthode , qui présente de l'avantage dans quelques circonstances, ne saurait être employée dans toutes les affections : il est des cas où elle pourrait avoir des résultats funestes. La méthode agissante est celle qui est opposée à la méthode expectante; ni l'un ni l'autre de ces deux systèmes ne saurait être adopté dans tous les cas et d'une manière absolue : c'est en médecine surtout qu'il est important de n'adopter aucune idée exclusive, et qu'il faut se conduire d'après l'observation et l'expérience.   **J. B.**

EXPECTORANT (*mat. méd.*), adj. On a donné ce nom à des médicaments qui ont pour but de favoriser l'expectoration ou sortie des crachats ; les plantes légèrement aromatiques, le kermès minéral, la vapeur de succin, le chlore ont été regardés comme expectorants ; les préparations dites béchiques et pectorales sont des expectorants. (V. *Béchiques, Crachats*).

EXPECTORATION (*path.*), s. f. (V. *Crachat*).

EXPERT (*méd. lég.*), s. m. (V. *Rapport*).

EXPIRATION (*physiol.*), s. f. C'est l'action par laquelle l'air qui est entré dans la poitrine pendant l'inspiration en est chassé au dehors. (V. *Respiration*).

EXPUITION (*physiol.*), s. f. C'est l'action de rejeter les crachats. (V. *Crachat*).

EXSANGUE (*path.*), adj. Se dit d'un sujet qui a perdu beaucoup de sang par les saignées ou par une hémorrhagie ; quelques personnes disent *exsanguin*, mais la première locution nous paraît préférable (V. *Hémorrhagie*).

EXTASE (*path.*), s. f. du grec *ex*, en dehors, et *staô*, je me tiens. Affection du cerveau qui se montre par accès, et dans laquelle l'exaltation de certaines idées absorbe tellement l'attention que les sensations sont suspendues, les mouvements volontaires arrêtés, et les fonctions de la vie organique souvent même ralenties. Les idées religieuses, l'amour de la philosophie, des sciences et des arts portés à un haut degré, donnent le plus souvent lieu à l'état *extatique*. Archimède, occupé de la solution d'un problème, ne s'aperçoit pas de la prise de Syracuse, et Socrate, en méditation, reste vingt-quatre heures immobile, exposé à l'ardeur d'un soleil brûlant ; des martyrs ne sentent plus les tourments de la torture.

Un tempérament nerveux, le jeûne, les veilles, la solitude, l'usage de certaines substances prédisposent à cette affection. Elle s'observe assez souvent, dans les établissements d'aliénés, chez les malades atteints de monomanie religieuse. Beaucoup de saints personnages, saint Paul, saint François de Sales, sainte Thérèse, ont eu aussi de véritables extases.

Pendant l'accès les malades sont étrangers à tout ce qui les entoure et à toute sensation venant du dehors ; leurs traits immobiles expriment le ravissement ; les membres conservent l'attitude qu'ils avaient auparavant ; la respiration et les battements du cœur sont souvent diminués. Cet état peut durer plusieurs heures et même plus. Pendant ce temps les malades sont livrés tout entiers à la contemplation : lorsqu'ils sont occupés d'idées mystiques, ils éprouvent fréquemment des hallucinations, entendent des voix et conversent avec des êtres supérieurs.

L'extase chez les femmes se complique souvent de *catalepsie* ; ces deux affections diffèrent en ce que dans la dernière la malade ne reste pas étrangère à ce qui l'entoure, et qu'elle entend la voix des personnes qui lui parlent (V. *Catalepsie*). Sainte Thérèse nous offre un exemple curieux d'*extase cataleptique* ; elle décrit ainsi elle-même son état : « Il me semblait, lorsque les ravissements arrivaient, que mon corps ne pesait plus rien, et quelquefois je le sentais si léger que mes pieds ne me paraissaient plus toucher à la terre.» Durant cette *extase*, le corps est comme mort, sans pouvoir le plus souvent agir en aucune sorte, et elle le laisse en l'état où elle le trouve ; ainsi, s'il était assis, il demeure assis ; si les mains étaient ouvertes, elles demeurent ouvertes, et si elles étaient fermées, elles demeurent fermées. On ne perd pas d'ordinaire le sentiment ; il se trouble seulement, et bien qu'on ne puisse agir dans l'extérieur, on ne laisse pas d'entendre : c'est comme si l'on nous parlait de loin, si ce n'est quand on est dans *l'état le plus élevé*, car il semble qu'alors on ne voit, on n'entend, on ne sent rien.

Il est faux que chez les extatiques les pieds quittent quelquefois le sol.

Le traitement de l'extase consiste surtout dans l'emploi de moyens tirés de l'hygiène ; le malade sera arraché à la vie contemplative et livré à un travail assidu ; il évitera les jeûnes, les veilles et tous les excitants nerveux. Les voyages, les conversations, l'exercice, les distractions sont en général à conseiller. On calmera l'excitation nerveuse par les antispasmodiques et les bains tièdes prolongés ; la saignée ne convient presque jamais.

                    J. P. BEAUDE.

EXTEMPORANÉ (*pharm.*), adj. Les pharmaciens donnent le nom d'extemporanés aux médicaments qui doivent être préparés sur-le-champ ; tels sont les loochs, les potions, etc. ; on leur donne aussi le nom de médicaments *magistraux*, tandis que les autres préparations ont reçu le nom de médicaments *officinaux*.

EXTENSEUR (*anat.*), adj. et s. m. On a donné le nom d'extenseurs aux muscles qui servent à étendre certaines parties. Il existe un assez grand nombre de muscles extenseurs. Le muscle *extenseur commun des doigts* est situé à la partie postérieure de l'avant-bras ; il s'attache en haut à la tubérosité externe de l'humérus et aux aponévroses qui l'avoisinent, et en bas il se divise en quatre portions terminées chacune par un tendon qui s'attache à la seconde et à la troisième phalange des quatre derniers doigts ; ce muscle étend les doigts sur la main, il contribue aussi à étendre la main sur l'avant-bras. Le muscle *extenseur propre du petit doigt* est placé en dehors du précédent; il a en haut les mêmes attaches, en bas il se fixe aux deux dernières phalanges du petit doigt; il contribue à étendre le petit doigt et la main. Le muscle *extenseur propre du pouce* est également placé à la partie postérieure de l'avant-bras ; il se fixe en haut à la partie postérieure du cubitus et au ligament interosseux ; en bas il s'attache en arrière de la partie supérieure de la première phalange du pouce , il contribue à étendre le pouce et à porter la main en dehors. Le muscle *long extenseur du pouce* a à peu près les mêmes attaches en haut, il est seulement plus long et plus étendu que le court extenseur; il s'attache en bas à la dernière phalange du pouce, qu'il étend sur la première. Le doigt *indicateur* est aussi pourvu d'un muscle extenseur propre; il est situé comme les précédents à la partie supérieure du bras; en haut il s'attache à la partie postérieure du cubitus, et en bas aux deux dernières phalanges du doigt indicateur qu'il contribue à étendre.

Le muscle *extenseur commun des orteils* est placé à la partie antérieure de la jambe ; il s'attache en haut à la tubérosité interne du tibia et à la face antérieure du péroné ; en bas il se divise en quatre tendons qui se fixent chacun à l'extrémité postérieure des seconde et troisième phalanges des orteils ; ce muscle relève les orteils en haut et contribue à fléchir le pied en avant. L'*extenseur propre du gros orteil* est situé à la partie antérieure de la jambe, il s'attache en haut à la partie moyenne du péroné, en bas il se fixe à la partie supérieure de la dernière phalange du gros orteil, il étend cet orteil sur le pied et contribue à fléchir ce dernier organe sur la jambe.

J. B.

EXTENSION (*chir.*), s. f. C'est une opération dans laquelle on tire en sens contraire les deux parties d'un membre fracturé ou luxé, la traction en sens direct se nomme *extension*, et les efforts faits pour résister à l'extension sont nommés *contre-extension*. Ces sortes d'opérations, qui sont pratiquées par des aides, exigent la surveillance et la direction du chirurgien qui préside à la réduction du membre fracturé ou luxé. Autrefois on employait des moyens mécaniques pour obtenir ce résultat, et de graves accidents en étaient souvent la suite ; on a vu des arrachements de membres être produits par ces manœuvres ignorantes ou mal dirigées. (V. *Fracture* et *Luxation*) J. B.

EXTINCTION DE VOIX. (V. *Aphonie*).

EXTIRPATION (*chir.*), s. f. On donne ce nom à une opération au moyen de laquelle on enlève une tumeur ou un organe malade de l'intérieur des tissus : on dit extirper une tumeur, une glande, un cancer, une loupe, pour indiquer qu'on les a enlevés jusqu'aux racines.

EXTRACTION (*chir.*), opération qui consiste à retirer de nos parties des corps étrangers qui y ont été introduits ou qui s'y sont formés ; on dit extraire une balle, un calcul, des esquilles, un séquestre. Il y a une méthode d'opérer la cataracte dans laquelle on extrait le cristallin, cette méthode est dite par *extraction* (V. *Cataracte, Plaie, Nécrose*)

EXTRAITS (*pharm.*), s. m. p. On donne ce nom au produit obtenu par l'évaporation de sucs animaux ou végétaux, et le plus souvent de liquides aqueux, alcooliques ou éthérés, qui ont été chargés par la décoction, l'infusion ou la macération, de principes solubles des substances organiques que l'on a soumises à ces opérations.

L'administration des médicaments sous forme d'extraits a ordinairement lieu dans le but d'offrir aux malades, sous un moindre volume, les parties actives des substances desquelles les extraits ont été obtenus ; en général, on les considère comme représentant exactement leurs propriétés médicamenteuses, et cela est ordinairement vrai, quoique souvent aussi les différentes opérations que nécessitent la préparation des extraits aient pu altérer leurs propriétés primitives.

On conçoit d'après la définition que nous venons de donner des extraits, qu'il doit y en avoir un très grand nombre d'espèces ; il n'est pas, en effet, de substance végétale ou animale qui ne soit susceptible d'en fournir, aussi une classification était-elle indispensable pour les étudier et les connaître. On en a proposé beaucoup que l'on a basées, tantôt sur leurs propriétés médicales, tantôt sur leur consistance ou le mode employé pour leur préparation. Comme nous voulons surtout donner ici une idée générale de cette dernière, c'est sous ce point de vue que nous allons les étudier d'abord.

Les extraits peuvent être divisés en deux grandes classes : dans la première, nous rangeons ceux qui proviennent de l'évaporation des sucs végétaux ou animaux, soit que ces sucs aient été obtenus par expression, qu'ils aient découlé spontanément ou par incision, ou enfin qu'ils aient été retirés de certaines cavités organiques, leurs réceptacles naturels.

A cet ordre d'extraits peuvent être rapportés certains produits que l'on recueille sur les plantes mêmes ou que le commerce fournit, tels sont l'*opium*, le *cachou*, l'*aloès*, la *gomme*, les *gommes résine*, etc. Le fiel de bœuf, le lait, le sang, évaporés et épaissis, doivent être rangés dans la même classe. Mais les plus importants et les plus employés de cet ordre de médicaments, sont ceux obtenus par l'évaporation du suc exprimé des plantes entières ou de quelques-uns de leurs organes.

Les parties vertes des plantes donnent un suc qui, outre les principes solubles dans l'eau à toute température, retient en dissolution de l'albumine végétale, que la chaleur de l'ébullition coagule, et de la fécule verte ou chlorophyle, qui y reste seulement à l'état de suspension. En faisant bouillir ce suc on coagule l'albumine, elle entraîne la chlorophyle avec elle ; jeté sur un filtre, le suc passe parfaitement limpide et on le fait alors évaporer jusqu'à la consistance requise pour en obtenir l'extrait; ce mode est le plus générale-ment suivi dans la préparation des extraits des plantes jouissant de propriétés fort actives, telles que la *digitale*, la *jusquiame*, la *ciguë*, la *bellado-ne*, et d'une foule d'autres. La chlorophyle et l'albumine sont des substances tout à fait inertes et il n'y aurait aucun inconvénient à en débar-rasser les extraits, si d'ailleurs elles n'entraî-naient avec elles d'autres matières sur les pro-priétés desquelles on n'est pas aussi bien fixé ; aussi quelques praticiens ont-ils proposé de les conserver dans les extraits dont ils augmentent alors beaucoup la masse. C'est surtout Storck, médecin allemand, qui, dans le siècle dernier, a préconisé et mis en vogue cette méthode, qui a conservé son nom; quoique beaucoup moins em-ployée aujourd'hui, l'*extrait de ciguë de Stork* ou bien avec *la fécule* est encore un médicament fort usité. Dans tous les cas, ces différentes espèces d'extraits jouissent nécessairement de propriétés différentes, au moins quant à leur intensité, et ils ne peuvent être substitués les uns aux autres.

Les extraits de la seconde classe sont ceux ob-tenus par l'intermédiaire d'un véhicule ; ils doi-vent être subdivisés selon la nature du véhicule employé, circonstance qui modifie nécessairement leur composition et leurs propriétés.

L'eau est l'intermédiaire le plus ordinairement employé pour la préparation des extraits ; ceux qu'on obtient ainsi se nomment extraits *aqueux* , et autrefois extraits *gommeux*. Si on a fait subir à la matière la température de l'ébullition de l'eau, l'extrait est dit par *décoction*; l'immersion dans l'eau chaude , mais non bouillante, donne les extraits par *infusion*; on prépare , au moyen de l'eau froide , les extraits par *macération*. Le premier mode est presque complètement aban-donné aujourd'hui, si ce n'est pour la préparation de l'extrait de Gayac, pour lequel une tempéra-ture élevée paraît être nécessaire; dans la plupart des cas la décoction a pour inconvénient d'entraî-ner dans les extraits de la fécule et d'autres substances inertes, tandis qu'on obtient propor-tionnellement moins des principes plus actifs , qui, d'ailleurs , sont souvent altérés par la tem-pérature à laquelle on les soumet.

Ou obtient par simple macération dans l'eau froide les extraits purifiés des matières extracti-ves que fournit le commerce, l'*opium*, l'*aloès*, le *suc de réglisse*. La macération est employée aussi pour préparer les extraits de *rhubarbe* , de *gen-tiane* , de *quinquina* , de la plupart des bois écor-ces, et surtout des racines qui contiennent de la fécule.

La *salsepareille* doit être soumise à une infu-sion à chaud longtemps prolongée ; l'infusion est convenablement appliquée aussi à la plupart des feuilles et fleurs sèches. On peut obtenir ainsi les extraits de la plupart des plantes qu'on n'aurait pu se procurer fraiches pour en extraire le suc ; on a même remarqué que les plantes sèches don-nent proportionnellement des extraits plus abon-dants et d'une conservation plus facile. Il est inu-tile de faire observer qu'à cause de cela même

leur constitution chimique et leurs propriétés médicales doivent différer de ceux obtenus des sucs de plantes fraîches.

L'action de l'air et de la chaleur pendant l'éva-poration des liquides chargés de substances ex-tractives étant une cause puissante d'altération pour ces dernières, on doit chercher à employer le moins de véhicule possible pour le dissoudre ; aussi a-t-on trouvé beaucoup d'avantages , sous ce rapport, à employer la méthode dite de *dépla-cement*, qui a été récemment appliquée aux opé-rations pharmaceutiques; c'est , à proprement parler, une lixiviation qui s'opère en faisant fil-trer à travers la substance à traiter , préalable-ment réduite en poudre, l'eau ou tout autre vé-hicule destiné à en séparer l'extrait; les premières portions de liquide passent extrêmement char-gées, entraînant avec elles presque tous les prin-cipes solubles, que l'on obtient ainsi sous un très petit volume. Il faut, pour réussir avec ce pro-cédé, prendre certaines précautions, qui varient suivant la substance à traiter; on les trouvera fort bien décrites dans la *Pharmacie* de M. Sou-beiran ; il n'est d'ailleurs que difficilement appli-cable aux plantes très chargées de gomme ou de mucilage, qui rendent impossible la filtration de l'eau. On obtient les mêmes résultats par la mé-thode de *Cadet* , qui est d'une exécution plus facile : elle consiste à réduire les substances en poudre fine et à en former une pâte molle avec suffisante quantité d'eau; on soumet cette pâte à une forte presse, on l'humecte ensuite de nouveau et on la presse encore; on réitère cette opération autant de fois qu'il est nécessaire pour épuiser la poudre , dont on sépare ainsi en peu de temps et et avec peu de liquide tous les principes solu-bles.

Les extraits *alcooliques* se préparent au moyen de l'alcool rectifié à 33 ou 36°; l'alcool faible à 22° donne les extraits *hydro-alcooliques* ; les pre-miers sont de résine presque pure : on les obtient du *jalap*, de la *scammonée*, du *quinquina*, de la *noix vomique*, etc. On traite par l'alcool à 22° les *cantharides*, l'*ipécacuanha*, le *séné*, la racine de *ratanhia*, de *rhubarbe*, les feuilles sèches d'*aco-nit* , de *belladone*, de *jusquiame*, etc. Les gommes résines se purifient aussi par dissolution dans l'alcool faible.

Pour la préparation des extraits alcooliques, on peut faire agir l'alcool à froid ou par diges-tion à chaud dans des vases fermés , mais il est mieux d'employer la méthode de déplacement qui réussit toujours pour eux; l'alcool qui ne se charge point de principes gommeux, filtrant plus facilement que l'eau à travers les poudres végé-tales.

Les autres véhicules employés pour la prépa-ration des extraits sont le vin, le vinaigre et l'éther; ainsi on connaît un extrait vineux et un extrait acétique d'opium , un extrait de cantha-rides par l'éther.

Soit qu'on se propose d'obtenir les extraits du suc même des plantes, soit qu'on ait employé un véhicule aqueux, alcoolique ou autre, la manière d'évaporer les liquides est une des circonstances les plus importantes de leur préparation. S'ils sont facilement volatisables , d'un prix élevé comme l'alcool et l'éther , on les introduit dans le bain marie d'un alambic, on distille toutes les parties spiritueuses ou éthérées, et on termine ensuite la concentration de l'extrait à l'air libre.

Les extraits aqueux, bien qu'on ne se propose pas de recueillir le fluide surabondant, doivent être évaporés aussi avec beaucoup de ménagement; chauffés à feu nu , les principes végétaux s'altèrent ainsi que nous l'avons déjà fait remarquer en parlant de l'extraction par décoction ; on doit employer la chaleur du bain marie ou celle de l'étuve. Ordinairement c'est une bassine à double fond, très évasée, qui sert à la concentration des extraits; le double fond contient de l'eau bouillante ou en vapeur; on remue continuellement le liquide extractif pour renouveler les surfaces, et l'évaporation marche avec assez de rapidité; mais M. Derosne a proposé un appareil bien préférable : c'est un plateau à rebords en cuivre étamé, également à double fond, que l'on échauffe aussi au moyen de la vapeur; on donne au plateau un degré d'inclinaison que l'on varie à volonté ; le liquide à évaporer arrive d'un réservoir supérieur sur le point le plus élevé du plateau, dont il est obligé de parcourir toute la surface au moyen de lames de cuivre qui y ont été implantées, de manière à lui faire faire de longs circuits. Il arrive déjà fort concentré dans un récipient placé à la partie inférieure; on le fait passer ainsi plusieurs fois sur le plateau, jusqu'à ce qu'il soit devenu trop épais pour pouvoir couler, on termine alors l'extrait dans une capsule à double fond , à la manière ordinaire.

On évapore les extraits jusqu'en consistance telle que, refroidis , ils puissent se rouler facilement en forme de pilules , ce sont les *extraits mous*. Quelquefois on veut les avoir entièrement secs, alors on arrête l'évaporation au bain marie au moment où les extraits ont acquis la consistance du miel; on les étend en couches minces sur des assiettes et on achève la dessication à l'étuve jusqu'à ce qu'il puisse se détacher facilement sous forme d'écailles, que l'on enferme de suite dans des flacons bien bouchés , ce sont principalement les extraits de quinquina et celui de tige de laitue dit *thridace*, que l'on dessèche de cette manière.

Les extraits mous doivent être placés en lieu sec dans de doubles pots recouverts en parchemin; mais, malgré toutes les précautions la plupart d'entr'eux attirent l'humidité, se liquéfient et n'offrent plus alors qu'un dosage incertain; ils moisissent , fermentent et se décomposent quelquefois totalement ; il faut les visiter souvent , mettre à l'étuve ceux qui se ramollissent et rejeter ceux qui sont altérés ; il serait préférable à tous égards de les amener constamment à l'état solide, si leur dessication n'était longue et dispendieuse.

Après avoir donné une idée générale de la préparation des extraits, il ne nous reste plus qu'à parler de leur constitution chimique et de leur emploi médical.

Les éléments chimiques des extraits sont ex-

trêmement complexes ; la gomme , le sucre , la gélatine, l'albumine, les résines, les huiles essentielles, une matière brune particulière encore mal définie, connue sous le nom d'*extractif*; des sels, des acides et des alcalis organiques ou autres ; enfin tous les matériaux solubles des substances organisées qui les ont fournis peuvent s'y trouver réunis; ils diffèrent cependant selon la nature du véhicule employé; l'alcool concentré , en dissolvant la résine et les huiles essentielles aura exclu les matières muqueuses , la gomme , etc., que l'eau aurait dissoutes de préférence aux premières; cependant il arrive souvent qu'une matière insoluble dans un menstrue s'y trouvera cependant à la faveur d'autres substances avec lesquelles elle sera entrée en combinaison. Ces diverses réactions des matériaux immédiats entre eux, celles qu'amènent le contact des dissolvants employés, l'oxigène de l'air, le calorique et toutes les circonstances diverses du mode d'extraction employé , rendent les extraits un des sujets d'étude les plus difficiles et les plus compliqués que la chimie puisse offrir.

Il est peu de formes pharmaceutiques des médicaments aussi usitées en médecine que celle des extraits; c'est le plus souvent à l'intérieur et sous forme pilulaire qu'on les administre, quelquefois dissous dans des potions ; ils forment aussi la base de certains sirops , tels que ceux de *thridace* et d'*opium*. Mais on en fait encore un fréquent usage à l'extérieur, tantôt seuls et étendus sous forme d'emplâtre , comme les extraits d'*opium*, de *jusquiame*, de *ciguë* ; ou délayés en consistance siropeuse comme l'extrait de *belladone* , qui s'applique ainsi en frictions sur les paupières dans certaines maladies des yeux ; on les unit aussi à des corps gras ou résineux dans la composition de quelques emplâtres et d'un grand nombre de pommades ; à des huiles ou à des liquides spiritueux pour en former des liniments. Les usages et la préparation des extraits varient enfin à l'infini avec les progrès de la chimie, les besoins de la thérapeutique, les vues spéciales et les combinaisons particulières à chaque médecin.

Vée,

Pharmacien , membre de la Société de pharmacie.

EXTRAVASÉ *(path.)*, adj. On dit qu'un liquide est extravasé lorsqu'il est sorti de ses vaisseaux et qu'il est épanché dans le tissu cellulaire ou une grande cavité ; le sang extravasé dans le tissu cellulaire forme ces plaques violettes que l'on observe souvent à la peau, et qui ont reçu le nom d'échymose. (V.*Ecchymose, Epanchement, Contusion*)

EXTRÉMITÉ *(anat.)*, s. f. On donne le nom d'extrémité aux membres supérieurs et inférieurs : les bras ont reçu le nom d'extrémités supérieures et les jambes et les cuisses celui d'extrémités inférieures.

EXUTOIRE *(path.)*, s. m. , de *exurere*, dépouiller. On donne ce nom à tous les émonctoires établis par l'art pour entretenir une suppuration locale,

Les *exutoires* peuvent être divisés en deux classes, ceux qui sont superficiels et ceux qui sont profonds ; les exutoires superficiels, qui n'agissent qu'à la surface de la peau sont le *vésicatoire*, et les emplâtres stibiées lorsque l'on juge convenable d'entretenir la suppuration produite par les pustules qu'ils déterminent. Nous ne traiterons pas ici des divers moyens d'appliquer et d'entretenir les vésicatoires : ce sujet sera indiqué d'une manière spéciale au mot *Vésicatoire*. Les exutoires profonds sont ceux qui intéressent l'épaisseur de la peau et même le tissu cellulaire ; parmi ces derniers sont le *cautère*, le *moxa*, le *séton*. Ces exutoires agissent d'une manière plus profonde que les vésicatoires ; ils causent souvent moins d'irritation et produisent une dérivation plus profonde : ils sont plus faciles à entretenir, et doivent toujours être préférés lorsqu'ils doivent être gardés long-temps.

Les exutoires sont employés par les médecins dans une foule de circonstances ; c'est un des moyens les plus puissants dont l'art puisse disposer, soit pour combattre une affection chronique locale, soit comme moyen de prévenir des maladies dont la prédisposition est menaçante. On les emploie aussi pour combattre des engorgements qui cèdent avec peine, pour enrayer la marche d'une maladie organique commençante, pour remplacer la suppression d'un émonctoire naturel ; ils sont toujours indiqués à la suite de la guérison d'une plaie, d'un ulcère ou d'un trajet fistuleux qui ont été pendant long-temps le siége d'une suppuration habituelle. Ils agissent dans tous les cas, en entretenant une irritation modérée dans une partie où elle ne peut avoir de suites fâcheuses, et en empêchant ainsi qu'une irritation plus grave ne se fixe ou ne s'accroisse dans des organes beaucoup plus importants et n'occasionne ainsi des désordres dont les suites pourraient devenir funestes.

On conçoit par ce que nous venons de dire que l'on ne doit pas supprimer les exutoires d'une manière légère ; généralement il est convenable d'en continuer l'emploi quelque temps après la guérison de l'affection pour laquelle ils ont été appliqués, et c'est surtout lorsqu'ils ont été employés comme *révulsifs* que l'on doit prendre cette précaution. Lorsqu'ils ont été mis en usage dans le but de ralentir et de conjurer la marche d'une affection chronique, on ne doit en cesser l'usage que lorsque l'exutoire lui-même paraît avoir perdu son activité, lorsque la suppuration est rare et la plaie rétrécie ; dans ce cas il est convenable ou de renouveler l'exutoire, si la maladie existe encore, ou de le supprimer avec précaution si elle est guérie ou voisine de la guérison ; mais il appartient au médecin seul de prononcer dans ces cas sur cette suppression. L'état du malade, son âge, son tempérament sont des considérations trop importantes, qui toutes doivent être pesées, et que le médecin seul peut bien apprécier. Cette suppression ne doit pas avoir lieu sans quelques précautions : il est convenable de diminuer progressivement l'étendue et la suppuration de l'exutoire ; dans certains cas on remplace un exutoire profond par un autre moins actif : ainsi avant de supprimer un séton qui a existé quelque temps, on convertit souvent les deux plaies extérieures ou l'une des deux en cautère, que l'on conserve quelques semaines. Il est convenable, lorsque l'exutoire est fermé, de faire usage pendant quelque temps de laxatifs légers qui entretiennent la liberté du ventre et qui suppléent ainsi à l'écoulement habituel qui avait lieu par la petite plaie ; les bains et l'exercice modéré deviennent aussi fort utiles dans ces cas, en produisant une dérivation générale. (V. pour les détails propres à chaque genre d'exutoires les mots *Vésicatoire, Cautère, Moxa* et *Séton*).

J.-P. BEAUDE.

F

FACE (*anat.*), s. f. On donne ce nom à la partie antérieure de la tête, qui n'est pas recouverte par les cheveux. En anatomie on désigne sous ce nom toute la portion de la tête qui est située au-devant et au-dessous du crâne, et on divise cette partie en mâchoire supérieure, qui est immobile et qui est formée par les os maxillaire, palatin, vomer, propres du nez, de la pomette, unguis et les cornets inférieurs : quoique appartenant anatomiquement à la face, plusieurs de ces os sont situés dans les orbites et dans les cavités nasales. La mâchoire inférieure est formée d'un seul os nommé maxillaire inférieur, qui constitue à lui seul l'arcade dentaire inférieure, tandis que l'arcade dentaire supérieure est formée par la réunion de deux os maxillaires supérieurs. La mâchoire inférieure est réunie à la mâchoire supérieure au moyen de deux articulations qui ont lieu par des condyles, qui sont reçus dans des cavités placées sur les os temporaux, et par des muscles puissants qui la fixent en haut et en bas.

La face est de toutes les parties du corps humain celle qui reçoit relativement le plus de vaisseaux et de nerfs ; aussi sa sensibilité est-elle très-grande ; chacune des parties qui la composent a des fonctions importantes à remplir, soit sous le rapport de la vie de nutrition ou sous celui de la vie de relation. Tous les sens ont leur siège à la face : la vue, l'odorat, le goût, l'ouïe ont leurs organes extérieurs placés dans cette partie voisine du cerveau, qui est le centre où se rend l'impression de toutes les perceptions. La face, placée avant et en-haut du corps de l'homme, se trouve la sentinelle chargée de veiller à sa sûreté en même-temps qu'elle est l'organe le plus puissant de ses relations avec les autres êtres. Le toucher seul n'a pas son siège exclusif à la face ; mais la sensibilité exquise dont est pourvue la peau de cette partie fait que ce sens y est plus développé peut-être que dans aucune autre portion du corps : les lèvres ne jouissent-elles pas du tact le plus parfait et le plus fin ? Il en est à peu près de même des ailes du nez, des paupières ; ce n'est seulement qu'à cause du défaut de conformation de ces parties que l'on voit les doigts être plus spécialement les organes du tact, et acquérir, par une éducation plus exclusive, la perfection que leur organisation indiquerait spécialement comme forme. Nous reviendrons d'une manière plus étendue sur ce sujet lorsque nous traiterons du toucher.

A cause même de son extrême sensibilité, des nombreux muscles qui la composent, de leur voisinage de la peau, la face réfléchit et traduit avec une grande rapidité toutes les impressions de l'âme, c'en est même le miroir le plus fidèle ; car tel est assez habile dans l'art de la dissimulation pour commander à sa langue, qui ne l'est pas encore assez pour commander à son visage. Cet empire de l'homme sur les mouvements de ses traits est le résultat le plus puissant auquel puisse arriver l'action de la volonté ; encore cet empire n'est-il jamais complet ; car il n'est pas d'individu qui, sous l'influence d'un évènement subit et imprévu, puisse feindre avec vérité une impression opposée à celle qu'il a reçue ; aussi les personnes qui ont une grande habitude de la dissimulation ont-elles un visage impassible, parce qu'il est plus facile de réprimer les mouvements de ses traits que de leur donner un aspect menteur, qui d'ailleurs ne peut tromper que les observateurs peu pénétrants. Comme conséquence de ces faits, les personnes qui ont des traits mobiles et chez lesquels les impressions se manifestent avec rapidité sont considérées comme ayant de la franchise, tandis que celles qui ont une figure froide ou grimaçante laissent toujours croire à la dissimulation.

L'influence des passions et l'état habituel de l'âme donnent une empreinte à la physionomie, qui, avec l'âge, prend une forme durable. C'est même sur cette impression que produit le visage des personnes que nous voyons pour la première fois que l'on porte un jugement sur leur caractère. Cette manière de juger du caractère, quoique sujette à erreur, n'est pas cependant sans donner des indications assez exactes, car les rapports que nous avons dit qui existent entre les impressions morales et les mouvements des muscles de la face, finissent par donner à cette partie une expression habituelle qui est toujours en rapport avec l'état moral de l'individu ; ainsi, les personnes graves et qui croient devoir céder peu facilement aux impressions extérieures, ont une certaine immobilité de traits qui, par des rares et légères contractions, peuvent prendre l'expression de la satisfaction ou du mécontentement. L'homme à impression frivoles a une mobilité de physionomie qui décèle le peu d'importance qu'il attache aux sensations qu'il a perçues ; son visage change rapidement d'expression, mais aucune n'a de caractère de durée et ne peut imprimer sur ses traits ces modifications énergiques qui indiquent toujours une préoccupation forte et profonde. On a remarqué que la figure de ces personnes se rapproche de celle de l'enfance : cette ressemblance s'explique facilement ; car, dans les deux cas, on trouve la même mobilité dans les impressions, et par conséquent l'absence de ces signes qui caractérisent la persistance et l'action profonde des passions. Cet état moral n'est que passager chez l'enfant ; il doit disparaître après la puberté, tandis qu'il persévérera toujours chez les individus que nous venons d'indiquer ; la vie ne sera pour eux qu'une longue enfance, de la gaîté, des plaisirs, de l'égoïsme, voilà quels seront leurs vertus et leur vices ; ils ne produiront rien de grand ni de généreux ; ils passeront sans laisser de souvenir ; et comme ils n'ont vécu que pour eux, il est juste qu'ils laissent peu de traces dans la mémoire des hommes.

Nous pourrions ainsi examiner successivement toutes les passions, et montrer les caractères indélébiles qu'elles impriment sur la face ; caractère que ne peut faire disparaître entièrement la ruse et la dissimulation ; car l'homme est plus souvent en rapport avec sa conscience qu'avec ses semblables ; et, comme il n'est pas utile qu'il se mente à lui-même, rien ne peut l'empêcher alors de laisser prendre à sa figure l'expression des sentiments qui agitent son âme.

L'étude de la physionomie a été plus cultivée dans les temps passés que de nos jours ; on trouvait aussi bien dans les lignes du front que dans celles des mains des indications pour juger du caractère et prédire l'avenir. La forme du nez, de la bouche, du menton déterminait si vous deviez être un grand homme ou un grand scélérat ; ces erreurs se sont même prolongées jusqu'au commencement de ce siècle. Lavater, écrivain suisse et ministre protestant, a réuni en corps de doctrine toutes les observations qui avaient été faites avant lui, et il a publié en 1775 un traité complet de *Physiognomonie* sur l'art de connaître les hommes à leur visage ; cet ouvrage a été réimprimé en français et augmenté de notes par Moreau de la Sarthe, en 1809. Nous ne croyons pas devoir nous occuper longuement ici à réfuter les erreurs que présentent ces doctrines ; le tort de leur auteur est d'avoir voulu trop généraliser leurs observations, d'avoir voulu en déduire des conséquences trop absolues, d'avoir donné de la valeur à certains signes qui ne pouvaient en avoir aucune comme appréciation morale ; enfin de regarder certaine physionomie comme inhérente à certains caractères, plutôt que de voir dans l'état moral la cause modificatrice de l'expression de la face.

La doctrine de Gall, qui commençait à se développer lorsque l'on réimprimait les écrits de Lavater est venue porter le coup mortel à la physiognomonie ; la *crânologie,* qui devait venir plus tard, la *phrénologie,* était basée sur des faits mieux observés et plus en rapport avec les connaissances physiologiques ; elle séduisit davantage et elle fut plus généralement adoptée. Aujourd'hui la phrénologie serait moins contestée si l'on n'avait voulu en pousser les conséquences au-delà des faits rigoureux, et si des assertions trop hasardées n'avaient donné un champ assez large à des esprits inquiets et disputeurs pour lesquels un succès est toujours une cause d'attaque.

Indépendamment des variétés individuelles, la face présente aussi des différences caractéristiques, suivant les diverses races de l'espèce humaine ; ces différences, qui sont essentielles, seront spécialement examinées à l'article que nous consacrerons à ce mot. (Voy. *Races.*)

La face présente aussi des indications précieuses dans les maladies ; elle est le siège de symptômes d'une grande importance qui aident d'une manière puissante à établir le diagnostic ou le pronostic d'un grand nombre d'affections. L'expression que prend la face dans ces divers cas ayant reçu le nom de *faciès,* on a traité ce sujet à ce mot.

J.-P. BEAUDE.

FACETTE (*anat.*), s. f. diminutif de face. On a donné ce nom à la portion circonscrite de la surface d'un os. Lorsque les facettes sont formées par la jonction d'un os voisin, elles reçoivent le nom de facettes articulaires.

FACIAL (*anat.*), adj., qui a rapport à la face. On désigne sous ce nom un nerf, une artère et une veine. Le nerf *facial,* qui est aussi désigné sous le nom de portion dure de la septième paire, naît de la partie inférieure et latérale de la protubérance cérébrale en dehors des corps olivaires et à côté du nerf auditif ; il sort du crâne par le trou auditif interne, s'engage dans l'aqueduc de Fallope et donne des filets aux muscles internes du marteau et de l'étrier qui sont des osselets de l'oreille moyenne, puis il sort par le trou stylo-mastoïdien et se partage en deux branches qui donnent des filets nerveux à presque tous les muscles de la face. L'*artère faciale* ou maxillaire interne naît de la carotide externe et donne des rameaux à presque tous les muscles de la partie moyenne et inférieure de la face. La *veine faciale* suit à peu près le même trajet que l'artère faciale ; elle naît entre la peau et le muscle frontal et s'ouvre dans la veine jugulaire interne.

J. B.

FACIAL (angle) (*anat.*), s. m. C'est l'angle facial décrit par Camper. (Voy. *Angle facial.*)

FACIÈS, s. m. *(séméiotique).* Ce mot qu'on a transporté du latin en français, sans autre altération qu'un changement de genre, signifie face ou visage. Mais dans le langage médical, son acception est toute spéciale et beaucoup plus restreinte ; il rentre tout entier dans la séméiotique ou la science des signes qui dénotent les divers états du corps. Il ne sera donc ici question du *faciès* que sous le point de vue des indices qu'on peut tirer des apparences du visage relativement à la santé et aux maladies. Sans doute la face se prête à bien d'autres observations qui intéressent le médecin, le philosophe, l'artiste. On peut y lire l'expression involontaire ou automatique, des habitudes, des mœurs, des émotions, des passions propres à chaque individu, et de plus des caractères distinctifs des espèces ou variétés dont l'humanité se compose. (Pour cela voyez *Angle facial, Face, Races humaines.*)

Le visage n'est pas seulement le miroir de l'âme, les états du corps s'y mirent avec non moins de fidélité. L'étude du *faciès* a été fort anciennement recommandée dans la pratique de la médecine; Hippocrate a laissé à ce sujet des remarques et des préceptes en tout dignes de cette supériorité de vues qu'il faut si souvent admirer en lui. Il n'est pas de médecin qui ne soit chaque chaque jour à même de vérifier combien sont nombreux et importants les signes tirés de la face. Bien des fois il suffit, au praticien exercé, de l'examen de cette partie, pour juger quel est le siège, la cause d'une maladie, si elle est récente ou ancienne, enfin quelle sera sa durée et sa terminaison. Qu'on se figure cependant quelle doit être la surprise des assistants, lorsque le médecin réfléchi, dont la pénétration est prompte et sure, est capable, d'après le seul examen du visage, sans avoir adressé une seule question, de faire l'histoire de la maladie qu'il est appelé à traiter; de dire au malade ce qu'il a éprouvé, ce qu'il éprouve. Eh bien! il n'est pas rare que, pour l'homme expérimenté, tout cela soit lisible sur la face, et toute la merveille du diagnostic et du pronostic repose alors sur l'exactitude des souvenirs, la netteté des sensations et la justesse du jugement. Il existe, dans la science, des tableaux toujours frappants de vérité des *faciès* caractéristiques à peu près constants dans un certain nombre de maladies. Les élèves ont souvent admiré de vieux professeurs de clinique qui, pénétrant pour la première fois dans une salle d'hôpital qu'ils avaient cessé de fréquenter, lisaient sur le visage de plusieurs malades le genre d'affection qui les retenait dans ce séjour de douleur. Corvisart, Pinel et tant d'autres grands médecins, dont il est inutile de grossir la liste, avaient un tact admirable pour ces sortes de diagnostic et de pronostic qui jetteront toujours un reflet merveilleux sur la médecine.

Toutefois on aurait grand tort de pousser l'exigence jusqu'à vouloir que l'examen du visage pût dispenser le médecin de toute autre exploration, pour parvenir à connaître le siège, la nature, la durée et la terminaison probables d'une maladie. Le nombre des affections ainsi reconnaissables au premier coup-d'œil est relativement très-borné, et nous allons citer les principales. Parmi les maladies aiguës, la frénésie ou fièvre cérébrale, la fièvre typhoïde, ataxique ou adynamique, l'apoplexie, l'asphyxie, la syncope, le choléra, etc. Parmi les maladies chroniques, la manie, la mélancolie, la démence les accès d'hystérie, d'épilepsie, de catalepsie, la phthisie, l'asthme, les lésions organiques du cœur, la gastrite et l'entérite invétérées, l'ictère ou jaunisse, la chlorose, les hydropisies, les scrophules, l'épuisement onanique ou vénérien, etc. Nous ne parlons pas des maladies qui ont leur siège au dehors et apparent au visage, comme l'érysipèle de cette partie, la variole, la rougeole, la scarlatine, les dartres, etc.

Les affections que nous venons d'énumérer, et quelques autres qu'on pourrait ajouter encore,

sont toutes plus ou moins reconnaissables au *faciès.* (Pour les signes particuliers, voyez le tableau de ces affections elles-mêmes.) Cependant assez souvent il arrive que deux ou trois de ces maladies n'ont le *faciès* distingué que par de subtiles nuances. C'est ainsi que le délire aigu, frénétique et un accès violent de manie, le dernier degré de phthisie pulmonaire et les consomptions de tout genre, etc., gravent sur le visage des traits fort ressemblants. Mais déjà au premier coup-d'œil le médecin a acquis des présomptions très-fortes, et s'il craint quelque confusion, peu de questions suffisent pour la dissiper. Disons aussi que si les praticiens se reposaient moins sur les lumières qui jaillissent d'un interrogatoire méthodique, ils seraient certainement plus avancés dans l'art d'interpréter les apparences de la face au profit de la pathologie. Les vétérinaires qui n'ont pas, eux, la ressource des questions et des réponses, ajouteraient bien vite à l'étendue et à la précision de leurs connaissances spéciales, si les animaux avaient leur tête aussi mobile, aussi expressive que l'est le visage humain. C'est surtout dans les affections produites et entretenues par des causes morales secrètes que l'expression mimique, instinctive, automatique, est précieuse à consulter. Que de choses s'y peignent alors involontairement! que de révélations arrachées au silence obstiné de la parole!

Nous avons déjà dit que l'étude de la face ne se bornait pas à éclairer sur le siège, la cause, la date des maladies; que cette étude servait en outre à acquérir des présages de la durée et de l'issue probables. Nous avons dû retrancher les signes diagnostiques, parce qu'on les trouve exposés à propos des affections dans lesquelles on les observe. Quant aux pronostics tirés du *faciès*, voici quelques-unes des observations les plus générales. Il est de bon augure que le visage soit faiblement altéré dans les maladies; plus il s'éloigne de l'état naturel, plus il doit inspirer de craintes; de là l'utilité pour le malade d'être connu de son médecin, afin que celui-ci ait le double terme de comparaison. Cependant si la maladie se prolonge, si elle s'accompagne d'accidents violents, la conservation des apparences habituelles du visage constitue une véritable ataxie et doit faire craindre la malignité. L'amaigrement de la face n'a pas la même valeur séméiologique, dans les affections chroniques et dans celles qui sont aiguës; dans celles-ci ce signe est de peu d'importance, du moment que les autres accidents maladifs se sont dissipés; dans les premières, au contraire, un amaigrement considérable dénote des progrès très-avancés et un état souvent incurable. La coloration du visage n'est pas moins significative que son embonpoint. Trop de variations de couleurs, sans cause appréciable, supposent un état nerveux qui pourrait aboutir à l'ataxie toujours sérieuse. La décoloration complète, si elle n'est habituelle comme chez les personnes chlorotiques, ou si elle ne se lie à la syncope, indique la défaillance de la vie, et s'il s'y joint du refroidissement, elle doit inspirer de l'alarme. L'excès de couleur, au contraire, fait présumer une fluxion sanguine excessive vers les parties supérieures, d'où pourraient résulter de graves accidents cérébraux. Le teint livide, plombé, noirâtre, suppose un grand embarras dans la circulation et la respiration, quelquefois des gangrènes, et le danger est souvent alors imminent. Il y a peu d'espoir de guérir les maladies chroniques dans lesquelles le teint est profondément altéré; moins il s'éloigne de l'état naturel, plus il sera permis de concevoir d'espérance. Les mouvements convulsifs, les contorsions du visage sont de mauvais signes. Le rire, le grincement des dents insolites pendant le sommeil des enfants, sont souvent des convulsions partielles qui dénotent ou une lésion cérébrale ou la présence de vers intestinaux. Il est inutile de dire quelle est la signification de telle apparence faciale dans telle maladie déterminée, attendu qu'on trouvera cela dans l'article qui concerne cette dernière.

Indépendamment de l'impression générale du visage, chaque trait en particulier a fixé l'attention des praticiens, et ils ont déduit des signes de l'état des yeux, de la bouche, du nez, des oreilles, du front, des joues, du menton. Toutes ces remarques sont certainement intéressantes, et nous aimerions à les rapporter, si nous n'étions retenu par la considération que ce dictionnaire a des limites auxquelles il est nécessaire de se conformer.

Par le même motif nous ne parlerons pas des *faciès* qui indiquent divers genres et divers degrés de santé. Terminons par le tableau de la face hippocratique qui annonce une mort prochaine et presque inévitable : le nez est aigu, les yeux caves, les tempes affaissées, les oreilles froides, contractées, renversées, la peau du front tendue ou ridée et desséchée, et la couleur du visage d'une pâleur verdâtre, ou noire, ou livide, ou plombée. Tel est le *faciès* d'un grand nombre de malades prochainement voués à la mort, et l'épreuve des siècles n'a fait que confirmer la sinistre signification que lui donnait Hippocrate. De telles apparences dans les maladies chroniques sont comme un arrêt fatal, en quelque sorte sans appel. Dans le fort du danger des maladies aiguës, la face hippocratique ne doit pas toujours bannir une dernière lueur d'espérance. C'est ainsi par exemple que ce groupe d'apparences sinistres est fort ordinaire dans les atteintes graves du choléra, et pourtant bien des cholériques qui le présentent sont rappelés à la santé.   A. LAGASQUIE.

FACULTÉ (*physiol.*), s. f. On désigne sous ce nom la puissance, le pouvoir d'exécuter telle ou telle fonction. On a donné le nom de faculté à plusieurs des fonctions de l'économie; ainsi l'intelligence est la réunion des *facultés intellectuelles;* sous le nom de *facultés locomotives* on désigne la locomotion. (Voyez les divers mots.) Les écoles dans lesquelles on enseigne la médecine ont aussi reçu le nom de *facultés de médecine.* (Voy. *Médecine, école de.*)

FAIBLESSE (*Physiol*), s. f. La faiblesse, la langueur, l'absence des forces peuvent s'entendre dans un sens absolu et d'une manière relative; c'est-à-dire qu'on on est radicalement faible, ou qu'on l'est seulement par rapport à un état habituel dont on est sorti, ou relativement à d'autres qui sont plus forts que soi. La source première de la fai-

blesse est dans la trame primordiale ou la constitution native, la seconde dans l'éducation ou le genre de vie, la troisième dans les accidents qui troublent l'organisation. La faiblesse peut donc être primitive, consécutive, accidentelle, permanente ou transitoire.

Mais quelle étendue et quelles limites devons-nous assigner au sujet que nous traitons? Il est certain que dans le monde, comme en médecine, la faiblesse ou l'adynamie fixe très-souvent l'attention. Faut-il fortifier? convient-il d'affaiblir? Telle est l'une des premières questions qui s'offre communément dans la plus simple indisposition, comme après l'examen d'un malade. Toutefois nous ne pouvons relater ici toutes les circonstances où il peut être observé de la faiblesse, ni les moyens variés qu'il convient de mettre en usage dans ces diverses occasions. Ce serait rappeler les nombreuses maladies dans lesquelles la débilité apparaît comme symptôme ordinaire, et nous avons déjà annoncé que nous ne parlerions de la faiblesse que sous le point de vue de la physiologie.

Les causes de la faiblesse congéniale ou originelle sont fort obscures. Quoique le sceau des transmissions héréditaires s'observe assez communément, il n'est cependant pas rare de voir des parents robustes procréer des êtres faibles *et vice versâ*. Néanmoins, il y a toujours de plus grandes probabilités d'une postérité vigoureuse, lorsque l'accouchement n'est point prématuré, quand les époux, dont le mariage n'a pas été trop précoce, sont exempts de maladies héréditaires, bien constitués et sages dans leur hygiène. Le genre de vie de la femme, pendant la grossesse, n'est pas non plus sans influence sur le tempérament de l'enfant qu'elle nourrit dans son sein. Plus d'une fois celui-ci porte, toute sa vie durant, l'empreinte de quelque excès ou de quelque accident qui troubla la grossesse.

Une mauvaise éducation physique et morale prolongée peut déterminer l'affaiblissement durable, irrémédiable même, d'une constitution narellement forte. L'allaitement seul suffit quelquefois pour graver dans l'organisation un cachet indélébile de force ou de faiblesse La débilité générale et chronique ne connaît pas ensuite de cause plus puissante et plus commune que la mauvaise nature ou l'insuffisance des aliments; l'habitation d'un lieu sombre, étroit, froid, humide, infecté de miasmes; l'inaction ou un exercice excessif. L'influence passagère de ces mêmes causes peut donner lieu à la faiblesse accidentelle qui se répare avec plus ou moins de facilité; et de plus, il faut ajouter les excès de tout genre : l'onanisme, les cas vénériens, l'intempérance des boissons et des aliments, les fatigues de corps ou d'esprit, les passions, et particulièrement celles qui sont tristes et oppressives, trop de veilles ou de sommeil, etc.

Les moyens préventifs et curatifs de la faiblesse dérivent directement de l'appréciation de ses causes, et ce principe capital nous expose inévitablement à des répétitions. Poursuivons suivant le même ordre d'exposition que nous avons adopté Nous avons déjà dit quelles étaient les conditions les plus favorables pour donner à l'enfant une bonne constitution fondamentale, savoir : des époux sains, point trop jeunes ni trop âgés, sobres et tempérants, une grossesse exempte d'excès et d'accidents et l'accouchement à terme. Lorsque, au milieu de ces circonstances avantageuses, l'enfant naît bien constitué, on soutient, on développe ces dispositions constitutionnelles, d'abord par le choix d'une bonne nourrice, si la mère n'en peut servir (Voy. *Allaitement*, *Nourrice*), ensuite par un ensemble de soins hygiéniques dont nous n'indiquerons que les principaux. Les qualités salubres de l'air sont essentielles à tout âge et particulièrement pour les nouveaux nés. On ne les laissera donc pas croupir dans une atmosphère étroite, corrompue par des émanations, non renouvelée, non purifiée et non réchauffée par l'influence solaire. On les exposera au grand air lorsque le temps le permettra. Tenus à l'aise dans des vêtements propres et suffisants, on les laissera, on les invitera même à déployer les mouvements compatibles avec leurs forces et l'âge qu'ils auront atteint. Les aliments seront mesurés sur leur appétit; on évitera seulement les indigestions et les substances de mauvaise nature.

L'hygiène des enfants nés faibles repose sur les mêmes bases, mais elle réclame une sollicitude plus vigilante, des soins plus attentifs et plus assidus. Plus que les autres ils ont besoin d'une atmosphère pure, tempérée, de l'action vivifiante de la lumière et du soleil, et souvent de l'air de la campagne; il leur faut une propreté soigneuse, des vêtements chauds et secs, qui ne compriment le corps en aucune manière. L'exercice, sans fatigue, proportionné à leurs forces, leur convient essentiellement. Quant au genre de gymnastique (Voy. *Gymnastique*), on ne peut que le choisir en rapport avec l'âge. Les frictions sèches, aromatiques, aideront efficacement ce moyen précieux. (Voy. *Frictions.*) On usera discrètement de bains tièdes ou chauds qui sont débilitants de leur nature, et lorsque les mesures de propreté en indiqueront l'emploi, il sera avantageux d'ajouter une infusion de plantes odorantes. La nourriture sera substantielle, mesurée toutefois sur les forces gastriques; car ce n'est pas ce qu'on mange qui nourrit, mais bien ce qu'on digère. (Voy. *Aliments.*) Le vin suffisamment étendu, une infusion amère (de houblon, de gentiane, etc.) préparée à froid, remplaceront quelquefois avec succès l'eau ordinaire; il est bien entendu que ces règles fort abrégées de l'hygiène des enfants nés faibles ou débilités de bonne heure par un mauvais genre de vie, ne s'appliquent pas aux enfants malades qui réclament d'autres soins. (Voy. pour cela *Maladies héréditaires* et puis *Scrophules, Carreau, Rachitis*, etc.)

Telles sont les bases du régime le plus propres à maintenir et développer une bonne constitution, ou à l'améliorer si elle est mauvaise, et ce régime convient à tous les âges : bon air, bonne nourriture, exercice suffisant sans être excessif, éloignement des excès de tout genre. Après cela que pouvons-nous dire de la faiblesse accidentelle et des moyens d'y remédier? Tout simplement d'en éloigner les causes, de substituer, selon l'occurrence, une vie active à l'oisiveté, et le repos à la fatigue, la continence aux excès vénériens; la sobriété des aliments et des boissons à l'intempérance; ou bien une nourriture plus substantielle, des boissons toniques excitantes, à la diète opposée, etc., etc.

Il ne doit pas être question dans cet article de la faiblesse jointe aux maladies dont elle n'est qu'un symptôme ou une conséquence. Mais nous ne pouvons taire, à ce propos, une remarque du plus haut intérêt; c'est qu'assez souvent l'affaiblissement dont on ignore la cause et qu'on prend pour une simple imperfection de santé, provient de quelque affection chronique méconnue, insidieusement développée et qu'on aggrave par l'emploi des moyens dits fortifiants.

Nous ne pouvons parler non plus que de la faiblesse générale, attendu qu'il est traité ailleurs des débilités partielles soit de certains organes, soit de certaines facultés. Il est question, dans d'autres endroits de ce Dictionnaire, de la faiblesse d'estomac, de la vue, de la mémoire, etc., etc. Nous dirons, restant toujours dans les bornes des généralités, que la cause la plus ordinaire et la plus influente de l'affaiblissement partiel de nos organes ou de nos facultés, c'est le défaut ou l'excès d'exercices qu'on leur donne.

(Tomber en faiblesse, se trouver mal. V. *Syncope.*)

A. LAGASQUIE,
Membre de la commission d'Égypte.

FAIM (*physiol.*) s. f. *fames*, besoin de prendre des aliments; ce mot, employé souvent comme synonyme d'appétit, a pourtant un sens un peu différent; la faim est le *besoin*, et l'appétit est le *désir* d'ingérer des aliments; ce dernier peut se développer quelquefois en mangeant, tandis qu'alors on apaise toujours la faim. Les goûts bizarres qu'éprouvent certaines jeunes filles pour de la craie, de la suie, etc., constituent un appétit et non une faim *dépravée*.

Notre corps, perdant à chaque instant une portion notable des matériaux de son organisation par la sueur et les diverses sécrétions ou excrétions, doit nécessairement réparer ces pertes par l'alimentation, sous peine d'un dépérissement rapide. Pour prévenir cette cause de destruction, la nature, dont les vues conservatrices sont toujours admirables, a voulu contraindre l'homme naturellement ennemi d'un travail continu, à pourvoir à sa subsistance, non-seulement en l'y invitant par les sensations agréables du goût, mais encore en punissant sa paresse, par ce sentiment douloureux parfois si intolérable et si puissant, qui constitue la faim. Ce besoin est donc un des gardiens de la vie, suivant l'expression énergique de Haller. Ainsi que le remarque Gall, la nature de la sensation de la faim n'est pas mieux connue que celle de la pensée, et on ne peut que décrire les phénomènes qui l'accompagnent; ce besoin est un sentiment désagréable; un genre de douleur aigüe et comme déchirant (*quasi lacerans*, dit Haller), ayant son siège dans l'estomac seulement. Lorsque l'abstinence a duré quelque temps, on observe un resserrement et une contraction des parois du tube intestinal ; le suc gastrique et la bile paraissent être sécrétés en moindre quantité ; cette dernière peut refluer dans l'estomac en contractant des propriétés très-irritantes comme l'a observé Haller sur un chat et sur un chien. Il survient de l'insomnie et un affaiblissement général dans les forces locomotrices ; la circulation ainsi que la respiration se ralentissent, et le trouble de ces fonctions devient sensible par de fréquents bâillements et de profondes inspirations. Si l'abstinence est prolongée plus long-temps, la diminution d'énergie dans les fonctions de la vie organique se fait de plus en plus sentir ; l'amaigrissement est rapide, presque toutes les sécrétions se tarissent, en contractant auparavant une odeur fétide ; ainsi, chez des malheureux naufragés qui essayaient d'étancher la soif en buvant leur urine, ce dernier liquide acquit en peu de jours une âcreté et une fétidité extrêmes; une abstinence de peu de durée suffit souvent pour rendre désagréable l'haleine de la femme la plus saine. Une fièvre intense, le délire, la prostration, une insomnie continuelle, précèdent en général la mort qui arrive à une époque variable, mais ordinairement au-delà de huit à dix jours. (Voy. *Abstinence*.).

Beaucoup de physiologistes s'accordent à placer le siège de la faim dans les houppes nerveuses qui tapissent la face interne de l'estomac ; à cet égard un fait curieux et bien constaté semble un peu éclaircir la question. Si l'on coupe les nerfs *pneumo-gastriques* sur un animal, il cesse d'éprouver le sentiment de la satiété, et mange continuellement jusqu'à ce que les aliments refluent par l'œsophage ; or, si la section de ces nerfs paralyse le sentiment de la satiété, il est probable qu'elle doit paralyser aussi la sensation de la faim. Un assez grand nombre d'hypothèses ont été proposées du reste pour expliquer cette sensation ; on l'a attribuée au tiraillement exercé par le foie et la rate sur le diaphragme, qui n'est plus soutenu par l'estomac, ce dernier viscère étant vide; on l'a aussi rapportée à l'irritation des parois stomacales par le suc gastrique, au frottement des houppes nerveuses entre elles, lorsque l'estomac étant affaissé, ces parois se rident et se touchent, etc.; mais à cet égard on ne sait rien de positif.

Parmi les causes qui peuvent augmenter la faim, il faut citer la présence des vers qui agissent surtout en irritant et stimulant les intestins, une affection chronique de l'estomac, l'exercice, certaines anomalies anatomiques qui permettent à la bile de refluer dans l'estomac, etc. L'impression subite du froid sur la peau, augmente parfois subitement la faim; l'opium, le tabac et les autres narcotiques l'émoussent au contraire; certaines affections du cerveau, les passions tristes, l'espèce de vertige que produit un mouvement rapide de rotation imprimé au corps, l'usage de l'eau tiède, d'huile et d'autres substances émollientes qui affaiblissent l'estomac, l'emploi de substances émétiques prises à petites doses de manière à donner seulement des nausées, ôtent aussi l'appétit; enfin, dans le plus grand nombre des maladies aiguës, le besoin de prendre des aliments cesse de se faire sentir. Le café, les liqueurs alcoo-

liques et l'absinthe même, malgré sa réputation, pris quelque temps avant le repas, n'excitent pas la faim comme on le croit; ces liquides stimulent passagèrement, il est vrai, l'estomac, mais à cette excitation momentanée, succède le plus souvent une diminution de l'appétit ordinaire. L'habitude semble aussi avoir quelque influence sur le développement de la faim. Tout le monde a pu remarquer en effet que lorsqu'on a passé l'heure habituelle d'un repas, le besoin de prendre des aliments, très-vif d'abord, diminue ensuite d'une manière bien sensible.

Quelques peuples sauvages, dans des années de disette, parviennent à apaiser quelque temps leur faim en ingérant diverses substances minérales argileuses ou magnésiennes. Ces matières distendent l'estomac et trompent ainsi le besoin de prendre des aliments; il existe même en Chine une terre particulière connue depuis long-temps sous le nom de *farine fossile*, qui aurait servi, dit-on, à diverses époques, à la nourriture de quelques malheureux, durant des famines qui ne sont pas rares dans cette contrée.

La faim est plus impérieuse chez les hommes que chez les femmes, et ce sont presque exclusivement celles-ci qui ont présenté les exemples d'abstinence extraordinaire cités par les auteurs.

Les enfants endurent très-difficilement la privation des aliments ; ils ne doivent jamais être soumis, dans le cours d'une maladie, à une diète trop rigoureuse, surtout s'ils sont en bas âge.

Lorsqu'un individu a été long-temps privé de nourriture, il serait dangereux de lui laisser satisfaire la faim en se gorgeant d'une grande quantité d'aliments ; ceux-ci ne doivent lui être présentés que peu à peu et en donnant la préférence à ceux qui se digèrent le plus facilement. On cite plusieurs exemples où, faute d'avoir pris cette précaution, des personnes ont succombé à une indigestion mortelle, après être échappé à la mort par la faim; du bouillon, des potages, des aliments liquides, sont ce qu'il convient de donner dans ces cas.

Terminons en remarquant que, par une sorte de compensation, la nature a proportionné le plaisir que l'on éprouve en mangeant, à la nécessité plus ou moins grande de réparer les forces, et aux divers degrés de la faim ; l'appétit du riche est fade et sans énergie ; tous les condiments de l'Inde peuvent à peine le réveiller ; mais le laboureur qui quitte la charrue, le chasseur qui vient de parcourir les montagnes, lorsqu'il satisfait au besoins de la nature, en mangeant du pain noir et se contentant d'eau simple, éprouve un délice qui surpasse beaucoup tous les plaisirs de l'oisif assis à une table somptueuse. (Voyez les mots *Abstinence* et   *Αγγέ*

FAIM CANINE, *boulimie*, *polyphagie*; on désigne sous ces divers noms une faim excessive une voracité extrême qui le plus souvent est causée par un état maladif.

On cite plusieurs exemples d'individus presque insatiables et qui dévoraient indistinctement toute espèce d'aliments. Un homme mangea devant l'empereur Aurélien, en un jour, un sanglier, un mouton et un jeune cochon cuit.

Percy nous a transmis l'histoire d'un polyphage vraiment extraordinaire nommé Tarare, natif des environ de Lyon. Agé de dix-sept ans seulement, et ne pesant que cent livres, il était en état de manger, en vingt-quatre heures, un quartier de bœuf de ce poids. Au commencement de la guerre, il entra dans un bataillon : étant tombé malade, il fut reçu à l'hôpital de Soulz, près Hagueneau. Dès le jour de son entrée, M. Courville, chirurgien, qui connaissait sa voracité, lui fit donner une quadruple portion, qu'on lui prépara avec les restes de la cuisine et les aliments refusés par les autres malades : mais il s'en fallait bien qu'il y eût de quoi le contenter; dès qu'il pouvait se glisser à la pharmacie ou à la chambre des appareils, c'était pour y manger les cataplasme et tout ce qui lui tombait sous la main.

Je ne ferai pas ici le récit dégoûtant, dit Percy, des autres moyens qu'employait ce sale polyphage pour se saturer. Qu'on imagine tout ce que les animaux domestiques et sauvages les plus immondes et les plus avides sont capables de dévorer, et l'on aura l'idée des goûts, ainsi que des besoins de Tarare. Les chats et les chiens fuyaient à son aspect, comme s'ils eussent deviné le sort qu'il leur préparait. Un jour pourtant, ayant attrappé un gros chat, et le tenant tout vivant par le cou et les pattes, il lui déchira le ventre avec les dents, suça le sang, et ne laissa que les os : une demi-heure après, il rejeta le poil à la manières des carnivores. Tout cela se passa en présence de M. Laurens, médecin en chef de l'armée, et des chirurgiens de l'hospice. Il mangeait les couleuvres et les anguilles, qui descendaient dans son estomac d'une seule pièce. On l'a vu engloutir, en quelques instants, le dîner préparé pour quinze ouvriers allemands : c'était quatre jattes de lait caillé, et deux énormes plats de ces masses de pâte, que, dans le pays, on fait cuire dans de l'eau avec du sel et de la graisse. Après ce repas dresque incroyable, son ventre habituellement flasque et ridé, se tendit comme un ballon, et le glouton alla dormir jusqu'au lendemain sans la moindre incommodité.

La facilité avec laquelle Tarare faisait la déglutition des corps les plus volumineux et les plus durs, fournit à M. Courville l'idée de lui faire avaler un lancetier de buis ; on en détruisit les cases ; on y renferma un morceau de papier roulé : c'était, lui disait-on, pour savoir s'il pourrait servir dans la correspondance secrète. Tarare avala le lancetier, et le rapporta le lendemain bien lavé à M. Courville, qui y trouva le papier en bon état. Le général Beauharnais, informé du fait, fit venir le soldat glouton, qui dévora, en présence de plusieurs officiers-généraux, trente livres de foie et de poumons crus, après quoi, on lui ordonna de porter, dans l'étui en question, une lettre à un colonel français, fait prisonnier, et qui était à Neustadt, au quartier-général des Prussiens. Il partit pendant la nuit, ayant son message dans l'estomac, et s'étant travesti en paysan ; il devait, en cas que l'étui

sortit trop tôt, l'avaler itérativement. Étant tombé dans un avant-poste prussien, il fut dépouillé et bâtonné à deux différentes reprises, et gardé à vue. Cependant l'étui renfermé depuis trente heures, demandait à sortir : il fallait le rendre et l'avaler de nouveau, sans être vu des deux factionnaires qui le gardaient, sous peine d'être pendu à un arbre, selon les lois de la guerre. Ces deux opérations réussirent très-bien à Tarare, qui en fut quitte pour une troisième bastonnade, après laquelle on le renvoya au camp français, d'où il revint à l'hôpital de Soultz. Dégoûté du service de la correspondance, il désira guérir de sa polyphagie. On lui administra tour à tour sans succès les acides, les opiacés, les pilules de tabac et de coque du Levant : mais Tarare avait tant de plaisir à manger, qu'il semblait craindre plutôt que souhaiter sa guérison. On ne s'occupa plus de ce goufre vivant ; il fut obligé de pourvoir lui-même à ses énormes besoins, aux dépens des bergeries, des basses-cours et des cuisines d'autrui. Il allait aussi dans les boucheries et dans les lieux écartés, disputer aux chiens et aux loups leur vile pâture. Il devint l'effroi du voisinage, et personne ne voulait plus le voir, ni l'approcher. Les infirmiers de l'hospice publièrent qu'on lui avait vu boire le sang des malades, et qu'on l'avait surpris dans la salle des morts, contentant son abominable faim. Un enfant de quatorze mois, ayant disparu tout à coup, d'affreux soupçons s'élevèrent contre lui, et on chassa le misérable : quatre ans après, en l'an VI, on le trouva à l'hospice de Versailles, dans un état de maigreur extrême, qui devait bientôt mettre fin à la voracité dont il était le fruit. Il mourut, en effet, au bout de quelques mois, dans le dernier période du marasme et de la consomption, épuisé par une diarrhée purulente et infecte, qui annonçait la suppuration des viscères du ventre. Il disait avoir dans ses entrailles, une fourchette d'argent qu'il n'avait pu rendre depuis deux années. On fit l'ouverture de son corps, et on ne trouva que des entrailles putréfiées, baignées de pus ; le foie, la vésicule du fiel avaient un volume considérable ; l'estomac couvrait presque toute la région du bas-ventre. Sa bouche était très fendue ; il ne lui manquait pas une seule dent ; il les avait bien rangées, bien blanches ; ses molaires étaient usées ; la bouche était très-grande, l'intervalle des mâchoires très-considérable, et l'ouverture du conduit des aliments presque aussi large que la bouche.

Tarare était sans cesse en sueur, et de son corps toujours brûlant sortait une fumée sensible à la vue et encore plus à l'odorat. En certain temps, il puait à tel point, qu'à vingt pas on n'eût pu souffrir son approche. Il avait assez fréquemment le dévoiement, et ses déjections étaient d'une fétidité insupportable ; quand il n'avait pas mangé son soul, la peau de son ventre pouvait presque faire le tour de son corps. Une fois repu, la vapeur qui l'enveloppait habituellement, augmentait ; ses pommettes et ses yeux devenaient d'un rouge rutilant ; une somnolence brutale, une sorte d'hébétude s'emparait de lui, et il allait digérer dans un coin écarté : il ne ruminait point, mais il était sujet à de bruyantes éructations.

A cette histoire d'un individu chez lequel la faim était une véritable maladie, nous joindrons comme complément, un fait tout opposé ; c'est un polyphage chez lequel la facultée d'avaler les objets les plus étranges, n'était pas le résultat d'un état particulier et maladif, mais, chez lequel cette facilité s'était acquise et développée par l'usage. Cette histoire est celle d'un jongleur, qui se fit remarquer quelques temps à Paris, sous le nom de Jacques de Falaise ; bien qu'elle n'ait de rapport avec la sensation réelle, qui fait le sujet de notre article que sous un certain côté, elle complètera cependant ce que nous pourrions dire sur la *polyphagie*, et nous empêchera d'y revenir longuement plus tard. Nous allons rapporter cette observation telle que nous l'avons fait insérer en juin 1826, dans la bibliothèque médicale, n'en distrayant que les détails anatomiques et pathologiques qui ne sauraient trouver leur place dans cet article.

Jacques de Falaise avait soixante-deux ans, son âge et son appétit étaient en rapport avec sa profession : travaillant depuis un grand nombre d'années à extraire des pierres à plâtre des carrières de Montmartre, cet exercice avait développé en lui une force musculaire très-considérable, joignant à cela une santé robuste ; jamais il n'avait senti le besoin de satisfaire sa faim avec des objets dégoûtants et bizarres ; les substances inorganiques et souvent immondes, dont les polyphages font quelquefois leurs repas, n'avaient point excité son appétit.

Un jour, étant à table avec quelques-uns de ses compagnons, et buvant force rasade pour se remettre des fatigues de curée, la rapidité avec laquelle il les faisait disparaître fut cause du défi qu'on lui porta d'avaler de la même manière, et vivant, le serin qui était sur le comptoir de la maîtresse du cabaret. Tout étrange que fût ce défi, Jacques de Falaise n'était pas en situation de refuser ; il crut devoir àu moins tenter l'expérience ; et, malgré les vives réclamations de la propriétaire de l'oiseau, il mit celui-ci dans sa bouche et l'engloutit au même instant dans son estomac. Une stupéfaction générale fut la suite de cet évènement, et l'expérimentateur lui-même n'en fut pas exempt : car, dit-il ensuite, *je ne croyais du tout point l'avaler, et j'ai été bien surpris de le voir passer si facilement.*

Étonné de cette découverte, il répéta plusieurs fois la même expérience avec un égal succès, et se fit, sous ce rapport, une réputation parmi ses compagnons, qui, émerveillés de son rare talent, lui conseillèrent d'en faire son métier en le pratiquant publiquement. Jacques de Falaise résistait, sans songer que sa réputation franchissait les limites de Montmartre, et que bientôt il ne pourrait plus s'y dérober. En effet, un homme qui, par des tours d'adresse, amusait le public sur un des petits théâtres de Paris, employa pour l'attirer les moyens d'embauchage usité parmi ces sortes de gens, et bientôt lui fit signer un engagement par lequel notre polyphage s'obligeait, moyennant 400 francs par année, la nourriture et le vêtement, à avaler, pendant cinq ans, et en public, tous les objets qui lui seraient présentés. D'abord il avala des oiseaux,

des cartes et des fleurs ; bientôt ce furent des pièces de monnaie ; une fois même il devait avaler 300 fr. en pièces de cinq francs, l'affiche l'avait ainsi annoncé ; mais, comme par une juste convention, tout ce qui passait par l'estomac de notre polyphage devenait sa propriété, le chef de l'établissement ne disposa pour cet usage que de 150 francs, en invitant le public à fournir le reste, s'il voulait être témoin du spectacle qu'il lui avait annoncé. Une vingtaine de pièces de 5 francs lui furent jetées, et il les avala toutes ; et s'il n'ingéra pas dans l'estomac les 300 francs annoncés, c'est qu'une foule de spectateurs craignant les suites de ce genre d'exercice, ne voulurent pas le permettre. La douleur que le poids et le mouvement de ces cinquante pièces déterminèrent était si vive, que Jacques de Falaise fut obligé de se serrer le ventre d'une large ceinture, qu'il ne quitta que lorsqu'il eut rendu toutes ces pièces par les selles.

Des souris, des grenouilles, des écrevisses, des anguilles, et même des couleuvres, eurent bientôt un sort pareil à celui des oiseaux vivants dont nous avons parlé plus haut ; mais ce n'était pas toujours sans quelques inconvénients : les animaux à sang froid, les écrevisses, et les anguilles surtout, lui causaient par leur mouvement les douleurs les plus aiguës. Une fois une anguille remonta par l'œsophage jusqu'à l'ouverture postérieure des fosses nasales, et déterminait dans cet endroit de vives douleurs par les efforts qu'elle faisait pour trouver une issue ; enfin elle s'engagea dans l'arrière-bouche. Notre jongleur ne voulant la laisser sortir, car la scène se passait en public, lui brisa la tête entre ses dents et l'avala de nouveau. Depuis ce temps il prit, nous dit-il, l'habitude d'écraser rapidement avec ses dents molaires la tête des animaux qu'il devait avaler.

Cet abus de la vigueur de ses organes digestifs ne tarda pas à altérer sa santé, et il entra à l'hôpital Beaujon, dans les salles de médecine, où il fut traité d'une gastro-entérite, de laquelle il ne guérit qu'après plusieurs mois de traitement. Sorti de l'hôpital Beaujon, il reprit bientôt, malgré l'expresse défense des médecins qui l'avaient soigné, ses exercices *polyphagiques*, et alla les pratiquer dans les départements, toujours suivant les conditions de son engagement. A Bordeaux, l'agent chargé de percevoir les recettes pour le directeur, s'enfuit avec la caisse et 8,000 francs, fruit des économies de Jacques de Falaise. Le chagrin qu'il éprouva de cette perte, et l'abus qu'il faisait de son estomac, déterminèrent de nouveau l'apparition de la maladie qui l'avait déjà affecté. Il revint à Paris et rentra à l'hôpital Beaujon ; cette fois la gastro-entérite fut plus intense, plus dangereuse ; et ce ne fut qu'après beaucoup de soins qu'il parvint à une convalescence longue et pénible. Depuis cette époque, sa santé ne s'est jamais complètement rétablie.

Enfin il écouta l'avis des médecins, renonça complètement à sa dangereuse profession, et accepta une place d'homme de peine dans l'hôpital où l'on venait de le guérir. Il exerçait ses nouvelles fonctions déjà depuis plus de deux ans ; sa santé s'était un peu raffermie ; il avait recouvré une partie de ses forces, et se livrait avec beaucoup de courage aux travaux les plus rudes, quoique son humeur restât toujours sombre et chagrine, lorsque, le 30 mars 1825, ayant passé toute la soirée de la veille au cabaret, on le vit entre cinq et six heures du matin, venant de chercher une corde à la cuisine, et se dirigeant du côté de la cave, où il était employé à scier du bois. Deux heures après, il y fut trouvé pendu à un tuyau de plomb qui la traversait horizontalement, à environ six pieds du sol; on trouva une seconde corde rompue et fixée à un pied plus haut que la première. L'ouverture du corps ne fit découvrir que des cicatrices intestinales, qui étaient les résultats de la gastro-entérite. L'estomac contenait des cartes à jouer que Jacques de Falaise avait avalées la veille.

Ces deux histoires de polyphagie suffisent pour donner une idée générale de cette étrange faculté qui le plus souvent ; est le résultat d'une maliadie. On voit par la différence qui existait dans les habitudes des deux sujets dont nous venons de parler, la dissemblance que présente cet état, quand il existe comme maladie ou comme disposition acquise : ainsi Jacques de Falaise n'était en aucune manière stimulé par un appétit extraordinaire; il ne se livrait à ses exercices que par vanterie ou par le désir du gain, tandis que Tarare cédait à un besoin irrésistible qu'il cherchait à satisfaire à tout prix. Les cas de polyphagie de la nature de ceux dont Tarare est un exemple sont heureusement fort rares; mais il n'en est pas de même de ces perversions du goût et de l'appétit, qui se manifestent chez les jeunes gens, et surtout chez les jeunes filles chlorotiques. Ces maladies que l'on désigne sous le nom de *pica* sont plutôt caractérisées par un appétit qui se manifeste pour les objets les plus étranges et souvent les plus dégoûtants, sans que cependant les malades mangent une plus grande quantité d'aliments, il semble, au contraire, que l'appétit ait disparu pour les substances vraiment alimentaires, et qu'il ait été remplacé par les besoins qu'éprouvent les malades de se rassasier des objets les moins capables de les nourrir, tels que de la terre, des épingles, et souvent des objets les plus dégoûtants. (Voyez le mot *Pica.*)

J.-P Beaude.

FAINE (*mat méd.*), s. m. On donne ce nom au fruit du hêtre; on en retire par expression une huile douce, qui, lorsqu'elle est fraîche, est aussi agréable que celle fournie par la noisette.

FALCIFORME (*anat.*), adj., qui a la forme d'une faux. Plusieurs organes ont reçu ce nom; il y a au foie un *ligament falciforme*; il existe une expension falciforme de l'aponévrose facia lata; un sinus de la dure-mère a reçu le nom de *sinus falciforme*.

FALSIFICATION (*pol. méd.*), s. f., synonyme d'adultération et de sophistication. (Voy. *Adultération.*)

FANONS (*chir.*), s. m. On donne ce nom à des cylindres de paille, que l'on employait en place d'attelles dans les fractures de la cuisse et de la jambe; on n'en fait plus usage aujourd'hui. Les *faux fanons* sont faits avec des linges pliés en plusieurs doubles et roulés à plat, que l'on applique le long d'un membre fracturé. On donne le nom de *drap fanon* à la pièce de linge qui est destinée à envelopper toutes les parties d'un appareil; dans les fractures, le drap fanon est placé sous le membre et sert à envelopper les attelles. J. B.

FARD (*hyg.*), s. m. (Voy. *Cosmétiques.*)

FARINES, s. f. On a donné le nom de farines, au produit qu'on obtient de la mouture et du tamisage de différentes graines. Les farines le plus employées sont les farines de froment, de seigle, d'avoine, d'orge, de fèves, de lin, de fenu-grec, de sarazin, de moutarde; de ces farines, les unes sont employées dans les usages alimentaires, les autres dans l'usage médical.

Les farines mises en usage comme moyen d'alimentation, sont les farines des céréales, celles de blé ou de froment, de seigle, d'orge et d'avoine.

Farine de froment. La farine de froment s'obtient du *triticum hibernum*, de la famille des graminées; elle se prépare par la mouture des graines, et par le blutage opéré dans le but de séparer de la partie amylacée, les débris provenant de l'enveloppe corticale, débris qui sont connus sous le nom de *son*.

La farine de froment, comme les farines des céréales, n'est point un corps simple, mais un composé formé de plusieurs substances du gluten, de l'amidon, du sucre, d'une substance gommo-glutineuse, de l'albumine, enfin du son. Des travaux faits par divers auteurs, Proust, Vauquelin et Vogel démontrent que la farine de blé contient, outre ces substances, une petite quantité de résine jaune, des phosphates et d'autres sels; d'une analyse faite par Proust, il résulte que 100 parties de farine, contiennent 1° amidon, 74,5; 2° gluten, 12,5; 3° extrait gommeux et sucré, 12; 4° résine jaune, 1. Mais ces proportions ne sont pas les mêmes dans toutes les farines ; ainsi Davy a dit avec raison que les farines des blés cultivés dans le midi, sont plus riches en gluten que celles préparées avec les blés recueillis dans le nord; la nature du sol, la température des saisons, l'abondance des pluies donne aussi lieu à des modifications dans les principes constituants des farines. Quoi qu'il en soit, la meilleure farine est celle qui contient le plus de gluten.

On peut reconnaître la proportion de gluten contenue dans une farine, en agissant de la manière suivante : On fait une pâte avec une quantité donnée de farine, 100 grammes, par exemple, en employant une quantité suffisante d'eau; on laisse cette pâte préparée sur un tamis, et on place celui-ci dans une terrine contenant de l'eau distillée, de manière à ce que l'eau affleure le tissu du tamis; on malaxe ensuite la pâte entre les mains, en ayant soin de ne pas la délayer ni la diviser, mais bien d'en extraire l'amidon; ce principe isolé se répand dans l'eau et y reste en suspension, tandis que d'autres principes s'y dissolvent. Le gluten, quand on a bien opéré, reste seul dans la main, à l'exception de petites quantités qui restent sur le tamis et qu'on réunit à la masse. On renouvelle l'eau de lavage jusqu'à ce qu'elle ne sorte plus laiteuse après avoir passé sur la matière glutineuse,

Les derniers lavages du gluten peuvent se faire sous un petit filet d'eau. Lorsque ces lavages sont terminés, on réunit les divers liquides provenant de ce traitement, dans un vase conique, pour que l'amidon puisse se déposer facilement; on tient ce vase dans un lieu frais, afin que la fermentation ne puisse se développer dans le liquide. Lorsque le liquide qui tenait l'amidon en suspension a laissé déposer ce produit, on décante la solution qui est un peu louche, et on reçoit le dépôt formé d'amidon et d'une petite quantité de gluten sur un filtre; on le lave jusqu'à ce que l'eau en sorte claire, on fait sécher le filtre, et on prend le poids de l'amidon.

On fait aussi sécher le gluten qui a été séparé de la farine et on en prend le poids. Si on veut compléter l'analyse, on agit de la manière suivante: On prend le liquide qui a été séparé par décantation, on le réunit aux eaux de lavage de l'amidon, et on fait évaporer à la température de l'eau bouillante; pendant cette évaporation, il y a formation de flocons qui ont été considérés par Fourcroy comme étant formés d'albumine coagulée, et par Proust comme étant du gluten; on sépare ces flocons, et on continue l'évaporation jusqu'à ce que le résidu soit amené à l'état de consistance sirupeuse; on le délaie alors dans de l'alcool qui dissout le sucre qu'on obtient par l'évaporation de ce véhicule : la partie insoluble traitée par l'eau froide fournit par évaporation le mucilage; le résidu insoluble est composé de phosphate de chaux et de matière azotée. Si l'on voulait obtenir la résine, il faudrait traiter la farine sèche par l'alcool, car si on ne prend pas cette précaution, la résine reste en partie mêlée avec le gluten.

Si les farines qu'on examine contiennent peu de gluten, il faut malaxer la pâte faite avec la farine après l'avoir placée dans un linge et en avoir formé un nouet; l'amidon passe à travers les mailles du tissu, le gluten reste dans le nouet.

La farine de froment, dans les années où elle est d'un prix élevé, est quelquefois allongée de 6 à 12 pour 100 de fécule; on reconnaît cette falsification, en examinant le mélange au microscope, qui laisse apercevoir des points brillants lorsque la farine contient de la fécule, on peut encore reconnaître cette falsification à l'aide de l'iode : la farine mêlée de fécule exposée à la vapeur de l'iode, prend une couleur brune sans points brillants, tandis qu'elle présente des points brillants d'un *aune doré* lorsqu'elle contient de la fécule.

La farine de blé sert particulièrement à la préparation du pain; elle entre quelquefois dans la confection des pilules et dans la préparation de cataplasmes émollients; en décoction, elle est administrée contre la toux, contre la diarrhée.

Farine d'avoine. Cette farine, qui s'obtient par la trituration de la semence d'avoine, contient pour 100, parties, 59 d'amidon, 2,50 de mucilage, 3 de gluten, 5,50 d'albumine; 8,25 de sucre, 2 d'huile grasse.

Farine de fenu-grec Cette farine, qui s'obtient par la mouture du *trigonella fœnum græcum* des légumineuses, est considérée comme étant émolliente et résolutive; on s'en sert dans la pharmacie vétérinaire; on la donne aux chevaux et aux vaches à la dose de 2 à 6 onces, mêlée à du son, pour donner de l'appétit à ces animaux.

Farines de fèves. Elle s'obtient avec les semences du *vicia faba* de la famille des légumineuses. Cette farine, mêlée à la farine destinée à faire le pain, le rend lourd et de difficile digestion; elle sert à préparer des cataplasmes résolutifs et émollients; la farine de fèves faisait partie des *farines dites résolutives.*

Farine de lin. Cette farine, qui occupe le premier rang comme émolliente, s'obtient par la mouture de la semence de lin, le *linum usitatissimum;* on doit la choisir fraîchement préparée, car lorsqu'elle est ancienne l'huile qu'elle contient se rancit et lui donne la propriété de faire naître de petits boutons. La farine de lin vendue dans le commerce est souvent séparée par expression d'une partie de l'huile quelle contient, mêlée à de mauvaises farines et à du son. On reconnaît ces fraudes à la sècheresse de la farine épuisée d'huile, et à la propriété qu'elle a de bleuir avec la teinture d'iode, lorsqu'elle a été allongée de farine ou de son.

Farine de lupin. Cette farine, qui a une saveur un peu amère, s'obtient par la pulvérisation du *lupinus sativus,* plante de la famille des légumineuses. Cette farine est émolliente.

Farine d'orge. La farine d'orge s'obtient par la mouture de *l'hordeum distichon* de la famille des graminées. Cette farine, regardée comme émolliente a été analysée par Proust, qui a trouvé pour 100 parties, 1° résine jaune soluble dans l'alcool, 1; 2° extrait gommeux et sucré, 9; 3° gluten, 3; 4° amidon, 32; 5° hordéine, 55.

Farine d'orobe. Cette farine, jadis employée comme émolliente et résolutive, était préparée avec la semence de *l'orobus vernus.* Elle n'est presque plus employée.

Farine de moutarde. Cette farine, qui est employée comme stimulant et épispastique s'obtient par la pulvérisation des semences du *sinapis nigra* de la famille des crucifères. Elle doit être préparée récemment; on peut, avant de l'employer comme sinapisme, la priver par expression de l'huile grasse qu'elle contient. On en sépare ainsi 20 pour 100 d'huile, et on obtient une farine qui est plus forte d'un cinquième, que celle qui contient l'huile. La farine de moutarde doit être préparée par le pharmacien, car celle du commerce est souvent falsifiée par de la farine de maïs et par de la poudre de tourteau de colza ou de navette; on reconnaît le mélange de la farine de moutarde avec la farine de maïs par la teinture d'iode, qui donne avec ce mélange une coloration en bleu; on reconnaît aussi le mélange de tourteau par la quantité d'huile qu'on peut extraire de la farine de moutarde par l'éther.

Farine de riz. Cette farine se prépare de la manière suivante : on prend les graines mondées, on les lave pour les priver de la poussière; et l'on pile la graine encore humectée, afin qu'elle ne glisse pas sous le pilon; on rejette les premières portions qui passent au tamis; on recueille les autres. Cette farine est quelquefois employée comme résolutive; on la donne à l'intérieur contre la diarrhée.

Farine de seigle. Cette farine, regardée comme émolliente, se prépare avec la semence du *secale céréale;* elle est formée pour 100 parties : de 23,45 d'amidon, de 4,26 de mucilage, de 3,64 de gluten, de 1,26 d'albumine, de 0,26 de sucre et de 2,45 d'enveloppes Cette farine entre dans la confection du pain.

CHEVALLIER.

Membre du conseil de salubrité,
Professeur à l'École de pharmacie.

FASCIA (*anat.*), s. f. Les anatomistes ont francisé ce mot latin, qui veut dire bande. On désigne sous le nom générique de fascias des aponévroses plus ou moins larges qui existent dans l'aine et la partie supérieure de la cuisse ; l'étude de ces feuillets aponévrotiques et très-importante dans l'examen des causes des hernies, et surtout dans le traitement et la pratique des opérations que nécessitent ces maladies. C'est surtout dans ces derniers temps, et lorsque l'on s'est livré d'une manière plus spéciale à l'étude de l'anatomie chirurgicale, que l'on a décrit ces divers organes fibreux, qui sont des expansions des muscles, du bassin et de la cuisse ; quelquefois aussi ils paraissent naître et se perdre dans le tissu cellulaire. La plus importante de ces aponévroses, par son étendue, est le *fascia-lata* ; elle enveloppe la cuisse et a reçu aussi le nom d'aponévrose fémorale, c'est la plus large du corps; elle prend naissance à la partie inférieure de l'abdomen, où elle se continue avec les aponévroses du bas-ventre, et en bas elle se confond avec l'aponévrose jambière; cette aponévrose est forte, puissante, épaisse, surtout à sa partie antérieure et externe; elle est destinée à maintenir les muscles longs et nombreux qui forment la cuisse. Un muscle aplati, qui est situé en haut et en dehors de la cuisse, où il se fixe à l'épine antérieure et supérieure de l'os des iles, est destiné à tendre cette aponévrose, lorsque la cuisse exécute des mouvements violents et que les muscles ont le plus besoin d'être maintenus. Il a reçu le même nom que l'aponévrose avec laquelle il est confondu. (Voy., pour les autres *fascias*, le mot *Aine*.)

J. B.

FAUSSES COUCHES *(path.)* s. f. pl. Cette expression, consacrée dans le langage ordinaire, est remplacée dans la langue médicale par le mot *avortement*, qui signifie expulsion du fœtus avant qu'il soit viable, c'est-à-dire avant qu'il puisse vivre hors de la matrice, n'ayant pas encore acquis le développement nécessaire; tandis que les mots d'accouchement prématuré impliquent l'expulsion du fœtus viable, mais avant que la grossesse ait achevé son cours. Ainsi donc, quand la sortie du fœtus a lieu dans les six premiers mois de la grossesse, on l'appelle un *avortement*, une *fausse couche*, une *blessure*.

L'avortement peut avoir lieu à toutes les époques de la grossesse ; cependant il est beaucoup plus fréquent pendant les deux premiers mois, soit parce que les adhérences de l'œuf à la matrice sont moins fortes, soit aussi par l'afflux du sang aux époques menstruelles, afflux auquel la matrice n'a pu encore se soustraire, surtout chez certaines femmes éminemment pléthoriques. Le vulgaire croit que les fœtus abortifs appartiennent en plus grand nombre au sexe masculin; Morgagni et Desormaux pensent le contraire, et ont démontré que cette erreur était due à la difficulté de reconnaître le sexe dans les premiers temps de la vie intra-utérine, le développement du clitoris pouvant être facilement pris pour un pénis, si l'on donne à cet examen une attention insuffisante.

Les causes de l'avortement peuvent être rapportées à l'état de la femme ou de l'œuf, ou à des causes accidentelles. Les causes d'avortement qui sont propres à la mère sont nombreuses, et quoi qu'elles ne le produisent pas toutes, elles peuvent cependant y donner lieu. Les femmes pléthoriques, abondamment et irrégulièrement menstruées, hystériques, lymphatiques, blondes, faibles, nerveuses, maladives, atteintes de syphilis, de scorbut, de rachitisme, d'affections organiques quelconques, les femmes qui se nourrissent mal, qui se compriment dans des vêtements trop étroits, avortent plus facilement que d'autres; il en est de même des femmes trop grasses quand elles ne sont pas stériles.

Certaines constitutions atmosphériques, une chaleur humide, rendent les fausses couches épidémiques; tous les auteurs, depuis Hippocrate, ont cité des exemples de ces épidémies, à Vienne, en 1778 et 1779, à Paris en l'an X et l'an XI. Les travaux fatigants sont aussi des causes prédisposantes. Les femmes qui deviennent enceintes avant leur développement complet, ou près de l'âge critique sont plus exposées à l'avortement, que dans le cours de cette période qui s'écoule de vingt à quarante ans.

Toutes les affections chroniques des organes génitaux, telles que les adhérences, les déformations, les dégénérescences, les altérations organiques des trompes, des ligaments utérins, les polypes, les inflammations sub-aiguës; en un mot, tout ce qui peut gêner le libre et régulier développement de la matrice peut produire l'avortement; ce genre de cause, qui se rattache à une altération matérielle de l'appareil génital, est bien le plus fréquent de tous.

Les boiteuses sont plus sujettes à l'avortement que les autres; en effet, ce raccourcissement coïncide souvent avec une déformation du bassin. Une matrice dont le tissu serait trop rigide pour s'étendre causerait encore l'avortement. Une matrice dont le col serait mou, béant et dilaté, ne serait pas davantage apte à retenir le produit de la fécondation.

L'avortement, amené par l'état du fœtus, comprend tout ce qui peut lui occasioner des maladies et la mort : tantôt la maladie commence par les membranes, tantôt par le cordon, ou par le fœtus lui-même. Ces diverses altérations offrent ainsi des formes et des types très-variés.

Un très-grand nombre d'affections auxquelles l'enfant est sujet après la naissance, peuvent se manifester pendant la vie intra-utérine. Beaucoup de monstruosités ne sont même que le résultat de maladies d'une portion du fœtus. Pendant les premiers mois de la grossesse, rien n'est moins capable de résister aux maladies et à la mort qu'un être dont l'existence est si frêle et si précaire. Les embryons qui viennent d'un liquide spermatique mal élaboré, d'un père trop vieux ou trop jeune, ou épuisé par l'abus du coït, y sont plus particulièrement exposés.

Toutes les fois que l'œuf est malade, l'embryon tend à périr, et la matrice et tout l'organisme réunissent alors leurs efforts pour se débarrasser d'un corps étranger qui les gêne.

Par toutes les causes précédentes, l'avortement est dit spontané; mais on regarde les causes accidentelles ou occasionnelles comme bien plus nombreuses.

Tous les efforts qui amènent de grands mouvements, toutes les impressions vives de l'âme, la joie et le chagrin, l'action des odeurs fortes, la danse, les veilles, la diarrhée, le ténesme, le coït, etc., sont estimés capables de produire des fausses couches. Mauriceau, qui pendant quarante-six ans de mariage n'a point eu d'enfants, défendait le coït vers la fin de la grossesse; il fut contredit malignement par l'anatomiste Dionis qui lui objectait que, pour lui, sa femme avait été vingt fois grosse, et qu'elle était accouchée vingt fois heureusement : je suis persuadé, dit-il, que les caresses du mari ne gâtent rien. C'est donc comme une licence poétique qu'il faut entendre ces vers de Tillet :

> Pour conserver le fruit de vos chastes plaisirs,
> Réprimez désormais vos amoureux désirs.
> Au feu qui vit en vous, un autre feu peut nuire,
> Et ce qu'amour a fait, amour peut le détruire.

Beaucoup d'auteurs, et même le grave Aristote, accordent au coït, vers la fin de la grossesse, la propriété de rendre l'accouchement plus facile.

La plupart des causes que j'ai énoncées, et encore les maladies aiguës qui atteignent la mère, ne peuvent avoir d'action sans une prédisposition actuellement existante.

On a dit que les coups, les chutes, l'exercice en voiture, etc., décollaient le placenta; mais il faut se rappeler que l'œuf contenant les eaux de l'amnios remplit exactement la matrice. Les secousses sont presque incapables de séparer le placenta de la matrice. En effet, on voit tous les jours des femmes actives, imprudentes même, qui se livrent à des exercices violents et qui mènent leur grossesse à terme, tandis qu'une infinité d'autres avortent malgré les précautions les plus minutieuses et les soins les plus soutenus. Les exemples ne manqueraient pas à l'appui de cette assertion.

Pour échapper à l'incendie de son appartement, une femme, enceinte de sept mois, se laisse glisser d'un troisième étage; la frayeur lui fait lâcher prise, elle tombe sur des pierres et se fracture le bras, mais la grossesse n'est point troublée. Au rapport de madame Lachapelle, une sage-femme enceinte et affectée d'étroitesse du bassin, se précipite en bas de l'escalier d'une cave profonde dans le but de se faire avorter et d'éviter par là l'opération césarienne; elle mourut par suite de ses blessures, mais il n'y eut point d'avortement.

La saignée, les bains, les émétiques, les purga-

tifs jouissent, comme abortifs, d'une grande réputation, mais heureusement elle est peu méritée. Tous les jours on emploie dans la pratique, contre des maladies qui les exigent, les saignées, les émétiques et les médicaments actifs de diverses espèces, sans que la grossesse semble en souffrir. Mauriceau, dans son traité des *Maladies des femmes grosses*, parle de l'épouse d'un de ses confrères qui fut saignée quatre-vingts fois pendant une gestation, et qui n'en porta pas moins à terme un enfant bien développé. Il en cite une autre que l'on saigna dix fois du pied sans plus d'inconvénient. Les évacuants les plus énergiques ont pu produire des gastrites, des entérites, des inflammations mortelles sans que l'avortement ait eu lieu. J'ai donné des soins à plusieurs jeunes demoiselles qui avaient avalé des substances estimées propres à provoquer l'avortement, et même de l'émétique à forte dose, dans l'intention de détruire les conséquences d'une faute; elles ont éprouvé des accidents terribles : l'une d'elle a succombé, et l'avortement ne fut obtenu chez aucune. Un chirurgien a pratiqué l'amputation de la jambe chez une femme enceinte de huit mois; l'opération eut du succès et la femme n'accoucha que trente jours après.

De tous ces faits, il ne faudrait pas en conclure qu'ils sont tous innocents, mais bien qu'ils ne produisent l'avortement, dans la majorité des cas, qu'aidés par des causes prédisposantes.

On a observé que chez certaines femmes, l'avortement se répète périodiquement, et est dû à une disposition hémorrhagique intermittente de la matrice, soit que cet état soit acquis ou héréditaire. On cite beaucoup de femmes dont la mère avait eu plusieurs avortements et qui n'ont jamais pu avoir des enfants à terme. Plus une femme a eu de fausses couches, plus on doit craindre qu'elles ne se répètent. Beaucoup d'autres citent des exemples de filles qui, s'étant procuré plusieurs avortements, une fois mariées n'ont pu avoir des enfants viables, quelles que fussent les précautions prises pour en obtenir.

Des causes mécaniques, certaines manœuvres portées directement sur l'œuf, sont quelquefois mises en usage, dans nos sociétés raffinées, dans un but essentiellement criminel : ces moyens, difficiles dans leur application, atteignent fréquemment leur but, mais blessent la matrice, compromettent la vie de la mère, soit par des hémorrhagies actuelles, soit par des inflammations du péritoine, ou encore par des ulcères qui occasionnent d'affreuses souffrances et conduisent au bord de la tombe; il n'est pas de praticien qui n'ait eu à donner des conseils à des maladies de ce genre.

Les phénomènes de l'avortement varient suivant l'époque de la grossesse où il survient, et la nature des causes qui le produisent. Dans les deux premiers mois, l'œuf n'ayant encore acquis qu'un très-petit volume, il peut arriver qu'il soit expulsé en entier sans douleur et sans hémorrhagie remarquables. Le plus ordinairement l'œuf sort enveloppé de caillots qui le masquent assez pour qu'on ne puisse le reconnaître sans un examen attentif; les femmes pensent que cette hémorrhagie n'est due qu'à un retard des règles qui les rend plus abondantes, tandis que réellement elles ont fait un avortement. Je crois ces erreurs très-fréquentes.

Plus la grossesse est avancée, plus l'hémorrhagie qui accompagne l'avortement est abondante et dangereuse; la perte de sang est en effet plus considérable que dans les accouchements réguliers.

Lorsque l'avortement est produit par des maladies chroniques ou par des causes qui ont agi lentement, la femme éprouve une fièvre irrégulière, la perte de l'appétit, des nausées, de la soif; de la douleur dans les lombes au bas des reins, des palpitations, le refroidissement des extrémités, des lassitudes, de la tristesse, la lividité des paupières, la perte de l'éclat des yeux, la fétidité de l'haleine, des pesanteurs vers l'anus et la vulve, la flaccidité des mamelles qui laissent échapper de la sérosité; un écoulement par le vagin d'une eau roussâtre, puis sanieuse, et enfin du sang véritable; il y a décroissement et cessation des mouvements du fœtus, diminution de la grosseur du ventre; douleurs utérines de plus en plus vives et rapprochées; dilatation du col de la matrice, saillie des membranes, expulsion des eaux et du fœtus, et, après plus ou moins de temps, sortie du délivre. L'écoulement de sang ne cesse ordinairement qu'après la sortie de ce délivre. D'autres fois, tous les symptômes précurseurs manquent, et, immédiatement après la cause qui a agi, l'hémorrhagie se prononce et se continue jusqu'à l'expulsion du fœtus et du délivre. Des douleurs lancinantes se développent dans le ventre, et se ramifient de l'ombilic à la vulve; la matrice se contracte jusqu'à ce qu'elle se soit débarrassée de son contenu. Les symptômes de l'avortement et de ses suites se rapprochent d'autant plus de ceux de l'accouchement, que le terme de la grossesse est moins éloigné; par conséquent les lochies, la sécrétion du lait et la fièvre de lait seront en rapport avec cette circonstance.

Jusque vers le milieu de la grossesse, quatre mois et demi, le fœtus peut encore sortir enveloppé de toutes ses membranes non déchirées. Quelquefois il arrive que le fœtus, qui meurt pendant les premiers temps de sa vie et lorsqu'il est encore gélatineux, se trouve dissout par les eaux que renferme la poche, et qu'il soit conservé dans ce liquide comme dans une saumure. La mort du fœtus n'entraîne pas toujours l'avortement : dans certains cas, il est conservé dans l'utérus jusqu'au terme de la grossesse; il est alors expulsé dans un état de ramollissement, de macération, sans putréfaction, à moins que l'air n'ait pénétré au travers des membranes déchirées. Dans d'autres cas il se convertit, et une masse dure, comme pierreuse, et reste dans l'utérus jusqu'à la mort de la mère. Le fœtus peut naître vivant, mais il succombe d'autant plus rapidement, que son développement était moins avancé, et qu'il a éprouvé une plus grande fatigue pendant le travail d'expulsion; le plus souvent il arrive que le fœtus était mort avant sa sortie de l'utérus, et c'est en général la cause la plus prompte de son expulsion.

Dans les cas de grossesse de plusieurs enfants, ou lorsque la matrice est partagée en plusieurs cavités par des cloisons, un des fœtus peut être expulsé dans le cours de la grossesse et l'autre être conservé sain dans l'utérus jusqu'au moment de l'accouchement à terme.

Il est important d'apprécier la valeur que l'on doit donner aux différents signes qui indiquent un avortement prochain, afin de pouvoir le prévenir à temps. Avant la dilatation du col de la matrice et la présence du sommet de l'œuf dans cette ouverture, la douleur et les pertes peuvent seules fournir à cette indication. Quant aux douleurs, il importe de ne pas les confondre avec des coliques ou les douleurs utérines qu'on observe quelquefois pendant les règles. Pour cela, il faut se rappeler le caractère des douleurs de l'enfantement.

Le liquide qui s'écoule peut venir d'un kyste rompu ou de l'intervalle des membranes; il peut aussi provenir d'une grossesse double. Il est des signes particuliers à chacune de ces circonstances.

La fausse couche est généralement plus grave que l'accouchement : la première est une maladie, et la seconde n'est que la fin d'une fonction naturelle. C'est moins par elle-même que la fausse couche est dangereuse que par la cause qui la produit et les accidents qui peuvent l'accompagner. A une époque rapprochée de l'accouchement, l'hémorrhagie est plus abondante, la sortie du fœtus plus laborieuse et la fièvre de lait plus forte. Quand l'avortement est spontané, sans cause bien évidente et dans les premiers temps de la gestation, le plus ordinairement il a lieu sans douleurs, sans difficulté, et ne laisse après lui aucune suite fâcheuse, mais il est sujet à récidives; et les récidives multipliées entraînent avec elles une foule de maladies, telles que l'irrégularité dans les règles, la stérilité par des adhérences contre nature, et diverses maladies chroniques de la matrice, ulcères, cancers, polypes, etc.

Le moins dangereux des avortements est celui que déterminent les maladies de l'œuf, et le plus grave de tous est celui qui a lieu dans le cours d'une maladie aiguë, d'un érysypèle de la face, d'une variole, d'une rougeole, et pendant toute inflammation aiguë des viscères. La mort de la mère en est souvent la suite.

Tous les soins du médecin doivent avoir pour but de prévenir l'avortement, mais une fois décidé, il faut en hâter la terminaison et combattre les accidents.

Le traitement préservatif varie suivant les causes qu'il importe d'éloigner ou de détruire : celles qui sont dues à une ignorance des règles de l'hygiène sont faciles à prévenir. Si la femme est très-sensible, irritable, il faut la mettre à l'abri des commotions morales; il faut l'éloigner des grandes cités, lui conseiller les voyages dans les pays de montagnes, les distractions douces et renouvelées. Les femmes lymphatiques suivront un régime tonique, prendront même quelques médicaments de cette nature. La faiblesse des mouvements du fœtus peut engager de prescrire à la mère un régime plus nourrissant.

La saignée est un des meilleurs moyens de prévenir l'avortement, surtout chez les femmes sanguines qui éprouvent un travail de congestion à chaque époque menstruelle; mais on ne saurait trop blâmer les femmes qui se font saigner une ou deux fois à chaque grossesse sans savoir si elles en ont rigoureusement besoin. Les mouvements convulsifs du fœtus ou de la mère réclament encore quelques bains et des anti-spasmodiques ; il en est de même de la rigidité trop grande des fibres de l'utérus, pour laquelle il faudra pratiquer de légères saignées, prendre des bains tièdes, faire des injections émollientes et anodines. Dans le ramollissement du col, on fera usage d'injections astringentes, légèrement aromatiques, de bains froids, et d'eaux minérales s'il y a disposition aux hémorrhagies.

Aussitôt que les signes de l'avortement se sont montrés d'une manière indubitable, il faut successivement tenter le repos absolu, la position horizontale, les boissons froides et acidules, les révulsifs externes, les applications glacées, les anti-spasmodiques, les narcotiques. La saignée est encore, dans ce cas, d'une puissante ressource. Tant que l'on conserve quelque espoir d'éviter l'expulsion de l'œuf, il faut prescrire les bains de pieds, les bains de mains et les bains entiers. On ne peut se flatter d'obtenir le recollement de la portion de placenta déjà détachée de l'utérus, mais on peut espérer qu'en suspendant l'hémorrhagie on dissipera la congestion, on arrêtera le décollement, et que la grossesse poursuivra son cours. Il existe dans les annales de la science une foule d'exemples qui prouvent qu'il faut persister dans ces moyens, et ne pas se décourager, malgré l'existence des signes d'un avortement prochain.

Lorsqu'enfin la fausse couche est inévitable, qu'il n'est plus possible de maintenir le fœtus dans la matrice, le repos n'est plus obligatoire ; on peut faire usage du seigle ergoté, de l'opium pour calmer les douleurs, de pommades narcotiques portées sur le col ; et encore, suivant l'imminence de quelque danger, le médecin est autorisé à mettre en usage des procédés opératoires avoués par la science, tels que la dilatation mécanique du col, le décollement du placenta, etc.

CAFFE,
Docteur en médecine, Chef de clinique des hôpitaux de Paris.

FAUX (anat.), s. f., *falx.* On a donné ce nom à plusieurs replis nombreux qui affectent la forme d'une faux. Le grand repli de la dure-mère, qui sépare les deux hémisphères du cerveau, a reçu le nom de *faux du cerveau*, et celui qui sépare les lobes du cervelet, le nom de *faux du cervelet*. Le *péritoine* a aussi des replis qui ont reçu le nom de grande et petite faux du péritoine. (Voy. ces mots.)
J. B.

FAVUS. (méd.), s. m., de *favus*, rayon de miel. *Teigne faveuse* ; *teigne jaune* ; *teigne à rayon de miel.* Tels sont les noms les plus ordinaires de cette maladie du cuir chevelu qui peut aussi se manifester sur les autres parties du corps ; elle est caractérisée par des croûtes ou plutôt par des incrustations arrondies, d'une couleur fauve, déprimées vers leur milieu en godets ou en alvéoles, semblables, pour ainsi dire, à celles d'une ruche à miel. Ces croûtes et incrustations sont tantôt discrètes, tantôt cohérentes, exhalant une odeur tout-

à-fait analogue à celle de l'urine de chat ou de souris ; parfois elles se réunissent et s'agglomèrent, et forment isolément des plaques épaisses et circulaires.

Le *favus* débute par un petit point prurigineux d'un blanc jaunâtre ; si on l'examine avec la loupe, on y voit déjà le godet central qui constitue son caractère distinctif. On verra ci-après que ce qui sert à caractériser cette teigne, n'est qu'une concrétion, en grande partie albumineuse, qui s'effectue constamment dans l'intérieur des canalicules sébifères : *instar mellis contenti in favo apum.*

Le favus est très-facile à reconnaître ; on peut, à l'œil nu, suivre sa marche et les progrès de sa formation. Il est aujourd'hui bien constaté d'après nos remarques à l'hôpital Saint-Louis, que le favus ne se développe point par des pustules, comme on l'a cru si long-temps, et comme on l'a écrit dans plusieurs ouvrages modernes ; c'est une excrétion morbide des follicules sébifères qui donne lieu à ces incrustations, dont la configuration singulière étonne les regards de l'observateur ; en vertu d'une irritation *sui generis*, et dont il n'est pas toujours facile de dévoiler les causes et la nature, la matière fournie par ces réservoirs particuliers s'y sécrète en plus grande abondance, s'y amoncèle et s'y coagule, en perdant sa fluidité habituelle. Les premiers maîtres de l'art savaient très-bien, du reste, que cette matière n'était en aucune manière purulente, puisqu'ils la comparaient au miel des abeilles devenu concret ; ils avaient très-bien expliqué et très-bien aperçu le mécanisme de cette formation : les élèves de ma clinique ont multiplié les expériences, et ont suivi avec un curieux intérêt ce mode particulier de développement.

Quand les croûtes rudimentaires du favus commencent à paraître, il n'est pas d'abord très-facile de le distinguer ; mais, bientôt, on les voit s'agrandir insensiblement et manifester une couleur jaune ; leur centre se déprime très-visiblement en autant de godets, les bords en sont saillants et relevés, ce qui leur donne, comme nous l'avons déjà remarqué, une sorte de ressemblance avec les alvéoles de nos ruches à miel, ou avec les cupules de certains lichens parasites. Il n'est pas rare de voir les cheveux s'échapper à travers ces incrustations, qui acquièrent après quelque temps une certaine dimension.

Quand on a soin de ne pas trop comprimer la tête par des linges ou par des bonnets, les croûtes sont d'un jaune clair, comme celui d'un bâton de soufre ; elles conservent d'ailleurs très-bien leur forme régulière et primitive ; mais à mesure qu'elles vieillissent, elles deviennent blanchâtres, s'usent, se brisent et se détachent du cuir chevelu ; quelque soin d'ailleurs que l'on prenne de nettoyer les téguments où elles se sont d'abord montrées, elles ne tardent pas à renaître, et constamment avec la même configuration.

Il est des individus chez lesquels les incrustations faveuses se montrent ailleurs que sur le cuir chevelu : on en voit quelquefois paraître au front, aux tempes, aux joues, au nez, sur le menton, aux oreilles, aux épaules, au tronc, sur l'abdomen, aux lombes, aux bras, aux avant-bras, etc.; on en remarque au sacrum, sur le devant des deux genoux, etc.; partout où il y a des canaux sébacés et des poils, le favus peut se manifester.

Les enfants atteints de la maladie faveuse, éprouvent parfois des démangeaisons d'autant plus vives, que le nombre des inscrustations est plus considérable. Ils sont particulièrement inquiétés d'une douleur tensive, qu'ils ne parviennent à faire cesser qu'en comprimant la tête avec les deux mains; dans d'autres cas, ils sont tourmentés par un prurit véhément, à tel point, que c'est pour eux une jouissance voluptueuse, de promener leurs ongles sur le cuir chevelu; mais ensuite, arrive une vive douleur, et les poux qui pullulent en nombre incalculable sous les croûtes, viennent ajouter à ce genre de torture; toutes les cavités en sont pleines, et la surface du cuir chevelu en est tellement infectée, que la masse entière des tubercules et de la peau, semble agitée de leur mouvement. Sous ce couvercle horrible, réside une sanie putride qui ronge les cheveux jusque dans leurs bulbes, qui consume le tissu muqueux voisin, qui menace jusqu'à la substance osseuse du crâne; quelques malades sont en proie à des douleurs atroces nocturnes, quelques autres tombent dans une maigreur funeste, qui arrête les progrès de leur développement physique.

Enfin, j'ai vu quelquefois cette effroyable maladie attaquer généralement les plus précieuses sources de la conservation humaine et retarder extraordinairement la puberté. C'est ce que j'ai observé chez un jeune homme qui parcourait sa vingt-unième année, et n'avait aucun des signes de la virilité; ses organes sexuels étaient d'un très-petit volume, et on n'y apercevait aucun vestige de poils; sa voix était claire comme celle d'un enfant de douze ans; sa taille était exiguë. Il est à remarquer qu'un phénomène absolument identique s'est déclaré sur deux jeunes filles, dont l'une avait plus de seize ans et l'autre vingt; toutes les deux paraissaient n'en avoir que dix à douze; elles se trouvaient dans un état d'amaigrissement déplorable, et chez elles, aucune ombre de menstruation ne s'était encore opérée; il y avait des plaques faveuses sur différentes parties du corps, les glandes cervicales étaient tuméfiées. Nous fîmes la remarque que ces deux jeunes personnes présentaient absolument la même stature, quoique d'un âge bien différent.

Un accident qui mérite la plus grande attention de la part des pathologistes, est l'altération qui survient quelquefois dans les ongles; ce phénomène est fréquemment observé dans les hôpitaux. Murray de Gottingue a cité le cas d'une jeune fille atteinte d'une difformité remarquable à l'ongle du petit doigt de la main gauche; en coupant cet ongle avec un couteau, on en faisait jaillir une matière glutineuse et fétide comme les croûtes du favus.

Des causes qui peuvent influer sur la production et le développement du FAVUS. Nous ne rapporterons point ici les opinions diverses de nos prédécesseurs sur les causes organiques qui favorisent la formation du favus; les uns l'attribuent à une bile dégénérée, les autres à des humeurs âcres, acides,

alcalines, etc.; plusieurs auteurs accusent un sang vicié et corrompu, qui existait soit chez les parents, soit chez les nourrices; on peut également consulter ce qui a été écrit plus récemment par Nundervood, Luxmore, Duncan et Bosquillon; mais dans un dictionnaire consacré à l'exposition des vérités les plus exactes, éloignons-nous des hypothèses.

La disposition au favus, paraît se transmettre héréditairement, si nous en croyons du moins les renseignements fournis par un grand nombre d'enfants teigneux présentés à l'hôpital Saint-Louis. Nous avons vu un septuagénaire couvert d'incrustations faveuses; deux de ses fils, quoique adultes, portaient aussi le même mal. Les deux tiers des individus qu'on a occasion de rencontrer dans les hôpitaux, sont venus au monde avec le germe du levain teigneux; c'est l'amour-propre des parents ou celui des malades, qui fait qu'on rapporte toujours à une communication extérieure, une affection qui inspire tant de dégoût et de répugnance. Au surplus je discuterai plus amplement l'article de la prétendue contagion du favus, quand je traiterai de la *teigne* en général et de son mode de propagation.

Si j'en juge d'après les nombreux malades dont j'ai recueilli l'histoire pendant un grand nombre d'années, c'est la mauvaise alimentation, c'est la disette, c'est la famine, c'est la qualité pernicieuse de l'eau dont on fait usage, qui engendrent le favus: c'est l'air infect et corrompu de certains lieux qui déterminent cette effroyable maladie, rivale de la lèpre, et que l'on comparait à ce fléau dans l'antiquité.

Veut-on connaitre les circonstances qui favorisent le développement du favus, il suffit de visiter les maisons de travail et de correction, où tant d'enfants des deux sexes se trouvent si resserrés, et pour ainsi dire accumulés; de pénétrer dans ces prisons, où l'on n'aperçoit le jour que par des lucarnes, où l'air que l'on respire n'est qu'un méphitisme continuel. C'est là que l'on rencontre souvent le favus. Les indigents qui habitent les rues étroites et boueuses, où tous les genres de misères sont réunis, les porteurs d'eau, les voituriers, les revendeurs, les bergers, qui couchent dans les granges ou dans les étables, avec des chevaux, des bœufs, des pourceaux, et qui vivent dans leur atmosphère ammoniacale: les vendeurs de poisson, les pêcheurs, qui ont constamment les jambes dans les rivières et portent les habits mouillés, sont particulièrement affectés par ce genre de teigne. Toutes ces causes dégradent manifestement les sécrétions et les excrétions cutanées.

Curation du favus. Occupons-nous maintenant de la méthode curative qui convient particulièrement au favus. Je commence d'abord par faire observer que c'est une maladie considérable et d'un caractère rebelle, qu'on ne saurait procéder à son traitement d'une manière violente et précipitée; en général, tout procédé de thérapeutique, qui n'aurait pour objet que des topiques actifs, serait infructueux et même nuisible; en effet, on a presque toujours à combattre un mode d'inflammation spécifique qui tient à une disposition intérieure,

Cette considération majeure doit engager les praticiens à préparer les malades à la guérison par un bon régime, par des boissons rafraîchissantes et des bains prolongés.

Je me réjouis d'avoir, l'un des premiers, contribué à bannir de la pratique médicale, un moyen aussi barbare que celui de la *calotte*, dont nous aurons occasion de parler quand il sera question des méthodes curatives appliquées à ce genre de maladie. Plusieurs praticiens célèbres, entre autres M. Moulinié, chirurgien en chef de l'Hôtel-Dieu de Bordeaux, ont suivi notre exemple ; il est certain que quand bien même ce procédé atroce produirait des effets salutaires, rien ne serait plus urgent que d'y renoncer. Quand les frères Mahon se présentèrent pour la première fois à l'hospice de Rouen, pour y faire l'essai du procédé que l'on suit de nos jours, les teigneux qui se trouvaient rassemblés dans une cour, s'imaginèrent, par erreur, qu'on vouait leur faire subir l'ancien traitement ; dès lors, on n'entendit plus que des gémissements et des cris de désolation ; ils se cramponnaient aux murailles et semblaient vouloir les franchir ; ils préféraient garder leur infirmité, plutôt que de s'en déliver par tant de souffrances. Je dirai ailleurs, ce qu'il faut penser de la torture de l'épilation et de tant d'autres moyens dignes d'un temps d'aveugle routine.

Quand on veut traiter le favus, il faut d'abord s'enquérir s'il est récent ou invétéré ; dans le premier cas, j'ai expérimenté qu'on pouvait le faire disparaître par les moyens les plus simples, par l'emploi réitéré des bains d'amidon ou de gélatine, souvent même, ces bains pourront être imprégnés de quelque substance minérale ; les sulfureux alcalins, qui se distinguent par leur solubilité, sont préférables. On prescrit en même temps l'usage intérieur des eaux d'Enghien, les sucs des plantes fraîches, particulièrement du trèfle d'eau, du pourpier, du cresson de fontaine, etc.

Si, pourtant, le favus a fait de grands progrès, s'il a porté une atteinte plus ou moins profonde à la constitution du malade, on peut recourir à des moyens plus efficaces en les appliquant néanmoins avec une sage lenteur. On peut employer, comme topiques, diverses pommades, particulièrement celles dans lesquelles on fait entrer les carbonates de soude ou de chaux, dans la proportion de deux ou trois onces d'axonge; on use de ces pommades tous les jours ou tous les deux jours, selon qu'on le juge convenable, mais avant leur application, il importe de ramollir préalablement les croûtes faveuses, par des cataplasmes réitérés et d'en avoir totalement débarrassé les cheveux, afin de mieux atteindre le siège du mal. Ces divers topiques, prudemment administrés par des hommes expérimentés, changent, sans doute, le mode d'irritation morbide qui a déterminé le développement du favus ; car, à la longue, le cuir chevelu qui était d'un rouge intense, ne tarde pas à reprendre sa couleur normale, sous l'influence du remède. Les démangeaisons s'affaiblissent et finissent par se dissiper entièrement. Quelquefois le traitement est long, mais il faut savoir attendre ses effets; qui pourrait ne pas redouter les inconvénients d'une médecine trop téméraire? *Na-*

tura quæ optima morborum médicatrix, non vult cogi nec pelli, sed manu duci.

Baron ALIBERT,
Professeur à la Faculté de Médecine de Paris, Médecin en chef de l'hôpital Saint-Louis.

FÉBRICITANT (*path.*), s. m., de *febris*, fièvre. On donne ce nom au malade qui est affecté de la fièvre.

FÉBRIFUGE (*thér.*), adj. et subst. mas., de *febris*, fièvre, et *fugare*, chasser, qui chasse la fièvre. Le quinquina et ses préparations, la gentiane, la petite centaurée, le trèfle d'eau, sont les fébrifuges les plus usités. (*Voy. ces mots.*)

FÉBRILE (*path.*), adj., *febrilis*, qui indique la fièvre. C'est ainsi qu'on dit *pouls fébrile, mouvement fébrile.*

FÉCALES (matières) (*physiol.*), s. f. p., de *fœx, fœcis*, résidu des aliments soumis à la digestion. Elles commencent à prendre dans l'intestin *cæcum* leur odeur et leur consistance ordinaire; elles séjournent pendant un temps variable dans le gros intestin et sont ensuite rejetées par l'anus ; leur consistance augmente et leur couleur devient d'autant plus foncée qu'elles ont séjourné plus long-temps dans cet intestin. Outre divers débris et des aliments, ces matières renferment toujours une portion de bile altérée. (Voy. *digestion.*)   J. B.

FÉCULE (*mat. méd.*), s. f., *fecula*, dérivé de *fex*, fèce ou lie. Cette dénomination, qui d'après son étymologie ne devrait s'appliquer qu'à des substances précipitables, comprend néanmoins, bien à tort sans doute, les principes immédiats des végétaux qui non seulement ne jouissent pas de cette propriété, mais en possèdent qui les différencient essentiellement des fécules proprement dites. C'est ainsi, par exemple, qu'on a donné le nom de *fécule colorante* au tissu cellulaire des plantes, et notamment de leurs feuilles. Ce principe non-précipitable sans le concours de la chaleur, de nature résineuse, et partant soluble dans les huiles grasses, l'alcool et l'éther, est partout abondant dans les plantes qui composent la famille des solanées; aussi celles-ci communiquent-elles et leurs propriétés et leur couleur à plusieurs onguents et huiles composées, dans lesquels elles entrent, et notamment l'onguent de peuplier et le baume tranquille.

Depuis qu'une investigation plus rigoureuse a permis d'établir une ligne de démarcation entre ces produits immédiats, on a réservé la dénomination de fécule amylacée ou amidon à la fécule proprement dite, principe *sui generis*, éminemment précipitable, insoluble dans l'eau froide, insipide et inodore, de couleur blanche, ou blanc grisâtre (l'amidon de chataigne est dans ce dernier cas), attaquable par les acides, les alcalis, le malt ou orge germé.

La fécule amylacée est très-abondamment répandue dans certaines parties des végétaux; elle existe principalement dans les racines de bryone, de chélidoine, de mandragore, de manioc; les bulbes d'orchis, d'arum, de colchique automnal, de glaïeul; les tubercules de pommes de terre, de patates, de dahlia; les tiges de quelques palmiers, et notamment du sagouttier; les semences ou graines du froment, du seigle, de l'orge, de l'avoine, du riz, du maïs, du millet, des haricots, des pois, des lentilles; les fruits du marronnier, du châtaignier, de l'arbre à pain, du chêne (gland).

Bien qu'insoluble dans l'eau froide, la fécule, par suite de l'acte végétatif, éprouve des transformations, et passe successivement de la racine à la tige, de celle-ci au fruit, et réciproquement, suivant la période d'existence de la plante. Elle est rarement isolée et pure; le plus ordinairement elle est accompagnée d'autres principes qui sont, suivant les plantes qui la fournissent, du gluten, du muqueux, du sucre (*céréales*), des huiles fixes (*amandes d'olives*), d'un principe âcre (*solanées*), d'un principe extractif amer (*chiendent, hellebore*, etc.), et enfin d'une suc caustique vénéneux (*iatropha manioc*).

L'extraction des fécules s'effectue différemment, suivant les plantes et les parties des plantes qui les recèlent; cependant, comme elles existent en général toutes formées, qu'elle ont une pesanteur spécifique assez considérable et qu'elles sont insolubles dans l'eau, il suffit, pour les obtenir dans un état de pureté satisfaisant, de rompre les cellules qui les renferment et d'entraîner par des lavages successifs, les matières étrangères solubles et insolubles.

On divisait autrefois les fécules amylacées en fécules médicamenteuses et en fécules alimentaires ou alibiles ; on rangeait parmi les premières, celles de bryone, de colchique, de chélidoine, de chiendent, de filipendule, de glaïeul, d'ellébore, de mandragore, d'arum et de serpentaire; parmi les autres : celles de pommes de terre, d'orchis (*salep*), du sagouttier (*sagou*), de cassave ou manioc. Cette division a singulièrement perdu de sa valeur depuis qu'on sait que ce produit immédiat est presque identique, quelle que soit la plante qui le fournit.

Les différences qu'on remarque entre les diverses fécules, consistent plutôt dans la structure organique que dans la composition élémentaire; c'est ainsi qu'on a remarqué que celle de pomme de terre était formée de globules ovoïdes assez gros, celles du froment (*amidon*), de globules plus petits et généralement sphéroïdes; d'autres offrent encore sous ce rapport des différences plus grandes. Suivant M. Raspail, chacun de ces globules serait lui-même formé d'une enveloppe ou tégument et d'une matière intérieure de nature gommeuse. Ce chimiste a en outre observé que le globule d'amidon ou de fécule crève dans l'eau chaude, et il établit en principe *que tout réactif qui développe de la chaleur avec l'eau, produit le même phénomène*. Il résulte de ce qui précède que pour rendre la fécule soluble, il suffit de rompre l'enveloppe tégumentaire; c'est en effet ce qui arrive, soit comme l'a fait M. Bouillon Lagrange, en torréfiant la fécule légèrement, soit en la broyant sur un porphyre, comme l'a pratiqué M. Guibourt, soit en la traitant par l'acide sulfurique (procédé de Kirkoff); soit en la traitant par des acides végétaux, comme nous l'avons fait nous-même, soit encore au moyen du malt, ou farine d'orge germé, comme il résulte des expériences de M. Dubrunfaut, et après de MM. Payen et Persoz.

Une circonstance qui milite puissamment en faveur de la théorie d'organisation qui résulte de l'examen microscopique qu'a fait M. Raspail, de la fécule ou des fécules, c'est que quel que soit le moyen qu'on emploie pour rendre cette substance soluble, le résultat est le même.

« Il est évident, dit M. Chevreul dans un rapport à l'Académie des Sciences, sur la fécule amylacée ou l'amidon, que la dextrine de MM. Biot et Persoz était la même substance que celle qui avait été désignée 1° par M. Couverchel, sous le nom de *gomme normale ;* 2° par M. Caventou sous la dénomination *d'amidon modifié ;* 3° par M. Guibourt, sous la dénomination *d'amidon soluble* ou *d'amidine;* 4° par M. Chevreul, sous la dénomination *d'amidine.*

Ces produits obtenus par des procédés différents ont d'ailleurs des propriétés tellement identiques, qu'on en a proposé l'emploi dans les mêmes circonstances. La fécule, par cette transformation, ne perd en effet rien de ses propriétés primitives, elle devient au contraire d'un usage plus commode et d'une digestion plus facile, soit qu'en suspendant la réaction à propos on la convertisse en *sirop de dextrine*, soit que rapprochée en consistance gommeuse, on la fasse entrer dans la confection du pain ou des pâtisseries. Elle peut en outre, dans ce dernier état, trouver d'heureuses applications dans les arts.

Bien que toutes les fécules soient nutritives à peu près au même degré, cependant, celles exotiques sont réputées plus analeptiques; quoique rien ne justifie cette supériorité, le charlatanisme n'en fait pas moins son profit. C'est ainsi qu'il existe aux environs de Paris, des fabriques de sagou, de tapioka, d'arrowroot, et le vulgaire n'en persiste pas moins à donner la préférence à ces prétendues fécules exotiques sur celle de pomme de terre qui sert à les fabriquer.

L'usage nutritif des fécules amylacées, bien qu'approprié dans certaines circonstances, et notamment après les maladies graves, ne doit jamais être exclusif.

On applique la fécule de pomme de terre, soit directement sur les brûlures récentes, soit sous forme de cataplasme émollient sur les tumeurs enflammées.

COUVERCHEL,
Membre de l'Académie de médecine,
et de la Société de pharmacie.

FEMME (*physiol.* et *philos. méd.*), s. f. , femelle de l'homme; en latin *mulier, femina*, en grec *gyné*. Tout ce qu'on a pu écrire sur le but de l'organisation humaine, sur la direction à imprimer à nos passions et à nos penchants, se trouve renfermé dans ce précepte du livre saint: *croissez et multipliez*. L'individu doit croître, c'est-à-dire tendre à la perfection, s'enrichir de qualités physiques et morales, et puis il lui reste un second devoir à remplir, c'est celui de multiplier et de conserver ainsi l'espèce; toute la vie est là. Embrassé sous ce point de vue, l'homme s'offre à nous pour être considéré comme individu, puis comme appartenant à une famille, et ensuite comme vivant en société.

L'homme individu est incomplet. Un doux penchant l'entraîne vers la femme; la famille naît alors, puis la société. Tantôt, comme on l'observe chez les nations civilisées, et comme l'indiquent les lois de la nature, lorsqu'elles ne sont pas obscurcies par la brutalité et les passions, il se choisit une seule compagne, son égale, et destinée à vivre sous un même toit, à partager ses peines et ses plaisirs. Des liens sacrés formés dans le cœur unissent les enfants à leurs parents; les frères et les sœurs nés d'un même sang se chérissent entre eux. La société, résultat de l'agglomération des familles, est aussi plus unie, et l'homme est moins porté à opprimer son semblable. Chez d'autres peuples asservis au despotisme et dévorés par les ardeurs d'un climat brûlant, la force physique semble l'emporter, et plusieurs femmes appartiennent au même homme. Elles sont plutôt ses esclaves que ses compagnes. Les besoins de l'amour physique ont seuls présidé au choix du maître. D'ailleurs, quels liens, quel attachement peuvent naître d'une affection partagée! La cordialité et la douce intimité des frères et sœurs entre eux ne doivent-elles pas faire place à la jalousie et même à la haine parmi des enfants nés de mères rivales. Aussi voyons-nous chez ces mêmes peuples les liens de la société se relâcher, et bientôt le sentiment de nationalité s'éteindre. En vain veulent-ils accroître leur population avec des esclaves achetés; cette population dépérit et le désert naît autour des harems et des sérails.

La presque égalité des individus des deux sexes indiquerait seule que la monogamie est l'état naturel de la société. Les recherches statistiques ont appris, en effet, qu'il naît en France seize garçons pour quinze filles. L'égalité est encore plus sensible pour les enfants naturels. Pour cette classe de naissance, le rapport n'est que de vingt-quatre à vingt-trois. (Voyez Annuaire du bureau des longitudes, année 1837.) D'ailleurs les voyages lointains, les accidents, les travaux d'une vie rude et active, enlèvent plus d'hommes que de femmes et tendent à rétablir l'égalité. La place que doit occuper la femme dans la famille et la société étant ainsi établie, suivons maintenant cette intéressante moitié de l'espèce humaine dans les diverses phases de son développement.

De la femme en général. Rien ne semble annoncer chez la petite fille la différence des sexes. On observe chez elle la même pétulence et la même vivacité que chez le petit garçon. Elle est la compagne de ses jeux et de ses plaisirs. Elle partage enfin tous les défauts et les qualités de l'enfance. Cependant un observateur attentif peut déjà démêler quelque différence. L'esprit et la vivacité de la petite fille sont un peu plus précoces. Les soins qu'elle donne à sa poupée, un léger penchant à la coquetterie, le désir d'être admirée semblent annoncer les penchants futurs de la jeune femme. Sous le rapport de la constitution physique et hormis les différences génitales, son organisation paraît se rapprocher de celle de l'autre sexe. Son bassin et ses mamelles sont peu développés; et son corps fluet ne présente pas encore ces contours arrondis, ces formes gracieuses qui doivent un peu plus tard embellir la vierge nubile. Ainsi s'écoule sa première enfance, exempte de ces inquiétudes et de ces peines de cœur que va favoriser bientôt le développement de son système nerveux. Une révolution bien plus complète chez son sexe que dans le nôtre est en effet sur le point de s'accomplir. A treize ou quatorze ans dans nos climats, un peu plus tard ou un peu plus tôt dans les contrées plus froides ou plus chaudes, se développe la puberté chez la femme. La matrice avec ses annexes d'un petit volume jusqu'alors, prend un accroissement rapide, et devient le siège d'une congestion sanguine suivie bientôt de l'écoulement d'un sang vermeil. (Voyez menstruation.) Cette évacuation désormais périodique, sera une loi de son sexe et une des conditions de sa santé. D'autres changements importants accompagnent ce premier phénomène. Le tissu cellulaire de la femme devient plus abondant et plus humecté de sérosité; les saillies des muscles s'effacent; les contours deviennent arrondis et gracieux. Mais deux régions surtout où doivent s'accomplir les actes des plus importantes fonctions maternelles deviennent autant de centres d'activité autour desquels la nature semble déployer toutes ses forces nutritives pour les former, les embellir et les préparer aux fonctions essentielles qu'elles sont appelées à remplir. Les mamelles, naguère à peine plus volumineuses que celles du jeune garçon, se gonflent, se durcissent et présentent ces saillies gracieuses surmontées d'un mamelon rose et érectile, indice de la vigueur et de la nubilité chez la jeune fille. Le bassin devient plus ample, les hanches se dessinent, un léger duvet recouvre le pubis et semble un voile donné à la pudeur par la nature. Les parties génitales acquièrent enfin tout leur développement, et deviennent aptes à accomplir l'œuvre mystérieuse de la fécondation. L'ébranlement général de l'économie a suivi ce développement; l'enfant est devenu femme, le système nerveux surtout a accru son empire; il est plus irritable et domine toute la constitution. Aussi quels changements sous le rapport moral! Ses goûts ne sont plus les mêmes; à la vivacité, au naïf abandon de l'enfance succèdent une retenue et une réserve dont la jeune fille elle-même ne peut se rendre compte; pour la première fois elle songe, et ses rêves se portent sur un avenir encore enveloppé de nuage; elle désire quelque chose et elle ne sait ce qui lui manque. C'est bien à tort qu'un philosophe a dit: nulla ignoti cupido; un instinct secret semble avertir la jeune vierge que son existence n'est pas complète et qu'elle a atteint une de ces phases de la vie qui décident de la destinée; quelquefois elle devient triste et mélancolique; elle recherche la solitude; elle verse des pleurs sans cause: le présent lui pèse, et on dirait qu'en soulevant cet orage, la nature a voulu la préparer à quitter avec moins de regret le toit paternel. Que les mères se défient de la prétendue vocation des filles qui demandent le cloître à cet âge. Quelques-unes semblent s'étioler; elles deviennent pâles, languissantes, et le flux menstruel s'établit avec peine. Puis quand l'amour a parlé, quand elle connaît la *science du bien et du mal* , son cœur se réveille, et toute son énergie se reporte sur l'objet aimé; elle n'existe que pour lui. L'amour, comme on l'a dit, est l'histoire entière de la vie d'une femme, tandis qu'il n'est qu'un épisode dans celui de l'homme. (Voyez *Puberté.*) De dix-huit à vingt ans, la jeune fille a acquis tout son développement; c'est à cet âge qu'il est le plus convenable de lui choisir un époux. Elle pourra alors plus facilement accomplir tous les devoirs de la maternité. Mais parvenus à cette époque de l'histoire de la femme, arrêtons-nous un moment pour étudier en peu de mots les différences que la nature a établies entre son sexe et le nôtre.

La femme est plus petite que l'homme. Sa taille, moyenne dans nos climats, est d'environ quatre pieds huit pouces. Le milieu de son corps en hauteur est compris entre le pubis et le nombril, tandis qu'il correspond au pubis chez l'homme; le tronc de la femme est donc un peu plus long. Le bassin et les hanches sont plus larges; et les cuisses sont nécessairement plus écartées. Chez l'homme, au contraire, la plus grande largeur transversale correspond à la poitrine. La femme a les fibres plus molles et plus délicates; sa peau est plus fine, ses os sont moins gros et présentent moins de saillies musculaires; un tissu cellulaire et adipeux garnit tous les interstices des organes, et donne aux membres ces formes arrondies et ce moelleux de tous les contours caractéristiques du beau sexe; les cheveux sont plus longs et plus flexibles, le crâne a un volume moindre; celui de l'homme contient environ trois à quatre onces de cervelle de plus. La barbe, signe de la virilité chez ce dernier, n'existe que dans quelques cas exceptionnels chez la femme; les poils qui recouvrent çà et là la surface du corps y sont aussi plus rares et plus fins; le cou est un peu plus mince et plus long; le larynx, surtout, présente une différence remarquable; on sait qu'il forme chez l'homme une saillie prononcée, nommée vulgairement *pomme d'Adam*. Le larynx est, au contraire, plus petit, plus étroit chez la femme; aussi chez elle la voix est-elle plus douce, et d'un octave moins grave que la nôtre. (Voyez *Voix*.)

La femme est moins forte que l'homme, en raison du moindre développement de son système musculaire. Son tempérament est plus souvent lymphatique et nerveux que dans notre sexe; une constitution sanguine n'est pourtant pas rare chez elle. Mais la plus grande différence des deux sexes réside surtout dans les organes et les fonctions qui leur sont départies. (Voyez *Génération*.)

Les différences morales ne présentent pas des considérations moins importantes. La femme est femme de partout; le but de la nature se décèle dans toutes les particularités de son organisation; elle est née pour aimer, car elle est aussi plus aimant. Elle doit plaire, et les graces, la douceur, le charme de l'innocence et de la faiblesse, embellissent toute sa personne. Son tempérament nerveux plus irritable lui donne une variété de sensations qui nous sont inconnues; elle sent plus que l'homme le mal et le bien, le plaisir et la douleur; mais à

cause de leur vivacité même, ces sensations ont moins de profondeur et de durée. La femme, dit Virey, reçoit plutôt des impressions qu'elle ne crée des pensées; elle saisit plutôt les détails, les nuances des objets que leurs liaisons éloignées ou leurs rapports; elle sent plus le présent qu'elle ne compare le passé, ou calcule et prévoit l'avenir; elle particularise ce que l'homme tend à généraliser; elle a plutôt une finesse de tact, une pénétration vive des convenances, qu'une suite d'idées enchaînées, qu'un tissu serré de raison; elle isole ce que l'homme réunit; nous contemplons les masses; elle aperçoit mieux les divisions.

Peu de femmes ont accompli ces grands travaux d'esprit, ces vastes entreprises qui exigent de la persévérance et un génie ferme et invariable.

Si elle est plus constante en amour, c'est qu'elle a plus de pudeur et qu'elle est plus craintive. Quoi qu'on en ai dit, elle est en général plus coquette que voluptueuse; et le besoin des jouissances physiques entre moins dans le calcul de son amour; beaucoup de femmes, sans être pourtant stériles, n'éprouvent aucun plaisir au milieu des caresses de l'homme; elles n'en aiment pas moins leur époux, et sont jalouses d'en posséder seules le cœur. Elles gardent plus facilement la continence, quoique la continence paraisse leur être plus contraire qu'à l'homme. (V. *Continence*.)

Les défauts que l'on reproche aux femmes sont, en général, une suite de leur faiblesse et du besoin qu'elles ont de plaire. De là naissent la dissimulation, la coquetterie, le besoin de la vengeance souvent poussé très-loin chez le sexe féminin.

Les principaux traits du caractère de la femme, tels que nous avons essayé de les esquisser, souffrent de nombreuses exceptions, et il ne manque pas de femme dont l'énergie, la fermeté ou les hautes vues politiques ont surpassé de beaucoup celles du commun des hommes. Il nous suffira de citer *Sémiramis, Cornélie, Catherine II, Christine, Elisabeth*, etc.; comme écrivains, tout le monde connaît *Sapho, Corinne, Mme de Staël*, etc.; plusieurs femmes ne sont pas moins distinguées dans les sciences exactes et positives; et on compte parmi elles des philosophes, des astronomes et des mathématiciens remarquables; mais ces exemples ne sont et ne doivent être que des exceptions, et sans prétendre ici qu'une femme soit *assez savante quand elle sait mettre une différence entre une chemise et le pourpoint de son mari*, nous dirons qu'elles doivent en général abandonner les hautes spéculations de la science et de la politique. Le vrai rôle de la femme est celui de mère de famille, et certes ce rôle est assez beau; elles deviennent les conservatrices et les premiers fonctionnaires du genre humain. Donner la vie, inspirer la vertu, telles sont les nobles fonctions que la nature leur a départies. Elles peuvent vieillir ensuite et vieillir sans regret, car elles renaissent dans leurs enfants; car elles ont accompli le plus beau, le plus sublime acte de l'humanité; et l'amour maternel, le plus pur, le plus affectueux de tous les amours, compense bien au-delà ces plaisirs si vifs, mais quelquefois si amers qui leur échappent.

De quarante-deux à quarante-cinq ans dans

nos climats, les femmes cessent, en général, d'ê-tre réglées : elles atteignent *l'âge critique*. Cette époque qui arrive d'autant plus promptement, qu'elles ont été menstruées plus jeunes, n'est pas sans danger ; il s'opère alors une sorte de révolution qui peut avoir une influence fâcheuse sur la santé (voyez plus bas). Mais passé cette époque leur constitution se raffermit ; et menant une vie plus uniforme et plus réglée, elles vivent en général plus long-temps que les hommes.

Des maladies des femmes. Le développement du système nerveux, la menstruation, les fonctions génératrices spéciales au sexe, l'allaitement, exposent les femmes à des maladies particulières, dont nous devons présenter ici le résumé succinct.

Les affections des petites filles n'ont rien de spécial. La prédominance du tempérament lymphatique peut les exposer un peu plus aux maladies scrofuleuses. Il n'en est pas de même à la puberté, époque orageuse et quelquefois fatale aux femmes. Elles sont sujettes alors à la *chlorose* ou *pâles couleurs;* le teint se décolore, les lèvres sont pâles, il survient des palpitations et un œdème, qui simulent souvent une affection organique du cœur. C'est au même âge que se manifestent les premiers symptômes de *l'hystérie* (attaque de nerfs), maladie qui présente une foule de degrés et de variétés, depuis le léger spasme avec chaleur et rougeur à la face, jusqu'à ces convulsions violentes avec perte de connaissance, phénomènes plus effrayants pourtant que dangereux. La menstruation devient aussi pour la femme une source d'incommodités et d'affections souvent graves ; les règles peuvent se supprimer (*aménorrhée*), couler trop abondamment (*ménorrhagie*) se dévier, etc. On sait que naturellement elles se suppriment pendant la grossesse et l'allaitement. Une continence sévère, des désirs long-temps étouffés produisent chez quelques femmes une affection affreuse, la *nymphomanie*, qui prive le sexe de son plus bel attribut, des sentiments de pudeur. L'excessive sensibilité des femmes, les suites de l'accouchement rendent les affections mentales plus fréquentes chez elles que chez l'homme. Une foule de causes résultant de la civilisation, de la mollesse, des abus de tout genre, produisent les *fleurs blanches*, affection si commune, surtout dans les grandes villes ; fréquemment, elles s'accompagnent de douleurs d'estomac et de névroses variées. Souvent aussi, elles sont une cause de stérilité.

La grossesse et l'accouchement exposent la femme à un grand nombre d'affections spéciales telles que des nausées, des convulsions, des hémorrhagies utérines, des déchirements du périnée, des chutes de matrice, l'engorgement et les abcès du sein, la péritonite puerpérale, etc.

La matrice par ses fonctions devient le siège de lésions et de maladies dangereuses. Elle peut éprouver des déplacements, renfermer des polypes, divers corps étrangers, comme des moles, divers liquides qui peuvent simuler la grossesse, etc.

Parvenues à l'âge critique, les femmes sont en-core exposées à de plus grands périls. Indépendamment des pertes de sang, des hydropisies, elles sont encore sujettes à deux épouvantables maladies, au cancer ou squirrhe des mamelles et de la matrice ; la seconde de ces affections est à peu près constamment mortelle ; tout ce qu'on peut espérer, c'est de retarder les progrès du mal. La vieillesse de la femme est ensuite moins orageuse, La femme acquiert souvent alors une obésité particulière, et même une sorte de fraîcheur qui semble être une seconde jeunesse. (Voy. aux articles spéciaux chacune des maladies mentionnées dans ce paragraphe.)

Hygiène de la femme. La prédominance du système nerveux chez la femme, son excessive sensibilité, les circonstances morbides où elle est placée par suite des fonctions de son sexe, exigent qu'on lui trace quelques préceptes hygiéniques.

Il importe de laisser la petite fille jouir de la liberté de faire de l'exercice ; elle doit être forte pour supporter plus tard les fatigues de la maternité. L'époque de la puberté sera surveillée avec soin ; la jeune fille pubère ne doit négliger aucun des soins que prescrit l'hygiène. Les stimulants énergiques ne lui conviennent que rarement. Elle doit aussi éviter une vie trop sédentaire ; l'habitude de rester constamment assise, l'usage des chaufferettes, etc., sont une des causes fréquentes des affections des filles : affections qui presque toujours ont leur point de départ dans la matrice.

La coquetterie ne doit point les porter à emprisonner leurs poitrines dans des corsets trop étroits. Plusieurs d'entre elles aiment beaucoup le café et le thé ; ces stimulants leur sont souvent nuisibles et doivent être pris avec ménagement. Plus tard, lorsque la femme a pris son accroissement, ces défenses deviennent moins rigoureuses. Dans toutes les périodes de la vie, la femme doit surveiller avec soin l'écoulement menstruel qui devient comme la mesure et le régulateur de sa santé. La fréquence des affections nerveuses particulières à son sexe, et les soins indispensables de la propreté lui font une loi de recourir fréquemment à des bains, à moins de contre-indications particulières.

Quant aux affections morales, aux peines de cœur, sources si fécondes de dérangements morbides chez elles, que peut-on dire ? avec son organisation si sensible et si délicate, est-il donné à la femme de les éviter ?

L'époque de l'âge de retour exige des soins et des précautions particulières. Les émissions sanguines sont souvent nécessaires ; un régime sain, frugal, l'abstinence de toute espèce d'excès, est toujours indispensable. Il faut cesser tout sacrifice à la coquetterie, et se résigner sans regret à la condition de femme de cinquante ans. (Voy. pour plus de détail l'art. *menstruation*.)

PARISET,
Secrétaire perpétuel de l'Académie royale de Médecine.

FÉMORAL (*anat.*), adj., *femoralis*, de *fémur*, cuisse, qui appartient à la cuisse. Cet adj. est synonyme de *crural*. (Voy. ce mot.)

FÉMUR (*anat.*), s. m. On désigne ainsi l'os de la cuisse, c'est le plus long de tous ceux du corps humain ; il est cylindroïde et un peu courbé en avant ; la direction de son axe sur l'homme n'est pas parfaitement verticale ; elle est telle que les extrémités inférieures des deux fémurs sont plus rapprochées que leurs extrémités supérieures. Il s'articule en haut avec les os du bassin, et en bas avec le *tibia ;* on lui distingue un corps ou partie moyenne et deux extrémités.

Le corps est plus mince au milieu qu'en haut et en bas, il présente en arrière un bord ou arête assez saillante, qui a reçu le nom de *ligne âpre ;* cette saillie, qui donne à cette partie de l'os une forme un peu triangulaire, se bifurque en haut et en bas.

L'extrémité supérieure du fémur est courbée à angle obtus, vers son-lieu de réunion avec le corps de l'os ; elle présente trois *apophyses* ou éminences remarquables ; la première porte le nom de *tête du fémur* et sert exclusivement à l'articulation de l'os avec le bassin ; elle a une forme hémisphérique, elle est soutenue par une portion rétrécie qu'on appelle *col du fémur*, et se trouve logée dans une cavité profonde qu'on nomme cavité *cotyloïde* creusée dans les os du bassin.

La seconde apophyse est le grand *trochanter*, éminence large et quadrilatère, que l'on sent facilement avec la main à la partie supérieure, latérale et externe de la cuisse ; elle sert de point d'attache aux *fessiers*, muscles puissants qui servent principalement à empêcher la cuisse de se fléchir sur le bassin.

En dedans du grand trochanter se trouve un enfoncement irrégulier nommé *cavité digitale* où s'attachent plusieurs muscles.

La troisième apophyse est le *petit trochanter*, saillie située au-dessous et en arrière de la base du col du fémur, et plus bas que le grand trochanter ; elle donne attache au tendon des muscles *psoas* et *iliaque*, qui servent surtout à fléchir la cuisse sur le bassin.

L'extrémité inférieure de la cuisse est un peu aplatie d'avant en arrière ; elle se termine par deux éminences considérables nommées *condyles* du fémur, qui s'articulent avec le tibia ; ces condyles, qu'on distingue en *externe* et *interne*, présentent aussi de chaque côté une éminence assez saillante appelée *tubérosité du fémur*, qui sert d'attache à des muscles et à des ligaments.

La moindre épaisseur du fémur à sa partie moyenne et à son col, rend plus fréquentes les fractures de l'os en ces points.

FÉMUR (maladies du). Ces maladies ont été traitées à l'article *Cuisse* (maladies de la). (V. ce mot, et *Coxalgie*, pour la maladie de l'articulation de la cuisse avec le bassin.)   J. P. BEAUDE.

FENOUIL (bot.), s. m., *fœniculum officinale*, *anethus fœniculum* (Lin.), plante indigène de la famille des ombellifères (Juss.) et de la pentandrie digyn. (Lin.) Ces caractères botaniques sont : tiges herbacées, rameuses, feuilles engainantes à la base, découpées en folioles presque capillaires, fleurs jaunes, sans involucres, ni involucelles ; trois pétales roulés, étamines étalées plus longues que la corolle ; fruit allongé, comprimé sur les

bords. Les parties de la plante usitées en médecine sont les graines et la racine. Elles sont douées de propriétés excitantes assez énergiques ; on les emploie pour combattre les vents et les coliques qu'ils occasionnent ; comme stimulant, pour augmenter la sécrétion du lait chez des nourrices d'un tempérament lymphatique. L'huile essentielle tirée des semences jouit des mêmes propriétés. On l'associe quelquefois à des purgatifs pour diminuer les coliques et prévenir les nausées. On emploie la graine en infusion à la dose de deux à trois gros pour un litre d'eau. L'eau distillée de fenouil sert souvent d'excipient à diverses potions, à la dose d'une once ou deux. On peut prendre, enfin, de cinq à six gouttes de l'huile essentielle placées sur du sucre ou dans une petite quantité de sirop ordinaire étendue d'eau.   J. B.

FENU-GREC (bot.), s. m. *fœnum græcum, trigonella fœnum græcum* (Lin.), plante cultivée, de la famille des légumineuses (Juss.) et de la diodelphie décandrie (Lin.). Les semences du fenu-grec sont irrégulières, assez petites, d'une odeur forte et agréable. En médecine, on en emploie quelquefois la farine pour en faire des cataplasmes émollients et résolutifs.   J. B.

FER (*chim.* et *thérap.*), s. m. Le fer est un métal que l'on trouve à l'état natif, mais le plus ordinairement il est combiné avec d'autres corps simples ou composés. Ainsi, il existe, combiné avec l'oxigène, le soufre, l'arsenic, avec des acides, après avoir été oxidé, et il forme les sels ferrugineux. Ces sels ferrugineux sont solides ou dissous dans l'eau, et donnent à certaines eaux minérales leurs propriétés médicamenteuses.

Ce métal est solide, d'une couleur gris-bleuâtre, d'une structure grenue ; il est malléable et très-ductile ; il est très-tenace, c'est-à-dire que lorsqu'il a été tiré à la filière il peut supporter un poids considérable. Ainsi un fil de fer de deux millimètres, peut supporter un poids de 242 kil. 269. Il a un poids spécifique assez considérable ; il pèse presque huit fois autant que l'eau, et fond à une température très-élevée, puisqu'il faut environ 9,958° 0° (th. cent.) pour le rendre liquide. Chauffé au contact de l'air ou du gaz oxigène, il brûle et passe à l'état de sesquioxide de fer, ou bien, il donne un mélange de sesquioxide et de protoxide. Si on l'expose à l'action de l'air humide à la température ordinaire, il se rouille et se transforme en *safran de mars apéritif*, qui est un composé de sesquioxide de fer hydraté, de carbonate de sesquioxide de fer, et quelquefois de carbonate de protoxide ; il se forme aussi dans ce cas un peu d'ammoniaque, par la réaction de l'hydrogène de l'eau et de l'azote, qui font partie de l'air humide. Le charbon peut se combiner avec le fer et donner divers produits tels que la fonte et l'acier. Le soufre, en se combinant avec le fer, donne naissance à plusieurs sulfures ; le bisulfure ou le persulfure est celui qui est connu sous le nom de pyrite de fer, pyrite martial, etc. L'iode et le chlore se combinent aussi avec ce métal et fournissent des composés qui peuvent être employés en médecine.

L'eau est décomposée par le fer à la température rouge; le métal s'empare de son oxigène, et l'hydrogène se dégage. Si l'eau est aérée, elle agit à froid sur le fer avec assez de promptitude. Il se forme de l'oxide de fer, qui est en partie tenu en suspension, et en partie dissous par l'acide carbonique. L'eau chalibée ou ferrée se prépare en faisant digérer des clous dans de l'eau exposée à l'air. Les acides agissent plus ou moins sur le fer, tantôt ils se décomposent, tantôt c'est l'eau qu'ils renferment qui cède son oxigène et l'hydrogène se dégage. On sait que c'est en faisant réagir du fer sur de l'acide sulfurique, mélangé avec de l'eau, qu'on obtient le gaz hydrogène, qui sert à gonfler les ballons. Il peut arriver aussi que l'acide et l'eau qu'il renferme soient décomposés simultanément; c'est ce qui arrive quand on fait réagir le fer sur de l'acide nitrique; il se forme du nitrate d'ammoniaque, et la formation du produit ammoniacal est due à la combinaison de l'hydrogène, de l'eau et de l'azote de l'acide nitrique.

Extraction du fer. On le retire des mines dont la composition varie, en les chauffant fortement avec du charbon.

Le fer métallique est un des métaux le plus employés dans les arts; en médecine il l'est à peine, mais ses composés le sont fréquemment; néanmoins ce sera toujours du fer qu'il sera employé. Pour obtenir cette poudre, on triture de la limaille de fer dans un mortier, et on la vanne sur un van métallique jusqu'à ce qu'il ne se détache plus de rouille, alors on passe la poudre au tamis de crin, et on conserve la poudre dans des flacons bien bouchés.

Oxides de fer. On a admis pendant long-temps un protoxide, un deutoxide et un tritoxide de fer; maintenant on n'en admet plus que deux : le protoxide et le sesquioxide. (Tritoxide, peroxide, colcothar, etc.) Le composé, que l'on appelait autrefois deutoxide, est un mélange de protoxide et de peroxide. Cet oxide est aussi nommé oxide de fer magnétique; il existe dans la nature : ses variétés compactes forment les aimants naturels; c'est cet oxide qui se produit lorsqu'on fait passer de la la vapeur d'eau à travers du fer, dont la température est élevée jusqu'au rouge obscur.

Protoxide. Il n'existe qu'à l'état d'hydrate et dans les sels de protoxide de fer pur; il est blanc, mais ne peut exister qu'à l'abri du contact de l'air, sans cela il se suroxide, devient verdâtre et même roux (couleur de rouille). Il est sans usage.

Sesquioxide, peroxide (safran de mars astringent, rouge d'Angleterre, colcothar.) Il existe dans la nature; s'il est sec, il est d'un rouge brun-violacé, tantôt en masse, tantôt en poudre; il affecte en un mot diverses formes : si on le chauffe, il perd en partie son oxigène et donne pour résidu un composé de *protoxide* et de *sesquioxide de fer;* avec les acides il forme des sels qui, en général, sont rougeâtres.

Si cet oxide est hydraté, ce qui arrive quand on le précipite à l'aide de l'ammoniaque de la dissolution d'un sel de sesquioxide de fer, la couleur est moins foncée que lorsqu'il est sec, et ressemble beaucoup à celle de la rouille. C'est cet oxide hydraté qui doit être employé comme contre-poison de l'acide arsénieux, car celui qui est sec ne donne aucun résultat favorable, quand il est employé pour guérir les individus soumis à l'action de ce poison.

Pour obtenir le sesquioxide de fer, on emploiera des moyens différents, selon que l'on voudra l'avoir sec ou à l'état d'hydrate. Pour l'avoir sec, on calcine fortement, dans un creuset ou dans une cornue, le sulfate de protoxide de fer.

Pour obtenir le peroxide de fer hydraté, on fait bouillir, dans un matras ou dans une capsule de porcelaine, une livre de sulfate de fer et trois onces d'acide sulfurique, et on ajoute, à des instants très-rapprochés, de l'acide nitrique, jusqu'à ce qu'il ne se dégage plus de vapeurs rougeâtres; alors on a du sulfate de peroxide de fer très-soluble, on le décompose ensuite par l'ammoniaque et non pas par la potasse ou par la soude. Le peroxide se précipite, et si on veut s'en servir comme contre-poison de l'acide arsénieux, on ne doit pas le faire dessécher, mais le conserver à l'état humide et gélatineux, tel qu'il a été précipité. Il est bien entendu qu'avant de l'administrer on doit le laver avec de l'eau pour enlever l'excès d'ammoniaque ou le sulfate de fer qui n'aurait pas été décomposé.

Pour préparer le *safran* de mars astringent qui est une variété de peroxide de fer, on chauffe au rouge dans un creuset le peroxide de fer hydraté.

Ce peroxide de fer est employé comme contrepoison à l'état d'hydrate. (Voy. *Acide arsénieux.*) On l'emploie également comme tonique à une dose qui varie depuis cinq jusqu'à vingt grains et plus.

Sels de fer. Ces sels sont le résultat de la combinaison d'un acide et du protoxide ou du sesquioxide de fer. Il sera facile de reconnaître leurs dissolutions aux caractères principaux suivants :

Sels de protoxide de fer. Leurs dissolutions précipitent en blanc par les alcalis. Le prussiate de potasse et de fer (cyanure jaune de potassium et de fer) les précipitent en blanc, et le précipité ne tarde pas à devenir bleu. Le prussiate (cyanure) rouge de potassium et de fer, les précipitent de suite en bleu foncé. Le sulfocyanure de potassium ne réagit pas sur eux.

Sels de sesquioxide de fer. Ils ont en général une couleur rougeâtre; leur dissolution précipite en rouge jaunâtre par l'ammoniaque; le cyanure jaune de potassium et de fer les précipite en bleu, (bleu de Prusse); le cyanure rouge de potassium et de fer ne les précipite pas. Le sulfocyanure de potassium leur communique une belle couleur rouge sans les précipiter.

Nous devrions peut-être ici décrire les différents sels de fer en particulier, mais cette description nous forcerait à donner trop de détails; nous ne ferons qu'indiquer les différents composés ferrugineux qui sont employés en médecine, en indiquant leur mode d'administration et leur action sur l'économie animale. Nous les diviserons donc en trois sections; la première section comprend les ferrugineux toniques; la deuxième, les astringents; et la troisième, les excitants proprement dits.

Première section. Ferrugineux toniques. On a rangé parmi eux, la limaille de fer, qui semble n'agir qu'après avoir été légèrement oxidée et que l'on administre à la dose de quinze ou dix-huit grains et plus dans la journée. La limaille de fer fait partie des tablettes martiales ou chalybées. Les pilules chabylées, les pilules martiales de Sydenham.

L'œthiops martial, le peroxyde rouge de fer, le carbonate de peroxide de fer ou safran de mars apéritif, certaines eaux minérales ferrugineuses sont également toniques.

L'œthiops, le colcothar, le safran de mars apéritif se donnent à des doses assez fortes, depuis cinq ou six grains, jusqu'à un et même deux gros, plus même, soit en poudre, soit en pilules; c'est surtout sur les appareils digestif et circulatoire qu'ils paraissent agir; lorsqu'on les administre à l'intérieur, et par suite, leur action tonique se propage au système lymphatique; ainsi sous leur influence on voit diminuer les ganglions engorgés, les organes des sécrétions en ressentent aussi l'action quoique plus tardivement. L'eau ferrée que l'on prépare en faisant macérer de vieux clous dans l'eau aérée, est aussi une préparation tonique, mais elle paraît moins énergique que celles dont nous venons de parler.

Deuxième section. Ferrugineux astringents. Ils sont solubles dans l'eau; ce sont les sulfates de fer à divers degrés d'oxidation. Le tartrate de potasse et de fer, qui est employé à l'intérieur en dissolution aqueuse. On emploie aussi ce tartrate de potasse et de fer à l'extérieur. L'eau de boule de Nancy est une dissolution de ce tartrate, et on l'emploi avec succès dans les contusions, les entorses, les brûlures, etc. A l'intérieur, on n'administre ces toniques astringents qu'à des doses assez faibles, sans cela ils pourraient donner lieu à de vives inflammations; ainsi graduellement on donne le sulfate de fer jusqu'à vingt-quatre ou trente-six grains au plus, en commençant par cinq ou six grains. Les tartrates de potasse et de fer, de soude et de fer, étant moins astringents, peuvent être donnés à de plus fortes doses, en commençant par dix ou douze grains.

Troisième section. Ferrugineux excitants. C'est dans cette section qu'on trouve le protochlorure de fer que l'on obtient par sublimation, et qui est administré dissous dans l'alcool. Le perchlorure de fer, que l'on prépare aussi par sublimation, et qui dissous dans l'éther alcoolisé (liqueur d'Hoffmann) constitue la teinture de Bestuchef. Le chlorure de fer ammoniacal (*muriate de fer et d'ammoniaque, fleurs martiales ammoniacales, ens martis*) est aussi un médicament ferrugineux excitant. C'est également dans cette section qu'on doit placer les teintures martiales, le vin chalybée, l'éther acétique ferré de Klaproth que l'on prépare avec de l'acétate de fer, de l'éther acétique et de l'alcool, etc. Ces différents médicaments doivent être administrés à la dose de quelques grains ou quelques gouttes seulement. Cependant le vin chalybée peut être donné à la dose d'une demi-once à deux onces.

C'est surtout aux ferrugineux toniques et astringents que le médecin a recours; ces médicaments dont la forme peut varier, ont une action qui variera suivant leur mode de composition et le plus souvent ce n'est qu'en tâtonnant, qu'on pourra trouver juste la préparation qui convient le mieux à un malade. Aussi chez les enfants qui sont affectés d'incontinence d'urine, on verra le carbonate de fer agir là où l'œthiops martial n'aura rien produit, et vice versâ; il en est de même des diverses eaux minérales naturelles ou artificielles.

O. LESUEUR.

Professeur agrégé à la Faculté de Paris.

FÉRINE (toux), *tussis ferina.* On désigne ainsi une toux sèche et opiniâtre.

FESSES (*anat.*), s. f. pl., *clunes nates*, saillies charnues de la partie postérieure et inférieure du tronc. Ces éminences sont formées principalement par les muscles fessiers, bien plus prononcés chez l'homme que chez les animaux. Ces muscles sont en outre recouverts d'une couche épaisse de graisse.   J. B.

FESSIERS (*anat.*), adj., *glutæus,* qui appartient aux fesses. Il existe des muscles *fessiers* au nombre de trois, le grand, le moyen, et le petit; ils s'attachent d'une part à l'os iliaque du bassin, et de l'autre à l'os de la cuisse; ils concourent en partie à maintenir le corps dans la station debout: aussi sont-ils très-volumineux chez l'homme; 1o une artère *fessière.* Elle naît de l'hypogastrique et sort du bassin par l'échancrure sciatique pour se distribuer dans les muscles de la fesse. Une veine du même nom accompagne cette artère; 2o un nerf *fessier* qui est une grosse branche de la cinquième paire lombaire.   J. B.

FEU, (*thérap.*) s. m., *ignis*, en grec *pyr.* On désigne ainsi le plus souvent le calorique dégagé par la combustion. Le feu était un des quatre éléments des anciens. L'action du feu est employée quelquefois en chirurgie comme moyen thérapeutique. (Voy. *Cautères* et *Cautérisation.*)   J. B.

FEUX (*méd.*), s. m. pl. On donne vulgairement ce nom à des éruptions de petites plaques ou de boutons rouges qui surviennent chez les enfants à la mamelle, et quelquefois chez les adultes; c'est le *strophulus* et le *lichen simplex* de Willan. Cette affection qui n'offre aucune gravité, est commune dans le jeune âge comme nous venons de le dire. Elle est caractérisée par de petits boutons plus ou moins groupés, d'un rouge vif situé le plus communément sur les joues, les avant-bras, le dos des mains, et quelquefois sur tout le corps; fréquemment ces boutons sont entremêlés de taches rouges et de petites vésicules qui diffèrent de celles de la gourme, en ce qu'elles sont plus isolées. Cette éruption paraît liée à un état maladif du tube digestif; on l'observe chez les enfants à la mamelle, allaités par une nourrice dont le lait est trop avancé; les grandes chaleurs, la malpropreté, la dentition, prédisposent à cette affection, qui n'est point du reste incompatible avec une bonne santé, et qui ne nécessite qu'un léger traitement médical; ainsi on évitera d'exposer l'enfant à un courant d'air frais; des bains tièdes et une cuillerée de sirop de chicorée, ou un autre laxatif, sont utiles dans quelques cas; on observera au reste toutes les règles que prescrit l'hygiène à l'égard des petits enfants.

Chez les adultes, et surtout pendant les grandes chaleurs de l'été, il n'est pas rare non plus d'observer une éruption papuleuse de boutons rouges sur diverses parties du corps; cette légère affection qu'il ne faut pas confondre avec l'urticaire (voyez ce mot), est accompagnée d'un sentiment incommode de fourmillement et de démangeaison; elle est quelquefois précédée d'un petit mouvement fébrile. Après une ou deux semaines, les boutons s'effacent et la peau se couvre, dans les lieux affectés, d'exfoliations épidermiques qui se détachent facilement. Pour combattre cette éruption, il suffit d'user de bains tièdes, de limonades, et en général d'un régime doux. Il est rare que la maladie soit assez intense pour réclamer l'emploi de la saignée.

J. B.

fève (bot.), s. f., (faba), famille des légumineuses J. Cette plante, vulgairement connue sous le nom de fève commune ou de marais, est originaire de la haute Asie, et notamment des bords de la mer Caspienne; elle offre les caractères suivants : fleurs presque sessiles, blanches veinées de noir, réunies au nombre de deux ou trois à l'aisselle des feuilles; fruit ou gousse à enveloppe coriacée, épaisse, offrant plusieurs renflements, indices de la présence des graines non avortées qu'on appelle plus spécialement fèves; feuilles alternes, ailées avec impaire presque sessiles ovales, glauques et souvent veinées; tige droite, quadrangulaire et fistuleuse; racine fibreuse et pivotante.

Cette belle et utile plante annuelle fleurit en juin, et conséquemment à peu près en même temps que le pois; ses semences forment une ressource précieuse pour la classe peu aisée, tant par l'abondance du principe nutritif qu'elles renferment, que par la diversion qu'elles opèrent dans le régime toujours si frugal du pauvre. Cette dernière considération est d'une haute importance, car on sait qu'une des conditions de la nutrition consiste essentiellement dans la variété des aliments. Quoi qu'il en soit, la fève de marais (bien improprement appelée ainsi, puisqu'elle croît également bien dans les lieux non marécageux), pour entrer dans le régime alimentaire, exige certaines conditions; c'est ainsi que pour dissimuler son odeur nauseuse, on l'associe avec divers aromates, et notamment la sariette, satureia; la consistance ferme et coriace de la membrane qui la revêt oblige en outre à l'en séparer, surtout lorsqu'elle a atteint son maximum de développement; ainsi dérobée, la fève est servie, soit entière, soit réduite en purée, elle forme alors un aliment sain et nutritif; mais, comme tous les légumes farineux, elle détermine souvent, chez les personnes d'une constitution peu robuste, la formation de gaz ou vents, comme on le dit vulgairement, et quelquefois même la constipation. Sans prétendre faire ici de l'érudition à propos de fève, nous ne pouvons nous dispenser, ne fût-ce que pour expliquer l'espèce de réprobation dont les Égyptiens et d'autres peuples de l'antiquité frappaient cette plante, dans laquelle ils croyaient

même voir des taches ou stygmates cabalistiques; de rappeler que Cicéron, au premier livre de la Divination, attribue l'interdiction de l'usage des fèves à ce « qu'elles empêchent de faire des songes » divinatoires, parce qu'elles échauffent trop, et » que, par suite des irritations des esprits, elles » ne permettent pas à l'âme de jouir de la quié- » tude nécessaire à la recherche de la vérité. »

Les Espagnols, pour rendre les fèves plus savoureuses et faciliter leur conservation, les font torréfier en partie, en les mettant dans du sable et exposant le tout au feu, dans des marmites ou chaudières de fer.

Réduite en farine, la fève de marais ne peut entrer qu'en proportion assez faible dans la fabrication du pain; dépourvue de gluten, elle le rend mat et partant d'une difficile digestion; aussi n'effectue-t-on son mélange avec la farine de froment qu'en cas de disette. On l'emploie dans l'usage médical lorsqu'il s'agit d'opérer la résolution de certaines tumeurs; on l'applique alors sous forme de cataplasme.

L'eau distillée de fleurs de fèves a long-temps joui d'une certaine célébrité comme cosmétique; mais son usage est complètement tombé en désuétude.

Les principales variétés de fèves sont 1º la fève julienne, c'est la plus commune et l'une des plus hâtives; 2º la fève verte; elle est semblable à la précédente, mais plus tardive; ses fruits restent toujours verts; aussi la réduit-on de préférence en purée; 3º la fève naine, originaire de la côte d'Afrique; elle est petite et très-productive; 4º la fève longue, elle est plus grande sous tous les rapports que les précédentes, et surtout plus tardive; 5º la fève Windsor, ses graines sont larges et presque rondes, sa tige est fort estimée comme fourrage; 6º enfin la fève gourgane; elle est inférieure aux autres dans toutes ses parties, mais néanmoins elle forme, lorsqu'elle est en vert et en grain, un excellent fourrage pour la race chevaline, aussi la nomme-t-on généralement fève de cheval. Lorsqu'on veut augmenter l'appétit de ces animaux, ou leur activité momentanée, pour les courses, par exemple, on mêle cette petite fève dont ils sont très-friands à leur avoine; bien que très-nourrissante, son usage ne doit pas être long-temps continué, car il déterminerait infailliblement la colique flatueuse, la suppression des évacuations alvines et conséquemment la constipation. **COUVERCHEL.**

Membre de l'Académie de médecine, et de la Société de pharmacie.

FIBRE (anat.), s. f., filament très-tenace, qui compose la trame de tous les tissus du corps. Quelques physiologistes admettent trois sortes de fibres élémentaires : la fibre cellulaire, qui compose le tissu de ce nom, la fibre nerveuse, qui entre dans le cerveau et les nerfs, et la fibre musculaire qui forme ces filaments que tout le monde a pu remarquer dans la chair des animaux. Cette dernière paraît constituée par une substance particulière, blanche, molle, élastique, que l'on connaît en chimie sous le nom de fibrine. **J. B.**

FIBRINE (chim.), s. f., substance particulière

qui est la base de la chair musculaire et du sang. (Voy. ce mot.)

FIBREUX (tissu) (*anat.*), s. m., tissu élémentaire du corps humain ayant pour caractère d'être blanc, solide, très-résistant, très-tenace et non élástique; il est composé de fibres réunies entre elles soit parallèlement, soit d'une manière oblique. Il se présente sous deux formes principales : 1° sous celle de liens ; il constitue les *tendons*, les *ligaments* qui unissent les os des articulations ; 2° sous forme de membranes, tels sont les *aponévroses* qui entourent les muscles, les gaînes des tendons, le *périoste* qui recouvre la surface des os, excepté vers les articulations, la *sclérotique* de l'œil, les enveloppes de la rate et des reins, la tunique albuginée du testicule et de l'ovaire, la *dure-mère*, etc. (Voy. ces mots.) Ces membranes forment des sacs qui ne sont pas exactement clos et qui présentent des ouvertures par où pénètrent les vaisseaux, les nerfs, les conduits excréteurs, etc.; elles diffèrent ainsi beaucoup des membranes séreuses. Elles sont peu irritables et s'emflamment difficilement.

Il peut se développer quelquefois, dans l'intérieur du corps, des tumeurs formées d'une substance qui offre tous les caractères du tissu fibreux. Elles ne sont alors dangereuses que par leur volumé ou leur position.   J. B.

FIBRO-CARTILAGE (*anat.*), s. m., tissu organique qui tient le milieu entre le cartilage et le tissu fibreux. Cette partie résistante que l'on sent aux ailes du nez et au bord libre des paupières, peut en donner une idée. Il existe également entre les articulations et recouvre alors l'extrémité des os.   J. B.

FIC (*path.*), s. m., du latin *ficus*, excroissances charnues de consistance variable, ayant un pédicule étroit et un sommet granuleux de manière à ressembler en quelque sorte à une figue. Cette affection qui est souvent de nature syphilitique, se développe presque toujours près de l'anus et des organes génitaux. (Voy. *Syphilis*.)   J. B.

FIEL (*anat.*), s. m., portion de bile contenue dans la vésicule biliaire. (Voy. *Bile*.)

FIÈVRE (*méd.*), s. f. Suivant la plupart des auteurs, ce mot tire son origine de *fervor*, *fervere*, qui exprime l'effervescence et tous les phénomènes produits dans les liquides par l'action du calorique. Suivant d'autres étymologistes, ce mot viendrait de *februo*, mot sabin qui signifie *je purifie;* et en effet, les anciens considéraient les fièvres comme destinées à purifier la masse du sang et à favoriser la marche heureuse de la maladie. Les Grecs se servaient d'une expression analogue au *fervor* des latins, ils employaient le mot πυρετος (πυρ, feu, embrasement). C'est de là même que les médecins modernes ont fait les mots *pyrexie*, fièvre : *apyrexie*, *apyrétique*, sans fièvre ; *pyrétologie* (πυρετος, λογος) doctrine des fièvres.

Le sens véritable du mot fièvre est plus vague encore et beaucoup plus difficile à déterminer que son étymologie. Rien cependant ne paraît plus simple au premier abord que la fièvre, surtout

pour les gens du monde ; et en effet comme cet état est traduit assez facilement par l'apparence extérieure et par les modalités du pouls, on dit qu'il y a fièvre quand son rhythme excède le type normal, et que l'apyrexie a lieu quand le contraire existe. Long-temps même cet état de l'économie qui caractérise la fièvre constituait toute la maladie, et avant qu'on eût reconnu à certains signes l'altération particulière de certains organes, le battement des tempes, la rougeur des pommettes, la chaleur de la peau, en un mot cette agitation, ce *fervor* qui se reproduit dans tout état pathologique un peu grave, passait pour être toute la maladie. Aussi ne faut-il pas s'étonner qu'à l'origine de la science médicale il n'y ait eu absolument que des fièvres, et que même pendant long-temps un mot si vague ait pris la place de dénominations plus logiques.

A défaut de connaissances précises qui pussent les aider à diviser ces fièvres et à leur assigner des types rationnels, les anciens leur donnaient l'épithète qui leur paraissait la plus saillante. Ainsi prenaient-ils pour terme caractéristique, tantôt la couleur de la peau, *fièvre jaune*, *fièvre rouge*, *fièvre scarlatine;* tantôt le lieu où elle régnait le plus souvent, *fièvre des prisons*, *des camps*, etc.; tantôt l'époque à laquelle on l'observait, *fièvre printannière*, *estivale*, *automnale;* d'autres fois on ajoutait à la fièvre le nom du symptôme prédominant; ainsi, si la diarrhée sanguinolente accompagnait la pyrexie, on l'appelait *fièvre dysentérique*. Si l'individu était jaune et qu'on attribuât la maladie à une trop grande quantité de bile, on l'appelait *bilieuse; adynamique* s'il y avait perte des forces; enfin *cardialgique*, *ataxique*, *aphonique*, *apoplectique*, suivant les signes principaux qui accompagnaient le mouvement fébrile. Plus tard enfin, et cette méthode était beaucoup plus rationnelle, on donna à la fièvre le nom de l'organe qu'on supposait malade : ainsi, *fièvre cérébrale*, *gastrique*, *hépatique*. C'est même ce dernier ordre qu'à suivi Pinel, qui, l'un des premiers, a cherché à débrouiller ce chaos des fièvres, mais ce ne s'est étonné qu'un esprit aussi éminent ai continué à regarder comme formant la maladie essentiellement, en un mot, comme fièvre essentielle, un symptôme auquel. il reconnaissait une cause déterminante dans l'affection de l'organe.

Les limites imposées à cet article et la nature même de l'ouvrage ne nous permettent pas d'examiner à fond la doctrine des fièvres, et les systèmes si nombreux des nosographes sur cette question ; mais avant de passer en revue les différentes maladies auxquelles l'usage a conservé ce nom, nous devons dire quelques mots sur la fièvre considérée essentiellement.

FIÈVRES ESSENTIELLES. Le peu de mots que nous avons dit plus haut sur l'histoire des fièvres, nous fait voir que plus on a poussé loin leur analyse, et plus on a dû mettre en doute leur *essentialité*, c'est-à-dire leur existence à part et indépendamment de toute autre affection. En effet, à mesure que les lois de l'organisation étaient mieux comprises, les symptômes, d'abord méconnus, des désordres locaux qui accompagnent les fièvres, se dessinaient plus clairement; peu à peu l'attention cessa de se porter vers le phénomène fébrile pour se concentrer davantage sur l'organe qu'on supposait malade, et enfin le terme qui servait primitivement d'épithète à la fièvre, devint seul le terme spécifique de l'affection; la fièvre pleurétique, pneumonique, catarrhale, devint la *pleurésie*, la *pneumonie*, le *catarrhe*, et l'on reconnut que le phénomène fébrile qu'on considérait auparavant comme primitif et indépendant, était véritablement consécutif et lié entièrement à l'altération de l'organe malade.

Malgré ces progrès de l'analyse pathologique et malgré le jour tout nouveau que les études anatomiques ont jeté sur ces doctrines tant controversées autrefois, la question de l'essentialité des fièvres n'est cependant pas encore entièrement résolue; ainsi, tandis que pour l'école des physiologistes « toutes les fièvres sont dues à la gastro-entérite » (c'est-à-dire à l'inflammation de l'estomac et des intestins), d'autres reconnaissent des fièvres pernicieuses, nerveuses, etc., sans lésion aucune des appareils organiques. Quant à la première opinion, soutenue avec tant de talent par M. Broussais et ses disciples, l'expérience en a fait raison; très-souvent certes l'inflammation de l'estomac et des intestins accompagne la fièvre, mais on observe aussi des inflammations d'autres organes accompagnées de fièvre pendant tout leur cours, sans qu'on ait observé pendant la vie le moindre signe, et sans qu'on trouve après la mort la moindre trace de phlegmasie des voies digestives. La raison surtout qui a fait admettre par quelques nosologistes l'existence des fièvres essentielles, c'est qu'après des fièvres graves, continues ou intermittentes, les investigations les plus minutieuses n'ont pu révéler la moindre altération organique. Mais de ce qu'une lésion échappe à notre examen, on ne peut conclure qu'elle n'existe pas. Combien de symptômes qu'on ne savait naguère à quoi rattacher et qu'on attribuait à des *perversions de la vitalité*, se rapportent maintenant à des altérations matérielles. Admettre une fièvre essentielle, c'est-à-dire existante par elle-même, sans trouble primitif, sans désordre aucun dans l'économie; en un mot, une affection *sine materia*, c'est admettre sans contredit un effet sans cause. Le plus léger mouvement fébrile, l'agitation produite pendant une émotion morale, reconnaissent une cause organique. Sans doute cette cause est légère et peu durable, mais enfin elle doit exister puisqu'il y a un effet produit. Le dogme de l'essentialité doit donc être complètement rejeté, et la fièvre qu'on considérait comme une entité, comme un être distinct, s'emparant de l'économie et la troublant de toute manière, n'est donc qu'un symptôme et non une maladie particulière. Elle n'est autre chose que la manifestation et le résultat du trouble des fonctions, et des lésions variées qui peuvent affecter l'organisme.

Malgré ce que nous venons de dire, comme on a conservé dans le monde, et même dans le langage médical certains noms qu'il est important d'apprécier à leur juste valeur, nous allons passer rapidement en revue les principales espèces de fièvres, omettant à dessein les mots rayés du catologue médical, et qui n'offrent plus qu'un intérêt historique.

FIÈVRE ADYNAMIQUE, de *dunamis*, sans force. *Fièvre ataxique* de *a* priv. et *taxis*, sans ordre. (Voy. *Dothinentérie*.)

FIÈVRES ANNUELLES. Hippocrate et tous les médecins qui se sont occupés des constitutions atmosphériques avaient remarqué chaque année à la même époque, le retour des mêmes maladies qu'ils appelaient annuelles; de là les fièvres *printannières* ou *vernales*, *estivales*, *automnales*, *hybernales* ou *hiémales*, etc., etc.

FIÈVRE BILIEUSE. Comme dans toute altération des fonctions digestives il y a un changement notable dans les qualités de la bile, les anciens médecins regardaient ce liquide comme cause de la maladie, et on entend encore tous les jours appeler fièvre bilieuse, l'*embarras gastrique*. (Voyez ce mot.)

FIÈVRE CATARRHALE. (Voyez *Catarrhe*.)

FIÈVRE CÉRÉBRALE. (Voy. *Cérébrale*.) C'est l'inflammation du cerveau ou de ses membranes.

FIÈVRE ENTÉRO-MÉSENTÉRIQUE, synonyme de dothinentérie.

FIÈVRE ÉROTIQUE. On a souvent appelé ainsi le mouvement fébrile qui accompagne presque toujours l'érotomanie, la nymphomanie, etc. (Voyez *Nymphomanie*.

FIÈVRE GASTRIQUE. (Voyez *Gastrite, Embarras gastrique*.)

FIÈVRE HECTIQUE (de *exis* habitude, disposition permanente, parce que cette maladie semble s'attacher à l'individu de manière à ne plus le quitter). Le plus souvent la fièvre hectique est caractérisée par la décoloration générale et la pâleur des tissus, la flaxidité des chairs et la maigreur extrême des malades. En général cette affection tient à une suppuration lente et profonde, extérieure ou intérieure. La présence des calculs dans les reins ou dans la vessie, des vers dans les intestins, ou d'un corps étranger dans un lieu voisin d'un organe important; la nymphomanie, l'onanisme, l'abus des plaisirs vénériens, sont souvent la cause de cette affection, mais la phthisie et les larges plaies en suppuration peuvent en être regardées comme la cause la plus fréquente.

Dans la première période de la fièvre hectique, on ne remarque guère qu'un mouvement fébrile qui paraît le soir, et dure une partie de la nuit. Bientôt sa durée augmente; à la seconde période il devient continu avec exacerbation le soir, et enfin dans la troisième, la diarrhée se déclare; on observe des sueurs abondantes, les forces disparaissent entièrement, et le malade meurt dans le marasme. La fièvre lente et la fièvre colliquative ne sont que des variétés de la fièvre hectique. Cette maladie est le plus généralement au-dessus des ressources de l'art; le traitement qui doit surtout consister dans des soins hygiéniques variés suivant la période à laquelle on l'emploie, doit consister principalement à éloigner les causes des principaux symptômes. C'est dans ce cas surtout que les personnes étrangères à la médecine doivent s'entourer des conseils de l'art qui peut souvent au milieu de symptômes cachés ou méconnus, trouver la véritable source du mal et arrêter son développement.

FIÈVRE DE HONGRIE. On a donné ce nom pendant le XVe siècle, à plusieurs épidémies de fièvres typhoïdes qui ravagèrent la Hongrie, à l'époque où l'armée des Autrichiens traversait ce pays pour aller combattre les Turcs. On a regardé pendant long-temps, mais à tort, cette maladie comme particulière au climat, et on l'appelait *lues hungarica.*

LANDOUZY,
Interne des hôpitaux de Paris.

FIÈVRE HYSTÉRIQUE. (Voyez *hystérie.*)

FIÈVRE INTERMITTENTE. (*Méd.*), s. f. Affection se montrant par accès et caractérisée par la chaleur de la peau, le développement du pouls, l'anxiété, etc., état précédé ordinairement d'une sensation de froid général, et se terminant par des sueurs abondantes. Plus on étudie les fièvres intermittentes, plus on peut se convaincre qu'elles doivent être rangées dans le même groupe, et dans un groupe séparé des autres maladies aiguës.

Peut-on, en n'envisageant la question que sous le rapport pratique, éloigner celles des fièvres dites simples de celles qu'on désigne sous le nom de pernicieuses? Je n'en crois rien. Il suffit de bien établir le diagnostic différentiel, vu que le traitement ne diffère que par des nuances.

Nous n'admettons pas davantage les divisions faites par quelques auteurs, en fièvres intermittentes bilieuses, muqueuses, inflammatoires, putrides, etc. Cette manière de disséminer des objets analogues sépare trop ce que la thérapeutique veut et doit réunir. On divise les fièvres intermittentes, en fièvres quotidiennes, fièvres tierces, fièvres quartes.

La fièvre quotidienne est celle qui se renouvelle tous les jours, après avoir laissé entre chaque accès un intervalle complet d'apyrexie ou d'absence de symptômes fébriles. C'est à tort qu'on a avancé qu'il n'y avait pas de pyrexie de ce type. La fièvre tierce paraît tous les deux jours, laissant entre chaque accès au moins vingt-quatre heures d'apyrexie. La fièvre quarte laisse deux jours complets de repos et ne reparaît que le troisième.

Quelques auteurs ont admis une fièvre quintane, sextane, septane, octane, nonane, mensuelle, annuelle. Mais il est fort rare, si ce n'est même fort douteux, que ce genre de périodicité fébrile existe. Il ne peut être considéré que comme une anomalie ou une exception.

Les intervalles qui constituent les intermittentes sont plus ou moins prolongés, selon que les accès le sont plus ou moins. Tantôt ces accès sont d'une ou de quatre heures, tantôt de douze et même de vingt. Il résulte de cette irrégularité que si, dans les fièvres quotidiennes, les accès se prolongent trop, ils peuvent arriver jusqu'au point de se toucher; et alors ils constituent ce qu'on a justement nommé *fièvres subintrantes.*

On dit qu'une fièvre quotidienne est *simple* lorsqu'elle n'a qu'un accès régulier à des époques régulières; *double*, lorsqu'il survient deux autres accès en vingt-quatre heures. Celle-ci doit être peu commune, car si l'un des accès se prolonge il anticipe sur le suivant, et place ainsi ce groupe de fièvres ou rémittentes, ou subintrantes, ou subcontinues.

La fièvre *double tierce* revêt plus d'une forme. Elle peut être double tierce et revenir néanmoins chaque jour, mais de sorte que chacun des accès se corresponde alternativement de deux jours l'un, soit pour l'heure de l'invasion, soit pour l'intensité du paroxysme. De cette manière, l'accès du premier jour répond à l'accès du troisième jour; l'accès du deuxième répond à celui du quatrième. Nous disons pour l'heure : Or, l'époque de l'accès du premier jour ayant lieu le matin, celle du troisième aura lieu le matin; alors l'accès du deuxième jour commençant après midi, celui du quatrième commencera après midi. La fièvre double quarte est celle qui a deux accès le même jour, suivis de deux jours d'apyrexie.

D'autres fièvres doubles quartes ont un accès deux jours de suite et un intervalle apyrétique le troisième jour. L'ordre de succession est tel que l'accès du premier jour correspond en durée, en intensité, en époque d'invasion à celui du quatrième; tandis que l'accès du deuxième répond à celui du cinquième.

Si la double *quotidienne* est rare et appartient souvent à l'ordre des subintrantes, la plus commune des intermittentes doubles est la fièvre double tierce. On observe peu en effet l'état quotidien dont les accès se correspondent parfaitement tous les jours. Quant à la fièvre double quarte, elle est infiniment moins commune dans la capitale et sa banlieue que dans les contrées marécageuses.

Les fièvres *rémittentes* méritent une mention à l'occasion des fièvres intermittentes, puisqu'à peu de choses près elles exigent le même traitement. Le diagnostic différentiel de ces deux espèces est fort simple. La fièvre rémittente a des rémissions et point d'intermission; toutefois elle a des accès entièrement semblables à l'intermittente. On pourrait se servir d'une comparaison grossière en disant qu'elle n'est autre chose qu'une fièvre intermittente appliquée sur une fièvre continue. Leurs types se transforment souvent, et ces fièvres prennent réciproquement le type de l'une et de l'autre.

Etiologie. On ne saurait comprendre l'invasion d'une maladie aiguë sans le concours de deux causes principales, l'une qui prédispose, l'autre qui met en jeu la première. C'est ce que l'on désigne sous le nom de causes prédisposantes et de causes occasionnelles ou déterminantes.

Causes prédisposantes. La première, la plus positive de ces causes, comme la plus puissante, c'est la présence d'un corps étranger, appelé miasme des marais. Quelques étiologistes lui conservent le nom de cause *formelle*, parce qu'elle imprime la forme à la maladie.

Nous disons *miasme des marais*, bien que cette émanation spécifique s'échappe de beaucoup d'autres localités non marécageuses. Ainsi, les forêts qu'on défriche, les terres qu'on laboure, les *savanes*, les *steppes*, les *llanos* ou *pampas*, fournissent plus ou moins de ces agents d'infection.

Dans les vastes cités, où le sol est couvert, où les émanations tellugiriques ne peuvent s'échapper, et par conséquent ne forment point de foyers d'infection, la cause prédisposante miasmatique se trouve neutralisée.

Les petites villes jouissent du même privilège, mais dans des limites bien autrement rétrécies. Celles qui comme *Péronne, Rochefort*, sont très-voisines des sols marécageux, ne sont point complètement à l'abri des pernicieuses influences du voisinage. Les émanations qui souillent l'atmosphère circonvoisine sont portées sur les habitants par les courants d'air, se condensent particulièrement pendant la nuit, et jouissant alors d'une action fort énergique.

A Rome cependant les fièvres d'accès sont fort communes, et le grand hôpital du Saint-Esprit en est fréquemment inondé. C'est dans cet hôpital que mon presque homonyme le docteur Bailly, avait recueilli les observations qui ont servi de base à son traité sur les fièvres intermittentes; et, pour le dire en passant, on m'a fréquemment attribué son opinion, au moins fort singulière, sur la station des animaux comme cause productrice de la périodicité.

Ces maladies sont alimentées à Rome non seulement par les campagnes environnantes, mal cultivées et mal saines, mais encore par les émanations de l'intérieur dont le sol est dans tant d'endroits couvert de débris, d'immondices, de terrains incultes, abandonnés et non pavés.

Tout le littoral de la Macédoine, jadis si fertile, et qui produisait des hommes si robustes, est aujourd'hui abandonné aux invasions des marais, et n'alimente plus que des êtres à face blême, à gros ventre et à marche pesante. Qu'il y a loin de ces fantômes cachectiques à ces redoutables phalanges qui sous la conduite d'un jeune écervelé firent en peu de mois la conquête de l'Asie !

L'homme qui habite les bords des rivières ou des ruisseaux à cours lent, des fleuves rapides, mais sujets à changer de lit, ou aux inondations; près des étangs, des rivières, comme en Piémont et dans la presqu'île du Gange; à côté des mares, des flaques d'eau, est également sujet aux fièvres d'accès.

Il est certains pays, fort vastes et sans culture, qui dévorent les habitants et surtout les voyageurs dans les saisons pluvieuses, parce qu'alors les pluies transforment ces grandes surfaces en marais. Ainsi les premiers malheurs du célèbre Mungo-Parck dans son dernier voyage en Afrique datèrent, comme il l'écrivit lui-même, du moment où les pluies commençant décimèrent avec promptitude les deux cents hommes qu'il conduisait avec lui.

Toutefois, lorsque les courants d'eau sont rapides et bien renfermés dans leurs lits; si, comme le Rhône dans presque tout son cours, ils ne laissent rien en stagnation, l'influence du voisinage est nulle. Preuve frappante de l'inocuité des simples émanations humides; preuve sans réplique qu'indépendamment des émanations humides il faut encore un certain mélange et la présence des corpuscules atomiques dont nous avons parlé, corpuscules auxquels l'humidité imprime la force et l'énergie.

Les forêts vierges ne sauraient être défrichées

sans que les ouvriers n'éprouvent les funestes atteintes des fièvres intermittentes. Ce fait s'est constamment vérifié en Amérique, et on a observé que dans de semblables occasions ces maladies prennent facilement un caractère grave.

A la suite des grandes inondations et même des filtrations des eaux mal contenues dans les canaux; on les a vues régner d'une manière épidémique; on sait que cette dernière cause étendit, il y a quelques années, sa funeste influence aux environs de Pantin.

En 1826, le Zuyderzée inonda les provinces de Frise et d'Over-Yssel, et à l'inondation succédèrent épidémiquement les fièvres d'accès. Mais dans ces contrées, qui sont au-dessous du niveau des eaux, elles sont endémiques. Elles le sont dans toute la Hollande; elles le sont à l'embouchure de l'Escaut comme dans beaucoup de contrées qui sous un ciel toujours pur s'étendent sur les bords de la Méditerranée.

Les marées de l'Océan elles-mêmes sont quelquefois une source fâcheuse de ce genre d'affection. Si dans les hautes marées, et pendant les tempêtes; si pendant le flux et reflux, l'eau dépasse des rivages élevés, sans rentrer entièrement dans son lit, l'endémie peut encore avoir lieu. Si vous allez du Havre au Hoc, vous êtes frappés par l'aspect le plus triste. Le peu de cadavres ambulants qui résident sur cette plage empestée, y traînent eux et leurs enfants la plus pénible des existences. Lorsqu'il fut question d'établir un lazaret dans un semblable voisinage, j'élevai ma voix au conseil supérieur de santé contre le choix de cette localité; mais elle se perdit dans le désert comme elle se perdit depuis à l'occasion du choléra de Sunderland.

Mais qu'est-ce que le miasme des marais? disons d'abord que ce doit être un corps microscopique atomique; vous voyez de suite que ne pouvant être appréciée que par ses effets, sa nature est insaisissable. On ne saurait pas plus en pénétrer l'essence que celles des poisons inpondérables qui donnent la peste, la fièvre jaune, le typhus nosocomial, le choléra.

On a bien dit que le miasme des marais était un composé du détritus des substances végétales et animales; mais ce n'est là qu'une conjecture qu'aucun fait, qu'aucune expérience ne peuvent démontrer matériellement. Volta a pris de l'air dans les marais les plus infects et de son analyse est résulté un fait négatif, c'est-à-dire que la proportion des éléments de l'air n'est point variée. Thénard et Dupuytren ont répété la même expérience sans plus de succès.

Quoi qu'il en soit, le concours de l'humidité semble indispensable pour la production ou l'action de ce miasme; et d'autre part l'humidité seule ne suffit pas; car si les eaux couvrent bien les endroits mérécageux, il n'y a pas de fièvres intermittentes; celles-ci ne commencent qu'au moment où les eaux se retirent.

Parmi les autres causes on notera avec attention les saisons, soit qu'elles prédisposent par elles-mêmes, soit qu'elles fortifient l'action des miasmes ; de là est dérivée cette distinction des fièvres en *vernales* et en *automnales*.

L'hiver et l'été ne favorisent point leur développement parmi nous ; mais on voit surgir ces maladies pendant le printemps et l'automne. A Paris elles sont plus communes aux mois d'avril et de mai que dans toute autre saison ; mais dans les pays marécageux elles prennent un caractère épidémique en automne, surtout si l'été a été chaud et a mis la vase a nu.

Nous ne passerons pas sous silence les constitutions dites épidémiques : elles sont rares à Paris. Toutefois j'ai été témoin d'une épidémie fort remarquable en 1826 ; le docteur Bauquier de Saint-Ambroix, en a rendu un compte exact dans la *Revue médicale*.

Les effets de cette cause épidémique, qui s'étendit sur toute la France, se prolongèrent dans la capitale jusqu'en 1828. Alors les maladies aiguës portèrent, comme pendant la durée de toutes les épidémies, l'empreinte de la maladie régnante. Les fièvres qui débutaient par le type continu dégénéraient promptement en fièvres intermittentes.

Ce fut à cette époque qu'on les vit surgir dans Paris et que des individus contractèrent, sous l'influence de ce mode épidémique une prédisposition à laquelle le sol et le climat se refusent communément. Mais depuis quelques années cette prédisposition est éteinte, et nous n'observons plus, ni dans les hôpitaux ni dans la ville, que des cas exceptionnels comme par le passé.

Parmi les causes prédisposantes les plus palpables et les plus permanentes, il faut noter principalement l'*intumescence* de la rate. (Splénocèle.) Conserve-t-elle son état normal, l'individu reste soumis à la maladie.

Ce n'est pas seulement au *splénocèle* développé spontanément qu'il faut attribuer son influence permanente sur la production des affections à type périodique ; l'intumescence de la rate, attribuée à des causes traumatiques, produit les mêmes phénomènes. Ce fait a été constaté d'une manière qu'on ne saurait révoquer en doute par mon ami le docteur Piorry.

Causes déterminantes. — Si les affections morales tristes et lentes prédisposent, les émotions vives peuvent mettre en jeu ses causes : ainsi les unes prédisposent, les autres déterminent. La prolongation d'un mauvais régime peut donner l'opportunité ; mais cet accès peut la développer brusquement. Il en est de même de toutes les causes agissant brusquement et instantanément. De l'action et de la combinaison de ces deux causes, dont j'abrège les détails, dérive un troisième ordre de phénomènes constituant ce qu'on nomme cause essentielle, matérielle, efficiente, maladie, que nous considérons, nous, comme une modification anormale des tissus organiques.

Symptomatologie. — L'accès, sur le point de se manifester par des signes sensibles commence, d'une manière presque inaperçue, une ou plusieurs heures avant le frisson.

Refroidissement, premier stade. — Le sentiment du froid ne tarde pas à se faire sentir aux pieds, aux mains, suivi de quelques horripilations qui parcourent la direction de la colonne vertébrale. Bientôt ces horripilations, accompagnées de bâillements, de pandiculations, de pâleur de la face et de cette contraction de la peau qu'on a appelée peau ansérine ou chair de poule, sont suivies de mouvements qui ont pour caractère les secousses des membres et le tremblement de tout le corps. Tantôt il y a claquement de dents, tantôt ce phénomène est inaperçu. Si vous promenez la main sur la peau, elle paraît chaude et cependant le malade se plaint d'un froid glacial.

La durée de ce premier stade est depuis une demi-heure jusqu'à quatre heure ; la moyenne est de deux heures, il manque quelquefois totalement.

Ces phénomènes de début sont accompagnés d'un commencement de céphalalgie ; d'un sentiment de mélancolie, d'impatience ; il s'y joint de la dyspnée ; l'accélération de la respiration se met de la partie ; il y a souvent des nausées ; souvent des vomissements ; les urines conservent leur état naturel ou sont claires et aqueuses ; la lassitude est extrême, et la concentration des mouvements est telle que le corps diminue de volume ; fait de tout temps démontré par la chute des anneaux qu'on porte aux doigts.

Chaleur, deuxième stade. — Peu à peu les secousses se ralentissent ; l'intensité du froid diminue ; bientôt il n'occupe plus que les extrémités ; c'est alors que commence le stade de la chaleur qui va toujours en augmentant. Cette modification de l'enveloppe tégumentaire est toute d'expansion, et le corps non seulement reprend le volume qu'il avait dans l'état de santé, mais l'excède encore. La céphalalgie devient plus vive ; l'agitation cérébrale est parfois portée jusqu'au délire et à des rêvasseries, le malade a une propension à l'assoupissement ; il se plaint de pesanteur de tête. La face, de pâle qu'elle était, se tuméfie, devient rouge, animée ; les yeux sont étincelants ; si les hémorrhagies ont lieu, c'est dans ce stade.

La bouche est sèche, la soif est ardente ; les nausées où les vomissements continuent ; la diarrhée peut compliquer l'accès ; les urines, d'abord pâles et peu foncées, se troublent, deviennent briquetées et sont rendues avec un sentiment d'ardeur. Alors se déclarent les douleurs qui affectent plus particulièrement l'hypochondre gauche ; elles se prononcent aussi aux extrémités avec ce genre de souffrance que beaucoup de gens désignent sous le nom de courbature. Le cœur bat avec énergie et impulsion ; le pouls est élevé, dur et fréquent et la chaleur intérieure forte ; elle fait même éprouver à celui qui touche la peau une vive sensation d'ardeur. Presque toujours une petite toux sèche assez fréquente se déclare ; elle cesse avec l'accès. La durée de ce stade, de même que celle du précédent, est infiniment variable. Il est quelquefois si court qu'à peine peut-on saisir l'intervalle qui a lieu entre le froid et le moiteur. D'autrefois il dure plusieurs heures avant que la peau ne s'humecte.

Sueur, troisième stade. — Le stade de froid manque quelquefois ; celui de la chaleur jamais, excepté dans quelques cas exceptionnels de fièvres algides et pernicieuses. Lorsque la chaleur sèche tend à sa fin, un sentiment de bien-être général se fait sentir; les fonctions reprennent leur équilibre et les douleurs locales diminuent progressivement. La sueur communément générale occupe quelquefois une seule partie du corps. Le cœur conserve la fréquence de ses battements, mais sans impulsion anormale. L'exploration du pouls montre qu'il est large, ondulent, mou.

Intermission. — Lorsque les trois stades se sont pleinement prononcés, on peut dès le premier accès prédire l'existence d'une fièvre intermittente. Je ne connais aucune maladie qui offre cette marche régulière et complète. L'invasion de la pneumonie seule pourrait en imposer; mais les phénomènes graves de celle-ci, l'auscultation et la continuation des symptômes font cesser toute espèce d'hésitation.

L'intermission arrivée, toutes les fonctions reprennent leur équilibre, et le malade semble entièrement rendu à la santé. Dès ce moment il peut vaquer à ses affaires, ne conservant qu'un peu de faiblesse. Il reprend sa coloration ordinaire si l'affection est récente : si elle est ancienne, la peau conserve un aspect terreux caractéristique. Dans ce dernier état il peut y avoir de la bouffissure à la face, de l'œdème aux pieds. D'ordinaire les douleurs disparaissent; toutefois il n'est pas rare d'observer une certaine continuité dans la céphalalgie, quelques vertiges et même des bourdonnements dans les oreilles.

Il arrive fréquemment qu'une fièvre intermittente simple débute comme une maladie continue. Alors elle conserve tous les caractères d'une fièvre inflammatoire générale pendant les trois ou quatre premiers jours. Cette remarque sur la symptomatologie est un point capital dans l'étude de ce genre d'affection.

Des associations principales sont celles qui se lient à la présence des matières muqueuses ou mucoso-bilieuses en excès dans les voies digestives. Dans ces cas la langue reste chargée, la bouche mauvaise, l'haleine forte ou fétide; il y a de la soif, de l'anorexie, de la sensibilité à l'épigastre; les urines restent chargées; les fonctions du tube intestinal sont plus ou moins troublées.

Il est des lésions chroniques qui compliquent gravement la fièvre intermittente, et parmi elles nous signalerons la phthisie pulmonaire, les altérations de tissu dans le foie, le catarrhe vésical, etc.

État pernicieux. — Telle est la fièvre intermittente dans ses formes les plus ordinaires; mais il arrive parfois qu'elle est compliquée avec des désordres organiques ou des lésions vitales et des fonctions plus ou moins graves. Ce trouble, lorsqu'il est porté à un très-haut degré, suffit pour caractériser l'état pernicieux.

Représentez-vous le tableau complet d'une fièvre d'accès, et ajoutez à ce tableau un symptôme insolite, lié à la lésion importante d'une fonction, symptôme qui paraît avec le paroxysme et disparaît avec lui, et vous aurez l'image de ce qu'on a nommé fièvre pernicieuse. C'est ainsi qu'on dit : fièvre pernicieuse apoplectique ou soporeuse,

lorsque des phénomènes simulant l'apoplexie se déclarent pendant l'accès; fièvre *pernicieuse épileptique*, lorsqu'il y a des symptômes d'épilepsie, *fièvre pernicieuse pneumogonique, pleurétique, hémoptoïque*, lorsqu'il y a des symptômes de pneumonite, de pleurite, d'hémoptysie; et ainsi des fièvres pernicieuses *cardialgique, cholérique, dyssentérique, hépatique, cystique, néphrétique, hématurique*, etc.

Les auteurs à consulter sur ce sujet sont *Mercatus, Morton, Forti, Werlhof, Senac, Lauter, Comparetti, Alibert.*

On doit considérer la fièvre subintrante ou subcontinue de *Forti* comme faisant partie du groupe des fièvres pernicieuses. Qu'est-ce donc qu'une fièvre subintrante ? une fièvre intermittente dont les accès sont tellement prolongés que la fin de l'un coïncide avec le commencement de l'autre.

Diagnostic différentiel. — Il dérive naturellement du type et de l'intervalle apyrétique, ce qui distinguera toujours les fièvres intermittentes des fièvres continues. D'autre part, la prédominance d'un symptôme grave établit aussi une différence tranchée entre la fièvre pernicieuse et la fièvre intermittente simple.

Pronostic. — Le pronostic est presque toujours heureux dans les fièvres intermittentes simples; souvent fâcheux dans celles qui sont compliquées et pernicieuses. On a dit généralement qu'il fallait tout attendre de la nature et que ces maladies se terminaient d'elles-mêmes après le septième accès. Cela est vrai quelquefois dans les pays très-sains, ou lorsque les individus atteints se sont soustraits à l'influence de la cause qui a provoqué le trouble des fonctions. Il importe pour le pronostic de considérer l'époque de l'invasion, l'influence épidémique, la saison, le type, la durée.

Les fièvres d'automne sont plus rebelles que celles du printemps : les épidémies exercent un empire tel qu'elles prolongent les symptômes et les réveillent avec une grande facilité. Les fièvres quartes sont plus rebelles que les tierces et les quotidiennes.

Celles de ces affections qui par le long temps de leur durée ont développé quelques désordres organiques, tel par exemple que le *splénocèle*, résistent avec une opiniâtreté incalculable. Par suite de la prolongation de ces espèces de fièvres on voit survenir des engorgements du foie et consécutivement la couleur ictérique, des ascites, des anasarques; alors le pronostic devient fâcheux.

Indications thérapeutiques. — Ces indications se déduisent d'une part des phénomènes qui appartiennent à l'accès, et de l'autre de la forme ainsi que de la prolongation de l'intermittente.

Il est rare qu'en France on s'occupe des symptômes qui constituent les stades d'un accès, à moins que les symptômes n'établissent une complication pernicieuse. Ainsi le froid peut être d'une trop grande durée et d'une intensité telle qu'il fait craindre sa liaison avec l'accès suivant; la chaleur est quelquefois tellement intense qu'elle provoque des congestions cérébrales, le délire, des hémorrhagies violentes; alors seulement il est permis de de porter son attention sur d'aussi sérieux symptômes.

Les médecins anglais, plus occupés du symptôme dominant que nous, ont eu recours à des moyens énergiques pour le combattre. Il ne craignent pas de donner un vomitif au commencement et pendant le stade du froid; et ils attribuent à son action le développement subit de la chaleur et de la diaphorèse; pour nous, notre pensée est que les émétiques doivent être repoussés dans ce stade. Ils approuvent assez communément la méthode de *Trotter* (médecine nautique), qui donnait de très-hautes doses d'opium. Il commençait par trente gouttes de laudanum de Sydenham, et il les faisait suivre de six autres de quart en quart d'heure; sans dépasser toutefois la dose de soixante. *Trotter* affirme que par l'emploi de ce médicament l'intensité de la chaleur est de beaucoup diminuée, et que la sueur arrive plus promptement sans que le délire se mêle de la partie. On a employé l'éther sulfurique à la dose d'un gros pour abréger le premier stade. *Davidson* s'est applaudi de ce procédé, par lequel le froid est notablement diminué en intensité et en longueur.

De tous les moyens dirigés contre la fièvre, le plus énergique comme le plus efficace et le plus singulier c'est la *compression*. Un chirurgien de marine nommé Georges Kellie le mit le premier en usage et son procédé fut publiée en 1794 par *Duncan*.

Dès que le froid s'était déclaré, *Kellie* appliquait un tourniquet sur l'artère brachiale et un autre sur l'artère fémorale dans un seul croisé. Il interceptait la circulation dans ces deux artères, et en peu de minutes le froid disparaissait complètement. Après deux ou trois opérations de ce genre la fièvre intermittente était tout aussi bien détruite que si on eût employé le quinquina.

Cinq ans après, je répétai ces expériences à Toulon, puis à Pavie, à Valladolid, et à Saint-Domingue en 1803. J'en ai publié les résultats à mon retour en France, et je puis affirmer que le moyen est réellement efficace, au moins dans un nombre de cas.

Il n'est pas nécessaire, à mon avis, d'appliquer le tourniquet d'une manière croisée pour obtenir l'effet désiré. On peut même d'après nos recherches ne comprimer l'artère que sur un seul membre sans suspendre totalement la circulation, mais la compression des deux atteint le but plus rapidement. Voici au reste quels sont les phénomènes qui succèdent à cette application.

Après quelques minutes, deux à cinq tout au plus, le malade ressent un douleur assez vive sur le point comprimé. Le membre tressaille, bondit même avec force. Bientôt le froid s'éteint et une chaleur des plus vives le remplace, pour être suivie elle-même d'un sueur des plus abondantes.

En 1809, mon ami le docteur François, fut envoyé à Magdebourg, pour essayer différentes substances proposées comme succédanées du quinquina, alors si rare et si cher. Il trouva dans l'hôpital militaire plus de quatre mille malades atteints de fièvres intermittentes provenant d'une garnison forte de vingt-quatre mille hommes.

On sait que les fièvres de cette espèce sont endémiques à Magdebourg, bâti dans un marais sur les bords de l'Elbe. Les plus anciennes de ces fièvres résistèrent aux moyens employés; alors il essaya la ligature, en la faisant sur deux membres opposés. La réussite fut d'autant plus complète que la maladie était plus invétérée; et ce succès fut si remarquable qu'il fallut ensuite prendre des précautions pour empêcher que les soldats n'employassent à tout propos la compression.

Ce moyen au reste sera, comme on le voit, un puissant auxiliaire dans les cas où le froid a une grande intensité, une grande longueur; car sa longueur et son intensité caractérisent assez communément l'opiniâtreté de la maladie dans les circonstances où la maladie sera invétérée et rebelle; à cela près, il me paraît plus sage, plus prudent de ne point s'occuper des stades de la fièvre intermittente simple.

Mais faut-il ne jamais attaquer directement les symptômes particuliers? faut-il dans tous les cas recourir aux spécifiques connus? Telles sont les principales questions relatives aux indications thérapeutiques.

Si l'on observait un symptôme grave qui dût compromettre les jours du malade; si la marche de l'affection faisait craindre qu'elle ne passât à l'état continu, enfin s'il y avait manifestement un embarras gastrique bien prononcé, avec tous les phénomènes qui en dépendent, il faudrait bien s'attacher à combattre ce qui serait en dehors de la maladie principale et qui mettrait obstacle à la guérison par les spécifiques connus.

Parmi les symptômes les plus notables, nous signalerons tous ceux qui déjà ont été indiqués comme constituant une fièvre pernicieuse.

Pour la plupart des cas qui constituent cette fièvre, les saignées générales pendant la durée de l'accès, mais bien mieux les fortes saignées locales par les ventouses sont de première nécessité, ainsi que les larges rubéfiants. On a également vanté les préparations d'opium dans le flux extraordinaire des intestins; mais aussitôt l'accès terminé, et même pendant la durée de son dernier stade, on se hâtera d'arriver au spécifique.

Quant à cette autre combinaison qui résulte de l'association d'un embarras gastro-intestinal, d'un état bilieux ou muqueux, rien ne s'oppose à l'emploi des évacuants, surtout les émétiques. Mais il est d'observation constante, bien démontrée pour moi, que l'usage de la quinine détruit avec une prodigieuse facilité tout état saburral qui est indépendant d'une gastrite.

La maladie réduite à son expression la plus simple, c'est-à-dire, bornée à des accès réguliers, on devra employer sur-le-champ le quinquina et ses préparations, seul spécifique connu.

Je rappellerai néanmoins que beaucoup de praticiens conseillent et conseillent encore d'attendre la fin du septième accès avant d'entreprendre de médicamenter les malades; mais je blâme hautement cette pratique comme étant propre à favoriser le développement des complications de tout genre. J'ai déjà dit qu'à Paris quelques fièvres intermittentes fort simples disparaissent d'elles-mêmes, surtout lorsque les persones qui avaient contracté la maladie en dehors venaient habiter la capitale; car le séjour de la capitale, lorsqu'il n'y a pas épidémie, est un vrai antidote. Toutefois cette méthode d'exportation n'est point conforme à l'esprit d'observation et à l'expérience, le souverain des maîtres. Pour mon propre compte, dès que j'ai constaté l'existence de la périodicité je me me hâte d'administrer le *sulfate de quinine*. Je n'en donne jamais moins de dix-huit grains, en trois doses égales, dans l'intervalle de deux accès d'une fièvre quotidienne; et de trente-six grains dans l'intervalle de deux accès d'une fièvre tierce. On commence la première dose aussitôt que l'accès est entièrement achevé, et on distribue son temps de manière que l'administration de la dernière coïncide avec une époque qui précède de quelques heures l'accès suivant. La meilleure manière est de le donner en poudre dans du pain à chanter, plutôt qu'en pilules. Celles-ci passent quelquefois sans être dissoutes et absorbées. Cette préparation si simple surpasse de beaucoup toutes les autres, et même les mélanges dans l'eau ou dans du sirop. Si l'irritabilité ou le défaut de tolérance ne permettaient pas au médicament de séjourner assez long-temps dans le tube digestif, on associerait le sulfate de quinine avec quelques atômes d'opium, ou bien on ferait avaler immédiatement par dessus la dose une verrée d'eau mucilagineuse. Si on a affaire à une fièvre pernicieuse, les doses doivent être doubles ou répétées plus souvent. La première de ces doses sera toujours administrée sur le déclin de l'accès, sans attendre qu'il soit totalement terminé.

Avant l'admirable découverte de MM. Pelletier et Caventou, on administrait le quinquina en substance, en décoction, en sirop; on suspendait la poudre dans du vin, ou bien on traitait cette écorce par l'alcool. Tous ces procédés sont bons, mais à divers degrés. La poudre, après la quinine, est ce qu'il y a de préférable. On en donne une ou deux onces dans l'intervalle des accès, par doses d'un ou de deux gros, délayée dans l'eau. L'infusion et la décoction de cette écorce, long-temps continuées, conviennent quand la fièvre est coupée et qu'on veut en prévenir le retour. Voici, sous le rapport de l'efficacité, la gradation qui existe dans les trois espèces principales de quinquina : quinquina gris, quinquina rouge, quinquina jaune. Ce dernier est préférable aux deux autres parce qu'il contient de plus grandes proportions de quinine.

On a vanté d'autres spécifiques, tels que l'arséniate de soude, la salicine découverte dans le *salixhélix*, par N. Leroux, de Vitry-le-Français; le houx, l'augusture, la gentiane, le café seul ou mêlé au suc de citron, en et général les amers ; de tous ces spécifiques le dernier est le plus efficace et compte de nombreux succès dans la médecine populaire. L'arséniate de soude ne guérit qu'en changeant le mode de lésion, en substituant une maladie à une autre, une fièvre lente à une fièvre de nature presque toujours bénigne.

L'extrait des feuilles du *cynara scolymus* (artichaut) qui doit sa réputation à M. Montain, médecin distingué de Lyon, n'a point répondu à mon at-

tente dans les nombreuses recherches que j'ai faites.

Fièvre intermittente entretenue par l'intumescence de la rate.—Si le *splénocèle* est le produit d'une fièvre intermittente, il est toujours curable; et quel que soit son volume, il peut être rapidement diminué.

Je dis, lorsqu'il est provoqué par une fièvre intermittente, car si la rate par toute autre cause était parvenue à un état squirrheux ou tuberculeux; si les membranes qui l'enveloppent étaient transformées en cartilages, comme j'en ai vu, nul doute qu'il y eût impossibilité de résoudre la tuméfaction. Quel est donc le procédé à employer pour réduire une intumescence qui avait jusqu'ici résisté à tous les moyens connus? Avant de s'expliquer sur ce point, il faut rappeler que la plupart des praticiens, même dans les temps très modernes, avaient accusé le quinquina des obstructions qui paraissaient dans les fièvres si on le donnait de très-bonne heure. Mais il résulte de mes observations que les intumescences de cet organe surviennent précisément parce qu'on donne trop tard le spécifique. Et comment douter de ce fait, lorsqu'on voit les habitants des marais presque tous *rateleux*, lors même qu'ils n'ont pas pris un atôme de quinquina.

De toutes les idées que j'ai le plus caressées dans ma vie, la découverte du moyen propre à guérir les tumeurs de la rate est celle qui me flatte le plus. En effet, leur présence entretient les symptômes fébriles, les renouvelle sans cesse, rend les individus cachectiques, développe des ascites, des bouffissures, l'anarsaque, et conduit en définitive lentement à la mort. Pour parvenir à détruire ce germe, qui devient si souvent funeste, il suffit d'administrer hardiment le sulfate de quinine. Pour un adulte la dose doit être de trente-six grains en vingt-quatre heures, par douze grains chaque fois. Après ce premier laps de temps, il est fort ordinaire de voir réduire notablement la rate. Pour s'en assurer, il est indispensable de le mesurer préalablement par l'excellent procédé de M. Piorry. Ce praticien a même constaté la diminution du volume, après quelques heures de l'emploi du médicament. Enfin, en continuant les mêmes quantités de quinine pendant cinq ou six jours, et en les donnant ensuite moins fortes, on arrive peu à peu à ramener la rate à son état naturel, et à faire disparaître tous les symptômes qui sont la suite inévitable et de son engorgement et de la compression qu'elle exerce.

Ainsi l'ascite subordonnée au splénocèle disparaît en entier, parce que le phénomène est sous la dépendance de la lésion organique et de la compression des veines par cette même lésion.

V. BALLY,
Membre de l'Académie de Médecine, Médecin
de l'Hôtel-Dieu.

FIÈVRE JAUNE. (Voy. *Typhus d'Amérique*.)

FIÈVRE DE LAIT. Ce mot a été traité avec tous les développements convenables, à l'article *allaitement*.

FIÈVRE *maligne*, *fièvre muqueuse*, *fièvre nerveuse*, *fièvre mésentérique*, *fièvre putride*. Tous ces mots appartiennent à la synonymie de la dothinentérie.

FIÈVRE MILIAIRE. On nommait ainsi une éruption cutanée, caractérisée par de petites vésicules semblables à des grains de millet, et appelée pour cette raison la *miliaire*. (V. *Sudamina*.)

FIÈVRE TRAUMATIQUE. On appelle ainsi de *trauma*, blessure, la fièvre qui survient après les plaies, les contusions, etc. On a aussi donné ce nom au mouvement fébrile quelquefois si intense, qui suit les opérations chirurgicales.   L.

FIGUE (*bot.*) s. f., fruit du figuier, *ficus carica*, famille des urticées, de J. Elle se distingue des autres fruits en ce qu'elle est formée par le réceptacle dont les parois épaissies renferment la fleur d'abord, puis un grand nombre de petites drupes charnues, contenant chacune une graine à enveloppe crustacée. (*Lycones* de Mirbel.) La fécondation s'opère conséquemment dans le réceptacle même, et elle est suivie d'une affluence considérable d'un suc laiteux que la maturation convertit en principe sucré.

Le figuier originaire du midi de l'Europe, est maintenant naturalisé dans presque tous les climats tempérés ; il n'est pas seulement remarquable par la singularité de sa fructification, mais bien aussi par la majesté de son port et la richesse de sa végétation ; tantôt il forme à lui seul un buisson touffu, tantôt sa tige s'élève droite lisse et couronnée par une belle cime. On distingue sur le même arbre deux sortes de figues ; les unes généralement assez grosses occupent la partie moyenne des branches et mûrissent en juillet, on les appelle *figues-fleurs* ; les autres qui surgissent aux extrémités, sont plus petites, murissent plus tard et sont aussi plus sucrées. En général le volume des figues varie de celui d'une prune à celui d'une poire moyenne, elles sont sou ou pyriformes ou sphériques. Le nombre des variétés de figues que l'on doit à la culture est très-considérable : néanmoins on peut les diviser en deux classes principales, la première comprend les *fruits verts, jaunâtres ou blancs ;* telles sont la *figue blanche* ou *grosse blanche ronde*, abondamment cultivée aux environs de Paris, et notamment à Argenteuil ; la *figue marseillaise*, l'une des plus exquises; son volume est égal à celui d'une prune de reine claude, elle est blanche et très-sucrée, et a un assez grand nombre de variétés que nous ne croyons pas devoir indiquer ici. La deuxième classe comprend les figues violettes proprement dites ; elles se distinguent en outre par leur forme sphéroïde, leur volume assez gros, leur surface striée, leur couleur violet-foncé extérieurement, rouge-vineux intérieurement, telles sont la *grosse violette longue* ou *figue aubique* noire, la figue poire ou de Bordeaux, la *figue verte brune*. Elles sont généralement cultivées en Provence, et y fournissent deux récoltes ; celles qui proviennent de la première et qu'on désigne comme nous l'avons dit, sous le nom de *figues-fleurs*, sont généralement moins estimées ; les autres sont plus petites, plus sucrées et se conservent beaucoup plus

facilement ; cette seconde récolte s'effectue ordinairement dans les mois de septembre et d'octobre. La différence que l'on remarque dans la maturation des fruits résultant de ces deux récoltes, prouve d'une manière incontestable l'influence qu'exerce la température sur cet acte de la végétation. Si on examine chimiquement les fruits fournis par le même arbre à ces deux époques, on y remarque des différences notables dans leurs principes constituants. C'est ainsi que dans les mois de mai et juin, la végétation étant très-active, et partant la sève, pour ainsi dire surabondante, le fruit atteint son maximum de développement ; mais la température étant alors peu élevée et les principes trop étendus, il en résulte que la réaction est faible et la maturation incomplète. Pendant les mois de juillet et d'août au contraire, l'élévation de température étant plus grande, l'affluence d'eau de végétation étant moindre, le fruit ne peut atteindre un volume aussi considérable et il en résulte que la réaction est plus puissante et conséquemment la maturation plus complète ; ce qu'il y a de certain, c'est que les proportions relatives de gélatine et de sucre sont tellement changées que le dernier semble s'être formé aux dépens de l'autre.

On emploie divers moyens pour hâter la maturation des figues. Le plus anciennement connu, et que l'on désigne sous le nom de caprification, consiste à prendre des branches de figuier sauvage et à les lier aux branches du figuier domestique. Les fruits du premier renferment une espèce d'insecte du genre *cynis*, qui, lorsqu'ils éclosent, sont portés sur les fruits du figuier domestique, s'y introduisent, y déposent le pollen (poussière fécondante) qu'ils ont recueilli sur le figuier sauvage, et fécondent ainsi les fleurs ; l'altération qui en résulte, hâte la maturation et rend même le fruit plus appétissant, lorsqu'on le mange frais. Dans certaines contrées, on pique les figues avec une épingle trempée dans l'huile, pour hâter la maturation des figues ; dans d'autres, on pratique une petite incision à l'extrémité supérieure du fruit et là où sont plus spécialement les fleurs mâles.

Les figues fraîches sont servies sur une table, comme hors-d'œuvre, c'est-à-dire pour stimuler les organes digestifs; sèches ou plutôt demi-sèches elles y figurent au dessert unies à d'autres fruits secs avec la dénomination vulgaire de *quatre mendiants*. Leur usage est d'une bien plus haute importance dans les pays méridionaux ; elles y forment en effet l'aliment presque exclusif des habitants de la campagne. Leur propriété nutritive est connue de temps immémorial. Pythagore juré des Athlètes fut le premier qui leur en prescrivit l'usage comme étant éminemment fortifiantes. Caton, chargé de déterminer la ration de vivre des laboureurs, voulait qu'on diminuât la quantité des autres aliments pendant la saison des figues.

Quant à la propriété que dans certains pays on attribue aux figues de favoriser l'accouchement, nous la signalons sans y ajouter foi. Il n'en est pas de même, quant à l'application de leur pulpe sur des tumeurs enflammées; elle agit comme émollient et calme la douleur ; mâchée, elle déterge les ulcérations des gencives et du voile du palais. Elles entrent aussi dans la composition des gargarismes résolutifs ; on prend de préférence pour l'usage médical, celles dites violettes ou grasses.

Les figues sont béchiques et pectorales ; elles doivent ces propriété à la réunion, dans des proportions assez notables, des principes sucrés et gélatineux ; elles font partie des *fruits pectoraux.*

COUVERCHEL,
De l'Académie de Médecine.

FILAIRE (*zool.*), sorte de ver long et grêle qui habite dans l'intérieur des muscles. (Voy. *Dragoneau.*)

FILET (*anat.* et *chir.*), s. m. ; on désigne ainsi vulgairement un repli triangulaire formé par la membrane muqueuse de la langue, au-dessous et à la partie moyenne de cet organe. Ce repli, nommé par les anatomistes *frein de la langue*, est facile à apercevoir en ouvrant la bouche et en appliquant le bout de la langue à la voûte du palais ; il est longé de chaque côté par les veines *ranines*, que leur couleur bleuâtre fait facilement distinguer, et il recouvre l'attache des muscles *génioglosses.*

Il arrive parfois que par un vice de conformation congénial, le filet se prolonge jusque vers le bout de la langue, de manière à gêner et empêcher même la succion du mamelon, et plus tard, la prononciation. On s'aperçoit de ce défaut naturel par la difficulté qu'éprouve l'enfant à téter. En plaçant alors le petit doigt dans la bouche du nouveau-né, on sent qu'il n'est pas embrassé par la langue creusée en forme de gouttière, comme cela a lieu dans l'état normal. On remédie à cet inconvénient en coupant transversalement le filet ; pour pratiquer cette petite opération, un aide doit pincer le nez de l'enfant, et le forcer ainsi à ouvrir la bouche ; on tient alors la langue relevée avec le pouce et l'indicateur de la main gauche, et avec la droite, armée de ciseaux à pointes mousses, on coupe la portion excédante du filet. On doit prendre garde de blesser la langue, et quelques rameaux artériels. On cite des cas, très-rares, il est vrai, où, après une semblable blessure, des enfants ont succombé ; ils avaient avalé continuellement le sang qui s'écoulait. Si un pareil accident survenait, on devrait y remédier en cautérisant l'ouverture du vaisseau blessé avec un stylet convenablement chauffé. Cette brûlure ne cause qu'une douleur momentanée et n'est pas grave.

Au reste, le prolongement anormal du filet est plus rare qu'on ne le croit ; toutes les fois qu'un enfant ne peut pas téter, les parents l'attribuent à ce vice de conformation ; mais il est d'autres causes qui peuvent gêner la succion ; au lieu de se fier à des sages-femmes ignorantes, il sera donc toujours prudent de consulter un médecin instruit.
J. B.

FILLE (*physiol.*), s. f. (Voy. *Femme.*)

FISSURE (*chir.*), s. f. (*Fissura*, fente). On désigne sous le nom de fissure ou gerçure à l'anus, une ulcération étroite, allongée, située entre les plis rayonnés que l'on rencontre au pourtour de l'anus et à la partie inférieure du rectum.

Cette maladie, dont Boyer nous a le premier décrit exactement les caractères et indiqué le traitement, peut être produite par différentes causes. Tantôt c'est une action mécanique comme il arrive chez les personnes habituellement constipées, les hémorrhoïdaires entre autres, et dont les matières excrémentitielles endurcies, irritent et peuvent excorier l'orifice du rectum ; chez celles qui se servent de seringues terminées par une canule dure et acérée, ou dont l'anus a été le siége de violences extérieures quelconques. D'autres fois, c'est une affection de nature syphilitique ; et ici, tantôt le virus est déposé dans un rapprochement contre-nature, ou bien la maladie vénérienne étant depuis long-temps acquise par une voie moins honteuse, vient porter son action sur l'anus et y faire naître une fissure. Enfin on observe plus souvent cette affection chez les jeunes sujets et chez les femmes que chez les hommes.

Souvent l'établissement de la fissure est précédé d'une constriction spasmodique de l'anus, qui occasionne un séjour prolongé des matières fécales à cet orifice et par suite une ulcération ; mais M. Blandin fait observer fort judicieusement que souvent aussi le spasme est consécutif à la fissure et résulte de l'irritation et de la douleur que celle-ci détermine. Dans certaines circonstances, d'après Boyer, la constriction seule de l'anus donnerait lieu à des phénomènes semblables à ceux de la fissure.

Quoi qu'il en soit de ces diverses opinions, la maladie qui nous occupe est caractérisée par une douleur très-vive, quelquefois déchirante et intolérable, ressentie par les sujets au moment où ils se présentent à la garde-robe ; cet instant est pour eux un objet d'inquiétude et même de terreur ; les souffrances qu'ils éprouvent pendant l'expulsion des matières est souvent portée au point de leur arracher des cris aigus, et quelquefois d'entraîner des mouvements convulsifs qui durent quelques instants après l'acte de la défécation. On comprend bien que ce n'est que par dégrés que la maladie arrive à causer de pareils accidents ; dans l'intervalle des selles, l'anus est le siége d'une cuisson et d'une démangeaison et même d'un sentiment de brûlure plus ou moins marqués, suivant les individus, suivant la période à laquelle la maladie est parvenue, etc. Ces douleurs se manifestent surtout quand le malade fait des efforts, tousse, éternue, se fatigue, monte à cheval, etc.

Si l'on introduit le doigt dans le rectum, exploration toujours très-douloureuse, on reconnaît dans un des points de la circonférence, mais surtout sur les parties latérales, un ligne dure, noueuse, tendue, dont la pression occasionne des souffrances très-vive : quelquefois en écartant les plis de l'anus et entr'ouvrant ainsi cet orifice, on aperçoit l'extrémité inférieure de la fissure.

Lorsque la maladie dure long-temps, les malades deviennent inquiets, moroses ; les tourments qu'ils éprouvent sont si violents qu'ils vont jusqu'à se priver d'aliments pour se soustraire au supplice que renouvelle pour eux chaque expulsion des matières excrémentitielles.

Il se développe quelquefois au pourtour de l'anus de petites gerçures bien moins graves que les précédentes ; elles n'occasionnent qu'un peu de chaleur et de démangeaison, et un léger suintement jaunâtre; quelques lotions émollientes ou narcotiques, quelques onctions avec la pommade de concombre, l'onguent populéum, etc., en font promptement justice.

Quant à celles que nous avons décrites, il est bien rare qu'elles cèdent à des moyens topiques : cependant Dupuytren assurait avoir guéri plusieurs malades par le moyen suivant, dont j'ai moi-même constaté l'efficacité dans des cas de resserrement spasmodique de l'anus sans fissure. On introduit chaque jour dans le rectum des mèches de charpie de la grosseur du petit doigt et dont on augmente plus tard le volume; ces mèches sont enduites de pommade de belladone dont la propriété est de relâcher les muscles contractés. Voici au reste la composition de cette pommade : axonge, six gros ; belladone, un gros ; Dupuytren y ajoutait un gros d'extrait de saturne. Bien que ce traitement ne réussisse pas toujours, on doit cependant l'essayer, car il épargne au malade la douleur de l'opération conseillée par Boyer, et qui seule guérit d'une manière radicale. Cette opération consiste à débrider l'anus resserré : pour cela, le malade ayant été préparé depuis quelques jours par la diète et l'usage des lavements, on pratique, avec un bistouri boutonné au niveau de la fissure (si elle n'est pas à la partie antérieure du rectum) une incision de quelques lignes de profondeur qui coupe transversalement le sphincter de l'anus; on panse ensuite la plaie avec une mèche enduite de cérat, et le malade est mis au lit, assujéti à une diète assez rigoureuse pendant quelques jours, et à l'usage des boissons rafraichissantes. Le premier appareil levé au bout de quarante-huit heures, on panse ensuite tous les jours de la même manière jusqu'à entière cicatrisation, c'est-à-dire jusqu'à la guérison. Il est bien entendu que l'origine syphilitique du mal commanderait un traitement approprié.

BEAUGRAND,
Docteur en médecine, ancien interne des hôpitaux.

FISTULE (chir.) s. f. (fistula, tuyau). On appelle fistule en chirurgie, un ulcère en forme de canal plus ou moins étroit et sinueux, entretenu par une altération pathologique permanente ou par la présence d'un corps étranger. Il y a donc plusieurs espèces de fistules que l'on peut réduire à quatre : cette classification nous permettra de mettre plus d'ordre dans la description particulière des différentes variétés, et de généraliser davantage certains points de leur histoire. 1º Fistules aboutissant d'une part dans un organe enflammé et suppurant, et de l'autre, soit à l'extérieur, soit à la surface d'une membrane muqueuse. Ce sont les fistules cutanées de Boyer, désignées par d'autres auteurs sous les noms de fistules sous-cutanées, d'ulcères fistuleux, etc.; nous les appellerons fistules purulentes, car leur principal caractère est de verser incessamment du pus; 2º fistules qui font communiquer avec l'extérieur des cavités habituellement vides, ce sont les fistules aériennes des auteurs;

3º fistules communiquant avec un réservoir ou un canal excréteur, et donnant passage à des matières sécrétées; 4º enfin les fistules qui, intéressant un des points de l'étendue des intestins, transmettent au dehors les matières excrémentitielles, ce sont les fistules stercorales.

Nous allons d'abord esquisser à grands traits les caractères communs que présentent ces lésions, puis nous passerons à leur histoire particulière.

Causes. Les fistules peuvent se produire de deux manières différentes : 1º spontanément, c'est-à-dire par un travail d'ulcération qui s'établit morbidement dans les tissus, les détruit, soit de dedans en dehors, soit de dehors en dedans, et creuse un canal qui persiste sous l'influence de la cause qui en a déterminé la formation; 2º accidentellement, quand une cause extérieure, un coup d'épée, de couteau, une gangrène, où la rupture d'un organe amène sa communication avec le dehors, et que l'irritation vive déterminée par la blessure, la présence d'un corps étranger ou le passage continuel des matières que renfermait l'organe lésé, entretient la perforation.

L'anatomie pathologique de ces lésions présente quelque chose de général qui trouve ici sa place. On peut considérer dans les fistules, un trajet et deux extrémités. Le trajet, comme l'indique le nom de fistule, représente une sorte de tuyau ou canal de forme irrégulière, tantôt en ligne droite, tantôt sinueux, et formant quelques détours. Sa longueur est très-variable : fort court dans certaines circonstances, il est assez long au contraire dans d'autres. Sa surface est tapissée par une espèce de membrane analogue aux membranes muqueuses, d'un rose pâle, et quelquefois jaunâtre, plus ou moins épaisse, capable de devenir, dans les fistules anciennes, très-dense, très-consistante, et même semblable à un tube cartilagineux. L'irritation déterminée dans les tissus que sillonne une fistule par le passage continuel de fluides irritants, entraîne des engorgements partiels, durs, noueux, auxquels on a donné le nom de callosités, et que les anciens auteurs croyaient la cause d'une maladie dont ils ne sont que l'effet. Des deux extrémités de la fistule, l'une est intérieure et s'abouche soit avec la cavité d'un organe creux, soit avec un tissu chroniquement enflammé, un foyer purulent, etc.; l'autre est extérieure, aboutit à la peau, et offre tantôt une seule ouverture, tantôt plusieurs, et dans certains cas ressemble à une sorte de crible ou plutôt d'arrosoir. La forme et l'aspect de ces ouvertures est très-variable: tantôt, dans le point où se trouve la perforation, la peau est ulcérée, déprimée, amincie, et au centre se voit un trou dans lequel un stylet pénètre avec facilité; tantôt et le plus souvent, c'est une espèce de bouton saillant d'un rouge vif ou pâle, offrant les caractères d'une petite fongosité ou d'un bourgeon charnu, et dont le sommet est creusé d'un pertuis fort étroit, qu'il n'est pas toujours aisé d'apercevoir, et qu'on ne peut souvent reconnaître que par l'écoulement du liquide auquel il sert de passage. Les callosités dont nous parlions plus haut se montrent souvent à l'orifice externe des fistules; ailleurs ce sont des fongosités en forme de champignon, etc,

Les *symptômes* des fistules sont locaux ou généraux. Les symptômes locaux, outre les caractères anatomiques que nous venons d'exposer, consistent dans l'écoulement ou le passage d'un fluide particulier, suivant que la fistule appartient à l'une des espèces que nous avons établies. Quant aux symptômes généraux, ils diffèrent suivant l'importance de l'organe lésé et du fluide qui s'écoule; c'est ainsi que si une fistule à l'estomac laisse échapper les sucs chymeux à mesure qu'ils se forment, l'individu tombera dans un affaiblissement et un marasme qui ne tarderont pas à le conduire au tombeau. Le même résultat surviendrait, mais plus lentement, si l'intestin était ouvert à une distance peu éloignée de l'estomac. Une fistule purulente qui donnerait lieu à un écoulement considérable de pus affaiblirait aussi très-rapidement le malade, et si la lésion tenait à une carie osseuse très-grave, et surtout affectant la colonne vertébrale, la mort en serait tôt ou tard la triste conséquence.

D'après ce que nous venons de dire, il est aisé de voir quelles sont les circonstances qui peuvent rendre le *pronostic* fâcheux ou favorable.

Enfin quant au *traitement*, il se repose sur deux indications bien distinctes : 1° tarir la source de l'écoulement, en remédiant à la cause qui l'a produit; 2° oblitérer et faire cicatriser le trajet fistuleux, et ici nous dirons une fois pour toutes, que lorsque le trajet offre la membrane dont nous avons parlé, très-solide et bien organisée, il faut la détruire avec les caustiques et surtout la pierre infernale. Ces cautérisations sont très-avantageuses pour faire fondre les callosités quand elles existent. Quelquefois de simples injections irritantes d'eau iodée, chlorurée, alcoolisée, etc., suffisent pour amener la cicatrisation.

ESPÈCE 1re. *Fistules purulentes.*

Ces fistules ont, comme nous l'avons dit, pour caractère, de donner passage à de la matière purulente; on les rencontre indifféremment sur toutes les parties du corps, mais surtout aux membres, aux aisselles, aux aines et au cou.

Les causes qui les produisent peuvent être ramenées à trois principales : 1° Fonte purulente d'un engorgement cellulaire ou ganglionnaire qui est ouvert spontanément par la main du chirurgien; cela s'observe surtout chez les scrofuleux, et alors la disposition générale du sujet jointe à quelques circonstances particulières, favorisent la persistance du mal : ainsi tantôt la peau qui forme la paroi externe de la fistule est tellement amincie, qu'elle n'a plus assez de vitalité pour se recoller avec la paroi interne ou profonde; tantôt la partie dans laquelle existe la fistule étant condamnée par la nature de ses fonctions à des mouvements continuels la cicatrice se rompt et se détruit à mesure qu'elle tend à se former. De pareils phénomènes se présenteront surtout dans les parois de l'abdomen et de la poitrine, continuellement agitées par les mouvements respiratoires. Enfin quand le sujet est très-amaigri, les tissus étant revenus sur eux-mêmes, les parois de la fistule sont écartées, éloignées l'une de l'autre, et la guérison se trouve privée d'un élément qui lui est indispensable, un con-

tact parfait et prolongé: 2° Lorsqu'un organe situé à une certaine profondeur s'enflamme et suppure, le produit de cette suppuration forme un abcès plus ou moins rapproché de l'enveloppe tégumentaire, cet abcès ayant été ouvert et l'organe enflammé continuant à suppurer, il en résulte un écoulement de pus à l'extérieur, qui ne sera tari que quand on aura fait cesser la maladie première. Ce sont surtout les caries qui donnent lieu à de semblables fistules, et ici le trajet se forme de deux manières différentes: tantôt c'est, comme nous venons de le dire, le pus sécrété par l'os enflammé qui vient se faire jour à l'extérieur; tantôt l'irritation déterminée dans le voisinage de la partie malade par la lésion dont cette dernière est le siège, entraîne la formation d'abcès fort heureusement nommés par M. Gerdy, *abcès circonvoisins*, qui ne communiquent pas d'abord avec le foyer de la carie; ces abcès s'ouvrent à l'extérieur, et bientôt la matière sécrétée par l'os altéré venant s'épancher dans leur intérieur, il en résulte un écoulement continu et une fistule purulente. (Voyez *carie*.) 3° Un corps étranger introduit dans nos tissus tend à être expulsé en vertu d'un effort particulier que l'on désigne sous le nom de travail éliminateur; mais si le corps étranger se trouve enchatonné de manière à ne pouvoir être entraîné par la suppuration, il devient une source continuelle de sécrétion purulente, et le trajet par lequel il s'est introduit, sert de passage à celle-ci : c'est ainsi que l'on a vu des fragments de balles, des éclats de bois, etc., entretenir des fistules qui ne se cicatrisaient qu'après l'extirpation du corps étranger, ou son expulsion naturelle.

Le traitement doit être approprié à la cause qui a produit la fistule : 1° Ainsi quand elle est la suite d'une fonte purulente chez un scrofuleux, il faudra donner le traitement spécial à cette affection. (V. *scrofule*.) Lorsque la peau trop amincie s'oppose au recollement du foyer, il ne faut pas hésiter, après avoir essayé la compression modérée, à emporter avec des ciseaux ou un bistouri, la portion amincie : il reste une sorte de rigole ou de gouttière dont le fond est de base à une cicatrice solide et de bonne nature. Quand les mouvements de la partie où se trouve la fistule gênent la réunion, il faut comprimer autant que possible le point où elle existe, afin que les parois soient toujours en contact. Voici un fait fort curieux que Boyer citait souvent dans ses cours : Une dame, jeune encore, portait une fistule dans les parois de l'abdomen; la malade étant amaigrie ne pouvait guérir, et d'ailleurs la compression était devenue inutile; Boyer imagina de conseiller à cette dame de devenir enceinte, afin que pendant la grossesse la matrice distendue appliquât exactement les parois de la fistule l'une contre l'autre : le mari s'étant prêté de bonne grâce à la cure, ses efforts furent couronnés d'un plein succès, et non moins heureux dans la partie scientifique de l'entreprise, le chirurgien guérit sa malade. Quand l'amaigrissement s'oppose à la cicatrisation du trajet, on conseillera le séjour à la campagne et un régime analeptique et fortifiant; on a souvent réussi par de pareils moyens. 2° Les fistules qui dépendent d'une phleg-masie profonde n'ont point de traitement qui leur soit propre, il faut attaquer la maladie principale. 3° J'en dirai autant de celles qui sont causées par la présence d'un corps étranger dans les tissus; il faut l'extraire ou favoriser sa sortie par des injec-tions émollientes ou détersives, etc.

ESPÈCE 2°. *Fistules aériennes.*

On sait qu'au dessus de la racine du nez, dans l'épaisseur de l'os frontal, existent deux cavités qui communiquent avec les fosses nasales, ce sont les sinus frontaux. D'une autre part les os maxil-laires supérieurs qui forment la charpente des joues sont creusés de deux cavernes nommées sinus maxillaires, communiquant encore avec les fosses nasales; celles-ci s'abouchent au-dessus du voile du palais, au fond du gosier, à la partie inférieure duquel s'ouvre le larynx; toutes ces parties sont donc en rapport les unes avec les autres, comme les différentes pièces d'un appartement, et l'appa-reil respiratoire qu'elles constituent, forme un tout continu : or, lorsqu'une de ses dépendances vient à être mise en communication avec l'extérieur par une solution de continuité, le passage de l'air s'op-pose à l'oblitération du trajet, et il se forme une fis-tule aérienne. Le caractère commun de ces fistules est de donner passage à l'air, ce qui se reconnaît de la manière suivante : Si l'on approche une bou-gie de l'ouverture, à chaque inspiration on voit la flamme s'incliner vers l'ouverture, et lors de l'ex-piration elle est au contraire repoussée avec force ; si en même temps on bouche toute autre issue à l'air dans le cas de fistule des sinus frontaux, par exemple, si l'on ferme la bouche et le nez du ma-lade, l'expulsion sera si violente que la bougie s'é-teindra.

Les fistules, suites de blessures, guérissent bien mieux que celles dont la cause est une affection générale aussi grave que la syphilis ou la scrofule ; en effet, dans le premier cas, il suffit d'emporter le pourtour de la fistule à l'aide de deux incisions semi-elliptiques, ayant leur grand axe dirigé trans-versalement, ou verticalement, suivant la partie, de réunir, à l'aide de la suture enchevillée, les bords de la plaie que l'on vient de pratiquer, et il se formera promptement une cicatrice dont le sillon linéaire se perdra dans les rides environ-nantes. Pour les autres, il faut un traitement gé-néral approprié à la maladie principale; puis si l'on est assez heureux pour ramener la fistule à la condition de simplicité indispensable pour l'opéra-tion, si l'état des parties le permet, on opérera comme nous venons de le dire; autrement on fera porter aux malades un obturateur d'argent qui fer-mera aussi hermétiquement que possible l'ouver-ture anormale.

ESPÈCE 3°. *Fistules donnant passage à des produits de sécrétion.*

Ces fistules ont lieu toutes les fois que les réser-voirs naturels dans lesquels s'accumulent les pro-duits de sécrétion, ou que les canaux dans lesquels circulent ces fluides viennent à être ouverts. Il y a autant de variétés de ces fistules que d'appa-reils de sécrétion, et elles prennent le nom de l'appareil dans lequel elles siègent. C'est ainsi que

l'on a des fistules lacrymales, salivaires, mam-maires, biliaires, etc.

1. *Fistule lacrymale.* A la face interne de chaque paupière, près de leur bord libre et à quelques lignes de leur angle interne, on voit un petit bou-ton saillant au sommet duquel est un point noir appelé point lacrymal : ce point est l'orifice d'un conduit (*conduit lacrymal*) qui rampe dans l'épais-seur de la paupière et va se rendre à un petit ré-servoir formé en partie par les os de la face, et si-tué à l'angle interne et inférieur de l'orbite. On le nomme le *sac lacrymal ;* il forme en quelque sorte la partie renflée d'un entonnoir dont la partie infé-rieure, rétrécie, va se rendre après un trajet de neuf à dix lignes, sous le cornet inférieur des fos-ses nasales, c'est le *canal nasal.* Cet appareil sert à conduire dans le nez l'excès des larmes qui sont incessamment versées à la surface intérieure de l'œil.

Que le canal nasal soit oblitéré, il en résultera une accumulation de larmes dans le sac lacrymal qui se laissera un peu distendre dans sa portion antérieure que revêtent seulement des parties molles, puis il y aura reflux de larmes par les con-duits et les points lacrymaux, et larmoiement con-tinuel : enfin le sac venant à s'ulcérer et à s'ouvrir à l'extérieur, et les larmes, trouvant une issue, s'é-couleront sur la joue ; en un mot, il y aura *fistule.* Examinons actuellement les causes qui peuvent oblitérer le canal nasal ; on peut les ramener à trois principales : 1° lorsque les fosses nasales ont été le siége d'inflammations répétées (voyez *Coryza*), la membrane qui les tapisse et se prolonge dans le canal nasal, finit par s'épaissir et s'indurer, et cet épaississement peut être porté au point d'oblitérer le canal nasal déjà fort étroit par lui-même ; 2° si une tumeur vient à se développer dans le voisinage, qu'un polype, un fongus, une exostose, par exem-ple, se forme dans les fosses nasales ou dans les sinus maxillaires par son accroissement, il pourra comprimer le canal nasal au point d'appliquer ses parois l'une contre l'autre, et d'en fermer le cali-bre; 3° enfin une blessure peut ouvrir directement le sac et établir une fistule d'emblée.

Sauf ce dernier cas, la production de la fistule proprement dite est toujours précédée d'une dis-tension du sac par les larmes ; cette dilatation con-stitue la *tumeur lacrymale :* ainsi nous admettrons deux périodes dans la marche de la maladie : 1° la tumeur, 2° la fistule lacrymale.

1re *Période. Tumeur lacrymale.* Entre le grand an-gle de l'œil et le nez, se voit une tumeur arrondie ou ovalaire, quelquefois bilobée, du volume d'un pois environ; cette tumeur est parfaitement cir-conscrite, et la peau qui la recouvre n'offre dans les premiers temps aucune trace d'inflammation. Lorsque l'on vient à la comprimer, elle s'affaisse, et en même temps on voit l'œil correspondant se remplir de larmes mêlées à un mucus jaunâtre, plus ou moins épais, formé dans le sac, et qui, ne pouvant descendre dans les fosses nasales par suite de l'oblitération du canal de même nom, a reflué dans l'œil par les points lacrymaux. Quelques au-teurs avaient dit, *à priori*, sans doute, que le ma-tin le sac était plus volumineux; mais M. Demours a fait voir que c'était une erreur en démontrant que la sécrétion des larmes était très-faible pendant que les paupières restaient closes par le sommeil. Cet arrêt au cours des larmes entraîne leur reflux dans l'œil ; de là un larmoiement continuel désigné sous le nom d'*épiphora ;* l'œil irrité par la présence de ce liquide en quantité insolite, est habituellement rouge et sensible à la lumière. En même temps, et par une cause inverse, la narine du côté malade, privée du fluide qui lui arrivait incessamment, se dessèche et devient par moments le siège de picotements et de démangeaisons. Au bout d'un temps plus ou moins long, la tumeur augmentant de volume, la peau qui la recouvre, rougit, s'enflamme, et une inflammation ulcérative vient bientôt mettre l'intérieur du sac en rapport avec l'extérieur. Notons aussi que cette communication a quelquefois lieu à la suite d'un petit abcès.

2º *Période. Fistule proprement dite.* Dans le point où existait la tumeur est une ouverture ordinairement très-petite, souvent entourée de callosités, et par laquelle s'échappe continuellement un liquide transparent analogue aux larmes et mêlé de mucosités purulentes sécrétées par le sac enflammé et par le trajet fistuleux. La joue sur laquelle s'écoule le liquide, s'irrite et rougit par son contact : mais en même temps les larmes s'écoulant au dehors, l'épiphora diminue, cesse même quelquefois tout à fait. Il se forme souvent des abcès autour de la fistule, et si le sujet est scrofuleux, les os voisins pourront finir par se carier si l'on ne se hâte de guérir la fistule.

Les signes déjà indiqués suffisent pour distinguer la tumeur lacrymale des abcès ou des kystes qui pourraient la simuler, et qui après leur rupture pourraient ressembler à la fistule ; d'ailleurs M. Gerdy, pour donner toute la certitude possible au diagnostic, a l'habitude d'injecter avec de l'eau le point lacrymal supérieur : alors le passage du liquide par les fosses nasales, ou son reflux par l'autre point lacrymal, permet de décider avec certitude s'il y a oblitération dans le canal des larmes.

La fistule lacrymale est une infirmité fort incommode qu'il faut se hâter de guérir en rétablissant le cours des larmes : mais ici il faut bien faire attention à la cause qui a produit la maladie, afin de la combattre et de la détruire, si faire se peut.

Le *traitement* sera d'abord dirigé contre la cause connue ou présumée de la maladie. Ainsi lorsque des coryzas répétés auront donné lieu à l'oblitération du canal nasal, on emploiera les sangsues à la tempe, les bains de pieds irritants, les purgatifs, si l'état des voies digestives le permet : on fera faire des fumigations émollientes d'abord, puis résolutives dans la narine malade ; si la scrofule ou le virus vénérien entrait pour quelque chose dans l'origine du mal, un traitement approprié serait mis en usage. Un polype serait extirpé et tout autre tumeur attaquée, par les moyens convenables et diversifiés suivant les exigences des cas. Si tout échouait, il faudrait en venir aux moyens chirurgicaux qui seuls peuvent amener la guérison.

On peut se proposer ici trois buts que nous allons indiquer.

1º *Rétablir le canal nasal dans ses dimensions naturelles*, soit au moyen d'injections répétées, faites par les points lacrymaux, et l'introduction par cette même voie, d'un stylet qu'on fait descendre dans le canal nasal ; soit en dilatant, comme l'a le premier conseillé Anel, le canal nasal, au moyen d'une mèche conduite dans ce canal par un stylet armé d'un fil de soie, et introduit par les points lacrymaux comme le voulait Méjan, ou bien, comme le faisait Laforest, en y poussant directement par le nez des sondes et des injections.

2º *Substituer au canal nasal un conduit artificiel ;* c'est la méthode ordinaire : on ouvre le sac et l'on fait passer de force une canule dans la direction du canal nasal.

3º *Ouvrir une voie artificielle aux larmes ;* c'est la perforation de l'os unguis. M. Gerdy a proposé dans ces derniers temps, un moyen qui lui a déjà parfaitement réussi plusieurs fois, et qui consiste à détruire la paroi des fosses nasales correspondant au canal, et y passer de fortes mèches : on a ainsi une large voie de communication qui assure la durée du succès.

II. *Fistules salivaires.* Un mot d'abord sur l'appareil sécréteur de la salive. Plusieurs glandes concourent à cette fonction ; nous ne parlerons que des parotides et de leur conduit qui donnent le plus souvent lieu à la maladie qui nous occupe. Derrière la branche postérieure de la mâchoire, en avant et au-dessous du conduit auditif externe, se trouve situé un organe glanduleux de forme pyramidale, de structure granuleuse, et donnant naissance à une multitude de petits rameaux qui se réunissent en un seul conduit ; celui-ci, sous le nom de canal de sténon, rampe dans l'épaisseur de la joue, en dehors du muscle masséter, se replie en dedans sur le bord antérieur de ce muscle, et vient s'ouvrir dans la bouche au niveau de la seconde dent molaire supérieure. Lorsqu'une plaie, une ulcération ou toute autre cause a perforé les téguments et intéressé les parois du canal de sténon, la salive sécrétée dans la glande et que ce conduit charriait dans la bouche, s'épanche sur la joue, c'est-à-dire qu'il se forme une fistule salivaire ; l'écoulement est surtout abondant pendant les repas ; la salive nécessaire aux premiers actes de la digestion coule au dehors au lieu d'aller humecter le bol alimentaire.

Si l'ouverture est petite, quelques cautérisations avec la pierre infernale suffiront pour rétrécir l'ouverture et amener la guérison ; mais s'il y a perte de substance d'une portion du canal, il faut changer la fistule externe en fistule interne, ce qui se fait en perforant la joue, soit avec un fer rouge, soit avec une canule, soit à l'aide d'un fil de plomb passé deux fois et tordu à l'intérieur. On guérit la plaie extérieure, et la salive peut couler librement dans la bouche.

III et IV. *Fistules mammaires et fistules biliaires.* Elles trouvent plutôt leur place à l'occasion des maladies de la *mamelle* et du *foie*, qu'elles compliquent accidentellement.

V. *Fistules urinaires.* Elles peuvent se présenter dans les différents départements qui composent l'appareil urinaire ; elles forment alors autant de sous-variétés qui empruntent leur nom à l'organe lésé.

Nous ne dirons qu'un mot de celles qui occupent la partie supérieure des voies urinaires, et prennent leur point de départ dans les reins, ce sont les *fistules rénales*, assez rares d'ailleurs, et qui succèdent le plus souvent à des abcès du rein, ouverts dans la région lombaire ou plus rarement à des blessures. Le trajet fistuleux donne passage à du pus mêlé d'un fluide d'une odeur ammoniacale, et qui n'est autre chose que de l'urine; il sort aussi parfois de petits graviers dont le passage est ordinairement fort douloureux. Ces fistules guérissent bien difficilement, et exigent surtout des soins de propreté, des injections d'eau tiède pour laver et nettoyer le trajet, l'extraction des calculs quand il s'en présente; etc. Je ne parlerai pas des fistules *uréthrales* qui peuvent se former quand un calcul, engagé dans le canal excréteur de l'urine, s'est frayé un passage dans une portion d'intestin ou à l'extérieur; cela est fort rare et n'offre rien de particulier.

Fistules vésicales. Lorsque la vessie a été ouverte par suite d'une rupture spontanée, comme il arrive quand elle est trop distendue par l'urine, par l'action d'un instrument vulnérant ou après l'opération de la taille, l'urine s'épanche dans le tissu cellulaire voisin, il se forme un abcès urineux, qui, s'il n'est pas promptement ouvert, donne lieu à une gangrène fort étendue; mais s'il a été incisé, la plaie extérieure laisse continuellement écouler de l'urine dont le passage entretient la fistule. Le point important ici est de rétablir le cours naturel de l'urine, ce qui se fait en laissant une sonde à demeure dans la vessie. Alors le liquide s'écoulant par la sonde à mesure qu'il arrive, le trajet fistuleux peut se cicatriser. Il est deux importantes variétés de fistules vésicales qui méritent une description à part. Ce sont les fistules *recto-vésicale* et *vésico-vaginale.*

1° *Fistules recto-vésicales.* Elles consistent dans une communication établie entre la vessie et le rectum, soit par une plaie, soit par une ulcération que détermine la présence d'un calcul logé dans le bas-fond de la vessie; d'autres fois c'est un cancer du rectum qui envahit la partie correspondante de la vessie, et finit par la détruire. Si l'ouverture est très-large, l'urine coule incessamment par le rectum, mais en même temps les matières stercorales peuvent entrer dans la vessie, de là des accidents inflammatoires fort graves et souvent mortels. Si l'ouverture est étroite, le danger est moindre; il n'y a d'inconvénients que l'écoulement continuel de l'urine par le fondement. Enfin quand c'est l'urèthre qui communique avec le rectum, l'urine ne sort par celui-ci que lorsque le malade veut uriner.

S'il y a des calculs, on devra les extraire : une sonde sera laissée à demeure dans la vessie pour rétablir le cours normal des urines, et à l'aide de cautérisations répétées avec le nitrate d'argent, on finira par resserrer et même guérir complètement la voie de communication; il faudra en même temps donner un régime fortifiant au malade pour lui rendre de l'embonpoint, administrer souvent des lavements pour éviter le séjour des matières, etc.

Il est évident que dans le cas de cancer, les ravages sont si étendus que le mal est au-dessus des ressources de l'art.

2° *Fistules vésico-vaginales.* Il arrive assez souvent chez les femmes qu'à la suite d'accouchements laborieux dans lesquels la tête de l'enfant est restée long-temps engagée dans le petit bassin, il se forme une escarrhe gangréneuse qui, en se détachant, laisse un passage entre le vagin et la vessie : de là le précepte des accoucheurs, de terminer par le forceps de pareils accouchements; d'autres fois c'est un cancer, une ulcération vénérienne qui donnent lieu à cet accident; un pessaire oublié dans le vagin peut encore le produire; enfin il est quelquefois la suite d'abcès, de plaie, etc.

Il est peu d'incommodités plus fâcheuses et plus dégoûtantes que celle qui résulte du passage continuel de l'urine à travers le vagin; malgré tous les soins de propreté, les parties sexuelles exhalent une odeur d'urine assez forte, et le contact répété de ce fluide irritant, finit par enflammer et excorier la vulve et la partie supérieure des cuisses.

Malgré plusieurs procédés fort ingénieux, imaginés dans ces derniers temps, et principalement par MM. Lallemand et Jobert, il est bien rare que l'on puisse guérir ces fistules; leur traitement ne diffère pas de celui des fistules recto-vésicales, à moins que l'on ne veuille employer l'instrument de M. Lallemand, ou tenter l'oblitération de l'ouverture, au moyen d'un lambeau de peau pris dans le voisinage, comme le propose M. Jobert; mais il n'y a d'espoir que quand l'ouverture est étroite, si elle est très large, il faut s'en tenir aux soins de propreté.

Espèce 4e. *Fistules stercorales.* On doit entendre par fistules stercorales, toutes celles qui, par suite d'une communication établie entre l'intestin et l'extérieur, donnent passage à des matières stercorales; on peut y rattacher les fistules d'estomac, bien que les matières que renferme cet organe ne soient pas encore excrémentitielles. Ces trajets anormaux peuvent être le résultat, soit de plaies (voyez *plaies*) qui ont intéressé les parois abdominales et les intestins, et déterminé une adhérence de la portion lésée du tube digestif avec le pourtour de la plaie extérieure, soit, et c'est peut-être le cas le plus fréquent, de hernies étranglées (voyez *hernie*). Elles constituent alors ce qu'on a nommé anus contre nature; enfin il est d'autres fistules stercorales qui s'établissent au pourtour de l'anus, ce sont les seules qui devront nous occuper ici.

Fistules à l'anus. Elles succèdent aux abcès formés à la marge de l'anus, et ceux-ci se développent dans plusieurs circonstances, tantôt c'est une contusion qui en est la cause, tantôt c'est un corps étranger qui, après avoir parcouru tout le tube digestif, perfore le rectum et se loge dans le tissu cellulaire voisin; tantôt ils se manifestent lorsqu'une hémorrhoïde vient à s'enflammer; alors la suppuration perce le rectum et se fait jour au dehors. On a vu quelquefois ces abcès se montrer comme crise après de graves maladies; d'autres fois, chez les phthisiques par exemple, ils semblent un émonctoire établi par la nature, pour déterminer une véritable révulsion, mais ces cas sont fort rares. Quoi qu'il en soit de la cause de ces abcès, ils peuvent donner naissance à des fistules ouvertes à la fois dans le rectum et à la marge de l'anus, ou simplement à cette dernière. Dans ce cas, on a seulement affaire à une fistule purulente, mais j'en parle ici parce que le traitement est le même que pour les fistules stercorales proprement dites. Les auteurs ont désigné sous des noms assez bizarres, mais expressifs, les différentes formes des trajets fistuleux qui se présentent dans le voisinage du rectum : n'y a-t-il qu'une seule ouverture en dehors, la fistule est dite *borgne externe;* l'orifice est-il au contraire dans l'intestin, elle est *borgne interne;* enfin elle est *complète* ou *stercorale,* si elle s'ouvre à la fois dans le rectum et à la marge de l'anus. Il est évident que le phénomène principal, c'est-à-dire l'écoulement du liquide, sera différent dans les différents cas : la fistule borgne externe donnera seulement passage à du pus; il en est de même de celle qui est borgne interne, mais elle le versera dans le rectum, et les excréments en seront recouverts. La fistule est-elle complète, il sortira, par l'ouverture située près de l'anus, un liquide purulent mêlé à des matières excrémentitielles délayées, et quelquefois même des gaz stercoraux. L'introduction d'une sonde dans le canal fistuleux et son issue dans le rectum, donnent au diagnostic toute la certitude désirable : mais si le trajet était tellement sinueux que la sonde ne pût le franchir, on y pousserait une injection d'eau tiède dont le retour par l'anus attesterait la perforation de l'intestin. La fistule à l'anus est une affection fort incommode, souvent douloureuse, et dont les malades désirent ardemment être débarrassés ; il est cependant quelques circonstances dans lesquelles le chirurgien doit résister à leurs sollicitations et leur refuser une guérison que l'on tenterait vainement d'obtenir, ou dont les suites seraient plus graves que la maladie elle-même. Ces circonstances sont les suivantes : quand l'orifice intérieur est situé si haut que le doigt ne peut y atteindre, ou que le décollement du rectum est très-considérable, la maladie est ordinairement incurable ; je dis ordinairement, car les efforts salutaires de la nature, secondés par l'heureuse hardiesse du chirurgien, peuvent triompher d'un état qui semblerait au-dessus des ressources de l'art. Nous avons dit que la fistule à l'anus se montrait quelquefois chez des sujets phthisiques, et qu'ils en éprouvaient une influence salutaire ; ici l'indication se révèle d'elle-même, il ne faut pas détruire ce travail favorable à la maladie principale, sous peine de la voir faire de nouveaux progrès, et même entraîner rapidement le malade au tombeau.

Mais lorsque la maladie peut être guérie, quel moyen faut-il employer? Les procédés sont assez nombreux ; plusieurs sont abandonnés aujourd'hui, nous ne ferons que les indiquer. Ainsi la *cautérisation* avec les trochisques de minium, pratique douloureuse et infidèle, ne figure plus que dans les archives de la science. Les *injections,* bonnes comme moyen de propreté, ne peuvent rien pour la cicatrisation, surtout quand il s'agit d'une fistule

complète. La *compression* est aussi généralement rejetée; cependant quelques chirurgiens prétendent l'avoir employée avec succès ; c'est un moyen incommode, fort long, et d'un résultat très-incertain ; c'est donc à bon droit qu'il a été banni de la pratique : j'en dirais autant de la *ligature,* si la pusillanimité de quelques malades ne forçait parfois d'y avoir recours ; pour la mettre en usage, on fait passer par l'orifice extérieur de la fistule, un stylet très-flexible, armé d'un fil métallique, ou de crin ou de soie, et que l'on ramène ensuite par le rectum ; les tissus compris entre le trajet et l'intestin, se trouvent ainsi renfermés dans l'anse du fil dont on noue les extrémités à la marge de l'anus sur un petit rouleau de sparadrap; chaque jour on serre le fil qui finit par couper les parties qu'il embrasse et ne faire qu'une seule cavité de la fistule et du rectum ; on panse alors avec des mèches de charpie enduite de cérat, et la cicatrice se faisant à partir du fond vers l'intérieur, on obtient la guérison de la fistule. Ce résultat peut être atteint d'une manière bien plus prompte et bien plus sûre par l'incision, au moyen de l'instrument tranchant : telle fut l'opération à laquelle se décida Louis XIV, comme le raconte longuement Dionis, lorsque l'insuccès d'une foule de moyens autre que l'incision, tentés sur un grand nombre de malades, eut démontré sa nécessité. L'opération telle qu'on la pratique aujourd'hui, consiste à introduire dans la fistule une sonde cannelée en argent et sans cul-de-sac ; on fait entrer en même temps dans le rectum, un gorgeret, sorte de gouttière en bois, terminée au contraire par un cul-de-sac contre lequel vient appuyer l'extrémité de la sonde d'argent; alors, faisant glisser dans la cannelure de celle-ci un bistouri étroit et acéré, on arrive jusque dans la gouttière du gorgeret sur laquelle on coupe les tissus compris entre la sonde et ce dernier : on panse ensuite comme après la ligature. Cette méthode offre bien l'inconvénient d'une douleur assez forte, mais qui ne dure qu'un instant, et les avantages qu'on en retire ne sont pas à mettre en balance avec une aussi faible considération. Si la fistule était borgne externe, *on la rendrait complète* en perforant le rectum avec l'extrémité de la sonde, puis on opérerait comme nous venons de le dire : c'est le seul moyen de guérison. En général, on aura soin d'inciser dans toute l'étendue des décollements ; les orifices, s'il y en a plusieurs, seront aussi coupés séparément, et réunis à l'incision principale : les portions de peau dénudées et incapables de se recoller, seront emportées avec des ciseaux; les callosités, si elles sont peu considérables, se fondent par la suppuration ; si elles sont très-dures et très-épaisses, on pourra les scarifier ou même en extirper quelques-unes avec le bistouri, suivant l'exigence des cas et la nature des indications.

BEAUGRAND,
Docteur en médecine, ancien interne des hôpitaux

FLÉCHISSEUR (*anat.*), adj. et subst. mas. On donne ce nom aux muscles qui servent à fléchir les parties auxquelles ils s'attachent. Ils ont pour antagonistes les muscles extenseurs, et paraissent un peu plus puissants que ceux-ci, puisque dans l'état de repos et de sommeil, les membres prennent naturellement une position demi-fléchie. Un assez grand nombre de muscles sont désignés en particulier, sous le nom de fléchisseurs. Ce sont pour le membre supérieur, le *fléchisseur superficiel* et le *fléchisseur profond des doigts, le grand ou long fléchisseur du pouce, le court fléchisseur du pouce, le court fléchisseur du petit doigt;* et pour le membre inférieur : le *fléchisseur commun des orteils, le long fléchisseur du gros orteil, le court fléchisseur commun des orteils, l'accessoire du grand fléchisseur commun, le court fléchisseur du gros orteil, le court fléchisseur du petit orteil.*   **J. B.**

[**FLEURS BLANCHES,** (*path.*) V. *Flueurs blanches.*

FLUCTUATION (*path.*), s. f., mouvement d'oscillation, d'un liquide amassé et caché sous un tissu, et que l'on sent par la pression des doigts ou par un léger choc. On se sert en chirurgie de la fluctuation, comme un moyen de reconnaître un abcès, et de savoir s'il est *mûr*, comme on le dit dans le monde; dans le cas d'hydropisie ascite, la fluctuation se fait sentir à l'une des deux mains, appliquée sur un des côtés du ventre, pendant qu'on frappe de de l'autre main la partie opposée.

FLUEURS BLANCHES (*méd.*), s. f. pl. On entend par ce mot un écoulement muqueux ou purulent qui a lieu chez la femme par le vagin. En médecine, on désigne ordinairement cette maladie sous le nom de *leucorrhée.* (V. ce mot.)

FLUIDE (*phys.*), adj. et s. m., du verbe *fluere*, couler; corps dont les molécules intégrantes sont faiblement liées entre elles. Les liquides et les gaz sont des fluides.

FLUX (*path.*), s. m., même étym. de *fluere*, couler; écoulement d'un liquide du corps humain. Dans l'ancienne médecine, on donnait ce nom à plusieurs maladies, dont un des symptômes était l'écoulement d'une humeur; tels étaient : le *flux cœliaque*, (V. *Diarrhée* et *Lienterie*); le *flux hémorrhoïdal,* (V. *Hémorrhoïdes*); le *flux de sang,* (V. *Dyssenterie*); le *flux de ventre,* (V. *Diarrhée*).

FLUX MENSTRUEL. (V. *Menstruation.*)

FLUXION (*méd.*), s. f., de *fluere* couler. Ce mot a différentes acceptions. Les médecins l'emploient pour désigner d'une manière générale l'afflux d'un liquide vers un point où l'appelle une cause irritante. Le nom de *fluxion de poitrine* est souvent donné à la *pneumonie* (voyez ce mot); mais plus ordinairement on appelle *fluxions* certains engorgements indolents du tissu cellulaire des joues occasionnés par l'impression d'un air froid ou une maladie des dents. La nature de cette affection est encore peuconnue; elle semble tenir le milieu entre une irritation inflammatoire et un engorgement passif des tissus. La tuméfaction peut être bornée à une seule joue ou les occuper toutes les deux successivement ou à la fois; elle s'étend quelquefois aux parties voisines. Les femmes, surtout celles qui sont récemment accouchées, y sont plus sujettes que les hommes; cette affection s'observe aussi plus rarement chez les enfants et les vieillards que chez les adultes et les adolescents.

On remarque que les personnes qui en ont été une fois atteintes, y sont plus exposées que d'autres.

La cause la plus fréquente du mal est la carie dentaire; vient ensuite l'impression d'un courant d'air sur la joue ou sur les dents. Quelques fluxions paraissent être occasionnées aussi par le déplacement subit de la goutte ou d'un rhumatisme. Les causes prédisposantes sont les temps froids et humides, et l'habitation d'endroits marécageux.

Les fluxions se développent avec une rapidité remarquable souvent en quelques heures; elles peuvent envahir les ailes du nez, les paupières et le cou; presque toujours les gencives sont en même temps gonflées quand l'affection tient à une carie des dents; ce gonflement précède même ordinairement la tuméfaction des joues.

Il se manifeste en général peu de douleur, et l'odontalgie se calme le plus souvent pendant la durée du mal; le malade se plaint plutôt d'un sentiment de gêne et de tension dans la partie affectée. La peau est rarement plus rouge que dans l'état ordinaire; elle est tendue ou luisante; lorsque le gonflement est considérable, il peut s'accompagner de salivation, et de gêne dans l'action de parler, de mâcher ou de tousser; quelquefois même la langue est chargée, et on observe un léger mouvement fébrile.

Cette affection est sans danger; sa durée varie de quatre à huit jours; elle peut se prolonger pourtant au-delà. Presque toujours le gonflement se dissipe graduellement; ce n'est que dans quelques cas assez rare, qu'il se forme un abcès dans l'épaisseur de la joue. Le malade est averti de cette fâcheuse complication par des battements, par de la chaleur et par la rougeur qui survient à la peau. (Voy. *Abcès* et *Phlegmon.*) Quelquefois aussi la gencive affectée devient le siège d'un petit abcès.

Lorsqu'une fluxion reconnaît pour cause l'impression de l'air froid, il est rare qu'il faille avoir recours à un traitement actif; il suffit de se tenir bien chaudement, de recouvrir la joue malade d'un foulard ou d'une étoffe en laine; il ne faudrait avoir recours à des cataplasmes et à d'autres applications émollientes que dans le cas où il existerait de la rougeur et de la chaleur à la peau. S'il survenait un abcès, il faudrait se conduire comme il a été indiqué au mot *abcès.*

Quand la maladie est produite par une carie dentaire, le remède le plus efficace est la destruction de la cause du mal, l'extraction de la dent; il faut néanmoins attendre, pour pratiquer cette opération, que la fluxion se soit dissipée entièrement ou presque entièrement; jusqu'alors on tiendra chaudement la joue malade, et l'on fera usage de quelques gargarismes émollients si la gencive est douloureuse.

On voit quelquefois les fluxions suivre une marche chronique, et l'engorgement persister pendant plusieurs semaines, ou même pendant un ou deux mois; il faut alors s'abstenir de topiques émollients. Boyer conseille d'avoir recours à quelques fomentations aromatiques; il cite comme ayant été employés avec succès les mastica-

foires irritants, les purgatifs drastiques, les pédiluves sinapisés, les vésicatoires à la nuque, les
sudorifiques; mais dans un cas de cette nature, il
est toujours bon d'avoir recours aux conseils d'un
médecin éclairé.   **J. P. BEAUDE.**

- **FŒTAL** (*physiol.*), adj., qui a rapport au *fœtus*.
(V. ce mot.)

    FŒTUS (*physiol.*), s. m., nom donné à l'enfant,
lorsqu'il est encore dans le ventre de sa mère. Depuis le moment de la conception, jusqu'au troisième
mois environ on le désigne aussi d'une manière plus
particulière, sous le nom d'*embryon*. L'histoire du
développement du *fœtus*, sera indiqué au mot *ovologie*.   **J. B.**

    FOIE (*anat.* et *physiol.*), s. m., *Jecur, hepar;* en
grec *hepar;* organe sécréteur de la bile; c'est
une glande la plus volumineuse de toutes celles
du corps; son poids, qui est assez variable même
chez les sujets bien portants, est d'environ trois
livres terme moyen. Cet organe est situé dans le
ventre, du côté droit et immédiatement au-dessous
de la poitrine; il occupe presque tout l'espace
connu sous le nom d'*hypochondre droit* (voy. *abdomen*), et s'étend mê ne jusque dans l'hypochondre
gauche; il recouvre en partie l'estomac, et se
trouve placé immédiatement au-dessous du *diaphragme*, sur lequel il est, pour ainsi dire, moulé; comme cette dernière cloison musculeuse présente une voussure à convexité supérieure, il
fait réellement une saillie dans la cavité pectora'e; circonstance qui permet aux fausses-côtes
de le protéger. On peut à l'intérieur déterminer
ses limites en frappant avec les doigts sur une
pièce de cinq francs placée sur le ventre; les
points correspondants au foie rendent un son
mat, différent du son clair que l'on perçoit en
percutant les autres points de l'abdomen. Il est
maintenu en place par divers replis du péritoine
nommé improprement *ligaments;* sa forme est irrégulière et difficile à décrire. Les anatomistes
distinguent une face *supérieure* et une *inférieure*.
La première, convexe et partout contiguë au diaphragme, est divisée par un repli du péritoine
(*ligament suspenseur*) en deux moitiés inégales.
La partie du foie, située à droite du repli, porte
le nom de *grand lobe* ou *lobe droit*, et la partie située à gauche celui de *lobe moyen* ou *lobe gauche;*
la face *inférieure* est plus irrégulière; on y remarque en allant de gauche à droite 1° une dépression superficielle qui correspond à la face supérieure de l'estomac; 2° un sillon *longitudinal*
qui loge chez le fœtus, la *veine ombilicale;* 3° un
autre sillon *transversal* occupé par le sinus de la
veine porte, l'*artère hépatique* et les racines du *canal hépatique;* 4° en arri re, un troisième sillon
très-court souvent converti en canal, par où passe
la veine cave inférieure; 5° deux petites éminences nommées *portes*, l'une postérieure (*lobe de
Spigel*), et l'autre inférieure, à droite de laquelle
on trouve une espèce de fosse destinée à loger
la *vésicule du fiel* ou *vésicule biliaire;* ce dernier organe est une poche membraneuse dans laquelle
une partie de la bile séjourne avant d'être transmise dans l'intestin *duodénum;* elle présente deux

extrémités, l'une antérieure nommée *fond;* l'autre postérieure qu'on appelle *col* et qui se termine
par le canal *cystique;* ce canal, après un pouce et
demi de trajet, vient s'unir à un angle très-aigu
avec le canal *hépatique;* ces deux canaux eux-
mêmes forment en s'abouchant le conduit *cholédoque;* la bile arrive du foie par le *canal hépatique*, et de là, suivant l'état de réplétion de l'estomac, se rend dans l'intestin par le *canal cholédoque* ou reflue dans le vésicule par le *canal cystique*.

    Le foie présente un tissu rouge brunâtre facile à
déchirer et composé de plusieurs éléments différents. A l'intérieur, on y observe de petits points
jaunes irrégulièrement disséminés et qui répondent aux radicales des conduits excréteurs de la
bile.

    Le conduit *hépatique* prend en effet naissance
dans l'épaisseur du foie par un grand nombre
de racines qui se réunissent successivement entre elle pour former ce canal, et qui y amènent
la bile qu'elles ont puisée dans tous les points de
l'organe.

    Le foie est enveloppé par le *péritoine* et par une
autre membrane *celluleuse* qui se prolonge dans
l'épaisseur du viscère, et forment des gaines qui
accompagnent les diverses branches de la *veine
porte* et de l'*artère hépatique*. Ces gaines sont nommées par les anatomistes *capsules de Glisson*.

    Les nerfs du foie viennent du *pneumo-gastrique*,
du *diaphragmatique* et du *plexus hépatique;* les
vaisseaux qui y apportent le sang, sont l'*artère
hépatique* et la *veine porte;* cette dernière seule,
d'après la plupart des physiologistes, fournit les
matériaux de la bile.

    Le foie est très-volumineux dans l'enfant qui
vient de naître, et occupe une grande partie du
ventre chez l'adulte même; il peut gêner par
son poids l'estomac lorsqu'on se couche du côté
gauche; aussi choisit-on ordinairement une autre attitude pour dormir. (Voy. *Bile* et *Biliaires*
(*voies*)).

    FOIE (maladies du) (*path.*). Portal remarque avec
raison que le foie, qui remplit des fonctions si importantes dans l'économie animale, est un des
organes dont on méconnaît souvent les altérations;
que tantôt on lui attribue des maladies dont il
n'est pas atteint, et que d'autres fois on se trompe
sur la nature qui ont leurs sièges dans ce viscère, au
point de les rapporter à des parties qui sont
dans l'état le plus normal. Les anciens médecins
avaient de la tendance à faire jouer au foie un grand
rôle dans toutes les maladies; de nos jours on est
peut-être tombé dans l'excès contraire en restreignant trop le nombre de ces affections. Nous allons passer successivement en revue la plupart
d'entre elles; nous ne parlerons pas ici des prétendues *obstructions du foie*, maladies mal déterminées, et sous le nom de laquelle on comprenait
autrefois presque toutes les lésions organiques
que le foie peut éprouver.

    1° *Hypertrophie* et *atrophie du foie*. On cite un
assez grand nombre de cas où ce viscère, sans avoir
éprouvé de changement dans sa texture, avait

acquis un volume considérable, de manière à enva ir quelquefois la diminution la presque totalité du ventre ; il est facile de prévoir quelle gêne il devait apporter alors à la respiration et aux fonctions intestinales ; dans d'autres sujets, au contraire, il peut éprouver une diminution remarquable ; on l'a même vu réduit au volume du poing.

2° *Altération organique.* Plus fréquemment encore le foie, en éprouvant ou non des variations dans son volume, est modifié dans sa texture et la composition de ses éléments. Il peut subir la *dégénération graisseuse* ; dans cet état il est pâle et graisse le scalpel ; il augmente généralement de volume quoique son poids ne soit pas changé, qu'il soit diminué même ; on observe cette altération sur la plupart des sujets phthisiques qui succombent. On détermine aussi artificiellement cet état chez certains animaux en les tenant dans un espace étroit ; tous les gourmets connaissent les pâtés de foie gras.

Dans la *cirrhose*, il existe à la surface et dans l'intérieur de l'organe des granulations d'un jaune plus ou moins clair, dont le volume variable dépasse rarement celui d'une cerise, et quelquefois égale à peine celui d'un gros grain de millet.

Le *cancer* est de toutes les lésions organiques du foie la plus commune et la plus grave ; il se présente ordinairement sous forme de petites masses arrondies disséminées çà et là et souvent saillantes à la surface du viscère ; on y observe toutes les variétés connues du cancer. Cette redoutable maladie y suit sa marche ordinaire comme dans les autres organes.

Des *tubercules* peuvent aussi se rencontrer dans le foie ; ils sont souvent colorés en jaune par la bile. (Voy. *Tubercules.*) Les diverses altérations que nous venons d'énumérer sont toujours incurables ; la cause de leur développement est encore peu connue.

3° *Entozoaires.* Le foie est chez l'homme l'organe où l'on rencontre le plus souvent des hydatides (*acéphalocystes.*) (Voy. ce mot.) Ils sont parfois très-nombreux et d'un volume considérable ; le liquide dans lequel ils nagent n'est jamais parfaitement limpide, et offre constamment une teinte jaunâtre ; au bout d'un certain temps, ils meurent, et leurs débris sont susceptibles d'éprouver des altérations variées qui les ont quelquefois fait prendre pour des tubercules ramollis. Lorsqu'une *tumeur hydatique* fait saillie à travers la peau du ventre et qu'elle peut être sentie, quelques chirurgiens ont réussi à la guérir en donnant issue au liquide ; nous indiquerons, plus loin, le procédé suivi dans ce cas.

Au rapport de quelques auteurs, on aurait aussi rencontré dans le foie de l'homme la douve (*distoma hépaticum*) si commune dans le foie des moutons, des bœufs, des cochons, des lièvres, etc.

4° *Abcès du foie.* A la suite de coups, de contusions, de corps étrangers, et en général de l'inflammation du foie (*hépatite*), des abcès peuvent se former dans l'épaisseur de ce viscère ; mais leur cause la plus fréquente est, sans contredit, la résorption du pus dans une plaie en suppuration ; principalement avec les blessures de la tête et des environs de l'anus. Ces abcès sont dits alors *métastatique* : ils sont précédés en général de symptômes généraux et alarmants, de fièvre, de délire et de stupeur ; la suppuration de la plaie diminue ou se tarit ; il peut survenir de l'ictère, de la douleur dans le ventre, et quelquefois dans l'épaule droite, etc. C'est ordinairement dix à douze jours après la lésion primitive qu'ils se forment. On les attribuait autrefois au pus qui de la partie blessée serait porté dans le foie et y formerait une collection purulente ; mais la plupart des pathologistes pensent aujourd'hui qu'ils sont dûs à une *phlébite* locale. (Voy. *Phlébite.*)

Les abcès du foie peuvent se former dans toutes les parties de ce viscère ; souvent ils sont enfermés dans un kyste ; le pus présente quelquefois toutes les qualités du pus phlegmoneux ordinaire ; dans d'autre cas, il est visqueux et coloré plus ou moins en vert. Le volume et le nombre des foyers purulents sont aussi variables ; on les a vus occuper un lobe entier. Ils peuvent se terminer de différentes manières ; lorsque l'abcès a son siège dans le centre du foie, il tend à s'étendre et à convertir le parenchyme de l'organe en une bouillie putride ; le malade succombe bientôt consumé par une fièvre lente ; dans quelques cas l'abcès s'ouvre, et la matière qu'il contient s'épanche dans le ventre et occasione une *péritonite* promptement mortelle ; cette terminaison est aussi celle des abcès situés près de la surface du foie. Dans d'autres cas plus rares, il peut s'établir des adhérences entre les parois de la poche purulente et les organes voisins ; la tumeur faisant des progrès peut alors se vider dans ces organes : c'est ainsi qu'on a vu le pus être versé dans l'estomac et rejeté ensuite par le vomissement. Le cas le plus heureux est celui où le foie ayant contracté des adhérences avec la peau, le pus peut s'échapper au dehors et se faire jour dans divers points de l'abdomen en fusant le long des muscles. C'est dans ces cas malheureusement trop rares que l'art peut intervenir d'une manière efficace en ouvrant l'abcès qui proémine ordinairement au-dessous des fausses côtes. Le chirurgien a alors deux écueils à éviter, celui de trop tarder à ouvrir la collection du pus qui peut alors s'épancher, et le danger de faire une ouverture avant que des adhérences suffisantes se soient établies entre la tumeur et les téguments. Il doit en général opérer lorsque le foyer purulent est peu mobile et qu'il présente une saillie pendant tous les mouvements du malade. Il peut se servir du bistouri ou de la potasse caustique ; le premier moyen est le plus prompt ; mais le second présente l'avantage de fortifier les adhérences de l'abcès quand on y a recours. On place sur le point le plus saillant de la tumeur un petit fragment de potasse caustique ; on fend l'escarre qui se forme, et on fait aussi une seconde et une troisième application du caustique, jusqu'à ce qu'on soit parvenu au foyer. M. Récamier a surtout employé ce procédé avec succès pour les *kystes hydatiques* dont nous avons parlé plus haut. La plupart des chirurgiens néanmoins préfèrent l'emploi de l'instrument tranchant à celui du caustique pour l'ouverture des abcès du foie.

5⁰ *Tumeur biliaire*. Assez fréquemment là vésicule du fiel renferme des *calculs* en nombre plus ou moins grand. (Voy. *calculs*.) Ces concrétions, lorsqu'elles sont d'un petit volume, passent dans le *duodénum*, et sont rendues par les selles ; mais il arrive d'autrefois qu'elles s'arrêtent dans le canal *cholédoque* et l'obstrue ; la bile cesse alors de pouvoir parvenir dans l'intestin ; elle reflue dans la vésicule, la distend et forme ce qu'on nomme une *tumeur biliaire*. Presque toujours il survient de la jaunisse ; la vésicule acquiert quelquefois un volume énorme, jusqu'à contenir six à huit livre de bile. Cette tumeur qui proémine au dehors peut subsister long-temps sans produire des accidents ; il arrive même que spontanément ou par une douce pression elle diminue et se vide rapidement ; c'est qu'alors l'obstacle a été vaincu, et que le calcul retenu dans le canal cholédoque a été poussé dans l'intestin ; mais le plus souvent la bile contenue dans la vésicule irrite et enflamme celleci par son abondance et son acrimonie ; il en résulte de la fièvre, des hoquets, des vomissements bilieux, des douleurs au côté droit et à l'épigastre. Plus tard, la vésicule enflammée peut se rompre et occasionner soit une péritonite mortelle si la bile s'épanche dans le ventre, soit un abcès si la tumeur a contracté auparavant des adhérences avec les téguments. Après l'ouverture de cet abcès, il reste ordinairement une fistule, de laquelle il sort pendant long-temps beaucoup d'humeur limpide et purulente, puis de la bile.

Pour prévenir les accidents qu'occasionne la tumeur biliaire, on a proposé de l'ouvrir quand on est assuré qu'elle a contracté des adhérences ; mais cette opération est trop incertaine et trop dangereuse pour être adoptée.

Les personnes affectées de calculs biliaires éprouvent de temps en temps, lorsqu'une pierre s'engage dans le conduit cholédoque, de vives douleurs souvent atroces, connues sous le nom de *colique hépatique*. Ces douleurs se font surtout sentir. dans le dos à l'estomac et vers le côté droit ; la face est altérée ; il existe des nausées, des vomissements ; la peau est jaune et les souffrances inexprimables. On combat ces accidents, par des saignées, des bains, de l'opium, des eaux gazeuses, et la préparation empirique connue sous le nom de remède de Durande ; c'est un mélange de trois partie d'éther et de deux parties d'essence de térébenthine qu'on administre à la dose de deux à trois scrupules.

6⁰ *Inflammation du foie* ou *hépatite*. Cette maladie est surtout fréquente dans les pays chauds ; les auteurs lui assignent pour causes l'abus des alcooliques et des purgatifs drastiques, la suppression d'exanthèmes et d'écoulements habituels, une vie inactive et sédentaire, les travaux de cabinet, des passions vives et contrariées, etc. Elle peut être déterminée aussi par des coups ou une chute sur la région du foie. Elle existe à l'état *aigu* ou *chronique*. Les symptômes de l'hépatite *aiguë* sont au début un frisson suivi d'un sentiment de chaleur brûlante dans les entrailles ; bientôt il se manifeste une douleur continue dans un des points de la région du foie ; cette douleur

se propage à l'épaule et à la clavicule droite ; souvent l'hypochondre droit est légèrement tuméfié ; et il serait impossible au malade de se coucher de ce côté. Si la maladie occupe la face convexe du foie, la douleur s'exaspère par le toucher ; il existe de la dyspnée, une toux sèche et quelquefois le hoquet ; lorsque la partie concave est le siège du mal, il se manifeste des nausées, des vomissements bilieux, et une teinte jaunâtre répandue sur tout le corps ; les urines, d'abord claires, prennent ensuite une couleur rouge plus ou moins intense. Dans cette maladie, la fièvre est continue et présente des redoublements ; la bouche est amère, sèche et la soif ardente ; il existe souvent de la constipation. Si l'hépatite ne se guérit pas du huitième au dixième jour, on a lieu de craindre qu'elle ne se termine par la formation d'un abcès dans le foie ; on est averti de l'existence de la suppuration par des frissons irréguliers suivis de chaleur âcre, et par un sentiment de pesanteur dans la région du foie ; la fièvre et les douleurs diminuent en même temps sans aucune des évacuations qui précèdent ordinairement la guérison.

Dans l'hépatite *chronique*, les mêmes symptômes se montrent, mais avec moins d'intensité ; la fièvre est quelquefois nulle ou presque nulle ; la maladie a une durée beaucoup plus longue. Lorsqu'elle se termine par un abcès, celui-ci se forme avec lenteur ; et les phénomènes qui l'annoncent sont plus obscurs ; il se manifeste seulement dans la région du foie une douleur sourde qui augmente dans les efforts de la respiration ; plus tard, surviennent quelques frissons, une fièvre lente et un malaise général. Nous avons déjà dit comment se terminent les abcès du foie.

On doit débuter dans le traitement de l'hépatite aiguë par la saignée, par des applications de sangsues sur le côté droit, par des fomentations et des cataplasmes émollients ; la diète sera sévère ; on fera usage de boissons rafraîchissantes et légèrement laxatives ; la constipation sera combattue par des lavements.

Les saignées et le traitement antiphlogistique sont moins indiqués dans l'hépatite chronique, surtout chez les malades des pays chauds ; on devra alors appliquer un vésicatoire ou un cautère sur la région du foie ; les légers purgatifs et surtout le *calomel* si usité dans l'Inde contre cette affection ont de bons effets constatés par l'expérience ; on a conseillé aussi avec avantage les bains de mer et les eaux minérales de Vichy ; on a vu ces eaux rappeler l'appétit et rétablir l'embonpoint ; mais comme la maladie peu durer long-temps, il est surtout essentiel de recourir à des soins hygiéniques bien ordonnés ; les végétaux devront faire la base de l'alimentation, le vin pur, le café et les liqueurs doivent être bannis de la table ; un exercice modéré est un bon auxliaire ; enfin les malades devront chercher à se distraire et tâcher de dissiper cette noire mélancolie qui empoisonne ordinairement l'existence des personnes affectées de cette triste maladie.

J.-P. BEAUDE.

FOLIE, s. f. *(méd.)*, terme générique consacré par le langage ordinaire pour exprimer le caractère commun des diverses espèces de maladies mentales.

Qu'est-ce que la folie? qu'est-ce que la raison? questions immenses, et par le monde d'idées qu'elles soulèvent, et par les infructueux essais de solution qu'ont tentés la philosophie et la médecine. Ainsi, voyez les philosophes cherchant à définir la raison, alors même qu'ils n'accommodent point leurs définitions à leurs systèmes; voyez-les nous représenter une raison pure, parfaite, un être imaginaire enfin, et cela, parce qu'ils font abstraction de l'influence de la volonté, des sentiments et des penchants qui rendent cette raison souvent vacillante, toujours incomplète. Au contraire, lorsque les médecins ont voulu définir et peindre la folie, ou ils nous ont donné la contre-épreuve des systèmes philosophiques, ou bien ils ont puisé leurs couleurs dans le *summum* d'intensité de la folie, dans ses formes les plus éloignées de la raison. Cependant, avant d'étudier les causes qui déterminent l'aliénation mentale, et de signaler les divers caractères de ses phases multiples, ne valait-il pas mieux tracer le tableau des analogies et des différences que présentent la raison et la folie dans quelques-uns de leurs degrés? que si nous revenons aux philosophes, à ceux-là qui ont mérité le titre de précepteurs du genre humain, soit qu'ils se nomment Platon ou Sénèque, Montaigne ou Rousseau, nul ne conçoit uniformément l'être raisonnable. Pourtant, de même que dans la pathologie ordinaire, on part de l'intégrité des fonctions pour s'élever à la connaissance des troubles morbides, de même dans le diagnostic de la folie, on a besoin d'un terme de comparaison représenté par l'état normal de l'esprit. Eh bien, ce type normal, qui sert à constater les dérangements, les perversions des plus nobles attributs de l'espèce humaine, ce type n'est qu'une abstraction idéale sur laquelle on ne s'entend point. De là précisément l'extrême difficulté de donner de la folie une définition claire, précise, complète. Examinez, en effet, toutes les définitions formulées, et vous verrez qu'elles ne sont pas applicables à chaque genre de folie, ou qu'elles rangent dans la catégorie des fous, un grand nombre d'individus bizarres et passionnés, mais qui ne sont pas réellement atteints d'aliénation mentale.

Après avoir signalé ces écueils, on ne sera pas surpris, en nous entendant déclarer qu'il n'existe de la folie aucune définition satisfaisante. Pour en donner l'idée la plus générale et la moins erronée, nous dirons que les phénomènes essentiels de la folie s'observent dans les principales fonctions du système nerveux, l'intelligence, la sensibilité et les mouvements volontaires, et que cette maladie est surtout caractérisée par le désordre prolongé et sans fièvre des facultés morales et intellectuelles. C'est en raison même de sa durée et de l'absence de fièvre, que ce trouble de l'entendement se distingue du délire aigu qui accompagne quelquefois les inflammations, les fièvres, l'empoisonnement par les narcotiques et l'ivresse par les spiritueux. A ces deux caractères différentiels, ajoutons l'intégrité presque toujours complète des fonctions organiques dans la folie, et leur altération profonde et durable dans le délire aigu qui leur est lié comme la cause à l'effet. D'ailleurs, le délire aigu et le délire chronique, appelé folie, ont entre eux la plus grande ressemblance, ils nous frappent l'un et l'autre par les apparences d'une profonde déraison. Hâtons-nous cependant de proclamer que quiconque irait à la recherche des aliénés avec la préoccupation exclusive du trouble des idées que présentent la frénésie, le délire aigu ou l'ivresse, risquerait fort d'être trompé dans ses jugements, et de délivrer de faux certificats de raison. Tout au plus, si l'on reconnaîtrait les maniaques et les idiots; presque tous les mélancoliques échapperaient au type guide de l'observateur, et mettraient son discernement en défaut. En effet, dans le délire aigu, le désordre des fonctions de l'entendement est presque toujours général, et réunit, à l'égard des opérations intellectuelles, la plupart des caractères de cette espèce de maladie mentale, connue sous le nom de *démence*, tandis que, dans la folie, l'égarement des facultés morales et intellectuelles peut se concentrer sur un petit nombre d'objets.

La différence du délire aigu et de la folie est très-importante sous le rapport médical, et intéresse vivement les familles, puisque le délire aigu ne provoque sur elles qu'une attention bienveillante, tandis que de l'existence de la folie elles reçoivent dans l'opinion publique un contre-coup qui blesse profondément d'honorables susceptibilités et de précieux intérêts. Aussi, jugeant utile d'insister sur les signes distinctifs de ces deux états, nous dirons que la cause matérielle du délire aigu est presque constamment présente et saisissable, et qu'au contraire la cause du délire chronique tombe difficilement sous les sens, qu'elle peut être très-éloignée et prend presque toujours sa source dans le moral de l'homme. Nous dirons que, dans la folie, l'esprit et les organes qui président à sa manifestation paraissent seuls malades, et que le reste de l'organisme semble jouir de la plénitude de ses fonctions, tandis que le délire aigu n'est jamais primitif, et a toujours été précédé par le développement d'autres symptômes, surtout par la fièvre, avec laquelle il se trouve dans un juste rapport de diminution ou d'intensité.

Cependant la folie, et notamment l'espèce appelée *manie*, n'est pas exempte de mouvements fébriles accidentels qui pourraient, si l'on négligeait les antécédents, faire croire à l'existence du délire aigu, et de même, celui-ci se développe quelquefois sans fièvre, particulièrement dans les névralgies, l'ivresse et l'empoisonnement par les narcotiques. Enfin la folie, à son début, est souvent accompagnée d'un trouble fébrile et d'un désordre plus ou moins sensible de toutes les fonctions organiques.

De ces observations, qui infirment la valeur absolue des caractères distinctifs de la folie et du délire aigu, nous concluons qu'il convient de suspendre son jugement touchant la nature des égarements récents de l'intelligence, surtout si la cause déterminante est obscure; mais, si le désordre intellectuel et moral survit au mouvement fébrile et au trouble des fonctions assimilatrices, alors le doute doit cesser, l'aliénation mentale est déclarée.

Le diagnostic de la folie ne présenterait pas en général de trop grandes difficultés, s'il suffisait de distinguer le délire aigu du délire chronique ; mais il faut, avant tout, constater l'existence du délire, et c'est là, dans une foule de cas, une question à résoudre aussi importante qu'ardue. Dans le monde, on se fait souvent des idées peu exactes des aliénés ; on se figure que chez eux les propos, les gestes, le maintien, tout doit trahir le désordre de leurs facultés mentales, tandis qu'un grand nombre d'entre eux sont capables de se produire pendant long-temps avec les apparences de la raison. Il est nécessaire d'avoir reçu l'éveil par quelque trait insolite, d'épier adroitement et à leur insu, leurs démarches, leur physionomie et leurs gestes, non moins que de peser leurs discours spontanés ou provoqués, pour se convaincre que des signes de folie s'associent chez eux à une foule d'actions régulières. Que de fois des familles sont surprises et affligées d'avoir pris pour des bizarreries, des singularités de caractère, des états psychologiques qu'elles ont reconnues plus tard appartenir à la folie. Ces méprises seraient fort rares si l'aliénation d'esprit ne comprenait que la manie, la démence et l'idiotisme. La violence et le désordre des actions chez les uns, l'incohérence et la stupidité des propos chez les autres, dissiperaient bientôt l'incertitude touchant l'existence d'une maladie de l'entendement. C'est la mélancolie ou la monomanie, comme l'a appelée notre illustre maître M. Esquirol, qui échappe souvent à l'attention vulgaire, et qui n'est bien saisie que par l'observateur réfléchi ou par le praticien expérimenté. Il est même certains du délire partiel où l'expérience a besoin d'une série prolongée d'observations, afin d'en constater l'existence. Cette difficulté a été signalée par tous les médecins qui se sont occupés avec distinction des maladies mentales, et, pour notre compte, nous avons consigné dans notre ouvrage sur l'hypocondrie et le suicide, et dans notre mémoire sur le projet de loi relative aux aliénés, des observations de délire chronique très-difficiles à reconnaître. Un nouvel exemple d'une date récente mérite d'être rapporté ici.

Une jeune dame française qui, depuis plusieurs années, résidait à Londres, où elle était heureuse par l'affection de son mari, par la situation prospère de ses enfants, par la progression constante de sa fortune, devint triste, rêveuse, et successivement fut atteinte d'aliénation mentale. On la fit partir pour Paris, et c'est là que, pendant trois mois, nous fûmes appelés auprès d'elle pour lui donner des soins. Les renseignements précis fournis par toutes les personnes qui l'entouraient ne pouvaient pas laisser de doute sur son état, mais nous tenions à une conviction basée sur des faits observés par nous-mêmes, et rien dans ses actes, dans ses paroles, rien ne déterminait notre conviction, tant cette dame exerçait d'empire sur sa volonté. Pourtant, elle suivait scrupuleusement nos prescriptions.

Un jour, après trois mois d'observations infruc-

tueuses, elle se leva brusquement de son siège, et, fondant en larmes, elle nous révéla que sa raison était égarée, et nous fit la confidence de tout ce qu'elle éprouvait. D'abord, une jalousie violente contre toutes les femmes, jalousie sans motif, car elle voyait indistinctement des rivales, même chez celles qui n'avaient jamais parlé à son mari. Ensuite, elle nous peignit avec douleur sa conviction à l'égard du mal qu'on cherchait à lui faire, ainsi qu'à toute sa famille. Dans le monde, elle interprétait comme une hostilité le silence et la conversation, puis elle termina ses aveux en nous représentant les journaux anglais, surtout ceux du dimanche, comme ses implacables adversaires ; elle ne pouvait y lire le nom de *lady* sans s'y reconnaître, et elle prétendait que ces journaux montraient son mari comme revêtu d'une peau d'agneau, emblème d'une feinte douceur, sous laquelle se cachaient des sentiments pervers. Enfin, Madame... ajouta des détails sur des hallucinations de l'ouïe qu'elle avait ressenties dans le cours de sa maladie, hallucinations qui avaient cessé, et auxquelles elle assignait pour cause le désordre de son esprit. Depuis lors, son mari ayant craint pour un de ses enfants, qui était auprès d'elle, le lui a fait enlever, et, malgré les précautions que l'on a prises, cette privation a déterminé chez cette dame une grande confusion d'idées et de paroles, des illusions portées au point de croire reconnaître son enfant dans tous ceux qu'elle rencontrait, de voir dans les ouvriers d'une maison voisine des amis de son mari, enfin, des hallucinations de l'ouïe extrêmement variées. En même temps, Madame... se croyait femme de don Carlos et reine d'Espagne. Au milieu de tout ce désordre, Madame... a eu souvent la conscience de son état ; elle nous a demandé elle-même à venir dans l'établissement que nous avons fondé à Vanvres, en 1822, conjointement avec le docteur Voisin, et, après un mois de séjour, sa situation mentale s'y est sensiblement améliorée.

De toutes ces observations, il résulte que le diagnostic de la folie présente souvent de grandes difficultés et rentre autant dans le domaine de la psychologie que dans celui de médecine. Toutefois, c'est toujours à la médecine, et plus particulièrement à la médecine des aliénés qu'appartiennent l'appréciation des caractères, la recherche des causes et le traitement des maladies mentales.

Mais, dès qu'il s'agit de constater l'existence de la folie, la philosophie générale marche à côté de la médecine, et, sur ce terrain, nous pouvons nous avancer du même pas avec le lecteur étranger aux études médicales. Nous avons dit en commençant que la raison, véritable antipode de la folie, était aussi mal définie que la folie elle-même. Les hommes qui ont donné ces définitions n'ont pas assez tenu compte des individualités ; ils ont choisi des caractères trop bornés et trop absolus ; ils ont exagéré leur type afin de le rendre plus saillant. Suivant la manière dont celui-ci définit la raison, la plus grande partie du genre humain serait atteinte d'aliénation mentale. Au contraire, avec la définition que celui-là présente de la folie, beaucoup d'aliénés seraient exclus de leur véritable catégorie. Où trouver la vérité entre ces deux extrêmes ?

car, dans le sujet épineux qui nous occupe, il nous faut à tout prix des termes de comparaison. Pour discerner la folie, nous ne la comparerons pas à la raison, être métaphysique et abstrait, mais plutôt à la raison générale, au sens commun, et, comme le sens commun admet beaucoup de degrés, on évitera de le confondre dans certains cas avec la folie. Tous les hommes ne seront pas soumis à la même mesure; on fera la part des individualités. En effet, le sens commun, interprété par la philosophie, n'exige pas que dans une circonstance donnée tout homme doive invariablement agir de la même manière; il tient compte des conditions particulières, et il n'exige de chaque intelligence que ce dont elle est capable. Telle réponse qui ne sortirait pas du sens commun, chez un sujet borné, passerait justement pour un signe de folie ou de stupidité chez une personne qu'on saurait être douée d'un esprit supérieur. Les phénomènes intellectuels, envisagés de cette manière, ont une valeur moins absolue que relative. En veut-on une preuve plus convaincante encore? Qu'un berger du fond de nos provinces raconte, avec la plus entière conviction, les sottes croyances dont on l'a bercé touchant les sortilèges, les maléfices, etc., l'homme réfléchi déplorera de tels égarements, fruits d'une éducation vicieuse, mais il se gardera d'en inférer que ce berger est aliéné. Au contraire, qu'un membre de l'Académie des Sciences paraisse ajouter foi à de pareilles superstitions, notre observateur aurait peine à ne pas croire qu'il y a quelque dérangement dans le cerveau du savant académicien.

La même règle doit présider à l'appréciation des sentiments et des penchants.

Ainsi, pour discerner les signes de la folie dans l'immense variété des phénomènes de l'intelligence et du moral de l'homme, il est nécessaire que l'observateur philosophe pénètre et apprécie les diverses situations individuelles. Les principes absolus qui n'en tiendraient pas compte, conduiraient inévitablement à des jugements erronnés sur l'état sanitaire de l'entendement. Du reste, il ne suffit pas d'avoir beaucoup lu, il faut avoir long-temps observé et bien connaître les causes d'erreur de nos jugements, pour savoir démêler dans les actions humaines ce qui est sage de ce qui est seulement déraisonnable ou bien extravagant, insensé, délirant. il est surtout une secrète prévention qui nous influence sans cesse, c'est de nous prendre nous-mêmes, ou quelques principes abstraits de notre choix, pour terme invariable de comparaison. Partant de là, tout ce qui ne s'accorde pas avec notre manière de penser ou de sentir passe facilement à nos yeux pour de la déraison ou de la folie. Mais l'homme réfléchi, qui a fait marcher de front l'étude de l'humanité et l'observation de soi-même, sait se tenir en garde contre cette disposition d'esprit dont il a reconnu les trompeuses suggestions. Qui ne se rappelle avoir rencontré dans le monde des hommes phlegmatiques, inquiets et absolus dans leurs jugements, qui, étrangers toute leur vie aux mouvements expansifs de l'âme, trouvent déraisonnables ou insensées toutes choses empreintes d'un caractère de vivacité et de passion? c'est

qu'au lieu d'avoir observé le monde tel qu'il est, avec ses nuances de raison et de folie, il leur semble que tout ce qui est en dehors de leurs propres penchants, n'entre pas dans l'ordre régulier de la nature; pour la trouver raisonnable, il ne faudrait rien moins qu'imposer à l'humanité leur constitution physique et morale. Le sage connaît ces causes d'erreur, et il sait les éviter; quand il juge les manifestations morales, dans le but de connaître si l'entendement est malade ou sain, il fait la part des âges, des sexes, du tempérament, du genre d'éducation et de toutes les causes capables de modifier ses pensées et ses sentiments d'une manière durable ou transitoire. Sa règle est toujours le sens commun avec ses irrégularités, dont la valeur est déterminée par l'expérience, mais le sens commun ou le mode général de sentir et de juger n'est pas absolument le même dans l'enfance, l'âge mûr et la vieillesse, chez le sujet lymphatique, sanguin ou nerveux, chez l'homme et chez la femme, chez l'ignorant et l'esprit éclairé, etc. Il subit au contraire de puissantes modifications qui donnent à l'état normal de l'entendement humain des nuances prodigieuses.

Quoi qu'il en soit, après le médecin qui s'est voué à la spécialité des maladies mentales, le plus apte à apprécier les premiers signes de la folie, est celui qui a fait l'étude la plus longue et la plus fructueuse de l'esprit et du cœur; c'est pourquoi la psychologie et la morale ne sont pas alors d'un moindre secours que l'anatomie et la physiologie. Plus on a de données sur l'exercice normal des facultés et des penchants départis à l'espèce humaine, plus on est habile à en saisir les déviations, les perversions et tous les genres de désordre. Il est surtout une classe d'actes moraux qui mettent souvent le discernement en défaut dans le diagnostic de la folie, ce sont les passions, véritables intermédiaires de la raison et de la folie. Il est certain que le dernier terme d'une passion et le premier degré d'une *monomanie* qu'elle a directement engendrée, ne sont pas faciles à distinguer. En effet, la passion et le délire partiel présentent une foule d'analogies et un très-petit nombre de caractères différentiels.

Pour constater les analogies, il n'y a qu'à recueillir les souvenirs de divers états psychologiques dans lesquels on s'est trouvé soi-même, ou de semblables états observés chez d'autres personnes qui n'ont pas d'ailleurs cessé de jouir de leurs facultés intellectuelles. N'arrive-t-il pas fréquemment que, sous une influence quelconque, on devient plus sensible, plus irritable, plus accessible aux illusions si fécondes en erreurs de jugement?

N'est-il pas vrai qu'on éprouve parfois des goûts bizarres et exclusifs, des passions qui par leur énergie et l'empire qu'elles exercent sur nos actes, contrastent étrangement avec notre manière d'être ordinaire et avec la raison commune?

N'est-il pas vrai que dans quelques circonstances nous sommes concentrés, absorbés, au point d'être insensibles aux impressions extérieures et de ne pouvoir pas à notre gré donner notre attention aux choses mêmes qui devraient le plus nous intéresser?

N'est-il pas vrai, enfin, que souvent les sentiments et les idées se croisent, se heurtent dans notre esprit, se succèdent avec trop de rapidité ou trop de lenteur, s'associent d'une manière vicieuse, et que de là dérivent une confusion, une incohérence plus ou moins grande dans les paroles, et des déterminations que réprouve l'assentiment général, et que nous réprouvons nous-mêmes immédiatement après les avoir prises. Qui n'a pas été à même de constater dans son *for* intérieur, le bizarre assemblage de sentiments divers qui tiennent l'être comme en suspens, et donnent lieu à des séries d'idées qui n'ont, comme les sentiments, d'autre rapport entre elles, que celle d'une existence contemporaine, et sur l'une desquelles l'attention est impuissante à se fixer?

En outre, avec l'état de raison puissante, peut exister le phénomème psychologique le plus extraordinaire que présente la folie, celui qui la caractérise de la manière la plus positive, les hallucinations, c'est-à-dire des perceptions qui ne sont pas le résultat de l'action des sens et qui surgissent en l'absence des objets extérieurs propres à les provoquer. Il arrive, en effet, que des hommes sains d'esprit, dans le silence du cabinet ou dans une retraite profonde et même pendant une conversation, croient entendre certaines paroles qui entraînent des réponses et des actes, comme si elles avaient été réellement proférées par un interlocuteur. Dans cette circonstance, les idées, les sentiments se transforment, se convertissent en images sensibles dont on n'a aucun moyen d'apprécier le manque d'objet dans le monde extérieur, tout absorbé que l'on est par ces images, productions spontanées de notre intelligence. Ce qu'il y a de plus étonnant encore que l'apparition des hallucinations chez un homme sain d'esprit, c'est la persistance, la durée prolongée de ce phénomène et son alliance avec une raison ferme et heureusement appliquée aux sujets les plus élevés. Cependant rien n'est mieux prouvé, l'histoire des hommes célèbres en fournit de nombreux exemples, parmi lesquels il suffit sans doute de citer Socrate dans l'antiquité, et Pascal dans les temps modernes.

Eh, bien! maintenant je le demande, cette description abrégée de certains états psychologiques connus de tous les hommes et qui s'allient avec l'intégrité des facultés intellectuelles, n'offre-t-elle pas les caractères d'analogie les plus frappants avec certains degrés des maladies mentale.

L'analogie de ces états psychologiques avec la folie, ne se borne pas au trouble de l'intelligence et du moral; on trouve dans les passions le type des deux formes principales que présente l'aliénation mentale. Comparez, en effet, l'homme livré à tous les ravissements des passions gaies à tous ces rêves de bonheur qui font les délices du présent et enchantent l'avenir; comparez cet homme avec l'aliéné qui dans son ambition de prince, de roi, etc., n'est arrêté par aucun obstacle, auquel tout sourit, qui est dans l'extase en songeant aux biens qu'il possède, à la puissance qu'il peut faire éclater selon son plaisir ou son caprice; compa-

rez aussi les signes de la colère, de la peur et du désespoir; en un mot, des passions tristes et violentes, avec les signes de la manie furieuse, ou avec ceux de la folie que caractérisent surtout la tristesse, la crainte et la défiance, et vous trouverez entre ces deux états une telle ressemblance sous le rapport du désordre des idées et des sentiments, qu'il y a parfois identité dans les déterminations et dans les actes. Tout s'y trouve jusqu'au sentiment de malaise à la fois physique et moral qui contribue puissamment à déterminer des scènes de violence aussi nuisibles pour la société que pour leurs auteurs.

L'analogie enfin existe à l'origine de ces deux états, comme dans leur période d'intensité et dans leurs résultats; dans l'un et l'autre cas, le trouble commence par le côté affectif de notre nature, par notre moral; c'est là le caractère primitivement essentiel de la folie; le trouble de la raison lui est consécutif et même subordonné. Fait psychologique morbide fort important que doivent toujours avoir en vue l'instituteur de la jeunesse, et le médecin voué à la spécialité des maladies mentales. L'instituteur, pour que la raison se maintienne régulière, doit surtout veiller au maintien de l'équilibre des facultés morales; il doit s'attacher à faire prédominer les sentiments élevés et généreux sur les sentiments inférieurs et égoïstes. Il doit, autant pour l'intégrité de la raison que pour le bonheur de l'homme, donner ses soins premiers à l'éducation, c'est-à-dire à la direction des sentiments et des penchants; l'instruction ou le développement des facultés intellectuelles, ne doit occuper que le second rang.

De même, le médecin, dans le traitement des aliénés doit trouver d'heureuses inspirations, plutôt dans l'examen de la perversion des facultés affectives que dans la connaissance du trouble des facultés intellectuelles.

La nature de cet article nous dispense de pousser plus loin la nomenclature des analogies entre la passion et la folie qu'il suffit d'avoir évoquées, pour que chaque lecteur puisse poursuivre ce rapprochement si rempli d'intérêt et si important à approfondir.

Il nous reste maintenant à rechercher les limites qui séparent la passion de la folie. Ces limites sont flottantes dans ces dispositions psychologiques qui ne sont ni la raison, ni la folie, mais qui participent de ces deux états; bien souvent il suffit d'assombrir les teintes ou d'aviver les couleurs et d'exagérer les traits pour faire du tableau des passions, le tableau de l'aliénation mentale.

Cependant il est très-important de tracer une ligne de démarcation entre ces deux états; souvent la guérison et quelquefois la vie des personnes atteintes d'un délire partiel dépendent de la précision de ce diagnostic. Une erreur de ce genre n'a pas seulement l'inconvénient grave de retarder le traitement et d'entraîner ainsi fréquemment l'incurabilité; elle porte le trouble, sème l'irritation et la haine dans les familles, en faisant attribuer à la perversité du caractère, des paroles et des actes qui, bien interprétés, auraient témoigné du désordre des facultés morales et intellectuelles.

Par suite de cette erreur, on laisse dans la société des infortunés à la merci du désordre de leurs idées et de leurs sentiments, et l'on déplore la ruine des familles, le suicide, le meurtre et l'application à des aliénés de lois terribles qui ne devraient atteindre que des scélérats.

Malgré l'importance d'un tel diagnostic, nous croyons devoir nous borner ici à l'énoncé de quelques caractères différentiels entre la passion et la folie.

Dans la passion, il y a une cause réelle prise dans le monde extérieur, tandis que dans la folie, cette cause peut bien avoir de la réalité dans le passé ; mais dans le présent elle ne réside plus que dans la spontanéité des perceptions, c'est-à-dire dans une disposition interne du système nerveux et particulièrement du cerveau.

Dans la passion même violente, le désordre du sentiment ne s'étend presque pas à l'intelligence, l'association des idées n'est en général que trop rapide et trop exclusive ; dans la folie, au contraire, le désordre des pensées et des paroles existe conjointement avec le délire de la passion, souvent d'une manière prédominante, et à la rapidité de l'association des idées a succédé leur incohérence plus ou moins manifeste plus ou moins générale.

Dans la passion, les actes sont mal interprétés ; on attribue à leurs auteurs des intentions qui n'ont pas de réalité ; dans la folie, au contraire, on voit les personnes et les choses autres qu'elles ne sont ; on croit voir alors qu'elles ne sont pas dans la sphère des sensations. Il en est d'ailleurs des illusions de l'esprit comme des illusions des sens. Il n'y a pas folie si la raison rectifie les erreurs intellectuelles et sensoriales. Mais si les conceptions les plus extravagantes, si les perceptions les plus fantastiques sont regardées comme des réalités, on n'est pas alors seulement dans le faux, on est dans l'impossible, et l'aliénation mentale est déclarée.

Enfin, dans la passion, le trouble de l'esprit, éphémère, limité à un objet, a lieu avec conscience ; tandis que dans la folie, le désordre est persistant, plus ou moins général, et par cela même inaperçu par la conscience. Cette pluralité de délires, dans les aliénations même les plus bornées et qualifiées de monomanie, nous paraît le signe le plus caractéristique de la folie et d'une haute importance à constater pour le traitement des aliénés et la jurisprudence médicale.

Après avoir signalé, autant qu'il était en notre pouvoir et que le permettaient les limites de cet article, les analogies et les différences qu'offrent la passion et la folie dans certains de leurs degrés, prenons un exemple, l'ambition d'une renommée littéraire : un jeune présomptueux s'imagine qu'il atteindra la célébrité de Voltaire, et il se livre à l'étude avec ardeur. Il n'y a jusque-là que de la présomption. Bientôt il se met à composer, ses œuvres l'enivrent de satisfaction ; il ne doute plus que son ambition ne soit enfin satisfaite ; il entretient ses intimes des idées de la gloire qu'il attend... Un pareil langage ne manquera pas de provoquer la surprise et même de faire craindre quelque trouble dans la raison ; toutefois il n'annonce pas l'im-

possible, et quoique la folie soit imminente, elle n'est pas encore confirmée. Mais notre métromane ne s'arrête pas en si beau chemin, la célébrité qui l'attendait lui est maintenant acquise, écoutez les égarements de son ambition satisfaite : les libraires se disputent ses ouvrages ; la presse l'élève aux nues, l'univers est rempli de son nom..., *et il n'a rien publié encore*. Voilà l'impossible, voilà le délire, et la folie est d'autant plus apparente que selon mon observation constante, ce délire dominant n'existe jamais borné à une seule série d'idées ; il est multiple, et c'est là peut-être l'unique caractère qui mette une ligne de démarcation positive entre le dernier degré de la passion, et le début de l'aliénation mentale. Quoi qu'il en soit, on peut prendre dans ce fait rapide une idée assez exacte des délires bornés empreints du caractère plus ou moins exagéré des passions, et qui sont le plus puissant écueil dans le diagnostic de l'aliénation mentale. En effet, si sous ce terme générique on ne comprenait que la manie, la démence et l'idiotisme qu'il est en général si facile de reconnaître, nous regarderions comme superflue une partie des considérations que nous venons de présenter sur les difficultés à établir l'existence de la folie.

Mais comme la mélancolie, la monomanie, ou, pour mieux dire, les délires partiels sont compris dans le mot aliénation mentale, nous sentons le besoin de présenter sur ce sujet épineux de nouvelles réflexions.

Indépendamment du sens commun ou de la raison générale qui sert à comparer les individus à l'humanité collective, il est pour le diagnostic général de la folie, un autre principe fort essentiel et que nous n'avons pas encore indiqué ; c'est celui qui consiste à comparer l'individu avec lui-même aux diverses époques de son existence.

Si l'espèce humaine, envisagée collectivement, offre un ensemble incohérent et bizarre de sagesse, de déraison et de folie, il est naturel d'attendre d'un seul individu plus de suite dans ses discours et dans ses actes, plus d'uniformité dans sa conduite : cela est tellement vrai que si l'on voyait un homme habituellement grave, revêtir tout à coup et avec persévérance, la frivolité d'un adolescent étourdi, on ne manquerait pas de concevoir des craintes d'aliénation, qu'on n'a nullement pour le jeune homme dont la conduite répond à l'âge, au tempérament ou à l'éducation personnelle. Qu'un homme habituellement prodigue se livre à tous les actes qui peuvent compromettre sa fortune et celle de sa famille, personne certainement ne voit dans sa conduite aucun signe d'aliénation mentale ; mais qu'un homme strict dans ses dépenses, et poussant l'économie jusqu'à l'avarice, change tout à coup sa manière de vivre et se jette dans des prodigalités ruineuses, ses parents peuvent bien l'accuser de caprice, de bizarrerie, etc.; mais l'observateur pénètre plus avant dans cette métamorphose, il y distingue le début de la folie.

Il en est de même pour l'homme de mœurs pures comparé à un libertin d'habitude ; s'il se livre soudain à tous les excès de la débauche, les parents répètent encore le mot de passion, s'obstinent à signaler un travers, à voir une intention coupable, alors qu'il ne faut que déplorer l'égarement de la raison.

Ces faits et l'erreur qui en est la suite se renouvellent bien souvent dans la société, et répandent dans les familles des germes d'animosité, de querelles et quelquefois de persécutions, quand les soins les plus tendres sont seuls nécessaires, quand il importe avant tout d'appeler les secours de la médecine.

Ainsi, il est de ces cas où les symptômes de la folie ressortent plutôt de la comparaison de l'individu avec l'humanité tout entière.

Ces deux principes méritent une égale attention de la part du médecin appelé à décider si l'état psychologique qu'il observe, est une véritable maladie mentale, ou si son existence peut s'allier avec l'exercice régulier des facultés morales et intellectuelles.

Dans tout ce que nous venons de dire sur la folie, nous n'avons encore examiné que la définition et quelques principes philosophiques qui doivent présider à son diagnostic général. Il nous resterait maintenant à la décrire, c'est-à-dire à signaler ses principales formes, à exposer ses causes, son pronostic et son traitement. Mais comme cette seconde partie exigerait elle-même de longs développements, nous avons cru devoir en faire la matière d'un autre article (voy. *Maladies mentales*), où nous ferons rentrer les dispositions légales relatives à la folie, qui doivent recevoir une sanction définitive dans la prochaine session des chambres. Cette législation ne peut qu'intéresser vivement le public non médical auquel cet ouvrage est destiné, et particulièrement les familles qui ont besoin de connaître les précautions qu'elle réclame pour l'admission des aliénés qui leur sont confiés, pour la sortie de ces établissements, et en même temps la protection dont elle les entoure pendant toute la durée de leur isolement. (Pour la législation maintenant existante, voyez le mot *Aliénation mentale*.)   **FALRET**,

Médecin de l'hospice de la Salpêtrière, l'un des directeurs de l'établissement d'aliénés de Vanvres.

FOLLICULE, (*anat.*) s. m. On donne ce nom à des petits sacs qui existent dans l'épaisseur de la peau et des membranes muqueuses; il est synonyme de *crypte*. (V. ce mot.)

FOMENTATION, (*thér.*) s. f., *fomentatio*, de *fovere*, bassiner, échauffer; application d'un liquide chaud ou froid sur une partie du corps par l'intermédiaire d'une éponge, d'un morceau de flanelle ou de linge.

Le liquide varie suivant les indications; c'est ainsi qu'on emploie des huiles, du vin, des teintures, etc. Dans certaines inflammations où le poids des cataplasmes appliqués sur la partie malade, ne pourrait être supporté, on leur substitue avec avantage des fomentations émollientes, préparées en humectant un morceau de flanelle avec une décoction de mauve ou de guimauve.   J. B.

FONCTION (*phys.*), s. f., du latin *fungor*, je m'acquitte. On appelle ainsi tout acte nécessaire à l'accomplissement des phénomènes vitaux; cet acte est accompli par un *organe* ou par une série d'organes qui constituent alors un *appareil*.

Les physiologistes actuels ont distingué les fonctions en *animales* et en *organiques*: les premières sont perçues par *le moi*, ou sont sous la dépendance de la volonté; parmi elles se rangent les sensations, l'action de se mouvoir, la voix, etc. Les secondes sont communes à tous les êtres organisés et placés hors de la dépendance de la volonté; telles sont la circulation, la respiration, la nutrition, l'absorption, les sécrétions, etc. On a aussi fait une troisième classe des fonctions relatives à la reproduction de l'espèce, comme la conception, l'accouchement, etc. (V. *Organes*.)
     J. B.

FONDANT (*thér.*), adj. et s. m. Ce nom a été donné à certains médicaments qu'on regardait comme propre à fondre et à atténuer les humeurs épaissies. Cette explication est tout hypothétique; mais quelle que soit la théorie du mode d'action de ces médicaments, il n'en est pas moins vrai que plusieurs d'entre eux, jouissent réellement de la propriété de faire disparaître certains engorgements non inflammatoires. Ce sont pour la plupart des substances excitantes; nous citerons parmi les fondants les plus usités, les eaux minérales alcalines et sulfureuses, le savon médicinal, le muriate d'ammoniaque, l'iode et les préparations mercurielles. (V. *Résolutif*.)   **J. B.**

FONDEMENT. (V. *Anus*.)

FONGOSITÉ (*path.*), s. f., de *fungus*, champignon. Excroissances charnues, molles, saignant facilement, d'une sensibilité très-variable, qui se développent à la surface d'anciens vésicatoires ou des cautères, et en général sur les plaies et les ulcères. Lorsque ces fongosités ont acquis quelque volume, on doit les réprimer en les touchant avec la pierre infernale ou en les saupoudrant d'alun calciné; quelquefois il devient nécessaire de les extirper avec le bistouri ou des ciseaux courbes.
     J. B.

FONGUS (*chir.*), s. m., (du mot latin *fungus*, qui signifie champignon); nom donné à des tumeurs de différentes natures, dont la forme se rapproche de celle du champignon; on a encore désigné ainsi les végétations de certains ulcères; les Anglais ont donné le nom de *fongus hématode* à une des variétés du cancer; ce mot a donc une acception un peu vague; en traitant de chacun des organes, nous mentionnerons les diverses tumeurs dont ces organes peuvent être le siège; nous ne nous occuperons ici que des fongus de la dure-mère, qui, par leur plus grande fréquence et leur gravité, méritent d'être considérés à part.

Fongus de la dure-mère. On désigne ainsi une tumeur de nature cancéreuse qui se développe le plus ordinairement à la surface externe de cette enveloppe du cerveau qu'on nomme *dure-mère*; c'est presque toujours sous la voûte du crâne qu'elle prend naissance; on ignore la cause qui la produit; quelques malades ont accusé un coup ou une chute sur la tête; quoi qu'il en soit, on l'observe à tout âge, mais plus fréquemment chez les personnes de trente à cinquante ans.

Il n'existe ordinairement qu'une seule de ces tumeurs; d'autrefois on en rencontre plusieurs.

Le début de cette affection n'est annoncé dans quelques cas, par aucun symptôme; souvent au contraire la présence du fongus occasionne de la céphalalgie, divers troubles des sens, et certains phénomènes nerveux, caractères néanmoins insuffisants pour faire connaître la maladie, puisqu'on les observe également dans d'autres affections.

Peu à peu le fongus fait des progrès; il use par sa présence, et d'une manière insensible, l'os du crâne auquel il correspond. Enfin, il le perce et devient sensible au dehors.

On sent alors au-dessous de la peau une tumeur circonscrite et qui offre certains caractères *pathognomoniques* suffisants pour reconnaître sa nature; ainsi, elle est immobile sur les côtés : mais en la comprimant, on la fait rentrer dans l'intérieur du crâne en partie ou en totalité; il se passe alors des phénomènes très-curieux. Si l'on presse légèrement, on soulage la douleur qu'éprouve le malade, mais si l'on appuie plus fortement, le cerveau est comprimé : il se produit des éblouissements, des tintements d'oreilles, un affaiblissement général; bientôt le malade perd connaissance et semble plongé dans un profond sommeil; il revient à la vie dès que l'on cesse la compression. Un autre caractère de ces tumeurs est d'être agité de battements qui correspondent à ceux du pouls et aux mouvements de la respiration.

Le fongus s'accompagne alors presque constamment de douleurs et de divers symptômes nerveux très-graves; quand il se montre au dehors, c'est à l'impression que font sur lui les inégalités et les pointes du trou qui lui donne passage, que l'on attribue généralement la douleur. Sa marche est plus ou moins rapide, mais son volume ne diminue jamais. Sa durée est fort longue; il ne saurait être déterminée; on cite un malade qui en a été affecté vingt-neuf ans. Abandonnée à elle-même, cette maladie est incurable et se termine toujours par la mort. Dans l'état actuel de la science, l'art ne peut même rien pour la guérir; toutes les tentatives d'opérations ont été jusqu'à présent promptement funestes; on doit se borner à des palliatifs et à faire la médecine du symptôme. Lorsque la tumeur est sortie du crâne, on soulage ordinairement les douleurs par une légère compression faite au moyen d'un bandage approprié.

La mort, quand elle survient, a presque toujours lieu d'une manière prompte, soit au milieu de convulsions, soit dans un état d'assoupissement; quelquefois elle a lieu subitement; fréquemment elle a été aussi la suite d'opérations tentées ou d'application de caustiques.   **J. P. BEAUDE.**

FONTANELLES (anat.), s. f. pl., en latin *fontes pulsatiles*. Espaces membraneux et non ossifiés que présente le crâne chez les enfants. Dans ces intervalles qui sont comblés plus tard par les progrès de l'ossification, il n'existe qu'une membrane assez mince formée par l'endossement du cuir chevelu et de la dure-mère; aussi peut-on y sentir assez

facilement les mouvements d'élévation et d'abaissement du cerveau.

On compte six fontanelles; les deux plus importantes sont situées, l'une au-dessus du front, à l'angle de réunion des os pariétaux et de l'os frontal, et l'autre en arrière à la jonction des os pariétaux et de l'os occipital. (V. *Crâne*.)   **J. B.**

FONTICULE (thér.), s. m., de *fons*, fontaine. Petit ulcère artificiel établi dans un but thérapeutique. (V. *Cautère*, *Séton*.)   **J. B.**

FORBACH (eau minérale de). Forbach est une petite ville du département de la Moselle, chef-lieu de canton; elle est située à quinze lieues de Metz, trois de Sarreguemines et deux de Sarrebruck. Sa population est de dix-neuf cents habitants. Les eaux de Forbach sont salines et légèrement sulfureuses; la source est située dans une prairie, à un quart de lieue de la ville; l'eau est claire, limpide; sa température est de quatorze degrés Réaumur; elle laisse exhaler une odeur sulfureuse; son goût est saumâtre et un peu amer. Cette eau contient des chlorures de sodium en assez grande quantité, du chlorure de potassium, et de magnésium en proportion très-faible, du sulfate de chaux et de soude, du carbonate de chaux et de magnésie, enfin, une petite quantité de fer et de matières organiques. Ces eaux qui se rapprochent de la composition de l'eau de la mer, peuvent, avec avantage, remplacer les bains de mer; prises à l'intérieur, ces eaux seraient fortement purgatives; mais ce n'est pas de cette manière qu'il convient d'en faire usage. Il n'existe pas à Forbach d'établissement convenable pour l'administration des eaux; ce serait, sans doute, une entreprise utile que d'en construire, et ce serait d'autant plus nécessaire que cette contrée est assez éloignée de la mer. Les eaux de Forbach doivent, nous n'en doutons pas, leurs propriétés aux immenses mines de sel gemme qui existent dans tout l'est de la France.

                 J. B.

FORCE (phys.), s. f. Voici un de ces mots dont l'acception est si étendue, l'application si générale, qu'on pourrait y rattacher la plupart des lois de la chimie, de la physique et de la physiologie. Force est employée comme synonyme de puissance, de cause, enfin de tout principe capable de produire quelque effet. Il est sans doute superflu d'avertir que, dans un dictionnaire de notions médicales usuelles, on ne doit pas s'attendre à trouver le mot force développé dans les limites que nous venons de faire entrevoir. Borné au seul point de vue de la physiologie, notre sujet serait encore trop vaste pour la place que lui réservent les calculs obligés de typographie. Ainsi, même en ne parlant que des forces de l'organisme, nous nous bornerons à en donner un simple aperçu.

L'homme offre à considérer des forces physiques et des forces morales. La plus remarquable de toutes, c'est sans contredit celle qui préside à la génération, au développement, à la conservation et à la restauration du corps humain. Cette force que nous n'envisageons que comme une simple faculté primordiale de l'organisme , et non point comme un être abstrait, à , tour à tour, été dénommée nature , archée , âme , principe vital, puissance vitale. Quoi qu'il en soit des diverses manières de la concevoir et de l'appeler, il est du moins constant qu'elle existe et qu'on lui doit les merveilles de la génération, de la conservation et du rétablissement de la santé. Le médecin , comme on l'a dit fort anciennement, n'est que le ministre et l'interprète de la nature ou de la force vitale. (Voy. *Nature.*)

Étant donnée cette puissance collective de l'organisme qui lutte si admirablement contre les lois générales de la chimie et de la physique qui tendraient à notre destruction, comme on le voit aussitôt que nous sommes passés à l'état de cadavre , chaque système ou appareil d'organes présente sa propre force à considérer. On distingue donc la force musculaire , digestive, circulatoire, respiratoire et vocale, génitale , nerveuse, etc. Du reste, tandis que, en physique, les forces sont évaluées avec toute la rigueur du calcul, rien n'est plus difficile, au contraire, que l'appréciation mathématique des forces de l'organisation. C'est ainsi que certains physiologistes ont estimé que la force des contractions du cœur , pour faire mouvoir la masse du sang à travers tant d'obstacles, devait équivaloir à un poids de 160,000 livres, tandis que d'autres ne l'ont évaluée qu'au poids de quelques onces. Mêmes variations des calculs pour l'appréciation de la force musculaire dont le déploiement tombe plus aisément sous les sens. Pense-t-on, par exemple, qu'il soit facile de vérifier l'assertion d'un mathématicien célèbre, qui a prétendu que pour soulever, à bras tendu , un poids de 20 à 25 livres, le muscle qui forme le moignon de l'épaule (le deltoïde), devait faire un effort équivalent au poids de 16,000 livres. Toutefois c'est un grand phénomène que l'étendue de la force des muscles chez les athlètes. Il n'est pas moins surprenant de voir les besoins , les passions (notamment la colère) et certains états convulsifs, augmenter soudainement les forces habituelles.

S'il est difficile d'évaluer la force des principaux systèmes et appareils organiques que nous n'avons fait qu'indiquer, à plus forte raison est-il impossible de comparer et de soumettre au calcul les forces morales ; de dire que celui-ci a deux fois plus de conception , de mémoire, de jugement, d'imagination de volonté , de courage, etc., que celui-là. La mesure inégale des facultés départies ou acquises à chacun, par l'organisation primitive ou l'éducation , ne peut être appréciée que d'une manière approximative et plus ou moins arbitraire.

L'état des forces physiques et morales est très-significatif en santé et très-digne d'attention dans les maladies. L'énergie , la vigueur de toutes les fonctions développent un sentiment de bien-être, de plénitude d'existence qui dénote une santé parfaite et en présage la continuité. De même il est rare qu'il faille s'inquiéter des maladies dans lesquelles on n'observe que médiocrement l'oppression ou la prostration des forces. Il est pourtant quelques exceptions.

Quels conseils hygiéniques nous reste-t-il à donner relativement aux forces ? Il est peu ordinaire, dans l'état de santé, qu'on ait à réprimer leurs excès par des débilitants , en modérant leur exercice ou en les condamnant au repos ; souvent, au contraire, il faut les relever. (Voy. *Faiblesse.*)

A. LAGASQUIE ,
Directeur de l'une des Écoles auxiliaires de Médecine.

FORCEPS (*chir.*), du latin *forceps*, qui signifie pince, tenaille. Instrument de chirurgie en forme de pince , destiné à embrasser la tête de l'enfant et à l'extraire hors de la matrice. On l'emploie lorsque la tête de l'enfant ne peut franchir les détroits du bassin (voyez ce mot), soit à cause de l'épuisement des forces de la femme , soit par suite d'un vice de conformation, ou bien, lorsque des accidents graves nécessitent une prompte délivrance.

Le forceps se compose de deux branches dont les extrémités se recourbent en forme de cuiller ; on les introduit séparément, et, après les avoir réunies, on les maintient croisées par un pivot et une mortaise. La branche qui porte le pivot est appelée branche mâle ou droite , et l'autre , branche femelle ou gauche. Le forceps avant d'être introduit doit avoir été plongé quelque temps dans de l'eau chaude et enduit d'huile ou d'un corps gras.

Il n'entre pas dans le but de cet ouvrage d'indiquer les règles à suivre pour l'application de cet instrument. Mais nous croyons important de bien faire remarquer que le forceps placé selon les règles de l'art n'exerce sur la tête de l'enfant qu'une compression qui ne saurait compromettre son existence ; qu'offrant dans tous ses points des bords mousses, il ne saurait blesser les parties génitales, et qu'en l'employant, le chirurgien substitue réellement sa force à celle que la femme devrait employer pour expulser son enfant. Cet instrument auquel des milliers de femmes ont dû leur salut, est donc une des inventions les plus précieuses dont s'est enrichi l'art de guérir, et son auteur , Pelfin , professeur à Gand en 1721, mérite avec raison d'être rangé au nombre des bienfaiteurs de l'humanité. J. B.

FORGES-LES-EAUX (eau minérale de). Forges est un bourg du département de la Seine-Inférieure que l'on désigne aussi sous le nom de Forges-en-Bray. C'est un chef-lieu de canton, situé à vingt-six lieues de Paris, quatre de Neuchâtel , et neuf de Rouen. Le nombre des habitants est de treize cents. Les eaux de Forges sont ferrugineuses et froides ; les sources sont au nombre de trois , situées au couchant du bourg, dans un vallon marécageux et dominé par quelques éminences. Les forges qui existaient autrefois dans cet endroit et auxquelles le bourg doit son nom, attestent la présence de mines de fer dans le sol et expliquent suffisamment la qualité des eaux. Les sources qui sont abondantes sont au nombre de trois. Elles sont désignées sous les noms de *Reinette*, le *Royale* et de *Cardinale*. La saveur de ces eaux est légèrement ferrugineuse dans celle de la Reinette; ferrugineuse prononcée dans la Royale, et très-fortement âpre dans celle de la Cardinale. Cette différence de saveur tient à la quantité différente de fer que contiennent ces diverses sources. Les proportions de fer qui existent dans l'eau de ces trois sources à l'état de carbonate sont, d'après M. Robert qui a fait les analyses les plus récentes, d'un huitième de grain par pinte pour l'eau de la Reinette, d'un demi-grain pour la Royale, de cinq sixièmes de grain pour la Cardinale. Les autres substances qui entrent dans la composition de l'eau de ces sources sont : l'acide carbonique, le carbonate de chaux, les muriates de chaux et de magnésie, les sulfates de chaux et de magnésie, et la silice. L'eau de la Reinette est celle des trois qui contient ces sels en plus faible proportion ; aussi, est-ce celle-là par laquelle on commence ordinairement l'usage des eaux.

Il existe à Forges plusieurs autres sources que celles que nous venons d'indiquer, et qui jouissent de propriétés analogues. On a découvert, il y a quelques années, une source nouvelle dont l'eau est laiteuse, d'un goût légèrement croupi. L'usage n'en a pas encore été assez prolongé pour qu'on puisse se prononcer à leur égard. Elle est considérée comme un peu plus ferrugineuse que celle des sources voisines.

La température des eaux de Forges est plus froide que celles des sources ordinaires ; car la température de l'air étant de onze degrés Réaumur, celle des sources n'était que de six degrés un quart. Les eaux de Forges qui sont ordinairement limpides lorsqu'elles sortent des sources, se troublent assez promptement lorsqu'elles sont exposées au contact de l'air ; il se fait un précipité jaunâtre et ocreux qui est formé par des carbonates de fer, du carbonate de chaux et de la silice. Ce précipité doit être attribué à deux causes, d'abord au dégagement de l'acide carbonique qui retenait en dissolution les carbonates de chaux et de fer, ensuite à l'action de l'oxigène de l'air qui transforme le carbonate de fer, qui existait dans l'eau, à l'état de carbonate de protoxide de fer en carbonate de sesqui-oxide de fer, et qui, dans cet état, le rend complètement insoluble. Cette circonstance oblige à prendre beaucoup de précaution lorsque l'on met ces eaux en bouteilles pour faire des envois, afin que l'air ne soit pas introduit dans les bouteilles dans une proportion qui pourrait altérer les eaux.

La source de la Reinette présente un phénomène singulier et dont, jusqu'à ce jour, on n'a pas encore donné l'explication. On dit qu'une heure avant le lever du soleil et une heure après son coucher, l'eau est troublée par des flocons jaunes et ocreux analogues à ceux qui se forment lorsque, comme nous l'avons dit, l'eau est en contact avec l'air ; ces flocons s'observent aussi lors des changements de temps et les veilles des orages ; on dit qu'ils sont d'autant plus abondants que les orages doivent être plus forts, et les gens du pays consultent, dit-on, la source comme on le ferait d'un baromètre. Cependant ces assertions si merveilleuses, et dont la science serait si en peine de donner les explications, sont contredites par M. Robert, auquel on doit les travaux les plus récents et les plus éclairés sur ces eaux ; il a bien constaté l'apparition de ces flocons rougeâtres formés par le fer et le carbonate de chaux ; mais il

n'a pas reconnu que leur apparition ait rien de régulier, et nous sommes nous-mêmes étonnés de la bonne foi avec laquelle certains auteurs ont répété ces assertions qui, en raison de leur merveilleux, peuvent être crues par des gens du monde, mais non par des savants, qui jamais ne doivent admettre ces sortes de faits sans examen et sans critique.

Les eaux de Forges sont fréquentées depuis près de trois siècles, car on cite un sieur Buquet, conseiller au parlement de Normandie, qui, en 1578, fit curer et réparer la source, qui avait été comblée durant la guerre. En 1633 le roi Louis XIII, la reine Anne d'Autriche et le cardinal de Richelieu furent aux eaux de Forges ; c'est même de cette époque que datent les noms qui furent donnés aux sources. La reine, dont la santé était délicate, ne put faire usage que de l'eau la plus faible, et dont la source prit le nom de *Reinette*, le roi but l'eau de la *Royale*, et le cardinal, qui, dit-on, était affecté d'une maladie des voies urinaires, fit usage de l'eau la plus forte, et dont la source fut nommée la *Cardinale ;* c'est de cette époque surtout que date la grande vogue qu'eurent les eaux de Forges. Il n'est pas de vertus qu'on ne lui attribuât ; on dit même que c'est à l'usage de ces eaux que fut due la cessation de la stérilité d'Anne d'Autriche, qui mit au jour Louis XIV, plus de six ans après le voyage qu'elle fit à cette source. Un auteur contemporain, pour vanter l'efficacité des eaux de Forges, dit qu'il serait plus facile d'énumérer les cas peu nombreux dans lesquels ces eaux ne pourraient convenir que ceux dans lesquels l'usage en est si salutaire.

Les eaux de Forges ne se prennent qu'en boisson ; l'eau de la Reinette, qui est celle par laquelle on commence le traitement, servait autrefois à l'usage ordinaire des habitants : on en prend un verre le matin, et l'on augmente d'un verre tous les jours, en laissant une demi-heure d'intervalle entre chaque verre ; les personnes qui ont l'estomac faible restent ordinairement à l'usage de cette eau, et peuvent même l'employer pour couper leur vin pendant les repas ; celles qui ont l'estomac plus fort passent bientôt à l'usage de la Royale et la prennent de la même manière ; la dose peut en être portée par jour jusqu'à six à sept verres. Lorsque l'estomac supporte facilement cette dose, on fait alors usage de l'eau de la source Cardinale ; cette dernière détermine quelquefois des accidents, en excitant l'estomac et provoquant des étourdissements et des congestions cérébrales. L'époque où l'on prend ces eaux est de juin à septembre.

Les maladies dans lesquelles on en fait le plus usage sont la chlorose, l'aménorrhée, la leucorrhée, les hydropisies, les affections scrophuleuses, les engorgements des viscères abdominaux, les langueurs d'estomac, la diarrhée chronique, les maladies des voies urinaires, etc. Nous n'osons pas les recommander contre la stérilité, car nous doutons qu'elles produisent souvent un effet aussi miraculeux que celui qui fut observé sur Anne d'Autriche et qui eut pour effet d'empêcher la couronne de France de passer dans une branche collatérale. La médecine doit se défier de ses résultats lorsqu'elle les trouve mêlés à la politique.

FORGES (*eau minérale de*). Il existe dans le département de la Loire-Inférieure un village qui donne des eaux ferrugineuses, qui ont été analysées par MM. Préval et Lallant, pharmaciens à Nantes. Ces eaux contiennent des muriates de chaux et de magnésie, des carbonates de mêmes bases, des sulfates de chaux, de la silice, du fer et une matière extractive. Ces eaux n'ont été que peu employées jusqu'à ce jour, et nous ignorons même s'il existe des résultats un peu importants obtenus par leur emploi.

J.-P. BEAUDE.
Inspecteur des établissements d'eaux minérales.

FORMICATION (*path.*), s. f., de *formica*, fourmi. Douleur comparée à celle que produirait un grand nombre de fourmis rassemblées sur une partie du corps; on observe la formication dans quelques affections dartreuses, et certaines maladies de la moelle épinière. (V. *Colonne vertébrale*, maladies de la.) J. B.

FORMULAIRE, s. m., ouvrage contenant un recueil de formules. (V. *Codex.*)

FORMULE (*méd.*), s. f. Énoncé des substances qui doivent entrer dans un médicament composé avec indication de la dose de chacune d'elles, et de la forme pharmaceutique que l'on doit donner au médicament. Cette forme doit être indiquée au commencement ou à la fin par les mots *potions*, *mixtures*, *pilules*, etc. L'indication des substances employées est précédée du signe ℞ ou *pr.* qui signifie *recipe*, prenez. Le médecin doit mettre sa signature au bas de l'ordonnance et dater. Les initiales D. M. P. ou D. M. M., signifient docteur en médecine de la faculté de Paris ou de Montpellier. (V. pour les autres signes usités, le mot *Abréviation*.) J. B.

FORTIFIANT (*thér.*), s. m. et adj., substance qui fortifie. (V. *Tonique*.)

FOSSES NASALES. (V. *Nez* et *Nasales*, *fosses*.)

FOUGÈRE mâle, s. f. (Bot., mat. méd.) *Aspidium vel polypodium filix mas* L. *Nephrodium Ric*. Cette plante qui sert de type à la belle famille qui porte son nom, est vivace; elle fleurit en juin et juillet; elle croît naturellement dans les bois et surtout les lieux stériles et humides. Elle présente les caractères suivants: feuilles roulées en crosses avant leur développement ovales lancéolées, pinnées et longues de dix-huit pouces à deux pieds, les pinnules sont rapprochées les unes des autres, les pétioles sont courts, le revers des feuilles est semé de deux rangs de taches ou capsules réniformes renfermant les organes de la fructification. Les pétioles s'échappent d'une souche horizontale et souterraine de la grosseur d'une pomme de sapin; elle se compose d'un grand nombre de tubercules rangés autour d'un axe commun. On a longtemps pris cette sorte de tige souterraine ou *rizome* pour la racine elle-même qui est formée de fibres résistantes qui prennent leur insertion entre les tubercules.

La racine de fougère comme on l'appelle vulgairement, est de temps immémorial réputée jouir de la propriété anti-vermineuses à un très-haut degré; elle est souvent associée à d'autres substances encore plus énergiques et constituent alors des remèdes empiriques que le charlatanisme exploite trop souvent encore avec impudeur.

Le principe actif paraît résider plus spécialement dans la partie qui avoisine les feuilles et qui en renferme pour ainsi dire le germe. M. Peschier, de Genève, en traitant cette sommité de la souche par l'éther, en a extrait une huile essentielle qu'il a nommée *oléo-résine*, et qui jouit d'une telle énergie, qu'il suffit d'en administrer quelques gouttes pour opérer l'expulsion du tænia ou vers solitaire.

Quoi qu'il en soit, c'est principalement en décoction à prendre sous forme d'extrait aqueux ou alcoolique, en opiat ou en pilules qu'on prescrit la racine de fougère. Elle ne borne pas son action à tuer le tænia, elle provoque en outre l'expulsion des ascarides, mais avec cette différence qu'elle ne les tue pas.

On donne très-improprement le nom de fougère femelle à la fougère commune ptéride aquiline, *pteris aquilina*. Rien ne justifie cette dénomination, si ce n'est le développement toujours moindre de celle-ci, car toutes sont hermaphrodites. La fougère femelle est aussi vermifuge, mais à un degré moindre cependant que la fougère mâle. Elle contient une proportion assez notable de fécule amylacé, pour qu'à défaut d'autre substance dans certains pays, et notamment à la Nouvelle-Hollande, on ait cru devoir l'extraire pour en fabriquer une sorte de pain. Elle est employée en France comme racine fourragère, et donnée principalement aux pourceaux; son usage, sous ce rapport, serait bien plus répandu, si ce n'était les difficultés que présente sa récolte.

Les feuilles de fougères servent à composer des lits rustiques, sur lesquels on étend les enfants de constitution faible et rachitique.

On mange, dans certaines contrées richement boisées, les jeunes pousses de fougère en guise d'asperges; leur saveur est demi-agréable et dépourvue totalement d'amertume.

COUVERCHEL,
Membre correspondant de l'Académie de Médecine.

FOURCHETTE (*anat.*), s. f. On désigne ainsi cette espèce de cavité que l'on observe à la partie inférieure du cou, au-dessus de l'os *sternum* ou *bréchet*. Les anatomistes appellent aussi *fourchette*, l'angle inférieur que forment en se réunissant les grandes lèvres des parties sexuelles chez la femme. J. B.

FOYER (*path.*), s. m. Ce nom est donné en médecine à toute cavité anormale, formée au sein des organes et remplie par un liquide morbifique. C'est ainsi que l'on dit: *foyer purulent*, *foyer apoplectique*. J. B.

FRACTURE (*chir.*) s. f., de *frangere*, briser; se dit de l'état d'un os qui a été rompu, brisé.

Les os constituent le squelette, véritable charpente du corps humain, remplissant, suivant leur forme particulière, l'office de leviers résistants destinés à mouvoir les corps qui nous environnent, de colonnes de sustentation pour notre propre masse, de parois de cavités, sortes d'armures destinées à protéger les organes les plus importants de notre économie; doués pour ce triple effet d'une consistance qui exclut en eux toute aptitude à se fléchir instantanément, ils se trouvent, par le fait même de cette solidité d'où découlent tous leurs usages, exposés à la maladie dont nous avons à traiter.

Les causes des fractures sont très-variables, mais elles peuvent presque toujours se rapporter à quelque violence extérieure : le choc des différentes parties du corps contre le sol ou les corps environnants, l'action des projectiles de toute espèce, la pression de certains objets d'un grand poids, telles sont les causes les plus fréquentes des fractures. Mais il en est une autre qui réside dans notre organisation elle-même : c'est la contraction musculaire qui seule suffit quelquefois pour rompre un os, lorsqu'elle vient à agir sur lui avec une énergie disproportionnée à sa solidité.

Les différences qui se remarquent entre la manière d'agir de ces causes, celles non moins tranchées qui se trouvent dans la forme, le volume, la consistance, les usages de chaque os, rendent un compte suffisant de toutes les variétés des fractures que l'on peut observer et de leur fréquence comparative : tous les os, en effet, n'y sont pas également exposés, et les différentes parties d'un même os n'en sont pas aussi souvent le siège les unes que les autres.

Les grands os, os longs, outre que par l'étendue de leurs surfaces, ils s'offrent plus souvent que les autres aux violences de toute espèce qui nous viennent de l'extérieur, trouvent encore dans leurs usages une condition particulière qui les expose à se fracturer. Ce sont eux surtout qui forment des leviers, des colonnes de sustentation. Destinés à une résistance énergique, ils sont par les puissances qui leur sont appliquées, sollicités à une incurvation que leur organisation refuse, et se fracturent si cet effort est supérieur à leur solidité. Les os plats et les os courts sont moins souvent fracturés que les os longs; les courts, cependant, eu égard à leur présence aux pieds et aux mains, sont spécialement exposés à l'espèce de fracture qui constitue l'écrasement. En outre, ils sont plus souvent que les autres le siège des fractures résultant d'efforts musculaires, ce qui provient de ce que deux d'entre eux, la rotule et l'os du talon se trouvent directement soumis à l'action de muscles très-énergiques destinés à mouvoir fortement le membre inférieur sur lequel repose tout le poids du corps. La fracture des os plats, autres que ceux de la tête, est rare; mais ceux-ci, formant une boîte très-dure renfermant un organe mou, recouverte de peu de parties molles, sont assez souvent fracturés pour faire perdre à la classe des os plats, l'avantage qu'elle aurait sans cette circonstance sur les os courts, sous le rapport de la rareté de ses fractures.

Les différentes portions d'un même os sont souvent inégalement disposées à se fracturer, et cette différence dépend de leur forme et de leur structure. Les projectiles lancés par la poudre à canon, par exemple, lorsqu'ils frappent une portion d'un os au moment où ils sont animés de toute leur vitesse, n'agissent pas toujours de la même manière. Si la partie qu'ils touchent est formée de tissu spongieux, ils peuvent faire trou et passer à travers sans que la continuité de l'os soit rompue; s'ils tombent sur la partie moyenne formée de tissu compacte, elle éclate au loin et se réduit en fragments nombreux; l'os est infailliblement rompu. C'est encore cette même partie moyenne des os longs qui se fracture dans le cas d'effort tendant à déterminer l'incurvation de l'os, ou à rapprocher ses deux extrémités, et ce qui motive la prédilection de la fracture pour ce point, c'est que naturellement il est le plus mince et offre dans le plus grand nombre des cas un commencement de courbure.

D'après ce que nous venons de dire, on a pu remarquer que la fracture pouvait avoir lieu dans le point qui a subi l'effort de la violence extérieure, c'est la fracture directe; ou dans une partie intermédiaire à deux efforts en sens opposé, c'est la fracture indirecte; il peut encore se faire que l'ébranlement communiqué à un os par un choc violent se transmette à un os voisin ou même éloigné, et que celui-ci se rompe, bien que celui qui a été heurté reste intact, c'est ce que l'on appelle fracture par contre-coup : ainsi, un choc sur un côté de la tête, détermine souvent une fracture du côté opposé; un choc sur le sommet, une fracture de la base; on a vu même la chute sur les jambes ou le siège, déterminer la fracture de la portion du crâne qui est supportée sur le sommet de la colonne vertébrale.

Tous les âges ne sont pas également exposés aux fractures : les enfants, dont les os encore mous et spongieux jouissent d'une certaine flexibilité, sont moins exposés aux fractures que l'homme adulte et surtout le vieillard, chez qui les os, en se durcissant et en diminuant de volume, contractent une aptitude plus grande à se rompre. Les hommes n'y sont guère plus exposés que les femmes, qu'à raison des circonstances de violences extérieures qu'ils affrontent plus fréquemment. Certaines maladies diminuent la consistance des os et les exposent à se fracturer sous le moindre effort.

Les fractures peuvent singulièrement varier entre elles: tantôt un os est rompu en deux fragments, tantôt en plusieurs, quelquefois en un très-grand nombre. On nomme ceux-ci esquilles, lorsqu'ils sont entièrement séparés du reste du squelette; et fractures comminutives, celles qui présentent cette circonstance. Un os peut être fracturé en deux endroits différents, sans que les deux fractures se continuent l'une avec l'autre. Un os peut être simplement fêlé comme certains vases de terre. Cette sorte de fracture incomplète, ne se voit fréquemment que sur les os plats. Un os peut être fracturé transversalement à sa direction, c'est ce que l'on appelle fracture en rave; ou obliquement, la fracture en biseau, en bec de flûte; on a long-temps discuté pour savoir si les os pouvaient ou non se fracturer directement suivant leur longueur; on a avancé beaucoup de raisons pour et contre, ce qui était bien inutile, puisque l'observation en fournit des exemples, du reste, il faut l'avouer, très-rares.

Là où deux os sont parallèlement placés, comme à l'avant-bras, à la jambe, ils peuvent être fracturés tous les deux ; il peut n'y en avoir qu'un seul de rompu ; s'ils le sont tous deux, ils peuvent l'être au même niveau, ou bien l'un plus haut, l'autre plus bas.

On qualifie les fractures de simples, lorsqu'elles ne sont accompagnées d'aucun désordre particulier, qui ajoute à leur gravité ; dans le cas contraire, on dit qu'elles sont compliquées. Nous reviendrons plus loin sur celles de ces complications qu'il est le plus important de signaler.

Lorsqu'un os vient à être rompu, les fragments peuvent ne pas changer de position, ou éprouver un déplacement plus ou moins étendu. Ce déplacement peut en outre se faire dans des directions variées. Ainsi, si nous supposons une fracture transversale, l'os, quoique séparé en deux fragments, peut ne pas changer de position ; les deux surfaces de la fracture restent en contact par toute leur étendue. Mais aussi, l'une peut glisser sur l'autre, de telle façon, qu'elles se débordent l'une dans un sens, l'autre dans le sens opposé ; voilà le déplacement suivant l'épaisseur, il peut être porté à un tel degré, que ces deux surfaces n'aient plus aucun point de contact. Supposons une fracture oblique : deux surfaces en biseau sont en contact, elles peuvent glisser l'une sur l'autre, chevaucher, pour employer l'expression technique ; les deux fragments anticipent sur la longueur l'un de l'autre, c'est le déplacement suivant la longueur. Ce déplacement peut se faire en sens opposé, alors les surfaces fracturées s'éloignent l'une de l'autre. L'os qui avant la fracture offrait une direction donnée, peut se courber dans le lieu de la fracture, c'est le déplacement suivant la direction ; enfin, un des fragments peut exécuter sur l'autre un mouvement de rotation, de telle sorte que la partie qui était antérieure, je suppose, devienne latérale, la portion correspondante de l'autre fragment restant immobile, c'est le déplacement suivant la circonférence. Ces diverses sortes de déplacements se combinent différemment les unes avec les autres : ainsi, le déplacement suivant l'épaisseur peut exister seul ; mais si nous prenons pour exemple une fracture de la cuisse, le fragment inférieur, après s'être un peu déplacé, suivant l'épaisseur, peut chevaucher sur le supérieur ; il peut en même temps éprouver une rotation plus ou moins considérable, telle que la pointe du pied, au lieu de rester antérieure, tombe de côté, et enfin à ces trois sortes de déplacements peut encore se joindre la quatrième, celle suivant la direction de la cuisse, celle-ci pouvant se courber à angle dans le lieu de la fracture.

Certaines circonstances anatomiques qu'il est facile d'apprécier tendent à prévenir ou à limiter le déplacement. Lorsque des deux os qui entrent dans la composition d'un membre, parallèlement placés, un seul est fracturé, l'os intact lui sert de soutien, et ne lui permet qu'un déplacement peu étendu. Si les deux sont fracturés, mais à une hauteur différente, ils se maintiennent réciproquement, et le déplacement est encore peu considérable dans chaque fracture, bien que le membre puisse paraî-

tre très-difforme, ce qui provient de l'addition de deux déplacements partiels. Au contraire, lorsqu'un seul os constitue le squelette de la partie fracturée, ou lorsque les deux os qui le forment sont fracturés au même niveau, le déplacement peut être très-considérable, l'extrémité des fragments peut percer les parties molles, la peau, même les vêtements, ainsi que cela arriva au célèbre Ambroise Paré, qui ayant eu les os de la jambe fracturés par un coup de pied de cheval, les vit percer la peau, la botte, et se ficher dans le sol.

Ces différents déplacements dépendent de plusieurs causes, l'impulsion elle-même communiquée à la partie par la cause fracturante peut à elle seule déterminer le déplacement ; ainsi, dans certaines fractures du crâne, le projectile lui-même enfonce le fragment détaché dans l'intérieur de la cavité. D'autres fois le déplacement provient du poids du corps ou de la partie ordinairement soutenue par l'os fracturé ; que la cuisse soit cassée dans son milieu, si la jambe n'est pas soutenue, elle tombe et le membre se courbe dans le lieu de la fracture. Le déplacement provient souvent de la contraction des muscles qui agissent sur l'un ou l'autre fragment ; ainsi la rotule, par exemple, est fixée en bas à l'os de la jambe par un tendon inextensible, et en haut, à un muscle très-fort destiné à étendre la jambe. Si cet os vient à se fracturer en travers, ce muscle continuant à agir entraîne en haut la portion à laquelle il est attaché, et il se forme, par conséquent, un écartement considérable entre les deux fragments. D'autrefois l'insertion des muscles étant différente, ils déplacent les fragments en sens opposé ; ainsi, qu'un muscle tienne aux deux fragments d'un même os, tendant à rapprocher l'un de l'autre ses deux points d'attache, il déterminera le chevauchement des fragments ou la courbure de l'os. Ces exemples suffisent pour faire comprendre l'influence des muscles sur le déplacement dans les fractures, et l'on concevra sans peine que la connaissance du lieu sur lequel ils s'attachent est, soit d'un grand prix pour le chirurgien qui désire préciser le siège exact d'une fracture. En effet, tel os qui serait dévié dans tel sens, s'il était fracturé au-dessus de telle insertion musculaire, le serait dans tel autre s'il est fracturé au-dessous.

Les fractures sont dans certains cas très-faciles à constater, d'autres fois ce n'est qu'à grand'peine que l'on peut démontrer leur existence ou préciser le point qu'elles occupent. Certaines circonstances peuvent éveiller l'attention sur leur existence, constituent des motifs rationnels de croire à leur possibilité, mais l'examen direct peut seul donner une certitude à cet égard. Ainsi, une chute, un choc violent, la douleur qui en est la suite, l'impossibilité de mouvoir le membre, sa tuméfaction, même une sorte de craquement que le malade croirait avoir entendu au moment de l'accident, ne sauraient être des motifs suffisants d'affirmer qu'il existe une fracture. Les signes positifs, sensibles, sont les plus importants, bien qu'ils ne soient pas tous constants, que quelques-uns même ne soient pas toujours infaillibles. Si une plaie existe, si les fragments osseux font saillie ou sont visibles, il ne

peut y avoir de doute ; de même si un os est courbé dans un point de son étendue où il doit offrir
une disposition contraire, pourvu qu'il soit constaté que le malade n'était pas difforme avant
l'accident. Si l'os offre dans un point une flexibilité manifeste, la fracture est évidente ; mais si la
fracture présumée est voisine d'une articulation,
il ne faut pas confondre les mouvements de l'articulation avec ceux qui se passeraient dans la fracture elle-même. S'il y a eu déplacement suivant la
longueur, le membre est raccourci dans le plus
grand nombre des cas ; on peut s'assurer de cette
circonstance par la comparaison minutieuse avec
le membre opposé, il existe de la tuméfaction.
Quelquefois l'on peut voir un défaut de rapport
entre l'axe des deux fragments, et le membre
présente une sorte de zigzag comme un bâton
plongé dans l'eau sous une direction inclinée.
Quelquefois la main, promenée doucement sur la
surface du membre, peut percevoir les saillies, les
inégalités des fragments. Qu'il existe un déplacement suivant la circonférence, si la partie inférieure d'un os a tourné sur son axe, la supérieure
conservant sa position normale, on peut aussi être
certain de la fracture. La difformité, la déviation,
qui ne sauraient tromper un chirurgien exercé
lorsque la facture siège dans la partie moyenne
d'un membre, seraient souvent insuffisantes pour
la distinguer d'une luxation dans le cas où elle serait voisine d'une articulation. Cependant la forme
d'une articulation luxée n'est pas celle qu'elle revêt dans les cas de fracture. Dans la fracture, le
chirurgien peut imprimer des mouvements considérables au membre qui est immobile et solidement fixé, dans la luxation.

Un des signes les plus importants, celui même
que l'on donne généralement pour caractéristique
de la fracture, c'est l'existence de la crépitation.
Lorsqu'un os est fracturé, les surfaces inégales
qu'il présente dans le point de sa solution de continuité, déterminent, se se mouvant les unes sur
les autres, un bruit particulier souvent facile à percevoir. Quelquefois, lorsque l'oreille ne peut le
saisir, la main appliquée sur le membre sent le
craquement occasionné par le frottement des aspérités osseuses. Ces deux signes qui coexistent
souvent et qui proviennent de la même cause,
quoique perçus par un sens différent, ont reçu le
même nom de crépitation. Ce signe, qui pour un
homme exercé est d'un prix immense, peut cependant en imposer quelquefois, quelques circonstances particulières pouvant le simuler jusqu'à un
certain point. Lorsqu'un membre a été forcé, lorsqu'une contusion violente l'a atteint dans le voisinage d'une articulation, il se passe quelquefois dans
celle-ci quelque chose d'analogue ; les mouvements
des surfaces articulaires l'une sur l'autre, bien
qu'elles soient intactes, se font alors avec bruit
et quelquefois même la main perçoit une sorte de
frottement qui peut induire en erreur. C'est à l'expérience à distinguer ces sensations, jusqu'à un
certain point voisines, et à indiquer les lieux et
les cas ou cette source d'erreur se rencontre le
plus fréquemment.

Enfin, un signe important que nous ne devons

pas omettre, est celui-ci : dans les cas de fracture
il arrive souvent que les mouvements communiqués à la partie inférieure de l'os, ne se transmettent pas à sa portion supérieure qui reste immobile, phénomène bien propre à rendre incontestable sa solution de continuité.

D'après l'exposé rapide que nous venons de faire
des signes auxquels on peut reconnaître une fracture, il est en général facile de ne pas admettre à tort
son existence, bien que, faute d'habitude, on puisse
douter encore dans des cas où elle serait manifeste
pour une personne plus exercée. Du reste, dans
ces cas incertains, il ne peut y avoir aucun inconvénient à prendre les précautions que réclame-
rait son existence confirmée.

Si nous considérons les fractures en elles-mêmes,
et indépendamment des lésions qui peuvent les accompagner, elles sont loin d'offrir toutes la même
gravité ; un grand nombre d'entre elles ne constituerait qu'une maladie peu dangereuse, et le pire
résultat de leur existence serait une difformité
ou une impotence plus ou moins prononcées.
Sous ce dernier rapport, on conçoit que leur importance soit proportionnée à celle des os sur lesquels elles siègent et au désordre qu'ils ont subi.
En général, plus les os sont volumineux, plus leur
cicatrisation se fait attendre. Elle est plus difficile
lorsque les fragments ne peuvent être mis et maintenus dans un contact parfait, lorsque les esquilles
sont nombreuses, etc. En outre, elle est plus rapide chez les enfants que chez les personnes plus
âgées : certaines maladies, l'affaiblissement qui en
est la suite, ralentissent aussi la consolidation qui
est souvent extrêmement difficile et même impossible chez certains vieillards. On ne sera donc point
étonné que nous combattions l'opinion généralement reçue que les fractures se cicatrisent en quarante jours ; même en ne parlant que des fractures
les plus simples, cette durée est loin d'être constante. Les petits os, comme ceux des doigts, se
cicatrisent souvent plus vite, tandis qu'il faut presque toujours cinquante jours ou deux mois lorsque la fracture occupe un os comme celui du bras,
et à plus forte raison ceux de la jambe, celui de la
cuisse qui doivent supporter tout le poids du corps.

La cicatrisation des os fracturés se fait par un
mécanisme bien intéressant à connaître. Après
avoir fourni matière aux travaux d'un grand nombre de chirurgiens, c'est par les recherches de notre célèbre Dupuytren que le mode de sa formation
a été péremptoirement établi. Pour être bien comprise, cette cicatrisation doit être divisée en deux
époques distinctes pendant lesquelles s'opèrent des
phénomènes différents. Dans la première époque,
on peut remarquer qu'un peu de sang s'échappant
des petits vaisseaux qui ont été rompus, s'épanche
et s'infiltre dans les tissus environnants. Ces tissus
eux-mêmes, ainsi que les surfaces de la fracture,
laissent suinter un liquide visqueux, sorte de glu
qui se mélange avec le sang épanché ; ce mélange
s'épaissit, se durcit, s'encroûte de sel calcaire
(phosphate de chaux), et forme une sorte de virole
qui emboîte les deux extrémités de l'os fracturé
jusqu'à une certaine distance. Les parties molles
qui environnent la fracture ; tissu cellulaire, liga-

ments, muscles, etc., confondues avec cette matière épanchée, contribuent comme elle à la formation de cette virole extérieure. Ce n'est pas tout , la cavité centrale de l'os est le siège de phénomènes analogues, et cette même concrétion s'effectuant dans son intérieur, forme un véritable bouchon, sorte de tige qui, fixée dans deux cylindres placés bout à bout, tend à les maintenir. Pendant ce temps, les surfaces mêmes de la fracture n'ont contracté entre elles aucune adhérence, et les fragments ne sont maintenus que par des moyens de connexion qui leur sont étrangers, voilà ce que l'on désigne sous le nom de cal provisoire, cal primitif; tant qu'il n'est pas formé, la fracture a conservé sa mobilité et les fragments peuvent changer de position. Ce n'est que peu à peu, à mesure qu'il se forme, que les fragments perdent la faculté de se séparer et de se fléchir.

Au bout d'un certain temps, les extrémités elles-mêmes de l'os fracturé se ramollissent; appliquées bout à bout, elles laissent suinter une matière visqueuse analogue à celle que nous avons indiqué plus haut; cette matière adhère aux os , fait corps avec eux, s'organise, se durcit, revêt la texture osseuse et la cicatrisation définitive s'effectue. Pendant ce deuxième temps, le cal provisoire diminue graduellement de volume, au point de disparaître enfin entièrement, et l'os se retrouve tel qu'avant l'accident. Cette marche régulière éprouve cependant certaines modifications; lorsque les fragments, au lieu de pouvoir être maintenus dans la position convenable, ne se trouvent pendant le temps de la formation du cal, en rapport l'un avec l'autre, que par leur partie latérale ou dans une direction plus ou moins vicieuse, le cal définitif ne peut s'effectuer que dans les points où deux portions de surface fracturée sont en contact. Le bouchon intérieur ne peut lui-même se continuer directement du bout supérieur à l'inférieur; il en résulte que le cal extérieur revêt une forme irrégulière, persiste indéfiniment, et donne lieu à ce que l'on appelle une consolidation vicieuse. Lorsqu'il existe des esquilles entièrement privées d'adhérences, elles deviennent la cause d'un travail éliminatoire qui tend à les rejeter au-dehors, ou bien elles restent, pendant un temps plus ou moins long, englobées dans la masse du cal. Enfin, lorsque par suite de son attrition en un grand nombre d'esquilles l'os fracturé a perdu une portion de sa longueur, il est impossible au chirurgien le plus habile de la lui rendre, et le membre est nécessairement difforme, lorsque la cicatrisation est effectuée. (V. *Cal*.)

D'après ce qui précède, il est évident que le traitement réel des fractures doit avoir pour but de maintenir les fragments osseux dans un rapport régulier, et dans une immobilité parfaite pendant tout le temps nécessaire à la formation du cal. Il est cependant utile d'indiquer quelle conduite devront tenir les personnes qui les premières assisteront le blessé. Le premier soin à donner à un individu affecté de fracture, consiste à le placer à l'abri de tout danger ultérieur, dans un lieu et dans une position où il puisse attendre commodément les secours que réclame son état. Pendant le

transport on doit soutenir avec attention le membre fracturé, et ne pas l'abandonner à son propre poids, car il pourrait en résulter un déplacement considérable et des accidents graves. Si, par exemple, la cuisse étant fracturée, une seule personne soulève le blessé sans soutenir le membre, il se courbe à angle, et les parties molles peuvent être déchirées, percées par les extrémités du fragment supérieur. Cet exemple suffit pour établir l'importance de ce précepte, même dans les cas moins sérieux.

Si les soins définitifs peuvent être administrés sur le lieu même par une personne entendue, on se borne à faire ce qui vient d'être dit, et à débarrasser avec précaution la partie blessée des vêtements qui peuvent l'étreindre. Mais s'il est nécessaire de faire subir au blessé un transport plus ou moins long, il faut employer toutes les précautions possibles pour prévenir les mouvements des fragments. Si la fracture siège au membre supérieur, on soutiendra le bras avec une écharpe; si elle occupe la cuisse ou la jambe, le malade sera couché et maintenu immobile autant que faire se pourra. Dans tous les cas, il sera bon d'appliquer sur le siège de la fracture des linges trempés d'eau fraîche, que l'on renouvellera souvent afin de prévenir une tuméfaction inflammatoire qui, plus tard, pourrait obscurcir le diagnostic et entraver le traitement. Les craintes de déplacement ne sont point les mêmes, si la fracture siège à la tête ou au tronc, mais alors il faut éviter avec soin de presser sur le lieu qu'elle occupe pour ne point occasionner des accidents graves du côté des organes qui lui sont soujacents.

Nous n'avons indiqué encore que les préliminaires du traitement véritable de la fracture : on appelle réduire une fracture, remettre les fragments osseux dans leurs rapports réguliers, ou, si cela est impossible, les placer du moins dans la position la plus convenable pour la cicatrisation; quelquefois cela n'est pas nécessaire, les fragments n'ayant subi aucun déplacement. La réduction d'une fracture s'opère au moyen de l'extension, la contre-extension et la cooptation. L'extension consiste dans une traction modérée, régulière, ayant pour but de faire cesser le chevauchement des fragments, de permettre aux surfaces fracturées de se mettre en rapport. La contre-extension n'est que l'effort suffisant pour retenir immobile la partie supérieure du membre sur lequel s'exerce l'extension. Ces deux efforts, toujours simultanés doivent être dirigés avec précaution. La contraction des muscles qui agissent sur l'os fracturé est, avonsnous dit, la principale cause du déplacement suivant la longueur; il est donc nécessaire, pour faire cesser celui-ci, de triompher de la résistance de ceux-là. Si l'on appliquait les efforts extensifs sur quelque point de leur trajet, la pression à laquelle ils seraient soumis s'opposerait à leur allongement, provoquerait encore leur contraction, et serait un obstacle à la réduction; il y a donc nécessité de placer les moyens d'extension et de contre extension au-delà des lieux où se trouvent les muscles qui ont contribué au déplacement; c'est pourquoi la contre-extension s'exerce ordinairement sur le tronc, tandis que l'extension proprement dite se place sur l'extrémité du membre; on a encore, par ce moyen, l'avantage de pouvoir souvent l'exercer en maintenant le membre dans une position à moitié fléchie, qui est celle dans laquelle les muscles sont relâchés et s'opposent le moins à l'effet que l'on veut produire. Lorsqu'un membre est dévié dans une direction quelconque, on ne doit faire cesser cette déviation qu'après avoir exercé une extension suffisante pour empêcher les fragments d'arcbouter l'un sur l'autre; il faut donc diriger l'extension d'abord dans le sens du déplacement lui-même, et ensuite ne ramener le membre que peu à peu à sa direction naturelle tout en soutenant la traction. Autrefois la réduction des fractures s'opérait à grand luxe de machines, aujourd'hui on aime mieux faire maintenir le malade par une ou plusieurs personnes, tandis que d'autres, dirigées par le chirurgien lui-même, exercent les tractions convenables; ce procédé est bien préférable en ce que l'on peut plus sûrement en diriger et en graduer les résultats; il y aurait en effet inconvénient aussi bien à tirer trop fort qu'à ne pas tirer assez : si la traction n'est pas suffisante, elle ne peut faire cesser le déplacement; trop forte, elle provoque de vives douleurs et peut déterminer des déchirements; quelquefois les muscles sont tellement tendus que ces précautions mêmes seraient insuffisantes; il ne faut alors procéder à la réduction qu'après avoir eu recours à l'usage de calmants et de débilitants de diverses sortes. (Saignées, médicaments opiacés, etc.)

L'extension et la contre-extension ne font pas toujours cesser entièrement le déplacement des fragments, quelquefois même elles sont inutiles. On donne le nom de coaptation à cette partie de l'opération de la réduction de la fracture, par laquelle le chirurgien s'occupe d'affronter les surfaces fracturées, de les placer dans une position régulière; quelquefois un fragment faisant saillie, dans un sens, le chirurgien le repousse avec précaution dans la position qu'il doit occuper; quelquefois les deux ont besoin d'être dirigés. Dans tous les cas, lorsque l'on croit la réduction parfaite, la main, doucement promenée sur le lieu qu'occupe la fracture, doit s'assurer s'il n'existe pas quelque saillie ou dépression qui décèle l'irrégularité de la réduction.

La réduction opérée, il importe de la maintenir jusqu'à ce que le cal ait acquis toute sa solidité. Pour cela, il faut éloigner toutes les causes qui pourraient la détruire, et avoir recours à des moyens de contention. Le membre doit être soutenu, le malade doit garder le repos. La position demi-fléchie que nous avons déjà indiquée comme souvent favorable à la réduction est souvent aussi, par les mêmes motifs, utile dans les premiers temps du traitement.

Les bandages et appareils de contension sont très-nombreux et trop variés pour pouvoir se prêter à une description générale; ils se composent de compresses, de bandes, de coussinets, d'éclisses, de liens de diverses formes et dimensions diversement disposés suivant les cas. Quelquefois les appareils sont combinés de façon à continuer pen-

dant toute la durée du traitement l'extension primitivement nécessaire pour détruire le chevauchement; cela est utile lorsque celui-ci a une grande tendance à se reproduire. Ces sortes d'appareils ont reçu le nom d'appareils à extension continue; plus que les autres, ils ont besoin d'être appliqués avec des précautions minutieuses; c'est surtout dans leur application que l'on recommande de ne point comprimer les muscles qui passent sur la fracture, d'appliquer les liens au moyen desquels doivent s'exercer l'extension et la contre-extension sur des surfaces le plus larges possibles et soigneusement protégées au moyen de bandes et de remplissages, afin qu'elles ne courent point le risque d'être écorchées, enfin de n'agir que lentement et suivant la direction de l'os auquel il s'agit de rendre et conserver sa longueur normale. De quelque appareil que l'on ait fait choix, il est nécessaire, pour qu'il soit efficace, de lui donner un certain degré de constriction; s'il n'est pas assez serré, il permet aux fragments des mouvements nuisibles à la consolidation; trop serré, il détermine une vive douleur et peut même amener la gangrène des téguments ou de toute l'extrémité du membre. Le membre étant ordinairement enveloppé presque entièrement par l'appareil, l'extrémité seule des orteils ou des doigts est libre. C'est cette extrémité qui indique le degré de constriction de l'appareil; si elle est fortement tuméfiée, froide, livide, qu'en même temps le membre soit le siège d'une vive douleur, on peut être convaincu que l'appareil est trop serré; mais s'il n'existe pas un léger degré de tuméfaction, la constriction n'est pas suffisante. Une légère douleur dans le membre, peu de temps après l'application de l'appareil, un peu de tuméfaction de son extrémité, sans lividité, sans refroidissement, voilà ce qui existe le plus ordinairement lorsque la constriction de l'appareil est portée au degré convenable.

Un appareil, convenablement appliqué au premier moment, peut, au bout d'un certain temps, devenir trop lâche ou trop serré, ce qui provient de ce que la tuméfaction du membre qu'il recouvre a diminué ou augmenté; il peut avoir été dérangé par les mouvements du malade ou par toute autre cause, il importe d'y remédier; il peut se faire qu'il suffise d'en serrer ou d'en relâcher les pièces extérieures; mais il peut être nécessaire de le refaire en entier. Cette opération exige aussi de certaines précautions lorsqu'elle doit avoir lieu à peu de distance des premiers temps de la maladie. On doit surtout éviter d'imprimer des mouvements aux fragments; pour cela le chirurgien dispose un certain nombre d'aides qui les maintiennent dans un état d'immobilité absolue, soit que le membre reste appuyé, soit qu'il soit nécessaire au contraire de le maintenir soulevé; puis il défait doucement et une à une chaque pièce de l'appareil, qu'il réapplique ensuite avec le même soin que la première fois. Si quelque déplacement s'est reproduit ou n'avait pu être réduit lors du premier pansement, on y remédie suivant les règles ordinaires. Le cal, dans les premiers temps de sa formation, est assez flexible pour permettre cette correction, et l'on peut souvent, alors que la première réduction a été défectueuse, ramener peu à peu la partie à une conformation plus satisfaisante au moyen des pansements ultérieurs.

Plusieurs chirurgiens donnent à leurs appareils de fracture une solidité particulière en les imbibant d'un mélange de blanc d'œufs, d'eau-de-vie camphrée et d'eau blanche, qui, en en collant les parties les unes avec les autres, en forme une sorte de moule auquel on ne touche plus pendant tout le cours du traitement. Cet appareil a reçu le nom d'appareil inamovible; très-utile à l'armée, il ne nous paraît pas avoir de grands avantages dans la pratique ordinaire.

Lorsque la consolidation est complète et que l'on enlève l'appareil, le membre est ordinairement un peu tuméfié, et il est bon de le tenir encore pendant quelque temps environné d'une simple bande roulée; on doit enfin, dans les premiers temps, n'en user qu'avec précaution et ne lui imprimer que peu à peu les mouvements qu'il doit effectuer dans l'état de santé.

Il nous reste encore a indiquer quelques particularités relatives au traitement que l'on doit faire subir aux individus affectés de fracture. Chez les individus fort sanguins la fracture d'un os important détermine souvent, dans les quarante-huit heures qui la suivent, une fièvre intense qu'il est utile de modérer par une saignée. Les calmants opiacés antispasmodiques sont utiles chez les sujets nerveux et excitables; ces différents moyens seraient nuisibles chez les individus affaiblis par l'âge ou d'une constitution chétive, il faut au contraire chez eux chercher à ranimer l'énergie vitale au moyen des toniques et d'une alimentation substantielle. Lorsque l'appareil est enlevé, les frictions aromatiques, les douches, quelques mouvements communiqués aux articulations, hâtent souvent le moment où le malade pourra recouvrer l'entière liberté de ses fonctions. Lorsque la fracture siège au bras, une fois les premiers jours passés, le malade, en ayant soin de maintenir l'appareil en bon état et le membre solidement fixé par une écharpe, peut se lever et se livrer à diverses occupations; mais si elle siège au membre inférieur, il faut absolument rester au lit pendant tout le temps du traitement ou du moins ne commencer que tard à s'asseoir, la jambe étendue sur des coussins. Il faut aussi, dans ce cas, éviter de laisser au blessé plusieurs oreillers qui lui élèvent le tronc; le poids de la partie supérieure du corps tend à le faire glisser, pousse le fragment supérieur en bas, et peut déterminer un nouveau chevauchement et une consolidation vicieuse.

Les fractures sont souvent accompagnées d'accidents plus ou moins graves qui peuvent faire modifier le traitement, et qui ont reçu le nom de complications. La contusion des parties molles est presque inséparable de toute fracture directe, et ne constitue qu'un phénomène peu grave lorsqu'elle est modérée. Elle se reconnaît à un peu de douleur, à des taches violacées siégeant sur le lieu ou aux environs de la fracture; on emploie, lorsqu'elle existe à ce degré, les médicaments résolutifs (eau blanche, eau-de-vie camphrée, etc.), en applications externes; mais elle peut être portée au point d'avoir désorganisé entièrement les parties qui devront nécessairement se gangréner; sa gravité dépend alors de son étendue et de l'importance des parties qui en sont frappées: c'est au chirurgien à mesurer les chances de salut qu'elle laisse au blessé et à lui proportionner les moyens curatifs.

Une plaie étendue des téguments est toujours grave, surtout si les fragments font saillie au travers; quelquefois l'on ne peut les réduire qu'après avoir excisé la partie saillante, d'autres fois une incision, en agrandissant la plaie, permet de les replacer avec chance de guérison. Lorsque l'ouverture d'une grande articulation coexiste avec la fracture des os qui la forment, l'amputation du membre est presque toujours nécessaire.

Si une artère volumineuse a été déchirée et fournit du sang, il faut en faire la ligature, et ce cas nécessite souvent, soit une opération particulière, soit même l'ablation entière du membre; une hémorrhagie peu abondante ne constitue pas un phénomène grave. Si le membre est broyé en esquilles nombreuses avec attrition considérable des parties molles, l'amputation est indiquée; quelquefois cependant avec des soins assidus, en enlevant un à un les fragments osseux, modérant l'inflammation par les saignées, les applications émollientes, plus tard, en ouvrant à la suppuration une issue facile, en soutenant les forces du malade contre l'épuisement qui en est la suite, on parvient à sauver, au prix d'une difformité plus ou moins considérable, des individus qui paraissaient voués à la mort.

Lorsque la luxation d'un os coïncide avec la fracture, c'est-à-dire lorsque les rapports articulaires sont eux-mêmes détruits, il ne faut point espérer une guérison complète, parce que l'on ne peut en tenter la réduction avant la consolidation de la fracture, et alors les os fixés dans leur nouvelle place sont peu susceptibles d'être reportés dans leur position régulière.

Enfin les fractures des os du crâne, de la colonne vertébrale, de la poitrine, du bassin, s'accompagnent souvent de lésions variées des organes qui les avoisinent. Ces lésions, qui font alors toute la gravité de la maladie, sont trop différentes entre elles pour que leur description puisse trouver place dans un article relatif aux généralités de l'histoire des fractures.

Il arrive quelquefois que les fractures ne se consolident que très-tardivement ou même pas du tout; les fragments restent alors mobiles l'un sur l'autre, et il se forme une fausse articulation, surtout fâcheuse lorsqu'elle siège au membre inférieur. Les moyens imaginés pour y remédier échouent souvent, et de tous l'application prolongée de l'appareil est le seul sur lequel on puisse raisonnablement compter. Quelques malades, dans ces cas, sollicitent une opération à laquelle le chirurgien ne doit consentir qu'avec la plus grande circonspection et qu'il ne doit jamais proposer lui-même.

Enfin dans le cas de consolidation vicieuse on doit rejeter bien loin les propositions barbares des rebouteurs et charlatans qui ne craindraient pas de fracturer de nouveau le membre pour en tenter ensuite une seconde fois la guérison.

BLANDIN,
Membre de l'Académie de médecine,
chirurgien de l'Hôtel-Dieu.

FRAGMENT (*chir.*), s. m. On donne ce nom aux parties d'un os brisés; lorsque les fragments sont nombreux et petits, ils reçoivent le nom d'esquilles. En pharmacie on désignait, sous le nom des cinq fragments précieux, le grenat, l'hyacinthe, l'émeraude, le saphir et la topase à qui l'on attribuait des vertus cordiales ; ces pierres précieuses dont l'action est complètement nulle, ne sont plus employées.   **J. B.**

FRAISE (*bot.*), s. f., fruit du fraisier commun, *fragaria vesca*, fam. des rosacées.

Ce qu'on regarde généralement comme étant le fruit du fraisier n'est réellement qu'une réunion d'ovaires placés sur un réceptacle convexe qui devient charnu et à la superficie duquel sont comme implantées un grand nombre de graines nues.

Le fraisier indigène de l'Europe croît abondamment et naturellement dans les bois et les forêts, et sur la pente des hautes montagnes. On doit à la culture un assez grand nombre de variétés de fraisiers; leurs fruits sont plus nus, moins gros, plus ou moins suaves, mais toujours très-abondants, et tellement que la terre, lorsque le sol et l'exposition sont favorables, en est pour ainsi dire couverte. Les principales variétés sont le *fraisier des bois*, de *Montreuil*, des *Alpes*, de *Grillon-Buisson*, de *Baryenaut*, *hétérophylle ouvert*, de *Virginie Ananas*, de *Caroline*, de *Bath*, etc.

Tout le monde connaît le goût et le parfum si suave de la fraise; sa forme et sa couleur varient suivant les variétés ; elle est rouge ou blanche, ronde ou oblongue; sa grosseur varie aussi suivant la qualité du terrain et l'exposition, mais elle semble malheureusement perdre en parfum ce qu'elle gagne en volume. Quoi qu'il en soit, ce fruit est incontestablement l'un des plus suaves que nous possédions en Europe.

Les principes chimiques que contiennent les fraises sont principalement de l'acide malique, du sucre incristable, de la gélatine, un principe aromatique très-fugace, et beaucoup d'eau de végétation. Ce fruit est rafraîchissant et diurétique; son emploi dans le régime diététique peut être fort utile. Chez quelques personnes cependant, et notamment celles qui ont, comme on dit vulgairement, l'estomac froid, elles ne réussissent pas et donnent souvent lieu à l'indigestion. Leur suc exprimé, sucré et étendu d'eau, forme une boisson tempérante et rafraîchissante à la fois, d'un usage très-agréable et d'une indication dans les maladies inflammatoires.

L'arome de la fraise s'associe fort agréablement avec le sucre. Pour rendre leur usage plus approprié à certains tempéraments, on ajoute soit du vin blanc, soit du vin rouge; elles sont alors d'une digestion plus facile, et incommodent rarement.

La grande quantité d'eau de végétation que contiennent les fraises, et la délicatesse de leur tissu ne permettent guère d'effectuer leur conservation dans leur état naturel ; mais au moyen du procédé d'Appert, on conserve leur arôme assez exactement pour pouvoir communiquer la suavité à certains mets d'office, tels que les crêmes, les glaces, etc.

En médecine les jeunes feuilles du fraisier sont quelquefois employées en infusion, et on leur attribue la propriété diurétique ; la racine de cette plante a une saveur astringente et amère, sa décoction est rouge foncé ; elle contient du tanin et de l'acide gallique ; on la prescrivait souvent autrefois dans les hémorrhagies passives, la gonorrhée, la diarrhée; elle jouit de propriétés toniques et légèrement astringentes : ce médicament est peu usité aujourd'hui.

FRAISES CAPRON. Les principales variétés sont le *capron commun*, le *capron royal*, le *capron abricot*, et le *capron framboise*.

Les *caprons* semblent participer de la fraise coucou et de celle du Chili ; un peu moins gros que cette dernière, ils sont moins savoureux que la fraise commune, d'une couleur moins vive ; leur forme est allongée, leur chair, ordinairement d'un blanc jaunâtre, est plus ferme. Un caractère bien tranché, qui rapproche singulièrement les caprons des fraises, c'est qu'ils ont aussi leurs graines à la périphérie; elles sont même encore plus saillantes que chez ces dernières.

Le fruit est moins estimé que la fraise, bien que plus gros et au moins aussi productif; ses propriétés sont les mêmes, avec cette différence cependant qu'étant moins suave il est aussi d'une digestion moins facile.

COUVERCHEL,
Membre correspondant de l'Académie de Médecine.

FRAMBŒSIA (*path.*), s. m. (Du mot latin *frambœsia*, signifiant framboise). C'est le *pian* ou *épian* des colonies américaines ; l'*yaws* de la Guinée, le *mycosis frambœsioides* de M. le baron Alibert; affection de la peau particulière aux contrées chaudes du globe et caractérisée par une réunion de tubercules ou de petites végétations rouges ordinairement isolées à leur sommet, et réunies par leurs bases; on les a comparées, pour la forme et la couleur, à des *framboises* ou à des *mures*.

Le frambœsia n'est pas rare dans les colonies des Antilles, où l'on observe principalement chez les esclaves nègres. Il paraît être contagieux, et, au rapport des auteurs, il se transmettrait d'un individu à l'autre par le contact de la matière sanieuse qui s'écoule des tubercules ulcérés ; les insectes pourraient aussi l'inoculer en se reposant sur une partie du corps d'une personne saine, après s'être mis en contact avec le pus virulent d'un autre individu infecté. D'autres fois, il semble se développer spontanément sous l'influence de la mauvaise nourriture, de la malpropreté, et d'autres conditions hygiéniques défavorables que l'on observe presque constamment chez les nègres. Enfin, on a avancé que cette affection n'atteignait qu'une fois dans la vie le même individu. Elle se montre le plus souvent, sans être précédée de symptômes généraux, par de petites taches d'un rouge obscur semblables à des piqûres de puces et groupés en

général les unes à côté des autres; à ces taches-suc-
cèdent de petites élevures rouges moindres dans le
principe que la tête d'une épingle ; elles croissent
progressivement et s'élargissent jusqu'à acquérir
quelquefois l'étendue d'une pièce de cinquante
centimes; l'épiderme s'exfolie bientôt; il se forme
comme une espèce de croûte, et l'on remarque ensuite à la surface de la partie malade un nombre
variable de petites végétations rouges du volume
d'une framboise. Ces excroissances ne sont pas
douloureuses, à moins qu'elles n'affectent la plante
des pieds. Elles sont alors irritées par la marche et
font souffrir le malade. Au bout d'un temps variable elles s'ulcèrent par leur sommet, et il s'en
échappe une matière purulente d'une odeur souvent infecte ; cette matière, en se concrétant, forme
des croutes épaisses qui peuvent masquer jusqu'à
un certain point le véritable caractère du mal.

Les tubercules du frambœsia peuvent se développer sur toutes les parties du corps ; ils paraissent pourtant se montrer de préférence sur la face,
le cuir chevelu, les parties génitales, les aines, les
aisselles et la marge de l'anus ; leur apparition est
en général successive; ordinairement, un des tubercules fait plus de progrès que les autres, et il se
change en un ulcère profond et sanieux que les nègres considèrent comme entretenant la maladie.
De là le nom de *mama-pian* (mère des pians), qu'on
lui donne dans les colonies.

Le frambœsia se guérit quelquefois par les seuls
efforts de la nature ; les tubercules et les ulcérations disparaissent alors peu à peu, mais celles-ci
laissent des cicatrices indélébiles qui ôtent beaucoup de leur valeur aux esclaves nègres. Le plus
souvent la maladie se prolongerait indéfiniment et
pourrait même, à la longue, entraîner la mort, si
l'art ne venait au secours de la nature.

Les médecins du pays combattent avec avantage
cette maladie à l'intérieur par l'emploi des préparations mercurielles, des sudorifiques, des toniques
et à l'extérieur par des applications de divers caustiques sur les parties malades.

J. P. Beaude.

FRAMBOISE (*bot.*), s. f. Fruit du framboisier. *Ru-
bus idæus*, famille des rosacées. J.

Ce fruit s'offre sous la forme d'une baie, composée elle-même de petites baies ou ovules soudées
entre elles ; celles-ci renferment chacune une petite graine qui a la forme d'un haricot. Ce qui distingue surtout les framboises des fraises, c'est que
les premières ont les graines contenues dans leur
propre substance, tandis que les autres les ont
comme fixées ou implantées à leur périphérie.

Le framboisier s'élève ordinairement à la hauteur de trois ou quatre pieds. Il croît comme les
ronces, dont il se rapproche beaucoup dans les
lieux incultes; on n'en connaît que deux variétés,
l'une blanche et l'autre rouge ; cette dernière est
la plus répandue et la plus estimée; son fruit est
d'une belle couleur rouge cerise, sa saveur est
douce, sucrée et légèrement aromatique ; on sert
rarement la framboise seule sur les tables, on l'associe le plus ordinairement avec la fraise ou la
groseille. Son arôme, qui est particulier, se marie

parfaitement avec ceux de ces fruits. La framboise,
attendu la grande quantité d'eau de végétation
qu'elle contient, est comme la fraise peu propre à
faire des confitures, mais on la fait entrer dans
celle de groseilles, et elle lui communique son
parfum, qui est très-suave.

Ce fruit est très-rafraîchissant; macéré dans le
vinaigre, et, uni au sucre dans des proportions convenables, il forme le sirop de vinaigre framboisé,
si utilement employé en médecine contre les maux
de gorge et les fièvres typhoïdes. On prépare en
outre, avec la framboise, un alcoolat aromatique
très-agréable et qui figure à la fin des repas comme *liqueur de table*.

Le suc de framboise, fermenté, fournit une boisson alcoolique assez estimée dans le nord de l'Europe, mais sa conservation, dans d'autres contrées,
serait très-difficile, attendu qu'il passe assez facilement à la fermentation acéteuse.

Les framboises fournissent à l'analyse de l'acide
citrique, de l'acide malique, du sucre, du mucilage ou gélatine, et un principe aromatique assez
fugace, mais moins cependant que celui de la
fraise.

Lorsque les framboises ont dépassé un certain
degré de maturité, elles sont sujettes à être attaquées par les vers et par une sorte de punaises dite
des bois. Ces dernières leur communiquent une
odeur d'acide formique très-désagréable.

Ronce des haies. Ce fruit, offrant une grande
analogie avec celui qui précède et appartenant
d'ailleurs à la même famille, nous croyons utile
d'en faire mention ici. Son peu d'importance jus-
tifiera suffisamment, comme on va le voir, son interversion à l'ordre alphabétique.

Il se compose de plusieurs petites baies ou ovules
monospermes, soudées ensemble et renfermant
chacune une graine réniforme. Bien que ce fruit
ait une saveur assez fade, il n'en est pas moins très-
recherché par les enfants; il jouit comme toute la
plante d'une propriété détersive assez puissante
pour qu'on ait cru devoir le faire entrer dans la
composition des gargarismes que l'on administre
dans les angines ou inflammation de la gorge.

La ronce est, attendu sa couleur rouge foncé,
employée en Provence pour colorer les vins trop
pâles ; sa composition chimique est moins simple
que celle de la framboise ; indépendamment des
principes qui lui sont communs, John y a signalé
la présence de traces de résine, d'une matière colorante *sui generis*, des phosphates de potasse et de
chaux.

Couverchel,
Membre correspondant de l'Académie de Médecine.

FRAXINELLE (*bot.*), s. f., *dictamus albus*, dictame blanc, c'est une plante de la famille des
rutacées J. Décandrie monogynie L. En France et
en Italie, elle croît dans les lieux secs et pierreux,
sur les colines ; sa racine est fibreuse, ses tiges
sont multiples, les feuilles sont alternes et assez
semblables à celle du frêne, c'est même du nom
latin de cet arbre, *fraxinus*, que l'on a formé celui
de la fraxinelle; les fleurs réunies en forme d'épis
au sommet des tiges, sont de couleur blanche
ou violacée; toutes les parties de cette plante,

mais principalement la portion supérieure de la tige, sont couvertes d'une multitude de poils dont la base glanduleuse renferme une huile volatile, qui dans les chaleurs de l'été se répand dans l'air qui environne la plante et lui forme une atmosphère qui s'enflamme lorsque l'on en approche un corps en ignition.

La racine est la seule partie de cette plante dont on fasse usage en médecine; l'écorce de la racine est plus active que la partie intérieure; on l'emploie en décoction et en teinture alcoolique comme stimulant diffusible, et comme vermifuge. Storck l'a employé dans les fièvres intermittentes; mais les médecins paraissent aujourd'hui avoir complètement renoncé à son usage. Les habitants de la Sibérie, dit Gemlin, emploient les feuilles comme servant à remplacer le thé.   J. B.

FREIN (anat.), s. m. (V. *filet*.)

FRÉMISSEMENT (*physiol.*), s. m. On donne ce nom à un mouvement spasmodique, qui se fait ressentir dans toute l'économie et qui est caractérisé par de légers tremblements accompagnés d'un sentiment de froid; le frémissement précède ordinairement le frisson.

FRÊNE (*bot.*), s. m., *fraxinus*. Ce genre se compose d'arbres qui croissent en Europe et dans l'Amérique septentrionale; celui de nos climats (*fraxinus excelsior*) est maintenant sans usage en médecine; cependant on a essayé l'action de son écorce dans les fièvres intermittentes, et avec succès, dit-on; ses feuilles, qui servent de nourriture habituelle aux cantharides, ont une action purgative très-marquée; il faut les récolter longtemps avant leur chute et les donner en décoction à la dose d'une demi-once, à six gros, pour un adulte, moitié pour un enfant. Ce résultat n'a rien qui doive étonner lorsque l'on réfléchit qu'une espèce voisine, le *fraxinus rotundifolia*, *Lam.*, qui croît dans le midi de l'Europe, renferme un suc propre, connu sous le nom de manne; ce suc, qui se retrouve dans quelques autres espèces des contrées méridionales, est sucré et ne possède aucune propriété purgative qu'à l'était frais; aussi l'emploie-t-on en Calabre à la place du sucre ordinaire, mais avec le temps la manne acquiert des propriétés purgatives, qui en font un des médicaments le plus généralement employés. (V. ce mot.)   Ms.

FRICTION (*thér.*), s. f., *frictio*, de *fricare*, frotter; action de frotter diverses parties du corps en exerçant une pression plus ou moins forte. On pratique les frictions avec la main ou au moyen de diverses brosses, d'étoffe de laine ou de linge. On peut aider leur action en ajoutant divers liquides, chauds ou froids, tels que des huiles, des teintures, etc. Les frictions sont dites alors *humides*, par opposition à celles qui se pratiquent sans l'intermédiaire d'aucun liquide et qu'on nomme *sèches*. Lorsqu'on emploie un corps gras, comme le beurre, les onguents, elles prennent le nom d'*onctions*. (Voyez ce mot.) Dans quelques cas, on aide leur action par l'électricité. (Voy. *électricité*.)

Les frictions étaient fort usitées chez les anciens, soit comme moyens hygiéniques, soit pour combattre diverses maladies; de nos jours, leur emploi est peut-être trop restreint. Les Orientaux en font encore un fréquent usage, surtout au moment où ils sortent du bain; elles se pratiquent alors suivant certaines règles et occasionnent un sentiment de bien-être particulier; on les dirige principalement sur les articulations; elles constituent ce qu'on appelle le *massage*. Nous y reviendrons en traitant ce dernier article.

Les frictions sèches ou humides ont pour effet local d'exciter la peau, d'y appeler le sang et de développer probablement une grande quantité de fluide électrique; elles tendent par conséquent à ranimer la vitalité de cet organe et à en rétablir les fonctions qui languiraient. Ainsi excité, et pourvu que l'irritation ne soit pas trop forte, le derme absorbe plus facilement les médicaments déposés à sa surface. Quant à leurs effets généraux, les frictions agissent comme un révulsif puissant, en appelant les fluides à la peau et en favorisant la transpiration; elles tendent à diminuer les congestions des organes intérieurs, et fortifient l'ensemble de l'économie. On aide leur action par divers liquides toniques et excitants, tels que la décoction de quinquina, des teintures aromatiques, comme l'eau de Cologne, par exemple, des liniments ammoniacaux, etc.

Comme moyens hygiéniques, les frictions sèches sont employées chez les individus qui transpirent peu, chez ceux qui sont habituellement disposés aux affections dartreuses, chez les jeunes filles chlorotiques et mal réglées. Ce moyen thérapeutique convient plus souvent aux enfants et aux vieillards qu'aux adultes.

Les frictions ont été en outre employées pour la cure d'une foule de maladies; elles réussissent quelquefois d'une manière presque merveilleuse pour combattre certaines affections nerveuses, vagues et mal déterminées auxquelles les femmes sont si souvent sujettes. On les emploie aussi dans certaines douleurs de ventre qui s'accompagnent d'un dégagement d'une grande quantité de gaz dans les intestins; mais c'est principalement dans la goutte, dans les rhumatismes articulaires et musculaires qu'on a recours à cet agent thérapeutique; on aide alors son action par des liniments opiacés, acides, ammoniacaux, aromatiques, etc. (Voyez *Goutte, Rhumatisme*.) Il est un certain genre de friction auquel est joint le *massage*. (V. ce mot.)
                                  J. P. BEAUDE.

FRISSON (*path.*), s. m. Ce mot vient du verbe grec *phrisseïn*, qui signifie *frémir*.

Le frisson, considéré d'une manière générale, est un sentiment désagréable de froid, qui peut être plus ou moins vif, plus ou moins long, momentané ou périodique, total ou partiel, etc., etc. On l'observe dans un assez grand nombre d'affections morbides; mais selon qu'il se manifeste avec telle ou telle modification, on lui donne des noms particuliers. C'est ainsi qu'on en distingue communément trois variétés, savoir: le *frissonnement*, le *frisson proprement dit*, et l'*horripilation*.

1° **FRISSONNEMENT** (*levis horror*): faible impression de froid accompagnée de quelque peu de tremblement.

2° FRISSON proprement dit (*rigos* des Grecs; en latin *rigor*, Pline) : agitation, secousses du corps jointes à un sentiment pénible de froid.

3° HORRIPILATION (en grec *phriké*, horreur ; chez les Latins *horror*, tremblement, frisson de la fièvre) : frisson très-prononcé avec redressement des cheveux et des poils. *Horripilatio*, dans le Bible (mot composé d'*horrere*, se hérisser, et de *pilus*, poil), sert à exprimer le hérissement des poils causé par la frayeur.

Disons tout de suite que la plupart des médecins regardent en quelque sorte comme synonymes les expressions *frisson* et *horripilation*; et qu'en conséquence ils les emploient à peu près indistinctement. Ajoutons enfin que lorsque le froid ressenti par le malade est très-intense et seul, c'est-à-dire sans mouvements insolites du corps, il reçoit des auteurs la dénomination latine : *algor* (froid violent, grande gelée), qui n'a pas, que nous sachions, d'équivalent univoque dans notre langue.

Les frissons offrent une foule de nuances qu'il serait par trop minutieux de décrire, aussi devons-nous nous borner à retracer l'esquisse du plus haut période de cet étrange état, qui pour être très-commun, n'en est pas pour cela mieux connu dans son essence, comme nous le dirons plus bas. Dans le frisson bien caractérisé, la peau devient pâle, se refroidit, semble plus ferme et plus dense; elle prend souvent l'apparence de celle d'une volaille fraîchement plumée ; de là l'expression populaire : *avoir la chair de poule*. Les muscles éprouvent des contractions, d'abord légères, bientôt après assez fortes, et qui donnent lieu à une agitation plus ou moins marquée de presque toutes les autres parties. Les dents se heurtent, claquent et craquent les unes contre les autres. Un froid incommode, qui peut atteindre à un haut degré d'intensité, s'empare de toute l'habitude du corps, principalement des extrémités. Le pouls est petit, quelquefois même imperceptible. La respiration est précipitée ; il y a des nausées, des envies de vomir, etc., le tout accompagné d'une très-grande faiblesse. Quant aux régions anatomiques que le frisson peut attaquer de préférence, cela dépend en général de la nature de la maladie qui le produit ; c'est ainsi qu'on le voit, dans quelques cas, se manifester et se concentrer dans la poitrine et le bas-ventre; dans d'autres, débuter par les épaules, par les reins ou bien par la plante des pieds, pour s'étendre ensuite à tout le système, ce qui est le plus ordinaire.

Dans tout frisson le sentiment de froid n'est pas également apprécié par le malade et par ceux qui l'assistent. Dans quelques circonstances, en effet, la main du médecin, appliquée sur le corps du patient, ne perçoit aucune impression du froid dont il se plaint, tandis que cette impression est vivement ressentie par ce dernier. Il y a plus, et des observations thermométriques multipliées ont constaté ce fait : on a vu la chaleur, non-seulement rester ce qu'elle était avant l'invasion du frisson, mais même augmenter de plusieurs degrés, alors que le malade accusait un froid glacial et *qu'il ne pouvait*, disait-il, *supporter*. C'est surtout dans les fièvres rémittentes et intermittentes de

mauvais caractère, qu'on voit de temps à autre de ces singuliers phénomènes. Mais dans la majorité des cas il n'en est point ainsi; la chaleur est réellement diminuée, et le refroidissement qui en résulte pour le malade est pareillement révélé aux organes de son médecin par le toucher.

Il est tout simple de frissonner lorsqu'on s'expose avec des vêtements trop légers à un froid vif ou subit, et à plus forte raison quand on est entièrement nu, comme lorsqu'on prend un bain de rivière. Il est aussi fort ordinaire d'éprouver un sentiment de froid marqué durant les premiers instants de la digestion : ce phénomène est surtout remarquable en hiver, quoique l'appartement dans lequel on a mangé ait été chauffé. La raison en est que l'estomac, appelant à lui toutes les puissances de la vie pour commencer l'acte de la digestion, soustrait momentanément aux autres systèmes d'organes, et en particulier aux téguments communs, une portion appréciable de leur calorique ; et alors il s'ensuit une impression de froid assez sensible et quelquefois même une sorte de tremblement; mais ce trouble fonctionnel, toujours sans inconvénient et que beaucoup même considèrent *comme signe d'une bonne digestion*, ne dure que peu de temps et est bientôt remplacé par un sentiment universel de bien-être, de force et de chaleur qui se répand dans tout le corps et qui est à son tour l'indice assuré que la digestion est en pleine activité.

Mais, s'il est naturel de se trouver ainsi quelquefois pris de frisson dans l'état de santé, l'est-il encore de s'en trouver atteint dans une multitude de maladies? eh! oui, sans aucun doute; seulement ici le frisson est un phénomène morbide, tandis que dans les cas précités c'était un accident physiologique. Morbide ou non, tout ce qui se passe dans notre économie est conforme aux lois de la nature, partant est dans l'ordre naturel, qu'il ne faut pas confondre avec l'ordre normal, régulier ou de santé.

Bien qu'il nous soit impossible de dire comment et pourquoi telle ou telle action vitale, et en particulier le frisson a lieu d'une manière plutôt que d'une autre, il ne nous est pas absolument impossible de reconnaître quelle part prend chaque organe à la production des divers phénomènes de l'économie, soit en santé, soit à l'état morbide. Il y a une quinzaine d'années que le célèbre réformateur de la médecine française professait que le frisson dénotait toujours une irritation des membranes muqueuses, surtout gastriques ; et comme il n'en a pas donné d'autres explications, nous ignorons encore d'après quelles inductions il a pu arriver à établir cette proposition. Mais, indépendamment des frissonnements provoqués par une stridulation aiguë, comme le bruit d'une scie, d'un vase de métal qu'on promène sur un marbre poli, d'un liège qu'on coupe, etc., il y a aussi des frissons occasionnés par la frayeur, par le passage subit à l'air froid, et encore dans une foule de maladies dans lesquelles les muqueuses ne sont pas le moins du monde intéressées : telles sont les méningites, les pleurésies sans bronchites ni gastrites, la péritonite, les hépatites simples, c'est-à-dire sans complication gastro-duodénique. C'est donc sans motifs suffisants que M. le professeur Broussais a cru pouvoir rapporter, dans tous les cas, la manifestation du frisson à l'influence sympathique d'une irritation développée dans les muqueuses, soit gastriques, soit intestinales ou autres.

Mais parcourons rapidement le cadre des maladies dans lequel le phénomène en question se montre plus habituellement.

Les fièvres et les phlegmasies s'annoncent ordinairement par un frisson. Il est vif et court au début de la fièvre dite inflammatoire; plus ou moins vague et irrégulier dans les autres espèces de fièvres continues. Il signale souvent le redoublement des fièvres rémittentes et toujours les accès des intermittentes. Galien prétend, sur des données assez subtiles, que celui qui ne peut deviner au premier accès si une fièvre intermittente sera tierce, quarte ou quotidienne, ne mérite pas le nom de médecin. C'est ainsi qu'il avance que dans la fièvre quotidienne il n'y a qu'un simple refroidissement accompagné de frissonnement, et que l'accès de fièvre tierce se distingue de celui de la quarte en ce que dans le premier le malade est *comme piqué et percé* par le sentiment d'un froid rigoureux, tandis que dans le second il ne ressent qu'un refroidissement général assez semblable au froid que la gelée fait éprouver. Peut-on, d'après d'aussi faibles différences, qui d'ailleurs sont loin d'être constantes, se prononcer avec certitude et de prime-abord sur le caractère de la fièvre, sur la nature du type qu'elle affectera? Il est évident qu'on ne le saurait faire sans forfanterie.

Les frissons de courte durée sont rarement redoutables. Il n'en est pas de même des frissons prolongés et excessifs; ceux-ci sont toujours d'un fort mauvais augure : c'est ce qui arrive, par exemple, pour ce qu'on appelle la fièvre pernicieuse algide dont les accès se passent presque tout entiers en frisson. Le malade succombe dès le deuxième, troisième ou quatrième accès, si l'on n'oppose à temps un énergique et tout-puissant remède, le quinquina.

De même que dans les fièvres, que beaucoup de médecins assimilent aux phlegmasies, le frisson qui accompagne l'invasion de ces dernières, se manifeste avec plus ou moins de violence et a généralement peu de durée. Il indique qu'un afflux s'établit sur l'organe affecté, d'où semblent partir des frissons irréguliers si l'inflammation, au lieu de se résoudre, marche à la suppuration. C'est ce qu'on observe fréquemment dans les phlegmasies celluleuses et parenchymateuses.

Dans les maladies exanthématiques et particulièrement dans la variole (petite vérole), le danger est des plus menaçants, quand il survient des frissons violents et réitérés, après l'achèvement de l'éruption et durant la suppuration des boutons. La mort est certaine s'il s'y joint des spasmes et des convulsions.

Il n'y a pas de véritables frissons dans les hémorrhagies passives. Lorsqu'elles sont modérées, le malade n'éprouve rien qui ressemble à ce genre de phénomènes. Ce n'est que lorsque la perte de sang devient considérable que le froid et la faiblesse se font sentir : et c'est bien plutôt une diminution de caloricité qu'un frisson tel qu'on l'entend communément. C'est au contraire le signe précurseur de la plupart des hémorrhagies actives un peu abondantes : dans ce cas le frisson s'empare plus spécialement des extrémités.

Le frisson est encore un symptôme de plusieurs affections nerveuses, en tête desquelles il faut placer le choléra et le tétanos. Il accompagne fréquemment aussi les spasmes et les convulsions, quelque variée que soit du reste la nature des causes de ces accidents.

F. E. PLISSON.

FROID, (*hyg.*), s. m. Nous ne pensons pas qu'il doive entrer dans le plan de cet article, d'exposer une dissertation physique sur le froid; d'en poursuivre les applications à la géographie, à l'histoire naturelle et jusqu'aux institutions qui ont subi l'influence des températures. Ces grandes vues qui n'ont qu'un point de contact avec notre sujet, seront plus convenablement traitées aux mots *climats, saisons, hommes ou races humaines*, etc.

Nous allons donc envisager le froid, abstractivement du site géographique et des périodes annuelles, étudier son influence, non point sur la constitution physique et morale des divers peuples disséminés entre l'équateur et les pôles, mais sur les individus. Notre objet ainsi restreint, nous n'aurons à considérer le froid que comme agent salubre, comme cause de maladies, et comme moyen thérapeutique.

Il est presque inutile de rappeler que le froid n'existe ni comme corps, ni comme fluide impondérable, et que la simple soustraction de chaleur à laquelle nous sommes dans l'usage de donner ce nom, ne se mesure pas moins sur nos habitudes que sur le thermomètre. C'est ainsi qu'un lapon et un nègre, transportés l'un et l'autre au centre de la zône tempérée, trouveraient, le premier qu'il fait chaud, le second qu'il fait froid. Pour l'espèce humaine en général, il n'y aurait de froid ou de chaud absolu, qu'en prenant les températures extrêmes. Mais nous en remettant à nos sensations qui sont ici le vrai thermomètre, nous avons à examiner l'action d'un froid léger, vif, excessif, son contraste avec la chaleur.

Quoique essentiellement ennemi de tous les êtres doués de propriétés vitales, le froid, quand il est léger, n'est contraire à la santé de l'homme qu'autant qu'il est affaibli par la maladie ou par les ans. Autrement il est reconnu que toutes les fonctions s'exercent plus activement sous son influence. L'appétit est plus prononcé, la digestion plus facile, l'exercice moins fatiguant, l'intelligence plus active, etc. Le froid vif, convient encore assez à la jeunesse, aux tempéraments robustes et sanguins; le refoulement des fluides à l'intérieur qu'il opère, augmente l'excitation des viscères et ajoute à l'énergie des fonctions. Mais cette basse température est péniblement supportée par les vieillards, les enfants, les tempéraments lymphatiques et nerveux, et par *tous les sujets* faibles ou valétudinaires. On a besoin de réagir contre un froid vif, et la réaction est une dépense vitale qui fatigue ou épuise ceux qui n'ont point de forces super-flues. Quant au froid excessif, la mort n'a pas de plus puissant auxiliaire ; il plonge les êtres animés dans un état de lutte violente dont ils n'échappent avec succès qu'en vertu des lois de l'habitude, ou par bénéfice de tempérament, ou par des secours empruntés à l'hygiène.

L'action du froid est une cause fréquente de maladies, surtout quand elle a lieu immédiatement après l'impression de 'a chaleur et qu'elle soumet ainsi l'organisation à un contraste de températures. Rien n'est plus commun que les dérangements de santé, suites de refroidissement ou d'arrêt de transpiration. Du reste, selon les prédispositions de chacun, sous l'influence de cette même cause, ce sont diverses maladies qui éclatent. Les organes respiratoires sont le plus souvent affectés par suite de refroidissement, puis les viscères du ventre, puis la tête, enfin les membres. Dans l'ordre de leur fréquence, nous signalerons les rhumes les fluxions de poitrine, les diarrhées, les coliques, les rhumatismes, etc. Il y a d'ailleurs quelques relations plus marquées entre les affections consécutives, et l'impression du froid suivant que celle-ci est générale, ou bien bornée aux organes de la respiration, à la tête, aux pieds, aux mains, au ventre, aux membres. Le froid est particulièrement à craindre après les fièvres éruptives, dans les convalescences, pour les catarrheux, les rhumatisans, les poitrines délicates, etc. Quant aux accidents essentiels ou directs produits par le froid, voyez engelure, congélation.

Maintenant que nous avons donné un aperçu de l'action physiologique et pathologique du froid, avons-nous besoin de mentionner les précautions qu'il convient de prendre pour en éloigner les mauvais effets? Ces précautions sont pour la plupart instinctives et du domaine du sens commun. Chacun est porté, par ses propres sensations et par l'exemple, à proportionner ses vêtements aux températures, à entretenir dans son intérieur une atmosphère tempérée, à éviter les transitions brusques du chaud au froid, et les impressions réfrigérantes partielles (aux pieds, à la tête, etc.) qui ne sont pas moins pénibles que dangereuses. L'instinct consulté pour les aliments, les boissons, l'exercice, peut être écouté moyennant qu'on n'abuse pas de ses incitations. La nourriture, selon ce soin, sera plus copieuse, plus restaurante, et l'on n'ignore pas que les peuples du nord mangent davantage que ceux du midi. Les boissons toniques, excitantes, fermentées, alcooliques, sont plus attrayantes et plus convenables ou moins nuisibles dans les temps froids et surtout froids humides. Le travail de corps et d'esprit est moins pénible et plus salutaire. Il serait beaucoup plus sain de se réchauffer par la gymnastique, qu'en recueillant avidement le rayonnement d'un bon feu. Non-seulement l'excès de cette chaleur artificielle énerve, engourdit, mais il a de plus l'inconvénient de rendre trop impressionnable à l'accès du froid. Les personnes qui usent de toutes choses avec sagesse, ne font point du feu un objet de sensualité, elles s'en approchent plutôt pour éloigner la souffrance, que pour se procurer un plaisir.

Le mouvement, la bonne nourriture, des vêtements suffisants, voilà les moyens calorifiants par excellence; parce que ceux-là activent les sources naturelles de la chaleur. Se réchauffer toujours au foyer, c'est s'habituer à une vie d'emprunt qui laisse au dépourvu aussitôt que le prêteur manque.

Le froid est quelquefois employé comme moyen curatif, mais son usage n'est point d'une détermination facile pour des personnes étrangères à l'art de guérir. On a quelquefois administré des boissons à la glace, ou la glace elle-même, par petites doses répétées, dans les fièvres ardentes sans transpiration, contre les vomissements spasmodiques; on en a retiré quelques bons effets dans le choléra. Les bains frais et même un peu froids sont toniques, quand il n'y a pas trop de débilité; accompagnés de la natation, ils constituent un moyen précieux contre plusieurs affections nerveuses. Les lavements de même nature, quelque temps continués, ont parfois dompté des constipations anciennes et opiniâtres. Les lotions, les affusions froides comptent quelques succès très-prompts et très-remarquables, contre des affections cérébrale, léthargiques et alarmantes. Les applications soutenues de glace sur la tête ont quelquefois dissipé le délire fébrile, comme par enchantement. On emploie fréquemment des aspersions d'eau froide au visage, pour rappeler d'une syncope et même de l'ivresse. L'eau froide peut seule guérir une brûlure légère, les rougeurs, les efflorescences récentes de la peau; calmer la démangeaison, le prurit, etc., etc.

Toutefois, qu'on se pénètre bien de l'idée que l'emploi du froid dans les maladies, n'est pas une pratique innocente à laquelle on puisse recourir impunément, ou sans se mettre en peine de l'indication. Loin de là, c'est un moyen énergique capable de faire beaucoup de bien ou beaucoup de mal, selon le discernement avec lequel il est appliqué. Ce serait une erreur de croire qu'on puisse prendre sur soi, en dehors de la responsabilité médicale, de conseiller l'usage extérieur de la glace dans les affections cérébrales, les fièvres graves, etc. Et cela, nous le répétons, parce que le froid en thérapeutique, est loin d'être un agent inoffensif, quand il n'est pas avantageux.

A. LAGASQUIE,
Directeur de l'une des Écoles auxiliaires de Médecine.

FROMAGE, (hyg.) s. m. Caseus. Le fromage est une substance alimentaire qui est préparée avec la crème ou le caséum, et le plus ordinairement avec ces deux matières unies en différentes proportions. Sous le rapport des propriétés alimentaires, les fromages peuvent être rangés en deux classes; les fromages qui n'ont pas subi de fermentation, les fromages récents qui ont subi plus ou moins la fermentation et qui sont alcalescens; les premiers diffèrent peu de la crème et du caséum, les derniers présentent une différence très-marquée.

Les fromages sont additionnés de sel après leur préparation, et on a remarqué 1° que les fromages nouvellement salés sont d'une digestion facile, 2° que ceux qui ont subi une fermentation convenable se rapprochent davantage des substances alimentaires animalisées et qu'ils conviennent à presque tous les estomacs.

Le fromage s'obtient en coagulant, soit le lait entier, soit le lait en partie écrémé à l'aide d'une petite quantité de présure, (lait coagulé contenu dans la caillette des veaux), en abandonnant le lait à lui-même pour le laisser prendre, en recueillant le *caillé* au bout de vingt-quatre heures, et en le faisant égoutter sur une claie dans un moule de bois. Lorsque le caillé ne laisse plus couler de sérum ou petit-lait, on sale le fromage des deux côtés et on l'abandonne à lui-même, d'abord au contact de l'air, puis à la cave, sur une couche de paille, afin de déterminer la fermentation par suite de laquelle il y a un commencement de décomposition de la matière caséeuse.

Les fromages faits contiennent de l'acétate d'ammoniaque, du carbonate d'ammoniaque; ces sels y existent en plus ou moins grande quantité, selon que les fromages sont plus avancés; les fromages les plus faits en contiennent davantage; ils contiennent en outre, une huile jaune très-âcre à laquelle est due la saveur piquante des fromages. Proust avait signalé dans ces aliments la présence d'un acide particulier, l'*acide caséique*, mais Braconnot a démontré que le produit qu'il avait considéré comme un acide, était le résultat de l'union de l'acide acétique avec une matière blanche cristallisable susceptible de se sublimer et à laquelle il a donné le nom *d'aposépédine* (résultat de la pourriture) à cause de sa présence dans les matières animales putréfiées.

D'autres fromages se préparent à l'aide de la chaleur; ce sont les *fromages cuits :* ils se préparent en versant le lait dans une chaudière sur un feu modéré, en y mettant de la présure pour le faire cailler et en le pétrissant ensuite pour le séparer du sérum, en soumettant la pâte à la compression après la cuite.

On connaît un grand nombre d'espèces de fromages qui nous sont fournis par divers pays. 1º Ceux de France sont : le *brie*, le *fromage de Neuchatel*, le *fromage du Mont-d'Or*, de *Rollo*, de *Gérardmer* ou de *géromé*, les *fromages du Cantal*, ceux de *Septmoncel*, de *Bergues*, de *Sassenage*, de *Roquefort*, de *Langres*, de *Pont-l'Évêque*, etc. 2º Ceux du Piémont, le *fromage du Mont-Cénis*. 3º Ceux de la Suisse, le *Gruyère*, le *Vaschrein* ou *Vachelin*, le *fromage de Suisse vert*. 4º Ceux d'Angleterre, les *fromages de Chester*, de *Glocester*, de *Stilton*, de *Leigre*, de *Derby*, de *Cottenham*, de *Southampton*. 5º Ceux de Hollande, le *fromages de lait doux*, le *fromage du Texel*, le *fromage d'Edam*, le *Kunterkaas* ou *Leydeskaas*, etc. 6º Ceux d'Italie, le *Parmesan*, le *Strachino*. 7º Ceux de Sardaigne, les fromages de *Cassavi*, *Diglesias*. Enfin les fromages du *Limbourg*, qui sont connus et recherchés dans toute l'Europe.

Les fromages ont donné lieu à des accidents quelquefois graves et à des empoisonnements; ces accidents ont été observés particulièrement en Allemagne. On en a aussi signalé en Toscane; mais ces observations remontent à 1755. Tandis que les observations recueillies en Allemagne datent de 1824 et de 1828, suivant Vestrumb. La propriété vénéneuse qu'acquièrent les fromages peut être attribuée 1º à un état maladif de l'animal qui a fourni le lait; 2º à ce que l'animal qui a donné le lait, avait mangé des plantes vénéneuses; 3º à un mélange volontaire ou accidentel de substances vénéneuses avec la masse constituante du fromage; 4º enfin à un résultat de la décomposition spontanée du fromage, décomposition de laquelle il résulte un changement dans les parties constituantes chimiques. Cette dernière manière de voir paraît être la seule à laquelle on doive s'attacher; en effet, on sait que Sertürner ayant fait l'analyse de fromages qui avaient causé des accidents, y trouva : 1º du caséate d'ammoniaque (c'est-à-dire de l'acide acétique uni à l'ammoniaque et mêlé à de l'*aposépédine*); 2º une matière grasse ou une résine caséeuse acide; 3º une substance grasse acide, mais moins grasse que la précédente; ces trois substances avaient l'odeur particulière du fromage.

Ces substances ayant été isolées par l'éther et l'alcool furent données à des chats : on reconnut que le premier produit (le caséate d'ammoniaque obtenu de ces fromages) était le moins vénéneux, que le second l'était éminemment, enfin, que le troisième avait une action vénéneuse moins marquée.

Il est probable que le produit vénéneux qui donne naissance aux accidents, est analogue à celui qui se forme dans le jambon et dans les viandes fumées, principe dont la nature n'est pas encore connue.

CHEVALLIER,
Professeur à l'École de pharmacie,
Membre du Conseil de salubrité.

FROMENT (bot.) s. m. On désigne ainsi tout un genre de la famille des graminées, qui renferme toutes les espèces dont les grains sont propres à faire du pain, en raison du gluten qu'ils contiennent. La description botanique du froment et de ses variétés qui sont nombreuses, ne saurait entrer dans cet article; le froment est sujet à des maladies qui altèrent sa qualité et qui par conséquent peuvent rendre le pain plus ou moins salubre et nutritif; ce sujet sera examiné au mot *pain*. A l'article farine, on a déjà indiqué les altérations que peuvent subir les produits de la mouture du froment, et on a indiqué les moyens de constater leur qualité; nous ajouterons ici un tableau, publié par le célèbre Vauquelin dans un travail qu'il fit insérer sur ce sujet dans le journal de Pharmacie; ce tableau pourra servir de régulateur pour indiquer la qualité des farines qui s'apprécie toujours par la quantité de gluten qu'elles contiennent.

Proportion de gluten; contenue dans 100 parties de farine.

	Gluten humide.	Gluten sec.
Farine brute de froment.	29, 00.	11, 00.
id. de méteil.	25, 60.	9, 80.
id. de blé dur d'Odessa.	35, 11.	14, 50.
id. de blé tendre d'Odessa.	30, 20.	12, 06.
id. du service, dite de seconde	18, 00.	7, 30.
id. des boulangers de Paris.	26, 40.	10, 20.
id. des hospices 2ᵉ qualité.	25, 30.	10, 30.

Farine des hospices 3e qualité. 21, 10.	9, 02.	
id. de seigle Ernohff. . . . . 9, 48.	3 à 4.	

On voit par ce tableau que la première qualité de farine doit contenir de 28 à 30 pour °/o de gluten humide; que la 2e qualité doit en contenir, 25 pour °/o, et la 3e 21 pour °/o.

Ces proportions sont cependant loin d'être absolues ; elles peuvent venir en plus ou en moins; mais seulement dans des petites proportions, on a remarqué du reste que les propriétés nutritives de la farine, sont toujours en proportions directes de la quantité de gluten qu'elle renferme. (Voy. les mots *Farine* et *Pain*.)   **J. B.**

FRONDE (*chir.*) s. f. On donne ce nom à un bandage formé d'une bande large de quatre doigts, qui s'applique sur le menton et qui se trouve divisé à chacune de ses extrémités en deux chefs ; les deux inférieures sont ramenées le long des oreilles pour être nouées sur la tête, les deux supérieures sont noués derrière la nuque; ce bandage qui emboîte le menton est employé dans les luxation et les fractures de la mâchoire inférieure, et toutes les fois qu'il est nécessaire de maintenir des pièces d'appareils sur le menton.   **J. B.**

FRONT (*anat.*), s m. (Voy. *Face.*)

FRONTAL (*anat.*), adj. et subst., se dit des organes qui ont rapport au front. L'os *frontal* est celui qui a été désigné sous le nom de *coronal*. (Voy. ce mot.) La veine *frontale* est une des branches de la veine faciale. Le nerf *frontal* est une des branches du nerf ophthalmique, qui lui-même est la première branche de la cinquième paire de nerfs, ce nerf *frontal* sort de l'orbite, par une échancrure qui est pratiquée dans le rebord osseux de l'arcade sourcilière, à la réunion du tiers interne de cette éminence, qui forme la saillie osseuse du sourcil avec les deux tiers externes; ce nerf est très-superficiel; il rampe sous la peau, et c'est sa compression qui détermine des douleurs si vives, lorsque l'on est frappé dans cette partie de la face. On a vu quelquefois, les lésions du nerf frontal déterminer des amauroses et par suite la cécité.
                   J. B.

FRUIT (*bot.* et *hyg.*), s. m., *fructus*, de *frui*, jouir. On donne le nom de fruit à l'ovaire fécondé, qui devient alors un centre d'action où afflue la sève aux dépens même des parties voisines et notamment des pétales, des étamines et du pistil. C'est à cette période de l'existence du fruit qu'on dit qu'il *noue;* il se compose de deux parties principales, le péricarpe et la graine. Les botanistes ont réservé le nom de fruit à la graine seulement, qu'elle soit pourvue ou non de péricarpe; le *hyle* ou cicatricule, forme la ligne de démarcation entre la graine et le péricarpe; tout ce qui est en dehors du hyle, doit être rapporté au péricarpe, tout ce qui est placé en dedans, fait partie de la graine.

Des diverses espèces de fruits. On divise les fruits en deux classes principales : la première renferme ceux à péricarpes secs; tels sont la capsule, la coque, la noix, la samare, la silique, la gousse, le con-

ceptacle ou follicule et le cône ; dans la seconde, sont rangés les péricarpes mous ou charnus qui sont la baie, l'orange, le pepon, le drupe et la pomme. On subdivise en outre les péricarpes, suivant qu'ils contiennent une ou plusieurs graines en *mono* et *polysperme*.

1° *Péricarpes secs.* La *capsule* est un péricarpe polysperme qui renferme un très-grand nombre de graines; celles-ci sont attachées à des placenta centraux ou latéraux, et elles se dispersent à leur maturité par des ouvertures qui se pratiquent, soit dans le haut, soit dans le bas, soit au centre de la capsule. Exemples : le *pavot*, le *mouron*, la *jusquiame.*

La *coque* est un péricarpe formé de plusieurs membranes sèches qui s'ouvrent avec élasticité lors de la maturité du fruit et qui ne renferme qu'une seule graine. Les coques sont presque toujours réunies plusieurs ensemble; c'est ainsi qu'elles s'offrent deux à deux dans le *café*, trois à trois dans le *ricin*, et en plus grand nombre dans l'*anis étoilé*, (badiane.)

La *samare* ne diffère de la coque, qu'en ce qu'elle est surmontée et entourée d'une membrane en forme d'appendice. Exemples : les fruits de l'*érable*, de l'*orme*, du *frêne.*

La *noix* est un péricarpe sec, dont l'enveloppe peut être osseuse ou pierreuse, ne s'ouvrant pas par suite de la maturité. Exemples : la *noisette* et non la noix.

Le *cône*, est ainsi appelé en raison de sa forme ; c'est une réunion de petites coques placées autour d'un poinçon central ; elles sont formées aux dépens des écailles sèches du calice, qui sont ossifiées et qui renferment la graine. Exemples : les fruits du *pin*, du *sapin*. Il donne son nom à une famille entière, les *conifères.*

La *follicule* est un péricarpe sec polysperme, composé de deux folioles soudées et ne s'ouvrant que d'un seul côté ; les graines sont implantées sur la suture du côté adhérent. Exemples : les fruits de *pivoine*, d'*asclepias* et de *pervenche.*

La *gousse* est un péricarpe polysperme, composé de deux folioles charnues, caves, s'ouvrant et se séparant entièrement, ne contenant jamais de cloisons longitudinales, mais quelquefois des cloisons transversales; les graines ne sont jamais attachées que d'un seul côté. Exemples : le *pois*, le *haricot*, et pour les gousses à cloisons transversales la *casse.*

La *silique* est un péricarpe polysperme qui s'ouvre comme la gousse en deux parties égales, mais en diffère en ce qu'elle est séparée dans son milieu par une cloison longitudinale, de sorte qu'elle forme deux loges. Les graines sont attachées alternativement sur deux sutures. Exemples : les fruits des *crucifères;* on les a divisés en silique et silicule; les siliques sont longues et étroites, les silicules sont plus larges que longues.

2° *Péricarpes mous.* La *baie* est un péricarpe mou, rempli dans son intérieur d'une liqueur gélatineuse ou mucoso-sucrée, dans laquelle nagent çà et là, les graines sans être séparées entre elles et sans placenta apparent. Exemples : le *raisin*, les *groseilles.*

L'*orange* diffère de la baie, en ce qu'elle est séparée dans son milieu par des membranes, qui forment autant de loges dans lesquelles on rencontre les graines. L'orange est en outre couverte de deux écorces, l'une mince, colorée et remplie d'huile essentielle, la seconde blanche, épaisse, charnue et cotonneuse. Exemples : l'orange proprement dite, le *citron*, le *limon*, la *bergamotte* et la *bigarrade*.

Le *pepon* est un péricarpe charnu au centre duquel on trouve des graines qui ont généralement une enveloppe coriacée; elle sont placées sur plusieurs séries et fixées à des placenta; lors de la maturité, ces graines se reportent vers la circonférence et laissent un grand vide dans l'intérieur. Exemples : les *melons*, les *potirons*.

La *pomme* est un péricarpe mou, dont les graines sont placées au centre, mais séparées entre elles par de petites cloisons, on a divisé les pommes d'après la nature des graines qu'elles renferment en deux espèces; la pomme à pepin. Exemples : la *pomme*, la *poire*; et la pomme à osselets; exemples : la *nèfle*.

Le *drupe* est un fruit charnu qui se distingue de tous les autres en ce qu'il renferme un noyau lequel est formé d'une boîte osseuse qui contient la graine; les drupes ont été suivant la nature de leur brou subdivisés en drupes mous. Exemples : la *pêche*, l'*abricot*, la *cerise*, et en drupes secs. Exemples : les *amandes*, la *noix*.

Enfin, il est des fruits dans lesquels le péricarpe et la graine sont ou peu adhérents et presque isolés ou unis intimement et presque confondus.

L'*utricule* se dit des fruits où le péricarpe est membraneux et n'adhère pas à la graine. Exemple : celui de l'amarante.

Le *cariopse*. On donne ce nom aux fruits dans lesquels le péricarpe est très-mince et tellement adhérent à la graine, qu'il est presque impossible de l'en séparer. Exemple : le *froment* ou *blé*.

La *noix* est un fruit d'une nature spéciale et dont les botanistes ont fait une classe particulière, le parenchyme y est généralement osseux ou pierreux. Exemple : la *noix d'acajou*. Nous n'avons pas besoin de faire remarquer que la noix proprement dite, ne peut trouver ici sa place, puisqu'elle est rangée parmi les drupes secs monospermes.

Cette classification des fruits fondée comme on voit sur leur forme, leur consistance et le nombre de graines qu'ils renferment, est encore aujourd'hui le plus généralement adoptée; cependant M. Richard père a pensé, eu égard, aux déviations qu'éprouve souvent l'ovaire après la fécondation et conséquemment aux modifications qui en résultent, qu'elle pouvait n'être pas toujours exacte; il en a fondé une autre, sur des caractères plus fixes; elle a pour base l'insertion du fruit; mais comme elle est purement botanique et qu'elle n'intéresse que ceux qui se livrent à l'étude presque exclusive de cette science, nous nous bornerons à la signaler.

Des principes que contiennent les fruits. Bien que fort ingénieuses, ces classifications ne sont pas d'un grand secours, lorsqu'il s'agit d'étudier les fruits sous le rapport des produits qu'ils fournissent à l'économie domestique, aux arts et à la médecine; aussi avons-nous jugé convenable d'en fonder une sur les principes chimiques qui y prédominent et sur la manière dont ils affectent les organes. Nous ne nous dissimulons pas ce qu'un pareil travail peut laisser à désirer, quant à présent, que tous les fruits sont loin d'avoir été analysés; mais néanmoins, en nous aidant du goût et de l'odorat, ces réactifs naturels et auxiliaires d'analyse plus complète, nous sommes parvenus à former un tableau synoptique assez exact, des principes que contiennent les fruits connus et des propriétés dont ils jouissent. Une circonstance qui mérite d'être signalée et qui prouve en faveur de notre classification, c'est que nous avons vu dans beaucoup de cas, l'analogie de composition entraîner l'analogie de caractères botaniques et *vice-versa*, de telle sorte que des familles presque entières offrent pour ainsi dire la même composition chimique.

Cette classification, ou plutôt cette méthode fondée, comme nous l'avons dit, sur la saveur des fruits et sur les principes qui y prédominent, se compose de neuf classes ou divisions, qui sont : 1° les *fruits farineux* ou *amylacés*; 2° les *fruits sucrés*; 3° les *fruits aqueux*; 4° les *fruits acerbes* ou *âpres*; 5° les *fruits acides*; 6° les *fruits acides sucrés*; 7° les *fruits huileux*; 8° les *fruits aromatiques*; 9° enfin les *fruits âcres* et *vénéneux*.

1re classe, *fruits farineux* ou *amylacés*. Les fruits qui composent cette classe, contiennent dans des proportions diverses, des principes féculents ou amylacés; quelques-uns, ceux surtout qui appartiennent à la famille des graminées renferment en outre, un principe connu sous le nom de gluten, dont le rôle dans la panification est très-important. L'économie domestique doit à ce genre de fruit, ses plus précieuses ressources, et les arts des produits fort intéressants. Le peu d'eau de végétation qu'ils contiennent, rend leur conservation assez facile. Exemple : le *blé*, le *seigle*, l'*orge*, le *haricot*, la *lentille*, la *fève*, le *maïs*, le *riz*, le *sarrazin*, la *vesce*, le *gland*, le *marron d'Inde*, le *marron comestible* ou *châtaigne*, le *fruit de l'arbre à pain*, du *quinoa*, etc., etc.

2e classe, *fruits sucrés*. Tous les fruits qui composent cette classe, fournissent à l'analyse du sucre concret ou incristallisable (l'undéus), la datte, du sucre cristallisable), de la gélatine (acide pectique) et un principe amylacé. La réunion de ces principes, les rend adoucissants et pectoraux, aussi offrent-ils pour la plupart, un utile secours à la médecine; ils sont en outre assez nourrissants pour entrer avec avantage dans le régime diététique. La présence du sucre dans ces fruits, rend leur conservation assez facile; on la favorise d'ailleurs par une demi-dessiccation. Exemple : la *figue*, la *datte*, le *jujube*, le *sébeste*, le *caroube*, la *casse*, etc., etc.

3e classe, *fruits aqueux*. Cette classe renferme des fruits qui bien qu'ils présentent des points d'analogie, fournissent cependant des produits assez variés; c'est ainsi que le melon, la pastèque, sont sucrés; la citrouille, le potiron, le concombre, sont presque insipides; l'élatérium et la coloquinte, sont très-amer, mais le principe prédominant étant l'eau, et ces fruits éprouvant par l'influence du climat de très-grandes variations, nous avons cru de voir les réunir. Ils appartiennent d'ailleurs à la même famille, celle des cucurbitacées. Leurs principes variant, leurs propriétés diffèrent aussi : les uns fournissent en effet des aliments rafraîchissants et assez nutritifs, les autres des médicaments et surtout des purgatifs. La grande quantité d'eau de végétation qu'ils contiennent, rend leur conservation difficile. Exemple : le *melon*, la *pastèque*, le *potiron*, les *courges*, le *concombre*, les *cornichons*, l'*aubergine*, la *coloquinte*, l'*élatérium*, la *banane du paradis*, etc., etc.

4e Classe, *fruits acerbes* ou *âpres*. Nous avons rangé dans cette classe, les fruits sauvages et ceux qui, bien que cultivés, n'atteignent pas, dans notre climat du moins, un degré de maturité complet. Il y a en effet, entre ces deux genres de fruit, une assez grande analogie, quant aux principes qui les composent ; il en est un, surtout le tannin qui y prédomine toujours et qui leur communique une saveur âpre et acerbe, que la culture et la maturité ont beaucoup de peine à faire disparaître. Plusieurs de ces fruits fournissent néanmoins des produits à l'économie domestique et à la médecine. Exemple : le *coing*, la *nèfle*, le *cynorrodon*, le *moureiller piquant*, l'*azerolle*, la *prunelle*, la *corme*, l'*arbouze*, la *cornouille*, etc., etc.

5e classe, *fruits acides*. Ces fruits, en raison de la grande quantité de principe acide qu'ils contiennent, sont généralement peu recherchés comme aliment. L'absence de principe sucré, les rend d'ailleurs peu nourrissants ; le suc de plusieurs est employé comme condiment et sert à relever la saveur de certaines substances peu sapides ; certains arts empruntent à ces fruits leur acidité et leur odeur ; ils sont en général, rafraîchissants et font la base des boissons anti-septiques. Exemple : le *citron* ou *limon*, la *lime*, la *bergamotte*, le *cédrat*, la *bigarrade*, la *cerise de Sibérie*, le *virne*, le *verjus*, le *tamarin*, etc., etc.

6e classe, *fruits acides sucrés*. Ces fruits sont généralement composés d'eau, de sucre concret ou incristallisable, de gélatine (pectine) de divers acides, de matière colorante, d'une matière végéto-animale (ferment), et enfin d'un principe aromatique particulier à chacun d'eux, et d'une nature tellement fugace, qu'on n'a pu encore l'obtenir isolé. Ils doivent à la présence de la gélatine et du sucre, d'être éminemment rafraîchissants. Lorsque ces propriétés sont judicieusement mises à profit, elles sont d'un usage important dans le régime diététique. La variété des principes que contiennent ces fruits, rend leur conservation assez difficile, placés dans des circonstances favorables à la fermentation ; ils fournissent des boissons spiritueuses plus ou moins agréables. Exemple : l'*orange*, la *grenade*, l'*ananas*, le *corossol*, la *fraise*, la *framboise*, la *mure*, la *groseille*, la *cerise*, le *cassis*, le *raisin*, la *prune*, l'*abricot*, la *pêche*, la *pomme*, la *poire*, etc., etc., etc.

7e classe, *fruits huileux*. Les fruits qui composent cette classe fournissent tous un principe huileux plus ou moins abondant suivant les espèces

et même suivant les variétés. Son siège est généralement dans l'amande. L'olive forme la seule exception à cette règle ; car toutes les parties de ce fruit fournissent de l'huile et dans une proportion très-considérable. Ce principe est tantôt uni à un principe âcre, tantôt à un principe féculent et souvent à tous les deux. Ces fruits fournissent à la médecine, à l'économie domestique et aux arts, les produits les plus intéressants. Leur conservation est rendue assez facile par la résistance qu'offrent aux agents extérieurs les parties qui les enveloppent. Exemple : l'*olive*, le *cacao*, le *coco*, la *noix*, la *noisette*, l'*amande*, la *pistache*, l'*arachide*, le *thym*, le *lin*, etc., etc.

8e Classe, *fruits aromatiques*. Ces fruits contiennent généralement un principe huileux aromatique, connu sous les noms d'essence, huile essentielle ou huile volatile. Il est souvent uni à des huiles fixes, liquides ou concrètes et à un principe féculent. Les fruits qui composent cette classe sont assez variés, ils fournissent des produits aux arts, sont très-répandus dans les usages économiques et présentent à la thérapeutique un utile concours. Ils se conservent en général assez facilement. Exemples : la *vanille*, la *noix de girofle*, la *muscade*, le *poivre*, le *cubèbe*, la *baie de laurier*, l'*anis*, l'*annui*, la *coriandre*, la *badiane*, la *fève tonka*, etc., etc.

9e classe, *fruits âcres* ou *vénéneux*. Cette classe se compose de fruits très-variés ; ils contiennent tous divers principes âcres ou vénéneux que les chimistes sont parvenus à séparer, et qui ont reçu d'eux des dénominations qui rappellent les propriétés dont ils jouissent et le plus souvent les fruits d'où on les extrait. Ils fournissent en général peu de produits aux arts, aucun à l'économie domestique ; la médecine a emprunté dans ces derniers temps à quelques-uns d'entre eux ses remèdes les plus énergiques ; mais cependant leur étude est plus intéressante par les moyens qu'elle fournit d'éviter leur emploi et les désordres qui en sont la suite qu'à cause de leur utilité. Exemple : *noix* ou *pomme d'acajou*, *noix vomique*, *coque du Levant*, *tanguin mancenille*, *pomme épineuse*, *croton tiglium*, *pignon d'Inde*, *noix purgative* (grand ben), *cévadille*, *stafisaigre*, etc.

De la maturation des fruits. Le fruit est incontestablement, la partie la plus intéressante du végétal ; il renferme l'embryon ou en d'autres termes la plante en miniature. Toute la vie végétative, semble avoir pour objet spécial de concourir à sa formation et d'assurer sa durée. Il est l'anneau indispensable qui sert par la reproduction à rattacher le cercle vital momentanément interrompu. Son importance a été sentie ; les botanistes les plus distingués s'en sont occupés et ont soigneusement décrit toutes les parties qui le composent, mais la formation des principes et leur mode de réaction, étaient naguère encore fort peu connus. L'académie des sciences crut devoir combler au moins en partie, cette lacune dans l'histoire des fruits, en mettant au concours en 1819, l'importante question de la maturation des fruits ; nous nous garderons bien de rapporter même en résumé les travaux auxquels cette question a donné lieu ; nous nous bornerons à dire que bien qu'on ait généralement considéré la présence de l'air comme indispensable à la maturation, le premier, nous avons démontré que s'il concourait à la formation des principes dans la première période de l'existence du fruit, sa présence n'était nullement nécessaire pour favoriser leur réaction.

La maturation doit être considérée comme étant pour ainsi dire l'âge adulte du fruit, elle ne s'effectue en effet, que lorsque les principes sont formés et elle précède leur dissociation. Pour bien comprendre ce phénomène, on doit diviser l'existence du fruit en deux périodes distinctes : la première, comprend son développement et la formation des principes qui entrent dans sa composition. Dans cette première période, il y a influence directe et nécessaire de la plante sur le fruit; son action sur l'air atmosphérique comme l'a très-bien démontré M. Théodore de Saussure, est la même que celle qu'exercent les feuilles; sa composition présente d'ailleurs, avec celle-ci, une grande analogie. La seconde période comprend la maturation proprement dite, elle s'effectue par la réaction des principes, réaction qui est puissamment favorisée par la chaleur. Dans celle-ci, les phénomènes sont complètement indépendants de la végétation; le fruit éprouve par suite de sa composition, de la part de la chaleur et de l'air (ce dernier considéré seulement comme milieu), une action qui lui fait parcourir les diverses phases de la maturation. Cette action est purement chimique, et la preuve c'est que la plupart des fruits mûrissent détachés de l'arbre.

Si on considère la question sous le point de vue physiologique, on voit qu'il faut de toute nécessité, que le péricarpe s'altère pour que la graine puise dans le sol les principes nécessaires à son développement. Lors donc, que le fruit a atteint son maximum d'accroissement, la maturation commence : il *tourne* ou *s'aoûte* comme on le dit vulgairement. La transition est plus ou moins brusque, suivant la nature du fruit; mais on peut dire en général, qu'en matière de végétation, il n'y a qu'un pas de la maturité à la vieillesse, ou à l'altération.

La réaction des principes dans le fruit n'a rien qui doive surprendre, car toutes les parties d'un végétal sont pour ainsi dire une suite d'appareils chimiques, dans lesquels les mêmes principes soumis à des actions différentes éprouvent des mutations d'état; chaque organe est un moule dont la structure varie suivant les espèces et dont le mécanisme mu par la force vitale (ou l'électricité) attire, reçoit et prépare sa propre nourriture. En un mot, si la sève modifie l'organe en le développant, celui-ci est le laboratoire où s'effectuent les modifications chimiques. Il résulte de ce qui précède que la maturation ne commence à s'effectuer que lorsque le fruit a pris le développement dont il est susceptible, lorsque les principes qui le composent ont atteint leur dernier degré de perfection; la nature semble en effet à cette époque l'abandonner à lui-même, en permettant l'obstruction ou l'oblitération des vaisseaux qui traversent le pédoncule, et qui jusque-là concouraient à son

développement. L'action vitale se trouve ainsi interrompue sur l'arbre même, non-seulement, sans inconvénient, mais souvent avec profit; on sait en effet, que les fruits dans beaucoup de cas, peuvent être détachés de l'arbre sans que cette opération arrête le cours de la maturation ; elle semble au contraire, atteindre un plus haut degré de perfection. Il est facile de comprendre que si de nouveaux principes continuaient à affluer, ils contrarieraient la réaction et retarderaient s'ils n'empêchaient la maturation de s'effectuer. L'usage d'opérer l'incision annulaire, de tordre les pédoncules ou queues de raisin, de pincer l'extrémité des branches qui supporte les figues, toutes ces opérations ont évidemment pour objet de hâter la maturité en interceptant toute communication entre l'arbre et le fruit.

L'expérience ayant démontré l'utilité de ces moyens, il est évident qu'on a eu tort de donner crédit à une autre théorie qui consiste à admettre la préexistence des principes, et leur transmission de la tige au fruit lors de la maturation, et enfin une continuité d'action végétative, lorsque celle-ci s'effectue hors de l'arbre. Deux circonstances bien remarquables, prouvent le peu de valeur de cette assertion; la première, c'est que la sève répandue dans le tronc ou dans les branches, n'offre pas de différence sensible, soit pendant le développement du fruit, soit pendant la maturation; la seconde, c'est que cet acte s'effectue de la circonférence au centre et non du centre à la circonférence.

Si l'on admet au contraire avec nous que la sève apporte, non pas les principes tout formés, mais seulement les éléments; que ceux-ci renfermés dans les cellules qui composent le parenchyme du fruit, s'y modifient d'abord par une sorte d'endosmose et ensuite par les réactions chimiques qu'elle provoque, on concevra que la maturation puisse s'effectuer, que le fruit soit sur l'arbre ou qu'il en soit séparé, surtout si l'on considère que ces réactions de principes sont puissamment favorisées dans la saison des fruits, par l'élévation de température et par l'amincissement progressif de la pellicule qui forme leur enveloppe : il est à remarquer, en outre, que la maturation s'effectue d'abord dans la partie du fruit qui est plus directement soumise aux rayons calorifiques, et qu'elle va toujours en augmentant comme nous l'avons dit de la circonférence au centre.

Les fruits pulpeux ou charnus, tels que les poires, les pommes, les pêches, les abricots, les prunes, les ananas, les cerises, les groseilles, le raisin, etc. etc., étant principalement composés avant la maturation, c'est-à-dire, lorsqu'ils sont encore verts, d'eau, de divers acides et de gélatine, et ces substances ne pouvant rester en contact, surtout sous l'influence d'une haute température sans qu'il s'opère entre elle des réactions, on doit croire, et l'expérience le prouve, que l'acide ou les acides convertissent la gélatine en sucre ou en mucoso-sucré; ce qu'il y a de certain c'est qu'ils éprouvent dans cette circonstance une sorte de saturation qui rend le fruit plus doux.

Si dans l'examen de la maturation des fruits

pulpeux, nous avons été favorisé par des analogies de principes et le volume en général assez considérable de ces fruits, il n'en est pas de même quant à celui des fruits secs ; quelle analogie peut-on trouver en effet entre la maturation ou la formation des principes qui composent le grain de blé et la maturation ou la formation des principes qui composent la capsule et la graine du pavot? quelle analogie peut-on rencontrer encore entre le grain de mil ou millet et le fruit du cocotier de mer, entre le café et le sablier élastique, le riz et le poivre; autant d'espèces, autant de maturités différentes.

L'existence des fruits secs, ne se compose d'ailleurs que d'une seule période qui commence avec le développement de l'ovaire et finit lorsque les principes sont formés. L'air ne paraît pas concourir à cette formation; l'élaboration des principes s'effectue dans presque toutes les parties de la plante, aussi les tiges des fruits secs, participent-elles en général de leurs propriétés à un degré plus faible cependant, et surtout si leur récolte a été tardive ; les tiges des graminées et des légumineuses sont dans ce cas. On doit en conséquence, regarder ces fruits comme des réservoirs où les principes viennent s'accumuler après avoir abandonné l'eau de végétation qui servait à les charrier.

Nous avons dit plus haut que la maturation précédait la dissociation des principes et conséquemment l'altération du fruit; la ligne de démarcation n'étant malheureusement pas très-distincte, il arrive souvent qu'on les cueille ou trop tôt ou trop tard; dans le premier cas, on doit se garder de les priver entièrement de l'influence de l'air, de la chaleur et de la lumière, et les en garantir dans le second. Ces produits de la végétation, sont d'une utilité si grande, ils jouent un rôle si important dans l'alimentation, qu'on ne saurait trop chercher les moyens de les conserver, surtout dans l'état ou la nature nous les offre ; si tous les efforts tentés jusqu'ici ont été infructueux, ils n'ont cependant pas été perdus pour la science; on sait en effet maintenant, quelles sont les conditions qu'il convient de remplir pour éviter leur altération ; c'est un pas immense; espérons qu'on n'en restera pas là, et que si on ne parvient pas à dépasser de beaucoup les limites que la nature a données à leur conservation, comme à celle de tous les êtres organisés, on parviendra au moins à reculer ces limites, et à prolonger ainsi nos jouissances.

De l'utilité des fruits comme substances alimentaires. Le fruit est de tous les produits de la nature, celui qui s'est offert le premier à l'homme, comme le plus propre à pourvoir à ses besoins. Ses formes si variées, ses couleurs si vives, ses arômes si délicats, ses saveurs si suaves devaient fixer l'attention de l'être privilégié, qui avait reçu en partage des organes faits pour apprécier dignement de si grands avantages; et comme si la nature avait voulu inviter l'œil à s'arrêter sur les fruits et faire pressentir l'importance du rôle qu'ils sont appelés à jouer, soit comme organe de reproduction, soit comme produits alimentaires, elle les a fait précéder d'une auréole florale, indice de fécondité non moins remarquable, souvent par son éclatante beauté, que par la suavité de son odeur.

La plupart des fruits pulpeux ne contribuent pas seulement à entretenir les fonctions vitales dans une heureuse harmonie, ils forment en outre, dans certains cas, des auxiliaires très-précieux à la thérapeutique ; mais pour produire un effet utile, soit dans l'alimentation, soit dans le régime diététique, il faut qu'ils aient atteint leur entier développement et surtout leur maximum de maturité, car c'est alors seulement que les principes qui les constituent, sont complètement formés et qu'ils deviennent assimilables.

Par une anticipation de jouissance fort mal entendue ou par suite d'un appétit immodéré pour les crudités, quelques personnnes, et il est à remarquer que ce ne sont pas toujours celles qui sont douées des constitutions les plus robustes, recherchent avec une sorte d'avidité les fruits verts. Ce genre de nourriture n'est pas seulement peu profitable, il peut surtout, sous l'influence de certaines épidémies, produire des accidents graves. Par une singularité remarquable, ces produits de la végétation qui concourent si puissamment à l'alimentation et qui exercent une si grande influence sur l'hygiène publique, ne sont soumis à aucun contrôle et n'ont pas même un lieu d'exposition et de vente approprié aussi à leur conservation, et cependant, le commerce des fruits est pour Paris, seulement, d'une importance telle qu'on ne l'évalue pas à moins de dix millions de francs. Une valeur de six millions est déposée à la grande halle, deux millions sont pour ainsi dire jetés sur le mail, et les deux autres millions sont répartis inégalement suivant l'importance des autres marchés.

Si, comme nous en avons déjà émis le vœu dans une autre circonstance, un marché aux fruits permanent et couvert était établi, il deviendrait alors facile d'exercer sur ces produits une surveillance active et journalière, et on ne verrait plus exposer en vente à l'avidité des enfants, des aliments imparfaits, réfractaires à l'action de l'estomac, et qui déterminent des perturbations si grandes dans les voies digestives, qu'elles simulent quelquefois l'empoisonnement. Si d'ailleurs les fruits n'engendrent pas comme on dit vulgairement les vers intestinaux, toujours est-il certain qu'un mauvais régime végétal prédispose singulièrement à cette affection.

Lorsque la saison a été peu favorable à la maturation, soit que la température ait été trop faible ou l'humidité trop abondante, on peut par la cuisson de certains fruits, opérer une sorte de maturation artificielle, la chaleur favorise dans ce cas la réaction des principes, et il y a, comme dans la maturation naturelle, développement d'une proportion plus grande de principe sucré; ces fruits ne deviennent pas seulement alors plus appropriés aux usages économiques, ils peuvent sans crainte entrer dans le régime des malades, d'astringents qu'ils étaient ils sont devenus laxatifs, et cette nouvelle propriété peut être fort utilement mise à profit dans certains cas, et notamment contre la constipation par suite d'inflammation intestinale.

Les fruits farineux ne jouent pas dans l'alimentation un rôle moins important que les fruits pulpeux. Un grand nombre, et notamment ceux des graminées et des légumineuses, font la base de la nourriture des deux tiers au moins des habitants du globe. Bien qu'en général de volume peu considérable, ils n'en contiennent pas moins une proportion relative très-grande de principes nutritifs. Cette circonstance, et surtout l'absence totale ou presque totale d'eau de végétation, rend leur conservation et leur transport facile; aussi sont-ils l'objet d'échanges commerciaux très-importants entre les peuples, et incontestablement l'un des éléments de civilisation le plus puissant.

C'est encore aux fruits que nous devons les boissons économiques les plus importantes, ce sont eux qui fournissent par la fermentation et la distillation, les liqueurs alcooliques qui servent de véhicule à une foule de médicaments, connus sous les noms d'alcoolats et de teintures alcooliques, de condiments aux fruits eux-mêmes, et enfin de dissolvants aux principes aromatiques qu'ils contiennent.

Quoi qu'il en soit de l'utilité des fruits, leur usage ne saurait être exclusif, ces produits ne contenant en effet que peu ou point d'azote, ne fourniraient qu'une alimentation insuffisante, et comme l'a dit fort spirituellement l'auteur de la physiologie du goût : « Dans l'état de civilisation où nous sommes maintenant, il est difficile de se figurer un peuple qui vivrait uniquement de fruits et de légumes. Cette nation, si elle existait, serait infailliblement subjuguée par les armées carnivores, comme les Indous, qui ont été successivement la proie de tous ceux qui ont voulu les attaquer; ou bien elle serait convertie par la cuisine de ses voisins, comme jadis les Béotiens qui devinrent gourmands après la bataille de Leuctres. »

COUVERCHEL,
Membre de l'académie de médecine et de la société de pharmacie de Paris.

FUMETERRE (*bot.* et *mat. méd.*), s. f. *fumaria*, genre de la famille des papavéracées de J.

Cette plante croît abondamment et naturellement dans les champs, les jardins et tous les lieux cultivés. Ses caractères principaux sont d'avoir des fleurs rougeâtres, tachées de pourpre au sommet et disposées en épis terminaux lâches, des silicules courtes et comme tronquées, des feuilles alternes pétiolées, deux fois ailées avec impair; les folioles sont écartées et découpées en lobes étroits; une tige herbacée, canaliculée, anguleuse et rameuse, haute de huit à dix pouces environ; une racine pivotante annuelle.

Toutes les parties de la plante ont une odeur herbacée et une saveur amère particulière, tellement prononcée, qu'elle a fait donner à la fumeterre le surnom de *fiel de terre*. Bien qu'on n'en ait pas fait une analyse exacte, on sait cependant qu'elle contient du malate de chaux, et qu'elle fournit, par l'incinération, une proportion notable de potasse. Cette plante est loin d'être dépourvue d'énergie, aussi elle est fréquemment employée

comme tonique et dépurative; elle entre dans plusieurs préparations pharmaceutiques, et notamment dans les sirops de chicorée composée et anti-scorbutique; son suc, exprimé et dépuré, est administré dans beaucoup de cas et principalement contre les affections cutanées. On l'associe souvent à ceux de chicorée et de pissenlit. La décoction, lorsqu'elle est récente, est de couleur vineuse; elle fait la base des tisanes ou apozèmes dépuratifs et diurétiques. Rapprochée en consistance d'extrait, elle entre dans la composition d'un grand nombre de pilules magistrales et officinales.

Diverses parties de cette plante, attendu la propriété qu'elles ont de fournir des principes colorants, pourraient trouver d'utiles applications dans les arts.

COUVERCHEL.

FURFURACÉE (dartres), (*méd.*) s. f. Voy. *Herpes*.

FURONCLE *(path.)* s. m., *furunculus*. On désigne sous le nom de furoncle ou de *clou*), une petite tumeur dure, circonscrite, très-rouge, chaude, s'élevant à la surface de la peau et terminée en pointe; elle est occasionnée par l'inflammation de petits prolongements du tissu cellulaire sous-cutané, qui traversent l'épaisseur de la peau, accompagnés de vaisseaux et de nerfs. Ces prolongements étranglés par les mailles du derme enflammé lui-même sont bientôt frappés de mort; ils sont ensuite entraînés par la suppuration, et se montrent au sommet de la petite tumeur, où ils forment ce qu'on nomme le *bourbillon*.

Le furoncle et l'anthrax bénin (voyez ce mot) ne diffèrent entre eux qu'en ce que ce dernier contient plusieurs *bourbillons*, et paraît formé par une agglomération de furoncles; du reste, leur nature, leur marche et leur terminaison sont analogues.

Le plus souvent, il existe plusieurs furoncles à la fois, ou bien ils se succèdent rapidement sur diverses parties du corps, surtout chez les enfants. Ils ont fréquemment leur siège au dos et aux fesses; mais ils n'attaquent guère le front, la peau du crâne, la plante des pieds et la paume des mains.

Leur développement est toujours lié à une cause interne, dont la nature n'est pas connue; ainsi, le furoncle s'observe fréquemment au printemps chez des personnes sanguines et pléthoriques, sans causes déterminantes appréciables; d'autrefois, il survient après une autre maladie, la petite vérole, la rougeole, la dothinentérite (fièvre typhoïde). On le remarque aussi chez des personnes qui offrent tous les symptômes de l'*embarras gastrique* (voyez ce mot), et il semble alors compliquer cet état.

La tumeur furonculeuse produit une douleur plus ou moins vive suivant son volume et sa situation. Celle qui occupe les téguments du ventre fait souvent beaucoup souffrir; la peau est alors très-rouge et fortement tendue; la douleur est quelquefois telle qu'elle s'accompagne d'agitation d'insomnie et même d'un peu de fièvre.

La maladie étant due à l'inflammation et à la gangrène d'une petite partie du tissu cellulaire doit nécessairement se terminer par la suppuration; aussi, c'est vers ce but que doivent tendre les efforts du chirurgien chargé du traitement. Cette suppuration est lente à s'établir, et n'occupe que le sommet de la tumeur. Elle ne s'annonce le plus souvent qu'au bout de six ou huit jours par l'élévation en pointe, le ramollissement et la teinte blanchâtre de la partie centrale du furoncle ; ce sommet est alors très-sensible au toucher. En s'ouvrant, il laisse d'abord écouler un peu de pus ordinairement sanguinolent, puis une matière blanchâtre, épaisse, qui est comme le noyau du furoncle, c'est le *bourbillon*; celui-ci n'est autre chose, comme nous l'avons dit, que les débris du tissu cellulaire frappé de mort. On doit aider la sortie du bourbillon et du pus, à l'aide de quelques pressions. Dès que cette expulsion a eu lieu, le mal se guérit rapidement et disparaît. Les furoncles un peu volumineux peuvent cependant laisser des cicatrices semblables à celles de l'anthrax bénin.

Cette affection est toujours légère, car il est rare que l'on consulte le médecin pour son traitement ; nous devons donc entrer ici dans quelques détails sur ce qu'il convient de faire. Quand un furoncle commence à paraître, on peut en prévenir le développement en appliquant une sangsue directement au milieu de la petite tumeur. M. Velpeau emploie la cautérisation dans le même but, et se sert alors soit du nitrate d'argent taillé en forme de crayon aigu, soit d'une aiguille trempée dans une solution concentré de ce même nitrate ; on ne peut espérer de réussir qu'au début du mal ; et dès qu'il a fait quelques progrès, ces moyens sont insuffisants. Les indications sont alors de calmer la douleur, de ramollir les tissus enflammés, et de hâter la suppuration. Pour remplir ces indications, on aura recours, suivant la violence des symptômes et l'intensité de la douleur, à l'application de quelques sangsues autour du point enflammé, à des lotions anodines, à des cataplasmes émollients, et particulièrement à celui de mie de pain et de lait, saupoudré de safran, enfin, à des bains tièdes généraux, qui conviennent dans la plupart des cas. Un peu plus tard, on accélèrera la formation du pus, en appliquant au centre de la tumeur un peu d'onguent *basilicum*, et par-dessus, un emplâtre épais d'onguent de la mère. Lorsque le bourbillon paraît au sommet,

sous forme d'un point grisâtre, on facilitera sa sortie et celle du pus en comprimant les côtés de la tumeur ; lorsque celle-ci a un volume considérable, et qui approche de celui de l'anthrax, il convient de l'inciser crucialement au moyen du bistouri. L'opération est douloureuse, mais elle est nécessaire pour éviter de plus grandes douleurs et prévenir des décollements de la peau qui rendent la guérison interminable.

Lorsque l'ouverture d'un furoncle se ferme trop tôt avant que toutes les parties du bourbillon soient détachées et sorties ; il se forme une autre tumeur qui s'abcède également et laisse échapper le tissu cellulaire retenu. On prévient cette récidive en introduisant un petit morceau de trochisque de minium dans la première ouverture, afin de l'aggrandir et de faciliter la sortie complète du bourbillon.

Le furoncle étant produit par une cause interne, il est utile de combattre cette cause par des moyens interieurs, surtout si les tumeurs sont nombreuses ou se succèdent depuis long-temps. Lorsque le mal survient après une maladie, comme la petite vérole, etc., il suffit de prendre des bains tièdes, d'user de boissons acides, et la disposition furonculeuse se dissipe d'elle-même.

L'affection s'accompagne souvent de perte de l'appétit, de nausées, de goût amer dans la bouche et de cet ensemble de symptômes connu sous le nom d'embarras gastrique ; il est très-utile alors d'avoir recours à un vomitif ou à un purgatif. Les bains sulfureux seraient indiqués, si les furoncles compliquaient un état dartreux de la peau

J. P. BEAUDE.

FUSIN (bot.), s. m. *evonymus europœus;* c'est une plante indigène rangée parmi les arbrisseaux, fam. des rhamnoïdes ; ses fruits sont âcres et purgatifs, on les fait dessécher et on les réduit en poudre, pour les appliquer dans cet état sur la tête des enfants qui ont des poux ; ce moyen, qui présente peu de danger, doit être employé seulement lorsque l'on juge convenable de les détruire complètement, et souvent dans ce cas il convient de consulter le médecin. Les tiges du fusin charnées servent dans l'art du dessin. J. B.

G

GAIAC (*mat. méd.*), s. m. (Voy. *Gayac.*)

GAILLET (*bot.*), s. m. (Voy. *Caille-lait.*)

GAINE (*anat.*), s. f. On donne ce nom à des prolongements de tissus cellulaires ou de membranes qui enveloppent certains organes ; les aponévroses servent souvent d'enveloppes et de gaines à certains muscles; le rebord osseux qui environne la base de l'apophyse styloïde du temporal a reçu le nom de gaine; on a donné aussi ce nom à des membranes synoviales qui enveloppent les tendons, et qui tapissent les coulisses des os. **J. B.**

GALACTIRRHÉE (*path.*), s. f., du grec *gala*, lait et *réo*, je coule. On donne ce nom à un écoulement abondant de lait qui survient hors des circonstances où elle doit avoir lieu; ou à une sécrétion trop considérable de lait chez les nourrices et qui peut par suite altérer leur santé. (Voy. *Allaitement* et *Lait.*)

GALACTOPHORE (*anat.*), adj., du grec *gala*, *galactos*, lait, et de *féro*, je porte. On donne le nom de conduits ou de vaisseaux *galactophores* aux canaux qui porte le lait sécrété par la glande mammaire à l'orifice du mamelon. On les a aussi nommés vaisseaux *lactifères*. **J. B.**

GALANGA (*mat. méd.*), s. m., *marantha galanga*. Le galanga officinal est une plante des Indes-Orientales, dont la racine était autrefois employée en médecine. Cette racine est aromatique et stimulante; on retire des fleurs du galanga, une huile essentielle qui est fort estimée dans l'Inde ; il existe deux variétés de cette plante, le grand et le petit galanga, qui sont également inusités aujourd'hui. **J. B.**

GALBANUM (*mat. méd.*), s. m. On donne ce nom à une gomme résine, qui coule du *bubon galbanum* de Linnée, plante de la famille des ombellifères; elle croît spontanément en Afrique, et spécialement dans l'Éthiopie. La gomme est extraite de la plante soit en pratiquant des incisions, soit en coupant le pied à quelques pouces au-dessous du sol; cette gomme se durcit à l'air ; lorsque les gouttelettes s'écoulent naturellement ou qu'elles sont bien pures, on leur donne le nom de galbanum en larmes; car les masses contiennent ordinairement beaucoup d'impuretés et souvent des fruits de la plante.

M. Pelletier, qui a fait l'analyse du galbanum, l'a trouvé composé, sur 100 parties, de 66 de résine, qui, chauffées à une température de 120 à 130 degrés centig., donne une huile d'une belle couleur bleue, de 19 de gomme, de 7 d'impuretés, et 6 d'huile volatile et perte. Le galbanum, qui est employé en médecine dès la plus haute antiquité, n'est plus mis en usage aujourd'hui que pour la préparation de quelques emplâtres, de la thériaque et du diascordium. On l'administrait autrefois comme antispasmodique et stimulant, à la dose de dix à quinze grains en pilules; on le remplace aujourd'hui par la gomme ammoniaque et l'assa fœtida. Appliqué en emplâtre, il est stimulant et résolutif, surtout dans les tumeurs indolentes. **J. B.**

GALE (*path.*), s. f. *scabies psora*. **Définition.** Affection cutanée, contagieuse, caractérisée par une éruption prurigineuse de vésicules, de pustules, de papules, etc., et qui est occasionnée par la présence sous l'épiderme d'un petit insecte, qu'on nomme *acarus*, *scabiés* ou *sarcopte* de l'homme.

Historique. Malgré les assertions de quelques pathologistes modernes, la gale était connue des anciens; elle est décrite dans les ouvrages d'Hippocrate, de Celse et de Galien; ce dernier médecin ainsi qu'Aristote, font mention expressément de son caractère contagieux; comme on le fait aujourd'hui, ils prescrivaient pour son traitement, l'emploi des corps gras et des préparations sulfureuses; mais la cause essentielle de la maladie, la présence d'une espèce de cirons sous l'épiderme, paraît leur avoir été inconnue. Avenzoar, médecin arabe, qui vivait dans le douzième siècle, fait mention le premier, d'un très-petit insecte *caché dans la peau qui en est labourée*. Un peu plus tard, l'interruption de l'usage des bains si usités chez les anciens, la misère et la malpropreté, ayant rendu la gale très-commune dans toutes les classes de la société, la connaissance de l'insecte qui la produit fut chose vulgaire; ainsi plusieurs auteurs du seizième siècle, Scaliger, Aldrovande, etc., décrivent les particularités qu'il présente, et en parle comme d'un insecte que tout le monde connaissait; ils rapportent même les noms vulgaires qu'on lui donnait, tels que ceux de *brigant*, *souren*, *pellicello*, etc.; le poète Burchiello, qui vivait à Florence au commencement du quinzième siècle, dit dans un de ses vers burlesques que, *s'il marchait ganté, c'était afin de ne pas incommoder ses pellicello.*

Plus tard, la civilisation ayant fait des progrès, cette affection devint moins commune d'une part, et de l'autre les pathologistes égarés par de fausses théories étendirent la dénomination de gale à des maladies de la peau qui n'avaient de commun avec elle que la démangeaison, il en résulta que la vraie étiologie de cette affection, fut presque méconnue. Haffenrefer, A. Paré, Nauche Guyon, et le plus grand nombre des auteurs du dix-septième siècle, parlèrent, il est vrai, des acarus qui peuvent se rencontrer sur le corps de l'homme et de la démangeaison qu'ils occasionnent; mais ils traitèrent en même temps de la gale dans des articles séparés, comme d'une affection totalement distincte. Vers cette époque, il s'éleva pourtant en Allemagne une secte de médecins, qui attribuaient l'origine de la plupart des maladies, à la présence dans le corps humain de différents insectes; ces médecins n'eurent garde d'oublier l'acarus, et rapportèrent avec soin les anciennes observations qui établissaient l'existence de cet insecte dans la gale. Linnée, partagea ces opinions; et Dégeer, naturaliste suédois, son contemporain, eut occasion d'étudier l'acarus, et en donna une bonne description entomologique, accompagnée d'une planche exacte.

Malgré toutes ces recherches, les erreurs de diagnostic, l'influence des théories, l'espèce de crainte et de dégoût qu'inspiraient les galeux, etc., empêchèrent que les idées reçues fussent modifiées, et on s'obstina à regarder la gale comme le résultat d'une humeur ou d'un vice particulier de l'économie; les travaux si concluants et si précis de Wichmann, semblèrent faire peu d'impression sur l'esprit des pathologistes. On doutait encore de l'existence de l'acarus, lorsque M. Galès, pharmacien de l'hôpital St.-Louis, fit des recherches et des expériences publiques, qui semblaient devoir rendre désormais le doute impossible. Nous regrettons d'être obligé ici de jouer le rôle d'accusateur; mais en présence des faits, il devient évident que tout ce qu'a publié M. Galès, n'est qu'une mystification; il trouvait l'acarus dans le liquide des vésicules, et ce liquide ne le renferme jamais; enfin les planches qu'il nous a données représentent la mitte du fromage, dont la forme diffère essentiellement de celle du sarcopte. Ces recherches néanmoins, faites en présence de toutes les notabilités scientifiques de l'époque, parurent exactes, et on crut généralement à l'acarus pendant six ans. A cette époque, des médecins plus consciencieux ayant voulu répéter ces expériences en examinant comme l'avait fait M. Galès, le liquide des vésicules, ne purent retrouver l'insecte qui ne s'y rencontre pas. Ils multiplièrent vainement leurs recherches, elles furent toujours sans succès; l'autorité de leurs noms fit encore changer les idées, et dès-lors, la plupart des auteurs qui s'occupèrent de la pathologie cutanée, s'accordèrent à traiter de fable tout ce qu'on avait écrit sur cet insecte; en 1834 seulement, un élève en médecine, corse, qui avait vu souvent dans son pays où la

gale est endémique, les mères enlever l'acarus à leurs enfants, fut fort étonné d'apprendre qu'on niât à Paris l'existence de cet insecte; il montra la manière de l'extraire de l'épiderme, et dès ce moment, il devint impossible de nier qu'il existât réellement chez les galeux un insecte particulier; à cette même époque, nous fîmes de nouvelles recherches et des expériences pour prouver qu'il était réellement la cause de la gale, et non pas seulement un parasite qui accompagnerait accidentellement cette affection.

Fréquence-influence du climat. La gale est la plus fréquente des maladies de la peau; on l'observe principalement chez les personnes qui vivent dans la misère et la malpropreté, dans les grandes réunions d'hommes, dans les hôpitaux, les armées; elle semble endémique dans certaines contrées comme la Corse et la Basse-Bretagne, où les populations misérables vivent dans une incurie déplorable entassées dans des réduits étroits et malpropres. Lorsqu'elle pénètre dans des familles aisées, elle y est presque toujours apportée par des domestiques qui la communiquent d'abord aux enfants, et delà, elle se propage sur les autres personnes; les enfants paraissent en effet la contracter avec facilité. On a dit aussi qu'elle était plus fréquente, et se communiquait plus facilement pendant l'été et dans les climats chauds, que pendant l'hiver, et dans les pays froids; mais ce fait ne me semble pas bien démontré; nous avons même observé que le nombre des filles publiques traitées pour la gale à l'hôpital St.-Louis, était à peu près le même pendant la mauvaise saison et pendant les mois chauds de l'année; comme elles sont contraintes par la police d'entrer en tout temps dans cet établissement, le résultat de cette observation paraît assez concluant.

Causes. La cause *prochaine* de la gale est comme nous le venons de le dire, la présence sous l'épiderme et à la surface de la peau, de petits insectes appartenant à la classe des arachnides, ordre des acariens; les entomologistes modernes, en ont fait un genre particulier sous le nom de sarcopte, (*sarcoptes*), et lui assignent les caractères suivants : «*corps*
» *un peu arrondi, comme comprimé sur ses deux faces*
» *et imitant la tortue, blanc, strié, hérissé sur le dos*
» *de papilles rigides; huit pattes, les quatre anté-*
» *rieures placées à côté de la tête et comme palmées;*
» *les quatre postérieures distantes, les quatre pattes*
» *antérieures, au moins, sont munies d'ambulacrum.*
» (*tige grêle, terminée par un petit renflement et ser-*
» *vant à la progression*).» On rencontre des sarcoptes plus ou moins ressemblant à celui de l'homme, sur un grand nombre d'animaux, le cheval, le mouton, le chat, le renard, etc. ces insectes produisent sur chacun d'eux, une affection psorique analogue à celle de l'homme; on prétend même que certains animaux domestiques peuvent communiquer la gale aux individus qui les touchent; nous n'avons pas eu occasion d'observer des exemples de cette contagion; et nous doutons même à cause des différences d'organisation, que des acarus de chat, de mouton, par exemple, transportés sur un individu de notre espèce, puissent produire autre chose qu'une

éruption éphémère. Les caractères spécifiques du sarcopte de l'homme ont déjà été décrits à l'article *acarus* (voy. ce mot); nous n'y reviendrons donc pas.

Cet insecte habite de préférence les régions du corps où la peau est fine et présente beaucoup de rides, comme l'aisselle, le pli du bras, le creux du jarret, le mamelon, l'enfoncement du nombril, le scrotum, le ventre, etc.; mais on l'observe encore plus fréquemment aux mains et aux pieds, surtout au poignet et dans l'intervalle des doigts; l'épiderme plus épais dans ces points que partout ailleurs, lui offrant une retraite sure; il a pour habitude, en effet, de se creuser sous l'épiderme une sorte de galerie (*cuniculus*), nommée improprement *sillon*; ces galeries sont faciles à apercevoir aux mains, au moyen de l'œil nu ou de la loupe : elles se présentent sous la forme d'une trace comme ponctuée, souvent noirâtre à cause de la saleté qui s'y attache plus facilement; leur longeur est de une à six lignes; ce sillon est souvent tortueux; il se termine brusquement à une de ses extrémités et présente en ce point une petite saillie blanchâtre formée par l'insecte caché sous l'épiderme; quand cette saillie a été bien aperçue, il est facile d'en extraire l'acarus; il suffit d'introduire obliquement la pointe d'une épingle sous l'épiderme qu'on renverse, et presque toujours alors, l'insecte vient se fixer à l'extrémité de l'instrument; l'on peut ensuite le transporter où l'on veut. La facilité avec laquelle il s'attache à tous les corps qui le touchent, est remarquable et sert bien à expliquer la contagion de la gale. Ainsi extrait, il est d'abord immobile, et ce n'est qu'au bout de deux à quatre minutes qu'on le voit agiter ses pattes, et bientôt marcher et même courir avec facilité; les jeunes acarus sont surtout remarquables par leur agilité. A l'extrémité du sillon opposée à celle où se tient l'acarus, on observe assez souvent une vésicule, ou la trace d'une vésicule produite par l'insecte au moment où il venait de naître. Ce fait n'est pourtant pas constant, les sillons peuvent aussi présenter sur leur trajet une ou deux autres vésicules secondaires. Ils sont du reste bien moins apparents sur les régions du corps autres que les mains et les pieds, et ils ne sont pas accompagnés alors de vésicule ; leur longueur est moindre et un léger frottement suffit pour détacher l'épiderme; lorsqu'ils se développent aux aisselles et aux fesses, la partie de la peau sur laquelle on les observe, est légèrement tuméfiée et comme tuberculeuse. On ne rencontre jamais de *sillons* au cou, au dos et à la tête.

Il n'est pas rare de voir des acarus pondre de petits œufs, qui ont le tiers de la longueur de la mère; on les rencontre aussi dans le sillon à côté de l'insecte.

D'après ce que nous venons de dire, la contagion de la gale est facile à expliquer ; cette maladie se transmet par le passage des acarus et de leurs œufs d'un individu malade sur un individu sain; dans la plupart des cas, il y a eu contact *immédiat*; mais comme le sarcopte peut vivre quelques jours hors de l'épiderme, et que ses œufs peu-

vent avoir été déposés sur des corps environnants, la gale peut aussi se communiquer, quoique plus difficilement, par le contact *médiat*; cela arrive surtout lorsque l'on revêt des habits ayant appartenu à des galeux; on a remarqué à cet égard que les étoffes de laine, propageaient plus facilement la contagion. Assez souvent la gale se répand dans des ateliers de tailleurs ou de repasseuses, qui font usage d'une même poignée en drap pour saisir les fers à repasser.

Quelques pathologistes ont révoqué en doute l'explication que nous venons de donner sur la contagion ; mais les expériences directes que nous avons faites doivent lever toute incertitude à cet égard ; ainsi nous avons communiqué la gale dans un but thérapeutique à une jeune fille aliénée, tombée dans un état de stupeur extraordinaire, en lui plaçant des acarus sous les aisselles; par le même moyen, nous nous sommes inoculé cette maladie; d'une autre part, nous avons vainement tenté de reproduire la gale, en plaçant sous notre épiderme de la sérosité, provenant des vésicules d'un galeux. Pourquoi d'ailleurs, si l'acarus n'avait pas été l'agent de la contagion, se trouverait-il sur tous les galeux qui n'ont pas fait de traitement, et sur les galeux seulement? Il a une organisation assez compliquée; on a observé son accouplement chez deux espèces voisines, l'acarus du mouton et celui du cheval; il est donc trop parfait pour être le produit de la génération spontanée génération rejetée d'ailleurs par la plupart des bons naturalistes.

Les causes *prédisposantes* de la gale sont toutes les professions dans lesquelles on manie des étoffes de laine telles que celles de tailleurs, de couturières. Les enfants et les adultes paraissent contracter plus facilement cette maladie que les vieillards, les femmes que les individus du sexe masculin. Il existe quelques personnes, surtout parmi les hommes, qui paraissent réfractaires à la contagion ; ainsi nous avons vu plusieurs fois à la consultation de l'hôpital Saint-Louis, des femmes affectées de la gale, refuser d'y croire en alléguant pour motif, que couchant avec leurs maris, ces derniers n'en étaient pas atteints. L'expérience a aussi fait voir qu'après quelques jours de traitement, la gale cesse d'être contagieuse.

Symptômes. Presque immédiatement après le contact contagieux, ou peu de jours après, le malade éprouve une démangeaison légère et dont il ne tient pas compte; cette première période est le temps d'incubation des auteurs, et ce n'est qu'après huit à quinze jours, quelquefois moins, quelquefois plus, que les symptômes de la gale se montrent; durant cet intervalle, les acarus se sont répandus et multipliés, l'éruption psorique est toujours précédée d'une vive *démangeaison* qui caractérise la maladie ; ce symptôme est le plus constant de tous ; il se montre le premier et disparaît le dernier; non seulement il accompagne les divers boutons qui naissent sur le corps, mais on l'observe encore sur des portions de la peau, qui ne présentent aucune altération. Le malade éprouve un soulagement momentané en se grattant. La démangeaison est bientôt suivie d'une éruption d'abord partielle, mais qui ne tarde pas à s'étendre. Son siège ordinaire est surtout aux mains et aux pieds, dans les plis des articulations, au ventre et à la partie interne des cuisses; le cou, la face et le reste de la tête en sont très-rarement atteints. Cette éruption varie suivant les regions du corps; Les mains se couvrent de vésicules offrant un caractère particulier; elles diffèrent des autres vésicules qui peuvent se développer dans certaines maladies de la peau, par leur transparence, leur isolement, leur sommet proéminent et moins aplati; plusieurs d'entre elles se développent sur le trajet des sillons, mais d'autres naissent aux environs de ceux-ci; abandonnées à elles-mêmes, elles disparaissent peu à peu, en huit à dix jours. Lorsque la gale a duré quelque temps et même quelquefois de prime abord, ces vésicules restent très-peu de temps transparentes, le liquide qu'elles renferment se trouble, la peau s'enflamme, suppure, et il se développe des pustules, offrant tous les caractères des pustules ordinaires du phlyzacia, (*ecthyma* de Willan).Les auteurs les ont regardées comme caractérisant la variété de gale qu'ils nomment *grosse gale, gale pustuleuse*. Ces pustules se développent surtout aux mains, aux avant-bras, aux jambes et aux fesses; elles peuvent former en se desséchant des croûtes noirâtres et quelquefois de petites ulcérations difficiles à guérir. Les vésicules qui se montrent sur le reste du corps, sont plus rares et difficiles à apercevoir. Ces parties sont plus ordinairement le siège d'une éruption papuleuse, analogue au lichen de Willan; les aisselles et les fesses peuvent présenter aussi des espèces d'induration comme tuberculeuses, qui persistent assez long-temps après la guérison de la maladie. L'étendue de ces éruptions, et l'intensité du prurit sont assez variables; tantôt il n'existe que quelques vésicules et quelques papules; le malade ne se plaint pour ainsi dire que de la démangeaison; d'autres fois le mal est presque général; la peau est couverte d'ulcération et de petites croûtes jaunâtres, provenant des papules écorchées et des déchirures que se fait le patient avec ses ongles; le prurit peut être insupportable, et l'insomnie presque complète; il se manifeste de l'amaigrissement et un abattement moral particulier.

La démangeaison qu'occasionne la gale augmente beaucoup pendant le séjour au lit, ainsi qu'après l'usage du vin, du café et des autres excitants. Les bains simples la diminuent momentanément; le siège de la gale présente quelques considérations utiles : ainsi les forgerons, les chapeliers, les teinturiers et tous les individus qui par leurs professions, manient des substances âcres ou acides, ne présentent aucun bouton aux mains; l'éruption est presque exclusivement papuleuse; la maladie commence à la main droite chez les maîtres d'escrime, qui usent de gants communs à toute une salle d'arme; chez les enfants à la mamelle, c'est aux fesses que l'on observe les premiers boutons; cette partie étant le plus habituellement en contact avec les bras de la nourrice infectée.

Durée, terminaison. Par la nature même de sa cause, la gale diffère des autres maladies de la peau qui peuvent, après un certain laps de temps,

se dissiper peu à peu; cette affection au contraire, abandonnée à elle-même, dure indéfiniment; et, bien traitée, elle guérit sans récidive à moins qu'on ne s'expose à une nouvelle contagion. On a vu des individus garder la gale durant des années et même pendant toute leur vie.

Complication. Lorsque cette maladie a duré quelque temps, plus d'un mois, par exemple, elle peut se compliquer de différentes affections cutanées; la plus commune, parmi celles-ci, est la dartre squammeuse (*Herpes squam.* Alibert.) (*Eczema* Willan.) Elle affecte alors le plus souvent les mains, les aisselles, et en général le pli des articulations. Chez les femmes, très-fréquemment cette complication a pour siège les seins. Durant tout l'intervalle de temps que nous avons été interne de M. Alibert à l'Hôpital Saint-Louis, nous avons remarqué que chez toutes les femmes qui se sont présentées avec des dartres squammeuses au sein, le mal avait eu pour origine la gale, et très-souvent cette dernière affection existait encore sans que les malades s'en doutassent.

L'éruption papuleuse répandue sur le tronc peut persister aussi après la destruction des acarus et exiger alors un traitement particulier. Il en est de même de la démangeaison que le malade éprouve quelquefois long-temps après la disparution des boutons. Enfin, le prurigo, des furoncles, etc., peuvent exister comme complication.

A une époque où la gale était mal connue, les médecins ont beaucoup parlé des rétrocessions de cette affection, et de ce qu'on appelait *des gales rentrées*, rétrocessions qui devenaient la source d'affections diverses très-graves. Les observations faites à l'hôpital Saint-Louis sur plusieurs milliers de galeux ont prouvé que cette opinion n'était pas fondée; il est seulement quelques cas rares où la suppression brusque d'une irritation répandue sur toute la surface de la peau a paru produire quelques accidents momentanés qu'il sera toujours facile au médecin de prévenir au moyen de quelques révulsifs.

Diagnostic. Cette partie de l'étude de la gale est très-importante et mérite toute l'attention du praticien; on sent combien il est important de reconnaître de bonne heure une maladie si facilement contagieuse, soit pour disculper un innocent soit pour empêcher le mal d'envahir toute une famille.

Le seul caractère sûr et *pathognomonique* est la présence de l'*acarus* ou *sarcopte* de la gale. Nous avons déjà dit qu'il est caché sous l'épiderme et qu'il se tient surtout aux mains, à l'extrémité d'une petite trace noirâtre ou blanchâtre, comme ponctuée. Chez quelques personnes qui se lavent fréquemment les mains avec du savon, ou pour d'autres causes, on peut ne pas le rencontrer dans cette partie du corps; on pourra alors le rechercher aux aisselles sur des espèces d'indurations de la peau, au scrotum, à la verge, etc., mais, dans ces diverses régions, à moins d'une grande habitude, il est plus difficile de le rencontrer; il faut, dans ce cas, recourir à d'autres signes; la présence aux mains de vésicules transparentes non groupées est un bon caractère; on évitera de les confondre avec les vésicules de la dartre squammeuse en se rappelant que celles-ci sont très-aplaties et agglomérées dans un petit espace. Comme cette dartre complique fréquemment la gale, la présence de vésicules aplaties et groupées ne doit pas, dans tous les cas, exclure l'idée que l'affection soit psorique. En général, on doit soupçonner la gale toutes les fois que le malade se plaint d'éprouver des démangeaisons, surtout pendant la nuit, au ventre, aux mains et dans les plis des articulations, et que ces parties présentent une éruption papuleuse mêlée de quelques vésicules dont la transparence se trouble promptement.

On évitera en général de confondre la gale avec le *prurigo* (Voy. ce mot), en se rappelant que cette dernière affection papuleuse atteint très-rarement les mains, le ventre et le pli des articulations, et que son siège le plus ordinaire est au dos, au cou et en dehors des bras du côté du coude; les papules du prurigo sont presque toujours écorchées, et présentent alors une petite croûte noirâtre caractéristique.

On distinguera la gale de la dartre squammeuse par la différence indiquée des vésicules, et parce que cette dernière maladie est le plus souvent locale et bornée aux mains, à l'aisselle, etc.

Les phlyzacias ordinaires (*ecthyma*) produits par une cause irritante peuvent facilement être confondus avec la grosse gale; les pustules ont en effet le même caractère; elles en diffèrent en ce que, dans l'éruption psorique, elles sont en plus grand nombre et apparaissent presque simultanément. La présence de l'acarus est pourtant le seul indice sûr capable de lever tous les doutes. Au reste, lorsque l'on rencontre plusieurs pustules de phlyzacia groupées ensemble, et que le malade éprouve de la démangeaison, il existe une grande probabilité que l'affection appartient à la gale.

Pronostic. Malgré l'effroi qu'excite dans le monde le seul mot de gale, cette affection est en général peu grave; elle est toujours superficielle, et non liée à un état général morbide de l'économie. Lorsqu'elle est récente et qu'elle date de moins d'un mois, elle se guérit en général avec une grande facilité. Lorsqu'elle a duré plus long-temps, et surtout des années, comme on l'observe quelquefois, il est plus difficile de triompher des complications qu'elle entraîne à sa suite, surtout de la dartre squammeuse du sein, qui est très-rebelle chez les femmes.

Gale simulée. Des prisonniers qui désirent entrer dans les infirmeries des maisons de détention, des personnes qui veulent être admises dans les hôpitaux ou qui sont mues par d'autres motifs, cherchent parfois à simuler la gale; il n'est pas inutile de connaître les moyens que ces individus emploient; ils se servent dans ce but d'aiguilles chauffées avec lesquelles ils se font des piqûres dans l'intervalle des doigts; les petites plaies qui en résultent peuvent ressembler à des vésicules de gale écorchées; mais, avec un peu d'attention, l'absence d'acarus et de vésicules entières, le peu d'étendue et l'aspect des ulcérations feront facilement reconnaître la fraude. Il suffit d'être prévenu qu'elle peut exister.

Nature. Nous avons vu que la gale était occasionnée par la présence d'acarus sous l'épiderme, il reste à savoir comment agit l'insecte pour produire les symptômes de la maladie. On pourrait croire que son action est purement mécanique, et que par ses morsures il irrite, enflamme la peau et détermine l'éruption psorique. Cependant, on peut faire à cette explication des objections fondées; la peau sur laquelle sont placés les sillons n'est ni rouge, ni enflammée; à une assez grande distance de ces sillons, il se développe des vésicules auprès desquelles on ne trouve aucune trace du sarcopte; d'un autre côté, le nombre de ces insectes, comparé à l'étendue de l'éruption, est en général très-petit; ils ne quittent pas leurs sillons pendant la nuit pour exercer leurs ravages et irriter la peau çà et là. On est donc porté à admettre que l'acarus produit la gale, non-seulement par l'irritation locale qu'il excite, mais encore d'une manière spécifique et inconnue.

Traitement. Il est peu de maladies contre lesquelles on ait préconisé autant de remèdes que l'affection qui nous occupe. On en sera moins étonné quand on apprendra que toutes les substances irritantes jouissent de la propriété de guérir la gale et en détruisant la cause, c'est-à-dire, en faisant périr l'acarus. Néanmoins, dans la longue liste des médicaments proposés, il n'en est qu'un petit nombre dont l'emploi soit exempt d'inconvénients plus ou moins fâcheux. C'est ainsi qu'on doit proscrire toutes les compositions dans lesquelles il entre des préparations mercurielles ou arsénicales; ces substances ont été plus d'une fois la cause d'accidents graves. Nous n'en excepterons pas l'onguent citrin ordinaire (axonge et nitrate de mercure), quoiqu'il soit encore fréquemment prescrit à cause de la propriété qu'il possède de ne répandre aucune odeur; très-souvent, au dispensaire de l'hôpital Saint-Louis, nous avons vu les malades qui en avaient usé être incomplètement guéris ou être atteints de diverses éruptions de la peau consécutives à son emploi.

Les traitements que nous croyons devoir conseiller sont les suivants : 1° la pommade *sulfuro-alcaline*, ou pommade d'*helmerick*. Sa composition est la suivante : axonge, huit parties; fleurs de soufre, deux parties; sous carbonate de soude ou de potasse du commerce, une partie; mêlez. Ce médicament est celui qui est usité à l'hôpital Saint-Louis; et il y compte en sa faveur plusieurs milliers de guérisons. On l'emploie comme il suit : le malade doit se faire une ou deux frictions par jour avec une once ou demi-once de la pommade suivant l'étendue du mal. Les parties à frictionner sont toutes celles qui sont le siège de l'éruption, en ayant soin d'oindre plutôt que de frotter le ventre et les plis des articulations, régions du corps où la peau s'enflamme facilement; il est utile aussi qu'il prenne au moins trois bains par semaine. Quelques praticiens prescrivent des bains sulfureux; mais l'emploi de ceux-ci est au moins inutile, et peut devenir nuisible quand la peau est très-irritable. Ce traitement, dont la durée moyenne est de douze jours environ, est sûr, peu dispendieux, et entraîne très-rarement des accidents; il a pour inconvénient de salir le linge et de communiquer au malade et à ses vêtements une odeur de soufre désagréable qui persiste longtemps; 2° l'huile essentielle désignée dans le commerce sous le nom d'*essence fine de lavande*. Cette substance doit être très-pure et surtout exempte d'essence de térébenthine avec laquelle on la falsifie souvent. Nous avons proposé récemment cette médication, qui nous a réussi d'une manière constante; elle est en ce moment employée avec succès dans un grand établissement. Nous la conseillons aux personnes qui, pour divers motifs, veulent éviter l'odeur désagréable du soufre; cette méthode est pourtant un peu plus irritante que les frictions avec la pommade sulfuro-alcaline. Le malade doit se frictionner avec cette huile les mains et les pieds; mais il ne fera qu'oindre sans frotter les autres parties du corps qui sont le siège de l'éruption et surtout le ventre, ainsi que les plis des articulations. Les frictions seront faites le soir; la dose du liquide, pour chacune d'elles, sera d'environ une cuillerée à bouche; le malade se servira, pour se frictionner, d'un petit cylindre ou tampon de flanelle; le lendemain matin, il prendra un bain tiède suffisamment prolongé; si la peau du ventre devenait rouge avec un sentiment de cuisson, il cesserait l'application du topique sur cette partie et la couvrirait d'un cataplasme fait avec la fécule de pomme de terre; au reste, cet accident est rare quand les frictions sont faites avec ménagement. Après la cessation du traitement, dont la durée moyenne n'est que de cinq à six jours, il continuera pendant quelque temps, huit jours au moins, à prendre des bains tièdes. Ce mode de traitement est fondé sur la propriété que possèdent les huiles essentielles de faire périr promptement tous les insectes; il a pour inconvénient d'exhaler une odeur forte, quoique agréable de loin, et d'incommoder par là certaines femmes nerveuses. On pourrait atténuer cet inconvénient en faisant les frictions dans un appartement autre que celui où l'on couche.

3° *Lotion alcoolique savonneuse*. Cette préparation offre pour avantage de ne point avoir de mauvaise odeur, de ne pas tacher le linge et de pouvoir être mise en usage en secret sans que les malades soient obligés d'interrompre leurs rapports d'affaires ni de société; mais elle est irritante, et la durée du traitement est assez longue. Ce médicament se prépare en faisant dissoudre huit onces de savon blanc dans un litre d'alcool environ. Le malade devra s'en lotionner les parties affectées et prendre fréquemment des bains.

Parmi les autres moyens proposés, nous citerons : les bains et les fumigations sulfureuses; ce traitement est très-infidèle et doit être rejeté d'une manière absolue. Les lotions d'eau de barréges artificielles réussissent, mais ces préparations ont pour inconvénient d'être très-irritantes; nous en dirons autant des lotions d'acide sulfurique affaibli, de staphysaigre, etc. Ils n'offrent d'ailleurs aucun avantage sur les moyens proposés plus haut.

Dans la variété pustuleuse de la gale, ou *grosse gale*, les pustules enflammées seront recouvertes d'une légère couche de cérat.

Le traitement des enfants doit être le même que celui des adultes; on devra seulement user avec ménagement des frictions, diminuer les doses e user de bains fréquents. On suspendrait la médica tion si la peau venait à s'enflammer d'une manièr trop vive.

Traitement des complications de la gale. Il n'es pas rare de voir des personnes employer sans pré caution les remèdes prescrits, ou bien négliger le bains; au bout de quelque temps, les démangea sons, loin de diminuer, redoublent; le malade qu croit éprouver les symptômes de la gale, ne cess de se frictionner, et augmente par là son mal; l'ir ritation de la peau peut même aller au point d'oc casionner la fièvre et des douleurs cuisantes, into lérables; c'est surtout au ventre que l'on observ le plus souvent ces accidents. Dans ces circon stances, il est urgent de suspendre le traitement de couvrir la partie enflammée de cataplasme émollients faits avec de la fécule de pomme d terre, et de recourir à des bains rendus adoucis sants, par la mauve ou l'amidon.

Nous avons cité parmi les complications les plu fréquentes de la gale, la dartre squammeuse, sur tout celle du sein; cette affection, à son début, e lorsqu'elle est à l'état inflammatoire, sera combat tue par des bains tièdes et des applications de ca taplasme de fécule ou de mie de pain trempée dan du lait. Les seins ne seront pas comprimés, et o aura soin, pendant le jour, de les recouvrir d'u linge très-fin, enduit de cérat saturné. Si la mala die se prolongeait et passait à l'état chronique, o aurait recours aux divers moyens et aux diverse préparations qui sont indiqués contre cette dar tre. (Voyez, pour ces détails, le mot *Herpes*.)

ALBIN GRAS,
Docteur en médecine, ancien interne à l'hôpital Saint-Louis

GALLES (noix de) (*pharm.*), s. f. *gallæ turcicæ*. O nomme ainsi des excroissances arrondies qui s développent sur les feuilles de plusieurs espèce de chênes; elles sont produites par la piqûre d'un insecte du genre *cynips*, qui y dépose ses œufs.

Les plus estimées nous viennent du Levant, e son connues sous le nom de *galles d'Alep*; elles son de la grosseur d'une balle de calibre, tuberculeu ses, de couleur grisâtre, et souvent percées d'un petit trou par où s'est échappé l'insecte. Les chêne de nos forêts nous offrent aussi de semblables ex croissances, mais elles restent lisses, spongieuses et sont inférieures en qualité.

Les noix de galles renferment, comme principe actif, du tannin ou acide tannique, qui en constitue presque les deux cinquièmes en poids; elles ne contiennent point, comme on le croyait, de l'acide gallique; celui-ci est un produit particulier qui ré sulte de l'action de l'oxygène de l'air sur le tan nin.

Cette substance possède des propriétés astrin gentes très-énergiques. On commence à l'employer plus qu'autrefois, surtout depuis que M. Pelouze est parvenu à isoler le tannin et à l'obtenir pur au moyen de l'éther. A l'intérieur, elle est usitée pour combattre certains états atoniques de l'estomac : les vomissements de sang, les diarrhées rebelles; à l'extérieur, on l'emploie contre les dartres, les hémorrhagies passives, les salivations mercurielles, etc. En injection, elle a réussi souvent pour arrêter les fleurs blanches et autres écoulements muqueux atoniques.

On fait rarement usage aujourd'hui de la poudre de noix de galle; on préfère la décoction pour l'emploi extérieur (deux à trois gros de noix grossièrement concassée pour un litre d'eau; faites bouillir un quart d'heure et passez). A l'extérieur, on use de préférence de l'extrait alcoolique et surtout du tannin pur, obtenu par le procédé de M. Pelouze. Cette dernière substance s'administre à la dose de six grains à un scrupule et plus par jour.

On sait que dans les arts, la noix de galle unie au sulfate de fer sert à la préparation de l'encre ordinaire.   **J. B.**

GALVANISME (*phys.*), s. m. Les effets électriques produits par le simple contact de corps hétérogènes ou de corps semblables, mais de température différente, ont reçu le nom de *galvanisme*. En 1789, Galvani, médecin et professeur à Bologne, observa le premier, ces phénomènes merveilleux. Il préparait des grenouilles pour des recherches sur l'excitabilité des organes musculaires, et après les avoir écorchées et coupées par le milieu du corps, il avait passé au travers de leur colonne vertébrale un petit crochet de cuivre; les suspendant alors à un balcon en fer, il vit avec étonnement que ces grenouilles mortes et mutilées éprouvaient au même moment de vives convulsions. Un observateur moins habile aurait imaginé une explication spécieuse de ce fait et se serait occupé de tout autre chose. Galvani saisit dans ce phénomène un principe nouveau, et en fit sortir cette branche féconde de la physique, connue sous le nom de *galvanisme*.

Il remarqua d'abord que les convulsions des grenouilles n'étaient pas permanentes; que, pour les produire, il fallait que le vent ou toute autre cause accidentelle fît toucher quelque point de leurs muscles à la tige de fer qui portait le crochet de cuivre. Il varia beaucoup cette expérience et reconnut enfin qu'il fallait seulement établir entre les muscles et les nerfs de la grenouille une communication par un arc métallique. Il observa que les convulsions étaient faibles quand cet arc était d'un seul métal, et que, pour les rendre fortes et durables, il fallait employer le contact de deux métaux différents, et qu'on pouvait compléter sa communication par des substances quelconques, pourvu qu'elles fussent conductrices de l'électricité. Galvani, qui savait alors que l'électricité produisait des convulsions pareilles sur les grenouilles exposées à son influence, aurait dû penser que les phénomènes qu'il venait d'observer étaient aussi l'effet de quelque courant électrique; mais il n'en tira pas cette conséquence si simple; il crut y voir l'effet extraordinaire d'une nouvelle source d'électricité, qu'il nomma *électricité animale*, et qui, existant primitivement dans les muscles et dans les nerfs, circulait quand on mettait ces parties en communication par un arc métallique.

L'explication est séduisante; elle fut accueillie avec transport à cette époque de grandes réformes

et de grandes découvertes, et le fluide nouveau fut appelé *fluide galvanique*. Mais Volta, en répétant ces expériences, y découvrit des indications toutes différentes; il chercha d'abord quelle était la quantité d'électricité nécessaire pour faire contracter les muscles de la grenouille en les traversant par décharge, et reconnut que cette quantité était tellement faible qu'elle suffisait à peine pour faire diverger les pailles d'un électroscope très-sensible. Rapprochant ce fait de la nécessité du contact de deux métaux hétérogènes pour exciter des convulsions, il en conclut que le contact des métaux était la circonstance jusqu'alors inaperçue qui déterminait le développement subit de l'électricité. Cette vérité fut mise hors de doute quand il prouva que deux disques isolés, l'un de zinc, l'autre de cuivre, prennent, en se touchant, des états électriques opposés, et peuvent charger un électroscope armé d'un conducteur.

Ce qui établit entre l'électricité galvanique et celle produite par le frottement une différence fondamentale, c'est que lorsque deux métaux sont superposés, non-seulement chacun manifeste une certaine charge d'électricité contraire, mais encore si on enlève cette électricité, elle se reproduit spontanément, et si l'on établit un conducteur entre les faces opposées des deux métaux, il livre passage à un courant continu d'électricité. Il semble donc qu'une puissance inconnue écarte les deux fluides électriques de la surface de contact des métaux, tandis que ces fluides se réunissent sans cesse dans le conducteur intermédiaire. Cette puissance a reçu le nom de *force électromotrice*; elle naît du contact de substances hétérogènes; et quand on réfléchit au nombre prodigieux de substances différentes, mises en contact dans le globe que nous habitons et même dans le plus petit des êtres organisés, on voit quel rôle immense doit jouer cette force universelle. Dans les nombreux effets que fit Volta, pour en étudier les propriétés, il eut l'ingénieuse idée de superposer des disques de zinc et de cuivre, séparés deux à deux par des rondelles de drap mouillé qui conduit bien l'électricité et n'est que très-faiblement électromoteur; alors la quantité de fluide électrique, produite par le premier assemblage de métaux, se transmet au second et s'ajoute à celle qu'il produit; il en a donc deux fois plus; le troisième, trois fois; et comme rien ne limite le nombre de disques que l'on peut ainsi superposer, cet instrument puissant, qui a reçu le nom de *pile de Volta*, produit des courants électriques continus, dont l'énergie est infinie. Si l'on fixe au premier zinc un fil métallique et un autre au dernier cuivre, ces deux fils, que l'on nomme les deux pôles de la pile, étant, par leur extrémité libre, approchés à une petite distance, on voit jaillir une étincelle, puis une autre; le courant de feu devient continu, et la pile se décharge toujours sans être jamais déchargée.

La pile à colonne a subi plusieurs modifications, et l'on se sert maintenant de piles à auges, de piles à immersion dites à la *Woltaston*, et enfin de piles en hélice qui ont un pouvoir immense, parce que chaque élément peut avoir une très-grande étendue.

Les effets de la pile galvanique peuvent être distingués en effets physiologiques, en effets physiques et effets chimiques.

§ Ier. *Effets physiologiques.* — Les commotions que produit l'électricité de la pile sont aussi fortes et aussi redoutables que celles des batteries ordinaires; leur intensité dépend surtout du nombre des éléments. On peut, ayant les mains bien sèches, établir la communication entre les pôles d'une pile de vingt ou trente paires, sans en éprouver la moindre secousse, parce que l'épiderme est mauvais conducteur; mais avec les mains mouillées ou seulement humides on reçoit le choc instantanément, et le courant qui s'établit dans les membres, continue de les agiter convulsivement aussi long-temps que dure le contact.

Lors de la découverte du galvanisme, on a fait sur ses effets thérapeutiques un grand nombre d'expériences; mais ces essais, tentés par des médecins qui connaissaient mal la théorie, alors fort incomplète des phénomènes galvaniques, ou par des physiciens complètement étrangers à l'art de guérir, ne donnant pas les résultats merveilleux qu'on s'en était promis, le galvanisme fut presque abandonné. C'est cependant un agent très-puissant lorsqu'il parcourt les nerfs, comme le prouvent des expériences curieuses faites en Angleterre par *Wilson Philips*, pour étudier les phénomènes de la digestion. Il avait choisi deux lapins qui mangèrent des quantités égales de persil; immédiatement après le repas, les nerfs pneumo-gastriques furent, chez un seul, mises en communication avec le pôle zinc, d'un appareil galvanique, dont le pôle cuivre était en rapport avec la région de l'estomac. Quatre heures après, en ouvrant l'estomac de ce lapin, on vit que le persil était digéré, tandis que chez l'autre, qui avait subi une mutilation semblable, cet aliment n'avait éprouvé qu'une altération très-légère. Aussi tire-t-on dans la gastrite chronique un avantage surprenant de l'emploi du galvanisme, et des malades qui, depuis des mois, pouvaient à peine, avec de vives douleurs, digérer un peu de lait ou quelques petits potages maigres, mangent, au bout de quelques jours, les aliments les plus substantiels et les digèrent facilement. Chez un très-grand nombre d'asthmatiques le courant galvanique fait à l'instant même cesser l'oppression, et la respiration devient facile; dans les paralysies, des succès nombreux attestent la puissance du courant galvanique qui semble toujours suppléer l'action vitale. Enfin, c'est le meilleur moyen de décider si la mort est réelle ou apparente et de rendre à la vie les noyés et les asphyxiés. Mais pour obtenir de cet agent énergique ces utiles résultats, il faut, dans son emploi, des précautions minutieuses. Jusqu'à ces derniers temps, on n'avait pas apporté assez de soins à la construction des appareils. En effet la pile de Volta ne peut jamais donner des résultats comparables, parce qu'à mesure qu'on multiplie le nombre des couples dont elle se compose, leur poids fait suinter l'eau acidulée qui imbibe les rondelles, ce qui établit une communication variable entre les divers étages de la colonne et fait changer l'énergie de l'appareil. L'auge galvanique doit être également rejetée, car,

après quelques jours de service, les plaques sont recouvertes d'une couche d'oxyde, qu'il est presque impossible d'enlever, et l'humidité, faisant travailler le bois qui les retient, l'eau acidulée peut à l'insu de l'opérateur établir une communication entre plusieurs éléments. L'appareil dont je me sers, et que j'ai fait connaître à l'Académie de Médecine et dans les cours publics que je fais depuis plus de douze ans, est exempt de tous ces inconvénients; il permet de faire sur l'action du galvanisme des observations précises, et prouve que cet agent physique n'est pas capricieux dans ses effets comme on le suppose généralement, car la variabilité qu'on lui reproche tient à l'imperfection des appareils employés, et maintenant les effets du galvanisme peuvent être prévus, calculés, modifiés et dirigés avec plus de précision que ne le sont ceux de la plus grande partie des autres agents thérapeutiques.

Dans les corps récemment privés de la vie, le courant galvanique excite encore des commotions et des mouvements extraordinaires; on dirait que tout l'organisme fait effort pour se ranimer; mais ces violentes convulsions cessent avec le courant et tout retombe dans l'inertie de la mort. En Angleterre on a vu un pendu, une heure après avoir subi sa sentence, exécuter, sous l'influence d'un courant galvanique, des mouvements respiratoires, semblables à ceux d'un homme qui dort profondément, puis rouler les yeux et faire des grimaces effroyables de manière à donner l'espérance de le rappeler à la vie.

§ IIe. *Effets physiques.* — Les effets physiques de l'appareil galvanique ne sont pas moins curieux. Si le courant passe à travers un conducteur suffisant, on n'observe aucun phénomène électrique; il n'y a plus aucune tension dans l'appareil; mais ce conducteur présente alors des phénomènes d'attraction et de répulsion, il dévie l'aiguille aimantée, et tous les phénomènes que les aimants produisent s'expliquent maintenant par l'action des courants électriques qui existent naturellement dans l'intérieur de la terre. Si le conducteur est insuffisant, si c'est un fil métallique assez fin, il s'échauffe et rougit pendant tout le temps que le courant le traverse, si le fil est plus fin encore, il est fondu et peut même être volatilisé. Si l'on fait passer le courant entre deux morceaux de charbon placés dans le vide, ces charbons deviennent lumineux, éblouissants, tant que le courant passe, et ne perdent pourtant aucune partie de leurs poids.

§ IIIe. *Effets chimiques.* — Les effets chimiques sont plus merveilleux encore, l'eau est décomposée par l'action galvanique, l'oxygène se rend au pôle positif et l'hydrogène à l'autre pôle. Les oxydes sont réduits par la pile et décomposés comme l'eau; l'oxygène paraît au pôle zinc et le métal au pôle cuivre. Les acides se décomposent comme les oxydes, et leur oxygène se rend encore au pôle positif. Enfin tous les sels sont décomposés de la même manière; et tandis que leurs éléments voyagent pour aller au pôle de la pile où ils doivent se rendre, ils peuvent traverser les liquides pour lesquels ils ont ordinairement la plus grande affinité sans se combiner avec eux, de sorte que l'affinité chimique change avec l'état électrique des corps dont elle paraît être une conséquence.

On voit, par les effets prodigieux que l'électricité développée par le contact produit sur tous les corps de la nature, quel rôle immense elle joue dans le globe que nous habitons et combien elle mérite de fixer l'attention de tous ceux qui s'intéressent aux progrès des sciences médicales.

ANDRIEUX,
Médecin de l'hospice des Quinze-Vingts.

GALVANOMÈTRE (*phys.*) s. m. Nom donné à un instrument destiné à apprécier l'intensité d'un courant électrique. Voy. *Galvanisme.*

GANGLION (*path.*) s. m. On désigne ainsi une tumeur enkistée qui se développe dans le voisinage des articulations et souvent dans l'épaisseur d'un tendon ou d'une aponévrose. Ces tumeurs varient de volume depuis celui d'une noisette jusqu'à celui d'un œuf de poule; on en a même observé qui avaient la grosseur de la tête d'un jeune enfant. M. J. Cloquet dit en avoir enlevé un de ce volume qui existait à la fesse. Suivant ce dernier auteur, ce n'est pas dans l'épaisseur même des tendons que se développent les ganglions, mais bien sous les membranes synoviales qui favorisent le glissement des tendons ou des aponévroses. Ces tumeurs, qui seraient alors de véritables hydropisies de ces membranes, apparaissent d'abord sous un petit volume, et sont fort souvent inaperçues dans leur début, surtout lorsqu'elles se manifestent dans des parties charnues, comme la fesse, la partie inférieure du mollet, etc. Il n'en est pas de même lorsqu'elles se montrent aux poignets, aux doigts, au dos de la main ou du pied. On voit apparaître une petite tumeur dure, roulante, se déplaçant dans les divers mouvements de la partie sur laquelle elle siège. Cette petite tumeur, à laquelle on ne fait pas grande attention augmente de volume, gêne les mouvements, devient douloureuse, et quelquefois elle finit par priver complètement de tout mouvement les organes voisins.

Un coup, une contusion, une compression longtemps continuée, et souvent aux pieds, la gêne des chaussures, sont les causes les plus habituelles auxquelles on puisse attribuer cette maladie.

Lorsque les ganglions ne sont point l'objet d'un traitement spécial, ils finissent souvent par s'enflammer et s'ouvrir spontanément, en laissant écouler un liquide blanchâtre analogue au blanc d'œuf, et qui est transparent lorsqu'il n'a pas été troublé par la matière purulente qui peut être sécrétée à la suite de l'inflammation du kiste. Souvent on voit le liquide de ces tumeurs être mêlé de concressions blanchâtres, que quelques auteurs ont regardé comme des hydatides, mais que d'autres ont pensé être un produit pathologique, qui n'était point doué d'une vie propre et que l'on ne pouvait ranger parmi les entozoaires. Dans quelques cas, les ganglions restent stationnaires; d'autres fois on les voit disparaître spontanément.

Le traitement des ganglions varie suivant leur volume et le lieu qui est leur siège. Lorsqu'ils se

manifestent au voisinage des parties osseuses et qu'ils sont d'un petit volume, on peut employer avec avantage la compression; et c'est surtout pour les ganglions situés aux poignets, sur le dos de la main, sur celui du pied et aux doigts, que ce moyen peut être employé avec succès. La compression se pratique au moyen d'une petite plaque de plomb un peu plus large que la tumeur que l'on veut comprimer; on l'enveloppe d'une compresse longuette, qui doit tourner autour de la partie sur laquelle est situé le ganglion. Cette précaution est nécessaire pour que dans les mouvements que fait le membre, cette petite plaque ne se déplace pas; on met sur la tumeur une petite compresse ployée en plusieurs doubles et destinée à modifier l'action de la petite plaque, et à rendre la compression moins douloureuse; on fixe ensuite toutes ces parties au moyen d'une bande étroite et de longueur convenable, que l'on serre modérément dans le début du traitement, mais qui doit l'être davantage au bout de quelques jours. Il est convenable de réappliquer la bande lorsqu'elle se relâche, ou lorsque les pièces de l'appareil éprouvent quelque dérangement.

Ce moyen, lorsqu'il est convenablement appliqué et que le malade a la constance de l'employer tout le temps convenable, réussit presque toujours. J'ai traité par cette méthode plusieurs sujets affectés de ganglions, à la vérité peu volumineux, aux poignets, aux pieds et à la face dorsale de la main, et constamment j'en ai obtenu une guérison complète.

Quelques auteurs ont conseillé d'écraser ces petites tumeurs soit avec les deux pouces, comme le conseillait Sabathier et comme le pratiquait Dupuytren; soit avec une palette de bois, ou un petit maillet, avec lesquels on applique un coup vif et retenu pour qu'il ne contusionne pas les autres parties; mais ces moyens, qui souvent présentent des inconvénients, laissent souvent la maladie se reproduire, l'adhérence du kiste n'ayant pu avoir lieu par le peu d'inflammation qui avait suivi l'écrasement. Ce procédé réussit mieux lorsqu'il est suivi de la compression, mais toujours il vaut mieux avoir recours à la compression seule, que l'on peut aider de liquides résolutifs, puisqu'elle est exempte des accidents que souvent occasionne l'écrasement. On a employé aussi de petits sétons en fils que l'on passait avec une longue aiguille à travers la tumeur afin de l'évacuer; mais ce moyen est peu fidèle et n'est pas sans inconvénients.

Lorsque les ganglions ne sont pas situés dans des parties où la compression puisse être facilement employée, c'est-à-dire lorsqu'ils sont placés près de parties molles ou sur des surfaces osseuses obliques, qui permettraient le glissement de la tumeur et qui la font se soustraire à la compression, il faut, après avoir employé les résolutifs, le séton même, s'il est praticable, avoir recours à l'extraction par l'instrument tranchant. Cette opération ne doit être pratiquée que lorsque la maladie est devenue une véritable incommodité; car il arrive quelquefois que de petits ganglions restent stationnaires, c'est-à-dire qu'ils n'augmentent point de volume, et il serait imprudent de s'exposer à une opération qui souvent peut être suivie d'accidents graves pour une affection qui ne saurait constituer une véritable incommodité.

Cette opération se pratique au moyen d'un bistouri droit; on fait une incision convenable à la peau, et l'on extrait le kiste après l'avoir disséqué. Quelques chirurgiens se contentent d'en enlever la moitié, celle qui est toujours la moins adhérente. Lorsque le ganglion est peu volumineux et les parties voisines non enflammées, on peut réunir par première intention, c'est-à-dire rapprocher immédiatement les bords de la peau pour obtenir une cicatrice prompte; dans le cas contraire, il faut introduire de la charpie dans la plaie, afin de la laisser suppurer pendant quelque temps. Cette suppuration est quelquefois nécessaire pour obtenir la complète destruction du kiste ou le dégorgement des parties voisines déjà enflammées, et qui ne sauraient se réunir par première intention.

Des accidents graves ont souvent été observés à la suite de ces opérations; ainsi des suppurations considérables, des dénudations des tendons et des os voisins ont quelquefois déterminé la perte du membre, ou même la mort du malade. La cause de ces accidents, qui est toujours le développement excessif de l'inflammation, rendait les chirurgiens fort circonspects dans ces cas. M. Bérard a appliqué, dans une opération semblable dont les suites menaçaient de devenir funestes, un moyen qui eut pour résultat d'arrêter complètement l'inflammation. Ce moyen, déjà connu, mais encore trop peu employé en médecine, consiste dans des irrigations d'eau froide sur la partie malade. J'ai moi-même plusieurs fois fait usage de l'irrigation, et notamment dans deux cas assez graves de plaies par armes à feu, j'en ai obtenu les meilleurs effets, c'est-à-dire une guérison prompte, sans inflammation, presque sans suppuration, et surtout sans douleur. L'irrigation, qui devrait être employée en chirurgie toutes les fois qu'une grave inflammation d'un membre menace l'existence de ce membre ou même la vie du sujet, est un des moyens les plus précieux que possède la science. Elle devra rendre moins dangereuses les opérations dont nous avons parlé plus haut, et nous reviendrons sur l'emploi de ce moyen héroïque au mot qui lui est spécial. (Voy. *Irrigation.*)

GANGLION (*anat.*), s. m. On donne le nom de ganglions à des organes de nature et de fonctions très-différentes; généralement ce sont de petits corps tuberculeux, arrondis, de forme et de volume plus ou moins variables. On distingue deux sortes de ganglions : ceux qui sont formés par les vaisseaux lymphatiques, et ceux qui sont formés par les nerfs. Les premiers, que l'on nomme ganglions lymphatiques, ont aussi reçu le nom de *glandes lymphatiques*, ou glandes *conglobées* ; il en est traité au mot *glandes* (V. ce mot); les seconds, qui ont reçu le nom de *ganglions nerveux*, ont été divisés en ganglions simples, lorsqu'ils sont formés d'un seul nerf, et en ganglions composés, lorsqu'ils sont formés de plusieurs nerfs. Les ganglions se rencon-

trent presque exclusivement dans un seul ordre de nerfs, ceux qui naissent du trisplanchnique, ou grand sympathique. Ces nerfs ont même reçu, à cause de cette disposition, le nom de nerfs ganglionaires. Les fonctions des ganglions nerveux sont encore peu connues. (Voyez pour leur organisation les mots *Nerf, et Nerveux (système).*

J.-P. BEAUDE.

GANGRÈNE (*path.*) s. f., mot hybride, formé, suivant les commentateurs, du grec *graó*, je mange, je dévore, et de *gan*, mot celte qui signifie entièrement; quoi qu'il en soit de cette étymologie un peu suspecte, on entend depuis l'antiquité par cette expression : *la mortification d'une partie plus ou moins considérable du corps, le plus souvent accompagnée d'une réaction toute vitale destinée à l'élimination de la portion mortifiée.*

Les auteurs n'ont pas toujours été parfaitement d'accord sur la valeur que l'on devait attacher au mot gangrène; les uns n'y ont vu que cet état de la partie où la mortification n'est pas encore faite, mais où elle se fait : (Galien, Paul d'Egnie , F. de Hilden , Boerhaave, etc.), et ils ont appelé sphacèle la mort confirmée, l'extinction complète des propriétés vitales. Celse, réservant le nom de carcinome pour les affections cancéreuses proprement dites, confondit ensemble la gangrène et le cancer. D'autres voulurent que la gangrène exprimât la mortification des téguments, le sphacèle, celle des muscles et des vaisseaux, et se servirent du mot esthiomène pour désigner la mort de toute une partie, de tout un membre, par exemple. Aujourd'hui, la majorité des chirurgiens font du mot gangrène une expression générique offrant deux subdivisions, 1° gangrène proprement dite, quand les parties extérieures seulement sont attaquées; 2° sphacèle, quand tout un membre est envahi.

La gangrène des os prend un nom particulier; on l'appelle *nécrose*. Enfin, on distinguera la mortification des tissus de la pourriture ou putréfaction qui en est la conséquence, et qui se manifeste quand les parties dont la vitalité est éteinte ne se séparent pas promptement de celles qui sont encore vivantes.

Les *causes* de la gangrène peuvent être partagées en locales et générales. Nous allons seulement les énumérer, nous proposant de développer plus bas leur mode d'action et les différences qu'elles impriment aux symptômes.

I. *Causes locales ou mécaniques.* A. *Obstacles à la circulation.* — 1° dans les capillaires (violente inflammation , étranglement ou constriction trop forte, compression lente, congélation); 2° dans les gros vaisseaux (ligatures, artérite.) B. *Destruction directe des tissus.* (Contusion violente, action des caustiques et du feu.)

II. *Causes générales.* A. Viciation des liquides, mais surtout du sang. B. Disposition individuelle. (gangrène dite sénile.) C. Action du seigle ergoté.

Remarquons que dans toutes ces causes il n'est pas question des lésions des nerfs : c'est qu'en effet les nerfs (ceux de la vie animale), président seulement au mouvement et à la sensibilité, et que leur lésion entraîne seulement aussi la perte de ces fonctions, c'est-à-dire, la paralysie : les vaisseaux artériels au contraire venant sous l'influence du grand sympathique (Voy. ce mot.), porter la nourriture dans les organes, leur obstruction complète arrête la vie organique, fait rentrer les tissus sous l'empire des lois chimiques et physiques, en un mot, les prive de la vie : la paralysie pourra donc disposer à la gangrène en affaiblissant la vitalité des parties, mais elle ne saurait la produire par elle-même.

Les *symptômes* de la gangrène, bien que variables suivant la nature de la cause, offrent cependant quelque chose de commun qui permet d'en tracer une histoire générale.

Le premier phénomène qui s'observe dans la partie est l'*abolition* instantanée ou progressive de la *sensibilité*, selon que la cause a agi brusquement ou peu à peu. Ce sont d'abord des fourmillements, puis une obtusion du tact, qui est en quelque sorte voilé et finit par s'éteindre ; bientôt, les *mouvements* deviennent difficiles ou impossibles ; puis la partie se *refroidit* : cet abaissement de la température est un signe fort important, et, s'il n'annonce pas nécessairement la gangrène, il accuse au moins un vice notable dans la circulation de la partie où on l'observe. Jusqu'ici il n'y a qu'affaiblissement dans les propriétés vitales de l'organe lésé, il n'y a pas encore gangrène proprement dite ; le phénomène principal qui en est l'élément indispensable, c'est la formation de l'*escarre* : on appelle ainsi l'état des tissus frappés de mort. Si la gangrène est survenue brusquement, les tissus sont privés de leur vitalité, encore tout gorgés des sucs qui les remplissent habituellement, et l'escarre est *humide* ; si, au contraire, la gangrène s'est établie peu à peu, l'escarre est *sèche*, distinction regardée comme très-importante par Quesnay, Louis, etc., et dont Hébréard a démontré la futilité. Rien de plus variable que l'aspect offert par les tissus frappés de mort. Tantôt, et c'est le plus souvent, la peau prend une couleur livide, se couvre de petites phlyctènes ou soulèvements épidermiques remplis d'une sérosité brunâtre et fétide. Bientôt, une coloration *noirâtre* s'empare de toute la portion mortifiée ; celle-ci est molle, flasque, ridée, ou bien, au contraire, boursoufflée et tendue : dans d'autres cas, mais bien rarement, l'escarre est *blanche*, et les tissus sont seulement décolorés. On comprend qu'une foule de nuances intermédiaires viennent se ranger entre ces deux états extrêmes, de même qu'entre les deux formes sèche et humide. La gangrène exhale une odeur d'une fétidité nauséuse toute particulière qu'on a vainement essayé de décrire, mais qu'il suffit d'avoir senti une fois pour la reconnaître toujours par la suite : cette odeur se manifeste surtout dans le cas de gangrène humide. Lorsque des tissus sont mortifiés, ils deviennent ordinairement le siège d'une exhalaison gazeuse dont le produit se répand jusque dans les parties voisines et détermine la formation d'un emphysème. (Voy. ce mot.) Cette extension des gaz putrides de la gangrène jusque dans les parties restées saines est un fait fort grave, car ils portent avec eux un principe délétère qui a souvent pour résultat de propager la mortification à moins que

la réaction inflammatoire éliminatrice dont nous allons parler ne leur offre une barrière. Ordinairement encore, les tissus adjacents sont infiltrés et engorgés de sérosités. Les choses parvenues à ce point, il peut arriver deux cas que nous allons successivement examiner :

1° La gangrène s'arrête, et alors on voit une ligne rouge se former autour de la partie morte et tracer une démarcation bien tranchée entre elle et celle qui est encore vivante. Cette rougeur est l'indice d'un travail inflammatoire établi sur les limites de la gangrène et dans toute l'étendue de celle-ci, qui est en contact avec les tissus restés sains. Un réseau de petits vaisseaux mille fois entrelacés et anastomosés les uns avec les autres se produit et s'avance de la circonférence de l'escarre vers le centre, la détachant et l'isolant ainsi des parties adjacentes. Une suppuration de bonne nature s'établit à mesure que le réseau se creuse un sillon entre les deux portions morte et vivante, et concourt encore à les séparer l'une de l'autre. Alors enfin, la chute de l'escarre a lieu, et son *départ*, comme on l'appelle, laisse une ulcération plus ou moins considérable suivant l'étendue de la gangrène, ulcération qui tend à se cicatriser si les forces du sujet le permettent.

2° Dans d'autres cas plus fâcheux, la gangrène s'étend et gagne de proche en proche ; alors surviennent des accidents généraux fort graves ; il y a du frisson, la fièvre s'allume, les traits du visage se décomposent, une sueur visqueuse et froide inonde tout le corps, un délire plus ou moins violent égare la raison, le dévoiement se manifeste, et le malade ne tarde pas à succomber. Des phénomènes analogues pourront se montrer, bien que la gangrène soit limitée ; cela aura lieu si elle est très-étendue, alors aussi la mort peut en être la conséquence. Ces symptômes paraissent dûs à l'absorption de la matière putride de la gangrène ; ils se rencontreront donc surtout dans les cas où l'escarre ne peut être éliminée, comme il arrive dans les mortifications des organes intérieurs.

Tous les tissus ne présentent pas les mêmes caractères lorsqu'ils sont attaqués par la gangrène ; certains, comme les artères et les tissus fibreux, résistent plus long-temps aux causes mortifères, et, dès-lors, retardent l'époque de la séparation de l'escarre.

Mais les principales *différences* résultent de la cause qui a produit la gangrène ; nous allons les examiner dans l'ordre que nous avons suivi pour l'énumération de ces causes.

§ I. *Gangrènes de cause externe*

A. *Par obstacle à la circulation.* Il est facile de comprendre que les organes se nourrissant par l'abord du sang artériel dans leur sein, ils devront cesser de vivre, c'est-à-dire, tomber en gangrène, quand ils ne pourront plus en recevoir. L'obstacle peut exister, soit dans les vaisseaux capillaires aboutissants du système artériel, soit dans les gros troncs qui charrient le sang rouge. (Voy. circulation.) 1° le sang peut cesser d'arriver dans le sytème capillaire dans les circonstances suivantes :

A. Lorsqu'une *inflammation violente* s'est emparée d'une partie, les petits vaisseaux s'engorgent tellement que toute circulation y devient impossible. Alors, la couleur rouge de la phlegmasie de vient brune et noirâtre, la douleur cesse de s'y faire sentir, et le malade éprouve un soulagement trompeur qui lui fait croire à la guérison, mais qui ne saurait en imposer à un praticien exercé. Bientôt, le refroidissement survient et la gangrène est déclarée. Du reste, l'histoire de cette transformation trouvera mieux sa place aux mots *inflammation* et *phlegmon*.

B. Les mêmes conséquences seront observées si une partie qui se gonfle par l'effet de l'inflammation est arrêtée dans son mouvement d'expansion par un bandage trop serré ; ou, si la phlegmasie est profonde, par les aponévroses peu extensibles qui enveloppent les parties malades : dans ce dernier cas, il y a ce que les auteurs ont appelé étranglement; telle est la cause de la gangrène qui s'observe dans le furoncle et l'anthrax bénin, le tissu cellulaire phlogosé est alors tellement serré dans les mailles du derme, qu'il doit être frappé de mort. Dans tous ces cas, la gangrène est précédée de douleurs fort vives, quelquefois intolérables (comme dans le panaris), qui cèdent et disparaissent tout-à-coup lorsque la vie vient à s'éteindre dans les tissus étranglés.

C. Quand une *compression* trop forte et trop long-temps continuée, empêche l'abord du sang dans les organes sur lesquels elle agit, la gangrène doit en être le résultat : les escarres qui surviennent au niveau du sacrum chez les gens très-maigres, et qui sont restés long-temps couchés sur le dos, ne reconnaissent pas une autre origine; un appareil trop serré peut encore faire naître ce fâcheux accident : c'est ainsi que Percy a cité l'observation d'une jeune fille, qui, la veille d'une cérémonie religieuse, renferma ses cheveux sous un bandeau tellement serré, que le lendemain les téguments comprimés étaient transformés en escarre. Ici encore, il faut bien noter la douleur qui précède et donne un avertissement auquel le médecin ne doit pas rester sourd.

D'. Lorsqu'un froid très-intense agit sur nos tissus, il coagule le sang, resserre les vaisseaux et suspend les mouvements vitaux ; plus tard, la réaction s'opère, et les vaisseaux ayant perdu leur ressort, se laissent passivement distendre par le sang qui y afflue avec force, et la gangrène arrive à peu près de la même manière que dans le cas de violente inflammation; aussi dans le traitement de la congélation, faut-il avoir la précaution de laver les parties avec de l'eau froide d'abord, puis tiède et enfin plus chaude, au lieu de la réchauffer brusquement, comme quelques personnes ont l'imprudence de le faire.

2° Si l'on vient à lier ou à comprimer l'artère principale d'un membre, et que les artères collatérales ne suffisent pas pour rétablir la circulation, le membre s'engourdit, devient le siège de fourmillements, puis il est frappé de stupeur; il se refroidit, il brunit, l'épiderme se détache, en un mot, il est sphacélé dans une étendue plus ou moins considérable, mais toujours à partir de son extrémité la plus reculée ; la gangrène remonte rarement jusqu'au niveau du point où le calibre du vaisseau a été

oblitéré. Dans certains cas, le sphacèle est précédé d'un mouvement de réaction avec chaleur, tension, etc., mais qui ne tarde pas à faire place aux phénomènes que nous venons de décrire. L'inflammation des artères donnant lieu à la coagulation du sang dans leur intérieur, leur canal se trouve fermé et les parties situées au-dessous, doivent éprouver les accidents dont nous parlons. On a voulu dans ces derniers temps y rattacher les gangrènes séniles, et les traiter par l'usage du seigle ergoté, dont nous parlerons plus bas.

B. Les causes qui agissent directement sur nos tissus pour les désorganiser sout, de deux sortes et présentent deux modes d'actions différents.

1° Une contusion violente qui broie et qui écrase les vaisseaux, les nerfs, etc., d'une région, doit nécessairement occasionner la gangrène des parties qui ont été le siège de cette attrition, comme on l'appelle : alors il survient du refroidissement, la sensibilité s'éteint; à la coloration bleuâtre, qui résultait de l'extravasation du sang hors des vaisseaux déchirés, succède une nuance livide; un violent engorgement inflammatoire se manifeste dans les tissus voisins et entraîne quelquefois leur mortification; c'est dans ces cas surtout que l'on observe ces développements de gaz dont nous avons parlé plus haut, qui propagent au loin la gangrène.

2° Les substances caustiques, telles que les alcalis et les acides concentrés, agissent d'une manière toute spéciale; elles détruisent la trame organique en se *combinant* avec elle, forment des escarres bien circonscrites, qui n'ont pas de tendance à s'accroître par elles-mêmes, n'exhalent pas d'odeur fétide, etc. Il en est de même du calorique qui brûle et carbonise immédiatement. Il ne faut pas confondre cette gangrène avec celle qui est le résultat de l'action de ces mêmes agents à faible dose, alors la mortification est la suite de la violente inflammation qu'ils occasionnent.

§II. *Gangrène de cause générale.* Nous réunissons ici toutes celles qui ne dépendent non plus d'un empêchement mécanique à la nutrition et à la circulation d'une partie, mais d'une disposition générale dont l'effet est de détruire la vitalité dans une région plus ou moins étendue de l'économie. Nous en ferons trois groupes.

A. *Gangrènes dues à une viciation du sang.* Là se rangent, 1° ces gangrènes qui se montrent si fréquemment chez les sujets atteints de fièvres de mauvais caractères, de typhus, etc., et qui envahissent non-seulement les parties comprimées par un long décubitus, mais encore la surface des vésicatoires, les téguments irrités par des sinapismes, la bouche et les gencives, comme dans certains cas de scorbut grave, où chez les enfants étiolés et mal nourris, les plaies récentes ou même déjà fermées, quand des blessés, manquant de tout, sont encombrés dans des salles basses et malsaines (V. *pourriture d'hôpital*), les membres affectés d'œdème, chez les sujets atteints d'anasarques très-considérables surtout si l'on a pratiqué des scarifications, etc.

2° Celles qui sont l'effet d'un virus contagieux, tels que la pustule maligne, le charbon, le bubon pestilentiel (V. *peste, pustule maligne*), ou qui résultent de la morsure de certains animaux venimeux, tels que la vipère. (V. *Plaies envenimées.*)

B. *Gangrènes dues à une disposition individuelle.* Je désigne ainsi, faute d'une meilleur expression, l'affection nommée par les auteurs GANGRÈNE SÉNILE, SÈCHE, SPONTANÉE, etc. Plusieurs médecins ont voulu en faire une conséquence de l'ossification des vaisseaux; d'autres, à l'exemple de M. Roche et de Dupuytren, y ont vu une artérite; mais jusqu'à nouvel examen, les faits apportés en faveur de ces deux opinions ne sont pas assez nombreux et ont déjà présenté un nombre assez grand d'exceptions, pour nous autoriser à ne pas les ranger parmi les gangrènes de cause locale. La gangrène *spontanée*, comme nous la nommerons, s'observe principalement, mais pas exclusivevent chez les vieillards et les personnes mélancoliques; elle atteint surtout les hommes de préférence aux femmes, et les personnes qui se livrent à la bonne chère. (*Pott.*)—Cette maladie qui occupe presque constamment les membres inférieurs, et débute par leur extrémité la plus reculée, est assez souvent précédée de douleurs très-vives; soit dans la partie qui doit être le siège de la mortification, soit dans le trajet des vaisseaux et des nerfs; d'autres fois elle survient sans douleur. Il en est de même du gonflement précurseur; tantôt il existe, tantôt il n'existe pas. Bientôt les orteils rougissent, se refroidissent, puis prennent une couleur brunâtre avec flétrissure de la peau qui est sèche, ridée et comme momifiée; le pied, la jambe, et même la cuisse peuvent être successivement envahis, et le malade finit par succomber, à moins que la délimitation une fois opérée, et le sphacèle tombé ou emporté par l'amputation, il ne soit assez fort pour supporter les suites de ce grave accident. Cette gangrène marche ordinairement avec une extrême lenteur, il lui faut des mois entiers pour acquérir le degré de développement dont elle est susceptible.

C. *Gangrène par l'usage du seigle ergoté.* Il sera parlé au mot *seigle ergoté* des accidents auxquels son emploi peut donner lieu; notons seulement ici qu'à la suite de l'hébétude et de la stupeur qui commencent toujours par se manifester les premières, un membre s'engourdit, puis devient très-douloureux, perd enfin sa sensibilité, diminue de volume et tombe en sphacèle. M. Roche a voulu faire de cette gangrène une suite de l'artérite, disant que le seigle ergoté avait pour effet d'enflammer les vaisseaux artériels : mais ce n'est encore qu'une hypothèse ingénieuse que les faits n'ont pas suffisamment sanctionnée.

La *marche* de la gangrène est tantôt fort lente, comme dans la gangrène spontanée, tantôt rapide, comme dans le cas d'étranglement ou de contusion violente, etc.

Il existe des exemples fort rares de gangrènes périodiques, c'est-à-dire, se montrant à des époques fixes et régulières : Casimir, Médicus et Hébreard, en ont rapporté plusieurs cas fort remarquables.

Le *diagnostic* de la gangrène n'est pas toujours très-facile à établir; ainsi, dans le cas de contusion violente, on pourra confondre l'ecchymose avec la couleur noirâtre de la gangrène; mais, d'ordinaire, les tissus ont alors conservé leur sensibilité; ils ne se refroidissent pas. Au bout de quelque temps, la couleur noire ne s'étend pas; au contraire, elle va en s'affaiblissant vers les bords, qui prennent une teinte jaunâtre; on a vu aussi une contusion donner lieu à une véritable asphyxie locale (Voy. *plaie contuse*), avec suspension de la sensibilité et refroidissement; mais alors, des soins appropriés rétablissent les propriétés vitales, dont le feu n'était qu'interrompu. Quant à la paralysie, elle consiste seulement dans la perte de la sensibilité et du mouvement, sans altération dans l'organisation des parties qu'elle envahit.

Le pronostic est subordonné à la cause et à l'étendue de la gangrène, et généralement, toutes choses égales d'ailleurs, il est plus fâcheux dans les gangrènes de cause générale que dans celles de cause locale.

Le traitement offre trois indications principales : 1° prévenir la gangrène quand on reconnaît son imminence; 2° la borner dans sa marche; 3° favoriser la chute des escarres et guérir l'ulcération qui lui succède.

1° Le traitement préventif est nécessairement celui de l'affection qui, par son intensité, peut entraîner la gangrène ; ainsi, qu'une violente phlegmasie occupe un organe, il faudra la modérer au moyen des antiphlogistiques employés avec énergie. Une partie est-elle étranglée par une aponévrose, on lui rendra sa liberté d'expansion à l'aide d'incisions, de débridements. Est-ce un bandage trop serré, on l'ôtera. Que si la circulation est interrompue par suite de l'obstruction d'un gros vaisseau, on s'efforcera de la rétablir en réchauffant le membre par des frictions, l'application de sachets remplis de sable chaud, etc. Il en est de même des contusions et des affections générales. C'est leur traitement propre habilement employé qui peut prévenir la gangrène.

2° La plupart des moyens prophylactiques de la gangrène sont aussi bien souvent les meilleurs pour la combattre quand elle est déclarée, mais souvent aussi les sujets sont tombés dans un grand état de prostration et d'épuisement qui exige les toniques à l'intérieur (vin de quinquina, vin vieux et généreux, sulfate de quinine, etc.) et à l'extérieur (lotions aromatiques). C'est d'ailleurs au médecin, et au médecin éclairé, de saisir les indications et d'agir en conséquence; aussi n'y insisterons-nous pas plus long-temps. Un mot seulement sur la gangrène spontanée : Pott avait vanté l'emploi de l'opium pour combattre les douleurs qui l'accompagnent. Ce médicament a depuis réussi entre les mains de plusieurs praticiens; mais Dupuytren, ayant beaucoup amendé les mêmes accidents avec la saignée, il crut, d'après M. Roche, avoir affaire à une artérite et recommanda de la combattre par les antiphlogistiques; je crois que cette conclusion est trop prompte, et, à moins de plénitude du pouls et d'aspect pléthorique du sujet, je ne conseillerais pas les émissions sanguines qui, employées dans cette vue chez un sujet âgé et affaibli, pourrait avoir de graves inconvénients.

3° La gangrène une fois limitée, il importe de ne pas laisser trop long-temps la partie mortifiée avec la partie vivante; on hâte la chute de l'escarre avec des topiques légèrement excitants, et on pourra emporter avec le bistouri ou les ciseaux les portions qui se putréfient déjà : quant à l'amputation, et à l'époque convenable pour la pratiquer, ce n'est pas ici le lieu de discuter ces hautes questions chirurgicales.

BEAUGRAND,
Docteur en médecine, ancien interne des hôpitaux.

GANGRÉNEUX (*path.*), adj., qui a rapport à la gangrène. Voy. ce mot.

GANGRÉNEUX (mal de gorge). (Voy. *Angine gangréneuse.*)

GANTELET (*chir.*), s. m. On donne ce nom à un bandage qui enveloppe la main et les doigts. Ce bandage se fait avec une bande longue de près de dix aunes et étroites; il enveloppe chaque doigt isolément; il est d'une application difficile et fort peu employé.

GARANCE (*bot.*) s. f., *rubia tinctorum*. C'est une plante vivace de la famille des rubiacées, J. Tétrandrie momog. L., qui croît en France, en Italie, en Espagne et en Grèce. Sa racine est rougeâtre, rameuse, vivace, longue, articulée et rampante; l'écorce est plus rouge que la partie intérieure de la racine; sa cassure est résineuse et son goût légèrement amer; les tiges sont hautes de deux à trois pieds; les feuilles sont ovales, lancéolées et hérissées d'aspérités. Les fleurs sont petites, jaunâtres, et forment une panicule rameuse; la corolle est campanulée et a quatre divisions, avec un calice à quatre dents. La plante a une odeur peu agréable. Lorsqu'on la cultive pour le commerce, elle est arrachée le troisième été; on sèche les racines à l'étuve, et ensuite on les pile pour les livrer au commerce.

La garance, qui est très-recherchée maintenant pour ses propriétés tinctoriales, n'est plus employée en médecine. Autrefois, on l'avait conseillée contre la jaunisse et le rachitisme. Cette racine jouit de la propriété singulière, lorsqu'elle est mêlée aux aliments, de teindre le lait, les urines, les tissus, et même les os en rouge; elle augmente aussi la dureté de ces derniers, et c'est sur cette propriété que l'on en avait conseillé l'usage dans le rachitisme ou ramollissement de ces organes. Les animaux que l'on soumet à ces expériences finissent par succomber lorsqu'elles sont continuées trop long-temps. Linnée dit avoir dans ces cas observé des squirrhes dans les divers tissus; Gronier a constaté l'extrème fragilité des os coïncidant avec leur dureté. La garance, qui est devenue un grand objet de commerce depuis qu'elle sert à teindre une partie du drap avec lequel on habille les troupes, donne une couleur d'un rouge très-solide. Elle sert aussi à préparer une laque qui est employée dans la peinture. Dans ces derniers temps, MM. Robiquet et Colin ont retiré de la garance deux principes immédiats, qu'ils ont nommés *alizarine* et *purpurine*, qui par leur réunion paraissent renfermer toutes les propriétés de cette racine. L'existence de ces produits a été contestée par d'autres chimistes, qui

pensent que ces deux corps se forment pendant les opérations auxquelles il faut soumettre la garance pour procéder à leur extraction.

J. B.

GARGARISME (*thérap.*), s. m., *gargarisma*, du grec *gargarizéin*, se gargariser. On entend en pharmacie par gargarisme, un médicament liquide dont l'eau fait presque constamment la base, et qui est destiné à porter son action sur la gorge et la bouche. Le gargarisme diffère du collutoire, qui agit sur les mêmes organes, en ce que le collutoire est ordinairement demi-liquide, qu'il s'applique avec un pinceau et qu'il contient ordinairement des substances plus énergiques que le gargarisme.

Les gargarismes se préparent ordinairement avec des infusions aqueuses ou des décoctions de diverses plantes, auxquelles on ajoute des substances plus ou moins actives, suivant le but que l'on veut atteindre. Il est important, dans la préparation des gargarismes, de ne point y mêler de substances toxiques qui puissent agir à petite dose d'une manière énergique; il convient mieux, lorsque l'on en est forcé d'employer des poisons dans l'intérieur de la bouche ou du pharynx, de les mêler à des collutoires, que l'on peut appliquer avec précaution au moyen d'un petit bâtonnet entouré de charpie à son extrémité, plutôt que de les administrer en gargarisme; car, quelles que soient les précautions que l'on prenne, il se peut toujours que l'on avale de la liqueur avec laquelle on se gargarise, et des accidents graves peuvent en être la suite. Voici quelques-uns des gargarismes le plus ordinairement employés.

Gargarisme adoucissant :

Prenez. Infusion de racine de guimauve. . . .	4 onces.
Lait de vache.	4 onces.
Sirop de miel.	1 once.
Mêlez.	

Gargarisme acidule :

Prenez. Décoction d'orge.	4 onces.
Sirop de mûres.	1 once.
Acide sulfurique.	15 gouttes.
Mêlez.	

Gargarisme détersif :

Prenez. Décoction d'orge.	1 livre.
Acide muriatique.	36 grains.
Miel rosal.	2 onces.
Mêlez.	

Gargarisme astringent :

Prenez. Infusion de rose de Provins.	4 onces.
Miel rosal.	1 once.
Alun.	20 grains.
Mêlez.	

Gargarisme antiscorbutique :

Prenez. Infusion de petite centaurée.	4 onces.
Alcoolat de cochléaria.	2 gros.
Miel rosal.	1 once.
Mêlez.	

Gargarisme boraté :

Prenez. Infusion de feuilles de ronces.	8 onces.
Borate de soude.	1 gros.
Miel rosal.	1 once.
Mêlez.	

Les collutoires contiennent le plus ordinairement les mêmes substances actives que les gargarismes ; ils n'en diffèrent seulement qu'en ce qu'ils n'ont presque toujours que le miel pour excipient.

Il y a, outre les gargarismes dont nous venons de donner les formules, des gargarismes antisyphilitiques, sédatifs, de noix de galles, etc., dont nous ne croyons point devoir consigner ici les formules, en raison de leur action très-énergique.

Les gargarismes sont des médicaments qui ne peuvent être prescrits aux enfants. Il faut, pour se gargariser, une certaine habitude de faire agir les muscles du voile du palais et du pharynx, qui ne peut être acquise par les jeunes sujets. Généralement, les malades et même quelques médecins ont de fausses idées sur la manière la plus convenable de se gargariser ; ils pensent qu'il faut, lorsque le liquide est introduit dans l'arrière-bouche, l'agiter et le faire bouillonner en faisant sortir l'air de la poitrine. Cette méthode, qui est presque généralement pratiquée, présente des inconvénients, surtout lorsque le gargarisme est ordonné dans des inflammations très-vives de l'arrière-bouche. Dans ces cas, le jeu des organes est gêné et très-douloureux ; le gargarisme est un véritable supplice, et loin de calmer, il ne fait souvent qu'accroître la douleur et l'irritation. Il convient mieux de laisser couler le liquide dans la gorge, de l'y retenir en penchant la tête en arrière et ne respirant pas. Lorsque le besoin de respirer se fait sentir, on penche la tête en avant en fermant la bouche ; le liquide coule dans la partie antérieure de cette cavité, et l'on peut respirer par les narines ; on prolonge ainsi le gargarisme, qui devient un bain local, autant de temps qu'on le juge convenable. Cette méthode, que j'ai souvent conseillée à mes malades, leur a paru toujours préférable à celle qu'ils employaient ; elle est surtout indispensable lorsque la gorge est le siège d'une vive douleur.

J.-P. BEAUDE.

GARGOUILLEMENT (*physiol.*), s. m. On donne vulgairement ce nom au bruit que font les gaz contenus dans les intestins. (Voy. *Borborygmes.*)

GAROT. Voy. *Garrot.*

GAROU (*bot.* et *mat. méd.*), s. m., *daphne gnidium*, sain-bois. C'est un arbuste de la famille des thymélées J., octandrie monog. L. Cette plante, qui croît dans le midi de la France, en Italie, en Espagne et en Grèce, se rencontre aussi dans les départements du sud-ouest de la France. Les tiges de cette plante sont droites, effilées et longues de deux à trois pieds ; elles portent des feuilles étroites et lancéolées ; les fleurs sont blanches en dehors et un peu rosées à l'intérieur ; ses fruits sont de petites baies noirâtres, dont la pulpe est rouge intérieurement. L'écorce du garou est la partie de la plante qui est la plus ordinairement employée ; elle est brune extérieurement et blanche au dedans ; elle se trouve dans le commerce par paquets, formés de morceaux longs d'un à deux pieds et reployés sur eux-mêmes. Cette écorce est employée comme un vésicant peu énergique, mais qui n'a pas l'inconvénient de porter d'irritation sur les organes génito urinaires, comme cela a souvent lieu lors que

l'on emploie les cantharides. (Voy. ce mot.) Pour appliquer un vésicatoire avec le garou, il suffit de couper un morceau d'écorce de la dimension que l'on veut donner d'abord à l'exutoire : on le fait tremper pendant quelques heures dans de l'eau ou du vinaigre, et on l'applique ensuite par sa face interne sur la peau ; on le fixe au moyen d'un morceau de sparadraps, de dyachilum et d'une bande roulée ; on conseille aussi de remplacer le dyachilum par une feuille de lierre. Après vingt-quatre heures, la peau est rouge et légèrement douloureuse ; mais la vésicule n'est ordinairement pas formée, et il faut faire une nouvelle application de l'écorce. Cette seconde application suffit le plus souvent pour déterminer la formation de la vésicule. Des auteurs disent que cette écorce a plus d'action lorsqu'elle est appliquée par sa partie externe que lorsqu'on en a enlevé l'épiderme.

Ce procédé est peu usité pour l'application de vésicatoires ; sa lenteur, et surtout dans quelques cas son infidélité, ont fait renoncer à son emploi, même lorsque l'on veut ménager les organes génito-urinaires ; on le remplace avec avantage par le taffetas vésicant. C'est surtout pour la préparation des pommades épispastiques que le garou est employé avec avantage, et la pommade qui porte ce nom est toujours ordonnée pour les enfants, les femmes nerveuses et les personnes irritables. Cette pommade, qui est d'une couleur verdâtre, se prépare soit en faisant digérer l'écorce, que l'on a soumise à une ébullition préalable, dans de l'huile d'olive ; soit en faisant digérer cette même écorce dans de l'axonge, après l'avoir hachée et pilée dans un mortier de fer, en l'humectant avec de l'alcool.

L'écorce du garou jouit, comme on le voit, de propriétés très-irritantes, qu'elle doit à une matière verte et résineuse qui entre dans sa composition. Vauquelin croyait que le principe actif du garou était un alcaloïde, auquel il avait donné le nom de *daphnine*. On a constaté, dans ces derniers temps, que ce principe actif était une matière verte, demi-fluide et très-âcre, qui a été isolée par M. Dublanc des autres matières résineuses que contient cette écorce. Cette matière verte est elle-même formée de chlorophylle et de la matière active qui n'a pu être isolée ; elle est soluble dans l'éther, l'alcool, les huiles et les graisses, insoluble dans l'eau ; son âcreté est extrême, et elle est fortement vésicante.

On prépare encore avec le garou une huile qui s'emploie à l'extérieur, et une tisane qui se prescrit quelquefois dans les maladies de la peau et les affections syphilitiques. La dose d'écorce est de 3 gros pour une pinte et demie d'eau bouillante, ramenée à une pinte par l'ébullition : l'écorce aura dû être hachée et triturée comme nous l'avons indiqué plus haut. Le papier et le taffetas vésicants se préparent avec l'extrait alcoolique de garou, auquel on ajoute de la cire blanche, de l'huile d'olive et de la résine ; on fait dissoudre par la chaleur et d'une manière convenable toutes ces substances dans l'alcool, et l'on applique ensuite ce mélange sur le taffetas ou le papier.

Mise sur la langue, l'écorce de garou cause une sensation de brûlure très-vive, qui se propage au pharynx et dure plusieurs heures; prise à l'intérieur, elle peut déterminer l'empoisonnement. M. Orfila a fait périr un chien, en lui ingérant trois gros de poudre de garou. Les feuilles sont purgatives, M. Loiseleur-Delongchamps les a ordonnées à la dose d'une once dans une pinte d'eau, et a obtenu par ce moyen des purgations modérées, mais avec un sentiment de chaleur et d'ardeur dans la gorge. Les fruits étaient employés par les anciens comme purgatifs; ils les administraient à la dose de vingt dans du miel ou des grains de raisins; mais ce moyen n'est pas sans danger, et l'on a vu des personnes périr par suite de l'ingestion de ces semences, que cependant les oiseaux, et principalement les perdrix, mangent sans aucun fâcheux résultat.

Le DAPHNÉ MÉZÉRÉON ou *bois joli* (*daphne mezereum*), a souvent été confondu avec l'espèce que nous venons de décrire. Des auteurs pensent qu'une partie du gazon du commerce provient de cette espèce. Il croît dans le nord de l'Europe; ses feuilles sont plus larges et ses fruits plus gros que ceux du *daphne gnidium*; ses fleurs apparaissent avant les feuilles et poussent sur le bois, ce qui n'a pas lieu dans l'autre espèce. Les écorces sont difficiles à distinguer à l'aspect et au goût seulement; celle du mézéréon sont longues et plus larges, et elles s'enlèvent plus facilement que celles du *gnidium*; enfin, c'est la première espèce qui est seule employée dans le nord de l'Europe. Quelques auteurs lui attribuent des propriétés particulières pour le traitement de la syphilis; on l'applique, en Suède, sur les morsures des animaux enragés et des serpents venimeux; on en fait usage en Sibérie contre les douleurs que causent la carie des dents.   J.-P. BEAUDE.

GARROT (*chir.*), s. m. On donne ce nom à un bandage qui a pour but de comprimer momentanément l'artère d'un membre dans une opération ou une amputation. Le garrot est composé d'une bande de fils très-forte, d'un petit bâtonnet rond, long de quatre pouces et d'une plaque de corne. On l'applique de la manière suivante : on commence par poser une pelotte, ou une forte compresse, graduée sur le trajet de l'artère que l'on veut comprimer; on fait ensuite deux fois le tour du membre avec la bande de fils qui maintient la pelotte dans l'endroit où elle a été fixée; on passe ensuite la plaque de corne sous la bande, à l'endroit où on veut introduire le petit bâtonnet; ce dernier étant placé entre la bande et la plaque de corne, qui est destinée à protéger la peau et à empêcher qu'elle ne soit pincée, on tourne le bâton de manière à tordre la bande, et à comprimer ainsi le membre; on doit continuer cette torsion jusqu'à ce que les battements aient cessé de se faire sentir dans l'artère, au-dessous du point comprimé. Ce moyen, qui est destiné à empêcher les hémorrhagies pendant les opérations, est remplacé avec avantage, lorsqu'il faut une compression plus long-temps continuée, par le tourniquet de J.-L. Petit, qui agit d'une manière analogue, mais sans comprimer circulairement le membre.   J. B.

GASTRALGIE (*méd.*), s. f. (V. *Cardialgie*.)

GASTRIQUE (*anat.*), adj., du grec *gaster* estomac, qui a rapport à l'estomac. On donne ce nom à plusieurs organes qui sont en rapport avec l'estomac; ainsi il existe des *artères gastriques* : l'une, la gastrique supérieure ou coronaire stomachique, est une branche du tronc cœliaque. Les gastriques inférieures sont la droite ou gastro-épiploïque droit, qui est une division de l'artère hépatique; et la gauche, ou gastro-épiploïque gauche, qui est une division de l'artère splénique.—Les *nerfs gastriques* sont la terminaison des nerfs pneumo-gastriques; ils accompagnent sur les deux faces de l'estomac les vaisseaux de cet organe. — Le *plexus gastrique* est un entrelacement nerveux formé par des branches du plexus solaire, le long de la petite courbure de l'estomac; il accompagne l'artère coronaire chique.

SUC GASTRIQUE. (*phys.*) On donne ce nom au liquide que contient l'estomac, et qui joue un rôle actif pendant la digestion. Spallanzani et les partisans de l'action chimique de la digestion pensaient que ce suc, qu'ils regardaient comme sécrété par la membrane de l'estomac, jouait un rôle très-actif dans l'acte de la digestion; depuis on a constaté que le suc gastrique n'est composé que de salive et de mucosités, ce qui rendrait l'origine de ce liquide presque étranger à l'estomac, dans lequel cependant il joue un rôle important pendant la digestion. La salive, suivant Montègre, qui a fait des expériences curieuses sur la digestion, s'altère souvent dans l'estomac, et y contracte cette acidité que l'on constate souvent dans les rapports aigres qui ont lieu dans les digestions laborieuses. Le suc gastrique n'est aussi, suivant cet auteur, que la salive qui est constamment avalée, surtout pendant les repas; les liquides autres que la salive et les mucosités que sécrète l'estomac ne sont mêlés aux aliments pour concourir à la digestion que dans le duodénum. (V. *Digestion*.)

GASTRIQUE (fièvre). (V. *Dothinentérie*.)

GASTRIQUE (embarras) (V. *Embarras gastrique*.)

GASTRITE (*path.*), s. f. Quand on écrit pour le public, il faut bien tenir compte de ses préoccupations, et voilà comment un article qui eût occupé peu de place autrefois dans un dictionnaire de médecine usuelle, réclame de nos jours un soin particulier. En effet, depuis vingt ans environ, le mot gastrite, plus que la maladie qu'il désigne fort heureusement, est devenu très à la mode. Les adeptes nombreux d'une école célèbre qui a rendu quelques services à la médecine, très-certainement, voyant aisément des gastrites dans les états maladifs les plus simples comme les plus compliqués, ont bientôt acquis à cette dénomination une publicité qui est devenue populaire. Nous pensons donc qu'à une époque où l'on parle si souvent de gastrite, il ne sera pas indifférent d'avoir quelques idées bien précises sur cette affection, afin de ne pas la supposer existante trop légèrement, et de savoir la distinguer d'une foule d'accidents maladifs qu'on a fréquemment confondus avec elle.

L'estomac, siège de la maladie qui va nous occuper, est sujet à bien des affections; mais on doit réserver le mot de gastrite à l'irritation et l'inflammation de ce viscère. Cette phlegmasie stomacale peut être aiguë ou chronique, et telles sont les formes principales sous lesquelles nous allons l'étudier. Nous distinguerons encore la gastrite aiguë en légère et en grave; deux degrés différents d'une affection identique, doivent naturellement trouver leur place à côté l'un de l'autre, comme pour servir de point de départ et indiquer la progression.

L'irritation légère et récente de l'estomac se manifeste par une sensation insolite de chaleur, de gêne ou de douleur dans la région de ce viscère; la langue est sensiblement rouge, à la pointe principalement; la bouche est plus sèche que de coutume; il existe de la soif et une préférence marquée pour les boissons rafraîchissante; l'appétit est diminué ou nul, et l'ingestion des aliments parfois même des boissons s'accompagne d'un malaise d'autant plus sensible que les aliments sont plus lourds ou plus épicés et les boissons plus stimulantes; souvent il se déclare ou des envies de vomir ou des vomissements, des alternatives de frisson et de chaleur, un peu de fréquence et de petitesse dans le pouls, etc.; à ces signes il est aisé de reconnaître une irritation de l'estomac. Mais cette irritation superficielle et récente, presque toujours produite et entourée par des erreurs ou des imprudences d'hygiène, n'a ordinairement ni gravité ni durée, il suffit de l'éloignement de la cause déterminante, d'un peu d'abstinence et de quelques adoucissants.

Il n'en est pas de même de la gastrite aiguë intense; c'est l'une des inflammations les plus violentes, les plus rapides, les plus dangereuses. Toutefois empressons-nous d'ajouter quelle est heureusement fort rare. C'est principalement dans les accidents d'empoisonnement par les acides, les alcalis ou autres substances fortement irritantes, qu'il faut chercher le type parfait de la gastrite aiguë. On observe alors une ardeur brûlante à l'estomac et une sensibilité des plus vives, des plus douloureuses à l'épigastre; la bouche est enflammée, sèche, rouge ou noire, la soif inextinguible et les boissons presque aussitôt rejetées par des efforts de vomissement déchirants et continuels; le pouls est fréquent, bientôt petit et misérable; les forces sont prostrées; la peau est sèche et ardente ou recouverte d'une sueur froide; les traits sont abattus, profondément altérés; il n'est pas rare que les idées se troublent, etc. Ce désordre pathologique poursuit rapidement son cours, et lorsque sa terminaison est funeste, ce qui arrive trop souvent, on trouve dans l'estomac une vive injection ou des ulcérations, des perforations, etc.

La gastrite chronique, qui succède parfois à la gastrite aiguë et qui se développe d'autres fois d'une manière lente et insidieuse, révèle son existence par les signes suivants: La langue est habituellement rouge ou sale, pointillée, rétrécie; la bouche et les lèvres ont une tendance constante à se sécher; la soif existe d'ordinaire et augmente après le repas; les digestions sont longues, laborieuses; les aliments sont faiblement désirés et leur séjour dans l'estomac y détermine une sensation pénible

de pesanteur, de gonflement et même de chaleur et de douleur quand les substances ingérées sont d'une nature échauffante; il n'est pas rare que la digestion soit troublée par le vomissement, quelquefois par la diarrhée; cependant la constipation est plus habituelle; du reste le travail digestif s'accompagne fréquemment de malaise, d'anxiété, de douleur épigastrique, de fréquence dans le pouls, de bouffées de chaleur au visage, à la paume des mains, d'ardeur et d'aridité à la peau, etc. La perte d'appétit, le trouble des digestions, la fréquence des mouvements fébriles ne peuvent qu'altérer la nutrition; aussi l'embonpoint ne tarde pas à diminuer; la face pâlit et jaunit, les traits se tirent, les forces s'épuisent; l'esprit est chagrin, triste et craintif, ennuyé, paresseux. Du reste, les progrès de ce dépérissement physique et moral, sous l'influence de la gastrite chronique, sont très-variables et très-inconstants; parfois la maladie semble stationnaire pendant des mois, des années; d'autres fois elle poursuit fatalement son cours sans faire aucune halte.

Dans les gastrites dont nous venons de présenter un tableau succinct, nous avons envisagé la maladie comme simple et exactement localisée; mais l'estomac peut s'enflammer accidentellement dans tous les troubles généraux, et notamment dans la classe nombreuse des affections auxquelles nous conservons le nom générique de fièvres. Il n'était pas rare, dans les prodromes fréquemment incertains d'une variole, d'une rougeole, d'une scarlatine, etc., d'entendre proférer le diagnostic d'une gastrite ou d'une gastro-entérite, jusqu'au deuxième ou troisième jour que paraît l'éruption. Nous ne traiterons pas ici de la gastrite qui complique les désordres pathologiques dont elle n'est pas le point de départ.

Passons au pronostic de la gastrite. Nous avons dit que celle qui était récente et légère n'avait ni gravité ni durée. Il est sage néanmoins de s'empresser de modifier son régime afin de ne pas s'exposer à augmenter l'irritation de l'estomac ou à développer lentement une gastrite chronique. Le pronostic de la gastrite aiguë intense est extrêmement inquiétant. Sans parler des cas désespérés où un poison corrosif a soudainement désorganisé l'estomac, l'inflammation sur-aiguë de ce viscère fait des progrès rapides et tue souvent. L'opiniâtreté des vomissements, la vive et douloureuse sensibilité de l'épigastre, le hoquet, la fréquence et l'exiguité du pouls, l'altération profonde des traits, le délire, une sueur froide, etc., sont de très-mauvais signes; ils doivent faire craindre une terminaison funeste qui quelquefois arrive le premier, le deuxième ou le troisième jour. Mais hâtons-nous de le répéter, à part les cas d'empoisonnement par les corrosifs, la redoutable gastrite dont nous parlons est excessivement rare, et les irritations plus modérées de l'estomac se guérissent d'ailleurs, comme les inflammations des autres organes, peut-être moins vite et moins facilement. On ne doit pas ignorer que les deux degrés que nous avons établis pour la gastrite aiguë, sous peine de confondre des états différents, quoique identiques admettent plusieurs autres degrés intermédiaires qui modifient le pronostic, mais que nous ne pouvions décrire séparément, sans former de trop nombreuses divisions et nous perdre dans les nuances. C'est donc sur la modération ou la violence des symptômes que se basera surtout le jugement, touchant la durée et l'issue probables de l'inflammation aiguë de l'estomac.

Qu'elle se soit lentement développée ou qu'elle ait succédé à un état aigu, la gastrite chronique est une maladie longue, d'une guérison assez difficile, et elle est loin d'être sans danger. Toutefois si les forces ne sont pas trop épuisées, si l'appétit n'est pas complétement aboli, si les digestions ne sont pas trop laborieuses, on peut espérer un rétablissement parfait, au bout d'un laps de temps variable. Lorsque la gastrite est très-ancienne, quand le sujet est débile et âgé, lorsque quelques semaines d'un traitement comme il convient n'amènent pas d'amélioration, il y a peu d'espoir de guérison, la gastrite a pris droit de domicile, c'est un ennemi avec lequel il faut se résigner à vivre et à mourir, en évitant de l'exaspérer. On ne peut vivre longues années avec une gastrite chronique; toutefois on ne saurait méconnaître qu'elle domine considérablement les chances de longévité, et quelquefois la catastrophe est plus rapprochée qu'on ne pense. L'appétit se perd, les digestions se font avec une difficulté extrême, la fièvre redouble, la consomption et la chute des forces font des progrès, et la mort arrive en peu de temps. Les squirrhes, les cancers, les ulcérations et les perforations de l'estomac sont des dangers imminents de la gastrite chronique. Quand une fois on en est guéri, il faut pendant long-temps observer le régime et prendre garde aux rechutes qui sont fort à craindre.

Jetons maintenant un coup-d'œil sur le diagnostic différentiel de la gastrite. L'embarras gastrique ou stomacal qu'on désigne souvent sous le nom de *courbature* (voyez ce mot), est peut-être l'état le plus voisin de la gastrite peu intense. Cependant il faut bien qu'il y ait, sinon dans leur siège, du moins dans leur nature, quelque différence, puisque les vomitifs, si souvent favorables dans le premier état exaspéreraient presque à coup sûr une gastrite. D'ailleurs, dans l'embarras stomacal, la langue est moins rouge, plus sale, plus large, plus humide; la bouche plus pâteuse, plus mauvaise; le vomissement moins pénible et presque toujours suivi de soulagement; le pouls plus élevé, etc. On ne confondra pas avec la gastrite des coliques accidentelles d'estomac. Dans celles-ci il n'y a ni rougeur de la langue, ni soif, ni fièvre; la douleur est plus vive, sans être brûlante ni augmentée par la compression.

Parlons maintenant des maladies qui peuvent simuler la gastrite chronique. Nous trouverons d'abord les névroses de l'estomac, et nous renvoyons au mot *cardialgie* où nous avons exposé le diagnostic différentiel. Viennent ensuite les *squirrhes*, les *cancers* de l'estomac. (Voy. ces mots.) La seule perte d'appétit, quand cette inappétence durait long-temps, a été maintes fois prise pour l'indice d'une gastrite chronique et traitée en conséquence. C'est là précisément l'une des erreurs

qu'il importe le plus de signaler, puisque le traitement qui résulterait de ce faux aperçu, ne manquerait pas d'aggraver l'état qu'il serait destiné à combattre. Même avertissement s'applique à la lenteur des digestions. Ainsi, soit que les aliments soient faiblement désirés, soit que leur digestion se montre difficile, en l'absence d'autres signes, on ne devra point présumer une inflammation chronique de l'estomac. Qui ignore en effet qu'il suffit d'une émotion ou d'une préoccupation forte pour faire disparaitre l'appétit et pour arrêter la digestion? C'est que la sensibilité est inégalement répartie; concentrée sur le cerveau, elle fait défaut à l'estomac. Les savants, les hommes de lettres, les artistes, les personnes sous le joug d'une passion quelconque qui fatiguent leur système nerveux, ne croiront donc pas avoir une gastrite chronique par le seul fait que l'appétit manquera et que les digestions seront lentes. On a fort anciennement fait la remarque qu'un mauvais estomac suivait les opiniâtres penseurs, comme l'ombre suit le corps. Mais ce mauvais estomac n'est pas atteint de gastrite; au lieu de la diète, des sangsues et du repos, c'est l'exercice, l'air des champs, le délassement d'esprit qui conviennent. L'inégale répartition de l'influence nerveuse n'est pas la seule cause du trouble des digestions en l'absence de la gastrite. L'estomac, comme les autres organes, est naturellement ou accidentellement plus fort ou plus faible chez les divers individus, selon le régime différent qu'ils mènent, et l'inflammation de ce viscère n'a rien à démêler avec ces états de pure débilité ou langueur. La confusion d'affections si dissemblables ne manquerait pas d'amener des résultats fâcheux. On évitera cette méprise en pesant attentivement les caractères de la gastrite, qui ne se retrouvent point dans la simple langueur ou débilité d'estomac. Enfin il est une espèce d'affection catarrhale de l'estomac qui diffère sensiblement de la gastrite chronique. Dans ce flux muqueux gastrique ou dans ce catarrhe stomacal qu'accompagnent des crachements et des vomissements glaireux, assez communs chez les personnes très-replètes qui se disent communément alors incommodées de glaires, la langue est large et peu colorée ou bleuâtre, la bouche humide; il n'y a point de soif, ni de mouvement fébrile, tout autant de signes négatifs de l'inflammation franche de l'estomac.

Après avoir donné un aperçu des états maladifs qu'on pourrait le plus aisément confondre avec la gastrite aiguë et chronique, nous allons mentionner les causes les plus ordinaires de l'irritation et de l'inflammation de l'estomac. Les *ingesta*, c'est-à-dire les substances que nous avalons, se présentent en première ligne. La gastrite aiguë peu intense peut être déterminée par l'ingestion insolite ou abusive des boissons excitantes, enivrantes, trop chaudes ou glacées, d'aliments indigestes, épicées, trop copieux, de mauvaise nature. Parfois un refroidissement subit, une émotion vive préparent ou déterminent une irritation de l'estomac. Elle peut encore résulter de violences exercées extérieurement sur la région de cet organe. La gastrite sur-aiguë grave ne reconnait guère d'autre cause que l'ingestion de poisons irritants; on a été même jusqu'à révoquer en doute qu'elle pût se développer autrement. Nous avons dit ailleurs ce qu'il fallait penser des symptômes gastriques dans les fièvres. Quant à la gastrite chronique, à moins qu'elle ne succède à la gastrite aiguë, l'action persévérante des mêmes causes que nous venons d'énumérer suffit pour la déterminer et l'entretenir. C'est sans contredit dans le régime; c'est-à-dire l'espèce d'aliments et de boissons, le défaut ou l'excès d'exercice, les passions ou les contentions d'esprit prolongées, les abus vénériens, l'habitation d'un lieu insalubre, etc., qu'il faut chercher la cause directe ou indirecte de la gastrite chronique. La prédisposition réside aussi quelquefois dans une susceptibilité native ou acquise de l'estomac dans la suppression de quelque évacuation ou éruption.

Les précautions préventives de la gastrite découlent manifestement de la connaissance de ses causes qu'il suffit d'éviter. Aux premiers signes de la gastrite légère, le plus souvent occasionnée par l'intempérance et vulgairement qualifiée d'échauffement d'estomac : diète plus ou moins sévère, plus ou moins prolongée, selon l'intensité et la persévérance des symptômes, tisane d'orge ou de chiendent, ou mieux de l'eau pure à peine fraîche avec des sirops de gomme, d'orgeat, de guimauve, de groseille, d'oranges, de limons; et bientôt bouillon de poulet, de veau, lait seul ou coupé; successivement potages, végétaux tendres, fruits sucrés et aqueux, œufs frais, viandes blanches, et définitivement reprendre le régime de la santé, à moins que, mal tracé, il n'expose aux rechutes.

Dans la gastrite intense ou sur-aiguë, il est besoin de secours prompts, et même encore sont-ils peu nombreux et trop souvent inefficaces. Si quelque poison irritant a été avalé, on pourra tout d'abord favoriser le vomissement par de l'eau tiède. Mais bientôt ces vomissements deviennent cruels, opiniâtres, stériles, on s'attache à les modérer et l'on y parvient difficilement. On ne se sert plus que des petites prises ou des gorgées d'eau pure, gommeuse, mucilagineuse, émultionnée ou laiteuse; on pratique des fomentations émollientes sur le ventre, on administre des lavements d'eau de lin ou de guimauve, on fait prendre un bain tiède; la saignée, une large application de sangsues au creux de l'estomac, concourent puissamment à abattre cette redoutable inflammation. Lorsqu'on est assez heureux pour enrayer son cours dangereux et rapide, la plus grande prudence est nécessaire pour passer des boissons douces ou faiblement acidules, seules tolérables, aux aliments dont l'espèce et la dose seront soigneusement graduées, comme nous l'avons dit plus haut.

Pour établir au mieux le traitement de la gastrite chronique, il est essentiel de rechercher avec le plus grand soin la cause qui l'a produite, d'autant que c'est souvent la même influence qui la fomente après l'avoir occasionnée. Le genre de vie actuel sera donc soumis à un sérieux examen, et l'on ne négligera pas non plus les circonstances commémoratives; car une maladie peut provenir

d'une habitude supprimée comme d'une habitude continuée ou nouvellement introduite. On remontera donc par les souvenirs à l'époque où les digestions commencèrent à se déranger, et l'on pèsera les circonstances hygiénique coïncidentes. Ensuite, comme la gastrite chronique a rarement une marche uniforme, on observera les rapports des redoublements avec les influences appréciables qui paraissent les déterminer. Nous ne pouvons ici qu'indiquer le principe d'observation; s'il fallait le poursuivre dans ses développements, nous serions obligés d'examiner une foule d'objets d'hygiène, en commençant par les diverses espèces d'aliments et de boissons.

Du reste, quelle que soit la cause qui l'ait occasionnée et qui l'entretienne, la gastrite chronique représente toujours une affection irritative ou inflammatoire de l'estomac, et nous pouvons exposer les bases principales du traitement qu'on lui oppose avec le plus de succès. Nous pensons qu'il serait imprudent de combattre par la diète absolue une irritation gastrique qui a duré long-temps et qui ne saurait disparaître en quelques jours. Conséquemment, au lieu de supprimer toute substance nourrissante, il suffira d'en régler soigneusement la dose et l'espèce. En exposant le traitement de la gastrite aiguë légère, nous avons sommairement indiqué les aliments et les boissons qui conviennent aussi dans l'irritation chronique de l'estomac. Seulement nous ajouterons qu'il est souvent nécessaire d'insister plus ou moins long-temps sur une nourriture à peu près liquide, comme le lait, le bouillon de poulet ou de veau, soit seuls, soit mêlés à des fécules ou à du pain bien cuit et bien ramolli. On ne passera que lentement et avec circonspection aux substances plus solides ou plus nutritives, en se tenant prêt à rétrograder dans le cas où elles seraient mal accueillies par l'estomac. Ordinairement on se trouve bien de multiplier les prises alimentaires en prenant peu chaque fois. La dose se réglera surtout d'après ces deux bases capitales : l'appétit et l'état des digestions. On augmentera ou l'on diminuera, en évitant toujours la satiété. Nous n'avons sans doute pas besoin de proscrire les assaisonnements et les boissons échauffantes qui seraient dans un complet désaccord avec l'indication principale, qui est d'humecter et d'adoucir pour résoudre l'inflammation. Il est une période où des aliments stimulants, des boissons toniques peuvent convenir pour confirmer la guérison et hâter le retour des forces; mais ce moment opportun est difficile à saisir, et il vaut mieux attendre que de trop se hâter.

Les bains tièdes sont salutaires dans la gastrite chronique; seulement, comme ils sont débilitants, on en mesurera la fréquence et la durée sur l'état des forces. Celles-ci méritent d'être encore plus attentivement considérées avant de recourir à des applications réitérées de sangsues à l'épigastre, à l'anus, à des saignées locales, dont on a d'ailleurs retiré de bons effets. Si la constipation existe, on aura recours aux lavements.

La gymnastique, favorable dans un grand nombre d'anciennes affections, ne produit pas le même bien dans la gastrite chronique. L'exercice sera mesuré, la fatigue serait nuisible ; et pourtant ces malades ont besoin de distractions, car ils sont enclins au découragement, à l'ennui, à la tristesse ; mais il ne conviendrait pas de les soumettre aux exercices assidus et même un peu fatigants qui produisent de si bons résultats dans l'hypocondrie et d'autres affections nerveuses.

On est impressionnable par les températures dans la gastrite chronique. On recherchera donc une habitation sèche et tempérée ; les vêtements seront mis en rapport avec la saison et les intempéries, et de plus on aura soin qu'ils n'exercent point de compression sur la région épigastrique. Les usages et à plus forte raison les abus vénériens sont suspects ou dangereux dans la gastrite chronique. Lorsqu'elle subit des redoublements, on lui oppose le traitement plus sévère de la gastrite aiguë.   A. LAGASQUIE.

Docteur en médecine, directeur de l'une des écoles auxiliaires de médecine.

GASTRONÉMIENS (*anat.*), s. m. pl. C'est un nom donné aux muscles jumeaux. (Voy. *Jumeaux*.)

GASTRO-COLIQUE (*anat.*), adj., qui appartient à l'estomac et au colon. Il existe une veine et une partie de l'épiploon qui ont reçu ce nom.

GASTRO-DUODÉNITE (*méd.*), s. f. On donne ce nom à l'inflammation simultanée de l'estomac et du duodénum. (Voy. *Gastro-Entérite*.)

GASTRODYNIE (*méd.*), s. f. On désigne ainsi une douleur que l'on croit de nature rhumatismale, et qui fixe son siège sur l'estomac. La gastrodynie diffère de la gastralgie ou cardialgie, en ce que ces dernières douleurs sont ordinairement nerveuses et succèdent souvent à l'inflammation de l'estomac.

GASTRO-ENTÉRITE (*path.*), s. f., *gastro-enteritis*, inflammation de l'estomac et d'une autre portion des intestins. Cette maladie qui n'est bien connue que depuis les travaux de M. Broussais, est très-fréquente ; mais le plus souvent elle n'est qu'un phénomène consécutif à une affection plus générale et qui doit appeler presque seule l'attention du médecin ; ces gastro-entérites sont dites alors *symptomatiques*. Une des grandes erreurs des partisans de la méthode physiologique a été de la considérer comme la maladie principale. Il est résulté de là, que la plupart des affections générales n'ont été à leurs yeux que des gastro-entérites ; ainsi, les exanthèmes contagieux, la dothinentérite, le choléra, les fièvres intermittentes, etc., n'étaient, suivant eux, qu'une inflammation spéciale de l'estomac et d'une ou plusieurs parties des autres portions du tube digestif. Ces idées n'ont plus cours aujourd'hui dans la science, et dans ces affections, la gastro-entérite n'est réellement qu'une complication sans constituer l'essence du mal.

Il existe pourtant des gastro-entérites *essentielles* qui diffèrent de celles qui se manifestent à la suite d'une affection générale, par l'action de leur cause qui agit principalement sur l'intestin malade. Les causes de cette affection sont alors l'ingestion de poisons et de substances irritantes, l'abus des boissons alcooliques, l'usage de liquides glacés lorsque le corps est en sueur, une mauvaise nourriture, etc. ; la maladie peut être dès le début *aiguë* ou *chronique*, ou passer du premier état au second.

1° *Gastro-entérite aiguë*. Après l'ingestion d'un poison violent, on observe en général les phénomènes suivants : vomissements répétés, soif intense, langue aride, rouge, peau brûlante, douleur dans l'épigastre et dans l'abdomen ; le ventre est tendu, ballonné, il existe des coliques très-vives et des efforts fréquents et souvent infructueux pour aller à la selle ; le pouls est petit et concentré ; ce symptôme est assez constant dans les inflammations intestinales ; on lui a même donné le nom de *pouls abdominal* ; portée à un haut degré, la maladie s'accompagne de crampes dans les extrémités, et d'une altération toute particulière dans les traits de la face. Quand la mort survient, ces symptômes s'exaspèrent, les urines se suppriment, la peau devient froide, le pouls insensible, et le malade succombe dans un état complet d'adynamie.

Quand la gastro-entérite aiguë n'est pas la suite d'un empoisonnement, les phénomènes sont les mêmes, mais en général, moins intenses ; un frisson et un malaise particulier annoncent le début de la maladie, qui peut se terminer après une ou plusieurs semaines.

2° *Gastro-entérite chronique*. Cette variété s'observe surtout chez les buveurs et les personnes qui ont fait des excès d'alimentation. L'irritation alors procède par degré et ne s'établit que peu à peu ; il existe à peine de la fièvre, ou celle-ci ne se montre que le soir ; l'appétit est en général diminué, mais quelquefois il est augmenté ; les digestions sont toujours laborieuses, et le creux de l'estomac douloureux à la pression ; la rougeur de la langue et la soif s'observent constamment. A ces symptômes gastriques se joignent des coliques assez fréquentes, et du dévoiement alternant avec la constipation ; le ventre est souvent distendu par du gaz ; le malade se plaint d'un malaise général qui réagit sur l'ensemble de l'économie et détermine bientôt un maigrissement général ; la durée de l'affection est ordinairement longue et indéterminée ; elle peut amener la mort par l'épuisement des forces : quelquefois, il survient sous l'influence d'une indigestion ou d'un excès quelconque, une gastro-entérite aiguë qui emporte le malade ; dans certains cas, on a vu l'intestin être perforé par une ulcération ; la mort dans ce cas suit alors promptement la *péritonite* qui est le résultat de l'épanchement des matières de l'intestin dans la cavité abdominale.

La gastro-entérite est donc en général une affection grave, quoique assez souvent elle se termine pour le retour à la santé. Elle réclame un traitement antiphlogistique énergique. Les sangsues appliquées sur la surface du ventre, ou mieux à la marge de l'anus, doivent être préférées à la saignée du bras ; on secondera l'action des émissions sanguines par une diète convenable, par l'usage de boissons émollientes, telles que l'eau de gomme, les décoctions de guimauve, la limonade légère, etc. ; les préparations opiacées conviennent dans un assez grand nombre de cas. Enfin, il sera toujours utile de recourir aux cataplasmes émollients sur le ventre, aux lavements de son ou d'ami-don et aux bains généraux.

Le traitement antiphlogistique sera moins rigou-reux et les médications diverses plus variées dans les cas de gastro-entérites chroniques ; le médecin est alors placé entre l'écueil de trop affaiblir le ma-lade déjà épuisé et celui d'entretenir l'inflamma-tion. L'usage d'aliments légers et peu nourrissants, les boissons gommeuses, la diète portée aussi loin que le malade pourra la supporter, l'abstinence complète des aliments même un peu excitants; tels sont les moyens qui peuvent être employés ; on y joindra à l'extérieur les bains, les frictions, et certains dérivatif. Enfin le traitement de cette af-fection comme celui de toutes les affections chro-niques est susceptible de beaucoup de variations. Les calmants et les opiacés sont quelquefois em-ployés avec succès pour calmer les douleurs et surtout procurer au repos au malade qui souvent est tourmenté par l'insomnie; ils sont cependant nuisibles dans quelques cas, et ils peuvent aussi re-culer les symptômes d'irritation. C'est à la sagacité du praticien qu'il appartient de discerner la con-duite à tenir pour calmer l'inflammation, sans pourtant trop débiliter l'ensemble de l'économie dont l'intégrité et le bien-être sont si intimement liés aux importantes fonctions de nutrition que remplissent les intestins. (Voyez aussi *Intestins* (ma-ladies des), *Diarrhée* et *Gastrite*.)

J. P. BEAUDE.

GASTRO-ÉPIPLOIQUE (*anat.*), adj., qui appartient à l'estomac et à l'épiploon. Il existe des artères gastro-épiploïques qui ont aussi reçu le nom d'ar-tères *gastriques*, et que nous avons indiqué à ce mot. — Les veines *gastro-épiploïques* sont au nombre de deux : la droite s'ouvre dans la veine mésenté-rique, et la gauche dans la veine splénique. — Le nerf *gastro-épiploïque* droit est fourni par le plexus héphatique, et le gauche par le plexus splénique. — On donne le nom de ganglions *gastro-épiploïques* à des glandes lymphatiques placées entre les deux feuillets du grand épiploon, vers la grande cour-bure de l'estomac. J. B.

GASTRO-ÉPIPLOITE (*méd.*), s. f. On donne ce nom à l'inflammation simultanée de l'estomac et de l'épiploon. (Voy. *Gastrite* et *Péritonite*.)

GASTRO-HÉPATIQUE (*anat.*), adj., qui appartient à l'estomac et au foie. L'artère coronaire stoma-chique a reçu ce nom. La portion d'épiploon. qui s'étend de l'estomac au foie, a reçu le nom d'*épi-ploon gastro-hépatique.*

GASTRORAPHIE (*chir.*), s. f. On donne ce nom à la suture que l'on est obligé de pratiquer aux parois du ventre, lorsque de larges plaies empêchent que l'on ne puisse contenir les intestins par des bande-lettes agglutinatives et des bandages appropriés. Voy. *Plaies.*)

GASTRO-SPLÉNIQUE (*anat.*), adj. C'est le nom d'une portion de l'épiploon qui s'étend de l'esto-mac à la rate.

GASTROTOMIE (*chir.*), s. f. On donne ce nom à une opération dans laquelle on ouvre les parois du ventre, soit pour faire cesser un étranglement

interne, soit pour extraire le fœtus lorsqu'il est entré dans la cavité abdominale par suite de la rupture de l'utérus; soit enfin lorsque l'on pratique l'ouverture de l'estomac pour en extraire des corps étrangers. J.-B.

GAYAC (*mat. méd.*), s. m., *gaujacum officinale*. Le gayac est un grand arbre qui croît dans l'Améri-que méridionale et les îles des Antilles; il appar-tient à la famille des Rutacées J. Décandrie monog. L. Cet arbre, qui croît fort lentement a un bois très-dur, plus pesant que l'eau, d'une couleur verte obscure au centre; la partie qui est plus extérieure et qui constitue l'aubier, est plus tendre et d'une couleur jaune. Le bois de gayac est inodore, mais il dégage une odeur aromatique lorsqu'on le râpe ou qu'on le brûle. On remarque quelquefois dans son centre des petits cristaux qui sont formés par la résine de cette plante, et que M. Guibourt croit être de l'acide benzoïque. L'écorce est compacte grise à l'extérieur, d'aspect résineux, et parsemé de taches ; elle contient une assez grande quantité de résine, mais elle est peu employée en médecine, quoiqu'elle possède toutes les propriétés du bois. Le gayac fournit par incision une gomme-résine qui s'écoule quelquefois spontanément des fissures de l'écorce, et qui forme des larmes transparentes qui verdissent par l'action de l'air; recueillies, elles sont connues dans le commerce sous le nom de résine ou de gomme de gayac

Cette résine, qui est employée en méde-cine, est d'un brun verdâtre, demi transpa-rente, friable, légère, et brûle en répandant une odeur assez agréable ; elle est d'une saveur légèrement amère et piquante; elle est soluble dans l'alcool et faiblement dans l'eau, ce qui indi-que la présence d'une substance extractive étran-gère au principe résineux ; elle peut s'unir aux al-calis à la manière des acides ; elle est très-soluble dans la potasse et la soude. Brandes considérait cette résine comme une substance particulière, et lui donnait le nom de *gayacine*. Telle qu'elle se trouve dans le commerce, la résine de gayac est composée, d'après Buchner, de résine, 80 ; gomme, 5; extractif, 2 ; pertes et impuretés, 13.

D'après Tormsdorf, le bois de gayac, contient une résine particulière et très-abondante, une ré-sine soluble dans l'ammoniaque, qui est dans une proportion beaucoup plus faible, une matière ex-tractive et un extractif muqueux. On voit que ce bois doit toutes ces propriétés à la résine qui en-tre dans sa composition.

Le bois de gayac a été pour la première fois em-ployé en Europe par les Espagnols vers le com-mencement du seizième siècle, et c'est contre la maladie vénérienne que fut dirigée son action; il eut à cette époque une immense réputation ; c'est a la manière exagérée avec laquelle on employait les préparations mercurielles qu'il dut ce suc-cès, qu'eurent également d'autres substances, dont la principale vertu était dans l'abus que l'on avait précédemment fait du mercure. *Quoi qu'il en soit,* le gayac paraît avoir une action sudorifique bien prononcée, et si dans nos climats nous n'en reti-rons pas tous les bons effets qu'on en obtient dans les Antilles, c'est que nous ne l'employons pas d'une manière aussi méthodique et avec autant de précaution; ainsi tandis que nous n'administrons le gayac qu'à la dose d'une à quatre onces dans une pinte ou une pinte et demie de liquide, on le donne en Amérique à la dose de douze à seize onces, et l'on oblige le malade à rester coucher dans une chambre chaude et bien fermée.

Outre les maladies vénériennes, le gayac a été prescrit dans les rhumatismes, la goutte et les maladies de la peau; c'est principalement la résine que l'on a ordonnée dans ces dernières maladies, quoique le bois n'agisse que par la résine qu'il contient; certains auteurs ont cependant prétendu que le bois avait plus d'action que la résine, et que les décoctions de gayac jouissaient de propriétés sudorifique plus énergiques que les teintures alcooliques.

On prépare avec le bois une tisane dans laquelle le gayac râpé entre dans la proportion d'une once à une livre pour un litre d'eau. Pour préparer cette tisane, on fait ordinairement tremper le bois râpé pendant douze heures dans l'eau, et l'on fait ensuite bouillir jusqu'à ce que le liquide soit réduit d'un tiers.

L'extrait de gayac se fait avec la décoction aqueuse que l'on fait évaporer d'une manière convenable. Ce bois fournit trois à quatre pour cent d'extrait. La teinture alcoolique se prépare avec : bois de gayac, deux onces; alcool à vingt-deux degrés, une livre; on l'emploie principalement comme dentifrice, et on en verse quelques gouttes dans un verre d'eau pour se rincer la bouche.

La résine est employée en poudre, en pilules, en émulsions, sous forme de teinture; lorsqu'on l'administre en substance, la dose en est de 12 à 20 grains par jour; on prépare aussi un mélange de savon et de résine de gayac, qui est administré sous forme de pilules. Mais une des préparations de gayac qui a eu le plus de célébrité est la teinture de gayac d'*Emérigon* ou liqueurs des Caraïbes; elle est composée de résine de gayac, deux onces; tafia, trois litres; on fait digérer à froid pendant quinze jours, et l'on filtre. La dose en est d'une cuillerée à bouche tous les matins, suivie immédiatement d'une tasse de lait, ou de gruau, de thé ou même d'eau simple. On a attribué à cette préparation une vertu singulière contre la goutte, que l'expérience ne paraît cependant pas avoir confirmée.

Le gayac entre encore dans un assez grand nombre de médicaments composés que l'on administre contre les scrophules et la leucorrhée, le défaut de menstruation et les maladies de la peau; mais c'est principalement, ainsi que nous l'avons dit, contre le rhumatisme et la syphilis que son usage est le plus répandu. Les propriétés vraiment sudorifiques de ce médicament expliquent suffisamment les succès réels qu'il a pu obtenir dans un grand nombre de cas.

Le GAYACUM SANCTUM, saint bois, est une autre espèce de gayac plus petit, moins dur et plus pâle que le précédent; il est répandu dans le commerce, et il jouit de propriétés médicales moins énergiques que le gayac officinal, qui est aussi employé dans les arts pour faire des roulettes,

des mortiers, des pilons, et beaucoup d'autres objets qui ont besoin d'une grande dureté.

J.-P. BEAUDE.

GAZ (*chim.*), s. m. On donne ce nom, dont l'étymologie est inconnue, à tous les fluides élastiques et doués de peu de cohésion, comme l'air. Les gaz se divisent en *gaz permanents*, qui conservent leur état *aériforme* à tous les abaissements de température connue, et en *gaz non permanents* ou *vapeurs;* ce sont ceux qui, par la soustraction d'une certaine quantité de calorique, repassent à l'état liquide : telles sont les vapeurs d'eau, d'éther, etc. Dans ces derniers temps, on est parvenu à liquéfier, à solidifier même plusieurs gaz que l'on considérait autrefois comme très-permanents; nous citerons entre autres le chlore et l'acide carbonique. Nous ne parlerons ici que des gaz qui résistent à un abaissement peu considérable de température. On les a divisés en gaz simples et en gaz composés. Considérés sous le rapport de leurs effets physiologiques sur l'économie, ils ont été encore distingués en quatre sections : 1o *gaz respirable*, cette section comprend l'*oxigène seul;* en core ce gaz respiré serait-il nuisible, s'il n'était tempéré par un mélange d'azote, (V. *Air*); 2o *gaz non respirables*, ce sont l'*azote*, le *protoxide d'azote*, l'*oxide de carbone*, l'*hydrogène*, les divers gaz *hydrogène carboné*, l'*acide carbonique*. Ces gaz étant respirés, ne produisent la mort que parce qu'ils ne peuvent convertir le sang noir en sang rouge. D'après les expériences de ces derniers temps, on devrait retrancher de cette section le protoxide d'azote, l'acide carbonique, et peut-être quelque hydrogène carboné, qui agissent d'une manière plus ou moins délétère sur le système nerveux; 3o *gaz irritants.* L'*hydrogène phosphoré*, l'*ammoniaque*, l'*acide sulfureux*, *nitreux*, le *deutoxide d'azote*, l'*acide hydrochlorique*, *chloroxi-carbonique*, *hydriodique*, *fluo-silicique*, *fluo-borique*, le *chlore.* Ces gaz, outre qu'ils sont impropres à la respiration, irritent par leurs actions chimiques les organes avec lesquels ils sont mis en contact; 4o *gaz délétères*, l'*acide hydro-sulfurique* (hydrogène sulfuré) et l'*hydrogène arséniqué.* Introduits dans l'économie, même en petite quantité, ces gaz agissent sur le système nerveux comme des poisons et amènent promptement la mort. (Voy. l'histoire et les propriétés des principaux de ces gaz aux mots *Azote, Hydrogène, Oxigène,* etc. Voyez aussi les mots *Asphyxie* et *Respiration.*) J. B.

GAZÉIFORME (*phys.*), adj. qui a la forme d'un gaz.

GAZEUX (*phys.*), adj., se dit des corps aériformes qui constituent les gaz et les vapeurs.

GÉLATINE (*chim. et hyg.*), s. f. La gélatine est une substance animale, solide, transparente, blanche à l'état de pureté, fade, inodore, insoluble dans l'éther et l'alcool, soluble dans l'eau, à laquelle elle donne l'apparence de gelée, même lorsqu'il n'y est que dans la proportion d'un centième; elle est précipitée de cette solution par le tanin, avec lequel elle forme un composé insoluble, non putrescible; et c'est sur cette propriété qu'est basé l'art de tanner les peaux ; elle n'est pas précipitée par le deuto-chlorure de mercure; enfin elle donne par son ébullition avec l'acide sulfurique, un sucre cristallisable, que l'on a nommé *leucine* : tels sont les caractères physiques et chimiques de la gélatine.

Comme indication usuelle, nous dirons que cette substance, qui existe dans tous les tissus animaux dont elle forme la base, nous apparaît tous les jours dans les préparations culinaires sous la forme de gelée; c'est elle qui concourt le plus directement à notre alimentation, car elle est la partie la plus extractive et la plus abondante de toutes les matières animales qui servent à notre nourriture. Abondante dans les tissus blancs, les tendons, les ligaments, les cartilages, les os, elle l'est moins dans les muscles, qui contiennent à leur tour, en plus grande abondance le principe savoureux et aromatique des viandes, que l'on a nommé *osmazône*. Ce principe, qui est abondant dans les viandes faites, l'est moins dans les viandes blanches, qui sont aussi plus gélatineuses; il semble qu'il ne se développe qu'en raison inverse des proportions de gélatine que contiennent les viandes : il est le caractère d'un tissu plus fortement animalisé.

Dans les arts et le commerce, la gélatine nous apparaît sous une foule de formes; elle constitue la colle forte, la colle à bouche, la colle de Flandre, la colle de peaux que l'on emploie pour la peinture en détrempe; la colle de poisson, *icthyocolle*, est une des variétés les plus pures de la gélatine. Cette colle est formée par la membrane interne de la vessie natatoire de diverses espèces d'esturgeons; on la prépare aussi avec les membranes de l'estomac et des intestins de divers autres poissons des genres *Gadus* et *Cyprinus* (morue et carpe); cette substance est très-usitée dans les arts, et elle est spécialement employée en pharmacie pour la préparation des gelées et des taffetas agglutinatifs.

La gélatine, qui a dû être connue de toute antiquité, n'a fixé d'une manière spéciale l'attention des chimistes et des économistes que dans ce dernier temps. Comme elle fait la base d'un des aliments les plus nutritifs et les plus répandus, le bouillon, on a pensé à l'extraire des substances qui la renferment en grande abondance et dont on ne l'avait pas encore retirée, afin de la faire servir à l'alimentation, d'améliorer ainsi le régime des classes pauvres, des prisonniers, et d'en faire un objet de ressource, dans certaines occasions, pour les armées et les grandes réunions d'individus.

Mais, pour la faire servir à l'alimentation, on ne la retire pas indifféremment de toutes les substances animales qui en contiennent des proportions considérables. Ainsi, tandis que l'on emploie les tendons, et les os desquels on a enlevé les substances terreuses par les acides, à la préparation de la colle forte et de la colle de Flandre, on ne prépare la gélatine alimentaire qu'en extrayant des os auxquels on mêle une certaine quantité de viande, la gélatine qu'ils contiennent par la coction, ou mieux encore par le moyen de la vapeur d'eau à l'aide d'un appareil de l'invention de M. Darcet; les os que l'on emploie sont ceux des animaux qui servent ordinairement à la nourriture de l'homme, tels que ceux de bœuf, de mouton, etc., tandis que dans la préparation de la gélatine pour les arts, on peut employer indifféremment les os de toutes espèces d'animaux.

La pensée de faire servir la gélatine à l'alimentation des pauvres remonte à une époque assez reculée; ce fut Papin, médecin français, qui, retiré en Angleterre, proposa en 1682 à Charles II de nourrir les pauvres de Londres et ceux des hôpitaux avec de la gelée extraite des os; il ne demandait, pour préparer à l'aide de son fameux digesteur, nommé depuis machine de Papin, un quintal et demi de gelée, que onze sous de charbon et les os de la cuisine royale; mais un placet pendu au cou des chiens de chasse du roi dans lequel on les faisait réclamer contre cette mesure qui devait les priver de leur nourriture, firent tourner ce projet en plaisanterie, quoique Charles II ait été sur le point de l'adopter.

Darcet père, Proust et Cadet de Vaux ont depuis rappelé l'attention sur l'emploi de la gélatine comme substance alimentaire, mais ce n'est que dans ces derniers temps que M. Darcet, en proposant des moyens plus convenables et moins dispendieux pour l'extration de la gélatine des os, est parvenu à en faire adopter l'emploi dans les établissements publics. Le premier moyen proposé par M. Darcet fut l'emploi de l'acide hydrochlorique pour dissoudre la partie terreuse des os et mettre à nu toute la gélatine qu'ils contiennent. Par ce moyen, qui est encore employé en grand aujourd'hui, soit pour extraire la gélatine alimentaire ou celle qui doit servir à la préparation de la colle forte, M. Darcet était parvenu à extraire jusqu'à vingt-sept pour cent des os qui avaient été soumis quatre fois à l'ébullition par Cadet de Vaux pour en préparer la soupe aux indigents. Depuis, M. Darcet inventa un appareil au moyen duquel il extrait par l'action de la vapeur une solution gélatineuse. Cette solution forme un bouillon qui est employé avec avantage pour la nourriture des malades, des prisonniers, etc. Par ce procédé, chaque litre de bouillon contient dix-sept grammes de gélatine sèche, et cent kilog. d'os donnent trente-six kilog. de gélatine. C'est à l'hôpital de la Charité, à l'hôpital Saint-Louis et à l'Hôtel-Dieu que furent employés ces appareils : celui de l'hôpital Saint-Louis fonctionne depuis 1830 et a procuré des économies considérables à l'administration des hôpitaux.

Dans ces derniers temps il s'est élevé des objections graves contre l'emploi de la gélatine comme substance alimentaire; des expérimentateurs ont essayé de nourrir des animaux et de se nourrir eux-mêmes avec de la gélatine seule, et comme ils ont obtenu des résultats qui ne les ont pas satisfaits, ils en ont conclu que la gélatine ne jouissait d'aucune propriété nutritive. Nous sommes loin de partager l'opinion de ces auteurs, et bien que nous ne contestions point leurs expériences et que nous reconnaissions avec eux que la gélatine seule ne saurait produire une alimentation suffisante, nous pensons cependant qu'associée aux autres substances alimentaires elle est réellement nutritive et qu'elle peut améliorer notablement le régime végétal auquel sont soumises ordinairement les classes pauvres. Nier les propriétés alimentaires de la gélatine ce serait nier presque tous les aliments azotés ou animalisés qui servent à notre nourriture, car la gélatine forme, ainsi que nous l'avons dit, l'élément le plus important des viandes. Les os dont se nourrissent les chiens ne sont alimentaires que par la gélatine,qu'ils contiennent et les excréments de ces animaux, lorsqu'ils font usage spécialement de cette nourriture, sont presque exclusivement formés du phosphate calcaire qui est la partie saline et non nutritive des os.

On conçoit, ainsi qu'on le verra aux articles *aliments*, *nutrition*, qu'une substance simple ne puisse suffire à l'alimentation, car comme le corps des animaux est composé de divers éléments, il faut qu'il trouve dans les aliments les divers matériaux propres à réparer les pertes que font tous les tissus. Si, ainsi qu'on l'a fait pour la gélatine, on expérimentait sur toutes les substances alimentaires simples on arriverait à conclure qu'il n'y a point d'aliments, ce qui serait l'absurde; car comme il serait facile de démontrer qu'un animal nourri avec du sucre, de la gomme, de l'albumine, de l'amidon, ne pourrait vivre avec un seul de ces aliments employé constamment, devrait-on en conclure, comme on l'a fait pour la gélatine, que ces substances ne sont pas nutritives, et que par conséquent elles doivent être bannies du régime alimentaire? et cependant ce sont elles seules qui constituent la partie nutritive de tous nos aliments.

On voit que les objections qui ont été faites contre la gélatine comme substance alimentaire ne seraient sérieuses qu'autant qu'on aurait proposé de l'employer seule comme nourriture; mais telle n'est pas l'opinion de M. Darcet : il ne conseille de l'employer que pour animaliser les potages, les légumes ou pour remplacer une partie de la viande. Il conseille de la mêler à cette dernière dans la proportion de vingt grammes de gélatine pour une livre de viande dans la préparation du bouillon; par ce moyen on économise une quantité considérable de viande qui dans les grands établissements peut être servie rôtie et procurer un aliment plus agréable et plus substantiel que si elle était bouillie : ainsi, pour un pot-au-feu ordinaire de quatre livres, M. Darcet indique la proportion suivante comme présentant un équivalent exact : une livre de viande et deux onces de gélatine sèche, pour remplacer trois livres de viande, plus les légumes et les assaisonnements ordinaires.

Ce n'est pas seulement par la théorie que les propriétés alimentaires de la gélatine ont été démontrées; un usage long-temps continué de cette substance à Paris, dans l'hôpital Saint-Louis; à Reims, à Metz, à Lille et à Lyon pour la nourriture des indigents, a prouvé que le régime des pauvres était notamment amélioré par ce moyen, que le nombre des malades était moins grand, que dans les hôpitaux de Lille la convalescence des malades avaient été moins longue, parce qu'on avait pu leur donner des quantités plus considérables de bouillon; des pièces officielles et des rapports des administrations locales établissent les faits que nous venons de citer.

Il est vraiment à regretter que des expériences aussi peu concluantes que celles faites contre la gélatine aient jusqu'à ce moment empêché l'emploi général d'un moyen aussi économique et aussi utile. Nous nous faisons un devoir de le recommander aux administrateurs des villes et des grands établissements publics.

J. P. BEAUDE.
Médecin inspecteur des établissements d'eaux minérales,
Membre du Conseil de salubrité.

GELÉE (*Pharm.*) s. f. On donne ce nom à des préparations faites avec des substances végétales ou animales qui ont une consistance particulière molle, tremblante et généralement connue, qui se transforment en liquide par la chaleur, tandis qu'elles se solidifient par le refroidissement. Les gelées animales se préparent avec les viandes ou au moyen de la gélatine (voyez ce mot). Les gelées végétales sont formées par une matière muqueuse que quelques auteurs ont nommée gélatine végétale; elles se préparent le plus ordinairement avec le suc de certains fruits et du sucre : telles sont les gelées de groseilles, de pommes , de coings, etc. (voyez ces mots). En pharmacie on prépare des gelées médicamenteuses avec la colle de poisson, dont il est traité à chacune des substances actives qui en forment la base. On fait avec le lichen d'Islande une gelée pectorale qui est employée avec avantage dans les affections de poitrine. Voici la formule :

Lichen. . .   2 onces.
Sucre. . . .   4 onces.

On fait d'abord bouillir le lichen pendant quelques minutes afin de le priver de son principe amer; on passe ensuite aux expressions et l'on soumet de nouveau le lichen à l'ébullition avec de nouvelle eau et on le fait bouillir pendant une heure; on passe encore en exprimant le liquide et on ajoute à cette liqueur la quantité de sucre indiquée; on agite le mélange jusqu'à ce qu'il entre en ébullition ; on fait ensuite bouillir à feu doux jusqu'à consistance de sirop, on enlève alors la pellicule qui s'est formée à la surface et l'on coule la gelée dans un pot où l'on a versé quelques gouttes de teinture d'écorces fraiches d'orange ou de citron.

On prépare la gelée de mousse de Corse de la manière suivante; on prend :

Mousse de Corse. . .   2 onces.
Eau commune. . . .   1 pinte.
Sucre blanc. . . . .   12 onces.
Vin blanc. . . . .   8 onces.

On fait cuire à feu doux la mousse de Corse, jusqu'à réduction des deux tiers; on passe avec expression, on ajoute le sucre, on clarifie avec des blancs d'œufs, on fait bouillir de nouveau à feu doux le mélange jusqu'à ce qu'il ait une consistance sirupeuse bien prononcée et l'on coule ensuite cette gelée dans un pot. On ajoute quelquefois un peu de colle de poisson aux gelées que nous venons d'indiquer pour les rendre plus consistantes.

La gelée de mousse de Corse s'administre aux enfants qui ont des vers, pendant plusieurs jours; on en donne une cuillerée à bouche le matin et une le soir. La gelée de lichen s'administre à doses plus considérables : une cuillerée à bouche quelquefois toutes les heures. Elle est très-utile dans les affections chroniques de la poitrine, ou dans la convalescence des affections aiguës ; elle soutient les forces en même temps qu'elle calme ; quelquefois pour augmenter cette dernière propriété on ajoute un grain d'extrait d'opium à la quantité dont nous avons donné la formule.

J. B. BEAUDE.

GENCIVES (anat. et path.), s. f. p. Les gencives sont composées d'un tissu fibreux, dense, résistant, et sont recouvertes dans toute leur étendue par une membrane muqueuse ; elles tapissent le bord alvéolaire de l'une et l'autre mâchoires, et viennent se terminer en feston autour de chaque dent à l'endroit qui porte le nom de collet.

Dans l'état sain, elles sont roses, d'un aspect agréable ; elles contribuent à faire ressortir la blancheur des dents et à donner à toute la bouche un air de pureté et de fraîcheur si généralement apprécié dans le monde civilisé.

Ainsi que toutes les parties qui composent le corps humain, elles sont aussi le siège de maladies différentes qu'il est essentiel de faire connaître, en ayant soin d'indiquer les moyens les plus convenables à employer, soit pour s'opposer à leur développement ou à leur progrès, soit enfin pour en opérer la cure radicale.

Inflammation des gencives. — L'inflammation des gencives est assez commune ; elle est plus souvent partielle que générale ; elle reconnaît pour cause : une violence extérieure, le passage subit d'une température élevée au froid, la pousse d'une dent, l'accumulation du tartre, la présence d'une dent gâtée avec périodontite, les aphtes, la nécrose du bord alvéolaire, l'usage des préparations mercurielles. Elle se termine, suivant son intensité, par résolution, ou par suppuration, ou bien elle se complique d'ulcérations.

Lorsque la gengivite est simple, on la combat d'abord avec des collutoires adoucissants qui sont l'eau tiède, le lait, la décoction de racines de guimauve ; ou bien avec des figues grasses, bouillies dans l'eau et qu'on y applique. Si les douleurs persistent, on peut avoir recours aux scarifications, à l'application de deux ou trois sangsues sur la gencive même. On fera nettoyer les dents si elles sont surchargées de tartre ; le corps étranger, situé à la base des dents, en refoulant les gencives, contribue toujours à entretenir la maladie. Si l'irritation dépend de la pousse d'une dent arrêtée par un bourrelet épais de la gencive, à travers lequel elle ne peut se faire jour, comme cela arrive quelquefois à l'époque de la dentition dans le premier âge, et, plus tard, à la pousse de la dernière molaire ou dent de sagesse, il faut recourir à l'incision ou même à l'excision de la portion de la gencive qui constitue l'obstacle. S'il se développe quelque abcès, on se hâtera d'en faire largement l'ouverture aussitôt que la fluctuation se fera sentir ; enfin on enlèvera les chicots et les dents qui pourraient être la cause du désordre et l'entretenir. Si le gonflement douloureux des gencives dépend de l'usage des préparations mercurielles,

il faut, à la suspension du traitement, joindre des collutoires légèrement acidulés, dans lesquels on ajoutera avec avantage quelques gouttes d'acétate de plomb liquide. On peut également avoir recours au sulfate d'alumine réduit en poudre, employé en frictions avec le bout du doigt.

Si le bord frangé de la gencive s'ulcère, ce qui constitue la gengivite avec ulcérations, la maladie exige un traitement suivi ; sa durée est de huit à dix jours au moins, six semaines et plus. Des familles entières en sont quelquefois atteintes, ce qui ferait présumer qu'elle peut se communiquer d'un individu à un autre, en faisant usage des mêmes ustensiles qui servent à boire ou à manger. Cette maladie, fort douloureuse, qui n'est décrite nulle part, mériterait pourtant une attention particulière, et pourrait trouver sa place dans nos cadres nosographiques : elle prive du sommeil, rend la mastication très-difficile, et elle est toujours accompagnée d'une fétidité extrême de l'haleine ; elle présente ceci de particulier qu'elle n'affecte le plus souvent qu'un des côtés de la bouche à la fois, elle s'arrête à la ligne médiane, et lorsque le côté malade marche à la guérison, l'autre, presque toujours s'affecte, surtout si la maladie a été négligée ou abandonnée à elle-même. Les enfants et les adultes y sont également sujets. Le traitement consiste à tenir la bouche propre au moyen de la vages souvent répétés avec de l'eau d'orge, à laquelle on ajoute huit ou dix gouttes de chlorure d'oxide de calcium ou de potassium par verre ; à toucher quatre ou cinq fois dans la journée, les ulcérations, avec un pinceau trempé dans le même médicament, combiné avec le miel rosat en parties égales. On peut aussi employer avec avantage les frictions de sulfate d'alumine réduit en poudre, et si l'on veut avoir recours à la cautérisation, le nitrate d'argent ou le nitrate acide de mercure doivent, parmi les caustiques potentiels, être préférés ; mais, sans contredit, l'application du fer chaud triomphe bien plus vite et plus sûrement de la maladie : cette opération qui se fait avec des petits cautères rougis à blanc, que l'on promène sur tous les points ulcérés, est à peine douloureuse quand on la pratique avec des fers bien chauds.

Congestion des gencives. — La congestion des gencives, que l'on confond souvent à tort avec l'inflammation, n'est accompagnée ni de chaleur ni de douleur. Dans cet état, les gencives sont souvent boursoufflées et saignantes à la moindre pression ; le tartre en est souvent la cause ; il faut se hâter de le faire enlever. On rencontre assez souvent cette maladie chez les femmes enceintes, chez les individus éminemment sanguins dont le système vasculaire est lâche. Les collutoires légèrement acidulés et l'usage répété de la brosse sur les gencives, les scarifications, suffisent pour en arrêter les progrès et faire disparaître la maladie en faisant circuler le sang qui semble stagner, et qui prend même quelquefois de l'odeur ; dans ce cas l'haleine s'échauffe et devient fétide. Les jeunes enfants présentent quelquefois cette disposition que l'on fait disparaître avec quelques collutoires acidulés.

Hypertrophie des gencives. — On doit désigner ainsi, non la simple congestion dont je viens de parler, mais ce développement outre mesure que prennent quelquefois les gencives au point de recouvrir entièrement les dents. Dans cet état la mastication devient difficile, l'haleine s'échauffe et devient fétide, les gencives saignent à la moindre pression, et les aliments sont souvent imprégnés de sang pendant la mastication. Le frottement répété de la brosse et les collutoires acidulés ne suffisent pas comme pour la simple congestion; il faut, avec le bistouri ou des ciseaux, enlever toutes les portions qui dépassent la longueur ordinaire du bord frangé des gencives, et recourir après au cautère actuel, non-seulement pour arrêter l'écoulement du sang, dont cette petite opération est ordinairement suivie, mais encore pour favoriser l'oblitération des vaisseaux qui entrent en abondance dans la composition des gencives, et dont le calibre a augmenté de volume; cette opération doit être répétée tous les quatre ou cinq jours, jusqu'à ce que les gencives se trouvent réduites à leur état normal. L'usage journalier de la brosse et de l'eau miellée, légèrement acidulée, tenue de temps en temps dans la bouche, sera continué pour éviter la récidive.

Epulis ou épulie.—On donne ce nom à différentes espèces de tumeurs charnues qui se forment sous les gencives.

Les unes sont molles, fongueuses, indolentes; elles sont d'un rouge obscur, et fournissent habituellement un suintement purulent, fétide, quelquefois teint de sang de mauvaise nature. Elles sont ordinairement occasionnées ou entretenues par une racine malade, la carie, la nécrose, ou la fracture d'une portion du bord alvéolaire.

D'autres épulies sont d'un tissu plus ferme, plus élastique, d'un rouge plus vif; on y sent des pulsations artérielles, et on les distingue souvent même à la vue; leur organisation paraît être la même que celle des tumeurs érectiles, nom qu'on leur donne quelquefois. Si on les incise, elles versent abondamment un sang artériel vermeil. Elles peuvent survenir à la suite de quelque contusion, ou paraître sans cause connue.

Enfin on rencontre des épulies dures, bosselées, pâles ou d'un rouge violet. Les unes sont indolentes, les autres sont le siège de douleurs sourdes, ou d'élancements plus ou moins vifs; ce sont ces dernières qui ont le plus de tendance à dégénérer en cancer.

Le volume des épulies peut varier depuis la grosseur d'un petit pois à celle d'une noix, et même davantage. Leur forme varie aussi : les unes sont saillantes et pédiculées; les autres sont peu saillantes, étendues en surface et adhérentes par une base large. Parvenues à un certain degré, elles gênent la mastication, la prononciation, ébranlent les dents et en produisent la déviation. De plus, elles peuvent, suivant leur nature, s'ulcérer, répandre une odeur fétide, et même donner lieu à une altération profonde de la portion d'os qui leur sert de base.

Les épulies doivent être emportées avec des ciseaux ou un bistouri. Si elles sont pédiculées, on peut les enlever au moyen de la ligature. Dans tous les cas, il convient de cautériser profondément avec le fer rouge la surface de leur insertion, pour s'opposer à leur reproduction, et arrêter l'hémorrhagie plus ou moins abondante qui accompagne toujours cette opération; il est même indispensable, dans quelques cas, de gratter l'os sousjacent, particulièrement lorsque la tumeur qui nous occupe est dure, bosselée, et semble présenter un caractère squirreux.

Parulis.—On nomme ainsi de petits phlegmons qui se montrent sur les gencives. Quand la fluctuation s'y manifeste, il suffit de les ouvrir ou avec l'instrument tranchant ou avec le fer chaud, et la guérison ne se fait pas long-temps attendre, à moins qu'ils ne soient entretenus par quelque dent malade, ou vieille racine, ou bien par une maladie de l'os sous jacent. La maladie prend alors un autre caractère, et donne naissance à des fistules dentaires.

Fistules dentaire, gingivale et faciale.—On nomme ainsi une petite ouverture en mamelon placée sur la gencive, donnant continuellement issue à un pus légèrement jaunâtre, ordinairement sans odeur. Elle est toujours le résultat de l'inflammation du périoste d'une dent portée jusqu'à la suppuration. Le trajet fistuleux a plus ou moins d'étendue; ordinairement il est sinueux, et il prend toujours son origine à l'extrémité de la racine de la dent malade, quelquefois assez loin de son ouverture, ce qui peut faire commettre plus d'une erreur de diagnostic, surtout pour les fistules dentaires faciales, dont le pus fuse quelquefois à des distances très-éloignées. Les fistules dentaires des gencives, comme celles de la face, se guérissent par l'arrachement de la dent malade; c'est même le seul remède à employer pour ces dernières; mais il n'en est pas toujours ainsi pour celles qui font le sujet de ce paragraphe, celle des gencives; dans bien des cas on peut les cicatriser par la cautérisation, pratiquée au moyen d'un cautère actuel, mince, rougi au feu ou à la lampe ; on l'enfonce dans le foyer, en suivant le plus possible la direction du trajet, jusqu'à ce que l'instrument se trouve arrêté par les parties dures; quelques cautérisations, à quelques jours de distance, suffisent ordinairement. On peut, avant la cautérisation, ouvrir toute la longueur du trajet fistuleux avec le bistouri. S'il y a plusieurs fistules dont l'origine soit la même, il est bon de les réunir par des incisions. Lorsque la suppuration s'est fait jour au dehors, en traversant les muscles, le seul et véritable moyen de guérir est de se hâter d'enlever la dent qu'on suppose donner naissance à la maladie avant qu'elle n'ait occasionné la fonte des parties molles et l'altération des os, accidents qui laissent des cicatrices d'un aspect hideux, ou des difformités auxquelles l'art ne peut apporter aucun remède.

Pyorrhée inter-alvéolo-dentaire ou écoulement de pus entre l'alvéole et la racine de la dent. — Cette maladie n'est point mentionnée par les auteurs, quoique pourtant assez commune; le traitement en est des plus incertains, souvent même sans efficacité, suivant son degré d'ancienneté. Elle est toujours le résultat d'une altération du périoste odontal. Elle devrait, peut-être pour cette raison, ne pas figurer parmi les maladies des gencives ; nous l'y laisserons cependant pour ne pas multiplier les titres. Elle reconnaît le plus souvent pour cause la périodontite aiguë passant à l'état chronique, l'inflammation des gencives suivie d'abcès, l'usage des préparations mercurielles, une percussion violente sur la dent, enfin l'épaississement graduel de la membrane qui nous occupe, sans principe connu, ce qu'on est à même de remarquer plus particulièrement chez les individus dont les gencives sont habituellement molles et saignantes.

La pyorrhée inter-alvéolo-dentaire ne se rencontre le plus ordinairement que chez les personnes qui ont au moins dépassé l'âge de trente ans, et elle n'affecte le plus souvent qu'une ou plusieurs dents à la fois, très-rarement toutes ensemble. Ce sont plus particulièrement les grandes et les petites incisives, les petites molaires, plus rarement les canines et les grosses molaires. Les dents atteintes de cette maladie ne tardent pas à devenir branlantes, les parois alvéolaires qui les environnent finissent par tomber en fonte purulente (la partie antérieure commence), et la dent, s'allongeant peu à peu, finit par tomber.

Les dentistes en général envoient la cure de cette affection aux médecins, et souvent ces derniers, après avoir inutilement recouru à une thérapeutique qui semble qu'il est des plus rationnelles, et prise soit dans les anti-phlogistiques, les dérivatifs de toute espèce, et les collutoires astringents ou toniques, etc., finissent par renvoyer le malade à son dentiste, auquel il ne reste plus qu'à ôter des dents qui tiennent à peine, et dont la longueur l'incommode.

N'y aurait-il pas quelque moyen de combattre avec succès cette maladie? avant tout, tient-elle à des causes générales qu'il est essentiel d'attaquer dans ses principes, ou bien n'est-elle que locale et n'exige-t-elle que des soins portés directement sur le lieu affecté? Mettant ici de côté toute discussion théorique, je me bornerai à passer au traitement auquel je me suis arrêté, et qui, parmi tous ceux employés, m'a le mieux réussi : lorsque la maladie est à son début, que la suppuration est peu abondante, une incision profonde, en forme de V, dont le sommet est dirigé vers le bord triturant de la dent, suffit quelquefois pour amender favorablement la maladie, en ayant soin d'y ajouter les collutoires légèrement acidulés, et l'usage répété de la brosse sur la gencive, et l'on renoncera en même temps à toutes les préparations alcooliques, excitantes et toniques, soit en liqueur, soit en poudre, dont l'emploi ne ferait qu'aggraver le mal.

Lorsque la maladie est plus ancienne, que le pus coule en abondance, que la dent est vacillante, qu'une portion de l'alvéole est tombée en fonte purulente, on doit avoir recours à la cautérisation et détruire la partie antérieure de la gencive décollée; cette opération, comme on le pense bien, met à nu la racine de la dent à sa partie antérieure ; mais il résulte de cette pratique que le pus cesse de couler, et que la dent se maintient en place à l'aide de la portion du périoste alvéolo-dentaire que la suppuration n'a pas encore détruite.

Scorbut.—Dans cette affection proprement dite, où toute l'économie se trouve intéressée, les gencives se gonflent et présentent un bourrelet plus ou moins saillant d'une couleur livide ou noirâtre; elles laissent continuellement transsuder un ichor fétide et repoussant; à la moindre pression, il s'en échappe un sang fluide et clair. Cette maladie peut se terminer par la gangrène, qui s'étend rapidement aux parties voisines et même jusqu'aux os ; rien ne peut alors en arrêter les progrès ; mais heureusement cette terminaison funeste est rare. Elle réclame donc des soins prompts et efficaces . la première indication est de soustraire le malade aux causes qui ont pu déterminer l'affection, prescrire des collutoires préparés avec la teinture de cochléaria, de quinquina combiné avec l'acide nitro-muriatique, que l'on peut même employer pur, prescrire à l'intérieur les sucs de plantes anti-scorbutiques, et un régime alimentaire convenable. Ces moyens suffisent ordinairement pour arrêter les progrès de la maladie, lorsqu'il ne survient pas de complication.

On a nommé *gangrène scorbutique* des gencives une maladie qui diffère essentiellement de la précédente affection, et dont la cause semble être fort obscure. Elle commence quelquefois d'une manière assez bénigne : il naît d'abord dans la partie antérieure de la bouche, aux gencives, aux lèvres, à la langue, aux amygdales, une rougeur légère, peu douloureuse, et accompagnée d'une chaleur assez considérable; peu à peu le milieu de la partie affectée présente une tache blanche, qu'on prendrait d'abord pour une escarre superficielle, mais la douleur augmente, et la gangrène s'étend en profondeur. Si la maladie n'est pas très-intense et qu'elle attaque un adulte, l'escarre se détache. Si c'est un enfant, et que la maladie soit grave, elle fait en général des progrès très-rapides. Dans un cas rapporté par Barthe, dans les mémoires de l'Académie de chirurgie, les os maxillaires supérieurs et ceux du nez furent amollis et détruits; les yeux ne furent pas à l'abri des progrès du mal.

Lorsque la maladie commence et que son caractère n'est pas encore développé, on peut faire des lotions avec le suc de citron et le vinaigre, et appliquer sur les gencives tuméfiées de petites compresses trempées dans l'un ou l'autre de ces acides purs ou diversement étendus selon les circonstances. Van-Swieten dit avoir même employé l'acide muriatique quand le cas semblait l'exiger, et en avoir tiré de bons résultats.

Lorsque la maladie qui nous occupe ici se manifeste chez les jeunes enfants, on conçoit qu'elle peut être considérée comme infiniment plus grave par la difficulté d'appliquer le traitement; de plus, la succion continuelle qu'ils exercent sur les gencives, sur la sanie fétide qui en découle, et qui se trouve portée dans les voies digestives, ne peut que hâter la marche de la maladie vers une terminaison funeste. Les remèdes qu'on emploie avec succès chez les adultes ne sont pas toujours suffisants dans le premier âge : à cette époque il est souvent nécessaire de *joindre* aux lotions fréquentes de la bouche l'excision des parties gangrénées, et l'application de petites compresses ou de la melles d'éponge imbibées de liqueurs styptiques. Il est indispensable, pendant le cours de cette opération de tenir la mâchoire de l'enfant fortement abaissée, afin de prévenir les mouvements de la déglutition, de retirer successivement. au fur et à mesure qu'on les excise, les lambeaux des gencives malades, et d'absorber, avec des éponges humides, la sanie qui coule abondamment de leur surface. Quand l'opération, qui se pratique au moyen de ciseaux courbes, est terminée, on place de petites éponges légèrement imbibées d'eau de rabel, afin de diminuer l'écoulement du sang, et recevoir celui qui en sort. On enlève ces éponges au bout d'une ou plusieurs heures, et l'on fait ensuite des lotions fréquentes dans la bouche, avec l'acide hydro-chlorique étendu ; on répète avec soin ces lotions chaque fois qu'on veut faire prendre des boissons ou des aliments au petit malade. En suivant avec persévérance ce genre de traitement, on parvient quelquefois à triompher d'une maladie dont la terminaison est si souvent marquée par la mort.

Les gencives sont quelquefois encore le siège de douleurs nerveuses, sympathiques, rhumatismales, goutteuses, dont les accès peuvent êtres continus ou intermittents. C'est au médecin à apprécier la nature de chaque espèce, et à prescrire, selon le cas, le traitement rationnel que l'art a mis à sa disposition.

Elles peuvent également présenter des excoriations, de petites blessures produites par les corps durs et aigus soumis à la mastication, ou par la pression qu'exercent sur le bord alvéolaire dépourvu de dents, les pièces artificielles qu'on y applique. Les collutoires adoucissants, et, dans certains cas, l'application de la pierre infernale, suffisent pour les ramener à l'état normal.

TOIRAC,
Docteur en médecine, médecin dentiste.

GÉNÉPI ou **GÉNIPI.** *(bot.)* s. m. Les collecteurs de plantes qui vont chaque année dans les Alpes recueillir les plantes dont ils composent les mélanges aromatiques, connus sous le nom de thé ou vulnéraire suisse, comprennent sous ce nom plusieurs espèces du genre *Artemisia* (génépi blanc), et du genre *Achillæ* (génépi noir.) Toutes ces espèces, les premières surtout ne croissent que sur les montagnes les plus élevées et ont des propriétés excitantes et aromatiques des plus prononcées ; prises en infusion, elles sont un puissant sudorifique usité dans les affections rhumatismales, les rhumes commençants, etc. Mais c'est à tort qu'une croyance populaire et aveugle leur attribue de bons effets à la suite de chutes ou de contusions. Ces infusions peuvent dans certains cas de ce genre, amener les résultats les plus fâcheux, en activant la circulation et en portant le sang vers la tête ; car elle est le siège le plus habituel des contusions et des épanchements sanguins qui leur succèdent, et tout l'art du médecin doit tendre à détourner le sang de ces parties, qui ne sont que trop disposées à s'enflammer.   Ms.

GÉNÉRATION *(physiol.)*, s. f. *(procreatio*, Cic. ; *generatio* et *genitura*, Plin.). Considérée d'une manière générale, la génération est une fonction au moyen de laquelle les corps organisés vivants se perpétuent dans le cours des siècles, en reproduisant de nouveaux individus semblables à eux. Mais comme son étude dans les différentes classes des animaux et dans les nombreuses familles des végétaux, nous mènerait beaucoup trop loin, nous nous bornerons ici à l'examiner dans l'espèce humaine ; ainsi circonscrite, nous la définirons, avec plus de précision, fonction physiologique par laquelle un nouvel être est engendré dans le sein de sa mère.

L'acte le plus important de la vie de la femme est, sans contredit, celui de la reproduction. Toute son éducation doit être dirigée en vue du mariage : une bonne mère de famille est tout ce qu'il y a de plus respectable au monde. Le sentiment qu'éprouve un homme en présence d'une femme enceinte diffère totalement de celui qu'excite dans son cœur la vue d'une jeune fille : l'une lui inspire le respect, l'autre le pénètre d'une plus tendre affection ; aussi, « partout où la terre fertile fournit abondamment à l'homme de quoi pourvoir à ses besoins, a dit M. le professeur Richerand, il n'appelle pas la femme à son secours pour en arracher sa subsistance, il la décharge du fardeau des obligations sociales. L'asiatique ne demande aux femmes oisives, qu'il rassemble dans son sérail, que des plaisirs et des enfants qui perpétuent sa race ; le plaisir et les devoirs de la maternité sont l'unique affaire des Otahitiennes. Chez quelques peuplades sauvages de l'Amérique, le sexe mâle, abusant du droit odieux de la force, tyrannise, il est vrai, la femme, et, se réservant tous les avantages de la société, lui en fait supporter toutes les charges ; mais cette exception ne détruit point la règle générale réduite de l'observation de tous les peuples. Tout ce qui éloigne la femme de cette destination primitive, tout ce qui la détourne de cet objet, est à son désavantage ; c'est à ce but que toutes ses actions, que toutes ses habitudes se rapportent, comme dans son organisation physique, tout y est évidemment relatif. »

Mais pour que l'union de l'homme et de la femme remplisse le vœu de la nature, il faut certaines conditions, telles qu'une parfaite intégrité des organes destinés à accomplir cette mystérieuse fonction, la puberté pour l'un et l'autre sexe et l'état de santé. Ces conditions, cependant, ne sont pas toutes indispensables au même degré. Et, en effet, certains défauts, mais peu considérables des organes génitaux, quelques dérangements dans les menstrues, un état passager de maladie, une indisposition, et même quelques affections plus graves, ne sont pas toujours un obstacle absolu à la fécondation. Les auteurs fourmillent d'exemples à cet égard ; il serait oiseux de les discuter ici.

Chacun sait que pour que la femme engendre, il est indispensable qu'il y ait *cohabitation* (voyez ce mot), c'est-à-dire *copulation*, *rapprochement*, *coït* ; mais ce qu'il faut que le lecteur étranger aux sciences naturelles sache aussi, c'est que cette première partie de l'acte générateur n'est pas nécessaire pour tous les animaux. En effet, un grand nombre de classes inférieures ne fécondent leurs œufs que lorsqu'ils sont sortis du corps de leurs femelles, que quelques-uns tiennent embrassées, que d'autres suivent à la piste, que d'autres, enfin, ne connaissent pas même. Dans les mammifères, au contraire, et par conséquent dans l'espèce humaine, ainsi que dans plusieurs autres classes d'animaux, le rapprochement préalable est la condition *sine quâ non*, la condition sans laquelle la génération ne pourrait s'accomplir *naturellement*. L'on voit sans étonnement, car il devrait en être ainsi pour toutes sortes de raisons, que le sexe mâle, généralement plus ardent et plus entreprenant que l'autre, est aussi celui qui paraît ressentir le plaisir le plus vif dans l'acte dont nous parlons. On a dit, et cela avec beaucoup de vraisemblance, que lorsque l'âme tout entière n'était point en quelque sorte absorbée dans l'union conjugale, il n'en résultait d'ordinaire que des êtres faibles, délicats, chétifs, malingres, apathiques, comme il est si facile de l'observer chez les enfants des vieillards et chez ceux des hommes qui ont le plus illustrés les sciences et les lettres. N'est-il pas évident que la postérité immédiate des grands philosophes, des érudits de premier ordre, des littérateurs distingués, des poètes fameux, en un mot, de tous ceux qui ont passé leur vie dans des habitudes d'esprit qui ne laissaient aucun repos à l'incessante activité de leur intelligence, n'est-il pas évident à tout le monde que ces enfants déchus se sont presque tous très-peu montrés capables de soutenir le nom et la glorieuse réputation que leurs pères y avaient attachée. Est-il besoin que nous citions des exemples ? L'histoire de l'humanité nous en fournira d'assez nombreux. Les fils de Socrate, de Chrysippe, de Périclès, de Thucydide, de Cicéron, furent tous indignes de l'auteur de leurs jours. N'en pouvons-nous pas dire autant des fils de Racine, de La Fontaine, de Crébillon, de Buffon, de Bernardin de Saint-Pierre, et de tant d'autres que nous pourrions encore nommer : aucun n'a pu approcher de la célébrité de son père. Et d'un autre côté, que d'hommes supérieurs et devenus chers aux nations par l'élévation de leur caractère, par la grandeur de leur âme, par les prodiges de leur génie, sont nés de parents obscurs, d'hommes vulgaires, dont le mérite tout physique était d'être jeunes, vigoureux et pleins d'ardeur dans l'accomplissement de l'acte qui donna la vie à leurs illustres fils !

Le phénomène qui suit la copulation lorsqu'elle est féconde, est celui connu sous le nom de conception, *conceptio*, *conceptus*. Ses signes immédiats sont extrêmement difficiles ou plutôt tout-à-fait impossibles à saisir. Le plus souvent elle s'accomplit sourdement, sans qu'on s'en aperçoive, et indépendamment de toute volonté. On a des exemples bien authentiques de femmes qui sont devenues enceintes durant un profond sommeil. Quelques auteurs ont prétendu que dans notre espèce et dans les animaux qui en sont le plus voisins, la conception s'annonçait par une sorte de saisissement particulier, et quelquefois même par le sentiment d'une horripilation jusqu'alors insolite, qui surprend et étonne celle qui n'a pas encore conçu. Ces impressions, si tant est qu'elles aient jamais été ressenties, sont on ne peut plus rares ; car il est certain que le plus communément l'imprégna-

tion ou fécondation a lieu sans qu'il s'en manifeste dans le moment le plus léger indice, ainsi que l'affirme la très-grande majorité des femmes interrogées sur ce point. Il est bien avéré aussi que quelque vif désir qu'éprouve une femme de devenir mère ou de ne l'être pas, d'avoir un fils ou une fille, de donner l'existence à un seul enfant ou à des jumeaux, de les avoir bien faits, forts, spirituels, doués de telle ou telle qualité, etc., en un mot, que quelle que soit l'ardeur de ses vœux, ceux-ci ne sauraient être remplis que par le hazard au gré de ses espérances les plus chères. Que les gens prompts à accueillir les idées les plus absurdes, que les personnes crédules, que le public enfin, souvent peu éclairé (car aucun médecin aujourd'hui n'ajoute foi à ces fables), se prémunissent donc avec soin contre les charlataneries et les mensonges des prôneurs de tous ces systèmes décorés des titres in posteurs de l'*Art de procréer les sexes à volonté*, *de faire des beaux enfants* et même *des enfants d'esprit*, etc., précieux secret que ces messieurs doivent peut-être regretter que leurs pères n'aient pas découvert avant de les mettre au monde. La raison la plus commune suffit pour se convaincre que leur prétendue science, dans tous ses motifs, observations et expériences, n'est rien autre chose qu'un ramassis de contes saugrenus, de ridicules rêveries, de véritables chimères ; car, aussi long-temps qu'on ignorera ce qui se passe dans l'acte de la reproduction, de pareilles questions demeureront radicalement insolubles. Comme pour toutes les grandes fonctions vitales, tout ce qui concerne la fécondation est enseveli dans une obscurité profonde ; examinons, toutefois, ce que l'on sait ou croit savoir, sur cette matière, et voyons si les efforts qu'on a faits pour y pénétrer ont pu amener leurs auteurs à quelques résultats qu'on puisse regarder comme positifs.

Plusieurs systèmes ont été émis ; mais avant de les exposer, disons que le pénis, reçu dans le vagin, n'entre point dans la matrice, quoiqu'il y garde la semence, qui y est attirée comme par aspiration. Cet organe de la femme, d'après Platon, est comme un individu placé dans un autre individu, comme une espèce d'animal vivant qui a ses caprices, ses affections, ses volontés, qui maîtrise tout le corps, qui répand ses influences dans toutes les parties, ou, pour nous servir des expressions de Montaigne, *comme un animal glouton et avide, auquel, si l'on refuse les aliments en sa saison, il forcène, impatient du délai*, etc. Toutefois, quelques savants ont cru que la liqueur séminale ne parvenait pas réellement jusque dans l'intérieur de la matrice, que c'était seulement sa partie la plus déliée, la plus subtile, la plus spiritualisée, et que cette vapeur prolifique, qu'ils ont nommée *aura seminalis*, allait seule féconder le germe. Il n'en est point ainsi ; car il est constant qu'on a trouvé la semence en nature dans la matrice des femelles d'animaux, ouvertes immédiatement après la copulation. Et les curieuses expériences de Spallanzani sur les grenouilles, les salamandres et les crapauds, ont également démontré qu'il est indispensable que les œufs de ces reptiles soient en contact immédiat avec le liquide séminal du mâle, pour qu'ils acquièrent la faculté d'éclore.

Trois hypothèses principales se partagent les opinions relativement à la manière dont s'effectue la conception ou fécondation.

La plus ancienne, et l'une des moins vraisemblables, il faut le dire, est celle soutenue par les séministes. Ils supposent, fort gratuitement, comme on va voir, que la femme répand, ainsi que l'homme, une liqueur prolifique au moment du coït, et que c'est le mélange de ces deux liqueurs qui donne naissance à l'embryon. Pour appuyer cette opinion, qu'on trouve exprimée dans les écrits d'Hypocrate et Galien, et dans ceux de plusieurs philosophes de l'antiquité, tels que Pythagore, Démocrite, Épicure, ainsi que dans les ouvrages d'Avicenne, de Zacutus Lusitanus, de Descartes, etc., avec des modifications diverses, on y voit que la plupart s'efforcent de comparer entre elles des choses qui ne sont aucunement comparables, par exemple : les ovaires et les testicules, les trompes utérines et les canaux déférents, la matrice et les vésicules séminales. Maupertuis a rajeuni ce système, et Buffon l'a embelli de sa brillante éloquence, sans pour cela le rendre plus probable. Et d'abord, il est un assez grand nombre de femmes qui ne répandent aucun liquide dans l'acte de la copulation ; et, quant à celles qui en laissent échapper, il est très-certain que ce n'est que du mucus vaginal tout-à-fait dépouillé de vertu créatrice. Ce système périt donc par sa base. Néanmoins notre célèbre naturaliste pensait que ces liquides, extraits de toutes les parties du corps du mâle et de la femelle, étaient composés de molécules *organiques*, qui allaient se grouper autour d'un moule dont il admettait l'existence, chacune dans leur ordre de position, de telle sorte que celles provenant de la tête, de la poitrine, du ventre, des membres, se rendaient directement aux parties similaires de l'embryon, et constituaient ainsi le nouvel être. Mais l'expérience de tous les jours démontre que des parents privés d'un œil, d'un bras, d'une jambe, etc., donnent le jour à des enfants bien conformés. Les Israélites et les mahométans, qui sont tous circoncis, engendrent des fils avec un prépuce, et qu'ils sont obligés de faire circoncire à leur tour. Il en est de même des animaux que nous mutilons si ridiculement en leur coupant queue et oreilles : ils reproduisent des petits à queue et oreilles longues. Ne sait-on point encore que les grenouilles et les salamandres engendrent des têtards avec des branchies, quoique les pères et mères n'en aient plus ? Et la différence des sexes n'est-elle point encore un argument sans réplique à l'admission de ce système ? car il ne pourrait évidemment résulter de ce mode de génération, que des hermaphrodites, dont il n'y a d'exemples complets que dans les dernières classes animales. Il resterait, en outre, à rendre raison de la formation du placenta et des enveloppes du fœtus, toutes difficultés plus insurmontables les unes que les autres dans cette hypothèse.

Le système des ovaristes supporte un peu mieux l'examen. Dans leur opinion la copulation fécondante résulte de l'action du sperme sur une ou plusieurs vésicules de l'ovaire ; c'est ce qu'ils désignent par le terme d'*imprégnation* du germe. La vésicule fécondée se gonfle, rougit, se déchire, et laisse échapper un petit corps, dont s'empare le pavillon de la trompe. Il s'y engage, et arrive par ce conduit jusqu'à la matrice, dans laquelle il contracte un point d'adhérence où se développe l'arrière-faix, auquel le fœtus demeure attaché jusqu'à la fin de la grossesse. On remarque, à la place que le germe occupait sur l'ovaire, un corps jaune (*corpus luteum*), qui ne disparaît que plusieurs mois après la conception, pour laisser en son lieu une cicatricule. On assure que le nombre de ces petites empreintes correspond exactement à celui des conceptions. Beaucoup de faits prêtent leur appui à cette opinion ; nous ne rapporterons que les principaux : par exemple, les développements accidentels des embryons et fœtus dans la cavité abdominale ou dans celle des trompes, ce qu'on désigne sous le nom commun de grossesses extra-utérines, dont il existe un grand nombre d'observations. On a aussi prouvé ce fait par la voie des vivisections, en liant les trompes de l'utérus sur des chiennes quelques jours après l'accouplement ; et les ouvrant plus tard, on a trouvé des petits chiens tout formés dans la partie de la trompe qui correspondait à l'ovaire fécondé, entre cet organe et la ligature, qui avait mis obstacle à la descente des ovules imprégnés dans la matrice. On sait aussi que la stérilité a lieu toutes les fois qu'il y a absence ou désorganisation des ovaires, engouement ou oblitération des trompes, mauvaise direction de leur pavillon, etc. Cette théorie de la procréation a encore l'immense avantage de concorder parfaitement avec celle de la fécondation et de la germination des graines de végétaux, qui ne sont, elles aussi, que de petits œufs ou germes, qui, pour se développer, n'ont besoin que d'être mis dans des conditions voulues. Cette assimilation n'a rien de forcé pour peu qu'on veuille y donner un moment d'attention. Le pollen des étamines fait pour les graines des plantes, ce que la liqueur séminale fait pour le petit œuf de la femme et des femelles des animaux. Les cotylédons sont de véritables placentas. La terre, l'humidité, l'air, etc., remplissent à leur tour le rôle de la matrice. Privés de ces influences, l'œuf et la graine restent inactifs ; mais la vie s'y manifeste et prend son essor, sitôt que les nouvelles circonstances, dans lesquelles les a placés la fécondation et l'ensemencement, ont accompli leur action. La graine, qui n'a point été fécondée, pourrit en terre, comme l'œuf de la poule se gâte et se putréfie, lorsqu'elle n'a pas reçu les approches du coq. Qu'on ne croie pas enfin qu'il soit nécessaire, pour soutenir ce système, d'adopter l'emboîtement des germes depuis l'origine des êtres vivants, et en particulier de l'espèce humaine, jusqu'à nos jours, ce qui, au surplus, a paru absurde à un grand nombre. Rien, du reste, n'est moins exigible qu'une semblable hypothèse, car les germes ou ovules, que nous admettons dans la femme nubile, s'y développent par les seules puissances de la vie, absolument comme les graines dans les fleurs, entre lesquelles et eux l'analogie est complète, et sans qu'il soit aucunement besoin de supposer un emboîtement infini, que rien, d'ailleurs, ne fait le moins du monde pressentir.

Convenons, toutefois, que cette théorie, bien qu'assez rationnelle, n'est pourtant pas exempte de toutes objections, dont les plus embarrassantes sont la ressemblance, quelquefois parfaite, des fœtus avec leurs pères et la formation des métis. Mais si l'on veut admettre, comme, au reste, on ne peut guère s'y refuser, que le mâle exerce une influence toute puissante sur le germe de sa femelle, il devient tout naturel qu'il lui fasse éprouver, dès les premiers temps de la vie, des modifications plus ou moins profondes, analogues à celles que subit l'argile entre les doigts du modeleur et par l'action du feu. Disons aussi, que ce système assez bien approprié aux phénomènes de la génération dans l'homme, dans une multitude d'animaux et dans un nombre encore plus grand de végétaux, ne s'étend pas jusqu'aux degrés inférieurs de la double échelle organique, où l'on trouve des animaux et des plantes qui se multiplient par bourgeons, boutures, etc. Les faits de reproduction gemmipare sont trop nombreux, trop évidents et partout trop bien acquis à la science pour qu'ils ne nous obligent pas à restreindre un peu cette espèce d'axiôme de Harvey : *omne vivum ab ovo*.

Les animalcules découverts par Leuwenhoeck et Hartsoeker, à l'aide du microscope, dans la semence, furent l'occasion du troisième système. Les partisans de cette hypothèse établirent que, dans l'acte du coït, une multitude innombrable de ces animacules spermatiques, dont on a porté le nombre à plusieurs millions, se précipitaient dans la matrice, et de là, par la trompe, vers l'un des ovaires où ils se livraient un combat à mort. Lorsque tous périssent, il n'y a point de fécondation; elle a lieu, au contraire, quand un ou plusieurs survivent à cette lutte acharnée. Les ovaires, dans ce cas, ne sont plus en quelque sorte que des espèces de réceptacles, de petits nids, destinés à recevoir le vainqueur, qui doit, en se développant, devenir un être semblable à celui qui l'a produit. La raison la plus capitale que l'on ait donné en faveur de cette hypothèse tant soit peu ridicule, telle, du moins, qu'elle a été conçue jusqu'à ce jour, c'est que ces animalcules n'existent que dans les sujets aptes à la fécondation; que chez les animaux, on ne les trouve que durant le temps du rut; et, enfin, que les mulets qui sont inféconds, n'en offrent point, bien qu'ils aient du sperme. Mais ces assertions fortement contestées, laissaient cette question tout entière à juger, quand, dans ces derniers temps, MM. Dumas et Prévost sont venus, par d'ingénieuses expériences, rappeler l'attention des savants sur les animalcules spermatiques. D'après les travaux de ces habiles expérimentateurs, 1° les animalcules existeraient constamment dans la semence de l'homme adulte, et dans celle de tous les animaux à l'époque de leurs amours; 2° ils pénétreraient dans la cavité utérine, mais ne parviendraient point jusqu'aux trompes; 3° ils seraient indispensables à la fécondation en fournissant le système nerveux du nouvel être, qui serait bientôt enveloppé de toutes parts par l'ovule descendu à cet effet de l'ovaire. Cet ovule envelopperait l'animalcule comme une sorte de gangue celluleuse dans laquelle se formeraient plus tard les divers organes de son économie. Mais quelque confiance que l'on doive avoir dans les belles recherches de MM. Prévost et Dumas, et même en leur accordant, sans contestation, les deux premiers points, savoir : l'existence des animalcules dans la liqueur spermatique du mâle, et leur présence, après le coït, dans les organes de la femelle, il restera toujours à résoudre la troisième proposition qui constitue à elle seule tout le problème. Car comment ne pas regarder comme une pure conjecture, l'opinion complètement hasardée de ces physiologistes, d'ailleurs si éminemment distingués, par laquelle ils cherchent à établir que le corps du fœtus reçoit ses éléments nerveux de l'animalcule, et le reste de son système organique de l'ovule. Ce mode de formation est sans doute possible, mais c'est ce qui est justement à démontrer, *quod est ad probandum !*

Avouons donc, avec franchise, que les phénomènes de la reproduction des êtres constituent un de ces mystères impénétrables que la nature s'est plu à envelopper de ses voiles les plus épais. Aussi, répéterons-nous, avec Voltaire, ce mot plein de sagesse : « Je dirai comment s'opère la génération, quand on m'aura enseigné comment Dieu s'y est pris pour la création. »

F. E. PLISSON.

GENÊT (*bot.*), s.m. On désigne sous ce nom un groupe de plantes que les botanistes ont distribué dans les deux genres *Genista* et *Spartium*. Quelques unes de ces plantes ont des propriétés purgatives assez bien constatées; mais la matière médicale est déjà si riche en substances qui possèdent cette vertu, qu'on a dû se borner à l'emploi de celle dont l'action est sûre et prompte; or, le *Genista purgans*, le *Spartium scoparium* ou genêt à balai, purgent, il est vrai, lorsqu'on les administre en décoction à la dose d'une demi-once dans une demi-pinte d'eau; mais ils sont complètement négligés, parce que nous avons des laxatifs bien préférables, sous tous les points de vue. Le *Genista tinctoria* ou genêt des teinturiers, a pendant quelque temps joui d'une réputation usurpée, grâce à M. Marochetti, médecin russe, qui prétendit en 1820, que sa décoction était un remède spécifique contre la rage, employé et éprouvé depuis long-temps en Russie ; l'illusion dura peu et les médecins qui ont étudié les propriétés des végétaux, furent tout étonnés de voir que celles du genêt étaient tout-à-fait nulles et que son mérite se bornerait comme auparavant, à fournir aux teinturiers la belle couleur jaune qui lui a fait donner son nom.   Ms.

GENÉVRIER (*bot.*), s.m. *Juniperus*. Ce genre de végétaux appartient à la famille des conifères; il se compose d'arbrisseaux et d'arbres souvent fort élégants, qui habitent les contrées froides et tempérées du globe. Le genévrier commun (*Juniperus communis*) est en particulier un des végétaux plus remarquables par son indifférence pour les climats; en France, il s'élève depuis les bords de la mer, jusque sur les plus hautes montagnes et il s'avance vers le nord plus loin que la plupart des arbrisseaux qui habitent les contrées septentrionales. Les baies servent à fabriquer en Écosse la liqueur commune, sous le nom de *wisky*; son action est très-énergique, et les classes pauvres de l'Angleterre et de l'Irlande en font un usage immodéré, qui ne contribue pas peu à amortir leurs facultés intellectuelles, et à les retenir dans un état d'indifférence, qui les rend incapables du moindre effort pour sortir de leur profonde misère. Les baies de genièvre ont quelquefois été employées en médecine comme excitantes et diurétiques, mais elles ne sont pas tombées dans le domaine public de la médecine. Placées sur une pelle chaude, elles servent à assainir les chambres des malades, en répandant une fumée aromatique, qui masque les mauvaises odeurs; c'est l'encens des pauvres, et son usage devrait être plus répandu dans ces demeures basses et mal aérées, où s'entasse une famille entière sans oser pendant tout un hiver, laisser pénétrer l'air extérieur; car il glacerait les corps de ces enfants étiolés, qui se serrent l'un contre l'autre pour se réchauffer mutuellement.

La sabine (*J. sabina*), arbrisseau qui croît dans les contrées montagneuses de la Provence, de l'Italie et de la Suisse méridionale a joui de tout temps d'une grande réputation; l'odeur forte et pénétrante de ses feuilles, qui contiennent un cinquième de leur poids d'huile essentielle, dénote déjà un végétal, doué de propriétés énergiques; aussi M. Orfila a-t-il vu périr deux chiens auxquels il avait donné quatre et six gros de poudre de sabine; l'autopsie prouva qu'ils avaient succombé à une forte inflammation de l'estomac du petit et du gros intestin. C'est à cette propriété qu'il faut attribuer l'action énergique de la sabine sur la matrice; en enflammant les parties voisines, elle peut rappeler les règles, ou les rendre plus abondantes; mais on voit que ce médicament doit être manié avec prudence et par des mains habiles; donné inutilement ou mal-à-propos, il détermine les accidents les plus terribles; Hufeland a employé aussi la poudre de sabine contre la goutte; et dans les pays où cette plante est abondante, on s'en sert comme emménagogue et rubéfiant. MARTINS.

GENGIVITE (*Path.*) s. f. On donne ce nom à l'inflammation des gencives. (Voyez *Gencives* (maladie des).

GENIÈVRE. (Voyez *Genévrier*.)

GÉNIEN ou **GÉNIENNE** (*anat.*), du grec *généione*, le menton. Nom d'une petite apophyse qui est située à la partie postérieure du menton. On la nomme aussi *apophyse géni*.

GÉNIO-GLOSSE (*anat.*) s. m. C'est un muscle qui s'étend de l'apophyse géni à la base de la langue.

GÉNIO-HYOIDIEN (*anat.*), s. m. Muscle qui s'étend de l'apophyse géni à l'os hyoïde.

GÉNIO-PHARYNGIEN (*anat.*), s. m. C'est le nom donné par Winslow à deux faisceaux musculeux qui s'étendent de l'apophyse géni au pharynx; il fait partie du muscle constricteur supérieur du pharynx.

GÉNITAL (*anat.*) adj., qui appartient à la génération. On donne le nom de parties génitales aux organes qui, chez les animaux, servent à toutes les fonctions de la génération et ce sont eux surtout qui caractérisent les sexes. Ces organes peuvent être divisés en ceux qui servent à la copulation et ceux qui ont pour fonction de préparer l'acte générateur ou de conserver le produit de la conception. Chez l'homme, les organes génitaux sont les testicules et leurs annexes qui sont destinés à sécréter la liqueur spermatique, les canaux différents qui portent la liqueur sécrétée par les testicules dans deux réservoirs situés dans l'abdomen sur les côtés du rectum et qui ont reçu le nom de vésicules séminales, les canaux éjaculateurs qui conduisent dans le canal de l'urètre la liqueur spermatique fournie par les vésicules séminales et les testicules, les glandes de Cowper et la prostate qui versent un liquide particulier dans le canal de l'urètre, surtout lorsque le pénis est en érection; enfin le pénis, nommé vulgairement la verge, qui sert à l'acte de la copulation.

Chez la femme ces organes sont principalement situés dans l'abdomen; ce sont les ovaires, qui contiennent des corps granuleux qui sont considérés comme les rudiments de l'œuf; les trompes, qui sont des conduits destinés à faire passer l'œuf fécondé dans la cavité de l'utérus; l'utérus qui est l'organe dans lequel se développe le produit de la conception pendant tout le temps que dure la grossesse ou gestation; enfin le vagin et le clitoris, qui sont les organes copulateurs; le dernier n'est, à proprement parler, qu'un organe excitateur; il présente des rudiments qui sont analogues à ceux qui constituent la verge chez l'homme. Quelques auteurs rangent les mamelles parmi les organes génitaux ou générateurs; mais nous ne croyons pas devoir adopter ces classifications; les mamelles chez la femme sont des organes sexuels et nous ne croyons pas que la synonymie établie entre ce mot et celui d'organes générateurs suffise pour établir l'analogie, car l'allaitement de l'enfant ne doit point être compris par les physiologistes dans les fonctions de la génération. (Voyez ce mot pour les développements.) J. B.

GÉNITO-URINAIRE (*anat.*) adj.; se dit des organes qui servent à la génération et à l'excrétion des urines. (Voyez *Génération* et *Voies urinaires*.)

GENOU (*anat.*), s. m. (en lat. *genu*. On appelle ainsi l'articulation de la jambe avec la cuisse; articulation que quelques anatomistes désignent aussi sous le nom de *fémorotibiale*. On connaît généralement sa forme; l'on sait qu'elle présente en avant une saillie formée surtout par la rotule, et qu'en arrière elle offre un enfoncement qui est le *creux du jarret*.

L'articulation du genou résulte du contact des deux éminences arrondies (*condyles*) que présente l'extrémité inférieure du fémur avec les cavités superficielles de l'extrémité supérieure du tibia et la face postérieure de la rotule. Ces os sont maintenus en place par un certain nombre de ligaments assez forts. La rotule qui est tirée en haut par le muscle *droit antérieur*, est retenue inférieurement par le ligament *rotulien* qu'il est facile de sentir, au-dessous de cet os, et que l'on voit s'attacher à la tubérosité antérieure du tibia. Entre les surfaces articulaires, il existe deux fibro-cartilages que leur forme à fait appeler *semi-lunaires ;* ces surfaces sont en outre maintenues par deux ligaments dits *croisés,* situés profondément entre les os, et vers la partie postérieure de l'articulation et *deux ligaments latéraux,* l'un interne, et l'autre externe, qui s'attachent supérieurement aux tubérosités du condyle du fémur, et inférieurement d'un côté à la tête du péroné, et l'autre à la face interne du tibia. Il existe aussi un ligament postérieur, qui est une sorte de membrane fibreuse, s'attachant derrière les condyles du fémur et les tubérosités du tibia. Une membrane synoviale revêt en outre les surfaces articulaires. Le jarret forme un enfoncement borné de chaque côté par des muscles dont on sent facilement les tendons, lorsque la jambe est à moitié fléchie ; ce sont surtout le biceps en dehors, et en dedans le demi-tendineux et le demi-membraneux. Au fond du creux du jarret, on rencontre, en allant du bord externe au bord interne, les deux divisions du nerf sciatique, la veine et l'artère poplitées, parties importantes, dont la lésion est grave, et que la nature a eu soin de mettre à cou vert au fond du creux poplité.

GENOU (maladies du), 1º *luxations* dans les déplacements que peut éprouver cette articulation à la suite de chute, ou d'une violence quelconque, tantôt l'extrémité supérieure du tibia se porte en arrière ou en avant ; c'est ce qu'on appelle *la luxation du genou en arrière ou en avant ;* tantôt le déplacement du tibia a lieu latéralement et constitue *la luxation interne ou externe du genou;* ces dernières sont toujours incomplètes, c'est-à-dire que les os n'abandonnent pas entièrement les surfaces articulaires.

Dans la luxation en *arrière,* les condyles du fémur sont saillants, la rotule est abaissée, et sa face antérieure regarde un peu en bas ; enfin il existe une dépression manifeste et caractéristique, au-dessous de la rotule, au lieu de la saillie que devrait former le tibia. Dans la luxation *en avant,* on sent antérieurement et au-dessus de la rotule une saillie anormale, formée par les condyles du tibia ; la rotule plus élevée que de coutume est inclinée à droite ou à gauche.

Les luxations *latérales* sont caractérisées principalement par la saillie anormale du tibia, en dedans ou en dehors. Le plus souvent il y a en même temps rupture des ligaments latéraux.

Les luxations du genou sont toujours des affections graves à cause de l'étendue des surfaces articulaires et de la violence qu'a dû nécessairement avoir la cause qui a amené le déplacement. La réduction qui se fait d'après les règles ordinaires, n'est pas en général difficile ; on éprouve souvent plus de peine à prévenir les déplacements consécutifs ; les extrémités des os luxés, n'étant qu'incomplètement maintenus par les ligaments distendus ou déchirés. Aussi une guérison complète est-elle difficile. Cependant elle peut avoir lieu sans infirmités, ainsi qu'on le croyait autrefois. (V. *Luxation*).

Les autres maladies du genou, n'offrant rien de spécial, nous renvoyons le lecteur aux articles généraux, consacrés aux mots *Articulations* (maladies des), *Cuisse* (*fracture de la*) *Jambe* (*fracture de la*), *Entorse Hydrarthrose, Rotule* (*fracture de la*), et surtout au mot *Tumeur blanche,* affection dont le siège le plus ordinaire est au genou.   J. P. BEAUDE.

GENS DE LETTRES (maladies des) (*hyg.*). La profession d'homme de lettres n'est que l'exercice de certaines parties du cerveau, coïncidant avec une inaction plus ou moins complète des autres organes. Cet exercice ne peut manquer d'influer d'une manière plus ou moins évidente sur la santé de l'homme de lettres. Les travaux de l'esprit, en lui donnant plus de vigueur et de développement, nuisent au corps en entravant l'exécution des fonctions nécessaires à l'intégrité de la vie. L'abus et l'excès du travail en ce genre semblent transporter vers le cerveau les forces qui étaient utiles pour la confection des actes réparateurs ; ainsi le cerveau des gens de lettres se trouve dans les mêmes conditions que les bras des boulangers, des menuisiers, des pileurs, des serruriers ; les jambes des danseurs, des coureurs, des tisserands ; les reins et le cou des ramoneurs ; e larynx des chanteurs, des crieurs de rue, etc. Nous allons examiner d'abord les maladies causées par l'exercice de l'organe de l'intelligence ; nous passerons ensuite aux maladies causées par l'inaction des autres parties de l'organisme ; et dans une troisième partie nous exposerons le traitement de ces affections et les moyens prophilactiques et hygiéniques pour les prévenir.

Maladies causées par l'excès d'exercice des organes de l'intelligence.—Névroses.—Mélancolie et hypocondrie.—C'est une observation déjà faite depuis Aristote que la mélancolie et l'hypocondrie semblent le triste apanage des gens livrés aux travaux de l'esprit. Les causes de ces affections sont nombreuses. Tout homme né avec des qualités supérieures tend à en obtenir le plus grand développement possible. Soit qu'il s'adonne aux sciences ou aux arts, soit qu'il s'expose aux tempêtes de la vie publique ; il cherche à s'élever, à s'illustrer, à fonder sa célébrité ; il désire que son nom brille aux yeux de ses contemporains et de la postérité, il rêve sans cesse à la gloire ; il veut, en un mot, comme l'a dit un grand écrivain, *travailler toute sa vie à sa statue.* Mais, pour parvenir à ce but, le sentier est rude, âpre et largement semé d'épines. Que de travaux à faire, que d'efforts à tenter, que d'obstacles à surmonter de la part des hommes et des choses ! et, par une conséquence inévitable, que d'inquiétudes et d'angoisses précordiales ! que d'agitations intérieures à éprouver ! que d'émotions, que de sensations, tantôt pénibles et douloureuses, tantôt pures et délicieuses, mais toujours vives, multipliées, extrêmes et retentissantes au plus profond de l'âme ! La mélancolie se caractérise presque toujours par une idée fixe qui ordinairement enivre l'âme, et s'en empare totalement (Reveillé-Parise) ; ainsi on a vu que Pascal se croyait à côté d'un gouffre de feu ; que Pierre Jurieu, tourmenté de coliques, les attribuait aux combats que se livraient sans cesse sept cavaliers renfermés dans ses entrailles ; que Spinello, après avoir peint la chute des anges, croyait constamment voir Lucifer lui reprochant la figure hideuse sous laquelle son pinceau l'avait représenté, etc.

Les affections tristes prédominent de beaucoup dans l'hypocondrie ; souvent les hommes de génie sont livrés sans espoir de guérir à cette maladie ; ils vivent dans une continuelle fascination de terreur. Boerhaave (*Prœlect. ad inst.*, t. II) rapporte l'exemple de Swammerdam, qui était tellement tourmenté par l'*atrabile*, qu'à peine daignait-il répondre à ceux qui lui parlaient ; il les regardait et demeurait immobile. Quand il montait en chaire, souvent il y restait comme interdit, sans répondre aux objections qu'on lui faisait. Peu de temps avant sa mort, il fut saisi d'une fureur mélancolique, et dans un de ses accès il brûla tous ses écrits. Enfin il périt maigre et desséché comme un squelette, et conservant à peine la figure humaine.

La *monomanie* et les *hallucinations* ne sont pas moins fréquentes chez les gens de lettres ; on sait que le Tasse entendait des voix qui lui traduisaient ses propres pensées dans un cabanon de l'hôpital Sainte-Anne. Voici ce que ce grand homme écrit sur sa maladie à son ami Cataneo : « Quand je suis éveillé, il me semble apercevoir des feux scintillants dans l'air ; quelquefois mes yeux sont si enflammés que je crains de perdre la vue et que j'en vois sortir des étincelles. D'autres fois j'entends des bruits épouvantables, des sifflements, des tintements des sons de cloche, des frémissements comme des horloges qui se détraquent ou frappent l'heure. En dormant je m'imagine qu'un cheval se précipite sur moi et me renverse, ou que je suis couvert d'animaux immondes et repoussants ; toutes mes articulations sont douloureuses. »

Céphalalgie.—L'excitation prolongée de l'organe encéphalique détermine souvent l'engorgement des vaisseaux sanguins du cerveau, et produit de vives céphalalgies. « Chargé avant-hier, dit Zimmermann de composer un mémoire très-intéressant pour notre public, je résolus de l'expédier sur-le-champ, et m'y livrai avec une ardeur étonnante. Je fis toutes les recherches nécessaires, et composai le mémoire dans l'espace de quatre heures ; je me couchai bien portant, mais avec l'esprit plus animé que je ne l'ai eu depuis très-longtemps. Je dormis, mais hier en me levant j'eus un mal de tête comme je ne croyais pas qu'il y en eût dans la nature. J'étais presque hors de mes sens, et il ne me restait de jugement que pour me dire : voilà l'effet d'une trop forte contention d'esprit. Le mal alla en augmentant jusqu'à midi ; la crème de tartre, les bains de jambes très-chauds, les laits d'amandes et quelques petites prises de quinquina m'ont guéri. »

Tissot rapporte l'accident singulier arrivé au chevalier d'Epernay : après quatre mois de travaux assidus, il perdit, sans aucun symptôme de maladie, la barbe, les sourcils, enfin les cheveux et tous les poils du corps. Ce phénomène s'explique aisément par le manque de nourriture dans les petits bulbes qui servent de racine aux poils, manque de nourriture qui, selon Tissot, peut avoir trois causes : 1° les dérangements des fonctions de l'estomac, premier organe de la digestion et de la nutrition ; 2° la diminution de l'action de nerfs, qui

ont tant de part à la nutrition, et qui, étant occupés par la tension de l'esprit doivent mal fonctionner pour le corps ; 3° cette petite fièvre à laquelle quelques gens de lettres sont sujets, et qui, détruisant la lymphe nourricière, les rend pâles maigres et les jette enfin dans le dépérissement et la consomption, fièvre qui dépend elle-même de ce que quelquefois une forte contention d'esprit anime l'action du cœur et en rend les battements plus fréquents, plus ordinairement de ce que la digestion se faisant mal, et le chyle étant mal élaboré, il irrite les organes de la circulation, ce qui produit la fièvre, et si ceux de la respiration sont faibles et sensibles, une toux qui, jointe à la fièvre, peut dégénérer en fièvre lente et en étisie, mais qui ne veut point être traitée par les remèdes rafraîchissants, ni par ceux qu'on appelle ordinairement béchiques, et qui augmenteraient la cause du mal On peut guérir cette affection par le seul usage de la rhubarbe, et par les *eaux chaudes* et les *eaux bonnes ou de Cauterets.* (Voyez *Cauterets* (eaux minérales de).

Torpeur de l'appareil nerveux.—Il arrive parfois, après des méditations et des veilles prolongées, que le cerveau éprouve une suspension totale d'action ; la torpeur douloureuse de l'appareil nerveux, qui en est la suite, rend incapable de lier deux idées ; la pensée cesse de se manifester. Boerhaave dit avoir éprouvé cet état de stupeur après avoir veillé plusieurs nuits de suite dans son cabinet. On conçoit qu'une aussi profonde hébétation du système sensitif étant répétée doit être une des causes les plus destructives de la santé.

Apoplexie. — L'insomnie ou un sommeil inquiet, l'agitation, un sentiment incommode de tension et de pesanteur dans la tête, succèdent également aux travaux forcés de l'esprit. Tous ces phénomènes annoncent la concentration vicieuse des forces vers l'organe cérébral ; leur prompt accroissement a quelquefois déterminé des apoplexies foudroyantes. Le 18 juillet 1734, on trouva Pétrarque mort d'apoplexie dans sa bibliothèque, la tête renversée sur un livre ; Curtius mourut à Leipsick, dans la chaire même où il professait. La Bruyère mourut d'apoplexie à l'âge de cinquante-deux ans, le 10 mai 1696. Daubenton, Rousseau, Spallanzani, Monge, Cabanis, Corvisart et beaucoup d'autres hommes célèbres ont aussi été frappés d'apoplexie.

Les personnes livrées aux travaux de l'intelligence sont quelquefois affectées de catalepsie, d'épilepsie, de somnambulisme, et d'une foule d'autres névroses que les bornes d'un article ne nous permettent pas de traiter avec détail.

Maladies des gens de lettres causées par l'inaction des autres parties de l'organisme. — *Obstructions et engourdissement de l'appareil digestif.* — Les parties qui se ressentent le plus tôt de la vie sédentaire sont celles dans lesquelles les vaisseaux naturellement faibles ont le plus besoin d'être aidées pour conserver au mouvement des fluides l'activité nécessaire, tels sont surtout les organes du bas-ventre. Par le manque d'exercice, l'estomac s'affaiblit, la digestion devient plus lente, pénible, imparfaite, parce que l'action des forces digestives étant diminuée, les aliments n'éprouvent pas les changements nécessaires pour une bonne digestion. Les intestins se trouvent dans les mêmes conditions; par la cessation du mouvement musculaire qui les anime puissamment, ces organes se trouvent affaiblis, et il s'ensuit des constipations et des amas de matières solides qui sont souvent la cause des coliques qui affligent les hommes de lettres. Le suc pancréatique *s'épaissit ;* les fonctions du foie ne se font plus bien ; la bile, retenue dans cet organe s'obstrue, se durcit; la partie de la bile renfermée dans la vésicule biliaire, s'y épaissit et forme des concrétions connues sous le nom de calculs biliaires, qui sont la cause des coliques les plus atroces, et dont on ne peut espérer la guérison que quand ils peuvent passer jusque dans les intestins et sortir avec les selles. Quand ils sont trop gros pour passer par le canal cholédoque, ou que les forces nécessaires pour faciliter leur sortie manquent, ou enfin quand ils sont situés dans des parties où ils ne peuvent point trouver d'issue, on est condamné à souffrir toute sa vie et à mourir cruellement. Tout le monde connaît les souffrances qui accompagnèrent les derniers jours de la vie de saint Ignace de Loyola, et qu'à l'ouverture de son cadavre (1556) on trouva des calculs dans la veine-porte.

L'obstruction et l'engorgement des viscères du bas-ventre sont aussi une des causes principales de l'hypocondrie dont nous avons parlé plus haut.

Maladies de la vessie. La pierre et les maladies de la vessie sont encore très-fréquentes chez les gens de lettres. Ces affections furent le supplice d'Heurnius, Érasme, Savonarola, Casaubon, Bévérovic, Sydenham, Leibnitz, Prideaux, de Lavigne, de Chapelain, poète français, de d'Alembert, qui ne voulut jamais consentir à se laisser opérer; de J.-J. Rousseau, affecté d'un catarrhe chronique de la vessie qui empoisonna une partie de son existence; de Charles Botta; du baron Dubois, etc. Enfin personne n'ignore qu'après la mort de Buffon, on trouva cinquante-neuf calculs dans sa vessie, depuis la grosseur d'un pois jusqu'à celle d'une olive.

Phthisie pulmonaire. Cette maladie est moins fréquente chez les gens de lettres des pays froids; mais elle est très-commune dans les pays chauds. Nous avons connu dans ces pays plusieurs étudiants en droit et en médecine être affectés de cette terrible maladie presque au début de leur carrière. Dans quelques collèges de la partie méridionale de la Sicile, pour prévenir les phthisies pulmonaires, on a le soin d'habituer les élèves à étudier sur une table à la Tronchin, dans laquelle l'élève peut rester assis ; le niveau de la table doit arriver jusqu'à la partie moyenne du sternum. Cette pratique a l'avantage d'empêcher la compression du foie et de l'estomac, qui favorisent les stases de sang abdominal; d'empêcher les congestions cérébrales et pulmonaires, et la courbure prolongée du tronc.

Maladies des yeux. Les désordres de la vue, occasionnés soit par l'action de la lumière artificielle sur l'œil, soit par la fatigue continuelle de cet organe, sont très-variés et très-bizarres chez les gens de lettres. Les plus communes, cependant, sont la photophobie et la *berlue* (*visio phantasmatum, moydésopsie*). Cette dernière n'est autre chose qu'un commencement d'amaurose, et consiste dans un trouble de la vision et dans la vue d'objets imaginaires. On croit avoir devant les yeux, soit continuellement, soit par intervalles, des filaments, un réseau, des nuages, des insectes, des taches de différentes formes, etc.

Traitement et conseils hygiéniques. Nous ne faisons ici qu'indiquer les préceptes hygiéniques que l'homme de lettres doit suivre pour prévenir ces maladies; quant au traitement de chacune d'elles (voir *Mélancolie, Hypocondrie, Apoplexie, Engorgements viscéraux, Catarrhes vesicaux, Amaurose*, etc. Dès qu'un homme de lettres est véritablement malade, le premier conseil qu'on doit lui donner, c'est de l'engager à la cessation absolue de toutes ses études : quelque violent que lui paraisse ce moyen, il est indispensable. Il faut qu'il oublie, dit Tissot, qu'il y a des sciences et des livres ; la porte de son cabinet doit être fermée pour lui, et il doit se livrer uniquement au repos, à la gaieté, aux plaisirs de la campagne : il n'y a que ce moyen de les tirer de leurs méditations.

Pour prévenir les calculs de la vessie que nous avons vus être si fréquents chez les gens de lettres, il faut qu'ils fassent usage de l'eau en grande quantité, des eaux minérales alcalines et de *petites bières* bien préparées et suffisamment houblonnées. Cette boisson est extrêmement salutaire. Sydenham la regardait comme très-utile pour l'opposer à la formation des graviers, et il croyait fermement prévenir le pissement de sang auquel il était sujet. On croit assez généralement que ces mêmes boissons sont très-utiles pour les maladies des reins et pour prévenir la formation du gravier et des calculs urinaires. On a déjà observé depuis long-temps que la pierre est moins commune dans les pays où l'on boit de la bière que dans ceux où l'on fait usage du vin et du cidre. Abraham Cyprianus, lithotomiste très-distingué du quinzième siècle, a remarqué que sur quatorze cents hommes qu'il avait opérés de la taille, il en avait trouvé plusieurs adonnés au vin et pas un seul à la bière.

John Sinclair dit aussi que dans le comté de Fife, en Écosse, la pierre et la gravelle sont des maladies extrêmement rares; ce qu'on attribue à l'usage que font généralement tous les habitants d'une sorte de bière légère, mais très-pure et très-douce.

M. Wautres, dans une pratique très-étendue à Wekeren et dans les environs, depuis plus de vingt-quatre ans, n'a jamais rencontré que six personnes incommodées de la gravelle.

En faisant des recherches sur les maladies des artisans et sur l'hygiène des professions, dans les brasseries que nous avons visitées nous n'avons pu trouver un seul ouvrier attaqué d'affections calculeuses. Quelques auteurs ont attribué une partie de ces bons effets de la bière au houblon, dont les propriétés diurétiques ont été très-exaltées. Ray assure que les calculeux sont moins communs à Londres, depuis qu'on y fait autant usage de houblon dans la bière.

L'homme adonné aux travaux de l'esprit doit

choisir ses aliments, éviter les viandes noires, fumées, les fritures et les pâtisseries ; rechercher la viande tendre des jeunes animaux, la volaille, les légumes faciles à digérer, les œufs frais et le laitage. Il peut assaisonner ses mets avec de légers aromates, qui en faciliteront la digestion ; les repas doivent être légers et la mastication complète. Il faut, pour travailler utilement et conserver sa santé, ne se mettre à l'ouvrage que deux à trois heures après ses repas ; chauffer le cabinet de travail par une cheminée et non par un poêle ; faire usage d'une table à la Tronchin ou de celle que nous avons décrite plus haut.

Les bains froids sont d'une grande utilité pour les gens de lettres ; ils donnent de la force à l'organisme affaibli ; mais il ne faut pas attendre que la faiblesse soit extrême, parce qu'alors les bains feraient plus de mal que de bien.

Le quinquina est un remède très-puissant dans les épuisements qui sont la suite de trop d'application ; il rétablit les digestions, fortifie les vaisseaux, facilite la sécrétion, etc.

Quant aux purgatifs, Ramazzini et quelques autres médecins anciens et modernes les préfèrent aux saignées. Nous terminerons cet article, en indiquant un passage des mémoires de Grétry. Voici les conseils que ce célèbre compositeur donne aux gens de lettres : « Garantissez-vous, dit-il, contre l'humidité des pieds pendant l'hiver, couchez-vous de bonne heure ; mettez vos jambes dans l'eau tiède, si votre tête s'échauffe trop pendant le travail ; choisissez des aliments sains et de facile digestion, et laissez les mets trop échauffants ; prenez un remède d'eau froide tous les matins ; faites-la dégourdir pendant l'hiver ; ne buvez pas de vin sans eau habituellement ; ne travaillez jamais après les repas, l'imagination est facile après la digestion du dîner ; travaillez rarement le soir, si vous voulez une bonne nuit et un bon lendemain.

» Prenez le matin une tasse d'infusion de fleurs d'ortie rouge, faites-y fondre un petit morceau de colle de peau d'âne ; si votre poitrine est échauffée, ce que l'on aperçoit par une petite toux sèche, prenez du sirop de vinaigre dans beaucoup d'eau. Si votre estomac est trop rafraîchi, prenez un verre de vin de Bordeaux après le repas.... La vie sédentaire d'un homme de cabinet échauffe et tient en stagnation l'humeur, qu'il faut nécessairement expulser avec précaution. Quant au régime habituel, purgez-vous au printemps et à l'automne avec une médecine douce.... »

Quoique ces idées se ressentent un peu des doctrines humorales qui régnaient à cette époque en Italie, elles ne renferment pas moins des préceptes fort utiles, et l'expérience personnelle d'un profond observateur.

Enfin, si les gens de lettres partageaient le temps entre les études et le délassement ; s'ils avaient le soin d'allier les douceurs de la vie civile aux travaux littéraires, ils pourraient parcourir leur carrière avec moins d'infirmités et parvenir à un âge plus avancé. N'a-t-on pas vu, à diverses époques et dans des climats entièrement différents, des hommes se livrer avec ardeur aux lettres ou aux sciences les plus abstraites, à celles qui exigent la plus grande application d'esprit, parvenir à un âge très-avancé, sans infirmités graves? Thucydide, Juvénal, Yung, Rollin, Platon, Polybe, Anacréon, Newton, Buffon, Fleury, Piron, Franklin, Métastase, Voltaire, de Saint-Pierre (l'abbé), Cassini (Dominique), Swedemborg, Mirabeau (Jean-Baptiste), Crébillon père, et beaucoup d'autres vécurent de quatre-vingts à quatre-vingt-dix ans; Sophocle, Zenon, Simonide, Saadi, Vida, Hans-Ploan, Saint-Évremont, de quatre-vingt-dix à cent ans; Hérodien, Fontenelle, Gorgias (de Sicile), de cent à cent sept ans; et enfin, le plus grand et le plus modeste des philosophes et des médecins de l'antiquité, le vertueux vieillard de Cos poussa son immortelle et honorable carrière jusqu'à cent neuf ans.

S. Furnari et A. Chevallier.

GENTIANE (bot.), s. f. Gentiana. Ce genre de plantes doit son nom à Gentius, roi d'Illyrie, qui en fit connaître, dit-on, les principales vertus. Il n'en est pas dans le règne végétal qui vienne mieux à l'appui de cette vérité, qu'une grande similitude dans les formes entraîne avec elle une très-forte analogie dans les propriétés. Toutes les gentianes sont amères sans être âcres ni astringentes ; le degré d'amertume varie seul dans les différentes espèces. Elles habitent en général les prairies humides, et c'est dans les hautes montagnes qu'on les rencontre le plus communément. Le principe amer de la gentiane a été découvert par MM. Guillemin et Jacquemin, dans la racine de la grande gentiane, et nommé par eux gentianin ; il s'y trouvait accompagné de gomme, de résine, de sucre incristallisable et de divers sels à base de chaux, d'alumine et de magnésie. Les racines de gentiane doivent à la présence de ce sucre incristallisable la propriété de fournir de l'eau-de-vie, en distillant l'eau dans laquelle cette racine a fermenté. Les principales espèces de gentianes employées sont :

La gentiane jaune ou grande gentiane (G. lutea) ; cette belle plante croît dans les montagnes de la Bourgogne, de l'Auvergne, dans les Alpes et dans le Jura. Sa racine est jaune, rameuse, et souvent de la grosseur du pouce dans le voisinage du collet. On l'administre sous la forme de poudre, de vin, de teinture et d'extrait. Son goût est franchement amer et convient dans une foule de maladies variées ; elle fortifie l'estomac en favorisant la digestion : aussi dans les cas d'inappétence, de fièvres intermittentes, de flueurs blanches, de scrophules, elle peut aider puissamment les efforts bienfaisants de la nature. Associée à l'iode dans les cas d'ulcères, de tumeurs, de caries scrophuleuses ; combinée avec le fer pour les personnes affectées de leucorrhée ; administrée seule dans les cas de fièvre intermittente ou de débilité d'estomac ; nous l'avons vue souvent jointe à un régime hygiénique terminer des maladies qui duraient depuis plusieurs années.

La gentiane sans tige (G. acaulis) étale dans les Hautes-Alpes ses clochettes du bleu indigo le plus pur ; sa racine, qui est très-petite, est d'une amertume excessive, et si ce n'était son peu de volume on l'emploierait de préférence à celle de la grande gentiane, de la gentiane pourprée (*G. purpurea*), qui servent quelquefois de succédanés à la gentiane jaune. Aux États-unis nos gentianes sont remplacées par le G. *Catesbœi*, dont l'amertume est encore plus forte. Au Bengale, c'est le G. *chirayita*, que les médecins du pays emploient comme amère et purgative, et en Angleterre elle a été prescrite contre la goutte.   MARTINS.

GÉRANIUM *(bot.)*, s. m. C'est un genre de plantes qui a donné son nom à la famille des géranicées ; ces plantes, qui sont toutes d'agrément, ne sont pas usitées en médecine, une seule a été employée, c'est l'herbe à Robert, *Geranium Robertianum;* cette plante pousse partout sur les murs entre les pierres; son odeur est un peu fétide et sa saveur légèrement amère; on s'en sert comme astringent, en gargarisme dans les maux de gorge, à la dose d'une petite poignée dans une chopine d'eau ; on l'applique en cataplasme dans les tumeurs que l'on veut résoudre, dans l'engorgement des mamelles, dans l'œdème; on la dit aussi utile dans les hémorrhagies passives, les fièvres intermittentes, la jaunisse, la gravelle, etc., mais ces propriétés sont loin d'être démontrées d'une manière suffisante.
       J. B.

GERÇURES *(path.)*, s. f. (Voyez *crevasses*.)

GERMANDRÉE *(bot.)*, s. ..., plante de la famille des labiées : didynamie gymnospermie de Linnée. Il existe un assez grand nombre d'espèces de ce genre mais la germandrée officinale est seule employée en médecine, on lui donne vulgairement le nom de *petit chêne* à cause de la ressemblance de son feuillage avec celui de cet arbre. C'est une plante vivace, à tige rampante dont les ramifications sont dressées, quadrangulaire et haute de quatre à huit pouces; elle est très-commune dans les bois des environs de Paris où elle fleurit en juillet. Ses fleurs, qui sont comme celles de toutes les labiées, sont reconnaissables à un calice tubuleux strié à cinq dents, la corolle est rose, la lèvre supérieure n'est formée que par deux petites dents séparées par une fente profonde à travers laquelle passent les étamines; ces fleurs sont groupées par quatre ou cinq à l'aisselle des feuilles supérieures. Cette plante est rangée dans la classe des amers; on l'a conseillée comme pouvant remplacer le quinquina dans les fièvres intermittentes, mais ses propriétés ne sont pas assez énergiques pour que l'on puisse la regarder comme un succédané de ce médicament : on emploie seulement les sommités séchées que l'on fait macérer dans du vin ou infuser dans l'eau à la dose d'une demi-once pour une pinte de liquide. Cette boisson est utile à la suite des fièvres intermittentes longues, et dans tous les cas où les amers sont indiqués.   J. B.

GÉROFLE ou **GIROFLE** *(bot.)*, s. m. On donne ce nom ou plutôt celui de clous de girofle, à un produit d'une plante de la famille des myrtes, et que l'on désigne sous le nom de géroflier ou *caryophyllus aromaticus*; c'est un arbre assez élevé, qui croît dans les Moluques, à la Nouvelle-Guinée; sa culture vers la fin du dernier siècle a été introduite à l'île Bourbon, et depuis à Cayenne; son nom lui vient

de son odeur qui ressemble à celle de la giroflée rouge. Long-temps le commerce du gérofle avait été réservé aux Hollandais qui le concentraient, ainsi que sa culture, dans les îles de l'Archipel indien ; c'est à Poivre que l'on doit l'introduction de cette plante dans les colonies françaises. Le gérofle est la fleur non épanouie du géroflier, sa forme lui a fait donné le nom de *clou*, la partie allongée est formée par le calice, qui, par sa partie supérieure et élargie, forme avec les pétales non développées la tête du clou, on cueille à la main, ou on abat avec des roseaux ces fleurs non développées, on les fait sécher à l'ombre, et ensuite on les livre au commerce. Un géroflier vigoureux donne de cinq à vingt livres de clous de gérofle; il existe plusieurs variétés de géroflier, mais le plus estimé est le géroflier royal. Le gérofle recueilli comme nous venons de l'indiquer est de couleur brune, gros, lourd, odorant, il doit être pourvu de sa tête, et lorsqu'on le râpe avec l'ongle il donne de l'huile, sa saveur est brûlante et amère. Le gérofle de Cayenne est plus blanc, moins gros et moins lourd que celui des Moluques qui est le plus foncé et le plus estimé.

Le gérofle est très-employé dans la cuisine comme condiment pour donner un goût agréable à certains mets; il est important de n'en point faire un usage trop général et de ne point l'employer en trop grande quantité car il peut déterminer de la constipation et l'irritation des voies digestives. En médecine on emploie rarement le gérofle; il est considéré comme un stimulant et un stomachique énergique, on peut l'employer en poudre pilé avec de la gomme et du sucre, la dose de gérofle doit être de quatre à six grains; on prépare aussi des teintures qui peuvent être employées à la même dose, mais elles sont surtout usitées comme cosmétique pour rincer la bouche; elles entrent avec la cannelle dans la préparation de l'eau de Botot. On prépare aussi avec le gérofle une huile essentielle qui est très-rare et très-active et qui est souvent mise en usage pour cautériser les nerfs des dents cariées : on trempe un peu de coton dans l'essence de gérofle, et on l'introduit dans le creux de la dent; ce moyen qui n'est pas toujours efficace a souvent l'inconvénient de cautériser les gencives et de déterminer de l'inflammation dans la bouche ; cette huile pourrait être aussi employée en friction à l'extérieur comme un puissant stimulant; on a remarqué que celle qui avait été préparée aux Moluques était beaucoup plus active que celle que l'on faisait en Europe.

Le gérofle est aussi employé par les parfumeurs dans la confection des sachets aromatiques et des diverses eaux de senteurs ; on prépare avec les clous qui ont servi à la distillation, des petits paniers et divers objets qui sont très-estimés; les clous conservent encore assez d'odeur pour être seulement agréables. Toutes les parties du géroflier exhalent l'odeur que présentent les clous, mais à un dégré moindre; lorsqu'on laisse développer les boutons, ils donnent de belles fleurs d'un rose pâle et d'une odeur beaucoup plus douce; elles sont suivies d'un fruit qui est un drupe, qu'on appelle *anthofle* mère de gérofle; il est de la grosseur d'une prune, a l'odeur et la saveur du gérofle à un faible degré, et est mangé comme dessert lorsqu'il a été confit dans le sucre.

MM. Bonastre et Lodibert ont découvert dans ces derniers temps, une substance blanche et cristalline dans les clous de gérofle des Moluques et de Bourbon à laquelle ils ont donné le nom de *caryophilline;* ils ne l'ont pas rencontrée dans ceux de Cayenne; cette substance qui est peu soluble dans l'alcool, est jusqu'à ce jour sans usage.

J. P. BEAUDE.

GESTA (*hyg.*), s. f. Mot latin qui désigne la partie de l'hygiène qui traite des actes soumis à la volonté, tels que le sommeil, la veille, le mouvement, le repos. C'est une des divisions admises par Hallé. (V. *Hygiène*, et les divers mots que nous avons indiqués.)

GESTATION (*physiol.*), s. f. C'est le mot par lequel on désigne scientifiquement la grossesse. (V. ce mot.)

GIBBOSITÉ, (*path.*) s. f. *gibbositas*, en grec *cyphosis*, bosse, déviation de la taille; on désigne ainsi une saillie anormale formée par la courbure de l'épine du dos ou colonne vertébrale. Cette maladie, qui s'observe fréquemment, comme on le sait, n'est pas nouvelle, ainsi que l'ont prétendu quelques auteurs. Il en est question dans les écrits d'Hippocrate, ainsi que dans ceux de plusieurs anciens écrivains.

La colonne vertébrale, ou épine du dos, est une tige osseuse formée par la réunion de plusieurs os nommés *vertèbres*. Ces os sont superposés les uns au-dessus des autres; ils sont en outre séparés entre eux par une petite couche d'un cartilage élastique, qui permet à la colonne de se fléchir un peu dans divers sens. Chaque vertèbre présente en arrière une saillie (apophyse épineuse); et l'ensemble de ces saillies forme cette série de petites éminences, que tout le monde a pu observer au dos et aux reins chez les personnes maigres. (Voy. colonne vertébrale.) Des muscles nombreux égaux en force et placés de chaque côté de la colonne tendent à la maintenir dans la rectitude normale. Mais si, par une cause quelconque, soit un ramollissement, ou la destruction d'une partie de vertèbre, soit une faiblesse dans les muscles d'un côté du corps, etc., l'équilibre vient à être rompu dans les forces qui agissent sur les divers points de la colonne, celle-ci tendra à s'infléchir; et une fois infléchie, elle éprouvera des modifications dans sa structure anatomique qui rendront désormais le redressement de plus en plus difficile.

Les causes qui produisent les gibbosités sont assez nombreuses; ce sont surtout le rachitisme, un état particulier de faiblesse des muscles d'un des côtés du corps, dépendant d'attitude vicieuse, ou de la présence de tumeurs, etc. Anciennement, on regardait toutes les gibbosités comme un effet du rachitisme; c'est une erreur dont on est revenu aujourd'hui, et la plupart des jeunes filles chez lesquelles on observe des déviations de la taille sont loin d'être rachitiques.

La colonne vertébrale peut se courber en diffé-

rents sens, ce qui permet de distinguer plusieurs espèces de gibbosités.

Le plus ordinairement, la courbure a lieu en arrière et par côté; c'est ce que les auteurs ont nommé la *scoliose*; d'autres fois, la saillie a lieu directement en arrière (*cyphose* des auteurs); enfin, plus rarement le côté convexe de la courbure regarde en avant. (*Lordose* des auteurs.)

1° *Courbure de la colonne en arrière et par côté.* (*scoliose.*) Elle est la plus fréquente de toutes, comme nous devons le dire, et offre une foule de degrés depuis une légère inflexion de la taille jusqu'à cette saillie arrondie, volumineuse, que les *bossus* ne peuvent plus dissimuler ni par des attitudes ni par des vêtements. Cette affection s'observe plus souvent chez les femmes que chez les individus du sexe masculin. La déviation de la partie dorsale de la colonne a lieu aussi plus fréquemment du côté droit que du côté gauche, et dans le rapport environ de 7 à 1; l'épaule droite se trouve alors plus élevée que la gauche. On a attribué cette prédominance de la gibbosité à droite à la faible courbure que présente naturellement de ce côté la colonne vertébrale et au plus fréquent usage que l'on fait de la main droite pour agir et soulever des fardeaux.

Lorsque la déviation de la colonne est due au rachitisme, c'est-à-dire à une affection générale qui a pour effet de ramollir et de déformer les os, le mal se montre de très-bonne heure, et dès les premières années de la vie. Mais il est extrêmement rare alors que la déformation se borne seulement à la colonne vertébrale, presque constamment les membres inférieurs et le bassin y participent; les os de ces régions se courbent et deviennent difformes. Dans les deux tiers environ des cas, les courbures de la colonne sont dues à des causes autres que le rachitisme; cette remarque est importante; puisqu'elle prouve qu'en général les jeunes filles affectées de déviations de l'épine, pourvu qu'il n'y ait pas déformation des membres, peuvent se marier sans craindre d'avoir des couches pénibles par suite d'un vice de conformation du bassin. L'examen d'un grand nombre de squelettes de bossus a prouvé en effet que tant que les os des membres n'étaient pas déformés, le bassin conservait son amplitude ordinaire. Les causes débilitantes qui peuvent, dans ces divers cas, produire la gibbosité sont: un tempérament lymphatique, l'influence héréditaire des parents; il n'est pas rare, en effet, de voir se perpétuer des générations de bossus; une croissance trop rapide, une mauvaise nourriture, le lait vicié d'une nourrice, une longue convalescence, la masturbation, l'habitation d'un lieu humide et malsain, une inaction prolongée, etc. Ainsi affaibli, l'enfant pourra éprouver une déviation de la colonne sous l'influence des moindres causes qui le porteront à s'infléchir d'un côté plutôt que de l'autre; cet effet sera déterminé par l'action de porter un panier ou un fardeau avec le même bras, par les attitudes que prennent naturellement les jeunes personnes qui s'écrivent, dessinent, ou se servent de certains instruments, tels que la harpe. On peut encore ajouter à ces causes efficientes, la claudication par suite d'accidents, la paralysie d'un des membres, une pleurésie ou un rhumatisme sur un des côtés du tronc, ou même la simple station, debout ou assise, long-temps prolongée ; cette attitude, finit par déterminer l'inclinaison du tronc d'abord en avant, puis sur l'un ou l'autre côté par suite de fatigue des muscles extenseurs. Une fois établies, les courbures tendent à s'augmenter, favorisées de plus en plus par l'action vicieuse de la pesanteur. Ce n'est guère que vers l'âge de cinq à quinze ans que ces déviations, par causes débilitantes, commencent à se développer.

Considérées sous le rapport anatomique, les colonnes déviées présentent en général une courbure *principale* à convexité, regardant en arrière et le plus souvent à droite. Au-dessus et au-dessous on observe une autre courbure *secondaire*, plus faible, et dirigée toujours en sens inverse de la courbure *principale;* le milieu de cette dernière correspond le plus souvent à la huitième ou à la neuvième vertèbre dorsale. Les courbures secondaires ont alors leur centre, la supérieure à la deuxième ou troisième vertèbre dorsale , l'inférieure à la deuxième ou troisième lombaire.

La série des apophyses épineuses qui forme cette rangée d'éminences, que l'on observe le long du dos, participe aussi à la déviation, mais bien moins que le corps des vertèbres, en sorte qu'une courbure observée dans cette rangée de saillies suppose toujours une inflexion beaucoup plus forte dans la colonne. La hauteur du corps des vertèbres et celle des cartilages est diminuée latéralement du côté de la concavité. Ces vertèbres sont quelquefois soudées entre elles; elles ont éprouvé en même temps un mouvement de rotation très-singulier souvent de plus d'un quart de cercle ; ce mouvement de rotation a toujours lieu du côté de la convexité.

Lorsque la courbure principale a son siège, comme cela arrive le plus ordinairement, à la région dorsale, les côtes et par suite la poitrine participent constamment à la déformation en arrière. Il existe alors un aplatissement des côtes, du côté opposé à la gibbosité; du côté de la courbure au contraire les côtes sont plus arrondis et forment une saillie souvent excessive qui constitue la *bosse* proprement dite. En avant de la poitrine, les côtes sont plus aplaties du côté de la gibbosité et plus courbées, plus saillantes au contraire du côté opposé. Il suit de là que les personnes bossues à droite et en arrière le sont aussi, mais d'une manière moins prononcée, en avant et à gauche.

Les individus affectés de gibbosité ont, comme on a pu le remarquer, un *facies* particulier; leur figure est plus allongée et a une étendue transversale moindre que celle des autres personnes ; les mâchoires sont aussi plus saillantes en avant; leur caractère est plus gai, et la tournure de leur esprit offre souvent une originalité singulière.

Lorsque la courbure dorsale est à droite, les viscères contenus dans la poitrine et dans le ventre n'éprouvent que peu de gêne, et le cœur et le foie sont en effet logés alors dans les concavités des courbures. Les bossus de cette manière

T. II.

souvent se portent très-bien, et la guérison de leur maladie n'est pour ainsi dire qu'une affaire de coquetterie; mais il n'en est plus de même lorsque la colonne s'est déviée à gauche, le cœur est alors plus ou moins comprimé ; de là résultent divers troubles dans la circulation et dans la respiration; aussi, les personnes affectées de ce genre de déviation ont-elles rarement une longue existence. A l'intérieur, l'*aorte*, la veine *azygos* et la veine-cave inférieure suivent constamment toutes les directions des courbures; mais la trachée et l'œsophage sont dirigés comme à l'ordinaire.

Les lésions anatomiques que nous venons de décrire sont celles que l'on observe chez les personnes décidément bossues, et à l'infirmité desquelles il est en général difficile de remédier; mais ces déformations n'ont pas lieu brusquement; et il importe surtout de connaître les débuts du mal, puisqu'il est d'autant plus facile à guérir qu'on le combat plus promptement. On peut distinguer dans la marche de l'affection trois périodes.

Dans la première période, les altérations sont peu marquées, et échappent souvent à l'œil attentif des mères. La série des apophyses épineuses est alors déviée d'une manière à peine sensible; la partie supérieure du tronc est encore d'aplomb sur la partie inférieure. Mais, en examinant attentivement le dos et les reins de l'enfant, on s'aperçoit que l'épaule droite est un peu plus élevée et un peu plus saillante en arrière que la gauche. Il existe au-dessus de la hanche un creux un peu plus prononcé à droite qu'à gauche; une disposition inverse s'observe au contraire à la poitrine et au-dessous des aisselles. Mais un autre signe, plus évident et plus caractéristique, est l'existence à la partie supérieure du dos, entre l'épaule droite et l'épine, d'une saillie musculaire arrondie, qu'on ne retrouve pas du côté gauche correspondant. Cette saillie est formée par le soulèvement des muscles repoussés en arrière par le mouvement de rotation des vertèbres. (Voy. plus haut.) En examinant les reins, on y trouvera une saillie semblable, mais moins prononcée et existant seulement du côté gauche. L'art peut, en général, facilement remédier à ce premier degré de déformation.

Dans la seconde période, les signes indiqués plus haut existent, mais bien mieux caractérisés. La série des apophyses épineuses forment un S sensible, dont la partie supérieure correspondrait au dos et la partie inférieure aux reins; le tronc s'incline légèrement à droite, quelquefois à gauche; au-dessus de l'une des hanches, surtout de la gauche, il existe un enfoncement qui fait ressortir cette hanche plus que l'autre. Dans le monde, les personnes affectées de cette déviation sont dites *contrefaites*. Cette difformité peut être encore guérie par les secours de l'art, mais elle exige un traitement orthopédique suivi. Quelquefois aussi la déformation s'arrête d'elle-même à cette période et cesse de faire des progrès; cela arrive surtout lorsque le sujet affecté a dépassé l'âge de la puberté.

Enfin, dans une troisième période, toutes les altérations que nous avons signalées au commencement de cet article ont eu lieu; il existe au dos, et le plus souvent à droite, une éminence plus ou moins prononcée, à laquelle correspond sur la poitrine, du côté opposé, une autre saillie moins forte. Les diverses altérations cessent de pouvoir être dissimulées par des attitudes et des vêtements ; l'individu est décidément *bossu*. Néanmoins, quand le malade est jeune et que les altérations ne sont ni anciennes, ni portées à un haut degré, on peut encore espérer, par les secours de l'orthopédie, de diminuer la déformation et de l'empêcher de faire des progrès.

Traitement. Les indications à remplir pour le traitement des courbures latérales de la colonne sont : 1º de remédier aux causes du mal ; 2º de placer les parties déviées dans des conditions physiques propres à les redresser.

En remontant à l'origine de la déformation, on combattra le rachitisme, s'il existe par les moyens propres à guérir cette maladie. (Voy. *rachitisme.*) On remédiera à la faiblesse générale par des soins hygiéniques bien ordonnés : une bonne nourriture, l'exercice, des vêtements chauds , l'habitation de lieux sains, etc., sont indiqués. Les lits sur lesquels couchent les enfants ne doivent pas être trop mous ; les matelas seront un peu durs en laine repiqués et sans oreillers élevés. Suivant les circonstances, les bains froids, l'administration des toniques, et des excitants, tels que le quinquina, les ferrugineux, la gentiane, le vin, les eaux minérales, deviennent utiles. La gymnastique, qui entre pour une bonne part dans le traitement des déviations de la colonne, agit à la fois comme fortifiant de l'ensemble de l'économie et comme moyen curatif. On devra aussi s'enquérir avec soin, pour y remédier, des circonstances particulières, telles que attitudes, action de porter des fardeaux, etc., qui ont pu avoir de l'influence sur la déformation. Quelques personnes ont encore conseillé d'exercer également les deux mains des enfants.

Les causes du mal étant éloignées, il reste à changer les causes *physiques* qui maintiennent la colonne dans son état anormal. Dans la première période de la maladie, on devra surveiller attentivement les attitudes vicieuses que prennent les jeunes sujets , et exiger qu'ils se tiennent droits ; les sièges et les tables sur lesquels ils écrivent ne devront pas être trop bas. Les lits seront un peu durs et formés par un ou deux matelas de laine piqués ; leur direction sera légèrement inclinée, en sorte que la tête , qui ne reposera pas sur un oreiller, soit un peu plus élevée que les pieds, et que la totalité du corps soit à peu près sur un même plan. La jeune fille devra porter un de ces *corsets à tuteurs* qui se trouvent maintenant chez les principaux bandagistes de la capitale. Dans ces corsets, la colonne est soutenue par des tiges plates en baleines ou en acier, qui, prenant un point d'appui en bas sur les os des hanches, embrassent en haut les aisselles , et tendent ainsi à redresser l'épine. Parmi les divers exercices gymnastiques conseillés , le plus simple consiste à avoir une échelle inclinée et appuyée contre un mur, à faire d'abord suspendre le malade par les mains à un des échelons, puis à exiger qu'il grimpe d'échelon

en échelon par la seule force des muscles du bras. Cet exercice, qui doit se répéter plusieurs fois dans la journée, a pour avantage de fortifier les muscles de l'épaule et de tendre à redresser la colonne par l'action de la pesanteur du corps. On a aussi conseillé de faire jouer au volant, ou tourner une manivelle avec la main *gauche*, afin de redresser l'épaule de ce côté. Il est bon de mesurer avec un lien inextensible l'étendue des saillies anormales , en s'arrêtant pour les extrémités du lien à des points fixes et faciles à retrouver, tels que ceux que présentent les os. On pourra s'assurer par là du progrès du mal ou de la guérison. Dans les grands établissements orthopédiques, on a toujours soin de faire mouler en plâtre le dos des malades avant de commencer le traitement.

Durant la seconde période de la maladie, les mêmes moyens doivent être employés, mais avec plus de persévérance. On y joindra, suivant les circonstances , le repos au lit, le malade étant couché sur le dos, pendant un temps plus ou moins long (de deux à six heures par jour). On a beaucoup varié la construction des lits orthopédiques. Un des plus simples consiste en un cadre, supportant, au moyen de sangles, un matelas ou un sommier de crin plus bombé et plus élevé à la tête qu'au pied, suivant une inclinaison qu'on varie à volonté. On peut rendre le cadre mobile sur un axe transversal, en sorte que le lit s'incline plus ou moins, suivant la fatigue éprouvée ; il peut même être tellement disposé que le malade puisse s'y bercer par un mouvement oscillatoire. Le plus souvent, on y adapte divers appareils destinés à exercer une légère extension. On peut se borner à maintenir la tête par un collier placé autour de la base du crâne, ou à fixer le corps en haut par des liens placés sous l'aisselle et attachés au sommet du lit. En disposant alors celui-ci suivant un plan incliné, le corps tend à glisser par son poids ; mais, comme il est retenu par les liens, il exerce sur la colonne des tractions qui ont pour effet d'effacer les courbures.

Un des autres moyens employés avec succès contre les déviations de l'épine , consiste à prescrire au malade de marcher avec des béquilles ; et, lorsqu'il est assis, à lui faire soutenir le haut du corps par des espèces de tuteurs fixés aux sièges et qui embrassent les aisselles. Ces tuteurs sont construits de telle sorte, qu'on peut les allonger ou les raccourcir à volonté. Il est facile de voir qu'alors le corps , étant suspendu, tend par son poids à allonger et à redresser la colonne.

Dans cette seconde période de la maladie, ainsi que dans la troisième, on emploie encore plusieurs autres machines, telles que la *minerve*, l'*appareil sigmoïde* de M. Guérin, etc. , soit pour faire l'extension, soit pour les exercices gymnastiques ; mais il nous serait impossible d'en donner la description, sans être longue ou obscure. Cette description serait d'ailleurs sans utilité. Ces moyens exigent pour leur emploi des connaissances spéciales , qu'on ne rencontre guère que chez les médecins qui ont fait une étude particulière de l'orthopédie ; c'est donc à leurs établissements qu'il faut s'adresser.

2° *Courbure de la colonne directement en arrière* (Cyphose). Cette déviation peut être le résultat de la carie du corps d'une ou plusieurs vertèbres; son siège ordinaire est alors aux reins. Dans ce cas, cette infirmité est incurable; il serait même dangereux de tenter de la guérir par des moyens mécaniques. Dans d'autres circonstances, la cyphose a son siège dans la région dorsale, et l'on dit vulgairement que les personnes qui en sont affectées ont le *dos voûté*. Cette maladie affecte alors principalement les enfants et les vieillards. Chez les enfants, elle est presque toujours la suite d'une faiblesse musculaire et d'une mauvaise position habituelle, quelquefois du myopisme, qui l'oblige à se baisser pour écrire et voir les objets; chez les vieillards, elle tient presque constamment à l'habitude d'une position. C'est ainsi qu'on l'observe chez les laboureurs et les artisans qui, par suite de leurs occupations, sont constamment baissés. On l'a vue survenir chez des femmes qui, à quarante ans, avaient cessé de porter des corsets.

On combat la cyphose qui se montre dans le jeune âge par l'emploi de corsets. par une bonne attitude et par des avertissements répétés : la gymnastique, la natation, la danse, l'escrime, l'exercice militaire, si efficace chez les jeunes conscrits de la campagne, réussissent ordinairement. On ne doit pas du reste négliger les fortifiants à l'intérieur, tels que les amers, les toniques, les préparations de fer, etc. On devra, en outre, bannir les lits de plumes et les oreillers.

La cyphose des vieillards est presque toujours incurable.

3° *Courbure de la colonne directement en avant* (Lordose). Cette espèce de déformation est très-rare; on l'a observée plus souvent au cou et aux reins qu'au dos. Elle reconnaît pour cause le rachitisme, un accroissement trop rapide, les mauvaises attitudes des femmes enceintes, des marchandes qui portent des éventaires, etc. Lorsqu'elle siège au cou, la tête est enfoncée dans les épaules, et la face regarde en haut. Dans la lordose des reins, les viscères abdominaux sont comprimés et plus ou moins gênés. On combat cette affection en éloignant les causes efficientes, et en combinant l'emploi des fortifiants avec celui des exercices de suspension et d'extension indiqués déjà pour la scoliose.   J. P. BEAUDE.

GIMBERNAT (ligament de) (*anat.*), s. m., nom donné à un ligament qui concourt à la formation de l'arcade crurale. (V. *Aine.*)

GINGEMBRE *(bot. et mat. méd.)* s. m. On désigne sous ce nom la racine du *zingiber officinalis*, R. ou *amomum zingiber* L., qui est une plante vivace de la famille des scétaminées, monandrie monogynie; elle croît dans l'Inde, en Chine et à Java ; sa tige est haute de dix pouces à deux pieds, ses racines sont rameuses, superficielles, tubéreuses et charnues; ce sont presque des tiges superficielles qui rampent à peu de profondeur dans le sol ; lorsqu'elles sont fraîches elles sont roses, odorantes, tendres et charnues ; séchées elles deviennent grises et conservent leur odeur forte et aromatique ; dans cet état, souvent les racines ont une couleur noire,

ce qui a fait distinguer le gingembre en blanc et en noir; le premier est le plus estimé, car on regarde le gingembre noir comme mal conservé et d'une qualité inférieure au gingembre blanc. L'analyse du gingembre, par M. Morin de Rouen, a fait constater dans cette racine la présence d'une résine et d'une huile essentielle bleu verdâtre, de l'acide acétique libre, de l'acétate de potasse, de l'osmazone, de la gomme, de l'amidon, du soufre, etc. C'est aux premières de ces substances que sont dues les propriétés âcres, piquantes et stimulantes de la plante; l'huile volatile surtout est d'une âcreté extrême et communique à l'eau la saveur poivrée que l'on rencontre dans la racine.

Le gingembre est surtout employé dans l'Inde et à la Chine comme condiment; on le mêle aux aliments dont il rehausse le goût, et l'on sait que les Asiatiques supportent des aliments d'une saveur qui serait intolérable pour un Européen : le piment et le bétel en offrent des exemples. A l'état frais on prépare avec le gingembre des conserves en faisant baigner ses racines convenablement préparées dans du sirop de sucre ; elles sont souvent employées dans cet état en Europe et elles arrivent candies; elles sont mangées au dessert, et avec le thé, on les considère comme propre à favoriser la digestion et même à stimuler l'appétit.

A l'état sec le gingembre est souvent employé en poudre en Allemagne, on en saupoudre souvent les viandes et les ragoûts; on le met dans les sauces; en Angleterre on le mêle dans la bière, et l'ébullition ne lui fait perdre aucune de ses propriétés aromatiques. En médecine on emploie cette substance comme alexitère sudorifique et cordial; elle entre dans la composition de la thériaque, du diascordium, du mithridate, de la confection *Hamec* ; les Anglais en font encore un fréquent usage quoiqu'il soit très-peu employé chez nous ; c'est surtout dans certaines coliques, dans les catharres pulmonaires chroniques qu'on l'emploie avec utilité.

On prépare avec le gingembre une infusion dans laquelle cette racine est employée à la dose d'un à deux gros pour une chopine d'eau, la teinture de gingembre se prépare avec une partie de racine pour huit d'alcool ; elle s'administre à la dose de quarante à cinquante gouttes. On fait également un sirop et des pastilles de gingembre qui sont assez usités à l'étranger, et qui jouissent des mêmes propriétés que les autres préparations.   J. P. BEAUDE.

GINGLYME (*anat.*), s. m., du grec *ginglumos*, charnière, gond, nom donné à une articulation qui ne permet que des mouvements dans le sens angulaire. (V. *Articulation.*)

GINSENG *(mat. méd.)* s. m. On désigne sous ce nom ou mieux encore sous celui de *gin-seng* ou *gen-seng*, la racine d'une plante qui est fort recherchée en Chine et au Japon; on lui attribue les propriétés les plus merveilleuses : c'est un remède contre toutes les maladies; les Chinois le vendent un prix très-cher, car elle est très rare, ce n'est qu'avec une peine extrême que l'on opère sa récolte ; comme elle croît dans les montagnes de la Tartarie, on dit qu'il faut une armée pour accompagner les hommes qui vont la recueillir. Long-temps cette racine fut connue en Europe sans que l'on sût quelle était la plante qui la produisait ; l'on s'en procura enfin des dessins et l'on reconnut qu'elle appartenait à la famille des ombellifères ; le père Lafiteau la retrouva au Canada, c'était le *pannax quinquefolium* de Linnée. La joie fut très-grande parmi les savants ; on croyait avoir trouvé la panacée universelle, car d'après l'opinion des Chinois, il n'est pas une maladie qui puisse résister à l'usage de ce précieux remède dont l'empereur Kien-Long disait qu'il rendrait immortel, s'il était donné à l'homme de pouvoir acquérir cette faculté.

La nouvelle racine fut portée à la Chine, et les Européens firent avec ce commerce des bénéfices considérables ; mais le gin-seng devenant trop commun, on trouva que ses propriétés étaient moins efficaces ; on déclara alors que celui qui était importé par les étrangers était de *faux ginseng*, l'on brûla tout celui qui fut soupçonné d'être frauduleux et l'on prohiba son entrée ; depuis cette époque il a recouvré en Chine toutes ses vertus ; mais il n'en est pas de même chez nous : les expériences faites sur le ginseng qui nous a été apporté de Chine et du Canada, ont prouvé que cette racine qui pouvait être alimentaire, en raison de la grande quantité de fécule qu'elle contient, ne jouissait d'aucune propriété médicale ; aussi l'usage du gin-seng est-il complètement abandonné.   J. B.

GIROFLE. (V. *Gérofle*).

GIRAUMON (*bot.*), s. m. C'est le nom d'une espèce de courge. (V. *Courge*.)

GLACE (*phyl. et hyg.*), s. f. C'est le nom que l'on donne à l'eau congelée ; la glace s'emploie comme remède et comme comestible rafraîchissant. Comme moyen thérapeutique, la glace est surtout usitée pour empêcher le développement d'une inflammation ; ce médicament demande à être mis en usage seulement par le médecin ; car il pourrait résulter de graves inconvénients d'applications réfrigérantes, faites sans opportunité ; l'eau fraîche et l'eau réfroidie à la température de la glace fondante, sont plus souvent employées que la glace elle même. (V. *Froid*.)

La glace fait aussi fréquemment la base des rafraîchissement que l'on prend pendant les chaleurs de l'été ou dans les réunions du monde ; ces rafraîchissements ne sont pas toujours sans inconvénients, surtout lorsqu'ils sont pris en grande quantité, ou lorsque l'on a trop chaud ; des congestions et des inflammations graves des organes intérieurs, ont souvent été la suite de l'ingestion des glaces ou des boissons glacées. Dans les grandes chaleurs de l'été, on a vu des glaces donner lieu à des vomissements et à des accidents tellement graves que l'on pouvait les considérer comme les résultats d'un empoisonnement ; des visites ont même été faites par la police chez des glaciers, à la suite d'accidents de ce genre, et l'examen le plus minutieux, n'a démontré aucune absence de soin, ni aucun mauvais procédé dans la préparation de ces

rafraîchissements. Pour les propriétés physiques et chimiques de l'eau congelée, voy. *Eau*.   J. B.

GLAIRE (*path.*), s. f. On donne ce nom à des mucosités épaisses et filantes, semblables au blanc d'œuf et qui sont sécrétées par les membranes muqueuses affectées de sub-inflammation. Ces humeurs, que l'on a cru pendant long-temps les causes de maladies, ne sont que des produits morbides qui disparaissent lorsque l'on a fait cesser la causes qui les déterminent ; on voit par ce simple exposé que les maladies dites *glaireuses* ne sauraient exister, et que c'est à tort que l'on dirige un traitement contre une prétendue cause qui elle-même est subordonnée à une affection qu'il importe de guérir ; si on veut voir disparaître une sécrétion qui ne présente aucun autre danger que ceux de la maladie qui la déterminent. On doit surtout, dans ces cas, se défier des purgatifs qui sont presque toujours les remèdes indiqués par les charlatans dans les affections *glaireuses* ; il existe un élixir dit *antiglaireux* qui est composé des purgatifs résineux les plus énergiques et dont nous ne saurions trop défendre l'usage : car, entre des mains inexpérimentées, un purgatif de cette nature peut avoir le plus fâcheux résultat. Les maladies dont nous parlons, qui, presque toujours, sont des inflammations chroniques, peuvent souvent être ramenées à l'état aigu par ce remède et avoir la terminaison la plus funeste.   J. B.

GLAND (*mat. méd.*), s. m., fruit du chêne, *quercus*. C'est une noix monosperme formée d'une cupule écailleuse, enveloppant en partie la semence ; celle-ci est lisse, sans suture apparente, et de grosseur variable, suivant les espèces ; sa forme est tantôt ronde, tantôt ovale ; sa couleur verte dans la partie apparente ; sa saveur généralement acerbe, âpre et désagréable.

Il est fort douteux que les premiers habitants de la Grèce aient pu se nourrir exclusivement de gland, comme il en est fait mention dans les saintes Écritures ; il est plus vraisemblable qu'ils donnaient ce nom aux fruits de divers arbres dont les semences étaient renfermés dans un péricarpe osseux ou membraneux. Cependant quelques espèces de chêne fournissant des fruits assez doux pour être comestibles, tels sont l'*esculus* et le *ballotta*, peut-être n'étaient-elles pas inconnues des anciens, et ne doivent-elles pas à la culture moderne ce précieux avantage. Ce qu'il y a de certain c'est qu'elles forment encore de nos jours, en Espagne, en Portugal, en Afrique et même en Grèce, une partie importante mais non pas exclusive de la nourriture des habitants.

Nous croyons devoir, à l'appui de cette opinion, extraire le passage suivant d'une traduction de Pline le naturaliste, par Antoine de Pinet, en 1543 : « Il est encore des nations, dit cet ancien auteur, qui ne savent que c'est que de guerre, lesquelles n'ont autres richesses que de gland. En temps cherté on fait de farine et de pain de gland. Par la loi des douze tables, est permis à chacun de cueillir son gland qui serait tombé sur le fonds d'autrui (Cette circonstance tendrait à prouver que le mot *glaner* dérive de celui de *gland*). Au reste il y a plusieurs sortes d'arbres, dit-il encore, qui néanmoins sont différents et en fruits, et en territoire, et en sexe, et en goût; car les veillottes sont faites d'une sorte, et les glands des chênes communs d'une autre. Il y a des chênes sauvages qui sont comme privés, pour ce qu'on les cultive. Les uns aussi aiment la montagne, les autres ne pourraient vivre qu'en plaine. Finalement, il y a des chênes mâles et des chênes femelles. Encore y a-t-il différence en la saveur des glands; car les veillotes sont plus douces que tous autres glands. Aussi Cornélius Alexander dit que ceux de Chios ou Sio se maintinrent et gardèrent leur ville encore qu'elle fût bien étroitement assiégée, n'ayant autre munition que les veillottes, de sorte qu'ils contraignirent l'ennemi à lever le siège. »

Les temps modernes fournissent aussi un exemple de l'emploi du gland au temps de famine : en France, lors de la disette de 1709, les malheureux furent obligés d'avoir recours à cette chétive ressource, devenue pour eux exclusive. Réduit en farine et converti en pain, le gland commun ou sauvage devint dans cette circonstance un objet de consommation considérable. Fort heureusement une semblable calamité n'est plus à craindre depuis que grâce à Parmentier la pomme de terre, ce tubercule si riche en principe nutritif, s'est multiplié si abondamment dans nos campagnes.

La proportion assez notable de fécule amylacée que contient le fruit du chêne rouvre ou commun, *quercus robur*, a fixé l'attention des économistes, et ils ont cherché, pour l'approprier à la nourriture de l'homme, à le priver de la saveur âpre qui le distingue. C'est ainsi qu'on y parvient, suivant M. Bosc, en faisant cuire le gland dans une lessive alcaline, après toutefois avoir séparé les deux enveloppes de l'amande, le *tegmen* et la *lorique*. Bien que le procédé soit simple, il est cependant peu applicable en grand, et surtout lorsqu'il s'agit, comme dans les temps de disette, de fournir aux besoins d'une nombreuse population. Si l'on en juge par analogie, peut-être conviendrait-il mieux de les soumettre à une légère torréfaction. Ce qu'il y a de certain c'est que le gland d'yeuse, *quercus ilex*, acquiert, en cuisant sous la cendre, un goût de noisette assez prononcé.

Sous l'empire, lors de l'établissement du système continental, quelques économistes industriels imaginèrent de remplacer le café par le gland torréfié réduit en poudre. Cette substitution reçut la qualification un peu ambitieuse de *café indigène*, mais la saveur de ce succédané rappelait trop imparfaitement celle du café exotique pour le faire oublier.

Le gland, dans l'état où la nature nous l'offre, ne paraît pas contenir de tannin; mais après la cuisson au four, à une température de 80° Réaumur, on trouve qu'il s'en produit une quantité assez notable. Cette circonstance se présentant également dans la torréfaction du café, il y a lieu de croire, comme l'avait supposé Vauquelin, que l'albumine végétal, dont la formation précède toujours le tannin fournit les éléments de sa composition. Ce qu'il y a de certain c'est que le gland acquiert par cette

opération un degré d'astringence très-prononcé; on a quelquefois mis à profit cette propriété dans l'usage médical, et elle pourrait trouver dans les arts d'utiles applications.

COUVERCHEL,
de l'Académie de Médecine et de la Société de Pharmacie.

GLAND (anat.), s. m. On donne ce nom à l'extrémité du pénis et du clitoris. (Voyez *Génitaux* (organes.)

GLANDE (*anat.*), s. f., de *gland*, fruit du chêne; en grec *aden*. Ce nom a été donné à divers organes bien distincts et bien différents, quant à leur nature et à leurs fonctions. On a appelé ainsi : 1° certains organes de formes obrondes, et pourvus de conduits excréteurs qui séparent du sang un liquide particulier; tels sont le *foie*, le *testicule*, la *parotide*, les *follicules*, etc., elles sont dites *glandes conglomérées*; 2° des petits corps arrondis globuleux que l'on rencontre de distance en distance sur le trajet des vaisseaux lymphatiques, surtout au cou, aux aisselles, à l'aine, et qu'on nomme encore *ganglions lymphatiques, glandes conglobées*; 3° divers corps dont les fonctions sont inconnues, telle est la *glande pinéale* du cerveau.

1° *Glandes proprement dites, glandes conglomérées.*—On peut en faire deux classes, entre lesquelles il est toutefois impossible d'établir une ligne de démarcation bien tranchée; l'une renferme les glandes les plus parfaites et les moins équivoques ; l'autre comprend les *follicules*. Dans la première classe sont rangées les *glandes lacrymales*, dans chaque orbite destinée à sécréter les larmes ; les *glandes salivaires*, au nombre de trois de chaque côté, savoir : la parotide, la maxillaire et la sublinguale, qui fournissent la salive; le *pancréas* et le *foie*, qui versent dans l'intestin duodénum, la première le fluide pancréatique, la seconde la bile ; les *reins* (qu'on nomme vulgairement *rognons* chez les animaux), où de chaque côté dans l'abdomen, qui sécrètent l'urine ; les deux *testicules*, qui fournissent le sperme chez l'homme ; les deux *ovaires* chez la femme, d'où se détache l'œuf, premier rudiment de l'embryon; enfin les *mamelles*, organe sécréteur du lait. La forme de ces glandes est irrégulièrement arrondie, leur volume est très-variable : c'est ainsi que le foie pèse de trois à quatre livres, et que les glandes lacrymales, sublinguales, et les ovaires ont à peine le volume de la moitié du pouce. Elles sont pourvues de conduits excréteurs qui versent, soit à la peau, soit à une membrane muqueuse, le liquide particulier qu'elles ont sécrété dans leur intérieur. (Voyez pour les détails le mot *Sécrétion*, et chacune de ces glandes en particulier.)

Les *follicules* ou *cryptes* sont de petits sacs ou replis en forme de bourses, situés dans l'épaisseur de la peau ou d'une membrane muqueuse, et dont les parois sécrètent un fluide versé au dehors par une ouverture étroite que présente leur sommet. Cette matière sébacée (vulgairement vers de peau), que font sortir certains individus en pressant les ailes du nez, n'est autre chose que l'humeur sécrétée par les follicules de cette partie du corps. Les amygdales ne sont que des amas de ces petits organes; il en est de même des glandes dites de *Brunner* et de *Peyer*, qui existent à la partie interne des intestins. A la peau, les follicules ont pour fonctions de sécréter une matière grasse destinée à lustrer l'épiderme et à empêcher les poils de se feutrer; ils sont surtout abondants à la face, aux aisselles, aux parties génitales, etc. Les follicules des membranes muqueuses fournissent divers liquides muqueux, cérumineux, etc., destinés à lubréfier les surfaces avec lesquelles ils se trouvent en contact.

2° *Glandes conglobées, ganglions lymphatiques.* — Ils sont situés, comme nous l'avons dit, sur le trajet des vaisseaux lymphatiques qui s'y rendent d'une part et en sortent de l'autre. Leur volume varie, dans l'état de santé, depuis celui d'une lentille jusqu'à celui d'une amande; leur forme est arrondie ou oblongue et un peu aplatie; ils sont en général d'un blanc rougeâtre, mais leur couleur varie un peu suivant les régions; c'est ainsi que ceux des poumons sont noirâtres, ceux des environs du foie jaunâtre, etc. Il existe beaucoup de ces ganglions au cou, aux aisselles, dans l'aine, vers la racine des poumons, et dans le mésentère; mais on n'en a pas rencontré dans le canal vertébral; on ignore leur usage; d'après leur position ils doivent être traversés par le fluide que charrient les vaisseaux lymphatiques, sans qu'on sache quelle espèce de modification ils font subir à ce fluide. Les petits corps arrondis, roulants, qui se développent sous la peau du cou des personnes qui, ayant chaud, se sont refroidies, ou qui ont été soumises à une autre influence morbide, ne sont que des ganglions lymphatiques engorgés. (V. *Lymphatiques (vaisseaux)*.

3° On ne saurait rien dire de général sur la troisième classe des corps auxquels on a donné le nom de glandes. (V. *Pinéale, Thyroïde*, etc.)

MALADIE DES GLANDES. — 1° Les glandes proprement dites sont susceptibles d'éprouver tous les genres d'altération auxquels sont soumis les autres organes. Elles sont assez souvent le siége de dégénérescence cancéreuse : le foie, le testicule, et surtout les mamelles, y sont plus particulièrement exposés. (Voyez pour les détails chacun de ces organes en particulier.) Pour les affections des follicules, nous renvoyons le lecteur aux mots *Peau* et *Muqueuse* (maladies) et à *Varus*.

2° Les maladies des *glandes conglobées*, ou ganglions lymphatiques sont intimement liés à celles des vaisseaux lymphatiques du même nom, et nous n'indiquerons ici que quelques détails particuliers aux ganglions : ils sont susceptibles de s'engorger, comme on le voit souvent, au cou à la suite d'une angine, d'une affection cutanée à la tête, ou d'une autre maladie; il en est de même à l'aine à la suite d'une longue marche ou d'une plaie de la jambe ou du pied. Les anatomistes qui se piquent en disséquant sont très-exposés à l'engorgement et à l'inflammation des glandes de l'aisselle. Souvent, en effet, lorsque la cause irritante a agi avec énergie, il n'y a pas seulement engorgement, mais plus tard inflammation et suppuration des ganglions; l'abcès qui se forme alors est presque toujours accompagné de fièvre et de symptômes généraux.

Il importe de ne pas confondre ces abcès avec ceux qu'on observe dans la scrofule (écrouelle humeurs froides). Les ganglions lymphatiques, dans cette dernière affection, ont subi une altération particulière ; ils se sont convertis en *tubercules*.

Beaucoup d'autres causes spécifiques peuvent déterminer l'inflammation et la suppuration des ganglions; les bubons qu'on observe dans la syphilis, et la peste, sont une affection de ce genre.

Le simple engorgement des ganglions, dù à une marche forcée, à l'action du froid, à une angine, à une inflammation locale de la peau, est une affection légère qui se guérit spontanément. Il faudra vêtir chaudement la partie affectée, et porter toute son attention sur la cause du mal. Lorsque l'inflammation ganglionaire survient à la suite d'une plaie négligée ou d'une piqûre, elle exige plus de soin ; on a à redouter alors la formation d'un abcès, surtout s'il existe de la fièvre; il faudra recourir, dans ce cas, au traitement antiphlogistique : des sangsues seront appliquées sur les ganglions enflammés, la plaie ou la piqûre, point de départ du mal, sera recouverte de cataplasme de farine de graines de lin, et le malade sera mis à une diète convenable. (Voyez du reste pour les maladies des ganglions les mots *Abcès, Bubons, Lymphatiques (maladies des), Peste, Scrofules , Syphilis* et *Tubercules.*   J. P. BEAUDE.

GLANDULAIRE (*anat.*), adj. Se dit en anatomie des corps qui ont la forme et l'aspect d'une glande.

GLAUCOME (*path.*), s. m. Le glaucôme, désigné encore par le nom de *glaucédo, glaucosis, cataracte verte*, etc., est une affection qui a pour caractère principal la couleur *vert de mer* que prend le fond de l'œil, avec perte plus ou moins complète de la vue.

Les ophthalmologistes ne sont pas d'accord sur les causes du glaucôme; les uns l'attribuent à une dégénérescence du corps vitré, les autres à une inflammation chronique de cette humeur. Quelques ophthalmologistes allemands l'attribuent à un vice arthritique. Ce qu'il y a dé certain, c'est que le glaucôme est une maladie du corps vitré et de la rétine, et qui survient quelquefois après des contusions du globe de l'œil, et à la suite des ophthalmies. Cette maladie attaque de préférence les femmes qui ont dépassé l'âge critique, les individus bilieux ayant les yeux bruns sujets aux affections intestinales, ou hémorrhoïdales.

Les premiers symptômes du glaucôme sont à peu près les mêmes que ceux de l'amaurose en général. Le glaucôme commençant se manifeste par des douleurs dans l'œil et la tête. L'individu affecté aperçoit d'abord un brouillard très-distinct, si l'autre œil est déjà affecté; quelquefois ce brouillard se manifeste sous l'apparence d'une fumée, d'une poussière répandue dans sa chambre; d'autres fois, le malade croit apercevoir des mouches volantes; s'il regarde une bougie allumée, la flamme lui en paraît placée au centre d'un nuage ou d'un brouillard blanc bordé par un anneau présentant les couleurs de l'arc-en-ciel.

Si un œil seul est affecté du glaucôme, l'autre œil ressent promptement de la fatigue. A mesure que la maladie fait des progrès, la céphalalgie susorbitaire devient aiguë et lancinante, la pupille devient immobile et irrégulière; elle se dilate ordinairement, et s'allonge souvent en travers par l'effet de la contraction irrégulière de l'iris; à travers l'ouverture de la pupille et dans la partie la plus profonde de l'œil, on aperçoit une teinte verdâtre, qui augmente peu à peu d'intensité, prend diverses nuances de gris et de vert. La vision se trouble de plus en plus, et s'abolit enfin tout-à-fait, au point que les malades ne peuvent plus distinguer la lumière d'avec les ténèbres.

Des vaisseaux variqueux apparaissent sur la conjonctive et sur la sclérotique; ils sont d'un bleu noirâtre; le réseau qu'ils forment s'arrête brusquement à une petite distance de la circonférence de la cornée transparente, de manière à laisser entre elle et lui un cercle dans lequel on aperçoit le tissu de la sclérotique, qui est d'un blanc sale. Les couleurs de l'iris s'effacent, l'œil devient terne comme celui d'un cadavre.

Quand le glaucôme est parvenu à son dernier degré, le cristallin se trouble et prend aussi une couleur verdâtre, se tuméfie, s'avance jusque dans l'ouverture de la pupille; alors le glaucôme, de concave qu'il était, devient convexe, et constitue ce que les anciens appelaient *cataracte verte*, et que les modernes ont décrit sous le nom de *cataracte glaucômateuse*.

Le pronostic du glaucôme est très-grave. Ce n'est qu'au commencement de la maladie qu'on peut en arrêter les progrès; plus tard il détruit la vue irrévocablement.

Traitement. Le glaucôme complet est incurable; le traitement du glaucôme commençant consiste à combattre par de petites saignées dérivatives les fluxions inflammatoires qui se font quelquefois sur l'organe affecté, et par l'usage externe et interne des narcotiques les douleurs atroces qui font le tourment des malades. On peut aussi employer avec succès les sétons, les cautères sur le bras et sur l'apophyse mastoïde, les moxas, les vésicatoires, les sachets aromatiques camphrés appliqués sur le globe de l'œil, en un mot tous les moyens employés contre l'amaurose. Les frictions sur le cuir chevelu, avec la pommade stibiée jusqu'à production de pustules, doivent être préférées à tous les autres moyens. Dans le mois de juillet dernier, nous avons guéri deux glaucômes commençants à l'aide de ces productions de pustules, dont nous avons entretenu la suppuration pendant deux mois.

Quand le glaucôme est borné à un œil, tous les efforts du praticien doivent tendre à préserver l'autre. Weller dit avoir réussi plusieurs fois à arrêter les symptômes qui, alors que le premier œil était perdu, annonçaient l'invasion du glaucôme dans le deuxième, en faisant au-dessus du sourcil trois ou quatre fois par jour des frictions avec une pommade composée de liniment ammoniacal, de laudanum de Sydenham et d'huile de sabine en même temps; dans le cas de cessation de flux menstruel, ou d'hémorrhoïdes, il administre les préparations sulfureuses, l'extrait que.ux d'aloès et quelques médicaments fondants.

Quant à la cataracte glaucômateuse, dont nous avons parlé plus haut, on ne doit jamais essayer l'opération comme le font les oculistes *ambulants*. Cette opération donnerait lieu à une ophthalmie très-grave, qui détruirait l'œil par la suppuration ou le changerait en carcinome.

S. FURNARI.

GLÉNOIDE (*anat.*), adj. On donne ce nom à plusieurs des cavités destinées à recevoir l'extrémité articulaire d'un os; la surface concave de l'omoplate qui reçoit l'extrémité supérieure de l'os du bras ou tête de l'humérus, a reçu le nom de cavité glénoïde; la cavité profonde de l'os des iles qui reçoit la tête du fémur ou extrémité supérieure de l'os de la cuisse, en a également reçu le nom.

La cavité du temporal qui reçoit le condyle de la mâchoire inférieure est aussi nommée cavité glénoïde. On a donné le nom de fente ou de fissure *glénoïdale* à une fente, qui se remarque au milieu de cette dernière cavité.
J. B.

GLÉNOIDIEN (*anat. et path.*), adj. C'est le nom donné à un ligament qui entoure la cavité glénoïde de l'omoplate et qui paraît être une extension du tendon de la longue portion du muscle biceps.

GLOBE (*anat. et path.*), s. m. On a désigné sous ce nom divers objets en pathologie et en anatomie. On donne le nom de *globe de l'œil*, à cause de sa forme arrondie, à l'ensemble des parties qui constituent le bulbe de l'œil. La matrice, après l'accouchement, a reçu le nom de *globe utérin*, à cause de la forme arrondie qu'elle présente à travers les parois de l'abdomen. La sensation d'une boule qui se manifeste dans les attaques d'hystérie, et que les malades croient sentir remonter de l'utérus vers la gorge, a reçu le nom de *globe hystérique*. (V. *Hystérie*.)
J. B.

GLOBULEUX (*anat.*), adj. Se dit des corps qui ont la forme d'une boule.

GLOSSITE (*path.*), s. f. On donne ce nom à l'inflammation de la langue. (Voy. *Langue*, maladies de la.)

GLOSSO-PHARYNGIEN (*anat.*), s. m. On désigne sous le nom de muscles glosso-pharyngiens des faisceaux charnus qui s'étendent de la base de la langue aux côtés des constricteurs supérieurs du pharynx.

GLOSSO-STAPHILIN (*anat.*), s. m. C'est le nom d'un muscle qui s'étend de la base de la langue à la partie inférieure du voile du palais; il a pour fonction de resserrer l'ouverture de l'isthme du gosier.

GLOTTE (*anat.*), s. f. On désigne ainsi l'ouverture supérieure du larynx. (V. ce mot.)

GLOUTERON (*bot.*), s. m. C'est un nom donné à la *Bardanne*. (V. ce mot.)

GLUTEN (*chim.*), s. m. On donne ce nom à un principe immédiat des *végétaux* que l'on trouve spécialement dans le froment, le seigle, l'orge, et spécialement les graines de céréales; on le trouve aussi dans les châtaignes, les glands, les marrons d'Inde, les fèves, etc. Ce principe, qui se rapproche des substances animales par l'azote qu'il contient, est très-nourrissant ; on juge même de la qualité nutritive des farines par la quantité de gluten qu'elles contiennent.

Récemment recueilli, le gluten est élastique, d'un blanc grisâtre, très-visqueux, collant, insipide, et d'une odeur spermatique; il est susceptible d'être étendue en lames minces en raison de son élasticité. Lorsqu'il est desséché il devient d'un brun foncé, dur, fragile et demi transparent ; sa cassure est comme vitreuse ; exposé à l'action du feu, il brûle en laissant dégager du souscarbonate d'ammoniaque, propriété qu'il doit à l'azote qu'il contient. Le gluten est insoluble dans l'eau et l'alcool ; les acides affaiblis en dissolvent quelques portions à l'aide de la chaleur; en contact avec l'air humide, il se putréfie facilement ; c'est à sa présence que la farine doit la propriété de faire pâte avec l'eau, de fermenter, et d'être convenablement préparé pour la panification. On a quelquefois essayé de remplacer le gluten, dans les fécules qui n'en contiennent pas, par des substances animales, mais ces essais ont été sans succès. A l'état humide, et trituré avec l'alcool, le gluten a été employé pour coller les fragments de poteries et de porcelaine. On se sert maintenant du gluten qui provient des amidonneries pour la nourriture des porcs. (Voyez, pour le mode d'extraction du gluten et ses proportions dans les farines, les mots *Farines*, *Froment* et *Pain*.   **J. B.**

GOITRE (*méd.*), s. m. A la partie antérieure du cou, au-dessous de la saillie formée par le larynx, il existe une glande dont les fonctions ne sont pas encore bien connues, et que l'on nomme corps ou glande thyroïde. Dans l'état normal, elle ne saurait être aperçue par l'œil, et le toucher peut seul la reconnaître; mais dans certaines localités elle prend un développement plus ou moins grand chez presque tous les individus; cette glande, devenue saillante, constitue le goitre. Tantôt elle a simplement augmenté de volume sans que son tissu soit altéré, d'autres fois on y trouve des cavités (kystes) remplies d'un liquide jaunâtre ou purulent.

Les causes de cette maladie ont beaucoup occupé les médecins; mais malgré toutes les recherches, ils ne sont encore arrivés qu'à des résultats négatifs. Il est évident que le goitre tient à des influences toutes locales ; en effet, une foule de pays, ceux de plaines, les plateaux découverts en sont généralement exempts, tandis que les vallées étroites et profondes des Alpes, des Vosges, de l'Auvergne, des Pyrénées, des Cordillières, présentent des populations dont tous les individus sont plus ou moins affectés. Mais quelles sont, parmi toutes les causes locales, celles dont l'influence amène la formation du goitre? c'est ce qu'il est difficile d'analyser d'une manière rigoureuse et convaincante. On ne saurait nier que l'habitation dans des vallées étroites ne soit une des causes du goitre. Je l'ai observé avec beaucoup d'autres sur les population du Valais, de la Maurienne, de la Tarentaise, du val d'Aoste; toutes ces vallées ont plusieurs caractères communs ; elles sont longues, étroites, sinueuses,

encaissées dans de hautes montagnes; en été la température y est très-élevée, alors l'atmosphère est lourde et la circulation de l'air ne se fait pas librement. Les populations qui les habitent sont pauvres, peu industrieuses, peu intelligentes, et chez elle le goitre est le premier degré du *Crétinisme*. (V. ce mot.) Néanmoins l'observation prouve que l'habitation des vallées humides et profondes n'est pas la seule cause du goitre, car il existe dans les plaines du Milanais, de la Lombardie, du Soissonnais, et il se rencontre parfois en Sibérie, à Genève et même à Saint-Denis, près Paris.

Quelques auteurs ont accordé une grande influence à la qualité des eaux, et, en effet, il existe un assez grand nombre de faits qui viennent appuyer cette manière de voir. A Genève, toutes les personnes qui boivent les eaux de puits ou des fontaines de la ville sont bientôt affectées de goitre. Lorsque cette ville appartenait à la France, les conscrits venus de départements éloignés devenaient goitreux lorsqu'ils faisaient usage des eaux de la fontaine qui jaillit dans la cour de la caserne. M. Coindet prescrivit l'emploi de celle du Rhône, et le goitre ne se montra plus. Les médecins qui ont attribué une grande importance à l'usage de l'eau, pensaient que les habitants qui font partie des grandes chaînes devenaient goitreux parce qu'ils buvaient de l'eau provenant de la fonte des neiges ; les montagnards qui habitent les parties élevées de la Suisse et du Tyrol en font usage et ne sont jamais affectés de cette maladie. Un chimiste moderne, M. Boussingault, a de nouveau émis cette opinion, en l'appuyant sur des analyses rigoureuses de l'eau dont on fait usage dans une foule de localités de l'Amérique où le goitre est très-commun ; Il a démontré que l'eau dont on fait usage dans ces localités est privée d'oxygène par des causes diverses telles que : 1° l'élévation de ces eaux au-dessus du niveau de la mer, élévation où la pression atmosphérique est trop faible pour s'opposer au dégagement de l'oxygène contenu dans l'eau ; 2° le séjour prolongé de ces eaux sur du fer, du soufre, du bois mort, des feuilles ; 3° la présence de l'acide carbonique, qui exclut celle de l'oxygène. M. Boussingault a en outre constaté que par l'exposition à l'air, ces eaux se chargeaient d'oxygène, et toutes les familles où l'on avait soin de les laisser reposer avant d'en faire usage, ne comptaient pas un seul goitreux. Cette cause paraît donc être bien réelle, et il est bon de la connaître ainsi que le remède fort simple qui peut neutraliser son influence. Cette affection paraît être plus commune chez les femmes que chez les hommes, et son apparition coïncide quelquefois avec l'irrégularité des menstrues, un accouchement laborieux ou une simple grossesse.

Lorsque le goitre se développe, il peut le faire dans deux sens, en dehors ou en dedans. Dans le premier sens on voit paraître à la partie antérieure et inférieure du cou une tumeur qui s'accroît peu à peu, et arrive quelquefois au volume de la tête sans causer d'autre incommodité que celle qui est occasionnée par son poids. Les habitants des pays où il est endémique ont coutume de le soutenir avec une cravate ou avec un filet. Quand le goître se développe en dedans, il comprime la trachée, descend dans le médiastin, et produit une gêne considérable dans la respiration, de la congestion vers la tête, des vertiges, l'altération de la voix, etc. Ces accidents peuvent avoir lieu sans qu'il ait un volume supérieur à celui d'une pomme ordinaire; heureusement cette variété est plus rare que l'autre. Toutes les deux, quand elles arrivent à un développement considérable, s'accompagnent d'un délabrement général de la santé, de bouffissure de la face, d'une teinte jaune générale, de diminution des facultés intellectuelles; en un mot d'un ensemble de symptômes qui caractérisent le premier degré du crétinisme, car tous les crétins ont des goîtres, et dans les vallées de la Suisse, de la Savoie et du Piémont, où il est réellement endémique, tous les individus affectés de goître se rapprochent d'une manière ou de l'autre de ces hommes dégénérés auxquels on a donné le nom de crétins.

Pour empêcher l'apparition du goître le meilleur moyen est de quitter les localités où il est endémique; mais cela étant le plus souvent impossible, on aura recours aux moyens suivants : 1° ne boire que de l'eau qu'on aura laissé reposer pendant plusieurs jours, exposée à l'air libre, dans des vaisseaux à grandes surfaces ; 2° tenir le cou chaud et le frictionner avec de la flanelle : 3° ne point porter de fardeaux sur la tête, éviter les chants et les cris prolongés.

Lorsque le goître commence, on doit le combattre avec l'éponge calcinée ou ses principes actifs, l'hydriodate de potasse ou l'iode. Ici l'intervention du médecin devient indispensable, lui seul peut régler les doses et les modes de préparation suivant l'âge, la constitution du malade et les effets que le médicament produit sur l'économie. L'iode en effet est une substance énergique qui agit sur l'estomac et sur toutes les glandes du corps; ses effets sont d'autant plus à craindre que pendant long-temps on peut le prendre sans inconvénient, mais tout à coup on voit apparaître des symptômes formidables du côté de l'estomac. Chez les femmes, l'usage irrationnel de l'iode entraîne la diminution des mamelles, en même temps que celle du goître. Le seul remède que nous osions prescrire est une pommade composée d'une demi-once d'hydriodate de potasse pour deux onces d'axonge; pommade avec laquelle on fera tous les soirs une friction avec une quantité égale à un gros pois. Manié habilement, l'iode est le seul et le meilleur remède contre le goître, et c'est au mauvais usage qu'on en a fait qu'il faut attribuer le discrédit dans lequel il est tombé parmi les populations où cette maladie disgracieuse règne épidémiquement.

On ne sait que penser de l'ablation du goître au moyen de l'instrument tranchant; en Angleterre et en Allemagne, cette opération a été faite avec succès; en France elle a été constamment suivie de la mort des malades, et les chirurgiens ont renoncé à la pratiquer. J'en dirai autant de la ligature des artères thyroïdiennes qui alimentent cette tumeur; dans quelques cas elle a amené sa diminution, dans d'autres elle n'a modifié en rien son accroissement.

MARTINS,

GOMME (*mat. méd.*), *gummi*, s. f. Ce nom a été donné à plusieurs substances qui se rapprochent beaucoup entre elles par leurs propriétés physiques et chimiques. Elles ont pour caractère commun de se dissoudre en grande partie dans l'eau froide et entièrement dans l'eau bouillante, en formant un liquide épais et gluant, d'être précipité de cette dissolution par l'alcool, et, traitées enfin par l'acide nitrique, de donner de l'acide mucique. Le mucilage ordinaire de graine de lin ou de coing, etc., diffère de la gomme par son insolubilité complète dans l'eau froide. La matière gommeuse provenant de la décomposition de l'empois d'amidon, en diffère aussi en ce qu'elle est transformée par l'acide nitrique en acide oxalique et non en acide mucique.

La gomme proprement dite, est un principe immédiat des végétaux, qui peut se rencontrer dans toutes leurs parties, les feuilles, les tiges, les racines, les fruits, etc. C'est elle, ainsi que le mucilage, qui donne à ces végétaux les propriétés émollientes dont jouissent plusieurs d'entre eux. Les quatre espèces de gomme usitées dans la médecine et les arts sont la gomme *adraganthe* dont nous avons déjà parlé (voy. *Adraganthe*), la gomme *arabique*, la gomme de *Bassora* et la gomme *du pays*. Ces substances s'écoulent spontanément de divers arbres, en formant des gouttelettes qui se réunissent en masses et se durcissent à l'air. Tout le monde a pu remarquer ce phénomène sur les pommiers et les cerisiers de nos jardins. Toutes ces gommes sont solides, sans odeur, d'une saveur fade, incristallisables et inaltérables à l'air; débarrassées de toute substance étrangère, elles sont incolores.

GOMME ARABIQUE (*gummi arabicum*). Elle nous vient de l'Égypte, de l'Arabie et principalement du Sénégal; elle se récolte sur plusieurs arbres du genre *acacia* (*acacia vera, arabica, senegalis*, famille des légumineuses) et nous arrive en morceaux irréguliers globuleux de la grosseur d'une noisette ou d'une noix ; leur teinte est souvent légèrement jaunâtre ou roussâtre ; leur saveur est fade, mais assez agréable. On distingue, dans le commerce, une variété *blanche* dont les morceaux sont incolores, et une variété *rousse* à morceaux plus gros et légèrement colorée.

La gomme arabique est entièrement soluble dans l'eau froide; elle s'y dissout en formant un mucilage moins épais que les autres espèces de gomme. Quoique non azotée, elle paraît pourtant jouir de propriétés nutritives assez prononcées, puisqu'au rapport des voyageurs elle sert de nourriture aux peuplades qui habitent le grand désert de Sahara. Cependant, d'après les expériences de M. Magendie, des chiens nourris exclusivement de cette gomme ont succombé dans le marasme au bout d'un certain temps, ce fait ne saurait établir les propriétés non nutritives de cette substance, car ainsi que nous l'avons déjà dit pour la gélatine, l'alimentation par une seule substance simple est toujours insuffisante pour les animaux d'un ordre un peu élevé.

La gomme arabique jouit de propriétés extrêmement émollientes qui l'ont fait apprécier depuis long-temps. Elle convient dans toutes les affections inflammatoires aiguës, et surtout dans celles de l'estomac, des intestins et de la poitrine. Elle s'ad-

16

ministre en boisson tiède (une demi-once de gomme arabique en poudre, ou deux à trois onces de sirop de gomme pour un demi-litre d'eau), en potion (un gros de gomme pour six onces de véhicule) ; en pâte (elle entre dans la pâte de guimauve ordinaire); en sirop (une à deux onces pour édulcorer des boissons émollientes). Voici la formule de la potion gommeuse usitée dans les hôpitaux pour combattre les rhumes et inflammations de poitrine : prenez gomme arabique, un gros; eau, trois onces ; eau de fleur d'oranger, deux gros; sirop de sucre ou de tolu, une once.

Enfin, cette substance, dissoute dans une petite quantité d'eau, sert à donner la consistance molle de pilules à diverses poudres, et favorise, par sa viscosité, le mélange de certaines huiles avec l'eau lorsqu'on veut en faire une émulsion.

GOMME DE BASSORA (*gummi foredonense*). Cette substance, qui n'est connue dans le commerce que depuis trente ans environ, nous vient d'Arabie. On ignore encore quel est le végétal sur lequel on la récolte. On la rencontre en petits morceaux irréguliers, d'un blanc jaunâtre et un peu opaque; elle est insipide et crie sous la dent. Elle se gonfle beaucoup dans l'eau comme la gomme adraganthe avec laquelle elle présente quelque point de ressemblance. On extrait de cette gomme la *bassorine*, principe découvert par Vauquelin et retrouvé par Pelletier dans les mucilages de coing, des semences de lin, etc. Cette partie de la gomme est insoluble dans l'eau n'éprouve pas la fermentation alcoolique, et donne de l'acide mucique par l'acide nitrique. La *bassorine* n'est pas plus employée que la gomme de Bassora. J. B.

GOMME DU PAYS (*gummi nostras*). Tout le monde a pu remarquer cette substance qui découle spontanément du cerisier, de l'abricotier, du pêcher, du prunier, de l'amandier, etc. On la rencontre dans le commerce en fragments irréguliers, rarement transparents et presque toujours salis d'impuretés. Elle jouit d'une sorte d'élasticité qui l'empêche de se briser sous la dent. Avec l'eau elle forme une masse visqueuse plus épaisse que la gomme arabique et moins épaisse que la gomme adraganthe. Si elle était plus pure, elle pourrait servir à remplacer en médecine ces deux espèces de gomme. Elle est employé principalement dans l'art du chapelier.

On a encore donné le nom de gomme à des substances très-différentes de celles dont nous venons de traiter ; ce sont pour la plupart des résines ou des gommes-résines. C'est ainsi qu'on dit *gomme ammoniaque*, *gomme élémi*, etc. (Voyez *Ammoniaque, Elémi*, etc.)

GOMME RÉSINE s. f. On désigne ainsi des produits végétaux formés principalement d'une résine dissoute dans une huile essentielle et tenue en suspension dans un liquide aqueux ou gommeux. Elles s'écoulent de certaines plantes des contrées chaudes du globe et se durcissent à l'air; leur odeur est en général forte, leur saveur âcre et peu agréable. Elles sont peu solubles dans l'eau et l'alcool fort, et beaucoup plus solubles dans l'alcool faible, le vin et le vinaigre. Les diverses gommes-résines possédant des propriétés très-distinc-

tes les unes des autres, nous traiterons à part de chacune d'elles. (Voyez *Ammoniaque (gomme), Assa-fœtida, Euphorbe, Galbanum, Gutte, Myrrhe, Scammonée, etc.*) J. B.

GOMME ADRAGANTHE. (Voy. *Adraganthe*.)

GOMME ARABIQUE. (Voy. *Gomme*.)

GOMME ACACIA. C'est la gomme arabique. (Voy. *Acacia* et *Gomme*.)

GOMME AMMONIAQUE. (Voy. *Ammoniaque* (gomme).

GOMME ÉLASTIQUE. (Voy. *Caoutchouc*.)

GOMME DE GAYAC. C'est la résine de gayac. (Voy. *Gayac*.)

GOMME EN LARMES. (Voy. *Galbanum*.)

GOMME DU SÉNÉGAL. C'est une des variétés de la gomme arabique. (Voy. *Gomme*.)

GOMME-RÉSINE. (Voy. *Gomme*.)

GONFLEMENT (*path.*) s. m. On désigne sous ce nom l'augmentation de volume d'une partie les causes du gonflement sont très-diverses et très-nombreuses: la congestion, l'inflammation, l'infiltration, sont des causes de gonflement; les épanchements sanguins, gazeux et d'autre nature le produisent aussi; enfin le gonflement est plutôt un symptôme qui accompagne et qui caractérise une affection qu'il n'est lui-même une maladie ; ce signe n'a même qu'une valeur relative qui se trouve modifiée par les circonstances qui l'accompagnent. Nous ne pouvons indiquer ici toutes les affections dans lesquelles peut apparaître le gonflement, et encore moins discuter la valeur de ce symptôme qui sera apprécié à la description de chacune des maladies, dans lequel il apparaît avec une valeur déterminée. (Voy. *Inflammation, Contusion*.) J. B.

GONORRHÉE (*méd.*). (Voy. *Blennorrhagie*.)

GORGE (*anat.*) s. f. Ce mot est quelquefois employé dans le langage familier comme synonyme de *mamelles*. Voy. ce mot. Mais dans son acception propre, il sert à désigner l'arrière-bouche et le pharynx. (Voy. *Bouche*.)

GORGERET (*chir.*) s. m. On donne ce nom à un instrument en bois en forme de gouttière, qui est employé dans l'opération de la fistule à l'anus ; le gorgeret est ordinairement en ébène ; il est long de six à huit pouces, large de six lignes, et terminé à sa partie supérieur par un cul-de-sac ; cet instrument n'est employé que dans l'une des méthodes de l'opération de la fistule à l'anus ; il existe d'autres procédés dans lesquels son usage devient inutile. On se sert aussi d'un gorgeret en fer, qui est destiné à servir de conducteur au lithotome dans l'opération de la taille, par le procédé de frère Come; quelques chirurgiens ont inventé des gorgerets lithotomes, destinés à faire l'incision de la vessie dans cette opération ; l'un des plus connus est celui d'Hawkins qui a été long-temps employé par les chirurgiens anglais. J. B.

GOUDRON (*mat. méd.*), s. m. (*pix liquida, pissa officinalis*). Produit résineux provenant de la combustion, dans un four particulier, de branches de pins et autres arbres de la même famille. C'est un mélange impur d'huiles essentielles, de résines à demi-brûlées, d'huile empyreumatique et d'acide acétique. Il est demi-liquide, visqueux, brun noirâtre, d'une saveur amère, d'une odeur forte et particulière. L'eau en dissout une partie et acquiert une couleur jaune et une saveur piquante et empyreumatique. Pour l'usage médical, on le purifie en le liquéfiant au bain-marie et le passant au tamis de soie.

Le goudron, et en particulier sa dissolution dans l'eau (*eau de goudron*), ont été fort préconisés dans le dix-huitième siècle contre les vers, le scorbut, la dyssenterie, le rhumatisme, la goutte, le catarrhe vésical et pulmonaire, les maladies de la peau, et surtout contre la phthisie. Sa réputation ne s'est pas soutenue jusqu'à nos jours, et aujourd'hui on ne l'emploie guère que comme topique dans certaines dartres. Quelques praticiens pourtant en font encore usage contre la phthisie, et il n'est peut-être pas démontré que cette substance soit sans efficacité. La meilleure méthode consiste à en faire respirer la vapeur ; pour cela, on place le goudron dans un vase en fonte, et on le fait évaporer à un feu doux ; il faut éviter qu'il ne bouille, sans quoi il se formerait des vapeurs empyreumatiques qui seraient très-nuisibles. On laisse dégager cette vapeur de goudron dans la chambre qu'habite le malade. D'après le docteur Wall, de Berlin, sur cinquante-quatre phthisiques ainsi traités, dix auraient été guéris ou soulagés. L'eau de goudron s'administre aussi dans la même maladie à la dose d'un litre ou d'un demi-litre par jour, seule ou coupée avec du lait. Le goudron, soit en dissolution soit en pilules (un demi-gros à un gros et plus par jour) est encore employé contre l'ichthyose, le prurigo et quelques autres affections chroniques de la peau. Sous forme de pommade (axonge une once, goudron deux gros), son efficacité est moins douteuse. Il est alors usité pour la guérison de la gale et surtout de la dartre furfuracée (*psoriasis* et *lepra* de Willan) (Voy.*Herpès*).Cette pommade, conseillée d'abord en Angleterre a été ensuite employée pour la première fois en France par le professeur Alibert. Le malade doit s'en frictionner chaque jour toutes les parties du corps qui sont le siège de l'éruption et prendre dans la journée un bain alcalin. Le traitement dure plusieurs semaines.

J. P. BEAUDE.

GOURME (*path.*), s. f. *Croûtes de lait, rache, teigne bénigne, teigne muqueuse, porrigo larvalis* de Willan; *impetigo larvalis* de quelques apologistes français; *achor mucifluus* de M. Alibert, qui range cette affection dans le groupe des teignes.

Éruption croûteuse particulière aux enfants et qui survient principalement à la tête et à la face. Cette éruption débute par une foule de petites pustules ou vésicules très-rapprochées, pouvant former plusieurs groupes, et se développant sur une portion de peau rouge et enflammée. Ces pustules, dont l'apparition est accompagnée de démangeaisons et quelquefois de fièvre, durent à peine un jour ou deux; elles se rompent bientôt d'elles-mêmes ou sont déchirées par les ongles du malade; elles laissent alors suinter une humeur visqueuse, souvent très-abondante, qui ne tarde pas à se concréter en formant des croûtes verdâtres ou jaunâtres, molles, d'une odeur particulière, nauséabonde, surtout au cuir chevelu. Ces croûtes augmentent peu à peu de volume ; elles deviennent parfois très-épaisses à la figure des enfants, où elles forment comme une sorte de masque aux joues, aux oreilles, autour des yeux, du nez et des lèvres. Lorsqu'on parvient à les détacher, on aperçoit au-dessous la peau rouge, enflammée, et comme criblée par une infinité de petits trous ou pores, par où s'échappe un liquide visqueux, qui ne tarde pas à reformer les croûtes.

La gourme est, comme nous l'avons dit, une maladie de l'enfance; elle se manifeste en général vers l'époque de la première et seconde dentition ; sa durée est variable et peut dépasser un à deux ans. Une constitution lymphatique, molle, un embonpoint trop considérable, le séjour dans des lieux humides, l'automne et l'hiver, une mauvaise nourriture composée presque exclusivement de légumes farineux, la malpropreté, le défaut d'exercice, les mauvaises qualités du lait des nourrices, sont autant de causes prédisposantes à cette affection, qui du reste n'est pas contagieuse. Parmi les symptômes de la maladie, nous devons signaler en outre le gonflement des glandes du cou, qu'il n'est pas rare d'observer, et une démangeaison très-vive qui porte le malade à se gratter sans cesse; de petits abcès surviennent aussi quelquefois comme complication.

Lorsque la gourme se guérit, on observe d'abord une diminution dans le suintement du liquide qui forme les croûtes; celles-ci cessent ensuite de se former et sont remplacées par des écailles d'épiderme, qui disparaissent peu à peu.

L'affection qui nous occupe est sans danger ; elle constitue même le plus souvent une sorte d'exutoire utile à la santé de l'enfant, et que dans beaucoup de circonstances il faut se garder de supprimer. A cause même de la bénignité de cette maladie et de la sécurité dans laquelle elle doit laisser le médecin, il est très-important de bien la distinguer de la vraie teigne ou teigne faveuse. Cette dernière affection, qui est contagieuse et souvent incurable, offre les caractères suivants : les croûtes isolées sont parfaitement arrondies et comme composées de plusieurs cercles concentriques (*porrigo scutulata*, W.) ; ou bien les plaques croûteuses ont une forme irrégulière, mais leur surface est creusée de plusieurs petites dépressions ou godets, qui rappellent les alvéoles d'une ruche à miel (d'où le nom de *favus*, que l'on donne à cette teigne) ; ou bien les petits enfoncements que l'on observe dans les graines du *lupin* (*lupinus albus*, L.) D'ailleurs la teigne faveuse, qui attaque la racine des cheveux, détermine une alopécie incurable, qui n'est jamais la suite de la gourme.

Traitement. Ainsi que nous l'avons dit, on doit en général se garder de supprimer trop brusquement cette éruption. On se contentera de couper très-près les cheveux de la tête, et de couvrir pendant la nuit les parties affectées avec des cataplasmes de fécule de pomme de terre; pendant le jour, l'on placera sur la tête du malade des linges ou des feuilles de poirées enduites de beurre frais. On facilitera la chute des croûtes, en lavant la partie malade avec de l'eau de son légèrement savonneuse. Il est tout-à-fait inutile, ainsi que le veulent certaines bonnes femmes, de laisser pulluler les poux, qui abondent souvent d'une manière dégoûtante sous les croûtes du cuir chevelu; on s'en débarrassera par des soins de propreté et par quelques onctions faites avec une pommade composée de parties égales d'axonge et d'onguent gris simple. A l'intérieur, le petit malade, suivant les indications, pourra faire usage de quelques préparations toniques et fortifiantes, telles que le sirop antiscorbutique (une cuillerée le matin); il sera vêtu chaudement, fera de l'exercice et usera d'une bonne nourriture.

Il arrive quelquefois que la gourme se supprime brusquement, et qu'en même temps des signes d'irritation se manifestent sur un autre organe; il est urgent alors de rappeler l'éruption, en plaçant de petits vésicatoires derrière les oreilles et à la nuque, et en couvrant chaudement la tête du malade.

Nous croyons devoir encore répéter ici qu'il faut s'abstenir de tout répercussif, surtout des préparations de plomb, et d'une foule d'onguents offerts par le charlatanisme, qui n'agissent le plus souvent qu'au détriment de la santé générale du malade.

A. GRAS,
Docteur en médecine, professeur de pathologie à l'école secondaire de médecine de Grenoble.

GOUT (*physiol.*), s. m., sensation des saveurs, que les physiologistes appellent du nom particulier de *gustation* ou de *saporation*. Dans le monde, on donne aussi improprement le nom de goût à l'organe de la sensation.

Cette impression est ressentie par plusieurs parties de la membrane intérieure de la bouche, qui est encore sensible à d'autres excitations, à des excitations physiques générales, à quelques excitations particulières et à des excitations tactiles. Je parlerai dans cet article de toutes ces sensations qui se mêlent aux impressions sapides, et qu'il faut absolument en distinguer par l'analyse pour éclaircir enfin ce sujet embrouillé.

Les impressions reçues par la membrane de la bouche sont recherchées aussi par les mouvements des organes qu'elle revêt, et surtout par la langue qui en est le plus souple et le plus mobile; elles sont enfin transmises au cerveau par des nerfs.

DES SAVEURS.—Ce sont les qualités des corps spécialement ressenties par les organes du goût. On désigne aussi sous cette expression les sensations même que les saveurs déterminent dans les organes du goût. Je ne l'emploierai que dans le premier sens.

Les corps qui ont de la saveur sont dits sapides; ils sont nombreux et variés. Les saveurs le sont elles-mêmes beaucoup, et leurs différences dépendent de la composition même de ces corps et de l'arrangement de leurs élements. Parmi les corps simples, les métaux ont quelque chose d'analogue dans leur saveur, que l'on appelle à cause de cela saveur métallique. Cependant, la plupart de ces corps ne se dissolvent pas, ou ne donnent pas lieu à des composés solubles lorsqu'on les met en contact avec la langue, pendant le temps nécessaire pour en sentir la saveur et la distinguer. Quoique leur sapidité soit très-faible, on y distingue des différences quand on goûte tour à tour deux métaux différents, avec beaucoup d'attention. On distingue même ainsi une différence entre deux métaux peu oxidables, comme l'or et l'argent. Néanmoins, ces corps et une foule d'autres ont si peu de saveur, qu'on les dit généralement insipides; aussi, après la restriction que je viens de faire, je me conformerai volontiers à l'usage.

Parmi les corps, il en est qui ont des saveurs particulières et distinctes de toute autre, comme celles du chlore, de l'iode, etc. Il en est d'autres, au contraire, qui ont des saveurs analogues à d'autres, quoiqu'elles diffèrent toujours par quelques nuances; ce sont des saveurs génériques qui ont des espèces et des variétés. Parmi les corps, enfin, les uns ont des saveurs simples et uniques pour chacun d'eux; les autres ont des saveurs mêlées ou composées, et c'est le plus grand nombre; car les corps sapides le sont presque toujours de plusieurs manières à la fois.

Ainsi, parmi les différents genres de saveurs s'observent : les sucrées, les amères, les fades, les salées, les âcres, les âpres ou acerbes, les acides faibles ou acidules, les styptiques, les alcooliques, les caustiques. Dans ce que je viens de dire, j'ai répété sans critique ce que les auteurs disent eux-mêmes des saveurs, mais j'ai besoin d'entrer dans quelques explications. Je m'en tiendrai néanmoins à des réflexions générales pour ne pas trop m'étendre sur ce sujet.

Les saveurs sucrées, amères, salées, acidules et alcooliques faibles sont des excitations vraiment spéciales au goût. 1o Les sucrées sont souvent mêlées aux saveurs acides et aux saveurs dites astringentes, dans les fruits et dans les sels de plomb, par exemple. 2o Les saveurs amères sont des impressions également particulières au goût. Elles sont unies souvent à celles qui sont dites astringentes. 3o Les saveurs fades ne sont pas insipides, car ce ne serait pas des saveurs. Elles sont ordinairement simples. Si elles étaient souvent mêlées à d'autres, elles disparaîtraient presque toujours. 4o Les saveurs salées, véritables sensations sapides, sont souvent jointes à la saveur amère. 5o Les âcres ne sont peut-être pas précisément des saveurs; ce sont peut-être des qualités irritantes, qui peuvent agir sur d'autre muqueuse que sur celle du goût; cependant elles n'y causent pas exactement les mêmes sensations. Pour rendre 1 différence plus évidente, comparez l'irritation qu'elles causent à celles qu'elles produiraient, si l'on introduisait un corps âcre dans le nez, l'anus, l'urèthre et le vagin; comparez-la encore à l'irritation déterminée sur la conjonctive par les vapeurs de l'ammoniaque. Dans tous ces cas, il y a irritation d'une sensibilité physique spéciale à un point des membranes muqueuses, avec chaleur plus ou moins vive et persistante, mais non pas, je crois, avec sensation gustative. 6o Les saveurs âpres, acerbes astringentes me paraissent dans le même cas que la précédente; ce sont des propriétés qui causent un sentiment de constriction et d'irritation dans les tissus particuliers qu'elles affectent, et leur action n'est pas bornée à la membrane muqueuse de l'organe du goût. 7° Les saveurs acides n'existent pas plus dans les acides forts que l'âcreté dans les caustiques ; mais il y en a d'acidules, et tous les acides suffisamment affaiblis en offrent un exemple. 8° Les saveurs styptiques ne sont encore que des propriétés irritantes de certaine sensibilité physique spéciale, ou, si l'on aime mieux, de la sensibilité de certaines membranes muqueuses sur lesquelles elles causent des picottements et de la chaleur. 9° Les saveurs alcooliques et spiritueuses du cidre, de la bière, des vins et des liqueurs faibles ou affaiblies sont évidentes ; mais la saveur de l'alcool lui-même à 36 ou 40° me semble très-douteuse, car la chaleur et l'ardeur qu'il cause est une irritation, et non une sensation gustative. 10° Les prétendues saveurs caustiques sont des propriétés bien plus irritantes et plus générales encore que toutes les précédentes puisqu'elles causent de vives douleurs sur toutes les parties sensibles.

En définitive, parmi ces dix genres de qualités regardées comme des saveurs évidentes, les sucrées, les amères, les fades, les salées, les acidules, les alcooliques des boissons de cette nature où l'alcool est en faible proportion, présentent réellement seules le caractère de saveur.

Si l'alcool pur, si les corps âcres, acerbes, astringents, acides, styptiques et caustiques sont sapides, ils le sont peu, et ils le doivent probablement à ce qu'étant doués en même temps d'une propriété de sapidité, ils agissent à la fois sur la sensibilité gustative et sur une sensibilité particulière de la bouche, et y déterminent à la fois deux sensations qu'on distingue parfois en les étudiant attentivement tour à tour. J'ai fait ces réflexions parce que l'analyse ne me semble pas permettre de confondre deux ordres de sensations aussi distinctes que celles du goût et celles qui dépendent d'une sensibilité physique fort différente.

Je n'ajouterai plus qu'un mot sur ce que l'on appelle les saveurs nauséabondes et aromatiques. Ces propriétés agissent tantôt exclusivement, tantôt presque exclusivement sur l'odorat, en sorte qu'elles semblent s'anéantir lorsqu'on se bouche le nez et qu'on interrompt le passage de l'air nécessaire à l'odorat. Cependant il y a des sels inodores qui, appliqués sur la base de la langue, provoquant des nausées. Le sous-carbonate de potasse agit ainsi chez moi. Je reparlerai de ces propriétés à l'occasion de l'organe de l'odorat.

PHÉNOMÈNES DU GOUT. *De son siège.* — Pour déterminer le siège du goût d'une manière plus précise qu'on ne l'avait encore fait, M. Vernière a porté et appliqué successivement sur les diverses parties de la cavité buccale une petite éponge imbibée de liqueurs savoureuses. MM. Guyot et Admyrauld ont repris et modifié ses expériences ; je les ai répétées et variées aussi moi-même, et les résultats que nous avons obtenus diffèrent peu de les uns des autres. Je me suis souvent servi dans les expériences dont je viens de parler, d'un pinceau de poil fin et doux que j'imprégnais de sirop, de conserves, d'extrait d'aloès, etc. J'ai aussi porté avec des pinces un fragment d'aloès, différents sels, des extraits, etc., sur les diverses parties de la cavité buccale. J'ai reconnu ainsi que la langue est très-sensible aux saveurs que j'ai employées, par sa pointe, ses bords et la surface supérieure de sa base à l'endroit où elle concourt à former l'isthme du gosier ; qu'à partir des bords de la langue, la sensibilité gustative s'éteint très-rapidement vers la surface inférieure de l'organe ; qu'elle s'éteint même au-delà des papilles caliciformes vers l'épiglotte. Ainsi la surface supérieure de la langue est généralement insensible aux saveurs dans un espace ovalaire circonscrit entre les bords, la pointe et la base de l'organe que j'appellerai son éllipse centrale. Cependant la langue m'a semblé sentir la saveur fraîche du nitrate de potasse, des sous-carbonates de potasse, de soude, etc., lorsqu'on l'applique avec force, à la voûte palatine après avoir recouvert de ces sels en poudre l'éllipse centrale. Quant à la membrane muqueuse du plancher de la bouche, quant à celle des gencives, des lèvres, des joues et des quatre cinquièmes antérieurs environ de la voûte palatine, elles m'ont paru entièrement insensibles aux saveurs, du moins à celles que j'ai indiquées un peu plus haut. Je ferai encore une restriction pour le milieu du palais, qui m'a paru sentir la saveur fraîche des différents sels que je viens de citer, et même la saveur amère et salée du sous-carbonate de potasse, etc., par l'application de la langue à la voûte palatine ; ces résultats sont différents de ceux obtenus par MM. Vernière et Guyot.

La sensibilité gustative se manifeste brusquement chez moi sous le pinceau au moment où on le promène sous le palais, vis-à-vis les deux dernières dents molaires supérieures et seulement vis-à-vis la dernière chez un de mes élèves qui a déjà toutes ses dents. Quoiqu'elle diminue sur les côtés, elle y est évidente, surtout, dans le sillon qui sépare le pilier antérieur du voile ou relief intermaxillaire que forme la membrane muqueuse au-devant de ce pilier. La plus grande partie de la surface antérieure du voile du palais circonscrite dans le demi-cercle de son bord adhérent, est au contraire insensible aux saveurs, suivant mes observations. Il en est de même de la surface interne du pharynx. Cependant elle m'a paru légèrement sensible à l'action d'un sirop acidule quoique l'extrait d'aloès n'y ait pas produit d'impression gustative.

Ainsi M. Vernière s'est trompé en disant la surface inférieure de la langue sensible aux saveurs, du moins MM. Guyot, Admyrauld et moi-même avons trouvé le contraire. Il a, en général, assez bien déterminé le siège du goût sur le reste de la langue. Néanmoins ni lui, ni MM. Guyot et Admyrauld ne me semblent autorisés à affirmer que l'ellipse centrale de la langue soit insensible à toute espèce de saveur. Il faut ajouter que la sensibilité gustative s'éteint peu à peu au-delà des papilles caliciformes.

M. Vernière a trop étendu cette propriété en l'accordant aux deux faces du voile du palais et MM. Guyot et Admyrauld en ont trop resserré les limites, car chez moi elle se prolonge sur les côtés du voile comme je l'ai expliqué plus haut, mais il paraît qu'il y a des variétés à cet égard : chez deux de mes élèves la saveur du sirop n'a pas été bien sentie.

L'ouverture postérieure de la bouche est donc précédée d'un anneau plus ou moins complet de sensibilité gustative qui, par la base de la langue, se prolonge jusque dans le détroit de cette ouverture.

L'on doit voir, par ce que nous venons de dire sur le siège du goût, qu'il n'y a pas de rapport manifeste entre cette sensation et les papilles linguales. En effet, d'une part, le goût ne s'observe pas, ou s'observe à peine, sur l'ellipse centrale de la langue où les papilles sont très-développées. D'autre part il s'observe au palais et à son voile où l'on ne trouve plus de papilles. Tout ce que l'on a dit de l'exquise sensibilité de ces éminences pour en faire les organes particuliers du goût est donc sans fondement. Des expériences de MM. Guyot et Admyrauld, ultérieures aux premières que j'ai citées, les ont conduits à dire, 1° que les surfaces gustatives ne perçoivent pas les saveurs avec la même énergie dans toute leur étendue; et ils les classent ainsi d'après le décroissement de cette énergie : la base de la langue, sa pointe, ses bords, le voile du palais qui est la moins sensible de toutes ; 2° qu'un corps sapide ne donne pas dans toute l'étendue de l'organe du goût une saveur identique; que les sels particulièrement ne causent pas la même sensation de saveur aux parties antérieure et postérieure de la langue; que l'acétate de potasse solide, d'une acidité brûlante en avant, est amer, fade et nauséeux en arrière ; que l'hydrochlorate de potasse, frais et salé en avant est douceâtre en arrière ; que le nitrate de potasse frais et piquant en avant est légèrement amer et fade en arrière ; que l'alun broyé entre les dents est frais, acide en avant, douceâtre en arrière; que le sulfate de soude salé en avant est amer en arrière; que le sulfate de magnésie peu acide et salé en avant est très-amer en arrière ; que l'oxalate et l'hydrochlorate d'ammoniaque n'ont de saveur alcaline qu'en arrière ; que le sulfate de zinc est piquant en avant, douceâtre en arrière; que l'acétate de plomb, piquant en avant, est sucré en arrière; que les alcalis et les acides tartrique, hydrochlorique, nitrique n'ont qu'une saveur ; que les acides sont en général mieux appréciés par la pointe et par les bords de la langue; et que les substances basiques ou leurs saveurs sont mieux senties par la base de cet organe; que la plupart des corps sans acidité, et sans alcalinité donnent une saveur unique ; que beaucoup de sels font sentir leur saveur acide, salée, piquante, styptique à la pointe et leur saveur amère, métallique, basique à la base de la langue.

Ces résultats sont l'expression d'expériences si simples qu'on peut les regarder comme démontrés par l'observation simple et par suite comme d'autant mieux prouvés. J'ai moi-même fait en diverses circonstances des observations semblables. Ainsi un jour que j'introduisais la pointe de ma langue dans un trou fait à une pilule gélatineuse de copahu pour goûter cette substance qu'on disait si mauvaise, je fus très-étonné de la trouver insipide. Mais un instant après, quand la langue fut replacée dans la bouche et que la salive eut répandu partout les parcelles du corps sapide dont la pointe de la langue était imprégnée, je ressentis à la base de cet organe une des saveurs les plus désagréables qu'on puisse imaginer et j'en fus empoisonné pendant une heure. Forcé me fut alors de reconnaître que la base de la langue possédait une sensibilité ou faculté gustative qui manquait au sommet.

Depuis la publication du second mémoire de MM. Guyot et Admyrauld, en 1837, j'ai multiplié mes recherches, et quoique je sois arrivé à des résultats un peu différents des leurs par suite du grand nombre de substances dont j'ai examiné la saveur, cependant mes expériences confirment leur conclusion : qu'un corps sapide ne donne pas dans toute l'étendue de l'organe du goût une saveur identique et m'autorisent à proclamer comme une vérité plus large : que la sensibilité gustative n'est pas une, mais multiple, car celle de la pointe n'est pas toujours celle de la base, celle-ci pas toujours celle du voile, etc. Ne pouvant publier dans ce travail abrégé le résultat de mes recherches sur les différents effets des corps sapides sur la langue, le palais et la gorge, je n'en dirai rien de plus et je renverrai à ma Physiologie le lecteur qui serait curieux de les connaître. J'en parlerai avec plus de détails dans cet ouvrage.

Les sensations du goût sont très-variées, comme on peut le prévoir par ce que nous avons dit de la variété des saveurs. Elles le sont plus encore en apparence qu'en réalité parce que les corps sapides agissent à la fois sur les différentes parties de la bouche par leurs propriétés physiques générales, par leurs qualités tactiles, par des qualités physiques particulières, par leurs saveurs simples et uniques ou composées et multiples, parce qu'ils agissent encore en même temps sur l'odorat par leur odeur ou leur arome, et que l'esprit confond souvent en une sensation de saveur ces impressions si variées et si différentes.

L'analyse de ces phénomènes a depuis longtemps fixé mon attention dans mes cours de physiologie et ce n'est pas sans peine que je suis parvenu à démêler ces faits si divers et à donner une solution précise d'un ensemble de phénomènes aussi compliqué. En voici le résultat abrégé :

1° Les corps qui ont à la fois de la saveur et des propriétés irritantes générales, comme les acides, et particulières comme certains liquides âcres et astringents, piquent, échauffent, resserrent les tissus par ces propriétés, causent une irritation générale ou particulière plus ou moins intense, une sensation confuse de tact par leur consistance, et de saveur par leur sapidité. Ces sensations sont confuses parce qu'elles sont en partie masquées par une sensation physique irritante plus énergique. La sensation tactile de la température de ces corps est tellement obscurcie, que, lors même qu'ils sont froids, souvent nous en éprouvons une chaleur plus ou moins vive. MM. Chevreul et Vernière, qui ont essayé dans ces derniers temps d'analyser les sensations de l'organe du goût, me paraissent avoir confondu les sensations physiques générales irritantes et certaines sensations physiques irritantes particulières à la membrane de la bouche ou de la gorge, comme celles des graisses qui prennent à la gorge, avec les sensations tactiles. Je les en distingue parce que tous les tissus évidemment sensibles le sont aux irritants généraux, et ne le sont pas à l'action particulière des corps âcres et irritants pour la bouche ou la gorge. La distinction de ces diverses espèces de sensibilité peut sembler subtile et hypothétique, mais elle est la rigoureuse conséquence des faits.

2° Les corps qui ont une saveur simple, une seule espèce de saveur et point de propriétés irritantes, un fragment de sucre candi, du sel marin, par exemple, causent une sensation simple de saveur, une sensation de consistance vaguement éprouvée par la sensibilité tactile.

Les corps qui ont des saveurs composées ou plusieurs saveurs différentes, causent plusieurs sensations de saveur et des sensations physiques et tactiles variées comme leurs propriétés physiques et tactiles. Tels sont les fruits, les boissons acidulées et sucrées.

Enfin ceux qui sont en même temps odorants, comme les fraises, les framboises, les amandes, leurs préparations et une foule de produits artificiels, tels que les aliments, des pastilles de menthe, de chocolat, des sucreries aromatisées avec le café, la fleur d'oranger ou des essences et différentes liqueurs aromatiques, agissent en outre sur l'odorat au moment où on les présente à la bouche et pendant qu'on les mâche et qu'on les savoure, soit par l'aspiration, soit par l'expiration nasale.

La sensation des saveurs est d'ailleurs agréable, indifférente ou pénible et désagréable.

La *durée* de la sensation des saveurs me paraît proportionnée à la durée d'action ou de contact des corps sapides. Si elle paraît se prolonger au-delà, c'est que ces corps étant solubles dans la salive de la bouche, la salive ou le mucus en restent encore imprégnés pendant un certain temps. Il en est d'ailleurs qui sont plus persistantes que les autres ; telles sont les saveurs amères, et celle des corps sapides qui sont en même temps irritants, comme les acides médiocrement forts ; les boissons spiritueuses, les corps âcres et astringents surtout, laissent particulièrement au détroit du gosier et au pharynx une irritation plus ou moins fatigante et prolongée, souvent accompagnée de soif et d'ardeur. La durée de certaines sensations en cet endroit me paraît due à ce que les matières sapides y sont fixées par les mucosités qui s'observent presque toujours, si ce n'est constamment, à la base de la langue.

Nature des sensations buccales et facultés d'où elles dérivent.—D'après ce que nous avons déjà dit, il est évident que les sensations buccales sont des impressions sapides, des impressions physiques générales et particulières. Nous savons déjà que les différentes saveurs des corps ne pouvant souvent être senties que par certaines surfaces gustatives exclusivement, il en résulte que ces surfaces possèdent des facultés gustatives propres à sentir plusieurs saveurs, et des facultés gustatives particulières dont le nombre est indéterminé, et justifie le principe de la multiplicité des propriétés vitales. Quant aux impressions physiques générales, elles

tiennent à la sensibilité générale, et les impressions particulières à différentes sensibilités spéciales. Parmi ces impressions particulières, celles du tact dépendent de la *sensibilité tactile*. Mais il en est qui en sont indépendantes : telles sont celles qu'on éprouve seulement à la gorge sous l'influence des graisses rances ; telle est *celle de chatouillement*, qui se manifeste spécialement au palais par l'acte du chatouillement ; telle est *celle de nausée* que j'appellerai *vomitive*, pour abréger et parce qu'elle se développe à l'isthme du gosier et au pharynx, quand un corps solide, par conséquent indigeste, quelquefois dangereux, venant en toucher la surface provoque l'envie de vomir ; telle est *celle du besoin de la déglutition*, que je nommerai *déglutissante*, parce qu'elle se développe encore irrésistiblement dans la bouche, à l'isthme et à la gorge, lorsque les aliments sont suffisamment mâchés.

Effets des sensations buccales.—Le goût nous donne seulement des idées de saveur, et la sensibilité générale l'idée de la présence des corps introduits dans la bouche et de l'irritation générale qu'ils peuvent causer. Au tact de la bouche nous devons la conscience des propriétés tactiles de la température, de la sécheresse, de la consistance des corps, et, par suite de ces premières notions, lorsqu'ils ne sont pas trop volumineux pour pénétrer dans la bouche, des connaissances assez précises sur l'étendue et la forme de ces corps. Les sensibilités physiques particulières, indépendantes des précédentes, ne nous donnent guère que l'idée de quelques propriétés spéciales assez difficiles à déterminer, telles que certaines propriétés styptiques, âcres, acerbes et astringentes.

Les sensations buccales et les saveurs ne produisent aucun changement manifeste dans l'état physique des papilles. Tout ce que l'on a dit de leur érection est un conte ridicule et sans fondement.

Conditions nécessaires au développement des sensations buccales.—Il y en a pour les corps sapides et pour les organes. En général, les corps doivent être solubles ; mais les conditions organiques nécessaires à la sensation des saveurs ne sont pas aussi limitées qu'on pourrait le penser, et il y a de bien grandes lésions dans l'organe du goût qui n'entraînent pas sa perte. Ainsi, on a bien des exemples de l'absence partielle ou même presque totale de la langue sans absence, ni diminution sensible du goût. (Voyez les observations que j'en ai citées dans ma *Physiologie*, t. I, p. 793.)

Une condition plus essentielle à la gustation, c'est l'humidité de l'organe gustateur. Les mucosités saburrales, les couches purulentes, les fausses membranes qui peuvent recouvrir la langue peuvent aussi gêner, altérer ou empêcher l'exercice du goût et des autres facultés sensitives de la bouche. Le libre exercice de l'odorat est même indispensable à une parfaite saporation.

Des divers modes de sensations buccales.—Les diverses espèces de sensations physiques générales et particulières dont nous avons donné plus haut l'analyse, forment ces divers modes ; mais celles du goût en particulier en forment deux autres, suivant qu'elles sont accompagnées ou non d'attention. Je ne parlerai que de ces deux derniers modes , et surtout du goût attentif.

Le *goût inattentif* est remarquable par des impressions de saveur qui, par suite du manque d'attention, ne sont pas perçues, ou ne le sont que très-imparfaitement.

Le *goût attentif*, au contraire, permet de distinguer d'autant mieux les nuances les plus délicates et les plus fugitives des saveurs que l'attention est plus vive. Et comme la connaissance précise des saveurs, du bouquet ou de l'arôme des vins et des boissons spiritueuses, est de la plus haute importance pour le gourmet, pour les marchands de vin, les distillateurs et les acheteurs, ils apportent toute leur attention à goûter ces liquides, et souvent on les voit recommencer à plusieurs reprises.

A la gustation s'ajoutent alors des mouvements particuliers réfléchis ou irréfléchis comme dans toutes les sensations volontaires et attentives. Ils sont destinés à multiplier les points de contact du corps sapide avec l'organe du goût, et à éclairer l'intelligence.

Ces mouvements diffèrent un peu, suivant la consistance des corps et suivant que leur saveur est agréable ou pénible. Ils s'accomplissent d'ailleurs en deux temps successifs.

Dans le premier, si le corps sapide est agréable au goût et solide, on le brise d'abord avec les dents, on le mâche, et quand il est ramolli, on continue de le goûter comme les corps mous, en l'écrasant avec le dos de la langue contre le palais et entre les dents. Les fluides savoureux exprimés par ces mouvements, se répandent de l'intervalle des dents et du milieu de la langue sur ses bords, sur sa pointe, et nous donnent de vives impressions de saveur.

Si les corps sont liquides , la langue s'élève et s'abaisse alternativement à plusieurs reprises, ainsi que la mâchoire inférieure. Par leur abaissement et leur élévation réitérés, la mâchoire et la langue forcent les fluides à aller et à venir à plusieurs fois du milieu de la langue sur sa pointe et ses bords, et de ses bords sur le milieu de sa surface. Alors les saveurs qui avaient échappé à l'intelligence pendant les premiers contacts finissent par être perçues aux suivants. Pendant tout ce premier temps de la dégustation, la base de la langue restant appliquée à la portion la plus reculée du palais et à toute l'étendue de son voile, la saveur ne s'y fait pas sentir.

Dans le deuxième temps, au contraire, la déglutition venant à s'accomplir ; le corps sapide avalé produit vers l'isthme du gosier une dernière impression de saveur qui souvent est plus vive que les précédentes, et qui parfois en diffère plus ou moins, et n'échappe pas alors à l'attention qui l'épie.

Le gourmet goûte habituellement le vin et les liqueurs de la manière que je viens de dire ; mais il le fait encore par un second procédé, et toujours en deux temps distincts. Dans le premier, il conserve le fluide sur la moitié antérieure de la langue détachée du palais et plus abaissée que sa base, il agite le liquide par le courant de l'air qu'il aspire. Dans ce cas, si le fluide est spiritueux et aromatique, l'air inspiré se charge, en passant, de l'arôme et des vapeurs spiritueuses qui agissent ensuite sur l'o-

dorat. Dans le deuxième temps, le gourmet avale le fluide et le goûte encore à son passage par l'isthme du gosier et même par le pharynx ou la gorge.

DE LA TRANSMISSION DES SENSATIONS BUCCALES.—Les physiologistes ont fait beaucoup d'expériences et beaucoup discuté, pour déterminer quel est le nerf du goût, c'est-à-dire quel est le nerf qui reçoit et conduit les impressions des saveurs. M. Magendie affirme en termes contradictoires que la sensibilité générale et la sensibilité gustative *semblent* appartenir *évidemment* au même nerf. M. Mayo *est porté* à penser que le lingual n'est pas le nerf du goût seulement, mais qu'il sert au toucher. M. Paniza, professeur à Pavie, renverse par de nouvelles expériences l'ancienne théorie de la sensibilité gustative du lingual. Suivant lui, le lingual n'est que le nerf du tact, et c'est le glosso-pharyngien qui est sensible aux saveurs. Mais M. Paniza ayant contredit ses devanciers, l'a été à son tour par les expériences de M. Alcock , par la raison que le langage des vivisections est souvent si clair, que chacun peut y trouver des preuves à l'appui des idées les plus opposées.

Pour moi, n'ayant qu'une médiocre confiance dans les témoignages obscurs de dégustation involontaire donnés par des animaux dont les organes observés sont mutilés et souffrants ; dans des témoignages dont l'interprétation contredit grossièrement ce que nous savons du siege du goût, je préfère m'en rapporter, pour le moment, aux oracles de l'anatomie. Or, pour moi, les organes du goût sont les portions de membrane muqueuse qui revêtent les parties indiquées plus haut comme siège du goût. Quant aux nerfs de la bouche je les regarde, ainsi que les nerfs en général , comme les conducteurs, seulement, des sensations que je ne leur vois pas recueillir immédiatement. Mais quels sont les nerfs conducteurs des différentes sensations dont la bouche est le théâtre ?

Fondé sur la distribution de ces nerfs, surtout, je pense 1o que le lingual est le conducteur des sensations sapides de la pointe et du bord de la langue; 2o que le glosso-pharyngien et le palatin postérieur sont les conducteurs des sensations sapides du fond de la bouche, des sensations de nausée que le contact d'un corps solide y fait naître, et du besoin de déglutition que des aliments suffisamment ramollis et imprégnés de salive ne manquent pas d'y provoquer. Je pense encore 3o que les sensations de chatouillement du palais sont transmises au cerveau par les nerfs palatins; 4o que celles des dents le sont par les nerfs dentaires; 5o que les sensations particulières indépendantes des précédentes et de celles du tact le sont par les nerfs sous-muqueux de la région où elles s'observent; 6o que les impressions tactiles et les sensations physiques générales le sont par la plupart de ces nerfs, peut-être par tous, et bien certainement celles des lèvres par les nerfs maxillaire supérieur et dentaire inférieur; celles de la membrane interne des joues par le buccal. Je n'affirme pas d'ailleurs que le facial et l'hypoglosse ne concourent pas à quelques-unes de ces fonctions, bien que l'on possède l'observation positive d'un cas où la compression de ce nerf fut accompagnée d'une paralysie des muscles de la langue,

Usage des sensations de la bouche. — La diversité de sensibilité sert à la fois à apprécier les saveurs si variées des aliments, et leurs propriétés tactiles ; à les faire repousser ou avaler instinctivement quand ils doivent l'être; à apprécier encore certaines propriétés particulières qui ne tombent point dans la sphère d'action des sensibilités qui apprécient les précédentes ; enfin à sentir leurs qualités physiques générales, et, en définitive, à mieux juger la nature des substances avec lesquelles nous voulons étancher notre soif ou apaiser notre faim.

GERDY,
Professeur à la Faculté de Médecine de Paris,
chirurgien de l'hôpital Saint-Louis.

GOUTTE (*path.*), s. f., *arthritis, podagra, chiragra.* Cette affection, comme toutes celles dont la nature n'est pas connue, ne peut être définie que par une courte description des symptômes qui la constituent ; elle est caractérisée par des douleurs *spontanées, périodiques,* survenant principalement dans les petites articulations avec formation à la longue de concrétions dures dites *tophacées*; le principe qui amène ces douleurs ayant d'ailleurs pour caractère de se déplacer et de se porter quelquefois sur quelques-uns des principaux viscères. Le nom de goutte a été imposé à cette maladie dans le treizième siècle, parce qu'on la regardait comme produite par une *goutte* d'humeur âcre fixée sur une partie du corps.

Nature. On a presque épuisé toutes les hypothèses pour expliquer les phénomènes singuliers de cette maladie, et pourtant sa nature n'est guère mieux connue aujourd'hui que du temps d'Hippocrate. Galien et la plupart des anciens médecins la regardaient comme une affection humorale; d'après Barthès, elle était due à une *infirmité relative* des organes; d'autres en plaçaient le siège dans le tube digestif; Sœmmering et Alard l'ont considérée comme une altération du système lymphatique ; enfin, les sectateurs de la doctrine de M. Broussais n'ont pas manqué d'en faire suivant leur idée favorite, une inflammation de l'estomac et des articulations, une *gastro-arthrite.* Nous ne nous arrêterons pas à ces théories qui n'ont aucun fondement solide.

Il est un fait bien plus important, et qui à nos yeux a une très-grande valeur, c'est l'analogie qui existe entre la goutte et les affections calculeuses. Ces deux maladies ont des points de contact nombreux, de sorte que les acquisitions que la thérapeutique des affections calculeuses peut faire doivent être d'une grande importance pour le traitement de la goutte. La goutte et la gravelle sont toutes deux héréditaires et paraissent avoir les mêmes causes prédisposantes ; on les observe coexistant ensemble chez la même personne, suivre toutes deux les mêmes phases, paraître et disparaître en même temps ; d'autres fois elles se remplacent mutuellement. La goutte cesse lorsque la gravelle paraît et *vice versâ.* Les concrétions arthritiques sont les seules de notre économie après celles qui se forment dans les voies urinaires qui contiennent de l'acide urique ; elles sont composées de phosphate de chaux et d'urate de soude mêlés,

et quelquefois d'urate de soude pur. (Wollaston.) L'on sait que le célèbre Bertholet constata, chez l'ancien duc d'Orléans, que l'acidité de l'urine diminuait à l'approche d'un accès de goutte et augmentait vers la fin du même accès ; que d'ailleurs l'on a vu tous les symptômes d'un accès néphrétique se terminer par une attaque de goutte (*Prout*); et qu'il n'est pas rare de voir des parents atteints de la goutte donner naissance à des enfants calculeux ou néphrétiques.

Les considérations qui découleraient de ce sujet, et dont tout le monde sentira l'importance sous le point de vue des recherches à faire sur la nature de la goutte et le meilleur traitement a appliquer à cette désespérante maladie, nous entraîneraient beaucoup trop loin. Nous ne devons pas oublier que pour le moment nous avons à exposer scolastiquement, sommairement ce que c'est que la goutte, afin de donner une idée, sinon complète, au moins claire et précise de la maladie. Les questions les plus ardues relatives à la nature et au traitement de la goutte seront examinées par nous dans un ouvrage sur les affections calculeuses auquel nous travaillons en ce moment.

Causes. — Fréquence. La goutte est en général, une maladie de l'âge mûr et de la vieillesse ; les premières attaques peuvent pourtant commencer à vingt-cinq ans et quelquefois au-dessous. Les hommes y sont beaucoup plus sujets que les femmes ; ces dernières, malgré l'aphorisme exclusif d'Hippocrate *que les femmes et les eunuques ne sont point attaqués de la goutte,* n'en sont pourtant pas entièrement à l'abri. Suivant ce grand médecin, elles devaient ce privilège à l'écoulement menstruel. L'habitation d'un climat brumeux et humide, les variations brusques de température, une vie sédentaire, inactive, l'application opiniâtre à l'étude, la transition subite d'un genre de vie actif au repos, une constitution forte, la suppression d'un exutoire, d'hémorrhoïdes ou d'une hémorrhagie habituelle, et surtout l'abus de la bonne chère, d'une nourriture exclusivement animale, des boissons alcooliques, des plaisirs vénériens, sont regardés comme les causes les plus ordinaires de la maladie. L'hérédité a aussi une grande influence, et il n'est pas rare de voir la goutte se perpétuer dans certaines familles. Le développement des facultés intellectuelles a été signalé aussi par quelques auteurs comme une cause prédisposante. Un savant médecin du dix-septième siècle, Sydenham, cruellement torturé par la goutte, en écrivant que cette maladie *tue plus de gens d'esprit que de sots.* Enfin, on a remarqué que le premier accès qui se déclare chez les femmes est souvent précédé d'une affection morale triste.

Division et symptômes.—Les auteurs ont beaucoup multiplié les espèces de gouttes. En général, on peut les réduire à trois variétés : *la goutte aiguë, la goutte chronique fixe, la goutte chronique mobile.*

Première variété. *Goutte aiguë (goutte fixe, régulière, inflammatoire des auteurs).* — Elle s'observe en général chez les hommes bien constitués, et suit ses périodes avec régularité et sans se déplacer. Le premier accès a lieu fréquemment vers l'équinoxe du printemps ; à cette époque, sous l'influence d'un refroidissement ou d'un excès quelconque ; quelquefois après plusieurs jours d'un malaise particulier et même de souffrance, le malade éprouve presque tout-à-coup, et le plus souvent au gros orteil de l'un des pieds (sur 100 cas, Scudamore a vu la goutte affecter 70 fois le gros orteil de l'un des pieds et 8 fois le gros orteil des deux pieds) ou à une autre petite articulation, un sentiment de frisson qui est bientôt remplacé par une douleur vive et intolérable; cette douleur ressemble d'abord à celle d'une crampe, mais elle revêt bientôt des caractères qui varient suivant les individus ; les uns la comparent à une sorte de tiraillement, de torsion ou de déchirement ; d'autres, à ce que produirait une vrille ou un clou enfoncé dans l'articulation. La douleur est si intense, que le seul poids de la couverture ou des vêtements est insupportable. Bientôt il se manifeste une chaleur générale, surtout à la face; le pouls et la respiration s'accélèrent, l'articulation malade est rouge et tuméfiée; la douleur persiste six à huit heures et commence ensuite à décroître lentement. La durée de l'accès est souvent de trois à quatre jours, pendant lesquels il survient chaque soir une exacerbation qui va toujours en diminuant; en sorte que l'attaque semble se composer de plusieurs accès ou paroxysmes dont le premier est le plus intense et le dernier le plus faible.

L'invasion de la goutte a surtout lieu le soir ou vers les deux à trois heures du matin; elle s'accompagne quelquefois d'un frisson général.

Ce premier accès passé, le malade recouvre le libre exercice de ses fonctions; il peut s'écouler quelquefois deux ou trois ans avant qu'une autre attaque survienne ; mais après un certain nombre d'accès, les intervalles de repos sont plus courts ; le mal reparaît d'abord deux ou trois fois par an, puis plusieurs fois dans le cours de l'hiver, de l'automne et du printemps. Les accès deviennent en même temps plus longs et plus douloureux. La goutte bornée d'abord à un pied, envahit l'autre ou tous les deux à la fois, et peut se porter ensuite sur d'autres articulations. Stal décrit ainsi les prodromes de ces accès consécutifs :« Ils ont coutume de se déclarer au printemps, à l'automne ou durant les changements brusques de la température de l'air; ils sont souvent provoqués ou exaspérés par des écarts de régime, des affections vives de l'âme, comme la colère, l'abus des plaisirs. Les signes précurseurs des paroxysmes réguliers sont un malaise ou un sentiment de tension gravative dans les membres ou dans le corps, une augmentation graduée de la douleur, à moins que le paroxysme ne soit excité par une passion de l'âme ; des sensations vagues et alternant de refroidissement et de chaleur dans tout le corps; une diminution de l'appétit, une inquiétude sans cause, un sommeil troublé par des rêves effrayants, de l'ennui, de la langueur, une soif irrégulière. » L'attaque qui survient alors, suit la même marche que le premier accès. Les goutteux rendent souvent, surtout à la fin des paroxysmes, une urine qui laisse un dépôt rouge d'*acide urique*. Presque toutes les articulations peuvent être le siège de la goutte, mais principalement celles du pied, de la main, du genou, des épaules, du bras, de la tête, etc.; elles n'éprouvent d'abord aucune altération par l'effet de la maladie, mais après plusieurs accès, il s'y manifeste de la faiblesse et une certaine rigidité. Les veines de la portion de peau qui les recouvre se dessinent en cordon plus ou moins saillant et sont des indices de la stagnation du sang.

Deuxième variété. *Goutte chronique fixe* (*goutte atonique* ou *asthénique, goutte froide, goutte blanche des auteurs.*) Elle succède le plus ordinairement à la première variété après un temps plus ou moins long, mais qui n'est guère moindre qu'une ou deux années. Dans cette affection, les symptômes inflammatoires et l'état fébrile qui survient à chaque accès, sont peu développés ; les douleurs deviennent moindres et s'accompagnent fréquemment de spasmes dans les muscles ou de crampes plus ou moins prolongés, mais les attaques ont des retours bien plus fréquents; souvent ils se touchent et la maladie semble continue, avec des exacerbations irrégulières qui reviennent après trente à quarante jours. Les fonctions digestives qui étaient peu altérées dans la goutte *aiguë*, sont presque constamment dérangées dans celles-ci. Quelques malades éprouvent dans le ventre une sensation pénible qui les dispose à l'hypochondrie; un appétit vorace et des nausées, se manifestent souvent d'une manière alternative; plusieurs se plaignent, durant le travail de la digestion, d'aigreurs et de rapports acides; fréquemment ils sont tourmentés par des vents, par des coliques, par la constipation ou la diarrhée ; suivant même Scudamore, la diarrhée et le vomissement bilieux sont quelquefois les signes précurseurs d'un paroxysme. D'autres prévoient le retour des attaques *par un état de sécheresse de toute la peau*. C'est à cette période de la maladie que les articulations affectées, libres autrefois après chaque accès, commencent à éprouver une rigidité insolite, elles peuvent même s'ankyloser à la longue; bientôt il s'y manifeste des concrétions d'une matière dure, particulière, dite *tophacée*. Ces nodosités sont ordinairement apparentes sous la peau ; leur forme est arrondie; leur volume varie depuis celui d'un grain de millet jusqu'à celui d'une grosse noix; elles sont presque toujours en assez grand nombre, et souvent rapprochées entre elles en formant une sorte de *chapelet* dirigé en divers sens. La situation de ces concrétions est variable; tantôt elles se développent dans l'articulation et dans la cavité même de la membrane synoviale, ou entre cette membrane et les cartilages qu'elle recouvre, tantôt elles sont cachées dans les parties fibreuses, ou bien dans le tissu cellulaire, les muscles, et les aponévroses qui entourent l'articulation. On les a vues se déposer sous le périoste et le tissu osseux lui-même.

La manière dont elles se forment est encore inconnue; l'opinion la plus reçue est qu'elles sont dues au suintement d'une synovie ayant subi quelques altérations mobides (V. *Synovie*). On a vu quelquefois ces concrétions déterminer des ulcérations à la peau, et être alors éliminées peu à peu par la suppuration. Les articulations affectées, qui présentent rarement des lésions appréciables après la mort dans les cas de goutte *aiguë*, offrent presque toujours au contraire des altérations. Dans cette seconde variété de la goutte, c'est ainsi qu'on rencontre les membranes synoviales rouges, épaisses et privées de leur transparence ordinaire, qu'elles sont sèches ou humectées d'un fluide aqueux bien différent de la synovie dans l'état de santé, que les cartilages et les fibro-cartilages sont également rouges, épaissis ou ramollis, et souvent confondus avec le tissu osseux, altéré lui-même, etc. Les parties essentiellement fibreuses, sont le moins gravement atteintes, sans doute à cause du peu de vitalité de leur tissu.

Troisième variété. *Goutte chronique mobile, goutte vague, irrégulière, nerveuse des auteurs.* Cette variété peut succéder aux deux premières, surtout lorsque la goutte aiguë n'a pas été accompagnée des symptômes qui annoncent une assez vive inflammation, telle que la rougeur, la fièvre. Elle peut survenir aussi de prime abord comme on l'observe chez quelques vieillards, et chez des individus affaiblis par un mauvais régime, ou des maladies antérieures.

Sa marche est à peu près celle de la *goutte chronique fixe;* les accès sont très-rapprochés et leur invasion a lieu indifféremment le jour ou la nuit; les symptômes précurseurs sont en général assez marqués: ils sont du reste très-variables suivant les sujets; et les énumérer tous serait indiquer toutes les variétés de sensations et de souffrances que le système nerveux peut éprouver. Pour les uns, ce sont divers troubles dans les fonctions digestives: l'anorexie, des borborygmes, des vents, des coliques, de la diarrhée, etc.; pour d'autres, des vertiges, des étourdissements, des tintements d'oreille, des éblouissements, etc.; pour d'autres, encore, des crampes, des douleurs dans les muscles, des soubresauts dans les tendons, de la mélancolie, de l'irascibilité, l'émission d'une urine claire et abondante, la gêne de la respiration, etc. Ces prodromes peuvent durer assez long-temps, et l'accès semble arriver peu à peu, les douleurs qu'il occasionne, quoique parfois assez intenses, sont en général moindres que dans la goutte *aiguë;* mais en revanche elles durent long-temps sans interruption; on les voit persister deux à trois semaines, et disparaître ensuite, quelquefois subitement.

Le caractère *essentiel* de cette variété de la goutte est son extrême *mobilité;* elle passe avec rapidité, et pendant le même accès d'une articulation à une autre; elle peut en frapper ainsi cinq, six, ou plus; dans d'autres cas, elle se porte sur des organes essentiels de la vie, et met le malade dans les plus grands dangers, si on ne rappelle la *fluxion goutteuse* dans les articulations anciennement affectées. La maladie ainsi déviée, constitue ce qu'on appelle la goutte *remontée* ou *rétrocédée.*

Les symptômes que l'on observe alors, varient nécessairement suivant l'appareil d'organe affecté; portée sur l'estomac l'attaque est caractérisée par des vomissements de l'anxiété, de la cardialgie, etc. Lorsque la poitrine est atteinte, il se manifeste des palpitations, la suffocation, une difficulté extrême de respirer, des syncopes qui peuvent devenir mortelles; au cerveau le mal est annoncé par des vertiges, des maux de tête affreux, l'apoplexie, des convulsions, la paralysie, etc.

Terminaison. La goutte en général est une affection de longue durée, qui ne devient mortelle que par ses complications ou lorsqu'elle se porte sur un organe essentiel de la vie.

Diagnostic. Cette affection présente des connexions avec le rhumatisme articulaire; dans ces deux maladies en effet les articulations deviennent douloureuses, rouges et tuméfiées, et il importe donc de savoir les distinguer, d'autant plus qu'elles peuvent se compliquer et constituer le *rhumatisme goutteux.* C'est surtout par l'ensemble des symptômes et la marche de la maladie que l'on parviendra à établir le diagnostic. Le rhumatisme survient sans phénomènes précurseurs; ses accès sont irréguliers et n'offrent rien de constant; dans la goutte, au contraire, après quelques prodromes, une articulation, presque toujours le gros orteil, est atteinte d'une vive douleur qui va toujours en décroissant; les autres accès sont ensuite assez éloignés, moins intenses et plus longs. Le rhumatisme attaque de prime abord les grandes articulations, la goutte débute par les plus petites; la goutte attaque bien plus fréquemment les hommes que les femmes, les adultes et les vieillards que les jeunes gens; le rhumatisme est une maladie commune à tous les sexes et à tous les âges. L'hérédité, les excès de table, une nourriture exclusivement animale, les boissons alcooliques, l'abus des plaisirs de l'amour, sont les causes les plus ordinaires de la première affection; l'humidité, l'exposition aux intempéries des saisons, la misère, occasione plutôt la seconde; en un mot, l'une est la maladie des gens riches, et l'autre celle des gens pauvres. Le rhumatisme, est une inflammation qui peut amener tous les résultats de l'inflammation, la suppuration, la formation de tumeurs blanches, etc., la goutte n'est pas une inflammation proprement dite, mais une fluxion à la fois sanguine et sécrétoire sur les articulations, *une élaboration douloureuse d'une cause morbide, inconnue dans sa nature, mais qui se manifeste par la formation de l'urate de soude et du phosphate de chaux.*

Pronostic. La goutte est une maladie longue et difficile à guérir; le danger qu'elle présente varie suivant la constitution des individus affectés; peu grave quoique plus douloureuse chez les sujets faibles et nerveux, elle est plus fâcheuse chez les personnes fortes et robustes chez lesquelles elle passe plus fréquemment à l'état chronique en amenant des désordres organiques. Par la même raison, la goutte chronique surtout celle qui est *mobile* est plus dangereuse que la goutte aiguë. Enfin la formation de *concrétions tophacées* et la perte du mouvement dans une articulation, sont des symptômes graves, qui annoncent souvent l'incurabilité.

Complications. Cette maladie en général peut se compliquer de mélancolie, de manie, d'hypochondrie, d'affections cutanées, d'asthme, de suppression d'hémorrhagies habituelles, etc.

Traitement. Les moyens employés pour la cure de cette maladie sont presque entièrement empiriques, et la multitude des remèdes indiqués par les auteurs, loin d'être une preuve de l'efficacité des ressources que possède la science, est un signe de leur insuffisance et de la pauvreté réelle de la thérapeutique. Il est aussi une remarque importante, c'est que les moyens vantés n'agissent pas de la même manière sur tous les sujets ; tel moyen qui amène la guérison chez un malade, est impuissant et même nuisible chez un autre, sans qu'on puisse se rendre compte de cette différence d'action ; on doit donc procéder par une sorte de tâtonnement et s'arrêter au moyen dont l'utilité aura été reconnue par l'expérience individuelle.

Les soins hygiéniques tenant un des premiers rangs parmi les moyens reconnus utiles pour combattre ou adoucir les douleurs goutteuses, nous commencerons par indiquer les principaux préceptes d'hygiène relatifs à cette affection.

Traitement hygiénique. — Le malade évitera l'humidité, le passage brusque du chaud au froid ; il portera de la flanelle appliquée immédiatement sur les principales articulations. Le régime alimentaire est surtout d'une grande importance ; nous avons dit que les causes les plus puissantes de la goutte étaient l'excès d'alimentation, l'usage exclusif d'un régime animal, l'abus des boissons alcooliques. Un régime opposé est donc absolument nécessaire ; une alimentation végétale et l'abstinence du vin sont des préceptes rigoureux. Le vin doit être bu au moins étendu d'eau ; du reste les vins généreux, alcooliques, tels que ceux du midi, sont plus nuisibles que les vins blancs légers et chargés d'acide carbonique, ceux-ci ont même semblé, dans certaines circonstances, apporter du soulagement. La bière et le cidre sont aussi moins à redouter que le vin ; l'eau-de-vie et les liqueurs doivent être tout-à-fait bannies. On doit maintenir la liberté du ventre et prévenir la constipation si ordinaire chez les goutteux, par des lavements et de légers purgatifs ; il faut éviter tout ce qui peut supprimer la transpiration. Les bains froids ou chauds, de mer ou de rivière, sont aussi assez souvent conseillés. On s'abstiendra de tout travail intellectuel prolongé ; l'usage des plaisirs vénériens est nuisible surtout chez les vieillards. Enfin le malade devra mener une vie active et faire de l'exercice sans excès, pourtant : l'on connaît le vieux dicton populaire : *goutte tourmentée est à demi guérie.* C'est principalement à cause de l'exercice que prennent les malades que les voyages aux eaux minérales ont eu dans beaucoup de cas de l'efficacité.

Ne pouvant donner à la partie hygiénique de la goutte tous les développements dont elle est susceptible, nous devons renvoyer le lecteur intéressé à avoir des détails plus complets, à l'excellent ouvrage publié récemment par un des médecins les plus distingués de la capitale, M. le docteur Reveillé Parise, sous le titre de *Guide-pratique des goutteux et des rhumatisants.* Les parties les plus importantes de cet ouvrage, précédemment publiées dans le *Bulletin de thérapeutique*, ont reçu du public médical l'accueil honorable qui ne peut manquer à tous les ouvrages de M. Reveillé Parise, médecin aussi judicieux, qu'habile et élégant écrivain.

Le traitement de la goutte est *général* ou *local.*

Le *traitement général* a pour bases le tempérament de l'individu, son âge, son idiosyncrasie et

les caractères de la maladie. Si le malade est fort, pléthorique et que la goutte présente un état d'acuité extrême, l'on pourra débuter par une saignée, qui sera répétée s'il y a lieu. Mais à cet égard le médecin, selon nous, ne doit pas perdre de vue que presque toujours dans la goutte, le cœur et le système sanguin sont moins excités que le système nerveux. Sydenham avait renoncé complètement à saigner les goutteux, et Scudamore observe avec raison que quand les déplétions sanguines sont nécessaires, il faut les porter beaucoup moins loin dans cette maladie que dans les autres phlegmasies. M. Reveillé Parise est du même avis.

Les purgatifs ont des effets plus avantageux, plus constants et plus durables. On les voit en général abréger les accès, et les prétendus spécifiques de la goutte ont le plus souvent pour effets physiologiques apparents les plus tranchés, l'excitation du tube intestinal et des évacuations alvines plus ou moins nombreuses. Nous n'avons point de préférence particulière pour un purgatif ou pour un autre. Suivant les cas et la révulsion plus ou moins énergique que nous voulons obtenir, nous employons les sels neutres, le sulfate de soude ou de magnésie à la dose d'une à deux onces, l'huile de ricin, ou les drastiques ; l'huile de croton tiglium à la dose d'une à deux gouttes, a souvent la préférence à cause de la commodité de son administration.

Les diurétiques sont extrêmement utiles. Boerhaave, dans ses accès de goutte, se gorgeait de petit lait ; et en Angleterre, terre classique de la goutte, on en fait un très-grand usage, seulement on active l'effet qu'on en attend en le coupant avec un tiers de vin de Champagne. Ce moyen a été reconnu un très-bon diurétique par plusieurs praticiens français, et nous sommes de ce nombre. Il n'est pas nécessaire de faire le détail de tous les médicaments qui ont la vertu d'activer la sécrétion urinaire. Chaque praticien choisira dans cette classe celui ou ceux qui conviendront au malade. L'acétate de potasse, l'oximel colchique, le sirop des cinq racines apéritives sont ceux auxquels nous avons eu le plus fréquemment recours.

Les sudorifiques constituent une des principales médications de la goutte, et nous ne doutons pas que s'il était possible au premier début d'un accès de déterminer une diaphorèse abondante, en même temps qu'on calmerait le système nerveux agacé, on n'arrêtât souvent l'invasion de la maladie. La poudre de Dower remplit admirablement ces indications et n'est pas assez employée. Administrée à dose convenable, en commençant par huit ou dix grains par jour, et en faisant couvrir un peu le malade, elle amène une détente chez un grand nombre de sujets. M. Reveillé Parise s'est bien trouvé de l'addition d'un peu de carbonate d'ammoniac à la poudre de Dower ; nous croyons cette addition avantageuse. Les bains de vapeur, lorsque les sujets peuvent les supporter, les bains de calorique, qu'on obtient en mettant une lampe à esprit de vin dans une baignoire vide et en couvrant la baignoire après qu'on y a placé le malade, entrent dans cette ligne de moyens. Il en est de même de la potion suivante dont beaucoup de médecins M. Reveillé entre autres, se sont bien trouvés

Prenez : Résine de gayac. . . . . . . 1 scrupule.
Sel volatil de corne de cerf. 15 grains.
Jaune d'œuf. . . . . n° 1.
Eau distillée. . . . . 3 onces.
Sirop de guimauve.. . . . . 1 once.

à prendre en trois doses le soir avant de se coucher.

Les calmants sont aussi indispensables pour le traitement d'un accès de goutte aiguë; la sensibilité, étant exorbitamment développée, un des premiers soins du médecin est de l'éteindre; il y parvient par les opiacés. L'extrait gommeux d'opium en potion ou en pilules, le laudanum par la bouche ou en lavement, l'hydrochlorate de morphine ou le-sulfate de morphine, à la dose d'un quart de grain ou d'un demi-grain, lui prêtent leur secours. Ces moyens doivent être maniés avec une certaine expérience. Il est des heures d'exacerbation qu'il faut savoir prévoir pour prévenir les accès. Au demeurant, une dose d'opium est toujours convenablement administrée le soir pour procurer au malade le calme de la nuit.

Nous n'avons pas encore parlé des remèdes empiriques qui ont été tentés tour à tour comme des spécifiques de la goutte; le nombre en est grand, mais aucun ne mérite ce titre et n'a une telle valeur. *Le colchique d'automne* a été vanté depuis long-temps; cette plante entre dans la composition de la fameuse *eau d'Husson*, dont on cache encore la formule. La teinture alcoolique des bulbes de colchique et le vin surtout sont usités : La première s'administre à la dose de dix jusqu'à trente gouttes progressivement dans une potion ou un verre d'eau sucrée; le vin de colchique se donne à la dose d'une once trois fois le jour. Ils agissent comme purgatifs et quelquefois comme diurétiques : On ne doit pas oublier que pris à trop forte dose le colchique peut être un poison.

Divers végétaux riches en principes amers et aromatiques ont joui d'une grande réputation. Nous citerons parmi eux l'arnica, la cannelle, la menthe, le gingembre, le piment, le bois amer de Surinam, la sabine, etc. La poudre du duc de Portland, si renommée dans le siècle dernier, est composée de parties égales d'*aristoloche longue*, de *gentiane*, de *chamœdris*, d'*ivette* (*teucrium chamœpitys.* L.) et de *petite centaurée.;* Le malade doit en prendre un gros tous les matins pendant plusieurs mois. Il est plus que douteux que ce remède puisse avoir une grande efficacité. Plusieurs auteurs allemands ont conseillé le gayac et la racine d'*acorus calamus.* Le soufre et les préparations d'antimoine ont eu aussi leurs partisans. Voici du reste quelques-unes des formules qui ont le plus de réputation :

Pilules de Gall. Prenez : extrait aqueux de gayac, deux gros; antimoine cru, un demi-gros; extrait thébaïque, six grains. On fait de cette masse cinquante pilules dont ont en prend trois le matin, trois à midi et trois le soir.

Poudre de Richter : calomel, soufre doré d'antimoine, extrait sec d'aconit, de chaque, deux grains; poudre de douce-amère et de sucre, de chaque, un scrupule; divisez en seize paquets dont on prend un le matin et un le soir.

Potion du même auteur : carbonate de soude cristallisé, un gros; extrait d'absinthe, deux gros; eau de menthe poivrée, quatre onces; sirop d'écorce d'orange; une once. On en prend à jeun quatre cuillerées par jour. *Pilules de Rust :* résine de gayac, extrait de douce-amère, extrait de fleur d'arnica, deux gros; extrait d'aconit, soufre doré d'antimoine, de chaque un demi-gros; calomel quinze grains; on en fait des pilules de deux grains et on en prend de cinq à huit dans la journée et à jeun Stork et Royer-Collard ont beaucoup vanté les pilules d'extrait d'aconit (un grain à vingt grains en allant progressivement). Le docteur Chrestien de Montpellier conseille le traitement suivant : le malade doit prendre à jeun, le matin et le soir, six pilules, composées chacune de trois grains de baume de copahu et de trois grains de fleur de farine de froment; après chaque dose de pilules il doit avaler une grande tasse d'une décoction de trente semences de café cru entières, qu'on a fait bouillir à gros bouillon dans deux litres d'eau pendant une demi-heure Une troisième tasse est prise dans la journée. Ce remède, continué pendant plusieurs mois, lorsqu'il ne fatigue pas l'estomac, aurait, suivant son auteur, procuré quelques guérisons. Il doit être combiné avec un régime frugal; le malade doit aussi substituer un vin blanc sec au vin rouge ordinaire. C'est dans la goutte chronique surtout qu'on peut expérimenter les divers moyens que nous venons d'indiquer.

Lorsque la goutte présente des accès périodiques réguliers tous les médecins sont d'accord pour prescrire le quinquina.

Nous ne parlerons pas de tant de remèdes inventés par le charlatanisme, de tant d'élixirs, de sirops, de lotions qui, grâce aux annonces et aux affiches, prélèvent chaque jour au détriment de la morale, un impôt sur la crédulité publique. La loi sera-t-elle toujours impuissante pour réprimer de si scandaleuses spéculations sur la douleur? Nous appelons de toutes nos forces la révision de la législation sur *les remèdes secrets.* Ne faudrait-il pas même rayer ce nom de nos livres? Quand un praticien est arrivé à la découverte d'un traitement que des succès soutenus recommandent à l'attention générale, est-il pour lui un autre moyen honorable d'être utile que de le soumettre à la critique impartiale de ses confrères et à l'expérimentation dans les cas analogues à ceux auxquels il l'a appliqué? Nous disons ceci à un homme qui jouit d'une considération des mieux méritées, et par son caractère et par ses travaux justement appréciés en pharmacie. M. Lartigue, de Bordeaux, qui possède d'ailleurs tous les titres à l'estime publique, a le tort de ne pas publier la composition des pilules *anti-arthritiques*, dont il a entretenu l'année dernière plusieurs praticiens de Paris, et qui jouissent, selon lui, de propriétés réelles contre la goutte.

Le traitement local de la goutte se compose de toutes les applications externes propres à diminuer l'engorgement et la douleur et à hâter la terminaison des accès. Ils rentrent tous, quelle que soit leur composition, dans l'une des trois classes suivantes : antiphlogistiques, calmants, résolutifs et excitants.

A propos des antiphlogistiques localement appliqués, nous répéterons ce que nous avons dit au traitement général pour la saignée. On peut employer avec avantage des sangsues, des ventouses scarifiées dans quelques cas seulement, mais c'est le plus petit nombre, et encore dans ces cas, il faut se garder d'en abuser. Les cataplasmes purement émollients peuvent aussi être considérés généralement comme mauvais; ils doivent être à peu près proscrits. Les cataplasmes de farine de graine de lin, arrosés d'alcool camphré ont une propriété légèrement tonique et peuvent être appliqués; il en est de même des cataplasmes faits avec les feuilles de jusquiame et arrosés de laudanum ; ceux-ci ont une vertu calmante qui les rend souvent avantageux. Nous avons vu des goutteux se trouver très-bien des onctions grasses. Un morceau de flanelle trempée dans de l'huile très-chaude et appliquée sur l'articulation malade, calme fréquemment la douleur. M. Réveillé-Parise s'est applaudi souvent de l'application d'une couche de suif chaud sur le membre, recouvert ensuite d'une plaque d'amadou et de taffetas ciré. Un autre antiphlogistique avantageux sont les frictions mercurielles à la dose d'une demi-once à une once par jour. Ces onctions, dont j'ai eu récemment à me louer chez un malade, modèrent plus rapidement la douleur que les autres moyens, et ont l'avantage par le sentiment de fraîcheur qu'elles occasionnent sur le point de la fluxion d'être plus agréables aux malades que les applications chaudes.

Les calmants locaux sont les liniments avec l'opium, le laudanum ou l'acétate de morphine. Ce dernier sel, dissous dans l'huile, constitue un moyen à part meilleur que les autres liniments. Nous vanterons aussi dans cette classe le cyanure de potassium à la dose de trois grains par once d'eau. Des applications de compresses trempées dans cette solution parviennent très-souvent à enlever la douleur en une ou deux heures ; c'est une des applications extérieures les plus actives et les plus efficaces auxquelles on puisse recourir. Quelques médecins vantent le cataplasme suivant, comme propre à calmer les douleurs goutteuses très-intenses : prenez mie de pain, quantité indéterminée, eau-de-vie camphrée, quantité suffisante pour donner à la mie de pain la consistance d'un cataplasme ; faites chauffer à une douce chaleur ; versez à la surface du cataplasme, laudanum de Sydenham une demi-once, extrait de belladone dissous dans le laudanum , deux gros ; laissez ce cataplasme appliqué pendant quarante-huit heures. Il arrive quelquefois qu'il y a chez les goutteux contre-indication à l'administration des opiacés à cause d'une susceptibilité congestionnelle vers la tête ; on peut dans ces cas, avoir recours au liniment suivant :

Prenez : Eau de laurier cerise.	4 onces.
Æther sulfurique.	1/2 once.
Extrait de belladone.	2 scrupules.
Extrait de strammonium.. . .	2 scrupules.

Faites un liniment.

Il est inutile d'ajouter que le repos du corps et de l'esprit est indispensable dans un accès de goutte ; que le membre doit être tenu dans l'immobilité, et incliné de telle sorte que le talon soit un peu plus élevé que la jambe.

Dans l'intention d'accélérer le développement de la fluxion goutteuse et d'abréger ainsi la durée de l'accès, on a employé depuis long-temps un grand nombre de substances jouissant de la propriété d'irriter vivement la peau. C'est ainsi qu'on place sous les articulations affectées des cataplasmes de farine de moutarde , ou composés avec la verveine, le persil et autres plantes aromatiques cuites dans le vinaigre. On a appliqué aussi des morceaux d'étoffes imbibés d'eau ou d'eau-de-vie chaude. Le fameux remède de *Pradier*, si vanté de nos jours, agit de même en stimulant la peau ; voici la composition de ce médicament : Prenez : baume de la Mecque, six gros ; quinquina rouge, une once ; safran, une demi-once ; sauge, une once ; salsepareille, une once ; alcool rectifié, trois livres. Faites dissoudre à part le baume dans le tiers de l'alcool ; faites macérer dans le reste de l'alcool les autres substances pendant quarante-huit heures ; filtrez et mêlez les deux liqueurs. Emploi du remède : on prépare un cataplasme de farine de lin qu'on étend bien chaud et épais d'environ un doigt, sur une serviette pour en envelopper la partie. Il faut que le cataplasme soit très-visqueux ; quand on le prépare , comme cela a lieu le plus ordinairement, pour en envelopper les deux jambes et les pieds jusqu'au dessous des genoux, il faut employer trois livres de farine de lin. Le cataplasme étant préparé aussi chaud que le malade pourra l'endurer, on verse à sa surface deux onces de teinture alcoolique préparée , et on étend cette teinture uniformément. Les deux membres inférieurs sont alors recouverts chacun d'un semblable cataplasme et bien enveloppés de flanelle et de taffetas gommé pour conserver la chaleur de l'appareil. Le tout est assujetti par des bandes. On change les cataplasmes après vingt-quatre heures. Peu de temps après son application il y a diminution des douleurs , à ce point même de permettre le sommeil. Après huit à dix jours de l'emploi de ce remède , il se dégage , lors de la levée de l'appareil, une odeur fétide , nauséabonde et qui annonce la cessation des douleurs. Il est probable que l'on pourrait remplacer sans inconvénient la teinture composée de ce médicament par une simple solution alcoolique et aromatique, l'eau de Cologne, par exemple.

Le traitement de la *goutte chronique mobile* présente une indication des plus importantes ; c'est de rappeler sur une des articulations la fluxion goutteuse déviée sur un des viscères importants de l'économie. Les secours doivent être prompts et multipliés ; la vie du malade est menacée à chaque instant. Il faut recourir alors aux révulsifs les plus énergiques, aux liniments irritants ou sinapismes, etc. , en application sur les jointures qui étaient le plus habituellement le siège des douleurs; afin de déplacer la maladie et la ramener aux articulations sur lesquelles on agit.

Si avant l'invasion de l'accès on doit toujours chercher à en diminuer la violence par le repos, la diète, les bains généraux et locaux tièdes, l'emploi des narcotiques à doses convenables, les laxatifs et les divers moyens que nous avons indiqués, il faut à la fin de l'accès combattre l'engorgement, l'œdème et le malaise du membre par des moyens opposés. C'est par les fortifiants locaux, les frictions sèches, la compression, un léger exercice, les douches sulfureuses, etc., qu'on redonnera du ton aux parties, et que l'on remédiera aux empatements des articulations, aux fausses ankyloses aux nodosités des ligaments, etc., suites si fréquentes des affections goutteuses.

Les concrétions *tophacées*, une fois formées, diminuent rarement de volume, quel que soit le traitement. On cite cependant des cas ou les eaux de Vichy, continuées pendant long-temps, auraient produit des améliorations notables. Les eaux minérales alcalines et sulfureuses sont, en général, à conseiller contre les empatements et les engorgements des articulations, et autres conséquences de la goutte, dont nous avons parlé plus haut.

MIQUEL,
Docteur en médecine, rédacteur en chef du
Bulletin de thérapeutique.

GOUTTE SEREINE (*path.*) s. f. C'est un des noms sous lequel on désigne l'amaurose. (V. ce mot.)

GOUTTE SCIATIQUE (*path.*) s. f. On donne quelquefois et vulgairement ce nom à la névralgie du nerf sciatique. (V. ce mot et *Névralgie*.)

GOUTTE ROSE. (V. *Couperose*.)

GRAINS DE SANTÉ (*pharm.*), s. m. plur. On désigne sous ce nom, des pilules purgatives dans lesquelles entrent l'aloès, le jalap et la rhubarbe. Les grains de santé de Franck ont joui d'une grande réputation. Ils se préparaient avec l'aloès, la cannelle, l'extrait de quinquina et le sirop d'absinthe ; ces pilules purgatives, se prennent au nombre de deux ou trois. C'est un purgatif commode, mais qui n'est pas toujours sans inconvénient.

J. B.

GRAISSE (*anat.* et *physiol.*) s. f. *adeps;* substance animale non azotée, molle ou huileuse, fade, inflammable, aisée à fondre, insoluble dans l'eau, peu soluble dans l'alcool froid, bien plus soluble dans l'éther et les huiles fixes, qu'on rencontre chez les mammifères et plusieurs autres classes d'animaux ; chez les premiers elle est renfermée dans un tissu particulier que les anatomistes ont nommé *tissu adipeux*, et que d'autres ont confondu avec le tissu cellulaire ordinaire ; elle y forme des masses qui s'y divisent et s'y subdivisent en masses de plus en plus petites et enfin en grains adipeux qui, vus au microscope, ont un huit centième à un six centième de pouce de diamètre. Une des préparations des graisses consiste à les débarrasser par la fusion de ce tissu adipeux qui les pénètre de toute part. Chez les mammifères on peut diviser les graisses en molle ou *saindoux*, et en ferme ou *suif*; celles des animaux carnivores, de l'homme, du porc, appartiennent à la première classe ; le suif se rencontre chez les ruminants. Des proportions diver-

ses d'*élaïne* et d'*oléine*, ainsi que quelques acides particuliers, en sont les principes constituants; elles sont susceptibles comme les huiles fixes de former des savons lorsqu'on les met en contact avec des alcalis ou des terres. C'est même ainsi qu'on prépare les bougies dites *stéariques*.

Graisse humaine. — Elle est en général molle et liquide à la température du corps, comme on s'en aperçoit lorsqu'on fait des incisions sur le vivant. Sa fusibilité n'est pourtant pas la même dans toutes les parties du corps; la graisse des reins commence à se figer à 25°, tandis que celle des mollets est encore fluide à 15°; elle est soluble dans quarante fois son poids d'alcool environ.

Chez un homme adulte et d'un embonpoint ordinaire la graisse forme environ la vingtième partie du poids du corps. On la rencontre sous la peau où elle forme une couche plus ou moins épaisse surtout aux joues, dans l'orbite, aux fesses, principalement chez certaines femmes de la tribu des Bosjesmans, aux mamelles des femmes, à la plante des pieds, etc.; à l'intérieur du corps, et à moins que le sujet ne soit maigre, elle existe en assez grande abondance, dans l'intérieur du bassin, autour des reins, du mésentère et du cœur. Les paupières, le membre viril, les petites lèvres, le tissu cellulaire situé au-dessous de la peau du crâne, du nez, de l'oreille, du menton, en sont totalement dépourvus. Au reste quel que soit le marasme d'un individu, la graisse ne disparaît jamais en entier. Le fœtus n'en présente pourtant pas jusqu'à mi-terme; elle est reprise continuellement par l'absorption; aussi disparaît-elle promptement lorsque la nutrition ne répare pas les pertes ; le corps semble même se nourrir quelque temps à ses dépens, comme on l'observe chez les animaux qui passent l'hiver sans manger et engourdis par le froid. On peut donc la considérer comme une sorte d'aliment en réserve. La diminution de la graisse des orbites et des joues fait paraître ceux-ci plus enfoncés chez les personnes amaigries.

Lorsque les tissus où abonde la graisse sont incisés ou enflammés, ils ont une fâcheuse tendance à suppurer et même à se gangréner.

La formation de la graisse est favorisée par le repos, par la castration, par l'absence de tout travail intellectuel, par les aliments doux et amylacés, par de petites saignées habituelles. La plupart de ces conditions se trouvent réunies chez les femmes des orientaux qui acquièrent un embonpoint considérable qui fait le charme de leur mattre. On a observé aussi que la graisse était plus abondante chez la femme que chez l'homme et qu'elle commençait à s'accumuler surtout vers l'âge de quarante ans (voyez *obésité* et *polysarcie*). Cette substance s'amasse quelquefois d'une manière anormale dans certaines parties du corps et forme des tumeurs connues sous le nom de *lipômes* (voy. *tumeur*).

Les graisses, particulièrement celle du porc (voy. *axonge*), sont employées en médecine comme excipients pour composer des pommades fraîches et non rances ; elles sont émollientes et assouplissent la peau. Les prétendues graisses d'ours, aussi bien que la graisse humaine, ne jouissent d'aucune propriété particulière, et ce que l'on vend le plus souvent sous ce nom n'est qu'un mélange d'axonge et de suif avec quelques autres principes inertes ou actifs.   J. P. BEAUDE.

GRAMINÉES (*bot.*) s. f. plur. On donne ce nom a une famille de végétaux dans laquelle sont rangées les plantes céréales et le chiendent. (Voy. ces mots.)

GRANULATION (*path.*), s. f. Ce sont de petites aspérités arrondies et comme miliaires qui s'observent à la surface des membranes séreuses. Les granulations s'observent ordinairement à la suite des inflammations chroniques de ces membranes ; ce mot s'emploie, ainsi que celui de granuleux, pour désigner des symptômes morbides analogues dans d'autres tissus de l'économie.   J. B.

GRAS DES CADAVRES ou **GRAS DES CIMETIÈRES**, (*chim.*) On désigne sous cette dénomination, un produit blanchâtre, qui est le résultat de la décomposition des substances animales dans l'eau et dans la terre ; Fourcroy regardait cette substance comme analogue à la cholestérine et au blanc de baleine. M. Chevreul la regarde comme un composé de chaux et de potasse et d'ammoniaque combinée avec l'acide margarique et oléique qui sont des acides qui entrent dans la composition des graisses. On a voulu utiliser cette substance dans les arts industriels, pour la faire servir à la fabrication des bougies ; mais les essais faits en grand n'ont pas eu de résultat avantageux jusqu'à ce jour.
                                      J. B.

GRASSEYEMENT (*path.*), s. f. C'est une prononciation vicieuse de la lettre *r*, que certaines personnes ne peuvent prononcer qu'en lui substituant la lettre *l*, ou en faisant entendre un espèce de roulement dans la gorge, analogue à celui que l'on produit lorsqu'on se gargarise. (V. *Voix*, et *Bégayement*.)

GRATELLE (*path.*) s. f. On donnait autrefois ce nom à une variété de la gale, que l'on désignait aussi sous le nom de gale miliaire. (V. *Gale.*)

GRATERON (*bot.*), s. m. (V. *Caillelait*.)

GRATIOLE (*bot.*) s. f. *Gratiala officinalis*, herbe à pauvre homme ; en Allemagne, herbe à la grâce de Dieu. C'est une plante de la famille des scrofulaires J. Décandrie monogynie ; son nom lui vient du latin *gratia Dei*. C'est une plante vivace, haute d'environ un pied, qui croît sur le bord des étangs et dans les lieux humides. Sa tige, est couchée, rampante à sa base, et elle se redresse dans sa partie supérieure ; les fleurs sont d'un blanc rosé et leur pédoncule sort de l'aisselle des feuilles qui sont opposées et demi embrassantes. Parmi les plantes de nos climats, la gratiole est une de celles qui jouit des propriétés les plus énergiques ; elle le doit surtout à une matière résineuse et amère que Vauquelin en a séparée par l'analyse ; cette matière qui forme la plus grande partie de l'extrait de cette plante est éminemment purgative et irritante. M. Orfila a déterminé la mort de deux chiens en leur donnant trois gros de cet extrait. Les propriétés actives de la gratiole en ont fait un médicament fort usité dans les campagnes et sur-

tout par les charlatans ; une infusion d'un demi-gros à un gros détermine des purgations très-fortes, et ce ne serait même pas sans dangers que l'on emploierait ce moyen chez une personne faible et irritable. Lorsque la plante est sèche, on peut en porter la dose jusqu'à deux gros. On a proposé aussi de faire usage de la poudre de gratiole comme émétique et pouvant remplacer l'épicacuanha; mais cette substitution n'est pas approuvée à cause des propriétés irritantes de cette plante. La gratiole a été conseillée dans toutes les maladies où l'on a employé les purgatifs ; ainsi les hydropisies, les engorgements abdominaux, les rhumatismes, la goutte, l'apoplexie, la manie, on l'a même indiqué dans les ulcérations syphilitiques anciennes. La poudre, à la dose de vingt-quatre à quarante grains, produit des purgations très-énergiques ; L'extrait, à la dose de six à douze grains par jour produit des effets analogues. Administrée en lavement par erreur, ou conseillée par des charlatans, la gratiole a souvent déterminé des accidents graves, des coliques, des superpurgations, des diarrhées sanguinolentes ; on cite même p'usieurs cas dans lesquels ces lavements ont déterminé, chez des femmes, des accès de nymphomanie. Cette plante qui doit exciter la juste défiance des médecins par l'énergie de ses propriétés, ne doit jamais être laissée, quant à son usage, entre les mains des personnes ignorantes ; on ne doit la prendre que lorsqu'elle a été prescrite par le médecin. Cette recommandation est d'autant plus importante que la vulgarité de ce remède a toujours déterminé les charlatans à le faire entrer dans la composition de leurs drogues. La gratiole fait la base de l'eau *médécinale d'Husson*, et de celle de *Meunier*.   J. P. BEAUDE.

GRAVELLE, (*méd.*), s. f., maladie des voies urinaires, dans laquelle un sable diversement coloré, de volume et de composition variables, est entraîné par les urines hors du canal de l'urèthre. Cette affection est en général le premier degré des maladies calculeuses des voies urinaires.

La gravelle a, depuis l'antiquité, excité les recherches des observateurs, mais sans un grand profit pour la science ; car on s'est surtout attaché à émettre sur sa nature des hypothèses plus ou moins absurdes, qui changeaient avec les doctrines régnantes, et qui avaient moins éclairci qu'embrouillé cette importante question. Il était réservé à la méthode expérimentale de faire justice de ces vaines théories, et d'élucider, à l'aide de faits rigoureusement observés et d'expériences directes, ce point important de la pathologie. C'est ce que je crois avoir fait dans un traité *ex-professo*, publié en 1818, sur les causes, les symptômes et le traitement de la gravelle, et dont le succès est à mes yeux la sanction des idées qu'il renferme.

Nous dirons d'abord d'une manière générale que la gravelle attaque de préférence les vieillards, et parmi eux, ceux qui sont adonnés à la bonne chère, surtout quand ils se nourrissent de substances très-animalisées, telles que le gibier, la viande de boucherie, le poisson, etc.

Dans la plupart des cas, l'expulsion des graviers

est précédée d'un malaise général, de chaleur et de pesanteur dans la région des reins ; bientôt ce sont des douleurs aiguës, déchirantes, la fièvre s'allume, en un mot, on voit survenir les symptômes d'une *néphrite* calculeuse (voyez ce mot), dont les accidents ne disparaissent qu'après l'expulsion de sables ou de petits graviers par le canal de l'urèthre.

Mais comment peuvent se *former* ces graviers? quelles sont leurs *propriétés* physiques et chimiques? quelles sont les *espèces* que l'on doit en admettre, et enfin quels sont les *caractères* et le *traitement* de ces diverses *espèces?* Telles sont les questions que nous allons successivement passer en revue.

L'eau a la propriété de dissoudre ou de fondre un grand nombre de substances solides : en général, elle les dissout d'autant mieux que sa température est plus élevée, que les substances dissoutes sont proportionnellement moins abondantes et qu'elle est agitée par un mouvement de transport ou autres. Mais ce pouvoir de l'eau a un terme, c'est le point de *saturation*, c'est-à-dire le moment où elle a dissous d'une substance toute la quantité qu'elle en peut dissoudre. Ce point varie suivant le degré de solubilité des substances : si l'eau dans laquelle la dissolution a lieu vient à se refroidir, si les substances qu'elle a dissoutes sont en très forte proportion, si elle est en repos, ou si son repos est uniforme et lent, bientôt les substances solides qu'elle tenait en dissolution se séparent et forment au fond du vase des cristaux ou de simples dépôts, selon que ces matières sont cristallisables ou non.

Telle est l'origine première de la gravelle ; en effet, notre urine est formée par l'eau qui tient en dissolution un certain nombre de substances différentes, qui ont plus ou moins de tendance à abandonner le liquide où elles sont dissoutes et à se précipiter sous diverses formes. C'est à cette source qu'il faut rapporter les dépôts fréquents que présente l'urine dans l'état de la plus parfaite santé ou dans les maladies. Les sables, graviers, petits calculs, les pierres urinaires n'ont pas une autre origine, ce sont des substances que l'urine devait tenir en dissolution et qui se sont précipitées dans l'intérieur des voies urinaires.

Ces sables ou graviers offrent des caractères importants à noter; leur *volume* varie depuis la grosseur d'un pois jusqu'à l'état de poussière plus ou moins tenue; leur *forme* est tantôt sphérique avec une surface lisse, tantôt allongée avec une surface plus ou moins polie; quelquefois ce sont des fragments anguleux dont la disposition fait reconnaître qu'ils appartenaient à l'une des couches concentriques qui forment les calculs. Ce ne sont pas, à proprement parler, des graviers, mais des éclats de calculs vésicaux ou autres. Dans un petit nombre de circonstances, je les ai vus former des espèces de grappes, étant attachés les uns aux autres par des poils. Quant à la *couleur*, ils sont le plus souvent d'un *rouge fauve*; d'autres fois d'un *blanc jaune*, ailleurs *gris-cendré*, quelques-uns d'un *brun foncé*. La *consistance* varie depuis la dureté du silex, jusqu'à la friabilité qui cède à la moindre pression. Tous les graviers sont opaques; une seule fois j'en ai rencontré de transparents.

L'analyse des graviers, faite dans ces derniers temps par les chimistes les plus distingués, et répétée par moi, a démontré, dans ces matières, l'existence 1° d'*acide urique*, combiné à une petite quantité de matière animale; 2° de divers *phosphates,* tels que ceux de *chaux*, d'*ammoniaque*, de *magnésie*, et 3° de substances qui sont presque toujours étrangères à l'urine, savoir : de l'*oxalate de chaux*, de l'*oxyde cystique*, de la *fibrine*, des *poils*.

L'état présent de la science permet d'établir plusieurs espèces de gravelles, dont la distinction jette une utile clarté sur la cure de cette douloureuse maladie.

J'établis sept espèces de gravelles, qui sont : 1° la *gravelle rouge*; 2° la *gravelle blanche*; 3° la *gravelle pileuse*; 4° la *gravelle grise*; 5° la *gravelle jaune*; 6° la *gravelle transparente*; 7° la *gravelle multiple*.

1° *De la gravelle rouge ou d'acide urique.* — Il résulte des analyses chimiques que l'urine des animaux qui se nourrissent de matières fortement azotées, telles que la chair de toute espèce, le poisson, les coquillages, etc., renferme de l'*acide urique*, dans une proportion qui varie suivant celle des aliments azotés dont ces animaux font usage; et par contre, l'urine des herbivores n'en présente pas la moindre trace. Mais il fallait faire voir que cette différence dans les produits était véritablement due à une différence dans les aliments, et non à l'organisation toute spéciale des carnassiers. C'est ce que j'ai démontré d'une manière évidente par une série d'expériences. Ayant essayé de nourrir des chiens avec des substances non azotées et réputées nutritives, telles que la gomme, le sucre, le beurre, etc., j'ai pu constater qu'au bout de quelques semaines leur urine était dénuée d'acide urique et semblable à celle des animaux herbivores. Enfin, une analyse de M. Bérard, de Montpellier, a prouvé récemment que l'acide urique renfermait en poids 39,16 pour 0|0 d'azote, c'est-à-dire plus du tiers. Remarquons, chose importante pour le sujet qui nous occupe, que cet acide est très-peu soluble, puisque l'eau à 16 degrés n'en dissout qu'un dix-sept-cent-vingtième de son poids, et bouillante, un onze-cent-cinquantième.

On doit comprendre maintenant que l'urine de l'homme, renfermant comme élément essentiel de l'acide urique, ce produit devra se déposer sous forme de graviers dans l'appareil recteur du liquide sécrété par les reins, toutes les fois, 1° que la proportion de l'acide augmentera, la quantité de l'urine restant la même; 2° ou bien que la quantité de l'urine diminuera, l'acide urique restant en même proportion; ou bien enfin, lorsque la température de l'urine sera abaissée d'une manière notable. Or, les deux premières conditions se rencontrent précisément chez les personnes qui se livrent aux excès de table, qui choisissent leurs aliments parmi les substances les plus azotées, telles que les viandes noires, le poisson, et qui, vivant dans le repos, doivent perdre par la sécrétion des reins l'excédant des matières nutritives, destiné à réparer les pertes du système musculaire chez les personnes actives. Quant à l'abaissement de température de l'urine, j'ai constaté, le thermomètre à la main, que passé soixante ans, la température du corps diminuait de plusieurs degrés. L'urine, qui emprunte sa chaleur au sang et aux parties voisines, doit dès-lors être moins chaude chez un vieillard que chez un adulte; aussi l'ai-je rarement trouvée chez eux au-dessus de 30 degrés cent., 8 ou 10 degrés au-dessous de la chaleur ordinaire. La vieillesse est donc une prédisposition à la gravelle, puisqu'à un âge avancé, l'urine est moins propre à dissoudre l'acide urique.

Peut-être l'action forte et soutenue ¡du froid, en abaissant la température naturelle du corps, concourt-elle, dans certains cas, à la production des graviers, parce qu'elle abaisse celle de l'urine.

2º *De la gravelle blanche.*—Après la gravelle rouge, cette espèce est celle que j'ai rencontrée le plus souvent. Elle existe, soit à l'état de *poussière blanche*, qui se dépose au fond du vase ou même dans le trajet des voies urinaires, soit à l'état de *graviers* ou *petits calculs*, de forme anguleuse, irrégulière et de consistance variable. Dans les cas où je l'ai observée, elle était formée de phosphate de chaux. M. Prout a rencontré aussi de la gravelle blanche, mais bien plus friable que celle dont je parle, et composée de carbonate de chaux. La présence dans l'urine de la première est due encore à une alimentation trop azotée; ainsi, la plupart des considérations que nous avons émises à l'égard de la gravelle rouge trouvent ici leur application. Quant à la gravelle de carbonate de chaux, elle doit plutôt être rapportée à une alimentation exclusivement végétale, puisqu'on retrouve ce sel en proportion notable dans l'urine des animaux herbivores.

3º *De la gravelle pileuse.* — L'épithète de pileuse par laquelle se désigne cette espèce de la gravelle indique assez son principal caractère. La matière saline qui la forme est en effet mélangée avec des poils plus ou moins longs, plus ou moins abondants. Elle se présente quelquefois sous la forme d'une poussière blanchâtre avec laquelle sont confondus les poils, et dans d'autres cas sous la forme de graviers de volume variable, velus à leur surface ou réunis en grappe les uns aux autres.

Cette gravelle, analysée par M. Pelletier, était composée en grande partie de phosphate de chaux, d'un peu de phosphate de magnésie et de quelques traces d'acide urique. Du reste les cas dans lesquels je l'ai rencontrée sont très-peu nombreux. Dans l'état actuel de la science, il est impossible de déterminer l'origine des poils qui caractérisent ¡cette variété. Quant aux graviers eux-mêmes, la présence d'une forte proportion de phosphate calcaire pouvait faire soupçonner un régime trop succulent, ce que démentait la sobriété reconnue des malades sur lesquels j'ai rencontré l'affection dont je parle.

4º *De la gravelle grise* ou *de phosphate ammoniaco-magnésien.* — Je n'ai jamais rencontré cette espèce de gravelle qu'à l'état de graviers plus ou moins volumineux, lisses et environ de la forme et de la grosseur d'une olive ou d'une pistache, ou bien arrondis et irréguliers à leur surface. Ils sont surtout formés de phosphate ammoniaco-

magnésien et reconnaissent les mêmes causes que la gravelle rouge.

5º *Gravelle jaune* ou *d'oxalate de chaux.*— Je ne l'ai observée qu'une seule fois, et le malade avait rendu un seul calcul de forme allongée, d'un demi-pouce de long sur une ligne et demie environ de largeur, aplati sur les deux faces; il était d'un beau jaune orangé et formé d'oxalate de chaux presque pur. Le sujet qui me présenta cette intéressante variété, ayant suivi quelque temps un régime trop échauffant, voulut se rafraîchir et s'imposa l'obligation de manger chaque jour un grand plat d'oseille; il tint parole pendant près d'un an. Au bout de ce temps, il éprouva de la douleur dans les reins et les uretères, et rendit avec ses urines le gravier dont je viens de donner la description.

6º *De la gravelle transparente* ou *d'oxide cystique.* — Je ne possède qu'un seul exemple de cette gravelle : les matières rendues étaient sous forme de graviers, d'un jaune citrin, d'une transparence qui rappelait la topaze, aplatis, mamelonnés et comme formés par l'agglomération d'une multitude de petits cristaux. — Ils étaient composés d'oxide cystique qui, suivant M. Lassaigne, renferme 34,0 d'azote. — La nature chimique de cette gravelle se rapproche donc évidemment de l'acide urique, quant à son origine et à ses relations avec la nourriture animale.

7º Quant à la *gravelle multiple*, c'est celle qui réunit quelques-unes des variétés précédemment décrites.

Peut-on toujours assigner à la gravelle les *causes* que nous avons énoncées plus haut? Les faits répondent négativement. On a vu des personnes très-sobres, et même usant de végétaux et menant une vie fort active, être affectées de gravelle; d'un autre côté, des personnes, remplissant toutes les conditions qui président au développement de cette maladie, jouissent d'une immunité parfaite. Il y a donc là quelque chose qui n'a pas encore été apprécié, une cause inconnue, dont l'expérience seule pourra donner la valeur. Je ne m'arrêterai pas à réfuter l'opinion de quelque auteur, touchant les pierres de certains fruits, tels que les poires, et que l'on a accusées de concourir à la formation des graviers : on croit encore aujourd'hui dans le monde que ces concrétions peuvent donner naissance à des calculs. Les recherches chimiques de MM. Maquart et Vauquelin prouvent qu'elles ne renfermaient pas les matériaux des calculs urinaires, et je me suis assuré qu'elles franchissaient le canal intestinal sans être altérées. L'usage des eaux chargées de carbonate de chaux, l'abus du sel de cuisine, ont aussi été regardés *à priori* et par erreur comme susceptibles de faire naître la gravelle.

Du traitement de la gravelle. Il doit nécessairement varier, suivant la composition chimique des graviers. Nous allons donc reprendre chacune des espèces que nous avons établies, et exposer rapidement le traitement qui lui convient.

1º *Traitement de la gravelle rouge.* Il repose sur quatre indications principales : la première consiste *à diminuer la quantité d'acide urique formée par les reins.* Pour cela, il faut que les malades renoncent à leur régime trop substantiel; le médecin doit ici s'armer de toute sa résolution pour obtenir des malades qu'ils fassent à leur santé le sacrifice pénible de leur sensualité gastronomique. Combien de fois n'ai-je pas rencontré des graveleux, qui, bien convaincus des dangers qu'ils couraient, n'ont pu prendre sur eux-mêmes de diminuer d'une once la quantité de leurs aliments; et cependant, sans exagération, ils mangeaient cinq ou six fois plus qu'il ne fallait pour se nourrir convenablement. Le pain, surtout celui de seigle, la pâtisserie, les pâtes d'Italie, les légumes farineux, le riz, les pommes de terre, les légumes verts, le sucre, etc., peuvent être employés comme aliments avec avantage, surtout quand ils sont préparés au maigre. Le malade pourra, sans crainte, en faire usage pour satisfaire son appétit; cependant, il n'en abusera pas; car, entre ces substances, il y en a, qui, telles que le pain de froment et la pâtisserie, contiennent une assez grande proportion d'azote. Ce régime doit être continué avec persévérance pendant six semaines, et même davantage, si l'on veut en retirer un avantage certain.

La seconde indication a pour but d'*augmenter la sécrétion de l'urine*, afin que les graviers d'acide urique soient dissous. Le moyen qui se présente naturellement est de bannir les liqueurs alcooliques concentrées, et de boire abondamment; peu importe la nature du liquide, pourvu que l'eau en forme la base. On a vanté certaines tisanes, entre autres celles de graines de lin, de chiendent, de pariétaire, etc.; certaines eaux minérales, notamment celles de Spa, de Contrexeville, de Bussang, etc. Toutes ces boissons, dans lesquelles on ajoute le sel de nitre, doivent rendre les urines plus abondantes. Dans leur administration, il faut consulter surtout le goût et la susceptibilité toute spéciale de son malade. Remarquons, d'ailleurs, que le régime végétal augmente notablement la proportion des urines.

La troisième indication est fournie par la chimie; elle consiste *à saturer l'acide urique par un alcali*, afin de former un sel plus soluble que ne l'est l'acide urique lui-même. Ce moyen est mis en usage lorsque les deux premiers ne suffisent pas. On emploie ordinairement, dans le but que nous indiquons, les carbonates alcalins, où les bases sont en excès. Lorsque ces sels sont en rapport dans l'urine avec l'acide urique, il y a une réaction chimique par laquelle les carbonates sont décomposés; l'acide urique se porte sur l'excès des bases, et forme des urates avec d'autant plus de facilité, qu'il faut une très-petite quantité de bases pour le saturer. Les carbonates ordinairement employés sont ceux de soude, de potasse, de chaux et de magnésie. Les deux premiers s'administrent à l'état de dissolution, à la dose de 24 ou 36 grains, dans les vingt-quatre heures; mais il faut bien surveiller leur emploi; ils causent assez souvent des dérangements d'estomac. Quant aux derniers, ils se prennent sous forme de poudre, à la dose de plusieurs gros par jour. On a aussi donné la chaux et la magnésie pures; quelques

eaux minérales, mais surtout celle de Vichy, sont employées avec succès dans le même but.

La quatrième indication n'est pas la moins importante. Elle a pour objet de *favoriser l'expulsion des graviers, et de tenter leur dissolution.* Les boissons abondantes, en augmentant la quantité de l'urine, ont pour résultat d'entraîner les graviers à mesure qu'ils se forment. Cette prompte expulsion est importante, parce que si les graviers restent dans la vessie, ils peuvent servir de noyau à des calculs. L'exercice à pied ou à cheval, la promenade dans des voitures un peu rudes, déterminent des secousses très-favorables, pour faciliter la progression des graviers à travers les conduits urinaires. J'ai fait prendre, dans la même intention, des vomitifs, et je n'ai eu qu'à m'en féliciter.

Nous renverrons au mot *néphrite calculeuse*, pour l'emploi des moyens propres à combattre les accidents inflammatoires que peuvent occasionner les graviers. Si le calcul est engagé dans l'urèthre, on peut, à l'aide de pressions ménagées, déterminer sa sortie; des injections huileuses, des boissons abondantes, peuvent conduire au même résultat. Si tout échoue, on aura recours aux moyens chirurgicaux.

On a essayé, à l'aide des boissons alcalines indiquées plus haut, de faire fondre des calculs; mais il ne paraît pas qu'on y soit parvenu; toutefois ce sont là des tentatives qui méritent d'être renouvelées.

2º *La gravelle blanche* est formée, avons-nous dit, de phosphate de chaux ou de carbonate de la même base. La première sera traitée par le même régime qui convient à la gravelle rouge, et par les boissons chargées d'acide carbonique, telles que les eaux de Seltz, de Contrexeville, pour dissoudre le phosphate. Quant à la seconde, il faudrait rechercher si les aliments ordinaires du malade ne renferment pas du carbonate de chaux, et alors on changerait le régime, et on donnerait des boissons renfermant beaucoup d'acide carbonique. Je n'ai d'ailleurs, à cet égard, aucune expérience personnelle.

3º Le traitement de la *gravelle pileuse* est en grande partie empirique. Il repose sur les mêmes bases que celui de la gravelle rouge.

4º *La gravelle grise* est la plus douloureuse de toutes, à cause de la forme anguleuse des graviers de phosphate ammoniaco-magnésien, qui la constituent. Je l'ai le plus souvent rencontrée chez des gastronomes endurcis qui préféraient les souffrances aiguës de leur maladie et les dangers imminents de la formation d'un calcul, au régime végétal qui seul aurait pu les guérir. L'alternative peut être pénible pour certaines personnes; mais il n'y a pas de transaction possible; c'est un choix à faire.

5º *La gravelle jaune* ou *d'oxalate de chaux*, étant causée par un abus d'oseille, le remède est bien facile à trouver; il n'y a qu'à changer de régime.

6º Dans le seul cas que j'ai rencontré de *gravelle transparente* ou *d'oxide cystique*, j'ai obtenu le plus heureux résultat du régime végétal, et de boissons avec le bi-carbonate de soude.

7º Quant à la *gravelle multiple*, son traitement résulte nécessairement de celui des différentes variétés qui la composent.

Il est quelques moyens empiriques dont l'effet

n'est pas bien explicable, dans l'état actuel de la science, mais que l'on doit cependant employer à cause de l'avantage que les malades en retirent. La plupart des graveleux se trouvent très-bien, par exemple, des moyens propres à combattre la dyspepsie qui accompagne souvent leur maladie; et parmi ces moyens, la magnésie à petite dose, la rhubarbe, le quinquina, les eaux sulfureuses prises à l'intérieur réussissent fréquemment. Les purgatifs sont souvent d'un excellent usage. J'en dirai autant des bains froids, des bains sulfureux, des frictions et même des fumigations de vapeur d'eau ou de soufre. On a vu aussi la gravelle disparaître à l'occasion d'un changement dans la manière de vivre, pendant le séjour à la campagne, par exemple.

Lorsqu'un gravier est engagé dans le canal de l'urèthre, il faut l'extraire à l'aide de pinces, de la dilatation, etc., ou de tout autre moyen chirurgical.

MAGENDIE,
Membre de l'Académie des sciences, Professeur au
collège de France, Médecin de l'Hôtel-Dieu.

GRENADIER COMMUN (*bot.*), s. m. *Punica Granatum*. Genre de la famille des myrthacées. Les caractères principaux de cette belle plante sont, d'avoir des fleurs d'un beau rouge écarlate, presque sessiles, solitaires à l'extrémité des rameaux; elles sont formées d'un calice coriace également rouge et d'une corolle à cinq pétales chiffonnées, les étamines sont en nombre indéfini, et le pistil, renflé à sa base, est terminé par un stigmate aplati; le fruit est globuleux, capsulaire, couronné par le limbe du calice, et revêtu d'une écorce ou péricarpe coriace qui se colore en jaune rougeâtre ou brun lors de la maturité; son volume égale celui d'une belle orange, sa substance est divisée en huit ou dix loges formées par des cloisons membraneuses placées longitudinalement. Ces loges renferment des graines ou pepins anguleux entourés d'une pulpe charnue de couleur rouge vineux; les feuilles sont opposées, courtement pétiolées, de forme elliptique, toujours vertes et luisantes; le tour est irrégulier, branchu, épineux par suite de l'avortement d'une partie des rameaux.

Le grenadier est connu dès la plus haute antiquité; il jouait un rôle important dans les cérémonies judaïques; originaire d'Afrique, il fut, dit-on, importé en Italie par les Romains, lors de l'une de leurs guerres puniques. Répandu dans le midi de l'Europe, il croît naturellement en Espagne; il est cultivé abondamment dans les provinces méridionales de la France. Bien que dans ces dernières contrées il n'acquière pas un volume aussi considérable qu'en Orient, sa patrie, il n'en forme pas moins par la riche couleur de ses feuilles, le pourpre éclatant de ses fleurs et enfin la beauté et l'utilité de son fruit, l'un des arbrisseaux les plus remarquables de cette zone tempérée. Quelle ne doit pas être la satisfaction du voyageur dans les climats brûlants, lorsque après une longue course il peut à la fois reposer sa vue sur son brillant feuillage, étancher sa soif et rafraîchir sa bouche en pressurant avec délices son fruit acidule et sucré, et lorsque enfin son suc tempérant a calmé ses sens troublés, quel ravissant spectacle lorsqu'à son réveil il

voit autour de lui, pour nous servir du langage des poètes,

> « Mille grenades entr'ouvertes,
> Semant la terre de rubis. »

Le fruit du grenadier est loin d'acquérir sous le climat de Paris le degré de maturité et de suavité convenable pour pouvoir être employé dans les usages économique et médical; cependant, pour suppléer à l'insuffisance du principe sucré, et masquer la saveur styptique de sa pulpe, quelques personnes saupoudrent de sucre les vésicules succulentes qui la composent, et en forment ainsi une sorte de confiture assez agréable pour pouvoir être utilement employée dans le régime diététique.

La Provence est en possession de fournir les grenades qui se consomment à Paris et aux environs; elles sont en général assez suaves, mais elles se conservent difficilement : leur suc ou jus exprimé mêlé à l'eau et au sucre forme une boisson tempérante, analogue à la limonade; uni au sucre dans la proportion d'un tiers sur deux de ce dernier et convenablement rapproché, ce mélange constitue un sirop rafraîchissant, qui rappelle par sa saveur celui de groseille, et dont l'usage est également bien approprié dans les maladies inflammatoires.

Le péricarpe ou écorce de grenade que les anciens nommaient *malicorium*, en raison de sa couleur et de sa résistance coriacée, contient du tannin et de l'acide gallique dans des proportions assez notables pour qu'on ait cru devoir, dans certaines opérations délicates de l'art du tanneur, le substituer à l'écorce de chêne. La réunion de ces principes le rend aussi très-propre à faire des boissons ou des lotions astringentes. On l'administre en outre avec succès, soit en poudre, soit sous forme d'extrait, contre les vers et notamment contre le tænia; mais dans ce dernier cas, concurremment avec l'écorce de la racine qui, ainsi qu'on le verra bientôt, jouit de la propriété anthelmintique à un degré encore plus élevé.

Toutes les parties de la plante ont une saveur styptique très-prononcée; les feuilles, les fleurs même du grenadier ou balaustes, n'en sont point exemptes : aussi les emploie-t-on soit en infusion, soit en décoction pour former des gargarismes, des lotions ou des injections astringentes et détersives.

L'écorce de la racine enfin, réputée depuis fort long-temps dans l'Inde, comme l'un des plus puissants vermifuges connus, n'a pas été moins préconisée en France, et spécialement contre le tænia. La propriété anthelmintique est si constante en effet, que plusieurs praticiens se sont successivement et fort innocemment, nous aimons à le croire, attribué le mérite de sa découverte. Bien qu'on doive en général préférer, pour l'usage médical, l'écorce extraite de la racine du grenadier exotique ou au moins de nos départements méridionaux, cependant celle que fournit le grenadier cultivé dans les serres des environs de Paris, n'est pas dépourvu d'énergie, elle est surtout bien préférable à l'écorce de racine d'épine-vinette, *berberis vulgaris*, qu'on lui substitue frauduleusement dans le commerce. Quoi qu'il en soit, nulle autre substance n'étant aussi riche en tannin et en acide gallique libre, il y a lieu de croire que c'est surtout à la présence de ces deux principes que l'écorce de racine de grenadier doit son infaillibilité dans l'expulsion des vers intestinaux, et particulièrement du ver solitaire, *tænia solium*. Le mode d'administration n'étant pas sans importance, pour assurer le succès, nous allons indiquer celui qui est le plus généralement suivi. La prudence exige cependant qu'on ne le mette en pratique que lorsqu'on a la certitude que des fragments de tænia ont été déjà rendus. Le malade mis préalablement à la diète, est purgé la veille au soir, le lendemain on administre la décoction de racine de grenadier préparée de la manière suivante: on prend deux onces de racine concassée, on la fait macérer pendant vingt-quatre heures dans deux livres d'eau; on fait ensuite bouillir jusqu'à réduction de moitié, et l'on passe; le liquide ainsi réduit est donné en trois doses de demi-heure en demi-heure. Il arrive souvent que la première ou la seconde dose détermine le vomissement; mais on n'en doit pas moins donner la troisième, qui produit rarement le même effet. Le malade ne tarde pas après celle-ci à ressentir des coliques, indices de la réaction, et il rend ensuite des selles qui offrent plus ou moins de traces de tænia. Enfin, un ou deux lavements à la graine de lin facilitent l'expulsion totale, et rétablissent bientôt le calme dans l'intestin momentanément irrité.

On ne connaît encore que deux variétés de grenadier, l'une à fleur jaune et à grain et suc jaunâtre; l'autre, qui est celle dont nous venons de parler, à fleurs rouges, et à grain et suc rouge; Pline en signale une *apyrène* ou sans noyau, qui nous est inconnue; mais, comme l'observe judicieusement M. Vée, dans ses commentaires sur le naturaliste romain, ce mot ne doit jamais être pris dans son acception la plus rigoureuse; la culture parvient rarement en effet à faire disparaître complètement le noyau, elle diminue seulement son volume et augmente d'autant le péricarpe.

COUVERCHEL,

de l'Académie de Médecine et de la Société de Pharmacie,

GRENOUILLETTE (*chir.*), s. f., ranule, *ranula*. On nomme ainsi une tumeur placée au-dessous et près du filet de la langue, saillante à l'intérieur de la bouche et quelquefois à l'extérieur. Ce nom lui vient, de la ressemblance avec les goitres aériens de la grenouille, soit de l'espèce de *coassement* que fait entendre le malade dont la prononciation est altérée. Quoi qu'il en soit, la grenouillette se présente sous la forme d'une tumeur molle, fluctuante, demi-transparente, quelquefois dure et ferme quand elle est ancienne; elle est quelquefois partagée en deux par un petit sillon; là grenouillette est alors double. Cette maladie est due la plupart du temps à l'oblitération d'un des conduits de la salive, connu sous le nom de *canal de Warthon;* la salive ne pouvant s'écouler, s'amasse, distend les parois du canal et forme une espèce de poche, qui contient un liquide visqueux limpide, semblable à du blanc d'œuf, et qui n'est que de la salive un peu altérée; quelquefois, et

lorsque la tumeur est ancienne, il s'y mêle un peu de pus, et il s'y forme de petites concrétions sablonneuses plus ou moins dures. Cette affection s'observe plus fréquemment chez les enfants que chez les adultes; elle reconnaît pour cause l'inflammation chronique du canal de Warthon, une ulcération, des aphthes, la formation d'un calcul salivaire, etc.

Une fois développée, cette tumeur tend à s'accroître; peu à peu, elle gêne les mouvements de la langue et la prononciation; d'indolente qu'elle était, elle devient un peu douloureuse; au bout de quelques mois elle remplit quelquefois presque toute la cavité de la bouche, elle soulève et masque la langue. Elle peut enfin faire dévier les dents, amener la carie de la mâchoire inférieure, et former au cou une saillie remarquable, qui a pu, dans quelques cas, induire en erreur des chirurgiens peu attentifs.

On observe quelquefois de petites grenouillettes qui se forment spontanément en quelques heures, et qui se guérissent d'elles-mêmes aussi rapidement, souvent sous la seule influence de quelques gargarismes adoucissants. Cette affection n'est pas dangereuse, elle n'est qu'incommode par la gêne qu'elle apporte à la prononciation, à la mastication, etc.

Traitement. La cure de la grenouillette peut être *palliative;* elle consiste à vider la poche par une petite incision ou au moyen d'un trois-quarts. Le liquide de la tumeur s'écoule, mais la petite plaie faite se cicatrise et la maladie reparaît. La cure *radicale* consiste, soit à déboucher et à dilater ensuite, quand cela est possible, l'orifice obstrué, au moyen d'un stylet et d'un fil de plomb, soit à donner à la salive un écoulement, en pratiquant un orifice artificiel. On se sert dans ce but, de la cautérisation avec le fer rouge qui détruit une partie de la poche et laisse une fistule; ou bien on excise largement la tumeur, et on empêche la réunion des parties excisées par de petites tentes de charpie. Ces moyens néanmoins échouent souvent. Les chirurgiens de nos jours, emploient de préférence, soit le séton, soit la petite canule inventée par Dupuytren. Pour placer le séton, on traverse de part en part la tumeur à l'aide d'une aiguille courbe un peu large à sa partie moyenne, et qui entraîne après elle plusieurs fils de soie réunis et non en cordonnet; ces fils ne doivent pas être assez volumineux pour remplir l'ouverture faite par l'aiguille, et cela afin que la salive puisse s'écouler. Les deux extrémités des fils sont nouées et forment une anse qui reste dans la bouche pendant quelques semaines, temps nécessaire pour la guérison. La canule de Dupuytren a la forme d'un bouton de chemise à deux têtes, dont la tige serait percée à son centre par un petit canal; après avoir pratiqué une incision à la tumeur et l'avoir vidée, on introduit dans la poche un des rebords de la canule, l'autre reste dehors. Alors la salive sort librement et s'écoule dans la bouche, au lieu de s'accumuler dans le kyste. On comprend que si le canal de la tige venait à s'oblitérer, on le débarrasserait facilement au moyen d'un stylet assez fin, ou même d'une épingle.

J. P. BEAUDE,

GRIPPE (*méd.*) s. f. Ce nom vient sans doute de l'expression vulgaire *aggripper* qui veut dire saisir brusquement et avec violence. Il est peu de maladies qui aient reçu un aussi grand nombre de dénominations; ainsi le *dando*, le *tac*, le *horion*, la *synoque catarrhale*, la *folette*, le *petit courrier*, la *grenade*, la *générale*, la *coquette* et une foule d'autres noms aussi bizarres, ont long-temps servi à désigner cette affection; mais de tout ce long catalogue, les mots *catarrhe épidémique* et *influenza* sont les seuls synonymes qu'on ait conservés dans le langage du monde et même dans le langage médical.

Jusqu'alors la grippe n'a paru que sous forme épidémique; jamais même elle ne s'est déclarée dans une contrée sans envahir au loin les autres. Un malaise général; des lassitudes spontanées; le brisement des membres; des douleurs contusives aux épaules, au cou et à la partie antérieure de la poitrine; de la céphalalgie, des bourdonnements d'oreilles, une toux tantôt faible, tantôt très-intense, un coryza ordinairement violent, de la dyspnée, des défaillances surtout chez les femmes, l'inflammation des paupières et le larmoiement, quelquefois des nausées et des vomissements, tels sont les signes principaux par lesquels se traduit le plus souvent cette épidémie. Quoique ordinairement réunis et confondus, cependant ces symptômes peuvent être rapportés à trois groupes primitifs ayant pour siège les trois grandes cavités. En effet, toutes les fois qu'on a exactement analysé l'ensemble des phénomènes, on a pu se convaincre qu'ils avaient pour point de départ tantôt la tête, tantôt le ventre, tantôt la poitrine, et que l'un de ces trois foyers principaux de la maladie fournissant toujours une série de symptômes prédominants, les autres n'étaient plus que secondaires ou manquaient même entièrement. Mais quelque forme qu'elle puisse revêtir, on a toujours vu les lassitudes spontanées, la courbature, les douleurs dans les membres, et c'est seulement du plus au moins que ces symptômes ont pu varier, mais jamais on n'en a constaté l'absence. Cette fatigue extrême et cette débilitation générale existent, il est vrai, au début dans presque toutes les maladies; elles en sont même un des signes les plus certains comme l'indique cet aphorisme si précis d'Hippocrate, *les fatigues spontanées annoncent les maladies*, mais dans l'épidémie dernière elles avaient un cachet particulier. Ainsi tandis que dans les cas ordinaires nous voyons pour prodrômes un sentiment de gêne à la région cervicale, et de fatigue aux extrémités inférieures, on remarquait toujours dans la grippe, outre ces derniers symptômes, des maux de reins intenses, le brisement dans toutes les articulations et surtout des douleurs contusives dans les bras et dans les jambes; ce que les malades exprimaient assez bien en disant qu'il semblait qu'on leur eût donné des coups de bâton. Ce type particulier paraît du reste avoir existé dans toutes les épidémies de ce genre. Ainsi, en 1427, dit M. Pasquier : « *Environ quinze jours avant la Saint-Remi, cheut un très mauvais air corrompu dont une très mauvaise maladie advint qu'on appelait la dando, et n'estoit nul ne nulle qui aucunement ne s'en sentist dedans le temps qu'elle dura ; est la manière comment elle prenoit : elle com-* *mençoit ès reins et ès épeaulles, et n'estoit nul, quand elle prenoit, qui ne cuidoit avoir la gravelle, tant faisoit cruelle douleur...... Après ce venoit une toux si très mauvaise à chacun, que quand on estoit au sermon, on ne povoit entendre ce que le sermonneur disoit, par la grande noise des tousseurs.* »

Outre les symptômes que nous venons de mentionner et qui sont en quelque sorte pathognomoniques de la grippe, il en est quelques-uns qui se sont présentés dans l'épidémie de 1837, à Paris surtout, mais qui ne se sont pas montrés dans toutes les localités. Je veux parler de la pleurodynie ou douleur de côté, du coryza ou rhume de cerveau, des épistaxis ou saignements du nez, et même des pertes utérines abondantes; mais, je le répète, ces symptômes ne sont qu'accessoires et c'est par exception qu'ils sont dans quelques cas devenus prédominants.

Une chose importante à noter, c'est l'influence fâcheuse que cette affection a exercée sur les poitrinaires. On peut même dire que chez les individus déjà affaiblis et prédisposés, les femmes et les vieillards surtout, la grippe a derminé la phthisie. Cette influence n'a cependant pas toujours été aussi grande qu'on aurait pu le penser d'après certains cas ; ainsi tandis que chez quelques malades dont l'affection tuberculeuse (phthisie) paraissait au début, on l'a vue marcher avec une effrayante rapidité ; nous avons vu des individus arriver presque mourants à l'hôpital et plongés dans le dernier état de marasme, se soutenir cependant au milieu des ravages de l'épidémie et sortir de l'hôpital, sinon convalescents, du moins dans un état meilleur.

La marche de la grippe est simple et uniforme ; ses caractères à la vérité sont multiples et variés parce qu'ils se rapportent à plusieurs systèmes d'organes, mais ils ne sont nullement insidieux, et si on excepte quelques cas, on peut toujours prévoir sûrement l'issue de la maladie. Sa durée, sauf les cas de complication, varie de huit à quinze jours. Mais s'il est facile de dire combien dure la période d'acuité, il est bien plus difficile de déterminer l'époque de la guérison complète. *A peine ne pouvoyoit personne estre guéry ; car depuis que l'appétit de manger fust aux personnes revenu, si fust il plus de six semaines après qu'on fut actement guéry.* Effectivement presque toujours comme en 1427, outre la fatigue générale et l'état d'abattement qui continue pendant plus d'un mois lorsque la grippe a été intense, on observe la persistance d'un des symptômes qui ont prédominé pendant la maladie; ainsi tantôt la céphalalgie, tantôt des douleurs dans les membres, tantôt enfin de la surdité ou une toux opiniâtre. Voilà les principaux accidents qui nous ont paru ralentir la convalescence; et depuis six mois que l'épidémie a quitté la capitale, il nous arrive des malades qui n'ont pu encore recouvrer la santé.

Le traitement de la grippe est très-simple; il consiste surtout en des soins hygiéniques, et quant aux indications spéciales qui résulteraient de complications particulières, il serait inutile de les donner ici puisqu'elles exigeraient la présence du médecin. Les cas d'ailleurs dans lesquels il est nécessaire de recourir aux saignées, aux purgatifs ou aux vomitifs, sont les plus rares et presque toujours les infusions théiformes, des loochs pour diminuer la toux, des juleps diacodés ou opiacés et surtout les boissons sudorifiques sont la base du traitement. Il semble en effet que dans toutes les épidémies les sueurs puissent prévenir ou arrêter jusqu'à un certain point la marche des maladies. Mais c'est au début surtout que les diaphorétiques ont une grande utilité; et par début nous n'entendons pas en temps d'épidémie les premiers jours, mais les premières heures, et c'est dès le premier sentiment de malaise qu'il est convenable de provoquer les sueurs. Alors elles sont véritablement préservatrices, et si la guérison complète n'a pas lieu, au moins le mal semble avorter et ne se produit que par les signes les plus généraux. C'est ce qui a eu lieu pour la grippe; tous ceux qui dans la dernière épidémie ont pu amener la sueur aussitôt le premier frisson, ont bien éprouvé de la fatigue dans les membres, un léger mal de tête, mais tous les symptômes graves ont manqué complètement.

Malgré la propagation si rapide de la grippe dans les hôpitaux, les prisons, les collèges, on ne peut cependant rigoureusement conclure qu'elle soit contagieuse, car les maladies épidémiques frappent toujours en même temps un grand nombre de personnes; et d'ailleurs si la grippe atteint rarement un individu sans que ceux qui habitent le même lieu soient eux-mêmes victimes, on la voit aussi sauter d'un lieu à un autre, franchir des bras de mer, marcher en tout sens contre le cours des vents et des fleuves, et parcourir des distances trèséloignées sans qu'on puisse dans tous ces cas invoquer la communication par contagion.

Quant à la nature de la maladie, c'est-à-dire à la place qu'on peut lui assigner dans le cadre nosologique, elle est assez difficile à déterminer, surtout si l'on voulait la caractériser par quelque mots aphoristiques : il faut, au lieu de regarder la grippe comme une affection organique ordinaire, la considérer au contraire comme une maladie *sui generis*, comme une affection générale, ayant, ainsi que toutes les épidémies, une nature spécifique, une modalité propre qu'elle tire d'une constitution météorologique particulière, en différant des maladies sporadiques avec lesquelles on pourrait la confondre, et par les prodrômes et par les symptômes, et par le traitement et par la convalescence.

M. H. LANDOUZY,
Chirurgien interne à l'Hôtel-Dieu de Paris, membre de la Société anatomique, etc.

GRIPPÉE (*path.*), adj. On désigne ainsi un aspect de la face dans lequel les muscles sont violemment contractés et où la face paraît resserrée et avoir diminué de volume; c'est surtout dans les maladies des organes du ventre et principalement dans la péritonite, que l'on observe ce symptôme de la face grippée.   J. B.

GROSEILLE ROUGE (*bot.*) s. f. Fruit du groseiller rouge ou à grappes, *ribes rubrum*, genre unique de la famille des Ribésiées R. C'est une baie globuleuse uniloculaire, succulente et polysperme, ombiliquée au sommet, luisante et transparente, lors-

qu'elle est mûre, renfermant quatre à huit semences ou pepins de forme oblongue.

L'arbrisseau qui produit la groseille à grappe, croît naturellement dans les contrées montagneuses de l'Europe; il est très-abondamment cultivé dans les jardins fruitiers des environs de Paris, le plus ordinairement en buisson, quelquefois sur une seule tige en boule et mieux encore sous forme pyramidale.

Ce fruit plaît si généralement, il exerce une influence si salutaire sur l'économie, qu'on a cherché à le conserver le plus long-temps possible, soit tel que l'offre la nature, soit uni au sucre sous forme de confiture de gelée, de sirop, etc. La saveur des groseilles d'abord acerbe devient en mûrissant acidule et sucrée, et d'autant plus que l'exposition est meilleure et la maturation plus complète. Les groseilles blanches sont généralement plus douces que celles rouges, elles sont moins aromatiques et moins suaves, on les conserve de préférence entières, soit dans un sirop de sucre blanc et privées de leurs pepins comme on le pratique à Bar; soit plongées dans une solution de gomme, ou du blanc d'œuf et saupoudrées de sucre; dans ce dernier cas elles doivent être tenues soigneusement à l'abri de l'humidité. La méthode d'Appert qui consiste à en remplir des bouteilles et à le soumettre ensuite à l'action de l'eau bouillante offre l'avantage de conserver l'arome et la saveur, mais elle a l'inconvénient de sacrifier la forme d'où il résulte qu'on ne peut la mettre à profit que lorsqu'il s'agit d'aromatiser des mets d'office, tels que crêmes, glaces, etc.

Le moyen de conservation le plus généralement adopté et le plus approprié aux habitudes gastronomiques, est sans contredit la confiture ou gelée; sous cette forme la groseille n'est pas seulement rafraîchissante, elle nourrit et joue un rôle très-important dans le régime diététique des vieillards et des enfants.

Le suc ou jus de groseilles sucré et étendu d'eau forme une boisson tempérante et légèrement laxative, dont l'usage est surtout indiqué comme correctif des grandes chaleurs de l'été, et de nature à prévenir chez certains individus la tendance aux maladies inflammatoires. Enfin peu ou point fermenté suivant le procédé qu'on emploie, le suc de groseilles, mêlé au sucre dans la proportion de neuf ou dix onces de suc, sur une livre de sucre, constitue le sirop de groseilles; préparation médicinale et économique dont l'usage est surtout indiqué lorsqu'il s'agit de modérer la chaleur animale et de la ramener après une surexcitation à son état normal.

GROSEILLE A MAQUEREAU. Fruit du groseiller épineux *ribes grossularia.* Cette espèce diffère de la précédente par son volume qui égale celui d'une petite cerise; sa couleur est généralement d'un blanc jaunâtre, et purpurine dans quelques variétés; elle doit la dénomination qui la distingue à l'emploi qu'on en fait pour assaisonner et relever la saveur fade du maquereau. Lorsque cette groseille a atteint son maximum de maturité elle est saine et agréable, mais ce n'est malheureusement pas dans cet état qu'elle plaît davantage, aux enfants surtout ; aussi arrive-t-il souvent que l'ingestion d'une trop grande quantité de ce fruit vert détermine chez eux l'indigestion, et un usage trop abusif, la formation de vers intestinaux.

Si l'on fait en général assez peu de cas de ce fruit en France, il n'en est pas de même en Angleterre ; il ne figure pas seulement sur les tables les plus somptueuses comme sur les plus modestes, on en fabrique en outre, par une fermentation bien ménagée et suspendue à propos, une sorte de vin de dessert qui rappelle notre vin de Champagne, mais qui ne saurait le faire oublier. Abondamment cultivé dans les campagnes où il forme des haies impénétrables, le groseiller à maquereau fournit aux cultivateurs la base de presque toutes les boissons économiques, et remplace pour ces insulaires la piquette de nos pays vignobles.

GROSEILLE NOIRE OU CASSIS, *ribes nigrum.* Ce fruit se distingue des précédents par son volume plus considérable que celui de la groseille rouge et moindre que celui de la groseille à maquereau. Sa couleur noire, l'odeur particulière qu'il exhale, sont aussi très-remarquables et ne permettent de le confondre ni avec l'une ni avec l'autre ; sa pellicule est résistante et sa pulpe est fade et douceâtre. ·

Le cassis est peu agréable à manger seul ; il s'associe même assez mal avec les autres fruits à cause de l'odeur qui le distingue et qui réside principalement dans la pellicule qui enveloppe la pulpe. Quoi qu'il en soit, le principe aromatique étant soluble dans l'eau-de-vie on a mis à profit cette propriété, pour préparer par la macération du fruit dans ce véhicule, une liqueur ou sorte de ratafia stomachique et diurétique très-estimé des gens du peuple.

COUVERCHEL,
Membre de l'Académie de médecine et de la Société de Pharmacie.

GROSSESSE *(physiol. et path.)* s. f. On désigne vulgairement sous ce nom et plus scientifiquement sous celui de *gestation*, le séjour du produit de la conception dans le sein de la mère jusqu'à l'époque de l'accouchement.

Si l'œuf fécondé ou conçu sort des organes de la mère avant que le germe commence à se développer, comme dans les oiseaux , il n'y a pas de gestation, et l'animal est appelé *ovipare.* Si l'embryon se forme pendant que l'ovule parcourt l'oviducte, mais de manière à ce qu'il ne puisse se séparer de sa coque qu'après la ponte, comme dans quelques reptiles, il n'y a point encore, à proprement parler, de grossesse, et les animaux sont *ovovivipares.* Toutes les fois au contraire que l'œuf subit en entier son incubation au dedans du système générateur, que le fœtus n'en est chassé qu'au moment ou le développement de ses divers appareils lui permet de vivre et de croître dans le monde extérieur, on dit qu'il y a grossesse ou gestation ; c'est ce qu'on observe dans les seuls mammifères, et ces animaux sont nommés *vivipares.*

La *grossesse*, dans l'espèce humaine, est un des phénomènes de la reproduction qu'il importe le plus de bien étudier.

Si l'ovule fécondé arrive sans obstacle dans la cavité de la matrice et s'y maintient , la *grossesse* est dite *bonne, naturelle, utérine.* S'il reste et se développe dans l'ovaire, s'il tombe dans le péritoine, s'arrête dans la trompe ou s'engage dans l'épaisseur des parois mêmes de l'utérus , elle prend au contraire le nom de *mauvaise, contre-nature, extra-utérine.* La première espèce est ensuite divisée en trois variétés : 1° grossesse simple , quand la matrice ne renferme qu'un œuf ; 2° grossesse double, triple, quadruple ou composée, quand il existe deux, trois ou quatre fœtus ; 3° grossesse compliquée, quand un polype, une grande quantité d'eau, une maladie quelconque du produit de la conception ou de l'utérus, vient s'y joindre.

La seconde comprend quatre nuances , déterminées par le siège que choisit le germe fécondé , en sorte qu'on admet 1° une grossesse ovarique ; 2° une grossesse abdominale ou péritonéale ; 3° une grossesse tubaire ; 4° une grossesse mixte ou interstitielle.

Après avoir remarqué qu'une foule de maladies font quelquefois naître la plupart des symptômes de la grossesse, les accoucheurs, adoptant une première division plus générale encore, ont établi une grossesse *vraie* et une grossesse *fausse* ou *apparente*, distinctes l'une de l'autre en ce que la première est caractérisée par la présence , et la seconde par l'absence d'un fœtus dans les organes de la femme.

§ 1er. VRAIE GROSSESSE. — Dès que la grossesse a lieu, des phénomènes importants et nombreux se manifestent dans l'économie. Les uns sont locaux, physiques, matériels; les autres variables, fugaces, généraux. Il en est de communs à toute espèce de gestation, tandis que d'autres sont particuliers à quelques-unes seulement.

Phénomènes anatomiques. — Lorsque la conception est opérée , la matrice reste dans un état de fluxion qui en augmente toutes les dimensions. A la fin du troisième mois , le corps de cet organe a deux pouces et demi environ dans toutes ses directions; il a trois pouces et demi dans le quatrième mois. A sept mois, le tiers supérieur de son col est épanoui dans la région inférieure de son corps; le col de la matrice présente ordinairement moins d'un pouce de longueur à huit mois; néanmoins, il ne se perd tout-à-fait dans l'ovoïde utérin que dans le courant du neuvième ; en sorte que, depuis le commencement de la grossesse jusqu'au moment du travail, il s'amincit, se déploie, s'évase par degrés avant de disparaître tout-à-fait. J'ai cru remarquer qu'abstraction faite du museau de tanche, le col a perdu le tiers environ de sa longueur totale dès le cinquième mois, la moitié dans le sixième, les deux tiers ou les trois quarts dans le septième, les trois quarts ou les quatre cinquièmes à la fin du huitième, et que le reste s'efface dans le courant du neuvième. On aurait tort, toutefois de prendre à la lettre de telles assertions. Ce que j'en ai dit ne doit s'entendre que d'une manière très-générale.

Au lieu de rester aplatie sur ses deux faces, la matrice s'arrondit, et ne tarde pas à devenir complètement pyriforme. Son angle vaginal semble se resserrer, *s'amincir.* Son orifice devient quelquefois circulaire, cesse de représenter une simple fente linéaire ou transversale, surtout dans les premières grossesses. D'autres fois il s'entr'ouvre assez largement ; ses lèvres s'épaississent et deviennent plus molles, principalement chez les femmes qui ont eu plusieurs enfants. Dans quelques cas de première gestation, il semble se fermer tout-à-fait, au point que le doigt parvient à peine à le distinguer.

Au total, l'utérus arrive graduellement à la forme d'un ovale dont la pointe serait tournée en bas, et vers le cinquième ou le sixième mois il offre la figure d'un vase sphéroïde, terminé par un goulot très-court.

A la fin de la grossesse, le col de l'utérus n'est plus qu'un bourrelet formé par les lèvres seules du museau de tanche, et dont l'épaisseur varie selon que la femme est primipare ou qu'elle a déjà eu plusieurs enfants. Son *orifice* reste habituellement fermé, surtout quand les personnes n'ont point encore eu d'enfants. Sa cavité ressemble à un doigt de gant plus ou moins allongé ; de telle sorte qu'on peut toucher à nu les membranes et reconnaître la position de l'enfant pendant plusieurs mois avant le terme du travail.

En même temps qu'il s'accroît en longueur et que son volume augmente, l'utérus éprouve aussi d'autres changements relatifs à sa position et à ses rapports. Son col s'abaisse, se rapproche de la vulve ; toutefois, le museau de tanche ne tarde pas à remonter insensiblement par suite du volume de plus en plus grand que prend la matrice. A trois mois il occupe à peu près la même place qu'avant la fécondation. En continuant de s'élever ensuite par degrés, il parvient quelquefois jusqu'à la hauteur de l'angle sacro-vertébral, tandis que d'autres fois il redescend au contraire à partir du sixième, du septième, du huitième mois, au point de se rapprocher considérablement du détroit inférieur.

Son fond, qui dépasse à peine le niveau du détroit supérieur au troisième mois, s'élève à deux travers de doigt au-dessus dans le courant du quatrième, s'approche de l'ombilic dans le cinquième, arrive au niveau de ce point central ou le dépasse même à la fin du sixième, monte encore dans le septième et dans le huitième, mais n'atteint ni le diaphragme ni le foie, et ne va point non plus remplir la région épigastrique, comme l'ont dit, par hyperbole ou par irréflexion, quelques auteurs classiques. Quoi qu'il en soit, l'utérus, comme accablé sous le poids de l'œuf dans le neuvième mois, semble s'affaisser et s'écraser en quelque sorte sur lui-même ; ce qui l'oblige à s'agrandir davantage, proportionnellement, en travers, et d'avant en arrière, qu'il ne l'a fait jusque-là.

Phénomènes sympathiques. — Les modifications matérielles qui viennent d'être énumérées agissent plus ou moins sur le reste de l'organisme, et font naître ce qu'on est convenu d'appeler signes *généraux, communs, rationnels, vagues, incertains, douteux ou sympathiques* de la gestation.

C'est une opinion vulgaire, que la copulation fécondante est accompagnée de jouissances beaucoup plus vives que dans le coït ordinaire et ressenties dans le même moment par les deux conjoints. Aussitôt après le coït les deux êtres tombent dans une langueur, un abattement, une sorte de tristesse inaccoutumés. La femme éprouve une tendance aux évanouissements, à la syncope, des horripilations, des coliques et une espèce de mouvement vermiculaire qui semble partir de l'utérus et se propager dans les fosses iliaques ou les flancs, des borborygmes, d'abord dans la matrice, qui parait se remplir de gaz, ensuite dans tout le ventre. Quelquefois un frissonnement général, dont l'abdomen est le centre, complète la série des symptômes qui annoncent la fécondation.

A ce premier état succède la grossesse proprement dite. Les *yeux* perdent de leur vivacité, de leur brillant, expriment la langueur et semblent s'enfoncer dans l'orbite ; les *paupières* se cernent, s'entourent d'un cercle noirâtre, livide ou plombé ; le *nez* s'effile et s'allonge ; la *bouche* s'agrandit par l'écartement de ses commissures ; tous les traits du visage se retirent en arrière, ce qui fait proéminer le *menton* en avant ; La figure pâlit, se couvre de taches plus ou moins larges, plus ou moins nombreuses, tantôt rousses ou d'un brun plus ou moins foncé, tantôt, mais plus rarement, d'un blanc mat et comme laiteux, se *marque*, en un mot ; Le cou se gonfle, devient moelleux, est le siège d'une congestion que Catulle a mentionnée dans ces vers :

Non illam nutrix, oriente luce, revisens
Hesterno collum poterit circumdare filo.

Les seins se développent, deviennent plus sensibles, plus fermes : il est parfois possible d'en extraire plusieurs gouttes de sérosité blanchâtre ou jaunâtre, leur mamelon se relève, proémine davantage ; l'auréole s'élargit et brunit sensiblement ; la finesse de leur peau augmente et présente aussi quelquefois des taches blanchâtres analogues à celles de la face.

Le *pouls*, d'abord embarrassé, acquiert de la fréquence et de la dureté, devient plus grand, plus plein, quelquefois inégal et comme rebondissant, brusque et furieux. La circulation étant plus active et le sang plus abondant, les hémorrhagies sont plus communes et plus dangereuses ; la *température* du corps s'élève, et fait que les femmes enceintes supportent mieux le froid que les autres ; la *transpiration* insensible est aussi plus abondante, répand une odeur de matières prolifiques dans le principe, aigre ou d'un genre particulier dans la suite ; les *urines* coulent plus abondamment et déposent davantage ; toutes les sécrétions s'opèrent avec plus d'énergie ; la salive, surtout, est souvent fournie en grande quantité et de manière que certaines femmes sont attaquées d'un véritable ptyalisme pendant plusieurs mois ; le *foie*, troublé dans ses fonctions, détermine, dit-on, les taches ou éphélides du visage et de la peau.

Le goût et les digestions se pervertissent plus spécialement encore ; de l'anorexie, des nausées, des vomissements même surviennent, et sont fréquemment suivis d'une perte complète de l'appétit ; la femme ne désire plus, pour se nourrir, que des objets bizarres et même dégoûtants. Tantôt son plus grand bonheur est de manger de la terre glaise, de la cendre, de la chaux, *de croquer du charbon* ; tantôt ce sont des viandes à demi putréfiées, des araignées ou d'autres animaux immondes, qui font ses délices. En général, les substances grasses et le régime animal lui déplaisent. Les fruits, les légumes lui conviennent mieux. Quelques-unes recherchent avec ardeur les boissons acides, et ne veulent que des aliments préparés avec le vinaigre, tels que la salade.

A cet état d'inappétence et de dégoût, succèdent, après les premiers mois, un appétit très-prononcé, presque vorace dans certains cas, des digestions faciles, l'envie de boire du vin ou autres liqueurs spiritueuses. Dans le dernier tiers de la grossesse, les fonctions digestives se dérangent de nouveau, sans doute parce que l'estomac, alors trop à l'étroit, ne peut plus recevoir qu'en très-petite quantité les aliments et les boissons.

L'état *moral* est aussi sujet à d'assez nombreux changements. Quelques femmes, naturellement gaies, bonnes, aimables, deviennent tristes, mélancoliques, acariâtres, insociables, et *vice versâ*. Chez plusieurs, les passions, auparavant très-modérées, acquièrent une violence extraordinaire, et passent pour avoir fait commettre des crimes les plus atroces; chez d'autres, ce sont de simples envies singulières, comme de manger tel fruit, telle viande, tel gibier, tels mets, n'importe à quel prix; un besoin irrésistible de voler des objets de peu de valeur. Les facultés intellectuelles augmentent en général d'activité, soit toutes ensemble, soit seulement une d'elles en particulier.

Quelques femmes perdent la raison et deviennent complètement folles, toujours à la même époque de leur grossesse. On en voit d'autres dont la manie se dissipe et qui ne rentrent dans le calme que pendant cette fonction.

Plusieurs maladies se suspendent ou disparaissent. Tantôt c'est une odontalgie, sans qu'il y ait altération des dents, qui se renouvelle chaque fois que la femme devient enceinte; tantôt, c'est une névralgie, soit du nerf sous-orbitaire du facial ou de tout autre nerf; la chorée ou danse de Saint-Guy, des convulsions ou des mouvements hystériques, épileptiformes; d'autres fois, c'est une phthisie très-avancée qui semble rétrograder ou même faire place à la santé la plus florissante; des inflammations lentes ou obscures de la poitrine et des voies digestives, des lésions organiques, un assez grand nombre de maladies différentes, sont dans le même cas. Mais s'il est vrai qu'après l'accouchement quelques-unes des altérations heureusement modifiées par la gestation ne reviennent pas, il est trop certain aussi que le plus grand nombre marche dès-lors avec une effrayante rapidité vers une terminaison fatale.

Le nombre des *signes rationnels* de la grossesse ne fait qu'en rendre l'appréciation plus difficile; chacun d'eux peut exister, ils peuvent même se rencontrer tous ensemble sans qu'il y ait gestation : de même que la grossesse a souvent lieu sans les déterminer. En outre, comment apprécier ceux qui tiennent aux sensations éprouvées au moment du coït? Les femmes, comme l'espèce humaine toute entière, croient facilement à ce qu'elles désirent, et se cachent volontairement à elles-mêmes ce qu'elles redoutent.

En somme, les signes rationnels réunis en certain nombre et bien appréciés, suffisent le plus souvent pour faire croire à l'existence de la gestation; mais jamais pour en donner la certitude, pour permettre de l'affirmer devant les magistrats, même en y joignant la suspension du flux périodique.

La cessation des menstrues chez les femmes qui n'ont aucun intérêt à tromper, mérite la plus grande attention. C'est le phénomène le plus constant et quelquefois le seul qu'on rencontre; mais comme il peut être la cause ou l'effet d'un grand nombre d'affections tout-à-fait indépendantes de la grossesse, ce n'est pas une chose facile, que de l'interpréter justement. On sait, au surplus qu'une femme dont les règles sont supprimées depuis quelque temps, soit par suite de maladie, soit tout simplement par suite des progrès de l'âge, peut devenir enceinte; que quelques-unes ne sont réglées que pendant la grossesse, et que la persistance des menstrues après la conception, s'observe quelquefois.

Volume du ventre. Le développement de l'abdomen chez une femme en âge d'être fécondée, suffit ordinairement au public pour faire présumer qu'elle est enceinte; parmi les médecins, il en est autrement. Tant de maladies diverses le produisent, qu'on doit sous ce rapport le ranger dans la même catégorie que la suppression des menstrues. Cependant il suit ordinairement une marche qui en fait un signe fort important, et capable à lui seul de donner, dans bon nombre de cas, la presque certitude qu'il y a grossesse.

Souvent le ventre se tuméfie et se gonfle insensiblement dès les premières semaines qui suivent la conception. Ensuite, il s'affaisse et se déprime même vers le commencement du deuxième mois, d'où le proverbe trivial : *à ventre plat, enfant il y a.* Bientôt après, il se développe de nouveau d'une manière régulière, et pour ne plus s'arrêter jusqu'au terme de la parturition. Au total, le ventre de la femme grosse a pour caractère spécial de se développer de bas en haut, et de rester encore long-temps aplati sur les côtés.

Signes physiques. — Les signes de la grossesse s'obtiennent à l'aide du toucher, de l'exploration abdominale, de l'auscultation, et se tirent des changements matériels opérés dans l'utérus.

Du toucher. — On donne le nom de *toucher* à l'introduction d'un ou de quelques doigts dans le vagin, soit pour reconnaître les maladies de la vulve, du vagin, de la matrice, de la vessie, du rectum, et de tous les organes contenus dans l'excavation pelvienne, soit pour s'assurer de la bonne ou mauvaise conformation du bassin, de la nature, de l'espèce et du degré de resserrement de cette cavité; mais surtout pour apprécier les modifications que le col utérin éprouve dans son volume, sa consistance, sa position, sa longueur ou sa température, ainsi que le poids, la forme, l'étendue, la situation et les dimensions de l'utérus lui-même pendant le cours de la grossesse.

Je voudrais en conséquence que le toucher fût défini : *l'exploration des organes génitaux et du bassin de la femme, à l'aide des doigts ou de la main, portés à la vulve, dans le vagin, dans l'anus, ou sur l'abdomen.*

On a long-temps regardé le toucher comme la boussole de l'accoucheur; ce qui n'a pas empêché quelques personnes, Puzos entre autres, de s'élever avec force contre son emploi. Mais si le toucher est insuffisant dans beaucoup de cas pour convaincre que la grossesse existe ou n'existe pas, jusqu'à deux ou trois mois de conception, il n'en constitue pas moins le moyen d'exploration le plus certain que l'on possède. Non seulement il sert à déterminer si la gestation a lieu, mais encore il en indique le degré, l'espèce, etc.

Ballottement et mouvement passifs du fœtus. — Le ballottement est un des signes les plus certains de la grossesse qui s'obtient par le toucher, pour le déterminer il faut après avoir préalablement placé l'indicateur sous le col de l'utérus, appliquer le sommet de l'autre main sur le fond de cet organe à travers les parois de l'hypogastre (le ventre) que l'on déprime soigneusement pour en éloigner les viscères et la graisse. On saisit ainsi le plus exactement possible la matrice, par les deux extrémités de son grand diamètre, puis on lui imprime d'une manière brusque un mouvement d'élévation avec le doigt qui est placé dans le vagin, pendant que la main de l'hypogastre attend et apprécie l'ébranlement reçu par l'œuf, mobile, libre et seule partie solide au milieu du liquide amniotique, le fœtus vient alors frapper le point diamétralement opposé à celui qui a reçu l'impulsion. Comme le fœtus une fois déplacé doit retomber vers le point déclive, il est indispensable que le doigt qui a donné le choc reste en place et tâche d'apprécier ce mouvement.

Toutes les fois qu'un corps solide et mobile est venu frapper distinctement l'une des deux mains pendant qu'on exécute le ballottement, il ne peut plus y avoir de doute sur l'existence de la grossesse; mais il faut prendre garde de s'en laisser imposer par le choc d'un liquide ou par tout autre mouvement d'une nature différente, et qui donnerait encore la même sensation, s'il était possible qu'un polype ou tout autre masse solide fût libre et mobile dans l'utérus rempli d'un fluide quelconque.

Les mouvements propres, actifs ou spontanés, donnent seuls la certitude que le fœtus est vivant.

Mouvements actifs du fœtus. — L'enfant ne se meut d'une manière sensible qu'à partir du quatrième mois. Dans le principe, la femme croit sentir des *pattes d'araignée;* ensuite ces mouvements acquièrent une énergie variable, en raison de la vigueur du fœtus, du temps de la grossesse et de la bonne ou mauvaise santé de la mère. D'autres fois, ils ne se manifestent pas du tout. Des praticiens extrêmement habiles font mention de femmes chez lesquelles on les sollicita vainement, et qui n'en sont pas moins accouchées d'enfants robustes et bien développés.

Si les mouvements du fœtus sont très-prononcés, brusques, fréquents, la femme ne peut guère les confondre avec des mouvements d'une autre nature; mais quand ils sont faibles et rares, rien n'est plus commun que de voir mettre à leur place des sensations qui en sont tout-à-fait indépendantes; de

façon que l'accoucheur prudent ne prononcera jamais sur leur existence sans s'en être assuré par lui-même.

Pour cela il suffit souvent d'appliquer la main, froide et nue, sur l'abdomen. Si ce moyen simple ne réussit pas, on place le plat d'une main sur un des côtés de l'abdomen, qu'on frappe convenablement avec l'autre sur le point opposé, comme quand on veut reconnaître l'existence d'une hydropisie. Le fœtus, ainsi *brusqué*, manque rarement de se mouvoir avec force.

Auscultation (application de l'oreille). — Deux sortes de bruit se font entendre dans l'utérus d'une femme enceinte : l'un, analogue, quoique plus brusque et plus court, à celui d'une respiration faible, ou *bruit de souffle;* l'autre, semblable à celui que font entendre les battements d'une montre enveloppée de beaucoup de linge, ou *bruit du cœur.*

Bruit du souffle ou *placentaire.* — Le premier, isochrone aux pulsations de la mère, presque semblable à celui que font entendre les contractions musculaires, les gros troncs artériels resserrés spasmodiquement ou comprimés. Dans le plus grand nombre des cas, il faut une oreille très-exercée pour le percevoir, et c'est cette circonstance, sans doute, qui a porté plusieurs médecins à en nier l'existence. J'ai vainement cherché le bruit du soufflet sur un bon nombre de sujets; je l'ai entendu, au contraire, chez beaucoup d'autres, mais seulement dans la seconde moitié de la grossesse.

Bruit cardiaque. — Les battements doubles, ou le bruit du cœur, ne peuvent être confondus avec aucun autre. On en compte de cent vingt à cent cinquante par minute, tandis que le pouls de la mère ne bat que de soixante à quatre-vingts fois dans le même espace de temps. D'autant plus fort que le fœtus est plus développé, ce bruit n'est guère appréciable qu'après le quatrième mois.

Pour pratiquer l'auscultation, on fait coucher la femme, quoiqu'à la rigueur elle puisse rester debout, si la grossesse est avancée. L'oreille suffit, et quelquefois mieux que le stéthoscope aux personnes qui n'ont pas l'habitude d'employer cet instrument.

Il résulte de ce que nous venons de dire que le bruit du cœur est un signe certain de grossesse et de la vie du fœtus. Sa force indique en général la vigueur et la bonne santé de l'enfant; ce qui pourrait être d'un grand secours lors de la parturition, quand il survient des accidents ou quand une opération grave paraît indispensable.

Grossesse multiple ou *composée.* — On a dû naturellement penser que l'utérus est plus volumineux quand il contient deux ou plusieurs fœtus, que lorsqu'il n'en renferme qu'un seul. Aussi a-t-on donné comme signe de grossesse composée la plupart des phénomènes qui tiennent à la pression, au refoulement des parties molles du bassin et de l'abdomen. Mais tout ce qu'on a dit à ce sujet n'éclaire que très-vaguement la question.

Le toucher peut amener à des résultats plus satisfaisants. Dans le cas où le ventre est très volumineux, s'il n'y a qu'un fœtus, le ballottement sera des plus faciles; tandis que, s'il y en a deux, on aura de la peine à le déterminer, et qu'on peut sentir distinctement leurs mouvements ou leurs parties les plus saillantes, à travers les parois de l'abdomen sur plusieurs points à la fois; on peut ajouter que l'auscultation devra faire entendre le bruit du cœur dans deux endroits, à quelque distance l'un de l'autre, et que si les battements dits *placentaires* ont quelque valeur à le déterminer, on les percevra également sur deux points séparés.

La réunion de ces signes donnerait la certitude que la femme est enceinte de deux ou d'un plus grand nombre d'enfants; mais leur absence est loin de former toujours un signe négatif de la grossesse composée.

§. 2. GROSSESSE EXTRA-UTÉRINE. Lorsque l'ovule se fixe, croît et se développe hors de la cavité utérine, il doit nécessairement causer dans l'organisme un trouble et des changements autres que ceux qu'il détermine dans la grossesse utérine. Mais, comme les signes de la gestation peuvent varier alors, selon le siège du kyste, je ne les indiquerai qu'après avoir jeté un coup-d'œil sur les différentes espèces de grossesses contre nature.

Grossesse ovarique. Les animalculistes qui ont cru que les corpuscules prolifiques traversent la trompe pour aller joindre l'ovule dans la glande séminale de la femme, n'ont point essayé de contester l'existence de la grossesse ovarique, et parmi les accoucheurs modernes, il en est peu qui songent à la révoquer en doute. Cette question me semble donc avoir été jugée trop légèrement, et mériter un nouvel examen. De quelque manière en effet que la fécondation ait lieu, que ce soit par un *aura*, par un animalcule, ou par tout autre principe de la semence, il faut que les germes des deux sexes se mettent en contact. Ce contact ne peut s'effectuer sans que la coque de l'ovaire et la capsule de l'ovule se déchirent ; de façon que par cela seul qu'un ovule est vivifié, on ne peut pas admettre qu'il soit renfermé dans l'ovaire. Tant que les modernes n'auront point démontré le scalpel à la main, que quelquefois l'œuf réside positivement dans l'ovaire, et non à sa surface ou dans les environs, la raison ordonne de ne pas admettre la grossesse ovarique.

J'ai appris à mes propres dépens, combien il est facile de s'en laisser imposer sur ce point. Peut-être d'ailleurs y a-t-il ici dispute de mots plutôt que de choses. Pour moi, je ne prétends pas soutenir qu'on n'a jamais observé l'œuf à la surface de l'ovaire, mais seulement qu'une fois vivifié on ne l'a point encore trouvé renfermé dans la coque de cet organe, comme dans un kyste. Il serait possible ensuite que les partisans de la grossesse ovarique, n'entendissent autre chose par là que le développement du germe dans sa vésicule déchirée, ou sur la périphérie de la glande qui l'a produit. La question alors ne souffrirait plus de difficulté et tout le monde serait bientôt d'accord.

Grossesse abdominale ou *péritonéale.* — La fécondation se faisant dans l'ovaire, il est tout simple que l'ovule vivifié tombe quelquefois dans le ventre, au lieu de s'engager dans la trompe. En réfléchissant à la disposition anatomique des parties,

on est même porté à croire que cet accident ne doit pas être rare. Si la grossesse abdominale n'est pas plus fréquente , c'est que la très-grande majorité des germes qui s'échappent ainsi , meurent avant d'avoir pu se greffer sur le péritoine. Cependant quelques modernes ont prétendu qu'elle ne peut pas exister ; que , dans les cas où la dissection a permis de constater que le fœtus et ses annexes étaient dans l'abdomen, il y avait eu primitivement grossesse tubaire ou utérine. Il est vrai qu'habituellement la trompe, l'ovaire et quelquefois une partie de l'utérus lui-même , sont comme perdus dans la tumeur , et qu'alors , il serait difficile d'affirmer que l'œuf n'a pas d'abord été renfermé hors de ce point ou qu'il n'y est pas arrivé par suite d'une rupture, mais la science en possède actuellement tant d'exemples qu'il est inutile de les rapporter. L'ovule, comparable au bourgeon d'une plante, doué d'une vie encore très-obscure , est disposé à se coller sur la première partie vivante où la nature le maintient.

La vésicule fécondée , bientôt recouverte d'un velouté semblable au velouté de la racine des plantes , doit contracter rapidement des adhérences avec la surface sur laquelle elle s'arrête. Les liquides affluent en ce point; des phénomènes analogues à ceux d'une inflammation locale très-circonscrite ne tardent pas à s'établir, et un sac accidentel s'organise autour du petit œuf, qui dès lors est pour ainsi dire en sûreté contre l'action des organes environnants.

Grossesse tubaire. — Plus commune qu'aucune des autres, étant comme neuf sont à trois, la seule que les partisans de la fécondation ovarienne n'aient point contestée , la grossesse de la trompe n'a pu être rejetée que par les auteurs qui ont cru que la vivification se faisait dans l'utérus; mais on en possède maintenant un si grand nombre d'exemples , qu'il n'est plus permis de conserver le plus léger doute à cet égard; on conçoit, au reste, que dans cette espèce de grossesse, le produit de la fécondation puisse se fixer sur tous les points du trajet de la trompe , mais que le plus souvent il s'arrêtera dans le pavillon, et qu'après un laps de temps assez court il doit être difficile de prononcer, au premier coup-d'œil, si la grossesse est tubaire, plutôt qu'ovarique, ou abdominale. On conçoit, en outre, que le conduit utérin, bientôt distendu, aminci, pourra se rompre, et transformer la grossesse des trompes en grossesse péritonéale , en sorte que , cette dernière peut-être , en effet, primitive ou essentielle , secondaire ou accidentelle.

Grossesse interstitielle. — La grossesse interstitielle n'a point été mentionnée , mais elle semble avoir été entrevue par les anciens. Ce n'est point entre le péritoine ou la tunique muqueuse et le tissu propre de l'utérus que se loge alors l'œuf, mais bien dans l'épaisseur même de la couche charnue de la matrice. Cinq fois sur sept on l'a trouvé du côté gauche, soit au-dessus, soit en arrière, soit en avant, soit au-dessous de la trompe, qui, dans aucun cas, ne communiquait, assure-t-on, avec la cavité où le produit était renfermé.

On s'est vainement efforcé, jusqu'ici, de dévoiler le mécanisme de ce genre de grossesse.

Grossesse utéro-tubaire. — On trouve çà et là, dans les annales de la science, quelques observations qui porteraient à établir une dernière variété de grossesse, grossesse disposée de telle sorte, qu'une partie de l'œuf se voit dans la trompe pendant que l'autre se voit dans l'utérus.

Il serait peu raisonnable sans doute de nier l'existence d'une pareille grossesse, par cela seul que l'esprit ne s'en explique pas la possibilité d'une manière satisfaisante; mais je crois qu'il convient d'attendre avant de l'admettre à titre de grossesse distincte.

Causes de la grossesse extra-utérine. — L'épaisseur contre nature de la coque de l'ovule ou des enveloppes de l'ovaire; l'adhérence trop forte du germe, sa situation trop profonde ou trop rapprochée du tégument de l'ovaire; l'oblitération, la paralysie, le spasme, enfin toutes les altérations et les anomalies que peut présenter la trompe, soit dans sa conformation, soit dans sa situation; une déchirure de l'utérus, peuvent bien avoir produit quelquefois la grossesse extra-utérine; mais il est certain que sous ce rapport la science ne possède guère que des probabilités. Astruc a cru que les femmes non mariées étaient plus fréquemment affectées de ce genre d'accident que les autres. Bruger, qui partage cet avis, prétend que l'ovule reste dans l'ovaire, s'arrête dans la trompe, ou glisse dans le péritoine, parce que la frayeur, la crainte, l'indignation, en saisissant les femmes d'une manière subite, au moment des plus vives jouissances ou à peu près, impriment à tout l'organisme un trouble qui doit retentir jusque dans les organes sexuels. Une observation de Baudelocque, puis une seconde de M. Lallemant, et une autre de Belliner, semblent venir à l'appui de l'opinion d'Astruc. Effectivement, chez les trois femmes qui en font l'objet, la conception extra-utérine paraît s'être effectuée à l'instant d'une violente frayeur, que produisit le souvenir d'un oubli chez l'une, et chez les autres un bruit inattendu, qui leur fit craindre d'être surprise en flagrant délit; mais comme on n'a rien noté de semblable dans les autres cas, on ne peut considérer cette explication que comme une hypothèse assez plausible.

Signes de grossesses extra-utérines. — La persistance des règles, les douleurs hypogastriques plus vives, les nausées, les vomissements plus fréquents, ainsi que plusieurs autres symptômes fâcheux, invoqués comme signes de la grossesse extra-utérine, l'accompagnent en effet quelquefois; mais comme ils manquent encore plus souvent, et qu'il n'est pas rare de les remarquer dans la grossesse naturelle, leur existence est par cela même d'assez peu de valeur.

Au demeurant, ni les signes rationnels, ni les signes sensibles, ne suffisent pour faire reconnaître la grossesse extra-utérine jusqu'à la fin du troisième mois. A dater de cette époque, au contraire, il sera le plus souvent possible, à l'aide de quelques-uns d'eux, ou de tous ensemble, d'établir un diagnostic presque certain. Leur témoignage fera tout au moins naître des soupçons assez forts pour fixer l'attention du praticien,

Terminaison. La grossesse extra-utérine se termine habituellement avant le cinquième mois.

La seule grossesse utéro-tubaire laisserait entrevoir la possibilité d'extraire le fœtus par les voies naturelles. Celle de l'excavation et la grossesse interstitielle pourraient, à la rigueur, encore se faire jour par le vagin. Le calibre de la trompe, son peu de dilatabilité ne permettent d'y songer dans aucune des autres espèces. Sous ce rapport, la grossesse extra-utérine est donc toujours dangereuse et pour la mère et pour l'enfant; les terminaisons naturelles se rapportent à peu près toutes à la mort du fœtus et à la rupture du kyste.

Il est rare que le fœtus continue de vivre au-delà du troisième ou du quatrième mois. Après la mort, qui arrive par défaut de nutrition, ou par inflammation de sa coque, le liquide amniotique, ainsi que les autres parties fluides de l'œuf sont résorbées. L'enfant se durcit, se pétrifie, ou se transforme en gras de cadavre. Le kyste se resserre, s'épaissit et devient fibreux, fibro-cartilagineux, où même osseux, et le tout se résout en une tumeur solide, qui peut rester dans l'abdomen indéfiniment, sans compromettre les jours de la femme.

Quelquefois, l'œuf se remplit d'un liquide tantôt plus, tantôt moins épais et transparent, de couleur jaune, brune, grise ou rougeâtre, mais non purulent, se change en un kyste où l'on a trouvé jusqu'à cent cinquante livres de matières fluides au milieu desquelles flottaient les débris du fœtus.

Le premier cas est le plus heureux de tous. C'est à lui qu'il convient de rattacher le plus grand nombre de ces grossesses qui ont duré deux, quatre, dix, quinze, vingt, trente et même quarante ans. Le second est toujours accompagné ou suivi de symptômes graves. L'inflammation se propage aux parties voisines, fait quelquefois naître une fièvre violente, et amène plus ou moins rapidement une terminaison fatale. Plus souvent la malade tombe dans l'éthisie, parce qu'une suppuration abondante l'épuise. Quelquefois aussi toutes les parties du fœtus sortent les unes après les autres; le sac se vide peu à peu, se déterge, revient sur lui-même; la suppuration se tarit graduellement et se réduit à l'état d'un ulcère fistuleux, plus gênant que dangereux.

Toutes les grossesses extra-utérines peuvent se terminer par la déchirure de l'œuf ou du sac qui lui sert de matrice.

S'il ne s'est point établi d'adhérences conservatrices, l'eau de l'amnios, le fœtus et le sang qui coule des bords de la déchirure, passent sur-le-champ dans la cavité péritonéale. Des lipothymies, des syncopes, des convulsions incessamment renouvelées, des douleurs atroces, enlèvent souvent la malheureuse femme en quelques heures. D'autres fois, la résistance vitale cède moins promptement. Une péritonite des plus violentes se déclare, et la mort survient le deuxième, le troisième ou le quatrième jour. Enfin, dans quelques cas rares, la nature, convenablement secourue, résiste aux premiers dangers de ce redoutable orage; et l'inflammation, en se prolongeant, permet aux matières épanchées de s'accumuler en un foyer plus circonscrit, et de donner naissance à un véritable abcès, qui peut encore laisser quelque espoir de sauver la malade.

Traitement. La difficulté de reconnaître avec certitude la grossesse contre nature dans les premiers mois, fait qu'on pense rarement à y remédier avant l'apparition des symptômes qui annoncent la mort du fœtus ou la rupture de ses enveloppes. D'ailleurs, la puissance de l'art est tellement restreinte dans la plupart des cas, que les secours qu'il serait possible d'employer sont presque aussi dangereux par eux-mêmes que les terminaisons naturelles du mal. On aurait tort toutefois de rester inactif dans un grand nombre de circonstances. Si le kyste s'est ouvert spontanément soit au dehors, soit à la surface d'une membrane muqueuse, il peut être avantageux d'en agrandir l'ouverture.

Est-il possible de reconnaître les sexes pendant la grossesse?

Quand on réfléchit aux raisons puissantes et variées qui doivent entraîner l'homme à chercher dans l'avenir ce qui peut servir ou gêner ses intérêts et ses passions, le désir de connaître le sexe d'un enfant encore renfermé dans le sein maternel n'a rien que de très-légitime. La femme qui devient enceinte, manque rarement d'attacher l'idée d'un plus grand bonheur à l'un des sexes qu'à l'autre. Dans les conditions les plus communes de la vie sociale, le mari lui-même est souvent tourmenté des mêmes inquiétudes. Qu'on joigne à ce sentiment si général, les craintes d'une famille entière, menacée de s'éteindre par défaut de mâles; les projets divers qui se croisent chez toutes les nations unies par les liens de la civilisation, quand la dynastie régnante d'un grand empire n'a plus d'espoir que dans l'être qui n'est pas encore né, et l'on comprendra les efforts qu'on à faits de tout temps pour satisfaire la curiosité a ce sujet; efforts qui, nous devons le dire, ne peuvent jamais être couronnés de succès.

Est-il possible de créer tel ou tel sexe à volonté? Le désir de connaître le sexe du fœtus a bientôt fait naître une des questions les plus piquantes de la physiologie. On s'est demandé si l'homme ne pouvait pas, à l'aide d'influences connues, déterminer la production d'un sexe plutôt que celle de l'autre. Ce point de science, déjà discuté du temps d'Hippocrate, fixe actuellement l'attention de plusieurs naturalistes.

En s'appuyant, on ne sait trop sur quel motif, si ce n'est sur cette grande idée, que le côté de la force appartient à l'être le plus fort, le père de la médecine avance que, dans les animaux et dans l'espèce humaine, les organes droits fournissent les germes mâles, tandis que les germes femelles viennent des glandes séminales gauches. Sans avoir été adoptée généralement, sans jamais avoir été fortifiée par une seule expérience directe, cette opinion des anciens a traversé les siècles cependant, et compte encore de nos jours quelques partisans, même parmi les médecins instruits. Millot a sérieusement conseillé aux conjoints de se tenir sur le côté où se trouve le germe du sexe qu'on veut obtenir, pendant la copulation fécondante. On pourrait, jusqu'à un certain point, pardonner aux anciens qui croyaient que l'utérus de la femme

était bicorne comme celui des brutes, de s'être rangés à cet avis, mais au dix-neuvième siècle, des conjectures semblables ne sont que ridicules et ne méritent pas la peine d'être réfutées.

Au surplus, il est actuellement démontré que la base de cette hypothèse est entièrement fausse. Legallois a fait couvrir des femelles de lapin, auxquelles il avait enlevé l'un des ovaires; ce qui ne les a pas empêchées d'engendrer des fœtus de sexe différents. Dans l'espèce humaine, les observations d'hommes qui, après avoir perdu l'une des glandes génitales, n'en ont pas moins produit des garçons et des filles, sont trop nombreuses pour laisser le moindre doute.

En faisant justice de ces suppositions, les physiologistes n'ont cependant pas renoncé à l'espoir de connaître un jour les conditions qui font qu'un sexe se forme plutôt qu'un autre.

Les anciens agronomes étaient convaincus, et les gens de la campagne pensent encore que pour avoir une plus forte proportion de mâles, rien n'est plus avantageux que de faire couvrir les femelles par le sujet le plus vigoureux de l'espèce.

Ces traditions viennent, en outre, d'être soumises au creuset de l'expérience, et pleinement confirmées par les recherches de M. Girou. Les observations de ce cultivateur ingénieux tendent à prouver que plus le mâle est vigoureux lors de la fécondation, plus on a de chances d'obtenir des mâles.

En conséquence, il devient probable que la nature des sexes est déterminée par celui des deux époux dont la puissance prolifique, soit absolue, soit relative, est la plus forte à l'instant de la conception. De nombreuses recherches sont encore nécessaires, il est vrai, pour transformer cette proposition en vérité mathématique.

Influence des saisons et de la fortune publique. Une question importante, qui découle naturellement de la précédente, serait de savoir si dans les pays pauvres, ou les années de disette, et dans les provinces où les habitants sont naturellement faibles, oisifs et malheureux, le sexe féminin l'emporte sur le sexe masculin. M. Villermé, qui s'occupe avec une ardeur si louable de ce genre de statistique, a vu que, dans la Sologne et autres départements malheureux, il naît proportionnellement autant de garçons que dans les villes les plus opulentes et les plus agréablement situées; que les paysans et les montagnards si misérables de l'Écosse, réduits à se nourrir de pommes de terre ou de haricots, procréent autant d'enfants mâles que les riches habitants des environs de Londres.

Après tout, s'il est exact de dire que la fortune ou la misère n'ont pas d'influence marquée sur la proportion des sexes, il n'y a pas lieu d'être tant surpris, puisque alors l'homme et la femme sont placés dans les mêmes conditions.

Il n'est personne qui n'ait remarqué que les naissances sont plus nombreuses dans certains temps, dans certains pays, et plus rares dans d'autres; mais on n'avait point encore essayé de donner l'explication de ces anomalies apparentes, ni de prouver qu'elles eussent quelque chose de fixe dans leur répétition. M. Villermé s'est chargé de ce double soin. Dans un mémoire lu à l'Académie des sciences, il a prouvé que la fréquence proportionnelle des conceptions était loin d'être la même pour tous les mois de l'année.

M. Villermé, se fondant toujours sur des chiffres, démontre qu'il naît beaucoup plus d'enfants sous un beau ciel, dans les contrées où les arts, l'industrie, le commerce et les sciences fleurissent, où l'atmosphère est saine et la terre fertile, que dans les conditions opposées; que la famine et les années de disette surtout, amènent des changements extraordinaires dans les mouvements de la population, etc.

Pour ce qui est de la faculté de créer à volonté de beaux enfants, des enfants d'esprit et sans passions, je ne puis que renvoyer à la *Callipédie* de C. Quillet, à la *Mégalanthropogénésie* de M. Robert, ou bien au *Traité de la Philopédie*.

§ 3. FAUSSE GROSSESSE. Des observations sans nombre prouvent que diverses maladies peuvent faire croire à l'existence de la grossesse chez des femmes qui n'en sont pas enceintes, et réciproquement. Une femme du faubourg Saint-Marceau était enceinte : d'effrontés charlatans prononcent qu'elle est hydropique, lui plongent un trois-quarts dans l'abdomen, et cette malheureuse succombe quelques jours après !... Contre des erreurs aussi grossières, il est inutile d'invoquer les règles de l'art; mais il est des cas tellement obscurs, que le praticien le plus instruit peut réellement s'y méprendre.

La rétention des menstrues, l'hydropisie ascite ou enkystée, la tympanite, les polypes, les squirrhes, les cancers de la matrice, des tumeurs développées dans l'ovaire, la trompe ou le péritoine, et d'autres lésions encore, produisent souvent le plus grand nombre des signes rationnels, et même plusieurs des signes sensibles de la grossesse. Cependant il faudrait être bien distrait ou bien peu exercé, pour qu'un examen un peu attentif ne permît pas d'éviter l'erreur dans presque tous ces cas.

Résultant toujours d'un trouble fonctionnel ou d'une altération de l'utérus, la fausse grossesse se divise naturellement en trois genres : 1° fausse grossesse par dérangement des menstrues; 2° fausse grossesse par lésion de la matrice ou de ses dépendances; 3° fausse grossesse nerveuse.

C'est dans la deuxième espèce que le diagnostic offre le moins de difficultés.

Qui pourra confondre, en effet, les symptômes du squirrhe, du col et les ulcères de l'utérus, avec les phénomènes de la gestation, après avoir touché la femme? L'existence d'un polype n'est-elle pas le plus souvent accompagnée d'hémorrhagie? permet-elle jamais le ballottement, et peut-elle faire croire aux mouvements spontanés de l'enfant? La marche des accidents, l'état du col, etc., sont-ils en aucun cas semblables à ce qui a lieu dans la grossesse?

L'accumulation du liquide menstruel, dans l'organe gestateur pourrait à la rigueur en imposer néanmoins, et en a fréquemment imposé pour une véritable grossesse.

Cependant, si la matrice est remplie par du *sang*, le toucher prouve que l'hymen est imperforé, que le vagin, ou quelques autres parties des organes génitaux ne sont pas dans l'état de conformation normale. Si c'est une femme mariée, ou dont les menstrues n'aient par offert d'anomalie jusque-là, il existe en même temps des indices plus ou moins nombreux de maladie, qui éclairent le diagnostic; le développement du ventre se fait par saccades, diminue quelquefois pendant un mois pour augmenter subitement à une autre époque. Les périodes menstruelles sont en général accompagnées de coliques assez vives. Quelque volumineux que soit l'utérus, on n'y distingue aucune bosselure, aucune partie solide par l'exploration abdominale, l'auscultation n'y constate ni doubles battements ni bruit de soufflet; enfin les mouvements du fœtus ne s'y rencontrent jamais.

Dans le cas d'*hydromètre*, on a les mêmes ressources que dans le cas précédent. L'affection locale d'ailleurs est accompagnée d'une altération si profonde dans l'état général de la santé, que la méprise devient pour cela même presque impossible quand on y réfléchit un peu.

Dans la *tympanite* utérine, la matrice peut acquérir un volume considérable, mais elle reste très-légère, le ballottement n'existe pas, et la percussion du ventre détermine une résonnance qui dissipe aussitôt toutes les incertitudes.

L'*hydropisie-enkystée*, les tumeurs fibreuses ou squirrheuses, tout développement anormal de l'ovaire ou des annexes de la matrice, pourraient tout au plus être confondus avec la grossesse extra-utérine, puisque le col ne subit alors que de légers changements. Encore l'absence des signes positifs de la présence d'un enfant, l'état général et la marche des accidents suffisent-ils pour empêcher d'affirmer qu'il y a, et souvent pour porter à soutenir qu'il n'y a pas gestation.

Quant à l'*ascite*, à la tympanite péritonéales, à l'épanchement de pus et de sang dans l'abdomen, aux tumeurs encéphaloïdes, fibreuses, scrophuleuses, stéatomateuses, ou de toute autre nature, aux nombreuses lésions des organes contenus dans le ventre, ce sont autant de maladies ou de symptômes de maladies qui ne ressemblent à la grossesse que par la distension de l'abdomen, qu'elles produisent, et par quelques autres signes moins concluants encore.

Cependant, s'il est vrai qu'avec de l'attention un homme instruit puisse éviter toute méprise dans le cas supposé de grossesse avancée, on doit admettre aussi que jusqu'au troisième mois le diagnostic n'est pas toujours facile. J'ai vu la plupart des signes de la grossesse se terminer tout-à-coup vers le troisième mois, par l'expulsion d'environ un verre de matière séreuse, chez une dame âgée de trente-un ans, et qui a déjà éprouvé trois fois cet accident.

Le groupe de symptômes connu sous le titre de *grossesse nerveuse* ou hystérique, est peut-être ce qui en a le plus souvent imposé sous ce rapport. On le remarque plus particulièrement aux approches du retour d'âge, ou chez les femmes, non mariées, irritables et très-nerveuses, chez celles qui, ayant perdu leurs premiers enfants, sont vivement tourmentées du désir d'en avoir de nouveaux, celles qui sont restées veuves pendant plusieurs années et croient être encore fécondes avec un second mari. Les menstrues se suppriment, des nausées, des dégoûts, des changements dans les seins, dans la digestion, et quelquefois tous les signes rationnels de la grossesse surviennent. Le ventre se gonfle, et parfois la femme va jusqu'à soutenir qu'elle sent le fœtus remuer avec force.

Au total la grossesse apparente dépend : 1º de la rétention mécanique des règles ; 2º de quelque irrégularité dans la fonction menstruelle ; 3º d'une affection de la matrice ; 4º d'une lésion des trompes ; 5º d'une maladie des ovaires ; 6º d'une affection des viscères abdominaux ; 7º de quelque affection de bassin ; ou 8º d'un état impossible à spécifier, et qui comprend les grossesses imaginaires, hystériques, nerveuses.

Dans presque tous ces cas, le toucher uni à l'exploration abdominale suffirait pour détruire l'illusion ; mais les malades chérissent tellement leur erreur, que le plus souvent elles ne veulent point se laisser examiner, d'autant moins, qu'en général, elles ne conserve pas l'ombre d'un doute sur leur état.

Si tant de maladies peuvent en imposer pour une grossesse, il est possible aussi que la grossesse en impose à son tour pour diverses maladies. Les exemples en fourmillent dans les recueils scientifiques. Une femme que l'on traitait depuis plusieurs mois pour un engorgement hépatique, dans un hôpital d'instruction, guérit tout-à-coup en accouchant, un matin, au grand étonnement du professeur qui en avait fait le sujet de plusieurs leçons. Chez une autre, c'était une maladie de l'ovaire qui avait masqué la grossesse. Un fait semblable s'est passé dans un grand hôpital de Paris, en 1832, et quel est le praticien qui n'en possède pas de plus ou moins analogue ? Ici le tout est de soupçonner la chose. Dès lors l'erreur est presque impossible après le quatrième mois.

Terme de la gestation. Dans l'espèce humaine, la durée naturelle de la gestation est communément de neuf mois, ou mieux de deux cent soixante-dix jours. « L'homme seul, dit Aristote, naît à sept, huit, neuf et dix mois. » Selon Pline, la gestation peut durer une année entière; Riolan croit avoir vu des grossesses de douze, treize, quatorze, quinze et même dix-huit mois. Hiperus, au rapport de Millot et Chanvalon, prétend que la durée de la grossesse varie suivant les climats. D'après Heister, on peut établir que le terme de neuf mois est le plus ordinaire, et que le temps marqué par la nature est celui qui s'écoule depuis sept mois jusqu'à onze. Sennert veut qu'on admette comme régulier tout accouchement qui s'effectue dans le courant de l'année. Blancard, Hoffmann, Mauriceau, Schenk, la Motte, ont rapporté des faits à l'appui de l'opinion de Heister. Severt se contente d'avancer que la femme porte le plus ordinairement neuf mois, que plusieurs portent au-delà de ce terme, mais que rarement elles passent dix mois.

A l'occasion d'une cause plaidée par le célèbre avocat Gerbier, le terme de la grossesse est devenu tout-à-coup la cause de débats extrêmement animés vers le milieu du dernier siècle.

Haller, Bertin, Petit surtout et Vicq-d'Azur, partisans des grossesses tardives, furent vivement combattus par Bouvart et par Louis. Les antagonistes de Petit se fondaient sur ce que, d'après Aristote, « le temps de la gestation des animaux est limité à un espace fixe, et que le terme où ils mettent bas, n'est pas sujet à variations. » Mais, ainsi que Buffon l'avait déjà fait remarquer, cette assertion est fausse. Willer fit voir que dans un four à poulet, l'éclosion des œufs peut varier entre dix-huit et vingt-cinq jours. Millot parle d'une vache qui mit bas cinq jours après le terme, d'une chatte qui chatonna neuf jours avant l'époque. M. Tugier, membre de l'académie des sciences, homme d'une loyauté et d'une bonne foi non douteuse, a d'ailleurs levé tous les doutes à ce sujet.

Ainsi, loin d'être fixe, le terme de la gestation des brutes est au contraire extrêmement variable. Comme les habitudes et la constitution de la femme la rendent incomparablement plus impressionnables qu'aucun animal des espèces inférieures, il est évident qu'elle doit être sujette aux mêmes irrégularités. Une preuve sans réplique d'ailleurs prise dans l'espèce humaine même, et rapportée par Desormeaux est la suivante : Une dame mère de trois enfants, tombée en démence à la suite d'une fièvre grave, avait épuisé vainement toutes les ressources de l'hygiène et de la thérapeutique. Un médecin pensa qu'une nouvelle grossesse rétablirait peut-être les facultés intellectuelles. Le mari consentit à noter sur un registre le jour de chaque union sexuelle, qui n'eut lieu que tous les trois mois, afin de ne pas troubler une conception encore imparfaite. Or, cette dame, gardée par ses domestiques, douée en outre de principes de religion et de morales extrêmement sévères, n'accoucha qu'à neuf mois et demi.

Agitée de nouveau à Londres en 1825 et 1826, devant la chambre des lords, dans une cause célèbre, cette question a été résolue par l'affirmative; seulement, les médecins ne tombèrent point d'accord sur le terme fixe qu'il est permis d'admettre.

D'après une masse de quatre cent cinq observations recueillies à l'Hôtel-Dieu par lui et madame Lamarche, Mauriceau avait déjà noté que le terme de la grossesse varie entre six et onze mois huit jours. M. Dervus cite une dame qui n'accoucha que le trois cent quatre-vingt-troisième jour, et à ces témoignages je puis ajouter un fait qui m'est propre : Une femme, enceinte pour la quatrième fois, comptait quatre mois de grossesse lorsqu'elle vint à mon amphithéâtre. Je sentis distinctement les mouvements actifs et les mouvements passifs du fœtus. Les phénomènes du travail s'annoncèrent à la fin du neuvième mois, se suspendirent bientôt, ne revinrent qu'au bout de trente jours, languirent une semaine, et dans le fait l'accouchement n'eut lieu que le trois cent dixième jour.

On peut donc conclure que les naissances tardives sont incontestables. Au surplus, depuis que, pour enlever à l'arbitraire la décision d'une pareille question, le code a prononcé en France qu'après le trois centième jour, ou le dixième mois, la légitimité pourrait être contestée, ce point de physiologie a perdu beaucoup de son importance, car maintenant l'essentiel pour le médecin, est de savoir si un enfant peut vivre ou non plus de neuf mois dans la matrice.

Naissances précoces ou hâtives. Si les fruits mûrissent plus tôt dans certains climats, dans certaines années que dans d'autres; si la maturité des moissons, si l'apparition des fleurs, si la végétation tout entière peut être avancée; si dans les différentes classes d'animaux on observe des variétés analogues, pourquoi la durée de la gestation ne serait-elle pas susceptible également d'être avancée ou abrégée dans l'espèce humaine? Je ne vois pas qu'on puisse rien objecter de raisonnable contre la possibilité des naissances hâtives ou précoces.

Personne n'ignore qu'un fœtus est quelquefois plus développé, plus fort à six mois, qu'un autre qui en a sept ou d'avantage; qu'un enfant à terme est quelquefois moins volumineux et moins long qu'un autre dans son septième ou huitième mois, qu'à ce sujet le développement de l'œuf offre des variétés presque indéfinies; que les changements qui s'opèrent dans l'organisation de la matrice, à partir de la fécondation, tendent à développer en elle une force semblable à celle qui dirige l'action des muscles; qu'à moins d'accident, la parturition ne s'effectue qu'autant que cette force est parvenue au degré convenable pour que l'utérus se contracte avec toute l'énergie dont il est susceptible. Or, il est si naturel d'admettre la réunion de semblables conditions avant la fin du neuvième mois, que la raison ne pourrait se refuser à reconnaître la possibilité des naissances précoces, lors même qu'une foule de faits ne seraient pas venus en mettre l'existence hors de doute.

VELPEAU,

Professeur à la faculté de Médecine de Paris, chirurgien
de l'hôpital de la Charité.

GROSSESSE *(hygiène des femmes grosses.)* — Dans l'indication des soins à prendre pendant la grossesse, il ne faut jamais oublier que la conception est une fonction utile et naturelle aux femmes adultes et bien portantes; et que leur organisme se trouve par avance disposé pour la gestation du nouvel être qui en est le produit et le développement. Les règles ordinaires de l'hygiène sont toutes utilement applicables, sans qu'il y ait beaucoup de nouveaux préceptes à y ajouter, car dans les campagnes combien ne voit-on pas de femmes, qui n'ont rien changé à leurs habitudes, avoir un accouchement facile après une grossesse peu pénible. Cependant comme beaucoup de manières de vivre généralement adoptées sont vicieuses, et que l'état de santé parfaite est fort rare, nous allons, sous ce double point de vue, indiquer quelles sont les précautions particulières auxquelles les femmes enceintes doivent s'assujétir.

1° Que dans l'état de grossesse il faille, moins qu'en tout autre temps, s'exposer aux brusques changements de température, c'est un précepte d'évidence; mais ce qui importe davantage encore c'est d'éviter la respiration d'un air vicié. La difficulté de suivre cette règle dans les hôpitaux, est probablement la raison pour laquelle on y voit bien plus de péritonites puerpérales que dans les habitations particuliè-

res. Il est reconnu que les exhalaisons putrides disposent les femmes à l'avortement, on doit donc interdire le voisinage des marais, des tanneries, des égouts et autres lieux infects; certaines constitutions très-irritables, ne peuvent même pas supporter les odeurs les plus suaves, et on a vu des bouquets de jasmins ou de rose, oubliés pendant la nuit dans une chambre de femme enceinte, suffire pour déterminer des attaques d'hystérie.

2° Pendant la grossesse on choisira des *vêtements* chauds en hiver, légers en été de manière à rester le plus possible à l'abri de l'intempérie des saisons; les mamelles, dont les fonctions sont étroitement liées à celles de l'utérus, doivent être par elles soigneusement garanties du froid; il importe que le sommet des épaules serve de point d'appui à toute la suspension afin qu'ils ne gênent nullement la respiration, et n'exercent aucune pression sur l'abdomen. L'usage adopté par quelques personnes de serrer le ventre de haut en bas ne saurait être sans inconvénient, il peut détourner la matrice de sa direction naturelle, souvent même déterminer l'avortement, tout au plus peut-on permettre une ceinture élastique et seulement dans les cas d'un grand relâchement des muscles abdominaux, mais il vaut mieux se soumettre à un moyen comprimant de bas en haut.

3° La nourriture doit être simple, substantielle sous un petit volume, et peu stimulante; ces préceptes ne sont pas cependant sans exception; tout le monde connaît les appétits bizarres qui s'éveillent parfois pendant la grossesse, et auxquels on a donné le nom d'*envies;* on peut dans des limites raisonnables céder quelque chose à leurs exigences, quoiqu'il n'y ait pas, à les laisser insatisfaits, tous les inconvénients qu'imagine le vulgaire. C'est un préjugé funeste, de croire que la femme aussitôt après la conception doit augmenter la quantité de ses aliments; l'absorption nutritive du fœtus étant alors presque nulle, et l'écoulement menstruel se trouvant supprimé, il y a plutôt menace de pléthore contre laquelle il convient d'agir par une atténuation du régime.

4° Les bains n'ont heureusement pas le triste privilège qu'on a voulu leur accorder, de provoquer l'avortement, et c'est toujours en vain qu'on en fait usage dans cette criminelle intention au commencement de la grossesse. Il peut arriver que la pression du liquide amène à la longue quelques douleurs dans le bas-ventre; il suffit alors de ne rester que peu de temps plongé dans l'eau, pour faire disparaître cet inconvénient momentané. Rien de plus utile que l'action tempérante d'un contact humide, aux femmes irritables, nerveuses et sujettes aux convulsions; beaucoup d'entre elles ne peuvent arriver à être mères que par un fréquent usage de ce calmant. Quant à celles qui ont une constitution lymphatique, trois ou quatre bains pendant le cours de la grossesse suffisent. On ne peut nier que peu de temps avant l'accouchement l'immersion dans l'eau tiède ne doive opérer un utile relâchement des tissus; sous ce rapport elle est conseillée avec avantage aux femmes âgées, et enceintes pour la première fois. Toutefois il faut observer que les bains locaux de pieds ou de siège, en attirant les fluides vers les parties inférieures, sans pouvoir comme on l'a dit communément causer un accouchement prématuré, dérangent le travail qui se fait pour la nutrition du fœtus, et doivent à cause de cela être proscrits, ou du moins réservés pour les cas d'utilité bien constatée ou même être remplacées par des manuluves.

5° Parmi les soins hygiéniques propres à la grossesse, beaucoup sont indiqués par cet état lui-même; s'il est de précepte de tenir le ventre libre, et de ne pas laisser les urines séjourner trop long-temps dans la vessie, la nécessité s'en fait sentir assez pour qu'on lui obéisse; quand il y a constipation on doit la combattre par les lavements et le régime, et même par les purgatifs légers dont on a autrefois trop généralement proscrit l'usage, et qui sont évidemment avantageux surtout dans le cas d'un embarras intestinal, à l'influence duquel il ne faut pas laisser les femmes exposées dans le moment de leurs couches.

6° Quelques médecins ont conseillé de frictionner fréquemment le bas-ventre avec des préparations huileuses, dans l'intention, disent-ils, de favoriser le relâchement des tissus, et leur retrait après l'accouchement de manière à ce qu'il ne s'y forme pas de pli; ce moyen, s'il n'est pas très-efficace, a du moins l'avantage de ne pouvoir être nuisible. Il n'en est pas de même des cosmétiques qui suspendent les fonctions de la peau en s'opposant à la transpiration; les femmes enceintes doivent se les interdire sous peine d'accidents fâcheux. Souvent il survient de la leucorrhée pendant la grossesse; cet écoulement se dissipe de lui-même dans le plus grand nombre des cas; s'il arrivait qu'il devînt assez abondant pour altérer la constitution de la mère et par suite celle de l'enfant, on le combattrait par les moyens en usage contre cette maladie.

7° Aucun exercice violent, tels que le saut, les courses forcées, la danse et l'équitation, ne saurait convenir aux femmes enceintes, et surtout à celles qui sont avancées dans leur grossesse; si elles s'écoutaient bien, elles sentiraient que la fatigue qu'elles en éprouvent les en éloigne naturellement; on conseille au contraire un mouvement modéré surtout la promenade à pied, comme propre par les secousses qu'elle imprime à la matrice, à la maintenir dans un degré suffisant d'énergie, et parce qu'aussi les tractions qui s'exercent alors sur les ligaments du bassin, favorisent leur relâchement, phénomène qui est, ainsi qu'on le sait, un des utiles précurseurs de l'accouchement. Il ne faut pas, malgré l'assertion d'Aristote, ajouter foi à cette croyance populaire que vers le septième mois, le fœtus étant sujet à changer de position par une brusque culbute, un repos absolu devienne alors indispensable; plus, au contraire, en supposant toujours les meilleures conditions de constitution, de tempérament et de santé, plus, dis-je, le moment de la délivrance est proche, plus il importe de surmonter la tendance à l'inaction; autrement le système des nerfs ou des lymphatiques prend le dessus, par suite de l'affaiblissement musculaire, et l'on voit au moment des couches survenir de graves accidents nerveux ou bien l'organisme entier rester dans une inertie fâcheuse.

Au reste, en résumé de toutes les règles hygiéniques précédemment indiquées, on peut dire que pour la bonne conduite de la vie dans tous ses actes et toutes ses fonctions, il importe pendant la grossesse plus qu'en tout autre temps de s'en tenir à cette maxime générale, que l'usage modéré est bon, et que l'abus seul est nuisible. **CAFFE,**
Docteur en médecine, chef de clinique des hôpitaux.

GRUAU (*mat. méd.*), s. m. On donne ce nom à l'avoine dépouillée de son enveloppe. (Voy. *Avoine.*) La fleur de la farine de froment est aussi désignée sous ce nom, et c'est par cette raison que, pour désigner le pain fait avec la plus belle farine, on dit du pain de gruau.

GUACO (*mat. méd.*), s. m. On désigne dans l'Amérique méridionale, sous le nom vulgaire de *guaco* ou *huaco*, plusieurs plantes d'espèces différentes, qui toutes sont regardées comme des antidotes certains contre la morsure des animaux venimeux; les Péruviens appellent *guaco*, une plante qui paraît voisine du genre *smilax*, dans lequel est rangée la salsepareille. Sur le bord du fleuve de la Madeleine et dans le Mexique méridional, la plante que l'on désigne sous le nom de *guaco*, est le *Mikania Guaco* de Humboldt, qui appartient à la famille des Synanthérées, et que Mérat et De'ens désignent sous le nom d'*Eupatorium Guaco*, c'est une espèce volubile à feuilles en forme de cœur, d'une odeur forte et désagréable. Aux environs de Santa-Fé de Bogota, la plante qui a reçu le nom de *guaco* est le *Spilantes ciliatæ* de Kunth, également de la famille des Synanthérées et du même genre que le cresson de Para (*Spilantes oleraceus*); ce fut même ce guaco qui fut employé par Mutis dans les expériences sur la morsure des serpents venimeux. Ce voyageur paraît attacher un grand degré de certitude aux propriétés de cette plante; il fit même, dit-il, mordre un peintre qui l'accompagnait par un serpent regardé comme venimeux, et il n'éprouva aucun accident, grâce à l'action préservatrice du *guaco*. Tous les naturels et les habitants de l'Amérique méridionale ont une grande confiance dans les vertus de cette plante, et, dans leurs voyages, ils en portent toujours avec eux. Pour administrer le *guaco*, on pile la plante et on exprime le suc que l'on fait boire, tandis qu'on applique le résidu sur la partie mordue; lorsque l'on ne possède pas de plantes fraîches, on fait une forte infusion de la plante sèche et on la boit très-chaude. Ce remède, disent les voyageurs, réussit constamment; mais on a une confiance bien plus grande dans le guaco frais, qu'à l'état sec. On lui attribue même la propriété d'éloigner les serpents par sa seule odeur. Le *guaco* a été préconisé contre le choléra, mais les essais ne paraissent pas avoir été avantageux; il faut même se défier des nombreuses propriétés qu'on lui attribue, car chez les Américains du sud et surtout chez les naturels, il passe pour une panacée presque universelle. **J. B.**

GUÊPE (*hist. nat.*), s. f., genre d'insecte hyménoptère voisin des abeilles; elles sont munies d'un aiguillon qui verse dans les plaies qu'il fait un liquide très-irritant. (Voy., pour les soins à prendre, le mot *Abeilles.*)

GUÉRISON (*path.*), s. m., *sanatio*; c'est le recouvrement de la santé. Voy. *Cure*.

GUI (*bot.*), s. f., *viscum album*, gui de chêne; c'est une plante parasite de la famille des caprifoliées, qui tire son nom de la viscosité du suc de ses fruits. Le mot usuel vient du gaulois *gwid* qui veut dire arbuste; cette plante était, comme on le sait, en grande vénération chez les Gaulois, et elle avait un caractère symbolique et sacré dans la religion druidique. Les prêtres cueillaient le gui une fois l'année dans une fête solennelle et c'était seulement vêtu de blanc et avec une serpette d'or que l'on pouvait accomplir la cérémonie. Le gui croît sur un grand nombre d'arbres et spécialement sur le pommier, le poirier, l'amandier, le hêtre, le noyer, le frêne, l'orme, le tilleul, etc.; mais ce qui est remarquable, c'est qu'on ne le trouve que rarement sur le chêne, ce qui peut paraître extraordinaire à cause de son nom. Cette rareté est peut-être cause que le gui de chêne était en si grande vénération, et que l'on attribuait sans doute à cette espèce une propriété extraordinaire et mystérieuse. Le gui est vivace et rangé parmi les sous-arbrisseaux; il a environ deux pieds de haut; il ne pousse généralement que sur les arbres déjà vieux ou malades; il insinue ses racines entre les fissures de l'écorce dont il tire les sucs; il pousse dans toutes les directions sans se redresser vers le ciel, comme le font presque toutes les plantes. Sa tige est rameuse et ligneuse; ses feuilles sont petites, presque ovales, épaisses et dures; ses fleurs sont petites et verdâtres; les fruits sont des baies monospermes blanches, douceâtres, un peu plus grosses que les groseilles blanches et réunies par trois; elles mûrissent en automne et souvent en hiver malgré le froid le plus vif. On prépare avec l'écorce de cette plante une *glu* que l'on dit moins bonne que celle du houx; les fruits que l'on croit être propres à cette préparation ne contiennent pas, d'après les recherches de Macaires, cette substance, que Pline dit y exister abondamment.

En médecine, le gui est employé comme antispasmodique; il est nauséeux, un peu âcre; il est regardé comme très-actif et il peut déterminer des vomissements et des purgations. Comme antispasmodique, le gui a été employé pendant longtemps contre l'épilepsie; on lui croyait une vertu spéciale contre cette maladie; on le donnait à la dose de six gros en décoction et en poudre à la dose de quarante-huit grains et même à deux et trois gros par jour; on a employé aussi cette plante dans un assez grand nombre de maladies, telles que la paralysie, l'hystérie, l'apoplexie, la goutte, la diarrhée; mais dans ces derniers temps, on en a fait usage avec beaucoup d'avantage contre la coqueluche, et M. le docteur Blache a publié des observations à ce sujet qui permettent de croire à son efficacité. Voy. dans ce dictionnaire le mot *Coqueluche*.   **J. P. BAUDE.**

GUIMAUVE (*bot. et mat. méd.*), s. f., *althœa officinalis*. C'est une plante vivace de la famille des malvacées, Monadelphie polyandrie; la racine est fusiforme, charnue, blanche, donnant naissance à une tige simple, tomenteuse et de un à deux pieds d'élévation; les feuilles sont alternes, pétiolées arrondies et dentelées; les fleurs sont d'un rose pâle; elles ont la même forme que celle de la mauve, et elles n'en diffèrent que par le calice qui présente un plus grand nombre de divisions que dans la mauve qui n'en ont que trois.

Cette plante croît dans les lieux humides et spontanément dans les contrées du sud-ouest de la France; elle est cultivée pour l'usage médicinal dans presque toute l'Europe. Toutes les parties de la plante possèdent des proportions notables de mucilage, les feuilles sont employées comme espèces émollientes pour préparer des bains, des fomentations et des cataplasmes émollients. La racine, d'après les recherches des chimistes, contient de la gomme, de l'amidon, une matière colorante jaune, de l'albumine, de l'asparagine et du sucre cristallisable. On prépare avec la racine de guimauve plusieurs sortes de médicaments; sèche et en morceaux, elle est souvent donnée aux petits enfants pour qu'ils la mâchent afin de s'attendrir les gencives et de favoriser ainsi la sortie des dents; en poudre, elle entre dans la composition des pilules et de diverses poudres destinées à préparer des tisanes extemporanément. Lorsqu'on l'emploie pour préparer des tisanes, il convient d'avoir de la racine fraîche, de lui enlever son écorce et de la diviser très-menue; on met la racine ainsi divisée dans l'eau froide et on la laisse macérer pendant quelques heures; ce procédé est préférable à la décoction qui donne une eau très-épaisse ce qui est dû à la fécule que contient la racine; la décoction de guimauve est préparée pour l'usage extérieur. Le sirop de guimauve, qui est adoucissant, se prépare de la manière suivante: on fait macérer pendant douze heures dans un litre et demi d'eau froide quatre onces de racine de guimauve incisée; on passe sans expression, et l'on mêle à huit livres de sirop de sucre bouillant et même un peu concentré; on cuit en consistance ordinaire. Ce mode de préparation est préférable à la décoction prescrite par le codex.

On prépare la pâte de guimauve avec: gomme arabique blanche, une livre; sucre blanc, une livre; eau de fleur d'oranger, deux onces; blanc d'œufs, six; on nettoie la gomme avec un canif; on la concasse et on la passe au tamis de crin; on la met dans une bassine platte avec son poids d'eau commune et on la fait dissoudre à la chaleur du bain marie; on ajoute alors le sucre et l'on achève l'évaporation au bain marie jusqu'à consistance de miel épais; on ajoute par portion les blancs d'œufs battus en neige avec l'eau de fleurs d'oranger, et l'on achève de cuire en agitant vivement jusqu'à ce que la pâte, prise avec une cuiller ou une spatule et frappée sur le dos de la main, n'y adhère pas; on coule alors sur une table ou dans des moules qu'il faut avoir soin de saupoudrer d'amidon pour que la pâte n'y adhère pas. On remarquera qu'il n'entre pas de racine de guimauve dans cette préparation; autrefois on mettait deux onces de décoction de racine qui, sans rendre la pâte plus efficace la rendait moins blanche et moins agréable. Les pastilles de guimauve se préparent avec de la poudre de guimauve, du sucre et un peu de mucilage de gomme ; on aromatise avec un peu d'eau de fleurs d'oranger.   **J. P. BAUDE.**

GUTTE (GOMME) (*mat. méd.*), s. f. On donne ce nom à une gomme résine que l'on retire de plusieurs plantes de la famille des guttifères et spécialement du *Stalagmitis cambogioïdes.* C'est un arbre de l'Inde et de Siam sur lequel on pratique des incisions, le suc jaune s'écoule par ces ouvertures et se solidifie ensuite. Cette substance, livrée au commerce, est d'un jaune orangé en dedans, plus foncé en dehors ; elle est opaque, légère, sèche, cassante, friable, se brisant avec une cassure vitreuse, d'abord insipide au goût et ensuite laissant une saveur âcre ; elle brûle sur les charbons en se boursouflant et répandant une odeur légèrement sulfureuse. Cette substance, qui est un purgatif énergique, fut introduite dans la matière médicale par les Hollandais, qui l'apportèrent de Chine et qui l'administraient dans les hydropisies, à la dose de douze à quinze grains ; cette quantité produit des selles abondantes et aqueuses. Culler la prescrivait à la dose de quatre ou cinq grains triturée avec du sucre, et dit en avoir obtenu de très-bons résultats dans l'hydropisie ; souvent il répétait cette dose trois ou quatre fois par jour. Comme purgatif, la gomme gutte est administrée à la dose de quatre à huit grains ; elle est souvent préférable au jalap et à la scammonée : aux enfants, on en donne de un à deux grains. Ce médicament entre dans la composition des pilules de Bontius, dans celles d'Helvétius et dan s les pilules écossaises.

La gomme gutte est un purgatif violent qu'il ne convient pas d'administrer sans discernement ; des empoisonnements peuvent être la suite de son emploi, soit à trop haute dose, soit dans des circonstances peu favorables. M. Orfila a déterminé la mort de plusieurs chiens en leur administrant la gomme gutte à la dose de deux et quatre gros ; l'estomac et les intestins paraissaient enflammés ; mais les principaux désordres avaient eu lieu dans le système nerveux. Les confiseurs emploient quelquefois la gomme gutte pour colorer leur sucrerie ; on conçoit que ce moyen n'est pas sans dangers pour les enfants ; aussi les règlements de l'administration défendent-ils sévèrement l'emploi de ces moyens. Voy. *Bonbons.*   **J. B.**

GUY (*bot*,). Voy. *Gui*.

GYMNASTIQUE (*hyg.*) s. f. (du grec *gymnos*, nu). La gymnastique est à proprement parler, l'art des exercices du corps ; cependant en médecine on y range la marche, les mouvements simples, la promenade en voiture ou en bateau etc. Nous renverrons au mot *locomotion* tout ce qui se rattache à l'influence des mouvements dans l'état de santé ou de maladie ; et au mot *orthopédie*, l'histoire de tous les moyens dont se compose aujourd'hui la gymnastique presque exclusivement réservée au redressement des difformités. Nous ne parlerons ici que d'une manière générale des exercices violents, tels que la course, le saut, la lutte, etc.

Dans un temps où la force corporelle donnait

une véritable supériorité dans les combats, la gymnastique était cultivée avec ardeur et son nom lui vient de l'habitude où étaient les anciens de se dépouiller de leurs vêtements pour s'y livrer avec plus de facilité. En Grèce, mais surtout à Sparte, les exercices faisaient partie de l'éducation de la jeunesse, et l'on sait quel avantage les Lacédémoniens conservèrent sur les autres états, tant que le luxe et la mollesse leur furent étrangers. On trouve cet usage répandu chez presque tous les peuples du monde, et les voyageurs, Cook en particulier, en ont constaté l'existence jusque parmi les peuplades sauvages de la mer du Sud.

La gymnastique était autrefois divisée en trois sorte : 1º *La gymnastique militaire ;* c'est la plus ancienne de toutes, les guerriers s'y livraient dans l'intervalle des combats dont elle était l'image : mais c'était surtout dans certaines circonstances importantes, comme les funérailles d'un héros, qu'elle s'entourait d'une véritable solennité. On peut voir dans Homère l'intérêt qui s'attachait à ces sortes de combats, qui, semblables aux tournois du moyen âge, n'étaient pas toujours exempts de dangers. 2º *La gymnastique athlétique.* Ici l'art apparaît et devient une profession ; les athlètes qui combattaient dans les jeux publics en faisaient leur métier ; nous ne nous y arrêterons pas plus longtemps pour le moment. 3º *La gymnastique médicale.* Le savant Millin, appuyé de l'autorité de Platon, fait remonter à Hérodicus, médecin grec un peu antérieur à Hippocrate, l'application des exercices du corps à la conservation ou au rétablissement de la santé ; pendant assez long-temps ces moyens furent, comme tant d'autres, laissés dans l'oubli ; mais depuis quelques années on a senti toute leur importance, et le lecteur pourra voir au mot *orthopédie* les avantages que l'on doit en espérer.

Examinons d'une manière générale les effets de l'exercice sur la constitution de l'homme. On sait, et c'est là une loi de physiologie, que plus un organe est exercé, plus il acquiert de développement ; une conséquence certaine de la gymnastique sera donc de donner ou de rendre aux muscles la force et la souplesse. On comprend en effet que les efforts nécessaires pour exécuter des mouvements vifs et répétés comme dans la course ou la lutte, doivent faire affluer le sang en plus grande abondance dans le tissu musculaire qui est en action : de là une stimulation plus forte et une nutrition plus active, de là aussi un volume plus considérable et une puissance plus grande. En même temps la circulation est accélérée, et la fréquence des mouvements respiratoires s'accroît en proportion. La chaleur est aussi sensiblement augmentée, surtout vers la peau où se déclare une transpiration salutaire. La déperdition de forces qui suit un exercice un peu violent, aiguise l'appétit et développe singulièrement la puissance digestive de l'estomac. Quant à l'intelligence, elle n'a pas grand profit à retirer de la gymnastique ; le seul avantage qu'elle y trouve, c'est une distraction et un délassement à des fatigues d'un autre genre et d'un ordre plus élevé.

Il est clair que les avantages que nous signalons ici se changeraient en inconvénients, si les exerciçes étaient poussés trop loin et continués trop long-temps sans interruption ; alors la lassitude deviendrait de l'épuisement, et la stimulation portée sur les divers organes, dépassant de justes limites ferait naître une véritable inflammation ; ainsi le jeu des différents appareils, loin d'être rendu plus facile, serait morbidement entravé.

Les athlètes, qui faisaient profession de la gymnastique, étaient, comme le dit Platon, lâches et endormis ; on sait que pour soutenir leurs forces, ils se gorgeaient d'une énorme quantité de viandes; aussi étaient-ils dans un état de pléthore permanente qui nécessitait souvent l'emploi de la saignée. Galien, par rancune peut-être de la mésaventure qui lui était arrivée dans les exercices gymnastiques (il s'était luxé l'épaule), a fort maltraité l'art des athlètes. Tout le monde sait que les hommes très-vigoureux ne brillent pas d'ordinaire par la finesse de leur intelligence; et nous ajouterons que l'habitude de la lutte, du pugilat, et des combats simulés, donne aux mœurs cette férocité dont nous trouvons la preuve dans le récit des jeux antiques et du moyen-âge : certes, le combat d'Euryale et d'Epée au vingt-troisième chant de l'*Iliade*, celui plus célèbre encore d'Entelle et de Darès dans l'*Enéide* ; enfin les fameux tournois de nos chevaliers, étaient plutôt faits pour donner de

l'occupation aux chirurgiens que pour prévenir les secours de la médecine.

Quelles sont les circonstances dans lesquelles on peut employer la gymnastique ? A part l'orthopédie à laquelle nous avons déjà renvoyé le lecteur, ce sera surtout pour les affections tristes de l'ame, comme l'hypochondrie, et pour triompher de cette faiblesse qui accompagne d'ordinaire la convalescence des grandes maladies. Les scrofuleux en tirent de grands avantages; c'est même là un des principaux moyens du traitement hygiénique que réclame leur position. Enfin la gymnastique sera très-utile chez les enfants adonnés à la masturbation, et cela en rétablissant leur forces épuisées par de coupables manœuvres, en donnant une distraction salutaire à leur imagination ; car, on le sait, ce vice est souvent le résultat du repos et de l'oisiveté. Mais, je le répète, dans tous les cas il faut avoir bien soin d'approprier les exercices aux forces du sujet, et de ne pas les prolonger trop long-temps ; enfin suivre toujours une progression systématique en faisant passer d'un exercice modéré à un autre plus actif : on arrivera ainsi aux résultats les plus avantageux.

BEAUGRAND,
Docteur médecin, ancien interne des Hopitaux.

H

HABITATION (*hyg*.), s. f. *habitatio, habitaculum,* lieu couvert où l'on se réunit, où l'on demeure.

Que d'idées révei le ce mot habitation, ou plutôt, que de choses se rattachent à cette expression ; elle embrasse la société humaine toute entière depuis son enfance, avec son état de barbarie, jusqu'à la civilisation la plus avancée, avec ses sciences, ses beaux-art, ses métiers, ses manufactures et ses animaux domestiques. En effet, le barbare des temps anciens, comme le citoyen d'Athènes et de Rome, a subi l'influence de leurs huttes, de leurs maisons ou de leurs palais ; le paysan, comme l'homme des cités, le riche, comme le pauvre, tous aujourd'hui sont soumis à l'influence de leur habitation, et la plupart des animaux domestiques eux-mêmes ont de tout temps partagé avec leurs maîtres l'avantage et les inconvénients de sa demeure.

Cependant, si l'on considère le haut point de perfection où sont parvenues la plupart des sciences, on a lieu de s'étonner que jusqu'à présent tout, pour ainsi dire, soit resté muet à cet égard. Sans parler des beaux travaux de M. Darcet sur l'assainissement de divers ateliers où l'on dégage des vapeurs nuisibles, et quelques ouvrages bien imparfaits sur l'assainissement des hôpitaux et des prisons, il faut remonter jusqu'à Vitruve pour trouver quelques vues utiles sur la construction des habitations, considérées sous le rapport de la salubrité, et, ce qu'on aura peine à croire, son célèbre traducteur, Perreau, médecin éclairé, n'a pas fait une seule note sur cette partie intéressante du traité d'architecture.

Dans son ouvrage intitulé *des airs, des eaux et des lieux*, si célèbre jusqu'à ce jour, Hippocrate parle de certaines localités, sous le rapport du choix qu'on en peut faire pour y construire des habitations ; mais ce qu'il en dit est bien laconique. Les habitations considérées en elles-mêmes, c'est-à-dire, dans leur mode de construction intérieure, n'ont jamais fixé son attention ; son silence du moins est complet à cet égard. Vitruve, en répétant ce qu'a dit Hippocrate sur le choix des localités, indique l'exposition que l'on doit préférer pour les diverses parties de l'habitation ; mais quant à sa construction intérieure, à la disposition des différentes pièces dont elle se compose, il ne donne que des règles architecturales ; il ne dit rien de l'écou-lement des eaux ménagères et pluviales, de la disposition des fosses et cabinets d'aisance ; cependant Rome avait de nombreux égouts et des agents spéciaux chargés d'en surveiller la tenue. Ce savant architecte indique des moyens pour introduire de l'air chaud dans les appartements afin de les chauffer pendant l'hiver, et de l'air frais pendant l'été pour les rafraîchir ; sans paraître avoir en vue autre chose que d'en modifier la température ; il connaissait aussi la puissance de la vapeur d'eau et s'en servait pour favoriser l'ascension de la fumée ; ainsi cette action de la vapeur appliquée au tirage des cheminées qu'on a prétendu, dans ces derniers temps, nous donner pour une invention moderne, était connue des Romains.

Lorsque Vitruve parle de la construction des villes, il ne considère les habitations que sous un point de vue unique celui de la direction que les rues qu'elles concourent à former doivent avoir par rapport à la rose des vents, et ce qu'il en dit, sous ce rapport, est beaucoup trop absolu pour ne pas comporter un très-grand nombre d'exceptions. Après Vitruve, il faut arriver jusqu'au grand *Dictionnaire des Sciences médicales* pour trouver sur les habitations quelques notions un peu étendues, qui sont dues à notre collègue et collaborateur le docteur Marc.

De tous temps, sans doute, on a préconisé les avantages qu'il y avait à respirer un air toujours pur, mais on n'a jamais eu en vue que l'atmosphère au milieu de laquelle les habitations se trouvent construites, et l'on s'est à peine aperçu que cet air pur, on ne pouvait pas, dans bien des cas, l'introduire dans l'habitation, ou qu'il s'y altérait rapidement sans pouvoir se renouveler d'une manière convenable.

Cependant, les conditions dans lesquelles l'homme peut se trouver relativement à sa demeure, considérées sous le rapport de l'air qu'il respire et de la lumière qui l'éclaire, sont si variées et ont une si puissante influence sur sa santé et la prolongation de son existence, que l'étude de ces conditions nous a paru du plus haut intérêt.

Frappé, presqu'à notre début dans la carrière médicale, de cette influence, qu'une longue pratique aussi variée qu'étendue n'a fait que confirmer, et qui, nous devons le dire, a surtout exercé sa puissance durant le cours des diverses épidémies que nous avons été à même d'observer, nous avons été entraîné à rechercher quelles causes et quelles dispositions pouvaient rendre les habitations salubres ou insalubres, et par suite à déterminer les conditions de salubrité qu'elles doivent réunir, et les moyens à employer pour remplir ces conditions. Les recherches que notre position dans le conseil de salubrité, depuis près de vingt-huit ans, nous a mis à même de faire avec le plus grand soin et sur l'échelle la plus étendue, nous ont conduit à réunir en corps de doctrine tout ce que peut comporter l'*habitation considérée sous le double rapport de la salubrité publique et privée.*

Si nous consultons l'histoire des grandes villes, nous voyons que dans les siècles reculés, aux époques où elles sont formées de rues étroites non pavées, où les maisons d'une mauvaise distribution intérieure, mal aérées, mal ventilées, sont, pour ainsi dire, entassées sans cours, ou avec des cours très-resserrées par des corps de bâtiments élevés de plusieurs étages; où les immondices de toute espèce restent accumulés dans leur voisinage; où les eaux ménagères et pluviales croupissent à la surface du sol, nous voyons, dis-je, que la mortalité y excède constamment les naissances; que les épidémies s'y succèdent à de courts intervalles, et y exercent presque toujours les plus grands ravages. En suivant les différentes phases par où ces villes ont passé pour arriver jusqu'à l'époque actuelle, et quelle que soit la cause qui a amené une amélioration, soit dans la distribution intérieure et la tenue des maisons, soit dans la largeur des rues et des cours, soit dans la propreté de la voie publique, on voit les épidémies devenir successivement moins fréquentes et moins meurtrières, et la mortalité annuelle perdre peu à peu de l'excès qu'elle présentait d'abord sur les naissances et leur devenir enfin inférieure en nombre.

Si le pauvre dans les villes fournit proportionnellement plus à la mortalité que le riche, ce n'est pas précisément parce qu'il n'a pas une nourriture suffisante et de bonne qualité, puisque, sous ces rapports, il est mieux partagé que la plupart des paysans; mais, c'est surtout parce qu'il habite les mauvais quartiers, et dans ces quartiers, les mauvaises rues et les mauvaises maisons; qu'il se loge dans des lieux obscurs, humides, resserrés, malpropres, où il respire un air infect, chargé de miasmes délétères, et ne comprenant pas que l'air qu'il a déjà respiré et qu'il respire encore devient, pour ainsi dire, un poison lent qui le mine chaque jour; il le retient tant qu'il peut, soit pour se défendre du froid, soit pour éviter ce qu'il appelle les coups d'air. Aussi, sommes-nous bien persuadés que ce n'est pas tant en fournissant des aliments et des vêtements aux pauvres des villes que l'on parviendra à diminuer la mortalité qui les frappe, qu'en leur procurant des logements plus salubres, et les habituant à un état de propreté qui les porte à éloigner de leurs habitations tout ce qui est capable d'altérer la pureté de l'air.

Des différences notables se font souvent remarquer sous le rapport de la salubrité des habitations qui existent sur le même sol, dans la même ville, dans le même village; cette différence est non

moins remarquable entre les divers quartiers et les diverses rues d'une même ville; nous n'avons qu'à ouvrir la statistique de la ville de Paris pour être frappé de cette différence, entre les quartiers mêmes où l'on retrouve une population à peu près identique : ainsi, voyons-nous que la proportion des décès, eu égard à la population, est de un sur soixante-trois dans le quartier du Mail, tandis qu'il est de un sur cinquante dans le quartier de la Banque, où il y a de plus mauvaises rues et des maisons plus mal tenues et d'une construction moins favorable au renouvellement de l'air; cette différence est bien plus grande, si l'on compare deux quartiers qui, par la disposition des rues et des maisons, comme pour la nature de la population, se trouvent dans des conditions plus éloignées; ici nous trouvons que la proportion des décès est de un sur soixante-trois dans le quartier du Mail et la Chaussée d'Antin, et de un sur trente-un dans le quartier de l'Hôtel-de-Ville, encore les décès survenus dans les hôpitaux ne sont-ils pas compris dans ce rapport de un sur soixante-trois et de un sur trente-un; sans cela, ce dernier chiffre serait beaucoup plus faible, car un tiers de la population de Paris meurt dans les hôpitaux; et l'on ne peut douter que le quartier de l'Hôtel-de-Ville ne fournisse une part beaucoup plus large à ce tiers, que les quartiers du Mail et de la Chaussée-d'Antin.

Le maire d'un village du département de la Seine voulant s'assurer si le voisinage d'une marre et la présence des eaux pluviales et ménagères, qui de tous les points du village se dirigent vers trois rues pour se rendre à cette marre, n'exerçait pas quelque influence sur la santé des habitants de ces rues, a trouvé que la proportion des décès était de un sur trente individus, pour les trois rues dont il s'agit, tandis qu'elle n'était que de un sur cinquante dans les autres. Trois maisons longées par une ruelle où l'on déposait ordinairement des ordures présentèrent la même proportion de un sur trente, bien qu'aucune de ces maisons n'eût de croisée sur la ruelle. Ici la misère ne pouvait pas entrer en ligne de compte comme cause de mortalité, car les trois rues et les trois maisons qui ont offert plus de décès sont précisément habitées par une population généralement plus aisée.

Si nous consultons le travail du docteur Villermé sur la mortalité dans les prisons et les bagnes, nous trouverons, d'après l'exposé des faits, que l'insalubrité des lieux est presque la cause unique de la différence qui se remarque, sous ce rapport, entre les différentes prisons et les divers bagnes qui ont été soumis à son investigation. A la vérité, notre estimable collègue assignait un concours de plusieurs causes comme produisant cette différence; l'insalubrité des lieux semblerait même, suivant lui, n'intervenir dans la production de la mortalité que comme une cause assez faible; mais avec un peu de réflexion, on voit bientôt que c'est particulièrement à raison de l'insalubrité des lieux que presque toutes les causes qu'il signale exercent leur fâcheuse influence, et que, parmi les circonstances qui ressortent des calculs auxquels il a soumis la mortalité des prisons et des bagnes, la prolongation du séjour des prisons, qui paraît agir, avec tant de puissance, sur la production des décès, agit surtout en laissant les individus plus long-temps soumis aux causes actives d'insalubrité dont ils sont entourés.

M. Benoiston de Châteauneuf, dans son *Essai sur la mortalité dans l'infanterie française* (page 62), dit que le comte Morozzo, dans son mémoire écrit en 1791, « rapportait presque toutes les maladies du » soldat à une seule cause, l'air vicié des casernes » et des hôpitaux. M. de Bonino, médecin des ar-» mées, qui a revu ce travail et qui le publie au-» jourd'hui est moins exclusif que lui, et, fondé sur » sa propre expérience, il étend davantage les cau-» ses des maladies du soldat que l'illustre académi-» cien resserrait trop.»

M. de Châteauneuf lui-même admet aussi en première ligne, comme cause de la mortalité du soldat, l'insalubrité des casernes et des hôpitaux ; depuis quarante ans, dit-il (page 62), on a beaucoup amélioré sa tenue, son régime, son logement ; mais l'on s'étonne de ce qui reste encore à faire, et l'on ne s'afflige pas moins de ce qui ne saurait être fait. Il est quelquefois facile, en effet, de rendre accessible à l'air, à la lumière, les lieux qui en sont privés. On peut mieux disposer les chambrées, les dortoirs, les salles, les latrines, les cours, les croisées d'un quartier, d'un hôpital, mais il est souvent impossible de les changer de place ou d'assainir les lieux, les eaux qui les entourent, l'air qu'on respire. On ne transforme pas à volonté le lit fangeux d'une rivière, en un cours d'eau limpide, ou bien un marais infect en une plaine fertile. De pareils changements ne sont le plus souvent ni au pouvoir de l'administration, ni de personne ; mais, renfermée dans les bornes du possible, elle doit au moins les atteindre et ne s'arrêter que là où la force des choses rend impuissantes les tentatives des hommes.

Enfin, nous citerons l'excellent travail du docteur Baudelocque sur les causes et le traitement des scrofules, dans lequel il fait ressortir, par des faits incontestables, l'extrême influence que l'air altéré exerce sur la production de cette maladie, et combien il est essentiel, pour le succès du traitement, de placer le malade au milieu d'un air toujours pur.

Dans les épidémies dont le traitement nous a été confié, nous avons toujours vu l'insalubrité de l'habitation faciliter le développement de cette maladie épidémique et lui imprimer un caractère de gravité inaccoutumé. Ainsi, nous avons constamment observé que les malades étaient plus nombreux dans les maisons humides, mal aérées, mal ventilées, mal tenues, dont les cours étaient sales, encombrées de fumier, contenant une mare, et que, par exemple, dans les épidémies de fièvres intermittentes, les fièvres, généralement plus difficiles à céder, passaient souvent à l'état pernicieux ou se présentaient même à cet état dès leur début.

Mais sans nous arrêter à notre propre expérience, quels renseignements n'avons-nous pas à puiser dans les ouvrages qui nous ont tracé la marche de ce fléau terrible qui, en 1832, marqua son passage dans la capitale par de si nombreuses victimes.

Presque tous ces ouvrages signalent, en effet,

l'insalubrité de l'habitation comme la cause qui semble avoir concouru le plus puissamment à la production du choléra, et quant à nous, une remarque constante que nous avons faite et qui n'a point échappé à M. le docteur Piou, c'est que toutes les personnes aisées que nous avons traitées de cette maladie, habitaient des appartements bas de plafond, où, comme on le sait, l'air se vicie promptement; ou bien des appartements qui, par la mauvaise disposition des portes, des croisées et des cheminées, étaient mal ventilés, en sorte que l'air y restait en grande partie cantonné.

Des nombreux ouvrages qui ont été publiés à Paris sur le choléra, il en est un, hérissé de chiffres, qui embrasse dans son ensemble la capitale et tout le département de la Seine ; cet ouvrage, travail consciencieux d'une commission nommée par le gouvernement, n'est, pour ainsi dire, qu'un exposé des faits généraux qui sont nés de cette affreuse épidémie. Tous ces faits ont été soumis au calcul, ou pour mieux dire, presque tous sont ressortis des rigoureuses règles du calcul ; c'est là une source où nous pouvons puiser avec sûreté, car toute théorie systématique, toute idée préconçue a été bannie avec soin de presque toutes les partie de cet important travail, et si, en ce qui concerne l'influence que la salubrité des habitations a exercé sur la marche de la maladie, il se présente quelques exceptions, elles ne sont, pour ainsi dire, qu'apparentes, et servent bien plus à confirmer la règle qu'à la détruire.

Si on consultait les nombreuses statistiques qui ont été publiées sur le mouvement des populations, toutes offriraient en dernière analyse, comme cause de la différence des mortalités en temps ordinaire, la nature de l'habitation. C'est là que se trouvent les sources de vie et de mort les plus communes. C'est conséquemment là, dans l'habitation, que les gouvernements doivent surtout chercher les moyens d'accroître les populations et les particuliers ceux d'atteindre à la plus grande longévité : les gouvernements, par une bonne loi de voirie qui embrasse toutes les localités, toutes les villes, tous les villages, tous les hameaux et même toutes les habitations isolées ; les particuliers, en s'éclairant sur les conditions qui peuvent rendre une maison salubre ou insalubre, afin de se procurer les unes et d'écarter les autres.

Des enseignements de cette nature sont trop étendus pour trouver place dans un dictionnaire ; en indiquer les matériaux serait faire une nomenclature à la fois longue et fastidieuse, sans utilité réelle, sans application possible. Avec la meilleure volonté, en donnant une analyse de notre travail, nous n'aurions pu offrir au lecteur qu'un ouvrage tronqué, peu capable de l'éclairer sur ce qu'il importe à chacun de savoir.

Dans cet état de choses, nous avons pensé que ce que nous pouvions faire de mieux, c'était d'appeler l'attention du public sur un objet qui l'intéresse à un aussi haut degré et de lui montrer, jusqu'à quel point la santé et la vie se trouvent sous la dépendance des habitations ; montrer le mal qui existe c'est provoquer le remède, c'est indiquer le bien que l'on peut faire. Ici, la société a toute une révolution à exécuter; la voie du progrès est ouverte : elle est grande, utile, noble dans son but, car il s'agit de la santé et de la vie, de la force et de la longévité des populations, et, qu'enfin, rendre l'homme plus sain et plus fort, c'est aussi le rendre plus heureux, plus moral ; *vir fortis, vir probus, vir bonus,* disaient les latins : cette vérité se vérifie encore tous les jours.

A. Petit (de Maurienne),
Docteur en médecine, membre du conseil de salubrité.

HABITUDE, s. f. Ce mot a dans le langage médical plusieurs acceptions différentes; ainsi, tantôt il exprime la disposition, la manière d'être d'une ou de plusieurs parties du corps soit à l'état sain, soit à l'état morbide, et il fournit alors, sous le nom d'*habitude extérieure,* des données importantes au diagnostic et au pronostic des maladies; tantôt, pris dans un sens plus étendu, il sert à désigner l'état général de l'économie, et devient alors synonyme de tempérament, ainsi : *habitude apoplectique, habitude pléthorique ;* tantôt enfin , synonyme de coutume, *mos, consuetudo ;* il indique une disposition acquise d'une ou de plusieurs fonctions de l'organisme résultant de la fréquente répétition des mêmes actes ou des mêmes impressions.

C'est sous ce dernier rapport que nous devons considérer les habitudes , et quant aux deux premières acceptions de ce mot, elles trouveront plus naturellement leur place aux articles *symptômes, tempérament,* etc.

Parmi toutes les modifications auxquelles peuvent être soumis les phénomènes de la vie, une des plus puissantes est, sans contredit, celle que produit la fréquente répétition des mêmes impressions et des mêmes mouvements. Si ces mouvements et ces sensations sont irrésistiblement excités en nous et absolument indispensables à l'intégrité de l'organisme, ils constituent ce qu'on appelle instincts; s'ils sont déterminés surtout par des influences extérieures et subordonnés à toutes les irrégularités des impressions secondaires, ils prennent le nom d'habitudes, puissance soumise, il est vrai, jusqu'à un certain point, à l'empire de la volonté, mais finissant par exercer sur tous les ressorts de l'organisme une telle domination, que l'économie toute entière est forcée d'obéir à son empire.

Il ne faut donc pas confondre les habitudes avec les actes résultant nécessairement des lois primordiales qui régissent l'existence; et on ne dira pas d'une manière absolue : *l'habitude de respirer, l'habitude de manger, de dormir,* etc., parce que, si la coutume peut modifier ces actes de mille manières, toutefois elle ne les a pas créés et ne peut les abolir.

Le monde sensible tout entier est subordonné à la force des habitudes. Le végétal, dévié par une force étrangère de sa direction normale, ou changé de climat ou de nourriture, périra si cette transition est brusque et instantanée ; mais si par des soins habilement ménagés, on l'habitue insensiblement à ce changement, il finira par acquérir une aptitude nouvelle, une manière de vivre différente

de la première et en rapport avec le nouveau milieu dans lequel il se trouve placé. Les animaux finissent par prendre, sous l'empire de l'éducation, des habitudes toutes nouvelles, habitudes qui, répétées de descendance en descendance, constituent à la longue des penchants irrésistibles, des instincts qu'on pourrait appeler secondaires. Ainsi , de même que dans le règne végétal il se forme soit par les modifications produites par la main de l'homme, soit par les influences de terrain, de voisinage, etc., des espèces toutes nouvelles, de même aussi des habitudes dues d'abord à l'imitation, chez les animaux , et aux procédés de l'éducation, seront rapportées plus tard dans les mêmes races à une disposition purement instinctive. Ainsi , quand l'homme , à force d'adresse et de patience, a appris au chien à chasser certaines espèces animales, les descendants de ce chien chasseront de même les mêmes espèces, sans y avoir été appris; et ce qui prouve que dans ce cas l'habitude a pu produire héréditairement une tendance naturelle, c'est que les actes qui la caractérisent sont nuls chez les chiens de même espèce examinés à l'état sauvage.

Mais si nous voyons jusque dans les derniers degrés de l'échelle organique portée si loin l'influence de l'habitude, que sera-ce si nous l'examinons chez l'homme , dont l'organisation si compliquée , si flexible, si changeante, si modifiable suivant les âges, suivant l'état de santé ou de maladie, est soumise à toutes les influences des goûts et des passions , de l'imitation raisonnée et de l'imitation instinctive.

Nous faisons plus facilement ce que nous faisons plus souvent : voilà la grande raison de la facilité avec laquelle se forment nos habitudes; la fibre musculaire habituée à se contracter de telle manière, le membre habitué à prendre telle position, le corps à tel mouvement, l'esprit à telle forme de raisonnement, répéteront plus facilement ces mouvements et ces raisonnements, que des mouvements et des raisonnements nouveaux qui demanderaient un nouvel effort; aussi la proposition que nous nous imitons nous-mêmes dans une foule de circonstances ressort-elle évidemment de l'analyse des faits psychologiques. Il est, par exemple, certaines formules qui nous sont propres ou que nous avons imitées d'autrui, certains principes, certains raisonnements qui, dans chacune des actions de la vie, nous dirigent et nous emportent malgré nous, c'est une impulsion aveugle, une impulsion imitative des impulsions précédentes qui nous conduit alors, et souvent même, dans les questions les plus élevées. Si la réflexion semble venir à notre aide, c'est plutôt une apparence de raisonnement qu'un raisonnement véritable ; nous imitons la forme des syllogismes antérieurs et les reproduisons à notre insu. C'est là que l'habitude se confond presque entièrement avec l'imitation. Qu'est-ce en effet que l'habitude, sinon , au physique comme au moral, un mode particulier de répéter toujours les mêmes actes de la même manière? Une pensée , une opinion que nous avons reproduites plusieurs fois d'abord avec doute, plus tard avec complaisance, finissent par devenir à nos yeux des axiomes irréfragables. De là, ces idées fausses ou incomplètes qui, après un certain temps, font partie intégrante de notre être ; de là ces croyances ridicules, ces préjugés populaires qu'il est si difficile de déraciner. Ainsi l'habitude soutenait le système de Ptolémée contre celui de Copernic, la théorie des sthaliens contre celle des pneumatistes ; et c'est par cette force d'habitude, longtemps continuée, que des hypothèses individuelles, transformées insensiblement en idées archétypes, ont fini par régner sur le monde comme des principes de certitude.

On dit que l'habitude perfectionne le jugement et qu'elle émousse le sentiment ; cette proposition est vraie, mais il faut la restreindre à de certaines limites, et bien se garder surtout de confondre, comme on l'a fait souvent, le sentiment avec la notion ; ainsi un musicien habile jugera mieux un opéra qu'un peintre ; dans le musicien habile, la notion musicale sera plus grande que chez le peintre, mais la sensation musicale auditive, si je puis ainsi dire, pourra être moindre, parce qu'elle a été plus souvent répétée ; elle sera plus juste, précisément parce qu'elle est moins vive. On sait l'extase dans laquelle tombèrent nombre de femmes aux premiers accents de l'orgue envoyé par Constantin ; on sait l'effet électrique des sons d'un piano sur beaucoup d'idiots, et l'impression dangereuse produite par certains rhythmes chez les femmes nerveuses les moins habituées à la musique. Nul doute aussi que certains sentiments tels que l'amitié, l'amour maternel, etc., ne s'affaiblissent point par une habitude prolongée.

L'habitude est une seconde nature. C'est là, certes, encore un des axiomes les moins sujets à discussion ; mais il faut pour en comprendre toute la portée établir le sens du mot *nature*. Or, on entend dans ce cas par nature, la constitution primordiale, physique et morale de l'individu. Il suffit pour distinguer ces deux forces l'une de l'autre de considérer ce qu'on peut perdre, et ce qu'il est impossible d'oublier par l'interruption prolongée d'une action. Il est en effet certaines limites que l'habitude ne peut transgresser, certains phénomènes organiques ou intellectuels qui tiennent à la nature primordiale de l'individu, sur lesquels elle n'a aucune prise. Une habitude se perd par l'interruption de l'acte qui la caractérisait, ou se modifie par une habitude contraire, mais le naturel ne disparaît jamais complètement.

Naturam expellas furcâ, tamen usque recurret.
Chassez le naturel, il revient au galop.

C'est par l'habitude de chanter qu'on donne aux muscles du larynx cette flexibilité qui les fait obéir d'une manière si prompte et si précise à toutes les modulations de la voix. C'est par elle que l'aveugle parvient à saisir par le tact ces nuances si délicates des couleurs, qu'il reconnaît la taille des individus par la voix, la distance par les sons, etc., etc. On sait que le sculpteur Ganibasius, devenu aveugle, avait acquis cependant une si grande finesse dans le toucher, qu'en passant la main sur la figure qu'il voulait représenter, il savait donner à ses bustes la plus grande ressemblance. C'est l'habitude soit

spontanée, soit provenant de l'imitation, qui donne naissance à certaines allures, à certains mouvements, à certains *tics* qui finissent par faire partie intégrante de notre être ; et ici, comme pour les animaux, les principaux traits spécifiques acquis par l'habitude se transmettent souvent des parents aux enfants. *Il y a*, dit Ambroise Paré, *une infinité de dispositions de pères et de mères auxquels les enfants sont suiets, voire mesmes qu'ils retiennent des mœurs, de la parole, des mines et trongnes, contenances et gestes, iusques au marcher et au cracher de leurs pères et mères.* C'est cette transmission héréditaire de certaines aptitudes qui fait le caractère propre de la famille, puis à un plus haut degré celui des villes et des provinces, puis celui des nations, et enfin dans sa plus grande extension celui des races.

Non seulement la plupart des phénomènes extérieurs sont changés, sinon déterminés par l'habitude, mais la sensibilité des organes extérieurs eux-mêmes est soumise, sous son influence, aux modifications nombreuses qu'il importe surtout au médecin de connaître et d'apprécier. C'est ainsi que les médicaments les plus énergiques perdent insensiblement tout leur effet si l'on n'en augmente les doses à mesure que l'économie se fait à leur action. La manne et le tamarin qui sont chez nous des purgatifs sont pris comme aliments dans d'autres contrées. Les Indiens savourent avec délices et appellent *manger des dieux*, l'assa fœtida que nous appelons *stercus diaboli ;* les Lapons mangent comme des asperges les pousses d'aconit qui seraient pour les Européens un poison violent, et certains Orientaux prennent en un jour, pour se procurer des songes agréables, plus d'une once d'opium, c'est-à-dire beaucoup plus que dix personnes robustes ne pourraient en prendre en dix jours sans être dangereusement incommodés. On sait comment Mithridate s'était habitué à l'action des poisons les plus énergiques. Ces substances auxquelles le corps est accoutumé finissent souvent par devenir tellement nécessaires à l'existence, qu'on ne peut renoncer à leur usage sans troubler la santé, et il est certaines habitudes vicieuses qu'il faut savoir respecter comme des maux nécessaires.

On pourrait en dire autant de ces saignées dites de précaution et auxquelles l'économie finit par s'habituer tellement qu'on ne saurait y renoncer sans danger. C'est ainsi que dans les cloîtres les saignées fréquentes faites aux moines, dans le but d'affaiblir leur tempérament, devenaient peu à peu nécessaires à l'intégrité de leur santé. Cette pratique barbare appelée *minutio monachi, diminution du moine,* était de rigueur cinq fois l'année dans les canons des chartreux. *Minuimur in anno quinquies,* dit l'abbé Guignes, général des chartreux, à l'article de la saignée ou *de minutione.*

Il faut donc se garder de suspendre imprudemment et sans les précautions les plus attentives des habitudes qui se sont ainsi naturalisées et identifiées avec l'organisation ; et de même que le médecin étudie avec le plus grand soin la nature primordiale, c'est-à-dire le tempérament du malade, de même il devra étudier sa nature secondaire ou les habitudes principales, physiques, intellectuelles et morales de son existence.

H. LANDOUZY,
Chirurgien interne à l'Hôtel-Dieu de Paris.

HABITUDE EXTÉRIEURE *(phisiol. et path.).* On désigne généralement en médecine sous le nom d'habitude extérieure du corps l'aspect que présente l'ensemble extérieur du corps, comme son volume, son attitude, sa couleur. Ce mot qui n'est employé qu'en médecine n'a pas de synonyme dans le langage usuel, en ce sens qu'il comprend tout ce que l'œil peut saisir des formes, de l'état et de l'aspect du corps. L'état de l'habitude extérieure joue un grand rôle dans la *séméiotique* qui est la partie de la médecine qui s'occupe des symptômes. (V. *Symptômes.*)   J. B.

HALEINE *(physiol.),* s. f. ; c'est l'air qui est rejeté hors des poumons dans l'acte de la respiration. (Voy. *Respiration.*) L'haleine peut être viciée quant à son odeur par une foule de causes : de mauvaises digestions, un état maladif de l'estomac, des dents gâtées peuvent donner une odeur désagréable à l'haleine. On ne peut y remédier qu'en remontant aux causes et en soumettant la personne affectée à un traitement approprié. Les différents moyens indiqués pour remédier à l'odeur de l'haleine ne font le plus souvent que masquer cette odeur, sans en détruire la cause. Les personnes qui ont l'haleine fétide par suite d'ulcération des fosses nasales sont affectées d'une maladie que l'on nomme *ozène* et qui sera traitée à ce mot.   J. B.

HALITUEUX *(path.),* adj., de *halitus*, vapeur. On donne le nom de chaleur halitueuse à une douce chaleur accompagnée de moiteur ; la chaleur halitueuse est un bon signe dans la maladie, car il annonce presque toujours un retour vers la santé.

HALLUCINATIONS *(méd.)* s. f., de *hallucinor*, se tromper. (Cet article comprendra en outre toutes les observations de perception ou de sensibilité, les *illusions des sens*, les *visions*, le *cauchemar*, les *incubes, succubes*, etc.) On peut définir l'hallucination, une sensation externe sans impression physique, ou, si l'on veut, une perception imaginaire rapportée à une action physique sur les sens, en l'absence de tout objet extérieur capable de produire cette action. Il y a dans l'hallucination matérialisation, si l'on peut ainsi dire, de certaines idées, ou transformation de ces idées en véritables images qui ont pour l'halluciné la même valeur que les objets extérieurs.

Un individu perçoit un objet que *physiquement* il ne peut voir, un son qui n'a pas vibré, l'odeur, la sensation tactile d'objets qui ne peuvent impressionner ses organes; toutes ces erreurs du jugement constituent des hallucinations.

Pascal *voit* à chaque instant un précipice ouvert sous ses pas ; Balaam *entend* distinctement les paroles de son ânesse qui lui crie dans sa douleur : *que t'ai-je fait? pourquoi me frappes-tu?* Le célèbre Cardan *sent* toujours et partout une odeur d'encens ; une folle de la Salpêtrière *croit savourer* constamment les mets les plus exquis ; un vétéran de l'empire *sent* continuellement courir sous sa che-

mise un énorme rat qu'il ne peut saisir ; voilà autant d'exemples d'hallucinations de la vue, de l'ouïe, de l'odorat, du goût et de la sensibilité tactile.

Avant d'aborder ces différentes espèces d'hallucinations, il est important de les distinguer des autres aberrations perceptives avec lesquelles on les a souvent confondues. Les *illusions des sens*, par exemple, ne sont pas des hallucinations, en prenant ce mot dans le sens de la définition que j'en ai donnée, et dans le sens qu'y attache les psychologues modernes, et en particulier M. Esquirol. Ainsi dans l'*hallucination* il y a absence d'objets capables d'impressionner : dans l'*illusion sensoriale*, au contraire, le système nerveux est impressionné par un objet extérieur, mais les agents conducteurs de l'impression ou les instruments de la sensibilité étant altérés, il doit y avoir altération dans la perception qui devient fausse, de même que le son rendu par un instrument sera faux si l'une des cordes touchées a été modifiée dans sa texture ou dans sa position normale. Ainsi pour certains individus le moindre bruit devient un insupportable tapage, pour d'autres le chien le plus paisible sera une bête fauve prête à les dévorer. L'un dans la flamme d'une bougie verra un palais embrasé, l'autre prendra pour une poutre un simple fil d'araignée. Celui-ci une chaleur intense pour un froid glacial, celui-là une saveur sucrée pour une saveur acide, etc., etc. Mais dans tous ces exemples il y a toujours une impression physique réelle, seulement la sensation perçue est fausse. Les *illusions sensoriales* dont je viens de parler sont donc bien distinctes des hallucinations proprement dites, c'est-à-dire des perceptions sans impression physique et sans altération des organes destinés à transmettre ou à recevoir ces impressions; mais elles pourraient au premier abord être confondues avec une autre espèce d'hallucination dont je n'ai pas parlé et dans laquelle il y a fausse perception, toujours sans impression d'un objet extérieur, mais *avec altération des agents organiques destinés à recevoir les impressions;* ainsi l'ophthalmie, l'otite (inflammation d'oreille) l'ozène (maladie des fosses nasales) déterminent quelquefois des hallucinations de la vue, de l'ouïe, de l'odorat. Sans doute ces cas sont les plus rares, mais il suffit d'une certaine faiblesse de l'intelligence, ou d'une lésion quelconque de l'encéphale coïncidant avec ces lésions des organes des sens pour que l'hallucination soit produite. Dans ce cas il suffit le plus souvent au malade de fermer les yeux, de se boucher les oreilles ou les narines pour faire disparaître les sensations que lui faisait éprouver le jeu anormal de ces parties.

C'est dans cette classe particulière d'hallucination qu'il faut ranger ces aberrations de l'intelligence produites par des aberrations de la sensibilité, et sous ce rapport les paralysies partielles ou générales en offrent un grand nombre d'exemples. « J'ai sous les yeux, dit M. Foville, un homme qui se croit mort depuis la bataille d'Austerlitz, à laquelle il a assisté et reçu une blessure grave. Son délire est fondé sur ce qu'il ne se reconnaît plus, ne sent plus son corps ; lorsqu'on lui demande des nouvelles de sa santé, il a coutume de répondre : vous demandez comment va le père Lambert, mais le père Lambert n'y est plus, il a été emporté d'un boulet de canon à la bataille d'Austerlitz. Ce que vous voyez là n'est pas lui, c'est une machine qu'ils ont faite à sa ressemblance et qui est bien mal faite; faites-en donc une autre. Jamais, en parlant de lui-même, il ne disait moi, mais cela. Cet homme est plusieurs fois tombé dans un état complet d'immobilité et d'insensibilité qui durait plusieurs jours...; j'ai souvent exploré la sensibilité de la peau, je lui ai pincé le bras, les jambes sans qu'il manifestât la moindre douleur. Pour être plus certain qu'il ne dissimulait pas, je l'ai fait piquer vivement par derrière tandis que je lui parlais, il ne s'en est pas aperçu. »

Cet homme nous offre l'exemple d'une hallucination du toucher, produite par une lésion de la sensibilité générale ; du reste, une hallucination d'un sens sans aucune altération organique peut coïncider avec une hallucination d'un autre sens, déterminée par une maladie spéciale de l'instrument sensitif; c'est surtout dans cette altération simultanée de l'intelligence et des organes sensoriaux qu'il est difficile au médecin de déterminer d'une manière précise le point de départ de la maladie, et cette difficulté sera bien plus grande encore si à *ces hallucinations* se mêlent, comme il arrrive si souvent, *des illusions* d'un ou de plusieurs sens.

Quant aux visions, aux cauchemars, aux incubes, aux succubes, etc., ce sont des aberrations qui rentrent dans le domaine de l'hallucination proprement dite, et nous en parlerons après avoir donné quelques détails sur les principales hallucinations en particulier.

HALLUCINATION DE L'OUÏE. D'après tous les observateurs qui se sont livrés à l'étude des maladies mentales, les hallucinations de l'ouïe sont de toutes les plus fréquentes. Tantôt, et c'est la forme la plus simple, elles se manifestent seulement par des bourdonnements et des tintements d'oreilles qui passent d'abord inaperçus, mais qui bientôt deviennent insupportables ; tantôt c'est la continuation d'un bruit qu'on a entendu long-temps auparavant, le son des instruments, le bruit des cloches ou du tambour, le roulement d'une voiture dans laquelle on a voyagé ; tantôt ce sont des cris insultants qui poursuivent partout l'individu pendant la veille et le sommeil ; tantôt il converse attentivement, discute avec chaleur, ou plaisante avec une voix qu'il entend et qui lui répond. Ce qu'il y a de plus frappant dans ces phénomènes, c'est que les gens les plus habiles, les plus éclairés, les plus versés même dans les sciences physiologiques , ne peuvent être convaincus que ce qu'ils croient entendre est le fruit de leur imagination malade. « Un ecclésiastique confié à mes soins, dit M. Foville, a des hallucinations de l'ouïe; il entend sans cesse des voix qui le menacent de le chasser de la maison, de le mettre à la porte. Cet homme a reçu une éducation soignée; il a cultivé les sciences naturelles. Je cherche, en lui rappelant ce qu'il a pu lire sur les erreurs de ses sensations, à lui inspirer des doutes sur la réalité des injures, des menaces qu'il croit entendre ; à tout ce que je lui adresse dans ce

but, il répond : Hé ! monsieur, je dois donc douter que je vous vois, que je vous entends.» Les sourds sont sujets comme les autres aux hallucinations de l'ouïe, et le docteur Calmeil a conservé un volumineux recueil de poésies latines et françaises , de discours, de lettres , de sermons en plusieurs langues composés par un ecclésiastique depuis long-temps privé de l'ouïe, et qui se figurait écrire sous la dictée de l'archange saint Michel, affirmant qu'il était incapable de produire lui-même autant et d'aussi belles choses. Le même auteur rapporte aussi qu'un médecin habitué à faire la conversation avec des êtres invisibles, devint sujet à des accès de surdité pendant lesquels il continuait à interroger, à répondre, à rire aux éclats des choses plaisantes qui frappaient son oreille.

On trouve parmi les hallucinés beaucoup d'individus qui affirment ne connaître certaines choses que depuis qu'elles leur ont été révélées par les voix qu'ils entendent ; ainsi Le Tasse qui fut si long-temps tourmenté par des bruits de cloches, d'horloges, etc., qui le remplissaient d'effroi, avait, comme Socrate, des entretiens avec un génie familier, disait-il, sur des choses qu'il n'avait jamais ni lues ni entendues, et qu'il pensait n'être connues de personne. J.-B. Manso, son contemporain et son ami, qui a écrit sa vie, dit que voulant lui donner des preuves positives, le poète l'engagea à assister à la prochaine entrevue qu'il aurait avec son génie. « J'acceptai l'offre, dit Manso, et le lendemain étant tous deux assis devant le feu, il tourna ses regards vers une fenêtre où il les fixa avec tant d'attention qu'il cessa de répondre à ce que je lui disais, il est même probable qu'il ne m'entendait plus... Pendant que je portais mes regards de tous les côtés, et que je ne découvrais rien d'extraordinaire , je m'aperçus que Le Tasse était occupé à la conversation la plus sérieuse et la plus relevée ; car quoique je ne visse et n'entendisse que lui, la suite de son discours était distribuée comme elle doit l'être entre deux personne qui s'entretiennent ; il proposait et répondait alternativement. Les matières dont il parlait étaient si relevées, le style en était si sublime et si extraordinaire, que la surprise m'avait en quelque sorte mis hors de moi-même ; je n'osais ni l'interroger, ni lui demander où était l'esprit avec lequel il conversait.

« Émerveillé de ce qui se passait sous mes yeux , je restai assez long-temps dans le ravissement, sans doute jusqu'au départ de l'esprit. Le Tasse m'en tira en se tournant de mon côté, en me disant : êtes-vous enfin dégagé de vos doutes ? Bien loin de là, lui dis-je, ils ne sont que plus forts ; j'ai entendu des choses merveilleuses, mais je n'ai rien vu de ce que vous m'aviez annoncé. » (*Théorie des songes, par l'abbé Richard.*)

C'est surtout pendant cet état extatique produit par une forte concentration de la pensée vers un seul point qu'ont lieu le plus souvent les hallucinations; ainsi sainte Thérèse étant en extase, entend distinctement ces paroles de Dieu : *je ne veux plus que vous conversiez avec les hommes, mais avec les anges.* Pierre entend dans le ciel les plus doux concerts, et saint Jean au milieu des innombrables visions de l'apocalypse, entend des voix retentissant comme les flots et les tonnerres et glorifiant la divinité. *Sicut vocem aquarum et tonitruorum dicentium : alleluia ! quoniam regnavit dominus Deus noster omnipotens. (*Apocal. cap. XIX.)

Pour d'autres hallucinés, c'est de leur propre corps que sortent les sons qui les frappent ; ainsi une loueuse de chaises de Saint-Roch qui était persuadée avoir un concile d'évêques dans le ventre, entendait clairement les saints prélats discuter les points en controverse. « Une vieille fille qui a séjourné à Charenton, sentait une chienne dans son ventre : cette chienne ayant mis bas, ses petits ne tardèrent pas à unir leurs aboiements à ceux de la mère, et la malade fatiguée par ce vacarme, entrait dans des accès de colère affreux contre un prêtre qui était, disait-elle, la cause d'un pareil malheur. Une autre femme entendait chanter un coq dans ses entrailles. » (Calmeil.)

Une malade dont Pinel a conservé l'observation dans sa nosographie, donne une idée parfaite de la manière dont certains hallucinés conçoivent leur état. « Le matin à mon réveil, dit cette malade, et le soir avant de m'endormir, les artères de ma tête étant plus vivement agitées, j'entends très-distinctement, vers le derrière ou au sommet de ma tête, une voix (je manque d'autre expression, ou plutôt je sens que celle-là seule est exacte), cette voix donc rend des sons franchement articulés, construit des phrases qui présentent toujours un sens rarement obscur. Levée sur mon séant, cette voix cesse de se faire entendre; cette singularité m'a fait naître une réflexion sur les temps d'enthousiasme et de crédulité, et j'en ai conclu, qu'inspirés, possédés, béats, illuminés, en un mot, que toute la classe à révélation n'avait pu avoir pour tout commerce surnaturel ou céleste, que de semblables conversations avec le cerveau échauffé, électrisé par une force toute corporelle. »

ILLUSIONS DE L'OUÏE. Après les hallucinations auditives, les illusions de l'ouïe seront faciles à comprendre, puisqu'elles n'en diffèrent qu'en ce qu'elles sont toujours déterminées par un bruit quelconque. Presque tous les maniaques sont tourmentés par ces illusions. L'un prend pour le hurlement des loups le bruit que font dans son corps les gaz intestinaux, l'autre le sifflement de l'air pour des gémissements plaintifs ; c'est à ces illusions qu'il faut rapporter ces cris lugubres qui sortent des tombeaux dans les cimetières, ces voix qui retentissent la nuit dans les cavernes, les châteaux abandonnés, ces cliquetis d'armes qu'on entend sur les anciens champs de bataille, etc., etc.

HALLUCINATIONS DE LA VUE. Comme nous rapportons aux *visions* les hallucinations simultanées de l'ouïe et de la vue, nous parlerons seulement dans ce paragraphe, des hallucinations visuelles qui ont lieu à l'état de veille et qui ne peuvent s'expliquer que par un état extatique provoqué par une tension de l'esprit. Mathey a rapporté dans son livre *des Maladies de l'esprit,* l'histoire d'un jeune homme qui, voyageant à pied pendant les chaleurs de l'été, fut pris tout-à-coup d'un délire violent et s'enfuit à toutes jambes. Pendant sa convalescence il a souvent répété au docteur Mathey, avec le langage d'une ferme conviction qu'il avait vu un vieillard à barbe blanche et vêtu de drap blanc, qui l'appelait à lui et qu'il suivit long-temps à travers les bois, s'imaginant que c'était le père éternel.

Il y a quelques années, un aliéné de Bicêtre annonce que Dieu l'appelle à lui, et il montre à ses camarades un char lumineux qui descend dans les nuages et qui va l'emporter au ciel. Il attend que le char soit au niveau de la croisée, s'avance gravement pour s'y asseoir, et se précipite d'un quatrième étage. Un des faits les plus curieux en ce genre, est celui que M. Leuret a cité d'après la chronique des frères mineurs (liv. x chap. 36), et qui a trait au frère Jean, simple religieux alors, et depuis ministre général de l'ordre. «Aussitôt que le *benedicite* eust esté dict, il vit ouvrir le ciel, et un ange qui en descendait portant une plume d'or, une serviette et un couteau : lequel ange estant entré au réfectoire, alla incontinent vers le religieux qui lisait, auquel il ouvrit la poictrine de son cousteau, puis l'essuya de sa serviette et escrivit en lettre d'or sur son cœur : *Joannes est nomen eius,* c'est-à-dire, Jean est son nom, puis il fit le mesme à tous les religieux. »

ILLUSIONS DE LA VUE. Il suffit souvent du plus léger état de faiblesse pour faire naître ces illusions ; on aperçoit les meubles tourner, le parquet se balancer et s'incliner entièrement. Un accès de fièvre suffit quelquefois pour vous faire voir tous les objets en rouge. Dans l'hydrophobie, l'épilepsie et plusieurs autres affections nerveuses, les malades perçoivent les objets sous les couleurs et les formes les plus extraordinaires ; une jeune fille hystérique était toujours prise avec ses attaques d'un rire violent en voyant toutes les personnes qui l'entouraient la tête en bas et les pieds en l'air.

C'est surtout lorsqu'une faible lumière éclaire pendant la nuit un appartement, qu'on éprouve, avec des sens intacts, les illusions les plus bizarres, et il suffit alors de regarder fixement le papier qui couvre le mur, ou les rideaux du lit, ou même de fermer à demi les yeux pour percevoir les tableaux les plus variés de fantasmagorie.

HALLUCINATIONS ET ILLUSIONS DU GOUT ET DE L'ODORAT. Quoiqu'elles puissent exister isolées, ainsi que nous en avons donné des exemples, cependant elles accompagnent plus souvent celles dont nous avons parlé plus haut; ainsi, les possédés du démon étaient infectés par les odeurs fétides dont le diable remplissait l'air; les extatiques, au contraire, savouraient avec délices les odeurs délicieuses dont l'atmosphère était embaumée pendant leurs visions... Certains aliénés mangent avec sensualité de la terre, de l'herbe, leurs matières fécales, et trouvent un goût détestable aux mets les mieux préparés; d'autres respirent avec plaisir les vapeurs de l'ammoniaque, de la corne brûlée, et trouveront une odeur d'arsenic ou d'œufs pourris aux fleurs les plus suaves.

HALLUCINATION DU TACT. Si quelques hallucinations de ce genre peuvent se rapporter à un vice pathologique, à un défaut de sensibilité, par suite de paralysie, etc., il en est d'autres essentiels, si l'on peut ainsi dire, et qu'on verra chez les individus dont tous les sens, et en particulier ceux du toucher, sont parfaitement intacts sous le rapport de l'organisation. Ainsi, le père Mallebranche sentait un énorme saucisson qui pendait continuellement à son nez; un général croyait tenir un voleur et secouait violemment ses bras comme s'il eût tenu quelqu'un qu'il eût voulu terrasser; Wan Baerle, croyant son corps changé en beurre fuyait la chaleur dans la crainte de tomber en liquéfaction, et finit même par se jeter dans un puits pour se conserver plus frais; Nabuchodonosor se croit transformé en bœuf et va paître dans les prairies au milieu des bêtes.

Les uns se sentent si légers qu'ils craignent de s'envoler, les autres si pesants qu'ils ont peur de voir la terre s'enfoncer sous leurs pas. Celui-ci se sent une tête de coton, celui-là une tête de verre; l'un est transformé en oiseau, l'autre en âne, en chien, en loup, etc., c'est même pour les hallucinés la transformation la plus commune, et l'on sait les épidémies de lycanthropie qui ont ravagé autrefois le pays de Labour, et les victimes si nombreuses de la zoanthropie immolées à la crédulité des juges.

ILLUSIONS DU TACT. C'est à ce genre qu'il faut rapporter toutes ces aberrations de la sensibilité, qu'on retrouve si souvent chez les maniaques et les extatiques, et dont *Carré de Mongeron* a consigné tant d'exemples dans son *Histoire des Miracles du diacre Pâris* (*La vérité des miracles opérés par l'intercession de M. Pâris...* 1737). « Dans leur état d'exaltation une foule de fanatiques se sont appliqués sur le ventre, sur l'estomac, des coups de pieds, des coups de pavés, des coups de barre de fer, qu'ils savourent avec délices, se plaignant uniquement du petit nombre et de la faiblesse des coups qu'on leur applique. Carré de Mongeron appliqua lui-même sur la région épigastrique de Jeanne Mouler, soixante coups d'un chenet en fer du poids de près de trente livres. Cette femme trouvant ces coups trop faibles s'en fait administrer tout de suite cent autres par un homme doué d'une force athlétique; le chenet portait avec tant de violence, qu'il semblait pénétrer jusqu'au dos et devoir écraser tous les viscères. Cependant Mouler s'écriait : courage, mon frère, redoublez encore si vous pouvez. Dans l'exercice de la planche, les convulsionnaires étant étendues sur le dos, une planche qu'on appliquait sur le corps était aussitôt couverte d'autant d'individus qu'elle en pouvait recevoir. Dans l'exercice du caillou, la convulsionnaire reposant sur le plancher, la figure en l'air, un frère placé à genoux auprès d'elle prenait un caillou du poids de vingt-deux livres, et lui en déchargeait pour le moins, cent coups sur le sein... Un grand physicien de l'époque voulant s'assurer par lui-même que l'on ne se joue pas de sa bonne foi, épuise ses forces à frapper sur le ventre d'une femme qui rit de ses efforts et n'en retire que du bien. »

Mais, sans avoir recours à ces aberrations de la sensibilité chez les fanatiques, ne sait-on pas l'abus que font encore tous les jours du fouet et des flagellations sanglantes des débauchés chez lesquels la sensibilité ne peut plus être excitée que par ces

moyens; ne se rappelle-t-on pas que ces excès, employés d'abord dans un but de mortification devenaient pour beaucoup de religieux la source des plus cyniques jouissances. (*Histoire des flagellants, par l'abbé Boileau*.) Les douleurs ou la gêne ressentis dans quelques points à l'intérieur du corps et rapportés par certains malades à des causes plus ou moins extravagantes constituent *les illusions ou les hallucinations internes ou viscérales*. Ainsi un malade sent ses boyaux liés avec une corde; un autre sent un crapaud qui lui gratte le ventre; un autre croit avoir le soleil dans l'estomac; celui-ci a dans le foie un pavé de vingt livres, celui-là dans la tête une énorme couleuvre; chez les femmes surtout ces illusions viscérales sont encore beaucoup plus fréquentes; Boguet cite une femme qui avait dans l'estomac deux démons sous la forme d'une limace et d'un chat; saint François de Sales parle d'une de ses parentes qui sentait pendant son veuvage un enfant remuer dans son ventre, et qui passa une nuit dans la position d'une femme qui accouche. Les parties internes de la génération et les organes voisins de ces parties sont, surtout chez la femme, le siège de ces illusions bizarres. Une femme, citée par M. Calmeil, croyait avoir un serpent dans l'utérus, une vieille fille soutenait qu'elle avait une araignée dans le fondement, etc., etc.

INCUBES.— SUCCUBES.— CAUCHEMAR. C'est à ces hallucinations et à ces illusions de la sensibilité tactile qu'il faut rapporter, ce me semble, ces délires de l'imagination dans lesquels certains individus se croient aux prises avec les incubes ou avec les succubes. Ces mots qui, d'après leur étymologie, veulent dire coucher dessus (*in-cubare*), coucher dessous (*sub-cubare*), étaient employés surtout au temps des épidémies démoniaques. Si une femme était tourmentée par les attentats d'un démon apparaissant sous une forme quelconque, elle était possédée par l'*incube*. Si le démon au contraire empruntait la figure d'une femme pour exciter un homme au vice, cet homme était possédé par le *succube*. S'il y a absence de toute idée ou de toute action démoniaque, et qu'il survienne seulement un sentiment pénible d'engourdissement, de suffocation, de frayeur et d'anxiété générale avec impossibilité de se mouvoir et d'articuler des sons, alors il y a seulement *cauchemar*.

« Partout, dans l'histoire, on trouve des incubes établis, dit M. Leuret; chez les Juifs, ils s'appellent asmodée, haza, lilith, princes des ténèbres; chez les Grecs et chez les peuples d'Orient ce sont les sirènes, les nymphes, les oréades, les dryades, les néréides, les satyres, les sylvains, les faunes. Lors de la découverte de l'Amérique, il y avait dans cette nouvelle partie du monde, un incube très-célèbre et très-redouté, c'était le dieu Cocoto. Pour les chrétiens, c'est le diable sous mille formes diverses, qui se plaît surtout, au dire de saint Antoine, à tourmenter les religieux et les vierges consacrés à Dieu. Zacchion ajoute que cet esprit immonde ne tourmente pas moins les femmes difformes et laides; ce qui se conçoit parfaitement... D'après les historiens de la primitive église, les catéchumènes en étaient souvent tourmentés, et l'eucharistie les délivrait. Saint Augustin en parle plusieurs fois dans son livre de *la Cité de Dieu;* et Bodin raconte qu'il y eut à Rome, en une seule année, quatre-vingt-deux personnes possédées par l'incube. » On a peine à croire que des esprits comme Lactance, saint Jérôme, Joseph, saint Chrysostôme, Luther, etc., aient sérieusement discuté pour savoir s'il pouvait provenir quelque chose des incubes, et si une femme possédée par l'incube donnerait naissance à un diable ou à un homme.

On peut lire dans Pierre de Lancre (*Inconstance des mauvais anges*), et dans Le Loyer (*Des spectres ou apparitions, visions,* etc.), les curieuses histoires des incubes, depuis Romulus et Remus, qui proviennent *du commerce du démon Mars avec la sorcière Rhea Silvia,* jusqu'aux pauvres aliénés qui périssaient sur le bûcher, par arrêt des inquisiteurs d'Espagne ou des parlements de France, après avoir confessé leur commerce avec le diable. L'histoire suivante, traduite par M. Guizot et consignée dans les fragments psychologiques, donne une idée de l'appareil déployé autrefois contre des aberrations renvoyées aujourd'hui à l'examen des médecins.

« A Nantes était une malheureuse femme que tourmentait un certain démon plein d'effronterie : ce diable lascif lui avait apparu sous la forme d'un démon de la plus belle figure... Quand une fois il eut obtenu son consentement à ses desseins, étendant les bras, il prit les pieds de l'infortunée dans une de ses mains, lui mit l'autre sur la tête et se la fiança, pour ainsi dire, par ces signes d'alliance intime. Elle avait pour mari un brave chevalier qui ignorait complètement cet exécrable commerce; cet impur adultère, toujours invisible, abusait donc d'elle dans le lit même où couchait son époux, et l'épuisait par un incroyable libertinage. Pendant six ans, cette femme perdue cache son effroyable mal...; la septième année cependant elle court aux pieds des prêtres et confesse sa faute. Sans cesse elle parcourt les lieux sacrés et implore l'appui des saints, mais aucune prière, aucune aumône ne lui procure de soulagement... Enfin, ce crime infâme devient public; le mari l'apprend, et ne voit plus sans horreur son union avec cette femme. Cependant, l'homme de Dieu (saint Bernard), arrive. Dès que cette malheureuse femme en est instruite, elle court toute tremblante se jeter à ses pieds, lui découvre, au milieu d'un torrent de larmes, son horrible souffrance, les insultes invétérées du démon... Le serviteur de Dieu la console par des paroles pleines de douceur, lui promet le secours du ciel, et comme la nuit approchait alors, il lui ordonne de revenir le lendemain, et de mettre sa confiance dans le Seigneur. Elle vient de nouveau et s'empresse de rapporter à l'homme de Dieu les blasphèmes et les menaces qu'elle avait entendus cette nuit même de son incube. N'ayez, lui dit saint Bernard, aucune inquiétude de ses menaces; mais prenez mon bâton que voici et mettez-le dans votre lit; qu'ensuite le démon entreprenne quelque chose contre vous, s'il le peut. Cette femme fait ce qui lui est ordonné, se couche dans son lit, après s'être fortifiée par le signe de la croix, et place le bâton auprès d'elle. L'incube arrive bientôt; mais n'ose tenter son œuvre accoutumée, ni même approcher du lit. Le dimanche approchait, le saint abbé veut que tout le peuple soit appelé à l'église par une proclamation de l'évêque; ce jour-là donc une multitude innombrable s'étant réunie dans l'église, saint Bernard, suivi de deux évêques, monte au jubé, expose publiquement les attentats inouis et audacieux de l'incube, puis, aidé des prières de tous les fidèles, il anathématise cet esprit fornicateur et lui défend par l'autorité du Christ d'approcher dans la suite soit de cette femme, soit de tout autre. Tous les cierges sacrés ayant alors été éteints, toute la puissance de ce diable s'éteignit de même; la malheureuse possédée communia, après s'être confessée, et jamais depuis, son ennemi n'osa lui apparaître, mais il s'enfuit chassé loin d'elle sans retour. »

VISIONS. Quoique les visions aient la plus grande analogie avec les hallucinations de la vue dont nous avons parlé plus haut, cependant on donne plus particulièrement ce nom aux hallucinations déterminées par le fanatisme religieux, ou représentant le plus souvent l'image de Dieu, des anges, des génies ou des démons. Les visions qui ont lieu pendant le sommeil diffèrent des rêves en ce qu'elles font sur l'esprit une impression plus vive, et qu'elles restent profondément gravées dans la mémoire. C'est la nuit que Brutus vit entrer dans sa tente un fantôme qui lui dit : je suis ton mauvais génie, Brutus; tu me reverras près de la ville de Philippe. C'est pendant le sommeil que Saül vit l'ombre de Samuel se présenter à lui sous la forme d'un vieillard couvert d'une draperie blanche.

Les visions diurnes sont aussi très-fréquentes : ainsi Jeanne d'Arc reçoit en plein jour, dans le jardin de son père, la visite de saint Michel, de sainte Marguerite, de l'ange Gabriel, et va triompher, sous cette inspiration, des ennemis de la France. Mais sans chercher si loin des exemples, n'avons nous pas vu, il y a vingt ans, un pauvre visionnaire regardé comme un envoyé de Dieu et consulté d'après l'avis de plusieurs prélats, par Louis XVIII, sur les affaires du royaume. Cet homme était Ignace Martin, âgé de trente-trois ans, petit laboureur des environs de Chartres. Il était occupé à étendre du fumier dans un champ plat et uni, quand tout-à-coup se présente à lui un homme qui lui ordonne d'aller trouver le roi et de l'engager à réformer la politique de ses états s'il voulait éviter les grands malheurs dont la France était menacée.—Mais, répondit Martin, « puisque vous en savez si long, vous pouvez bien aller vous-même trouver le roi et lui dire tout cela, pourquoi vous adresser à un pauvre homme qui ne sait pas s'expliquer. Ce n'est pas moi qui irai, lui dit le mystérieux personnage, ce sera vous; faites attention à ce que je vous dis, et vous ferez tout ce que je vous commande. Après ces paroles, Martin le vit disparaître tout-à-coup, ses pieds parurent s'élever de terre, sa tête s'abaisser, et son corps se rapetissant, finit par s'évanouir à la hauteur de la ceinture comme s'il eût fondu en l'air.» Il se trouva des prélats assez aveugles pour voir là un miracle, et des médecins assez complaisants pour les appuyer; mais Pinel, qui examina Martin, le déclara atteint de manie avec hallucination et l'envoya à Charenton.

On voit que dans la plupart des visions il y a hallucination de la vue et de l'ouïe. Il serait difficile de trouver un saint ou même un simple ermite qui n'ait pas eu de visions, et nous avons dit plus haut que le fanatisme religieux, la contemplation ou la contention de l'esprit vers les idées démoniaques amenaient infailliblement des apparitions surnaturelles.

Je ne parlerai ni de la vision si bizarre d'Ezéchiel, ni des innombrables visions décrites dans l'Apocalypse, mais nous avons dans la vie des saints, dans les chroniques des frères mineurs et dans toute l'histoire du moyen-âge les documents les plus authentiques sur les visions des bienheureux, des pères du désert, des moines, des sorciers, etc. Chez les ermites, la pratique du jeûne, une continence sévère, la solitude absolue; dans les couvents, la contemplation, l'oisiveté et surtout l'oraison mentale, étaient des moyens puissants pour exciter des visions. « Or, pour vous mettre en la présence de Dieu, dit saint François de Sales, je vous propose quatre principaux moyens : le premier, qui est une vive et attentive appréhension de toute la présence de Dieu ;... le quatrième, de se servir de la simple imagination, nous représentant le sauveur en son humanité sacrée, comme s'il était près de nous, ainsi que nous avons accoutumé de nous représenter nos amis, et de dire : je m'imagine de voir un tel qui fait ceci et cela; il me semble que je le vois, ou chose semblable.» (2e part., chap. II, cit. Leuret.)

Il suffit de lire, dans l'introduction à la vie intérieure et parfaite, tout ce qui a rapport à la présence de Dieu (*oraison de suspension* ou *ligature des puissances ; oraison d'extase, de ravissement et de vol d'esprit ; oraison de déification, de vision; de révélation ; voix intérieures et extérieures; odeur spirituelle; goût spirituel*, etc.), pour comprendre comment presque tous les religieux un peu zélés sont devenus des visionnaires.

Quant aux sorciers, leurs visions diaboliques étaient souvent produites soit par des boissons spiritueuses ou somnifères, soit par des frictions narcotiques, et l'on conçoit facilement à quel délire devaient être en proie ces esprits déjà malades, pendant l'assoupissement si agité que procure l'opium. Gassendi, voulant étudier de près un berger qui passait pour sorcier et que l'on avait garroté pour le livrer à la justice, pria, comme à l'insu de tout le monde, ce malheureux de l'initier dans la pratique des moyens secrets auxquels il convenait d'avoir recours pour être admis aux assemblées infernales. Le berger lui ayant proposé de partager avec lui une sorte de bol narcotique qu'il tenait d'un ami, affirma qu'après l'avoir avalé et s'être couché vers minuit vis-à-vis de la cheminée, le diable, sous la forme d'un chat noir, viendrait les prendre pour les déposer au sabbat. Gassendi, d'accord avec le magicien, s'étend comme lui au moment indiqué sur la planche, en substituant toutefois un peu de confiture à la portion d'opiat qui lui a été concédé. A peine son compagnon a-t-il introduit dans l'estomac la drogue dont l'usage lui est familier, que d'abord il semble comme étourdi et comme ivre, et bientôt il est plongé dans une sorte de sommeil narcotique, parlant haut, adressant la parole aux démons, à des camarades qu'il croit comme lui figurer au sabbat. Cet état dure plusieurs heures. Au réveil, le prétendu sorcier félicite Gassendi des honneurs qu'il a reçus du bouc qui présidait le sabbat, et il raconte dans les plus grands détails toutes les hallucinations de son sommeil, comme autant d'impressions positives qui l'ont frappé dans l'assemblée nocturne. (Foville.)

Je ne terminerai pas cet article sur les hallucinations sans parler de l'examen psychologique auquel a été soumise, dans ces derniers temps, la vie de quelques grands philosophes de l'antiquité et en particulier de Socrate. Ainsi, d'après M. Lelut, outre que la vie de Socrate a souvent présenté des singularités qui sont le caractère de l'aliénation mentale, ses visions, les révélations continuelles d'un dieu, d'un esprit, d'une voix, d'un démon, qui lui inspirait ses maximes et lui annonçait les évènements futurs, tout cela offre le caractère indubitable des hallucinations. Malgré l'autorité de M. Lelut dans l'appréciation des faits relatifs à la folie, personne ne pensera qu'il faille rapporter aux hallucinations, dont nous avons parlé plus haut, ce langage mystique du philosophe grec, et on l'attribuera plutôt à sa connaissance profonde de l'esprit de ses concitoyens. La voix d'un homme dans ces temps de polythéisme aurait eu trop peu d'empire ; Socrate emprunte celle d'un génie surnaturel, comme Numa, comme Lycurgue, comme Mahomet et d'autres réformateurs l'ont fait sans être regardés comme hallucinés, et uniquement pour donner plus d'autorité à leurs paroles.

H. LANDOUZY,
Chirurgien interne à l'Hôtel-Dieu, etc.

HANCHE (*anat.*) s. f. On désigne ainsi la saillie latérale que présente le bassin en s'unissant avec l'os de la cuisse; cette saillie est plus prononcée chez la femme que chez l'homme à cause de l'empleur du bassin qui est plus considérable chez la première. Chez les personnes bossues ou contrefaites, une des hanches est plus saillante que l'autre ; cette déformation est apparente et tient le plus souvent à la déviation de la colonne vertébrale; il est rare en effet que les os iliaques ne soient pas symétriques entre eux (voyez gibbosité). La hanche nous offre à considérer son articulation avec la cuisse (articulation *coxo-fémorale* ou *ilio-fémorale* des anatomistes), elle résulte du contact de la tête du fémur avec la cavité cotyloïde de l'os iliaque, cette dernière cavité creusée dans les os iliaques est hémisphérique; dirigée en dehors et en avant, elle présente deux pouces de diamètre, sa profondeur est encore augmentée par une espèce de bourrelet circulaire (*ligament cotyloïdien*) qui entoure son rebord ; cette articulation est assujettie par deux ligaments : l'un, *dit capsulaire*, d'une part s'attache autour de la cavité cotyloïde, et de l'autre va embrasser la partie retenue qu'offre le fémur au-dessous de sa tête et qu'on nomme *le col du fémur;* l'autre ligament (*ligament rond ou triangulaire*) des auteurs, est un faisceau fibreux aplati, fixé par son sommet dans l'enfoncement inégal que présente la tête du fémur et par sa base aux deux côtés d'une échancrure qu'on observe à la cavité cotyloïde. Cette articulation qui est très-solide, comme on le voit, est en outre revêtue, comme les autres articulations, d'une membrane synoviale et de fibrocartilages qui encroûtent les surfaces osseuses. (Voy. *Bassin*.)

HANCHE (maladie de la). La plupart des maladies de la hanche ont déjà été traitées dans des articles à part ; les plaies et les contusions de cette partie n'offrent rien de spécial ; nous dirons seulement ici qu'il importe beaucoup de ne pas confondre les douleurs rhumatismales et goutteuses qui peuvent avoir leur siège dans cette articulation, avec la coxalgie (voy. *Coxalgie*) et pour les luxations de la hanche, le mot *Cuisse* (maladies de la). Voy. aussi *Articulations* (maladies des).

J. B.

HARICOT, (*bot. et hyg.*), s. m., *phaseolus*. Famille des légumineuses. Ce fruit s'offre sous la forme d'une gousse allongée, droite ou falsiforme, un peu comprimée, renflée dans les parties occupées par les graines ; celles-ci sont généralement réniformes, marquées d'un hile peu apparent, composées d'une enveloppe corticale assez résistante et de deux cotylédons de nature amylacées.

La plante qui fournit ce légume originaire de l'Amérique et des Indes-Orientales, est maintenant abondamment cultivée en Europe, les variétés hâtives dans les contrées septentrionales, et celles tardives dans les contrées méridionales. Sa culture en grand forme une branche de commerce fort importante pour les départements de la Côte-d'Or et de Saône-et-Loire ; elle contribue à la prospérité de ces pays. Les haricots les plus estimés toutefois viennent des environs de Soissons. Ils font la base de la consommation de Paris.

Il est peu de substance alimentaire aussi généralement employée et avec plus de profit. L'avantage qu'a le haricot de n'être attaqué par aucun insecte, la facilité avec laquelle il se conserve, en font une précieuse ressource pour la marine et en général pour la nourriture des troupes. Rien de plus simple et de plus varié que ses divers modes de préparations ; toutefois, c'est lorsqu'il n'a pas encore atteint tout son développement et qu'il est encore vert, ou lorsqu'il est converti en purée, que sa digestion s'effectue le plus facilement ; aussi doit-on préférer ce genre de préparation alimentaire pour les vieillards, les femmes, les enfants, et en général les personnes dont l'estomac est faible ou paresseux, comme on le dit vulgairement. La prodigieuse consommation de ce légume sec par la classe ouvrière, les bureaux de bienfaisance, les hospices et les hôpitaux, fait vivement regretter qu'on n'ait pas encore mis à profit le procédé de décortication pratiqué en Angleterre depuis quelque temps, et qui consiste à les soumettre à l'action de deux meules convenablement espacées : « Quelle économie de temps et de combustible, dit M. Desfontaines (cours complet d'agriculture), ne résulterait-il pas cependant de son adoption ; les haricots ainsi préparés cuisent en un quart d'heure, lorsque tels des nôtres ne sont cuits qu'après avoir bouilli trois ou

quatre heures. Qu'on ne dise pas qu'ils se conservent moins long-temps, car de tous les légumes embarqués par la marine anglaise, c'est celui qui s'altère le plus tard, pourvu qu'il soit entassé bien sain dans des barils exactement fermés. On l'y connaît sous le nom de *sagou de Bowen*, du nom de l'inventeur du procédé. »

On a proposé divers moyens de conserver les haricots verts ; tantôt on les plonge dans du beurre ou de la graisse fondue, tantôt dans une saumure faite avec trois parties d'eau, une de vinaigre et une livre de sel ; tantôt par le procédé d'Appert, ou simplement séchés. Dans tous les cas, on doit préalablement les faire blanchir en les exposant pendant un quart d'heure à l'action de l'eau bouillante. Cette opération a pour but non pas de les blanchir comme on le dit improprement, mais d'enlever le principe âcre qu'ils contiennent, d'aviver leur couleur, et surtout de leur donner un certain degré de fermeté nécessaire au succès de l'opération.

Le rôle important que jouent les haricots dans l'alimentation a engagé plusieurs chimistes distingués à s'occuper de leur analyse. Nous allons rapporter la plus récente que l'on doit à M. Braconnot de Nancy ; ce savant a trouvé que cent grammes de haricots donnaient pour résultat 1°, enveloppes séminales, 7 grains (elles sont composées elles-mêmes de fibres ligneuses 4,60 ; acide pectique, 1,23 ; matière soluble dans l'eau, amidon et traces de légumine, 1,17 ; 2°, amidon 42,34 ; 3°, eau 23,00 ; 4°, légumine, 18,20 ; 5°, matière animalisée soluble dans l'eau et insoluble dans l'alcool, 5,36 ; 6°, acide pectique retenant ligneux et amidon, 1,50 ; 7°, matière grasse peu colorée, 0,70 ; 8°, squelette pulpeux, 0,70 ; 9°, sucre incristallisable, 0,20 ; 10°, phosphate de chaux et potasse, carbonate de chaux, traces d'acide organique en partie saturé par la potasse et perte, 1,00 ; total 100,00.

On voit d'après cette analyse que ce fruit, sous un volume assez minime, contient une proportion considérable de principes nutritifs. S'il est vrai, comme l'établit M. Hippolyte Royer Collard, à l'article aliment de ce dictionnaire, que plus une substance est composée ou complètement organisée, plus elle est nutritive, on doit encore, sous ce rapport, placer le haricot au premier rang des substances alimentaires empruntées au règne organique végétal.

Cependant, bien que nous partagions l'opinion de notre savant collaborateur, et que nous regardions l'abondance et la variété des principes nutritifs comme étant les conditions les plus favorables d'une bonne nutrition, nous pensons qu'elles ne suffisent pas, et qu'il importe pour que l'assimilation s'effectue que ces principes soient non pas seulement dans un état de division extrême comme on le croit généralement, mais dans un état particulier que la présence seule du gluten peut produire, et qui consiste à subdiviser la substance nutritive, dans des cellules artificielles qui forment, pour ainsi dire, autant de petits bols alimentaires qui se présentent successivement à l'action de l'estomac.

Si cette théorie que justifie l'expérience était

22

mieux appréciée, rien ne serait plus facile que de remplacer en totalité ou en partie , dans certaines circonstances, les farines des céréales par celles des légumineuses, pouvu toutefois qu'on en effectuât la panification au moyen d'une addition plus ou moins considérable de gluten que l'on extrairait des farines de froment avariées ou de celle que retient le son comme l'a proposé M. Herpin.

C'est avec raison que dans une circonstance grave l'Académie de Médecine consultée sur les inconvénients qui pourraient résulter de l'addition des farines de légumineuses dans le pain des prisons , répondit, par l'organe de son rapporteur, M. Chevalier, au ministre de l'intérieur, qui la consultait, que ce genre d'addition devait être considéré plutôt comme un acte frauduleux que comme étant manifestement nuisible sous le rapport sanitaire. Il n'est en effet pas douteux pour nous qu'on ne puisse, par l'addition de gluten, faire avec les farines les plus réfractaires, pour ainsi dire, à l'action de l'estomac, du pain dont l'assimilation s'effectuerait alors facilement.

On doit regretter que les haricots qui contiennent, comme on l'a vu plus haut, une si notable proportion de principe nutritif, ne soient pas plus abondamment cultivés, et partant d'un prix moins élevé; car ils pourraient être utilement mis à profit pour la nourriture des bestiaux et des animaux domestiques.

Les principales espèces sont : 1° *le haricot commun*; sa gousse est allongée droite et falsiforme ; sa graine diffère de la fève en ce que l'ombilic est situé au centre des cotylédons , tandis que dans la première il est situé à l'extrémité supérieure ; 2°, *le haricot multiflor* ; son nom indique suffisamment en quoi il diffère du premier; ses gousses sont grosses et pendantes, sa graine est rose violet marquée de taches noires. Il est originaire de l'Amérique méridionale et a été importé par la voie d'Espagne, d'où lui vient la dénomination de haricot d'Espagne. Il en existe deux sous-variétés, l'une à fleurs écarlates, l'autre à fleurs blanches ; 3°, *haricot nain*. Il ne diffère du haricot commun que par le volume de sa graine qui est beaucoup moindre. Il est originaire des Indes-Orientales.

Ces espèces se subdivisent en un grand nombre de variétés, qu'il serait trop long de signaler ici.

COUVERCHEL ,
de l'Académie de Médecine et de la Société de Pharmacie.

HAUT-MAL (méd.), s. m. On donnait autrefois ce nom à l'épilepsie , que l'on nommait aussi mal sacré, parce que l'on pensait qu'il tenait à une cause surnaturelle. (Voyez *Epilepsie*.)

HECTIQUE (méd.), adj., fièvre hectique. (V. *Fièvre*.)

HELLÉBORE (bot. et mat. méd.), s. m., *helleborus*. On désigne sous ce nom d'hellébore ou d'ellébore un genre de plantes herbacées de la famille des Renonculacées, et qui contient un assez grand nombre d'espèces ; mais les plus connus sont : l'hellébore noir, *helleborus niger*, l'hellébore oriental, *helleborus officinalis*, qui est celui des anciens; il paraît même, suivant quelques auteurs, qu'ils employaient indifféremment les deux espèces. L'ellébore blanc n'appartient pas à ce genre, ni même

à cette famille; c'est le varaire (*veratrum album*), de la famille des colchicacées; il a de l'analogie par son action avec l'hellébore.

L'HELLÉBORE NOIR croît sur les montagnes de la Bourgogne, des Vosges, de l'Auvergne, des Pyrénées et surtout des Alpes. Ses fleurs qui apparaissent en hiver, sont d'un rose pâle et ont reçu le nom de rose de Noël; les feuilles sont radicales, coriaces, glabres, et découpées, les tiges sont dépourvues de feuilles et ne portent qu'une ou deux fleurs très-grandes; la racine, qui est la seule partie de la plante qui soit employée en médecine, est noirâtre à l'extérieur, blanche intérieurement, elle a la forme d'une souche de laquelle part un assez grand nombre de fibres cylindriques, charnues et tomenteuses. Sèche , cette racine conserve encore de sa puissante activité. M. Orfila dans sa *Toxicologie*, cite des expériences dans lesquelles deux gros et demi de poudre d'hellébore introduite dans l'estomac ont déterminé la mort chez un chien ; deux gros de la même poudre appliquée sur une plaie faite à la cuisse d'un fort chien ont déterminé la mort en moins d'une heure.

Cette plante, qui est très-irritante, jouit de propriétés émétiques et purgatives , et elle paraît d'après les anciens , avoir une action spéciale sur le cerveau. L'analyse chimique faite par Vauquelin a démontré dans la racine d'hellébore l'existence d'une huile âcre et caustique, de l'amidon, d'une substance végéto-animale, du sucre et d'une matière extractive. La partie active de cette racine est contenue, suivant Vauquelin, dans l'huile âcre et caustique, ce qui a lieu dans toutes les plantes de cette famille. Cette racine, qui était autrefois fort employée en médecine, est peu usitée aujourd'hui ; les anciens et surtout Hippocrate en faisaient un fréquent usage, surtout dans la folie ; l'usage de l'hellébore remonte même aux temps fabuleux : Hercule fut guéri de sa folie au moyen de cette plante ; le berger Mélampe délivra de la même maladie les filles de Prœtus en leur faisant boire du lait de chèvres qui avaient été nourries avec cette plante. On faisait aussi usage de l'hellébore dans l'épilepsie , l'hydrophobie , l'hypochondrie , enfin dans toutes les affections nerveuses et même les fièvres intermittentes.

Dans les derniers siècles, on préconisait la racine d'hellébore comme vermifuge, et dans les hydropisies avec atonie, dans les maladies de la peau; les morsures des serpents venimeux, le tétanos, l'hystérie. Appliquée sur les parties extérieures de la génération, l'hellébore provoque, suivant Dioscoride , le retour des règles ; il peut être employé d'une manière analogue pour les hémorrhoïdes qu'il fait fluer abondamment.

La racine d'hellébore doit être renouvelée souvent, car elle s'altère, surtout lorsqu'elle est en poudre. On l'emploie en solution aqueuse, en teinture, en vin, sous forme d'extrait, et de vinaigre, d'oximel et de pommade, elle fait la base des pilules toniques de Bacher : nous ne donnerons pas la composition des diverses préparations, qui sont presque toutes abandonnées aujourd'hui.

L'HELLÉBORE ORIENTAL, qui est celui dont les anciens faisaient usage, est peu différent de l'hellébore noir dont il partage les propriétés. Tournefort qui en a fait usage lui a reconnu la même action âcre irritante et purgative. Cette plante croît dans les contrées montueuses de la Grèce, de la mer Noire, et surtout à Anticyre d'où Tournefort l'a rapportée. L'*helleborus viridis* et l'*helleborus fœtidus* croissent en France, en Italie; la seconde espèce se trouve même en Allemagne et en Angleterre, et a reçu le nom vulgaire de pied-de-griffon; on en fait usage dans la médecine vétérinaire.

J. P. BEAUDE.

HÉMATÉMÈSE (*méd.*) s. f., gastrorrhagie (*hœmatemesis*), du grec *aima*, sang, et *emeó*, je vomis. Vomissement de sang provenant de l'intérieur de l'estomac. L'hématémèse ou hémorrhagie gastrique peut avoir lieu de deux manières soit *par exhalation*, soit *par la rupture d'un ou de plusieurs vaisseaux sanguins;* dans le premier cas les nombreux vaisseaux capillaires qui forment un réseau dans l'estomac laissent suinter le sang de toute part sous une influence morbide inconnue, absolument comme on l'observe dans l'épistaxis ou saignement de nez; dans le second cas, le sang provient d'un vaisseau rompu ou déchiré.

1° HÉMATÉMÈSE PAR EXHALATION. Elle s'observe plus souvent chez la femme que chez l'homme; la suppression des règles en est une des causes les plus fréquentes; l'hémorrhagie par l'estomac remplace alors l'écoulement menstruel; un état nerveux particulier, le tempérament bilieux et sanguin, les chagrins profonds, un mouvement violent de colère, l'immersion des pieds ou des mains dans l'eau froide, le scorbut, la suppression d'une hémorrhagie habituelle sont les autres causes signalées par les auteurs.

Le début de l'affection est marqué par un ensemble de symptômes qui s'observent dans toutes les hémorrhagies actives, et que l'on a désigné sous le nom de *molimen hemorrhagicum*. Le malade éprouve un malaise général, quelques frissons, du refroidissement aux pieds et aux mains et en même temps un sentiment d'oppression à l'estomac, la face se décolore, il semble que la syncope soit imminente; puis le pouls se relève, la chaleur générale se rétablit; il se manifeste alors une sensation de chaleur quelquefois de douleur dans l'estomac; cette sensation est suivie d'envies de vomir avec goût de sang; ce signe annonce que l'épanchement a eu lieu; dès lors les vomissements sanguins ne tardent pas à se déclarer, le sang sort d'abord par gorgée et ensuite à flots ou par masses en parties coagulés; ce sang est en général noir, visqueux et mêlé d'aliments si l'estomac en contenait; il exhale ordinairement une odeur aigre, si l'hémorrhagie est abondante, elle peut amener un état de faiblesse extrême, la syncope et même la mort, quoique cette terminaison soit fort rare; le plus souvent l'hémorrhagie, après avoir fait perdre au malade dix à douze onces de sang, quelquefois plus, quelquefois moins, s'arrête d'elle-même et peu à peu, sauf à se reproduire plus tard; le jour même ou le lendemain les selles du malade sont noires et sanguinolentes à cause du sang qui de l'estomac a passé dans les intestins. Chez les

personnes scorbutiques les symptômes précurseurs sont bien moins prononcés; l'hémorrhagie n'est pas précédée de congestion locale, et le sang s'épanche par suite de l'atonie et du relâchement des parois gastriques; aussi a-t-on désigné alors la maladie sous le nom d'hématémèse *passive* ou *asthénique.*

La maladie, comme nous l'avons dit, peut se reproduire à divers intervalles; chez les femmes elle se montre surtout à l'époque et à la place des règles; elle n'est pas extrêmement dangereuse par elle-même, puisqu'on cite des individus qui en ont été atteints assez fréquemment pendant une longue suite d'années.

2° HÉMATÉMÈSE PAR RUPTURE. Cette variété reconnaît ordinairement pour cause, une lésion mécanique, telle qu'une plaie, un corps étranger aigu introduit dans l'estomac, une sangsue avalée, etc., un coup violent dirigé vers le creux de l'estomac, une ulcération de la muqueuse gastrique, le cancer de l'estomac, l'empoisonnement par des substances corrosives; dans ce dernier cas, il se forme dans l'estomac des escharres, et c'est à la chute de celles-ci que l'hémorrhagie se déclare. Par l'action de ces différentes causes, un des vaisseaux (artères ou veines) de l'estomac est divisé, et fournit le sang qui, après s'être accumulé, est rejeté par le vomissement ou par les selles; dans le cas de cancer des parois gastriques, ce sang rejeté est ordinairement noir, quelquefois en petites parcelles; il ressemble assez bien à du marc de café; les anciens désignaient alors la maladie sous le nom de *mélœna.*

Dans l'hématémèse par rupture, on n'observe jamais de symptômes précurseurs; l'hémorrhagie se fait brusquement, sa durée et la quantité de sang rejeté sont variables et dépendent du calibre du vaisseau; pour peu que celui-ci soit considérable, la mort peut survenir et souvent en peu d'instant; dans le cas contraire, le sang s'arrête peu à peu, et l'hémorrhagie ne se reproduit pas, à moins que la rupture qui l'a amenée ne persiste ou ne se renouvelle.

Diagnostic. Il importe de ne pas confondre l'hématémèse avec l'*hémoptysie*, maladie où le sang rejeté provient de la poitrine. Dans cette dernière affection qui est plus fréquente que l'hématémèse, la poitrine est en général souffrante, le sang rendu est rouge-rouge, écumant; il est plutôt expectoré que vomi; l'hémorrhagie s'accompagne de toux et de bouillonnement. Dans l'hématémèse au contraire, le sang est moins grumeleux, aigre et mêlé d'aliments, et le creux de l'estomac rend un son mat à la percussion; le sang rendu par les vomissements peut provenir, dans quelques cas rares, d'une *epistaxis*, et avoir été avalé; mais la circonstance d'un saignement de nez, l'absence de tout autre symptôme du côté de l'estomac, rendront le diagnostic facile; il ne faut pas oublier aussi que l'hématémèse a été quelquefois simulée; ainsi on a vu à l'Hôtel-Dieu de Paris une jeune fille avaler de temps en temps le sang des saignées pratiquées à d'autres malades; elle éprouvait alors des vomissements qui simulaient une hémorrhagie de l'estomac; son but était de prolonger son séjour à l'hôpital, mais sa supercherie ne tarda pas à être découverte et elle fut renvoyée.

Traitement. Lorsqu'un malade est atteint de vomissement de sang, on doit le faire coucher, si cela est possible, et lui prescrire le repos et le silence; en attendant l'arrivée du médecin on lui appliquera des sinapismes aux jambes; les mains seront trempés dans de l'eau chaude, une vessie remplie de glace ou des compresses imbibées d'eau froide seront placées sur le creux de l'estomac. Le médecin, à moins de contre-indication, lui pratiquera une saignée du bras ou mieux du pied; dès que le malade pourra boire, on lui fera prendre une petite quantité (deux à trois cuillerées de temps temps) d'eau à la glace ou très-froide. Lorsque l'hémorrhagie sera tout-à-fait arrêtée, on doit prescrire en général les tisanes et les potions astringentes, les pilules de tannin pur obtenu par le procédé de M. Pelouze; la tisane conseillée est ordinairement celle de riz édulcoré avec le sirop de grande consoude, la décoction ou l'infusion de cachou (un gros et demi de cachou pour un litre d'eau), la limonade sulfurique (vingt gouttes d'acide sulfurique pour un litre d'eau), le sirop de coing étendu d'eau, etc. On peut faire entrer dans les potions, l'alun, le ratanhia l'eau de Rabel, etc.; voici un exemple de potion : prenez une infusion de rose de Provins (une pincée de roses par demi-litre d'eau) quatre onces, eau de fleurs d'oranger, un gros ou la valeur d'une cuillerée à café; eau de Rabel, quinze gouttes; sirop de coing ou de grande consoude, une once ou deux cuillerées à bouche; à prendre par cuillerée d'heure en heure.

L'hématémèse scorbutique sera combattue en outre par les toniques, le fer, le quinquina, etc.; mais l'indication principale, pour prévenir le retour du mal, est d'en combattre la cause, rappeler les règles par des sangsues aux cuisses et autres moyens (voy. *Menstruation*), rétablir les évacuations supprimées, etc., une bonne nourriture, le séjour à la campagne, un exercice modéré, les distractions sont aussi à conseiller, pour les complications avec l'hystérie. (Voyez ce mot.)

J. P. BEAUDE.

HÉMATINE (*chim.*), s. f. On donne ce nom au principe colorant du bois de campêche; cette substance est sans usage dans la médecine.

HÉMATOCÈLE (*chir.*), s. f., du grec *aima*, sang, et *kélé*, tumeur. On a donné ce nom aux tumeurs sanguines formées dans le scrotum, dans la tunique vaginale des testicules, ou dans le cordon; cette maladie ne réclame pas un traitement différent que les autres tumeurs de ces organes; il est toujours important de remonter aux causes pour fixer le diagnostic et le traitement à ce sujet. (Voy., pour plus de détails, les mots *Hydrocèle*, *Bourses*, *Testicules*, etc.) J. B.

HÉMATODE (*chir.*), adj. Les Anglais ont donné le nom de fongus hématode à une variété du cancer, qui est caractérisée par des fongosités et un écoulement abondant de sang, sous l'influence de la moindre lésion de la partie malade. La tumeur débute ordinairement par un tubercule petit et dur, qui s'amollit en augmentant de volume, et qui cependant est élastique. Des douleurs lancinantes se développent bientôt dans la tumeur, qui augmente de volume et devient irrégulière; des veines variqueuses se font remarquer sous la peau qui recouvre la tumeur; la peau finit elle-même par s'enflammer, s'amincir, et enfin il se forme une ulcération qui donne écoulement à un sang noir assez abondant; la plaie ne se cicatrise plus et il se forme un champignon vasculaire de couleur noirâtre ou violacée qui donne lieu à un écoulement de sang, à des époques plus ou moins rapprochées, et surtout lorsqu'il est irrité par l'action d'un corps extérieur. Le fongus hématode n'est, comme on le voit, qu'une variété du cancer avec développement très-considérable du *système* veineux de la partie affectée. Toutes les applications de médicaments que l'on peut faire sur la tumeur sont sans résultats avantageux; ils ne font même qu'exaspérer la maladie, et le moyen efficace à mettre en usage consiste dans l'ablation de la partie malade par l'instrument tranchant combiné souvent avec l'emploi du fer rouge, pour détruire les restes que l'instrument de saurait atteindre. (Voy. *Cancer.*) J. B.

HÉMATOSE (*physiol.*), s. f. C'est la fonction par laquelle le sang veineux acquiert dans les poumons les qualités du sang artériel, qui le rendent propre à la nutrition; cette fonction, qui s'exécute par l'acte de la respiration, est décrite à ce mot. (Voyez aussi *Circulation.*)

HÉMATOSINE (*chim.*), s. f. On donne ce nom à la matière colorante du sang; ce corps, qui jouit de quelques-unes des propriétés de l'albumine, s'en distingue en ce qu'il contient du fer. M. Lecanu, qui a fait des travaux très-remarquables sur le sang, pense que les globules que l'on remarque dans le sang sont produites par la combinaison de l'hématosine avec l'albumine. On a donné à ces globules le nom de globulines. (Voyez *Sang.*) J. B.

HÉMATURIE (*path.*), s. f., du grec *aima*, sang, et *ouréin*, uriner. On donne ce nom à une maladie qui est caractérisée par un pissement de sang. L'hématurie est une hémorrhagie qui a lieu dans l'intérieur de la vessie ou des voies urinaires, et qui peut être déterminée par un grand nombre de causes : ainsi, la présence d'une pierre dans la vessie, dans les uretères ou les reins, une inflammation très-vive de ces organes, l'introduction de corps étrangers dans la vessie, l'existence d'un catarrhe ancien, la suppression d'une hémorrhagie habituelle et surtout de la menstruation, des lésions extérieures, peuvent déterminer l'hématurie. A vrai dire, l'hématurie est plus souvent le symptôme d'une autre affection, qu'elle n'est une maladie essentielle; ainsi, dans quelques affections scorbutiques, dans des fièvres typhoïdes, on voit souvent apparaître l'hématurie comme un phénomène nouveau de la maladie, et dans ce cas, il est presque toujours d'une indication fâcheuse. Des coups, des chutes, des blessures, l'introduction de corps étrangers dans la vessie, tels qu'une sonde, etc., peuvent, avons-nous dit, déterminer la sortie du sang par la verge; mais dans ces cas, l'hématurie indique une lésion dans l'intérieur des reins, de la vessie ou de l'urèthre, et l'écoulement du sang n'est pas la maladie principale. On a vu souvent l'écoulement des règles remplacé par une hématurie, et cette substitution avoir lieu pendant une grande partie des années de la période menstruelle; un fait analogue s'est aussi fait remarquer pour des flux hémorrhoïdaux.

Autant, ainsi que nous venons de le démontrer, l'hématurie symptomatique est commune, autant la maladie essentielle est rare. Cullen dit ne l'avoir jamais observée, et Franck déclare n'en avoir vu que très-peu d'exemples. Cette maladie, ainsi que toutes les hémorrhagies dont nous avons parlé, peut être active ou passive; mais lorsque l'affection est essentielle, l'hématurie active est presque la seule que l'on doit observer. La maladie est facile à reconnaître, lorsque le sang présente ses caractères propres; mais ce cas n'est pas le plus ordinaire. Souvent le sang est mêlé à l'urine, et il ne fait que communiquer à celle-ci une teinte rouge; c'est ce qui a lieu dans les inflammations vives des organes urinaires, où le sang ne fait que transsuder en petite quantité à travers les vaisseaux. Dans d'autres cas; le sang épanché se forme en caillots, et ces derniers sortent en fragments petits et noirâtres; il faut même un œil exercé pour reconnaître leur nature première. Dans quelques maladies, l'urine présente une coloration rouge qui est due au sédiment qu'elle contient. Il ne faut pas confondre cette coloration avec celle produite par le cerveau, et croire à une hématurie alors que la cause de cette coloration est tout-à-fait étrangère à la matière colorante du sang.

Les symptômes précurseurs de l'hématurie sont analogues à ceux qui précèdent presque toutes les hémorrhagies; ainsi, douleur gravative avec sentiment de tension dans la région des reins et de la vessie, pâleur de la face, lipothimies déterminées par l'afflux du sang vers les organes malades et sa rareté vers le cerveau; ces symptômes, qui sont ceux des hémorrhagies actives, ne s'observent pas dans les hématuries passives ou celles qui ont lieu par l'une des causes accidentelles que nous avons indiquées, la sortie du sang est ordinairement accompagnée de douleurs plus ou moins vives dans le canal de l'urèthre; cette douleur est encore plus vive lorsque l'urèthre est le siège d'une inflammation.

Le traitement de cette affection que nous n'avons cru que devoir indiquer à cause de sa rareté et parce qu'elle se rattache à d'autres maladies, est variable comme toutes les causes qui peuvent la déterminer; aussi, pour fixer le praticien, on avait divisé l'hématurie en *rénale*, *vésicale* et *uréthrique*, suivant qu'elle avait son siège dans les reins, la vessie et l'urèthre. On comprend la difficulté que l'on doit éprouver pour déterminer dans beaucoup de cas, d'une manière positive, le siège exact de cette maladie. Le traitement varie suivant que l'hémorrhagie est active ou passive; dans le premier cas, les saignées générales, les boissons rafraîchissantes et émollientes sont les moyens que

l'on doit mettre en usage; les réfrigérants, tels que les compresses d'eau froide appliquées sur la région de la vessie, les injections froides dans le rectum ou dans le vagin, ne doivent être employées que lorsque les premiers moyens ont échoué; cependant, ces derniers sont les seuls qui arrêtent d'une manière efficace l'hémorrhagie, lorsque l'écoulement du sang est trop abondant. Les astringents, les toniques sont employés contre les hémorrhagies passives; mais comme elles dépendent presque toujours d'une affection générale, c'est contre cette dernière qu'il faut diriger le traitement, et les moyens dirigés contre l'hématurie seront nécessairement modifiés par ce fait. On comprend aussi que les divers sièges de la maladie, tels que les reins, la vessie et l'urèthre, doivent aussi imprimer une direction différente au traitement, et que, dans tous les cas, c'est au médecin qu'il faut avoir recours. (Voy. *Hémorrhagie.*)

J. P. BEAUDE.

HÉMÉRALOPIE *(path.)*, s. f., du grec *héméra*, jour, et de *optômai*, je vois, je vois pendant le jour. C'est une maladie des yeux dans laquelle les personnes qui en sont affectées sont privées de la vue aussitôt que le soleil disparaît de l'horizon. Il sera traité de cette maladie avec une autre affection dans laquelle le malade de ne voit que pendant la nuit; c'est la *Nyctalopie.* (Voy. ce mot.)

HÉMICRANIE *(méd.)*, s. f., maladie dans laquelle une douleur se manifeste dans une des moitiés de la tête; c'est la *Migraine.* (Voy. ce mot.)

HÉMIPLÉGIE *(méd.)*, s. f. On désigne ainsi une paralysie qui affecte toute une moitié du corps. (Voy. *Paralysie.*)

HÉMISPHÈRE *(anat.)*, s. f., moitié de sphère. Les anatomistes donnent le nom d'hémisphère du cerveau ou du cervelet aux moitiés droite et gauche de ces organes, qui par leur forme se rapprochent un peu de la sphère. (Voy. *Cerveau.*)

HÉMITRITÉE *(méd.)*, adj. f. On donne ce nom à une fièvre intermittente dans laquelle le type tierce se trouve combiné avec le type quotidien; on la nomme aussi fièvre demi-tierce. (Voy. *Fièvre.*)

HÉMOPTYSIE *(méd.)* s. f., de *aima* sang, et de *ptuô* je crache. On désigne ainsi en pathologie interne, l'expulsion par la bouche de sang provenant de l'arbre laryngo-bronchique, soit que ce sang ait été exhalé par la membrane muqueuse qui tapisse les voies aériennes, soit qu'il y ait été versé par un vaisseau ouvert dans sa cavité.

Un phénomène aussi remarquable que le crachement de sang a dû attirer dès la plus haute antiquité l'attention des médecins; aussi voyons-nous depuis Hippocrate tous les auteurs en étudier les causes, en déterminer les symptômes et en chercher les moyens curatifs. On trouve sur ce sujet une multitude de documents précieux, mais épars, et qui auraient besoin d'être réunis par une main habile, pour former une histoire complète de cet important symptôme.

L'hémoptysie présente un grand nombre de différences, suivant qu'on l'envisage sous ses divers points de vue. D'après la définition que nous avons

donnée, on voit que les *causes* immédiates peuvent
se réduire à deux ; tantôt c'est une exsudation, une
sorte de pluie de sang qui a lieu à la surface interne des bronches ou du larynx, tantôt c'est un
ou plusieurs vaisseaux sanguins, d'un calibre plus
ou moins considérable, qui se trouvent lésés et en
communication avec les voies aériennes. Le *siège*
ou point de départ du sang n'est pas toujours le
même ; ainsi, tantôt il provient des extrémités les
plus reculées des bronches, des vésicules pulmonaire, en un mot, tantôt de la trachée et du larynx. Le *sang* rejeté peut consister seulement dans
quelques crachats sanglants ; dans d'autres cas, la
quantité peut s'élever à plusieurs livres : entre
ces deux états extrêmes viennent se ranger une
foule de nuances intermédiaires. Le sang est ordinairement rouge vermeil, surtout s'il est en petite quantité ; plus abondant, il est rejeté par flots
et sans mélange d'air.

Quant aux *symptômes locaux* ou *généraux* qui accompagnent l'hémoptysie ; elle est quelquefois annoncée par un sentiment d'oppression, de chaleur
dans la poitrine, puis survient de la toux sèche ou
avec bouillonnements, sensation de démangeaison
ou de picotement dans le larynx ou les bronches,
dans certains cas, goût de sang au palais. Bientôt le
liquide est rejeté sous forme de crachats, si la quantité n'est pas considérable ; si, au contraire, il est
très-abondant, il est rendu à flots, il bouche et
obstrue les voies respiratoires, amène de la suffocation, un sentiment d'anxiété horrible, et pour le
malade et pour les assistants : le liquide peut refluer par les fosses nasales, déterminer des efforts
de vomissements ou même le vomissement, surtout
si du sang a été avalé au milieu des mouvements
convulsifs de la gorge et du larynx. Les symptômes généraux dépendent surtout de la quantité de
sang expectoré ; si l'hémoptysie est fort abondante,
il survient les phénomènes ordinaires aux hémorrhagies, de la pâleur, du refroidissement, des syncopes, etc. ; mais ces divers accidents peuvent
aussi être le résultat de la frayeur qui saisit ordinairement les malades affectés de crachements de
sang.

La marche de l'hémoptysie est très-variable ;
tantôt elle dure plusieurs jours, le malade continuant à expectorer pendant ce temps des crachats
sanglants ; tantôt, au contraire, et c'est le cas le
plus fréquent, l'hémorrhagie ne dure que quelques
instants pour cesser à jamais, ou se reproduire à
des intervalles plus ou moins rapprochés. Dans certains cas enfin, c'est tous les mois, tous les quinze
jours, etc., que l'accident se renouvelle. Cette *régularité* dans l'*intermittence* se rencontre surtout,
comme nous le verrons bientôt, dans l'hémoptysie
succédanée.

L'hémoptysie peut être *spontanée* ou *traumatique* ;
spontanée quand elle survient en quelque sorte
d'elle-même et par un travail intérieur ; traumatique, quand elle est le résultat d'une contusion violente ou d'une plaie de poitrine. Nous n'avons à
nous occuper que de la première dont nous ferons
trois variétés principales : 1° l'*hémoptysie idiopathique,* qui a lieu par exsudation sanguine à la
surface des bronches ; 2° l'*hémoptysie symptomati-*

que qui survient comme effet d'une maladie pr
éxistante du poumon ou des parties voisines ;
3° l'*hémoptysie critique* ou *succédanée* qui remplace
une hémorrhagie habituelle d'un organe plus ou
moins éloigné.

Comment reconnaître ces différentes formes ?

1° L'hémoptysie se montre chez un sujet jeune
et pléthorique qui s'est livré à des efforts de voix
(chant, cris, etc.) ; chez une personne qui a la poitrine comprimée habituellement par un corset ou
par une attitude pénible ; ou chez une personne qui
se trouve dans un air trop raréfié (comme il arrive sur les hautes montagnes), etc., l'affection est
idiopathique.

2° Si elle survient chez une personne atteinte déjà
d'une maladie des voies respiratoires, elle est
alors *symptomatique* ; ainsi que le crachement de
sang, si elle se montre sur un individu qui éprouve
de l'oppression, chez lequel un des points des parois de la poitrine donne, par la percussion, un son
mat ; qu'en ce point, on n'entende pas la respiration
et qu'à l'entour il y ait du râle crépitant, on aura
affaire à une apoplexie pulmonaire (voy. *Poumon*
maladies du). Les symptômes de la *phthisie*, l'existence constatée de cavernes dans le poumon, feront reconnaître l'hémorrhagie d'un vaisseau ulcéré et ouvert dans le poumon. S'il s'agit d'une
personne encore assez bien portante, mais qui
maigrit depuis quelque temps, qui a des sueurs la
nuit, qui tousse, dont les parents sont morts de
phthisie, on pourra craindre le développement
de tubercules ; le sang rendu tout-à-coup en grande
abondance par un malade qui présentait les signes
d'un anévrysme de l'aorte, annoncera l'ouverture
de cet anévrysme dans les bronches ou le larynx,
surtout si la mort en est le résultat presque immédiat. C'est ainsi qu'en interrogeant les autres symptômes qui accompagnent ou précèdent l'hémoptysie, on peut arriver à reconnaître la cause qui lui
a donné naissance.

3° Le phénomène qui nous occupe, précédé de
quelque malaise, d'un peu d'oppression, attaque
une femme dont les règles manquent ou sont très-
peu abondantes depuis un, deux ou plusieurs
mois ; on peut croire qu'il est question d'une hémorrhagie destinée à remplacer ou à compléter
celle qui a manqué ; le diagnostic sera confirmé si
le mois suivant le crachement de sang, renfermé
dans de justes limites, se montre de nouveau ;
l'hémoptysie sera encore succédanée, si on la rencontre chez un hémorrhoïdaire dont les tumeurs
ont cessé de fluer.

Mais il ne suffit pas de distinguer entre elles les
différentes variétés de l'hémoptysie, il faut encore
la séparer de quelques hémorrhagies qui pourraient la simuler. Ainsi, dans la *stomatorrhagie* ou
hémorrhagie des parois de la bouche, en examinant cette cavité, on voit d'où le sang s'échappe ;
en outre ce liquide n'est point écumeux, il n'y a
point d'oppression, de chatouillement dans les
bronches. Une *épistaxis* abondante dans laquelle le
sang refluerait par la partie postérieure des fosses
nasales et serait rejeté par la bouche, ne saurait
non plus en imposer ; d'abord le liquide est noirâtre
non spumeux ; il s'en écoule de pareil par le nez,

ou du moins on peut en obtenir en faisant moucher le malade. Quant au vomissement de sang, voy. *Hématémèse*.

Le *pronostic* varie suivant la nature de l'hémoptysie, toujours assez grave; il l'est surtout dans celle qui tient à une affection organique du poumon. Rarement on a vu mourir des malades d'hémoptysie idiopathique; les observations qui en renferment des exemples peuvent même, pour la plupart, être rapportées à des lésions préexistantes plus méconnues par l'observateur. Si l'hémorrhagie est succédanée, le danger est beaucoup moindre.

Le *traitement* qui doit nous occuper ici est surtout celui de l'hémoptysie idiopathique. La première chose à faire est de calmer l'imagination du malade, de le faire tenir assis, de rafraîchir l'air autour de lui, et de l'astreindre au repos et à un silence absolu. Les saignées abondantes et répétées, les applications de sangsues ou de ventouses sèches ou scarifiées sont indiquées en proportion des accidents, de la constitution du sujet, etc., etc.; des boissons rafraîchissantes, telles que la limonade végétale ou minérale, le petit-lait, etc., seront administrées; on appliquera des sinapismes sur les membres inférieurs, on les préfère ici aux bains de pied qui nécessitent des mouvements de la part du malade. Une hémoptysie très-abondante exigerait l'emploi de boissons glacées, et même l'usage de vessies de glaces sur la poitrine. Pour l'hémoptysie symptomatique, nous renverrons aux mots *Poumon* (maladies du), *Phthisie*, *Pneumonie*, etc.; enfin, si le crachement de sang est succédané d'une hémorrhagie habituelle, on rappellera celle-ci par des moyens appropriés (voy. *Menstruation*, *Hémorrhoïdes*), car il ne faut pas laisser à la nature l'habitude des fluxions sanguines vers le poumon.   J. P. BEAUDE.

HÉMOPTYSIQUE *(path.)*, s. m., qui est affecté d'hémoptysie. (Voy. *Hémoptysie*.)

HÉMORRHAGIE, *(méd.)*, s. f., de *aima*, sang, et *reô*, je coule. Le mot hémorrhagie, comme l'indiquent suffisamment ses racines, signifie tout écoulement de sang hors des vaisseaux qui renferment ce liquide.

Les hémorrhagies se partagent en deux classes bien distinctes : 1° *les hémorrhagies spontanées* ou *nées d'elles-mêmes*, qui sont dues à une affection interne, à un travail local ou général par suite duquel le sang s'échappe de ses vaisseaux; 2° *les hémorrhagies traumatiques* ou dues à une violence extérieure, ce sont les plaies des artères et des veines. Les premières appartiennent à la médecine, les secondes à la chirurgie. Il en sera traité à part. Causes, symptômes, marche, moyens curatifs, tout diffère dans les deux grandes divisions que nous venons d'établir. Nous ne nous occuperons ici que des premières considérées d'une manière générale, renvoyant pour les détails spéciaux aux articles qui traitent de chaque hémorrhagie en particulier, considérée sous le point de vue du siège qu'elle affecte. (Voy. *apoplexie*, *épistaxis*, *stomatorrhagie*, *hématémèse*, *hémoptysie*, *hémorrhoïdes*, *métrorrhagie*, etc.) On ne considère pas comme

hémorrhagie l'écoulement de sang périodique que présentent les femmes pendant une partie de leur existence; il ne prend ce nom que quand il dépasse ses limites habituelles, et survient entre les époques régulières et normales pendant la grossesse, etc.

Les causes des hémorrhagies peuvent se réduire à trois : 1°, par suite d'une irritation locale développée idiopathiquement ou sympathiquement à l'occasion d'une irritation dans un organe plus ou moins éloigné, il se fait un appel de fluide sanguin, une véritable congestion dont le résultat est l'exhalation, la transsudation en quelque sorte de ce liquide hors de ses vaisseaux, le plus souvent sans rupture de ces derniers; 2°; il y a au contraire relâchement, défaut de ton dans la partie qui devient le siège de l'hémorrhagie; le sang est souvent altéré dans sa composition, il est moins consistant, plus ténu, plus aqueux; il sort et s'épanche avec facilité; 3°; une ulcération venant de dedans en dehors ou de dehors en dedans a détruit en un point la paroi d'un vaisseau, le sang s'écoule alors librement au dehors; cette hémorrhagie formé en quelque sorte le degré intermédiaire entre les hémorrhagies spontanées et les traumatiques. Quant à celles qui sont dues à la première cause, depuis Stahl on les désigne sous le nom d'*hémorrhagies actives*, et quand à celles qui se font par atonie, on les appelle *passives*.

Les circonstances qui *prédisposent* aux hémorrhagies sont les suivantes : la jeunesse, surtout avec prédominance de tempérament sanguin et pléthorique; le sexe féminin, les températures extrêmes soit en chaud, soit en froid, mais surtout le brusque passage de l'une à l'autre. On croit avoir remarqué que dans les temps ou dans les pays froids, les hémorrhagies se font plutôt par le rectum, la vessie, tandis que dans les conditions opposées elles ont lieu par le nez et les voies aériennes; on a dit aussi que dans l'enfance, les épistaxis étaient plus communes; dans la jeunesse, les hémoptysies; dans l'âge mûr, les hématuries, les hémorrhoïdes; et enfin dans la vieillesse, les apoplexies. En général, tout ce qui peut augmenter la quantité de sang ou la vitesse de son cours doit contribuer à la production des hémorrhagies.

Relativement au *siège*, les hémorrhagies peuvent être partagées en deux groupes bien tranchés, les hémorrhagies *internes*, qui ont lieu dans la substance ou dans la cavité des organes, et les hémorrhagies *externes*, dont le produit est directement versé à l'extérieur. Il n'est presque pas de parties qui ne soient susceptibles de laisser écouler du sang: cependant il en est qui présentent plus fréquemment que d'autres ce remarquable phénomène : telles sont les membranes muqueuses, sans doute à cause des nombreux vaisseaux qui s'y distribuent. Les auteurs citent des exemples fort curieux d'hémorrhagies presque universelles ou par des organes qui en sont bien rarement affectés; voici un fait des plus curieux en ce genre rapporté par Mésaporiti, dans les Transact. philosoph. (an 1705). L'auteur a vu une jeune fille qui eut successivement et à plusieurs reprises des épistaxis, des vomissements de sang, des écoulements de ce liquide par les oreilles, par les extrémités des doigts des mains et des pieds, par l'ombilic, par les pores de la peau, le milieu de la poitrine, le creux et le dos des deux mains, par le menton pendant deux jours, et le bout de la langue durant une nuit. On lit dans la bibliothèque de Planque plusieurs observations analogues, extraites de divers recueils : Maurice Hoffmann a vu sortir du sang des lombes d'une petite fille, du front d'un enfant nouveau-né, du haut de la tête d'une femme de quarante-trois ans, dont les règles étaient supprimées depuis six années ; sans parler de l'effrayante histoire de Charles ix, plusieurs médecins ont mentionné des sueurs de sang, etc., etc. Pour mon compte, j'ai vu une dame d'une cinquantaine d'années très-replète et d'un tempérament pléthorique, qui, ayant éprouvé un retard dans ses menstruations, eut une hémorragie fort abondante par une petite éraillure à la pommette de la joue droite. Cet accident eut lieu pendant la nuit ; elle se réveilla couverte de sang et guérie du malaise qu'elle éprouvait depuis quelques jours. Enfin, un grand nombre d'auteurs ont rapporté des exemples de femmes qui avaient leurs règles par le grand angle de l'œil, l'extrémité des doigts, l'ombilic, etc.

Les symptômes diffèrent suivant que l'hémorragie est active ou passive.

1° ACTIVE. L'écoulement sanguin est assez ordinairement précédé de malaises vagues, de fatigue, d'horripilations, de chaleur générale de somnolence, avec engourdissement dans les membres, fréquence avec plénitude ou concentration du pouls, puis ces diverses sensations de chaleur et d'engourdissement se dirigent et semblent converger vers l'organe qui doit devenir le siège de l'hémorragie ; il s'y fait une véritable turgescence, c'est l'effort hémorrhagique des auteurs (*molimen hémorrhagicum*) qui se termine par l'écoulement du sang en quantité qui varie de quelques gouttes à plusieurs livres ; ce sang est assez ordinairement rouge, vermeil, à moins qu'il n'ait séjourné quelque temps dans une cavité et qu'il n'ait été rejeté au-dehors que consécutivement à son exhalation, comme cela a lieu dans l'hématémèse. (Voir ce mot.) Si l'hémorragie est peu abondante et que le sujet soit vigoureux, il en résulte un soulagement marqué ; si au contraire elle est trop considérable, le malade s'affaiblit, ses extrémités se refroidissent, la vue se trouble, il survient des vertiges, des bourdonnements d'oreille, une sueur froide inonde le corps, des défaillances, des syncopes ou des mouvements convulsifs se déclarent, et le malade peut succomber. Il est vrai de dire que plusieurs de ces accidents peuvent être occasionnés par la frayeur qu'inspire au malade la vue de son sang.

Ces hémorragies présentent plusieurs variétés qu'il est important de signaler à l'attention du lecteur. Ainsi les unes ne présentent pas d'autres causes appréciable qu'une congestion sanguine vers le point par lequel elles s'effectuent, elles sont dites *essentielles* ou *idiopathiques* ; d'autres au contraire peuvent être *symptomatiques* d'une foule d'affections organiques ; ainsi l'hémoptysie révèle souvent l'existence de la phthisie, l'hématémèse d'un cancer de l'estomac, etc., etc. ; certaines sont

en quelque sorte inhérentes à la constitution du sujet ; elles se renouvellent assez souvent alors d'une manière périodique, on les appelle *constitutionnelles*. (V. hémorrhoïde.) On nomme *accidentelles*, celles qui se montrent une ou deux fois pour ne plus reparaître ensuite, et qui, assez souvent, reconnaissent pour cause une émotion morale vive. Les hémorragies *succédanées* sont celles qui remplacent des évacuations sanguines habituelles ; cela s'observe surtout chez le sexe féminin comme dans les cas cités plus haut, des femmes qui avaient leurs règles par différentes parties du corps. Enfin quand une hémorragie survient dans le cours d'une maladie aiguë, et que celle-ci diminue ou cesse à la suite de l'écoulement sanguin, l'hémorragie est dite *critique* : tel est le cas intéressant de cette femme dont parle M. Andral, et qui fut délivrée en quelques heures d'une pleurésie assez grave par l'éruption menstruelle beaucoup plus abondante que de coutume ; telles sont les nombreuses observations rapportées par les auteurs d'affections jugées par une hémorragie.

2° HÉMORRHAGIES PASSIVES. Elles se présentent dans des conditions toutes différentes : elles affectent des sujets débilités, le sang transsude sans obstacle à travers les tissus et sans offrir les symptômes du *molimen hémorrhagicum* ; on les observe surtout chez les scorbutiques, dont toutes les parties du corps deviennent le siège d'hémorrhagies, souvent fort difficiles à arrêter, les taches pétéchiales ou pourprées dans certaines fièvres de mauvais caractère, les épitaxis, les flux de sang qui surviennent dans les mêmes circonstances sont des hémorragies passives dans toute l'acception du mot : loin de soulager elle ne font qu'augmenter la faiblesse des malades, le sang est ordinairement noirâtre très-fluide, quelquefois, surtout vers la fin, séreux et décoloré.

Quant aux hémorragies faites de rupture artérielle, nous renvoyons au mot anévrysme ; elles sont presque toujours promptement mortelles.

La *marche* des hémorragies présente quelquefois une particularité fort curieuse, c'est la périodicité ou retour à des intervalles égaux ou réguliers, mais le plus souvent elles se montrent à des époques indéterminées.

Terminaison. Lorsque la perte de sang a été fort abondante ou s'est reproduite plusieurs fois, elle laisse à sa suite une grande faiblesse, le teint se décolore, prend une nuance verdâtre et demi-transparente, la vue s'affaiblit, les membres inférieurs s'infiltrent, il y a des palpitations au moindre mouvement, le malade présente en un mot les caractères de l'*anémie*. Une chose importante à considérer, c'est la tendance et la reproduction qui persiste souvent avec une invincible opiniâtreté et finit quelquefois par faire périr le malade.

Le *pronostic* varie nécessairement suivant la cause et la nature de l'hémorragie, la quantité de sang écoulé, l'âge du sujet, etc., etc.

Traitement. Quand l'hémorragie est faible ou qu'elle se présente avec le caractère critique, il faut la *laisser aller.* Une hémorragie habituelle ou succédanée qui s'interrompt, doit être rappelée par des moyens excitants appliquées sur la partie qui en est le siège ordinaire, ou vers une autre partie si l'hémorrhagie se fait par une voie dangereuse ; tel est le cas de l'hémoptysie. Il est des cas où l'on doit *prévenir* l'hémorrhagie, c'est quand elle affaiblit le malade, affecte un organe important, etc. ; on remplit surtout ce but en combattant l'action des causes prédisposantes dont nous avons parlé plus haut. Enfin, quand l'écoulement sanguin est très-considérable il faut *le faire cesser* à l'aide de saignées et des applications froide, si le sujet n'est point affecté de la poitrine, si ce n'est point une femme actuellement dans la menstruation, etc. ; les substances astringentes à l'intérieur et à l'extérieur ont aussi de l'efficacité ; les révulsifs appliqués loin de la partie affectée peuvent être encore fort utiles, ainsi que les purgatifs, etc. C'est surtout dans les hémorrhagies passives que le sang doit être arrêté le plus promptement possible, les hémorrhagies périodiques seront combattues avec succès par le quinquina. On conçoit que dans cet article nous n'entrons pas dans le détail des divers moyens dont nous parlons, nous devons nous borner aux indications les plus générales.

HÉMORRHAGIE TRAUMATIQUE (*chir.*). Toutes les fois qu'une solution de continuité vient à intéresser un organe renfermant des vaisseaux, ceux-ci, étant divisés, laissent échapper le liquide qui les parcourt ; c'est à cet écoulement de sang qu'on donne le nom d'hémorrhagie traumatique (*trauma*, blessure). On pourra voir au mot plaie ce qui se passe dans les tissus eux-mêmes ; nous ne nous occupons ici que de la blessure des vaisseaux et de ses phénomènes.

Le système vasculaire se composant de trois ordre de vaisseaux, les artères, les veines et les vaisseaux capillaires, nous allons d'abord examiner ce qui se passe quand ces différents conduits sont lésés ; nous pourrons ensuite réunir tout ce que ces hémorrhagies offrent de général, et nous les comparerons sous le rapport du diagnostic, du pronostic et du traitement.

1° *Hémorrhagie par les vaisseaux capillaires.* On sait que la plupart de nos organes sont parcourus par une multitude de petits vaisseaux ramifiés et divisés à l'infini, s'abouchant, s'anastomosant, comme on le dit, mille et mille fois les uns avec les autres, de manière à former un véritable réseau dans lequel est déposé la substance ou le parenchyme de l'organe. Plus une partie renferme de ces vaisseaux, plus l'hémorrhagie sera abondante : c'est ce que l'on voit pour les lèvres, la langue, etc., etc., pour certains tissus dits érectiles normaux, comme ceux des parties génitales, ou accidentels comme certains fongus hématodes ; leurs solutions de continuité sont suivies d'un écoulement sanguin très-considérable. Le liquide s'écoule en bavant sur les bords de la plaie, et le plus souvent, il s'arrête de lui-même, au bout d'un quart d'heure ou d'une demi-heure, par la rétractation et le resserrement spontané des vaisseaux, ou la formation de caillots qui jouent le rôle d'obturateurs. Mais chez quelques sujets doués d'une circulation fort active ou affectés de maladies graves, comme le scorbut, l'hémorrhagie est très-dif-

ficile à faire cesser. Quelquefois ce n'est pas au moment de la blessure que l'écoulement a lieu, mais vingt ou trente minutes après : ce phénomène s'explique par l'émotion qui a accompagné l'accident et qui a déterminé un spasme dans les vaisseaux ; le sang qu'ils renferment ne peut s'échapper que lorsque la constriction a disparu avec la cause qui l'avait fait naître.

2° *Hémorrhagie par les veines.* On démontre en physiologie (v. Circulation), que le sang se meut avec beaucoup plus de lenteur dans les veines que dans les artères, et de plus, qu'il y suit une marche continue, tandis qu'il parcourt les secondes d'une manière intermittente ; ces considérations sont fort importantes pour le sujet qui nous occupe. Si la veine n'est pas coupée *complètement* et que le sang puisse facilement passer par les autres veines collatérales, en un mot, s'il n'y a pas de compression entre le cœur et la blessure, le sang, qui au premier moment s'échappait sous forme d'un jet continu, ne tarde pas à s'arrêter, à se coaguler entre les lèvres de la plaie ; il se forme ainsi un obstacle qui suspend l'hémorrhagie ; le caillot s'organise et la cicatrisation se fait très-promptement ; au contraire, si la section est *complète*, et que les conditions de circulation existent, le vaisseau revient peu à peu sur lui-même, le sang sort d'abord plus difficilement, puis s'arrête tout-à-fait par son dépôt sous forme de coagulum à l'ouverture du vaisseau.

3° *Hémorrhagie par les artères.* Les phénomènes que présentent les blessures des artères, la manière dont l'hémorrhagie peut être arrêtée, n'ont été bien étudiés que dans ces derniers temps, par Jones en Angleterre, et Béclard et M. J. Cloquet en France ; notons cependant que dans le siècle dernier d'illustres chirurgiens, tels que J. L. Petit, Morand, Pouteau, etc., s'étaient déjà livrés à d'intéressantes recherches sur ce sujet. De même que pour les veines, il faut diviser les blessures des artères en complètes et en incomplètes. S'il n'y a qu'une simple piqûre, le sang, à chaque impulsion du cœur, franchit l'ouverture ; et si la position des parties, l'état de la plaie, etc., le permettent, il jaillit par saccades à l'extérieur ; si, au contraire, la plaie est profonde, que le vaisseau piqué soit recouvert et enveloppé de parties molles, le sang s'infiltre ou s'épanche dans les tissus voisins, de manière à former un anévrisme faux par diffusion ou enkysté (voy. *Anévrisme*), et, à moins que la blessure ne soit très-petite et qu'un caillot ne finisse par l'obstruer, circonstances excessivement rares, le sang continue de couler jusqu'à ce qu'on ait employé des moyens propres à l'arrêter définitivement. Si une artère est coupée dans une partie de sa circonférence, il se passe la même chose que l'on pratiquait une section sur un tuyau de caoutchouc assez fortement tendu ; les deux lèvres de la plaie s'écartent l'une de l'autre de manière à donner à la solution de continuité la forme arrondie, ovalaire ou même de deux becs de flûte joints par leur partie la plus étroite, selon que la blessure intéresse le quart, la moitié ou les trois quarts du tube artériel ; ici encore la guérison spontanée est presque impossible, ce qui justifie la fameuse proposition de Celse : *arteria læsa neque coit neque senescit*, une artère blessée ne se ferme et ne se guérit jamais. Quand la section est *complète*, les deux bouts de l'artère se retirent brusquement, s'éloignent l'un de l'autre et se cachent au sein du tissu cellulaire qui les enveloppe, et qui se plisse au-devant de l'ouverture ; il en résulte une gêne au cours du sang et quelquefois la formation d'un coagulum qui bouche le calibre du vaisseau. Ce caillot a la forme d'un champignon, dont le pédicule sert de bouchon à l'artère, tandis que le chapeau ou la partie évasée l'embrasse extérieurement : s'il est assez fort, assez consistant pour fermer le passage au sang de manière à donner au tube artériel le temps de revenir sur lui-même, l'hémorrhagie est suspendue : alors le caillot se durcit de plus en plus, une lymphe plastique coagulable l'unit à l'intérieur et à l'extérieur du vaisseau, et, par un travail inflammatoire, l'ensemble de ces parties est changé en une masse compacte qui prend l'aspect fibreux et qui est résorbée en partie, à la longue, laissant une cicatrice ferme et résistante ; mais cela n'a guère lieu que pour les très-petits vaisseaux ou quand l'hémorrhagie a été si abondante que le sang ne coule plus qu'en petite quantité et avec une extrême lenteur ; alors les phénomènes favorables que nous venons de décrire peuvent se présenter. C'est ce qui arrive quelquefois quand il y a syncope. Dans les plaies par arrachement, l'artère étant violemment tiraillée s'allonge, comme un tube de verre qu'on effile à la lampe, les tuniques se déchirent et se rompent dans l'ordre de leur friabilité, et quand la rupture a eu lieu, les fibrilles allongées, qui se rétractent dans le vaisseau séparé en deux, servent d'obstacle, du moins momentané, au cours du sang. Tels sont les principaux phénomènes que présentent les hémorrhagies par suite de lésion artérielle. Je n'en finirais pas si je voulais entrer dans tous les détails que comporte cette intéressante question.

Diagnostic comparatif des hémorrhagies. Une plaie avec hémorrhagie étant donnée, déterminer à quel ordre de vaisseaux appartient le sang qui s'écoule, tel est l'énoncé du problème que nous nous proposons de résoudre. Si le liquide s'écoule en nappe de toute la surface de la plaie et ne semble pas jaillir et s'échapper d'un seul point ; si lorsqu'on étanche le sang avec une éponge humide et bien exprimée, et qu'en la retirant brusquement, on voit la plaie se couvrir d'une multitude de gouttelettes qui se réunissent immédiatement et cachent les tissus d'où elles émanent, l'hémorrhagie prend sa source dans les capillaires. Le diagnostic différentiel de l'hémorrhagie artérielle et veineuse offre souvent plus de difficulté. Dans la première le sang s'échappe et bondit en arcade par jets intermittents qui correspondent aux battements du pouls ; dans la seconde le sang sort d'une manière continue et régulière et s'élance d'ordinaire moins loin, surtout au bout de quelques secondes. Le liquide est rouge, vermeil dans le premier cas, noir dans le second. Si l'on comprime entre le cœur et la plaie et que le sang s'arrête, il venait d'une artère ; si l'on comprime au-dessous et que la même chose arrive, l'hé-

morrhagie était veineuse. Il faut toutefois être averti qu'une multitude de circonstances peuvent faire varier ces signes ; qu'ainsi, vers la fin d'une hémorrhagie veineuse, le sang peut sortir rouge et par saccades, etc., etc.

Quant au *pronostic*, il dépend de la nature du vaisseau blessé, de son calibre, de la force du sujet, du temps depuis lequel dure l'hémorrhagie, du siège qu'elle occupe, etc., etc. Ce que nous avons dit jusqu'à présent suffit pour faire comprendre ce qui doit résulter de semblables conditions.

Traitement. Il diffère suivant l'espèce d'hémorrhagie. 1° *Hémorrhagie capillaire.* On peut se proposer plusieurs buts : ainsi on pourra déterminer le resserrement des petits vaisseaux blessés au moyen des *réfrigérants* (eau froide, glace) ou des substances *astringentes* (l'eau vinaigrée, alumineuse, etc.), des *styptiques* (solution concentrée ou poudre de sulfate de cuivre, eau de Rabel, etc.); d'autres fois on formera une masse compacte pour boucher toute issue au liquide, en appliquant sur la plaie des poudres ou des substances *absorbantes* qui s'imbibent de sang, et, par la coagulation de celui-ci, se changent en substances solides ; telle est l'action de l'amadou, de la charpie sèche, du lycoperdon ou vesse de loup, etc.; quelquefois on est obligé de *cautériser* avec le fer rouge la surface saignante, afin de transformer en escarre sèche l'orifice béant des vaisseaux divisés. Enfin, dans des cas moins graves, une compression modérée exercée par l'appareil sur toute la surface de la plaie suffit pour arrêter le sang.

2° *Hémorrhagie veineuse.* Nous avons dit qu'elle s'arrêtait assez facilement d'elle-même ; mais si un tronc un peu considérable était ouvert, il faudrait le comprimer à l'aide d'un bandage approprié ou seulement par la pression des doigts, afin de donner le temps au caillot de se former. La facilité avec laquelle les veines s'enflamment et les dangers de cette inflammation (voy. *phlébite*) s'opposent à ce qu'on emploie les mêmes moyens que pour les artères.

3° *Hémorrhagie artérielle.* Si le vaisseau est peu considérable et peu profond, on est quelquefois obligé d'y porter un bouton de feu ; mais si l'on peut le saisir avec des pinces, il vaut mieux le lier ; on a parlé plus en détail dans un autre article (voy. *anévrisme*) de la manière de lier les vaisseaux ; nous dirons seulement ici que dans les hémorrhagies suites de plaies, si l'artère ne peut être saisie dans la plaie et que la cautérisation soit insuffisante, il faut tenter la compression de l'artère principale du membre, et enfin sa ligature à l'aide d'une opération spéciale.

J. P. BEAUDE.

HÉMORRHOIDAL *(path.* et *anat.)* adj. On donne le nom de flux hémorrhoïdal au sang qui s'écoule des hémorrhoïdes ; on nomme aussi tumeurs hémorrhoïdales les bourrelets formés par les hémorrhoïdes. (Voy. ce mot.) En anatomie, on désigne sous le nom de vaisseaux hémorrhoïdaux les artères et les veines qui se distribuent dans l'intestin rectum parce qu'il est le siège des hémorrhoïdes. Les *artères hémorrhoïdales* sont au nombre de trois, que l'on divise en supérieure, moyenne et inférieure : la *su-*

périeure est la terminaison de l'artère mesentérique inférieure, qui prend son nom lorsqu'elle est parvenue à la partie supérieure et postérieure de l'intestin rectum. la *moyenne* est fournie par l'artère hypogastrique ou par l'artère honteuse interne; elle se distribue à la partie antérieure et inférieure du rectum; les *inférieures* sont des rameaux fournis par l'artère honteuse interne. Les *veines hémorrhoïdales* suivent la même direction que les artères et elles se rendent dans la veine petite mésaraïque et hypogastrique. Les *nerfs hémorrhoïdaux* naissent du plexus sciatique et hypogastrique et se divisent en filets nombreux dans l'épaisseur de l'intestin rectum.   **J. B.**

HÉMORRHOIDE (*méd.*), s. f. (de *aïma*, sang, et *réô*, je coule). Comme on le voit, les racines de ce mot sont exactement les mêmes que celles du mot hémorrhagie, aussi quelques auteurs anciens ont-ils donné à peu près le même sens à ces deux expressions; et cependant à une époque très-reculée, l'auteur inconnu du traité *De Hemorroidibus* consigné parmi les ouvrages d'Hippocrate, limite l'acception du mot aux écoulements sanguins par l'anus; depuis cependant, on a décrit des hémorrhoïdes de la bouche, du nez, de la vessie, etc., pour indiquer des hémorrhagies avec dilatations veineuses dans ces organes. Nous ne parlerons pas d'un prétendu serpent *hémorrhoïs*, qui, suivant certains écrivains, a donné son nom aux flux de sang, parce que sa morsure faisait, disait-on, naître cet accident. Tout ce qu'en ont dit Thévenin et quelques autres, ne repose que sur un passage mal interprété d'Aëtius. Aujourd'hui, on entend par hémorrhoïdes les tumeurs sanguines de l'anus accompagnées ou non de flux de sang.

Cette maladie est signalée dans les livres les plus anciens; on voit dans le Deutéronome (chap. XXVIII, verset 27), que Dieu *frappera d'hémorrhoïdes* son peuple infidèle. Samuel (liv. I, chap. v), répète plusieurs fois que les Philistins qui touchèrent l'arche *furent frappés d'hémorrhoïdes*. Les traductions vulgaires ne sont pas aussi explicites; elles n'indiquent pas la nature de la maladie, elles disent seulement que les ennemis de Dieu furent atteints au fondement, ce qui exigea pour expiation le don de cinq anus d'or, au sujet desquels s'est si bien exercée la verve satirique du fameux auteur de l'*Essai sur les mœurs*. Toutefois, je tiens d'un jeune orientalistes fort distingué, M. Belin, que le mot hébreu *apholym*, employé dans le Deutéronome et par Samuel, signifie littéralement une tumeur à l'anus: s'agissait-il d'hémorrhoïdes proprement dites ou de toute autre tumeur, c'est ce qu'il est impossible de déterminer; mais la fréquence de cette maladie chez les Orientaux et les expressions employées comme synonymes dans les différentes versions de la Bible en arabe et en syriaque, et dont quelques-unes signifient écoulement de sang par le fondement, semble faire croire qu'il est véritablement question d'hémorrhoïdes. Hippocrate et après lui tous les médecins ont parlé de cette maladie dans un sens plus ou moins étendu, comme nous l'avons dit plus haut, et nous verrons par la suite les idées théoriques qu'ils s'étaient faites au sujet de cette maladie.

Les *causes* générales des hémorrhoïdes sont toutes celles qui peuvent gêner la circulation dans les veines de la partie inférieure du rectum; nous les diviserons en prédisposantes ou générales et en causes locales.

1.° *Causes prédisposantes.* On a remarqué depuis fort long-temps que les enfants étaient bien rarement affectés d'hémorrhoïdes. Cependant les auteurs en citent des exemples, et presque toutes ces observations portent sur des enfants âgés de plus d'un an; passé l'âge de vingt-cinq ans, elles commencent à devenir plus fréquentes, mais c'est surtout au-delà de la quarantième année qu'on les voit communément se développer. Hippocrate avait déjà noté (*Traité de l'air des lieux*, etc.) que les hommes étaient singulièrement prédisposés aux hémorrhoïdes, et depuis, l'expérience a sanctionné cette proposition du père de la médecine: on en comprendra parfaitement la raison, les femmes étant assujéties pendant une partie de leur existence a un flux sanguin régulier, elles doivent être exemptées du flux hémorrhoïdal. L'on a encore observé, ce qui pouvait être prévu d'avance, qu'elles y devenaient plutôt sujettes dans un âge avancé, alors qu'elles avaient cessé d'être menstruées; dans certains cas on a vu les hémorrhoïdes remplacer les règles, lorsque celles-ci venaient à se supprimer pendant quelque temps, ou bien enfin alterner avec elles. Les personnes qui sont le plus fréquemment affectées de la maladie dont nous parlons, présentent les caractères du tempérament bilieux ou mélancolique (voyez *humorisme* et *tempérament*): or, les anciens, qui attribuaient cette modification particulière de la constitution à la prédominance d'une humeur toute spéciale, l'atrabile ou mélancolie, en induisaient naturellement que les tumeurs sanguines de l'anus étaient dues à cette humeur mêlée au sang, qui s'écoulait ainsi naturellement et débarrassait l'économie d'une source d'affections graves; mais, ce n'était là qu'une hypothèse, et la fréquence des hémorrhoïdes chez les personnes mélancoliques tient à d'autres causes dont nous allons parler, savoir: une vie trop sédentaire et les affections tristes de l'âme. On conçoit que l'exercice pris à pied et d'une manière modérée doit activer la circulation, et dès-lors s'opposer aux stases de sang qui favorisent la production des tumeurs sanguines à l'anus; d'un autre côté, on sait quelle influence exercent sur les fonctions des intestins les passions vives et profondes, on sait qu'elles ont pour effet général, comme le dit fort bien de Montègre, de concentrer à l'intérieur toute la circulation: il ne faut donc pas s'étonner que les personnes tristes, inquiètes, colériques, etc., soient plus fréquemment que les autres affectées d'hémorrhoïdes. Ce terrible et puissant génie qui, sous le roi Louis XIII, gouverna si glorieusement la France, Richelieu, fut, dit-on, tourmenté pendant toute sa vie par un flux hémorrhoïdal très-rebelle; Voltaire a regardé cette affection comme la cause des penchants sanguinaires du cardinal-ministre; mais, grâce au ciel, les hémorrhoïdes n'ont pas de si redoutables effets.

La nature des aliments et des boissons influe puissamment sur la formation des hémorrhoïdes; ainsi toutes les substances fortement épicées, l'ail, les oignons, la moutarde, les liqueurs alcooliques ou douées de propriétés aromatiques et stimulantes très-prononcées, telle que le café, déterminent dans les intestins une irritation dont la continuité a pour effet l'engorgement des vaisseaux hémorrhoïdaux ; les substances prises à l'intérieur agissent, non-seulement par leurs propriétés excitantes, mais encore par leur température ; Hildebrand et de Montègre attribuent aux *boissons chaudes* prises trop abondamment la fréquence, chez les peuples du Nord, de la maladie qui nous occupe. On sait en effet, quel abus font du thé et du café les nations anglaise et germanique. A ce propos, nous dirons que les auteurs ont beaucoup agité la question de savoir, si les habitants des climats chauds n'étaient pas plus exposés que ceux des régions septentrionales aux fluxions sanguines à l'anus ; mais de ces longues discussions il semble résulter que tous les peuples y sont à peu près également sujets, mais que peut-être la manière de vivre des septentrionaux compense, sous le rapport de la prédisposition, l'influence climatérique du midi. Que doit-on penser de la transmission héréditaire des hémorrhoïdes ? Je crois qu'en dépit des assertions contraires d'un certain nombre de médecins on ne saurait nier cette hérédité, non plus que pour une foule d'autres affections organiques, que pour le tempérament, le caractère, les traits du visage, etc. On a vu des familles entières atteintes d'hémorrhoïdes et dans d'autres cas, non moins remarquables, la transmission en être suivie pendant plusieurs générations. On a peut-être exagéré le danger des vêtements trop serrés, comme cause prédisposante. On a dit que les ceintures particulièrement devaient, si elles embrassaient trop étroitement le corps, empêcher la libre circulation du sang dans les veines du bassin, et dès-lors favoriser l'engorgement du rectum ; mais je crois que cette cause seule n'est pas suffisante, car les Orientaux qui portent des vêtements fort lâches sont, comme nous l'avons dit en parlant des climats, aussi exposés que les autres aux congestions hémorrhoïdales.

2° Il est un autre ordre de causes qui entraînent d'une manière presque nécessaire et plus ou moins directe la dilatation des vaisseaux hémorrhoïdaux. Nous placerons en première ligne la *constipation*, qui agit de plusieurs manières : d'abord, l'accumulation de matières fécales très-consistante dans les intestins détermine sur les parties voisines une compression dont le résultat est de s'opposer au libre cours du sang dans les branches veineuses qui vont se distribuer au pourtour de l'anus ; en second lieu, l'expulsion de ces matières endurcies ne peut pas avoir lieu sans de grands efforts et sans une pression de dedans en dehors, bien capable de faire refluer le sang dans les vaisseaux dont nous venons de parler, et, par la continuité et la répétition du même phénomène, de produire l'effet fâcheux dont il est question ici. Les tumeurs développées dans le ventre, les maladies du foie, les irritations et inflammations abdominales répétées, en fixant le fluide sanguin dans les parties inférieures du ventre, doivent prendre une part active à la for-

mation des hémorrhoïdes ; j'en dirai autant des lavements chauds habituels, des purgatifs trop fréquemment employés (surtout la rhubarbe, l'aloès, etc.), et des applications répétées de sangsues à l'anus. D'après les détails dans lesquels nous sommes entrés jusqu'à présent, il est aisé de concevoir par quel mécanisme doit agir la grossesse, la compression qu'exerce sur les veines du bassin la matrice distendue par le produit de la conception en est la véritable raison. Je terminerai par quelques remarques sur la *position assise* long-temps continuée : son premier effet est de favoriser l'embarras de la circulation vers le fondement, d'échauffer cette région, comme on le dit vulgairement ; mais est-il vrai que cette fâcheuse tendance soit encore augmentée par l'usage des coussins percés ? Quelques auteurs, entre autres de Montègre et M. Raige Delorme, ont prétendu que sur ces coussins, l'anus n'étant pas soutenu, les inconvénients de la position assise se trouvaient encore augmentés ; *a priori*, cette opinion semble très-bien fondée et peut-être doit-on regarder ces sortes de siège comme nuisibles sous le rapport de la prédisposition, mais n'est-on pas allé trop loin en voulant les proscrire chez les personnes déjà atteintes d'hémorrhoïdes ? c'est ce que je crois ; nous en reparlerons d'ailleurs à l'occasion du traitement.

Mais en voilà assez sur l'origine de cette maladie ; passons aux caractères intérieurs que la dissection fait reconnaître dans les tumeurs hémorrhoïdales. On peut en distinguer trois formes principales : 1° *Tumeurs variqueuse*. Elles sont constituées par la dilatation partielle d'une ou de plusieurs veines du rectum, dont le trajet présente ainsi un certain nombre de renflements ou de nodosités : le volume de ces dilatations varie depuis la grosseur d'un pois jusqu'à celle d'une noix ordinaire. Les tissus environnants sont plus ou moins épaissis et indurés suivant que la maladie est plus ou moins ancienne. On a vu aussi des veines dilatées sur à peu près également une grande partie de leur étendue (Vésale, Morgagni, etc.), mais ces cas sont rares. 2° *Tumeurs en kystées*. Ici le sang est renfermé dans une poche plus ou moins volumineuse, et à parois d'une épaisseur variable selon qu'elle a été le siège d'inflammations plus ou moins répétées. Ces kystes peuvent se former de deux manières différentes ou bien, comme le pense M. Raige Delorme, c'est une dilatation veineuse qui cesse de communiquer avec le tronc de la veine qui lui a donné naissance ; ou bien du sang échappé d'une veine s'est épanché en foyer dans le tissu cellulaire voisin qui forme autour de lui une poche analogue à celle que présente les anévrismes faux (voy. *Anévrisme*). 3° *Tumeurs érectiles*. Elles sont formées de petits vaisseaux mille et mille fois entrelacés et anastomosés les uns avec les autres ; les nombreux abouchements que présentent ces vaisseaux donnent alors à la masse hémorrhoïdale un aspect spongieux. Les tumeurs que l'on a désignées sous le nom de marisques sont moins une forme particulière de la maladie qui nous occupe, qu'une terminaison de l'une des trois variétés que je viens de décrire. Ce sont de petites tumeurs quelquefois assez dures, flétries, susceptibles cependant de s'engorger, de s'enflammer et de devenir la cause de souffrances fort vives. On a aussi décrit plusieurs variétés ou formes anomales d'hémorrhoïdes, mais ce que nous avons dit est suffisant pour faire concevoir leur structure générale.

Symptômes et marche. Les tumeurs hémorrhoïdales siègent à la marge de l'anus, au niveau ou au-dessus du muscle sphincter externe : de là la division établie par Stahl, en hémorrhoïdes internes et externes. Elles forment des bourrelets circulaires ou partiels, qui résultent de la réunion de plusieurs tumeurs à surface unie ou irrégulière, à contours hémisphériques ou inégaux, à base large ou pédiculée ; extérieurement, elles sont recouvertes par la membrane muqueuse du rectum ou par la peau.

L'apparition de ces tumeurs est brusque et instantanée, survenant pendant des efforts de défécation, ou bien au contraire, et c'est le plus souvent, elles se forment avec lenteur et sont précédées ou accompagnées de démangeaison avec chaleur à l'anus, de la sensation répétée du besoin d'aller à la garde-robe, de lassitudes générales avec constipation, pesanteur de tête, tristesse insurmontable, dégoût, flatuosités dans l'estomac, etc., etc.; quelquefois la sortie des matières fécales endurcies déchire les tumeurs et il en résulte un écoulement d'une petite quantité de sang qui teint les excréments et soulage un peu le malade. Au bout de quelques jours, les accidents cessent peu à peu, et leur retour est plus ou moins rapproché suivant les individus, le régime habituel, l'action des causes, etc. La seconde attaque est ordinairement plus forte que la première, la douleur est plus vive, la tuméfaction plus considérable, enfin, il peut même y avoir de la fièvre : un nouvel écoulement de sang termine d'ordinaire ce nouvel accès. Après plusieurs attaques semblables, la fluxion se fixe au fondement. Pendant les fluxions, les tumeurs sont dures, tendues, rouges ou violacées, douloureuses au point de gêner notablement la marche et la station ; mais dans les intervalles, elles restent ordinairement flétries ; à mesure que les attaques se renouvellent, elles subissent les modifications que nous avons indiquées.

Les auteurs anciens ont beaucoup insisté sur l'écoulement sanguin dans les fluxions hémorrhoïdales ; ils l'attribuent généralement à une rupture des vaisseaux ou à une déchirure des tumeurs : à une époque plus rapprochée de nous, on crut qu'il y avait seulement exhalation ou suintement, enfin aujourd'hui, on a repris l'ancienne opinion, sinon pour la totalité du moins pour la majorité des cas. Rien de plus variable que la manière dont s'échappe le sang rendu par l'anus pendant les attaques ; tantôt il ne sort que goutte à goutte et seulement lors du passage des matières fécales ; tantôt il coule avec abondance pendant assez long-temps et à plusieurs reprises. On l'a vu même sortir par jet de crevasses bien apparentes (de la Tour, de Montègre, Richerand). La quantité de sang rendu par certaines personnes est vraiment effrayante. Pezold raconte qu'un chevalier saxon perdit en un seul accès jusqu'à *soixante quatre livres* de sang ; Smétius, Hoffman disaient avoir vu des cas où la quantité de sang

s'éleva à vingt ou trente livres ; une foule d'autres auteurs parmi lesquels je citerai Cornarius, Pomme, Lanzoni, Panarola et Tissot, ont vu rendre une ou plusieurs livres de sang par jour pendant un espace de temps assez considérable. Ainsi, tout en faisant la part de l'exagération dont ces histoires portent l'empreinte, il est certain qu'un flux de sang fort abondant peut avoir lieu par l'anus sans être mortel, et même dans quelques-uns des faits rapportés par les auteurs déjà indiqués les malades furent délivrés d'incommodités plus ou moins graves dont ils étaient tourmentés.

Les hémorrhoïdes présentent un assez bon nombre de différences ou de variétés bonnes à connaître et dont nous indiquerons seulement les principales.

1° *Relativement au siège.* On attachait autrefois une grande importance à la distinction des hémorrhoïdes en internes ou externes, mais cette classification fondée sur une erreur d'anatomie est aujourd'hui rejetée ; disons toutefois que les tumeurs situées un peu haut dans le rectum sont sujettes à un inconvénient dont nous allons bientôt parler.

2° *Quant à la structure,* nous avons vu qu'on en pouvait établir trois espèces : les tumeurs variqueuses, les tumeurs enkystées et les tumeurs érectiles. Ces dernières paraissent être plus que les autres sujettes aux flux de sang.

3° *Quant aux symptômes et aux complications,* les hémorrhoïdes sont fluentes ou non *(cœcœ aut fluentes* des auteurs). Nous avons suffisamment parlé plus haut de l'écoulement sanguin, mais il est un autre accident qu'il est important de noter : chez beaucoup de malades, soit à la suite du flux de sang, soit dans l'intervalle des attaques, il y a un écoulement d'un fluide blanchâtre assez souvent muqueux et filant comme du blanc d'œuf, très-variable dans sa quantité ; c'est ce que l'on a appelé flueurs blanches ou leucorrhées anales, hémorrhoïdes blanches, etc.

Les tumeurs hémorrhoïdales sont assez sujettes à s'enflammer, elles font alors beaucoup souffrir les malades, et si l'inflammation s'est terminée par suppuration, il se forme un abcès dont l'ouverture a souvent pour résultat une fistule à l'anus (voy. *Fistule),* d'autres fois ce sont des fissures, des ragades accompagnées fort souvent de spasmes douloureux des plus violents (voy. *Fissure) ;* un accident qui arrive quelquefois aux hémorrhoïdes internes est le suivant : dans les efforts de la défécation, les tumeurs sont elles-mêmes chassées hors de l'anus, et entraînent avec elles la membrane interne du rectum qui les recouvre ; alors le muscle sphincter qui ferme l'anus comme un anneau contractile, se resserre et étrangle ainsi la masse hémorrhoïdaire expulsée. Il en résulte une inflammation et des douleurs fort vives, et même au rapport de Ravaton, la gangrène peut s'emparer de tumeurs ainsi étranglées ; celles-ci se détachent, tombent et le malade se trouve radicalement guéri ; mais ces cas sont fort rares, le plus souvent il se fait une rupture, le sang s'écoule en assez grande abondance, les parties se dégorgent et peuvent reprendre leur place : mais si cet accident se renouvelle fréquemment, la membrane interne du rectum se relâche et reste disposée au *prolapsus* (voy. *Rectum*, maladies du). Nous ne terminerons pas les remarques sur les accidens propres aux hémorrhoïdes sans noter les coliques qui les précèdent ou les accompagnent si fréquemment, surtout quand l'attaque est légère ; c'est la *colique hémorrhoïdale* d'Alberti et des autres disciples de Stahl.

Les caractères propres aux tumeurs hémorrhoïdales sont trop évidents pour qu'on puisse les confondre avec des végétations syphilitiques de la marge de l'anus, des polypes du rectum, le cancer de cet organe, etc.; il en est de même du flux sanguin ; il diffère trop de la dysenterie ou du melæna, suite d'hématémèse pour induire en erreur.

Pronostic. Les anciens, qui, comme nous l'avons dit, voyaient dans cette maladie un émonctoire de la mélancolie, attachaient beaucoup d'importance à la production des hémorrhoïdes : dans une foule de circonstances ils cherchaient à les provoquer, à l'aide d'applications de sangsues répétées, d'irritations de toutes sortes, portées dans certains cas, au point d'occasionner une vive inflammation suivie d'abcès, puis de fistules à l'anus, comme le raconte Boyer. On avait aussi beaucoup exagéré les dangers de la suppression du flux hémorrhoïdal, les recueils d'observations de Planque, Rivière, etc., renferment beaucoup d'exemples d'accidents graves survenus à la suite de cette suppression, mais la plupart de ces faits sont fort mal interprétés par leurs auteurs : ainsi, à part quelques circonstances plus rares qu'on ne le pensait, mais plus communes que le disent certains auteurs modernes, les hémorrhoïdes sont une fâcheuse incommodité dont il faut autant que possible débarrasser les malades.

Le *traitement* des hémorrhoïdes est *hygiénique, médical,* ou *chirurgical.* 1° *Hygiénique,* il consiste à éviter les causes que nous avons longuement énumérées ; ainsi, on réformera une alimentation trop stimulante, pour faire usage de substances plus douces ; on prendra des bains frais, on remédiera à la constipation au moyen de lavements émollients répétés, etc., etc. Quant aux coussins percés dont nous avons parlé, ils ne sont réellement admissibles que pour des personnes qui ont déjà des hémorrhoïdes, et, en dépit de toutes les spéculations théoriques, il reste prouvé par l'expérience que l'usage de ces coussins apporte un grand soulagement quand les tumeurs sont engorgées, car il s'oppose à la pression insupportable qu'un siège bombé exercerait sur les parties malades. Le traitement *médical* consiste surtout à calmer les accidents. Si la congestion est violente, on appliquera des sangsues à l'anus *autour* des tumeurs, ou bien même on pourra faire des mouchetures sur celles-ci. On fera prendre de doux purgatifs, des bains et des lavements frais. Si les douleurs sont violentes, s'il y a des spasmes à l'anus, les pommades narcotiques surtout avec la belladone seront d'un excellent usage. Un flux trop abondant et inutile serait arrêté par les réfrigérants, la glace même, le repos sur un lit un peu ferme, en ayant soin de maintenir le siège un peu plus élevé que les épaules. Le seigle ergoté serait peut-être ici d'un excellent

usage. (M. Raige-Delorme.) Enfin si rien n'arrêtait l'hémorrhagie on aurait recours à un moyen chirurgical, on exciserait les tumeurs. Quand celles-ci sont sorties de l'anus il faut les faire rentrer, les réduire, comme on le dit ; pour cela on les comprime doucement en les refoulant avec les doigts enduits d'un corps gras, puis on calme les douleurs avec une pommade narcotique ; avec un peu de résolution les malades opèrent souvent la réduction eux-mêmes. Si l'accident s'était fréquemment reproduit et qu'il y eut procidence de l'anus on rendrait du ton aux parties relachées au moyen de lotions toniques et 'astringentes, de noix de galle, d'écorce de chêne, de quinquina, etc. Les mêmes lotions sont très-bonnes dans le cas d'écoulement muqueux désigné sous le nom d'hémorrhoïdes blanches. Quand les hémorrhoïdes sont supprimées et qu'il en résulte des accidents graves on les rappelle à l'aide d'applications de sangsues en petit nombre et fréquemment renouvelées, de fumigations, de toniques et stimulants, de suppositoires stibiés, etc.

Le *traitement chirurgical* consiste dans l'incision, la cautérisation, la rescision, la compression, la ligature et l'excision des tumeurs hémorrhoïdales ; de ces moyens plusieurs sont abandonnés, et je ne dirai que quelques mots des indications qui réclament quelques-uns d'entre eux ; lorsque les tumeurs sont saillantes, douloureuses, engorgées, quelques incisions opèrent un dégorgement qui soulage presque immédiatement le malade. L'excision ou la ligature des bourrelets hémorrhoïdaux sont les seuls moyens de guérir radicalement les hémorrhoïdes, on ne tente guère ces opérations quand elles sont enflammées et l'hémorrhagie qui suit quelquefois l'excision est aisément arrêtée par des toniques froids ou, à la rigueur, par le tamponnement du rectum. Dans le cas de procidence de l'anus, Dupuytren s'est opposé avec succès à l'issue de la muqueuse du rectum au moyen de l'excision d'un certain nombre des plis rayonnés qui existent autour de l'anus. Le plan de cet ouvrage ne me permet pas d'entrer ici dans de plus grands détails.

Je ne terminerai cependant pas cet article sans parler des amulettes qui ont joué de tout temps un si grand rôle dans l'histoire des hémorrhoïdes. C'est ainsi que suivant les anciens (Galien, Aétius, Paul d'Ægine), la pierre hiéracite portée sur la cuisse, avait la propriété de dessécher les hémorrhoïdes. L'orpin (*sedum telephium*) a joui de la même réputation surtout en Italie. En Espagne, c'est la corne du taureau tué dans l'arène (De Montègre), il suffit de le porter dans sa poche. En France, c'est le marron d'Inde qui a la vogue ; les commères, et il en est de tous les sexés et de tous les rangs, citent de nombreux cas de guérison par l'emploi de ces moyens, mais on le sait, les fluxions hémorrhoïdales s'arrêtent très-souvent d'elles-mêmes tout-à-coup ; enfin il est possible, comme le pensent Truka et de Montègre, qui l'imagination frappée par l'idée d'une influence mystérieuse contribue à la guérison.

BEAUGRAND,
Docteur médecin, ancien interne des Hôpitaux,

HÉMOSTATIQUE *(chir.)*, adj., du grec *aima*, sang et *stasis*, stagnation ; stagnation du sang. On donne cette désignation aux moyens que l'on met en usage pour arrêter les écoulements de sang, les hémorrhagies ; ainsi la ligature, la compression, la cautérisation, le tamponnement, sont des moyens hémostatiques ; mais on réserve spécialement ce mot pour indiquer les autres moyens médicamenteux que l'on emploie dans les hémorrhagies, tels que les poudres absorbantes ou styptiques, les liquides acides, ou astringents. La colophane, l'alun calciné, l'acide sulfurique étendu d'eau, la décoction de noix de Galle, de ratanhia, l'amadou ou agaric de chêne, sont les médicaments les plus usités dans les hémorrhagies des petits vaisseaux : pour l'emploi de ces moyens, voy. *Hémorrhagie.*   J. B.

HÉPATALGIE *(méd.)*, du grec *hépar* foie et de *algos* douleur. On donne ce nom aux douleurs du foie, il est synonyme de colique hépatique. (V. *Foie.*)

HÉPATIQUE *(anat.* et *path.)*, adj., du grec *hépatikos* qui a rapport au foie. Il y a des artères, des veines et un plexus hépatique ; l'*artère hépatique* est une des trois divisions du tronc cœliaque ; vers la face inférieure du foie ; cette artère se divise en deux branches, l'une droite, l'autre gauche, qui se rendent dans les parties correspondantes du foie. L'artère hépatique fournit l'*artère cystique*, les *artères pyloriques*, et les *gastro-épiploïques* droites. Les *veines hépatiques* ne suivent pas la direction des artères du même nom ; elles naissent dans le tissu du foie et se réunissent à sa partie postérieure pour s'ouvrir dans la veine porte. On donne le nom de plexus hépatique aux filets nerveux que le plexus cœliaque envoie au foie. Le *canal hépatique* est le conduit excréteur du foie, il conduit la bile dans la vésicule biliaire, il prend à sa réunion avec le canal cystique, le nom de canal cholédoque, (V. *Foie, Bile.)*   J. B.

HÉPATIQUE (gaz) *(chim.)*, s. m. On donnait autrefois ce nom au gaz hydrogène sulfuré ou acide *hydro-sulfurique.* (V. ce mot.)

HÉPATIQUE *(bot.)*, s. f., *hépaticus flos.* On donnait autrefois ce nom à une variété d'anémone que l'on croyait efficace dans les maladies du foie.

HÉPATIQUE des bois *(bot.)* (V. *Pulmonaire de Chêne.)*

HÉPATIQUES *(mat. méd.)*, adj. On désignait dans l'ancienne médecine sous le nom de médicaments ou remèdes hépatiques, les substances que l'on croyait propres à guérir les maladies du foie.

HÉPATIQUES (taches) *(path.)* On désigne sous ce nom, des éphélides ou larges taches de la peau qui ont aussi le nom d'éphélides hépatiques. (V. *Éphélides.)*

HÉPATITE *(méd.)*, s. f. C'est le nom donné à l'inflammation du foie. (V. *Foie,* maladies du.)

HÉPATOCÈLE *(path.)*, s. f. On donne ce nom à une hernie formée par le foie ; cette maladie, qui peut être le résultat d'un vice de conformation des parois abdominales, n'a été observée que chez les enfants nouveau-nés ; ce déplacement du foie doit

déterminer assez promptement la mort des sujets qui en sont atteints.

HERBE *(bot.* et *mat. méd.)*, s. f., en latin *herba.* En botanique, on désigne sous le nom d'herbe, des plantes dont la tige non ligneuse est détruite chaque année. Ces plantes sont simplement annuelles, bisannuelles, trisannuelles, ou vivaces, suivant que leur racine se conserve en terre un, deux, trois ou un plus grand nombre d'années. Les herbes que l'on désigne vulgairement sous le nom de simples, fournissent la plus grande partie des médicaments employés en médecine. Le mode de leur récolte sera indiqué au mot *plantes médicinales* ; les procédés de conservation ont été prescrits au mot *Dessiccation.*

HERBES (sues d'). Dans le printemps, beaucoup de personnes sont dans l'usage de prendre, comme moyen curatif ou pour prévenir, à ce qu'ils croient, les maladies, des sucs ou jus d'herbes ; ce médicament, qui est ordinairement dépuratif et légèrement purgatif, varie suivant les plantes que l'on emploie. Voici une formule que M. Soubeiran, dans son excellent traité de pharmacie, indique comme exemple : feuilles de chicorée, de pissenlit, de fumeterre, de cerfeuil, de chaque, partie égale ; on pile les plantes dans un mortier en bois ou en marbre, mais qui ne doit jamais être en métal ; on en exprime le suc et on le filtre à froid ; on peut varier à l'infini la formule que nous venons d'indiquer, on peut aussi ajouter d'autres plantes telles que la laitue, le cochléaria. Ces modifications doivent toujours être faites suivant le but que l'on veut atteindre, et indiquées par le médecin. Les sucs d'herbes se prennent froids et le matin à jeun ; la dose est de quatre à six onces par jour, et on les continue ordinairement pendant dix ou quinze jours.

Plusieurs plantes ont reçu dans le langage vulgaire le nom d'*herbes* avec des surnoms ; voici les plus usuelles.

HERBE AIGRETTE, c'est le nom de l'*Oseille sauvage.*

HERBE AMÈRE, c'est la *Tanaisie.* Voy. ce mot.

HERBE APOLLINAIRE, c'est la *Jusquiame.* Voy. ce mot.

HERBE BÉNÉDICTE ou de saint Benoît, v. *Benoît.*

HERBE BRITANNIQUE, c'est la *Bistorte.* Voy. ce mot.

HERBE A CAILLER, v. *Gaillet* ou caille-lait.

HERBE AU CANCER, c'est le *Dentelaire* d'Europe.

HERBE CANICULAIRE, v. *Jusquiame.*

HERBE CARDINALE, v. *Lobélie.*

HERBE DU CARDINAL, v. *Grande Consoude.*

HERBE AUX CHARPENTIERS, c'est l'*Achillée* et la *Mille-feuille.*

HERBE CHASTE, v. *Agnus castus.*

HERBE DU CHAT, v. *Germandrée.*

HERBE DE CITRON, v. *Mélisse.*

HERBE AU COCHER, v. *Mille-feuille.*

HERBE DU COEUR. On donne quelquefois ce nom à la menthe des jardins, à la mélisse, à la pulmonaire, etc.

HERBE AUX CORS, v. *Joubarbe.*

HERBE DENTAIRE, v. *Chélidoine.*

HERBE DU DIABLE, v. *Datura.*

HERBE DE DIANE, v. *Armoise.*

HERBE AUX ÉCROUELLES, v. *Scrofulaire.*
HERBE AUX ÉCUS, v. *Nummulaire.*
HERBE EMPOISONNÉE, v. *Belladone.*
HERBE ENRAGÉE, v. *Dentelaire.*
HERBE A LA FIÈVRE, v. *Gratiolle* et *petite Centaurée.*
HERBE A FOULON, v. *Saponaire.*
HERBE DE GRACE, v. *Rue.*
HERBE AUX GUEUX, v. *Clématite.*
HERBE HÉLÈNE, v. *Aunée.*
HERBE D'HIRONDELLE, v. *Chélidoine.*
HERBE HONGROISE, v. *Mauve.*
HERBE IMMORTELLE, v. *Tanaisie.*
HERBE DE JUDÉE, v. *Douce-amère.*
HERBE A LAIT, v. *Euphorbe.*
HERBE AUX LADRES, v. *Véronique.*
HERBE AU LAIT, v. *Polygala.*
HERBE A LOUP, v. *Aconit.*
HERBE DES MAGICIENS, v. *Datura.*
HERBE AUX MILITAIRES, v. *Achillée* et *Millefeuille.*
HERBE DE MURAILLE, v. *Pariétaire.*
HERBE A LA PARALYSIE, v. *Primevère.*
HERBE AU NOMBRIL, v. *Cynoglosse.*
HERBE AUX OIES, v. *Potentille.*
HERBE A LA PITUITE, v. *Staphysaigre.*
HERBE A PAUVRE HOMME, v. *Gratiole.*
HERBE AUX PIQURES, v. *Millepertuis.*
HERBE AUX PLAIES, v. *Sauge.*
HERBE AUX POUX, v. *Pédiculaire* et *Staphysaigre.*
HERBE AUX PUCES, v. *Plantin.*
HERBE A ROBERT, v. *Géranium.*
HERBE ROMAINE, v. *Tanaisie.*
HERBE DE SAINT FÉLIX, v. *Scrofulaire.*
HERBE DE SAINT JEAN, v. *Armoise* et *Lierre terrestre.*
HERBE DE SAINT JULIEN, v. *Sariette.*
HERBE DE SAINT QUIRIN, v. *Tussilage.*
HERBE SAINTE CUNÉGONDE, v. *Eupatoire.*
HERBE SAINTE MARIE, v. *Menthe.*
HERBE SAINTE ROSE, v. *Pivoine.*
HERBE AUX SCORBUTIQUES, v. *Cochléaria.*
HERBE DU SIÉGE, v. *Scrofulaire.*
HERBE DE SIMÉON, v. *Mauve.*
HERBE AUX SORCIERS, v. *Datura.*
HERBE STERNUTATOIRE, v. *Achillée.*
HERBE DU TAN, v. *Bryone.*
HERBE A LA TAUPE, v. *Datura.*
HERBE AUX TEIGNEUX, v. *Bardane.*
HERBE AU VENT, v. *Anémone* et *Pulsatile.*
HERBE AUX VERS, v. *Tanaisie.*
HERBE DE LA VIERGE, v. *Marrube.*
HERBE AUX VIPÈRES, v. *Vipérine.*

HERBORISTE, s. m. On donne ce nom aux personnes qui se livrent à la vente des *plantes médicinales.* (Voy. ce mot.)

HÉRÉDITAIRES (maladies). *(méd.)* La transmission héréditaire de certaines maladies a été reconnue dès les premiers âges de la médecine, et cette observation fortifiée de l'assentiment populaire, a traversé les siècles sans rencontrer de nombreux contradicteurs. Il est donc vrai que les parents peuvent transmettre à leur postérité le germe des affections invétérées qui affligèrent leur existence. Le fait étant avéré par l'expérience journalière,

nous ne chercherons pas à expliquer comment se lègue le triste héritage des maladies; l'obscurité si générale en ce qui concerne l'œuvre de la génération, donnera la raison suffisante de notre silence sur ce point. Encore s'il n'y avait que la mère qui eût le malheureux privilège de communiquer à ses enfants les maux dont elle souffre, le phénomène serait au moins plus concevable, car les fœtus ont fait corps avec elle, ils se sont nourris de son sang comme des organes surajoutés et temporaires. Mais il est bien reconnu que le père transmet aussi le principe de ses infirmités; or la part de celui-ci dans l'œuvre de la reproduction est si rapide, si bornée et en même temps si obscure, qu'on discute encore s'il y concourt en fournissant une liqueur fécondante, ou seulement une vapeur (*aura seminalis*).

Heureusement l'hérédité des maladies n'est pas plus constante que la transmission des tempéraments et de toutes les dispositions physiques et morales. Conséquemment à cette observation vraie et consolante, de même que nous voyons des parents robustes, bien faits de corps et d'esprit, procréer des enfants faibles, disgraciés au physique et au moral; de même, nous voyons native d'ascendants infirmes, une postérité exempte de tout vice congénial. La transmission héréditaire des maladies n'est donc pas certaine, inévitable, elle est au contraire inconstante, comme toutes les causes pathologiques qui troublent lentement ou soudainement la santé. (Voy. *Causes.*) Ainsi il n'y a que des probabilités et non pas une certitude à tirer l'horoscope sanitaire de la famille, d'après l'état de santé connu des parents. Disons seulement qu'il est des maladies qui ne reconnaissent pas de cause prédisposante mieux avérée et plus imminente que l'hérédité. Cette circonstance commémorative, que des médecins réfléchis ne perdent jamais de vue, est réellement comme l'épée de Damoclès, et il serait imprudent de négliger les précautions pour en empêcher ou en retarder la chute. Si l'on attend que la maladie soit déclarée, il sera trop tard, car il est bien reconnu que celles qui ont leur racine dans l'hérédité sont plus difficiles à guérir que les autres. Ainsi, la seule présomption d'un germe héréditaire qu'on sait très-bien pouvoir avoir été transmis, puisqu'il existait chez les ascendants, et qu'il était transmissible; cette seule présomption, disons-nous, devra provoquer la vigilance de bons parents, et faire une loi à leur tendresse d'insister, dans l'éducation de leurs enfants, sur certaines précautions hygiéniques que nous aurons le soin d'indiquer. En effet, dans la juste sollicitude de ce déluge d'infirmités que les générations se lèguent les unes aux autres, il est consolant de penser que la prédisposition héréditaire aux maladies resterait souvent sans résultat, si l'on tenait éloignées les causes déterminantes ou occasionnelles, et ceci est heureusement en notre pouvoir. C'est cette absence de causes occasionnelles, et en même temps le concours d'autres circonstances heureuses qui fait que dans une même famille, un mal héréditaire atteint un membre et en épargne un autre; bien mieux, ce mal saute par-dessus une génération entière qui est épargnée, quoique ayant la prédisposition, parce que la cause déterminante manque, et la seconde postérité, moins favorisée par les conditions et les usages hygiéniques, vient malheureusement renouer une chaîne de tradition qui semblait rompue. Prenons un exemple pour rendre plus intelligible le fait que nous venons d'indiquer : la famille d'un aliéné passe sa vie à l'abri de toute agitation, et la folie, dont la disposition héréditaire pouvait être apparente pour un observateur, n'éclate chez aucun membre. Les enfants de ceux-ci, au contraire, se trouvent en butte aux grandes vicissitudes qui sont capables d'agiter le plus violemment le cœur ou l'esprit humain, et l'aliénation mentale qui avait épargné une génération reparaît dans la famille. Cependant il est probable que la première postérité, qui avait reçu une disposition cérébrale défectueuse, était plus prédisposée à la folie que la seconde, le bonheur a voulu que l'occasion déterminante ne s'offrît pas. Le combustible était préparé, l'étincelle a fait défaut et l'incendie n'a pas éclaté ; or, cette étincelle ne pourrait rien sans la matière inflammable que représente ici la prédisposition.

Toutefois, les causes occasionnelles sont quelquefois si puissantes qu'elles ne requièrent pas une prédisposition particulière pour produire leur effet ; c'est-à-dire, qu'un très-grand nombre d'organisations ploieraient sous leur influence, sans être pour cela défectueuses, et ceci nous conduit à une remarque qui n'est pas sans importance dans le sujet que nous traitons ; cette remarque, la voici, nous la recommandons aux observateurs : au moment où un enfant est engendré, les parents qui ont souffert d'une des maladies qui se transmettent, pouvaient avoir la maladie, n'en avoir que la prédisposition, ou n'y être pas plus prédisposés que le commun des hommes. Il est évident que les chances de transmission héréditaire seront loin d'être les mêmes dans ces trois cas. Elle sera probable si la maladie existait à l'époque de la génération ; elle sera douteuse s'il n'y avait que des apparences de prédisposition ; enfin, cette transmission cessera d'être redoutable s'il est démontré que la puissance des causes occasionnelles qui ont agi, ultérieurement à l'accouchement, sur des parents, sains jusqu'alors, eût pu subjuguer les constitutions ordinaires. C'est ainsi qu'une syphilis devenue constitutionnelle, et alors transmissible aux enfants puinés, ne saurait avoir été léguée à la progéniture née avant l'infection vénérienne. Eh bien ! il y a analogie, sinon identité, entre le cas que nous venons de citer, et les maladies héréditaires qui se sont déclarées tardivement chez des parents qui n'y paraissaient point prédisposés, mais qui ont été fortement soumis à l'influence des causes extérieures qui les déterminent chez les sujets les mieux constitués et les plus robustes. Nous recommandons les investigations que suggère ce paragraphe aux personnes qui, soit pour leur propre famille, soit pour une alliance matrimoniale, éprouveraient de là sollicitude touchant quelque maladie héréditaire. On s'informera donc si l'affection s'était développée avant l'accouchement, si les parents et leurs ascendants avaient les signes spéciaux de la prédis-

position quand l'affection s'est déclarée, ultérieurement à la naissance des enfants ; enfin, si en l'absence des apparences de la prédisposition, la maladie a éclaté sous l'action de causes déterminantes légères ou puissantes. Cet examen ne pourra jamais conduire à une certitude mathématique, les conditions organiques prédisposantes sont souvent si cachées ! mais on aura du moins des probabilités plus nombreuses.

Le cadre des maladies réputées héréditaires n'est pas rigoureusement limité ; il a été tour à tour élargi et retréci, soit qu'on ait mal ou insuffisamment observé, soit que la nature eût enfreint ses lois ordinaires. Il est excessivement rare que les affections aiguës gravent dans l'organisation une empreinte assez profonde, assez durable, pour que de telles modifications maladives soient transmissibles aux descendants ; il suffit d'en être bien guéri, pour que la postérité soit, sous ce rapport, à l'abri des souffrances et des dangers qui les accompagnèrent. A la rigueur, on pourrait prétendre que la seule hérédité du tempérament dispose spécialement à certaines maladies aiguës qu'on observa chez les parents : le sanguin, aux inflammations, aux hémorrhagies ; le bilieux, aux lésions des organes digestifs ; de la sécrétion biliaire ; le nerveux, aux spasmes, aux convulsions, etc. Il est pourtant quelques affections à marche rapide, dont le germe ou la disposition, long-temps inconnus, ont fini par s'incarner dans la constitution des peuples et se transmettre héréditairement de la manière la plus générale ; telles sont notamment les éruptions spécifiques, la variole, la rougeole, la scarlatine, et probablement aussi la coqueluche. Il n'y a que quatre ou cinq siècles que ces maladies ont fait invasion chez les peuples d'Occident, où leur principe, encore ignoré, a poussé les racines les plus étendues et les plus vivaces.

C'est dans la classe des affections chroniques qu'il faut chercher celles auxquelles il est malheureusement donné de se transmettre héréditairement, parce qu'elles sont permanentes dans l'organisation ; elles sont identifiées avec l'individu, elles font corps avec lui comme les organes mêmes dans lesquels elles résident. Dans l'acte de la reproduction, a dit Hippocrate, chacun des deux conjoints fournit des éléments organiques qui représentent intégralement les parties de son corps ; les parties saines fournissent des parties saines, les parties malades, des parties malades. Cette théorie n'est qu'un aperçu de l'esprit, mais certainement on n'a rien dit de mieux pour expliquer la transmission des maladies héréditaires. Voilà pourquoi les maladies aiguës qui n'altèrent que momentanément l'organisation ne passent pas des parents aux enfants, tandis que les altérations chroniques, inhérentes à la constitution modifiée, ont cette propriété malheureuse.

Rappelons enfin les affections invétérées qui possèdent éminemment la faculté de transmission des ascendants à leur famille. De ce nombre sont : le scrofule, les dartres, la lèpre, la syphilis, le scorbut, la phthisie et l'hémoptisie, la goutte et le rhumatisme, l'aliénation mentale, manie, mélancolie et démence, l'épilepsie, l'apoplexie et les paraly-sies, l'hypocondrie et l'hystérie, l'asthme et les lé-sions organiques du cœur, les affections cancé-reuses, la gravelle et la pierre; enfin, quoique l'expérience soit moins positive sur ce point, il nous paraît tout-à-fait probable que des enfants nés de parents affligés de quelque inflammation chro-nique de l'estomac, des intestins, de la matrice, du foie, etc., doivent être plus disposés que d'au-tres à de semblables maladies. Hâtons-nous de ré-péter, après avoir exposé le catalogue principal des u firmités héréditaires, qu'il n'y a que de va-riables probabilités, et nullement de certitude, dans cette succession directe qu'on voudrait tou-jours répudier. Ainsi donc, par maladie héréditaire, il faut entendre une maladie qui peut se transmet-tre, dont la transmission est plus ou moins présuma-ble, mais non point inévitable et certaine. Si l'héré-dité n'était pas inconstante, quel est l'épileptique, le goutteux, le phthisique, etc., qui oserait se marier ou qui, ayant eu des enfants, n'arroserait tous les jours leur berceau de ses larmes en songeant aux souffrances et à la mort prématurée dont il aurait légué le triste héritage? Quant au mode de trans-mission des maladies réputées héréditaires, nous avons déjà dit qu'aucune théorie n'était solidement établie. On peut, selon l'espèce, faire valoir des arguments plus spécieux en faveur d'une disposi-tion particulière des solides organiques ou bien de l'existence d'un vice humoral ou d'un virus.

L'enfant peut apporter, en venant au monde, des maladies et des dispositions maladives qu'on ne qualifie pas d'héréditaires, lorsque les parents ne les ont pas, et qui sont de simples accidents de la gestation. Telles sont les diverses monstruosités ou vices de conformation, les taches cutanées ou envies, une constitution frêle, etc. Ces accidents de la conception et de la grossesse sont particulière-ment désignés sous les noms de maladies congé-niales ou connées, et ne nous occuperont pas dans cet article.

Passons enfin au traitement prophylactique ou préventif applicable aux jeunes sujets qui peuvent avoir reçu de leurs parents l'affligeant héritage de quelque infirmité. Nous commencerons par les gé-néralités, puis viendra le traitement préservatif spécial de chaque maladie héréditaire, et nous terminerons par quelques considérations sur les moyens les plus propres à affaiblir ces maladies et à en amener l'extinction dans la société.

Il faut le dire, parce qu'il en résulte trop sou-vent des regrets amers, rien n'est plus commun que la négligence des familles relativement aux précautions qui pourraient prévenir les dévelop-pements des affections héréditaires. Abusés par les apparences d'une santé ordinaire chez leurs rejetons, la plupart des parents ne songent pas que l'étincelle couve sous la cendre, et les avertis-sements importuns d'une expérience étrangère ne troublent point leur sécurité. Leur sollicitude ne prend l'éveil que lorsque des accidents sérieux éclatent, et souvent alors on a trop tardé, le mal qu'on eût pu prévenir se montre désormais re-belle. Sans doute, comme nous l'avons fait ressor-tir plus haut, il est extrêmement difficile d'établir

à quel point une maladie héréditaire est immi-nente, pour proportionner les mesures préventives au degré de la prédisposition. Chacun sait que la plupart de ces maladies ne se déclarent que dans la jeunesse, l'âge mûr ou la vieillesse, et il ne suffit pas d'une observation vulgaire pour en dé-couvrir le présage dans la constitution des enfants. Si la disposition au scrofule, au rachitis, aux con-vulsions, à la phthisie pulmonaire, peut se trahir facilement et de bonne heure, en consultant les apparences, il n'en est pas de même de la goutte, de l'apoplexie, des maladies mentales, etc. (Voy. au besoin les signes de ces maladies.) Il faut le plus souvent une grande habitude jointe à beau-coup de pénétration, pour saisir, dans le premier âge, la prédisposition à quelque maladie hérédi-taire, dont l'époque de développement est très-re-culée. Nous avons dit aussi que la manière dont l'affection transmissible s'était développée chez les ascendants entrait pour beaucoup dans les pré-somptions.

Quoi qu'il en soit, la prudence commande d'agir, le plus souvent, comme si les enfants étaient me-nacés des infirmités qui ont affligé leur père ou leur mère. Il est rare que cette hygiène spéciale, tracée par un homme capable, puisse avoir de mau-vais résultats, et elle peut éloigner de grands maux. L'observation des précautions hygiéniques devra commencer à la naissance et se continuer, avec plus ou moins de rigueur, selon la présence ou l'ab-sence des apparences de la prédisposition à la ma-ladie qu'on veut prévenir. Nous remonterons même plus haut, et nous dirons que lorsque la nature et l'intensité d'une affection chronique rendent pres-que inévitable sa transmission, il serait très-sage de soumettre la femme enceinte à un régime spé-cial, aidé parfois de médicaments appropriés, dans le but de protéger déjà l'enfant dans le sein de sa mère. Le choix d'une nourrice convenable devient bientôt un objet important, et il faut gé-néralement le choisir d'une constitution opposée à la prédominance constitutionnelle du nourris-son. (Voy. Allaitement et Nourrice.) Cependant, lors-que c'est du côté paternel que la maladie hérédi-taire est à craindre, le lait de la mère doit être pré-féré; ce parti se combine mieux avec d'autres de-voirs et d'autres soins que pourrait négliger une nourrice étrangère. Il est parfois salutaire d'agir sur la constitution tendre de l'enfant en modifiant le lait de la nourrice par une hygiène spéciale ou des médicaments. Si les substances médicamen-teuses répugnent trop, il reste la ressource de les mêler aux aliments d'une ânesse, d'une chèvre ou d'une vache, dont on sert le lait au nourrisson. L'aliment de l'enfant ne sera pas le seul objet sur lequel s'étendra la sollicitude, on surveillera avec non moins d'attention l'habitation, les vêtements, les exercices du corps, des sens et de l'intelli-gence. Nous indiquerons bientôt ce qu'il y a de spé-cial dans les mesures préventives de chaque ma-ladie héréditaire en particulier. Il est pour cha-cune d'elles des précautions de premier ordre qu'on ne saurait négliger sans imprudence, et qui seront les seules que nous recommanderons, ne pouvant donner à notre sujet tous les développements que réclameraient son étendue et son importance.

Quoique les soins préventifs des maladies héréditaires doivent commencer à la naissance et se prolonger fort tard ou toute la vie, il est cependant une époque où ils ont besoin d'être observés avec plus de rigueur; c'est celle où la maladie s'est déclarée sur les parents, ou bien l'époque de son apparition ordinaire. Or, les affections héréditaires sont loin, comme chacun sait, de se développer aux mêmes phases de l'existence. Le scrofule et ses fréquents satellites, le carreau et la rachitis, paraissent ordinairement en bas âge, de même que l'éclampsie ou épilepsie des enfants. La phthisie tuberculeuse, l'hémoptisie sont particulièrement redoutables à la jeunesse. C'est aussi dans ce période, et plus encore dans l'âge mûr, que se déclarent la manie, la mélancolie, l'hypocondrie, l'hystérie, la goutte, le rhumatisme, les dartres, les lésions organiques du cœur. Enfin, l'apoplexie, les paralysies, l'asthme, la gravelle et la pierre, le scorbut, les squirrhes et les cancers sont principalement réservés à la vieillesse.

Généralement, plus l'époque probable à laquelle doit se développer une maladie héréditaire est éloignée de la naissance, plus il est difficile de discerner de bonne heure les signes de la prédisposition; par contre, ces signes sont d'autant plus apparents en bas âge que la maladie doit se déclarer plus tôt. C'est ainsi que la diathèse scrofuleuse apparaît dès les premières années, et que la disposition à la phthisie se manifeste souvent dans l'enfance. Il n'en est pas de même de la goutte, de l'hypocondrie, de l'apoplexie, etc., dont l'apparition n'a ordinairement lieu que dans la virilité et la vieillesse. Quoique prédisposés héréditairement à ces maladies, de jeunes sujets peuvent avoir les apparences de la constitution la plus saine et de la plus parfaite santé, et quand arrive l'âge mûr et la décadence, ils se voient frappés, avec surprise, d'une infirmité dont ils ne soupçonnaient pas l'existence, et qu'ils se rappellent trop tard leur avoir été léguée par les parents. Tout le monde blâmerait la conduite d'un pilote qui, instruit du danger que courrait son navire, s'il ne le détournait d'une direction déterminée, le laisserait arriver en face d'un écueil où il se briserait, et qu'il eût pu éviter en prenant des mesures d'avance. Eh bien! telle est la position des personnes qui, nées de parents qu'affligeaient des maladies transmissibles, vivent dans une complète incurie du germe héréditaire dont elles pourraient prévenir le développement et qui finira par empoisonner et abréger leur existence. Ainsi, qu'il y ait ou non des apparences de prédisposition à quelque affection héréditaire, qu'on sait avoir existé chez les parents, il devra suffire de cette notion commémorative pour s'y croire plus exposé et pour se précautionner en conséquence. Nous n'entendons pas d'ailleurs que l'imminence incertaine d'une maladie doive inspirer une vie d'inquiétude et de privations. Non, l'hygiène nous indiquerons permet l'usage d'à peu près toutes choses; mais il est des négligences ou des excès qu'elle devra signaler comme dangereux. Exposons les bases capitales du traitement

préservatif particulier des diverses maladies héréditaires.

Toutefois, comme les dimensions de cet article, déjà long, seraient peut-être démesurées pour ce dictionnaire, nous nous bornerons à la prophylactique de la disposition transmise aux affections nerveuses.

Disposition héréditaire à l'épilepsie. Les enfants nés de parents épileptiques seront confiés (si la mère ne peut les allaiter), à une nourrice saine de corps et d'esprit, et surtout d'un naturel calme, d'un caractère égal. Prenant les choses de plus haut, nous recommanderons à la mère d'éviter le plus possible, pendant sa grossesse, les émotions qui ont tant d'attrait pour ce sexe vif, mobile et impressionable. On sera plus soigneux encore de les éloigner de l'enfant. Que ses sens et son intelligence soient à l'abri des fortes impressions; que son existence s'écoule égale, paisible, pendant qu'on fortifiera son corps par l'exercice, les bains frais, les frictions, une nourriture saine proportionnée à ses forces. Il est surtout un genre d'émotions contre lesquelles on ne saurait trop le prémunir : c'est la surprise, la frayeur, que l'expérience a appris être la cause déterminante de plus de la moitié des épilepsies. L'onanisme et plus tard les excès vénériens sont très-redoutables aux sujets qui ont une prédisposition épileptique. On surveillera l'état des fonctions digestives, la constipation d'une part, les indigestions de l'autre, quelquefois la présence des vers, influencent fâcheusement le cerveau. L'usage des boissons enivrantes sera plus que suspect dans l'enfance; plus tard, on ne devra jamais s'en permettre l'abus. On pourra au contraire retirer quelque avantage d'une tasse d'infusion, prise de loin en loin, de feuilles d'oranger, ou de valériane, ou de camomille. Tous les jeux ne conviennent pas aux enfants dont nous nous occupons; il en est qui troublent la vision, qui provoquent le vertige, et qu'on ne doit point permettre. La vue d'un accès d'épilepsie serait très-imprudente pour les sujets prédisposés; c'est de tous les spectacles tristes et effrayants, celui qu'il faut le plus soigneusement éloigner. S'il survenait de la gourme à la tête, quelque flux habituel muqueux, purulent ou sanguin, il serait presque toujours salutaire de ne point le tarir, mais plutôt de le favoriser ou de le modérer. On a même proposé, pour y suppléer quand la nature ne se suffit pas, d'établir un vésicatoire ou un cautère à demeure, et ce conseil n'est pas à dédaigner quand la prédisposition est trop menaçante. Dans une famille ainsi malheureusement prédisposée, et composée de quatre membres, trois furent enlevés dans les convulsions à l'âge de trois mois; chez le quatrième, le mal fut prévenu en entretenant un cautère à la nuque. Du reste, quoique l'épilepsie se déclare souvent dans l'enfance, les autres âges n'en préservent point. Lors donc qu'on aura à craindre le maléfice de l'hérédité, il ne suffira pas d'avoir atteint l'adolescence pour négliger toutes les précautions que nous avons sommairement indiquées, et dont les principales peuvent se résumer ainsi : éviter les émotions fortes et les fatigues de l'esprit, les excès vénériens et alcooli-

ques ; sobriété, tempérance, modération en toutes choses.

Contre la disposition héréditaire aux autres maladies
nerveuses et mentales : la manie, la démence, la mé-
lancolie, l'hypocondrie, l'hystérie, etc. On aura bien
soin de ne pas prendre une nourrice affectée elle-
même d'accidents nerveux, sujette aux spasmes,
aux convulsions, ou chez laquelle déborderaient
la sensibilité et l'imagination. L'hygiène du moral
appellera de bonne heure une sollicitude attentive.
Après avoir éloigné de l'enfant les tableaux, les
récits susceptibles de causer des émotions vives et
durables, il conviendra de régulariser les occupations intellectuelles. Règle générale, il ne faut
point fatiguer l'esprit des sujets prédisposés aux
maladies mentales. La gymnastique au contraire
leur convient éminemment. Loin donc de leur interdire les occupations et les jeux qui donnent de
l'exercice au corps, on les y invitera avec insis-
tance. Parmi les récréations gymnastiques, notre
propre expérience nous engage à recommander
particulièrement les bains frais dans l'eau courante, et accompagnés de la natation. Qu'on se figure bien que, pour prévenir, comme pour guérir
les maladies nerveuses, il n'est pas de moyen plus
précieux que l'exercice corporel. La raison en est
simple pour le physiologiste. Les fonctions du système nerveux se partagent entre les mouvements
musculaires d'une part, la sensibilité et l'intelligence de l'autre, l'activité qu'on accorde aux uns
est autant de retranché sur les autres. L'influence
nerveuse, dans ce double emploi, pourrait être
représentée par un liquide contenu dans un tube
recourbé ; s'il s'élève davantage d'un côté, du côté
opposé il baisse. Or, l'exaltation de la sensibilité,
la surexcitation intellectuelle, sont les deux bases
les plus fondamentales des affections des nerfs, et
de quel prix n'est pas alors la gymnastique qui
tend si puissamment à ramener à l'équilibre les
fonctions nerveuses qui s'en écarteraient ? Faut-il
une démonstration frappante du principe que nous
exposons ? Voyez comme les maladies nerveuses
sont rares dans les professions qui nécessitent de
constants efforts corporels (les cultivateurs, les artisans, etc.); voyez, au contraire, comme elles sont
communes dans les classes de la société qui exercent peu le corps et beaucoup l'esprit ou le cœur
(artistes, hommes de lettres, savants, etc.). Non-
seulement il existe moins de causes accidentelles
pour les premiers, mais, ce qui est plus précieux,
c'est que ces causes n'ont pas de prise sur des organisations plus fortement trempées. Nous conseillons donc, avant tout, aux sujets héréditairement
prédisposés aux affections nerveuses, la gymnastique (voy. ce mot), la régularité et la modération
dans les exercices de l'intelligence et du sentiment.
Du reste, il est d'autres causes, que la vie sédentaire, les émotions, les passions et les contentions d'esprit, qui exaltent la sensibilité et l'imagination.
Les excitants physiques du système nerveux produisent en partie les mêmes résultats. Tels sont :
l'abus des stimulants aromatiques et spiritueux,
les excès onaniques et vénériens, les veilles et les
insomnies. Ainsi, la sobriété, la tempérance, doivent seconder l'éloignement des passions. La vie

champêtre est de beaucoup préférable au séjour
des villes ; tout y invite au mouvement physique
et au calme des sentiments. Ces règles générales
de prophylactique peuvent s'appliquer à la préservation de toutes les maladies nerveuses hérédi-
res, dont la tige commune consiste dans les écarts
de la sensibilité et des facultés intellectuelles et
morales. (Pour des conseils plus spéciaux, voyez
les articles où il est traité de chacune de ces maladies en particulier.)

De l'apoplexie et des paralysies dont la disposition
est héréditaire. Ici, comme pour les maladies nerveuses et mentales, il convient de régler avec soin
les influences directes sur le cerveau, telles que les
émotions, les passions, les travaux d'esprit, qui
deviennent souvent causes déterminantes. La tempérance des boissons fermentées et du congrès
sexuel n'est pas moins nécessaire. C'est surtout
après les fortes émotions, après les excès de table, que l'acte conjugal est dangereux pour les sujets qui nous occupent. Il leur importe de ne jamais
perdre de vue cet avertissement. Ils auront soin
aussi d'éviter les occupations qui nécessitent l'inclinaison prolongée du tronc et de la tête ; de tenir
le cou dégagé, les pieds chauds, le ventre libre, la
tête légèrement couverte, à l'abri des températures
excessives de chaud et de froid, et sensiblement
élevée pendant la nuit. Le sommeil pendant le
jour, un appartement étroit, trop ou pas assez réchauffé, un régime trop substantiel, la vie sédentaire, leur sont nuisibles ; l'exercice, au contraire,
leur convient parfaitement. S'il se déclare fréquemment des maux de tête accompagnés de rougeur et de chaleur au visage, des bains de pieds,
une demi-diète, parfois une limonade laxative de
manne, de casse, de crème de tartre ou de tamarin, ou bien encore quelques sangsues à l'anus,
une saignée, seront salutaires. Lorsque quelques
congestions cérébrales ont déjà donné l'éveil, il
est souverainement imprudent de négliger aucun
de ces préceptes ; dès ce moment, les lois de la
sobriété, de la tempérance, deviennent un code
de vie ou de mort, selon qu'on s'y soumet ou qu'on
le rejette.

Nous avons déjà dit que les limites imposées à
l'étendue de cet article, par les bornes du dictionnaire, ne nous permettaient pas d'indiquer les précautions ou les moyens qu'il convenait d'opposer
aux dispositions maladives héréditaires que nous
venions d'énumérer.

Nous n'avons pas non plus fait figurer toutes les
maladies qui ont été réputées transmissibles ; toutefois nous avons mentionné les principales, il en est
même, dans ce catalogue, qui se transmettent rarement. En nous efforçant de donner les conseils les
plus simples, les plus commodes et les plus utiles,
tendant à prévenir le développement des affections
héréditaires, nous n'avons pu nous déguiser l'imminence d'un écueil contre lequel pourraient
échouer nos bonnes intentions ; ce sont les complications de ces dispositions maladives, que nous
n'avons considérées dans leur état de simplicité. C'est ainsi, par exemple, que si l'hérédité du
scrofule se compliquait d'une disposition à la
phthisie, il ne serait plus convenable d'appliquer

exclusivement le traitement préservatif de l'une ou de l'autre affection, mais plutôt une combinaison raisonnée des moyens qui tendraient à préserver des deux maladies imminentes. Il n'y a que l'homme de l'art qui puisse saisir avec précision les indications complexes qui ressortent des dispositions maladives variées, et simultanément existantes chez le même individu.

L'extinction des maladies héréditaires semble avoir été la pensée dominante, ou tout au moins, un des motifs d'antiques lois, perpétuées d'âge en âge, défendant les mariages entre proches parents. Nul doute que le mélange des tempéraments, le croisement des familles et des peuples n'y concourussent puissamment, s'ils étaient attentivement dirigés dans ce but. Mais il y a tant de mobiles dans les mariages qu'il est rare de voir les considérations qui nous occupent acquérir l'importance qu'elles devraient avoir. Cependant, des parents dont la sollicitude éclairée égale la tendresse pour leurs enfants, ne perdent pas de vue les moyens d'extinction des maladies héréditaires. L'opposition des tempéraments, qui n'exclut pas la sympathie des caractères, est très-avantageuse dans cette intention. Les prédominances opposées des solides ou des liquides qui existaient chez les époux, venant à se combiner dans la constitution de l'enfant, ne peuvent que tendre à engendrer l'équilibre. (Voy. *tempéraments.*) Des auteurs d'hygiène, sévères dans leurs maximes, ont été jusqu'à qualifier d'égoïste, d'immoral et en quelque sorte criminel, l'acte du mariage de la part des personnes affligées de quelque maladie transmissible. Ces maladies, notamment les dartres, le scrofule, les rhumatismes, la goutte, les affections nerveuses etc., sont aujourd'hui tellement multipliées, qu'à cette condition une bonne portion de l'espèce humaine resterait dans le célibat. Cependant nous ne pourrions que donner des éloges au phthisique, à l'épileptique, à l'aliéné douteusement rétabli etc., qui, pour n'être pas exposés à gémir sur les malheurs héréditaires de leur postérité, s'imposeraient la privation des plus doux liens auxquels nous sollicite la nature.

A. LAGASQUIE.

HERMAPHRODISME (*physiol.*), s. f. La nymphe Salmacis, n'ayant pu, malgré tous ses charmes, parvenir à se faire aimer du jeune Hermaphrodite, demandait aux dieux, dans le délire de sa passion, à n'être jamais séparée de celui qui dédaignait ainsi sa beauté :

. . . . . *Ità ilt , jubeatis, ét istum*
Nulla dies à me, nec me seducat ab isto !

Les dieux prirent à la lettre les souhaits de la nymphe, et il fut aussitôt décidé dans l'Olympe que le corps de Salmacis serait réuni pour jamais à celui d'Hermaphrodite.

Depuis cette invention de la fable, qu'Ovide nous a si bien retracée au quatrième livre des *Métamorphoses,* tous les êtres qui présentent réunis quelques-uns des caractères des deux sexes furent appelés *hermaphrodites.* Ainsi ce mot, qui, dans le sens rigoureux de l'étymologie, devrait signifier la réunion, chez le même individu, d'un appareil mâle et femelle complet, a dévié de son acception primitive, et il est employé par tous les tératologues modernes pour désigner l'état de ceux qui, avec l'apparence d'un sexe particulier, présentent quelques-uns des caractères de l'autre.

Le mot hermaphrodisme a pour principaux synonymes, en français, *hermaphroditisme* (qui serait plus correct), *androgynie* et *gynandrie* ; mais ces deux derniers mots sont usités surtout pour le règne végétal. En effet, les animaux jouissant pour la plupart de la faculté de se mouvoir facilement, il était inutile (excepté du moins pour les classes inférieures) de réunir chez le même individu les organes de la reproduction ; mais chez les végétaux, qui, fixés irrévocablement au lieu qui les a vus naître, ne peuvent que des mouvements très-bornés, la séparation des sexes eût été un obstacle à la fécondation ; aussi, non-seulement dans la plupart des plantes, les étamines et le pistil se trouvent réunis sur le même individu, mais le plus souvent encore sur la même fleur.

Les mêmes raisons qui, pour le règne végétal, rendaient la réunion des sexes nécessaire chez le même individu, existent, quoique avec moins d'extension, chez les animaux occupant les derniers degrés de l'échelle. Rapprochés par leur organisation des plantes avec lesquelles ils ont souvent la plus grande analogie et la plus grande ressemblance, ils devaient comme elles jouir de la faculté de se régénérer eux-mêmes. Aussi, trouvons-nous l'hermaphroditisme complet et *absolu* chez tous les êtres qui servent de transition entre les deux règnes. A mesure que nous nous éloignons des plantes, la réunion des sexes disparaît, et enfin, on ne la retrouve plus que par exception chez les animaux articulés ; ainsi les insectes, les crustacés, et quelques autres ne sont jamais hermaphrodites, à moins toutefois qu'on ne le soit d'une manière anormale.

Chez les animaux plus parfaits, on ne trouve plus l'hermaphrodisme que par hasard et comme une exception aux règles de l'organisation normale. Ces cas, lorsqu'ils se rencontrent, ne se rapportent jamais, d'ailleurs, à l'hermaphrodisme absolu, c'est-à-dire qu'il y a seulement réunion à un degré plus ou moins complet des caractères de l'un et l'autre sexe, mais jamais faculté de concevoir et d'engendrer en même temps. On peut rapporter à trois genres bien distincts tous les cas d'hermaphrodisme apparent.

Ainsi, soit dans l'espèce humaine, soit dans les autres espèces animales des classes élevées, lorsqu'un appareil sexuel, évidemment organisé d'après le type masculin, possède cependant quelques parties organisées d'après le type féminin, il y a *hermaphrodisme masculin;* si le contraire à lieu, il y a *hermaphrodisme féminin;* enfin, si l'appareil génital de l'un et l'autre sexe manque, ou s'il existe une conformation telle qu'il soit impossible d'assigner un sexe spécial, il y a *hermaphrodisme neutre.* La science tératologique admet encore d'autres variétés secondaires ; mais ces trois genres principaux nous suffisent pour l'intelligence complète du sujet.

HERMAPHRODISME MASCULIN. Lorsque les parties génitales mâles sont arrêtées dans leur développement et que, restant à l'état rudimentaire, elles ne suivent pas les progrès du reste de l'organisme, elles simulent alors jusqu'à un certain point l'appareil génital féminin. D'un autre côté, cette imperfection des organes sexuels réagit sur l'organisation physique et sur le développement intellectuel et moral d'une manière telle que l'individu se trouve dans des conditions psychologiques tout-à-fait analogues à celles de l'être dont il semble avoir revêtu le sexe : ainsi n'est-il pas rare de rencontrer chez un hermaphrodite masculin, c'est-à-dire, chez un individu véritablement *homme* par le fonds, mais femme par quelque circonstance organique accessoire, tous les attributs du sexe, du caractère et des goûts féminins. Un des faits les plus curieux en ce genre est celui que M. Worbe a publié dans les bulletins de la société de médecine pour l'année 1815 : « Le 19 janvier 1792, dit M. Worbe, M. le curé de la paroisse de Bu constata la naissance d'une fille et lui imposa les noms de Marie-Marguerite. Cet enfant parvint à l'âge de treize à quatorze ans, sans que rien de particulier eût à son égard fixé l'attention de ses parents. A l'époque de la puberté, Marie se plaignit d'une douleur à l'aine droite : une tumeur se manifesta dans cette région. Quelques mois écoulés, le côté gauche offrit les mêmes phénomènes. A seize ans, Marie, blonde, fraîche, bonne ménagère, inspira de l'amour au fils d'un fermier voisin. Des raisons d'intérêt firent manquer ce mariage. Un autre établissement se présenta quatre ans après ; tout fut encore rompu à la signature du contrat. Cependant à mesure que Marie avançait en âge (elle avait alors dix-neuf ans), ses grâces disparaissaient, les robes de femme ne lui allaient plus ; sa démarche avait quelque chose d'étrange ; de jour en jour ses goûts changeaient ; ils devenaient de plus en plus masculins. Ces dispositions viriles n'empêchèrent pas qu'un troisième amant n'aspirât à sa main. Ce mariage était également désiré par les deux familles : toutefois, les parents de Marie réfléchirent et se rappelèrent qu'elle n'était pas réglée, et pour n'avoir pas de reproches à se faire dans la suite, ils se décidèrent à faire examiner leur fille..., et je fus chargé de ce soin. Pourrais-je peindre la surprise des personnes intéressées et présentes à cette visite, quand j'annonçai à Marie qu'elle ne pouvait se marier comme femme, puisqu'il était homme.... Il lui fallut plusieurs mois pour s'accoutumer à l'idée qu'elle n'était pas femme. Enfin, prenant un jour une bonne résolution, elle voulut se faire proclamer homme, et présenta à cet effet une requête au tribunal de Dreux.»

M. Worbe qui, pour compléter l'histoire d'un fait aussi intéressant, visitait souvent Marie, n'a pu cependant avoir une idée bien exacte de ses goûts et de ses penchants. «A vingt-trois ans, dit-il, Marie a les cheveux et les sourcils châtain clair ; une barbe blonde commence à cotonner sur sa lèvre supérieure et à son menton... ; si l'on considère les seins, on les prendrait à leur volume pour ceux d'une jeune fille ; mais ils sont piriformes. Leur mamelon est peu saillant ; est-il érectile ? je n'ai pu me faire comprendre... ; il n'est pas non plus en

mon pouvoir de rendre compte de l'état moral de Marie; il conserve encore beaucoup de cette pudeur virginale qui sans doute a été cause qu'il s'est longtemps ignoré lui-même. »

M. G. Saint-Hilaire rapporte également, d'après M. Worbe, l'histoire d'un enfant qui naquit près de Dreux en 1755, et qui fut pris pour une fille et élevé comme telle. «Malheureusement, dit l'auteur que nous venons de citer, en lui donnant les noms et les vêtements, en lui imposant les devoirs d'un sexe qui n'était pas le sien, on ne put lui en inspirer les goûts et les penchants, et dès l'époque de la puberté, une étrange contradiction se manifesta entre ce qu'il était et ce qu'il semblait devoir être. Appelé par l'erreur de ses parents aux occupations paisibles, aux plaisirs calmes, à la vie tranquille de la femme, mais entraîné par l'influence de son sexe réel vers les travaux pénibles, vers les exercices bruyants, vers les habitudes viriles; vêtu comme une jeune villageoise, mais portant la pipe à la bouche, Marie Jeanne (ainsi se nommait la prétendue jeune fille) se plaisait au soin des chevaux, conduisait la charrue, aimait la chasse, fréquentait les cabarets, et n'en sortait qu'enivrée de vin et de tabac. A cette seule circonstance près qu'elle recherchait peu la compagnie des femmes, ses goûts, ses plaisirs étaient tellement ceux d'un homme, son caractère viril se trahissait en lui par des traits si évidents, qu'il n'échappa pas à la simplicité et à l'ignorance des villageois eux-mêmes. Avant qu'on eût reconnu ce qu'était réellement Marie Jeanne, les femmes de son hameau l'avaient presque deviné, et excluant en quelque sorte de leur sexe une compagne dont les habitudes masculines et grossières leur semblaient un sujet de scandale, elles lui avaient imposé à l'avance le nom d'un homme. Tel était en effet son véritable sexe. Arrêté pour vol, Marie Jeanne fut examiné dans sa prison par M. Worbe, et, aussitôt sa déclaration, transporté dans le quartier des hommes.» Marie Jeanne avait en effet l'appareil générateur mâle, mais si imparfaitement organisé qu'il simulait les parties génitales de la femme. On crut pouvoir cependant par la suite attribuer à Marie Jeanne la grossesse d'une femme avec laquelle il avait vécu et dont il avait voulu devenir l'époux.

Nous pourrions rapporter l'histoire d'Anne Grand, baptisée comme fille et mariée ensuite comme homme, et les débats scandaleux après lesquels ce malheureux, victime de l'ignorance et des préjugés, fut condamné (en 1766) pour avoir abusé du mariage. On cite aussi l'exemple d'un jeune Italien nommé Jacqueline Foroni, qui, élevé comme fille, fut reconnu garçon à vingt-cinq ans. Mais sans rechercher les faits consignés dans les annales de la science, nous pouvons rapporter celui dont nous avons été témoin il y a six mois à l'Hôtel-Dieu, et sur lequel nous avons publié un mémoire dans le *Journal des Connaissances médicales.* Voici en abrégé l'histoire de cet hermaphrodite qui habite peut-être encore Paris en ce moment.

Marie Rosine Gœttlich, née le 6 mars 1798 à Niéber, village saxon, situé près de Dresde, fut au moment de sa naissance regardée et baptisée comme fille. Sa mère mourut peu de temps après lui avoir donné le jour, et son père, officier supérieur au service de la Saxe, ayant été tué en Russie pendant les guerres de Napoléon, Marie Rosine, abandonnée de ses parents, fut, sur la foi de la sage-femme et des registres de l'état civil, envoyée à l'école des filles où elle apprit à lire, à coudre et à filer. Ce sont à peu près là les seuls talents qu'elle possède; elle n'a jamais su écrire que son nom, et encore s'en tire-t-elle assez difficilement.

Puisqu'elle nous a fait sa confession générale et bien complète, nous pouvons dire que dès l'âge de neuf ans, elle se livrait à la débauche avec les autres enfants, et recherchait plutôt pour ses plaisirs secrets les garçons du village que ses jeunes compagnes. A quatorze ans, elle sortit de l'école, et quelques mois après, elle eut un premier amant auquel elle donna les prémices de sa virginité. (Comme nous n'avons donné aucuns détails sur les dispositions anatomiques des parties sexuelles dans le cas d'hermaphrodisme masculin, nous devons dire qu'il existe le plus souvent sur les bourses une division telle, qu'elle simule les grandes lèvres de la femme, et qu'au-dessous de la verge qui dans ce cas est très-courte, il y a quelquefois un cul-de-sac assez large et assez profond.)

Au sortir de l'école, Gœttlich entra en qualité de femme de chambre chez le bourguemestre de son village, et fut successivement employé comme servante dans différentes maisons, tant à Dresde qu'aux environs. Jamais, jusqu'à l'époque où il fut opéré, rien ne fit soupçonner qu'il ne fût véritablement une femme, et il justifia constamment par sa conduite la précocité de libertinage qu'il avait montrée dans son enfance.

Marie Rosine nous a dit avoir eu successivement douze amants en titre (sans compter les amours intercurrentes), et il paraît qu'elle n'était pas seulement dans ce cas un instrument passif de libertinage, mais qu'elle recherchait avidement toutes les occasions de satisfaire ses appétits vénériens. Du reste, il m'a assuré être resté constamment froid et insensible auprès des femmes; car, pendant plus de deux ans, qu'étant en condition il couchait avec d'autres servantes de la maison, jamais il n'éprouva le moindre désir. Si nous insistons autant sur ce point des habitudes de Marie, c'est qu'on peut en tirer des données physiologiques très-importantes : ainsi, nous verrons après la descente des testicules à leur place naturelle, cet individu qui couchait avec de jeunes filles sans voir s'éveiller en lui le moindre désir, éprouver en changeant d'organisation physique un changement d'organisation morale et revêtir, en prenant pour ainsi dire un sexe différent, des passions également différentes.

C'est vers le mois de mai de 1831 que survint cette curieuse métamorphose. Gœttlich étant entré à l'hôpital de Dresde pour une fracture de cuisse, éprouva des douleurs à l'aine et dans les parties génitales; une tumeur parut bientôt, c'était le testicule; mais comme on ne pensait pas à cette circonstance, on crut avoir affaire à une hernie et on fit l'opération de la hernie étranglée. Ce débridement facilita la descente complète de cet organe; le testicule droit descendit quelques mois

après le gauche, et sans qu'il fût besoin d'opération. Ce n'est pas la première fois, au reste, que cette erreur a été commise, même par les chirurgiens les plus distingués, et qu'on a pris pour des signes de hernie étranglée les symptômes qui annonçaient l'irruption des testicules. Ces observations doivent mettre en garde contre cet accident chez les jeunes filles. A l'époque de la puberté et même plus tard encore, pour peu que l'examen général fît naître des doutes sur le sexe de l'individu, il serait beaucoup plus prudent d'abandonner la hernie à elle même que de comprimer par un bandage et de retenir ainsi les testicules serrés dans l'anneau inguinal comme on en rapporte des exemples. Quoi qu'il en soit, voilà Gœttlich, femme jusqu'alors, devenue homme à trente-quatre ans.

Marie Rosine ne prit pas de suite les allures de son nouveau sexe, et continua encore à passer pour fille et à se vêtir comme telle. Il paraît même qu'elle avait sur son état des idées physiologiques assez exactes, car, craignant que l'invasion de ces deux organes reproducteurs dont elle commençait à sentir et à apercevoir l'influence, ne diminuât ses grâces et son allure féminine, elle se garnissait exactement les seins de deux hémisphères de coton pour rendre l'illusion plus complète. Cependant, soit impossibilité de jouer plus long-temps le même rôle avec avantage, soit, comme il le dit lui-même pour voyager plus commodément, Gœttlich abandonna ses habits de femme à Heidelberg d'après les conseils du professeur Tiedmann, qui lui attesta par un certificat en règles que le sexe masculin prédominait chez elle.

Depuis lors, Marie Rosine voyage d'université en université, pour se montrer aux médecins et étudiants, allant toujours au-devant des questions, se soumettant à tous les examens, se prêtant à toutes les expériences. Il est aujourd'hui âgé de trente-huit ans; il a la figure carrée d'un Allemand, mais des traits sans noblesse et sans expression; un front étroit et sans profondeur, des yeux bleus ternes et inanimés; le nez long et effilé, la bouche grande et toujours entr'ouverte, les lèvres épaisses, larges et saillantes; en un mot, l'ensemble de sa physionomie indique une intelligence faible, des passions étroites et des instincts grossiers.

Le cou est épais et court, les épaules larges, la poitrine entièrement dépourvue de poils; les seins offrent une saillie très-faible. Marie Rosine prétend qu'ils ont beaucoup diminué depuis ce qu'elle appelle son accident; elle assure même que les mamelons sont susceptibles d'une grande turgescence sous l'influence de l'orgasme vénérien.

La voix n'a ni la résonnance grave de l'homme, ni la douceur et la souplesse de la femme; cependant nous avons fait chanter Marie, et le timbre de sa voix se rapproche bien plus alors du type féminin; en résumé, Gœttlich a toute l'apparence extérieure d'un homme chezlequel les caractères de la virilité sont peu prononcés.

Quant aux changements survenus dans ses goûts et ses habitudes depuis sa métamorphose, quoiqu'ils ne paraissent pas au premier abord très-sensibles, cependant il est manifeste par sa conversation et ses aveux que ses passions se sont modifiées en sens contraire de ses premiers penchants; si Gœttlich continue ses rapports avec des individus du sexe masculin, c'est plutôt par une vieille habitude, et nous sommes portés à croire, d'après les détails qu'il nous a donnés sur les impressions que détermine en lui la vue ou seulement le simple contact d'une femme, que sans l'anomalie de son organisation qui le rend timide et honteux auprès des femmes (ce sont ses propres expressions), il serait maintenant plus porté vers elle que vers le sexe masculin.

C'est même sans doute pour établir ce fait d'une manière plus précise qu'un docteur de Hambourg l'engagea à user près des femmes des prérogatives de son nouveau sexe. Gœttlich se prêta très-volontiers à tout ce qui put sur ce point éclairer la physiologie, mais il paraît qu'il trouva moins de bonne volonté du côté de la partie adverse, la raison en est facile à saisir.

Le fait que nous venons de citer est peut-être le seul exemple d'une apparition si tardive des testicules; en général, c'est de quinze à vingt ans que s'opère la métamorphose. Aussitôt que le nouvel organe paraît, on voit diminuer les grâces de la jeune fille; à la souplesse du maintien, à la légèreté de la taille, succèdent une démarche plus hardie, des mouvements plus brusques et plus décidés, des manières plus viriles; le menton se couvre de poils; la voix plus grave et plus sonore semble revêtir un caractère inconnu jusqu'alors; les goûts même de la jeune fille ont changé, moins empressée envers les jeunes gens qui cherchaient à lui plaire, les calmes occupations du ménage ne lui suffisent plus, les travaux de l'aiguille lui répugnent, enfin, les aptitudes viriles prennent entièrement le dessus et le véritable sexe ne peut rester plus long-temps caché. Tantôt cette transformation de l'individu est spontanée et lentement progressive; d'autres fois, elle est déterminée par un mouvement brusque ou un effort violent. De là toutes ces fables de filles devenues garçons en faisant un effort ou en sautant un fossé. « Ainsi, dit » Ambroise Paré, estant à la suitte du roy à Vitry. » le-François, en Champaigne, i'y vei un certain » personnage, nommé Germain Garnier (aucuns » le nommaient Germain Marie, parce qu'estant » fille, on l'appelait Marie), ieune homme de taille » moyenne, trappe et bien amassé, portant barbe » rousse et assez espesse, lequel iusques au quin-» sieme an de son aage avoit esté tenu pour fille, » attendu qu'en lui ne se montroit aucune marque » de virilité et mesmes qu'il se tenoit avec les filles » en habit de femme. Or, ayant atteint l'aage sus-» dit, comme il estoit aux champs et poursuivoit » assez vivement ses pourceaux qui alloient dedans » un bled, trouvant un fossé, le voulut affranchir: » et l'ayant sauté, à l'instant ses génitoires vinrent » à se développer, et la verge virile s'estant rôpue, » lesquels auparavant estoient tenus clos et enser-» rez, et s'en retourna larmoyant en la maison de » sa mère disant que ses tripes lui estoient sorties » hors du ventre : laquelle fut fort estonnée de ce » spectacle, et ayant assemblé les médecins et chi-» rurgiens pour la dessus avoir advis, on trouva

» quelle estait homme et non plus fille; et tantost » après en avoir fait le rapport à l'évesque, qui » estoit le defunct cardinal de l'Énoncourt, par son » authorité et assemblée du peuple, il reçut le nom » d'homme et au lieu de Marie il fut appelé Germain et luy fut baillé des habits d'homme.»

C'est aussi à la descente tardive des testicules, mais l'un des deux ne dépassant pas l'anneau, qu'on doit rapporter ces histoires d'individus homme d'un côté et femme de l'autre, et tous ces récits plus merveilleux encore dont les médecins romanciers du moyen-âge nous ont transmis les détails avec une incroyable naïveté.

Parmi les exemples que nous avons cités, nous n'avons vu que des hermaphrodites dont le sexe a été reconnu assez à temps pour éviter des erreurs fâcheuses, mais il en est qui passèrent toute leur vie avec l'apparence et même les privilèges et les habitudes d'un sexe qu'ils n'avaient réellement pas; il en est même plusieurs qui se marièrent; ainsi, une femme de Saint-Domingue, Adélaïde Préville, mariée depuis long-temps et vivant en bonne intelligence avec son mari, entra à l'Hôtel-Dieu de Paris en l'an IV, et mourut l'année suivante d'une affection de poitrine. Elle avait les membres délicats d'une femme, mais une barbe assez prononcée, et offrait dans son organisation un mélange singulier des caractères des deux sexes. A l'autopsie, on fut fort étonné de voir que cette prétendue femme était un homme avec un vice de conformation de l'appareil sexuel analogue à celui que nous avons mentionné dans l'histoire de Rosine Gœtllich.

On cite encore un pharmacien de Paris qui se maria et vécut pendant plus de vingt ans, en très-bonne intelligence, avec un individu dont le sexe masculin ne fut reconnu qu'après la mort par l'examen anatomique des parties.

HERMAPHRODISME FÉMININ. Quand, dans l'appareil génital de la femme, il y aura développement excessif des organes qui se rapprochent le plus de l'appareil masculin, et qu'en même temps les parties qui en diffèrent le plus manqueront, ou seront à l'état rudimentaire, alors il y aura hermaphrodisme féminin; et d'après l'influence que nous avons établie des parties sexuelles sur le moral de l'individu, on peut dire que, quand ce qui constitue la femme physique vient à manquer en tout ou en partie, ce qui constitue la femme instinctive et morale manque aussi dans la même proportion.

Quoique les cas d'hermaphrodisme féminin soient moins fréquents que ceux d'hermaphrodisme masculin, cependant la science en possède un assez grand nombre d'authentiques. On trouve dans les éphémérides des curieux de la nature plusieurs exemples d'individus regardés comme hommes, mariés comme tels et qui plus tard furent déclarés femmes. Ainsi, un soldat hongrois, sur la virilité duquel on n'avait jamais élevé le moindre doute, accoucha d'une fille au milieu du camp; un Russe, marié comme homme, fit, quelque années après son mariage, ses couches en même temps que sa femme..., etc. Mais le fait le plus curieux est celui qui se passa sous le règne de Louis XI en 1478; il a trait à un moine du couvent d'Issoire en Auvergne, et dont l'embonpoint augmenta tellement en quelques mois qu'on le crut hydropique. Des prières étaient dites tous les jours pour obtenir du ciel la guérison du pieux cénobite, lorsque tout-à-coup il accoucha d'un enfant à terme, parfaitement bien conformé!...

Ce que l'on a peine à concevoir, c'est que l'extroversion de la vessie, la saillie de l'utérus et des infirmités même plus palpables aient été prises pour des cas d'androgynie. En 1695, une femme, nommée Marguerite Malaure vint à Paris, revêtue d'habits d'homme que les magistrats de Toulouse lui avaient ordonné de prendre. Elle se disait (sans doute pour exciter la curiosité du public) vraiment hermaphrodite et apte aux fonctions des deux sexes. Beaucoup de médecins de Toulouse et de Paris crurent à ses attestations; quelques-uns doutèrent, mais personne n'osait nier ce que d'autres affirmaient et surtout ce que les magistrats avaient consacré par un jugement en bonnes formes; mais Saviard, chirurgien de l'Hôtel-Dieu, invité à voir l'hermaphrodite, déclara, après un court examen, et à la grande surprise de tous les assistants, qu'il n'y avait là qu'une descente d'utérus, et effectivement, quelques minutes après, il réduisit la descente et l'hermaphrodisme avait disparu. Le vice de conformation qui a été le plus souvent confondu avec l'hermaphrodisme féminin, c'est le développement excessif du clitoris. Cette anomalie se retrouve très-fréquemment chez les Éthiopiens et la plupart des peuples orientaux, qui remédient à ces inconvénients en faisant brûler l'excédant de l'organe. Ils qualifient cette opération de *circoncision*. C'est sans doute de ces prétendus hermaphrodites que veut parler de Rennefort, quand il dit qu'à Surate il y a beaucoup d'hermaphrodites, qui, avec des habits de femme, portent le turban des hommes, pour se distinguer et apprendre à tout le monde qu'elles ont les deux sexes. Cette conformation qu'on rencontre surtout dans la race nègre, mais qu'il n'est pas rare de trouver chez nous, a donné lieu à des abus honteux, d'autant plus fréquents, que ce vice d'organisation amène à son tour des désirs contre nature. C'est de ces femmes que parle saint Paul dans l'épître aux Romains, chap. 1, Horace, dans plusieurs satires, etc. Martial nous a donné en un seul vers une description de cette anomalie :

Mentiturque virum prodigiosa Venus.

HERMAPHRODISME NEUTRE. Cette classe renferme, ainsi que nous l'avons dit plus haut, les individus dont on ne peut déterminer le sexe, mais tantôt il y aura seulement absence d'un sexe prononcé, c'est-à-dire que l'extérieur ne sera ni celui de l'homme, ni celui de la femme; il y aura combinaison des caractères physiques et même des aptitudes morales, de manière qu'il sera impossible de reconnaître les propensions prédominantes; ce sera alors l'*hermaphrodisme neutre avec absence de sexe prononcé;* tantôt, il y aura conformation sexuelle mixte : c'est-à-dire, qu'on trouvera un véritable mélange plus ou moins distinct des parties de l'appareil génital mâle et de l'appareil génital femelle, ce sera l'*hermaphrodisme neutre bissexuel* ou avec *appareil sexuel mixte.* Quoique ce

dernier genre se rapproche de l'hermaphrodisme absolu que nous avons admis pour les plantes et les animaux inférieurs, cependant il en diffère essentiellement, puisque ceux qui en sont affectés n'ont pas la faculté de féconder ou d'être fécondés.

Un des faits les mieux connus de cette classe est celui qui a trait à l'individu connu tour à tour sous les noms de Marie Dorothée Derrier, et Charles Durgé. Né à Berlin en 1780, il fut baptisé comme fille et conserva pendant les vingt premières années les habitudes et les vêtements de son premier sexe. Examinée plusieurs fois par les plus célèbres médecins, Dorothée changeait de sexe à chaque examen, c'est-à-dire, que tantôt on la considérait comme femme, tantôt comme homme, tantôt comme n'appartenant à aucun sexe. S'appuyant cependant sur l'opinion qui flattait le plus sa vanité, Dorothée prit à vingt ans les vêtements et la manière de vivre de l'homme et se fit appeler Charles Durgé. C'est sous ce nom qu'il a vécu à Bonne, depuis 1820 jusqu'en 1835, époque de sa mort. « Durgé, dit le professeur Mayer, aimait à se ranger parmi les hommes, mais il montrait une certaine prédilection pour les femmes, vers lesquelles ne l'entraînait cependant aucun désir érotique. Son caractère était un mélange de l'homme et de la femme... Ce fait est d'autant plus curieux que la nécropsie laissa dans le doute sur la nature du sexe; et il résulta des investigations anatomiques les plus minutieuses, que Marie Dorothée Durgé présentait combinés les attributs de l'homme et de la femme.»

On ne s'étonnera pas, après tous les détails dans lesquels nous venons d'entrer, que les anciens, si amis du merveilleux, aient regardé les hermaphrodites comme des monstres envoyés par Dieu dans sa colère, et présageant des malheurs publics; aussi, pour détruire au plus tôt ces funestes présages, on se hâtait de les mettre à mort; plus tard, on se contenta de les bannir de la société et de les exiler au fond des déserts ; mais Constantin remit en vigueur cette loi barbare que les anciens Romains avaient empruntée au peuple grec. Cette coutume choquait même si peu les idées de nos ancêtres, qu'on voit au dix-septième siècle le premier médecin de Marie de Médicis, Riolan, l'un des hommes les plus éclairés de son temps, après avoir examiné *si l'on doit, à l'exemple des Romains, faire périr les monstres,* résoudre la question par l'affirmative. A la vérité, Riolan établit comme une nouveauté hardie, qu'on pourrait, à la rigueur, se dispenser de faire périr les géants, les nains, les personnes qui ont six doigts, etc., pourvu toutefois qu'on les exilât au loin; mais *quant à l'être qui, moitié homme, moitié femme, fait injure à la nature, il doit être au plus tôt mis à mort.*

A défaut de connaissances exactes, nos ancêtres n'ont pas été avares d'hypothèses pour expliquer la formation du type hermaphrodite. La plus généralement adoptée était celle de l'opération du démon. Dans l'astrologie judiciaire, on l'attribuait à la conjonction des planètes de Mercure et de Vénus. Mais la cause regardée comme la plus efficace était la coïncidence d'une comète ou du signe des Gémeaux avec l'époque de la conception. «Ainsi dans plusieurs ouvrages anciens, dit M. Saint-Hilaire, on trouve rapportée très-sérieusement l'histoire d'une femme qui, ayant conçu sous ce signe, donna naissance à la fois à quatre monstres dont trois étaient doubles.

Nous avons montré plus haut par quelles modifications de l'appareil génital s'opère l'hermaphrodisme, et nous avons vu que, quel que soit le type auquel il appartienne, il y a en général arrêt de développement ou excès de formation d'une ou de plusieurs parties de l'appareil générateur. Or, une fois admise, l'influence des parties constituantes de cet appareil sur l'organisation physique et morale, sur les aptitudes intellectuelles ou instinctives, on arrive facilement à expliquer les dispositions particulières de l'économie chez les hermaphrodites.

Quant à la cause première et originelle de l'anomalie, sans doute elle nous échappe dans sa spécification précise, mais sa modalité générale nous est connue, et c'est à M. G. Saint-Hilaire qu'on est redevable des données positives par lesquelles on est arrivé à prouver l'influence des perturbations survenues après la conception pour la formation des monstres dans l'espèce humaine. En provoquant à dessein des accidents divers pendant l'incubation artificielle chez les oiseaux, ce savant naturaliste est parvenu à renverser complètement le système suranné de la préexistence des germes, et à établir, de la manière la plus rigoureuse, les effets des perturbations sur la production des anomalies. Or, quoi de plus fréquent chez les femmes que ces perturbations pendant la grossesse? L'auteur du *Traité de Tératologie* a établi qu'il naît moins de monstres dans les classes aisées de la société que dans les classes les plus pauvres où les femmes sont obligées de se livrer, lors même qu'elles sont enceintes, à de pénibles travaux, et de plus, où elles ont souvent à souffrir de mauvais traitements de la part des personnes au milieu desquelles elles vivent. « Un fait que j'ai pu vérifier moi-même, dit le même auteur, est la fréquence plus grande des grossesses monstrueuses parmi les femmes non mariées. Les inquiétudes, les chagrins, les tourments de tout genre qui accompagnent et troublent si souvent les grossesses illégitimes, surtout chez les femmes enceintes pour la première fois, expliqueraient déjà suffisamment cette fréquence plus grande; mais elle tient aussi, en partie, aux précautions dangereuses que les femmes non mariées prennent souvent pour dissimuler leur grossesse, ou même aux tentatives d'avortement auxquelles elles ont recours pour la faire cesser.»

Un axiome tératologique ancien avait déjà proclamé ce principe, en admettant que les monstres sont plus fréquents pendant les temps de guerre :

Monstrum omne belli tempore exstat crebrius.

H. LANDOUZY,
Chirurgien interne à l'Hôtel-Dieu de Paris, etc.

HERNIAIRE (*path.*), adj., se dit des choses qui ont rapport aux *hernies*. (Voy. ce mot.)

HERNIE (*chir.*), s. f., de *ernos*, branche, rameau. On désigne ainsi d'une manière générique l'*issue complète ou partielle d'un organe mou hors de la cavité qui le renferme habituellement*. L'expression

d'organe mou, que nous avons employée à dessein, indique assez que les os ne sont pas compris dans cette définition; leurs déplacements portent un nom particulier. (Voy. *Luxation.*) Ainsi, d'après ce que nous venons de dire, qu'une portion du cerveau ou du poumon s'échappe à travers une ouverture faite au crâne ou à la poitrine, qu'un muscle fasse saillie hors de la gaîne fibreuse qui l'enveloppe, ce seront autant de hernies; mais ce nom est surtout réservé à la sortie des organes intestinaux par une ouverture (naturelle ou accidentelle) des parois de l'abdomen. Cependant, avant de parler de ces dernières, auxquelles notre article est spécialement consacré, nous dirons quelques mots des hernies de l'encéphale et du poumon, renvoyant pour celles des muscles et de l'iris aux articles qui traitent de ces organes et de leurs maladies.

§ I. HERNIES DU CERVEAU ET DU CERVELET. — 1° *Hernies du cerveau (encéphalocèles)*. Elles se forment chez de jeunes sujets dont le crâne n'est pas encore complètement ossifié; on les rencontre donc au niveau de ces espaces membraneux nommés fontanelles. Elles peuvent aussi se produire à la suite de pertes de substance éprouvées par le crâne à la suite de blessure ou de nécrose. Elles se présentent sous forme de tumeurs dont la configuration est subordonnée à celle de l'orifice qui donne passage au cerveau; généralement elles sont arrondies, molles, circonscrites, indolentes, sans changement de couleur à la peau, donnant à la main qui les presse la sensation de battements artériels isochrones à ceux du pouls; si le malade fait une forte inspiration, la tumeur paraît plus tendue; en la comprimant, on produit de la paralysie, du coma ou des convulsions. La portion sortie peut être plus large que l'ouverture, alors elle s'épanouit sur le crâne comme le chapeau d'un champignon, et l'on sent moins bien les pulsations du cerveau. Il faut faire rentrer la masse cérébrale sortie, mais cette opération n'est possible que chez les très-jeunes sujets, encore ne doit-on pas la faire rentrer tout d'un coup, mais la comprimer progressivement, au moyen d'un appareil, jusqu'à ce qu'elle ait repris sa place et que toute la paroi du crâne se soit ossifiée. Chez les adultes, on se bornera à l'usage d'une calotte métallique, ou mieux en cuir bouilli, qui mettra le malade à l'abri des influences extérieures.

2° *Hernies du cervelet (parencéphalocèles)*. Elles sont fort rares; on n'en possède que peu d'exemples. La tumeur siège à la partie postérieure de la tête, n'offre pas de battements, en un mot, ne diffère en rien d'une loupe ordinaire. Aussi, dans un cas fort intéressant rapporté par feu le professeur Lallemant, qui le premier fit connaître cette maladie, on voulut opérer et la malade mourut. Il faut donc être averti de l'existence de ces hernies afin de bien se tenir en garde contre une erreur aussi funeste.

§ II. HERNIES DU POUMON. — Elles peuvent avoir lieu après la disparition d'une portion des os du thorax par suite d'une maladie organique ou de blessure, et elles sont constituées par le poumon qui s'avance dans l'ouverture qui lui est offerte, recouvert encore par la peau et les muscles pectoraux. On reconnaît cette maladie à une tumeur circonscrite, indolente, sans changement de couleur à la peau, siégeant sur les parties latérales de la poitrine, devenant plus volumineuse et plus ferme pendant l'inspiration, diminuant au contraire pendant l'expiration, et enfin, le plus souvent, rentrant avec facilité quand on la comprime. Le traitement a pour but de maintenir le poumon réduit au moyen d'une plaque métallique bien rembourrée et fixée par des courroies élastiques.

§ III. HERNIES ABDOMINALES.—Ces hernies sont formées par les différents viscères de l'abdomen, mais surtout par les intestins et leurs annexes, sortis de la cavité du ventre par une ouverture naturelle ou accidentelle. Dans le monde, le mot hernie est affecté à cette seule espèce, et c'est aussi le sens restreint que lui donnent les auteurs de l'antiquité, notamment Celse, écrivain du premier siècle de notre ère, et qui emploie cette expression comme vulgaire de son temps; dans le moyen-âge, et par corruption, on se servit du mot *hargne*, d'où dérive l'épithète de hargneux, donnée aux individus chagrins et maussades parce que la maladie dont nous parlons aigrit quelquefois le caractère par les incommodités qu'elle entraîne à sa suite; dans les anciens traités de chirurgie et dans le monde, on appelle assez communément cette affection *descente* ou *effort*. Nous nous entendons bien actuellement sur la valeur du mot hernie, pris d'une manière générale ou particulière, et dans ce dernier cas en tant qu'affectant les organes abdominaux.

Du siège des hernies. La paroi antérieure du ventre, par laquelle s'effectuent le plus souvent les hernies, est formée de muscles et de lames fibreuses ou aponévrotiques; ces deux ordres d'organes peuvent s'apprécier à la vue à travers le tégument commun, les parties saillantes appartiennent aux muscles, les parties déprimées aux aponévroses qui unissent et séparent ceux-ci. Or, les tissus fibreux se laissent distendre bien plus facilement que le tissu musculaire; c'est donc, à part les ouvertures naturelles, dans les parties où il existe des aponévroses que les hernies devront se produire. Ainsi, la ligne blanche (voy. *Abdomen*), surtout auprès de l'ombilic ou nombril, la région inguinale aux environs de l'anneau de ce nom (J.-L. Petit), peuvent être le siège de cette maladie. Lorsque des muscles ont été déchirés, coupés, détruits en partie par des blessures, des abcès, etc., la cicatrice qui se forme étant de nature fibreuse, peut céder sous l'influence des efforts que font constamment les intestins pour sortir et il se formera une hernie. A la partie du ventre qui répond à l'aîne, les tissus fibreux et musculaires qui existent en ce point se divisent pour laisser une ouverture en forme de canal oblique que l'on nomme *canal inguinal*; c'est le siège le plus fréquent des déplacements intestinaux. Au-dessous est l'*anneau crural*, donnant passage aux vaisseaux destinés à la cuisse et à la jambe, et qui, chez la femme principalement, est une cause assez commune de hernies (voy. l'article *Aine*); enfin, à la partie inférieure de l'abdomen, les intestins peuvent traverser certaines ouvertures osseuses, telles que le *trou obturateur*, l'*échancrure sciatique*, ou bien faire saillie au *périnée*,

dans le *vagin* et dans la *vessie*, mais ces derniers cas sont fort rares et très-obscurs; il en est de même des hernies vers les flancs, dont J.-L. Petit a cité un exemple fort curieux. Quant aux déplacements qui peuvent se faire à travers le diaphragme, il en a été parlé à l'occasion des maladies de ce muscle.

Causes des hernies. Les dispositions anatomiques que nous venons d'énumérer sont des causes qui prédisposent aux hernies, et cela d'autant plus que les tissus fibreux seront moins résistants et que les ouvertures naturelles seront plus larges; mais ces conditions peuvent encore être exagérées par certains états morbides. Ainsi les aponévroses seront notablement affaiblies quand elles auront été fortement distendues, comme dans la grossesse et les hydropisies. Quand une personne perd son embonpoint, les aponévroses sont relâchées et les ouvertures naturelles dilatées, il y a donc dans ce cas danger fort grand de hernies : d'un autre côté, la mobilité, j'ai presque dit la fluidité, des intestins leur permet de s'échapper facilement, et ici entrons dans quelques détails sur le mécanisme des hernies. Dans l'état ordinaire, la masse intestinale est maintenue dans le ventre par la pression des parois de cette cavité, contre laquelle les intestins réagissent avec une force égale à celle qui les comprime; que la pression augmente, la réaction augmentera dans la même proportion, et les viscères intestinaux tendront à sortir par toute voie qui leur sera offerte. Or, les ouvertures naturelles dont nous avons parlé sont fermées par des membranes fort minces qui pourront céder sous l'effort des intestins et leur livrer passage; il en sera de même dans les autres points que nous avons mentionnés, si les aponévroses sont peu épaisses ou déjà éraillées. Les intestins sortent donc en refoulant devant eux les membranes qui les enveloppent habituellement, telles que le péritoine et les lames fibreuses qui doublent celui-ci; ils s'en font une enveloppe, une véritable coiffe, qu'on nomme *sac herniaire*. Telle est la manière dont se produisent les hernies, soit brusquement, soit avec lenteur. Énumérons maintenant les diverses influences qui peuvent entraîner ce fâcheux résultat. Dans les efforts violents, comme pour lutter, soulever un fardeau, aller à la selle, les muscles du ventre se contractent; d'un autre côté, la glotte s'étant fermée après une grande inspiration, les poumons restent remplis d'air et maintiennent le diaphragme abaissé; de ces différents phénomènes, il résulte que la cavité du ventre se trouve rétrécie et que la compression, dont nous venons de signaler les conséquences, existe au plus haut degré; il en sera de même chez les personnes qui portent des ceintures ou des corsets trop serrés. L'équitation est une cause assez commune de hernies, soit par les secousses qui l'accompagnent, soit par la contraction continuelle des muscles du ventre pour maintenir le tronc dans sa rectitude; ces inconvénients seront encore augmentés si le cavalier est obligé de crier ou de jouer d'un instrument à vent, On a attribué à la position à genoux la fréquence des descentes que l'on rencontrait, dit-on, chez les moines; il faut ajouter aussi qu'ils chantaient beaucoup à pleine voix. Les hommes en sont plus fréquemment atteints que les femmes, et les adultes que les jeunes sujets. Quant aux professions, il est facile de voir, d'après ce que nous avons dit, que les personnes qui se livrent à de grands efforts, qui jouent des instruments à vent, que les crieurs, les cavaliers, etc., doivent être exposés aux hernies.

Anatomie pathologique. Les intestins n'ont pas toujours d'enveloppe : telles sont les hernies qui succèdent aux plaies pénétrantes du bas-ventre : mais dans les cas ordinaires, les parties déplacées sortent de leur cavité habituelle en refoulant les tissus voisins qui leur servent d'enveloppe. Nous avons donc dans une hernie à examiner les *parties contenantes* et les *parties contenues.* 1° Les premières se composent d'abord de la peau qui tantôt reste mobile, tantôt devient adhérente ; puis du tissu cellulaire sous-cutané plus ou moins épaissi, et transformé en un nombre plus ou moins considérable de lames fibreuses, suivant l'ancienneté de la maladie ; au-dessous existent les tuniques aponévrotiques propres à la région, et enfin, le *sac herniaire* proprement dit. Ce sac, dont la connaissance est si importante pour le traitement des hernies, n'est autre chose qu'une expansion de la membrane séreuse interne du ventre, qu'on nomme péritoine. L'espace me manque pour entrer dans les détails anatomiques qu'exigerait l'examen de cette importante question ; je me bornerai à quelques remarques. Suivant que les viscères sont ou non dans la poche formée par le péritoine, le sac est complet ou incomplet. Ce sac présente à considérer un corps et un collet. Le *corps* est formé par toute la partie du péritoine située hors de l'ouverture herniaire. Sa surface externe est doublée d'un tissu cellulaire notablement épaissi et endurci dans les hernies anciennes, et souvent adhérent avec les tissus voisins ; sa surface interne est lisse et humide, s'il n'y a point eu d'inflammation ; mais s'il en a existé, il s'est déposé une lymphe plastique, coagulable, qui détermine des adhérences sous forme de brides plus ou moins résistantes. Ces brides peuvent unir soit l'intestin au sac, d'une manière lâche ou intime, soit l'intestin à lui-même ou à l'épiploon, soit enfin l'épiploon au sac ou ce dernier à lui-même. Nous verrons, en parlant des complications, les dangers qui résultent de ces adhérences. Quelquefois les parois du sac sécrètent de là sérosité qui se trouve dans la hernie en quantité variable : c'est la présence ou l'absence de cette sérosité qui constitue les hernies *humides* ou *sèches.* Le *collet,* ou portion retrécie du sac qui existe au niveau de l'ouverture herniaire, est plus ou moins allongé ou resserré suivant les parties. Il y a quelquefois plusieurs collets ; c'est lorsque la hernie est sortie à plusieurs reprises ; le sac présente alors des renflements séparés par des rétrécissements, ce qui lui donne l'aspect d'une gourde. Quelquefois les parois de la poche présentent des éraillures à travers lesquelles les intestins peuvent sortir et donner lieu ainsi à une hernie en dehors du sac. Mais en voilà suffisamment pour faire comprendre la structure des tumeurs herniaires ; j'arrive à l'étude des *parties contenues.* Il est évident que les organes qui sortent le plus facilement sont ceux qui jouissent d'une

plus grande mobilité ; aussi mettrons-nous en première ligne les intestins grêles, puis l'épiploon, les gros intestins, l'estomac ; enfin la rate et le foie ont été rencontrés dans ces hernies monstrueuses que l'on nomme *éventrations.*

Les hernies prennent différents noms suivant qu'elles sont formées par tel ou tel viscère. Celles qui sont formées par l'intestin seul se nomment *entérocèles* (*enteron,* intestin, *kélé,* tumeur) ; celles formées par l'épiploon, *épiplocèles* (*épiploon,* épiploon, *kélé,* tumeur). Enfin la réunion de ces deux parties dans le même sac prend le nom d'*entéroépiplocèle.* On doit voir que les différents organes que nous avons énumérés plus haut, doivent surtout se rencontrer dans les hernies formées près du lieu qu'ils occupent dans l'état normal.

Symptômes. Les symptômes des hernies sont locaux ou généraux.

1° *Locaux.* La hernie se présente sous forme de tumeur indolore, sans changement de couleur à la peau, de volume et de forme variables, tantôt globuleuse, tantôt allongée ou piriforme ; ailleurs, irrégulière et bosselée, augmentant dans les efforts, la toux, etc., diminuant quand le malade est couché, rentrant lorsqu'on la comprime, sans bruit quand elle est formée par l'épiploon, et avec gargouillement quand elle est constituée par l'intestin. La consistance dépend surtout de la nature des parties contenues ; molle et élastique dans les entérocèles, elle est pâteuse au contraire dans les épiplocèles ; dans les premières, les sensations que donne le toucher, diffèrent suivant que l'intestin renferme des matières fécales ou des corps étrangers : s'il y a des gaz, la percussion présente de la sonoréité, ce qui n'arrive jamais dans les secondes. Celles-là sont ordinairement plus légères, à moins qu'elles ne renferment beaucoup de matières, les épiplocèles sont et doivent être plus lourdes.

2° *Symptômes généraux.* Les digestions sont ordinairement altérées, l'appétit est moindre et les repas sont assez souvent suivis de coliques plus ou moins fortes. Au moindre écart de régime, la tumeur s'engoue, devient dure, tendue, douloureuse ; ces douleurs viennent de la difficulté qu'éprouvent les aliments à circuler dans les intestins déplacés. Fort souvent il y a de la constipation, généralement enfin, les forces digestives sont diminuées. Rarement, dans les hernies ordinaires. réductibles, les autres fonctions sont altérées ; nous verrons bientôt quels sont les autres phénomènes qu'apportent les complications.

Marche et durée. La maladie se produit de deux manières différentes : 1°, tantôt lentement et alors dans le lieu où elle doit exister, on voit une petite tumeur qui augmente quand le malade est debout, quand il tousse, etc., et qui fait des progrès plus ou moins rapides ; 2°, tantôt elle apparaît brusquement au milieu d'un effort violent, faisant éprouver au malade une sorte de craquement accompagné de la sensation d'un corps qui s'échappe. Le volume de la tumeur varie depuis le volume d'une noix, jusqu'à celui de la tête d'un adulte et au-delà. F. Plater (obs. lxx) a vu une entérocèle inguinale ayant un pied et demi de hauteur sur trois de circonférence et pesant trente-quatre livres. Le ventre était déprimé, le malade mangeait peu, et allait à la selle tous les quatre ou cinq jours avec des douleurs inouïes. Le même auteur a vu chez une femme une hernie ombilicale, qui semblait un second ventre greffé sur le premier ; Planque, dans son curieux article *Hernie* (Bibl. de méd., t. v), a donné une figure d'un cas analogue, etc. Quant à la *durée*, si la maladie n'est pas traitée convenablement, elle accompagne le malade jusqu'au tombeau ; il est cependant des exceptions dont nous allons parler en traitant des terminaisons.

Terminaisons. Les hernies peuvent se terminer par la guérison ou entraîner des accidents qui causent la mort du malade. La guérison peut survenir, 1º, quand, l'intestin étant réduit une portion d'épiploon, l'ovaire, un testicule, etc., deviennent adhérents au pourtour de l'orifice et ferment le passage ; 2º, quand, la hernie étant petite et formée brusquement, le péritoine revient sur lui-même et fait rentrer les parties déplacées ; 3º, d'autres causes, telles que l'action du froid ou une traction causée par le développement d'un viscère du ventre, peuvent aussi ramener la tumeur en dedans et donner le temps à l'ouverture de se resserrer, et aux tissus , situés au-devant, de contracter des adhérences qui s'opposent à une nouvelle issue. L'étude des complications va nous mettre à même de poser les cas dans lesquels la mort peut survenir.

Complications. On a regardé comme complication l'*ancienneté* des hernies, et en effet, lorsque la maladie existe depuis long-temps, l'ouverture s'agrandit ; la masse intestinale sortie peut être assez considérable pour donner lieu à ces énormes hernies, dont nous venons de citer des exemples. Les parties herniées changent même de forme, se développent, et perdent, comme on le dit, leur droit de domicile dans l'abdomen ; enfin, des adhérences peuvent rendre la réduction sinon impossible, du moins fort difficile. Les *douleurs* sont très-communes ; elles s'exaspèrent dans certaines circonstances, après les repas copieux, l'usage des légumes farineux ou indigestes, les vicissitudes atmosphériques, etc. La portion d'intestin sortie peut se remplir de gaz , de matières fécales ou alimentaires dures et volumineuses, qui rendent momentanément la réduction impossible ; c'est ce qu'on nomme l'*incarcération* ou faux *étranglement ;* mais l'accident le plus formidable qui puisse survenir, c'est l'*étranglement* proprement dit.

Il y a *étranglement* quand l'intestin ou l'épiploon sont tellement comprimés au niveau de l'ouverture qui leur donne passage que la réduction est impossible et que la circulation et le cours des matières fécales y sont interrompus. On n'admet plus aujourd'hui l'étranglement par constriction spasmodique de l'anneau, mais on conçoit que cet anneau puisse être rétréci par la contraction des muscles qui s'y insèrent ; les autres causes principales de l'étranglement sont : l'épaississement du tissu cellulaire situé autour du collet du sac, des adhérences dans le sac entre le viscère et sa paroi interne ou de celle-ci avec elle-même, l'issue d'une nouvelle quantité d'intestins par suite d'un effort, l'entortillement d'une anse intestinale, la tuméfac-

tion et l'induration de l'épiploon, et enfin l'accumulation, dans l'anse intestinale herniée, de gaz ou surtout de matière fécale ; l'étranglement qui survient alors est dit *par engouement.* La congestion inflammatoire des viscères peut encore produire le même effet.

Les symptômes de l'étranglement sont les suivants : de la douleur et de la tension dans la hernie, des coliques plus ou moins vives, bientôt des nausées suivies du vomissement des matières ingérées ou des boissons d'abord, puis de mucosités, de bile et enfin de matières fécales ; ces vomissements indiquent que le cours des matières est interrompu et qu'un mouvement antipéristaltique, inverse de celui qui tend à chasser les excréments par l'anus, s'est établi dans le tube digestif. Il y a nécessairement constipation que les lavements ne peuvent vaincre, à moins que des matières ne se trouvent entre la partie étranglée et l'anus. Cependant, la tumeur herniaire se gonfle, la peau rougit, une véritable inflammation s'en empare ; si la hernie n'est pas réduite, si une opération faite en temps utile ne vient pas rétablir les choses dans l'état normal, la *gangrène* s'empare de la hernie, un calme trompeur vient remplacer l'agitation et la fièvre auxquels le malade était en proie ; bientôt une sueur froide et visqueuse inonde tout son corps, un hoquet convulsif, des faiblesses, des syncopes se manifestent, le ventre et la tumeur s'affaissent, cette dernière devient molle emphysémateuse, et le sujet ne tarde pas à succomber dans le délire, ou au milieu d'une prostration profonde. Tels sont les phénomènes ordinaires de l'étranglement que nous avons supposé porté au plus haut degré de violence et de gravité ; mais les choses ne se passent pas toujours ainsi : quelquefois la tumeur s'ouvre spontanément, les matières fécales s'écoulent au-dehors et il se forme un *anus contre nature* (voy. ce mot).

Variétés des hernies. Il nous reste actuellement à décrire les différentes espèces de hernies suivant le siège qu'elles occupent. Nous les décrirons dans l'ordre de leur fréquence et de leur importance chirurgicale.

1º HERNIE INGUINALE. Elle est formée par l'issue des viscères hors de l'anneau inguinal ; elle est beaucoup plus fréquente chez l'homme que chez la femme et à droite qu'à gauche. Les auteurs ont établi une grande distinction suivant que la hernie s'est formée peu de temps après la naissance, lorsque la communication entre la tunique vaginale du testicule et le péritoine (voy. *Hydrocèle*) n'est pas encore oblitérée, ou bien lorsque la séparation n'existe plus. Dans le premier cas, la hernie prend le nom de *congénitale* ; dans le second, de hernie ordinaire.

A. La hernie inguinale ordinaire est dite *interne* ou *externe*, suivant qu'elle s'effectue *directement* par une fossette qui existe dans l'abdomen, derrière l'orifice extérieur du canal inguinal, ou qu'elle suit le trajet du cordon spermatique dans le même canal ; ce dernier cas est de beaucoup le plus fréquent. Alors, par suite des causes que nous avons énumérées, les intestins, repoussant devant eux le péritoine, se fraient un passage jusqu'à l'anneau (*hernie intra-inguinale*), puis dans l'aine (*bubono-*

cèle), et finissent par descendre jusque dans le scrotum *(oschéocèle)*. Dans les hernies inguinales externes qui durent depuis long-temps, l'ouverture qui leur donne issue s'étant beaucoup élargie, le canal oblique est détruit et la tumeur s'abouche directement avec l'abdomen.

B. La hernie congénitale ne diffère de la précédente, que parce que les intestins descendent par la voie que nous avons indiquée jusque dans la tunique vaginale du testicule, qui sert alors de sac herniaire.

La hernie inguinale est surtout formée par l'intestin grêle et l'épiploon, mais plus rarement par le gros intestin, et on la reconnaît à sa situation dans l'aine et à son extension jusque dans les bourses.

2° HERNIE CRURALE. Elle a lieu quand les viscères sortent par l'arcade crurale. Cette variété est bien plus commune chez les femmes que chez les hommes ; les intestins descendent verticalement sur le milieu de la partie supérieure et antérieure de la cuisse, et il se forme en ce point une tumeur arrondie ou oblongue dont le grand axe est situé en travers de la cuisse, parallèlement à l'arcade crurale ; quelquefois, par son expansion, elle remonte jusque sur le pli de l'aine et cache ainsi son origine au chirurgien qui l'explore.

Les hernies crurale et inguinale peuvent être confondues avec un grand nombre de tumeurs susceptibles de se développer dans l'aine, mais d'abord on pourrait les prendre l'une pour l'autre; on évitera cette méprise en songeant : 1° que la hernie crurale est située profondément dans le pli de la cuisse et que l'on ne peut apprécier par le toucher ni son col, ni l'orifice qui lui a donné passage, tandis que la hernie inguinale est située plus haut, que l'on peut reconnaître son col, le pourtour de l'anneau , et souvent à sa partie postérieure, le cordon spermatique; 2° que la première se accompagne seule de gêne dans les mouvements de la cuisse et quelquefois d'œdème. Quant aux tumeurs qui peuvent simuler des hernies, nous signalerons surtout pour la hernie inguinale : 1° l'hydrocèle, mais ici la tumeur offre de la fluctuation, de la transparence, elle s'est formée de bas en haut, et, percutée, elle donne un son mat, conditions qui n'existent pas dans les descentes; 2° le sarcocèle, qui est dur, inégal, bosselé, douloureux, et s'est formé peu à peu au-dessous de l'anneau, là ou siège le testicule ; 3° quelquefois des engorgements, des inflammations des kystes en ont imposé pour des hernies non réductibles; 4° l'issue tardive du testicule offre pour caractère la présence, dans l'anneau, d'un corps dur arrondi dont la pression détermine des douleurs qui portent aux syncopes, et l'absence du testicule dans le côté correspondant du scrotum.

Quant à la hernie crurale, elle peut être simulée par des engorgements des ganglions lymphatiques dans l'aine ou des collections purulentes provenant quelquefois d'une carie de la colonne vertébrale ; mais dans ce dernier cas il y a de la fluctuation et le liquide peut rentrer en faisant entendre un bruit de glouglou très-caractéristique.

3° HERNIE OMBILICALE *(omphalocèle*, du grec *omphalos*, nombril, et de *kélè*, tumeur). Il faut l'examiner à part suivant qu'elle existe chez les adultes ou chez les enfants. 1° *Chez les enfants* elle se forme dans les premiers temps qui suivent la naissance; elle est due surtout aux cris violents, aux efforts de toux et à la mauvaise habitude de comprimer les enfants dans leurs langes; dans ce cas, les viscères sortent par l'anneau ombilical qui ne s'est pas encore resserré et qui est assez ouvert pour leur donner passage. 2° *Chez les adultes*, l'anneau formant un noyau fibreux plein et résistant, les intestins ne pourraient y passer; aussi la hernie se fait-elle par une ouverture située dans le voisinage et produite accidentellement par l'écartement des fibres de la ligne blanche. Les hernies ombilicales des enfants renferment ordinairement une anse d'intestin grêle, mais chez les adultes l'épiploon, qui recouvre tout le paquet intestinal, y entre nécessairement avant tout autre organe. Dans le premier cas, la tumeur est arrondie cylindrique ou conique, à base circulaire et rentrant avec facilité ; dans le second, le corps de la hernie est allongé ovalaire, ainsi que l'ouverture de l'abdomen, les bords sont minces et peu résistants ; la tumeur est située au-dessus, au-dessous ou sur les côtés du nombril ; on aperçoit, sur l'un de ses côtés, la cicatrice ombilicale et à moins que la hernie ne cache l'anneau on le sent comme un petit corps dur et résistant. Quelquefois, mais bien rarement (deux fois sur cent), la hernie se fait, chez les adultes, par l'anneau distendu ; alors la tumeur est arrondie, ainsi que son pédicule, et au sommet on aperçoit quelques faibles traces de la cicatrice du cordon.

4° HERNIES DE L'ESTOMAC ou mieux HERNIES ÉPIGASTRIQUES. On appelle ainsi celles qui se forment par la ligne blanche aux environs de l'appendice xyphoïde , et plutôt à gauche qu'à droite, la tumeur pouvant du reste être formée par le colon ou l'épiploon aussi bien que par l'estomac lui-même.

Cette hernie se fait jour à travers un éraillement de la ligne blanche, qui est déterminé par des contusions, des efforts violents ou en rejetant fortement les bras en arrière, etc. Elle apparaît sous forme d'une tumeur arrondie, de forme et de volume variables, le plus souvent accompagnée de douleurs très-vives à l'épigastre, avec dérangement dans les digestions, quelquefois, hoquet, vomissements, et autres symptômes de gastrite. Quelquefois il y a des spasmes, des convulsions , des étouffements, de l'anxiété, etc.

5° HERNIES DE LA LIGNE BLANCHE. Elles diffèrent peu, sauf le siège, des hernies ombilicales des adultes; seulement la tumeur est située plus haut ou plus bas. Chez certaines personnes, chez les femmes qui ont eu beaucoup d'enfants, par exemple, quelques parties de la ligne blanche trop distendue ne sont point revenues sur elles-mêmes, et restent relâchées, alors elles laissent proéminer les intestins, qui, comme nous l'avons dit, font toujours effort pour sortir; si toute la ligne blanche est ainsi relâchée, il se forme une tumeur énorme et comme un second ventre enté sur le premier.

6° DES HERNIES VENTRALES OU ÉVENTRATIONS. On désigne ainsi toutes celles qui se forment dans les régions antérieures ou latérales du ventre, en dehors des muscles droits. Elles résultent d'un affaiblissement local des parois de l'abdomen, comme il arrive à la suite de blessures, de phlegmons avec abcès, etc. Elles se manifestent sous forme de tumeur occupant un des points de la région que nous avons indiquée.

Des hernies peuvent encore se former par le trou ovalaire, l'échancrure ischiatique, le périnée, etc.; mais ces cas sont assez rares, et le diagnostic est en général fort difficile, et exige toute l'attention du chirurgien. Nous renvoyons aux mots *matrice* et *vessie* pour l'histoire des hernies de ces viscères.

Le *pronostic* des hernies varie suivant plusieurs circonstances. Ainsi, les entérocèles offrent plus de gravité que les épiplocèles ; les hernies anciennes volumineuses, formées lentement, sont plus difficiles à guérir, mais aussi elles sont moins sujettes à l'étranglement : elles sont en général moins fâcheuses chez les enfants que chez les adultes et les vieillards. Quant aux complications, l'étranglement en est le plus grave à cause des accidents auxquels il donne lieu et surtout de la gangrène qu'il entraîne à sa suite.

Traitement. Nous partageons le traitement en deux grandes catégories, suivant que les hernies sont *simples*, c'est-à-dire complétement réductibles, exemptes de douleurs, et ne dérangeant pas les digestions, ou qu'elles sont compliquées de quelques-uns des accidents que nous avons signalés plus haut. Du réste, dans cet article, nous aurons soin, après avoir posé les généralités, d'indiquer tout ce qui ressort de spécial de la variété de hernie à laquelle on a affaire, en la considérant d'après le siège qu'elle occupe.

1° *Traitement des hernies simples* : il est de deux sortes, palliatif ou radical.

Traitement palliatif. Ce traitement consiste à réduire et à maintenir réduites les parties déplacées : on remplit la première indication au moyen de manœuvres dont l'ensemble porte le nom de *taxis*, et la seconde au moyen des *bandages*. Nous renvoyons au traitement des hernies étranglées tout ce qui se rattache à la description du taxis ; car c'est dans ce cas surtout, que les règles données par les auteurs trouvent leur application. Je passe donc de suite aux bandages.

Les *bandages* contentifs sont des appareils destinés à fermer l'ouverture herniaire, de manière à s'opposer à l'issue des intestins. Dans les cas pressés et chez les jeunes enfants, on appliquera sur la partie malade quelques compresses en plusieurs doubles, qu'l'on fixera à l'aide de tours de bande diversement disposés, suivant la région à laquelle on a affaire. Ainsi, une ceinture ou des tours de bande circulaire suffisent pour les hernies ombilicales, épigastriques, ou ventrales : pour celles de la région inguinale ou crurale, on se sert d'une bande que l'on fait tourner alternativement autour du tronc, au-dessus des hanches, et derrière la cuisse en ayant soin de la ramener chaque fois au-devant de l'aine, afin de donner lieu à une figure en forme de 8, dont l'anneau supérieur, plus grand, embrasse le corps, et l'inférieur, plus petit, la cuisse; l'entrecroisement ayant lieu dans le pli de l'aine, serre et maintient les compresses : c'est le *spica*.

Les *bandages herniaires*, proprement dits, ou brayers sont des appareils formés ordinairement d'un demi-cerceau métallique bien rembourré, terminé à chaque extrémité par deux plaques métalliques aussi et garnies d'un coussinet; l'une repose sur l'ouverture herniaire, et l'autre sur la partie diamétralement opposée du corps ; une courroie fixée à la plaque postérieure complète la ceinture, et vient s'attacher à un bouton que présente la plaque antérieure ou herniaire. Les brayers ne sont guère employés que pour les hernies inguinales et crurales, quelquefois aussi, mais rarement, pour celles de l'ombilic. La pelote doit avoir une épaisseur suffisante pour que la plaque de fer ne soit pas douloureuse ; elle doit dépasser les limites de l'ouverture herniaire et offrir assez de consistance pour ne pas céder à l'action de l'intestin. Il y a des bandages à pelotes fixes et à pelotes mobiles : les dernières sont préférables dans la plupart des cas, parce qu'elles suivent les mouvements du corps; mais si la hernie était disposée à sortir avec violence, les pelotes fixes seraient plus convenables à cause de leur plus grande résistance. Quant au cerceau, sa tension doit être proportionnée à la tendance que la hernie présente pour s'échapper. Les bandages inguinaux et cruraux sont le plus souvent munis de courroies que l'on passe en sous-cuisse et qui vont de la partie postérieure à la partie antérieure des bandages ; ces courroies empêchent l'appareil de remonter pendant la marche. En cas de besoin, des bretelles ou des courroies sus-scapulaires l'empêcheraient de descendre. Pour que le bandage soit convenablement appliqué, le malade doit être couché, et la hernie bien réduite. On déploie l'arc métallique, et l'on fait passer par derrière la pelote postérieure, et par devant la pelote antérieure, que l'on place d'abord un peu au-dessus de l'ouverture herniaire, et que l'on fait doucement glisser à ce niveau, de manière qu'elle vienne remplacer la main que le chirurgien doit appliquer en ce point, surtout dans le cas où la tumeur ressort avec une grande facilité. Le bandage doit être conservé jour et nuit, et le malade évitera de faire de grands efforts ou des mouvements trop brusques. Si le bandage est trop serré, il comprime douloureusement la partie sur laquelle il porte, et peut occasionner l'inflammation et même l'ulcération de la peau ; cet accident arrive encore quelquefois quand la peau de chamois qui recouvre la pelote, s'étant imprégnée de sueur, s'est salie et endurcie. On aura soin de la faire renouveler de temps en temps, ou d'interposer entre elle et les téguments une peau de cigne ou du duvet. Un bandage parfait, c'est-à-dire, qui n'incommode pas le malade, qui soit fixé de manière à ne pas se déranger, et oppose un obstacle insurmontable à la sortie des viscères, est fort difficile à rencontrer. Semblables à la plupart des marchands, certains bandagistes ont de mauvais appareils et ils veulent s'en défaire ; aussi les personnes qui n'ont pas soin de faire appliquer le brayer en présence d'un chirurgien, sont-elles exposées à voir leur hernie se reproduire. Cela s'observe chez l s pauvres auxquels on délivre des bandages gratuitement ou à bas prix. Chaque jour les praticiens peuvent se convaincre de la vérité de ces remarques, puisque chaque jour ils sont appelés pour réduire ou même pour opérer des hernies qui se sont échappées malgré l'appareil. Les moyens contentifs n'offrant pas de sécurité , on a depuis long-temps cherché à obtenir la cure radicale des hernies.

Traitement radical. Ce n'est pas ici le lieu de passer en revue les nombreux procédés imaginés dès l'antiquité pour guérir les hernies ; j'ai publié dans le *Journal des Connaissances médicales* (année 1837) l'historique de ces diverses méthodes; j'insisterai seulement sur un nouveau moyen, proposé par M. le professeur Gerdy, sous le nom d'*invagination*, employé déjà sur près de trente malades et couronné dans la majorité des cas par le plus brillant succès. La donnée première de ce procédé, qui jusqu'à présent n'a été appliqué qu'aux hernies inguinales, est fort simple et consiste à oblitérer le canal herniaire à l'aide d'un bouchon formé aux dépens de la peau du scrotum. Cette peau, refoulée avec le doigt jusqu'au fond du canal, y est maintenue par un seul point de suture que l'on passe avec une aiguille courbe et dont les fils sont maintenus, noués en dehors, sur un rouleau de sparadrap. Comme on le voit, la peau est refoulée en forme de doigt de gant dans l'ouverture qui donne passage à la hernie et fixée dans cette position; cette opération est fort peu douloureuse. Voyons ce qui se passe par la suite. D'abord, la présence des fils et de la portion de peau *invaginée* détermine une inflammation du tissu cellulaire renfermé dans le canal inguinal ; cette inflammation, qui survient en peu d'instants, est déjà parfaitement établie au bout de vingt-quatre heures, et l'adhérence entre le bouchon et les parois du conduit herniaire à cette époque est formée au point que les fils peuvent être retirés sans inconvénient. Les jours suivants, l'adhérence devient de plus en plus intime; le second ou troisième jour, M. Gerdy retire les fils, et, par les trous qui leur donnaient passage, s'échappe pendant sept à huit jours le produit de la suppuration qui se fait autour de la peau invaginée. En palpant la région de l'aine on ne sent plus seulement le cylindre invaginé, mais un noyau dur, légèrement sensible à la pression ; bientôt son étendue se rétrécit considérablement, et on peut constater la présence d'un corps solide et résistant qui ferme et remplit le canal herniaire. Plus tard, l'anneau revient de plus en plus sur lui-même et le cul-de-sac invaginé se transforme en un cordon fibreux que l'on sent parfaitement chez les personnes opérées depuis long-temps. Le malade guéri par l'invagination doit, par précaution, porter encore pendant quelque temps un bandage, qu'il finit par abandonner quand l'anneau inguinal est bien fermé.

2º *Traitement des hernies compliquées.* Quand la hernie est *ancienne* et que les intestins semblent retenus par des adhérence, il faut maintenir le malade au lit pendant plusieurs semaines, le soumettant à un régime assez sévère et à l'usage des relâchants; on parvient ainsi quelquefois à faire rentrer des hernies très-volumineuses. Les *douleurs* étant souvent causées par des vents, suite de l'usage d'aliments malsains, on donnera des lavements de camomille ou d'anis, on fera des applications

froides sur la tumeur, mais surtout on fera changer le régime du malade.

L'étranglement présente deux indications urgentes, la réduction ou l'opération. La réduction que nous avons désignée sous le nom de *taxis*, se fait de la manièrs suivante : le malade est couché sur le dos, les cuisses relevées et la tête soutenue; on a eu soin de vider la vessie de son urine, et le rectum, des matières fécales qu'il pouvait contenir; alors saisissant doucement la tumeur dans la main on la comprime bien exactement, de manière à forcer les intestins de repasser par l'ouverture herniaire pour retourner dans l'abdomen. Quand la hernie est très-volumineuse, on peut comme le propose M. Gerdy, la fractionner en quelque sorte, en saisissant la tumeur à quelque distance de l'ouverture, réduisant cette portion, reprenant la tumeur plus bas, et ainsi de suite. Quelques chirurgiens réussissent dans certains cas à réduire des hernies en les comprimant avec une extrême violence, mais cette manière d'agir a de graves inconvénients; si l'intestin est déjà enflammé ou gangréné, on peut le rompre et causer une péritonite mortelle ; dans le taxis est bien applicable cette maxime :

> Patience et longueur de temps
> Font plus que force ni que rage.

Dans le cas d'étranglement on pourra favoriser la réduction, en diminuant l'inflammation et la tension de la hernie au moyen de sangsues, d'applications de cataplasmes émollients ou même de réfrigérants tels que la glace pilée, la neige, etc., les lavements purgatifs, les lavements de tabac ont été conseillés et employés avec des succès divers. Si ces moyens et une foule d'autres recommandés par les auteurs, viennent à échouer, il faut en venir à l'opération ; c'est la seule ressource que l'on ait pour sauver la vie du malade. Si l'on opère de bonne heure les hernies étranglées, au bout de vingt-quatre heures par exemple. on a beaucoup plus de chances de succès ; ainsi on pourra sauver neuf malades sur dix, ou même dix-neuf sur vingt; plus tard, vers le quatrième jour, on n'en sauvera que quatre sur cinq ou même trois sur quatre, et ainsi de suite. Dans les hôpitaux on perd beaucoup plus de malades qu'en ville, parce que dans le premier cas les malades n'arrivent qu'au bout de plusieurs jours, et que, souvent même, des efforts mal dirigés, des médicaments inutiles ou nuisibles, ont aggravé leur position.

L'opération a pour but de faire cesser l'étranglement. On incise avec précaution et couche par couche jusqu'au sac herniaire ; on ouvre celui-ci avec la plus grande attention à ne pas blesser l'intestin, et alors glissant dans l'intérieur du collet du sac un bistouri boutonné, (droit ou courbé, comme celui de Cooper, ou terminé par une languette, comme celui de M. Gerdy), conduit ou non sur une sonde cannelée, on incise le collet et l'anneau de manière à les élargir et à permettre aux intestins de rentrer. S'il y avait *gangrène*, on serait obligé d'emporter la portion d'intestin mortifiée et d'établir un anus contrenature. L'opération de la hernie étranglée, que je ne fais qu'indiquer ici, est une des plus graves de la chirurgie : elle exige des connaissances anatomiques fort exactes et une main habile et exercée;

une foule de circonstances plus ou moins fâcheuses peuvent se présenter; un grand nombre sont prévues et constatées par des exemples ; mais le plan de cet ouvrage ne permet pas d'aborder de pareils détails ; des volumes ont été écrits sur cette question et elle n'a pas encore été épuisée. Les personnes qui seraient désireuses de détails pourront consulter les Traités généraux de chirurgie de Boyer, Samuel Cooper, et ou les Monographies spéciales de Richter, Lawrence, Cooper, ou enfin le grand ouvrage que commence à publier M. Thompson.

BEAUGRAND,

Docteur médecin, ancien interne des Hopitaux.

HERPÈS, (path.), s. m., en français, *dartre* ; le mot herpès vient du grec *erpein* qui signifie *ramper* et qui exprime un des caractères essentiels de la maladie.

Cet article devait être confié à une plume plus exercée que la nôtre. La mort, en enlevant le professeur Alibert à la science et à ses disciples qui le chérissaient, a privé ce dictionnaire de l'un de ses collaborateurs les plus distingués ; quant à nous qui fûmes son élève interne à l'hôpital Saint-Louis nous essaierons de le suppléer ici, en résumant surtout ce que nous avons vu et pris dans les leçons cliniques de ce praticien célèbre.

L'herpès est une des affections de la peau les plus fréquentes de celles qui constituent le groupe des dermatoses dartreuses.(Voyez le mot *Dartres*.) Ce mot comprend la plupart des maladies désignées dans le monde sous le nom de dartre vive, écailleuse, farineuse, et par les médecins sous celui de *lepra, psoriasis, pityriasis, eczema, lichen*, etc.Quelques pathologistes ont, il est vrai, distrait le mot herpès de son acception primitive en donnant ce nom à *l'olophlyctis*, affection légère et à marche toujours aiguë; mais, comme le remarque M. Alibert, « les langues scientifiques sont des langues européennes, et il faut respecter les dénominations consacrées. » Nous nous servirons donc du mot herpès pour désigner une affection essentiellement *chronique* de la peau, se développant le plus souvent par place et caractérisée par la desquamation de l'épiderme, celui-ci se détachant par parcelles ou petites plaques, qu'on a comparées à du son, à de la farine, à des écailles ; la maladie pouvant d'ailleurs s'accompagner, soit de vésicules ou d'une exhalation de sérosité, soit de croûtes, soit de petites éminences qui rendent la peau rude au toucher (papules); soit enfin d'une simple rougeur inflammatoire; cette affection n'est jamais contagieuse, du moins dans nos climats.

L'herpès présente à considérer, deux espèces bien distinctes, et qui pourraient même à cause, de leur importance constituer deux genres différents, si elles n'étaient intimement liées par leur marche et par leur nature, et si elles ne passaient de l'une à l'autre par une transition insensible; l'une est *l'herpes squamosus*, dartre squameuse; l'autre, *l'herpes furfuraceus*, dartre furfuracée. Chacune de ces espèces se divise elle-même en variétés importantes à étudier; indiquons d'abord rapidement

les caractères distinctifs de ces deux espèces. Dans la dartre *squameuse*, les écailles de l'épiderme sont plus larges, la partie de la peau envahie par l'éruption est moins bien circonscrite que dans la seconde espèce ; elle s'accompagne ordinairement, surtout au début, de petites vésicules, d'un suintement séreux, de croûtes et de papules ; la démangeaison est presque constante ; enfin la dartre a plus souvent son siège au pli des articulations et aux membres dans le sens de la flexion. La dartre furfuracée est caractérisée par des écailles épidermiques plus petites et qu'on a comparées à de la farine ; elle ne s'accompagne jamais de vésicules, de suintement, ni de croûtes, la démangeaison est plus rare. Le siège le plus ordinaire de cette dartre, est au coude, au genou, au dos et en général dans le sens de l'extension des membres.

A. 1° *Première espèce. Herpes squamosus, dartre squameuse.* (*Eczéma ; herpes milliaria, phlyctenodes; lichen, dartre vive des auteurs.)*

Nous ferons ici quelques changements aux variétés admises par M. Alibert, et, à cause de leur importance, nous décrirons à part chacune d'elles.

Première variété. Herpes sqamosus madidans, dartre squameuse humide (Alibert) ; *(Eczema rubrum et simplex.* W.*)* Cette variété est la plus fréquente de toutes. Son siège ordinaire est chez la femme, derrière les oreilles, au sein, aux mains, sous les aisselles, aux jointures, aux parties génitales ; on l'observe en outre chez les hommes, à la marge de l'anus, aux jambes, au scrotum, au bras, au visage, etc.

Causes. Cette dartre se développe sous l'influence d'un état particulier et inconnu de l'économie *(diathèse dartreuse)*, lié surtout à un tempérament lymphatique ou bilieux, aux modifications qu'éprouve le corps à la suite des couches, à l'époque de la première menstruation ou de la cessation des règles dans la femme ; à l'hérédité, à une vie trop sédentaire, à des chagrins prolongés, etc. L'économie ayant été ainsi modifiée, les causes occasionnelles qui déterminent l'apparition de la maladie, sont la malpropreté, le contact de la poudre, de substances irritantes, comme on l'observe chez les épiciers, les broyeurs de couleurs et les galeux qui se frottent avec certaine préparation, etc.; le froid, l'exposition au soleil, une émotion morale subite, la gale, etc. Nous pensons que l'habitude qu'ont les femmes de tenir leurs oreilles serrées dans leur coiffure, est la cause des dartres qu'elles ont si souvent derrière les oreilles. La dartre squameuse du sein a presque toujours pour origine la gale, comme nous l'avons remarqué ; chez les vieillards on l'observe fréquemment aux jambes où la circulation du sang se fait d'une manière imparfaite. L'application de cataplasmes faits avec de la farine de graine de lin un peu rance, produit aussi une éruption douloureuse qui ne persiste pourtant que chez les sujets prédisposés à la maladie.

Symptômes. Au début, l'affection commence par une éruption de vésicules agglomérées, très-petites, et visibles quelquefois seulement à la loupe. Aux mains à cause de l'épaisseur de l'épiderme, les vésicules sont plus apparentes; elles sont large, aplaties et différentes par là des vésicules de la gale. Le liquide que contiennent les vésicules, clair d'abord, se trouble bientôt et s'épanche au-dehors en formant des écailles plus ou moins larges; la peau au-dessous est rouge et enflammée, elle est le siège d'une démangeaison variable, mais quelquefois très-vive; bientôt les vésicules cessent de se former; il existe seulement un suintement d'une humeur claire qui caractérise la variété, et l'épiderme se détache continuellement en lamelles. En examinant la peau qui est d'un rouge vif et luisante, on aperçoit çà et là des petits points plus rouges, qui sont les pores par où s'échappe le liquide qui tache le linge. Cette sécrétion d'humeur est d'autant plus abondante que l'inflammation est plus forte; quelquefois elle cesse presque entièrement, et la peau semble ne présenter que des écailles d'épiderme.

Lorsque la maladie a duré quelque temps, il survient des gerçures et excoriations; la peau s'engorge et se gonfle quelquefois; ce dernier accident s'observe surtout aux oreilles qui éprouvent une véritable hypertrophie; cette dartre a en outre de la tendance à s'étendre, et à se porter d'un point du corps à un autre; quelquefois elle gagne de proche en proche les muqueuses du conduit de l'oreille, du nez, des parties génitales, et devient alors très-rebelle. Un des symptômes les plus affreux qu'elle peut offrir, est un prurit extrême qui porte le malade à se gratter et à se déchirer avec ses ongles. Ce symptôme est exaspéré par l'usage des excitants, du vin, du thé, du café, des liqueurs, par la chaleur du lit, par les variations atmosphériques; il peut être porté à un point que les malades cessent de goûter tout repos, se croient plongés dans une chaudière d'eau bouillante, et qu'ils manquent d'expressions pour exprimer les souffrances qu'ils endurent. Cette dartre non traitée a toujours une durée très-longue et quelquefois indéfinie. Lorsqu'elle se développe accidentellement chez des sujets dont la constitution n'a pas éprouvé la modification inconnue qui entretient la maladie, elle peut avoir une marche aiguë et se terminer en moins de quinze jours à trois semaines.

Le plus souvent, l'affection dartreuse ne trouble en rien les autres fonctions de l'économie. Dans quelques cas, celles-ci, auparavant malades, semblent même se rétablir après l'apparition de la dartre. Mais d'autres fois quand l'herpès a envahi une grande partie du corps, les organes intérieurs s'affectent, et on a vu des malades succomber dans le marasme et épuisés par la souffrance.

Cette affection, après qu'elle a été guérie, a en outre une fâcheuse tendance à récidiver, et elle exige pendant long-temps, chez les personnes qui en ont été affectées, la continuation des mêmes soins et du même régime.

Il importe de ne pas confondre cet herpès avec la gourme (achor mucifluus, Alib.) qui attaque les petits enfants. Dans cette dernière maladie, l'humeur qui suinte se convertit en croûtes jaunâtres molles, que l'on distinguera facilement des squames dartreuses.

Traitement. L'*herpes squamosus madidans* réclame toujours et surtout à son début un traitement antiphlogistique local; et c'est faute de reconnaître cette indication que l'on aggrave souvent des dartres que l'on eût pu guérir facilement. La partie malade sera rasée, si elle est couverte de poils, et on appliquera dessus au moins pendant chaque nuit un cataplasme fait avec la fécule de pommes de terre. Ce cataplasme sera mis à nu, ou bien on interposera seulement une gaze fine et très-claire. Il n'est peut-être pas inutile de dire ici que l'on prépare ce topique comme l'empois ordinaire, c'est-à-dire, qu'il faut délayer la farine dans l'eau *tiède* avant de la faire cuire. Placée de suite dans l'eau bouillante, elle prendrait en grumeaux. Sous l'influence des cataplasmes, on verra les écailles tomber, et la peau se nettoyer; on aura recours en même temps à des lotions avec de l'eau de son, avec de l'eau de guimauve, et de la décoction de tête de pavots. Si l'inflammation est forte, si le sujet est lymphatique et a la peau irritable, on fera bien d'appliquer quelques ventouses scarifiées sur le lieu de l'éruption. La saignée est indiquée lorsque le malade est fort et pléthorique. Les bains simples généraux, pris deux à trois fois par semaine, sont indispensables. Lorsque le mal a quelque étendue, on pourra aussi commencer à oindre pendant le jour la partie affectée avec la pommade suivante:

Prenez	axonge bien fraîche,	1 once.
	calomel,	1 gros.
	extrait thébaïque,	8 grains.

On calme les démangeaisons, souvent si vives, par des lotions émollientes et narcotiques, (une décoction de mauve, de jusquiame et de morelle, parties égales, par exemple) rendues légèrement acides par un peu de vinaigre ou de jus de citron. Nous avons vu un cas où une dissolution légère d'acide oxalique en lotions a calmé un prurit affreux. A l'intérieur, pendant la durée du traitement, le malade fera usage de tisane de douce-amère ou de pensées sauvages. Il se purgera une fois par semaine avec de l'eau de Sedlitz ou un autre purgatif salin; il se nourrira bien, mais il évitera avec soin l'usage de tous les excitants; le petit-lait, pris dans la saison convenable, pourra lui être prescrit.

Lorsque l'apparition de la dartre aura coïncidé avec la disparition d'une affection interne, il sera prudent, avant de tenter la guérison, d'établir un cautère au bras gauche du malade.

Ce premier traitement doit se continuer un mois et plus, jusqu'à ce que l'inflammation ait presque disparu, et qu'il n'existe qu'un peu de suintement, souvent même il est suffisant pour obtenir la guérison. Lorsque la desquamation épidermique persiste ou que la peau reste tendue, rouge, luisante, il faut alors recourir aux modificateurs locaux et généraux; parmi eux le soufre tient le premier rang; on l'administre en pommade (pommade soufrée); en lotion; on se sert alors d'eau de Barèges naturelle ou artificielle. Le professeur Alibert faisait souvent usage d'une solution renfermée dans deux bouteilles étiquetées n° 1 et n° 2; la première sur un litre d'eau contenait deux onces de sulfure de potasse; la seconde, pour la même quantité d'eau, renfermait trois onces d'acide sulfurique du commerce; au moment de s'en servir, le malade mettait un verre à liqueur de chaque dans une cuvette d'eau chaude, aux trois quarts remplie, et s'en lotionnait les parties affectées pendant vingt minutes, et à l'aide d'une éponge fine. On prescrit aussi fréquemment des bains sulfureux, que l'on compose en ajoutant quatre à six onces de sulfure de potasse à l'eau d'une baignoire en bois ou en zinc. Les eaux de Barèges, de Cauterets, d'Uriage près Grenoble, sont également conseillées pour l'usage interne et externe; ces dernières eaux ont eu à ma connaissance des succès remarquables. A l'intérieur, le soufre se prend en tablettes (pastilles soufrées quatre à cinq par jour) et en solution (trois à quatre verres d'eau de Barèges par jour; on boit cette eau soit pure, soit coupée avec du lait, de l'eau de gruau, etc.).

Lorsque le prurit est très-intense, on peut user de la pommade suivante :

Prenez   axonge,   1 once.
          proto-chlorure ammoniacal
             de mercure   1 scrupule.
          camphre,   12 grains.

M. Alibert avait recours, avec le plus grand succès, à la cautérisation de la dartre avec le nitrate d'argent, ou avec l'acide hydrochlorique étendu d'eau. Dans les éruptions de peu d'étendue, les praticiens ont coutume de prescrire la pommade suivante :

Prenez   axonge,   1 once.
          turbith minéral,   1 scrupule.
          laudanum,   12 gouttes.

Mais il ne faut pas oublier, dès que l'inflammation se ranime, de recourir aux émollients et en particulier aux cataplasmes de fécule de pommes de terre.

Le traitement intérieur doit être aussi plus actif dans cette seconde période de la maladie; on conseillera les dépuratifs ordinaires, la tisane de chicorée, de houblon, de salsepareille, les sucs d'herbes, les préparations antimoniales; souvent on fait prendre chaque jour au malade une pilule de Plumer ou de Belloste. On conseille encore la limonade sulfurique (vingt gouttes d'acide sulfurique pour un litre d'eau), une solution alcaline (un à deux gros de sous-carbonate de soude par litre d'eau d'orge). Les purgatifs salins doivent aussi être continués; c'est du reste à la sagacité du médecin qu'il appartient de faire un choix parmi ces médicaments, suivant l'étendue de la dartre et le tempérament du malade. Quelques praticiens prescrivent, dans les cas rebelles, les préparations arsénicales; mais l'emploi de ces poisons est trop dangereux et trop infidèle pour que nous croyons devoir le conseiller.

Enfin, dans tous les cas, il est urgent d'éloigner les causes qui ont paru favoriser le développement de la maladie.

Deuxième variété. *Herpes squamosus melitagrosus;* dartre squameuse mélitagreuse (*eczema, impetiginodes*, Willan). Cette variété diffère de la première par une inflammation plus vive et par la présence de quelques croûtes provenant de pustu-les développées parmi les vésicules; sa marche est aussi plus souvent aiguë; elle réclame surtout le traitement antiphlogistique et l'application des cataplasmes de fécule de pommes de terre, que nous avons indiquée pour la première variété.

Troisième variété. *Herpes squamosus siccus;* dartre squameuse sèche. M. Alibert avait fait de cette variété le type de l'espèce; elle est caractérisée par l'absence de tout suintement et par la production continuelle, à la surface de la peau, de larges écailles d'épiderme. Elle succède fréquemment à la première variété; d'autres fois elle est primitive, et la désquamation s'établit peu à peu dans un espace en général mal circonscrit; elle s'accompagne assez souvent de vives démangeaisons. Cette variété est très-rebelle; elle réclame bien plus rarement que les deux autres le traitement antiphlogistique; il est préférable de recourir de suite aux excitants locaux, sauf à modérer l'inflammation si elle se manifestait avec trop de violence; on aura donc recours à la seconde partie du traitement indiqué pour la première variété : la cautérisation avec le nitrate d'argent, les bains de vapeur, les douches locales de vapeur ou d'eau sulfureuse, sont surtout indiqués. C'est dans cette variété que les vésicatoires appliqués sur le siège du mal ont eu du succès; nous avons aussi employé avec avantage une pommade composée avec le tannin ou l'extrait de noix de galle, rendu plus soluble dans l'axonge par l'addition d'une petite quantité d'éther.

Quatrième variété. *Herpes squamosus papulosus;* dartre squameuse papuleuse (*eczema, lichen agrius* et quelques autres variétés de *lichen* de Willan). Cette variété est caractérisée par une éruption de vésicules (petites éminences de la peau, rudes et ne contenant aucun liquide dans leur intérieur) sur un espace plus ou moins bien circonscrit de la peau. Tantôt les vésicules dominent, il y a alors un suintement d'humeur et il se manifeste des gerçures et des excoriations; tantôt il n'y a, pour ainsi dire, que des papules et formation d'écailles épidermiques; la peau, toujours rude et rugueuse, est dans quelques cas épaisse; une démangeaison assez vive se fait constamment sentir. Cette variété s'observe, le plus ordinairement, aux mains, aux bras, quelquefois à la face et sur le tronc; on l'a vue former un grand segment de cercle (*lichen circumscriptus*) et simuler aussi la dartre furfuracée arrondie, mais elle en diffère par la présence des papules et la grandeur de l'arc de cercle; quelquefois on n'aperçoit plus de papules, et le diagnostic est alors plus difficile : mais ces cas sont rares. En général, l'éruption est toujours moins bien circonscrite et moins générale que les plaques de la dartre furfuracée.

Cette variété réclame le traitement adoucissant lorsqu'il y a beaucoup de suintement et qu'il existe des signes d'inflammation (rougeur, cuisson, chaleur); on appliquera donc des cataplasmes de fécule de pommes de terre, des ventouses scarifiées, et on aura recours aux lotions émollientes, aux bains généraux, etc. Après que l'inflammation sera calmée, ou de prime-abord si elle n'existait pas, on fera usage des préparations excitantes, sulfureuses et autres indiquées plus haut. C'est surtout dans cette variété que nous avons vu réussir la cautérisation avec le nitrate d'argent ; on emploie aussi avec avantage les douches locales sulfureuses et les bains alcalins locaux ou généraux (huit onces de sous-carbonate de potasse pour un bain entier). Quand cette dartre a son siège aux mains, l'on prescrit souvent la pommade de turbith minéral, dont nous avons donné la formule plus haut.

Les quatre variétés que nous venons de décrire présentent, à considérer sous le rapport de leur siège, des particularités importantes qui nous obligent à décrire à part quelques-unes d'entre elles comme des sous-variétés.

Dartre squameuse de l'oreille. On l'observe fréquemment chez la femme, comme nous l'avons dit ; elle peut pénétrer dans le conduit auditif et déterminer un épaississement qui amène de la surdité. Elle réclame alors des injections émollientes et, plus tard, sulfureuses ; quelquefois on introduit dans le canal auditif des corps dilatants (de la racine de gentiane ou de l'éponge préparée) pour prévenir le rétrécissement et même l'oblitération de ce conduit.

Dartre squameuse des paupières. Cette sous-variété est quelquefois très-rebelle. On emploie souvent pour la combattre la pommade suivante :

Prenez	onguent rosat	2 gros.
	précipité rouge de mercure	4 grains.
	laudanum de Rousseau	6 gouttes.

On en enduit le soir le bord des paupières, en employant chaque fois le volume d'une tête de grosse épingle pour chaque œil.

Dartre squameuse des lèvres et du nez. Cette affection est également opiniâtre. On emploiera au début les lotions émollientes, et plus tard les douches de vapeur, les préparations astringentes de plomb, de zinc, etc. Lorsque la dartre a pénétré dans les narines, on fait aspirer au malade de l'eau de cerfeuil ou priser de la poudre de calomel avec ménagement.

Dartre squameuse du sein. Elle est très-fréquemment la suite de la gale (voy. ce mot). On doit insister surtout sur l'emploi des émollients et des cataplasmes de fécule de pommes de terre, à cause de l'extrême irritabilité des mamelles ; on pourra ensuite faire quelques onctions avec la pommade soufrée. Il est inutile de dire que si l'éruption psorique persistait, il faudrait d'abord la combattre.

Dartre squameuse des parties génitales et de l'anus. Cette sous-variété a été prise quelquefois, par des médecins peu attentifs, pour une affection vénérienne. Elle peut avoir son siège chez la femme au mont de Vénus, aux grandes et même aux petites lèvres ; chez l'homme au scrotum et au membre viril. Elle s'accompagne ordinairement d'une démangeaison excessive et très-pénible pour le malade ; elle tourmente surtout les femmes, chez lesquelles on l'a vu même déterminer un commencement de nymphomanie. Une jeune dame s'est suicidée, ne pouvant calmer les souffrances qu'elle endurait. Après avoir essayé les bains généraux long-temps prolongés, les lotions narcotiques et

émollientes, les malades pourront recourir aux fumigations et aux douches sulfureuses, aux lotions légèrement acides ou alcalines, ou bien faites avec une dissolution de cyanure de potassium (quarante-huit grains pour un demi-litre d'eau distillée) : il faudrait se garder d'avaler ce liquide, qui est un des poisons les plus énergiques ; il faut savoir aussi qu'il s'altère promptement et qu'on doit l'employer de suite. Nous avons vu également le professeur Alibert employer avec succès la cautérisation au moyen du nitrate d'argent. La pommade de *turbith minéral* a quelquefois réussi dans plusieurs cas de dartres des parties génitales.

Dartre squameuse des jambes. Les vieillards affectés de varices ou qui se tiennent long-temps debout sont souvent atteints de dartres aux jambes. La maladie revêt alors un caractère de chronicité tout particulier, et devient très-opiniâtre ; l'épiderme est souvent mince, tendu, luisant, et la peau prend une teinte livide. Le repos au lit est presque indispensable pour obtenir une guérison durable ; on calmera l'inflammation par des cataplasmes de fécule de pommes de terre, et on aura ensuite recours aux préparations toniques et astringentes ; les bains sulfureux sont très-avantageux. Après la guérison le malade devra porter un bas lacé.

B. 1° *Seconde espèce. Herpes furfuraceus;* dartre furfuracée (*pityriasis, lepra* et *psoriasis* de Willan). Cette espèce est caractérisée par la production, à la surface de la peau, de très-petites écailles d'épiderme qui ne sont pas accompagnées des vésicules, des papules, du suintement et des phénomènes inflammatoires qu'on observe ordinairement dans la première espèce d'herpès ; les écailles sont aussi moins larges et ressemblent plus à du son ou de la farine (*furfures*). Pourtant, lorsque la maladie a vieilli, il se détache quelquefois des lambeaux d'épiderme assez larges ; mais en remontant à l'origine du mal on pourra toujours s'éclairer sur le diagnostic.

Nous étudierons les variétés suivantes de l'*herpes furfuraceus.*

Première variété. *Herpes furfuraceus volatilicus;* dartre furfuracée volante (*pityriasis*, vulg. dartre farineuse). Dans cette affection, qui est en général sans gravité, la peau n'est pas rouge ou l'est à peine ; l'espace malade est irrégulier et mal circonscrit, il s'en détache facilement et par le moindre frottement de petites écailles d'épiderme semblables à de la farine ; la démangeaison qui peut s'y manifester offre, du reste, une intensité très-variable. Les causes de cette dartre sont obscures ou inconnues ; on a observé qu'elles attaquent assez souvent les jeunes filles vers l'époque de la puberté ; son siège est alors souvent à la face et au front ; elle se remarque d'ailleurs chez presque tout le monde, et d'une manière plus ou moins marquée, au cuir chevelu, et on ne fait guère attention à cette incommodité que lorsqu'elle excite de la démangeaison et que la désquamation est très-abondante. Dans quelques cas, la dartre furfuracée volante est presque générale, mais il ne faut pas la confondre alors avec l'*ichthyose*, affection qui commence à la naissance et qui offre d'ailleurs des caractères qui lui sont propres (voy. *Ichthyose*).

On combat la dartre farineuse partielle par quelques lotions stimulantes ; l'eau de savon, l'eau de Cologne étendue d'eau ou une légère dissolution de carbonate de soude, sont toujours suffisantes. Lorsque la démangeaison du cuir chevelu est assez vive et que le peigne entraîne sans cesse une grande quantité d'écailles épidermiques, on peut faire prendre au malade quelques bains de vapeur en même temps qu'on lui fera lotionner la tête avec de l'eau tiède légèrement savonneuse ; quelques purgatifs ou quelques emménagogues sont aussi à conseiller aux jeunes filles à l'époque de la puberté, et lorsque le mal offre quelque ténacité.

La dartre farineuse générale se combat d'abord par des bains généraux simples ou alcalins, puis par quelques onctions avec une pommade stimulante : la pommade de goudron, par exemple, (goudron deux à trois gros, axonge une once). Il suffit, au reste, d'oindre la partie affectée avec un peu de pommade de concombre, pour dissimuler pendant quelque temps la desquamation, qui aurait son siège à la face.

Willan a rapporté, à tort, à cette variété et sous le nom de *pityriasis versicolor*, les éphélides hépatiques. (Voy. *Ephélides.*)

Deuxième variété. *Herpes furfuraceus lichenoïdes ;* dartre furfuracée lichenoïde (*psoriasis guttata, diffusa* et *inveterata* de Willan). Le nom de *lichenoïde* a été donné à cette variété à cause de la ressemblance qu'elle présente avec ces productions blanches qui couvrent le tronc des arbres et qui sont nommés *lichens* par les naturalistes. Cette dartre, qui est la plus fréquente après la dartre squameuse humide, est, en effet, caractérisée par des plaques arrondies ou irrégulières légèrement élevées au-dessus du niveau de la peau et recouvertes par des petites écailles d'épiderme d'un blanc chatoyant. Ces plaques sont toujours plus ou moins nombreuses : rarement il n'en existe qu'une seule ; leur étendue est variable : tantôt elles n'ont que deux à trois lignes de diamètre, d'autres fois elles ont un demi-pied et plus. Lorsqu'elles ont peu d'étendue, leur forme est en général arrondie, et leur siège le plus fréquent est au coude, au genou, au dos et en général au côté du membre opposé à la flexion ; elles sont alors isolées et ressemblent à des gouttes de liquide répandues sur la peau, d'où le nom de *psoriasis guttata* que leur a donné Willan.

Quand les plaques ont une étendue plus grande, leur forme est, en général, plus irrégulière (*psoriasis diffusa*, W.).

Leur siège ordinaire est celui qui a été indiqué plus haut, mais on peut les rencontrer aussi sur les autres parties du corps.

Dans quelques cas rares, on a vu ces plaques présenter la forme de spirales (*psoriasis gyrata*, W.).

Les causes de cette affection sont encore peu connues ; on a accusé les aliments salés, l'usage du poisson de mer, les affections morales, les excès, l'application de corps irritants, etc. ; mais que de fois ces prétendues causes ont agi sans amener la maladie ; la dartre furfuracée lichenoïde n'est pas

d'ailleurs plus fréquente au bord de la mer que dans l'intérieur des terres. L'influence de l'hérédité est plus constatée ; on a remarqué aussi que les adultes, que les personnes fortes, robustes, d'un tempérament sanguin et qui transpiraient difficilement y étaient plus sujettes que celles placées dans des conditions opposées. Les hommes paraissent en être attaqués un peu plus souvent que les femmes ; c'est l'inverse pour la dartre squameuse. Il est aussi des saisons où elle fait plus de progrès que dans d'autres.

La maladie qui nous occupe commence par de petits points rouges, ordinairement sans fièvre et sans symptômes généraux. Ces points rouges augmentent peu à peu d'étendue, et se couvrent de petites écailles légères, très-blanches, qui tombent au moindre frottement. Les plaques n'acquièrent toute leur étendue que lentement et au bout de quelques mois ; elles n'occasionnent ordinairement que peu ou point de démangeaison. Dans quelques circonstances pourtant, elles sont le siège de fourmillements, et d'un peu d'inflammation ; on remarque alors qu'elles deviennent plus proéminentes, les écailles sont plus épaisses et se rapprochent de la dartre squameuse ; la peau se gerce en même temps. Lorsque ces symptômes ont duré quelque temps, la dartre peut changer d'aspect, la peau devient fendillée, dure, coriace, et quelquefois jaunâtre ; elle présente une foule de sillons et de fissures (*psoriasis inveterata*, W.) ; cette complication s'observe le plus ordinairement chez les vieillars et chez les malheureux affaiblis par la misère et la malpropreté, et qui ont toujours négligé leur mal.

Lorsque, par des bains ou des lotions, on est parvenu à faire tomber toutes les écailles, l'aspect de la dartre furfuracée lichenoïde n'est plus le même ; au lieu de plaques blanches, on n'aperçoit plus que des taches bien circonscrites et d'un rouge assez foncé. La durée de la maladie est en général très-longue ; elle dépasse quelquefois une et plusieurs années ; assez rarement elle se guérit d'elle-même, et lorsqu'on en a obtenu la cure par des moyens convenables, elle récidive très-fréquemment (environ neuf fois sur dix). Du reste comme nous l'avons remarqué, elle est compatible avec l'exercice journalier de toutes les fonctions.

Cette variété de dartre présente aussi quelques particularités relatives à son siège. Nous mentionerons 1° la *dartre furfuracée lichenoïde des ongles.* Cette affection attaque la matrice des ongles et déforme ceux-ci ; ils se contournent, deviennent inégaux, lamelleux, et se couvrent d'aspérités. 2° La *dartre lichenoïde de la paume de la main* (qu'il ne faut pas confondre avec certaines plaques syphilitiques qu'on observe quelquefois dans cette même région (voy. *Syphilide*). Cette variété de dartre s'offre sous l'aspect d'une plaque cornée, rouge, très-épaisse, qui est irritée sans cesse par l'exercice de la main ; aussi est-elle souvent accompagnée de cuisson et de vives chaleurs ; elle est très-rebelle. 3° La *dartre furfuracée lichenoïde des yeux et des lèvres.* Elle est bornée quelquefois seulement à ces parties, sans s'observer sur le reste du corps. Ces deux variétés sont aussi très-opiniâtres. On les distinguera de la dartre squameuse, qui occupe quelquefois ces même régions, par l'épaississement de la peau et l'absence de vésicules, de papules et de tout suintement. Les écailles épidermiques sont plus blanches et jamais jaunâtres.

Traitement. Toutes les substances irritantes employées en frictions extérieurement peuvent guérir la maladie. Parmi les préparations proposées, celles qui réussissent le mieux sont : la pommade de goudron (axonge, un once, goudron de bois, deux gros), indiquée dans l'ouvrage de Bateman, et employée depuis long-temps en Angleterre, la pommade de proto-iodure de mercure (axonge, une once, proto-iodure de mercure, un gros), celle d'euphorbe (axonge, une once, euphorbe, un scrupule), l'eau rouge de l'hôpital Saint-Louis (eau distillée, un litre, sublimé, quatre-vingts grains, matière colorante rouge, quantité suffisante; on colore la solution en rouge pour éviter que par erreur on ne la prenne à l'intérieur, elle serait en effet un violent poison). On doit frictionner le soir ou lotionner de temps en temps avec ces préparations les parties affectées. La pommade de goudron est le moins irritant de tous ces topiques; mais elle a l'inconvénient d'altérer le linge et d'exhaler une mauvaise odeur. Les préparations mercurielles, employées imprudemment, peuvent donner lieu à la salivation. Quoi qu'il en soit, ces médicaments ne doivent être employés que tant qu'ils ne déterminent pas trop d'inflammation; dès que la peau rougit et se couvre d'éruptions, on doit les discontinuer et recourir aux cataplasmes de fécule de pommes de terre, et aux bains émollients. On recommence les frictions quand l'irritation aura disparu. Pendant la durée du traitement, les bains de vapeur et les bains alcalins sont de très-utiles auxiliaires. Souvent dans les cas peu graves, ils ont suffi pour amener la guérison. On peut en dire autant des eaux minérales sulfureuses naturelles ou artificielles. Le traitement doit durer en général un mois et plus. Par son influence, on voit les écailles tomber sans être remplacées, et les plaques rouges persistantes disparaître peu à peu. Malheureusement, les récidives sont fréquentes. Le traitement intérieur a une importance moindre. Une ou deux saignées sont utiles si le malade est fort et pléthorique; on a aussi beaucoup vanté la tisane de douce-amère.

D'autres médecins emploient à l'intérieur les préparations arsénicales : la *solution de Pearson,* à la dose d'un scrupule à un gros progressivement, la solution de Fowler, à la dose de trois gouttes jusqu'à douze gouttes en augmentant progressivement et avec prudence, les pilules asiatiques, une par jour. Ces médicaments ont eu des succès incontestables; mais comme ils sont dangereux, qu'ils ne guérissent pas mieux, et que d'ailleurs ils ne mettent pas plus à l'abri des récidives que les onctions externes, nous pensons que celles-ci doivent leur être préférées.

Le traitement par les purgatifs, dit *méthode d'Hamilton,* ne nous a jamais réussi; nous en dirons autant de la teinture de cantharides. Après la guérison, et pour éviter autant que possible les récidives, le malade aura fréquemment recours aux

bains émollients ; il entretiendra la transpiration, et évitera toute espèce d'excès; quelques médecins conseillent l'usage du thé, comme légèrement *diaphorétique.*

Troisième variété, *herpès furfuráceus circinatus.* Dartre furfuracée arrondie (*lepra vulgaris* de Willan). Cette dartre présente tous les caractères de la précédente, à l'exception que les plaques moins étendues ont une forme circulaire, et que leur centre est sain et déprimé; elles semblent former ainsi plusieurs sortes d'anneaux ou cercles irréguliers; cette variété est aussi un peu moins rebelle que la dartre furfuracée lichenoïde ; on la rencontre un peu plus souvent chez les personnes d'un tempérament lymphatique; du reste, la marche de ces deux affections est la même. Elle commence par de petits points rouge, légèrement saillants au-dessus du niveau de la peau; ces points rouges s'étendent en se recouvrant d'écailles épidermiques, qui se renouvell'ent sans cesse au fur et à mesure qu'elles tombent; mais le centre des plaques, au lieu de rester malade, se guérit, et l'élévure de la peau ne persiste qu'à la circonférence. Au reste, tout ce que nous avons dit touchant les causes, la durée, le traitement, etc., de la variété précédente peut s'appliquer à celle-ci.

Quelquefois une portion de la circonférence des plaques se guérit, en sorte qu'il ne reste plus qu'un quart ou un demi-cercle.

On pourrait facilement confondre cette affection avec l'*oloplhlyctide circulaire (herpes circinatus* W., *ringvorm* des Anglais), passée à l'état chronique. On évitera cette erreur en remarquant que les écailles d'épiderme que présente l'olophlyctide ont été précédées de vésicules, et que le cercle formé est bien plus régulier, plus tranché que dans la dartre furfuracée arrondie. L'olophlyctide circulaire chronique, est d'ailleurs une maladie légère qui cède facilement à une ou deux cautérisations avec le nitrate d'argent. (V. *Olophlyctide.*) Pour les autres affections de la peau, comprises dans le groupe de dermatoses dartreuses du professeur Alibert, nous renvoyons le lecteur aux mots *esthiomène* (dartre rongeante); *mélitagre* (dartre crustacée, croûtes de lait), *varus* et *mentagre.* Pour les considérations générales sur les dartres, voyez le mot *Peau.*

ALBIN GRAS,
Docteur en médecine, Docteur ès-sciences, Professeur adjoint de Pathologie à l'école de Grenoble, ancien interne de l'hôpital Saint-Louis.

HERPÈS, *(path.),* s. m. Le nom d'herpès a été donné aussi par Willan à une affection de la peau désignée par le professeur Alibert, sous le nom d'*olophlyctide.* C'est cette éruption légère qui survient souvent aux lèvres des enfants sous l'influence du froid, ou de la fièvre. (V. *Olophlyctide*)
J. B.

HERPÉTIQUE. *(path.)* adj., du grec *herpès,* dartre. Se dit des choses qui ont rapport aux dartres. (V. *Herpès,* et *Peau* (maladies de la).

HÉTÉROGÈNE, adj., du grec *étéros,* autre, et *génos,* genre; autre genre. Ce mot s'emploie pour indiquer des corps de nature différente.

HÊTRE *(bot.)* s. m., *fagus silvatica*. C'est un arbre fort élevé de nos forêts, de la famille des Amentacées, section des Quercinées, J., Monœcie Polyandrie, L. Son nom latin *fagus* dérive du grec *fago*, je mange, sans doute à cause de ses fruits, les *faînes*, qui étaient mangés comme nourriture. Ces fruits sont plutôt employés aujourd'hui pour faire de l'huile bonne à manger et qui est regardée comme la meilleure après l'huile d'olive; elle peut même se conserver pendant plusieurs années; mais elle perd de ses qualités en vieillissant. Les animaux se nourrissent sans inconvénients des faînes, excepté les chevaux pour lesquels ce fruit est quelquefois un poison. Les hommes en mangent aussi sans inconvénient; mais on a vu quelquefois, lorsqu'ils en prenaient en trop grande quantité, des accidents en être la suite. C'est surtout chez les enfants, qui souvent mangent de ces fruits outre mesure, que ces accidents se sont montrés. J. Bauhin dit qu'ils agissent sur le cerveau à la manière de l'ivraie; le docteur Hesse pense qu'ils contiennent une espèce de poison qu'il suppose être de l'acide hydro-cyanique, mais les proportions en sont très-faibles; car quelques personnes peuvent en manger une assez grande quantité sans inconvénient, tandis que d'autres sont indisposées après en avoir pris fort peu. Les feuilles de hêtre sont employées en décoction contre les engelures; c'est un de ces nombreux moyens prescrits contre cette indisposition et sur l'efficacité duquel on ne saurait être convenablement fixé.   J. B.

HIATUS *(anat.)*, s. m., de *hiare*, bâiller. On a donné ce nom à plusieurs ouvertures qui se remarquent dans l'économie. L'*hiatus* de Fallope est une petite ouverture qui se fait remarquer sur une des faces de la portion pierreuse du temporal, et qui donne passage à un filet du nerf vidien. L'*hiatus* de Winslow est l'ouverture qui fait communiquer la grande cavité du péritoine avec celles des épiploons; elle est placée derrière les vaisseaux et les nerfs du foie.   J. B.

HIDROGÈNE. (Voy. *Hydrogène*.)

HIÈBLE *(bot.)*, s. m.; *sambucus ebulus*; ièble, yèble, sureau en herbe; plante de la famille des Caprifoliées, Pentandrie Trigynie, c'est le petit sureau à tige herbacée; il croît dans les lieux frais et humides, le long des fossés, sur le bord des chemins. On le trouve dans toute la France, où il est fort commun; il s'élève à deux ou trois pieds en touffe; ses feuilles sont lancéolées, longues et marquées de dents aiguës; ses fleurs sont blanches et disposées comme celles du sureau; leur odeur se rapproche aussi de cette dernière plante; des baies noires succèdent à ces fleurs; elles sont employées dans la teinture. Autrefois on faisait usage en médecine de cette plante, dont les propriétés sont analogues à celles du sureau; aujourd'hui, elle est presque complètement inusitée.   J. B.

HIPPOCAMPE, *(anat.)* s. m, Ce sont les cornes d'ammon du cerveau. (Voy. *Cerveau*.)

HIPPOCRAS *(mat. méd.)* s. m., *vinum hippocraticum*; vin d'Hippocrate. On donne ce nom à un vin composé dans lequel on met infuser un peu de can-

nelle, d'ambre, d'amandes douces et de musc; on y ajoute un peu d'eau-de-vie et de sucre, et l'on passe dans une chausse que l'on nomme chausse d'Hippocrate, mais que les anciens auteurs nomment chausse d'hippocras; on dit que c'est de cette opération que lui vient son nom. L'hippocras était vanté dans le moyen-âge comme une liqueur très-agréable. Il se buvait vers la fin du festin.
        J. B.

HIPPOCRATIQUE *(méd.)*, adj. Qui appartient à Hippocrate; on dit médecine hippocratique pour désigner la doctrine d'Hippocrate; face hippocratique pour indiquer une manière d'être de la face qui est un symptôme important dans les maladies. (Voy. *Face*.)

HOMÉOPATHIQUE. *(méd.)* (Voy. *Homœopathique*.)

HOMME *(physiol.)*, s.m. Limitons d'abord notre sujet sur lequel ont paru tant d'écrits remarquables. Le naturaliste décrit et classe l'homme. Le philosophe observe les actes ou manifestations de cet être organisé, dont ses regards n'ont point pénétré l'écorce; et il en signale les instincts, les penchants, les facultés, les aptitudes, fondements obligés de la psychologie, de la morale et de la politique; le théologien, plus hardi dans ses investigations, recherche quelle est l'origine et la destinée de la plus noble des créatures, avant et après son apparition sur cette terre où elle ne fait que passer. Le médecin étudie l'homme sous tous les différents aspects qu'il peut présenter, mais ses points de vues spéciaux et caractéristique de la profession, sont : la connaissance de l'organisation, du jeu régulier des organes en santé, de leur dérangement dans les maladies, des moyens de maintenir et de rétablir l'harmonie des fonctions. Jusque-là, la médecine semble avoir son domaine nettement circonscrit, et n'avoir rien à démêler avec le naturaliste, le philosophe et le théologien. C'est par la recherche indispensable des causes que le médecin entre à pleines voiles dans l'histoire naturelle, la psychologie, la morale, la politique; il s'éclaire sur la structure, l'action normale et le trouble des fonctions de l'homme, par des comparaisons avec l'anatomie, la physiologie et la pathologie des végétaux et des animaux. Remarque-t-il des penchants, des facultés, le médecin ne s'arrête pas, comme le simple philosophe, aux manifestations extérieures, il en poursuit la source dans l'organisation, dans la conformation des organes, dans les tempéraments, dans les âges, les sexes. Après l'influence du physique sur le moral, vient l'influence du moral sur le physique, et ici se découvre le vaste champ de l'éducation, des institutions sociales et politiques : car ce n'est pas d'aujourd'hui, mais de plus de deux mille ans que date l'observation que la différence d'état social et de gouvernement des peuples, influe puissamment sur la santé publique. Si l'espèce humaine est susceptible d'amélioration, disait le plus illustre des philosophes français, à la renaissance des lettres, c'est à la médecine qu'il en faut demander les moyens, qui agissent sur le physique pour modifier le moral, qui agissent sur le moral pour modifier le physique : car on ne peut isoler l'homme des influences qui l'entourent; toute la nature agit sur lui, et il réagit sur toute la nature.

Il suffit sans doute de ce premier aperçu pour faire comprendre que, dans un ouvrage du genre de celui-ci, nous ne pouvons qu'à peine effleurer le vaste sujet qui nous occupe. Nous nous bornerons donc à jeter un coup-d'œil sur les caractères saillants qui distinguent l'homme du reste de l'animalité, et sur ceux qui le font différer de la femme. Comparé seulement à cette intéressante moitié de son espèce, il offre ses particularités d'organisation, d'instincts et d'aptitude, d'hygiène et de pathologie.

Vainement une philosophie inquiète et misanthrope, s'appesantissant sur les imperfections qui en obscurcissent la sublimité, a prétendu ravaler l'homme au niveau de la brute; tout révèle en lui le chef-d'œuvre de la création, le roi de la nature, la noblesse de son origine et les plus hautes destinées. Qu'importe que le souffle divin qui l'anime ne doive qu'à la plus parfaite des organisations les prodiges d'intelligence et de vertu qui ont fondé pour l'homme seul le dogme consolant de l'immortalité de l'âme. Convaincu que les croyances spiritualistes sont plutôt du domaine du sentiment que de la raison, se sentent mieux qu'elles ne se prouvent, nous nous interdirons toute discussion à ce sujet.(Voy. *âme.*) Disons seulement que nul animal ne peut soutenir le parallèle avec l'homme. Sans doute on peut trouver dans l'échelle zoologique, les éléments brutes et épars des facultés dont le développement distingue et ennoblit l'espèce humaine; on peut voir dans les échelons ascendants de l'animalité, l'intelligence s'agrandir à mesure que l'organisation se perfectionne; mais lorsque du singe on veut passer à l'homme, la chaîne est rompue, celui-ci reprend le rang élevé d'où il domine les autres animaux d'une hauteur presque égale à celle qui le sépare lui, de l'ordonnateur suprême des mondes. Ce n'est point par humilité, mais plutôt par humeur chagrine, par esprit paradoxal, ou pour étayer le matérialisme qu'on a voulu contester la suprématie de l'homme sur le restant de l'animalité. Quelle dérision d'ailleurs de taxer d'orgueil le sentiment de la dignité de la nature humaine. C'est dans de présomptueuses comparaisons avec ses semblables que l'homme peut se montrer orgueilleux, pour s'inquiéter de l'idée qu'il aurait conçue de sa supériorité sur les animaux, il faudrait vraiment être bien ombrageux des égarements de son amour-propre. S'il est borné relativement aux merveilles de la création qu'il admire sans les comprendre, il lui est permis de s'enorgueillir d'être le seul dans la nature, capable de sonder les mystères de la vie et de contempler religieusement les magnificences de l'univers. A lui seul appartient la faculté d'analyser les sensations, de généraliser les conceptions, d'avoir une idée de l'espace, du temps, de l'infini, de l'éternité, de vivre dans le passé par les souvenirs, dans le présent par les sensations, dans l'avenir par l'espérance, et d'avoir cette intime foi que la mort même ne sera pour lui qu'un changement et non une cessation d'existence. Où trouver ailleurs que dans l'homme le sens philosophique qui nous initie à la connaissance de nous-mêmes plus sûrement encore qu'à celle du monde extérieur, et ce sens moral, ce tribunal de la conscience devant lequel nos actions sont sanctionnées avant qu'apparaissent à l'esprit le blâme de l'opinion publique, les sévérités de la loi, ou les menaces de la religion? Existe-t-il pour d'autres que l'espèce humaine, cette sphère intellectuelle dans laquelle sont placés les sciences, les lettres, les beaux-arts, enfin tout ce qui jette le plus d'éclat sur la civilisation dont l'homme seul est susceptible? Pourquoi faut-il que tant de privilèges accordés à sa sublime nature soient souillés par tant de vices et de forfaits, et qu'après avoir laissé loin de lui les animaux par son intelligence et ses vertus, il se montre encore leur supérieur dans le crime.

Les lumières et la conscience, tel est le sceau le plus noble et le plus caractéristique de l'humanité. Il est vrai que, dans l'homme, l'intelligence est admirablement servie par les organes. C'est en vain que quelques animaux doivent à leur instinct d'imitation, à la conformation de leur langue et de leur gosier, de pouvoir articuler des paroles pour eux insignifiantes; il n'est donné qu'à l'homme d'exprimer ses idées avec des sons convenus, et de les présenter aux yeux par l'artifice non moins remarquable de l'écriture et de l'imprimerie. Le précieux don de la parole qui a contribué si prodigieusement au progrès des lumières, est donc encore un attribut exclusif à l'humanité; on ne trouve dans les autres espèces animales, qu'un petit nombre de sons inarticulés et une pantomime bornée à quelques signes. Des naturalistes ont prétendu que l'invention et l'usage de la parole étaient un simple bénéfice de la structure de la langue et du larynx. Nous ne partageons pas cette philosophie, fille adoptive du matérialisme, qui rejette les facultés primordiales, et qui veut que ce soit l'instrument même qui apprenne à l'intelligence à s'en servir. Sans doute l'homme privé de l'appareil vocal ne pourrait parler, mais l'absence des organes exécutifs dans l'acte de la parole, n'empêcherait pas de subsister la faculté qui a créé les langues. Si l'homme seul parle, c'est que seul il le pense. Nous tiendrons un langage semblable relativement à la main, autre apanage exclusif de l'espèce humaine, car les pattes du singe ne peuvent lui être comparées. Oui, certes, si les mains manquaient à l'homme, ses conceptions seraient bien mal secondées; mais encore une fois ce ne sont pas ses mains qui apprennent à son intelligence le parti qu'il en peut tirer, pas plus que ce n'est la langue qui lui donne la parole. Les idiots ont les organes et n'en font rien de bon, parce que leurs facultés mentales ou cérébrales sont inhabiles à les diriger. Même difficulté se rencontrerait si l'on pouvait ajouter seulement des mains et un appareil vocal semblable au nôtre à un animal; ce seraient d'inutiles serviteurs donnés à un maître incapable de s'en servir. La station verticale, autre avantage exclusivement dévolue à l'homme, favorise admirablement l'emploi de ses facultés. En même temps elle donne à son port une majesté, une attitude de commandement qui sied bien au roi de la nature. Grands et petits, tous les animaux semblent ramper ou se traîner devant lui; plusieurs affectionnent sa domination et recherchent sa société; tous l'aiment ou le redoutent. Il est a peine croyable qu'on trouve dans la plupart des ouvrages de physiologie, une sérieuse discussion sur la question de savoir si l'homme est conformé pour se tenir debout ou pour marcher à quatre pattes. C'est trop de déférence pour un paradoxe de quelques philosophes justement célèbres à d'autres égards. Il est certe bien inutile de citer minutieusement la figure du pied, de la jambe, du bassin, de la main, du bras, du trou occipital, etc., pour démontrer ce qu'ont établi l'expérience universelle et le sens commun, savoir : que la station verticale et les autres positions qu'il adopte sur toute la terre sans travail d'éducation, sont les seules naturelles à l'homme.

Nous n'entrerons pas dans des détails d'anatomie et de physiologie comparées, pour signaler les différences et les similitudes, qui séparent ou rapprochent l'homme des espèces animales si inférieures à lui; mais puisque nous avons tiré ses caractères les plus saillants de ses facultés intellectuelles et morales, nous ne pouvons passer sous silence le système nerveux qui est leur instrument le plus immédiat. Le père de l'histoire naturelle (*Aristote*) en avait déjà fait l'observation : l'homme est de tous les animaux celui dont le cerveau est le plus considérable, relativement au volume total de son corps. Le petit nombre d'exceptions qu'on pourrait citer sur ce point, ne sauraient détruire cette remarque importante. Mais ce qui ne distingue pas moins le cerveau humain que sa masse relative, c'est le développement de ses parties antérieures; aussi n'y a-t-il que l'homme qui ait le front saillant et rapproché de la ligne perpendiculaire (voy. *Angle facial*). Le siège des plus nobles facultés est surtout là, comme on peut s'en convaincre, en étudiant les rapports de l'intelligence avec le volume et la conformation de l'encéphale dans la série des animaux. (Voy. *Phrénologie*.)

Après avoir jeté un coup-d'œil sur les facultés et quelques particularités d'organisation qui distinguent l'espèce humaine, s'offriraient les questions intéressantes de savoir si c'est une impulsion naturelle, ou le hasard et la force des circonstances qui l'ont réunie en société; puis quel est l'ordre social le plus conforme à ses besoins, à la raison, à la justice, à l'humanité, et par là même au bien-être du plus grand nombre. Mais ce simple énoncé doit faire pressentir que nous serions entraîné trop loin sur un terrain également occupé par la philosophie, la morale et la politique.

Exceptionnellement aux espèces animales et végétales qui sont invariablement fixées, sous peine de mort, à des zones plus ou moins étendues du globe terrestre, l'homme a le privilège de vivre sous tous les climats; on le trouve partout depuis l'équateur jusqu'au-delà des cercles polaires. Il est vrai qu'il ne doit pas moins ce cosmopolitisme aux ressources de son industrie qu'à la souplesse de son organisation. A l'aide des vêtements, des abris, du calorique artificiel, il peut se procurer près des pôles les chaleurs de la ligne, tout comme il sait tempérer par l'ombrage, la ventilation, l'évaporation, etc.; l'ardeur du soleil des régions équinoxiales. Toutefois le même homme ne

tente pas toujours impunément de jouir d'un avantage réservé à l'espèce, en bravant tout les climats. Les grandes épreuves d'acclimatement sont loin d'être innocentes, et l'on peut juger par les différences remarquables qui distinguent, au physique, tant de peuples de la terre, combien sont profondes les empreintes émanées du site géographique et des dispositions topographiques. (Voy. *Climat*, *Races humaines*.)

La nature, si libérale envers lui, ne s'est pas bornée à doter l'homme de la faculté de vivre en tous lieux où la vie étend son domaine, elle a organisé son appareil digestif, de manière à admettre selon sa convenance ou la nécessité, des substances végétales et animales. De graves auteurs, faisant du sentimentalisme, en matière d'hygiène, ont prétendu que l'homme avait dépravé l'instinct, transgressé les lois de la providence, et cruellement abusé de sa force envers les animaux, en les détruisant pour se nourrir de leur chair. Cette thèse est belle du point de vue de la sensibilité; elle a inspiré des pages empreintes d'une éloquence chaleureuse et entraînante; mais la philosophie naturelle qui se base plus solidement sur l'expérience et la raison, n'a pas de peine à prouver que les aliments tirés de l'un et de l'autre règne organique ont été primordialement destinés à l'espèce humaine. A moins de nier l'harmonie des causes et des effets dont nous voyons tant de preuves éclatantes, il faut bien admettre qu'en nous donnant le penchant et les moyens de le satisfaire, la nature a voulu la fin; or la mâchoire de l'homme offre une association de dents d'herbivore et de carnivore, incisives et canines) et son tube digestif présente une longueur moyenne de celui des deux classes d'animaux. (Voy. *Digestion, Aliments*.) Enfin tous les peuples de la terre, et cette seule observation générale est une preuve de sens commun, se nourrissent, quand ils le peuvent, de végétaux et d'animaux. Toutefois les substances végétales doivent, d'après l'expérience et la raison déduite *à priori* de l'examen de l'appareil digestif comparé pour la plus large part dans le régime alimentaire de l'homme, et cette règle est d'autant mieux observée qu'on s'avance davantage du nord au sud.

Ces brèves considérations sur le genre de nourriture le mieux approprié à l'espèce humaine, nous amènent fort naturellement à parler de ses maladies : car la bouche, sans contredit, en est la source la plus féconde. (Voy. *Appétit, Condiments, Alcooliques*, etc.) La sensualité a emporté sur l'instinct, et un déluge de maux a suivi cette infraction à la simplicité des lois de la nature. Il est parfaitement avéré que l'espèce humaine est la plus sujette aux maladies, et cette malheureuse compensation aux avantages éminents qu'elle possède, résulte moins peut-être de la délicatesse de son organisation, que de l'emploi abusif de ses facultés. Du reste ce n'est pas seulement le choix capricieux, ou les excès d'aliments et de boissons qui contribuent à rendre l'homme plus fréquemment malade que les animaux; l'artifice qui s'est glissé dans la plupart de ses usages, de ses habitudes, concourt au même résultat. Tantôt la fatigue excède la réparation des forces, tantôt le superflu de la nutrition n'est point dépensé par le travail; celui-ci se précautionne trop contre les influences atmosphériques, celui-là pas assez; les caprices de la mode vont jusqu'à torturer ses organes, etc., etc.

Indépendamment des influences physiques auxquelles il est devenu d'autant plus impressionnable, qu'il a voulu les soumettre davantage à ses calculs, à ses désirs, à ses volontés, il est pour l'homme, une source à peu près exclusive de maladies; c'est l'action du moral sur le physique.

L'homme qui médite est un animal dépravé, a dit un philosophe dont la brillante éloquence a accrédité tant de paradoxes. Nous ne nous constituerons pas le défenseur de celui-ci, mais nous reconnaîtrons que l'essor démesuré des facultés intellectuelles et morales, les contentions d'esprit, les passions, sont une cause trop fréquente de perturbation dans l'organisation humaine. L'âme, d'autres diraient le cerveau ou le système nerveux, concentre sur un point les forces vitales qui devraient être également réparties dans tout l'organisme, et il en résulte un état général de trouble, de surexcitation ou de langueur. Sous l'influence des préoccupations excessives d'esprit ou de cœur, la digestion, l'absorption, la circulation, la respiration, les sécrétions, l'action musculaire, les facultés génitales, toutes les fonctions enfin sortent fréquemment de l'ordre normal. Ainsi se découvre la puissance des causes morales, dans une foule d'affections qui atteignent l'homme. Quant aux maladies nerveuses et mentales qui sont plus que les autres spéciales à l'humanité, elles ne reconnaissent pas de source plus directe et plus fréquente que l'influence déréglée du moral. Quelque abrégé que soit cet aperçu, nous pensons qu'il suffira pour faire comprendre pourquoi l'homme est plus souvent malade que les animaux, et pourquoi la mort naturelle, ou par épuisement lent de la vie, est si rare dans son espèce. Aussi, sans prétendre que l'existence extra-séculaire ait été un privilège du plus grand nombre dans les temps primitifs; sommes-nous persuadé néanmoins que le genre humain peut avoir subi de réelles détériorations, soit par les artifices croissants d'une civilisation progressive, soit par l'hérédité de plusieurs maladies peut-être inconnues dans les sociétés primitives. (Voy. *Héréditaires* (*maladies*), *Ages*, *Longévité*.)

Jusqu'ici nous n'avons relaté que les généralités saillantes qui différencient l'humanité des espèces animales. Examinons maintenant les caractères physiologiques et pathologiques principaux, qui distinguent l'homme de la femme. Nous n'avons pas besoin de rappeler les particularités anatomiques connues, qui, hormis des cas exceptionnels (voy. *Hermaphrodisme*), ne permettent pas de confondre les sexes, et nous passons de suite aux différences les plus ordinaires du tempérament général. Plus de vigueur dans les organes, et par suite plus d'énergie dans les fonctions, tels sont les premiers attributs de l'homme. Son organisation est tellement empreinte de ce double cachet, qu'il suffirait souvent à l'anatomiste et au physiologiste exercés, d'examiner séparément les muscles, les os, le cœur et les vaisseaux sanguins, les poumons, l'appareil digestif, le système nerveux; et même d'explorer les forces musculaires, la circulation, la respiration, la voix, la digestion, les manifestations intellectuelles et morales, pour prononcer, sans l'aide des apparences distinctives vulgaires, si c'est un homme ou une femme dont on a soumis les organes et les fonctions à son examen. Les longueurs et l'aridité que comporteraient les développements de cet énoncé, nous déterminent à supprimer les détails d'anatomie et de physiologie comparées, à l'aide desquels nous ferions ressortir la différence d'organisation dans les deux sexes. Pour ne citer que le trait le plus général, nous dirons que chaque système et appareil organique présente communément chez l'homme plus de développement, de consistance, de solidité et conséquemment de force, de résistance quand il est en action. Il est pourtant une exception pour les systèmes lymphatique, cellulaire et graisseux, qui prédominent chez la femme.

Quant à la question, tant de fois agitée de savoir si c'est par abus de sa force physique, et en façonnant les institutions à son gré, ou bien par un juste privilège de sa nature que l'homme occupe le premier rang dans la société, ce serait s'enthousiasmer pour un paradoxe, et fermer les yeux à l'évidence que de méconnaître en lui, une supériorité fondée sur la raison et non sur la tyrannie. Promenez vos regards, fixez votre attention sur les objets dont la grandeur, la magnificence, la sublimité, frappent d'admiration et de surprise; contemplez les palais, les temples, les routes, les canaux, les navires, etc., et puis les grandes actions héroïques, les découvertes scientifiques, les vastes conceptions intellectuelles dans l'ordre philosophique, moral, politique, les chefs-d'œuvre dans les lettres et les beaux-arts, les prodiges de l'industrie, etc.; contemplez, disons-nous, toutes ces merveilles et bien d'autres, et dites-nous où est la femme; elle ne se montre nulle part, tandis que vous voyez partout le génie et la main de l'homme. Mais si celui-ci est l'âme incontestable de la société, la femme en est le cœur. Oh! pour tout ce qui tient aux sympathies, l'amour, la pitié, le dévouement poussé jusqu'à la plus entière abnégation, n'hésitons pas à proclamer la supériorité de la femme. Elle est bien loin aussi d'être disgraciée sous le rapport intellectuel; au contraire, pour la finesse du discernement, les charmes de l'esprit, elle l'emporte sur l'homme. Seulement nous dirons de l'intelligence de la femme ce que nous avons dit de son organisation, c'est que la délicatesse et la grâce sont substituées à la vigueur qui distingue l'homme au moral comme au physique.

Conséquemment à cette supériorité de forces, l'homme est appelé à de plus grands travaux, et son hygiène diffère sensiblement à quelques égards de celle de la femme. Indépendamment que nos usages ne lui ont pas permis de contracter des habitudes auxquelles se refuserait d'ailleurs son organisation, la femme ne s'exposerait pas impunément aux fatigues, aux privations et aux dangers que brave plus sûrement l'homme, dont les occupations sont plus dures et la vie plus aventureuse. L'hygiène de l'homme doit donc être plus mâle comme son corps, et celui que ses usages ont rendu efféminé perd les avantages de sa nature sans gagner ceux du sexe dont il a contracté le tempérament et les mœurs.

Enfin, quoique sujets aux mêmes maladies, à l'exception de celles des organes existant dans un sexe et non dans l'autre, l'homme et la femme ne sont pas également partagés dans le tribut des souffrances et des infirmités de l'humaine nature. La femme est toute douleur, toute maladie, a dit le père de la médecine; mais si chez l'homme elle sont moins fréquentes, elles sont aussi plus fortes, plus aiguës, plus graves; c'est la comparaison du roseau et du chêne, celui-là plie, celui-ci rompt. On observe encore certaines prédominences maladives dans un sexe comparativement à l'autre. L'homme est plus sujet à la goutte, au rhumatisme, à la gravelle et à la pierre; à l'apoplexie, aux anévrismes, aux affections des organes digestifs, aux accidents chirurgicaux, etc. Ses maladies réclament ou, tout au moins, supportent généralement mieux un traitement actif. (Voy. *Femme.*)

A. LAGASQUIE,
Docteur en médecine, Directeur de l'école auxiliaire de médecine.

HOMŒOPATHIE (*philos. méd.*), s. f., du grec *omoïon*, semblable, et de *pathos*, maladie. On désigne sous ce nom ou sous celui de médecine homœopathique, un nouveau système introduit dans la médecine par Samuel Hahnemann, qui consiste à guérir une affection déterminée par un médicament qui produit une perturbation analogue à la maladie que l'on veut combattre, et qui substitue ainsi une maladie artificielle à une maladie naturelle; lorsque l'on cesse l'emploi du médicament, la maladie artificielle qui a chassé la maladie naturelle cesse également et la guérison se trouve ainsi obtenue : enfin au lieu de cet ancien aphorisme qui disait, que le contraire guérit le contraire, la doctrine d'Hahnemann établit que le *semblable guérit le semblable.* Mais ce n'est pas seulement dans l'énoncé de cette proposition que consiste l'homœopathie, elle a créé un système tout nouveau, qui répudie toutes les connaissances physiologiques et pathologiques acquises jusqu'à ce jour; elle nie l'existence des maladies telles qu'elles ont été définies; elle crée des causes nouvelles aux affections, et déclare celles reconues jusqu'à ce jour, comme étant sans action réelle; non-seulement, ainsi que l'indique son nom, elle change la nature du traitement, mais encore elle crée pour les médicaments un nouveau mode d'action par lequel ils sont supposés agir avec d'autant plus d'énergie qu'ils sont pris à des doses infiniment moindres.

On comprend que dans l'exposé seul de cette doctrine, il y a toute une nouvelle science médicale, et que pour être acceptée par des hommes graves et consciencieux, en renversant une suite d'observations de plus de vingt siècles, il lui fallait des faits nombreux d'une grande évidence et surtout une déduction logique et rigoureuse dans les conséquences des principes qui auraient été posés comme base du système. Or, l'homœopathie a-t-elle rempli ces conditions? Non, sans doute, et il suf-

fira d'un rapide examen pour démontrer à nos lecteurs la légèreté et nous dirons même l'absurdité des faits et des raisonnements sur lesquels repose cette doctrine.

C'est en 1790 que, pour la première fois, Hahnemann publia, en Allemagne, les principes de sa doctrine, à laquelle il dit avoir été conduit par l'étude de l'action du quinquina dans les fièvres intermittentes, qui guérit cette maladie en produisant des symptômes analogues à ceux de la fièvre. En 1796, il imprima dans le journal de Huffland des fragments de ses observations. Ces publications se répétèrent dans le même journal en 1805 et 1807; en 1810 il imprima à Dresde l'exposition complète de sa doctrine sous le titre de *Organon de la Médecine rationnelle.* La troisième édition de ce livre parut en 1824 sous le titre de : *Organon de l'Art de guérir.* Plusieurs écrits relatifs à ce sujet furent publiés en Allemagne, mais ce n'est qu'en 1827 pour la première fois que parut dans les journaux de médecine français une analyse de cette doctrine, qui fut faite par le docteur Hollard dans le *Journal des Progrès des Sciences et institutions médicales.* Cette publication eut peu de retentissement, et l'homœopathie fut regardée en France comme une de ces rêveries germaniques qui, de temps à autre, ne surgissent dans la science que pour étonner par leur étrangeté, et qui sont destinées à disparaître sans avoir d'autres résultats que le bruit qu'a fait leur apparition.

Ce ne fut qu'en 1833 que l'attention se porta de nouveau sur l'homœopathie. Un médecin français publia un écrit ayant pour titre : *l'Homœopathie considérée dans ses rapports théoriques et pratiques.* Cette publication, et de plus, l'application de cette doctrine à la pratique qui, jusqu'à ce moment, n'avait été en France qu'un objet de théorie, fixa l'attention du public étranger à la médecine. La nouveauté amena des clients aux homœopathes, et les médecins français furent obligés d'examiner sérieusement un système que jusqu'alors ils avaient rejetée par la seule intervention du bon sens. Chose bien remarquable, c'était lorsque l'homœopathie se mourait en Allemagne, lorsque l'on cessait même de s'en occuper pour la combattre, lorsque ses partisans l'abandonnaient, lorsque l'on oubliait jusqu'aux persécutions qu'avait eu à subir l'inventeur de cette nouvelle et mystérieuse doctrine, que l'on commençait à s'en occuper en France; et, chassé plus efficacement de l'Allemagne par l'indifférence et l'oubli, qu'il n'en avait été chassé par la proscription, Hahnemann se fit précéder dans notre pays par ses disciples pour préparer les voies à la prédication et à l'établissement de l'homœopathie.

Nous n'entreprendrons pas dans cet article une discussion scientifique, qui, indépendamment qu'elle serait peu comprise par nos lecteurs, aurait l'inconvénient plus grave de ne point présenter de bases réelles; car, sur quel point établir la discussion avec un système que l'on pose à l'aide d'une négation absolue; dans lequel tous les faits antérieurs possédés par la science sont niés avec impudeur, non pas en les opposant à eux-mêmes et en les combattant à l'aide de la logique; mais en les pulvérisant au moyen d'arguments que l'on tire d'un système nouveau sorti complet et formé tout d'une pièce du cerveau de son inventeur; d'un système enfin qui ne tire ses arguments que de lui-même, et qui, après s'être posé comme un fait révélé, ne défend ses conséquences que par l'énoncé de sa proposition, et l'énoncé du système que par les prétendus corollaires qui en ont été déduits. Pour juger une semblable doctrine, il reste deux choses dont on ne peut contester la puissance : c'est l'expérience et surtout le sens commun.

Ainsi, pour commencer l'examen de ce système par les causes assignées aux maladies, Hahnemann admet qu'elles sont de trois sortes : la *syphilis*, la *sycose* et la *gale* ; que l'on demande à l'auteur pourquoi il a choisi ces trois maladies plutôt que d'autres, il n'en donne nulle raison, et il déduit avec un sang-froid imperturbable de ces trois principes l'existence de toutes les affections qui affligent l'humanité.

Rien ne peut rendre à un lecteur français la nullité du raisonnement et, osons le dire, l'effronterie avec laquelle sont posés ces principes; il semble que le chef de l'école ait supposé qu'il n'aurait à parler qu'à des dupes et à des sots, car ce n'est pas à notre époque et avec la forme qu'ont prise les sciences exactes que l'on peut oser établir une doctrine sans autre preuve que la voix du maître, et en faisant abnégation de toute réflexion et de tout examen.

La *syphilis* est, nous n'en pouvons douter, une cause fréquente de maladies; mais ces maladies ont toutes un cachet et un caractère particulier qui les font ranger dans un même cadre, et qui font de ces affections différentes les symptômes d'une seule et même maladie; car jamais la syphilis n'a donné lieu à une affection privée des caractères spécifiques qui la caractérise. La *sycose* ou maladies des *fics*. Les fics sont, ainsi que nous l'avons indiqué à ce mot, des excroissances particulières de la peau, qui sont souvent dues à une cause syphilitique; Hahnemann désigna-t-il encore par ce mot la maladie tuberculeuse que l'on observe au menton et qui a été indiquée par quelques auteurs sous le nom de *sycosis*, et par Alibert sous le nom de *mentagre*; nous ne voyons pas quel rapport ces maladies toutes locales peuvent avoir avec les causes générales des autres affections. La *gale* est une maladie toute spéciale et qui, si nous en croyons les nouvelles expériences, est due à l'existence d'un animal particulier, l'acarus, qui existe et se propage sous l'épiderme; cette maladie, qui se communique par contagion, peut quelquefois donner lieu à d'autres affections de la peau; mais ces maladies, qui d'ailleurs se manifestant souvent sous l'influence d'autres causes, une fois développées, n'ont plus rien de commun avec la gale qui en a été la cause déterminante, et elles guérissent par un traitement différent de celui employé contre la gale elle-même.

Si nous écrivions cet article pour des médecins, nous nous garderions bien de donner ces réfutations, car elles paraîtraient superflues. L'énoncé seul de ces propositions suffit aux yeux d'un mé-

decin instruit et de bonne foi pour en démontrer le ridicule. Ces causes, disent les homœopathes, agissent d'une manière indéfinie; ainsi, par exemple, il ne suffit pas d'avoir eu la gale pour éprouver les symptômes que peuvent produire les diverses modifications de cette affection, car le vice psorique, sans qu'il se soit manifesté à l'extérieur, peut se communiquer par voie de contagion à tous les degrés, et, en donnant la main à votre ami, en embrassant votre femme, vous pouvez contracter le principe d'une affection d'autant plus grave qu'elle a, dit Hahnemann, des analogies les plus grandes avec la lèpre. Hâtons-nous, pour rassurer nos lecteurs, de leur dire que ces analogies n'ont jamais existé que dans le cerveau de l'inventeur, et qu'aucune de ces propositions n'a jamais pu être soumise même à l'apparence de la démonstration.

Il ne suffisait pas à la doctrine qui voulait être complète de nier les maladies, de créer de nouvelles causes aux symptômes, il fallait aussi inventer tout un nouveau système de traitement; ce système, qui est le complément de toutes les folies que nous a révélées l'homœopathie, est cependant ce qui a fait dans le public tout le succès de la méthode ; les doses mystérieuses, les globules fractionnées au *décillionième* ont séduit les gens à imagination vive, ceux qui acceptent la mode, qui cherchent toujours des impressions nouvelles et qui n'hésitent pas à répudier le bon sens et la vérité; lorsqu'ils ont le malheur d'être entaché de vulgarité; pour ces faciles croyants, l'homœopathie est toute dans le traitement, et ils sont tous tombés en adoration devant les globules; eux qui eussent jetés au monde un regard de mépris sur cette doctrine, si elle ne leur était apparue qu'entourée du fatras demi-mystique sur lesquels son auteur voulait en établir les bases les plus solides.

Nous allons tâcher de faire comprendre à nos lecteurs le système de traitement des homœopathes, convaincus que, si nous y parvenons, nous aurons rendu un véritable service, en faisant apprécier cette singulière méthode; car nous ne connaissons rien au monde, parmi les folies de toutes les époques, qui soit plus ridicule et plus absurde. On sait, ainsi que nous l'avons dit, que les homœopathes ne voient dans les maladies que des symptômes, et ces symptômes peuvent être nombrés à l'infini, car Hahnemann qui établi 9 genres de symptômes, est parvenu à diviser la douleur qui est le second de ces genres en 73 espèces, et le vertige en 22; de plus chaque genre et chaque espèce peuvent se combiner l'un avec l'autre et exiger par conséquent un médicament différent. Or, pour appliquer un médicament, on a dû chercher qu'elle était la substance qui produisait sur un homme sain des phénomènes tout-à-fait analogues à ceux observés sur le malade, et, d'après le précepte *similia similibus*, on administre ce médicament, non pas à la dose d'une goutte, ce qui est une proportion monstrueuse, non pas même quelquefois à la millionième partie d'une goutte, ce qui est encore un médicament beaucoup trop énergique, mais à cette fraction divisée jusqu'à huit et dix fois par elle-même.

Les homœopathes mesurent les fractions par

ce qu'ils appellent des dilutions; la première dilution, c'est une goutte d'une substance liquide mise dans cent gouttes d'alcool, ou un grain d'une substance solide mise dans cent grains de sucre de lait; la deuxième dilution, c'est une goutte de la première dilution mise dans cent nouvelles gouttes d'alcool, ce qui fait un grain fractionné dans dix mille; la troisième dilution, est une goutte de la deuxième mise de nouveau dans cent gouttes d'alcool ou un grain dans un million de gouttes; l'on peut aller ainsi jusqu'à dix-sept dilutions, et ce n'est ordinairement qu'à la quinzième ou seizième que les médicaments commencent à avoir des effets héroïques. Les substances que l'on administre à la cinquième ou sixième dilution sont douées d'une vulgarité d'un prosaïsme, et qui ne permet pas d'en faire une mention sérieuse, c'est l'eau de graine de lin des alléopathes.

Et que l'on ne croie pas que lors que l'on a ainsi fractionné les substances, on puisse en prendre une quantité notable, une cuillerée, par exemple; il faut bien se garder d'une semblable hérésie; on prend une goutte de cette liqueur, contenant, par exemple, un grain de suc de persil, un grain de sel de cuisine, un grain de charbon ou de suc de douce-amère, divisé dans une quantité d'alcool que l'on ne pourrait mesurer, et qui ferait plus du volume de la terre, si elle était réunie; on en touche de petits globules de sucre de lait dont six pèsent un grain; on fait prendre avec beaucoup de soin un, deux, trois de ces globules dans une journée, suivant que l'état plus ou moins grave du malade l'exige; quelquefois, dans la crainte de produire un effet trop énergique, on se garde bien de lui faire prendre les globules, mais on se contente de passer sous son nez le flacon qui les contient, et la vapeur, dans ce cas, a un effet suffisamment curatif; Hahnemann emploie de cette manière le rhus, « qui est, dit-il, le meilleur » spécifique contre les suites souvent mortelles des » efforts musculaires et des contusions. En pareil » cas, on guérit le malade comme par enchante-» ment, en lui faisant flairer *une seule fois un glo-» bule* imprégné de la trentième dilution, » et le lecteur saura bientôt ce que c'est qu'un médicament à la trentième dilution! ...

On pourrait penser que l'action d'un médicament si fugace passe aussi rapidement que son application; loin de là, cette action peut durer un mois; mais quinze jours est le terme moyen de la durée de l'action d'un globule, et comme il faut traiter chaque symptôme isolément, un individu qui n'aurait eu que trente symptômes dans sa maladie, ce qui est même très-peu pour un homœopathe, pourrait se trouver guéri en quinze mois d'un rhume ou d'une fluxion de poitrine; à moins que par malheur les médecins alléopathes n'aient rendu son mal incurable par leur mauvais traitement, qui même, lorsqu'il a le plus de succès, n'est jamais qu'un traitement palliatif, puisqu'il laisse à la cause de la maladie toute son énergie.

Que l'on ne croie pas que nous avons voulu égayer nos lecteurs en chargeant le tableau; cet exposé est encore au-dessous de la vérité; car tous ces faits sont consignés dans les ouvrages du chef de la doctrine, dans l'*Organon* de Hahnemann. Ainsi, il est des médicaments qui donnent lieu à treize ou quatorze cents espèces de symptômes. Le mercure donne *quatorze cent quatre-vingt-onze* symptômes, le soufre *onze cent vingt et un*, la belladone *quatorze cent quarante*; et ces symptômes sont par exemple de la nature de ceux-ci : douleur de crampe à la racine du nez; — chute de cheveux pendant une heure; — petits élancements dans le bout du nez le soir; — geste de charlatan; — le malade dit des absurdités; — il parle beaucoup de chiens; — ronflement en dormant; — il se jette dans l'eau; — petit tiraillement dans le talon gauche; — douleur dans le trochanter; — envie de dormir de trop bonne heure le soir; — la pipe ne plaît pas; — rêves absurdes; — et mille autres extravagances qu'il serait ridicule et fastidieux de rapporter ici quoique extraites littéralement de l'*Organon*.

Nous ne pouvons résister, pour donner à nos lecteurs une idée du degré d'atténuation des substances employées par les homœopathes et par conséquent de leur degré d'efficacité, au désir de rapporter un calcul cité dans un journal de médecine, et qui établit les proportions de liquide qu'il faut pour opérer une dilution, en supposant que l'on place un grain de la substance que l'on veut diviser.

« Un litre d'alcool pèse 887 grammes ou 29 onces; le gramme contient 40 gouttes au plus, ce qui établit pour le litre environ 35,480 gouttes; ainsi, comme pour arriver à la troisième dilution, il faut un million de gouttes, il faudra donc pour faire parvenir un grain de sel à la troisième dilution plus de 28 litre d'alcool, car les 28 litres ne produisent que 993,440; or, si l'on veut que le médicament homœopathique jouisse de quelque propriété curative, il faut qu'il soit porté à la seizième ou dix-septième dilution : que l'on suppose maintenant une futaille ayant une hauteur d'une *lieue de poste,* (4,000 mètres) et un diamètre d'un quart de lieue (1,000 mètres), remplissez-la d'esprit-de-vin et délayez-y, selon la méthode homœopathique, un grain d'opium, de silice, de suc de persil ou de n'importe quel autre médicament : vous croirez être arrivé fort loin; eh bien! vous aurez passé la *huitième* dilution pour laquelle il vous aura fallu moins de *cent douze quatrillons* de gouttes et si vous voulez parvenir à la *neuvième* pour laquelle vous avez besoin d'un *quintillon* de gouttes; il faudra vous procurer pour les contenir *huit* tonnes semblables à la première ou si vous aimez mieux un vase de huit lieues de haut sur deux lieues de diamètre. »

« Nous ne sommes pas au bout du chemin; on sait que les mers couvrent à peu près les trois quarts de la surface du globe et que leur profondeur moyenne est de 7,000 mètres, une lieue trois quarts; eh bien! si l'on imagine un grain d'opium dissout homœopathiquement dans une quantité d'alcool *quatre-vingt-dix fois* plus considérable que toutes les mers réunies, vous n'aurez encore que la quatorzième dilution, c'est-à-dire que votre dilution sera encore beaucoup trop active pour l'usage homœopathique !.... Comprenez-vous, maintenant ? »

« Voulez-vous encore davantage? Procurez-vous

cinq globes de crystal, ayant chacun un diamètre de trois mille lieues, juste le volume de la terre; remplissez-les tous cinq d'alcool; délayez-y votre grain d'opium et puis transvasez, transvasez, vous n'aurez que la QUINZIÈME DILUTION. *Votre médicament pourra encore produire des effets violents et vous ne pourrez l'employer que chez les sujets robustes;* mais vous pourrez y avoir recours sauf à vous procurer *cinq cents* globes semblables au précédent, ou mieux, si vous voulez, un seul vase, un bocal de *quinze cent mille lieues* de diamètre, si, ayant affaire à des personnes très-nerveuses et très-irritables, vous voulez exécuter à la rigueur l'ordonnance homœopathique et obtenir absolument votre grain d'opium, de sel de cuisine, de charbon de bois ou de crystal de roche à leur DÉCILLIONIÈME PUISSANCE. »

« Et quand vous auriez une sphère qui, ayant la terre pour centre, serait capable de renfermer en outre la lune, le soleil et toutes les planètes, et que, dans ce flacon que vous rempliriez d'esprit-devin, vous délayassiez une seule goutte, ou un seul grain d'une substance médicamenteuse, vous n'auriez qu'une solution à la vingt-troisième dilution, et cependant vous saurez que la douce-amère demande *vingt-quatre dilutions* et la coquille d'huitre *trente dilutions.* » (*Organon,* page 470 et 480.)

Un médecin allemand, M. Shminecko, a eu la patience de dresser un tableau dans lequel il a calculé la quantité de liquide qu'il faudrait pour chacune des trente dilutions de Hahnemann. Ce tableau, traduit et inséré dans le troisième volume du *Journal des Connaissances médicales pratiques,* établit que, pour la vingt-quatrième dilution seulement, il faudrait cent fois autant d'espace qu'occupe la création toute entière; c'est-à-dire, tout le système planétaire, la voie lactée et les étoiles fixes. Que l'on juge ce qu'il faudrait pour la trentième !...

Après de semblables citations toutes basées sur le calcul et sur des extraits des ouvrages de Hahnemann, nous ne nous sentons vraiment pas le courage de continuer, car ce serait faire injure au bon sens de nos lecteurs que de penser qu'ils n'auront pas apprécié l'homœopathie; nous nous reprocherions même la discussion que nous avons engagée, et l'indignation que nous avons montrée, si nous ne savions pas que de nombreux malades sont encore aujourd'hui les jongleries de ces éhontés charlatans, et qu'ils n'ont comme moyen de salut que le seul bénéfice de la nature. Car, indépendamment du raisonnement, l'homœopathie a été soumise à l'épreuve de l'expérience; MM. Bailly, Récamier, Chomel et Andral, à Paris, ont essayé de traiter un certain nombre de malades homœopathiquement en suivant toutes les prescriptions indiquées dans les ouvrages d'Hahnemann, et ils n'ont obtenu aucun bon résultat; ils ont bien vu les malades éprouver des effets plus ou moins marqués après la prise des médicaments homœopathiques, mais ces effets qui étaient le résultat de l'action de l'imagination du malade, n'avaient rien de constant, ils n'étaient jamais semblables pour un même individu ou une même substance, et souvent ils avaient un effet nuisible pour le malade. M. Fleury a cité plusieurs de ces exemples dans une brochure fort spirituelle et fort bien faite qu'il vient de publier sur ce sujet.

J'ai moi-même vu un malheureux phthisique qui me vantait les merveilles de l'homœopathie, et qui se prétendait guéri ; par l'effet de l'imagination il ressentait un mieux marqué après avoir pris les globules ; et quelques jours après m'avoir vu, et s'être dit guéri, il mourut de sa maladie, lorsque la veille il avait demandé pour ce même jour une voiture afin d'aller se promener au bois de Boulogne. Cet effet de l'imagination si connu des médecins, surtout dans les maladies chroniques, est souvent employé pour procurer aux malades un soulagement passager en leur donnant un médicament nouveau qu'ils supposent devoir leur procurer une grande amélioration. M. Andral, pour démontrer cet effet de l'imagination dans les prétendues cures homœopathiques, a fait administrer à des malades de son hôpital des pilules de simple mie de pain, et l'on a vu des effets aussi marqués par ce moyen que par les globules.

Cependant on peut opposer à ces faits les prétendues cures des médecins homœopathes ; car c'est à quelques cas heureux de guérison, au soulagement qu'ont éprouvé certains malades soumis au traitement homœopathique que l'on doit aussi la vogue dont a joui pendant quelque temps cette doctrine ; mais ces faits seront facilement expliqués lorsque l'on saura que le régime joue un grand rôle dans le traitement homœopathique, non pas qu'on lui attribue une grande efficacité ; car il est considéré comme purement passif et n'ayant d'autre but que d'empêcher les bons effets des médicaments d'être neutralisés ; ce régime est dans presque tous ces cas le seul agent de guérison, et les médecins instruits qui connaissent toute sa puissance et son efficacité, savent aussi combien on éprouve de difficulté pour le faire adopter au malade. Les homœopathes plus heureux se font facilement obéir à l'aide de leur mystérieux traitement.

Nous ne terminerons pas cet article sans rapporter ici une mystification homœopathique consignée dans le *bulletin de thérapeutique,* qui est des plus curieuses et qui a fait beaucoup de bruit en Allemagne. Un pharmacien de Vienne renommé pour la bonté de ses préparations homœopathiques reçoit une commande considérable : soit distraction, soit malice, son premier élève chargé de faire l'envoi, expédie les boîtes renfermant des globules de sucre de lait sans aucune préparation médicamenteuse. Qu'on juge du désespoir de notre pharmacien à son retour ! toutes les boîtes vont lui revenir ; il est infailliblement perdu de réputation ; les médicaments n'ayant aucune vertu il y aura de sinistres catastrophes ! enfin il était prêt à dévoiler l'affreuse vérité, lorsque mieux avisé il garde le silence, décidé à attendre et à affronter l'orage. Mais qui l'aurait cru ? c'est qu'il n'y eut jamais en Allemagne de médicaments homœopathiques qui aient produit des miracles plus grands que ceux-là ; de tous côtés on adressa des félicitations à notre pharmacien ! seulement quelques médecins homœopathes très-rigoristes, trouvèrent que certaines substances étaient beaucoup trop actives.

Finissons enfin en disant que cette doctrine est aujourd'hui jugée sans appel, et que s'il est encore des médecins qui osent couvrir de leur manteau doctoral ces honteuses jongleries, nous croyons devoir ici leur déclarer quel est le sentiment qu'ils nous inspirent, et le dégoût est le terme le plus décent dont nous puissions nous servir. Quelques hommes légers, des imaginations vives ont pu être trompées dans le début, mais quant à ceux qui, encore aujourd'hui, font métier de l'homœopathie, ils ne peuvent trouver d'excuse et méritent justement l'opinion que le public médical s'est fait de leur conscience.

J. P. BÉAUDE.

Médecin inspecteur des eaux minérales,
Membre du conseil de salubrité.

HONORAIRES, s. m. p. (*pol. méd.*) A toutes les époques, les médecins ont été protégés par la législation pour le paiement des honoraires qui leur son dus à l'occasion des maladies qu'ils ont traitées. Quelle est, en effet, la profession qui peut réclamer à plus juste titre l'indemnité de ses soins, de ses veilles, de ces longues heures d'inquiétudes passées auprès du malade? Quelle est celle qui se dévoue avec plus de courage à l'humanité? Le médecin sacrifie la moitié de son temps au traitement des pauvres. En embrassant cette carrière pleine de dégoûts et de difficultés, il sait que dans une foule de cas, il doit faire l'abnégation la plus complète de tout intérêt personnel, même de tout intérêt de réputation; car, qu'y a-t-il à gagner à monter à un sixième étage, à soigner un malheureux gisant sur un grabat; à lui porter des médicaments, du linge, quelquefois même de l'argent, et à ensevelir chez lui une science remarquable, dont la société [ne vous tiendra pas compte? Ces actes, qui se renouvellent tous les jours, si communs surtout dans la pratique des jeunes médecins, qui acceptent avec empressement cette clientelle que Dieu leur a donnée, ne doivent-ils pas faire considérer, comme chose sacrée, la répétition de leurs honoraires, toutes les fois qu'ils s'adressent à des clients en état de les acquitter? Et cependant, il arrive souvent que ces honoraires ne sont pas payés, soit négligence du médecin qui laisse presque toujours écouler le terme fatal fixé par la loi, par un motif de délicatesse dont on devrait leur savoir gré, soit mauvais vouloir du malade et de sa famille, qui oublient bien vite les soins qui lui ont été prodigués. Les médecins se voient souvent réduits aux démarches les plus désagréables; tantôt, on déprécie l'importance de leurs visites et l'efficacité de leurs soins; tantôt, on va même jusqu'à nier le chiffre des visites et on pousse ainsi l'ingratitude jusqu'à l'insulte. Que fait le médecin dans cette circonstance? Il se tait presque toujours, et c'est heureux pour les tribunaux, car bien certainement ils ne pourraient suffire à juger toutes les causes, si les médecins poursuivaient les clients qui ne les ont pas payés.

Ces observations, que nous extrayons de notre ouvrage *sur la Jurisprudence de la Médecine*, trouvent chaque jour de nombreuses applications; sous ce rapport il y a beaucoup à faire dans l'intérêt des médecins et il serait à désirer que la nouvelle

loi sur l'exercice de la médecine fît plus que l'article 2101 du code civil, qui met purement et simplement les honoraires des médecins au nombre des frais de dernière maladie, des salaires des gens de service, etc. Il est vrai que ces frais sont payés par privilège sur la généralité des meubles; mais malgré le sens précis des dispositions de cet article, il ne laisse pas cependant que de soulever parfois des difficultés; ainsi, on s'est demandé si ce privilège n'existait que dans le cas où le malade était mort ou s'il était acquis de son vivant, et si par exemple, en cas de faillite, le médecin était privilégié. Ainsi, un négociant malade vient à faire faillite; aux termes de l'article 533 du code de commerce, les syndics doivent présenter au commissaire l'état des créanciers se prétendant privilégiés sur les meubles, et le commissaire doit autoriser le paiement de ces créanciers sur les premiers deniers rentrés. Dans cette circonstance, et invoquant l'article 2101 précité du code civil, le médecin produit ses mémoires, et demande à être payé par privilège, conformément à l'article 533 du code de commerce. Mais les tribunaux rejettent cette prétention, et rangent cette créance au nombre des autres créances de la faillite. Il en résulte que le médecin dont le malade est mort est traité plus favorablement que celui qui a sauvé le sien; et si ce malade est en état de faillite, et qu'il soit dû au médecin des sommes importantes, celui-ci verra s'évanouir avec la guérison qu'il aura amenée, l'espérance d'être payé de ce qui lui est dû. On ne peut admettre que tel soit l'esprit de la loi. Indépendamment des considérations morales qui ont fait admettre ces privilèges, la loi a voulu, sans doute, débarrasser les liquidations de toutes ces dépenses qui ne feraient que compliquer singulièrement sa marche, et occasionneraient souvent de nombreuses difficultés. Nous pensons donc que le privilège de la créance du médecin doit être reconnu, soit que le malade soit mort, soit qu'il ait été déclaré en faillite. Nous devons ajouter cependant que les créances des médecins ne peuvent être privilégiées qu'autant qu'elles s'appliquent à *la dernière maladie*. Les honoraires dus pour des maladies antérieures ne seraient l'objet d'aucun privilège. Cette règle ne souffrait autrefois aucune difficulté, et elle se trouve sanctionnée par plusieurs arrêts et notamment par celui du 30 mars 1638 confirmatif d'une sentence rendue au bailliage de Troyes le 24 septembre 1636. La jurisprudence des tribunaux est la même aujourd'hui.

L'action des médecins, chirurgiens et pharmaciens, pour leurs visites, opérations et médicaments se prescrivent par le délai d'un an, suivant l'article 2272 du code civil. Le code n'a fait, en cela, que reproduire l'article 125 de la coutume de Paris, qui, elle-même, s'est conformée à l'ordonnance de Louis XII de 1510. Dans le ressort du parlement de Provence, cette prescription s'acquérait par six mois; cela provenait de ce qu'on appliquait aux chirurgiens, par une interprétation aussi inconvenante que bizarre, l'article 8 de l'ordonnance de 1673 qui portait que l'action devait être intentée dans les six mois, pour paiement des marchandises vendues en détail. Dans les Pays-Bas, la prescription était de deux ans, suivant un placard de Charles-Quint du 8 octobre 1540.

Toutefois, cette prescription n'est point absolue, et n'empêche pas le médecin ou le pharmacien de poursuivre devant les tribunaux ceux qui leurs doivent ; mais alors, ils doivent déférer le serment à ceux qui leur opposent cette prescription. Ainsi, à l'expiration du délai d'un an, il ne suffit pas qu'un malade vienne dire à son médecin : je vous dois telle somme, mais je ne vous la paierai pas, attendu la prescription qui m'est acquise ; il faut que le débiteur affirme par serment qu'il ne doit rien, ou qu'il a payé. Alors le médecin perd tout droit contre lui. Le débiteur ne pourrait non plus invoquer le bénéfice de la prescription si la dette était constatée par un titre quelconque ; dans ce cas, il ne serait pas même nécessaire de lui déférer le serment.

La prescription court quoiqu'il y ait eu continuation de fournitures ; les raisons, services et travaux, (art. 2274 du code civil.) Donc on considère chaque visite de médecins, comme établssant une créance distincte des précédentes. Ainsi, les visites faites le 31 décembre doivent être payées au 31 décembre de l'année suivante, sous peine de prescription, quand bien même le médecin aurait continué à voir le malade pendant le mois de janvier.

Dans le cas de mort du malade, les médecins peuvent déférer le serment aux veuves, héritiers ou tuteurs de ces derniers, pour qu'ils aient à déclarer, s'ils savent ou non que la dette existe. Nous avons rapporté dans notre *jurisprudence de la médecine*, un arrêt important rendu sur cette question par la cour de cassation.

En reconnaissant aux médecins le droit de réclamer leurs honoraires en justice, la loi veut que ces honoraires soient proportionnés à l'importance du traitement et surtout à l'état de fortune du malade ou de ses héritiers. Lorsque les mémoires paraissent exorbitants, les débiteurs peuvent donc faire des offres sur ce qu'ils croient légitimement dû, et en cas de refus de la part du médecin, se laisser actionner devant les tribunaux. Dans le jugement de ces causes, les tribunaux ne doivent pas perdre de vue, que s'il est de leur devoir de réprimer la cupidité du médecin, ils doivent, d'un autre côté, éviter de favoriser l'ingratitude du malade.

Nous avons reproduit dans ce court article, les questions principales auxquelles peuvent donner lieu les honoraires des médecins. Elles peuvent se multiplier à l'infini ; tant de causes peuvent venir compliquer ce qui se rattache au paiement des honoraires, que ce ne serait pas trop d'un livre spécial sur cette importante matière. Mais, disons-le en terminant, la sagesse et le désintéressement des médecins font plus pour prévenir les procès de cette nature, que toutes les dispositions législatives. C'est bien comprendre la dignité de leur profession ; c'est ainsi qu'ils conserveront au corps médical le rang élevé qui lui appartient dans la société.

AD. TREBUCHET,
Avocat, Chef du bureau sanitaire à la Préfecture de Police.

HONTEUX *(anat.)*, adj. On donne ce nom aux artères et aux nerfs qui se rendent aux organes de la génération. Les artères *honteuses* sont la *honteuse interne* qui naît de l'artère hypogastrique et se divise en deux branches, une inférieure ou périnéale, qui donne les artères hémorrhoïdales inférieures, et l'autre supérieure qui fournit l'artère transverse du périnée et les artères des corps caverneux et l'artère dorsale de la verge ; chez les femmes, cette dernière est remplacée par l'artère dorsale du clitoris. Les *artères honteuses externes* sont fournies par l'artère fémorale, et se distribuent aux parties extérieures de la génération : le scrotum, chez l'homme, et les grandes lèvres chez la femme. Le *nerf honteux* vient du plexus sacré, et il se distribue aux parties génitales spécialement : le pénis chez l'homme et le clitoris chez la femme. On a donné aussi le nom de *parties honteuses* aux organes génitaux ; mais cette désignation est peu usitée.

J. B.

HOPITAUX CIVILS *(pol. méd.)*. C'est aux premiers temps de la chrétienté qu'il faut remonter pour trouver l'origine des établissements ouverts à l'humanité pauvre et souffrante. Le culte païen n'avait rien créé de semblable, et, à l'exception des maisons publiques où les voyageurs recevaient une hospitalité de courte durée, il n'y avait aucun asile ouvert à la pitié. Il est vrai qu'alors la mendicité était inconnue, parce que la mendicité ne peut exister avec l'esclavage ; mais le christianisme ayant proclamé l'égalité parmi les hommes, beaucoup cessèrent d'être esclaves, sans devenir capables de subsister par eux-mêmes ; de là cette plaie de la mendicité, qui, durant les premiers siècles de l'ère nouvelle, menaça d'envahir la société toute entière. Il fallut donc multiplier les établissements publics pour y recevoir les pauvres et les malades, et dès le quatrième siècle, il en existait déjà dans tous les pays où le christianisme avait été importé. Les léproseries furent les plus nombreuses, et vers le treizième siècle, on en comptait environ dix-neuf mille. En France seulement, il y en avait deux mille, ainsi qu'il résulte de la disposition testamentaire par laquelle saint Louis lègue à chacun de ces établissements cent sous, qui reviennent à environ cent francs de notre monnaie. Ce nombre d'hôpitaux ne fit que s'accroître par suite des expéditions d'outre-mer, et de l'inefficacité des traitements employés pour combattre les maladies contagieuses.

Les rois conservaient sur les hôpitaux un pouvoir absolu, et presque tous, ils étaient établis dans la maison de l'évêque ou dans l'intérieur des communautés ; à l'exemple de saint Basile, dit M. Labat, saint Jean Chrysostome, patriarche de Constantinople, fonda, dans cette ville, plusieurs hôpitaux au service desquels il attacha, sous la direction de deux prêtres, des médecins, des cuisiniers et un certain nombre d'ouvriers qui n'étaient pas mariés. L'administration des hôpitaux était une charge ecclésiastique, qu'on ne conférait qu'à des prêtres ou à des diacres d'une charité reconnue, et qui ne relevaient que de leur évêque. Il en fut ainsi tant que l'église consacra un quart de ses revenus fixes à l'entretien de ces établissements; mais, dans la suite, ce quart n'étant plus payé exactement, les hôpitaux ne se soutinrent que par la libéralité des fidèles, et on en fonda plusieurs avec exemption de la juridiction épiscopale.

Plusieurs édits ordonnèrent même que *les hôpitaux seraient régis et administrés par des gens laïcs, bien rességants et solvables, deux au moins; lesquels seraient élus par les maires, échevins et consuls des villes, et commis de trois en trois ans, à la charge d'en rendre compte d'an en an, délaissant seulement une pension aux titulaires pour leur vivre et vestiaire.* On peut consulter à cet égard les ordonnances de 1543 et 1561; cependant, quelques dispositions obligeaient les administrateurs des hôpitaux à prendre des provisions du grand aumônier, d'autres leur permettaient d'administrer en vertu de la seule nomination des bourgeois; d'autres enfin, exigeaient qu'on présentât les procès-verbaux de nomination au grand-aumônier qui choisirait les administrateurs parmi les candidats.

Henri II attribua au grand aumônier de France la surveillance et la visite de tous les hôpitaux du royaume; fonctions que François Ier avait confiées aux juges royaux des lieux où les hôpitaux étaient situés. À la suite des contestations auxquelles donnèrent lieu ces dispositions contradictoires, il fut arrêté en parlement que les ordinaires qui feraient opposition, auraient seulement le droit d'assister aux visites des juges royaux, soit en personne, soit par leurs députés.

Des actes qui suivirent et qui méritent d'être cités comme ayant le plus influé sur la législatio des hôpitaux, nous n'avons à mentionner que l'ordonnance de Charles IX, du 10 mai 1561, celle de Henri IV, de 1606; celle de Louis XIII, de 1612; et enfin les déclarations de 1695 et de 1698 : la première, confirmant les évêques, les archevêques, leurs grands vicaires, et autres ecclésiastiques, dans le droit de présider et d'avoir soin de l'administration des hôpitaux; la seconde, réglant cette administration et la composition du personnel

On peut encore consulter l'édit de 1662, ordonnant : « *qu'en toutes villes et gros bourgs il y ait des hôpitaux, pour loger, enfermer et nourrir les pauvres mendiants invalides natifs des lieux ou qui y auront demeuré pendant un an; comme aussi les enfants, orphelins ou nés de parents mendiants; tous lesquels pauvres y seront instruits à la piété chrétienne et aux métiers dont ils pourront se rendre capables.* »

Des dispositions analogues à celles prescrites par les règlements que nous venons de citer, se trouvent dans les actes de 1747, 1750 et 1767.

Cependant, malgré les soins donnés à l'administration des hôpitaux, et la sagesse des règlements dont ils étaient l'objet, ces établissements, jusqu'à la fin du siècle dernier, laissèrent beaucoup à désirer, sous le rapport du service intérieur et surtout de la salubrité. Qu'on se reporte seulement à l'année 1786; alors, le plus grand nombre des indigents de la Salpétrière et de Bicêtre couchaient dans le même lit; à la même époque, l'Hôtel-Dieu, et Saint-Louis sa succursale, n'avaient ensemble [que cinq cent trente-huit petits lits et

T. II.

neuf cents quatre-vingt-sept grands lits, en tout, quinze cent vingt-cinq lits pour coucher mille cinq cents malades, ce qui ne permettait pas de donner un lit à chaque malade. Antérieurement, la population de l'Hôtel-Dieu s'étant élevée jusqu'à quatre et cinq mille malades, on fut obligé de placer quatre et cinq personnes dans un seul lit, et l'on fut même quelquefois dans la nécessité de porter à huit le nombre des malades de chaque lit, en en couchant quatre dans l'intérieur et quatre sur le ciel du lit.

Tel était à cette époque l'état des hôpitaux ; mais aussi on faisait de l'administration dite *à bon marché*, et cette branche de service ne coûtait pas, comme aujourd'hui, environ 12,000,000 par an, à la ville de Paris. Ces sommes permettent d'avoir dans les hôpitaux et dans les hospices un nombre de lits suffisant pour qu'ils ne reçoivent chacun, qu'un malade; de payer annuellement la dépense de deux millions de journées de malades dans les hôpitaux, et de quatre millions de journées d'infirmes dans les hospices; d'entretenir seize mille enfants trouvés, élevés à la campagne, d'instruire huit mille garçons et sept mille filles dans les écoles de charité et de secourir à domicile, soixante-dix mille nécessiteux. La taxe des pauvres, si pesante pour l'habitant de Londres et pour toute l'Angleterre, ne satisfait cependant qu'à une partie de ces besoins. Dans l'espace de trente-quatre ans, c'est-à-dire, de l'an VI à 1825, la ville de Paris a consacré 167,000,000 au soulagement des indigents, savoir : de l'an VI à l'an XIV, 32,019,637 fr.; de l'an XIV à 1815, 49,836,687 fr.; de 1816 à 1826, 52,500,000 fr. Nous donnerons à la fin de cet article, un aperçu des hôpitaux de Paris.

L'organisation administrative actuelle des hôpitaux et hospices repose sur la loi du 7 octobre 1796 (16 vendémiaire an V), sauf quelques modifications. Ces établissements sont administrés par des commissions administratives.

Tous les hospices situés dans une même commune dépendent d'une seule et unique commission.

Les commissions administratives des hospices doivent être assistées par des conseils de charité.

Les fondateurs de lits dans les hospices ou leurs représentants, ont le droit de présenter les indigents pour occuper les lits dépendant de leurs fondations, aux clauses et conditions insérées aux actes de fondation, et en fournissant, soit en argent, soit en rentes sur l'état, le supplément pour compléter la somme jugée nécessaire, pour l'entretien des lits.

En cas d'urgence, à défaut de domicile connu ou de moyens suffisants pour être traitée chez elle, toute personne blessée ou malade sur la voie publique, est dirigée sur l'hôpital le plus à proximité pour y recevoir des secours.

La commission des hospices civils de Paris est composée d'un conseil général et d'une commission administrative.

Le conseil général est composé de quinze membres qui sont nommés par le roi, sur la présentation de trois candidats faite pour chaque vacance par le conseil général, indépendamment du préfet de police , et du préfet de la Seine qui préside le conseil ; leurs fonctions sont gratuites.

La commission administrative est composée de cinq membres, qui sont nommés par le ministre de l'intérieur, sur la présentation du préfet.

Les fonds nécessaires pour l'entretien de chaque lit fondé dans les hospices de Paris, et pour lesquels le fondateur fait présenter les indigents sont fixés à cinq cents francs de revenu net, et pour les incurables à quatre cents francs.

Nous ajouterons enfin que les places de médecins, des pharmaciens, d'élèves internes ou externes dans ces établissements sont données au concours, et qu'à Paris on ne peut être nommé médecins des hôpitaux ou hospices, qu'après avoir été nommé au concours des médecins du bureau central d'admission.

On peut consulter, pour tout ce qui concerne l'administration des hospices, l'ordonnance du roi du 31 octobre 1831 , l'arrêté du gouvernement du 16 fructidor an XI, celui du 27 nivose an IX ; enfin l'ordonnance royale du 18 février 1818.

A Paris , les établissements qui dépendent de l'administration des hospices sont au nombre de vingt-sept, qui se divisent en hôpitaux généraux et spéciaux et hospices, savoir: sept *hôpitaux généraux*; la *Pitié*, fondé en 1612, pour des enfants trouvés; *Beaujon*, fondé en 1784, par M. de Beaujon, conseiller d'état, pour l'éducation des enfants pauvres du quartier; l'*Hôtel-Dieu*, le plus ancien des établissements de ce genre et dont l'origine remonte aux époques les plus reculées; la *Charité*, qui fut autrefois le chef-lieu de l'ordre de la charité institué en 1540, et dont les premières constructions remontent à la fin du seizième siècle; *Cochin*, fondé en 1782, par l'abbé Cochin, curé de Saint-Jacques du Haut-Pas; *Necker*, fondé en 1778 par madame Necker, femme du célèbre contrôleur des finances; *Saint-Antoine*, établi dans les bâtiments de l'ancienne abbaye, fondé en 1198, et supprimée en 1790 ; *sept hôpitaux spéciaux: les Enfants Malades*, fondé en 1735, par M. Lanquet de Gergy, curé de Saint-Sulpice, pour les pauvres femmes de sa paroisse; la *Maison Royale de Santé*, fondée par le conseil des hospices en 1802; la *Clinique*, ou *Hospice de l'Ecole de Médecine*, fondé au commencement de ce siècle; *Saint-Louis*, fondé par Henri IV en 1607, pour les maladies contagieuses; la *Maison d'Accouchement*, établie en 1802 dans l'ancienne communauté de Port-Royal de Paris ; l'*Hospice du Midi*, établi en 1785 dans les bâtiments de l'ancien couvent des Capucins; l'*Oursine*, établi il y a quelques années seulement par la ville de Paris; *dix hospices;* la *Vieillesse* (hommes) fondé à Bicêtre en 1634 pour les soldats estropiés ou blessés à l'armée; en 1671, il devint une annexe de l'hôpital général, pour les mendiants; sous Louis XVI, on y enferma des fous , des pauvres veufs, garçons invalides; la *Vieillesse* (femmes), fondé en 1657; les *Incurables*, (hommes), fondés en 1790, dans l'ancien couvent des Récollets; les *Incurables* (femmes), fondé en 1637 par le cardinal de Larochefoucauld; les *Ménages*, fondé en 1657 , sur l'emplacement de l'anciene maladrerie de Saint-Germain, où l'on recevait en 1497 les personnes atteintes du mal de Na-

ples, jusqu'alors inconnu en France; *Larochefoucauld,* fondé en 1781, pour procurer un asile aux officiers et aux prêtres sans fortune ; les *Orphelins,* fondé en 1668; les *Enfants-Trouvés*, fondé au commencement du siècle dernier ; *Sainte-Périne*, fondé en 1832 par E. Devillas , pour des hommes et femmes atteints d'infirmités incurables, ayant au moins soixante et dix ans , et inscrits sur le contrôle des pauvres.

Ces différents établissements, en y comprenant les secours à domicile, coûtent annuellement à la ville de Paris, ainsi que nous l'avons dit plus haut, douze millions, dans lesquels la nourriture et le traitement des malades figurent pour une somme de quatre millions ; le personnel du service est à peu près de deux mille cinq cents individus.

La population des hospices est, année commune, de treize mille personnes ; le nombre des malades admis dans les hôpitaux est de soixante-douze mille, dont il meurt le sixième. Du reste, le nombre des admissions augmente annuellement, et il faut l'attribuer à l'accroissement de la population , aux excellents soins dont les malades sont l'objet et qui décident sans doute beaucoup d'individus à se faire traiter dans un hôpital; à la manière plus rapide dont les malades sont traités; à l'ouverture et à l'agrandissement de divers établissements hospitaliers; enfin , à l'appât offert par le secours de la fondation Monthyon (un franc à chaque convalescent).

Tel est l'aspect général des hôpitaux de Paris. Il semblerait au premier abord, qu'ils ne laissent plus rien à désirer, et que l'on a épuisé tous les genres d'améliorations qu'ils pourraient recevoir : mais , où peut s'arrêter le zèle infatigable , la philanthropie éclairée de l'administration des hospices? Il n'est pas de jour qu'elle n'adopte une mesure nouvelle dans l'intérêt des établissements qui leur sont confiés; et qu'elle n'acquière ainsi de nouveaux droits à la reconnaissance publique.

AD. TRÉBUCHET,
Avocat, chef du bureau sanitaire à la préfecture de police.

HÔPITAL MILITAIRE. (*chir. milit.*) s. m. *Curandis militum morbis et vulneribus.* Ces paroles, inscrites sur la façade du grand hôpital de Vienne, sont la définition aussi simple que complète d'un *hôpital militaire.* C'est donc un asile exclusivement destiné aux gens de guerre malades ou blessés ; il n'admet ni femmes, ni enfants, ni vieillards , ni même d'hommes étrangers au métier des armes, à moins de cas d'urgence tout-à-fait exceptionnels. Cela ne veut pas dire cependant qu'il y ait partout des hôpitaux spécialement réservés aux militaires.

L'article précédent nous dispense de revenir sur les considérations historiques, administratives, médicales et hygiéniques de l'organisation commune aux hôpitaux civils et aux hôpitaux militaires.

Ceux-ci , institués pour la première fois en France sous Henri IV au siège d'Amiens (1597), furent alors si utiles que les soldats appelaient cette expédition la *campagne de velours.*

Une si noble institution ne devait pas dégénérer

à travers toutes les guerres que la France eut à soutenir depuis cette époque mémorable; mais ce serait à écrire un trop long chapitre de l'histoire de la *chirurgie militaire.*

Les hôpitaux de l'armée se divisent en deux catégories : les *hôpitaux d'instruction* et les *hôpitaux ordinaires* de premier ou de second ordre. Il y avait, avant le régime du directoire, quarante hôpitaux ordinaires et cinq hôpitaux d'instruction. Ceux-ci supprimés pendant long-temps, et ceux-là réduits à trente, obligeaient souvent le soldat à chercher un refuge dans les hôpitaux civils et à prendre ainsi la place du pauvre. Mais il n'en fut pas long-temps ainsi.

Fondés par Lamartinière en 1775, sous le nom d'*Amphithéâtres,* dans les grands hôpitaux de Metz, Lille et Strasbourg, détruits à la révolution et reconstitués en l'an v de la république, supprimés de nouveau six ans après, et rétablis définitivement à la fin de 1814, les *hôpitaux militaires d'instruction* ont éprouvé des chances diverses malheureuses surtout pour le recrutement des officiers de santé aux armées.

Chaque hôpital d'instruction forme une petite école de médecine dans laquelle les principales branches des sciences médicales sont enseignées aux élèves qui, un jour, doivent être répartis comme chirurgiens dans les différents corps, où dans les hôpitaux, comme *officiers de santé militaires*, médecins, chirurgiens, et pharmaciens.

Ces hôpitaux d'instruction au nombre de quatre, sont ceux de Paris, Lille, Metz, et Strasbourg. Un cinquième a été organisé à Alger, mais, soumis aux éventualités de la colonie, il n'a pas de stabilité définitive.

L'hôpital d'instruction de Paris, nommé d'après l'ordonnance de 1834, *hôpital de perfectionnement*, n'est autre que le Val-de-Grâce, fondé par Anne d'Autriche en 1645, sept ans après qu'elle avait donné naissance à Louis xiv. Elle en fit un couvent de femmes, qui subit, comme tant d'autres, sa destinée révolutionnaire par une transformation plus utile. Devenu aujourd'hui l'école centrale de la médecine militaire, le Val-de-Grâce est constitué au grand complet, comme hôpital, pour la plus grande partie de la garnison de Paris, et comme école d'enseignement, pour les élèves en médecine qui se destinent à la carrière militaire.

Les hôpitaux d'instruction de Lille, Metz et Strasbourg sont organisés d'après les mêmes principes, avec un nombre à peu près égal de professeurs nommés par ancienneté de grades ou par voie de concours.

La régularité des services assurée par la discipline militaire, prescrit de faire la visite des malades à six heures du matin en été, à sept heures en hiver, avec réserve d'une contre-visite le soir. Les cliniques et les conférences commencent aussitôt après; puis les cours se succèdent jusque dans l'après-midi, et les travaux anatomiques achèvent la journée. Un examen semestriel garantit le zèle et les progrès des sous-aides (internes) et des élèves (externes); de même que des concours annuels décident de l'avancement aux grades supérieurs dans d'autres hôpitaux ou dans les régi-

ments, sans préjudices des examens de faculté et du diplôme obligatoire de docteur en médecine.

L'utilité de ces écoles d'enseignement se fonde incontestablement sur trois grandes spécialités de la médecine et de la chirurgie militaire; savoir : *l'hygiène du soldat, les épidémies des camps, et les blessures par armes de guerre.*

Ce n'est pas tout; car en dehors même du but d'instruction pratique, un hôpital militaire n'est point seulement comme un hôpital civil, un asile de charité nationale, il est encore une dette de l'état envers ses défenseurs. Les grandes villes de France ont chacune un hôpital militaire proportionné aux forces de la garnison. Quelques-uns de ces hôpitaux sont des modèles de construction; celui de Lyon, par exemple, réunit toutes les conditions de salubrité intérieure : emplacement, espace, distribution des localités, promenoir, etc. Le service administratif dépendant de l'intendance militaire se compose d'officiers comptables ou agents d'administration et d'infirmiers, (sous-officiers et soldats) chargés de fonctions dans les salles auprès des malades et exercés aux manœuvres militaires.

Le service de santé des grands hôpitaux militaires comprend les médecins, chirurgiens et pharmaciens de tous grades. Les salles sont réunies en divisions de fiévreux, blessés et vénériens, ayant chacune un chef de service, un chef de clinique et plusieurs sous-aides et élèves. Des salles sont réservées aux officiers.

Un ou deux chirurgiens aides-majors assistent ou suppléent les chefs dans les visites ou les opérations, et sont chargés de la surveillance des sous-aides et des élèves dans les diverses parties de leurs fonctions.

A chaque trimestre ordinairement, les services sont renouvelés successivement dans les divisions de médecine, chirurgie et pharmacie.

L'entretien, les fournitures, les approvisionnements sont aux frais du gouvernement, qui retient du reste une somme or, sur la solde de chaque militaire, selon la durée de son séjour à l'hôpital. Quelquefois cependant les dépenses sont à la charge d'une entreprise particulière; cette disposition subsiste encore à Paris pour l'hôpital du Gros-Caillou qui, depuis la révolution de juillet, a cependant perdu ses prérogatives d'hôpital de la garde.

Les hôpitaux militaires réduits quelquefois à de petites proportions, sont même représentés dans beaucoup de villes par des salles dépendantes des hôpitaux civils. A Montpellier, par exemple, la clinique médicale de l'*hôpital Saint-Éloi* est bien moins entretenue par les malades des salles civiles que par ceux des salles militaires. Mais il faudrait que partout où il y a une garnison, même peu considérable, il y eût un hôpital militaire proportionné; et ne pourrait-on imposer cette utile transformation à d'anciens couvents, comme il est advenu pour le couvent des Carmes à Rennes, et ailleurs ?

Ajoutons que dès qu'ils sont malades ou blessés, les militaires, avant d'être envoyés aux hôpitaux, sont examinés par les chirurgiens du corps, dont ils reçoivent les premiers soins à *l'infirmerie ré-gimentaire*.

Ils sont enfin admis à l'*Hôtel des Invalides*, pour leurs infirmités acquises au service, quand elles équivalent à la perte d'un membre.

Les *hôpitaux militaires de la marine*, établis dans les principaux ports de mer, sont organisés à peu près comme les grands hôpitaux de l'armée de terre; ceux de Brest et de Toulon ressemblent assez aux hôpitaux d'instruction et représentent comme eux des écoles de médecine militaire.

Chaque flottille compte un vaisseau exclusivement réservé aux malades et aux blessés ; c'est le *vaisseau hôpital* ; et à bord de chaque bâtiment isolé se trouve une salle basse disposée en infirmerie.

Les hôpitaux militaires étrangers sont organisés dans certains pays sur un plan vaste, tout-à-fait monumental. En Autriche, par exemple, l'*Académie Joséphine impériale* de Vienne fondée par Joseph II, d'après les grands hôpitaux militaires de France, peut servir de modèle à son tour aux constructions à venir de ce genre. L'hôpital militaire de Berlin appelé la *Pépinière*, et le grand hospice de St-Pétersbourg, doivent aussi être signalés. Il y a en Angleterre deux sortes d'hôpitaux militaires, *hôpital général* et *hôpital régimentaire*. En Belgique, en Hollande et en Italie, c'est à peu près de même. Plus loin de nous enfin, un hôpital militaire d'instruction a été créé dans les derniers temps sous le nom d'*école de médecine d'Abou-Zabel*, pour devenir un jour la pépinière des médecins de l'Egypte.

Il resterait à dire quelque chose de l'organisation improvisée d'un hôpital en temps de guerre, lors d'une grande épidémie, ou après une bataille sanglante, mais déjà nous avons dû nous restreindre à des considérations sommaires, et nous ne pourrions encore retracer les services d'humanité nationale rendus aux armées par ces nobles institutions qui assurent un refuge et des secours à toutes les douleurs de la guerre, sans distinction égoïste d'amis ou d'ennemis, d'alliés ou d'étrangers dans la grande communauté européenne.

HIPPOLYTE LARREY,
Professeur agrégé à la Faculté de Paris, Chirurgien aide-major à l'hôpital du Val-de-Grâce.

HOQUET *(méd.)*, s. m. On désigne ainsi une contraction convulsive du diaphragme, accompagnée d'un mouvement spasmodique dans le larynx, et d'une inspiration rapide et bruyante.

Les auteurs ne sont pas d'accord sur le siège du hoquet. Les anciens le plaçaient avec Hippocrate dans l'estomac ; F. Plater, dont le sentiment a été suivi par la plupart des médecins, l'attribue au diaphragme ; d'autres, tels que Dolée, au rapport de Planque, prirent un moyen terme et dirent que l'orifice supérieur de l'estomac était affecté le premier et que le diaphragme ne l'était que par correspondance. Suivant de la Mettrie, la contraction des fibres longitudinales de l'œsophage joue un certain rôle dans le hoquet ; cette contraction élève l'œsophage vers le gosier, tandis que le diaphragme et l'estomac sont tirés en bas. Quelques autres ont placé ce phénomène dans la poitrine. Quoi

qu'il en soit de ces diverses hypothèses, si le siège de la convulsion qui constitue le hoquet est bien véritablement dans le diaphragme, le point de départ semble être dans l'estomac, du moins pour la plupart des cas.

Causes. Examinons en effet les causes qui peuvent produire l'accident dont nous parlons : on l'observe très-fréquemment chez les enfants ou les personnes qui mangent trop précipitamment, qui avalent de trop gros morceaux, qui restent trop long-temps à jeun, ou enfin dont l'estomac est surchargé d'une trop grande quantité d'aliments ; on le rencontre chez les sujets dont l'estomac est assez habituellement rempli de flatuosités ; mais ici il faut faire une remarque, c'est que l'existence des flatuosités a lieu presque toujours chez les personnes très-nerveuses ou hypochondriaques ; chez les femmes grosses ou hystériques, il est fort difficile de déterminer, si, dans ce cas, le hoquet est sympathique d'une affection nerveuse générale dans laquelle il coïncide accidentellement avec les flatuosités, ou s'il est le produit de ces dernières ; notons en faveur de la première opinion que le hoquet est un phénomène sympathique fort commun dans l'hystérie et quelques autres affections convulsives ou spasmodiques. Les affections aiguës ou chroniques de l'estomac, telles que les gastrites, les gastralgies, etc., s'accompagnent assez communément de hoquet ; j'en dirai autant de quelques inflammations aiguës du diaphragme, ou de la portion des plèvres ou du péritoine qui tapissent les faces supérieure et inférieure de ce muscle. Le hoquet s'observe souvent d'une manière symptomatique dans une foule de maladies des organes contenus dans l'abdomen : dans les péritonites aiguës générales ou partielles, dans les hernies étranglées, dans les inflammations des voies urinaires et spécialement de la vessie, comme cela se voit chez les vieillards. Enfin, il peut être tout-à-fait idiopathique, c'est-à-dire, sans cause appréciable ou matérielle, tel est celui qui survient après une émotion vive de plaisir ou de peine, une peur, etc.

Symptômes. Quant aux *phénomènes* que présente le hoquet, cet accident nous offre peu de chose à noter ; il est assez souvent précédé de quelques éructations difficiles et pénibles, d'un sentiment de gène à la région épigastrique ; d'autres fois, et peut-être le plus souvent, il survient tout-à-coup et se présente tel que nous l'avons indiqué dans notre définition, c'est-à-dire, que le malade ressent une secousse brusque dans le diaphragme qui se manifeste par une sensation douloureuse dans toute la région de l'estomac, en même temps la glotte et le larynx sont pris d'un mouvement convulsif, l'air entre avec force dans les voies aériennes, et en faisant entendre un bruit particulier bien connu, assez justement comparé à l'entrée de l'air dans un gros étui que l'on ouvre tout-à-coup. Ce bruit est quelquefois très-violent, les auteurs citent des cas dans lesquels il s'entendait de loin. Ainsi on lit dans Lazare Rivière une observation qui lui a été communiquée par H. Roux, professeur à Grenoble, et dans laquelle il est question d'un homme atteint d'un hoquet si violent qu'on l'entendait dans la rue à quatre maisons de distance. Ces mouvements convulsifs laissent à la base de la poitrine une douleur plus ou moins vive, suivant l'intensité de ce phénomène. Dans les cas ordinaires, tout se borne à un seul accès, qui dure de quelques minutes à plusieurs heures et se termine assez souvent par quelques éructations.

Les accès peuvent se renouveler plus ou moins fréquemment, soit dans une même journée, soit pendant un temps quelquefois très-considérable. On en rapporte des cas qui ont duré plusieurs années : Bartholin cite l'exemple d'une femme qui fut affligée pendant deux années d'un hoquet si violent qu'elle paraissait possédée du diable. Le même auteur fait mention d'un hoquet qui dura trente ans.

Une circonstance assez singulière dans l'histoire du hoquet, c'est la régularité avec laquelle il se reproduit à des époques fixes chez certaines personnes; ainsi on l'a vu revenir tous les deux ou trois jours (Hazon, Hoffman); mais de ces observations la plus curieuse, est sans contredit celle d'Olaüs Borrichius. Il a vu un hoquet qui reparaissait tous les ans à la même époque, chez une jeune fille de vingt quatre ans; elle n'en était incommodée que pendant le jour et dormait parfaitement la nuit. Cette attaque durait chaque fois quatorze jours : elle fut guérie par une saignée copieuse faite au bras.

Quelques auteurs ont distingué le hoquet en aigu et chronique, d'autres en idiopathique et symptomatique; Sauvages dans sa *Nosologie*, passant en revue toutes les causes qui peuvent le produire, en a admis jusqu'à vingt-neuf variétés. Nous ne répéterons pas ici ce que nous avons dit des causes du hoquet, nous noterons seulement qu'il est *idiopathique* quand il survient sans causes connues ou après une émotion morale : *symptomatique* dans les maladies de l'estomac, les blessures de cet organe, dans les phlegmasies, les diverses lésions organiques des viscères de l'abdomen, certaines fièvres d'accès, nommées fièvres singulïueuse par les auteurs anciens, etc., etc. Enfin qu'il est *sympathique* de certains états nerveux, tels que l'hystérie et l'hypochondrie. Existe-t-il un hoquet critique? les exemples rapportés par les auteurs me paraissent peu concluants; je crois qu'il s'agissait tout simplement de hoquet survenu dans la convalescence des maladies.

Quant au *pronostic* que l'on doit porter du hoquet, il dépend des symptômes qui l'accompagnent. Il est un signe, assez fâcheux vers la fin des péritonites, des phlegmasies aiguës de la vessie, dans les fièvres typhoïdes, etc. On a vu le hoquet fatiguer tellement les malades que la mort en était le résultat.

Traitement. Dans la cure du hoquet il est important de déterminer s'il est idiopathique, symptomatique ou sympathique, car on ne saurait le combattre de la même manière.

Le premier est ordinairement peu grave, et cesse le plus souvent de lui-même; je ne passerai pas en revue la série des procédés plus ou moins bizarres que possèdent les commères pour guérir cet accident. Je m'arrêterai aux moyens approuvés par la raison et qui réussissent généralement : une surprise, une peur, quelques gorgées d'eau froide suffisent dans la plupart des cas. Si le

mal se prolonge, s'il tourmente excessivement le malade, on retirera de grands avantages des bains froids donnés par surprise, c'est-à-dire en plongeant et retirant tout-à-coup le patient. On pourra avec succès lui appliquer sur la région de l'estomac une vessie pleine de glace, on lui en fera encore avaler des morceaux. Les narcotiques, les topiques opiacés pourront être utilement employés. Ces moyens conviennent généralement dans les cas de hoquet symptomatique ou sympathique, à moins que l'état du sujet ne s'oppose à l'emploi de quelques-uns d'entre eux; c'est au reste au médecin à apprécier ce qu'il convient de faire dans ces cas graves. Un moyen qui a encore réussi quelquefois pour faire cesser le hoquet dans des maladies graves, c'est l'application d'un vésicatoire à l'épigastre, mais je le répète, dans ces cas, l'intervention d'un praticien est indispensable.   J. P. BEAUDE.

HORDÉINE (*chim.*), s. f., du latin *hordeum*, orge. C'est une substance pulvérulente blanchâtre, qui se trouve mêlée à l'amidon dans l'orge et dans d'autres plantes de la famille des céréales; cette substance est tout-à-fait sans usage. (Voy. *Orge.*)

HORRIPILATION (*path.*), s. f., en latin *horripilatio*, de *horrere*, être hérissé, et de *pilum*, poil. On désigne ainsi la saillie que forment les bulbes des poils dans le début du frisson ou lorsque la peau est excitée par la sensation du froid; c'est ce qu'on appelle vulgairement la chair de poule. (Voy. *Frisson.*)

HOUBLON (*bot. et mat. méd.*), s. m., *humulus lupulus.* Le houblon est une plante vivace et grimpante de la famille des Urticées, J., Diœcie Pentandrie, L. Son nom dérive de *humus*, qui indique la nature de terre dans laquelle il croit préférablement; cette plante qui se trouve dans presque toute l'Europe, pousse spontanément le long des haies. Dans le nord de la France on la cultive en grand pour les besoins du commerce, qui en fait une consommation considérable dans la fabrication la bierre. (V. ce mot.)

Le houblon a une tige herbacée, anguleuse, rude au toucher; il s'enveloppe autour des arbres et de leur branches jusqu'à une hauteur de quinze à seize pieds; ses feuilles, qui ont à peu près la même forme que celles de la vigne, sont opposées, pétiolées et palmées; les fleurs sont unisexuées, les fleurs mâles forment des grappes irrégulières, et les fleurs femelles sont disposées en cônes formés d'écailles foliacées, à la base desquelles sont de véritables fleurs; ces écailles ou bractées s'accroissent et forment le fruit; les cônes sont les seules parties du houblon qui soient employées en médecine; autrefois on a fait usage de la racine comme sudorifique, mais elle est inusitée aujourd'hui. A la base des écailles des cônes et sur les fleurs existe une poussière jaunâtre qui a été confondue par quelques auteurs avec le pollen de cette plante, mais qui en est distinct. Cette poussière qui a reçu le nom de *lupuline* est la partie active du houblon; les folioles des cônes sont sans action marquée, lorsqu'ils ont été privés de la lupuline. Cette poussière est composée, d'après MM. Payen et Chevallier, d'huile volatile, de résine, de gomme, de matières grasses. L'huile volatile, qui est la partie la plus active, est d'une couleur jaunâtre, d'une odeur alliacée, soluble dans l'eau, d'une saveur âcre et qui prend à la gorge; en vieillissant la lupuline perd de ses proportions d'huile qui se transforme en résine. Il paraît que c'est à cette substance que le houblon doit ses propriétés sédatives et narcotiques ; les préparations de lupuline sont employées avec avantage pour calmer la douleur ; en Angleterre, dans les cas d'insomnies on fait coucher le malade la tête posée sur un sachet rempli de houblon et ce moyen procure presque constamment le sommeil. Cet effet narcotique du houblon a été observé dans les magasins où il se trouve en grande abondance. Il se manifeste chez les personnes qui ne sont pas habituées au séjour de ces localités, par des vertiges, des étourdissements avec disposition au sommeil. On a vu des individus soumis à cette influence, tomber dans un sommeil profond et léthargique qui, dans quelques cas, a été suivi de la mort.

Le houblon est un tonique stimulant ; on l'emploie surtout en tisane dans les affections scrofuleuses ; c'est une boisson qui est très-bien supportée par les enfants et elle convient surtout à ceux qui sont d'une constitution lymphatique. Beaucoup de médecins l'ordonnent en décoction, mais il convient mieux, dit M. Soubeiran, de faire usage de l'infusion, car la décoction retient toujours une portion de résine qui la rend trouble. L'infusion se prépare avec : sommités de houblon, une demi-once, eau bouillante, un litre ; on peut ne mettre que deux ou trois gros de houblon lorsque l'on prépare cette tisane pour des enfants ou des personnes qui ont l'estomac faible. L'infusion de houblon peut être sucrée avec du sirop de gomme ou même édulcorée avec de la réglisse ; cependant elle agit avec plus d'activité lorsqu'on la prend pure parce que le principe amer est plus à nu ; on peut aussi faire usage de cette boisson dans les repas et même la couper avec un peu de vin.

On prépare une teinture alcoolique de houblon avec : fleurs de houblon, une partie; alcool à 22 degrés, huit parties ; une pommade de houblon avec : houblon, une partie; axonge, dix parties ; on fait digérer, et l'on passe avec expression; cette pommade est surtout employée pour calmer les douleurs vives que l'on observe dans certaines dégénérescence organique, et surtout dans les cancers ulcérés ; on prépare également une eau distillée et un extrait de houblon.

Depuis que l'on a reconnu que les propriétés actives du houblon résident dans la lupuline, on a substitué avec avantage la préparation de cette substance à celle du houblon, surtout lorsque l'on veut produire un effet calmant. M. Magendie a indiqué une série de formules dont voici quelques-unes ; la poudre de lupuline se prépare avec : lupuline, une partie; sucre, deux parties ; la dose en est de douze à dix-huit grains, ce qui fait de quatre à six grains de lupuline; à plus haute dose, à 30 grains, par exemple, elle peut donner lieu à des nausées, à des vomissements et à l'engourdissement des membres ; c'est même cette pro-

priété toute particulière du houblon qui donne un caractère si particulier à l'ivresse causée par la bierre. La teinture se prépare avec : lupuline, une partie ; alcool à 36 degrés, quatre parties ; le sirop avec : teinture alcoolique de lupuline, une partie; sirop de sucre, une partie ; la pommade se fait avec : lupuline, un gros, axonge, trois gros; faites digérer et passez. Cette dernière préparation a été indiquée par Freake.

Les parties herbacées du houblon sont presque inusitées; leur décoction est fade et sans amertume, et par conséquent sans aucune des propriétés de la plante; les feuilles, soumises à l'ébullition, ont été employées comme cataplasmes résolutifs ; les jeunes pousses sont, dans quelques lieux, mangées comme des asperges, et cet aliment n'a aucune propriété malfaisante.

J.-B. BEAUDE.

HOUPPE (*anat.*), s. f. Nom donné par quelques anatomistes à un muscle placé au-devant de la symphyse du menton et que l'on nomme houppe du menton, ou *incisif* inférieur ; ses fibres de ce muscle vont en s'épanouissant se rendre à la peau du menton, et leur contraction détermine ces rides que l'on remarque sur cette partie dans certains mouvements de la face, et surtout lorsque l'on élève le menton ou que l'on renverse la lèvre inférieure. On a donné le nom de *houppe nerveuse* aux épanouissement des nerfs, mais on se sert plus ordinairement du nom de papilles nerveuses pour désigner ces expansions. (V. *Nerfs*.)   J. B.

HOUX ÉPINEUX (*bot. et mat. méd.*) s. m. *Ilex aquifolium*. C'est un arbre qui croît dans nos forêts et qui affecte le plus souvent la forme d'arbrisseau ; aussi est-il fréquemment usité pour former les haies, et les épines qui arment ses feuilles les rendent impénétrables. En Bretagne, on dit que cet arbre atteint quelquefois une hauteur de 50 pieds. Le houx appartient à la famille des Célastrinées de Decandolle et à la Tétrandrie Tétragynie de Linnée. Son tronc est droit, divisé en rameaux nombreux recouverts d'une écorce verte et lisse ; les feuilles sont ovales coriaces, vertes et luisantes; elles sont dentées et épineuses sur leurs bords; les fleurs sont petites et nombreuses, disposées en bouquet axillaires; les baies sont globuleuses, rouges et elles renferment quatre petits noyaux oblongs; elles sont d'un goût douceâtre et désagréable ; on dit qu'elles jouissent de propriétés purgatives.

Les feuilles de houx sont employées comme fébrifuges; il paraît même que leur effet est assez marqué ; on les emploie en poudre à la dose de un à deux gros ; cette dose même a été portée à une once. Les propriétés fébrifuges du houx ont fait l'objet de plusieurs mémoires qui, en 1822, 1827, 1829 et 1830 ont occupé l'Académie de Médecine ; plusieurs médecins distingués disent avoir obtenu des guérisons de fièvres intermittentes par son emploi ; quelques-uns l'administrent trois heures avant l'accès, en faisant infuser la dose de poudre dans du vin blanc. M. Chomel, qui en 1830 a répété ces expériences à l'hôpital de la Charité, a été moins heureux ; il avait porté même la dose à trois onces chez un malade qui ne fut guéri que par le sulfate de quinine. Ces feuilles ont été employées autrefois comme résolutives et béchiques. C'est avec l'écorce moyenne de cet arbre que l'on prépare la glu : on met cette écorce pourrir à la cave, puis on la bat dans un mortier et on la malaxe dans l'eau.

Les feuilles analysées par M. Lassaigne ont donné de la cire, de la clorophylle, une matière amère neutre et incristallisable, de la gomme et des sels à base de chaux et de potasse.   J. B.

HOUX (Petit-), (*mat. méd.*), s. m. *Ruscus aculeatus*, houx frélon, fagon piquant, myrte sauvage. C'est une plante de la famille des asparaginées, qui était autrefois employée comme apéritive et diurétique; aujourd'hui elle est tout-à-fait sans usage en médecine, mais dans quelques localités on mange les jeunes tiges comme des asperges ; en Corse, on torréfie ses graines et on les emploie en guise de café. Cette plante, qui est haute d'environ deux pieds, croît surtout dans les contrées de l'Europe méridionale ; ses feuilles, qui ont la forme des feuilles de myrte, sont armées de piquants, ce qui fait qu'on en couvre les viandes que l'on veut préserver de la voracité de petits animaux ; en Italie on nomme cette plante *pougilopi*, pique-souris.
                                                J. B.

HUILES *(pharm.)*, s. f. On donne ce nom à des corps de différentes natures, mais qui ont pour caractères généraux d'être gras, onctueux, fluides, inflammables, quoique ces propriétés, excepté la dernière, ne leur appartiennent pas d'une manière absolue, puisqu'elles manquent chez quelques-unes d'elles. Les graisses fluides des animaux portent le nom d'huiles ; mais ce sont les substances végétales qui fournissent le plus ordinairement ces corps.

On divise les huiles en deux grandes classes : les huiles *fixes* ou grasses, et les huiles *volatiles* ou essentielles, ou plus simplement *essences*.

Les *huiles fixes* sont celles qui réunissent le plus grand nombre des propriétés qu'on a l'habitude de trouver dans les corps *huileux*. Leurs éléments sont l'oxigène, l'hydrogène et le carbone ; mais ces deux derniers y dominent ; elles ont, comme les autres corps gras, pour principes immédiats, la stéarine, la margarine, l'oléine; la stéarine qui est solide à la température ordinaire appartient plus particulièrement aux graisses. Les huiles sont d'autant plus fluides, et d'autant moins facilement congelables qu'elles contiennent une plus forte proportion d'oléine ; cependant toutes se solidifient par un froid plus ou moins intense.

Elles peuvent supporter, sans altération apparente, un degré de température bien supérieur à celui de l'eau bouillante ; c'est ce qui fait que les brûlures causées par les corps gras sont plus profondes et plus dangereuses que celles produites par les liquides aqueux en ébullition. Cependant si on chauffe les huiles fixes jusqu'à un certain degré, elles paraissent bouillir, mais cet effet est produit par le dégagement des vapeurs et des gaz produits de leur décomposition ; ce sont des gaz hydrogènes plus ou moins carbonés et chargés d'huiles empyreumatiques, qui s'enflamment avec la plus grande

facilité par l'approche d'une bougie ou de tout autre corps en ignition ; de là, la cause des accidents si fréquents qui surviennent pendant l'opération culinaire, si connue sous le nom de friture, et dans laquelle des corps gras sont toujours portés à un haut degré de température. Dans aucun cas les huiles fixes ne se volatilisent sans altération.

Ces huiles sont insolubles dans l'eau, peu solubles dans l'alcool, excepté deux d'entre elles, les huiles de *ricin* et de *croton tiglium* qui s'y dissolvent complètement. Elles sont solubles dans l'éther. Les acides énergiques agissent sur elles et les altèrent, les alcalis les transforment en produits nouveaux, avec lesquels ils se combinent et donnent ainsi naissance aux *savons*, dont les usages économiques et industriels sont si connus. Certains oxides leur font éprouver une altération de même nature, mais le produit, insoluble dans l'eau, forme la base des médicaments qui portent le nom d'*Emplâtres*. (Voyez ce mot.)

Les huiles exercent elles-mêmes une action dissolvante sur d'autres corps, tels que les résines, le camphre, les huiles essentielles, un petit nombre de principes actifs des végétaux.

Sur ces diverses propriétés des huiles fixes sont basés leurs usages en médecine et en pharmacie. La plupart ne jouissent pas, par elles-mêmes, de qualités médicamenteuses bien marquées; elles sont adoucissantes à l'état frais, quelques-unes sont purgatives à haute dose, mais elles semblent plutôt agir alors d'une manière mécanique, ou par indigestion, que par une action spéciale sur les intestins ; et il nous paraît probable que trois d'entre elles, qui sont des purgatifs énergiques, devraient cette propriété à un principe particulier qu'elles tiendraient en dissolution. Ce sont les huiles de ricin, d'épurge, et de croton tiglium.

On rend les huiles médicamenteuses en les faisant agir par infusion ou décoction sur différents végétaux, ou en y dissolvant directement leurs principes ; l'huile à demi saponifiée par l'ammoniaque forme le *liniment volatil*, si fréquemment usité comme excitant et rubéfiant, et dont on modifie l'action par celle du camphre ou du laudanum ; les huiles forment aussi la base de la plupart des autres liniments. C'est l'huile d'amandes douces qui est ordinairement employée, mais les huiles d'olives, d'œillet ou tout autre, pourvu qu'elle soit récente et exempte d'âcreté, peuvent, presque toujours, lui être substituée. Unies aux résines et à la graisse, les huiles fixes donnent la consistance aux onguents, ou elles leur apportent les principes actifs dont elles ont été chargées.

A l'intérieur, elles sont rarement administrées pures, mais on les associe dans des potions, à des sirops et des eaux distillées ; on les y suspend, soit au moyen du mucilage naturel des amandes qui les contiennent, soit par l'intermède du jaune d'œuf, de la gomme adraganthe et mieux encore de la gomme arabique ; ce mélange, convenablement fait, constitue alors ce qu'on nomme une *émulsion*.

Nous allons donner le mode de préparation des huiles fixes le plus employées en médecine.

HUILE D'AMANDES DOUCES. On fait sécher les amandes; on les secoue fortement dans une toile pour faire tomber la poussière jaune adhérente à leur surface; on les pulvérise ensuite grossièrement dans un mortier et mieux encore au moyen d'un moulin; la poudre ainsi obtenue est soumise à la presse dans des sacs de toile de crin, pour en exprimer l'huile. Avec une bonne presse, elle s'obtient facilement à froid, et il faut éviter toute élévation de température qui altèrerait sa qualité. On peut obtenir des amandes amères une huile de même nature, ces amandes ne développant l'odeur et la saveur qui leur est propre qu'autant qu'elles ont été humectées.

On obtient de même les huiles de *noisettes*, de *noix*, après avoir dépouillé les amandes de leur coque ligneuse; les huiles de semences de *pavot*, de *lin*, de *chanvre*, l'huile douce de moutarde, etc.

Huile de ricin. Les semences de ricin doivent être dépouillées de leur enveloppe et de leur germe qui communiquent à l'huile une couleur et une âcreté particulière. L'huile de ricin doit s'exprimer à froid, comme l'huile d'amandes douces; il est vrai que, comme elle est très-visqueuse, on l'obtient plus difficilement; aussi a-t-on proposé différents moyens pour l'extraire par l'application de .a chaleur, celle de l'eau ou de l'alcool bouillants; mais ces procédés ne donnent que des produits de qualité inférieure et sont généralement abandonnés.

L huile de ricin bien préparée est presque sans couleur; sa saveur est douce, ne développant ensuite que peu ou pas d'âcreté. La dose pour un adulte est d'une once et demie à deux onces et rarement plus. La meilleure manière de l'administrer est de la faire prendre dans du bouillon de viande très-chaud; on l'émulsionne aussi avec la gomme ou le jaune d'œuf, dans des potions aromatisées avec l'eau de menthe et de fleurs d'oranger.

Huile de croton tiglium. Cette huile est un purgatif violent, qui ne s'administre intérieurement qu'à la dose d'une goutte ou deux, en pilules, ou dans une potion appropriée; elle produit quelquefois un effet purgatif par des applications extérieures, ce qui la rend d'un emploi commode dans certains cas. On l'obtient des semences de tilly des Moluques ou faux pignons d'Inde. On pile ces graines et on les exprime; mais comme elles ne donnent ainsi que fort peu d'huile, on délaie le marc dans l'alcool bouillant et on le met de nouveau à la presse; on distille ensuite pour retirer l'alcool. Les plus grandes précautions doivent être prises pendant ces opérations pour mettre les manipulateurs à l'abri du contact de l'huile ou des vapeurs qui s'en échappent et qui irritent vivement les parties du corps qu'elles atteignent.

Huile d'œufs. Elle s'obtient en prenant des jaunes d'œufs durcis que l'on amène à un état de complète dessiccation. On les soumet alors à la presse entre des plaques d'étain échauffées au moyen de l'eau bouillante.

L huile d'œufs est d'une couleur jaune foncé, d'une saveur douce, elle s'emploie utilement pour le traitement des crevasses et gerçures au sein.

Huiles médicamenteuses composées. On prépare par solution l'huile *camphrée* et quelques hui-les aromatiques. On ajoute du laudanum ou de la solution d'extrait d'opium pour obtenir l'*huile opiacée*. L'opium n'y est qu'interposé et on doit agiter l'huile pour l'y mélanger parfaitement chaque fois qu'on s'en sert.

Les huiles de *lys*, de *rose*, d'*hypéricum*, de *camomille* se préparent par la macération des plantes à une douce température. Les pétales de lys doivent être renouvelés plusieurs fois dans la même huile en exprimant fortement après chaque infusion; ils ne lui cèdent guère cependant qu'un peu de mucilage et une résine jaune provenant du pollen des étamines. Les roses ne fournissent aussi que peu de principes aux huiles fixes, mais on est dans l'usage de colorer l'*huile rosat* avec de l'orcanette et de l'aromatiser avec l'essence de roses.

Les huiles de *jusquiame*, de *belladone*, de *feuilles de pavots*, de *nicotiane*, et autres plantes inodores se préparent par décoction; on incise les plantes fraîches, on les pile, et on les fait cuire dans l'huile jusqu'à ce que toute l'humidité soit à peu près évaporée et que l'huile ait pris une belle couleur verte. On réunit la décoction et l'infusion pour obtenir l'huile des labiées composées, plus connue sous le nom de baume tranquille.

Formule du baume tranquille. — On prend des feuilles récentes de stramonium, morelle, jusquiame noire, belladone, nicotiane, pavots blancs, de chaque quatre onces; on les traite par décoction dans six livres d'huile d'olive, de la manière qui vient d'être indiquée plus haut; on passe en exprimant, et on verse l'huile encore chaude sur les sommités sèches, et préalablement incisées des plantes suivantes: romarin, sauge, rue, absinthe, hysope, lavande, thym, marjolaine, menthe coq, menthe aquatique, fleurs de sureau et d'hypéricum, de chaque une once. On laisse macérer pendant quinze jours, on exprime fortement, et on filtre au papier.

des huiles essentielles. Les huiles essentielles, sont des liquides odorants, volatils, inflammables, qui diffèrent des huiles fixes, et par leurs propriétés physiques, et par leurs compositions chimiques.

Elles ne présentent pas toutes les mêmes éléments, et on les a divisées sous ce rapport, en trois classes: 1° celles qui sont formées uniquement de carbone et d'hydrogène, telles sont celles de térébenthine, citron, sabine, etc.; 2° celles qui sont oxigénées; on trouve dans leur nombre, les essences de lavande, anis, roses, menthe poivrée; 3° enfin, celles qui contiennent en outre de l'azote ou du soufre; elles sont toutes remarquables par leurs propriétés énergiques: ce sont les huiles essentielles de moutarde, raifort, amandes amères, laurier-cerise.

Les huiles essentielles sont aussi formées de plusieurs principes immediats, ce sont une ou plusieurs huiles fluides et une huile solide et cristallisable, nommée stéaroptène.

Les huiles essentielles entrent en ébullition à une température qui n'est jamais moindre de 150°. Quelques-unes s'évaporent ainsi sans laisser de résidu, mais il en est d'autres qui sont décomposées avant la fin de l'opération, si on n'a pas employé l'intermède de l'eau pour les distiller.

A la température ordinaire et à l'air libre, elles s'évaporent lentement, absorbent l'oxigène, et éprouvent ainsi des altérations diverses sous l'influence desquelles elles s'acidifient et se rapprochent de la nature des résines.

Les huiles essentielles sont peu solubles dans l'eau, mais elles le sont beaucoup dans l'alcool et dans l'éther. Les alcalis réagissent lentement et forment avec elles des combinaisons imparfaites; c'est de l'action de la potasse sur l'essence de térébenthine, que résulte le médicament connu sous le nom de *savon de Starkey*.

C'est le règne végétal qui donne constamment les huiles essentielles; toutes les parties des plantes peuvent en offrir, ainsi ce sont des racines qui fournissent les essences de *valériane* et de *sassafras;* des tiges et des feuilles, celles de *menthe,* de *thym,* de *laurier-cerise;* des bois ou des écorces, celles de *rhode,* de *cannelle;* des semences, celles d'*anis*, de *cubèbes,* de *badiane; des* fleurs, celles de *roses* et de *fleurs d'oranger*. Certains fruits en contiennent en si grande abondance à la partie extérieure de leur enveloppe, qu'on peut l'extraire par simple expression, c'est ainsi qu'on obtient les essences si suaves de *citron*, d'*oranges*, de *cédrat*, de *bergamotte;* mais ordinairement c'est au moyen de la distillation, et par l'intermède de l'eau en vapeur, qu'on sépare les huiles essentielles des tissus végétaux qui les recèlent; elles passent avec l'eau distillée dans les récipients, et là, si elles sont d'une pesanteur spécifique plus considérable que cette dernière, elles gagnent le fond; si au contraire, et c'est le cas le plus ordinaire, elles sont plus légères, elles se rassemblent à la surface, alors on se sert pour les recueillir, d'un vase d'une forme particulière nommé *récipient florentin;* il a un col étroit et une large base comme une carafe ordinaire, mais de sa base part un tube qui s'élève et se recourbe de manière à laisser écouler toute l'eau qui passe dans le vase en retenant l'essence qui se rassemble dans le col où on peut la séparer aisément du reste du liquide.

L'eau distillée qui a servi à une première opération et qui est saturée d'essence, doit être remise dans l'alambic avec de nouvelles plantes pour les opérations subséquentes; en opérant ainsi, on obtient un produit plus abondant.

Beaucoup de praticiens ont conseillé d'ajouter du sel marin à l'eau dans laquelle on faisait bouillir les substances dont on voulait extraire les huiles essentielles, afin d'en élever la température; Baumé avait nié l'utilité de cette méthode qui, cependant, était restée préconisée. M. Soubeiran a prouvé que si elle pouvait avoir quelques avantages pour rectifier, sur l'eau, des essences déjà obtenues, elle était inutile et quelquefois même nuisible, lors de leur primitive extraction.

Les règles générales que nous venons de tracer peuvent servir sans modification à la préparation de presque toutes les essences; on devra remarquer seulement que lorsqu'on veut les obtenir de parties dures et ligneuses, il est nécessaire de bien diviser ces substances, et de les laisser macérer dans l'eau plusieurs jours avant de distiller.

Certaines essences, telles que celles de roses et d'anis, se concrètent à une température modérément basse; il est nécessaire de laisser échauffer un peu l'eau du condensateur, autrement l'essence s'arrêterait entièrement dans l'intérieur du serpentin.

Les huiles essentielles représentent assez exactement par leur odeur, les aromes divers des plantes qui les ont fournies; elles diffèrent aussi par leurs couleurs, quelques-unes sont blanches, comme les essences de menthe et de cubèbes; la plupart sont de couleur citron ou légèrement ambrée; l'essence d'absinthe est d'un vert brun, celle de camomille d'un beau bleu. Toutes ces qualités s'altèrent promptement si on ne prend pas pour leur conservation des soins convenables; nous avons dit avec quelle rapidité elles absorbaient l'oxigène de l'air, la lumière agit aussi sur elles. On doit les conserver dans des vases qui ne soient pas entièrement remplis, placés dans un lieu obscur et d'une basse température.

Les usages médicaux des huiles essentielles sont nombreux, ainsi les huiles de *laurier cerise* et d'*amandes amères* ont des propriétés analogues à celles de l'acide prussique. L'essence de moutarde est un puissant rubéfiant. Les huiles volatiles de *rue*, de *sabine* sont emménagogues, celle de valériane est antispasmodique; la plupart des autres sont d'agréables aromates et s'emploient comme tels; ou, à cause de leurs propriétés excitantes, elles entrent dans la composition du *baume opodeldoch,* du *baume nerval*, de *l'eau de Cologne* et de beaucoup d'autres alcoolats.

Nous avons encore, avant de terminer cet article, à dire quelques mots des *huiles empyreumatiques;* celles qui sont employées en médecine proviennent de l'action du feu sur les substances animales, elles sont regardées comme des antispasmodiques puissants dans certaines maladies des femmes. Un grand nombre étaient autrefois en usage; celles qui sont principalement restées dans la pratique médicale sont: *l'huile volatile de corne de cerf* et *l'huile animale de Dippel*.

On introduit dans une cornue de grès lutée, de la corne de cerf en morceaux, on chauffe graduellement jusqu'au rouge dans un fourneau à réverbère, on ajuste à la cornue, pour recevoir les gaz et vapeurs qui se dégagent, une allonge et un ballon en verre que l'on tient continuellement refroidis; lorsqu'il ne passe plus rien malgré l'action continuée de la chaleur, on cesse le feu, on démonte l'appareil et on trouve dans les récipients trois espèces de produits: des sels ammoniacaux et un liquide aqueux surnagé par une huile brunâtre, c'est cette huile qui, rectifiée par de nouvelles distillations fournit le produit officinal connu sous le nom d'huile volatile de corne de cerf.

On obtient de la même manière l'huile de succin et les autres huiles empyreumatiques, ce sont des liquides d'une nature chimique très-complexe, ils sont volatils, inflammables, d'une odeur forte, pénétrante et désagréable; ils sont incolores lorsqu'ils ont été rectifiés avec soin, mais ils ne tardent pas à brunir par l'action de l'air et de la lumière.

Ils s'administrent à la dose de quelques gouttes

seulement dans des potions ou autres excipients appropriés. Vée,

Pharmacien, membre de la Société de Pharmacie.

HUITRE. (V. *Mollusques.***)**

HUMÉRAL (*anat.*), adj., qui se rapporte à l'humérus.

HUMÉRUS (*anat.*), s. m. C'est un os long qui forme à lui seul la charpente du bras, il s'étend de l'omoplate à l'avant-bras. Pour la description, voyez *Bras.*

HUMEUR. (*physiol.*) s. f. (du latin *humor*, liqueur.) On désigne sous le nom d'humeurs tous les liquides qui entrent dans la composition du corps humain. (V. *Sécrétion.*) On emploie la même expression pour caractériser les divers produits morbides qui se forment accidentellement pendant les maladies, tels que la sérosité de l'hydropisie et le pus. Quant aux idées que l'on se faisait autrefois des humeurs et du rôle qu'elles jouaient dans la production des maladies, voyez *Humorisme.*

HUMEURS FROIDES. (V. *Scrophules.***)**

HUMIDE RADICAL (*physiol.*), s. m. Nom donné autrefois, par les médecins humoristes, aux liquides de l'économie; ce mot n'a jamais eu d'acception bien déterminée et il est complètement inusité aujourd'hui.

HUMORAL (*path.*), adj., qui a rapport aux humeurs. (V. *Humorisme.*)

HUMORISME. (*méd.*) s. f. On entend en pathologie par humorisme, l'ensemble des doctrines dans lesquelles les altérations des divers fluides de l'économie sont considérées comme causes des maladies. L'humorisme remonte à la plus haute antiquité. Hippocrate attribuait la production des maladies à quatre humeurs principales : le sang, la bile, la pituite et l'atrabile ou bile noire. A cette époque reculée, comme on ne connaissait pas le système de la circulation du sang, on croyait que les fluides parcouraient librement toute l'économie, qu'ils pouvaient se jeter sur tel ou tel organe, et y causer des troubles plus ou moins grands. Je ne parlerai pas ici des chefs de secte qui vinrent après Hippocrate et qui combattirent les idées du père de la médecine, tels que Thémison et Asclépiade; j'arrive à Galien qui systématisa les théories un peu confuses d'Hippocrate, et fonda la grande doctrine de l'humorisme telle qu'elle a régné jusqu'au dix-septième siècle. Galien, prenant en considération les quatre éléments admis par Empédocles, savoir : l'air, la terre, le feu et l'eau, et les quatre intempéries, le chaud, le froid, le sec et l'humide, s'efforce d'y rapporter les quatre humeurs principales qui se rencontrent dans le corps. Ces humeurs étant fournies par les matières alimentaires, celles-ci se trouvent décomposées en leurs éléments, et chacune des humeurs s'approprie celui qui lui convient. Ainsi le *sang* qui est chaud et humide, participe du naturel de l'air; la *bile*, chaude et sèche se rapporte au feu; l'atrabile ou mélancolie, froide et sèche, se rapporte à la terre; et enfin la *pituite*, humeur froide et humide, retient, comme on le disait, le naturel de l'eau. Ces humeurs pouvaient en outre s'altérer,

devenir, suivant l'expression ancienne, non naturelles, se porter en excès sur certaines parties et les rendre malades. Faisant concorder les phénomènes observés dans l'état de santé ou de maladie avec la nature supposée des humeurs, le sang et la bile devaient par leur prédominance dans l'économie, donner naissance aux tempéraments sanguins ou bilieux, caractérisés par la force, l'ardeur, l'activité; leur altération ou leur accumulation dans un organe, déterminer des accidents aigus, fébriles, inflammatoires. Au contraire, la pituite et l'atrabile fondaient les tempéraments mous et tristes du pituiteux et du mélancolique; les maladies qu'elles occasionnaient étaient lentes, chroniques, froides. Cette théorie séduisante pour l'époque ou elle parut, domina la science pendant tout le moyen âge. Déjà, cependant, un esprit novateur et audacieux, Paracelse, s'était efforcé d'ébranler l'édifice des quatre humeurs naturelles pour y substituer, un système bizarre dans lequel le corps humain était transformé en un véritable laboratoire; les acides, les alcalis, les sels, remplaçaient la bile, la mélancolie et la pituite; leurs combinaisons, leur dépôt sur les organes étaient la source des maladies. Bien que fortement combattues à l'époque de leur naissance, ces théories chimiques prirent place dans la science où elles se glissèrent peu à peu pendant le seizième siècle. Van-Helmont, reprenant quelques-unes des idées de Paracelse, se posa comme le véritable fondateur de la chimie vivante : sa dialectique acerbe et entraînante, ses idées neuves, originales, mais trop souvent revêtues de formes mystiques et cachées sous des allégories ténébreuses, portèrent un grand coup aux théories de Galien et préparèrent la grande réforme qui s'accomplit dans la science, lorsque l'immortel Harvey eut découvert la circulation du sang (1628). Dès lors il ne fut plus permis de faire voyager la bile et la pituite parmi les tissus comme à travers une éponge : il fut bien reconnu que ces prétendues humeurs primitives étaient des produits du sang modifié par les organes sécréteurs, et que le plus souvent, loin d'être des causes de maladies, elles en étaient au contraire l'effet, et comme la dernière expression. On admettait déjà les levains, les fermentations de Van-Helmont pour remplacer les autres humeurs, tandis que la découverte du système lymphatique en 1651 obligeait de substituer les maladies lymphatiques aux maladies pituiteuses: en définitive, on n'avait fait que changer d'hypothèses. Cependant le solidisme, c'est-à-dire la doctrine qui place la source des maladies dans les altérations des organes solides, le solidisme, disons-nous, ébauché dans l'antiquité par Thémison, repris et developpé vers la fin du siècle dernier et au commencement de celui-ci par Cullen, Pinel, et M. Broussais triompha pendant un moment des théories humorales. Celles-ci tant de fois modifiées, devaient dans ces derniers temps reparaître encore, mais épurées et mises au niveau de la science.

Aujourd'hui nos meilleurs observateurs conviennent que le sang peut être altéré : mais la grande question est de savoir si ce liquide peut être altéré primitivement, et dès lors être la véritable cause première des maladies, ou bien si ses modifications lui sont imprimées d'une manière secondaire, c'est-à-dire s'il est altéré parce que les organes solides dont la décomposition le forme incessamment, sont d'abord malades : tel est le grand problême dont la solution est encore à trouver et le sera peut-être long-temps encore. Ce que tout le monde accorde, c'est que le sang peut être en excès (voy. *Pléthore*), et donner lieu à des congestions cérébrales et autres ; ou en défaut (voy. *Anémie*), et déterminer certains accidents de faiblesse, la chlorose, etc. Quant aux idées renouvelées des anciens, et que se font encore les gens du monde sur la bile, la pituite ou glaires, qui se trouvent dans l'estomac et se portent vers tel ou tel organe, nous verrons aux mots *purgatif* et *purgation*, ce qu'il faut penser de ces hypothèses contre lesquelles le médecin a tant de peine à se défendre.

BEAUGRAND.

HYACINTHE (*mat. méd.*), s. f. Pierre précieuse qui entrait autrefois dans la confection d'hyacinthe, mais elle est sans usage aujourd'hui. Elle faisait partie des cinq fragments précieux ou des cinq pierres précieuses. *La confection d'hyacinte* est une espèce d'électuaire dans lequel le safran entre comme base, on y ajoute aussi la cannelle, la myrrhe, le sental-citrin, les yeux d'écrevisses, la poudre d'hyacinthe, la terre sigillée, le corail rouge, les feuilles de dictame de Crête, de la corne de cerf, du miel de Narbonne, du sirop de capilaire, etc., etc. Enfin c'est une sorte de thériaque qui est presque sans usage aujourd'hui.   J. B.

HYALOIDE (*anat.*), adj. et s. f., du grec *ualos*, vue; c'est une des membranes de l'œil, elle est mince, transparente et sert d'enveloppe au corps vitré. (V. *OEil.*)

HYDARTHROSE (*path.*), s. f. On donne ce nom aux hydropisies des articulations. (V. *Articulation.*)

HYDATIDES (*zool.*), s. f., *hydatis*, du grec *udor*, eau. On désigne sous ce nom des vers vésiculaires qui se développent dans le corps des animaux. Ces vers que l'on rangeait autrefois dans un seul et même genre sont maintenant divisés en plusieurs groupes qui sont les *acéphalocystes*, les *cysticerques*, les *polycéphales*, les *échinochoccus* et les *ditrachyceros*. Les acéphalocystes ont été décrits d'une manière assez étendue au mot qui leur est propre, et cette description des hydatides, qui s'observent le plus ordinairement chez l'homme, nous dispensera de donner à cet article toute l'étendue qu'il aurait réclamé sans cela.

Les *Cysticerques* ont un corps cylindrique ou légèrement déprimé, terminé par une vessie caudale et pourvu d'une tête fort petite et souvent difficile à distinguer à l'œil nu, elle est terminée par une trompe garnie de quatre suçoirs. Ces hydatides jouissent de plus que les acéphalocystes de la faculté d'exécuter quelques mouvements. Les cysticerques sont presque toujours contenus dans des kystes membraneux ; rarement ils sont plusieurs dans un même kyste, et ils sont baignés dans une sérosité abondante. C'est chez les mammifères que s'observent ces sortes d'hydatides, elles habitent presque toujours un organe particulier tel que le

foie, la rate, les poumons; il en est une espèce qui se rencontre dans tous les organes et que pour cette cause l'on a nommé cysticerque du tissu cellulaire, c'est cette espèce qui constitue la ladrerie qui s'observe si souvent chez les porcs.

Chez l'homme on a aussi rencontré plusieurs espèces de cysticerques et même l'espèce *ladrique* en assez grande quantité; on l'a trouvé dans le tissu cellulaire qui unit les muscles, et même entre les faisceaux musculaire du cœur ; d'autres espèces ont été trouvées dans le cerveau et même dans les organes les plus ténus et les plus délicats, telle que la membrane choroïde qui tapisse l'intérieur de l'œil. Ces hydatides se multiplient moins que les acéphalocystes. Quant à la cause de leur développement, elle est aussi inconnue; seulement on a remarqué qu'un mauvais régime et l'action de l'humidité favorisait leur apparition chez les animaux. Ces causes ont-elles une action analogue chez l'homme, c'est ce qu'il est permis de supposer jusqu'à un certain point, en raison des analogies de fonctions qui existent entre l'homme et les animaux.

Les *Polycéphales* ont une structure analogue à celle des cysticerques; il en existe deux espèces: l'une qui se développe dans le cerveau des bœufs et des moutons, et elle détermine chez ces derniers la maladie désignée sous le nom de *tournis*. La deuxième espèce se rencontre dans le foie et les poumons de quelques des animaux de nos étables; aucune de ces espèces n'a encore été observée chez l'homme.

Les deux derniers genres *Echinochoccus* et *Ditrachyceros* s'observent assez rarement chez l'homme, le premier est analogue aux deux genres précédents ; le dernier qui paraît en différer est encore un objet de doute pour les naturalistes, ceux que l'on dit avoir été observés habitaient le canal intestinal.

Ainsi que l'on a pu le supposer, il est difficile d'établir le diagnostic d'une semblable affection; comment reconnaître que les accidents que l'on observe sont déterminés par une tumeur contenant des hydatides ; cette difficulté de constater leur existence fait que l'on possède peu de moyens de combattre leur développement. Cependant lorsque la tumeur fait saillie à l'extérieur et que l'on peut reconnaître à la crépitation que développent ces corps en se froissant les uns contre les autres lorsqu'on le comprime, que l'on a affaire à des hydatides, on peut ouvrir les tumeurs en agissant comme il est prescrit pour les abcès profonds et ceux des organes parenchymateux. Voyez pour plus de développement sur le traitement et sur les hydatides en général, le mot *Acéphalocystes.*

J. P. BEAUDE.

HYDRAGOGUE (*mat. méd.*), adj. et s. m. du grec *udor* eau, et *ago* je chasse. On donne ce nom aux médicaments qui sont employés pour faire résorber les sérosités qui sont épanchées soit dans l'œdème soit dans l'hydropisie. Ces médicaments sont ou des diurétiques puissants, ou des purgatifs drastiques, tels que le scille, la gomme gutte le jalap, l'aloès etc. (Voyez *Hydropisie.*)

HYDRARGIRE *(méd.)*, s. m. C'est un nom donné au mercure. (V. ce mot.)

HYDRARGIRIE *(méd.)*, s. f. On donne ce nom à une éruption qui apparaît ordinairement sur le scrotum, la partie interne des cuisses et des avant-bras; et qui est caractérisée par des taches plus ou moins foncées et un peu élevées. Cette maladie qui est attribuée au mercure, a aussi reçu le nom de d'érithème mercuriel, d'éczema mercuriel, de lèpre mercurielle. (V. *Mercure.*)

HYDRATES *(chim.)*, s. m., du grec *udor* eau. On donne ce nom à la combinaison d'un oxide métallique avec l'eau. C'est ordinairement en précipitant au moyen d'un alcali, l'oxide métallique d'un sel en dissolution que l'on obtient les hydrates, ils retiennent l'eau à laquelle ils ont été combinés même lorsqu'ils sont à l'état sec, et ce n'est qu'au moyen de la chaleur rouge qu'on peut chasser l'eau combinée à l'oxide métallique.

J. B.

HYDRIODATE *(chim.)*, s. m. On donne ce nom à un sel formé par l'acide hydriodique et une base. (V. *Iode.*)

HYDRIODIQUE *(acide chim.)*, s. f. On désigne sous ce nom un acide composé d'iode et d'hydrogène. (V. *Iode.*)

HYDROCÈLE *(chir.)*, s. f., (de *udor*, eau et *kèlè*, tumeur, hernie; tumeur d'eau). On appelle ainsi tout épanchement de sérosités dans les bourses.

Quelques détails anatomiques sont indispensables pour faire comprendre l'histoire de cette maladie. Chez le fœtus, les testicules sont placés dans le ventre, sur les côtés de la colonne vertébrale; mais, vers le cinquième ou le sixième mois de la vie intra-utérine, ils descendent graduellement jusque dans les bourses. Dans ce trajet, ils repoussent devant eux le péritoine, grande membrane qui enveloppe tous les viscères de l'abdomen, s'en coiffent comme d'un bonnet, et arrivent ainsi dans le lieu de leur destination. Ajoutons qu'ils ont également refoulé jusque dans le scrotum les expansions musculaires et membraniformes qui constituent la parois antérieure du ventre au niveau de l'aine, et qu'ils ont rencontrées sur leur passage. Il y a donc d'abord une *communication* entre la portion refoulée du péritoine et la cavité du ventre; mais celle-là finit par s'oblitérer, et le testicule reste entouré d'un sac sans ouverture qu'on nomme *tunique vaginale*. Les vaisseaux, les nerfs du testicule, et les canaux qui servent à porter la semence dans les vésicules séminales (Voy. *Génération*), forment un faisceau connu sous le nom de cordon spermatique, qui passe par l'ouverture de l'aine franchie par le testicule et porte celui-ci comme suspendu à son extrémité inférieure. Or, de la sérosité peut s'amasser dans les enveloppes du cordon ou dans celles du testicule; de là, deux espèces principales d'hydrocèles.

1° HYDROCÈLE DU SCROTUM. Les auteurs en font deux variétés, l'une qu'ils appellent *hydrocèle par infiltration*, et qui est constituée par de la sérosité

accumulée dans les mailles du tissu cellulaire des bourses; l'autre, *hydrocèle de la tunique vaginale*, résulte d'un épanchement séreux dans cette tunique. Nous ne nous occuperons pas de la première variété, qui n'est autre chose qu'un œdème des bourses (Voy. *OEdème*). Quant à la seconde, elle mérite toute notre attention. Si la sérosité vient à se former en collection dans l'enveloppe du testicule pendant les premiers temps de la naissance, alors que la communication, dont nous avons parlé, subsiste encore, l'hydrocèle est dite *congénitale*; mais si elle se produit quand ce canal est oblitéré, l'hydrocèle est appelée *acquise* ou *accidentelle*: cette dernière est de beaucoup la plus fréquente.

Les *causes* de cette maladie sont fort obscures: assez souvent cependant, elle paraît se développer à la suite de contusions ou de froissements répétés du scrotum. C'est ainsi que, suivant M. Larrey, les cavaliers en sont bien plus fréquemment attaqués que les fantassins. Des fatigues prolongées peuvent encore la produire; enfin elle est une conséquence assez commune soit de l'inflammation du testicule, et elle se montre alors à l'état aigu, soit de dégénérations squirrheuses et cancéreuses de cet organe. Quant aux causes mécaniques de l'hydropisie (v. ce mot), elles paraissent avoir plutôt pour résultat une œdème des bourses qu'une hydrocèle proprement dite. On a dit que l'hydrocèle se produisait quand il y avait défaut d'équilibre, l'exhalation et l'absorption. Nous renvoyons au mot hydropisie pour l'appréciation de cette théorie.

On a trois choses à étudier dans une hydrocèle: 1° le liquide; 2° l'enveloppe; 3° l'état du testicule. Le liquide est ordinairement d'une couleur légèrement citrine, du reste parfaitement limpide et transparent; quelquefois il est d'un jaune foncé; ailleurs, trouble et floconneux; ailleurs encore, boueux, épais, semblable à du chocolat. Ces différents degrés de coloration et de consistance paraissent tenir à un mélange de sang exhalé en proportion variable. M. Gerdy et quelques autres observateurs ont trouvé dans cette sérosité de petites paillettes brillante de cholestérine.

La sérosité est contenue immédiatement dans la tunique vaginale recouverte elle-même par trois autres enveloppes: la tunique érythroïde, le dartos et la peau. La tunique vaginale peut subir diverses dégénérations; elle peut s'épaissir, devenir cartilagineuse et même s'encroûter de sucs calcaires, et alors se transformer en tissu d'apparence osseux. D'autres fois, sa cavité est cloisonnée en deux, trois ou un plus grand nombre de loges; ailleurs, elle est seulement parcourue par des brides fibreuses.

Le testicule, s'il n'est pas malade primitivement, peut le devenir; ainsi, on l'a vu s'atrophier dans des hydrocèles anciennes, et se réduire à un très-petit volume. Il est habituellement situé en arrière de la tumeur, mais il faut bien être prévenu qu'il peut se rencontrer en avant ou au milieu.

Les symptômes de l'hydrocèle résultent évidemment des conditions anatomiques que nous venons d'énumérer. Elle se présente ordinairement sous la *forme* d'un ovoïde ayant sa grosse extrémité tourhée en bas, dans d'autres cas, elle est cylindrique, en forme de boudin, ou bien en gourde. Lorsque la cavité de la tunique vaginale est partagée en loges multiples, cette disposition se traduit à l'extérieur par l'aspect inégal et bosselé de la tumeur : mais ces cas sont assez rares. Le *volume* de l'hydrocèle dépend de la quantité du liquide amassé ; tantôt offrant à peine le volume d'un œuf, on l'a vue acquérir et même dépasser les dimensions de la tête d'un adulte. Sa *consistance* dépend aussi de la quantité du liquide et de sa nature, mais principalement de l'état des enveloppes : si la tunique vaginale s'est changée en tissu cartilagineux, l'hydrocèle est solide et résistante. Mais habituellement le palper de cette tumeur donne une sensation de fluctuation bien manifeste, comme si l'on touchait une vessie pleine d'eau. Dans le cas d'hydrocèle congénitale, une compression même légère fait refluer le liquide dans le ventre. Un phénomène fort important et qui est dû au peu d'épaisseur des enveloppes et à la limpidité du liquide séreux, c'est la *transparence*. Si, mettant le malade dans l'obscurité, l'on place une bougie d'un côté du scrotum et que l'on regarde de l'autre, on peut constater cette propriété fort importante pour le diagnostic ; ce mode d'exploration permet aussi d'apprécier la situation du testicule qui forme un point noir en arrière des parties transparentes. Mais on le reconnaît encore mieux par le toucher, en le serrant doucement entre les doigts, à la douleur *énervante* qu'éprouve le malade.

Il est fort important de distinguer l'hydrocèle des diverses tumeurs des bourses, mais surtout du sarcocèle et de la hernie inguinale ; cet examen trouvera place dans l'histoire de ces deux maladies (Voy. *Sarcocèle* et *Hernie*).

L'accroissement de l'hydrocèle se fait tantôt rapidement, tantôt avec lenteur : et quant à sa *durée*, on en a vu qui dataient de quinze, vingt, trente, quarante ans et même plus encore, sans incommoder les malades autrement que par leur volume. Lorsque la tumeur a acquis des dimensions très-considérables, son accroissement se fait aux dépens de la peau de la verge, et celle-ci finit quelquefois par disparaître cachée sous les poils du pénis, et se montre au centre d'une dépression semblable à celle du nombril.

Le pronostic de l'hydrocèle ne saurait être grave, sauf le cas de complication avec un sarcocèle, une hernie, etc. L'hydrocèle congénitale est plus fâcheuse que l'accidentelle.

Quel est le *traitement* de l'hydrocèle ? Il est palliatif ou radical. Dans le premier cas, on se propose seulement de remédier à la gêne que la tumeur occasionne par son volume, lorsque des circonstances, telles que l'âge avancé ou la faiblesse du malade ne permettent pas de tenter l'opération. Alors on se contente de soutenir les bourses avec un suspensoir, ou bien on fait une ponction pour évacuer le liquide. Après cette ponction, il est bon de recouvrir le scrotum de compresses imbibées de liqueur résolutive (sureau ou eau tiède animée avec de l'eau-de-vie camphrée), pour s'opposer au retour trop prompt de la sérosité. On a quelquefois guéri ainsi sans retour. D'autres chirurgiens di-

sent avoir obtenu d'excellents résultats d'applications topiques excitantes sous forme de pommade ou de lotions ; l'iode paraît avoir fourni de bons résultats ; enfin, entre les mains de Dupuytren, le vésicatoire sur les bourses a quelquefois guéri des hydrocèles déjà anciennes. Pour mon compte, j'ai observé un cas dans lequel un vésicatoire, ayant été appliqué après une ponction, il y eut une violente inflammation des bourses suivie d'une cure radicale.

Je ne parlerai pas ici des diverses méthodes en usage dans les siècles précédents, telles que la cautérisation, le séton, l'incision, l'excision, etc.; ces méthodes, sauf certaines circonstances accidentelles, sont généralement abandonnées ; je décrirai seulement en peu de mots la cure par injection, dont l'invention, faussement attribuée à Monro, chirurgien anglais, revendiquée ensuite en faveur d'un certain Lambert de Marseille, remonte à la plus haute antiquité. Le scrotum, étant maintenu d'une main, de manière à faire bien saillir la tumeur, on plonge dans sa partie antérieure et inférieure, en ayant bien soin d'éviter le testicule, l'extrémité acérée d'un trois-quarts garni de sa canule ; on enfonce l'instrument d'une quantité suffisante pour pénétrer dans la poche aqueuse, on retire alors le trois-quarts et on laisse la canule par laquelle le liquide s'évacue. La tunique vaginale, étant parfaitement vidée, on injecte par la canule à l'aide d'une seringue de moyenne dimension, du vin chaud à trente ou trente-deux degrés environ. Cette injection, ayant ramené le scrotum aux dimensions qu'il offrait avant la ponction, il faut s'arrêter, laisser la matière de l'injection quelques minutes en bouchant la canule avec le doigt, puis l'évacuer de nouveau et recommencer à deux reprises. Pendant ces différentes manœuvres, il faut avoir bien soin que la canule n'abandonne pas la cavité de la tunique vaginale, car alors on s'exposerait à injecter le vin dans le tissu cellulaire des bourses, et il en résulterait une violente phlegmasie et la gangrène de ces parties. Pendant les injections, le malade éprouve une assez vive douleur, qui retentit jusque dans le flanc en suivant le trajet du cordon spermatique. Cette injection a pour but de déterminer dans la tunique séreuse du testicule une inflammation qui fasse intimement adhérer ses parois et s'oppose au retour de l'épanchement.

Ce traitement ne saurait convenir pour l'hydrocèle congénitale, car la matière irritante de l'injection pénétrerait dans le ventre, et ferait naître une péritonite, maladie fort grave. On fait rentrer l'eau dans l'abdomen par une pression méthodique ; on applique un bandage semblable à celui des hernies, le trajet s'oblitère et le malade est guéri, ou du moins, si l'hydrocèle reparaissait ensuite, l'injection deviendrait praticable.

2° HYDROCÈLE DU CORDON. Si la sérosité vient à s'épancher dans le tissu cellulaire qui lie les différentes parties du cordon spermatique ou dans de petites vésicules, débris du prolongement péritonéal qui unissait la tunique vaginale à la cavité du ventre, il en résulte ce qu'on appelle l'hydrocèle enkystée du cordon, qui forme dans la région de l'aine une tumeur inégale et bosselée, et dont le traitement est tout-à-fait semblable à celui de l'hydrocèle de la tunique vaginale.

BEAUGRAND,

Docteur médecin, ancien interne des hôpitaux.

HYDROCÉPHALE AIGUE. *(méd.),* s.f. Ce mot, comme l'indique son étymologie grecque, signifie *hydropisie de la tête.* C'est cette maladie si commune dans le premier âge, connue vulgairement sous le nom de *fièvre cérébrale.* Elle est avec le croup un juste sujet d'effroi pour les mères, d'autant plus redoutée, qu'elle moissonne en général les enfants dont l'intelligence est plus précoce, et qui promettaient le plus de joies au cœur paternel :

Quand ils ont trop d'esprit, les enfants vivent peu,

a dit Shakspeare, et par malheur, le nombre des victimes de la fièvre cérébrale, ne justifie que trop la parole du poète.

Les différentes causes qui produisent cette maladie, sont ou prédisposantes ou efficientes. L'âge, ainsi que nous venons de le faire entendre, est certainement en première ligne parmi les causes prédisposantes. Les hydrocéphales aiguës se rencontrent plus fréquemment dans l'enfance, jusqu'à l'époque de la seconde dentition; il résulte de calculs assez nombreux faits à ce sujet, que le maximum de fréquence se trouve dans les sixième, septième et huitième années; à partir de la huitième année, l'affection devient de plus en plus rare, bien qu'on l'observe encore trop souvent vers l'âge de puberté; on la retrouve ensuite dans la vieillesse, car, de même que le vieillard dont l'intelligence faiblit, se rapproche de l'enfant, de même ces deux âges extrêmes se touchent par plusieurs maladies, qui sont communes à l'un et l'autre.

On s'est demandé si l'hérédité avait quelque influence sur le développement de l'hydrocéphale aiguë; et en effet, c'est principalement dans les affections cérébrales, l'aliénation mentale, l'épilepsie, etc., que s'exerce cette loi de transmission qui nous frappe des infirmités de nos pères; mais si l'on a vu dans la même famille plusieurs enfants enlevés chacun à leur tour par la fièvre cérébrale, ces exemples ne sont pas assez fréquents, pour qu'on puisse en rien conclure en faveur de l'action de l'hérédité.

Une autre cause plus positive, c'est l'existence d'une maladie antérieure qui a débilité la constitution. Ainsi, les enfants scrophuleux sont très-sujets; il en est de même des enfants phthisiques. Nous verrons plus loin qu'il existe une espèce d'hydrocéphale, où, après la mort, on retrouve dans les membranes du cerveau ces productions tuberculeuses si terriblement fréquentes dans les poumons des adultes, et qui coïncident alors avec une altération identique dans les organes respiratoires; cette variété d'hydrocéphale est même, à notre avis, la plus commune. Certaines fièvres éruptives, telles que la rougeole, la variole, et surtout la scarlatine qui s'accompagne assez souvent d'hydropisie générale lorsqu'on laisse le malade s'exposer au froid pendant la convalescence, y prédisposent également. Les maladies aiguës de l'estomac et de l'intestin, avec lesquelles coïncident souvent des symptômes cérébraux, se termi-

nent quelquefois dans l'enfance par un épanchement dans les cavités du cerveau. Les épanchements paraissent plus communs chez les filles que chez les garçons, et en général chez les enfants d'une constitution nerveuse et lymphatique, ayant un beau teint, des cheveux blonds ou châtains, et doués de beaucoup d'amabilité et d'intelligence. On remarque aussi que ces enfants ont la tête plus volumineuse et le diamètre transversal du crâne plus étendu; enfin, chez eux, tout indique une prédominance du système nerveux et des facultés intellectuelles, et par conséquent une fâcheuse prédisposition à contracter des maladies du cerveau. Combien de fois, en voyant jouer et folâtrer des enfants à l'œil bleu et vif, aux longs cils, à la chevelure dorée et ondoyante, puis auprès d'eux, leur mère sourire à leurs éclats de joie, combien de fois la pensée amère nous est venue que cette pétulance, ces saillies enfantines, cette exubérance de vie, étaient pour ainsi dire des gages d'une maladie cérébrale, peut-être plus ou moins prochaine et probablement funeste!

L'influence des saisons ne laisse pas de jouer un rôle important dans la production de l'affection qui nous occupe. Non-seulement l'hydrocéphale peut se montrer d'une manière épidémique, mais encore elle sévira dans certaines années, dans certaines périodes, plus que dans d'autres, tandis qu'elle ne se fera pas sentir pendant un temps assez long. Il semble que l'hiver et l'été en offrent moins d'exemples, que le printemps et l'automne, et si l'on s'en rapporte sur ce point à l'autorité imposante de M. Guersant, on verra que ce praticien n'en a pas observé un seul cas pendant les fortes chaleurs.

Plusieurs médecins ont sans doute exagéré beaucoup trop les funestes effets des suppressions de dartres; mais bien qu'on ait fait la part trop large à la répercussion de ces éruptions cutanées chroniques, comme cause d'autres maladies, il n'en est pas moins vrai que cette action est parfois manifeste; et, par exemple, on trouve dans une bonne thèse sur l'hydrocéphale aiguë, soutenue en 1836, par M. Piet, à la faculté de médecine de Paris, on trouve, dis-je, cités trois cas évidents de fièvre cérébrale dûs à la suppression trop brusque de dartres situées au cuir chevelu. Ces faits, quoiqu'ils ne se présentent pas en grand nombre, doivent rendre le praticien très-réservé, sur l'emploi actif des moyens à l'aide desquels il combat les maladies dartreuses chez les enfants; ils doivent aussi servir d'avertissement aux mères qui par une tendresse mal entendue, veulent en finir à toute force avec ces éruptions rebelles, qui menacent la beauté de leurs filles, courant ainsi le risque de payer bien cher des sacrifices faits à une puérile coquetterie.

Toutes les causes débilitantes en général, et plus particulièrement celles qui agissent directement sur le cerveau, prédisposent plus constamment à cette maladie, et la considération suivante le prouve : l'hydrocéphale qui se développe dans un âge plus avancé, se montre moins fréquemment parmi les habitants des campagnes que parmi ceux des villes, et ceux qui sont endurcis aux travaux du corps, y sont beaucoup moins sujets que ceux qui exercent plus leur esprit et leur imagination, que leurs facultés physiques.

Les émotions morales ne sont pas non plus sans action : chez les enfants dont les sensations sont si vives, les émotions si rapides et si fortes, bien que la cause en soit en général si légère, on a vu plus d'une fois un accès de colère, un violent emportement être suivi de fièvre cérébrale; la fibre nerveuse est chez eux si tendre qu'elle brise au moindre effort. Combien n'en voit-on pas à cet âge impressionnable, qu'un rien exaspère et met en fureur ! à la moindre contrariété, ils trépignent, ils poussent des cris affreux, leur figure rougit et palit tour-à-tour, et ils finissent par tomber dans des convulsions ; cette espèce de folie est courte d'ordinaire, mais que l'accès dure un peu plus, que la congestion cérébrale qui en est l'effet, persiste; et la fièvre cérébrale pourra s'allumer. Une frayeur subite a parfois amené le même résultat : plusieurs faits viennent à l'appui de cette assertion : une petite fille est témoin de la mort de sa mère; presque immédiatement après elle est prise d'hydrocéphale aiguë. Un garçon de sept ans, étourdi, remuant, s'essaie à descendre d'un cinquième étage en glissant le long d'une corde qui lui brûle les mains ; il s'effraie, jette les hauts cris, on le saisit par une fenêtre au milieu de sa descente aérienne, et dès ce même jour il est pris de tous les symptômes d'une fièvre cérébrale dont il meurt. MM. Parent et Martinet rapportent dans leur ouvrage sur la méningite, l'histoire d'une jeune fille de sept ans qui, après avoir été maltraitée et menacée par une de ses maîtresses d'être renfermée dans un cabinet noir, fut prise aussitôt de convulsions; sa figure devint hébétée et elle ne répondit plus aux questions que par des larmes. Les jours suivants, tous ces symptômes acquirent plus d'intensité, les convulsions redoublèrent de fréquence, et le cinquième jour la fièvre cérébrale était déclarée.

Dans un cas tout récent, M. Guersant a vu des symptômes cérébraux mortels se développer sous l'influence de la masturbation.

Enfin, pour terminer ce qui a rapport aux causes de cette maladie, nous dirons que dans certains cas, elle a paru manifestement succéder à des violences extérieures: un coup, une chute sur la tête, ont pu la déterminer, et, entre autres faits, Th. Bonet raconte dans son répertoire si curieux, (Sepulchretum) celui d'un enfant qui fut pris d'hydrocéphale après avoir été roulé dans un tonneau par un de ses camarades.

Symptômes. Première période. Quelle qu'ait été la cause déterminante, la maladie est en général précédée de symptômes qui sans être caractéristiques, doivent tenir éveillée l'attention du médecin. Presque toujours le début est insidieux et réclame toute la vigilance de l'homme éclairé qui doit être appelé, sitôt que les yeux maternels, d'ordinaire si clairvoyants, ont entrevu le danger. L'enfant paraît avoir un malaise général, on remarque de la nonchalance dans ses mouvements, dans ses réponses; ses jeux n'ont plus d'attraits pour lui; au lieu de courir, de sauter, au lieu d'être bruyant et babillard, il est tranquille, taci-

turne, morose; il prend nonchalamment un tabouret vient s'asseoir contre les genoux de sa mère, en se rapprochant d'elle comme s'il avait froid; il y a dans sa démarche une sorte de langueur et d'incertitude tout-à-fait singulière; il se plaint de temps en temps, porte la main à sa tête qui lui fait mal. Cette céphalalgie, cette tristesse inaccoutumée persistent. Quelques jours après surviennent des vomissements : c'est le premier symptôme qui ait de ce moment le médecin doit être sur ses gardes. A ceux qui ne savent point ou qui sont inattentifs, ces vomissements font croire que l'estomac est en jeu, qu'il existe une inflammation de cet organe, et vite d'attaquer le mal à l'épigastre, là où il n'est point. Cette souffrance n'était que sympathique, et, trompés par ce mensonge, ils perdent un temps précieux à frapper à côté de la maladie. Pour ne point se laisser abuser de la sorte, il faudra se souvenir que ces vomissements, sur l'importance desquels nous insistons avec intention, ne s'accompagnent pas de la rougeur ni de la sècheresse de la langue, ni de la douleur au creux de l'estomac qui caractérisent la gastro-entérite, à moins qu'il n'y ait une complication. Ils coïncident ordinairement avec les élancements douloureux de la tête, ont souvent lieu sans effort, et presque toujours on observe en même temps une constipation opiniâtre.

L'hydrocéphale aiguë débute encore par d'autres phénomènes, tels que des horripilations vagues ou un frisson plus ou moins intense suivi de chaleur et d'accélération du pouls. La céphalalgie est vive et se fait sentir tantôt au front, tantôt en arrière ou sur le sommet de la tête : elle s'accompagne de somnolence. Elle est continue, mais augmente par accès de courte durée qui arrachent quelquefois aux enfants des cris particuliers, des criailleries traînantes qui semblent sortir de la tête, et qui ont été regardés comme caractéristiques par certains auteurs. Ces cris *hydrencéphaliques* comme les a appelés M. Coindet de Genève, sont tantôt l'expression évidente de la douleur, car l'enfant promène vaguement les mains sur son front; tantôt ils lui échappent au milieu d'un calme parfait, sans qu'il sorte de son immobilité, et le repos de son corps contraste avec ses plaintes. Elles semblent alors plutôt l'effet d'une habitude ou d'une manie que la traduction d'une véritable souffrance, puisqu'à l'instant même où le petit malade se plaint davantage, il répond qu'il se trouve bien. Poussées par intervalles, elles s'éteignent en dégénérant en un murmure sourd, ou font brusquement place à l'assoupissement et à une tranquillité complète. Dans cet état d'abattement et de somnolence, il grince souvent des dents, ou mâchonne, comme s'il avait quelque chose dans la bouche.

La figure exprime toujours la douleur; les malades froncent les sourcils et le sillon qui se porte des ailes du nez vers la commissure des lèvres. Ils ne sortent de l'état de somnolence et de coma que pour s'agiter, se plaindre et quelquefois délirer. C'est presque toujours un délire tranquille, une sorte de rêvasserie calme, accompagnée de mots sans suite, mal articulés, entremêlés d'un marmottement sourd. Les mouvements qu'on imprime au corps réveillent et augmentent les douleurs de tête. La tête est pesante et se renverse quelquefois en arrière, comme si elle était entraînée par son propre poids. La face est souvent un peu gonflée, tantôt colorée, tantôt pâle, et ces changements brusques de coloration coïncident ordinairement avec les élancements douloureux dans la tête. Les paupières sont presque constamment fermées dans cette première période, parce que les yeux sont très-sensibles à la lumière, et si on cherche à les soulever, même dans l'état de somnolence, le malade les contracte avec force. Les pupilles sont tantôt très-dilatées, tantôt très-resserrées et souvent agitées d'une oscillation évidente. On observe aussi quelquefois, dès cette première période, de légers mouvements convulsifs dans les muscles de la face et des yeux ; mais c'est surtout dans la seconde et la troisième période que ces symptômes se rencontrent le plus ordinairement. La fréquence du pouls dans cette première période, s'accompagne déjà d'une respiration le plus souvent lente et irrégulière. Il est rare que les urines s'écoulent involontairement alors, à moins que la maladie ne soit portée à un très-haut degré et le coma très-profond. Coindet a attaché une grande importance à l'urine qui présenterait un dépôt blanchâtre, farineux, et une pellicule brillante et micacée à sa surface. Mais ce dernier signe est loin d'être constant : les urines déposent beaucoup dans cette maladie, comme dans toutes celles où la sécrétion urinaire est peu abondante, et à cause de la quantité de sels calcaires qui y sont contenus, dans l'enfance particulièrement.

2ᵉ *Période.* Cette période est caractérisée par l'accroissement de tous les symptômes et surtout des symptômes nerveux ; la céphalalgie devient souvent alors plus intense et plus aiguë, la somnolence plus profonde, portée quelquefois jusqu'à un assoupissement complet. A cet état se joint fréquemment une diminution notable de la sensibilité dans une partie quelconque du corps. La face et les membres sont agités de mouvements convulsifs, de soubresauts des tendons, les yeux sont affectés de strabisme ; les pupilles, dilatées ou contractées, oscillent d'une manière remarquable, quelquefois les yeux restent tout grands ouverts pendant le sommeil, ou bien l'un est fermé, tandis que l'autre est ouvert. La chaleur de la tête est presque toujours très-élevée et s'accompagne de rougeur, surtout pendant la durée des exacerbations qui reviennent fréquemment et avec beaucoup d'irrégularité ; mais le reste du corps est rarement très-chaud, les malades même se plaignent quelquefois du froid et se cachent sous leurs couvertures. Les symptômes les plus caractéristiques de cette seconde période se rencontrent dans le pouls ; il est souvent, comme nous l'avons annoncé, très-lent, très-irrégulier et tombé même au-dessous de l'état naturel. Si le pouls reste plus fréquent que dans l'état ordinaire, il est rare au moins qu'il ne devienne pas très-irrégulier. L'irrégularité du pouls coïncide en général avec une inégalité très-grande dans les inspirations. Elles s'accélèrent par moment, deviennent très-courtes, et bientôt après sont suivies d'une longue inspiration suspirieuse, après laquelle la

respiration semble suspendue pendant quelque temps. Cette période est ordinairement la plus longue. Quand la maladie marche d'une manière peu aiguë, elle peut durer douze à quinze jours.

Troisième période : terminaison fatale de la maladie. Quand on n'a pas été assez heureux pour combattre le mal dès le principe, quand on a méconnu sa gravité, ou qu'on l'a attaqué faiblement, cette funeste terminaison est presque inévitable : la troisième période commence, et elle est toujours beaucoup plus courte que la seconde. La céphalalgie a complètement cessé, et est souvent remplacée par le coma le plus profond, qui n'est troublé que par les agitations convulsives des membres, de la face et par les grincements de dents. Le pouls est très-fréquent, très-régulier, la respiration égale est en rapport avec la circulation ; mais elle devient souvent râlante à l'approche de la mort. Les yeux sont injectés, les pupilles largement dilatées, tout-à-fait insensibles à la lumière. La déglutition est alors très-difficile à cause du resserrement des mâchoires, et presque toujours l'ingestion des liquides dans l'œsophage, détermine de la toux, et une sorte de régurgitation accompagnée de nausées, parce que les liquides tombent en partie dans le larynx. Les exacerbations sont accompagnées en général d'une grande chaleur de la peau, de rougeur à la face et de sueur. Mais à mesure que les forces s'affaiblissent, les sueurs deviennent froides, et le refroidissement des extrémités avec une respiration râlante, termine cette scène de douleur, à moins que de violentes convulsions n'accélèrent le terme de la vie.

Diagnostic. Certes s'il est possible d'arrêter le mal à son début, l'importance de le reconnaître à sa naissance est de première nécessité, et l'on ne saurait donner des règles trop précises sur la valeur des symptômes de l'hydrocéphale aiguë, et sur les différences qui la séparent d'autres affections au premier abord semblables.

Nous insisterons encore sur le symptôme qui donne l'éveil un des premiers : pour juger ce que vaut ce symptôme lorsqu'il se présente à notre observation, on peut se demander quelles sont les maladies qui le provoquent dans la seconde enfance, et l'on trouve la gastrite, le catarrhe pulmonaire, la coqueluche, la variole et les vers. Si donc, chez un enfant vacciné ou qui a eu la petite vérole, chez un enfant qui digère bien et ne tousse pas, il survient des vomissements accompagnés de mal de tête, il y a lieu de craindre l'invasion très-prochaine d'une fièvre cérébrale.

Avec de l'attention, on ne confondra pas les symptômes de l'hydrocéphale avec ceux que déterminent la présence des vers. En effet, la céphalalgie, la dilatation des pupilles, les vomissements, les convulsions même qui dans quelques cas, sont dus à la présence des vers, n'offrent qu'une durée passagère, ne sont point ordinairement précédés et accompagnés d'un mouvement fébrile et d'une respiration inégale et suspirieuse, et enfin ne représentent qu'une analogie momentanée avec la marche successive des symptômes que nous avons tracés longuement. Les mêmes considérations s'appliquent aux convulsions que la dentition détermine, et qui alarment mal à propos le praticien inexpérimenté. D'ailleurs l'examen de la bouche, ne devra jamais être négligé, dans les cas où l'on soupçonnerait l'existence de cette condition physiologique.

Certaines formes de la maladie complexe, connue autrefois sous les noms de *fièvre putride, maligne, nerveuse,* etc., et décrite de nos jours sous la dénomination de fièvre typhoïde, se rapprochent pour les phénomènes extérieurs de l'hydrocéphale aiguë; les signes d'excitation cérébrale sont à peu près les mêmes au début des deux maladies; mais la marche en est ensuite différente. Dans la fièvre nerveuse, l'agitation, l'anxiété, les spasmes, le délire et les soubresauts des tendons, alternent souvent très-promptement avec un calme trompeur, et quelquefois même un véritable sommeil; dans la fièvre cérébrale au contraire, il y a peu d'agitation et les mouvements convulsifs coïncident avec un état de somnolence ou de coma très-prononcé. Ces symptômes sont plus ou moins permanents dans l'hydrocéphale, et rarement on observe d'intermittence ou de calme parfait, excepté dans la première période. Dans la fièvre nerveuse, les lésions fonctionnelles du système nerveux sont plutôt le résultat d'une véritable perturbation, tandis que dans l'autre elles sont dues à une altération plus profonde et qui frappe les organes dans leur tissu. Du reste, les symptômes fournis par les autres fonctions, celles de la respiration, par exemple, et de la digestion, serviront à tracer une ligne plus nette de démarcation entre ces deux fièvres, puisque dans la fièvre nerveuse il y a presque toujours de la diarrhée et de la toux, phénomènes qui manquent, le premier surtout dans la fièvre cérébrale.

Enfin, des accès de fièvre intermittente pernicieuse céphalique, où se montreraient des accidents comateux, pourraient simuler l'hydrocéphale; mais l'intermittence régulière ou irrégulière des attaques, l'état de santé presque naturel dans l'intervalle, devront éclairer le médecin et l'engager à donner aussitôt et à haute dose ce médicament précieux (le sulfate de quinine), qui, manié habilement, fait cesser les accidents d'une manière si énergique et si prompte.

Le diagnostic sera plus difficile et demandera la plus scrupuleuse attention dans les cas complexes. Ainsi les complications de la fièvre cérébrale avec des maladies des organes de la digestion ou de la respiration, sont assez fréquentes, et ces complications modifient nécessairement les caractères propres à l'hydrocéphale. Il n'est pas rare de la voir succéder à une gastro-entérite, ou compliquer cette affection abdominale; on la rencontre quelquefois aussi avec la fluxion de poitrine. Il est plus commun encore de voir les enfants poitrinaires, être pris de fièvre cérébrale, et après la mort on trouve dans les membranes de leur cerveau, des productions tuberculeuses analogues à celles qui se rencontrent dans leurs poumons. On sait que la phthisie fait le désespoir de la médecine, qui, trop souvent impuissante pour la guérir, se borne à en suspendre ou bien à en mitiger les ravages; énoncer l'existence fréquente de cette complication, c'est faire sentir tout le danger de la fièvre cérébrale, puisque c'est montrer le malheureux enfant en proie alors à deux maladies, dont une seule suffirait pour l'enlever.

Dégagée de ces complications, la fièvre cérébrale est encore une affection extrêmement grave, mais au moins dans cet état de simplicité, reste-t-il quelque espoir au médecin si l'on réclame à temps ses secours.

Traitement. Que cet espoir soit fondé ou non, le devoir du praticien est d'agir, et de toutes ses forces. Il n'y a point de maladie dans laquelle il soit en effet plus pressant d'agir que dans celle-ci : le plus léger retard est alors bien plus fâcheux que dans toute autre inflammation de même nature. Cette temporisation sage en d'autres circonstances, et que plusieurs médecins (*Cunctatores*) adoptent comme méthode générale, serait ici plus qu'une faute, ce serait un crime. Si on laisse arriver l'inflammation à la période de suppuration, et qu'il ne s'opère pas une prompte résorption, elle entraîne presque nécessairement une terminaison mortelle. Aussi dès qu'on peut soupçonner une fièvre cérébrale, la méthode dite antiphlogistique, graduée suivant les forces et l'âge du sujet, doit être vigoureusement appliquée. Les saignées générales sont presque toujours préférables aux saignées locales par les sangsues et les ventouses scarifiées. On pratiquera d'abord une saignée au bras, au pied ou à la jugulaire. On aura recours, si ces moyens sont insuffisants ou impraticables, à des applications de sangsues aux tempes, derrière les oreilles, sur les parties du cou, à la base du crâne ou à la nuque, suivant le siège des douleurs et les probabilités que l'affection occupe telle ou telle région. Les saignées doivent être secondées par un régime sévère, des boissons très-légères, adoucissantes ou acidulées, des lavements émollients ou laxatifs. On emploiera en même temps des révulsifs sur les extrémités inférieures, les pédiluves , les cataplasmes chauds légèrement sinapisés. Il est nécessaire que la proportion de moutarde ne soit pas assez considérable pour exciter une vive douleur, qui, réagissant sur l'état général, augmenterait indubitablement la fièvre et l'afflux du sang vers le cerveau. Les applications froides et même glacées doivent être constamment et soigneusement continuées sur la tête, tant qu'il y a beaucoup de chaleur et de réaction. Lorsque ces moyens échouent, il faut se hâter, dès la première période, de recourir aux affusions froides sur la tête et le tronc. Ce moyen dont nous avons vu de très-heureux effets, est employé avec plus de succès au moment des exacerbations. La température de l'eau et la durée de l'affusion seront réglées avec soin d'après les forces du malade et son tempérament : elle doit toujours être courte, de deux à trois minutes pour commencer ; on en augmentera ensuite la durée, si les résultats sont évidemment avantageux. Si les affusions sont sans effet, ou n'ont pas pu être mises en usage à cause de l'état de la poitrine ou par d'autres raisons, les dérivatifs sur le canal intestinal tels que le calomel ou l'émétique à haute dose, peuvent être utilement employés, pourvu toutefois que les organes de la digestion ne soient pas malades.

Dans la seconde période de l'hydrocéphale, lorsque le pouls est devenu très-lent, et lorsque la somnolence s'accompagne de phénomènes nerveux très-graves, les émissions sanguines et les bains d'affusions sont ordinairement plus nuisibles qu'utiles; il faut employer un séton à la nuque ou un vésicatoire sur la tête. Ce dernier moyen nous a quelquefois procuré des guérisons presque miraculeuses, mais dans des cas malheureusement trop rares!

La thérapeutique, dans la troisième période, se borne uniquement à combattre les symptômes spasmodique, et à favoriser toutes les évacuations, mais cette médecine palliative est presque toujours impuissante; les frictions éthérées et camphrées modèrent parfois un peu les mouvements convulsifs. Quant aux purgatifs, ils ne sont plus alors d'aucun effet; ils ne tendent qu'à affaiblir le malade et à accélérer sa fin. La suppuration des vésicatoires sur la tête, qu'on excite en les pansant avec l'onguent napolitain est le moyen qui offrirait peut-être le plus de chance de succès, s'il en existait encore dans un état aussi fâcheux.

Lorsqu'on a été assez heureux pour se rendre maître de la maladie, long-temps encore il faut insister sur l'usage d'un régime sévère et d'aliments peu excitants, tenir d'ailleurs la tête fraîche et découverte; interdire toute espèce de travail intellectuel, user fréquemment de bains frais, d'applications réfrigérantes sur la tête, surveiller avec soin la liberté du ventre, et quelquefois établir un exutoire à demeure, soit au bras, soit à la jambe.

Hydrocéphale chronique. Si le mot hydrocéphale aiguë, employé pour désigner la *fièvre cérébrale*, (*méningite*) que nous avons décrite plus haut, manque de précision en ce sens que la quantité plus ou moins considérable d'eau sécrétée dans le crâne est seulement un accessoire et non pas une condition indispensable de la maladie, il n'en est pas de même du mot hydrocéphale chronique: là en effet, sans l'accumulation du liquide dans la cavité crânienne, la maladie n'existerait plus: la sécrétion aqueuse n'est plus un accident, c'est l'essence même de l'affection. Cette eau, qui déforme la tête, qui comprime la substance cérébrale, est l'unique cause des désordres phénoménaux. Dans l'hydrocéphale aiguë vous pourriez donner issue au liquide que vous ne remédieriez à rien; d'autres produits morbides existent et amèneraient tout aussi fatalement une terminaison funeste. Dans l'hydrocéphale chronique, qui n'est pas de naissance, s'il était possible de faire disparaître la sérosité avant qu'elle eût détruit la substance cérébrale, la guérison s'opèrerait.

Pourquoi de l'eau se forme-t-elle ainsi dans le crâne? La solution de ce problème n'a pas encore été donnée. Il est cependant une loi de notre organisation qui peut rendre raison de l'hydrocéphale congéniale, c'est que partout où manque la substance du cerveau elle doit être remplacée par de la sérosité. Mais dans les cas où le cerveau n'est privé d'aucune de ses parties, où il n'y a pas eu d'arrêt de développement, l'explication est plus difficile; on remarquera toutefois que cette énorme accumulation d'eau, est souvent l'exagération de la quantité de liquide céphalo-rachidien qui existe à l'état normal, à toutes les époques de la vie intra

et extra-utérine, ainsi que l'a démontré M. Magendie. L'étude des évolutions de notre organisme, a même fait voir qu'il était plus abondant lors des premiers temps de la formation des centres nerveux qu'à toute autre époque. Quand l'enfant passe de la vie végétative qui était son partage dans le sein de sa mère à une vie nouvelle et plus compliquée, il est soumis à l'influence des agents extérieurs, et sa tête devient alors le centre d'une perpétuelle activité. Enfin l'on conçoit qu'une prédominance de l'exhalation sur l'absorption fasse pleuvoir la sérosité à l'intérieur de la boîte osseuse, et s'oppose ensuite à sa disparition.

Si le mécanisme de la sécrétion aqueuse est entouré de mystère, les médecins ont au moins noté quelques circonstances qui ayant coïncidé souvent avec elle, doivent être regardées comme causes occasionnelles ou déterminantes. Ils ont fait une première section de l'hydrocéphale que l'enfant apporte en naissant et qui est liée à un état d'imperfection de l'organe de l'intelligence, état incompatible avec la vie. Une seconde division embrasse les cas où la maladie se montre après la naissance. Que l'hydrocéphale appartienne à l'une ou à l'autre de ces sections, les influences qui provoquent son développement dépendent tantôt de la mère tantôt de l'enfant. Ainsi, que la femme qui parcourt les périodes de la gestation, soit soumise à des émotions morales vives, que des chagrins violents l'assiègent, qu'une terreur subite vienne à bouleverser son âme, qu'elle soit pendant cette époque affectée de maladies diverses, qu'il y ait dans son économie une prédominance de liquides, que, par exemple, les eaux de l'amnios où le fœtus baigne durant neuf mois, soient très-abondantes; que, pendant la grossesse elle se serre trop, dans des vues de coquetterie ou dans des vues coupables, comme on le voit chez les filles mères, lesquelles donnent le jour à plus d'hydrocéphales que les jeunes mariées; qu'elle ait attendu trop long-temps pour concevoir, que trop tard *dulces natos, veneris vel proemia nôrit,* qu'elle se soit unie à un homme dont l'âge ou les débauches ont diminué les forces ou qui s'adonne habituellement à l'ivrognerie, enfin surtout qu'elle ait déjà mis au monde des hydrocéphales, elle sera, au dire des auteurs, prédisposée plus qu'aucune autre à mettre au monde un être maladif et monstreux; Franck raconte l'histoire d'une femme qui devint mère de sept hydrocéphales, et le médecin allemand Goëlis parle d'une autre qui en aurait procréé neuf!

D'autres fois c'est sur l'enfant lui-même que la cause a porté son action. Ainsi, indépendamment des cas où l'hydrocéphale tient à un vice dans l'organisation du système nerveux, des violences exercées sur la tête du nouveau né pendant la parturition, l'entortillement du cordon ombilical autour de son cou; puis, après la naissance, la dentition, la présence des vers, les irritations abdominales, la suppression des éruptions du cuir chevelu et tout ce qui peut amener l'inflammation des membranes du cerveau, toutes ces circonstances fâcheuses sont considérées comme productrices de la maladie qui nous occupe. On a dit également que l'ébranlement du cerveau par des coups, des chutes, des secousses et même par un bercement immodéré qui étourdit l'enfant, agissaient parfois de la même façon. La coïncidence des scrofules avec l'hydrocéphale ont été aussi remarquées. Il n'est pas jusqu'aux boissons excitantes données avec profusions dans le premier âge, que l'on n'ait accusées de résultats semblables, Goëlis rapporte qu'un médecin trop fanatique de la doctrine de Brown qui fait jouer dans nos maladies un si grand rôle à la faiblesse, distribuait largement à ses enfants, dès leur naissance, du vin de Malaga et du vin chaud avec de la cannelle, et il ajoute que tous mouraient hydrocéphales. Deux vivandières qui voulaient habituer leur progéniture à l'eau de vie, réussirent seulement à leur donner une hydrocéphale. Quoiqu'on doive taxer d'exagération l'influence trop exclusive attribuée à un grand nombre des causes que nous venons d'énoncer, on ne saurait cependant les contester entièrement, et nul doute que plusieurs fois elles n'aient dû entrer en ligne de compte dans l'appréciation du mode de production de l'hydrocéphale.

Les médecins ont distingué avec raison l'*hydrocéphale externe*, c'est-à-dire, celle où le liquide est contenu en dehors de la boîte osseuse, entre l'os et les enveloppes qui le recouvrent extérieurement, et l'*interne*, celle où la sérosité est à l'intérieur du cerveau. La première est sans gravité, si elle existe seule, tandis qu'il en est tout autrement de la seconde. Voici quels sont les signes qui annoncent la présence de cette dernière : ce qui frappe d'abord, dans l'hydrocéphale, les gens du monde plus encore peut-être que les médecins, c'est l'augmentation du volume de la tête. Quelquefois, sans doute, la tête a conservé sa grosseur ordinaire; par exception même, elle est plus petite et s'élève en forme de pain de sucre ; mais dans l'immense majorité des cas, ses dimensions ont singulièrement augmenté. Le crâne est très-grand, la face au contraire fort petite, ce qui donne à la physionomie l'aspect le plus bizarre. Il y a dans l'histoire de la médecine des faits incroyables de développement énorme de la tête. On a vu des nouveau-nés dont le crâne présentait quinze, vingt, et jusqu'à trente-un pouces de circonférence, de sorte qu'avec leur tronc grêle et leurs membres atrophiés, ils ressemblaient (qu'on nous pardonne cette triste mais exacte comparaison) à ces grotesques dont la tête colossale repose sur le corps le plus exigu. Cette amplitude des os crâniens n'est pas régulière, en sorte que ces pièces osseuses, au lieu de former un ensemble aux contours symétriquement arrondis, alors qu'elles sont unies et maintenues par leurs engrenages, séparées, éloignées, font des saillies plus ou moins fortes, en devant, en arrière ou latéralement, quelquefois même dans une seule moitié. L'inégalité du crâne et de la face sert à distinguer la tête d'un hydrocéphale de celle d'un géant, chez lequel tous les os sont taillés généralement sur de plus grandes proportions. Cette difformité de l'enfant est monstrueuse; elle n'afflige pas seulement le cœur de la mère qui a donné le jour à cette malheureuse créature, elle répugne à tous les yeux, elle

fait peine à voir, et l'on conçoit difficilement comment on a quelquefois spéculé sans pudeur sur la curiosité publique pour montrer dans des exhibitions un si hideux spectacle. Le dernier hydrocéphale qui fut ainsi montré à Paris pour de l'argent venait de Porto-Rico. Il fut présenté à l'Académie des Sciences, il y a cinq ou six mois, par un médecin du pays qui n'eut pas honte de laisser exploiter l'infirmité de ce pauvre petit être souffreteux, et de le faire promener dans les foires où sans doute il sera mort victime de la cupidité de son maître.

La sérosité qui déforme la tête, en pressant sur la substance cérébrale, détruit le jeu de l'organe encéphalique. L'intelligence est obtuse; l'enfant est porté à la somnolence; il est apathique et le plus souvent triste; quelquefois il oublie les mots au moment de parler, il balbutie, ou sa langue semble paralysée. «Les hydrocéphales, dit Goëlis, ont une manière particulière d'exprimer leurs passions; s'ils sont en colère, ou s'ils veulent témoigner leur joie, ils sautent plusieurs fois en l'air, les deux pieds étendus, les bras pendants le long du corps, les mains fléchies en nacelle; ils rient avec extase, ou crient avec véhémence.» Le malade ressent dans la tête de la douleur, de la pesanteur; il éprouve des vertiges : ses sens sont affaiblis, la vue surtout, qui se perd complètement à une période plus avancée; l'olfaction est pervertie, et de fausses sensations, telles que celles de la fumée, du linge brûlé, etc., sont perçues. La démarche est chancelante; l'enfant ne peut se tenir sur ses jambes, à chaque instant il manque de tomber, soit que la tête trop lourde emporte le reste du corps, soit que le cervelet, regardé par plusieurs physiologistes comme le régulateur des mouvements musculaires, n'exerce plus ses fonctions. L'appétit est conservé, quelquefois même il est vorace; mais la nourriture, non plus que le sommeil, ne profitent pas à l'enfant qui est maigre et chétif. Parfois la digestion se fait mal, et des vomissements opiniâtres se déclarent : ce dernier symptôme, ainsi que l'agitation convulsive des muscles de la face, des yeux, le tremblement des membres, les mouvements automatiques, la catalepsie momentanée observée rarement, appartiennent plutôt à une complication, à une inflammation des méninges ou de la pulpe cérébrale, qu'à l'hydrocéphale elle-même.

Dans une seconde période de la maladie, tous les phénomènes dont nous venons de tracer le tableau sont exagérés : la diminution de l'intelligence devient idiotisme, la faiblesse de la vue, cécité complète ; les yeux sont insensibles à la lumière, les pupilles dilatées ; l'enfant n'entend pas; ne parle pas ; sa figure est l'image de la stupidité; il ne peut ni marcher, ni se tenir debout, il repose dans son lit les pieds croisés, collés l'un sur l'autre, les cuisses fléchies sur le ventre, ou bien il est couché sur le visage, le nez enfoncé dans l'oreiller. Quelques-uns exécutent continuellement des mouvements de flexion et d'extension de la tête, ou un mouvement de droite à gauche; d'autres portent sans cesse leurs doigts à la bouche et les rongent. La déglutition est difficile, l'estomac rejette les aliments ingérés; les dents jaunâtres et sales se carient avec la plus grande rapidité; toutes les sécrétions sont supprimées, excepté celles des glandes salivaires qui fournissent une mucosité qui s'échappe presque incessamment de la bouche béante; il y a de la constipation; les urines sont rares, mais sans caractère particulier, bien qu'un auteur ait parlé d'urines avec un dépôt semblable à de la craie : parfois elles sont involontaires ainsi que les selles. Enfin, le pouls devient petit et misérable, le refroidissement de la peau et des extrémités commence, et le malade meurt tantôt avec des phénomènes d'asphyxie, tantôt avec des accidents apoplectiques ou de fièvre cérébrale.

L'époque où l'hydrocéphale apparaît est variable : elle commence, ou chez l'embryon, ou peu d'heures, peu de jours, peu de mois après la naissance. On a observé la rupture spontanée du crâne du fœtus dans l'utérus, et alors l'enfant est mort au moment où il venait à la lumière. Dans le sein maternel, il vivait de la vie de sa mère, et il succombe au moment où il se sépare d'elle.

Les altérations rencontrées après la mort chez les enfants qui ont succombé à l'hydrocéphale chronique, rend parfaitement compte des accidents observés pendant la vie. C'est l'organe dont le jeu complet et régulier place l'homme à la tête des êtres créés, qui est en souffrance, et alors s'expliquent ces désordres de l'intelligence, cette stupidité qui dégrade le malheureux attaqué d'hydrocéphale ; le cerveau est comprimé par le liquide, et gêné mécaniquement dans son action. Il est aplati ; sa cavité intérieure est distendue de plus en plus, jusqu'à ce que les circonvolutions se déplissent et se transforment en une poche extrêmement mince. Il paraîtrait cependant, on s'en est assuré en pesant, que la même substance cérébrale existe, qu'elle n'est pas détruite, ni altérée dans sa structure intime, mais seulement prodigieusement distendue. Il en est de même des os qui sont quelquefois réduits à l'épaisseur d'une feuille de papier, transparents et cédant sous le doigt; dans des cas plus rares, ils sont au contraire épaissis ; parfois les engrenages qui terminent les différentes pièces osseuses dont l'ensemble constitue la boîte crânienne n'existent plus : les sutures ont totalement disparu, et cette confusion rapproche alors la conformation du crâne humain de celle des cétacés, des poissons et des oiseaux, où les compartiments du crâne forment un tout continu, sans ligne de démarcation. L'hydrocéphale chronique peut exister seule, ou coïncider avec plusieurs vices de conformation, tels que le bec-de-lièvre, la division de la voûte du palais, ou divers arrêts de développement des organes intérieurs. Quelquefois il y a en même temps de l'eau dans le canal de la moëlle épinière, qui communique avec celle des ventricules cérébraux qu'on peut regarder alors comme un grand réservoir. Morgagni cite un cas de ce genre où l'on fit une ponction près du coccyx, et la sérosité s'écoulant par cette voie inférieure, la guérison eut lieu.

La quantité du liquide encéphalique varie beaucoup, depuis quelques cuillerées jusqu'à une pinte et plus. Les chimistes ne sont pas d'accord sur sa composition intime, et principalement sur les proportions de ses éléments divers; il y a sur 100 parties, 98 à 99 d'eau, plus de l'albumine, des sels, surtout l'hydrochlorate de soude, un peu d'osmazome, etc.

Nous avons décrit les phénomènes qui annoncent l'hydropisie du cerveau, et nous avons donné comme un des signes les plus certains de la maladie, le développement anormal de la tête et la vacillation des muscles avec l'impuissance de tenir le corps en équilibre; quand ces deux phénomènes existent, il est difficile de se tromper sur le diagnostic de l'affection ; il faut toutefois se rappeler que le rachitisme, en épaississant de deux à cinq lignes les os du crâne, pourrait simuler l'hydrocéphale : nous avons vu plus d'une fois commettre cette erreur. Quelques auteurs comprenant de quelle importance il était, pour l'heureuse terminaison de l'accouchement, de reconnaître dans l'utérus même, l'hydrocéphale congéniale, afin de savoir si la tête de l'enfant ne serait point arrêtée au passage, ont essayé de donner quelques moyens de deviner l'existence de l'hydropisie du cerveau; mais nous pensons qu'ils se sont fait illusion ; tout au plus pourrait-on conjecturer l'hydrocéphalie du fœtus, si déjà la mère avait mis au monde plusieurs enfants affligés de cette monstruosité.

L'hydrocéphale chronique est une affection extrêmement grave; pour celle qui est congéniale, il n'y a pas d'exemple avéré de guérison, surtout si quelque partie du cerveau manque ; presque tous meurent dans le sein maternel, soit lors de l'accouchement, soit peu de temps après la naissance. Cette gravité du mal n'avait pas échappé aux anciens maîtres de l'art, Hippocrate, Galien, etc., car depuis que le monde existe, ce sont presque toutes les mêmes infirmités qui déciment l'espèce humaine, Il est cependant des cas où la guérison a été obtenue par les secours de la médecine; et dans d'autres cas, la sécrétion aqueuse se maintenant dans des limites modérées, les malades ont pu vivre de longues années. On a vu des hydrocéphales atteindre l'âge de vingt-huit ans ; Gall parle d'un individu qui vécut cinquante-quatre ans, et Goëlis en cite un autre dont la déplorable existence se prolongea jusqu'à soixante-dix-neuf ans.

Préserver l'enfant de l'hydrocéphale, lorsqu'on peut la prévoir; la guérir quand elle s'est développée; pallier le mal quand la guérison est impossible, tel est le triple problème à la solution duquel le médecin doit travailler, et malheureusement, mille difficultés s'opposent à l'accomplissement de sa tâche. Il est évident d'abord que l'hydrocéphale congéniale qui dépend d'une aberration dans les lois de notre organisme, est par cela même incurable ; quant à celle qui est acquise, la connaissance des causes qui président à son développement, est encore trop peu avancée pour que l'art médical puisse avoir des moyens efficaces de combattre son apparition. La liste des médicaments proposés pour la guérison, serait interminable, et cette multiplicité même des remèdes, prouve que la science n'est pas arrivée à en trouver un seul bon. Les diurétiques, les purgatifs, les sudorifiques, ont été employés dans le but de contrebalancer par une sécrétion abondante de l'appareil urinaire, du tube digestif, ou de l'enveloppe cutanée, l'exhalation exagérée de la membrane du cerveau. Des remèdes bizarres ont été préconisés comme des spécifiques. Dès les temps anciens on couvrait la tête des enfants de cataplasmes avec l'eau de chaux, avec des escargots, avec des plantes aromatiques; d'autres médecins ont recommandé de tenir la tête constamment chaude avec du sable chaud contenu dans une vessie, ou une éponge trempée dans de l'eau bouillante qu'on a exprimée. On a proposé également des vésicatoires, des cautères, ou même la cautérisation par le feu. La perforation du crâne, vantée par certains chirurgiens, pour l'évacuation lente ou prompte du liquide, a été blâmée et rejetée par la plupart des praticiens; le cerveau a été trop déformé par une longue compression pour qu'il puisse reprendre son action primitive alors que la compression a cessé; c'est le calomel administré à l'extérieur, et surtout à l'intérieur, qui a été employé avec le plus d'avantage. Goëlis l'a singulièrement recommandé, concurremment avec l'usage externe des baies de genièvre, et l'application continuelle d'un bonnet de laine sur la tête. Ce traitement dirigé avec sagesse, et poursuivi avec persévérance, est sans contredit, celui sur lequel on doit le plus compter; on ne pourra guère en voir les bons effets avant huit ou dix semaines. Enfin, lorsqu'on ne devra plus espérer la guérison, il faudra tenter de calmer les douleurs, et d'adoucir par toutes les ressources que fournit l'hygiène ou la thérapeutique, les restes d'une si terrible existence.

G. BLACHE,
Médecin des hôpitaux de Paris.

HYDRO-CHLORATES *(chim.)* s. m. On donne ce nom à des sels formés par l'acide hydro-chlorique et une base. (V. *hydro-chlorique acide*).

HYDRO-CHLORIQUE. *(chim.) Chlorhydrique, muriatique* (acide), s. m. L'acide hydro-chlorique, appelé autrefois acide muriatique, a reçu depuis quelques années le nom d'acide chlorhydrique. Cet acide se trouve dans la nature à l'état libre, mais on le trouve, à l'état de combinaison aussi pur. Il se présente sous la forme d'un gaz transparent, incolore, d'une odeur piquante, et répandant des vapeurs blanches, lorsqu'on le met en contact avec l'air, phénomène qui est dû à ce qu'il absorbe la vapeur d'eau qui y existe. En effet, dans l'air sec, ces vapeurs n'apparaîtraient pas. Ce gaz n'est pas permanent; il est indécomposable par la chaleur, et par les corps simples non métalliques; et si on le met en contact avec des vapeurs d'acide azotique, les deux acides se décomposent mutuellement, et il se forme du chlore, et de l'acide azoteux. L'eau dissout 464 fois son volume de ce gaz, on obtient alors un liquide d'une couleur jaune plus ou moins foncée, s'il est *impur*; incolore, au contraire, s'il est pur. Ce liquide est plus lourd que l'eau, rougit fortement la teinture de tournesol, perd du gaz qu'il renferme, laisse dégager des vapeurs blanches, s'il est en contact avec l'air, et si l'expérience se fait à une température élevée, le dégagement de gaz et de vapeur, par conséquent, est beaucoup plus considérable. Mis en contact avec le péroxide de manganèse, l'acide chlorhydrique liquide est décomposé; il se dégage du chlore, même à froid; cependant, si on élève un peu la température, le dégagement est beaucoup plus considérable. Il ne précipite pas l'eau de chaux et la vapeur ne corrode pas le verre, ce qui le distingue de l'acide phtorique. Il précipite en blanc le nitrate d'argent, le précipité est blanc, caillebotté, lourd, insoluble dans l'eau et l'acide nitrique, soluble dans l'ammoniaque, indécomposable par la chaleur, et noircissant à la lumière (Voy. *Argent*). Chauffé avec l'acide nitrique, il forme l'eau régale, qui peut être considérée comme un composé d'acide azotique et azoteux, d'acide hydrochlorique et de chlore. Mis en contact avec la potasse, la soude, etc., il forme des composés (chlorures, hydro-chlorates), qui, mis en contact à l'état de solide avec de l'acide sulfurique, laissent dégager avec effervescence; si on verse quelques gouttes d'acide sulfurique concentré sur l'acide chlorhydrique liquide, il se produit une vive effervescence, et des vapeurs blanches très-abondantes se dégagent; elles sont dues au gaz qui se dégage en grande quantité, et absorbe l'humidité de l'air. A l'aide de ces caractères, il sera bien facile de reconnaître l'acide chlorhydrique concentré; mais s'il était étendu d'eau, il faudrait chauffer le liquide, le distiller, et le liquide obtenu serait traité par le nitrate d'argent. On conclurait à l'existence de l'acide chlorique, si le liquide du récipient précipitait en blanc par le nitrate d'argent.(Voy. *Chlorure d'argent*.)

Préparation. Pour obtenir l'acide chlorhydrique, on décompose le sel marin (chlorure de sodium) par l'acide sulfurique étendu d'un tiers d'eau, et, si l'on veut l'avoir gazeux, on le recueille sous le mercure, sa solubilité extrême s'opposant à ce qu'on puisse le recueillir sous ce liquide; mais si on veut avoir le gaz dissous, on le fait passer à travers des flacons renfermant de l'eau (appareil de Woolf); le flacon qui est le plus près du ballon d'où se dégage le gaz, est le flacon de lavage, et doit renfermer peu d'eau afin d'éviter la perte. Pour saturer huit livres d'eau de ce gaz, on décompose dix livres de sel gris par sept livres et demie d'acide sulfurique concentré étendu d'un tiers d'eau.

Toxicologie. Médecine légale. L'acide chlorhydrique liquide doit être rangé parmi les poisons irritants; il donne lieu à une irritation très-vive du canal digestif, qui se manifeste par des symptômes locaux et sympathiques très-graves, et peut être suivi de la mort, si on n'y apporte promptement remède. Le contre-poison de l'acide chlorhydrique est le même que celui des autres acides : l'eau de savon et la magnésie (Voy. *Acides* en général.)

Dans les cas d'empoisonnement par l'acide chlorhydrique, les liquides vomis ou ceux contenus dans l'estomac, peuvent en renfermer une quantité assez considérable, sans cependant donner les caractères que nous avons indiqués pour reconnaître l'acide concentré. Ils précipiteraient bien par le nitrate d'argent; mais ce précipité aurait également lieu, si le liquide énoncé renfermait des chlorures sans acide chlorhydrique. Pour constater sa présence dans les matières examinées, on placerait celles-ci dans une cornue, à laquelle on adapterait un récipient tubulé muni d'un long tube, et dans lequel on a placé un peu d'eau distillée ; si, après avoir chauffé quelque temps la cornue, le liquide du récipient donnait, avec le nitrate d'argent, un précipité blanc de chlorure d'argent, on devrait conclure à la présence de l'acide chlorhydrique libre, surtout si le liquide distillé, traité par la chaux vive délitée, ne laissait pas dégager d'ammoniaque.

O. LESUEUR,
Chef des travaux chimiques à la faculté de Paris.

HYDROGALA (*pharm.*), s. m. du grec *udor*, eau, et *gala*, lait. On donne ce nom à une boisson qui est un mélange de lait et d'eau. On fait ordinairement cette préparation avec un tiers de lait et deux tiers d'eau ; on peut varier la proportion. Cette boisson est très-avantageuse dans les affections de l'estomac et des intestins ; on l'emploie aussi dans les affections de poitrine ; le lait ainsi coupé sert à la fois de tisane et d'aliment. (V. *Lait.*)

HYDRO-CYANIQUE (*acide*), (*chim.*), s. m. Nom que les chimistes donnent à l'acide *prussique*. (V. ce mot.)

HYDROCYANATES (*chim.*), s. m. On donne ce nom aux sels formés par l'acide hydro-cyanique et une base. (V. *Prussique, acide.*)

HYDROGÈNE (*chim.*), s. m. du grec *udor* eau, et de *gennao* j'engendre, j'engendre l'eau. On lui a donné ce nom dans la chimie moderne parce que ce gaz entre dans une grande proportion dans la composition de l'eau, deux volumes sur un volume d'oxigène. Autrefois on le nommait air inflammable. C'est à Cavendish qui l'étudia avec soin en 1777, que l'on doit les premiers travaux sur ce corps simple.

L'hydrogène s'obtient en faisant passer de la vapeur d'eau sur de la tournure de fer renfermée dans un tube de porcelaine et chauffée au rouge ; mais on l'obtient avec plus de facilité en traitant de la tournure de fer, et mieux encore de la grenaille de zinc avec six fois leur poids d'acide sulfurique étendu d'eau. Le gaz ainsi obtenu n'est pas pur, pour l'obtenir dans cet état il faut le faire passer par un tube contenant de la potasse caustique.

L'hydrogène pur, est incolore, sans odeur, sa densité est de 0,0688, il est le plus léger des gaz, et pèse quinze fois moins que l'air. C'est même sur cette propriété qu'est fondé aujourd'hui l'art des aérostats. Lorsque l'on approche un corps enflammé d'un vase contenant de l'hydrogène, il brûle immédiatement et avec explosion lorsqu'il est mêlé avec de l'air atmosphérique ou à l'oxigène. Cependant il éteint les corps en combustion lorsqu'ils sont plongés dans les vases qui le renferme, car l'hydrogène n'est pas un corps conburant, mais bien combustible, qui brûle au moyen de l'oxigène. Le résultat de cette combustion est l'eau qui est un premier oxide d'hydrogène, tandis que l'eau oxigénée est un second oxide qui contient plus d'oxigène que le premier. (V. *Eau.*)

L'hydrogène pur n'est pas employé en médecine quoique quelques auteurs aient conseillé de le mêler à l'air afin d'atténuer son action irritante chez les phthysiques. On dit aussi que mis en contact avec les plaies et les ulcères, il jouit de propriétés colorantes. Reuss la conseillé dans la paralysie et le rhumatisme invétéré. L'hydrogène est impropre à la respiration, il détermine l'asphyxie en quelques minutes, non comme gaz délétère, mais comme ne contenant pas les principes propres à revivifier le sang et à lui donner les propriétés du sang artériel. Pendant quelque temps on a voulu préparer une eau minérale dans laquelle on avait fait dissoudre au moyen d'une forte pression, un tiers de son volume de gaz hydrogène : cette eau hydrogénée a été, dit Hallé, employée avec succès contre le diabète ; elle est abandonnée aujourd'hui.

L'hydrogène entre dans la combinaison de presque tous les corps de la nature, car tous contiennent une quantité plus ou moins considérable d'eau ; il forme avec le carbone la base de presque toutes les substances végétales, et avec le carbone et l'azote celle de tous les produits animaux ; combiné avec des corps simples, il produit un assez grand nombre de composés gazeux ou liquides qui jouent un rôle important. Parmi ces derniers est l'hydrogène carboné qui est très-répandu dans la nature et dont nous allons parler ici.

Ce gaz est ordinairement produit par des substances végétales en décomposition ; aussi a-t-il été nommé air des marais ; gaz oléifiant, parce que combiné avec le chlore il produit un composé qui a l'apparence huileuse, le premier de ces noms s'applique à l'hydrogène proto-carboné, c'est-à-dire celui qui contient le moins de carbone, c'est aussi celui qui produit les feux souterrains que les mineurs appellent *feux grisons* : il forme le gaz qui sert à l'éclairage, et que l'on extrait de la houille par distillation ; mêlé à l'acide carbonique et à l'oxide de carbone, il constitue la vapeur de charbon, cause si fréquente d'asphyxie. Le gaz *oléifiant* ou hydrogène bi-carboné s'obtient en faisant agir trois parties d'acide sulfurique sur une d'alcool, il est moins répandu que le précédent, dont il partage l'action funeste sur l'économie. Quoique sans usage en médecine ces gaz méritent d'autant plus de fixer l'attention qu'ils sont aujourd'hui très-répandus, depuis qu'on les emploie pour l'éclairage ; aussi est-il important d'éviter qu'ils ne se répandent dans les pièces fermées, car, outre les dangers d'explosion et d'incendie, on doit craindre qu'ils ne produisent l'asphyxie, déjà cet accident est arrivé à Paris dans une localité étroite qui pendant la nuit avait été remplie de gaz par une fuite qui avait eu lieu, les robinets étant mal fermés : une jeune fille qui couchait dans cette pièce fut asphyxiée pendant son sommeil et trouvée morte le matin.

Pour les autres composés d'hydrogène, voyez le nom de la substance avec laquelle ils sont combinés.

J.-P. BEAUDE.

HYDROGÈNE SULFURÉ. (Voyez *Hydro-sulfurique, Acide*).

HYDROGÈNE ARSENIQUÉ. (V. *Arsenic.*,

HYDROGÈNE PHOSPHORÉ. (V. *Phosphore.*,

HYDROMEL (*pharm.*), s. m. C'est une boisson faite avec le miel et l'eau. On distingue plusieurs sortes d'hydromels : l'hydromel simple et fait par un simple mélange de miel dissous dans l'eau, une once et demie par pinte, c'est l'eau miellée; l'hydromel composé, et fait avec des décoctions de plantes auxquelles on mêle le miel. L'hydromel simple est une boisson adoucissante et légèrement laxative dont on fait un fréquent usage dans les maladies inflammatoires. Les hydromels composés participent aux propriétés des plantes qui entrent dans sa préparation. L'hydromel fermenté est une espèce de boisson alcoolique en usage dès la plus haute antiquité; l'alcool qu'il contient est le produit de la fermentation du miel; on mêle souvent plusieurs substances à l'eau et au miel afin de lui procurer un goût et des propriétés particulières; cet hydromel ressemble assez au vin muscat. L'art de faire l'hydromel était fort en honneur dans l'antiquité et dans le moyen-âge; aujourd'hui on ne fait usage de cette boisson, qui est tonique et restaurante, que dans les pays où l'on ne récolte pas de vin, et surtout en Pologne et en Russie. J. B.

HYDROMÈTRE (*méd.*), s. f. On donne ce nom à l'hydropisie de la matrice. (V. *Utérus* (maladie de l').

HYDRO-PÉRICARDE (*méd.*), s. f. C'est l'hydropisie du péricarde. (V. *Péricarde* (maladie du).

HYDROPHOBIE (*méd.*), s. f. Ce mot, dans sa simple acception, n'indiquerait que la crainte, l'horreur de l'eau, mais, ainsi qu'on le fait communément, nous l'emploierons ici comme synonyme de rage. Dans cette affreuse maladie, un des symptômes dominants consiste dans une horreur invincible pour l'usage des liquides, dont la déglutition est en effet rendue plus laborieuse. Cependant la répugnance pour les liquides n'est pas à elle seule un signe de la rage. Dans le seizième volume de médecine de Vandermonde, on rapporte qu'une dame éprouva cette aversion pour l'eau, pendant les quatre premiers mois de onze grossesses successives qui furent toutes heureuses; cette même personne évitait toujours de passer sur un pont, et quand elle y était forcée pour ses affaires, elle donnait le bras à deux personnes et se bouchait les yeux et les oreilles avec un mouchoir; elle voyait en outre avec déplaisir que l'on bût en sa présence.

Beaucoup de médecins anciens ont parlé de cette répugnance pour les liquides survenue après des convulsions, après des fièvres continues ou intermittentes; nous avons pu remarquer le même fait dans des phlegmasies des organes digestifs, et dans quelques cas d'hystérie. L'hydrophobie n'est ici qu'un symptôme secondaire, dont l'importance est toute dans la maladie qui en est la cause. Toutefois, cet état symptomatique commande de faire arriver le liquide par une autre voie que par la bouche, ainsi en lavements, en fomentations, en bains et même en injections.

L'hydrophobie symptomatique de la rage est d'un tout autre intérêt, car il s'agit alors de cette dernière maladie qui peut être spontanée ou communiquée; une grande frayeur et surtout la crainte d'avoir été mordu par un animal enragé ou d'avoir reçu la rage de tout autre manière, est la cause ordinaire de la rage spontanée; l'un la contracte en voyant cette maladie se développer chez une per-

sonne avec laquelle il avait cohabité, ou dont il avait reçu les embrassements ou respiré l'haleine peu de temps auparavant. Quelques médecins ont éprouvé les symptômes de la rage spontanée après avoir soigné des hydrophobes, ou après en avoir fait l'autopsie. Quelques individus en ont été atteints après avoir été mordus par un animal réellement enragé, et lorsque par hasard ils ont appris que d'autres personnes, mordues en même temps qu'elles et par le même animal, étaient mortes enragées. On ne peut raisonnablement supposer que le virus de la rage qu'ils avaient reçu depuis dix et même vingt ans, fût la cause des accidents qui se sont alors développés; il est bien plus logique d'admettre l'influence de l'imagination déjà démontrée dans une foule de circonstances comme capable de produire l'hydrophobie rabiforme.

Il est difficile de distinguer la rage proprement dite de l'hydrophobie spontanée; voici quelques signes qui peuvent éclairer le médecin: l'individu qui offre les symptômes de la rage spontanée a ou n'a pas été mordu par un animal enragé ou suspecté de rage; si le malade ne se rappelle pas avoir été mordu, et que l'inspection de toute la surface extérieure de son corps ne laisse reconnaître aucune plaie ou cicatrice, on n'a pas affaire à la rage communiquée. Mais si l'individu a été mordu par un animal atteint ou suspect de la rage, les accidents peuvent être dus, soit à la morsure de l'animal, soit à l'effroi éprouvé; le diagnostic offre alors la plus grande obscurité; il faut l'éclairer par la réunion de plusieurs symptômes, par tous les signes que fournit l'histoire connue de la rage, comparée à celle de l'hydrophobie rabiforme; tenir compte d'abord du délai écoulé entre l'action de la cause et le développement de la rage, qui survient presque toujours du troisième au quatrième jour après la blessure et pour la plupart au soixantième jour, tandis que la rage, qui se montrera quelques heures ou quelques années après que la morsure aura eu lieu, sera certainement due à la frayeur et non au virus. Dans la rage confirmée, communiquée par le virus, la mort, qui est inévitable, n'a jamais lieu avant le deuxième jour ni après le cinquième. Dans la rage spontanée, la mort peut avoir lieu dans l'espace de quelques heures ou après plusieurs semaines; cette dernière espèce seule est susceptible de guérison; l'imagination peut en effet détruire ce qu'elle a elle-même produit, tandis que rien jusqu'à présent ne peut arrêter l'action du virus rabique, si ce n'est la cautérisation locale. Un médecin de Lyon, après avoir assisté en 1817 à l'ouverture de plusieurs individus mordus par une louve enragée, est frappé de l'idée qu'il a pu s'être inoculé la rage. Aussitôt il perd l'appétit et le sommeil; dès qu'il essaie de boire, son cou se contracte spasmodiquement; il est menacé de suffocation. Pendant trois jours, il erre sans cesse dans les rues, abandonné à un affreux désespoir. Ses amis parviennent à lui persuader que son imagination seule est malade, et dès lors tous les accidents diminuent par enchantement. On a souvent vu tous les symptômes hydrophobiques, qui avaient persisté pendant plusieurs mois, disparaître entièrement dès que les malades ont pu être convaincus que le chien qui les avait mordus n'était pas enragé. De là l'importance de ne jamais tuer un chien soupçonné d'être atteint de la rage, il faut seulement le mettre en état de surveillance et en lieu de sûreté.

Lorsque la rage spontanée se termine heureusement, il arrive que les symptômes reparaissent, mais à des degrés variables, et à l'occasion d'une circonstance qui frappe le souvenir de ces accidents ; *Dioscoride* rapporte que le célèbre médecin Thémison, ayant donné des soins à un de ses amis attaqué de la rage, en fut tellement affecté, que des symptômes semblables se déclarèrent chez lui. Long-temps après, il essaya plusieurs fois d'écrire sur cette terrible maladie, mais l'anxiété que lui causait le souvenir du mal qu'il avait éprouvé, ne le lui permit pas.

La rage spontanée est quelquefois intermittente. Un jeune homme, ayant remarqué qu'une petite chienne n'aboyait plus et ne mangeait pas, introduisit sa main dans la gueule de l'animal qui peu de jours après mourut enragé. Au bout de trois semaines, ce jeune homme éprouva chaque jour un ou deux accès qui duraient une heure environ, et qui étaient marqués par une douleur de tête atroce, la constriction du larynx et le tremblement du pouls ; dans l'intervalle des accès qui se produisirent pendant une semaine, il se livrait à son travail ordinaire et suait abondamment ; le malade finit par guérir. Des sueurs copieuses, une forte salivation ou encore une éruption miliaire, précèdent en général la guérison dans la rage non communiquée.

Dans le grand nombre d'animaux qui peuvent être atteints de la rage, il en est un qui, partageant nos demeures, nos habitudes domestiques, en devient ainsi la cause la plus ordinaire chez l'homme ; je crois donc important de décrire la marche de cette maladie chez le chien, et c'est en reconnaissant les signes qui servent à la caractériser, que l'on pourra se préserver de ses morsures.

Quelque temps avant que la rage ne soit déclarée, l'animal est triste, chagrin, hargneux ; il a de l'aversion pour les aliments et les boissons ; il recherche l'obscurité et la solitude, et témoigne un besoin extraordinaire d'accouplement. Cet état peut durer plusieurs jours, quelquefois il ne dure que quelques heures. La maladie confirmée, l'animal abandonne la maison de son maître, pour y revenir quelquefois, tandis que d'autres fois, il n'y paraît plus. Sa voix est altérée, elle devient rauque ; il court en chancelant, en baissant la tête et les oreilles, la queue entre les jambes ou en la balançant comme quand il veut mordre. Le balancement de la queue et la raucité de la voix sont donnés par quelques vétérinaires comme les signes certains de la rage chez le chien. Le poil de l'animal est terne, hérissé, les yeux sont hagards, rouges, secs ; la gueule est ordinairement béante, la langue pendante et ordinairement couverte d'une bave blanchâtre. Le chien se jette alors sur les personnes qu'il rencontre, mais le plus souvent sur d'autres chiens qu'il mord avec fureur. Quoiqu'on l'ait avancé, il n'est pas prouvé que les autres animaux fuient à l'aspect d'un animal enragé.

L'accès peut durer ainsi près d'une heure, après quoi, l'animal épuisé de fatigues se retire dans un coin isolé, obscur, puis, à quelques heures de là, un nouvel accès se déclare ; après trois ou quatre de ces accès plus ou moins, et qui sont et plus violents et plus rapprochés, l'animal finit par succomber au milieu des convulsions, d'autres fois dans l'épuisement.

Les plaies qui suivent les morsures d'animaux enragés se guérissent, à peu de chose près, comme celles qui seraient faites par un animal en santé ; mais quelque temps après, quelquefois après trente ou quarante jours, tantôt à l'occasion d'une chute, d'un coup porté sur la cicatrice, tantôt spontanément, la cicatrice devient le siège d'élancements douloureux, qui s'irradient vers la gorge, qui en éprouve une constriction ; en même temps, il y a douleur de tête gravative ; les tempes semblent serrées dans un étau ; la cicatrice devient violacée, se gonfle, et laisse écouler une sérosité roussâtre.

Quand, au contraire, la maladie s'est déclarée avant la cicatrisation entière des plaies, celles-ci se dessèchent, s'enflamment, prennent une apparence livide, et leurs bords se renversent. Le malade se plaint de frissons irréguliers, d'un malaise général, d'un sentiment de pesanteur vers l'épigastre, d'inappétence, de constriction plus marquée vers la gorge ; il devient triste, morose, refuse de manger, recherche la solitude, puis, dans les moments de calme, revient dans le monde pour le fuir de nouveau.

C'est presque sans transition que je passe des symptômes de la rage chez le chien à la description de cette même maladie chez l'homme ; leur analogie est en effet des plus frappantes. Ce dernier est en proie à des agitations continuelles ; son sommeil est inquiet, troublé par des rêves pénibles et effrayants ; d'autres fois, sommeil profond, accablement dont on a peine à retirer les malades ; bâillements, soupirs, plaintes sourdes, frissonnements de la peau, secousses, soubresauts des tendons ; bientôt, mouvements convulsifs, partiels ou généraux ; sommeil plus rare, plus tourmenté, rêves plus effrayants, augmentation de tous les symptômes. Les moments de calme deviennent plus rares, plus courts ; toutes les sensations amènent des secousses subites. Le malade se plaint d'étouffements, d'oppression, qui l'effraient, perte de sommeil, déglutition difficile, douloureuse, puis tout-à-fait impossible, pour les liquides surtout ; face pâle, anxieuse, quelquefois rouge, exprimant la voix altérée, rauque ; pouls ordinairement serré, précipité ; ventre tendu ; efforts pour vomir ; urines rares, cuisantes ; soif plus vive ; retour des convulsions chaque fois qu'il essaie de satisfaire ce besoin. Le malade est en proie à des terreurs paniques, tout l'irrite, l'effraie, le bruit, la vue des corps brillants, de la lumière, etc.

Dans l'intervalle des accès le malade semblerait jouir d'une santé parfaite, mais tout-à-coup, à la moindre cause, ou spontanément, un nouvel accès a lieu et plus violent que les précédents. Une écume sort par la bouche, qui est desséchée ; soif extrême, qu'il ne peut satisfaire. Si quelques gouttes viennent à tomber sur les lèvres, il repousse brusquement le vase loin de lui et retombe dans les convulsions.

Enfin les accès se prolongent, ils sont plus fréquents, plus effrayants, le pouls est plus irrégulier, les frissons et la transpiration sont continuels, les yeux sont égarés, menaçants. Crachotement continuel; très-souvent, priapisme ou nymphomanie; quelquefois cris affreux, mouvements désordonnés de tout le corps; d'autres fois, stupeur.

Quelques enragés remercient affectueusement des soins qu'on leur donne, adressent des excuses pour les emportements auxquels ils se livrent, ou bien invitent les personnes qui les entourent à se retirer, dans la crainte de les mordre. Enfin les accès se confondent tellement que le malade épuisé succombe, soit au milieu d'un accès, soit dans un moment de calme.

Telle est la marche la plus ordinaire de cette horrible maladie une fois déclarée; mais ici comme dans toutes les autres affections, tous les symptômes ne sauraient se trouver constamment réunis.

Dans la marche de la rage il n'y a que trois périodes: la première, dite *d'incubation*, comprend depuis le moment de la morsure jusqu'à celui de l'apparition des premiers symptômes précurseurs de la rage confirmée; elle varie depuis quelques jours jusqu'à quelques mois. La seconde période, *symptômes précurseurs*, date du moment où les premières douleurs se développent dans la cicatrice jusqu'à celui où l'hydrophobie se déclare; elle ne dure que de quatre à six jours au plus. La troisième période, *rage confirmée*, comprend la période qui s'écoule entre l'apparition des accidents et la terminaison de la maladie par la mort ou par la guérison; dans le premier cas elle est fort courte, dans le second elle est illimitée. Il faut bien l'avouer, jusqu'à ce jour la rage confirmée, c'est-à-dire arrivée à sa troisième période, ayant pour cause la morsure d'un animal enragé, est tout-à-fait incurable. C'est sans doute une aussi fatale issue qui a fait croire à quelques individus ignorants et abjects que, dans ces sortes de cas, l'on était autorisé à étouffer entre des matelas, ou à terminer par tout autre moyen violent, la vie du malheureux enragé; comme si un homme pouvait s'arroger le droit de vie et de mort sur son semblable et se rendre criminel d'un meurtre que la loi n'atteindrait pas.

L'homme et certains animaux peuvent devenir véritablement enragés sans avoir été mordus par un animal enragé, et peuvent ainsi, à leur tour, communiquer la rage; quelque faits à la vérité peu connus, tendraient à faire prévaloir cette opinion. Une dame de 34 ans apprend la mort de son mari et en éprouve un chagrin violent; le lendemain elle essaie de prendre une boisson; après en avoir avalé la moitié elle ne peut continuer. Elle se plaint de chaleur et de constriction à la gorge, qui néanmoins ne l'empêchent pas de prendre le soir un peu de bouillon. Après une nuit agitée, la chaleur et la constriction de la gorge augmentent, la déglutition est plus difficile; dans la soirée l'horreur des liquides se joint aux autres symptômes, la

vue des boissons et l'agitation de l'air causent des convulsions; la malade succombe le cinquième jour dans un état de faiblesse extrême. La malade et les personnes qui l'entouraient affirmèrent qu'elle n'avait été mordue par aucun animal. Un chien très-caressant qu'elle avait auprès d'elle, et qui lui *lécha souvent la bouche* pendant le cours de sa maladie, n'éprouva rien pendant les quarante jours qui suivirent immédiatement la mort de sa maîtresse. Au bout de ce temps on vit se développer chez lui tous les symptômes de la rage, à laquelle il succomba dans l'espace de quatre jours. (Thèse de M. Burnout, *Paris*, 1814.)

Le traitement de la rage spontanée doit varier suivant la cause qui y a donné lieu. S'il existe des signes de congestion du cerveau, à plus forte raison une inflammation de cet organe ou de ses membranes, il faut pratiquer une saignée du pied, du bras, appliquer des sangsues au cou, maintenir sur la tête des topiques froids, recourir aux révulsifs; quand les symptômes de rage sont sous l'influence seule de l'imagination, c'est elle qu'il faut traiter; il faut prouver au malade que l'animal qui l'a blessé n'est pas enragé, en le faisant manger et boire devant lui, en le faisant baigner. Si l'animal a été tué, il ne faut pas craindre de cautériser la plaie, lors même que l'on est persuadé qu'il n'y a aucun virus; les bains tièdes, les préparations opiacées, anti-spasmodiques, peuvent être mis en usage; les sudorifiques, les bains de vapeur seraient encore utiles.

Les animaux sujets à la rage spontanée sont, dans nos climats, le loup, le renard, le chien, le chat qui tous jouissent du funeste privilège de la communiquer par morsure ou par inoculation de leur bave, à l'homme et à tous les quadrupèdes; il paraîtrait même aux oiseaux. D'après un mémoire lu à l'Institut par M. Huhard, les animaux quadrupèdes herbivores ne pourraient être atteints de la rage que par inoculation ou par morsure, mais jamais spontanément; ils ne pourraient non plus transmettre la rage; M. Dupuy, professeur à l'école d'Alfort, a confirmé cette assertion. Une éponge imprégnée de la bave d'un mouton ou d'une vache enragés par la morsure d'un chien enragé, ne put jamais communiquer la rage à une autre vache, à un autre mouton, quoique l'on frottât l'éponge sur une plaie ou sur la bouche du quadrupède sain; la rage était, au contraire, immédiatement communiquée quand l'éponge avait été mordue par un chien enragé. Les morsures des moutons enragés faites à ceux qui ne le sont pas donnent encore des résultats négatifs.

Pendant long-temps on avait douté que la rage pût se communiquer par l'homme, lorsqu'à l'Hôtel-Dieu, le 19 juin 1813, MM. Magendie et Breschet inoculèrent à deux chiens bien portants, la bave d'un homme enragé, nommé Surlu, et qui mourut le même jour. L'un des chiens enragea le 27 juillet suivant, il mordit d'autres chiens, et la rage se propagea plusieurs mois pour cause d'expérimentation. D'autres faits positifs sont venus depuis prouver la transmission de la rage par l'homme. Faut-il en conclure que la rage est transmissible à l'homme par l'homme? Je le crains, mais aucun fait jusqu'à ce jour n'est venu l'établir d'une manière authentique.

Il est encore impossible d'assigner d'une manière précise les causes éloignées de la rage chez les animaux. Tour-à-tour l'on a dit qu'elle était due à la soif, à la faim ; qu'elle se développait dans les grands froids ou dans les grandes chaleurs. Plusieurs fois on a laissé périr de faim et de soif des chiens, des chats, sans qu'ils devinssent enragés ; MM. Dupuytren, Magendie, Breschet, ont répété ces expériences. Des voyageurs, des médecins, Volney, Larrey, Brown, Savary, Portal, etc., disent que la rage est à peine connue dans l'Égypte, la Syrie, le cap de Bonne-Espérance, l'Amérique méridionale. On ne voit presque jamais la rage à Archangel, ni dans les pays qui sont au nord de Saint-Pétersbourg, tandis que la rage est fréquente dans les climats tempérés.

Les morsures les plus dangereuses sont celles du loup ; sans doute à cause de la profondeur des morsures, et du lieu où il les porte : à la tête et au cou, tandis que le chien n'atteint ordinairement que les membres pelviens. A l'hôpital de Grenoble, en 1823, j'ai vu succomber à la rage trois hommes qui avaient été mordus par un loup égaré à peu de distance de la ville.

Le rut chez les animaux, dont toutefois les époques ne peuvent être précisées pour certaines espèces, pourrait-il être la cause éloignée de la rage? Cette opinion que j'avais émise dans le *Journal des Connaissances médicales pratiques*, numéro 4, janvier 1838, M. Magendie l'a reproduite dans une des séances de l'Institut, mois d'avril suivant, à l'occasion du programme des travaux à remplir par l'expédition scientifique qui doit être incessamment envoyée en Afrique.

Il est bien d'autres questions concernant la rage qui restent insolubles. C'est ainsi que quelques médecins assurent que des chevaux, des moutons, des bœufs, sont devenus enragés pour avoir mangé de la paille sur laquelle étaient morts des cochons enragés. Enaux et Chaussier disent que des individus ont contracté la rage pour s'être mouchés dans des linges imprégnés de la bave d'animaux morts de cette maladie ; l'inoculation ne serait donc pas l'unique voie de transmission de la rage.

C'est ici que je dois prévenir que certains tempéraments sont malheureusement disposés à devenir, la cause étant donnée, plus facilement enragés que d'autres. A Charenton, on a fait mordre inutilement dans des circonstances différentes, un même chien par un grand nombre de chiens enragés, et ce chien n'est pas tombé malade. Quelques individus sont réfractaires au virus vaccin, au virus syphilitique, etc. De semblables prédispositions, théoriques et éventuelles, ne doivent jamais servir de guide dans la pratique qui veut que l'on prenne toujours les précautions qui vous mettent à l'abri de l'action de ces virus. Le doute seul est un motif suffisant pour recourir au seul moyen utile, à la cautérisation ; si cette opération n'atteint pas le virus, elle est au moins efficace pour combattre les terreurs que l'imagination peut enfanter.

La *Revue médicale* du mois de mai 1834, rapporte une observation de rage, terminée par la mort, et causée par la morsure d'un chien parfaitement sain. En janvier 1833, un aubergiste tomba subitement malade M. le docteur Hermann Strahl le trouva couché sur son lit, ne se plaignant de rien, sinon que les aliments lui répugnaient et qu'il avait quelque difficulté à avaler. Le pouls, la température de la peau, la langue, n'offraient rien d'anormal. Sa mère lui ayant offert une tasse de thé, il la repousse avec horreur, assurant qu'il lui serait impossible de boire.

On apprit qu'il avait été mordu cinq semaines auparavant, par un chien qu'il dressait pour la chasse, et que la plaie s'était parfaitement cicatrisée. Le chien, amené sur la demande du médecin, fut trouvé dans un état de santé parfaite et n'avait jamais été malade ; il était parfaitement tranquille, aboyait avec force, et but sans peine une grande quantité d'eau. Dans la soirée, après les plus grands efforts, le malade parvint à boire trois cuillerées d'une infusion de valériane opiacée. Le soir du lendemain, il eut un véritable accès de rage ; voyant sa sœur boire un verre d'eau, il entra dans une colère terrible, cassa un miroir, et supplia les assistants de s'éloigner, parce qu'il les mordrait infailliblement. Après une demi-heure de cet état, sommeil tranquille ; à dix heures, nouvel accès, pendant lequel le malade se mit à crier, à aboyer comme un chien, et brisa dans sa chambre tout ce qui avait un éclat brillant. Ses sœurs se sauvèrent, mais ayant atteint sa mère, âgée de 65 ans, il la jeta à terre et la mordit à la joue. Après cet acte de fureur, il parut revenir à lui, et lorsqu'on entra dans sa chambre, une demi-heure après, on le trouva mort, la tête cachée dans ses draps. Sa mère n'éprouva aucun accident de la morsure. La morsure du chien ne fut ici très-probablement qu'une cause prédisposante de la rage spontanée, dont l'existence est admise par la plupart des pathologistes modernes.

Si l'on considère encore l'extrême facilité avec laquelle l'homme contracte les maladies par intoxication, tels que la variole, la syphilis, le vaccin, on sera d'autant plus disposé à croire au développement de la rage spontanée.

Le délai nécessaire pour que l'absorption du virus rabique ait lieu, nous est complètement inconnu. Tant que le virus est en incubation, tant que les accidents généraux de la rage ne se sont pas encore montrés, il est toujours rationnel, indispensable, de cautériser. Il me serait trop facile d'appuyer cette pratique par l'opinion des auteurs et par des faits authentiques dont j'ai été le témoin ou l'acteur. En juin 1830 j'étais interne de garde à l'Hôtel-Dieu ; un garçon de ferme se présente dans l'après-midi pour réclamer quelque conseil ; la veille il avait été mordu fortement à la jambe droite et à la main du même côté, par un chien qui lui était inconnu, et que, d'après son récit, on avait quelque raison de soupçonner ; je cautérisai sur-le-champ avec le fer rouge et retins le malade à l'hôpital. A la visite du lendemain, Dupuytren s'enquit auprès de ce malade si d'autres individus n'avaient pas également été mordus par le même chien ; sur la réponse affirmative on envoya sur les lieux; de nouvelles recherches amènent à l'Hôtel-Dieu le même jour un homme qui avait été légèrement mordu et qui fut cautérisé; l'un et l'autre guérirent et retournèrent à leurs travaux; mais l'on apprit qu'un troisième d'une commune voisine, mordu par le même chien et qui n'avait pas pris ces précautions avait succombé à la rage.

En 1834, salle Ste-Jeanne et St-Jean, à l'Hôtel-Dieu, service de M. Sanson, deux ouvriers âgés, le mari et la femme, demeurant rue Gracieuse, faubourg St-Marceau, avaient été mordus le matin même de leur entrée à l'hôpital, par un gros chien de berger leur commensal depuis plusieurs années, et voici dans quelles circonstances. Le maître du chien était à déjeuner, lorsque, fatigué par ses sauts et caresses, le maître le frappa avec un bâton; le chien furieux se retourne contre son maître; celui-ci déjà mécontent ou inquiet, jette son chien par la fenêtre; aussitôt le chien rentre par la porte laissée ouverte, et se rue de nouveau sur son maître. La femme arrive au secours, le chien les mord l'un et l'autre. Les voisins attirés par les cris accourent en bon nombre, et assomment le chien sur place. Ces deux individus portaient plus de cent trente blessures sur presque toutes les parties du corps.

La nécessité de la cautérisation pouvait être mise en question; rien n'avait indiqué des symptômes de rage chez le chien, il avait mordu ses maîtres, ce qui est rare dans les cas de rage. Il avait agi par un instinct de vengeance, ce qui faisait supposer un certain raisonnement et liberté d'action. Le nombre des morsures à cautériser était considérable. Les médecins de l'Hôtel-Dieu réunis, auxquels M. Sanson exposa le cas, furent cependant unanimes pour pratiquer la cautérisation qui n'eut lieu qu'à dix heures et demie, et l'accident était arrivé à six heures du matin. La cautérisation fut faite au moyen d'une tige effilée en bois blanc et trempée dans le nitrate acide de mercure. On pouvait ainsi atteindre toutes les sinuosités des morsures. Ces deux individus guérirent parfaitement, mais ils restèrent long-temps encore à l'hôpital, pour y être traités d'une syphilis constitutionnelle, avec carie des os du crâne de la femme.

L'inflammation locale, celle des plaies, bien loin d'être calmée par des bains émollients et des cataplasmes de même nature, doit être excitée par des applications, par des topiques énergiques et par des vésicatoires; il faut sur la région lacérée amener, entretenir une suppuration. La nature elle-même n'a pas une tendance à la cicatrice, la plaie reste plusieurs semaines à se fermer, et son ancien siège est toujours très-sensible. Cette condition dans les plaies par morsures d'animaux suspects, sans autres accidents secondaires ou généraux, laisserait croire que l'intoxication du virus rabique, n'a pas dépassé les limites de la plaie et serait restée là en incubation. Quoi qu'il en soit de cette dernière supposition, on est toujours autorisé à changer la nature de la plaie, en pratiquant une incision sur sa surface même et en cautérisant sur le même lieu. Il ne peut résulter aucun inconvénient de cette pratique, mais, au contraire,

quelquefois un très-grand bien. Un individu fut amené à M. Récamier, quinze jours après avoir été mordu par un animal enragé; les cicatrices des morsures s'étaient tuméfiées; M. Récamier, malgré le long espace de temps écoulé depuis l'accident, essaya la cautérisation avec le nitrate de mercure cristallisé, après avoir rouvert les cicatrices. En même temps le malade fut mis à l'usage des boissons diaphorétiques, et des bains dans lesquels on fit dissoudre d'abord deux onces, puis quatre onces de deuto-chlorure de mercure. Le malade prit environ une trentaine de ces bains et guérit parfaitement, tandis qu'un autre individu qui avait été mordu en même temps et par le même animal, périt de la rage; la tuméfaction survenue dans les cicatrices pouvait à elle seule faire naître des soupçons.

Dans la plupart des cas, il faut préférer les caustiques liquides ou demi liquides, le chlorure d'antimoine (beurre d'antimoine).

Une fois les accès de rage déclarés, jusqu'à ce jour je ne sache pas que la science possède un traitement efficace. Dans tous les cas de rage dont j'ai pu être témoin, j'ai vu les malades succomber malgré les médications les plus variées; il faut espérer la découverte de quelque spécifique, de quelque antidote à ce poison animal. De pareils efforts doivent être encouragés, et sont dignes des recherches des gouvernements et des particuliers. Mais plus cette découverte est difficile et tarde à être attendue, plus aussi elle doit être entourée de précautions qui fassent éviter l'illusion ou la fraude. Que de fois le *Spécifique unique* n'a-t-il pas été annoncé? Un médecin russe, M. Marochetti, avait signalé l'existence de pustules sous la langue des personnes mordues par un animal enragé, pustules qui se montraient du troisième au neuvième jour. Ces pustules ne durent que vingt-quatre heures, très-rarement deux jours. Dès qu'elles apparaissent il faut les ouvrir, les évacuer de l'humeur jaunâtre qu'elles contiennent et les cautériser avec un stylet rougi à blanc, soumettre le malade à la décoction de genêt et la guérison est certaine. C'est peut-être ici l'histoire renouvelée de la dent d'or; je n'ai jamais vu ces pustules ou lysses, aucun médecin ne m'a dit les avoir aperçues, et toujours je les ai cherchées, il n'y a que quelques années encore, sur un marchand de gâteaux à la porte du théâtre de l'acrobate madame Saqui. Cet homme avait été mordu par un chat et vint à l'Hôtel-Dieu mourir de la rage trois jours après l'événement.

Je passe avec dessein sur cette foule d'arcanes inventés par la peur, propagés par la cupidité, tous absurdes à différents degrés.

CAFFE,

Docteur en médecine, chef de clinique des hôpitaux.

HYDROPHTHALMIE, *hydrophthalmus (path.)*, s. f., mot composé de deux racines, qui signifient, *hydropisie de l'œil*, désignation sous laquelle cette maladie est plus généralement connue. L'hydrophthalmie peut être partielle ou générale; elle peut aussi occuper divers points de la sphère oculaire, c'est ce qui a engagé les ophthalmologues modernes à admettre différentes espèces d'hydrophthalmies, qu'ils ont classées selon leur siège ; on en reconnaît généralement quatre, savoir : l'hydrophthalmie *antérieure*, la *postérieure*, l'hydrophthalmie *mixte*, et *sous-sclérotidienne*.

L'hydrophthalmie est assez rare en Europe, où on ne la voit en général que par faits isolés, tandis qu'en Orient, où cette maladie est très-commune, on en rencontre souvent plusieurs cas dans la même famille. M. Grellois, chirurgien militaire de l'armée d'Afrique, a rencontré un assez grand nombre de maladies de ce genre pour pouvoir en faire le sujet d'une monographie fort intéressante. C'est surtout parmi la population juive du littoral de la Méditerranée, que cette maladie est fréquente. Nous en expliquerons plus tard les causes.

Quelle que soit l'espèce d'hydrophthalmie, ou son siège, elle est toujours accompagnée de symptômes généraux, tels que, augmentation de l'œil, *exorbitisme*, changement de direction de l'axe visuel, douleur et tension, sentiment d'éclatement, altération des formes de l'iris, diminution de la vision, ou sa perte absolue.

Lorsque l'hydropisie est *antérieure*, son siège est dans les chambres de l'œil dont elle modifie les formes et le diamètre ; l'eau, en s'accumulant, dédouble la cornée, et y produit quelquefois des changements très-notables ; l'iris se décolore légèrement et le cristallin est souvent refoulé en arrière dans l'éponge hyaloïdienne ; de toutes les hydrophthalmies, c'est la plus reconnaissable parce qu'elle peut être appréciée par la vue et par le toucher. En examinant l'œil de profil, on reconnaît, à la première vue, la distension et le dédoublement de la cornée.

L'hydrophthalmie *postérieure* est moins facile à reconnaître, car ses symptômes sont analogues à ceux produits par un grand nombre de tumeurs ultra-orbitaires et par l'hypertrophie du coussinet graisseux qui soutient le globe de l'œil : on la reconnaît cependant aux symptômes suivants : augmentation visible de la partie postérieure du globe oculaire, insensibilité de l'iris , et à un regard terne qui enlève toute l'expression de l'œil : en refoulant l'œil à travers les paupières, on le fait rentrer un peu dans la cavité orbitaire, ce qui n'arrive pas lorsqu'il est repoussé par une tumeur. Le malade éprouve un sentiment de tension dans l'œil à la partie postérieure, et lorsqu'il incline la tête en avant il lui semble que l'œil s'échappe de l'orbite.

L'hydrophthalmie *mixte* est celle qui occupe plusieurs points de l'œil à la fois sans qu'il y ait envahissement complet de l'organe, ainsi elle peut être latérale et antérieure, ou latérale et postérieure.

L'hydrophthalmie *sous-sclérotidienne* enfin est constituée par l'accumulation d'un liquide entre la sclérotique et la choroïde et dont la présence influe tellement sur la sclérotique qu'elle s'use, s'amincit, et se boursoufle en donnant naissance à de petites tumeurs simples ou multilobées et que l'on a considérées à tort comme des staphylômes.

Lorsque l'hydrophthalmie est générale, elle augmente rapidement le volume de l'œil et lui donne l'apparence de celui d'un bœuf, ce qui lui a fait donner le nom de *buphthalmie*.

L'hydrophthalmie est toujours une maladie grave, parce que rien n'est plus incertain que sa guérison, et que, pour peu qu'elle dure, elle modifie les tissus au point d'amener quelquefois la rupture du globe de l'œil. Quant aux causes, elles sont loin d'être bien connues ; car la maladie se présente sur des individus à tempéraments bien différents, chez les uns il y a une surexcitation du système sécrétoire de l'œil, chez les autres il y a une faiblesse évidente. Dans un grand nombre de circonstances la maladie coïncide avec des fièvres éruptives, des affections cérébrales ou des inflammations de l'œil et de ses annexes. Chez les juifs d'Afrique elle est évidemment due à la misère, la malpropreté , l'habitation dans les lieux malsains. M. Grellois pense que la réverbération des maisons, qui sont d'une blancheur éblouissante, peut influer singulièrement sur le développement de cette maladie. Mais parmi les causes de cette maladie, la plus fréquente est, sans contredit, la suppression des fonctions de la peau qui réagissent sur l'œil et y déterminent des inflammations profondes, sourdes, et qui agissent principalement sur les appareils destinés à sécréter l'humeur aqueuse.

D'après tout ce que nous venons de dire il est facile de se convaincre que le traitement de l'hydrophthalmie doit varier selon la nature présumée de ses causes occasionnelles, et l'on commettrait une erreur bien préjudiciable au malade, en traitant par des causes débilitantes une maladie qui serait due à un défaut d'activité dans le système absorbant, ou en opposant une méthode irritante et fortifiante à des phénomènes réels d'inflammation ou de surexcitation. Lorsque la maladie est due à la faiblesse, à la misère, à la mauvaise nourriture, la malpropreté et l'insalubrité de l'habitation en sont la suite, il faut chercher à rétablir la constitution par un régime fortifiant et analeptique, par des bains généraux ; on réveillera les fonctions de la peau et on appellera à la périphérie du corps les fluides qui se concentrent dans les organes internes.

Toutes les fois qu'il existera des symptômes d'inflammation, il faudra se hâter de les combattre, puis l'on administrera les médicaments capables de faire résorber les liquides épanchés ; le mercure employé à l'extérieur sous forme d'onction, et à l'intérieur en calomel, remplit parfaitement ce but ; il ne faut pas craindre de pousser le calomel jusqu'à la salivation, ainsi que le font ordinairement les chirurgiens anglais. On a aussi beaucoup recommandé avec raison d'accélérer les fonctions du système urinaire par les diurétiques les plus énergiques. Toute complication spécifique sera combattue par des moyens appropriés.

On peut associer à ce traitement l'usage de quelques collyres toniques et astringents qui ont le double effet d'activer les fonctions de système absorbant et de réduire les tissus distendus.

Lorsque ces moyens ont été inutiles, la chirurgie seule peut offrir quelque ressource ; c'est l'évacuation de l'humeur aqueuse au moyen d'une ponction ; dans quelques cas l'on est même forcé, pour prévenir l'éclatement et la dégénérescence de l'œil, de recourir à l'évacuation complète des humeurs de l'œil ; par ce moyen l'organe s'affaisse, suppure et passe à l'état de moignon inerte susceptible de supporter une pièce artificielle plus vulgairement connue sous le nom d'œil d'émail.

S. FURNARI.

HYDROPISIE (*méd.*), s. f. (du grec *udór* eau, et *ops* semblable, *semblable à de l'eau*) On appelle hydropisie, une infiltration de sérosité dans la trame de nos tissus, ou sa collection dans une cavité naturelle ou accidentelle.

Ainsi le liquide qui constitue l'hydropisie est tantôt infiltré dans les tissus, comme l'eau qui imbibe une éponge, tantôt il est accumulé et réuni en quantité plus ou moins abondante, soit dans une des cavités membraneuses naturelles du corps comme le ventre, la poitrine, soit dans une poche qu'il s'est creusée dans la substance même des organes. Des noms différents correspondent aux variétés que présente l'hydropisie dans ces différents cas. Si la sérosité est à l'état d'infiltration et occupant tout le corps, il y a ce qu'on nomme *anasarque*. Si l'infiltration n'est que partielle, c'est l'*œdème*. Les collections aqueuses empruntent d'ordinaire leur nom à la cavité qui les recèle ; formées dans la tête, on les nomme *hydrocéphales*; dans la poitrine, *hydrothorax*, etc., etc. Celle du ventre est désignée par le mot *ascite*, comme nous le verrons à la suite de cet article; enfin les collections formées dans des cavités accidentelles prennent le nom d'*hydropisies enkystées*.

Causes. Les causes de l'hydropisie sont fort nombreuses ; on peut, je crois, les ranger sous quatre chefs principaux.

1°. *Hydropisies par suite d'irritation locale.* A une époque peu éloignée de nous, quelques médecins, Cullen entre autres, appréciant mieux qu'on ne l'avait fait dans l'antiquité, le mode de sécrétion de la sérosité pensèrent que l'hydropisie pouvait dans certains cas être attribuée à une exagération de la sécrétion normale. Plus tard dans ces derniers temps, M. Lobstein reprit et développa cette théorie. D'autres auteurs, au commencement de ce siècle, avancèrent que la production de la sérosité abondante qui constitue l'hydropisie, se faisait sous l'influence d'une irritation assez vive développée dans la partie malade, et à laquelle Marandel donne le nom d'irritation sécrétoire. Dans cette hypothèse qui n'est qu'un développement de la première, on suppose que l'irritation, se fixant dans un organe ou dans une membrane, y fait affluer le liquide et que les vaisseaux exhalants superstimulés séparent et versent de la sérosité en plus grande abondance que de coutume.

C'est là un moyen d'explication assez ingénieux; et en effet il est bien constaté que les membranes séreuses légèrement enflammées produisent l'hydropisie de la cavité qu'elles tapissent, et que dans les organes, les phlegmasies s'accompagnent d'une infiltration séreuse : cela se voit surtout à l'entour d'un phlegmon ou d'un érysipèle, le tissu cellulaire est alors le siège d'un empâtement séreux très-notable. Mais faut-il dire avec une foule d'écri-

vains que l'hydropisie résulte d'un défaut d'équilibre entre l'exhalation et l'absorption ? il est bien clair que si la sérosité s'accumule dans une partie c'est qu'elle n'est pas reprise par les vaisseaux absorbants dans la même proportion qu'elle est exhalée, et l'explication proposée ressemble un peu à la fameuse réponse du malade imaginaire, l'opium fait dormir, parce qu'il a en lui une vertu dormitive.

2° *Hydropisies par obstacle au cours de la circulation.* Lorsque le trajet du sang vient à être intercepté dans les veines par une cause quelconque, il arrive que la partie la plus aqueuse de ce liquide, le serum, comme on le dit, transsude à travers les parois des ramifications vasculaires, et toute la partie dans laquelle ces veines prennent naissance devient le siège d'une infiltration aqueuse ; que si elles se répandent dans les parois d'une cavité, celle-ci se remplira de liquide. Déjà les anciens avaient remarqué que les indurations des gros viscères de l'abdomen, tels que le foie, la rate, les reins, etc., étaient très-fréquemment la cause d'hydropisie. Quelques-uns même se fondant sur les fonctions que l'on attribuait alors au foie d'être l'organe formateur du sang, pensaient que l'obstruction de ce viscère était la source unique de toutes les hydropisies : telle fut la doctrine répandue pendant tout le moyen-âge; on en faisait, mais bien à tort, remonter l'origine à Galien: cet auteur combat au contraire cette même doctrine, et pense que les maladies des reins occasionnent peut-être aussi souvent que des collections séreuses les maladies du foie. La découverte de la circulation vint éclairer ce qu'il y avait d'obscur dans ce point de pathologie, mais la lumière fut spécialement portée par les belles expériences de Lower ; cet illustre anatomiste ayant lié des veines sur des chiens, il constata le phénomène dont nous avons parlé au commencement de ce paragraphe. Depuis, Hoffmann, Muralto, Cullen, Monro et une foule d'autres, dirent que l'hydropisie était très-fréquemment occasionnée par un obstacle au cours du sang veineux, comme il arrive quand le foie hypertrophié vient à comprimer la veine porte ; quand une tumeur comprime un ou plusieurs des gros vaisseaux à sang noir ; quand une personne étant restée debout très-long-temps, le sang qui remonte contre son propre poids s'arrête et stagne dans ses vaisseaux, quand enfin un obstacle existe à l'un des orifices du cœur, ou que l'un des poumons étant malade, il ne peut recevoir la quantité habituelle du sang qui le traverse à l'état normal. Négligée pendant quelque temps, cette explication si plausible d'un grand nombre d'hydropisies, fut reprise par M. Bouillaud qui lui rendit dans la science le rang qu'elle occupait pendant tout le siècle dernier. Je ne parlerai pas ici des théories d'Ettmuller, Morton, Sœmmering et autres qui voulaient voir dans l'hydropisie une rupture des vaisseaux lymphatiques. Cette doctrine, née de l'engouement qui s'empara d'un grand nombre de médecins lors de la découverte des vaisseaux lymphatiques, ne put tenir devant une observation attentive; elle tomba faute de preuves suffisantes.

Les obstructions artérielles peuvent encore, mais

bien plus difficilement, donner lieu à des épanchements séreux : cela se voit cependant après la ligature des artères, pratiquée dans les cas d'anévrismes des membres.

3° *Hydropisies par suite d'une modification dans la quantité ou la qualité du sang*. Nous partagerons ces différentes causes en trois groupes bien distincts.

A. *Surabondance du sang, pléthore*. On pourrait à la rigueur ranger cette cause parmi les précédentes, car la surabondance du sang entraîne une gêne, une difficulté dans la circulation, mais j'aime mieux la placer ici ; elle sert de transition entre l'ordre de causes que nous venons d'examiner et celui dont il est actuellement question. Les sujets chez lesquels le sang est riche en principes colorants et fibrineux, ceux qui sont doués de constitution pléthorique, en un mot, sont exposés aux stases du sang dans les vaisseaux, et dès lors aux épanchements de sérosité. On connaît d'ailleurs les expériences de M. Magendie, on sait que cet habile expérimentateur, ayant rempli d'eau la poitrine ou l'abdomen d'un animal, et ayant en outre injecté une certaine quantité de ce même liquide dans les veines, il observa que la réplétion du système veineux s'opposait à l'absorption ; les effets même de certaines substances vénéneuses furent suspendus par suite de ce engorgement artificiel dans les vaisseaux. Ces considérations rendent facile l'explication des hydropisies que l'on rencontre chez les jeunes filles vigoureuses et mal réglées, ou chez les personnes qui ont eu une évacuation habituelle supprimée, sorte de trop plein qui, au lieu de s'évacuer et de débarrasser l'économie, se reporte dans les vaisseaux veineux et augmente la quantité du liquide que ceux-ci renferment. A cette dernière cause paraissent, suivant l'ingénieuse idée de M. Andral, se rapporter les hydropisies que l'on rencontre si souvent à la suite de la rougeole et de la scarlatine ; dans ces cas, l'affection cutanée ayant interrompu les sueurs, il en résulte le reflux du trop plein dont nous venons de parler, et la matière séreuse qui devait être éliminée s'épanche dans les tissus. Ici se rangent les hydropisies par métastases dont nous parlerons à propos des *terminaisons*.

B. *Diminution dans la quantité des principes colorants et fibrineux du sang, pauvreté du sang, anémie*. On regarde ordinairement l'anémie comme une diminution dans la quantité du sang, je crois avec mon ami le docteur Beau, que dans ce cas la quantité du liquide n'est pas moindre, mais que le serum y est en bien plus forte proportion. Ainsi les individus qui ont perdu beaucoup de sang, les jeunes filles chlorotiques, etc., paraissent avoir le système vasculaire rempli d'un sang fluide et presque incolore ; de là une facilité plus grande pour ce liquide à s'épancher hors de ses canaux, de là aussi ces bouffissures, ces œdèmes, ces hydropisies partielles que l'on observe chez les sujets dits anémiques.

C. *Altération dans les qualités du sang*. Les maladies dans lesquelles le sang semble être altéré dans sa composition intime, telles que les fièvres typhoïdes (putrides et malignes des anciens), et surtout le scorbut, s'accompagnent très-fréquemment de congestions séreuses. Il en est de même des empoisonnements par le venin de quelques reptiles, de certaines cachexies dans lesquelles le sang a perdu ses attributs ordinaires, comme on le voit dans les maladies cancéreuses arrivées à leur dernière période. Dans ce groupe, et faute de pouvoir la placer convenablement ailleurs, je rangerai une maladie qui a été étudiée avec soin depuis peu, et que l'on désigne sous le nom de maladie de Bright, du nom de l'auteur anglais qui l'a le premier bien fait connaître. Cette affection est caractérisée, anatomiquement par un état granuleux et jaunâtre du rein (voy. *Reins, maladies des*) et symptomatiquement par une hydropisie du ventre et des membres inférieurs, enfin par la présence d'albumine dans les urines. Il paraîtrait que, dans cette affection, les reins prendraient moins de serum et plus d'albumine au sang, et que la consistance de ce dernier se trouvant notablement diminuée par une semblable soustraction, la partie la plus ténue s'épancherait désormais avec une grande facilité. Telle est du moins l'explication qu'en donne M. Sabattier : suivant M. Monassot, la sécrétion de l'urine étant diminuée, ce sont ses matériaux qui s'épanchent ; cette dernière opinion avait déjà été émise il y a bien des siècles pour expliquer la présence de la sérosité dans les hydropisies, et Van-Helmont en avait démontré la futilité ; mais dans le cas dont il s'agit, elle semble d'abord plus plausible ; toutefois nous préférons l'hypothèse de M. Sabattier, car les urines ne sont pas toujours notablement diminuées dans la maladie de Bright.

4° *Hydropisies. Suites d'une modification dans l'influx nerveux*. Lorsque le système nerveux a perdu sa puissance dans une partie, par suite d'une affection du cerveau ou autrement, la circulation ne s'y fait plus d'une manière normale, les vaisseaux perdent de leur force de ressort, de leur tonicité, et il peut s'accumuler de la sérosité dans toute la partie où se passent ces phénomènes. C'est ainsi que l'on voit des hydropisies de membres paralysés : à la même cause débilitante on peut rapporter les congestions séreuses si communes dans la vieillesse ; les amas d'eau qui se forment dans les grandes cavités pendant l'agonie, et peut-être celles qui ont lieu pendant la convalescence de quelques maladies longues et douloureuses.

Des causes prédisposantes. Telles sont les conditions qui font naître l'hydropisie ; mais existe-t-il des causes qui puissent prédisposer à sa formation ? Si l'on en croit Seger, Dorstenius, etc., l'hydropisie peut être héréditaire, et ils ont rapporté des observations d'enfants hydropiques, nés de mères hydropiques elles-mêmes ; toutefois, il faut le dire, ces observations sont loin de présenter le degré de certitude que l'on doit exiger en pareille matière. D'après ce que nous avons vu des causes déterminantes, il est facile de concevoir que le sexe et l'âge ne peuvent apporter aucune influence dans la production de la maladie qui nous occupe. En est-il de même pour la constitution ? Les climats du Nord et les saisons froides et humides, facilitent-elles les infiltrations ou les collections séreuses ? Certaines personnes l'ont pensé, mais rien n'est bien assuré à cet égard.

Anatomie pathologique. Si nous examinons l'état des parties qui sont le siège d'une hydropisie, nous aurons deux choses à examiner : 1° Le liquide; 2° l'organe lui-même. Le liquide de l'hydropisie s'offre sous différents aspects, tantôt clair et limpide comme de l'eau de roche, tantôt d'une couleur citrine plus ou moins foncée, tantôt, enfin, trouble, épais, floconneux, quelquefois mêlé d'un peu de sang, comme il arrive si l'épanchement s'est effectué brusquement. Quand le liquide est à l'état d'infiltration, il peut être comme combiné avec le tissu cellulaire, qu'il transforme en gelée tremblante et d'une couleur citrine. L'analyse du liquide a fait voir qu'il contenait à peu près les éléments qui constituent le sérum du sang, sauf une moindre proportion d'albumine. Quant à l'organe, siège de l'hydropisie, si c'est une cavité séreuse, et que la maladie ait duré long-temps, on trouve les parois pâles, ramollies, les organes voisins sont eux-mêmes comme macérés dans le liquide qui les baigne. Souvent, la pression exercée par ce même liquide, a déterminé l'atrophie, l'amoindrissement des viscères ou des muscles avec lesquels il se trouve en rapport; et au contraire, les parois obligées de se prêter à la distension qu'occasionnait l'accumulation de la sérosité, sont beaucoup plus amples, et agrandissent la cavité dont elles forment les limites.

Symptômes. Les phénomènes que présente l'hydropisie, sont *locaux* ou propres à la partie malade, et *généraux*, c'est-à-dire, offerts par les autres systèmes de l'économie.

Symptômes locaux. Ils consistent dans la distension que produit la présence insolite d'un liquide, dans la région malade; nous renvoyons au mot *œdème*, pour l'indication des caractères que présentent les infiltrations des organes. L'accumulation de la sérosité dans les grandes cavités, doit nécessairement entraver les fonctions des viscères qui se trouvent comprimés, de là un trouble plus ou moins considérable dans ces mêmes fonctions ; les veines profondes étant comprimées, le sang doit revenir par les collatérales superficielles qui rampent alors, largement distendues, dans les parois de la cavité hydropique.

2° *Symptômes généraux.* D'ordinaire, la transpiration cutanée est supprimée dans les hydropisies, et la peau, au lieu d'offrir la moiteur et la souplesse qui sont ses attributs dans l'état de santé, est dure, sèche, rugueuse, et d'un aspect terreux. Le visage et toute l'enveloppe tégumentaire, sont pâles, décolorés. Un amaigrissement porté souvent jusqu'au marasme, s'empare de toutes les parties qui ne sont pas le siège de l'hydropisie ; il semble suivant l'énergique expression d'Arétée que toutes les chairs se sont fondues en eau. L'aridité et la sécheresse des parties éloignées du foyer de la maladie, déterminent cette soif ardente de l'hydropique, qui est passée en proverbe, et dont la satisfaction entraîne encore l'augmentation du mal. Les urines sont rares, épaisses, et laissent déposer un sédiment rouge et briqueté. Il y a ordinairement dans cette affection un grand affaiblissement des facultés intellectuelles ; il semblerait que le cerveau, n'étant plus alimenté que par un sang appauvri, perd de sa puissance et de son énergie.

La marche des hydropisies est plus ou moins rapide suivant la cause qui leur a donné lieu. Celles qui se rattachent au premier groupe que nous avons établi arrivent avec un degré fort considérable. Les autres se forment beaucoup plus lentement. On a remarqué que dans les maladies du cœur, l'hydropisie commençait par les membres inférieurs et s'étendait de là au ventre. Dans d'autres circonstances, elle débute par le ventre et ce n'est que consécutivement que les jambes et les pieds sont attaqués.

Terminaisons. Un point fort important à connaître, c'est la manière dont se terminent les hydropisies. Nous avons ici plusieurs cas à considérer.

1° Le fluide épanché est repris par les vaisseaux absorbants, l'infiltration ou l'épanchement disparaissent, en un mot, il y a *résorption*. Si la résorption a lieu lentement, les fluides épanchés rentrent peu à peu au sein de l'économie sans la troubler ; il n'y a pas de crise, c'est là le cas le plus heureux. Mais cette résorption, quand elle est brusque, est souvent accompagnée ou suivie de phénomènes qui jugent la maladie, comme le disaient les anciens, et qui en forment la véritable crise favorable ou défavorable. Quelquefois, la disparition rapide de l'hydropisie est suivie d'une métastase, c'est-à-dire, que le fluide se jette sur un autre organe que celui qu'il occupait ; c'est ainsi que l'on a vu des hydropiques tomber tout-à-coup dans un état de torpeur, puis perdre connaissance, et succomber au milieu d'une véritable paralysie, en même temps que l'épanchement séreux disparaissait ; à l'autopsie, on trouvait un amas d'eau dans le cerveau ; il s'était formé une apoplexie séreuse. D'autres, dans les mêmes circonstances, étaient pris de suffocation, d'étouffements et mouraient asphyxiés. La sérosité, reprise par les absorbants, était allée engorger le poumon. Ainsi, comme on le voit, les hydropisies peuvent se transporter d'une partie à une autre par la voie de la circulation. J'arrive aux crises favorables : les auteurs sont remplis d'exemples d'épanchements séreux guéris au moment même où se déclaraient des sueurs copieuses ou bien en même temps que les malades étaient pris d'un flux d'urine excessivement abondant. M. Andral a vu un hydrothorax se vider en quelque sorte par les voies aériennes, et une ascite par une diarrhée séreuse.

2° Je lis dans la bibliothèque médicale de Planque l'observation fort curieuse d'un jeune homme, mal nourri, qui devint hydropique. Le traitement qu'on mit en usage le soulagea un peu; mais il ne guérit complètement qu'après la formation de cinq grands abcès qui suppurèrent énormément.

3° La distension devenant de plus en plus considérable, la peau s'amincit, rougit, se rompt; la sérosité s'écoule, mais la gangrène s'empare des parties malades; le sujet s'affaiblit rapidement, il est pris de diarrhée et ne tarde pas à succomber. La même chose peut avoir lieu après l'ouverture artificielle de la tumeur aqueuse : d'autres fois dans le cas d'épanchement dans des cavités, il arrive qu'après plusieurs ponctions le liquide

s'étant reformé chaque fois, le malade meurt d'é-
puisement et dans le marasme.

Diagnostic. L'hydropisie est une des maladies
qu'il est le plus facile de reconnaître. On pourrait
confondre l'anasarque avec l'emphysème qui s'en
distingue par un bruit de crépitation quand on le
comprime; et les collections dans les cavités, avec
les épanchements aériformes, qui se reconnaissent
à la sonoréité plus grande que présente la cavité
remplie de gaz.

Mais il faut aussi distinguer les hydropisies les
unes des autres; les auteurs depuis long-temps les
divisent en *essentielles* ou produites spontanément,
et en *symptomatiques*, qui sont occasionnées par
une autre maladie; d'autres appellent *actives* les
premières et *passives* les secondes. Aux premières,
c'est-à-dire, aux hydropisies essentielles ou actives
se rapportent toutes celles de notre premier groupe
de causes, c'est-à-dire qui sont produites par une
irritation locale. Les secondes, symptomatiques ou
passives, renferment les hydropisies des trois
autres groupes. Ainsi, dans la détermination de
l'espèce d'hydropisie, il s'agit de rechercher quelle
est la cause qui a déterminé sa formation.

Pronostic. Nous avons vu que des causes bien diverses pouvaient produire les hydropisies; dès lors,
l'épanchement d'eau, étant un phénomène consécutif, il emprunte toute sa gravité à la maladie
qui lui a donné naissance. Il est facile de comprendre que les lésions organiques, telles que les anévrismes du cœur, ou les squirrhes du foie causc-
ront une hydropisie plus fâcheuse qu'une irritation
locale, ou qu'un état passager de pléthore ou d'a-
némie. Tant que la cause n'a pas disparu, on doit
s'attendre à voir revenir la sérosité : c'est ce qui
fait la gravité des hydropisies symptomatiques.

Traitement. Le traitement de l'hydropisie présente deux grandes indications, faire cesser l'action
de la cause, et faire disparaître le liquide. La première ne saurait nous arrêter. Il s'agit d'employer
contre l'origine de l'hydropisie le traitement exigé
par l'affection qui en a été le point de départ. Y a-t-
il inflammation, irritation, les antiphlogistiques,
les adoucissants sont mis en usage. Les autres maladies, réclament, je le répète, un traitement
spécial. Quant à la seconde indication, qui consiste
à faire disparaître le liquide, on la remplit de deux
manières différentes.

1° Faciliter la *résorption* du liquide. Les auteurs
anciens, se fondant sur ce qu'ils avaient vu des sécrétions augmentées brusquement et spontanément
(sueurs, urines, etc.), faire disparaître des collections séreuses, tentèrent de reproduire artificiellement cette crise favorable. C'est dans ce but que
depuis des siècles on administre des sudorifiques,
simples ou composés, des diurétiques, des purgatifs
plus ou moins violents et fréquemment répétés,
que l'on a appliqué sur la peau des exutoires, tels
que vésicatoires et moxas dans le but d'appeler au
dehors le flux séreux qui se produit à l'intérieur;
on a aussi essayé de réveiller l'action engourdie
des absorbants à l'aide de certains médicaments
actifs, tels que les frictions aromatiques et alcooliques; on a encore employé dans le même but la
compression modérée de la partie malade.

2° Faire *évacuer artificiellement* le liquide. S'il
s'agit d'une infiltration aqueuse dans le tissu cellulaire, d'une anasarque, en un mot, on pourrait faire
des mouchetures avec une lancette, comme l'ont
conseillé Hippocrate et Léonidas (V. *Œdème*). Si la
collection est dans une cavité, on aura recours à la
ponction de cette cavité avec les précautions qu'exige l'organe malade. Ici les moyens à employer diffèrent suivant la cavité qui est le siège de l'hydropisie.

DES DIFFÉRENTES VARIÉTÉS DE L'HYDROPISIE.
Nous avons vu que suivant les tissus et suivant
les organes, l'hydropisie prenait différents noms
*(hydarthrose, hydrocèle, hydrocéphale, hydromètre,
hydropéricarde, hydrophthalmie, hydrothorax, hydro-
rachis)*. Le plan de cet ouvrage ne comporte pas
que nous traitions ici de toutes ces variétés; on
pourra voir à chacun des mots qui les expriment
quel est l'article auquel il faut avoir recours pour
les connaître; nous parlerons seulement ici de
l'hydropisie de l'abdomen (*ascite*) qui a été remise
à l'article que nous traitons actuellement. Au mot
kyste est renvoyée toute l'histoire des hydropisies
enkystées, excepté celle de l'abdomen dont il va
être question ici.

Les considérations dans lesquelles nous sommes
entré au sujet de l'hydropisie en général, abré-
geront de beaucoup notre tâche.

Hydropisie du bas-ventre, ou ASCITE. Ascite vient
du grec *askos* outre, parce que dans cette maladie
le ventre est distendu comme une outre; elle est
du reste constituée par une accumulation de sérosité dans la cavité du péritoine.

La quantité du liquide accumulé varie depuis
quelques onces jusqu'à un nombre énorme de livres
(100, 200). Le liquide et les viscères voisins peuvent
offrir les différentes altérations indiquées d'une
manière générale dans l'article hydropisie, en parlant de l'anatomie pathologique.

Les causes prédisposantes sont toutes celles qui
peuvent irriter le péritoine, ou entraîner une suppression de quelque évacuation habituelle de
sueur, d'urine, etc.; les maladies du bas-ventre, entérites, squirrhe du foie, etc.

Quant aux *causes déterminantes*, il faut surtout
en demander compte au système veineux de l'abdomen; déjà les anciens avaient remarqué que la
disposition de la veine porte, l'absence de valvules
dans son intérieur, la facilité avec laquelle elle
peut être comprimée dans les induration de foie,
ou par des tumeurs situées dans l'abdomen, devaient rendre les stagnations très-fréquentes dans
ce vaisseau, et dès-lors devenir une source fréquente d'ascite. M. Bouillaud a démontré dans ces
derniers temps la vérité de ces doctrines, et il est
bien reconnu aujourd'hui qu'un grand nombre
d'ascites sont dues à un obstacle au cours du sang
dans la veine porte. Les maladies du cœur, surtout
des cavités droites, déterminant un grand trouble
dans la circulation veineuse amènent souvent l'hydropisie de l'abdomen; mais ici, comme nous l'avons
dit, l'affection commence par les jambes; d'autrefois enfin l'accumulation de sérosité a lieu activement sous l'influence d'une irritation du péritoine.
Pour tout le reste voyez les causes de l'hydropisie
en général.

Symptômes. Le volume de l'abdomen augmente en proportion de l'accumulation du liquide : l'accroissement se fait de bas en haut. Si cette quantité est énorme, les parois de l'abdomen sont amincies, distendues, quelquefois même demi-transparentes, et parcourues de grosses veines bleues. Le malade éprouve un sentiment fort incommode de pesanteur; rarement il y a douleur; si l'on frappe doucement sur le ventre il ne résonne pas comme de coutume, il rend un son plus mat, surtout en bas. Enfin en pressant avec les mains sur les flancs et imprimant des mouvements alternatifs on perçoit la fluctuation. En même temps le malade est tourmenté d'une soif fort vive, les digestions sont quelquefois un peu troublées. Si la quantité du liquide est très-considérable, le diaphragme est refoulé par en haut et il y a gêne de la respiration.

On ne peut confondre l'ascite qu'avec l'hydropisie enkystée de l'ovaire dont nous allons parler, ou avec la *tympanite*, (accumulation de gaz dans l'abdomen) mais ici il y a une résonnance très-grande tandis que dans l'ascite le son est mat.

Le pronostic de l'ascite est soumis aux mêmes règles que celui de l'hydropisie en général; nous n'y reviendrons pas.

Le traitement repose encore sur les mêmes bases. On essaie de faire résorber le liquide par l'effet des diurétiques tels que la poudre de Dower, les frictions avec la digitale, etc., etc; les sudorifiques, les purgatifs très-énergiques, etc. Mais quand ces moyens échouent, que la sérosité est en grande quantité et gêne le malade, il faut avoir recours à la ponction ou paracenthèse. Dans le cas d'ascite symptomatique d'une affection du cœur ou d'un obstacle au cours de la circulation, on ne pratique cette opération qu'à la dernière extrémité; car on est sûr de la récidive, et l'on sait que plus on opère, plus tôt le liquide revient, et sa production entraîne une faiblesse qui conduit le malade au tombeau.

Comment faut-il pratiquer la paracenthèse ? Le malade étant couché sur le côté opposé à celui sur lequel l'opération doit être faite, on plonge un trois-quarts garni de sa canule, au milieu de l'espace compris entre l'ombilic et l'épine iliaque antérieure et supérieure, et lorsqu'il a pénétré dans la cavité du ventre, ce qui se reconnaît au sentiment de résistance vaincue que l'on éprouve, on retire le poinçon en enfonçant encore un peu la canule, et le liquide s'écoule par celle-ci : on favorise l'écoulement par des pressions ménagées sur les parties latérales du ventre. C'est dans les traités spéciaux de chirurgie que l'on doit chercher ce qu'il faut faire dans les différents cas qui peuvent arriver suivant que le ventre présente plusieurs poches, que le canal s'oblitère, etc., etc. Lorsque le liquide a cessé de couler on retire la canule, on ferme avec le doigt l'ouverture et on y applique un morceau d'emplâtre agglutinatif : le ventre sera maintenu serré par un bandage de corps, ou le corset de Monro.

HYDROPISIE ENKYSTÉE DE L'OVAIRE. On appelle ainsi une tumeur formée d'une poche cellulo-fibreuse plus ou moins ample, renfermant de la sérosité, tumeur qui se forme assez fréquemment au sein de l'ovaire : c'est donc une maladie propre aux femmes.

On la rencontre chez des femmes pubères; rarement avant trente ans, presque toujours au-delà de quarante. On sait peu de choses sur les causes de cette affection; on croit avoir remarqué qu'elle atteignait plutôt les célibataires que les femmes mariées, les femmes mal réglées ou stériles, celles enfin qui avaient dans l'abdomen quelque viscère squirrheux ou induré. L'hérédité semblerait aussi y être pour quelque chose.

Le kyste est-il formé dans l'ovaire et aux dépens d'une des vésicules qui composent cet organe? n'est-ce qu'une tumeur sur-ajoutée? Les auteurs ne sont pas d'accord à cet égard. Quant à la tumeur elle-même, ses parois sont ordinairement fibreuses, plus ou moins épaisses, quelquefois cartilagineuses, et le plus souvent bien fournies de vaisseaux sanguins. La cavité est tantôt unique, tantôt multiple, et formée de plusieurs loges séparées par des cloisons de même nature que le kyste. Rien de plus variable que le liquide renfermé dans la poche fibreuse, tantôt clair et limpide, ailleurs trouble et lactescent, d'autres fois brunâtre et semblable à du chocolat, ou enfin à une gelée plus ou moins consistante. Dans certains cas rares on y a rencontré des débris de fœtus, des poils, des os, des dents, on avait affaire alors à une grossesse extra-utérine entravée dans son cours. (Voy. *Grossesse.*) Il peut y avoir deux tumeurs, une de chaque côté, et alors elles sont rarement égales, l'une des deux l'emporte de beaucoup sur l'autre.

Les *symptômes* fournis par l'hydropisie enkystée des ovaires ressemblent notablement à ceux de l'ascite ; la meilleure manière d'en bien faire saisir la différence, est de les exposer comparativement. L'ascite se développe le plus souvent sous l'influence des causes que nous avons énumérées, tandis que dans l'autre, le point de départ n'est que bien rarement appréciable. Dans l'hydropisie enkystée, le développement se fait de bas en haut, et de l'une des fosses iliaques vers l'ombilic; dans l'ascite, la tumeur se forme très-irrégulièrement de bas en haut, et occupant dès le commencement le centre de l'abdomen. Dans la première, on a affaire à une tumeur bien circonscrite, ovoïde ou arrondie, dont le palper permet d'apprécier facilement les limites; dans la seconde, l'épanchement ayant lieu dans la cavité du péritoine, le liquide se déplace suivant la position que prend la malade; couchée, il se porte vers les flancs, debout ou assise, il retombe dans le petit bassin; la fluctuation se fait sentir dans ce cas vers la partie la plus déclive du ventre suivant la posture qu'affecte le sujet. Dans l'une, l'infiltration des membres inférieurs est assez rare et n'arrive guère que quand le kyste est parvenu à un volume assez considérable pour comprimer les veines du bassin, dans l'autre au contraire l'œdème des jambes apparaît de bonne heure et précède même quelquefois. (Maladies du cœur.) Presque toujours dans l'ascite, l'ombilic forme une saillie distendue par le liquide, tandis qu'il est rentrant dans l'hydropisie enkystée. Celle-ci s'accompagne fort tard de troubles dans les fonctions digestives, ils surviennent beaucoup plus tôt dans le cas d'épanchement péritonéal, et produisent un amaigrissement beaucoup plus marqué ; enfin l'accroissement de l'hydropisie enkystée est plus lent que celui de l'ascite.

Le *diagnostic différentiel* établi au mot *grossesse* entre les différentes tumeurs de l'abdomen qui pourraient être confondues ensemble s'applique ici avec toute l'autorité que lui donne la savante plume auquel nous le devons.

Le *pronostic* varie suivant que le kyste est simple ou compliqué de tumeurs squirrheuses ou stéatomateuses, qui se forment assez souvent dans ses parois. Si la malade éprouve des douleurs dans le kyste même, si les fonctions se troublent, que la face se décolore, on peut aisément prédire une issue fatale et prochaine.

Traitement. Les chirurgiens s'accordent à regarder cette maladie comme presque incurable ; les médications employées contre l'hydropisie ordinaire échouent généralement, et quant à la ponction, il faut y avoir recours à la dernière extrémité. Boyer est très-explicite à cet égard, et l'expérience de tous les jours confirme cette opinion. On rapporte un grand nombre d'observations presque miraculeuses qui attestent l'effrayante rapidité avec laquelle le liquide peut se reproduire après l'opération ; parmi ces faits je prendrai le plus saillant, rapporté par le docteur Bezart et cité dans le grand ouvrage de Boyer. Une femme, dans l'espace de treize ans, a subi *six cent soixante-cinq* ponctions, dans chacune desquelles on tirait quinze à vingt pintes de liquide; prenant pour terme moyen quinze pintes par ponction, il en résulte qu'en treize ans on lui tira *dix mille deux cent soixante-quinze* pintes de sérosité. La ponction se fait comme dans l'ascite ; seulement, après l'opération, quelques auteurs veulent injecter un liquide légèrement irritant pour favoriser l'adhésions des parois; je pense que cette pratique, excellente pour l'hydrocèle, est fort dangereuse ici ; car l'inflammation d'une vaste surface comme celle que présente la cavité du kyste peut entraîner les plus formidables accidents et la mort. J'en dirai autant du séton et de l'incision large de la tumeur. Quant à son extirpation qui a été proposée par quelques personnes, c'est le rêve d'un chirurgien en délire.   BEAUGRAND,
Docteur en médecine ancien interne des hôpitaux.

HYDRO-RACHIS(*méd.*),s.f.,(de *udor* eau, et de *rachis* épine du dos). On désigne ainsi une accumulation de sérosité dans les membranes qui enveloppent la moelle épinière. Cette affection peut survenir chez l'adulte à la suite des causes nombreuses qui produisent les hydropisies ; mais ce a est fort rare. C'est en quelque sorte d'une manière spéciale qu'on l'observe dans l'enfance, et son existence, qui date de la vie intra-utérine, est presque toujours accompagnée d'une séparation de la colonne vertébrale à sa partie postérieure. C'est ce qui lui a fait donner le nom *spina-bifida* (épine divisée en deux) sous lequel cette affection est connue des pathologistes. (V. *Spina-bifida.*)   J. B.

HYDRO-SARCOCÈLE (*chir.*), s.f. Nom que l'on donne à l'existence simultanée de l'hydrocèle et du sarcocèle.(V. ces mots.)

HYDRO-SULFATE (*chim.*), s. m. Dans la nomenclature chimique moderne on appelle ainsi le combiné qui résulte de l'association de l'acide hydro-sulfurique avec une base. (V. *hydro-sulfurique, acide.*)

HYDRO-SULFURES (*chim.*), s. f. Ancien nom des hydro-sulfates. (V. *Hydro-sulfurique, acide.*)

HYDRO-SULFURIQUE (*acide*) ou **HYDROGÈNE SULFURÉ** (*chim.*), s. m. Les chimistes s'accordent maintenant à lui donner le nom d'acide sulfhydrique, plus conforme aux lois de la nomenclature. C'est un gaz incolore, d'une odeur d'œufs pourris, éteignant les corps en combustion que l'on y plonge, mais susceptible de s'enflammer lui-même au contact de l'air et de brûler avec une flamme bleue ; les produits de cette combustion, sont : de l'eau, de l'acide sulfureux, et du soufre en fleurs qui se dépose ; il est composé de soufre et d'hydrogène; l'eau en dissout trois fois son volume; cette dissolution est d'abord limpide, mais si on ne l'abrite pas soigneusement du contact de l'air, elle ne tarde pas à se troubler à cause du soufre qui est mis à nu, et se dépose ; il rougit d'abord le tourne-sol et le décolore ensuite, mais si l'on chauffe, l'acide hydrosulfurique se dégage et la couleur reparaît, ce qui prouve qu'elle n'est que masquée et non détruite. Le chlore le décompose subitement ; il se forme de l'eau, et le soufre se précipite, à moins qu'il n'y ait du chlore en excès; dans ce cas il se produit du chlorure de soufre. L'acide sulfureux et l'acide nitreux possèdent également la propriété de le décomposer rapidement, pourvu que ces gaz soient humides.

On obtient l'acide sulfhydrique en traitant du sulfure d'antimoine par quatre ou cinq fois son poids d'acide hydrochlorique, dans une fiole munie d'un tube propre à recueillir les gaz ; il est plus économique de remplacer le sulfure d'antimoine par celui de calcium que l'on obtient en calcinant dans un creuset, du plâtre ordinaire mêlé à quinze pour cent de son poids de charbon.

L'acide hydrosulfurique se combine avec les bases salifiables, et forme des *hydrosulfates* ou des sulfures métalliques. Parmi ces produits, nous ne ferons l'histoire que de ceux formés avec la potasse et l'ammoniaque, à cause de leur importance. Ils sont tous deux très-solubles dans l'eau ; cette dissolution est limpide ; tous les acides, même l'acide carbonique, les décomposent et en dégagent l'hydrogène sulfuré. C'est pour cette raison qu'ils se détruisent rapidement par le contact de l'air; ils constituent un réactif très-précieux pour reconnaître les métaux en dissolution, du moins ceux des quatre dernières sections, à cause du sulfure insoluble et diversement coloré qui se précipite ; les hydrosulfates se préparent en faisant arriver de l'hydrogène sulfuré dans la dissolution de ces bases. En outre, l'hydrosulfate d'ammoniaque se produit naturellement toutes les fois que des matières animales subissent la fermentation putride, et particulièrement dans les fosses d'aisance, c'est lui qui produit l'empoisonnement miasmatique connu sous le nom de plomb. On reconnaît son mélange avec l'air, en débouchant un flacon d'acide hydrochlorique ; il reproduit alors des fumées blanches dues à la formation de l'hydrochlorate d'ammoniaque. En chauffant fortement un mélange de potasse, d'eau et de soufre, on obtient un composé solide, brun-verdâtre, connu sous le nom de *foie de soufre*, qui, en se dissolvant dans l'eau, produit une liqueur rougeâtre, pouvant être considérée comme un hydrosulfate de potassium.

Action sur l'économie animale. Tous les corps que nous venons d'énumérer, en ont une fort marquée. L'hydrogène sulfuré gazeux, est extrêmement vénéneux, car un cheval périt bientôt dans un air contenant 1/200 de son volume de ce gaz; il en faut une proportion beaucoup moins forte pour un chien; et 1/1500 suffit pour un petit oiseau. Les symptômes de cet empoisonnement, sont : une vive agitation, accompagnée de cris aigus; les membres se raidissent et offrent des mouvements convulsifs, l'urine est rendue involontairement. A l'ouverture du corps, on trouve les vaisseaux remplis par un sang épais, brunâtre ou même verdâtre; les tissus sont mous, faciles à déchirer, prompts à entrer en putréfaction. La surface des fosses nasales et des bronches, est recouverte d'une mucosité visqueuse et brunâtre. Le moyen le plus rapide et le plus sûr de purifier un air infecté d'hydrogène sulfuré, est d'y faire arriver du chlore qui le décompose instantanément; à son défaut on pourrait employer avec succès les fumigations d'acide nitreux obtenu en versant l'acide nitrique sur de l'amidon, ou d'acide sulfureux produit par la combustion du soufre; les mêmes moyens sont propres à désinfecter un air mêlé d'hydrosulfate et d'ammoniaque.

L'hydrogène sulfuré en dissolution dans l'eau, est beaucoup moins dangereux, et peut être employé avec avantage en médecine, à cause de son action sur les sécrétions cutanées, bronchiques et rénales qu'il excite, action propre à toutes les substances telles que les hydrosulfates, le foie de soufre etc.; c'est ce qui les fait employer avec tant de succès dans un grand nombre d'affections chroniques de la peau et même des principaux viscères. L'efficacité des eaux minérales de Barège, Bagnères, Enghien, Cauterets, etc., contre ces maladies, est due à la présence de l'hydrogène sulfuré libre ou combiné à la soude; aussi portent-elles le nom générique d'eaux sulfureuses qui annonce à la fois leur composition et leurs propriétés thérapeutiques.

F. CAPITAINE.
Docteur en médecine.

HYDRO-THORAX *(méd.)*, s. m. On appelle hydrothorax l'hydropisie des plèvres. (V. *Hydropisie et Plèvres, maladies des.*)

HYDROTITE *(méd.)*, s. m. C'est l'accumulation de l'eau dans la caisse du tympan. (V. *Oreille, maladie de l'.*)

HYGIÈNE, s. f., du grec *ugiéïa*, santé. L'hygiène est cette partie de la médecine qui nous apprend à régler la vie de l'homme, considéré soit comme individu, soit comme espèce, de manière à assurer l'exercice régulier de toutes ses fonctions et le développement complet de toutes ses facultés. Cette définition pourrait être plus brève, mais elle

risquerait d'être moins exacte. L'essentiel est de s'entendre ; c'est de dire tout ce que l'on veut dire et rien de plus.

Il est évident, d'après les termes mêmes dont je me sers, que je n'entends point limiter le but que se propose l'hygiène à la conservation de la santé. Un homme ne jouit-il pas de la santé la plus parfaite, lorsque tous les détails de la nutrition s'exécutent avec régularité et harmonie, lorsqu'aucune souffrance, aucun dérangement n'en viennent interrompre le cours, lorsqu'il arrive ainsi, paisiblement et sans obstacles, au dernier terme d'une vieillesse verte et vigoureuse? Et cependant, les fonctions de reproduction peuvent être chez lui dans une sorte de sommeil qui n'a rien de commun avec la maladie ; les organes des sens, qu'un exercice actif et convenablement dirigé eût rendu extrêmement fins et délicats, peuvent rester dans un état d'hébétude qui ne nuit en rien à la santé; les facultés intellectuelles et morales peuvent être condamnées par l'inaction et le défaut de culture à un engourdissement qui profite souvent à la vie organique, bien loin de l'altérer, ou de la gêner même dans son exercice. Croit-on que la science soit quitte envers cet homme, parce qu'elle l'aura maintenu, pendant près d'un siècle, dans un tel état, disons le mot, d'abrutissement et de dégradation? J'entends bien qu'on peut forcer le sens des mots et aplanir ainsi toutes les difficultés. On argumentera sur la valeur du mot santé; on soutiendra qu'il s'applique aussi bien aux opérations morales et intellectuelles de l'homme qu'à ses fonctions de nutrition. Mais, où nous conduirait un tel abus du langage? Ne serait-ce pas dire que tout homme dont l'intelligence n'est pas aussi développée qu'elle aurait pu l'être, est privé de la santé, fait partie du domaine de la pathologie, rentre dans les attributions de la thérapeutique? Ne serait-ce pas dire qu'une nation dont les citoyens sont, pour la plupart, en dehors des avantages de cette haute civilisation qui n'appartient qu'au petit nombre, est une nation de malades, une nation privée de la santé? N'est-ce pas assimiler l'imperfection du développement des facultés au défaut d'intégrité des organes? N'est-ce pas, enfin, établir comme un fait démontré et incontestable, que toute la nature humaine est renfermée dans la matière organique, nier, par conséquent, ce que tant de grands esprits ont cru et croient encore, la spontanéité, l'activité libre de la pensée et de la volonté? Je déclare, pour mon compte, que je me crois obligé de repousser toute définition de l'hygiène qui commencerait, en proclamant une semblable doctrine, par asseoir la science sur une base fictive et hypothétique. Tels sont les motifs qui m'ont conduit à la définition que j'ai proposée plus haut, et à laquelle je m'arrête jusqu'à ce que j'en aie trouvé une meilleure.

Le but spécial de l'hygiène ainsi déterminé, il s'agit de savoir quelle est sa nature propre, en quoi elle consiste, quelle place elle occupe dans l'ordre des études médicales. Ici encore nous rencontrons des opinions diverses. Pour les uns, tout se réduit à tracer des règles de conduite ; le reste n'est qu'accessoire à l'hygiène et ne lui appartient pas véritablement. Les notions physiques, chimiques, physiologiques, pathologiques, n'en sont que l'introduction, les prolégomènes. En un mot, suivant eux, l'hygiène n'est qu'un art, qui se compose uniquement d'applications pratiques. Pour les autres, c'est précisément le contraire. Ceux-ci font bon marché des règles. Qu'importent, disent-ils, des préceptes qui varient suivant les individus, suivant les divers moments de la vie d'un même individu, en raison des lieux, des tempéraments, des habitudes? La véritable hygiène, la seule digne du médecin, c'est l'étude spéciale des influences qui modifient la santé ; c'est l'analyse approfondie des agents extérieurs; c'est la chimie et la physique, la physiologie et la pathologie; c'est une étude qui ne connaît aucune limite ; c'est tout, hors l'hygiène elle-même. En résumé, l'art disparaît ici sous la science, sous une science infinie et incommensurable.

Evidemment, la vérité n'est dans aucune de ces deux manières de voir. Où est-elle donc? Demandons-nous d'abord : qu'est-ce que la médecine? or, la médecine, considérée dans son ensemble, est à la fois une science et un art. Comme science, elle étudie l'homme physique dans toutes les conditions de son existence. Comme art, elle nous donne, ou plutôt elle cherche les moyens de maintenir la santé, et de la rétablir lorsqu'elle est altérée. De là, deux grandes divisions : la médecine de l'homme sain et celle de l'homme malade; de l'homme tout entier, envisagé au physique et au moral, à toutes les époques et dans tous les degrés de son développement. Si l'homme est malade, elle s'occupe de la maladie et des moyens de la guérir ; alors, la science, c'est la pathologie, laquelle conduit à un art, la thérapeutique. Si l'homme est sain, la médecine ayant pour but de conserver la santé et de perfectionner les diverses facultés humaines, étudie nécessairement les conditions même de la vie dans son état normal, afin d'arriver rationnellement au but qu'elle se propose ; c'est là le domaine de l'hygiène. Donc, l'hygiène est aussi une science et un art. J'ai proposé, pour faire comprendre clairement cette double nature de l'hygiène, de désigner par le nom d'*hygionomie* cette partie qui traite spécialement des considérations théoriques, et, sous le nom d'*hygiotechnie*, celle qui traite spécialement de ses applications pratiques; l'une étudie les conditions, les lois de la vie normale, et l'autre les moyens, les règles, proprement dites; la première comprend la science, et la seconde comprend l'art de l'hygiène. Il n'y a point d'art qui ne s'appuie sur une science, point de science qui ne conduise à un art. La science, sans l'art, n'est qu'un divertissement stérile de l'intelligence ; l'art, sans la science, ne saurait être qu'un vague et grossier empirisme. C'est dans cette vue générale et philosophique, que je signale ici ce double caractère de l'hygiène, en même temps scientifique et technique. Je distingue l'hygionomie de l'hygiotechnie, parce que je veux me rendre un compte exact de la nature diverse des études physiologiques; mais je les distingue par une vue de l'esprit pour les rapprocher ensuite dans le travail, pour les fondre l'une dans l'autre,

et afin que toutes les facultés de l'homme réunies, que toutes les puissances de son esprit, concourent ensemble aux progrès de l'hygiène, à l'extension de ses découvertes, à la confirmation de ses résultats.

Nous voyons maintenant quel est le but général de l'hygiène, quelle est sa nature, et comment elle se rapporte aux autres parties de la médecine. Reste à indiquer les principales questions qu'elle embrasse dans son ensemble, en les classant méthodiquement, en les distribuant suivant un ordre régulier et systématique. Sans cet ordre préalable, toute étude suivie serait impossible. N'exagérons pas, cependant, la valeur qu'il faut attacher aux classifications.

Il y a toujours certaines données conventionnelles au fond d'une classification, quelle qu'elle soit, lorsqu'elle s'applique à une série de faits complexes, comme sont ceux qui appartiennent à l'organisme. On suppose désuni ce qui est uni, on interrompt sciemment les rapports naturels des phénomènes entre eux. En effet, nos sens, notre pensée peuvent bien embrasser plusieurs de ces phénomènes dans une même vue; mais nous ne pouvons exprimer, traduire au dehors, nos perceptions intérieures, qu'au moyen de signes qui sont nécessairement successifs et isolés les uns des autres. Les méthodes les plus promptes, les termes les plus compréhensifs, ne sauraient atteindre la vitesse des faits, ni surtout représenter leur simultanéité. D'où il suit que toutes nos expositions scientifiques ne peuvent jamais être que des images grossières et imparfaites de la nature. Il faut s'y résigner. Mais, ce qui importe, c'est qu'une classification ne détruise pas le caractère de la science à laquelle on l'adapte, et qu'elle ne donne point une idée fausse de l'ensemble des phénomènes qu'on veut étudier.

J'applique ces considérations à l'hygiène. Toutes les méthodes que l'on a essayées peuvent se réduire à deux : celle qui, examinant d'abord *le sujet*, c'est-à-dire l'homme en lui-même, dans ses conditions anatomiques et physiologiques, traite ensuite de *l'objet* ou de *la matière*, c'est-à-dire des divers agents modificateurs de l'homme, l'air, les vêtements, les aliments, etc., et celle qui parcourant successivement chacune des fonctions vitales, la respiration, la circulation, la digestion, etc., cherche à déterminer comment elles sont modifiées par les agents naturels. La première de ces deux méthodes offre des inconvénients. Elle commence par l'homme d'un côté, les agents naturels de l'autre. Elle l'abstrait, en quelque sorte, des autres êtres, comme s'il en pouvait être un instant séparé. Elle suppose qu'il a sa vie propre, indépendante, pouvant se produire et subsister sans le concours du monde extérieur. C'est uniquement de l'anatomie et de la physiologie, reposant, d'ailleurs, sur une vue essentiellement fausse ; puis, quand arrive l'histoire des modificateurs, elle les étudie aussi en eux-mêmes, comme s'ils ne faisaient que s'ajouter à la vie en qualité de circonstances étrangères, et, en quelque sorte, accessoires.

De là, des divagations infinies dans les sciences

physiques et chimiques, des répétitions fatigantes et inutiles. Enfin, dans ce plan hygiénique, les modificateurs sont distribués souvent d'une manière arbitraire, et pourraient être rapportés à telle classe aussi bien qu'à telle autre. Par exemple, on désigne sous le nom de *circumfusa* tout ce qui tient à l'atmosphère environnante du corps humain, l'air qui le presse de toutes parts, le calorique, l'électricité, la lumière, la vapeur et les gaz qui se mêlent à l'air respirable. Les *applicata* comprennent les vêtements, les bains, les cosmétiques, etc. Mais l'air n'est-il pas plus appliqué au corps que les vêtements ou les bains, et n'est-il pas évident que ceux-ci constituent à leur tour une autre modification de l'atmosphère?

L'autre méthode me paraît encore moins applicable à l'hygiène. Elle devait naître, en effet, dans un temps où l'esprit d'analyse, poussé jusqu'à l'extrême, s'efforçait partout de décomposer, de fractionner, de localiser tous les phénomènes de la vie. De même qu'on voulait circonscrire toujours la maladie dans un point spécial de l'économie vivante, ne voir jamais que des organes et point d'organisme. On a prétendu localiser aussi la santé; tentative bizarre, et qui suffit à la condamnation de l'esprit scientifique qui l'a créé! Aussi l'hygiène, lorsqu'elle s'est vue pliée, brisée, pour ainsi dire, à cette nouvelle méthode, a-t-elle tout-à-coup disparu comme d'elle-même, avec l'unité organique; et tout ce qui agit sur l'ensemble du corps humain, s'est-il trouvé forcément supprimé, comme s'il n'en devait plus être question à l'avenir!

En résumé, si l'on examine avec attention quel est l'état actuel de l'hygiène, on est frappé bientôt de l'immense désordre qui règne dans son ensemble. Des matériaux sans nombre sont accumulés dans un champ sans limites. Vainement l'on a essayé de les rapprocher les uns des autres, de les séparer en groupes distincts; la science est, en quelque sorte, à l'état inorganique, en ce sens qu'il y manque un corps auquel viennent s'assimiler tous ces éléments juxtaposés, et une pensée générale qui les anime. Il faut donc organiser l'hygiène, lui donner une vie propre et individuelle, la constituer, enfin, sur une base solide et durable. Mais, comment parvenir à un tel résultat? Ce n'est point ici le lieu de développer des opinions particulières. Qu'il me suffise de dire que, dans une science qui embrasse, jusqu'à un certain point, tous les faits de la nature dans leurs rapports avec l'humanité, la première condition, pour sortir enfin de la confusion et du désordre, c'est de se faire une idée nette de l'essence même de ces rapports.

La matière est une. Partant, dans tout le corps, elle est identique à elle-même. Les êtres innombrables dont la réunion forme le monde physique ne sont que des formes de cette matière; ses éléments, diversement associés en raison des influences qu'ils subissent, voyagent, pour ainsi dire, circulent d'êtres en êtres, présentent perpétuellement des transmigrations et des combinaisons nouvelles, et offrent sans cesse aux yeux du naturaliste, le spectacle d'une éternelle métempsychose. L'homme organique n'est lui-même qu'une fixation momentanée de ces mêmes élé-

ments, empruntés à la matière générale et que la main du créateur a disséminés dans toute la nature. Le calorique, la lumière, l'électricité, l'air, l'eau, tout cela est à la fois en nous et hors de nous. Le corps humain n'est donc qu'un abrégé, qu'un résumé, de toutes les forces matérielles, et de même les différentes parties de la création ne sont, en quelque façon, que des organes épars du corps humain.

Il suit de là, que les agents extérieurs, lorsqu'ils viennent frapper l'économie animale, se meuvent toujours sous l'empire des mêmes lois qui la régissent. Une proportion définie et un certain rapport de ces agents avec notre propre substance, sont nécessaires pour que la vie se conserve et que la santé se maintienne; au-delà de la limite déterminée, leur excès ou leur défaut amènent la maladie ou la dissolution du corps vivant. Ainsi, on le voit, l'homme, dans sa constitution organique, est sous la dépendance immédiate du monde externe.

Mais, ce n'est pas là tout l'homme. Il occupe dans l'échelle des êtres, une place spéciale. Il ressemble aux autres, et il s'en distingue. Il porte en lui les mêmes principes, mais ils sont combinés d'une autre manière. Il possède, enfin, une force propre, qui n'appartient qu'à lui seul; c'est-à-dire, qu'à cette forme particulière de son organisation, qui le place au plus haut degré de la création matérielle, se rattache, de plus, l'existence de certaines facultés actives qui manquent partout ailleurs.

Ce qui caractérise donc l'homme entre tous, c'est cette double nature; c'est l'intervention de la pensée dans l'instinct, et de la volonté dans l'action. Tous ses besoins ont leur racine dans l'instinct, c'est-à-dire dans la matière; mais il pense, il veut, en un mot, il est libre; et dans la satisfaction même de ces besoins, se manifestent toujours sa pensée, sa volonté, sa liberté; tandis que les autres animaux sont assujettis passivement à la loi extérieure, il lui est donné, à lui, de réagir, de modifier, jusqu'à un certain point, les influences du monde environnant. Son hygiène est en lui, et il la dirige comme il lui plaît. Le mollusque sécrète sa coquille, le quadrupède sécrète les poils qui le couvrent, le ver sécrète la coque de soie qui doit abriter le sommeil de la chrysalide. Dans ces actes, tout est passif et involontaire. L'homme seul modifie à son gré ses vêtements et son habitation. Ce qui est de la physiologie chez les autres, s'élève chez lui jusqu'à l'hygiène. Voilà à quel point de vue il faut se placer pour apprécier convenablement l'esprit de la science qui nous occupe, et toutes les parties qui la composent. Une fois que nous aurons pris position sur ces hauteurs, son horizon s'éclaircit tout à coup. Nous distinguons clairement ce qui est proprement de son ressort, et ce qui ne lui appartient que d'une manière accessoire. C'est le propre des vues générales et philosophiques d'établir l'unité dans la variété, et de nous découvrir les diverses faces des questions, et, par cela même, de nous faire toucher au doigt les liens secrets qui unissent entre eux les faits les plus isolés en apparence.

On conçoit, d'après ce qui précède, quelles peuvent être les applications de l'hygiène ; puisque les fondements de cette science doivent être pris dans la physiologie, et qu'il existe, d'ailleurs, entre l'homme et les autres créatures, des ressemblances et des différences, il y aura nécessairement une hygiène *comparée*, comme il y a une anatomie et une physiologie comparées.

Les actes de la vie, modifiés dans leurs formes, mais toujours réglés par les mêmes lois, s'exécutent aussi bien dans la maladie que dans la santé ; la maladie a son régime spécial ; il y a donc aussi une hygiène *pathologique*.

L'homme, intelligent et raisonnable, ne vit pas uniquement pour lui seul ; ses facultés établissent entre lui et ses semblables un commerce continuel d'affections et d'intérêts communs, dans lequel se confond et parfois disparaît le sentiment de l'intérêt individuel ; de là, l'organisation de la société ; de là encore l'hygiène *publique*, comprenant dans ses attributions toutes les professions et toutes les industries.

Enfin, l'hygiène peut et doit s'établir dans un point de vue plus élevé encore. L'espèce humaine, considérée dans sa totalité, a sa vie propre et distincte, aussi bien que chaque homme en particulier. Elle a sa biographie, et, par conséquent, sa physiologie, et, par conséquent, son hygiène. La science suit ici la même marche que dans les autres parties de ses études. Elle ne se contente pas, comme l'historien, de raconter les diverses phases successives et les innombrables accidents que présentent dans son cours le développement de l'humanité ; elle en recherche les lois physiques et morales ; elle nous montre, dans l'organisation même de l'espèce humaine, l'origine des grandes réunions qui se forment à la surface du globe, les familles, les cités, les nations, les différents modes de gouvernement, les institutions philosophiques et religieuses ; elle explique en vertu de quelles forces actives cette noble espèce en même temps dépendante et indépendante du monde extérieur, s'empare en quelque sorte, de la terre, la refait à son usage, et semble destinée, dans les plans éternels de la providence, à recommencer sans cesse, à achever, si l'on peut ainsi parler, l'œuvre incomplète de la nature. Si l'hygiène se livre à de telles études, ce n'est point seulement dans un but de curiosité scientifique ; là encore, la théorie conduit à des préceptes, non plus incertains et changeants comme les lois accidentelles de la politique, mais sûrs et invariables comme les lois naturelles de l'humanité. Tel est l'objet de cette partie de la science qui peut être désignée sous le nom d'hygiène *sociale*.

Quel plus beau sujet de travaux et de méditations, que cette science si vaste, si nécessaire ! science toujours ancienne et toujours nouvelle, science non-seulement médicale, mais aussi, politique, morale, sociale, philosophique, science qui est certainement la première de toutes, si l'on mesure son importance à l'étendue de ses recherches, à l'utilité de ses services ! Elle pénètre sous les toits du pauvre et dans les palais ; elle visite les ateliers, les prisons, les hospices ; à la voix de

Pinel, elle brise les chaînes sous lesquelles gémissaient les malheureux aliénés. C'est elle qui, modifiant par la culture le monde moral comme le monde physique, relève de sa ruine la dignité humaine avilie par l'inégalité des conditions sociales et répand dans toutes les classes l'intelligence du droit et de la justice. C'est d'elle enfin que dérive toute civilisation, c'est-à-dire toute amélioration des destinées du genre humain sur la terre. J n'imagine pas une étude quelconque qui puisse placer plus haut le médecin dans l'estime et la re connaissance de ses semblables.

H. ROYER-COLLARD.

Professeur d'hygiène à la faculté de médecine de Paris.

HYGIÈNE MILITAIRE. s. f. Les principes généraux de l'hygiène ne sauraient suffire ni même s'appliquer exactement à la vie militaire, si différente de la vie civile dans ses habitudes, dans ses devoirs et dans sa noble mission. La santé du soldat réclame des prévisions et des soins, avant, pendant et après la guerre. Mais comme c'est là une question des plus vastes qui emprunte ses éléments à la médecine et à l'art militaire, elle ne comporte ni détails, ni citations historiques en dehors de considérations générales d'un article précis de dictionnaire.

La première garantie de santé chez les hommes de guerre, c'est la validité du *recrutement*. Les conscrits enrôlés à vingt ans révolus doivent avoir une conformation physique exempte d'infirmités. Les plus grands, les plus forts sont réservés à l'artillerie ou à la grosse cavalerie ; les autres à la cavalerie légère et à l'infanterie, à moins de certaines aptitudes pour les armes spéciales. La durée du service, limitée à huit ans, pourra se prolonger au delà, sauf recours à des amélioration successives.

Quant au choix *des officiers*, c'est aussi un recrutement avec des prérogatives d'instruction acquise ou de capacité, mais qui n'est pas moins soumis des règles d'hygiène. Tels sont les élèves des écoles militaires dont la belle institution est devenue européenne. Préparés par la variété de leurs savantes études à connaître toutes les phases de la vie du soldat, et à bien apprécier ses besoins, ils doivent plus tard et dans tous les grades contribuer avec les officiers de santé, à l'application aux progrès de l'*hygiène militaire*.

S'il est vrai, au dire du grand Frédéric, que *l soldats ont le cœur dans le ventre*, il faut avant tout leur assurer une *nourriture* simple, saine et substantielle. La ration du *pain de munition*, est d'un livre et demie en France, et de deux livres dans les pays du Nord. Le biscuit, fait avec la fleur de froment, ne vaut cependant pas le pain et semble moins assimilable ; mais, se conservant mieux, convient aux approvisionnements de mer et de siège.

Après le pain, c'est la *viande*, l'aliment le plus nécessaire, de bœuf et de mouton principalement. On la conserve salée ou fumée pour les places assiégées. — Dans de tristes et mémorables journées de guerre, il a fallu substituer de la viande de cheval à toute autre ; et elle a paru aussi nourrissante aux malades et aux blessés, car elle était de nécessité pour tous, généraux et soldats.

Les *légumes* secs sont une bonne nourriture supplémentaire ; les fécules ou farines d'approvisionnement peuvent suppléer au besoin l'alimentation ordinaire.

Mais l'*assaisonnement* est indispensable, d'autant que le sel, le poivre, l'ail et l'oignon sont faciles à conserver. C'est à défaut de sel que la viande de cheval a été assaisonnée de poudre à canon.

Le soldat peut supporter bien des privations, même celle des aliments, pourvu qu'il ne souffre pas de la soif. La qualité de l'*eau* est donc une condition indispensable à sa santé : autant l'eau des sources et des rivières est saine, autant, comme on le sait aussi, l'eau stagnante et marécageuse est insalubre ; celle qui contiendrait des sangsues peut déterminer des accidents qui ont été signalés dans la campagne d'Égypte et en Afrique.

Un peu de vinaigre ou d'eau-de-vie ajoutée à l'eau la rend plus potable et moins débilitante. Il faut aussi du *vin* au soldat, pour réparer ses forces, mais avec mesure, et avec garantie de sophistication. La bière et le cidre ne sont peut-être pas assez souvent donnés en supplément de vin et surtout de boissons spiritueuses dont l'abus entraîne des infractions graves à la discipline et de fâcheuses atteintes à la santé.

La troupe fait deux repas réglés par jour et porte avec elle les ustensiles nécessaires. Des cuirasses de rebut remplacent quelquefois des marmites perdues ou brisées. La viande de cheval fut cuite de cette manière pour les blessés rassemblés dans l'île de Lobau après la bataille d'Eslingen, où la plupart auraient succombé sans cette nouvelle ressource improvisée par le chirurgien en chef Larrey.

L'*habillement* du soldat doit être simple, assez chaud et léger. Au lieu d'une grande et d'une petite tenue, il n'en faudrait qu'une, celle qui se porte devant l'ennemi. La capote du fantassin et le manteau du cavalier sont le vêtement indispensable contre les intempéries de saison et le froid des nuits. Quant aux manteaux imperméables que les officiers ont adopté depuis quelques années pour la pluie, ils deviennent trop lourds par la concentration du calorique. Le pantalon substitué mal-à-propos peut-être à la culotte et aux grandes guêtres, doit être en drap hiver et été.

Le linge et les objets accessoires de vêtement se réduisent à un mince bagage pour le soldat. Il a trois chemises de toile, quelques mouchoirs et une veste à manches pour les corvées. La chemise de laine proposée comme préservant du froid et absorbant la sueur, n'a pas été adoptée, parce que ce serait une cause d'affections prurigineuses ; les gilets de flanelle n'ayant pas cet inconvénient devraient être d'ordonnance dans l'intérêt des hommes prédisposés aux affections de poitrine. On a bien fait d'accorder des gants aux fantassins et il serait bon aussi de faire porter des suspensoirs aux cavaliers si fréquemment atteints de lésions des organes génitaux.

Quant à la *coiffure*, le maréchal de Saxe avait raison de dire que les cheveux longs sont, en campagne, un ornement très-sale pour le soldat ; ce qui n'empêcha pas les queues, les tresses et les cadenettes enduites de suif et de farine, de rester longtemps encore le très-sale ornement du guerrier français. D'où peut-être l'avantage d'amortir quelques coups de sabre sur la tête ; mais la teigne y avait plus de prise, comme la plique chez les Polonais. La perruque proposée pour les militaires aurait eu plus d'inconvénients encore, si le ridicule d'une telle proposition n'en avait fait justice avant l'épreuve. On en serait venu à conseiller le parapluie des soldats anglais dans l'Inde. *Risum teneatis !*

C'est d'après un principe opposé que les anciens Romains avaient souvent la tête découverte ; et cependant leur coiffure militaire est la plus convenable ; non seulement en effet le casque donne à la physionomie un air martial, mais encore il sert d'arme défensive à la tête, et est moins exposé que toute autre coiffure à se perdre et à se détériorer ; mais il est plus lourd et s'échauffe trop par le soleil. Le chapeau qui a prévalu si long-temps, puisque jusqu'au commencement du XIXe siècle presque toute l'infanterie de l'Europe n'était pas coiffée autrement, le chapeau est trop léger ou trop pesant s'il a été imprégné d'humidité. Le bonnet à poil substitué au chapeau est plutôt une coiffure de parade qu'une coiffure de guerre, à cause de sa hauteur et de sa mobilité. Le shako devient à peu près aussi incommode s'il est appesanti par le fonds. Le bonnet de police pour la petite tenue est indispensable.

Si la tête ne doit pas être surchargée par la coiffure il est aussi important que le cou ne soit pas serré ; les cols et les collets d'habit sont souvent trop hauts, trop durs ou trop étroits : de là une cause d'angine, d'épistaxis, de congestion, d'apoplexie et notamment d'ophthalmie, comme en Allemagne, en Hollande et en Belgique.

Que la *chaussure* enfin soit forte, large et carrée : c'est une fourniture qui ne devrait jamais faire défaut, comme il est arrivé à la glorieuse armée d'Italie, alors que son général en chef écrivait au directoire : « Nous n'avons pas besoin » de récompenses, mais nous avons besoin de » souliers. »

Le soldat doit suppléer aux ressources de toilette et d'habillement par une extrême *propreté* ; les bains, les lotions journalières, les frictions sèches contribuent encore à lui donner du repos, de la souplesse dans les membres, et à le garantir de certaines affections qu'engendre ce défaut de soin. On a sagement changé la coutume de faire coucher deux hommes dans le même lit.

Mais un usage transformé en abus indestructible dans l'armée comme que dans la classe bourgeoise des hommes, c'est celui du *tabac* à fumer qui non-seulement expose les localités aux accidents du feu, mais encore nuit beaucoup plus qu'on ne le pense vulgairement à l'intégrité des fonctions de l'économie.

L'*équipement* du soldat se compose des parties accessoires à l'habillement et à l'armement ; qu'il soit le plus simple et le plus léger possible. Le havresac est trop lourd, surtout en campagne, par le surcroît de charge. Le porte-manteau aussi conviendrait mieux s'il était pour tous les hommes à cheval celui de la cavalerie légère. Le baudrier, le ceinturon, les gibernes, les épaulettes et quelques autres objets d'équipement devraient être moins pesants et combinés de manière à protéger les régions du corps les plus découvertes, sans nuire à la commodité de la manœuvre et à la liberté des membres. Il reste beaucoup à faire à cet égard. Il serait à souhaiter aussi que les *armes* offensives et défensives fussent au moins inoffensives pour ceux qui les manient : que d'accidents en effet sont produits par inexpérience, par maladresse, par imperfection des armes et surtout par explosion de la poudre ! C'est là une grande question que nous avons exposée dans notre cours de Chirurgie à l'*École Pratique* sur les *Blessures par armes de guerre.*

Arrivons aux *logements de garnison* : trop souvent construites par des architectes civils, au lieu d'être confiées au génie militaire, les *casernes* sont en général une spéculation pour le nombre plutôt que pour la santé des soldats. Une localité saine, préservée des émanations infectes des marais, des ruisseaux, des égouts, des latrines, une ventilation de portes et fenêtres opposées, l'espace et l'élévation des salles, la distance des lits, l'abondance de l'eau, et un chauffage régulier, telles sont en somme les conditions nécessaires à la salubrité d'une caserne.

Les *corps de garde* exigent plus de précautions relatives, parce qu'ils sont au rez-de-chaussée, et que les soldats y séjournent après la fatigue des factions et des patrouilles. C'est pour cela que cette partie du service doit être proportionnée aux influences de la saison, de la température des localités, etc.

Faute de ces prévisions salutaires, des maladies se déclarent, et pour peu que, prétendues légères, elles soient traitées au quartier par les chirurgiens du corps, c'est-à-dire à l'*infirmerie régimentaire*, ces affections ne tardent pas à présenter des caractères qui s'aggravent par l'insuffisance des soins hygiéniques et matériels, compromettant ainsi le traitement médical le plus éclairé.

C'est alors et quelquefois trop tard que les malades sont envoyés aux *hôpitaux*, construits et organisés d'après des règles hygiéniques qui ont été indiquées dans un article spécial. (V. *Hôpitaux.*)

La *discipline militaire* est souvent une garantie de santé plus puissante que l'hygiène ; car elle exerce sa surveillance sur la conduite de chaque homme au dehors comme au dedans du cercle de ses devoirs. Il est vrai que la vie régulière du soldat, en modifiant ses mœurs primitives, limite ses besoins et développe en lui de nobles vertus, la probité, le dévouement, l'honneur et le mépris de la mort par ambition de courage ; mais malheureusement les exigences du service laissent des vides, des loisirs qui entraînent certains vices, le libertinage, l'ivrognerie et leurs conséquences graves.

L'une des plus communes, le duel, cet envahissement désastreux de l'esprit chevaleresque, n'est pas seulement suscité par les femmes et le vin, mais encore par le vrai ou le faux point d'honneur.

Le meilleur enseignement d'hygiène dans cette question, serait peut-être de publier le relevé statistique des duels, à moins de faire décréter l'interdiction des duellistes, comme atteints de folie. Le code militaire n'est pas beaucoup plus formel contre l'ivrognerie, et toujours le caractère moral de l'autorité a plus d'action que la pénalité effective. C'est ainsi que le maréchal de Richelieu, au siège de Mahon, avait déclaré par un ordre du jour qu'aucun soldat ivre ne monterait à l'assaut ; pas un n'eut à subir cette humiliation.

Mais cette influence toute morale n'agit que dans les grandes occasions ; elle serait nulle dans la vie ordinaire, si la discipline n'était pas là pour réprimer les écarts de conduite préjudiciables à la santé. Les *punitions* militaires doivent être proportionnées, aux délits, ainsi qu'à l'hygiène et à la dignité de l'homme de guerre. Les châtiments corporels usités dans la discipline moscovite sont une cause de lésions graves et une flétrissure anti-française. Les lois de l'humanité aussi bien que les intérêts de l'état veulent qu'une prison soit soumise à des conditions de salubrité, sinon sur le même plan qu'une caserne ou un hôpital, du moins dans des proportions relatives. On ferait bien d'y joindre la nécessité du travail, imposée à quelques prisons civiles, d'après le système américain.

Il y a long-temps que l'influence salutaire des *manœuvres* et des *exercices* a été signalée, depuis l'exemple des Romains qui n'attendaient pas la guerre pour acquérir, par des évolutions, des marches et des combats simulés, la force et l'agilité guerrières ; car, bien qu'on dise, l'habitude de la fatigue est plutôt une condition de santé que l'habitude du repos jusqu'à une mesure que l'autorité militaire doit savoir apprécier. Il arrive trop souvent enfin que la brutalité de certains sous-officiers décourage les jeunes soldats déjà prédisposés à la nostalgie, et détermine chez eux des maladies consécutives ; n'est-ce pas un abus révoltant d'autorité subalterne ?

Plus favorisés peut-être que les fantassins, les cavaliers trouvent dans l'*exercice du cheval* une dispense de fatigues et de corvées, mais aussi sont-ils exposés à des lésions accidentelles, entorses, luxations, fractures, et à certaines lésions spéciales, telles qu'hémorrhoïdes, abcès et fistules à l'anus, hernies, orchites, etc. L'inaction des pieds est de plus une cause habituelle de froid qui peut augmenter jusqu'à l'état de congélation ; témoin encore les tristes souvenirs de la campagne de Russie.

Les *exercices gymnastiques*, si anciennement introduits dans l'art de la guerre, ont repris en France une utile influence sur le développement de l'adresse et des forces physiques des jeunes soldats. De tous ces exercices, celui que les Romains recommandaient spécialement, la *natation*, n'est pas encore instituée militairement, excepté dans le corps des pontonniers ; et pourtant ses avantages sont incontestables ; que de beaux faits d'armes sont dûs à des nageurs, mais aussi que de victimes à déplorer ! Pauvre Poniatowski et tant d'autres !... C'est dans cette pensée de conservation qu'un officier supérieur de l'ancienne armée (M. de Coutivron) a proposé depuis long-temps d'organiser un corps de *soldats nageurs*. Attendons.

L'homme de guerre ne pourrait subir toutes les fatigues de sa profession s'il n'était soutenu par un stimulant agréable, la *musique militaire*, qui régularise, allège et accélère la marche, en excitant l'instinct du courage, bien plus exalté encore, un jour de bataille, par la lourde et retentissante harmonie des tambours.

Les *loisirs* de la vie de garnison ne pourraient-ils être consacrés en partie à des exercices de chant d'après l'enseignement si utile et si national de M. Mainzer pour les ouvriers, puisqu'on a déjà formé des écoles de lecture, d'écriture et de dessin linéaire, d'après ce principe d'hygiène morale? Une question se présente à présent; elle a du reste déjà été proposée plusieurs fois et même mise à exécution; c'est la participation des soldats à certains *travaux publics*. Le but d'utilité est très-admissible, mais l'application exige de la réserve; ainsi ne faudrait-il jamais les soumettre à des professions humiliantes pour l'habit militaire ni à des métiers insalubres.

L'ouverture d'une campagne est un nouveau genre de vie qui exige la santé, la force physique et morale, l'habitude de toutes les manœuvres militaires, et les enseignements de l'expérience. C'est aux officiers de santé à faire, avant le départ, une inspection de validité, comme hygiène préventive. L'administration se charge de l'approvisionnement matériel, bagage d'ambulance et d'hôpitaux, vêtements et vivres, les rations étant assurées pour plusieurs jours à l'avance. Il importe alors d'évaluer approximativement la proportion des maladies et des blessures; une armée de cent mille hommes, par exemple, n'aura pas moins de dix mille malades, auxquels peuvent s'ajouter dix à douze mille blessés, après une grande bataille, fût-elle gagnée sur l'ennemi. Les ambulances et les hôpitaux seront, dans ce cas, organisés pour plus de vingt mille hommes, avec un nombre relativement nécessaire d'officiers de santé. D'après cette considération, qu'il faudrait développer, la formation d'une armée ne doit pas excéder cent mille hommes à cause des difficultés de transport pour les subsistances et pour les hôpitaux, et à cause aussi de l'insuffisance des ressources de toute espèce; d'où, enfin, les fatigues, les privations, la disette, l'épuisement, la démoralisation, le typhus, et toutes les maladies.

L'armée est *entrée en campagne;* sa marche est mesurée sur la constitution des troupes, les influences de température, et la nécessité des circonstances; sinon il y a inconvénient et danger; plusieurs soldats, dans les marches forcées en Espagne et en Afrique, sont tombés morts d'apoplexie. Les *haltes* en marche exigent toute la surveillance de l'hygiène contre le froid, l'humidité, la suppression brusque de la transpiration, et les boissons trop froides ou trop abondantes; l'effet du froid rigoureux sur le sommeil est souvent funeste; il a été l'une des causes de l'affreuse mortalité en Russie; ordre doit être donné à l'arrière-garde de ne point laisser de traînards qui seraient

exposés à toutes les causes morbides, à l'abandon et aux coups de l'ennemi.

L'appréciation hygiénique des localités n'est pas moins importante pour une armée arrivée à destination; les *logements militaires* suppléant aux casernes ont plus d'inconvénients que d'avantages pour les soldats, qui perdent peu à peu l'esprit de discipline, et, par suite du relâchement de leurs mœurs, sont exposés à certaines maladies, surtout à la syphilis.

Les *cantonnements*, qui seraient presque toujours préférables, permettent aux hommes, dès leur arrivée, de changer leurs vêtements imprégnés de sueur ou d'humidité, et de ne négliger aucun des premiers soins de propreté, tels que le lavage des pieds, les lotions et les frictions sur toute la surface du corps, avant de prendre de la nourriture et du repos.

« Heureux le général qui peut réunir dans son camp la salubrité et la sécurité! » Ce vœu, exprimé par un célèbre hygiéniste (Colombier), fait pressentir les conditions nécessaires aux campements. Choisir un sol élevé, proche d'un bois ou d'une rivière, mais éloigné d'un marais; éviter le voisinage trop rapproché d'une ville, creuser des fossés pour l'écoulement des eaux à décharge, reléguer en arrière le cimetière, la voirie et les fosses d'aisance; faire suffisante provision de vivres, d'eau et de bois; dresser les tentes sur des lignes parallèles, à intervalles convenables, entretenues de paille fraîche, et ouvertes selon la température, la direction des vents et la propreté; assigner enfin à l'endroit le plus sain et le plus abrité, l'emplacement de l'infirmerie, telles sont en aperçu les conditions hygiéniques les plus favorables à l'organisation d'un camp.

Le *bivouac*, cette espèce de parc militaire qui oblige les hommes à passer la nuit en plein air, est une des positions les plus critiques pour eux et qui exige une vigilante hygiène, sous les influences les plus variées de froid et de chaleur, et sous l'imminence des combats.

Il ne faut pas attendre le jour d'une *bataille* pour assurer les forces de l'armée, ainsi que les secours dont elle aura besoin. Il est nécessaire que les troupes désignées pour engager l'action et la soutenir, prennent auparavant un peu plus de repos et une nourriture saine, comme influence salutaire sur la disposition morale de tous et particulièrement sur l'état des blessés, pendant que les ambulances volantes organisées sur toute la ligne, s'apprêtent à leur noble mission de dévouement et de conservation.

Si au lieu d'une bataille, il s'agit d'un siège, les indications de l'hygiène ne sont pas les mêmes pour les assiégeants et pour les assiégés. Il suffit de soustraire autant que possible les assiégeants aux émanations infectes provenant de la place, à l'humidité des tranchées, etc., tandis qu'il faut aux assiégés des provisions de bouche, et des fourrages pour un temps indéterminé, des prévisions matérielles de toute espèce, pour soutenir des attaques renouvelées, ou lutter contre toutes les causes réunies d'insalubrité, encombrement des blindages, entassement sous les casemates; de là insuffisance d'air, de nourriture, de secours, sans compter l'imminence continuelle d'un assaut, d'un blocus, d'un bombardement.

Tout n'est pas fini pour la salubrité militaire; après une bataille ou un siège; le premier soin doit être *l'inhumation des morts:* des fosses larges et profondes étant creusées dans un emplacement assez convenable, plusieurs corps y sont placés de front formant une rangée recouverte de chaux. Les débris de chairs et les membres amputés sont enterrés également; mais l'incertitude des signes de la mort chez quelques hommes restés sur le terrain, exige la plus sérieuse attention, et se rapporte, sous ce point de vue, à l'une des plus graves questions de la médecine légale.

Après une action décisive qui a mis l'ennemi en *déroute*, il faut assainir les campements, les casernes, les hôpitaux qu'il a abandonnés, mais traiter avec ménagement les gens du pays, afin d'en obtenir des secours, ne retenir prisonniers les officiers de santé étrangers, que s'ils sont utiles aux malades et aux blessés. Ce sentiment d'humanité doit s'étendre à tous les *prisonniers* ennemis, en leur donnant les soins nécessaires, et sans les confondre avec les malades, dans l'appréhension des funestes conséquences de l'encombrement.

Les exigences ne sont plus les mêmes, si au lieu d'être victorieuse, l'armée est réduite à battre en *retraite*. La discipline partage là encore l'office de l'hygiène pour prévenir les désastres d'une *défaite*. Un dépôt de malades et de blessés est confié au dévouement de quelques officiers de santé, qui désormais n'ont d'autre sauvegarde que l'humanité de l'ennemi, à moins que les voitures d'ambulance et autres dirigées en avant de la colonne de retraite, ne suffisent aux transports.

Les *évacuations*, en temps de paix étant toujours prévues, sont effectuées selon toutes les conditions requises de l'hygiène, qui ne doit jamais abandonner les hommes voués à la vie militaire, au-delà même de leur activité de service.

Il y aurait à dire ici ce qu'il faut de soins et de médecine morale pour prolonger l'existence de tant de braves qui survivent comme *vétérans* ou *invalides* aux fatigues et aux dangers des combats; il y aurait encore à discuter la question hygiénique du *mariage* pour les hommes de guerre; et enfin à faire connaître *l'hygiène* des troupes de la *marine;* mais en voulant compléter ce travail, nous avons déjà dépassé les limites d'un simple article *d'hygiène militaire*. HIPPOLYTE LARREY.
Professeur agrégé à la faculté de Paris, chirurgien aide-major à l'hôpital du Val-de-Grâce.

HYGROMÈTRE *(physique)*, s. m., (de ugros, humide, métron, mesure, mesure de l'humidité). L'hygromètre est un instrument de physique qui sert à déterminer les proportions relatives d'humidité que renferme l'air atmosphérique. La construction de cet instrument repose sur la propriété que présentent certains corps de se dilater sous l'influence de l'humidité. On en fait avec des cheveux, des bandes de baleine, etc. Les petites figures à capuchon ou à parapluie mobile, dont on se sert pour pronostiquer la pluie, sont de véritables hygromètres. La corde à boyau qui fait mouvoir le capuchon se détend ou se resserre suivant que l'air est imprégné de va-

peurs ou qu'il est sec. Mais l'hygromètre le plus exact est l'hygromètre à cheveu de Saussure.

J. B.

HYMEN *(anat.)*, s. m. (*umèn* qui signifie, membrane ou mariage). On appelle ainsi le repli de la membrane muqueuse de la vulve à l'orifice du vagin et qui en ferme l'entrée chez les vierges. (V. *Génération*.)

HYOGLOSSE *(anat.)*, adj. et s. m. (*hyoglossus*). Muscle large et mince qui s'attache d'une part à la plus grande partie de l'os hyoïde, et de l'autre aux parties latérales et inférieures de la langue. Ce muscle a pour fonctions, quand il se contracte, d'abaisser la langue si l'os hyoïde est fixé ou d'élever ce dernier vers la base de la langue.

HYOIDE *(anat.)*, s. m., os situé transversalement à la partie supérieure du cou et à la base de la langue; on le nomme aussi *Hypsiloïde*. Ces noms lui viennent de la ressemblance qu'on lui trouve avec la lettre grecque ɣ, upsilon, dont nous avons fait notre Y. (Racines, ɣ ou upsilon et *eîdos*, forme, ressemblance) : cet os est à peu près parabolique, convexe en avant, concave en arrière, et formé de cinq pièces distinctes et susceptibles de se mouvoir les unes sur les autres. L'osselet moyen ou *corps* de l'hyoïde est quadrilatère applati d'arrière en avant. Les deux pièces laterales, ou *grandes cornes*, sont longues et étroites et s'articulent par leur extrémité antérieure avec les bords latéraux du corps de l'os. Il sert de base mobile de la langue, donne de la force à la partie supérieure du renflement laryngien qu'il suit dans tous ses mouvements. Il peut être fracturé dans les blessures du cou (v. *Plaies du cou*) : quant à ses luxations, en a-t-on observé des cas bien authentiques?... J. B.

HYOIDIEN *(anat.)*, adj., qui appartient, qui dépend de l'os hyoïde.

HYPERHÉMIE *(path.)*, s. f. (de *upèr* par-dessus et *aïma* sang, surcroît de sang). On appelle ainsi, d'après M. Andral, l'accumulation du sang dans un organe. (V. *Inflammation*.)

HYPOCHONDRIE *(méd.)*, s. f., de upo sous, *chondros*, cartilage, parce qu'on plaçait le siège de cette maladie dans les organes situés sous les cartilages des côtes. On donne ce nom à une affection caractérisée par une grande tristesse d'esprit, par une disposition à voir tout en mal et surtout par l'attention minutieuse et soutenue que les malades concentrent sur l'état de leur santé, ce qui leur fait exagérer l'importance des moindres dérangements ou même en supposer d'imaginaires. Cette affection est connue aussi sous le nom de *vapeurs*, de *maladie noire*.

L'hypochondrie a été connue dans les temps les plus reculés de la médecine; on en trouve une bonne histoire dans Hippocrate et dans Galien; mais depuis cette époque jusqu'à nos jours, si on n'a pas ajouté des choses bien importantes à la description, on a bien souvent varié sur la nature et le siège de cette maladie : les anciens attribuaient la cause de l'hypochondrie à la prédominance d'une humeur qu'ils appelaient, l'atrabile et dont l'existence était tout hypothétique; plus tard, on aceusa l'estomac, le foie, la rate de produire l'hypochondrie ; on l'attribua au spasme, au raccornissement des nerfs, opinions que ne vint pas confirmer l'expérience. Aujourd'hui on est encore loin d'être d'accord sur cette question : Quelques médecins, frappés de l'air sombre et triste des personnes affectées des maladies d'estomac, veulent que toute hypochondrie dérive d'une maladie chronique des organes abdominaux ou du moins soit le résultat de l'altération de la sensibilité nerveuse modifiée par suite de la maladie de ces organes. Nul doute que cela n'arrive dans certains cas et qu'on doive aller quelquefois chercher la cause de l'hypochondrie dans une gastrite chronique, par exemple, ou dans une gastralgie; mais de ce que cela existe quelquefois, n'en concluons pas que cela soit toujours, et d'ailleurs ne voyons-nous pas des hypochondriaques digérant bien, étant gras et paraissant bien portants, circonstances incompatibles avec une gastrite ou toute autre affection chronique de l'abdomen. Aussi appelant surtout l'attention sur les désordres de l'intelligence et de la sensibilité qu'on observe chez les hypochondriaques, il me paraît plus rationnel de placer le siège de l'hypochondrie dans le cerveau.

Et quant à la nature de cette maladie, malgré l'anathème qu'on a jeté contre les médecins qui regardent les hypochondriaques comme des fous, je pense qu'on doit rapprocher la maladie qui nous occupe de l'aliénation mentale ; il suffit d'ailleurs pour corriger ce que cette expression peut avoir de choquant, de bien s'entendre sur les mots ; je ne veux pas dire que les hypochondriaques soient comparables à ces malheureux privés entièrement de raison, et que la société doit éloigner de son sein comme des êtres dangereux et malfaisants ; mais il y a en tout des degrés : à côté de ces insensés voyez le monomaniaque qui soutiendra pendant plusieurs heures une conversation difficile et sérieuse qui le ferait prendre pour l'homme le plus sensé, et qui tout d'un coup sur un mot qui réveillera son idée favorite commencera une longue suite de divagations et de folies ; il n'est fou que sur un point, sur tout le reste c'est un homme raisonnable ; ne rencontrons-nous pas dans la société des hommes ainsi organisés à idée fixe et qu'on se contente de désigner sous le nom d'originaux; ils vaquent à leurs affaires, ils remplissent leurs devoirs, exercent leurs droits ; mais sur un point seulement ils divaguent ; ce sont bien là des fous dans la grande généralité du mot, c'est-à-dire des gens qui ne jouissent pas de l'intégrité de leurs facultés intellectuelles. Les hypochondriaques ne ressemblent-ils pas à ces aliénés ? Nont-ils pas comme les monomaniaques leur côté faible ? Raisonnables sur le reste, une fois sur le chapitre de leur santé ils vous fatigueront des détails les plus minutieux, vous compteront les choses les plus bizarres et se peindront toujours comme étant sur le bord de la tombe, quoique le plus souvent rien n'annonce en eux une affection grave.

Ceci posé sur la nature et le siège de l'hypochondrie, passons rapidement en revue les causes qui peuvent amener la modification intellectuelle qui la constitue. Rare chez les enfants et chez les jeunes gens, elle est surtout fréquente chez les adultes, moins chez les vieillards; on l'observe plus souvent chez les hommes que chez les femmes ; chez ces dernières l'âge critique est une cause prédisposante. Les personnes à tempérament nerveux très-impressionnables y sont plus exposées. On ne connaît pas au juste l'influence des climats sur la production de cette maladie : les pays chauds paraissent y prédisposer ; à l'encontre de cette opinion, et pour preuve de l'influence d'un pays froid, humide, on a cité l'exemple des Anglais, attaqués fréquemment du spleen ; mais le spleen n'est pas à proprement parler l'hypochondrie, c'est plutôt la mélancolie caractérisée par la tristesse d'esprit et par le désir du suicide.

Les professions doivent être prises en considération dans l'étiologie de l'hypochondrie : on voit rarement des manouvriers affectés de cette maladie ; elle est au contraire fréquente chez les gens qui exercent habituellement leur intelligence, tels que les artistes, les littérateurs, les savants, les hommes assidus à un travail de cabinet ; d'un autre côté, l'hypochondrie est souvent aussi la suite du riche qui, blasé de tout, ne s'amuse de rien, promène son ennui de ville en ville, de pays en pays, sans pouvoir s'en débarrasser ; il semble que son intelligence, ne sachant à quoi s'occuper, se concentre sur l'état de sa santé, et amène ainsi des craintes exagérées et une attention minutieuse portée sur les moindres phénomènes physiologiques ou pathologiques.

La jalousie, l'ambition déçue, un chagrin profond, la perte de la beauté chez quelques femmes, sont aussi autant de causes de l'hypochondrie. Les excès vénériens, la masturbation, en fatiguant le système nerveux, peuvent avoir le même résultat. L'hypochondrie peut arriver à la suite d'une autre maladie, ce sont surtout les maladies de l'estomac et du foie qui la produisent, et c'est ce qui avait fait dire que l'hypochondrie était toujours le résultat d'une gastrite ; d'autres fois, elle est comme l'avant-coureur d'une maladie grave, paraît seule avant les autres symptômes, qui ne se déclarent qu'un an ou deux plus tard.

D'autres fois, l'hypochondrie n'est plus la suite d'une maladie réelle, grave, mais elle est causée seulement par la crainte de cette maladie; c'est ainsi que nous voyons de jeunes étudiants en médecine se croire atteints des maladies qu'ils étudient ; des gens du monde assez imprudents pour lire dans les livres de médecine, dont ils ne saisissent pas le sens, se croire atteints de l'affection dont ils lisent la description. On voit aussi des individus qui ont été atteints d'une légère affection vénérienne, tomber dans l'hypochondrie, et quoique guéris, se croire toujours sous l'influence d'un *vice affreux qui empoisonne leur sang, et ronge leur constitution.* J'en dirai autant de la crainte d'une maladie héréditaire chez les sujets faibles et nerveux, dont les parents ont été victimes de cette affection. Un exemple bien triste de cette disposition, nous est fourni par un jeune homme qui, assistant aux leçons de M. Esquirol, entend le professeur soutenir l'hérédité de la folie; son père était mort fou: à dater de ce moment, il tombe dans la tristesse, son intelligence se trouble, il lui semble toujours sentir les premières atteintes de la maladie qu'il redoute, et ne pouvant plus supporter un tel état d'anxiété, il termine ses souffrances par un suicide. Dans les temps d'épidémie, nous voyons aussi des gens pusillanimes, tomber dans l'hypochondrie par crainte de la maladie régnante. Enfin pour terminer ce qui est relatif aux causes de l'hypochondrie, je dirai que dans certains cas, on a pensé qu'elle était produite par la répercussion d'une maladie cutanée, par la suppression d'un flux hémorrhoïdal, ou par la cessation d'une autre maladie nerveuse.

Les symptômes de l'hypochondrie varient suivant le degré d'intensité de la maladie ; quelquefois ils consistent seulement dans le découragement, l'humeur noire du malade aggravant les accidents qu'il éprouve, prenant les plus grandes précautions contre ce qui est réputé nuisible à la santé, et s'étudiant sans cesse pour saisir le moindre trouble, qu'il transforme de suite en accident grave ; à cela se joint de l'inaptitude au travail, des douleurs vagues dans les membres, de la céphalalgie et ordinairement de la dyspepsie. Ce léger degré d'hypochondrie accompagne souvent les affections de l'estomac, les gastralgies surtout, et passe avec elle ; mais d'autres fois, quelle qu'en soit d'ailleurs la cause, loin de s'améliorer, il augmente ; on voit survenir par toute l'économie les désordres les plus bizarres : La tête est le siège de douleurs lancinantes, de fourmillements, de chaleur, de bourdonnements, les malades entendent dans les oreilles des sifflements, dans le crâne des bruits singuliers; il semble quelquefois que leurs tempes soient tirées fortement ; d'autres fois, ils ont la sensation d'un clou qu'on y enfoncerait ; souvent, la circulation capillaire de la face et de la tête, est augmentée ; de là, des chaleurs et des petites rougeurs qu'ils regardent comme l'annonce d'une congestion cérébrale ou d'une apoplexie. Les sens sont très-sensibles aux excitants extérieurs ; une lumière trop vive, un bruit un peu fort, une odeur pénétrante leur produisent de l'agitation, ils sont aussi très-sensibles aux variations de la température et à l'état électrique de l'atmosphère ; le travail de l'esprit, chez eux, est difficile, ils se plaignent de ne pouvoir coordonner leurs pensées, de ne pouvoir travailler un peu de suite sans être fatigués et sans que leurs idées deviennent confuses; cet état de leur intelligence dont ils ont conscience, est souvent ce qui leur fait le plus de peine et ce qui les effraie le plus ; plus tard ; à cette difficulté du travail, vient se joindre une véritable perversion de l'intelligence, et c'est alors qu'on leur entend dire que leur sang est converti en huile bouillante, que leur cerveau est inondé de sérosité, ramolli ou endurci.

Toutes les pensées du malade sont concentrées sur sa santé ; triste et morose dans le monde, avec les personnes qu'il connait peu ; avec sa famille et ses amis, il s'entretient presque exclusivement de ses souffrances ; avide de livres de médecine et des recettes de commères , il cherche toujours un remède à ses maux, accable son médecin de questions sur la nature et le siège de sa maladie qu'il croit toujours extraordinaire , et quoique persuadé de l'inutilité des médicaments, il en demande sans

cesse de nouveaux. Son caractère est ordinairement inégal; si parfois une lueur d'espérance vient briller à ses yeux, il retombe bien vite dans un sombre abattement; la moindre chose est pour lui un sujet d'irritation, et tout en disant qu'il préfère la mort à un éta' aussi malheureux, il la craint, et prend toutes les précautions possibles pour l'éviter; il mange à peine, de peur des troubles de la digestion ; reste enfermé dans sa chambre, sans qu'on puisse ouvrir ni porte, ni fenêtres, de peur des courants d'air ; ne sort pas de peur des refroidissements, et si par un beau jour d'été, il se hasarde à prendre l'air, on le voit le corps couvert de plusieurs vêtements, la tête entourée d'un bonnet par dessous son chapeau, les pieds enfouis dans plusieurs chaussures imperméables, grelotter au soleil et se plaindre de la froideur du vent.

La digestion est ordinairement pénible, accompagnée d'éructations; les malades disent qu'ils se sentent digérer; la langue cependent est naturelle ou légèrement jaunâtre, la bouche est un peu mauvaise le matin, la salive assez abondante par moments, est quelquefois salée, les gencives sont souvent le siège de douleurs; quelquefois l'appétit est bon; les malades mangent bien, mais ils disent toujours que leurs digestions sont pénibles ; la constipation est leur état ordinaire; il y a dans le tube intestinal un dégagement considérable de gaz qui donne lieu à des borborygmes et à des vents; à ces troubles du tube digestif se joignent quelquefois des phénomènes dans l'appareil respiratoire et circulatoire ; ce sont des étouffements, des sentiments de constriction au cou, des palpitations ; dans les moments les plus douloureux, on a observé que l'urine était claire et limpide ; souvent il existe des hémorrhoïdes ; chez les femmes, l'époque des règle est presque toujours une cause d'aggravation du malaise et des accidents.

La physionomie des malades est quelquefois peu changée ; à les voir on ne les croirait pas malades, ce qui les désole ; ils ont toujours soin de dire que leur figure leur fait honneur, mais qu'ils ne s'en portent pas mieux pour cela; d'autres fois, chez des personnes très-nerveuses, ou malades depuis long-temps, chez lesquelles la digestion se fait mal, il y a amaigrissement extrême, expression d'abattement et de faiblesse sur la figure ; les membres et la peau sont le siège de douleurs presque continuelles, de sensations de froid alternant avec des sensations de chaleur; en général, les extrémités sont froides et la tête chaude; dans les membres, les malades éprouvent des fourmillements, des engourdissements, et souvent même, de véritables paralysies.

On voit, par le tableau que nous avons tracé de l'hypochondrie, que cette maladie, tout en n'étant pas dangereuse par elle-même, est grave, si l'on considère les souffrances qu'éprouve le malade, et l'espèce d'anéantissement intellectuel qui l'empêche de s'occuper d'autre chose, que de sa santé. C'est d'ailleurs une maladie de longue durée, qui souvent se compose d'accès séparés par des intervalles d'assez bonne santé ; la guérison peut être obtenue , mais le malade conserve toujours une grande susceptibilité nerveuse, et l'affection est sujette à récidiver ; d'autres fois la maladie persiste, et le plus ordinairement se termine par des maladies organiques du cerveau, du cœur, des poumons, de l'estomac ou du foie ; dans certaines circonstances, les malades finissent par devenir tout-à-fait fous.

Il nous reste maintenant à parler du traitement de l'hypochondrie. Le premier soin qu'on doit prendre, c'est d'éloigner les causes qui ont amené la maladie ; malheureusement, cela n'est pas toujours possible ; on ne peut enlever entièrement un artiste aux fatigues de son art, un homme de cabinet à ses études ; d'autres fois, on a à lutter contre des chagrins qu'on ne peut adoucir, ou contre une disposition d'esprit héréditaire ou acquise, qu'on ne peut changer ; après l'éloignement des causes, les moyens hygiéniques sont ceux qui réussissent le mieux. On doit conseiller une habitation exposée au midi, bien aérée, des vêtements de laine suffisants pour garantir du froid, mais non excessivement chauds, ainsi que le veulent les malades ; une nourriture saine, réparatrice, composée principalement de viandes rôties; la promenade en plein air, et le séjour à la campagne pendant la belle saison ; on proscrira avec soin, les veilles, les fatigues de l'esprit et du corps, les excès de table, les lectures tristes, ou ayant quelques rapports avec l'état de santé du malade, tels que celles des livres de médecine ; on cherchera à éviter toutes les impressions pénibles, même les contrariétés; en même temps on tâchera d'occuper l'esprit par des délassements agréables et non fatigants, avec les œuvres d'une littérature douce ou comique, par la fréquentation des sociétés et des théâtres d'un genre peu sérieux. Chez les gens dont l'affection est la compagne et la suite de l'oisiveté, il faut au contraire chercher à leur imposer des occupations sérieuses, qui puissent absorber leur intelligence, activer leur imagination, et détourner leurs idées d'eux-mêmes. Comme moyen de distraction, pour les gens riches, les voyages sont ce qu'il y a de mieux, ils agissent encore par le changement d'air et de climat, et on les a vus souvent produire des effets heureux. A côté des voyages, il faut placer les eaux minérales et les bains de mer. Le voyage, la société choisie qu'on rencontre dans les établissements thermaux, le séjour dans un lieu nouveau, souvent pittoresque et riche en effets d'une belle nature, sont des circonstances au moins aussi efficaces que les propriétés thérapeutiques de l'eau qui constitue les bains ou la boisson.

Quant aux moyens pharmaceutiques qu'on peut opposer à l'hypochondrie, il faut en général peu y compter, leur effet étant presque toujours incertain ; il faut d'ailleurs les varier suivant la prédominance de tel ou tel symptôme. Ce qu'on peut dire de plus général, c'est qu'on doit chercher à calmer les douleurs par des bains, des frictions douces sur les membres, par quelques légers narcotiques pris à l'intérieur; en même temps, il faut combattre l'inertie de l'estomac par des préparations amères et un peu toniques, et par des eaux gazeuses acidules, bues pendant le repas ; il faut s'opposer à la constipation si ordinaire aux hypochondriaques, par des lavements émollients et laxatifs,

et par de légers purgatifs pris de temps en temps. Du reste, dans le traitement de ces affections, il faut bien se rappeler que les malades se fatiguent vite des médicaments, et que cependant ils en demandent; ne leur rien ordonner, ce serait avouer qu'on ne peut rien pour les soulager, et cette idée aggraverait beaucoup leurs souffrances, aussi est-il nécessaire qu'on fasse constamment espérer la guérison, et surtout que toujours à un moyen thérapeutique infructueux, on sache en faire succéder un autre, souvent équivalent, mais dont le malade espérera de l'amélioration dans son état. Dans ces affections, le médecin a un rôle très-difficile, et qu'il ne peut remplir qu'autant qu'il possède la confiance entière de son malade ; ce rôle demande d'ailleurs beaucoup de patience et de tact, et souvent, je puis le dire, plus d'esprit que de science.

HARDY,
Docteur en médecine et ancien
interne des hôpitaux.

HYPOCISTE *(bot.)*, s. m. Plante de la famille des aristoloches, dont l'extrait entre dans la composition de la thériaque.

HYPOGASTRE *(anat.)*, s. m. *(upo, sous, gaster, esto-mac)*, c'est la région inférieure, antérieure et moyenne de l'abdomen. (V. ce mot.)

HYPOGASTRIQUE *(anat.)*, adj. (mêmes racines). Qui appartient à la région de l'hypogastre : *artère hypogastrique*, une des divisions de l'artère iliaque primitive. (V. *iliaque*, *artère*.) *Plexus hypogastrique*, plexus nerveux situé derrière le rectum; il est formé de rameaux provenant de la troisième et de la quatrième branche sacrée : il reçoit aussi quelques filets du plexus mésentérique inférieur. (V. *Sympathique, grand*.)   J. B.

HYPO-GLOSSE *(anat.)*, adj. et s. m. *(upo sous, et glossa*, langue, sous la langue), nerf hypoglosse ; ce nerf qui naît par une dixaine de filets bien distincts de l'intervalle qui sépare les éminences pyramidales et olivaires (v. *moëlle*), sort du crâne par le trou condyloïdien antérieur, se divise vers l'angle de la mâchoire en deux branches dont l'une va se jeter dans le plexus cervical, et l'autre plus volumineuse se distribue aux muscles de la langue et du pharynx. C'est, d'après les physiologistes, le nerf qui préside aux mouvements de la langue. (V. *Goût*.)
     J. B.

HYPOPYON *(path.)*, s. m. (de *upo*, sous, et de *puon*, pus, pus par-dessous). On appelle ainsi l'épanchement de pus dans la chambre antérieure de l'œil. On a aussi donné ce nom à de petits abcès situés entre les lames de la cornée transparente. (V. *OEil, maladies de l'*.)

HYPOTHÉNAR *(anat.)*, s m. *(upo*, sous, *thénar*, la paume de la main). On appelle ainsi la saillie que présente la paume de la main à son bord radial, c'est-à-dire vers la base du petit doigt. (V. *Main*.)

HYSSOPE ou **HYSOPE** *(bot. et mat. méd.)*, s. m. *Hyssopus officinalis*, famille des Labiées, didynamie gymnospermie de Linnée. Petit arbuste qui croît naturellement dans les contrées arides et montueuses du midi de l'Europe. On le cultive dans les jardins pour former des bordures de plates-bandes. Sa tige est droite et rameuse, haute d'environ un pied ; garnie de feuilles opposées, étroites, aiguës, lancéolées ; les fleurs, bleues, roses ou blanches, sont groupées à l'aisselle des feuilles qui terminent les rameaux. Cette plante exhale une odeur aromatique assez agréable, sa saveur est chaude, piquante et un peu amère. Elle renferme une huile volatile, jaune, des principes amers et un peu de soufre. Ses principes médicamenteux sont solubles dans l'eau, surtout dans l'eau bouillante et dans l'alcool.

On fait de cette plante une infusion théiforme en versant sur deux ou trois pincées de ses sommités fleuries, deux livres d'eau bouillante. On en fait aussi une eau distillée et un sirop.

L'hysope est surtout employé comme expectorant et béchique dans les catarrhes pulmonaires, dans l'asthme et diverses autres affections chroniques de la poitrine. C'est alors l'infusion dont on administre plusieurs tasses par jour en l'édulcorant avec du sirop de gomme ou du sucre candi : on la coupe aussi quelquefois avec un tiers de lait. Le sirop d'hyssope sert à édulcorer des infusions pectorales de violettes ou de mauves : il entre à la dose d'une once à une once et demie dans des potions béchiques ; il en est de même de l'eau distillée de cette plante. Quelques personnes ont employé cette dernière en collyre dans des ophthalmies chroniques. L'hysope a été regardé autrefois comme jouissant de propriétés spécifiques dans le traitement des maladies de poitrine ; mais Cullen, l'un des premiers, démontra que ses vertus ne l'emportaient pas sur celles des autres plantes de la même famille.   J. B.

HYSTÉRALGIE *(méd.)*, s. f. (de *ustéra*, matrice, *algos*, douleur). C'est le nom qu'on donne aux douleurs nerveuses de la matrice. (V. *utérus, maladies de l'*.)

HYSTÉRIE, *(méd.)* s. f., de *ustéra*, utérus. Maladie souvent convulsive, et, comme l'indique son étymologie, exclusivement affectée à la femme. On la nomme encore quelquefois *passion* ou *affection hystérique, vapeurs, attaques de nerfs.*

Il est bien rare que l'hystérie devance la vie menstruelle ; il l'est presque autant qu'elle lui survive. C'est donc de quinze ans à quarante environ qu'elle se déclare ordinairement ; et il y a de plus cette particularité notable dans son histoire, que c'est vers les deux extrêmes de cette période que l'on remarque son maximum de fréquence. Bien que généralement son invasion soit, ou du moins paraisse être brusque et soudaine, cependant elle peut s'annoncer par des phénomènes précurseurs, d'autant plus importants à noter que suivant nous ils peuvent à eux seuls constituer la maladie. Quelquefois précédés eux-mêmes ou d'une gaîté folle et comme irrésistible, ou d'une tristesse insurmontable, ces symptômes, variables suivant les idiosyncrasies particulières, sont le plus ordinaire-

ment des douleurs vagues dans le bas-ventre, du météorisme, des éructations inodores, un sentiment de gêne et comme d'étouffement dans le thorax, la perception d'un corps globuleux (*boule hystérique*) que la malade sent remonter de l'hypogastre ou de l'épigastre jusqu'à la région du cou, au bas de laquelle il semble se fixer en y déterminant une véritable suffocation, enfin des impatiences et fourmillements dans les membres qui parfois même sont agités de petits mouvements spasmodiques.

Tous ces désordres, si légers relativement à la maladie, dont ils ne forment en quelque sorte qu'une imparfaite esquisse, cessent souvent assez promptement, puis reviennent, et cela de préférence aux époques menstruelles, et puis disparaissent encore et quelquefois sans retour. Mais le plus fréquemment à ce prodrôme, qui d'ailleurs peut manquer lui-même, succède et vient s'ajouter une toute autre série d'accidents. La malade pousse tout-à-coup un cri aigu suivi d'expirations plaintives et précipitées ; elle tombe ; ses yeux se ferment, son visage s'anime sans prendre cependant une expression de souffrance, et tout son corps s'agite d'abord, puis bientôt bondit avec une force et une rapidité telle que plusieurs personnes vigoureuses sont quelquefois insuffisantes à en maîtriser les mouvements. En même temps les veines jugulaires se gonflent, le cœur accélère ses battements, le pouls s'élève à plus de cent cinquante pulsations, les cris redoublent ou alternent avec des soupirs qui semblent indiquer une suffocation imminente, les mâchoires se resserrent, la tête se renverse en arrière, les membres et le tronc se raidissent, les doigts se fixent dans une extension que les assistants ont peine à vaincre, et si tous ces spasmes musculaires cèdent quelques instants, c'est pour se renouveler peu après avec une nouvelle intensité. Au milieu de cet affreux désordre, l'intelligence reste souvent pleinement intacte ; la malade entend les questions qu'on lui adresse, mais elle ne peut répondre, ou si elle veut désigner par quelque geste le siège principal de ses douleurs, elle porte violemment les mains ou à son cou comme pour en arracher le poids qui l'étrangle, ou à sa tête partiellement affectée d'une douleur vive et poignante, fixée ailleurs quelquefois, et connue sous le nom de clou hystérique. Enfin, cette scène de désolation et de douleur atteint son terme, les cris cessent, les mouvements se ralentissent et s'arrêtent, le cœur se calme, la malade rouvre les yeux ; elle bâille, pleure parfois, et ne se plaint plus que de faiblesse et d'une lassitude générale. Le repos qui succède à cette attaque n'est pourtant pas toujours de longue durée, et bientôt la scène recommence pour alterner ainsi avec des rémissions plus ou moins prolongées.

Telle est sans contredit la forme la plus ordinaire de l'hystérie. Il en est cependant une autre qu'elle revêt quelquefois et dont voici en peu de mots les traits les plus saillants. Chute soudaine avec perte de connaissance, gonflement du cou, rougeur de la face, de temps en temps soulèvement comme spasmodique de la partie inférieure du tronc, inspirations profondes suivies d'expirations saccadées et bruyantes; et tout cela sans convulsions dans les membres et parfois même avec une immobilité si long-temps prolongée que souvent l'on suppose la malade frappée de mort, quand tout à coup elle revient à elle, brisée comme à la suite des convulsions indiquées ci-dessus, pâle, froide et irrésistiblement disposée à fondre en larmes. On a signalé comme sécrétions critiques à la suite de ces attaques, l'émission d'une certaine quantité d'urine claire et inodore et celle d'un mucus particulier qui lubréfie le vagin et les parties génitales externes.

Voilà donc trois formes, ou si l'on veut trois modes principaux sous lesquels l'hystérie peut se présenter. Je les désignerai sous les noms suivants: *troubles viscéraux hystériformes; hystérie convulsive; hystérie non convulsive.*

Si le diagnostic de l'hystérie est en général assez facile, convenons cependant qu'il est des cas où il peut offrir une assez profonde obscurité. Ainsi ces troubles viscéraux hystériformes, dont j'admets la possibilité en tant que dépendance de la maladie qui nous occupe, que de fois aussi ne peuvent-ils pas être un masque trompeur sous lequel se déguise quelque affection organique, et quelle est l'affection parmi celles surtout qui siègent dans le thorax et l'abdomen qui ne puisse être accompagnée chez la femme de quelqu'un de ces désordres?

Nous arrivons maintenant à l'hystérie proprement dite. L'affection avec laquelle elle offre le plus de similitude est sans contredit l'épilepsie. On sait que celle-ci peut exister aussi sans convulsions; il y a alors entre les deux maladies cette principale différence que dans l'épilepsie le cerveau paraît seul affecté, tandis que dans l'hystérie il existe toujours un certain nombre de troubles abdominaux ou thoraciques qui peuvent dissiper toute incertitude. Quant à l'épilepsie convulsive, le diagnostic est encore plus positif et plus précis. Sans vouloir rentrer ici trop avant dans des détails exposés ailleurs (voyez l'article *Epilepsie*), rappelons en deux mots qu'il y a dans les convulsions épileptiques décomposition des traits de la face, couleur livide ou bleuâtre des lèvres et des joues, écume à la bouche, etc., et que rien de tout cela n'existe dans l'hystérie; ajoutons que les mouvements convulsifs eux-mêmes ont ceci de différentiel que, généraux et très-intenses des deux côtés du corps chez l'hystérique, ils offrent au contraire chez l'épileptique, dans les moitiés droite et gauche, une inégalité frappante.

L'hystérie est une maladie le plus souvent longue et tenace. Heureuses les femmes qui, après avoir offert à un certain degré l'ensemble des phénomènes hystériformes, secouent l'habitude morbide qui menaçait leur économie. Quant à celles chez qui la maladie offre tous ses caractères, rarement peuvent-elles espérer une prompte et entière guérison. J'ai dit plus haut que l'hystérie ne se prolonge guère au-delà du terme de la période menstruelle. Sans doute elle cesse parfois plus tôt, lorsque surtout elle a débuté de bonne heure, mais on peut dire que ces cas heureux ne sont pas les plus fréquents, et bien souvent d'ailleurs, quand

elle a persisté quelque temps, elle ne disparaît que pour céder la place à quelque autre affection non moins grave et non moins pénible; ainsi, le tic douloureux, la chorée, les paralysies plus ou moins complètes, ou les rétractions spasmodiques, ainsi enfin, quoique plus rarement, la désorganisation morbide de tel ou tel viscère primitivement affecté d'une manière purement nerveuse.

La durée des attaques n'est pas plus précise et plus fixe elle-même que la durée de la maladie. Elle varie de demi-heure ou une heure environ à plusieurs jours. Georget parle d'une attaque qui se prolongea, dit-il, quarante-cinq jours.

Est-il besoin de dire maintenant que pour nous le pronostic de l'hystérie est toujours grave? Variable, bien entendu, suivant l'intensité, l'ancienneté, la cause et les complications de la maladie et l'état général de la malade, il me paraît néanmoins toujours fâcheux, moins par le danger actuel de la maladie, puisque bien rarement elle compromet l'existence, que par celui de ses conséquences ultérieures.

Au premier rang des causes de l'hystérie nous placerons la constitution nerveuse et tout ce qui peut en favoriser le développement; ainsi les climats chauds, les professions qui mettent plus spécialement en exercice le système nerveux, telles que la musique, les beaux-arts; ajoutons l'abus des bals, des spectacles, et puis encore l'excès dans les plaisirs de l'amour et surtout la masturbation. L'anémie, quelle qu'ait été son origine, et cet état particulier du sang que l'on nomme la chlorose, doivent aussi trouver ici leur place comme auxiliaires actifs et bien fréquents de la constitution nerveuse. La constitution sanguine paraît pourtant prédisposer aussi elle-même à l'hystérie. L'hérédité a été admise par Georget, et je ne sache pas que cette opinion ait été démentie. Les émotions morales long-temps continuées et surtout la tristesse peuvent encore amener cette maladie, et bien fréquemment une émotion vive, une frayeur, par exemple, en détermine l'explosion; à cette cause, mieux sans doute qu'à l'instinct d'imitation, peuvent se rapporter ces attaques d'hystérie produites par la simple vue d'une attaque. Je n'ai rien dit de ce qui, suivant quelques auteurs, et entre autres Louyer Villermay, est pourtant la cause la plus importante, savoir: la continence. Je suis loin de partager cet avis, et si pour le défendre on s'est autorisé de ce fait que les filles publiques ne sont jamais frappées d'hystérie (voyez *Encyclopédie*, article *Hystérie*), c'est qu'on n'a pas suivi ces infortunées jusque dans la prison où leur insouciance habituelle fait place à de profonds chagrins, et parfois à de violents accès de colère fréquemment suivis de convulsions hystériques. (V. Parent-Duchâtelet, *sur la Prostitution,* etc.) Le moral, dont on ne saurait tenir trop de compte dans l'étude des maladies nerveuses, joue donc ici un rôle essentiel, dirai-je même le principal rôle, et cela non-seulement pour créer la maladie, mais encore pour en reproduire les attaques.

Si tenace que soit de sa nature la maladie dont nous parlons, en conclurons-nous que la médecine n'a contre elle aucune ressource ? Non , sans doute, et je vais envisager son traitement sous deux points de vue, suivant qu'il est applicable aux attaques ou à la maladie elle-même.

1° Traitement des attaques. Convenons qu'ici les secours de l'art sont souvent bien impuissants. Maintenir la malade et réprimer autant que possible le désordre de ses mouvements, la prémunir contre le danger matériel de ses convulsions, l'exhorter, la consoler par de bienveillantes paroles ; voilà réellement ce qu'en général il y a de plus sage à faire. Cependant, si l'attaque se prolonge, si la femme est pléthorique , s'il y a menace de congestion cérébrale, la saignée pratiquée pendant une des rémissions , une application de sangsues derrière les apophyses mastoïdes, des révulsifs vers les extrémités inférieures pourront être d'une incontestable utilité. Si elle est, au contraire, d'une constitution nerveuse , on préférera les frictions éthérées , les potions antispasmodiques, les fomentations narcotiques sur l'abdomen, etc. Quelques auteurs ont vanté les injections laudanisées dans le vagin ; d'autres les applications de glace sur la tête ; ces conseils me semblent plutôt dictés par des idées préconçues que motivées par l'expérience.

2° Traitement de la maladie elle-même. Si l'efficacité d'une médication pouvait toujours être sûrement appréciée par le nombre de ses apologistes, nous devrions peut-être placer ici en première ligne la classe des antispasmodiques. Il s'en faut pourtant de beaucoup que l'effet de ces médicaments sanctionne toujours leur dénomination. Est-ce à dire qu'il faille en proscrire l'usage ? Non ; mais le restreindre peut-être, et n'y recourir qu'avec une certaine réserve. Il est des cas cependant où j'ai vu la valériane, l'assa-fœtida, etc., rendre d'incontestables services ; mais, au reste, les affections nerveuses et l'hystérie en particulier, réclament, suivant moi, bien plutôt l'emploi d'une médecine rationnelle que celui d'une médecine empirique. Pour elles, rechercher la cause qui les a produites est le premier point et le préliminaire essentiel de toute médication. Ce principe une fois posé, les conséquences thérapeutiques s'en déduisent d'elles-mêmes. Il est donc aisé de concevoir que le traitement de l'hystérie peut varier autant que ses causes, et qu'il doit être à peu près impossible de réduire ses éléments à l'expression d'une seule et unique formule. Remarquons cependant que parmi ceux-ci plusieurs méritent certainement une considération toute spéciale ; tel par exemple, l'état de la menstruation. Ici se placent tous les moyens de rappeler, d'activer ou de régler l'écoulement menstruel et de combattre la chlorose, complication fréquente de l'hystérie. Je citerai aussi l'indication de déverser en quelque sorte sur le système musculaire par un exercice bien dirigé, par des promenades à pied , les secousses de l'équitation , etc., cet excès de vie qui s'est en quelque façon concentré sur le système nerveux. Je citerai enfin cette classe d'agents divers qui vont s'adresser directement au système nerveux lui-même en parlant à l'intelligence ; ainsi, les voyages, les occupations intellectuelles douces et variées, enfin , les émotions agréables mais peu vives. Il y a bien encore certains moyens dont une saine physiologie autorise pleinement l'emploi : ainsi, les lavements froids, les bains aromatiques et autres ; les affusions froides, ce révulsif cutané d'une action si puissante, certaines eaux minérales , etc. Mais aucun d'eux ne peut suffire employé seul, et s'il n'est secondé par l'ensemble de ceux que nous avons énumérés plus haut. Que dirons-nous maintenant de ce remède préconisé par Louyer-Villermay presqu'à l'égal d'un spécifique, le mariage ? Nous dirons qu'il pourrait bien souvent démentir les éloges que cet auteur lui a donnés, et nous le considèrerons, avec M. Foville, comme peu certain chez les hystériques à tempérament éminemment nerveux , mais comme incontestablement salutaire aux filles pléthoriques, si surtout elles deviennent mères et qu'elles allaitent leurs enfants. Terminons en rappelant que souvent, quoi qu'on fasse, l'hystérie résiste et poursuit sa marche et que parfois alors le temps suffit à en émousser l'intensité primitive. Que la femme hystérique se garde donc bien de perdre jamais courage, qu'elle n'oublie pas que la résignation et l'oubli du mal sont l'un des plus sûrs moyens d'y remédier , et que les sentiments contraires ne feraient qu'en multiplier ou qu'en aggraver les accès. Les névroses ne sont en effet que trop souvent de ces maux dont on peut dire avec Horace : *Levius fit patientiâ quidquid corrigere est nefas.*

F. ANDRY.
Docteur en médecine.

HYSTÉRIQUE *(méd.)*, adj., qui appartient aux phénomènes de l'hystérie.

HYSTÉROTOMIE (*chir.*), s. f. (de *ustéra*, matrice, *temno*, je divise), opération qui consiste à diviser la matrice pour en extraire le produit de la conception. (V. *Césarienne opération.*)

TABLE DU TOME Iᵉʳ

Comprenant les articles de **A** *à* **H**, *auxquels on a joint les articles du* **Supplément** *qui se trouve à la fin de l'ouvrage.*

A

B

C

E

F[*]

[*] Pour donner à nos volumes une épaisseur à peu près égale, tout en y joignant un *Supplément* devenu nécessaire, nous avons été forcé de comprendre dans le tome Ier les lettres F, G, H, destinées d'abord à se trouver au commencement du second, et qui, par conséquent, portent une nouvelle pagination, ce qui n'a aucune importance dans un Dictionnaire.

G

H

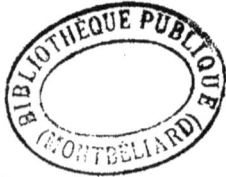

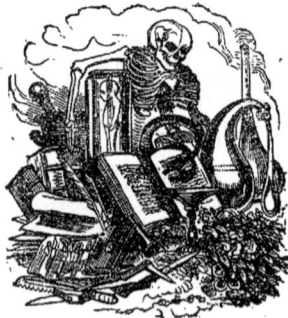

www.ingramcontent.com/pod-product-compliance
Lightning Source LLC
Chambersburg PA
CBHW060710220326
41598CB00020B/2039